윌라드 앤 스파크만의 작업치료학 – 개정 12판

WILLARD & SPACKMAN'S Occupational Therapy

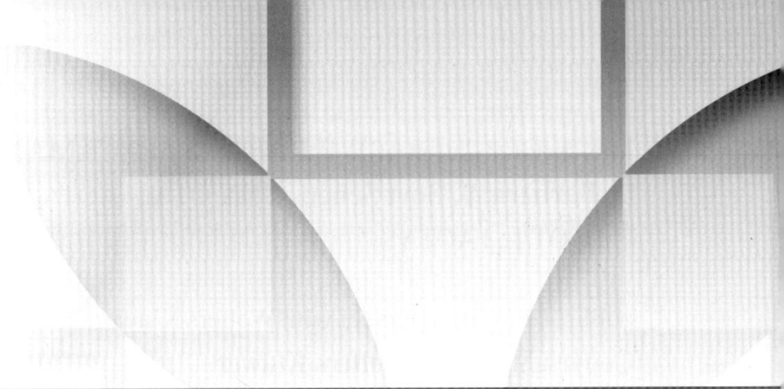

개정 12판

윌라드 앤 스파크만의

작업치료학

양 영 애 외 옮김

TWELFTH EDITION

WILLARD & SPACKMAN'S

Occupational Therapy

Barbara A. Boyt Schell, PhD, OT/L, FAOTA

Associate Dean, College of Health and Science
Director, School of Occupational Therapy
Professor
Brenau University
Gainesville, Georgia

Glen Gillen, EdD, OTR/L, FAOTA

Associate Director, Programs in Occupational Therapy
Associate Professor
Department of Rehabilitation and Regenerative Medicine
Columbia University
New York, New York

Marjorie E. Scaffa, PhD, OTR/L, FAOTA

Chair, Department of Occupational Therapy
Professor
University of South Alabama
Mobile, Alabama

Ellen S. Cohn, ScD, OTR/L, FAOTA (consulting editor)

Clinical Professor and MSOT Program Director
Department of Occupational Therapy
Boston University College of Health & Rehabilitation Sciences: Sargent College
Boston University
Boston, Massachusetts

Wolters Kluwer

Philadelphia • Baltimore • New York • London
Buenos Aires • Hong Kong • Sydney • Tokyo

영 문 출 판 사

경고 (disclaimer)

치료는 정보의 정확성을 확인하고 일반적으로 인정되는 관행을 설명하기 위해 시행되어 왔다. 하지만 저자, 편집자, 그리고 출판사는 이 책의 정보의 오류 또는 누락이나 어떤 상황에서의 적용에 대해 책임을 지지 않으며 표현 또는 암시, 보편성, 완성도, 또는 발행물 내용의 정확성을 보장하지 않는다. 특정한 상황에서 이 정보의 적용은 전문가에게 전적인 책임이 있다; 추천 및 설명된 임상치료는 절대적이지 않으며 일반적인 추천으로도 볼 수 없다.

저자, 편집자, 출판사는 이 문서에 명시된 약물과 복용량 선택은 출판 시 현재의 권고와 지침에 대한 보장을 위해 모든 노력을 기울였다. 그래서, 지속적인 조사, 정부 규제의 변화, 그리고 약물요법과 약물 반응에 관한 정보의 흐름을 고려하여 독자는 지침서에서 어떤 변화에 따른 각각 약물의 투입과 복용량, 그리고 추가된 경고와 주의사항을 확인해야 한다.

추천된 약물이 신약이거나 빈번하게 사용되지 않는 약물일 경우 특히 중요하다. 이 발행물에서 제시된 몇몇 약물들과 의료기구는 엄격한 연구 환경에서 제한된 사용을 위해 식약청(FDA)에서 허가를 받았다. 임상적인 적용을 위한 각각의 약물 또는 장치의 FDA 확인은 의료 제공자의 책임이다.

윌라드 앤 스파크만의
작업치료학 개정 12판

2022년 5월 20일 초판인쇄
2022년 5월 31일 초판발행

지은이 : Barbara A. Boyt Schell, Glen Gillen, Marjorie E. Scaffa.
옮긴이 : 양 영 애 외
발행인 : 박 병 조
발행처 : 도서출판 영문출판사
등 록 : 1987년 12월 21일 제2-419호
주 소 : 서울시 강남구 삼성동 69-1
전 화 : (02) 514-5590, 776-5590
팩 스 : (02) 756-8943
홈페이지 : www.ymsbook.net
E-mail : yeongmunsa@empal.com
정 가 : 70,000원
ISBN 978-89-7224-404-2 93510

※ 파본은 교환해 드립니다.

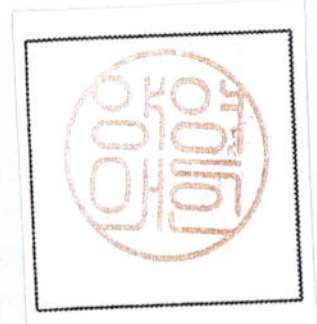

■ 옮긴이 (가나다 순)

김덕주 청주대학교 작업치료학과 교수

김영아 인제대학교 작업치료학과 외래교수

박민수 JNPMEDI 데이터매니저

박보라 우석대학교 작업치료학과 교수

박수희 호남대학교 작업치료학과 교수

박수정 대구보건대학교 작업치료과 교수

박윤희 춘해보건대학교 작업치료과 교수

박주영 경남정보대학교 작업치료과 교수

박주형 청주대학교 작업치료학과 교수

백지수 양산부산대학교병원 의생명융합연구원 연구원

성윤정 경운대학교 작업치료학과 교수

신중일 경남대학교 작업치료학과 교수

양영애 인제대학교 작업치료학과 교수

용미현 경운대학교 작업치료학과 교수

유찬욱 경복대학교 작업치료학과 교수

유창민 동아대학병원 작업치료사

이혜진 춘해보건대학교 작업치료과 교수

정재엽 여주대학교 작업치료과 교수

조미림 호남대학교 작업치료학과 교수

차수민 경남대학교 작업치료학과 교수

헌정사 Dedication

Elizabeth Blesedell Crepeau , PhD, OT, FAOTA
뉴 햄프셔 대학 작업치료학과 에메리타(Emerita) 교수
Willard and Spackman 's Occupational Therapy 9, 10th & 11판
Willard and Spackman 's Occupational Therapy 수석 편집자

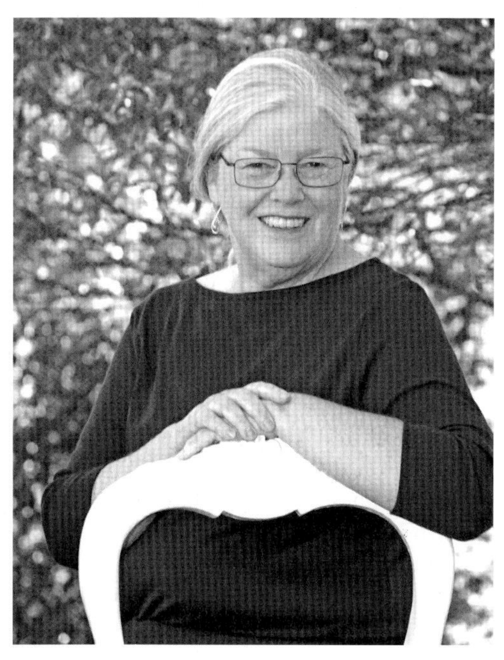

사진 속 Crepeau 박사는 원래 소속되어있던 Claire Spackman의 의자에 기대고 있다. 이 의자 중 2개는 UNH에서 은퇴 한 후 베티에게 선물로 주었다. (사진: Rod Crepeau.)

Elizabeth "Betty" Crepeau 박사에게 이 책을 바칩니다. 신중하고 또 신중한 학자인 Crepeau 박사는 작업치료에 중요한 기여를 했습니다. 장학생 장학금 지급, 지도 및 멘토링을 통해 사람들이 삶에서 의미를 형성하는 방식에 대한 이해를 향상시켰습니다. 사회학과 인류학 분야에서 출발하여 그녀는 사회적으로 구축된 경험의 영향에 대한 감사를 강화하고 다른 사람들이 살고 있는 더 넓은 사회 세계에 대해 생각하게 합니다.

그녀는 모든 일에 몸 담고 있는 구성원들이 개인적으로 타인의 주관적 경험을 이해하고 상호작용과 중재에서의 경험을 존중하기 위해 지속적으로 노력하도록 옹호해 왔습니다. 다른 사람들을 더 잘 이해하기 위해 우리 자신의 관점을 분석하려는 그녀의 도전은 많은 사람들의 실천을 풍부하게 했습니다.

Willard 박사와 Spackman의 작업치료에 대한 Crepeau 박사의 기여는 수없이 오래 지속되었습니다. 그녀와 Dr. Maureen Neistadt는 작업과학과 작업치료에 대한 지식이 폭발적으로 증가하면서 편집자가 되었습니다. 그들은 이 교과서에 제시된 지식을 재 개념화하고 재구성하여 신흥 및 현업 종사자에게 작업적 직무의 핵심 부분에 대한 강력한 토대를 제공했습니다. Dr. Crepeau는 독특한 은혜와 위트를 가지고 10번째 이후의 11번째 판의 편집 책임자 역할을 맡았으며, 그녀는 직업 및 작업 치료의 다양한 측면에 대한 지속적인 장학금을 반영하기 위해 본문의 수정본을 효과적으로 지지했습니다. 우리는 이 작업에 대한 수십 년간의 봉사와 그녀가 이 본문에 전념한 많은 세월에 감사드립니다.

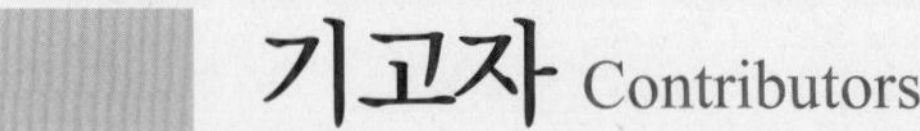

기고자 Contributors

DIANE E. ADAMO, PhD
Assistant Professor
Department of Health Care Sciences
Wayne State University
Detroit, MI

NANCY BAKER, ScD, MPH, OTR/L
Associate Professor
Department of Occupational Therapy
University of Pittsburgh
Pittsburgh, PA

KATE BARRETT
Associate Professor
Department of Occupational Science and Occupational Therapy
St. Catherine University
St. Paul, MN

SUE BERGER, PhD, OTR/L, BCG, FAOTA
Assistant Clinical Professor
Department of Occupational Therapy
Boston University College of Health & Rehabilitation Sciences: Sargent College
Boston, MA

CHRISTY BILLOCK, PhD, OTR/L
Associate Professor
Department of Occupational Therapy
Loma Linda University
Loma Linda, CA

ROXIE M. BLACK, PhD, OTR/L, FAOTA
Professor and Program Chair
Master of Occupational Therapy Program
University of Southern Maine
Lewiston, ME

BETTE R. BONDER, PhD
Special Assistant to the Dean for the NEOMED-CSU Partnership
Professor, School of Health Sciences and Department of Psychology
Cleveland State University
Cleveland, OH

ALISSA BONJUKLIAN
MSOT Student, Department of Occupational Therapy
Boston University College of Health & Rehabilitation Sciences: Sargent College
Boston, MA

CHERYL LYNNE TRAUTMANN BOOP, MS, OTR/L
Occupational Therapist
Cooperative School Services
Rensselaer, IN

BRENT BRAVEMAN, PhD, OTR/L, FAOTA
Director of Rehabilitation Services
University of Texas MD Anderson Cancer Center
Houston, TX

CATANA E. BROWN, PhD, OTR/L
Associate Professor
College of Health Sciences
Midwestern University Glendale
Glendale, AZ

CHRISTINE M. CARIFIO
MSOT Student, Department of Occupational Therapy
Boston University College of Health & Rehabilitation Sciences: Sargent College
Boston, MA

TINA CHAMPAGNE, OTD, OTR/L
Program Director
Center for Human Development
Institute for Dynamic Living
Springfield, MA

JIM CHARLTON
Research Assistant Professor
University of Chicago
Founder, Access Living
Chicago, IL

DENISE CHISHOLM, PhD, OTR/L, FAOTA
Associate Professor and Vice Chair
Department of Occupational Therapy
School of Health and Rehabilitation Sciences
University of Pittsburgh
Pittsburgh, PA

CHARLES H. CHRISTIANSEN, EdD, OTR, OT(C), FAOTA
Executive Director
American Occupational Therapy Foundation
Bethesda, MD

SHERRILENE CLASSEN, PhD, MPH, OTR/L, FAOTA
Director
Institute for Mobility, Activity, and Participation
Associate Professor
Department of Occupational Therapy
College of Public Health and Health Professions
University of Florida
Gainesville, FL

ELLEN S. COHN, ScD, OTR/L, FAOTA
Clinical Professor and MSOT Program Director
Department of Occupational Therapy
Boston University College of Health & Rehabilitation Sciences: Sargent College
Boston, MA

WENDY J. COSTER, PhD, OTR/L, FAOTA
Professor and Chair
Department of Occupational Therapy
Boston University College of Health & Rehabilitation Sciences: Sargent College
Boston, MA

ELIZABETH BLESEDELL CREPEAU, PhD, OT, FAOTA
Professor Emerita
Occupational Therapy Department
University of New Hampshire
Durham, NH

PATRICIA A. HICKERSON CRIST, PhD, PC, OTR/L, FAOTA
Professor
Department of Occupational Therapy
Duquesne University
Pittsburgh, PA

GLORIA F. DICKERSON, BS
Recovery Specialist
Center for Social Innovation
Newton Centre, MA

VIRGINIA DICKIE, PhD, OTR/L, FAOTA
Associate Professor Emerita
Division of Occupational Science
University of North Carolina at Chapel Hill
Chapel Hill, NC

REGINA F. DOHERTY, OTD, MS, OTR/L
Associate Professor and Director
Occupational Therapy Department
School of Health and Rehabilitation Sciences
MGH Institute of Health Professions
Boston, MA

MARY E. EVENSON, OTD, MPH, OTR/L
Clinical Associate Professor and Director of Clinical Education
Department of Occupational Therapy
MGH Institute of Health Professions
Boston, MA

JANET FALK-KESSLER, EdD, OTR, FAOTA
Director
Programs in Occupational Therapy
Associate Professor
Department of Rehabilitation and Regenerative Medicine
Columbia University
New York, NY

MARY FELDHAUS-WEBER
Boston, MA

ANNE G. FISHER, ScD, OT, FAOTA
Professor
Division of Occupational Therapy
Department of Community Medicine and Rehabilitation
Umeå University
Umeå, Sweden

KIRSTY FORSYTH, PhD, OTR, FCOT
Professor
Department of Occupational Therapy
School of Health Sciences
Queen Margaret University
Edinburgh, Scotland, United Kingdom

KAREN ROE GARREN, MS, OTR/L, CHT
Senior Staff Occupational Therapist
Select Physical Therapy
New Milford, CT

GLEN GILLEN, EdD, OTR/L, FAOTA
Associate Director
Programs in Occupational Therapy
Associate Professor
Department of Rehabilitation and Regenerative Medicine
Columbia University
New York, NY

KATHLEEN M. GOLISZ, OTD, OTR
Professor and Associate Director
Occupational Therapy Program
Mercy College
Dobbs Ferry, NY

YAEL GOVEROVER, PhD, OT
Associate Professor
Department of Occupational Therapy
Steinhardt School of Culture, Education, and Human Development
New York University
New York, NY

THERESA GRIFFIN
MSOT Student, Department of Occupational Therapy
Boston University College of Health & Rehabilitation Sciences: Sargent College
Boston, MA

LOU ANN GRISWOLD, PhD, OTR, FAOTA
Associate Professor
Department of Occupational Therapy
University of New Hampshire
Durham, NH

KRISTINE HAERTL, PhD, OTR/L, FAOTA
Professor
Department of Occupational Science and Occupational Therapy
St. Catherine University
St. Paul, MN

JOY HAMMEL, PhD, OTR/L, FAOTA
Professor
University of Illinois at Chicago
Chicago, IL

CHRISTINE A. HELFRICH, PhD, OTR/L, FAOTA
Assistant Professor
Department of Occupational Therapy
Boston University
Boston, MA

CLARE HOCKING, DipOT, AdvDipOT, MHSc(OT), PhD
Department of Occupational Science and Therapy
Auckland University of Technology
Auckland, New Zealand

WENDY M. HOLMES, PhD, OTR/L
Associate Professor
School of Occupational Therapy
Brenau University
Gainesville, GA

BARBARA HOOPER, PhD, OTR, FAOTA
Assistant Professor
Department of Occupational Therapy
Colorado State University
Fort Collins, CO

RUTH HUMPHRY, PhD, OTR/L, FAOTA
Professor and Division Director
Division of Occupational Science and Occupational Therapy
Department of Allied Health, School of Medicine
University of North Carolina at Chapel Hill
Chapel Hill, NC

ANNE BIRGE JAMES, PhD, OTR/L
Professor
Occupational Therapy Department
University of Puget Sound
Tacoma, WA

ROBIN A. JONES, MPA, COTA/L, ROH
Project Director and Instructor
DBTAC-Great Lakes ADA Center
Department of Disability and Human Development
University of Illinois at Chicago
Chicago, IL

MARY ALUNKAL KHETANI, ScD, OTR
Assistant Professor
Department of Occupational Therapy
Colorado State University
Fort Collins, CO

PHYLLIS M. KING, PhD, OT, FAOTA
Professor
Department of Occupational Science and Technology
College of Health Sciences
University of Wisconsin-Milwaukee
Milwaukee, WI

JESSICA M. KRAMER, PhD, OTR/L
Assistant Professor
Department of Occupational Therapy
Boston University
Boston, MA

ALAINA KRUMBACH
MSOT Student, Department of Occupational Therapy
Boston University College of Health & Rehabilitation Sciences: Sargent College
Boston, MA

TERRY KRUPA, PhD, OT Reg (Ont), FCAOT
Professor
School of Rehabilitation Therapy
Queen's University
Kingston, Ontario, Canada

SHELLY J. LANE, PhD, OTR/L, FAOTA
Professor
Department of Occupational Therapy
School of Allied Health Professions
Virginia Commonwealth University
Richmond, VA

MARY C. LAWLOR, ScD, OTR/L, FAOTA
Division of Occupational Science and Occupational Therapy
Herman Ostrow School of Dentistry
University of Southern California
Los Angeles, CA

ANNE LEBORGNE
MSOT Student, Department of Occupational Therapy
Boston University College of Health & Rehabilitation Sciences: Sargent College
Boston, MA

CLAUDIA LEONARD, OTD, MBA, OT/L
Associate Professor
School of Allied Health
Western New Mexico University
Silver City, NM

LORI LETTS, PhD, OT Reg (Ont)
Assistant Dean
Occupational Therapy Program
Associate Professor
School of Rehabilitation Science
McMaster University
Hamilton, Ontario, Canada

HELENE LOHMAN, OTD, OTR/L
Professor
Department of Occupational Therapy
Creighton University
Omaha, NE

CATHERINE L. LYSACK, PhD
Professor and Deputy Director
Institute of Gerontology
Wayne State University
Detroit, MI

CHERYL MATTINGLY, PhD
Department of Anthropology
Division of Occupational Science and Occupational Therapy
University of Southern California
Los Angeles, CA

KATHLEEN MATUSKA, PhD, OTR/L, FAOTA
Professor and Chair
Department of Occupational Science and Occupational Therapy
St. Catherine University
St. Paul, MN

ALEXANDER MCINTOSH
Dover, NH

LAURIE S. MCINTOSH, MS, OTR/L
Occupational Therapist
Supervisory Union 16
Exeter, NH

LOU MCINTOSH
Portsmouth Naval Shipyard
Portsmouth, ME

EMILY MEIBEYER
MSOT Student, Department of Occupational Therapy
Boston University College of Health & Rehabilitation Sciences: Sargent College
Boston, MA

JANE MELTON, PhD, FCOT
Clinical Director
Social Inclusion
Together NHS Foundation Trust
Gloucestershire and Herefordshire Trust Headquarters, Rikenel
Montpellier, Gloucester, United Kingdom

DONALD M. MURRAY (DECEASED)
Professor Emeritus
English Department
University of New Hampshire
Durham, NH

DARCIE L. OLSON, MHS, OTR
Instructor
Occupational Therapy Assistant Program
Madison Area Technical College
Madison, WI

CHRISTINE OWEN, Msc
Head Occupational Therapist
Children's Occupational Therapy Service
St Johns Hospital
Livingston, Scotland, United Kingdom

SHAWN PHIPPS, PhD, MS, OTR/L, FAOTA
Chief Strategic Development Officer
Rancho Los Amigos National Rehabilitation Center
Los Angeles, CA

LOREE A. PRIMEAU, PhD, OTR, FAOTA
Executive Director
Autism Community Network
San Antonio, TX

SUSAN PRIOR, BSc PgCert
Lead Research Practitioner
Department of Occupational Therapy
School of Health Sciences
Queen Margaret University
Edinburgh, Scotland, United Kingdom

RUTH RAMSEY, EdD, OTR/L
Chair and Associate Professor
Department of Occupational Therapy
Dominican University of California
San Rafael, CA

S. MAGGIE REITZ, PhD, OTR/L, FAOTA
Chairperson and Professor
Department of Occupational Therapy and Occupational Science
Towson University
Towson, MD

LYNN RICHIE, BSc
Lead Occupational Therapist
The WORKS, NHS Lothian
Edinburgh, Scotland, United Kingdom

PATRICIA RIGBY, PhD, OT(C)
Associate Professor
Department of Occupational Science and Occupational Therapy
Faculty of Medicine, University of Toronto
Toronto, Ontario, Canada

PAMELA S. ROBERTS, PhD, OTR/L, SCFES, FAOTA, CPHQ
Manager-Rehabilitation and Neuropsychology
Department of Rehabilitation
Cedars-Sinai Medical Center
Los Angeles, CA

SUSANNE SMITH ROLEY, OTD, OTR/L, FAOTA
Project Director
Sensory Integration Certification Program
Division of Occupational Science and Occupational Therapy
University of Southern California
Los Angeles, CA

LARISSA SACHS
MSOT Student, Department of Occupational Therapy
Boston University College of Health & Rehabilitation Sciences: Sargent College
Boston, MA

KAREN M. SAMES, MBA, OTR/L, FAOTA
Associate Professor
Occupational Science and Occupational Therapy
St. Catherine University
St. Paul, MN

MARJORIE E. SCAFFA, PhD, OTR, FAOTA
Professor and Chair
Department of Occupational Therapy
University of South Alabama
Mobile, AL

BARBARA A. BOYT SCHELL, PhD, OT/L, FAOTA
Associate Dean
College of Health and Science
Professor & Director
School of Occupational Therapy
Brenau University
Gainesville, GA

SALLY A. SCHREIBER-COHN, MTS
Editor and friend
Marblehead, MA

SALLY W. SCHULTZ, PhD, OTR, LPC-S
Professor
School of Occupational Therapy
Texas Woman's University
Dallas, TX

DAVID SEAMON, PhD
Professor
Department of Architecture
Kansas State University
Manhattan, KS

MARY P. SHOTWELL, PhD, OT/L
Associate Professor and Chair
Department of Occupational Therapy—North Atlanta Norcross
Brenau University
Gainesville, GA

C. DOUGLAS SIMMONS, PhD, OTR/L
Assistant Professor
Department of Occupational Therapy
University of New Hampshire
Nottingham, NH

SAMANTHA SLOCUM
MSOT Student, Department of Occupational Therapy
Boston University College of Health and Rehabilitation Sciences: Sargent College
Boston, MA

THERESA M. SMITH, PhD
Assistant Professor
Department of Occupational Therapy and Occupational Science
Towson University
Towson, MD

JO M. SOLET, MS, EdM, PhD, OTR/L
Harvard Medical School
Division of Sleep Medicine
Cambridge Health Alliance
Department of Medicine
Cambridge, MA

DANIELLE SOTELO
MSOT Student, Department of Occupational Therapy
Boston University College of Health & Rehabilitation Sciences: Sargent College
Boston, MA

SARAH STULTZ
MSOT Student, Department of Occupational Therapy
Boston University College of Health & Rehabilitation Sciences: Sargent College
Boston, MA

PEGGY SWARBRICK, PhD, OT, CPRP
Assistant Professor
Psychiatric Rehabilitation and Counseling Professions
School of Health Related Professions
University of Medicine and Dentistry of New Jersey
Scotch Plains, NJ

YVONNE L. SWINTH, PhD, OTR/L, FAOTA
Professor and Chair
School of Occupational Therapy
University of Puget Sound
Tacoma, WA

RENÉE R. TAYLOR, PhD
Professor
Department of Occupational Therapy
University of Illinois at Chicago
Chicago, IL

LINDA TICKLE-DEGNEN, PhD, OTR/L, FAOTA
Professor and Chair
Department of Occupational Therapy
Tufts University
Medford, MA

JOAN PASCALE TOGLIA, PhD, OTR/L
Professor and Program Director
Graduate Occupational Therapy Program
Mercy College
Dobbs Ferry, NY

SCOTT D. TOMCHEK, PhD, OTR/L, FAOTA
Associate Professor of Pediatrics
Assistant Director
Chief Occupational Therapist
Weisskopf Child Evaluation Center
University of Louisville Pediatrics
Louisville, KY

ELIZABETH A. TOWNSEND, PhD, OT(C), Reg. PEI, FCAOT
Professor Emerita
School of Occupational Therapy
Dalhousie University
Halifax, Nova Scotia, Canada

BARRY TRENTHAM, PhD, OT Reg (Ont)
Department of Occupational Science and Occupational Therapy
Toronto, Ontario, Canada

DEBRA TUPE, PhD, MPH, OTR, FAOTA
Assistant Professor in Clinical Occupational Therapy
Columbia University
New York, NY

PAMELA VAUGHN
MSOT Student, Department of Occupational Therapy
Boston University College of Health & Rehabilitation Sciences: Sargent College
Boston, MA

CRAIG A. VELOZO, PhD, OTR/L
Professor and Associate Chair
Department of Occupational Therapy
University of Florida
Gainesville, FL

STEVEN D. WHEELER, PhD, OTR/L
Associate Professor
Occupational Therapy Division
West Virginia University School of Medicine
Morgantown, WV

JAQUELINE WHITEHEAD, BA(Hons) PgDip OT
Research Practitioner
Department of Occupational Therapy
School of Health Sciences
Queen Margaret University
Edinburgh, Scotland, United Kingdom

ANN A. WILCOCK, PhD, FCOT, GradDipPubHealth, BAppScOT
Retired Inaugural Professor
Occupational Science and Therapy
Deakin University, Geelong
Victoria, Australia

TOM WILSON, MA
Personal Assistant and Health Care Team Leader
Access Living
Chicago, IL

JENNIFER WOMACK, MS, OTR/L
Associate Professor
Division of Occupational Science and Occupational Therapy
Department of Allied Health, School of Medicine
University of North Carolina at Chapel Hill
Chapel Hill, NC

WENDY WOOD, PhD, OTR/L, FAOTA
Professor and Department Head
Department of Occupational Therapy
Colorado State University
Fort Collins, CO

VALERIE A. WRIGHT-ST CLAIR, PhD, DipProfEthics, MPH, DipBusStud (HEALTH MANAGEMENT), DipOT
Department of Occupational Sciences and Therapy
School of Rehabilitation and Occupation Studies
Faculty of Health and Environmental Sciences
Auckland University of Technology
Auckland, New Zealand

MARY JANE YOUNGSTROM, MS, OTR/L, FAOTA
Assistant Professor of Occupational Therapy
Rockhurst University
Kansas City, MO

검토위원회 Editorial Review Board

WENDY J. COSTER, PhD, OTR/L, FAOTA
Professor and Chair
Department of Occupational Therapy
Boston University College of Health & Rehabilitation Sciences: Sargent College
Boston, MA

JULLIAN CRUTCHFIELD, MS, OTR/L
HealthSouth Emerald Coast Rehabilitation Hospital
Panama City, FL

AMANDA CYPHER
Staff Occupational Therapist, Acute Care
New York Presbyterian Hospital-Columbia University Medical Center
New York, NY

JANET V. DELANY, DEd, OTR/L, FAOTA
Dean
Office of Graduate Studies
Professor
Department of Occupational Therapy and Occupational Science
Towson University
Towson, MD

ANNE DICKERSON, PhD, OTR/L, FAOTA
Professor
Department of Occupational Therapy
East Carolina University
Greenville, NC
Director of the Research for Older Adult Driver Initiative (ROAD)

REBECCA I. ESTES, PhD, OTR/L, CAPS
Associate Professor
Department of Occupational Therapy
Nova Southeastern University
Davie, FL

WENDY M. HOLMES, PhD, OTR/L
Associate Professor
School of Occupational Therapy
Brenau University
Gainesville, GA

STEVE HOPPES, PhD, OTR/L
Associate Professor
Rehabilitation Sciences
Oklahoma University Health Sciences Center
Tulsa, OK

NANCY FINKELSTEIN KLINE, PhD, OTR/L
Assistant Professor
Occupational Therapy Program
State University of New York Downstate Medical Center
Brooklyn, NY
Occupational Therapist
FOX Rehabilitation
Cherry Hill, NJ

ELLEN L. KOLODNER, MSS, OTR/L, FAOTA
Director of Academic Programs
School of Continuing and Professional Studies
Philadelphia University
Philadelphia, PA

CATHERINE LINK, BS, MSOT
Brenau University
Gainesville, GA

LINDA M. MARTIN, PhD, OTR, FAOTA
Professor and Chair
Department of Occupational Therapy and Community Health
Florida Gulf Coast University
Fort Myers, FL

GUY L. MCCORMACK, PhD, OTRL, FAOTA
Professor
Occupational Therapy Department
Samuel Merritt University
Oakland, CA

EMILY MCMILLEN, MS, OTR/L
North Oaks Health System
Hammond, LA

SCOTT D. MCPHEE, MS, MPA, DrPH, CPAM, OTR/L, FAOTA
Associate Dean and Professor
School of Occupational Therapy
Belmont University
Nashville, TN

TEMPLE MOORE, OTS
Student
School of Occupational Therapy
Brenau University
Gainesville, GA

S. MAGGIE REITZ, PhD, OTR/L, FAOTA
Chairperson and Professor
Department of Occupational Therapy and Occupational Science
Towson University
Towson, MD

MELORA RENNIE, BS
Graduate Assistant
School of Occupational Therapy
Brenau University
Atlanta, GA

SARAH JOEHL RICHARDS, MS, OTR/L
Milwaukee, WI

LAUREN ASHLEY RIELS, BS, MS, OTR/L
Occupational Therapist
Advanced Medical Personnel Services
Mobile, AL

DEBBIE LALIBERTE RUDMAN, PhD, OT Reg (ON)
Associate Professor
School of Occupational Therapy and Graduate Program in Health and Rehabilitation Sciences Faculty of Health Sciences
University of Western Ontario
London, Ontario, Canada

COURTNEY S. SASSE, MA, EDL, MS, OTR/L
Instructor
Department of Occupational Therapy
University of South Alabama
Mobile, AL

JAYNE SHEPHERD, MS, OTR/L, FAOTA
Associate Professor and Assistant Chair and Director of Fieldwork
Department of Occupational Therapy
Virginia Commonwealth University
Richmond, VA

LISA E. STEINER, BS, MS
Staff Occupational Therapist, Inpatient Rehabilitation
Kessler Institute for Rehabilitation
Saddle Brook, NJ

LINDA STRUCKMEYER, MA, OTR/L, ATP
Adjunct Lecturer
Department of Occupational Therapy
University of Florida
Gainesville, FL

PATRICIA STUTZ-TANENBAUM, MS, OTR, FAOTA
Assistant Professor and Academic Fieldwork Coordinator
Department of Occupational Therapy
Colorado State University
Fort Collins, CO

LYNN SWEDBERG, OTR/L, BS, MS
Consultant, Occupational Therapist
Outreach Therapy Consultants, Inc., P.S.
Spokane, WA

GEORGE S. TOMLIN, PhD, OTR/L
Distinguished Professor
School of Occupational Therapy
University of Puget Sound
Tacoma, WA

PAM TOTO, PhD, OTR/L, BCG, FAOTA
Assistant Professor
Department of Occupational Therapy
University of Pittsburgh
Pittsburgh, PA

LEONARD G. TRUJILLO, PhD, OTR/L, FAOTA
Associate Professor and Chair
Department of Occupational Therapy
East Carolina University
Greenville, NC

ROBIN UNDERWOOD, PhD, OT/L
Associate Professor and Chair, Gainesville Campus
School of Occupational Therapy
Brenau University
Gainesville, GA

DONNA WHITEHOUSE, MHA, OTR
Director
Occupational Therapy Assistant Program
Nashville State Community College
Nashville, TN

KRISTIN WINSTON, PhD, OTR/L
Assistant Professor
Department of Occupational Therapy
College of Health Care Sciences
Nova Southeastern University
Fort Lauderdale, FL

DONNA WOOSTER, PhD, OTR
Associate Professor
Department of Occupational Therapy
University of South Alabama
Mobile, AL

머리말 Preface

윌라드 & 스파크만(Willard & Spackman)의 작업치료의 12번째 판은 헬렌 윌라드(Helen Willard)와 클레어 스파크만(Clare Spackman)이 작업치료 학생들에게 이 분야의 핵심 지식에 대한 교육을 목적으로 고안된 교과서를 편집한 1940년대 부터 시작하여 이 분야에서 오랜 전통을 이어가고 있다. Willard와 Spackman의 작업 치료법의 첫 번째 판은 1947년에 출판되었다. 이 초판 이후 반 세기가 넘은 이 교과서는 이 분야의 아이콘이 되었다. 그것은 작업치료의 중심 지식과 실천을 문서화함으로써 학생들이 새로 선택한 직업의 복잡성을 환영하는 동시에 현장의 자원으로 봉사하는 텍스트이다. 이전 편집자 (그림 참조)와 많은 기고자들의 작업으로 인해 이 부분적인 상징성을 얻지 못하면 안된다.

이 본문의 챕터는 중요하고 복잡한 자료에 접근할 수 있는 방법을 요약하고 생생한 종사자가 일상생활에서 나타나는 여러 가지 작업에 대해 깊이 생각할 것을 요구한다. 또한, 작업치료의 과정은 다양한 연습장에서 설명된다. Barbara A. Boyt Schell이 수석 편집자인 Glen Gillen과 Marjorie E. Scaffa가 새로운 편집자로 참여하고 Ellen S. Cohn이 컨설팅 편집자의 역할로 옮겨 감에 따라 이 제 12판에서는 이러한 전통이 계속되었다.

Willard와 Spackman의 작업치료 개정판은 지난 판에서 성공적으로 개정된 내용을 토대로 제작되었다. 필요한 변화를 확인하기 위해 이 책을 사용하는 학생과 교수진을 대상으로 설문 조사를 실시했다. 또한, 다양한 프로그램의 학생과 교수진 모두 플로리다 주 올랜도에서 열리는 2010 American Occupational Therapy Association(AOTA) 연례 컨퍼런스 및 박람회에서 포커스 그룹에 참여했다. 현장의 여러 지도자들과

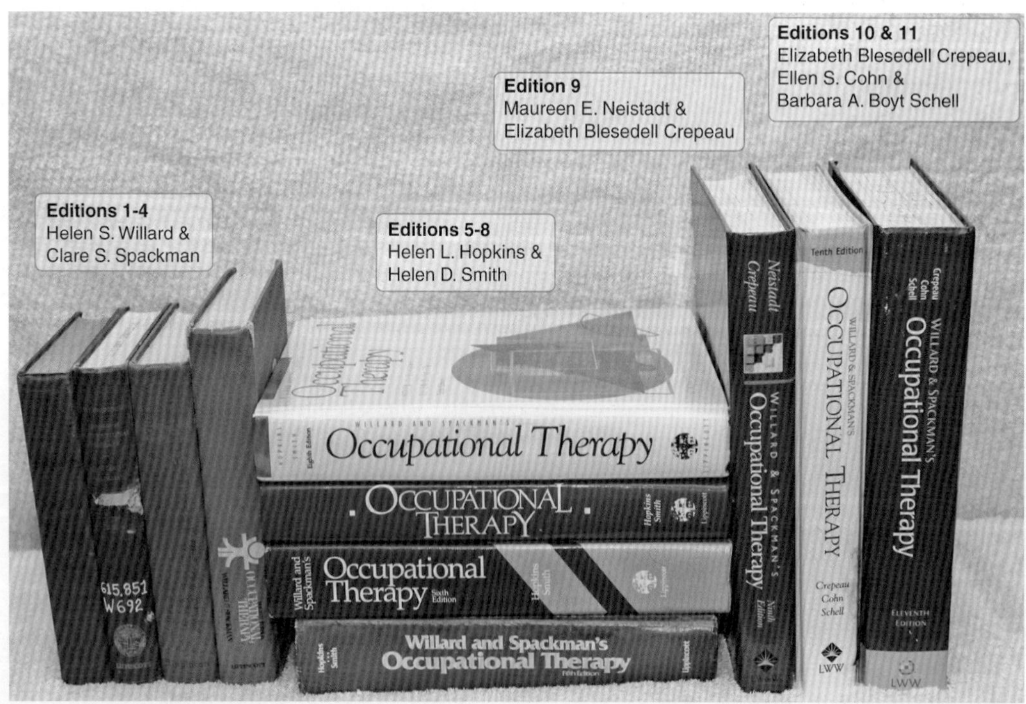

월라드 앤 스파크만의 작업치료학 1판에서 11판

학자들은 또한 자문을 통해 자비로 조언을 제공했다. 사용자들이 일반적으로 텍스트에 대해 강한 만족감을 나타냈지만, 내용과 관련된 일부 우려사항과 확장된 웹 기반 리소스의 필요성과 관련된 일부 우려가 있었다. 이 정보는 편집자의 관점 외에도 새로운 자료의 추가뿐만 아니라 이 개정판의 재구성에 대한 정보를 제공한다. 이러한 변경 사항에 대한 전반적인 요약을 다음에 제공하고 각 단원에 대한 개요를 제시하였으며 각 단원에 포함된 자료를 설명하였다.

텍스트 및 웹 기반 자료의 전반적인 변화

제 11판의 여러 측면에 대한 피드백이 상당히 긍정적이었기 때문에 Willard와 Spackman의 제 12판은 실천의 기본으로서의 작업의 중심에 초점을 맞춘 자료를 치료의 수단으로 사용했다. 이 판에서는 평가 및 중재 과정이 종사자의 이론적 관점과 종사자와 클라이언트 모두의 일상생활에 미치는 광범위한 사회 및 정치 환경의 영향과 통합된다는 것을 계속해서 인정했다. 문화, 생활 과정 및 작업성과에 대한 다양한 예를 제공하려는 시도가 있었다.

이전 판과 마찬가지로 효과적인 작업치료는 작업치료 실무자와 그들이 제공하는 클라이언트간에 협업 과정이 필요하다고 주장했다. 치료가 최적으로 효과적이기 위해서는 치료 전문가와 클라이언트 선호에 대한 현재의 최선의 증거를 혼합하여 그 과정을 안내해야 한다. 이러한 복잡성으로 인해 편집부는 전문적인 추론과 실제를 안내하는 기본 가정에 대한 다양한 그림을 제공해야 했다. 또한, 편집부는 모범 사례를 구현하는 데 있어 어려움을 인정하고 이러한 문제를 극복하기 위한 방법을 제안해야 했다.

저자들과 편집부는 언어의 힘을 믿었다. 이 책에서 우리는 포괄적인 언어를 사용하려고 시도했다. 그것은 인간이 구성되어있는 다양한 방법과 직업에 종사하는 방식을 이해하는 데까지 이르렀다. 우리는 또한 내용이 특히 미국의 관점을 반영할 때 인정하는 국제적인 관점을 포함시키려고 시도했다. 이는 전 세계적으로 실용화된 작업치료 전반에 적용가능 한 것으로 보이는 내용이다. 이것이 Willard & Spackman의 첫 번째 풀 컬러 에디션이기 때문에 사진을 업데이트하고 시각적 관점에서 포괄적인 노력을 기울였다.

방금 설명한 전체 지침 원칙에 더하여, 책에 눈에 띄는 변화가 있었다.

1. 개념과 기술의 응용을 관찰하고 분석할 수 있는 기회를 학생들에게 제공하기 위해 책과 함께 사용할 수 있는 클라이언트의 비디오 사례를 포함한 확장 된 웹 기반 자료의 추가.
2. 조직의 명확성을 향상시키고 AOTA 작업치료 실무 기본 틀 : 도메인 및 프로세스, 2 판에 대한 자료의 관계를 보다 명확하게 하기 위한 단위의 재구성은 세계 보건기구 (WHO) 기능, 장애 및 건강에 관한 국제 분류 (ICF)를 바탕으로 설명
3. 작업치료 실무를 알려주는 현장 밖에서 오는 광범위한 이론에 대한 새로운 단원 추가
4. 평가 프로세스를 상세히 설명하는 특정 챕터를 추가하는 작업치료 프로세스의 새로운 단위와 집단 대 인구 및 집단 수준의 중재를 위한 챕터를 별도로 추가.
5. 정신 건강 측면과 관련된 더 많은 자료를 포함하기 위한 집중 중재 이론 단위의 확장
6. 실전 상황(Practice Context): 치료사의 행동(Therapists in Action)이라는 제목의 새 단원은 실무자가 특정 환경에서 실제 클라이언트에 대한 작업치료 중재를 디자인하는 방법을 보여준다. 각 장에서는 작업치료사가 흔히 볼 수 있는 특정 건강 상태를 가진 사람들을 위한 치료의 연속체에 대해 다룬다.

단원별 요약

이전에 언급했듯이, 이 판의 단원은 재조직되었고 경우에 따라 내용을 명확하게 하고 단원의 응집력을 향상시키기 위해 이름을 바꾸었다. 다음 설명에서는 텍스트에 추가된 새로운 장이 강조 표시된다. 언급된

경우를 제외하고, 11판에서 돌아온 모든 장들은 업데이트되었거나 완전히 재작성되었다. 몇 가지 예외를 제외하고 모든 챕터는 교수진 검토자 패널의 구성원과 학생 검토자 패널의 구성원이 외부에서 검토했다.

- I 부는 작업에 관한 장으로 시작하여 작업에 대한 새롭게 기록된 역사를 보여 주며, 더 큰 세계 사건의 맥락에서 작업치료사를 기록한다. 다음으로 작업을 인도하는 철학적 가정에 대한 새로운 장을 추가하여 학생들이 작업에 내포된 핵심 신념을 이해하도록 돕는다. 이 단원의 마지막 장에서는 미국과 전 세계에서의 현재 실습을 보여준다. 이 내용을 오프닝 부에 넣음으로써 학생들에게 나머지 책에 대한 중요한 기초 자료가 제공된다.
- II 부는 인간의 작업적 성격을 기술한다. 첫 장은 작업에의 참여가 어떻게 삶의 과정에서 변화하는지를 탐구하고, 따라서 이 장의 첫 번째 장에서 주로 아동 발달과 작업에 중점을 두었다. 작업과 건강 간의 관계를 설명하는 다음 장이 업데이트 되었다. 그리고 마지막으로, 작업 과학 장의 새로운 저자는 작업에 관한 진행 중인 연구에 대한 통찰력을 제공한다.
- III 부는 효과적인 실천을 위한 클라이언트 서술의 중요성을 설명하는 장을 열어 다양한 작업적 문제를 가진 사람들의 1인칭 서술을 계속하고 있다. Mary Feldhaus-Weber가 Alex에게 보낸 경험과 뇌성 마비로 자라난 자녀에 대한 부모의 관점, Donald Murray가 치매를 앓고 있는 동안 아내를 돌보는 신랄한 묘사에 이르기까지 다양한 서술이 제공되었다. 이 강력한 계정의 대부분은 Gloria F. Dickerson이 정신 질환의 문제에서 생존하는 서술을 업데이트 했음에도 불구하고 11 판에서 그대로 유지된다. 마지막 판에서 이 단원을 닫은 다른 나라의 프로그램에 대한 장은 계속 사용 가능하게 하기 위해 웹으로 옮겨졌지만 본문에서는 에콰도르의 개인으로부터 수집한 일련의 새로운 1인칭 서술로 대체되었다.
- IV 부는 작업에 관한 작업 치료 실무 기본 계획 (도메인 및 프로세스, 2 판 및 WHO의 ICF)에서 논의된 다양한 문맥적 요인들과 보다 명확한 연관성을 갖도록 기존 챕터의 재구성을 나타낸다. 가족 관점에 관한 새로운 장이 그 장을 열고, "작업 패턴"이라는 제목의 작업의 일시적 측면에 대한 새로운 장이 뒤따른다. 새로운 저자는 문화, 인종 및 종족이 작업에 미친 영향에 대해 신선한 시각을 제공한다. 사회 경제적 요소에 관한 최신 정보를 제공한다. 마지막으로, "신체적, 시각적 환경(Physical and Virtual Environments)"에 대한 새로 합성된 장은 이전 판의 내용을 확장한다.
- V 부는 작업에 영향을 미치는 개인적 요소에 초점을 맞추고 작업치료 실습 프레임 워크 (Domain and Process, 2 판)와 매우 유사한 단원으로 장의 재편성을 나타낸다. 신체 기능과 구조가 어떻게 성능에 영향을 주는지 학생들에게 더 많은 예를 제공하기 위해 개별 요인에 대한 장을 크게 확장했다. 영성과 신념에 관한 개정된 장은 이 개인차가 작업의 의미에 어떻게 영향을 미치는지 설명한다.
- VI 부는 직무 분석에 대한 최신 정보 및 확장된 장으로 작업 분석에 중점을 두고 직무 수행을 고려하는 방법에 대한 추가 정보를 제공하는 성과 기술에 대한 새로운 장을 제시한다.
- VII 부는 이전 판의 작업치료 과정에 대한 논의를 확대하고 AOTA 작업치료 실무 기본 틀인 Domain and Process, 2 판과 호환된다. 이 단원의 소개 장은 보살핌의 결과를 포함하도록 확장된다. 클라이언트의 니즈를 결정하는 새로운 장은 다양한 맥락에서 클라이언트 평가의 상세한 사례를 제공한다. 이것은 전통적인 평가를 평가하는 것뿐만 아니라 현재의 작업치료 평가와 관련된 새로운 psychometric 접근법과 관련된 고려 사항을 소개하는 비평 평가에 대한 새로운 장을 따른다. 개인과 조직, 지역 사회 및 인구에 대한 중재 과정은 두 개의 새로운 장에서 더 자세히 조사된다. 마지막으로, 기능 환경 수정에 대한 새로운 장은 11판에 있는 여러 장을 통합한다.
- VIII 부는 전문 추론, 그룹 프로세스 및 중재, 증거 기반 실습 및 윤리적 실천과 같은 핵심 개념과 기술을 다루는 몇 개의 업데이트 된 챕터가 모여 있다. 두 개의 새로운 챕터는 관련 자료를 한 곳에서, 치료 관계 및 클라이언트 협력 분야에서, 그리고 다른 하나는 전문적인 커뮤니케이션 및 문서화로 통합한다.

- IX 부는 생태학적 모델, 인간 작업 모델 및 작업 적응 모델을 포함한 작업수행 이론에 대해 논의한다. 업데이트 외에도 본 단원 및 후속 단원에서 설명하는 이론 범위를 설정하는 이론 및 실습 장의 새 버전이 포함된다. 작업 정의는 이론적 관점으로 이 단원에 포함된다. 마지막 장은 작업치료에서 신흥 이론에 전념한 새로운 장이다.
- X 부는 실용적인 부분을 알려주지만 작업치료 이론 그 자체가 아닌 광범위한 이론에 대한 설명을 제공하는 새로운 단원이다. 여기에는 회복 모델, 건강 증진 이론, 학습 및 행동 변화에 관한 이론이 포함된다.
- XI 부는 주요 직무 분야에 대한 평가, 중재 및 결과에 대한 개요를 제공하는 새로운 소개 장으로 시작한다. 일상생활의 기본 및 도구적 활동이 하나의 새로운 장으로 이어지며 교육, 일, 놀이 및 여가에 대한 최신 챕터가 이어진다. 사회 참여에 관한 새로운 장과 함께 수면과 휴식에 대한 새로운 장이 이 단원을 마무리한다.
- XII 부는 중재를 안내하기 위해 작업 성과 이론과 함께 일반적으로 사용되는 집중 이론에 대한 설문 조사를 제공한다. 새로운 저자에 의한 운동 기능 / 조절에 관한 새로이 재구성 된 장, 인지 및 인식에 관한 최신 장, 감각 처리에 관한 새로이 재구성된 장이 포함된다. 이 단원은 두 개의 새로운 장으로 끝나는데, 하나는 정서적 규제에 관한 것이고 다른 하나는 의사 소통과 사회적 상호 작용에 관한 것이다.
- 실전 상황(Practice Context): 치료사의 행동(Therapists in Action)이라는 제목의 XIII 부는 다양한 치료 연속체에서 다양한 치료 환경에서 치료사가 의사 결정을 내리는 새로운 단원이다. 첫 번째 장에서는 다양한 설정을 통해 클라이언트가 치료법을 받을 수 있는 방법에 대해 설명한다. 설정 클러스터는 일부 건강 또는 참여 문제와 관련이 있을 수 있다. 후속 장에서는 특정 클라이언트를 위해 구현된 평가 및 중재 전략에 대한 사고를 설명하는 치료사 서술을 제공한다. 또한 각 장에서는 여러 설정에서 서비스가 일반적으로 발생하는 방식에 대해 설명했다. 별도의 장에서는 자폐증 스펙트럼 장애, 외상성 뇌 손상 및 정신 분열증이 있는 사람을 대상으로 서비스를 제공하고 부상당한 근로자, 변화하는 필요가 있는 노인 및 재난 생존자에 초점을 맞춘 추가 장을 제공한다. 이 단원의 목적은 실제 상황을 표시하여 다양한 이론과 중재 접근법을 "생생하게"가져 오는 것이다.
- XIV 부는 학생과 전문인 개발을 지원하는 전문 조직의 역할과 전문성 개발을 다룬다. 현장 진입 장은 전문 진입 과정을 다루기 위해 확대되었다. 전문 개발 및 지속적인 역량에 관한 장은 다양한 고급 교육 옵션에 대한 토론을 포함하는 새로운 저자에 의해 확장되었다. 새로운 저자의 마지막 장은 미국 및 전 세계의 전문 기관에 대한 정보를 포함한다.
- XV 부는 작업치료 관리, 감독 및 서비스 및 지지를 위한 지불과 같은 관련 주제를 다룬다. 이 모든 장의 내용이 업데이트되었다. 사회 및 보건 정책 장이 이 부대로 옮겨졌다. 지불 장에는 미국의 건강 정책 변화에 관한 최신 정보가 포함되어 있다. 새로운 저자가 쓴 상담에 대한 장은 작업치료 자문관이 될 때 고려해야 할 기회와 쟁점에 대한 논의를 제공한다.
- 이 책에는 두 개의 부록이 있다. 첫 번째는 작업치료 서비스가 제공되는 일반적인 조건과 관련된 자원 및 증거의 새롭거나 완전히 업데이트 된 요약을 포함한다. 두 번째 부록은 업데이트 된 평가표이다.
- 용어풀이에는 WHO ICF 및 AOTA 작업치료 실습 프레임 워크 (Domain and Process, 2 판)와 같은 공식 문서의 주요 용어 및 주요 용어의 정의가 포함되어 있다.

특수 기능

특수 기능은 이 텍스트와 관련된 텍스트 및 웹 자료에서 찾을 수 있다. 특수 기능은 다음과 같다.

- **업무 딜레마** : 학생들에게 도전하도록 고안된 1~3개의 질문으로 장 내용과 관련된 실습 상황. 답변은

학생에게 제공되지 않는다.

- **윤리적 딜레마** : 실무자를 위한 윤리적 도전을 제기하는 장 내용과 관련된 시나리오.
- **사례 연구** : 작업치료 평가 및 중재 모델링 전문가 사례의 예. 텍스트와 온라인 비디오 비 네트 형태로 제공된다.
- **증거에 대한 해설** : 증거가 부족하거나 결정적이지 않은 곳의 식별 및 추가 조사가 필요한 경우를 포함하여 실무를 뒷받침 할 수 있는 근거에 대한 간결한 토의.

최종 노트

새로운 편집자 팀으로서, 이 에디션을 작성하고 Ellen S. Cohn을 컨설턴트 편집자로 지원하는 데 있어 Elizabeth "Betty"Crepeau (전 수석 편집자) 의 지원을 받아 경험 많은 동료분들이 제공해 준 지침들에 대해 감사드린다. 이 책이 후대에게 유산이 되고 차세대 작업치료 실무자를 위한 길을 밝혀줌으로써 그들의 전문성을 지지해 주는 것이 우리의 희망이다.

Barbara A. Boyt Schell
Glen Gillen
Marjorie E. Scaffa

감사 인사 Acknowledgments

Willard & Spackman의 이번 판은 기고가, 포커스 그룹 멤버, 편집부 리뷰 보드, 사진작가, 학생, 동료, 친구 및 가족의 공동 노력을 통해 완성되었습니다. 15명이 넘는 사람들이 이 책의 개발에 직접 기여했습니다. 우리는 이러한 노력에 대한 많은 공헌에 감사드리며, 이러한 특성을 공유하는 그들의 헌신, 장학금 및 관대함이 여기에 제시된 작업의 질을 향상 시켰음을 알고 있습니다.

이와 같이 책을 편집하는 것은 그 자체의 작업이 됩니다. 모든 직업과 마찬가지로, 그것은 우리의 삶을 구성하는 더 큰 작업 활동에 짜여져 있습니다. 사실, 각 판에는 "텍스트"와 "부 텍스트"가 있습니다. 이전에 본 텍스트, 하위 텍스트는 장면 뒤에 숨겨져 있습니다. 이 에디션은 편집 책임을 변경하는 중에 시작되어 편집자 팀이 되었습니다. 우리는 우리의 컨설팅 에디터인 Ellen과 함께 초기 공유 주말을 통해 그룹으로 파트너십을 시작했습니다. 우리는 "전환 객체"라고 불렀습니다. 우리는 AOTA 컨퍼런스에서 컨퍼런스 콜, 이메일, 식사 및 축하 행사를 통해 수년간 우리 팀을 결속시켰습니다. 때때로 일과 즐거움이 혼합된 방문. 책이 진행됨에 따라 우리 각자의 삶의 이야기가 진화했습니다. 우리 자신과 가족, 동료들과 관련된 건강 문제는 이 책의 많은 개념들을 개인화하는 역할을 했으며, 우리는 서로를 지원하고 서로를 덮었습니다. 우리는 사랑하는 애완동물과 작별 인사를 하고 새로운 것을 환영했습니다. 이 글을 쓰면서, 바바라는 산타가 새 강아지를 데려 오겠다고 약속 한 휴일을 걱정스럽게 기다리고 있습니다. 우리 각자는 우리를 도와주는 삶의 파트너와 일을 하기에, 그리고 언제 할 시간이 될지를 아는 사람이기에 운이 좋았습니다.

- Barbara는 남편 John W. Schell 박사 (교육 및 장학생으로 놀이 동거인이자 전문 파트너)에게 감사드립니다. 사진 작가 extraordinaire; Brad, Trina, Sophie & Izzy Schell 및 Alyxius, Marcus, Adrian, Rooke, Akhasa 및 Samarra Young에게 아버지 / 할아버지, 우리 모두의 삶에 의미를 부여합니다. 마지막으로, 우리 가정에서 그녀의 서비스를 제공한 Helen Clayton에게 감사드립니다.
- 글렌은 마이클 P. 로렌스, 파트너, 절친한 친구, 맥스에게 아버지, 그리고 놀라운 삼촌, 애리조나, 해리, 줄리안나, 말리, 리지, 매튜, 토드, 재커리에게 감사드립니다.
- Marjorie는 전반적인 사랑과 지원에 대한 남편이자 전문직 종사자인 Blaise Chromiak, MD, 필자가 작문하거나 편집한 챕터를 검토하고, 교정하고, 구성하고, 요리할 의지와, 내가 무엇이든지 필요로 하는 것을 할 수 있는 그의 전문성에 감사합니다. 이 프로젝트에 많은 시간을 할애할 수 있게 되었습니다.

헌신해 주신 여러분께 감사드립니다.

마지막으로, 우리 각자는 우리의 작업에서 우리를 지탱하고 더 큰 성취를 하도록 권장하는 우리의 대학 및 작업 치료 프로그램을 매우 자랑스럽게 생각합니다. 우리의 전문 커뮤니티에 있는 학생들, 교수진 및 실무자는 이와 같은 일을 수행할 수 있는 영감의 배경을 제공합니다. 우리는 필요한 변화를 생각하고 Willard와 Spackman을 새로운 기술과 웹 기반 리소스로 확장하는 최선의 방법을 상상할 수 있도록 도와준 것에 대해 관대한 도움을 주신 아래의 모든 분들께 감사드립니다.

전문직 동료 및 학생

우리는 동료들의 도움, 지원 및 통찰력 있는 피드백에 감사드립니다. 2010년 봄 학기에 설문 조사에 응한 많은 교수진과 학생들에게 감사드리며, 2010년 AOTA 연례 학술회의에서 포커스 그룹에 참여한 분들께 감사드립니다. 그들은 무엇이 효과가 있었는지 확인하고, 내용 차이를 확인하고, 중요한 문서와 아이디어에 더 잘 어울리는 책의 흐름과 현재 직업지도. 또한 이 텍스트로 새롭게 사용할 수 있는 고품질의 웹 기반 컴패니언 자료에 대한 격려가 증가했습니다. 우리의 대규모 전문 전문직 종사자 커뮤니티를 넘어, 우리는 특히 집과 가까운 사람들과 아래에 나열된 사람들에게 감사드립니다. 그들은 수년간 이 프로젝트와 함께 살았고 Willard & Spackman에 대한 끊임없는 대화에 참여하여 꾸준히 노력을 기울였습니다. 여러분께 우리는 가장 감사드립니다.

Brenau 대학

- Mary Shotwell과 Robin Underwood는 내가 편집에 집중해야 할 때 학교 행정 업무의 대부분을 도와주었고 크고 작은 아이디어를 제공해주었습니다.
- Kay Graham, Wendy Holmes, Rosalie Miller 내가 요구하는 중요한 피드백 및 지원을 해주었습니다.
- Carol Eggerding과 Adam Bruce는 모든 일을 계속 지키고 있었습니다.
- 가장 지지적인 학자 Gale Starich 감사합니다.
- Susan Stallings-Sahler, Debbie Weissman-Miller, Irma Alvarado, Jennifer Allison, Jenene Craig, Marsey Waller Devoto, Nancy Fowler, Tamara Mills, Kris Probert, Lisa Schubert는 위의 사람들과 함께 작업치료 교수진의 나머지 분들을 작업치료사 및 교육자로 자랑스럽게 생각합니다.
- 영재 및 현실 확인을 위한 Brenau 주간 및 주말 프로그램의 작업치료 학생들 감사합니다.

컬럼비아 대학

- 제 디렉터인 Janet Falk-Kessler는 지속적인 지원과 격려를 하고, 내 작업량이 "올바른 도전"을 초과할 때 알려주었습니다.
- 자극적인 (그리고 재미있는) 작업 환경을 조성하기 위하여 힘쓴 작업치료 교직원들.
- 장 내용에 대한 현명한 조언을 구하기 위해 Emily Raphael-Greenfield, Pamela A. Miller, Dawn M. Nilsen, Debra Tupe.
- Marilyn Harper와 Brenda Spivey-Nieves는 모든 것을 지켜주었습니다.
- 나의 학생들은 저를 매일 가르쳐줍니다.

University of South Alabama 사우스 앨라배마 대학교

- 필자의 글쓰기를 지키고 시간을 편집하는 것을 도와준 Cherie McGee.
- Courtney Sasse, MS, OTR/L은 텍스트 개발 과정 전반에 걸쳐 공동체적, 감정적, 도구적 지원을 제공했습니다.
- 작업치료 학생들은 필자가 쓴 장에 대한 피드백을 제공하고 상황에 맞는 사례 연구의 개발을 지원해주었습니다.

그리고

- 웹 기반 비디오 사례를 현실화하기 위해 우리와 함께 한 International Clinical Educators, Inc.의 Jan Davis.
- Betty Crepeau는 우리가 잘하고 있다고 도덕적으로 지지하고 격려해 주었습니다.

편집부 검토위원회

우리는 시간과 지식을 아낌없이 주신 초대된 편집 위원에게 감사드립니다. 이 장은 각 장이 장학금과 접근성 모두에 대한 우리의 기준을 충족했음을 보증합니다. 이 앞부분에 이름으로 나열되어 있지만, 서비스에 대해 다시 한번 감사드립니다.

Lippincott Williams & Wilkins Current

전 Lippincott Williams & Wilkins 직원이 이 책을 개발하는 데 기여했으며 지속적인 지원에 감사드립니다.

- Linda Francis, Mike Nobel, Kelley Squazzo, Renee Thomas, Rachel Stark, Tish Oglesby, Courtney Shell, Shauna Kelley, Tim Serpico.
- 복제 편집 및 페이지 형식화에 대한 철저한 노력으로 필리핀에서 새로 만난 Absolute Service, Inc.의 Harold Medina는 그가 우리에게 누락된 것을 다시 생각나게 하고 기꺼이 정신을 아끼지 않았습니다.

출판 서비스

우리에게 다시 한번이 그룹의 특별한 관심을 갖도록 해주신 LWW에게 감사드립니다. Laura와 그녀의 직원들이 우리를 후원한 두 번째 기회였으며 그들의 기여는 값진 것이었습니다.

- Laura Horowitz는 책 제작을 통해 원고의 개발에 대한 전반적인 지침을 제공했습니다. 그녀의 꾸준한 지도, 전문 지식, 인내, 유머는 우리의 노력에 큰 도움이 되었습니다.
- Gretchen Miller는 책을 현실로 만들기 위해 필사본, 사진 및 기타 모든 편집상의 세부 사항을 주의깊게 추적하면서 우리를 도왔습니다.
- Christine Mercer Vernon은 책의 모든 삽화를 4색 판으로 그림을 그려 넣거나 바꾸는 데 어려움을 겪었습니다. 우리 작품에 색상을 추가해 주셔서 감사합니다!

역자 서문

이 책은 작업치료를 그동안 지속적인 연구와 폭넓고 다양한 측면의 학문적 접근을 통하여 작업치료의 개념과 내용을 재구성하고 작업치료를 새롭게 학문적으로 집대성함으로써 작업치료의 발전에 크게 기여한 책으로 평가되고 있다. 이 책은 이러한 평가에 힘입어 1947년 첫 출판된 이후 이어 반 세기가 넘은 오늘날 11번째 판까지 출판되었다. 특히 작업치료의 중심 지식과 이론, 실천적 방법들을 체계적으로 문서화 하여 다양한 작업치료 분야의 강력한 근거와 토대를 제공하였다는데 큰 의미를 부여할 수 있을 것이다.

좋은 책이 탄생하기까지는 저자들의 노력과 영감, 그리고 사명적인 역할을 수행한 저자들의 땀과 헌신이 있었기에 가능하다고 생각한다. 이 책이 우리나라에 사용할 수 있도록 허락해 주신 원저자들에게 깊은 감사의 뜻을 전하며, 또한 어려운 번역을 해주신 공동역자님들과 이 책의 발간될 수 있도록 터전을 만들어 준 영문출판사의 박병조 대표님과 편집팀의 수고에 깊이 감사를 드린다.

오늘날의 작업치료는 무엇보다도 그동안 작업치료 역사를 일구어 오신 모든 작업치료사들의 노력에 힘입어 발전되어 왔다고 해도 과언이 아닐 것이다. 이 책의 번역판을 출판하면서 다시 한 번 작업치료사 모든 분들께 감사드린다. 이 책이 작업치료를 전공하는 학생들과 작업치료를 실천하는 임상전문가들의 비전과 열정에 부응하며 한국의 작업치료의 발전에 기여할 수 있게 되기를 마음 깊이 소망해 본다.

2022년 4월

역자 대표 양 영 애

주요 차례 Brief Contents

목차 Contents

요점 Features

업무 딜레마 (PRACTICE DILEMMA)

윤리적 딜레마 (ETHICAL DILEMMA)

증거에 대한 해설 (COMMENTARY ON THE EVIDENCE)

사례 연구 (CASE STUDIES)

작업치료: 직업 프로필

Occupation Therapy: Profile of the Profession

I 부

"사회의 목적은 치료적 방법으로써 작업의 발전; 인간의 작업 효과에 대한 연구; 그리고 본 주제의 과학적 지식의 보급이다"

(Article I, Section 3, Constitution; National Society for the Promotion of Occupational Therapy, 1917)

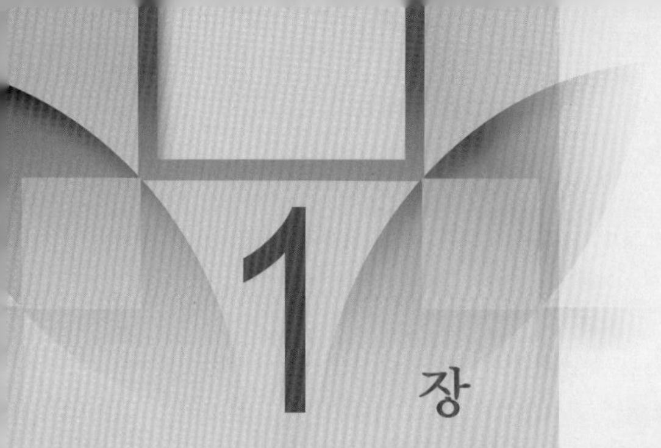

1 장

작업은 무엇인가?

What Is Occupation?

양영애 옮김

개요

"***Mr. Jourdain.*** '니콜, 슬리퍼를 좀 가져다 줘'
'나이트 캡을 좀 줘' 라고 말하면 이는 산문일까?
철학자. 확실해.
Mr. Jourdain. 음, 세상에! 40년 동안 산문을
말하고 있었고 이를 몰랐네…."
— Moliere (1670)

학습목표

이 장을 학습한 후, 다음의 내용을 할 수 있을 것이다:

1. 작업을 알 수 있는 방법을 정의하고 평가하고
2. 작업을 정의하고 분류하는 각기 다른 방법을 설명할 수 있으며
3. 작업과 맥락 사이의 관계를 설명할 수 있다.

작업에 대해 알고 학습하기

Knowing and Learning about Occupation

책을 읽고, 손을 씻을 씻으며, 프리스비를 던지고 외국의 화려한 시장을 거닐거나 이야기를 하는(시 또는 산문) 이 모든 것은 사람들이 작업으로 생각하지 않고 하는 작업들이다. 많은 작업들은 평범하고 따라서 일상생활 맥락의 부분이 된다. 그러한 작업은 일반적으로 당연시되고 매우 습관적인 것이다(Aarts & Dijksterhuis, 2000; Bargh & Chartrand, 1999; Wood, Quinn, & Kashy, 2002). 사람들은 매일 하는 무수히 많은 활동에서 작업이라는 것을 알지 못한 채 이를 하고 있다.

작업은 일반적이지만 운전과 같이 새로운 성취감을 나타내거나 통과의례와 기념행사의 부분이 될 때 특별해질 수 있다. 처음으로 휴일 식사를 주최하여 준비하는 것이나 20번째 연간 가족 행사를 위해 파이를 굽는 것은 특별한 작업의 예이다. 작업은 자주 일어나지 않을 때 특별해지는 경향이 있고, 성인이나 그의 가족

사랑의 성취감과 같이 상징적인 의미를 갖기도 한다. 또 작업은 아이에게 잠자리 동화를 읽어주거나 "반짝 반짝, 작은별" 노래를 부르거나 또는 잠든 작은 아이 몸에 이불을 덮어주는 것과 같이 소중한 일상의 부분을 형성할 때 특별해진다. 하지만 전통적으로 중요하고 특별한 작업도 시간이 지남에 따라 변한다. Hocking, Wright-St. Clair, Bunrayong(2002)은 태국과 뉴질랜드에서 중년 여성의 명절음식 준비에 관한 연구에서 전통적 작업의 복잡성을 설명했다. 이 연구는 집단(저자가 "조리 작업"이라 칭하는 활동) 사이의 많은 유사성을 정의했지만 태국 여성이 그들이 준비하는 것과 그 방법에서 변하지 않는 전통의 중요성에 더 가치를 두는 반면, 뉴질랜드 여성은 시간에 따라 그들이 준비하는 음식을 바꾸고 그러한 변화가 지속되기를 기대했다. 그럼에도 명절의 음식 중심 작업을 하는 것은 두 집단에서 모두 전통이었다.

인간이 되는 것은 작업적이게 되는 것이다. 작업은 인류 진화의 역사, 영장류인 인간의 현재 행동과 작업을 통해 충족되어야 하는 생존 욕구에 대해 생물학적으로 필수적이다. (Clark, 1997; Krishnagiri, 2000; Wilcock, 2006; Wood, 1998). Fromm(Reilly가 인용 했듯이, 1962)은 사람이 자기보호의 행동으로써 "생리학적으로 통제욕구"를 가지고 있다고 주장했다(p.4). 또 인간은 생존 너머에 작업적 욕구를 가진다고 했다. 한 종류의 작업을 설명하면서 Dissanayake(1992, 1995)은 예술작품을 만들거나 그녀가 말한 "특별한 것을 만드는" 것은 인간 존재의 생물학적 필요성이라고 반박했다. Molineux(2004)에 따르면 작업치료사는 이제 인간과 그들의 기능, 작업은 삶 그 자체라는 작업적 방식에서 치료의 필요를 이해한다. Townsend(1997)은 작업을 "삶의 활동적 과정: 삶의 시작에서 죽음까지 우리의 작업은 일생에 걸쳐 다양한 환경에서 우리 자신과 남을 돌보고, 인생을 즐기며 사회적으로나 경제적으로 생산적이 되는 모든 활동적인 과정이다" 라고 설명했다(p.19).

작업 이해의 필요성

The Need to Understand Occupation

작업치료사들은 작업에 대해 충분히 이해하고 건강에서 이들의 역할을 기본적으로 알아야 한다. 작업에 대한 이해는 쉬운 정의를 내리는 것 이상을 지니고 있다(이는 그 자체로 어려운 도전이다). 작업이 무엇인지 알기 위해 인간이 그들의 시간에 무엇을 하고 그러한 활동이 어떻게 이루어지는지, 목적이 무엇인지 그리고 이들이 개별적으로나 사회적으로 무엇을 의미하는지를 평가할 필요가 있다.

의식적으로 하든 아니든 작업의 개인적 경험은 작업의 기능적 이해 – 작업이 무엇인지, 어떻게 일어나는지, 무엇을 의미하는지, 무엇에 좋은지 그리고 무엇에 좋지 않은지 – 를 알려준다. 이러한 방법으로 아는 것은 기초적이며 아주 좋다. 이는 우리가 살고 있는 사회세계에 참여하는 법을 알게 해주는 방법이다.

작업을 알기 위해 내부 관찰

내가 어렸을 때 정원 손질에 대해 물어봤다면 나는 정원 손질이 따분한 일이라는 점을 강조하면서 여름날 정원의 잡초를 뽑는 것은 힘든 일이라고 답했을 것이다. 내 부모님 정원에서 나는 다양한 꽃과 야채, 햇빛과 비의 필요성, 잡초 확인 그리고 잡초를 뿌리까지 다 뽑는 방법과 같이 정원에 대한 많은 것을 배웠다. 이는 규칙과 기술 그리고 정원 손질 방법의 지식이다. 수년이 지난 지금 나는 많은 다른 방법으로 정원 손질에 대해 알고 있다. 잡초 뽑기는 나의 큰 기쁨 중 하나이다. 새로운 장소에서의 정원 손질, 거기서 무엇이 자라는지를 알기 위해 요구되는 인내심, 그리고 식물에 적합한 시간에 배우는 것은 도전적인 일이다. 지금과 어릴 적을 비교해보면 정원 손질은 다른 형태(부모님이 시킨 귀찮은 일이 아닌 본인의 계획이나 남편의 계획으로 허브, 관목, 꽃, 야채로 이루어진 작은 정원의 낮은 경작 수준을 창조하고 유지하기 위해 함), 다른 기능(부모님을 불쾌하게 만들고 싶지 않아 정원 손질을 했다면 지금은 미학적 기쁨과 "한다는 것"에 만족을 느끼기 위해 함) 그리고 다른 의미(집안일의 유쾌하지 않은 일에서 휴식, 심사숙고, 시간공유 그리고 힘든 작업에 만족하는 원천으로 됨)로 바뀌었다. 이러한 요소 – 작업의 형태, 기능, 의미 – 는 작업과학에서 기본적으로 초점을 맞추어야 하는 영역이다(Larson, Wood, & Clark, 2003).

개인경험 기반의 지식은 작업치료사에게 유용해지기 위해 조사와 반영이 요구된다. 우리는 무엇을 해야 하고, 그것을 어떻게 하며, 언제 그리고 어디서 해야 하며 이것이 의미하는 것은 무엇일까? 그리고 간접적으로나 직접적으로 누가 포함되어 있나? 이는 우리의 어떤 능력을 필요로 할까? 비용은 얼마나 들까? 이는 어려운 일일까 쉬운 일일까? 이 작업은 시간이 지남에 따라 어떻게 변화되었나? 우리가 이러한 작업을 더 이상 하지 않는다면 어떻게 될까? 본인의 정원 손질 예는 작업이 환경이나 다른 사람, 식물, 지구, 날씨의 맥락과 어떻게 이루어지는지를 설명해주고 있다. 여기에는 계절적 변수와 같은 작업의 일시적 특징을 포함하지만 이는 시간과 작업 충전시간에 대한 일부 개념에 따라 변한다. 본인을 정원사로 부르는 것은 작업이 어떻게 내 정체성의 일부가 되는지를 시사하고 내가 정원 손질을 포기하는 것이 어려울 수 있다는 점을 알려주고 있다.

하지만 개인 경험에서 나온 이해는 실행으로 이루어지기에는 불충분하다. 이러한 지식만 신뢰하는 것은 치료사가 모든 사람이 동일한 방법으로 작업을 경험했다는 전제를 가질 수 있기 때문에 위험하다. 따라서 작업치료사가 그들만의 작업에 익숙해질 수 있지만 주위 작업을 돌아볼 필요가 있고 연구와 조사를 통해 작업을 이해해야 한다.

작업을 알기 위해 외부 관찰

작업적 시선으로 세계를 바라보는 것은 또 다른 훌륭한 작업 지식이 된다. 작업 전문가는 작업을 가진 세상을 보는 새로운 방법으로 자신을 훈련할 수 있다: 레스토랑 주인이 대기인원이 많을 경우 손님을 관리하는 방법, 반복적인 일을 수행하는 건설 노동자의 경제적인 움직임 / 효율적인 움직임, 연주하고 있지 않을 때 오케스트라석에서의 음악가들의 행동, 쉬는 시간 학생들이 생각 없이 던지는 공. 또 사람들은 그들이 무얼 하는지에 대해 이야기 하는 것을 좋아하고 학생은 사람들의 일과 놀이에 대한 정보를 물어봄으로써 많은 것을 배울 수 있다. 관찰자가 되고 질문을 함으로써 사람들은 개인적인 흥미, 관행, 능력의 경계에 숨겨진 작업적 지식의 모든 것을 증가시킬 수 있다.

다른 사람의 작업을 관찰하는 것은 작업가능성과 작업기회에 대한 인간의 반응의 범위에서 작업치료사의 지식을 풍부하게 한다. 하지만 이러한 종류의 지식은 개인적 경험 한계 훨씬 너머에 있고, 이는 개인이 접근하기에는 아직 한계가 있으며, 연구와 조사를 통해 개발된 지식의 깊이에는 부족하다.

작업이해를 위해 연구와 학문 관찰

개인 경험과 관찰에서 나오는 작업지식은 작업치료와 작업과학 그리고 기타 학문의 연구에서 나온 작업이해와 함께 더 풍부해져야 한다. Hocking(2000)은 작업 연구에 필요한 지식의 틀을 개발하고 "작업의 필수요소… 작업과정… [그리고] 작업과 다른 현상의 관계"의 카테고리를 구성했다(p.59). 이 연구는 작업치료와 작업과학의 범위 안에서 이루어졌지만 다른 학문 연구에서도 많이 발견할 수 있다. 예를 들어, 인류학에서 Orr(1996)는 복사기 수리공 직업을 연구했고 Downey(1998)은 컴퓨터 엔지니어와 그들이 하는 일을 연구했다. 소비자 연구원들은 크리스마스 쇼핑(Sherry & McGrath, 1989), 오토바이 타기(Schouten & McAlexander, 1995) 그리고 소비의 기타 많은 작업에 대해 연구했다. 심리학자들은 습관과(Aarts & Dijksterhuis, 2000; Bargh & Chartrand, 1999; Wood et al., 2002) 사람들이 작업과 어떻게 연관되어 있는지를 알려주는 기타 주제에 대해 연구했다. 작업이해는 작업치료와 작업과학 그리고 다른 분야의 관련 연구를 통해 더 쉽게 이루어질 수 있다. Hocking(2009)은 개인의 작업경험 보다는 작업 그 자체에 포커스를 맞춰 작업과학 연구를 시행했다.

작업의 정의 Defining Occupation

수년 동안 작업이라는 단어는 작업치료사에게 일상언어의 부분이 아니었고; 직업 문학에서 중요하지도 않았다(Hinojosa, Kramer, Royeen, & Luebben, 2003). Kielhofner와 Burke(1977)에 따르면 작업치료의 전형적 예는 작업이었고 작업적 관점은 "일상생활과 활동의 문화적 맥락에서" 사람과 그들의 건강에 초점을 맞추고 있었다(p.688). 하지만 작업치료는 1930년대 초 의료업에 가까웠고, 1970년 대말 **환원주의**의 패러다임으로 되었다. 이 시기에 개념과 의미나 개입 결과로써의 작업은 전문적 담화와는 무관했다. 일부 전문 지도자는 작업치료를 작업에서의 기원을 찾기 위한 것이라 했고(Schwartz, 2003); 1970년대 이후 작업치료 토대로써 작업을 받아들이는 움직임이 증가했다(Kielhofner, 2009). 이러한 성장세로 작업의 정의와 특징에 대한 전문적 논의는 오늘날까지 지속되고 있다.

작업치료에서 작업의 정의를 내리는 것은 어려울 수 있는데 이는 세상이 직업이 통제하지 못하는 의미를 가진 공통 언어의 부분이기 때문이다. 작업이라는 말과 그러한 활동, 일, 고용, 업무와 관련된 개념은 작업치료에서 여러 방식으로 사용되고 있다. 직업이나 집 청소 또는 자전거 타기를 작업으로 생각하는 것은 꽤 논리적일 수 있지만 이러한 큰 카테고리의 작은 구성요소에 대해 생각해 볼 때 애매해질 수 있다. 먼지 털기가 작업인가? 아니면 집 청소가 작업의 일부일까? 자전거 타기는 신체건강이나 등교와 같은 일부 큰 작업의 부분인 기술인가 아니면 그 자체만으로 작업인가? 이는 시간에 따라 변하나?

작업치료 설립자들은 작업이라는 단어를 일, 일과 같은 활동 그리고 여가활동을 포함한 "적절한" 시간활용의 방법을 설명하기 위해 사용했다(Meyer, 1922/1977). Breines(1995)은 설립자들이 직업에 이름을 붙이기 위해 애매하고 포괄적인 단어를 선택했고, 그 선택은 우연하지 않다고 지적했다. 이 단어는 Breines(1995)가 "마음, 몸, 시간, 공간 그리고 기타"로 정의한 작업 요소를 아우르는 시간 관행의 다양한 영역을 뒷받침해주는 전체론적 해석이 가능하다(p.459).

작업이라는 단어는 직업이 발달할수록 지속적인 시험, 논란 그리고 재정의를 산출한다.

Nelson(1988, 1997)은 작업적 형태를 "차후의 인간수행을 구조화하고, 설명하며 유도하는 기존 구조"로 작업적 수행을 "작업적 형태에 반응하는 행위"라고 설명했다(Nelson, 1988, p. 633). 본 차이는 개인과 작업의 일반적인 개념에서 실제로 행동하는 작업 그리고 이를 시행하는 사람에게 필요한 것으로 나눠진다.

Yerxa et al.(1989)은 작업을 "문화 어휘에서 불리는 지속적인 인간행동의 흐름 내에서 행동의 특정 '덩어리' 이다… 이러한 일상적으로 하는 일은 자기 주도적이고 목표 지향적이며(목적의식이 있는) 사회적 제제를 받는다" 라고 정의했다(p.5). Yerxa(1993)은 이 정의를 환경적 관점과 더 넓은 의미의 특징을 포함하기 위해 다시 설명했다. "작업은 인간이 환경적 어려움을 성공적으로 충족시키면서 그들이 수행하는 목적에 맞게 문화에 따라 정의되고 분류되는 활동의 단위이다… 작업의 일부 필수 특징은 자기 주도적이며, 목표지향적(그 목표가 재미나 즐거움일지라도), 경험적, 행동적, 사회적으로 존중받거나 인지되고, 적응기술 또는 레퍼토리로 구성되고 조직화되며 경험한 삶의 질에 필수적이며 건강에 영향을 미치는 능력을 가지고 있다"(p.5).

작업치료사 캐나다 협회에 따르면(법에서 인용했듯이, Steinwender, & Leclair, 1998) 작업은 "일상생활활동과 임무의 그룹이고 개인과 문화에 따라 가치와 의미를 부여하고 조직한다". 다소 순환적인 정의에서 "작업은 자신을 들여다보기(자기 돌보기), 삶 즐기기(레저), 그리고 지역사회에서 사회적이고 경제적 구조 세우기(생산성)을 포함, 그들 자신을 바쁘게 하기 위해 사람들이 하는 모든 것"이다(p.83). 최근 작업 과학자 Larson et al.,(2003)은 작업을 "우리 삶의 경험을 구성하는 활동들이며 문화 안에서 명명될 수 있다" 라고 간단한 정의를 내렸다(p.16).

작업치료 문헌에서 작업의 정의는 작업이 왜 직업에 초점을 맞추는지를(특히 치료적 환경에서) 설명하는데 도움이 되지만 아직 작업특징에 대한 지속적인 연구가 필요한 만큼 그 정의는 미지수다. 인간생활에서 작업의 편재에도 불구하고 또는 이 때문에 방법론적 집합체를 사용한 체계적 연구를 통해 작업 특징을 더 연구할 필요가 있다(Dickie, 2010; Hocking, 2000, 2009; Molke, Laliberte-Rudman, & Polatajko, 2004). 이러한 연구는 일반적으로 인정된 작업 정의에서 세워진 전제를 평가할 필요가 있다.

더 이론적인 단계에서 이러한 평가는 이미 시작되었다. 일부 저자들은 서양 작업치료사의 작업에 대한 평가되지 않은 추측과 믿음을 평가하려 했다(cf., Hammell, 2009a, 2009b; Iwama, 2006; Kantartzis & Molineux, 2011). 본 평론은 작업치료가 서양국가에서 대부분의 세계인구의 일상활동을 설명하기 위해 사용되었기 때문에 작업 정의와 사용에 대한 서양문화 편견과 작업개념의 부적절성에 중점을 두었다. 이러한 논쟁에 귀를 기울이는 것이 우리의 작업지식을 더 강화시킬 수 있다.

맥락과 작업 Context and Occupation

두 명의 젊은 소년이 정원살수기에서 놀고 있는 사진은 더운 여름과 소년들의 얼굴과 혀를 쏘는 살수기에서 뿜어져 나오는 찬 물에 대한 경험에 대한 감각을 떠올려준다(**그림 1.1**). 살수기에서 노는 것은 일시적 요소(여름, 아이들의 장난, 사진을 보는 사람의 과거 행동에 대한 기억), 물리적 환경(잔디, 더운 날씨, 호스, 살수기, 찬물) 그리고 사회적 환경(두 명의 어린이와 응석을 받아주는 부모님)로 이루어진 맥락을 가진다. 살수기에서 노는 것은 이러한 맥락 없이는 설명되거나 이해될 수 없고 심지어 일어날 수도 없다. 두 소년이 혼자 이 활동을 하면서 즐긴다는 것은 상상하기 어렵다; 사회적 맥락은 경험의 일부이다. 살수기는 아스팔트 도로에서의 장난을 하게 만들지만 거실에서는 그렇지 않다. 부모님은 아이들이 차가운 물에 젖는 것을 허락하지 않을 수 있다. 사진을 보는 사람의 맥락 또한 중요하다; 많은 이들은 사진을 그들의 과거 경험과 관련시키지만 스프링쿨러가 있는 곳에 사는 사람은 사진을 보고 의미를 부여하지 않거나 혼란스러울 수 있다. 이러한 예에서 작업과 맥락은 서로 곤란에 빠질 수 있다.

작업의 특정 의미가 작업에 관련된 개인에서 잘 알려져 있다는 것이 일반적으로 인정된다(Larson et al., 2003; Pierce, 2001; Weinblatt, Ziv, & Avrech-Bar, 2000). 하지만 작업은 맥락에서 발생하고(때때로 환경에서)(예, Baum & Christiansen, 2005; Kielhofner, 2002; Law et al., 1996; Schkade & Schultz, 2003; Yerxa et al., 1989) 따라서 다른 인간(사회적으로 그리고 문화적인 방법에서), 일시성, 물리적 환경 그리고 더 사실적 환경을 고려하는 범위를 가지고 있다는 점도 일반적으로 인정되고 있다(American Occupational Therapy Association, 2008).

환경 또는 맥락에서 또는 안에서 발생하는 작업 설명은 문제가 될 수 있는 사람과 맥락 분리성을 암시한다. 현실에서 사람, 작업 그리고 맥락은 분리될 수 없다. 맥락은 변할 수 있지만 항상 현재에 있다. Cutchin(2004)는 사람을 환경에

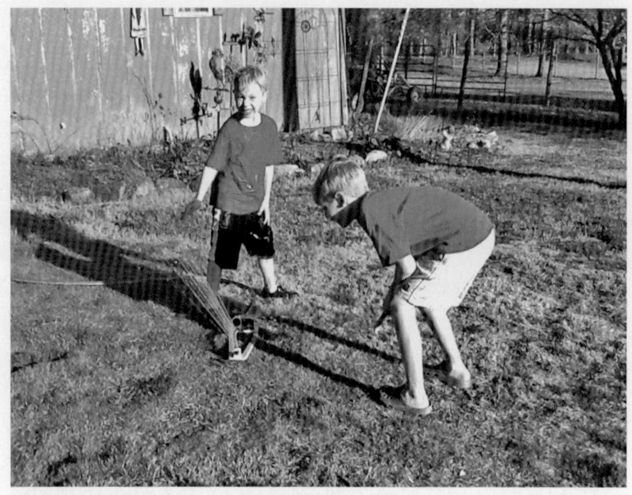

그림 1.1 어느 더운 여름날 두 소년

서 분리하는 환경적응의 작업치료 이론에 대해 비평하고 인간경험에 대한 "항상 고려되고 맥락과 관련 짓는" John Dewey의 관점이 더 유용한 관점이라고 주장했다(p.305). Cutchin(2004) 따르면 "상황은 항상 우리와 그들 속의 우리를 포함한다"(p.305). 작업은 상황에서 발생하고 따라서 개인과 맥락을 포함한다(Dickie, Cutchin, & Humphry, 2006). 작업치료 개입은 맥락 없이는 생길 수 없다. 작업치료사가 개인을 치료하는 중이라도 다른 사람의 맥락적 요소, 치료사와 클라이언트의 문화, 물리적 공간 그리고 과거 경험은 존재한다.

작업은 항상 좋은가?

Is Occupation Always Good?

작업치료에서 작업은 수단과 결론 모두에서 건강과 웰빙과 관련되어 있다. 하지만 작업은 자신이나 타인에게 또 건강하지 않고 위험하며 부적응적이거나 파괴적일 수 있고, 사회적 문제와 환경의 저하를 일으킬 수 있다(Hammell, 2009a, 2009b). 예로, 자동차를 사용하기 위한 친절한 행동, 심부름, 다른 작업을 하기 위한 것들은 개인의 물리적 행위에 방해가 될 수 있고 자신이나 타인에게 해를 가할 위험이 있다. 또 미국인들의 자동차 의존성은 미국의 스프롤, 이웃 감소, 공기오염, 재생되지 않는 천연자원의 남용을 만들었다. 개인과 가족에게 금전적 지원을 제공하는 산업과 일은 중국과 같이 성장하는 경제에 심각한 공해를 야기시킨다(Facts and Details, 2012).

개인적이고 사회적 작업선택은 좋든 나쁘든 결과를 만든다. 작업을 이해하기 위해서 우리는 작업적 선택과 개인과 세상에서 이들의 결과 폭넓음을 인정해야 한다.

작업 조직 Organizing Occupation

작업 분류(예, 일상생활, 업무, 레저 활동의 영역)은 종종 문제가 많다. 업무와 레저를 설명하려는 시도는 이 둘 사이의 차이가 항상 명확하지 않다는 것을 말해준다(Csikszentmihalyi & LeFevre, 1989; Primeau, 1996). 업무는 삶의 필요에 의해 즐겁지 않은 해야 하는 일로 정의될 수 있지만 많은 사람들은 그들의 일을 즐기고 이를 "재미있다"라고 한다. 실제로 Hochschild(1997)은 공부해야 할 것을 정해놓은 근로자들은 그들이 실제로 집에서 하는 마음 편한 일을 선호하고 따라서 필요한 것보다 더 많은 시간을 직장에서 보낸다는 점을 발견했다. 레저의 개념 또한 문제가 많다. 레저는 주말 갑판을 세우는 친구를 돕는 일과 같이 어려운 일을 경험하는 활동을 포함할 수 있다.

유사한 문제들이 분류체제에서 설명될 수 있다. 어린 소녀, 아빠, 엄마의 사진은(**그림 1.2, 1.3 & 1.4**)은 각각 동일 정원에서의 활동을 보여주고 있다. 활동 분류는 어려움을 나타낸다. 소녀는 일이나 생산적인 활동을 하는 것으로 해석될 수 있는 잡초 뽑는 일에 집중하고 있다. 하지만 동시에 상황극과 같이 엄마인척 할 수도 있다. 아빠 역시 잡초를 뽑고 있지만 이는 명백히 일이다. 하지만 이는 어떤 종류의 일일까 – 가족을 부양하기 위해 돈을 받고 하는 일인가 아니면 잡초뽑기를 즐기는 레저의 종류일까? 이 부모는 둘 다 정원 손질을 위한 옷을 입고 엄마는 정원도구를 가지고 있다. 하지만 동시에 엄마는 사진을 찍기 위해 포즈를 취하고 있다. 이 셋의 정원 손질은 사진으로 세계 반대편에 있는 조부모에게 보내진다. 이러한 모든 작업적 상황의 분류는 명백히 놀고 있는 **그림 1.5**의 정원 속 아이들과는 반대로 복잡하다. 그림에서 무슨 일이 일어나는지에 대한 간단한 설명으로는 충분하지 않다.

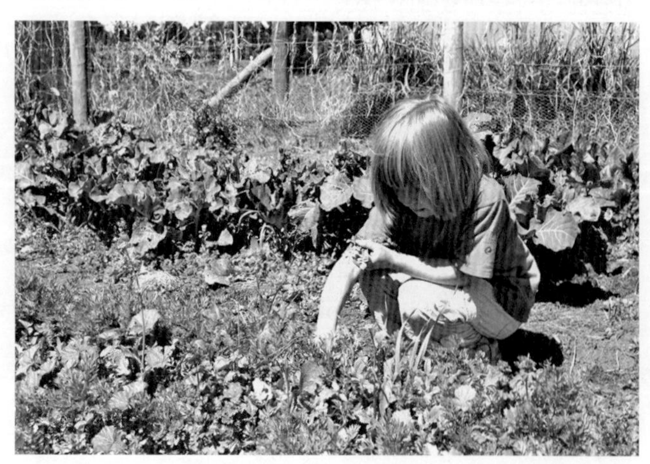

그림 1.2 정원에서의 아이들

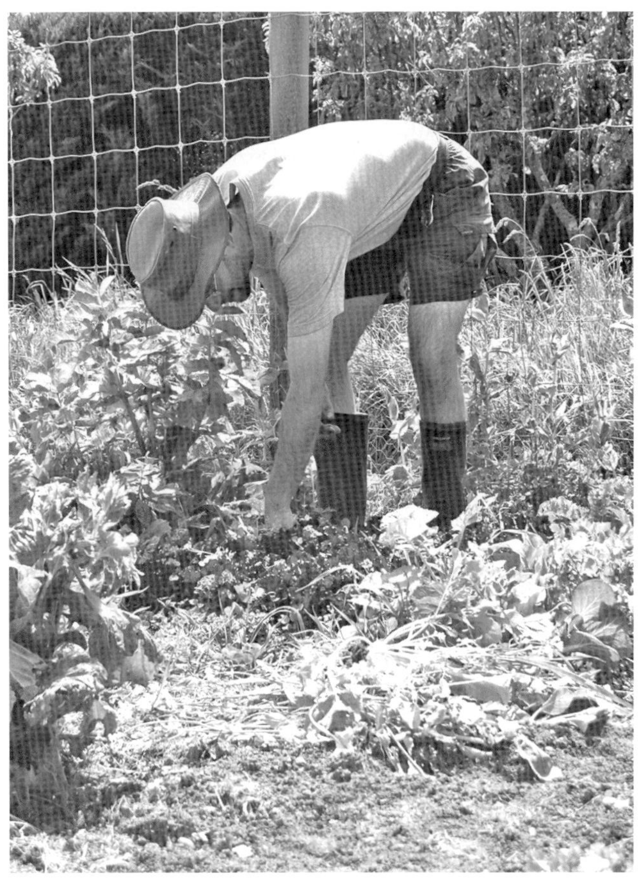

그림 1.3 가족 정원에서의 아빠

분류에 대한 또 다른 문제는 개개인이 작업을 다른 것과는 완전히 다른 것으로 경험할 수 있다는 것이다. Weinblatt et al.(2000)은 중년 여성이 공급과는 꽤 다른 목적으로 슈

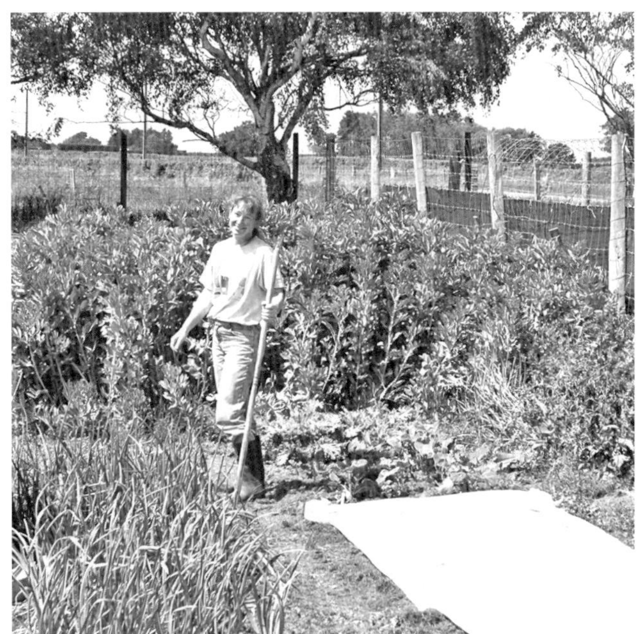

그림 1.4 정원에서의 엄마

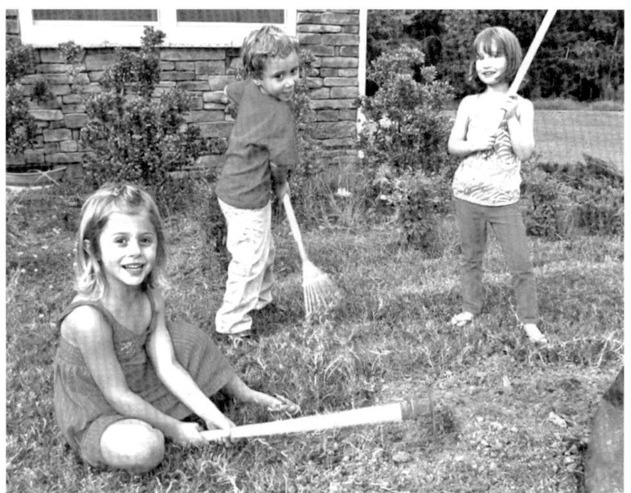

그림 1.5 정원에서 놀고 있는 아이들

퍼마켓을 이용하는 방법에 대해 설명했다(이를 일상생활의 기계적 활동으로 불릴 수 있음). 대신 이 여성은 현대 삶의 흥미로운 정보와 새 지식의 원천으로써 가게에서 시간을 보내고 있었다. 이런 경우 그녀의 작업을 우리는 무엇이라 불러야 할까?

작업구성은 단일 정의나 분류 집합을 줄이기 위한 노력이 거의 불가능하다. 작업의 많은 예는 다른 이론적 접근법이나 정의에서 발견될 수 있다. 그럼에도 작업의 풍부함과 복잡성은 개인경험, 관찰 그리고 학문적 연구를 통해 이를 알고 가치를 두려고 하는 작업치료사에게 어려운 일이다. 작업치료의 관습은 이러한 지식에 따라 달라진다.

참고문헌 Reference

Aarts, J., & Dijksterhuis, A.(2000). Habits as knowledge structures: Automaticity in goal-directed behavior. *Journal of Personality and Social Psychology*, *78*, 53–63.

American Occupational Therapy Association.(2008). Occupational therapy practice framework: Domain and process, 2nd edition. *American Journal of Occupational Therapy*, *62*, 625–683.

Bargh, J. A., & Chartrand, T. L.(1999). The unbearable automaticity of being. *American Psychologist*, *54*, 462–479.

Baum, C. M., & Christiansen, C. H.(2005). Person-environment-occupation-performance: An occupation-based framework for practice. In C. H. Christiansen, C. M. Baum, & J. Bass-Haugen(Eds.), *Occupational therapy: Performance, participation, and well-being*(3rd ed., pp. 243–266). Thorofare, NJ: SLACK.

Breines, E. B.(1995). Understanding "occupation" as the founders did. *British Journal of Occupational Therapy*, *5*, 458–460.

Clark, F. A.(1997). Reflections on the human as an occupational being: Biological need, tempo and temporality. *Journal of Occupational Science: Australia*, *4*, 86–92.

Csikszentmihalyi, M., & LeFevre, J.(1989). Optimal experience in work and leisure. *Journal of Personality and Social Psychology*, *56*, 815–822.

Cutchin, M. P.(2004). Using Deweyan philosophy to rename and reframe adaptation-to-environment. *American Journal of Occupational Therapy*, *58*, 303–312.

Dickie, V. A.(2010). Are occupations 'processes too complicated to explain'? What we can learn by trying. *Journal of Occupational Science*, *17*, 195–203.

Dickie, V., Cutchin, M., & Humphry, R.(2006). Occupation as transactional experience: A critique of individualism in occupational science. *Journal of Occupational Science*, *13*, 83–93.

Dissanayake, E.(1992). *Homo aestheticus: Where does art comes from and why*. Seattle, WA: University of Washington Press.

Dissanayake, E.(1995). The pleasure and meaning of making. *American Craft*, *55*(2), 40–45.

Downey, G.(1998). *The machine in me*. New York, NY: Routledge.

Facts and Details.(2012). *Air pollution in China*. Retrieved from http://factsanddetails.com/china.php?itemid=392&catid=10&subcatid=66

Hammell, K.(2009a). Sacred texts: A sceptical exploration of the assumptions underpinning theories of occupation. *Canadian Journal of Occupational Therapy*, *76*, 6–22.

Hammell, K.(2009b). Self-care, productivity, and leisure, or dimensions of occupational experience? Rethinking occupational "categories." *Canadian Journal of Occupational Therapy*, *76*, 107–114.

Hinojosa, J., Kramer, P., Royeen, C. B., & Luebben, A. J.(2003). Core concept of occupation. In P. Kramer, J. Hinojosa, & C. B. Royeen(Eds.), *Perspectives in human occupation: Participation in life*(pp. 1–17). Philadelphia, PA: Lippincott Williams & Wilkins.

Hochschild, A. R.(1997). *The time bind: When work becomes home and home becomes work*. New York, NY: Metropolitan Books.

Hocking, C.(2000). Occupational science: A stock take of accumulated insights. *Journal of Occupational Science*, *7*, 58–67.

Hocking, C.(2009). The challenge of occupation: Describing the things people do. *Journal of Occupational Science*, *16*, 140–150.

Hocking, C., Wright-St. Clair, V., & Bunrayong, W.(2002). The meaning of cooking and recipe work for older Thai and New Zealand women. *Journal of Occupational Science*, *9*, 117–127.

Iwama, M.(2006). *The Kawa model: Culturally relevant occupational therapy*. Philadelphia, PA: Churchill Livingston, Elsevier.

Kantartzis, S., & Molineux, M.(2011). The influence of Western society's construction of a healthy daily life on the conceptualization of occupation. *Journal of Occupational Science*, *18*, 62–80.

Kielhofner, G.(2002). *Model of human occupation: Theory and application*(3rd ed.). Philadelphia, PA: Lippincott Williams & Wilkins.

Kielhofner, G.(2009). *Conceptual foundations of occupational therapy practice*(4th ed.). Philadelphia, PA: F. A. Davis.

Kielhofner, G., & Burke, J. P.(1977). Occupational therapy after 60 years: An account of changing identity and knowledge. *American Journal of Occupational Therapy*, *31,* 675–689.

Krishnagiri, S.(2000). Occupations and their dimensions. In J. Hinojosa & M. L. Blount(Eds.), *The texture of life: Purposeful activities in occupational therapy*(pp. 35–50). Bethesda, MD: American Occupational Therapy Association.

Larson, E., Wood, W., & Clark, F.(2003). Occupational science: Building the science and practice of occupation through an academic discipline. In E. B. Crepeau, E. Cohn, & B. Schell(Eds.), *Willard & Spackman's occupational therapy*(10th ed., pp. 15–26). Philadelphia, PA: Lippincott Williams & Wilkins.

Law, M., Cooper, B., Strong, S., Stewart, D., Rigby, P., & Letts, L.(1996). The person-environment-occupation model: A transactive approach to occupational performance. *Canadian Journal of Occupational Therapy*, *63*, 9–23.

Law, M., Steinwender, S., & Leclair, L.(1998). Occupation, health and well-being. *Canadian Journal of Occupational Therapy*, *65*, 81–91.

Meyer, A.(1977). The philosophy of occupational therapy. *American Journal of Occupational Therapy*, *31*, 639–642.(Original work published 1922)

Molineux, M.(2004). Occupation in occupational therapy: A labour in vain? In M. Molineux(Ed.), *Occupation for occupational therapists*(pp. 1–14). Oxford, UK: Blackwell.

Molke, D., Laliberte-Rudman, D., & Polatajko, H. J.(2004). The promise of occupational science: A developmental assessment of an emerging academic discipline. *Canadian Journal of Occupational Therapy*, *71*, 269–281.

Nelson, D. L.(1988). Occupation: Form and performance. *American Journal of Occupational Therapy*, *42*, 633–641.

Nelson, D. L.(1997). Why the profession of occupational therapy will flourish in the 21st century. The 1996 Eleanor Clarke Slagle Lecture. *American Journal of Occupational Therapy*, *51*, 11–24.

Orr, J. E.(1996). *Talking about machines: An ethnography of a modern job*. Ithaca, NY: Cornell University Press.

Pierce, D.(2001). Untangling occupation and activity. *American Journal of Occupational Therapy*, *55*, 138–146.

Primeau, L. A.(1996). Work and leisure: Transcending the dichotomy. *American Journal of Occupational Therapy*, *50*, 569–577.

Reilly, M.(1962). Occupational therapy can be one of the great ideas of 20th century medicine. *American Journal of Occupational Therapy*, *16*, 1–9.

Schkade, J. K., & Schultz, S.(2003). Occupational adaptation. In P. Kramer, J. Hinojosa, & C. B. Royeen(Eds.), *Perspectives in human occupation: Participation in life*(pp. 181–221). Philadelphia, PA: Lippincott Williams & Wilkins.

Schouten, J. W., & McAlexander, J. H.(1995). Subcultures of consumption: An ethnography of the new bikers. *Journal of Consumer Research*, *22*, 43–61.

Schwartz, K. B.(2003). History of occupation. In P. Kramer, J. Hinojosa, & C. B. Royeen(Eds.), *Perspectives in human occupation: Participation in life*(pp. 18–31). Philadelphia, PA: Lippincott Williams & Wilkins.

Sherry, J. F., Jr., & McGrath, M. A.(1989). Unpacking the holiday presence: A comparative ethnography of two gift stores. In E. C. Hirschmann(Ed.), *Interpretative consumer research*(pp. 148–167). Provo, UT: Association for Consumer Research.

Townsend, E.(1997). Occupation: Potential for personal and social transformation. *Journal of Occupational Science: Australia*, *4*, 18–26.

Weinblatt, N., Ziv, N., & Avrech-Bar, M.(2000). The old lady from the supermarket—Categorization of occupation according to performance areas: Is it relevant for the elderly? *Journal of Occupational Science*, *7*, 73–79.

Wilcock, A. A.(2006). *An occupational perspective of health*(2nd ed.). Thorofare, NJ: SLACK.

Wood, W.(1998). Biological requirements for occupation in primates: An exploratory study and theoretical synthesis. *Journal of Occupational Science*, *5*, 68–81.

Wood, W., Quinn, J. M., & Kashy, D. A.(2002). Habits in everyday life: Thought, emotion, and action. *Journal of Personality and Social Psychology*, *83*, 1281–1297.

Yerxa, E. J.(1993). Occupational science: A new source of power for participants in occupational therapy. *Journal of Occupational Science: Australia*, *1*, 3–9.

Yerxa, E. J., Clark, F., Frank, G., Jackson, J., Parham, D., Pierce, D., . . . Zemke, R.(1989). An introduction to occupational science, a foundation for occupational therapy in the 21st century. In J. A. Johnson & E. J. Yerxa(Eds.), *Occupational science: The foundation for new models of practice*(pp. 1–17). New York, NY: Haworth Press.

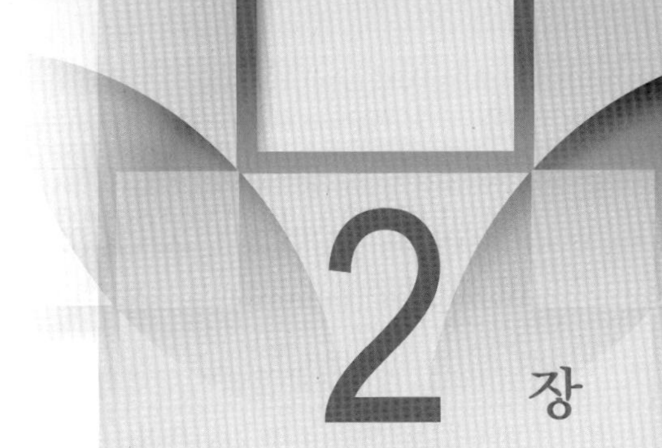

작업치료의 맥락적 역사

A Contextual History of Occupational Therapy

양영애 옮김

학습목표

이 장을 학습한 후, 다음의 내용을 할 수 있을 것이다:

1. 역사적 기록은 현재에 대한 통찰력을 키우기 위한 목적으로 과거 사건을 이해하고 재구성하는 노력이라는 점을 인정하고
2. 작업치료 창시와 발전에 영향을 미친 주요 인물과 사건을 정의할 수 있으며
3. 전쟁, 사회적 운동 그리고 입법이 작업치료의 중요한 발전과 관련이 있다는 점을 인지할 수 있고
4. 마음/신체 이원성과 의료서비스에 대한 사회적 그리고 생물학적 접근법이 작업치료 창립 이후 어떻게 긴장의 지속적인 관점이 되었는지를 파악할 수 있다.

서론 Introduction

작업치료는 풍부하지만 복잡한 역사를 가지고 있다. 이는 모든 직업이 그러하듯 세계의 사건, 특징 그리고 사회운동에 영향을 받고 있다. 본 장에서 우리는 작업치료가 어떻게 직업으로써 포함되는지를 설명하는 방법으로 이러한 일부 요소를 정의하려고 한다. 작업치료 발달에 영향을 미치는 중요한 예는 산업화, 여성권리, 전쟁, 경기침체, 의료법 그리고 디지털 시대에 영향을 받는다. 작업치료의 역사는 논리적 지속성(Kuhn, 1996)으로 항상 꾸준하게 진보하지 않는 지식개발처럼 설명되고, 이 모두는 역사발달에서 논리적이고 연속되며 예측 가능한 방법으로 발생하지 않는다. 자신의 성공을 위해 필요한 몇몇 조건이 이를 완전히 성공적으로 만들기 위해서는 동시에 발생할 필요가 있는 것처럼, 역사는 처음 소개될 당시 뿌리를 내리는 것을 실패하고 이는 한참 후에 영향력 있게 된다는 생각의 예로 충분하다.

개요

맥락적 역사는 무엇인가?

What Is a Contextual History?

이는 명백하게 들리지만 역사적 사건이 더 큰 맥락에서 발생한다는 점을 종종 간과한다. 역사 속에서 작업치료에 영향을 주는 조건은 의료서비스나 치료와는 거의 관계가 없고, 사람이나 사회가 생각, 혁신 그리고 행동에 대해 더 또는 덜 받아들이게 만드는 생각방식에 대한 단계를 아직 수립하고 있다. 토네이도, 홍수, 가뭄 또는 유행병과 같이 자연에 영향을 받는 사건을 제외하고는 어느 누구도 사람이 처음 했던 방식대로 행동하는 이유에 대한 확실성을 알지 못한다. 사건 맥락에 대해 설명하면서 사학자들은 사람들이 행동할 때 사건이 발생하는 이유와 그들이 그 방법을 밝히는 이유에 대한 가능한 설명을 제공했다. 맥락 없이 역사를 이야기하는 것은 감상되어야 할 중요한 이야기를 지나치게 단순화하는 것과 같다.

본 장에서 다루는 기간

The Periods Covered by This Chapter

본 장에서 우리가 경계를 짓는 기간은 1700–1899(선사시대라 칭함), 1900–1919, 1920–1939, 1940–1959, 1960–1979, 1980–1999, 그리고 2000–현재를 포함한다. 두 시대는 동등한 결과를 가질 수 없는데 이는 각 시대에서 작업치료에 영향을 미치는 사람, 생각, 맥락 그리고 사건이 그 결과와 중요도에서 아주 다양하기 때문이다.

시작하기에 앞서 우리는 후반 작업치료 사학자 Robert K. Bing을 따르기로 선택했다. 그는 계몽주의 시대를 이 분야에 영향을 미치는 아이디어 발생에 있어 특히 풍부한 시기로 정의했다(Bing, 1981). 우리는 이러한 아이디어를 작업치료의 "선사시대"로 본문 초반에 언급했다.

작업치료 선사시대: 1700–1899

Occupational Therapy Prehistory

역사적 맥락

상당한 발전이 1700년과 1899 사이 문명에서 이루어졌다. 이 기간의 첫 100년 동안(대략 1700–1799) 서양문명에서 권력과 보수적 생각에 도전하는 중요한 사회운동이 생겨났다. 이는 계몽주의 시대이고(종종 이성시대로 알려져 있음) 이 이름은 논리적 생각이 앎의 가장 신뢰할 수 있는 방법이라는 생각이 주를 이루었기 때문에 만들어졌다(Paine, 1794).

이 시대 동안 일부 유럽 국가의 지도자들은 국가를 강하게 하는 개혁이 도입되고 널리 퍼진 관념론과 평등론을 수용했다. 예술과 과학에 대한 지지 또한 두드러진 주제였다. 따라서 몇몇 유명 예술가, 작곡가 그리고 사상가가 이 시기 동안 많이 나온 것은 전혀 이상하지 않다.

계몽주의가 쉽게 요약될 수 없음에도 이 시기의 일반적 주제는 발달 목표, 증가된 내구성 그리고 학대와 부패와 같이 교화나 국가의 역사적 남용을 없애기 위한 노력을 포함한다. 이러한 것들이 산업혁명의 시작이기 때문에 대량생산의 방법은 계몽주의를 널리 퍼드리면서 인쇄술과 책 유통을 가능하게 했다(Hackett, 1992).

산업화는 새로운 기회를 가져왔지만 인구이동이 사회기반을 압도하고 나쁜 근무환경과 착취의 대상이 된다는 점에 반항한 노동자들이 갈등을 발생시켰다는 증거도 있다. 큰 사회적 변화 또한 사람들이 적응하기에는 어려웠고; 외곽에서 도심지역으로 이동한 많은 사람은 새로운 문화에 부딪히고 공장 노동자가 되었다.

미국에서 19세기 중반 몇십 년은 평등주의와 계몽주의 이전에 발생했던 인도주의와 관련될 수 있는 갈등으로 상황이 좋지 않았다. 도덕적 가치관과 경제적 전통의 갈등은 내전을 일으켰다. 도덕적 가치와 경제 사이의 긴장상태는 미국 역사의 일부분에서 되풀이되었고 이러한 긴장상태는 직업치료에 중요한데 이 분야의 철학이 강한 도덕적 부분에 중심을 두고 있기 때문이다(Bing, 1981). 이러한 도덕적 결과가 정신질환을 앓고 있는 사람의 치료에서보다 더 명백한 곳은 없다. 18세기 후반 정신질환을 앓는 사람이 보여지는 방법에 생겨난 극적인 변화는 처음 유럽과 후 미국에서 더 인도적 대우로 바뀌었다. 이러한 변화에 영향을 받아 생겨난 믿음은 이들이 "미친" 사람이고 동정심을 가지고 치료해야 한다는 것이었다(Gordon, 2009).

종종 정신질환과 관련되어 있지만 **정신요법**은 신체질병에도 적용되는데 이는 건강과 질병은 환자의 성격과 정신적 발달과 관련되어 있다고 생각되기 때문이다(Luchins, 2001). 이러한 인도주의적 치료의 발생은 치료 공동체 발달과 생산활동에서의 집단참여 강조에 영향을 미쳤다(Whiteley, 2004).

정신요법에 대한 생각은 또 의료서비스 이외에도 영향을 미쳤는데 특히 사회복지관 움직임에 따라 그 예가 나타나는 사회복지사업에서 그렇다. 주목할만하고 영향력 있는 예는 Jane Addams 와 Ellen Gates Starr가 시작한 시카고의 사회복지관인 Hull House이다. 자선사업을 통해 지어진 Hull

House는 시카고 외곽에 사는 가난한 사람들을 위한 기회, 참여 그리고 존엄성을 만들기 위해 형성되었다. 지원자들은 종종 공동체에서 살았고 살아가는데 필요한 기술을 가르쳤다. 결국 사회복지관은 오늘날까지 계속되는 공동체개발을 이끌었다(Husock, 1992). 뉴욕의 Hull House와 Henry Street Settlement는 사람들이 가난에서 벗어나게 하기 위해 부유층이 지원하면서 설립되었고, 이들은 생산적이고 독립적인 사회구성원이 되었다(Kreutziger, Ager, Lewis, & England, 2001). 이러한 개념은 정신질환에서 차후 치유력 있는 작업을 사용하기 위한 움직임의 기초가 되고 궁극적으로는 작업치료 창출과 발달에 영향을 미칠 것이다.

작업치료를 영향을 준 사람과 발상

Eleanor Clarke Slagle 강연에서 Bing(1981)은 작업치료 설립에 영향을 미쳤다고 그가 믿는 18세기와 19세기의 역사적 인물과 발상을 이야기했다. 그가 정의했던 18세기의 인물은 John Locke, Philippe Pinel, 그리고 William Tuke였다.

John Locke, 17세기에 살았고 1704년 사망한 의사이자 철학가인 그는 감각학습과 실용주의를 포함, 후에 관례와 철학에 영향을 미친 많은 발상을 만들어내며 유명해졌다(Faiella, 2006).

Philippe Pinel, 파리 Bicetre와 Salpetriere 정신병원 관리자였던 그는 일부 환자의 묶여진 띠를 없애도록 명령했고 정신이상자들에 대한 더 인도적 치료의 선구자로 알려져 있다. 그의 행동은 정신요법으로 알려진 사회적 움직임의 상징으로 종종 설명된다(Weissmann, 2008).

William Tuke, York retreat를 설립한 영국 사업가이나 자선가인 그는 정신요법 운동의 아버지로 유명하다. Tuke는 York 정신병원에서 본 비인간적인 환경에 놀랐고 정신건강 치료에 대한 근본적이고 더 배려있는 접근법을 모색했다. 그는 통제와 체벌을 없애고 레저와 활동 참여를 통해 환자들이 자신을 통제하는 법을 배우고 자부심을 가질 수 있는 환경을 만들었다(Digby, 1985).

Adolf Meyer 은 1892년 시카고대학에서 학술약속을 지키기 위해 1892년 미국으로 이민 온 스위스출신 의사이다. 대학의 약속이 이루어지지 않자 Meyer는 이 시대에 전형적으로 큰 정신기관인 Kankakee의 Eastern Illinois 정신병원에 정착했다. 정신의학자(그 당시 정신과 의사를 칭함) 장으로써 그는 치료에 개별화된 접근법을 도입했고 미국 정신의학에서 오랜 기간 혁신과 리더십의 경력을 시작했다(**그림 2.1**). 1893년 시카고 월드 페어를 둘러보는 동안 Meyer는 다리를 다쳤고 도시에서 간단한 회복기간을 거친 후 Hull House를 방문했다. 그는 그 곳에서 사용되는 활동과 사상의 실질적 프로그램에 감명받았다. 이 경험은 작업과 정신질환 사이의 연결점에 대한 Meyer의 생각과 30년 후 새롭게 설립된 American Occupational Therapy Association(AOTA; Lief, 1948; Meyer, 1922)의 초기 미팅에서 그가 전달한 중요한 학술지(작업치료의 철학)에 포함된 개념에 영향을 미쳤다.

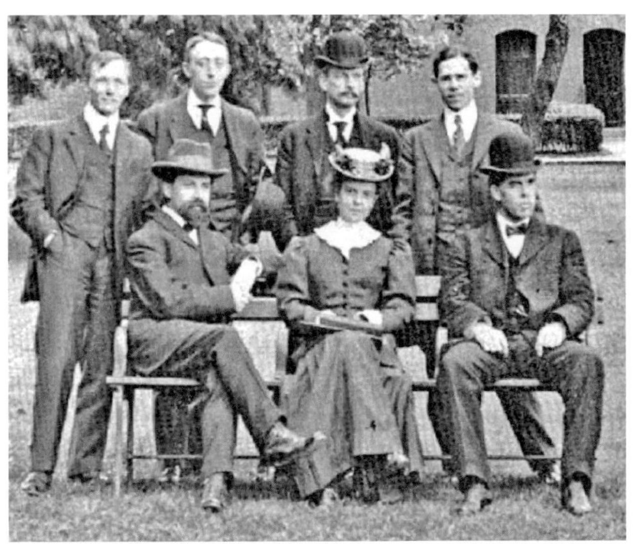

그림 2.1 미국 정신의학의 아버지로 알려진 스위스 출신 이민자 Adolf Meyer박사가 1895년경 Illinois Kankakee에 있는 Eastern Illinois 정신병원에서 직원과 함께 찍은 사진. Meyer박사는 이후 존 홉킨스 대학 정신의학과 장이 되었고 작업치료가 생겨난 이후 이에 대한 강력한 지지자 였다. 작업치료에 대한 그의 철학 학술지는 American Occupational Therapy Association의 다섯 번째 학술회에 전달되었고 오늘날까지 널리 인용되고 있다(사진제공: Meyer Collect ion, Allen Chesney Memorial Library, Johns Hopkins University. 승인하에 사용.)

작업치료 발전의 영향

작업치료 선사시대 동안 직업 발견으로 이어질 수 있는 생각에 대한 기초는 세워졌다(**Box 2.1** 참고). 하지만 1899년 그 시기는 아직 오지 않았다. 사실 환자로 가득 찬 대규모 공공 정신병원, 잘 훈련된 의사의 부족과 비용 문제는 개별화된 치료와 정신요법 움직임에 따라 이상화되는 조건에 훨씬 부족한 치료의 기준을 야기시켰다. 또 작업치료 증진을 위한 사회의 공식적 시작 단계에서 합쳐진 발상들은 작업치료 직업이 미국에서 뿌리내리기 전 각기 다른 환경에서 다른 사람들에게 적용되어야 한다.

BOX 2.1 본 시기의 주요 작업치료 결과

작업치료의 선사시대(1700 - 1899)

- 이성시대는 궁극적으로 과학적인 의료서비스와 현대의 증거에 기초한 관례를 이끌기 위해 앎의 논리적 방법을 강조했다.
- 사회정의의 초기 기반은 궁극적으로 치유력 있는 치료를 이끌기 위해 정신질환을 앓고 있는 사람들에 대한 정신 요법과 더 인간적인 치료를 이끌었다.
- 산업화와 기술발달은 국제이주와 사회복지관 움직임, 작업치료에 영향을 미치는 많은 발생의 발생지를 만들어냈다.
- 본 시기의 주요 인물은 John Locke, Philippe Pinl, William Tuke, Adolf Meyer이다.

1900 - 1919

역사적 맥락

20세기 첫 20년은 작업치료를 설립하기 위해 필요한 맥락과 환경을 제공했다. 이 시기는 세계적 지도자를 만들 수 있는 발상과 생산물을 만들어내고 혁신하는 미국의 능력에서 대담한 낙관주의의 시기이다. 이 시기는 부패에 반대한 무정부주의자에 의한 대통령 McKinley의 암살과 산업화로 인한 사회적 불평등으로 시작된다. Theodore Roosevelt를 이은 대통령인 McKinley는 소비자 보호와 독점금지법을 옹호한 대담한 개혁가이며 노동자의 권리를 지지하고 파나마 운하 프로젝트를 시작했으며, 강력한 해군을 만들고 연합토지를 보존하기 위해 국립공원 시스템을 설립했다(DiNunzio, 1994).

진보시대는 William Taft와 Woodrow Wilson대통령에 의해 더 풍만해졌는데 이들은 고등교육을 받았고 과제 지향적 리더였다. Taft는 Theodore Roosevelt 안건을 계속 시행한 반면 Wilson은 상업규정, 제 1차 세계대전 자금조달 그리고 국제외교 증진에 주력했다(Cooper, 1990). 이 시기 교육과 정신건강에 대한 개혁을 포함, 중요한 사회적 발달은 이루어지지 않았지만 John Dewey의 실용주의(Schutz, 2011)와 큰 정신병원에서의 비인간적 치료에 대한 Clifford Beers의 설명에 영향을 미쳤다는 점은 감사할 만하다. 1920년 비준된 미국 헌법 수정 제 19조는 여성의 투표할 권리를 부여하고 문화, 특히 직장에서의 여성 개발에 대한 발판을 제공했다(Greenwald, 2005).

1917년, 중립의 기간과 평화중재자의 노력이 성공하지 못한 뒤 미국은 1914년 시작되고 1918년 11월 11일 끝난 유럽을 중심으로 생긴 참혹한 세계전쟁인 제 1차 세계대전에 포함되었다. 이 전쟁으로 인해 1500만 명의 사망자와 평생 불구를 안고 살아가야 하는 700만 명의 군인이 생겼다(Votaw, 2005). 미 원정군이 전쟁을 준비하면서 육군성은 John J. Pershing의 요청으로 부상당한 군인들이 민간사회로 돌아갈 수 있도록 하기 위해 사회복귀와 직업 재교육에(그 당시 집합적으로 재활이라 부름) 대한 계획을 동원했다(Quiroga, 1995). 지속된 참호전, 불충분한 전략 그리고 대포와 독가스로 인한 예상치 못한 사상자를 만든 전쟁의 공포로(Votaw, 2005), 유럽에 검증되지 않은 **재활치료사**를 지원하는 것은 미국 문화에 스며있는 낙관론을 반영하면서 기발하지만 다소 이상한 발상이었다. 1918년 전쟁은 끝났지만 미 원정국의 사상자들은 다른 국가에 비해 비교적 많지 않았고 재활치료사 실험이 성공적이라고 간주하면서 연합국 승리에 따른 자부심의 물결에 휩싸였다. 이러한 재활치료사(후에 이 분야에서 사회복귀라 칭함)는 미국 의학에서 지속적으로 시행되었다.

작업치료에 영향을 준 사람과 발상(1900-1919)

예방할 수 있는 감염으로 인한 대통령 William McKinley의 사망은 1900년 변동이 심한 미국의술의 질을 보여주고 있다(Fisher, 2001). 이 사건은 정신의학뿐 아니라 일반 의술에도 영향을 미칠 수 있는 노력을 하게 만들었다. 정신건강에서의 개혁은 정신병원과 궁극적인 회복에서의 치료에 대한 내용을 담은 A Mind That Found Itself 저자인 기업가 ***Clifford Beers***에 의해 이루어졌다. 이는 정신위생운동을 만들어냈다(Dain, 1980).

그 후(1910년) Abraham Flexner은 의학교육에서의 중요한 개혁을 일으켰던 카네기재단에 대한 리포트를 완성했다. 열악한 의과대학에 대한 그의 비평적 기록은 "입간판" 학교들의 문을 닫게 했고 큰 대학에 의학부를 만들어냈다(Beck, 2004). 의료서비스에서 과학과 이들의 적용 사이의 관련에 대한 대중의 관심이 늘어나면서 건강에 대한 사회적, 심리적 그리고 정신적 영향과 같은 다른 요소를 배제하고 관찰할 수 있는 과학을 강조하는 환원주의적 접근법을 발전시키고 연구에 이를 접목시킬 수 있게 되었다(Kielhofner & Burke, 1977). 또한 정당한 비판으로부터 보호하면서 조직된 의학의 정치적 권력과 대중의 위치를 증가시켰다(Starr, 1983). 하지만 과학적 의학은 대중에게 보편적으로 받아들여지지는 않았고 많은 이들은 질병이 정신적이고 심리적인 부분으로 이해될 필요가 있다고 믿었다. 이러한 정서는 치료과정에 환자를 포함하자는 움직임이 생기는 조건을 만들었고 정신적이고 심리적 요소는 지지자를 얻는 것으로 간주되었다.

그러한 움직임 중 하나는 폐결핵을 앓고 있는 영세서민을 위한 지역사회 중심 치료법을 제공하고자 하는 노력의 부분으로 주교 장관 Elwood Worcester에 의해 시작된 ***Emmanuelism***이다(Quiroga, 1995). Emmanuel 움직임은 사회복지사업과 일반 개업의를 포함, 환자 중심이고 전체론적이며 지역사회 중심으로 포괄적이었다. 1909년 이 움직임에 대한 대중의 관심은 유명하나 잡지 Ladies Home Journal의 일련의 기사에 의해 증가했다(Quiroga, 1995). 이 증가된 가시성은 교회 중심의 전달과 일반 개업의의 사용에 대해 의문을 품은 보수적인 의사들로부터 비평을 받았다(Williams, 1909).

동시에 이 시기 동안 메사추세츠에 주거지를 둔 의사 ***Herbert J. Hall*** 은 사회적 변화와 생산성과 효율성에 대한 문화적 강조의 스트레스로 야기되는 피곤과 무기력함으로 인해 생기는 신경기능이상인 **신경쇠약증** 치료에 작업기반 접근법을 도입했다(Beard, 1880). Hall은 휴식요법은 신경쇠약에는 잘못된 치료법이라는 것에 동의했다(**그림 2.2**). 대신 메사추세츠의 Marblehead 요양원에서의 Hall 치료는 환자를 시카고 Hull House에서 근무했던 Jessie Luther와 같이 숙련된 장인이 가르치는 바느질, 바구니 세공, 도예와 같은 예술과 공예에 참여하게 하였다(Anthony, 2005). 이 새로운 "작업치료" 접근법은 발전된 정신의료서비스에 필요한 적당한 대응법이 되었다. 신경쇠약 치료에 작업을 사용한 것 또한 간호사 ***Susan E. Tracy***가 간호사들을 훈련시키고 환자치료에 능동적인 접근법을 개발하기 위해 고용된 Jamaica Plain, Massa chusetts의 Adams Nervine 정신병원에서 받아들여졌다(Quiroga, 1995).

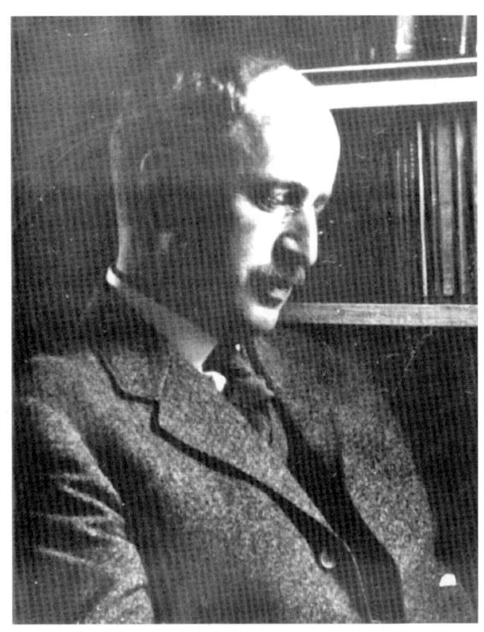

그림 2.2 Massachusetts 의사이자 치유적 작업 지지자였던 Herbert J. Hall 박사는 작업치료 발전에 주요한 역할을 했다.(사진제공: Archives of the American Occupational Therapy Association [AOTA], Wilma L. West Library, American Occu pational Therapy Foundation [AOTF], Bethesda, MD. 사진은 동의하에 사용됨.)

1910년 정신병원에서의 근무경력을 기반으로 Tracy는 Studies in Invalid Occupations라는 제목의 "작업치료 접근법"에 대한 책을 출판했다(Tracy, 1910). 비록 이는 공예책이었지만 Tracy는 William James의 실용주의에 대한 발상을 적용했고 메사추세추병원에서 만든 종합병원에서 환자들을 위한 작업의 첫 코스를 만들 수 있었다(Quiroga, 1995).

Tracy의 책은 볼티모어 Sheppard and Enoch Pratt 정신병원에서 실습 중이었던 의사 ***William Rush Dunton Jr.***, 에게 영향을 미쳤고 그는 병원에서 근무하는 간호사들에게 작업과 레크리에이션에 대해 가르쳤다. 1912년 Dunton은 작업 프로그램을 담당하게 되었고, 후, 작업치료에 관한 책을 출판했다(Bing, 1961). Dunton의 열정으로 이후 작업치료 직업을 개발하는데 중요한 지지자이자 리더가 되었다.

20세기의 첫 10년이 끝날 때쯤 많은 국립정신병원은 정규 치료로 작업을 이용했다. 시카고 Hull House의 지원과 정신위생 움직임에 영향을 받아 국립병원과 정신병원의 의료진들을 위한 작업과 재미에 대한 프로그램이 시카고 시민박애학교에서 새롭게 만들어졌다(Quiroga, 1995).

치유적 작업과 레크리에이션이라는 과정에 참여 중이었던 사회복지전공 학생 중 한 명인 ***Eleanor Clarke Slagle***은 그곳에서 가르치는 원리가 Kankakee의 국립정신병원 환자들에게 유용하게 적용될 수 있을 것이라고 믿었다(Quiroga, 1995). 치유적 작업에 대한 Slagle의 관심은 더 많은 연구를 할 수 있는 자극제가 되었고 이후 Sheppard와 Enoch Pratt 정신병원 근처에 있고 그녀가 William Rush Dunton Jr. 박사와 함께 공동작업을 했었던 볼티모어의 Phipps Clinic에서 Adolf Meyer와 함께 치유적 작업치료 프로그램을 개발했다(Bing, 1961).

반면 1912년 Emmanuelism 움직임의 창시자 중 한 명인 보스톤의 Elwood Worcester은 거기에 있는 환자들에게 프로그램을 가르치기 위해 Clifton Springs Sanitarium에 초대되었다. 환자 중 한 명은 건축가인 George Edward Barton인데 그는 결핵과 히스테리성 마비를 앓고 있었고 미

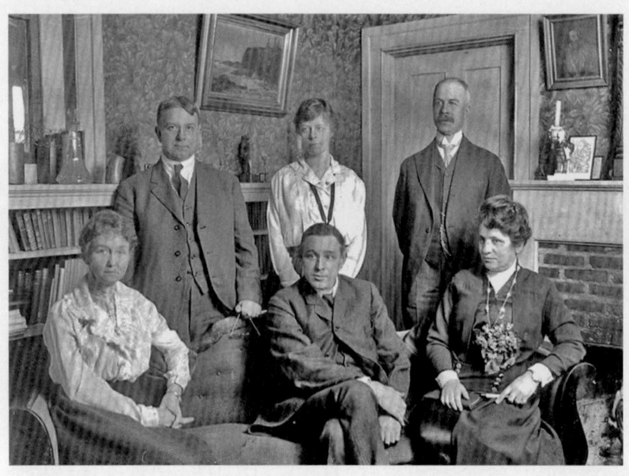

그림 2.3 1917년 뉴욕 Clifton Springs의 위로의 집에서 개최된 작업치료 증진을 위한 협회. 앞쪽(왼쪽에서 오른쪽): Susan Cox Johnson, George Edward Barton, and Eleanor Clarke Slagle. 뒤쪽(왼쪽에서 오른쪽): William Rush Dunton Jr., Isabelle Newton, and Thomas Bessell Kidner.(사진제공: Archives of American Occupational Therapy Association [AO TA], Wilma L. West Library, American Occupational Therapy Foundation [AOTF], Bethesda, MD. 동의하에 사용.)

서부지역에서 작업을 하는 동안 고통을 받았다. Barton은 작업치료에 관한 개인적 경험에 아주 감동을 받았고 그는 신체 질병 회복에 작업을 사용하는 것에 대해 아주 열성적인 사람이 되었다. 퇴원할 당시 그는 요양원 학교에서 간호학을 공부했고 치유적 작업 철학의 발상을 적용할 수 있는 요양센터인 "위로의 집"을 개원했다(**그림 2.3**)(Quiroga, 1995).

Barton은 1914년부터 1917년 동안의 Susan Tracy, Susan Cox Johnson 그리고 William Rush Dunton Jr. 를 포함 치유적 작업의 지지자들과 교류했으며 논문을 쓰고 치료에 작업을 사용하기 위해 간병인 직업을 만들 계획을 개발했다. Dunton박사가 그를 도왔지만 Barton은 의료자격이 없는 그가 리더십 역할을 잃을까 두려워 처음에는 그의 도움에 대해 주저했다. 1917년 3월 마침내 작업치료 증진을 위한 협회 모임이 처음으로 조직되었고 이는 뉴욕 Clifton Springs의 위로의 집에 근무하는 George Barton이 주최하였다(Bing, 1961).

모임에 참여한 사람은 Barton과 그의 비서 Isabel Newton, William Rush Dunton Jr., Eleanor Clarke Slagle, Thomas Kidner, 그리고 뉴욕에서 많은 치유적 작업 프로그램을 준비했던 Susan Cox Johnson였다. 메사추세추의 Susan Tracy는 초대되었지만 참석하지 않았다. 위로의 집에서의 모임은 법인설립과 위원회라 불리는 새로운 협회의 헌법을 만들었으며 연례회의를 계획했고 임원들을 뽑았는데 Barton은 취임회장이 되었고 Slagle은 부회장이 되었다(Bing, 1961).

그 다음 달 미국은 제 1차 세계대전에 들어갔다. 전쟁의 광대한 규모와 수많은 사상자들로 인해 제 1차 세계대전은 정부의 재건노력에(이 단어는 신체기능 회복훈련에 의한 사회복귀 요법과 직업 재교육과 관련 있음) 대한 관심을 만들어냈다(Quiroga, 1995).

북미에서의 노력은 시작부터 전쟁에 참여한 캐나다인이 이룬 업적을 통해 시작되었다. 캐나다 군사병원 위원회에서 직업비서이자 영국에서 직업 재교육을 교육받은 건축가인 ***Mr. Thomas B. Kidner***은 직업재교육을 지원하기 위해 미국 정부에 돈을 빌려주었다(Friedland & Silva, 2008). 정형외과와 같은 의과 분야가 생겨나면서 전쟁 동안 의술의 위치를 향상시키려 했고 검증되지 않은 작업치료사들을 포함하기 위해 일부 정치적 반대를 만들었다(Quiroga, 1995, p. 152).

작업치료의 개발(1900-1919)

제 1차 세계대전 동안 각기 다른 지역에서 다른 개인에 의해 개별적으로 진행된 활동들은 1917년 뉴욕 Clifton Springs, George Edward Barton의 집이자 요양센터인 위로의 집에서 집합되었다. Barton이 작업치료 증진 협회 설립을 통해 직업으로써의 작업치료를 조성하는데 중요한 인물이었지만 그는 1년 만에 대표직을 내려놓고 무슨 이유에서인지는 모르겠지만 직업의 지속적 발전에 있어 활발한 역할을 하지는 않았다.

미국에 전쟁에 들어간 그 시기 작업치료사를 훈련하기 위한 일부 프로그램이 미국에 생겨났고 이 중 일부는 요양원 보호 하에 조직되고 독립적이었던 간호사와 다른 사람들을 위해 준비되었다. 정신병원에서의 작업치료사 필요성은 정신위생 움직임과 결핵과 같은 만성질환과 신체부상을 입고 회복중인 환자들에 의해 큰 자극을 받았다.

전쟁 동안 다른 국가에서 이미 경험한 사상자들로 인해 미국은 많은 수의 시설과 재활 근로자의 필요성을 예상할 수 있었다. 이러한 역할에 남자들을 고용하려 했지만 군대는 곧 여자들도 이러한 역할을 위해 훈련 받을 수 있다는 사실을 깨달았다. 이미 존재하는 치유적 작업 프로그램이 의무감의 예상되는 기준을 충족시키기 위해 과정에 추가되었고 다른 부분은 전쟁을 위해 명시적으로 동부해안에 설립되었다(**그림 2.4**)(Quiroga, 1995).

재활 프로그램을 위한 이러한 중요한 전쟁훈련 과정 설립의 성공은 수준 높은 학교를 설립하는데 필요한 금전적이고

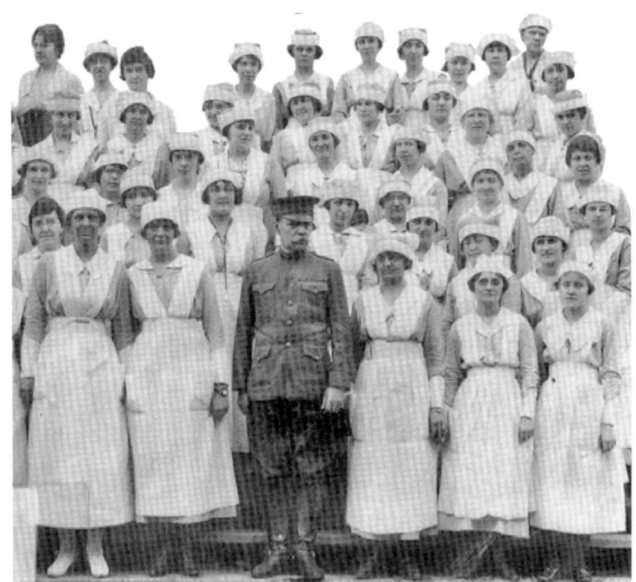

그림 2.4 W. C. Gorgas 장군(미국 육군 의무감)과 1918년 찍힌 재활치료사들.(사진 제공: Archives of American Occupational Therapy Association [AOTA], Wilma L. West Library, American Occu pational Therapy Foundation [AOTF], Bethesda, MD. 동의하에 사용.)

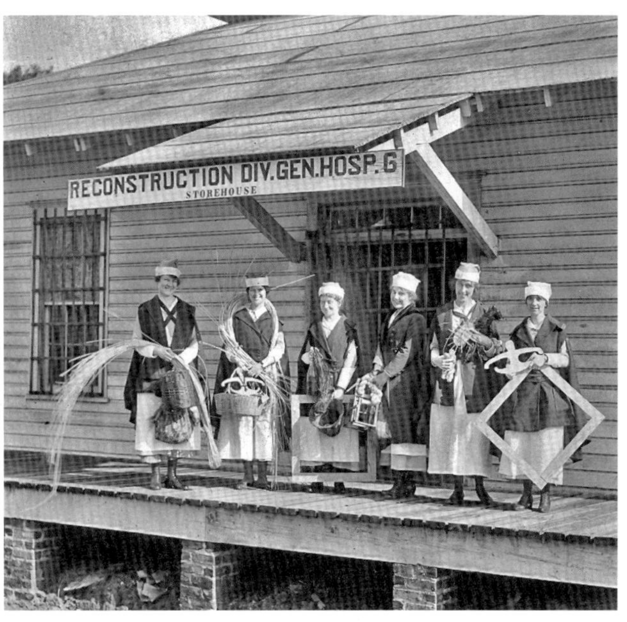

그림 2.5 세계 2차 세계대전 중 프랑스 야전병원에서 프로젝트를 준비중인 재활치료사들.(사진 제공: Image Archive, History of Medicine Collection, National Library of Medicine.)

정치적 자원을 준비할 수 있었던 일부 유명한 개인의 노력을 통해 가능했다(Quiroga, 1995). 별도의 감독은 별도의 역할을 반영했고 군대에서 재활치료사들을 주도했다. 물리치료사는 정형외과적 일과 신체 교정과 마사지를 한 반면 작업치료사들은 수공예품을 제공하고 정형외과 환자들뿐 아니라 정신과적 문제를 앓고 있는 환자도 도왔다.

전쟁 중 재활치료사를 고용하고 훈련하는데 성공했음에도 불구하고 이러한 훈련 프로그램의 초기 배치는 어렵다는 것을 보여주는데 이는 일부 의사들이 작업치료를 유행으로 간주하고 재활이나 사회복귀에서 가치가 있다고 여기지 않았기 때문이다. 하지만 작업치료 재활 프로그램이 프랑스 Bordeaux의 기지병원에서 시작된 후 작업치료의 장점이 확연히 드러나자 그 태도는 바뀌었다(**그림 2.5**) (Quiroga, 1995).

1918년 11월 독일과 동맹국들이 항복했을 때 최소 200명의 재활치료사들이 20개의 프랑스 야전병원에 근무했다(Quiroga, 1995). 전쟁은 1919년 11월 11일 끝이났다. 1917년과 1920년 1월 1일 사이 거의 148,000명의 부상당한 사람들은 53개의 재활 병원에서 미국으로 돌아가기를 기다렸다(의무감 사무실, 1918). 작업치료를 통제하는 군용 규격은 작업치료가 순전히 의료기능만 가져야 하고 군인들의 마음을 사로잡기 위한 요양의 초기 단계에서 미리 규정되어야 한다고 선언했다. 이러한 이른 시기에도 작업치료가 제공하는 재활치료사들의 역할과 기능에 대한 명확성이 부족했고 여전히 애매함을 지니고 있었다. 하지만 AOTA로 알려진 작업치료의 전문협회가 새롭게 형성되면서 수준 높은 교육생을 고용하기 하는데 있어 많은 지지를 받았다. William Dunton Jr. 박사는 1917년 Barton을 이어 대표가 되었고 그의 친구 Eleanor Clarke Slagle은 그의 역할을 지속했다. 유럽에서

BOX 2.2 작업치료의 초기와 제 1차 세계대전(1900 - 1919)

- 미국에서의 진보운동 시기는 근로환경을 향상시키고, 여성의 권리를 제기하며 의술과 정신의학을 향상시키기 위한 정치적이고 사회적 개혁을 일으켰다.
- 산업화와 현대화에 대한 반발이었던 예술, 공예 그리고 치유적 작업 운동은 1917년 공식적인 작업치료 전문협회를 형성하게 했다.
- 미국의 제 1차 세계대전 시작은 부상당한 군인들에게 초기 작업치료라는 초기 기회를 줌으로써 재활을 해야 하는 필요성을 만들었다.
- 본 시기의 주요 인물은 Herbert Hall, George Barton, Eleanor Clarke Slagle, William Rush Dunton Jr., Susan Tracy, Adolf Meyer, 그리고 General J. J. Pershing이다.

재활치료사 개발의 성공은 20세기 30년에 시작된 초보 직업에 대한 가속도와 합리성을 제공했다(Quiroga, 1995).
본 시기에 작업치료 발달에 영향을 미친 주요 결과와 사회적 움직임의 요약은 **Box 2.2**를 참고하라.

1920 – 1939

역사적 맥락

제 1차 세계대전 이후 베르사유조약이 동맹국들에 의해 타결되었고 대통령 Woodrow Wilson은 이러한 전쟁의 재발을 방지하기 위해 국제 연맹을 제안했다. Wilson은 이러한 조건을 조약에 추가하는 것에 성공했지만 그는 심각한 파업을 겪었고 미국 의회는 그를 비준하지 않았다. 결국 조약에서 독일에 부과된 가혹한 조건과 배상은 억울함을 만들어냈고 이러한 곤란은 1939년 9월 약 20년이 채 지나지 않아 제 2차 세계대전을 간접적으로 야기시켰고 독일은 폴란드를 침입했다(Stokesbury, 1980).

1920년에서 1939년 동안 미국에서는 여성의 투표권리 주장과 같이 중요한 사회적 변화를 맞이하고 있었다. 헌법 수정 제 18조는 알코올의 제조, 운송, 판매를 금지했고 1919년에서 1933년의 기간은 알코올 암시장을 이용한 범죄가 주를 이루었다. 본 시기의 첫 10년은 "광란의 20년대"라 불리는데 이는 제조, 운송, 커뮤니케이션에서의 발전이 낙관론과 과잉을 불러일으켰기 때문이다(Cooper, 1990). 산업이익은 근로자들의 벌이를 증가시켰고 할부구입의 도입은 경기침체에 기름을 붓는 높은 소비지상주의를 만들어냈다. 하지만 새로운 부는 1929년 주식 폭락을 야기시킨 주식시장에서의 비 논리적 투기를 조장했고 그 다음 대공황이라 알려진 어려운 시기를 맞이하게 되었다. 외곽지역은 열악한 환경보존에 따라 일부 지역에서 악화된 지속적인 가뭄으로 인해 경제상황은 더 어려워졌다(Egan, 2006). 25%에 달하는 실업률과 가족 수입이 절반으로 떨어지면서 많은 사람들은 절망했다(McElvaine, 1993). 기술자이자 인도주의적이며 존경 받는 관리자였던 대통령 Herbert Hoover는 유럽의 재정적 재앙에 따라 더 악화된 위기에 대처할 수 없었다. 1932년 Franklin D. Roosevelt가 4임기에 처음으로 당선되었고 그는 곧바로 "**뉴딜 정책**"이라 불리는 경제와 사회 개혁 프로그램을 시행했다(**그림 2.6**). 이 개혁에는 사회보장연금, 부유층에 대한 높은 세금, 은행과 공공사업에 대한 새 정책, 실업자들을 위한 구제제도, 농촌 보존을 위한 시민보호기구와 환경계획, 다리, 도서관, 공공건축 건설이나 보수를 위한 공공산업진흥국을 포함한다(Kennedy, 1999).

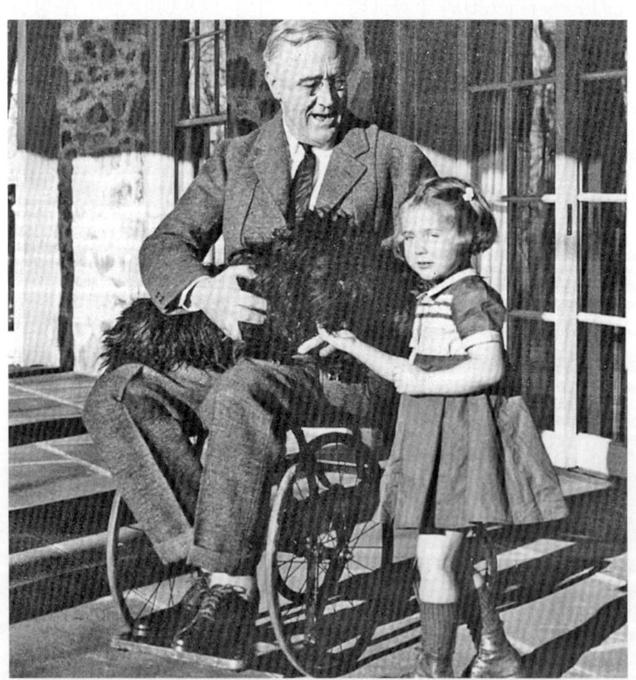

그림 2.6 1933년부터 1945년 동안 미국의 대통령 이었던 Franklin D. Roosevelt와 Ruthie Bie(손녀 친구), 그리고 강아지 Fala가 1941년 뉴욕 하이드공원의 Roose velt Cottage에서 찍은 사진. Roosevelt의 다리는 급성 질환 이후 39세에 마비되었다. 4임기 동안 당선된 그는 1935년 사회보장법을 포함, 많은 업적을 이루었다.(사진 제공: Franklin Delano Roosevelt Library, Library ID 73113:61.)

작업치료에 영향을 미친 사람과 발상 (1920–1939)

국립작업치료협회 창시자들은 빠른 발전과 새로운 직업을 위해 이벤트를 만들었다. 1917년 George Barton의 갑작스런 퇴임 후 후임자 William Rush Dunton Jr. 박사는 표준화된 교육프로그램에 포커스를 둔 새 협회를 만들려 했다. Dunton은 정신질환 치료의 일반적 접근법을 제공하는 Adolf Meyer의 정신생물학에 대한 이론을 받아들였다(Lief, 1948). 정신생물학은 정신질환이 습관성 혼란을 반영한다는 점을 강조하는 전체론적이며 실용적인 학문이다. Meyer는 인간이 무언가를 함으로써 시간을 관리할 수 있고 일과 휴식을 포함하는 활동의 균형이 웰빙에 필수적이라고 믿었다(**그림 2.7**). 더 중요한 점은 Meyer와 Dunton이 작업치료사들은 환자가 그들의 일상 습관을 다시 만들고 낙관적인 마음을 찾을 수 있도록 하는데 중요한 역할을 한다는 믿음을 공유했다. Meyer는 1921년 10월 Maryland Baltimore에서 개최된 제 5회 AOTA 모임에서 이러한 생각을 발표했다(Meyer, 1922).

Meyer의 생각은 무기력함은 도덕적으로 잘못된 것이나 신체적으로 쇠약해지는 것이 아니라는 것을 인정하는 작업치

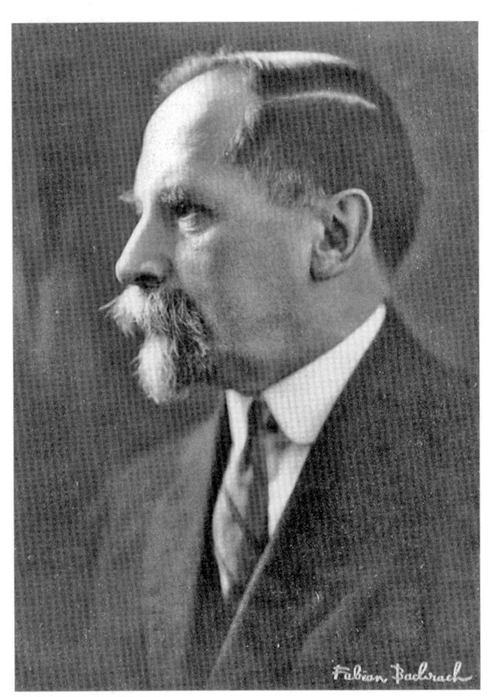

그림 2.7 유명한 의사이자 작업치료 지지자인 Adolf Meyer 박사가 1915년 Johns Hopkins 대학원 Henry Phipps Clinic에서 찍은 사진. (사진제공: Meyer Collection, Alan Chesney Memorial Library, Johns Hopkins University.)

료의 중심주의와 일치했다. 작업과의 연계로 Mey er는 환자가 우울함을 피할 수 있고 동기를 부여하는 자신감을 찾을 수 있다고 주장했다(Christiansen, 2007). 또한 이에는 개인이 국가의 지원으로 경제적으로 독립할 수 있게 도와주는 기술을 개발함으로써 삶을 정상화하는 경제적 동기가 있다.

정신의학에서 정신생물학에 대한 Adolf Meyer의 이론은 정신분석이론과 무의식에 대한 강조가 대중이나 많은 정신과 의사의 관심을 받았던 Sigmund Freud의 연구를 포함, 다른 이론적 관점에 의해 간과되었다(Burnham, 2006). Freud의 일부 이론은 유명한 학자(예, Brunner, 2001)에 의해 신빙성을 잃었고 문제가 있는 주제로 남았다; 하지만 이를 방해하는 많은 관점들은 과학적 차질을 만들어냈다(Eysenck, 1985). 이 시기 동안 통상질환 치료의 일반적 의료에서 이루어낸 발전은 정신질환 치료에서 생물학적 설명을 가능하게 했다. 하나의 이론은 정신상태가 인체의 병소 감염에 의하며 이는 실험과정에서 환자동의가 아직 필요하지 않기 때문에 일부 재활능력이 결여된 환자에게 불필요하거나 해로운 수술로 이어진다는 것이다(Scull, 2005). 전기경련치료와 뇌엽 절리술은 긍정적이거나 부정적 결과 둘 다에서 사용되었고 이러한 치료법은 오늘날까지 논쟁의 대상이 되고 있다(Fink & Taylor 2007; Pressman, 1998).

1920년대와 1930년대 발생한 작업치료의 의료화에 대한 추세는 작업 지도자들의 전략적 결정에 영향을 미쳤다. 직업적 타당성에 관한 의문으로 작업치료사들은 조직된 의료를 적극적으로 지지할수록 이득이 있다고 인지했다. 의학 분야로써 재활과 물리치료 그리고 ***Frank H. Krusen, MD***의 리더십은 재활치료에 있어 작업치료사들의 관습에 영향을 미쳤다. Krusen은 작업치료는 단순히 물리치료의 특별한 적용방법이며(Krusen, 1934) 이 두 가지는 통합되어야 한다고 믿었다. 이러한 관점은 이중으로 자격증을 받을 수 있는 졸업생들과 이 분야 종사자들에게 이론과 실습을 결합한 프로그램으로 훈련시키는 캐나다의 지지를 받았다(Friedland, 2011).

1920년대와 1930년대 동안 작업치료의 원칙은 이민과 가난으로 인해 발생된다고 믿어지는 결핵을 앓는 사람들에게 효과적인 것으로 보여졌다. 건축가였지만 Clifton Springs의 미국 작업치료 창시자 단체의 멤버이자 직업교육 전문가인 Thomas B. Kidner은 의무감에서의 임시적 근무를 마친 뒤에도 미국에 남기로 결심했다. AOTA에서 두 임기 동안 회장을 맡았던 Kidner는 작업치료와 직업훈련을 위한 공간을 포함한 병원과 요양원을 설계하였다(Friedland & Silva, 2008). Kidner는 작업치료와 직업훈련 사이의 관계에 예리한 관심을 보였고 1932년 그가 죽을 때까지 이 둘 사이의 적당한 관계에 대한 명확한 결론을 내리지 못했다. 이 이슈는 30년 후 "작업행동"이라 알려진 이론적 강조가 적용되는 분야에서 다시 나타났다(Kielhofner & Burke, 1977; Reilly, 1962).

작업치료(1920-1939)

작업치료에서 이 시기의 초반에는 재활을 위해 세워진 50개 이상의 병원에서 제 1차 세계대전으로 부상당한 군인의 "재활"이 지속되었다(Quiroga, 1995). 이러한 기관들은 1920년대 초 정신병원에서 시행하는 치유적 작업 프로그램과 함께 작업치료사의 일자리를 제공했다(Hall, 1922).

AOTA는 멤버들의 네트워크, 연례모임 그리고 멤버가 거의 900명이 되었던 1917년과 1925년, 세 가지의 다른 이름으로 발행된 학술지를 통해 직업을 고취하는 효과적인 기관이 되었다(Dunton, 1925)(**그림 2.8**).

1920년대 새로운 직업의 개발과 성장을 지속하기 위해 15년 동안 새 협회의 비서 겸 회계사였고 회장이기도 했던 Eleanor Clarke Slagle은 여성클럽을 통해 네트워크를 형성하고 뉴욕에 국가사무실을 설립함으로써 이 분야의 증진을 위한 창의적인 방법을 발견했다(Metaxas, 2000; Quiroga, 1995)(**그림 2.9**). 협회 참가자들은 1929년까지 계속 증가했고 18개국에서 지역 작업치료 협회가 있었고 대략 1,000

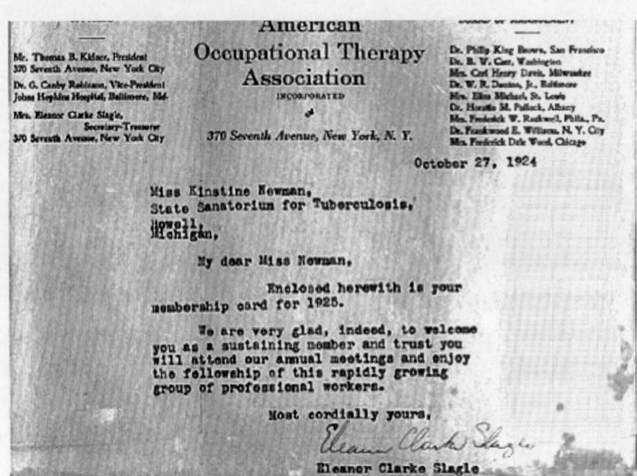

American
Occupational Therapy
Association
INCORPORATED
370 Seventh Avenue, New York, N. Y.

Mr. Thomas B. Kidner, President
370 Seventh Avenue, New York City
Dr. G. Canby Robinson, Vice-President
Johns Hopkins Hospital, Baltimore, Md.
Mrs. Eleanor Clarke Slagle, Secretary-Treasurer
370 Seventh Avenue, New York City

Dr. Philip King Brown, San Francisco
Dr. B. W. Carr, Washington
Mrs. Carl Henry Davis, Milwaukee
Dr. W. R. Dunton, Jr., Baltimore
Mrs. Elm Michael, St. Louis
Dr. Horatio M. Pollock, Albany
Mrs. Frederick W. Rockwell, Phila., Pa.
Dr. Frankwood E. Williams, N. Y. City
Mrs. Frederick Dale Wood, Chicago

October 27, 1924

Miss Kinstine Newman,
State Sanatorium for Tuberculosis,
Howell,
Michigan,

My dear Miss Newman,

Enclosed herewith is your membership card for 1925.

We are very glad, indeed, to welcome you as a sustaining member and trust you will attend our annual meetings and enjoy the fellowship of this rapidly growing group of professional workers.

Most cordially yours,

Eleanor Clarke Slagle

Eleanor Clarke Slagle

그림 2.8 미국 작업치료 협회(AOTA)의 비서 겸 회계사인 Eleanor Clarke Slagle가 미시간의 새 회원에게 회비 영수증을 받았다는(October 27, 1924).(사진 제공: Archives of the AOTA, Wilma L. West Library, American Occupational Therapy Foundation [AOTF], Bethesda, MD. 동의하에 사용함.)

명이 넘는 회원을 지닌 AOTA가 되었다(Slagle, 1934)(**그림 2.9**). 협회 대표자들은 직업과 교육프로그램에 대한 기준을 세움으로써 직업의 안정성과 수준을 발전시키기 위해 지속되었다. 많은 부분에서 직업은 다른 건강 직업과 연결함으로써 타당성을 얻으려 했다(Quiroga, 1995).

1935년 협상 뒤 수년 후 작업치료 프로그램의 인가는 미국의학협회와의 협력으로 시작되었다(Quiroga, 1995). 이 시기 동안 작업치료에서 협회 대표직은 남성 의사들이 지배했고; 작업치료사들의 많은 부분은 여전히 신체기능 회복 훈련에 의한 사회복귀 요법, 정신건강 그리고 결핵을 위한 전문화된 시설을 만들어냈다.

물리치료과 실제 물리치료를 사용했던 의사들에 영향을 미쳤던 1930년대 중반 물리치료과 재활의 등장은 본 시기 동안 많은 학술지에 반영되었다(Slagle, 1934). 작업치료사들은 재활에서 그들의 역할을 추정했기 때문에 그들은 측각술을 받아들였고 환자들이 힘, 참을성 그리고 공예를 하는 동안

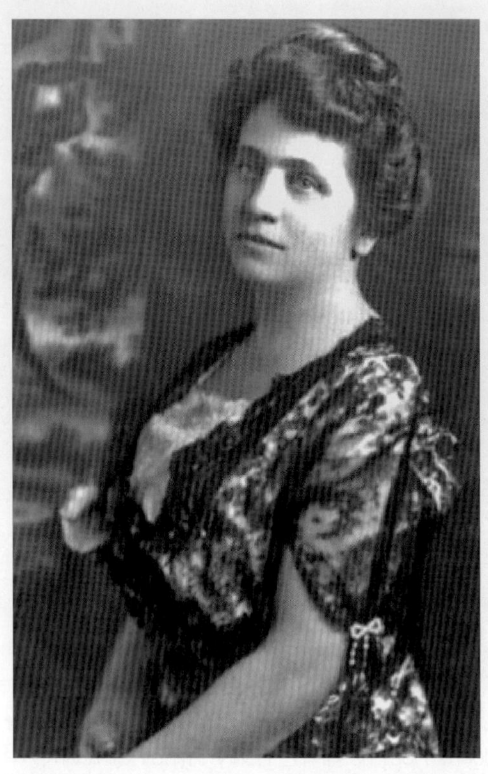

그림 2.9 Eleanor Clarke Slagle. 창립자와 지칠지 모르는 지도자로서 그녀의 업적은 그녀의 이름으로 일류 교수직을 통해 인정되었다.(사진 제공: Archives of the American Occupational Therapy Association [AOTA], Wilma West Library, American Occupational Therapy Foundation [AOTF], Bethesda, MD. 동의하에 사용함.)

감정을 조절할 수 있는 도구와 장비를 받아들이기 시작했다.

본 시기 동안 소아마비 유행과 대통령 Franklin Roosevelt의 소아마비 관련 마비는 질병에 관한 가시성과 대중의 인식을 불러일으켰고 작업치료사와 환자치료의 다른 종사자들을 고용하는 전문화된 센터와 연구, 치료 시설을 만들었다. 유행병은 1952년 절정에 달했고 Jonas Salk가 개발한 백신의 개발로 인해 감소되었다(Oshinsky, 2005).

Thomas B. Kidner의 지지로 인해 결핵병원은 많은 작업치료사들이 요양의 긴 기간 동안 회복력 있고 기분전환이 되며 직업적 치료를 제공하는 장소로 되었다(Fried land &

BOX 2.3 힘든 시기 동안의 전쟁 후 성장과 발전(1920 - 1939)

- 제 2차 세계대전이 끝난 뒤 조약의 여파로 제조와 낙관론은 소비지상주의와 투기를 불러일으켰고 주식시장의 폭락과 대공황을 야기시켰다.
- 현명한 지도자들에 의해 운영된 미국 작업치료 협회는 의사와 병원과의 동맹에 집중했고 직업적이고 의학적 재활로부터 구별하면서 교육프로그램을 개발하고 표준화했다.
- 작업치료 관습은 결핵과 소아마비를 치료하는 전문병원으로까지 확장되었다.
- 본 기간의 주요 인물은 Eleanor Clarke Slagle, William Rush Dunton Jr., Thomas Kidner, 그리고 Adolf Meyer이다.

Silva, 2008). 환자를 위한 적당한 모험과 물리적 요구를 제공하는 활동의 원리는 신체기능 회복 훈련에 의한 사회 복귀 요법에서 작업치료 식이요법의 부분이 되었다. 이 시기 동안 사회적 변화와 직업의 대응에 대한 요약을 **Box 2.3**을 참고하라.

1940 – 1959

역사적 맥락

제 2차 세계대전의 시작으로 전쟁의 경제적이고 사회적 사망자 수는 전세계적으로 느껴졌다. 독일은 주변 국가를 침입했고 Hitler 정권은 유대인 대학살과 강제수용소를 야기시켰다. 미국이 다른 주요 전쟁을 시작하는 것을 막기 위한 1930년대 중립법에도 불구하고 미국은 제 2차 세계대전을 시작했다. 1930년대 군대에 남자들이 징집되면서 인력 부족난에 당면하게 되었고, 노동력에 여성들이 유입되게 되었다. 산업 모든 분야에서 제기되었던 부족은 많은 병원에서 인원이 부족하게 만들었고 퇴역한 군인들 뿐 아니라 집에서 의료서비스가 필요한 환자들에게도 치료를 위한 장비를 갖추지 못했다. 퇴역군인의 건강 위해 요소는 결핵, 간염, 류마티스성 열과 같은 그 당시의 질환뿐 아니라 전쟁에서의 부상, 절단 그리고 독극물에의 노출을 포함한다(Richards, 2011).

미국재향군인회에 따르면(2011), 제 2차 세계대전은 더 많은 사망자를 만들었고 더 많은 재산을 없앴으며 천육백만 이상의 민간인이 군대에 들어갔으며 291,000 이상의 사망자를 만든 역사에서 가장 파괴적인 전쟁 중 하나였다(재향군인); 전 세계에 걸친 총 사망자 수는 자료를 제공하는 곳마다 다르지만 일반적으로 육천이 넘는다고 알려져 있다. 2차 세계대전의 경제적 그리고 사회적 파급은 의료서비스에서의 변화를 가져왔고 재향군인을 위한 연구와 서비스 기금을 모으기 위해 많은 미국 제정법을 통과시켰다. 공중보건서비스법은 미국국립보건원(NIH)의 비연방 연구를 위한 보조금을 지원했고 1944년 GI Bill은 재향군인들이 민간생활로 돌아가도록 돕기 위해 자금을 대고 1946년 Harry Truman은 정신건강서비스와 연구를 위한 기금을 제공하기 위해 정신보건법에 서명했다(Harlow, 2007). 사회복귀 또한 재향군인들이 일을 다시 시작하기 위해 확장되었다. 1943년과 1954년 직업 재활 개정법은 치유력 있는 작업장의 발달을 이끌면서 신체적 그리고 정신적 회복을 강조했다(Gainer, 2008). 기타 추가적 정신건강과 외상 후 압박은 전쟁의 심리적 효과를 알리기 위한 의료 서비스를 요했지만 이들은 전쟁으로 인해 신체적 외상 치료보다는 그 우선권이 떨어졌다(Jarvis, 2009).

2차 세계대전 기간 후는 미국과 러시아 사이의 긴장이 높았던 냉전시대로 알려져 있다. 이는 미국의 민주주의 철학과 러시아의 공산주의 신념의 충돌로 인한 것이었다. 냉전시대의 긴장상태는 우주개발 경쟁을 포함한다; 미국에 의한 세계적인 불일치는 자유무역을 권장하고 권력에 대한 미국과 러시아의 경쟁을 장려했다. 세계적으로 일본이 2차 세계대전을 다시 시작하려 할 때 한국전쟁은 한국을 지지하기 위해 다시 국제연합의 군대를 끌어들였다(미국 포함)(지금은 대한민국).

국내적으로는 2차 세계대전은 미국의 인구가 6%밖에 증가하지 않았지만 엄청난 경제 성장을 만들어냈고 미국은 세계 제품의 반을 생산했다(American Machinist, 2000). 하지만 경제적 부유에도 불구하고 3600백만 명 이상의 빈곤한 미국인들과 사회사업가, 통계학자 그리고 경제학자가 정의한 사회적 문제는 새로운 정치적 주안점을 이끌어냈다(Huret, 2010).

새로운 경제성장과 전쟁 후의 사회적 염려가 1950년대 떠오르면서 소아마비 정복, DNA 이중나선, 심장 박동기 개발, 의료서비스기구 승인에 대한 합동위원회 형성 등과 같은 의료서비스에 대한 중요한 발전이 이루어졌다(Gerber, 2007). 이러한 발전에도 불구하고 의료서비스 분야에는 변화가 필요한 부분이 있었다. 정신건강기구들은 초만원이었고 알코올 중독과 미성년자 범죄 비율은 급증했다(Dworkin, 2010). 정신질환의 낙인 찍힌 결과는 10년 동안 지속되면서 환자와 그들의 가족들은 조직화 되었고 클라이언트뿐 아니라 그들의 가족에게도 문제를 알리기 위해 노력했다(Brown, Shepherd, Wituk, & Meissen, 2008). 클로로프로마진(소라진)의 항정신병적 효과 발견은 정신질환을 앓고 있는 사람들을 위한 정신질환 치료의 새 시대를 열었다. 제약의 개입과 **탈시설화**에 대한 의존성은 새로운 사회적 그리고 의료서비스 모험을 일으켰다.

작업치료(1940 – 1959)

2차 세계대전은 재향군인을 치료하기 위해 작업치료를 포함 대부분의 건강직업에 대한 수요를 증가시켰다. 이때는 작업치료의 엄청난 성장과 변화의 시기였는데(Gordon, 2009) 이는 예술과 공예 사용이 과학적 방법에 근거한 사회복귀 기술로 바뀌었기 때문이다. 작업치료사들은 물리치료과 같은 다른 직업에서 기술들을 받아들였다(Bissel & Mailloux, 1981). 또 다른 목표는 재향군인을 사회로 통합시키는 것이고 따라서 일상생활, 인체공학 그리고 직업 재활 활동

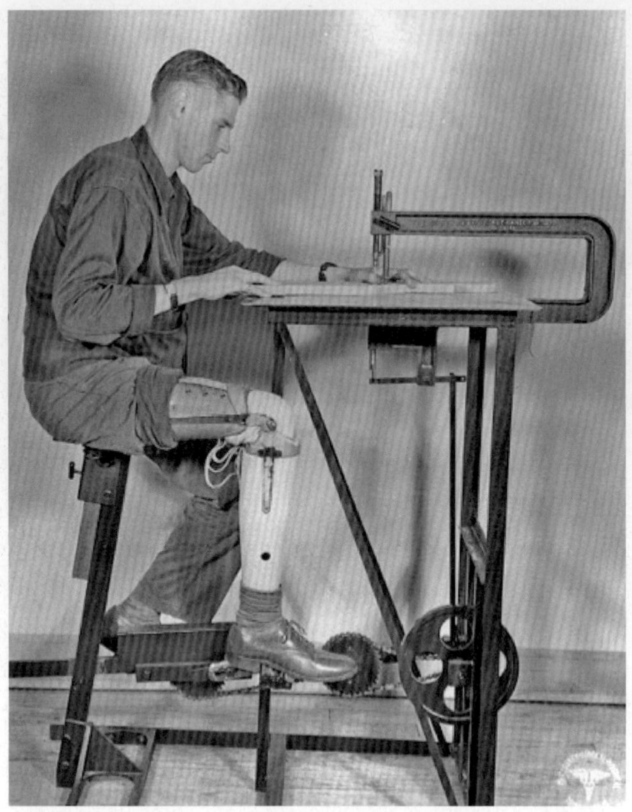

그림 2.10 1940년대에서 1960년대 일반적이었던 신체재활 작업치료 클리닉인 Bicycle jigsaw.(사진 제공: Archives of the American Occupational Therapy Association [AOTA], Wilma L. West Library, American Occupational Therapy Foundation [AOTF], Bethesda, MD. 동의하에 사용함.)

의 사용은 치료공동체에서 지지를 얻었다(Gainer, 2008). 심한 부상을 입은 군인들을 구하기 위한 전장 의료와 함께 의족과 보정물 개발이 이 시기 동안 진행되었다(Ott, Serlin, & Mihm, 2002). 작업치료사들은 도입된 도구의 사용을 수반하는 보철훈련에 포함되었다(**그림 2.10**).

병원 기반 치료로의 변화와 재활의 성장으로 인해 작업치료교육 프로그램은 Helen Willard와 Clare Spackman (Spackman, 1968)이 집필하고 미국에서 출판된 첫 작업치료 책의 도움으로 교육과정으로 인정되었다(Gordon, 2009).

1956년 노동력 필요를 충족시키기 위해 작업치료 보조사들이 생겨났고 1958년 AOTA는 작업치료 프로그램에서 보조사들의 수준을 인정하는 책임을 지고 있었다(AOTA, 2009). 비록 인정된 작업치료 보조사란 용어가 국제적으로 인정되진 않지만 캐나다, 호주, 영국과 같은 국가들은 직업의 노동력 수요를 늘리기 위해 작업치료 보조사들을 위한 비슷한 지위를 개발했다(Nancarrow & Mackey, 2005; Salvatori, 2001).

세계적으로 작업치료사의 수는 교육프로그램이 늘어날수록 지속적으로 증가했고 1950년 영국과 스코틀랜드에서는 7개의 작업치료 교육과정이 생겨났다(Oxford Brookes University, 2011). 1952년 예비회담이 세계작업치료사연맹(WFOT; 2011) 설립을 위해 개최되었고 이는 그 당시 약 10년 정도 된 세계보건기구에 의해 1959년 인정되었다. 주요 도전과 직업적 대응에 대한 요약은 **Box 2.4**를 참고하라.

작업치료에 영향을 미친 사람과 발상들 (1940-1959)

본 시기 동안 직업에 대한 영향은 군대의 작업치료 지도자들과 운동마비를 지닌 개인을 치료하는 치료사들로부터 시작되었다. Bobaths(영국의 물리치료사), Ruth Robinson와 Margaret Rood가 포함된다.

Karl and Berta Bobath: Bobaths은 유명한 신경발달치료(NDT)를 개발한 물리치료사로 원래는 뇌성마비 환자를 위해 이를 개발했지만 후에 이는 기타 다양한 신경학적 후유증에도 적용되었다. 이 기술이 원래 근긴장도와 운동패턴을 조절하기 위해서 수동 기술을 사용했음에도 불구하고 Bobath가 이 기술의 일반화 부족을 인지한 후 이를 신경학상의 발달을 위해 환경과 자연 맥락에서도 작동되게 했다(Patel, 2005). 비록 다양한 인구에 대한 NDT 효과에 의문이 있지만 Bobath의 기술은 여전히 작업치료사와 물리치료사에 의해 세계적으로 널리 사용되고 있다.

Ruth A. Robinson, 육군대령으로 군복무를 하는 사람들을 위한 작업치료 교육프로그램개발을 도왔다. Robinson은 한국전쟁 당시 확장에 대한 수요를 충족시키기 위해 훈련 프로그램에 속도를 높였다(U.S. Army Medical Department, 2012). 그녀는 1955년에서 1958년 까지 AOTA의

BOX 2.4 2차 세계대전과 지속되는 발달(1940 - 1959)

- 유럽과 태평양에서 발발한 2차 세계대전은 미국이 진주만 이후 1941년 전쟁에 참전하면서 남성과 자원의 남용을 야기시켰다.
- 아직은 의료재활과 깊이 연관되어 있는 작업치료는 부상당한 군인 치료에 주요한 역할을 했다.
- 보철물, 보조공학, 신경발달 치료 그리고 치료의 보정적 기술 개발은 전쟁노력의 부분으로 가속화 되었다.
- 본 기간의 주요 인물은 Ruth Robinson, Margaret Rood, 그리고 Karl and Berta Bobath이다.

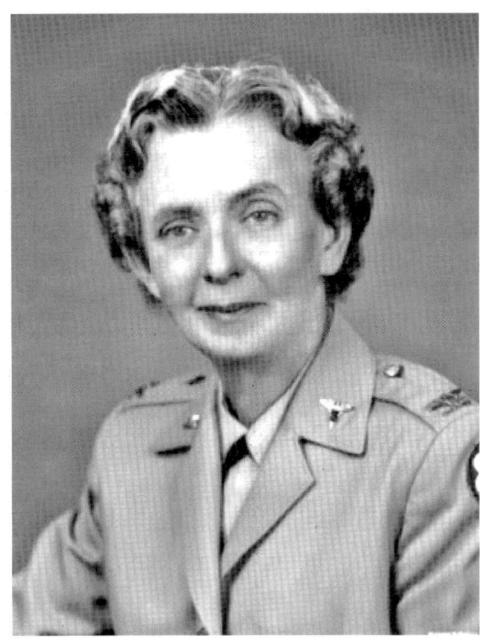

그림 2.11 육군대령 Ruth A. Robinson. Robinson은 한국전쟁을 위한 치료사를 훈련시키기 위해 미국 군대의 가속화된 프로그램을 시행했고 1955년에서 1958년 까지 회장직을 포함, 미국작업치료 협회(AOTA)에서 다수의 대표역할을 수행했다. (사진 제공: Archives of the AOTA, Wilma L. West Library, American Occupational Therapy Foundation [AOTF], Bethesda, MD. 동의하에 사용함.)

회장직을 수행하면서 대표직을 지속했다(Peters, 2011b)(**그림 2.11**).

Margaret Rood 는 운동제어의 초기 치료사 중 한 명이 인정한 작업치료사이자 물리치료사이다. Rood는 초기발달에서 반사작용의 중요성을 강조했고 이후 Bobaths에 사용하고 확장한 촉진과 억제 기술을 강조했다. 임상적 실무 이외에도 Margaret Rood는 그녀가 첫 의장을 맡았던 서던캘리포니아대학교(USC) 작업치료학부에서의 개발을 포함, 대표직과 교육적 지위를 맡았다(USC, n.d.).

1960 – 1979

역사적 맥락

본 시기 동안 Martin Luther King의 유명한 "꿈 연설"(King, 1963)이 흑인의 동등과 정의를 추구하는 시민평등권 운동을 상징했다. 이 때는 또 베를린 장벽의 건설, 우주과학의 발전, 쿠바 미사일 위기 그리고 베트남 전쟁으로 인해 불안과 변화의 시기였다. 1964년 대통령 Johnson은 투표, 교육, 고용에서의 차별로부터 개인의 권리와 자유를 보호하는 **시민**법에 서명했다(Pedriana & Stryker, 2004). 가난, 의료서비스에 대한 접근 그리고 모든 이들에 대한 양질의 교육 문제가 떠오르면서 Johnson 대통령은 가난을 줄이고 교육과 의료서비스 분야에 자금을 늘리기 위해 "위대한 사회"로 알려진 기타 국내 프로그램을 만들었다. 이들 중 아마 가장 중요한 것은 1965년 노인 의료보험 제도와 저소득층 의료보장제도의 제정일 것이고(**그림 2.12**) 이는 이전에는 의료서비스를 받지 못했던 수백만 명의 노인과 장애인 또는 가난한 미국시민에게 의료서비스를 제공했다(Bakken, 2009).

1960년대 미국의료서비스는 최신 장비, 전기침대, 발전된 커뮤니케이션 시스템 그리고 혁신적인 실험실로 인해 현대화되었다; 이는 기업들과는 즉시 비교되는 시스템이었다(Stevens, 1996). 새로운 의학이 발견되고 의술 발달이 증가되면서 입원에 대한 인구통계는 변화했다. 항생제의 대량생산과 신체건강과 정신건강 상태에 대한 제약치료로 인해 정확한 유행성 질병에서(예, 소아마비와 천연두) 류머티즘, 관절염, 심장질환과 같은 만성질환에 대한 관리 수요가 증가했다(미국보건교육복지부, 1965). 본 시기 동안 고용주에 의한 개인건강보험이 잘 설립되었고; 일반적으로 이러한 보험계획은 보험사에 따른 고용인 부담의 낮은 공제율과 쉬운 자격요건을 지니고 있다(Thomasson, 2002). 노인 의료보험 제도와 저소득층 의료 보장제도로 인한 정부의 지급을 제공하는 제정법과 함께 이 개인건강보험은 서비스 남용의 원인이 되었고 의료서비스의 성장과 비용상승을 이끌어내었다. 하지만 아직 서비스 범위에 대한 법에 혼동이 있는데 모두가 이용 가능한 의료서비스에 대한 어려움과 65세 이상의 고령인이 많아지면서 주거지의 부족과 양로원에서의 자리를 부족을 야기시켰다(Stevens, 1996).

병약자들, 특히 정신질환을 앓고 있는 사람들을 위한 국가적 기관의 개발은 추가적인 어려움을 만들어냈다. 많은 국

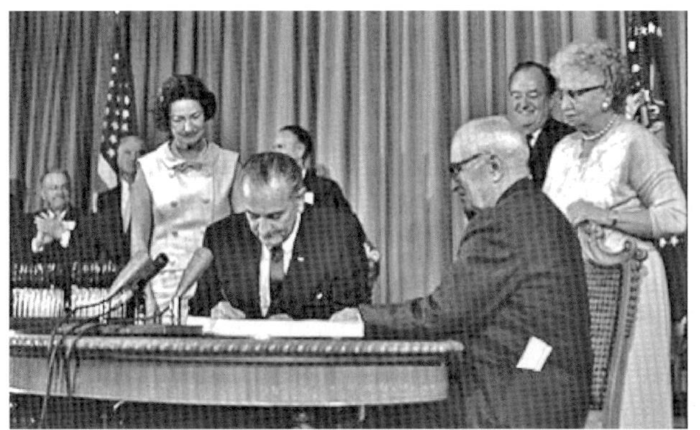

그림 2.12 의회 전 회장 Harry S. Truman, Mrs. Truman, Mrs. Lady Bird Johnson 그리고 의회 멤버들과 함께 1965년 노인 의료보험 제도와 저소득층 의료 보장제도에 관한 제정법에 사인하는 Lyndon B. Johnson.(사진 제공: National Archives, photograph collection.)

립 병원시스템의 개탄스러운 시스템과 과잉수용과 함께 정신과약물의 등장은 탈시설화 움직임과 캐나다와 미국의 국립 정신병원의 폐쇄를 야기시켰다(Koyangi, 2007; Sealy & Whitehead, 2004). 비록 그 목표는 비용을 최소화하고 지역단체에 향상된 의료서비스를 제공하는 것이었지만 지역단체 정신건강서비스의 발달은 그 수요를 다루기에는 부적절했다(Koyangi, 2007). 탈시설화에 영향을 받은 많은 사람들은 노숙자가 되거나 형사사법제도에 처해졌다(McGrew, Wright, Pescosolido, & McDonel, 1999). 지역사회에서 정신질환을 앓고 있는 사람들을 위한 이러한 노력은 현재까지 지속되고 있다. 서비스전달에서의 변화와 함께 의료서비스 직원들과 작업치료사와 같은 재활프로그램 제공자들은 현장에서 이러한 변화를 목격했고 과학기반 치료를 더 강조했다. 치료는 의료모델에 영향을 크게 받았는데 이는 종사자들은 인정을 받기 위해 애썼고 노인 의료보험제도나 저소득층 의료보장제도와 같은 제 3자 시스템으로부터 지급을 받으려고 했기 때문이다.

작업치료(1960 – 1979)

1960년부터 1979년은 작업치료관습에 중대한 변화를 가져왔다(**Box 2.5** 참고). 1964년 Wilma West 임기 시 AOTA의 재편성 동안 이들의 주안점은 작업치료에서 과학적 노력을 지지하는 것이었다(Yerxa, 1967b). 위원회는 재편성과 확장을 지지했고; 1965년 미국 작업치료 재단(AOTF)가 과학을 발전시키고 대중인식을 향상시키기 위해 설립되었다(AOTA, 1969). 과학과 이론개발을 강조하면서 이 분야의 대학원이 증가했고 이는 이후 실습에 대한 모델, 이론 그리고 기준 틀의 확산을 야기시켰다. 직업 타당성에 대한 지속적인 강조는 국가면허 교부 제정법을 통해 관습을 규제하려는 노력을 증가시켰고 외래환자치료 서비스 비용에 대해 고민하게 만들었으며 1972년 서비스에 대한 한도를 처음으로 만들었다.

이 시기 동안 작업치료 방법은 2차 세계대전 이후 신경운동과 근골격계를 강조하는 기계적 패러다임과 이들의 영향인 의료재활에 크게 영향을 받았다(Kielhofner, 2009). 신경과학의 발달은 A. Jean Ayres가 Bobaths와 Rood의 연구로 확장하게 만들었다. Ayres는 아동의 지각운동문제를 연구하고 감각통합 이론을 개발하고 적용시키기 위해 신경과학을 활용했다(Ayres, 1966, 1972). 전체 심신 작업 기반 철학에서 문제의 근본적 원인에 주안점을 두는 방법으로의 변화로 인해 반사작용의 통합과 운동기능을 강조하게 되었다(**그림 2.13**).

다양한 사회적 프로그램과 **장애아동교육법**(***P.L. 94-142, 1975***)은 작업치료사에 대한 범위와 영역을 확장시켰다. 노인 의료보험 제도와 저소득층 의료보장제도는 노인과 장애인 그리고 빈곤층; 또 P.L. 94-142 법에 규정된 아동을 위한 교육에 대한 서비스를 확장시키는 기초를 세웠다. 넓어진 인구층에 대한 의료서비스와 교육서비스에 대한 법은 교육시스템에서의 치료사 수요가 지속적으로 증가함에 따라 작업치료사의 활동영역을 넓혔다(Coutinho & Hunter, 1988).

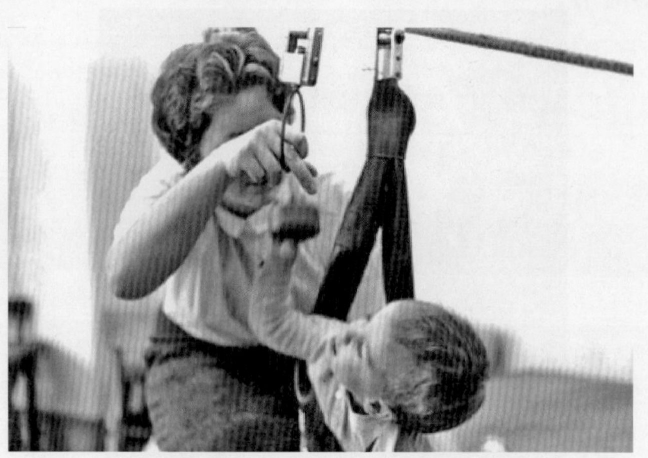

그림 2.13 발달장애에 대한 치료는 1980년대 급격히 성장했는데 이는 치료사들이 신경과학의 반사작용 통합 이론을 적용했기 때문이다. 이 시기의 본 사진은 어린 아이를 치료하는 미상의 치료사이다. (사진 제공: Archives of the American Occupational Therapy Association [AOTA], Wilma L. West Library, American Occupational Therapy Foundation [AOTF], Bethesda, MD. 동의하에 사용함.)

국제적으로 작업치료는 이론가들의 개념화에 의해 알려졌지만 미국과 비슷하게 의사들과 보건복지기관들에 의해 알려지기도 했다(Clouston & Whitcombe, 2008). ADL 도구와 전환은 기능장애를 수용하기 위해 개발되었고(Hocking, 2008), 직업은 계속해서 과학적 노력을 강조했다. 또 세계적으로 교육프로그램이 증가했으며 이들은 WFOT의 대표자들의 국제적 노력에 의해 발전되었다(Cockburn,2001).

작업치료에 영향을 미친 사람과 발상들 (1960 – 1979)

Mary Reilly는 전쟁 동안(**그림 2.14** 참고) 미군 의무부대에서 임상의가 되었고(Brown, 1996) 박사학위를 따기 위해 떠났으며 로스앤젤레스 캘리포니아 대학 신경정신병학 기관의 사회복귀 부서의 장이었다. 그녀는 이후 작업행동은 작업치료의 기본으로 작용되어야 한다는 철학을 개발했던 USC에서 교수직을 맡았다(Kielhofner, 2009). Reilly는 인간의 전체론적 관점과 그들의 일상작업을 다룬 작업행동틀 개발로 세계적 관심을 받으면서 유명한 임상의와 학술위

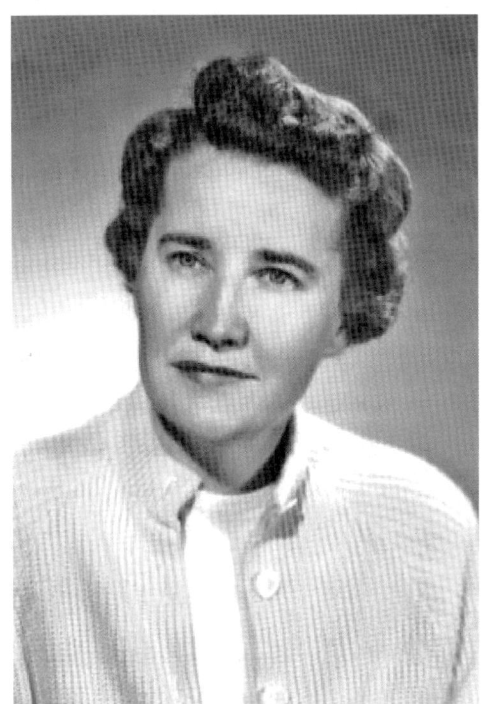

그림 2.14 Mary Reilly 박사는 작업행동으로 알려진 기준의 틀을 만들었다. 그녀는 1961년 Eleanor Clarke Slagle 강연자 이었고 미국 작업치료 재단의(AOTF) 연구 아카데미 창립위원이다.(사진 제공: Archives of American Occupa tional Therapy Association [AO TA], Wilma L. West Library, AOTF, Bethesda, MD. 동의하에 사용함.)

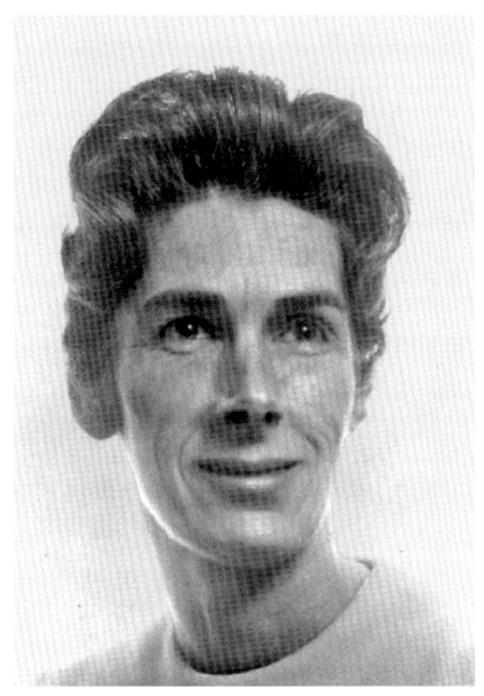

그림 2.15 A. Jean Ayres, PhD는 작업치료에 적용되는 이론을 개발하기 위해 기초과학을 사용한 첫 작업치료사 중 한 명이다. 그녀의 관심 분야는 발달장애를 가진 아동의 감각과정이었다.(사진 제공: Archives of American Occupational Therapy Association [AOT A], Wilma L. West Library, American Occupational Therapy Foundation [AOTF], Bethesda, MD. 동의하에 사용함.

원이 되었다. 1961년 Eleanor Clark Slagle 강연에서 Reilly는 작업의 기초를 되찾기 위해 직업에 도전했고 "여러분 마음과 의지로 활기를 찾아 그의 손을 사용하는 것은 그의 건강 상태에 영향을 줄 수 있습니다"라고 발표했다(Reilly, 1962, p. 2). 작업행동 틀에 대한 Reilly의 지지는 작업을 통한 인간의 생산성이 가장 중요하다는 것을 강조한다. 그녀는 중요한 작업기술은 놀이의 형태로 아동기에 시작된다고 강조했다(Reilly, 1974).

A. Jean Ayres, 작업치료사이자 인정된 교육 심리학자로 신경과학을 실습에 적용했다(**그림 2.15**). Ayres박사는 그녀가 학생, 과학자, 실습생 그리고 교육자로써 몸 담았던 USC에서 공부했다. 그녀의 연구에서 Ayres는 통합된 감각 과정의 평가를 포함, 실습에 대한 도구를 개발했고 이후 감각통합과 Praxis 실험으로 알려진 배터리를 만들었다(Bowman, 1989). 1976년 Ayres는 감각통합 모델 방법을 개발하기 위해 교육, 연구, 실습을 결합한 Ayres 클리닉을 설립했다(Kielhofner, 2009). 그녀의 이론과 영향은 오늘날까지 지속되고 있다.

또 다른 영향력 있는 치료사인 ***Gail Fidler***(**그림 2.16**)은 작업을 감정표현의 수단으로 사용하는 것을 강조했다. 심리학 선생님이자 작업치료사인 Fidler는 대인 관계설, 자부심 그리고 자아발달의 연구에 영향을 받았다(Miller & Walker, 1993). Gail Fidler는 정신건강 작업치료의 지도자가 되었고 그녀의 멘토인 Helen Willard와 함께 연구했으며 필라델피아 작업치료 학교에서 학생일 때 요양원에서 근무했다 Therapy(Peters, 2011a). 그녀와 그녀의 남편은 자아이론의 적용과 치료적 사용을 알리는 획기적인 책 Introduction to Psychiatric Occupational Therapy(Fidler & Fidler, 1954)을 집필했다.

Ann Mosey는 치료에서 활동과 그룹의 이용에 대한 이해와 통합된 개념을 제공하는 목적관계/정신역학 틀을 개발함으로써 Fidler의 생각을 발전시켰다(Mosey, 1973)(**그림 2.17**). 이 시기 작업치료의 이론 베이스를 증가시키면서 다른 유명한 이론가가 등장했다. ***Lorna Jean King***(1974)은 감각통합 이론을 정신분열증 환자에게 적용시켰고 ***Claudia Allen***은 만성 정신질환을 앓고 있는 사람에게 치료를 설명하기 위해 인지이론을 개발했으며(Allen Cognitive Network, 2011), Kielhofner와 Burke(1977)는 인간 적응과 작업을 재조명하기 위해 작업치료 패러다임을 지지했다. 이러한 연구의 중심 개념은 이후 널리 도입된 인간작업모델의

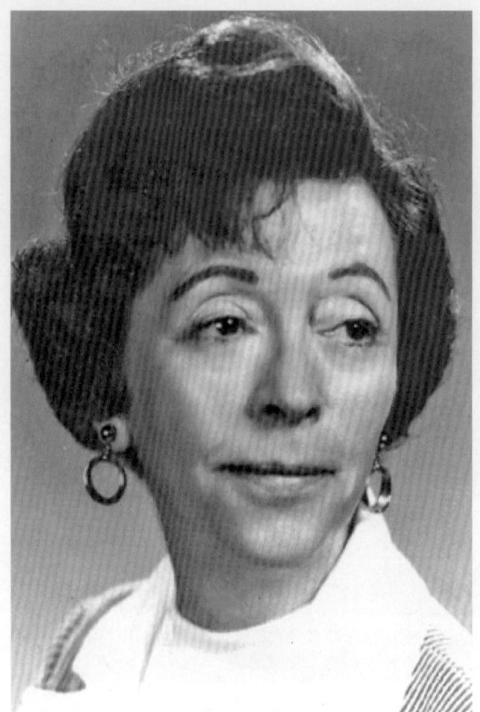

그림 2.16 Gail Fidler는 작업치료에서 정신 역동이론 적용의 대변인이었고 정신건강에서의 관례를 설명한 첫 책 중 하나를 출판했다(정신과 의사인 그녀의 남편과 함께).(사진 제공: Archives of the American Occupational Therapy Association [AOTA], Wilma L. West Library, American Occupational Therapy Foundation [AOTF], Bethesda, MD. 동의하에 사용함.)

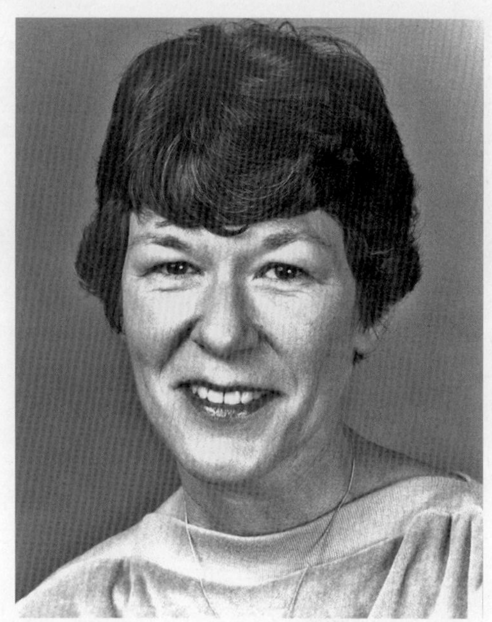

그림 2.17 뉴욕대학의 작업치료 교수와 존경 받는 학자로 알려진 Ann Mosey, PhD은 정신건강에 대한 주제와 작업치료 분야에서 이론 발전과 관련된 주제로 종종 책을 출판했다.(사진 제공: Archives of the American Occupational Therapy Association [AOTA], Wilma L. West Library, American Occupational Therapy Foundation [AOTF], Bethesda, MD. 동의하에 사용함.)

(MOHO) 기초가 되었다(Kielhofner & Burke, 1980).

Elizabeth Yerxa Mary Reilly의 후임자인 그녀는 실습 장점에 대한 발전된 이론의 중요성을 강조했다(**그림 2.18**). 1966년 Eleanor Clark Slagle 강연에서 그녀는 전문성을 취하고 연구를 시행하며 목적이 있는 행동과 정확한 작업치료 실습을 포함, 직업의 독특한 자산에 초점을 맞추는 작업치료사의 수요를 주장했다(Yerxa, 1967a). Yerxa는 이후 연구 노력과 교과로써 작업과학의 발전을 위해 적극적인 노력을 보였다. Yerxa는 1988년 은퇴했으며 USC의 명예교수로 인정받았다. 본 시기의 주요 사건과 직업적 발달에 대한 요약은 Box 2.5를 참고하라.

1980 – 1999

역사적 맥락

1980년대의 시작은 냉전시대 종료, 소련의 붕괴 그리고 베를린 장벽의 제거로 시작되었다. 국제적으로 마스트리흐트 조약이 유럽연합 형성을 위해 서약되었고 이는 이후 유럽 자유 무역 연합체 개발의 문을 열었다. 미국에서는 Ronald Regand이 대통령이 되었고 우주왕복선의 시대가 고도의 기술 전략 방어 시스템인 "스타워즈"의 개시로 시작되었다. 과학적 시대의 발전과 함께 가장 확실한 변화 중 하나는 신기술의

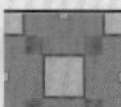

BOX 2.5 직업의 노인 의료보험 제도, 베트남, 그리고 차후 발전(1960 - 1979)

- 시민 평등권 운동과 **위대한 사회**는 의료서비스와 사회 정의에 영향을 미친 역사적인 제정법을 만들어냈다.
- 작업치료에서 교육프로그램은 계속 발전했고 학교중심 실습은 장애아동교육법 통과로 가속도가 붙었다; 장기간 의료서비스 기관에 고용된 치료사들의 수에 영향을 받아 대형 정신 기관들은 문을 닫기 시작했고; 미국 작업치료 재단이 과학적 발전을 조성하기 위해 설립되었다.
- 신경발달 이론가들에 의한 감각운동 치료에 대한 강조가 증가했고 치료의 균형을 잡기 위해 작업행동이 등장했다.
- 이 시기의 주요 인물은 A. Jean Ayres, Mary Reilly, and Gail Fidler; 그리고 Wilma West이다.

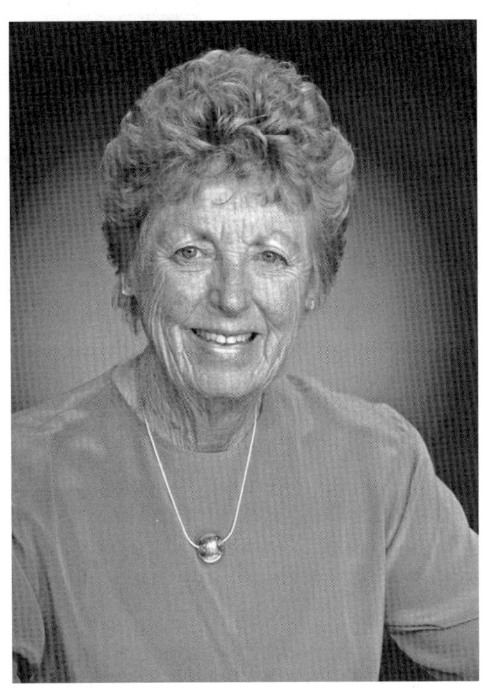

그림 2.18 Dr. Elizabeth J. Yerxa은 작업과학 교과의 초기 발전을 이룩했다. Yerxa박사는 미국 작업연구협회(AOTA), 직종 리더십에 대한 메리트상을 포함, 수많은 상을 받았다. (사진 제공: Archives of AOTA, Wilma L. West Library, American Occupational Therapy Foundation [AOTF], Bethesda, MD. 동의하에 사용함.)

시대가 시작되었다는 것이다.

1981년 IBM은 디지털 기술의 현대 시대를 시작하는 최초의 개인용 컴퓨터(PC)를 출시했다. 이때는 컴퓨터 언어와 기술이 급증하는 시기였다(Bergin, 2007). 컴퓨터 사용이 월드와이드웹으로 확장되기 때문에 인터넷은 문화간의 커뮤니케이션의 기회를 제공했고 전 세계에 있는 사람들이 순간적으로 연결되어 지식을 공유할 수 있다(Palfrey, 2010). 1990년대 컴퓨터는 사업, 교육, 의료서비스를 포함 모든 분야에서 필수적인 것이 되었다.

과학과 기술의 발전과 함께 의료서비스산업도 성장하고 확장되었다. 국제보건기구가 천연두 근절과 첫 에이즈 사례를 발표하면서 이 시기 동안 건강문제에 대한 추세는 변했다(Hospitals and Health Networks, 2012). 디지털사진기술의 발전(컴퓨터 단층촬영 [CT]와 자기공명 화상법 [MRI]와 같은)은 진단정확도와 비용을 증가시켰다. 1980년과 2000년 사이 미국에서 의료서비스에 대한 개인별 나이에 따라 조정되는 연간 비용은 거의 3배가 되었다(Centers for Medicare and Medicaid Services, 2012). 입원기간은 짧아지고 원격진료가 등장했으며 의료서비스 결정에 대한 환자의 선택과 참여를 더 강조하게 되었다. 원격진료는 한 제공자에서 다른 제공자로의 효과적인 정보전달, 기록 유지 그리고 건강관리의 기회를 제공해 줄 뿐 아니라 환자들이 의료서비스와 질병에 관한 정보를 얻기 위한 컴퓨터 사용을 증가시켰다(Hernandez, 2005).

물리치료 이외에도 정신과적 재활에 대한 발전은 치료결정에 있어 소비자를 포함하는 전문 모델로의 패러다임 변화에 영향을 미쳤다. 정신건강에서 회복모델이 등장했고(Anthony, 1993), 기술 훈련과 소비자 권한 그리고 정신과적 재활에 있어서 협동조합의 개발에 대한 중요성을 강조했다. 본 모델에서 자결권 개념이 권력, 소비자 권리 지역사회 개입과 함께 강조되었다(Tilsen & Nylund, 2008). 정신건강회복의 목표는 증상을 줄이고 삶의 질을 향상시키며 개인적 의미, 목표 가치를 강조하는 것이다(Gagne, White, & Anthony, 2007).

장애아동교육법이 **장애인 교육 개선법**(IDEA)로 재공식화되고 1990년 대통령 H. W. Bush가 **장애인차별 금지법**(ADA)에 서명함에 따라 의료서비스 시스템 특징의 변화는 장애인이 교육 시스템과 고용에 접근할 수 있도록 했다. 의료서비스와 교육에서의 이러한 변화는 많은 작업치료사가 학교체제에서 일을 함으로써 실습의 영역에 영향을 미쳤다(AOTA, 2006).

작업치료(1980-1999)

본 시기 동안 상당한 대중의 관심이 의료서비스에 집중되었고 이는 특히 William Jefferson Clinton이 대통령으로 당선된 후에 생긴 일이다. Clinton의 의료서비스 개혁 안건은 많은 토의를 거쳤지만 민간 의료보험 산업의 심한 로비, 행정계획의 복잡성 그리고 의회 다수당의 의견 불일치로 인해 중요한 결과를 낳지는 못했다(Birn, Brown, Fee, & Lear, 2003). 작업치료에서 국가적 직업협회는 입법과 작업치료 실습을 규제하는 면허교부 위해 로비를 계속했고 치안, 시정, 직업의 타당성은 증가했다. 본 시기 동안 작업치료사들의 실습에 대한 범위 정의, 연구, 그 효험을 강조했다. 예로, 하나의 중요한 논란은 일부 지도자들이 물리치료과 작업치료 사이의 구분을 흐리게 하는 이러한 과정의 사용을 주장하면서 작업치료사들에 의한 물리치료의 적절한 사용과 관련되어 있다(West, 1991).

또 이 시기에 AOFT(회장 Wilma West의 관리 하)는 상근직 임원들을 고용했고 연구와 교육을 발전시키기 위한 프로그램을 시작했다. 가장 중요한 계획은 1980년 전문잡지 Occupational Therapy Journal of Research와(AOTF, 2012b) 작업치료의 유명한 과학자들이 인정한 명예기관인 1983년의 연구소 설립이다(AOTF, 2012a).

AOTA에서 자격증 부여의 관리에 대한 논의가 일어났다. 1986년 이사회는 자격증 부여와 회원의 역할은 독점금지법에 의거, 잠재적 법적 책임을 피하기 위해 독립되어서는 안된다고 결정했다. 따라서 이사회는 미국 작업치료 인정 위원회를 위해 투표했고 이는 후 작업치료 증명을 위한 국가위원회가 되었다(Low, 1997). 이러한 조치는 결국 AOTA 회원의 감소로 이어졌는데 이는 회원들이 더 이상 인증의 목적으로 요구되지 않았기 때문이다.

전문협회의 활동에 더해 미국의 실습 치료사들에게 영향을 미친 제정법은 IDEA(1997), the ADA(1990), 그리고 1997년 8월 4일 시행된 균형예산 법 P.L. 95-33을 포함한다.

1997년 장애인 교육법 개정안이 장애아동과 장애청소년 교육에 힘과 책임을 제공하기 위해 서명되었다. 작업치료는 이 법에 의거하여 제공되는 전문화된 서비스 중 하나이다. 법에서 재활 서비스에 대한 조항은 2000년대 중반 학교 영역에서 치료사들이 실습할 수 있는 기회를 증가시켰고 교육과 초기 개입은 많은 수의 실습치료사의 영역이었다(AOTA, 2006).

1990년의 ADA는 장애인 차별을 금지하는 미국역사상 가장 포괄적인 제정법이 되었다(Karger & Rose, 2010). 법은 장애를 정의했고 고용시설에 대한 문제를 발표했으며 장애인들이 공공서비스, 교통, 전기통신을 이용할 수 있도록 했다(Hein & VanZante, 1993). 많은 작업치료사들은 클라이언트를 지지하고 ADA 조항을 준수하고자 하는 기관과 협의하기 위해 자격을 부여 받았다(AOTA, 2000). 하지만 본 시기의 법이 기회를 제공했음에도 불구하고(IDEA나 ADA와 같이) 작업치료 고용은 더디게 성장했는데 이는 제정법이 의료서비스 비용을 포함하고 있었기 때문이다. **1997년 균형예산법**이 노인 의료보험 제도의 예민한 의료비용을 조정하기 위해 시행되었다(Qaseem, Weech-Maldonado, & Mkanta, 2007). 하지만 이는 작업치료 프로그램의 위치와 지원자를 감소시켰고 일부는 결국 낮은 등록률로 문을 닫아야 했다.

본 시기 동안 작업과학은 작업치료의 토대를 제공하기 위해 교과과정으로 되길 제안 받았다(Yerxa, 1990). 작업이 오랜 시간 직업의 핵심이 되어왔음에도 불구하고 그 자체만으로 교과과정이 되지 않았다. 이는 1989년 Elizabeth Yerxa와 그녀의 동료가 USC에서 첫 작업과학 PhD 프로그램을 개발했을 때 바뀌었다(Gordon, 2009). 작업과학은 인간행동과학으로써 작업을 연구하기 위해 개발되었고 새로운 통찰력을 이끄는 관점을 만들어냈다(Clark, Wood, & Larson, 1998; Gordon, 2009). 그 후 작업과학 움직임은 안정적이고 세계적으로 확장되었다. 호주에서 Ann Wilcock과 그녀의 동료는 1993년 Journal of Occupational Science을 시작했고 이는 작업연구에 전념하는 일부 국가에서 협회를 설립하게 만들었다. 이러한 단체는 다양한 학과와(예, 사회지리학, 인류학, 사회 심리학, 작업과학 그리고 작업치료) 과학을 접목시키기 위해 조직되었지만 직업 이외의 참여자들은 발달에 더뎠다(본 시기의 중요 동향에 대한 요약은 **Box 2.6**을 참고하라).

이 시기에 작업연구의 발전에 영향을 미친 인물은 Ann Wilcock와 Gary Kielhofne이다. 1980년 Kielhofner와 그의 동료는 MOHO에 대한 일련의 기사를 발표했다(Kielhofner, 1980a, 1980b; Kielhofner & Burke, 1980). 작업행동과 일반 시스템 이론에 대한 Mary Reily의 연구에 영향을 받아 Kielhofner모델은 동기, 수행 그리고 패턴이나 일상을 강조했다. 건강의 작업적 관점이라는 제목의 Wilcock(1998)의 책은 인간의 작업특징에 초점을 맞추면서 건강을 세계적으로 증진해야 할 필요성을 강조하고 있다. 그녀의 연구는 중요한 작업의 업무가 건강에 필요하다면 세상은 그러한 업무를 위한 기회를 보장해야 한다는 인식을 향상시켰다(Stadnyk, Townsend, & Wilcock, 2010). 개인-환경-작업수행 모델(PEOP)(Christiansen & Baum, 1997), 인간수행 모델의 생태학(Dunn, Brown, & McGuigan, 1994), 작업수행과정 모델(Fearing, Law, & Clark, 1997), 그리고 캐나다 작업수행 모델(작업치료사 캐나다 협회[CAOT], 1997; Townsend, 2002)과 같은 작업기반 모델의 추가는 작업기반 실습 성장의 토대를 세웠다.

캐나다에서 정부는 노인들의 자립을 위한 프로그램에 자금을 지원했고; 1990년 초 30개월 프로젝트가 건강예방을 강조하고 작업치료를 증진하기 위해 시작되었다(CAOT, 1993). 그 후 CAOT의 협업 그룹 클라이언트 중심실습 위원회는 상담, 연구, 교육 그리고 실습에 대한 가이드라인을 개발하기 위해 모였다. 초기 대표는 Helen Polatajiko, Tracey Thompson-Franson, Cary Brown, Christine Kramer, Liz Townsend, Mary Law, Sue Stanton, 그리고 Sue Baptiste를 포함한다. 이들의 결과물은 Enabling Occupation: An Occupational Therapy Perspective(CAOT, 1997)이라는 타이틀의 논문발표였고 이는 작업수행의 캐나다 모델의 토대가 되고 캐나다에서 작업치료를 소개하는데 도움을 주었다.

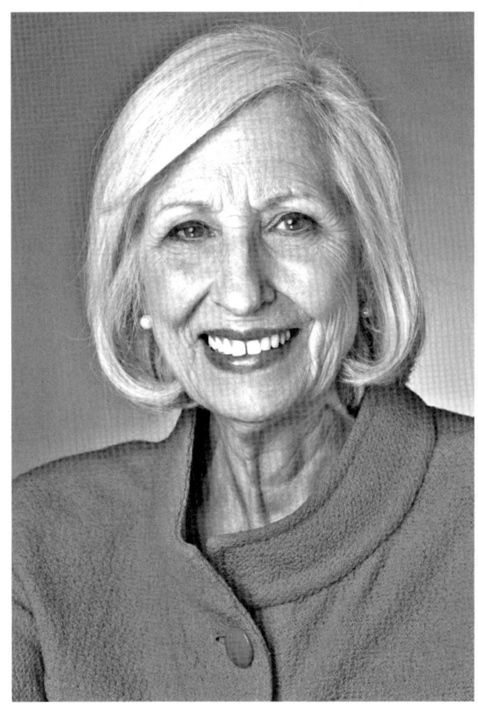

그림 2.19 과학자, 학자 그리고 협회 지도자인 Florence Clark은 과학기반, 증거기반 실습의 강력한 지지자이다. 서던캘리포니아 대학을 졸업한 Clark은 미국 작업치료 재단(AOTF) 연구소의 회원이다.(사진 제공: Photo courtesy of Archives of American Occu pational Therapy Association [AOTA], Wilma L. West Library, AOTF, Bethesda, MD. 동의하에 사용.)

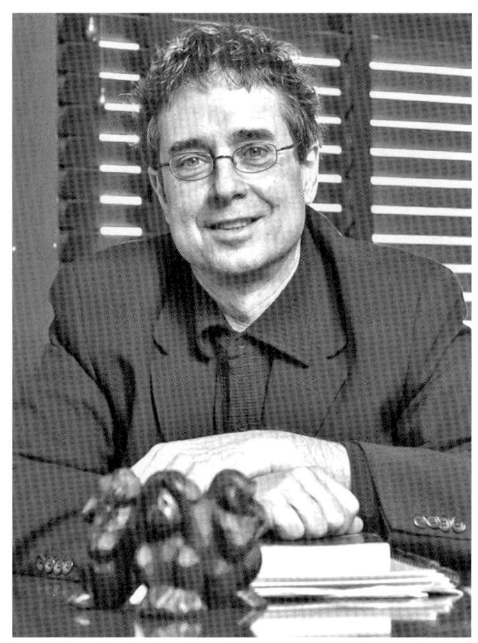

그림 2.20 Gary Kielhofner(1949 - 2010)는 작업치료 실습에 작업기반 접근법을 제공하기 위해 사회과학과 행동과학의 지식을 통합하는 인간작업 모델을 개발하기 위해 대학원에서 동료와 함께 일했다. 그가 일하는 동안 Kielhofner강연과 출판물은 국제적으로 알려졌고 유럽, 아시아, 남미에서의 실습에 막대한 영향력을 미쳤다(사진 제공: Renee R. Taylor, PhD. 동의하에 사용함.)

작업치료에 영향을 미친 사람과 발상들 (1980 - 1999)

Florence Clark은 USC에서 교육학 박사를 수료했고 교수진, 의장 그리고 행정인으로 근무했다(**그림 2.19**). Clark는 작업치료에서 존경 받는 과학자이며 작업으로써의 인간을 연구하는 작업과학은 작업치료 실습의 토대를 만들기 위한 적절한 교과과정이라고 주장했던 사람 중의 한 명이다. Clark과 그의 동료는 건강을 유지하고 노인들이 그들의 집이나 지역단체에 머물도록 도와주면서 노인들의 인지감소를 예방하는데 있어 생활방식지향 활동프로그램의 효과에 대한 연구를 통해 인정을 받았다(Clark et al., 1997, 2011).

Gary Kielhofner은 USC에서 Mary Reilly의 학생이었고 MOHO를(**그림 2.20**) 개발했다. 그의 연구는 자유의지, 습관화 그리고 수행을 포함한 수행의 하부조직에 따라 안내되는 작업대상으로써의 인간을 강조했다. Kielhofner는 다작하는 작가였고 19권 이상의 책과 140편 이상의 논문을 발표했다(Suarez-Balcazar, 2010). 그는 시카고 일리노이 대학의 작업치료 학부의 장으로써 대부분의 경력을 보냈다. Kielhofner는 또한 스웨덴, 영국 그리고 MOHO를 시행하는 기타 국가에서 치료사들을 돕고 상담을 해주기도 한다. Kielhofner는 2010년 단순 질환으로 사망했다. 출판 기념비에서 그의 동료(Braveman, Fisher, & Suarez-Balcazar, 2010)는 그를 가장 "지난 30년 동안 영향력 있고 다면적인 작업치료 학자"라고 설명했다(p.828).(1980년부터 1999년 까지의 주요 사건과 인물에 대한 요약은 **Box 2.6**을 참고하라.)

2000 - 현재

역사적 맥락

새 세기는 일반적으로 변화가 있을 거라는 예상으로 다가오고 이러한 예상은 새 밀레니엄이 시작되면서 더 커진다. 미국에서 21세기는 주목할 만한 사건으로 시작되었다. 2000년 역사적인 대통령 선거의 결과는 대법원에 의해 결정되었고 George W. Bush는 논쟁의 상황에서 제 43대 대통령이 되었다.

그의 임기 첫 해 동안 미국은 2001년 9월 11일 뉴욕 세계무역센터의 참담한 테러를 경험했다. 미국 땅에 이러한 전례없는 공격은 보안을 강화하기 위해 전국적으로 노력을 하게 만들었다. 이 사건으로 국방 서비스에 대한 개인의 자유를 중단한 애국자법이 통과되었고 테러범 지도자인 Osama Bin

BOX 2.6 개념적 르네상스, 미국의 장애인 복지법, 작업 과학(1980 - 1999)

- 베트남 전쟁 여파는 작업치료의 상당한 성장의 기간을 만들었고 미국의 장애인 복지법은 장애인들의 시민권까지 확장되었다.
- 치료사들의 수요가 증가했고 균형 예산법에 의해서만 방해되었고; 면허교부와 증명서를 통한 실습의 규제에 대한 주요 변화가 있었다.
- 이 분야의 대학원은 추후에 발전된 이론기반 실습을 개발했고 몇몇의 새로운 개념적 모델이 등장했다. 응용과학의 토대를 제공해 줄 핵심 교과에 대한 생각은 작업과학의 발전으로 시작되었다. 클라이언트 중심 실습이 강조되었다.
- 본 시기의 주요 인물은 Gary Kielhofner, Elizabeth Yerxa, 그리고 Florence Clark이다.

Laden을 쫓고 테러의 가능성을 지닌 단체를 없애기 위해 아프카니스탄과 이라크에서의 논쟁이 되는 전쟁을 시작했다. 국토안보부의 창립도 이러한 계획에서 시작되었다.

경제는 디지털 통신 투기투자의 결과인 2000년의 증권시장 감소로부터 회복하고 있었고 이는 2008년 엄청난 붕괴를 이끈 부동산과 주식시장의 투기투자를 조장하는 막대한 국방예산으로 이어졌다. 이는 국가와 세계의 엄청난 경제결과를 지닌 심각하고 지속적인 세계 불황을 야기시켰다. 반면 해외의 경제 개발, 특히 중국, 인도, 남미 그리고 유럽에서의 개발은 미국이 더 이상 세계적 맥락 바깥에서 보여지지 않을 정도로 증가했다(Friedman, 2006). 세계 석유생산이 그 수요에 맞게 따라가면서 대체 에너지 개발에 대한 관심이 증가하는 비용과 "세계 온난화"로 알려진 과학 현상에 영향을 받는 기후변화에 대한 염려로 박차를 가했다.

미국 첫 아프리카계 미국 흑인 Barack Obama가 2008년 대통령으로 당선되었고 아프카니스탄과 이란과의 전쟁으로 인한 세계 경제 위기에 따른 어려운 경제적 그리고 정치적 상황과 경제 개발을 위한 정보의 시급한 노력의 필요를 물려받았다(미국 경기부양법 2009). Obama는 그의 첫 임기 후반, 의회 분리와 경제성장과 의료서비스에 대한 주요 이슈에서 정치적 타협에 대한 무능력으로 인해 어려움을 겪었다.

디지털통신의 성장은 휴대전화와 무선 광대역 네트워크의 사용이 가능한 스마트폰, 태블릿, 전자책과 같은 디지털 기기의 판매를 통해 박차를 가했다. 소셜 네트워킹 웹사이트와 웹 사이트 기반 상업의 성장은 매스컴과 마케팅에서의 변화를 만들었다.

이 시기 동안 생긴 사회입법은 George W. Bush의 첫 임기 때 시행된 노인 의료보험 제도(Part D)에서 노인을 위한 약제 처방전을 포함하고 의료보험을 구입하고 소비자를 보호하기 위해 의료보험 회사를 위한 규제를 규정하면서 의료서비스를 개혁하기 위해 "부담 적정 보험법"이 2010년 역사적이지만 논쟁이 되면서 통과되었다.

작업치료(2000-현재)

21세기 첫 10년 동안 작업치료 실습은 연방과 주 입법에 따라 지속적으로 영향을 받았고 정책은 측정 가능한 결과와 나타난 효율성에 따라 결정되면서 비용절감과 질 향상을 목표로 변했다. 2004년 NIH는 NIH 로드맵이라 불리는 의생명과학연구를 시행하기 위한 전략적 계획을 도입했다(Zerhouni, 2003). 이들의 목적은 의생명과학연구를 국가 건강에 중요하다고 간주되는 영역으로 편성하기 위함이다.

미연방 CMS와 AHRQ는 의료서비스 관습과 효과적인 의료서비스 프로그램을 통한 재활에 대한 효율성의 임상적 연구와 결합한 연구에 영향을 미쳤다(Slutsky, Atkins, Chang, & Sharp, 2010). 또한 의료서비스 전문가들은 국가가 예방과 증진을 강조하는 의료서비스를 전달하기 위해서는 인구 기반 접근법에 더 관심을 가져야 한다고 권했다. 미국과 캐나다의 인구통계학적 변화가 더 많은 문화적 다양성과 노인 인구를 보여주고 있기 때문에(Lasser, Himmelstein, & Woolhandler, 2006) 건강 불균형에 대해 더 많은 관심을 가질 필요가 있고 소지자들에게 집에서 만성적 질환을 관리하도록 전해야 한다. 국제적으로는 국가적 경계를 초월하는 세계 건강, 불균형, 공중위생 상태에 대한 관심이 증가하고 있다(Macfarlane, Jacobs, & Kaaya, 2008).

미국 내에서 비용절감과 증거기반 실습에서 연방정부와 개인부담 의료에 대한 증가하는 강조는 조직화된 작업치료의 연구를 더 강조하고 있다. 병원은 비용을 절감하기 위해 환자의 입원 날수를 줄여야 한다는 압박을 경험했기 때문에 입원환자에게 제공하는 절차 방법은 퇴원의 필요성에 더 초점을 맞추기 시작했다. 더 많은 치료가 외래 환자나 가정 의료서비스의 부분으로 가정에서 제공되고 있다.

작업치료가 세계적으로 개발되고 있기 때문에 기존 개념화된 모델이 아시아 태평양 영역, 남미, 유럽연합과 같은 국가의 국제적 직업 회원에 의해 평가된다는 것은 당연한 일이다. 이 부분에서의 주요 발전은 아시아 태평양과 다른 집합적 문화를 통해 작업치료의 상대적이지만 다른 관점을 제공하는 Kawa Model(Iwama, 2006, 2009) 이다. 국제적 관점에 대한 영향은 또한 작업과학의 국제적 협회 등장으로 조성되었다. 미국 작업연구 협회의(SSO:USA) 개회 첫 모임이 2002년 Texas Galves ton에서 개최되었고 이는 캐나다와 유럽 단체, 그리고 아시아 태평양 지역에서의 발전을 동반했다.

2007년 AOTA와 AOTF는 작업치료에 대한 연구 안건을 발표했고 두 기관에서 근무하고 작업치료 과학자들의 공동 연구를 제안했다(AOTA/AOTF Research Advisory Panel, 2011). 본 안건은 서비스의 효율성을 설명할 수 있는 작업치료 연구를 뒷받침하는 강력한 사회기반시설 제공의 중요성을 강조했다. 협회 회원 자료를 반영한 2010년 동안 미국에서의 주요 실습 영역은 학교기반 서비스와 초기 개입(27%), 병원(28%), 장기간 서비스 시설(16%), 그리고 가정 건강과 지역단체(7%)인 반면 주요 실습지역에서 보고된 미국에서의 실습 치료사 수는 3% 감소했다(AOTA, 2010).

본 기간 동안 해외 전쟁은 많은 부상자들을 만들었다. 이 부상당한 복귀 전사들을 위해 군대 작업치료는 혁신을 가해야 하며 뇌 장애, 심각한 화상 그리고 절단을 포함, 다발성 외상을 야기시킬 수 있는 폭풍상해를 치료할 필요가 있다(Howard & Doukas, 2006).

작업치료 교육에서 임상 박사프로그램이 이 기간 동안 증가되었다. 온라인 프로그램과 하이브리드 교육 프로그램 역시 증가했는데 이들은 인터넷으로 중요한 교과과정의 부분을 제공한다. 이 추세는 온라인 소셜 네트워킹의 성장과 신 디지털 학습 기술 발달, 그리고 무선 스카트폰과 태블릿 PC의 출현에 따라 증가했다.

작업치료에 영향을 미친 사람과 발상들 (2000-현재)

2004년 AOTA 회장 ***M. Carolyn Baum***,(**그림 2.21**)은 100년 계획을 세우기 위한 전략적 계획을 착수하기 위해 이사회 회원들과 작업했다. 목표는 2017년(작업치료의 100주년)과 그 후에 직업배치의 성공에 필요한 적당한 목표를 세우는 것이다. 100년 계획은 연구, 증거기반 실습, 다양성 그리고 이전 해에 초점을 맞춘 주요 지역의 리더십을 강조하면서 AOTA의 진행중인 목표설정 장치로 수행된다(AOTA, 2006). Baum은 리더십 개발과 작업치료에서의 연구능력 배양의 중요성을 지속적으로 강조했던 기타 지도자들(Penelope Moyers Cleveland와 Florence Clark)에 의해 그녀의 임기를 계속했다.

Ann Wilcock는 호주인으로 작업치료의 아이디어를 주민건강상태에 대한 주요 요인으로 강조한 첫 학자이고(**그림**

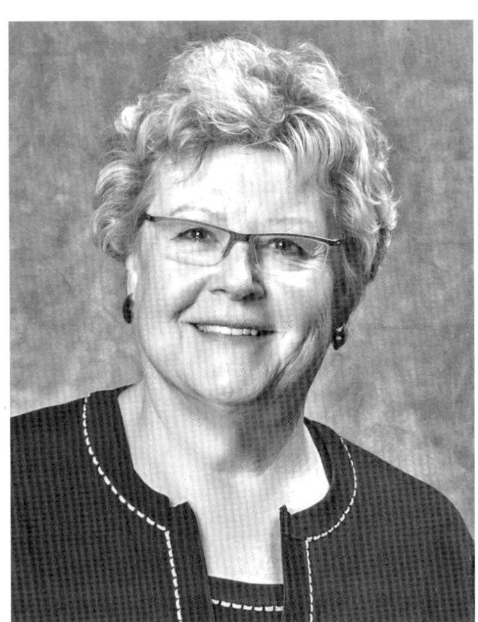

그림 2.21 M. Carolyn Baum, PhD는 교수이고 Elias Michael은 St. Louis 워싱턴 대학 의과대학의 작업치료 프로그램 관리자이다. 널리 알려진 지도자와 과학자로써 Baum은 실습, 교육 그리고 연구 사이의 중요한 연관성을 강하게 지지했다.(사진제공: Washington University in St. Louis. 동의하에 사용.)

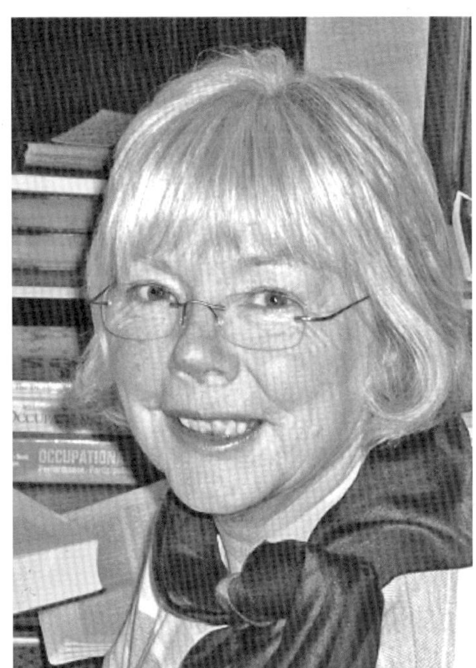

그림 2.22 Ann Wilcock, PhD, DipCOT, BAppSCiOT, GradDipPH 호주인이다. Wilcock 박사는 건강과 기타 업무에 대한 작업적 관점 저자이며 작업 정당성 개념의 개발자이다.(Photo courtesy of Ann Wilcock.)

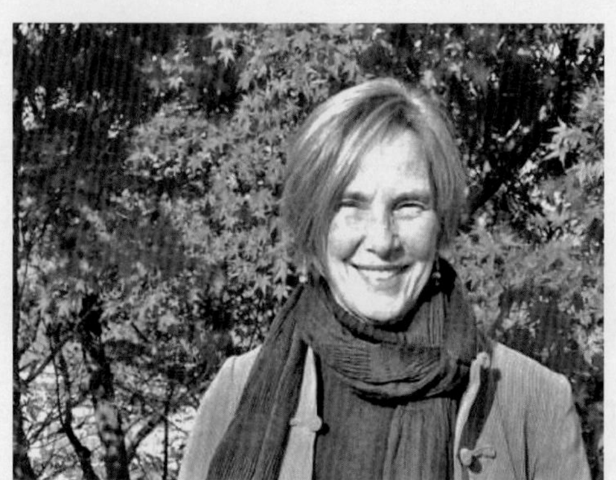

그림 2.23 Elizabeth Townsend, PhD, OT(C), FCAOT 이며 캐나다 Nova Scotia Halifax Dalhousie University의 명예교수이다. Townsend박사는 Enabling Occupation로 알려진 캐나다 가이드의 공동저자이며 호주인 Ann Wilcock과 함께 작업 정당성 개념의 개발자이다.(Photo courtesy of Elizabeth Townsend.)

2.22) ***Elizabeth Townsend***(그림 2.23)은 캐나다인으로 Wilcock과 함께 작업의 정당성의 대한 개념을(Townsend & Wilcock, 2004) 개발하고 발전시키면서 작업치료에 국제적인 영향력을 함께 만들어냈다. 개념은 유의미한 작업에 관련된 기회는 건강과 웰빙의 전제조건이라는 믿음에 기반을 둔다. 그들의 개념은 국제보건기구의 손상, 장애, 사회적 불리에 대한 국제분류의 개정버전이 기능, 장애, 건강에 대한 국제분류로(ICF) 될 때 추가적 자극제가 된다(World Health Organization, 2001). Nova Scotia의 Dalhousie University in Halifax에 근무하는 Townsend는 영향력 있는 캐나다 기록 Enabling Occupation(Townsend, 2002)의 발전에 있어 선두적인 인물이다.(본 시기의 주요 사건과 인물에 대해서는 **Box 2.7**을 참고하라.)

요약 Summary

본 장에서는 작업치료의 시작에 영향을 미친 20세기 이전의 중요한 발상과 인물을 설명하면서 작업치료역사의 한 세기 이상이 검토되었다. 각 5개의 시기 동안 각기 다른 사건이 발생한 역사적 환경을 설명하고 개인과 같은 직업은 상황적 맥락을 이해하는데 가장 중요하다는 것을 강조하면서 맥락과 관련된 배경이 제공되었다.

작업치료는 대담한 발상과 새로운 접근법이 넘친 혁신주의 시대 동안 시작되었다.

비록 이전에 작업치료 다른 환경에서 직업과 비직업에서 적용되었지만, George Barton 이라는 열정적인 전문가가 지지자들과 더불어 작업치료 단체. 1주일 이내에 전쟁으로 인해 부상당한 군인을 치료하기 위한 국가의 준비는 애국적 원인을 체계화하고 그 가치를 설명하기 위한 직업의 기회를 거의 제공하지 않는다. 여성이 정치력을 막 가지기 시작했고 일부 여성은 그 당시 직업적 역할을 하고 있었기 때문에 작업치료 고용은 이들의 기회를 어떻게 드러낼지에 대해 불확실했다. 작업치료는 의과분야, 직업 교육자, 간호사, 그리고 치료요법의 부분으로 치유적 작업의 사용의 자격이 있다고 믿는 사람들과 경쟁한다.

이들의 전체 역사에서 작업치료사들은 행동가였고 종종 그들의 행동에 대한 이론적 생각이나 관행적 이득을 설명하거나 증명하려 하지 않았다. 이것이 직업을 의료와 다른 학과에서 불리한 위치에 놓이게 했고 과학기반 실습은 표준이 되었다. 하지만 치료적 방법으로써 작업의 내재하는 유동성은 환자와 클라이언트의 넓은 범위에서 창조적인 기회를 계속해서 제공하고 있다. 비록 작업치료사들이 치료하는 건강문제(예, 결핵 [TB], HIV, 소아마비)가 의학 성공에 관한 역사책으로 사라지지만 작업치료사들은 건강문제와 대중에 중요하다고 간주하는 문제 부분에서 동원될 수 있다(치매와 자폐증 스펙트럼 장애와 같은). 또 치료적 관계의 협력적 특징은 – 작업치료사들에게 진기하고 중요하며 지속되는 장소를 제공하면서 – 우연히 목격하는 사람이 쉽게 볼 수 없는 기술전문가나 치유자로서 몸과 마음을 연결하는 다리가 될 수 있다.

작업치료가 21세기로 전진할수록 이 주제가 작업을 형성하는데 지속될 지에 대해 질문을 던져야 한다. 역할의 애매모호성과 과학과 이론 중요성에 대한 낮은 평가가 지속될 것인가? 치료사들은 21세기에 나타나는 질병에 대한 새 접근법을 보여줄 것인가? 아니면 그들이 지닌 독특한 지위를 활용할

BOX 2.7 새천년, 디지털 변환, 세계화(2000 - Present)

- 테러, 세계화, 디지털 변환 그리고 경제 격변이 본 시기의 초반을 설명하고 엄청난 사회적 변화와 정치적 격변을 겪었다.
- 작업치료는 디지털 기술이 증가된 영역에서 확장되었고; 이는 각기 다른 문화적 관점, 온라인 교육의 개발 그리고 임상 박사의 출현에 근거한 모델을 만들었다.
- 미국에서 실습은 연방보상 규제에 따라 증가했고 이는 비용절감과 증거기반 실습에 영향을 미쳤으며 100년 계획이 조직화된 국가노력을 위해 만들어졌으며 연구는 충분히 발달되었다.
- 본 시기의 주요 인물은 Carolyn Baum, Elizabeth Townsend 와 Ann Wilcock이다.

것인가? 또는 기술전문가나 관리인들처럼 이를 남용할 것인가?(Engelhardt, 1983) 오직 역사만이 말할 것을 적을 것이다.

참고문헌 Reference

Allen Cognitive Network.(2011). *Brief history*. Retrieved from the Allen Cognitive Network website: http://www.allen-cognitive-network.org/

American Machinist.(2000). 1950s. *American Machinist*, *144*, 130.

American Occupational Therapy Association.(1969). American occupational therapy organizations. *American Journal of Occupational Therapy*, *23*, 519.

American Occupational Therapy Association.(2000). Occupational therapy and the Americans with Disabilities Act(ADA). *American Journal of Occupational Therapy*, *54*, 622–625. doi:10.5014/AJOT.54.6.622

American Occupational Therapy Association.(2006). 2006 AOTA workforce and compensation survey: Occupational therapy salaries and job opportunities continue to improve. *OT Practice Online*, 9-11-06. Retrieved from the American Occupational Therapy Association website: http://www.aota.org/Pubs/OTP/1997–2007/Features/2006/f-091106.aspx

American Occupational Therapy Association.(2009). *History of AOTA accreditation*. Retrieved from the American Occupational Therapy Association website: http://www.aota.org/Educate/Accredit/Overview/38124.aspx

American Occupational Therapy Association.(2010). Practice survey. *OT Practice*, *15*, 8–11.

American Occupational Therapy Association/American Occupational Therapy Foundation Research Advisory Panel.(2011). Occupational therapy research agenda. *OTJR: Occupation, Participation and Health*, *31*, 52–54.

American Occupational Therapy Foundation.(2012a). *Academy of Research in Occupational Therapy*. Retrieved from the AOTF website: http://www.aotf.org/awardshonors/forresearch/academyof researchinoccupationaltherapy.aspx

American Occupational Therapy Foundation.(2012b). *OTJR: Occupation, participation, and health*. Retrieved from the AOTF website: http://www.aotf.org/awardshonors/forresearch/academyofresearchin occupationaltherapy.aspx

American Recovery and Reinvestment Act of 2009, Pub. L. No. 111-5, 123 Stat. 115, H.R. 1(2009).

Americans with Disabilities Act of 1990, 42 U.S.C.A. § 12101 *et seq*.

Anthony, S. H.(2005). Dr. Herbert J. Hall: Originator of honest work for occupational therapy 1904–1923 [Part I]. *Occupational Therapy in Health Care*, *19*, 3–19.

Anthony, W. A.(1993). Recovery from mental illness: Setting some system level standards. *Psychiatric Rehabilitation Journal*, *24*, 159–168.

Ayres, A. J.(1966). Interrelationships among perceptual-motor functions in children. *American Journal of Occupational Therapy*, *20*, 68–71.

Ayres, A. J.(1972). *Sensory integration and learning disorders*. Los Angeles, CA: Western Psychological Services.

Bakken, K.(2009). Health care coverage: The mark of a great society? *Journal of Illinois Nursing*, 7–8.

Balanced Budget Act of 1997, Pub. L. No. 105–33, 111 Stat. 269(1997).

Beard, G. M.(1880). *A practical treatise on nervous exhaustion(neurasthenia)*. New York, NY: William Wood.

Beck, A. H.(2004). The Flexner report and the standardization of American medical education. *Journal of the American Medical Association*, *291*, 2139–2140.

Beers, C.(1908). *A mind that found itself: An autobiography*. New York, NY: Longmans, Green and Company.

Bergin, T. J.(2007). A history of the history of programming languages. *Communications of the ACM*, *50*, 69–74.

Bing, R. K.(1961). *William Rush Dunton, Jr.: American psychiatrist—A Study in self*(Unpublished doctoral dissertation). College Park, MD: University of Maryland.

Bing, R. K.(1981). Occupational therapy revisited: A paraphrastic journey. *American Journal of Occupational Therapy*, *35*, 499–518.

Birn, A., Brown, T. M., Fee, E., & Lear, W. J.(2003). Struggles for National Health Reform in the United States. *American Journal of Public Health*, *93*, 86–91.

Bissel, J. C., & Mailloux, Z.(1981). The use of crafts in occupational therapy for the physically disabled. *American Journal of Occupational Therapy*, *35*, 369–374.

Bowman, O. J.(1989). In memoriam: A. Jean Ayres: 1920–1988: Therapist, scholar, scientist, and teacher. *American Journal of Occupational Therapy*, *43*, 479–480.

Braveman, B., Fisher, G., & Suarez-Balcazar, Y.(2010). In memoriam: "Achieving the ordinary things: A tribute to Gary Kielhofner." *American Journal of Occupational Therapy*, *64*, 828–831.

Brown, E. J.(1996). Mary Reilly: A true bonafide character. *Advance*, April 1, 1996 edition.

Brown, L. D., Shepherd, M. D., Wituk, S. A., & Meissen, G.(2008). Introduction to the special issue on mental health self-help. *American Journal of Community Psychology*, *42*, 105–109. doi:10.1007/s 10464-008-9187-7

Brunner, J.(2001). *Freud and the politics of psychoanalysis*. New Brunswick, NY: Transaction.

Burnham, J. C.(2006). The "New Freud Studies": A historiographical shift. *Journal of the Historical Society*, *6*, 213–233. doi:10.1111/j.1540-5923-2006.00176.x

Canadian Association of Occupational Therapists.(1993). *Seniors' health promotion project: Responding to the challenge of an aging population's final report*. Ottawa, Canada: Author.

Canadian Association of Occupational Therapists.(1997). *Enabling occupation: An occupational therapy perspective*. Ottawa, Canada: Author.

Centers for Medicare and Medicaid Services.(2012). *Office of the Actuary, National Health Statistics Group, National Health Care Expenditures Data*. Retrieved from https://www.cms.gov/Research-Statistics-Data-and-Systems/Statistics-Trends-and-Reports/NationalHealthExpendData/downloads/tables.pdf

Christiansen, C.(2007). Adolf Meyer revisited: Connections between lifestyles, resilience and illness. *Journal of Occupational Science*, *14*(2), 63–76.

Christiansen, C., & Baum, C.(Eds.).(1997). Person-environment occupational performance: A conceptual model for practice. In *OT: Enabling function and well being*(2nd ed., pp. 47–70). Thorofare, NJ: Slack.

Clark, F., Azen, S.P., Zemke, R., Jackson, J., Carlson, M., Mandel, D., . . . Lipson, L.(1997). Occupational therapy for independent-living older adults. A randomized controlled trial. *The Journal of the American Medical Association*, *278*, 1321–1326.

Clark, F., Jackson, J., Carlson, M., Chou, C.P., Cherry, B.J., Jordan-Marsh, M., . . . Azen, S.P.(2011). Effectiveness of a lifestyle intervention in promoting the well-being of independently living older people: Results of the Well Elderly 2 Randomised Controlled Trial. *Journal of Epidemiology and Community Health*. Advance online publication. doi:10.1136/jech.2009.099754

Clark, F., Wood, W., & Larson, E. A.(1998). Occupational science: Occupational therapy's legacy for the 21st century. In M. Neistadt & E. Crepeau(Eds.), *Willard and Spackman's occupational therapy*(9th ed., pp. 13–21). Philadelphia, PA: Lippincott Williams & Wilkins.

Clouston, T. J., & Whitcombe, S. W.(2008). The professionalization of occupational therapy: A continuing challenge. *British Journal of Occupational Therapy*, *71*, 314–320.

Cockburn, L.(2001, May–June). The professional era: CAOT in the 1950's and 1960's. *Occupational Therapy Now*, 5–9.

Cooper, J. M.(1990). *Pivotal decades: The United States, 1900–1920*. New York, NY: Norton.

Coutinho, M. J., & Hunter, D. L.(1988). Special education and occupational therapy: Making the relationship work. *American Journal of Occupational Therapy*, *42*, 706–712.

Dain, N.(1980). *Clifford W. Beers, advocate for the insane*. Pittsburgh, PA: University of Pittsburgh Press.

Digby, A.(1985). *Madness, morality, and medicine: A study of the York retreat, 1796–1914*. Cambridge, NY: Cambridge University Press.

DiNunzio, M.(1994). *Theodore Roosevelt: An American mind*. New York, NY: Penguin Books.

Dunn, W., Brown, C., & McGuigan, A.(1994). The ecology of human performance: A framework for considering the effect of context. *American Journal of Occupational Therapy, 48*, 595–607.

Dunton, W. R., Jr.(1925). Editorial. *Occupational Therapy and Rehabilitation, 4*, 73–75.

Dworkin, R. W.(2010). The rise of the caring industry. *Policy Review, 161*, 45–59.

Education for All Handicapped Children Act of 1975, Pub. L. No. 94-142, 20 U.S.C. § 1401(1975).

Egan, T.(2006). *The worst hard time: The untold story of those who survived the great American dust bowl*. New York, NY: Houghton Mifflin.

Engelhardt, H. T.(1983). Occupational therapists as technologists and custodians of meaning. In G. Kielhofner(Ed.), *Health through occupation*(pp. 130–144). Philadelphia, PA: F. A. Davis.

Eysenck, H.(1985). *Decline and fall of the Freudian empire*. Harmondsworth, United Kingdom: Pelican.

Faiella, G.(2006). *John Locke: Champion of modern democracy*. New York, NY: Rosen.

Fearing,V. G., Law, M., & Clark, J.(1997). An occupational performance process model: Fostering client and therapist alliances. *Canadian Journal of Occupational Therapy, 64*, 7–15.

Fidler, G., & Fidler, J.(1954). *Introduction to psychiatric occupational therapy*. New York, NY: McMillan.

Fink, M., & Taylor, M. A.(2007). Electroconvulsive therapy: Evidence and challenges. *The Journal of the American Medical Association, 298*, 330–332.

Fisher, J.(2001). *Stolen glory: The McKinley assassination*. La Jolla, CA: Alamar Books.

Friedland, J.(2011). *Restoring the spirit: The beginnings of occupational therapy in Canada, 1890–1930*. Montreal, Canada: McGill-Queens University Press.

Friedland, J., & Silva, J.(2008). Evolving identities: Thomas Bessell Kidner and occupational therapy in the United States. *American Journal of Occupational Therapy, 62*, 349–360.

Friedman, T. L.(2006). *The world is flat. A brief history of the 21st century*. New York, NY: Farar, Strauss, and Giroux.

Gagne, C., White, W., & Anthony, W. A.(2007). Recovery: A common vision for the fields of mental health and addictions. *Psychiatric Rehabilitation, 31*, 32–37.

Gainer, R. D.(2008). History of ergonomics and occupational therapy. *Work, 31*, 5–9.

Gerber, K. M.(2007). Eight decades of health care: The 1950's. *Hospitals & Health Networks, 81*, 10–13.

Gordon, D. M.(2009). The history of occupational therapy. In E. B. Crepeau, E. S. Cohn, & B. A. Boyt Schell(Eds.), *Willard and Spackman's occupational therapy*(11th ed., pp. 202–215). Philadelphia, PA: Lippincott Williams & Wilkins.

Greenwald, R. A.(2005). *The triangle fire, the protocols of peace, and industrial democracy in progressive era New York*. Philadelphia, PA: Temple University Press.

Hackett, L.(1992). *The age of enlightenment: The European dream of progress and enlightenment*. Chicago, IL: Chicago Press.

Hall, H. J.(1922). *What is occupation therapy?* Paper written for the general federation of women's clubs. Chataqua, NY: Official Archives, American Occupational Therapy Foundation, Bethesda, MD.

Harlow, J.(2007). Eight decades of health care: The 1940's. *Hospitals and Health Networks, 81*, 10–13.

Hein, C. D., & VanZante, N. R.(1993). A manager's guide: Americans with Disabilities Act of 1990. *SAM: Advanced Management Journal, 58*, 40–45.

Hernandez, N.(2005). Telemedicine and the future of telemedicine. *AMT Events, 22*, 74–75; 116–117.

Hocking, C.(2008). The way we were. *British Journal of Occupational Therapy, 71*, 185–195.

Hospital and Health Networks.(2012). Eight decades of health care. Retrieved from http://www.hhnmag.com/hhnmag_app/jsp/articledisplay.jsp?dcrpath=HHNMAG/Article/data/07JUL2007/0707HHN_FEA_timeline&domain=HHNMAG

Howard, W. J., III, & Doukas, W. C.(2006). Process of care for battle casualties at Walter Reed Army Medical Center: Part IV. Occupational therapy service. *Military Medicine, 171*, 209–210.

Huret, R.(2010). Poverty in Cold War America: A problem that has no name? The invisible network of poverty experts in the 1950s and 1960s. *History of Political Economy, 2*(Suppl. 1), 53–76. doi:10.1215/00182702-2009-072

Husock, H.(1992). Bringing back the settlement house. *National Affairs, 109*. Retrieved from: http://www.nationalaffairs.com/public_interest/detail/bringing-back-the-settlement-house

Individuals with Disabilities Education Act of 1997, Pub. L. No. 105-117, 20 U.S.C., §614, 672, 20 U.S.C.(1997). Retrieved from http://www2.ed.gov/offices/OSERS/Policy/IDEA/index.html

Iwama, M.(2006). *The Kawa model: Culturally relevant occupational therapy*. Edinburgh, United Kingdom: Churchill Livingstone Elsevier Press.

Iwama, M.(2009). The Kawa model: The power of culturally responsive occupational therapy. *Disability and Rehabilitation, 31*, 1125–1135.

Jarvis, C.(2009). "If he comes home nervous": U.S. World War II neuropsychiatric casualties and postwar masculinities. *The Journal of Men's Studies, 17*, 97–115.

Karger, H., & Rose, S. R.(2010). Revisiting the Americans with Disabilities Act after two decades. *Journal of Social Work in Disability and Rehabilitation, 9*, 73–86. doi:10.1080/1536710X.2010.493468

Kennedy, D. M.(1999). *1929–1945. Freedom from fear: The American people in depression and war*. Oxford, NY: Oxford University Press.

Kielhofner, G.(1980a). A model of human occupation, part two. Ontogenesis from the perspective of temporal adaptation. *American Journal of Occupational Therapy, 34*, 657–663.

Kielhofner, G.(1980b). A model of human occupation, part three. Benign and vicious cycles. *American Journal of Occupational Therapy, 34*, 731–737.

Kielhofner, G.(2009). *Conceptual foundations of occupational therapy*(4th ed.). Philadelphia, PA: F. A. Davis.

Kielhofner, G., & Burke, J. P.(1977). Occupational therapy after 60 years: An account of changing identity and knowledge. *American Journal of Occupational Therapy, 31*, 675–689.

Kielhofner, G., & Burke, J. P.(1980). A model of human occupation part 1: Conceptual framework and content. *American Journal of Occupational Therapy, 34*, 572–581.

King, L. J.(1974). A sensory integrative approach to schizophrenia. *American Journal of Occupational Therapy, 28*, 529–536.

King, M. L.(1963). *I had a dream*. Text of speech delivered August 28, 1963. Washington DC.

Koyangi, C.(2007). *Learning from history: Deinstitutionalization of people with mental illness as precursor to long-term care reform*. Washington, DC: Kaiser Foundation on Medicaid and Uninsured.

Kreutziger, S. S., Ager, R., Lewis, J. S., & England, S.(2001). A critical look at a contemporary welfare-to-work program in light of the historical settlement ideal. *Journal of Community Practice, 9*, 49–69.

Krusen, F. H.(1934). The relationship of physical therapy and occupational therapy. *Occupational Therapy and Rehabilitation, 13*, 69–77.

Kuhn, T. S.(1996). *The structure of scientific revolutions*(3rd ed.). Chicago, IL: University of Chicago Press.

Lasser, K. E., Himmelstein, D. U., & Woolhandler, S.(2006). Access to care, health status, and health disparities in the United States and Canada: Results of a cross national population-based survey. *American Journal of Public Health, 96*, 1300–1307.

Lief, A.(1948). *The commonsense psychiatry of Adolf Meyer*. New York, NY: McGraw-Hill.

Low, J. F.(1997). The issue is: NBCOT and state regulatory agencies: Allies or adversaries? *American Journal of Occupational Therapy, 51*, 74–75.

Luchins, A. S.(2001). Moral treatment in asylums and general hospitals in 19th-century America. *The Journal of Psychology*, *123*, 585–607.

Macfarlane, S. B., Jacobs, M., & Kaaya, E. E.(2008). In the name of global health trends in academic institutions. *Journal of Public Health Policy*, *29*, 383–401.

McElvaine, R. S.(1993). *The Great Depression: America 1929–1941*. New York, NY: Random House.

McGrew, J. H., Wright, E. R., Pescosolido, B. A., & McDonel, E. C.(1999). The closing of Central State Hospital: Long-term outcomes for persons with severe mental illness. *The Journal of Behavioral Health Services and Research*, *26*, 246–261.

Metaxas, V. A.(2000). Eleanor Clarke Slagle and Susan E. Tracy: Personal and professional identity and the development of occupational therapy in progressive era America. *Nursing History Review*, *8*, 39–70.

Meyer, A.(1922). The philosophy of occupation therapy. *Archives of Occupational Therapy*, *1*, 1–10.

Miller, R. J., & Walker, K. F.(1993). *Perspectives on theory for practice in occupational therapy*. Gaithersburg, MD: Aspen.

Mosey, A.(1973). *Activities therapy*. Nashville, TN: Raven Press.

Nancarrow, S., & Mackey, H.(2005). The introduction and evaluation of an occupational therapy assistant practitioner. *Australian Journal of Occupational Therapy*, *52*, 293–301.

Office of the Surgeon General.(1918). *Carry on. A Magazine on the reconstruction of disabled soldiers and sailors*. Washington, DC: American Red Cross.

Oshinsky, D. M.(2005). *Polio: An American story*. New York, NY: Oxford University Press.

Ott, K., Serlin, D., & Mihm, S.(2002). *Artificial parts, practical lives*. New York, NY: New York University Press.

Oxford Brookes University.(2011). *The Churchill Hospital years*. Retrieved from http://www.brookes.ac.uk/library/speccoll/dorset/dorsethist3
.html

Paine, T.(1794).*The age of reason: Being an investigation of true and fabulous theology*. Paris, France: Barras.

Palfrey, J.(2010). Four phases of Internet regulation. *Social Research*, *77*, 981–996.

Patel, D. R.(2005). Therapeutic interventions in cerebral palsy. *Indian Journal of Pediatrics*, *72*, 979–983.

Pedriana, N., & Stryker, R.(2004). The strength of a weak agency: Enforcement of Title VII of the 1964 Civil Rights Act and the expansion of state capacity, 1965–1971. *American Journal of Sociology*, *110*, 709–760.

Peters, C.(2011a). History of mental health: Perspectives of consumers and practitioners. In C. Brown & V. C. Stoffel(Eds.), *Occupational therapy in mental health: A vision for participation*(pp. 17–30). Philadelphia, PA: F. A. Davis.

Peters, C.(2011b). Powerful occupational therapists: A community of professionals. 1950–1980. *Occupational Therapy in Mental Health*, *27*, 199–410. doi:10.1080/0164212X.2011.597328

Pressman, J. D.(1998). *Last resort: Psychosurgery and the limits of medicine*. Cambridge, NY: Cambridge University Press.

Qaseem, A., Weech-Maldonado, R., & Mkanta, W.(2007). The Balanced Budget Act(1997) and the supply of nursing home subacute care. *Journal of Health Care Finance*, *34*, 38–47.

Quiroga, V. A.(1995). *Occupational therapy: The first 30 years 1900–1930*. Bethesda, MD: American Occupational Therapy Association.

Reilly, M.(1962). Occupational therapy can be one of the great ideas of 20th century medicine. *American Journal of Occupational Therapy*, *20*, 61–67.

Reilly, M.(Ed.).(1974). *Play as exploratory learning*. Beverly Hills, CA: Sage.

Richards, E. E.(2011). Responses to occupational and environmental exposures in the U.S. military—World War II to the present. *Military Medicine*, *176*, 22–28.

Salvatori, P.(2001). The history of occupational therapy assistants in Canada: A comparison with the United States. *Canadian Journal of Occupational Therapy*, *68*, 217–227.

Schutz, A.(2011). Power and trust in the public realm: John Dewey, Saul Alinsky, and the limits of progressive democratic education. *Educational Theory*, *61*, 491–512.

Scull, A.(2005). *Madhouse: A tragic tale of megalomania and modern medicine*. New Haven, CT: Yale University Press.

Sealy, P., & Whitehead, P. C.(2004). Forty years of deinstitutionalization of psychiatric services in Canada: An Empirical Assessment. *Canadian Journal of Psychiatry*, *49*, 249–257.

Slagle, E. C.(1934). Occupational therapy: Recent methods and advances in the United States. *Occupational Therapy and Rehabilitation*, *13*, 289–298.

Slutsky, J., Atkins, D., Chang, S., & Sharp B. A.,(2010). Comparing medical interventions: AHRQ and the Effective Healthcare Program. *Journal of Clinical Epidemiology*, *63*(5), 471–473.

Spackman, C. S.(1968). A history of the practice of occupational therapy for restoration of physical function: 1917–1967. *American Journal of Occupational Therapy*, *22*, 67–71.

Stadnyk, R., Townsend, E. A., & Wilcock, A.(2010). Occupational justice. In C. H. Christiansen & E. A. Townsend(Eds.), *Introduction to occupation: The art and science of living*(2nd ed., pp. 329–358). Upper Saddle River, NJ: Prentice Hall.

Starr, P.(1983). *The social transformation of American medicine*. New York, NY: Basic Books.

Stevens, R. A.(1996). Healthcare in the early 1960s. *Healthcare Financing Review*, *18*, 11–22.

Stokesbury, J. L.(1980). *A short history of World War II*. New York, NY: Harper Collins.

Suarez-Balcazar, Y.(2010). *OT community mourns the loss of Dr. Gary Kielhofner*. Retrieved from the AOTA website: http://www.aota.org/News/AOTANews/Gary-Kielhofner.aspx

Thomasson, M. A.(2002). From sickness to health: The twentieth-century development of U.S. health insurance. *Explorations in Economic History*, *39*, 233–253.

Tilsen, J., & Nylund, D.(2008). Psychotherapy research, the recovery movement and practiced based evidence in psychiatric rehabilitation. *Journal of Social Work in Disability and Rehabilitation*, *7*, 340–354.

Townsend, E.(Ed.).(2002). *Enabling occupation: An occupational therapy perspective*. Ottawa, Canada: Canadian Association of Occupational Therapists.

Townsend, E., & Wilcock, A. A.(2004). Occupational justice and client-centered practice. A dialogue in progress. *Canadian Journal of Occupational Therapy*, *71*, 75–87.

Tracy, S.(1910). *Studies in invalid occupation*. Boston, MA: Whitcomb and Barrows.

University of Southern California.(n.d.). USC occupational therapy: The 20th century. Retrieved from the USC website: http://ot.usc.edu/images/uploads/ot_timeline.pdf

U.S. Army Medical Department.(2012). *Occupational therapy educational programs April 1947–January 1961*. Retrieved from the U.S. Army Medical Department Office of Medical History: http://history.amedd
.army.mil/corps/medical_spec/chapterxv.html

U.S. Department of Health, Education, and Welfare.(1965). *Part I: National trends in health education and welfare trends*. Washington, DC: Author.

U.S. Department of Veterans Affairs.(2011). *Military health history pocket card for clinicians*. Retrieved from http://www.va.gov/oaa/pocket
-card/worldwar.asp

Votaw, J. F.(2005). *Battle orders: The American expeditionary forces in World War I*. New York, NY: Osprey.

Warner, D. C.(2012). Access to health services for immigrants in the USA: From the Great Society to the 2010 health care reform and after. *Ethnic and Racial Studies*, *35*, 40–55. doi:10.1080/01419870.2011
.594171

Weissmann, G.(2008). Citizen Pinel and the madman at Bellevue. *Federation of American Societies for Experimental Biology Journal*, *22*(5), 1289–1293.

West, W. L.(1991). The issue is: Should the Representative Assembly have voted as it did, when it did, on occupational therapists' use of physical agent modalities? *American Journal of Occupational Therapy*, *45*, 1143–1147.

Whiteley, S.(2004). The evolution of the therapeutic community. *Psychiatric Quarterly*, *75*, 233–248. doi:0033-2720/040900/0233/0

Wilcock, A. A.(1998). *An occupational perspective on health*. Thorofare, NJ: Slack.

Williams, T. A.(1909). Requisite for the treatment of psycho-neuroses. *The Kansas City Medical Index-Lancet*, *32*, 353–354.

World Federation of Occupational Therapists.(2011). *History*. Retrieved from the WFOT website: http://www.wfot.org/AboutUs/History.aspx

World Health Organization.(2001). *International classification of functioning disability and health(ICF)*. Geneva, Switzerland: Author.

Yerxa, E. J.(1967a). The 1966 Eleanor Clark Slagle Lecture: Authentic occupational therapy. *American Journal of Occupational Therapy*, *21*, 155–173.

Yerxa, E. J.(1967b). The American Occupational Therapy Foundation is born. *American Journal of Occupational Therapy*, *21*, 299–300.

Yerxa, E. J.(1990). An introduction to occupational science: A foundation for occupational therapy in the 21st century. *Occupational Therapy in Health Care*, *6*, 1–17.

Zerhouni, E.(2003). Medicine. The NIH roadmap. Science, 302, 63–72.

3 장

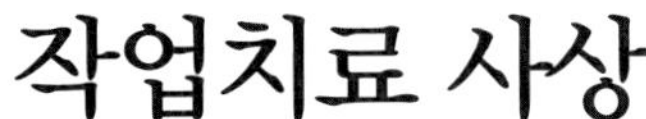

작업치료 사상

The Philosophy of Occupational Therapy

김덕주 옮김

개요

학습목표

이 장을 학습한 후, 다음의 내용을 할 수 있을 것이다:

1. 사상체계 요소와 그들의 과정을 설명할 수 있고
2. 사상체계가 실습에 적용되는 방법을 설명할 수 있으며
3. 포괄적 사상체계를 사용, 작업치료의 기본사상 추정과 과정을 설명하고
4. 업무 시나리오나 경험을 적용, 업무의 작업치료 사상의 적합성을 평가하며
5. 업무 시나리오나 경험을 적용, 작업치료 사상과 업무 사이의 적합성을 강화하는 하나 또는 두 가지 전략을 만들 수 있다.

서론 Introduction

작업치료는 사상이고 업무의 가장 기본요소일지 모른다. 작업에서 사상은 모든 치료사와 연구자들이 인정하는 기초이다; 이는 이론, 증거, 경험이 업무에 적용되기에 불충분 할때 조치할 수 있게 하며, 결정을 내리는데 도움이 되는 필수요소가 된다(Ruona & Lynham, 2004). 사상은 치료사들로 하여금 (1)작업치료사로서 명확하고 일관된 작업 정체성을 개발시키고; (2)의료서비스 제공자들 사이에서 독특한 업무를 연마하게 하며 (3)치료사에게나 다른 사람들에게 작업의 숨겨지고 과소평가된 복잡성을 설명할 수 있게 한다. 기본 사상을 어떠한 지를 강조하면서 Wilcock(1999)은 "어떤 직업에서든 각 개인에 대한 첫 번째 필수사항은 직업의 핵심인 사상의 수용에 있다" 라고 언급했다(p.192).

작업치료 지지자들은 이미 수립된 공식 사상으로부터 작업사상을 설명하고 증진시키기 위해 노력을 다해왔다. 예로, 정신과 의사 Adolph Meyer은 1922년 "작업치료 사상"이라는 책을 출판했다.

이러한 전형적인 작업에서 Meyer는 어린 종사자들을 "인간철학에서 일반적으로 얻을 수 있는 아주 중요한 징후"로 설명했다(p.4). 이는 오늘날의 작업치료 사상의 기초를 형성한 공식 사상인 **실용주의**가 어떻게 작업치료에 영향을 미쳤는

표 3.1 작업치료에서 공식 사상의 영향에 관한 자료 선택

공식 사상	자료 선택
실용주의	Breines, 1986, 1987; Cutchin, 2004; Hooper & Wood, 2002; Ikiugu & Schultz, 2006
미술공예 운동	Friedland, 2003; Hocking, 2008; Levine, 1987; Reed, 1986, 2005
유럽 계몽운동	Ikiugu & Schultz, 2006; Wilcock, 2006
구조주의	Hooper & Wood, 2002
실존주의	Yerxa, 1967
인문주의	Bruce & Borg, 2002; Devereaux, 1984; Nelson, 1997
전체론	Finlay, 2001
기타 참고	Nelson, 1997; Peloquin, 2005; Punwar & Peloquin, 2000; Reed & Sanderson, 1999; West, 1984

지를 말해주고 있다(Breines, 1986; Cutchin, 2004; Hooper & Wood, 2002; Ikiugu & Schultz, 2006). 이 분야에서 많은 공식 사상의 특정 영향력은 다른 부분에 상세히 설명되어 있고(**표 3.1**) 본 장에서는 다루지 않는다. 이러한 공식 사상에서 비롯된 많은 믿음, 가치, 원칙 그리고 관점은 직업별 사상에서 강조된다.

영향력 있는 저자들은 본 작업별 사상에서 인간에 대한 믿음, 지식, **가치** 그리고 좋은 사례에 대한 원칙과 같은 하나의 요소를 검토했다. 하지만 이러한 요소에서 우리의 지식은 각자 따로 설명되고 사상체계에 모여지지 않았다. 따라서 본 장에서 우리는 포괄적 사상체계를 사용해 작업사상을 설명하려 한다. 이를 위해 사상체계의 세 가지 요소; 존재론, 인식론, 가치론과 사상의 의미를 소개하려 한다. 그런 다음 다음에 제시된 질문과 같이 이러한 요소와 관련된 작업치료의 작업별 사상을 검토하려 한다:

- 존재론: 작업치료에서 가장 현실적인 업무는 무엇인가?
- 인식론: 작업치료에서 지식은 무엇인가?
- 가치론: 작업치료에서 올바른 행동은 무엇인가?

본 논문에서 우리는 사상적 생각과 비 사상적 생각을 비교하고 사상체계를 활용해 기회로써의 업무 시나리오를 제시한다.

사상의 의미 The Meaning of Philosophy

단어의 기원에서 사상은 "지식이나 지혜(sophia)의 애정(philo)"를 말한다(Philosophy, n.d.). 사상은 사고의 체계와 사고모드이다. **사고체계로써 사상**은 추정과 믿음의 "네트워크"에서 비롯되는 행동과 그 범위 안에서의 사고를 의미한다(Paul, 1995). **추정**은 "논쟁과 행동에 대한 기본으로 당연시되는" 발상이나 원칙이다(Hooper, 2008, p.15). 추정은 때때로 믿음에 대한 기반을 형성하는 "기본원칙"으로 언급된다(Ikiugu & Schultz, 2006). **믿음**은 무엇이 진실인지에 대한 신념이다(Rogers, 1982b; Yerxa, 1979). 추정과 믿음이 사고와 행동에 대한 일관성 있는 체계로 조직되고 의식적으로 평가될 때 이들은 사고의 사상모드를 뒷받침하는 형태를 취하기 시작한다. 사고의 사상모드는 "개인 사고의 궁극적 토대에 대한 명확한 의식을 가진 사고"를 말한다(Paul, 1995, p.436). 따라서 우리는 **사상**을 (1)행동을 이끄는 추정과 믿음의 의식적 체계 그리고 (2)발상과 결정을 만드는 체계에 의존하는 사고모드로 정의한다.

사상체계: 존재론, 인식론 그리고 가치론

사상체계는 최소 세 가지 요소를 가지면서 제시된다: 존재론, 인식론, 가치론(Lincoln, Lynham, & Guba, 2011; Ruona & Lynham, 2004; J. Schell, 2008; Yerxa, 1979). 본 섹션에서 우리는 각 요소를 정의하고 각 정의에 대한 질문을 찾으며 동적시스템의 일부로 이들이 어떻게 그 기능을 하는지 설명한다.

존재론은 무엇이 가장 현실인가의 질문에 대한 것이다. 존재론은 "존재의 특징이나 본질과 관련된 형이상학의 분류인 존재의 연구나 과학"으로 정의된다(http://www.oed.com).

작업치료의 존재론은 이 분야의 학자와 치료사들이 아래

의 질문을 어떻게 답변하는지를 평가함으로써 식별된다:

- 인간에 대한 작업치료의 관점은 무엇인가?
- 작업치료 관점에서 삶의 가장 현실적 차원은 무엇인가?

Yerxa(1979)은 "세상에서 '업무의' 현실은 무엇인가"라는 질문을 던졌다(p.26). Yerxa는 그리고 현실을 복합적 차원을 가진 것으로 언급했는데; 작업치료사에게 중요한 이러한 차원은 "가장" 현실적인 것을 구성한다. 다른 사상가는 (예, Sire, 2009) "무엇이 주된 현실 – 업무적 현실인가"라는 질문을 던졌고(p.18) 개인의 관점에 따라 중요해지고 명확하게 되는 현실의 측면을 언급했다.

인식론은 지식은 무엇인가? 라는 질문을 한다. 인식론은 지식의 이론으로 정의된다(http://www.oed.com). 작업치료의 인식론은 분야의 학자와 치료사들이 아래의 질문을 어떻게 답변하는지를 평가함으로써 식별된다:

- 작업치료를 알고 설명하기 위해 가장 중요한 지식은 무엇인가?
- 작업치료에서 지식은 어떻게 조직되는가?
- 지식은 어떻게 획득되고 사용되는가?
- 지식의 특징과 본질에 대한 작업치료의 관점은 무엇인가?

가치론은 올바른 행동은 무엇인가? 라는 질문을 한다. 가치론은 "무엇이 좋고, 아름답고, 도덕적으로 이상적인가를 포함한 가치에 대한 연구"로 정의된다(Yerxa, 1979, p.26). 가치는 "우리가 어떻게 행동해야 하는지를 명백하게 만드는" 것을 도와준다(Ruona & Lynham, 2004, p.154). 따라서 인식론은 **방법론**과 **방법**으로 언급되는 행동인 가치의 식별할 수 있는 징후를 직접적으로 수반한다. 방법론은 업무에 대한 일반적 접근법이다. 방법은 주어진 방법론에서 적용될 때 사용되는 업무 과정과 절차이다. 작업치료사의 인식론은 분야의 학자와 치료사들이 아래의 질문을 어떻게 답변하는지를 평가함으로써 식별된다:

- 작업치료의 영구적 가치는 무엇인가?
- 영구적 가치를 나타내는 업무에 치료사들이 사용하는 핵심 방법론과 방법은 무엇인가?

사상체계 요소는 역동적이며 각각의 요소에 도움이 된다. Parker Palmer(2009)의 설명을 인용해보고자 한다. **그림 3.1**은 작업치료의 존재론, 인식론 그리고 가치론의 전제 사이의 역동적인 특징과 지속적인 과정을 설명하기 위해 뫼비우스의 띠를 사용한다. 현실과 지식에 대한 믿음은 작업과 개인 치료사에게 일반적으로 더 내적이고 의식적 자각 없이도 소유될 수 있다; 따라서 이들은 뫼비우스 띠의 "내부"가 어떤

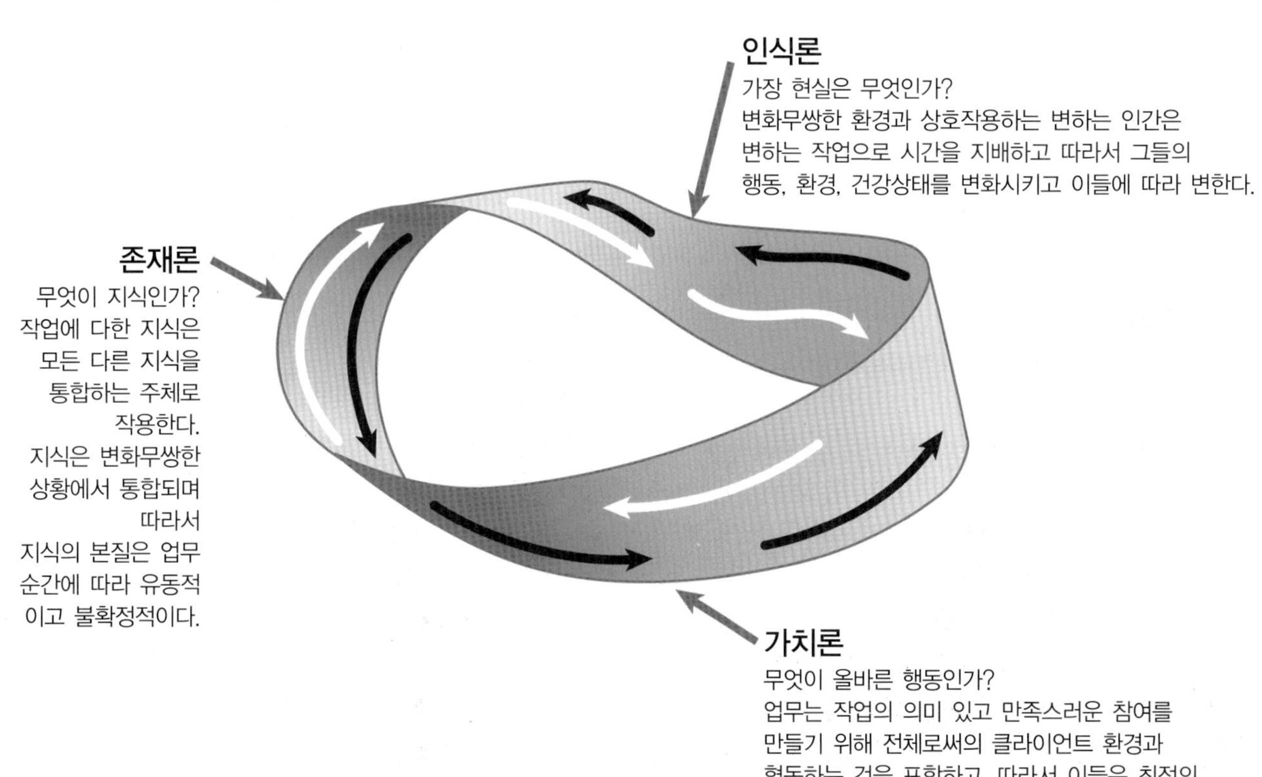

그림 3.1 업무에 대한 작업치료 사상체계

지를 묘사한다. 식별 가능한 방법론과 방법으로 나타나는 취해야 할 행동에 대한 믿음은 띠의 "외부"가 어떤지를 묘사한다. 하지만 더 근접한 설명에서 뫼비우스 띠의 내부와 외부 사이의 양분은 없다는 것을 보여준다. Palmer에 따르면 두 면은 서로서로를 만들어낸다. 이 모든 세 가지 요소는 가변적이고 상호 영향력을 가지며 지속적으로 소통한다. Ruona와 Lynham(2004)는 이들의 역동적 상호작용을 통해 요소들이 "사고와 행동의 일관성 있는 시스템과 적합성에 대한 체계 설명"을 형성한다고 주장했다(p.154).

그림 3.1이 3차원적 물체로 만들어졌다면(웹 컨텐츠에서 발견되는 지침을 사용할 것을 권장) 이 세 요소가 하나로 간주될 수 있음을 나타내면서 한 부분은 존재론에서 인식론, 가치론 등으로 지속적으로 움직일 것이다. 현실에 관한 작업 믿음은 업무에서 보이는 행동을 형성하는 지식에 흘러 들어 지식에 대한 믿음을 형성한다. 반대로 작업 행동과 가치는 현실에 대한 개인의 믿음에 흘러들어 반영하고 그 믿음을 형성하며 지식에 대한 믿음을 반영하고 영향을 미치는 뫼비우스의 띠 주위를 지속해서 돈다.

이론에 대한 사상의 관계

37장에서 논의했듯이 현실의 특징에 대한 추정이나 이것이 인간에게 어떤 의미를 갖는지를 모르면 이론을 구성할 수 없다. 이는 이론이 사람이 그들의 세상을 이해하도록 돕고 이러한 이해는 불가피하게 보고(인식론), 생각하고(존재론) 그리고 행동하는(가치론) 특정 방법과 연결되기 때문이다(Ruona & Lynham, 2004). 따라서 작업사상은 이론의 필수적인 기반이다. 이론은 업무와 연구에 사상을 결합하는 중재자와 같다.

작업치료 사상

The Philosophy of Occupational Therapy

인식론: 작업치료에서 가장 현실은 무엇인가?

1961년 Eleanor Clarke Slagle 강연에서 Mary Reilly(1962)는 작업의 가장 중심 믿음이 다음의 가설 형태에서 설명될 수 있다고 말했다: "손을 사용하고, 마음과 의지를 통해 열정을 돋우는 것은 자신의 건강상태에 영향을 미칠 수 있다"(p.6). Reilly 가설과 현대에 재정의되고, 도입된 발상에 영향을 받아(차후 상세히 설명함), 우리는 작업치료의 가장 중심 인식론 전제는 다음과 같이 요약될 수 있다고 생각한다(**그림 3.1**):

> 변화하는 환경과 상호작용하는 변화무쌍한 인간은 늘 변화하는 작업의 시간을 차지하고 따라서 변화하거나 그들의 행동, 환경, 건강상태에 따라 변화한다.

늘 변화하는 작업인간을 시작으로 우리는 다음 섹션에서 초기 설명에서의 각 요소를 나타내고자 한다.

인간의 본질, 늘 변화하는 작업 존재

인간의 심오한 관점은 작업치료가 시작된 이래 계속 주춧돌로써 작용했다: 인간은 작업에 대한 생물학적 요구를 본능적으로 불어넣고; 인간이 일상 작업을 함으로써 이들은 생존, 성장, 발전, 건강 그리고 웰빙에 대한 욕구를 충족시키려 한다(Wilcock, 2006; Wood, 1993; 1998a; Yerxa, 1998). Dunton(1919)는 작업에 대한 인간의 생물학적 욕구를 "작업은 음식과 물처럼 삶에 필요한 것"이라고 설명했다(p.17). Reilly(1962)는 작업에 대한 인간의 생물학적 욕구를 신경학 부분으로 설명했다. 만약 인간 생체가 성장하고 생산적이 되려면 작업에 대한 필수적 욕구가 필요하고; 업무로 그녀의 관점에서 중추신경계는 "삶의 문제를 해결하는 풍부하고 다양한 자극제가 요구된다"(p.5). 비슷하게 Wilcock(2006)도 작업은 중추신경계의 통합기능을 활성화시키고 개인뿐 아니라 생존하는 모든 생명이 건강과 웰빙을 발달시키고 경험하게 한다고 주장했다.

작업에 대한 인간 욕구의 이러한 설명에 포함되는 것은 또 다른 오래된 믿음이다: 인간은 "몸과 마음의 불가분한 조합"을 지닌 나눌 수 없는 전체이다"(Bing, 1981, p. 306; Damasio, 1994). 마음, 몸, 정신은 작업에 대한 인간의 추구에서 통합될 수 있다(Bing, 1981; Reed & Sanderson, 1999). 따라서 작업의 핵심 사상추정은 우리의 생물학적 자질의 덕목, 모든 연령의 인간 그리고 성장하고 번영하는데 작업이 요구되는 능력에 따라 정의될 수 있고, 작업을 추구함에 있어 인간은 그들의 존재와 몸–마음–정신 조합을 표현한다. 인간존재는 없어질 수 없기 때문에 인간은 본질적으로 작업에 필수적이다.

그러나 Wilcock(2000)이 언급한 인간은 작업적 존재이거나 작업은 생존과 건강과 필수적이고 또는 마음, 몸, 정신은 불가분하게 연결되어 있다는 말은 믿음에 대한 이러한 복잡한 논문보다 훨씬 더 쉽다. 이 시점에서 이러한 인간성이 유일하게 개인에게 존재한다는 잘못된 결론을 내릴 수 있다. 따라서 우리는 다음 섹션에서 환경이 어떻게 인간의 작업본질을 불러일으키고, 발전시키며 지속되는지를 논의하려 한다.

변화무쌍한 환경과 상호작용하는 인간의 특징

환경과 상호작용한다는 것이 환경과 조화된다거나 완전히 환경에 따라 결정된다는 것을 의미하는 것은 아니다. 현실에 대한 작업치료 관점은 나눌 수 없는 전체로써 인간이 그들의 일상생활 환경의 부분이라는 믿음을 포함한다(Reed & Sanderson, 1999). 예로 Kielhofner(1983)은 “사회적 환경에서 인체의 일치는 진부한 이야기가 아니며 인간 조건의 필수적 부분이다”라고 주장했다(p.76). Yerxa's(1998)는 사람은 “환경과 상호작용하는 복잡하고 다면적(생물학적, 심리적, 사회적, 정신적)으로 열려있는 시스템”이다 라고 했다(p.411). 그녀는 “물이 수소와 산소로 감소될 수 없고 물은 여전히 마르지 않으며 마실 수 있다”는 것처럼 인간은 환경과 분리될 수 없을 뿐 아니라 “하나의 존재로 감소되거나 운동신경은 그들의 풍부함이나 정체성을 유지한다”라고 했다(p.413).

비록 작업치료의 지속되는 믿음은 인간이 그들의 환경맥락에서 가장 잘 이해한다는 것이지만 인간-환경 관계에 대한 믿음은 진화한다. 이러한 관계에 대한 초기 개념은 인간과 환경을 너무 많이 분리한다고 해서 비판을 받아왔다. Cutchin(2004)에 따르면 작업치료는 역사적으로 “컨테이너”로써 환경의 관점을 수용한다. 인간이 중심이었고, 환경은 배경이었다. 이러한 관점은 사람의 행동을 끌어내고 이들이 작업을 수행하고 경험하는 방법에 영향을 미치면서 사람의 이해를 환경의 이해와는 너무 쉽게 분리하게 만들었다. 이러한 점의 대안으로 학자들은 인간이 “전체로써 환경에서의 생물체”로 보는 Dewey의 환원주의를 더 자세히 검토했다(Dickie, Cutchin, & Humphry, 2006, p. 83). 본 장에서 언급했든 인간은 그들의 환경과 상호작용한다.

변화와 건강의 특징

인간이 환경과 상호작용하면서 작업에 대한 생물학적 욕구에 응할수록 이들은 끊임없이 변한다. 따라서 작업을 통해 사람들은 변하고 그들의 행동과 환경에 따라 변한다. 변화는 작거나 큰 규모의 변화, 좋거나 나쁜 변화 그리고 변하지 않은 본질의 새로운 징후와 같은 미묘한 변화를 말한다. 예를 들어, 작은 규모의 변화에서 좋아했던 작업에 참여했던 시간을 회상하는 것은 당신의 관점, 감정상태 그리고 신체감각을 변화시켰다. 나(Brab)는 형태와 시간을 느끼지 못한 채 불안의 극심한 고통 속에 있을 수 있다. 만약 내가 자전거를 타러 갈 수 있다고 확신한다면 나는 그 즉시 변한다. 내 불안은 작아지고 기쁨이 나타나며 강함은 돌아오고 시간이 열린다. 이러한 방식에서 클라이언트가 수술 뒤 처음으로 얼굴을 씻고 이를 닦는 작업치료 후 훨씬 기분이 좋아졌다고 표현하는 것을 생각해보자. Hasselkus(2011)가 설명했듯 이러한 당연시되는 경험과 상호작용은 작은 규모를 반영하지만 작업을 통해 아주 중요한 변화이다; 그들은 심지어 낙오할 수도 있다.

작업치료에서 특히 두드러지는 것은 시간에 따른 작업의 기능으로써 사람들의 건강이 변한다는 더 큰 규모의 믿음이다(예, Blanche & Henny-Kohler, 2000; Friedland, 2011; Hasselkus, 2011; Kielhofner, 2004; Meyer, 1922; Peloquin, 2005; Quiroga, 1995; Reed & Sanderson, 1999; Reilly, 1962; West, 1984). 작업치료에서 건강은 질병이나 병적 이상이 없다는 것이 아니라 가치 있는 작업에 종사할 수 있음을 의미한다. 결과적으로 건강은 인간의 존엄성, 잠재적 실현성, 기능적 역량, 양질의 삶 그리고 삶의 만족도와 의미를 찾는 것을 고려하면서 번영하고 웰빙하는 역동적 상태를 포함한다(Hasselkus, 2011; Peloquin, 2005; Rogers, 1982a; Yerxa, 1983, 1998). 사람들은 작업을 통해 그들의 건강상태에 영향을 줄 수 있는 것으로 보여진다. 따라서 작업치료의 인간에 대한 존재론적 관점은 낙관적 시각을 가진다.

이는 사람들이 종사하는 작업이 그들의 주체적 경험이나 결과에서 필연적으로 긍정적으로 보인다는 말은 아니다. 작업에 종사한다는 것은 생물학적 필요에 의한 것이기 때문이 사람들이 이유를 불문하고 행동함에 있어 그들의 역량을 사용하지 못하고 그들의 잠재력을 개발시키지 못하거나 그들의 역량을 표현하는데 좌절한다면 변화는 기능장애, 불만족, 허약한 건강상태, 불행의 상태로 향하게 된다. 사람들이 매일 하는 일은 지루함, 불안, 좌절, 소외, 기능장애, 불행이 될 수 있다. 반대로 이들은 흥분, 행복, 만족, 능숙함, 양호한 건강도 될 수 있다.

궁극적으로 시간에 따른 큰 규모의 변화는 좋은 것이든 나쁜 것이든 불문하고 일상 속의 작은 규모 변화에서 발생하는 변화에서부터 시작된다. 또 사람들의 반복하는 “하는 것”은 좋든 나쁘던 그들 자신을 변화시킬 뿐 아니라 커뮤니티, 사회 그리고 선각자의 건강을 변화시킬 수 있다(Wilcock, 2006). 비록 작업치료의 낙관적 시각이 이러한 현실을 부인하지 않지만 모든 사람들이 그들 자신과 다른 이들의 더 나은 삶을 위해 작업을 통해 경험하고 익힐 수 있는 내재하는 잠재성에 대한 관심을 중요시하게 한다. Peloquin(2005)가 잘 요약했듯이 작업치료의 핵심 믿음은 “개인이 건강해지고 전체가 될 수 있도록 도와주는 역량”이 작업에 있다는 것이다(p.614).

인식론: 작업치료에서 지식은 무엇인가?

현실과 인간의 특성에 대한 작업치료의 우세적 관점은 "지식에 대한 우선권 설정" 이다(Kielhofner & Burke, 1983, p. 43). **그림 3.1**에서 보여지듯 우리는 작업의 가장 중심 인식론적 전제를 다음과 같이 요약한다:

> 작업에 대한 지식은 기본적이며 모든 다른 지식을 통합하는 주요 주체로 작용하며 행동의 원하는 결과를 명확하게 해준다. 그 목적달성을 위해 지식은 지속적으로 변하는 현재 상황을 위해 그리고 그 안에서 종합된다; 따라서 지식의 본질은 묶여있거나 유동적이다.

우리는 각 요소를 논의하면서 본 인식론의 전재를 설명하려 한다.

작업지식은 작업치료사들에게 기본이다.

작업치료의 인식론적 전제에서 알아야 할 가장 중요한 것은 무엇인가? 그 답은 압도적으로 작업에 대한 지식이었다. Weimer(1979)는 "우리는 작업의 기본 지식을 알아야 합니다"라고 주장했다(p.43). Reilly(1962)는 이러한 기능에 영향을 미치는 해부학, 신경생리학, 성격이론, 사회과정, 의료조건에 대한 지식은 독특한 내용이 아니라고 말했다. 또 Reilly(1962, 1974)의 관점에서 작업치료의 독특한 지식은 놀이-일 연속체를 포함, 일 특성과 생산활동에 대한 깊은 이해이고 그녀가 믿었던 작업치료의 기본은 새 분야에서 가장 중심으로 보여졌다. 작업치료의 가장 중요한 주체로 오늘날까지 지속된 작업은 광범위하게 뒷받침 되었다(예, Hasselkus, 2011; Hooper, 2006; Molineux, 2004; Townsend, 1999; Wilcock, 2006; Wood et al., 2000).

주요 주체로써 작업조직에 대한 지식은 모든 다른 지식을 통합한다.

알아야 될 가장 중요한 것과 더불어 인식론은 지식의 구조를 가지고 있나? 와 같은 질문을 수반한다. 만약 그렇다면 그러한 구조는 어떻게 개념화되나? 이러한 질문들은 신체 운동학에서 도덕과 문화 범위까지, 작업지식이 아주 많은 그리고 때때로 이질적인 주제이기 때문에 아주 흥미롭다. 학생들은 분야의 넓은 주제에서 길을 잃을 수 있고 이들 사이에서 준비를 할 수 없을 뿐 아니라 이들은 개인적 흥미를 기반으로 선택할 수 있다고 잘못 생각할 수 있다. 따라서 학자들은 작업치료 지식은 구조를 가진다는 관점을 주장하고 있다.

예를 들어, Kielhofner(1983)은 세 가지의 통합되고 계층적 영역으로 구성된 매트릭스로써 작업치료 지식을 개념화했다: 생물학적, 심리적, 그리고 사회적 지식. 신경근 골격과 운동학적 지식은 생물학적 계층에서 아래쪽에 위치하며 이들은 분야에서 기초 지식으로 간주될 뿐 아니라 작업의 심리적, 사회적, 그리고 상징적 범위의 계층에서 높은 레벨의 지식에 의해 영향을 받기 때문이다. 이러한 구조에서 생물학적 지식은 작업의 심리적, 사회적, 그리고 상징적 범위에 따라 규제된다고 이해될 때 작업치료사들에게 이용된다. 예를 들어, 두 사람이 동일한 상처를 입었더라도 "회계사가 입은 손 상처는 시계 제조공의 손 상처와 같지 않다"(p.79). 같은 방식으로 은퇴한 기혼 남성이 입은 고관절부 골절은 병든 배우자를 돌보는 여성이 입은 고관절부 골절과 같지 않다. 각 상황은 상처가 생기는 역할, 가치, 목표, 흥미, 그리고 문화(예, Kielhofner 구조의 심리적, 사회적, 상징적 레벨)와 그들의 결과 때문에 독특하다. 반대로 두 사람은 조현병이나 척수손상 같은 이질적 진단을 받을 수는 있지만 이들은 각각의 높은 심리적, 상징적, 사회적 레벨에서 발생하기 때문에 제한된 작업 선택의 동일한 작업진단을 공유할 수도 있다.

Kielhofner(2004)은 이후 계층 간 지식 영역 사이의 관계를 수정했지만 생물학적, 심리적, 사회적 그리고 상징적 영역 사이의 교류구조는 인간 수행과 참여를 이해하는데 있어 핵심으로 남아있다. 골격 구성 요소.

주요 주체로써 작업지식은 행동의 원하는 결론을 명확하게 한다.

알아야 할 가장 중요한 것과 그러한 지식이 조직되는 방법은 사회에 대한 그룹의 시각이나 그 그룹이 달성하고자 하는 원하는 결말과 관련되어 있다(MacIntyre, 1990). 실용주의 사상가들은 지식을 "갈망하는 미래"를 고려해 지속적으로 평가되고 개발되는 것으로 설명했다(Hooper & Wood, 2002, p.42). 따라서 작업지식과 이들의 구성되는 방법은 작업목표에 대한 원하는 결말의 집합체로 미래를 반영한다. 그 미래는 건강증진 작업에서 개인과 인구의 최적화된 참여이다(Wilcock, 2006). 이러한 열망하는 미래는 참여자들에게 그들의 지식에 대해 겨냥하는 불빛으로 작용한다. 이런 먼 불빛에 도착하기 위한 정확한 방법은 주어진 업무 상황에 대한 작업치료 지식을 통합하고 작업에서 이러한 원하는 결론이 어떻게 이루어지는지를 고려하면서 결론을 평가하는 것을 포함한 활발한 실험을 통해 발견된다.

지식은 변화무쌍한 상황을 위해 그리고 그 안에서 통합된다.

작업치료에서 지식은 주체, 구조 그리고 결과에 따라 묶여있다. 하지만 그 경계 안에서 치료사들은 각 업무 상황에 대한 지식영역과 추리모드를 구성한다. 예를 들어, 30장에서 Schell은 치료사들이 다양한 영역에서 어떻게 지식을 이해하고 활용하는지를 설명했다. 이러한 영역은 (1)그들만의 믿음, 가치, 역량 그리고 경험; (2)작업이론, 증거, 기술; (3)클라이언트의 믿음, 가치, 역량, 그리고 경험; (4)클라이언트의 목표, 치료에 대한 기대, 건강상태가 클라이언트의 작업에 어떤 영향을 미치는지; 그리고 (5)업무 문화와 서비스에 대한 이들의 영향력에 대한 지식을 포함한다. 또 치료사들은 과학적, 서사적, 실용적, 도덕적, 상호적 추론의 다양한 모드 사이에서 빠르게 변하고 이들은 통합한다(Mattingly & Fleming, 1994; B. Schell, 2009).

치료사들은 다양한 추론 과정을 통해 다양한 지식 영역을 통합할 뿐 아니라 각 업무상황에서 계속해서 이를 반복한다. 비록 상황이 일상적으로 보일지라도 치료사나 클라이언트의 감정적 상태, 스케줄 변화 또는 사회환경 변화와 같은 미묘한 방식에서 이들은 독특할 수 있고, 이 모든 것들은 한 종류의 현재 업무 상황을 만들 수 있다. 치료사들은 각 업무 상황이 독특하고 하나의 치료 세션에서도 변한다는 점을 인정하고 있다. 따라서 치료사들은 지속적으로 각 업무상황에 대응하기 위해 지식을 모으고 있다. 이를 말하는 다른 방법은: 치료사들은 각 업무상황에 대해 설정함으로써 작업치료 지식을 사용한다.

지식의 업무 순간에서 잠정적이고, 유동적이며 불확정적이다

초기 논의는 존재론의 중심 고려사항에서 끝이 났다: 지식의 특징은 무엇일까? 요약하자면 작업치료에서 지식은 지식의 주제, 작업 그리고 원하는 결말, 개인과 인구의 건강-증진 작업 종사에 따라 묶여있다. 또 작업지식이 어떻게 다양한 요소에 대한 지식과 연관되는지에 대한 구조도 있다. 지식의 주제, 구조, 결말은 분야에서 지식에 대한 경계로 작용한다. 표면적으로 이러한 경계는 다소 안정적으로 보이지만 우리가 이들에 대해 어떻게 이해하고 말하는지가 항상 포함되어있다. 따라서 이들은 역설적으로 지속되고 잠정적이다. 이러한 안정적으로 보이는 기반에서 작업치료 지식은 각 업무 상황에 대해 그리고 그 안에서 새롭게 통합된다. 그러한 지식의 이해는 실용주의와 연관된 지식의 관점과 충분히 양립될 수 있다(Hooper & Wood, 2002, p.42).

> 실용주의자들은 지식을 유동적이고 오류를 범하기 쉬우며 불확정인 관점으로 말한다…… 지식은 직접적인 경험의 결정과 실행에 따라 결정되기 때문에 유동적이고 따라서 이는 "발견"되거나 고정될 수 없다. 지식은 사물을 설명하거나 이해하는 더 나은 방식에 따라 바뀌기 때문에 오류를 범하기 쉽다…… 지식은 행동과 특정 맥락 사이의 반복되는 과정에서 생기기 때문에 불확정적이다.

따라서 작업치료에서 지식의 본질은 악보와 같다. 음악 연습은 음계, 음악이론 그리고 원리에 따라 정의된다. 이러한 안정적으로 보이는 경계들은(시간에 따라 새로운 방법으로 이해되고 설명됨) 계속해서 새로운 음악으로 모이고 동일 음악이라고 하더라도 변하는 관중과 사회문화적 상황에 따라 새 음악으로 연주된다. 이러한 지식의 잠정적이고 유동적이며 불확정적 관점은 업무가 독특한 지식 기반과 작업치료 사상 안에서 정의되고 그러한 경계는 업무 순간에서 유동적이며 불확정적이다는 것을 의미한다.

유동적이며 불확정한 방식으로 업무 순간에서 나오는 지식은 학생들이 배우는 모든 것과 연관되어 있기 때문에 작업치료 학생들에게 중요하다. 이 말은 별개의 내용과 기술을 배우는 것과 더불어 학생들은 지식을 모으고, 지식을 평가하며 업무상황에 대한 지식을 창조하는 방법을 배워야 한다는 것이다. 이러한 존재론적 도전에 충족시키기 위해 일부 학생들은 그들 스스로를 전문가로부터 지식을 받는 학습자에서 지식을 획득하여 이를 철저하고 반영적으로 통합하며 필요한 업무상황에 이를 유동적으로 쓸 수 있는 학습자로 변화하려 한다.

가치론: 작업치료에서 올바른 행동은 무엇인가?

작업 가치론은 질문에 답한다, 현실과 지식에 대한 작업치료의 중심 믿음에서 그날그날을 어떻게 살아야 할까? 우리가 두는 가치는 무엇인가? 우리는 무엇을 해야 하나? **그림 3.1**에 설명했듯, 현실과 지식의 관점은 "세상에서 우리가 행동하는 직접적인 방법과 형태"이다(Ruona & Lynham, 2004, p.154). 업무에서 우리가 행동하는 방법과 분야 사상의 기타 측면 사이의 일관성은 Wilcock(1999)이 아래와 같이 언급했기 때문에 중요하다,

> 사상이 없는 기술은 문제가 될 수 있다. 이는 관심영역 밖을 침범하고 이미 제공되고 있는 기술의 중복, 다른 훈련이 그 방향을 변경할 때 다른 사람을 위해 세워진

기술의 제거 또는 시행되는 훈련의 방향을 알려줄 권한이 없기 때문에 비슷한 기술 고수와 같은 것을 야기시킬 수 있다(p.193).

기술과 사상 사이의 연관성을 설명하기 위해 우리는 세 가지 주요 업무 방법론에 대해 논의하고자 한다. 우리는 이러한 방법론들이 포괄적이라고 생각하지는 않는다; 예로, 이들은 작업치료 윤리강령에서 서술된 중요한 가치와 행동을 포함하지는 않는다(American Occupational Therapy Association, 2010). 하지만 우리는 이러한 방법론들이 분야의 인식론적 그리고 존재론적 전제로부터 어떻게 행동이 흘러나오는지를 설명하는데 도움이 된다고 생각한다. 이러한 전제에 따라 작업치료의 존재론은 다음과 같이 요약될 수 있다(**그림 3.1**);

업무는 작업에 대한 의미 있고 만족스러운 참여를 이끌기 위한 전체로써의 클라이언트-환경과의 협동을 포함하고 그렇게 함으로써 최상의 잠재성, 웰빙 그리고 건강을 포함하게 된다.

협력적 업무

변화무쌍한 인간, 환경 그리고 작업이 현실에 대한 작업치료의 믿음의 중심에 있기 때문에 이는 클라이언트와 개인이 협동하는 업무를 위한 기본적인 방법론이다. 학생들은 클라이언트 중심 업무를 인정하지만 클라이언트 중심 업무가 어떻게 넓은 사상적 체계의 표면상 징후가 되는지는 고려하지는 않을 것이다. **그림 3.1**의 사상체계에 비추어 볼 때 협동적 관계는 작업 존재론에서 자연스러운 연결점이다. 협동적 관계를 통해 치료사들은 시간에 걸쳐 각 클라이언트가 종사하는 작업과 환경, 각 클라이언트의 작업적 희망, 각 클라이언트의 치료적 경험으로 작용하거나 작용하지 않는 작업, 그리고 클라이언트가 어떻게 변했는지, 어떻게 변하고 있는지, 그리고 미래변화에 대해 어떻게 보고 있는지에 대한 작업과 환경에 대해 검토한다. 비슷하게 만약 지식에 대한 작업치료의 중심 믿음이 각 상황에 대한 지식을 통한하는 것이라면 협동은 현재 상황에 있어 치료사들이 모아야 할 지식과 경험의 요소를 결정하기 위해 필요하다. 따라서 협동적, 관계중심 업무는 현실과 지식에 대한 작업치료의 가치와 믿음을 나타내는 방법론을 구성한다.

방법론이라는 용어를 사용하는 것이 기술적 절차로써의 협동업무를 나타낸다는 의미는 아니다; 이는 업무 작업치료의 다소 오래되고 규범적인 방법이며 작업의 가치를 보여주는 것이다. Peloguin(2005)는 "작업치료는 [강조] 개인적인 일이다"라고 말했다. Watson(2006)은 우리가 분야의 사상에 신의를 가진다면,

우리는 개인적인 방법으로 사람과의 개인적 관련성을 만들 수 있다. 우리가 되는 사람들과 서비스를 하려는 우리의 절실한 열망은 우리로 하여금 "다른 이"들의 "존재"로 이끌 수 있다. (p.156) 라고 했다.

본 책은 업무의 방법론으로써 협동의 작업치료 사용에 대해 언급할 것이 많다. 우리의 목적은 방법론으로써의 협동적 업무가 어떻게 현실, 지식 그리고 올바른 행동의 분야 관점에서 유래되고 나타나는지를 강조하는 것이다. 따라서 협동적 업무는 다음의 질문을 던지면서 업무와 사상 사이의 적합에 반영되는 자극제로 작용될 수 있다:

- 이 평가나 개입 또는 본 클라이언트의 존재에 대한 나만의 방식이 협동적이고 관계중심 관심을 반영하나?
- 작업치료사로서의 내 행동 중심에 협동이 있는가?

각 치료사는 클라이언트 인구에서 작용하는 변수, 서비스의 문화적 맥락 그리고 업무 상황에 따라 협동적 업무를 위한 구체적인 방법을 사용해야 한다. 하지만 어떤 어려움이 있을지라도 협동적이고 관계중심 치료는 분야의 핵심 가치, 존재론, 그리고 가치론을 자연스럽게 표현하는 하나의 방법론이다.

작업중심 업무

작업은 현실에 대한 작업치료 관점과 치료사들이 알아야 할 것의 아주 중심점에 있기 때문에 업무에 대한 핵심 방법론은 의미 있고 만족스러우며 건강을 증진시키는 작업에 클라이언트를 참여시키는데 도움을 준다. 분야가 생겨난 이래 치료사들은 사람들로 하여금 작업에 종사할 수 있는 기회를 제공해왔고 그렇게 함으로써 그들의 기술과 잠재력을 개발시키고 변화시켰다. 학생들은 이러한 방법론을 작업중심 또는 작업기반 업무로 인정할 수 있다(예, Christiansen, Baum, & Bass-Haugen, 2005; Kielhof ner, 2004; West, 1984; Wood, 1998b). 이 방법론은 치료사들이 작업수행 이슈와 경험에 집중할 수 있다는 것을 의미한다. 치료를 시작하면서부터 치료사들은 클라이언트가 원하고 필요한 것들을 이해하기 위한 노력을 한다. 요약하자면 치료사들은 그들의 치료적 접근법이 클라이언트가 원하고 필요한 작업을 어떻게 연관시키고 뒷받침하느냐를 명확하게 한다는 말이다. Price와 Miner(2007)에 따르면 작업수행과 작업 그 자체를 개인 행동의 중심에 놓는 것은 클라이언트와의 협동적 관계를 통해

각 업무 상황 안에서 나타나는 복잡한 과정이다. 따라서 협동적 업무와 같이 작업중심 업무는 각 상황에서 지속적으로 협동함으로써 인간의 작업 특성과 지식에 대한 믿음을 나타낸다.

본 책은 방법론으로써 작업중심 업무의 사용에 대해 언급할 것이 많다. 우리의 목적은 작업중심 업무가 어떻게 현실, 지식 그리고 올바른 행동의 분야 관점에서 유래되고 나타나는지를 강조하는 것이다. 따라서 작업중심 업무는 다음의 질문을 던지면서 업무와 사상 사이의 적합에 반영되는 자극제로 작용될 수 있다:

- 이 평가나 개입 또는 본 클라이언트의 존재에 대한 나만의 방식이 작업중심 업무를 반영하나?
- 작업치료사로서의 내 행동 중심에 작업이 있는가?
- 나는 작업과 내가 사용하는 각 치료적 접근법 사이에서 클라이언트에 대한 의미 있고 신뢰성 있는 연결점을 만드는가?

다시 말해, 각 치료사가 클라이언트 인구에서 작용하는 변수, 서비스의 문화적 맥락 그리고 업무 상황에 따라 작업중심 업무를 위한 구체적인 방법을 사용해야 하지만 작업중심 업무는 분야의 핵심 가치, 존재론, 그리고 가치론을 자연스럽게 표현하는 하나의 방법론이다.

업무에서의 맥락: 전체로써의 클라이언트와 환경

사람과 환경 사이에서 존재하는 본질적인 화합으로써 현실에 대한 작업치료의 중심 믿음에서의 강조는 전체로써의 클라이언트와 환경으로 언급되는 업무에 대한 세 번째 중요한 방법론으로 연결된다. 클라이언트에게 의미 있는 작업은 – 그들이 누구와 있건 작업이 수행되는 습관과 이들을 조직하는데 도움을 주는 일상 그리고 심지어 이를 수행하는데 사용되는 근골격계 패턴 – 환경과 클라이언트 사이의 상호접속에서 발생된다. 이는 병원, 재활원, 외래병동, 전문요양시설, 집, 직장, 학교나 커뮤니티 와 같은 장소에서 작업치료서비스를 받는 클라이언트의 삶과 환경에 대해서도 동일하다 (Cutchin, 2004).

Hasselkus(2011)에 따르면 장소, 작업, 의미, 역할, 일상 그리고 의도의 기억을 통한 환경과의 접합점으로 클라이언트를 보는 것은 환경적 변화를 받아들이고 이를 따르는 부분과 관련된 치료 결과에 긍정적으로 영향을 미칠 수 있다. 반대로 치료사들이 클라이언트를 환경과 별개로 본다면 이들은 클라이언트의 수행에 너무 초점을 맞출 수도 있다. 예를 들어, 치료사들은 출입구를 넓히고, 계단 승강기를 설치하고, 작은 융단을 없애고, 의료기기를 추가하고, 가구를 재배열하고, 손이 닿기 쉬운 거리에 물건을 옮기는 것과 같은 환경적 변화에 대한 권장사항을 만들 수 있다. 하지만 이러한 권장사항은 전체로써의 클라이언트 환경에서는 분리되어 간주될 수 있고 가족은 이를 시행하는 것을 거절할 수 있다.

제시된 다른 방법론과 마찬가지로 본 책은 업무에서 방법론으로써 수행맥락의 작업치료사용에 대해 언급할 것이 많다. 우리의 목적은 전체로써의 클라이언트 환경이 어떻게 현실과 지식의 분야 관점에서 유래되고 나타나는 자연스러운 올바른 행동을 구성하는지를 설명하는 것이다. 따라서 전체로써의 클라이언트환경은 다음의 질문을 던지면서 업무와 사상 사이의 적합에 반영되는 자극제로 작용될 수 있다:

- 본 평가나 개입 또는 본 클라이언트의 존재에 대한 나만의 방식이 전체로써의 클라이언트환경에서 화합을 반영하나?

다시 말해 각 치료사가 이전에 언급된 다양한 변수 안에서 본 방법론과 관련된 특정 방법을 사용해야 하지만 전체로써의 클라이언트 환경은 분야의 핵심 가치, 존재론, 그리고 가치론을 자연스럽게 표현하는 하나의 방법론이다.

작업치료 가치론에서 핵심 가치

마지막으로 가장 중요할지도 모르지만 위에 간단히 언급된 방법론들은 작업치료 역사를 통해 중요하게 여겨졌던 작업의 핵심 가치를 나타낸다 history(예, Bing, 1981; Meyer, 1922; Peloquin, 1995, 2005, 2007; Yerxa, 1983). 더 구체적으로는 이러한 방법론에 내재하는 사항은 아래의 사항에서 별개로 반영되고 가치있게 생각된다.

- 본질적 인간성과 모든 사람의 존엄성;
- 클라이언트와 그들에게 중요한 사람의 주체적 경험과 관점;
- 치료적 만남에서의 공감, 보살핌 그리고 진심 어린 수행;
- 작업적 기회를 창조하는데 상상력과 진실성의 사용; 그리고
- 웰빙을 경험한 사람들의 내재하는 잠재력.

업무로의 적용: 사상체계에서 사고의 사상모드

업무에 작업치료의 사상을 적용하는 것은 사고의 사상모

드를 요한다. 사고의 사상모드는 양방향이다. 다시 말해 사고의 본 모드는 치료사가 현실, 지식, 가치, 행동에 대한 작업치료의 사상적 추정을 반영하고 이러한 추정을 의도적으로 나타나게 만드는 것을 요한다; 또한 개인의 업무를 반영하고 나타날 수 있는 현실, 지식, 가치, 행동에 대한 추정을 정의하는 것을 포함한다. 사고의 이런 모드에 참여하는 것은 치료사들로 하여금 업무의 가장 중요한 요소일 수 있는 사상적 마음을 발달시킬 수 있게 한다.

사상적 마음과 비사상적 마음 사이의 Paul(1995) 대조를 생각해보자. 비사상적 마음은 추정과 믿음 체계 틀 안에서 생각하는 것을 인식하지 못한다. 명확한 기본을 알지 못하면 비사상적 마음은 이러한 기본을 비판할 수 없고; 따라서 사고의 무의식적이고 이어받은 시스템에 빠져버릴 수 있다. 비사상적 마음은 일이 수행되는 방법을 따르는 경향이 있고 사고시스템에서 나타난다는 것을 알지 못한 채 간단한 방법과 과정을 선호한다. 방법과 과정이 평가될 필요가 있다는 점에서 더 넓은 체계에 대한 인식이 많지는 않다.

반대로 사상적 마음은 모든 사고가 추정, 믿음 그리고 가치의 틀 안에서 발생한다는 점을 의식하고 있다. 이 마음은 이러한 점을 면밀히 살피는데 날카롭고 이들 사이의 적합성을 찾으며 행동에서의 이들을 알아차린다.

사상적 마음은 방법과 과정에 반영된 사고 시스템을 살피고 사고의 선택된 넓은 체계에 비추어 끊임없이 이들을 재정의하려 한다. 사상적 마음은 현실에서의 사고와 혼동하지 않기 때문에 이는 지속적으로 대안적이고 재정의된 사고체계를 고려한다.

업무 딜레마 박스의 두 시나리오(웹에서의 부가적 학습활동)는 사고의 사상적 모드를 구축할 수 있는 기회를 제공하고 따라서 더 사상적 마음을 가질 수 있도록 한다. 두 개의 시나리오는 업무며 우리는 이를 각 환경에서의 전형적 업무

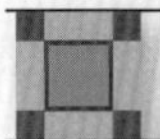

업무 딜레마

설정 A

설정 A에서 작업치료사들은 매일 아침 담당 받은 클라이언트를 어떻게 분배할 지를 결정하고 기회가 된다면 개입을 통해 협동을 결정한다. 자기관리의 우선순위는 클라이언트에 의해 결정되고 일상생활동작훈련(ADL)만이 전달된다. 기본과 수단적 ADL에서 클라이언트의 많은 우선순위에 대응하여 새로운 작업 공간이 재활 "운동"에서 만들어졌고 이들은 컴퓨터와 인터넷 사용이 가능한 사무실 영역과 다양한 기계적이고 여가적이거나 업무와 관련된 활동이 발생하는 업무영역을 포함한다. 주방은 집안관리 측면을 포함하는 우선순위를 가진 클라이언트들에 의해 사용된다. 아침 ADL후 하루는 하나의 그룹 세션을 포함, 30분에서 1시간 범위의 개인활동으로 채워진다. 이 스케줄 접근법은 생산성 요건을 만족시킨다. 클라이언트와 그들의 가족을 위한 야외 소풍, 여성의 집을 위한 의류수거, 지역 벼룩시장 방문과 같은 3일에서 5일 정도가 소요되는 현 실적 작업 프로젝트를 클라이언트가 수행할 때 작업치료사들은 그룹을 배정하는 리더십 역할을 한다. 이러한 프로젝트의 단계와 일은 클라이언트의 흥미와 그들이 성공적으로 도전할 수 있는 가능성을 기반으로 배정된다. 비록 개별 세션이 "몸 풀기"의 운동을 포함할 수 있지만 그 초점은 개별적 작업 목표나 그룹 작업 프로젝트 측면 둘 다를 포함한다. 주말 동안 클라이언트는 "작업 숙제"를 받게 된다. 중요한 다른 한 사람이 개별 그리고 그룹 치료세션에 참가하도록 권장된다. 가능하다면 가정 방문이 어떤 작업이 어떤 공간에서 시행되고 수용할 수 있는 변화에 대한 클라이언트와 중요한 사람과의 협동을 알기 위해 시행된다. 치료계획의 종료는 클라이언트의 일상적 맥락과 수행 패턴과 가능한 비슷하게 하여 환경과 업무를 설정하는 것을 포함한다.

설정 B

설정 B에서 작업치료사들은 매일 아침 담당 받은 클라이언트를 어떻게 분배할지를 결정하고 각각에 의존한 그들의 삶에 들어간다. 모든 클라이언트는 아침에 기본 ADL을 위한 작업치료를 받게 되고; 치료사 들은 ADL 독립성을 강조하며 모든 클라이언트와 함께 동일한 ADL업무를 수행한다. 하루의 나머지 시간은 짧은 서류상의 휴식 이후 30분의 개별 세션으로 구성되고; 이러한 스케줄 세션 방식은 설정에 요구하는 높은 생산성을 충족시키기에 충분하다. 각 세션은 운동범위, 강도 그리고 인내와 같은 기능의 물리적 요소를 강조하고; 세라밴드나 퍼티, 원, 원뿔 운동 범위, 손목웨이트, 상위 에르고미터, 도르래, 장부측 운동, 다양한 물리적 치료 그리고 공이나 풍선 던지기를 포함한 치료를 사용한다. 종이와 연필 활동, 퍼즐, 펙보드, 컴퓨터 기반 운동과 같은 치료를 사용하는 기능의 시지각적이고 인지적 요소를 사용하기도 한다. 개입은 클라이언트 대 클라이언트에서 거의 나타나지 않고 일부 클라이언트는 그들은 이미 "치료"를 하고 있기 때문에 작업치료사를 만들 이유가 없다고 말한다. 주방은 직원 회의실로 사용된다. 중요한 한 사람들은 클라이언트의 집중력이 흐트러지지 않도록 하기 위해 참여하지 않도록 한다. 클라이언트가 이동할 때 두 사람이 필요하다면 작업치료사와 물리치료사가 클라이언트를 만날 수 있다. 치료계획 종료는 집으로 돌아가는 것에 대한 안전성을 결정하기 위해 차를 끓이는 것과 같은 주방활동을 포함한다. 중요한 한 사람은 클라이언트가 집으로 돌아가기 전 서비스 마지막 날 훈련을 받게 된다.

의 지식을 토대로 가능한 정확하게 설명했다. 우리는 이들을 작업치료 사상의 적용과 관련해도 대조적이기 때문에 이러한 시나리오를 선택했다.

구체적으로 설정 A에서의 업무는 치료사들이 작업치료 사상에서 충분히 훈련을 받았고 일을 수행하는 방법에 대한 사고의 사상적 모드를 적용했다. 설정 B는 작업사상과의 연계를 최소화하고 사고의 사상적 모드를 찾아볼 수 없다. 이러한 차이에도 불구하고 두 시나리오는 빨리 진행되며 생산성을 필요로하는 신경재활 프로그램이 있는 영리병원은 수요가 많다. 또 두 설정 모두에서 클라이언트는 다양한 신경질환을 지니고 있고 많은 이들은 뇌졸중이나 다른 뇌병변을 앓고 있다. 두 설정에서 작업치료는 일반적으로 3일에서 10일의 범위에서 하루에 2번 또는 3번 시행된다.

각 업무 딜레마를 읽으면서 각 설정에서 사상이 어떻게 각기 다른 업무 접근법을 구성하는지를 고려해봐라. 구체적으로,

1. 각 시나리오에서 작업치료가 이해되고 적용되는 방법에서 나타나는 존재론적이고 가치론적인 추정과 믿음을 정의하라.
2. 각 시나리오에서 두드러지는 업무 방법론과 방법의 기본을 이루는 핵심 가치를 정의하라.
3. **그림 3.1**을 참고하여 각 시나리오에서 작업치료 사상의 적합성과 부적합성의 영역을 정의하라.
4. 설정 A에서 치료사들이 사상적 마음을 훈련하는데 사용되는 전략을 정의하라. 동일한 전략이 설정 B에도 가능하다고 생각하나? 그 이유를 말하라.

결론 Conclusion

우리는 세 가지 요소로 구성된 사상체계를 제시했다: 인식론, 존재론, 가치론. 각 요소는 **그림 3.1**의 뫼비우스의 띠에서 "안식처"로 생각될 수 있다. 각 안식처에서 해당 사상 추정이 정의하고 설명된다. 인식론에서 현실에 대해 정의되고 설명된 사상 추정을 가지면 우리는 지식에 대한 추정을 이끌어낼 수 있다. 지식에 대해 정의되고 설명된 추정을 가지면 우리는 존재론과 함께 올바른 행동에 대한 추정을 이끌어낼 수 있다. 그리고 최종적으로 일부 샘플 방법론과 가치는 가치론 안식처에서 정의되고 설명될 수 있다. 사상체계는 두 가지 업무 시나리오에 적용된다.

작업치료에 속하고 시행되는 모든 작업은 그만의 독특한 사상과 업무 접근법 그리고 작업과 개인사상 사이의 적합성 구축에 대한 정확도를 요한다. Wilcock(1999)는 작업과 개인 사상 사이의 강한 불일치가 보인다면 작업치료는 전문가(또는 학생), 미래의 클라이언트 그리고 작업 그 자체를 위해 중단되어야 한다고 했다. 반대로 Wilcock은 의미 있고, 만족스러우며 지속적이고 영향력 있는 업무를 위한 가능성을 가진 개인의 작업사상과 개인사상 사이의 적합성을 연관시켰다. 따라서 사고의 사상적 모드에 포함되는 높은 이해관계가 있다.

참고문헌 References

American Occupational Therapy Association.(2010). Occupational therapy code of ethics and ethics standards. *American Journal of Occupational Therapy, 64*(Suppl), S17–S26.

Bing, R. K.(1981). Eleanor Clarke Slagle Lectureship—1981. Occupational therapy revisited: a paraphrastic journey. *American Journal of Occupational Therapy, 35*, 499–518.

Blanche, E. I., & Henny-Kohler, E.(2000). Philosophy, science and ideology: A proposed relationship for occupational science and occupational therapy. *Occupational Therapy International, 7*, 99–110.

Breines, E.(1986). *Origins and adaptations: A philosophy of practice*. Lebanon, NJ: Geri-Rehab.

Breines, E.(1987). Pragmatism as a foundation for occupational therapy curricula. *American Journal of Occupational Therapy, 41*, 522–525.

Bruce, M. A., & Borg, B.(2002). *Psychosocial occupational therapy: Frames of reference for intervention*. Thorofare, NJ: Slack.

Christiansen, C. H., Baum, C. M., & Bass-Haugen, J.(Eds.).(2005). *Occupational therapy: Performance, participation, and well-being*. Thorofare, NJ: Slack.

Cutchin, M. P.(2004). Using Deweyan philosophy to rename and reframe adaptation-to-environment. *American Journal of Occupational Therapy, 58*, 303–312.

Damasio, A.(1994). *Descartes' error: Emotion, reason, and the human brain*. New York, NY: Putnam.

Devereaux, E. B.(1984). Occupational therapy's challenge: The caring relationship. *American Journal of Occupational Therapy, 38*, 791–798.

Dickie, V., Cutchin, M. P., & Humphry, R.(2006). Occupation as transactional experience: A critique of individualism in occupational science. *Journal of Occupational Science, 13*, 83–93.

Dunton, W. R.(1919). *Reconstruction therapy*. Philadelphia, PA: W.B. Saunders.

Finlay, L.(2001). Holism in occupational therapy: Elusive fiction an ambivalent struggle. *American Journal of Occupational Therapy, 55*, 268–276.

Friedland, J.(2003). Muriel Driver Memorial lecture: Why crafts? Influences on the development of occupational therapy in Canada from 1890 to 1930. *Canadian Journal of Occupational Therapy, 70*, 204–212.

Friedland, J.(2011). *Restoring the spirit: The beginnings of occupational therapy in Canada, 1890–1930*. Montreal, Canada: McGill-Queen's University Press.

Hasselkus, B. R.(2011). *The meaning of everyday occupation*(2nd ed.). Thorofare, NJ: Slack.

Hocking, C.(2008). The way we were: Romantic assumptions of pioneering occupational therapists in the United Kingdom. *British Journal of Occupational Therapy, 71*, 146–154.

Hooper, B.(2006). Beyond active learning: A case study of teaching practices in an occupation-centered curriculum. *American Journal of Occupational Therapy, 60*, 551–562.

Hooper, B.(2008). Therapists' assumptions as a dimension of professional reasoning. In B. A. Schell & J. W. Schell(Eds.), *Clinical and professional reasoning in occupational therapy*(pp. 13–35). Baltimore, MD: Lippincott, Williams & Wilkins.

Hooper, B., & Wood, W.(2002). Pragmatism and structuralism in occupational therapy: The long conversation. *American Journal of Occupational Therapy*, *56*, 40–50.

Ikiugu, M., & Schultz, S.(2006). An argument for pragmatism as a foundational philosophy of occupational therapy. *Canadian Journal of Occupational Therapy*, *73*, 86–96.

Kielhofner, G.(1983). *Health through occupation: Theory and practice in occupational therapy*. Philadelphia, PA: F. A. Davis.

Kielhofner, G.(2004). *Conceptual foundations of occupational therapy*(3rd ed.). Philadelphia, PA: F. A. Davis.

Kielhofner, G., & Burke, J.(1983). The evolution of knowledge and practice in occupational therapy: Past, present, and future. In G. Kielhofner(Ed.), *Health through occupation: Theory and practice in occupational therapy*(pp. 3–54). Philadelphia, PA: F. A. Davis.

Levine, R. E.(1987). The influence of the arts-and-crafts movement on the professional status of occupational therapy. *American Journal of Occupational Therapy*, *41*, 248–254.

Lincoln, Y. S., Lynham, S. A., & Guba, E. G.(2011). Paradigmatic controversies, contradictions, and emerging confluences, revisited. In N. K. Denzin & Y. S. Lincoln(Eds.), *Handbook of qualitative research*. Thousand Oaks, CA: Sage.

MacIntyre, A. C.(1990). *First principles, final ends and contemporary philosophical issues*. Milwaukee, WE: Marquette University Press.

Mattingly, C., & Fleming, M. H.(1994). *Clinical reasoning: Forms of inquiry in a therapeutic practice*. Philadelphia, PA: F. A. Davis.

Meyer, A.(1922). The philosophy of occupation therapy. *Archives of Occupational Therapy*, *1*, 1–10.

Molineux, M.(2004). *Occupation for occupational therapists*. Oxford, United Kingdom: Blackwell.

Nelson, D. L.(1997). Why the profession of occupational therapy will flourish in the 21st century: The 1996 Eleanor Clarke Slagle Lecture. *American Journal of Occupational Therapy*, *51*, 11–24.

Palmer, P. J.(2009). *Hidden wholeness: The journey toward an undivided life*. San Francisco, CA: Wiley & Sons.

Paul, R.(1995). *Critical thinking: How to prepare students for a rapidly changing world*. Santa Rosa, CA: Foundation for Critical Thinking.

Peloquin, S. M.(1995). The fullness of empathy: Reflections and illustrations. *American Journal of Occupational Therapy*, *49*, 24–31.

Peloquin, S. M.(2005). The 2005 Eleanor Clark Slagle Lecture—Embracing our ethos, reclaiming our heart. *American Journal of Occupational Therapy*, *59*, 611–625.

Peloquin, S. M.(2007). A reconsideration of occupational therapy's core values. *American Journal of Occupational Therapy*, *61*, 474–478.

Philosophy.(n.d.). In *Online etymology dictionary*. Retrieved from http://www.etymonline.com/index.php?allowed_in_frame=0&search=philosophy&searchmode=none

Price, P., & Miner, S.(2007). Occupation emerges in the process of therapy. *American Journal of Occupational Therapy*, *61*, 441–450.

Punwar, A. J., & Peloquin, S.(2000). *Occupational therapy principles and practice*(3rd ed.). Baltimore, MD: Lippincott Williams & Wilkins.

Quiroga, V. A. M.(1995). *Occupational therapy: The first 30 years 1900 to 1930*. Bethesda, MD: American Occupational Therapy Association.

Reed, K. L.(1986). Tools of practice: Heritage or baggage? 1986 Eleanor Clarke Slagle Lecture. *American Journal of Occupational Therapy*, *40*, 597–605.

Reed, K. L.(2005). Dr. Hall and the work cure. *Occupational Therapy in Health Care*, *19*, 33–50.

Reed, K. L., & Sanderson, S. N.(1999). *Concepts of occupational therapy*(4th ed.). Philadelphia, PA: Lippincott, Williams & Wilkins.

Reilly, M.(1962). Eleanor Clarke Slagle Lecture—Occupational therapy can be one of the greatest ideas of 20th century medicine. *American Journal of Occupational Therapy*, *16*, 1–9.

Reilly, M.(1974). *Play as exploratory learning*. Beverly Hills, CA: Sage.

Rogers, J. C.(1982a). Order and disorder in medicine and occupational therapy. *American Journal of Occupational Therapy*, *36*, 29–35.

Rogers, J. C.(1982b). The spirit of independence: The evolution of a philosophy. *American Journal of Occupational Therapy*, *36*, 709–715.

Ruona, W. E. A., & Lynham, S. A.(2004). A philosophical framework for thought and practice in human resource development. *Human Resource Development International*, *7*, 151–164.

Schell, B.(2009). Professional reasoning in practice. In E. B. Crepeau, E. S. Cohn, & B. Schell(Eds.), *Willard & Spackman's occupational therapy*(11th ed., pp. 314–327). Philadelphia, PA: Lippincott Williams & Wilkins.

Schell, J. W.(2008). Epistemology: Knowing how you know. In B. A. Schell & J. W. Schell(Eds.), *Clinical and professional reasoning in occupational therapy*(pp. 229–257). Philadelphia, PA: Lippincott Williams & Wilkins.

Sire, J. W.(2009). *Universe next door: A basic worldview catalog*. Madison, WI: Inter-Varsity Press.

Townsend, E.(1999). Enabling occupation in the 21st century: Making good intentions a reality. *Australian Occupational Therapy Journal*, *46*, 147–159.

Watson, R. M.(2006). Being before doing: The cultural identity(essence) of occupational therapy. *Australian Occupational Therapy Journal*, *53*, 151–158.

Weimer, R.(1979). Traditional and nontraditional practice arenas. In *Occupational therapy: 2001 AD*. Rockville, MD: American Occupational Therapy Association.

West, W. L.(1984). A reaffirmed philosophy and practice of occupational therapy for the 1980s. *American Journal of Occupational Therapy*, *38*, 15–23.

Wilcock, A. A.(1999). Reflections on doing, being and becoming. Republished with kind permission from the Canadian Journal of Occupational Therapy, *65*, 248–257. *Australian Occupational Therapy Journal*, *46*, 1–11.

Wilcock, A. A.(2000). Development of a personal, professional and educational occupational philosophy: An Australian perspective. *Occupational Therapy International*, *7*, 79–86.

Wilcock, A. A.(2006). *An occupational perspective on health*(Vol. 2). Thorofare, NJ: Slack.

Wood, W.(1993). Occupation and the relevance of primatology to occupational therapy. *American Journal of Occupational Therapy*, *47*, 515–522.

Wood, W.(1998a). Biological requirements for occupation in primates: An exploratory study and theoretical analysis. *Journal of Occupational Science*, *5*, 66–81.

Wood, W.(1998b). Special issue—Occupation centered practice. *American Journal of Occupational Therapy*, *52*.

Wood, W., Nielson, C., Humphry, R., Coppola, S., Baranek, G., & Rourk, J.(2000). A curricular renaissance: Graduate education centered on occupation. *American Journal of Occupational Therapy*, *54*, 586–597.

Yerxa, E. J.(1967). 1966 Eleanor Clarke Slagle lecture. Authentic occupational therapy. *American Journal of Occupational Therapy*, *21*, 1–9.

Yerxa, E. J.(1979). The philosophical base of occupational therapy. In *Occupational therapy: 2001 AD*(pp. 26–30). Rockville, MD: American Occupational Therapy Association.

Yerxa, E. J.(1983). Audacious values: The energy source for occupational therapy practice. In G. Kielhofner(Ed.), *Health through occupation: Theory and practice in occupational therapy*(pp. 149–162). Philadelphia, PA: F. A. Davis.

Yerxa, E. J.(1998). Health and the human spirit for occupation. *American Journal of Occupational Therapy*, *52*, 412–422.

4 장

동시대적 작업치료 업무

Contemporary Occupational Therapy Practice

김덕주 옮김

"사람들은 작업에 종사할 때 가장 인간답다."
— Yerxa et al.(1989)

개요

학습목표

이 장을 학습한 후, 다음의 내용을 할 수 있을 것이다:

1. 작업치료를 정의하고
2. 직업적으로 관련된 기술을 사용한 작업의 중점을 설명할 수 있으며
3. 실제의 핵심 측면을 포함한 작업치료과정을 논의할 수 있고
4. 미국과 세계의 작업 노동자의 측면을 설명할 수 있으며
5. 작업의 미래를 생각할 수 있다.

행동에서의 작업치료

Occupational Therapy in Action

동시대적 작업치료사들은 많은 환경에서 다양한 영역의 클라이언트와 일한다. 클라이언트 선택과 환경은 **사례 연구 4.1**에서 보여진다.

이 6개의 시나리오는 개별, 그룹, 조직 또는 인구가 될 수 있는 작업치료 클라이언트에 대한 작업치료 개입의 다양성을 보여주고 있다. Maxine은 나이가 들어감에 따라 창조적인 활동과 친구와 즐기는 것을 계속하길 원했다. 그녀의 딸은 지원환경에서 그녀가 안전한지를 알고 싶어 한다. Lydia는 술을 다시 마시고 싶은 유혹을 피하면서 교회멤버로써 환영 받고 일을 성취하며 좋은 엄마가 되기 위해 책임감을 보여주고 싶어한다. Linda는 그녀의 직업에서 가능한 많은 돈을 벌기 위해 경쟁력 있고 일을 할 수 있길 원한다. Lauro는 부모로부터 자율적이길 원하고 대중교통을 이용해 향후 그 만의 아파트에 살며 고등학교 졸업 이후의 삶을 준비하기 위해 직업기술을 배우려 한다. Larry는 그의 "새로운 몸"으로 살아가는 법을 배우면서 상처 이후 삶에 적응하길 원하고 전쟁 이후의 심리적 결과에 대응하

사례 연구 4.1 클라이언트와 환경의 예

■ Maxine

Maxine은 라이프케어 지역사회에 살고 있는 은퇴한 사서이다. 그녀는 남편이 죽은 뒤 복층 아파트로 이사했는데 이는 그녀의 아들들이 모두 다른 주에 살고 있었고 기존 집의 마당과 모든 집안일을 혼자 관리할 수 없었기 때문이다. 이사한 뒤 새로운 가정에서의 적응을 돕기 위해 작업치료사가 그녀를 만났다. 작업치료사는 공예방을 찾기를 권장했는데 이는 그녀의 오랜 취미가 미니어처 인형집의 가구 만들기와 퀼팅이었기 때문이다. 시간이 지남에 따라 Maxine은 여러 여성 그룹 사이에서 리더가 되었고 패턴파일을 공유하며 다른 이들에게 바느질 법을 가르쳤다.

3년 후 그룹의 한 여성은 Maxine이 매우 불안해하고 건망증이 있다는 것을 발견하고 간호진들에게 알렸다. 결국 Maxine은 다경색치매로 진단받았다. 작업치료사와 간호사 모두 그녀를 진찰했고 간호진이 약을 관리하는 프로그램에 참여할 것을 권장했다. Maxine이 아직 면허증을 소지하고 있었기 때문에 작업치료사는 시력, 인지, 조정력, 반응시간을 포함, 운전과 관련된 주요 요소들을 관찰하기 시작했다. Maxine은 이 모든 분야에서 부족함을 보였다. 검사를 기반으로 작업치료사는 Maxine과 그녀의 가족과 상담했고 운전을 그만두거나 온로드 운전평가를 해보기를 권장했다. 커뮤티니 이동성을 검토한 후 Maxine과 가족은 운전을 그만하기로 결정하고 그녀는 차를 팔았다. 작업치료사는 Maxine이 계속에서 정규 지역사회 여행에 갈 수 있도록 라이프케어 커뮤티니 벤을 이용하도록 했고 가족은 그녀가 쇼핑이 필요할 때는 운전을 대신 해주기도 했다.

■ Lauro

Lauro는 발달장애를 지닌 14살 중학생이다. 그는 공립학교에 성공적으로 들어갔지만 그, 그의 가족 그리고 학교측은 졸업 후의 삶을 위해 계획을 세워야만 했다. 최근의 교육계획 미팅에서 Lauro는 방과후 스포츠 프로그램을 갈 때 매주 엄마가 운전하는 차를 타기보다 친구들과 함께 버스를 타고 싶다고 했다. Lauro는 대중교통을 이용한 적이 없으며 돈을 관리하는 방법도 잘 알지 못한다. 그는 그가 성인이 되었을 때 하고 싶은 일에 대한 확신은 없지만 언젠간 그만의 아파트에 살고 싶어 했다. 이러한 목표를 기반으로 그의 작업치료사는 돈을 어떻게 관리하는지에 대해 연습하기 시작했다. 그리고 나서 작업치료사와 친구와 함께 버스를 이용해 스포츠 프로그램에 가는 연습을 했다. 작업치료사가 Lauro의 행동을 관찰한 뒤 그의 친구들을 만나 버스를 타거나 돈 지불하는 법을 배우기 위해 Lauro를 어떻게 도와줄지를 계획했다. 지금 Lauro는 더 확신이 들고 버스를 이용할 수 있을 때까지 친구나 가족을 동반한다.

■ Lydia

Lydia는 조울증을 앓고 있는 39세 엄마이다. 그녀는 어려운 가정 상황에 처해 있었다; 남편은 폭력적이며 그녀의 엄마는 진통제에 중독되어 있었다. Lydia는 13살부터 우울증을 앓고 있었고 내성적으로 변하면서 술을 많이 마시기 시작하고 심지어 자살시도까지 했었다. 23살 때 그녀는 알코올 중독에 대한 치료를 찾았고 지난 9년 동안 술에 취하지 않았다. Lydia는 최근 이혼하고 세 명의 자녀는 남편과 함께 살고 있다. 첫째 아들은 오토바이 사고로 작년에 죽었다. 그녀는 방문권을 지니고 있지만 운전을 못하기 때문에 아이들을 잘 볼 수 없었다. 일정한 직장은 없었지만 지역호텔에서 청소부로 일했다. 그녀는 8학년밖에 마치지 못했지만 후에 검정고시(GED)에 합격하면서 고등학교 졸업장을 획득했다.

최근 에피소드 이후 Lydia는 작업치료사에게 진찰받기 위해 하버플레이스라 불리는 지역기반 부분 입원프로그램에 참가했다.

치료사는 Lydia가 활발하고 깨끗하며 단정하고 치료에 참여하려는 의지를 보인다는 점을 발견했다. Lydia는 피드백을 인지하고 대응하는 것과 그녀의 행동에 책임을 지는 것 같은 대인관계능력에 대한 문제를 설명했다. Lydia는 많은 일(예, 정원 손질, 하이킹, 십자수, 노래, 피아노 연주)에 흥미를 보였음에도 불구하고 실제로 일상생활에서 많은 것을 하지 못했고 그런 일을 하는 동안 문제를 보였다. 단 하나의 규칙적인 일상은 알코올 중독자 협회(AA)와 주말 교회에 가는 것이었다. 작업치료사는 Lydia가 더 나은 대인관계와 업무기술을 개발하고 삶의 모든 측면에서 참여의 기회를 늘릴 수 있도록 도왔다. 치료의 중요한 부분은 Lydia가 일상생활과 관련된 목표를 정하도록 돕는 것이었고 이러한 목표를 이루기 위해 문제해결을 어떻게 해야 하는지에 대해 도왔다. 그 결과 Lydia는 원예 용품점에서 파트타임으로 일할 수 있게 되었다. 또 여러 사회적이고 자선 교회행사에 참여하고 대중교통 이용법을 배웠으며 이제는 아이들도 방문할 수 있게 되었다.

■ Linda Jo

Linda Jo는 닭고기 가공공장에 일한다. 한 기계에서 여러 번 손 상처를 입은 이후 의사는 손 상처를 입은 사람을 전문으로 하는 사립 통원 클리닉에서 작업치료를 받기를 권장했다. 거기서 작업치료사 John은 수술한 부위를 보호하기 위해 부목을 만들었고 매일의 상처치료가 필요하다는 것을 보여주었다. 또 그는 그녀가 회복하는 동안 집에서 활동함에 있어서 생기는 문제에 대해 이야기하고 한 손으로 집안일을 하는 법을 알려주었다. 의사가 Linda에게 조심스럽게 움직이는 것이 안전하다고 한 이후 John은 손에 집중한 운동과 가벼운 활동으로 그녀가 손을 다시 사용할 수 있도록 도왔다. 그런 후 John은 그녀의 정확한 업무를 찾기 위해 인사부와 이야기했다.

회사 보건간호사로부터 John은 Linda가 입은 상처가 일반적이지는 않지만 공장에는 업무관련 반복적인 트라우마 상처를 경험한 많은 고용자들이 있다는 것을 알았다. John은 Linda의 업무를 완전히 이해하기 위해 공장을 평가했고 그녀가 예전 일을 할

사례 연구 4.1 클라이언트와 환경의 예 (계속)

수 있을 때까지 할 수 있는 일을 찾았다. 그 후 John은 반복적인 트라우마 상처를 피하기 위해 다양한 작업장소가 어떻게 변할 수 있는지를 정의했다. 그는 이러한 상처 발생을 막기 위해 고용자 훈련 프로그램을 개발하고 시행하기 위해 회사 보건간호사와 함께 일했다.

■ Larry

Larry는 로켓추진식 수류탄 파편에 맞아 해외전쟁에서 돌아온 26살 남성이다. 그는 오른쪽 상지를 잃었고 흉부에 화상을 입었으며 오른쪽 청각을 잃었다. 치료 전 Larry는 슈퍼마켓에서 일했고 여자친구와 살고 있었다. Larry는 새 의수 사용법을 훈련 받기 위해 외래 작업치료를 받기 시작했다. 새 의수를 기다리는 동안 Larry의 작업치료사는 화상과 수술절개로 입은 상처를 관리하는 법을 배웠다. 또 그는 남은 하나의 팔과 남은 상지를 강하게 하기 위한 활동에 참여했다. Larry의 작업치료 조수는 자기관리를 하기 위한 한 팔 기술을 가르쳤고 일상생활에서 더 독립적으로 생활하기 위해 보조적 장치를 소개했다. Larry는 "그냥 새 팔을 기다릴래요"라고 말하면서 이러한 장비의 수용을 주저했다.

Larry는 치료세션을 빠지기 시작했다. 치료에 참여했을 때 그는 피곤해 보였고 부스스했다. 그는 잠자기가 힘들고 원하지 않는 기억과 악몽의 형태로 되풀이해서 전쟁을 겪는다고 말했다. 또 그는 여자친구와 현재 싸우고 그녀는 그가 필요할 때마다 조수역할을 하는 것에 분개했다고 말했다. 작업치료 조수는 외상 후 스트레스 장애(PTSD)의 이러한 징조를 그의 선임 치료사에게 보고했고 선임 치료사는 Larry를 PTSD 치료를 전문으로 하는 정신보건복지사에게 회부하여 부상전사프로젝트에 참여할 수 있도록 권장했다. Larry의 작업치료사는 그의 원하지 않는 기억의 원인을 찾고 그가 활발할 수 있도록 그의 생활을 구조화했다. 그녀는 Larry가 매일 저녁활동과 수영을(그의 상처가 치료될 수 있기 때문에) 하기를 제안했다. 그리고 전쟁에서 일어나는 긍정적 변화/사건을 보고 이러한 변화를 저널에 쓰도록 권장했다. Larry는 치료를 받은 후 "어떤 도전이라도 맞닥트릴 수 있다"라고 보고했다. 이는 Larry의 새 만트라가 되었고 새 의족을 사용한 어려운 작업도 시작하게 되었다. 부상전사를 위한 작업치료의 예는 **그림 4.1**을 참고하라.

■ Mary

Mary는 지역역사박물관 이사회가 상담가로 고용했던 작업치료사이다. 이사회는 박물관을 방문하는 모든 이들을 포함 평등을 증진하는데 노력해왔다. Mary는 이 조직의 기능, 열망, 필요,

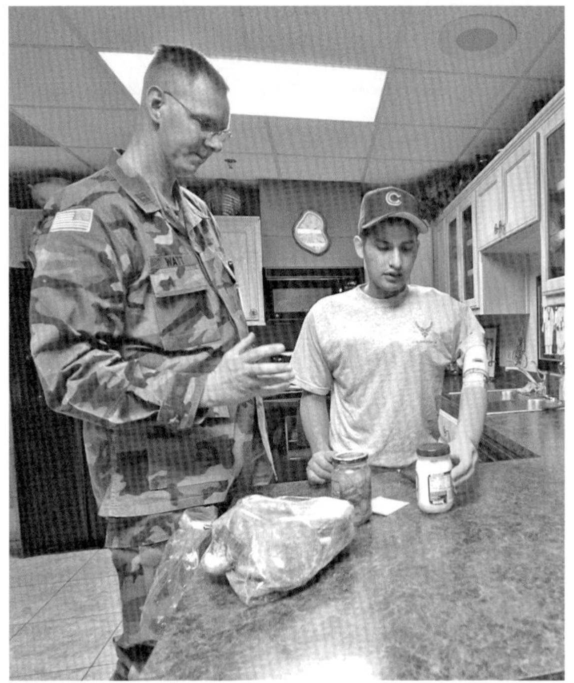

그림 4.1 작업치료사인 육군대위 James Watt는 샌안토니오 브룩 육군 의료센터의 절단수술을 받은 사람을 위한 재활클리닉의 생활기능 영역에서 선임 Ariman Dan Acosta가 샌드위치를 만드는 것을 도왔다. 센터 아파트는 환자들이 수족으로 일반적인 업무를 다하는데 쓰였다.(U.S. Air Force photo/Steve White).

우선순위를 이해하기 위해 협동을 시작했다. 그녀는 교육국장을 만나 디자인 직원, 자원봉사 코디네이터, 미국장애인(ADA) 책임을 보여주었다. 교육국장은 자폐증 스펙트럼 장애(ASD)를 가진 방문객들의 학습필요의 큰 범위를 개발하기 위해 직원과 자원봉사자들이 필요하다는 것을 알아차렸다. 그들은 처음으로 초등학교의 현장학습에 초점을 맞췄다. 그런 다음 작업치료사들은 자원봉사자들이 학생들에게 박물관을 안내하는 것을 관찰하고 프로그램 특징의 대규모활동분석을 시행했으며 프로그램의 다양한 특성이 ASD를 앓는 방문객들의 경험에 어떻게 영향을 미치는지를 검토했다. 본 분석은 직원에게 제출되었다. 작업치료사와 직원은 문화에서의 ASD에 대한 인상과 고정관념을 검토하고 박물관 맥락에서 보여질 수 있는 ASD와 관련된 일반적인 행동을 살폈다. 이들은 방문객이 박물관을 경험하는 동안 ASD가 포함된 경험을 증진하는 팁과 전략의 리스트를 함께 만들었다.

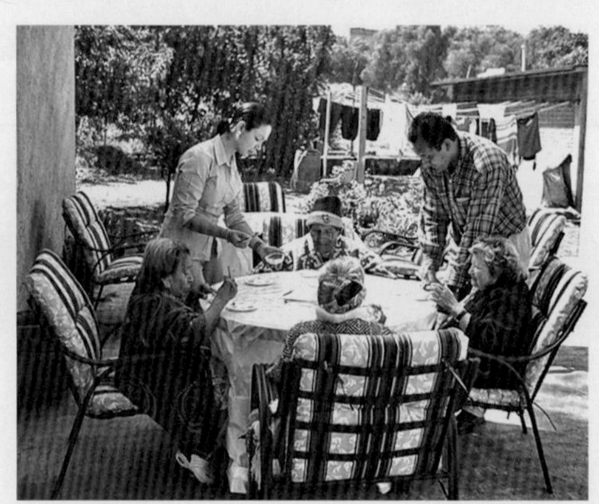

그림 4.2 노인을 위한 가정에서의 참여를 활용하는 멕시코시 작업치료 학생들

길 원한다. 역사박물관 이사회 멤버들은 모든 방문자에게 과거의 중요한 사건을 교육시킬 수 있고 다양한 방문객들이 찾을 수 편안한 장소를 원한다.

이러한 시나리오가 설명하듯, 작업치료사들은 병원과 학교에서부터 지역사회 프로그램과 사업까지 많은 환경에서 다양한 클라이언트들에게 서비스를 제공한다. 이러한 서비스는 조직과 대중의 지지를 얻어 그룹을 위한 프로그램을 만들기 위해 개인과의 직접적 개입을 포함한다. 모든 경우에서 작업치료의 아주 중요한 목표는 건강을 증진시키고 가능한 충분히 사람들을 사회에 참여시키기 위해 의미 있고 중요한 작업에 사람들을 종사시키는 것이다. **그림 4.2**를 참고하라.

작업치료 정의

Definition of Occupational Therapy

작업치료는 사람들로 하여금 가치 있는 작업에 종사하게 만들면서 그들의 건강과 웰빙을 중요하고 의미있게 만드는 일상 활동을 하는 것을 도와주는 예술과 과학이다 (American Occupational Therapy Association [AOTA], 2008; World Federation of Occupational Therapists [WFOT], 2010c). 작업치료의 작업은 사람이 그들의 시간을 어떻게 사용하고 "차지하는"지를 의미하는 오래된 단어에서 유래되었다. Hasselkus(2006)은 강연에서 일상적인 작업을 그 복잡성을 알 수 없는 아주 평범하고 일상생활에 박힌 일로 정의하고 우리의 작업이 어떻게 일상생활에서 우리가 하는 뒤섞인 네트워크를 구성하는지를 설명했다. 작업은 사람들이 그들의 건강을 유지하고, 욕구를 충족시키며 가족의 삶을 구성하며 더 넓은 사회로 참여하게 만드는 일상활동의 복잡한 네트워크를 포함한다(AOTA, 2008). 마지막으로 작업 참여는 중요한데 이는 건강과 웰빙을 만드는 역량을 가지고 있기 때문이다(Clark et al., 1997; Glass, Mendes de Leon, Marottoli, & Berkman, 1999; Law, Seinwender, & Leclair, 1998). 작업개념의 개요는 1장에서 보여지며 이들의 측면은 본 텍스트를 통해 더 자세히 설명될 것이다.

작업치료는 일상생활에서 작업의 중심역할을 한다. 이는 클라이언트가 그들의 시간을 사용하는 모든 활동에 참여하게 도와주고 그들로 하여금 활동을 통한 정체성을 구축하게 하며 그들의 삶에 의미를 부여한다(Christiansen, 1999; Zemke, 2004). 본 장에서 설명한 시나리오처럼 작업치료 치료사들은 지역사회 참여를 조성시키고 삶에 대한 참여능력을 회복하는데 도움을 주며 다양한 환경에서의 개인과 인구의 웰빙을 증진시키는 개별적이고 집단적인 개입과 상담 서비스를 제공한다. 작업치료 개입의 희망하는 결과는 사람들이 그들을 살아가게 하고 건강을 유지시키며 사회에서 타인과 함께함을 조성하는 작업에 종사하면서 살도록 하는 것이다. **Box 4.1**를 참고하라.

작업치료과정

Occupational Therapy Process

광범위한 클라이언트와 상황과 같이 서비스 제공을 도와주는 작업치료과정은 무엇일까? 작업을 이해하고 작업과 관련된 많은 요소를 철저히 분석하면서 치료사들은 작업을 치료에 포함하기 위해 이 지식을 사용할 수 있다. 작업치료사들은 작업을 하는 개인이나 집단, 작업 자체의 특징 그리고 작업이 일어나는 물리적 • 사회적 맥락에 참여해야 한다. 또 치료사들은 다양한 작업이 어떻게 뒤섞이고 각각의 작업이 서로 어떻게 보완하거나 손상시키는지를 이해해야 한다. 따라서 평가과정은 개인이(또는 집단이) 무엇을 원하는지 또는 무엇을 필요로 하는지 그리고 개인적 요소와 맥락적 요소가 실제 수행에 어떤 영향을 미치는지에 대한 철저한 관심을 포함한다. 그런 다음 개입은 수행에 가장 영향을 미치는 아주 신중하게 선택된 그런 요소를 포함하고 수행의 균형을 맞추기 위한 팁을 발견한다. 일반적인 접근법의 예는 다음을 포함한다:

- 수행능력의 발달이나 복구를 증진하기 위해 작업에 포함되어 있지만 등급이 나뉘거나 수정되는 형태가 아닌 실제 활동의 사용
- 수행을 더 쉽고 더 효과적으로 만들기 위한 물리적 공간과 기기의 변화
- 효과적인 수행을 위한 충분한 지원이 이루어질 수 있는

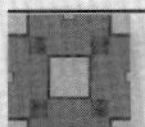

BOX 4.1 작업치료 정의

작업치료사협회

AOTA모델 업무 조항의 측면

작업치료 업무는 집, 학교, 직장, 지역사회 그리고 다른 환경에서 역할과 상황에 따른 참여, 수행, 기능을 도와주기 위해 개인, 집단, 인구 또는 조직의 일상생활활동을 포함한 작업의 치료적 사용을 의미한다. 작업치료서비스는 병, 상처, 질병, 장애, 상태, 활동제한 또는 참여 제한에 처한 사람들의 훈련, 재활 그리고 건강과 복지의 증진을 위해 제공된다.

작업치료는 육체적, 정신적 건강, 웰빙, 삶의 질에 영향을 미치는 작업 참여를 지원하기 위해 맥락과 환경의 다양성 안에서의 수행의 물리적, 인지적, 심리사회적, 감각지각적 그리고 다른 측면을 나타낸다(AOTA, 2011a, p. 608).

세계작업치료사연맹

작업치료에 대한 WFOT 언급에서 발췌

작업치료는 작업을 통해 건강과 웰빙을 증진하는데 관련된 클라이언트 중심 건강직업이다. 작업치료의 주요 목표는 사람들로 하여금 일상생활의 활동에 참여하게 만드는 것이다. 작업치료사들은 개인이나 지역사회가 그들이 원하고, 필요하거나 기대하는 작업을 할 수 있는 능력을 향상시키거나 그들의 작업참여를 지원하기 위한 작업이나 환경을 변화시키면서 이 목표를 이루려고 한다(WFOT, 2010c, p. 1).

사회적 맥락의 변화

- 수행을 향상시키고 개인의 신체기능에서의 변화를 보상하기 위한 작업이 수행되는 방법의 변화
- 이동성, 인지, 감정조절을 향상시키기 위한 활동이나 운동과 같이 개인이 수행할 수 있도록 도와주는 준비활동의 사용(AOTA, 2008)

이러한 접근법을 사용하기 위해서 작업치료 참가자들은 클라이언트가 희망하는 수행기회를 얻기 위해 도와주는 교육, 상담, 지원에서의 참여와 함께 수행을 격려하고 동기를 불어넣어주기 위한 그들만의 대인관계 능력을 사용하여 활동을 분석하고 수정하는데 관련된 넓은 범위의 기술이 요구된다(AOTA, 2008). 궁극적으로 일상생활에서의 향상된 수행과 생활활동에서의 증가된 참여가 모든 작업치료의 목표이다.

작업치료 언어

Language for Occupational Therapy

다른 직업에서와 마찬가지로 작업치료도 직업의 특정 부분을 반영하기 위해 진화되는 전문용어를 사용한다. 이 분야의 범위를 이해하는데 유용하고 더 다양한 관중의 핵심관심을 전달하기 위한 광범위한 **분류**나 분류학이 존재한다.
두 가지의 예시는 WHO와 AOTA가 개발한 자료이다.

국제보건기구의 국제분류법

WHO는 전 세계의 과학자나 의료전문가를 위해 다양한 자료를 제공한다. 한 중요한 문서는 국제질병분류법(ICD)인데 이는 질병과 건강상의 문제의 표준 분류를 제공한다(WHO, 2010). 이 자료는 미국 의료기록과 진단이 적혀있는 시트에서 가장 일반적으로 볼 수 있다. 최근 10년 WHO는 질병 분류가 장애를 가진 사람들을 반영하기에는 적합하지 않다고 인정했다. 광범위한 개발 이후 국제 기능, 장애, 건강 분류(ICF)가 개발되었다(WHO, 2001). ICF에 대한 WHO의 설명을 보려면 **Box 4.2**를 참고하라. 이 분류를 개발할 당시 WHO는 건강개입 국제분류(WHO, n.d.)라고 제목을 부인 다른 자료를 구상 중이었다. 이는 직업 접근법이 얼마나 새 문서에 반영되는지를 보여준다. 동시에 건강을 위한 활동과 참여의 중요성에 대한 세계적 지지가(ICF 형태) 중요하다는 것을 알려준다. 이는 작업치료 직업에서 오랜 시간 핵심적 중심이 되어왔다.

국제 기능, 장애, 건강 분류

ICF는 개인, 그들의 수행 무리를 이룬 수행 맥락과 관련된 요소에서 구성체계를 제공한다. 가장 기본적인 의미에서 사람들은 그들의 건강상태와 활동을 하는 맥락 사이의 좋은 "조화" 때문에 활동에 참여할 수 있을 때 건강해진다. 개별적 측면에서 볼 때 개개인은 신체구조(뼈나 신경)와 신체기능(근지구력이나 시력)을 가진다. 모든 사람의 측면에서 볼 때 개개인은 활동을 할 수 있는 능력을(자전거 타기, 저녁식사 준비) 가진다. 이들의 실제 참여는 수행 맥락의(자전거 타기에 안전한 공간, 가족의 식사기도) 물리적이고 사회적 측면에 따라 영향을 받고 따라서 실제 참여는 개인적 역량과 맥락적 지지의 기능이다. 상기 Maxine의 예에서, 그녀의 참여 능력은 인지적 상태(신체기능)의 변화로 인해 부분적으로 감소되었지만 환경적 지지로(지역사회 버스여행과 가족 구성원의 운전) 인해 계속적으로 지역사회 활동에 참여할 수 있

BOX 4.2 국제 기능, 장애, 건강 분류

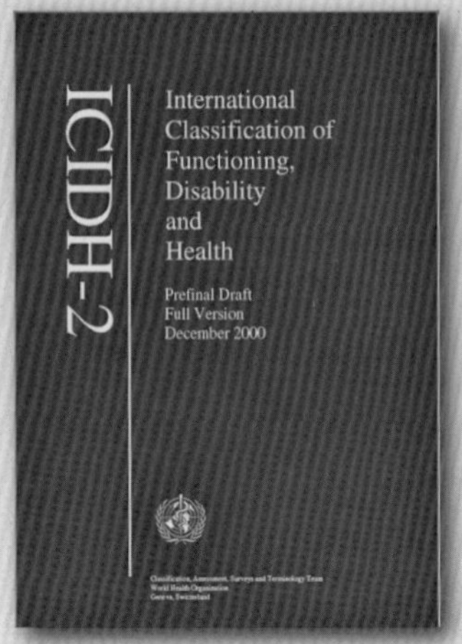

ICF로 알려진 국제 기능, 장애, 건강 분류는 건강과 건강관련 영역에서의 분류이다. 이러한 영역들은 두 리스트에 따라 신체, 개인 그리고 사회적 관점으로 분류된다: 신체기능과 구조 리스트, 그리고 활동과 참여 영역 리스트. 개인의 기능과 장애는 맥락 내에서 발생하기 때문에 ICF는 환경적 요소도 포함시켰다.

> ICF는 "건강"과 "장애"를 새로운 시각으로 바라 보았다. 이는 모든 인간은 건강쇠약을 경험할 수 있고 그로 인해 어느 정도의 장애를 경험할 수 있다는 점을 인정한다. 장애는 소수인간에게만 생기는 것이 아니다. 따라서 ICF는 장애경험을 "주류에 편입시키고" 이를 일반적인 인간 경험으로 인식한다. 중심점을 원인에서 결과로 변화시키면서 ICF는 건강과 장애 도구인 일반적 미터법을 사용하여 비교할 수 있도록 하면서 모든 건강상태를 동등한 기반에 두었다. 또 ICF는 장애의 사회적 측면을 고려하고 장애를 "의료적"이나 "생물학적" 장애로만 보지 않았다. 제시된 환경적 요소에 맥락적 요소를 포함함으로써 ICF는 개인의 기능에서 환경의 영향을 기록했다(WHO, 2001, para. 1-2).

었다. 따라서 WHO문서는 작업치료사가 다양한 클라이언트에게 그들의 서비스를 설명하는데 사용되는 언어를 제공한다.

표 4.1 은 이러한 주요 분류 카테고리의 정의를 보여주고 각각의 분류가 일반적인 기능과 어떻게 관련되는지를 나타내고 있다. 이러한 개념을 이전 장의 시나리오에 적용할 수 있는지 생각해 보라. 각각의 수행에 미치는 영향을 참고하라.

작업치료 업무체계

WHO와 더불어 작업치료 전문조직도 치료사들에게 자료를 제공하기 위해 노력했다. AOTA가 만든 중요한 자료는 "작업치료 업무체계: 영역과 과정(두 번째 개정판)" 이다(AOTA, 2008). 작업치료 업무체계(OTPF)는 "작업치료 업무를 정의하고 안내하는 밀접한 관계의 구성 요약"을 포함한다(AOTA, 2008, p. 625). 최신 개정판에는 전문용어가 포함되고 정의가 제공되며 업무의 일반적 영역이 설명되었다. AOTA를 대표한 저자들은 일반적으로 인정되는 용어와

표 4.1 국제 기능, 장애, 건강 분류와 건강 카테고리 정의

기능 레벨	ICF 카테고리	정의
개인 신체나 신체 일부	신체구조	장기, 팔다리, 그들의 구성요소와 같은 신체의 해부학적 부분
	신체기능	신체시스템의 생리적 기능(심리기능 포함)
	장애	큰 편차나 손실과 같은 신체기능 또는 구조에서의 문제
전인간	활동	개인에 의한 임무나 행동 수행
	활동 제한	활동을 함에 있어 개인이 가질 수 있는 어려움
맥락	환경적 요소	사람이 살고 그들의 삶을 영위하는 물리적, 사회적, 태도적 환경
맥락에서의 개인	참여	삶 상황에서의 개입
	참여 제한	삶 상황 개입에 있어 개인이 경험할 수 있는 문제

ICF, 국제 기능, 장애, 건강 분류

표 4.2 작업치료 영역의 측면

작업 영역	클라이언트요소	수행 기술	수행 패턴	맥락과 환경	활동 요구
일상생활활동(ADL)[a]	가치, 믿음, 정신성	감각지각 기술	습관	문화적	사용되는 물체와 그들의 특성
휴식과 수면	신체기능	운동기술과 활용기술	일상	개인적	공간 요구
교육	구조기능	정서조절 기술	역할	물리적	사회적 요구
일		인지기술	의식	사회적	순서와 타이밍
놀이		커뮤니케이션과 사회기술		일시적	행동이 요구됨
여가				가상	신체기능이 요구됨
사회참여					신체구조가 요구됨

AOTA는 영역의 모든 측면이 종사, 참여, 건강을 지지하기 위해 취급되고 계층은 없다(AOTA, 2008, p. 628).
[a]기본적 일상생활동작(BADL)이나 일상생활 개인활동(PADL)도 참고하라. 도구적 일상생활수행능력(IADL)도 포함된다.
자료제공: American Occupational Therapy Association.(2008). Occupational therapy practice framework: Domain and process, 2nd edition. American Journal of Occupational Therapy, p. 628, 그림 4.

개념을 사용하려 했다. 이러한 정보를 하나의 자료에 포함함으로써 이는 작업치료사들 뿐 아니라 작업치료서비스에 종사하는 사람들이나 서비스를 규제하는 정부기관들 사이에서 더 효과적인 의사소통의 수단이 되었다. **표 4.2**는 작업치료가 나타내는 주요 영역의 리스트를 보여주고 있다. AOTA가 OTPF의 부분으로 동일한 전문용어를 사용했기 때문에(예, 클라이언트요소 리스트에서 신체기능과 구조, 맥락과 환경에서 일부 동일 카테고리) WHO의 ICF와 중복되는 부분이 있다는 점을 참고하라. 반대로 AOTA는 작업의 주요 카테고리나 영역 뿐 아니라(WHO의 용어 사용에 아날로그적인) 작업과 수행의 다양한 측면과 관련된 개념(예, 기술, 패턴)도 포함시킴으로써 철저한 비교가 보여지고 있다. 이들이 직업적 흥미의 핵심이기 때문에 놀라운 것도 아니다. ICF와 OTPF 사이의 관계를 검토하려면 **그림 4.3**을 참고하라.

제시된 주요 영역 외에도 OTPF는 작업치료과정과 개입의 주요 결과를 설명한다. 이 부분은 23장에 더 자세히 설명되어 있다. 여기서 중요한 요점은 작업치료사들 사이 그리고 더 큰 범위의 사람들과 의사소통하는데 도움을 주는 전문용어가 있다는 것이다.

작업치료 업무를 이끄는 원칙

Principles That Guide Occupational Therapy Practice

동시대적 작업치료 업무는 직업의 역사적 기원에서 유래하며 현재의 작업치료, 건강, 인간 서비스연구와 업무를 통해 걸러진다. 예로, 작업치료 증진 협회에서 자주 인용되는 Meyer(1977/1922)의 문구는 "우리의 역할은 지시하는 것이기 보다는 기회를 주는 것이다. 일할 수 있는 기회가 있어야 하며 그 기회는 계획하고 창조하며 자료를 사용하는 것이다"이다(p.641). Engelhardt(1977)와 Pörn(1993)은 건강은 개인의 적응능력과 일상생활의 종사에 따라 평가된다고 주장했다. Eleanor Clarke Slagle강연에서 Yerxa(1967)는 현실적인 작업치료는 클라이언트의 인간성과 의미를 찾기 위한 기본을 제공하는 활동을 선택하고 시작하는 그들의 능력에 초점을 맞춘다고 설명했다. 그녀는 또 현실적 작업치료에서 치료사들은 "직업으로 정의되는 모든 직업활동"이 요구되고 이를 하기 위해서는 상호관리로 정의되는 상호관계에 관여해야 하고 이는 "치료에 영향을 미치는 의미 만큼이나 확실하게 영향을 받는 것"이다 라고 말했다.

Yerxa는 치료사가 직업의 지식기반의 발달을 증진시키기 위해서는 연구에 참여해야 한다고 생각했다. 이러한 주제는 동시대적 작업치료를 이끄는 4가지 원칙으로 해석된다.

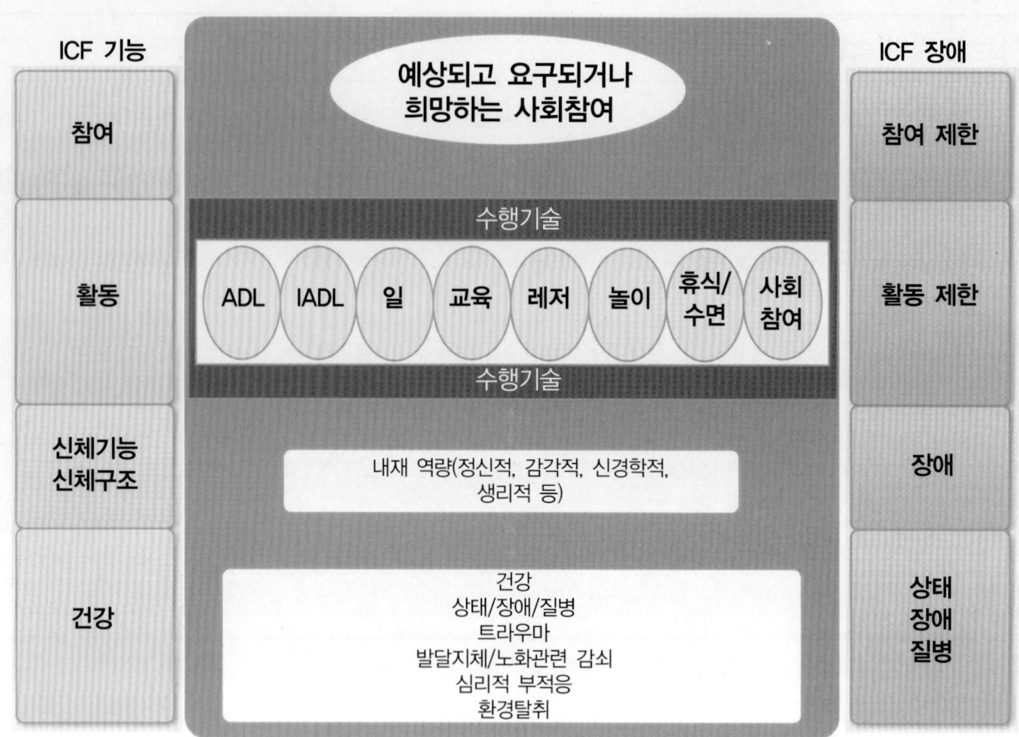

그림 4.3 기능 국제분류와 작업치료 업무체계 사이의 연결점. Rogers, J. C., & Holm, M. B.(2009)가 수정함. 작업치료과정. In E. B. Crepeau, E. S. Cohn, & B. A. B. Schell(Eds.), Willard and Spackman's occupational therapy(11th ed). Philadelphia, PA: Lippincott Williams & Wilkins.

1. 클라이언트 중심 업무
2. 작업 중심 업무
3. 증거중심 업무
4. 문화적으로 적절한 업무

클라이언트 중심 업무

작업치료의 중심은 중요한 일상생활을 성취하고자 하는 대상인 클라이언트에 초점을 맞춘다. 작업치료사들은 종종 약해진 사람들과 일한다(Kronenberg & Pollard, 2005; Townsend, 1996). 클라이언트들은 보살핌을 찾고 직업은 "그들의 일에 숙달해지려"한다(Rappaport, 1987, p. 122). 클라이언트 중심이 되려면 치료사들은 클라이언트들이 그들의 삶을 가치있게 만들 수 있도록 격려하기 위해 그들의 세상에 들어갈 필요가 있다. 치료사들은 가족, 친구, 사회경제적 위치, 문화 등등으로 이루어진 특정 맥락 내에 있는 클라이언트를 이해하려고 노력해야 한다.

클라이언트 중심 모델에서 치료와 클라이언트는 치료과정에 협동적으로 종사해야 한다(Law, 1998). Mattingly(1991)은 이 과정이 치료사와 클라이언트가 클라이언트의 과거, 현재 그리고 미래에 대한 이해관계를 만들면서 자연스럽게 진행되어야 한다고 주장했다. 그는 또 미래의 일은 치료 중심에서 함께 만들며 지속적으로 바뀌어야 한다고 했다. 치료사는 인간의 감정과 Clark(1993)가 작업 스토리텔링이라고 부르는 것을 통해 사람들의 사람의 의미를 이해하려고 노력해야 한다. 반대로 작업 스토리텔링은 치료 중심으로 발생한다. 이는 클라이언트가 새 작업 정의를 만들고 행동을 취하는 창의적인 과정이다(Clark, 1993).

작업 중심 업무

동시대적 작업치료는 작업종사를 강조한다. 클라이언트는 그들의 가치 있는 작업에 종사하는 것에 도움을 요하기 때문에 작업치료를 찾는다. 작업치료종사의 강조는 직업의 믿음에서 유래되고 연구를 통해 나타나며 사람들의 작업은 그들의 정체성에 중심을 두고 그들의 작업을 통해 그들 스스로를 재구성할 수 있다(Jackson, 1998). 작업은 고립된 활동이 아니지만 사람들이 그들의 기본 욕구를 충족시키고 그들의 가족, 친구, 더 넓은 지역사회에 이바지할 수 있게 돕는 일상생활의 연결망이다(Hasselkus, 2006). 작업 중심 업무는 클라이언트가 선택하는 의미 있는 작업에 초점을 맞추고 일반적인 상황에서 시행된다(Fisher, 1998; Pierce, 1998). 클라이언트 작업의 체계적 평가와 우선순위는 작업 중심 업무에서 중요하다. 이 정보 - 개인의 역량, 업무적 요구, 수행 맥락의 철저한 분석과 함께 이루어진 - 는 개입의 기본을 제공한다. 개입의 목표는 개인의 작업 관심과 직접적으로 연결되고 개입방식은 개인의 작업흥미로 시작된다. 이러한 방법에서 치료의 의미(방법)과 끝(목표)는 클라이언트 작업에 기반을 둔 개입을 포함한다(Fisher, 1998; Gray, 1998; Trombly, 1995).

클라이언트 중심과 작업 중심 업무와 일관되게 작업치료의 지도자인 Ann Wilcock와 Elizabeth Townsend는 모든 인간은 작업적 존재이고 의미 있는 작업에 종사하려는 모든 사람들의 욕구가 충족되는 것은 정당성의 문제라는 작업의 정당성의 개념을 도입했다(41장 참고). Wilcock과 Townsend는 작업 정당성을 권리, 평등, 공정성과 동일하게 보고 모든 개인은 작업참여에 대한 동등한 기회를 가질 권리가 있다고 주장했다. 정당성을 논의하기 위해 작업치료사들은 개입을 개발하기 시작했고 법, 전쟁, 정치적 격동, 독재정부 또는 자연재해로 약해진 사람들을 지지했다. 비록 작업정당성을 알리기 위해 시작된 많은 작업치료가 세계 일부에서도 개발되고 있지만 미국의 치료사들은 "작업적으로 정당한" 발상을 수용하고 이러한 목표와 함께 개입을 개발했다.

증거기반 업무

의료서비스에서 한 가지 중요한 경향은 "현재의 최선인 증거 사용의 양심적, 분명함 그리고 신중함" 에 근거한 개입 결정에 대한 증가하는 수요이다(Sackett, Rosenberg, Muir Granny, Haynes, & Richardson, 1996, p. 71). 증거기반 업무라 불리는 이 과정은 개입의 이유를 설명하고 가능한 결과를 예측하기 위해 연구증거를 직업 추리과정에 통합시키는 것을 수반한다 - Gray가 주장했듯이, "올바른 일을 하는 것은 옳다"(as cited in Holm, 2000, p. 576). "올바른 일을 하는 것은 옳다"의 문구에서 증거기반 업무는 클라이언트가 이해할 수 있는 언어로 클라이언트에게 작업치료 권장사항을 설명하는 것을 포함한다(Tickle-Degnen, 2000). 또 개입은 과거 시행된 일의 방법에만 의존하고 치료사들이 제공하는 "증거기반" 치료적 접근법의 도덕적 요건에 더 이상 충족되지 않고(AOTA, 2010a, p. 9) 클라이언트는 "개입의 믿음, 위험성, 가능한 결과에 대한 모든 공개"를 제공받는다(p.11).

작업치료사들의 도전은 세 가지이다.

- 첫째는 증거기반 작업치료 업무를 수행하기 위해 치료사들은 적절한 연구를 접하고, 평가하며 해석하는 방법을 알고 있어야 한다.
- 둘째, 치료사들은 그들의 개입을 뒷받침하기 위해 증거를 종합할 수 있어야 한다.
- 셋째 치료사가 가능한 개입과 관련 결과를 이해하고 나면 클라이언트가 작업치료 참여에 대한 결정을 할 수 있도록 하기 위해 클라이언트가나 다른 이들에게 결과를 전달할 필요가 있다.

치료사들은 치료가 효과적인지를 검토하기 위해 개입업무와 평가를 시행할 필요가 있지만 또 일반적으로 사용하는 접근법 이외에 더 효과적인 것이 있다면 그들의 업무 패턴에서 생기는 변화에 적극적이어야 한다. **Box 4.3**에서 보여지는 현재의 증거를 사용하고 비판하기 위한 일부 자료들이 있다. 31장은 업무에 증거를 효율적으로 사용하는 방법에 대한 광대한 정보가 나타나 있다.

문화적으로 적절한 업무

작업치료 직업이 세계에서 지속적으로 확장되고 있기 때문에 효율적인 작업치료 업무는 치료가 시행되는 복잡한 사회적, 정치적 그리고 문화적 환경 내에서 적합해야 한다는 인식이 증가하고 있다(WFOT, 2010b). 국가적으로 차이점은 있지만 다양한 지역이 있고 이들에서는 작업치료 업무에 영향을 미칠 수 있는 문화적 차이가 존재한다.(Jungersen, 1992). 예로, 미국에서는 독립성을 증진하는데 중점을 두고 "미국인"의 가치가 문화에 깊숙이 박혀 있다(Brown & Gillespie, 1992). 따라서 클라이언트는 가능한 도움 없이 그들 스스로 무엇인가를 할 수 있는 능력을 학습하거나 얻으려 한다. 하지만 미국과 다른 국가에서도 상호의존에 대해 큰 가치를 두고 따라서 치료의 목표는 개인의 독립심을 키우기 보다는 가치 있는 작업에 의미 있게 종사하는 것을 증진하는 사람들을 어떻게 보살펴야 하는지를 이해하는 가족이나 사회적 멤버의 도움을 필요로 한다. 이는 클라이언트 문화를 고려하여 철저히 평가되는 우리의 문화에 박힌 추정에 어떻게 관심을 가지냐에 대한 하나의 예이다. 효과적인 작업치료 업무는 작업이 문화에 따라 그 형태를 이루며 따라서 효과적인 작업치료는 클라이언트의 문화를 고려해야 한다는 점을 인식하는

BOX 4.3 증거기반 작업치료 업무 자료의 예

OT seeker(http://www.otseeker.com/) 는 체계적 검토 측면을 포함하고 작업치료에 대한 조절 샘플을 무작위로 선택하는 데이터베이스이다. 포함된 샘플은 비판적으로 평가되었고 그들의 유효성과 영상해석능력을 평가하는 독자들에게 도움을 주기 위해 등급이 매겨진다. 등급은 샘플의 질과 유용성을 평가하기 위해 독자들이 사용할 수 있다.

OT Search(http://www1.aota.org/otsearch/) 는 작업치료 문헌과 재활, 교육, 정신과학 또는 심리학, 의료서비스 또는 행정과 같은 관련주제 영역을 포함하는 문헌 데이터베이스이다.

The McMaster Occupational Therapy Evidence-based Practice Group(http://www.srsmcmaster. ca/Default.aspx ?tabid = 630) 은 작업치료개입의 효율성에 대한 증거를 비판적으로 검토하는 연구에 초점을 맞추고 작업치료프로그램 평가에 대한 도구를 개발한다.

The Cochrane Library(http://www.thecochrane library.com/view/0/index.html)은 작업치료를 포함한 의료서비스 치료와 개입의 효율성에 대한 철저하고 최신 연구를 한 곳으로 불러모으는 데이터베이스의 온라인 콜렉션이다.

것을 포함한다. **그림 4.4**를 참고하라.

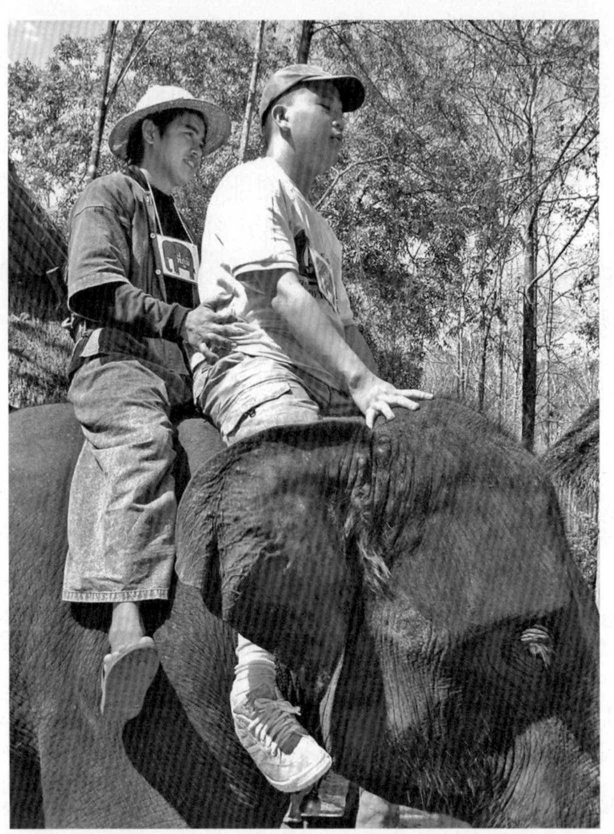

그림 4.4 태국 작업치료사가 주최한 코끼리 캠프에서 자폐증 스펙트럼 장애를 가진 아이. 코끼리와의 상호작용을 철저히 모니터링한 뒤 그 결과는 아이의 사회/의사소통 능력과 적응반응의 높은 레벨을 포함한다.

작업치료사들

Occupational Therapy Practitioners

물론 클라이언트는 작업치료 개입에 본질적인 요소이지만 작업치료사들은 다른 부분에 있다. 치료사들은 그들의 지식과 기술을 치료에 적용하여 실제화하는 능력을 사용한다. 클라이언트들이 작업 역사를 가지듯 치료사들도 그러하다. 또 그들은 그들의 세상을 형성하는 그들만의 개인적, 사회적, 문화적 맥락에 박혀있다. 이에 더해 그들이 선호하는 이론과 개입기술, 치료환경의 업무현실 그리고 같이 일하는 동료들도 있다(Schell, 2008). 30장은 직업논리와 관련된 일반적 과정의 개요를 보여준다.

다수의 작업치료

작업치료사들은 다양한 범위의 연령, 의료문제 그리고 문화에 걸쳐 서비스를 제공한다 WFOT는 69개 이상의 나라 또는 지역 작업치료 직업협회의 제휴에 대해 보고했다(WFOT, 2011). Denmark와 Sweden은 그들 인구에 상대적으로 많은 수의 작업치료사들을 보유한다(Denmark 11: 10,000; Sweden 10:10,000). 미국에서 보고된 비율은 3:10,000이고 이는 평균 2:10,000에서 조금 높다(WFOT, 2010a). 많은 국가에서 정부기관은 주요 고용주이다. 전 세계에서 여성은 작업치료사의 약 81%를 차지하고; 미국에서 AOTA는 작업치료사와 작업치료 보조사의 91.6%가 여성이라고 추정한다(AOTA, 2010a).

미국에서의 업무영역

미국에서 대부분의 작업치료사들은 병원(26%), 학교(22%) 또는 독립적 외래환자를 위한 장소(9%), 가정 보건(6%), 유아와 아동을 위한 초기개입 프로그램(5%), 학업분야(5%)를 포함한 장기간 업무 영역에서 일한다. 소수는 지역단체, 정신건강, 또는 다른 환경에서 일한다. 작업치료사와 작업치료 보조사 사이는 차이점이 있는데 작업치료 보조사가 장기간 케어환경에서 일하고 있다.

미래 비전 Vision for the Future

2017년 AOTA는 100주년을 맞을 것이다. 이 시점에서 AOTA는 100주년 비전을 발표했다. 이는 아래와 같다.

> 우리는 작업치료가 세계적으로 연결되고 사회의 작업욕구를 충족시키는 강력하고 널리 인정되고 과학기반적이고 증거기반적 직업으로 될 것이라 예상한다.(AOTA, 2006, p. 1)

AOTA 웹사이트를(http://www.aota.org) 방문하면 이러한 비전은 다양한 방식으로 시행되고 있다는 것을 알 수 있다.

전 세계의 국가와 지역에서 작업치료는 지속적으로 성장하고 있고 이는 일상생활의 문제를 해결하는데 도움을 주는 직업의 능력 때문이다. 직업에 영향을 미칠 수 있는 힘들은 아래와 같다:

- 조직과 자금을 위한 새 시스템이 미국과 전 세계의 국가에서 시행되고 있다. 이러한 시스템은 각기 다른 의료서비스 요구, 경제적 어려움, 그리고 정부대응을 반영하여 다르게 진행될 것이다.
- 증거는 전통적이고 떠오르는 개입전략의 효율성과 관련된다. 치료사들은 가치 있는 결과를 만들 수 있는 평가와 개입 접근법을 정의하고 정당화해야 한다(Lin, Murphy, & Robinson, 2010).
- 의료서비스의 인간 게놈프로젝트가 접근법과 결과에 미치는 영향(Reynolds & Lou, 2009).
- 작업에 종사할 수 있는 개인과 집단의 권리를 빼앗는 사회적, 정치적, 경제적 상태에 대응하기 위한 작업적으로 공정한 접근법의 지속적인 개발(Braveman & Bass Haugen, 2009; Kronenberg, Pollard, & Sakellariou, 2011).
- 자연재해와 인재에 따른 지역사회와 인구 수준의 혼란에 대응할 필요성(AOTA, 2011b).
- 원격재활(AOTA, 2010c), 가상현실 그리고 개인적 의사소통 도구와 같은 전세계적 기술의 빠른 개발

아직 밝혀지지 않은 더 많은 도전들이 직업을 형성하기 위해 지속될 것이다.

결론 Conclusion

작업치료는 치료사와 개입맥락에 포함된 클라이언트 사이의 협동적 상호작용을 포함하는 복잡한 과정이다. 작업치료 개입은 연구에 기반을 두고 작업치료를 받는 클라이언트에 초점을 맞추어야 한다. 치료적 과정은 치료사와 클라이언트가 클라이언트의 작업과 수행 제한점을 함께 철저히 분석함으로써 발전한다. 작업치료가 클라이언트와 함께 하고 그들이 하지 않는 것을 포함하고 있기 때문에 치료사와 클라이언트가 클라이언트의 목표를 성취하기 위한 행동을 협동해야 할 필요가 있는 개입의 즉흥적 측면이 있을 수 있다. 본 책의 나머지 부분에서는 이 과정을 포함한 작업치료의 다양한 측면을 설명한다. 이들은 최선의 업무는 (1)클라이언트를 이해하고 존중하며 (2)그들의 작업목표를 이루기 위해 클라이언트와 협동하고 (3)연구에 의해 증명된 개입을 사용하며 (4)클라이언트의 문화와 일치하는 접근법을 개발해야 한다는 점을 강조한다.

직업을 시작하면서 당신에 대해 우리의 도전은 직업의 이상을 이루기 위해 노력하는 것이다. 첫째로 당신의 믿음과 당신의 개인적이고 직업적인 맥락에 대한 영향을 인지하고 이러한 영향이 행동에 어떤 영향을 미치는지를 알아야 한다. 두 번째로 클라이언트가 그들이 원하는 작업에 참여할 수 있도록 하기 위해 끊임없이 클라이언트의 말에 귀를 기울어야 한다. 세 번째로 클라이언트의 치료를 위해 가장 효율적인 평가도구와 개입을 사용해야 한다. 네 번째는 클라이언트가 필요하고 원하는 서비스를 받을 수 있도록 클라이언트를 지지해야 한다. 마지막으로 클라이언트가 가장 효율적인 케어를 받을 수 있도록 당신의 업무를 체계적으로 평가해야 한다. 본 장에서 공개한 시나리오에 있는 사람들은 직업의 이상을 이룰 때까지 살아야 할 책임감을 남겨주었다. 사상가 중 한명인 Peloquin(2005)은 2005년 Eleanor Clarke Slagle와 함께 다음과 같이 결론을 내렸다:

> 작업치료의 정신은 무엇이 필요한가를 판단하기 위해 우리의 통찰력을 회복하는 것이다: 우리는 선도자들이다. 우리는 작업으로 치료를 가능하게 한다. 우리는 일상생활을 함께 창조한다. 우리는 손과 심장까지 손을 뻗는다. 우리는 예술가이자 과학자이다. 만약 우리가 이를 스스로 파악한다면, 만약 우리가 일상생활에서 이러한 이해를 실행한다면 우리는 작업치료의 정신을 수용하는 미래를 발전시킬 수 있다. 그리고 우리는 우리의 장엄한 심장을 되찾을 것이다(p.623).

우리는 당신이 작업치료의 길로 들어오는 것을 환영합니다.

참고문헌 References

American Occupational Therapy Association.(2006). *AOTA adopts centennial vision*. Retrieved from http://www.aota.org/News/Media/PR/2006/38538.aspx

American Occupational Therapy Association.(2008). Occupational therapy practice framework: Domain and process, 2nd edition. *American Journal of Occupational Therapy*, *62*, 625–683.

American Occupational Therapy Association.(2010a). Occupational therapy code of ethics and ethics standards(2010). *American Journal of Occupational Therapy*, *64*(6 Suppl.), S17–S26. doi:10.5014/ajot.2010.64S17

American Occupational Therapy Association.(2010b). *Occupational therapy compensation and workforce study*. Bethesda, MD: AOTA Press.

American Occupational Therapy Association.(2010c). Telerehabilitation. *American Journal of Occupational Therapy*, *64*(6 Suppl.), S92–S102. doi:10.5014/ajot.2010.64S92

American Occupational Therapy Association.(2011a). *Association policies: Policy 5.3.1 Definition of occupational therapy practice for state regulation*, *65*(6 Suppl.), S81.

American Occupational Therapy Association.(2011b). The role of occupational therapy in disaster preparedness, response and recovery: A concept paper. *American Journal of Occupational Therapy*, *65*, S11–S25.

Braveman, B., & Bass-Haugen, J. D.(2009). Social justice and health disparities: An evolving discourse in occupational therapy research and intervention. *American Journal of Occupational Therapy*, *63*, 7–12.

Brown, K., & Gillespie, D.(1992). Recovering relationships: A feminist analysis of recovery models. *American Journal of Occupational Therapy*, *46*, 1001–1005.

Christiansen, C. H.(1999). Defining lives: Occupation as identity: An essay on competence, coherence, and the creation of meaning. *American Journal of Occupational Therapy*, *54*, 547–558.

Clark, F.(1993). The 1993 Eleanor Clarke Slagle Lecture—Occupation embedded in a real life: Interweaving occupational science and occupational therapy. *American Journal of Occupational Therapy*, *47*, 1067–1078.

Clark, F., Azen, S. P., Zemke, R., Jackson, J., Carlson, M., Mandel, D., . . . Lipson L.(1997). Occupational therapy for independent-living older adults: A randomized controlled trial. *Journal of the American Medical Association*, *278*, 1321–1326.

Engelhardt, H. T.(1977). Defining occupational therapy: The meaning of therapy and the virtues of occupation. *American Journal of Occupational Therapy*, *31*, 666–672.

Fisher, A. G.(1998). The 1998 Eleanor Clarke Slagle Lecture—Uniting practice and theory in an occupational framework. *American Journal of Occupational Therapy*, *52*, 509–521.

Glass, T. A., Mendes de Leon, C., Marottoli, R. A., & Berkman, L. F.(1999). Population based study of social and productive activities as predictors of survival among elderly Americans. *British Medical Journal*, *319*, 478–483.

Gray, J. M.(1998). Putting occupation into practice: Occupation as ends, occupation as means. *American Journal of Occupational Therapy*, *52*, 354–364.

Hasselkus, B. R.(2006). The 2006 Eleanor Clarke Slagle Lecture—The world of everyday occupation: Real people, real lives. *American Journal of Occupational Therapy*, *60*, 627–640.

Holm, H. B.(2000). The 2000 Eleanor Clarke Slagle Lecture—Our mandate for a new millennium: Evidence-based practice. *American Journal of Occupational Therapy*, *54*, 575–585.

Jackson, J.(1998). The value of occupation as the core of treatment: Sandy's experience. *American Journal of Occupational Therapy*, *52*, 466–473.

Jungersen, K.(1992). Culture, theory, and practice of occupational therapy in New Zealand/Aotearoa. *American Journal of Occupational Therapy*, *46*, 745–750.

Kronenberg, F., & Pollard, N.(2005). Introduction: A beginning. In F. Kronenberg, S. Simo Algado, & N. Pollard(Eds.), *Occupational therapy without borders: Learning from the spirit of survivors*(pp. 1–13). Edinburgh, United Kingdom: Elsevier Churchill Livingstone.

Kronenberg, F., Pollard, N., & Sakellariou, D.(2011). *Occupational therapies without borders: Vol. 2—Towards an ecology of occupation-based practices*. St. Louis, MO: Churchill-Livingston Elsevier.

Law, M.(1998). *Client-centered occupational therapy*. Thorofare, NJ: Slack.

Law, M., Seinwender, S., & Leclair, L.(1998). Occupation, health, and well-being. *Canadian Journal of Occupational Therapy*, *65*, 81–91.

Lin, S. H., Murphy, S. L., & Robinson, J. C.(2010). Facilitating evidence-based practice: Process, strategies and resources. *American Journal of Occupational Therapy*, *64*, 164–171.

Mattingly, C.(1991). The narrative nature of clinical reasoning. *American Journal of Occupational Therapy*, *45*, 979–986.

Meyer, A.(1977). The philosophy of occupational therapy. *American Journal of Occupational Therapy*, *31*, 639–642.(Original work published 1922)

Peloquin, S. M.(2005). The 2005 Eleanor Clarke Slagle Lecture—Embracing our ethos, reclaiming our heart. *American Journal of Occupational Therapy*, *59*, 611–625.

Pierce, D.(1998). What is the source of occupation's treatment power? *American Journal of Occupational Therapy*, *52*, 490–491.

Pörn, I.(1993). Health and adaptedness. *Theoretical Medicine*, *14*, 295–303.

Rappaport, J.(1987). Terms of empowerment/exemplars of prevention: Toward a theory for community psychology. *American Journal of Community Psychology*, *15*(2), 121–145.

Reynolds, S., & Lou, J. Q.(2009). Occupational therapy in the age of the human genome: Occupational therapists' role in genetics research and its impact on clinical practice. *American Journal of Occupational Therapy*, *63*, 511–515.

Sackett, D. L., Rosenberg, W. M. C., Muir Granny, J. A., Haynes, R. B., & Richardson, W. S.(1996). Evidence-based medicine. What it is a nd what it isn't. *British Medical Journal*, *312*, 71–72.

Schell, B. A. B.(2008). Pragmatic reasoning. In B. A. B. Schell & J. W. Schell(Eds.), *Clinical and professional reasoning in occupational therapy*(pp. 169–187). Baltimore, MD: Lippincott Williams & Wilkins.

Tickle-Degnen, L.(2000). Communicating with clients, family members, and colleagues about research evidence. *American Journal of Occupational Therapy*, *54*, 341–343.

Townsend, E.(1996). Institutional ethnography: A method for showing how the context shapes practice. *Occupational Therapy Journal of Research*, *16*, 179–199.

Trombly, C. A.(1995). The 1995 Eleanor Clarke Slagle Lecture—Purposefulness and meaningfulness as therapeutic mechanisms. *American Journal of Occupational Therapy*, *49*, 960–972.

World Federation of Occupational Therapists.(2010a). *Occupational therapy human resources project*. Retrieved from http://www.wfot.org

World Federation of Occupational Therapists.(2010b). *Position statement on diversity and culture*. Retrieved from http://www.wfot.org

World Federation of Occupational Therapists.(2010c). *Statement on occupational therapy. Definitions of occupational therapy from member organizations-Update 3002011*. Retrieved from http://www.wfot.org

World Federation of Occupational Therapists.(2011). *Member organisations of WFOT*. Retrieved from http://www.wfot.org

World Health Organization.(2001). *International Classification of Functioning, Disability and Health*. Retrieved from http://www.who.int/classifications/icf/

World Health Organization.(2010). *International Classification of Diseases*(10th ed.). Retrieved from http://www.who.int/classifications/icd/

World Health Organization.(n.d.). *International Classification of Health Intervention*. Retrieved from http://www.who.int/classifications/ichi/

Yerxa, E. J.(1967). The 1967 Eleanor Clarke Slagle Lecture—Authentic occupational therapy. *American Journal of Occupational Therapy*, *21*, 1–9.

Yerxa, E. J., Clark, F., Frank, G., Jackson, J., Parham, D., Pierce, D., . . . Zemke, R.(1989). An introduction to occupational science: The foundation for occupational therapy in the 21st century. *Occupational Therapy in Health Care*, *6*(4), 1–17.

Zemke, R.(2004). The 2004 Eleanor Clarke Slagle Lecture—Time, space, and the kaleidoscopes of occupation. *American Journal of Occupational Therapy*, 58, 608–620.

II 부

인간의 작업적 특성

Occupational Nature of Humans

"나는 일상생활의 일상적 리듬은 우리들이 존재함에 대한 깊은 태고의 자양분이라고 믿는다. 이것은 우리 각자에게 중요한 현실이다. 따라서, 매일의 작업은 우리 삶의 모든 시간과 모든 장소에 존재한다."

– Betty Risteen Hasselkus

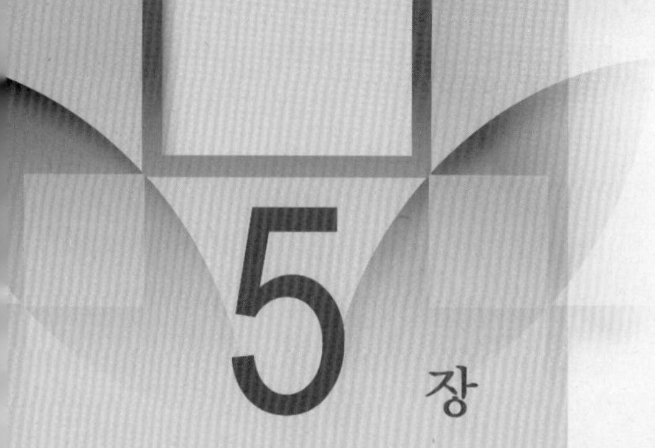

5 장

작업의 변화: 생애 관점으로

Transformations of Occupations:
A Life Course Perspective

차수민 옮김

개요

학습목표

이 장을 학습한 후, 다음의 내용을 할 수 있을 것이다:

1. 생애관점의 원리를 적용하여 작업적 기회가 어떻게 사람들의 삶의 상황에 대한 평가와 그들의 선택이 현재의 작업 패턴에 영향을 미치는지 이해할 수 있을 것이다.
2. 사회제도가 어떻게 작업적 기회를 만들고 특정 작업에 대한 규범적 기대를 만들 수 있는지 설명한다.
3. 작업에 사회적인 참여를 하는 과정을 통해 공유하고 협조하는 활동들을 인식한다.
4. 의미 있는 작업수행과 경험이 어떻게 작업상황의 구성요소와 상호 연결되어 있는지 인식한다.
5. 작업과 사람들의 삶의 상황과 어떻게 연관되어 있으며, 어떻게 생애전환기 동안 다른 사람들과 함께 작업에 참여할 수 있는지 토의한다.

서론 Introduction

이 장은 생애 과정동안 사람들의 작업이 어떻게 변화하는지에 대한 내용이다. 이 장에 제시된 생각들은 사람들이 각자의 선호도 또는 능력에 따라 생애과정 동안 작업을 시작하고, 변경하거나 중단하는 이유로 추정된다. 더 정확히 말하면, 이러한 변화는 사람들의 사회적, 시간적, 과거력, 스스로 참여한 활동에 대한 경험 등과 같이 사람들 사이에서 나타나는 역동적인 처리과정을 나타낸다. 삶의 환경이 변화됨에 따라 일관된 사회적 참여를 위해 무엇을 어떻게 해야 하는지뿐만 아니라 새로운 작업을 획득하게 된다. 그러므로, 이러한 역동적인 과정을 통해 우리는 인간발달에 대한 전통적인 견해를 벗어나 이러한 변화가 어떻게 일어나는지 이해해야 한다.

인간발달 Human Development

인간발달은 전통적으로 시간이 지남에 따른 인간의 변화보다는 개인적으로 일어나는 변화에 관한 관점으로 간주된다. 인간발달에 대한 일반적인 두 가지 이론을 제시하고자 한다: 단계이론과 전생애적발달 이론.

단계이론

몇몇 단계이론들은 지난세기 초반에 몇몇 연구자들에 의해 개발되었다. 이러한 이론들은 각각 다른 신체계통의 성숙에 따른 생물학적인 과정의 발달의 틀에 근거한다. 단계이론은 행동발달을 보편적이고 예측 가능하다고 하였다. 이러한 모델에서, 각각 다른 나이그룹에서의 행동변화는 개개인의 능에서의 지적인 변화로 설명된다고 하였다(R.M. Lerner, 2002). 예를 들어, R.M. Lerner(2002)는 에릭슨의 심리사회적발달 모델에서 중간 성인기까지의 8단계에 이르기까지 각각 다른 유형의 심리사회적 조정 요구되는지 보여준다고 하였다. 사람의 나이에 따라 요구가 변화하기 때문에, 각각의 단계는 다음 단계를 위한 기초라고 하였다. 각각의 전환 기간은 개개인이 긍정적인 발달이나 심리사회적 안녕을 획득하기 위해 주어지는 도전이라고 하였다.

전생애적 발달이론

또 다른 전통적인 이론가들(주로 심리학자들)은 1970년대에 출현한 전생애적 발달이론의 개념을 받아들였다. **전생애적 발달이론**은 감정적 성숙이나 복잡한 판단능력과 같은 개인적인 발달의 다른 측면(Overton, 2010)들의 영속성과 변화에 초점을 둔다. 또한 그들은 아동기와 나머지 삶의 기간 동안에 발달이 일어난다고 하였다. 몇몇 이론가들은 사람들의 개인적인 동기 또는 선택이 발달과 능력을 변화시키는데 결정적으로 작용하므로, 그 중요성에 초점을 두었다(Brandtsadter와 Lerner, 1999).

단계이론과 전생애적 발달이론은 발달에서 중요한 역할을 하는 사회적, 물리적 환경과 상호작용하는 것으로 알려져 있다. 하지만 행동을 변화시키는 것에 대한 그들의 설명은 전형적으로 인지, 자기평가, 또는 감정적 조정과 같은 단일 측면으로만 설명된다. 심리사회적인 요소들의 특정부분집합에만 집중함으로써 이러한 이론들은 발달을 위해서는 다른 능력들의 동시적인 통합이 요구된다는 것을 무시하였다(Humphry, 2002). 작업이 어떻게 변화하는지 설명하기 위해 이러한 이론들을 적용하는 것에 대한 두 번째 우려는, 발달이 생물학적인 것에 기초한다는 가정이다. 비록 이러한 생물학적인 근거가 시간이 지남에 따라 변화하더라도(사춘기 발생과 같은), 이러한 변화가 작업발달을 설명하기에는 충분하지 않다. 만약 이것이 사실이라면, 우리는 연령에 따라 사람이 행동하는 것과 그 수행의 질을 평가할 수 있을 것이다. 그러나, 문화적 관례는 작업의 종류와, 언제 출현하는지와 그 수행에 영향을 미친다. 예를 들어, 몇몇 문화에서는 여성들이 10대 초반에 결혼을 하고 출산을 하는 것을 기대하지만; 반면에 다른 문화에서는 이러한 작업적 역할이 더 늦은 삶의 시기에 이루어진다.

심리적, 생물학적 작업치료 임상에서 발생된 이러한 이론들은 지난세기 후반 동안 우리의 임상적 접근에 지속적으로 영향을 미쳤다. 더욱 최근의 역동적이고 맥락적인 관점은 수행과 의미를 변화시키는데 기여하는 작업과 사회적 과정에 초점을 이동시키도록 하였다(Humphry 2002, 2005; Humphry와 Wakeford, 2006).

작업변화의 맥락적 특성

The Contextual Nature of Changing Occupations

어떤 것이 사람들의 작업을 변화시키는지 논의하기 전에, 새로운 작업을 획득하는 것이 어떤 의미를 가지는지, 그러한 획득이 수행과 의미를 어떻게 변화시키는지 생각하는 것이 중요하다. 이것이 무엇을 수반하는지 알아보기 전에, 다음 페이지에 제시된 삼세대가 요가에 참여하는 **사례 연구 5.1**을 보아라.

가족들이 이 작업에 참여함으로써 나타나는 분명한 역사적, 사회적 유대관계를 보아라. 요가는 수세기 전에 건강한 몸과 마음을 위한 활동으로 인도에서 발달되어 지금은 전세계의 사람들에 의해 다양한 형태로 행해진다. 이 가족이 요가를 하는 것은 작업의 지속성과 그 활동에 대한 같은 흥미를 반영한다. 할머니가 젊었을 때는 그 시대의 젊은 여성들이 활력과 유연성을 목적으로 운동을 하는 것이 아니었다. 하지만, 사회적 가치가 변함에 따라 Harriet(Harriet)의 또래그룹들은 활력을 유지하는 것을 중요한 것으로 생각하며, 그를 위한 목적으로 운동을 한다. 분명한 것은, 작업에의 참여는 개인의 결정뿐만 아니라 과거에 근거하고 변화하는 사회적 가치와 주변에 있는 사람들의 신념에도 영향을 받는다.

이 가족의 시나리오도 새로운 작업의 획득은 나이든 세대에서 젊은 세대에 이르기까지 선형으로 나타나는 것이 아니라 인생의 기간 중 어느 시기에서든지 일어날 수 있다는 것을 나타낸다. 이것은 사람들이 각자 다른 이유로 인해 같은 활동들을 하므로 각자 다른 방법으로 필요한 활동들을 배울 수 있

사례 연구 5.1 가족 작업

그림 5.1 에는 할머니 Harriet과 그녀의 딸 Lauren, 그리고 그녀의 손녀인 Mariah가 요가를 함으로써 매일의 아침체조를 하는 모습을 나타낸다. Lauren은 요가를 대학 때 그녀의 남자친구로부터 배웠으며, 요가가 주는 몸/마음과 건강 사이의 연결성에 매력을 느꼈다. 졸업 이후에, 그녀는 친구와 함께 요가수업을 들으며 이완하는 훌륭한 방법을 찾아냈다. 그녀에게 요가를 소개해준 남자와 결혼한 이후, 그들은 함께 운동하였다. Mariah가 태어난 이후, 그녀의 어머니는 베이비요가에 함께 등록하였고 엄마와 딸이 가지는 특별한 시간이 되었다. 헤리엇이 방문했을 때 요가수업을 보았고, 그것을 아주 흥미로워 하였다. 가족이 조부모님 가까이로 이사를 하였다. Harriet은 그녀의 친구로부터 노인들의 활력있는 삶의 방식의 중요성에 대해 배웠고 요가를 하기로 하였다. Lauren은 그녀의 선택을 도와 요가동작에 친숙해질 때까지 도와주었다. 이 사진은 Mariah의 두 번째 생일 이후에 요가 바지와 요가매트를 받았을 때 찍은 사진이다. Mariah에게 요가를 가르치려고 노력한 것은 아니지만, 그녀의 엄마와 할머니를 그저 따라하는 것 같았다. 이제 Harriet이 운동하기 위해 오면, 현재 5살인 Mariah도 그녀의 옷을 갈아입고 그녀의 매트위에 누워 거실에서 함께 요가를 한다.

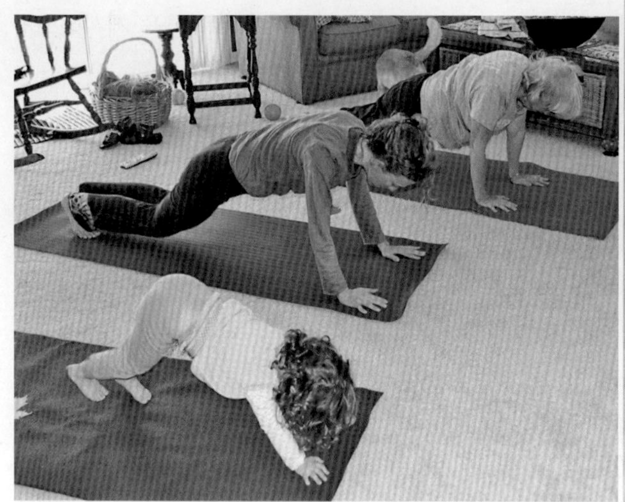

그림 5.1 건강과 이완을 위한 운동을 하는 것이 할머니, 딸, 손녀에게는 세대를 초월하는 작업이다.

다는 것을 보여준다. Harriet과 Lauren은 더욱 구조적인 방법으로 요가를 배웠고 필수적인 특징들을 함께 공유함으로써 각각의 자세를 취하는 절차적인 지식을 습득하였다. 요가가 왜 의미 있는 운동인지에 대한 생각도 함께 공유하였다. 반면에, Mariah는 유아기때 어머니와 무엇인가를 함께한 경험으로 요가를 접하게 되었다. 취학전 어린 아동으로써 그녀는 가족들이 하는 것을 보고 흉내를 내었다. 그녀에게 있어서 요가는 가족 작업의 한 부분의 의미를 가진다. 그녀의 본능적인 참여는 작업의 획득이 종종 개인의 의식적인 선택이 아니라는 것을 보여준다.

이 가족구성원들의 수행이 시간이 지남에 따라 다소 변화하거나 전환될 것이라는 것을 상상할 수 있을 것이다. Mariah의 경우, 그녀의 수행은 사회적 과정의 일부분으로 나타날 것이다. Lauren과 Harriet의 경우, 작업과 관련된 수행의 질과 의미가 미묘하게 변화할 것이다. 수 주 및 수 개월이 지난 후, Mariah는 더욱 많은 기술을 습득하여 요가를 더욱 잘 수행하게 될 것이다. 그녀는 숨쉬기와 정신적 수행등과 같이 주의해야 할 사항들이 있다는 것도 알게 될 것이다. 이러한 유형의 학습은 추상적인 정신적 변화를 반영하는 것이 아니라 그룹, 함께 수행하는 그룹 또는 지역사회의 능동적은 학습을 반영한다(Lave와 Packer, 2008; Lave와 Wenger, 1991). 요가에 대한 모든 가족구성원들의 절차적 지식은 상징적인 행동을 반영한다. 상징적인 행동은 세상을 살아오며 겪었던 것들을 각각 따로 생각하는 것이 아닌 하나도 생각함으로써 몸과 마음은 함께 작용하는 독립체로 본다는 것을 의미한다(Overton, Muller와 Newman, 2008). 상징적인 행동의 개념은 암시하는 것이 아니라, 요가를 습관적으로 함으로써 하나의 세션에서 다음 세션으로 같은 방식으로 나타날 것이다; 우리가 사진에서 모든 가족구성원들이 약간 다른 방식으로 요가를 수행하는 것을 보는 것과 같이 각자가 움직임을 다르게 이해하는 것을 반영한다. 사람들 사이의 다양성과 한 사람이 반복된 행동을 함으로써 그들 작업의 **창의적인 수행**을 반영한다. 즉, 각각의 사람이 요가를 함으로써 그 순간 자신의 신체적, 정신적, 감각적, 정서적 능력과 의미를 통합시킨다. 사람들은 작업을 함으로써 그들의 능력과 주변환경과 협응하는 방법을 터득한다(이 사례에서는 중력을 포함).

결국, 이 가족의 **사례 연구**는 사람과 그들의 작업이 큰 틀에서 어떻게 서로 상호작용하는 요소들인지 보여준다. 한 사람의 작업 참여에만 초점을 맞춘다면 어떻게 작업을 획득하고 수행하는지에 대해 이해하기 불충분할 것이다. 요가 또는 다른 작업을 하는 것은 사람들이 있는 물리적 공간, 시간, 사물들과의 교류과정으로 구체화되어 사람들끼리 연결하고 그들의 삶의 과정을 반영하는 전체로써 기능하는 작업을 형성한다(Cutxhin과 Dickie, 2012; Dickie, Cutchin과

Humphry, 2006).

이러한 것들을 배경으로 삼아, 무엇이 우리의 작업 변화를 야기하는지 고려해 보자. 이해를 돕기 위해, 우리는 다른 변화 모델의 적응을 제시한다–그 두가지 모델은 원래 다른 전문가들에 의해 제안되었다. 첫째, 우리는 사회학자들에 의해 설명된 몇 년을 거슬러 생각하는 오랜 기간의 시간을 고려한다. 이러한 생각들은 작업치료사가 사람들이 행하는 것들의 맥락적 특성을 높게 인정하기 때문에 관련있다. 삶이 시간과 장소 안에 존재한다는 것을 인식함으로써, 우리는 사람들이 가정, 학교 또는 직장, 지역사회 조직과 같은 사회적 조직 사이에서 움직임으로써, 이전의 삶의 상황에서 새로운 삶의 상황으로 전환함에 따라 작업의 변화가 야기되는 것을 고려할 것이다. 우리는 갑작스러운 삶의 변화 이후에 발생하는 작업치료 세션에서 나타날 수 있는 변화와 같은 더욱 짧은시간 기간 동안 일어나는 변화 또한 반영할 것이다(Blair, 2000). 우리는 작업의 변화에 관한 정보를 제공하는 모델(Humphry, 2005)과 같은 활동이론가(Hedegaard, 2009; Lave와 Wenger, 1991)들의 다학제간 그룹의 연구도 수행한다. 최종적으로, 우리는 작업 참여에서 나타나는 순간 순간의 변화를 논의한다(Humphry, 2002).

생애관점 Life Course Perspective

우리는 **생애관점**(Elder와 Shanahan, 2006)이 모든 나이대의 사람들과 함께 일하는 작업치료사들에게 작업이 어떻게 발달하고 시간이 지남에 따라 어떻게 진화하는지에 대한 개념을 안내한다고 제시한다. 수명이론가들과 같이, 생애이론가들은 계통적 변화는 출생이후 삶의 마지막까지 일어나지만 개개인에게서 일어나는 신체적, 정신적, 사회적, 감정적 변화에 따라 일어난다는 것을 인정하였다(Diewald와 Mayer, 2009). 대신에, 생애 이론가들은 개개인의 생애과정동안 소속된 사회적 지위와 역할이 변함에 따라 사회적 참여과정이 아주 맥락적이라는 것을 강조하였다. 그들은 우리가 태어나면서부터 우리 주변의 시간과 사람들의 함께 영향이 있는 곳에서는 우리 삶의 궤도나 길을 만든다고 인식한다. 학교입학, 첫 번째 고용, 가족 만들기, 은퇴와 같은 삶의 변화들이 우리들의 삶의 궤도를 변화시키는 전환점이 될 수 있다.

생애관점은 우리가 사람들의 삶을 형성하는 과정을 생각하게 하지만 작업의 변화에 체계적으로 초점을 맞추지는 않는다. 이것은 작업이 발생한다고 믿는 삶의 상황에서 상황과 개개인을 연결시킨다. **표 5.1**은 사람들의 작업 변화에 관련된 개념이 적용된 생애관점의 원리들을 요약하여 나타낸다

표 5.1 작업 변화에 관련된 개념이 적용된 생애관점의 원리

생애관점 원리	예시
1. 노화와 작업의 전환은 평생동안 일어나는 과정이다. 과거 작업에서 겪은 경험들은 현재의 작업참여 형태에 영향을 미친다.	부모와 함께 저녁식사를 준비하는 것을 돕는 것과 같은 어린 시절의 경험은 젊은 남자가 요리하는 방법과 그의 데이트를 위해 식사를 준비하는 거에 대한 작업을 형성할 수 있다. 청소년기 어린이가 가족과 함께 요리하는 것은 바쁜 스케줄 일정에 맞게 요리하는 것을 변경할 필요가 있을 수 있다. 같은 사람이 은퇴 이후 요리를 할 경우, 다시 방법이 변경될 수 있다.
2. 사람들은 서로 연결된 삶을 살고, 이러한 관계 네트워크는 사람들의 작업 형태를 결정한다.	운전을 포기한 한 노인은 그녀의 봉사시간을 취학 전 아동에게 책을 읽어주는 시간을 가진다. 계속해서 배우기를 원하고, 더 이상 어른들과 관계형성이 어려운 아동들은 어른들과 함께 즐겁게 책읽기를 할 수 있다.
3. 역사적 시간과 사회적 사건들은 사람들이 무었을 할 것인지, 어떻게 할 것인지, 그리고 의미를 부여하는 것을 형성하고 변경한다.	아프가니스탄 참전 용사들의 교육 혜택은 젊은 남자들을 계획대로 지역사회 대학에 가는 대신 군대에 참여하게 한다. 그의 군대 경험은 그를 봉사하는것에 대해 자랑스럽게 여기게 하고, 대학에 가는 대신에 재입대 하게 한다.
4. 사람들은 특정 시간대의 자신의 상황과 인식된 작업 기회를 반영하는 작업들을 선택한다.	농업경제가 침체했을 때, 일부 아이와 농부들은 그들의 농장뿐만 아니라 마들에서 다른 일들을 했다. 반면 나이든 농부들은 그들의 농장을 팔고 그들의 땅을 떠나기도 하였다(E;der와 Conger, 2000).
5. 사건이나 삶의 전환 과거력과 사람들의 작업에 따른 결과들은 삶의 과정에서 타이밍에 따라 다양하다.	가족을 꾸리기 전에 11년 동안 일을 하는 것은 한 부모가 그녀의 아이가 2세 이전에 직장에 돌아가지 않아도 충분한 돈을 모으게 한다. 19세가 되면 가족을 꾸릴 수 있는데, 양육은 지속적인 작업의 필요성과 균형을 이루어야 한다.

(Elder와 Shanahan, 2006). 삶의 궤도나 길의 형태 관점에서 주변상황을 변화시키는 네 가지 상호의존적인 요소들이 있다. 우선, 우리는 서반구에 거주하는 사람들이 전형적으로 입학, 이사, 또는 직장에서의 은퇴와 같은 전형적인 변화를 겪으며, 이러한 변화는 그들의 작업을 변화시키고 미래의 삶의 과정을 결정한다고 이해한다. 이혼, 만성질병, 또는 노부모 부양과 같은 예상치 않은 사건들 또한 삶의 변화를 야기한다. 사회적 지위에 따른 주변상황 또한 사람들의 생애를 결정한다(즉, 경기불황, 아프가니스탄 전쟁, 교육재정 변화). 결국, 사회적, 경제적 상황(즉, 성별, 민족성, 나이, 교육적, 수입 수준)이 사람들이 무엇을 하는지, 그리고 그들의 생애궤도에 영향을 미친다. 생애관점은 서로 뒤얽힌 요소들이 한 사람의 작업참여의 복잡성을 야기한다는 것을 알게 해준다.

우리는 작업의 생애관점에 대해 사람들이 행하는 것을 그리기 시작하는 동시에 개인적, 대인관계적, 사회적, 역사적인 부분을 함께 그린다. Wanda 사례의 경우 사람들이 살아가고 그들이 하는 일을 선택하는 것이 작업의 생애관점에 통합하는 중요성에 대해 고려할 수 있다. Wanda의 이야기는 이 장에서 계속 다루어질 것이고, 여기에서는 삶의 초기 경험과 나중의 작업행동과의 관계에 대해 설명하였다.

사례 연구 5.2 Wanda, 파트 1

재활병원에 입원한 40세 환자인 Wanda는 밤에 옆방에 어린 소녀가 우는 소리를 들었다. 어린 소녀가 뇌졸중 이후 재활을 받는 동안 자신의 8학년 마지막을 그리워하고 있는 것을 들었다. Wanda는 레크레이션치료팀의 일부 의상 및 가면을 떠올렸고, 만약 광대 가면과 가발을 빌릴 수 있다면 어린소녀를 응원할 수 있을 것이라고 생각하였다. 그날 밤, 그녀는 의상을 입고 그녀의 간호사에게 어린 소녀를 방문하게 해달라고 요청하였다. Wanda는 자신의 장애에 대한 마임 공연을 즉석에서 시작하였고, 젊은 소녀는 그것을 보고 웃기 시작하였다. 그 둘은 재활과정 동안 계속적으로 서로를 지지하였고 Wanda가 퇴원할 때 눈물을 흘리며 작별하였다.

어떻게 Wanda는 자신의 어려움에도 불구하고 다른 어려움을 겪고 있는 다른 게 도움의 손을 뻗을 수 있는 사람이 되었는가? 그녀의 삶에 대한 간략히 언급하자면, 우리는 그녀가 재활병원 환자이고 40세이며 장애를 가지고 있으며, 그녀와 비슷한 상황에 처한 어느 젊은 소녀에게 도움의 손을 뻗었다는 것을 알고 있다. 그녀의 인생에서 이러한 스냅샷은 부족하지만, 사회적 역사적 맥락이 있다. 그녀의 어떠한 배경과 경험이 자신의 주요한 삶의 전환기에 직면했음에도 불구하고 어린소녀에게 도움을 줄 수 있었는가? Wanda의 이야기를 계속해서 읽어보면, 삶의 과정의 관점(Elder와 Shanahan, 2006; Johnson 등, 2011)에서 아동기와 가족 작업의 학습이 작업발달을 초래했음을 이해할 수 있다.

사례 연구 5.2 Wanda, 파트 2

Wanda는 경직형 사지마비 뇌성마비를 가지고 1950년 초에 태어난 외동딸로 부모는 그녀를 "사랑스럽고, 용기를 주고, 보호해야 할 존재"로 설명한다. 그녀의 가족은 작은 지역사회에 거주하며 교회와 지역사회 구성원으로 살았지만, Wanda의 상황에는 제한된 서비스만 제공되었다. 그녀의 부모는 그녀가 어렸을 때 치료를 위해 지역사회 의료센터를 함께 다녔고, 그녀가 8세가 되던 해 특수한 도움이 요구되는 아이들을 위한 기숙학교에 보내었다. 2년 후, Wanda와 그녀의 부모는 그녀가 집으로 돌아와야 한다고 결정하였고, 그녀가 어른이 될 때까지 함께 집에서 살았다. Wanda는 가정기반 학습을 받을 수 있는 시골 공립학교에 다녔다. Wanda는 수학에 대한 재능을 가지고 있었지만, 글쓰기가 어려워, 그녀의 아버지가 글자를 쓰고 지울 수 있는 전자 타자기를 사용하는 방법을 가르쳐주었다. 그녀의 20대에, 그녀는 그녀의 부모 친구의 트럭농가 수익을 계산하는 것을 돕기 시작했다. 일주일에 한번 Wanda는 영수증과 손으로 적은 노트를 받아 한 페이지에 타이핑을 하여, 합계를 계산하여 농부에게 전해주었다.

Wanda의 10대 삶의 경험 중 하나는 자치주 Meal-on-Wheel 프로그램에 자원봉사자로 참여하는 부모를 돕는 것이었다. 그녀의 아버지는 시골 자치주 주변으로 가족들을 데려갔고, Wanda는 뒷좌석에서 엄마에게 식사를 전달해주었고, 그런 다음 다른 사람의 집으로 배달하였다. Wanda는 차 뒷좌석에 앉아 문 앞에 나온 사람에게 손을 흔들었다. 그 때, 몇몇 식사 수령인들이 가족을 알기 시작했고, 결국, 그녀에게 손을 흔들기만 하는 것이 아닌 뒷좌석에 앉아 있는 그녀에게 말을 걸기 시작하였다. 그녀는 "이것은 그사람들에게도 너무 좋은 일이야." "그들에게 신선한 공기과 작은 경험을 주고, 매일 우리에게 보여주기 위해 나올 수 있다."라고 하였다.

Wanda에 대한 자세한 내용을 아는 것은 재활병원에서 어린소녀에게 도움의 손을 뻗은 그녀의 결정을 이해하는데 도움이 된다. 이것은 그녀가 그녀의 부모와 함께 자원복사역할을 했던 과거의 경험에 근거한다. 그녀의 부모는 다른 사람들을 돕는 것에 가치를 두었고, Wanda도 함께 참여하도록 하였다. 식사를 제공받는 노인들이 그녀에게 인사하기 위해 나왔을 때, 자원봉사는 그녀의 삶을 다른 사람과 함께 연결하는 부가적인 의미를 제공했다. 분명, 이 여자의 삶은 작업의 상호의존적이고 상황적인 특성을 보여준다. 반면 우리가 전통적인 발달적 관점에 근거하여, 특정 기술을 습득하지 못한 뇌성마비 40세 여성으로 그녀를 간주한다면, 우리는 그녀를 그녀의 장애뿐만 아니라 그녀의 사회적, 역사적 배경 안에서 발생한 삶의 경험 안에서 그녀를 보아야 한다.

비공식 회계사 및 자원봉사자로써의 Wanda의 작업은 간단히 그녀의 개인적인 참여가 아닌 지역사회 세팅과 그녀의 부모의 격려 속의 관계성을 통해 만들어졌다. 농부의 수익 기록에 대한 필요성과 그녀의 아버지가 타자기를 사용하는 방법을 가르쳐준 도움, Wanda의 숫자를 다루는 능력이 조합을 이루어 그녀의 작업적 기회를 만들었다.

그녀가 태어난 역사적인 시간 프레임은 서비스와 학교교육의 차이점을 설명한다. Wanda와 그녀의 부모는 특별한 도움이 필요한 학생들을 위한 기숙학교에 계속해서 다니지 않을 것을 선택했다. 이동성이 제한된 그녀를 수용할 수 있는 학교를 떠나며, Wanda와 그녀의 부모는 가정교육에 더운 의존하였으며, 그녀의 학생으로써의 작업을 변경하였다. 그녀의 또래 친구들과의 제한된 상호작용은 어른들과와 접촉을 증가하게 하였다. 이러한 선택이 Wanda에게 불이익을 초래할 수도 있지만, 이러한 경험들이 그녀의 이후 긍적적인 사회적 행동에 영향을 미칠 것이라고 생각한다.

삶의 전환과 작업치료

A Life Transition and Occupational Therapy

사례 연구 5.2 Wanda, 파트 3

40세에 Wanda는 자신 삶의 대부분을 보낸 집에서 요리하기와 가정관리하기를 배우고 싶어 했다. Wanda의 어머니는 그녀가 36세일 때 세상을 떠났고, 그녀의 아버지도 그녀의 40세 생일이 되기 6개월 전에 세상을 떠났다. Wanda의 이웃에 자신의 가정관리를 위해 도움을 줄 이웃들이 있지만, Wanda는 자신의 집을 스스로 관리하고 싶어 했다. Wanda와 그녀의 의학적 사례관리사는 그녀가 혼자 살기 위해 필요한 기능적 기술들을 최대화하기 위해 지역사회 재활센터에 입원하는 것을 결정하였다.

재활병원 환경은 그녀가 자조관리를 위해 간호사들에게 의존해야 했기 때문에 도전과제였다. 집에서는 그러한 활동들이 부모님들이 그녀에게 맞게 변경해 놓은 환경으로 인해 거의 30년 동안 독립적으로 수행해 오던 것들이었다.

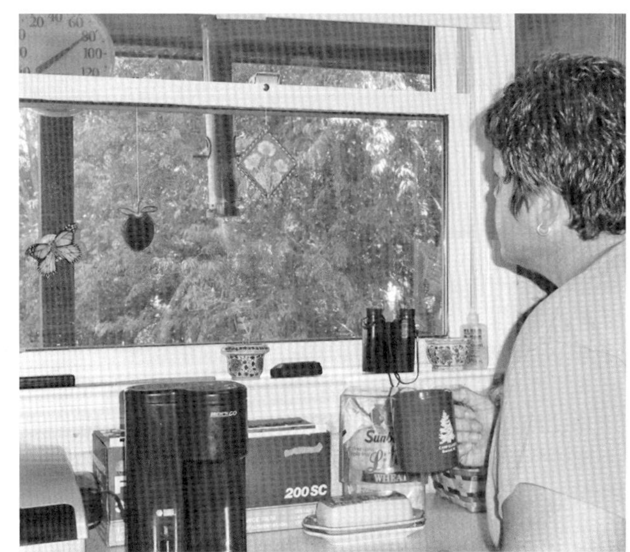

그림 5.2 행동패턴은 사람들이 자신들이 선호하는 방법으로 선택하고 개발함으로써 평생을 통해 형성된다.

그녀의 이동성과 말하기 장애가 병원환경에서는 강조되었는데, 그곳에서는 그녀가 누구이고 그녀가 무엇을 할 수 있는지 아는 사람이 아무도 없었기 때문이다. 그러나 Wanda에게는 두가지 장점이 있었다. 그녀의 외향적 성격은 상황에 잘 적응하게 하였고, 유머감각은 곧 재활센터에서 유명하게 되었다. Wanda가 옆방에서 울고 있는 어린 소녀에게 도움의 손길을 뻗은 것을 보고 병원 직원들도 할 수 없었던 것을 Wanda가 이웃에게 무엇인가 도와줄 수 있다는 것을 알게 되었다. 그녀의 자주성과 행동은 또한 Wanda가 자신의 장애 상태를 재활하기 위해서만 재활센터에 온 것이 아니라 그녀의 삶의 상황에 변화를 주기 위한 새로운 도전을 하기 위해 온 것이라는 것을 알게 해주었다.

Wanda의 과거력을 살펴보고 재활센터의 작업치료사는 왜 그녀의 일생동안 요리하는 방법이나 집에서 하는 일들을 전혀 배우지 못했는지가 의문이었다. Wanda는 그녀의 어머니가 가장 좋아하는 것이 요리라고 쓰면서 미소를 지었다. "어머니는 정말 요리를 잘하셨어요! 왜 제가 태운 토스트와 어머니가 만드신 고기찜과 바꿔 먹었을까요?"

Wanda는 재활센터에서 모든 치료를 받았지만 작업치료에서는 이렇게 제시되는 활동들은 더욱 입원을 조장한다고 하였다. 그녀의 하지 근육 긴장도를 낮추거나 그녀가 오랜기간 동안 선호해 온 말하기 패턴들을 교정하는 것에 치료 초점이 맞추어 지자, 그녀는 좌절하였지만, 작업치료에서는 그녀의 목표를 명확히 설명했고 자신의 집에 머무르도록 허락하였다.

Wanda는 요리와 관련된 주요한 세가지 목표를 가졌다: 안전하게 전자레인지 사용하기, 안전하게 주전자를 사용해 커피 끓이기, 식기 뚜껑을 효율적으로 열고 닫는 방법 찾기. 첫 째와 마지막 목표는 적응전략과 보조도구의 도움

사례 연구 5.2 Wanda, 파트 3 (계속)

으로 몇 주 안에 달성할 수 있었다. 커피만들기 목표는 그녀의 가장 어려운 도전이자 완강한 의지였다.

비록 앉은 자세에서 Wanda의 상지조절능력이 더욱 좋지만, 이러한 전략을 전자레인지를 다룰 때는 사용했지만, 커피 주전자를 식탁이나 낮은 위치에 가져갈 때 사용하기를 거절하였다. 왜 이렇게 하는지 알아보기 위해 가정방문을 통해 심도깊은 대화를 하였다. Wanda의 집에서는 가족들의 커피 메이커가 주방싱크대 바로 옆에 위치해 있었다(**그림 5.2**). 싱크대 뒤쪽은 창문이었고, 창문 밖에는 매일 아침 새를 보기 위해 Wanda와 그녀의 아버지가 달아 둔 세 개의 먹이통이 있었다. 그녀가 기억할 수 있는 기간보다 더 오래전에, Wanda는 그녀의 아버지가 끓여 놓은 커피 냄새를 맡으며 일어났고, 파자마를 입은 채 주방으로 들어가 아버지와 함께 싱크대 옆에 서서 새들을 보며 커피를 마셨다. 그녀는 그 자세에서는 완전히 안정적이지 않았기 때문에- 싱크대 모서리에 엉덩이를 대고 기대어 서서 한 손으로는 싱크대 앞쪽을 잡고 다른 한손으로는 머그컵을 잡았지만, 그녀는 완전히 만족하였다. 그녀가 어렸을 때 그녀의 어머니와 아버지는 그녀를 아침에 싱크대 위에 올려 그녀의 다리를 스트레칭 해주어 더욱 잘 서거나 걷게 해주었고- 20대에는 종종 커피타임을 함께 가졌다. 커피주전자를 옮기는 것은 Wanda가 실행하고자 하는 것보다 훨씬 더 어려워 보였다.

마침내, Wanda는 자신의 가정환경과 유사한 환경에서 커피를 만들어 자신의 컵에 따르는 것을 성공적으로 해냈다. 이러한 일들은 그녀의 신체적 안정화 전략과 커피주전자의 적응의 조화로 인해 그녀가 선 자세에서 주전자 들어올려 따르기보다 통을 회전시키게 하였고, 주전자 앞에 컵을 고정하게 하여 성공할 수 있었다. 병원 직원과 Wanda의 고용주가 이 과제 수행에 실제로 참여하여 실제적인 보상을 제공하였다. 이러한 방법으로, 퇴원시기에 스스로 커피 한 잔을 끓여 내 놓을 수 있게 되었으며, 이모를 초대해 대접할 수 있게 되었다.

Wanda의 성공에 대한 토의

Discussion of Wanda's Success

Wanda의 이야기가 우리에게 작업 전환과 생애 인간발달에 대해 어떠한 것을 말해주는가? 전통적인 발달모델에서, 인간 신체의 생물정신사회능력이 숙련된 행동을 위해 준비되어야 할 요소로 간주되었다. 우리는 Wanda의 부족한 신체능력에 비해 새로운 작업에 참여할 수 있게 된 큰 변화를 어떻게 설명할 수 있는가? Wanda가 입원한 기간 동안 뇌성마비로 인한 그녀의 경직형 움직임은 변하지 않았다; 입원당시보다 근력이나 관절가동범위, 또는 지구력이 눈에 뛰게 향상되지 않았다. 그러나 Wanda의 케이스관리자는 퇴원시기에 그녀가 안전하게 자신의 가정관리를 도움을 받아 수행할 수 있는 것에 대해 만족하였다. 그렇게 할 수 있었던 그녀의 능력은 그녀 자신의 삶의 경험과, 물리적, 사회적 환경의지, 성공을 위한 연습과 적응의 안전한 기회를 제공한 치료사와의 상호작용과 같은, 교류과정을 통한 작업발달로 인한 것이다. 숙련된 작업수행의 발달에 영향을 미치는 다면적인 요인을 인식하는 것과 가능한 모든 요소들을 그리는 것과 같은 작업치료사로서 우리의 기술들을 적용하는 것은 작업 중심의 일을 위한 혁신적인 기초를 제공할 것이다.

Wanda는 그녀의 가족, 기숙학교, 교회, 집 가까이에 있는 학교와 같은 구조적이고 조직적인 사회, 그리고 재활센터를 포함하는 다른 조직들과 같은 다양한 그룹의 구성원으로 살아왔다. 그녀 가족의 역할과 지역사회 조직이 식사배달 지지하였고, 그녀와 함께한 작업치료사는 작업 전환에 기여한 주변상황의 일부분이었다. 우리는 개개인이 사회적 조직에서 기능하는 그들의 작업을 획득하고 변경하는 방법을 설명하기 위해 이러한 부분을 자세히 설명한다.

사회적 제도 내의 작업 포함

Occupations Embedded in Social Institutions

첫째, 사회적 제도는 사람들의 삶의 패턴에 영향을 미치고 기회과 제약의 형대로 구조를 제공한다(Diewald와 Mayer, 2009; Elder와 Shanahan, 2006). Hedgeaard(2009)는 사람들이 자신들의 하루를 이러한 다양한 사회적 제도 내에 들어가고 참여함으로써 이동한다고 지적한다. 그들의 삶의 과정 동안, 사람들은 새로운 제도를 떠나기도 하고 가입하기도 한다. 사회적 제도 내에 가입하거나 떠나는 시기는 종종 비공식적이고 구조화 된 나이관련 **규범적 기대**에 영향을 받는다. 예를 들어, 서구사회 내에서 가족들은 아동이 유치원에 갈 준비가 되었는지 비공식적으로 결정하고, 많은 여성들이 일을 하기 때문에 사회적 환경 내에 사용가능한 프로그램들이 있다. 반면, 직장을 떠나고 은퇴까지 비용을 지불받는 것은 지정된 나이에까지 일어나지 않을 수도 있다. 일어나야 할 것과 일어나지 않아야 할 것에 대하여 공유된 사회적 이내가 있으므로 기회가 만들어지고 제약 또는 그 결과가 발생한다. 삶의 과정 동안 우리의 작업을 변화시키는 사회적 제도 내에 가입하는 방법을 이해하는 것은 그들이 진화하는 방법을 이해하는데 도움이 된다.

Wilcock(2006)은 사람들의 작업적 특성이 사람들이 그들의 행동을 그들의 즉각적인 생존과 종의 지속적인 생존을 극대화하기 위한 매일의 작업을 통한 조화된 행동들을 가능하게 하는 사회문화적인 관행과 동시에 진화했다고 제안하였다. 이것은 사회가 다른 그룹 사람들의 욕구를 충족시키기 위해 다양한 사회적 제도를 만든다는 것을 의미한다. 오늘날, 가족, 스카우트, 노인센터, 직장, 종교단체, 병원과 같은 조직들이 사람들이 조직의 목적을 상호의존하고, 조화롭게 수행할 수 있도록 한다. 이러한 조직들은 각각 그들만의 문화적 관행과 작업의 가치를 가지고 이러한 방법들로 지역사회의 관행을 형성한다(Lave와 Wenger, 1991). 이러한 제도들은 공식적 이거나 비공식적인 사회적 지위 또는 역할들로 구조화된다. 이러한 조직들을 유지하기 위해, 지역사회에 오는 새로운 구성원들을 인도하기 위한 멘토(예를 들어, 교사, 감독자, 오래된 형제, 은퇴마을의 오랜 거주자)역할을 하는 사람이 있다. 이러한 방법으로 새로운 구성원들은 활동하는 방법과 조직에 연관된 관행을 배울 수 있다. 조직의 특정한 작업의 발달은 이러한 협력적인 참여과정 내에서 일어난다.

우리는 이제 사람들에게 새로운 작업을 소개하고 그들이 하는 방법을 변형시키는 이러한 사회적 과정을 상세히 설명하고자 한다. 작업의 변화는 단방향이 아니다; 작업에 참여하는 새로운 구성원은 그들의 지역사회의 다른 구성원들의 작업 정의 및 형태와 상호작용한다. 이러한 역동적인 과정을 그림화 하기 위해, 독자는 클라이언트들이 자신의 작업수행을 변경하는 동안 클라이언트의 작성 상황을 변경하고 지지하는 방법을 반영할 수 있을 것이다.

작업전환에 대한 대인관계적 영향

Interpersonal Influences Transforming Occupations

요가에 참여한 가족과 Wanda가 부모님과 함께 한 자원봉사 활동의 예에서 보았듯이, 작업은 사회적, 역사적 배경 안에서 조화로운 참여를 통해 이루어진다. 사람들이 함께 작업을 수행하는 방법은 다양한 외력이나 기전에 의해 발생된다(**표 5.2**). 이 장의 나머지 부분에서 새로운 작업의 획득뿐만 아니라 변환에 대해서도 다룰 것이다. 이러한 변화는 새로운 상황의 발생으로 작업을 유지하기 위해 시간이 지남에 따른 미묘한 조정, 수행전략, 공유된 의미 경험의 수정을 포함한다. 이러한 변화들의 결과가 쌓여 시간이 지남에 따라 주목할만한 작업의 변환이 발생한다.

나이가 적거나 많거나, 새로 온 사람들은 사회적 조직 내에서 다른 사람들을 쳐다보고 점차적으로 작업 요소들에 참여함으로써 주변 참가자로 시작한다(Lave와 Wenger, 1991). 조직 관행에 친숙한 사람들은 초보자들이 관찰하고 관련된 활동을 수행하기 위한 능력을 획득하기를 기대한다. 이러한 방법으로, 작업이 자연스럽게 발생하는 곳에 작업이

표 5.2 작업에 변화를 가져오는 대인관계 기전

대분류	작업 발달의 변화기전
작업참여의 대인관계적 영향	작업이 발생하는 상황에서 초보자는 주변적인 참여자 역할을 한다. 능동적인 관찰자로써, 사람들은 어떻게 일을 수행하는지, 어떻게 사물들을 사용하는지, 가능한 결과물과 작업에서 의미 있는 것이 무엇인지 배운다.
	두명 이상의 사람 사이에 일어나는 상호작용으로 발생하는 작업을 하는 동안, 수행 요구도는 참여자들 사이에 분포한다; 사람들은 다양한 상황을 소개하고; 서로에게 소속된다. 사람들은 새로운 작업들을 배우고 현존하는 작업의 결과와 의미에 대한 자신들의 이해를 변경한다.
	명확한 가르침과 작업의 발판은 새로운 구성원들의 수행을 더욱 높은 수준으로 올린다. 더욱 숙련된 파트너는 더욱 문화적으로 설득력 있는 관행들과 아이디어들을 제공한다.
작업에의 참여는 그 작업을 변형하는 것임	어떤 일을 수행함에 있어서 친숙한 방법을 사용하는 것은 사람들이 그들의 능력에 새로운 것을 더할 수 있게 하고; 새로운 수행전략들을 발견할 수 있게 한다. 숙련된 행동은 사람들이 특정 상황에 적절한 수행전략을 선택하는 방법을 학습할 때 나타난다.
	결과에 대한 변형된 경험들과 작업의 의미는 새로운 수행전략을 발견하게 한다.
	수행과 능력은 서로 상호영향을 주는 관계에 있다. 한 사람이 작업에 있어서 현재의 능력을 사용할 때, 반복된 연습은 더욱 정교한 능력과 지속된 기술을 가져온다. 이러한 변화들은 작업을 변형시킨다.

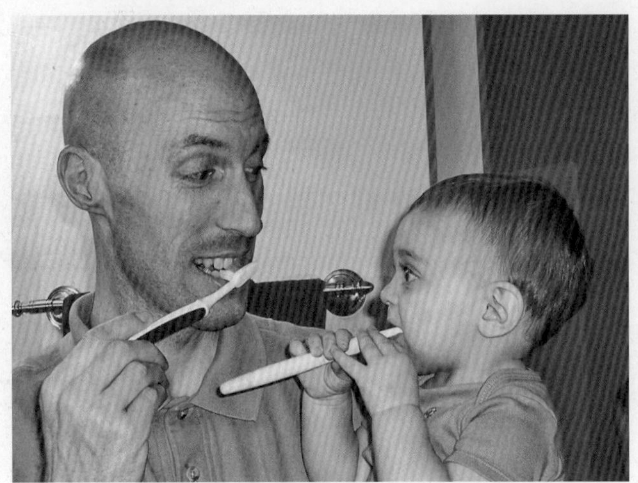

그림 5.3 아버지와 아들의 작업은 욕실에서, 하루 중 어느 시간에, 활동을 수행하기 위한 사물을 사용하여 일어나고 있다.

위치하게 되고, 사회적 조직의 다른 구성원들에 의해 실행된다. **그림 5.3**에서는, 그의 가족 구성원으로써 비교적 새로운 구성원인 유아가 다양한 자기관리 작업에 익숙하지 않은 모습을 볼 수 있다. 유아의 치아가 나타나기 시작하면, 그의 부모는 잠자기전 일과의 일부분으로 유아의 이를 닦일 것이다. 이 사진에서, 그는 과거의 수동적 경험을 바탕으로 작업의 일부분인 물건을 사용해 참여하고 있다. 칫솔의 손잡이를 잡고 칫솔모를 입안으로 넣고 있는 것은 그가 능동적인 학습자라는 것을 보여준다. 이것은 구강위생 기능이나 스스로 양치하기 단계에 대한 정신적인 요소를 반영하지는 않는다. 대신에, 그가 활동을 하는 것은 그가 느끼고 보는 대로 아버지를 함께 따라 참여하는 것을 의미한다. 그의 아버지는 동시에 활동을 수행하는 아이보다 더욱 정교화된 잡기와 더욱 구체적으로 앞니를 닦을 것이다. 아이는 아버지의 입에서 칫솔이 어디에 위치해 있는지 집중하였다. 이 그림은 비언어적 수준으로 작업의 협력구성이 일어난 것을 보여준다. 오히려 사람들은 친숙한 사회문화적 배경 안에서 펼쳐지는 다른 사람들의 행동들을 의도적으로 읽기 위해 진화한다(Rosenberg, 2008).

사물을 사용해 구현되는 활동을 통한 협동 구성의 유사한 패턴은 치매 여성 노인이 양배추 샐러드를 만들기 위해 양배추를 잘게 써는 것을 수행할 때 볼 수 있다. 그녀는 언어적 지시를 했을 때는 반응하지 않았지만, 다른 사람이 도마 위에서 양배추를 써는 것을 보고 활동에 참여하였다. 이러한 다른 능력은 절차적 vs 의미적 또는 개념적 기억으로 설명될 수 있다(Vance, Moore, Farr와 Struzick, 2008). 여성 노인이 이러한 절차적 지식을 회상할 수 있었던 이유는, 과거에 이러한 활동을 해보았기 때문이다. 수행의 변화는 다른 사람들과 함께 참여함으로써 신체적 경험을 통해 나타났다. 작업을 공유하기 위해 의도적으로 다른사람의 행동과 협조할 수 있는 능력은 그들의 작업의 변화가 일어나는 곳에서 다른 나이 또는 정신적 능력의 사람들에게 개념적으로 중요하다.

마지막으로, 다른 사람과 함께 사회적으로 소속되기 위해 새로운 것을 하게 될 때, 만약 새로운 작업이 필요하거나 요구된다면, 업무를 위한 준비가 없을 것이다. 상호작용하는 작업의 경우, 더욱 숙련된 사람이 놓칠 수 있는 요소들을 충족시킬 수 있기 때문에, 초보자가 어느 수준에라도 작업에 참여하는 것이 가능하다. **그림 5.4**는 우리의 최종 사례 연구를 설명한다.

사례에서 보았듯이, Shufen은 자신이 아는 것을 써서 참여하였고, 다른 사람들이 그녀 곁에서 그것이 무엇을 의미하는지 더욱 전통적인 양식으로 알려주었고, 그녀를 공동작업자로 간주하였다. 이것은 사람들이 글쓰고, 음악을 만들거나 놀이를 하는 사람들과 함께 참여함으로써 작가, 음악가 또는 놀이친구가 될 수 있음을 의미한다. 이것은 장애를 가진 아동들에게도 적용된다; 글쓰기가 포함된 활동에 참여함으로써 작가로써의 소질을 개발할 수도 있고, 반면 문자 인식과 같은 기초가 되는 기술들을 소개한다면 같은 수준의 작업 전환이 일어나지 않을 것이다(Hanser, 2010).

가족이나 직장과 같은 사회적인 조직의 경험 있는 구성원

사례 연구 5.3 축제 참여

3살인 Shufen은 다른 사람들이 타이완의 전통적 의식인 랜턴(전등) 축제에 참여하는 것을 보았다. 사람들은 자신들의 소망을 종이에 적은 후 그것을 접어 랜턴에 넣고 열기구처럼 날아오르게 하여 하늘의 신에게 자신들의 메시지를 보냈었다. 이것은 다양한 능력을 가진 사람들에게 관례적인 일이었다. 왜냐하면 참여자들은 하늘의 신이 사람들의 소원을 이해하기 위한 힘과 지혜를 가지고 있다고 믿기 때문이다. Shufen은 집에서 가족들이 쓰는 것을 보고 글쓰는 방법에 대한 많은 요소들을 이해하였고, 그로 인해 유치원에 들어가기 전에 학습하지 않는 타이완 글에 대한 공식적인 교육이 부족함에도 불구하고 전통적인 관례에 참여하였다.

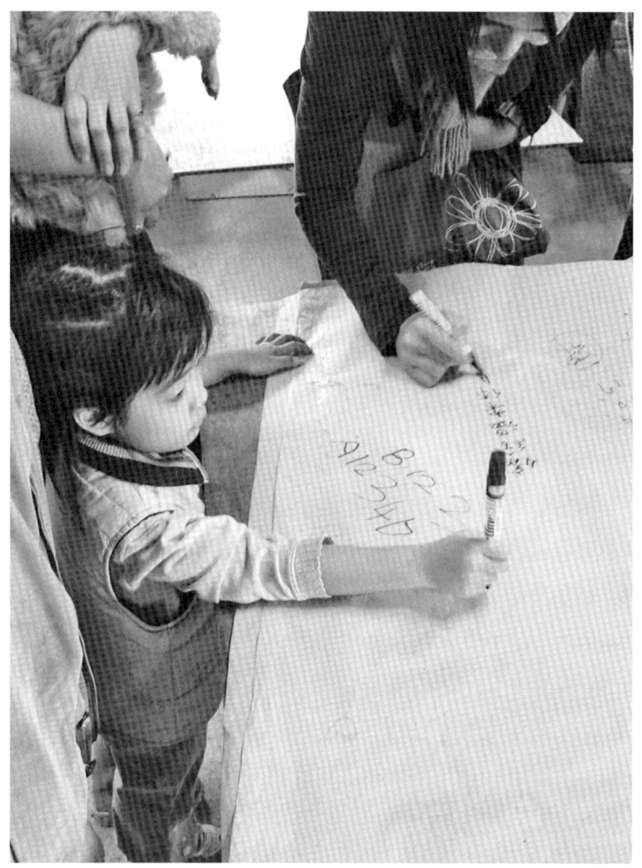

그림 5.4 사회적 참여는 아동들이 새로운 작업을 배울 수 있는 상황에 처하게 한다.

들이 이미 알고 있는 일상과 문화적 관행에 대해 새로운 구성원들에게 이전의 사례들을 알려준다. 어떤 작업에 처음인 사람이 더욱 숙련된 구성원들에게 접근해야 한다면, 초보자는 지정된 전문가를 따를 것이다. 이러한 방법으로 공유된 작업의 힘은 가르치고, 다른 사람의 참여를 안내하는 것이 상황의 일부분이 되어 변화과정에 무게를 더한다(Rogoff, 2003). 전문지식이 있는 사람은 초보자의 이해도와 일치하게 상황을 조정한다(Wertsch, 1999). 참여한 모든 사람들이 공유한 의미를 위한 중간정도의 행동을 위해 자신의 행동, 얼굴표정, 단어를 조정한다. 함께 작업을 하는 사람들 사이에 상호관계가 형성된 후에, 전문가는 기대하는 것과 어떻게 하는지에 대한 더욱 많은 정보들을 소개한다. **Box 5.1**은 경험있는 사람이 작업의 발달에 기여하는 방법에 대해 나열하였다. 상황에 대한 정의는 시작하는 참여자에서 숙련된 참여자로 점점 발전할수록 나누게 되는 감각을 포함한다.

이전에 제시된 전략들은, 예를 들어, 학교 치료사가 아이에게 워크시트에 문자를 복사해 적으라고 하는 경우와 같은 클라이언트 교육 세션에서 일어날 수 있는 형식적인 교육이 아닌 활동에 대한 사회적 참여의 부분임을 유의하라. 실제로, Lave와 Packer(2008)는 "사회화와 형식적인 교육은 학습기전에 대한 광범위한 신화를 포함한다."고 적었다(p.29). 역동적으로 공유한 참여함 없는 사회화는 학습자가 해야 할 중요한 것이 무엇인지 모르는 수동적인 역할로 만들고, 형식적인 교육은 상황과 추상적인 정보를 전달하는 수단일 수밖에 없다. 이러한 유형의 학습은 작업에 대한 참여가 그 조직의 지속성에 중요한 사회적 조직에서 초보자가 중심기능이 아닌 주변기능을 하게 한다. 저자들은 이러한 매일의 학습은 참여의 배경 안에서 일어나며, 바라던 작업의 부분들에 접근가능하고, 하는 방법을 이해했을 때 일어난다.

여기에서, 우리는 활동이론가들이 제안했던 개념들에서 벗어나 순간-순간의 수행 전환을 고해야 한다. 운동 발달(Thelen, 2000)과 문제해결(Siegler, 2000)에 관한 문헌이 우리의 토론에 정보를 제공한다. 여기에서 논의된 생각들은 구체화된 행동, 초기수행, 작업 참여에 대한 상황적 특성에 대한 생각들에서도 지속될 것이다.

초기수행의 개념은 나이든 어른들의 삶에서의 작업 전환을 생각하면 더욱 명확해질 것이다. 만약 우리가 생물심리사회적 능력의 성숙이 새로운 수행을 위한 필수조건이라고 전제한다면, 개인의 능력은 아동기와 비슷한 비율로 성인기에도 지속적으로 발달하지만, 어른의 경우 변화 가능한 능력이 많지 않아 정적 상태에 도달한다. 이러한 관점에서, 노화는 모든 인간들에게서 나타나는 일반적인 특징으로 예견가능한 과정이다. 성인기를 통한 비교적 명확하고 예측가능한 생물

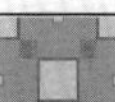

BOX 5.1 숙련된 사람이 초보자의 작업참여를 지지하는 하는 방법

1. 다른 사람과 함께 활동을 할 수 있는 사회적 기회 만들기
2. 활동의 어려운 부분들을 함으로써 수행의 격차 해소하기
3. 활동하는 다른 방법들을 제안하고 만들기
4. 활동에서 새로운 도구들을 사용하는 것을 소개하고 만들기
5. 활동과 관련된 정보들을 추가하기
6. 선택가능한 대안적 결과들을 검토하기
7. 그 활동이 중요한 이유에 관한 문화적으로 형성된 의미부여하기

학적 변화로 정의되지만, 많은 학자들은 노화에 대한 획일성보다는 더욱 많은 가변성을 제시한다(Crosnoe와 Elder, 2002; Lachman, 2004; Westerhof, Katzko, Dottmann-Kohli와 Hayslip, 2001). 우리는 인간 개개인인의 변화하는 능력뿐만 아니라 사회적, 역사적 상황 또한 고려해야 이러한 다양성을 설명할 수 있다.

예를 들어, 카예 토빈은 81세 켈리포니아인으로 최대 9개월간 혼자서 여행을 해왔다. 그녀는 10대에 처음으로 그녀의 고향을 떠났던 첫 번째 여행에서의 열정을 떠올렸다(Lerner, 2011). 우리는 카예를 그녀의 나이에서는 평범하지 않다고 여겼는데, 이는 우리가 생각하는 81세의 경우 일반적으로 독립적인 여행을 할 수 있는 능력을 가지지 못한다고 생각했기 때문이다. 토빈의 여행은 지원을 받거나 다른 사람이 그녀의 짐을 관리해주는 그러한 여행이 아니라, 배낭 하나만 가지고 노인 또는 젊은 사람들이 숙박할 수 있는 곳에 머무르며 더욱 자주 여행하였다(Lerner, 2011). 토빈이 자신의 열정을 실행하기 위해 중요한 것은 자신의 전형적인 나이에 도전하는 것이었으므로 간단하지는 않다. 그녀의 새로운 상황에 대한 참여능력은 그녀가 좋아하는 작업을 추구할 수 있도록 하는 개인적인 능력이지만, 다시 말하면 이러한 작업에 참여함으로써 그러한 능력들을 유지할 수 있도록 도와준다.

사람이 어떤 것을 행함에 있어서 다른 결과를 인식하거나 새로운 중요성을 인식하게 되었을 때 작업이 전환될 수 있다(Humphry, 2002). 이전에 논의되었던 바와 같이, 다른 사람이 수행하는 것을 보고, 다른 사람과 함께 작업을 상호구성하는 것이 사람이 작업을 하는 방법에 대한 경험과 기대되는 결과, 왜 그것을 하는지에 대한 의미를 변하게 한다. 사람들은 자신들의 작업에 대한 새로운 생각들 또한 발견할 수 있다. 작업이 일상적으로 보일지라도, 새로운 의미는 하는 방법이나 받아들이는 방법을 변화시킨다. 미국 문화에서 운전은 많은 성인들에게 일상적이며, 우리들 중 대부분은 친숙한 길에 대해서는 의식적인 노력을 하지 않아도 자동적으로 수행한다. 그러나 외상성 손상이나 기능적 능력이 손상된 성인들은 일시적 또는 지속적으로 운전을 하는 것은 운전 작업에 대한 새로운 중요성을 부여한다. 운전을 다시 할 수 있는 사람은 그렇게 하기 위한 능력에 대한 고도화된 평가절상을 할 것이고, 반면, 운전을 다시 할 수 없는 사람은 이것을 단순한 기능적 능력보다는 사회적 상태로 바라볼 것이다.

마지막으로, 비록 능력의 성숙이 작업수행의 변화를 완벽히 설명할 수는 없지만, 사용함에 따라 능력은 변화한다. 넓은 생물학적 견지에서, 사람의 발달은 유전적 활동, 신체구조, 신체계통의 기능, 능력, 수행을 포함하는 몇몇 수준에서 동시적으로 일어난다(Gottlieb, 2000). 더욱이 수준들 간에 상호 영향을 미친다. 이것은 사람들이 자신들의 능력을 사용함에 따른 반복된 경험들은 이러한 수준들을 직접적 또는 간접적으로 변화시켜 그들의 능력과 수행을 더욱 높은 성숙 수준으로 올린다. 그 다음으로 더욱 성숙된 능력들은 더욱 유용하게 되고 작업성 수행은 변화하게 된다. 그러나 배경 안에서 수행의 상황적이고 새로운 특성은 상기해야 한다.

결론 Conclusion

학자들은 작업이 복잡하다는 것을 알아냈다. 생애관점을 사용하여, 우리는 작업이 어떻게 획득되고 수개월, 수년을 걸쳐 전환되는지에 영향을 미치는 범위를 알아보았다. 요가에 참여한 가족에서 할머니와 손녀가 최근에 실행에 참여한 것을 보고, 우리는 개인의 나이는 새로운 무엇인가를 학습할 때 주요한 요소가 아니라는 것을 알게 되었다. 그들은 어떤 것을 수행할지 선택하는 데에는 다양한 이유들이 있다고 설명하였다. 할머니의 경우 운동의 이점이 있다는 것을 알고 요가를 함으로써 원하는 결과를 얻었지만, 손녀의 경우 가족들이 하는 대로 함께 참여하였다. Wanda의 사례에서 소개되었듯이 그녀가 재활센터에서 다른 환자와 관계를 맺기 위해 어떻게 광대역할에 참여하게 되었는지 이해하기 그녀의 생애과정과 그녀의 부모와 함께 했던 경험들을 바탕으로 설명할 수 있었다. 그녀와 그녀의 부모가 이전에 했던 작업 선택을 통해 그녀가 재활센터에서 한 활동들을 이해할 수 있다.

작업치료는 어떤 사람이 사회적 상황 안에서 그 사람에게 기대되거나 바라는 작업을 할 수 없을 때 제안된다. 작업치료사가 변화과정을 개념화 하는 방법에 따라 그들이 수행하는 방법을 결정하게 된다. 우리는 사람들이 어떤 것을 하고, 왜 그것을 하는지에 대해 생각할 때 상황적 관점의 중요성을 제시했다. 이것은 수정된 생애원리에 영향을 받았고 Wanda의 사례에 설명되었다. 이러한 생각들이 어떻게 아동 사례에 적용될 수 있는지는 다른 곳에서 논의되었다(Humphry와 Wakeford, 2006). 일반적으로, 우리는 작업상황의 상호연결 요소와 작업이 사람들의 삶에 연결되는 방법을 강조하고자 한다(Dickie 등, 2006).

우리는 사람들이 특정한 문화적 관습과 일과가 발생하는 작업이 있는 다양한 사회적 조직의 구성원들로써 삶을 살아간다고 하였다. 우리가 가족 구성원, 학생, 고용인 또는 사고 이후의 환자로서 새로운 조직에 들어감으로써 작업을 학습하거나 전환할 수 있는 기회가 만들어진다. 시간이 지나면, 초보자들은 이미 그 일에 익숙한 다른 참여자들에게 지원을 받을 것이다. 우리는 상호구성을 하는 작업을 통해 참여자들 사이에 하는 방법에 대한 지식과 그것이 무엇을 하는지에 대한 생각을 공유하는 것을 보았다. 사람들의 수행의 변화는 다른 사람들에 의해 정의된 의미를 경험하고 작업형태를 배움으로써 일어난다.

최종적으로, 수행의 정교함은 작업적 상황에서 발생하는 행동의 새로운 특성과 사람의 실제 수행, 새로운 전략의 발견, 의미에 대한 경험 변화에 기초하여 작업을 수행하는 방법에 대한 이해와 참여의 전환을 초래한다. 전반적인 삶의 과정에서 발생하는 작업수행과 의미의 변화는 사람들의 다양한 삶의 배경에 대한 더욱 더 많은 설명과 이해가 필요하다.

참고문헌 References

Blair, S. E. E.(2000). The centrality of occupation during life transitions. *British Journal of Occupational Therapy*, *63*, 231–237.

Brandtsadter, J., & Lerner, R. M.(Eds.).(1999). *Action and self-development: Theory and research through the life span*. Thousand Oaks, CA: SAGE.

Crosnoe, R., & Elder, G. H., Jr.(2002). Successful adaptation in the later years: A life course approach to aging. *Social Psychology Quarterly*, *65*(4), 309–328.

Cutchin, M., & Dickie, V. A.(2012). Transactionalism: Occupational science and the pragmatic attitude. In G. Whiteford & C. Hocking(Eds.), *Critical perspectives on occupational science: Society, inclusion, participation*(pp. 23–37). London: Wiley Press.

Dickie, V., Cutchin, M. P., & Humphry, R.(2006). Occupation as transactional experience: A critique of individualism in occupational science. *Journal of Occupational Science*, *13*, 83–93.

Diewald, M., & Mayer, K. U.(2009). The sociology of the life course and life span psychology: Integrated paradigm or complementing pathways? *Advances in Life Course Research*, *14*, 5–14.

Elder, G. H., & Conger, R. D.(2000). *Children of the land: Adversity and success in rural America*. Chicago, IL: The University of Chicago Press.

Elder, G. H., & Shanahan, M. J.(2006). The life course and human development. In R. M. Lerner(Ed.), *Handbook of person psychology*(6th ed., Vol. 1, pp. 665–715). Hoboken, NJ: John Wiley & Sons.

Gottlieb, G.(2000). Understanding genetic activity within a holistic framework. In L. R. Bergman, R. B. Cairns, L. Nilsson, & L. Nystedt(Eds.), *Developmental science and the holistic approach*(pp. 179–201). Mahwah, NJ: Lawrence Erlbaum Associates.

Hanser, G.(2010). Emergent literacy for children with disabilities. *OT Practice*, *15*(3), 16–20.

Hedegaard, M.(2009). Children's development from a cultural-historical approach: Children's activity in everyday local settings as foundations for their development. *Mind, Culture and Activity*, *16*, 64–81.

Humphry, R.(2002). Young children's occupational behaviors: Explicating the dynamics of developmental processes. *American Journal of Occupational Therapy*, *56*, 171–179.

Humphry, R.(2005). Model of processes transforming occupations: Exploring societal and social influences. *Journal of Occupational Science*, *12*, 36–41.

Humphry, R., & Wakeford, L.(2006). An occupation-centered discussion of development and implications for practice. *American Journal of Occupational Therapy*, *60*, 258–267.

Johnson, M. K., Crosnoe, R., & Elder, G. H.(2011). Insights on adolescence from a life course perspective. *Journal of Research on Adolescence*, *21*, 273–280.

Lachman, M. E.(2004). Development in midlife. *Annual Review of Psychology*, *55*, 305–331.

Lave, J., & Packer, M.(2008). Towards a social ontology of learning. In K. Nielsen, S. Brinkmann, C. Elmholdt, & G. Kraft(Eds.), *A qualitative stance: In memory of Steinar Kvale, 1938–2008*(pp. 17–47). Denmark: Aarhus University Press.

Lave, J., & Wenger, E.(1991). *Situated learning: Legitimate peripheral participation*. Cambridge, NY: Cambridge Press.

Lawlor, M.(2003). The significance of being occupied: The social construction of childhood occupations. *American Journal of Occupational Therapy, 57,* 424–434.

Lerner, N.(2011). Globetrotting grandma: A woman pursues her dreams on solo trips abroad. *AARP The Magazine*, *54*,(4C) 71.

Lerner, R. M.(2002). *Concepts and theories of human development*(3rd ed.). Mahwah, NJ: Lawrence Erlbaum Associates.

Mayer, K. U.(2009). New directions in life course research. *Annual Review of Sociology*, *35*, 413–433.

Overton, W. F.(2010). Life-span development: Concepts and issues. In W. F. Overton & R. M. Lerner(Eds.), *The handbook of life-span development: Cognition, biology & methods*(Vol. 1, pp. 1–29). Hoboken, NJ: John Wiley & Sons.

Overton, W. F., Muller, U., & Newman, J. L.(Eds.).(2008). *Developmental perspectives on embodiment and consciousness*. New York, NY: Lawrence Erlbaum Associates.

Rogoff, B.(2003). *The cultural nature of human development.* New York, NY: Oxford University Press.

Rosenberg, A.(2008). *Philosophy of social science*(3rd ed.). Boulder, CO: Westview.

Siegler, R. S.(2000). The rebirth of children's learning. *Child Development, 71*, 26–35.

Thelen, E.(2000). Grounded in the world: Developmental origins of the embodied mind. *Infancy*, *1*, 3–28.

Vance, D. E., Moore, B. S., Farr, K. F., & Struzick, T.(2008). Procedural memory and emotional attachement in Alzheimer disease: Implications for meaningful and engaging activities. *Journal of Neuroscience Nursing*, *40*, 96–102.

Wertsch, J. V.(1999). The zone of proximal development: Some conceptual issues. In P. Lloyd & C. Fernyhough(Eds.), *Lev Vygotsky: Critical Assessments*(Vol. 3, pp. 67–78). London: Routledge.

Westerhof, G. J., Katzko, M. W., Dittmann-Kohli, F., & Hayslip, B.(2001). Life contexts and health-related selves in old age. *Journal of Aging Studies, 15*, 105.

Wilcock, A. A.(2006). *An occupational perspective of health*(2nd ed.). Thorofare, NJ: SLACK.

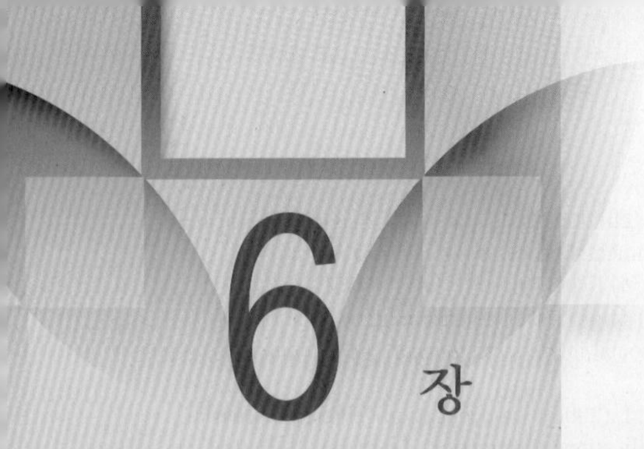

6 장

건강과 안녕에 대한 작업의 기여

Contribution of Occupation to Health and Well-Being

차수민 옮김

개요

학습목표

이 장을 학습한 후, 다음의 내용을 할 수 있을 것이다:

1. 작업적 관점에서 건강이 의미하는 바와 이것이 오타와 헌장과 건강한 사람들 2020과 어떠한 관련이 있는지 설명하라.
2. 생물학적 요구도, 발달기술, 사용하는 능력의 관점에서 작업이 모든 사람들의 건강과 안녕에 기여하는 방법을 찾아라.
3. 국제적인 문헌을 보고 작업이 어떻게 남성과 여성의 건강에 다르게 영향을 미치며, 몇몇 근로자들에게는 영향을 미치지만 다른 사람들에게는 영향을 미치지 않는지 설명하라.
4. 사람의 전반적인 작업의 패턴에 긍정적, 부정적 건강의 영향을 미치는 요소들을 설명하라.
5. 안녕이 사람의 신체적, 사회적, 태도적 환경에 어떠한 영향을 받는지 분석하라.
6. 사람들의 작업이 건강과 안녕에 유해할 수 있는 측면들을 평가하라.
7. 장애를 가지는 것이 안녕에 어떠한 영향을 미치는지 환경적인 장애물을 고려하여 분석하라.

월요일에, 나는 잔디를 깎고 토마토 식물을 묶었다. 건조한 날씨 속에 수많은 낙엽들이 떨어져 정원을 뒤덮었다. 나는 가벼운 강철로 만든 작은 잎 갈퀴를 가지고, 울타리 뒤쪽으로 모든 마른 잎들을 치웠고 거기에 물을 주어 부패되어 퇴비가 될 수 있도록 하였다. 구부리고 앉아 정원을 정리하는 일은 허리 통증이 생기게 하였다. 오후에, 나는 사용했거나 폐지와 같은 종이 더미를 치웠다. 종종 나는 이미 다음에 내가 무엇을 할지 알고 있지만, 당신이 흥미로워 하지 않는다면 일을 해낼 수 없을 것이다. 일 중에는 부담이 되는 것은 없다. 나는 그것을 하는 것을 즐기고 만약 일을 할 수 있다면 나는 그것을 적절히 해내고 싶다. 그것은 아마 나에게는 조금 더 걸릴 수도 있지만 그것을 두 번에 걸쳐 하지는 않았다. 나는 한 가지를 하고 나면 또 다른 일을 한다. 나는 항상 무엇인가를 하고 있기 때문에 시간이 빨리 간다(97세의 Frank). (Wright-St. Clair, 출판되지 않은 자료, 2010).

작업, 건강, 안녕

Occupation, Health, and Well-Being

프랭크가 한 가지 과제에서 또 다른 과제들을 수행하며 하루를 보내는 것은 건강함과 관련된 서구사회의 사람들의 많은 요소들을 내포한다. 그의 많은 나이에도 불구하고 프랭크의 하루는 스케줄로 꽉 차 있고 시간이 빨리 흘러간다. 그는 자신의 정원을 복원함에 있어 자존감을 느끼며 낙엽을 정리함에 따른 근육통증은 며칠이 지나면 괜찮아 질 것이라고 한다. 프랭크는 계절에 따라 생기는 다른 과제들을 흥미로워 했으며, 바쁘고 생산적인 와중에 기쁨을 찾았고, 자신이 직접 만든 도구들을 사용하고 일을 적절히 수행하였다(**그림 6.1**을 보아라). 프랭크는 대부분의 사람들과 같이 건강을 질병이 부재한 상태(Health, 2009)로 보는 생물학적 관점에 동의하지 않았다. 오히려, 그는 자신의 일상적인 작업에 참여할 수 있을 때 신체적, 정식적으로 건강하다고 지각하였다(Healthy people 2010). 프랭크에게 있어서 건강해지는 것은 활동적인 삶의 방식을 유지하고 그에게 중요한 것을 할 수 있는 것이다: 자신의 정원을 가꾸고 재배하기, 집에서 가꾼 과일과 야채 먹기, 개인적인 업무 수행하기. 작업치료사는 프랭크의 작업들은 신체적인 일과 인지적인 과제, 몸과 마음의 활동성을 유지하는데 균형을 이루고 있다고 하였다.

작업과 건강의 관계는 광범위하게 인식되었다; 실제로, 작업치료가 창설되었다는 전제하에. 이러한 연결은 국제보건기구(WHO)에 의해서도 인식되었다. WHO(1986)의 주요한 공공 건강정책 문서인 오타와 헌장을 예를 들어, 건강은 사람들이 자신들의 신체적 능력과 개인적, 사회적 자원들을 사용함으로써 자신들의 매일의 삶에서 창조하는 자원이다. 비록 이 헌장이 초기에는 이상주의적으로 간주되었지만(Larson, 1999), 건강을 자원으로 생각함으로써 비전문가들과 건강전문가들 모두가 일반적으로 건강을 "다양한 활동에 참여하고, 역할을 완수하고, 일상의 요구를 충족시키는 능력"이라고 정의하였다(Williamson과 Carr, 2009, p.108). 그러므로, 연구자들은 자신들이 스스로 건강하다고 여기는 사람들의 작업의 참여 경험을 일반적으로 포함시켜 연구하기 시작하였다. 예를 들어, 세계은행을 대표하여 스리랑카의 노인들에 대한 자기보고 조사는 자신들의 일상생활활동(먹기, 옷입기, 화장실 사용하기, 목욕하기)의 독립성, 수단적 일상생활활동(쇼핑하기, 식사 준비하기, 우물에서 물 긷기, 마당 쓸기), 사회적 참여도(손자 돌보기, 유급노동 등)의 정도를 비율척도로 응답하였다. 또한 그들에게 작업과 관련해서 방해받는 능력(정상적인 볼륨에서 들을 수 있는지, 의자에서 일어나기 또는 절을 하고 난 후 일어서기와 같은 움직임이 가능한지)들이 있는지 물어보았다(Ostbye, Malhotra와 Chan, 2009). 안녕 모델은 전형적으로 건강에 대한 영적인 측면을 포함하는데(Larson, 1999), 이는 종교적인 의식과 사람들이 영적인 의미를 발견하는 다른 작업들로 행해진다.

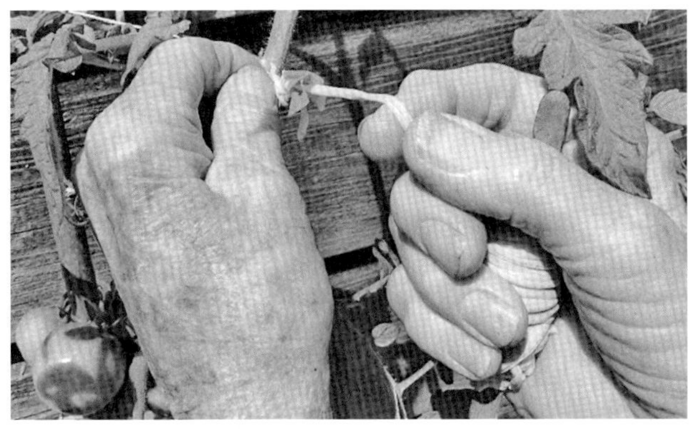

그림 6.1 프랭크가 자신의 토마토식물을 매듭짓고 있다.

프랭크가 자신의 하루를 보내는 방법에 대해 이야기 한다면 그는 일상생활의 요구를 충족시키기 위한 자원으로써 건강을 광범위하게 이해했을 것이다. 그는 안녕에 대한 감각도 전달하였다. 비록 안녕에 대한 정확한 설명은 존재하지 않지만, 이것은 일반적으로 사람들의 신체적, 정신적, 사회적 건강을 포함하는 자신의 건강에 대한 주관적인 지각으로 이해된다. 개인주의적 가치가 우세한 서구사회에서, 안녕(웰빙)은 일반적으로 자존감, 행복, 소속감, 개인적 성장과 지역사회 소속감을 가지는 것과 연관된다(Semenza와 Krishnasamy, 2007). 지역 토박이들은 일반적으로 영적인 안녕을 그들의 토지에 연결시켜 개념을 가진다(Grieve, 2008). 생태학적 관점에서, Wilcock(2006)이 안녕은 지역적, 세계적 생태시스템 불가분하게 연관되어 있다고 하였고, 생태심리학자들은 인간의 건강과 자연적 환경 사이에 존재하는 암시된 연결의 개념을 지지하였다.

안녕의 느낌은 사람들에게 활력, 목적, 만족감 또는 충만감을 제공하는 것에서 기인한다. 작업적 안녕 또한 사람들이 미래에 하는 일을 마음속에 그리는 것과 연관된다. 안녕은 세계의 최상위에 있는 느낌을 표현하는 용어로 사용되고; 평화, 힘, 흥미에 대한 영양분을 받고, 만족하고, 완전히 살아있는 느낌을 받거나, 강한 집중력을 경험하게 된다(Wilcock, 2006). 이러한 관점은 완전한 안녕을 위해서는 "개인 또는 그룹이 필요를 충족시키고, 환경을 변화시키거나 대처하기 위한 염원을 정의하고 실현할 수 있어야 한다." 라고 하는 오타와 헌장과 일치한다(WHO, 1986, p.1).

작업치료사들은 사람들이 이러한 것들을 작업을 통해 획득한다는 기전을 믿으며(Kielhofner, 2008; Town send와 Polatajko, 2007), 프랭크 사례를 보면 그것을 증명해준다. 프랭크는 자신의 작업들을 계절에 맞게 조절하였고, 자신의 삶에 자신이 소속되어 있다고 느끼며, 자신의 식물을 키우고 사용하기 쉽게 가벼운 갈퀴용 장비 만들기와 같은 일상의 문제를 해결하는 능력을 가지고 있다. 그가 하는 것에 완전히 참여하고 즐길 때 그는 충만감을 느끼고, 근육통이 감소되는 것을 느꼈다. 비록 그의 삶의 다른 시간에는 일과와 작업 선택이 다르지만, 프랭크는 그가 성취하는 것에 대해 만족감을 느끼고 성공적인 노화의 특징으로 여겨지는 지속성을 경험하였다(Carlson, Clark과 Young, 1998).

작업은 건강한 사람들의 건강에도 기여한다. 예를 들어, 사람들이 할 수 있는 강도로 점진적으로 작업에 재참여하는 것은 사람들이 마음의 질병으로부터 회복될 수 있게 하고 자아를 통합하게 하고 환경과 재연결하는 것을 지속하게 한다. 사람들이 분해된 경험으로부터 발전할수록 Sutton(2006)은 아무것도 하지 않음, 반정도 함, 하고 있음, 그리고 마지막으로 흠뻑 취해 하고 있음으로 표현하고, 사람들이 점차적으로 매일의 일상에서 시간과 장소, 미래의 가능성을 구성할 수 있다. 작업이 활동제한이 있는 사람들의 건강에 중요한 것을 하고 있다. 이러한 사람들은 전반적으로 다른 사람들에 비해 신체적인 활동성이 낮으며 그들을 위한 연구 프로그램과 중재 프로그램들이 만들어져 있다. 예를 들어, 척수손상 환자들에게 제시하기 위해 연 날리기, 손자전거 타기, 바다 카약하기와 같은 것들이 포함된 레크레이션 작업이 보고되었다(Block, Skeels, Keys와 Rimmer, 2005). 게다가, 근육약화를 개선하기 위해 고안된 신체적 건강 프로그램, 뇌성마비 아동의 심혈관계 건강을 위한 과 같은 연구들이 진행되어 왔다(Flower 등, 2007).

작업과 안녕 간의 관계는 복잡하다. 작업이 건강에 미치는 요인들은 아주 많으며, 다양한 요인들이 어떻게 상호작용하는지에 대한 지식이 부족하다. 이러한 연관성을 확실히 하기 위해서는 작업치료사들과 작업과학자들이 제시한 이해들이 우선시되어야 한다. 이러한 관점에서, "작업"이라는 용어는 사람들이 개인적, 문화적으로 의미있다고 발견하여 사람들이 행하는 것이며, 반면에 "참여"는 사람이 작업에 실제로 참여하는 것으로 더욱 제한된 의미로 사용된다.

더욱 심도깊은 논의를 위해, 국외 문헌에 보고된 증거들이 제시되어야 한다. 논의는 작업이 건강과 안녕에 기여하는 방법에 대한 것부터 시작되어야 한다. 이것은 사람들이 충분한 작업이 제시되지 않았을 때, 이것의 부재에서 무엇을 배울 수 있는지를 포함한다. 균형잡힌 평가를 위해 작업이 건강에 해를 입힐 수 있는 것에 대한 논의도 있어야 한다. 이러한 증거를 제시하기 위한 요약을 하기 전에 건강을 획득하는데 방해로 작용하는 상황적 요인들 또한 설명되어야 한다.

작업이 건강과 안녕에 기여하는 방법

How Occupation Contributes to Health and Well-Being

우리가 작업에의 **참여**가 좋은 건강을 유지하는데 기여한다고 주장했다면, 우리는 어떻게 일어나는지에 대해 이해해야 한다. 저명한 작업과학자는 Ann Wilcock은 생태학적 관점에 의문을 가졌다. 그녀는 개인과 종의 생존을 위해 작업이 필수적이라는 것에 의문을 가졌다. 왜냐하면, 생활유지, 자조, 거주와 안전을 위한 기본적인 **생물학적 요구**들은 사람들이 하는 것으로 충족되기 때문이다. 이러한 요구도를 충족시키고 일상생활의 다른 작업들을 통해 사람들은 "기술, 포식자보다 우월하기 위한 사회적 구조와 기술, 환경"을 발전시킨다(Wilcock, 1993, p.20). 이러한 기술들은 영양분 있는 음식을 키우고 요리하기, 따뜻한 옷 만들기와 습기 없는 집 만들기와 같은 것들을 포함한다. 항상 획득되지는 않지만 중요한 것은 이웃들과 평화롭게 사는 것이다. 주변상황에 따라, 많은 다른 기술들 또한 건강과 관련이 있다. 예를 들어, 서구사회에서 건강을 유지하고 건강관리를 하기 방법을 찾기 위한 정보를 전달하는 수단으로 읽기와 쓰기가 중요하다. 모든 사람의 모든 기술들이 생존과 관련 있지는 않다는 것을 알아차리는 것이 중요하다. 오히려, 건강은 생존하는데 필요한 기술들을 함께 공유하는 가족이나 지역사회 사람들에게 일부분이며, 이러한 건강은 그들의 기술을 사용할 수 있는 자원들에 접근하게 하고 번창하게 한다.

생존 욕구를 충족시키고 숙련되게 하는 것이 좋은 건강을 유지하게 하는 것에는 불충분하다. 이것은 개인적인 **역량**을 개발하고 연습하게 하는 작업에도 같은 중요도로 기여한다(Wilcock, 1993, 1995). 이러한 능력들은 모든 사람들에게서 공유된 생물학적 직립자세로 걷기, 물체를 잡기 위해 엄지와 검지손가락 대립하기, 말하기 배우기 등과 같은 특징들에서 기인한다. 사람들은 짐 옮기기, 새로운 장비 고안하기, 오래된 것에서 새로운 사용성 발견하기, 우주의 작용 이해하기, 지식 축적하고 전달하기, 미래에 어떤 일이 일어날지 예측하고 준비하기, 형태 관계성에 대해 예술적, 정신적으로 표

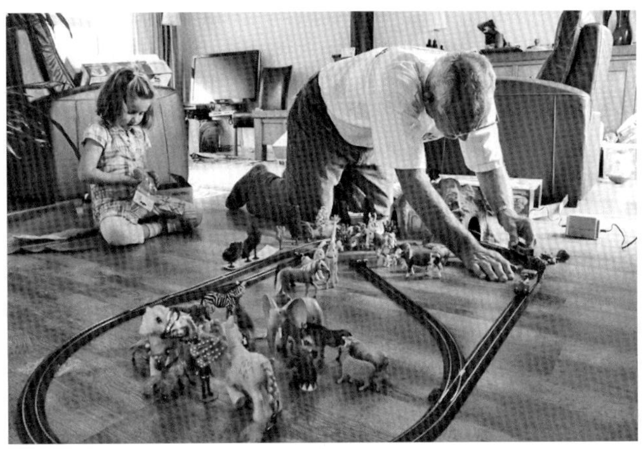

그림 6.2 가베가 할아버지와 함께 "동물과 기차" 놀이를 하고 있다.

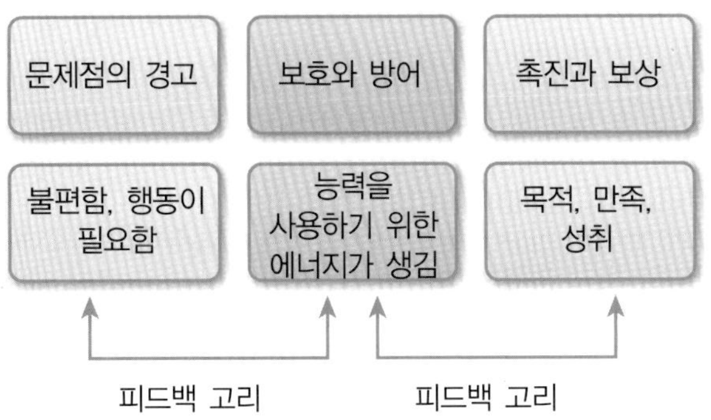

그림 6.3 Wilcock(1993)에 의해 제시된 작업 욕구에 대한 생물학적 계층. 작업에 대한 인간의 욕구에 대한 이론. Journal of Occupational Science: Australia, 1, 17–24. doi:10.1080/14427591.1993.9686375

현하는 능력을 가지고 있다. 거실 바닥위에서 "동물과 기차" 게임하기 사진에서 가베와 그녀의 할아버지가 우리에게 보여준 것과 같이 사람들은 놀이하는 능력을 가지고 있다(**그림 6.2**).

개개인의 능력들은 자신들의 타고난 유전적인 잠재성에 영향을 받고, 발달과정에 영향을 미치며, 작업기회에 대한 독특한 과거력, 선호도, 선택에 영향을 미친다. 자신들이 수행한 과거력과 미래에 할 것들에 대한 기대감에 기초하여, 일반적으로 사람들은 자신들이 가지고 있는 능력들을 인식한다: 자신들이 스포츠, 예술 또는 음악을 더 잘 하는지; 자신들이 선천적으로 더욱 잘하는 학교과제는 실제적인 과제가 무엇인지; 혼자 조용히 하는 작업 또는 사회적으로 어울려 하는 작업을 좋아하는지.

사람들의 생존, 기술발달, 운동능력의 기회를 향상시키는 작업에 참여하도록 사람들을 자극하는 것은 많이 논의되었다. Wilcock(1993)은 사람들이 작업을 자극하는 생물학적 욕구를 경험하고, 즉 이것이 건강을 촉진한다고 제안하였다. 첫 번째로 이와 관련된 욕구들은 극도로 뜨겁거나 차가운 것 또는 극도로 배고프거나 목마름을 느끼는 것과 같은 우리의 생리학적인 상태를 위협하는 위협을 수정하는 것과 관련이 있다. 이러한 불편감은 우리를 행동하게 자극한다: 그늘을 찾고, 옷을 더 입거나, 음식이나 마실 것은 찾기(**그림 6.3**). 두 번째 욕구는 기술과 운동능력을 발달시키는 것과 같은 보호적, 방어적 욕구이다. 이러한 것들은 문제를 해결하고, 계획하고, 다른 사람들과 상호작용하고, 우리의 생계를 책임지하기 위해 무엇인가를 하는 등을 하는데 필요한 기술들을 획득하고 실행하게 하는 에너지로부터 경험하게 된다. 그렇게 해서, 초기 삶의 양식에서 많이 요구되는 신체적인 요구도를 충족시키기 위해 사람들은 자신들의 신체적, 정신적, 사회적인 기능을 위한 능력을 연습한다. 세 번째이자 마지막 욕구는 작업에 참여를 촉진하고 보상하는 것이다. 이러한 욕구를 충족시킴으로써 목적감, 만족감, 성취감을 가져온다(**Box 6.1**).

작업이 건강과 안녕에 영향을 미치는 근거

Evidence That Occupation Affects Health and Well-Being

작업이 건강에 유익하다는 것은 널리 알려져 있고, 작업이 신체적인 활동을 포함한다는 것은 특별히 관심을 받아왔다. 예를 들어, 체중지지 운동이 아동과 청소년들의 골격발달에 중요하고 정상적인 뼈의 부피를 성장시키고, 이러한 규칙적인 걷기가 심혈관과 심리적인 건강에 기여한다고 알려져 있다(Ziviani, Scott과 Wadley, 2004). 미국 정부가 준비한 건강한 사람 2020(Healthy People 2020) 보고서는 신체적 활동이 모든 나이대의 건강한 체중을 유지하고 노인들의 근력과 민첩성을 유지하는데 도움이 된다고 주장하는 아주 권위있는 자료들이다. 이 보고서는 건강한 정신은 생산적인 작업과 관련 있다고 제시하며, 정신적인 질병은 종종 사람들이

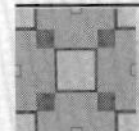

BOX 6.1 작업을 자극하는 생물학적 욕구 (Wilcock, 1993)

1. 생리학적 상태를 위협하는 것 수정하기
2. 보호와 방어기술 획득하기
3. 작업에 참여를 촉진하고 보상하기

부모, 배우자로써의 그들의 책임을 지지 못하게 하는 결과를 야기한다고 언급하였다(Healthy People 2020).

이러한 신체적 건강 이점뿐만 아니라, 사람들이 자신의 신체적 정신적, 사회적 능력을 운동할 수 있는 작업에 참여함으로써 인지적 기능, 심리적 건강, 긍정적인 사회적 네트워크가 형성된다는 근거가 있다. 그러므로, 더욱 나이든 미국인의 정원 가꾸기, 춤추기, 골프 또는 볼링치기, 수영하기, 자전거 타기, 조깅하기 EH는 걷기 운동이 우울증의 발병을 낮춘다는 근거도 있다(Vance, Wadley, Ball, Roenker와 Rizzo, 2005). 큰 규모의 미국 노인들을 대상으로 한 연구는 특히 주목할 만하다. 이 연구는 사회적, 생산적 작업들이 신체적인 것을 요구하는 작업에 참여하는 것만큼 사망 위험율을 감소시킨다고 하였다(Glass, de Leon, Marottoli와 Berkman, 1999). 같은 맥락에서, 신체적 운동이 신체적 장애가 있는 사람들의 감정적 기능을 향상시킨다는 근거가 있으며(Ellis, Kosma, Cardinal, Bauer와 McCubbin, 2007), 재택간호를 받는 영국 노인들은 그들이 즐길 수 있고 소속될 수 있는 기회가 주어졌을 때 더욱 오래 살고, 우울증에 걸릴 확률이 낮았다(Mozley, 2001).

여가 작업이 남성과 여성의 건강에 다른 방식으로 영향을 미친다는 확실한 증거가 있다. 50,797명의 노르웨이 사람들을 대상으로 한 연구는 스포츠를 신청하고 문화적인 여가를 누리는 남성들과 악기 배우기, 예술 수업 듣기 또는 노래 부르기와 같은 그룹에 참여하는 여성들이 더욱 건강하고, 삶에 대한 만족감이 크며, 그렇지 않은 사람들보다 불안과 우울증이 감소된다고 하였다. 더욱이, 적은 횟수의 참여보다 많은 횟수의 참여가 더욱 높은 수준의 안녕과 관련 있다고 하였다(Cuypers 등, 2011). 이러한 여가 추구가 사람들의 건강에 좋은 이유에 대한 인식은 성가대에서 노래하기에 대한 질적인 연구에서 기인되었다. 이 연구에서는 성가대의 경험이 지역사회 소속감과 성취감을 제공하고, 스트레스 감소, 기분 향상을 한다고 하였다(Jacob, Guptill과 Sumsion, 2009).

여가와 관련한 성별에 따른 차이는 더 있는데, 남성들에게는 일에 대한 스트레스가 건강에 대한 중요한 예측인자인 반면, 여성의 건강은 일상생활에서 작업의 의미를 발견하고, 작업들 간의 조화로운 레퍼토리르 가지고 일상의 요구도들을 관리하기 위한 효과적인 전략과 관련있는 것으로 나타났다(Hakansson과 Ahlborg, 2010; Hakansson, Dahlin-Ivanoff와 Sonn, 2006). 이러한 작은 규모의 연구결과들은 작업에 참여하는 질 또는 정도가 건강과 안녕에 영향을 미친다는 근거에 의해 지지된다. 예를 들어, 우리의 최고의 수행을 요구하는 몰입경험을 유발하는 작업에 참여하는 것은 건강에

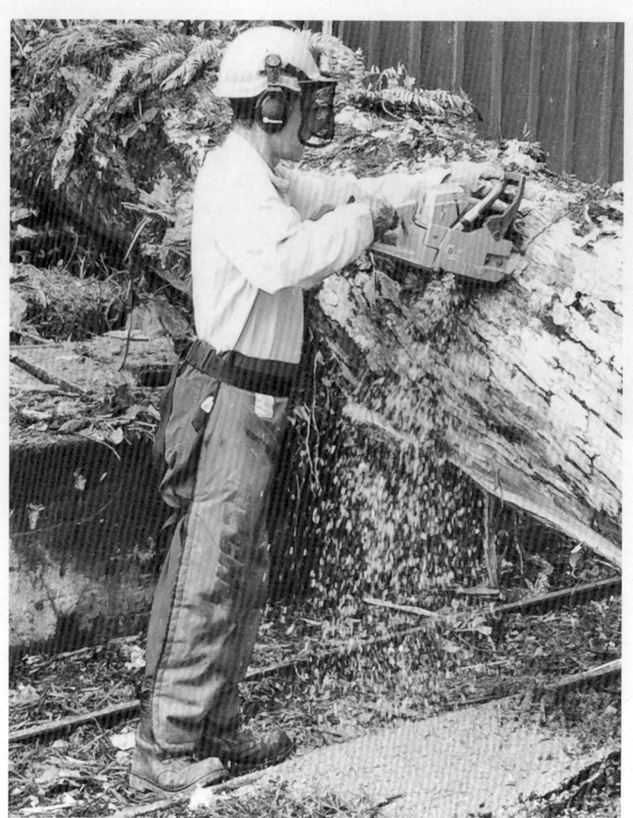

그림 6.4 질적으로 좋은 작업경험은 안녕과 장수에 기여한다.

이로운 것으로 알려져 있다(Csikszentmihalyi, 1998; Persson, Eklund와 Isacsson, 1999)(**그림 6.4**). 질적인 작업 경험을 위해 축적된 건강의 이점들은 오랫동안의 고용상태, 번영, 민족성과 같은 건강 상태에서 뚜렷하게 나타난다; 왜냐하면, 사람들이 고용되면 수입이 높아지고, 우월한 민족그룹의 구성원들은 만성질병에 걸릴 확률이 낮아지고 더욱 좋은 건강 상태를 유지할 수 있기 때문이다(질병관리와 예방센터[CDC], 2005b; Ministry of Health Manatu Hauora, 2005).

건강과 작업의 패턴

사람들 작업의 전반적인 패턴 또한 중요하다. 작업을 쉬는 시간으로 나누는 것이 건강에 기여하는데, 컴퓨터 작업을 다시 하기 전에 스트레칭을 하며 짧게 쉬는 것과 같은 일-휴식 스케줄은 훈련의 효과를 향상시키거나 회복을 위한 여가 작업에 더욱 오랜 시간동안 참여할 수 있게 한다. 휴식을 하는 것은 많은 이점들을 가지는데, 그 중 하나는 최근 경험에 대한 기억을 향상시키는 것인데, 이는 우리가 공부를 하거나 새로운 것을 배울 때 휴식을 가지는 것의 가치를 설명해준다(Tambini, Katz와 Davachi, 2010). 자연적인 환경에서 휴식을 취하는 것에 대한 몇몇 근거가 있다. 예를 들어, 산책하

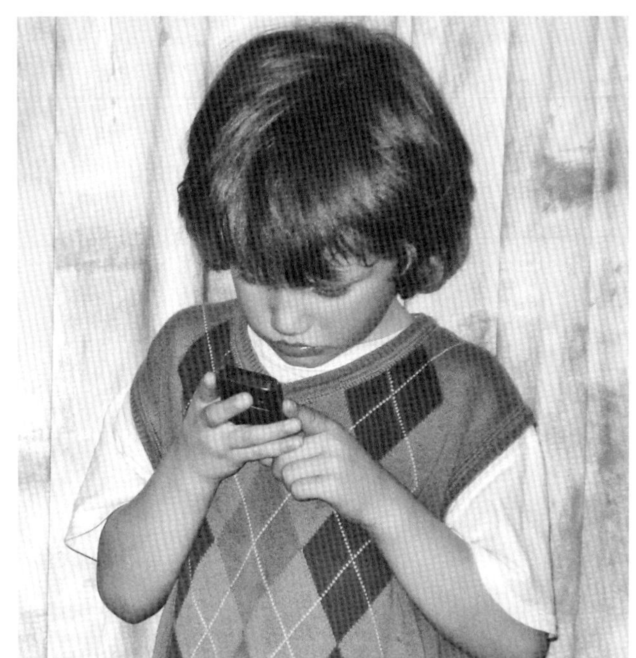

그림 6.5 현대 생활의 특징: 영상을 보는 시간.

는 것은, 사람들이 집중하는 능력을 회복시키고(Snders, Yankou와 Andrusyszyn, 2005), 자연에서 휴식을 취하는 만큼은 아니지만 짧은 낮잠이 지각처리속도를 회복시킨다(Mednick 등, 2002). 사람들이 자연적인 환경에서 휴식을 취하는 장소(정원, 공원 또는 풍경) 또한 중요하다.

휴식은 좋은 건강과 연관있는 반면에 현대 삶의 상식 중 두 가지 특징이 좋지 않은 건강과 관련 있다. 첫 번째는 우리의 사회적 규범 내에 자리잡고 있는 기술의 영향력으로 이는 신체적 활동수준을 감소시킨다. 그 예로, 사람들의 자동차 의존도 증가로 인해 걷기 감소와 수동적인 가정 내 취미활동 증가이다(Schoenberg, Hatcher와 Dignan, 2008). 고열량 음식 소비, 텔레비전 시청, 컴퓨터 사용, 전자게임 사용은 특히 아동들에게서 나타나는 건강하지 못한 양상들이다(Moore 와 Harre, 2007)(**그림 6.5**). 또다른 건강을 나쁘게 하는 현대의 생활양식은 높은 업무부담과 관련 있는 증가하는 속도이다. 이로 인해 여가시간이 줄어들고 스트레스와 스트레스 관련 질병이 늘어난다(Zuzanek, 1998). 그들은 자신의 삶에서 의미를 경험할 시간이 없기 때문에, 아주 바쁘게 사는 사람들은 자신이 더욱 빠져들 수 있는 일을 하기 보다는 쇼핑하기 와 같은 문화적으로 구조화된 작업들을 하게 된다(Clark, 1997). 이러한 생활양식은 높은 수준의 안녕과는 양립할 수 없는데, 이는 Erlandssoon(2003)이 스웨덴 여성 100명을 대상으로 시간사용을 연구한 결과에서 근거를 제시한다. 그녀의 연구에서 자주 과제가 변경되고 방해받는 특징을 가진 아주 복잡한 패턴의 작업은 덜 복잡한 작업 패턴을 가진 여성들보다 낮은 수준의 안녕과 관련이 있었다. 교대근무를 하는 여성들은 엄마로써, 보호자로써, 가정주부로써의 책임을 위해 잠을 자지 않고 교대근무를 수행하는 것은 안녕과는 양립할 수 없는 양상으로 보인다(Gallew와 Mu, 2004).

불충분한 작업은 건강에 유해함

작업이 건강에 기여하는 증거에 비해 유해한 효과를 미치는 것에 대한 것은 불충분하다. 대부분의 관심이 신체적 운동에 집중되어 있다. 정원 가꾸기, 수영하기, 달리기, 자전거 타기, 스포츠게임 하기 또는 청소하기와 같은 신체적으로 요구되는 작업들에 정기적으로 참여하지 않는 사람들은 자신들의 몸을 신체적으로 노력할 능력을 유지하지 않는다. 신체적인 노력을 유지할 능력을 가지지 못했을 뿐 아니라, 정적인 활동을 하는 생활양식은 심혈관계 질병, 암, 당뇨, 골다공증의 위험요소를 증가시키며, 이는 건강하지 않은 남성보다 건강하지 않은 여성에게 더욱 그러하다(Hagberg와 Lindholm, 2006). 운동부족은 또한 아동기 비만의 위험과 관련 있다(**사례 연구** 6.1).

어떠한 방법으로든 운동을 하지 않는 사람들에게는, 하루에 적어도 30분동안, 일주일에 5일간 비교적 빠르게 걷기가 건강을 유지하기 위해 요구되는 최소한의 운동이라고 간주된다(Wallis, Miranda와 Park, 2005). 이러한 활동수준을 유지하는 사람들의 수 측정은 가변적이다. 미국의 경우, 22.4%의 성인들이 일주일에 5번 격렬한 신체적 활동에 참여한다; 나이에 따른 범위감소는 18세에서 24세의 경우 31.7%에서 75세 이상의 경우 6.2%까지이다(CDC, 2005a). 노르웨이의 경우 65세 이상 노인의 6%만이 운동 가이드라인을 충족한다(Loland, 2004). 노인들 사이에서 신체적 활동비율이 낮아지는 것은 예전에는 지역사회 작업에 접근할 수 있었지만 운전면허 소실로 인한 고독, 외로움, 우울로 인해 악화된다(Classen 등, 2007; Stav, Pierce, Wheatley와 Davis, 2005).

작업과 건강의 위협

작업치료사들은 건강상태 또는 손상상태가 작업수행에 부정적인 영향을 미칠 수 있다는 것을 잘 알고 있다. 인간작업모델에 관련된 것들과 같은 이론에서 제시된 많은 사례예시들에서 이러한 생각을 설명한다. 뿐만 아니라, 사람들의 작업 참여를 향상시키기 위해 "신체적, 정신적 안녕 지지"를 하는 치료적 과정이 설명되었다(Kielhofner, 2008, p.3). 이러한 관계가 다른 방식으로 작용할 수도 있다; 작업이 건강을 위협할 수도 있다. 예를 들어, 질이 낮은 일에 고용되는 것은

사례 연구 6.1 행하거나 죽거나

11살인 Dennis는 스웨덴의 큰 도시의 교외에 낮은 사회경제적 수준으로 살고 있다. 그는 텔레비전 보기를 좋아하고 성장할수록 컴퓨터 게임을 하고 인터넷 서핑을 하기 시작하였다. 평균적으로 그는 하루에 약 3시간동안 컴퓨터를 하였다(Magnusson, Hulthen과 Kjellgren, 2005). 만약 그가 이스라엘에 살았다면, 하루에 약 4시간 반에서 5시간 동안 컴퓨터를 했을 것이다(Nemet 등, 2005). Dennis는 텔레비전을 보고, 게임을 하거나 인터넷 서핑을 하는 동안 과일주스 또는 레모네이드 마시는 것을 좋아하였다. 교외지역의 과체중 또는 비만인 다른 30%의 아동들처럼 Dennis 또한 아침을 거르는 경향이 있다. 낮은 신체적 활동, 높은 칼로리 섭취, 아침에 음식을 먹지 않는 어른들의 건강관련 위험요소들에도 불구하고, Dennis는 자신의 생활양식이 자신의 건강에 어떠한 영향을 미치는지 믿지 않았다(Magnusson 등, 2005).

■ 비만은 아주 나쁜 것인가?

Dennis가 뉴질랜드에 있을 때 건강 위험요소를 깨닫게 되었다. 만약 그가 태평양 아일랜드의 유전적으로 비만인 23%의 2–14세의 소년이었다면, 그는 이미 2유형의 당뇨로 제시되어 잘 적혀진 위험요소들을 직면했을 것이다(Ministry of Health Manatu Hauora, 2008). 몇 년 내에, 그는 생명을 위협하는 심혈관 질병 발병률이 치솟는 양상을 보일 것이며, 기대수명이 줄어들 것이다.

■ Dennis가 미국인이었다면 어땠을까?

만약 Dennis가 비만의 높은 발병률을 보이는 지역에 살고 있는 낮은 수입의 미국인 가족 구성원이었다면, 그의 이웃의 7명 중 1명이 비만일 것이다(CDC, 2011). Dennis와 그의 가족들이 이 문제점을 알아차리도록 돕기 위해서, 그의 학교에서 국립 국가 교육위원회에서 제시한 아동기 비만 관리법을 제시할 것이다. 학교의 건강 코디네이터는 음식과 음료 제조기를 제거하고, "두뇌 휴식"이라는 학교 수업으로 신체적인 활동을 제시함으로써 활동수준을 높였다. 또한 학교로 걸어가는 길의 안정성 또한 확립하였다(Wechsler, McKenna, Lee와 Deitz, 2004).

Dennis의 부모도 해야 할 역할이 있다. Henry J. Kaiser 가족 협회의 통계에 따르면, 만약 그들이 그의 침실에서 TV를 없애고, TV보기, 비디오 게임하기, 컴퓨터 사용하기에서 규칙을 세운다면, 그의 영상을 보는 시간은 하루에 약 3시간 정도 감소할 것이다. 만약 그 시간 중 일부를 심박율을 증가시키고 더욱 숨쉬기 힘들게 하는 작업들에 참여한다면, 그는 자신의 몸무게를 체크하는데 더욱 성공적일 것이다(국립 심장, 폐, 혈액 협회).

■ 비만과 수면

성인과 아동들에서 비만과 수면간의 관계를 평가한 30개 연구에 관한 메타분석 결과 비만과 수면 단축 간에 통계적으로 유의한 관련이 있다고 확인되었다. 아동의 경우 10시간 미만 잠자는 것을 의미한다. 그 결과 다른 인구와 모든 나이 그룹 사이에서 60~80%에서 수면시간이 짧을수록 비만이 되는 것을 보여주었다. 수면시간이 짧을수록 좋지 않은 생활양식을 설명해준다. 수면시간이 단축되면 식욕이 증가하고 그 결과 음식 섭취가 증가된다(Cappuccio 등, 2008). 작업치료사들이 아동들의 하루 동안의 작업 패턴에서 수면과 비만 간의 관계에 대해서 고려한다면 아동들의 건강과 안녕을 지지할 수 있는 생활양식을 획득하는데 도움이 될 것이다.

질문과 연습

- 이 사례 연구에서 인용된 연구 결과는 칼로리 섭취, 신체적 비활동성, 민족성, 충분한 수면을 아동기 비만에 기여하는 요인으로 확인되었고, 이것은 건강 문제와 연관된다고 하였다. 어떠한 부모적, 환경적, 사회적 또는 법적 요인들이 이러한 문제에 기여하겠는가?
- 만약 당신이 6~16세인 아동과 일한다면, 그들의 영상을 접하는 시간을 제한하기 위해 어떠한 가정 환경을 제안하겠는가?

안전한 환경에서 실행되어 유용하고 보상받을 수 있는 건강 이점들을 보장받지 못하며, 일과 여가 사이의 균형 또한 유지하지 못한다(Legge, 2007). 그러므로, 상인이나 서비스 업종에 일하는 사람들은 관리적, 전문적인 일을 하는 사람들보다 자신들의 건강을 낮게 평가한다(Lowis, Knight와 Ball, 2010). 뿐만 아니라 서구 사회의 탈산업화로 인한 고용불안과 임금감소를 경험한 사람들은, 근로자들이 기술에 의해 대체되고, 그들의 고용주에게 학대받거나 독성물질에 노출되어 단기 또는 장기적으로 건강에 해롭다. 권태는 고려해야 할 또 다른 요소이다. 젊은 범죄자들을 대상으로 연구를 한 Farnworth(1998)는 권태는 아마도 "서구 산업화 지역의 풍토"라고 제안하였다(p.145). 반면에 권태가 건강과 안녕에 장·단기적으로 미치는 영향에 대해서는 알려지지 않았고, 직장 내 권태는 낮은 사기, 우울, 파괴적이고 승인받지 않은 활동에 참여하는 것과 관련이 있었다(Long, 2004). 다른 작업들 역시 내재하는 건강 위험요소들이 있다. 예를 들어 스케이트보드는 2002년 미국에서 손상으로 인해 치료를 받은 경우가 약 300,000건이 발생하였다(Haines, Smith와 Baxter, 2010). 자동차 운전 또한 위험할 수 있으며, 1998년 미국에서 100,000명당 15.6명이 사고로 사망하는 것으로 기록되었다. 뿐만 아니라 물질 남용과 알코올 소비 또한 건강에 유해한 영향을 미치는 작업으로 논의되었고, 중독뿐만 아니라 그들의 아이들에게도 나쁜 영향을 미친다(Helbig과 McKay, 2003; Vaught 와 Wittman, 2011). 또한 다른 사람들의 작업들이 건강을 위협할 수 있다. 예를 들어, 담배피는 사람들에게 노출되면 아동들의 호흡기 감염과 심장병의 위험율을 증가시킨다(Healthy People, 2010).

건강한 작업에 대한 장애물

Barriers to Healthful Occupation

작업이 건강에 기여하는 것이 항상 이롭지만은 않다고 이미 논의되었다. 이 문제를 더욱 심도있게 논의하자면, 건강을 촉진하는 작업에 접근하는 것을 방해하는 제한점과 장애물을 고려해야 한다. 건강상태과 연관된 **손상**을 가지는 것은 안녕을 뒷받침하는 작업에 참여하는 것을 방해한다. 국제 기능, 장애, 건강 분류(WHO, 2001)와 일치하는 손상은 정상적인 심리학적 또는 생리학적 기능 또는 관절이나 기관과 같은 신체 구조에 어떠한 문제가 있는 것으로 정의된다. 손상과 참여의 문제 사이의 관계는 건강정책 문서들에 더욱 많이 제시된다. 예를 들어, 허리통증은 이차적인 손실작업시간을 야기하고, 감소된 시각은 운전, 스포츠 경기 참여 또는 마당에서 전기도구 사용해 작업하기를 방해하고… 건강하고 활력있는 생활양식을 유지하는 것을 방해한다(Healthy 2020). 손상은 사람들이 충분히 강하거나 유연하지 못하고, 자신들의 생각과 집중을 유지할 수 없거나 다른 상황에서 작업에 참여하기에 너무 피로하다는 것을 의미한다. 사람들은 권태 또는 절망으로 인해 발생하는 통증, 기형, 숨이 참, 영양실조, 절망 또는 무감동으로부터 방해 받는다면 작업으로부터 위축되는 경향을 보일 것이다.

이러한 요인들로 인해 발생한 작업 참여의 감소는 안녕의 모든 측면에 영향을 미칠 수 있다. 예를 들어, 급진전하는 신경학적 질병을 앓고 있는 성인들을 대상으로 한 연구는 그들이 자신들의 손상을 손실로써 어떻게 경험하는지 알아냈다. 작업능력 감소뿐만 아니라 정체성 감소, 삶의 다양성을 제공하는 작업 환경에 접근의 무능함, 의존과 죽음으로의 불가피한 감소와 같은 가치측면의 손실 또한 나타났다(Brott, Hocking과 Paddy, 2007; Hocking, Brott와 Paddy, 2006). 남아 있는 능력에 대한 용기, 유머, 감사의 표현과 가족과 건강관리 직원으로부터 받는 지원에 대한 감사가 미래에 자신이 구상하는 것들에 대한 손실과 자신이 짐이 될까 하는 두려움으로 인한 피로, 좌절, 스트레스로 인해 무색하게 한다. 이러한 것들은 작업적 구성요소를 가진다:

- 기본적 자조관리 과제로 인한 피로
- 감소하는 작업능력, 더 이상 생산적 활동을 할 수 없는 가치 있는 작업에 대한 장애물로 인한 좌절
- 손자 안아주기와 같은 하고 싶지만 지금은 할 수 없는 작업에 대한 유감

건강상태는 안녕감을 악화시키는 작업요구도를 만들 수도 있다. 예를 들어, 건선을 앓는 사람들은 피부에 크림을 바르는 시간과 피부각질을 없애기 위해 자주 빗자루질하고, 걸레질하고, 먼지청소하고, 진공청소함으로써 자조관리와 가사일에 더 힘들다고 보고한다. 그들은 예전에는 즐거웠던 작업들도 이제는 그렇지 않다고 한다. 예를 들어, 의류쇼핑하기는 더 이상 즐겁지 않다, 왜냐하면 피부상태를 악화시키지 않는 코튼소재의 옷에만 제한되어 입을 수 있고, 피부각질을 드러내지 않는 밝은색 옷만 입을 수 있기 때문이다(Hocking, Nayar, Beale, McPherson과 Taylor, 2007). 게다가, 사람들이 비록 그들에게 맞게 수정했더라도 이전에 가치 있었던 작업들이 여전히 그들에게 열려 있다는 것을 상상하지 못하기 때문에 손상은 종종 참여를 방해한다(Block 등, 2005).

작업에 대한 외적인 장애물은 물리적, 사회적, 태도적 배경이 건강을 지지하는데 필요한 작업의 참여를 지지하지 못할 때도 직면하게 된다(WHO, 2001). 예를 들어, 척박한 토양이나 불안전한 도시 환경은 아동들에게 신체적으로 활력있는 공간을 제공하지 못하거나 노인들이 지역사회 네트워크를 형성하지 못하게 하고, 사람들의 불균형한 낮은 수입에 영향을 미친다(Satcher와 Higginbotham, 2008; Semenza와 Krishnasamy, 2007). 이와 동등하게, 방글라데시 여성들은 활발하게 걷는 것과 시끄러운 음악이 수용되지 않고 그들의 남편들이 부인들이 혼자 밖에 나가는것을 싫어해서 운동을 단념하게 하는 문화적 풍습이 있다(Khanam과 Costarelli, 2008). 장애와 관련된 예시로는 접근불가능한 건물; 가난, 낮은 수준의 학력, 장애로 인한 실직이 포함되고; 에이즈, 치매, 정신질환과 같은 상태로 인한 오명과도 연관된다. Jakoben(2004)의 연구에서 여성들을 예를 들어, 남아있는 신체적, 심리학적기능의 부족으로 인해 자조관리와 가사일에 어려움을 겪고 있다. 그들은 근무시간에만 이용 가능한 건강관리사, 가사도우미, 휠체어 유지관리사와의 약속을 지키는데도 어려움을 보인다. 직업에 아주 동기가 부여되어 있고 고용으로 인한 이점이 많음에도 불구하고 세명의 모든 여성이 작업에 참여하는 것이 힘들고 어렵다고 하였다.

생태학적, 사회정치학적 요소들 또한 건강한 작업에의 접

근을 제한하거나 방해한다. 최근의 작업치료 작업과학 문헌에서 확인한 것들에는 실직, 전위, 난민 또는 망명자, 가난함, 인종차별 경험을 포함한다. 다학제적인 문헌 또한 노숙자, 가뭄과 토네이도와 같은 자연재앙, 낮은 교육수준의 영향을 인식하였다.

결론 Conclusion

생존과 거주를 위한 생물학적 요구를 충족시키기 위해 우리는 수행한다. 작업은 우리를 생존하게 하고, 자연스러운 환경에서의 작업은 우리에게 자양분을 준다. 장기적인 관점에서, 작업은 우리의 몸, 마음 지역사회를 건강하게 유지하는데 필요한 신체적 활동, 정신적 자극, 사회적 상호작용을 제공할 수 있다. 게다가, 작업에 참여를 통해 우리는 우리 스스로를 표현하고, 기술들 발전시키고, 기쁨과 소속감을 표현하고, 우리가 중요하다고 믿는 것들을 획득한다. 즉, 우리는 우리의 안녕 수준을 향상시킬 수 있는 기회를 가진다. 그러나 모든 사람들이 건강하게 하는 작업에 참여할 수 있는 기회를 동등하게 가지지는 않는다. 손상이 있는 사람들은 작업에 참여할 수 있는 그들의 능력에 재한을 경험할 수 있다. 가난하게 사는 사람들은 갈등으로 뒤덮이거나 자연재앙으로 완전히 파괴되고, 실직 또는 노숙을 경험하고, 교육수준이 낮은 사람들은 건강과 안녕에 부정적인 영향을 미치는 작업에 참여하는데 장애물을 경험하기 쉬울 것이다.

이와 동등하게, 작업은 건강을 위협하거나 파괴할 수 있다. 너무 많이 하거나, 너무 적게 하거나, 우리를 위험하게 해롭게 하는 것은 모두 해로운 영향을 미칠 수 있다. 우리가 종종 어떤 일을 하기 어려운 것은 우리가 건강에 대해 인식하기 시작했고 손상의 영향이라는 것을 인식하는 것 또한 중요하다. 뿐만 아니라, 물리적, 사회적, 태도적 환경의 장애물들은 건강상태나 손상을 악화시키는데 영향을 미칠 수 있고, 때때로 작업에 참여하는 것을 지속할 수 없게 할 것이다.

참고문헌 References

Aldrich, R. M., & Callanan, Y. (2011). Insights about researching discouraged workers. *Journal of Occupational Science*, *18*, 153–166. doi:10.1080/14427591.2011.575756

Beagan, B. L. (2007). Experiences of social class: Learning from occupational therapy students. *Canadian Journal of Occupational Therapy*, *74*, 125–133.

Beagan, B. L., & Etowa, J. B. (2011). The meanings and functions of occupations related to spirituality for African Nova Scotian women. *Journal of Occupational Science*, *18*, 277–290. doi:10.1080/14427591.2011.594548

Block, P., Skeels, S. E., Keys, C. B., & Rimmer, J. H. (2005). Shake-it-up: Health promotion and capacity building for people with spinal cord injuries and related neurological disabilities. *Disability and Rehabilitation*, *27*, 185–190.

Brott, T., Hocking, C., & Paddy, A. (2007). Occupational disruption: Living with motor neurone disease. *British Journal of Occupational Therapy*, *70*, 24–31.

Burchett, N., & Matheson, R. (2010). The need for belonging: The impact of restrictions on working on the well-being of an asylum seeker. *Journal of Occupational Science*, *17*, 85–91. doi:10.1080/14427591.2010.9686679

Cappuccio, F. P., Taggart, F. M., Kandala, N. B., Currie, A., Peile, E., Stranges, S., & Miller, M. A. (2008). Meta-analysis of short sleep duration and obesity in children and adults. *Sleep*, *31*, 619–626.

Carlson, M., Clark, F., & Young, B. (1998). Practical contributions of occupational science to the art of successful ageing: How to sculpt a meaningful life in older adulthood. *Journal of Occupational Science*, *5*, 107–118. doi:10.1080/14427591.1998.9686438

Centers for Disease Control and Prevention. (2005a). *Health behaviors of adults: United States, 1999–2000* (Series 10, N. 219, 2003). Washington, DC: U.S. Department of Health and Human Services. Retrieved from http://www.cdc.gov/nchs/products/series/series10.htm

Centers for Disease Control and Prevention. (2005b). *Summary health statistics for the U.S. population: National health interview survey* (Series 10, N. 224, 2003). Washington, DC: U.S. Department of Health and Human Services. Retrieved from http://www.cdc.gov/nchs/products/series/series10.htm

Centers for Disease Control and Prevention. (2011). *Overweight and obesity: Data and statistics*. Atlanta, GA: Author. Retrieved from http://www.cdc.gov/obesity/childhood/data.html

Clark, F. (1997). Reflections on the human as an occupational being: Biological need, tempo and temporality. *Journal of Occupational Science: Australia*, *4*, 86–92. doi:10.1080/14427591.1997.9686424

Classen, S., Lopez, E. D. S., Winter, S., Awadzi, K. D., Ferree, N., & Garvan, C. W. (2007). Population-based health promotion perspective for older driver safety: Conceptual framework to intervention plan. *Clinical Interventions in Aging*, *2*, 677–693.

Csikszentmihalyi, M. (1998). *Finding flow: The psychology of engagement with everyday life*. New York, NY: Basic Books.

Cuypers, K., Krokstad, S., Holmen, T. L., Knudtsen, M. S., Bygren, L. O., & Holmen, J. (2011). Patterns of receptive and creative cultural activities and their association with perceived health, anxiety, depression and satisfaction with life among adults: The HUNT study, Norway. *Journal of Epidemiological and Community Health*, 1–6. doi:10.1136/jech.2010.113571

Ellis, R., Kosma, M., Cardinal, B. J., Bauer, J. J., & McCubbin, J. A. (2007). Physical activity beliefs and behaviour of adults with physical disabilities. *Disability and Rehabilitation*, *29*, 1221–1227.

Erlandsson, L. K. (2003). *101 women's patterns of daily occupations. Characteristics and relationships to health and well-being*. Lund, Sweden: Lund University.

Farnworth, L. (1998). Doing, being, and boredom. *Journal of Occupational Science*, *5*, 141–146. doi:10.1080/14427591.1998.9686442

Fowler, E. G., Kolobe, T. H., Damiano, D. L., Thorpe, D. E., Morgan, D. W., Brunstrom, J. E., . . . Stevenson, R. D. (2007). Promotion of physical fitness and prevention of secondary conditions for children with cerebral palsy: Section of Pediatrics Research summit proceedings. *Physical Therapy*, *87*, 1495–1510.

Frank, G. (2011). The transactional relationship between occupation and place: Indigenous cultures in the American Southwest. *Journal of Occupational Science*, *18*, 3–20. doi:10.1080/14427591.2011.562874

Gallew, H. A., & Mu, K. (2004). An occupational look at temporal adaptation: Night shift nurses. *Journal of Occupational Science*, *11*, 23–30. doi:10.1080/14427591.2004.9686528

Glass, T. A., de Leon, C. M., Marottoli, R. A., & Berkman, L. F. (1999). Population based study of social and productive activities as predictors of survival among elderly Americans. *British Medical Journal*, *319*, 478–483.

Grieves, V. (2008). Aboriginal spirituality: A baseline for indigenous knowledges development in Australia. *The Canadian Journal of Native Studies*, *28*, 363–398.

Hagberg, L. A., & Lindholm, L. (2006). Cost-effectiveness of health-care-based interventions aimed at improving physical activity. *Scandinavian Journal of Public Health*, *34*, 641–653. doi:10.1080/14034940600627853

Haines, C., Smith, T. M., & Baxter, M. F. (2010). Participation in the risk-taking occupation of skateboarding. *Journal of Occupational Science*, *17*, 239–245. doi:10.1080/14427591.2010.9686701

Håkansson, C., & Ahlborg, G., Jr. (2010). Perceptions of employment, domestic work, and leisure as predictors of health among men and women. *Journal of Occupational Science*, *17*, 150–157. doi:10.1080/14427591.2010.9686689

Håkansson, C., Dahlin-Ivanoff, S., & Sonn, U. (2006). Achieving balance in everyday life. *Journal of Occupational Science*, *13*, 74–82. doi:10.1080/14427591.2006.9686572

Health. (2009). In *Mosby's medical dictionary* (8th ed.). Retrieved from http://medical-dictionary.thefreedictionary.com/health

Healthy people 2010: A systematic approach to health improvement. (n.d.). Retrieved from http://www.healthypeople.gov/Document/html/uih/uih_2.htm

Healthy people 2020: Arthritis, osteoporosis and chronic back conditions. (n.d.). Retrieved from http://www.healthypeople.gov/2020/topicsobjectives2020/overview.aspx?topicid=3

Healthy people 2020: Physical activity. (n.d.). Retrieved from http://healthy people.gov/2020/topicsobjectives2020/overview.aspx?topicid=33

Healthy people 2020: Vision. (n.d.). Retrieved from http://www.healthy people.gov/2020/topicsobjectives2020/overview.aspx?topicid=42

Helbig, K., & McKay, E. (2003). An exploration of addictive behaviours from an occupational perspective. *Journal of Occupational Science*, *10*, 140–145. doi:10.1080/14427591.2003.9686521

Hocking, C., Brott, T., & Paddy, A. (2006). Caring for people with motor neurone disease. *International Journal of Therapy and Rehabilitation*, *13*, 351–355.

Hocking, C., Nayar, S., Beale, J., McPherson, K., & Taylor, W. (2007, June). *How occupation matters in life: Critique of the International Classification of Functioning*. Paper presented at the 31st Annual Conference and Exhibition of the College of Occupational Therapists, Manchester, United Kingdom.

Jacob, C., Guptill, C., & Sumsion, T. (2009). Motivation for continuing involvement in a leisure-based choir: The lived experiences of university choir members. *Journal of Occupational Science*, *16*, 187–193. doi:10.1080/14427591.2009.9686661

Jakobsen, K. (2004). If work doesn't work: How to enable occupational justice. *Journal of Occupational Science*, *11*, 125–134. doi:10.1080/14427591.2004.9686540

Khanam, S., & Costarelli, V. (2008). Attitudes towards health and exercise of overweight women. *The Journal of the Royal Society for the Promotion of Health*, *128*, 26–30.

Kielhofner, G. (2008). *Model of human occupation: Theory and application* (4th ed.). Baltimore, MD: Lippincott Williams and Wilkins.

Larson, J. S. (1999). The conceptualization of health. *Medical Care Research and Review*, *56*, 123–136.

Legge, D. (2007). Global trade and health promotion. *Health Promotion Journal of Australia*, *18*, 92–97.

Loland, N. W. (2004). Exercise, health, and aging. *Journal of Aging and Physical Activity*, *12*, 170–184.

Long, C. (2004). On watching paint dry: An exploration of boredom. In M. Molineux (Ed.), *Occupation for occupational therapists* (pp. 78–89). Oxford, United Kingdom: Blackwell.

Lowis, M. J., Knight, J., & Ball, V. (2010). A quantitative analysis of self-rated health and occupational aspects of community-dwelling older adults. *Journal of Occupational Science*, *17*, 20–26. doi:10.1080/14427591.2010.9686668

Magnusson, M. B., Hulthén, L., & Kjellgren, K. I. (2005). Obesity, dietary pattern and physical activity among children in a suburb with a high proportion of immigrants. *Journal of Human Nutrition & Dietetics*, *18*, 187–194.

Mednick, S. C., Nakayama, K., Cantero, J. L., Atienza, M., Levin, A. A., Pathak, N., & Stickgold, R. (2002). The restorative effect of naps on perceptual deterioration. *Nature Neuroscience*, *5*, 677–681.

Ministry of Health Manatū Hauora. (2005). *Decades of disparity II: Socioeconomic mortality trends in New Zealand, 1981–1999*. Wellington, New Zealand: Author.

Ministry of Health Manatū Hauora. (2008). *A portrait of health: Key results of the 2006/07 New Zealand health survey*. Wellington, New Zealand: Author.

Moore, J., & Harré, N. (2007). Eating and activity: The importance of family and environment. *Health Promotion Journal of Australia*, *18*, 143–148.

Mozley, C. G. (2001). Exploring the connections between occupation and mental health in care homes for older people. *Journal of Occupational Science*, *8*, 14–19.

National Heart, Lung, and Blood Institute. (n.d.a). *Less TV, fewer videos help keep weight in check*. Retrieved from http://www.nhlbi.nih.gov/health/public/heart/obesity/wecan/news-events/matte3.htm

National Heart, Lung, and Blood Institute. (n.d.b). *Reduce screen time*. Retrieved from http://www.nhlbi.nih.gov/health/public/heart/obesity/wecan/reduce-screen-time/index.htm

Nemet, D., Barkan, S., Epstein, Y., Friedland, O., Kowen, G., & Eliakim, A. (2005). Short- and long-term beneficial effects of a combined dietary-behavioral-physical activity intervention for the treatment of childhood obesity. *Pediatrics*, *115*, e443–e449.

Ostbye, T., Malhotra, R., & Chan, A. (2009). Thirteen dimensions of health in elderly Sri Lankans: Results of a national Sri Lanka Aging Survey. *Journal of the American Geriatrics Society*, *57*, 1376–1387.

Persson, D., Eklund, M., & Isacsson, A. (1999). The experience of everyday occupations and its relation to sense of coherence: A methodological study. *Journal of Occupational Science*, *6*, 13–26. doi:10.1080/14427591.1999.9686447

Pollard, N., Alsop, A., & Kronenberg, F. (2005). Reconceptualising occupational therapy. *British Journal of Occupational Therapy*, *68*, 524–526.

Sanders, C. M., Yankou, D., & Andrusyszyn, M. A. (2005). Attention and restoration in Post-RN students. *Journal of Continuing Education in Nursing*, *36*, 218–225.

Satcher, D., & Higginbotham, E. J. (2008). The public health approach to eliminating disparities in health. *American Journal of Public Health*, *98*, 400–403.

Schoenberg, N. E., Hatcher, J., & Dignan, M. B. (2008). Appalachian women's perceptions of their community's health threats. *National Rural Health Association*, *24*, 75–83.

Semenza, J. C., & Krishnasamy, P. V. (2007). Design of a health-promoting neighborhood intervention. *Health Promotion Practice*, *8*, 243–256.

Stav, W. B., Pierce, S., Wheatley, C. J., & Davis, E. S. (2005). Driving and community mobility. *American Journal of Occupational Therapy*, *59*, 666–670.

Stevens, P. (2010). Embedment in the environment: A new paradigm for well-being? *Perspectives in Public Health*, *130*, 265–269.

Sutton, D. (2006, July). *The lived experience of occupational performance during recovery from mental illness*. Paper presented at World Federation of Occupational Therapists Congress, Sydney, Australia.

Tambini, A., Katz, N., & Davachi, L. (2010). Enhanced brain correlations during rest are related to memory for recent experiences. *Neurone*, *65*, 280–290.

Townsend, E., & Polatajko, H. J. (2007). *Enabling occupation II: Advancing an occupational therapy vision for health, well-being, and justice through occupation*. Ottawa, ON: Canadian Association of Occupational Therapists Publications ACE.

Vance, D. E., Wadley, V. G., Ball, K. K., Roenker, D. L., & Rizzo, M. (2005). The effects of physical activity and sedentary behavior on cognitive health in older adults. *Journal of Aging and Physical Activity*, *13*, 294–313.

Vaught, E. L., & Wittman, P. P. (2011). A phenomenological study of the occupational choices of individuals who self identify as adult children of alcoholics. *Journal of Occupational Science*, *18*, 356–365. doi:10.1080/14427591.2011.595893

Wallis, C., Miranda, C. A., & Park, A. (2005). Get moving! *Time*, *165*, 46–51.

Wechsler, H., McKenna, M. L., Lee, S. M., & Deitz, W. H. (2004). The role of schools in preventing childhood obesity. *The State Education Standard*, *5*, 4–12.

Wilcock, A. (1993). A theory of the human need for occupation. *Journal of Occupational Science: Australia*, *1*, 17–24. doi:10.1080/14427591.1993.9686375

Wilcock, A. (1995). The occupational brain: A theory of human nature. *Journal of Occupational Science: Australia*, *2*, 68–73. doi:10.1080/14427591.1995.9686397

Wilcock, A. A. (2006). *An occupational perspective of health* (2nd ed.). Thorofare, NJ: Slack.

Williamson, D. L., & Carr, J. (2009). Health as a resource for everyday life: Advancing the conceptualization. *Critical Public Health*, *19*, 107–122.

World Health Organization. (2001). *International classification of functioning, disability and health: A global model to guide clinical thinking and practice in childhood disability*. Geneva, Switzerland: Author.

World Health Organization, Health and Welfare Canada, Canadian Public Health Association. (1986, November). Ottawa charter for health promotion. In *International Conference on Health Promotion*. Ottawa, Ontario, Canada: Authors.

Ziviani, J., Scott, J., & Wadley, D. (2004). Walking to school: Incidental physical activity in the daily occupations of Australian children. *Occupational Therapy International*, *11*, 1–22.

Zuzanek, J. (1998). Time use, time pressure, personal stress, mental health, and life satisfaction from a life cycle perspective. *Journal of Occupational Science*, *5*, 26–39. doi:10.1080/14427591.1998.9686432

7장

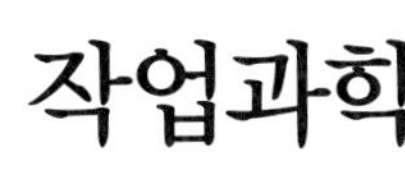

Occupational Science

차수민 옮김

학습목표

이 장을 학습한 후, 다음의 내용을 할 수 있을 것이다:

1. 임상에서 작업과학 근거 기반의 사고방식을 적용한다.
2. 임상을 뒷받침하는 기초과학과 응용과학 지식사이의 차이를 해석한다.
3. 작업의 관찰가능하고 현상학적인 측면을 분석한다.
4. 작업치료가 개인적, 지역사회적, 사회적으로 지지하는 방법을 고려하기 위해 작업과학적 지식을 다양한 연구들과 종합하기 시작한다.
5. 자신의 임상이 기존과 새로 생긴 기초 작업과학지식과 응용작업 과학지식에 어떠한 영향을 받았는지 평가하라.

개요

이 장에서는 작업과학이 작업치료 임상에 어떠한 영향을 미치는지 알아보고자 한다. 우선, 작업과학을 응용과학의 방법으로 인식하기 전에는 작업과학을 작업치료 지식을 뒷받침하는 기초과학으로써 바라본 것에 대한 논의를 하였다. 실사회의 세계적인 예시들이 제시되었다. 각각은 작업과학의 "과학"이 작업치료 임상의 근거 기반을 가이드하는 방법을 강조한다. 각각의 예시들은 나름의 방식대로, 작업치료사들의 매일의 임상에서 작업과학이 작용하는 것을 설명한다.

서론 Introduction

로간이 아버지가 될 것이라는 것을 알았을 때 15살이었다(**그림 7.1**). "너무 두려웠습니다. 다른 사람들이 어떻게 생각할지, 부모님에게 어떻게 말씀드려야 할지 몰랐습니다." 라고 말하며 로간은 생각해냈다. "나의 아기가 태어나기 전에 누군가에게 말할 수 있어 좋았습니다." 이제 18살인 로간은 하루 종일 아빠 역할을 했고 그의 아내는 조산사가 되고자 노력하였다. 지역사회 청소년 센터에서 그는 많은 시간을 보냈고, 이러한 시간이 그에게 더 나은 아버지가 될 수 있도록 자신감을 주었다. "우리는 아동발달, 좋은 부모 되기, 멘토링, 더 나은 남자 되기와

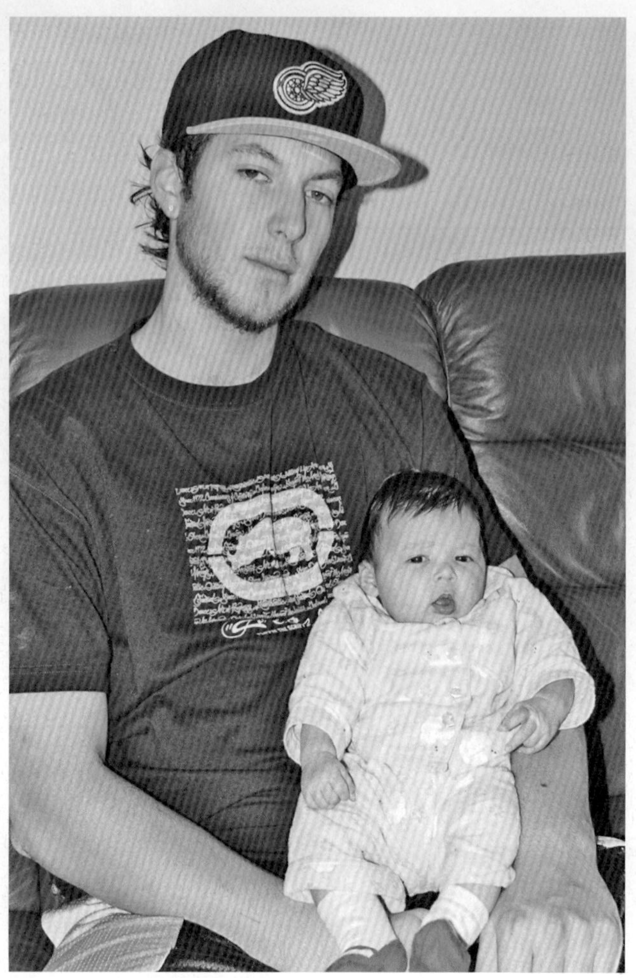

그림 7.1 초보 아버지와 딸(사진 Valerie Wright-St Clair)

같은 모든 종류에 대해 이야기를 나누었습니다." 아빠 프로그램은 그가 음악기술을 배우고 청소년이나 사회사업에 대한 생각을 할 수 있는 동기를 부여하기도 하였다.

로간의 이야기는 이 장에서 전하고자 하는 내용을 반영한다. 이것은 삶의 변화가 사람이나 지역사회에 어떠한 의미를 주는지, 학습 지원과 새로운 작업에 성공적으로 참여하기 위한 도움이 필요한지 나타낸다. 그리고 이것은 작업적 존재로써의 인간이 건강한 가족과 지역사회에 기여할 수 있는 새로운 방식의 작업치료에 영향을 미치는 방법에 대한 심도있는 지식에 대한 이해를 의미한다. 하지만 우선, 이 장의 내용으로 다시 돌아가보자.

작업과학은 많은 작업치료사들이 이미 인식하고 있는 용어일 것이다. 작업과학이 무엇인지, 그리고 이것이 작업치료 임상에 어떠한 영향을 미치는지에 대한 것은 작업치료사들이 연구한 근골격계 생물학과 신경해부학과 같은 해부학적 과학; 사회학과 심리학과 같은 사회과학과 같은 다른 과학들에 비해서는 이해도가 낮다. 작업과학은 작업에 대한 인간 참여의 복잡성에 대한 새로운 연구방법을 제시한다. 연구의 독특한 분야로, 작업과학은 사람들이 행하는 것의 기질, 형태, 기능, 의미에 대한 지식과 인간의 작업적 특성에 대한 지식을 확립하는 기초과학에 근거를 둔다. 작업의 "관찰가능" 하고 "현상학적인" 측면을 설명하기 위해 생텍쥐페리(1972)의 어린왕자 고전이야기를 실례로 제시하였다. 이 이야기는 왕자의 어린시절로 돌아간 모습을 반영하는 나레이터 목소리로 시작한다. 6살 때, 그가 처음 그린 그림인 보아뱀이 코끼리를 삼켜, 보아뱀이 먹이를 통째로 삼킨 모습의 그림에 넋을 잃었다. 그는 자신의 그림을 어린들에게 보여주고 이 그림이 무서운지 물어보았다. 모자의 윤곽을 나타내는 그림을 보고 어른들은 모두 무섭지 않다고 하였다. 그들의 반응에 다소 어리둥절해하며, 소년은 그의 두 번째 그림을 그렸다. 그 그림은 상상할 필요가 없었다; 그 그림은 보아뱀 안에 있는 코끼리를 보여주는 해부 그림이었다. 이 시점에서, 성인들은 "내면 또는 외면부터 인지 간에" 소년에게 보아뱀 그리기를 그만두고, 세상의 사실적인 문제에 관심을 가지라고 충고하였다. 그래서 지금의 그는 "보아뱀, 또는 원시림, 또는 별"과 같은 상상의 것들 보다는 "다리, 골프, 정치, 넥타이"와 같은 합리적인 것들에 대해 이야기한다.

이렇게 간단한 방법으로, 이 이야기는 기초과학으로써 작업을 연구할 수 있는 두 가지 다른 방법을 보여준다. 한 가지 방법은 관찰가능한 측면을 연구하는 것이다. 이러한 방법은 소년이 두 번째 그린 그림인 보아 뱀 안에 있는 코끼리 그림처럼 이 세상에 존재하는 작업과 인간의 작업적 특성에 대한 사실에 대한 가정으로 인해 알게하는 방법이다. 그러므로, 우리는 우리의 감각들을 통해 수집한 자료들을 수집함으로써 알게된다. 이러한 관점에서, 양적 연구를 통해 객관적인 방법으로 사실이나 실제를 보고, 만지고, 듣거나 측정될 수 있다. 반면에, 만약 작업과 인간의 작업적 특성에 대한 많은 사실이나 다양한 실제에 대해 나타낼 방법이 없다면 양적연구를 통한 **작업의 현상학적 측면**을 연구하는 방법을 제시한다. 이러한 방법으로 알게되는 작업의 특성은 소년이 처음 그린 그림과 같이, 사람들이 자신들의 주관적, 문맥적 실체를 경험함으로써 알게된다. 본질적으로, 작업과학 연구 내에서 작업을 "무엇을", "누가", "왜" 하느냐에 대한 모든 요소들의 분석을 할 수 있다.

작업에 대한 기초지식 확립

Building a Basic Knowledge of Occupation

작업과학자들이 확립한 지식을 개관하기 위한 시도는 코

끼리를 삼키는 것과 유사하게 합의된 방법은 없고, 코끼리가 보아뱀 안에 크게 불룩한 공간을 만드는 것과 같다. 광대한 분야와 다양한 방법들은 몇몇 단락으로 연구영역을 시사하는데 어려움을 준다. 현상학적 견지에서 관찰가능한 부분을 분리함으로써 구조화를 할 수 있고, 그로 인해 우리는 최근의 문헌에 선택적으로 초점을 맞출 수 있다.

작업의 관찰 가능한 측면

비교적 적은 작업과학 연구들이 **작업의 기질**에 대해 나타내었고, 그러한 기질은 인간이 활동에 참여하는데 필요한 능력으로 **형태, 기능, 의미**를 지닌다. 이것은 아마도 많은 작업들의 기질이 직접적으로 관찰가능하지 않고, 신경촬영법과 그것을 "보기" 위한 다른 기술들을 요구하기 때문일 것이다. 최근 문헌에서 제외되는 한가지는 Liew와 Aziz-Zadeh(2011)의 언어와 행동사이의 연결성에 대한 신경과학적 근거에 대한 고찰로, 이것은 대인관계에 대한 이해와 작업에 대한 의미를 만들고 중개하는 언어의 영향에 대해 나타낸다. 작업을 관찰하기 위한 또 다른 방법은 다학제간 지식을 통합하는 것이다. 예를 들어, Stein, Foran과 Cermak(2011)작업적 형태의 한가지 측면을 연구하기 위해 심리학, 신경과학, 간호학, 그리고 다른 분야의 문헌들을 고찰하였다. 이 연구는 자폐아를 양육하는 부모들의 매일의 작업 배치는 부모들의 다른사람과의 관계, 능숙함에 대한 느낌, 정체감, 개인적인 목적을 충족시키고 자신의 건강을 유지하기 위해 투자하는 시간과 에너지에 영향을 미친다.

작업의 기능에 대한 새로운 이해 또한 작업적 견해가 다학제간 문헌에 영향을 미칠 때 관찰가능하다. 예를 들어, Smith-Gabai와 Ludwig(20011)는 Jewish Sabbath의 요구에 응함으로써 매일의 과제와 걱정에 참여하지 않는 것이, 휴식과 재개의 "오아시스"로써 기능한다는 것을 알아냈다. 작업의 의미를 포함한 작업의 측면은 양적 측정을 사용해 관찰될 수 있다. 예를 들어, Hakansson과 Ahlborg(2010)는 2500명의 스웨덴 근로자들을 대상으로 그들의 일상생활을 조사하였고 2년 후에 재측정하였다. 비록 남자와 여자가 그들의 작업을 의미있다고 보고했지만, 행하는 것이 의미 있다고 하는 것이 주관적인 건강에 대한 좋은 예측인자를 의미하는 것은 남성에게는 해당하지 않고 여성에게만 해당되었다.

작업의 현상학적 측면

현상학적으로, 우리는 작업과학자들이 전형적으로 사람들에게 살면서 경험한 것들을 물어봄으로써 평가한 것들에 생각을 통해 작업을 연구하고 이해할 수 있다. 그러나, 작업참여에 대한 신체적인 경험은 비록 작업과학의 발달에 관련이 있고 현상학적 이해에 포함되지만 좀처럼 연구의 대상이 되지 않았던 경험의 한 측면이다. 그럼에도 불구하고, 신체적으로 장애가 있고 신체적인 작업에 어려움이 있는 참여자들을 대상으로 한 연구결과들로부터 정보를 수집할 수 있었다. 예를 들어, 뇌졸중 경험이 있는 나이든 여성이 가짜로 숙련된 실행을 설명함으로써 스케이트 보드를 타는 것처럼 생각하라고 하였을 때 "신체적 안정성으로부터 분리된 감각"이라고 설명하였다: "크러치를 하기 위해서는 당신의 발이 어디에 위치해 있는지 알아야 합니다. 상체에 너무 많은 체중을 실으면 안됩니다."

사람들에게 그들의 경험을 물어봄으로써 수행된 연구들이 작업이 기능을 알아냈다. 예를 들어, 아프리카인 혈통의 캐나다 여성이 성경책을 읽고, 사적인 종교적 활동, 찬송가 부르기, 그리고 다른 영적인 교회 관련 작업들을 매일 경험하며 인종차별을 경험하였다. 즉, 특정한 상황에 있는 어떠한 사람들에게 있어서 작업의 의미는 다양한 방법을 사용하여 얻어진 작업과학 문헌에서의 주요 주제로 다루어진다. 최근에 발표된 한 보고서의 예는 예전에 미국 해병으로써 척수손상(SCI)을 입은 "샘"에게 있어서 작업의 의에 대해 보고한 것이다. 그 연구는 민족적이고 묘사적인 접근을 사용하여 샘의 살아온 경험을 나타냈고, 작업과학 측면에서 다양한 사회적 담화들과 관련된 그의 계정을 해석하였다.

비록 우리가 여기서 각각을 설명하였지만, 중요한 것은 작업의 관찰가능하거나 현상학적인 측면에 대한 연구가 아니라 작업의 관찰가능하고 현상학적인 측면에 대한 연구이다. 두 가지 분야의 지식은 모두 작업을 기초 과학으로써 연구하는 것이 중요하다. 하나가 다른 하나에게 정보를 제공한다. 하나는 다른 하나와 일치한다. 이 두가지는 서로에게 시너지를 제공하는 관계이다. 이러한 측면 외에도, "무엇이 작업적으로 만족스런 삶인가" 와 같은 질문과 같이 좋은 삶을 사는 것에 대한 광범위한 생각에 대한 기회를 제공하는 도덕적 철학, 또는 "내가 어떻게 해야 사람들이 작업적으로 안전한 삶을 살게 하는가?"와 같은 규범윤리와 같은 것이 있다. 이러한 것들에 대한 이해는 관찰가능하거나 현상학적인 접근으로 적절하게 설명할 수 없으나 더욱 철학적인 부분을 포함하여 작업과학 학문 영역을 확장하여 설명할 수 있을 것이다.

인간의 작업적 특성

작업의 관찰가능하고 현상학적인 측면에 대한 모든 연구들이 있지만, 인간의 작업적 특성에 대한 논의와 규범적인 서구 세계관을 반영하는 **현재**의 개념화에 대한 논의가 계속되고 있다(Hocking, 2012). 이러한 연구의 하나는 그리스 마을의 주민들의 작업 연구에서 영감을 얻어 사람들의 작업에 대한 참여는 활동적이고, 목적적이며, 현세적이고 의미있다고 보는 것이다(Kantrartzis와 Molineux, 2011). 이러한 더욱 집산주의적 배경에서, 사람들의 일상 작업의 기간과 질은 고된 일을 하는 기간은 적절한 휴식 및 이완과 균형을 이루어야 한다고 생각하는 믿음에서 형성되었으며, 자유시간은 덜 구조적이고, 그룹구성원이 스스로 주관적인 필요에 의해 구성할 수 있기를 갈망하였다. 시간이 지남에 따라, 작업 과학자들은 다양한 사회경제적, 문화적, 역사적 견해에 대한 이해를 포함하여, 작업과 안녕사이의 관련성을 잘 나타내주는 인간의 작업적 특성에 대한 지식을 발전시켰다.

응용과학으로서의 작업과학

Occupational Science as an Applied Science

지금까지 우리는 작업과학을 기초과학으로 여겨왔지만, 최근에 와서는 응용과학으로 간주한다. 생체역학, 인간공학, 정신건강 재활과 같은 응용과학은 작업치료사들에게 이미 친숙하다. 결과적으로 치료사들은 그들의 임상에서 매일의 의사결정에 있어서 이러한 응용과학을 사용하는데 익숙해질 것이다. 응용과학은 주어진 작업 중단에 대해 무엇을 해야하고 어떻게 해야 하는지에 대한 기본적인 정보에 관한 지식을 제공한다. 비록 작업과학이 응용과학 분야에서는 새로운 형태일지라도, 시작 이후 20년이 지난 시점에서는 작업과학의 잠재적인 가능성으로 인해 "포괄적인 전환과학"으로 인정받을 것이다(Clark과 Lawlor, 2009, p.7). 응용과학으로써 작업과학은 기초과학에서 변환하는 분야이며 근거 기반의 작업치료에 적용되고 있다. 이러반 방법으로, "작업과학은 특히 건강과 안녕의 관련성에 대한 작업적 지식을 체계화하기 위해 고안되었다"(Clark과 Lawlor, 2009, p.4). 이러한 생각을 더욱 해석해보면, 체계화된 작업과학적 지식은 개인적인 건강에서부터 인구의 건강을 접근하는데까지 작업치료 임상의 모든 수준을 가이드하기 시작하였다. 그러므로 지식을 체계화하는 것이 무엇을 의미하는지 더욱 자세히 알아보자.

작업과학 지식의 체계화

단어의 기원 또는 어원은 우리가 작업과학적 지식을 "체계화(systematiz)"하는 것이 무엇을 의미하는지 이해하는데 도움을 준다. 그리스어로 "systema(체계)"는 "함께"라는 단어와 "생기게 한 원인"이라는 단어에서 유래하였다; 즉, 체계는 "조직화된 전체"로 된 어떠한 것을 의미한다(Harper, 2010). 그러므로 작업치료에서 작업과학적 지식을 체계화하는 과정은 임상에 적용을 위한 일관성 있는 규칙 또는 방법을 만드는 체계적이고 엄격한 방법이다. 체계화는 지식을 사용하기 위해 확인하고, 발전시키고, 분석하고, 최적화하는 것이다. 이것은 전환과정으로 과학적 지식을 임상적 지식으로 전환하는 것이다. **전환과학**으로써 작업과학은 실제의 문제점을 해결하는데 목표를 둔 이론 주도의 연구이다(Guerra와 Leidy, 2010).

작업과학적 지식의 체계화는 작업치료사를 포함한 건강관리자들의 국제적인 요구에 적합하고, 매일의 임상을 안내하는데 최고의 근거를 사용할 수 있도록 한다. 작업과학연구를 수행하기 위한 방법론적 방법은 미국의 남부캘리포니아대학(USC)의 작업과학과 작업치료학과의 동료들이 먼저 시작하였다. 이는 거의 알려지지 않았으나 작업적 기초가 되는 문제들에 대한 작업치료 임상적 지식을 발전시키기 위한 엄격한 방식으로 고안되었다. **그림 7.2**는 그 과정을 요약해 보여주는데, 임상적 문제를 확인하고 분명이 하는 것부터 시작해 그 다음, 중재를 통한 서술적 근거를 수집한다. 그 다음 단계는 중재가 원하는 결과를 어떻게 가져왔는지 검사를 통한 근거를 마련하고, 중재가 성공적이었다면 비용효과적 측정을 한다. 이러한 방법론적 과정만으로 충분해보이지만, "의견을 일치시키기" 위한 이러한 임상적 지식은 중재가 필수적으로 작용한 이유를 이해하는 것이다. 일관성있는 원인적 근거는 설명 이론을 확립하기 위한 방법을 제시하고 연구 관찰결과들을 해석하여 작업기반의 지식에 추가한다.

이러한 엄격한 과정은 임상과 연구위원회 간의 공생관계를 보여준다(Clark 등, 2006). 즉, 작업치료 영역에서 작업과학 연구에 대한 질문은 임상 기반의 문제에서 유발되고, 반대로 연구결과는 임상에 대한 지식을 제공한다. 임상과 연구는 함께 있어야만 존재하고 번성한다. 그러나 새로운 지식을 만들기 위한 청사진을 실행하는 것은 쉽게 되는 일이 아니다; 다양한 연구들에 착수하기 위해서는 몇 년이 걸리고, 재정지원과 연구자의 전념이 요구된다. 다음에 제시되는 그림들이 어떻게 작업과학 연구가 작업치료 임상배경에서 뒷받침하는지 보여준다.

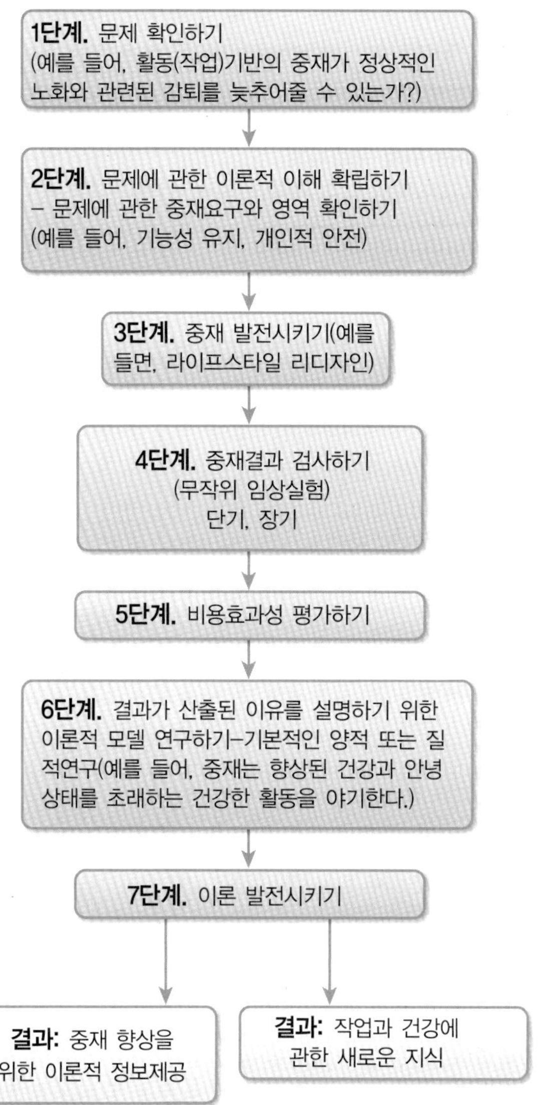

그림 7.2 전환과학 연구 프로그램을 위한 청사진(Reprinted from Clark, F., & Lawlor, M. C. [2009]. The making and mattering of occupational science. In E. B. Crepeau, E. S. Cohn, & B. A. Schell [Eds.], Willard & Spackman's occupational therapy [11th ed., pp. 2–14]. Philadelphia, PA: Lippincott Williams & Wilkins. Permission granted by Wolters Kluwer, http://lww.com.)

작업치료에 영향을 미치는 작업과학

Occupational Scienc Informing Occupational Therapy

작업치료에 영향을 미치는 작업과학은 시기적절한 아이디어이다. 다음에 제시되는 세 가지 사례 연구들은 인간작업에 대한 과학적 이해도가 어떻게 국제적인 작업치료 지역사회 임상에 영향을 미치는지 보여준다. Clark과 Lawlor (2009)의 전환과학연구의 체계화된 프로그램을 위한 청사진이 관련 단계에 대한 이해를 돕기 위해 사용되었다 (**그림 7.2**).

결론 Conclusion

수 많은 국제적 지역사회에서 이미 진행되고 있으며, 신경해부학과 생체역학과 같은 전환과학과 함께 작업치료 임상에 영향을 미치는 과학으로써 작업과학을 중심단계로 봐야 할 시기가 도래하였다. 당신은 사람들이 행하는 작업과 그들의 능력과 그들의 동기에 대한 지식은 항상 작업치료에 영향을 미친다고 할 것이다. 어느 수준에서, 이것은 사실이다; 1980년대 이후 USC의 연구자들과 동료들이 시작하여 행해진 연구인 더욱 깊고 포괄적인 수준에서 인간은 작업적 존재에 근거하고 번창한다는 것에 기초하는 더욱 심도깊은 철학적, 이론적 연구를 하게 하였다. 작업치료사들이 그들의 임상배경을 이해하는데 유용한 양질의 기초과학의 양이 급증하고 있다. 이것이 미래의 근거 기반의 작업치료 임상에 영향을 미치는 포괄적인 응용과학으로써 작업과학의 신생능력이다.

사례 연구 7.1 작업과 욕창 위험: 미국/란초로스 아미고스 국립 재활센터 욕창예방 연구 프로그램

■ **1단계: 임상 문제점 확인하기**

미국에서는 척수손상 환자들에게 욕창이 일반적, 복합적, 비용적인 문제가 발생하는 것으로 인식되어왔다. 위험요인 평가를 위해 사용하는 현존하는 측정도구들은 부정확하다. 작업과학자들과 작업치료사들에게 욕창 발생은 작업적 기초가 있을 것이고, 성인들이 자신들의 일상작업에 완전히 참여하는데 있어서 재발 방해요소가 될 것이라고 생각하였다(Clark 등, 2006). 매일의 작업들이 반드시 일상적이지는 않다. 케리 모건(**그림 7.3**과 **그림 7.5**)은 장애인올림픽을 위해 훈련하고 경기를 하는 것이 매일의 작업이다.

사례 연구 7.1 작업과 욕창 위험: 미국/란초로스 아미고스 국립 재활센터 욕창예방 연구 프로그램 (계속)

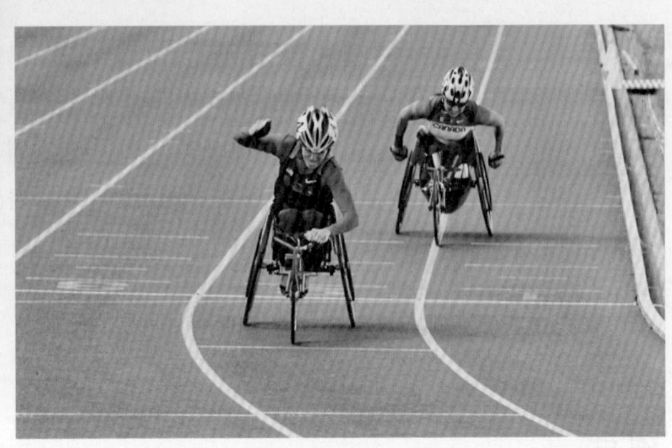

그림 7.3 미국에 사는 케리모건은 뉴질랜드, 크라이스트처치에서 열린 국제장애인 올림픽 위원회 세계선수권대회에서 경기중(Karen Boyle이 찍은 사진 허락을 받음).

■ **2단계: 중재요구 확인하기**

USC의 작업과학자들과 연구자들은 총체적인 민족지적인, 질적연구를 고안하였고, 지금은 그것을 욕창예방연구 I(Pressure Ulcer Prevention Study I) 또는 PUPS I 라고 부르며, 이는 척수손상 이후 다양한 사회적 배경에 있는 남성과 여성들의 욕창 발생에 기여하는 매일의 배경들을 연구한다. 연구참여자들을 대상으로 장기적이고, 심도 깊은 면담과 그들의 일상생활을 관찰함으로써 연구자들은 복합적이고 역동적인 일상의 배경요소들이 각각 사람들의 욕창발생 위험요소에 어떠한 역할을 하는지 이해하고자 하였다. 예를 들어, 로버트의 이야기는 그의 개별화된 위험 프로파일 사이의 상호작용을 보여주는 사례인데, 그는 활동적인 작업에 참여하는 것을 선호하여 자신의 예방 전략을 간과하는 경향이 있었고, 갑자기 욕창 위험이 발생하였다: "그가 재활시설에서 요양서비스 시설로 퇴원하였을 때... 그는 많은 시간을 그 시설에서 생활하는 두병의 젊은 남자와 함께 휠체어를 타고 생활하였다"(Clark 등, 2006, p 1519). 로버트는 그 결과 두 군데 욕창이 발생하였다. 연구자들이 로버트를 그의 작업세계 안에서 이해하고자 하였으며, 개별화되고 배경적인 작업과 위험 프로파일은 모든 연구자들에게서 나타났다. 모든 이야기들을 전반적으로 해석함으로써, 연구자들은 책임과 완충 요소들간 역동적 균형과 개별화된 위험프로파일, 일반화된 욕창 발생순서, 장기간의 욕창 발생순서를 포함한 일관성 있는 욕창 발생모델을 개발하였다(**그림 7.4**). 하지만 이론적으로 이 모델은 질적이고, 작업과학적 자료에 근거를 둔다.

다른 결과 중에, 작업과학자들은 사람들의 과거 위험 프로파일이 파괴적인 건강 또는 생활사건 배경에서 위험요소가 적당히 높을 경우에 욕창이 일반적으로 발생한다고 하였다. 각 개개인

개별화된 위험 프로파일
신체적, 건강수칙 관련, 심리적, 사회적, 환경적 책임과 완충 요소들 사이의 상호작용을 포함한 개별화된 역동적 시스템

↓

사건 변화
1. 일상관리
2. 활동 선택
3. 의학적 상태/치료
4. 그외

↓

욕창 위험 사건
개별화된 위험 프로파일, 변화된 사건, 지속되는 환경적 상황/반응에서 생겨난 위험관리 영향요소들에 대한 특정한 예시화

↓

피부 접촉 사건
신체적 욕창(체중/힘; 접축 기간; 접촉면의 상태; 접촉하는 힘의 특성(예를 들어, 전단, 손상)과 피부 민감성(일반적인 피부 통합, 현재 상태) 사이의 인터페이스

↓

욕창 결과 → 욕창 발생 하지 않음

↓

욕창 발생

↓

욕창에 대한 반응 → (욕창 위험 사건으로)

그림 7.4 일반적인 욕창 사건 순서의 개관. Atkins, M. S., Uhles-Tanaka, D., & Rubayi, S. [2006]. Data-based models of how pressure ulcers developing daily-living contexts of adults with spinal cord injury. Archives of Physical Medicine and Rehabilitation, 87(11),1516 – 1525. doi:10.1016/j.apmr.2006.08.329.

사례 연구 7.1 작업과 욕창 위험: 미국/란초로스 아미고스 국립 재활센터 욕창예방 연구 프로그램 (계속)

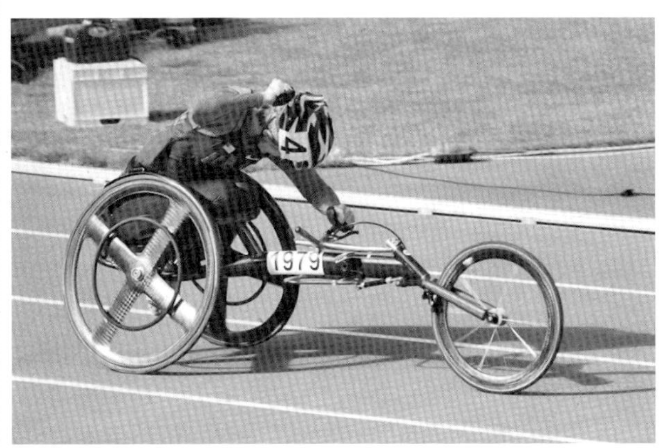

그림 7.5 미국에 사는 케리모건은 2011년도 뉴질랜드, 크라이스트처치에서 열린 국제장애인 올림픽 위원회 세계선수권대회에서 우승(Karen Boyle이 찍은 사진 허락을 받음).

의 일상생활을 구성하는 독특한 환경을 고려하는 것이 욕창 중재에서 중요하다는 것을 알아냈다(Clark 등, 2006, p 1516).

이렇게 반복되는 과정을 통해 획득한 지식은 다음 연구를 통해 더욱 체계화되고 시험해봐야 한다.

■ **3단계: 중재 발전시키기**

총체적인 민족지주의적 연구 결과들에서, 작업과학자들은 척수손상 환자들의 작업적 생활에서 위험요소들을 수정할 수 있는지에 대해 이해하였다. 그 다음 단계는 "작업과학 기반의 임상시도"를 통해 행해지고 검증될 작업치료 중재 모델을 고안하기 위해 기초지식을 적용하는 것이다(Clark 등, 2004, p.201). 중재 효과를 개발하고 검증하는 것은 결과를 측정하는데 적용되는 치료적 방법에 대해 매뉴얼화하거나 문서화하는 가정을 의미한다.

■ **4단계: 중재 검증하기**

PUPS Ⅱ로 알려진 작업 과학 기반의 임상시도를 행함에 있어, 연구자들은 욕창예방을 위한 표준 관리보다 더욱 효과적인 그들의 메뉴얼화된 중재인 라이프스타일 리디자인 욕창예방 프로그램(LR-PUPP)의 평가를 요구하였다. 160명의 참여자들이 무작위로 작업기반의 LR-PUPP 그룹 또는 표준관리 그룹에 배정된 무작위 실험(RCT)을 하였다. 12개월의 중재 단계를 한 이후인 1년 뒤, 욕창예방 관리와 관련된 비용 발생을 두 그룹 사이에 비교함으로써 중재 그룹에서 통계적으로 유의한 효과가 있는지 결정할 것이다.

게다가, 매뉴얼화되고, 작업기반 중재를 개발하는 과정의 일부분으로써, 작업과학자들은 작업치료사들, 다른 재활전문가들, 그리고 소비자와 그들의 가족들로부터 프로그램에 대한 정보를 제공하고 욕창예방과 관련된 최고의 임상을 제공하기 위해 포괄적인 자원들을 수집하였다. 최근에, 그들은 포괄적인 위험평가도구 개발을 보조하기 위한 자료들에서 발생한 이론의 틀 또한 출판하였다(Seip, Carlson, Jackson과 Clark).

작업치료사들에 의해 적용하기 위한 체계화된 작업과학 지식은 모두의 성공을 의미한다: 환자, 그들의 가족과 친구, 건강관리 자금제공자와 건강관리 제공자, 더욱 큰 지역사회, 작업치료사들.

■ **5단계: 비용효과 평가하기**

4단계에서 이미 구체적으로 설명하였듯이, 무작위 실험은 LR-PUPP의 비용효과를 평가하는 것이다. 분기별로, 연구자들은 LR-PUPP 그룹과 표준관리 그룹 모두에서 욕창예방과 관련된 비용을 추적한다. 그렇게 한 이후, 연구 결과는 중재가 효과적인지 뿐만 아니라 비용효과 측면에서도 이로운 효과를 산출했는지 알 수 있을 것이다. 실험이 아직도 진행 중이기 때문에 모든 참여자들이 중재 단계를 완료하지는 않았고, 연구 결과가 아직 분석되지 않았다.

■ **6단계: 연구 결과가 산출된 이유 연구하기**

끝으로, PUPS Ⅱ 연구 디자인 내에서, LR-PUPP의 치료결과를 설명하는 기전이 평가될 수 있다. 예를 들어, 이 연구의 부분으로써, 연구 참여자들은 증가된 지식, 사회적 지지, 자기효능감으로 인해 예방행동의 실행이 증가될 것이라고 가정되었다. 이러한 가설은 이 연구의 다른 측면에서 검증될 것이다.

■ **7단계: 이론 발전시키기**

PUPS 연구 프로그램은 이미 간주할만한 이론발달을 만들어냈다. 예를 들어, 이것은 치료사들이 욕창 위험요소에 기여하는 요소들을 더욱 포괄적으로 이해할 수 있도록 욕창 위험 요소의 원리와 자료 기반의 모델에 대한 질적인 정보를 제공하였다(Clark 등 2006; Jackson 등, 2010). 그러나, 무작위실험이 완료되고 나면, 치료효과를 설명하는 요소들에 대한 추가적인 이론들이 만들어질 것이다. 궁극적으로, 이 연구 프로그램의 목적은 척수손상 환자들의 욕창위험요소를 감소시키기 위해 작업치료사들에게 이론적으로 가이드하고, 과학적 근거, 근거 기반의 중재 접근을 제공하기 위한 것이다.

사례 연구 7.2 신체장애 아동들의 참여: 캔차일드(CanChild) 센터의 아동기 장애 연구 프로그램

캐나다 인권 상원위원회의 최근 대차대조표에서, Mary Law (2011)는 놀이와 같은 일상 작업과(**그림 7.6**), 읽기와 같은 학교작업(**그림 7.7**)을 장애 아동들을 위한 인권으로 제시하였다. 하지만 좋은 정책에 영향을 주기 위한 움직임은 거기에서 시작하지 않았다. 이는 캔차일드 팀이 작업치료 임상에서 작업과학적 지식을 수집하고 전환하기 위한 연구 여정에 착수 했을 때인 10년 전에 시작되었다. 작업치료에서 적용된 연구 사례에서 이는 문제를 이해하는 것으로부터 시작하였다.

■ 1단계: 임상 문제 확인하기

많은 다른 곳들과 마찬가지로, 캐나다의 젊은 장애인들은 대략 그 나라 인구의 5%를 차지한다(Law, 2011). 캔차일드 팀의 특정 관심사는 이러한 아동들이 종종 여가, 스포츠활동과 같은 연령 적절한 작업 참여에서 제외된다는 것이다. 예를 들어, 최근에 개발된 아동과 청년들을 위한 참여와 환경 측정(PEM-CY) 도구를 사용한 연구는 "전형적으로 발달하는 친구들에 비해 약 2%인 아동과 청년 장애인들 중 24%는 지역사회에서 비구조화된 신체적 활동을 참여하지 않는다."고 나타내었다(Law, 2011, p.3). 또한 아동들의 작업으로써 놀이에 대한 포괄적인 연구 결과들에도 불구하고, 놀이는 활동의 유형보다는 작업참여에 대한 질로써 봐야 한다는 새로운 생각들이 나타났다. 추가적인 연구가 필요하다.

■ 2단계: 중재 요구 확인하기

질적 면담 기반 연구를 시작함에 있어서 선천적 장애를 가진 10명의 청소년들과 나이와 성별이 일치하는 10명의 청소년들에게 그들의 놀이 경험에 대하여 물어보았다. 두 그룹 모두 놀이작업은 스스로 선택해야 하고, 재미있거나 즐거워야 한다고 하였다. 하지만 장애가 있는 청소년들은 놀이참여를 위한 운동기술 발달이 더욱 필요하고, 물리적 환경에 의해 제한되고 친구들과는 다른 느낌과 같은 것들이 놀이를 참여하는데 더욱 방해가 되는 요소라고 언급했다(Pollock 등, 1997). 이러한 질적 연구결과들은 장애를 가진 젊은 청년들이 마주치는 몇몇 작업적 요구들을 암시하며, 캔차일드 종단적 추적 참여 연구(Law, 2011)는 이러한 연구결과에 더욱 설명력 있는 근거를 제공한다. 신체적 장애를 가진 아동들의 작업참여를 증진시키는 요소들을 결정하기 위해, Law와 그녀의 팀은 427명의 6~16세 아동들을 관찰하였다. 비록 활동 선호도와 가족의 지지적인 가족관계가 유의미한 기여인자이지만, 상황적 환경이 "장애아동과 청소년들의 참여에 영향을 미치는 가장 중요한 인자중의 하나"이다(Law, 2011, p.4). 이러한 연구결과들은 참여를 향상시키기 위한 접근은 상황적 요인을 조절함으로써 이루어진다는 제안을 뒷받침해준다.

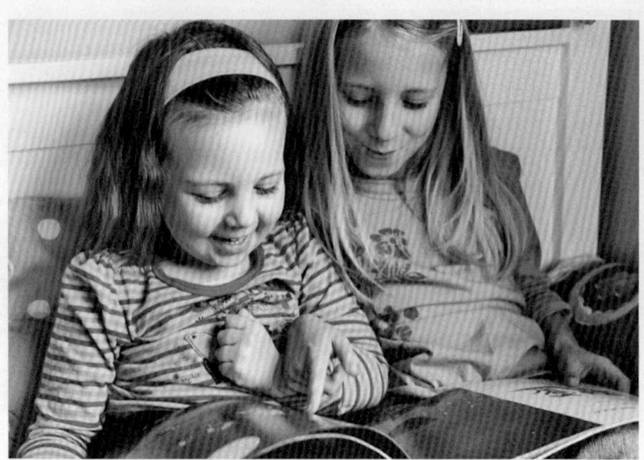

그림 7.7 함께 읽는 어린이(Andrea Casey가 찍은 사진. 허락을 받아 게재됨.)

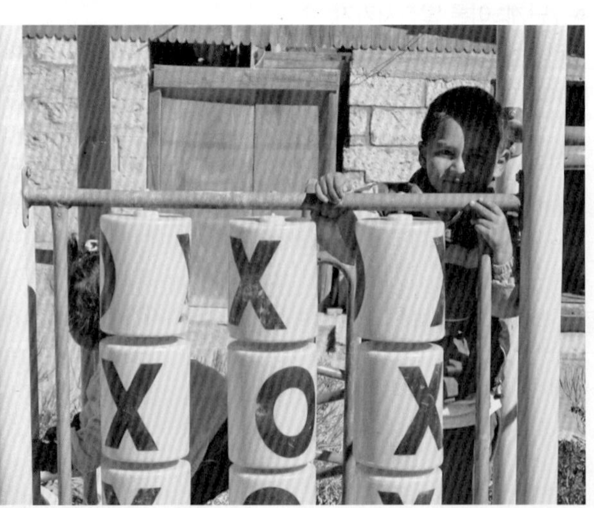

그림 7.6 놀이에 어린 아이들(Valerie Wright-St Clair가 찍은 사진.)

■ 3단계: 중재 발전시키기

캔차일드팀은 알버타 대학의 동료들과 협력하여 아동들의 일상의 작업에 참여시키기 위한 두 가지 다른 치료접근의 효과성을 비교하기 위한 무작위 대조군 연구를 디자인하였다(Law 등, 2007). "상황 중심" 치료를 받는 한 아동그룹은 목적지향의 참여를 방해하는 작업과 환경을 조정하였다. "아동 중심" 치료를 받는 아동그룹은 움직임 패턴과 아동의 기술을 향상시키기 위한 근육긴장도와 같은 기능장애를 확인하고 치료하였다. 선택한 결과측정을 반복함으로써, 연구자들은 두 중재 그룹 간의 기능적 결과를 평가할 수 있었다.

■ 4단계: 중재 검증하기

연구를 위해, 128명의 뇌성마비 아동들이 상황중심 또는 아동중심의 치료를 6개월 동안 매주 받았다(Law 등, 2011). 아동의 장애수준, 대운동기능, 관절가동범위, 학교활동뿐만 아니

사례 연구 7.2 신체장애 아동들의 참여: 캔차일드(CanChild) 센터의 아동기 장애 연구 프로그램 (계속)

라 일상 작업에의 참여, 가족 권한부여에 관한 표준화된 평가를 하였고, 평가는 중재 시작시기와 종료시기, 그리고 3개월 후에 재평가를 실시하였다. 흥미롭게도, 두 그룹 모두에서 기능적이고 참여적인 결과에 대한 비슷한 유의미한 결과를 얻었다. 이 중요한 연구결과는 작업과 환경을 변화시키는데 초점을 둔 치료가 아동의 기능장애를 변화시키고 기능적인 활동의 연습을 통해 능력을 향상시키기 위한 치료와 같은 효과를 가져온다는 것을 의미한다.

■ **5단계: 비용 효과 측정하기**

더 많은 연구를 통해 작업과 환경을 변화시키는데 초점을 둔 중재의 비용 효과성을 결정할 수 있다. 환경변화를 시도하는 동안 관찰을 통해 향상된 참여를 아주 빨리 초래할 수 있지만, 이러한 관찰은 검증이 필요하다.

■ **6단계: 연구결과가 도출된 원인에 대한 연구**

아동중심치료와 상황중심 치료 모두가 치료중재 목표를 확인하였다. 아동중심의 접근에서, 수행에 대한 특정 문제점들이 중재를 위해 확인되었다. 상황중심 치료에서는 개별화된 아동의 목적을 확인하기 위해 캐나다 작업수행측정(COPM)(Law 등, 2005)을 사용하였다. 목표설정은 치료의 효율성을 향상시킨 것으로 나타났다. 작업 그리고/또는 환경을 변화시킴으로써, 참여를 위한 장애물들이 제거되었고 아동의 현재 기술과 능력들을 사용하여 작업수행을 가능하게 하였다.

■ **7단계: 이론 발전시키기**

아동의 작업에 초점을 둔 Law의 캔차일드 연구 프로그램과, 임상에서 증거기반의 참여 중심 평가도구를 사용할 수 있게 한 몇몇 치료사들에게 감사를 표한다: Assessment of Preschool Children's Participation(APCP), Children's Asses sment of Participation and Enjoyment(CAPE), Preference for Activities of Children(PAC)(아동기 장애연구를 위한 캔차일드 센터, 2011). 치료사들은 신체장애아동들의 참여를 촉진시키기 위해 그들의 초점을 기능장애에서 작업과 환경으로 옮기는 것에 자신을 가질 수 있다. 인구학적 수준에서, 치료사들은 "지역사회 환경에서 아동과 청소년기의 참여"를 촉진하기 위한 공공 정책을 장려할 수 있다(Law, 2011, p.5). 그리고, 연구결과와 활용 가능한 웹사이트(http://www.cahchild.ca/en/) 자료를 만듦으로써 아동기 장애연구를 위한 캔차일드 센터는 지역사회에 도움을 제공한다.

사례 연구 7.3 일상의 작업과 성공적인 노화: 고령사회를 사는 사람들의 삶에 대한 코호트 연구

뉴질랜드 오클랜드 대학의 인구보건학교의 노인병전문의인 Ngaire Kerse 박사가 지도하는 다학제적 팀은 뉴질랜드 노인들의 성공적인 노화에 기여하는 인자들을 확립하기 위한 예상집단 연구를 수행하였다. 특히 이 연구는 건강과 장수에 영향을 미치는 의학적, 문화적, 기능적, 활동적(작업적), 사회적, 경제적 인자들의 중요성에 대한 이해를 위한 목적으로 시행되었다. 112명 참가자들의 면접 기반의 설문지 조사를 통한 예비타당성 연구를 수행한 이후, 2010년 동안 도시와 지방에서 941명의 노인들을 모집하였다: 85세 이상의 532명 비마오리족, 80~90세의 409명의 마오리족. 2011년이 끝날 즈음, 첫 번째 자료수집이 완료되었고, 두 번째 자료수집이 시작되었으며, 세 번째 자료수집이 계획되었다. 작업과학적 연구에 대해 더욱 자세히 알아보자.

■ **1단계: 임상문제 확인하기**

다른 나라들과 마찬가지로, 뉴질랜드의 인구는 고령화되고 있다. 2005년에는 인구의 12%가 65세 이상인 것에 비해, 2030년 후반이 되면, 인구의 4분의 1이 65세 이상일 것이다(Dunstan과 Thomson, 2006). 이 인구구성 중에서도, 85세 이상이 가장 빠르게 증가하고 있는 그룹이며, 처음 반세기동안 600%가 증가될 것으로 예상된다. 이것은 더욱 많은 사람들이 그들의 80대 후반 이후를 살아갈 것을 의미한다. 따라서, 고령의 나이에 무엇이 사람들의 성공적인 노화와 성공적인 삶에 도움울 주는지 이해하는 것은 중요하다. 지금까지는 작업에 참여하는 것이 성공적인 노화와 장수에 영향을 미친다고 하였다(Glass, Mendes de Leon, Marottoli, 그리고 Berkman, 1999; Katz, 2000; Menec, 2003). 하지만, 어떤종류의 작업이 더욱 건강과 성공적인 삶에 영향을 주는지에 대해서는 아직까지 정확하지 않다. 게다가, 고령의 뉴질랜드인들이 그들의 시간을 어떻게 보내기를 좋아하는지에 대해서는 거의 알려져 있지 않다(**그림 7.8**). 노인들의 지역사회와 개별적인 수준에서 중재를 계획하는 작업치료사들은 문화적 특정 지식이 부족하다.

■ **2단계: 중재요구 확인하기**

두 가지 기본적인 연구 프로젝트가 연구 프로그램의 이 단계에 대한 정보를 제공한다. 처음으로 2006년에 고령의 뉴질랜드인들이 어떻게 자신의 일상의 삶을 경험하는지에 대한 해석 현

사례 연구 7.3 일상의 작업과 성공적인 노화: 고령사회를 사는 사람들의 삶에 대한 코호트 연구 (계속)

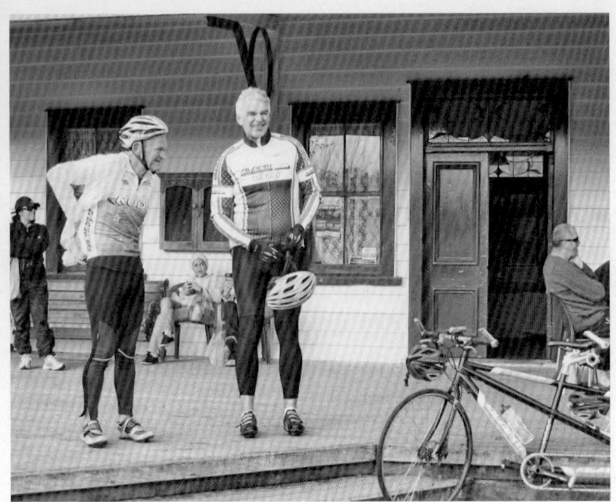

그림 7.8 Garth Barfoot과 Steve Kingdon의 여가시간은 2011년 6월 뉴질랜트 오클랜드 와이타케레 배의 최고인 자전거 경주를 준비하는 것이다(사진 Valerie Wright-St Clair).

상학적 질적연구를 수행하였다. 지역사회에 거주하는 71세~97세의 **마오리족** 노인과 비마오리족 유럽 후손들은 특정 사건에 초점을 둔 일상의 삶에 대한 면담을 하였다(Wright-St Clair, Kerse와 Smythe, 2011). 연구결과 몇몇 현상들이 발견되었다. 나이든 세대에서는: 항상 하던대로, 익숙한 방식으로, 꾸준히 하는 경향을 보인다(Wright-St Clair 등, 2011, p.93). 역설적으로 무엇을 함에 있어서 익숙한 편안함을 갑자기 상실하였을 때, 잠재적 전이가 나타난다. 이러한 갑작스러운 불편함은 익숙한 작업일수록 더욱 심하게 나타난다.

이를 설명하기 위해, 딸의 도움을 바다 혼자 생활하는 97세의 퍼거슨은 며칠전 가운을 입을 때 힘이 갑자기 없어졌다는 것을 알아차렸다. 이 과제는 일상적으로 아주 쉽고, 아주 친숙하여 그것을 하는 것에 주의를 기울이지 않았던 일이다. 그는 "지옥 같은 시간이었다. 내가 옷을 입었을 때 너무 무거웠다"(Wright-St Clair 등, 2011, p.92). 몇 주 후에, 퍼거슨은 노인요양시설에 입주하였다. 더욱이, 마오리족은 다른 사람과 함께 하는 것을 좋아하고 마오리 지역사회에 모여 살기를 좋아하는데 이러한 마오리족과 비마오리족과는 필수적으로 다른 일상생활에서 아주 목적적이고 성공적인 삶의 **촉진하는 작업**을 하게하였다. 이러한 형상학적 결과들은 사람들의 가장 중요한 세 가지 활동에 대한 개방형 질문과 예비타당성연구에서 곡선 1에서 지난 4주동안 사람들이 어떤 작업에 참여했는지에 대한 질문, 그리고 곡선 2의 자료수집 과정에서 그 변화에 대한 추가적인 질문에 대한 사례를 정당화한다. Haggblom-Kronlof, Hultberg, Eriksson, 그리고 Sonn(2007)의 연구에서도 참가자들에게 지난 12개월 동안 흥미도가 감소된 것이 있는지, 만약 그렇다면 그 이유에 대해서 질문하였다.

비록 코호트 연구에서 건강과 장수에 영향을 미치는 작업의 중요성에 대한 이해를 위한 분석이 아직 시작하지는 않았지만, 타당성 연구 결과가 설명적 분석에 대한 결과를 제공한다. 준비단계에, 중요한 작업은 국제장애분류에서 "활동과 참여"라는 항목으로 이름 지어졌다. 흥미롭게도, 마오리족과 비마오리족의 남성과 여성(각각 26%, 24%, 21%, 27%)에서 비슷하게 "가정생활" 작업이 중요하다고 나타났다. 대부분 정원일하기, 요리하기, 집안청소하기, 쇼핑을 중요하다고 언급하였다(Wright-St Clair 등, 2012). 반면에 남성들은 여성들보다 자신에게 있어서 아내와 함께 어떤 일 하기와 같은 대인관계가 중요하다고 언급하였으며, 전반적인 작업패턴은 남성과 여성이 비슷하였다. 다른 점도 나타났다. 고령의 마오리족에서는 가족 지지하기, 부족 임부 참여하기, 가족이 함께하기 또는 손자 돌보기 같은 것을 포함하는 "지역사회, 사회적, 그리고 도시적인 생활"과 관련된 작업에 관련이 있었다. 이와 대조적으로 비마오리족의 많은 수가 신문, 책 또는 잡지읽기, 카드게임하기 또는 퍼즐하기, 목재, 바느질 또는 그리기와 같은 수공예하기와 같은 "레크레이션과 여가" 활동을 가장 중요하다고 하였다(Wright-St Clair 등, 2012).

곡선의 결과는 고령자들은 자신에게 중요한 일들에 더 많은 시간을 보내는 것을 나타낸다. 예를 들어, 지난 4주 기간에 고령 비마오리족의 80%에 비해 낮은 수치인 고령 마오리족의 34%가 자신의 취미나 수공예를 하며 시간을 보내었다. 반면 고령 비마오리족에 비해 고령 마오리족의 2배수가 가족 또는 친구들이 매일 방문하거나 매일 그들을 방문하였다고 하였다. 해석의 수준에서, 이는 마오리족의 전통적인 공동체 특성과 비마오리족의 더욱 개인중심의 특성에 관련된 영적이고 문화적인 차이점을 암시한다.

■ 3단계: 중재 발전시키기

이것이 종단적 연구이기 때문에, 고령자들의 요양시설에서의 삶뿐만 아니라, 지역사회에서의 생활에서 중재적 요구가 몇 년 전에 이루어졌을 것이다. 뉴질랜드의 성공적인 노화에 대한 대규모 코호트 연구에서 작업적 줄거리에 관한 흥미로운 점은 건강을 위한 일상의 작업에 대한 본질, 삶의 본질, 생존에 대하여 예견할 수 있는 기회였다는 것이다. 급성 병원 또는 요양시설에 입소할 위험요소가 있는 지역사회 고령자들을 확인하기 위한 작업기반의 선별도구를 고안하고 검증하는 것과 같은 몇몇 연구 프로젝트들을 구상중이다; 가치 있는 작업에 참여하는 것이 뉴질랜드 고령자들의 성공적인 노화를 촉진하는지 평가하고; 요양시설에 거주하는 고령자들이 직접 선택한 작업에 참여하는 것을 향상시키는 작업치료 프로그램의 효과를 검증하기. 이러한 질문들은 오직 전환과학연구의 체계적인 프로그램의 맥락 안에서만 답을 구할 수 있을 것이다.

감사의 글 Acknowledgments

사례 연구에 필요한 부분에 대한 검토 및 기여에 헌신해 준 Florence Clark와 Mary Law에 감사를 전한다.

참고문헌 References

Asaba, E., & Jackson, J.(2011). Social ideologies embedded in everyday life: A narrative analysis about disability, identities, and occupation. *Journal of Occupational Science*, *18*, 139–152. doi:10.1080/14427591.2011.579234

Beagan, B. L., & Etowa, J. B.(2011). The meanings and functions of occupations related to spirituality for African Nova Scotian women. *Journal of Occupational Science*, *18*, 277–290. doi:10 .1080/14427591 .2011.594548

Blanche, E. I., & Henny-Kohler, E.(2000). Philosophy, science and ideology: A proposed relationship for occupational science and occupational therapy. *Occupational Therapy International*, *7*, 99–110.

CanChild Centre for Childhood Disability Research.(2011). *Measures of Participation: CAPE & PAC*. Retrieved from http://www.canchild.ca/en/measures/capepac.asp

Clark, F. A., Jackson, J., & Carlson, M.(2004). Occupational science, occupational therapy and evidence-based practice: What the Well Elderly Study has taught us. In M. Molineux(Ed.), *Occupation for occupational therapists*(pp. 200–218). Oxford, United Kingdom: Blackwell.

Clark, F. A., Jackson, J. M., Scott, M. D., Atkins, M. S., Uhles-Tanaka, D., & Rubayi, S.(2006). Data-based models of how pressure ulcers develop in daily-living contexts of adults with spinal cord injury. *Archives of Physical Medicine and Rehabilitation*, *87*, 1516–1525. doi:10.1016/j.apmr.2006.08.329

Clark, F., & Lawlor, M. C.(2009). The making and mattering of occupational science. In E. B. Crepeau, E. S. Cohn, & B. A. Schell(Eds.), *Willard & Spackman's occupational therapy*(11th ed., pp. 2–14). Philadelphia, PA: Lippincott Williams & Wilkins.

Clark, F., Sanders, K., Carlson, M., Blanche, E., & Jackson, J.(2007). Synthesis of habit theory. *OTJR: Occupation, Participation and Health*, *27*(Suppl 1), 7S–23S.

Coster, W., Bedell, G., Law, M., Khetani, M. A., Teplicky, R., Liljenquist, K., . . . Yao, K. C.(2011). Psychometric evaluation of the Participation and Environment Measure for Children and Youth(PEM-CY). *Developmental Medicine and Child Neurology*, *53*, 1030–1037.

de Poy, E., & Gitlin, L. N.(2011). *Introduction to research: Understanding and applying multiple strategies*(4th ed.). St. Louis, MO: Mosby.

de Saint-Exupéry, A.(1972). *The little prince*(K. Woods, Trans.). Harmondsworth, Middlesex: Penguin Books Ltd.

Dunstan, K., & Thomson, N.(2006). *Demographic aspects of New Zealand's ageing population*. Wellington, New Zealand: Statistics New Zealand.

Glass, T. A., Mendes de Leon, C., Marottoli, R. A., & Berkman, L. F.(1999). Population based study of social and productive activities as predictors of survival among elderly Americans. *British Medical Journal*, *319*, 478–483.

Guerra, N. G., & Leidy, M. S.(2010). Conducting translational research on child development in community settings: What you need to know and why it is worth the effort. In V. Maholmes & C. G. Lomonaco(Eds.), *Applied research in child and adolescent development: A practical guide*(pp. 155–173). New York, NY: Psychology Press.

Häggblom-Kronlöf, G., Hultberg, J., Eriksson, B. G., & Sonn, U.(2007). Experiences of daily occupations at 99 years of age. *Scandinavian Journal of Occupational Therapy*, *14*, 192–200.

Haines, C., Smith, T. M., & Baxter, M. F.(2010). Participation in the risk-taking occupation of skateboarding. *Journal of Occupational Science*, *17*, 239–245. doi:10.1080/14427591.2010.9686701

Håkansson, C., & Ahlborg, G., Jr.(2010). Perceptions of employment, domestic work, and leisure as predictors of health among women and men. *Journal of Occupational Science*, *17*, 150–157. doi:/10.1080/14427591.2010.9686689

Harper, D.(2010). *Online etymology dictionary*. Retrieved from http://www.etymonline.com/index.php?search=system&searchmode=none

Hocking, C.(2012). Occupations through the looking glass: Reflecting on occupational scientists' ontological assumptions. In G. E. Whiteford & C. Hocking(Eds.), *Society, inclusion, participation: Critical perspectives on occupational science*(pp. 54–68). London, United Kingdom: Oxford Press.

Jackson, J., Carlson, M., Rubayi, S., Scott, M. D., Atkins, M. S., Blanche, E. I., . . . Clark, F. A.(2010). Qualitative study of principles pertaining to lifestyle and pressure ulcer risk in adults with spinal cord injury. *Disability and Rehabilitation*, *32*, 567–578.

Kantartzis, S., & Molineux, M.(2011). The influence of Western society's construction of a healthy daily life on the conceptualisation of occupation. *Journal of Occupational Science*, *18*, 62–80. doi:10.1080/14427591.2011.566917

Katz, S.(2000). Busy bodies: Activity, aging, and the management of everyday life. *Journal of Aging Studies*, *14*, 135–152.

Lala, A. P., & Kinsella, E. A.(2011). Phenomenology and the study of human occupation. *Journal of Occupational Science*, *18*, 195–209. doi:10.1080/14427591.2011.581629

Law, M.(2011). *Participation of children and youth with disabilities in recreation and leisure activities*. Hamilton, Ontario: *CanChild* Centre for Childhood Disability Research.

Law, M., Baptiste, S., Carswell, A., McColl, M. A., Polatajko, H., & Pollock, N.(2005). *Canadian Occupational Performance Measure*(Rev. 4th ed.). Ottawa, Ontario: Canadian Association of Occupational Therapists, ACE.

Law, M., Darrah, J., Pollock, N., Rosenbaum, P., Russell, D., Walter, S. D., . . . Wright, V.(2007). Focus on function—A randomized controlled trial comparing two rehabilitation interventions for young people with cerebral palsy. *BMC Pediatrics*, *7*, 31. doi:10.1186/1471-2431-7-31

Law, M., Darrah, J., Pollock, N., Wilson, B., Russell, D. J., Walter, S. D., . . . Galuppi, B.(2011). Focus on function: A cluster, randomized controlled trial comparing child- versus context-focused intervention for young people with cerebral palsy. *Developmental Medicine & Child Neurology*, *53*, 621–629. doi:10.1111/j.1469-8749.2011.03962.x

Liew, S. L., & Aziz-Zadeh, L.(2011). The neuroscience of language and action in occupations: A review of findings from brain and behavioral sciences. *Journal of Occupational Science*, *18*, 97–114. doi:10.1080/14427591.2011.575758

Löwing, K., Bexelius, A., & Brogren Carlberg, E.(2009). Activity focused and goal directed therapy for children with cerebral palsy—Do goals make a difference? *Disability Rehabilitation*, *31*, 1808–1816.

Menec, V. H.(2003). The relation between everyday activities and successful aging: A 6-year longitudinal study. *The Journals of Gerontology. Series B, Psychological Sciences and Social Sciences*, *58*, S74–S82.

Ministry of Social Development.(2011). Young blokes, good dads. *Rise,*(15), 8–9.

Molineux, M.(Ed.).(2004). *Occupation for occupational therapists*. Oxford, United Kingdom: Blackwell.

Morgan, W. J.(2010). What, exactly, is occupational satisfaction? *Journal of Occupational Science*, *17*, 216–223. doi:10.1080/14427591.2010.9686698

Odawara, E.(2010). Occupations for resolving life crises in old age. *Journal of Occupational Science*, *17*, 14–19. doi:10.1080/14427591.2010 .9686667

Ostensjø, S., Oien, I., & Fallang, B.(2008). Goal-oriented rehabilitation of preschoolers with cerebral palsy—A multi-case study of combined use of the Canadian Occupational Performance Measure(COPM) and the Goal Attainment Scaling(GAS). *Developmental Neurorehabilitation*, *11*, 252–259.

Pierce, D.(Ed.).(2011). *Occupational science for occupational therapy*. Thorofare, NJ: Slack.

Pollock, N., Stewart, D., Law, M., Sahagian-Whalen, S., Harvey, S., & Toal, C.(1997). The meaning of play for young people with physical disabilities. *Canadian Journal of Occupational Therapy*, *64*, 25–31.

Seip, J., Carlson, M., Jackson, J., & Clark, F.(in press). Pressure ulcer risk assessment in adults with spinal cord injury: The need to incorporate daily lifestyle concerns. *Advances in Skin and Wound Care*.

Smith-Gabai, H., & Ludwig, F.(2011). Observing the Jewish Sabbath: A meaningful restorative ritual for modern times. *Journal of Occupational Science*, *18*, 347–355. doi:10.1080/14427591.2011.595891

Stein, L. I., Foran, A. C., & Cermak, S.(2011). Occupational patterns of parents of children with autism spectrum disorder: Revisiting Matuska and Christiansen's model of lifestyle balance. *Journal of Occupational Science*, *18*, 115–130. doi:10.1080/14427591.2011.575762

USC/Rancho Lifestyle Redesign® Pressure Ulcer Prevention Project. (2006a). *Lifestyle Redesign® for pressure ulcer prevention*. Unpublished manuscript, USC/Rancho Lifestyle Redesign® Pressure Ulcer Prevention Project. Los Angeles.

USC/Rancho Lifestyle Redesign® Pressure Ulcer Prevention Project. (2006b). *Pressure ulcer prevention project consumer manual online*. Retrieved from http://www.usc.edu/programs/pups

USC/Rancho Lifestyle Redesign® Pressure Ulcer Prevention Project. (2006c). *PUPS study rehabilitation manual*. Unpublished manuscript, USC/Rancho Los Amigos. Los Angeles.

Wilcock, A. A.(2006). *An occupational perspective of health*(2nd ed.). Thorofare, NJ: SLACK.

World Health Organization.(2001). *International classification of functioning, disability and health*. Geneva, Switzerland: Author.

Wright-St Clair, V. A., Kerse, N., & Smythe, L.(2011). Doing everyday occupations both conceals and reveals the phenomenon of being aged. *Australian Occupational Therapy Journal*, *58*, 88–94. doi:10.1111/j.1440-1630.2010.00885.x

Wright-St Clair, V. A., Kepa, M., Hoenle, S., Hayman, K., Keeling, S., Connolly, M., . . . Kerse, N.(2012). Doing what's important—Valued activities for elder New Zealand Māori and non-Māori. *Australasian Journal on Ageing*. Retrieved from http://onlinelibrary.wiley.com/journal/10.1111/%28ISSN%291741-6612/earlyview

Zemke, R., & Clark, F.(1996). Preface. In R. Zemke & F. Clark(Eds.), *Occupational science: The evolving discipline*(pp. vii–xviii). Philadelphia, PA: F. A. Davis.

작업과 장애에 관한 서술적 관점

Narrative Perspectives on Occupation and Disability

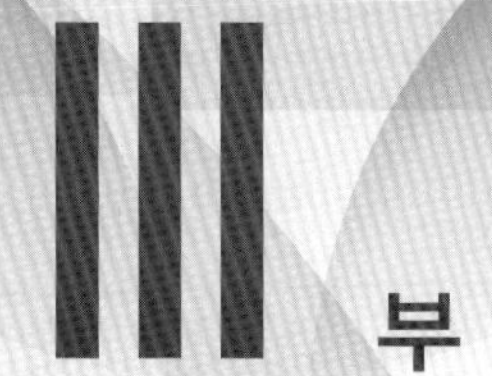

이야기를 하는 사람과 이야기를 듣는 사람은,
이야기하고 이야기에 반응하는 것이 유대를 강화하기 위해 사용되는
상호작용이라는 것을 기억해야 한다.

– Howard Brody

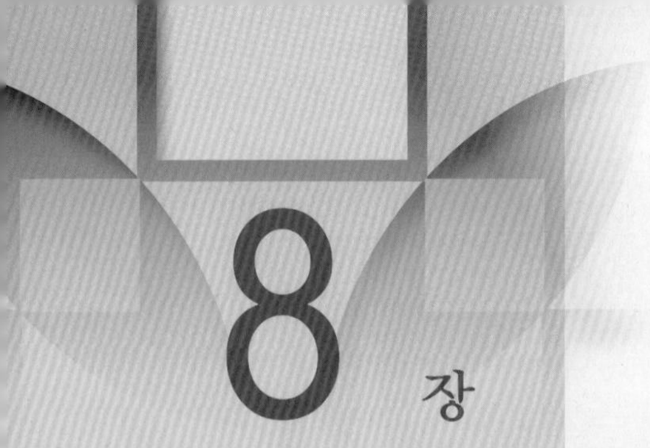

8 장

이해를 돕기 위한 담화

Narrative as a Key to Understanding

정재엽 옮김

개요

학습목표

이 장을 학습한 후, 다음의 내용을 할 수 있을 것이다:

1. 경험, 담화 및 해석 과정 간의 관계를 설명하고
2. 담화에 대한 생각을 시작할 수 있는 방법과 이들이 환자의 경험과 작업치료 개입에 미치는 영향을 알 수 있으며
3. 작업치료수행에서 담화의 역할을 설명하며
4. 클라이언트의 이야기를 듣는 것이 작업치료 수행에서 왜 필수 요소인지를 설명할 수 있다.

지난 며칠을 뒤돌아 보아라. 몇 번이나 경험한 일에 대해서 이야기 했는가? 몇 번이나 친구, 가족에게서 그들의 담화를 들었는가? 우리는 항상 우리가 했거나 다른 사람들에게 일어난 일에 대해서 그 경험을 나누거나 해석하는 방법으로 담화를 사용한다. 사실, 인간의 경험에 있어서 스토리텔링이 가지는 중요성으로 보면, 인간은 호모사피언스라기 보다는 호모나레이튜스라 불리는 것이 더 나을지도 모른다(Fisher, 194). 사람들 중에는 다른 이들보다 담화에 뛰어난 능력을 가진 사람들이 있다. 담화에 뛰어난 능력을 가진 사람들은 담화에 불안, 드라마 및 긴장을 잘 섞어 넣는다. 그러나 담화가 얼마나 잘 전달되는지와는 상관없이 다른 사람들과 담화를 나누고 싶어하는 것은 인간의 본성이라 할 수 있다(**그림 8.1**). 이야기를 통해 세상을 이해하는 능력은 일직부터 시작될 수 있다. 예를 들어, 일부 아이들은 말을 하기 전에 이야기 듣는 방법을 배운다(**그림 8.2** 참고). 결론적으로, 작업치료의 클라이언트와 그 가족들이 부상, 질병 또는 장애에 대한 자신들의 경험에 대해 할 담화가 있는 것은 당연하다고 하겠다. 이 장은 이들 자신, 그 가족들 또는 담화 관점을 클라이언트와의 작업에 접목시키는 작업치료사에 의해 쓰여진 담화들을 다루고 있다. 작업치료실무자들의 이야기 또한 이해하는 것이 중요하기 때문에 다양한 실습 맥락에서 치료사들의 담화 관점이 8장에 포함되어 있다. 두 단원이 담화적 관점에 관해 다루고 있는 점을 보면 작업치료를 요구하는

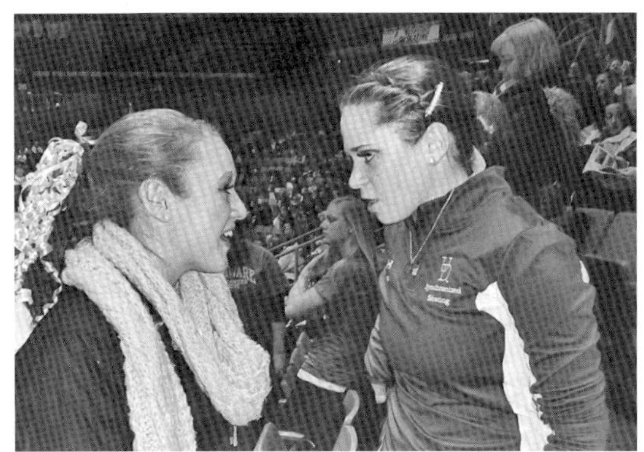

그림 8.1 이야기는 극적이고 놀라운 일들로 채워질 수 있다.

사람들의 담화 관점의 중요성과 전체 작업치료과정에서 담화가 얼마나 중요한 지를 알 수 있다.

1980년대에 사회 과학자들은 인간 경험을 이해하는 데 있어서 담화의 중요성을 재발견하게 되었고, 의료분야에서 환자의 담화에 대한 관심이 비약적으로 증가한 시기이다(Clark & Mishler, 1992; Kleinman, 1980; Mishler, 1984; Pilkinghorne, 1988). 질병이 있는 환자들이 경험하는 담화에 대한 관심은 "비인간적"이고 고도로 기술화된 건강관리에만 초점이 맞추어져 있어서, 그들의 경험에 관한 인간적인 측면에 대한 이해가 부족했다. 작업치료에 있어서 "담화 전환(narrative turn)"은 1980년대 중반에 일어났는데, 이는 인류학자 Cheryl Mattingly가 대형 의과대학 부속병원에서 작업치료의 민족지향적 연구인 AOTA/AOTF 임상추론 연구를 지도한 때이다(Mattingly, 1994, 1998; Mattingly & Fleming, 1994). Mattingly와 그 연구팀은 작업치료 중에 일어난 담화들을 분석하고 밝혀내기 위해 관찰, 치료사, 클라이언트와의 인터뷰 및 녹화된 작업치료 세션을

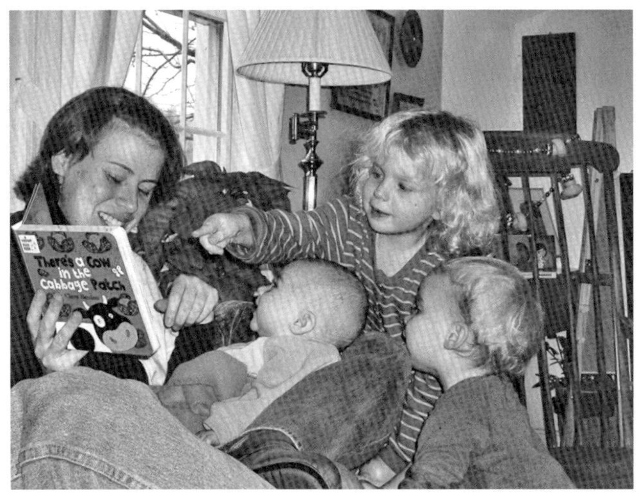

그림 8.2 아이들에게 책읽기는 그들에게 이야기의 영향력에 적응시킨다.

사용했다. 치료사의 하루 전체 일과 관찰을 통해 치료사가 환자와 자신들의 작업을 논의하는데 다른 형태의 대화를 사용하는 것을 발견했다. 치료사들은 "차트 말하기(chart talk)"라고 칭한 방법을 사용했는데, 이는 팀 미팅이나 다른 구조화된 상황에서 치료 실제의 기술적이고 변제 가능한 공식적인 보고를 할 때 전형적으로 사용되었다. 이와는 대조적으로, 클라이언트들과 풍부하고 의미 있는 보다 해석적인 측면을 묘사하는 데 있어 담화를 사용했다. 이 담화는 우리가 담화를 논할 때 필요한 모든 요소들 즉, 구성, 드라마, 서스펜스, 액션, 교훈이나 교육적인 내용을 포함하고 있었다.

Mattingly의 연구는 치료사가 자기 경험을 이해할 수 있도록 돕는 해석 과정으로써 담화 사용을 정당화했다. 이 영향력 있는 연구는 환자가 그들의 경험의 의미를 전달하는 이야기를 통해 환자의 이야기를 듣는 작업치료사들의 가치에 중점을 두고 있다. Mattingly는 질병이나 장애를 가지고 살아가는 상황에서 어떻게 환자와 작업치료사가 공동으로 새로운 또는 다른 "의미 있는" 삶의 담화를 만들어 내는지에 주목했다. 그녀는 작업치료 자체가 "담화"과정을 포함한다는 개념을 도입했는데 이 과정에서 치료는 특정한 건강상의 문제를 안고 살아가는 사람이 그 시간을 회복, 치료 또는 새로운 가능성으로 가는 통로로 변화시켜 가는 극적인 구성(플롯)이었다(Mattingly, 2010). 작업치료평가과정에서 담화의 중요성 역시 인지되었다(Frank, 1996; Frantis, 2005; Simmons, Crepeau, & White, 2000).

그 이후 작업치료에 있어 환자의 관점(Alsaker & Josephsson, 2010; Braveman & Helfrich, 2001; Price & Miner, 2009), 가족의 관점(Cohn, 2001; Isaksson, JOsephsson, Lexell, & Skar, 2008) 및 치료사의 관점(Labovitz, 2003; Mittingly, 1991)에서 담화를 검토하는 상당량의 연구가 진행되었다. 담화 전환은 심지어 의료분야에서 미팅(Schwartzman, 1989)과 팀 미팅에 관한 연구(Crepeau, 2000) 및 어떻게 스토리텔링이 팀 구성원의 임상 추론에 영향을 미치는 지에 대한 연구(Cohn et al., 2009; Crepeau & Garren, 2011)에까지 영향을 미쳤다.

담화와 스토리 Narrative and Story

담화와 스토리를 정의하는 데는 여러 가지 방법이 있다. 어떤 전통에서는, 특히 문학 이론에서 보면, 담화와 스토리는 특징적으로 서로 구별되는 현상을 일컫는다. 그러나 이 장에서는 담화와 스토리를 같은 의미로 사용하게 될 것이다(as do Hamilton 2008; Mattingly & Garro, 2000; Polkinghorne, 1988; Riessman, 2008). 일상 언어에서 담화는 매우 흔한데, 아마도 너무 '자연스러워서' 설명할 필요가 없어 보인다. 스토리는 화자의 관점에서 이야기된다. 이들은 객관적인 진리를 단순하게 설명하기 보다는 특정한 순간의 의미있고 중요한 것을 공유함으로써 경험을 이해하고 해석하는 방법을 제공하기 때문에 이야기하고 또 이야기할 수 있다(Leight, 2002). 스토리는 일시적으로나 상황적으로 생기며 스토리가 끝났다고 생각할지라도 새로운 이야기, 새로운 해석, 그리고 새로운 의미가 있을 수 있다. 결론적으로 같은 스토리라도 누가 이야기를 하고 그 스토리가 언제 이야기되었으며 스토리의 순서나 목적에 따라 다양해질 수 있다(Bruner, 1990). 이처럼 흔함에도 불구하고, 담화는 믿을 수 없을 만큼 복잡하고 설명하기 어렵다. 아주 근본적인 면에서 담화는 행동과 관련되어 있고 경험을 이해하는 길을 제시한다. 담화, 행동 및 결과를 연관 지음으로써 담화는 우리가 사회생활과 인간 특징을 볼 수 있는 창을 제공한다. 몇몇 문학 이론가들은 사건의 연결을 통해 담화가 사건의 인과관계에 대한 설명을 제공한다고 주장한다.

이 장에서는 Mattingly의 정의를 채택할 것이다: 즉 "담화는 무엇인가를 하려고 하는 사람에 관한 것이고, 그 결과로 다른 이들에게는 어떤 일이 벌어지는 지에 대한 것이다"(Mattingly, 1998, P.7). Alex McIntosh의 장에 있는 발취문을 생각해보라(10장 참고). Alex의 담화는 셀 수 없이 많은 특징을 지니는데, 이는 특별히 뇌성마비를 안고 살아가는 그의 경험을 이해하는 데 호소력을 갖는다. Alex의 담화는 사건중심적이고 인간 행동 및 상화 작용과 관련이 있으며 인간 행동의 사회적 측면 또한 포함된다. 이 담화의 화자로써 Alex는 결말을 알고 있고 자신의 플롯에 우리의 관심이 향하도록 관련된 세부사항을 조심스럽게 선택한다. 그는 자신의 메시지를 전달하기 위해 특별한 방법으로 담화를 구술하고, 궁극적으로는 독자들에게 자신이 놀라운 상상력을 소유하고 있으며, 목발을 짚고 걷는 것은 한 인간인 그에게는 이차적인 문제라는 것을 전달하고자 한다. 그의 담화는 한 층 더 깊은 교훈적인 메시지를 포함한다. 즉, Alex의 담화는 장애에 대한 사람들의 인식이 이성적으로 결정되기보다는 사회적으로 구조화된다는 것을 가르쳐 주고 있다. Alex는 장애가 진단된 장애의 상태보다는 사회적 기대치에 의해 결정된다는 것을 보여준다.

이 담화에서 Alex는 자신에게 무슨 일이 일어났는지, 한 순진한 여인의 사회적 구성과 Alex가 진정 어떤 사람인지에 대한 이해에 관해 어떻게 그와 그의 어머니가 무언의 비밀을 공유했는지를 담화하고 있다.

내가 일곱 살 때쯤, 나는 내가 늑대인간이라고 확신하고 있었다. 보름달이 뜰 때 육체적 변형을 실제로 경험한 건 아니지만, 일곱 살짜리 아이에게 그런 사소한 건 신경 쓸 문제가 아니었다. 최고였던 건 내 목발이 두 번째 다리 역할을 했다는 것인데, 목발을 짚었을 때 늑대처럼 뛰지는 못했지만 달리는 흉내를 내는 정도로 대신했다. (나에게는) 이것으로도 조용한 발로 숲 속을 빠르게 달리며 경계가 풀린 사냥감을 찾는 늑대를 상상하기에 충분했다.

늑대인간이 되는 조건에 대한 기술적 용어를 변신능력(Lycanthropy)이라고 하는데, 이는 폭정에 대한 처벌로 제우스 신이 늑대로 변형시켜 버린 신화적인 그리스 왕 리카온에서 따온 말이다. 나는 이 단어를 7살 때부터 알고 있었고, 이는 내가 찾을 수 있고 이해할 수 있는 늑대인간에 대한 모든 책을 읽으면서 알게 된 것이다. 나는 내가 변신자인 것을 모든 사람들에게 자랑스럽게 공표했다.

그 해 어느 날, 어머니와 동생, 나는 부자인 요트 소유자들이 장애인들을 위해 기부하게 할 목적으로 개최된 기금 모금 보트경주 행사에 참석하게 되었다. 나는 그 행사가 열리고 있는 요트 클럽 로비를 돌아다니면서 제대로 된 늑대인간이 내야 할 길고 애처로운 귀청 떨어지는 울음소리를 내고 있었다. 어머니는 동생과 함께 저 쪽에서 내가 자기 자식이 아닌 척하고 있었다.

요트 주인들 중 하나가 나를 보고 말했다. "요것 봐라, 참 잘하네. 너 어떤 장애를 가지고 있니?"

"나는 변신술(lycanthropy)을 가지고 있어요!"라고 웃으며 말했다.

얼마 후, 그녀는 어머니와 이야기하다가 이처럼 말했다. " 방금 댁의 아들을 만났어요. 참 좋은 아이예요. 애가 낭광병(lycanthropy)을 앓고 있다니 참 안타깝네요." 어머니가 히죽 웃으면서 말했다. " 음, 댁이 아셔야 할 게 있는데요..."

이것이 장애에 대한 이해가 부족한 사람들에게 일어나는 일이다.

이제 20살이 된 Alex가 자기를 더 어렸을 적 자아로 설정하고 우리에게 인물과 설정을 소개하면서 담화를 시작한다. 이 특정 담화는 참고적 기능을 한다. 자기와 다른 사람들에게 일어난 일에 대한 이야기함으로써 사람들은 자기 경험을 자기를 넘어선 세상과 연결 짓고 과거 사건에 대한 회고적인 시각을 제공한다. 이 특정한 걸음걸이를 "한번도 성공하지 못했다"는 말을 사용하는 7살 소년 Alex는 자신을 늑대로 변형시키는데, 독자에게 자기가 누구이며 세상에서 무엇을 하고 있는 지를 설명하기 위해 "재빠르게 숲속을 달리며 경계하지 않는 먹이감(요트 주인)에게 살그머니 다가간다." Alex는 풍부한 상상력을 목발 짚고 걷는 소년인 자기를 로비주위를 "달리며", "울부짖는" 늑대인간으로 변형시킨다. 그 속에서 장애를 가진 어린이가 아닌 능숙하고 영리하며 장난도 치는 "장애"를 이해하지 못하는 어른을 교육시키는 소년을 자기경험을 전달한다. Alex는 그의 경험을 소통하는 방법으로 우리를 늑대인간 환상 속에서 이끌어 간다. 하지만 이 스토리에서 담화의 순간(narative moment)은 그 담화 속에 있지 않고 그 단어조차도 가지고 있지 않다. 우리는 다만 Alex와 그 어머니가 무언의 말로 고유한 아이러니한 쾌감을 상상해 볼 뿐이다. "그녀가 알았다면"하며 마치는 Alex의 마무리는, 청중인 우리에게 그의 세계에 산다는 것이 어떤 느낌일지를 추정해 볼 수 있게 하는 경험을 창출해 낸다. Alex의 스토리는 이야기할 가치가 있는데, 이는 독자들에게 그가 느끼는 것을 우리가 이해하는 것이 중요하다는 특정한 결과물을 전달해 주기 때문이다. 다른 사람을 가르치면서 즐거워하는게 어떤 것일 지를 상상해 보면서, 우리는 Alex가 영리하고 상상력이 풍부하며 우연히 목발을 사용하는 아인 것을 즐겁게 공유할 수 있다.

이 스토리에서 우리는 Alex에 대해 많을 것을 알게 되었다. 그가 생생한 상상력을 가진 것, 아주 어렸을 적부터 읽는 것을 좋아한 것, 드라마, 코미디, 아이러니를 자기 담화에 조합해 넣는 효과적인 담화꾼인 것을 안다. 환자의 담화를 경청함으로 우리는 경험에 대한 그들의 해석을 이해할 수 있으며, 개인으로써 그들이 누구인지, 그들의 질병을 장애 경험 및 이 경험이 그들의 일상 작업을 어떻게 형성시켰는지를 이해하기 시작할 수 있다. 담화의 해석 과정은 환자를 서로 구분해 내는데 도움이 되며, 더 나아가서 의학적, 사회적 내력이 매우 유사한 환자를 분별하는 데도 도움이 된다. 같은 진단명을 가진 많은 환자들과 일할지라도, 그들의 경험과 삶에 대한 담화는 우리가 그들과 함께 계획하고 적용하려는 작업치료 형태를 잡아가는 그들의 특정 작업 문제만큼이나 중요할 것이다.

의미에 귀 기울이기 Listening for Meaning

Frank(1995, 2002)는 환자의 이야기를 들음으로써 의료진들은 그들의 고통과 개인적인 강점 및 승리감을 알 수 있다고 주장한다. 환자의 이야기를 들음으로써 실무자들은 "삶을 다르게 보고, 느끼며 듣는" 기회를 갖게 된다(Kirkpatrick, 2008, p. 63). Kirkpatrick은 의료진들에게 이야기를 구성할 수 있는 문화적 담화 유형에 초점을 맞춰 다양한 수준의 담화를 듣고 이해하도록 장려한다. 환자의 담화는 그들의 경험과 현재 관점에서 나온 경험에 대한 개별적 표현이지만 이들은 문화적으로 지배적인 담화에 의해 형성된다(Kirkpatrick, 2008). 결론적으로 동일 진단이 개인에게 비슷한 경험을 제공할 수는 있지만 이 개인들은 그들의 사회경제적 지위, 민족성, 종교, 그리고 기타 개인 속성과 그들에게 가능한 문화적 담화를 포함한 자신의 인생사를 토대로 매우 다른 이야기를 할 수도 있다. 예로, 최근까지 소녀와 젊은 여성에게 가능한 문화적 담화는 그 범위가 매우 좁았고 주로 남편을 찾거나 가족을 부양하는 것에 중점을 두었다(Coontz, 2011; Heilbrun, 1988). 이러한 제한된 견해는 소녀들이 다른 미래를 상상할 수 있는 몇 가지 모델을 제공한다. 이 섹션에서는 스토리를 해석하는 두 가지 방법에 대해 설명하고자 한다. 첫째는 Frank가 묘사한 질병 체험의 유형에 초점을 맞춘다. 두 번째는 보다 문화적인 관점에 초점을 맞춘다.

Frank(1995)는 다른 사람들의 질병과 장애에 대한 이야기를 들었고 질병과 장애에 대한 개인적인 기록을 읽었다. 이 과정을 통해 그는 세 가지 유형의 질병 체험을 정의했다: 보상, 혼란 및 탐구. 이 담화유형은 질병 체험의 유형의 유일한 형태는 아니지만 Frank는 이들이 그가 듣고 읽은 많은 이야기에서 스스로 제시된다고 언급했다. 개개인은 한 이야기에서 하나 이상의 유형을 사용할 수도 있고 스토리를 말하고 있는 특정 견해에 따라 담화 유형이 바뀔 수도 있다.

보상 이야기를 하는 환자는 건강을 회복하기 위해 약이 어떻게 그들의 문제를 해결하였는지를 보여준다(Frank, 1995). 환자는 보통 보상 이야기를 소극적으로 말하지만 이러한 스토리 형태를 미래에 자신을 투영하기 위해서도 사용한다. 플롯라인(plotline)에는 재활 치료후의 관절 치환술이나 이전 작업 목표로 돌아가는 것과 같은 주요 외과적 개입이 포함될 수 있다. 이러한 스토리는 서양 의학의 승리를 암시하기 때문에 듣기 쉽다. 반대로 Frank(1995)는 혼돈 담화가 가장 듣기 어렵다고 주장했는데 이는 보상 담화와는 달리 혼돈 담화는 우리가 따라 하는 사교적인 줄거리에 순차적으로 나열되지 않기 때문이다. 혼돈 담화는 해결책이 없는 통제를 벗어난 삶을 나타낸다. 이들은 "그리고.. 그리고.. 그리고.." 와 같은 문구와 관련된 사건에 의해 특징지어진다. 이러한 인과관계나 줄거리 부족은 그 사람이 여전히 경험에 매료되어 있기 때문에 말하는 것을 어렵게 만든다. 반대로 탐구 담화는 환자가 심각한 질병 및 장애에 직면하여 결과적으로 삶에서 근본적인 변화를 일으킬 수 있는 개인적인 변화를 보여준다. Simi Linton의 책(2006) My Body Politic: A Memoir은 탐구 담화의 예이다. 차 사고 35년 후 이 장애인 운동가는 장애인의 하반신 마비와 소외감에 대한 초기 대응에서 장애인 사회에 기여하도록 장려하는데 이르기까지의 자신의 "나오는" 이야기를 들려준다. 그녀의 책은 독자들에게 장애가 있는 사람들에 의한 부정적인 고정관념, 특히 사회와 예술에서의 부정적 표현을 고려해보도록 권유한다. 장애를 가진 사람들의 이러한 부정적 표현은 편견 없는 마스터 담화의 예이며 Kirkpatrick(2008)의 주장은 권력이 없는 사람들에게 권력을 빼앗는 것이다.

마스터 담화는 문화의 가치를 대표하며 이는 사회의 지배적인 구성원의 권력과 그에 의해 유지되는 편견을 반영할 수 있다(Kirkpatrick, 2008). 이 마스터 담화는 사람들의 개성을 억압하고 부정적인 태도와 편견을 전하는 고정관념이 될 수 있다. 힘이 없고 가난한 사람이나 장애인 또는 인종적으로나 민족적으로 소수 구성원들은 특히 기회를 억압하고 박탈하는 부정적인 담화에 취약하다. Kirkpatrick은 담화의 세 가지 수준을 제시했다: 개인적 스토리, 지역사회 담화 및 지배적인 문화적 담화. Clandinin와 Connelly(2000)의 연구를 바탕으로 Kirkpatrick은 개인적 스토리는 (1)과거, 현재, 그리고 미래의 일시적 렌즈를 통해 반영되는 개인의 경험; (2)스토리텔링 중 발생하는 사회적 상호작용과 이 과정으로 스토리가 형성되는 방식; 그리고 (3)개인의 기회나 장벽을 포함하는 사회적 그리고 환경적 상황을 제공하는 장소를 포함한다고 주장한다. 두 번째 지역사회 담화는 한 집단 사람들의 공동 스토리를 반영한다. 예로, 가족 이야기는 가족 구조 내에서 개인의 긍정적 또는 부정적 측면을 반영할 수 있다. 이 스토리는 시간이 지남에 따라 가족의 수준과 개인 차원에서 형성되고 재 형성될 수 있다. 세 번째 지배적인 문화적 담화는 각기 다른 집단 사람들의 마스터 담화를 나타낸다. 이들은 집단을 특성화하는 간단한 방법을 제공하는 고정관념이다. 마스터 담화는 부정적인 방식으로 권력이 없는 사람들을 나타낼 수 있지만 Linton과 같은 대항 담화는 이러한 부정적인 담화를 재형성하고 개인과 지역사회에 대한 보다 긍정적인 마스터 담화를 제공할 수 있는 힘을 가지고 있다. 정신건강의 회복 운동은 정신질환에 대한 마스터 담화를 재 작성하는데 많은 도움을 주었고 개인과 프로그램이 이러한 담화를 사용해 회복을 촉진할 수 있는 방법을 제공했다.

해석 과정으로서의 담화

Narrative as an Interpretive Process

스토리나 담화의 창출은 과거 경험의 일정분야를 선택하고 현재에서 그 경험을 다른 사람들에게 제시하는 것을 포함하는 해석 과정이다(Bruner, 1986, 1990, 1991). 스토리텔링이 해석적이기 때문에 개인이 과거를 해석하는 방법은 현재 상황에 강하게 영향을 받을 수 있다(**그림 8.3**). 이것은 담화가 조작이라는 의미보다는 현재의 관점에서 과거에 대한 일관된 해석을 제시하도록 구성되었다고 볼 수 있다. 본 장에서 담화는 저자의 관점에서 이야기를 전하고 신체적 장애, 정신 질환 및 간병에 대한 마스터 담화에 반론을 제공한다.

담화 분석에서 Reissman(1993)의 경험 표현의 다층 묘사를 참고해 볼 때, 우리는 이 단원의 장들이 여러 단계의 표현을 가지고 있다고 제안한다. 이런 단계들은 (1)당시의 그 경험에 대한 저자의 관심, (2)그 경험을 이 장의 저술로 담화하기, (3)편집과정 및 (4)그 장을 읽음으로 갖게 되는 해석이다. 무엇보다도 Alex가 선택적이었던 것처럼, 다른 스토리텔러들이 그 순간 그들에게 중요하고 의미 있는 것들을 선택한다. 둘째로, 우리는 각 장의 저자들에게 독자들이 접근하기 쉬운 자신들의 담화를 쓰도록 요청했다. 그렇게 함으로써 저자들은 당신이 독자로써 이해할 수 있는 일관성 있는 담화를 창출하도록 사건들을 배열하고 해석했다. 저자들이 경험을 작업치료 학생들을 배열하고 해석했다. 저자들이 경험을 작업치료학생들을 대상으로 쓰도록 요청 받았기 때문에, 그들의 담화는 이러한 관점에서 이야기되었다. 그들이 다른 대상을 위해 글을 썼다면, 그 장들의 요점이 달랐을 수 있다. 이런 면에서 이 장들은 언젠가 질병이나 자애로 인해 이와 비슷한 경험을 했을 법한 사람들과 일하게 될, 독자들에게 자신의 경험을 전달하기 위한 특정 목적으로 "구성되었다." 이처

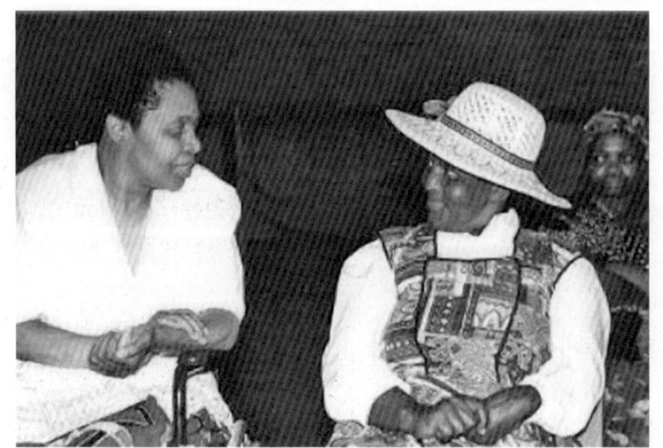

그림 8.3 이야기하기는 공동의 이해하기를 위한 방법을 제공한다.

럼 이 장들은 특정한 해석의 렌즈로 경험을 반영하도록 배치되었다. 즉, “장래 환자의 경험을 이해할 수 있도록 내 얘기를 당신에게 들려 주겠소” 라는 것이다. 사실, 어떤 저자들은 당신에게 장래의 작업치료사로서 그들 메시지의 중요성을 분명히 이해할 것을 직접적으로 언급하면서 장을 마치기도 한다. 이 과정의 세 번째 단계는 장의 편집을 포함하는데, 이는 그 담화를 한 층 더 구체화할 수 있게 한다. 이 장들의 편집자로써 우리는 저자들이 명확하고 정돈된 저술을 하도록 돕는 반면, 그들의 관점을 유지하려고 노력했다. 이는 까다로운 과정인데, 편집과정에서 우리가 모양을 잡아가는 것이 그들 경험의 표현을 바꿀 수 있는 위험이 있기 때문이다. 마지막으로 당신이 자기 삶의 경험을 바탕으로 자신의 해석 과정을 들여올 것이다.

담화를 말하는 것은 중요하다. Willard and Spackman의 이 판에서 개인적 담화를 갖기로 결정할 때, 우리는 이는 알고 있었다. 그러나 저자들이 자신들의 담화를 글로 표현하는 것이다. 자기들에게 얼마나 중요한 가치가 있는지를 상기시켜 준 것처럼, 이 장의 저자들과의 작업은 담화의 중요성을 다시 한 번 확인하게 해 주었다. Laurie McIntosh는 아들, 남편과 함께 쓴 장(10장)이 자신들의 독특한 관점 즉, 장애를 가진 아이, 그 아이의 엄마 또는 아빠로써, 깨닫도록 도왔다고 말한다. 이 장의 서술은 그들이 중요한 발달상의 표지가 되는 대학 진학의 관점에서 Alex의 양육을 개인적으로 되돌아보는 기회를 제공했다. Willard and Spackman의 다음 판을 위해 이 장을 개정하게 된다면 그 간에 일어난 일들로 인해 Alex의 유년기를 다르게 해석할 수도 있을 것이다. Mary Feldaus Weber의 장(9장) 가운데 사고로부터 현재까지 다양한 시점에서 뇌 손상에 대해 기술하는 부분에서 이러한 재해석의 일면들을 보게 될 것이다. Mary 담화의 기본적인 요소는 동일하지만 시간의 경과와 경험이 그 사건에 대한 Mary의 해석을 바꾸어 놓았다. 이 판의 이 장을 놓고 작업하는 동안, 그 경험의 “좀 더 어두웠던” 면의 일부를 드러낼 수 있었고 그녀는 말하는데 이는 강렬한 이미지를 투사하는 것이 이제는 더 이상 필수적이라고 느껴지지 않았기 때문이다. 시각적 담화의 한 형태인 Mary의 작품은 이전에 개인적이었던 경험을 뇌 손상의 영향에 대한 공통된 이해로 전환시킨다. 모호함, 아이러니, 역설 또는 회화 묘사에 전달되는 색조를 포함, 그녀의 모든 그림의 측면을 고려해보자. Don Murray는 아내가 사망한 1년 후에 그의 장을 기술했다(12장). 그는 보스톤 글로브 지 칼럼에 미니 매에 대해 자주 기고한 직업작가였지만, 이 장의 저술은 아내의 병, 그의 간병 및 그녀의 죽음에 대한 경험을 통합하고 조율하는 폭넓은 매체를 제공했다. 그는 이 기회를 갖게 된 것에 고마움을 표했고, 아내의 죽음 후 그 해 동안 애도하는 데 도움이 되었다고 전했다.

Gloria Dickerson의 장(11장 참고)에서 아이로써 이해할 수 없었던 믿을 수 없을 만큼 고통스러운 인생 경험과 행위를 절묘하게 이해하는 그녀의 능력에 대해 기술하고 있다. 그녀는 자신의 경험을 우리 사회 안에서 있는 인종주의와 성차별의 거대 담론의 맥락에 배치한다. 그리고 궁극적으로는 새로운 삶의 담화를 다시 쓰고 살아나기 위한 자기 경험을 돌아봄으로써 어떻게 자기 미래행동을 형성해 나가는지를 독자들에게 보여준다. Gloria는 개인적인 이야기를 하면서 우리 문화에서 사용 가능한 담화를 채택해 스토리를 구성하는 방식을 보여준다. Gloria의 이야기는 지난 20년간 정신건강 분야의 패러다임 전환에 위치해 있다. 이 분야는 병리학에 초점을 맞추는 것에서 회복과 질병의 제약을 넘어 의미 있는 삶을 사는 것에 초점을 맞추는 것으로 변했다(Kirkpatrick, 2008). 한 집단의 지역사회나 공유된 담화는 구성원들의 관점에 영향을 미칠 수 있다. 지역사회 담화의 형태로써 의료제도나 작업치료 부문은 권한을 부여하거나 제약함으로써 우리의 경험에 영향을 미치고 이를 형성할 수 있다. Gloria는 보스턴 대학 정신과 재활센터에 대한 지역사회 담화가 자신이 선택권이 있고 삶에서 가치 있는 역할을 했다는 점을 분명히 함으로써 회복에 어떻게 영향을 주었는지를 설명한다. 이 방식에서 지역사회 담화는 변화과정에서 중요한 요소가 될 수 있다. 중요하고 강렬하게 상호적인 방식으로 개인 스토리는 지역사회 담화에 영향을 미칠 수 있다. 예로, Gloria의 회복 이야기는 그녀의 회복에 대한 움직이는 이야기이며 질병과 부족 위주의 지역사회 담화가 아닌 강점기반 회복 관점을 수용하기 위한 지역사회 담화에 영향을 줄 수 있는 도구가 될 수 있다.

에콰도르에서 장애가 있는 사람들이 Kate Barrett가 한 이야기에 대한 그녀의 번역 및 해석은, 그들의 삶과 스토리를 형성하는 문화, 영성 및 자원에 대한 강력한 영향력을 전달한다. 강렬하고 영감을 주는 담화들에 어떻게 반응하는지를 통해 당신의 해석 관점이 세계관에 어떻게 영향을 미치는 지에 대해 많은 것을 가르쳐 줄 것이다.

BOX 8.1 담화: 생각해 볼 문제

1. 장의 줄거리는 무엇이며 도덕적인 담화는 무엇입니까?
2. 담화에 나타난 주요 주제는 무엇입니까?
3. 이 장의 담화를 통해 당신이 얻을 수 있는 통찰력(insight)은 무엇입니까?
4. 당신이 만약 이런 사람들을 위한 작업치료사라면, 당신은 이들과 함께 작업하기 위해 담화 형성을 어떻게 할 것입니까?
5. 누구의 스토리를 들었습니까?
6. 어떻게 스토리를 다른 방법으로 말하겠습니까?
7. 당신이 읽은 스토리에서 희망의 요소를 확인하고 어떻게 당신의 상호작용과 중재 속으로 희망차게 통합시킬 것인지를 생각하세요.

작업치료수행에서 담화의 역할

The Role of Narrative in Occupational Therapy Practice

담화하기

작업치료수행은 환자로부터 담화를 이끌어내고 듣게 하며, 동기의 한 형식으로써 환자에게 담화를 하고, 그들 자신을 치료의 흐름에서 특정한 자기 자신을 보도록 할 수 있는 여러 기호를 제공한다. 작업치료사들은 또한 사교모임에 참석하고 팀 미팅, 다른 분야와 합쳐진 커뮤니케이션을 하면서 서로에게 담화한다. 그들은 어쩌면 서로에게 무슨 일이 일어났는지, 클라이언트와 일이 어떻게 진행되도록 결정된 것인지 영문 모를 담화를 할 수도 있다. 그들은 또한 환자에 관한 개별적 관점이나 견해를 가진 사람들을 설득하기 위한 담화를 활용할 수도 모른다. 예를 들어, 작업치료사들은 노인 정신의학 분야의 환자에 대해, 참여하지 못하는 사람들에게 주위환경 때문에 참여거부를 받는 환자의 문제를 수정하기 위해(명확히 말하기 위한) 매우 설득력 있는 근거를 사용한다. 환자의 담화에 대한 작업치료사의 해석(설명)은 이 환자에 대한 케어를 계획하는 팀에게 터닝 포인트가 되었음을 입증했다. 결론적으로 환자의 행동에 대한 치료사의 해석은 그녀의 케어를 위한 팀의 시각과 계획을 재구성했다.

담화 만들기

비록 이 장에서는 경험을 나누고 설명하는 담화는 말하는 것에 초점을 맞춘 반면에 실제 담화는 단순히 현재를 고려하여 과거의 사건을 설명하고 되돌아보는 것이 아니다. Mattingly는 담화는 행동을 만들 수 있고, 작업치료 중재는 환자와 치료사가 만든 새로운 담화 안에서 장래 "치료적으로 줄거리를 구성하는 과정(therapeutic emplotment)"을 포함한다고 제안하였다; 이것은 "담화는 임상시간 안에서 만들어진다"라는 새로운 이론이다(Mattingly, 2000, p.183). Mattingly는 치료사와 환자는 이해를 쉽게 하기 위해 협력적인 중재과정을 만든다고 주장하였다(Mattingly, 1991, 1998). Mattingly의 주장을 검토하여, Clark(1993)은 어떻게 작업치료사가 관련 있는 사람들의 인생담화와 새로운 이미지를 다시 쓰고, 변형하고, 개조하는지를 묘사하기 위해 작업적 담화 만들기(occupational storymaking)라는 용어를 소개하였다. 환자가 희망하는 활동에 잠재적으로 참여하기 위해, 원하는 작업과 경험은 관계를 가지고 있다. 그리고 새로운 담화는 중재과정 안에서 일어난다. Clark(1993)은 47세 대뇌동맥류를 경험한 직장 동료인 Penny Richardson의 중재를 설명하였다. Clark은 Penny에게 설명을 들었기 때문에 그녀의 인생 담화를 이해하고 있었다. Clark와 Penny는 Penny의 선호하는 작업을 확인하고, 작업 문제를 잠재적으로 해결책을 만들었다. 이 과정에서 한 가지 예를 들어, Clark와 Penny는 보행할 때 Penny의 계속된 균형 문제와 장애의 상징으로 보행기를 계속 사용하는 것을 확인했다. 동맥류를 경험하기 전에 Penny는 자신의 신체가 만족할만큼의 도보와 같은 실외 활동을 즐겼다. 그녀의 익숙한 담화를 다시 이용하고 그녀의 생활에 장벽을 형성하고 있는 것을 제거하기 위해 동기를 증가시키는 것에 집중하였다. 그녀는 실외 활동을 위해 보행기를 이용한 걸음에서 지팡이를 이용한 "지팡이 걷기(cane hiking)"를 시작하였다. 이것과 다른 것들은 Penny를 예전과 새로운 자신으로 연결하는 작업으로 재정립한다.

결론 Conclusion

이 장을 집필한 목적은 작업치료 임상환경에서 담화의 중요성을 아주 간단히 당신에게 설명하기 위해서이다. 우리는 이 장을 읽고 난 뒤, 당신이 사람들이 어떻게 그들의 경험을 해석하고 담화 말하기와 담화 만들기가 어떻게 치료적 과정의 한 부분으로 사용할 수 있는지 이해하기를 원한다. 환자의 이야기를 들음으로써 당신은 그들의 삶의 귀중함, 공포, 희망, 꿈을 찾을 수 있을 것이다. 그들의 특별한 관점의 깊은 이해를 통해 그들의 미래에 희망으로 스토리를 채워줄 수 있을 것이다. 다음 장을 읽었다면 **Box 8.1**에 있는 질문들을 생각해 보아라.

참고문헌 References

Alsaker, S., & Josephsson, S.(2010). Occupation and meaning: Narrative in everyday activities of women with chronic rheumatic conditions. *OTJR: Occupation, Participation and Health*, *30*, 58–67.

Atkinson, P.(1997). Narrative turn or blind alley? *Qualitative Health Research*, *7*(3), 325–344.

Braveman, B., & Helfrich, C. A.(2001). Occupational identity: Exploring the narratives of three men living with AIDS. *Journal of Occupational Science, 8*, 25–31.

Brody, H.(1987). *Stories of sickness*. New Haven, CT: Yale University Press.

Bruner, J.(1986). *Actual minds, possible worlds*. Cambridge, MA: Harvard University Press.

Bruner, J.(1990). *Acts of meaning: Four lectures on mind and culture*. Cambridge, MA: Harvard University Press.

Bruner, J.(1991). The narrative construction of reality. *Critical Inquiry*, *18*, 1–21.

Clandinin, D. J., & Connelly, F. M.(2000). *Narrative inquiry: Experience and story in qualitative research*. San Francisco, CA: Jossey-Bass.

Clark, F.(1993). Occupation embedded in a real life: Interweaving occupational science and occupational therapy. 1993 Eleanor Clarke Slagle Lecture. *American Journal of Occupational Therapy*, *47*, 1069–1078.

Clark, J. A., & Mishler, E. G.(1992). Attending to patients' stories: Reframing the clinical task. *Sociology of Health & Illness*, *14*, 344–372.

Cohn, E. S.(2001). From waiting to relating: Parents' experiences in the waiting room of an occupational therapy clinic. *American Journal of Occupational Therapy*, *55*, 168–175.

Cohn, E. S., Cortés, D. E., Hook, J. M., Yinusa-Nyahkoon, L. S., Soloman, J. L., & Bokhour, B.(2009). A narrative of resistance: Presentation of self when parenting children with asthma. *Communication & Medicine*, *6*, 27–37.

Coontz, S.(2011). *A strange stirring: The feminine mystique and American women at the dawn of the 1960s*. New York, NY: Basic Books.

Crepeau, E. B.(2000). Reconstructing Gloria: A narrative analysis of team meetings. *Qualitative Health Research, 10*(6), 766–787.

Crepeau, E. B., & Garren, K.(2011). I looked to her as a guide: The therapeutic relationship in hand therapy. *Disability and Rehabilitation*, *33*, 872–881.

Fisher, W. R.(1984). Narration as a human communication paradigm: The case of public moral argument. *Communication Monographs*, *51*, 1–22.

Frantis, L. E.(2005). Nothing about us without us: Searching for the narrative of disability. *American Journal of Occupational Therapy*, *59*, 577–579.

Frank, A. W.(1995). *The wounded storyteller: Body, illness, and ethics*. Chicago, IL: University of Chicago Press.

Frank, A. W.(2002). "How can they act like that?": Clinicians and patients as characters in each other's stories. *Hastings Center Report*, *32*, 14–22.

Frank, G.(1996). Life histories in occupational therapy clinical practice. *American Journal of Occupational Therapy*, *50*, 251–264.

Hamilton, T. B.(2008). Narrative reasoning. In B. A. Boyt Schell & J. W. Schell(Eds.), *Clinical and professional reasoning in occupational therapy*(pp. 125–126). Baltimore, MD: Lippincott Williams & Wilkins.

Heilbrun, C. G.(1988). *Writing a woman's life*. New York, NY: Ballantine Books.

Isaksson, G., Josephsson, S., Lexell, J., & Skär, L.(2008). Men's experience of giving and taking social support after their wife's spinal cord injury. *Scandinavian Journal of Occupational Therapy*, *15*, 236–246.

Kirkpatrick, H.(2008). A narrative framework for understanding experiences of people with severe mental illness. *Archives of Psychiatric Nursing*, *22*, 61–68.

Kleinman, A.(1980). *Patients and healers in the context of culture: An exploration of the borderland between anthropology, medicine, and psychiatry*. Berkeley, CA: University of California Press.

Labovitz, D. R.(Ed.).(2003). *Ordinary miracles: True stories about overcoming obstacles and surviving catastrophes*. Thorofare, NJ: SLACK Incorporated.

Leight, S. B.(2002). Starry night: Using story to inform aesthetic knowing in women's health nursing. *Journal of Advanced Nursing*, *37*, 108–114.

Linton, S.(2006). *My body politic: A memoir*. Ann Arbor: University of Michigan Press.

Mattingly, C.(1991). The narrative nature of clinical reasoning. *American Journal of Occupational Therapy*, *45*, 998–1005.

Mattingly, C.(1994). The narrative nature of clinical reasoning. In R. Mattingly & M. H. Fleming(Eds.), *Clinical reasoning: Forms on inquiry in a therapeutic practice*(pp. 239–269). Philadelphia, PA: F. A. Davis.

Mattingly, C.(1998). *Healing dramas and clinical plots: The narrative structure of experience*. New York, NY: Cambridge University Press.

Mattingly, C.(2000). Emergent narratives. In C. Mattingly & L. C. Garro(Eds.), *Narrative and the cultural construction of illness and healing*(pp. 181–211). Berkeley, CA: University of California Press.

Mattingly, C.(2010). *The anatomy of hope: Journeys through a clinical borderland*. Berkeley, CA: University of California Press.

Mattingly, C., & Fleming, M. H.(1994). *Clinical reasoning: Forms of inquiry in a therapeutic practice*. Philadelphia, PA: F. A. Davis.

Mattingly, C., & Garro, L. C.(2000). *Narrative and the cultural construction of illness and healing*. Berkeley, CA: University of California Press.

Mishler, E. G.(1984). *The discourse of medicine: Dialectics of medical interviews*. Norwood, NJ: Ablex.

Polkinghorne, D. E.(1988). *Narrative knowing and the human sciences*. Albany, NY: State University of New York Press.

Price, M. P., & Miner, S.(2009). Mother becoming: Learning to read Mikala's signs. *Scandinavian Journal of Occupational Therapy*, *16*, 68–77.

Riessman, C. K.(1993). *Narrative analysis*. Thousand Oaks, CA: Sage.

Riessman, C. K.(2008). *Narrative methods for the human sciences*. Newbury Park, CA: Sage.

Schwartzman, H. B.(1989). *The meeting: Gatherings in organizations and communities*. New York, NY: Plenum.

Simmons, D. C., Crepeau, E. B., & White, B. P.(2000). The predictive power of narrative data in occupational therapy evaluation. *American Journal of Occupational Therapy*, *54*, 471–476.

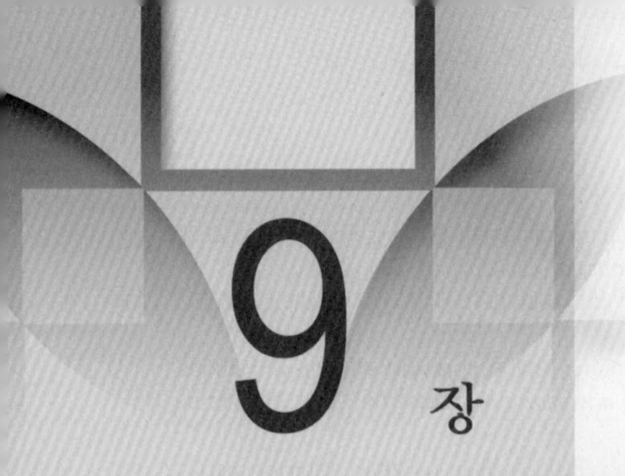

9장

슬픔의 책, 꿈의 책에서 발췌함

An Excerpt from The Book of Sorrows, Book of Dreams

정재엽 옮김

개요

편집자의 머리말 Unit Editor's Prologue

30대의 Mary Feldhaus-Weber는 보스턴에서 살았고, 성공적인 극작가, 영화제작자, 텔레비전 프로듀서였다. 그녀는 공영방송(PBS)을 위한 다큐멘터리 제작을 했다. 그녀는 또한 오프오프 브로드웨어(off-off-Broadway)연극을 제작했었다. 그녀는 난소암으로 3년간 투병 끝에 사망한 친구에 관한 다큐멘터리 영화로 한 여자의 이야기: 존 로빈슨의 제작을 막 끝내고 상을 받았다. 1979년 12월 이 영화가 공영방송으로 방영되기 3주 전, 차의 보조석에 타고 있었던 Mary는 음주 운전자에 의한 충돌사고가 났다. Mary는 뒤집혀진 차 안에서 병원 응급실로 급히 이송되었다. 그러나 사고가 날 때 그녀의 머리는 차의 창문에 부딪혔고 매우 늦은 밤에 병원으로 이송되었다. 3일이 지나고 Mary는 발작(seizures)을 했다. 1달 뒤 그녀는 외상성 뇌손상으로 인한 간질, 발작으로 진단받았다. 그녀는 차사고가 났을 때 머리를 부딪쳐서 뇌손상을 받았다. 그녀는 외상성 뇌손상으로 입원을 하였다. 그녀의 발작은 초기에 약물로 잘 조절되지 않았다. 최근의 새로운 약물은 발작을 잘 조절하였지만, 다시는 직장으로 돌아가지 못했다.

이 내용은 뇌손상과 발작을 경험한 Mary Feldhaus-Weber's의 이야기로 그녀가 직접 쓴 글들이다. 이것은 그 진행상황을 쓴 '슬픔의 책, 꿈의 책'으로부터 발췌하였다. 이야기의 첫 번째 부분은 1979년에서 1981년 사이의 이야기이다. Mary는 그녀와 함께 일했던 작업치료 학생과 친구에게 그녀의 이야기의 한 파트를 받아쓰게 하였다. Mary는 그녀의 이야기의 세 파트는 직접 썼다. 장을 통해서 나타낸 것은 Mary의 그림들을 참고하였다.

참고 : 이 기록은 2009년 출판된 당시 최신 개정되었다.

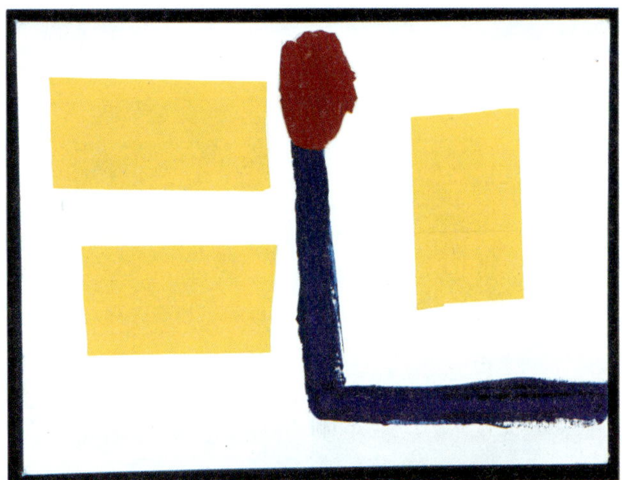

그림 9.1 교차: 사고 이후 오랜 시간 동안, 나는 자동차 사고를 계속 떠올렸다. 결국 나 자신 외부의 기억을 위해 그림을 그렸다. 여기 교차점이 있고 내가 타고 있던 차가 있다. 그런 뒤 충돌이 있었고 차와 내가 부딪혔다.(Courtesy of Mary Feldhaus–Weber.)

1979년에서 1981년까지

Unit Editor's Prologue

사고

사고에 대해서 나에게 말해주세요. 내 친구 Sally는 준비 중인 존 로빈슨 영화의 작업을 마치고 전국방송 예정날짜를 맞추기 위해 오전 3:00에 나를 집으로 태워주었다. 대형 미국 차가 빠른 속도로 달려와서 우리가 타고 있는 소형 외국차의 보조석으로 부딪혔다.

나는 보조석에 타고 있었다. 우리가 타고 있던 차는 강하게 부딪혔고 두 차는 완전히 뒤집어졌다(**그림 9.1**, "교차"). 나의 머리는 보조석의 창문 옆으로 부딪혔다. 유리는 관자놀이 윗부분의 머리가 부딪혀 완전히 산산조각 났고, 부딪힌 충격으로 모든 유리조각들이 떨어져 나갔다(**그림 9.2**, "산산조각"). 응급실에 있던 사람들은 내 얼굴에 유리조각 상처가 없는 사실에 놀랐다. 나는 그들에게 나의 단단한 스칸디나비아 머리는 돌이나 다이아몬드와 같이 유리보다 더 강하다고 말했다.

나는 우리를 향해 오던 차의 불빛을 기억할 수 있다. 나는 우리가 길 밖으로 나갈 수 없었던 감각도 기억할 수 있다. 나는 내 친구에게 "조심해" 라고 소리쳤었고 그 뒤 차의 충격이 있던 것을 기억할 수 있다. 그러나 이상하게도 차가 부딪혔을 때 시간과 공간이 만들어내 완충작용으로 내가 타고 있던 있는 차는 실제로 부딪히지 않는 느낌을 받았다.

나는 또한 내 차의 운전자인 내 친구 Sally Schreiber-Cohn이 충격이 있었던 순간 손을 뻗어 온 몸으로 나를 막아

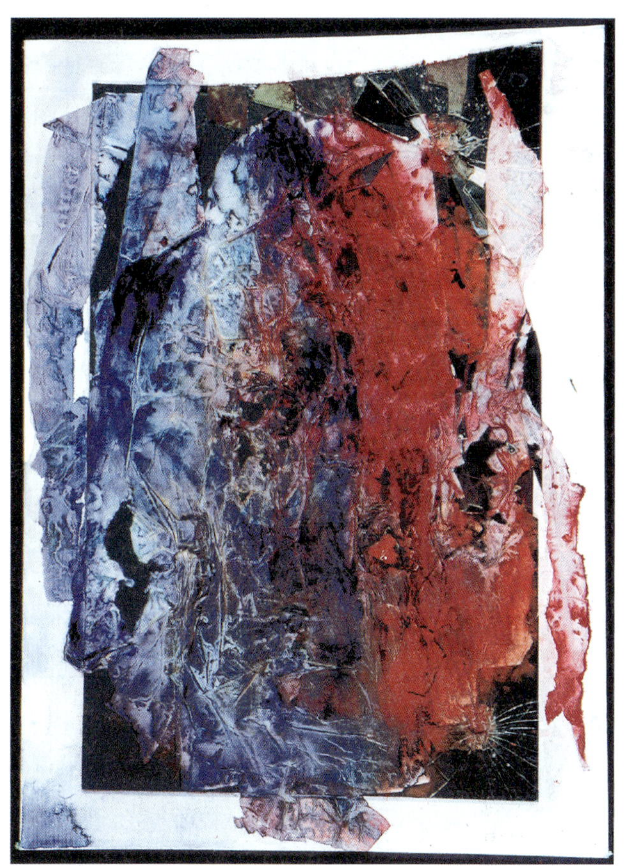

그림 9.2 산산조각: 11/20/83—난 이 그림을 사고 15주년 기념으로 그렸다. 나는 아직도 내가 피를 흘리며 죽은 것처럼 느꼈다. (Courtesy of Mary Feldhaus–Weber.)

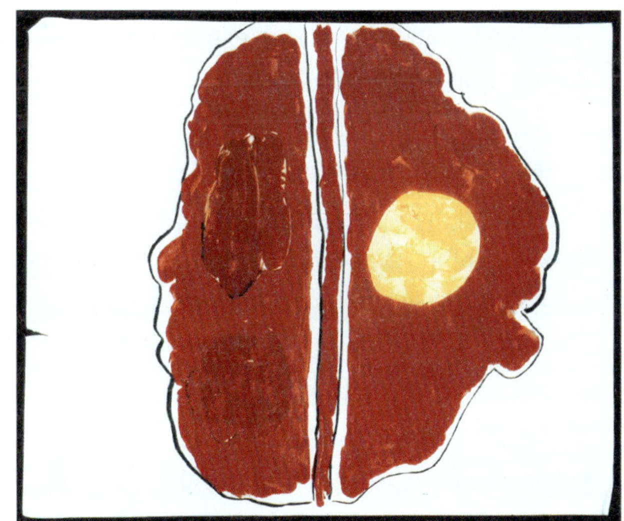

그림 9.3 손상된 뇌: 1981—그림을 그리기 시작했을 때 나는 내 자신의 두뇌가 보일 것 같은 그림을 그렸다. 이 그림에서 나는 양쪽에 끔찍한 상처를 입은 뇌를 그렸다. 그 후 의사가 내 CAT 스캔을 했을 때 실제로 두뇌가 손상되었었다.(Courtesy of Mary Feldhaus– Weber.)

주었다고 확신한다. 나는 이 일을 전적으로 확신한다. 우리가 병원으로 갔을 때, 나는 그녀에게 물어 보았다. 그녀는 "아니, 내 양손은 핸들을 잡고 있었어." 라고 말했다. 다른 차가 몇 인치 뒤에서 부딪혔다면 나는 아마도 목이 잘려 나갔을 것이다. 그러나 그 곳에서 두 대만 서로 부딪혔다. Sally는 타박상과 심각한 부상을 입었다. 모든 손상은 나의 뇌 안에서 일어났다. 한 의사는 뇌의 형태를 만약 누군가 젤로(Jello)를 가지고 있을 때로 비유하여 그것을 매우 강하게 벽에 집어 던졌을 때의 상황으로 설명하였다. 이것은 머리뼈 한쪽면의 뇌가 강하게 부딪히고 다시 뒤로 튕겨져 나와 머리뼈의 다른 쪽으로 부딪히면서 나는 오른쪽과 왼쪽의 뇌손상을 남겨졌다. 비록 머리 한쪽만 창문에 부딪혔지만 나는 양쪽 뇌의 손상이 생겼다(**그림 9.3**, "손상된 뇌").

사고 6개월 후

사고 6개월 후 나는 더 많은 발작을 하기 시작했고 그로 인해 나는 더 이상 혼자서 살아갈 수 없다는 사실을 명백하게 인식시켜 주었다. 그래서 나는 어머니에게 남쪽 Dakota에서 와서 내 옆에 머물도록 부탁했다. 어머니는 78세였고 아버지는 어머니가 곁에서 보살펴 주기를 원한다는 사실을 알기 때문에 나는 아주 마지못해 요청하였다. 어머니가 여기에 왔을 때 매우 안 좋은 상황이라는 사실을 인지하지 못했다고 말한 사실을 기억한다. 왜 내가 더 빨리 어머니를 부르지 않았을까? 그 때는 발작이 어떠한 종류로도 조절할 수 없었던 시간이었고 다시말해 나는 매우 아팠었다.

나는 매일같이 앉아 있었고 낮과 밤을 구분하며, 어머니가 바쁘거나 자거나 우는 것을 알았다. 때로는 전화가 울렸고 의사를 만나는 날도 있어도 때때로 머리의 통증을 느꼈다. 어머니는 "차갑게 젖은 수건을 머리 위에 올려주면 도움이 되겠니?" 라고 물었다. 나는 발목을 삔듯한 다리 느낌과 다리에 수건을 감아준 어머니를 기억한다. 그리고 어머니는 화장실에서 수건을 적셔서 머리주변을 감아주었고, 나의 뇌는 삔듯한 다리와 비슷한 느낌을 주었고 근육은 힘을 잃었다. 경련을 일으키고 긴장된, 경련, 두려움으로 가득찬.

많은 것들이 변하고 시간이 흐르면서 통증은 멈추었고 나는 침대덮개의 색이 파란색이란 것과 강아지가 먼지 속에 구르는 것이나 어머니가 점심식사로 스프를 준비하는 것을 알았다. 그리고 우리는 발작 후 또는 의사가 "발작(spells)"이라고 부르는 것을 한 이후 나는 협응(coordination)이 되지 않고 스프를 마시거나 숟가락을 잡는 것이 너무 혼란스러웠다. 왜냐하면 어머니는 스프를 매우 좋아하기 때문에 우리는 큰 숟가락, 작은 숟가락, 큰 컵, 작은 컵을 가지고 여러 번 스프를 먹기를 시도하였다. 그리고 토마토 스프가 가장 먹기 쉽다는 결론을 내렸다. 아니, 나는 그렇지 않았다. 결국 난 어머니에게 스프를 좋아하지 않고 오랫동안 그래왔다고 말했다. 그러므로 우리는 다른 음식을 시도할 수 없냐고 물어보았다.

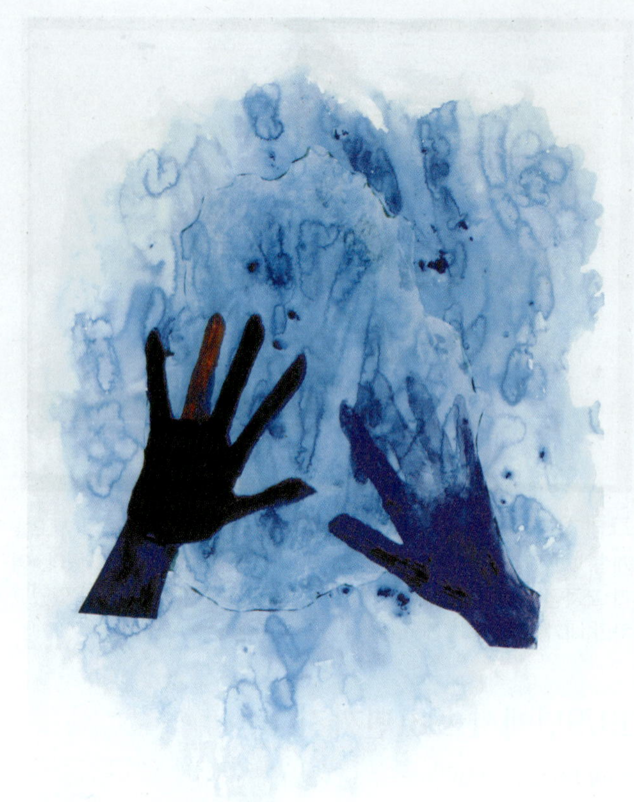

그림 9.4 파란 발작: 효과가 있는 약을 발견하기 전 나는 계속해서 발작을 했다. 이 그림은 마치 내 외부의 힘(손)이 얼음 아래 내 두뇌로 뻗쳐진 것 같은 느낌이었다. 나는 겁 먹었고 절망했으며 무기력했다. 그것이 날 풀어주기 전까지 말이다. 손가락 하나는 붉은색이었는데 이는 발작 중 내가 통증을 느꼈기 때문이다. 이 그림은 많은 사람들에게 알려졌다. 내 친구 Sally는 내 발작을 자주 봤지만 그 느낌이 어떨지 전혀 이해할 수 없었다고 했다. 이 그림이 그것을 "이해할 수 있는" 유일한 것이라고 했다.(Courtesy of Mary Feldhaus-Weber.)

이 시기에 나는 계속해서 발작을 했었다. 내가 발작을 하는 짧은 시간 동안 입 안에서 강한 금속의 맛과 함께 '멍한(spacey)' 느낌을 가졌고 발작 후에는 혼란스럽고 지남력을 상실했다. 내가 느꼈던 발작은 얼음 아래로 잡아당기거나 바람, 눈보라, 비바람이 맹렬이 부는 것처럼 갑자기 나의 뇌를 감싸는 강한 힘으로 작용하였다.(**그림 9-4**, "파란발작"). 얼음 아래의 물에서 숨 쉬는 것이 가능하다면 그동안 나는 강한 힘으로 붙잡혀 있다는 것을 알았다. 만약 내가 조금이라도 투쟁하면 나는 통증, 공포가 더 심해지는 것을 알았다. 발작을 하는 동안에 내 안에서는 아우성치는 소리로 가득했고 나는 맹렬이 불어치는 것들이 없어질 때까지 완전히 잠잠해 지는 것에 집중하였고 발작은 멈추었다.

끈기, 포부, 창조성. 이 모든 것들은 내가 여기에서 스스로 아무 도움도 줄 수 없는 사람으로 만들었다. 나는 매우 두려웠고 나는 혼자였다. 나는 내가 겪은 일을 다른 사람에게 말하거나 물어보는 단어들이 길지 않다는 것을 알았다. 나는 그저 어떻게 다치는지 느꼈고 강한 힘이 나를 놓아줄 때까지 완전히 상처를 입지 않았다. 나는 발작이 나를 붙잡거나 놓아줄 때에도 아무런 조절을 할 수 없었다.

나의 친구 Sally는 나를 보았을 때 꺼져가는 초를 보는 것과 같았다고 말하였다. 그것은 나에게 남은 것이 3%밖에 없는 것처럼 그녀에게 보여졌다.

나는 완전히 실패한 느낌을 받았다. 나는 여러 번 되풀이되며 멈추는 것 같았다. 이것은 어떠한 이유에서든 내가 죽은 것 같은 느낌을 주었고 계속해서 죽어 있는 것 같았다.

사고 1년 후

어머니는 남쪽 Dakota로 되돌아가셨고 나는 혼자서 생활하셨다. 사고 1년 후 어느날 신경과 전문의 사무실에서 나는 여전히 혼란스럽고 깊은 안개 속에 있는 느낌으로 겨우 의사 넥타이를 알아보았다. 밝고 깨끗한 노란색의 마리모코사(Marimekko)의 넥타이이었다. 나는 노란색이란 것을 알기 시작했다. 그것은 내가 사고 이후 처음으로 어떤 것을 알아차린 것이었다. 나는 내가 본 것을 이해하였다. 노란색. 안개가 잠시동안 걷혀지는 듯했다. 나는 무엇인가를 이해하였고 그것을 이해하기 위해 투쟁하지 않아도 되었다. 나는 바른 길로 가고 있다는 사실을 기억할 수 있다.

내가 퇴원하는 날 누군가 나에게 포스터 화구 세트를 주었고, 나는 작고 밝은 선명한 노란색 데이지를 그렸다(**그림 9.5**, 데이지). 그리고 나는 그림을 그리기 시작했다. 내가 그림을 그리기 시작했을 때 이전에 한 번도 그림을 그려본 적이 없었지만 내 그림이 매우 나쁘지 않는다는 사실에 놀랐다. 그림은 누군가가 있던 없던 내 스스로 할 수 있는 한 가지였다. 내가 멍하거나 아팠다면 그것조차 할 수 없었다. 나는 그저 종이의 한 조각 위해 누워있었고 나는 발작이 오고 간 후에 계속해서 다시 그림을 그렸다.

어느 날 나는 10개나 되는 그림을 그렸다. 뒤를 돌아보면 나는 나의 상황을 이해하기엔 절망적이라는 것을 알 수 있었다. 나는 사람들이 하는 말은 들을 수 있지만 어떠한 감각도 만들어 내지 못한다. 나는 그들의 얼굴을 보았다. 나는 그들의 입이 움직이는 것을 보았지만, 그들이 나에게 하는 말에는 집중할 수 없었다. 나는 다시 생각했다: 나는 이 모든 것을 나 스스로에게 설명하려고 노력했다- 나에게 무슨 일이 일어났는지- 왜냐하면 어느 누구도 나를 이해할 수 없기 때문이다. 그래서 나는 그림을 그린다. 오직 내가 그림을 그리는 그 시간만이 내가 사람임을 느끼게 해주었다.

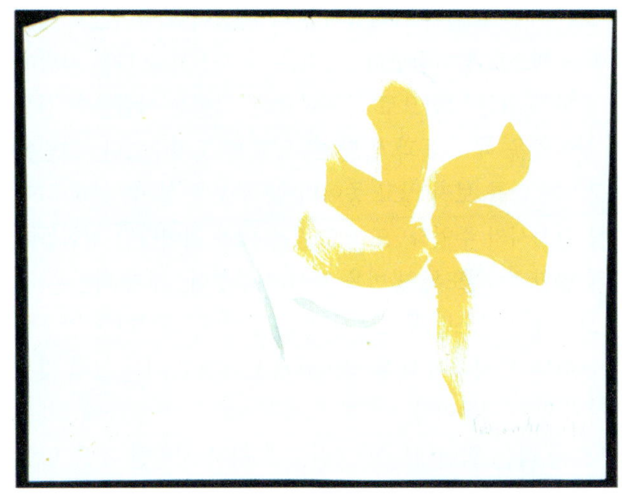

그림 9.5 데이지: 1980년 12월 – 내가 그린 첫 그림이다. 사고 1년 뒤 나는 이 겸손한 노란색 데이지를 그렸다. 나는 큰 절망에 빠지게 되었다. 나는 그림을 공부한 적이 없지만 생존하기 위해 싸워야 하거나 그냥 포기해야 된다는 걸 알았다. 데이지 색은 내 신경과 전문의 넥타이 색이다.(Courtesy of Mary Feldhaus-Weber.)

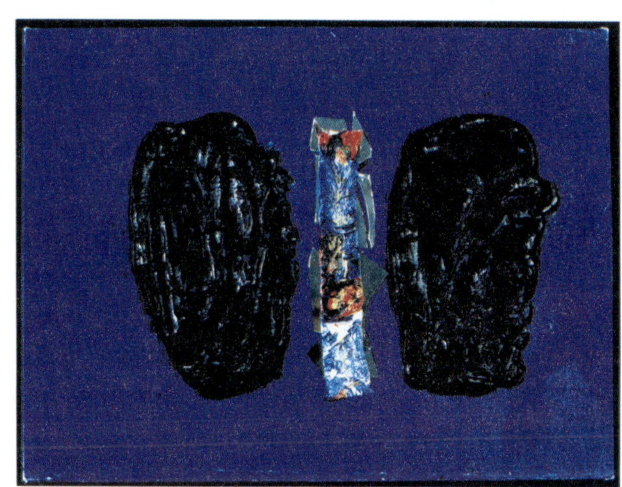

그림 9.6 뇌 반구: 누군가 뇌를 치유하기 위해서는 부상당한 뇌의 두 반구가 다시 서로 의사소통 하는 법을 배우고 그들이 작용하는 새로운 방법을 찾아야 된다고 했다. 오른쪽은 왼쪽이 한 것을 사용해야 했다. 이 그림에 나는 두 개의 반구 사이에 깨진 거울을 넣었다. 내 두뇌가 점점 낫고 있다는 생각은 불가능하고 고통스럽고 힘든 일이라 생각했다.(Courtesy of Mary Feldhaus-Weber.)

나는 아크릴물감, 젖은 티슈페이퍼, 포스터 물감을 가지고 손으로 그림을 그리기 시작했다. 나는 물건의 형태와 색을 그렸다. 나는 뇌를 그리기 시작했다. 나는 발작의 경험을 그리기 위해 노력했고 계속해서 그렸다(**그림 9.6**, 뇌반구). 다소 짧은 시간, 나는 내 스스로 예술가의 모델이 되었고- 내가 보는 것은 모델이 아니었지만 나 자신이 모델이었고 내적 경험을 색으로 탈바꿈했다. 그림은 나 자신보다 다른 사람에게 말하기 위한 방법으로 사용되었다. 그림은 사람들이 집으로 찾아왔을 때 그들과 말할 수 있도록 도와주었다. 그림은 누군가가 나를 보지 않고 종이의 한 부분을 볼 수 있게 하여 나를 안심시켜 주었다. 또한 그림은 내가 겪어왔던 경험들에 대해 말할 수 있도록 방법을 제시해 주었다. 내가 바라는 것은 그림들이 안쓰럽게 보이지 않는 것이다. 왜냐하면 안쓰럽게 보이는 건 상황이 매우 악화되게 느껴졌고 나는 그런 것을 원하지 않기 때문이다.

또한 나는 긁어내듯이 그림을 그리기 시작한 것을 알았다. 나는 영화를 만드는 일에서 최고의 자리에도 있었지만 지금은 물감을 짜내기 위해 온갖 힘을 쓰고 있다. 나는 인내심을 스스로에게 배워왔다. 나는 처음이었으며 그것에 대해 감사해 한다.

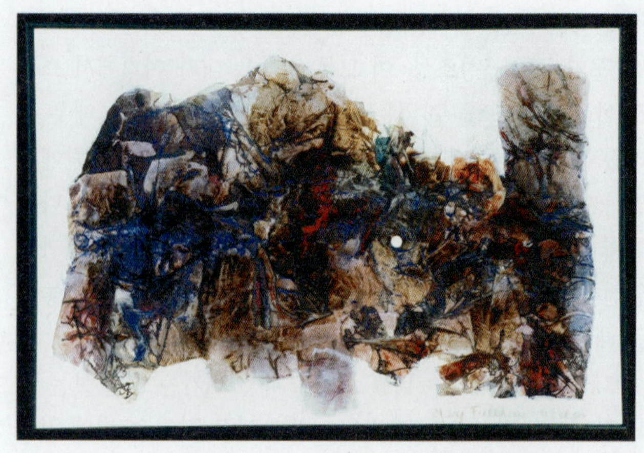

그림 9.7 수상돌기: 내가 더 좋아지기 시작했을 때 그린 그림이다. 나는 나와 같이 일하는 신경과의 전문용어를 사용하기 시작했다. 그들은 뇌의 일부가 어떻게 소통하는지를 설명했다. 나는 집으로 돌아와 수상돌기가 어떻게 생겼는지 생각했다. 아름다웠고 기이했다. 이 그림은 내가 가장 좋아하는 그림 중 하나이다.(Courtesy of Susan Mc Ginley.)

사고 2년 후

나는 여전히 나의 뇌에 일어난 일이 어떤 것인지에 대해서 실제로 그림을 그리지 못하며 그것에 대해 생각하기 위해 많은 시간을 보냈다. 어떤 일이 일어났는지에 대해 생각해보자(**그림 9.7**, 수상돌기). 나는 의사, 간호사, 사회사업가들로부터 설명을 들었지만 어느 누구도 이해하기 쉽게 설명해주지 않았다. 나는 내가 잠자리를 펴고 시간을 말하고 수를 세는 것과 같은 간단한 것도 수행할 수 없다는 것을 알았다. 더하거나 빼고, 얼굴을 알아보고, 오른쪽, 왼쪽을 말하거나 읽는 것, 나에게 말하는 다른 사람의 말을 이해하는 것, 어떤 것을 기억하는 것과 같은 간단한 것도 수행할 수 없었다. 그리고 아마도 내가 내 스스로를 느끼지 못하다는 것이 가장 나쁜 것이었다. 나는 내가 다른 사람처럼 느껴졌지만 내가 알던 어느 누구와도 같지 않았다. 나는 나 스스로에게 이상한 사람처럼 느껴졌다. 나는 나를 잃었다(**그림 9.8**, 자화상).

내가 계속해서 발작을 하던 날, 나는 내 친구 Sally에게 와달라고 그리고 내곁에 있어 달라고 부탁했다. 그 시간동안 우리는 내가 더 좋아지지 않을 것이라는 것을 알았다. 사실, 나는 간신히 버티고 있었다.

매일의 기도는 엄숙하고 길었다. 나는 항상 느꼈다. 나는 항상 검고 푸른 멍 자국이 있었다. 내가 발작을 일으켰을 때 나는 입 안쪽을 깨물어서 출혈이 생겼고 나의 날카롭게 부러진 앞니는 아랫입술을 깨물었다. 때로는 나는 발작동안 손가락으로 나의 눈을 찔러서 충혈되고 며칠 동안 부었던 적도 있다. 나는 내 머리도 때렸고 팔꿈치도 다쳤고, 혼자서는 안전하게 살아갈 수 없을 것이라고 생각했다.

나는 사고 이후 영화사가 문을 닫았을 때 수입을 잃었고 그로 이해 건강보험도 잃었다. 이러한 요인들 때문에 나의 유일한 선택은 복지시설로 가거나 요양원으로 가는 것 밖에 없었다. 나의 신경과 의사는 내가 만약 앞의 선택을 한다면 다시는 헤어 나오지 못할 것이라고 생각했다. 나는 그가 많은 사람들이 보호시설로 보내지는 것을 보았다고 생각했다. 즉 보호시설로 보내진 사람들은 무력해지고 삶을 포기해 버려진다. 나는 아직 싸우기 위한 최소한의 힘을 가지고 있다; 나는 기능적이고 성공적인 사람이다. 나에게 남은 3%의 힘은 싸우기 위한 3의 힘이다. 우리는 모든 요소들을 안고 싸울 것이며 나는 앞으로 더 나아질 것이다. 어떻게든 나는 살아나갈 것이다. 또한 나는 누군가의 도움이 필요로 하는 절망적인 상황이라는 것을 알고 있다.

마지막으로 사고 2년 후보다 더 시간이 지나서도, 우리는 나를 도와주는 누군가가 필요할 것이다. Sally는 능력있는 작업치료사가 있다고 말한 치료사 친구에게 전화를 했다. Sally가 Anna Deane Scott라는 작업치료사에게 전화를 했을 때 그녀는 뇌 손상에 대해 아주 적은 부분을 알고 있다고 말했다. 그녀는 보스턴 대학교 교수였고 유명한 작업치료 교재 등의 집필자였다. 그녀는 나를 만나기 위해 우리 집으로 방문하였다.

그녀가 나를 처음 만났을 때, Anna Deane은 내가 검은 침상에 앉아 울고 있었다고 나중에 나에게 말했다. 우리는 대화를 나누었다; 그녀는 나의 개를 칭찬하였고 그녀가 기르는 개에 대해 나에게 말했다. 그녀가 떠난 뒤, 나는 그녀가 우리의 만남에 대해 어떻게 생각하는지를 물어 보기 위해 전화를

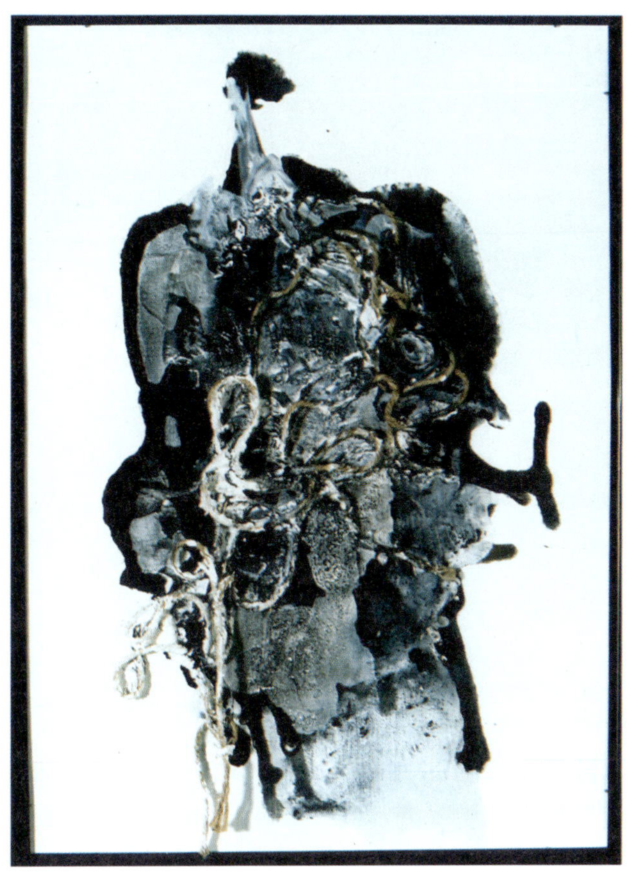

그림 9.8 자화상: 작은 손잡이가 내 머리였다. 나는 지능이 없어졌다고 생각했다. 나는 혼란스러웠다. 나한테는 아무 일도 없었다.(Courtesy of Mary Feldhaus-Weber.)

했다. 나는 그녀가 내가 가망이 없다고 느낄까봐 두려웠다. 나는 나와의 만남에 대한 그녀의 생각을 물었다. Anna Deane은 "나는 슬픔을 느꼈다" 고 말했다. 그녀는 나에게 사실대로 말해 주었다. 나는 그녀를 신뢰할 수 있다는 사실을 알았다.

Anna Deane가 올 때마다 우리는 나에게 문제가 되는 집에 대해 이야기를 나누었다. 나는 발작 후에 멍해졌을 때 샤워하다 넘어지는 것이 두려웠고 우리는 샤워 의자를 놓고 벽에 바를 설치했으며 욕조 안과 밖에 고무깔개를 놓았다. 이러한 변화들을 위해 우리는 문제를 파악하고 해결을 시도하고 나타난 문제들을 발견하기 위해 몇 달을 함께 일했다. 샤워의 경우 나는 마침내 샤워를 할 수 있었고 더 이상 두렵지 않았다. 또한 나는 혼란스러운 상황일 때 가스레인지의 불꽃에 화상을 입을 까 두려웠고 우리는 큰 전기 열판으로 바꾸었고 그 결과 내 옷에 불이 붙거나 화상을 입는 두려움 없이 음식을 데울 수 있었다.

나는 무엇인가를 하는 능력을 잃었다. 나는 어떠한 과제를 수행하는 단계는 알고 있지만 무엇을 먼저 해야 하는지를 알지 못했다. 나는 순서화하는 능력을 잃었다는 사실을 나중에 알게 되었고, 이것은 뇌의 이마엽이 손상되었을 때 일어날 수 있는 일이다. Anna Deane과 나는 다시 어떤 일을 할 수 있도록 가르치는 방법을 발견하기 위한 일을 시작했다. 그녀는 무엇인가 할 때 항상 다른 방법을 사용하도록 말하였다. 첫 번째로 우리는 내가 여전히 얼마나 배울 수 있는지를 발견했다. 당신은 내가 Anna Deane과 나 스스로 말할 때 내가 항상 우리가 이것을 한다고 말하고, 우리가 그것을 결정한다고 말한다는 것을 알 수 있을 것이다. 다른 많은 건강 전문가들과는 달리, Anna Deane의 규칙은 나에게 무엇을 하라고 말하지 않았고 나와 함께 했고 나에게 자율권을 주었다. 그녀는 계속해서 나에게 중요한 것이 무엇인지 물어보았다. 내가 어떤 것들을 어떻게 생각하는지? 내가 원하는 것이 무엇인지? 그리고 그녀는 내가 하는 말을 들어주었다. 놀라웠다!

내 삶의 문제 중 하나는 현관문을 열지 못하는 것이다. 우리 집에는 두 개의 문이 있다. 하나는 바깥쪽 문이고 다른 하나는 안쪽 문이며 나는 두 개의 다른 열쇠를 가지고 있다. 누군가가 내가 갔던 몇몇의 장소들 중 하나인 의사 사무실에 집으로 나를 데려다 준다면 나는 종종 열쇠를 자물쇠에 넣으려고 시도하지만 할 수 없었다. 나는 계속해서 문을 열기 위해 시도하지만 몇 시간처럼 느껴지고 집으로 들어가는 동안 절망감을 느낀다. 나는 누구든 떠나기 전에 내가 집안으로 들어갈 수 있게 데려다 달라고 부탁한다. 종종 그들은 나를 위해 문을 열어준다. 나는 간단한 것도 할 수 없고 멍청하다는 생각이 든다.

Anna Deane은 내가 집으로 들어가기 위해 시도하는 것을 보고 문제가 무엇인지 이해한다고 말했다. 그녀는 내가 한 개의 열쇠로 바깥문을 열 수 없을 때 내가 다른 열쇠를 사용하도록 말해주었다. 다른 열쇠로 시도하는 것은 나는 생각도 못해 본 일이다. 나는 잘못된 열쇠로 계속해서 문을 열기 위해 한없이 서 있었다. 그러나 내가 이 새로운 전략을 알았을 때 나는 자유롭게 나의 집으로 들어갈 수 있었고 언제나 스스로 문을 열수 있었다. 나는 내 자신에게 희망을 가지기 시작했다.

Anna Deane과 나는 언어적 지시를 이해하거나 곧잘 따라하는 것이 나에게 불가능한 일이라는 것을 알게 되었다. 그러나 만약 내가 다른 사람이 지시를 듣고 과제를 수행하는 것을 볼 수 있다면 어떤 장소에서든 같은 시간에 과제에 내 손을 올려놓고 많은 시도 후에 스스로 다시 할 수 있을 것이다.

Anna Deane은 우리가 나의 뇌의 한 부분이 여전히 일을 하고 있다는 사실을 잊고 있다고 말했다. 우리는 여전히 기능적인 나의 뇌로 자극을 주어 가능한 만큼 많은 감각을 사용한

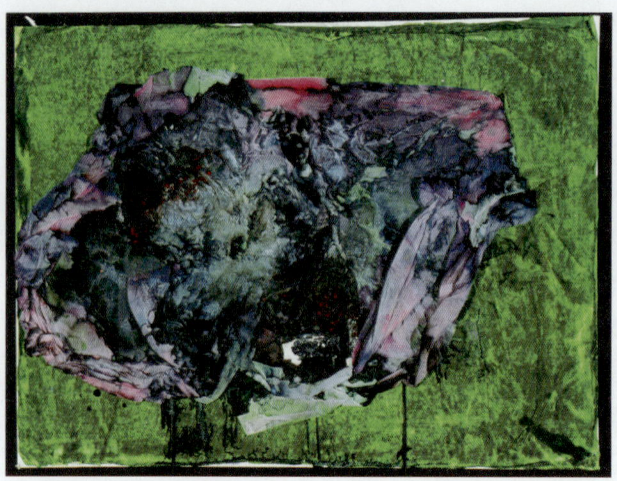

그림 9.9 내 슬픔의 색: 나는 교육재활 분야의 한 여성을 만났다. 그녀의 도움으로 나는 수 세기 개념을 다시 이해할 수 있었다. 7개월 뒤 나는 4까지 셀 수 있었다. 나는 기뻤다. 어떤 이유로 나는 전혀 이해할 수 없었고 그녀가 있었던 기관은 그녀를 해고했다. 나에게는 엄청난 손실이었다. 슬픔 위의 슬픔이었다. 당신을 도울 수 있는 누군가를 찾을 때 그들은 금과 같다. 나는 그녀를 해고한 사람에게 화가 났고 아주 슬펐다.(Courtesy of Mary Feldhaus-Weber.)

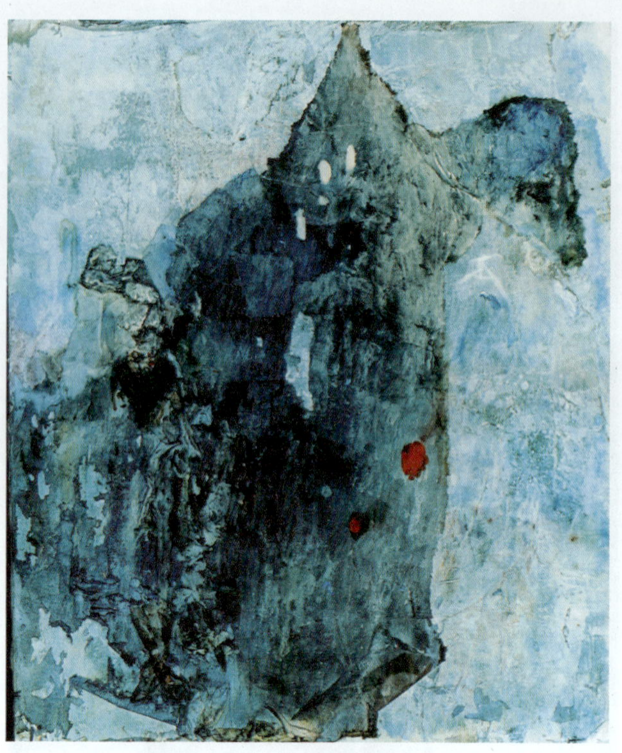

그림 9.10 고블린: 재미를 위해 그렸다(Courtesy of Mary Feldhaus-Weber.)

다면 성공을 위해 최선의 변화를 가져올 것이라고 말했다. Anna Deane이 이것에 대해 처음으로 말했을 때 잘 알려지지 않는 부분의 가장 초기의 방법으로 들렸고 이 모든 것은 나의 안에서 일어났다. 우리는 여전히 그곳에 있는 나를 찾았다. 그러나 그녀의 말이 맞았다. Anna Deane의 도움으로 나는 완전히 모든 것을 다시 배웠다.(매일 스스로 활동들을 유지). 이것은 그녀가 내 삶의 되찾게 해주었다고 말해도 과언이 아니었다.

Anna Dane과 나는 나의 일상생활들을 모니터하며 기록했다. 한 가지 문제는 내가 시간 개념을 잃어버린 것이다. 간질로 매일 정해진 시간에 정해진 많은 알약을 먹는 것은 매우 중요하다. 이것은 매우 간단한 일이지만 만약 당신이 하지 못한다면 발작은 다시 일어날 것이다. 또한 당신이 알약을 먹기 위해서는 음식을 먹고 규칙적으로 휴식을 취해야 한다. 그리고 내가 전에 Anna Deane와 만났을 때 내가 알약을 먹었는지, 점심을 먹었는지 개를 데리고 나왔는지 기억하지 못했다; 나는 점심인지 아침인지 몇 일인지 말할 수 없었다.

점차적으로 여러 달과 많은 실패를 거치면서 우리는 자석 칠판에 아침, 점심, 저녁을 나누어 기록하였다. 우리는 내가 단어보다 색을 더 잘 이해하는 것을 발견함에 따라 하루를 나누기 위해 다른 색의 자석을 사용했다. 내가 여전히 색을 기억하는 것을 발견한 것과 같이 모든 승리에는 그 만큼의 패배도 있었다. Anna Deane은 항상 다른 방법이 있다고 말했다. 우리는 다른 방법을 찾아야 했다. 그리고 실패할 때마다 그녀는 내 뇌에 대해, 그것이 아직 효과가 있는지 그리고 어떻게 효과가 있는지에 대해 알아갔다. 그녀는 "실패"라는 것은 없다고 말했다. 그녀는 우리가 새로운 것을 도전할 때마다 무언가를 배웠다.

반면 나는 실패를 아주 예리하게 느꼈다. 나는 빨랐었고 삶이 나에겐 쉬웠기 때문에 단순한 일을 되풀이 해서 노력하고 실패하는 것에 익숙하지 않았다. 약 먹는 것을 기억하는 것과 같은 우리가 하려고 했던 일은 매우 간단하지만 매우 중요했다. 나는 인내심이 없었고 예전의 나를 기준으로 나를 판단했다. 실패할 때마다 나는 많은 눈물을 흘렸다.

나는 Anna Deane 앞에서는 울지 않으려 했다. 내 강아지 Desmond와 Todd는 내가 우는 것을 들었다. 내가 그들을 만지면 털이 다 젖었었다. 처음에는 당황스러웠지만 내가 울었다는 것을 기억해냈다. 강아지들은 눈물로 젖은 소파에서 내 옆에 앉아 있었다. Anna Deane은 슬퍼하면서도 내가 필요한 일을 하고 있다고 말했다. 나는 많은 것을 잃었다. 그리고 슬프게도 과거는 지나가지 않았고 새로운 일을 하는 것이 어려워졌다. 그 슬픔은 계속 되었다(**그림 9.9** "내 슬픔의 색" 참고). 그러나 다른 한편으로 나는 사물의 균형을 볼 필요가 있었다. 나는 나를 행복하게 하고 기쁨을 주는 것을 찾을 필요가 있었다(**그림 9.10**, "고블린" 참고). 이는 때때로 슬퍼하는 것만큼 어려웠다. 이 두 가지는 연결되어 있다는

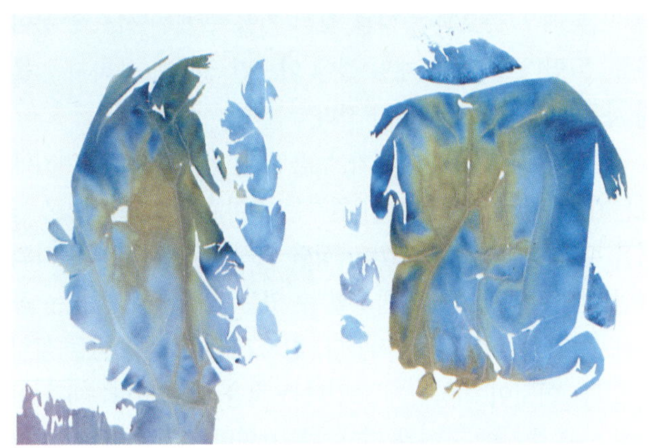

그림 9.11 치유된 뇌: 1983 초기- 이 그림은 내가 어떻게 손상된 뇌를 생각하는지와 치유된 뇌를 어떤건지 나란히 보여준다. (Courtesy of Mary Feldhaus-Weber.)

것이 확실해졌다.

그래서 우리는 자석 보드 시스템을 더 정교하게 만들었다: 각 시간의 색깔 자석, 약 먹기, 점심 먹기, 강아지 밥 주기 등이다. 활동이 끝나면 나는 자석을 완료되지 않은 카테고리에서 완료된 카테고리로 옮겼다. 차트는 컸고 컬러풀 했으며 방에서도 이를 볼 수 있어서 내가 한 일과 아직 하지 않은 일, 그리고 어떻게 하는지를 말할 수 있었다. 결국 시간과 기억은 제어가 되는 듯 했다(**그림 9.11**, 치유된 뇌).

Anna Deane은 매주 내 집으로 와서 한 시간 동안 있었고 방문 사이의 시간에는 전화로 통화를 했다. 내가 그녀와 있었던 해에 나는 내 삶에서 약간의 변화를 느꼈고; 내 삶에 대한 세부사항이나 내 인생이 다시 나타나기 시작한 사람들에 대해 제어할 수 있었다. 영화를 찍지는 않았지만 침대의 시트를 바꿀 수 있었다. 시를 쓰지는 않았지만 스스로 옷을 입을 수 있었다. 이들은 아주 작은 것처럼 보이지만 이런 활동을 다시 할 때마다 인생이 다시 내게 오는 것 같은 느낌이었다.

눈에 띄는 또 다른 승리는 건물 안 밖으로 들어갈 수 있었다는 것이다. 보스턴에는 들어갈 수 있는 버저가 있는 회사나 사무실이 있는 많은 건물이 있고 사람들은 버저를 눌러 문을 열고 닫는다. 나는 Rosetta Stone보다 더 이상 이것을 해석할 수 없었다. 그것은 나에게 너무 복잡했고 압도적이었으며 내가 할 수 없는 한 가지를 더 함으로써 눈물을 흘렸다. Anna Dean과 나는 모든 가능한 해결책에 대해 이야기했고 하나를 생각해냈다. 그 해결책은 가만히 서서 누군가가 와서 버튼을 밀고 문에 들어가는 것을 지켜보고 그들과 똑같이 하는 것이었다. 이는 통했다.

큰 건물에서는 엘리베이터 때문에 내가 가보지 못한 사무실을 찾는데 어려움을 겪었고 엘리베이터가 열렸을 때 5가 7인지 9인지 이해할 수 없었다. 그래서 나는 보스턴에서 가장 좋은 병원에서 길을 잃었다. 나를 데려간 사람들은 주차를 하고 더 나은 판단을 생각했고 나에게 걱정하지 말라고 말하면서 사무실에서 그들을 만날 수 있다고 했다. 그리고 나서 내가 사무실에 나타나지 않은 45분 뒤 문제가 있다는 것이 명확해졌고 많은 사람들이 나를 찾아 다녔다. 내 입장에서 나는 여기가 4층인지 아닌지를 사람들에게 물어볼 수 있었다.

이런 종류의 단순한 지시를 내리는데 가장 도움이 되지 않은 사람들 중에는 의사, 간호사, 또는 "지원보건 전문의' 였다. 물론 가장 도움이 된 사람은 다른 환자들이나 청소원 또는 관리인이었다. 하지만 Anna Dean과 나는 내가 독립적일 수 있는 방법을 찾지 못했다. 슬프게도 여전히 나를 울게 만드는 것이 있다.

Anna Deans의 도움으로 나는 이야기하는 책을 읽고 계산기를 사용해 덧셈이나 뺄셈을 하고, 디지털 시계를 보며 시간을 말하고, 사람들에게 방향을 말하지 말고 나를 데려다 달라고 말하며, 집을 따뜻하게 하기 위해 온도 조절장치를 키는 방법을 나에게 알려주는 밝은 색의 화살표를 이용하고 샤워실의 수도꼭지를 틀 수 있었다. 다시 말해, 많은 승리가 있었던 것이다. 그리고 더 많은 승리가 있었다.

가끔 사람들은 Anna Deane이 나를 위한 이러한 노력과 헌신에 대해 어떤 보상을 받느냐고 나에게 물었다. 그 답은 아무것도 없었다. 그녀는 뇌 손상에 대해서는 잘 알지 못한다고 말했고; 그녀에게는 배움의 기회라고 했다. 그리고 그녀는 이를 말하지 않았지만 그녀는 내가 내 이름으로 1센트도 없다는 것을 알고 있었음을 알고 있었다.

1996년 5월: 사고 17년 후

May 1996: Seventeen Years after the Accident

나는 지금 어떤가? 1년 뒤 기능이 돌아오지 않는다면 다시는 돌아오지 않을 것이라 말했다. 어떤 경우에는 이가 잘못되었다. 나는 16년 동안 일을 계속 되찾았다. 오른쪽과 왼쪽을 구별할 수 있었고 완벽하지는 않지만 얼굴을 알아보는 것이 더 나아졌다. 나는 시와 대부분의 추상화를 이해할 수 있었다. 후각도 다시 찾았다. 나는 글씨가 클 경우는 이를 읽을 수도 있었고 다시 글을 쓸 수도 있었다.

하지만 아직 수 세기는 못한다. 아직 곱셈표나 달을 세지 못한다. 아직도 사물이 두 개로 보인다. 아직도 세탁기에 세탁물을 넣는 것과 같은 일을 하기 위한 단계를 앉아서 오랫동안 생각해야 한다. 아직도 균형에 문제가 있다. 아직도 많은

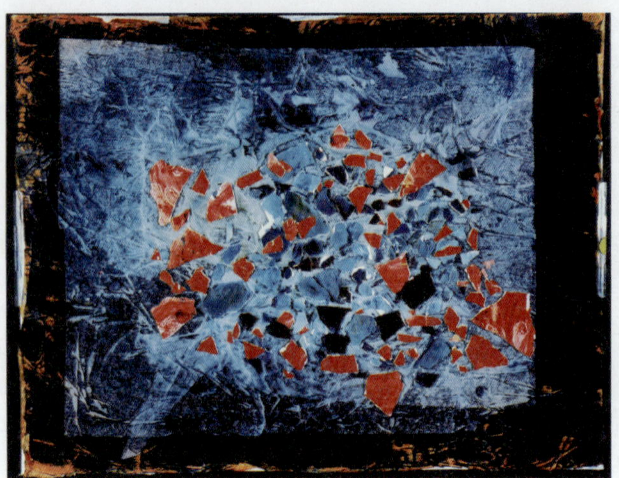

그림 9.12 깨진 꿈: TV에서 친구의 영화를 봤을 때 이 그림을 그렸고 TV 프로덕션에서 일하는 사람들이 앞으로 나아간다는 것을 깨달았다. 반면 나는 집에서 앉아 발작을 하며 전화를 거는 것 밖에는 할게 없다(Courtesy of Mary Feldhaus-Weber).

시간 발작을 한다. 나는 이러한 것들, 내가 잃어버린 것과 돌아왔지만 다른 것과 사는 법을 배웠다.

나는 최근 신경심리 검사를 한적이 있는데 아직도 그들 중 다수는 좋지 않다. 당신은 현재 IQ가 100이하인 사람의 글을 읽고 있다.

나는 아주 간단한 질문 - "어떻게 지냈니?" - 에 답하기 시작할 때 얼마나 강한 강점을 갖고 있는지에 놀랐다. 우선 내가 잃어버린 것을 깨달았는지 알기 시작하기 전까지는 아니었다. 그 전에는 나는 너무 아팠거나 잃어버린 정도를 이해하기 위해 어쩔 줄 몰라 했다. 뇌졸증 때 나는 거의 존재하지 않는 10년의 내 인생을 잃었다. 그리고 여전히 그 잃음에 대해 슬퍼하고 있다; 어떤 날은 아주 큰 상실감을 느끼지만 또 어떤 날은 그렇지 않다(**그림 9.12**, "깨진 꿈" 참고).

그래서 지금의 나는 어떠한가? 나는 더 잘 지내지 않고 더 잘하고 있다. 다시 말해 나는 나에게 디지털 시계의 시간을 말해주고, 말하는 책을 읽어주고, 큰 화면의 큰 컴퓨터에서 글을 써준 작업치료사 Anna Deane Scott처럼 새로운 방법으로 많은 것을 배웠다. 나는 다시 나 자신을 느낀다. 나는 대부분 행복하다. 사실 나는 내가 아는 행복하고 만족스러운 사람들 중 하나인 것 같다. 크고 작은 것에 감사하게 되었고 다른 사람들에게 더 감사하게 되었다. 사실, 우리가 아침에 일어나기 위해 별과 푸른 새를 모두 얻어야 한다고 생각한다. 머리 부상으로 인해 나 자신을 돌아보게 되었다. 내가 TV 제작자였을 때 생각하지 못했던 나의 슬픔과 분노를 본다. 나는 하루 18시간 동안 일하느라 너무 바빴다. 눈에 잘 띄는 직업에서 바쁘다는 것은 매혹적인 일일 수 있다. 당신이 하고 있는 일은 매우 중요하여 다른 모든 것을 쉽게 구석으로 몰아넣을 수 있다. 하지만 매일 집에 있으면 전화가 울리지 않을 때 사물을 무시할 가능성이 적다.

두뇌 손상은 나에게 내가 누구인지, 내가 어떻게 여기에 왔는지, 그리고 내 인생에서 원하는 것이 무엇인지 스스로 물어볼 수 있는 시간을 주었다. 상담 역시 건강 관리 제공자와 끊임 없이 일해야 할 때 발생할 수 있는 정신에 대한 많은 공격을 견뎌내는데 도움이 되었다. 환자가 되는 것은 힘들 삶일 수 있다. 이것이 이상하게 보인다는 것을 알고 있다; 내가 이 글을 쓰는 순간에도 이가 이상하게 보인다는 것을 안다. 시력과 같은 하나의 감각이 사라지면 청각이 더 좋아진다는 믿음이 있다. 나의 고통을 이해하기 위해 다른 사람들의 고통을 더 잘 이해하게 되었다.

나는 더 웃고 더 쉽게 행복하게 된다. 나는 훨씬 더 편하다. 나는 문자 그대로 죽음의 그늘 골짜기를 걷고 걷고 또 거다 넘어지고, 울고, 떨어지고, 뼈가 부러지고 나서야 다른 면을 알게 되었음을 느꼈다. 뇌 손상에 대해 나에게 물었을 때 사람들에게 내 최악의 적에는 원하지 않을 것이라 말한다. 아직까지는 이상하게도 이 여정에 감사한다.

2001년 7월: 사고 22년 후

July 2001: Twenty-Two Years after the Accident

나는 아직도 원래 부상에서 비롯된 문제로 계속 살고 있다. 그리고 나는 나이기 때문에 내가 가진 문제가 여전히 있다. 최근 나는 내가 특히 좋아하지 않은 깔끔한 사람과 통화를 했다. 대화 중 나는 그녀가 말하는 것을 이해할 수 없었다. 그리고 그녀가 알아차리지 못했던 같은 말을 나는 되풀이하기 시작했다. 이는 내가 발작을 일으킬 수도 있다는 신호이다.

나는 좌절감과 수치심을 느꼈다. 발작을 멈추기 위해 할 수 있는 것은 없었다. 더욱 심각한 것은 울기 시작한다고 생각했지만 나 자신이 예의를 갖추기를 강요하고 있었다는 것이다. 결국 나는 말할 수가 없을 때 전화를 끊었다. 그리고 내 자신이 너무 싫었다. 나는 이런 종류의 사회적 상황에 관해 Anne Deane Scott이 말한 것을 떠올렸다: "그냥 전화를 끊어라. 그게 싫으면 상대방에게는 너무 안 좋은 것이다!" 내가 아직 배워야 할 인생의 교훈인 것이다. 22년이 지난 지금도 나는 여전히 내 노력으로 다른 사람을 기쁘게 해야 할 필요가 있다.

나는 세상에서 가장 값진 도움을 받았는데 왜 이런 교훈을 배우지 못하는 걸까? 아마도 그건 나는 사람이고 여전히

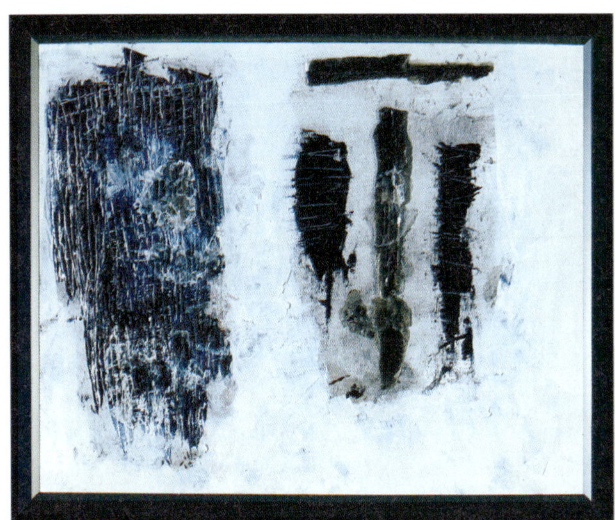

그림 9.13 좋은 개가 죽는 동안 기다린다: 2001년 6월 – 나는 어느 것보다 개를 좋아한다. 현재 나는 동물 구조 그룹에서 자원봉사자로 일하고 있다. 가능할 때는 집에서 전화로 일을 한다. 내가 구조하려 했던 많은 개들은 내 노력에도 불구하고 구조되지 못했다. 단순히 돌아다니기에 충분한 집은 없다. 이 그림에서 나는 운모로(빛나는 미네랄 시트) 뒤덮인 왼쪽 그림이고 이는 내 좋은 의도를 보여준다. 오른쪽의 개는 우리가 구조하지 못한 개를 나타낸다. 그들의 영혼은 빛나는 운모를 향해 위로 움직이고 있으며 이는 삶을 초월한 삶을 나타낸다. 이 그림은 가장 최근 작품이다(Courtesy of Mary Feldhaus–Weber).

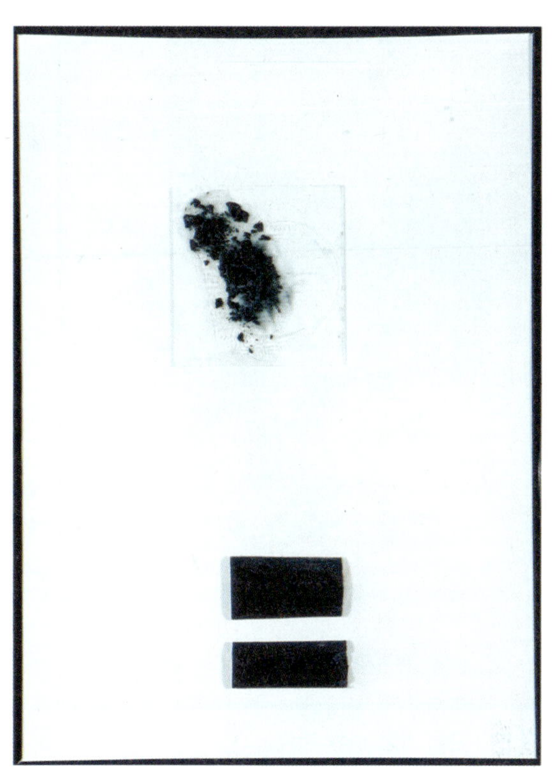

그림 9.14 죽음에 대해 생각할 때: 10/15/83— 내가 나아지기 시작했을 때 내가 얼마나 많은 것을 잃었는지 깨닫게 되었다. 이 때가 내가 자살을 생각했을 때였다. 이 그림은 죽어가는 몸을 떠날 때 영혼이 닮았을 것이라 생각하는 것을 그린 것이다(Courtesy of Mary Feldhaus–Weber).

사고 전과 같은 짐을 지고 있기 때문일 거라 생각한다.

이제는 좋은 일에 대해 이야기할 시간이라 생각한다.

약 5년 전 새로운 항정신병 약이 생겨 내 삶의 질에 큰 긍정적인 변화가 일어났다. 마침내 나는 발작이 줄어들었고 더 명확해졌다. 나는 더 많은 시간을 보내고 있고 이는 정말 굉장한 것이다. 나에게는 컴퓨터가 있고 다른 사람들과 같은 이유로 컴퓨터를 좋아한다. 비록 대부분의 시간을 집에서 보내지만 나는 세상을 내 앞에 두고 있다.

나는 항상 동물을 좋아했고 지금은 동물 구조나 버려지고 집이 없는 동물을 위해 집을 찾아주는데 적극 참여하고 있다(**그림 9.13**, "좋은 개가 죽는 동안 나는 기다린다" 참고). 이는 대부분 전화나 인터넷으로 할 수 있기 때문에 기분이 좋을 때 이를 할 수가 있다. 나는 나 만큼 동물을 좋아하는 사람들의 일부가 되었다. 그들은 내가 영화 제작자였거나 끔직한 사고를 당했다는 것을 모르지만 설명을 해야 할 때는 나의 뇌 손상에 대해 말한다. 그 사람들이 나를 불쌍하게 생각할 수 있다는 것에 대해 두려워할 필요가 없다. 난 그저 동물을 돕는데 헌신하는 사람일 뿐이다. 나는 내 삶의 이런 부분이 좋다. 사고 이후 22년 동안 나는 읽고 쓸 수 없었고 책 페이지조차 넘길 수 없었지만 지금은 당신이 읽고 있는 이 글을 쓸 수 있다. 이제 나는 글을 쉽게 쓸 수 있다.

마침내 뇌 손상을 입은 생존자 또는 이를 돕는 사람들에게 거의 듣지 못했던 예상치 못한 일이 있었다. 자동차 사고는 나는 무너뜨린 폭력이었다. 사고 이후 첫 몇 해 동안 내가 되풀이해서 나 자신에게 물어본 것은 "어떻게 신이 나한테 이럴 수가 있지?" 였다. 사고 전 나는 영적인 사람이었다. 나는 떨어진 참새와 들판의 백합을 돌보는 자비롭고 현명한 하나님을 믿었다. 사고 후 하나님께서는 나를 제외한 모든 것을 돌보는 것처럼 보였다. 하나님이 이런 일을 만들었다는 것에 대해 충격을 받았고 슬펐다. 나는 이 부분을 계속 생각했고 이를 듣는 사람들과 이야기 했다. 나는 뒤틀린 느낌이 들었고 상처를 받았으며(**그림 9.14**, "죽음에 대해 생각할 때") 화가 났다. 계속 화가 났다. 이는 내 그림에서 볼 수 있을 것이다(**그림 9.15**, "고통 #2").

몇 년이 지나도 나는 이해할 수 없었다. 얼마 후 내 슬픔은 연기처럼 없어졌다(**그림 9.16** "하얀 뇌" 참고). 내가 경험한 큰 피해는 어느 누구도 볼 수 없는 것이라는 것을 이제는 이해한다. 이는 나를 두렵게 만들었고 삶을 신뢰하지 못하게 했으며 하나님을 믿지 못하게 했다. 나는 혼자라는 것을

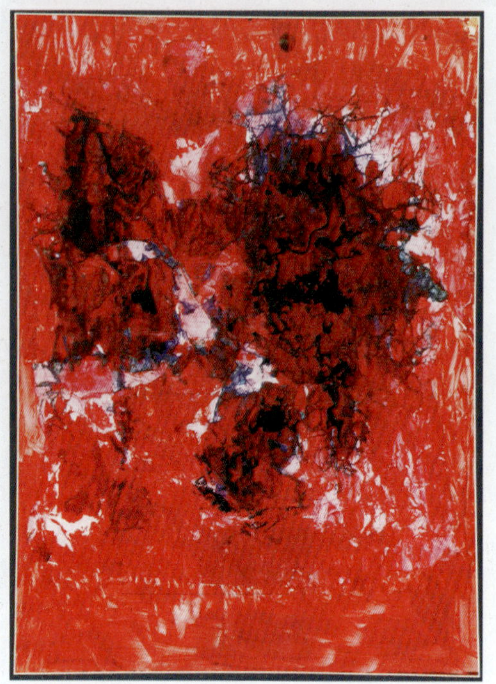

그림 9.15 고통 #2: 1987—더 많은 고통과 더 많은 감정이 날 절망스럽게 만들었다. 나는 이런 감정을 아주 오랫동안 느꼈다. 내 그림만이 이런 감정을 표현할 수 있는 유일한 방법이었다(Courtesy of Mary Feldhaus-Weber).

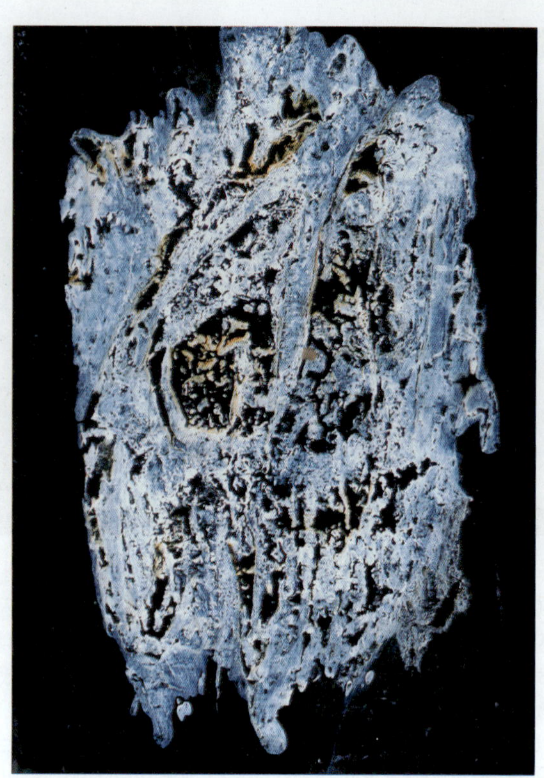

그림 9.16 하얀 뇌: 어느 시점부터 나는 두뇌 그림을 더 "장식적"으로 그리기 시작했다. 나는 더 이상 손상을 이해하는데 집착하지 않았다. 나는 머리 부상에 대한 감정을 통합하기 시작했다(Courtesy of Mary Feldhaus-Weber).

느꼈다.

나는 최고의 작업치료를 받았고 그들과 상담을 하면서 많은 이득을 받았다. 나는 다시 일상생활을 수행하는데 있어 필요한 기술을 배웠다. 나는 변했고 성장했다.

이 보다 더 많은 것이 있다. 내 영혼은 마침내 치유되었다. 그리고 아직 치유 중이다.

2007년 7월: 사고 28년 후

July 2007: Twenty-Eight Years after the Accident

처음 작업치료라는 말을 들었을 때 나는 세기 전환기에 베틀에서 일하는 수십 명의 튼튼한 젊은 여성의 흑백 사진이 생각났다. 물론 이는 작업적인 단어였다. 작업치료는 우리가 인간이라고 느끼는 모든 것들, 즉 마음과 몸의 섬세한 상호교환을 다룬다. 나는 뇌를 다친 사람들이 "내가 나 같지 느껴지지 않는다"라는 말을 들었다. 그리고 나도 똑같이 말했다. 나는 내 능력을 잃어버렸던 충격적이고 끔찍한 내면의 변화를 경험했다. 작업치료는 우리가 스스로 세포 하나하나를 재배치하는데 도움을 준다.

Anna Deane Scott이 나를 돌보기 시작했을 때 그녀는 나를 테스트했다. 1982년 의사는 내가 몇 초 동안 의식이 없었기 때문에 당황했었다. 보통은 더 많은 손상이 있어야 하기 때문이다. 나는 무언가를 할 때는 단계가 있다는 것을 알았지만 그들이 어떤 순서로 되었는지는 전혀 몰랐다. 따라서 말 그대로 나는 수 세기를 할 수 없었고 1년의 달이나 한 주의 날도 말하지 못했다. 물론 시간도 말하지 못했고 읽을 수도 없었다. 불행히도 세상에는 순서가 있다.

또 다른 문제는 가끔 대상의 이름을 찾을 수 없거나 이를 인식할 수 없었다는 것이다. 이를 위해 Anna Deane은 내 모든 감각 -촉감, 청각 등- 을 시험해야 한다고 말했다. 그녀가 한번은 립스틱, 빗, 연필, 스푼을 한 자루에 넣었다. 내 눈으로는 그것을 인지할 수 없었다. 나의 촉각을 사용했을 때 그것들을 인지하고 이해할 수 있었고 손가락으로 그 이름을 알 수 있었다. 나는 처음으로 물이라는 단어에 대한 신호를 보냈을 때 Anna Dean에게 헬렌 켈러처럼 느꼈다고 말했다. 이는 나에게 승리였고 희망이었다. 손상되지 않은 세포가 또 다른 기능을 하게 만들었고 그리고 수년이 걸렸지만 그들을 그렇게 되었다.

1982년 뇌 손상 분야 전문가는 젊은 성인 남성이 머리 부상을 입을 가능성이 가장 높다고 말했다. 젊을수록 치유가 빠르다. 반면 내 나이의 여성은 통계적으로 뇌 부상을 자주 입지 않으며 나이가 들어감에 따라 빨리 치유되지 않는다. 이런 젊은 사람들은 오래 살지 않았고 따라서 삶의 경험이 많이 없고 이 때문에 성인이 가지고 있는 만큼 많은 삶의 기술을 가지고 있지 않았다. 반면 나는 나이가 많은 여성으로써 일련의 업무 기술을 개발했다. 나는 많은 것을 하는 방법을 알고 있다. 나는 TV제작자였고 영화 제작자였다. 성공적인 TV 제작자나 영화 제작자가 되기 위해서는 많은 것을 하기 위한 엄청난 노하우가 필요하고 열심히 일해야 한다. 사고는 내 삶의 이런 부분까지 망가트리지 않았다. 나의 이런 창조적인 부분에 대해 그 당시에는 알지 못했다. 나는 그저 발작과 혼란으로 가득한 날이 지나 가기만 기다렸다.

내 그림을 보면 그들이 얼마나 간단하게 시작되었는지 알 수 있을 것이다. 나는 손가락 페인트, 물, 그리고 찢어진 티슈 종이를 사용했다. 나는 하루에 최소 10개의 그림을 그렸다. 그림을 그리고 앉아 휴식을 취했다. 그림을 그리고 강아지를 만졌다. 그림을 그리고 울었다. 그림을 그리고 천장을 바라보았다. 신의 축복으로 나는 점차적으로 치유되기 시작했다. 그림 외에도 다른 것이 있다. 예술가 친구와 다른 친구가 집에 왔을 때 우리는 종종 그림에 대해 이야기 했다. 나는 고통 이외의 것이 있었고 이야기하는데 어려움을 겪었다. 무엇보다도 사람들이 나를 불쌍하게 생각하는 것을 원치 않았다.

나는 이 시간과 이 장소에 태어난 것이 아주 행운이라고 여러 번 생각했다. 사람들이 뇌 손상을 이해하기 시작한 시기에 산다는 것이 행운이었다. 머리 손상, 사람들은 이제 이를 뇌 손상이라 부른다. 100년 전에 내가 이런 뇌 손상을 겪었다면 나는 살아남지 못했을 것이다. 또는 살았더라도 나는 황량한 곳에서 그냥 의자에 묶여 있었을 것이다.

반면, 나는 종종 죽는 것이 더 쉬울 것이라고 생각했던 어둠의 시기가 있었다. 삶이 나에게는 견딜 수 없는 짐이었기 때문이다. 나는 내 자신을 느낄 수 없었고 내 자신을 잃어버렸다. 나는 이 끔찍한 거미줄에 항상 거릴 것이라 생각했고 여기서 빠져나갈 방법을 없는 것처럼 느껴졌다. 그리고 어떻게 신이 나에게 이럴 수가 있지? 내가 뭘 했길래 이런 일을 겪어야 하나? 라는 질문을 수없이 생각했다. 이에 대해서는 말을 할 수가 없었다. 부모에게나 Sally에게도 말할 수 없었다. 초기 머리 부상에 대해 교육받은 한 사람이 나를 방문했다. 그는 친절했고 안심되는 사람이었다. 그 또한 뇌 손상과 간질을 앓았다. 그는 자살 충동에 대해 아무에게도 말하지 말라고 하면서 - 내가 "나를 위해" 핑크 옷을 입을 것이라 했다. 이는 정신 병원에 들어가게 된다는 뜻이다. 특히 그는 의사들에게 이를 이야기하지 말라고 했고 나는 그를 믿었다. 그것이 내게 필요한 모든 것이었다. 얼마 동안 나는 발작과 뇌 손상을 가진 사람들로 이루어진 토론 그룹에 속해 있었다. 나는 사람들에게 행해지는 "당신 자신의 유익을 위한" 것을 너무 많이 들었다. 그러나 그것은 다른 책이었다.

이제 나는 압도당하고 패배한 사람이 아니라 내 자신의 의견을 말하고 있다. 사실 그때 나는 간단한 것조차 할 수 없었다. 그리고 Anna Deane Scott은 학업을 위해 그녀의 작업치료 학생들을 내 집으로 보냈다. 그들은 정말 훌륭했다. 우리는 모두 많은 것을 얻었다. 그들은 뇌 손상에 대해 배웠고 나는 나 혼자 할 수 없는 것을 할 수 있는 방법을 배웠다. 나는 Jack Russell terrier, Todd에 대한 이야기를 쓰고 싶었다. 나는 혼자 읽거나 쓸 수 없었기 때문에 학생들이 Todd 이야기를 써주었다. 나는 단어 하나하나를 말했고 학생들은 그 단어들을 받아 썼다. 그 이야기는 "Todd and Stars" 라 이름 붙였다. 나는 그림을 그렸고 학생들은 나를 위한 노란색 페인트를 사기 위해 가게로 갔다. 그들은 나를 도와주었다. 그들은 어두운 방에 비추는 햇살 같았다. Anna Deane은 똑똑했다. 나는 계속 그림을 그렸다. 내 그림이 점점 더 나아진다는 것을 볼 수 있었다. 그 당시에 나는 알 수 없었지만 확실히 나아지고 있었다.

나는 치유되고 있었다. 나는 살았고 이 이야기를 들려주었다. 그리고 나는 살아있음에 기뻤다.

사고가 난 뒤 28년이 지났다. 나는 내 뇌 손상과 같이 공존하는 법을 배웠다. 대부분의 경우 집에서 혼자 있거나 친구와 함께 익숙한 장소에 있는 것이 괜찮다. 하지만 나는 세상의 눈에는 좋지 않다는 것을 잊어버린다. 나는 새로운 상황에서는 잘 대처하지 못한다. 몇 년 전, 무릎관절 치료가 필요했고 명성 높은 병원과 재활시설에 갔다. 수술 뒤, 집으로 돌아와 비틀거리고, 울고, 혼란스러워했고 고통스러워했다. 근무 중인 간호사는 통증이 있으면 머리 위 버튼을 눌러 약을 받을 수 있다고 말했다. 그녀는 이를 설명하고 떠났다. 고통은 계속되었다. 내 친구 Sally는 내가 통증을 없애는 순차적 단계를 이해하지 못한다는 것을 알 수 있었다. 그녀는 간호사를 불렀고 내가 뇌 손상으로 인해 통증 버튼의 사용법을 이해하지 못한다고 말했다. Sally는 대신 버튼을 눌러도 되냐고 물었다. 간호사는 Sally가 기계를 만지면 안되고 내가 스스로 해야 한다고 말했다.

좌절한 Sally는 내가 통증 버튼을 사용할 수 없기 때문에 그 순서를 다룰 수 없다는 점을 반복했다. 간호사는 모든 사람, 심지어 80세 노인도 할 수 있기 때문에 "나도 그럴 수 있다" 고 말했다. 그리고 간호사는 떠났다. 통증은 계속 되었다. Sally는 다시 간호사를 불러 내 뇌 손상에 대해 말했다. 이는 여러 번 계속되었다. 나는 이를 어떻게 해야 할 지 몰랐는데 다른 간호사가 와서 통증 주사를 놔주었다. 이것이 많은 사건 중 첫 사건이다. 그들은 내가 말할 수 있다면 내가 원하는 것을 이해할 수 있어야 한다고 생각하는 것 같았다.

다음은 침대에서 일어났다. 무릎 교체술 후 침대에서 나오는 것을 배우기 위한 단계가 있다. 간호사와 보조는 무엇을 해야 하는지 되풀이해서 말했다. 나는 계속해서 물었고 그들이 이야기 하는 것을 이해하려고 노력했다. 그리고 내가 무언가를 설명하려고 할 때 내 말은 왜곡되어 혼란스러워졌다. 간호사 보조는 간호사를 보며 나에게 이상이 있는 것 같다고 말했다. 간호사는 나를 보며 손가락으로 그녀 귀 주위에 동그라미를 만들었고 이는 아이들이 쓰는 신호인 "미친"이라는 뜻이다.

Sally가 간호사에게 내 뇌 손상에 대해 말했음에도 불구하고 이로 인해 침대 위에 사인을 확인하고 내 상황에 대한 의사의 평가와 함께 정보에 내 의료기록이 추가되었는지를 확인하게 했다. 대부분의 간호사나 의료진들은 내 뇌 손상에 대해 말해야 하는 것에는 관심이 없었다. 그들은 나와 Sally가 말하는 것을 완전히 무시했다. 더욱이 그들은 내가 충분히 노력하지 않는다고 말하기에 급급했다. 그들은 나와 다른 사람들 앞에서 내 이야기를 했다. 그들은 나를 아주 나쁜 행동을 하는 아이처럼 말했다.

좀 더 무서운 상황 중 일부는 재활 단체가 계단 오르기, 욕조에서 나오기 또는 보행기로 걷기 등 나에게 스스로 할 수 있는 일을 가르치려고 할 때 일어났다. 나는 그들이 내가 한 말을 듣지 않았기 때문에 두려웠다. 이런 상황이 나에게 얼마나 위험한지 나는 알고 있었다. 집에서 나는 넘어져 뼈와 이가 부러지고 혀를 깨물고 손가락을 눈에 넣은 적이 있었다. 이 사람들은 내 뇌 손상에 대해 듣지 않았다. 나는 관리자를 불러 내가 처한 상황을 설명했다. 나는 그에게 재활 직원들이 내 말을 듣지 않는다고 말했다. 관리자는 그들이 오늘 피곤해서 그랬을 거라고 이야기했다. 나는 의사에게도 똑같이 말했다. 그는 병원 대표에게 편지를 쓰면서 아무도 그 말을 듣지 않았다고 말했다.

마침내 고맙게도 나는 그 시설에서 나왔다. 거기서의 일은 악몽이었다. 이것이 영어를 사용하지 않는 노인, 정신 지체자, 정신병자, 가난한 사람 등이 어떻게 취급 받는지를 보여준다. 나도 그랬다.

시간이 지나고 나는 폐렴으로 병원에 가야 했다. 이 새 병원은 색다른 경험이었다. 이 병원은 뇌 경로에 대한 혁신적인 연구로 잘 알려져 있다. 병원 직원들은 내 뇌 손상에 대한 정보를 살펴보았다. 그들은 나에 대해 관심을 가졌다. 나는 안도의 한숨을 쉬었다. 의사소통을 위해 노력할 필요가 없었다. 측두엽 손상이 있었다고 말하자 그들은 이해했다. 새로운 세상에 온 것 같았다. 그리고 더 이상 방어적인 태도를 보일 필요가 없었다. 더 좋았던 것은 그들은 내가 뇌 손상에 대해 말했을 때 이상스럽긴 했지만 나를 믿어주었다.

그리고 이제 TV에서 나는 뇌 손상에 대한 개념이 거의 없거나 이에 대처하는 방법을 모르는 다수의 군 복무 병원이나 재활시설로 상처를 입은 남성 및 여성 군인이 들어가게 되는 것을 본다. 나는 전쟁에서 돌아온 이 사람들과 그들의 가족들이 Sally가 나 대신 겪은 것과 비슷한 문제에 빠지게 될 것이라 생각한다. Michael Mason(2007)이 쓴 "죽음 사람의 걸음: 뇌 손상을 입은 이라크 참전 용사가 직면한 미래는 어떠한가?"라는 제목의 최근 잡지 기사에서는 이러한 베테랑들이 직면한 상황에 대해 설명하고 있다. 내가 이 기사를 읽을 때 뇌 손상이 평생의 비극일 수 있다는 것을 알기 때문에 마음이 아팠다.

> 섬광에서 폭발은 공기를 소각하고 금속을 분무하고 살을 태운다. 급조 폭발물(IED)이 폭발한 후의 밀리 세컨드, 박격포가 폭발한 후의 깜박임, 과압파가 인체를 빨아들이고 압축파가 뒤따르고 사라진다. 고막이 파열되고 혈류에 거품이 나타나고 심장이 느려진다. 병사나 민간인은 한 번의 침투도 없어야 생존할 수 있으며 이라크 전쟁의 결과로 외상성 뇌 손상 또는 TBI와 같은 최악의 진단을 받는다.
>
> 하지만 폭발이 혼란을 일으키는 바로 그 순간에 이는 역사상 가장 정교한 외상치료를 활성화한다. 몇 시간 안에 군인은 최첨단 현장 병원으로 가 중환자실에 배치되어 지속적으로 중환자 치료를 받을 수 있다(베트남 전쟁 때 치료를 받는데 평균 15일이 걸렸지만 현재의 군대는 13시간만에 치료를 할 수 있다.) 영웅적 대책은 전례 없는 생존율을 가져올 수 있지만 또한 엄청난 결과를 초래할 수 있다: 다른 어떤 전쟁도 심각한 장애를 가진 수많은 베테랑을 만들지는 않았다. 군인들은 뇌 손상을 입고 생존하고 있다.(Mason, 2007, para. 1－2)

이 기사 뒷부분에서 Mason은 계속해서 뇌 손상을 입은 군인에 대한 재활 가능성에 대해 글을 남겼다. 이 부분을 읽었을 때 나는 그들의 고통을 위해 작업치료사가 할 수 있는 모든 것에 대해 생각했다. 인터뷰에서 Marilyn Price Spivack은 다음과 같이 주장했다.

> 군대의 남성과 여성은 한동안 좋은 보살핌을 받을

> 것이지만 결국 그들 지역사회로 돌아가게 된다 "군대는 젊은 병사를 구하고 급성 재활 단계를 통해 치료하는 특별한 일을 한다" 라고 보스턴 Spaulding 재활병원에서 뇌 손상 환자를 대상으로 일하는 Spivack이 말했다. 1980년대 그녀는 초반에 뇌 손상 협회를 창립했고 이는 오늘날 TBI 생존자들을 위한 가장 중요한 단체이다. 그녀는 "이제 정부는 회복을 돕겠다는 의지를 표명해야 하지만 자원의 출처는 어디인가? 뇌 손상 전문가로써 TBI서비스가 많은 곳에서는 가능하지 않다는 것을 알고 있고 시스템에 큰 결함이 있다는 것을 인지하고 있다" 라고 말했다. "솔직히, 필자는 TBI 환자에게 필사적으로 필요한 자원을 제공해야 하는 정부의 거부에 대해 좌절감과 분노를 느낀다" 라고 했다.
>
> Spivack은 말을 잘하는 사람이 아니다. 거대한 구멍은 눈에 띄게 보인다. 많은 주에는 단일 뇌 손상 재활 센터가 없으며 어느 정도의 TBI 치료를 제공하는 주에서는 실제로 가장 기본적인 수준의 전문 치료를 받기에 충분한 지원을 제공하지 못하고 있다. 후급성 TBI 재활을 위해 최소 권장기간인 90일 동안 하루에 수천 달러 이상의 치료비를 감당할 수 있는 미국 가정은 별로 없다.
>
> 최근 2006년 7월 중순 경 감찰관 VA사무국은 환자 및 가족이 중요한 문제에 직면하고 있다는 것을 인정했다. 현실은 근본적인 수준의 보살핌이 대부분의 주에서 부재하고 있다는 것이다.(Mason, 2007, para. 29 – 31)

나는 Mason의 기사를 읽어보길 권한다(Mason, 2007). 나는 이 베테랑들이 최악의 무지(사람들이 모르는 것을 모르는 사람들)에 대항할 것이 두렵다. 이는 쉬운 답이 없는 엄청난 상황이다.

현재의 나는 어떠한가? How Am I Now

나는 종종 자동차 사고가 없었더라면 어떻게 되었을지 궁금해진다. 사고로 나는 내 삶의 수년을 잃었다. 그 중 일부는 내가 겪은 일에 대해 할 말이 없기 때문에 완전한 중퇴자였다. 나는 아주 깊은 구덩이에 빠진 기분이었다. 나는 살아있었지만 살아있지 않았다. 점점 나는 많은 면에서 나아졌다.

나는 내가 할 수 있을 때 하루에 4–5시간을 좋게 보낸다. 이 시간이 지나면 내 말은 왜곡되고 내 협응은 나쁘며 나는 넘어질까 걱정해야 한다. 나는 넘어지지 않기 위해 아주 조심을 해야 한다. 집에서 걷기 위해서는 집안 곳곳에 설치된 손잡이를 잡는다. 하지만 이는 너무 힘든 일이다. 나는 침대에서 시간을 보내야 한다. 너무 작은 일을 하면 내 뇌가 얼거나 단단해지거나 오래된 차나 괴팍한 아기처럼 되어 버린다. 나는 언제 그것을 쥐야 하는지 결코 알지 못한다. 이런 일이 일어나면 나는 조용히 휴식을 취해야 한다.

내가 하고 싶은 많은 것들이 있다. 말을 타고 싶고 영화를 보러 가고 싶다. 스웨덴에가서 석양을 다시 보고싶다.「심포니 오케스트라에도 다시 가고 싶다」. 워싱턴에서 벚꽃과 레드우드 나무를 보고 싶다. 아프리카에서 동물도 보고 싶고 영화 축제에 가서 5시간 동안 앉아 있고 싶다. 그리고 잘생긴 남자와 춤도 추고 싶다.

내가 보려고 한 영화에서 그림과 소리의 과부하로 인해 화장실에 앉아 있어야 했다. 나와 함께 있는 사람들에게 집에 가야 된다고 말해야 했다. 그 영화는 캐리비안의 해적이었고 30분은 즐겼다. 하지만 집에서는 내가 소리를 줄일 수 있기 때문에 TV를 볼 수 있다.

그리고 이것이 실패하면 모든 종류의 주제를 가진 이야기하는 책을 듣는다. 나는 침대에서 네 마리의 개들과 함께 시, 에세이나 역사물을 들을 수 있고 나는 아주 행복하다.

나는 휠체어로 내일 회의에 참석할 예정이며 화장실에 가야 한다면 대부분의 화장실은 장애인도 이용할 수 있기 때문에 도움을 받아야 한다. 나는 이것에 대해 이야기하지는 않지만 나를 믿으면 된다. 이는 사실이다. 사람들은 모든 것이 변했고 화장실에 접근 가능하며 보도의 모든 부분에 커브 차단이 있어서 커브에 대해 걱정할 필요가 없다고 생각하고 싶어 한다. 하지만 그렇지 않다.

그리고 나는 오고 가는 것을 관리하는 복잡성 때문에 내가 할 수 있는 만큼 많은 일을 하지 않는다.

나는 혼자 살고 나를 도와주는 사람들이 있다. 나는 식료품을 배달한다. 나는 사람들에게 집안일을 부탁한다. 병원에 갈 일이 있으면 사람들에게 병원에 데려다 달라고 부탁한다. 사랑이나 돈을 위해 의사에게 나를 데려갈 사람을 얻을 수는 없다.

그래서 재미있는 일로 돌아간다. 내 친구들과 나는 동물을 구조하고 우리는 그들에게 좋은 집을 찾아준다. 굶주리고 상처 입은 개들이 건강하고 행복한 개가 되는 것을 보는 것은 엄청난 경험이다. 그리고 나는 현관의 정원을 손질한다. 다른 사람들과 마찬가지로 나에게는 컴퓨터가 있고 이것이 나와 세상과의 연결고리이다.

나는 최근 도심의 사람들과 일하기 시작했다. 그들은 몇 년 동안 어린이들을 위한 크리스마스 파티를 열었다. 작년 크리스마스 때 우리는 800명의 아이들을 위해 장난감, 책 그리고 맛있는 음식들을 준비했다. 나는 이 선물들이 아이들이 받는 유일한 선물일지도 모른다는 말을 들었다. 이 이벤트는 환상적이었다. 나는 아이들의 애완동물을 위한 동물과 장난감에 관한 책을 가지고 특별한 크리스마스 선물 테이블에 앉았다. 나는 내가 해야 할 만큼 동물을 좋아하는 아이들과 함께 해야 한다고 생각했다. 한 어린 소년이 뱀에 관한 책을 가지고 있는지 나에게 물었고 다행히도 그 책은 있었다. 그가 선물을 열고 "뱀이다!!" 라고 말했을 때 그는 기뻐했다. 거기에 우리가 있었고 아이들도 있었고 뱀에 관한 책도 있었고 나도 있었다. 이때가 내 삶에서 가장 행복했던 순간 중 하나였다.

나는 다시 그림을 그리고 친구들과 웃기 시작했고 이렇게까지 온 내가 행운이라 생각한다. 나는 항상 다른 일을 할 수 있는 신념이 있었던 Anna Deane Scott을 만난 것이 행운이었다. 그리고 이는 실제로 이어졌다.

나는 Maureen Neistadt를 만났고 그녀는 그녀의 OT 학생을 만나 이야기하고 내 그림을 보여주도록 요청했다. 나는 내 사랑하는 훈련된 개 Timmy가 있고 그는 내가 걸을 때 도움을 주고 넘어지지 않도록 하며 내가 안전하다고 느끼게 해준다. 그는 내가 무섭고 외로울 때 나에게 아주 큰 선물이었다.

사고 직후 초기에 신경학자인 Thomas Glick 박사도 내게 아주 중요했다. 그는 나를 격려했고 친절했으며 나의 많은 눈물을 들어주었다. Glick 박사는 훌륭한 사람이었다.

South Dakota에 있는 내 부모님도 재정적으로 그리고 감정적으로 나를 도와주었다. 그들은 매일 나에게 전화했다. 내 옆에 아무도 없을 때 그들의 도움이 없었다면 어땠을지 상상할 수 없다. 그들은 나를, 내 영화를 자랑스러워했고 영예와 호평을 받은 내 영화에 그들 삶의 의미를 더했다. 나는 내게 일어난 일이 그들의 마음을 아프게 했다는 것을 알았다. 그들이 전화로 나에게 말하면서 그 목소리를 통해 알 수 있었다.

내가 100년전에 살았더라면 또는 다른 나라에서
태어났더라면 나는 살지 못했을 것이다.

하지만, 난 여기에 있고 당신과 이야기하는 것이
영광스럽다.

그리고 현재는 나는 누구일까?

나는 사람이다.

모든 다른 사람들과 같은.

추신: 작업치료사에 대한 생각

Postscript: Thoughts for Occupational Therapy Practitioners

독자들과 공유하고 싶은 한 가지 생각이 있다. 나의 뇌 손상으로 인한 여러 상황에서 나는 "도움" 에 대해 수 없이 생각했다. 왜 어떤 사람은 내게 다가오고 다른 사람은 그러지 않았을까? 왜 어떤 사람은 나를 위로하고 치유했으며 다른 사람을 나를 수치스럽게 만들었을까? 즉: 무엇이 효과적인가? 무엇이 치료가 되나? 무엇이 도움이 되나?

나는 힘이 부상 생활의 중심이 있다는 것과 힘은 점점 나아지고 있다는 것을 알았다. 대부분의 우리, 특히 여성들은 힘을 가지고 있다고 생각하지 않는다. 그것은 단지 하나의 단어일 뿐 우리가 소유하거나 생각하는 것이 아니다. 아직 힘은 일을 일어나게 하는 능력이다.

내가 가장 힘들었을 때, 나를 위해 엘리베이터 버튼을 누르고 시간을 끌었던 의사 비서와 수 세기를 할 수 없었기 때문에 잔돈을 제대로 준다고 믿어야 했던 택시 운전사를 포함한 모든 사람들이 나 보다 힘이 더 있다고 생각했다. 화장실을 찾을 수 없었을 때 화장실을 안내해준 사람들이나 음식을 사고 집세를 내기 위해 장애인 연금을 받도록 보험증서를 작성한 의사 모두 나보다 힘이 있다고 생각했다. 많은 사람들이 있었고 나는 모두에게 의지해야만 했다.

힘 문제 때문에(누가 힘을 가지고, 누가 힘을 원하며, 누가 힘이 필요하고, 누가 힘을 공유할까), 나는 치유 전문직을 선택한 이유를 확인하는 것이 중요하다고 생각한다. 스스로에게 힘든 질문을 던지고 그 질문에 답을 해봐라. "이 직업에서 무엇을 얻을 수 있나?" "이 상황이 나 자신에 대해 어떻게 느껴지나?" "흑백으로 된 것이 있어야 하나 또는 질병과 슬픔이 우리에게 주는 모든 어두운 그림자의 불확실성을 견딜 수 있나?" "뇌가 손상된 사람들이 무엇이 최선일지 알기 위해 사람들을 믿을 수 있나" 와 같은 질문에 답을 해봐라.

내가 묻고 싶은 질문은 다음과 같다: 다른 사람에게 힘 을 줄 수 있나? 그들의 소원, 꿈, 능력을 존중할 수 있나? 그들의 능력과 장애에 대해 관심을 가질 수 있나? 그들이 일상으로 돌아가도록 도구를 줄 수 있나? 그리고 사람들의 말을 듣나? 그들이 무엇을 말하는지 청취하나? 나는 우리가 우리 자신이나 서로에게 신용을 주는 것보다 훨씬 현명하다고 믿는다. 그래서 나는 당신이 작업치료사로써 두 가지 중요한 일은 다른 사람들의 말을 듣고 힘을 얻는 것이라고 말하고 싶다. 나를 도운 사람들은 내가 말한 일을 거의 다 했다. 나는 계속해서 그들에게 감사하고 그들에 내게 가르쳐준 것을 매일 사용한다.

1982년 처음 Anna Deane과 함께 작업치료를 시작한 이래로 뇌 손상에 대한 책이 나왔으며 수업도 있다. 뇌 손상을 가진 사람들을 위한 병원도 있다. 이라크 전쟁으로 인해 뇌 손상에 대한 새로운 시기가 시작되었고 이 시기가 작업치료사로써 당신이 새롭게 생각하고 크게 생각해야 할 때이다. 나는 모든 부상당한 병사가 작업치료를 받지 못할 수도 있다는 것을 수치스럽게 생각한다. 복귀한 병사들의 뇌 손상에 대해 평가조차 하지 않았다는 것을 읽었을 때 그것은 암흑기와도 같았다. 그리고 많은 고통이 불필요해졌다.

그래서 이 글을 읽고 있는 친구들, 나는 당신의 부름이 전쟁에서 돌아온 병사들을 돌볼 수 있다고 생각한다. 지금이 병사들 옆에 서서 그들을 지지할 때이다.

당신은 도움을 주고, 회복시키고, 교육시키며 편안함을 주는 직업을 선택했다. 내가 만났던 일부 좋은 사람들은 작업치료사들이었다. 당신은 당신이 봉사하는 우리를 대신한다. 당신은 우리의 코너에 존재한다. 당신은 필요하다. 여러분 모두는 절실히 필요하다. 나는 당신이 이 직업을 택한 것에 감사하다. 나는 당신들이 자랑스럽고 축복을 전한다.

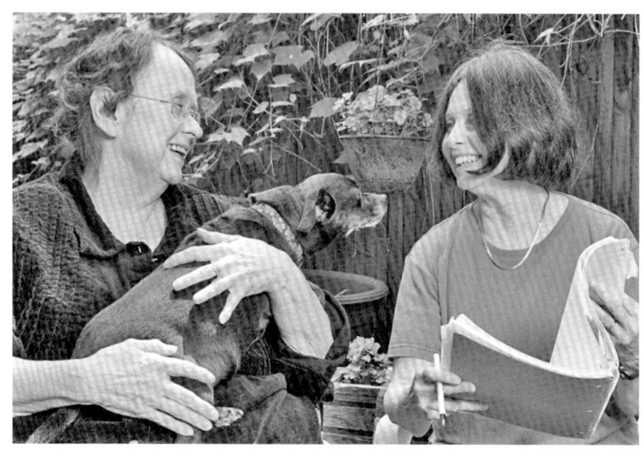

그림 9.17 정원에서 Nary, Sally와 LaBeam과 담소나누기(Photo courtesy of L. Nugent, Photographic Services, University of New Hampshire, Durham, NH.)

감사의 글 Acknowledgments

내 친구 Sally에 대해 말하자면, Sally Schreiber-Cohn은 내가 너무 아파 그림을 위한 미술용품을 가져오지도 못할 때 최초의 구술을 받아적기부터 이 챕터를 실현하기까지 나를 도와주었다. Sally와 나는 사고전부터 친구였고 그녀와 28년 동안 친구사이로 지냈다. 예술가인 Sally는 매일 참을성 있게, 친절하게 내곁에 있었고 내안의 예술가가 죽지 않는 걸 보게 했다. 그녀는 항상 나의 가장자리에 있었다. 그녀는 내가 완전히 회복해야 하는 이유의 상당부분을 차지한다(**그림 9.17**).

참고문헌 Reference

Mason, M.(2007, February). Dead men walking: What sort of future do brain-injured Iraq veterans face? *Discover Magazine*. Retrieved from http://discovermagazine.com/2007/mar/dead-men-walking

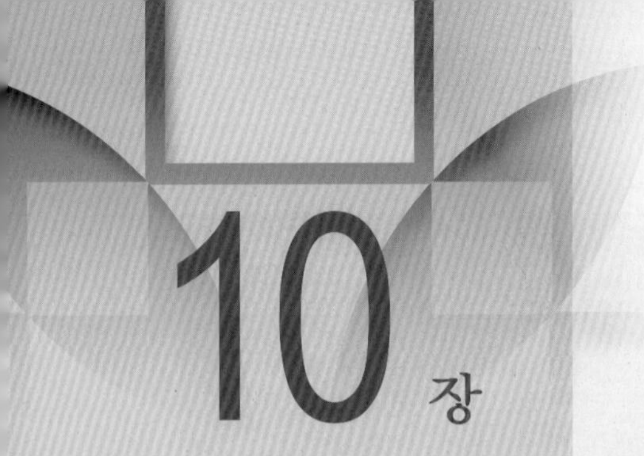

10 장

그는 부러진 것이 아니다. 그는 Alex이다: 세 가지 관점

He's Not Broken-He's Alex: Three Perspectives

정재엽 옮김

모든 생애에는 취해야 할 방향과 해야 할 선택이 있다. 우리 각자는 미래에 대한 비전을 가지고 있다. 익숙하지 않은 길로 갈 수 있는 예기치 않은 일이 발생하면 우리는 자신의 정체성을 유지하면서 비전을 조정하고 기대를 바꿔야 한다. 부모가 자녀의 장애를 발견하면 그들은 변화에 적응하고 자신과 자녀를 위한 새로운 비전을 만들어야 한다. 본 장는 Alex의 어머니의 이야기에서 시작한다. 그 뒤 Lou와 Alex 아버지의 이야기가 나온다. 우리가 기억하기를 바라는 것은 Alex의 이야기이기 때문에 그의 이야기는 마지막에 나온다.

참고: 이 이야기는 2009년에 집필되고 발행되었다.

Laurie

Alex가 태어나기 전 그의 미래에 대한 환상에 빠져들기가 쉬웠다. 나는 범선 갑판 주위에서 아이를 키우는 모습을 상상할 수 있었다.(나는 안전그물을 봐야 한다는 것을 기억해야 할 것이다.) 나는 집 주변에서 조심스럽게 그를 보아야만 했다. Alex가 조금 더 크면 첫 번째 도구상자와 수공구를 갖게 될 것이다. 그는 아빠가 배를 타고 일할 때 작은 장난감 망치를 두드릴 것이다.

Alex는 예상일 보다 12주 빨리 태어났다. 2파운드의 체중으로 태어나 신생아 집중치료실(NICU)의 모든 의료지원을 받아야 했다. 출생 10일 후 남편인 Lou와 나는 간호사실 근처의 회의실로 갔다. 나는 회의실이 어두웠던 걸로 기억한다. 그늘은 바깥의 밝은 햇빛에 비춰졌고 아무도 불을 켜지 않았다. 나는 사회복지사와 신생아 학자가 모두 있는 것을 보고 놀랐다. 신경과 전문의는 친절했지만 Alex의 두뇌 초음파 사진을 보여주면서 우울해했다. 그는 뇌실주위 백색연화증이라는 단어를 사용했고 작업치료사로서 훈련을 받았던 나는 그 뜻을 알려고 노력했다. 그랬다. 나는 경직성 양하지마비에 대한 모든 것을 알고 있었다. 그는 팔다리를 움직이는데 어려움을 겪을 것이다. 물론, 이를 남편에게 설명했다. 인지력은 아마 손상되지 않을 것이다. 글쎄, 이는 다소 좋은 부분이다. 물론, 항상 기회는 있고…

두뇌는 놀라울 만한 일을 한다. 회의실을 나섰을 때 나는 안개 속에서 이 소식을 이해하려고 노력했다.

Lou와 나는 Alex의 미숙아 보육기로 돌아갔다. 우리는 아직 피딩튜브를 물고 희미한 소리를 내고 있는 작은 존재를 봤다. 나는 보육기 옆의 둥근 창에 손을 넣고 Alex의 팔을 쓰다듬어 튜브에서 치웠다. 나는 그와 이야기할 수 없었다. 그를 바라봤지만 내가 보는 것을 이해할 수 없었다. 이 새로운 아이는 누구였나?... "경직성 양하지마비". 그는 걸을 수나 있을까? 나는 아무것도 생각할 수 없었다. 그날 멍한 기분으로 병원을 떠났다. 마치 Alex가 죽은 것처럼 보였다.

하지만 Alex는 죽지 않았다. 그는 자랐고 변했다. 그는 NICU를 나오기 전 독특한 개성을 만들었다. 마침내 집으로 왔을 때 그는 일반 아이처럼 보였다. 나는 그를 사람들에게 보여주고 Alex가 얼마나 기적적인 아이인지에 대해 말하는 것을 좋아했다. 그때 나는 뇌 사진에 대해 완전히 잊어버리고 Alex가 태어나기 전의 모습을 생각했다. 어느 날 나는 Alex가 넘어지거나 앉을 수 없다는 사실에 당황할 것이다. 나는 그가 휠체어를 사용하거나 직업을 가질 수 없다는 것을 생각할 것이다. 그의 미래였던 Alex의 일부는 완전히 흐려져 있었다. 내가 할 수 있는 것은 현재의 Alex에 집중하는 것 뿐이었다.

Alex의 성장을 통해 우리는 슬픔의 단계를 반복적으로 경험했다. 내가 신경과 전문의에게 화가 났을 때 분노는 부정, 변덕, 죄책감 등의 일반적인 단계 중 하나이라는 것을 기억해냈다. 실습 때 나는 종종 이러한 부모에 대해 의료 전문가들이 "단지 분노의 단계를 겪고 있다"고 비웃는 것을 들었다. 그들은 건강하지 않은 방식으로 이러한 상황을 한번도 본 적 없다는 듯이 말했다. 내가 Alex에 대해 부정을 했나? 가끔은 그랬다. 그게 나쁜 일일까? 그게 나를 약하게 하거나 신경질적으로 만들었나? 절대 아니다. 슬픔의 단계를 겪는 부모를 비판하는 전문가는 그들 스스로 이를 겪을 기회를 가져야 한다. 부정하거나 화를 내지 말라고 이야기하는 사람들은 마치 자기 실현을 위해 말하라고 하는 것과 같다. 이는 명령으로 할 수 있는 것이 아니다.

최고 의료 전문가들은 주의 깊게 듣고 특정 날의 우리가 어떤지를 인정하며 그 사실을 받아들였던 사람들이다. 어떤 날의 나는 낙관적이었고 또 다른 날의 나는 어떻게 해야 할지 몰랐다. 어떤 날은 에너지가 넘쳐 운동이나 활동에 대해 물어보기도 했지만 또 다른 날에는 Alex에게 스트레칭을 해주지 않아 부끄러움에 숨기도 했다. 나는 변화에 적응할 수 있게 하고 인내심을 갖게 해주며 휴식을 취해야 될 때를 알려준 전문가들에게 감사했다.

Alex가 어린이로 자라면서 우리는 그의 미래를 시각화할 수 있게 되었다. 우리 친구들은 장애가 있는 아이들의 가족을 포함하기 시작했다. 우리는 지역 기관을 통해 제공된 지원 단체 및 특별 활동에 참여했다. Lou는 입법에 중대한 변화를 만든 장애가 있는 성인과 만나 일부 국가 장애 문제에 대해 논의하기 시작했다. Lou와 나는 Alex를 돕기 위해 무엇을 해야 하는지 다른 부모의 조언을 구하고, 장애를 가졌지만 성공한 성인에게 이를 물었다. 장애인 공동체에 있는 사람들과 만남으로써 Alex를 성공적인 어른으로 묘사하기 시작했다. 작업치료사로서의 내 훈련과 경험은 전형적인 기대와 함께 가정 환경을 조성하는데 집중할 수 있게 했다. 작업치료과정에서 나는 개인의 습관, 일상, 태도 그리고 가치가 어린 시절에 경험에서 비롯된다는 것을 배웠다. 나는 Alex가 그를 성공적인 어른으로 만들 수 있는 습관, 태도 및 가치로 자랄 수 있게 하고 싶었다.

Alex가 미취학 아동이 되었을 때 가능한 한 그에게 일반적인 경험을 하게 해주고 싶었다. 이 점에서 그는 작은 휠체어를 사용하는 아주 말을 잘하며 상상력이 강한 아이였다. 그의 왼쪽 손은 정상이었지만 오른쪽에는 숙련운동기능이 없었다. 다리를 뻗고 튼튼하게 하며 손을 사용하기 위한 운동이 필요했다. 나는 "운동"을 하기 위한 특별한 시간을 두기 보다는 치료 활동을 일상 생활에 포함시키는 것이 훨씬 쉽다는 것을 알게 되었다. 내가 요리를 할 때 나는 Alex에게 가방을 열게 하고, 혼합물을 섞게 하며 그릇에 음식을 담게 했다. 예로, 콩을 자르고 Alex 쟁반에 자른 콩을 한 움큼 쥐서 이를 팬에 옮기도록 했다. 그는 내가 세탁물을 정리하고 분류하는 것을 도왔다. 그가 잘하는 것은 양말을 매치시키는 것이었다. 나는 Alex에게 무선 주파수 원격 제어 스위치를 주어서 그가 진공 청소기, 믹서기, 라디오나 크리스마스 트리 라이트와 같은 전기제품을 사용할 수 있도록 했다. 나는 그가 싱크대에서 서 있는 것을 도와 그가 설거지를 "도울 수 있도록" 했다. 그는 호스를 이용해 세차하는 것을 좋아했다. 이런 종류의 "일"은 Alex에게 "놀이"였다. 이런 일들을 하면서 종종 그는 요리사, 기계 운전자 또는 "세차하는 사람"인 척했다.

학장 이론을 연구하면서 미취학 아동들은 그들의 간병인을 모방하는 강한 힘을 가지고 있다는 것을 후에 알게 되었다. 집안일은 어린 자녀에게 동기부여를 제공할 뿐 아니라 그들로 하여금 가족의 일원임을 느낄 수 있도록 한다. 이는 어린이들이 다른 사람들을 도움으로써 기쁨을 느끼고 헌신할 수 있는 첫 번째 기회 중 하나이다. 이 점에서 Alex는 초등학교에 다니고 숙제와 방과후 활동으로 바빴으며 집에서 나를 돕는 데는 관심이 없었다. 나는 그가 책임감을 느끼고 다른 사람이 의존할 수 있는 사람이 될 수 있음을 깨닫기를 원했다.

그의 신체적 한계 때문에 그가 완전히 독립적으로 할 수 있는 일을 찾는 것은 어려웠다. 나는 그에게 욕실 세면대 청소를 시켰다. 우리는 곧 셔츠를 깨끗이 유지하기 위해서는 청소를 할 때 앞치마를 해야 한다는 것을 깨달았다. 그는 "머틀 메이드"가 되었다. 그가 세면대 청소를 완벽하게 하기 위한 훈련은 몇 주가 걸렸다. 그는 적당한 세제의 양에 대해 배워야 했다. 그는 세면대를 깨끗하게 닦기 위해 올바른 각도로 스폰지를 잡는 법을 배웠다. 그는 주위를 어지럽히지 않게 하기 위해 조직된 패턴으로 청소하는 법을 배웠다. 세면대 청소가 끝났을 때 그는 내가 그의 청소를 검사하기 위한 "하얀 장갑" 테스트를 위해 나를 불렀다. Alex는 그가 한 일에 대한 자부심을 가지고 있었지만 그 자부심이 스스로 청소를 하도록 자극하지는 않았다. 내가 이 일을 선택했을 때 나는 세면대 청소를 절대 하지 않기로 결심해야 했다. 우리 가족이 그에게 이 일을 의존한다는 것을 그가 이해하기 원했다. 우리에게는 친구들이 있었고 세면대가 깨끗하지 않다고 깨달았을 때 이 일은 나에게 도전이었다. 나는 Alex에게 친구들이 올 것이고 그들이 오기 전에 세면대를 깨끗이 해야 한다고 말했다. Lou와 나는 포스트 잇에 "머틀 메이드"라고 써서 거울에 붙인 뒤 세면대 청소를 해달라고 부탁했다. Alex는 그의 책임감을 심각하게 받아들였고 불만을 토로했지만 그의 일을 잘했다. 세면대 청소를 완벽하게 하고 난 뒤 그는 화장실 청소, 먼지 털기, 청소기 돌리기로 넘어갔다.

Alex는 항상 집안일에 재미를 부여했지만 옷 입기 같은 일상생활업무는 좋아하지 않았다. Alex는 내가 얼마가 그 스스로 할 수 있는지에 대한 확신이 없다는 것을 알기 시작했다. 그는 일에 많은 어려움이 있을 경우 내가 대신 그 일을 끝낼 것이라고 배웠다. 다른 아이들처럼 그는 일 보다는 놀기를 좋아했고 옷 입는 것도 일이었다. 나는 그가 옷 입기로 고군분투하고 반복해서 노력하며 매번 좌절하는 것을 지켜봤다. Alex에게는 모든 것이 오래 걸렸기 때문에 우리는 항상 서둘렀다. 어쩔 수 없이 나는 포기하고 그를 도울 것이다. 다음 날 그는 무의식적으로 그의 좌절과 분노에 내가 반응하도록 했기 때문에 열심히 노력할 필요가 없어졌다. 그가 하는 것은 화를 내고 좌절하는 것이었다. 결국 나는 그 패턴을 알아차리고 무언가를 할 결심을 했다. 시간이 많은 주말에 나는 그가 할 수 있다는 것을 알기 위해 옷 입기를 부분적으로 연습하게 했다. 그런 뒤 주중에 나는 그가 마스터한 옷 입기의 모든 부분을 연습시키고 가장 연습이 필요한 한 부분에 시간을 할애하게 할 것이다. 어느 날, 나는 그가 빨리 할 수 있는 옷 입기의 한 부분을 연습시킬 것이다. 시간이 충분했을 때만 나는 그에게 완벽하게 입도록 했다. 결국 시간이 오래 걸리고 많은 연습이 필요했지만 스스로 옷을 모두 입을 수 있었다.

Lou와 나는 학구적 의존의 힘을 알고 있었고 Alex가 도움이 필요할 때 조차 스스로 책임감을 느낄 수 있는 환경을 만들기 위해 노력했다. 우리는 Alex가 그의 선택의 결과를 느끼도록 노력했다. 행동 계획은 우리 삶의 일부가 되었다. 예로, 아침에 Alex는 우리가 그의 모든 짐을 다 싸고 침대를 정리하고 그에게 코트를 입히고 버스에 태운다고 생각했다. 처음에는 Alex가 이 모든 것을 하기에는 신체적으로 힘들고 시간이 많이 걸리기 때문에 우리가 다 해주었지만 점점 우리는 그 도움의 횟수를 줄이려고 노력했다. 그 스스로 무언가를 할 수 있다고 알았을 때 우리는 독립심을 강요했고 이를 그의 생활의 일부로 만들려고 했다. 수년 동안 그는 체크리스트에 있는 모든 일을 완료해야 했고 보상을 받기 위해 정시에 버스에서 내려야 했다. Alex에 대한 보상은 보통 버스에서 읽을 수 있는 책이었다. Lou와 나는 잘 생각한 행동 계획이 Alex 뿐 아니라 우리에게도 효율적이라는 것을 알았다. 우리는 계속해서 그가 스스로 할 수 있다는 것을 생각하고 어려움이 있을 때 바로 도와주지 말아야 한다고 생각했다.

부모로써 우리는 특정 시간에서의 Alex의 능력에 대해 꽤 좋은 생각을 가지고 있었다. Alex가 학교에서 친절한 직원의 이용하는 것이 훨씬 더 편했다. 사람들은, 특히 식당이나 버스에서 항상 그를 돕기를 원했다. 매년 우리는 Alex가 스스로 생각하는 것이 얼마나 중요한지를 설명하기 위해 선생님이나 직원을 만나야 했다. 어느 늦은 가을 Alex가 중학생이었을 때 나는 치과 의사와 약속을 한 뒤 그를 다시 학교로 데려왔다. 사무실에서 확인을 마치고 나는 Alex에게 수업에 가라고 했고 그는 가방을 가지고 갔다. Alex가 어떻게 교실을 찾을 수 있을 지 몰랐다. 그는 항상 그의 가방을 들어주는 보좌관이나 학생 도우미와 같이 다녔고 단순히 그들을 따라갔다. 다음 날 그는 스스로 휠체어를 끌며 가방을 들고 학교로 갔다. 하지만 장애 학생은 엘리베이터를 혼자 탈 수 없다는 정책 때문에 여전히 누군가와 함께 있었다. 그 정책을 바꾸기 위해 몇 번이나 전화를 했고 Alex는 곧 완전히 독립적으로 학교를 갈 수 있었다.

작업치료와 물리치료 역시 학교에서 가능했지만 학업과 치료를 같이 한다는 건 항상 어려웠다. Alex는 아주 좋은 학생이었고 가능한 수업에 참여하고 싶어했다. 초등학교 때 그는 물리치료를 받기 위해 수업에서 제외되었지만 작업치료는 상담으로 받게 되었다. 결국 Alex의 물리 치료도 상담형식으로 바뀌었고 이는 그가 집에서 스트레칭과 운동을 해야 할 책임감을 주었다. Alex가 고등학교를 졸업할 무렵에는 특수 교육이 필요하지 않았기 때문에 개인 교육계획에서 504계획으로 바꾸었다. Alex는 필요에 따라 프로그램 요건을 조정하기 위해 선생님과의 면담을 통해 스스로를 지지하는 법을 배웠다. Alex의 글쓰기와 타이핑은 느렸기 때문에 그는 필기와 에세이 쓰기를 위해 음성을 텍스트로 바꿔주는 컴퓨터 음성 인식 프로그램을 사용했다. 또 그는 디지털 음성 녹음기 역시 필기, 과제 녹음 및 해 할 일을 기억하는데 도움이 된다는 것을 알았다.

레크리에이션 활동은 주의 깊은 계획이 필요한 또 다른 영역이었다. 나의 첫 번째 본능은 "전형적인" 아이들을 위한 "전형적인" 레이크에이션 활동에만 Alex가 참여하도록 하는 것이었다. 나는 Alex가 다른 아이들과 분리되고 그들과 다르다는 것을 느끼면 자라는 것을 원치 않았다. Alex는 가라데 수업을 들었고 여름에 가라데 데이 캠프에도 참여했다. 그는 시내 수영장에서 수용을 했고 연극/인형극 수업에도 참여했다. 그는 심지어 컵 스카우트가 되었다. 이 모든 활동은 비용이 조금 들었지만 그에게는 좋은 것들이었다. 이 활동을 담당하는 어른이 좋은 의도를 가지고 있었지만 Alex의 수준을 염두에 두고 활동을 계획하는 것은 어려웠다. 나는 그가 활동에 완전히 참여할 수 있도록 많은 활동에서 그를 도왔다. 현장학습과 특별활동에서는 접근성을 고려하고 Alex가 그룹 내에 머물 수 있도록 특별한 계획이 필요했다. 우리가 접근할 수 있을 것이라 생각했던 장소로의 여행과 과도한 신체적 움직임이 필요한 활동을 계획한 지도자와 몇 차례 어려움을 겪었다.

내 기준을 낮추고 Alex가 전문 레크리에이션 활동을 시도할 수 있도록 한 것은 큰 안심이었다. 그는 적응 승마, 핸드사이클링, 휠체어 코트 스포츠 및 적응 스키에도 참여했다 (**그림 10.1**). 이 특수화된 프로그램은 모두 장애를 가진 아이들을 위해 설계된 프로그램이어서 어떠한 수정을 할 필요도 없었다. 자원 봉사자들과 프로그램 지도자는 이동에서 화장실에 있는 아이들을 돕는 것까지 모든 것에 대해 훈련 받은 사람들이었다. 이 프로그램의 대부분에서 부모는 자녀를 데려다 주고 2시간 후에 데리러 올 수 있었다. 나에게는 완전히 새로운 경험이었다. 내가 거기 있고 싶을 때 나는 편히 앉아 다른 부모들과 이야기하면서 아이가 즐거운 시간을 보내고 있는 것을 본다는 것이 좋았다. 나는 "평범함"을 느꼈다. Alex는 비슷한 문제를 안고 있는 다른 아이들과 함께하는 우정을 누렸고 이러한 활동에서 시작된 우정은 수년간 지속되었다.

Alex의 대학 진학 준비는 많은 계획과 창의력이 필요했다. Alex는 집에서 3시간 거리에 있는 대학을 원했기 때문에 우리는 동북 전역의 대학을 살펴보았다. 몇몇 대학은 장애가 있는 학생의 입학을 허락하지만 이 분야에 대한 경험이 많이 없었고 캠퍼스 내에는 휠체어 다닐만하지 않았다. Alex는 집 근처에 있는 대학에 입학했다. 이 학교에는 장애 학생을 위한 조정 시설을 관리하는 사무실이 있었다. 그는 캠퍼스에 기숙사에서 혼자 머무르며 평범한 대학 경험을 쌓고 싶어했다.

그가 캠퍼스 기숙사로 들어가기 전 여름, 우리는 그의 기숙사 방을 확인하여 그가 필요한 것을 신중히 선택했다. 그는 캠프 주변에서 새로운 3륜 스쿠터를 운전하면서 여러 차례 오후를 보냈고 문을 지나는 방법과 엘리베이터 작동 방법을 배웠다. Alex는 아침에 샤워를 하고 옷을 입기까지 아직 한 시간 정도 걸리지만 개인 간병인을 고용하지 않기로 결정했다. 우리는 조심스럽게 그의 방에 리처, 양말 보조기구와 드레싱 스틱을 설치했다. 방에는 카페트를 놓아 그가 보조기와 신발을 신을 때 미끄러지지 않게 했다. 기숙사에는 샤워시설이 이미 완비되어 있었다. 우리는 Alex의 손이 닿을 수 있는 특수 선반을 샀다. 그리고 샤워 가운과 코트를 걸기 쉽도록 몇 개의 플라스틱 후크도 설치했다. 작은 접이식 쇼핑 바구니는 세탁물을 빨래방에서 가져오는 수단으로 만들었다. 여름 동안 우리는 지역 세탁소에서 세탁을 하고 세탁물을 개는 것을 연습했다.

Alex의 생활이 어떤지를 기다리는 대학 첫 몇 주는 Lou와 나에게 아주 힘든 시간이었다. 많은 대학생들과 같이 Alex는 스스로 즐기고 있었고 집에 전화하고 싶지 않아 했다. 우리가 그의 소식을 들었을 때 그는 잘 지내고 있었다. 자동문이 작동하지 않는 몇 가지 문제가 있었지만 Alex는 적절한 사람에게 연락해 문제를 해결했다. 복잡한 거리를 스쿠터로 지나다니는 것이 처음에는 문제가 되었지만 보행자 신

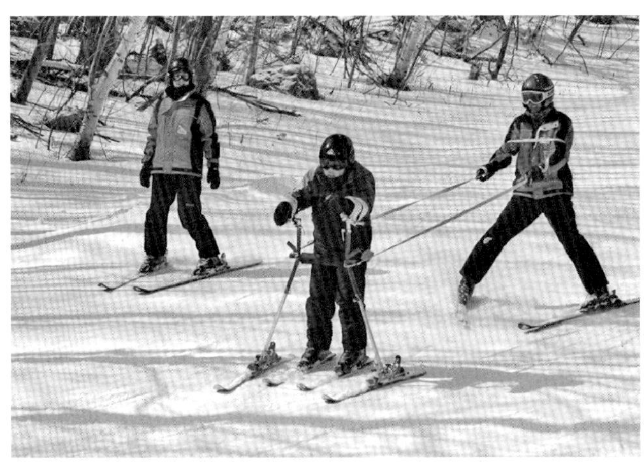

그림 10.1 슬라이더로 스키를 타고 있는 Alex.(Photo courtesy of Maine Handicapped Sk iing.)

호가 장착된 횡단보도를 사용하는 법을 후에 배웠다. Lou와 나는 우리가 테스트를 통과했다는 사실을 인정하는 것이 기뻤다. Alex는 스스로 살 준비가 되었다. 우리는 부모로써 많은 것을 배웠고 그 과정에서 많은 실수를 했지만 우리가 잘했다는 것을 알고 있다: Alex는 장애가 있는 평범한 사람처럼 자랐다. 그는 극복해야 할 장애물이 많다는 것을 알고 있지만 동시에 그가 도움을 청하고 그를 도와줄 수 있는 사람들이 있다는 것도 안다. 그는 불가능한 것은 아무것도 없고 성공을 위해 수정하고 적응할 수 있는 방법이 항상 있다는 것을 안다. 그는 다른 사람을 도울 수 있고 세상을 위해 일할 수 있다는 것도 안다. 무엇보다도 그는 자신의 인생에 책임을 지는 법을 배웠다.

Lou

Alex가 태어났을 때 나는 그저 평범한 아빠가 될 것이라 생각했다. 나는 아버지의 모습이라는 것이 어떤 건지 분명하지 않았다. 내가 아는 한 아빠들은 아기나 어린 아이들에 대해 모든 것을 "알고 있는" 엄마들이 이야기하는 것을 한다. 내가 알아야 할 때였을 때 Laurie가 내 역할에 대해 알려줄 것이라 확신했다. 나는 특별한 주의가 필요한 아이가 태어날 것이라는 가능성을 생각하지 못했다. 나는 곧 6살 된 아이가 캐치볼을 하고 몇 년 후에는 차 문제로 티격태격 할 것이라 생각했다. 나는 적당한 아빠가 되어 아이를 내버려 두지 않기를 바랬었다.

Alex가 초음파검사를 받고 뇌 손상이 있을 것이라는 소식은 내 경험에서 완전히 벗어난 것이었다. 무엇을 해야 할지 몰랐다. 나는 Laurie보다 덜 중요할 것으로 생각했지만 지금 나는 상관 없다. Laurie는 작업치료사였고 장애에 대한 전문지식을 갖고 있다. 나는 그렇지 않다. 기저기를 갈거나 비용을 대는 것 말고는 가족을 위해 할 수 있는 것이 없었다.

나는 처음부터 거의 소외감을 느꼈던 것을 기억한다. 의사와 간호사는 내가 아니라 Laurie에게 말을 했다. Laurie는 알렉스를 돌보는 방법에 대한 팜플렛을 받고 강연을 들었다. 내가 Alex와 약속을 잡을 때 항상 Laurie가 언제 도착할 예정인지에 대해 질문을 받았다. 결국 이 아이를 돌보고, 장애에 대해 알며, 사회복지에 대해 배우고 약속을 잡으며 Alex에 대한 결정을 내리는 것은 모두 Laurie의 몫이었다. 그래서 나는 나의 일을 하기 시작했다: 가족들과는 시간을 덜 보내고 저녁에는 맥주를 마시며 내게 하는 모든 말을 책망이나 모욕으로 들었다.

그 이후로 나는 이러한 경험이 일반적이라는 것을 알게 되었다. 특별한 필요를 가진 아이의 아빠는 아이들의 세계가 엄마에게 집중된다는 것을 즉시 알게 된다. 불행히도 우리 자신의 정신 건강을 위해서 감정적으로나 재정적으로 가족을 부양할 수 있는 능력은 말할 것도 없이 아빠는 자신의 역할이 "엄마의 말을 듣거나" "핀치 히팅"을 넘어서야 한다는 것을 알아야 한다. 우리는 "아빠"는 단지 "엄마"의 열등한 형태가 아니라는 것을 알아야 한다.(물론, 많은 의사들이 남성이기 때문에 그 남성의 상당수는 잘난 체하고 거들먹거리며 따라서 그들 대부분은 의료분야 말고는 장애 경험에 대해 아는 것이 거의 없는 것처럼 보이고 아이 돌보기에서 소외되며 공유할 그들만의 스토리를 가진다. 하지만 나는 아빠들의 이야기를 하고 있다.)

반면, 이러한 소외감은 아빠들이 아이들의 장애에 대해 독립적으로 생각할 수 있는 아주 중요한 감정이다. 내 기억 중 하나는 아이를 사랑하는 Alex의 첫 소아과 의사에 관한 것이다. Alex가 병원으로 처음으로 집에 온 날 의사는 자랑스럽게 그를 데리고 나가서 대기실 주위를 돌며 그가 얼마나 완벽한지 외쳤다. 하지만 Alex가 자라고 그의 다리와 팔이 다른 아이들과 같지 않자 의사는 Alex를 치료하는 것을 점점 더 꺼려했다. 그는 우리 아이가 "괜찮을 거다. 괜찮아 질 거다. 곧 보게 될 거다!"라며 나와 아내를 안심시켰다. Alex가 1살이었고 구르거나 혼자서 길 수 없을 때 의사는 집의 모든 사물을 아이가 만질 수 없게 해야 한다고 경고했다. Alex가 3살이고 여전히 도움 없이는 일어서서 몇 걸음 뗄 수 없었을 때 의사는 차량 속으로 뛰어들 지 않도록 그의 손을 꼭 잡아야 한다고 말했다. 의사는 심지어 "다른 아빠처럼 아빠로서" 아들에 대한 "희망을 포기하지 말아야 한다"고 조언했다.

Alex가 4살이었을 때 나는 무슨 일이 벌어지고 있는지 깨달았다. 이 의사는 완벽한 아이를 좋아했고 "불완전한" 아들을 실패로 간주했다. 그에게 Alex는 미숙아로 태어나 완벽하지 못한 아이였다. 나는 화가 났고 나는 의사에게 차량 속으로 뛰어들어가지는 못하지만 내 아이는 이미 괜찮고 뇌성마비를 앓고 있다고 말했다. 또 나는 나에게 희망은 필요하지 않고 일반적인 진찰이 필요하다고 했다. Alex는 부러진 것이 아니어서 고칠 필요가 없었기 때문에 의사가 Alex에게 전혀 불가능한 가능성에 대해 경고하는 것을 그만해야 한다고 생각했다.

이 경험 후 나는 의학과 치료 세계가 "부러진/고쳐진 패러다임을 가지고 있음을 깨닫기 시작했다: "사지가 움직이지 않고 우리는 이를 회복시켜야 한다." 이는 재활 상황에는 맞지만 이미 괜찮고 다리나 팔이 잘 움직이지 않은 아이 또는 성인에 관해 이야기 할 때는 맞지 않다. 아빠로써 나는 확실히 내 아이의 움직임을 보다 기능적으로 만들 수 있는 방법에 대한 조언과 지원을 원한다. 그러니 그는 부러졌다! 라고 말하면서 내 정신이나 그의 자부심을 낭비하지 말아야 한다. 내가 더 잘 안다. 그는 완전히 괜찮다.

장애가 있는 아이의 가정에서는 보통 스트레스 수준과 이혼율이 일반적인 가정보다 높다고 한다. 내가 봤던 자료를 통해 우리가 이혼율에서 틀렸다고 제안하는 경향이 있지만 스트레스 수준에 대해서는 우리가 옳다는 것이 확실하다. 장애가 있는 자녀 양육의 초창기에는 부모 모두에게 매우 외롭고 도전적인 시간이고 아빠들에 대한 역할 모델은 거의 없고 별로 도움이 되지 않는다. 특히 아빠들은 그들의 나약함을 인정하는 것이 어렵다. 우리는 항상 적절한 지원을 찾는 방법을 알지 못하고 때때로 우리의 묻는 방법 역시 분명하지 않다. 때때로 그들은 갑작스럽고 때때로는 무섭다. 그 결과 우리는 우리가 가장 이해하고 지원해야 하는 사람들을 적대시하게 된다. 다른 아빠들과 마찬가지로 나는 Alex의 첫 1살 동안 소외감과 무관함에 빠져있었고 그 함정에서 빠져 나온 것을 다행이라 생각한다. 나를 구한 그 경험은 Alex의 삶에 특별한 방식으로 기여해야 했던 기회였다. 그 경험들은 내 삶을 바꿨기 때문에 내가 당신들과 공유해야 할 가장 중요한 것이다.

Alex가 3살이었던 어느 날 아내와 나는 평소와 같이 싸웠고 가족을 피하고 "해야 할 일을" 하는 대신 작업장에서 "노는데" 시간을 보내는 나를 비난했다. 끝에 아내는 이렇게 말했다:

> 당신은 다시 도망가서 가게에 숨어 있을 거야; 그래서 당신이 거기 있는 동안 실제로 쓸모 있고 싶다면 Alex가 앉을 만한 것을 만들어서 이를 증명할 수 있어. Alex에게는 의자 밑 10인치 아래에 발 받침대가 있고 11인치의 좌석이 있으며 의자를 앞으로 당기고 과신전 패턴을 끊을 몇 개의 모서리가 있는 의자가 필요해. 아 맞다. 그리고 밖으로 구부러질 수 없도록 안장머리가 필요하고 그리고 안전벨트도 있어야 하고 내가 올리고 이동할 수 있게 빛이 있으면 더 좋겠어.

이 말은 싸우면서 하는 말이었지만 아내는 목공장에서 자랐고 내가 동의하지 않더라고 그녀의 의견을 말할 수 있었다.

그래서 나는 기분이 상해 작업장으로 돌아가 몇 시간 동안 톱을 쥐고 끼워서 고정시키며 그녀가 나에게 알려준 작은 휴대용 의자를 만들었다. 이는 휴대가 가능할 뿐 아니라 실제로 분리될 수 있었으며 모든 느슨한 부분은 의자 아래에 보관될 수 있었다. 아내가 좋아하지 않을 것이라 확신했지만 내 발명품이 자랑스러웠다.

나는 의자를 집으로 가져갔고 아내는 조심스럽게 Alex를 의자에 앉히고 종이와 두 개의 크레용과 함께 그를 부엌 테이블에 앉혔다. 놀랍게도 Alex는 크레용 중 하나를 집어 들고 종이에 스스로 색을 칠하고 그림을 그리기 시작했다. 이는 전에는 보지 못했던 광경이다. 내가 들었던 이 "적절한 위치"에 대한 뭔가 좋은 것이 있어야 했다. 문득 나는 Alex가 장애를 잘 극복하는 것에 내가 직접적으로 연관되어 있다는 것을 깨달았다. 아마 내가 생각했던 것만큼 쓸모 없지는 않았던 것이다 (**그림 10.2**).

물론 아빠가 의자를 만들 수 있는 것에는 제한이 있고 그래서 의자 만드는 것이 나의 유일한 역할이라면 나는 여전히 쓸모가 없었다. 하지만 이는 좋은 시작이었고 이를 계속 할 수 있다는 것을 다행이라고 생각했다. 그 다음 몇 해 동안 나는 내 가족뿐 아니라 초기 개입 단계에 있는 다른 사람들을 위해 헌신하게 되었다. 나는 특별한 도움이 필요한 아동 가정을 위한 전자 네트워크를 개발했다; 나는 전국의 어린 아이들을 위한 조기 개입 서비스를 감독하는 전국 위원회의 일원이 되었고; 결국 나는 전문 특수교육 지원자가 되었다. 나는 그

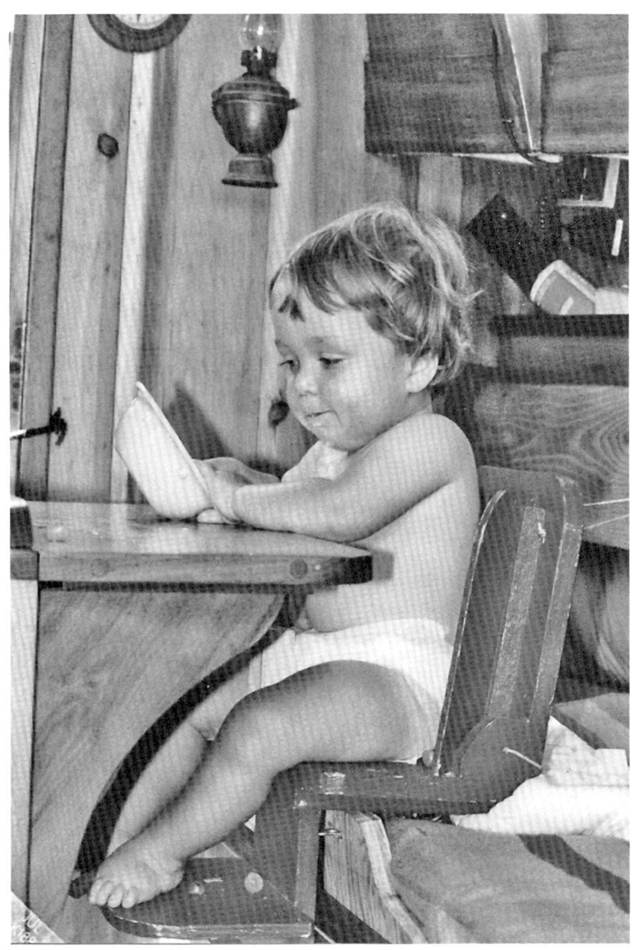

그림 10.2 요트에서 의자에 앉아 있는 Alex(Photo courtesy of Laurie McIntosh.)

작은 의자가 아니었더라면, 그리고 아빠라서 내 아이의 삶에 헌신할 수 있는 기회를 얻지 못했다면 이런 경험을 하지 못했을 것이다.

오늘날, 지지자로써 나는 엄마와 아빠들이 Alex가 어렸을 때 우리가 가졌던 똑같은 고정관념을 가지고 있는 것을 본다. 엄마는 기록을 하고, 엄마는 학교 관계자와 의사들을 만나며, 엄마는 회의에 참석한다.

아빠가 회의에 간다면 뭔가 잘못되었다고 느끼는 경우가 종종 있다. 심지어 오늘날에도 교육 회의의 대다수는 여성이며 아빠는 환영 받지 못하는 것 같다; 사실 남성들은 모든 사람들이 얼마나 열심히 노력하고 있다는 것을 이해하지 못하고 "합리적일 수 있는 방법을 모르는" 아주 무서운 사람으로 보여진다. 남성들은 소외 당하고 배제되며 때로는 친절하고 때로는 두려움과 적대감에서 나올 수 있으며 엄마는 아빠들의 도움 없이 자녀의 장애를 케어할 수 있다.

우리가 연구를 통해 아이들에게 좋지 않다는 것을 알기 때문에 이는 특히 불행한 것이다. 장애가 있는 아동에 대한 종단 연구에 따르면 가족의 응집력은 장애 아동을 위한 좋은 결과의 가장 좋은 예측요인 중 하나이다(Hauser-Cram et al., 1999; Shonkoff & Philips, 2000). 아빠를 자녀의 삶에서 제외하거나 아빠의 중요성을 줄이기 위해 할 일을 할 때마다 우리는 그 아이의 삶에서의 성공에 직접적으로 부정적인 영향을 미친다. 당신이 아이들을 케어하고 있다면 이는 받아들일 수 없는 일이다.

동시에 나는 아빠의 직업이 부모가 되는 것이고 엄마의 직업 역시 부모가 되는 것을 기억해야 함을 배웠다. 엄마와 아빠는 의사, 치료사 또는 선생님이 되어야 한다. "단순한 부모"로써 우리가 하는 것만으로도 충분하다. 왜냐하면 우리는 아이들의 꿈과 비전을 지켜주며 어린 시절의 보육사와 선생님이 아이를 떠난 후에도 그들을 지지하고 보호할 수 있기 때문이다. 엄마와 아빠는 직위와 자격증을 갖고 많은 교육을 받는 전문가일지 모르지만 가장 중요한 것은 부모로써의 역할을 하는 것이다.

Alex

내가 7살이었을 때 나는 내가 늑대인간이라고 확신했다. 나는 실제로 달 전체에서 어떤 물리적 변화를 겪어보지 못했지만 7살짜리 아이들은 그러한 사소한 일로 인해 괴로워하지 않는다. 내 목발을 다리의 두 번째 역할을 했고 나는 그들을 착용할 때 늑대와 같은 녀석을 관리할 수 없었지만 뛰는 것 대신 이를 했다. 그럼에도 불구하고 조용한 발로 숲을 빨리 달리고 탐욕스럽지 않은 먹이를 찾는 것에 대한 환상을 키우기에 충분히 빨랐다.

늑대인간이 되는 조건에 대한 기술적인 용어는 제우스 신이 자신의 폭정에 대한 처벌로 늑대로 변화시킨 신화적인 그리스 왕 리카온에서 나왔다. 7살로써 나는 그 단어를 늑대인간에 대한 책에서 읽었고 이해할 수 있었다. 나는 내가 만난 모든 사람들에게 나를 늑대인간이라 말하는 것을 자랑스럽게 생각했다.

그 해 어느 날, 엄마와 동생 그리고 나는 부유한 요트 소유주가 주최한 장애인을 위한 기금 마련을 목적으로 하는 기금 모금 보트 경주에 참석했다. 나는 늑대인간이 해야 하는 것처럼 이벤트가 열리고 있던 요트 클럽의 로비 주위를 뛰어다니며 길고 슬픈 울부짖는 소리를 내고 있었다. 엄마는 동생과 함께 내가 다른 아이의 자식인척 하며 구석에 있었다.

요트 주인 중 한 명이 나를 보고 "와, 잘하네. 너는 무슨 장애를 가지고 있니?"라고 물었다.

"나는 늑대인간이에요!"라고 말했다.

몇 분 뒤 그녀는 엄마와 이야기 하면서 "방금 당신 아들을 만났어요. 멋진 소년이더군요. 아들이 늑대인간이라서 안됐어요." 라고 했다.

엄마는 웃으면서 "음, 당신이 알아야 할 것이 있어요…"라고 했다.

이것이 장애 인식이 부족한 사람들에게 일어나는 일이다.

내가 15살 때 나는 금속세공을 시작하기로 결심했다. 아빠는 집 옆에 작업장을 가지고 있었고 금속 작업을 위해 필요한 장갑, 재킷, 고글 그리고 앞치마를 나에게 주었다. 내 첫 실험의 주요 목표는 못으로 3인치 길이의 모델 검을 만드는 것이었다.

나는 처음 몇 일 동안 목탄을 관리하는 법을 배웠고 나중에는 프로판 발염장치에 대해 배웠다. 나는 금속이 타는 두려움으로 1-2분 이상 못을 불에 내버려 두지 않아야 하며 그 열기는 못을 불에서 꺼내고 나면 아주 빠르게 소멸된다는 것을 배웠다. 나는 또 못이 더 이상 붉게 빛나지 않는다고 해서 이가 장갑을 통해 살을 태울 정도로 뜨겁지 않다는 것을 의미하지는 않는다는 것도 배웠다.

불꽃이 지속되는 동안 못을 빨리 쳐야 했기 때문에 망치질을 할 때는 손에 긴장감이 있었다. 내 뇌성마비가 내 손의 근육을 타이트하지 못하게 유지하기 시작했다. 나는 최선을 다했지만 금속을 똑바로 펼 수 있는 각도로 칠 수 없었다. 못은 계속 코르크 마개 모양으로 비틀어졌다. 내가 이를 끝낸 것은 최선을 다해 거친 모양으로 망치질을 하고 이를 식히며(식히기 위해 물통에 담금), 내가 잡은 바이스 그립에서 이

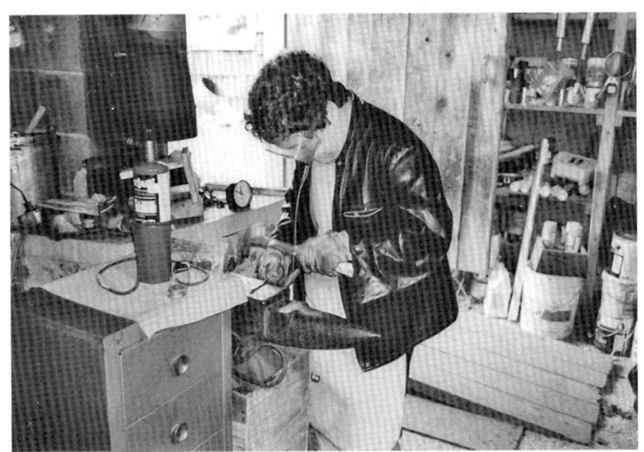

그림 10.3 금속 작업을 하는 Alex.(Photo courtesy of Laurie Mc-Intosh.)

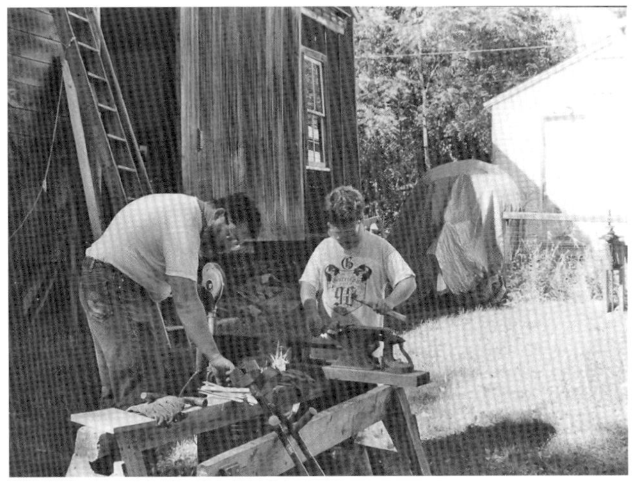

그림 10.4 조선소에서 금속 작업을 하는 Alex와 그의 아버지.(Photo courtesy of Laurie McIntosh.)

를 꺼내며 바이스 그립을 이용해 꼬인 부분을 빼는 것이었다(**그림 10.3**).

때로는 꼬임이 너무 미묘해 나는 볼 수가 없었다. 이 경우, 나는 손으로 아주 작고 정확한 움직임을 만들어야 했으며 이는 뇌성 마비가 없는 사람들에게 조차 힘든 것이었다. 나는 금속에 전혀 영향을 미치지 못했고 심지어 원래 있었던 것에서 자국을 만들거나 더 비틀어지게 했다. 나는 여전히 기술을 배우고 있다; 내가 미묘한 부분까지 처리할 수 있기까지는 갈 길이 멀다.

아빠는 도구를 사용하고 물건을 만드는 법을 배워 본 사람들의 마음은 다른 사람들의 생각과는 재미있게 다른 방식으로 작용한다고 말한다. 제작자는 실용성과 창의성을 보다 잘 조합해 문제를 분석하고 해결책을 도출할 수 있다. 내가 금속 작업에 더 참여할 때마다 나는 이 방법을 생각하기 시작하기를 희망한다(**그림 10.4**).

나는 6살 때부터 메인 장애인 스키 프로그램에 참여했다. 이 프로그램의 대부분의 시간 동안(매년 1월부터 3월까지 한 달에 2번) 나는 스키에 부착되는 목발과 같은 장치인 아웃리거를 일반 스키에 붙여 사용했다. 나는 각 레슨 마다 같은 방법을 사용했다: 메인 장애인 스키 숙소 외부에 있는 트레일 끝.

나는 무언가에 충돌하는 것에 대한 두려움으로써 자기 자신의 몸에 대해 예민하게 생각하는 것이 그렇게 쉽지 않다는 것을 매우 빨리 배웠다. 나는 이러한 인식을 사용해 턴을 판단하고 다리, 스키 및 아웃리거를 올바른 방법으로 움직여 멈출 수 있는 법을 배웠다. 하지만 스키를 탄 12년 중 11년 동안 내 능력은 그대로였다.

내가 아웃리거를 사용했을 때 나는 눈 위에서 똑바로 서기 위해 팔에 엄청난 힘을 가해야 했다. 이는 선택한 방향으로 턴을 할 때 스키에 체중을 가해야 하는 것을 막았다. 따라서 턴을 할 수 있는 능력은 내가 팔에 얼마나 힘을 가하지 않느냐에 따라 달랐다.

지난 해 나는 노인이 주로 사용하는 보행기와 같은 패턴으로 슬라이더라 불리는 장치와 스키와 사용해 새로운 방법을 터득했다. 이 슬라이더는 상체를 지지하여 필요에 따라 다리를 자유롭게 움직일 수 있게 했다. 나는 또 특히 가파른 경사면에서 천천히 움직일 수 있게 도와주는 스키 강사와 같이 스키를 탔다.

슬라이더와 스키 강사의 도움으로 나는 스키를 탔던 11년보다 더 오래 스키를 탈 수 있었다. 나는 거친 지형 위를 달릴 수 있다. 결과적으로 나는 내 몸을 더 잘 통제한다고 믿는다.

초등학교와 고등학교에서 체육 수업은 나에게 전혀 생산적이지 못했다. 이 사실은 내가 달릴 수 없다는 것 때문이다. 학교에서 나는 휠체어 대신 목발을 사용했다. 선생님이 깃발 뺏기 게임에서 깃발 골키퍼의 위치를 잘 지정했음에도 불구하고 나를 지나간 상대팀 멤버는 항상 너무 멀리 나가서 태그를 붙이기에는 너무 멀었다. 나는 때때로 사람들을 태그하는 나의 무능력이 나의 장애보다 나의 주의 지속기간과 더 관련 있다는 것을 인정해야 했다.

선생님이 그러한 활동에 대한 창조적인 수정을 시도했을 때도 있었지만 그렇게 많지 않아 지금은 기억할 수조차 없다. 대부분의 경우 그러한 게임의 참여는 다른 사람들이 뛰면서 다른 이들의 움직임을 보는 동안 나는 목발 주위를 뛰는 것에 그쳤다. 아마 나는 아주 우스워 보였을 것이다.

예외는 야구였다. 나는 게임 규칙을 배운 적이 없었지만 수업 때 다른 사람들과 마찬가지로 공을 칠 수 있었다. 베이스를 뛰어야 할 때가 되면 나를 대신해 누가 뛰거나 상대방

팀원은 한발로 뛰어야 했다.

전반적으로 나는 더 이상 체육 수업을 듣지 않아도 되어서 기쁘다.

나는 최근 고향에서 10분 거리에 있는 주립대학에 등록했다. 이사과정은 기숙사 접근성 평가로 시작되었다: 전자스쿠터나 직접 걸어서 방에 들어가거나 방 주위를 움직일 때의 쉬움이나 어려움 그리고 욕실, 세탁실 그리고 라운지 구역의 접근 가능성을 평가했다. 모든 것이 잘 작동되는지를 보기 위해 여름에 기숙사에 들어갔지만 실제로 학교가 시작되면 새로운 일상에 익숙해지기까지는 시간이 걸렸다. 복도에서 욕실로 향하기 전 욕실 용품을 챙겨야 한다는 것을 기억해야 했다. 내 스케줄에는 이제 식사를 위해 식당에 도착하는 시간과 주말에 세탁을 할 시간이 포함되어야 했다. 다시 말해 모든 것을 하기 전에 계획이 있어야 했다.

나에게 가장 어려웠던 것 중 하나는 캠퍼스 주변에서 내 길을 찾는 것을 배우는 것이었다. 어린 시절의 이동성 부족으로 인해 방향에 대한 기본 교육을 배우지 못했다고 생각한다. 어렸을 때 나는 휠체어로 먼 거리를 갔고 내가 걸었던 거리는 매우 짧았다. 안전상의 문제로 나는 혼자 길을 찾은 적이 없었다. 10대 때 이웃에 산책을 갔지만 아주 익숙한 지역이었고 보통 블록 주위를 걸었었다.

고등학교에 들어가기 전 여름, 엄마는 내가 안전함을 느끼기 전까지 최소 3번 내 루트를 연습하기 위해 빈 건물로 나를 데려갔다. 대학 캠퍼스에 도착했을 때 나는 지도 읽기에 아주 약하다는 것을 깨달았다. 지도를 보고 한 곳에서 다른 곳으로 가는 방법을 알지 못했다. 방향에 대해 사람들에게 물어도 목적지를 찾기 전 다른 여러 사람에게 다시 물어야 했다.

학교가 시작되기 전 새로운 3륜 전기 스쿠터를 구입한 뒤 운전 연습을 할 기회가 별로 없었다. 나는 차 운전을 할 줄 몰랐고 이러한 차량을 가진 적도 없었다. 대부분의 시간 동안 나는 너무 많은 시트록을 고장 내거나 많은 발가락을 사용하지 않고 장소에 도착하는 법을 연습했다. 접시를 떨어뜨리지 않고 음료를 쏟지 않으면서 붐비는 식당으로 가야 하는 작은 엘리베이터도 나에게는 큰 도전이었다. 캠퍼스 건물의 자동문은 보통 작동했지만 작동하지 않을 때도 있었다.

때때로 나는 나를 위해 문을 잡아줄 누군가를 찾을 만큼 운이 좋을 때도 있지만 곧 한 손으로는 스쿠터를 운전하면서 다른 손으로 문을 여는 방법을 배웠다. 손잡이를 잡는 손 힘이 약해서 몇몇 문에 스크래치를 남길까 두렵기도 했다. 가장 어려운 문제는 셔틀버스에 주차를 하는 것이었다. 거기에는 접근가능하고 좋은 경사로가 있지만 스쿠터를 똑바로 두기 위해 특정되고 제한된 지점에 평행하게 주차해야 한다는 것을 알았다. 이때 나는 고등학교 때 스쿠터 운전 수업이 있었으면 했다.

내 기숙사는 리모컨이 있는 자동문이 설치되어 있다. 이동에 문제가 있는 학생들에게는 작은 리모컨이 제공되고 이를 열쇠고리에 부착한다. 기숙사 문에 빠른 속도로 접근하고 버튼을 누르며 멈추지 않고 문을 통과하는 즐거움이 정말 좋았다. 물론 이는 주위에 사람이 없을 때만 했다. 다른 학생들은 문 앞에 서서 문을 여는 기계를 통과하기 위해 신분증을 보여준다. 대부분의 학생들은 내가 리모컨을 가지고 있는 것을 몰랐고 그래서 매력적인 여자가 있을 때 나는 "마법과 같이" 문을 연다.

내가 원하는 것보다 더 많이 수업에 지각한다는 것을 감안할 때(내 아침 일상은 계획했던 것보다 항상 더 오래 걸리기 때문에) 나는 더 빨리 스쿠터를 운전해야 한다. 이는 안전하지 않을 수 있다. 어느 곳에서 나는 수업이 진행되고 있는 건물을 향해 경주를 하고 있었고 스쿠터 뒤쪽에 매달려 있는 지나치게 긴 배낭이 스쿠터 옆으로 기울었다. 나는 콘크리트

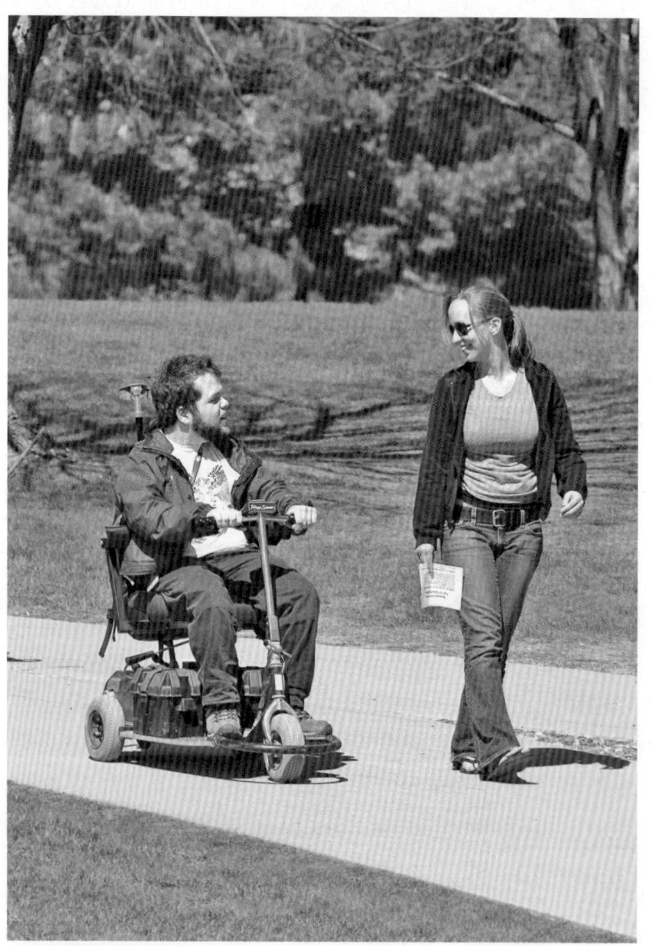

그림 10.5 캠퍼스 내의 수업에 가는 Alex.(Photo courtesy of Lisa Nugent, Photographic Services, University of New Hampshire.)

길에 부딪혔다. 다행히 그 소리는 주위 사람들의 시선을 끌었고 스쿠터를 다시 올리는데 도움을 주었다. 그때 이후 나는 가방에 많은 것을 넣지 않았고 모퉁이를 돌 때 더 조심했다 (**그림 10.5**).

대학 내 수업은 모두 휠체어로 접근 가능하다는 점이 아주 좋다. 또 대학에는 장애 학생을 위한 모든 서비스와 수정을 조정하는 사무실도 있다. 그들은 특정 학생을 위해 접근 가능한 방으로 수업을 옮긴다.

사무실은 학생들의 메모 기록자를 조정해 장애 학생들이 다른 학생들의 메모를 받을 수 있게 한다. 메모 기록자는 어떤 수업의 학생이 노트를 받는지 알 수 없다. 이 기록자는 노트를 사무실에 전달하고 노트는 메모가 필요한 학생에게 전해진다. 이 대학에서는 학생의 고등학교 개별 교육 계획 또는 504계획에 나열된 편의 시설이 존중된다. 예로, 고등학교 때 나는 시험을 볼 때 더 많은 시간을 가졌고 이는 대학에서도 마찬가지이다.

캠퍼스 내 건물이 개조되면서 이들은 접근이 가능하게 만들어진다. 불행히도 영어과 건물은 아직 개조되지 않았고 내 전공이 영어이기 때문에 문제가 되었다. 상담 사무실을 포함한 과 사무실을 가려면 계단을 이용해야 한다. 내가 서류를 가져가거나 갖다 줄 필요가 있는 경우 나는 전화를 하고 누군가가 아래로 내려와야 한다. 상담원과 만나고 싶을 때면 그녀에게 메일을 보내 약속시간을 미리 잡아야 한다. 지금까지 이러한 과정은 먹히는 것처럼 보이지만 내 삶에 필요한 더 많은 계획의 한 방법일 뿐이다.

대학의 교수와 학생들은 나를 다른 학생과 똑같이 생각한다. 이 학교는 장애 학생들에게 익숙한 것은 확실하다. 나는 소외되거나 불쾌감을 전혀 느끼지 않는다. 내 교수들은 나에게 더 많은 시간을 준다는 것을 제외하고는 내가 다른 학생들과 똑같이 할 것을 기대한다. 다양한 장애를 가진 학생들이 이 대학에는 많고 우리 모두는 다른 사람들과 마찬가지이다.

결론 Conclusion

장애가 있는 부모를 포함한 많은 사람들은 장애가 달성되거나 성취될 수 없는 일을 영원히 상기시키는 아이들의 삶에 묶여 있는 그림자와 같다고 생각한다. 늑대인간 사건에서 나의 행동으로 증명되는 것과 같이 나는 장애로 인해 나를 막지 못하게 할 수 없었다. 나는 그저 즐기고 있고 내 삶을 살고 있을 뿐이다. 내가 자라면서 내 부모님이 배운 것을 나에게 가르쳐주었기 때문에 이렇게 할 수 있다: 나는 부러진 것이 아니다; 나는 치료가 필요하지 않다. 이 사실을 알면서 나는 누구였는지, 또는 누구인지 그리고 무엇이 될지를 선택할 수 있었다: 늑대인간, 대장장이, 스키어, 대학생, 작가. 이 목록은 아직도 추가되고 있다.

Alex의 질문

1. 이 장에서 무엇을 기대했나? 어떻게 그 기대가 충족되었고 당신의 기대와 어떻게 다른가?
2. 장애가 있는 사람의 행동이 그 사람이 어떻게 행동할지에 대한 당신의 가정과 모순되었던 예를 들어볼 수 있나?
3. 장애인에 대한 일반 고정관념에 대해 적고 본 장에서 고정관념을 거스르는 정보를 확인하라.
4. 당신이 끔찍한 사고를 겪었고 다리를 절단해야 하는 상황을 상상해보자. 계속해서 할 수 있게 해주는 좋아하는(신체적인) 레크리에이션 활동에 대한 몇 가지 수정사항을 브레인스토밍 해보자.
5. 질문 4에서 당신이 생각해 낸 것에 대한 현재 가능한 예를 찾아보라. 이들과 당신의 생각과의 유사점과 차이점은 무엇인가? 혁신적이라고 생각하는 것이 있나? 있다면 그 생각을 홍보하는 대신 지금도 그 운동을 하는 이유를 설명하라.

Lou의 질문

6. 장애아동의 삶에서 성공적인 역할을 하기 위해 각 가족 구성원은 그 아동의 삶의 질에 기여할 수 있는 기회가 필요하다. 이는 "숙제"를 주는 것과 같은 일이 아니며 가족에게 피해를 줄 수도 있다. 차이점은 무엇인가? 작업치료사의 개입이 단순한 일 배정 대신 기회의 창출을 어떻게 지원하는가?
7. 작업치료사가 가족 응집력을 지원하기 위해 할 수 있는 것은 무엇이며 이것이 아이에게 중요한 이유는 무엇인가?
8. 본 장에서 Alex의 아빠는 "Alex는 부러진 것이 아니고 붙일 필요가 없다"라고 말했다. 이 관점을 재활 서비스 모델과 어떻게 조화시킬 수 있나? 이를 인간의 직업이나 기타 작업치료 모델과 조화시킬 수 있나? 이유는?
9. 장애 아동의 부모와 형제 자매는 보통 작업치료에 대한 지식이 없으며 치료적 개입이 왜 필요한지를 이해하지 못한다. 그러나 이 "단순한 부모"는 계획 과정에 중요한 관점을 제공한다. 그 관점은 무엇이며 작업치료사는

그 관점을 아동 치료계획에 어떻게 통합할 수 있나?

Laurie의 질문

10. 배운 의존성은 뇌성마비보다 더 심각한 장애가 될 수 있다. 스스로 책임지지 않는 사람은 평상 도움이 필요할 수 있다. 작업치료사는 배운 의존성으로 이어지는 상황을 어떻게 예방할 수 있나?
11. Alex에게 책임감과 가족의 중요성을 알게 하기 위해 가사를 사용했다. 작업치료사는 장애가 있는 아이를 위해 부모가 유용한 역할을 찾도록 무엇을 도울 수 있나?
12. 우리는 Alex가 기숙사에서 살고 대학에서 수업을 듣는데 필요한 모든 수정 작업이 이루어졌는지 확인했다. 이 중 일부는 Alex의 전환 계획의 일환으로 고등학교 작업치료사의 책임이었나? 그 이유는?
13. Alex가 체육수업과 장애인 스키에서 자신에 대한 느낌의 차이점은 무엇인가? 그가 자신에 대해 더 잘 느낄 수 있도록 체육수업은 어떻게 다르게 수정될 수 있나?

저자의 질문

14. 본 장는 Alex의 인생에 대한 세 가지 관점을 제공한다. 이 관점들은 어떻게 다르며 각 관점을 공감하는 것이 왜 중요한가?

참고문헌 References

Hauser-Cram, P., Warfield, M. E., Shonkoff, J. P., Krauss, M. W., Upshur, C. C., & Sayer, A.(1999). Family influences on adaptive development in young children with Down syndrome. *Child Development*, *70*, 979–989.

Shonkoff, J. P., & Philips, D. A.(Eds.).(2000). *From neurons to neighborhoods: The science of early childhood development*. Washington, DC: National Academies Press.

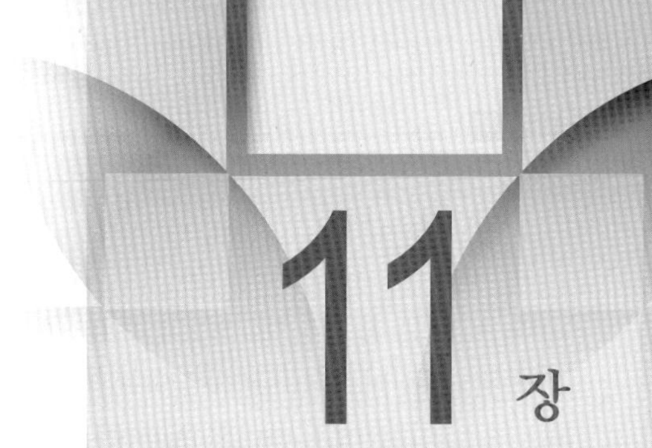

회복에 집중하면서 인생을 잃었다

While Focusing on Recovery I Forgot to Get a Life

정재엽 옮김

개요

안녕! 내 이름은 글로리아이다. 나는 보스턴에 살고 있는 60세 흑인 여성이다. 나는 6년 전 이 글을 쓰기 시작했다. 나는 치료적 관계에 대한 나의 의존과 외상의 회복에 중점을 두어 "내 삶을 사는 것"을 잊어버렸다. 나는 내가 선택한 지역사회에서 가치 있는 관계를 발전시키지 못했다는 사실을 깨달았다. 회복력과 삶의 고단함에 중점을 둔 것은 자신감이나 필요한 변화를 위한 계획의 대안이었다. 이는 외상의 결과이며 따라서 내 안전에 대한 평생의 두려움을 만들어 고립된 삶을 살아가기 시작했다.

내 삶의 대부분에서 나는 병의 다양한 속성에 따라 정신건강 치료를 받았다. 유일하고 신뢰할 수 있는 관계는 의료 서비스에 종사하는 제공자와 동료들간에 형성되었다. 15살 때 나는 환자로 정신건강시스템을 소개받았다. 이제 나는 과거를 돌아보고 현재 입장에서 치료 생활을 돌이켜보려 한다. 이 좋은 시점에서 내 삶은 절대 좋지 않고 도달할 수 없으며 주기적인 고통으로 가득 차 있으며 한 줄기 빛이 있던 땅으로 시작했던 것 같다. 내 탄생은 일어서려고 노력하는 반복되고 끝이 없는 병치레로 미리 정해진 종신형에 내던져진 것 같았다.

이 글을 쓰면서 나는 내가 누구이고 내가 어디에 있었는지를 말하려고 한다. 나는 내가 누구였는지 그리고 이것이 나의 체중 증가에서 작업 선택, 심지어 옷 입기까지 나에게 어떤 영향을 미쳤는지를 설명하려고 한다. 나의 현재 재능과 능력, 내 고통과 희망, 그리고 내 부족함과 절망은 내 삶의 첫 몇 년 동안의 사건으로 거슬러 올라갈 수 있다. 행성의 모든 사람들과 마찬가지로 좋은 일이든 나쁜 일이든 간에 모든 사건과 경험은 나를 만들었고 지금의 나라는 사람을 만들었다. 내 삶에 대한 사실을 알게 된 후 나를 알게 된 사람들은 내가 희망을 잃지 않고 내 지적 능력으로 살아간다는 사실에 놀라움을 금치 못했다. 내가 살아온 것을 듣고 나서 대부분의 사람들은 놀라운 의식이나 경외감과 침묵으로 반응한다. 사람들이 나에 대해 알게 되면서 그들은 내 인생이 극도의 공포로 가득 차고, 내 지구력과 생존이 놀랍다는 것을 알고 있다.

초기 The Early Years

나는 가족과 내 초기의 추억에 대한 이야기로 이 글을 시작한다. 어린 소녀로써 남부에서의 첫 해는 트라우마로 가득 찼다. 나는 알라바마의 작은 마을에서 일어난 사건으로 인해 5살 때까지 내 조상의 뿌리, 내 정신 그리고 의식을 남부 사람으로 생각했다. 이 작은 마을에서의 가족 관계와 삶은 나 자신과 다른 사람들, 그리고 세상과의 근본적인 단절을 야기했다. 내 경험에는 딸의 출산으로 인한 부모 학대, 정신 병원에의 장기간 입원, 대학 졸업, 더 많은 입원, 자살 시도, 5개의 다른 대학원 프로그램, 복지사업 분야에서의 일 그리고 39년간의 치료가 포함된다. 이는 내 삶의 과정에서 가장 영향력 있고 중요한 경험의 일부에 지나지 않는다.

몇 년 동안 나는 부모님의 유일한 딸이었다. 아버지(James)는 1925년에 태어나셨다. 어머니(Stella)는 1927년에 태어나셨다. 내 오빠 Andrew는 나 보다 한 살 더 많았고 1949년 태어났다. 나는 첫 딸로 1951년 태어났다. 남동생 Roger는 11개월 후 1952년 태어났다. 우리는 우리를 쌍둥이로 만드는 출생시기에 대해 농담을 하곤 했다. 우리는 항상 서로가 제일 가깝다고 느꼈다. 동생 Junior가 1953년 태어났고 몇 년 동안 아기였다. 1955년 또 다른 동생 Donnie가 태어났다. 그는 갑작스럽게 사망했고 그의 존재는 모든 가족 기억에서 지워졌다. 여동생 Daisy는 1958년 태어났다. 그녀의 출생으로 내 꿈이 이루어졌다. 나는 항상 그녀가 하나님의 개인적인 선물이라고 생각했다. 그녀가 내게서 멀어지기를 원했던 것은 내 인생에서 가장 큰 손실 중 하나였다. 남동생 George는 1962년에 태어났다. 놀랍게도 그는 아직도 가족이 가치 있고 독립적인 사람으로 인정하지 않는다. 남동생 David는 1967년에 태어났다. 그는 현재 거의 40살이지만 그의 삶은 여전히 어머니의 "아기"이다. 치료되지 않는 난독증을 앓고 있는 흑인 남자로써 그는 생식을 제외한 모든 면에서 성인이기를 피하고 수입 없이 살아가고 있다.

대부분의 우리 이웃들, 흑인과 백인에 관해서 남부의 삶은 교회에서의 일요일, 소작인으로써의 삶, 그리고 기쁨, 폭력, 평온 및 고통의 극단을 의미했다. 폭력적이고 혼돈스러운 밤과 고요하고 평화로운 날들로 가득 찬 삶의 잔재는 두려움의 문화를 위한 무대가 되었다. 목사는 폭력의 미로에 빠진 사람들이 의미를 찾고 인내에 필요한 희망을 유지하도록 돕는데 중요한 역할을 했다. 거기에는 최소 두 종류의 목사가 있었다. 일부 목사는 "하나님"의 사랑과 동기부여 그리고 착한 "하나님"이 의미하는 모든 것을 믿었다. "사랑하고 희망하는 생명을 확증하는 세상"을 키우기 위한 강한 필요를 사역하는 목사는 실수를 하지만 그의 목적은 사랑과 희망의 이상에 의지하는 사람들 사이의 관계를 증진시키는 것이다. 훌륭한 목사의 의식적인 행동은 "자신을 사랑하는 것처럼 이웃을 사랑하라" 및 "고의적인 해를 끼치지 말라"와 같이 뿌리 깊은 기본 신념에서 시작된다. 다른 목사들은 그들이 악의로 여기고 부정적인 의도와 동기를 다른 사람들에게 제기한다는 느낌과 생각에 대한 두려움을 보인다. 내 할아버지는 두 번째 유형의 목사였다. 그는 두려움과 고통에 대한 개인적 낙인을 숨길 수 있는 더 적합한 상황을 만들 수 없었다. 선의에 대한 만연한 믿음, 아낌없는 찬사 그리고 목회자에 대한 질적 태도에 따라 그는 아무 의심 없이 받아들여졌다. 그는 잘못한 것이 없다. 그의 동기는 한번도 의심받은 적이 없다. 그의 행동은 존경 받았다. 그의 파멸은 헤아릴 수가 없다.

부모님의 삶 맥락에서 보면 내 어머니와 아버지의 자식을 이해할 수 있다. 우리가 어떻게 사람들에 대해 배웠는지를 아는 것은 우리의 실패와 결점에 대한 핑계가 되지 않는다. 이는 우리에게 의미를 만들고 이해하는 방법을 가르쳐준다. 우리가 의미하는 바는 세상에서 우리의 "자아", 타인 그리고 관계를 이해하는 법을 알려준다. 이는 우리가 행동하거나 행동하지 않거나, 선택하거나 선택하지 않으며, 알거나 알지 못하는 것의 기초이다. 우리는 우리 주변 사람들과의 관계에 대해 배운다. 우리는 무엇이 중요하고 무엇이 가치 있는지, 그리고 초기 관계에서 무엇이 바르고 잘못되었는지를 배운다. 이들은 우리가 모든 것을 보고 알 수 있는 렌즈를 형성한다. 그 다음은 내 렌즈를 만드는 일부 경험이다. 이것이 내 시작이다.

내가 태어났을 때 어머니는 23세 아버지는 25세였다. 내 어머니는 나 자신에 대한 관점, 내 성격, 그리고 나 스스로 나의 가치 평가를 지지하고 약화시킨 나의 장점을 형성하는데 중요한 출생과 초기 삶에 대해 이야기한다. 나는 이 이야기… 후에… 들었다. 그녀는 아래와 같이 말했다.

> 네가 태어났을 때 너의 몸무게는 4파운드 10온스였어. 네 아빠가 널 보러 왔지. 그는 네가 너무 작아서 안기를 무서워했다. 그가 널 처음 봤을 때 "이런, 너무 털이 많아서 작은 쥐 같아"라고 말했어. 그리고 네가 병원에 있을 때 몸무게가 3파운드 줄었지. 모두들 네가 곧 죽을 거라고 생각했어. 너는 인큐베이터 안에서 1달 동안 있었지. Everage 의사 선생님은 아주 친절했어. 그는 잡동사니 들로 인큐베이터를 만들었고 너를 살리기 위해 산소를 넣었어. 나는 그들이 네가 곧 죽을 것이라 생각했다고 생각해. 난 너무 무서웠고 따뜻한 물병과 함께 서랍장에 너를 넣었어. 네가 죽을까 봐 너무 두려워 밤새 너 옆에서 너를 꼬집어 울게 만들어야 했어.

널 살리기 위해 최선을 다 해야 했어. 너는 날 참 힘들게 했지.

어머니는 내 인생 전반에 걸쳐 정확하게 이 이야기를 주기적으로 상기시켜주었고 내 아버지는 내가 쥐처럼 생겼다고 생각했다는 사실과 생존과 가능성의 이러한 이미지를 계속해서 말해주었다. 그녀의 위대한 희생에 대한 언급과 내 출생에 대한 엄청난 부담은 심각한 자살 시도를 통해 나의 조기 사망을 막기 위한 노력을 짓눌렀다. 종종 내가 아주 똑똑하거나 사랑을 받을 가치가 있다고 생각함으로써 "또래에 비해 너무 성숙하거나" 또는 "내 자신으로 가득 차" 있으면 그녀는 내가 "더럽고 먼지만도 못하다"는 그녀의 인식에 대한 현실을 회피하면서 세계로 가는 문에 대해 나에게 상기시켜 줄 것이다. 그녀의 말은 종종 내가 진 빚을 절대 갚을 수 없으며 내가 살아 있다는 것이 행운이라는 것으로 결론 내렸다. 어머니와 아버지가 나를 어떻게 반겼고 나에 대한 느낌을 그린 그림은 유죄와 공포에 대한 감정을 느낀 일련의 사건과 고통의 시간 그리고 깊은 절망에 나를 빠트린 사건들로 섞여 있었다.

어머니 가족은 1954년 알라바마 농장에서 소작인으로 일했다. 친할아버지와 외할아버지 모두 목사셨다. 목사의 가족으로써 우리는 이 지역의 다른 가난한 흑인 가정 중 어느 정도의 사회적 지위를 가졌다. 하지만 할머니의 처지는 이 지역의 다른 흑인 여성들과 다를 바 없는 것처럼 보였다. 남부지역 대부분의 여성들은 지배적인 남편으로 인해 침묵으로 살았다. 하지만 내가 자란 흑인 여성들은 성적 욕망을 간절히 바라는 추가적인 부담을 지고 있지만 동시에 존재로써의 본질은 때로는 남편에 의해, 대부분의 시간은 사회의 모든 남녀에 의해 경멸 당했다.

나는 아주 어린 나이에 여성의 안전이 여성의 방어적 행동의 레퍼토리와 감정적 상태, 변덕 그리고 남성의 행동에 의존한다는 것을 알게 되었다. 불행히도 내 엄마는 다른 사람, 특히 남자처럼 사려 깊고 권위 있는 것처럼 생각하고 행동하는 여성에게 분개하고 신체적으로 학대하는 남성과 자랐다. 엄마는 그녀가 원하는 것, 그녀가 원하는 때, 그녀의 의견을 표명하고 받아들일 수 없는 것을 명명하는 것에 대한 그녀의 고집을 보여주는 이야기를 해준다. 나의 큰 절망에 용기에 대한 엄마의 이야기는 종종 그녀가 "땅을 이긴다"는 서사적인 묘사로 결론지어졌다. 그러나 놀랍게도 그녀는 일어서서 투쟁하는 것에 큰 즐거움을 느꼈다. 패배는 우발적인 것처럼 보였다. 그녀가 머리를 치켜들고 그녀의 도전을 이야기할 때마다 그녀가 보인 자부심은 내 심장과 마음에 강한 흔적을 남겼다. 나는 그녀의 신체적 강함과 회복력을 공감하지만 반항이라는 그녀의 자부심에 더 공감을 느낀다. 이 "반항"의 도전은 내가 대대로 이어온 생존자 집안 출신이라는 것을 상기시킨다. 불의와의 투쟁 필요성은 스릴 넘치고 종종 나를 자극했다. 전반적으로 어머니의 삶은 그녀가 열등하다는 것을 알려주었다. 그녀는 흑인이자 여성이었기 때문에 그녀의 고통과 공포가 생겨났다는 것을 알게 되었다. 환경에 따라 흑인이라는 점, 여자라는 점 또는 둘 다 그녀를 무자비하게 희생시켰다. 그녀는 아버지, 형제 및 다른 남성 친척들에 의한 유년기의 강간이나 구두 및 신체적 폭행을 견뎌야 했고 이를 벗어나기 위해 싸워야 했다.

나중에 그녀는 한 여성으로써 일하는 가정의 백인 남성들과 싸우지 않아도 되는 세계로 들어섰다. 이는 내 어머니의 마음에 침투해 현재의 그녀를 만들었고 그녀가 장녀인 것을 싫어하게 했다.

어머니가 날 볼 때 마다 그녀는 모든 사람이 자신에게 상처를 주고 증오하게 만들었다고 생각하는 기질을 가진 소녀를 보는 것 같았다. 내 얼굴은 거울이었다. 그녀는 내 얼굴을 1주일 만에, 1년 만에 그리고 평생 동안 내 얼굴을 보았다. 그녀는 잔인하게 다루고 그녀가 원하는 삶에서 그녀를 지켜준 불쾌하고 더러운 작은 소녀만을 보았을 것이다. 나는 그녀가 나를 볼 때 엄청난 증오와 분노를 느꼈다는 것을 알 수 있었다. 그녀에게 나의 의미에 대한 결과를 피할 방법은 없었다. 나는 그녀가 다른 사람들이 그녀에게 상처 주었다고 생각한 모든 것이었다. 그리고 나는 보답을 할 것이다. 가족이 삶았던 삶의 환경은 인간 잠재력과 희망을 위한 능력을 과도하게 압도했다. 이 환경에서 그들의 행동은 절대 정당화될 수 없지만 이해될 수는 있다. 환경은 내 인생에서 엄청나고 상상할 수 없는 상처가 되는 사건으로부터의 회복을 통해 내 삶을 지탱하는 의미를 만드는 방법을 알려준다.

혼란의 시간을 유지하기

혼란의 시간을 유지한다는 말은 내 정신 질환이 발생한 기간이나 그 후 몇 년 동안의 내 삶을 적절하게 설명한다. 남부지역에서의 첫 5년의 생활은 들판을 달리고, 내가 원할 때 땅콩을 따며, 깊은 땅을 파서 숨겨진 보물을 발견하고 고구마나 당근을 파는 등의 즐거움의 순간들이었다. 집 근처의 유일한 수영장이자 낚시터 물가에 앉아 개미들을 보곤 했다.
내 눈은 개미들을 따라 앞 뒤로 움직였다. 나는 그들이 무엇에 대해 생각할 수 있는지 궁금했었다.

나는 항상 안 좋은 상황에서 그 상황아래 최선의 것을 이끌어내야 한다는 삶의 교리를 가지고 살았다. 내가 가족이나 친구의 사랑을 받지 못한다는 사실을 알면서 나는 사람이 안전하고 사랑 받는다는 것을 알기 위한 자아가 부족했다. 나는 삶의 치료법과 사랑의 치료적 관계를 대체해야 한다는 것을 알았다. 정신질환과 외상 후 스트레스 장애(PTSD) 그리고 우울증을 피할 수는 없었다. 생활 환경과 초기 관계는 이를 불가피하게 만들었다. 내가 정신건강 치료를 받았다는 것은 행운일 수도 있고 불행일 수도 있다. 내 장애가 PTSD와 해리성 정체감 장애(DID)라는 것은 불행이었다. DID 발현은 생명을 구하는 기술이었다. 나는 "내 자신을 되돌아 봄"으로써 얻는 감격의 경험을 통해 살 수 있다는 것을 알았고 곧 나는 많은 친구들과 나의 창조물을 사랑하는 사람들을 만났다. DID를 가짐으로써 나의 삶, 즉 일, 발달 단계, 반응, 감정, 생각 및 현실을 구분할 수 있었다. 나는 내가 처리할 수 없는 것들을 제외시키는 법을 배워 조금씩 온전함을 유지할 수 있었다. DID는 훌륭한 기술이었다. 나는 내 마음속에서 어떤 상황에 맞춰 변하고 다른 사람들의 필요를 제공하며, 위협을 피할 수 있었고 카멜레온처럼 변화는 기능을 발휘할 수 있는 도구가 되었다.

현실을 바꾸려는 모든 방법과 마찬가지로 이 생존 기술은 양날의 검이 되었다. 다양한 회피기술로 내부 상태를 변화시키는 모든 행동과 마찬가지로 분리의 단점은 자체적인 삶을 영위했다는 것이다. "기능"에 대한 내 유형은 "마법 같은 생각"을 사용하고 기능적으로 잘 작동하는 모습을 바탕으로 내 삶은 변화시키는 것이었다. 마법 같은 생각에 따라 내 상태를 바꾸면 아이의 관점과 아이의 반응 그리고 아이의 감정을 가진 어른으로써의 의식으로 바뀐다. 어제의 해결책은 오늘의 장애이다. 내 의식에서 마법과 같은 변화는 고통과 공포의 이미지, 생각, 감정, 그리고 "기억 지옥"에 깊이 빠져들게 한다. 기억 지옥에 있다는 것은 마치 내 인생에서 가장 괴로웠던 순간의 감정과 생각 패턴으로 가득 찬 벽장에 갇혀있는 것과 같다. 포기, 공포, 굴욕, 고통으로 가득 찬 몸 상태 그리고 상실감이 내 시야를 채우고 내 판단을 흐리게 만든다. 나는 60세와 5살 아이와 같은 행동 사이의 불일치를 인식하지 못해도 아주 잘하고 있는 척 하면서 60세의 몸으로 인생을 헤쳐나가고 있다.

젊은 성인으로써 나는 과거에 대한 막연한 기억을 가지고 있다. 나는 내 분리가 언제 그리고 어떻게 시작되었는지 몰랐다. 불과 한달 전에도 나는 내 외상 반응의 의미와 이것이 내 인지, 생각, 감정, 그리고 일상생활에 어떤 영향을 미치는지 이해하지 못했다. 나는 실수를 확인하지 못하고 사건을 시간 순으로 배치하지 못하는 60세의 몸을 가진 것에 대해 수치심과 굴욕감을 가지고 있다. 사건이 언제 일어났는지를 질문 받을 때 혼란과 당황스러움이 몰려와 "글쎄, 아마 몇 주 전이라 생각된다"라고 대답한다. 종종 나는 내 가족의 헌신, 성실성, 도덕적 자세에 의문을 가지고 폭력적인 말투를 사용해 정당화 할 수 있는 것을 찾기 위해 깨어났다.

나의 의식을 분리하고 변화하는 나는 확신하는 능력은 내 인생 초기에 실제로 시작되었다. 나는 내 동생이 어머니에게 총에 맞는 것을 목격한 것을 기억한다. 후에 나는 가장 친한 친구의 강간과 잔인한 살인을 보았다. 나는 어머니와 아버지의 성적 학대와 고문을 경험했다. 나는 삼촌의 교수형을 목격했다. 이 모두는 내가 6살이 되기 전 발생했다. 내 어린 동생이 살인 당한 뒤, 내 친구가 죽기 전, 그리고 내 삼촌이 교수형 당하기 전 내 가족은 버밍엄의 집에 있었다. 그리고 우리는 알라바마의 할아버지 집으로 갔다. 나는 우리 가족이 남동생의 죽음에 대한 의문을 피해 도망갔다고 생각한다.

시작 Starting Over

인생이 시작되었다. 내 형제들, 부모님 그리고 나는 죽은 남동생의 이름이나 존재에 대해 한번도 말하지 않았다. 나는 Paula라는 백인 소녀와 가장 친한 친구가 되었다. 우리 둘은 결코 함께 있을 수 없다는 것을 알고 있었다. 어느 날 우리는 헛간에서 놀고 있었는데 세상에서 제일 친한 친구였던 Paula가 살해되었다. 그녀의 학살은 잔인했고 지금도 어머니의 말이 떠오른다: "네 친구한테 무슨 일이 일어났는지 봐라." 나는 그녀가 백인이었고 성적 학대를 위해 필요한 대상이었기 때문에 그녀가 죽었다고 믿게 되었다. Paula가 죽은 뒤 어느 날 밤 문 앞에서 나는 외침과 큰 소리로 잠에서 깼다. 내 가족은 어둠 속으로 끌려가 구타를 당했다. 나는 그 전에 강간을 당했다. 내 삼촌은 고문을 당했고 내장을 제거해 교수형 당했다. 내 심장은 아이처럼 뛰었다. 성인으로써 나는 모든 속이 뒤틀리는 사건을 다시 경험하고 그 고통을 회복하며 반복적인 강박감을 통해 그것이 무엇인지를 알고 경계과잉으로 이어지는 광란의 시도를 통해 그 기억에서 자유로워지기 위해 노력한다.

나는 부모님이 경험한 외상의 수준과 그들의 사기저하가 형제자매, 나 그리고 우리 세상에 있는 다른 사람들에게 쌓인 학대에 직접적으로 책임이 있다고 믿는다. 내 아버지와 어머니는 높은 영적 가치와 노동관에 대해 말했다. 내 아버지는 공사장에서 일했고 어머니는 세탁소에서 압착 담당으로 일했으며 나중에는 재택 건강 조무사로 일했다. 어머니는 삶을 유지하는 것이 인생의 주요 임무라는 것을 설명했다. 나는 생존자이고 대대로 생존자 집안 출신이다. 우리는 신체적으로 살아났고 일부는 희망과 사랑이 있었지만 대부분을 그렇지 않았다. 인종차별과 대량학살의 다른 희생자들처럼 나는 외상적이고 학대적인 관계가 살아가는 방법에 대한 유일한 모델이라고 믿는다. 인종 차별주의 및 노예제 폐지 이후의 억압으로 인해 부식성 환경이 조성되어 내 부모님은 그들의 피부색 때문에 더 나은 미래와 시민권을 가진 미국인의 권리에 대한 희망이 이론적 환상으로만 남게 되었다. 자유와 모든 사회에서의 수용에 대한 환상은 참기 힘든 현실이 되었다. 그들의 영혼을 왜곡시키는 칼처럼, 자유, 평등, 수용의 말은 결코 그들의 삶에 들어오지 않는 듯한 위대한 가치로 남았다.

안전에 대한 희망이 없다

나는 여섯 번째 생일이 다가오고 있을 때 보스턴으로 갔고 외할머니 손에 맡겨졌다. 보스턴에 도착하자마자 나는 증조 할아버지가 내 죽음과 나 사이에 있었기 때문에 사는 것에 더 몰입하게 되었다. 학교에 들어갔을 때 나는 세상의 안전에 대한 모든 희망을 잃었다. 나는 남부지방의 백인들 사이에 낄 수 없었고 특히 할아버지가 소작인으로 있었던 농장에서 내 가장 친한 친구가 살해당한 뒤 학교는 내게 끔찍했다. 내가 학교에 들어갔을 때 테러가 내 기능을 방해했고 나는 선생님을 보고 교장을 만났다. 그들은 모두 백인이었고 모든 아이들은 흑인이었다.

나는 기본적으로 말을 하지 않았지만 훌륭한 상상력을 가졌다. 살아가기 위해 성적으로 학대하고 내가 이해할 수 없는 이유로 격분한 성인들로 인해 생긴 혼란, 공포, 그리고 고통에서 벗어나는 오아시스를 만들었다. 그 해 9월 나는 어머니가 나를 유치원에 데려올 때 처음으로 내 이름 "글로리아"를 들었다. 유치원에 들어갈 때 나는 내 이름을 쓸 수 있었다. 내 오빠가 글자를 만드는 법과 이름 적는 법을 가르쳐주었다. 그는 문자가 의미하는 것을 가르쳐주었다. 그는 모든 사람들이 나를 "흑인"이라고 불렀기 때문에 "지금 흑인,"이라고 하면서 "기둥처럼 직선을 그어. 이제 기둥 끝에 모자처럼 선을 그어라. 그것이 'T'를 만드는 방법이다" 라고 말했다. 나는 오빠가 모든 것을 잘하기 때문에 엉망으로 만드는 것을 싫어한다는 것을 알았다. 엄마는 오빠가 하는 모든 것을 좋아했다. 아버지도 마찬가지였다. 할머니 할아버지는 오빠가 아주 똑똑하다고 생각했다. 그는 가족들에게 모든 것이었다. 결국 그는 행운아였다. 그녀는 남자였다. 어머니가 오빠를 보는 방법과 나를 보는 방법의 차별로 인해 나는 소녀라는 태생적 결함을 극복하기 위해 더 열심히 노력했다. 그래서 나는 내가 좋아하고 되고 싶고 살기 위해 원하는 것을 얻기 위해 더 열심히 노력해야 한다는 것을 배웠다. 나의 소중한 비밀은 내가 오빠보다 더 낫고 오빠가 다른 남자들이 하는 것만큼 할 수 있다는 것이었다. 내가 사랑하는 모든 사람들에게 내가 열등하다고 여겼던 이 생각은 나의 발전에 결정적인 역할을 했다. 나는 다른 소년들 만큼 잘한다는 것을 모든 사람들에게 보여주려 했다. 내 성별 때문에 소년보다 열등하다고 어떤 식으로 언급한 사람은 나의 화난 주장을 기대할 수 있었다. 그러한 비난을 하는 모든 인물은 나의 존재에 대한 가장 혹독한 폭행이라고 느낀 것에 대한 나의 비밀 보복을 믿을 수 있었다. 나는 소년들이 하는 모든 것을 하려고 노력했다. 내가 소녀라는 것은 변할 수 없다는 사실 때문에 내 인생의 많은 부분에 대해 반항을 시도했다.

선생님이 내 재능을 발견하자 그녀는 결정을 내렸고 나는 1학년에 배정받았다. 전세는 역전되었다. 내 재능에 대한 선생님의 생각은 오래가지 못했고 나는 다시 유치원으로 돌아갔다. 이 사건은 나를 평생 따라다니는 내 지능에 대한 의심의 씨앗을 낳았다. 모든 아이가 그녀가 1학년으로 강등되었다고 말할 수 있는 것은 아니다. 내 선생님의 설명은 내가 너무 "미성숙"하다는 것이었다. 어머니에 대한 나의 끊임 없는 발작적 울음, 울부짖음 그리고 비명으로 인해 결국 나는 아이와 같다는 결론을 내려졌다. 첫 학교 입학은 깊이 뿌리내린 내 슬픔과 고통을 보여주기 시작했다.

보호받지 못하는 먹이감

내가 15살 때 내 어머니와 아버지는 돈, 혼외정사, 불륜 및 술 관련 고통에 대해 싸웠다. 그들은 또 아버지의 과도주의와 나에 대한 성적학대에 대해서도 싸웠다. 나는 15살 때까지 훌륭한 학생이었고 학교가 성역이라고 생각했다. 15살 때 나는 학교가 무서워지기 시작했다. 잠도 거의 자지 못했다. 밤에 나는 집에서 나와 보스턴 시티 병원으로 갔다. 나는 의사를 만나기 위해 기다리는 환자들과 함께 라운지에 앉아 있었다. 나는 보스턴 거리의 어린 소녀로써 아직 보호받지 못하는 먹이감이라는 것을 알고 있었기 때문에 병원에 갔다. 몇 달 동안 매일 밤 나는 잠을 자다 두려워 도망쳤다. 매일 밤 나는 잠이 들 때 마다 남자가 방으로 와서 서 있는 것을 상상했다. 그는 내가 잠들 때까지 기다릴 것이고 공포가 최고조에 달하고 놀라움에 대한 두려움이 임박했을 때 나에게 달려들 것이라는 것을 알았다. 나는 그가 내 인생을 끝낼 것이라는 확신했다. 응급실에서 밤새 지내는 것이 더 안전해졌다. 나는 낮에 잤고 학교를 많이 가지 못했다. 나는 엄마의 문서 위조로 거의 1년 동안 무단 결근의 결과를 피할 수 있었다. 내 신체적 그리고 정서적 상태는 다루기 힘들어졌고 내 고통은 분명해졌다. 나는 며칠 동안 울었다. 나는 아주 외롭고, 함정에 빠졌으며 버려진 느낌이었다. 말할 수 있는 사람은 아무도 없었다. 어느 날 나는 학교에 갔고 체육관 바닥에 넘어졌다. 나는 그녀에게 "완다, 제발 그들을 데려오지 마세요… 제발… 제발!" 이라고 속삭였다. 그녀는 이를 정신 건강 시스템의 시작으로 말한다. 내가 아는 전부는 1966년 15세의 나이에 나는 정신과 의사를 처음 만났다.

배려 약속

의사는 다른 나라에서 온 여성이었다. 그녀는 강한 액센트로 말을 했다. 나는 너무 수줍어 그녀가 하는 말을 잘 이해하지 못한다고 말하지 못했다. 나는 그녀를 믿고 싶었다. 나는 그녀가 나를 정말 사랑하고 돌봐주는 것처럼 행동했다. 나는 애정과 사랑을 구걸했다. 나는 죽을만큼 외로웠다. 나는 믿고 사랑할 수 있는 사람이 필요했다. 단순한 호의와 나에게 질문을 한 다른 사람과의 근접성이 위로가 되었다. 이러한 친절함과 전문성의 단순한 행동은 고문, 포기 그리고 방치로 인한 내 상처를 달래는 연고나 크림과 같았다. 나는 그녀의 몸짓, 허위 신뢰, 그리고 내가 그녀를 사랑했다는 것을 증명하기에 충분하다고 생각했던 질문들로부터 희망과 안전을 갖는 방법을 배웠다. 의사들은 모든 환자들의 충성심과 갈등을 가진 대리 가족이 되었고 나중에는 치료적 관계만으로 충분했다.

16살 때 나는 공립 정신의학 교육기관에 입학했고 통증과 공포를 줄이기 위해 상호 사랑의 육성관계 대신 전문적인 서비스를 받은 것을 택했다. 나는 보스턴 주립 병원에 들어가는 것을 두려워했지만 어른들이 내가 생각한 것, 나에게 상처를 주는 것 그리고 내가 필요한 것에 대해 처음으로 질문을 한 순간부터 나는 치료를 받고 있었다. 초점은 내게 있었고 사람들은 내가 더 나아지도록 돕고 싶어했다. 나는 보살핌에 대한 약속을 했기 때문에 정신 건강 치료를 39년간 받았다. 의사들의 배려는 내 인생에서 허용할 수 있을 정도로 안전하다고 느낀 유일한 배려였다. 이것이 내가 받을 수 있는 유일한 배려였다.

정신병 증상에 대한 치료는 성공적이었고 나는 Tufts대학에 입학해 석사학위는 받지 못했지만 5개의 대학원 프로그램을 배울 수 있었다. 나는 인생 주변에서 일하고 살 수 있었고 내 치료사의 사랑을 받으며 삶을 잘 살기 위해 노력할 수 있었다. 외모가 완전히 회복된 테스트였다면 나는 종종 성공을 지나쳤을 것이다. 정신질환을 앓고 있는 대부분의 사람들에게 회복은 질병의 재발로 가득 차 있다. 회복의 과정은 산과 골짜기 사이의 유예 기간과 평원으로 가득하다. 그 과정은 대부분 덜 혼란스럽지만 증상의 분출은 배제될 수 없다. 정신질환을 가진 삶은 위험한 것이며 스스로를 찾는 끔찍한 곤경이다.

나를 믿어라 Believe Me

내가 초기 인생에 대해 말한 것을 기억해보자: 6살 이전 남동생의 죽음, 내 가장 친한 친구의 강간 및 살인, 내가 경험한 성적 학대와 고문 그리고 삼촌의 교수형. 일부 의사들은 내 말을 믿을 수 없고 터무니 없는 것으로 생각한다. 심지어 한 의사는 내게 "글로리아 이제 당신이 무엇을 말하고 있는지를 생각해 보세요. 경찰이 끼어들었다고 생각하지 않나요?" 라고 말했다. 나는 그의 생각이 대부분의 사람들이 1955년 흑인들의 삶이 어떠했는지 잊어버렸다는 사실을 바탕으로 했기 때문에 웃을 수 밖에 없었다. 인종 차별주의와 집단 기능 장애의 고통을 "알지 못하는" 필요성이 대두되는 역사적 지식의 부족은 우리 사회에 만연하다. 이는 의사들이 내 실생활 경험을 "실제로" 일어난 것에 대한 이론으로 대체할 때 항상 개인적인 모욕처럼 느껴진다. 이는 지속적으로 내 삶에서 고통이었던 내가 한 경험들은 의사들에게는 단순히 믿을 수 없는 일이기 때문이다. 나는 내 경험에 대한 진실을 의심하기 시작했는데 이는 내 전문의 친구들은 내 외상의 충격에 대한 심각성을 믿었고 그들의 훈련이 내 사고와 판단의 오류를 찾으려고 내가 한 모든 말을 분석하도록 요구되었기 때문이다. 내 경험을 "무시"하고 "피하며" 이론적 추측으로 대체하는 정교한 방법은 그들의 환상에서 비롯된다. 이러한 상호작용은 항상 고립되고 차별되고 의기소침한 느낌을 들게 만들었고 대부분의 사람들과 근본적으로 다르기 때문에 삶의 경험이 감소했을 때는 믿을 수 없을 정도로 절망스러웠다.

나는 치료를 하기로 한 뒤 악마와의 계약을 한 것과 같다는 것을 깨달았다. 정신건강 치료를 받는 사람은 모두 "정신질환 환자"라는 상태와 관련된 파괴적인 성격과 속성에서 절대 벗어나거나 이를 잃을 수 없을 것이다. 몇 년 동안 치료적 치유에 몰입한 뒤 나는 스스로 속임수를 쓰고 기만당하며 버려진 느낌을 받았다. 나는 이러한 감정이 주로 정신건강 시스템 내에서 강력한 관리자에 의해 상처를 입은 감정의 결과라 믿었고 46살 때 형제 Junior가 정신병원 공급업체 내 직원의 부주의로 사망했을 때 이러한 생각은 더 강해졌다.

의료진과의 접점은 회복에 추가적인 부담을 더했다. 나는 나이가 들었고 "정신적으로 아프다"로 진단 받았기 때문에 나에게 낙인을 찍고 모욕한 의사들로부터 치료를 받을 필요가 있으며 분노와 적대감, 그리고 상처를 주는 행동에 대해 불만을 말한다. 다른 의사 도우미들은 의료 환경에서 인도적이며 훌륭한 치료에 대한 기본 권리를 받을 수 있도록 하는 나의 요청에 응하지 않는다. 이 모든 요소는 절망의 깊은 느낌으로 나에게 쌓인다. 나는 9시부터 5시까지 일하는 치료사가 집에 간 뒤 나를 지지하고 유지하는 삶을 구조화 하는 것을 잊어버렸다. 이전 치료사 모두는 내 과거 트라우마가 너무 파괴적이라고 말했다. 치료와 정신병원은 삶의 두려움으로 인해 나를 고립된 삶을 살아가게 했다. 나이 든 정신병 환자라는 낙인은 나를 슬픔으로 가득 채운다.

미국에서의 내 운명은 내 인생이 어려워질 것이라는 것을 의미했다. 학대에 대한 추가적인 부담, 39년간의 정신건강 치료, 그리고 적극적이고 호기심 많으며 일반적으로 매우 훌륭한 마음으로 인해 나는 환멸을 느꼈다. 어떤 일이 있었는지에 대한 생각으로 내 손실은 내 회복력, 희망 그리고 믿음을 테스트했다. 지금의 나는 많은 위장, 변화된 자아 그리고 사랑 지원 시스템의 도움 없이도 존재한다. 안 좋은 상황에서 그 상황아래 최선을 것을 만들어야 하는 삶은 지구상에서 나를 지켜주지만 불행히도 더 나은 것을 위해 노력하는 회복력에 대한 습관적인 반응을 만들어냈다. 내 개인적 실존주의의 위기는 내가 어떻게 견디고 어떻게 해를 끼치지 않으며 어떻게 기다리고 결국은 어떻게 끝나는 가이다. 나는 아직도 사람들의 행복에 희망을 가지고 있다.

평등한 경기장

보스턴 대학 정신과 재활센터에서 나는 전문가가 된 사람들을 만났다. 그들은 아주 급진적인 전문가들이었다. 도움을 주는 방법에 대한 그들의 이론은 나에게 잘못된 것이 무엇인지를 파악하는데 기반을 두지 않았다. 그들은 내가 평등해진다는 것이 불가능하다고 생각하지 않았다. 그들은 나에게 결점이 있다고 생각하지도 않고 얼마나 아팠냐고 묻지도 않았다. 그들은 인생에서 중요한 선택과 가치 있는 역할에 대해 이야기 했다. 그들은 성공하기 위한 나의 무능함이 장벽으로 인한 것이라고 말했다. 그들은 요구와 기대를 가지고 있었다. 그들은 나의 욕구, 바램 그리고 선호도를 기반으로 계획을 세웠고 나에게 선택하도록 했다. 그들은 내가 이를 성취하고 성장할 수 있다고 믿었다. 그들은 나를 자극했고 회복을 위해 도왔으며 활력이 넘치도록 했고 자신을 위해 행동을 준비를 시켰으며 더 나은 결과를 바라도록 도왔다. Spaniol 박사는 나를 멘토로 삼아 내가 회복 단체를 돕고 주 전체 워크숍을 공동으로 진행하는데 중요한 역할을 주었다.
그는 내 역량을 높이기 위한 지식과 기술을 알려주어 나의 전반적인 삶의 기능과 만족도를 향상시켰다.

이제 나는 새로 발견된 교육자로써의 정체성을 갖게 되었다. 이는 어린 시절 친구와 함께 학교에서 놀던 어린 소녀로써 바랬던 내 꿈이었다. 이러한 경험을 통해 나는 받아들여지고 존경받는 세상을 엿볼 수 있었다. 그리고 지금 나는 완전 변화했고 포기하는 것이 더 어려워졌다. 어려움은 장벽으로 인한 것이라는 일반적인 개념의 사용은 기능 장애를 가진 사람들의 세상에서 나를 빠져 나오게 하고 내 지능, 성격, 또는 동기에 대한 판단 없이 환경적 장애를 극복하려는 사람의 세상으로 나를 들어가게 했다. 나는 다른 모든 사람들과 평등한 경기장에 있었다. 나는 도움, 지식, 기술 그리고 지원이 필요한 사람이었다. 나는 우세한 사람들이 치료하는 열등한 사람이 아니었다. 전통적인 치료법에 포함된 많은 갈등과 권력 투쟁은 더 이상 문제가 되지 않는다. 이 미묘하고도 절묘한 인식의 변화로 인해 실무자들은 증상의 모음이 아닌 실제 사람을 맞을 수 있는 더 많은 기회를 가질 수 있게 되었다.

나는 좋은 결과를 보장하기 위해 책임을 지는 동등한 파트너이다. 치료사의 파트너로써 나는 수동적으로 앉아 있지 않고 도움을 기다리고 있다. 보스턴 대학의 카운슬러들이 관심을 가진 지식으로 나는 나에 대한 그들의 이론, 그들의 개입 그리고 특정 치료 결과가 그들의 인간성, 그들의 욕망 및 의도만큼 치료된 적이 없다는 느낌을 받았다. 그들의 진정한 호기심, 판단에서 벗어난 존중, 그리고 나를 용인할 수 있게 해준 개인주의에 대한 높은 존중이 없었다면 나는 상처와 절망에 직면할 수 없었을 것이다. "나는 돕는 방법은 모르지만

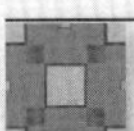

BOX 11.1 효과적인 치료

효과적인 치료는 환자와 사용되는 특정 치료 도구 사이의 "적합성"과 조화를 이룬 치료사와 환자 사이의 관계 질 만큼이나 훌륭한 것이다. 내 치료는 치료사와 나와의 협력이 있었을 때만 효과적이었거나 "좋았다" 나에게 가장 효과적인 치료사는 도움을 주려는 그녀의 의도와 도움을 받는 것의 차이를 알고 있었다. 그녀는 도움을 받는 것에 대한 나의 인식이 오직 나로 인해 구별되는 주관적인 느낌의 도움이라는 것을 이해했다. 내 치료사는 정말 존경스러웠다. 그녀는 나를 도우려는 모든 시도가 나의 바램, 열망 그리고 욕구에 근거해야 한다는 것을 알고 있었다. 그녀는 실패하더라도 내가 선택하고 위험을 감수하도록 했다. "돕고" "도움이 되거나" "도움을 주는" 의도는 도움의 한 부분일 뿐이다. **도움 과정의 "끝"은 도움 받는 사람이 "도움을 받았다"고 느낄 때 생긴다.**

당신을 정말 돕고 싶다"라는 말은 아물지 않는 상처를 위한 연고처럼 들렸고 나를 진정시켜 "내 영혼을 치유했다"고 말할 수 있었다. 이는 보스턴 대학의 내 치료사와 카운슬러들과의 관계에서 발견한 많은 인간 관계에서 최고의 선물 중 하나이다.

불새처럼 일어나라

나는 "의미를 부여하는" 방법과 상처와 황폐화를 희망적인 시나리오로 바꾸는 방법을 알려준 많은 경험을 했다. 희망을 정기적으로 확인하고 습관적으로 회복력 손상에 반응하는 것은 악을 변화시키고 잿더미에서 다시 일어나는데 도움이 된 기술이다. "불새처럼 일어나"는 내 삶의 은유이다. 삶이 나를 절망의 깊숙한 곳으로 몰아 넣을 때 나는 안으로 들어가서 잘 살고 싶은 희망의 빛을 찾는다. 나는 반복에서 일어나고 믿음 그대로 다른 응답은 할 수 없다. 최근 일련의 삶에 대한 도전은 의료 치료 환경에서 일어났다.

심호흡 및 급격한 불규칙적 심장 박동의 증상이 PTSD와 불안 때문이라고 생각하지 않는 의사를 찾았던 10년 후 나는 심방 세동 및 심부전 진단으로 인해 치료를 받을 수 있었다. 내 남자 형제 3명도 비슷한 증상으로 60세 이전에 사망했다. 내가 바라는 것은 언젠가 건강 관리의 불균형이 없어지고 건강 치료 환경에서 전문성이 일상적으로 증명되는 것이다.

의료 관계자가 방 안에 환자와 단 둘이 있을 때 그들의 익명성은 치료사 및 생명 유지 조력자로써의 역할을 중요시 하는 의료진과 잘못된 모든 이유로 권한을 부여 받은 사람들 사이에는 큰 차이가 있다. 내 인생은 많은 어려움이 있고 특별히 애를 쓴 수많은 사람들이 있으며 매일 환영 받는 경험을 한 나와 비슷한 경험을 가진 사람들이 있는 큰 여정이다. 나는 경계심을 갖고, 회의론자가 되는 법을 배웠고 다른 사람들 앞에서 두려움에 기초한 반응에 대응하기 위한 모든 시도에도 불구하고 두려움과 감정은 나에게 항상 있다. 이는 다른 사람들에 대한 신뢰를 쉽게 무너트린다. 결국 내 인생에서 가장 신뢰받는 사람 조차도 희생되거나 상처를 입을 수 있다는 나의 느낌으로 그들의 행동을 보게 된다. 이러한 회의론은 관계에 있어 매우 힘든 것이다. 이는 내가 도전해야 할 삶이고 회복 기간인 것이다. 진실로 믿을 만하고 예측 가능한 것으로 느껴지는 친구, 사랑 그리고 유대감에 대한 나의 꿈은 미뤄진다. 나는 이를 신경 쓰지 않는다. 내 희망은 영원한 샘물이며 내 인생의 일부이기 때문에 예상되는 종점보다 더 멀리 여행할 가치가 있다. 꿈을 좇아 지구를 지켜줄 수 있는 삶의 방식으로 당신 삶의 실망을 재구성 할 수 있기를 바란다.

현재의 내 삶 My Life Today

아직도 안전에 대한 필요성은 필요한 변화를 하려는 내 욕망보다 크다. 이것이 나의 운명이다. 나는 아직도 나의 영혼과 마음 속에 하나님을 두려워하지 않는 변화된 상태인 기적에 대한 희망을 품고 있다. 나는 과거가 미래에 대한 기초와 발판이 되는 환경에서 나의 트라우마를 놓을 수 있기를 희망한다.

나는 나의 종교적 교육과 수년간의 치료로 견딜 수 없는 불공정과 학대의 삶을 견뎌왔다. 내 종교적 교육은 극도로 고통스럽고 절묘하게 고무적이었다. 흑인 교회와 성경의 말과 개념이 깊이 뿌리박힌 희망은 심하게 시험되었지만 절대 없어진 적 없는 나침반 역할을 하는 희망의 기초를 만들게 했다. 우리 모두가 서로 연결되어 있고 의무를 지니며 우리 각자보다 큰 사명에 둘러싸여 있다는 생각은 내 삶의 목적과 의미를 부여한다. 나는 여러 번 믿음과 소속 관계에서 벗어나려고 했지만 인생은 항상 나를 그 중심으로 데려왔다(**그림 11.1**).

선택을 할 수 있는 능력은 다른 사람들과 만날 때 자립과 안전에 관한 나의 학습 기술에 있어서 매우 중요하다. 참여와 신뢰 구축은 항상 이해하기 어려운 개념이었다. 나에게 치료사를 신뢰하는 것은 인사와 친절, 그리고 성인으로써의 나의 권리에 대한 인정으로 시작된다. 나는 성인으로써 가치 있다고 느낄 경우 갈등, 불안, 실수, 상처나 슬픔을 견딜 수 있다.

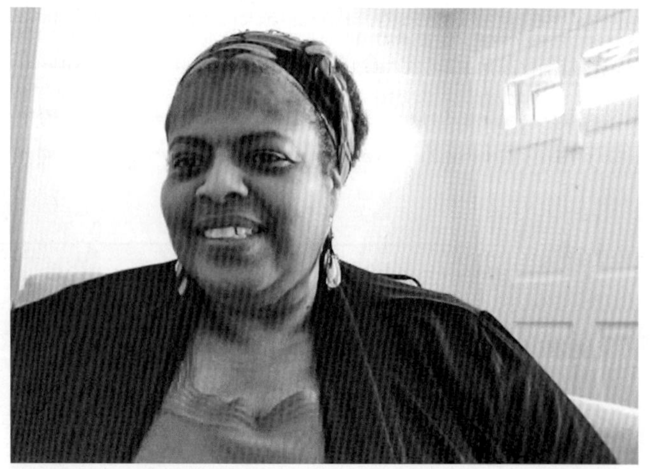

그림 11.1 Gloria Dickerson

결론 Conclusion

내 치료법은 매우 집중적이었다. 불행히도 나를 위해 우리 모두는 하나를 잊어버렸다: 치료적 관계는 1차적인 생명유지의 원천이 되는 다른 관계를 수립하는데 도움이 된다는 것이다. 치료적 관계는 절대 친밀하고 사랑스러운 가족과 친구들을 대신해서는 안 된다. 인생은 치료 관계보다 훨씬 크다. 안정과 유지는 상처받은 영혼을 깨우는 큰 목표이다. 하지만 치료에 포함된 개인의 손실과 고통을 파악하고 슬퍼하면 치료는 어떻게 되나? 우리는 심각한 정신 질환과 외상과 관련된 주된 고통은 종종 실패적이고 학대적인 관계에서 비롯된다는 것을 기억해야 한다. 나의 주요 "분리"는 시간이 지남에 따라 나타났다. 스텔스 폭격기처럼 처음에는 침묵하다 밤에 나타나 내면을 날카롭게 스며들어 내 삶의 과정을 영원히 바꿔버렸다.

종교 이외에 치료와 현재 지속 가능한 일은 잘 살 수 있는 길을 찾으려는 노력의 주요 원천이다. 작업은 거대한 삶의 지지대가 되었다. 심한 우울증과 고뇌의 시기에 나는 Needham의 사회혁신 센터의 회복 전문가로 일하면서 삶의 회복성과 끈기를 지닌 임박한 패배에 대한 나의 유산을 포용하게 되었다. 나는 하루 종일 창의적이었다. 나는 회복 교과과정과 웹사이트 기사를 작성하고 소비자 참여에서 통합과 사회적 포용에 이르기까지 국가적 훈련을 증진했다. 내 치료사의 전문지식은 학부모의 학대, 고문 및 성적 그리고 신체적 학대의 영향을 줄이는데 도움이 되었다.

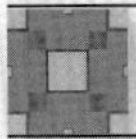

BOX 11.2 효과적인 치료사의 본질

이론적 방향에 관계 없이 모든 효과적인 치료사의 기본적이고 필수적인 특성이 있다. 치료사들은 사람을 좋아해야 하고, 개인적으로 검열하는 능력이 있어야 하고 호기심이 있어야 하며, 차이를 존중하며 기술 레퍼토리를 만들고 시간이 지남에 따라 헌신할 수 있는 능력이 있어야 한다. 치료사들은 개인적인 편견을 인정하고 해를 피하며 변화를 교육하기 위해 개인 지식을 사용하는 방법을 배워야 한다. 숙련된 치료사들은 자신의 인생 과정에서 수집한 모든 지식, 기술, 그리고 개인 재능과 결점을 사용해 변화 대상과 치료자가 되는 위치에 있어야 한다. 이는 이론적으로 정확한 것은 아니다. 치료사들은 다른 사람들을 돌보고 좋아하는 성숙한 인간이어야 한다.

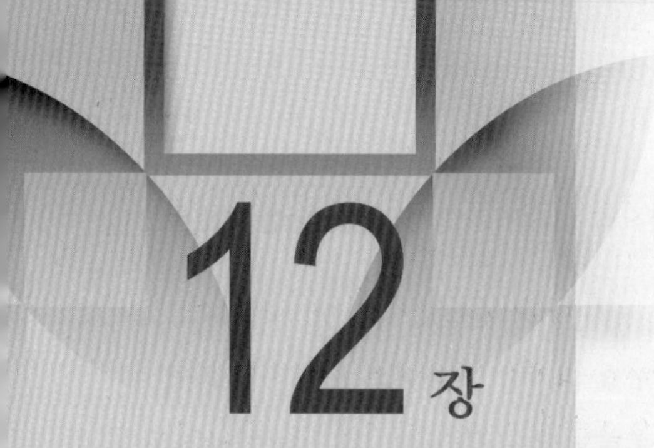

12장

간호의 특권

The Privilege of Giving Care

정재엽 옮김

참고: 본 이야기는 2009년 출판될 당시 마지막으로 업데이트 됨.

"나는 그가 누구인지 모른다. 하지만 매일 아침과 오후, 한 남자가 날 보러 오고 그는 아주 좋은 사람이다." 이 말을 한 여성은 54살의 내 아내 Minnie Mae였고 나는 금요일 오후 치매를 극복하고 호스피스 간호사에게 "물이 필요 없다. 음식도 필요 없다. 약도 필요 없다"라고 말한 뒤 한달 만에 저 말을 듣고 살았다.

14년 전 그녀가 72세였을 때 그녀는 건강 검진을 받았다. Minnie Mae의 용기, 유머 감각, 과거 통증을 견디는 능력을 시험한 이 검사 동안 놀라운 일은 없었던 것 같다. 검사 중 의사의 침착하고 전문적인 "흠… 어.. 허.. 음…" 소리는 우리를 안심시켰다. 의사는 실험 보고서를 보고 또 다른 편안한 "음…" 소리를 내면서 미소지었다. 의사는 검사실 문으로 가서 내 아내에게 "당신은 파킨슨 병을 앓고 있어요"라고 말하면서 복도로 나가 문을 닫았다.

이는 "노인"에 대한 이야기가 아니며 세계적인 어려움과 노년의 호소이다. 나는 어떤 이론도 통계도 없다. 난 노화에 대한 책이나 논문 또는 잡지기사를 읽은 적이 없다. 이는 단순히 치료법이 없는 오래된 치명적인 질병인 파킨슨 병에 직면한 한 부부의 마지막 친밀함과 사랑에 대한 간단한 설명이다. 우리와 같은 80대의 많은 사람들처럼 Minnie Mae는 경험이 많은 환자였다. 이 마지막 병에 걸리기 전 그녀는 첫 아이와 생명을 위협하는 독혈증, 세 번의 감염으로 인한 충수염, 응급 자궁 적출술, 아홉 번의 눈 수술 그리고 피부암 및 유방암을 앓았었다.

우리는 파킨슨 병이 무엇인지 몰랐지만 그것이 좋지 않다는 것은 알았다. 노인 환자에게는 두 가지 유형이 있는 것 같다: 하나는 일어날 수 있는 일에 대해 걱정하고 예측하고 공부하는 사람들과, 우리처럼 수용, 용기, 그리고 강인함으로 각 "놀라움"을 단순히 직면하는 사람들이다. 우리는 한 번에 한걸음씩 나아간다. 이제 우리는 새로운 파킨슨 병이라는 새로운 문제를 가졌다.

우리는 신경학자에게 우리를 소개한 심장병 전문의를 찾아갔다. 이는 우리가 기대했던 것만큼 도움이 되지는 못했다. 우리는 파킨슨 병의 치료법, 진전 방법 그리고 이 병이 일상생활이나 미래에 미칠 영향에 대해 알고 싶었다. 답을 얻는 대신 우리가 아닌 의사들이 관심 있어하는 전문 용어에 대한 토론을 시작했다.

신경학자는 우리 앞에서 자신과 논쟁을 벌였다. Minnie Mae는 "파킨슨 증"

이 있거나 파킨슨 병 자체가 있었을 것이다. 그 차이가 무엇인지, 그것이 Minnie Mae의 삶에 어떤 영향을 미치는지는 분명치 않았다. 파킨슨 병과 파킨슨 증은 다른 속도로 죽음에 가까워지나? 우리는 이전에 Minnie Mae가 먹었던 혈압약이 그 약을 처방 받은 환자의 약 25%에서 "파킨슨 증"이나 "파킨슨 병"과 연관이 있다는 것을 들은 것 말고는 그 차이를 절대 알 수 없었다. Minnie Mae(직접적인 답을 좋아하는 직접적인 사람)은 "파킨슨 병이나 파킨슨 증의 원인이 무엇인가요?"라고 물었고 의사는 "당신 뇌를 자를 때 알 수 있을 거에요"라고 답했다.

뒤돌아보면 우리는 너무 순진하고 침착했던 것 같다. 암묵적인 의학 메시지는 노화가 힘들지만 우리도 마찬가지라는 것이다(**그림 12.1**).

바지가 젖었나?

"그 문제를 가진 노인 환자들이 많다"

떨림이 심해지나?

"나이가 들수록 의사의 서법이 생길 것이다."

휘청거리나?

"그렇기도 하다. 내 아버지는 장관이셨는데 나이가 들수록 두 명인 것처럼 걸었다."

목이 구부러졌나?

"관절염. 이는 나이가 들면 생긴다."

신경학자는 Sinemet를 처방했다. Minnie Mae는 점심 때 이 약을 먹었고 한 시간 안에 기분이 좋아졌다. 전문가는 냉정한 사람일지 모르지만 그녀가 가진 모든 것을 위한 약이 있었다. 우리의 성격, 성별 그리고 죽음이나 병과 관련된 우리의 개인 경험은 우리에게 문제를 찾지 말라고 가르쳐주었다. 문제는 올 때가 되면 올 것이고 우리는 그 문제에 직면하게 될 것이다. 나는 이 실용적 이론이 경기침체와 2차 세계대전 세대에게 일반적이라고 생각하지만 우리 세대의 많은 사람들은 더 많은 문제에 직면할수록 더 강해진다는 믿음으로 수동적인 운명론을 가진다고 믿는다. 여기에는 뭔가가 있을 수 있다: 우리는 의료문제에 직면하고 이를 처리하기 위해 필요한 일을 하기 위해 자신을 강탈하는 금욕주의자들이다. 우리는 우리의 신경학자 성격을 좋아하지 않지만 약은 효과가 있다. 그는 환자와 연결되는 방법을 모른다 하더라도 무언가를 알아야 한다. 그런 뒤 그는 Minnie Mae가 아주 잘하고 있기 때문에 새롭고 더 효과적인 약을 처방하기 위한 계획을 세워야 한다.

그때 우리는 운 좋은 우연의 일치를 경험했다. 나는 노화에 대한 Boston Globe 칼럼으로 인해 보스턴에 있는 Beth Israel 병원에서의 연설을 위해 초청 받았다. 연설 뒤 독자는

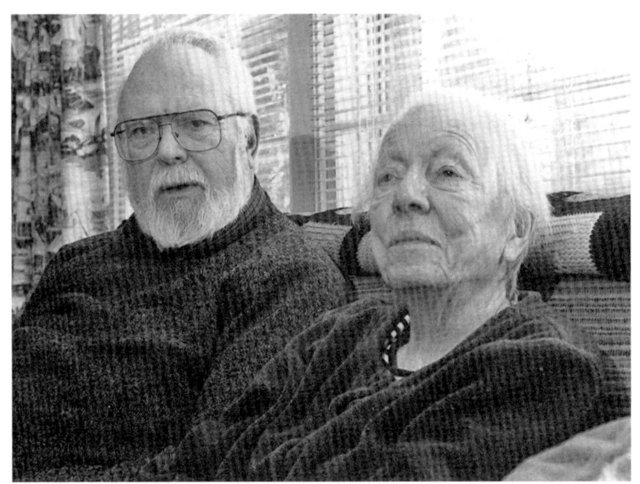

그림 12.1 집에 있는 Don과 Minnie Mae Murray.(Courtesy of Donald M. Murray.)

나에게 칼럼에 대해 말했고 그녀가 신경학자였다고 했다. 나는 파킨슨 병이 있는 가족에게 어떤 의사를 추천할 것이냐를 물었고 그녀는 보스턴에서 최고의 신경학자라 불리는 친절한 의사에게 우리를 추천했다. 청취자이자 설명자인 그는 우리 신경학자가 Minnie Mae에 주려고 했던 신약을 시험했고 그것이 뇌에 돌이킬 수 없는 손상을 입힐 수 있다고 했다. 우리는 더 이상 Minnie Mae가 뉴 햄프셔에서 Beth Israel까지 움직일 수 없을 때까지 그의 환자였다.

우리가 미래에 대해 그에게 물었을 때 – 우리는 현실주의자로써 자부심을 느꼈다 – 그는 각 사례가 너무 다르므로 미래를 예측할 길이 없다고 설명했다. 또 그는 "치료"만이 있다고 했다. 우리는 그의 진단을 피하지 않았고 신에게 왜 우리가 이런 병에 걸렸는지 물어보지도 않았으며, 기적을 위해 인터넷을 검색하는 일도 없었고 다른 이들에게 도움이 되는 치료 그룹에 가입하지 않았다. 나는 새로운 기술을 배웠고 몇 년 안에 이 기술에 대한 수요가 있을 것이라는 것을 알았다.

우리는 가을 이후 Minnie Mae를 도울 수 있는 가장 효과적인 방법은 발이 미끄러지는 것을 방지기 위해 15피트의 플랜트를 내가 가지고 다니고 그녀의 손을 잡고 동일한 압력을 가해 그녀를 보호하는 것이었다. 가끔 Minnie Mae가 스스로 서게 하기 위해 몇 번의 시도를 해야 했다. 그녀는 "불을 끄고 성냥을 갖고 있자"라고 종종 말했고 우리는 서투른 실패로 바닥에 앉아 웃곤 했다. 그리고 우리가 그녀를 일으켜 세울 수 없었을 때 우리는 젊은 이웃에게 도움을 요청했다.

우리는 블랙유머로 살아남았다. "당신은 내 브래지어를 벗기기 위해 애썼지만 이제는 문제가 생겼네." 우리는 가능한 오래 외식을 했다. 우리는 슬라이딩 의자가 있는 올리브 정원을 좋아했다. 레스토랑으로 가던 어느 날 Minnie Mae

는 "와인 한 병을 가지고 가야겠어."라고 했다. 그녀가 치매의 혼란에 점점 빠져들 때도 그녀는 유머를 계속했고 나도 그랬다. 그녀는 절대 "환자"가 아니었고 내가 사랑하는 여성이었다.

병이 악화됨에 따라 우리는 주변을 바꿔야 한다는 것을 깨달았다. 우리는 난간이 없는 계단, 경사진 보도, 잔디와 모래가 있는 고르지 않는 땅, 그리고 Minnie Mae를 옆으로 밀 수 있는 바람을 피했다. 나는 아직도 사람들에게 턱을 보기 위해 그녀 곁에 있는다고 말한다.

시인이 말한 것처럼 한 물통 다음 다른 물통이 천천히 돌아가는 거대한 물레바퀴와 같이 여러 날들이 지났다. 나는 내 의무에 의문을 갖지 않았고 그것이 의무라고 느끼지도 않았다. 이는 우리 삶의 또 다른 무대였다. 가장 힘들었던 일은 방광이나 장에 문제나 떨림, 낙상 그리고 Minnie Mae에게 약을 먹이는 등의 가장 어려운 일은 우리의 긴 인생에서 더욱 친밀해졌다.

나는 가능한 Minnie Mae의 평범한 인생을 유지하려 노력했다. 좋은 의도를 갖고 있는 내 친구는 모든 요리, 쇼핑 그리고 청소를 도맡아서 했다. 그는 아주 배려가 깊었다. Minnie Mae는 그녀의 삶에 대한 모든 목적을 잃었다. 그녀는 불필요해졌고 정신 건강으로 고통 받았다.

나는 Minnie Mae가 쇼핑하는 것을 도왔지만 그녀는 이 일을 도맡아서 했다. 몇 년 동안 그녀는 카트의 도움으로 빠른 속도로 슈퍼 안을 다녔다. 그녀는 요리를 정말 잘했지만 그 요리도 점차 평범하거나 나빠졌다. 그녀는 이를 알고 있었지만 그녀가 부엌일을 한다는 것이 중요했다. 외식을 하면서 그녀는 다른 사람들과 아름다운 뉴햄프셔의 시골을 보았다. 오랫동안 Minnie Mae는 장을 봤고 뉴햄프셔 대학 하키게임에 참여했고 가능한 내가 생각했던 것 보다 오래 코치일을 했다. 그리고 그녀는 지팡이를 가지고 잔디밭을 비틀거리며 좋아하는 정원을 가꾸려 노력했다(**그림 12.2**).

항상 나는 칼럼과 서적 그리고 시를 써왔다. 나는 공예품 작업이나 깊은 집중에서 나올 필요가 있었다. 소설가 Bernard Malamud는 "책에서 겨울일 경우, 봄은 내가 봤을 때 나를 놀라게 한다"라고 설명했다.

Minnie Mae의 세계가 작아지는 것을 지켜보는 것은 비극적이었지만 우리 중 누구도 과거에 연연하지 않았다. 우리는 우리가 지금, 오늘 아침, 오늘 오후, 그리고 오늘 저녁에 할 수 있는 것에 집중한다. 내 딸과 나는 항상 그녀를 끔찍하고 재미 없는 유머감각을 지닌 신랄한 여성으로 대하려 노력했다.

많은 노인들은 도움이 필요할 때 누군가 자신의 집에 와

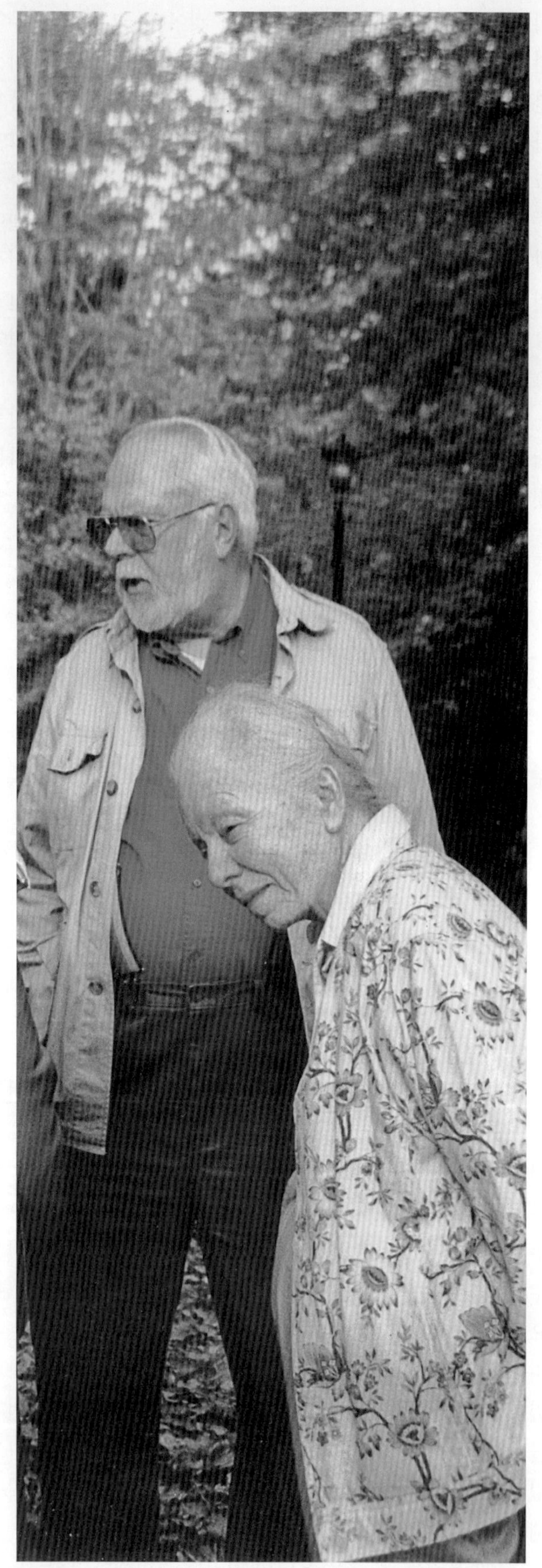

그림 12.2 정원에 있는 Don과 Minnie Mae Murray(Courtesy of Donald M. Murray.)

서 도와주는 것을 거부한다. 이는 실수이다. 우리는 주에 2–3번 오는 Dot Benson이 있다는 것이 행운이다. 그녀는 계속에서 집을 청소해주지만 파킨슨 병이 심해지면서 Dot은 우리 생활의 질을 높여주었다. 그녀는 고용인이라기 보다는 친구에 가까웠다. 그녀는 Minnie Mae가 더 이상 하지 못하고 내가 글 쓰는 일을 계속해 대신 해줄 수 없을 때 그 일들을 해주었다. 또 그녀는 치료사였고 Minnie Mae를 세상과 더 가까워지게 했다. 그녀는 우리가 필요한 신체적 그리고 감정적 도움을 주었다. 그녀가 돌보는 부부가 사망했을 때 나의 정신과 사회 복지사 딸은 "그녀를 잡아요. 시간을 가져요"라고 했다. Minnie Mae가 죽음의 초기 단계에 있다는 것을 인정하고 싶지 않았기 때문에 나는 저항했고 지금은 이를 알고 있다. 우리는 Dot이 필요했고 내 딸의 조언에 감사하다.

Minnie Mae에게 더 많은 보살핌이 필요할 때 내 딸은 좋은 의도로 추가 간병인 팀을 고용했다. 이는 효과적이지 않았다. 그들은 제 때 도착하지 않거나 미리 도착하지 않았고 그들은 미리 페이에 대해 물어보았고, 더 최악인 것은 그들은 아이들에게 하는 말투로 Minnie Mae에게 말을 했다는 것이다. Dot Benson은 모든 면에서 그 반대였고 그녀가 시간이 될 때마다 집에 있는 시간을 늘리고 페이를 더 지불했다. Minnie Mae가 죽었을 때 나는 80살이었다. Dot은 나의 부기를 돕고 컴퓨터 사용을 도우면서 계속 집에 머물렀다. 그녀는 올 때마다 재미있는 유머를 했다. 매일의 즐거움을 만끽하면서 인생을 어떻게 받아 들어야 하는지에 대한 실질적인 방법을 이야기 했다. 그녀의 도움이 없었다면 Minnie Mae가 죽은 뒤 내 삶이 어땠을 지 상상이 되지 않는다.

간병 기간은 평범해지고 동시에 가속화되었다. 나는 요구라는 단어를 좋아하지 않는다. 요구라는 것은 없다. 그저 친밀감과 나눔의 필요성이 커질 뿐이다. 내 경우, 낙하산 조종사로서의 전투 경험이 도움이 되었다. 전방에서는 할 필요가 있는 일을 하고 의문의 여지도 없으며 회피나 변명도 하지 않는다. 친구와 이웃 사람들의 나에 대한 칭찬은 나를 당황스럽고 혼란스럽게 했다. 나는 훌륭한 사람이 아니다. 나는 그저 Minnie Mae를 사랑하는 사람일 뿐이다. 우리는 더 즐겁게 지냈고 1977년 딸의 죽음으로 우리는 더 오래 살아남았다. 54세 전에 보조 맹인이었던 그녀를 만난 남자 외에 누가 그녀를 돌봐야 할까?

나는 대학에서 은퇴한 것을 다행스럽게 생각하며 집에서 글쓰기를 계속 하면서 그녀를 돌볼 수 있는 시간을 가졌다. 파킨슨 병과 다른 많은 만성 질환을 앓고 있는 사람을 간병한다는 것은 시간을 두고 약을 복용하거나, 옷을 갈아 입히고, 의사에게 데려가는 등 너무 천천히 누적되어 그 증가를 거의 느끼지 못하는 작은 일에 지나지 않는다. 우리는 간병인의 계획되지 않은 새로운 거래를 위해 우리만의 속임수를 만들어야 했다: 피할 수 없는 낙상 이후 그녀를 효율적으로 그리고 고통 없이 일으키기 위해 서로 어떻게 대응할 수 있는지, 내가 옆에 있고 언제든지 그녀를 도울 준비가 되어 있다는 것을 알리기 위해 겨드랑이 밑에 손을 부드럽게 넣는 방법(헌병으로써 배웠던 것에서 개발), 그리고 그녀가 여전히 숨을 쉬고 있다는 것을 알기 위해 밤에 깨어나 이불을 보는 방법 등.

물론, 우리 둘 다 환자였다. 그녀는 그녀의 적극적이고 공격적인 삶의 접근법을 보호하는 법을 배워야 했다. 나는 느린 동작으로 살고 있는 누군가를 간병하기 위해 A 유형의 성격을 C 유형으로 바꿔야 했다. 나는 요리를 하는 등과 같이 그녀의 영역을 침범하지 않아야 한다는 것을 배웠다. 모든 것이 그녀에게 힘들어졌지만 요리는 그녀의 자부심이었다. 나는 그것을 빼앗을 수는 없었다. 우리는 공포나 절망의 순간에 서로 침착하고 존재하는 방법을 알아야 했다. 유머나 또 "Law & Order" 재방송이 효과가 없을 때 아이스크림을 먹는 것이 효과적이었다. 생강 아이스크림은 가장 효과적인 치료법이었다. Minnie Mae는 그녀의 장애가 다른 사람들에게 방해가 될 수 있다는 걱정을 거부했고 우리는 많은 것을 먹었다. 나는 기다리는 직원이나 동료 클라이언트 모두가 필요할 때 그녀에게 존경심, 친절함, 유머와 도움을 주었다는 것을 말해야 한다.

나는 내가 느끼거나 받아들인 것 보다 더 많은 스트레스를 받았다. 나는 필요한 일을 했지만 딸, 친한 친구들 그리고 의사가 나 자신도 돌보라고 했을 때 나는 그들의 권고에 대해 꺄우뚱 했다. 나는 몇 년 전 심폐우회술을 받았었고 심장에 증상을 느꼈을 때 심장병 전문의를 찾았고 그는 3달 뒤에 다시 보자고 말했다. 증상은 계속되었고 몇 일 후 아침 나는 Dot에게 Minnie Mae를 부탁하고 911에 전화를 걸었다. 병원에 도착하고 몇 시간 뒤 나는 다른 심장병 전문의를 만났고 다음 날 심장 근처 동맥에 6개의 스텐트를 박았다. 내가 알고 있던 것 보다 더 많은 스트레스가 있었던 것이다.

나는 이제는 끝났지만 서점에서 책을 찾거나 아주 높은 볼륨으로 음악을 듣는 등 자유를 누리는 동안 간병에 대해 잊어버렸다는 것에 놀랐다. 아직 이해할 수 없는 몇 가지 방법으로 첫 해의 에로틱한 친밀감이 Minnie Mae의 옷을 입히고 옷을 벗기는데 도움이 되는 친밀감으로 흘러 들어가는 것처럼 보였다. 우리는 서로에 대해 모르는 것이 없었고 다른 사람들에게 쓸모 없었던 순간도 없었다. 내 일은 그녀의 신체가 그녀를 배반 했을 때 그녀가 부끄러움이나 당혹감을 느끼지 못하도록 도와주는 것이다. 이것은 그녀가 나를 위해서도 했을 일이다.

너무 큰 파킨슨 병이 무서워졌다. 하지만 일상 생활은 이 일을 경험하면서 필수적이 되었고 친밀하고 적절하게 되었다. 이들은 수년 간의 희망이 아니었다. 파킨슨 병 진행을 늦추는 약은 있지만 치료법은 없다. 우리는 현실을 받아들여야 했지만 우울해하지만은 않았다. Minnie Mae가 지팡이를 사다리라고 부르기 시작했을 때 우리는 그저 웃었다. 별거 아니라고 했다. 나는 그녀가 잘못 불렀다고 말하지 않고 그냥 지팡이를 가져다 주었다. 이제 나는 치매가 우리가 인정하기 훨씬 오래 전부터 생겼다는 것을 안다. 이는 부정이 아니었고 단순히 우리가 이해할 수 있는 딸의 첫 노력에 맞춰진 언어에 계속 적응해왔다. 나는 똑똑하고, 빠르며, 의견을 가진 여성의 두뇌가 바뀌는 공포를 예상했다. 물론 이것이 우리가 가장 두려워했던 것이지만 그것은 전혀 같지 않았다.

오랜 결혼 생활에는 많은 결혼생활이 있다: 아이가 없었다가 세 아이가 생겼고, 새로운 도시나 나라로 이사했고, 승진이나 해고를 당했고, 원고를 접수하거나 거절했고, 은퇴했고 그리고 지금은 파킨슨 병을 앓고 있다. 결국 Minnie Mae의 신경과 의사는 근처 병원의 정신과 노인 시설에서 검사를 해 보는 것이 어떠냐고 제안했다. 우리가 도착하자 마자 나는 9명의 다른 환자들과 있는 Minnie Mae를 보았고 나는 우리가 이제 새로운 영역에 들어갔다는 것을 알았다. 수석 정신과 의사가 장기간의 검진을 시작한지 몇 분만에 그는 나에게로 와 위임장을 받아야 한다고 말했다. 두려운 순간이었다. 몇 일의 검사가 끝나고 그녀가 집에 돌아갈 수 없다는 것은 명백해졌다. 우리 모두는 양로원에서 그녀의 삶을 끝내야 한다는 것이 두려웠다. 그녀는 내가 본 것만큼 나빴던 병원과 연결된 양로원에 보내졌다. 나는 2명의 간호사가 우리 앞에서 주먹다짐을 하는 동안 휠체어가 묶여있던 첫 날 Minnie Mae옆에 있었다. 그녀는 "여기서 나가자"라고 말했고 나는 "꼭 그럴 거야"라고 답했다.

Dot과 나는 하루 반나절 동안 한 시설에서 다른 시설로 다녔다. 분명히 우리는 일찍 더 많은 곳을 방문했어야 했지만 "한 번에 한 걸음씩"라는 우리만의 법이 앞서 나가는 것을 저지했다. 아마 우리가 옳았을 것이다. 파킨슨 병은 환자들 마다 아주 다양하며 의사나 우리도 그녀에게 필요한 치료를 예측할 수 없다. 다행히 우리는 집에서 7마일 떨어진 곳에 있는 최대 32명의 환자만 수용하는 요양시설을 발견했다. Minnie Mae는 양로원에 가면 죽어버릴 것이라 이야기했지만 불평 없이 그곳으로 갔다. 치매에도 불구하고 그녀는 이 정도의 치료가 필요했다는 것을 알았던 듯하다.

Minnie Mae가 유명한 요양시설인 Kirkwood Corners에 들어갔을 때 간호사는 내 아내의 치매가 환상적인 환상을 만들어냈다고 말했다. 간호사는 Minnie Mae가 자신이 국방부에서 일했던 최초의 사람들 중 한 명이고 George Marshall 장관의 메시지를 런던에 있는 Walter Bedell Smith 장관에게 전달했으며 Dwight D. Eisenhower총장에게 해야 할 일을 말했다고 했다. 내 아내는 또 그녀가 워싱턴 D.C.와 보스턴에서 솔로로 공연한 메조 소프라노였다고 덧붙였다. 그녀는 그녀가 가장 높은 보안 등급인 Q증명서를 가지고 있다고 말했다. 또 그녀는 Richard Nixon 전 대통령의 탄핵을 촉구하는 청원서에 서명하기 위해 보도에 사람들을 초대한 미국 최초의 사람이라고 보도한 AP 통신 때문에 그 지위를 잃을 수도 있다고 말했다.

나는 간호사에게 모든 것은 사실이며 치매 때문이 아니라고 말했다. 직원은 그녀를 그저 다른 환자가 아닌 업적을 이룬 여성으로 알고 있었다. "이 사람들이 왜 나에게 이렇게 잘 해주는 지 모르겠다"라며 양로원에 들어가면 죽을 것이라 약속했던 아내는 말했다. Kirkwood Corners 직원들은 존경심으로 모든 환자를 대했지만 Minnie Mae는 그녀가 특별한 관심을 받는다고 생각했다.

당연히 많은 헌신적인 의사, 간호사, 치료사, 보조 그리고 호스피스 직원들은 환자에게 집중한다. 치료는 강렬하고 지속된다. 그들은 치료와 사랑이 필요한 만성 또는 말기 질환을 가진 여성과 남성 환자이다. Kirkwood Corners 직원들은 환자가 현재의 자신을 보는 것이 아니라 과거의 자신을 생각한다는 것을 깨달았다: 그들은 소목장, 군인, 부모와 조부모, 법률가, 제빵사, 비서, 기업 임원, 정원사, 연구원, 도박꾼, 선생님 그리고 영업자였다.

노인을 치료하는 사람들이 환자의 과거 세계를 알게 되면 존중은 쉬워지고 모든 치료는 환자의 전체 생활 맥락에서 주어질 것이다. 네 심폐우회술 당시 나는 통증에 익숙한 전투 낙하산 부대원으로 보였을 것이다. 이는 내가 직원들과 함께 다른 삶으로 돌아갈 수 있게 도왔다.

Minnie Mae의 아버지는 제빵사였고 그녀가 Kirk wood Corners 지하에 가상 제과점을 열었을 때 사업이 실제로 존재하는 것처럼 조리법에 대해 논의했다. 직원들은 Minnie Mae의 가상 딸기 강아지 팩을 돌보았다. 사무실 직원은 CIA의 비밀 임무를 수행하기 위해 런던으로 가는 항공편 일정 조율을 도왔다. 그들은 그녀가 Q증명을 가지고 있는 것처럼 대했다. Minnie Mae는 집에서 있었던 것보다 훨씬 더 행복했다. 그녀는 우리가 할 수 있는 것 보다 더 좋은 간호를 받았고 집에 있을 때처럼 혼자 있지도 않았다. 그녀는 많은 이해와 즐거움으로 직원, 다른 환자들 그리고 방문자의 일일 퍼레이

BOX 12.1 현재 그리고 이후: 친구의 간병과 공유가 길을 알려준다.

Donald M. Murray

내성적인 우리 모두에게 삶은 우리 자신과 우리가 될 수 있는 사람을 발견하기를 희망하는 자아에 대한 지속적인 탐구이다. 물론 사과는 나무에서 멀리 떨어져 있지 않으며 우리는 부모, 조부모, 삼촌, 숙모가 혼합된 사람이 됨을 알게 된다. 나는 이 낙담을 알았다. 나는 탈출구를 만들었다고 생각했다.

이제 나는 나의 내 유전자를 받아들이지만 삶에 대한 본능과 표준에 적응할 수 있도록 하는 튜닝 다이얼이 있다고 생각해보자. 이 새로운 삶은 내가 아직 내 자신을 볼 수 없기 때문에 나를 보았던 친구들에 의해 만들어졌다. 병사의 존경심으로 그들은 나와의 거리를 유지했지만 그들이 말을 하거나 어깨를 만지거나 격려의 미소를 짓는 것은 나에게 중요했다.

우리가 20세인 딸을 잃었던 첫 해 친구들이 보낸 도움은 미미하지만 강력했다. 그들은 우리가 약하다고 생각했을 때 우리를 강하게 봐주었다. 그들은 우리가 한 것이 없다고 느꼈을 때 충분하다고 말해주었다. 우리가 미래를 볼 수 없었을 때 그들은 우리에게 미래가 있다는 것을 알려주었다.

그리고 Minnie Mae가 파킨슨 병을 앓았다. 우리는 살기 위해 시시각각 변했고 그 뒤 치매가 찾아왔고 우리를 도와주고 격려해준 것 역시 친구들이었다. 나는 종종 거대한 배가 익숙한 잡아당김에 의해 항구로 도착하는 것처럼 느껴졌다.

이름을 말하기에는 너무 많은 친구들과 이웃들은 나 홀로 새로운 삶을 시작했을 때도 내 옆에 있었다. 처음에 그들은 초대와 방문으로 혼자만의 느낌을 없애주었다. 그들은 내가 상상하기 전에 미래에 대해 이야기 해주었다. 그들은 작은 독립 단계를 제시하고 나를 도와주었다.

그리고 내가 배운 것은 무엇인가? 우정을 나누는 것이다. 다른 사람들과 이야기하고 그들과 만나며 그들에게 도움이 필요할 때 그들 옆에 있는 것이다.

Donald M. Murray, "현재 그리고 이후: 친구의 간병과 공유가 길을 알려준다". The Boston Globe, 2006년 12월 29일, 허락에서 재 인쇄.

드를 지켜 보았다.

그리고 나는 하루에 두 번씩 그녀를 찾아가면서 기분이 어땠을까? 나는 전투에서처럼 큰 그림은 옆에 두고 내가 사랑하는 여인에게 완전히 집중했다. 그녀는 점점 더 나를 알아보지 못했지만 내가 그녀의 손을 잡을 때 그녀는 내 손을 꼭 쥐었고 나는 이것이 "당신을 사랑해요"라는 것을 알고 있었다.

간호를 하면서 내가 배운 것은 무엇일까? 우리가 처음으로 서로를 보고 함께 살았을 때와 마찬가지로, 또는 그 이상으로 평생의 마지막에 많은 친밀감, 배려 그리고 사랑이 함께 했다. 말기 질환에 직면한 노인 부부에게는 질병에 대한 침착하고 자세한 설명이 필요하다. 그들은 회피할 필요가 없다. 그들은 함께 오랫동안 살았고 보통 자신 -또는 당신- 보다 강하다. 많이 어렵다 하더라도 진실은 친구와 관련된 질병에 대한 가십이나 환자에 대한 생각 보다 훨씬 낫다. 그 외에 또 내가 무엇을 배웠나?

- 잡아당기지 말라. Minnie Mae는 많은 관심을 가진 오가는 사람들에 의해 낙상에서 일으켜지고 고통스럽게 일어섰다. 나는 그녀가 할 수 있는 모든 일을 할 수 있게 하고 필요할 때는 도울 수 있도록 그녀 옆에 있어야 한다는 것을 배웠다: 겨드랑이에 손을 대는 것은 언제든지 도울 준비가 되어 있다는 것을 알려준다.
- 당신의 일부를 공유하라. Minnie Mae는 아이들, 손자들 그리고 강아지에 대해 듣는 것을 좋아했다.
- 치매를 앓는 사람에게 "애틀란타가 아니라 우티카야"라고 말하면서 잘못된 말을 고치려 하지 마라. 그들은 이해하지 못하고 고쳐준다고 차이가 있을까?

간병인으로 생각하는 우리는 우리가 알지 못했던 장점과 기술을 가지고 있다는 것을 알게 될 것이다. 내가 했고 모든 다른 간병인들이 하는 것은 의무나 책임으로 하는 것이 아니라 사랑으로 하는 것이다.

어느 금요일 오후 Minnie Mae는 정상으로 돌아왔고 "약은 필요 없다. 음식도 필요 없다. 물도 필요 없다"고 정확히 말했다. 이는 그녀가 원했던 것이었고 내 딸과 나는 곧 죽을 것이라는 것을 느꼈다. 호스피스와 Kirkwood Corner직원들은 경험이 많고 정이 많으며 전문적인 사람들이었다. Minnie Mae의 딸과 나는 그녀가 죽기 전 11일을 함께 있었다. 그녀는 존엄 있게 대우 받았으며 고통을 겪지 않았다. 나는 그녀가 마지막으로 큰 숨을 쉴 때 그녀의 손을 잡았고 그녀는 곧 사망했다.

후기 Afterword

2007년 1월 2일 이 챕터를 끝낸 뒤 얼마 되지 않아 Donald M. Murray는 친구들의 방문 도중 사망했다. 그는 뉴햄프셔 대학의 명예 영어 교수였다. 그는 1954년 사설로 퓰리처 상을 수상했으며 Boston Globe에 노화과정에 대한 그의 반응을 연구한 "현재 그리고 이후"라는 주간칼럼을 썼다. 또 그는 작문 과정에 관한 회고록, 소설, 단편 소설, 시 그리고 교과서를 출판했다. 나는 그가 뉴햄프셔 대학의 유명한 교수진이었기 때문에 이 챕터를 집필해 달라 요청했다. 필자는 그의 많은 집필 워크숍에 참가했고 교육과 직업에 대한 그의 기여를 존경하던 많은 학생을 알고 있었기 때문에 그의 작품에 대해 확신이 있었다. 수년에 걸쳐 나는 집필과 회고록에 대한 그의 책을 여러 권 구매했다. 매주 화요일 아침 나는 Boston Globe에 실린 그의 칼럼 "현재 그리고 이후"를 읽었다.

그의 교육, 멘토링 그리고 책이 얼마나 많은 사람들에게 영향을 미쳤는지를 그가 사망한 뒤에야 깨닫게 되었다. 편집자에게 보내는 많은 편지는 사람들이 Don과 Minnie Mae에게 느끼는 개인적 관계에 대해 자세히 설명했다. 그의 수많은 학생들은 이제 신문 편집자, 작가, 그리고 선생님이다. 그는 그가 죽기 며칠 전 12월 19일 Boston Globe에 마지막 칼럼을 보냈다. 우리는 그의 은혜와 성품을 재현하기 위해 여기에 다시 인쇄했다.

— Elizabeth Crepeau

13 장

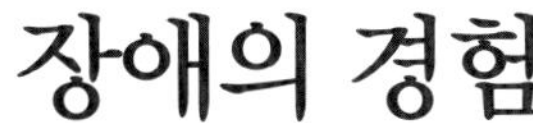

장애의 경험

Experiences with Disability

정재엽 옮김

학습목표

이 장을 학습한 후, 다음의 내용을 할 수 있을 것이다:

1. 다른 문화의 측면이 장애의 경험에 어떤 영향을 주는지를 분석할 수 있다.
2. 작업치료의 맥락에서의 묘사의 잠재력을 탐구할 수 있다.
3. 문맥이 장애의 경험에 어떻게 영향을 미치는지 설명할 수 있다.

개요

감사의 글 Gracias

이 이야기의 청취자, 통역가, 번역가로써 저는 그들의 이야기를 저에게 공유해 준 Maria, Horacio, Maura, Don Ulvio에게 마음 깊숙이 감사의 마음을 전하면서 시작하려 한다.

나는 작업치료 전공 교육에 공헌하기 위해 그 또는 그녀의 이야기를 공유한 그들 각각의 의지에 경외심을 가지고 있다. 그들은 눈물겨운 이야기를 가지고 있다. 그 각각은 특별한 관점과 우리에게 에콰도르에서 장애를 가지고 살아가는 경험에 관한 어떤 것을 우리에게 가르쳐 준다. 나는 에콰도르에 장애를 가진 사람들로부터 배우고 그들의 이야기를 들으러 여행을 떠났다. 이 4명은 각각의 다른 라이프 스테이지를 보여주고, 다른 장애를 갖고 있었고, 그들의 이야기를 공유할 의지가 있었고, 원했기 때문에 선택되었다. 나는 내가 들은 대로 기록했다. 그리고 그 이유는 이것들은 그들의 이야기이기 때문이고, 이 이야기들은 정직하고 정확하게 그들의 경험을 보여주고 있다는 것을 보장하기 위해 그것들에게 각각 추가와, 삭제, 그리고 수정의 기회를 제공했다. 다음의 각각의 이야기는 묘사된 개인 또는 가족으로부터 승인받고, 읽혀졌다. 그들은 이 장의 진정한 저자이다.

서론 Introduction

에콰도르에 대한 통계

에콰도르는 남아메리카 서부 해안에 있는, 페루의 바로 북쪽과 콜롬비아 남쪽에 위치해 있다(**그림 13.1**). 거의 1500만 명의 인구 중 38%가 국가적 빈곤선 아래에 살고 있다. 아직까지 대부분의 사람들과 많은 토착민들 또한 스페인어를 공용어로 사용하고 있거나 또는 오로지 Quechua라는 에콰도르 방언인 Quichua를 사용한다. 한 가정의 1년 평균 수입은 $4000이다. 인구는 메스티조, 원주민, 아프리카계 에콰도르인, 그리고 유럽인들 후손들의 혼혈계로 구성되어 있다. 인구의 60%가 도심지역에 거주하고 잇다. 아마존 열대우림에는 인구밀도가 희박하고 3%의 인구만이 그곳에 거주한다(2011년 국무부). 1990년대 후반 에콰도르는 그들의 고유 화폐인 슈크레에서 미국 달러로 화폐를 바꿨다. 이것은 경제위기를 초래했고, 많은 에콰도르인들이 2000년과 2001년에 미국과 유럽으로 이주했다. 해외로 나가서 사는 에콰도르인이 100~200만명으로 추산된다(2011년 국무부).

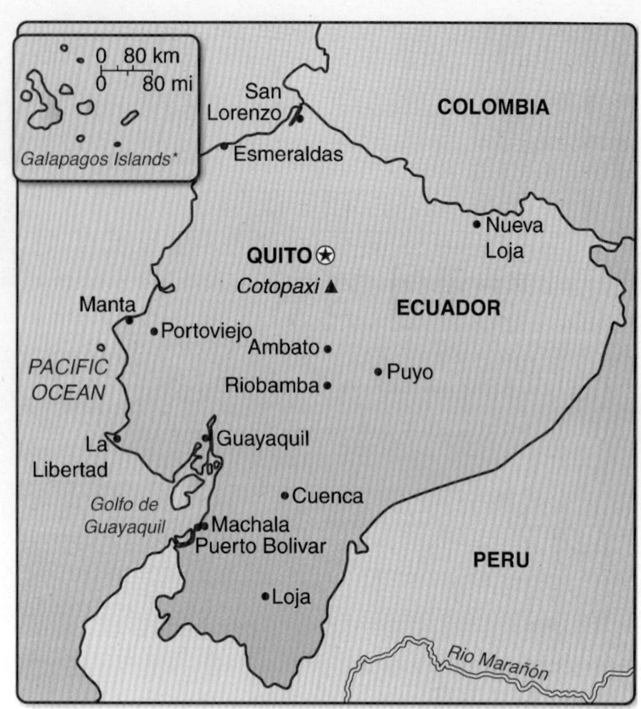

그림 13.1 에콰도르 지도

CONADIS(에콰도르의 장애인을 위한 자문위원회)에 따르면 에콰도르의 인구의 무려 13.2%나 되는 사람들이 몇몇 종류의 장애(WHO에 의해 정의된)를 가지고 있다고 했다. 흥미롭게도 에콰도르 부통령인 레닌 모레노는 휠체어를 사용한다. 에콰도르에는 진보적인 법이 있지만 그것에 대한 시행이 부족하다. 에콰도르는 장애인에 대한 인권과 관련된 국제적 문서에 서명했다. 역사적으로 장애인을 도와주는 것은 자선 모델에 의존하고 있었다. 서서히 1950년대부터 모델은 자선에서 인권바탕의 모델로 움직이기 시작했다. 국제적 재활센터에 따르면 에콰도르에서는 무려 40%의 장애를 갖고 있는 아이들이 학교에 가지 못한다고 했다. 유급으로 고용된 장애를 가진 실업자들이 70%나 된다. 놀랄 것 없이 에콰도르에서는 가족과 사는것에 중요한 가치를 두기 때문에 90%가 넘는 장애인들이 그들의 가족과 함께 산다. 에콰도르에서는 장애인들은 계속해서 신체적, 심리적, 성적 남용을 경험한다. 몇몇의 장애인들은 그들 가족을 부양하기 위해 길거리에서 구걸을 강요받는다. 에콰도르에서 장애인의 삶의 가치를 높이기 위한 노력을 통해 국가는 몇가지 목표를 정립했다. 25명 또는 그 이상의 근로자를 필요로 하는 사업장에서는 근로자의 4%는 장애인을 고용해야 하거나 벌금을 지불해야 한다. 게다가, 장애를 가지고 있는 어린이를 위한 조기치료 접

표 13.1 에콰도르에서의 장애인에 대한 인권

에콰도르가 서명한 국제적 정책에 따른 에콰도르에 있는 장애인에 대한 인권	홈페이지
장애인의 차별에 대한 모든 형태를 제거하는 미대륙간의 협약	http://www.unhcr.org/refworld.docid.3de4cb7d4.html
살라만카 성명의 아동과 청소년을 위한 특별요구교육	http://www.biceinternational.org/e_upload/pdf/unesco_the_salamanca_statement_and_framework_for_action_on_special_needs_education.pdf
마나구아 성명에서의 장애를 가진 청소년과 아동에 대한 정책	http://www.inclusion-ia.org/documetos/manaded-eng.pdf
카타제나 성명	http://www.hchr.org.co/(Go to Docunentos Basicos and find Declaracion de Cartagena(English version)

근에 대한 강력한 강조가 있었다. 그것은 말하길, 예산 분배는 사회 서비스를 위한 자금보다 해외 부채에 우선순위를 두었다. 장애인들은 에콰도르에서 계속해서 취약한 인구가 되었다. 에콰도르에는 작업치료사가 부족하다. 그 나라에 걸쳐 2개의 작업치료 학교가 있다. 각각의 학교는 매년 10~12명의 학생들이 졸업한다. 학생들은 3년 안에 자격시험을 보고 4학년에 석사학위를 받는다. 작업치료사들은 대부분 일반적으로 병원, 학교, 외래환자를 보는 곳에 고용된다. 다음 이야기들에 나오는 사람들은 외래환자들을 보는 곳에서 볼 수 있다. 이 곳에서는 클라이언트들은 서비스에 대한 비용을 슬라이딩 수수료 기준으로 지불한다. 클라이언트들은 일반적으로 비용을 지불할 수 있을 만큼 치료를 받고, 그들은 유익하다고 느낀다. 이 곳에서의 작업치료 서비스는 대부분 일상생활활동과 상지의 기능적 사용에 초점을 두고 있다. 나는 미국 밖에서 장애의 경험에 대한 관점을 제공하기 위해 이와 같은 이야기를 설명했다. 나는 그들의 이야기를 나에게 들려준 4명의 사람들에게 고마움을 느낀다. 그들은 통찰력과 지혜 그리고 이종문화에서 개인과 일하는 작업치료사들에게 실질적인 조언을 제공했다.

서술 Narratives

마리아 : 사만다의 엄마

"내 딸은 정상이며 다만 뇌성마비를 가졌을 뿐이야"

마리아, 11살 사만다의 엄마. 내 이야기는 길다. 나는 Oriente(에콰도르의 시골 정글)에서 왔다. 나는 아마존에서부터 내 딸아이가 도움을 받을 수 있게 하기 위해 왔다. 내 딸은 내 전부이고, 나는 내 딸을 사랑하고 그녀는 그 당시 유일한 자식이었다. 나는 나이가 더 많은 딸이 있었지만, 길에서 그녀를 잃어 버렸어. 그녀는 집을 떠나고 남자와 도망쳐 버렸다. 내 딸 사만다는 건강하게 태어났다. 9개월에 그녀는 폐렴을 앓았고 그것은 뇌수막염과 발작으로 변했다. 나는 우리가 사는 정글에서 우리가 사는 정글에서 가장 가까운 Tena에 있는 병원으로 그녀를 데려갔다. 그녀는 수개월간 그곳에 있었지만 그들은 그녀를 치료할 수 없었다. 딸은 계속해서 발작을 일으켰다. 나는 그녀를 Qquito(버스로 8시간 걸린다)로 데려가기로 결심했다. 이 점에서 그녀는 비위관을 통해 음식을 제공받았고 산소 또한 그랬다. Quito로 가는 도중 산소가 떨어져 발작을 일으켰다. 나는 어찌할 수 없었고, 어떻게 해야 할 줄 몰랐다. 그 아이는 스스로 숨을 잘 쉬지 못했고, 우리는 갈길이 멀었다. 나는 간절히 기도했고 버스기사에게 구급차를 불러달라고 설득했다. 신이 우리를 엠뷸런스로 Quito로 데려갔다. 나는 내 인생에서 신의 존재와 나타남을 확신한 적이 없었다. 우리는 Quito에 있는 아동병원에 밤 11시에 도착했다. 새벽 2시경 의사들은 사만다가 살 수 없을거라고 했다. 그들은 나에게 그녀를 보내라고(죽도록 놔두라고) 했다. 하지만 나는 강한 성격을 가졌다. 매우강한 성격을. 그리고 나는 내 딸이 병원에서 죽게 놔두지 않았다. 나는 딸과 함께 했다. 곁을 떠나지 않았다. 그러고는 사만다는 죽었다. 나는 미쳤고, 그녀를 소생시키려 했다. 나는 그들에게 딸에게 약을 달라고 부탁했다. 나는 신이 딸을 나로부터 데려가지 않을거라는 것을 알고 있었다. 의사들은 나를 진정시키기 위해 진정제를 주었지만 효과가 없었다. 나는 약과 싸웠다. 나는 사만다의 입에 공기를 불어 넣었고 딸은 다시 살아났다. 엄마는 그녀의 자녀를 떠나지 않고 끝까지 놓지 않고, 우리가 끝내는 곳이 그곳이 끝이다. 몇몇 사람들은 이해하지 못한다. 이건 설명하기 어렵지만 당신이 아픈 아이의 엄마라면 이해할 것이다. 사만다는 3년을 병원에서 보냈다. 그애가 집으로 돌아오고나서 나는 딸을 아침 8시부터 오후 4시까지 치료실에 보냈다. 딸이 치료실에 있는 동안 나는 치료비용을 벌기 위해 일을 했다. 그때까지 내가 가지고 있는 돈은 모두 사라졌다. 장애를 가진 아이를 키우는 것은 많은 비용이 든다. 나는 싱글맘이다. 내 남편은 사만다를 임신한지 5개월째에 떠났다. 그는 나에게 아무것도 남겨주지 않았다. 나는 정글에 온 여행객들의 요리사였고, 편안한 생활을 제공했지만, 그가 떠났을 때 그는 모든 것을 가져가 버렸다. 모든 모아둔 것과, 내 모든 보석들을. 사만다의 치료비를 지불하기 위해 내 자신을 위해 돈을 쓰지 않았다. 나는 나를 위한 옷과 음식을 사지 않았다. 나는 공짜음식을 먹고 내가 받은 옷들만 입었다. 모든 돈은 사만다와 그녀의 치료비로 사용되었고, 그것이 엄마가 하

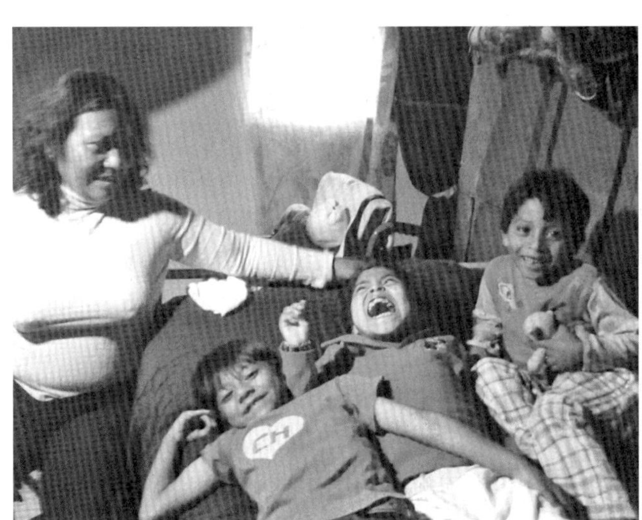

그림 13.2 사만다 그리고 그녀의 두 손자와 함께 있는 마리아

는 일이다.

내가 길에서 잃어버린 나이많은 딸은 2명의 아이를 버렸다. 나는 그들을 받아들였다. 지금도 또한 키우고 있다. 그들은 6,7살이다. 우리는 주방도 있고 욕실도 있는 방 2개 있는 아파트에 산다. 남자아이들은 그들의 침대가 있고, 나는 사만다와 잔다. 그녀는 내가 그녀 옆에 있기 전까지 잠을 자지 못한다. 우리는 욕실과 욕조를 사용하기 위해 밖으로 나간다. 이건 내가 감당할 수 있는 것이다. 나는 사만다를 돌보는데 그녀를 위해 나는 모든 것을 한다. 그녀가 석션이 필요하면 나는 그녀를 석션하고, 주사가 필요하면 나는 주사를 놔준다. 나는 그녀를 어떻게 움직여야 하는지 알고, 위치해야 하는지, 먹이는지, 같이 일해야 하는지 알고 있다. 나는 그녀에 대해 알아야 할 것을 모두 다 알고 있다. 나는 의사처럼 그녀의 모든 것을 관리한다. 그러나 나는 학위도 없고, 고차원적인 어휘도 없다. 전문가들, 의사들, 간호사들, 치료사들이 나에게 잘 대하지 못하면 나는 화가 난다. 그들은 내가 아무것도 모르는 것처럼 말하거나, 사만다에 대해 나보다 더 잘 아는것처럼 말한다. 인생은 내가 알 필요가 있는 모든 것을 알려주었다. 나는 사만다를 돌보기 위해 학위가 필요없다. 나는 또한 그녀를 위해 지옥처럼 싸운다. 때때로 버스기사들은 그녀의 휠체어가 버스 공간을 차지하기 때문에 우리를 태워주려 하지 않거나 요금을 더 내라고 한다. 그러나 나는 내 권리를 알고 법을 안다. 버스 기사들은 더 잘 알지 못하기 때문에 그들에게 알려주는게 내 일이다. 나는 법이 어떻게 말하고 있는지 그들에게 알려준다. 사만다의 요금은 절반이고 내 요금은 할인된다. 만약 그들이 내게 잘 대하지 못한다면 나는 단순하게 아무것도 지불하지 않는다. 그들이 나와 언쟁을 벌일 때 나는 나를 도와줄 수 있고, 버스기사들을 교육시킬 수 있는 공무원과 이야기 하겠다고 한다. 이제 그들은 나를 알고 그들은 법을 안다. 나는 우리지역 버스기사들 사이에서 평판이 있다. 우리는 생각하고 소통할 필요가 있다. 나는 그냥 싸웠지만, 지금은 나는 이해한다. 우리 모두는 장애를 가진 사람과 조화를 이룰 수 있을지 함께 생각하고 소통할 필요가 있다. 장애를 가진 아이의 엄마로써 이것은 매우 힘이 든다. 우리는 강해질 필요가 있다. 나는 매일 신에게 강해지도록 기도한다. 나는 아무도 우리 아이들에게 관심을 주지 않을 거라는 것을 알고 그건 엄마인 우리에게 달려있다. 아무도 다른 사람의 인생에 대해 알지 못한다. 우리는 동정심을 갖고 서로 일할 필요가 있다. 우리는 차별하고 다른 이를 부족하다고 여기기보다는 도와주기 위해 우리의 길에서 벗어나야 한다. 나는 그녀가 죽으면 뭘 해야할지 모른다. 나는 그녀가 상당히 아프다는 것을 알고, 숨쉴 때 그걸 들을 수 있다. 우리는 함께 많은 것을 겪었다. 나는 머리로 계획한 것들을 가질 수 있지만, 마음은 그렇지 못한다. 그리고 내가 가게 되면 남자아이들에게 무슨일이 일어날까? 누가 그들을 먹일까? 그들은 나와 함께 겪었다. 내 딸은 완벽하게 정상이다. 그녀는 단지 뇌성마비이다. 그것만 다르고 나머지는 우리와 같다. 그녀는 내 투지고, 내 목적이고 내 전부다.

내 생각 : 내 집 방문

나는 마리아와 사만다와 함께 버스로 그들 집에 갔다. 마리아가 사만다와 그녀의 휠체어를 버스 계단에 오르내리는데 관여했다. 언젠가 버스에서, 그녀는 제동장치를 채웠고, 의자에 고정시켰다. 그러고 우리는 집까지 몇 블록을 걸어갔고, 그녀의 애들은 우리를 기다리고 있었고 크게 웃으면서 우리에게 인사했고 그들은 사만다의 이름을 외쳤다. 우리가 그들의 집까지 계단을 힘겹게 계단을 오르고 나서 우리는 방 2개 아파트에 들어갔다. 매우 깨끗하고, 정리가 잘 되어 있어서 나는 놀랐다. 집 안에 침대들, 냉장고, 난로가 있었다. 화장실과 샤워장은 안에 없었다. 그것들은 아래층 바깥에 이웃과 공동으로 사용했다. 나는 매일 마리아가 가져야 하는 사랑과 에너지를 깨우기 위해, 변하고, 목욕시키고, 버스로 1시간 30분 거리에 있는 치료실에 정시에 도착 하기 위해 그녀를 옷 입히는 것을보고 나는 그녀가 얼마나 강한지 생각하게 되었다. 내가 일어나고 하루를 준비하는것과 비교했을 때, 어떻게 그녀는 사만다의 기저귀를 갈지? 빨래는 어디서 하지? 그녀가 살고 있는 곳이기 때문에 목욕같은 간단한 일들은 전부 새로운 의미를 갖고 시간은 더 많이 소비하고, 더 많은 계획을 필요로 하고, 더 많은 에너지를 소비한다. 나는 이러한 활동들을 집 안에서 할 수 있는 특권이 있고 내 자신에 대해서만 책임이 있다. 2명의 작은 아이들과 장애를 가진 3번째 아이를 어떻게 화장실, 샤워장, 그리고 세탁실이 밖에 있고 아래층에 있는곳에 내가 어떻게 살 수 있겠는가? 마리아는 이러한 삶을 선택했다. 그녀는 삶으로 돌아온 사만다를 사랑하고 버려진 손자들을 돌보는 것을 선택했다. 그녀는 놀라울 정도로 회복력이 좋았고, 그녀에게 중요한 것을 실행한다–가족을 사랑하는 것을.

호라시오 : 장애는 무능함과 같지 않다.

내 이름은 호라시오다. 나는 엔지니어였다. 나는 선천적인 경추에 척추 협착증을 갖고 있다. 숨뇌가 C2에서 C5에 걸쳐 압박되어 있다. 내 질병은 2년전부터 팔, 배, 등에 통증을 동반하면서 시작되었다. 그리고 나는 귀에서 쉬쉬 하는 소리와 함께 매우 아픈 두통이 시작되었다. 내 통증은 내가 거의 걸을 수 없을 정도로 심해졌다. 통증이 심해질수록 나는 매우 낙심하게 되었다. 나는 도움을 청하기 시작했다. 의사는 내게 수술이 필요하다고 말했다. 이건 내 상실감을 악화시켰고 그 이유는 나는 내가 수술해야 되는 부위 때문에 수술 도중에 죽을 것이라는 것을 확신했기 때문이다. 나는 심리적 통증완화제를 처방해준 심리치료사를 만나기 시작했다. 치료와 약의 도움으로 수술에 대한 나의 걱정은 줄어들었다. 나는 대체 약으로 카이로프락틱, 동종요법, 허브약과 같은 것을 시도했다. 이러한 것들은 내게 도움이 되지 않아 보였다. 나는 많은 여러 신경학자들을 방문해 수술이 나에게 최선의 방법인지 이해를 얻고자 했다. 마침내 나는 와이프와 이야기하고 함께 수술을 하기로 동의했다. 내 수술은 오후 3시에 시작했다. 같은날 오후 7시 나는 깨어났고 의사는 내게 팔 또는 다리를 움직여 보라고 했다. 움직이지 못할 뿐만 아니라 나는 아무것도 느낄 수 없었다. 그 즉시 나는 수술을 받았고 깨어났고, 여전히 움직임 또는 감각적인 것이 없었다. 난 사지마비가 되었다. 나는 다른 병원으로 옮겨졌고, 그곳의 의사들은 내게 첫 수술 때 숨뇌에 많은 손상을 입어서 할 수 있는게 없다고 했다. 15일 후, 외상 전문의가 수술을 시도하는데 동의했다. 5시간 수술 후 나는 목칼라와 숨뇌의 염증을 감소시키기 위한 정맥약을 맞은채로 깨어났다. 다시금 그들은 내게 심리적 통증 완화제를 주사했다. 의사는 내가 다시 걷지 못할거라고 말했다. 그러고 그들은 나를 집으로 보냈다. 아내는 의사들에게 "무엇을 해야하죠?" 묻자 의사들은 "가서 기도하세요. 그가 극적으로 어떤 걸 움직일 수도 있을 거에요."라고 대답했다. 내 생각엔 이건 내 상태를 고려했을 때 좋지 않은 치료법인것 같다. 나는 내 자신을 죽이고 싶었지만 하지 못했다. 나는 목 아래로 움직일 수 없었다. 수술 후 내 인생은 달라졌다. 나는 한 사람이 가질 수 있는 육체적이고 전문적인 역량을 가진 상태로부터, 아무것도 없는 상태에 이르기까지 나빠져갔다. 나는 더 이상 삶을 물질주의적 시각으로 보는, 그리고 어려움에 처한 사람을 외면하던 예전의 그 호라시오가 아니었다. 내가 집으로 돌아왔을 때 내 아내는 날 간호해줄 간호사를 고용했다. 그녀는 내가 욕창에 걸리지 않도록 매 시간마다 나를 돌려주었다. 내 자신을 진정시키기 위해 나는 심리적 통증완화제를 필요로 했다. 그와같이 돌려지는 경험은 매우 무서웠다. 나는 무슨일이 일어날지 알 수가 없었다. 나는 아무것도 느낄 수 없었다. 일주일 후 내 아내는 집으로 오는 치료사를 고용했다. 아내는 내가 스스로 움직일 수 있을 거라고 믿는 유일한 사람이었다. 치료사는 하루에 4~6시간씩 내 다리와 팔을 들고 나를 움직였지만 나는 느낄 수 없었다. 나는 통증을 느낄까봐 두려워서 느끼지 않기를 바랬다. 그때 나는 깨닫게 되었다. 내가 인생에서 성취한 모든 것들에 대해 생각했다. 내 인지와 지능에는 아무일도 일어나지 않았다. 만약 내가 했던거를 할 수 있었다면 왜 나는 재활을 하지 않았을까? 누군가 내게 과거에 내가 치유가 가능했다면, 나는 다른 사람들뿐만 아니라 내 자신도 용서했어야 한다고 말했다. 나는 이걸 어떻게 해야 하는지 잘 몰랐다. 나는 신념에 대한 개념에 대해 잘 알지 못했다. 나는 아버지와 관계가 좋지 않았다. 사람들이 내 아버지에 대해 물으면 나는 "그는 나에게 죽은 사람이에요."라고 말했을 것이다. 치유하기 위해 나는 내 아버지를 용서하고 그의 용서를 구해야 한다는 것을 알고 있었다. 나는 내 자신을 용서하기 시작했다. 아버지는 날 용서했다. 나는 아버지 사진을 천장에 붙이고 침대에서 운동할 때 그걸 보았다. 나는 아버지에게 운동할 때 필요한 힘을 달라고 부탁했다. 한밤중 나는 잠을 잘 수 없었다. 나는 신에게 기도하는 내 자신을 발견했고, 그에게 살 수 있는 다른 기회를 달라고 기도했고, 움직일 수 없더라도 내 침대 곁에서 떠나지 말아달라고 기도했다. 나는 만약 내가 치유가 된다면, 다른 장애를 가진 사람들이 회복할 수 있도록 돕겠다고 약속했다. 나는 움직이면 어떤 느낌일지 상상했다. 거기서 내 발이 움직였고, 내 몸도 움직였다. 다음날 아침 내 치료사는 왔고 나는 그에게 무슨일이 일어났는지 말했다. 치료사가 나를 움직이기 시작했을 때 나는 움직임을 느낄 수 있었다. 나는 내가 회복되고 있다는 것을 알고 있었다. 자살을 하기를 원한지 3개월 후, 나는 워커로 서있었다. 나는 내 몸 안에 있는 힘을 보고, 느끼고, 사랑하기 시작했다. 그날 이후 나는 내 자신, 내 마음, 내 육체를 포기하지 않기로 약속했다. 오늘날 나는 모든 내 사지를 움직일 수 있다. 나는 독립적으로 화장실을 사용할 수 있다. 어느 정도까지지만 나는 여전히 쓰지 못하고, 바닥에서 일어나지 못하고, 또는 목욕하거나 스스로 옷을 입지 못한다. 그러나 나는 그러한 것들이 머지않아 가능할 거라고 생각한다. 나는 장애의 의미를 이해하는 사람이다. 그러나 장애는 할 수 없음과 같은 의미가 아니다. 장애는 정상적인 생활을 하지 못하게 만든다는 의미가 아니다. 장애를 가진 사람들은 무언가를 할 수 있는 능력을 가지고 있다. 나는 장애를 가진 사람이라는 것을 인정하고, 이러한 더해진 도전들을 가지고 어떻게 살아야 하는지 배울 것이다. 나는 내 재활에 대한 이야기를 들려주는 책을 쓰기를 원한다. 나는 사회에 기여하고 싶고 어떻게 인내하고, 지속적이고, 강해지는지 본보기를 제공하고 싶다. 현재 매일 나는 치료실에 오고, 나는 동료를 위해 더 낫게 만들려고 한다. 나는 치료실에 오는 슬프고, 두렵고, 지치고, "왜 나야?"라고 항상 묻는 사람들의 행복, 힘, 희망의 중심이 되고 싶다. 치료실이 잘 돌아

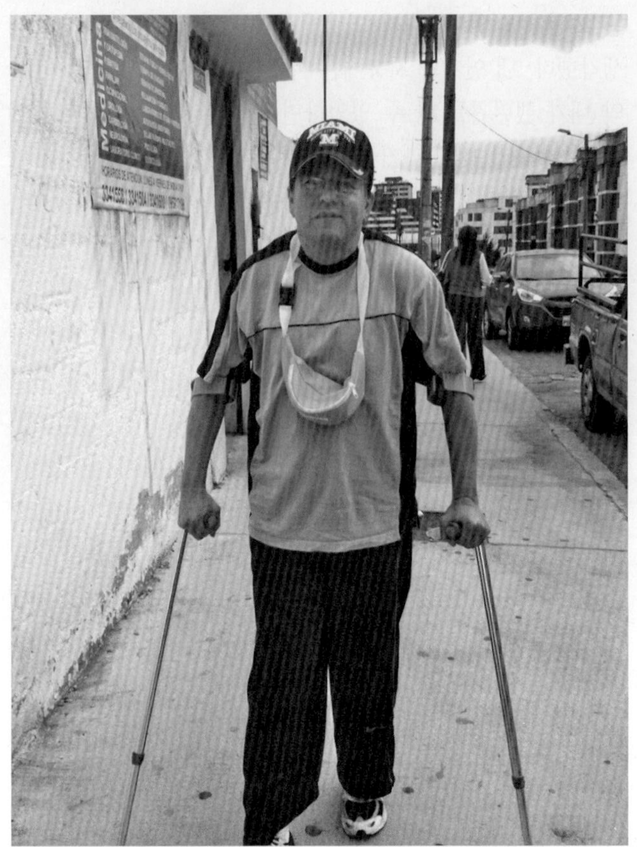

그림 13.3 호라시오

간다면 환자들은 치료실에 오기전보다 더 만족감과 희망을 느끼면서 떠날 것이다. 겉으로는 나는 사람들의 기분을 좋게 하기 위해 광대처럼 나타내지만, 내가 당신을 놀리게끔 하지 마라. 내면으로는 나는 눈물이 많다. 난 여전히 힘들고, 슬픈 나날들을 보내고 있고 매울 슬프다. 만약 당신이 당신의 몸을 회복할 수 없다면, 당신의 마음을 회복할 수 있다. 이것은 매우 이해하기 힘들지만, 처음 마음이 하고 싶어하는 것은 그만두는 것이다. 매일은 그만두지 않기 위한 싸움이다. 오직 누군가 진정으로 죽는다면 그것은 살 수 없다. 매일 나는 사는 것을 택한다.

내 생각 : 길에서 호라시오와 걷다.

내가 치료실에서 호라시오를 만났을 때 다른 클라이언트들과 치료사들과 방에서 농담을 주고받고 웃고 있었다. 모든 사람들이 그가 회사에서 매우 즐겁고 즐기고 있다는 것에 대한 생각은 명확했다. 나는 그를 인터뷰 한다는 생각에 약간 겁을 먹었다. 나는 만약 내가 그의 유머활용을 이해하거나 그가 이 과정을 진지하게 받아들이지 않을지 궁금했다. 우리가 인터뷰를 시작했을 때 그의 전체적인 태도가 변했다. 그는 천천히 그리고 목적있게 말했다. 그는 나에게 이해했는지 일일이 확인했다. 호라시오를 위해 그의 이야기를 나와 공유한 것은 매우 중요하고 진지했다. 나는 그가 이야기를 시작할 때 그의 갑작스런 태도의 변화를 알아차렸다. 호라시오의 이야기를 들은 후, 나는 그와 함께 거리에 나와 걸었다. 그는 두 개의 고리 지팡이를 가지고 매우 조심스럽고 천천히 걸었다. 그는 나에게 매우 커다란 것을 보여주기를 원한다고 말했다. 작은 경사길을 건넌 후 호라시오는 두 지팡이를 한 손에 쥐고 천천히 한걸음씩 도움없이 걸었다. 그는 나에게 그가 내년에 발전된 모습을 감상하기 위해 그가 걷고 있는 모습을 녹화해 달라고 부탁했다. 그 다음날 호라시오는 한 개의 지팡이로만 걸을 수 있게 되었다. 내가 그에게 나머지 지팡이에 대해 물었을 때 그가 "케이트, 나의 이야기를 당신에게 들려준 것이 나에게 회복의 새 힘과 에너지가 되었다. 고맙다." 라고 말했다. 이야기 들려주는 것은 진정으로 영향력이 있다.

Don Ulvio Lopex Arquello : 가족과 공동체의 힘

누군가가 평온함을 느끼는 삶을 얻는것은 어렵다. 나는 사고가 있을 때까지 내가 갇힌 것처럼 느꼈다. 나는 음주운전자 차에 치였고 목이 부러졌다. 나는 다리를 움직일 수 없다. 나는 그나마 나아져서 팔을 조금 움직일 수 있다. 평온함에 대한 나의 바람은 사라졌다. 그러나 나는 계속해서 전진해야 한다. 약은 나를 도와주지 않을 것이다. 나는 내 자신을 치료를 통해 도와야 한다. 나는 신에게 매일 도와달라고 기도한다. 나는 신에게 매일 나의 가족, 아름다운 나의 가족, 내 와이프, 자녀들, 그리고 나를 돌보아 주는 사람들에게 감사하다고 한다. 장애인이 된 후 나에게 가장 어려운 부분은 내가 일을 할 수 없다는 부분이다. 나는 열심히 일하는 사람이었다. 나는 신발을 팔기 시작했지만, 팔 신발을 만들 수 있을 거라는 것을 깨닫고 그것을 했다. 나는 팔기 위해 신발을 만들기 시작했다. 그것들은 또한 좋은 신발이었다. 사람들은 그것들의 품질을 확인할 수 있다. 나는 신발을 아침에도 만들고 오후에도 만들었을 것이다. 나는 우리집 건물에서 일 했을 것이다. 나는 이 집을 지었고, 당신이 보고있는 모든 것들을 전부 지었다. 그러나 궁극적으로 내 수입은 내가 신발을 얼마나 팔 수 있느냐에 달려 있었다. 내 목표는 급여를 지불할 수 있고, 매달 같은 매출을 올릴 수 있는 직업을 갖는 것이었다. 나는 내 가족들에게 더 안정적인 삶을 제공하기를 원했다. 그래서 나는 지자체에서 일하기 시작했다. 그들은 급료를 지불했고, 나는 그것에 매우 기뻤다. 그러고 나는 내 자신을 위해 일하고 싶었고 자동차를 사서 택시로 사용하기 시작했다. 나는 자신을 위해 일하는 것에 매우 만족했다. 사고가 있기 전까지

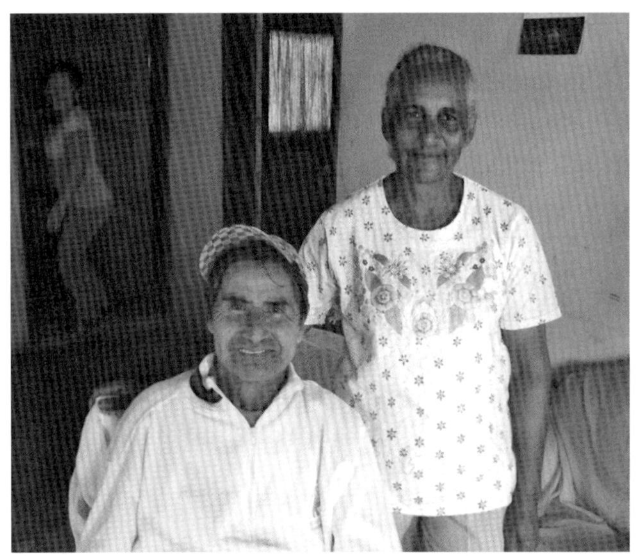

그림 13.4 Don Ulvio와 아내

나는 열심히 일 하는 사람이었다. 나는 집 주변의 모든 일들을 했다. 지붕이 고장나면 고쳤다. 짓고, 고치고, 나는 모든 것을 했다. 그러나 지금 나는 아무것도 할 수 없다(그는 Maura 며느리를 보고 있다). 그녀는 나를 위해 모든 것을 해준다. 가끔 나는 내 인내심을 잃는다. 혼자 있을 때, 나는 내 모든 내 인생을 생각하기 시작한다. 내게 중요했던 일을 할 수 없게 된다는 것을 생각하는 것은 나를 슬프게 한다. 나는 내 손주들을 보면서 계속 해 나가야 한다는 동기를 부여받는다. 내가 병원에 있었을 때, 그들은 내가 생각할 수 있는 모든 것이었다. 의사는 내게 집으로 돌아가기 위해 스스로 숨쉬고 먹을 필요가 있어야 한다고 말했다. 그것은 내가 들을 필요가 있었던 모든 것이었고, 나는 집에 가기 위해 모든 것을 했어야 했다. 그래서 나는 내가 할 수 있을 만큼 먹고, 삼키는 것을 연습했다. 그러고 우리는 산소를 떼기로 했고, 나는 괜찮았다. 산소가 매우 크고 침습성이 있어서 나는 집에 산소를 비치하는 것을 원치 않았다. 내가 병원에 있었을 때 가장 하고 싶었던 것은 집에가서 내 자녀들과 손주들을 보는 것이었다. 내가 집으로 돌아갔을 때, 나는 인생이 결코 똑같지 않을 거라는 걸 깨달았다. 휠체어로 집에 들어가는 것은 내게 어려웠다. 내 이웃들은 와서 내 가족들이 나를 집에서 움직일 수 있게끔 집을 바꿔주었다. 또한 그들은 음식을 가지고 방문하기도 햇다. 나는 매운 축복받았다. 내 아들은 엔지니어다. 그는 도르레 시스템을 만들어서 와이프 혼자 나를 침대에 나를 수 있게 했다(그의 아들은 그의 침실에 hoyer lift–들어올리는 것을 만들었다). 나는 얼마나 많은 사람들이 내 인생에서 돌보아 주는지 알 수 없었다. 내 휠체어와 욕실 의자를 사기 위해 나는 내 닭들과 트럭을 팔아야 했다. 만약 내가 팔 것이 없었다면 어떻게 되었을까? 그건 많은 사람들에게 매우 슬픈 현실이다. 내 마음은 약하고 상처받기 쉽다. 나는 내 자신을 상기시키고 매일 내 주위에 있는 사람들에 대해 신에게 감사함을 전한다. 나는 행운아고, 나를 돌보아 주고 내 삶을 구성하는데 도와주는 사람들이 있다. 나는 기쁘기로 선택했다. 모든 일은 이유가 있기에 일어난다.

Maura Lucas : Don Ulvio의 보호자

우리는 Quito에서 몇 시간 거리에 산다. Don Ulvio는 일반인이었다. 그는 열심히 일하는 사람이었다. 그는 일하는 가운데 자신의 차를 소유하고 있었다. 그녀의 와이프 또한 농사를 짓고 있었다. 그는 아내와 4명의 아이가 있었다. 그들은 가난했지만, 그들의 아이들이 공부를 계속하고 전문직에 들어가는 것을 보았다. 각각 아이들은 그들의 경력을 쌓기 위해 집으로부터 2,3시간 이내의 거리로 이사를 갔다. 그들은 부모를 보기 위해 15일마다 집으로 돌아왔다. 비록 Don Ulvio와 그의 아내는 홀로 살았지만, 그들은 기뻤고, 만족했다. 비록 가난하지만 부부는 이웃들이 도움을 필요로 할 때 도와주기로 잘 알려져 있었다.

1년 전, Don Ulvio는 사고를 당했다. 그는 아들과 운전하고 있었고 취객이 그들을 들이받았다. Don Ulvio는 사고에서 충격을 받았고, 그의 아들은 다치지 않았다. Don Ulvio는 병원으로 실려갔고, 그곳에서 그의 경추부가 골절된 것을 발견했다. 그의 모든 자녀들은 Quito로 사건에 대해 의논하고 그들의 엄마를 도와주기 위해 모였다. Don Ulvio는 흡연자였고, 그의 폐는 좋지 않았다. 게다가 마비증세가 있어서 그는 산소 또한 필요로 했다. 또한 그는 실어증 때문에 독립적으로 먹지 못했기 때문에 피딩튜브를 해야 했다. 병원에서 산소와 피딩튜브(feeding tube)를 한 지 3개월 후 의사는 우리가 그들을 산소 없이 1개월 동안 집으로 데리고 가는게 어떻겠냐고 제안했다. 만약 그게 잘 된다면 그는 집에서 산소없이 지낼 수 있었다. 만약 상태가 안좋아지면 집에서 산소를 필요로 했을 것이다.

그는 아기와 같이 집으로 돌아왔다. 그는 모든 것의 도움을 필요로 했고 목 아래로 움직일 수 없었다. 그러나 그가 과거에 많은 사람들을 도와줘서 그의 이웃들과 가족들이 Don Ulvio과 아내를 도와주려고 모였다. 사람들은 정말로 우리를 위해 와주었다. 음식과 옷, 그리고 우리를 도와주기 위해 시간을 내서 와주었다.

우리는 그를 돌보고 도와주기 위해 우리 가족을 Quito로 이사왔다. 나는 투석중인 엄마 곁을 떠났다. 그녀의 곁을 떠나는 것은 내게 매우 힘들었다. Don Ulvio가 자동차 사고가 났다는 전화를 받고 우리 전체의 일상은 변했다. 때때로 나는 패배를 인정하고 싶다. 이것은 내가엄마와 장인을 보살피고, 내 전문 분야를 추구하지 않는 내 자신을 상상해왔던 인생이 아니다. 신이 있다는 것은 위대한 일이고, 그는 우리와 함께 이곳에 있다. 나는 계속 나아가야 하고, 긍정적인 방향으로 초점을 맞춰야한다. 그는 그의 마음, 시야, 청력을 잃지 않는다. 그는 여전히 이곳에 오늘 우리와 함께 있다. 우리는 사랑을 붙들고, 계속해서 앞으로 나아가야 한다.

그는 그의 인생을 즐길 시간이 있었고, 도움을 필요로 하는 사람들과 공동체를 위해 열심히 일하는데 공헌했다. 그는 또한 4명의 자식을 학교에 보내고 자급자족할 수 있는 성인이 될 준비가 된 것을 보았다. 이제는 그가 쉬고 도움을 받는 시간이다. 현재로는 이건 내 인생이다. 매달 나는 엄마를 방문한다. 나는 Don Ulvio를 돌본다. 그리고 나는 4살인 내 아들을 돌본다. 내 인생은 대략 연약한 사람들을 돌본다. 때때로 그건 나를 미치고 슬프게 만든다. 이건 내가 상상했던 삶의 모습이 아니다. 나는 현재 내가 원하는 것을 갖고 있지 않다. 그러나 나는 신이 나를 내려다보고 내가 원하는 것을 받을 가치가 있다는 것을 보고 그는 내게 그것을 제공해 줄 것이다. 나는 신에게 힘을 달라고 부탁하고 그의 사랑을 기도한다. 우리는 우리 소유의 집을 갖고 있지 않다. 우리는 남편의 부모님과 매우 좁은 곳에 산다. 나는 일을 하고 싶다. 엄마에게 돈을 부치고 싶다. 아들이 학교에 다니게 되면 나는 직업을 찾을 수 있기를 바란다.

내 생각 : Maura와 Don Ulvio의 집에 방문

나는 Don Ulvio과 Maura와 함께 치료실에서 나와 그들이 타고 온 트럭으로 걸어갔다. 그들은 Don Ulvio을 뒤에가 개방되어 있고 머리 위까지 덮여있는 트럭의 침대로 들어 올렸다. Don Ulvio은 그의 휠체어와 함께 픽업트럭의 뒤에 탔다. 그들은 그를 매트리스위에 놓고 담요로 덮었다. Don Ulvio는 치료를 받기 위해 2시간 동안 이동한다. 나는 Don Ulvio에게 그의 집에서 그를 방문해도 되냐고 묻자 그는 웃으면서 나와 센터에서 일하는 작업치료사 3명을 초대했다. 우리는 기쁘게 그 초대에 응했다. 우리는 2시간 동안 버스타면서 그가 트럭위에서 우리와 똑같이 겪었을 여정을 생각했다. 우리가 도착했을 때 Don Ulvio는 밖에서 햇빛을 쬐면서 기다리고 있었다. 우리가 그의 집 앞에 멈추었을 때 그는 싱글벙글 웃고 있었다. 그의 미소는 많은 것을 말해주고 있었다. 내가 Don Ulvio의 집에 있었을 때, 그의 사촌이 교회를 마친 후 가족들을 위해 과일을 가지고 방문했다. 또한 나는 그의 아들이 만든 hoyer lift(들어올리는 것)를 볼 수 있었다.

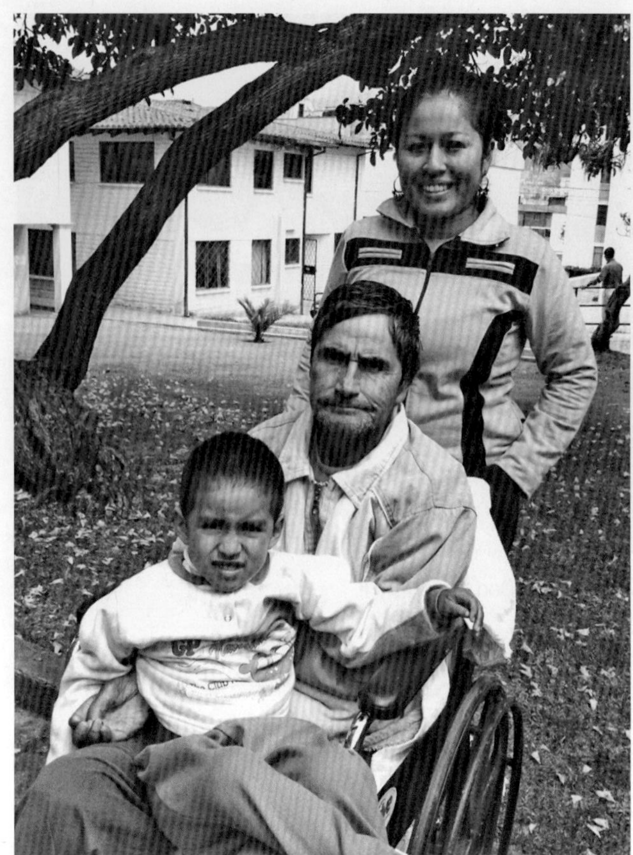

그림 13.5 Maura, Don Ulvio, 그리고 Maura의 아들

Don Ulvio이 가족들과 공동체의 많은 지원을 받고 있다는 것은 명확했다. 작업치료사들과 나는 서로 우리에게 긍정적인 경험이었고, 그의 집에서의 그에 대해 알게된 것을 얼만큼 즐겼는지에 대해 이야기했다. 작업치료사들은 그들이 그 전에 그의 부인을 만나보지 못했었다고 말했다. 왜냐하면 그녀가 치료를 위해 여행을 할 수 없었고, 또한 그들이 그가 살고 있는 어마어마한 시골지대의 진가를 알아보지도 못했기 때문이다. 그들은 공동체의 개입의 양이 Quito시에서 그들이 보았던 것보다 훨씬 더 강하다는 것을 관찰할 수 있었다. 우리는 맥락이라는 것의 치료에 있어서의 역할에 대해 의논했고, 임상 현장이 우리가 함께 일하고 있는 사람에 대해 어떻게 그리고 무엇을 우리가 알게 되었는지에 대해 어떻게 영향을 미치는지에 대해 의논했다.

이야기를 번역하면서

Interpreting Narratives

나는 내 경험을 통해 진정으로 겸손해졌다. 내가 처음으로 이 장을 위해 이야기를 번역하는 것을 요청 받았을 때, 나는 각각의 이야기에서 힘, 감정, 다정함을 느낄 거라고는 상

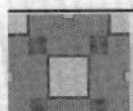

BOX 13.1 변형된 자기감

각각의 이야기들에서의 사람들이 겪었던, 그리고 사람들이 본 모습에 색다르고 새로운 지각을 받아들였던 시간을 생각해 보고, 다음의 질문들에 답하시오.

- 무엇이 이 경험들을 야기했는가?
- 무엇 또는 누가 수용 과정에서 가능하도록 도와주었는가?

상할 수 없었다. 나는 이야기 들려주는 것의 힘을 직접 경험했다. 이 이야기들은 공통적인 맥락이 있다는 것은 명확하다. 내가 믿고 있는 것들은 문화를 넘어 공유된 장애의 경험들이다. 우선 첫 번째로 장애를 갖는 것은 매우 비싸다. maria, horacio, Don ulvio, maura는 각각 직업을 잃고, 치료, 보호, 장비, 이동수단에 많은 추가비용이 든다. 이야기들을 통해 알 수 있는 두 번째는 '정신'이다. 각 개인은 힘, 인내심, 감사, 그리고/또는 희망을 얻기 위해 더 높은 힘에 의지한다. 세 번째 주제는 각각의 이야기는 자기감으로 변했다는 것이다(Box 13.1).

토의 Discussion

각각의 이야기는 강력한 메시지를 전한다. 또한 각각의 이야기는 문화와 사회경제학이 장애를 갖는 경험에 어떻게 영향을 미치는지 보여준다. maria의 이야기는 우리에게 사람들과 어떻게 소통하고, 가족과 어떻게 일하고, 가족 구성원의 지식을 존경하는 것에 대한 중요성을 알려준다. Maria는 그녀에게 친절하게 말해주지 않은 건강 돌보미에 대해 안좋은 부정적인 경험이 있다. 그러나 더 강력한 것은 그녀가 딸을 위해 매번 어떻게 싸웠는가 이다. 그녀는 자신을 위한 음식과 옷도 없이 자식들을 위해 떠났다. 정식 교육과정 없이, 그녀는 딸을 위해 지지자, 간호사, 의사, 치료사, 그리고 사회복지사가 되었다.

Horacio의 이야기는 우리에게 신념에 대해 알려준다. 그는 용서와 희망 그리고 각각이 그의 치료와 재활 과정에서 얼마나 중요한 역할을 했는지에 대한 이야기를 말해주었다. Horacio는 그의 이야기를 말하는데 있어서 매우 자랑스러워했고, 그는 때때로 독자들에 대한 생각과, 그들이 알았으면 하는 것들을 위해 때때로 이야기를 멈췄다. 그의 이야기를 말한 진짜 역할은 Horacio를 위한 치료다.

Don Ulvio의 이야기는 사고 후 가족과 공동체로부터의 사랑에 대한 경험을 이야기이다. Don Ulvio의 자기감은 자급자족할 수 있는 노동자와 가족들을 위한 공급자에서 의존적이고 도움을 받아들이는게 필요함을 느끼는 상태로 급격하게 변했다. 그의 이야기는 또한 맥락이 개인의 장애의 경험에 중요한 역할을 한다는 것을 알려준다. 그의 사고 후에, 그의 조용하고 평화롭고 고요하고, 친숙한 시골 집으로 돌아가는 드라이브길에 바로 Don Ulvio 씨의 가족과 친구들이 있었다. Don Ulvio의 도우미와 같은 Maria의 이야기는 우리에게 사심이 없고 가족들에 대한 기대에 관한 에콰도르 문화를 알려준다.

이 이야기들의 4명의 사람들은 따뜻함과 회복력이 가득하다. 가슴 아프고, 도전, 그리고 수용의 이야기를 개방하고 공유하는 그들의 의지는 내 마음 깊숙이 무언가를 감동시켰다. Maria, Horacio, Don Ulvio, Maura 의 이야기에 대해 생각해 보자. 작업치료에서 이야기의 역할을 다음 질문들을 통해 이용해 보자. 전문가로써, 사람들의 이야기를 어떻게 더 잘 이해할 것인가?

- 우리가 함께 일하는 사람에 대해 알아가고, 듣고, 이해하는데 우리는 어떻게 시간을 낼 것인가?
- 만약 우리가 사람들의 이야기를 알았을 때 우리는 어떻게 다르게 할 것인가?
- 누가 그것을 이야기하고, 누구에게 이야기되어지고, 어디서 이야기되어 지고, 왜 그것들이 이야기되어지는지에 따라 이야기가 어떻게 달라지는가?
- 우리가(작업치료사로서 우리가 행하는 것이 무엇인지에 대해 이해하기 위해) 변형에 대한 이야기를 어떻게 이용할 수 있을까?

참고문헌 References

Center for International Rehabilitation.(n.d.). *The International Disability Educational Alliance Network*. Retrieved from http://ideanet.org

Consejo Nacional De Discapacidades.(n.d.). Retrieved from http://www.conadis.gob.ec/

IV부

배경에 따른 작업

Occupation in Context

"개인들, 가족, 사회, 그리고 모든 계층의 사람들은
지속적으로 밀접한 관계를 맺고 있으며, 매일 작업에 의존하면서 생활하고 있다.
작업에 대한 가장 보편적면서도 현저한 측면은,
작업은 바로 매 순간마다 몇 가지의 배경에서 드러난다는 것이다.
관계는 굉장히 역동적인 것이다: 작업적인 규범들이나 관계의 형태, 그리고 패턴은
이러한 배경을 통해서 구성이 되며 어느 정도 이러한 상황적인 힘은
매 순간마다 사람들이 행하는 작업에 따라서 영향을 받는 것이다."

– Gail Whiteford(2010, p.135)

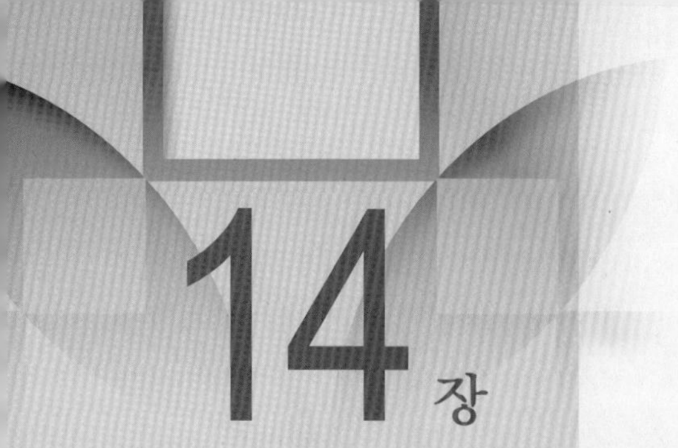

14장

작업, 건강, 그리고 장애에 대한 가정적인 측면들

Family Perspectives on Ocuupation, Health, and Disability

박주영 옮김

개요

학습목표

이 장을 학습한 후, 다음의 내용을 할 수 있을 것이다:

1. 현재 가족생활의 특성이 어떤 지를 묘사할 수 있다.
2. 가족들의 작업과 가족들과 협력을 하는데 있어서 주어지는 암시를 이해할 수 있는 방법을 알아볼 수 있게 된다.
3. 가족 구성원들이 어떻게 질병이나 장애를 경험하는지, 그리고 어떻게 이러한 경험들이 가족들의 생활에서 나타나게 되는지를 토론할 수 있다.
4. 가족 구성원들이 작업치료를 포함하여 보건 치료를 받을 수 있도록 하는 전문가를 알아볼 수가 있다.
5. 의료 진단을 받는 것은 의료에 대한 인식이나 결정을 하고, 그리고 다수의 사회적 행동자들과 논의를 하는 복잡한 사회적 장이라는 사실을 이해할 수가 있다.
6. 효율적인 협력을 촉진시켜 주는 지식, 기술, 그리고 행동들을 묘사할 수 있다.

서론 Introduction

우리들 중 많은 사람들이 다수 사람들과의 교제와 인간관계를 통해서 얻은 지식 덕분에 가족생활에 대한 심오한 내공을 소유한 사람들이 많다. 가족이라는 단어는 거의 사고, 감정, 그리고 형상화 되어 있는 복합적인 일련의 행동들을 유발시킨다. 그리고 "자네는 가족이야"라는 문구는 이 세계에서 사회의 특정 집단에 속해 있다는 걸 가리켜 준다. 어떤 경우 우리가 가족에 대해서 잘 알고 있다고 볼 수도 있다. 그렇다면 왜 우리들이 진행하는 임상 실험에서 가족들과 효율적인 협력관계를 맺는 것이 왜 이리 까다로운 것인가? 작업치료 말고도 다른 의료 진단은 협력관계를 촉진시켜 주는 열쇠이자 가족생활에 대한 문제를 제시하고 또 가족들을 부양할 수 있는 열쇠이기도 하다. 건강 진단은 특정한 사건만이 아니라 클라이언트의 역사상, 그리고 가족생활의 단편이기도 하다. 작업치료의 경우 특이한 경험을 할 수도 있는 경우는 대개 질병이 있다거나 아니면 개발적 궤적이다.

치료 도중의 한 순간은 한 사람의 인생의 한 순간이 될 수 있으며 자신의 생활이나 가정, 학교, 또는 일터 등에서 느껴지기도 한다. 가족들과의 협력적인 관계를 형성하면 작업치료에서 예상치 못한 사건과 조우에도 가족생활에서 빠르게 대처할 수가 있다.

치료사들이 가족들과 어떻게 일을 하는지를 공부하기 시작하였을 때, 나는 그들에게 자신들이 언제 성공적이고 긍정적인 경험을 가족들과 했는지, 그리고 대체적으로 가족들과 서로 의견이 맞지 않았을 그 당시에 대한 이야기를 해 달라고 부탁을 하였다. 그리고 나는 내가 들은 모든 이야기들이 하나같이 거기서 거기라는 사실을 알고 나서 별로 놀랄만한 이야기가 없다는 것을 알게 되었다. 단지 가족들과 관계하는 것이 복잡하고 까다롭다는 사실 밖에 없던 것이었다. 이런 얘기를 쉽게 할 수는 없다. 심지어 엄청난 성공담도 몇 차례의 재고와 변화의 과정, 그리고 위험들과 긴장의 순간들을 거친다. 나중에 다른 장에서 나오는 이러한 얘기들과, 순차적인 연구를 잘 보면 작업치료는 가족생활에 깊게 뿌리박혀 있다는 사실을 알 수 있을 것이다. 이 장을 배우는 목적은 바로 가족생활이라는 것이 과연 전체적으로 무엇인지를 알고 그리고 가족 직업을 소개하고 질병과 장애와 관련이 있는 가족들의 경험을 이해하면 어떻게 작업치료를 포함한 건강 진단을 받을 수 있게 되는지를 알아보는 것이다. 이 장에서는 가족중심 간호와 어떻게 작업치료사들이 가족들과 협력을 하는지에 대한 사례 연구와 직접적인 연관이 있는 토론과 함께 마무리를 지을 것이다. 우리가 나중에 이 장에서 설명하게 될 경계교차라는 제목의 종적인, 그리고 도심의 민족지향적인 연구 프로그램을 고안하여 남부 캘리니아 대학에서 1997년부터 2011년까지 이 프로그램을 시행하였다[1]. 이 장의 핵심은 바로 가족생활에 대한 보편적인 고찰에서부터 가족들이 겪었던 증상이나 장애를 진지하게 다루는 치료의 복잡성, 위험도, 놀라움이다. 의료진과 가족 구성원들 간의 "협력"과 관련이 있는 과정 또한 조사했다.

1) 이 연구 프로그램은 3종류의 연구 보조금에 의해 수행됨: MCJ-060745, 보건복지부 행정 부서의 모자보건 프로그램; 종적 및 민속학 연구(#R01 HD 38878); 그리고 국립 아동 건강 인력 개발원(NICHD)의 기금에 의해 조성된 문화경쟁력 강화(#2R01 HD 38878). 국립 보건원(National Institutes of Health, NIH).

가족생활에 대한 이해

Understanding Family Life

가족생활은 역동적이고 가끔씩은 강압적이기도 하고 복잡하다. 가족생활이라고 하는 용어가 단일적인 체계를 상징하고 있다고 생각할지는 모르겠다만 가족생활을 이해하면서 개입되는 것은 바로 이질성과 다각성에 대한 인식이라고 보면 될 것이다. 가족생활은 광범위한 사회문화적인 맥락과 더불어서 다세대적이고 역사적인 맥락에 자리 잡고 있다. 가족생활은 문화적, 그리고 사회적인 실습을 통해서 구성되며 직업에 종사하면서 유지된다(**그림 14.1**). 가족 내에서의 구체적인 생활이나 특이성은 관계, 사회적인 연결망, 활동, 가치관, 신념, 우선순위, 직업, 역사, 자원, 그리고 본래 가족들에게 내재되어 있는 문제들까지 모두 보여준다. 가족생활은 평범한 일상과 가족생활, 사건, 그리고 예상치 못한 해프닝에 대한 놀라운 경험들을 통해서 벌어진다. 평범하면서도 일상적인 작업들은 습관과 일상이 자리를 잡고 그리고 우리의 생활에 의미를 부여하는 방식을 반영한다. 하지만 평범함에 대

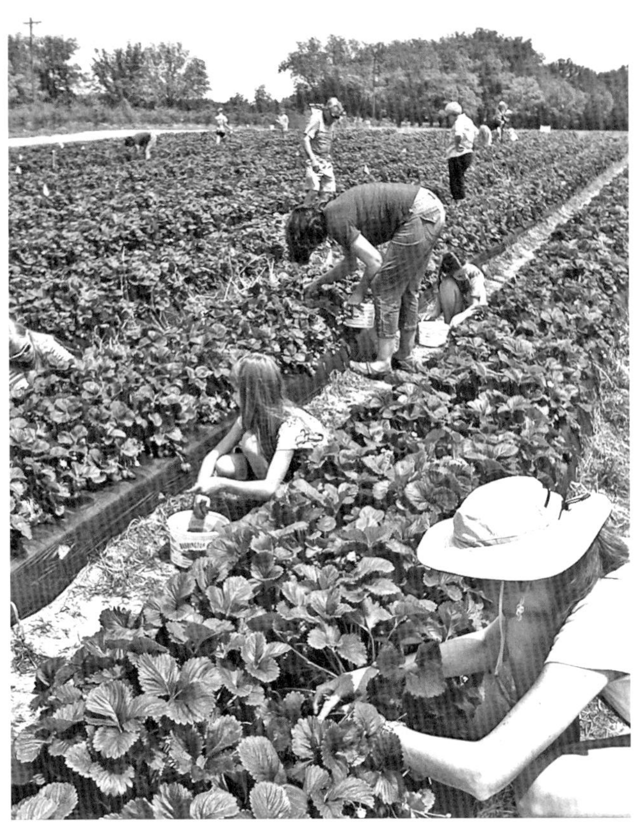

그림 14.1 가족들은 그들이 공유하는 저마다 다른 활동을 하면서 살아간다. 여기서, 사촌과 그의 부모들은 할머니댁을 방문할 때면 딸기를 따곤 한다. – 연간 여름 이벤트

한 표면적인 감각은 이러한 복잡함과 특이성을 개인과 가족 생활이라는 용어 안에서 불투명하게 만든다(Hasselkus, 2006). 질병이나 장애가 있는 가족이 있는 사람들에게 평범한 일상 가운데 서도 성취감을 느끼고 있다는 것은 엄청난 성공이 아닐 수가 없다(Mattingly, 2010). 가족생활은 가족 구성원(Bandura, Carprara, Barbaranelli, Regalia, & Scabini, 2011)들 간의 유대를 통해 이루어진다. 글렌 엘더(1998년)가 우리에게도 말해주었지만 인생이라는 것은 사회적인 세상에 뛰어들 때 연결이 되는 것이다. 예측되는 더 길어진 평균수명은 다세대적인 관계를 가질 수 있는 기회를 가져다주었다. 자녀들에게 부양을 받고 있는 할머니, 할아버지, 그리고 손자들까지 포함해서 말이다(Swartz, 2009). 가족 구성원들과의 관계는 우리의 생활 전반에 스며들어 있으며 견고하고 변화무쌍한 관계이기도 하다.(Swartz, 2009). 가족들은 현재 구성원들이 사별, 질병으로 인한 입원, 지리적 거리, 또는 다른 요인 등으로 인해 더 이상 함께 있지 못하는 구성원들에게 고마움을 느끼고 있는지 확인하기 위해서 일을 하곤 한다. 사진, 가족들에 대한 사연들, 그리고 할머니와 반지나 요리솜씨 등은 현대의 가족들에게 자신들의 뿌리가 무엇인지를 알게 해 주며 그 외에도 역사, 그리고 연관성을 마음속에 심어주는 역할을 한다. 많은 사람들에게 가족 문화의 암묵적인 본질은 잠재적으로 새로운 가족 구성원(약혼자, 데이트, 동료, 또는 유모 등등)이 기존의 가족구성원들과 합류했을 때 잘 드러난다. "너희 가족들은 항상 이래?"라는 것과 같은 질문 등은 가족 문화의 특이성을 잘 보여주는 질문들이다.

가족에 대해서 이해하려고 하면 항상 가족생활과 문화는 어떤 관계가 있는지를 생각해 보게 된다. 가족들은 자신들만의 가풍을 가지고 있다(Fitzgerald, 2004; Lawlor & Elliot, 2012; Lawlor & Mattingly, 2009). 그리고 가족생활은 문화적인 신념을 통해서 구성이 된다. 그리고 가족들에게 특화되어 있으며 광범위한 사회문화적 영향력을 보여주는 단적인 예인 직업을 통해서 구성이 된다. 예를 들어, 조이 네 가족들이 서로 준비한 생일잔치에서는 생일자가 좋아하는 음식이 가득 나오거나 "생일 축하" 고깔모자를 쓰기도 하고 탁자의 정중앙에 생일자를 앉히고 그 날 생일자는 힘든 일을 하지 않아도 된다. 이러한 일련의 행동들은 조이 네 식구들에게만 한정이 되어 있는 것이 아니라 식사시간, 생일잔치, 그리고 가족생활과 관련되어 있는 사회문화적 영향력이다. 가족생활은 유아기나 어른 자녀들의 학습에 있어서 적절한 맥락을 제공해 주기도 한다. 가족들은 자녀들이 세상이나 작업에 대해서 학습을 하게 되는 시점에서 초기에 사회적인 단위를 구성해 준다(Fitzgerald, 2004). 작업이나 가족생활에서 함께 하는 활동을 하면서 하는 학습은 가족들의 신념, 일상, 문화, 그리고 문화적인 실습과 동시에 기술의 발전에 대하 적절한 이해를 도모해 준다(Kellegrew, 1998). Harkness(2007년)는 개발적 틈새가 가풍, 그리고 보육자 심리학이라는 용어, "민족이론", 자녀에게 연관되어 있는 신념, 개발, 그리고 부모의 양육을 통해서 구성이 된다고 설명했다.

가업 Family Occupations

가족생활 내에서의 작업을 개념화 할 수 있는 방법은 많다. 보통 가업은 보건, 건강, 만족, 그리고 가족 구성원들 간의 관계에 기여하는, 1명 이상의 가족 구성원을 통해서 이루어지는 것이다. 사람들의 모든 작업들과 같이 가업은 가족 구성원들이 다 함께 모여서 서로 힘을 쓰고 자신의 기술이나 역량, 그리고 신체적/정서적인 자원을 투자해서 가족생활을 부양하고 가족 구성원들의 발전을 서로 도모하기 위한 것이다. 이러한 작업들에는 일상적인 실습(보육, 요리, 차로 자녀들을 등/하교 시키는 등등)이 포함되어 있으며 그 외에서도 가풍, 다세대적인 가치들이나 우선순위, 그리고 의미 있는 경험(자녀들이 어렸을 때 소중하게 여기던 물건을 상자에 차곡차곡 모아서 땅에 묻는 일 등등)을 반영시켜주는 일도 포함된다. 공동 작업이라는 용어는 한 사람이 이상의 사람들이 한 직업에 관계되는 것을 설명하기 위해서 써온 용어이다. 다른 용어들은 개별적이지 않고 공동의 직업, 또는 공동으로 만들어 낸 작업 등을 포함하는 종합적인 작업을 설명하기 위한 용어들도 있다. 이러한 용어들의 이론적인 뼈대는 작업을 빠르게 이해할 수가 있도록 아직 이론화가 덜 되어 있지만 더욱 사회적이고 역동적인 접근법을 개발하려는 의도를 반영해 준다(Dickie, Cutchins, & Humphry, 2006; Lawlor, 2003). 가업을 분류하기 위한 다른 접근법들에는 모육, 부모의 자녀 양육이나 부육, 그리고 양육 등과 관련된 작업 용어가 포함되어 있다(Esdaile & Olson, 2004).

직업, 건강, 그리고 장애에 대한 가정적인 측면들

사람들이 병이나 장애를 한 번 겪어보면 가족 구성원들도 질병에 걸리거나 장애를 입는 등의 경험을 할 경우가 있다(Lawlor & Mattingly, 2009; Mattingly & Lawlor, 2003). 대부분의 사람들, 이미 작업치료를 받았던 사람들은 가족 구성원들이 포함되어 있는 사회적인 세상을 살아가고 있다. 다양한 형태와 협력관계로 이루어진 가족들, 질병이나 장애를 경험한 적이 있는 가족들까지 포함해서 연령, 민족, 사회경제적인 지위, 또는 지리적인 위치가 어떠하든 다 마찬가지이다. 사람들이 자신들의 식구들과 멀리 떨어져서 살게 되 면 어떤 구성원들은 장애나 질병으로부터 회복을 하거나 양육을 하거나 아니면 작업에 참여하는데 더욱 능숙해진다. 클라이언트들이 장애를 겪으며 이러한 장애가 그 사람들이 사회를 살아가는데 있어서 발목을 붙잡는 방식은 가족 구성원들과의 평소 관계가 어떠한지, 그리고 다른 사회적인 관계가 어떠한지에 따라서 결정이 되는 문제이다. 가족생활은 사회생활이나 가업에 영향을 주며 직업은 한 명이나 그 이상의 구성원들이 장애를 겪거나 특정 건강 문제가 있을 시에 영향을 받게 된다(Law, 2002).

질병과 장애를 이해하기 위한 노력은 의학계의 "서사적 전회"를 통해서 촉진이 되어 왔다(Garro & Mattingly, 2000; Hurwitz, Greenhalgh, & Skultans, 2004). 인류학에 대한 문헌, 특히 의학 인류학에 대한 문헌이나 작업 과학 그리고 시술법, 의학, 그리고 다른 보건관련 분야의 문헌들은 증진적으로 서사적인 접근법에 따라서 도출이 된다:(1) 질병이나 장애에 대한 이해를 질병이나 장애가 있는 개인이나 그 가족들의 입장에서 돕는 것(Bluebond-Langer, 1978; A. Frank, 1995; G. Frank, 2000; Kleinman, 1988, 2006; Monks & Frankenberg, 1995; Murphy, 1990). (2) 추리의 서사적인 방식이나 서사적인 민족성이 어떻게 건강과 시술적인 실습에 영향을 미치는지 분석하는 것(Becker, 1997; Cain, 1991; Charon & Montello, 2002; Fleming & Mattingly, 1994; Hurwitz et al., 2004), 그리고(3) 시술을 할 때 느껴지는 경험의 구조로써 해설을 인식하는 것(Clark, 1993; Mattingly, 1998).

작업치료사들은 가족들이 경험한 질병이나 장애가 무엇인지를 알고 반영을 하는 것이 훨씬 도움이 된다는 걸 발견했다(Bauby, 1997; Greenfeld, 1978, 1986; Hockenberry, 1995; Jamison, 1996; Park, 1982, 2001; Peete, 2010; Williams, 1992). 그 당시에 특정 매체나 영화, TV쇼는 임상적인 치료를 작업치료사들이 어느 정도 반영했는지에 대한 통찰력을 제시해 주었다. 영화나 TV쇼는 혼란스럽고 불분명한 질병, 장애, 보건, 또는 의료적인 시술이 효율적이고 정교한 간호에 있어서 절대적인 신념이나 철학을 구체화시키는 중요한 경험이 될 수 있고 말하였다.

가족중심 간호 Family-Centered Care

> 내가 한 일은 바로 내 치료사와 개인적으로 지낸 것이다. 그 치료사는 내가 그저 일주일 한 번 밖에 보는 여성이 아니었다. 그녀는 나의 가족들과 함께 지내고 또 나도 가족들을 그녀에게 모셔왔다. 나는 나의 할머니를 데리고 왔는데 그래서 그녀는 앞으로 내가 무엇을 할 것인지를 짐작한 모양이다. 우리는 내 딸이 성공하기를 바란다. 나는 나의 자녀들, 이모, 삼촌, 가까운 이웃들, 그리고 나의 일상적인 관계 대상들을 모두 데리고 와서 시술을 받도록 하였다. 그리고 말 그대로이다. 치료는 단순히 일주일에 한 번만 받는 것이 아니라 일주일에 7일을 받는 것이었다. 이것은 우리가 잠에서 깨어나는 시간부터 잠에 드는 시간까지 계속된다.

위에서 언급한 문구는 자기 딸의 작업치료 프로그램에 대한 사연을 알려준 어머니와 함께 한 인터뷰를 녹취한 것에서는 제외되었다. 저자들이 시행한 연구에서 도출이 된 것이며 또 이 장에서 한 참 뒤에 나오는 연구팀이 시행한 연구에서 도출된 것이다. **가족중심 간호** 운동, 그리고 간호 기술의 진보는 근본적으로 가족들과 작업치료사들의 기대를 바꾸어 놓았으며 그 외에도 간호나 보육의 본질, 그리고 준비과정의 결과를 바꾸어 놓았다. 간호는 환자와 의사간의 이항적인 의사소통으로 설명하자면 가족 구성원들이 포함된 사회적 행위자들이 개입되어 있는 매우 복잡한 사회적인 장이다. 가족 구성원들이 개입하게 되는 간호는 가족이나 작업치료사들이 인식, 입지, 그리고 양육이나 진료 과정을 만들고, 협의하고, 항의하고 그리고/또는 변경시키는 **경계교차로**이다. 간호에 대한 다수의 입장들은 상대적이고 간략한 상호작용 가운데에서 벌어진다. 어떤 재미있는 위기상황이나 작업치료사 가족들을 시술과정에 활발하게 개입시킬 때 주어지는 기회는 이 장에서 활발하게 강조될 것이다. 건강의 문제가 있는 자녀들을 위한 서비스를 제공하는 것과 관련된 연방 시행령은 1912년에 모자보건부와 함께 설립이 되었다. P.L 시행령 94-142, 제 B부, 1975년의 장애법의 교육에 대한 개정안과 99-457의 H부에 나오는 1986년의 EHA에 대한 개정안은 교육적인 유아기 환경에서의 자녀들에게 제공하는 서비스의 본질에 놀라운 변화를 촉진시켜 주었다(Hanft, 1991; Lawlor, 1991). 1990년 EHA는 장애법으로 개명이 되었다. 이러한 서비스의 시행령은 작업치료사들이 전형적인 의학 모형을 재구성하여 서비스가 간절한 가족들과 그들의 자녀들에게 서비스를 맞춤 제공을 할 수 있도록 의무를 부여하였다(1999년, 미국 작업치료 협회). 2004년, IDEA가 재허가

되었으며 많은 가족 참여에 대한 언어가 바뀌긴 했으나 많은 원칙들이 그대로 남아 있다. 예컨대, 법령은 장애가 있는 유아나 그들의 가족들에게 서비스를 제공하기 위한 주립 체계에 대한 최소한의 요구사항 중 하나로써 그대로 흡수가 되었다(장애 교육 진흥법, 2004년).

가족들의 건강이나 가치관에 대해서 중심을 차지하고 있는 서비스의 발전은 가족중심 간호 시행령을 통해서 초기 아동기 프로그램에서부터 시작되었다(Hanft, 1991; Lawlor & Mattingly, 1998). 많은 원칙들이 모든 연령의 사람들에게 주어지는 서비스에 적용이 된다(Humphry, Gonzales, & Taylor, 1993). 서비스 시스템은 사회로 흡수되어서 가족 구성원들도 가정에서 간호 서비스를 제공하고 작업치료사들은 더욱 더 심층적인 회복, 적응의 중요성, 그리고 중심성을 인식할 수가 있게 되었다. 작업치료사들은 가족 구성원들이 건강 문제, 우선순위, 그리고 강도에 대해서 전문가들과 입장이 다르다는 걸 자주 인식하고 있다. 이러한 인식은 가족 구성원들을 의사나 작업치료사들이 지시한 대로 그대로 행동하는 대상에서 클라이언트에 대해 더 잘 아는 사람으로 인식이 바뀌어 주었다. 클라이언트들이 무엇을 하는지, 그리고 무엇이 가장 중요하고 일상에서 무엇을 하는지를 잘 아는 것은 바로 클라이언트들의 가족인 것이다.

가족중심 간호에는 치료 시간 때 고작 구성원들을 불러내는 것보다 훨씬 더 복합적이고 많은 것들이 포함되어 있다. 작업치료는 근본적으로 가족 구성원들이 중심적인 면에서 치료 중재에 참여하게 될 때 뒤바뀌는 경우가 많다(Lawlor & Mattingly, 1998). 가족 구성원들, 부모들은 특히 치료 과정에 있어서 가장 의미 있는 경험을 하도록 해 주는, 강력한 역할을 담당할 수가 있다(Lawlor, 2009; Mattingly & Lawlor, 2001). 작업치료사들에게 주어지는 문제는 바로 클라이언트의 문제가 무엇인지를 제시할 수 있는 프로그램을 구상할 때 클라이언트들과 그들의 가족들, 그리고 다른 팀의 구성원들과 같이 협력을 하는 것이다.

만일 일이 잘 풀리게 되면, 중간 서비스가 개별적으로 각 식구들에게 주어지며 식수들만의 독특한 문화 세계를 반영해 줄 것이다. 던스트, 트리베트, 그리고 딜(1988년)의 논문으로부터 인용을 하여 우리는 가족중심 간호라는 개념을 "작업치료사들이 효율적이고 열정적으로 고민을 들어주고 문제를 제기하며 그리고 사람들과 그들의 식구들에게 희망을 심어줄 때 벌어지는 경험"이라고 정의를 하였다(Lawlor & Cada, 1993; Lawlor & Mattingly, 1998). 어떤 때에는 작업치료사들은 사전교육에 대한 몇 가지의 옵션을 제시하는 방식으로 클라이언트들과 가족들이 의사결정을 할 수 있도록 해 준다(Rosen & Granger, 1992). 이러한 방식의 개입을 가족들에게 힘을 불어넣어 주는 일이라고 볼 수가 있다(Deal, Dunst, & Trivette, 1989).

가족중심 간호는 가족 구성원들과 작업치료사들이 서로 협동을 하면서 천천히 이루어진다(Edelman, Greenland, & Mills, 1993; Lawlor & Mattingly, 1998). 그리고 전형적으로 팀들이 구조를 이루어서 서비스로 제공하는 경우가 대부분이다. 협동관계는 신뢰와 서로에 대한 공감대를 바탕으로 세워지는 것이며 동시에 가족들 간의 가치관, 신념, 그리고 일상생활에 따라서 정립이 되기도 한다(Hanft, 1989). 성공적인 협동관계의 요소를 더 들어보자면 명료성과 의사소통에서 중시되는 정직성, 목표에 대한 상호적인 합의, 효율적인 정보 공유, 접근성, 그리고 서로를 탓하지 않는 의무감이다(McGonigel, Kaufmann, & Johnson, 1991). 작업치료사들이나 가족 구성원들이 서로의 문제가 무엇인지를 잘 알고 서로 희망을 갖거나 기대를 가지며 동시에 상호적으로 기여를 하는 것이 바로 성공적인 협력관계라고 할 수가 있다(Lawlor & Cada, 1993).

"파트너링"의 과정과 협력

작업치료사들은 가족들과 협력을 하려 할 때 가족들에 대한 자신들만의 경험과 더불어서 전문적이고 이론적인 개념을 도출한다(Fitzgerald, 2004). 협력을 한다는 것은 그저 서로에게 상냥해 지는 정도만이 아니다(Lawlor & Mattingly, 1998; Mattingly, 1998). 작업치료사들이 사전교육의 의미를 잘 파악해야 하며 그리고 개인이나 가족들의 생활에서 비추어지는 병명, 그리고 장애가 무엇인지, 또 이러한 경험을 하였을 때 당사자가 느끼는 감정을 잘 파악해야 하는 복합적인 과정을 거쳐야 한다. 협력은 또한 단순히 서로가 공감대를 형성하거나 협력을 유도, 또는 클라이언트들이나 환자들이 지시에 따라 주어진 과제를 수행하도록 강요를 하는 것이 아니다. 바로 서로가 긴밀하게 상호작용을 하면서 이루어져야 한다(Lawlor, 2003). 작업치료사들이나 클라이언트들, 그리고 그들의 가족들이 겪는 중심적인 문제는 바로 "서로 협력관계를 이루려고 할 때 어떻게 하면 서로와 더 친해 질 수 있을 것인가?"이다(Lawlor & Mattingly, 2001). 치료사들에게 협력의 본질이란 다음과 같다.

> 협력은 절차를 끝내거나 치료나 다른 사전교육을 제공하는 정도의 기술적인 것이 아니다. 그렇다고 작업치료사를 스카우트해서 일을 잘 도모하는 것도 아니다. 오히려, "협력 관계의 형성"은 능수능란한

관계적인 작업을 요구하고 사회적인 기술, 예컨대 상호적인 주관성, 의사소통, 관계, 그리고 서로에 대한 이해를 전제로 해야 하는 것이다(2004년, 로라, 306쪽).

인종, 문화, 민족성, 사회적 지위, 경제적 수준, 그리고 교육수준(이러한 추측과는 반대로)에 대한 추측은 가족들과 전문가들 간의 협력관계에 지대한 영향을 미친다. 가족 구성원, 그리고 작업치료사들은 전문성, 경제적 수준, 민족성, 사회에 의해서 형성이 되어진 다방면의 분야에서 살고 또 일한다. 협력 관계를 형성할 때는 서로의 개인적인 차이를 존중하고 서로의 공통적인 관심사를 형성하거나 상호성, 그리고 보완성에 대해서 신중하게 고려해야 한다. 이러한 협력의 단면은 특히 가족 구성원들이나 작업치료사들이 서로가 각자 다른 환경과 세계에서 살다온 사람들이라는 것을 이미 인식하였다면 더욱 필수불가결한 것이다. 매팅리(2006년)는 현대의 인류학과 비례하는 문화를 재개념화 하면서 간호라는 것은 경계 구역이라고 주장하였다. 바로 차이를 인식하고 공통점을 찾아 나서며 동시에 이해관계를 형성하려고 하는 경계 구역 말이다. 많은 부분에서 가족들은 생태의료적, 제도적, 그리고 작업치료사들의 문화적 세계를 이해하게 되며 이러한 작업치료사들이 하는 일에 직업 참여를 하게 되는 과제를 맡게 된 동반자들인 것이다.

우리들은 가족들과의 **협력관계**가 모든 당사자들이 전문성을 가지고 서로 이해하고 실용적이고 사고하며 문제를 풀어나가는 전략을 세우는 것이 기초한다고 이미 개념을 정의한 적이 있었다. 가장 효율적인 협력관계란 상호적인 존중을 기반으로 만들어지나 사실은 각자의 다른 관점, 지식, 그리고 서로간의 강점에 기반을 두고 만들어지는 것이다. 다른 말로 말하면 작업치료사들에게 조언을 얻고자 하거나 아니면 간호를 받고자 하는 대부분의 사람들은 자신들이 이미 알고 있는 결정과는 다른 결정을 내려주기를 바란다.

장애, 질병, 경험, 그리고 가족에 대한 곤란한 추측들

20년이 넘도록 가족 구성원들이 어떻게 간호작업에 동참을 해 왔는지에 대한 관심이 여전히 집중이 되고는 있으나(Hinojosa, Sproat, Mankhetwit, & Anderson, 2002; Lawlor & Mattingly, 1998), 더 많은 지식과 반성이 필요하다(Cohn, 2001; Ochieng, 2003). 많은 작업치료사들이 다문화적인 환경에서 일을 하면서 간호 절차를 조직하는 것이 얼마나 복잡한 일인지, 그리고 이러한 방식으로 가족 구성원들의 특별한 문제를 이해하기 위해서 일을 하는 것이 얼마나 힘든 것인지를 잘 알고 있다. 다음 장에서는 병이나 장애에 대한 추측이 얼마나 간호에 영향을 미치는지를 살펴볼 것이다.

개인의 장애

생명 의학에서 가장 만연해 있는 추측들 가운데 하나가 바로 전문가들의 과제는 항상 병을 앓고 있는 사람을 치료하는 것이라는 것이다. 가끔, 전문가들의 임무는 언제가 "병을 치료하는 것"이라는 편협한 해석이 제기가 된다. 그러나 작업치료사들은 보통 자신들이 장애를 앓고 있는 사람들, 심지어는 몸을 불편한 사람들을 치료해야 한다는 사실을 항상 기억한다. 다르게 말하자면, 작업치료사들은 언제나 인류학자들이 말하는 이른바 단순한 질병이 아니라 "병에 대한 아픈 경험"을 치료하고자 하는 것이다(B. Good, 1994; B. Good & M. J. Good, 1994; Kleinman, 1988; Luhrmann, 2000). 작업치료라는 배경에서 가장 정확한 용어는 아마도 "장애에 대한 경험"일 것이다. 왜냐하면 병을 앓지 않고 장애를 한 번 정도 가졌다면 분명히 치료가 필요하다는 것을 본인도 잘 알 것이기 때문이다. 병은 왠만해선 본인도 발견하지 못한다. 작업치료사들은 생리적인 조건은 장애를 관찰하고 본인과 더불어서 가족들의 장애가 어떤 불편함을 가져다 주는지를 관찰하려고 노력한다(Mattingly, 1998, 2000; Mattingly & Fleming, 1994). 만일 작업치료사가 클라이언트들이 운전을 하거나 혼자서 옷을 입고, 또는 식당에서 밥을 먹거나 아니면 자동차 정비사로 다시 복귀하는 법을 배우길 원한다면 이러한 활동들을 환자가 다시 재개할 수 있도록 필요한 과제를 준비해 줄 수가 있을 것이다. 치료적인 접근법들은 이러한 목표를 가족들에 대한 이해관계나 이러한 작업에 영향을 미치는 사회적인 공간에 배치시킬 필요가 있다. 특히 클라이언트들의 사회적인 공간이나 기능적인 기술, 그리고 사회적인 관계간의 연결고리가 포함이 되어 있는 목표를 하면 더욱 그렇다. 상태에 대한 의미의 중요한 점은 바로 개인적인 관계가 어떻게 영향을 받는지 이기 때문에 클라이언트들의 사회적인 공간과는 상관이 없어도 좁게나마 정의가 된 기능적인 기술을 고치는 것은 인위적인 것이다. 반대로 옷을 혼자 입거나 혼자 운전을 하는 걸 배우는 등의 목표와 함께 가족들과의 관계와 직결되어 있는 목표와 문제들은 정의하기가 훨씬 까다로우며 측정을 하기도 어렵다. 클라이언트들이 예를 들어, 척추에 장애가 있어도 5살 난 딸에게 버젓이 아빠노릇을 하고 싶어 한다면 신체의 강도를 높이거나 아니면 어떻게 혼자서 밥을 먹게 해 주는 것보다 목표를 설정하기가 더 까다로운 문제일 수가 있다. 하지만 가족 구성원들이 무엇을 고대하는지, 그리고 무엇이 일어나기를 기다리고 있는지를 아는 것도 가족들과 작업치료사들이 서로 협력을 하는데 있어서 없어서는 안 되는 요인 중 하나이다. 콘, 밀러, 그리고 틱커데그먼(2000년)이 감각 조절 질환이 있는 어린이들의 부모들을 질적으로 연구하였듯이 부모들의 관점에 잘 귀를 기울이면 분명 가족들의 목표를 달성하게 해 주고 그들의 가치관을 존중해 주는 의미 있는 치료가 될 것이다. 가족들이 주도하는 목표는 클라이언트들이나 그들의 가족들에게 의미가 있어도 뭔가가 조금 막연한 감이 없지 않아 있다. 클라이언트의 목표와 문제가 가족들의 관계를 바꾸는 거라면, 이러한 것들은 이미 작업치료사들의 전문적인 영역에서 벗어난 것이다. 클라이언트들의 불편한 상태가 어떠한지를 알아주는 것이 호락호락한 일이 아니지만 이러한 일을 외면하게 되는 것은 곧 병에 대한 경험(또는 장애의)의 가장 중요한 측면을 무시하는 것과 같다. 가족들이 주도하는 목표나 장애의 의미를 무시하는 것은 곧 사람을 무시하는 거나 다름이 없다.

가족 당 주어진 한 가지 측면

가족중심 간호에 대한 여러 논문에서는 작업치료사들이 모든 가족 구성원들에 대해서 알고 있다고 하나 우리들은 가족들 중 한 명은 전형적으로 엄마가 되었든 부부가 되었든 작업치료사들의 초기 대상 상대이다. 작업치료사들도 이것을 곧 알게 될 것이라는 게 개인의 생각이다. 하지만 이는 가족 구성원들이 고수하는 몇몇의 추측들 중 한 가지에 불구하다. 작업치료사들은 가끔씩 다른 가족 구성원들도 알고 있는 경우가 있다. 하지만 많은 환경에서 처음 대면하는 사람은 아이가 치료를 받을 수 있도록 찾아오거나 아니면 가정이나 가족들을 대표해야 하는 역할을 맡고 있는 사람인 경우가 대부분이다. "그럼 왜 이런 일이 생긴 거지?"와 같은 질문들은 부부, 조부모, 또는 다른 가족 구성원들이 묻는 질문이다. 가족 구성원들은 일상에서의 장애, 병의 원인이나 사전준비 과정의 우선순위나 문제의 본질에 대해서는 엇갈린 입장을 가지고 있다(**그림 14.2**). 이러한 가족 내에서의 격차는 가족 내에서 문제를 해결하고 조정하게 만들며 가족들 선에서 해결하게 된다. 이러한 가중적인 입장과 가족 내의 협상은 시간이 지남에 따라 달라지며 병의 종류, 발달 단계, 그리고 가족들의 생활패턴에 따라서 영향을 받는다. 그리고 병이나 장애는 가족들의 생활에 있어서 극히 부분적인 문제이거나 아니면 가족들의 근심이 되기도 한다.

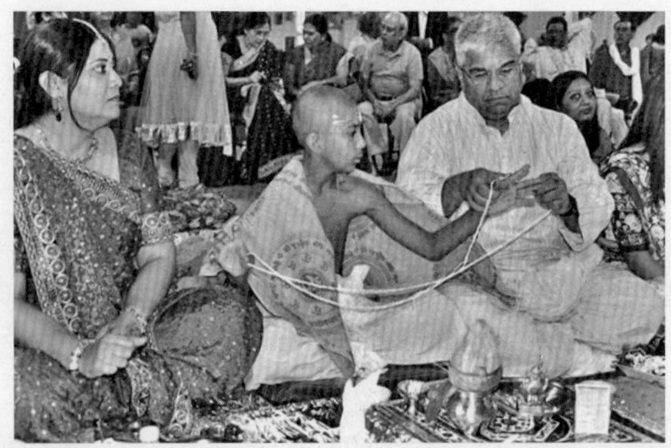

그림 14.2 이 소년은 지금 어린 아이에게 브라만의 개념이 소개가 된 장소인 신성한 신의 의식인 "Yagnopavit 의식"을 하는 중이다. 전통적으로 이 의식은 아이들이 언제부터 교육을 받게 된 시점을 점찍기 위해서 치러진다. 그 아이의 엄마는 "아이가 자신의 의무를 받아들이는데 있어서 거쳐야 하는 전환점을 점치는 의식으로 가족들에게는 이보다 더 즐거운 날이 없을 겁니다."라고 하였다(2012년 6월 7일, 가자르, 개인적인 대화). 각 가족 구성원들이 중요한 행사에 대한 자신들만의 입장을 가지고 있을 것이다. 아버지, 아들, 그리고 엄마가 각자 가지고 있을 법한 관점은 과연 무엇일까?

부정적인 경험을 낳는 질병과 장애

가족들에 대한 장애, 그리고 병의 영향력은 모두 부정적일 거라는 추측이 있었고 지금까지도 계속되고 있다. 이러한 믿음은 곧 장애나 병에 대한 가족들의 반응은 한결같은 것이라는 일관적인 결론을 낳게 되었다.

다른 말로 말하면 작업치료사는 특정한 가족들을 완전히 이해하지 못한 상태에서 가족들에게 병이나 장애는 얼마만큼의 영향을 미치는지를 추측하고 있다는 것이다. 이러한 관점은 가족들이 겪어온 경험에 대해서 차근차근히 대화하는 중요한 작업을 놓친 셈이다. 우리는 그들이 한 이야기의 풍성함에 충격을 받았으며 스트레스, 슬픔, 또는 수렴에 대한 정해진 범주에 대한 복합적인 반응을 줄이려고 할 때 겪은 그들의 아픔까지 알게 되었다. 어떤 이론가들은 반응에 대한 전략을 기반으로 이론을 개발하려 했지만 이러한 단계의 일관성도 역시 비난을 피할 수가 없었다(Moses, 1983).

가족 구성원들이 병에 걸리거나 장애가 생길 때 취하는 반응에 대한 연구가 부모, 그리고 그들의 아이들을 대상으로 실시되어 왔다. 이들은 건강상으로 문제가 있는 사람들이었다. 부모, 그리고 다른 가족들은 연구 대상으로 자신들을 써 달라고 제안을 했고 이러한 경험들로부터 긍정적인 결과를 예측하지 못한 연구진의 실패를 지적했다. 연구진은 이렇게 정해진 변수들이 모성적인 우울증, 스트레스라고 예측하고 조사하는 경향이 있었다. 비평가들은 다른 영향력에 대한 개인 보고서, 예컨대 가족생활에서 찾아온 긍정적인 변화가 고려되지 않았다는 걸 눈치 챘다. 가족중심의 간호 운동을 옹호하는 옹호자들은 많은 연구진, 그리고 작업치료사들이 가족들만의 특징을 파악하거나 또는 가족들의 특정한 관점에 기반을 둔 문제를 다루게 될 심도 있는 연구에 대처하지 못한 것을 파악했다. 이러한 내용을 축약하여 전달하기에는 이번 장과 맥락이 안 맞으나 장애의 영향력이 언제나 단일적이고 부정적이라는 것은 너무도 단순하고 부정확하다는 비평을 피할 수가 없을 것이다.

작업치료사들은 자신들의 도움이 필요하여 찾아온 가족들의 병이 어떠한지, 장애가 왜 이런지를 정확하게 좀 더 알아보아야 한다. 이러한 영향력은 시간이 지남에 따라 달라질 수가 있다. 그리고 가족들의 상개적인 스트레스에 대한 인식은 가족들 내에서 일어난 사건에 의해서 형성이 될 수도 있다. 가족들이 겪은 경험들의 전체성이 그저 괴롭다고 압축이 되었다는 추측은 그저 오해로 이어질 뿐이며 더 좋은 측면을 고려하여 문제를 해결하고 문제를 성공적으로 해결할 수 있는 기회를 놓치는 것 밖에 되지 않는다(Lawlor & Cada, 1993; Lawlor & Mattingly, 1998; Mattingly & Lawlor, 2000).

병이나 장애를 앓고 있는 식구가 있으면 실증적으로 일상이나 우선순위, 그리고 정체성 등등 가족 내에서 겪게 될 충격도 크다(Law, 2002; Werner DeGrace, 2004)). 논문에서는 잠정적으로 스트레스, 낮아진 경제적 재산, 그리고 병간호에 소요되는 시간과 같은 악영향을 지적해 주지만 실상은 더욱 복잡하고 막막하다. USC에서 실시한 경계 교차 연구에서는 장애나 병이 있는 가족들을 간호해 줄 때 일어나게 될 좋은 영향도 있을 거라고 알려주었다. 이러한 것들에는 체력 단련이나 기술, 사랑, "축복," 그리고 새로워진 영성, 아이들에게 미치는 좋은 일들, 그리고 새로운 진로의 설정 등등이 있다. 서로가 어려워지게 될 때 서로를 도우면서 생활하면 서로에 대한 정이 점점 커진다는 것이다. 우리의 계획은 가족생활의 낭만을 추구하는 것이 아닌 장애나 병을 간호하면서 가족들이 앞으로 겪게 될 경험들이 무엇인지를 살펴보자는 것이다. 우리는 체력과 문제가 복합적으로 뒤죽박죽 되어 있으며 아마도 이것이 가족들이 겪는 경험이라고 생각한다. 가족들은 대부분 "하나님은 우리들에게 감당할 수 있는 시련만 주신다."라는 식의 문장을 쓰면서 자신들의 체력, 그리고 문제 간의 관계에 대한 경험을 전달해 줄 것이다.

전문가는 전문가이다

전통적으로 서구의 생태 의학은 사람을 고치는 것으로 알려져 있다. 치료사라는 전문가의 개념은 여기서 굉장히 중요하게 다루어질 것이다. 치료사는 무엇이 잘못되었는지(진단) 확실히 하고 병을 치료하기 위해서 정확한 사전조사를 한다(진료)(Biesele & Davis-Floyd, 1996; Davis-Floyd & Sargent, 1997; M. J. Good, 1995). 환자의 역할은 역사적으로 그저 순종적인 것으로만 비춰졌다. 부모나 식구들의 도움, 간호를 받으면서 편히 쉬고 그런 식으로 병이나 장애가 호전되는 것을 기다리는 그런 식이다. 진료를 받게 되면 그냥 진료를 받고 언제나 전문가의 지시를 따르면 되는 것이다. 이러한 관점에서 간호를 맡은 전문가들은 질병을 치료해서 환자가 건강을 되찾을 수 있도록 해야 한다. 환자의 개인적 사연이나 가족들의 사정, 그리고 업무에 대한 이력은 단지 치료사가 치료를 하는데 있어서 지엽적인 정보로 밖에 작용하지 않는다. 의학에 대한 희망은 치료를 하는 것이며 병을 고치는 것과는 반대로 작업치료사들은 누군가의 병을 고치는 일이 드물다.

그들이 담당하는 환자들은 건강상에 문제가 없는 부유하고 건강한 사람들이나 거의 만성 질환 등 아직까지 고칠 수가 없으며 뿌리 뽑을 수 없는 부상을 지닌 사람들이다. 서구권의 생태 의학적인 전통에 기반을 둔 치료는 치료사-클라이언트 사이의 관계를 많이 따진다. 전문가의 모델은 이러한 모델이 올바른 협력관계를 구축하고 또 가족생활에 대해서 올바르게 이해하는데 큰 벽이 됨에도 아동기 치료와도 거의 비슷하다. 전문가 모델은 서비스 수혜자가 치료사에게 전적으로 의존하게 하여 독립성을 결여시켜 가족들이 문제나 도움을 제기하여 전문가 자신이 모든 문제에 반응을 해 줘야 한다는 비현실적인 기대를 할 기회를 허용하지 않는다(Cunningham & Davis, 1985). 그리고 모든 서비스를 자신이 독단적으로 제공할 수 있도록 준비한다(Howard & Strauss, 1975).

전문가 모델에 대한 전적인 의존성은 작업치료사들과 가족 구성원들 간의 관계를 돈독하게 하여 합의와 강요 전략을 적절하게 사용할 수 있도록 하게 해 준다. 그렇게 되면 어디서 협력을 해야 할지, 강요를 해야 하는지, 아니면 합의를 봐야 할지 감이 오지 않게 된다(Lawlor & Mattingly, 1998). 문제는 단순히 의미의 문제가 아니다. 각 접근법은 모든 당사자들에게 서로 다른 경험을 하게 만든다. 사람이 비협조적이라는 작업치료사들의 판단이나 소위 "나쁜 부모, 그리고 나쁜 딸" 또는 다른 입장을 이해해 보려는 반성적인 분석이나 직접적인 시도는 하지 않는 것이다(Trostle, 1988). "그들은 자꾸 아니라고 우기고 있는데 어떡합니까?"와 같은 말들은 그저 서로가 서로를 이해하려고 하지 않는다는 증거이다. 가족들은 전형적으로 엄청난 전문성을 가지고 있으며 가족 구성원들에 대해서도 누구보다 잘 아는 사람들이다. 베델, 콘,

그리고 듀마스(2005)는 부모는 가정이나 사회에서 자녀가 잘 발달할 수 있도록 보조할 수 있는 가장 좋은 입장에 있는 사람들이라고 하였다. 아마도 전문가들의 계층 모델이 가장 성가신 이유는 아직까지 인정을 받지 않은 모델이며 또한 의미 있는 방식으로 활용이 되지 않았기 때문인 것이다. 사실, 어떻게 보면 가족들의 전문성은 아직까지 알아주는 사람들이 거의 없다.

가족 경험과 작업치료에 대한 실습

Family Experiences and Occupational Therapy Practice

이 장에서는 왜 가족들의 입장에 서서 만성 질환이나 장애가 있는 환자에게 서비스를 제공해야 하는지, 그리고 작업치료 서비스에 참여하는 자신들과 관련된 가족 구성원들의 경험이 얼마나 중요한지를 다루었다. 우리는 많은 시간을 작업치료과정을 지켜보면서 기본적으로 아이들을 치료하는 모습을 보았다. 그리고 우리는 많은 부모들과 다른 가족 구성원들, 그리고 작업치료사들과도 인터뷰의 시간을 가졌다. 이러한 자료들은 경계 교차(문화적 실력의 재배치)라는 제목의 연구 프로젝트의 일환으로 수집이 되어 왔다. 우리는 장애나 질병이 있는 아프리카계미국인 아이를 관찰하면서 14년 동안 봉사를 한 작업치료사들과, 그 아이의 보호자, 가족들을 지켜보았다. 가족 내의, 또는 임상적인 공간내의 질병이나 장애의 의미가 무엇인지를 연구/분석하는 다중적인 연구였다. 간호 절차에서의 경계문화적인 의사소통, 협력 관계의 성립과정, 그리고 질병, 장애, 가족생활, 간호, 그리고 발달이 어떻게 조리 있는가(Lawlor, 2003, 2004; Mattingly, 2006). 이 연구의 개념적인 구조에서는 해설적이고 분석적이며 동시에 현상적인 접근법을 인용하여 인간의 경험에 대해서 이해하고자 하였다. 우리가 한 발견 중 가장 획기적이었던 발견은 바로 선명하게 즉흥적인 대화, 그리고 사회적 관계의 한 순간들, 연관성에 대한 이목, 그리고 치료 과정에서의 한 순간들은 가족 구성원들의 경험과 작업치료사들의 경험에 영향을 주며 중요한 것은 치료 결과에도 영향을 미친다는 것이다. 이러한 순간들은 눈에 잘 안 띈다. 이 장의 뒷부분에서 언급하겠지만 점점 눈에 보이는 증상을 이해하기 위한 학습이나 통찰력의 강도에 대해서 알아볼 것이다. 물론 가족중심 간호는 필연적이며 갈등이나 긴장, 그리고 사건과 고조된 감정에 의해 드러날 수가 있다. 라더맨과 로즈맨(1996년)은 우리에게 이런 얘기를 해 주었다– "사건이 얼마나 극적이든 간에 사람들은 치료를 반드시 받아야 한다(1쪽)."

다음 문단에서 우리는 병이나 장애와 관련이 있는 가족들이 겪은 경험이 무엇인지를 예를 들어, 설명할 것이며 작업치료사, 작업치료사들과의 상호작용에 대해서도 설명할 것이다. 작업치료사들은 그들이 가족들과의 경험으로 인해 어떠한 영향을 받는지를 많이 알고 있으며 그에 대한 사연도 수두룩하다. 우리는 가족중심 간호를 소개할 때 사용된 인용문으로 다시 돌아갈 것이다. 이 인용문에서 이 엄마는 자신의 가족들이 자신의 자녀가 받고 있는 프로그램이 무엇인지 잘 알고 있으며 치료가 진행되는 임상적인 공간이 어떠한지를 알고 있다는 걸 보장하기 위해서 전략을 공유했다. 작업치료사와의 인터뷰로부터 발췌가 된 다음 문단에서는 이 가족들과의 인연에 대한 자신의 경험에 대한 통찰력을 제공해 줄 것이다. 작업치료사들은 우리가 레슬리 라고 부르는 이 어머니를 신용한다. 그 어머니는 치료사가 자신의 딸과 교제하는 방법을 알려주었기 때문이다.

딸은 처음엔 치료사가 자신의 근처에도 오지 못하게 하였다. 다음 인용구를 보면 알겠지만 이러한 성공적인 협력관계는 오히려 어설픈 만남에서부터 시작이 되는 것이라고 보면 되겠다:

> 굉장히 사이가 좋았었다. 좋은 관계를 쌓고 다시 돌아와서 그 아이가 치료를 나랑 같이 하였던 시간이 어찌나 좋았던지 모른다. 하지만, 먼저, 음,,, 4달 동안의 치료 과정 동안 나는 처음엔 그 아이 근처에도 가지 못했다. 그리고 그것이 재밌었다. 나는 거의 내가 레슬리와 함께 일한 덕분에 그나마 성공했다고 생각했다. 레슬리는 모든 치료를 맡고 있으며 나는 그저 옆에서 지켜보는 정도였다. 정말 재밌었다(히죽). 나는 우리가 비디오를 가지고 있었으면 좋겠다. 나는 방구석에 앉아 있었고 나는 그 아이에게 다가가지도 못하였다. 내가 다가오기만 해도 울음을 터뜨렸기 때문이었다. 그리고 나는 일정 거리를 두면서 조금씩 다가가기 시작했고 나는 레슬리에게 직접적으로 무엇을 해야 할지를 지시했다. 그리고 나는 그녀가 처음에는 무엇을 하면 좋을지를 알려주고 자기의 딸과 무엇을 했는지에 대한 경험도 알려 주었다. 목표는 그저 뒤에서 보는 게 아니다. 확실하지는 않지만,, "내가 볼 때 레슬리는 일을 참 성공적으로 해 내었다. 내가 그동안 본 모습이 다는 아닌 듯 했다." 나는 그 아이에게 다가가지도 못했고 마지막에 레슬리와 나는 다른 아이를 데려오자고 결정했다. 그 아이는 두려워하였고 어딘가로 막 올라가려고 하였다. 그 아이는 겁에 질려있었다. 그래서 당신이 그 아이를 오늘 보게 된다면 결코 똑같지 않을 것이다. 정말로, 정말로 재미있었다.

다른 때에는, 그녀가 자신의 어머니로부터 배운 것을 치료사가 섬세하게 설명하고 지시해 주었다.

> 그리고 그녀는 내게 많은 것을 가르쳐 주었다. 그리고 당신이 어머니와 이런 식으로 일을 했을 때 그들은 당신에게 협상의 힘을 가르쳐 주고 왜 상대를 존중해야 하는지도 알려주었다. 그리고 엄마로써 나는 이 일이 가사랑은 어울리지 않는다고 생각하였다. 당신은 그저 도전을 받는다. 당신은 교사만큼이나 아이를 통제할만한 힘이 없다. 그리고 그녀는 인격적으로 사람과 협상할 수 있는 기상천외한 방법을 알고 있으며 사실 내게도 어떻게 하면 그녀의 딸과 어울릴 수 있는지를 알려 주었다. 레슬리는 내가 자신이 어떻게 아이들을 키우는지, 그리고 그 방법이 얼마나 쓸모가 있는지를 이해하도록 잡아끌었다.

우리가 미간이라는 이름으로 부르는 치료사는 가족생활에 대한 지식만 잘 알면 얼마나 치료 절차를 수월하게 마칠 수 있는지를 설명했다. 레슬리의 전략 중 가족 구성원들이 치료를 받을 수 있도록 유도하는 것은 가족들이 치료에 대해서만 알 수 있도록 돕는 것이 아닌 미간에게 가족생활의 가능성을 상상하고 구상할 수 있도록 정보를 제공해 주는 것이다. 미간은 능수능란하게 사연들을 치료시간의 대화로 묶어서 풀어나갔다. 한 인터뷰에서 미간은 아래와 같이 얘기하였다.

> 하지만 이번 경우는 달라. 알잖아. 여기의 상황을 이해해야 하는 거. 그리고 이러한 종류의 의사소통이나 헌신, 그리고 이 공간에서 무엇이 일어나는지도 잘 알아야해. 내 말은, 나는 그들의 가족생활이 어떤지 대충 짐작이 가고 또 너무 알다시피 그녀는 내게 크리스마스트리, 그리고 카일리에 대한 이야기를 해 줄 거야. 카일리는 원래 자신의 팔을 그렇게 쓰다보니까 이 장신구를 이 쪽에 높은 곳에 달 거야. 그리고 나는 가족들에 대해서 알아보고 있어, 그리고 나는, 나는....

우리가 진행한 연구의 일환으로, 우리는 작업치료사들과 가족들이 어떻게 서로에 대해 이해를 하여 효율적으로 협력을 하고 또 어떻게 협력관계에 기여를 하게 되었는지를 알려고 노력중이다. 레슬리는 자신의 관점을 다음과 같이 나누었다.

> 얼마나 학교교육을 잘 받았는지는 이 일과 전혀 무관하다. 그저 일상에서의 경험만 있으면 되는 것이다. 나는 나의 경험이, 즉 미간과 함께 대화해온 경험이 있기에 나는 그녀의 일상에서 그녀에게 무슨 일이 벌어질지, 그녀를 강하게 하는 것은 무엇인지 안다. 하지만 모르는 것도 많다. 나는 미간에게 사람들을 잘 배려하는 것이 어떤 건지를 알려주었다. 무언가가 정말로 잘못되었다면 미간은 이렇게 말한다- "그래, 앞으로는 조심할게," 아니면 더 좋은 멘트로 다짐한다. 이미 미간과 나는 아이들을 보육하고 치료하는 환경에 처해있기 때문이다. 우리는 탁자에 앉아서 오순도순 무엇이 아이에게 가장 바람직한지를 논의한다.
>
> 나는 그것이 큰 변화를 가져다 줄 거라 믿는다.' 자신이 하는 일이 직업이 아니라 그 이상의 신념을 가지고 한다면 결과도 훨씬 좋아질 것이다. 나는 그녀가 나의 아이를 돌보는 치료사가 되길 원치 않는다. 알지 않는가. 나는 미간이 내 곁에서 내 아이를 돌보는 걸 원치 않는다. 내가 걱정하는 건 그것이다. 모든 아이들과 교제하는 것. 하지만 좋다. 왠지 모르게 좋다.

우리는 치료에 잠시만이지만 아주 적극적으로 참여하는 가족들을 설명하고자 작업치료의 일부에 대하여 언급하려고 한다. **사례 연구**에서 설명했던 순간은 작업치료사가 상완신경총 마비에 걸린 어린 아이와 함께 하는 것이다. 그녀가 계획을 했던 활동에서는 그 아이의 신경, 미세한 운동 능력을 평가할 수 있는 기회를 얻을 수가 있었다. 이러한 정확한 사례에서는 치료 시간의 해설적인 조직과 가족 구성원들이 공동 해설과 치료 현장의 사회적인 협력자로써 기여를 한 방식을 보여준다(Lawlor, 2003, 2009; Mattingly, 1998).
우리는 오직 치료 시간 중 몇 분의 이야기를 해 줄 수 있을 뿐이나 우리는 여기서 핵심적인 부분을 인용하고자 한다. 치료시간, 특히 더욱 더 고조된 참여와 가족들의 참여는 모든 세부적인 이야기와 설명을 하기에는 풍성하고 복잡한 것이다.

서로 뒤엉켜 있는 사회인들 가운데서 글로 사회적인 행동을 전달하는 것은 조금 어려운 일이다. **사례 연구**에 나오는 간략한 한 단락을 보면 우리는 일종의 활기, 조율, 사회화, 기쁨, 그리고 공동의 협력을 일으키려고 애를 썼다. 이 가족 구성원들이나 치료사는 서로 교제를 하려는 기회를 가지려고 함과 동시에 Micah가 건강상 극복하려고 하는 어려움까지 지적을 하기 위해서 임상적인 경험을 조성하였다. 이러한 순간들은 가족들이 가정에서도 이런 경험을 똑같이 재현할 수 있도록 방법을 간구하기에 충분하며 가족들이 가정에서도 경험하듯이 의료기관 내에서도 이런 일들을 구현해 볼 수 있는 것이다.

결론 Conclusion

이 장에서, 우리는 클라이언트들과 그들의 가족들의 요구사항에 반응하는데 있어서 어떠한 어려움과 장애물들이 가로막고 있는지를 강조했다. 문제들은 기회와 상당히 겹친다. 작업치료사들이 가족들을 알고 또 그들의 입장을 이해할 수 있는 방법을 발견했듯이, 작업치료사들이 더욱 풍성하고 의미 있는 경험을 조성할 수 있는 기회도 많았다. 우리는 특정한 주의사항을 놓고 토론의 기회를 가져야 한다. 가족들을 먼저 알기 위한 접근도 비침해적으로, 세심하게, 그리고 중립적이고도 개인의 사생활과 선을 존중해야 한다. 다른 이들의 입장의 이해하는 것은 작업치료사들처럼 당신이 그들의 모든 입장에 관여할 책임이 있다는 얘기가 아니다. 가족중심 간호는 상호간의 의사소통과 협력이 조합을 이룰 때 가장 효율적으로 작동하는 것이기 때문이다. 작업치료사들이 상대적으로 고립된 상황에 있을 때 그들이 자신들의 전문적인 범위 내에서 자신들의 역할에 충실할 수 있도록 주의사항을 염두하고 있어야 하고 필요하면 다른 정보를 통해서 적극적으로 나서야 할 때도 있다. 작업치료사들에게 가장 큰 문제는 바로 서비스를 제공하는 과정에서 자신들만의 뿌리박힌 경험이 가족들과의 상호작용을 어떻게 형성하는지를 이해하는 것이다. 작업치료나 가족들의 체계를 고려한 이론, 그리고 인간의 발달과정, 민족성, 그리고 공적, 제도적인 정책의 개념적 유형은 가족중심의 간호를 하는 우리들의 업무 체계를 형성하는데 도움이 되었다. 하지만, 사전준비의 수단으로서 작업치료사들은 자기 자신과 가족에 대한 자신들만의 문화적 시선을 임상적인 상호작용에 적극적으로 적용할 수 있어야 한다. 우리는 직감적으로 이러한 것들이 우리의 민족성, 국적, 지리적 거주지, 그리고 종교가 우리들에게 강력한 문화적 세계를 인식시켜준다는 사실을 인식한다. 이러한 배경적 측면들은 우리 자신을 있게 해 주고 문화적으로 의사소통까지 할 수 있게 한다. 우리는 우리들만의 전문성이나 가족들이 우리들의 내면에 있는 추측들, 신념, 그리고 가치관을 형성하는 문화적 세계를 만든다는 걸 완전히 인식하지 못한다. 이 장은 작업치료사(전문적인 문화의 한 구성원으로써 활동한)와 클라이언트(가족 문화의 일부로 활약한) 사이의 문화적 상호작용과 관련이 있다. 물론 작업치료사들에게도 가족이 있고 클라이언트들도 전문성을 가지고 있다. 하지만, 작업치료사들과 클

사례 연구 14.1 마법의 상자

작업치료사, 바로 우리가 Georgia라고 부른 사람은 추측 게임을 제안하고 오히려 세련되게 장식된 상자를 보여주었다. 상자는 대략 9제곱에 12cm정도의 크기였다. Micah는 거의 4살된 아이인데 그의 형인 Damian은 7살이다. 그리고 그들의 어머니인 Sheana는 저자와 같은 비디오를 촬영하는 중이다. Sheana는 옆에서 앉아 있으면서 놀라운 목소리로 "오오"라고 감탄하였다. Georgia는 이걸 재빨리 "마법의 상자"라고 하였다. 두 형제는 마루의 매트 위에서 원은 작게 그리고 앉았다. Georgia는 Micah가 몰려 엿보거나 뒤지는 것 없이 상자에 손을 넣어보도록 하였다(이것들은 콩들 속에 감춰진 작은 물건이다). "뭔가가 있는지 살펴 봐. 팔을 넣어보고 뭔가 있으면 나한테 말해줘, 근데, 절대로 엿봐서는 안 돼. 이건 비밀이야. 뭔가 있어?" Micah는 박스 뚜껑 아래를 보고 Georgia는 순간 Micah가 콩들 속에 뭔가가 있다는 걸 발견한 것은 아닌가 하고 불안해하기 시작했다. Micah는 답답해하면서 징징거리다가 오른손을 상자에 넣고 물건을 찾아내었다. Georgia는, "안 돼, 이 손은 안 되는데,,,," 그리고 엄마가 외쳤다, "오직 왼손만 써야 해 Micah야," 그래야 왼손만을 써야한다는 치료사의 계획과 부합할 수 있기 때문이었다. Georgia는 회수된 물건을 보여주면서 이걸 그의 형에게 주었다. 이것은 뭔가가 재밌는 일이 생길 것 같은 이 활동에 Micah의 형을 유도하기 위한 치밀한 작전이었다. 활동은 능숙한 공동해설과 Sheana와 Damian의 참여를 통해서 계속되었다. 형들은 참여를 활발하게 하였고 Damian은 한편 비계를 놓아서 Micah가 물건을 더 잘 찾을 수 있도록 하였다. 예를 들어, Micah가 박스에 손을 넣으면 Damian은 이렇게 말을 할 것이다. – "물건들은 맨 아래에 있어," 그렇게 Micah가 상자 속 깊은 곳까지 손을 넣도록 유도를 시키는 것이다. Sheana는 한편 능숙하게 이 시간을 운영하면서 Damian이 참여를 활동적으로 하여 Micah를 방해하게 하거나 아니면 Damian이 이 활동에서 주도권을 잡아 치료활동을 제대로 하지 못하게 하는 것에 제한을 두었다. 예를 들어, Micah가 Damian이 잡아끌기를 바라게 되면 Damian의 이름을 불러서 Micah가 Damian의 시선을 우선 자신에게로 돌리는 것이다. 이러한 연기자 4명이 한 연기는 거의 치밀하며 유동적이었지만 너무 당연하게 즉흥적이며 치료시간의 흐름에 따라 특별한 계획 없이 자연스럽게 이루어졌다. 어머니, 형, 그리고 치료사가 한 일은 바로 이 치료시간을 더 효율적으로 만드는 것인데 사실 이것은 원하는 행동을 유도하는 일과는 무관하다. 치료시간 때 사용된 대사들은 "잘했어!" "우와"와 같은 대사를 좀 섞어서 각색을 하였다. 이들은 "추측 게임"을 더 흥미진진하게 재밌게 만들어 주었다. 예컨대, Damian은 상자에서 회수가 된 성격에 대해서는 거의 아나운서였다. 농장에서 사는 동물의 상자라고 처음에 생각했던 것은 바로 미키마우스, 사자와 고릴라가 엄청난 재치와 혼란과 함께 등장하기 때문이다. Micah가 발견했을 때 Damian은 다음과 같이 말했다. – "지금 뭐하는 거야 여기서?" 이 시간 동안 한편으로 Damian은 형만큼 많은 과제를 받았다. 마루에 쏟아진 콩들을 줍고

동시에 Micah는 "마법의 상자"를 뒤지는 것이었다. Damian은 이 시간을 알차게 보내게 한 정도는 아니지만 차례 기다리기, 공유하기 등등의 행동을 할 수 있는 기회가 되었다. Sheana의 신중한 관심과 그녀의 아들들의 행동, 그리고 능숙한 공동해설은 이것이 바로 가족들의 해프닝이라는 인식을 더해 주었다. 활동이 거의 끝이 났을 때 Sheana는 다음과 같이 얘기했다. – "정말 귀여워요." Georgia는 웃음과 멘트로 대처를 했는데 "가정에서도 쉽고 재밌게 즐길 수 있는 듯싶어요." Damian이 게임 도중에 "이거 집에서도 해 보자"라는 말이 나왔을 때 한 대화였다. 정말 앙증맞은 아이디어군요. 맘에 들어요. 간략한 교환은 콩이나 쌀이 어딘지를 알려준다.

라이언트들이 작업치료 준비 과정에서 만나게 되면 작업치료사들의 전문적이고 제도적인 문화는 특히 작업치료사가 좋은 준비과정을 정의하고 좋은 전문가클라이언트의 관계를 어떻게 정의하는지를 설명하고 구체화시키는데 중요한 역할을 한다. 작업치료사들은 가족 구성원의 일부라는 그들의 경험을 통해서 자신들만의 전문성이라는 경지에 오른 사람들이다. 가족들 사이에서 자라왔다는 경험은 작업치료사로써의 우리의 정체성을 형성한다. 그리고 작업치료사들이 가족들을 알고 또 그들의 필요, 우선순위, 가치관, 그리고 희망을 이해하기 위해서 무엇이 필요한지를 알고자 할 때 중요한 척도가 된다. 이러한 추측들은 거의 암묵적이며 우리는 이러한 영향력을 예상치 못하고 있다. 멘토링과 감독과 더불어서 다른 팀원들과의 토론은 특정 가족들에 대한 믿음을 반영하는데 이것은 클라이언트들과 그들의 가족들과 계획을 세우고 그 계획을 시행하는데 있어서 필수적인 요소이다.

감사의 글 Acknowledgments

이 장은 총 4개의 연구 프로젝트와 관련된 글들을 통해서 완성이 된 것입니다. 한 연구는 모자 건강 프로그램(제 4조, 사회 보안법), 보건 서비스 행정부, 보건 민간 서비스부인 MCJ-060745로부터 후원을 받았다. 이 연구에 관한 사전 작업을 후원해 주신 미국 작업치료 재단에도 감사의 말씀을 올립니다. 연구는 또한 경계 교차라는 것의 후원을 받았습니다.:

경도/민족인구학 연구(# R01 HD 38878)과 경계 교차: NICHD, NIH를 통해서 재정적인 지원을 받아온 문화적 역량의 재구현(# 2R01 HD 38878).

이 장에서 나온 내용들은 단독적으로 저자의 책임이며 이러한 대리기관들의 공식적인 시선을 대변하지 않았습니다. 저희는 또한 이 연구에 성심성의로 참여해 주신 아동들, 가족들, 치료사, 그리고 작업치료사 여러분들에게도 진심으로 감사의 말씀을 올립니다. 저희는 또한 에밀리 오치, 케랜 그럼, 미첼 엘리엇, 멜리사 박, 베스 그럴, 크리스틴 캐리어, 스트라스맨, 에밀리 에레인오프, 클라디아 둔, 그리고 아론 본셀 등 이 장을 준비하는 과정에 기여하시고 보조해 주신 여러분들에게도 진심으로 감사를 드립니다.

참고문헌 References

American Occupational Therapy Association.(1999). *Occupational therapy services for children and youth under the Individuals with Disabilities Education Act*(2nd ed.). Bethesda, MD: Author.

Bandura, A., Carprara, G. V., Barbaranelli, C., Regalia, C., & Scabini, E.(2011). Impact of family efficacy beliefs on quality of family functioning and satisfaction with family life. *Applied Psychology: An International Review*, *60*(3), 421–448.

Bauby, J. D.(1997). *The diving bell and the butterfly*. New York, NY: Random House.

Becker, G.(1997). *Disrupted lives: How people create meaning in a chaotic world*. Berkeley, CA: University of California Press.

Bedell, G. M., Cohn, E. S., & Dumas, H. M.(2005). Exploring parents' use of strategies to promote social participation of school-age children with acquired brain injuries. *American Journal of Occupational Therapy*, *59*(3), 273–284.

Biesele, M., & Davis-Floyd, R.(1996). Dying as a medical performance: The oncologist as Charon. In C. Laderman & M. Roseman(Eds.), *The performance of healing*(pp. 291–321). New York, NY: Routledge.

Bluebond-Langer, M.(1978). *The private worlds of dying children*. Princeton, NJ: Princeton University Press.

Cain, C.(1991). Personal stories: Identity acquisition and self-understanding in Alcoholics Anonymous. *Ethos*, *19*, 210–253.

Charon, R., & Montello, M.(2002). *Stories matter: The role of narrative in medical ethics*. New York, NY: Routledge.

Clark, F.(1993). Occupation embedded in real life: Interweaving occupational science and occupational therapy: 1993 Eleanor Clarke Slagle Lecture. *American Journal of Occupational Therapy*, *47*(12), 1067–1078.

Cohn, E. S.(2001). From waiting to relating: Parents' experiences in the waiting room of an occupational therapy clinic. *American Journal of Occupational Therapy*, *55*, 167–174.

Cohn, E. S., Miller, L. J., & Tickle-Degnan, L.(2000). Parental hopes for therapy outcomes: Children with sensory modulation disorders. *American Journal of Occupational Therapy*, *54*(1), 36–43.

Colman, W.(1988). The evolution of occupational therapy in the public schools: The laws mandating practice. *American Journal of Occupational Therapy*, *42*, 701–705.

Cunningham, C., & Davis, H.(1985). *Working with parents: Frameworks for collaboration*. Philadelphia, PA: Open University Press.

Davis-Floyd, R., & Sargent, C.(1997). *Childbirth and authoritative knowledge: Cross-cultural perspectives*. Berkeley, CA: University of California Press.

Deal, A., Dunst, C., & Trivette, C.(1989). A flexible and functional approach to developing individualized family support plans. *Infants and Young Children*, *1*(4), 32–43.

Dickie, V., Cutchins, M. P., & Humphry, R.(2006). Occupation as transactional experience: A critique of individualism in occupational science. *Journal of Occupational Science*, *13*(1), 83–93.

Dunst, C., Trivette, C., & Deal, A.(1988). *Enabling and empowering families: Principles and guidelines for practice*. Cambridge, MA: Brookline.

Edelman, L., Greenland, B., & Mills, B.(1993). *Building parent professional collaboration: Facilitator's guide*. St. Paul, MN: Pathfinder Resources.

Elder, G.(1998). The life course as developmental theory. *Child Development*, *69*(1), 1–12.

Esdaile, S., & Olson, J.(Eds.).(2004). *Mothering occupations: Challenge, agency, and participation*(pp. 306–322). Philadelphia, PA: F. A. Davis.

Fitzgerald, M. H.(2004). A dialogue on occupational therapy, culture, and families. *American Journal of Occupational Therapy*, *58*, 489–498.

Fleming, M., & Mattingly, C.(1994). *Clinical reasoning: Forms of inquiry in therapeutic practice*. Philadelphia, PA: F. A. Davis.

Frank, A.(1995). *The wounded storyteller: Body, illness, and ethics*. Chicago, IL: University of Chicago Press.

Frank, G.(2000). *Venus on wheels: Two decades of dialogue on disability, biography, and being female in America*. Berkeley, CA: University of California Press.

Garro, L., & Mattingly, C.(2000). Narrative turns. In C. Mattingly & L. C. Garro(Eds.), *Narrative and the cultural construction of illness and healing*(pp. 259–269). Berkeley, CA: University of California Press.

Good, B.(1994). *Medicine, rationality, and experience*. Cambridge, United Kingdom: Cambridge University Press.

Good, B., & Good, M. J.(1994). In the subjunctive mode: Epilepsy narratives in Turkey. *Social Science in Medicine*, *38*, 835–842.

Good, M. J.(1995). *American medicine: The quest for competence*. Berkeley, CA: University of California Press.

Greenfeld, J.(1978). *A place for Noah*. New York, NY: Henry Holt.

Greenfeld, J.(1986). *A client called Noah: A family journey continued*. New York, NY: Henry Holt.

Hanft, B.(1989). *Family-centered care: An early intervention resource manual*. Rockville, MD: American Occupational Therapy Association.

Hanft, B. E.(1991). Impact of public policy on pediatric health and education programs. In W. Dunn(Ed.), *Pediatric occupational therapy: Facilitating effective service provision*(pp. 273–284). Thorofare, NJ: Slack.

Harkness, S., Super, C. M., Sutherland, M. A., Blom, M. J. M., Moscardino, U., Marvridas, C. J., & Axia, G.(2007). Culture and the construction of habits in daily life: Implications for the successful development of children with disabilities. *OTJR*, *27*(Suppl. 1), S33–S40.

Hasselkus, B. R.(2006). 2006 Eleanor Clarke Slagle Lecture—The world of everyday occupation: Real people, real lives. *American Journal of Occupational Therapy*, *60*, 627–640.

Hinojosa, J., Sproat, C. T., Mankhetwit, S., & Anderson, J.(2002). Shifts in parent-therapist partnerships: Twelve years of change. *American Journal of Occupational Therapy*, *56*(5), 556–563.

Hockenberry, J.(1995). *Moving violations: War zones, wheelchairs, and declarations of independence*. New York, NY: Hyperion.

Howard, J., & Strauss, A.(1975). *Humanizing health care*. New York, NY: Wiley.

Humphry, R., Gonzales, S., & Taylor, E.(1993). Family involvement in practice: Issues and attitudes. *American Journal of Occupational Therapy*, *47*(7), 587–593.

Hurwitz, B., Greenhalgh, T., & Skultans, V.(2004). Introduction. In B. Hurwitz, T. Greenhalgh, & V. Skultans(Eds.), *Narrative research in health and illness*(pp. 1–20). Malden, MA: Blackwell.

Individuals with Disabilities Education Act of 1990, Pub. L. No. 101-476, 104 Stat. 1142(1990).

Individuals with Disabilities Education Improvement Act of 2004, Pub. L. No. 108-446, 118 Stat. 2647(2004).

Jamison, K. R.(1996). *An unquiet mid: A memoir of moods and madness*. New York, NY: Vintage Books.

Kellegrew, D. H.(1998). Creating opportunities for occupation: An intervention to promote the self-care independence of young children with special needs. *AJOT*, *52*(6), 457–465.

Kleinman, A.(1988). *The illness narratives: Suffering, healing, and the human condition*. New York, NY: Basic Books.

Kleinman, A.(2006). *What really matters: Living a moral life amidst uncertainty and danger*. New York, NY: Oxford University Press.

Laderman, C., & Roseman, M.(Eds.).(1996). Introduction. In *The performance of healing*(pp. 1–16). New York, NY: Routledge.

Law, M.(2002). Participation in the occupations of everyday life. *AJOT*, *56*(6), 640–649.

Lawlor, M. C.(1991). Historical and societal influences on school system practice. In A. Bundy(Ed.), *Making a difference: OTs and PTs in public schools*(pp. 1–15). Chicago, IL: University of Illinois.

Lawlor, M. C.(2003). The significance of being occupied: The social construction of childhood occupations. *American Journal of Occupational Therapy*, *57*(4), 424–434.

Lawlor, M. C.(2004). Mothering work: Negotiating health care, illness and disability, and development. In S. Esdaille & J. Olson(Eds.), *Mothering occupations: Challenge, agency, and participation*(pp. 306–322). Philadelphia, PA: F. A. Davis.

Lawlor, M. C.(2009). Narrative, development, and engagement: Intersections in therapeutic practices. In U. Jensen & C. Mattingly(Eds.), *Narrative, self, and social practices*(pp. 199–220). Aarhus, Denmark: Philosophia Press, Aarhus University.

Lawlor, M. C., & Cada, E.(1993). Partnerships between therapists, parents, and children. *OSERS News in Print*, *5*(4), 27–30.

Lawlor, M. C., & Elliot, M. L.(2012). Physical disability and body image in children. In T. Cash(Ed.), *Encyclopedia of body image and human appearance*(pp. 650–656). Oxford, UK: Elsevier Press.

Lawlor, M. C., & Mattingly, C.(1998). The complexities in family-centered care. *American Journal of Occupational Therapy*, *52*, 259–267.

Lawlor, M. C., & Mattingly, C. F.(2001). Beyond the unobtrusive observer. *American Journal of Occupational Therapy*, *55*(2), 147–154.

Lawlor, M. C., & Mattingly, C.(2009). Understanding family perspectives on illness and disability experiences. In E. Crepeau, E. Cohn, & B. Schell(Eds.), *Willard & Spackman's occupational therapy*(11th ed., pp. 33–44). Philadelphia, PA: Lippincott Williams & Wilkins.

Lipsky, D. K.(1985). A parental perspective in stress and coping. *American Journal of Orthopsychiatry*, *55*, 614–617.

Luhrmann, T. M.(2000). *Of two minds: The growing disorder of American psychiatry*. New York, NY: Knopf.

Mattingly, C.(1998). *Healing dramas and clinical plots: The narrative structure of experience*. Cambridge, United Kingdom: Cambridge University Press.

Mattingly, C.(2000). Emergent narratives. In C. Mattingly & L. C. Garro(Eds.), *Narrative and the cultural construction of healing* (pp. 181–211). Berkeley, CA: University of California Press.

Mattingly, C.(2006). Pocahontas goes to the clinic: Popular culture as lingua franca in a cultural borderland. *American Anthropologist*, *106*(3), 494–501.

Mattingly, C.(2010). *The paradox of hope: Travels in clinical borderlands*. Berkeley, CA: University of California Press.

Mattingly, C., & Fleming, M.(1994). *Clinical reasoning: Forms of inquiry in a therapeutic practice*. Philadelphia, PA: F. A. Davis.

Mattingly, C., & Lawlor, M.(2000). Learning from stories: Narrative interviewing in cross-cultural research. *The Scandinavian Journal of Occupational Therapy*, *7*, 4–14.

Mattingly, C., & Lawlor, M.(2001). The fragility of healing. *Ethos*, *29*(1), 30–57.

Mattingly, C., & Lawlor, M. C.(2003) Disability experience from a family perspective. In E. Crepeau, E. Cohn, & B. Schell(Eds.), *Willard & Spackman's occupational therapy*(10th ed., pp. 69–79). Philadelphia, PA: Lippincott Williams & Wilkins.

McGonigel, M. J., Kaufmann, R. K., & Johnson, B. H.(Eds.).(1991). *Guidelines and recommended practices for the individualized family service plan*. Bethesda, MD: Association for the Care of Children's Health.

Monks, J., & Frankenberg, R.(1995). Being ill and being me: Self, body, and time in multiple sclerosis narratives. In B. Ingstad & S. R. Whyte(Eds.), *Disability and culture*(pp. 107–134). Berkeley, CA: University of California Press.

Moses, K. L.(1983). The impact of initial diagnosis: Mobilizing family resources. In J. Mulick & S. Pueschel(Eds.), *Parent-professional partnerships in developmental disability services*(pp. 11–34). Cambridge, MA: Academic Guild.

Murphy, R. F.(1990). *The body silent*. New York, NY: W. W. Norton.

Ochieng, B. M. N.(2003). Minority ethnic families and family-centered care. *Journal of Child Health Care*, *7*(2), 123–132.

Park, C. C.(1982). *The siege: The first eight years of an autistic child.* Boston, MA: Little, Brown.

Park, C. C.(2001). *Exiting Nirvana: A daughter's life with autism*. Boston, MA: Little, Brown.

Peete, R.(2010). *Not my boy: A father, a son and one family's journey with autism*. New York, NY: Hyperion Press.

Rosen, S., & Granger, M.(1992). Early intervention and school programs. In A. Crocker, H. Cohen, & T. Kastner(Eds.), *HIV infection and developmental disabilities: A resource for service providers*(pp. 75–84). Baltimore, MD: Brookes.

Swartz, T. T.(2009). Intergenerational family relations in adulthood: Patterns, variations, and implications in the contemporary United States. *Annual Review of Sociology*, *35*, 191–212.

Trostle, J. A.(1988). Medical compliance as an ideology. *Social Sciences in Medicine*, *27*, 1299–1308.

Werner DeGrace, B.(2004). The everyday occupation of families with children with autism. *American Journal of Occupational Therapy*, *58*, 543–550.

Whiteford, G.(2010). Occupation in context. In M. Curtin, M. Molineux, & J. Supky-Mellson, *Occupational Therapy and Physical Dysfunction: Enabling Occupation*(6th ed., pp. 135–150). London, United Kingdom: Churchill-Livingstone Elsevier.

Williams, D.(1992). *Nobody nowhere: The extraordinary autobiography of an autistic.* New York, NY: Avon Books.

15장

작업의 패턴

Patterns of Occupation

박주영 옮김

개요

학습목표

이 장을 학습한 후, 다음의 내용을 할 수 있을 것이다:

1. 건강과 웰빙의 역할, 일상, 의식, 습관들의 영향력이 어떠한지를 조사할 수 있게 된다.
2. 작업치료평가에 대한 역할, 일상, 습관, 그리고 삶의 균형과 이것들의 유용함을 비교/대조할 수 있게 된다.
3. 작업적 패턴에서 생기는 문제를 제기해 줄 사전적인 접근법에 관해서 토의할 수 있다.
4. 삶의 균형에 대한 이론적인 유형과 이것을 어떻게 작업치료에 적용시킬 수 있는지를 분석할 수가 있다.

서론 Introduction

이 장에서는 수행 패턴에 대해서, 그리고 어떻게 이러한 패턴들이 건강과 웰빙에 기여하고 또 동시에 건강해 지는 길을 가로막는지 토론할 것이다. 이 서적에 있는 다른 장에서는 작업치료평가와 개인적이고도 작업적 수행을 좌우하는 환경적인 요인들에 대한 사전조사에 대해서도 다룰 것이다. 그리고 이 장에서는 작업들의 패턴(어떻게)에 대해서 알아보고 이러한 패턴들이 어떻게 건강과 웰빙에 영향을 주는지를 알아볼 것이다. 작업치료의 구조는 다음과 같다: 영역과 절차, 2판(2008년, 미국 작업치료 협회)은 수행 패턴, 예를 들어, 습관, 일상생활, 역할, 그리고 작업이나 활동에 관계하는데 쓰이는 의식 등등을 조사한다.
이 장에서는 또한 삶의 균형, 생활이라는 맥락 내에서 볼 때 비춰지는 **작업 패턴**에 대한 시각도 포함이 되어 있다.

역할, 습관, 일상, 의식, 그리고 생활방식은 건전할 수도 있고 유해할 수도 있다. 건강이라는 차원에서 작업 패턴은 건강을 증진시키고 또 특정 질병을 예방시킬 수 있다. 특히 비만, 심장병, 그리고 당뇨와 같은 생활방식과 관련된 질병도 예방 가능하다.

이것에 대해 더 많은 정보와 조건들을 알고 싶으면 **부록 I, 일반적인 질환, 자료와 근거**를 참고하라.

정규적으로 운동을 하거나 아니면 수면을 취하는 등 특정 일상은 전체적인 건강에 도움을 준다. 예컨대 작업치료는 아동들이 좋은 습관과 일상생활을 형성하게 하여 몸무게를 좌우하는 활동을 증진시켜서 비만의 심각성을 지적할 수 있도록 한다(AOTA, 2007). 생리학적으로 습관이나 일상이 경직 되면 일상이 피곤해진다(Dunn, 2000). 이러한 경우 사람들은 특정 행동을 마치거나 일상생활을 마치려고 하며 안 그러면 불안감/불편함을 느낀다. 이러한 경직된 습관들은 강박-충동 장애로, 그리고 틱 장애, 중독으로 이어질 뿐만이 아니라 만족스러운 작업수행에 방해가 된다. 수행 패턴은 건강 생리학에 걸쳐서 작업치료에서 제기되어야 할 중요한 문제이다.

외상적인 강박/충동 장애, 틱장애, 그리고 중독에 대한 더 많은 정보와 조건들을 알고 싶으면 **부록 I, 일반적인 질환, 자료와 근거**를 참고하라.

역할 Roles

작업 역할은 문화나 사회로부터 형성된 행동약식의 규범적 모델이다(Crepeau & Schell, 2009). 대표적으로 학생, 친구, 근로자, 그리고 주부 등이 있다. 역할은 일상 전반에 걸쳐서 역동적이다. 그 이유는 새로운 역할은 학습으로 배워지며 기존의 역할을 새로운 역할이 대신해 버리기 때문이다. 개인들은 목적의식, 정체성, 그리고 역할을 수행할 때 정해진 틀을 경험한다(Kielhofner, 2009). 그리고 사회화 과정을 통해서 학습한다. 역할은 장애가 생길 시 변동, 붕괴된다. 데이비스 헬렛, 베슬러, 마러, 그리고 캐시(1992년)의 연구에서는 뇌손상을 겪은 사람은 상당한 역할의 변화를 겪는다는 걸 발견했다. 퀑글리(1995년)는 척수 손상이 얼마나 여성의 역할에 영향을 미치는지를 발견했다. 그녀는 여성은 자신들이 일상을 어떻게 보내고, 관계를 어떻게 하고 또 환경적인 변수를 어떻게 극복했는지에 대한 역할에 변화를 경험한다고 하였다. 역할의 필요성은 특히 장애아를 둔 주부일수록 높아진다(Crowe, VanLeit, Berghmans, & Mann, 1996). 작업치료사들은 클라이언트들이 예상치 않은/원치 않은 손해를 겪거나 역할에 상당한 변동을 느끼게 될 시에 그들의 역할을 재구성하고 재배치해 주도록 도와준다.

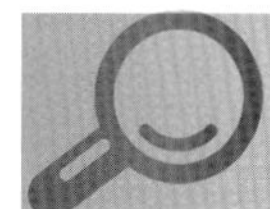

외상적인 뇌손상에 대한 더 많은 정보와 조건들을 알고 싶으면 **부록 I, 일반적인 질환, 자료와 근거**를 참고하라.

개개인에 대한 역할을 이해하는 동안 우리는 이러한 역할들을 너무 과도하게 일반화하려는 시도를 자제해야 한다. 역할은 쉽게 문화에서 문화로 변이되는 것이 아니며 또한 우리들을 단일적이고도 규범적인 행동양식에 제한할 수가 없기 때문이다(Jackson, 1998). 역할에 대한 기대치는 문화마다 변하고 그래서 역할 평가는 항상 문화권에서 사용될 수가 없다. 개개인의 역할을 고려할 시 작업 작업치료사들이 클라이언트들에게 귀를 기울이고 의미를 해석하고 또 그들의 역할과 동일시되는 책임에 대해서 해석을 하는 것이 중요하다.

역할 평가

작업치료에 사용되는 몇몇의 평가는 클라이언트들의 역할이 무엇인지를 알기 위해서 사용이 된다. 역할 평가에 대한 개요를 보고 싶다면 **표 15.1**을 참고.

습관 Habits

습관이란 특정하면서도 자동적인 행동이다. 반복적으로 수행되고 상대적으로 자동적으로 수행된다. 그리고 변동이 적다. 서로 다른 맥락에서 수행될 수 있기에 습관들은 각 차례마다 항상 똑같이 수행되지 않는다(Clark, 2000). 습관은 유용하게 적용될 수 있으며 지배적이기도 하고 피폐해 질 수도 있다(Clark, 2000). 그리고 극복하고 고치기도 힘든 것이 이 습관이다. 좋은 습관의 경우 자기 전에 양치를 하는 것이다. 계획 없이도 충분히 할 수 있으며 변수가 생기면(예컨대 공항에서 하루 동안 체류하게 되는 경우) 손실이 있을 수 있지만 그닥 치명적인 손실은 아니다. 좋은 습관은 시간을 잘 관리할 수 있게 해 주고 하루 동안 인식적인 체력 소비를 줄일 수가 있어서 돈 관리에도 좋다. 좋은 습관은 행동에 대해서 고도의 집중력을 요구하지 않기에 노련함에 기여를 해 주며 정밀함도 높아진다. 예를 들어, 습관이 생겨서 집에 들어갈 때마다 고리에 열쇠를 달아두게 되었다. 그럼 체력도 시간도 덜 소비하게 되고 열쇠를 찾는데 부담이 덜하게 되는 것이다. 또는 달력에 즉각적으로 스케줄을 표시하면 굳이 약속을 일일이 다 기억할 노력을 덜 기울이게 되는 것이다. 이러한 좋은 습관들은 부담을 덜어준다. 노력도 덜하게 되며 뭔가를 애쓰려고 하기보다 본능적으로 수행하게 되니 좋은 것이다(Clark, 1988). 단순하고도 좋은 습관도 점점 좋아지면 시간 관리도 잘 하게 해 주고 또 매일 일을 수행하는데 걸림돌

표 15.1 역할 평가

평가 수단	개발자	목적	방법	소감
역할 확인목록	1986년, 오클리, 키울호프너, 베리스, 그리고 레이슬러	10가지의 일상생활에서 접할 수 있는 역할에 참여할 시 느끼는 인식을 평가하기 (근로자, 보육자, 봉사자 등등). 그리고 이러한 역할들에게 놓여진 가치관 평가하기.	클라이언트들이 과거에 했던 역할에 대해서 확인하고 평점을 매기는 방식과 앞으로 하고 싶은 역할에 평점 매기기	사람들이 자신이 하고 있는 역할에 대해서, 그리고 패턴에 대한 변화를 실감하는 것을 평가하기에 상대적으로 쉽고 빠른 방법인 것 같다.
사춘기의 역할 평가	1976년, 블랙	4가지의 분야 평가하기: 열정을 불태우기, 사람들 간의 역량 키우기, 자기효율성과 자율성을 키우기	근로자의 역할 개발에 관한 해설적, 그리고 양적 정보를 제공해 줄 인터뷰	사춘기 동안 한 사람이 관심사를 찾고 상승된 책임감을 느끼며 가치관을 형성하고 자신의 직업 선택과 근로에 대한 태도를 좌우하는 사고에 근거하였다.
역할 활동의 수행 규모	1987년, 굳–엘리스, 파인, 스펜서, 그리고 디비스	18달 동안 12가지의 역할을 사람들이 어떻게 수행하는지 평가하기. 역할 활동들 중 평가된 것 가운데 근로, 교육, 가정 관리, 가족들의 친인척 관계들, 확대 가족 관계, 동업자/부부 관계, 그리고 사회적 관계, 휴가, 자기관리, 위생, 위모, 그리고 건강관리.	정보를 클라이언트을 통해서 수집하게 해 주는 인터뷰 과정과 가족, 의료 기록, 그리고 보건 팀에 대한 정보	심리적인 건강 환경에서 사용되었으며 사전 계획을 지도하는 것과 더불어서 사전준비 결과를 측정할 수 있는 연구 도구로써 사용되었다.
역할 변화에 대한 평가	1987년, 젝코웨이, 로저스, 그리고 스노우	이러한 역할에 얼마나 참여를 하였는지 그리고 어떻게 역할들이 시간이 지남에 따라 변화했는지 평가하기.	가족, 사회적, 직업적, 자기 관리, 조직적, 여가, 그리고 나이든 성인들의 보건 관리 범주에 속한 48가지의 역할에 대해서 조사할 수 있는 인터뷰 양식	인터뷰 양식 덕분에 작업치료사가 역할의 안정성, 그리고 변화를 평가할 수 있었다.
근로자의 역항에 대한 인터뷰	2005년, 브레이브맨	일터로 복귀할 준비가 되어 있는 부상당한 근로자의 생채–사회적인 역량 평가하기. 그리고 일터로의 복귀에 영향을 주는 환경적인 요인 제기하기.	만성적으로 장애가 있는 부상당한 근로자나 사람들을 위한 인터뷰 양식	수집된 정보가 다른 근로/물리적인 역량에 대한 평가를 보조하여 클라이언트들이 무엇을 필요로 하는지에 대한 잘 구상된 그림을 그릴 수가 있었다.

이 되는 스트레스도 줄여준다. 예컨대, 작업치료사는 척수 손상이 있는 클라이언트들이 일을 가기 전에 좋은 습관을 형성하게 도와주어서 굳이 물건들을 자신들이 일일이 정리하지 않도록 한다. 클라이언트들이 정리를 스스로 하면 나중에 정리를 하는데 손이 덜 드는 것이다.

척수 손상에 대한 더 많은 정보와 조건들을 알고 싶으면 **부록 I, 일반적인 질환, 자료와 근거를 참고하라.**

내적으로 불안정한 기능적 장애가 있어서 새로운 좋은 습관을 형성하는데 방해가 된다면 그들은 아마도 피폐한 습관을 가지고 있을 것이다. 알츠하이머나 우울증, 또는 주의력 결여 장애 등의 질환을 가지고 있는 사람들은 장애에 적응할 수 있는 좋은 습관을 형성하기 힘들다(Clark, 2000). 대신, 작업치료사는 최상의 수행을 위해서 활동이나 환경을 조정할 수 있는 방법을 찾기 위해서 상담가들과 논의할 것이다. 예컨대, 보육자가 모든 점심 식사를 준비할 수 있도록 가르치고 한 곳에서 매일 알츠하이머를 앓고 있는 사람들이 샌드위치를 만들도록 신호를 보내는 방법을 알려주는 것이다.

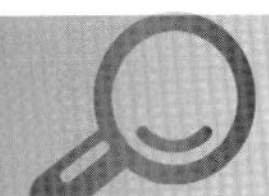

알츠하이머, 우울증, 그리고 주의력 결여 장애에 대한 더 많은 정보와 조건들을 알고 싶으시다면 **부록 I, 일반적인 질환, 자료와 근거**를 참고하라.

습관을 잘 관리하는 것은 바로 그 습관을 끊임없이 유지하면서 익숙해지는 것이다. 시간이 지나면서 어떤 습관은 중독이 되고 그리고 한 사람의 건강에 영향을 미친다. 운전을 하면서 담배를 피거나 TV를 볼 때면 꼭 간식을 먹는 등등 말이다. 작업치료의 사전 준비 과정은 사람들이 덜 유해한 습관을 기를 수 있도록 찾아주는 것이다. 다른 습관들은 스트레스를 쌓이게 하거나 아니면 불안감을 조성한다. 무엇이든 만지면 손이 더럽든 깨끗하든 무조건 손을 씻는 것이 그것이다. 손을 씻으려 하거나 못 씻게 되면 오는 불안감은 하루 동안 해야 할 일을 못하게 하게 만든다. 습관은 강박충돌 질환이나 틱 장애, 그리고 다른 정신 건강 장애를 일으킨다. 이러한 습관들은 바꾸기 힘들고 가끔씩은 약물로써 치료를 해야 하는 경우도 있다.

습관 평가

생활 습관 평가는 작업치료에 있어서 굉장히 유용한 수단이다. 장애를 가지고 있거나 한 사람들의 사회적 참여를 평가하기 위해서 개발이 되었고 ICF의 참여 분야에도 잘 맞는다(Desrosiers et al., 2004). 이에 따라서 습관은 총 12가지의 범주로 구분이 된다(영양, 운동, 개인적인 관리, 의사소통, 가정관리, 기동성, 책임감, 사람들 간의 관계, 사회, 교육, 고용, 그리고 오락이다.). 그리고 이러한 생활습관들이 잘 수행이 될 수 있을 정도의 서류들로 묶어진다. 생활 습관 평가는 자기 주도적이거나 아니면 치료사가 주도하는 형태이며 각 생활 습관에서 요구하는 종류의 보조나 어려운 난이도에 응답하는 문항들도 있다. 각 문항의 만족도는 5점수치를 사용하여 보고된다. 긴 문항은 240가지 문항이 있고 반대로 짧은 것은 77문항이다. 어려운 난이도나 보조의 종류는 서로 종합이 되어 있으며 측정을 통해서 성취 평점을 도출하는데 사용한다. 총점은 0에서 10점이며(2010년, 척수 손상 재활 센터), 따로 정해진 공식적인 규범이 없다. 하지만 다양한 척수 손상 연구로부터 나온 자료들은 대조군에 대한 근거와 기반을 제공해 준다(2010년, 척수 손상 재활 센터). 클라이언트들이나 가족 구성원, 또는 보육자와의 구조화된 인터뷰는 또 다른 유용한 평가 수단이다. 질문들은 항상 개인들이 하루 동안 무슨 활동을 하는지를 물어야 하고 또 각 활동을 하면서 드러나는 특정한 습관이 무엇인지도 다루어져 있어야 한다. 예컨대, "아침마다 하루를 시작하는 단계를 설명하시오"라고 나오면 이러한 습관들이 습관을 수행하고 실천하는데 도움이 되는지 방해가 되는지를 평가하고 판단하는데 도움을 주려는 문항이라고 생각하면 된다.

일상 Routines

일상은 "순서를 매기고 종합을 하는 절차, 과정, 단계, 또는 작업이 연관이 되어 있고 일상의 틀을 조직해 주는 상당히 질서 있는 습관"이라고 볼 수 있다(Clark, 2000, p. 128S). 건강을 증진시키는 일상의 예시로는 꾸준한 스트레칭이나 매일 근무를 가기 전에 먹는 영양가 있는 아침식사와 함께 하는 꾸준한 운동이다. 장애가 있는 사람일 경우 건강한 일상에는 의료 장비를 챙기고 또 잠이 들기 전에 약을 꼭 챙겨 먹는 등의 활동도 한다. 보육자나 가정부를 고용한 사람들은 보육자에게 가르칠 특정한 패턴이 있다면 더욱 더 보육을 효율적이고 효과적으로 할 수가 있을 것이다.

일상이란 유용한 구조를 제공하기에 일상이 없다면 그것은 곧 생활의 붕괴라고 보면 된다. 사람들은 보통 만성 질환이 있다면 일상적이고 균형 있는 일상을 유지하기 힘들다. 왜냐면 질환을 관리하는 것이 힘들고 또 일상을 관리하는데 있어서 어떤 변수가 또 언제 어떻게 생길지 예측이 어렵기 때문이다. 그리고 옷을 입을 때도 비슷한 단계와 절차가 매일 반복이 된다. 하지만 류마티스 관절염과 당뇨를 앓고 있는 여성에 대한 연구에서는 그들이 자신들이 옷을 입는 절차를 변경한다고 한다. 그것은 그들이 이 그 단계를 수행하기가 평범한 사람들보다 어렵기 때문이다(Poole & Cordova, 2004). 사람들을 도와주면 그들도 상당한 난이도의 순서와 질서를 습득하게 되고 일상도 만성적인 질환의 본질에 대처를 할 수 있을 정도로 유용하게 적용이 된다. 살면서 난이도가 상당한 순서를 습득한 것으로 보고가 된 한 여성은 자신의 병과 꾸준히 싸우면서 얻은 것은 많았다고 한다(Reich, 2000).

일상은 전체적인 건강을 관리하는데 있어서 필수불가결한 단계이나 치명적인 걸림돌이 된다(Friese et al., 2002; Segal, 2004). 가끔은 만성 질환이 있는 사람들은 미래에 대한 계획을 세우길 거부하고 또 잠재적인 불편함을 줄이고자 일부러 사회적인 관계 또한 제한시키고 만다. 이러한 패턴은 점차 악순환으로 되어 건강상에도 악영향을 미친다(Zautre, Hamilton, & Yocum, 2000).

수행 패턴은 급성이나 만성 질환, 또는 건강상의 문제로 인해 붕괴된다. 몇몇의 질병은 수많은 질환 중 피로를 보이는

데 특히 질병 증세를 잘만 관리하면 체력소모를 줄이고 더욱 더 효율적으로 일상을 보낼 수가 있다고 한다. 작업치료에서는 수행 패턴을 제기하고 또 사람들이 새로운 습관을 형성하고 또 일상을 형성해서 삶의 활력을 채울 수 있도록 돕는다. 예컨대, 사람들은 척수 질환이 있으면 하루 마다 다른 시간대에서 체력적으로 기복이 심하고 또 혈기가 충만하면 다시 하고 싶은 것을 할 수 있는 시간을 따로 마련한다. 이러한 종류의 계획은 우리가 볼 때 매우 유용한 전략이다. 자신들에게 중요한 활동을 챙겨서 할 수 있는 전략이기 때문이다(Chugg & Craik, 2002).

만성피로증후군, 경화증, 그리고 섬유 근-통과 같은 만성 질환에는 일상을 방해하고 정상적인 하루를 보내는데 방해가 되는 피로 증상도 포함되어 있다.

다발성 경화증들에 대한 더 많은 정보와 조건들을 알고 싶으면 **부록 I, 일반적인 질환, 자료와 근거를 참고하라.**

피로는 가장 예측불허하고 또 심각한 증상이며 원하는 일상을 제대로 못 보내게 하며 미래에 대한 계획을 수행하기 어렵게 하는 요인이다(Matuska & Erickson, 2008). 사람들이 이러한 피로를 경험하면 제한된 체력으로 뭔가를 더 하려고 하며 그리고 평소에 하던 일의 수를 줄이려고 하게 된다(Matuska & Erickson, 2008).

작업치료사들은 피로를 관리하는데 있어서 중요한 건강증진 위주의 일상의 중요성에 대해서 언급을 하는 체력 보존의 원칙을 설명한다. 공통적인 체력 보존 원칙은 바로 활동을 분석하고 수정하여 체력의 소비를 줄이는 것이며 또 휴식과 근로의 균형을 맞추고 몸을 효율적으로 쓰거나 직장을 조직하고 또 체력을 보존하기 위해서 보조적인 기술을 사용하기도 한다(Matuska, Mathiowetz, & Finlayson, 2007). 모든 이러한 전략들은 일상에서 긍정적인 변화를 가져다 줄 것이며 그리고 피로가 줄어들어서 삶의 질이 한 층 나아진 사례들도 있다(Mathiowetz, Finlayson, Matuska, Chen, & Luo, 2005; Mathiowetz, Matuska, & Murphy, 2001)).

가족들의 일상

가족들의 일상은 한 번 정도는 제기해야 할 정도의 중요한 사안이다. 이들은 개별적으로, 그리고 가족 단위에서도 굉장히 중요하게 작용하기 때문이다(Denham, 2003; Friese et al., 2002; Friese, 2007). 가족들의 일상은 가정에서 서로 같이 살기에 관찰하기 쉽고 또 반복적인 패턴과 순서를 가지고 있다(Denham, 2002). 이러한 일상들은 평소의 가족들의 역할이 무엇인지 정의하기 수월하게 한다(Denham, 2003). 그리고 일상, 가족들의 정체성도 반영해 준다. 가족들은 음식조절, 수면, 그리고 휴식, 활동, 기피 행동, 의료적 상담, 건강의 회복 등과 관련된 건강 관련 일상을 늘상 수행한다(Denham, 2002). 이러한 일상은 가족 구성원들이 가족들의 건강을 부양하고 또 건강 전문가와 상의를 하면서 유지가 될 수 있다. 일상은 가족들이 매일의 생활을 조정하여 서로가 질병이나 스트레스에 대처할 수 있는 분위기를 조성하게 한다. 가족들이 스트레스를 받을 경우 치료 중재가 효율적이며 가족들의 가치관을 고려한 일상 계획이 생기면 가족들이 필요한 수준에서 수정하고 또 서로가 재정적으로도 도움을 줄 수가 있는 것이다(Denham, 2002).

일상 평가

몇몇의 평가 수단들을 통해서 일상을 평가할 수 있다. **표 15.2**를 참고하여 공통적인 평가에 대한 요약을 찾아보도록 하여라.

의식 Rituals

의식들은 일종의 상징을 내포하기 때문에 일상과는 조금 차이가 있다(Crepeau, 1995). 의식은 거의 한 사람의 문화나 사고를 반영한다. 의미와 정체성의 강력한 감각은 사람이 관계해 있으며 의식에 참여되었을 때 경험이 된다. 의식은 질서 감각을 만들고 한 사람이 역할을 수행할 수 있는 기회를 준다. 많은 사람들은 세계의 의식을 종교적인 활동, 즉, 침례교, 순례와 같은 종교 활동으로 동일시한다. 의식은 또한 성스러우며 휴가의 퍼레이드나 고등학교 졸업식, 또는 어떤 집단으로 처음 소개되는 순간 등도 포함되어 있다. 그곳은 조직폭력단이든 정신병원이든 사회 어디서든 상관이 없다. 의식은 사회의 사람들에게 한 상태에서 다른 곳으로 옮기라는 신호를 준다. 아이에서 성인으로, 혼자 있다가 연예를 하고 결혼을 하며 그리고 학생이던 사람이 언젠가는 졸업을 하는 등 언제나 변화를 거치는 삶을 표방하는 것이다. 전형적으로, 의식은 한 사람 이상으로 진행이 되는데 한 사람도 개별적인 의식 즉, 기도 등을 할 수가 있다. 직업을 의식으로 만드는 것은 바로 상징과 그리고 사람이 그 대상에 부여한 의미이다.

예컨대, 한 사람에게로 달려가는 목표는 바로 운동 때문이다. 이런 경우 특별히 강력하고 뭔가 영향력이 있는 요소가 없다. 그래서 이것은 의식이 아니다. 하지만 다른 사람들에게 일요일에 조깅을 하는 것은 바로 몸무게를 1kg라도 더 줄이기 위한 몸부림이자 돌아오는 다음 주를 대비하기 위한 의식

표 15.2 일상 평가

평가 수단	개발자	목적	방법	소감
직업 판별 툴 모형 (MOHOST) 버전 2.0	키올호프너, 2007년; 2006년, 파킨슨, 포시스, 그리고 키올호프너	민간 작업 모형을 측정하고 습관화, 의사소통/상호작용의 기술, 운동 기술, 절차상의 능력, 그리고 환경에 대한 개념의 측정	일상생활, 적응력, 역할, 그리고 책임감과 관련된 수행 패턴을 측정하는 6가지의 하부 수치 중 한 가지. 개별적인 수행 패턴이 최적의 수행 능력을 촉진, 허용, 억제, 또는 제한을 하는지 점수를 매겨서 반영을 함	MOHOST는 작업수행을 전체적으로 보는데 사용한 유효 증거이며 MOHO 개념을 대변하는 6가지의 하부 수치들이다.
가족들의 일상 인벤토리	1983년, 보이스, 젠슨, 제임스, 그리고 피콕; 1983년, 젠슨, 제임스, 보이스, 그리고 하넷	가족들과의 일상에서 볼 수 있는 생활의 예측가능성의 측정, 28가지의 긍정적이고 체력증진을 위한 가족들과의 일상을 측정하고 또 유효성과 신빙성을 증명	가족들이 제시한 일상 활동의 수를 기반으로 점수를 사용해서 평가. 그리고 일상생활을 얼마만큼 하는가, 그리고 얼마나 그 활동이 그들에게 중요한지도 평가	문항들 중에서는 "가족들은 각 밤에 동시에 먹기 시작합니다." "각 아이는 어떨 때는 혼자서 놀기도 합니다." 그리고 "부모와 아이들은 서로 같이 놀리고 합니다"가 있었다.
나이든 성인의 일상 수치 (SOAR)	2009년, 지스버그, 영, 그리고 셰프	일상 활동의 안정성과 나이가 든 성인의 주간 활동 기준. SOAR에서 일상의 안정성과 붕괴에 대한 정보를 제공	4가지의 차원(빈도, 타이밍, 지속성, 그리고 순서)을 기반으로 측정이 되는 5가지의 분야(기본, 수단적, 여가, 사회적, 그리고 휴식)에서의 42가지의 활동을 포함하는 인터뷰	이러한 평가는 작업적 치료사가 변경된 일상을 탐구하고 평가하는데 좋을 듯 싶다. 가정에서 사회에서 은퇴를 하기까지, 그리고 독립적으로 살다가 보조를 받으면서 살거나 또는 요양원에서 여생을 보내는 등등 일상의 변천사를 나타내기에는 괜찮았다.
사회적 피듬 메트릭 (SPM-5)	1990년, 몽크, 플레하티, 프랑크, 호스킨스, 그리고 쿠파; 2002년, 몽크, 포트, 그리고 쿠파	특별한 날을 고려한 생활습관의 규칙성 평가	1주일에 한 번 정도로 일상에서 생긴 5자기의 일들을 시간 별로 기록하는 일기장과 같은 도구; 침대에서 일어나서 어떤 사람과 처음으로 마주하며 또 일을 시작하거나 학교를 가거나 봉사활동을 하거나, 심지어는 가족들을 간호, 함께 식사를 하고 다시 저녁때가 되어서 잠이 든다는 식으로 기록.	이러한 측정은 사회적인 리듬(식사를 하거나 수면을 취하는 시간들)이 개인의 하루를 위해서라도, 그리고 신체 리듬을 유지하고 이러한 리듬에 적응하여 건강 상태를 최상으로 끌어올리는데 있어서 중요한 틀을 제공해 주고 있다.

인 셈이다. 이런 경우, 상징적이고도 영향력이 있는 요소가 될 수 있고 또 의식으로 간주될 수가 있는 것이다. 의식은 또한 가족이라는 배경에 자리 잡고 있다.

가족 의식은 상징적이면서도 영향력이 있는 요소를 내포하고 있다. 가족들의 정체성을 확신시켜 주는 역할이라고 보면 될 것이다(Segal, 2004). 가족 의식의 예는 바로 일요일에 소풍을 가거나 단합회를 하거나 또는 서로에게 인사를 하는 방식이다. 의식은 정규적인 간격을 두고 일어나며 또는 특별한 행사나 날에 일어난다. 의식은 매일 일어나기도 하고 (서로에게 인사로 입맞춤을 하거나) 일주일에 한 번(가족들끼리의 저녁식사), 또는 연간(단합회), 심지어는 일생에서 한 번 밖에 안 하기도 한다(장례식). **그림 15.1**을 보면 확대 가족들이 매년 같이 어울리는 아일랜드식 정통 요리법으로 요리를 하는 장면이다. 의식에서는 사람들이나 집단들이 서

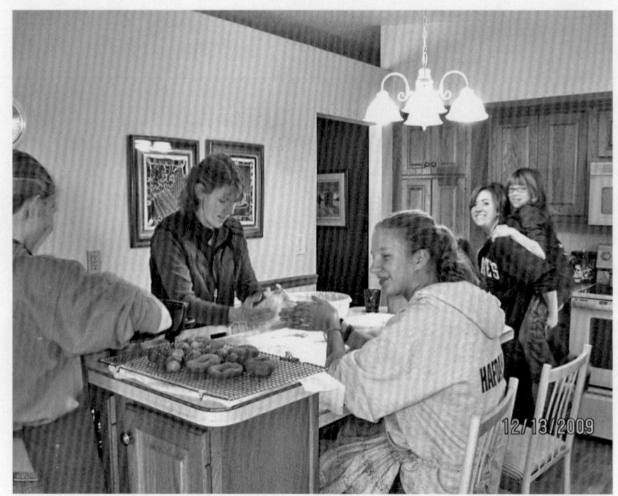

그림 15.1 매년 아일랜드식 정통 요리법으로 요리를 해 먹는 확대 가족들

로가 확신한 역할을 수행하고 또 소속감, 그리고 의미를 부여 받는다. 우리는 작업치료에서 의식을 평가할 수 있는 공식적인 방식이 없지만 작업치료사들은 "일상생활"로 나타나는 가족들 간의 사건은 대부분 의식이라고 인식하고 간주하며 그것은 치료사에게 중요한 일이다.

의식은 또한 작업치료에서 일종의 수단으로 쓰이는 거라고 인식이 자자하다. 우리는 치료를 하면서 누군가가 겪어 왔을 변천사를 잘 알고 인정한다. 장애를 인정하기 싫다가도 끝내 인정하게 되며 그리고 임상학적인 목표에 도달하기도 한다.

작업적 균형 Occupational Balance

작업적 균형은 균형 잡힌 근로와 놀이, 여가, 그리고 수면 사이의 리듬이 건전한 생활로 이어진다는 관념 위에서 성립되었다(Meyer, 1977). 작업치료법은 작업 패턴을 이해하기 위한 전문성이 있기에 예방적이면서도 회복적인 면에서 생활방식에 대해서 언급을 한다. 생활방식은 역할, 습관, 일상, 그리고 의식을 포함한 모든 작업의 특정한 패턴이다. 그리고 전반적으로 삶의 균형과 건강에 대한 장기적인 결과와 함께 불균형으로 이어지기도 한다. 작업적 균형은 한 사람의 패턴이 만족적이며 또 의미 있는 작업을 포함하고 있다는 얘기이다. 삶의 균형은 비슷하지만 보통 작업적 치료 전문영역 밖에서는 보편적으로 사람들이 이해하는 것이다(Matuska, 2012b; Matuska & Christiansen, 2009). 삶의 균형은 보통 "건전하고, 의미 있고, 그리고 평소의 일상 내에서 개인에게 지속 가능한 일상 활동 패턴"이라고 정의가 된다(Matuska & Christiansen, 2008, p. 11).

삶의 균형 모형(Matuska, 2012b)는 작업적 패턴, 생활의 결과, 그리고 환경간의 관계를 발췌하였다(**Box 15.1** 참고). 작업적 패턴은 사람들이 중요하고 뭔가가 필요한 것, 예컨대 생리학적 건강이나 물리적인 안전을 지원하는 것을 가능케 한다(운동, 휴식, 약물 관리). 그리고 긍정적인 대인관계에도 영향을 미치게 한다(친구와 가족 구성원들), 그리고 어딘가에 소속이 되어 있으면 항상 도전을 받게 하는 느낌을 주기도 하며(취미, 자극적인 일) 긍정적인 개인에 대한 정체성을 심어준다. 사람들은 모든 이러한 문제와 필요성을 반영해 주는 작업적인 패턴에 항상 관계할 수가 있으며 그들은 자신들의 생활이 더욱 만족스러우며 덜 고민이 되고 또 더욱 가치가 있게 느껴지고 한층 더 균형이 잡혀 보일 것이다. 사람들은 또한 시간을 관리하고 자신들이 중요한 개인적인 목표를 달성하고 갱신을 할 수 있을 정도로 체력을 비축해 둘 수 있는 일종의 기술과 전략도 필요하다(Matuska, 2012b).

다른 말로 말하자면, 삶의 균형은 얼마나 많이 한 사람이 활동에 참여를 하길 원한다는 것과 사실 중요한 활동에 참여를 하고 있다는 것 사이의 일치도를 높이는 기술을 요구한다. 환경적인 제약이 만족스러운 작업 패턴을 유지하는데 장애가 된다는것은 많은 사람들이 인식하고 있는 바이다. 메투스카(2012년)는 삶의 균형이 인종적으로 소수인 사람들에게는 낮으며 또 고용으로 인해 부정인 영향을 받고 그리고 아이들을 항상 가정에 데리고 있어야 한다. 상대적으로 지원을 충분히 받는 환경의 경우는 삶의 균형을 유지해 준다.

예컨대, 만족스러운 삶을 만들기 위해서 재정적인 보안을 충분히 구비하고 있는 것이 물론 스웨덴 사람들 사이에서는 삶의 균형을 위해서는 중요한 것일 수가 있다(Wagman, Håkansson, Matuska, Björklund, & Falkmer, 2011).

삶의 균형이 낮은 수치의 스트레스와 높은 심리학적인 웰빙과 관련이 있다는 증거는 많지만 균형이 잡힌 생활을 조성하는 것은 대부분의 사람들에게는 엄청난 도전이다. 이는 만성 질환, 특히 다발성 경화증이나 틱 장애 등을 가지고 있는 사람들에게는 엄청나게 힘든 일이다(Wagman, Håkansson, Matuska, Björklund, & Falkmer, 2011).

이러한 다른 만성적인 건강 질환은 대부분의 사람들의 행동과 그들이 만족스러운 작업의 균형을 형성하려는 여부도 좌우한다. 예컨대, 여성들이 경화증이 있다면 그들은 어떻게 건강을 관리하느냐가 바로 그들의 인생에서 가장 중요한 요인이며 그리고 그들이 어떻게 자신들에게 중요한 행동에 적응하기 위해서 이걸 계속 하였는지를 표현을 한다(Matuska

& Erickson, 2008). 이러한 질환들은 주어진 날의 활동이 무엇이었는지를 시사한다. 작업치료사들은 예방 그리고 회복 모드에서 생활의 균형에 기여를 하며 개인과 가족들이 만성 질환이 있든 없든 상관없이 균형을 유지해 준다.

삶의 균형과 작업적 패턴에 대한 평가

삶의 균형 인벤토리는 삶의 균형을 측정하기 위해서 개발이 된 것이다(Matuska, 2012). 53가지의 문항에서는 우리가 인식한 삶의 균형 모형(건강, 관계, 문제, 정체성)에서의 균형을 측정해 준다. 그리고 이것은 이러한 분야에 속한 사람들의 작업 구조를 허용하기 위한 것도 있다. 점수 매기기는 불균형이 활동에 너무 적거나 많은 시간을 투자 받고 있을 수가 있다는 관념에 기반을 두었다. 삶의 균형 인벤토리에서는 수용 가능한 내부적 일관성과 삶의 균형에 대한 수치와 같은 유효성을 증명해 주고 있다(Matuska, 2012).

삶의 균형 인벤토리(LBI)는 http://minerva.stkate.edu/LBI.nsf를 통해서 접속을 할 수가 있으며 전체적인 삶의

BOX 15.1 삶의 균형 모형

그림 15.2 은 바로 삶의 균형 모형에 대한 도식화이다. 가운데에 있는 두 개의 타원형들은 활동의 구성을 의미한다. 타원형 A는 활동의 구성인 적합성을 가리키는데 그 연속성은 원하는, 그리고 가치 있는 활동에 관계하는 시간 간의 일치도를 가리키는 것이다. 다른 말로, 사람들은 그들이 원하는 일을 적당한 시간을 들여서 한다. 타원형 B는 4가지의 삶의 동등성 모형(건강, 관계, 도전, 그리고 정체성) 가운데 필요를 근거로 하는 즉, 만족도의 일관성을 가리킨다. 타원형 A, B가 겹쳐져 있는 부분에서는 삶의 균형을 가리키는데 여기서는 사람들이 자신들이 활동에 투자한 시간에 대해서 만족을 하고 있다. 삶의 균형은 긍정적인 결과, 즉 낮은 스트레스, 높은 웰빙 수치, 그리고 만족도 등을 나타내는 것이다(Matuska, 2012). 반면에, 만일 사람들이 그들이 투자한 시간을 별로 만족스럽게 여기지 않는다면, 또 그들이 모든 이 4가지 분야를 충족하지 못한다면 모형에서는 이러한 상황을 부정적인 건강의 결과로 동일시하게 된다. 모형은 커다란 타원형으로 둘러싸여 있으며 이 타원형은 환경과 삶의 균형에 대한 이 타원형의 영향력을 의미한다.

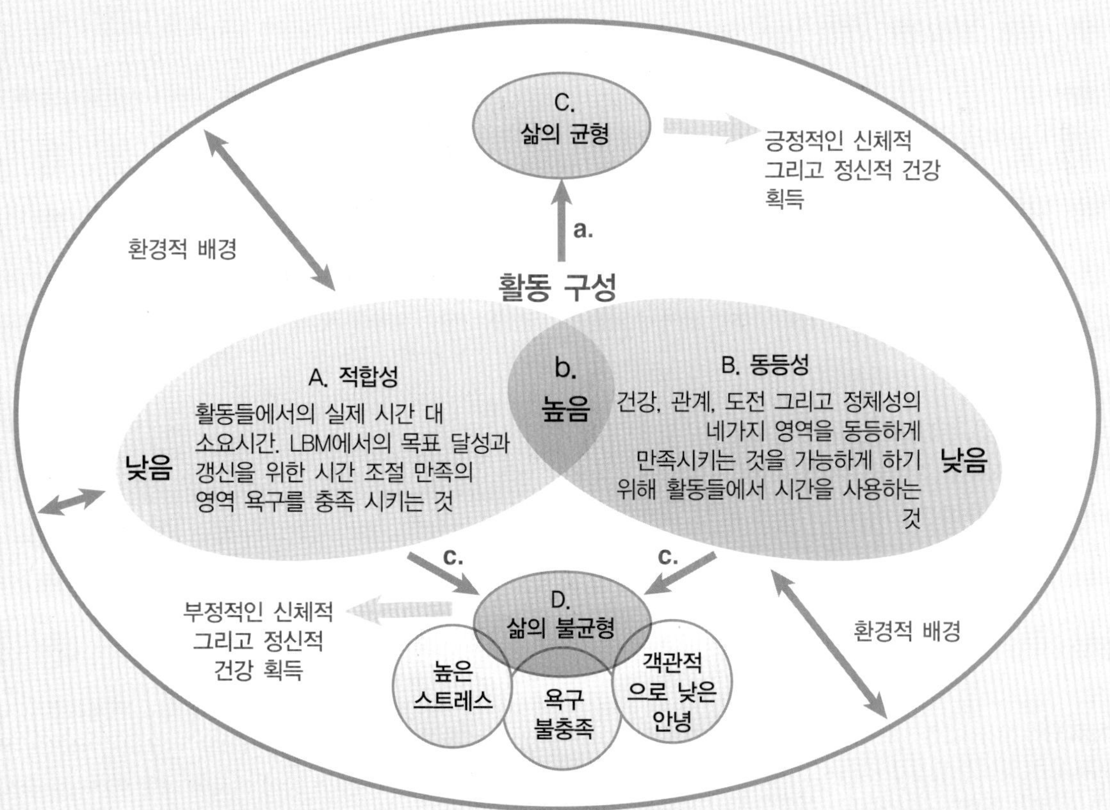

그림 15.2 삶의 균형 모형. 삶의 균형의 모형과 수치의 일반적인 증거. 작업치료 연구 기사, 32 [1], 229–237. 저작권 2012, 미국 작업치료 재단.

균형 점수와 각 하부 수치에 따른 균형 점수를 매길 수가 있다.

매일의 활동은 작업적 패턴을 조사할 수 있는 또 다른 방법이다. 활동 로그의 목적은 바로 일정한 간격을 두고 활동을 기록하면서 사람들의 일상에서 무슨 일이 일어났는지에 대한 정확한 기록을 확보하는 것이다. 예컨대, 활동 로그는 30분의 간격으로 24시간짜리 로그를 분해하며 개인은 24시간 동안 3차례 연속적으로 이 로그를 채워야 한다. 개인들은 단순하게 매 30분마다 무엇을 하는지를 기록하며 맥락적인 정보의 경우 "내가 무엇을 하고 있었는지, 어디서 그 일이 일어나고 그리고 나는 누구와 그 때 있었으며 나는 무엇을 느꼈습니다."라는 식의 문장이 포함되어 있다. 활동 로그는 사람들이 얼마나 시간이 소요가 되고 그리고 건전한 생활습관에 변화를 일으키는 맨 첫 번째 단계가 될 수 있다. 작업치료사들은 클라이언트들의 생활이 불균형해지면 지도를 해 준다.

삶의 균형은 매일의 작업 패턴이 불만족스럽게 인식이 될 시에 생긴다. 이 때 물리적, 그리고 정신적인 건강상의 문제가 일어날 확률이 커진다. 삶의 균형은 작업적인 패턴이 가치 있는 관계에 참여하는 걸 제한시키거나 아니면 못하게 그 통로 자체가 봉쇄되었음을 의미한다. 그리고 심리학적인 건강과 만족스러운 정체성을 확립하고 유지하는데 있어서 불연속적이며 불완전한 것이다. 그리고 흥미가 없으며 도전 의식을 불어 일으킬 만한 재미도 없다(Matuska & Christiansen, 2009). 장애를 앓고 있는 사람들은 그들이 가치 있는 작업에 손을 대지 못하게 되면 삶의 불균형이라는 걸 느끼는데 이는 물리적이거나 환경적인 장벽, 즉 걸림돌이 있기 때문이다.

장애가 없는 사람들의 경우도 삶의 불균형을 경험하기는 한다. 그리고 이러한 문제가 작업치료사들이 책임져야 하는

사례 연구 15.1 다발성 경화증과 함께

SJ는 45세의 여성이며 7년 전부터 경화증이 발견되었다. 그녀는 유부녀이며 14살짜리 아들도 한 명 있다. 그녀는 주 당 2번 씩 집에서 30분 거리의 치과에서 위생사로 일하고 있다. SJ는 간헐적으로 피로를 호소하고 오른쪽 팔이 자꾸만 간지럽다.
그리고 피로가 가장 괴로운 증상이라고 호소한다.

■ **수행 패턴**

SJ는 아침에 가장 활기차며 이 시간을 이용해서 샤워를 하고 청소를 하며 자신과 식구들을 위해 아침식사를 준비한다. 아침 후에 그녀는 체력을 이용해서 집안일을 한다. 전형적으로, 그녀는 오후와 저녁 시간 때에 뻗는다. 하지만, 일을 가는 날에 그녀는 오후에 피로가 엄습하여 괴로워하였고 심지어는 앉아 있던 소파에서도 일어날 수가 없었으며 그 피로가 다음 날까지 계속된 적도 있었다.

SJ는 20kg가 늘어서 결국은 규칙적인 운동을 하려고 했으나 결국 그녀가 20분 정도 운동을 하였을 때 피로가 다시 와서 하루 종일을 휴식으로 보냈다. 그녀는 자신의 남편과 친구들과 외출도 많이 하나 지금 그녀는 다시 오게 될 피로로 인해 가까운 미래의 계획조차 세우지 못하고 있는 실정이다. 피로로 인해서 그녀는 자신이 사회적인 역할에 충실하지 못하고 또 사회적인 기회를 자주 놓치는 것 같아서 자신에 대해서 너무도 만족스러워 하지 못하고 있다.

작업적 치료 평가

작업치료사는 SJ에게 매일 1주일 동안 활동 로그를 완성하도록 부탁을 하였다. 그녀는 매 시간마다 무엇을 했고 그리고 그녀가 활동을 하면서 순간순간 마다 느끼는 것은 무엇인지를 적었다. 물리적인 증상까지 말이다. 총 합해서 그들은 활동 로그를 검토하고 패턴을 결정해서 활동 계획을 내주었다. SJ가 아침에 샤워를 하고 나면 피로하다는 것을 발견한 것이다. 그러나 더 많은 것을 하기 위해서 그런 증상이 있다는 걸 애써 외면했다. 일터로까지 30분을 운전하는 것도 문제였고 그녀는 일을 하고 나면 더한 피로가 오는 걸 느꼈다. SJ가 우선으로 하고 있는 일은 바로 주 당 2회 씩 매일 일에 나오는 것이다. 그리고 적어도 매 달마다 아들이 하는 축구/농구 경기에 참석해서 관람도 한다. 그리고 남편과 친구들과는 매 달 한 번, 또는 두 번 씩 나들이를 간다.

작업치료의 사전준비 과정

작업치료사는 SJ와 에너지 보존 원칙에 대해서 논의를 했다. 당신의 하루 계획을 짜고 피로가 오기 전에 쉬고 그리고 하루 동안 활동을 하도록 하고 신체의 메커니즘을 우선적으로 단순화하고 그리고 잘 이용하는 것이다.

아침 시간대의 일상

그녀는 침대에 가기 전에 먼저 샤워를 하고 아침에 청소를 하니까 피로가 평소보다 덜하다는 걸 느끼었다. 10분 정도의 휴식시간은 아침을 다 먹은 즉시 취했으며 그렇게 그녀는 아침 동안은 활기차게 지낼 수가 있었다.

하루 동안이 휴식

그녀는 심각한 피로가 오지 않도록 미리 스케줄을 짜서 일상에 병합시켰다. 매 2시간 씩 그녀는 15분에서 30분을 쉬었다. 그녀는 그녀의 고용주와 함께 피로에 대한 이야기를 했고 그녀는 뒷방에 안락의자를 가져다가 휴식시간에 앉아서 쉴 수 있도록 허락을 받았다. 점심시간에 서류 작업을 하는 대신 그녀는 30

사례 연구 15.1 다발성 경화증과 함께 (계속)

분 동안 쉬고 그리고 하루가 다 가고 나서 활기를 얻어 몇 분 동안만 일터에 남아 서류 작업/정리를 했다.

적절한 신체 메커니즘

작업치료사는 신체의 메커니즘 원칙과 휴식을 취할 때의 위치나 자세를 가지고 토론을 했다. SJ는 자신의 운전석 자리를 재배치하여 위로 올리고 팔을 얹는 곳을 내놓아서 팔을 쉴 때는 얹을 수가 있도록 하였다. 그리고 집까지 운전을 하는 동안은 멜로나 평화로운 장르의 음악을 골라서 들으면서 귀가를 했다.

위임하기와 단순화

SJ와 그녀의 작업치료사는 에너지 보전 전략을 그녀의 남편과 아들과도 함께 얘기를 나누어 보았다. 다 같이 그들은 도움이 필요한 활동과 SJ가 원했던 활동을 단순화할 것을 우선시 하였다. 예컨대, 청소는 가족들에게 맡기고 SJ는 계속 빨래를 하며 세탁기나 드라이어는 마루에 두어서 굳이 지하로 내려가면서 힘을 빼지 않도록 하였다. SJ는 일을 나가지 않을 때는 매일 2회 식사를 차리고 남편이 장을 보고 식재료를 미리 사 올 수 있게 메뉴는 사전에 다 계획을 하기로 하였다. 봉지에 미리 포장되어 있어서 그냥 물에 삶으면 끝나는 등의 간략한 요리를 규칙적으로 하기로 하였다. 가족들은 청소를 하기 전, 그리고 식사를 다 한 후에 10~15분 정도 쉬기로 하였다. SJ는 그녀의 가족들이 자신과 함께 시간을 보낼 수 있게 되어서 이 계획을 마음에 들어 하는 눈치였다.

문제라는 걸 표방한다. 예컨대, 은퇴를 다짐하거나 아이들이나 나이든 부모(샌드위치 세대)를 부양하고 있는 사람들, 그리고 노동중독자들은 그들에게 더욱 더 균형 잡힌 작업 패턴을 선사해 줄 수 있는 작업치료사들에게 지도를 받는다. **사례 연구 15.1**를 보면 삶이 불균형한 환자를 지도하고 도와주는 작업치료사의 모습을 볼 수가 있다.

요약 Summary

역할, 습관, 일상, 그리고 의식은 사람들이 사는 인생의 틀을 만들고 다 같이 서로에게는 생소한 생활양식을 만든다. 삶의 균형은 작업치료를 하는데 있어서 가장 먼저 봐야할 사항이다. 최근의 생활습관이 전체적인 웰빙에 기여를 하고 있는지 아니면 웰빙에 대한 관념으로 멀어지게 하는가? 작업 패턴이 불규칙하고 기능을 제대로 못 발휘하게 되면 건강이 위태해지는 것이다. 마찬가지로 만족스러운 역할, 일상, 습관, 의식을 세우고 적응시키는데 있어서도 마치 이론처럼 삶의 균형을 맞춰주는데 쓰인다. 작업치료사들은 이 장에서 설명했던 수단을 통해서 불건전한 작업 패턴을 확인하고 그들의 클라이언트들이 새로운 패턴을 형성할 수 있도록 도와주는 것이다. 작업치료의 사전준비 과정에서 원하는 결과는 삶의 만족이자 더 나아진 삶의 질이 아닐까?

참고문헌 References

American Occupational Therapy Association.(2007). Obesity and occupational therapy: Position Paper. *American Journal of Occupational Therapy*, *61*(6), 701–703.

American Occupational Therapy Association.(2008). Occupational therapy practice framework: Domain and process, 2nd edition. *American Journal of Occupational Therapy*, *62*, 625–683.

Black, M. M.(1976). Adolescent Role Assessment. *American Journal of Occupational Therapy*, *30*(2), 73–79.

Boyce, W. T., Jensen, E. W., James, S. A., & Peacock, J. L.(1983). The Family Routines Inventory: Theoretical origins. *Social Sciences Medicine*, *17*(4), 193–200.

Braveman, B., Robson, M., Velozo, C., Kielhofner, G., Fisher, G., Forsyth, K., & Kerschbaum, J.(2005). *Model of occupational therapy clearinghouse*. Retrieved from http://www.uic.edu/depts/moho/assess/wri.html

Chugg, A., & Craik, C.(2002). Some factors influencing occupational engagement for people with schizophrenia living in the community. *British Journal of Occupational Therapy*, *65*(2), 67–74.

Clark, F.(2000). The concepts of habit and routine: A preliminary synthesis. *The Occupational Therapy Journal of Research*, *20*, 123S–137S.

Crepeau, E. B.(1995). Rituals. In C. B. Royeen(Ed.), *The practice of the future: Putting occupation back into therapy*(pp. 5–23). Bethesda, MD: American Occupational Therapy Association.

Crepeau, E. B., & Schell, B. A. B.(2009). Analyzing occupations and activity. In E. B. Crepeau, E. S. Cohn, & B. A. B. Schell(Eds.), *Willard & Spackman's occupational therapy*(11th ed., pp. 359–374). Baltimore, MD: Lippincott Williams & Wilkins.

Crowe, T. K., VanLeit, B., Berghmans, K. K., & Mann, P.(1996). Role perceptions of mothers with young children: The impact of a child's disability. *The American Journal of Occupational Therapy*, *51*, 651–661.

Davies Hallet, J., Zasler, N. D., Maurer, P., & Cash, S.(1992). Role change after traumatic brain injury in adults. *The American Journal of Occupational Therapy*, *49*, 241–246.

Denham, S. A.(2002). Family routines: A structural perspective for viewing family health. *ANS Advances in Nursing Science*, *24*(4), 60–74.

Denham, S. A.(2003). Relationships between family rituals, family routines, and health. *Journal of Family Nursing*, *9*, 305–330. doi:10.1177/1074840703255447

Desrosiers, J., Noreau, L., Robichaud, L., Fougeyrollas, P., Rochettel, A., & Viscogliosi, C.(2004). Validity of the assessment of life habits in older adults. *Journal of Rehabilitation Medicine*, *36*, 177–182.

Dunn, W.(2000). Habit: What's the brain got to do with it? *Occupational Therapy Journal of Research*, *20*, 6S–20S.

Friese, B. H.(2007). Routines and rituals: Opportunities for participation in family health. *OTJR: Occupation, Participation and Health*, *27*(Suppl.), 41S–49S.

Friese, B. H., Tomcho, T., Douglas, M., Josephs, K., Poltrock, S., & Baker, T.(2002). A review of 50 years of research on naturally occurring family routines and rituals: Cause for celebration. *Journal of Family Psychology*, *16*, 381–390.

Good-Ellis, M. A., Fine, S. B., Spencer, J. H., & DiVittis, A.(1987). Developing a Role Activity Performance Scale. *American Journal of Occupational Therapy*, *41*(4), 232–241.

Jackoway, I. S., Rogers, J. C., & Snow, T. L.(1987). The Role Change Assessment: An interview tool for evaluating older adults. *Occupational Therapy in Mental Health*, *7*(1), 17–37.

Jackson, J.(1998). Is there a place for role theory in occupational science? *Journal of Occupational Science*, *5*, 48–55.

Jensen, E. W., James, S. A., Boyce, T., & Hartnett, S. A.(1983). The Family Routines Inventory: Development and validation. *Social Science Medicine*, *17*(4), 201–211.

Kielhofner, G.(2009). *Conceptual foundations of occupational therapy practice*(4th ed.). Bethesda, MD: American Occupational Therapy Association.

Kielhofner, G., Fogg, L., Braveman, B., Forsyth, K., Kramer, J., & Duncan, E.(2007). A factor analytic study of the Model of Human Occupation Screening Tool of hypothesized values. *Occupational Therapy in Mental Health*, *25*(2), 127–137.

Mathiowetz, V., Finlayson, M. L., Matuska, K., Chen, H. Y., & Luo, P.(2005). Randomized controlled trial of an energy conservation course for persons with multiple sclerosis. *Multiple Sclerosis*, *11*, 592–601.

Mathiowetz, V., Matuska, K., & Murphy, M.(2001). Effectiveness of an energy conservation program for fatigue in multiple sclerosis. *Archives of Physical Medicine and Rehabilitation*, *82*, 449–456.

Matuska, K.(2012a). Development of the Life Balance Inventory. *Occupational Therapy Journal of Research*, *32*(1), 220–228.

Matuska, K.(2012b). Validity evidence for a model and measure of life balance. *Occupational Therapy Journal of Research*, *32*(1), 229–237.

Matuska, K., & Christiansen, C.(2008). A proposed model of lifestyle balance. *Journal of Occupational Science*, *15*(1), 9–19.

Matuska, K., & Christiansen, C.(Eds.).(2009). *Life balance: Multidisciplinary theories and research*. Bethesda, MD: American Occupational Therapy Association.

Matuska, K., & Erickson, B.(2008). Lifestyle balance: How it is described and experienced by women with multiple sclerosis? *Journal of Occupational Science*, *15*(1), 20–26.

Matuska, K., Mathiowetz, V., & Finlayson, M.(2007). Use and effectiveness of energy conservation strategies for managing multiple sclerosis fatigue. *American Journal of Occupational Therapy*, *61*(1), 63–70.

Meyer, A.(1977). The philosophy of occupational therapy. *American Journal of Occupational Therapy*, *31*, 639–642.

Monk, T. H., Flaherty, J. F., Frank, E., Hoskinson, K., & Kupfer, D. J.(1990). The Social Rhythm Metric: An instrument to quantify the daily rhythms of life. *The Journal of Nervous and Mental Disease*, *178*(2), 120–126.

Monk, T. H., Frank, E., Potts, J. M., & Kupfer, D. J.(2002). A simple way to measure daily lifestyle regularity. *Journal of Sleep Research*, *11*, 183–190.

Oakley, F., Kielhofner, G., Barris, R., & Reichler, R.(1986). The Role Checklist: Development and empirical assessment of reliability. *Occupational Therapy Journal of Research*, *6*, 157–170.

Parkinson, S., Forsyth, K., & Kielhofner, G.(2006). *The Model of Human Occupation Screening Tool(MOHOST) Version 2.0*. Retrieved from http://www.uic.edu/depts/moho/assess/mohost.htm

Poole, J., & Cordova, J. S.(2004). Dressing routines in women with chronic disease: A pilot study. *New Zealand Journal of Occupational Therapy*, *51*(1), 30–35.

Quigley, M. C.(1995). Impact of spinal cord injury on the life roles of women. *American Journal of Occupational Therapy*, *49*, 780–786.

Reich, J. W.(2000). Routinization as a factor in the coping and mental health of women with fibromyalgia. *Occupational Therapy Journal of Research*, *20*, 41S–51S.

Segal, R.(2004). Family routines and rituals: A context for occupational therapy interventions. *American Journal of Occupational Therapy*, *58*, 499–508.

Sheldon, K., Cummins, R., & Khamble, S.(2010). Life balance and well-being: Testing a novel conceptual and measurement approach. *Journal of Personality*, *78*(4), 1093–1134.

Spinal Cord Injury Rehabilitation Evidence.(2010). *Assessment of Life Habits Scale(LIFE-H)*. Retrieved from http://www.scireproject.com/outcome-measures/assessment-of-life-habits-scale-life-h

Stein, L., Foran, A., & Cermak, S.(2011). Occupational patterns of parents of children with autism spectrum disorder: Revisiting Matuska and Christiansen's model of lifestyle balance. *Journal of Occupational Science*, *18*.

Wagman, P., Håkansson, C., Matuska, K., Björklund, A., & Falkmer, T.(2011). Validating the model of lifestyle balance on a working Swedish population. *Journal of Occupational Science*, *4*, 1–9.

Young, M.(1998). *The metronomic society*. Cambridge, MA: Harvard University Press.

Zautre, A. J., Hamilton, N., & Yocum, D.(2000). Patterns of positive social engagement among women with rheumatoid arthritis. *Occupational Therapy Journal of Research*, *20*, 21S–40S.

Zisberg, A., Young, H. M., & Schepp, K.(2009). Development and psychometric testing of the Scale of Older Adults' Routine. *Journal of Advanced Nursing*, *65*(3), 672–683. doi:10.1111/j.1365-2648.2008.04901.x

16 장

문화, 인종, 그리고 민족성과 작업에 대한 영향, 그리고 작업수행

Culture, Race, and Ethnicity and the Impact on Occupation and Occupational Performance

박주영 옮김

"문화는 건강과 진료와 심오하면서도 끊을 수가 없는 끈으로 이어져 있다."
– 제이미 필립 뮈노즈(2007년)

개요

학습목표

이 장을 학습한 후, 다음의 내용을 할 수 있을 것이다:

1. 문화, 인종, 민족성을 차별화 시킬 수가 있다.
2. 클라이언트들의 문화가 어떻게 작업 선택과 수행에 영향을 미치는지를 분석할 수 있다.
3. 작업치료에 대한 평가, 그리고 준비 과정에 문화가 미치는 영향력이 얼마나 되는지를 토론해 볼 수가 있다.
4. 문화적 인식이 얼마나 필요한지 그리고 문화적인 기술이 작업치료에서 얼마나 효능을 발휘하는지를 분석할 수 있다.
5. 개별적이면서도 종합적인 문화들을 비교/대조할 수가 있다.

서론 Introduction

치료를 할 때 생기는 3가지의 문제점

이 장으로 먼저 들어가기 전에, 다음 장으로 넘어가서 이 제목에 대한 내용을 읽어보시기 바랍니다. 각 문제에 대한 해답이 무엇인지도 생각해 보시기 바랍니다.

이러한 사연들의 공통점은 과연 무엇인가? 이것은 문화와 민족성이 작업치료에 어떻게 영향을 주는지에 대한 전례들이다. **문화**, **인종**, 그리고 **민족성**에 대한 문제는 **다양성**이라는 개념 아래에서 포괄될 수 있는 부분이다. '다양하다'는 것은 "뚜렷한 형태가 있고 특성이 있다"라는 것이다. 다양성에 대해 가장 중요한

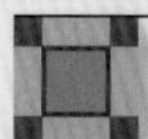

업무 딜레마

어린 백인 작업치료과 학생은 그 날 대형 도시 병원을 가면서 첫 환자는 항구에서 일하는 54살 노동자인 아프리카계 미국인인 줄 알았었다. 그는 최근에 듀프트렌 구축을 제거하기 위해서 손 수술을 받았고 그 수술은 또 오른쪽 손의 세/네 번째 손가락의 힘줄을 늘리는 훈련이 필요하기 위해 한 수술이기도 하였다. 치료사는 그 학생을 따뜻하게 맞이해 주었으며 찬장으로 가서 모래 그림을 그리는데 사용하는 도구를 주었다. 치료사는 그녀가 기술적으로 영리한 학생이며 채색이 된 모래를 틀에 부어서 작은 벽에 걸어두면 것이 환자가 손가락을 뻗는데 도움이 될 것이라는 사실을 알고 있었다.

다음 세션에서 학생이 한 활동대로 치료사는 치료를 시작하기 전에 환자가 고개를 끄덕인 것을 회상하였고, 환자가 마치 치료를 기대하는 것 마냥 웃었는데 치료사는 "이제부터 어떻게 하면 되나요?" 라고 환자가 물어보는 것 같았을 것이다.

1. 이 환자를 위한 활동을 선택할 때 학생이 고려해야 할 점이 무엇이었는가?
2. 학생이 환자가 어떤 진단을 받을지, 그리고 이 치료를 받으면서 설정한 목표가 무엇인지를 알기는 하여도 그 환자에 대해서 좀 더 알아야 할 점은 무엇인가?
3. 환자만의 문화적, 그리고 업무적인 경력을 고려할 때 이 환자에게 잘 맞는 활동들이 무엇인가?

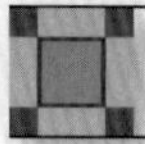

업무 딜레마

작업치료사는 뇌졸중을 앓게 된 이후로 병원에서 퇴원을 하고 재활 센터에서 재활치료를 받고 있는 나이든 여성을 만나기 위해 방문을 나섰다. 그 작업치료사는 가정을 평가해 보고 여성의 가족들을 평가하고 그리고 하루 일상활동을 하면서 숙지해야 하는 기술이 무엇인지 교육을 시켜주기 위해서 방문을 하게 된 것이다. 그 작업치료사가 가정을 방문하였을 때 클라이언트는 작업치료사를 그녀의 레즈비언 파트너에게 소개를 시켜주었다. 작업치료사는 이 상황이 그닥 반갑지는 않았지만 "그래도 미소를 살짝 지으면서 불편하지 않은 척"을 해야 한다는 걸 알았고 경직되고 다소 뻣뻣한 식으로 그녀에게 필요한 정보를 알려주었다.

1. 클라이언트의 가정에서 기다리고 있었던 "황당함"을 피하기 위해서 작업치료사가 취한 행동은?
2. 작업치료사가 취한 반응에 대해서 반성을 하기 위해 취한 행동은 무엇인가?
3. 가정에서 목격한 충격적인 장면으로 인해 불편에 빠져서 작업치료사는 편견없이, 그리고 효율적으로 치료를 하지 못하게 되었기 때문에 그 작업치료사는 이 진료를 포기해야만 하는가?

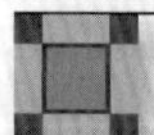

업무 딜레마

소말리아에서 온 젊은 총각은 그닥 정이 가는 타입이 아니다. 그는 경험이 많은 작업치료사와도 악수를 하지 않았고 품행도 불량해 보였다. 작업치료사는 자신에 대한 이야기를 좀 해 달라고 부탁을 하였고 얼마나 자신이 그의 정신적인 질환에 대해서 이해를 해 줄 수 있는지를 알려 주었고 그 남자는 마침내 일어서서 얘기를 하고 싶지 않다고 단호하게 거부를 하였다. 그녀는 차트에 환자가 비협조적이라고 기록을 하였다.

1. 환자가 그녀에게 취하는 반응을 볼 때 작업치료사는 그 환자와 꾸준히 대화를 하면서 협조를 이끌어 내야 하는가 아니면 다른 남성 치료사에게 부탁을 하여 일을 대신하게 해야 하는가?
2. 작업치료사가 이 환자의 문화를 좀 더 알아가기 위해서는 어떠한 단계를 밟아야 하는가?
3. 그녀가 이 클라이언트와 협조를 하게 된다면 그녀는 다음 약속을 잡고 그 환자를 다시 방문을 해야 하는가?

점은 무엇이며 그리고 이러한 문제 대해서 작업치료사들은 왜 신경을 써야 하는가? 이러한 점을 이해하면 대체 어떤 점에서 치료에 도움이 된다는 것일까? 뷔노즈의 진술은 이전에도 이러한 사연들에 대해서 언급된 적이 있었다. 이러한 것들은 이 장을 구성하는 중요하고 무시할 수 없는 문제이다. 세상은 변화무쌍한 장소이다. 이전의 세대를 뛰어 넘는 폭발적인 인구증가율, 거기다가 세계의 어떤 곳에라도 우리를 연결시켜 주는 기술까지 말이다.

이제는 작업치료의 시대가 도래한 것이다. 문화나 다양성이라는 영역에 대한 출판물들은 몇 십대 년까지만 해도 활발하게 출판이 되어 왔다(Black & Wells, 2007; Bonder, Martin, & Miracle, 2002; Lattanzi & Purnell, 2006; Srivastava, 2007). 1968년도의 출판물에서 클라이언트들만의 독특한 문화를 이해하는 것이 얼마나 중요하고 또 필요한 일인지는 이미 시사된 바가 있다. 흥미롭게도 작업치료사들이 다양성과 오랜 세월동안 연관이 되어왔던 몇몇의 이유가 있다면 그것은 개인들만의 특성과 **클라이언트 중심의 요법** 때문이라고 볼 수 있다(Law, Baptiste, & Mills, 1995). 클라이언트 중심 요법은 거의 우리와 함께 일을 하는 클라이언트들에 집중이 되어 그 클라이언트들의 신념, 가치관, 그리고 꿈을 잘 파악을 해서 협동적으로 적절하면서도 의미 있는 준비과정을 조성하는 것이다. 이를 적절하게 수행하기 위해서는 작업치료사들은 그들만의 고유의 특징을 파악하기 위해서 그들의 문화를 잘 알아야 하며 그 문화가 그 사람들이 직업을 선택하거나 행동을 할 때 얼마나 반영이 되는지를 알아야 한다. 첫 번째 사연에서, 열정적인 작업치료사인 학생은 그녀가 원하는 결과(힘줄 운동)를 얻을 수가 있는 활동(모래 그림)을 선택하였다. 그러나 그녀에게 협조를 하였던 환자에게는 별 소용이 없었다. 결과적으로 클라이언트는 더 이상 이 활동을 하지 않았다. 결과적으로 학생은 그 클라이언트의 문화를 이해하면서부터 그 환자가 신체적으로 나아질 수 있는 방법을 선택하고 정해준 것만이 아니라 환자가 재미를 붙여서 반복하면서 할 수 있는 활동을 정해서 처방해 주었다. 문화에 대해서 차근차근 배우면서 이것에 대한 탐구를 해보자. 주제들에 대한 찾아보기에서는 다른 두 가지의 문제점을 토론해 보았다.

문화 Culture

문화에 대한 정의

이전에 나온 사연은 작업치료사에게 있어서 문화적인 문제를 짚고 넘어가는 일이 얼마나 필수적인지를 알려주었다. 그러므로 우리가 용어를 통해서 무엇을 말하고자 하는지를 이해하는 것이 우선이다. 각 사람은 문화적인 존재이며 고유의 문화적 특색이 있다. 문화라는 것은 개인에 대한 많은 점들을 포괄하는 방대한 개념이자 많은 방식으로 정의되는 개념이기도 하다. 아이와마(2004년)는 문화는 바로 "다양한 뜻이 있고 얼마나 사회적으로 구성이 되어 있는지에 따라서 의미가 많아지는 융통성 있는 개념"이라고 말을 하였다. 작업치료를 하는 학생과 작업치료사는 문화가 무엇인지는 알고 있다. 블랙과 웰스(2007년)는 문화를 다음과 같이 정의하였다.

> 가치관, 신념, 기준, 언어적 표현, 사고방식, 행동규범, 그리고 사람들 사이에서의 행동양식을 좌우하는 의사소통 방식을 포함하는 삶의 총체적인 방식이며 이것은 세대와 세대를 건너면서 발전되는 것이다. 성별, 연령, 그리고 거주지를 포함하는 변수들도 그렇다. 그리고 사회적, 교육적, 그리고 경제적인 수준과 같은 상태적인 변수와 가맹 변수도 이에 해당한다.(5쪽)

이 정의를 통해서 우리는 문화의 개념이 모든 것을 포괄하며 굉장히 복잡하고 이해하기 힘든 개념이라는 걸 알 수가 있다. 그 사람 하나하나를 독특하게 만드는 사람의 모든 측면을 통합하는 것이다. 역사적으로 인류학자나 아니면 타인들은 사람의 정체성에 있어서 넓은 부분은 그들이 얼마나 문화적으로 충실하는 지에 따라서 결정이 된다고 하였다(La Fontaine, 1985). 만일 정체성이 한 사람의 문화에 의해서 일정 수준에서 결정이 되는 거라면 작업치료사들은 진정으로 이 사람에 대해서 알기 위해서 그의 문화를 배워야 하는 것이 철칙이다. 문화의 개념과 복합적으로 뒤엉켜 있는 것이 바로 인종과 민족성에 대한 개념이다.

인종과 민족성

인종

사람들은 문화에 대한 질문을 들으면 자주 인종에 대한 생각을 한다. 인구통계기관이나 미국의 다른 단체들은 사람들에게 특정 박스에 표시를 하여 자신들이 속한 인종을 표현하게 하였다. 과학자들은 오늘날 인종의 생태적 개념이 얼마나 유효하게 작동을 하고 있는지를 물어보았다(Haney Lopez, 1994; Marks, 1996). 생태적 인종이라는 용어는 "원초적인 인간들 가운데서 자연적이고도 물리적인 경계가 있지만 대략적이면서도 정확하게 흑인, 백인, 그리고 아시아인으로 구별되는 그런 경계가 있다"는 걸 믿는 사람들이 사용하는 용어이다(Haney Lopez, 1994, p.6). 다른 말로 말하자면 인종은 보통 물리적인 요인으로 인식을 한다. 마크(1996년)는 이러한 부류들 내에서 인간을 구분하는 것은 "도가 지나치고 자연스러운 일이 아니다"라고 하였다(124쪽). 그리고 과학자들은 사람들의 피부색으로 인종을 구분하는 것은 특정한 문화적인 집단을 단정하는데 도움이 되지 않는다는 걸 입증한 바도 있다. 오히려 "이러한 인종들 보다 대표적으로 흑인, 백인이라고 명칭이 된 사람들 내에서 유전적인 요인이 더 많이 존재한다."(Haney Lopez, 1994, p. 13). 생태적인 정의를 떠나서 하니 로파즈(1994년)는 인종은 사회적인 구조이며 "흑인, 백인, 아시아인과 같은 용어는 사회적인 집단이지

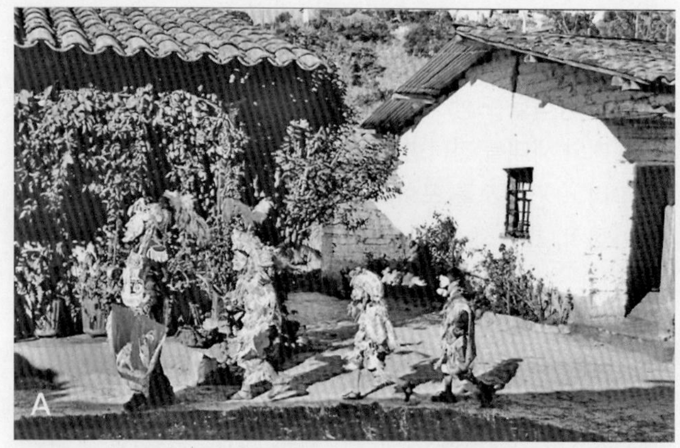

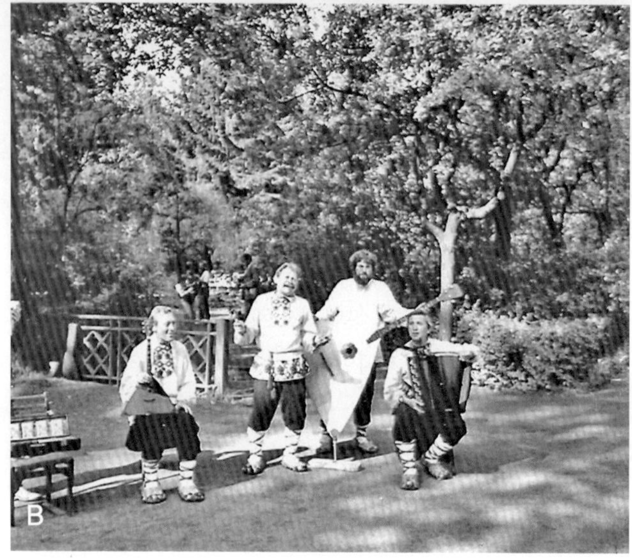

그림 16.1 A. 의식에 참여하는데 입는 옷을 입고 있는 마야의 남자 아이들(과테말라, 치치카스테낸고).
B. 러시아의 성 피터즈버그에서 지역만의 색깔이 있는 복장을 입고 있는 러시아의 포크 가수들.

인종들 가운데서 유전적으로 경계가 분명한 그런 것이 아니다"라고 하였다(14쪽). 반면에 릴레스포드는 인종은 "본질이 아니라 인간의 사고방식을 규정하는 개념"이라고 설명했다. 이러한 사회적 집단 가운데서 다양한 믿음, 가치관, 언어, 그리고 행동양식을 가지고 있는 많은 민족적이고 문화적인 집단들이 많다. 인종에 대한 이러한 독단적인 구분은 결국 사람들을 갈라놓았고 **인종차별주의**를 옹호하게 분위기를 조성하였다(Abizadeh, 2001). 인종차별주의는 "실제적이면서도 반대시 되는 집단의 특성을 기본으로 성립되는 개인의 가치를 가장 근본적으로 평가하는 것이며 집단의 구성원 보다 개인으로 취급되는 것이야 말로 그 사람들의 권리를 부정하는 것이다(Marks, 1996, p.131)." 인종차별주의는 작업치료의 전문성에 영향을 주는 대표적인 사회적 문제이다. 미국의 체계적이고도 제도화가 되어버린 인종차별주의는 소수의 인구층들이 교육에 접근할 수 있는 기회를 빼앗아갔다(Rothenberg, 1998). 이에 따라서 작업치료 교육을 준비하였던 학생들의 수도 제한이 되고 말았다. 이러한 결과는 작업치료라는 분야의 전문성에도 타격이 되었다. 다양한 문화의 사람들로 이루어진 일터에서 인재의 수가 제한되었기 때문이다. 인종차별주의는 또한 보건 서비스의 괴리를 가져왔으며 유색 인종들이 의료 서비스를 받을 수 있는 기회를 빼앗았다(Pittz, 2005).

민족성

문화와 인종에 대한 개념과 같이 민족성이라는 용어에는 다양한 뜻이 있고 이중에는 민족성이 문화적, 그리고 국가적인 공통점을 공유하는 사람들의 집단이라는 정의도 있다(**그림 16.1**). 가장 공통적인 민족 집단의 특성에는 "혈통관계, 가정적 의식, 선호 음식, 특정 복장, 그리고 축제"(Srivastava, 2007, p.12)가 있다. 미국에 사는 백인들 경우 이탈리아계 미국인, 프랑스계 미국인, 혹인 아일랜드계 미국인 등등 뿌리가 가지각색이다. 자신을 흑인이나 아시아인으로 인식하는 미국인들 역시 다양한 민족 집단(에티오피아, 필리핀)에서 온 사람들이다. 아비자드(2001년)는 똑같은 후손들이 한 민족성에 미치는 영향이 어느 정도인지에 대해서 토론을 하였다. 후손들에 대해서는 신화와 같은 이야기도 있지만 그는 "사람들은 공통적인 민족성을 공유하고 있습니다. 이는 자신들이 똑같은 조상들로부터 비롯되었다고 믿는 것과 같습니다."라고 말을 했다(25쪽). 레이닌저(Srivastava, 2007, p.13)는 "그러나 민족성이 공통의 문화를 반영할 수 있을지는 몰라도 '민족성' 또는 '문화'라는 용어는 결코 번갈아가면서 사용할 수 있는 용어가 아니다"라고 하였다. 한 사람은 이렇게 기억할 수도 있다. 클라이언트의 민족성과/ 또는 문화를 인정하는 것이 얼마나 중요한지를 알고 있는 작업치료사 일을 하는 있는 학생들이나 아니면 작업치료사들과 같이 이것들을 이해하는 것은 클라이언트 중심의 요법의 중대한 측면이자 기능이다. 다른 중요한 클라이언트 문제들은 순차적으로 정리되어 있다.

인종과 민족성과는 관계없는 문화적 차이

작업치료사가 대면하는 대표적인 문화적 차이는 인종이나 민족성과는 관련이 없다. 이러한 것들에는 계급이나 사회-경제적인 지위, 교육, 종교, 성적 동향, 연령, 그리고 정치적인 시선의 차이가 포함되어 있다. 모두 다 직업을 선택하거나 아니면 행동양식을 결정짓는 중요한 요인들이다. 이러한 특성들은 클라이언트들로 인해 개인화가 되며 그들에게 중요한 의미를 부여하고 있다. 그러므로 이러한 요인들은 정서적으로 클라이언트가나 작업치료사들에게 책임감을 느끼게 하는 막중한 요인들이다. 문화적인 차이를 인식하고 그 문제를 제기하지 못하면 편견의 문제, 고정관념, 그리고 차별로 인해서 클라이언트와 작업치료사와의 관계가 많이 뒤틀리게 된다.

편견과 차별

편견

대부분의 미국의 작업치료사들은 인종차별주의, 성차별주의, 연령차별주의와 같은 차별주의가 만연한 국가나 문화권에서 산 사람들이다. 많은 작업치료사들은 사람들을 부정적인 방향으로 단정하고 싶지 않아하고 또 그들 자신들이 은연중에 이러한 행동을 하고 있다는 걸 발견하게 된다. 편견은 "미리 인식된 사고이자 특정 인종 집단을 사실 그대로 받아들이지 않은 상태에서 취한 부정적인 태도"라고 정의할 수 있다(Black & Wells, 2007, p.86). Hecht(1998년)는 그러나 편견에 대한 대표적인 4가지의 비유에 대해서 토론을 하면서 이러한 정의를 더욱 확장시켰다. 하나는 위협이며(편견이 차이에 대한 두려움), 그리고 혐오적이고(편견은 차이에 대한 기피로 인해 생기므로), 경쟁(적은 양의 자원을 두고 다르다는 인식과 서로 싸울 때 생기는 것이 편견이므로), 마지막으로 계층제(편견은 계층적면서 구조적이기에)로 정의가 된다(3쪽). 이 장의 처음 도입부에서 나온 두 번째 사연과 마찬가지로 어떤 사람은 작업치료사가 동성애자인 사람에 대한 예기치 못한 편견으로 인해 불편함을 느낀 것을 알 수가 있었다. 이 사연에서 부부와의 상호작용은 효율적인 계획 세우기와 실행보다 훨씬 못 미치는 결과를 가져다 준 클라이언트 중심 접근법에 영향을 주었다. 이 사연은 하치가 제시한 처음 2가지의 비유를 상징적으로 전달해 준다(편견은 위협이고 또 혐오적이라는). 경쟁이나 계급제로 인해서 생긴 편견을 한 번이라도 경험한 적이 있는가?

고정관념의 형성과 자민족 중심주의

편견은 고정관념이 형성이 되거나 자민족 중심주의가 생기면서 생긴다. 고정관념의 형성은 한 사람의 특성이나 모습을 보고 전체 집단을 단정 짓거나 아니면 개인적인 특성이나 상황을 고려하지 않고 그 사람들의 과장된 이미지라는 허비스트(1997년)의 정의에 의해서 나타나는 것이다. 이러한 편견들은 한 사람의 연령, "인종," 성별, 성적취향, 작업, 민족성, 그리고 신체적/정신적 능력과도 연관된 고정관념일수가 있다. 다른 공통적인 고정관념들에는 다음과 같은 것들도 포함이 된다.

> 모든 흑인들은 춤을 추는 걸 즐기고
> 비만인 사람들은 게으르고
> 여성옹호론자들은 남자들이란 남자들은 모두
> 싫어하며 나이 든 사람들은 투정이 심하고
> 동성애자인 남자들은 문란한 사람들이다.

우리들은 대부분 우리 자신들에게 고정관념을 주입시키는 사회에서 살아왔다. 우리는 이러한 사고를 스스로 조절할 수가 없지만 이러한 고정관념을 스스로 인식하고 이에 따라서 행동을 해서는 안 된다. 이러한 종류의 사고는 각 사람의 특성을 인식해야 하는 중요성을 부정적으로 만들어 버리는데 이는 결국에는 편견에 찌든 신념으로 변하게 되는 것이다. **자민족 중심주의**는 반면에 "자신들이 속한 집단만을 최우선시 하는 사람들의 특성"이다. 자신들이 속한 문화를 색안경을 끼고 보며 이러한 문화적 기준을 가지고 다른 문화의 사람들을 편애하고 판단한다(Herbst, 1997, p.80). 이것이 바로 자신과 다른 사람들에게 취하는 사람들의 공통적인 반응이다. 자신과 다른 사람들을 개성이 있는 사람이라고 보는 것이 아니라 자민족 중심주의자들은 그들을 "열등하다"라고 여긴다. 고정관념과 자민족 중심주의가 섞일 경우 편견이 되고 편견은 어느 순간 차별이 되어서 서로를 공격하게 되는 것이다.

차별

편견이 한 사람이 품고 있는 생각과 신념과 연관이 있다면 차별은 이러한 신념들로 이루어진 일련의 행동이며 경향이다. **차별**은 "특정 집단에 속하였다는 이유로 특정 사람들을 동등하게 취급하는 걸 부정하는 것이다." 그리고 개인적으로, 제도적으로, 조직적으로, 그리고 구조적으로 다양한 수준에서 일어나는 것이 차별이다(Rothenberg, 1998). 개인적인 차별은 이민을 온 여성이 복지 혜택을 독차지 한다고 생각하는 이웃들로 인해서 생기는 등이 그 예이다. 백인 클라이언트가나 환자가 유색인족에 속하는 작업치료사로부터 치료를 거부하는 것도 있다. 조직적인 차별의 경우는 "여성, 노인, 장애자, 다양한 성적성향을 가지고 있는 사람들과 같이 소수의 계층과 같은 지배권이 없는 사람들에게 불리하게 작용하는 제도나 규칙을 만들어서" 개인적인 차별을 강화시키고 옹호한다(Black & Wells, 2007, pp. 88-89). 유색 인종에 속하는 사람들이나 여성을 사회적인 동아리에 참여하는 것을 거부하는 것이 바로 그것이다. 또 다른 예로는 동성애자들이 서로 결혼하는 걸 반대시하거나 아니면 의료 혜택을 받기 위해서 가족들끼리라도 보험 가입을 못하게 하는 것도 그렇다. 높은 수준의 차별, 구조적인 차별은 고용, 교육, 가정, 정보의 차원에서 다음과 같이 특정 대상의 이미지를 조작하여 차별을 일부러 조정하는 것이다–

> 교육적인 차별은 좋은 직장을 구하는데 유리한 자격증을 얻지 못하도록 하며 고용에서의 차별은 좋은 집을 살 수 있도록 해 주는 경제적인 자산을 거부한다. 주택을 장만할 때 생기는 차별은 소수의 계층들은 열약한 교육만을 받을 수 있는 지구로 한정시키는 것이다(Rothenberg, 1998, p.140).

이러한 체계적인 수준은 빈곤이나 의료 혜택의 격차를 지속시키며 결국은 다른 혜택도 못 받게 만든다. 이러한 체계적인 구조로 인해서 이러한 수준의 차별은 변화시키기가 만만치 않게 어려운 것이다.

이렇게 차별이나 편견에 대해서 토론을 하는 것이 조금 우울하고 암담한 이야기일 수가 있지만 밝은 부분도 있다. 작업치료사들과 같이 우리는 편견이나 편견에 물든 신념에서 완전히 자유로워 질 수가 없다. 차별을 하는 걸 피하기 위해서는 우리가 가지고 있는 신념이 무엇이며 가치관이 어떤지를 스스로 파악하고 반성해야 한다. 이러한 문제에 대해서 토론은 다음 장에서 나오는 회에서 다음과 같은 제목으로 나온다. "문화적으로 효율적인 작업치료"

문화와 작업치료

Culture and Occupational Therapy

문화에 따라 작업치료에서 수행해야 할 의무

Muñoz(2007년)가 한 말을 인용하자면 문화와 작업치료가 서로 끈끈하게 연결되어 있다. 작업치료는 우리가 같이 일하는 사람들의 특성을 인식할 때 발견이 되며 클라이언트 중심 간호에 대한 신념을 통해서 발견이 되기도 한다. 작업치료에 대한 전문성을 위한 문화를 점검하는 것이 얼마나 중요한 것인지를 나타내고 있는 요소들에는 미국작업치료협회의 백년대계, 작업치료의 구조, 비차별 정책에 대한 작업치료 위원회의 서류 등이 있다.

클라이언트 중심 간호

작업치료에서의 가장 큰 교리 중 하나인 클라이언트 중심 또는 사람 중심의 간호는 환자 개인을 존중하는 것이 얼마나 중요한지를 알고 있는 전문가의 신념에 기초한 것이다. 클라이언트 중심의 간호는 클라이언트들에게 "무조건적으로 긍정적인 존중"을 하자는 Carl Rogers's(1959/1989년)의 생각이다. 클라이언트 중심 간호는 클라이언트가 치료 과정을 잘 따르고 자신의 의료 치료에 대한 의사결정을 할 수 있으며 치료를 할 때 자신과 작업치료사가 협조적으로 협력을 할 수 있다는 것을 전제로 하는 것이다. 클라이언트의 눈을 통해서 클라이언트의 환경이나 상황을 이해하는 것이 바로 작업치료사가 할 일이다(Sumsion, 1993). 작업치료에 참여를 하는 모든 클라이언트들은 각 치료 시간을 자신들만의 생각과 시각으로 바라보게 한다. 효율적으로 상호작용을 하기 위해선 작업치료사들이 클라이언트들의 문화적 가치관이나 신념에 귀를 기울일 줄 알아야 하며 효율적인 클라이언트 중심 간호는 클라이언트의 문화가 어떤지에 대한 지식을 인식하고 있는 것이다(Black, 2005).

미국작업치료협회의 백년대계

문화에 대한 철저한 반성을 촉구하는 전문성의 또 다른 측면이 있다면 그것은 바로 백년대계이다. 2006년에 미국작업치료협회의 백년대계는 조직들이 2017년 내로 목표에 도달할 수 있도록 전문가에게 제출이 된 바가 있다. 백년대계에 의하면 "2017년 내로 작업치료는 강력하고 모든 사람들이 인식하고 알아보는 과학적이고도 실증적인, 그리고 작업을 하면서 어려움을 겪는 인부들과 연관이 되어 있는 세계적인 분야로 거듭 날 것이다"라고 나와 있다(2012년, 미국작업치료협회, 1단락). 이러한 선언을 나오게 한 동기는 다음과 같다.

- 고령화와 장수
- 인구의 다양성
- 생활방식에 대한 가치관과 선택의 변화 (Christiansen, 2005).

이러한 세 가지의 지표들은 특히 문화나 다양성에 대한 문제와도 밀접한 연관이 있고 또 백년대계의 집중 목표인 "세계적으로 연결이 되어 있고 다양한 인력"에 초점을 둔다. 작업치료사들, 교육자, 연구자, 그리고 과학자들이 문화의 중요성을 이해하고 또 작업에 있어서 받게 될 영향에 대해서 이해를 하고 자신들과 지엽적으로, 그리고 세계적으로 다른 사람들과 상호작용을 할 수 있는 법을 배울 때 실현될 수가 있다. 작업치료사가 문화라는 개념을 이해할 수 있는 수단이 바로 작업치료의 구조이다(2008년, 미국작업치료협회).

작업치료의 구조

작업치료의 구조에서 작업치료라는 영역과 치료가 설명이 되어 있다– "작업치료를 정의하고 인도하는 밀접하게 연결되어 있는 구조들."(625쪽). 이러한 서류들을 통해서 전문가들은 작업치료의 범위를 확인하고 설정한다. 작업치료의 구조에서 작업치료의 한 영역으로 인식하였던 특정 분야는 바로 배경과 클라이언트가 작업에 참여를 하는 환경이며 작업수행에 영향을 주는 환경이다. 작업치료의 구조에서 발견되는 사람들의 배경에는 문화적, 개인적, 일시적, 물리적, 사회적, 그리고 실질적인 것들이 포함된다. 클라이언트들의 문화적인 배경은 다음으로 한정이 되어 있다.

> 관습, 신념, 활동 패턴, 행동의 기준, 그리고 사회적으로 용인이 되는 기대치이다. 민족성과 가치관, 그리고 정치적인 측면들도 포함이 된다. 문화적 배경에는 교육, 고용, 그리고 경제적인 지원을 받을 수 있는 기회도 포함이 되어 있다(2008년, 미국작업치료협회, 645쪽).

이렇게 넓게 정의된 배경은 클라이언트들과 개인적으로 어울리며 조직적인 근무나 사람들과의 근무와 연관이 있는 언어나 개념들을 제공하는 일 그 이상을 말하고 있다. 문화적 배경은 작업적인 선택이나 행동에 영향을 주기에 평가나 사전계획을 짜는 동안에는 클라이언트들에 대한 충분한 정보를 취하고 문화적인 배경은 어떻게 되는지 미리 알고 있는 것이 의무이다.

비차별 정책에 대한 미국작업치료협회의 공식적인 서류

미국작업치료협회에서는 다문화적, 그리고 복수적인 사회의 가치관과 중요성을 인식한다. **다문화주의**는 "다양한 집단들이 한 사회에서 조화롭게 공존을 하는 것이며 개인적·문화적인 정체성을 동시에 보존을 하는 사회적 분위기이다(Herbst, 1997, p.154)." 미국에서는 이것을 목표로 계획을 세우고 노력 중이다. 비차별 정책에 대한 작업치료에 관한 공식적인 서류에서도 모든 특성과 상황을 존중하는 것이 중요하다는 걸 시사하고 있다. 저자 역시 "다른 사람들을 차별 안하고 모든 사회 구성원을 통합시키려고 한다면 우리는 다른 관점과 의견, 그리고 재능을 가지고 있는 사람들과 함께 살면서 엄청난 열매를 거두게 될 것이다"라고 하였다. 이러한 강력한 선언은 작업치료사들, 연구진, 그리고 교육자들이 다양성, 문화, 그리고 다문화주의를 옹호해야 한다는 의무를 표현하고 있다.

작업에 기초한 치료의 모형

Kielhofner와 Burke(1980년)는 기존의 치료 모형을 개발하였는데 그것이 바로 작업 모형이다. 이러한 걸 시작으로 이 모형은 클라이언트들의 문화에 대한 분석과 작업적 선택에 대한 영향을 통합하였다. 순차적으로 개발이 된 치료 모형에서도 클라이언트들만의 문화를 클라이언트 중심 간호를 할 때 분석의 대상으로 알아주고 배려를 하는 것이 중요하다는 걸 시사하고 있다.

이러한 치료 모형은 이론적, 그리고 클라이언트들의 문화가 그 작업에 얼마나 영향을 주는지를 알고 고려하는 작업치료의 사전준비 과정에 대한 실용적인 접근법을 알려주고 있다.

작업에 대한 문화의 영향력

어제 했던 작업이나 활동에 대해서 생각해 보자. 이러한 활동을 왜 선택한 것인가? **작업적 선택**은 한 사람의 가치관, 관심사, 그리고 신념, 사회적 상황, 성별, 나이, 성적 정체성, 그리고 물리적/인식적, 정서적인 능력에 의해 결정이 되는 것이다. 예컨대, 어떤 레저 활동을 할지를 고민하고 있으면 65살의 아프리카계 미국인은 미국의 북동쪽에서 온 여성에게 손자·손녀와 썰매를 타거나 아니면 쇼핑을 하면서 점심을 먹으면서 친구들과 어울리라고 가르친다. 이러한 활동들은 가족, 친구, 사회, 그리고 그녀가 가지고 있는 역할에 대한 신념과 부합하는 것이다. 세계에서 보면 또 다른 65세의 중국 여성이 있는데 그녀는 중국의 소규모 도시에서 왔다. 그녀는 이웃과 차를 마시기 전에 동네에 있는 운동기구를 가지고 운동을 한다. 이 두 명의 여성들은 자신들의 신념과 생활습관에 적절한 문화적으로, 그리고 사회적으로 맞는 활동을 선택하여 한다.

작업치료라는 환경에서 작업적 선택은 클라이언트의 관심사와 가치관에 대해서 유심하게 초점을 맞춰져야 한다. 만일 심-혈관질환이 있는 나이 든 히스패닉계의 남성이 자기 아내와 다 자란 딸이 양말을 신을 작업치료 장비와 입는 걸 강요를 했기 때문에 장비를 입기 싫은 거라면 작업치료사는 이러한 활동을 굳이 계속 할 필요가 있는 것인가? 이 문제에 대한 클라이언트 중심의 접근법은 과연 무엇인가?

작업적 선택만이 문화적 신념이나 기대치에 의해 결정되는 것은 아니다. 그러나 문화에 의해서 그 사람이 어떻게 작업을 수행하는지는 결정이 된다. **작업수행**은 클라이언트들 간의 분위기, 환경, 그리고 활동 가운데서 주어진 작업을 성취하는 것"으로 정의된다(2008년, 미국작업치료협회, 650쪽). 문화적 배경은 확실히 한 사람이 활동을 수행하는 걸 좌우한다. 예컨대, 한 끼 식사를 하는 것은 많은 문화에서 중시되는 활동이다.

그리고 식사시간의 활동은 모든 세계에서 각기 다른 방식

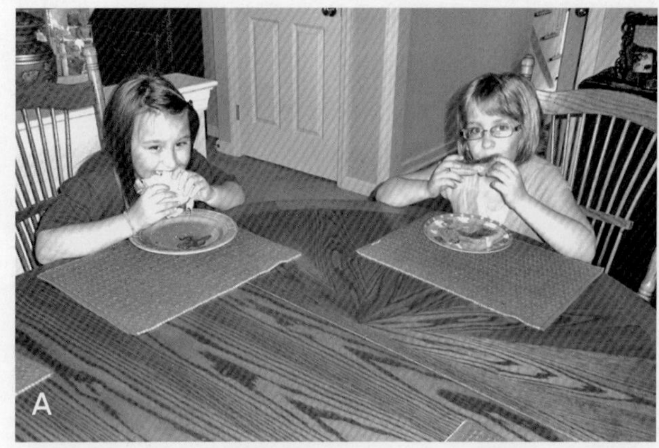

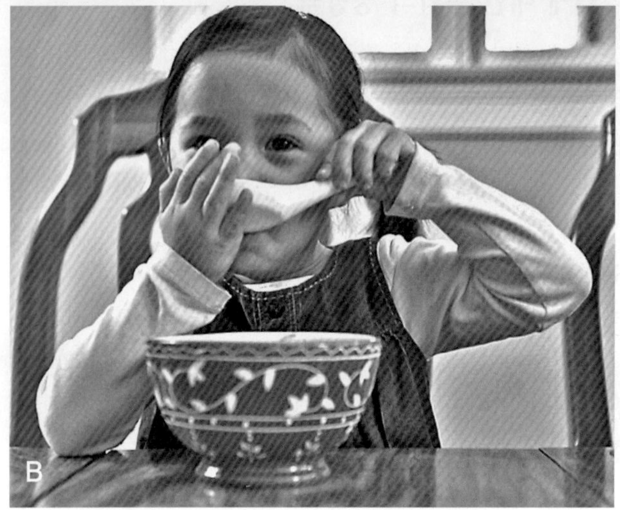

그림 16.2 다양한 식사시간 때에 볼 수 있는 모습들
A. 뉴욕 가정에서 아이가 식사를 하는 모습(미국 펜실베니아)
B. 중국 아이가 점심을 먹는 모습

으로 이루어진다. 미국이나 다른 서구권의 나라에 살고 있는 사람들은 탁자에 앉아서 음식을 먹지만 어떤 문화에서 땅에 앉아서 난로나 화로 근처에서 음식을 먹는다. 서부의 문화에 속한 아이들은 포크, 나이프, 그리고 숟가락을 사용하여 음식을 먹도록 훈련을 받았으며 동 아시아의 아이들은 반면에 젓가락으로 음식을 입에 넣어서 먹도록 훈련을 받아왔다. 그리고 아프리카의 아이들은 손이나 손가락으로 음식을 집어서 먹는다(**그림 16.2**). 가족들의 믿음은 사회적인 문화를 반영하고 또 모든 사람들이 동시에 음식을 언제 먹으며 게임을 언제 하는지 방에서 따로 언제 간식을 먹는지를 반영한다. 그러므로 작업치료에 종사하는 학생들이나 작업치료사들은 식사시간의 활동에 있어서 클라이언트들과 상호작용을 하면 클라이언트가 무슨 활동을 하고 있는지를 정확하게 짚어야 한다. 모든 작업이 같은 방식으로 동시에 진행이 되지 않는 것을 알 수가 없으며 이러한 차이에 대해서 민감하게 이해를 하는 것이 작업치료사에게도 도움이 된다. 그리고 적절하고 의미 있는 사전준비 과정을 개발하는데도 도움이 된다.

이러한 사례들 말고도 효율적인 이중-문화적인 상호작용을 좌우지하는 문제들이 많다.

작업치료에서 발생하는 이중-문화적 상호작용에 영향을 미치는 문화적 사건들

문화적 차이는 불협화음에 기여를 하는 바가 크다. 특히 그것들이 개인의 가치관에 영향을 미치고 참가자들 간에 서로 이해를 안 하게 되면 더욱 그렇다. 개인이 의료 치료를 받으면서 각기 다른 문화, 행동, 가치관, 신념에 대해서 색안경을 끼고 편견을 가지고 바라보는 것이 문제가 있다는 사실을 염두해야 한다. 그러므로 작업치료사와 클라이언트들 간의 상호작용은 이중-문화적인 상호작용으로 생각할 수 있다. 치료 관계에 영향을 주는 문화적인 특성이 많다. 자기 관념, 권력과 권위에 대한 인식, 그리고 신념에 대한 문제는 다른 저작물에서도 많이 다루어졌다(Black, 2010). 다음은 불편함이나 오해에 대한 문제이다. 작업치료사들이나 클라이언트가 다른 문화권 출신이라면 생길 수 있는 문제 말이다.

건강, 웰빙, 그리고 병에 대한 신념

웰빙을 구성하고 병을 일으키거나 아니면 집단의 건강, 그리고 질병에 대한 탐구적인 모형을 나타내는 건강, 그리고 신념에 대한 개념은 문화적으로 결정이 된다(Kleinman, 1978). 한 사람은 가족, 또래, 그리고 매체에서 나오는 건강한 치료와 비건전한 치료에 대해서 배운다. 미국이나 다른 서구 국가들의 경우 **생태적인 모형**, 그리고 **대중 요법**이 인기가 많다. 생태적 모형은 과학적 지식에 기반을 두고 있다. 전형적인 개별적인 사회, 즉 생태적 모형은 "개인의 신체에 대한 진단을 강조하고 사회나 가정, 그리고 초자연적인 현상에 대한 것을 최소화한다."(Lattanzi & Purnell, 2006, p.138). 이 모형에 의하면 건강은 질병이 없으며 심리적, 행동적, 그리고 사회적인 질병의 측면을 고려하지 않아도 되는 상태를 말한다(Srivastava, 2007). 하지만 최근에는 건강의 증진이나 웰빙, 그리고 질병 예방에 대한 문제를 미국에서는 관심을 가지고 있으며 이는 사람들이 건강과 질병을 바라보는 방식을 바꾸어 주었다. Reitz(2010년)는 작업은 다양한 문화권에서 웰빙과 건강을 증진시키기 위해 몇 세기동안이나 활용이 되었다고 주장했다. 최근에 건강과 질병을 강조하면서 드러나게 된 결과는 많은 사람들이 건강에 대해서 깊이 인식을 하게 되었고 그들의 작업적 행동방식을 바꾸어서 더 건전한 생활습관을 영위하게 되었다는 것이다. 많은 집단의 사람들은 그러나 생태학적인 모형보다는 좀 다양한 방식으로 질병이나 그 원인, 그리고 건강에 대해서 바라본다. 어떤 사람들은 질병은 악마에 의해서 발생을 하는 것이며 영적이거나 아니면 주술적인 방식으로 병을 퇴치할 수 있다고 정말로 믿는 사람들도 있다. 가장 공통되고 보편적인 신념은 바로 악마의 눈이다. 악마의 눈이라는 개념은 누군가가 "또 다른 성질이나 사람을 꿰뚫어 보면 해로운 것이 몸에서 빠져 나간다는 것이다(Spector, 1985, p.83)." 이러한 만연한 신념은 이미 서부 유럽, 중동, 그리고 북미에서 이민자들을 통해 미국에 까지 전파가 되었다. 그리고 아직까지도 그 후손들이 그 전통을 이어오고 있다. 어떤 사람들은 악마의 눈을 부상이나 질병이 갑자기 발생해서 정작 환자는 그 원인을 모르고 반드시 누군가가 의식이나 상징을 통해서 그 병을 퇴치해야 예방이 된다는 것으로 해석을 하기도 한다(Mahoney, 1976). 악마의 눈에 대한 누군가의 강력한 믿음은 의료적이거나 작업치료적인 치료를 받아들이지 않으며 오히려 의식을 거행하기 위해서 주술사를 필요로 한다.

포크 치료

포크 치료는 많은 문화에서 행해지는 치료이며 작업치료사들이 클라이언트들과 친밀해지기 위해서는 필요한 치료이다. **포크 치료**는 가족, 민족, 그리고 문화 집단들이 질병을 물리치고 건강을 보호하기 위해서 가정에서 행하는 전통적인 치료요법이다. 가족들 중 우리 어머니는 내가 어릴 때 크룹증후군이 있었을 때 육두구를 목에 걸어주셨다. 그리고 귀에 통증이 있을 때는 따뜻한 기름을 귀에 부어주셨다. 나는 이러한 요법들이 효과가 있는지 도통 알 수는 없지만 그녀는 효과가 있다고 믿는다. 많은 사람들은 가족들이 행하는 다른 요법들을 알고 있으며 이러한 접근법을 생각하면 피식 웃곤 한다. 많은 사람들이 그리고 어린 아이가 아프면 닭죽을 쑤어 주는 것을 보고 비웃을지도 모른다.

포크 치료는 그러나 미국의 여느 건강 진단과는 다르며 이민자들이나 다른 사람들이 건강 진료를 필요로 할 때 문제가 된다. 예를 들어, **동전 세척**의 경우 기름을 사용하여 동전을 세척하는 것인데 이 때 이것은 질병을 끌어내어 퇴치하기 위해서이다. 이러한 요법은 한국, 중국, 베트남, 콜럼비아와 같은 아시아권의 국가에서 행해진 요법들이다. 비슷한 요법으로는 데워진 유리컵을 등에 두고 피부를 빨갛게 데우는 치료인 **부황**도 있다. 이러한 요법을 사용하는 아시아인들이나 라틴 아메리카인들, 그리고 유럽인들 일부는 인체의 냉기가 질병이나 질환으로 인해서 생기는 것으로 간주하고 있다. 그들은 이러한 요법을 믿고 신뢰한다(Galanti, 2004; Lattanzi & Purnell, 2006). 이러한 관습이 피부 병변의 결과를 가져올 수 있으므로, 의료 관련 전문가가 그 원인을 오해하고 가족 학대를 잘못 고발하거나, 환자를 경시할 수 있다. 작업치료사는 효과적인 치료법을 제공하기 위해서 이러한 대체의료 직업 및 관습을 이해해야 한다. 민간 치료법을 사용하는 많은 집단의 사람들은 또한 그들의 건강관리 관습의 일환으로 민간 치료사들을 사용하는 것을 선호한다. 민간치료자는 그 문화에서 전통적인 주술-종교적인 의식과 아픈 곳을 치유하는 의례를 사용하는 것으로 인정받은 사람이다. 아메리카 인디언 체로키 여성은 보조적인 치료를 위해 샤먼 또는 남성 또는 여성 치료주술사를 찾는 반면에, 히스패닉계의 사람들은 미국 보건 시스템만으로는 그들의 요구를 충족시키지 못한다고 믿기 때문에, 그들의 증상을 치료하기 위해 민간치료사(주술사) 또는 약초학자(허벌리스트)를 찾기도 한다(Galanti, 2004; Lattanzi & Purnell, 2006, Spector, 1985). 이러한 서로 다른 의료 전문가들이 다양한 고객을 위한 치료의 일부가 되는 방법을 결정하는 것은 작업 치료사를 포함한 중재팀의 임무이다.

성별 및 가족 역할

작업치료 관습에 영향을 줄 수 있는 또 다른 문화적 특징은 문화가 성별과 가족 역할을 결정하는 상이한 방식이다. 대부분의 사람들은 가족의 상호 작용과 기대뿐만 아니라 성 역할에 대한 강한 개인적 가치와 신념을 가지고 있다. 건강관리와 같은 분야에서, 서로 다른 신념이나 생활방식을 가진 사람들이 소통하도록 강요하면, 그러한 차이가 효과적인 의사소통을 하는데 걸림돌이 될 수 있다.

성별

북미와 서구 세계의 많은 지역에서, 여성 운동은 엄격히 정해진 성 역할을 제거하기 위한 과정을 시작했다. 시스템이 완벽하지는 않지만, 이러한 사회의 여성들은 경제, 교육, 직장 및 때로는 가족 분야에서 남성과의 평등에 훨씬 더 가까워졌다. 그러나 이러한 가치를 공유하지 않는 많은 문화와 사회가 있으며, 그들의 성에 따른 역할과 기대는 더욱 보수적이다. 많은 전통 문화에서, 여성은 어머니, 아내 및 가정부로 간주하지만, 남성은 권력을 계속 보유하고, 가정에서 대변인 및 의사 결정자 역할을 하여 지배적인 역할을 한다. (Galanti, 2004); 건강관리와 같은 분야에서, 여성이 고객임에도 불구하고, 남성이 그의 아내를 대신하여 말하고 대답할 수도 있다. 이러한 종류의 상호 작용이 여성의 독립을 중요하게 여기는 서구의 의료 공급자에게 불편함을 느끼게 할 수도 있지만,

표 16.1 집단주의적, 그리고 개인주의적인 사회들의 모습

종합주의 사회	개인주의 사회
가난한 집단을 우선시	개인의 필요로 우선시
집단의 규범에 의해서 동기부여가 됨	자기실현을 우선시
집단에서 규정하는 의무	개인적인 목표와 욕구
조화와 협동	경쟁
가족이 일차적인 집단	개인이 우선
상호의존성	독립성
가족들이 아이들에 대한 결정권을 가지고 있음	아이들에게는 스스로 선택할 권한이 주어지며 자신들이 직접 의사결정을 할 수가 있음
진보된 지침을 가지고 결정을 하지 않음	진보된 지침이 있으며 그것이 존중됨
시간적 제약보다 사람을 우선시 함	시간적인 제약을 엄격하게 지킴

라타크, J.B & 파넬, L.D(2006년). *물리 치료법의 문화적 역량 키우기*. 필라델피아, PA: F. A. 데이비스: 스리바스타바, R.H(2007년). *임상적/문화적 역량을 키울 수 있도록 해 주는 전문가의 지침*. 캐나다 토론토: 모스비 엘스비어

왜 이런 일이 발생하는지 이해하고 해당 문화에 적절하게 대응하면 고객과 배우자 모두와의 치료적 관계가 가능해질 것이다. 많은 문화에서 남녀 간의 공개적인 접촉에 관한 엄격한 규칙이 따른다. 특히 아시아, 중동 및 아프리카 지역 사회에서 그렇다. 본 장에서 초반의 세 번째 이야기에 있는 치료사가, 전통적인 남성들은 가족 외의 다른 여성을 만질 수 없는 소말리아 문화의 성 역할 행동에 관한 더 많은 정보를 알았다면, 그녀와 악수하지 않은 것을 불편함으로 표현하는 것이 아니라 이해했을 것이다.

가족 구조

이러한 역할들이 작용하고 있는 가족의 구조와 역학 관계를 이해하지 않고 성 역할을 조사할 수는 없다. 미국에서 전통적인 가족은 남성인 아버지, 여성인 어머니 및 자녀들로 구성된다. 그러나 오늘날 많은 대안적 또는 비전통적인 가족 구조가 있다. 동성애 부모(Lev, 2004), 부모 역할을 하는 조부모(미국 퇴직자 협회) 또는 한부모 가정을 가진 가족들이 점점 더 많아지고 있다. 그러나 구조와 관계 없이, 작업치료에서는 가족의 문화적 문제를 고려해야 한다. Galanti (2004)가 간호사들에게 앵글로가 아닌 인종의 집단을 다루는 경우에 가장 일반적인 문제가 무엇인지 물었을 때, 그들은 “그들의 가족”이라고 대답했다(76p). 작업치료사가 특정 가정의 문화적 가치를 이해하지 못하여, 클라이언트가 아버지나 할아버지와 이야기할 때까지 치료에서 기대하는 바를 말하기 어려울 때, 클라이언트의 방이 항상 대가족으로 가득 차 있어 효과적으로 치료하기 어려울 때, 작업치료사는 간호사들의 그러한 감정에 먼저 동의할 수 있다. 서양의 신념과 가치를 자연스럽게 반영하는 미국의 건강관리 시스템은 개인이 스스로 건강관리 의사 결정을 내릴 수 있다는 전제와 독립성이 모든 사람에게 가치 있는 목표임을 전제로 한다. 그러나 많은 문화권은 가족을 하나의 단위로 인식하며 연대감, 책임감 및 조화의 가치의 일부로 가족 전원이 구성원 중 한 명에 대한 건강관리에 대한 결정을 내린다(Srivastava, 2007). 전통적인 아시아계와(Srivastava, 2007) 많은 히스패닉계 가족(Galanti, 2004)을 포함하는 이러한 문화는 집단주의 사회로 간주되는 반면, 미국과 다른 많은 서구 사회는 개인주의 사회로 간주된다.

집단주의 대 개인주의 사회

미국 언론에서의 가족의 가치와 그 중요성에 대한 미사여구에도 불구하고, 일반적으로 미국 사회는 본질적으로 개인주의로 간주된다. 북미, 스웨덴 (Lattanzi & Purnell, 2006) 및 기타 여러 유럽 및 서방 국가에서 볼 수 있는 개인주의 사회에서는, 개인의 권리를 믿으며 가족 또는 직장 단위의 각 개인도 별도의 단체로 생각한다. 개인주의 사회는 자기표현, 개인의 선택, 자율성, 개인의 책임감, 독립성을 중시하며 (Srivastava, 2007), 아이들이 자신의 의견을 말하고 간단한 결정을 내릴 것으로 기대한다. 이러한 사회 출신인 클라이

언트들은 백인들, 미국에서 태어난 작업치료사들과 가치관을 공유하면서 치료사가 다음과 같다면 반응을 잘 해준다.

- 클라이언트의 독립성에 악영향을 준다는 걸 인식함
- 결정을 같이 하면서 서로가 서로를 감시하고 있다는 느낌을 받을 수 있도록 협력함
- 클라이언트가 회복을 위해서 열심히 노력할 수 있도록 자극을 해 줌
- 클라이언트를 하나의 인간으로써 존중함
- 독립성을 회복할 수 있도록 보조해 줌(2010년, Black)

반대로 **종합주의적인 사회** 출신의 사람들은 가족들을 최우선시하며 상호의존성을 존중하여 보통 자신의 어머니나 아버지도 "나의" 보다는 "우리" 어머니 아버지라고 부르기도 한다. 의사결정은 가족들이 집단으로 하고 이것이야 말로 개인적인 것보다 훨씬 사회적으로 수용이 되는 일이기도 하다. 건강은 집단에서 개인이 얼마나 잘 하느냐에 따라서 판단이 되는 사항이다(Black, 2010). 이러한 가치관이 미국의 작업치료사들과 차별화가 되어 있어서 의사소통에 있어서 오해를 사기도 한다. 작업치료사들이 다음과 같은 사항에 대해서 종합주의적인 세계관을 가지고 있는 사람과 협력을 해야 하는 것이 좋다.

- 가족들과 소속 집단들과 협동하여 일을 수행하는 것
- 자신이 외부인으로 간주가 될 수 있다는 걸 인식하거나 아니면 클라이언트나 그들의 가족, 집단과 더욱 열심히 협력해야 한다는 걸 인식하고 있는 것.
- 클라이언트의 가족이나 친구들이 클라이언트와 많은 시간을 보낸 다는 걸 인식하는 것, 그리고
- 안전하고 효율적인 진단과 간호를 위해서 팀으로 뭉치는 접근법을 강조하는 것(Black, 2010).

종합주의 사회가 꼭 그렇다는 건 아니나 연구에 의하면 아프리카계 미국인들은 서로의 집단이나 친구들끼리 의존하면서 낯선 집단의 사람들이나 존재를 배척한다는 결과를 보고한 적이 있으며 이들은 가정을 방문하는 치료사나 주변사람들도 포함이 된다(Gordon, 1995). **표 16.1**을 보면 개인주의, 그리고 종합주의 사회의 모습들 어떤지를 대충 알 수가 있을 것이다.

성별, 그리고 그에 따른 가족 구성원들의 역할을 인식하고 또 클라이언트들이 과연 종합주의인지, 아니면 개인주의적인 영역에 속하는지 아닌지를 알아보는 것도 작업치료사가 다양한 클라이언트들에게 효과적인 클라이언트 중심의 간호를 해 주는데 도움이 된다. 작업치료에 영향을 주는 또 다른 문화적 특색은 바로 접촉과 공간의 쓰임이다.

접촉과 공간의 쓰임(근접 공간학)

접촉

각 사람들은 접촉을 하고 또 접촉이 되어진다는 선천적인 특성을 타고 났다. 작업치료사로서 우리는 접촉 체계가 자궁에서 발달이 되는 일차적인 체계이다(Montagu, 1986). 접촉은 환경에 대해서 가장 잘 학습을 할 수 있는 주요 체계이다(**그림 16.3**).

Ashley Montagu(1986년)는 학회 출판 도서의 저자인데 그녀는 접촉이 "우리가 하는 의사소통의 또 다른 구심점"이라고 말한다(3쪽). 이러한 것은 사실이나 아이들의 발달 과정과 같이 무언의 규칙을 따르고 학습을 하게 된다. 언제 접촉을 하고 어떻게, 그리고 누구와 하게 되는지 말이다. 접촉의 쓰임은 문화적으로 결정이 된다. 사회들은 각 사회문화적 집단에서 온 개인들 간의 "높은" 또는 "낮은 빈도의 접촉"이라고 볼 수 있다. 접촉 빈도가 낮은 사회 출신의 사람들은 접촉을 피하며 특히 공공장소에서의 경우 인사를 할 때 악수를 하는 것 빼고는 거의 접촉을 삼간다.

대부분의 사람들에게 서로 다른 사람들끼리 접촉을 하는 것은 성적인 반응에 응답을 하였다는 것이기에 서로 피해야 한다고 간주가 된다(Lattanzi & Purnell, 2006). 많은 무슬림 사회에서는 남자와 여자가 악수를 하는 것 조차도 금기시 되어 있다. 접촉 빈도가 많은 사회 출신의 사람들은 그러나 의사소통의 한 방식으로서 접촉을 자주 하려고 한다. 작업치료 학생들이나 작업치료사들로써 우리들은 클라이언트들과 되도록 이면 자주 접촉할 것으로 사람들은 생각한다. 하지만 접촉은 개인적이거나 아니면 개인의 영역을 침범하는 것으로 간주되기 쉽다. 원초적으로 접촉의 의미를 클라이언트를 위한 것으로 알아두는 것으로 좋으며 신중하게 진료시의 접촉이 얼마나 중요하면서도 필요한지를 설명하는 것이 좋다.

근접 공간학

접촉과 가장 가까운 학문이 있다면 그것은 근접 공간학이다. 인류학자인 에드워드 T. 홀은 1966년에 이 용어를 만들어서 이를 "사람들 간의 상호작용에서 가장 측정하기 용이한 거리"라고 정의를 내렸다(114쪽). 그리고 이것이 이중-문화적인 교류에 어떤 영향을 미치는 지를 주장했다. 홀은 물리적인 거리를 친밀한 거리로 정의를 내렸다(포옹, 접촉, 또는 속삭임). 그리고 개인적인 거리(좋은 친구나 가족들 간의 상호작용), 또 사회적 거리(동료들 간의 상호작용)도 있으

사례 연구 16.1 Munny

Munny는 2달 전부터 오토바이 사고 때문에 생긴 머리 부상을 앓고 있는 27세의 콜롬비아계 미국인 남성이다. 그는 헬멧을 쓰지 않았었고 그는 이민 2세대로 이미 미국의 관습에 적응을 완벽하게 한 미국인이다. 사고 전에 그는 대부분 가족들이 운영하는 상점에서 일하는데 시간을 투자했다. 최근에는 클라이언트가 모터를 망가뜨려서 자가 진단 활동을 할 수 없게 되었고 결국은 그 적자를 자기 혼자서 감당했다. 그에게는 결국 우울증이 찾아왔고 기존의 진단에서는 일상생활에서의 Munny의 독립성이 얼마나 중요한지를 강조했지만 그와 그의 가족들은 이러한 접근법에 반대를 하였다. Munny를 맡게 된 작업치료사 진은 이러한 태도에 살짝 당황했다. 그녀는 그가 지금 보여주는 것 보다 훨씬 더 나은 가능성을 가지고 있을 거라고 믿었기 때문이다. 그녀는 콜롬비아 사람들의 신념이나 가치관을 존중하여 Munny를 더욱 이해하고 그의 가족들에 대해서 서서히 알아가기로 결정을 하였다.

그녀가 발견한 것은 콜롬비아 사람들은 종합주의 사회의 사람들이며 그들은 가족 구성원들 간의 상호의존성을 최우선시 한다는 것이다. 가족들이 구성원들에 대한 기본적인 책임을 지며 의사결정도 예외는 아니다. 그녀는 콜롬비아 사람들이 자기들이 스스로 간호를 하면서 질병과 싸운다는 걸 알았고 전통적이거나 영적인 치료사가 나서서 병을 치료한다는 것도 알았다. 하지만 그들은 서구 사람들에게는 자신들의 요법을 드러내려는 걸 꺼려하는데 그 이유는 그들 자신의 요법이나 방식이 타인에게 조롱받을 것 같은 두려움이 있기 때문이다. 콜롬비아 사람들은 필요한 경우 서구의 의학에 손을 벌리지만 그들은 자신들이 가정을 방문하는 의사나 치료사에 대한 경계심이나 불편함이 해소가 되었을 때 그렇게 한다. 이러한 지식을 가지고 진은 적극적으로 그의 가족을 간호하는데 참여하도록 하였고 그녀는 Munny, Munny의 아버지, 어머니, 할아버지, 할머니와 누이들을 만나서 그의 현재 질환이나 상태가 어떤지에 대해서 나누고 가족들의 목표나 진단에 대한 믿음이 어느 정도인지를 알아보았다. 그녀는 그들에게 치료사를 모셔 와서 의식을 치루기를 원하는지 물어보았다. 결과적으로 진은 Munny의 가족들 가운데서 여성들이 가정에서의 일상생활이나 활동에 도움을 준다는 걸 알게 되었다. 그녀는 순차적으로 사전준비 접근방식을 바꾸어서 교육적인 기술을 가족들에게 알려주었다. 그녀는 Munny의 부모들과 조부모들과 협력을 하면서 그들이 운영하는 상점에도 자주 방문을 할 만큼 친하게 되었고 Munny도 재활활동을 그곳에서 하였다. 그는 성공적으로 가족들을 도움 끝에 복직을 할 수가 있었다. 이러한 목표를 두고 노력을 한 결과 영적 치료사의 기술을 합치고 항-우울증-제를 먹이면서 간호를 한 것이 Munny의 우울증을 완화시키는데 기여를 한 것이다.

Munny의 문화적 배경을 알아보고 또 자신의 목표를 적용시키기 위해서 시간을 투자한 덕에 진은 문화적으로 효율적인 계획을 제공할 수가 있었으며 Munny가 결국은 복직을 하는데 성공을 하게 해 주었다. 더 중요하고 뜻 깊은 사실은, 이러한 접근법이 Munny와 가족들로부터 치료에 대한 만족감/신뢰감을 주었다는 것이다.

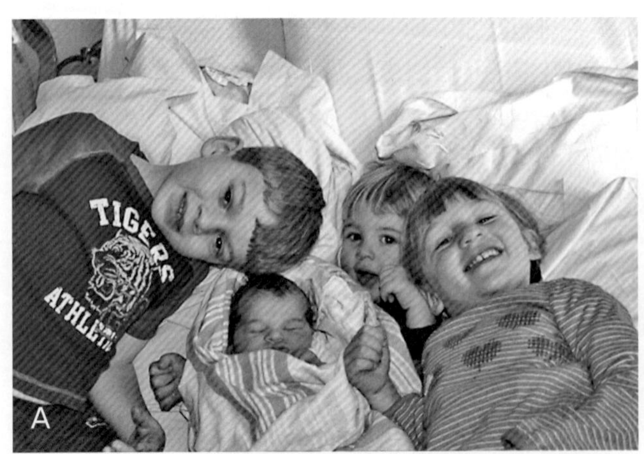

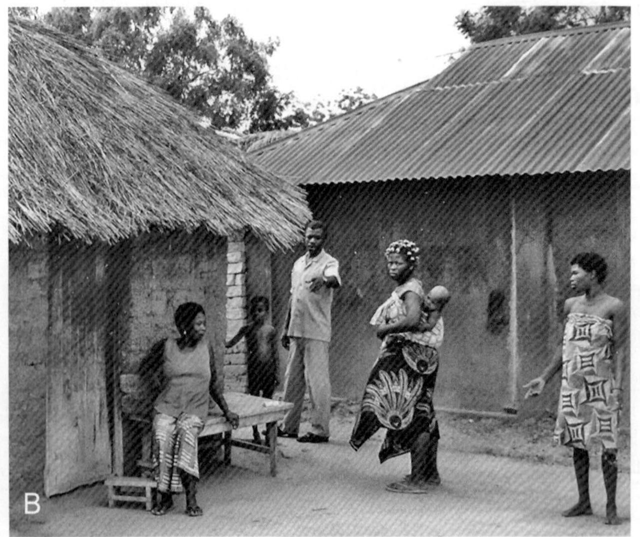

그림 16.3 A. 특정 문화에서 접촉의 중요성을 증명하는 저자들의 자녀들.
B. 서로 접촉을 하는데 오랜 시간을 보내는 남아프리카의 엄마와 아이([A] 록시 블랙, [B] 버지니아 스킨어)

표 16.2 물리적 거리에 대한 에드워드 T. 홀의 정의

친밀한 거리	**포옹, 접촉, 그리고 속삭임**
가까운 상태	6인치
먼 상태	6–18인치
개인적 거리	**좋은 친구들이나 가족들과 상호작용을 하는 경우**
가까운 상태	1.5–2.5 피트
먼 상태	2.5–4 피트
사회적 거리	**동료들 간의 상호작용**
가까운 상태	4–7 피트
먼 상태	7–12 피트
공적 거리	**공적 대화에서**
가까운 상태	12– 25 피트
먼 상태	25 피트나 그 이상

홀. E . T(1990년) – 숨겨진 차원. 뉴욕 : 노프 더블 데이(1996년: 원본 출판)

며 심지어는 공적인 거리(공적인 장소에서 대화를 할 때의 거리)이다. 자세한 것은 **표 16.2**에서 볼 수가 있다(Hall, 1966/1990).

다양한 문화에서는 개인적인 공간에 대해서 다양한 규범을 규정하고 있는데 이것들은 그들이 타인들과 어울릴 경우에 편안한 마음을 가지도록 무의식적으로 실천하고 있는 것이다. 예컨대, 미국, 캐나다, 그리고 영국에 사는 사람들은 대화를 할 때에는 18인치 정도의 간격을 두며 라틴사람들의 경우 대화를 할 때는 앵글로 사람들에게 거리감을 느끼거나 심지어는 다가가기조차 힘든 집단이라고 생각한다(Juckett, 2005).

그리고 아랍 국가 출신의 사람들은 서로 끼리 편하게 서 있다. 이러한 사회적 공간을 실천하는 것은 마치 북미 사람들의 친밀한 공간과도 같다(Sheppard, 1996).

그리고 미국에서 온 동료에 대해서 불편한 거리감을 느낀다. 나는 미국에서 일을 하면서 이런 상황을 자주 관찰할 수 있었다. 나는 말을 할 때 크게크게 제스처를 취하면서 다른 사람들과 가깝게 서 있는 친구들이 있다. 그들만의 의사소통 방식인 것이다. 시설에서 근무하는 여성 몇 명은 나에게 그 사람들과 있으면 좀 긴장이 되고 불편해서 못 참겠다고 몰래 이야기를 털어놓는다. 어떤 사람은 그 사람이 성적으로 나를 희롱한다고 거짓말을 한 적도 있다. 이러한 전례들은 이중–문화적인 상호작용이 참가자들이 서로의 차이를 이해하지 못하게 되면 상당한 오해를 살 수가 있다. 문화적 차이를 이해하고 효율적으로 이중–문화적인 상호작용을 하는 것이야 말로 문화적으로 효율성 있는 사람이 되는 것이며 동시에 문화적으로 능력이 있는 사람이면서도 작업치료사들에게 이러한 기술은 꼭, 반드시 필요한 기술이다.

문화적으로 효율적인 작업치료

Culturally Effective Occupational Therapy Practice

문화적으로 효율적인 치료란 무엇을 말하는 것인가? 이것은 그럼 **문화적인 역량인가**? 아니면 다른 무언가로 불러야 하는 개념인가? 10년 동안 문화적 인식과 역량의 필요성, 그리고 중요성에 대한 출판물들이 많이 출판이 되었다(Black & Wells, 2007; Bonder et al., 2002; Mu, Coppard, Bracciano, Doll, & Matthews, 2010; Odawara, 2005; Wells & Black, 2000). 문화적 역량은 효율적으로 서로 다른 문화권의 사람들과 교제하고 소통하는 것이며 문화적인 인식이나 태도, 그리고 자신이나 타인에 대한 문화적 지식이나 효율적인 의사소통을 포함하는 문화적 기술을 포괄하고 있는 논문에서 설명한 대로 정의가 된다(Black & Wells, 2007; Callister, 2005; Dillard et al., 1992; Saldana, 2001). 문화적인 역량을 개발하려면 복잡한 과정이 있어야 하며 몇몇의 이론가들에 따라서 지속적으로 또 개발을 시켜주어야 한다(Campinha-Bacote, 2002; Cross, Bazron, Dennis, & Isaacs, 1989; Purnell & Lattanzi, 2006).

문화적 역량을 위한 기술이나 태도를 기르는 것은 결코 쉽지가 않다. 호프(1979년)는 자신의 정체성을 흔들어야 하고 또 외래문화에 쉽게 노출해야 하는 위험성도 있어서 문화적 역량을 기르는 것이 얼마나 어려운지를 알려주고 있다. 문화적인 자기 인식을 개발하는 과정에서 정체성이 흔들릴 수도 있다. 효율적인 이중-문화적인 상호작용을 작업치료를 받는 클라이언트들과 하는 것이 필수이다. 문화적으로 유능한 간호는 병약한 사람들의 건강 상태를 호전시켜 주는 것으로 밝혀졌다(Callister, 2005; Lynn-McHale & Deatrick, 2000; Majumdar, Browne, Roberts, & Carpio, 2004). 문화적으로 능력이 없어질 경우 그 결과는 불신, 그리고 의사소통의 오류로 나타난다. 임상적인 추천도 받기 어려우며 클라이언트와 치료사 사이에는 좌절밖에 남지 않는다. 그리고 사전과정의 질도 떨어질 뿐만 아니라 클라이언트/치료사간의 상호작용도 어려워진다. 문화적 역량이 "끝이 아닌 끊임없는 여행(장기적인 과정)"(Black & Wells, 2007, p.31)이라는 말도 있지만 Gupta(2008년)는 "올바르게 잘 알고 있고 또 타문화권에 속한 사람들과 잘 교제하고 소통하는데 필요한 기술이나 태도를 잘 숙지만 하고 있다면 결코 끝이 보이지 않는 여행만은 아니다"라고 하였다(3쪽). Gupta(2008)의 말을 잘 해석하자면 나는 나의 학생에게 묻도록 하였다, "문화적인 역량은 어떻게 얻을 수가 있는 거죠? 배울 것이 너무도 많잖아요." 용어 자체가 역량과는 맞지 않아서 사람들은 이러한 비정상적인 상태에 도달하기 위해서는 어느 정도의 경지에 올라야 한다고 잘못 생각할 수도 있다. 작업치료나 다른 분야에서 문화적인 상호작용에 대해서 주장하기 위해서 사용하는 용어에는 **문화적으로 반응적인 간호**, 문화적인 연속성 등등이 있다. Muñoz(2007년)는 그가 "클라이언트와 상호성을 쌓는 과정에 마음을 여는 상태를 나누고 그리고 문화적으로 특정화된 지식을 클라이언트에게 적용하는 일"이라는 "문화적으로 반응적인 간호"를 만들었다(274쪽). Bonder, Martin, and Miracle(2004년)은 "**문화적으로 새롭다**"라는 용어를 "문화의 상징적인 측면과 문화적인 정체성은 상호작용에서 나타나는 것이며 또한 행동과 대화를 통해서 드러나는 것이라는 사실을 시사하는" 모형을 설명해 주었다(162쪽). Bonder와 그의 동료들은 문화라는 것은 개인들을 통해서 표현이 되는 것이며 지속적으로 배경이나 경험을 통해서 끊임없이 변하는 것이라고 믿었다. "**문화적 연속성**"은 레이닌저가 만든 용어로써 의료 전문가들이 사람들이나 집단의 신념과 문화적 스타일에 따라서 어떻게 행동을 하고 어떻게 사고를 해야 하는지를 보여준다. 문화적 연속성이란 한 사람이 이를 알고 적절하고 올바른 방식으로 다양한 문화권의 집단이 가지고 있는 가치관, 신념, 경험, 행동, 그리고 패턴을 이용할 때 생기는 것이다. 이러한 용어의 언어나 의미는 조금씩 다를지는 몰라도 이들은 기본적인 공통점이 있다. 그것은 개인이 문화적으로 자기 인식이 되어 있어야 하며 사람들을 인간적으로 존중하고 적극적으로 문화적 역량을 개발하는 과정에 참여를 해야 한다는 것이다.

결론 Conclusion

작업치료는 인간이 작업적으로 일을 하는 존재이며 또 건강상으로 작업이나 그 외의 활동이 필요한지에 대한 전제를 기반으로 한다. 작업치료과정의 목적은 "건강을 회복하고 작업에 참여를 하면서 동시에 인생에 참여를 할 수 있도록 하는 최종적인 목표를 달성하는 것이다(2008년, 미국작업치료협회, 646-647쪽)."

작업치료에서 클라이언트들에는 개인, 조직, 집단이 포함이 되지만 과정은 항상 같다. 클라이언트, 환경, 또는 배경간의 교류를 점검하고 평가를 하며 클라이언트들이 협력적으로 효율적으로 계획을 선택하기 위해서 참여하는 활동 간의 교류 역시 점검하고 평가하는 것이다.

우리가 함께 하는 각 사람들은 문화적으로 독특한 사람들이다. 작업치료사들이 클라이언트들의 가치관, 신념, 그리고 관심사가 그들의 작업적 선택을 좌우하고 또 수행에 영향을 미치는지를 아는 것이 중요하다. 작업치료의 전문성은 클라이언트들의 문화적 배경의 점검하고 문화적 배경이 어떻게 작업이 선택이 되고 우선시되며 또 조직이 되도록 좌우를 하는지 진술을 할 필요성을 제시해 준다(2008년, 미국작업치료협회, 646쪽). 사실 작업치료 이론이나 치료에서 문화에 대한 인식은 결코 무시할 수 없을 정도로 중대한 일이다.

이전에도 말을 했지만 모든 클라이언트들이나 치료사들 간의 상호작용은 이중-문화적인 상호작용으로 받아들여진다.

이러한 설명을 두고 볼 때 문화 다양성을 높이면서 점점 효율적인 이중-문화적, 그리고 문화적으로 유능한 작업치료을 양성하는 것이 필수이다. 이러한 종류의 진단을 제공하는 법을 배우는 것 역시 문제이지만 이걸 배워 갈수록 당신은 열정이 무엇인지를 알게 될 것이며 이 일을 할 때만큼은 힘이 넘치게 될 것이다. 문화의 중요성을 점검하고 반성을 하는 것과 문화적으로 효율적인 진단이 얼마나 필요한지를 이 장에서도 알 수 있지만 필기나 온라인상에서 더 많은 정보를 찾아 볼 수 있는 곳도 많으니 참고하길 바란다. 어떤 것은 이 장의 맨 끝에 있는 찾아보기에서도 찾아 볼 수가 있다. 나는 독자들이 이러한 것들을 많이 알고 전문적인 치료에서도 잘 적용하길 바란다.

참고문헌 References

Abizadeh, A.(2001). Ethnicity, race, and a possible humanity. *World Order*, *33*(1), 23–34.

American Association of Retired Persons.(n.d.). *Grandfacts state fact sheet for grandparents, relatives raising grandchildren*. Retrieved from http://www.aarp.org/relationships/friends-family/grandfacts-sheets/?CMP=KNC-360I-GOOGLE-REL FRI&HBX_PK=grandparents_as_parents&utm_source=GOOGLE&utm_medium=cpc&utm_term=grandparents%2Bas%2Bparents&utm_campaign=G_Grandfacts&360cid=SI_308824831_10641909541_1

American Occupational Therapy Association.(2004). AOTA position paper: Occupational therapy's commitment to nondiscrimination and inclusion. *American Journal of Occupational Therapy*, *58*, 668.

American Occupational Therapy Association.(2008). Occupational therapy practice framework: Domain and process, 2nd edition. *American Journal of Occupational Therapy*, *62*(6), 625–683.

American Occupational Therapy Association.(2012). *AOTA's centennial vision*. Retrieved from http://www.aota.org/News/Centennial.aspx

Baum, C., & Christiansen, C.(2005). Person–environment-occupation-performance: An occupation-based framework for practice. In C. Christiansen & C. Baum(Eds.), *Occupational therapy: Performance, participation and well-being*(pp. 242–267). Thorofare, NJ: Slack.

Black, R. M.(2002). Occupational therapy's dance with diversity. *American Journal of Occupational Therapy*, *56*(2), 140–148.

Black, R. M.(2005). Intersections of care: An analysis of culturally competent care, client centered care, and the feminist ethic of care. *Work: A Journal of Prevention, Assessment, and Rehabilitation*, *24*(4), 409–422.

Black, R. M.(2010). Culture and meaningful occupation. In K. Sladyk, K. Jacobs, & N. MacRae(Eds.), *Occupational therapy essentials for clinical competence*(pp. 11–22). Thorofare, NJ: Slack.

Black, R. M., & Wells, S. A.(2007). *Culture & occupation: A model of empowerment in occupational therapy*. Bethesda, MD: American Occupation and Therapy Association Press.

Bonder, B., Martin, L., & Miracle, A.(2002). *Culture in clinical care*. Thorofare, NJ: Slack.

Bonder, B., Martin, L., & Miracle, A.(2004). Culture emergent in occupation. *American Journal of Occupational Therapy*, *58*(2), 159–168.

Callister, L. C.(2005). What has the literature taught us about culturally competent care of women and children? *American Journal of Maternal/Child Nursing*, *30*, 380–388.

Campinha-Bacote, J.(2002). The process of cultural competence in the delivery of health-care services: A model of care. *Journal of Transcultural Nursing*, *13*, 181–184.

Christiansen, C.(2005). *Creating a centennial vision: Four possible scenarios*. Retrieved from http://www.aota.org/News?Centennial/Background.36564.aspx

Cross, T. L., Bazron, B. J., Dennis, K. W., & Isaacs, M. R.(1989). *Towards a culturally competent system of care: A monograph on effective services for minority children who are severely emotionally disturbed*. Washington, DC: CASSP Technical Assistance Center, Georgetown University Child Development Center.

Dillard, M., Andonian, L., Flores, O., Lai, L., MacRae, A., & Shakir, M.(1992). Culturally competent occupational therapy in a diversely populated mental health setting. *American Journal of Occupational Therapy*, *46*, 721–726.

Diverse.(1995). *The Merriam-Webster dictionary*(10th ed.). Springfield, MA: Merriam-Webster.

Dunn, W., Brown, C., & McGuigan, A.(1994). The ecology of human performance: A framework for considering the effect of context. *American Journal of Occupational Therapy*, *48*, 595–607.

Fortier, J. P., & Bishop, D.(2004). *Setting the agenda for research on cultural competence in health care, final report*. Rockville, MD: U.S. Department of Health and Human Services, Office of Minority Health, & Agency for Healthcare Research and Quality. Retrieved from http://www.ahrq.gov/research/cultural.htm

Galanti, G. A.(2004). *Caring for patients from different cultures*(3rd ed.). Philadelphia, PA: University of Pennsylvania Press.

Gordon, A. K.(1995). Deterrents to access and service for blacks and Hispanics: The Medicare Hospice Benefit, healthcare utilization, and cultural barriers. *The Hospice Journal*, *10*(2), 65–83.

Gupta, J.(2008). Reflections of one educator on teaching cultural competence. *Education SIS Quarterly*, *18*(3), 3.

Hall, E. T.(1990). *The hidden dimension.* New York, NY: Knopf Doubleday.(Original work published 1966)

Haney Lopez, I. F.(1994). The social construction of race: Some observations on illusion, fabrication, and choice. *Harvard Civil Rights-Civil Liberties Law Review*, *1*(62), 11–17.

Hecht, M. L.(Ed.).(1998). *Communicating prejudice*. Thousand Oaks, CA: SAGE.

Herbst, P. H.(1997). *The color of words: An encyclopaedic dictionary of ethnic bias in the United States*. Yarmouth, ME: Intercultural Press.

Hoops, D.(1979). Intercultural communication concepts and the psychology of intercultural experiences. In M. Pusch(Ed.), *Multicultural education: A cross-cultural training approach*(pp. 9–38). Yarmouth, ME: Intercultural Press.

Iwama, M.(2004). Meaning and inclusion: Revisiting culture in occupational therapy [Guest Editorial]. *Australian Occupational Therapy Journal*, *51*, 1–2.

Iwama, M.(2006). *The KAWA model: Culturally relevant occupational therapy*. Toronto, Canada: Churchill Livingstone.

Juckett, G.(2005). Cross-cultural medicine. *American Family Physician*, *72*(11), 2267–2274.

Kielhofner, G., & Burke, J.(1980). A model of human occupation, part one: Conceptual framework and content. *American Journal of Occupational Therapy*, *34*, 572–581.

Kleinman, A.(1978). *Patients and healers in the context of culture*. Berkeley, CA: University of California Press.

La Fontaine, J. S.(1985). Person and individual: Some anthropological reflections. In M. Carrithers, S. Collins, & S. Lukes(Eds.), *The category of the person: Anthropology, philosophy, history*(pp. 123–140). Cambridge, United Kingdom: Cambridge University Press.

Lattanzi, J. B., & Purnell, L. D.(2006). *Developing cultural competence in physical therapy practice*. Philadelphia, PA: F. A. Davis.

Law, M., Baptiste, S., & Mills, J.(1995). Client-centred practice: What does it mean and does it make a difference? *Canadian Journal of Occupational Therapy*, *62*, 250–257.

Law, M., Cooper, B., Strong, S., Stewart, D., Rigby, P., & Letts, L.(1996). The person-environment-occupation model: A transactive approach to occupational performance. *Canadian Journal of Occupational Therapy*, *63*, 9–23.

Leininger, M., & MacFarland, M. R.(2006). *Culture care diversity and universality: A worldwide nursing theory*. Boston, MA: Jones and Bartlett.

Lev, A. I.(2004). *The complete lesbian and gay parenting guide*. New York, NY: Berkley.

Lynn-McHale, D. J., & Deatrick, J. A.(2000). Trust between family and health care providers. *Journal of Family Nursing*, *6*, 210–230.

Mahoney, C.(Ed.).(1976). *The evil eye*. New York, NY: Columbia University Press.

Majumdar, B., Browne, G., Roberts, J., & Carpio, B.(2004). Effects of cultural sensitivity training on health care provider attitudes and patient outcomes. *Journal of Nursing Scholarship*, *36*, 161–166.

Marks, J.(1996). Science and race. *American Behavioral Scientist*, *40*(2), 123–133.

Montagu, A.(1986). *Touching: The human significance of the skin*(3rd ed.). New York, NY: Harper and Row.

Mu, K., Coppard, B. M., Bracciano, A., Doll, J., & Matthews, A.(2010). Fostering cultural competency, clinical reasoning, and leadership through international outreach. *Occupational Therapy in Health Care*, *24*(1), 74–85.

Muñoz, J.(2007). Culturally responsive caring in occupational therapy. *Occupational Therapy International*, *14*(4), 256–280.

Murden, R., Norman, A., Ross, J., Sturdivant, E., Kedia, M., & Shah, S.(2008). Occupational therapy students' perceptions of their cultural awareness and competency. *Occupational Therapy International*, *15*(3), 191–203.

Nittle, N. K.(2011). What is race? Debunking the ideas behind this construct. Retrieved from http://racerelations.about.com/od/understandingrac1/a/WhatIsRace.htm

Odawara, E.(2005). Cultural competency in occupational therapy: Beyond a cross-cultural view of practice. *American Journal of Occupational Therapy*, *59*, 325–334.

Pittz, W.(2005). *Closing the gap: Solutions to race-based health disparities*. Applied Research Center and Northwest Federation of Community Organizations. Retrieved from http://www.thepraxisproject.org/tools/ClosingGap.pdf

Purnell, L. D., & Lattanzi, J. B.(2006). Introducing steps to cultural study and cultural competence. In J. B. Lattanzi & L. D. Purnell(Eds.), *Developing cultural competence in physical therapy practice*(pp. 21–37). Philadelphia, PA: F. A. Davis.

Rasmussen, T. M., Lloyd, C., & Wielandt, T.(2005). Cultural awareness among Queensland undergraduate occupational therapy students. *Australian Occupational Therapy Journal*, *52*, 302–310.

Reitz, S. M.(2010). Historical and philosophical perspectives of occupational therapy's role in health promotion. In M. E. Scaffa, S. M. Reitz, & M. A. Pizzi(Eds.), *Occupational therapy in the promotion of health and wellness*(pp. 1–21). Philadelphia, PA: F. A. Davis.

Rogers, C.(1989). A theory of therapy, personality, and interpersonal relationships as developed in the client-centered framework. In H. Kirschenbaum & V. Henderson(Eds.), *The Carl Rogers reader*(pp. 236–262). Boston, MA: Houghton Mifflin.(Reprinted from *Psychology: A study of science, Vol. 3. Formulations of the person and the social context*, pp. 184–256, by S. Koch, Ed., 1959, New York, NY: McGraw-Hill.)

Rothenberg, P. S.(1998). *Race, class, and gender in the United States: An integrated study*(4th ed.). New York, NY: St. Martin's Press.

Saldana, D.(2001). *Cultural competency: A practical guide for mental health service providers*. Austin, TX: University of Texas at Austin, Hogg Foundation for Mental Health.

Schkade, J. K., & Schultz, S.(2003). Occupational adaptation. In E. Crepeau, E. Cohn, & B. A. B. Schell(Eds.), *Willard and Spackman's occupational therapy*(10th ed., pp. 200–203). Philadephia, PA: Lippincott Williams & Wilkins.

Sheppard, M.(1996). *Proxemics*. Retrieved from http://www.cs.unm.edu/~sheppard/proxemics.htm

Spector, R. E.(1985). *Cultural diversity in health and illness*(2nd ed.). Norwalk, CT: Appleton-Century-Crofts.

Srivastava, R. H.(2007). *The healthcare professional's guide to clinical cultural competence*. Toronto, Canada: Mosby Elsevier.

Steed, R.(2010). Attitude and beliefs of occupational therapists participating in a cultural competency workshop. *Occupational Therapy International*, *17*, 142–151. doi:10.1002/oti.299

Suh, E. E.(2004). The model of cultural competence through an evolutionary concept analysis. *Journal of Transcultural Nursing*, *15*, 93–102.

Sumsion, T.(Ed.).(1993). *Client-centered practice in occupational therapy: A guide to implementation*. New York, NY: Churchill Livingstone.

Wells, S. A., & Black, R. M.(2000). *Cultural competency for health professionals*. Bethesda, MD: American Occupational Therapy Association.

17 장

작업수행에 영향을 미치는 사회적, 경제적, 그리고 정치적 요인들

Social, Economic, and Political Factors That Influence Occupational Roxie M. Black

박주영 옮김

개요

학습목표

이 장을 학습한 후, 다음의 내용을 할 수 있을 것이다:

1. 사회경제적 상태, 사회적 계급, 그리고 사회적 불평등을 구분할 수 있다.
2. 건강이 개인의 사회적 직위와 어떤 연관이 있는지를 토론할 수가 있다.
3. 개인적, 그리고 사회적 수준의 사회-경제적 요인들이 건강을 얼마나 좌지우지하는지를 토론할 수 있다.
4. 아이들이 사회경제적으로 경험하는 불이익이 나중에 성인이 되고 나서 작업을 수행하는데 있어서 얼마나 영향을 미치는지를 설명할 수가 있다.
5. 작업치료사들이 사회적 불평등과 클라이언트의 인생에 있어서 남게 될 건강상의 괴리가 가져오는 부정적인 영향을 줄이기 위해서 취하는 3가지 조치가 무엇인지를 설명할 수 있다.

서론 Introduction

이 장에서 주목하게 될 점은 바로 건강과 생활 전반에서 작업수행에 영향을 주게 될 사회적, 그리고 경제적인 힘이 무엇인지이다. 중요한 점은 바로 높은 사회 경제적 지위가 더 나은 건강 상태와 의미 있는 작업을 할 수 있는 기회, 그리고 거기서 이득을 얻을 수 있는 높은 확률로 이어진다는 점이다. 높은 사회적 지위와 건강간의 연관성을 설명하는 과학적인 논문의 심오함을 확인하게 될 것이다. 이러한 연관성을 통해서 우리는 모든 사람들이 건강할 때 아픈 사람들이 꼭 빈곤층만이 아니라 경제적으로 지위가 높더라도 꼭 하락세가 있다는 것을 알 수가 있을 것이다. 경제적인 지위가 낮을 경우 만성적인 스트레스, 심장 질환, 그리고 궤양, 2 종류의 당뇨, 류마티스 관절염, 그리고 일정 종류의 암, 조기 고령화 등등과 관련이 있다(Evans, Barer, & Marmor, 1994; U.S. Department of Health and Human Services, Office of Minority Health, 2011; Wilkinson & Marmot, 2003). 건강이 좋을수록 교육 수준이 얼마나 높으며 수입이나 지위가 얼마나 높은지를 따지는 것은 무리도 아니다(Lynch et al., 1998). 대체적으로 잘 교육을 받은 성인들은 그렇지 않은 사람들보다 더 좋은 곳에 취직하고 좋을 일을 하면서 산다. 보건 보험은 고용에 따라서 주어지는 혜택이기에 이러한 봉급을 받고 사는 사람들은 의료 진료를 받을 수 있는 길이 보장이 되어 있다고 보면 된다. 사람들은 교육 수준이 높으면 건강에 대한 정보도 많으며 이를 해석하고 적용할 수 있다. 순차적으로 더 나은 건강상의 지식을 가지고 있으면 식사를 잘 하면서 운동을 하는 등 건강한 태도와 행동을 개발할 수가 있기 때문이다(Evans et al., 1994; Lynch et al., 1998). 문제는 왜 이러한 현상이 일어나는 것이며 어떻게 해야지 이러한 경향을 뒤바꿀 수 있는지를 발견하는 것이다. 작업치료사들에게 높은 사회 경제적 지위와 건강간의 관계에 놓여있는 관계나 또는 어떻게 이러한 것이 작업치료 서비스로부터 이득을 얻으면서 참여를 하게 할 수 있는 기회를 만들어주는 지를 알고 넘어가는 것이 좋다.

높은 사회경제적 지위를 가지고 있는 성인일수록 고민이 적고 심리적으로 더욱 풍족하게 산다는 가설이 있다(자아에 대한 자신감, 자기 관리, 그리고 만족도 절제를 하는 태도). 삶의 문제와 싸우는데 있어서 이미 심리적으로, 즉 마음이 풍족하다는 것이다(Kawachi & Berkman, 2003; Schulz et al., 2006; Williams, 1997). 그리고 높은 사회경제적 직위는 이미 태어나기 전부터 그 혜택이 시작이 된다는 연구결과도 있다. 이는 인생의 마지막 날까지 그 건강을 책임지는 것이다(Barker, 1998; Lynch et al., 1994; Schulz et al., 2006; Shonkoff & Phillips, 2000). 공적 보건 연구가 최근 이러한 강력한 관계에 숨겨진 메커니즘을 풀어헤치기 위한 목적으로 진행되고 있다. 이 장에서는 사회적, 경제적, 그리고 정치적인 요인들 간의 관계의 연속성을 탐구하고 정치적 요인들과 작업수행에 대해서 탐구할 것이다.

Annie와 Desmond에 대한 **사례 연구**를 생각해 보고 사회경제적으로 지위가 높은 사람들은 과연 가족들의 건강도 좋게 유지할 수 있는지를 알아본다. Desmond는 일터에서의 병을 언급했다. 도시에서 살면서 가족들은 환경적인 공해와 같이 안전하지 못한 환경에 노출이 되어 있다. 어떻게 이것을 Annie가 병원에서 만난 여성과 비교를 할 수 있을 것인가? Annie의 건강이 사회적, 그리고 그녀의 과거에 있었던 물리적 환경으로 인해서 악화된 것인가? 공장과 연관된 또 다른 중요한 질문이 있다 – "왜 Annie는 이러한 서비스를 통해서 돈을 많이 벌고 있으면서도 정작 그 가정 방문 서비스를 안

사례 연구 17.1 주님이 저를 바라봐 주셨으면 좋겠어요.

Annie는 72세이며 병원에서 2주를 보냈다. Annie가 말했듯이 그녀는 아래계단에서 넘어졌다. 골반 뼈와 갈비뼈 두 대가 부러졌고 이것이 좀 있으면 나을 것이라고 기대를 했지만 그녀는 가정에서 혼자서 시간을 보낼 때가 두려웠다. 그녀는 2년 전에 덜 심각한 뇌졸중을 앓아서 고생을 하기도 했다. Annie는 디트로이트에 살고 있고 집은 작은 침실 2곳, 그리고 2층에 화장실이 있으며 지하에 세탁실이 있는 정도였다. 그녀는 과부이며 유일하게 있는 아들이 시카고에서 산다. 대부분의 인생을 그녀는 집에서 있으면서 3명의 아들을 기르는 동시에 남편인 Desmond가 자동차 공급 회사에서 일하고 있었다. 불행하게도 31년 동안 일을 하고 나서 Desmond는 해직을 당하였고 그는 폐암을 앓게 되어 죽었다. Desmond는 흡연을 하지 않았다. Desmond와 Annie는 가족들을 잃은 적이 있는 사람들과 혹시 직업 때문에 건강이 악화되지는 않았는지 고민을 하였다. 그리고 Desmond가 일을 했던 공장이 가공이 중단이 되고 이는 Annie도 그동안 받아온 연금을 받지 못하게 되었다는 것이었다. 지금은 사회 보안 서비스를 받으면서 의료 서비스를 받고 있다. 그녀의 수입은 고작 연간 21,000불에 지나지 않았다. 병원에서 퇴원하기 직전에 Annie는 작업치료사로부터 평가를 받았다. 그 치료사는 Annie에게 목욕을 하고 옷을 입고 그리고 그녀가 집에 한 번 갈 때 마다 할 일을 제안해 준 사람이었다. 그녀는 나이 든 성인과 장애자를 위한 교통 서비스인 다이얼 라이드에 대한 정보를 들었다. 그리고 그녀가 운동을 할 수 있고 사회 활동을 할 수가 있는 노인 센터의 이름도 알게 되었다. Annie는 그녀가 가정에서는 다른 여성들처럼 서비스를 받지 못했다는 점에 실망이 컸다. 그녀의 말에 의하면 이 여성은 "좋은 목욕의자와 손잡이, 그리고 턱"을 받았다. Annie의 보험에는 이런 것들이 없었다. 그녀의 치료사가 그녀에게 말한 그 변기 의자도 그녀가 볼 일을 보는 도중에 떨어지는 걸 방지해 주지는 않았다.

가정에서 3주 이후 Annie는 그녀의 회복이 느리고 의료비가 점점 바닥이 나는 것 같아서 걱정을 하였다. 그녀가 다니는 교회의 친구들은 가끔 식사를 하러 오며 장을 보는 것도 도와주지만 Annie는 더욱 자급자족형 인간이 되어야 한다고 생각했다. 아들과 전화통화를 하면서 그녀는 자신이 사는 동네에서 돌아다니는 것이 두렵다고 고백을 하였다. 이제는 "앉아 있는 오리"처럼 자신이 뭔가 무기력해 보인다고 한 것이다. Annie는 자신이 몇 주전에 만난 여성들이 자신보다 잘 사는 것 같았고 만일 자신이 타인들에게 도움을 계속 받고 산다면 어떻게 될지도 눈앞이 깜깜하였다. 그녀는 자신을 돕는 친구들을 "생명줄"처럼 생각을 하지만 그녀는 "주님이 자신을 바라봐 주실 것"이라고 기도를 한다.

받는 것 왜일까?" 다른 문제는 바로 Annie가 자신의 활동을 바꾸지 못하나 활동의 수준은 변경할 수 있으며 또 사회의 참가자들이 이웃들과의 환경으로 인해서 제약을 받고 있다는 것이다. Annie는 운동성이 있는 활동을 하기 위해서 그리고 가정에서 독립적이고도 안전하게 살기 위해서 노력을 하고 있다. 그러나 그녀의 신체적 부상은 그녀의 미래를 흔들 수 있는 장애물이 아니었다. 오히려 물질적이거나 사회적인 재산이 가장 문제였다. 이 장에서는 중점을 체계적으로 불이익을 받고 있는 사람들의 집단에 맞추어 보도록 하겠다.

이러한 관점에서 불이익을 받는 집단들은 예를 들어, 노인, 빈곤층, 민족적, 그리고 인종적인 소수 계층, 그리고 장애자들이다. 작업치료사들도 한 집단으로써 백인이 많으며 중간 계층(Wells & Black, 2000)이고 그들의 클라이언트들보다 더 호화로운 삶을 영위하고 있을 수가 있다. 그러므로 적격이면서도 민족적인 작업치료사들은 클라이언트들과의 관계에서 자신들이 서 있는 사회적 위치를 인식한다. 이러한 차이는 작업치료의 준비과정에서 항상 발목을 잡는 깊게 내린 뿌리 같다. 치료사들은 이러한 경험적 차이를 인식하고 실습에서의 자신들의 영향력이 어느 정도 인지를 평가한다.
치료사들은 배경과 클라이언트들의 환경을 분석하기 위해서 심열을 기울여야 하고 또 이러한 배경을 간과하거나,
오해 또는 최소화하지 않도록 주의해야 한다.

건강과 질병의 사회적 원인이 무엇인지 정의 내리기

사회경제적 상태, 계급, 그리고 사회적 운동성

몇몇의 용어를 통해서 건강에 미치는 사회적, 그리고 경제적 요인의 영향력을 표현하거나 아니면 각 용어에는 다양한 의미가 있다. 가장 친근하고 흔한 용어들 중 하나는 **사회경제적 상태**이다. 높은 직위는 그야 말로 작업적, 교육적, 그리고 개인이나 집단들이 벌어들이는 수입의 수준이다. 크리거(2001년, 2010년)는 높은 경제적 상태가 사회적인 직위나 상태를 너무 과장하는 측면이 있고 건강에 관한 물질적 역할을 과소평가 하고 있다고 말한다. 이에 대한 내용은 이 장의 후반부에서 다시 다루게 될 것이다.

계층이라는 용어는 사회적 차이, 즉 낮은 계층, 노동 계층, 중간 계층, 그리고 상위 계층 등의 여러 집단들 간의 사회적 차이를 말한다. 사회 과학 온라인 사전(2012)에서는 계층을 사회적 구조 안에서 공통된 상황을 공유하는 개인들로 이루어진 집단이라고 한다. 토지에 기반을 둔 경제권에서 이는 계층적 구조가 소유를 기반으로 한 관계와 재산의 관리를 기반으로 유지가 되고 있다는 것이다. 재산의 소유권은 부와 권력을 가져오는데 이것은 더 좋은 자원을 사용하여 건강을 잘 관리할 수 있는 기회를 얻게 됨을 의미한다. 사회적 사다리에서 오르락내리락 하는 정도, 사회학자들이 사회적 운동성이라고 부르는 이것은 계층적 상태에 의해서 시사가 되는, 누구나 한 번 정도는 인식을 해 봐야 하는 것이다. 더 나아가, 한 사람의 사회적 계층이나 높은 경제적 상태가 사람을 건강관리에 최적화된 상태에 노출시킨다(Evans et al., 1994; Link & Phelan, 1995, 2005; Lynch et al., 1994).

계층이나 높은 경제적 상태는 작업의 수행과 참여에 영향을 미친다. 2009년에 Bass-Haugen은 논문을 재검토하고 활동 프로파일, 가정, 그리고 작업 환경, 의료 시스템에서의 경험, 그리고 사회경제적 직위와 계층을 기초로 한 건강 검진 서비스의 결과를 보여주었다. 그녀는 작업의 수행에서 생기는 손해는 비-흑인 인종이나 저소득의 미국에게서 가장 흔하게 발생하였다. 엄격하게 제한되어 있는 활동과 그에 대한 참여와 연관된 메커니즘 때문인지도 모른다. 예컨대, 동네의 질이 저질이라면 아이들이 놀 수 있는 안전한 장소를 찾는 것이 어렵고 노인들은 운동이나 사회생활을 할 수 있는, 걸을 수 있는 장소를 누리지 못하게 된다(Schulz et al., 2006; Yen, Michael, & Perdue, 2009). 시간이 지남에 따라서 이러한 불이익은 점점 쌓여서 어른이 될 경우 배우고, 개발하고, 노동하고, 그리고 사회에 기여를 할 수 있는 기회를 풍족하게 가지고 있는 집단들 간의 격차가 벌어지게 된다. 그리고 그런 기회조차 없는 사람들은 그 격차가 더 넓을 것이다.

사회적 불평등과 건강상의 격차

사회적 불평등과 건강상의 격차라는 용어는 공공 보건 논문에서 나온 것이며 계층, 성별, 연령, 인종, 민족성, 그리고 성적 성향과 관련된 특성들과도 연관이 있다. **사회적 불평등**은 개인들의 집단이 일정한 사회적 상태를 누리지 못하는 상황을 말한다. 사회적 불평등은 인종적 불평등, 성적 불평등, 그리고 재산의 불평등이다. 사회적 불평등은 불평등한 기회조건과 보수의 비율인데 이것은 불공평하고, 정의롭지 못하고, 불필요한 하부 집단에 적용이 되는 사례들이다(Krieger, 2001, 2010).

사회적 불평등은 의료 진단이나 서비스를 받을 수 있는 기회가 제한이 되어 있다는 것이다. **건강상의 격차**는 의료 서비스나 진단을 받을 수 있는 기회의 격차이며 의료 수입은 사회적 불평등의 뿌리이자 보건 시스템에서 활동을 하는 전문가들의 부적절한 행동의 원흉이다(2000년, 보건 사회 복

지부). 예를 들어, 연구들은 증상이나 보험 적용 범위를 조절하고 나서 미국의 의사들은 심장 질환을 대비하기 위해서 백인들에게 심장동맥 성형-술과 같은 진단을 권한다. 그리고 소수의 계층의 경우 당뇨병을 앓고 있는 사람에게 절단수술과 같은 바람직하지 않은 선택을 강요하기도 한다. 이러한 연구에서 소수 계층과 보건 전문가들 간의 임상적 만남이 불완전하고 부실한 치료의 또 하나의 원인일 수가 있다. 고정관념의 형성이나 제도적 인종차별주의는 이제 변해야 하는 건강진료 환경에서의 정의롭지 못한 힘이며 이제는 널리 만연하고 있는 실정이다(Clark, 2004).

사회적 불평등이 보건 전문가들에게 엄청난 문제인 두 번째 이유는 바로 사회적 불평등 때문에 사람들의 건강이 부실해질 위험에 놓였기 때문이다. 기대 수명은 짧고 대부분의 질병들은 사회적 사다리에서 점점 내려갈수록 많아진다. 몇 십년 간의 연구에서는 빈곤층과 부유층의 이러한 격차가 사실이라는 것도 증명을 하였다(Marmot & Wilkinson, 1999). 화이트 홀 연구라고 불리는 유명한 연구에서 Marmot, Shipley, and Rose(1984년)가 30년 넘게 영국의 공무원들을 조사하고 낮은 계층의 봉사를 하고 있는 사람인 사무실 근로자들은 높은 수준인 행정과에서 일하는 사람들 보다 사망률이 4배 더 많았다.

이러한 현상의 메커니즘은 복합적이며 어떤 연구자는 사회경제적 상태와 건강간의 관계를 설명해 주는 근본적인 메커니즘이 바로 스트레스라고도 지적을 한 바가 있다. 다른 사람들은 사람의 발달과정과 아동기 때문의 노출에 대한 과학적 논문에서 도출을 하여 건강을 진짜로 악화시키는 요인은 바로 시간이 지나면서 점점 섞여지는 물리적, 자연적 본성이라고 하였다. 개인들은 불평등과 불균형을 실감하면서 심리적 스트레스를 받겠지만 가장 근본적인 원인들도 파헤쳐 보아야 한다. 건강상의 격차가 일어나는 근본적인 원인을 제기하고 제거하려면 낮은 사회경제적 계층의 사람들과 가족들이 건강에 대한 정보를 더 많이 얻어야 하고 또 비교적 비싼 진단이나 서비스를 받으면서 만성 질환이나 장애를 쉽게 치료할 수 있다는 사실을 직시해야 한다. 예를 들어, 저소득의 가정은 효율적인 교통수단이 없다. 이러한 간단한 사실만 보아도 재활치료 시간에 맞춰서 어디를 가는 것도 힘든 것이며 이는 진단을 받을 수 있는 빈도가 낮아져서 결국은 건강이 나빠지고 일을 제대로 못하게 되니 저소득이라는 상태가 계속되는 것이다. 이는 클라이언트의 잘못이 아니라 치료사가 문제를 해결하는 절차 중 일부인 시술의 배경적 문제가 크다.

안타깝게도 "상향적인 운동성"은 과거에 비해서 일어나고 있지 않다. 작업치료사들은 실생활에서의 클라이언트들의 상황을 고려하는 편이지만 환자-층이나 사회경제적 자산을 이루는 사회적 동향을 어떻게 이용하면 작업수행을 더 발전시킬 수 있는지를 고민하는 것도 중요한 일이다. 오늘 날 미국의 사람들은 30년 전에 비해서 그들이 태어난 그 계층 그대로 사는 사람들이 많다(Bradbury & Katz, 2002). 최근의 자료에 의하면 저소득 가정의 자녀들이 상위 소득 5%에 도달할 수 있는 확률이 고작 1%라는 결과를 보여주었다. 그에 비해서 고소득 가정의 자녀들이 상위 5%에 도달할 수 있는 확률은 22%이다(Hertz, 2006).

집을 사고 예전에 부모님들이 번 것 보다 훨씬 더 잘 벌겠다는 꿈을 안고 미국으로 이민을 오는 이민자들의 "아메리칸 드림"은 이제는 일부에게만 적용되는 것이다. 아직까지도 계속 되는 경기 침체와 주택 시작의 붕괴는 중산층의 미국인들을 다른 집단보다 곤궁에 빠뜨리고 말았다. 많은 사람들이 지속적인 실업난과 전례를 찾아 볼 수 없는 부채를 떠안으면서 하루하루를 고통 속에서 살고 있다. 직장으로 인한 스트레스는 직접적인 원인은 아니나 간접적으로 부실한 건강에 대해서는 부정적인 영향을 미친다. 베스-하이젠(2009년)은 작업치료사가 본 아이들과 어른들의 사회경제적 상태와 작업의 수행 차이에 대한 연결고리를 형성하는 연구를 발표했다. 그녀는 가난한 성인은 특정 신체 활동이 어려우며 아예 그 활동을 못한다는 보고를 할 확률이 2-3배 더 많았다. 가난한 성인들은 활동을 하는데 있어서 높은 제약을 받고 신체 활동이나 운동을 하는데 있어서 보조 장비까지 착용해야 한다. 생활환경이나 클라이언트도 중요하다. 비-백인 계층의 아이들은 자신들의 동네에 살면서 자신들이 안전하다고 생각을 하지 않으며 학교도 마찬가지이다. 예를 들어, 94.2%의 백인 아이들은 자신들의 동네가 안전하다고 생각하며 74.6%의 흑인 히스패닉 아이들(비-백인계층)은 백인처럼 생각을 하고 있지 않다.

성별, 민족성, 연령, 장애, 그리고 성적 성향의 교차점

건강이나 작업수행에 영향을 주는 다른 요인들은 근본적으로 개인이 속한 사회적 범주와도 관련이 있으며 이는 성별, 민족적 자산, 연령, 성적 성향을 포함하며 장애자인지 아닌지도 예외는 아니다(2011년, 미국의 어린이들; 2010년, 크리거; 2011년, 보건 사회 복지부, 소수 계층 보건 진료소). 개인들은 이러한 종류의 범주에 한 곳 이상에는 속해 있다. 작업치료사들처럼 우리는 지속적으로 우리가 사회적 범주를 기초로 클라이언트들에 대해서 추측을 내릴 수 있을지 계속 자신에게 질문을 해야 한다. 한 명이라도 범주에서 벗어나 있는 사람을 보거나 클라이언트 중심 작업치료를 시행한 적이 한 번이라도 있는가?

성적 불평등

어떤 여성은 여자로 살아온 경험이 자신의 불평등 중 하나라고 생각한다. 예를 들어, 여성들은 전문적인 직업을 구하기 어렵다. 성적 편견 때문에 사업도 못한다(Kelan, 2009). 타인들은 여성은 여성들만의 일을 해야 한다고 믿는다(Hesse Biber & Carter, 2000). 2005년, 경제학자는 미국에서는 여성들이 노동비율 중 46%를 차지함에도 행정 요직을 차지하고 있는 여성들은 8%도 되지 않는다고 보고하였다. 이는 여성들이 가지고 있는 직업의 일부이긴 하나 직업의 분류는 모든 차이를 설명해주지 못하며 여성들에게는 막혀 있는 이러한 고소득 직업은 이러한 격차를 더 넓히고 지속시킨다.

성별은 건강상으로 강력한 영향을 미친다. 특히 서구 세계에서는 여성들은 남성보다 기대 수명이 훨씬 길다(2011년, OECD). 하지만 질병이나 장애를 패턴이 성별에 따라서 유지가 되는 걸 보면 이미 모순된 그림밖에 떠오르지 않는다. 여성이 남성보다 오래 살지만 여성도 모든 연령대에서 만성질환이나 질병에 시달린다. 예컨대, 모든 인구의 3분의 2를 차지하는 여성들은 관절염을 앓고 있다(2010년, 보건 통계센터). 마찬가지로 우울증도 여성보다 남성이 더 낮다. 이러한 성적 차이는 남녀 간의 생태학적 차이로 인해 생기는 것이다. 그리고 다른 요인들은 여성들의 스트레스를 부각시키는 성적 역할의 차이에서 생기는 것이다(Adams, Martinez, & Vickerie, 2010). 스트레스는 관절염과 우울증을 더욱 악화시키는 것으로 알려져 있다(2000년, HHS). 작업치료사들은 성적 차이가 건강상의 불평등으로 이어지며 안타깝지만 가끔씩은 여성들이 받은 의료 진단의 괴리로도 이어질 수가 있다는 걸 알아채야 한다.

민족적 불평등

민족성은 건강에 대한 일생의 기회에 영향을 주지만 교육이나 고용에 대한 사회적 기회에도 만만치 않게 개입이 된다. 민족성이라는 용어는 사회적, 경제적 기회의 차이를 생태학적이 아니라 오히려 문화적으로 설명하기 위한 용어이다. 많은 사람들은 민족적 차이가 이러한 차이의 원인이라고 생각을 한다. 예를 들어, 평균적으로 빈곤율은 백인보다 흑인사회에서 더 흔하다. 하지만 만일 흑인 동네와 백인 동네에서 아이들의 학업성취율에 차이가 있어서 아이들의 학업 성취율이 낮아지는 것이 아이들의 피부색 때문이라고 생각하면 큰 오산이다. 이는 흑인 가정의 경제적 불이익으로 인해 생기는 현상이라고 보는 것이 옳다.

하지만 빈곤만이 이러한 교육적 현상을 다 설명하고 설득시켜줄 수 없다는 연구결과도 있다. Roscigno와 Ainsworth-Darnell(1999년)은 민족 집단에 따라서 학업 성취-율에 기여를 하는 학생들이 받는 치료 역시 조금씩 차이가 난다고 하였다. 이는 교사들이 학업 성취도가 더 뛰어난 아이들에게 집중을 하고 보조를 해 주며 그렇지 않은 학생들보다 더 높은 기대치를 가지고 있다는 걸 증명해준다(Kau & Thompson, 2003). 교사들이 의식적이든 비-의식적이든 투자할 가치가 없는 학생을 배제하고 가능성이 있는 학생만을 고집하는 미묘하고 이상한 메커니즘이 깔려 있는 셈이다.

교육은 인생에 있어서 없어서는 안 될 요인이다. 고용 기회나 수입은 전적으로 이전의 학업 성취도가 많이 반영이 되기 때문이다(Miringoff & Miringoff, 1999; Shonkoff & Phillips, 2000). 미국 정부는 이러한 사실을 1950년대부터 알고 있었으며 저소득층 가정이나 사회를 목표로 하는 통합적인 아동 발전 프로그램의 국내 네트워크인 헤드 스타트 프로그램을 세웠다(2003년, 미국 통계청). 가난한 소수 계층의 아이들은 교육적으로 불이익을 받고 있으며 그 이유는 가난한 동네에서 살면서 질이 나쁜 학교를 다니고 학습 환경을 보조하기에는 실력이 검증되지 않은 교사들을 통해서 수업을 받아 왔기 때문이다(Young, 1997). 이러한 전례는 민족성과 경제적 상태의 교차점을 강조하고 있다. 아동기 때 좋은 교육의 기회를 가지고 살지 못하여 남들에게 뒤처지고 만다. 더 슬픈 사실은 2009년대에 21%의 모든 0세에서 17세의 아이들이 빈곤 속에서 살고 있다는 것이다. 이는 2000, 2001년에 16%였다가 점점 늘어나서 어느 순간 21%로 증가한 것이다(2011년, 미국 아동).

빈곤은 직접적으로 건강에 악영향을 미치고 또 민족성도 마찬가지로 건강에 영향을 미친다. 두 가지의 요인들이 함께 발견되기도 한다. 예를 들어, 통계 자료에 의하면 고혈압이 백인-계 미국인들보다 아프리카-계 흑인들에게서 만연하고 있으며 그들은 10%미만도 제대로 건강을 관리하질 못하고 있다(2011년, 보건 사회 복지부, 소수 계층 보건 진료소). 유아 사망률도 비슷한 패턴을 보이고 있다. 미국의 평균 사망률은 태어나는 1000명당 6.4%의 아이들이 사망을 하며 아프리카계 미국인들의 경우 수치가 13.4%부터 시작한다(2011년, 보건 사회 복지부, 소수 계층 보건 진료소).

연령의 불평등

연령은 건강과 작업수행에 연관된 또 다른 요인이다. 모든 사회들은 문화적 기대치를 연령에 따라서 달리 갖는다. 노인 차별은 연령에 따라서 사람을 차별하는 것을 설명하기 위해서 사용되는 용어이다(Wilkinson & Ferraro, 2002). 폭발적인 출산율을 보여준 베이비붐 세대가 실현된 이후로 이러한 차별이 심해졌다. 베이비붐 세대들은 건강하고 부유하며 더욱 잘 교육이 되어 있고 또 이전의 세대들보다 정치적으로 더 비관적이다(Soto, 2005). 그들은 상당한 영향력을 노인들에게 과시한다. 그러나 상당한 수의 나이가 든 성인 여성들, 특히 과부들은 빈곤, 실업, 그리고 나중에는 장애자가 될 확률에 크게 노출이 되어 있다.

건강과 고령화는 사망률을 측정해 주는 좋은 지표이다(Weitz, 2004, p. 52). 연령이나 질병은 밀접한 관련이 있어서 평균 연령이 증가면 건강상의 불균형이나 문제도 많아진다. 65세의 인구들은 2000년에는 35백만에서 2020년에는 55백만으로 뛰어올랐다. 2030년에서는 그러한 인구가 72.1백만을 돌파할 것으로 예상된다. 건강의 문제는 인구의 고령화, 그리고 이러한 문제를 해결하기 위한 재정적인 비용도 어마어마해져서 나중에는 정치적 문제로 발전될 가능성이 높다.

불평등과 장애

장애는 불이익과 동일시되며 이는 개인의 기술이나 재정적인 재산이 많고 적은지는 상관이 없다. 미국 통계청에 의하면(2010년) 48.9백만의 인구가 장애를 가지고 있다. 이는 거의 5세나 그 이상의 인구들이 중 20%가 사회에서 살고 있는 것이다. 고용의 기회는 장애인에게는 더더욱 주어지지 않지만 장애를 가지고 있는 사람들에게 있어서도 조금씩의 차이는 있다. 정신 지체의 경우 41%는 고용이 된다. 그러나 휠체어를 탄 장애인의 경우 수치가 22%로 떨어진다. 이러한 수많은 불이익을 경험한 사람들에게 주어지는 결과를 눈여겨 볼 필요가 있다. 장애를 가진 여성들은 가끔씩은 남성에 비해 그동안 받아온 불이익이 많으며 심지어는 여성인데다가 장애인이기 때문에 남성보다 받는 불평등한 대우가 2배로 늘어나는 것이다(Chappell & Havens, 1980; Pentland, Tremblay, Spring, & Rosenthal, 1999). 의학적, 기술적인 진보는 사람들의 수명을 늘려주고 더욱 독립적으로 살 수 있는 기반을 주었지만 아직 사회적 통합이나 참여는 이루어지지 않았다. 미국 장애인 법에 의거한 조취들은 장기적인 장애의 인권 운동에 대한 노력들을 반영하였다(작업치료사들을 포함해서 말이다). 그렇게 장애인들의 삶의 질을 더욱 시키기 위해서 노력을 해 왔다(Colker, 2005; Hurst, 2003).

장애인들은 비장애자들보다 훨씬 건강상으로 불리한 조건을 가지고 있다. 당뇨, 우울증, 고혈압, 혈중 콜레스테롤, 비만, 그리고 시력이나 부상도 모두 장애인들로부터 보고된 바가 있다(HHS, 2000). 긍정적이면서도 추천이 되는, 예를 들어, 심-혈관 운동을 하는 비율도 낮고 환자들의 교육 수준이나 정신병에 대한 진단 수준도 한참 뒤떨어져 있다.

성적 성향에 기초한 불평등

성적 성향의 기능으로써 개인들이 직면하는 불평등을 이해하는 것은 상당한 도전이며 무엇보다 경험이나 레즈비언, 동성애자, 양성애자, 그리고 트렌스젠더와 같은 사람들에 대한 지식도 없이 이해를 해야 하기 때문에 더욱 힘들 수가 있따. 레즈비언, 동성애자, 양성애자, 그리고 트렌스젠더인 사람들: 그들을 더 잘 이해하기 위한 기반 구축하기에서 IOM(2011년)은 사회에서 그들에 대한 방문의 용이성이 증가했음에도 그들의 성적 경험에 대해서 잘 아는 것이 없는 것을 알았다.

그리고 양성애자들과 비슷하고, 다른 건강상의 문제는 무엇인지, 그리고 이러한 사람들의 건강상의 문제를 지적하기 위해서 구축해야 하는 절차가 무엇인지도 제대로 인식된 것이 없었다. 이러한 사람들에 대한 경험이 항상 일정하지 않으며 인종, 민족성, 사회경제적 상태, 지리적 위치, 연령 등의 요인들로 인해서 항상 변화한다는 걸 알고 있어야 한다. 그러므로 예를 들어, 동성 관계에 놓여 있는 이러한 사람들은 위에서 얘기한 "이중 불이익을" 똑같이 경험했을 수가 있다. 사회적으로 낙인이 찍혀 있는 두 가지의 입장을 가지고 있는 것이 얼마나 불리한지 알 수가 있다(Chappell & Havens, 1980). 소수 계층과의 연구에서는 지속적인 인종차별로 인한 폐해를 문서화하고 만성적인 스트레스가 있을 것이라고 장담하였다(Clark, 2004). 이러한 패턴이 성적 성향을 존중해 주는 가운데서도 계속 되는지를 아직은 알 수가 없다.

연구는 개인적인 수준에서도 진행이 되어야 한다. 성적 성향이 유별난 사람들도 관계를 하고 또 아이들이 있을 것이다. 만일 이러한 사람들의 가정 가운데서 아이가 의료 시스템을 접하게 되면 작업치료사들은 어떻게 반응을 할 것인가? 환자들의 다양성으로 인해서 같은 종류의 문제가 반복되었다. 하지만 새로운 이민자나 노동자, 심지어는 죄수와 같은 사람들과 비슷한 문제가 될 수도 있다. 법적 권리나 지위는 곧 의료 서비스를 찾고 받는 절차와도 비례하기 때문이다. 예를 들어, 동성애 가정에서 자란 아이들은 적절한 보건 서비스를 못 받을 수가 있다. 왜냐면 비전형적인 부모와 관계가 법적으로 용인이 되지 못할 수가 있기 때문이다. 마찬가로 미국에서 서류상에 없는 아이는 학교에 입학을 하거나 나중에 자라서 직장을 구하거나 아니면 의료 서비스를 받을 수 없는 불이익이나 어려움을 겪을 수밖에 없다(Vargas, 2011). 2000년대의 통계에서는 동성 부부가 거의 모든 미국 주에서 아이들을 키우고 있다고 밝혔다. 국내적으로 34%의 동성 여성 가구, 그리고 22%의 동성 남성 가구가 18세 이하의 자녀를 데리고 살고 있는 것이다(2003년, 미국 통계청). 그들의 요구가 무시가 될 수도 있는 것이다. 건강 불균형을 줄이기 위해서 미국 의료 협회가 제안한 방안이 있지만 법률적인 문제가 아직 버티고 있으며 특히 동성 시민 연합이나 결혼을 금지하고 있는 주에서는 더욱 그렇다(Grossberg, 2006). 이러한 제약들은 생활 전반에서 가정에 악영향을 주는 성적 성향 때문에 건강 불균형을 가중시킨다.

수많은 불평등의 교차점

요약을 하자면 평등한 기회에 대한 우리의 신념과 상관없이, 차별을 예방하기 위한 법률이 있다 하여도 인생의 선택, 기회, 그리고 의미 있는 작업은 결코 평등하지가 않다. 강력한 사회적, 그리고 경제적인 힘으로 인해서 이래저래 좌지우지 되고 있기 때문이다. 이러한 요인들은 쉽게 바뀌지 않고 또는 개인의 욕심이나 노력으로 극복할 수가 있는 것이 아니다. 우리 클라이언트들도 우리의 힘으로도 마음대로 할 수 있는 현상이 아닌 것이다. 보건 시스템, 통합적 역할 등도 큰 변수이다. 이전에 우리는 성별, 연령, 민족성, 빈곤, 그리고 성적 성향에 기반을 둔 불평등이 활동 프로파일을 형성하고 그리고 자녀들, 노동 연령의 성인, 그리고 노인들의 작업 경험을 어떻게 형성하는지에 대해서 토론을 하였다. 그리고 제기된 문제가 또 하나 있는데 그것은 이중 위험성에 대한 개념이다. 이러한 위험을 안고 사는 사람들은 보통 사람들보다 몇 배의 불평등을 감수해야 한다.

보건 진료 시스템의 정치적 경제

The Political Economy of the Health Care System

개인들이나 가정에서 볼 수 있는 사회적, 경제적 요인들의 영향력을 제대로 파악하기 위해서 이러한 요인들을 미국의 보건 진료 시스템에서 견주어 볼 필요가 있다. 확실히 미국의 보건 진료 시스템은 세계에게 가장 비싸다. 2009년대에 진료비로 들어간 소비량도 국내 GDP 중 17.4%를 차지하였다. 이는 9.5%인 OECD 평균보다 8% 더 많은 수치이다(2011년, OECD). 미국에서는 2009년에 7,960불을 투자했으며 대부분의 단일 OECD 국가의 투자비용인 3,223불보다 2.5배는 더 많은 수치이다(2011년, OECD). 미국은 보건비용에 상당한 자본을 투자하여 이 자본금은 프랑스 독일과 같은 선진 서구 국가들보다 더 높은 수치이다.

그리고 앞의 장에서도 강조를 하였지만 결코 투자만이 효과를 끌어낼 수는 없다.

세계적인 대조군들

엄청난 투자가 이루어졌음에도 미국은 건강 지표에 있어서 낮은 순위를 기록하고 있다(2010년, 세계 보건 기구). 그리고 보건 시스템의 모든 수준에 있어서 심각한 문제들이 도사리고 있다는 증거가 많다(Moss, 2000; Rylko-Bauer & Farmer, 2002). 미국의 기대수명은 78.2년으로 유지 되고 있으며 이는 OECD에 속하는, 기대수명이 79.5년 인 선진국들보다 낮은 편이다(2011년). 일본, 이태리, 스페인, 그리고 호주의 기대수명은 총 81.5년이다. 미국의 유아 사망률은 더 심각하다. 2009년에는 1000명의 신생아 중 6.5%가 사망을 하였고 이는 OECD 평균인 4.4%보다 많은 수치이다. 스칸디나비아 국가들(아이슬란드, 핀란드, 그리고 스웨덴)은 미국이 보건 진단에 투자하는 비용의 일부만을 투자한다(2011년 OECD). 사회적, 그리고 환경적 배경이 건강을 이루고 또 사회적 참여를 할 수 있는 기회를 제공해 주기 때문에 인구 단위의 결과에 집중하는 것이 중요하다. 아동 예방접종 등등의 예방 치료는 2차적인 증상을 예방하는데 효과적이다. 재정적 자원이 선별 검사와 더불어서 비싼 의료 준비과정에 대한 수단인 보건 시스템에서 사회경제적 상태가 비교적 낮은 사람들은 현저하게 불이익을 받는다. 이러한 진단을 받으면서 사회경제적 상태가 낮은 환자들은 작업치료를 악화된 건강상태 속에서 받게 되고 오히려 사회경제적 상태가 높은 사람들보다 이러한 치료에서 이익을 보기 어렵다.

보건 보험의 역할

보건 보험(더 정확히 말하자면 의료 보험이라고 해야겠다)은 건강상의 혜택이나 재정적인 수단을 겸비한 직업을 요구하는 미국의 개인 시스템을 통해서 의료 서비스를 받아야 하기 때문에 중요하다. 그러나 대부분의 미국 시민들에게는 위에서 말한 이 두 가지를 모두 가지고 있지 못한다. 거의 50.7백만 이하의 거주자들이 아무튼 간에 보건 보험을 들어놓지 못하였다(2009년, 미국 통계청). 그리고 대부분의 이러한 사람들이 보건 보험을 들어놓았더라도 평등한 범위 안에서 혜택을 못 받고 있다(Brouwer, 1998; Cutler, 2004). 민족적, 그리고 인종적인 소수 집단들은 대부분 보험 가입이 되어 있지 않다. 아프리카계 미국인들은 백인보다 보험 가입이 두 배로 되어 있지 않다. 그리고 히스패닉은 백인들보다 3배 이상 심각하다. 대부분 보험 가입이 안 되어 있는 사람들은 건강 상 문제가 있고 균형이 불균형할 정도로 보험을 가입했는지 안 했는지는 정말로 신중하게 따져보아야 할 문제가 아닐 수 없다, 심지어는 조기에 사망할 수 있는 환자 대부분 보험 가입이 안 된 사람들이다(IOM, 2009; Krieger, 1999년; 미국 통계청, 2009년). 건강 보험의 부족 때문에 생기는 불이익은 비고용자들만의 문제가 아닌 것이다. 카이저 가족재단(2010년)에서는 미국에서 보험 가입이 되어 있지 않은 근로자의 절반 이상이 정규직으로 일하고 있는데 문제는 고용자들이 직접 보험을 담당해야 하는 직업이 부족해서 이 문제가 생기는 것이 아니다. IOM(2009년)은 미국 보험 비-가입 위기라는 보고서에서 다음과 같이 발표를 하였다, "상당히 약화된 경제, 하늘을 찌르는 의료비용과 보험비용, 실업률, 그리고 바닥을 치는 고용 보건비용의 수혜 범위는 미국의 보험 시스템이 위기 상태에 놓여 있다는 걸 버젓히 증명하고 있습니다.(5쪽)" 보험의 혜택으로부터 밀려난 사람들은 다음과 같은 고충을 겪는다. 먼저 국내 조사에서는 37%의 모든 근로자들이 의료비용을 내는 것에 대해서 고민을 하고 있으며(Doty, Edwards, & Holmgren, 2005) 미국에서 진행된 부도에 대한 최근 연구에서는 2007년에 발생한 모든 부도의 62.7%가 의료비용과 관련이 있고 그리고 이러한 채무자들 중 92% 이상이 5000불이 넘는 채무를 지고 있다는 사실을 발견하였다. 더 예상치 못한 결과는 이러한 의료비용 채무자들이 교육을 받았거나 주택을 소유하고 있으며 적어도 중산층 이상의 직업을 가지고 있는 사람들이라는 점이다. 표본 중 4분의 3이 보건 보험에 가입이 되었다. 2001년과 2007년의 정의를 살펴보면 연구진은 49.6%까지 오른 의료 문제 때문에 생긴 부도가 얼마나 영향을 미친 것인지 발견하였다(Himmelstein, Thorne, Warren, & Woolhandler, 2009).

정부가 지급하는 보건 보험에서 건강 보험 제도나 국민 의료 보조 등은 지출되는 비용이 상당하다. 은퇴 정책 제도 협회에 나온 최근의 보고에 의하면(Nonnemaker & Sinclair, 2011) 건강 보험 제도의 수혜비용(65세 이상) 중에는 의료비용에 3,103불이 투자가 된다는 보고가 되었다. 4백만의 사람들 중 10% 이상의 금액이 일 년에 8,303불 이상으로 빠져나가는 것이다. 더 나이가 들거나 빈곤한 사람들의 수혜비용은 그들의 수입 중 4분의 1, 즉 25%를 차지한다. 의료 진단의 질을 향상시키고 비용을 줄이기 위한 정책적인 차원에서도 특히 2010년 3월 23일에 의회에서 통과되어 대통령 오바마의 승인을 받은 개정안이다. 가장 시급한 문제가 바로 시민들의 주머니에서 빠져나가는 의료비용을 줄이는 것이기 때문이다. 예컨대, 건강 보험을 수혜하고 있는 사람들의 의료 처방 비용을 리베이트나 할인을 통해서 보완할 수 있는 것이다. 수혜자가 비용을 치루지 않고 수혜를 하고 있는 예방 진료 서비스 역시 이러한 계획의 일부이자 당뇨 선별, 유방 촬영-술, 연간 방문 등등이 있다. 건전한 행동양식을 증진시키고 그리고 만성 질환과 동일시되는 사회적, 경제적 부담을 지고 있는 사람들이 사회적, 개인적인 혜택을 보도록 하기 위해서이다. 하지만 사람들은 건전한 행동양식을 갖추기 위해서는 어느 정도의 재정을 가지고 있어야 한다. 예를 들어, 고질의 신선한 식품들은 가공된 저질의 식품보다 비싸기 때문이다. 보험 무가입이나 상승하는 진료비용을 걱정할 필요는 없다. 이것이 사회적 정의든 단순히 달러나 센트의 문제이든 관계없다. Kawachi와 Berkman(2003년)은 한 사회에서 가장 불행한 것은 바로 과잉효과가 사람들에게 역효과를 줄 수가 있다는 점이라고 경고하였다. 엄청난 수입의 불균형은 스트레스, 가정의 붕괴, 그리고 좌절로 이어지며 이는 또 폭력과 범죄로 이어진다. 연구에서는 가정 당 수입의 분배가 미국에서는 점점 격차가 벌어지고 있다고 발표하였다. 2007년 미국인들 중 상위 10%가 국가 수입의 49.7%를 차지하고 있는 것으로 나왔다(Saez, 2010).

생활에 있어서 드러나는 불편의 메커니즘

Mechanisms of Disadvantage across the Life Course

보건의 불평등은 진료의 부적절함에서 나온다는 확실하지 않은 추측이 있다. 물론 이러한 논리에는 조금의 차이는 있다. 분명한 것은 의료 시스템의 문제는 시스템이 문제를 일으킨다는 것이 아니다. 건강 상태의 차이는 왜 사회의 각 집단에서 존재하는 것인가? 이 장을 읽고 있는 독자들과 같이 당신은 이미 상당한 문제가 거의 빈곤 아니면 수입의 불균형이라는 걸 알고 있다. **그림 17.1**을 보면 어떤 사회경제적 요인들이 건강을 좌우하는지를 알 수가 있다.

경제적 불이익과 건강

빈곤은 건강에 있어서 상당히 해롭다. 빈곤이라는 용어는 사는데 있어서 꼭 필요한 물질적 자원의 부족을 말한다. 빈곤은 사람들을 아프게 하는 요인에 노출시키며 고질의 의료 보험에 가입을 할 수 있는 기회를 빼앗는다. 아동, 성인, 이민자들, 그리고 장애인이나 소수 민족 집단에 포함된 사람들은 빈곤의 위험에 노출되어 있다(2009년, 미국 통계청). 가장 섬뜩한 사실은 바로 미국의 빈곤율이 2009년에는 14.3%였고 2008년에는 13.2%였다. 그리고 2000년에는 11.3%였다. 2009년에는 43.6백만의 미국인들이 빈곤 속에서 살아왔다(2009년, 미국 통계청). 이는 미국 정부가 빈곤율에 대한

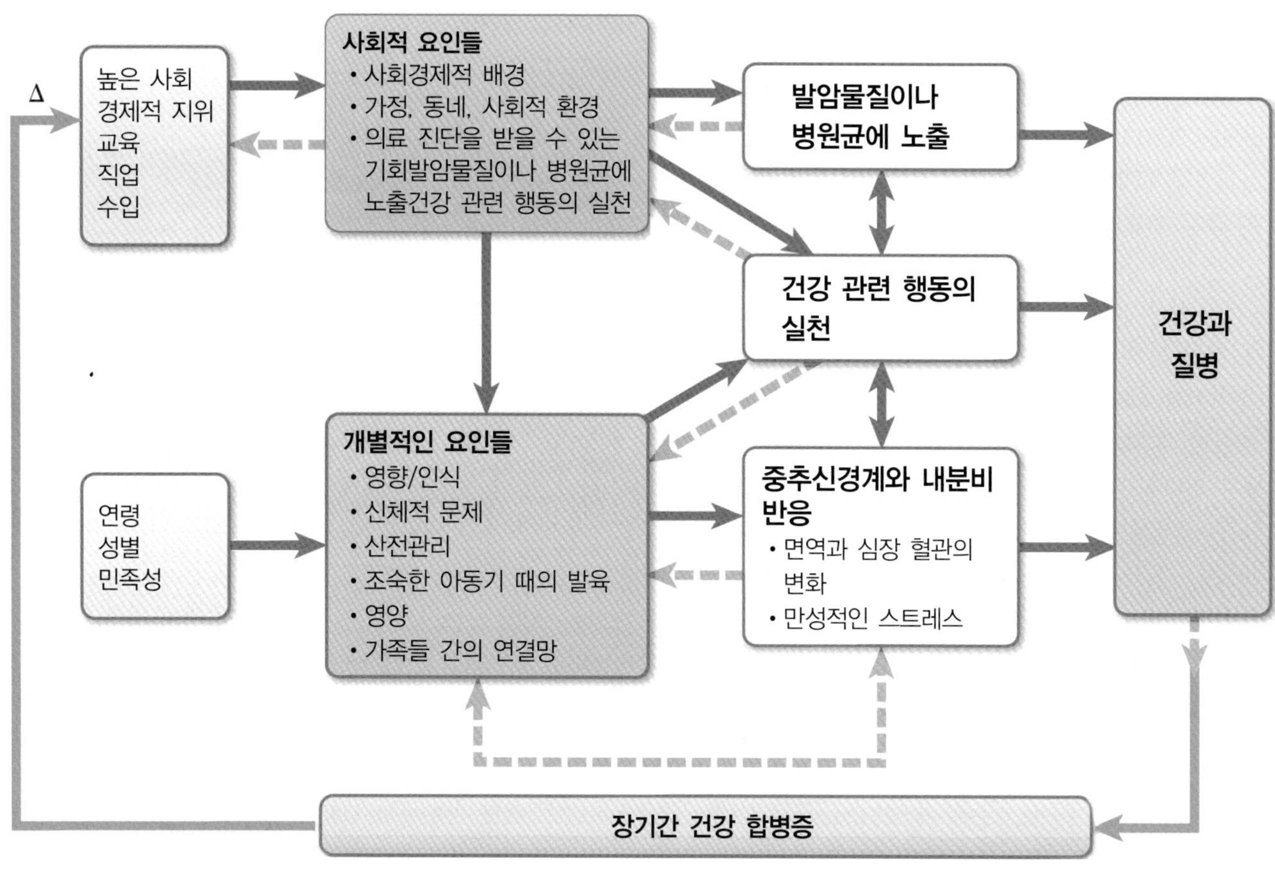

그림 17.1 건강에 대한 사회 경제적 지위(SES)의 영향과 상호 작용의 모델.

자료를 발표한 이래 51년 만에 높은 수치인 것이다.

경제학이나 보건 정책 전문가들은 이러한 높은 수준의 수입 불균형이 건강이나 사회적 구조에 영향을 주는지를 물어보았다(Wilkinson & Pickett, 2009). 아마도 이는 두 가지의 신-용어를 만들어 놓았던 계기일 것이다: 노동 빈곤층과 신-빈곤층이다. **노동 빈곤층**은 정규직으로 일을 하지만 봉급이 빈곤에서 벗어날 수준으로 오르지 않는 것이며 2010년 72.9백만의 미국 노동자들 중 16세이거나 그 이상인 사람들은 월급을 시급 수준으로 받는데 거의 봉급이나 월급의 58.8%정도이다. 비평가들은 노동 빈곤층이 생존을 할 수 있는지를 물었다(Ehrenreich, 2001; Shipler, 2005). 신-빈곤층은 심각한 질병, 이혼, 또는 해직으로 인해서 순식간에 빈곤으로 빠진 사람들이다. 금전은 의료 서비스를 사도록 도와주지만 안전하게 살 곳이나 더 좋은 음식을 먹게 해 주며 운동을 즐기면서 육체적으로 더 건강하게 해 준다.

금전은 대학원이나 대학의 수강료를 내기 위해서도 꼭 필요하다. 특히 급여가 쎈 직업을 얻기 위해서 경쟁을 하려면 이러한 교육과정을 필수로 거쳐야 하기도 한다. 그리고, 재정적으로 빈곤할 경우 스트레스가 장기적으로 지속이 되며 이는 건강에도 악영향을 미친다. "사회 결정론"이나 "근본적인 원인"을 옹호하는 사람들은 이러한 문제를 해결하려면 부를 재분배해야 한다고 말한다(Wilkinson & Pickett, 2009a, 2009). 보건 진단 전문가나 경제학자들은 하나 같이 진료의 불균형을 바로 잡기 위한 해결책은 부의 재분배 밖에 없다고 주장하고 있다. 만일 가장 사회에서 불이익을 받고 있는 집단들의 형편이 나아진다면 사회에 존재하는 사회적 불평등을 줄이는 것도 우리들의 책임이자 의무이다. 초기의 아동기 때부터 이러한 일을 시작하여 인생의 전반적으로 걸쳐서 시행되는 것이 좋다.

일생의 전반에서 얻을 수 있는 효과

관찰 연구나 치료 중재 연구의 과잉은 성인의 건강이 초기 아동기 때부터 결정이 된다는 걸 보여준다. 심지어는 그 건강은 아동기가 아니라 출생 전부터 결정이 될 수도 있다(Brown et al., 2004; Hackman, Farah, & Meaney, 2010; Young, 1997). 사회경제적 지위가 낮으면 출산 초기의 치료에도 영향이 가해지고 그리고 아직 출산 직전인 아동/신생아의 건강도 영향을 받는다. 사회경제적 지위가 높은 여성들과 비교할 때 그렇지 못한 여성들은 스트레스 수준이 높으며 감염의 위험도 높고 심지어는 신생아의 몸무게나 낮아지거나 심지어는 조기 출산을 할 확률도 높아진다(Kramer et al., 2001). 간접적으로 별로 중요한 이야기는 아니지만 사회경제적 지위는 적절한 음식을 사 먹을 수 있도록 결정을 해 주는 지표와도 같다. 건강식품은 비용이 비싸며 특히 저소득층 가구들에게는 감당하기가 힘들 정도이다. 연구진은 부정적인 정신 건강은 소수의 인종, 민족 집단에 속하는 아동들, 노인, 특히 나이가 많은 성인들에게 많이 찾아온다고 결론을 지었다(Byrnes, Lichtenberg, & Lysack, 2006).

아동기 때부터 건강이 부실할 경우 "발달과정에서 건강이 지체가 되며 일생 동안 개인의 생리학적 기반으로 직결이 된다." 연구에서는 인식적, 정서적, 그리고 감각적인 기반이 뇌의 반응을 자극시키듯이 불안정한 정서적 집착이나 자극은 정서적으로 문제가 되며 심지어는 성인이 되어서도 사회생활을 하면서 엄청난 장애가 될 수 있다(Barker, 1998). 높은 우울증, 불안감, 집중력 문제, 그리고 행동 장애는 아동이나 어른들에게 악영향을 미치며 특히 사회경제적 지위가 낮은 배경 출신일수록 문제는 더욱 심각해진다(Merikangas et al., 2010). 아동기 때의 느린 신체적 발육은 심혈관, 호흡, 그리고 콩팥의 기능에 문제가 있다는 얘기이다, 이는 심각한 질병이 성인기 때 발생할 위험도를 높여준다(Shonkoff & Phillips, 2000).

아이들은 놀면서 학습을 하고 발달한다. 놀이는 자신들 개인에 대해서 학습하게 해 줄 뿐만 아니라 근본적인 상호적용과 운동성, 그리고 인지 능력도 키워준다(Case-Smith, 2000). 하지만 놀이를 하는 곳은 한정이 되어 있다. Kozol(1991, 1995년)은 동네가 빈곤할수록, 범죄에 시달리거나 경제적으로 방치되어 있는 경우 안전하지 못하다고 말한다. 이러한 동네에서 부모들은 아이들이 바깥에 나가서 노는 것에 민감한데 이는 범죄, 폭력이 일어나거나 환경적으로 독극물에 노출될 위험도가 높기 때문이다(Brown et al., 2004; Surkan et al., 2007). 이러한 장소에서는 부상이나 질병도 잘 걸린다(**그림 17.2**, **그림 17.3**을 참고). 빈곤한 동네 환경에서 자라는 것은 정상적인 발달과정을 지체시킨다(Martin, McCaughtry, Flory, Murphy, & Wisdom, 2011). 독서, 컴퓨터, 그리고 부모와의 의사소통으로부터 오는 자극은 언어적인 기술의 발달을 억제시킨다. 어휘의 습득이나 언어적 신호의 해석 능력이 제대로 발달되지 못하게 된다는 이야기이다. 기억 기능, 수행 능력, 그리고 정서 기능에 있어서 사회경제적 지위가 낮은 배경 출신의 아이들일수록 눈에 띄게 발달이 되어 있지 않다는 걸 알 수가 있다(Waber et al., 2007). 나이가 들면 들수록 아동기 때 받은 영향은 고스란히 드러난다. 작업치료사들은 아이들이 잘 발달할 수 있는 기회를 찾을 수 있도록 훈련을 받아 온 사람들이며 또 작업의 참여를 촉진시키고 상당한 기술, 동기부여적인 아이들의 취미나 환경을 모색하는 기술을 키워준다(Parham & Primeau, 1997).

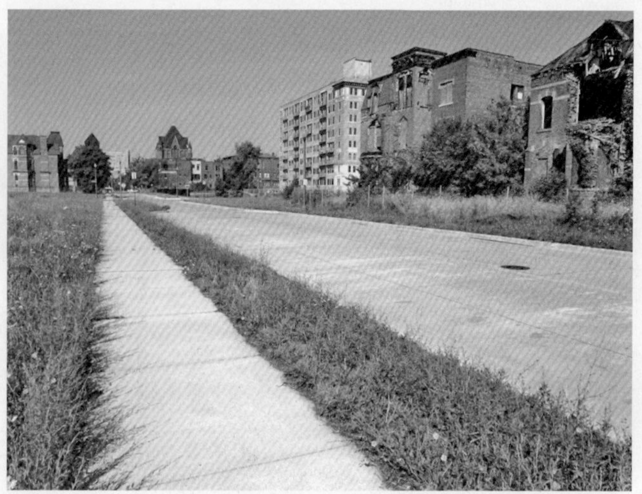

그림 17.2 불안전한 동네 환경

인생 전반에 걸친 사회적 불평등은 작업적 수행 능력의 결여에 기여한다. 이는 사회적인 관계에서 직장까지 모든 분야에서 나타나는 현상이다. 불안감, 약물 중독, 그리고 우울증은 거의 실업률이 높은 인구-층에서 잘 나타난다(2011년, 보건 사회 복지부, 소수 계층 보건 진료소). 설령 고용이 되어도 그 사람들만의 스트레스 관련 증상이나 문제도 많다. 연구에서 개인적인 자율성이나 직장에서 자유가 보장이 되지 않으면(급여가 낮고 비기술 직업에서의 전형적인 특성) 심

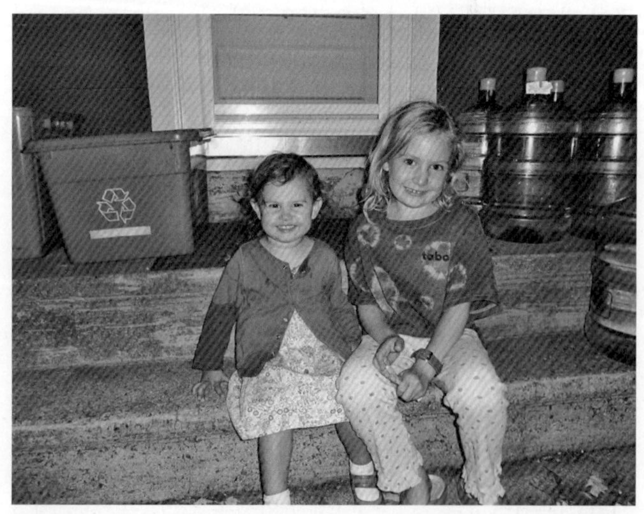

그림 17.3 나가서 놀 공간이 없는 상황

혈관 질환이 잘 찾아온다는 걸 증명했다(Bosma, Peter, Siegrist, & Marmot, 1998). 만성적인 스트레스는 면역 기능을 약화시키고 그 후에는 신체가 심장병의 위험에 노출이 된다. 그 외에도 뇌졸중, 암, 그리고 다른 만성 질환에 노출이 되기도 한다(Goode, 2002).

스트레스가 건강에 안 좋다는 증거가 많지만 미국의 근로자들은 휴식이나 여가를 할 수 있는 여유가 없다. 최근에 Expedia.com(2009년)에서 시행한 세계 여행 설문지에서는 미국의 성인들은 하루 대부분의 시간을 일을 하고 연간 13일밖에 휴가를 받지 못한다고 한다. 이는 휴가가 연간 19일인 캐나다나 또는 28-38일이나 되는 독일, 프랑스보다 한참 못 미치는 수준이다. 두 번째 문제는 바로 미국이 휴가를 의무적으로 지급하지 않는 세계에서 유일한 산업화된 국가라는 것이다. 4명 중 1명의 근로자가 제대로 된 휴가를 지급받지 못한다는 것이다. 그리고 휴가가 의무로 지급이 되어야 하는 미국인들 중 34%는 의무적인 휴가를 다 못 받는 경우가 허다하고 19%는 "너무 일이 많고 바빠서" 휴가를 아예 취소하기도 한다는 것이다.

건강의 불균형을 제기할 때 필요한 작업치료의 역할

Townsend와 Wilcock(2003년)은 사회적, 경제적 결정론자들을 무시하는 것은 작업적인 부조리라고 주장하였다. 그리고 이는 작업에 참여를 할 기회를 빼앗아 버린다고 주장하였다. 다른 사람들은 작업치료사들이 각 집단들의 분리를 제기하도록 한다. 일상에서의 활동에 의미있게 참여를 하지 않기 때문이다. 그리고 Kronenberg나 Pollard(2005년)는 도발적으로 **작업 차별주의**를 주장하기도 하였다. 사회적, 경제적 요인이 사실이며 건강이나 작업의 수행에 영향을 미치는지에 대한 의심이 아직도 남아 있기는 하나 대규모의 문제가 눈앞에 있는 상황에서 작업치료사들이 할 수 있는 것은 무엇일까? 건강이나 클라이언트들과 협력하는 작업치료사들 간의 건강 불균형이나 사회적 불평등에 대한 인식을 키우고 나서 그 다음 실행해야 하는 제 2의 단계는 무엇인가?

먼저, 작업치료사들은 소규모의, 그러나 점점 설득력을 얻어가는 증거들을 적용하여 아동기 때에 집중적으로 치료 중재를 하면 한 사람의 인생에 걸쳐서 후회 없는 결과를 얻을 수 있다는 걸 입증해야 한다. 예컨대, 작업치료사는 효율적으로 감각 운동 수행에 걸쳐서 일어나는 문제나 부족한 점이 무엇인지를 주장해야 하고 또 또래들 간의 관계에서 무엇이 부족한지도 제기를 해야 한다(Tanta, Deitz, White, & Billingsley, 2005). 특히 가족들과의 상호작용에서 적응을 잘 못하는지도 살펴보아야 한다(Letts, Rigby, & Stewart, 2003).

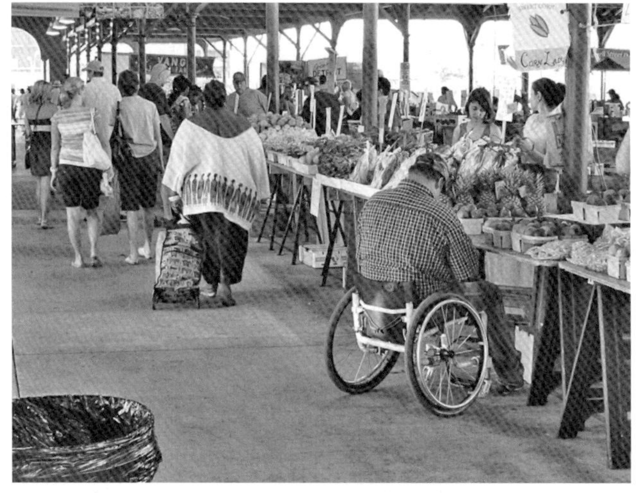

그림 17.4 농부들의 시장

두 번째, 작업치료사는 개인과 환경이 일치하는지, 그리고 좋은 건강 상태를 촉진하는 의미 있는 작업의 중심성을 인식할 수 있는 전문가이다. 연구가 아직 더 필요한, 아직 격차가 심한 지식도 있다. 예를 들어, 만성 실업에 시달리고 있는 사람에게 참여하기 좋은 작업에 대한 지식이나 어떤 종류의 치료 중재가 필요한지에 대한 지식도 부족하다. 그리고 이민, 지리적 경계 때문에 일자리에서 멀어지는 사람들도 있지만 그 원인을 모를 때도 있다(2000년, 화이트포드). 작업치료가 모든 혜택이나 이익을 불이익을 경험하는 사람들에게 전파할 수 있도록 촉구하려면 강력한 주장이 있어야 한다(Creek, 2011).

세 번째, 전문가의 독특한 강점은 바로 전체적인 접근이다. 이는 신체적이거나 심리사회적인 영역만이 클라이언트의 목적이 아니라 그들의 세계에서 클라이언트의 입장이나 상황을 고려하는 걸 뜻한다. 말을 쉽지만 행동으로 옮기는 건 결코 쉬운 일이 아니다. Purtilo나 Haddad(2002년)는 사회경제적, 그리고 문화적 차이로 인해서 작업치료사들과 클라이언트들 간에 일어나는 문제가 무엇인지 이야기했다. 이러한 차이는 개인 작업치료사들이 클라이언트들에 대해서 느끼는 바에 영향을 주고 이는 클라이언트의 생활에 대해 이해를 하거나 정서적으로 교감을 하는 수준 역시 포함된다.

네 번째로, 해고나 아니면 작업의 부조리에 대한 문제를 해결하기 위해서는 치료사들이 적극적으로 진료나 공정한 재활 서비스의 분배를 가로막고 있는 경제적인 장벽이나 제도적, 그리고 구조적 장벽에 대해서 많이 알고 대처를 해야 한다. 작업치료 서비스가 공평하게 분배가 안 되고 있다는 연구 결과도 나왔다(Neufeld & Lysack, 2004, 2006). 간단하게 말하자면 비용을 지급할 능력이 안 되는 클라이언트는 서비스를 못 받게 되고 그들은 대체 비용을 지급하지 못하는 이상 저질의 서비스를 받을 수밖에 없게 되는 것이다. 치료사들은 정기적으로 작업수행에 영향을 미치는 가정의 사회경제적인 장벽을 검토하지만 정작 클라이언트가 사는 동네의 적격성이나 적절한 교통수단, 영양가 있는 음식, 그리고 질 있는 주택에 대해서는 제대로 신경을 안 쓰는 경우가 허다하다(**그림 17.4** 참고).

이 장에서 이전에 말 했듯이 작업치료사들은 그들의 에너지를 조직적인 수준에서 눈에 띄는 변화와 효과를 얻는데 쏟아야 한다(학교, 병원, 교통 권익위원회 등등의 규모로). 그리고 시스템에도 신경을 써야 한다(보건 보험업자나 고용주들).

마지막으로, 작업치료사들은 보건 진료 시스템에서 그들의 입장을 굳혀서 사회경제적 지위의 부정적인 폐해를 줄이고 동시에 작업수행이나 클라이언트들의 건강에 있어서 사회적인 피해로 줄여야 할 것이다. 예를 들어, 치료사들은 환불이 의무화된 최근의 서비스에서 요구하는 서류 말고도 클라이언트들을 위한 작업치료 서비스를 구성하여 저소득층에 속한 클라이언트들이 얼마나 보험을 필요로 하는지를 보험 납부자들에게 설명해 주고 또 각성시킨다. 또 다른 전략은 바로 특정 규칙이나 또는 보험 회사의 언어를 도입하여 전략적으로 치료 중재가 납부자들에게 받아들여 질 수 있도록 하는 것이다(Lohman & Brown, 1997; Uili & Wood, 1995).

이러한 노력이 지속적으로 이루어진다면 효과를 발휘하게 될 것이며 성공적인 정책의 변화가 수 천 명의 클라이언트들에게 이익을 주기 때문에 더욱 더 실천할 의미가 커지는 것이다.

결론 Conclusion

클라이언트 중심 진단에서는 경청을 강조하며 올바른 질문을 하고 또 클라이언트들의 상황을 이해하고 정서적인 교감을 나눌 것을 강조한다(Law, 1998; Lawlor, 2003; Wood, 1996). 개인적인 클라이언트에게 경청하고 또 그들을 이해하는 것은 효과적인 작업치료의 치료 중재를 위해서도 필요하지만 이러한 접근은 사회 속에서 근본적으로 문제시되고 있는 건강 불균형의 문제나 불평등을 순전히 개인적인 문제로 만들 수도 있다는 변수가 있다. 사회경제적으로 불이익을 받고 있는 클라이언트들을 상대해야 하는 작업치료사들은 이러한 것에 대해서 조금 경각심을 가지고 일을 해야 한다. 작업치료 논문에서 Sandra Galheigo의사(2011년)는 새로운 세대의 작업치료사들이 사회적 변화에 제대로 참여를 하는 것이 얼마나 필요하고 중요한지를 굳건하게 발표하였다.

오직 개인적인 변화만을 힘써서도 안 되며 방문의 용이성에 대한 문제를 제기하거나 개인적인 권리에 대해서 간섭할 수 있는 기회가 없다고 불평하여도 안 된다. 제도적 환경에서 고아들과 일을 하였던 Galheigo의사는 치료사들이 그들의 관심을 아동들과 함께 하고 또 종합적으로 직원들과 함께 작업에 참여할 수 있는 기회가 풍성한 환경을 조성하여야 한다고 촉구한다.

같은 맥락에서 Jennifer Creek는 2011년에 한 강의에서 작업치료사들이 클라이언트들을 위해서 일을 하고 있는지 스스로 되물어 보라고 하였다. 그녀가 한 말을 다음과 같다.

> 우리는 우리가 클라이언트들이 무엇을 말하고 있는지 제대로 경청하고 있다고 말을 합니다. 그러나 우리는 우리가 다양성을 제대로 이해하고 또 대처할 수 있을지 먼저 두려워합니다. 또 다른 사람의 고민을 앞에 두고 우리들이 하는 일이 제대로 되었는지, 잘 하고 있는지 반성하는 것 보다 절차를 수행하고 체크리스트에 제대로 체크를 하는 것이 가장 안전하기 때문입니다.

어떤 전문가들은 보건 진단 시스템의 변화를 목표 전문가들이 대규모로 뭉쳐야 살 길이라고 주장을 한다(Cutler, 2004). 만일 이것을 성취하려면 시간과 노력이 따른다. 그리고 작업치료사들은 불완전한 환경에서 클라이언트들의 절실한 필요성을 만족시키지 못한다는 전제하에서 또 일을 해야 한다. 한 가지 더 말하고 싶은 것은 일생 동안의 사회적, 경제적 불이익으로부터 헤어 나오기 위해서 Annie가 노력하고 분투하였다는 것이다. 작업치료에는 Annie와 같은 사람들이 많이 온다. 작업치료가 약속한 것을 실현시키기 위해서는 클라이언트들이 사는 사회와 그들의 인생이나 건강을 지금과 같이 만들어 놓은 사회경제적, 역사적, 그리고 보이지 않는 정치적 힘이 무엇인지도 제대로 알고 있어야 한다. 불평등과 건강의 불균형을 줄이는 것이 바로 보건 진단 전문가의 민족적인 책임이다. 이것만이 건강을 발전시키고 낫게 해 줄 수 있는 지름길이기도 하다.

참고문헌 References

Adams, P. F., Martinez, M. E., & Vickerie, J. L.(2010). Summary health statistics for the U.S. population: National Health Interview Survey, 2009. *Vital Health Statistics*, *10*(248), 1–115.

Affordable Care Act.(2012). *Medicare preventive services*. Retrieved from http://www.healthcare.gov/law/features/65-older/index.html

America's Children.(2011). *Child poverty and family income*. Retrieved from http://www.childstats.gov/americaschildren/eco1.asp

Barker, D.(1998). *Mothers, babies and disease in later life*(2nd ed.). Edinburgh, United Kingdom: Churchill Livingstone.

Bass-Haugen, J.(2009). Health Disparities: Examination of evidence relevant for occupational therapy. *American Journal of Occupational Therapy*, *63*(1), 24–34.

Bedell, G. M., Cohn, E. S., & Dumas, H. M.(2005). Exploring parents' use of strategies to promote social participation of school-age children with acquired brain injuries. *American Journal of Occupational Therapy*, *59*(3), 273–284.

Bosma, H., Peter, R., Siegrist, J., & Marmot, M.(1998). Two alternative job stress models and risk of coronary heart disease. *American Journal of Public Health*, *88*(1), 68–74.

Bradbury, K., & Katz, J.(2002). Women's labor market involvement and family income mobility when marriages end. *New England Economic Review*, *Q4*, 41–74.

Brouwer, S.(1998). *Sharing the pie: A citizen's guide to wealth and power in America*. New York, NY: Henry Holt.

Brown, B., Bzostek, S., Aufseeser, D., Berry, D., Weitzman, M., Kavanaugh, M., . . . Auinger, P.(Eds.).(2004). *Early child development in social context: A chartbook*. New York, NY: The Commonwealth Fund. Retrieved from http://www.commonwealthfund.org/usr_doc/ChildDevChartbk.pdf

Byrnes, M., Lichtenberg, P., & Lysack, C.(2006). Environmental press, aging in place, and residential satisfaction of urban older adults. *Journal of Applied Sociology*, *23*(2), 50–77.

Case-Smith, J.(2000). Effects of occupational therapy services on fine motor and functional performance in preschool children. *American Journal of Occupational Therapy*, *54*(4), 372–380.

Chappell, N., & Havens, B.(1980). Old and female: Testing the double jeopardy hypothesis. *The Sociological Quarterly*, *21*(2), 157–171.

Clark, R.(2004). Significance of perceived racism: Toward understanding the ethnic group disparities in health, the later years. In N. Anderson, R. Bulato, & B. Cohen(Eds.), *Critical perspectives on racial and ethnic differences in health in late life*(pp. 540–566). Washington, DC: National Academies Press.

Colker, R.(2005). *The disability pendulum: The first decade of the Americans with Disabilities Act*. New York, NY: New York University Press.

Creek, J.(2011, November). 2011 ENOTHE Inaugural Hanneke van Bruggen Lecture "In praise of Diversity." Paper presented at the 2011 annual meeting of the European Network of Occupational Therapy in Higher Education(ENOTHE) in Ghent, Belgium. Retrieved from http://www.enothe.eu/activities/meet/ac11/Appendix3.4.pdf

Cutler, D.(2004). *Your money or your life: Strong medicine for America's health care system*. New York, NY: Oxford University Press.

Doty, M., Edwards, J., & Holmgren, A.(2005). *Seeing red: Americans driven into debt by medical bills*. New York, NY: The Commonwealth Fund. Retrieved from http://www.commonwealthfund.org/Content/Publications/Issue-Briefs/2005/Aug/Seeing-Red—Americans-Driven-into-Debt-by-Medical-Bills.aspx

The Economist.(2005, July 21). *Women in business: The conundrum of the glass ceiling*. Retrieved from http://www.economist.com/node/4197626

Ehrenreich, B.(2001). *Nickel and dimed: On(not) getting by in America*. New York, NY: Henry Holt.

Estes, C.(2001). *Social policy and aging: A critical perspective*. Thousand Oaks, CA: Sage.

Evans, R. G., Barer, M. L., & Marmor, T. L.(Eds.).(1994). *Why are some people healthy and others not? The determinants of health of populations*. New York, NY: Aldine de Gruyter.

Expedia.com.(2009). *Vacation deprivation survey*. Retrieved from http://www.expedia.com/daily/promos/vacations/vacation_deprivation/default.asp

Galheigo, S. M.(2011). What needs to be done? Occupational therapy responsibilities and challenges regarding human rights. *Australian Occupational Therapy Journal*, *58*(2), 60–66.

Goode, E.(2002, December 17). The heavy cost of chronic stress. *The New York Times*. Retrieved from http://www.nytimes.com/2002/12/17/science/the-heavy-cost-of-chronic-stress.html?pagewanted=all&src=pm

Grossberg, P. M.(2006). An evidence-based context to address health care for gay and lesbian patients. *Wisconsin Medical Journal*, *105*(6), 16–18.

Hackman, D. A., Farah, M. J., & Meany, M. J.(2010). Socioeconomic status and the brain: Mechanistic insights from human and animal research. *Nature Reviews Neuroscience*, *11*(9), 651–659.

Hertz, T.(2006). *Understanding mobility in America*. American University. Retrieved from http://www.americanprogress.org/kf/hertz_mobility_analysis.pdf

Hesse-Biber, S., & Carter, G.(2000). *Working women in America: Split dreams*. New York, NY: Oxford University Press.

Himmelstein, D., Thorne, D., Warren, E., & Woolhandler, S.(2009). Medical bankruptcy in the United States, 2007: Results of a national study. *The American Journal of Medicine*, *122*(8), 741–746.

Hurst, R.(2003). The international disability rights movement and the ICF. *Disability and Rehabilitation*, *25*(11–12), 572–576.

Institute for Women's Policy Research.(2011). *The gender wage gap: 2010*. Retrieved from http://www.iwpr.org/publications/pubs/the-gender-wage-gap-2010-updated-march-2011

Institute of Medicine.(2002). *Unequal treatment: Confronting racial and ethnic disparities in health care*. Washington, DC: National Academies Press.

Institute of Medicine.(2009). *America's uninsured crisis: Consequences for health and health care*. Washington, DC: National Academies Press. Retrieved from http://www.iom.edu/Reports/2009/Americas-Uninsured-Crisis-Consequences-for-Health-and-Health-Care.aspx

Institute of Medicine.(2011). *The health of lesbian, gay, bisexual, and transgender people: Building a foundation for better understanding*. Washington, DC: National Academies Press.

Kaiser Family Foundation.(2010). *Employer health benefits*. Retrieved from http://ehbs.kff.org/pdf/2010/8085.pdf

Kau, G., & Thompson, J. S.(2003). Racial and ethnic stratification of educational achievement and attainment. *Annual Review of Sociology*, *29*, 417–442.

Kawachi, I., & Berkman, L.(2003). *Neighborhoods and health*. New York, NY: Oxford University Press.

Kelan, E. K.(2009). *Performing gender at work*. Basingstoke, United Kingdom: Palgrave Macmillan.

Kozol, J.(1991). *Savage inequalities: Children in America's schools*. New York, NY: HarperCollins.

Kozol, J.(1995). *Amazing grace: The lives of children and the conscience of a nation*. New York, NY: Crown.

Kramer, M. S., Goulet, L., Lydon, J., Séquin, L., McNamara, H., Dassa, C., . . . Koren, G.(2001). Socio-economic disparities in preterm birth: Causal pathways and mechanism. *Paediatric Perinatal Epidemiology*, *15*(Suppl. 2), 104–123.

Krieger, N.(1999). Embodying inequality: A review of concepts, measures, and methods for studying health consequences of discrimination. *International Journal of Health Services*, *29*(2), 295–352.

Krieger, N.(2001). A glossary for social epidemiology. *Journal of Epidemiology and Community Health*, *55*(10), 693–700.

Krieger, N.(2010). Social inequalities in health. In J. Olsen, R. Saracci, & D. Trichopolous(Eds.), *Teaching epidemiology: A guide for teachers in epidemiology, public health, and clinical medicine*(3rd ed., pp. 215–239). Oxford, NY: Oxford University Press.

Kronenberg, F., & Pollard, N.(2005). Overcoming occupational apartheid: A preliminary exploration of the political nature of occupational therapy. In F. Kronenberg, S. Algado, & N. Pollard(Eds.), *Occupational therapy without borders: Learning from the spirit of survivors*(pp. 58–86). New York, NY: Elsevier.

Law, M.(1998). *Client-centred occupational therapy*. Thorofare, NJ: Slack.

Lawlor, M.(2003). Gazing anew: The shift from a clinical gaze to an ethnographic lens. *The American Journal of Occupational Therapy*, *57*(1), 29–39.

Letts, L., Rigby, P., & Stewart, D.(Eds.).(2003). *Using environments to enable occupational performance*. Thorofare, NJ: Slack.

Link, B., & Phelan, J.(1995). Social conditions as fundamental causes of disease. *Journal of Health and Social Behavior*, *35*, 80–94.

Link, B., & Phelan, J.(2005). Fundamental sources of health inequalities. In D. Mechanic, L. Rogut, D. Colby, & J. Knickman(Eds.), *Policy challenges in modern health care*(pp. 71–84). New Brunswick, NJ: Rutgers University Press.

Lohman, H., & Brown, K.(1997). Ethical issues related to managed care: An in-depth discussion of an occupational therapy case study. *Occupational Therapy in Health Care*, *10*(4), 1–12.

Lynch, J. W., Kaplan, G. A., Cohen, R. D., Kauhanen, J., Wilson, T. W., Smith, N. L., & Salonen, J. T.(1994). Childhood and adult socioeconomic status as predictors of mortality in Finland. *Lancet*, 343(8896), 524–527.

Lynch, J. W., Kaplan, G. A., Pamuk, E. R., Cohen, R. D., Heck, K. E., Balfour, J. L., & Yen, I. H.(1998). Income inequality and mortality in metropolitan areas of the United States. *American Journal of Public Health*, *88*(7), 1074–1080.

Marmot, M., Shipley, M., & Rose, G.(1984). Inequalities in death—specific explanations of a general pattern? *Lancet*, *1*(8384), 1003–1006.

Marmot, M., & Wilkinson, R.(Eds.).(1999). *Social determinants of health*. London, United Kingdom: Oxford Press.

Martin, J., McCaughtry, N., Flory, S., Murphy, A., & Wisdom, K.(2011). Using social cognitive theory to predict physical activity and fitness in underserved middle school children. *Research Quarterly for Exercise and Sport*, *82*(2), 247–255.

Merikangas K., He, J., Brody, D., Fisher, P., Bourdon, K., & Koretz, D.(2010). Prevalence and treatment of mental disorders among U.S. children in the 2001–2004 NHANES. *Pediatrics*, *125*(1), 75–81.

Miringoff, M., & Miringoff, M.(1999). *The social health of the nation: How America is really doing*. New York, NY: Oxford University Press.

Moss, N.(2000). Socioeconomic disparities in health in the US: An agenda for action. *Social Science and Medicine*, *51*(11), 1627–1638.

National Center for Health Statistics.(2010). *Health, United States, 2010, with chartbook on trends in the health of Americans*. Hyattsville, MD: Author.

Neufeld, S., & Lysack, C.(2004). Allocation of rehabilitation resources: Who gets a home evaluation. *American Journal of Occupational Therapy*, *58*(6), 630–638.

Neufeld, S., & Lysack, C.(2006). Investigating differences among older adults' access to specialized rehabilitation services. *Journal of Aging and Health*, *18*(4), 584–603.

Nonnemaker, L., & Sinclair, S.(2011). *Medicare beneficiaries' out-of-pocket spending for health care. Insight on the Issues I48, January 2011*. AARP Public Policy Institute. Retrieved from http://www.aarp.org/health/medicare-insurance/info-02-2011/Insight-I48-oop.html

Online Dictionary of the Social Sciences.(2012). *Online resource*. Retrieved from http://bitbucket.icaap.org

Organisation for Economic Co-operation and Development.(2011). *OECD health data 2011: How does the United States compare*. Retrieved from http://www.oecd.org/dataoecd/46/2/38980580.pdf

Parham, L. D., & Primeau, L.(1997). Play and occupational therapy. In L. D. Parham & L. Fazio(Eds.), *Play in occupational therapy for children*(pp. 2–22). St. Louis, MO: Mosby Year Book.

Pentland, W., Tremblay, M., Spring, K., & Rosenthal, C.(1999). Women with physical disabilities: Occupational impacts of ageing. *Journal of Occupational Science*, *6*(3), 111–123.

Purtilo, R., & Haddad, A.(2002). *Health professional and patient interaction*(6th ed.). Philadelphia, PA: Saunders.

Roscigno, V. J., & Ainsworth-Darnell, J. W.(1999). Race, cultural capital, and educational resources: Persistent inequalities and achievement returns. *Sociology of Education*, *72*, 158–178.

Rylko-Bauer, B., & Farmer, P.(2002). Managed care or managed inequality? A call for critiques of market-based medicine. *Medical Anthropology Quarterly*, *16*(4), 476–502.

Saez, E.(2010). *Striking it richer: The evolution of top incomes in the United States*. Retrieved from http://elsa.berkeley.edu/~saez/

Schulz, A., Israel, B., Zenk, S., Parker, E., Lichtenstein, R., Shellman-Weir, S., & Klem, A.(2006). Psychosocial stress and social support as mediators of relationships between income, length of residence and depressive symptoms among African American women on Detroit's eastside. *Social Science and Medicine*, *62*(2), 510–522.

Shipler, D.(2005). *The working poor: Invisible in America*. New York, NY: Knopf.

Shonkoff, J., & Phillips, D.(Eds.).(2000). *From neurons to neighborhoods: The science of early childhood development*. Washington, DC: National Academies Press.

Soto, M.(2005). Will baby boomers drown in debt? *Just the facts on retirement issues*,(15). Boston, MA: Center for Retirement Research at Boston College.

Spencer, N., Bambang, S., Logan, S., & Gill, L.(1999). Socioeconomic status and birth weight: Comparison of an area-based measure with the Registrar General's social class. *Journal of Epidemiology and Community Health*, *53*(8), 495–498.

Surkan, P. J., Zhang, A., Trachtenberg, F., Daniel, D. B., Mckinlay, S., & Bellinger, D. C.(2007). Neuropsychological function in children with blood lead levels of ,10mg/dl. *NeuroToxicology*, *28*(6), 1170–1177.

Tanta, K., Deitz, J., White, O., & Billingsley, F.(2005). The effects of peer-play level on initiations and responses of preschool children with delayed play skills. *American Journal of Occupational Therapy*, *59*(4), 437–445.

Townsend, E., & Wilcock, A.(2003). Occupational justice. In C. Christiansen & E. Townsend(Eds.), *Introduction to occupation: The art and science of living*(pp. 243–273). Upper Saddle River, NJ: Prentice Hall.

Uili, R. M., & Wood, R.(1995). The effect of third-party payers on the clinical decision making of physical therapists. *Social Science and Medicine*, *40*(7), 873–879.

U.S. Administration on Aging.(2010). *A profile of older Americans: 2010*. Retrieved from http://www.aoa.gov/aoaroot/aging_statistics/Profile/2010/4.aspx

U.S. Census Bureau.(2003). *Same-sex households with children in the United States*. Retrieved from http://www.infoplease.com/us/census/same-sex-households.html

U.S. Census Bureau.(2009). *Income, poverty, and health insurance coverage in the United States: 2009*. Retrieved from http://www.census.gov/prod/2010pubs/p60-238.pdf

U.S. Census Bureau.(2010). *Chartbook on work and disability*. Retrieved from http://www.infouse.com/disabilitydata/workdisability/

U.S. Department of Health and Human Services.(2000a). Disability and secondary conditions. In *Healthy people 2010*. Retrieved from http://fodsupport.org/documents/HealthyPeople2010DisabilityChapter.pdf

U.S. Department of Health and Human Services.(2000b). *Healthy people 2010: Understanding and improving health*. Retrieved from http://www.healthequityks.org/download/Hllthy_People_2010_Improving_Health.pdf

U. S. Department of Health and Human Services, Office of Minority Health.(2011). *Infant mortality and African Americans*. Retrieved from http://minorityhealth.hhs.gov/templates/content.aspx?lvl=2&lvlID=51&ID=3021

U.S. Department of Labor.(2011). *Employment standards administration wage and hour division*. Retrieved from http://www.dol.gov/dol/topic/wages/minimumwage.htm

Vargas, J.(2011, June 22). My life as an undocumented immigrant. *The New York Times*. Retrieved from http://www.nytimes.com/2011/06/26/magazine/my-life-as-an-undocumented-immigrant.html?pagewanted=all

Waber, D., De Moor, C., Forbes, P., Almli, C., Botteron, K., Leonard, G., . . . Rumsey, J.(2007). The NIH MRI study of normal brain development: Performance of a population based sample of healthy children aged 6 to 18 years on a neuropsychological battery. *Journal of the International Neuropsychological Society*, *13*(5), 729–746.

Weitz, R.(2004). *The sociology of health, illness, and health care*. Belmont, CA: Wadsworth.

Wells, S., & Black, R.(2000). *Cultural competency for health professionals*. Bethesda, MD: American Occupational Therapy Association.

Whiteford, G.(2000). Occupational deprivation: Global challenge in the new millennium. *British Journal of Occupational Therapy*, *63*(5), 200–204.

Wilkinson, J., & Ferraro, K.(2002). Thirty years of ageism research. In T. Nelson(Ed.), *Ageism: Stereotyping and prejudice against older persons*(pp. 339–358). Cambridge, MA: Massachusetts Institute of Technology Press.

Wilkinson, R., & Marmot, M.(Eds.).(2003). *Social determinants of health: The solid facts*(2nd ed.). Copenhagen, Denmark: World Health Organization, Regional Office for Europe.

Wilkinson, R., & Pickett, K.(2009a). Income inequality and social dysfunction. *Annual Review of Sociology*, *35*, 493–511.

Wilkinson, R., & Pickett, K.(2009b). *The spirit level: Why equality is better for everyone*. London, United Kingdom: Penguin Books.

Williams, D. R.(1997). Race and health: Basic questions, emerging directions. *Annals of Epidemiology*, *7*(5), 322–333.

Wilson, P., & Yoshikawa, H.(2004). Experiences of and responses to social discrimination among Asian and Pacific Islander gay men: Their relationship to HIV risk. *AIDS Education and Prevention*, *16*(1), 68–83.

Wood, W.(1996). Delivering occupational therapy's fullest promise: Clinical interpretations of "life domains and adaptive strategies of a group of low-income, well older adults." *American Journal of Occupational Therapy*, *50*(2), 109–112.

World Health Organization. (2010). *The world health report 2010*. Geneva, Switzerland: Author.

Yen, I. H., Michael, Y. L., & Perdue, L.(2009). Neighborhood environment in studies of health of older adults: A systematic review. *American Journal of Preventive Medicine*, *37*(5), 455–463.

Young, M. E.(1997). *Early childhood development*. Washington, DC: The World Bank Development.

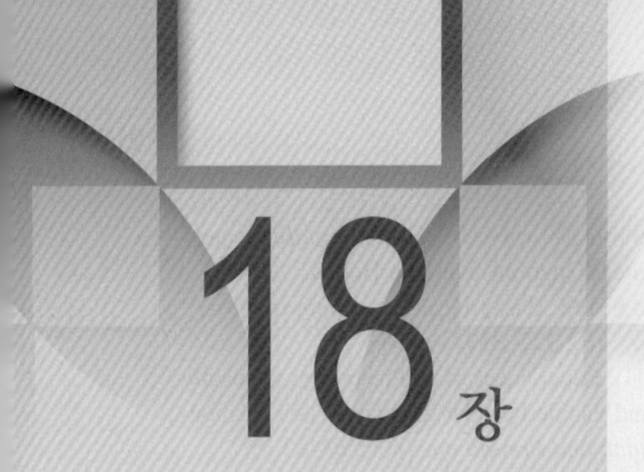

물리적 및 가상의 환경

Physical and Virtual Environments

박주영 옮김

개요

환경, 장소, 그리고 작업치료
- 현상학과 작업치료
- 장소와 작업치료

환경의 형상화, 가정, 그리고 집에 있는 것 같은 느낌
- 집에 있는 것 같은 느낌
- 살아있는 신체, 신체-종, 그리고 환경적 형상화
- 가정과 세계적인 구조
- 집에 있는 것 같은 느낌과 작업치료

실제적인 장소와 가상의 장소, 그리고 작업치료

학습목표

이 장을 학습한 후, 다음의 내용을 할 수 있을 것이다:

1. 물리적 환경과 장소의 질이 인간의 삶과 경험에 있어서 얼마나, 그리고 왜 중요한 단면을 차지하는지를 설명할 수 있다.
2. 인간의 경험에 대한 현상학적인 접근법이 동반하는 것은 무엇이며 이를 환경과 장소에 대한 인간의 경험을 점검하는데 사용할 수 있는지를 알 수 있다.
3. 인간의 경험이라는 용어와 외/내곽성을 개념을 사용하여 장소라는 개념을 정의할 수 있다.
4. 살아 있는 신체와 환경적 형상화에 대한 현상학적 개념을 정의하고 작업치료에 있어서 얼마나 적절한지를 토론할 수 있다.
5. 가정과 사람들의 생활에 있어서 가정과 같은 느낌을 받는 것이 얼마나 중요한지를 설명하고 이를 통해 거주나 동네의 물리적 특성을 통해서 가정이나 집에 있다는 느낌이 얼마나 강화/약화되는지를 설명할 수 있다.
6. 가상의 세계와 장소가 무엇이며 왜 이러한 것들은 작업치료나 과학의 미래에 적절한지를 설명할 수 있다.
7. 효율적인 작업치료를 위한 환경과 장소의 중요성을 설명할 수 있게 된다.

환경, 장소, 그리고 작업치료

Environments, Places, and Occupational Therapy

1980년대 이후로 작업치료사들과 과학자들은 물리적 환경과 장소의 질이 인간의 건강, 웰빙, 그리고 생산적인 작업에 얼마나 기여를 하는지에 대해서 상당한 관심을 표출하였다(Corcoran & Gitlin, 1997; Dunn, Haney McClain, Brown, & Youngstrom, 2003; Gitlin, 2009; Kielhofner, 1995; Kiernat, 1987; Rowles, 2003; Stewart et al., 2003; Ulrich et al., 2008). 여기서 인간

이 환경, 장소, 그리고 공간을 체험하는 방식이 강조되고 있다. 그러므로 여기 내용의 대부분은 현상학적 연구로부터 도출된 것들이 많다. 더 단순하게 말하자면, **현상학**은 인간의 경험을 묘사하고 해석을 하는 학문이다(Finlay, 2011; Seamon, 2000; van Manen, 1990). 이 장에서 현상학적 접근법을 간단하게 설명하고 그리고 작업치료사들이나 과학자들에게 중요한 환경적인 4가지의 주제들을 알아볼 것이다 -(1)장소,(2)환경적 형상화,(3)가정과 집에 있다는 느낌,(4)전자 기술과 가상의 장소.

현상학과 작업치료

현상학적으로 인간을 연구하기 위해서는 인간의 경험, 행동, 그리고 상황, 매일 일상에서 일어나는 그 때마다 주어지는 의미를 연구해야 한다. 작업치료나 과학에게 하나의 현상학적 주제는 한 사람의 **인생**과도 같다. 모든 사람들이나 집단들에게 주어지는 현상이나 경험이 그저 아무 것도 아닌 것처럼 보이고 그 숨겨진 의미를 모른 채 그냥 넘기는 일이 허다하다(Finlay, 2011; Seamon, 1979; Toombs, 2001; van Manen, 1990). 현상학적 연구의 목표 중 하나가 바로 다양한 구조와 인생에서의 역동성을 공개하고 설명하는 것이다. 예컨대 대부분의 사람들은 눈치를 못 채고 있지만 한 사람들의 생활에서 장소가 얼마나 중요한지에 대한 중요성 등이 여기에 해당한다. 클라이언트들의 인생 전반을 이해하는 것은 작업적 차원을 포함해서 이미 그 살아가고 있는 인생의 전반이 그저 타고난 대로 사는 인생이라는 생각이 점점 없어질 것이기 때문에 작업치료사들에게 더할 나위없이 중요하다(Channine, 2009; Finlay, 1998; Padilla, 2003).

일상의 대부분의 시간 동안 우리가 사는 세계는 우리의 상식으로 봤을 때 투명하다. 모든 것이, 우리가 보는 것들이 자연스럽게 일어나는 일들 같고 자꾸만 규칙적으로 일어나는 것이 일정한 패턴을 따르는 것 같다(Seamon, 1979). 이러한 생생한 투명성의 통합적 부분은 건강이다. 이러한 건강이야 말로 우리가 살면서 전혀 생생하게 느끼지 못하며 별로 의도적으로 의식할 필요가 없다고 느끼는 것들 중 하나이다(Carel, 2008; Gadamer, 1996; Stefanovic, 2008; Svenaeus, 2001; van Manen, 1998). 반대로 질병이나 장애는 우리의 일상에 대한 내성을 촉진시켜서 그 투명성을 바로 생활 전반의 어색함, 불안감, 그리고 불편함으로 바꿔어 놓는다. 직접적으로 의식할 필요성을 느끼기 전까지 이것은 우리가 항상 연속적으로 대면해야 하는 사건들이다. 이러한 면에서 작업치료사들에게 주어진 과제는 클라이언트들이 얼만큼 집에 있을 때의 편안함을 느끼는지를 간파해야 한다. 그리고 클라이언트가 지속적으로 이러한 패턴의 흐름에 몸을 맡길 수 있도록 도와주어야 한다. 다음 장에서도 나오겠지만 장소와 물리적 환경의 질은 우리가 다시 '집에 있는 것만 같은 편안함'으로 돌아갈 수 있도록 우리를 인도해 줄 수 있다.

장소와 작업치료

인생 전반의 통합적 차원은 바로 장소이다. 장소는 개인이나 집단적 의미, 의도, 그리고 공간적으로 행위를 종합시키는 환경적 메뚜기라고 정의된다(Casey, 2009; Malpas, 1999; Relph, 1976/2008). 장소의 현상학 중 가장 접하기 쉬운 것 하나가 바로 지리학자 에드워드 렐프의 장소와 장소의 상실이다(Relph, 1976/2008). 렐프는 장소에 겪었던 경험에 대한 존재론적 요점은 바로 내곽성이며 다른 말로는 자신들이 속한 환경에서 사람들이나 집단이 자기 자신에 대해서 더 깊이 느낄수록 환경 역시 존재론적으로 장소가 되어 간다는 것이다. 장소에 대한 집착이 강하고 정체성이 강한 것이야 말로 렐프가 존재론적 내곽성이라는 용어로 풀이한 개념들이다. 존재론적 내곽성이란 개인이나 집단이 마치 자기 집에 사는 것 같은 기분이 들고 자신들의 생활에 있어서 자기 자신의 의식할 필요가 없다고 생각할 만큼 안정감을 느끼는 상태를 말한다. 예를 들어, 한 사람의 집이 홍수로 인해서 파괴되거나 자동차 사고 때문에 걷지를 못해 집으로 못 간다고 치자. 한 사람은 이렇게 생각할 것이다. 작업치료사가 집중하는 가장 큰 목표는 바로 가능하면 클라이언트들의 존재론적 내곽성을 회복시키는 일이라는 것을 말이다.

렐프가 세운 장소의 현상학에서 장소의 내곽성에 대한 다른 방식을 또 설명하였고 그리고 그 내곽성과 반대의 개념인 외곽성을 내세웠다. 외곽성은 바로 어떤 방식으로 개인이나 집단이 한 장소로부터 떨어져 있거나 격리되어 있는 상태를 말한다. 이러한 경험은(**표 18.1**)은 작업치료사가 의미와 의사의 강도에 따라서 용어 선택을 하므로써 클라이언트가 그 장소에서만 겪을 수 있었던 독특한 경험을 구체적으로, 그리고 알기 쉽게 설명할 수 있기에 유익하게 작용한다.

질병이나 사고를 통해서 예를 들어, 한 사람의 존재론적 내곽성이 붕괴될 수 있다. 렐프가 정한 내곽성, 외곽성의 특성은 물질적이며 가정적인 질로부터 그 장소에서 겪었던 생생한 경험을 도출, 구분할 수 있는 수단을 제공해 준다. 집에서 만일 남편이 아내가 식구들에게 폭력을 행사하는 경우 존재론적 내곽성은 존재론적 외곽성이 되는 것이다. 폭력이 일어나는 가정은 더 이상 안정감을 느낄 수 있는 집이 아니기 때문이다. 장소에 대한 주제가 외곽성이든 내곽성이든 작업치료사에게 어떻게 가치 있는 통찰력을 제공할 수 있는가에

표 18.1 내괔성과 외괔성의 종류

종류	설명
존재론적 내괔성	완전히 자신의 집에 있는 것 같은 기분을 느끼며 그 장소에 완전히 흡수되었다고 생각할 정도의 경험은 장소가 극적으로 뒤바뀌지 않는 이상 우리가 생생하게 눈치 챌 수 있는 경험이 아니다(자연재해로 인해서 한 사람의 가정이나 사회가 파괴는 경우). 대부분의 사람들이 느끼고 경험하고 싶어 하는 장소에 대한 경험, 그리고 작업치료사들이 클라이언트들을 회복시키고자 하는 목적으로 작업을 하는 동기가 바로 이 장소에 대한 경험이다. 이러한 경험을 알 때 클라이언트들에 대한 것을 빨리 파악하여 치료를 할 수 있다.
존재론적 외괔성	강압적이고 비현실적인 장소로부터 떨어져 있거나 격리되었다는 기분을 느끼게 된다(향수병이나 한 곳에서 느껴지는 엄청난 불편함 등이 있다. 또는 사고로 인해서 갑작스럽게 장애를 입는 경우도 포함된다). 사고로 인해 장애를 앓거나 또는 병에 걸리게 되고 나면 특정한 경험을 겪는다. 작업치료사들이 클라이언트들을 위해서 할 과제는 가능하면 존재론적 외괔성에서 벗어나게 해 주고 내괔성으로 안내를 시켜주는 것이다.
객관적 외괔성	연구의 목적인 장소에서 격리될 의향이 없는 경우이다(잠재적인 환자의 수용 인원과 같은 측정할 수 있는 기준을 가지고 병원을 설계하거나 아니면 직원들의 능률과 같은 것을 통해서 설계도를 짜서 병원을 설계하는 경우).
우발적 외괔성	장소가 배경이거나 그저 활동을 위한 환경이며 이러한 장소에서 겪는 경험이다(잠시 동안 병원에 입원해 있는 동안 사회생활이나 대인관계가 제안되어 있는 경우).
행동적 내괔성	장소의 외곽에 대해서 의도적으로 관심을 갖게 된다(장소 주변에서 길을 찾기 위해 특정 지표나 표시를 사용한다). 새로운 공간에 소속되는 첫 단계이다(이제 막 근무하기 시작한 병원의 설계도를 완성하는 경우).
감정 이입적 내괔성	장소에 대해서 개방적으로 다가가거나 또는 장소를 더 깊게 이해하는 것이다(작업치료사들이 클라이언트가 보는 세상을 마치 정말로 있는 세계처럼 그려보는 것). **사례 연구** 18.1("나이 든 여성의 세계")을 참고.
대리적 내괔성	간접적으로 장소에 속해 있다는 걸 의식하게 된다(영화, 소설, 또는 자서전을 통해서 장애인이나 병을 앓고 있는 사람들의 입장을 이해할 수 있게 된다).(Bauby, 1997; Frank, 2002; Hockenberry, 1995; Hull, 1990; Murphy, 1987). **사례 연구** 18.1인 "나이 든 여성의 세계"를 참고.

렐프(2008년). 장소와 장소의 상실. 영국 런던: 피온 리미티드(1976년 원작 출판)

대한 한 가지 예는 Graham Rowles(2003)에 의해 수행된 시골 어르신에 대한 연구이다. 인생사에는 장소에 대한 강력한 정서적 집착을 동반한다. 라울은 랄프의 개념인 존재론적 내괔성과 연관된 장소의 3가지 차원을 조사했다. 먼저 물리적 내괔성인데 이것은 물리적으로 환경과 밀접하게 엉켜 있다는 이야기이고, 두 번째인 사회적 내괔성은 어르신들이 사회관계와 교류를 통해서 그들 자신들을 사회의 일부로 느끼게 되는 경우이다. 마지막 세 번째인 자서전적 내괔성은 장소와 장소의 질이 개인적, 그리고 사회적 내력을 강조하는 환경적인 모자이크로 통합되는 과정을 말한다(Rowles & Watkins, 2003, pp. 78–79). Rowles(1999)은 장소에서 겪었던 경험을 이해하는 것이 작업치료사들에게는 중요한 일이라고 강조한다. 왜냐면 작업치료사들은 한 환경에 살면서 불편함을 느낄 경우 그것에 맞춰서 반응을 하고 그리고 이러한 불편함을 해소하기 위해서 적절한 치료 중재 전략을 세우려는 사실을 이러한 경험을 통해서 알 수 있기 때문이다(270쪽).

장소에 대한 주제에서 도출된 연구는 바로 건강 사회학자인 Andrew Moore's(2010년)의 사례 연구이다. 말기 환자는 자신이 걸린 병이라는 배경을 통해서 자신의 상황을 짐작한다. 모어는 이 과정을 3단계로 나누어서 조사, 그리고 서류화를 시켰다. 먼저 첫 단계는 표류과정이다. 이는 환자가 말기에 대해서 불확실해지기 직전과 직후에 의문을 던지는 것이다. 환자가 그곳에서 시간을 보내면서 표류과정은 곧 거주가 된다. 바로 집안에 있는 것 같은 편안함을 느끼게 되는 상태인 것이다. 차례대로 거주는 다음 마지막 단계인 모험으로 넘어간다. 환자는 새로운 상황과 경험을 찾게 되는 것이다. 이러한 과정을 통해서 환자는 "자신의 안과 세계 속에서 집을 찾게 되는 것이다"(A. J. Moore, 2010, p. 160). 표류에서 거주로 넘어가는 작업적 요소 중 하나가 바로 보조적인 치료를 받고 있는 환자에 대한 적용 가능성이다. 마사지나 아로마테라피는 환자에게 신뢰를 얻을 수 있으며 직원들이나 다른 환자들과의 관계 형상화시키기 좋은 방법이라는 걸 모어는 발견하였다.

환경의 형상화, 가정, 그리고 집에 있는 것 같은 느낌

살아 있는 신체, 신체-종, 그리고 환경의 형상화

인간의 경험을 탐구하면서 현상학자들은 인간은 인체적인 존재이며 이는 모든 사람들의 건강에 집중적으로 신경을 쓰는 작업치료사들에게는 중요한 사실이다. 현상학적 관점에서는 인체적 존재가 물리적인 유형성보다 그 이상이라고 주장하였다- "인체는 세계에 살고 있는 기존적인 존재입니다. 의식은 형상화된 의식이며 사람은 형상화된 존재입니다. 그저 인체를 조상대대로 잇는 역할을 하는 단순한 존재가 아닙니다(Madjar & Walton, 1999, p. 4)." 현상학자들은 즉흥적으로 경험하고 행동하고 그리고 세상에 대해서 인식을 하는 살아있는 신체는 즉각적인 패턴, 의미, 그리고 배경적 존재에 따라서 반응한다고 말한다(Finlay, 2006; Seamon, 2012; Simms, 2008b; Toombs, 2001).

살아있는 신체는 존재가 살아가는 기초적인 수단이며 그리고 경험을 하고 세상과 부딪치는 매개체이기도 하다. 살아있는 신체가 병에 걸리면 고통을 느끼게 회복에 실패하거나 잘못 회복이 되기도 하고 나이가 들며 그렇게 되면 신체기능이 노화가 되어 악화되고 또 언제는 건강을 좋게 회복하기도 하며 그리고 병이나 장애에 대처할 수 있는 새로운 방법을 찾기도 한다.

환경적, 그리고 살아 있는 신체의 단면의 고려할 때 현상학자들은 **환경의 형상화**에 주목을 한다. 감각적으로 그리고 때로는 움직임을 통해서 살아있는 신체는 직접적으로 세상에 개입하며 특히 환경적 측면에서 더욱 그렇다(Gallagher, 1986; Seamon, 2012; Simms, 2008a, 2008b). 핵심적인 사상가는 바로 프랑스의 현상학자인 Maurice Merleau-Ponty(1962년)이다. 그는 **신체-종**이라는 용어를 만들어서 습관적인 행동과 환경에 맞춰서 형상화되는 신체를 통해서 사람은 지적으로 자신을 자각한다는 걸 강조한 사상가였다. 신체-종은 상당히 일시적이고 환경적인 다채로움을 통합시킨다(Allen, 2004; Cole, 2004; Hill, 1985; Seamon, 1979). 어떤 사람은 적어도 두 개의 총체에 대해서 말을 한다. 첫째, **신체적 패턴**이 있는데 이것은 예를 들어, 운전, 요리, 잔디 깎기가 있으며 두 번째는 **시공간적 패턴**이다. 이들은 상당한 시간을 통해서 신체적으로 습관화된 행동들이다. 예를 들어, 기상이나 체육관에 가서나 또는 주일에 교회를 가고 점심 시간에 맞춰서 밥을 먹는 것 등등 오랜 세월 동안 습관화가 되어 있어야 하는 행동들이 그것이다(Seamon, 1979, 2002). 분명한 것은, 많은 작업 활동들이 그대로 주어진 신체적 총체를 개입시킨다는 것이다.

작업치료를 가르칠 시 신체-종과 이러한 습관적 패턴들은 직접적으로 현상학적 활동을 통해서 겪게 되는 일상의 경험이다. 예를 들어, 학생들에게 작업치료를 가르치려면 집에서부터 다른 장소로 이동을 해야 한다. 아니면 평소에 다니던 길이 아닌 다른 통로를 통해서 목적지로 가야하기도 한다(Seamon, 1979). 학생들이 일상에서 경험을 하면서 정말로 보고 이해할 수 있는 신체-종이라는 역할은 굉장히 중요하며 그들이 이걸 이해할 때 비로서 세상이 어떻게 변화하고 있는지, 그리고 어떻게 왜곡이 되고 또 클라이언트들이 왜 병에 걸리거나 장애인이 되는지를 더 빨리 파악할 수 있다.

신체-종에 대해서 이해를 촉구하는데 있어서 유용한 것은 바로 병이나 장애가 한 사람이 생각하는 환경의 형상화를 바꾸어 놓는지 설명해 주는 현상학적 연구이다. 한 가지 눈에 띄는 예시가 있다면 바로 철학자 Kay Toombs의 현상학적 작품이다(2001년). 이 철학자는 수 많은 경화증과 중추신경에서 발생하는 치유불능의 진행성 질환까지 겪으면서 많은 고통과 싸웠었다. 그의 해설에 따르면 톰즈는 병이 우리가 보고, 듣고, 앉고, 서 있을 수 있는 능력에 영향을 주는지를 보다 구체적으로 설명하였다. 그의 인지적 설명과 해석을 통해서 그의 시공간과의 관계가 진보적으로 더 제한이 되고 불안정해 질 수 밖에 없었던 이유가 무엇인지를 알 수가 있다. 예컨대, 톰즈는 그녀의 운동기능이 쇠퇴한 이후로 모든 일상의 환경 속에서 "신체 기능이 붕괴" 되었다고 하였다:

> 사건의 일반적인 경과에서 기차는 문을 열고 누구나 마음껏 자신의 자리를 바꾸게 해 주며 세상에 존재하는 목적지까지 우리들을 바래다준다. 운동성의 쇠퇴는 자신과 주변 사물간의 거리 간격을 위협하였다. 전에는 "가깝다고" 생각했던 위치가 이제는 "멀게"만 느껴진다. 예를 들어, 내가 걸을 수 있을 때는 사무실에서 교실까지의 거리가 그닥 멀지 않았다. 그냥 내가 1층에서 3층으로 올라가는 그 수준이었다. 나의 운동성이 감퇴하면서 사무실은 교실과 가깝게 느껴졌다. 그러나 수업이 끝나고 1층으로 내려갈 때는 그야말로 험난한 여정이었다. 나는 되도록 엘리베이터를 타고 내려갔다. 오늘 날, 만일 내가 휠체어 없이 살고 있었다면 사무실에서 교실까지의 거리는 어마어마했을 것이다. 내가 감히 가지도 못할 거리였을 것이다. 그리고 3층은 엘리베이터가 고장이 나면 감히 올라갈 수도 없

는 곳이었으며 나는 수리기사를 기다리면서 그곳에서 계속 가만히 있어야 했다.

운동성의 상실은 대부분 공간에 대한 주관적 경험이 신체적 역량과 주변 세계의 구조와 밀접한 연관이 있다고 주장한다. "가기에는 너무 먼가요?"라는 질문은 거리와는 조금도 상관이 없다. 운동성에 이상이 있는 사람들은 무엇이 여기에서 저기까지의 거리인지에 대한 개념이 어떻게 다가오느냐에 따라서 달라진다. 목발이나 지팡이를 짚고 다녀도 도저히 갈 수 없는 곳인가? 휠체어로 다니기에는 좋은 경로인가?(Toombs, 2001, p. 249).

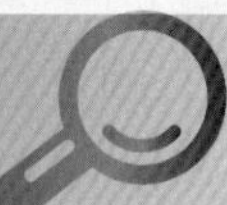

다발성경화증에 대해서 알고 싶다면 **부록 I, 일반적인 질환, 자료와 근거**를 참고하라.

현상학적 암시는 작업치료에서 중요한데 이는 더 구체적이고 경험을 기반으로 한 질병이나 장애에 대한 이해를 도와주기 때문이다. 그리고 또 이러한 병들이 환경의 형상화를 포함하여 세상을 살면서 생생한 투명성을 어떻게 파괴하는지도 알 수 있다(van Manen, 1998). 관련된 현상학적 연구에서는 시각장애(Allen, 2004; Hill, 1985), 청각장애(Finlay & Molano-Fisher, 2007)에 주목한다. 알츠하이머(Todres & Galvin, 2005), 다발성경화증(Finlay, 2003), 정신 질환(Walton, 2001), 아동/성인의 운동기능 장애, 만성 통증(O'Loughlin, 1999), 만성 다리 궤양(Bland, 1999), 유방암과 유방절제술과의 사투(Shin, 1999), 휠체어 사용을 완전히 습득한 장애인(Standal, 2011), 그리고 굴곡건 수술로 하게 될 재활활동(Fitzpatrick & Finlay, 2008)등에 주목한다.

한 사례 연구가 있는데 이것은 의미 있는 운동을 매일 ASD에 걸린 아동들의 학교 활동에 적용시키기 위한 체육교사 마우린 콘넬리에 대한 내용이다. ASD는 이른바 자폐 스텍트럼 장애이다(Connolly, 2010). 이러한 아동들은 일상적인 활동이나 스케줄이 확실히 예측 가능한 경우에 역할을 다 할 수 있다는 걸 안 콘넬리는 환경적인 변화와 그리고 체육을 통해서 아이들이 "점점 상당한 수준의 변화와 불확실성을 받아들일 수 있도록 도와주었다".(Connolly, 2010, p. 114). 예컨대, 콘넬리는 빛이 약하고 두껍고 흡수력이 좋으며 불안정한 바닥이 있고 각자 다른 과제를 다른 장소에서 할 수 있도록 해주는 교실 환경을 만들었다. 이러한 설계는 아이들의 운동성을 지체시키고 동시에 조직적으로 만들어 주었으며 신체적인 접촉을 통해서 아이들이 생생하고 주변 환경에서 신체 기반적 참여를 경험할 수 있는 수반을 마련해 주었다.

Connolly(2010)의 노력을 통해서 우리가 알 수 있는 것은 바로 환경적 형상화의 통합적 요소는 물리적, 그리고 신체가 자신을 발견할 수 있는 공간적 환경이라는 것이다. 가끔 **세계적인 구조**를 도출해 보면(거의 작동이 잘되는 상품들과 환경을 조화시켜 놓은) 작업치료사들이나 다른 전문가들이 건축물과 환경적 구조가 어떻게 지속이 되고 또 환자와 클라이언트들이 바라보는 세상을 바꾸어 놓는지를 고려하게 된다(Preiser & Smith, 2011; Rickerson, 2009; Söderback, 2009; Trefler & Hobson, 1997; Ulrich et al., 2008). Brooks와 colleagues(2011년) 환자들이 보조를 받고 재활활동을 하면서 그들이 가지고 있는 침대 옆의 탁자와 기구들을 어떻게 잘 활용하는지를 알아보고 물건들을 가지런히 정리해서 필요할 때 바로 찾을 수 있는 3가지의 발전된 "스마트 스탠드"의 모형을 개발하였다. 거주자들이 걷는 폼을 조사한 연구에서 Lu(2010년)는 나름 설계 추천사항을 써서 집안, 아니면 외부의 인도나 앨코브가 있는 복도에서 거주자들이 걷는 능력을 개선시키기로 하였다. 장애물이 있는 복도를 제외하고 창문이 달린 통호에서 거주자들이 바깥으로 나가는 곳, 특히 자연환경을 시각적으로 볼 수 있도록 하였다(Ulrich et al., 2008, pp. 87–91).

가정과 보편적인 구조

세계에서 또 다른 중요한 측면이 있다면 그것은 바로 가정과 또 집안에 있는 것 같은 느낌일 것이다(Blunt & Dowling, 2005; Gitlin, 2003; Mallett, 2004; Manzo, 2003; J. Moore, 2007; Rioux & Werner, 2011; Seamon, 2010). 이러한 연구들은 가정이 특정 물리적, 개인적, 사회적, 문화적, 그리고 정치적 양상을 가지고 있다고 주장을 했으나 경험적으로 가정은 인간과 존재론적으로 중요한 범주에 놓여 있는 것들을 통합시키고 촉진시키는 환경적인 공간이다(**그림 18.1**).

이러한 논문은 어떤 가정에서는 불편함과 스트레스, 그리고 트라우마가 공존하고 있다고도 주장한다. 예를 들어, 가정폭력이 만연한 가정이 그 대표적인 예이다(Anthony, 1997; Blunt & Dowling, 2005; Manzo, 2003).

작업치료에서 핵심 개념적 경계는 바로 물리적 환경인 가정과 인간의 생활과 의미에 있어서 존재하는 가정이다(Rowles, 2006). 전자를 연구할 때 어떤 사람은 가정을 가구, 장비, 일상생활에 필요한 공간들이 하나로 합쳐진 곳이 바로 가정이라고 생각한다. 중요한 의문은 바로 어떻게 거주지의 구조와 설계가 지속이 되며 환경의 형상화에 개입하느

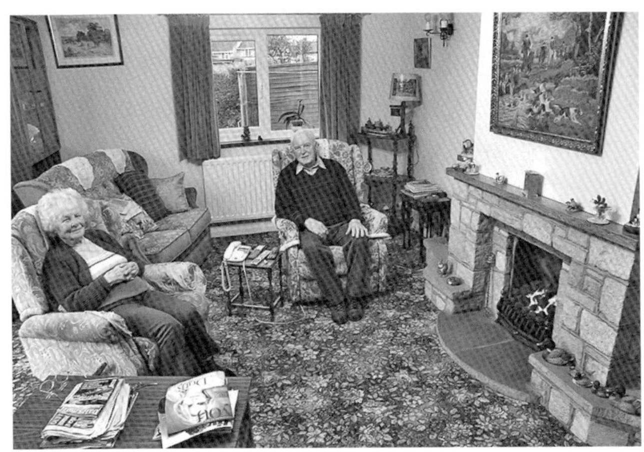

그림 18.1 영국 북쪽의 가정에서 지금 거실에서 함께 있는 노부부이다. 한 사람의 가정은 물리적인 공간만이 아니라 활동을 할 수 있는 장소이자 정체성이 머물러 있는 장소이며 그리고 추억이 담겨 있으며 안정성과 지속성의 공간이기도 하다. 작업치료사들의 가장 중대한 역할은 클라이언트들이 가능한 빨리 자신들의 가정과 집에 있다는 편안한 느낌을 회복하는 것이다(웰터 루이스의 사진, © 2011 웰터 루이스)

냐 하는 것이다. 특히 거주자들이 아프거나 나이가 들거나 또는 장애와 사투를 벌이는 경우라면 말이다(Kopec, 2006; Rosenfeld & Chapman, 2008). 고령화를 예로 들면, 연구에서는 고령의 사람들은 전형적으로 거주지에서 많은 시간을 보내며 자신들의 가정을 "생활 전반으로 중심"으로 삼는다. 더 나아가 어르신들은 가구들을 재배열하고 장애물을 없애서 걸을 때 넘어져 다치지 않도록 한다(Rowles, 2006).

구조를 통해서 현재의 집과 거주지의 단위가 거주자의 필요(질병이 있거나 장애가 있는)에 따라서 수정이 어떻게 되는지가 두 번째 문제이다(Kopec, 2006).

치료사들과 다른 전문가들은 활동적으로 환경적인 치료 중재와 보조기술들을 통해서 효율적으로 작업을 하면서 가정환경을 더 친숙하고 아늑하게 조성하기 위해 노력했다. 예컨대, 문을 좀 더 넓히거나 손잡이를 설치하거나 심지어는 입구에 턱을 만드는 것이다(Cook McCullagh, 2006; Corcoran & Gitlin, 1997; Iwarsson, 2009; Söderback, 2009; Steinfeld & Danford, 1999; Trefler & Hobson, 1997). 어떤 상황에서는 그러나 환경적 치료 중재나 가정에서의 보조 기술이 거주자의 생활을 붕괴시키기도 한다. Moore, Anderson, Carter, 그리고 Coad(2010년)는 장애 등의 문제를 가지고 있는 아이들이 의존하는 의료 장비와 기술에 대한 연구에서 그렇게 증명해 보였다. "가정이라는 공간은 아늑하고 좋은 공간이다. 가족들이 사는 공간만이 아니라 사랑이 넘치는 공간인 것이다(Moore et al., 2010, p. 4)."

보편적 구조 원칙에서 도출을 했을 때 건축가들이나 인테리어 설계자들은 연령이나 장애의 정도에 따라서 그 사람들이 원하는 가정환경을 조성하도록 노력한다. 이러한 작업은 특히 인생의 전반에서 어느 단계에 따라 다 할 수 있는 역할이 다르며 장애의 유무를 잘 파악했기에 가능한 일이다. 사는 사람들의 성향이나 특성을 고려하였다는 것이다(Kopec, 2006). 한 가지 목표가 있다는 그것은 **고령화를 지탱하는 가정**을 만드는 것이다. 다른 말로 하면 거주자들이 선택하는 이상 거주지는 질병이나 장애가 있든 없든 상관없이 어린 아이들부터 어르신들까지 모든 종류의 사람들이 살게 되는 가정인 셈이다(Rosenfeld & Chapman, 2008; Steinfeld & White, 2010; Young, 2011). **그림 18.2**에 나오는 거주지의 설계를 잘 보면 알겠지만, **보편적인 가구**에는 이렇게 계단이 없지만 편한 높이에 부엌이나 세탁실이 있다거나 또는 다양한 종류의 목욕 기능을 선택할 수 있는 장비들도 있다. 심지어는 휠체어를 사용하는 사람들을 위한 적절한 공간에 시야가 확 트이는 곳, 예를 들어, 복도 등도 잘 구비가 되어 있다. 설계자들은 가구를 개발하면서 편의성, 운동성, 접근성, 그리고 방문의 용이성이 제한되어서는 안 되며 오히려 확대가 되어야 한다고 강조한다(Steinfeld & White, 2010).

넓은 범위의 사람들을 위해서 연구에서는 정원 가꾸기는 가정에서 중요한 작업이며 가정환경과 자연을 합쳐주는 것이 가주 설계의 주요 목표 중 하나라고 주장하였다(Ashton-Schaeffer & Constant, 2005; Bhatti, 2006; Cooper Marcus & Barnes, 1999). 만일 보편적인 거주지가 차량에 의존하는 동네에 있었다면 운전을 못 하는 거주자들에게 보다 폭넓은 접근성을 제공해 주었을 것이다. 많은 건축가들이나 계획자들은 오늘 날 압축적이고 서비스와 활동의 폭이 넓은 사회를 조성하려고 노력하고 있다(eamon, 2002; Steinfeld & White, 2010). 이렇게 걸어 다닐 수 있고 장애인들도 이용이 가능한 동네에서는 거주자들이 더 신체적으로 활발하게 활동할 수 있으며 동시에 가치 있는 건강상의 혜택을 얻을 수 있다(Frank, Engelke, & Schmid, 2003). 그리고, 인구 밀도가 높고 활동적인 거리에서는 거주자들이 동네에 대한 책임의식을 느끼거나 서로를 자주 보려고 한다(Gardner, 2011; Klinenberg, 2002; Mehta & Bosson, 2010; Oldenburg, 1999; Rosenbaum, Sweeney, & Windhorst, 2009). 작업치료사는 가주 조성문제에 대해서는 중심적인 역할을 하는데 그 이유는 클라이언트들이 사는 가정의 요구사항, 제한사항, 그리고 가능성에 대해서 잘 알기 때문이다. 그리고 클라이언트들이 환경적 상황을 조성하고 건축가, 내부 설계자들의 필요를 충족시켜 준다. 클라이언트들에게 제한된 점이 무엇인지를 알기에 작업치료사는 가정이나 장애자 동네에서 고령화에 어떻게 대비할지에 대한 계획을 세우는 "설계 팀"에서 중심축과 같은 역할을 맡고 있다.

집에 있는 것 같은 느낌과 작업치료

일상을 보내는 물리적인 거주지 말고도 가정은 경험, 의미, 그리고 거주자들의 개인적, 사회적 정체성과 소속감과 연관된 상황들이 한데 어우러진 것이다(Manzo, 2003; Percival, 2002; Rowles, 2006; Rowles & Chaudhury, 2005; Stafford, 2009). 가정의 모든 면들을 통합시켜 주는 한 가지 현상학적 개념이 있다면 그것은 집에 있는 것 같은 느낌일 것이다. 이는 완전하게 자연스럽고 매일 살고 있는 세계에 대해서 친근감을 느끼고 있는 자연스러운 상황으로 정의된다. 작업치료사의 클라이언트들에게 **집에 있는 것 같은** 느낌은 자주 퇴색되거나 아니면 붕괴되기도 한다. 집에 있는 것 같은 느낌을 잘 설명하면 클라이언트들이 무엇을 필요로 하는지를 정확하게 알 수 있으며 또 그들이 재활치료를 겪으면서 어떤 생각을 하는지도 알 수 있다.

표 18.2에서는 친근감과 편안함을 강화시키거나 퇴색시키는 5가지의 본질에 대한 용어를 사용하여 집에 있는 것 같은 느낌의 존재론적 구조를 볼 수 있다(1979, 2010년). 먼저, 고착은 습관적, 그리고 한 사람의 신체적 계층, 그리고 환경적 형상화와 신체-종과 연관된 가정에 있다는 느낌이 가지고 있는 특성이다. 말 그대로, 개인이 공간적으로, 나가고 다시 들어올 수 있는 물리적 장소에 뿌리를 내린다는 것이다. 장애, 질병, 또는 고령화의 경우 고착은 분리로 인해서 그 뿌리가 끊기기도 한다. 분리는 공간적 분리, 신체적 불편함, 또는 운동성이나 접근성의 상실 등이 포함되어 있는 개념이다. 두 번째, 전유는 거주자가 자율성을 느끼고 또 가정과 그 주변 환경에 대해서 통제권을 가지고 있다는 느낌을 받는 것이다. 적어도 현대의 서구권에서는 전유는 사생활이라는 관념을 포함한다. 이 사생활은 거주자나 식구들이 언제나 혼자서 시간을 보낼 수 있는 상태이다. 장애나 질병이 생기면 전유는 그러나 부담이 되어 버린다. 거주자가 자율성이 별로 없으며 또 외부의 보조에 지나치게 의존적일 경우 그렇다.

집에 있는 것 같은 느낌의 3번째 본질은 바로 안정감이다. 이는 "존재의 자유"로 표현될 수 있다. 이러한 상황에서 거주자들은 가장 편안한 상태의 자신이 될 수 있으며 그들이 원하는 것을 할 수 있다. 만일 상황이 불안정적으로 바뀌는 경우도 있다. 전유와는 달리 안정감이 내부의 분위기나 상태와 관련이 있다. 안정감을 누리기 위해서는 매일의 만족감을 보장하고 또 삶의 투명성을 지속시키는 상황과 이러한 것들을 충족시킬 수 있는 것들이 항상 마련 돼 있어야 한다. 네 번째, 재생산은 가정과 집에 있는 것 같은 느낌의 회복적 힘이다. 그리고 심리학적으로 심신을 달려주는 일종의 재생산의 공간이기도 하다. 붕괴된 일상에서 재생산은 스트레스, 고민, 그리고 수면이나 휴식 등과 동일시되는 신체적 부담 등으로 인해서 퇴화로 변질되고 만다. 마지막으로, 온기는 형용할 수 없는 분위기이자 건정한 상태인데 이 때는 긍정적인 감정이 마구 샘솟는다. 가끔 가정에서 풍겨 나오는 온기는 질병이나 장애를 잊게 하기도 하거나 아니면 냉기로 바뀌기도 한다. 장소에 속해 있다는 느낌은 영혼이 없는 공간으로 바뀌어 버리기도 한다.

이러한 5가지의 본질은 일상에서 하는 작업에 따라서 클라이언트들이 가정에서 겪는 상황을 통해 어떻게 사고를 하는지, 소위 그들의 사고방식을 엿볼 수가 있다(Moore et al., 2010, pp. 4-5). 각자 다른 클라이언트들의 일상은 이러한 5가지 본질을 포함하고 있다. 이러한 5가지 본질의 잠재적 가치는 각각의 가능성과 부정적인 것을 긍정적으로 바꾸어주는 수단이다. 예컨대, 고착은 살아있는 신체에 기반을 두며 한 사람의 작업적 목표는 환경적 치료 중재, 보조 기술, 그리고 클라이언트가 재활치료를 위해서 하는 노력, 이전의 생활로 돌아가기 위한 노력을 통해서 방법을 찾는 것이다. 안정감을 고려했을 때, 작업치료사는 클라이언트들이 일상에서 느끼는 쾌락이나 만족감을 배우기 위해 일을 하여 다시 일상으로 돌아보려 볼 낼 수 있는 방식을 찾기도 한다. 집에 있는 것 같은 느낌을 이용하는 중심적인 목표는 바로 클라이언트들이 장애에서 벗어나는 모습을 꿈꾸고 더욱 창의적인 치료 중배에 박차를 가하게 할 수 있는 다각적인 관점으로부터 삶을 재조명해 주기 위해서 이다(**사례 연구** 18.1 "나이 든 여성의 삶"을 참고).

실제적인 장소와 가상의 장소, 그리고 작업치료

10년 동안 전자 기술이 극적으로 21세기의 모든 사람들의 인생에 변화를 준다는 사실이 속속 들어나고 있다(Borgmann, 1999; Friesen, 2011; Horan, 2000; Relph, 2007). 최근 우리는 전자적이고도 가상적인 현실, 그리고 **정보통신 기술 ICT**(information and communication technologies)가 작업과 작업치료에 대해서 무엇을 의미하는 지를 눈여겨 볼 수 있다.

독립적으로 살고 싶어 하는 나이가 들고 허약한 사람들의 욕망은 스마트한 가정의 개발에 박차를 가하게 해 주었다.

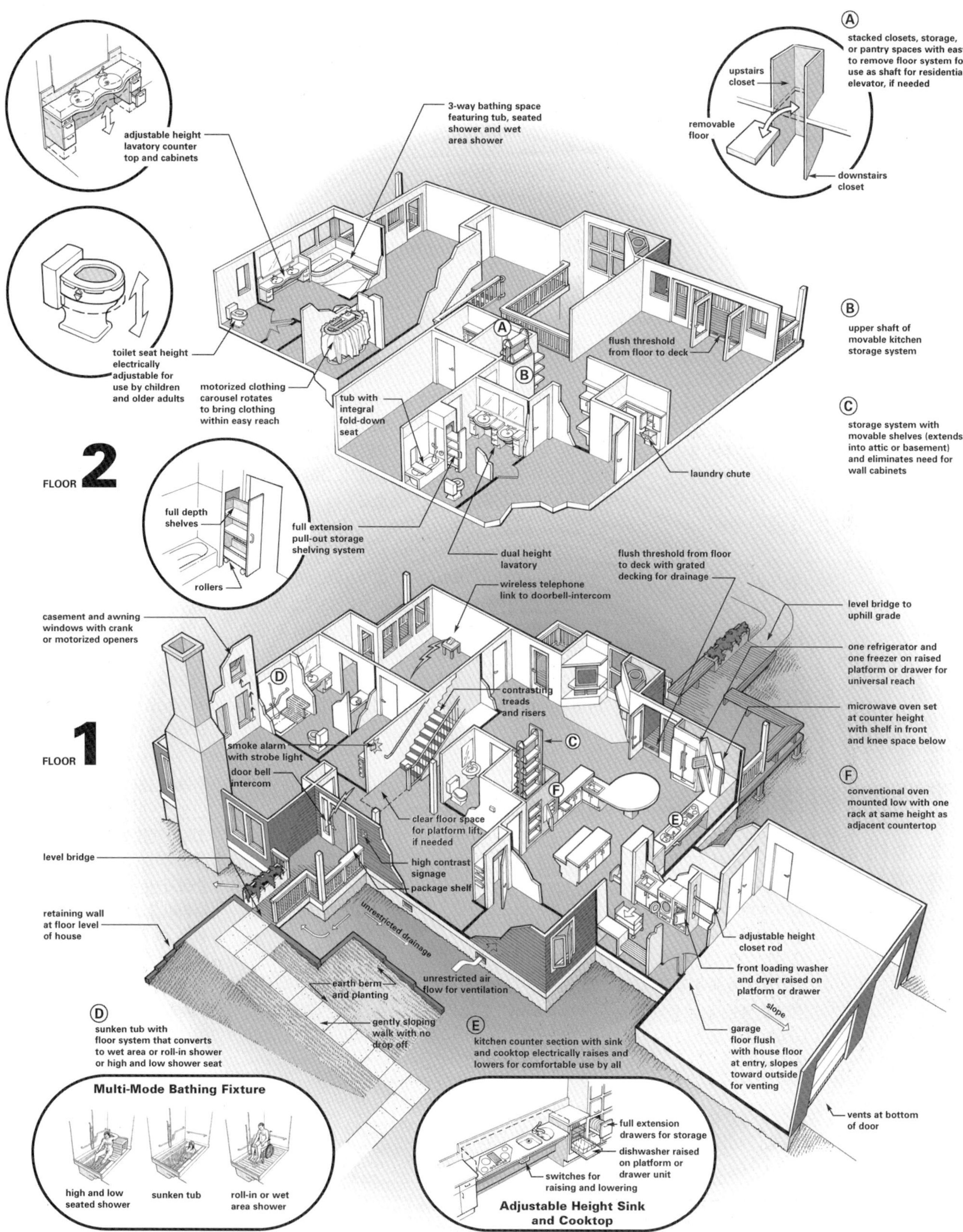

그림 18.2 보편적인 2층 집.(출처: 프라이서, W. F. E, & 스미스, K.H. [Eds]. [2011년. 보편적 설계 책자[2차 개정판]. 뉴욕: 멕그라-힐, 24.6쪽. 론 메이스와 렉스 페이스 그림. 보편적 설계와 중심, 노스캐롤라이나 주립 대학, 랄레이

표 18.2 집에 있는 것 같은 느낌의 양상들: 지속적, 그리고 퇴색-적 측면

지속적 양상	설명	공간적 표현	퇴색적 양상	작업치료에서 발견되는 함축적 의미
고착	습관적, 그리고 개인의 신체적 계층을 구성함; 환경의 형상화와 신체-종과 관련 있음.	어느 장소, 길, 그리고 사용 시점에 한정되어 있으며 개발이 되지 않거나 사용 중이지 않은 장소에 있는 가정이 내의 친숙한 장소,	분리: 공간적 분리, 신체적 불편함, 그리고 운동성/접근성의 상실이 포함됨	의미 있는 일상의 작업이 환경적 보조를 통해서 유지될 수 있도록 보장해 줌. 클라이언트들이 신체적으로 "행동하고" 그리고 가정과, 그 주변 환경에서 생활하는 것에 중점을 두며 특히 신체적 일상생활 패턴과 행동에 주목 함.
전유	자율성을 보장 받고 있다는 느낌과 동시에 가정과 그 주변 환경에 대한 통제권이 있다는 느낌: 전형적으로 사생활을 포함	가정의 가장 중요한 "중심"에 가장 밀집되어 있으며 보편적으로 가장 튼튼함; 사용 빈도가 높으며 애착이 강하게 느껴짐; "중심," 길, 장소와 관련이 있음.	폐해: 자율성의 상실, 외부적 보조에 대한 의존성(인간적, 환경적, 그리고 기술적 보조),	개인적인 자율성과 자기 가치를 위해서 기술과 도움을 지원해 줌(클라이언트들이 스스로 일종의 독립성을 지킬 수 있도록 목욕 장비를 설치해 줌).
안정감	"존재의 자유"와 만족: 내적인 분위기와 건강하다는 느낌: 일상의 만족감을 주는 환경이 항상 조성이 되어 있고 준비되어 있음	가정에서는 튼튼하나 가정이 아닌 다른 곳에서는 그렇지 않음(제 3의 장소). 그곳에서도 편안함을 느낄 수 있음.	불안정감: 개인적, 사회적, 그리고 환경적 변화로 인해서 자신이 살고 있는 세계가 어느 순간 편안한 공간인지 의심이 되는 경우.	다른 사람들과 같이 하거나 또는 혼자 할 수 있는 만족스러운 작업을 할 수 있도록 해 줌(클라이언트가 평소에 좋아하는 취미생활을 꾸준히 할 수 있도록 도와주는 것).
재생산	가정의 회복적 기능과 집에 있는 것 같은 느낌과 관련이 있음: 가정은 안식의 공간만이 아니라 심리학적으로 지친 몸과 마음을 회복하는 공간임	가정과 동일시되지만 회복-적힘이 있는 다른 장소에서도 가능하다(매일 애완견을 산책시키는 도로).	퇴화: 휴식과 재생산 기능의 붕괴. 이는 사회적, 개인적, 그리고 환경적인 변화로 일어나는 경우가 대부분.	환경에 조금 수정을 가해서 더 안정감 있는 작업을 할 수 있도록 함(조명을 통합시키거나 또는 방을 변화시키는 것 등등 이러한 수정이 일상생활을 바꾸어 놓을 수 있도록 함).
온기	건강과 지속성: 친절함, 상냥함, 좋은 감정 등의 긍정적인 감정을 표출시키도록 함	내부 공간에서 가장 흔하고 장식이나 질서감, 그리고 사람들이 조화롭게 어울리는 분위기를 통해서 표출된다.; 가정 외부의 정원 같이 항상 누군가가 신경을 쓰면서 돌보고 있다는 분위기를 연출시킴.	냉기: 불쾌하거나 맘에 들지 않은 환경적 분위기.	클라이언트의 가치관에 맞게 도움을 주고 합의점을 찾아 봄. (좁은 가정의 청결수준을 유지하기 위해 불필요한 물건 등은 버리되 클라이언트에게 의미가 있는 것들을 남겨 둠)

시몬. D(1979년). 삶의 지리학. 뉴욕: 성자 마틴 출판사

사례 연구 18.1 나이든 여성의 삶

이 장에서 토론하였던 환경적 주제는 런던에 사는 90세의 여성인 Maudie Fowler의 인생을 통해서 우리가 찾아 볼 수 있다. 그녀는 아프라카-계 영국인 소설가 도리스 레싱의 *Jane Somers의 일기장*이라는 소설에서 부각이 되었다(Lessing, 1984). 작업치료사가 되기 위해서 공부하는 학생들에게 이러한 소설은 Maudie에 대한 일생을 낱낱이, 세세하게, 그리고 구체적으로 알려주는 노골이면서도 획기적인 소설이었다. 그녀는 1980년대도 가난한 환경에서 살기 위해 몸부림을 쳤다. Maudie의 인생은 Maudie가 동네 약국에서 우연스럽게 함께 약을 사기 위해서 줄을 서서 기다린 이후로 친구가 된 유행을 잘 따르는 중년의 편집가인 젠나 Somers의 눈을 통해서 알 수 있다. Maudie의 세계는 상황, 기회, 그리고 나이로 인해서 제약이 많은 인생이었다. Somers가 처음 Maudie를 만났을 때 그녀는 "Maudie는 코가 거의 턱에 닿았고 달콤하지만 신 냄새가 났다고 하였다. 나는 가늘고 늙은 때가 탄 그녀의 목을 보았고 손에도 때가 많이 묻어있었다(Lessing, 1984, pp. 12–13)." 시간이 지나면서 Somers는 Maudie의 단짝이 되었고 그녀가 위암으로 몇 년 뒤에 죽기까지 그녀를 정성스럽게 챙겨주었다.

레싱의 소설은 잊지 못할 장소의 변화, 집에 있는 듯한 느낌, 그리고 환경의 형상화를 Maudie의 일상으로 표출된 것처럼 표현하고 있다(Seamon, 1993). 물리적으로 그녀의 세계는 공간적으로 작으며 그녀의 아파트를 포함하고 있고 그 외에 그녀가 사는 거리나 시가지를 항상 띄워서 Maudie와 말싸움이 잦았던 골목의 과일 가게까지 포함하고 있다. Maudie가 지난 40년 동안 살았던 방 3개의 아파트는 그녀가 사는 세계의 중심이었으나 Maudie는 오래전부터 가정 살림과 유지에 관심이 많았다. "저는 한 번도", Somers는 Maudie로부터서 느낀 첫 인상을 이렇게 말하였다, "이러한 초라한 집 밖에서 이런 걸 한 번도 본 적이 없습니다... 모든 장소가 더럽고 냄새가 나는... 그야말로 더럽고, 추하고 그리고 어두어며 무서운 장소였습니다."(Lessing, 1984, p. 14).

Somers는 현대식 가구의 기준을 따지자면 따라서 Maudie의 아파트 역시 비난을 받아야 된다는 걸 인식하였다. 하지만 Somers는 또한 "인간적인 기준에서 볼 때" 지금 살고 있는 그 아파트는 어쩌면 Maudie와도 잘 어울릴지 모른다고 생각하였다(Lessing, 1984, p. 103). 그녀는 점진적으로 이 아파트가 Maudie가 사는 세계의 전부라는 걸 이해하였기에 이러한 결론을 내린 것이다. Maudie가 Somers에게 이렇게 선언하였다, "나는 한 번도 월세를 낸 적이 없다. 나는 제대로 먹지는 못하지만, 나는 빨리 배웠다. 나만의 장소를 통해서 나는 모든 것을 얻어내고 있었다는 걸 말이다. 그 장소가 없으면 난 그저 길거리의 개밖에 되지 않았을 것이다. 나는 아무것도 아니었을 것이다. 한 번이라도 자신만이 살 장소를 가져본 적이 있나? 자네는,,," 그리고 나는 그렇다고 말을 했다. Maudie는 알았다는 듯이 끄덕였지만 난 그녀의 얼굴에서 깊게 맺힌 화를 보았다. "맞아, Somers, 너는 니가 살고 있는 곳에서 계속 살고 있어. 그렇게 되면 누구도 널 건드리지 못할 테니까(Lessing, 1984, pp. 18–19)."

레싱이 쓴 일기장의 가장 강력한 양상 중 하나는 독자들이 인생에 대해서 가장 당연하지만 가장 복잡한 상황으로 빠질 수 있도록 하였다는 것이다. 예컨대, Somers는 Maudie가 사는 아파트의 첫 인상이 불쾌했던 이유는 Maudie가 게을러서가 아니라 바로 그 집 때문에 Maudie가 피폐해 졌기 때문이었다는 걸 깨달은 것이다. "Maudie를 가난한 노동자로 전락시키고 또 매일 울게 만든 것은 집안에 있는 쓰레기들이었다(Lessing, 1984, p. 127)." Maudie에게 환경의 형상화는 그녀가 해결할 수 있는 일을 재한시키는 신체적 허약함, 그리고 운동성의 쇠퇴였다. 한 시점에서 Somers는 물건을 찾기도 어렵고 고양이에게 사료를 주거나 화장실에 가서 볼 일을 보거나 하는 일이 정상적인 사람들에게는 얼마나 엄청난 일인지를 강조하면서 Maudie가 살아온 평소의 모습을 설명해 주었다.

> 이른 아침,,, 아아,, 하루를 시작하기 무서운 아침이다... Maudie는 그렇게 생각을 하면서 고양이에게 사료를 주려고 하면서 근심어린 마음으로 하루를 시작한다. 왜냐면 Maudie의 밥그릇은 오늘도 그녀를 위협하고 있기 때문이다. 매일 문손잡이를 잡고 걸어야 하고 그렇게 간신히 부엌으로 들어간다. 거기에는 한 캔으로 된 고양이 사료가 있었고 절반이 비어있었다. 사료를 그릇에 덜어내려고 했지만 사료가 안 나온다. 숟가락이 필요하다. 싱크대까지는 너무 멀지만 Maudie는 숟가락과 포크를 간신히 가지고 왔다. Maudie는 몇 일 동안 씻지도 못했다. 그렇게 먹이를 주려고 했지만 어디서 나는 냄새인 걸까? 뭔가가 이상하다. 고양이는 냄새를 맡고 도망친다. Maudie는 탁자 아래에 밥그릇이 있는 걸 알았고 고양이는 우유를 먹고 싶어 한다. 그녀는 물이 마시고 싶었다. 천천히, 아주 천천히. Maudie는 싱크대로 가서 더러운 그릇을 꺼내어 물로 씻었다. 우유 통에는 우유가 반 밖에 없다. 우유도 상한 걸까? 냄새를 맡았지만 아직은 아니다. 간신히 탁자를 붙들고 그릇을 땅에 놓고 아슬아슬하게 우유를 따라준다. 고양이가 와서 게걸스럽게 우유를 먹는다. 매우 배가 고팠던 것이다. 탁자 아래에는 그릇만이 아니라 고양이의 털 뭉치가 하나, 둘, 셋, 넷, 다섯 개나 있다. 그걸 본 Maudie는 고양이를 잠시 밖에 두어야겠다고 생각을 한다.
>
> Maudie는 문으로 가서 고양을 내 보내고 등을 문에다가 기댄다. 그리고 생각한다. 캠페인에서도 Maudie의 재치와 계획을 따라올 수는 없을 것이다. 장애가 있는 Maudie지만 그녀의 재치는 그걸 이겨내

사례 연구 18.1 나이든 여성의 삶 (계속)

> 기에는 충분하였다. 그녀가 있는 뒷문에서 앞으로 화장실은 5걸음... 지금 가면 다음 여정을 시작할 필요가 없다. Maudie는 화장실에 가서 변기가 먼지투성이 이며 자신의 방에는 냄새가 고약한 걸 알았다. 변기가 더러워서 그녀는 찬장에서 요강을 꺼내어 다시 화장실로 들고 간다(Lessing, 1984, pp. 115–116).

시간이 지나면서 Somers는 Maudie가 사는 세계의 심오함을 알아 갔다. "나는 모든 것이 Maudie에게 얼마나 벅찬지를 알았다.(Lessing, 1984, p. 55)." 처음으로 그녀를 목욕시키고 나서 Somers는 Maudie의 상황에 대한 통찰력을 얻게 되었다. Somers는 신체적으로 불쾌한 것은 Maudie가 아니라는 걸 알았다. Maudie는 아직도 거기에 있으며 모든 것이 무너진 것이다. 너무 어렵다. Maudie가 헤쳐 나가야 할 것들이 아직까지 산더미처럼 남아있는 것 같다(Lessing, 1984, p. 55). Somers는 신체적으로 허약하면 할수록 세상을 향한 한 사람의 행동을 재촉한다는 걸 깨닫는다.

> Maudie Fowler는 언젠가 앞방을 스스로 청소할 수 있도록 자신을 재촉할 것이라고 생각한다. 왜냐면 거기에는 너무도 쓰레기가 많기 때문이다. 그리고 항상 거기에 쓰레기를 버린다. 그건 별로 나쁜 행동은 아니다. 그리고 그녀는 뒷방과 부엌을 아주 깨끗하게 쓴다. 그녀는 기분이 안 좋았지만 별로 신경을 쓰지도 않았다. 그 때 그녀의 방은 별로 깨끗하지 않았고 중간 방의 마루만 좀 깨끗하였다. 그녀는 침대 밑이나 가장자리를 잘 보면서 청소를 하지 않는다. 그녀의 부엌이 마지막이다. 그녀는 부엌을 닦고 찬장을 씻었지만 물건이 막 미끄러졌다. 그리고 이러한 과정을 통해서 그녀는 자신을 씻고 또 탁자에 다시 한 번 있을 수가 있었다. 그리고 그녀는 머리를 씻고 나면 그걸 젖은 상태로 내버려둔다. 그러나 세탁은 잘 하지 않았다. 장롱에서 깨끗한 옷만 찾아서 입는다(Lessing, 1984).

Maudie의 일생에 대한 레싱의 설명은 작업치료사들에게는 아주 감명 깊다. 한 늙은 사람이 인생을 어떻게 사는지를 구체적으로 묘사하고 있으며 거기에 대한 통찰력까지 심어준다. 그리고 레싱의 설명은 모든 효과적인 작업치료의 중요한 요점인 정서적 내곽성을 보여준다.: 편견이라는 색안경을 벗고 한 사람의 삶에 대해서 인식을 하며 이러한 인식을 통해서 한 사람이 더 건전한 생활을 영위할 수 있도록 하는 것이 바로 그 효과적인 치료법의 일부이다. 레싱의 노골적이고 솔직한 설명은 Maudie Fowler의 인생처럼 누군가의 인생을 긍정적으로 개선하는 것이 항상 가능한 일만은 아니라는 걸 보여준다. 만일 작업적 치료 중재가 바로 일을 하는 것이라면 그것은 현상학적인 이해가 그러한 사람들이 삶을 개선하려는 노력을 촉구할 수 있다는 감정이입적인 통찰력에 찾을 수가 있을 것이다(Finlay, 2011).

스마트한 가정은 전자적, 첨단 장비, 그리고 거주자의 집과 사회를 연결시키는 전자 장비를 통합하고 있다 첨단 시스템으로 구성된 가정이다(van Berlo, 2002). 가정 서비스와 기술을 접목시킨 걸 바로 "안전성과 보안, 편안함, 통신, 그리고 기술적인 관리체계를 발전시키는" **Domotics**이라고 부른다(Rosenfeld & Chapman, 2008, p. 25).

한 사례를 보면 자동적으로 집안으로 돌아다니는 거주자가 밝은 통로를 다닐 수 있게 해 주고 넘어지는 위험을 방지해 주는 전자조명이 있다. 그리고 중요한 것은 가정의 전자 장비에는 휠체어, "보는 눈이 있는 애완견," "로봇 도우미"등이 포함되어 있는데 그들은 다른 서비스들 가운데서 물리 치료법이나 정신 자극을 제공해 줄 수 있다(Broekens, Heerink, & Rosendal, 2009; Rosenfeld & Chapman, 2008, p. 97). 그리고 이러한 장비들은 건강상태나 행동을 관찰하고 거주자들과 의료인들과 연결을 시켜주며 어딘가에 있는 친구나 친척들과도 연결이 가능하다(Rosenfeld & Chapman, 2008).

작업 활동에 대한 변형적, 기술적 가능성에는 Brain Computer **Interface**(**BCI**)라는 기능의 혁신도 들어간다. BCI는 물체나 이미지가 뇌의 파장이나 안면 운동을 등록하는 감각 장비를 통해서 조종된다(Graham–Rowe, 2011). 눈을 움직이거나 아니면 행동이나 상징을 인식적으로 찍으면 사용자는 로봇 도우미를 조종하거나 전자 장비들을 활성화시키고 컴퓨터 화면에 있는 시스템을 조작할 수 있다(Geng, Gan, & Hu, 2010). 나이가 들거나 장애가 있는 사람들에게, 이러한 기술은 그들의 인생을 바꾸어 줄 것이다. 아마도 더 강압적인 것은 BCI와 장애가 있는 사람들이 온라인의 가상공간, 즉 "두 번째 인생"에 참여할 수 있도록 해 주는 가상, 현실 기술과 접목을 시키는 일이다. 이러한 " 두 번째 인생"에서는 사용자들이 다른 거주자들과 만나서 사회생활을 하고 가상의 가정과 장소를 만들어서 서비스를 서로 주고받을 수가 있어서 좋다(Graham–Rowe, 2011).

최근, 가상공간이나 장소가 총체적으로 그들의 원래 생활에 영향을 주고 가능하면 다각적인 자극이 현실의 삶이나 장소에 영향을 준다는 것에 대해서 논란이 좀 있었다(Borgmann, 1999; Fok et al., 2009; Friesen, 2011; Haythornthwaite & Kendall, 2010; Horan, 2000; Relph, 2007). 이 시점에서는 기술적, 그리고 대표적인 가상현실의 가능성이 아직은 초기 개발 단계이며 아마도 전형적으로 창조적인 형태, 예를 들어, 가상의 문학이나 영화와 같은 형태로부터 나오는 창의성을 요구할 수도 있다. 렐프(2007년)는 다음과 같이 설명했다.

> 가상공간은 독자들이나 시청자들을 거느리지 못한다. 가상공간에는 대신 참가자들이 있다. 어떤 경우 가상공간의 원래 창시자는 참여가 어떻게 일어나며 또 어떻게 하면 적절한 신호를 줄 수 있는지를 예측해야 한다. 가상공간은 충분히 상호작용이 일어나는 곳이며 동시에 참가자들의 가상적인 참여는 곧 변화로 이어질 수 있다는 기대가 든다. 그러나 이러한 참여에는 몇 가지의 규칙과 가이드라인이 준수되어야 하며 더 강압적인 가상공간도 즉흥적인 참가자와 창시자의 상상력들을 반영하는 변화하는 예술작품으로 받아들여 질 수 있다(8쪽).

완숙된 가상현실이 궁극적으로 어떤 형태를 취하든, 한 가지 분명한 것은 작업과 작업치료에 막중한 영향력을 행사할 것이라는 것이다. 왜냐하면, 창의적 결과는 얼마나 장애를 입었든 사람들은 참여할 수 있기는 가상세계가 될 것이기 때문이다. 가상세계와 장소는 작업치료자들이 클라이언트가 "가정에서의 존재"를 회복하는 걸 도와주는데 있어 혁신적인 수단을 극단적으로 던져준다. 이러한 방식으로 작업치료사들은 클라이언트들이 가상의 작업에 참여할 수 있도록 그 구조를 세워주는데 기여해 줄 것이다. 예를 들어, 나이든 여성이 가상의 카페를 "운영"하거나 또는 휠체어에만 앉아 있는 남자가 가상의 비행기를 "조종"할 수도 있는 것이다. 하지만 가상현실은 시간 낭비나 중독 등 잠재적인 문제를 동반할 수도 있다. 작업의 새로운 세계를 창조하기 위해서, 가상현실이나 가상의 장소는 작업치료, 그리고 과학계에서 새로운 하위 범주로 그 이상을 건설하게 될 것이다.

참고문헌 References

Allen, C.(2004). Merleau-Ponty's phenomenology and the body-in-space encounters of visually impaired children. *Environment and Planning D: Society and Space*, *22*, 719–735.

Anthony, K. H.(1997). Bitter homes and gardens: The meanings of home to families of divorce. *Journal of Architectural and Planning Research*, *14*, 1–19.

Ashton-Schaeffer, C., & Constant, A.(2005). Why do older adults garden? *Activities, Adaptation & Aging*, *30*, 1–18.

Bauby, J. D.(1997). *The diving bell and the butterfly*(J. Leggart, Trans.). New York, NY: Vintage International.

Bhatti, M.(2006). "When I'm in the garden I can create my own paradise": Homes and gardens in later life. *The Sociological Review*, *54*, 318–341.

Bjorbaekmo, W. S., & Engelsrud, G. H.(2011). "My own way of moving"—Movement improvisation in children's rehabilitation. *Phenomenology & Practice*, *5*(1), 27–47.

Bland, M.(1999). On living with chronic leg ulcers. In I. Madjar & J. Walton(Eds.), *Nursing and the experience of illness: Phenomenology in practice*(pp. 33–51). London, United Kingdom: Routledge.

Blunt, A., & Dowling, R.(2005). *Home*. New York, NY: Taylor & Francis.

Borgmann, A.(1999). *Holding on to reality: The nature of information at the turn of the millennium*. Chicago, IL: University of Chicago Press.

Broekens, J., Heerink, M., & Rosendal, H.(2009). Assistive social robots in elderly care: A review. *Gerontechnology*, *8*, 94–103.

Brooks, J. O., Smolentzov, L., DeArment, A., Logan, W., Green, K., Walker, I., . . . Yanik, P.(2011). Toward a "smart" nightstand prototype: An examination of nightstand table contents and preferences. *Health Environments Research & Design Journal [HERD]*, *4*(2), 91–108.

Carel, H.(2008). *Illness: The cry of the flesh*. Stocksfield, United Kingdom: Acumen.

Casey, E. S.(2009). *Getting back into place: Toward a renewed understanding of the place-world*(2nd ed.). Bloomington, IN: Indiana University Press.

Channine, C.(2009). An introduction to interpretative phenomenological analysis: A useful approach for occupational therapy research. *British Journal of Occupational Therapy*, *7*, 37–39.

Cole, J.(2004). *Still lives: Narratives of spinal cord injury*. Cambridge, MA: MIT Press.

Connolly, M.(2010). Constructing a curriculum of place: Embedding meaningful movement in mundane activities for children and youth with autism spectrum disorder(ASD). In M. Barber, L. Embree, & T. J. Nenon(Eds.), *Phenomenology 2010: Vol. 5. Selected essays from North America, Part I*(pp. 107–134). Bucharest, Romania: Zeta Books.

Cook McCullagh, M.(2006). Home modification. *American Journal of Nursing*, *106*, 54–63.

Cooper Marcus, C., & Barnes, M.(1999). *Healing gardens: Therapeutic benefits and design recommendations*. New York, NY: Wiley.

Corcoran, M., & Gitlin, L.(1997). The role of the physical environment in occupational performance. In C. Christiansen & C. M. Baum(Eds.), *Occupational therapy: Enabling function and well-being*(pp. 336–360). Thorofare, NJ: SLACK.

Dunn, W., Haney McClain, L., Brown, C., & Youngstrom, M. J.(2003). The ecology of human performance. In E. B. Crepeau, E. S. Cohn, & B. A. Boyt Schell(Eds.), *Willard & Spackman's occupational therapy*(10th ed., pp. 223–227). Philadelphia, PA: Lippincott Williams & Wilkins.

Finlay, L.(1998). *The life world of the occupational therapist: Meaning and motive in an uncertain world.*(Unpublished PhD thesis). Milton Keynes, United Kingdom: The Open University.

Finlay, L.(2003). The intertwining of body, self and world: A phenomenological study of living with recently-diagnosed multiple sclerosis. *Journal of Phenomenological Psychology*, *34*, 157–178.

Finlay, L.(2006). The body's disclosure in phenomenological research. *Qualitative Research in Psychology*, *3*, 19–30.

Finlay, L.(2009). Debating phenomenological research methods. *Phenomenology & Practice*, *3*, 6–25.

Finlay, L.(2011). *Phenomenology for therapists: Researching the lived world.* Chichester, West Sussex: Wiley-Blackwell.

Finlay, L., & Molano-Fisher, P.(2007). "Transforming" self and world: A phenomenological study of a changing lifeworld following a cochlear implant. *Medicine, Health Care, and Philosophy*, *11*, 255–267.

Fitzpatrick, N., & Finlay, L.(2008). "Frustrating disability": The lived experience of coping with the rehabilitation phase following flexor tendon surgery. *International Journal of Qualitative Studies on Health and Well-Being*, *3*, 143–154.

Fok, D., Miller Polgar, J., Shaw, L., Luke, R., & Mandich. A.(2009). Cyberspace, real place: Thoughts on doing in contemporary occupations. *Journal of Occupational Science*, *16*, 38–43.

Frank, A. W.(2002). *At the will of the body: Reflections on illness*. New York, NY: Houghton Mifflin Harcourt.

Frank, L. D., Engelke, P. O., & Schmid, T. L.(2003). *Health and community design: The impact of the built environment on physical activity*. Washington, DC: Island Press.

Friesen, N.(2011). *The place of the classroom and the space of the screen: Relational pedagogy and internet technology*. New York, NY: Peter Lang.

Gadamer, H. G.(1996). *The enigma of health: The art of healing in the scientific age*. Stanford, CA: Stanford University Press.

Gallagher, S.(1986). Lived body and environment. *Research in Phenomenology*, *16*, 139–170.

Gardner, P. J.(2011). Natural neighborhood networks—Important social networks in the lives of older adults aging in place. *Journal of Aging Studies*, *25*, 263–271.

Geng, T., Gan, J. Q., & Hu, H.(2010). A self-paced BCI for mobile robot control. *International Journal of Advanced Mechatronic Systems*, *2*(1–2), 28–35.

Gitlin, L. N.(2003). Conducting research on home environments: Lessons learned and new directions. *The Gerontologist*, *43*, 628–637.

Gitlin, L. N.(2009). Environmental adaptations for older adults and their families in the home and community. In I. Söderback(Ed.), *International handbook of occupational therapy interventions*(pp. 53–62). London, United Kingdom: Springer.

Gooberman-Hill, R.(2007). Changing mobility, relationships and space: The experience of difficulty walking in later life. *Viennese Ethnomedicine Newsletter*, *9*(2–3), 17–32.

Graham-Rowe, D.(2011, July). Control your home with thought alone: The latest brain-computer interfaces meet smart home technology and virtual gaming. *NewScientist*, *2819*, n.p.

Haythornthwaite, C., & Kendall, L.(2010). Internet and community. *American Behavioral Scientist*, *53*, 1083–1094.

Hill, M.(1985). Bound to the environment: Towards a phenomenology of sightlessness. In D. Seamon & R. Mugerauer(Eds.), *Dwelling, place and environment: Towards a phenomenology of person and environment*(pp. 99–111). Dordrecht, The Netherlands: Martinus-Nijhof.

Hockenberry, J.(1995). *Moving violations: War zones, wheelchairs, and declarations of independence*. New York, NY: Author.

Horan, T. A.(2000). *Digital places: Building our city of bits*. Washington, DC: Urban Land Institute.

Hull, J. M.(1990). *Touching the rock: An experience of blindness*. New York, NY: Vintage.

Iwarsson, S.(2009). Housing adaptations: Current practices and future challenges. In I. Söderback(Ed.), *International handbook of occupational therapy interventions*(pp. 63–69). London, United Kingdom: Springer.

Jennings, M. B.(2009). Hearing accessibility and assistive technology use by older adults: Application of universal design principles to hearing. In L. Hickson(Ed.), *Proceedings of the second international adult conference: Hearing care for adults 2009—the challenge of aging*(pp. 249–254). Staefa, Switzerland: Phonak AG.

Kielhofner, G.(1995). Environmental influences on occupational behavior. In G. Kielhofner(Ed.), *A model of human occupation: Theory and application*(2nd ed., pp. 91–111). Baltimore, MD: Lippincott Williams & Wilkins.

Kiernat, J. M.(1987). Promoting independence and autonomy through environmental approaches. *Topics in Geriatric Rehabilitation, 3,* 1–6.

Klinenberg, E.(2002). *Heat wave: A social autopsy of disaster in Chicago*. Chicago, IL: University of Chicago Press.

Kopec, D.(2006). *Environmental psychology for design*. New York, NY: Fairchild.

Lessing, D.(1984). *The diaries of Jane Somers*. New York, NY: Random House.

Lu, Z.(2010). Investigating walking environments in and around assisted living facilities: A facility visit study. *Health Environments Research & Design Journal [HERD]*, *3*(4), 58–74.

Madjar, I., & Walton, J.(Eds.).(1999). *Nursing and the experience of illness: Phenomenology in practice*. London, United Kingdom: Routledge.

Mallett, S.(2004). Understanding home: A critical review of the literature. *The Sociological Review*, *52*, 62–89.

Malpas, J. E.(1999). *Place and experience: A philosophical topography*. Cambridge, United Kingdom: Cambridge University Press.

Manzo, L. C.(2003). Beyond house and haven: Toward a revisioning of emotional relationships with place. *Journal of Environmental Psychology*, *23*, 47–61.

Manzo, L. C.(2005). For better or worse: Exploring multiple dimensions of place meaning. *Journal of Environmental Psychology*, *25*, 67–86.

Mehta, V., & Bosson, J. K.(2009). Third places and the social life of streets. *Environment and Behavior*, *42*, 779–805.

Merleau-Ponty, M.(1962). *The phenomenology of perception*. New York, NY: Routledge & Kegan Paul.

Mihailidis, A., & Davis, J.(2005). The potential of intelligent technology as an occupational enabler. *Occupational Therapy Now*, *7*(1), 22–23.

Moore, A. J.(2010). *Space, place and home: Lived experiences in hospice day care*(Doctoral dissertation). University of Lancashire, United Kingdom.

Moore, A. J., Anderson, C., Carter, B., & Coad, J.(2010). Appropriated landscapes: The intrusion of technology and equipment into the homes and lives of families with a child of complex needs. *Journal of Child Health Care*, *14*, 3–5.

Moore, J.(2007). Polarity or integration? Toward a fuller understanding of home and homelessness. *Journal of Architecture and Planning Research*, *24*, 143–159.

Murphy, R. F.(1987). *The body silent: The different world of the disabled*. New York, NY: Henry Holt.

Oldenburg, R.(1999). *The great good place: Café's, coffee shops, bookstores, bars, hair salons, and other hangouts at the heart of a community* (3rd ed.). New York, NY: Marlowe & Company.

O'Loughlin, A.(1999). On living with chronic pain. In I. Madjar & J. Walton(Eds.), *Nursing and the experience of illness: Phenomenology in practice*(pp. 123–144). London, United Kingdom: Routledge.

Padilla, R.(2003). Clara: A phenomenology of disability. *American Journal of Occupational Therapy*, *57*, 413–423.

Percival, J.(2002). Domestic spaces: Uses and meanings in the daily lives of older people. *Ageing & Society*, *22*, 729–749.

Preiser, W. F. E., & Smith, K. H.(Eds.).(2011). *Universal design handbook*(2nd ed.). New York, NY: McGraw-Hill.

Relph, E.(2008). *Place and placelessness*. London, United Kingdom: Pion Limited.(Original work published 1976)

Relph, E.(2007). Spirit of place and sense of place in virtual realities. *Techné: Research in Philosophy and Technology*, *10*(3), 1–8.

Rickerson, N.(2009). Universal design: Principles and practice for people with disabilities. In I. Söderback(Ed.), *International handbook of occupational therapy interventions*(pp. 159–165). London, United Kingdom: Springer Publishing.

Rioux, L., & Werner, C.(2011). Residential satisfaction among aging people living in place. *Journal of Environmental Psychology*, *31*, 158–169.

Rosenbaum, M. S., Sweeney, J. C., & Windhorst, C.(2009). The restorative qualities of an activity-based, third place café for seniors: Restoration, social support, and place attachment at Mather's—More than café. *Seniors Housing & Care Journal*, *17*(1), 39–54.

Rosenfeld, J. P., & Chapman, W.(2008). *Home design in an aging world*. New York, NY: Fairchild.

Rowles, G. D.(1999). Beyond performance: Being in place as a component of occupational therapy. *American Journal of Occupational Therapy*, *45*, 265–271.

Rowles, G. D.(2003). The meaning of place as a component of self. In E. B. Crepeau, E. S. Cohn, & B. A. Boyt Schell(Eds.), *Willard & Spackman's occupational therapy*(10th ed., pp. 111–119). Philadelphia, PA: Lippincott Williams & Wilkins.

Rowles, G. D.(2006). Commentary: A house is not a home: But can it become one? In In H. W. Wahl, H. Brenner, H. Mollenkopf, D. Rothenbacher, & C. Rott(Eds.), *The many faces of health, competence and well-being in old age: Integrating epidemiological, psychological and social perspectives*(pp. 25–32). Dordrecht, The Netherlands: Springer.

Rowles, G. D., & Chaudhury, H.(Eds.).(2005). *Home and identity in late life*. New York, NY: Springer.

Rowles, G. D., & Watkins, F.(2003). History, habit, heart, and hearth: On making spaces into places. In K. W. Schaie, H. W. Wahl, H. Mollenkopf, & F. Oswald(Eds.), *Aging independently: Living arrangements and mobility*(pp. 77–96). New York, NY: Springer.

Schaie, W. K., Wahl, H. W., Mollenkopf, H., & Oswald, F.(Eds.).(2003). *Aging independently: Living arrangements and mobility*. New York, NY: Springer.

Seamon, D.(1979). *A geography of the lifeworld*. New York, NY: St. Martin's Press.

Seamon, D.(1993). Different worlds coming together: A phenomenology of relationship as portrayed in Doris Lessing's *diaries of Jane Somers*. In D. Seamon(Ed.), *Dwelling, seeing, and designing: Toward a phenomenological ecology*(pp. 219–246). Albany, NY: State University of New York Press.

Seamon, D.(2000). A way of seeing people and place: Phenomenology in environment-behavior research. In S. Wapner, J. Demick, T. Yamamoto, & H. Minami(Eds.), *Theoretical perspectives in environment-behavior research–Underlying assumptions, research problems, and methodologies*(pp. 157–178). New York, NY: Plenum.

Seamon, D.(2002). Physical comminglings: Body, habit, and space transformed into place. *OTJR: Occupation, Participation and Health*, *22*(Suppl. 1), 42S–51S.

Seamon, D.(2010). Gaston Bachelard's topoanalysis in the 21st century: The lived reciprocity between houses and inhabitants as portrayed by American writer Louis Bromfield. In L. Embree(Ed.), *Phenomenology 2010: Vol. 5. Selected essays from North America, Part I*(pp. 225–243). Bucharest, Romania: Zeta Books.

Seamon, D.(2013). Merleau-Ponty, perception, and environmental embodiment: Implications for architectural and environmental studies. In R. McCann & P. M. Locke(Eds.), *Carnal echoes: Merleau-Ponty and the flesh of architecture*. New York, NY: Routledge.

Shin, K. R.(1999). On surviving breast cancer and mastectomy. In I. Madjar & J. Walton(Eds.), *Nursing and the experience of illness: Phenomenology in practice*(pp. 70–87). London, United Kingdom: Routledge.

Simms, E.(2008a). Children's lived spaces in the inner city: Historical and political aspects of the psychology of place. *The Humanistic Psychologist*, *36*(1), 72–89.

Simms, E.(2008b). *The child in the world*. Detroit, MI: Wayne State University Press.

Söderback, I.(2009). Adaptive interventions: Overview. In I. Söderback(Ed.), *International handbook of occupational therapy interventions*(pp. 39–51). London, United Kingdom: Springer.

Stafford, P. B.(2009). *Elderburbia: Aging with a sense of place in America*. Westport, CT: Praeger.

Standal, Ø. F.(2011). "I learned nothing from him . . .": Reflections on problematic issues with peer modeling in rehabilitation. *Phenomenology & Practice*, *5*, 48–58.

Stefanovic, I.(2008). Holistic paradigms of health and place: How beneficial are they to environmental policy and practice? In J. Eyles & A. Williams(Eds.) *Sense of place, health and quality of life*(pp. 45–57). Burlington, VT: Ashgate.

Steinfeld, E., & Danford, G. S.(1999). *Enabling environments. Measuring the impact of environment on disability and rehabilitation*. New York, NY: Kluwer Academic.

Steinfeld, E., & White, J.(2010). *Inclusive housing: Design for diversity and equality*. New York, NY: Norton.

Stewart, D., Letts, L., Law, M., Cooper B. A., Strong, S., & Rigby, P. J.(2003). The person-environment occupation model. In E. B. Crepeau, E. S. Cohn, & B. A. Boyt Schell(Eds.), *Willard & Spackman's occupational therapy*(10th ed., pp. 227–233). Philadelphia, PA: Lippincott Williams & Wilkins.

Svenaeus, F.(2001). The phenomenology of health and illness. In S. K. Toombs(Ed.), *Handbook of phenomenology and medicine*(pp. 87–108). Dordrecht, The Netherlands: Kluwer Academic.

Todres, L., & Galvin, K.(2005). Pursuing both breadth and depth in qualitative research: Illustrated by a study of the experience of intimate caring for a loved one with Alzheimer's disease. *International Journal of Qualitative Methods*, *4*(2), 1–11.

Toombs, S. K.(Ed.).(2001). *Handbook of phenomenology and medicine*. Dordrecht, The Netherlands: Kluwer Academic.

Trefler, E., & Hobson, D.(1997). Assistive technology. In C. Christiansen & C. M. Baum(Eds.), *Occupational therapy: Enabling function and well being*(pp. 482–506). Thorofare, NJ: SLACK.

Ulrich, R. S., Zimring, C., Zhu, X., DuBose, J., Seo, H., Choi, Y., . . . Joseph, A.(2008). A review of the research literature on evidence-based healthcare design. *Health Environments Research & Design Journal [HERD]*, *1*(3), 61–125.

van Berlo, A.(2002). Smart home technology: Have older people paved the way? *Gerontechnology*, *2*, 77–87.

van Manen, M.(1990). *Researching lived experience: Human science for an action sensitive pedagogy*. Albany, NY: State University of New York Press.

van Manen, M.(1998). Modalities of body experience in illness and health. *Qualitative Health Research*, *8*, 7–24.

Walton, J.(2001). The lived experience of mental illness. In S. K. Toombs(Ed.), *Handbook of phenomenology and medicine*(pp. 279–293). Dordrecht, The Netherlands: Kluwer Academic.

Young, L. C.(2011). Universal housing: A critical component of a sustainable community. In W. Preiser & K. H. Smith(Eds.), *Universal design handbook*(2nd ed., pp. 24.3–25.13). New York, NY: McGraw-Hill.

개인적 요소와 작업수행

V부

Personal Factors and Occupational Performance

"우리가 세상을 똑같이 이해하는 것은 많은 것들에 의해 결정됩니다:
우리의 감각 기관, 물건을 움직이고 조작할 수 있는 능력, 뇌의 상세한 구조, 문화,
그리고 환경과의 상호 작용 등..."

— George Lakoff & Mark Johnson

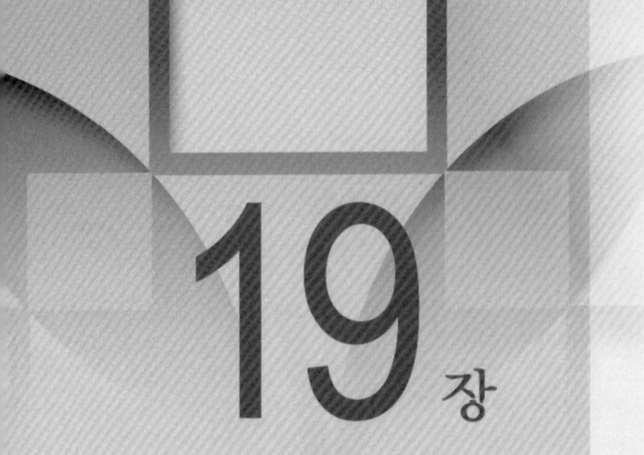

19장

개인적 가변성

Individual Variance

조미림 옮김

개요

학습목표

이 장을 학습한 후, 다음의 내용을 할 수 있을 것이다:

1. 개인적인 특성과 요인들이 작업과 작업수행과 어떻게 연관되어 있는지 설명할 수 있다.
2. 개인적인 요인들에 대한 지식들이 작업치료평가와 중재에 어떻게 사용되는지 토의할 수 있다.
3. 작업치료과정에서 고려되는 신체 기능과 구조들의 예시를 확인할 수 있다.

서론 Introduction

이 글에 따르면, 작업은 특별한 배경 내에서 개인적 수행이라 볼 수 있다. 작업수행이 일어나는 방법은 어떠한 행동이 일어나는 특수한 배경뿐만 아니라 개인이 행동하는 유일한 특성에 대해 반영이다. IV단원에서는 배경적 요인들의 중요성을 토의하였다. 이번 장에서는, 작업수행에 영향을 미치는 개인적 요인들에 대해 이야기하고자 한다.

이 단원에서는 작업수행에 영향을 미치는 다양한 개인적인 특성과 요인들에 대해 설명한다. 우리가 여기에서 사용하는 **개인적 요인들**(personal factors)이라는 용어는 인간의 상태에 관한 몇 가지 측면을 의미하는 포괄적인 용어이다. 작업치료협회(AOTA, 2008)와 세계보건기구(WHO, 2001)와 같은 다른 전문가 그룹에서는, 다양한 방법으로 개인적인 부분들에 대해 설명한다. AOTA 실행의 틀에서는 "개인적 요인들(Client factors)"이란 용어를 개인의 여러 측면들을 포괄적으로 사용하고(AOTA, 2008, p.630), WHO에서는 개인적인 요인들의 여러 측면들을 언급하기 위하여 "신체 구조와 기능"(WHO, p.10)과 다른 상호작용적인 모델들을 "수행 요소들" 또는 "작업수행 요소들"(Chapparo & Ranka, 1997)로 사용한다.

이 특수한 용어 사용에 따르면, 작업치료는 개인의 특수성에 대한 여러 부분들에 대해 집중을 요구한다. 예로 개인의 연령, 성, 민족성과 같은 기본적인 정보를 포함한다. 또한 사람들은 **신체구조**와 뼈, 기관과 같은 해부학적인 부분들을 **신체 기능**으로, 신체의 심리적인 과정들을 심리학적 기능으로 포함하기도 한다(WHO, 2001). 예를 들어 사람들은 키, 몸무게, 몸의 근력을 신체적인 용어를 사용할 것이다; 그들은 그들의 반응을 매운 음식 또는 차가운 음료의 선호도와 같은 다양한 감각 경험들로 변경할 수도 있다; 그리고 그들은 그들의 감정적인 반응들을 특수한 상황으로 변경하여 생각할지도 모른다. 게다가, 이러한 다양성은 삶에서 개인의 경험에 대한 도전과 요구에 의존하여 개인의 작업수행에 영향을 주거나 주지 않을 수 있다. 개인적인 작업수행에 영향을 주는 여러 개인적 요인들을 보여주는 다음의 사례 연구를 보아라. 후에 나오는 장은 작업치료사에 의해 고려될 수 있는 여러 개인적 요인들에 대한 목록표가 제시되어 있다.

전체가 부분들의 합보다 크다

The Whole Is Greater Than the Sum of the Parts

개인적인 요인들은 따로 분리되어서 작용하지 않는다. 어느 누구라도 친숙하지 않은 어두운 장소(한밤 중에 어두운 호텔방에서 욕실 찾기와 같은)에서 움직이기 위해서는 시각

사례 연구 19.1 Cynde : 배에서 고래를 관찰하는 일을 하는 동물학자가 되기 위해 필요한 개인적인 요소들

Cynde는 배에서 고래를 관찰하는 일을 하는 동물학자이다. 여기에서는 그녀의 수행에 영향을 미치는 개인적인 몇 가지 요인들이 언급되고 있다. **표 19.1, 19.2,** 그리고 **표 19.3**에서는 특수한 용어들에 대해 정확히 설명하고 있다. 부가적으로, 다른 용어와 조화를 이루는 것은 그녀의 수행에 영향을 주는 많은 개인적인 요인들과 연결되게 한다.

Cynde는 그녀가 기억하는 한, 고래에 관해 매우 열정적이었고, 그녀는 그들의 생존을 확실히 하기 위한 대양의 서식환경을 보존하기 위해 아주 헌신하였다(가치와 믿음). 그녀의 직업은 관광객에게 고래잡이용 배의 안전한 규칙과 고래에 대한 관광객 교육을 안내하는 것을 요구하고 그들이 고래의 행동을 관찰할 때 그들이 볼 수 있는 것을 이해할 수 있도록 도와야 한다. 그녀의 책무를 지속하기 때문에, 그녀는 또한 일상에서 집으로부터 멀리 떨어져 해상의 삶에 대해 영향을 미칠 수 있는 개인의 행동 방법에 대해 설명하기 위해 노력하였다.

Cynde는 부두에서 서서 여행을 시작하였고, 배에서의 안전 수칙을 검토하고 고래에 대해 설명하였다(**그림 19.1**). 그녀는 다른 것들을 설명하는 동안 그녀의 한 손으로(신체구조-신경계, 움직임-구조와 관련 있는) 마이크를 잡고(신체구조-근골격계) 있는 것을 알 수 있다. 그녀는 그녀가 필요한 것들을 말하고(신체기능-언어 이해와 작업기억) 출발을 위해 배가 준비되는 동안 특정 시간에 그녀의 생각을 전달(신체구조-조직화, 계획, 자기관리)하기 위해서 기억(신체구조-장기기억)해야 한다. 그녀는 설명하는 동안 그녀의 열정과 유머(신체기능-감정의 범위, 흥분의 적정 수준)를 보여주었다. 한번은 보트에서, 그녀는 고래들에 집중하고 그들의 행동에 대해 집중시키기 위해 마이크를 사용하러 선장이 있는 공간에 가기 위해 사다리를 타고 올라갔다. 그녀는 그녀의 시각 기술을 사용하여 멀리 있는 고래를 발견하기 위해 배의 선장과 함께 일하였다. 가까이에 왔을 때, 그녀는 고래 꼬리에 구별되는 패턴이 있다는 것을 인식하였고, 이것은 고래를 쫓는데 중요하게 작용하였다. 그녀가 설명하는 동안, 그녀는 또한 고래를 사진 찍었고 고래의 모습과 표면적 행동에 대한 과학적 정보를 수집하도록 과학분야의 인턴들을 지휘하였다.

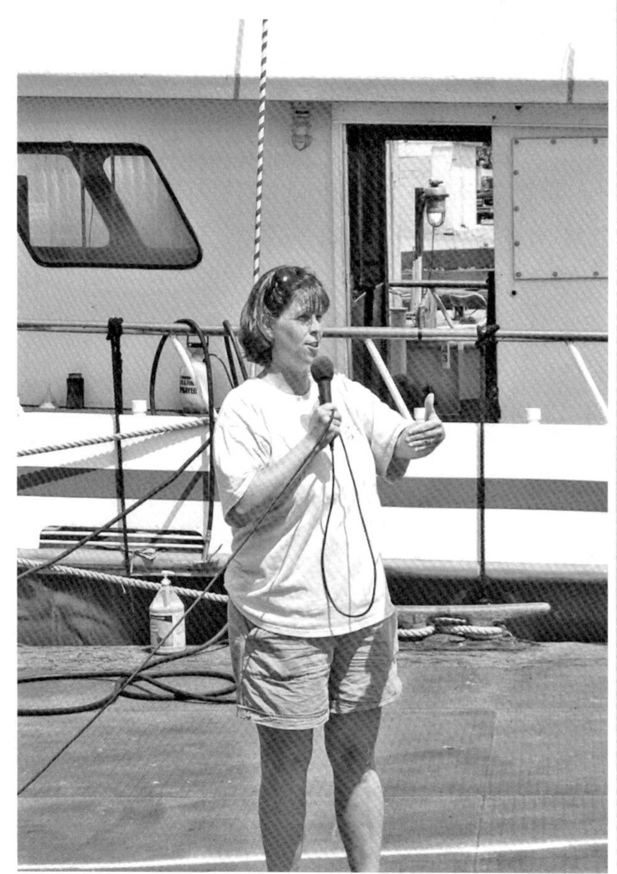

그림 19.1 Cynde는 배에서의 안전 규칙을 검토하고 고려에 대해 설명하고 있다.

이 중요하다는 것을 알게 될 것이다. 모든 신체요소들은 전체적으로 작용하기 때문에, 그 요인들을 정확하게 찾아내기가 어렵다. 이 장에 실린 사례와 요인들에 대한 목록들과 설명은 당신의 생각을 촉진시키기 위해 제시되었다. 여기에 지시되지 않은 분류들도 포함될 수 있고 인간행동에 영향을 미치는 모든 요인들이 목록에 포함될 수 있다. 이것들은 작업수행을 분석하기 위해 고려되는 최선의 요인들이다.

작업치료사들은 이러한 모든 요인의 **객관적인 입장**이나 환자의 **주관적인 경험**들을 고려할 수 있다. 개인적인 요인들을 객관적으로 고려할 때, 작업치료사들은 주의깊게 관찰된 작업수행을 일반적으로 시행할 수 있다. 만약 특별한 방식으로 사람이 행동하는 이유에 대한 이해하기 위해 더욱 많은 정보가 필요할 경우, 치료사는 다른 관찰자가 따라할 수 있는 표준화된 접근법을 사용하여 신체 기능과 구조들을 평가할 수 있다. 예로, 작업수행과 관련하여 근육 검사, 감각 검사, 그리고 인지 검사가 포함된다. 24장, 25장에서는 객관적인 데이터 수집을 위하여 객관적인 평가 사용과 신뢰할 수 있고 타당한 측정의 중요성을 설명하고 있다. 객관적인 접근법들이 전문가적인 추론을 형성하는데 유용할지라도, 클라이언트의 주관적인 경험 또한 중요하다. 예를 들어, 객관적인 측정은 손상을 나타내어 줄 수 있을 것이다; 그러나, 클라이언트는 일상의 삶에서 이 제한점에 대해 문제있게 다루지 않을지도 모른다. 결과적으로, 그들은 중재가 필요하지 않을 수도 있다. 그 대신에, 작업치료사에 의해서 객관적, 그리고 주관적 발견점의 비교는 클라이언트가 안전문제에 대해 인식하지 못하고 있는 것들을 제시해준다. 그러므로 숙련된 작업치료사는 작업치료과정 동안 클라이언트의 견해와 객관적 정보 모두를 고려한다. **Box 19.1**은 신체 구조와기능과 관련하여 객관적 그리고 주관적 보고들에 대한 예시를 제시하고 있다.

개인적 요인에 대한 추론: 다리 역할로써의 작업치료

작업치료사들은 전체적인 사람을 치료한다고 말하기를 좋아한다. 반면 다른 전문가들(간호사와 같은)도 이와 유사한 자격을 가지고 있다. 작업치료는 일상의 작업들이 어떻게 개인적 요인과 더 넓은 배경에서 개인에 대한 외부적인 요인들을 총체적으로 생산하는지에 대해 초점을 두는 것에서 특별하다고 볼 수 있다.

작업치료에 대해 다르게 생각하는 방법과 우리가 토의하고 있는 요인들을 어떻게 고려하는지에 대해서는 작업치료와 다른 전문영역들과는 상반된다. 작업치료는 의학세계와 삶의 세계를 연결해주는 다리로 생각된다. 의학세계에서는 신체의 특정한 구조와 기능에 초점을 둔 전문영역들이 많다. 의학분야에는 피부과학, 내분비학, 부인과학 등 전문분야들이 있다. 다른 전문 영역들도 또한 있을 수 있다. 예를 들어, 영양사는 소화계통, 물리치료사는 신경근육이나 근골격계통, 언어병리학자는 의사소통과 연관된 인지와 구강운동 체계에 초

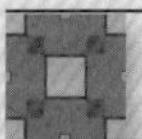

BOX 19.1 신체 구조와 기능에 대한 객관적이고 주관적인 보고

"나는 실마리를 못잡겠어"

뇌졸중이나 척수손상 이후에 자기-관리 기술을 재획득하기 위한 주관적인 경험에 대한 이해를 찾기 위한 연구에서, Guidetti, Asana와 Tham(2007)은 다양한 장애를 가지고 친숙한 과제들을 시도하는데 연구 참가자들이 어떻게 느끼는지에 대해 다양한 예시들을 보고하였다. 예를 들어, 뇌졸중 회복단계인 한 참가자가 객관적인 관점에서 환측 상지에 대한 편측무시인 감각손실(지각손상)을 언급하였다. 그녀는 그녀의 경험에 대해 다음과 같은 방법으로 설명하였다: "나는 내 손이 어디에 있었는지 도통 실마리를 못잡겠어, 이것은 내 손은 등 뒤에 있었고, 어느 날 밤엔 이것이 다른 사람의 손이 된 것 같았어."(Guideti 등, 2007, p.3).

"너 혼자 거기 앉아 있었을 때, 넌 단지 먹고 있을 뿐이었어."

정신적 질환이 있는 사람들의 지지사회화에 대한 실험연구에서 Davison과 그의 동료들은(2004) 지속적으로 정신적 질환을 앓고 있는 사람들은 선택(또는 객관적인 장애)이 아닌 기회와 참여의 제한으로 외롭고 소외된다고 하였다. 지속적으로 정신적인 질환을 앓고 있는 사람들을 객관적 입장에서만 본다면, 그들은 의지, 자기-인식, 대처기술(감정적 그리고 인지적 장애)의 장애로 설명되고, 혼자 있기를 더욱 선호하며 사람 간의 상호작용을 더 이상 하고 싶어하지 않는 것처럼 생각된다. 지지사회화 중재에 관한 무작위 대조군 임상연구에서 Davison과 그의 동료들은 정신적인 질환을 앓고 있는 사람들이 우정을 원하고 있다는 것을 알아냈다. 연구의 한 참가자가 버거킹에서 혼자 햄버거를 먹는 것보다 그녀의 친구와 함께 먹는 것이 더 좋다고 말하였다: "난 혼자다. 난 테이블에 앉아, 햄버거를 먹고 있다. 하지만 내가 누군가와 함께 갔을 때, 내가 테이블에 앉아 햄버거를 먹고 있고, 그녀가 '오, 햄버거 맛있어요?'라고 물어볼 것이고 그때 당신의 마음은 맛에 대해 생각할 것이다. 하지만 당신 혼자 거기 앉아있었을 때는 단지 먹고 있을 뿐이다"(Davidson 등, 2001, p380).

친구와 함께 먹는 것에 대한 이 여성의 설명은 클라이언트의 주관적인 경험의 중요성을 나타낸다. 주관적 경험에 대한 고려가 없는 중재는 이 여성에게 의미 있는 것을 알아차리지 못하는 위험에 부딪힐 수 있다.

점을 둔다. 비록 이러한 전문영역들이 개개인의 기능을 향상시키는데 주안을 두더라도 그들이 기여하는 것은 아주 특수하고 신체 구조와 기능과 관련된 지식이며 광범위하다.

이와는 대조적으로 다른 전문가들은 그들의 주요한 역할이나 삶의 과제를 조직화한다. 예를 들어, 직업평가사와 재활상담가들은 일과 관련된 문제들에 초점을 두고 교육가들은 생산적인 시민이 될 수 있도록 배우는데 도움을 주고, 레크리에이션 전문가들은 놀이와 여가에 초점을 두며, 사회복지사들은 가족과 지역사회 삶에 초점을 둔다. 이러한 전문가들은 개인적인 요인에 영향을 미칠 것이다. 예를 들어, 직업 재활 작업치료사들은 업무와 관련하여 정부의 표준과 고용주의 요구사항, 직업의 필요조건들에 대해 잘 안다. 특수교사들은 교실에서의 인지적 능력의 영향과 학생의 제한점들을 알고 있을 것이다. 유사하게, 레크리에이션 치료사들도 여가 공간과 장소, 삶에서의 여가의 가치, 개인이 여가를 흥미있게 즐기는데 사용되는 장비의 종류에 대한 지식이 있다. 그러나 대부분 이러한 영역의 전문가들은 해부학, 생리학 수행에 영향을 주는 다른 건강상태에 대한 의학적인 배경지식이 아주 적거나 없다. 부가적으로, 이 전문가들은 일반적으로 수행에 영향을 미치는 사회적, 그리고 심리적 요인들에 대한 전체적인 부분들을 고려하기 쉽지 않다. 오히려, 그들의 관심영역에서 요구되는 기술과 사회적 요구에 대한 전문지식이 더욱 광범위하다.

작업치료사들은 삶의 역할과 과제들에 관한 신체 구조와 기능의 영향에 대해 설명하고 이해할 수 있는 능력과 교육이 있다. 이것은 삶의 과정을 거쳐 작업을 배우고 변화한 방법뿐 아니라, 상호연결된 작업의 특성에 대한 전반적인 평가에 의해 이루어진다. 게다가, 작업치료사들은 개인적 요인들과 사람이 기능을 해야하는 환경들 사이의 관계에 대해 인식한다 (AOTA, 2010). 결과적으로, 전문적인 영역으로써 작업치료는 역할을 포함한 클라이언트의 개인적인 요인들과 매일의 삶에서 요구되는 과제 수행 역량을 연결하기 위한 정보들을 제공한다.

복잡성: 이점과 도전

작업치료는 모든 일상생활과 삶의 일과에서 참여하는 환경적인 요인들과 개인적인 요인들을 고려하는 특수한 전문영역이다. 이러한 작업수행 절충성에 대한 올바른 이해는 작업치료가 일상생활에서 복잡한 문제들을 해결하는데 효율적으로 도울 수 있도록 해준다. 이러한 점은 아주 훌륭한 이점이 된다. 그러나 신입 작업치료사뿐만 아니라, 몇몇 경험자들은 조차도 이러한 점들을 흡수하지 못하여 한 부분만 보고 큰 그림을 보지 못하기도 한다. 하나의 기능 영역에 초점을 두는 작업치료사들은 그들 스스로를 수부치료사, 인지치료사, 또는 시각치료사라 말하기도 하며, 작업치료사로서의 전체적인 업무에 대한 시각을 놓치기도 한다. 개인적 요소에 관한 깊은 지식은 능숙한 실전을 위해서 매우 중요하다; 그러나, 클라이언트들은 이러한 요소들이 중재를 위한 수단으로써 작업사용과 관련하여 고려될 때 최상의 서비스를 제공받을 수 있다. 게다가, 작업의 참여는 성과에 도달하기 위해 영향을 주는 개인적 다양성에 대한 방식과는 상관없이 바라던 성과이다. 예를 들어, "수부치료를 하는 것"에 대항함으로써, 우리의 관점은: "수부치료 후의 작업수행의 향상"으로 언급되어야 한다. 이와 같은 추론들에 대한 예시는 XIII 장에서 치료사들의 이야기를 통해 제공된다. XIII 장의 모든 작업치료사들은 신체 구조와 기능에 대한 깊은 지식을 가지고 있지만, 이러한 개인적인 요인들을 수행과 관련하여 바라본다. 게다가, 작업치료사들은 개인의 발달, 장애, 회복의 잠재성, 그리고 적응 기법의 필요에 따라 중재에 단계를 적용한다. 작업치료사들은 사회적, 문화적 배경들이 그들 클라이언트의 삶에 어떻게 영향을 미치는지에 대해서도 주의를 기울인다. **그러므로 작업치료사들은 신체 부분이나 신체 기능뿐만 아니라, 작업 참여를 통하여 건강을 지지하고 삶에 참여할 수 있도록 한다**(AOTA, 2008).

지식과 이론의 융합

작업치료사들이 수행에 영향을 미치는 장애나 발달적 상태에 있는 사람들과 함께 효율적으로 일하기 위해서는 클라이언트의 특정한 건강문제에 대한 지식과 작업에 대해 융합해야 한다. 앞전에 언급된 것처럼, 이 장에서는 작업치료사들이 고민하고 있는 여러 개인적인 요인들에 대해 전반적인 주제로 다루고 있다. 무엇을 해야 할지 아는 것은 효과적인 중재를 확신하기 위하여 관련 있는 이론과 연구에 대한 깊은 논평이 요구된다. XII 단원에서는 운동조절, 인지 그리고 지각, 감각처리, 감정조절, 그리고 의사소통/사회적 상호작용에 대한 영역들에 관점을 둔 작업수행을 증진시키기 위하여 이론들이 어떻게 실전을 안내하는지에 대한 예시를 독자들에게 제공한다. XIII 단원에서는 작업치료사들이 실전을 위해서 사용하는 다양한 이론들을 제시하고 있다. 독자들은 신체구조와 기능과 관련된 이론들을 작업치료 중재에 통합시키는 방법에 대한 예시를 확인하기 위하여 이 장의 내용들을 참고할 수 있을 것이다.

표 19.1 작업치료에서 고려되는 개인적 요인들의 예시 (신체기능과 구조는 제외)

요인	일반적인 분류 및 기술
나이	역사적 연대(예, 우울증을 앓고 사는 사람들의 경험이 그들의 세계관에 어떠한 영향을 미치는지) 삶의 특정 발달과정에서 발달과 성취에 따른 사회적 기대감의 내면화 나이와 관련된 행동에 대한 개인적 기대감
성별	성별에 따라 개인적으로 택한 사회적/문화적 규범
가치	물리적, 사회적 공간과 관련된 의미 가족의 중요성 행동의 규범
믿음	진실이라고 여기는 것에 대한 지식 질병과 관련된 원인과 중재에 대한 믿음 통제위치의 인식
영적인 것	삶의 의미에 대한 믿음 종교적이고 신성한 믿음
가족과 중요한 사람들	세계관을 형성하는 가족경험의 내면화 관계에 대한 기대감의 내면화
사회경제적 상태	재정적 상태 직업적 상태 학업적 성취
민족적 배경	일반적인 혈통그룹에서 구성원에 대한 내적 믿음; 인종, 문화, 언어, 종교, 정치가 포함될 수 있음
성적 입장	개개인의 성적 특성, 일반적으로 개개인이 발견하는 성적매력과 관련있음

일반적으로 고려되는 개인적 요인들

Personal Factors That Are Commonly Considered

이번 장에서는, 한가지 또는 그 이상의 개인적 요소에 대한 고려사항을 독자들에게 도움을 줄 수 있도록 몇 가지 표를 제시하였다(**표 19.1, 19.2, 19.3**). 독자들은 개인적 요인들에 대한 상호작용에 유용한 언어를 찾으려고 할 것이다. 이전에 토의했던 바와 같이, 완벽한 목록을 만들 수 있는 실질적인 방법이 없기 때문에, 이 표들이 모든 것을 포함한다고 볼 수는 없다. 이 표에 대한 정보는 국제기능분류(International Classification of Function, WHO),(2001), 작업치료 실행체계(Occupational Therapy Practice Framework (AOTA, 2008)에서 우선적으로 다루어졌으며, IV단원의 장에서 다루어졌던 부분들이 포함되어 있다. 수행에 영향을 미칠 수 있는 개인적인 요인들에 대한 단서는 적어도 다음 3가지에 의해 얻어진다.

- **의뢰 사유*(Reason for referral)*.** 의뢰 정보는 의학적, 심리적, 교육적 진단을 포함할 것이고, 때로는 중재를 수행하는 동안 고려해야 할 주의점들이 포함될 것이다. 주의점, 증상 또는 다른 설명들이 포함되지 않았을지라도 질병에 영향을 받은 전형적인 신체구조와 기능에 대한 지식들은 작업치료사에게 고려해야 할 요인들을 안내해 줄 수 있다.

  예시 : 진단–돌림소매근육의 파열. 신체구조에 대한 지식은 작업치료사로 하여금 통증, 위축의 영향에 대해 평가할 수 있게 하고, 어깨 관절가동범위의 제한은 작업수행에 확연한 제한점을 가지고 올 것이다. 제한점은 자기관리 수행의 어려움(예, 머리 샴푸질하기 어려움), 가사관리 역할 수행의 어려움(예, 식료품가게 가기, 창문닦기), 여가활동 참여의 어려움(예, 플라잉 피쉬), 책임감 있는 직무 수행의 어려움(예, 게시판에 글씨쓰기), 그리고/또는 자녀 돌보기의 어려움(예, 높은 의자에서 아동 들어올리기).

표 19.2 작업치료에서 고려되는 신체구조의 예시

요인	일반적인 분류 및 기술
신경계통	뇌(피질, 뇌줄기 포함한 피질하) 척수 척수신경 교감 그리고 부교감신경계
눈과 귀	눈(망막, 각막, 수정체) 외부 안구 근육 귀(속귀, 가운데귀, 바깥귀)
음성과 발언	입(입술, 볼, 혀, 치아, 구개) 코 인두(코 또는 입) 후두(성대)
심혈관계통, 면역계통, 호흡계통	심장 정맥 동맥 허파(폐) 기도 기관지관 호흡을 위한 근육들 림프계
소화기계통, 신진대사, 내분비계통	식도 위 창자 많은 선
비뇨생식기, 싱식기	방광, 요관, 요도 생식 구조
움직임과 연관된 구조들(머리/목, 상지 및 하지, 몸통, 골반 부분)	뼈 관절 근육 건 인대 근막
피부와 연관된 구조	피부층 피부선 털 피부의 감각기관

출처: American Occupational Therapy Association.(2008). Occupational therapy practice framework: Domain and process, 2nd edition. American Jounal of Occupational Therapy, 62(6), 625–683; and World Health Organization.(2001). International classification of functioning, disability and health(ICF). Geneva, Switzerland: Autor.

표 19.3 작업치료에서 고려되는 신체기능의 예시

ICF 분류	범주	예시
전반적인 정신 기능들 (감정, 인지, 지각)	의식	인식, 각성수준, 깨어있는 상태 유지
	지남력	사람 장소 시간 자기자신 다른사람들 과거 현재
	지적 기능	이해 인지기능의 통합
	심리사회적 기능	대인관계 기술 사회적 상호작용
	기질/성격	감정적 안정성 성향 신뢰
	에너지와 의욕	에너지 수준 동기화 충동조절 욕구
	수면 기능	수면의 양 수면의 질 수면 사이클 기능
특수한 정신 기능 (감정, 인지, 지각)	집중력	선택성 지속성 이동성 분리성
	기억력	단기 장기 작업
	지각	청각 시각 후각 미각 촉각 시공간
	감각처리	수용 조직화 동화 통합
	사고	개념 사고의 흐름 내용

표 19.3 작업치료에서 고려되는 신체기능의 예시 (계속)

ICF 분류	범주	예시
특수한 정신 기능(감정, 인지, 지각)	상위 수준의 인지기능	의지 조직화/계획 의미 있는 행동 자기인식 자기관리 사고결정 문제해결 판단 시간관리 대처능력
	감정	행동 규제 감정 범위
	심리운동 기능	적절한 감정 반응 시간 흥분/동요 수준 행동 속도
	언어에 대한 정신 기능	수용언어(말하기, 쓰기, 그리고 징후) 표현언어(말하기, 쓰기, 그리고 징후)
	복잡한 운동의 순서화에 대한 정신 기능	실행
감각과 통각	미각	질 강도
	후각	질 강도
	촉각	가벼운 깊은 압박
	온도	뜨거운 차가운
	통각	날카로운 찌르는듯한 쑤시는 타는 듯한
	고유수용성감각	빠른 지속적인
	전정감각	선 각
	시각	명민 강도 대비
	청각	명민 강도 대조 리듬

표 19.3 작업치료에서 고려되는 신체기능의 예시 (계속)

ICF 분류	범주	예시
신경근육과 움직임	관절 움직임	수동적 ROM 능동적 ROM
	근력	집기 잡기 힘
	근긴장도	질
	수의적인 움직임 조절	협응(기민성, 대동작, 양측 통합) 운동 실행(움직임)
	불수의적인 움직임 조절	반사 무의식적인 움직임
	자세	정렬 방향성 안정감 조절 균형 적응
심혈관, 면역, 호흡	심박률 혈압 호흡	긴장 비율 리듬 깊이

출처: ICF, International Classification of Functioning, Disability and Health; ROM, range of motion.
From American Occupational Therapy Association.(2008). Occupational therapy practice framework: Domain and process, 2nd edition. American Jounal of Occupational Therapy, 62(6), 625–683; Dunn, W.(2011). Best practice occupationla therapy: In community service with children and families(2nd ed.) Thorofare, NJ: SLACK.; and World Health Organization.(2001). International classification of functioning, disability and health(ICF). Geneva, Switzerland: Autor.

- **클라이언트 자가-보고(*Client self-report*).** 클라이언트 그들의 가족, 그들의 사회적 환경에서 주요한 사람들(예를 들어, 선생님, 고용주, 보호자)이 클라이언트의 수행에 영향을 미친다고 생각하는 요인들에 대한 정보를 작업치료사에게 주기도 한다.

  예시 : 3학년 선생님은 Alica가 교실에서 매우 산만하고, 과제를 지속하기 위해 단서와 여러 번의 시도가 필요하며 다른 또래 학생들에 비해 교육적인 목표를 달성하기에 부족하다고 작업치료사에게 이야기하였다. Alica는 쉬는 시간 동안 다른 소녀들과 함께 놀기를 바란다고 표현했지만, 또래집단과 어떻게 참여할지에 대해 알지 못했다.

- **클라이언트 관찰(*Observation of client*).** 작업에 참여하는 클라이언트를 관찰하는 것은 작업치료사에게 클라이언트의 수행에 영향을 미치는 하나 또는 그 이상의 요인들을 고려할 수 있게 해준다.

  예시 : 식사준비하기 기술을 평가하는 동안, 작업치료사는 Brown씨는 최근 인지 기능에 감퇴를 보여 독립적으로 과제를 완수하기에 불가능하다고 언급하였다. 그는 수프나 샐러드를 만드는 과정을 조직화하고 순서화하기 위해 현재 단계적으로 단서를 주는 것이 필요하다.

  예시 : Coleman은 외상성 뇌손상 청소년을 위한 기숙학교에 참여한다. 그가 사고를 당한 이후로, Coleman은 피곤해지고 무기력해졌으며, 정오에는 무감정 상태가 되었다. 매주, 16살 소년들은 휴식을 취하고 함께 어울리기 위하여 목요일 저녁 지역사회 집단 야외활동을 계획하였다. 작업치료사는 Coleman이 야외활동을 위해 어떤 것도 제안하지 않고, 야외활동 중

표 19.4 작업수행에 잠재적으로 영향을 미치는 신체기능 손상의 예시

신체기능의 손상	일상 작업에서의 잠재적인 어려움
시공간처리능력 손상	스스로 옷 입기 능력 결여 도구를 잡기 위해 팔을 뻗을 때 거리 판단의 어려움 주차공간에서 주차의 어려움 상자에서 컵으로 주스를 부을 때 흘림 새로운 환경에서 길 찾기의 어려움과 과한 참여 제한으로 인한 결과 실패의 두려움(Arnadottir, 2011)
어깨 관절가동범위 감소	머리 관리의 어려움 바지 뒤로 셔츠 넣기가 어려움 도서관의 높은 선반에 있는 책 꺼내기 어려움 백열전구 교체의 어려움 아동 또는 손자들과 함께 놀고 잡아주기의 어려움 직업의 책임감 있는 수행의 어려움으로 인한 역할 결여와 주요한 재정 조달자 역할 이행의 어려움
감정조절 미숙	직업 인터뷰 수행의 어려움 시험결과의 미숙, 대학 마지막 주 동안 대처능력의 어려움 적절하지 않은 감정으로 인한 사회적 격리 사람 사이 관계에서 시작, 발전, 그리고 유지의 어려움 견디기 힘든 불안에 따른 의사결정의 어려움
두 발의 감각결여	지역사회 바깥 공간에서 낙상률 증가 거친 지형에서 보행의 어려움(해변, 산책로, 등.) 운전의 어려움 낙상 두려움으로 인한 사회적, 여가활동 참여 감소
집중력 저하	저녁 파티에서 대화 참여의 어려움 학교 강좌/강의 참석의 어려움 동시간에 차와 토스트 요리하기의 어려움 직무 중 말하고 쓰는 것의 어려움 쉽게 산만한 특성을 파트너가 흥미의 결함을 지각할 수 있음으로써 관계 결여의 경험(Gillen, 2009)

에도 그의 동료들과 거의 상호작용을 하지 않는 것을 관찰하였다. 작업치료사는 Coleman의 개인적인 요소를 수용하고 그가 최적으로 수행할 수 있는 때 참여하기 위해서, 집단 야외활동 일정을 토요일 오전으로 변경하여 계획하였다.

숙련된 중재는 작업치료사들이 이러한 단서에 반응하여 객관적인 정보를 획득하는데 필요한 확실한 자원들의 사용이 요구된다. 이 정보는 클라이언트에 의해 제공되는 주관적인 자료들과 결합하여 클라이언트가 작업수행을 할 수 있도록 중재를 발전시키는데 통합된다. "특수한 신체 구조와 기능의 부재는 일상의 작업에서 클라이언트가 어려움을 느끼거나 성공을 보장하기 위해 필요하지 않다."(AOTA, 2008, p.630)는 것을 기억하는 것은 중요하다. 기억력이 상실된 사람은 공책/다이어리, 전자페이지시스템, 기억해야 할 목록들을 환경내에 붙여놓기, 그리고 스마트폰의 알람기능과 같이 보상적 접근법들을 이용하여 일상에서 전체적으로 참여할 수 있을 수 있다. 시각손상을 입은 사람은 독립적으로 전체적인 일상에 참여하기 위해 시각적인 보조도구로 문자-발성 변환기, 그리고 안내견이 제공될 수 있다.

결론 Conclusion

작업치료사들은 중재를 하는 동안 일반적으로 신체 구조, 기능, 그리고 다른 개인적인 요인들을 고려한다. 이러한 요인들에 대한 지식과 이론들을 작업과 작업환경과 관련된 이론을 통합함으로써, 작업치료사들은 그들이 치료하는 클라이언트와 사회에 기여할 수 있다.

참고문헌 References

American Occupational Therapy Association.(2008). Occupational therapy practice framework: Domain and process, 2nd edition. *American Journal of Occupational Therapy*, *62*, 625–683.

American Occupational Therapy Association.(2010). Occupational therapy's perspective on the use of environments and contexts to support health and participation in occupations. *American Journal of Occupational Therapy*, *64*, S57–S69.

Árnadóttir, G.(2011). Impact of neurobehavioral deficits on activities of daily living. In G. Gillen(Ed.), *Stroke rehabilitation: A function-based approach*(3rd ed., pp. 456–500). St. Louis, MO: Elsevier/Mosby.

Chapparo, C., & Ranka, J.(Eds.).(1997). *Occupational performance model(Australia)* [Monograph 1]. Sydney, Australia: Occupational Performance Network.

Davidson, L., Shahar, G., Stayner, D. A., Chiman, M. J., Rakfeldt, J., & Tebes, J. K.(2004). Supported socialization for people with psychiatric disabilities: Lessons from a randomized control trial. *Journal of Community Psychology*, *32*, 453–477.

Davidson, L., Stayner, D. A., Nickou, C., Styron, T. H., Rowe, M., & Chinman, M. L.(2001). "Simply to be let in": Inclusion as a basis for recovery. *Psychiatric Rehabilitation Journal*, *24*, 375–388.

Dunn, W. W.(2011). *Best practice occupational therapy: In community service with children and families*(2nd ed.). Thorofare, NJ: SLACK.

Gillen, G.(2009). *Cognitive and perceptual rehabilitation: Optimizing function*. St. Louis, MO: Elsevier/Mosby.

Guidetti, S., Asaba, E., & Tham, K.(2007). The lived experience of recapturing self-care. *American Journal of Occupational Therapy*, *61*, 303–310.

World Health Organization.(2001). *International classification of functioning, disability and health(ICF)*. Geneva, Switzerland: Author.

20장

개인적 가치, 믿음, 영성

Personal Values, Beliefs, and Spirituality

조미림 옮김

"대부분의 일상에서 모든 영혼의 신성한 경험과 여행은 우리를
가장 낮은 순간으로 이끈다."
– Sue Monk Kidd(1996)

개요

학습목표

이 장을 학습한 후, 다음의 내용을 할 수 있을 것이다:

1. 정의, 관련 주제, 주제, 종교와의 구별을 포함해서 작업치료와 관련된 영성에 대한 의미를 이해할 수 있다.
2. 영성, 작업, 건강, 웰빙 사이의 관계를 인식할 수 있다.
3. 작업치료의 역사와 영성 간의 관계를 인식할 수 있다.
4. 환경, 의지와 숙고, 작업 참여와 같은 중요한 요소를 조사함으로써 작업을 통해 영성에 대한 개개인의 경험적 타당성을 이해할 수 있다.
5. 작업치료에 개인적 가치, 믿음, 그리고 영성을 통합시키는 전략에 대해 설명할 수 있다.
6. 개인적 가치, 믿음, 영성과 작업이 자신의 삶의 경험에서 어떠한 교차점을 이루는지 탐색할 수 있다.

서론 Introduction

작업치료는 클라이언트의 의미 있는 개인적 경험을 통합하면서 발전해나가고 있다. 개인적 가치, 믿음, 영성 그리고 작업의 연결에 대한 이해는 작업치료사에게 건강과 웰빙에 대한 직업의 고유한 총체적인 접근법을 강화시킬 수 있는 기회를 제공한다.

이 장에서는 작업치료에서 개인적 가치, 믿음, 그리고 영성을 이해하기 위한 소개 정도의 내용을 제공하고자 한다. 다음과 같은 2가지 기본적인 질문으로 시작할 수 있다.

- 개인적 가치와 믿음은 영성과 어떠한 관련이 있는가?
- 영성은 무엇이며 그것은 작업치료와 어떠한 관련이 있는가?

둘째로, 작업을 통해 경험하게 되는 영성의 다양한 통로를 논의할 것이다. 셋째로, 작업치료와 개인적 가치, 믿음, 그리고 영성을 통합하기 위한 전략들을 제공할 것이다. 마지막으로 독자들이 개인적 가치, 믿음, 영성에 대한 자신만의 관점을 탐색할 수 있도록 질문을 제시할 것이다.

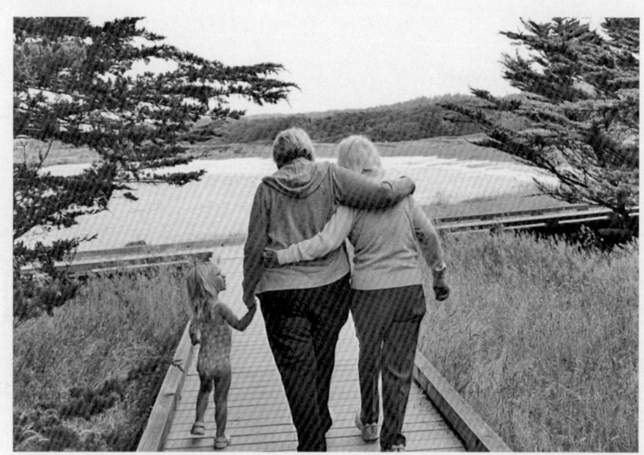
그림 20.1 영성의 한 측면은 다른 사람들과의 연결이다.

작업치료 관점에서의 개인적 가치, 믿음, 영성의 체계화

관리의 전체적인 배경 내에서 작업치료실행 기능은 "수행의 측면에서(감정적 그리고 심리적인) 주관적인 것과(신체적으로 관찰 가능한) 객관적인 것으로 설명하는 것"과 관련이 있다(미국작업치료협회[AOTA], 2008, P.628). 작업수행의 주관적 측면은 사람들의 가치와 믿음과 함께 종종 관련되어 있다. **가치**는 클라이언트에 의해 "원칙들, 기준들, 또는 가치있게 고려되는 질적인 것들"로 이해될 수 있다(AOTA, 2008, p. 633). 믿음의 개념은 가치와 가깝게 연관되어 있고 그것은 "진실로 열린 인지적 내용"로 정의될 수 있다(AOTA, 2008, p.633). 가치와 믿음은 모두 사람의 작업에 대한 주관적 경험에 종종 영향을 미치는데 그 이유는 그들의 중심성과 개별적인 본질 때문이다. 가치와 믿음은 개인적 경험, 친구, 친지, 가족, 문화, 종교, 그리고 정치, 그리고 그 외의 것들을 포함한 다양한 정보원들로부터 유래된다. 또한 가치와 믿음은 작업경험을 통하여 영성과 밀접히 관련되어 있다.

영성이라 정의되는 가치, 믿음, 그리고 영성 간의 어떻게 연결되어 있는지 토론하는 것은, 도전을 증명할 수 있게 한다. 영성에 대한 복잡하고 다차원적인 특성은 간단한 정의를 통해 설명할 수 없다. Hasselkus(2010)에 따르면,

> 영성은 물리적인 장면으로 직접적으로 관찰될 수 없다. 우리는 어떤 행동이 이러한 현상을 대표하는지를 확인할 수조차 없다. 우리는 영성이라는 단어를 사용할 때 우리가 생각한 것과 의미한 것을 설명하기 위한 단어를 찾기 어렵다. 그러나 우리는 삶속에서 원래 영성적 특성이 존재하고 있음을 인식하고 있다(p.145).

일반적으로 정의에서는 본질적인 마음, 영혼, 또는 한 사람의 본질과 관련된 형이상학적이고 개인적으로 경험한 내적 현상으로써 영성을 강조한다(Egan & DeLaat, 1994; Hasselkus, 2010; Moore, 1992). 사람들은 영성을 초월적인 것, 믿음, 자신, 다른 사람들 또는 물리적인 세상과 자신을 관련지은 연계성을 통해 경험한다(**그림 20.1**). 작업치료와 다른 보건 전문분야의 문헌에서 영성과 관련하여 반복적으로 되풀이 되는 주제는 희망, 신앙, 대처, 자기초월이다(Hasse, Britt, Coward, Leidy, & Penn, 1992; Kelly, 2004; Spencer, Davison, & White, 1997).

영성(Spirituality)은 개인적 이데올로기, 심사숙고, 의도에 대한 행동과 관련된 작업으로의 참여를 통해 얻어진 의미에 대한 깊은 경험으로 정의될 수 있다(Urbanowski & Vargo, 1994). 작업치료는 전문분야의 중심에 의미를 두며 의미를 부여하는 것은 본질적으로 작업을 통해 표현을 찾는 영적 과정이다(Peloquin, 1997). 사람들은 종종 일상속의 참여를 통해 영성을 경험한다(Moore, 1992); 결과적으로 작업은 의미를 창조해내며 삶의 의미에 대한 좀 더 큰 실존적인 질문에 답을 구하는데 도움을 준다(Christiansen, 1997; Frankl, 1959). 최근 미국작업치료사협회는 영성을 개인적 요소로써 임상체계 안에 포함시켰으며 Moreira-Almeida와 Koenig(2006)는 영성을 다음과 같이 정의하고 있다.

> 삶에 관한 궁극적인 질문에 대한 답을 이해하고 종교적 의식의 발전과 공동체의 형성으로 이어지거나 일으킬 수 있는 신성한 또는 초월적인 관계와 의미에 대한 해답을 찾는 개인적 탐구(p.844).

영성에 대한 경험적 관점은 사람의 삶에서 가치, 신념 및 직업이 어떻게 전개되는지 이해하는 것이 중요하다는 것을 증명한다.

종교는 종종 영성과 연관되어 있으며 한 개인의 이해와

의미에 대한 경험을 가르쳐 줄 수 있다. 종교는 수행인으로서 관례를 동반한 믿음의 통합 시스템으로 정의된다(Engquist, Short-DeGraff, Gliner, & Oltjenbruns, 1997). 개인과 공공의 시행체로써 종교는 기도하는 사람, 묵상, 교리 서적 읽기, 종교적 활동에 참여하는 것과 같은 작업을 통해 일상에서 수많은 사람들의 영성에 대한 경험이 스며든다. 종교는 이론적 신념과 직접적으로 관련있는 시행에서의 추종자들을 제공할 뿐 아니라 종교적 믿음은 특히 "신에 의해 이루어지는 것으로 이해될 때" 종종 음식 준비, 직업, 친목과 같은 일상적 작업에 대한 영적 의미로부터 생겨난다(Frank et al., 1997, p.201). 비록 많은 사람들이 자신의 삶속에서 영성을 체계화하기 위한 도구로써 종교를 사용하지만 개인의 영성적 경험은 종교적 입회나 수행에 의존하지 않는다.

영성적, 종교적 수행은 건강과 웰빙과 연관되어 있다(Low, 1997; Miller & Thoresen, 2003). 영성적 건강은 수많은 정의를 가지고 있지만 일반적으로 자기 자신, 다른 사람들, 더 큰 현실이나 더 높은 힘과의 연계, 기대실현, 의미를 경험할 수 있음을 내포한다(Hawks, Hull, Thalman, & Richins, 1995). 이러한 관점은 또한 질병과 질환이 신체, 마음, 영혼을 포함하여 그 사람 전체에 영향을 미친다는 점을 인정하며 모든 사람들의 건강을 회복하기 위해 언급될 필요가 있다(do Rozario, 1997). 작업적 소외에 대한 경험(Townsend & Wilcock, 2004), 즉 작업을 통해 자신의 영혼을 표현하고 의미를 창조하는 것에 무능력함은 영성적 건강이나 한 개인의 웰빙이 부족함을 나타낸다(Simo Algado et al., 2002).

장애나 정신장애가 있는 사람들, 영성을 경험하고 종교를 믿는 노인들과 같이 과소평가된 집단의 권리를 언급하는 것은 중요하다(Eisland & Saliers, 1998; Koenig, George, & Peterson, 1998; Richards, 1990). 기본적인 인간의 권리로써 작업에 관한 접근의 이런 문제들은 작업적 정의와 영성의 원칙과 연관되어 있다(Wilcock, 2001). 부가적으로, 종교적 수행과 장애 및 관리에 대한 대처경험의 잠재적인 연결은 건강과 웰빙의 강화를 위한 가능성을 조명한다(Michie & Skinner, 2010).

작업치료의 역사적 뿌리를 탐색하는 것은 전문분야의 기반에서 개인적 가치, 믿음, 그리고 영성에 대한 흐름을 발견하게 한다. 도덕적 치료는 20세기 초기에 작업치료 창시자들에 의해 영향을 받았다(Bockhoven, 1971). 도덕적 치료에 대한 옹호는 총체주의, 인본주의, 건강을 향상시키기 위한 작업을 통한 정신, 마음, 신체 간의 연결과 같은 이상에 가치를 둔다(Meyer, 1922/1977). 1920년대와 1930년대에 의학적 확립으로 작업치료는 과학적 원리 기반을 둔 이론의 부족으로 비판받아왔다(Gitzer & Arluke, 1989). 전문분야를 정당화하기 위한 시도로 작업치료사들은 1950년대를 거쳐 재건주의를 선택하였고 따라서 작업 안에 표현되었던 인간의 정신에 대한 인식을 강조하는 것이 최소화되었다(Yerxa, 1992). 1962년에 Reilly는 작업치료의 재건주의 관점이 건강을 촉진하는데 있어서 작업의 역할을 반영할 수 없다고 언급하였다. Reilly의 말은 작업치료의 핵심적인 개념으로써 영성에 대한 가치를 총체적 관점에서 다시 재기하게 된 촉매제가 되었음이 증명되었다(Alter, Fisher, Moret, & White, 2000).

20세기 후반에 캐나다작업치료사협회(CAOT, 1991, 1997, 2002)는 명백히 클라이언트 중심의 치료, 작업수행에 영성을 통합시켰으며 작업치료수행을 가이드하는 작업에 대한 이론적 구성개념의 중심에 영성을 두었다(Polatajko, Townsend, & Craik, 2007). 1997년 미국작업치료사협회는 미국에서 미국작업치료저널에 영성이라는 주제를 전적으로 다루었다. 미국 내 작업치료에 영성의 중요성에 대한 공식적인 인정으로 작업에 대한 환경으로써 영성은 "작업치료수행체계(Occupational Therapy Practice Framework, AOTA, 2002)"에 포함되었다. 두 번째 "작업치료수행체계(AOTA, 2008)"는 클라이언트 요소로써 개인 내에 존재하고 있는 영성에 대한 해석을 전환시켰다.

작업을 통한 영성 경험하기

Experiencing Spirituality through Occupation

사람들은 영성을 경험할 수 있는 작업의 참여를 통해 개인적 믿음과 가치를 재연한다. 비록 영성이 작업 밖에서 경험될 수 있다고 할지라도 작업으로의 참여는 영성을 경험하는 가장 일반적이고 효과적인 방법이다. 왜냐하면 영성은 작업의 참여를 통해 더욱 명확하게 일어나기 때문이다. Peloquin(1997)은 인간의 정신에 대한 생기와 확장을 대표하게 만드는 행동으로 작업을 언급하였다.

> 우리가 일반적으로 목적있는 활동을 하는 것으로 일컫는 행동을 보기 위해 삶의 역할과 과제를 수행하는 것, 환경에 적응하는 것, 장애를 조절하는 것, 기술을 성취하는 것은 작업의 영성적 깊이를 인식하는 것이다(p.167).

"창조"라는 생각과 함께 작업과 영성의 연결은 그 현상에 대한 유연하고 능동적인 접근이라는 의미를 함축하고 있다.

창조 시 사람은 삶의 중요한 현실이 뚜렷히 이해하기 어려운 것으로 표현한다. 이러한 표현은 항상 사회적 세상과 연결되어있다고 할지라도 궁극적으로 각 개인에 의해 내적으로 해석되고 창조된다. 현실과 세상에 대한 의미에 대해 이러한 내적 표상은 사람들이 그런 의미를 표현하기 위해 작업을 조직화하도록 만든다(Kroeker, 1997).

서구사회에서의 경향은 조직화된 종교에 의한 직접적인 수행과 동떨어진 것이며 영적인 삶의 기반을 위한 개인의 수행 구성으로 향하는 것을 뜻한다(Wuthnow, 1998). McColl(2002)은 산업화로 인한 작업으로의 의미가 퇴행되고 현대 사회에서 비종교적인 다원론의 발생이 있음을 주장하였으며 작업은 "개개인이 자신과 다른 사람들, 우주, 신에 대한 연결고리를 확인할 수 있고 이용할 수 있는 가장 효과적인 매체가 된다"라고 하였다(p.352). 매일 일상적인 작업으로의 참여를 조직화하는 것은 사람들이 영성적인 표현에 대한 본질적인 욕구를 충족시킬 수 있도록 도와줄 수 있는 잠재성을 가지고 있다. 예를 들어, 바쁜 임원진이 요가수업에 참여하고 마사지를 받고 도보여행을 하는 것은 자신의 영성에 대한 경험을 촉진하는 가장 중요한 역할을 제공할 수 있다.

환경적 요소들

작업을 통한 영성적 경험은 물리적, 사회적 세상을 포함하여 여러 가지 환경적 요소에 의존하며 영향받기 쉽다(Billock, 2005). 상징주의는 이러한 환경적 요소 안에 포함되어 있는 의미–창조라는 유력한 연관성을 말한다(Fine, 1999). 장소, 물건들, 지역사회는 개인과 지역사회 모두의 과거 역사에 의해 알려진 개인의 상징적 의미를 가지고 있다(Holland, Lachicotte, Skinner, & Cain, 1998).

물리적 세상은 잠재적으로 영성적 경험을 차단하거나 촉진할 수 있다(Jackson, 1996). 많은 사람들은 산에 오르고 강에 낚시를 하거나 해변을 따라 걷는 것과 같은 작업을 통해 본질적으로 영성에 대한 경험을 의사소통한다. 교회, 집, 다른 건축물과 같이 지어진 공간은 인간의 감정, 지각, 현실에 대한 이해를 좀 더 생생하게 만들고 정렬할 수 있도록 한다(Tuan, 1977). 이런 공간과 그 안에 있는 물건들을 경험함으로써 사람들은 "의미 있는 조직화된 세상"인 장소에 대해 생각한다(Tuan, 1977. p. 179). 예를 들어, 가족모임에 대한 추억이 깃든 집과 특별한 예술품들과 사랑하는 사람들의 사진들로 장식된 집은 공간 안에 있음으로 작업을 통해 영성을 경험하기 위한 지지를 제공할 수 있다. 할머니의 린넨이 덮혀 있고 친구들이 만든 도자기가 있는 테이블 주변에 모여 촛불을 켜고 친구들과 함께 식사를 할 때 특별한 의미와 개인적 가치, 영성적 의미로써 그 일을 기억하게 된다(**그림 20.2**). 반면 집은 그 사람의 영성적 경험을 지지할 수 있으나 긴장된 추억과 관계의 장소가 될 수 있다. 집이라는 사적 공간에서 남편 때문에 약물에 중독된 한 여성의 경우 집에서의 작업에 대한 경험은 영적 경험에 대한 잠재성이 거의 없다.

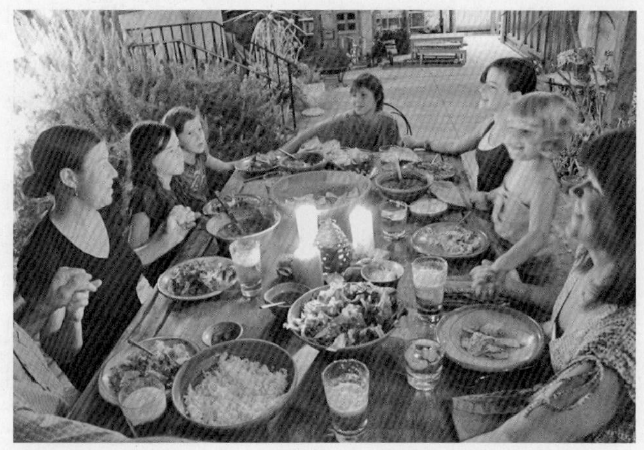

그림 20.2 식사를 같이 하기 위한 모임은 영성적 잠재성을 가진 작업이 될 수 있다.

사회적 세상은 영성적 경험에 매우 큰 영향을 미칠수 있다. 왜냐하면 의미는 개인적, 사회적으로 구성되기 때문이다(Hasselkus, 2002). 그러므로 영성적 경험을 이해하기 위한 시도는 사회적, 문화적 세상에 대한 작업의 행위자라고 보는 것과 관련이 있다. 다른 사람들과 함께 하는 작업의 참여(Zemke & Clark, 1996)는 영성적 경험의 가능성을 높일 수 있다. 종교는 믿음에 대한 확신과 상호적인 지지의 수단으로써 다른 사람들과 함께 믿음을 수행하는 신자들의 중요성을 인식한다(Howard & Howard, 1997). 스포츠, 콘서트, 정치적 항의에 참여하는 것과 같은 지역사회에서 작업뿐만 아니라 결혼과 같은 가족의 축하파티, 졸업식은 개인적 가치와 믿음, 영성적 경험에 대한 풍부한 환경이 될 수 있다.

의지와 숙고의 중심성

영성적 경험은 또한 개인의 의지와 숙고에 의존한다. 숙고(reflection)란 행동하기 위한 감정, 정서, 동기에 대한 인식과 관련 있으며 자신의 내적 세계에 대한 탐색을 의미한다. 또한 숙고는 일상, 특별한 상황이나 초월적인 것과는 다른 영성적 경험과 떨어뜨릴 수 있도록 하는 해석의 도구가 될 수 있다(Bell, 1997). 의지(intention)란 가치관, 신념, 이데올로기와 같은 어떤 것에 대한 작업적 경험을 의미하거나 지시하도록 하는 의식적인 것과 관련이 있다. 숙고 또는 의지는 작업적 경험에서 반드시 "영성적인 것"으로 불려질 필요는 없다. 오히려 만족스러운 또는 의미 있는 것으로 철저히 지각

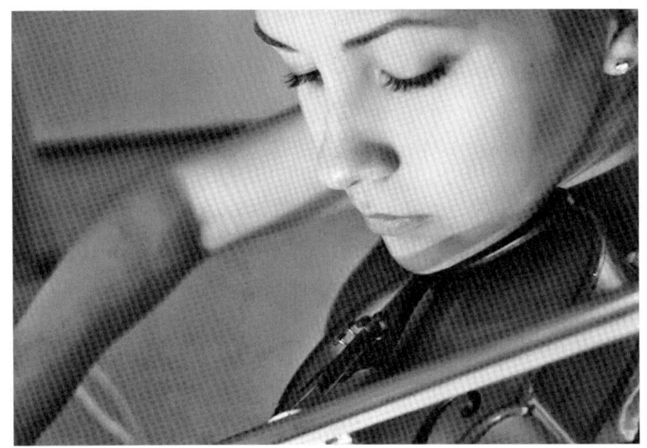

그림 20.3 창조를 가능하게 하는 작업은 영성적 경험의 기회를 제공한다.

될 수도 있다.

한 사람의 창조성과 관련이 있는 작업은 숙고, 의지, 궁극적으로 영성적인 경험이 더욱 깊어질 수 있는 기회를 제공한다(**그림 20.3**). Kidd(1996)는 창조와 영성에 대해 "나의 창조적인 삶은 가장 위대한 기도이다" 라고 언급했다(p.123). Cameron(1992)은 영성과 창조의 얽힘에 대해 이와 유사한 관점을 가지고 있다.

> 창조란 나의 눈을 통한 경험 – 영성적 경험이다. 영성이 창조를 이끌어내고 창조가 영성을 이끌어낸다고 당신이 생각한다고 해도 문제가 되지 않는다. 사실 나는 이 두가지를 구별하지 못한다 (p.2).

창조를 직업에 불어넣는 것은 본질적으로 내적인 영성적 상태의 표현을 가능하게 한다(Simo Algado et al., 2002). 그림그리기, 도자기 빚기나 시 쓰기와 같은 예술적인 작업들은 영성적 경험에 대한 높은 잠재성을 보여주고 있지만 일상적인 수많은 다른 작업에서도 창조로 가득찰 수 있다(Hasselkus, 2002). 요리하기, 다른 사람과의 대화, 파티 계획하기, 수많은 다른 사람과 함께 하는 것과 같은 작업은 창조가 표현될 수 있는 작업이다.

작업적 참여

모든 작업은 영성적일 뿐 아니라 영성이 될 수 있는 가능성을 가지고 있다. 사람들이 영성을 종교적인 것으로부터 발생한 작업으로 부른다고 할지라도 그런 작업에 대한 살아있는 경험은 영적이지 않을 수 없다. 일하고 개와 산책하고 정원을 가꾸는 것과 같은 모든 작업은 영성적인 것으로 경험될 수 있지만 종교적인 것으로 언급하지 않는다(Howard & Howard, 1997; Unruh, 1997). 사람에게 큰 의미가 있는 작업은 개인의 의지와 숙고가 반영되어 있으며 지지되는 환경 속에서 수행되어 영성적 경험으로써 가장 큰 잠재성을 가지고 있다. Kidd(1996)는 정상적인 아침의 상황 속에서 빠르게 지나가는 영성을 다음과 같이 설명하였다:

> 나는 커피를 마시기 위해 일어났다. 문으로 걸어가다 나는 잠시 멈춰섰고 뒤를 돌아봤을 때 매일 일상적인 것에서 내 삶이 빛나고 있는 것을 보았다. 그리고 나는 내가 바다를 보고 있을 때 마다 내가 가졌던 똑같은 느낌에 사로잡혔다 – 모든 것이 볼 것이 너무 많고 매우 아름다우며 얻어야 할 것이 너무 많이 있다는 그런 느낌 – 나는 그것에 대해 마음 아픈 사랑으로 가득차 있었다. 이 순간이 사라져버릴 것 같았고 나는 계단을 내려가고 부엌으로 걸어가면서 작고 변변치 않은 혼란스러운 날 속에 있었다. 다소 그 어떠한 것 그대로 그 한 가운데에 내 자신이 거기 있는 것 보다 더 신성해 보이는 것은 없는 것 같았다. 이런 순간은 내가 바라는 것 만큼 나에게 일상적인 것은 아니다. 그러나 이런 순간이 올 때 이 순간은 확실히 나의 일상적인 공간 – 나의 직장, 가족, 친구들, 모든 현세의 의무들 – 과 연관되어 있다(p.222).

종종 시행되는 일상적인 활동의 조건은 그 순간의 의도적이고 깊은 의미를 찾아 숙고하는 능력을 방해한다(Norris, 1998).

사람들은 종종 영성으로써 종교적 의식을 경험하고 음식을 만드는 것과 같이 역사적으로 많은 일상적인 활동들을 종교적 의식에서 사용하여 왔다(Bell, 1997). 종교적 의식을 이해하는데 있어서 공통점은 반복성, 불변성, 대개 종교수행에 있어 포함되어 있는 예측성이라는 개념이다(Hasselkus, 2010). 종교와 달리 어떤 작업은 수행, 형식주의, 전통, 불변, 성례의 상징성으로써 종교적 의식의 특성을 취할 수 있다. 이것은 좀 더 삶의 현세적인 것으로 신성한 경험과는 구별되는 특성이 있다(Bell, 1997). 개개인의 참여에 따라 목욕하는 것과 같은 작업은 종교적인 특성에 또다른 영성적인 것으로 경험될 수도 있다. Bell은 종교적 의식과 같은 수행의 중요성을 인식한다. 왜냐하면 그들은 "주로 시각적 심상, 극적인 음악, 때때로 촉각, 후각 미각 자극과 관련되어 있는 다감각 수준에서의 의사소통이 이루어지기 때문이다"(p.160). 예를 들어 특정행동과 음식과 연관되어 있는 부수적인 종교적 의식 수행이 있는 휴일 축제날의 작업은 개인적이고 가족적이며 사회적이고 종교적, 문화적인 삶의 측면을 모두 영성적 경험을 할 수 있는 가능성을 제공한다(Luboshitzky & Gabor, 2001).

작업치료에 개인의 믿음, 가치, 영성 통합하기

총제적이고, 인본주의적인 가치에 뿌리를 둔 전문분야로써 작업치료는 클라이언트에게 매우 중요하고 반드시 필요한 영성 과제인 자신의 삶에 대한 의미를 회복할 수 있도록 도와주는 유일한 기회를 제공한다. 대부분의 작업치료사들이 영성을 중요한 삶의 한 측면으로 인식한다고 할지라도 클라이언트 개인의 믿음, 가치, 그리고 작업치료에 영성의 측면을 통합하는 것은 영성의 애매모호함과 이런 개념을 이해하는 치료사의 큰 다양성 때문에 문제가 된다(Engquist et al., 1997; Johnston & Mayers, 2005). 또한 작업수행의 중심에 영성을 포함하는 것은 근거를 기반으로 한 시행 원동력의 한 측면에서 점차 논쟁이 커져왔다(Unruh, Versnel, & Kerr, 2002). 이러한 문제는 영성을 포함시키는 것에 대한 필요성을 인식한다고 할지라도 치료 시 영성을 언급하는데 있어 영성의 역할에 대한 애매모호함과 자신감의 부족을 가져왔다(Becham, 2004). Howard와 Howard(1997)는 "작업치료사들은 치료실에서 영성에 대한 인식을 제공하기 위해 치료도구, 이론, 전문분야에 대한 가치를 넘어설 필요가 없다"고 지적하였다(p.185). 영성이 효과적으로 작업 참여를 통해 경험하게 되는 의미에 대한 깊은 경험이라면 작업치료는 작업과 클라이언트에 기반을 둔 기술을 통해 총체주의를 지지하는 작업치료 전략이 클라이언트의 영성적 건강과 웰빙을 더욱 향상시킬 것이다.

작업치료에 영성을 통합하는 것에 대한 어려움을 인식하며 Egan과 Swedersky(2003)는 성공적으로 영성을 통합하기 위해 다음과 같이 작업치료사들이 사용할 수 있는 4가지 전략을 확인하였다:

- 클라이언트의 종교적 관심사 언급하기
- 클라이언트의 괴로움을 다루고 도와주기
- 자신에 대한 가치와 효능감을 인식하도록 클라이언트를 도와주기
- 클라이언트와 함께 치료하며 자신의 변화를 인식하도록 하기

치료에 영성을 통합하는 것은 작업치료사와 함께 시작된다(Townsend et al., 1999). 작업치료사들은 영성에 대한 자신만의 이해와 영성이 작업과 경험에 어떤 역할을 수행하는지를 생각해야만 한다. 더욱이 이러한 자기 숙고의 과정은 클라이언트의 다양한 믿음과 경험에 대한 개방성을 필요로 하는데 방해가 될 수 있는 개인적 편견을 인식하도록 한다. 자기숙고는 또한 윤리적으로 치료사가 아닌 클라이언트의 영성적 삶과 부합되는 치료적 중재에 대한 중요한 요구에 도움이 된다(Rosenfeld, 2001). 클라이언트의 바람과 요구에 대한 자발적인 경청, 감정 이입, 인내심, 무조건적인 수용, 융통성을 통해 자기 자신을 치료적으로 사용하는 사람들은 치료적 중재에 대한 영성적 접근을 보여주는 것이다.

영성을 통합하기 위한 여러 접근방법들과 도구적 장치는 작업치료과정의 모든 단계를 위한 것이다. 수많은 작업치료 대상자들은 영성과 의미를 경험함으로써 작업의 소실과 붕괴를 경험하여 왔다. 작업치료사들은 평가, 치료목표 설정, 치료 계획과정에서 클라이언트의 주관적 경험을 존중함으로써 영성을 치료에 통합시키기 시작하였으며 클라이언트의 동기를 증진시키기 쉬울 것이다(Townsend et al., 1999). Canadian Occupational Performance Measure와 같은 평가도구는 클라이언트가 평가와 치료과정에 자발적으로 통합되도록 함으로써 영성적 요구를 언급할 수 있는 클라이언트 중심의 접근과 작업에 기반을 둔 접근이 가능하게 한다(Law, et al., 2005). 부가적으로, 다양한 건강관리 전문가들은 수행의 영성을 포함하여 수행방법으로써 영성적 역사 장치를 사용한다(Koenig, 2004, 2007). 작업치료사들은 클라이언트의 영성적 삶에 관한 필수적인 정보를 수집한 임상적이고 편리한 하나의 영성적 역사장치, FICA를 발견하였다(Bouthot, Well, &, Black, 2011).

치료에 영성을 통합하는 클라이언트 중심의 작업치료 접근은 클라이언트의 문화(Simo Algado et la., 2002) 뿐 아니라 치료 시 사용되는 작업의 형태, 기능, 의미에 대한 세심한 주의를 필요로 한다(Larson, Wood, & Clark, 2003). 때때로 작업치료사들은 치료 안에 클라이언트의 종교적 작업을 통합시키는 것에 대해 불편함을 느낀다. 이러한 작업이 클라이언트의 삶에 중요한 것이라면 기도나 성서를 읽는 것과 같은 종교적 작업은 매우 의미 있는 작업으로써 치료 과정에 통합될 수 있다. 문화를 언급하는 것은 작업치료사의 종교적 경험이나 노출과는 다른 종교적 의식과 관습을 좀 더 배울 필요가 있다. 작업치료사가 문화적, 종교적 권한을 증가시키기 위해 클라이언트의 종교 성직자 뿐 아니라 가족 구성원을 자원으로써 제공할 수 있다(Rosenfeld, 2001). 감정적 외상의 문제가 있는 클라이언트의 경우 예술적 추구나 이야기하기와 같은 내적 상태의 반영과 표현을 격려하기 위해 작업은 영성적 통찰력과 대처의 기회를 제공할 수 있다(Simo Algado et al., 2002).

결론 Conclusion

영성에 대한 다양한 개념은 작업치료사들이 작업으로의 참여에 대한 깊은 의미를 이해하는데 있어 가치 있는 도구를 제공한다. 클라이언트의 건강과 웰빙에 중요한 것으로 영성을 작업치료에 통합시키는 것은 총체적인 작업에 근거한 치료이며 클라이언트 중심의 접근을 제공하는 전문 분야의 목표에 대한 타당성을 입증하는 것이다.

참고문헌 References

American Occupational Therapy Association.(2002). Occupational therapy practice framework: Domain and process. *American Journal of Occupational Therapy*, *56*, 609–639.

American Occupational Therapy Association.(2008). Occupational therapy practice framework: Domain and process, 2nd edition. *American Journal of Occupational Therapy*, *62*, 625–683.

Atler, K., Fisher, C., Moret, S., & White, J.(2000, March). *Combining spirituality and storytelling: Changing lives and enhancing practice*. Paper presented at the annual meeting of the American Occupational Therapy Association, Seattle, WA.

Belcham, C.(2004). Spirituality in occupational therapy: Theory in practice? *British Journal of Occupational Therapy*, *67*, 39–46.

Bell, C.(1997). *Ritual: Perspectives and dimensions*. Oxford, United Kingdom: Oxford University Press.

Billock, C.(2005). *Delving into the center: Women's lived experience of spirituality through occupation*(Doctoral dissertation). Retrieved from ProQuest Dissertations and Theses.(Accession Order No. AAT 3219812).

Bockoven, J. S.(1971). Legacy of moral treatment: 1800's to 1910. *American Journal of Occupational Therapy*, *25*, 223–226.

Bouthot, J., Wells, T., & Black, R.(2011). Spirituality in practice: Using the FICA spiritual history assessment. *OT Practice*, *18*(3), 13–16.

Cameron, J.(1992). *The artist's way: A spiritual path to higher creativity*. New York, NY: Penguin Putnam.

Canadian Association of Occupational Therapy.(1991). *Occupational therapy guidelines for client-centered practice*. Ottawa, Ontario: Author.

Canadian Association of Occupational Therapy.(1997). *Enabling occupation: An occupational perspective*. Ottawa, Ontario: Author.

Canadian Association of Occupational Therapy.(2002). *Occupational therapy guidelines for client-centered practice*. Ottawa, Ontario: Author.

Christiansen, C.(1997). Nationally speaking: Acknowledging a spiritual dimension in occupational therapy practice. *American Journal of Occupational Therapy*, *51*, 169–172.

do Rozario, L. A.(1997). Spirituality in the lives of people with disability and chronic illness: A creative paradigm of wholeness and reconstitution. *Disability and Rehabilitation*, *19*, 427–434.

Egan, M., & DeLaat, M. D.(1994). Considering spirituality in occupational therapy practice. *Canadian Journal of Occupational Therapy*, *61*, 95–101.

Egan, M., & Swedersky, J.(2003). Spirituality as experienced by occupational therapists in practice. *American Journal of Occupational Therapy*, *57*, 525–533.

Eiesland, N. L., & Saliers, D. E.(Eds.).(1998). *Human disability and the service of God: Reassessing religious practice*. Nashville, TN: Abingdon.

Engquist, D. E., Short-DeGraff, M., Gliner, J., & Oltjenbruns, K.(1997). Occupational theorists' beliefs and practices with regard to spirituality and therapy. *American Journal of Occupational Therapy*, *51*, 173–180.

Fine, S. B.(1999). Symbolization: Making meaning for self and society. In G. Fidler & B. Velde(Eds.), *Activities: Reality and symbol*(pp. 11–25). Thorofare, NJ: Slack.

Frank, G., Bernardo, C. S., Tropper, S., Noguchi, F., Lipman, C., Maulhardt, B., & Weitze, L.(1997). Jewish spirituality through actions in time: Daily occupations of young orthodox Jewish couples in Los Angeles. *American Journal of Occupational Therapy*, *51*, 199–206.

Frankl, V.(1959). *Man's search for meaning*. New York, NY: Washington Square Press.

Gritzer, G., & Arluke, A.(1989). *The making of rehabilitation: A political economy of medical specialization*(pp. 1890–1980). Los Angeles, CA: University of California Press.

Haase, J., Britt, T., Coward, D., Leidy, N., & Penn, P.(1992). Simultaneous concept analysis of spiritual perspective, hope, acceptance, and self-transcendence. *IMAGE: Journal of Nursing Scholarship*, *24*, 141–147.

Hasselkus, B. R.(2010). *The meaning of everyday occupation*(2nd ed.). Thorofare, NJ: Slack.

Hawks, S. R., Hull, M. L., Thalman, R. L., & Richins, P. M.(1995). Review of spiritual health: Definition, role and intervention strategies in health promotion. *American Journal of Health Promotion*, *9*, 371–378.

Holland, D., Lachicotte, W., Skinner, D., & Cain, C.(1998). *Identity and agency in cultural worlds*. Cambridge, MA: Harvard University Press.

Howard, B. S., & Howard, J. R.(1997). Occupation as spiritual activity. *American Journal of Occupational Therapy*, *51*, 181–185.

Jackson, J. M.(1996). Living a meaningful existence in old age. In R. Zemke & F. Clark(Eds.), *Occupational science: The evolving discipline*(pp. 339–361). Philadelphia, PA: F. A. Davis.

Johnston, D., & Mayers, C.(2005). Spirituality: A review of how occupational therapists acknowledge, assess, and meet spiritual needs. *British Journal of Occupational Therapy*, *68*, 9.

Kelly, J.(2004). Spirituality as a coping mechanism. *Dimensions of Critical Care Nursing*, *23*(4), 162–168.

Kidd, S. M.(1996). *Dance of the dissident daughter: A woman's journey from Christian tradition to the sacred feminine*. San Francisco, CA: Harper Collins.

Koenig, H. G.(2004). Taking a spiritual history. *Journal of the American Medical Association*, *291*, 2881.

Koenig, H. G.(2007). *Spirituality in patient care: Why, how, when, and what*(2nd ed.). West Conshohocken, PA: Templeton Press.

Koenig, H. G., George, L. K., & Peterson, B. L.(1998). Religiosity and remission of depression in medically ill older patients. *American Journal of Psychiatry*, *155*, 536–542.

Kroeker, T.(1997). Spirituality and occupational therapy in a secular culture. *Canadian Journal of Occupational Therapy*, *64*, 122–126.

Larson, E., Wood, W., & Clark, F.(2003). Occupational science: Building the science and practice of occupation through an academic discipline. In E. B. Crepeau, E. S. Cohn, & B. A. B. Schell(Eds.), *Willard & Spackman's occupational therapy*(10th ed., pp. 15–26). Philadelphia, PA: Lippincott Williams & Wilkins.

Law, M., Baptiste, S., Carswell, A., McColl, M. A., Polatajko, H., & Pollock, N.(2005). *Canadian Occupational Performance Measure*. Toronto, Canada: CAOT.

Low, J.(1997). Religious orientation and pain management. *American Journal of Occupational Therapy*, *51*, 215–219.

Luboshitzky, D., & Gaber, L. B.(2001). Holidays and celebrations as a spiritual occupation. *Australian Occupational Therapy Journal*, *48*, 66–74.

McColl, M. A.(2002). Occupation in stressful times. *American Journal of Occupational Therapy*, *56*, 350–353.

Meyer, A.(1977). The philosophy of occupation therapy. *American Journal of Occupational Therapy*, *31*, 639–642.(Original work published 1922)

Michie, M., & Skinner, D.(2010). Narrating disability, narrating religious practice: Reconciliation and fragile X syndrome. *Journal of Intellectual and Developmental Disability*, *48*, 99–111.

Miller, W. R., & Thoresen, C. E.(2003). Spirituality, religion, and health: An emerging research field. *American Psychologist*, *58*, 23–35.

Moore, T.(1992). *Care of the soul*. New York, NY: Harper Perennial.

Moreira-Almeida, A., & Koenig, H.(2006). Retaining the meaning of the words religiousness and spirituality: A commentary on the WHOQOL

SRPB group's "A cross-cultural study of spirituality, religion, and personal beliefs as components of quality of life"(62, 2005, pp. 1486–1497). *Social Science and Medicine*, *63*, 843–845.

Norris, K.(1998). *The quotidian mysteries: Laundry, liturgy, and "women's work."* New York, NY: Paulist Press.

Peloquin, S. M.(1997). Nationally speaking: The spiritual depth of occupation: Making worlds and making lives. *American Journal of Occupational Therapy*, *51*, 167–168.

Polatajko, H. J., Townsend, E. A., & Craik, J.(2007). Canadian Model of Occupational Performance and Engagement(CMOP-E). In E. A. Townsend & H. J. Polatajko(Eds.), *Enabling occupation II: Advancing an occupational therapy vision of health, well-being, & justice through occupation*(pp. 22–36). Ottawa, Canada: CAOT ACE.

Reilly, M.(1962). Eleanor Clarke Slagle Lecture: Occupational therapy can be one of the great ideas of 20th century medicine. *American Journal of Occupational Therapy*, *16*, 1–9.

Richards, M.(1990). Meeting the spiritual needs of the cognitively impaired. *Generations*, *14*(4), 63–64.

Rosenfeld, M. S.(2001). Exploring a spiritual context for care. *OT Practice*, *6*(11), 18–26.

Simo Algado, S., Mehta, N., Kronenberg, F., Cockburn, L., & Kirsh, B.(2002). Occupational therapy intervention with children survivors of war. *Canadian Journal of Occupational Therapy*, *69*, 205–215.

Spencer, J., Davidson, H., & White, V.(1997). Helping clients develop hopes for the future. *American Journal of Occupational Therapy*, *51*, 191–198.

Townsend, E., DeLaat, D., Egan, M., Thibeault, R., & Wright, W. A.(1999). *Spirituality in enabling occupation: A learner-centered workbook.* Ottawa, Canada: CAOT.

Townsend, E., & Wilcock, A.(2004). Occupational justice and client-centered practice: A dialogue in practice. *Canadian Journal of Occupational Therapy*, *71*, 75–85.

Tuan, Y.(1977). *Space and place: The perspective of experience.* Minneapolis, MN: University of Minnesota Press.

Unruh, A. M.(1997). Spirituality and occupation: Garden musings and the Himalayan blue poppy. *Canadian Journal of Occupational Therapy*, *64*, 156–160.

Unruh, A. M., Versnel, J., & Kerr, N.(2002). Spirituality unplugged: A review of commonalities and contentions, and a resolution. *Canadian Journal of Occupational Therapy*, *69*, 5–19.

Urbanowski, R., & Vargo, J.(1994). Spirituality, daily practice and the occupational therapy performance model. *Canadian Journal of Occupational Therapy*, *61*, 88–94.

Wilcock, A.(2001). Occupational utopias: Back to the future. *Journal of Occupational Science*, *1*, 5–12.

Wuthnow, R.(1998). *After heaven: Spirituality in America since the 1950's*. Los Angeles, CA: University of California Press.

Yerxa, E. J.(1992). Some implications of occupational therapy's history for its epistemology, values, and relation to medicine. *American Journal of Occupational Therapy*, *46*, 79–83.

Zemke, R., & Clark, F.(1996). Section V: Co-occupations of mothers and children: Introduction. In R. Zemke & F. Clark(Eds.), *Occupational science: The evolving discipline*(pp. 213–215). Philadelphia, PA: F. A. Davis.

VI 부

작업분석

Analyzing Occupations and Activity

"간단해 보이는 일들은 다시 간단해지기 전에 복잡해지는 경향이 있다."

–Claudia Allen

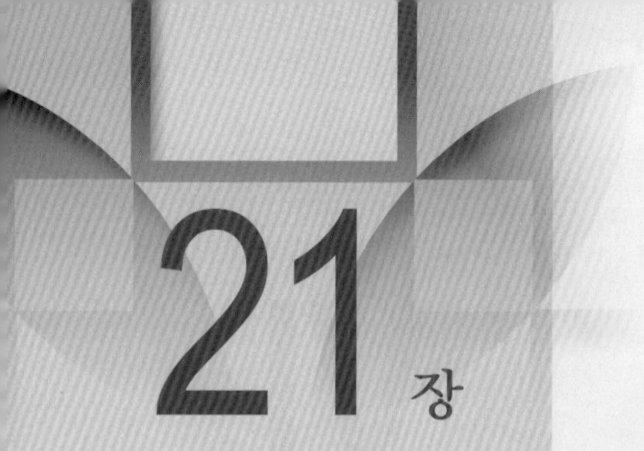

작업 및 활동분석

Analyzing Occupations and Activity

조미림 옮김

개요

학습목표

이 장을 학습한 후, 다음의 내용을 할 수 있을 것이다:

1. 작업치료의 작업 및 활동분석에 대한 접근법 설명
2. 활동분석 및 작업분석 간의 유사성 및 차이점 설명
3. 작업수행이 사람과 수행 배경 간의 숙련된 처리 과정 결과인지 여부 이해
4. 작업조직화 정의
5. 작업을 분석해 수행 강점 및 약점 이해
6. 일반적인 그리고 개별적으로 경험한 활동분석

수행 중인 모든 일들과 평상시처럼 오늘 하게 될 일들을 떠올려 보라. 아마도 목욕이나 샤워를 하면서 하루를 시작했을 것이다. 정말 그랬나? 아니면 자기 전에 목욕하는 것을 좋아하나? 매일 목욕하는 것을 좋아하는 사람인가? 만약 목욕이나 샤워를 했다면 머리는 감았나? 머리를 감았다면, 샴푸를 한 번 썼나? 두 번 썼나? 컨디셔너를 쓰는가? 몸을 씻은 후에 머리를 감나? 아니면 씻기 전에 머리를 감나? 샤워기 앞에 서 있나? 욕조 안에 앉아 있나? 아니면 세면대에 기대어 서 있나? 물은 얼마나 뜨거웠나? 팔이 피로했나? 타월로 머리를 말렸나? 아니면 빗질을 한 뒤 건조되게 놔두었나? 아니면 헤어 드라이어를 사용해서 머리를 다듬었나? 빗 또는 브러시를 사용하나? 머리를 할 때 어떤 신체기능이 중요하다고 생각하나? 정신 기능은? 목욕을 하는 공간은 어디였나? 목욕 공간이 멀리 있었나? 내부였나? 아니면 외부였나? 목욕용품들을 가져가야 하는지, 아니면 욕실에 목욕용품들이 구비되어 있는지? 욕실을 혼자서 사용가능한지, 아니면 다른사람과 함께 써야 하는지? 목욕하는 동안 두려웠나? 이제 생각해 보라. 목욕을 위해 무엇을 감내했나? 다른 사람들도 당신과 마찬가지라고 생각하나?

이러한 질문에 대답하는 것은 일상적인사고 과정의 일부로써 작업치료사가 환자 및 클라이언트에 대한 중재를 계획 및 실현할 때 고려하는 사항이다. 목욕과 머리관리와 같은 자기유지활동 또는 불도저 운전과 같은 업무 활동에 주목하느냐 여부에 관계 없이 작업치료사는 각 개인이 무엇을 원하고 필요로 하는지 정확하게 이해하기 위한 조직적 실행체계가 필요하다. 이러한 실행체계의 적용을 **작업분석** 및 **활동분석**이라고 한다. 작업분석은 개인 또는 그룹이 실제로 활동에서 무엇을 어떻게 하는지 조직적으로 분석하는 것을 가르친다. 활동분석은 어떤 일이 이루어지는 방법에 대한 보다 일반적인 아이디어를 고려하는 것을 가르친다.

작업치료사는 구성 요소, 클라이언트의 잠재적 의미, 치료 가능성을 이해하기 위해 활동을 분석한다. 예를 들어, 지방의 닭고기 가공 공장에 있는 수많은 클라이언트를 보는 작업치료사는 근무환경에서의 작업에 어떤 요소들이 관련되는지에 대한 활동분석을 실시한다. 예를들어, 손을 뻗어 닭고기를 잡아 컨테이너 안에 놓아 라인 아래로 보내는 작업이 이루어질 경우, 작업치료사는 작업대의 높이와 컨테이너의 종류를 동일하게 구비한 치료실에서 해당 활동에 대한 중재를 계획할 수 있다.

작업치료사는 특정 수행 강도 및 클라이언트가 직면하는 잠재적 문제에 대한 공감을 얻고 배경이 수행에 영향을 주는 방법을 알아내는데 참여함으로써 클라이언트의 특정 작업을 분석한다. 닭 공장의 예시를 사용함으로써 작업치료사는 어떤 일상적인 공장 생활의 특정 측면이 등이나 손 상태를 악화시키는지 확인하지 않는 특정 근무자를 관찰할 수도 있다. 다른 치료 상황에서, 작업치료사는 클라이언트가 돈을 관리하는 방법을 보는데 관심이 있을 수 있다. 쇼핑을 하면서 클라이언트를 관찰하는 것은 돈의 물리적 조작과 관련된 문제는 없지만 돈을 계산하는 능력이 부족할 수 있다는 점(계산 불능)을 나타낼 수 있다. 재정관리 문제는 손상된 계산능력을 대신할 수 있는 계산기가 없을 때 악화될 수도 있다. 그러한 문제는 집안일 관리, 오프라인 또는 온라인 쇼핑과 금융 업무 등을 방해할 수 있다. 작업분석은 치료 중재를 설계해 클라이언트가 특정 의미와 가치를 지닌 해당 작업에 참여 또는 재참여할 수 있게 하는데 사용된다.

작업치료사는 또한 클라이언트가 하루, 일주일 그리고 더 오랜 기간에 걸친 작업조직 방법을 분석한다. **작업조직화**는 일상생활에서의 작업을 정리하여 기능해야 하는 수많은 환경 속에서 필요사항과 기대치를 충족하도록 지지하는 개인의 수용력을 반영한다. 이는 습관과 일상에 대한 관심, 다른 사람의 요구사항 및 기대로 인한 방해를 포함한다. 조직화는 음악 용어로써 습관적이거나 일상적인 구성요소가 있는 일상생활의 리드미컬하고 조화로운 구성을 암시하면서 하루 하루 변화하는 요구사항에 반응한다. 작업치료 중재는 목표 충족과 일상생활 참여능력을 가능하게 하거나 향상시키는 의미 있는 작업에 클라이언트를 참여시키는 것으로 구성되어 있다. 전체적으로 만족스러운 삶을 사는데 필요한 샤워 또는 일상 작업들의 조직화와 같은 작업들에 초점이 맞추어질 수도 있다. 예를 들어, 교회 사목위원회의 다음 회의를 위한 의제 형성이나 가족을 위한 저녁식사 준비는 개인 수행을 실현 가능하게 할 수도 있다. 이러한 과제를 시기적절하고 효과적인 방법으로 수행해야 하며, 상근으로 근무하며 가족을 챙기는 것은 여러 활동의 숙련된 계획과 조화가 필요하다.

작업치료사가 업무에 적용하는 분석과정은 작업치료 실행의 핵심이다. 이 장은 이러한 과정을 설명하고 치료과정 동안의 발생하면서 전문적인 논증으로 연결시킨다.

분석에 대한 두 가지 관점: 작업 및 활동

Two Perspectives on Analysis: Occupation and Activity

작업치료사는 작업분석 및 활동분석이라는 두 가지 다른 관점으로 활동분석과정에 접근한다. 첫 번째 접근법에서 작업치료사는 클라이언트의 특정 상황을 이해하는데 관심을 가지며, 따라서 이러한 작업이 수행되는 실제 배경 속에서 클라이언트가 원하고 필요로 하는 특정 **작업**을 이해해야 한다. 작업이라는 용어가 개인적으로 경험한 수행을 함축하기 때문에 이를 작업분석이라고 부른다(Pierce, 2001). 이는 전체적인 작업치료과정 안에 형성된 개별화된 맞춤화된 접근법이다. 작업분석은 특정 배경 내에서 클라이언트의 작업에 대한 구체적인 사항에 대해 조심스럽게 처리한다. 이 접근법은 직업교육자 및 업계 엔지니어 등 활동분석을 하는 수 많은 기타 전문가들의 작업치료 관점과 차별화되는 진정한 개인 맞춤형 접근법이다. 앞에서 언급한 목욕 예시에서, 목욕 과정에 대한 구체적인 진행 방법에 대한 여러분의 답변은 작업분석의 일부를 나타내며, 이는 실생활에서 특정 작업을 실제로 수행하는 방법을 설명하는데 도움을 준다. 본 장에서 사용하는 특정 용어에 대한 근거는 **Box 21.1** 을 확인하라.

두 번째 접근법은 보통 활동분석이라고 부른다. 활동분석에서 작업치료사는 주어진 문화 안에서 일반적으로 이루어질 수도 있는 활동을 추상적 또는 일반적인 느낌으로 간주한다(Pierce, 2001). 작업치료사는 최소한 두 가지 이유로 인해 이러한 활동분석을 수행한다. 첫 번째, 작업치료사는 다른 건강 상태 또는 작업수행 문제가 있는 클라이언트와 함께할 때 생기는 잠재적 문제 영역을 예측하고 싶어할 수도 있다. 두 번째, 작업치료사는 종종 **목적성 있는 활동**을 생성해야 하는데, 이는 "클라이언트가 작업참여를 강화할 수 있는 기술을

BOX 21.1 언어의 중요성: 활동 및 작업 정의

언어는 우리의 사고 방식과 근본 개념에 귀인하는 의미를 형성하기 때문에 중요한다(Hymes, 1972). 또한 용어와 이론 간의 필수 연결 고리이기 때문에 중요한다(Bauerschmidt & Nelson, 2011). 다른 수많은 전문 직업 및 학문처럼 작업치료는 해당 직업과 관련된 용어의 구체적인 의미에 대한 논쟁이 진행 중이다. 이러한 논쟁은 전문 용어가 평소에 사용하는 똑같은 단어와 유사하거나 그러지 않을 수 있기 때문에 혼란스러울 수 있다(Reed, 2005). 작업과 활동은 일상 의미와 특수화된 전문 의미를 지닌 두 단어이다. 이러한 용어의 사용은 전문 직업의 공문서에서도 변동이 심하다. 최근 90년간의 문서 분석에 따르면 "작업이라는 용어는 1920년대에 주로 사용되었지만 1940년대, 50년대, 60년대에 활동이라는 단어로 전체적으로 또는 일부분 교체된 것으로 보이다. 1970년대와 80년에 많이 사용된 과제란 용어는 어느 정도 사용되긴 했지만 완전히 교체되지 않았다. 작업 및 활동, 그 중 특히 작업이라는 용어의 사용은 2000년대에 들어서 급증했다."(Bauerschmidt & Nelson, 2011, p.342). 저자는 "작업이라는 용어의 사용이 점점 희귀해지기 시작한 이후 점차 광범위하게 부활하였음을 가리키는" 변화로 해석했다(p.344). 이러한 용어가 우리 분야에서 매우 중요하기 때문에 수많은 학자가 정확한 의미를 도출하려고 해왔다. 이러한 정의가 풍부해지면 혼란을 줄 수도 있는데, 특히 이 분야에 처음 발을 들였고 이해하려고 하는 작업수행 학생들에게 혼란을 줄 수 있다.

작업의 정의는 일반적으로 다음 개념의 조합을 포함한다[a].

- 개인 경험 및 목표 지향
- 문화 및 문화 가치 반영
- 의미 제공
- 시간이 지나면서 확장되도록 추구하는데 관여
- 여러 과제 관여
- 생활할 조직 및 구조 제공
- 사회적 세상에서 개인 및 다른 사람의 요구사항 충족
- 시간 충족/사용
- 능력과 기술 사용
- 신체적 및/또는 정신적 요소 보유 가능
- 문화적으로 인정 받음
- 편의와 즐거움 제공
- 가족과 더 넓은 커뮤니티에 공헌
- 건강과 웰빙에 공헌
- 개인 개발과 일치

활동의 정의는 일반적으로 아래 열거된 핵심 개념 혼합을 공유한다. 활동은 목적성 있고, 작업적이거나 기능성 있는 용어로 자주 수정되어 보다 구체적인 의미를 제공한다. 이러한 경우 활동이라는 용어 자체가 정의되지는 않지만 일반 지식으로 추측할 수 있다. 대부분의 활동 정의에 대한 핵심 개념[b]은 다음을 포함한다.

- 작은 단위의 행동 통합
- 물체 사용 포함
- 행위 포함
- 제품으로 야기됨 또는 야기되지 않음
- 목표 지향
- 발달, 성숙, 감각 지각, 운동, 사회적, 심리적, 지능적 기능 사용에 필요함

이와 반대로, Pierce(2001)는 활동을 다음과 같이 정의했다.

> …사람의 마음에 자리잡은 아이디어이자 공유된 문화 언어의 아이디어이다. 활동은 문화적으로 정의되었고 일반적인 인간 행동 유형이다. 활동은 특정인이 겪지 않았으며, 발생에 따라 관찰할 수 없고, 일시적, 공간적, 사회문화적 배경에 완전히 존재하지 않다."(p.139).

본 장의 목적을 위해 활동에 대한 Pierce의 정의를 선택했는데, 이는 이 정의가 수영처럼 활동분석에 대한 특정 활동의 일반적인 아이디어 및 특정인의 수용 방법과 이에 귀인하는 의미에 따라 달라지는 작업으로써의 수영 참여 간의 차이 를 구분 지을 수 있게 하기 때문이다. 결과적으로, 본 장에서 활동에 대해 읽는 내내 활동이 일반적인 탈맥락화 개념을 반영하며 작업이 특정인이 특정 배경에서의 활동을 실행하는 방법이라는 점을 상기해야 한다. 본 책의 다른 장에서 다르게 사용되는 용어를 찾으실 수 있다. 용어를 회고해보고 단어 선택 시 저자의 의도를 이해할 수 있어야 한다.

[a]개작 출처: hristiansen & Baum, 2005; Clarke et al., 1991; Hinojosa & Kramer, 1997; Law, Polatajko, Baptiste, & Townsend, 1997; Nelson & Jebson-Thomas, 2003; Spear & Crepeau, 2003.
[b]개작 출처: Allen, 1987; Cynkin, 1995; Hinojosa & Kramer, 1997; Llorens, 1986; Mosey, 1981; Reed, 2005; Trombly, 1995.

개발하도록 특별히 선택된 활동"을 의미한다(미국작업치료협회 [AOTA], 2008, p.653). 재활 부서에 있는 튜브에서 나왔다 들어갔다 하기, 한 손으로 신발끈 매기, 모의 구직서 작성하기와 같은 예시가 있다. 이러한 활동은 클라이언트가 발전하고, 장애로부터 회복하거나 적응 접근법을 배우도록 도움을 주기 위해 효과적으로 고안 또는 분류되었다. 예를 들어, 작업치료사가 미국에 있는 수많은 사람들이 목욕이나 샤워를 하기 위해 일반적으로 무엇을 하는지에 대해 고려해볼 경우, 작업치료사는 부분 마비에 걸린 사람이 겪는 어려움(예, 욕조를 드나드는 것의 어려움, 낙상 위험, 수도꼭지에 손이 닿지 않음)이나 활동 순서를 기억하는데 어려움(예, 몸을 적시기 전에 비누 바르기, 비누를 씻어내기 전에 건조하기)을 예측할 수도 있다. 또는 장난감 가게나 철물점에서 작업치료사는 다양한 장난감이나 물건을 직접 빌려 다양한 기술 또는 신체기능을 개발 또는 향상시키는 개개인을 돕는 방법을 알아차리고 심적으로 고민할 수도 있다. 예를 들어, 작업치료사는 Wii Fit를 사용해 자세 제어, 눈과 손의 협응, 움직임 계획, 인내심, 자신감 및 문제 해결에 도전하는데 사용

할 수 있는 방법을 분석할 수도 있다. 이렇게 작업치료사의 마음 속에 품은 "도구 Box"의 아이디어들은 클라이언트와의 협력으로 인한 치료 가능성을 더욱 쉽게 만들어 낸다. 활동 가능성에 대한 그러한 고려사항은 작업치료사가 일반적으로 발생한다고 생각하는 추상적이거나 구체적인 아이디어이기 때문에 탈맥락화된 접근법이다. 한 명의 특정인이 실제로 경험하는 것이 아니다.

요약하자면 **활동**이라는 용어는 이 장에서 개개인이 수행하고 일반적으로 해당 문화에서 수행하는 방식에 대한 일반적인 아이디어를 나타내는데 사용된다(Pierce, 2001). 작업이라는 용어는 개개인이 각 개인이 참여하기 위해 선택하거나 해야 하는 그리고 실제로 경험하는 방식의 개인 활동을 의미하는데 사용된다. 작업치료사는 활동은 물론 특정 개인이 수행하는 실제 작업이 문화 안에서 일반적으로 발생하는 방법에 대한 일반적인 아이디어를 분석할 수 있어야 한다. 이러한 관점은 또한 집단(예, 합창단 단원 또는 발전소 근무 직원), 직원(예, 지역 레크리에이션 센터) 및 일반인(예, 노숙자, 중학교 학생, 지역사회의 고령자)에게 적용될 수도 있다. 본 장은 집단에 대한 적용이 이러한 핵심 분석 접근법에 기반하므로 개인 수준의 활동 및 작업분석에 기본적으로 중점을 둔다. 본 텍스트에서 나중에 나오는 장은 작업분석이 집단, 조직 및 일반인과 관련하여 어떻게 사용될 수 있는지 보여주는 도해를 제공한다.

수행 배경 및 환경

Performa exts and Environments

작업수행은 본질적으로 사회 물리적 환경 안에 내재되어 있고, 수행 배경 속에 자리잡고 있다(AOTA, 2008; Dunn, Brown, & Youngstrom, 2003; Pierce, 2001). 환경에는 클라이언트가 작업을 수행하는 외부 물리적 및 사회적 환경이 있다. 물리적 환경에는 "해당 객체를 포함하여 자연스럽게 구축된 비인간적 환경이 있다. 그리고 사회적 환경은 클라이언트가 접촉하는 개인, 그룹 및 조직의 존재, 관계 및 기대로 구축된다"(AOTA, 2008, p.642). **배경**에는 사람들이 기능하는 외부 물리적, 사회적, 경제적, 정치적 및 문화적 환경(Kronenberg, Pollard, & Ramugondo, 2011)은 물론 나이, 성별, 사회경제적 지위, 교육 수준 및 사람의 동기 부여 등 내부 또는 개인적인 측면이 있다(AOTA, 2008). 또한, 작업은 사람의 단계, 참여하는 구체적인 양, 과거 및 작업과 관련하여 투사되는 미래의 측면에서 보자면 일시적인 배경에 있다. 마지막으로 일부 작업은 웹 기반 블로그와 공간, 소셜 네트워킹 사이트, 문자, 온라인 게임 등 가상 배경에서 벌어진다. 활동과 작업 간에 생성되는 차이점을 나열하면, 수많은 환경 및 배경 측면을 추상적으로 또는 클라이언트가 실제로 경험한 것으로 간주할 수 있다.

영역과 셋팅

인류학자인 Lave(1988)는 잠재적인 환경 배경의 사용과 사람들이 실제로 상호작용하는 방법을 구별했다. 그녀는 **영역**이라는 용어를 사용해 도서관, 학교 또는 병원 등 활동이 일어나는 장소를 설명했다. 이와 반대로, 그녀는 **셋팅**이라는 단어를 사용해 개인이 다니는 해당 영역의 측면을 설명했다. 다시 말하지만, 차이는 실제 경험과 추상적인 개념화라는 두 가지 아이디어를 나타내므로 유용하다. 예를 들어, 도서관은 영역으로써 수많은 사람들이 도서관이 무엇인지에 대한 아이디어를 상기시킨다. 사실, 우리는 지역사회 안에 있는 물리적 공간과 음악과 책을 찾을 수 있는 가상 공간으로써 특정 도서관을 떠올릴 수도 있다. 물리적 또는 가상 여부에 관계없이 각 개인은 다른 방법으로 도서관을 사용하며 자신의 경험에 따라 다른 의미를 구축할 것이다. 예를 들어, 지역사회 도서관에 자신의 자녀와 들어간 남자는 형형색색의 사진이나 챕터북을 보기 위해 어린이 코너에 갈 가능성이 크다. 그는 아이에게 책을 읽어 주는 동안 작은 의자나 베개 위에 앉아 있을 가능성이 있다. 나중에, 그는 아이가 집에 가져갈 책을 고를 수 있도록 도움을 줄 수도 있다. 이와 반대로, 다른 사람이 똑 같은 도서관의 컴퓨터실에 가서 온라인 자료에 액세스할 수도 있다. 그는 고등학교 숙제를 마무리할 수도 있다. 은퇴한 여성이 기념품점의 일을 자원하기 위해 도서관에 갈 수도 있다. 따라서, 도서관은 영역으로써 동일하지만, 셋팅으로써는 사람마다 다르다. Lave가 만든 영역과 셋팅의 대조는 활동 및 작업 간의 대조와 유사하다. 활동처럼, 영역은 추상적이면서 일반적인 아이디어인 반면에 셋팅은 작업 활동이 구체적으로 수행되는 장소이다.

역할: 사회적 구축 대 개인 선택

역할이론은 직종 내의 이론 개발에 영향을 미쳐왔다. 예를 들어, 39장에서 설명된 인간작업모델은 개개인이 스스로와 한 사람의 삶에 대한 여러 관점을 바라보는 방법을 분명하게 표현하는 역할로써 사용한다. 역할의 개념은 역할 체크리스트 및 근무자 역할 면담 등 평가로 해석된다(부록 2: 타이틀별 평가표 참고). 사회학 및 심리학 이론에서 역할은 사회적 지위로 인식된다(Jackson, 1998a; Hagendorn, 2000). Fisher(1998)가 그녀의 스래글 강의에서 알아차렸듯이, "역할 크기는 한 사람의 역할과 논리적, 시기적절 및 사회적으로 올바른 방식으로 밝혀야 하는 여러 관련 과제 수행과 연관 있다. 우리는 한 사람의 인지 역할 및 역할 행위와 역할 간의 모순과 사회나 사람이 기대하는 역할 행동을 이해해야 한다" (p.544). 따라서 역할은 문화가 형성한 규범 모델로 간주될 수 있다. 예를 들어, "좋은" 아버지, 어머니 또는 학생이 되는 것을 구성하고, 이 위치의 사람들이 수행할 것으로 여겨지는 활동과 작업에 대한 기대치를 분명하게 표현하도록 도움을 준다. 역할 내의 개개인은 이러한 일반 기대치를 채택하거나 기대치를 자신의 가치 및 신념에 맞게 해석할 수도 있다.

Jackson(1998a, 1998b)은 역할의 개념이 일부 관점에서 보자면 문제가 따르기 때문에 우리의 우려사항이 개개인이 참여하는 작업 상에 있어야 한다고 주장했다. 우선, 역할은 오버랩 되어야 한다. 예를 들어, 어린이의 "학생" 역할과 "친구" 역할의 구별이 불가능할 때가 종종 있다. 누군가가 요리를 할 때, 어머니 또는 아버지, 교회 자원자 또는 요리사가 요리를 하나? 두 예시에서 보면 작업에서의 우려사항은 작업에 참여하는 개인의 능력과 개인이 해당 작업의 결과라고 여기는 의미이며, 작업과 관련되는 역할이 아니다. 두 번째, 역할의 개념이 개인의 작업 세계를 빠르게 이해하는 방법을 제공하지만 Jackson(1998a)은 이러한 접근법이 역할 개념의 내재성이 수많은 문화 모델에 내포된 강력한 문제이기 때문에 위험하다고 주장했다. 예를 들어, 누가 "좋은 어머니"를 결정하나? 누가 어머니를 가족 중 요리를 하는 사람이라고 말하나?"

그러나, 역할은 광범위하게 유지되는 개념이기 때문에 무시하기 어렵다. 예를 들어, Trombly Latham(Trombly, 1995; Trombly Latham, 2008)은 역할을 구조 조직으로 사용했다. 하지만, 그녀는 역할을 사회의 일반 기대보다 개인의 정의적 관점으로 간주하도록 주의했다. 하지만 누가 개개인이 특정 역할에 부여하는 작업을 이해하지 않고 이러한 정의적 관점을 취하나? 사람들이 참여하는 작업에 집중함으로써 사람들이 무엇을 하고, 작업이 그들에게 무슨 의미이며, 작업 수행에 대해 어떻게 느끼는지 그리고 작업을 어떻게 조직해 자신들과 주변 사람들의 요구사항을 충족하는지 확인할 수 있다. 우리의 분석은 작업으로 시작하며, 필요 시 역할과 관련된 작업의 개인적 정의 수집 결과를 도출할 수도 있다. 다시 한 번 말하지만 우리는 역할의 추상적인 개념과 종종 **작업 역할**이라 부르는 개인적 경험 간의 대조점을 확인했다.

Jackson(1998a, 1998b)의 역할 사용에 대한 주의사항은 무의식적으로 일반적인 예상에 쉽게 빠지거나 개인적 경험으로 다른 사람에 대한 예상을 만들어내기 때문에 중요한다. 작업치료사는 논리가 없는 개인적 추측을 치료과정에 도입한다. 결과적으로 역할의 개념은 사람이 관여하는 역할에 관계 없이 개개인에게 가장 중요한 작업에 집중하고 싶어하기 때문에 본 장에서 조직적 구성으로 선택되지 않았다. 대신, 일상생활 과정으로 포함되고 통합되는 작업조직화를 검사한다.

작업분석 및 의미

Occupational Analysis and Meaning

작업치료사는 계속해서 의미가 개인적으로 구축 및 해석되며 인간 존재의 중심이라는 점을 스스로 상기시켜야 한다 (Bruner, 1990; Frankl, 1959; Hasselkus, 2002; Peloquin, 2005, 2007). 작업치료사는 클라이언트의 관점에서 작업의 의미를 이해해야 할 책임이 있다. 이전에 논의한 도서관 예시를 사용하면 아이와 도서관에 가는 것이 아버지에게 주는 의미에 대해 얘기할 때 독서의 가치와 즐거움 그리고 함께 하는 조용한 시간을 함께 하며 아이에게 스며들며 생기는 즐거움을 언급할 수도 있다. 그 아버지는 자신의 어린 시절과 자신의 부모님과 함께 도서관에 갔을 때를 회상할지도 모른다. 또는, 그는 자신의 아버지가 가족을 버리고 떠나서 아버지와 함께 도서관에 올 기회가 없었다고 설명할지도 모른다. 후자의 경험은 아버지-자식의 이중 관계의 **협력 작업**에 대한 완전히 다른 의미와 동기 부여 구조를 생성할 수 있다. 협력 작업은 2명 이상의 개인이 암시적으로 관여하는 작업으로 정의된다(Zemke & Clark, 1996).

이 예시에서 나타나듯이, 클라이언트의 다른 경험, 가치 및 신념이 특별히 어려운 측면의 복잡한 실행의 의미를 해석한다. 이러한 문제는 작업치료사와 클라이언트 간의 잠재적인 문화 및 사회경제적 차이점으로 인해 악화되며, 작업치료사가 작업의 결과라고 간주하는 의미와 클라이언트의 경험을 완전히 이해하기 더욱 어렵게 한다(Crepeau, 1991; Kielhofner & Barrett, 1998; Payne, DeVol, & Dreussi Smith, 2001; 본 텍스트의 16, 17, 18 및 20장을 참고하라. 각각 문화, 사회경제적, 장소 및 정신에 대해 다룹니다). 작업치료사는 클라이언트와 클라이언트의 세상을 보다 잘 이해할 수 있는 치료 관계를 발달시킬 책임이 있다(Crepeau & Garren, 2011; Peloquin, 1995; 33장을 참고하라. 클라이언트 중심 협업과 치료 관계에 대해 다룬다). 활동분석 및 작업분석은 작업치료사가 이러한 사항을 이해할 수 있도록 사용되는 도구이다. **표 21.1**는 일반 요구사항에 대한 작업치료사의 일반적인 이해와 더 관련된 조건과 비교해 사람의 주관적

표 21.1 용어: 추상적/일반적 ~ 특정/구체적

	실제 경험	추상적 개념
수행한 것	활동	작업
장소 및 함께 한 사람	영역	셋팅
조직화 방법	사회적 역할	작업조직화

인 경험으로 계층화된 개념의 빠른 기준을 제공한다.

실제활동 및 작업분석

Activity and Occupational Analysis in Practice

작업치료사는 활동을 분석할 때 교육, 활동 지식 및 전문 경험에 의존한다(Neistadt, McAuley, Zecha, & Shannon, 1993). 이러한 분석은 너무 자동적이어서 종종 작업치료사가 사용하는 합리적인 과정의 암묵적 본질의 또 다른 측면을 무시하거나 인정하지 않을 수도 있다(Mattingly & Fleming, 1994; Schell & Cervero, 1993). 작업치료사는 실행 이론의 관점에서 활동을 분석해 해당 이론 관점에서 수행 및 중재 전략의 문제를 이해한다. 이러한 분석은 또한 작업치료사가 시행착오 또는 시험을 거쳐 활동을 보다 더 이해할 의향이 있는 특정활동 및 등급에 접근하는 것을 토대로 한다(Schell, 2008).

활동분석을 시도했던 연구에서 객관적인 과정은 수많은 변인들이 너무 커 객관성이라는 목표를 극도로 다루기 어렵다는 점을 입증했다(Llorens, 1986; Neistadt et al., 1993; Trombly, 1995). 활동분석 및 작업분석 간의 차이점을 채택하면 이러한 우려 사항에 대해 고려하지 않게 된다. 활동분석 결과가 활동의 잠재적 요구사항을 이해하는 것이라면 객관성이 목표가 아니다. 그 대신, 일반적으로 요구되는 여러 기술과 잠재적 의미를 식별함으로써 작업치료사가 일반적인 활동을 심층적으로 이해할 수 있도록 지원할 수 있다.

치료 영향에 대한 활동의 고려사항과 달리 작업분석은 사람의 특정 관점, 작업수행 및 수행 배경에 내재되어 있기 때문에 매우 개인화된 과정이다. 작업분석은 작업수행 및 효과적인 수행 방해와 함께 하는 작업으로 사람을 이해하려 할 때 일어난다(Coster, 1998; Fisher & Bray Jones, 2010; Hocking, 2001; Polatajko, Mandich, & Martini, 2000; Trombly, 1995; Trombly Latham, 2008). 클라이언트 중심 평가 모델은 실제 수행, 활동 요구사항 및 배경에서 평가된 작업 및 처리 과정에 참여하는 사람의 능력을 검사한다(Law, 1998). **Box 21.2**는 작업치료사가 작업을 고려하는 데 사용하는 다양한 집중 정도의 예시를 제공한다.

작업 및 활동분석은 모두 효과적인 실행이 필요하다. 이러한 분석 모델을 혼합함으로써 작업치료사는 클라이언트가 작업에 연관되는 특정 방법을 이해할 수 있고, 활동 및 실행 이론에 대한 지식을 사용해 치료 목적에 맞는 작업 활동을 사용할 수 있다. 두 분석 형식을 통해 이해할 수 있게 된다. **표 21.2**는 활동 및 작업분석에 대한 의문사항들을 요약한다. **Box 21.3**은 작업치료사가 어떻게 치료과정 내내 작업수행 분석을 엮어내는지 보여준다. **Box 21.4**는 이러한 분석으로 실행 결정을 알리는 몇 가지 방법을 열거한다.

활동분석 Activity Analysis

활동분석은 활동에 대해 고려해보는 방법이다. 작업치료사는 클라이언트와 협업하여 빠른 분석을 수행해야 한다. 또한, 작업치료사는 새로운 게임, 조리도구, 기술 및 다른 물체나 활동을 평가하는 등 치료 가능성을 위한 활동에 대해서도 고려할 수 있다. 작업분석은 일반적인 활동 요구사항, 수행과 관련된 기술 범위, 해당 요인이 원인이 될 수도 있는 다양한 문화적 의미에 대해 다룬다. 활동분석의 목적은 유능하게 작업을 수행하는데 필요한 특정 기술과 보통 실생활 참여와의 연관성 등 활동에 관해 최대한 이해하는 것이다(Cynkin, 1995). 이것은 활동, 속성, 잠재적 문화 의미에 대한 지식으로 작업치료사를 클라이언트의 작업에 민감하게 만들어 어떤 특정 활동을 클라이언트에게 제안해야 하는지 알도록 도움을 준다. 작업치료사는 활동분석을 통해 광범위한 활동의 치료 가능성을 이해할 수 있다. 작업치료사는 정기적으로 활동을 분석하기 때문에 치료 또는 평가 가능성에 필요한 광범위한 활동을 빠르게 분석할 수 있는 능력을 향상시킨다.

활동분석 형식

제시된 활동분석 유형은 "작업치료 실행체계"(AOTA, 2002)와 이후 에디션(AOTA, 2008)의 조직은 물론 본 텍

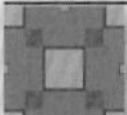

BOX 21.2 작업 범위: 중점 질문

활동 영역에 대해 제대로 동의되지 않았듯이 작업을 실제로 구성하는 것에 대한 범위 역시 제대로 동의되지 않았다. Hinojosa (Hinojosa, Kramer, Royeen & Luebben, 2003)는 작업에 대한 개인 반영을 공유할 때 이러한 딜레마를 포착했다.

> 저는 우리가 하는 모든 일을 작업이라 하는 현재 동향에 불편함을 느낍니다. 개인적으로 양치질을 하거나 욕실에서 휴지를 효율적으로 사용하는 것을 작업이라고 할 수 없다고 생각합니다. 저는 작업이 목적성이 담긴 중요한 활동이라고 생각합니다. 저는 이러한 두 가지 활동의 조합이 개인위생 작업을 완성시키는 근본이라는 점을 깨닫기에 이르렀습니다.(p.8)

Hinojosa의 우려사항은 다음과 같이 재명시될 수 있다.

> 광범위한 생활(요리)이나 이러한 카테고리(요리하기) 또는 더 작은 단위(샐러드용 야채 준비) 내의 하위 과제의 모음을 작업이라고 하나?

렌즈	예시: 요리	분석 질문사항
개관 (축소)	요리하기 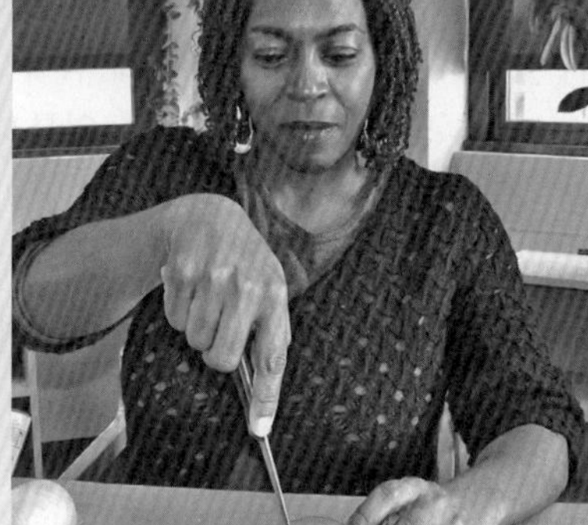	• 이 사람은 왜 요리하나? • 이 사람은 무엇 을 요리하나? • 어떤 환경에서 요리하나?(예, 집, 커뮤니티 센터, 노숙자 쉼터 식당) • 이 사람은 얼마나 자주 요리하나? • 다른 작업 내에서 어떻게 겹쳐지거나 포함되는가(예, 이 사람의 업무에 중요하나? 아니면 배우자 또는 파트너에 대한 의무 사항입니까?)? • 필요한 계획과 조직을 할 수 있나? • 음식을 준비할 기술이 있나? • 이 사람은 안전하게 요리하나? • 시간에 맞춰 요리를 마칠 수 있나? • 결과의 질이 본인과 다른 사람에게 만족스럽나?
	샐러드 준비하기 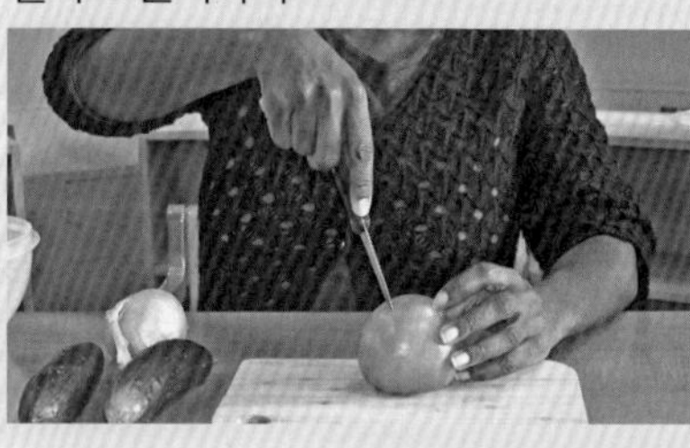	• 냉장고에 샐러드 재료가 있나? • 필요한 모든 재료와 물건을 확보해야 한다는 점을 기억하나? • 다른 재료와 칼을 안전하게 사용하나? • 다른 재료와 칼을 효과적으로 사용하나? • 샐러드를 테이블로 가져올 수 있나? • 자기만의 기준으로 샐러드에 넣을 시즈닝을 하나?
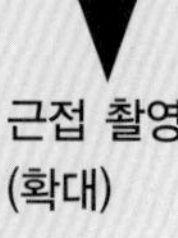 근접 촬영 (확대)	토마토 자르기 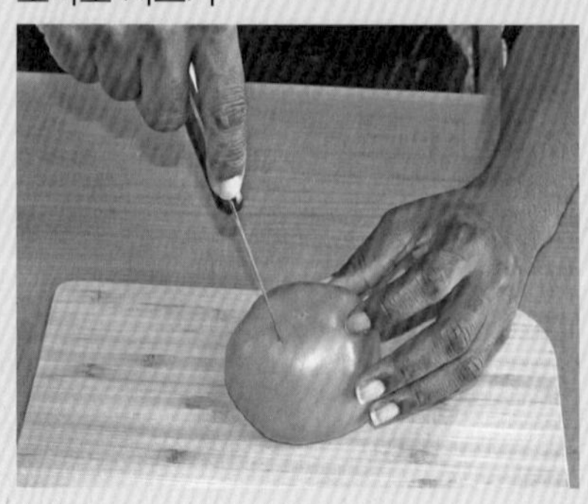	• 토마토를 자르기에 적당한 기구를 고를 수 있나? • 토마토를 잡을 수 있나? • 단단히 잡거나 살짝 잡을 수 있나? • 손잡이로 칼을 쥘 수 있나? • 토마토를 잡고 자르는데 양손을 쓸 수 있나? • 날의 반대쪽으로 쥔다는 것을 알고 있나? • 토마토를 자르기에 충분한 힘을 낼 수 있나? • 올바른 토마토 위치에 칼을 대고 있나? • 칼에 베일 위험이 있나? • 원하는 모양으로 토마토를 잘랐나? • 토마토 조각이 본인의 기준을 충족하며 다른 샐러드와 함께 먹기에 좋나?

BOX 21.2 작업 범위: 중점 질문 (계속)

일부 학자들이 광범위한 카테고리의 작업 하위 단위를 끼워 넣는 다양한 방법을 제안하면서 이 분야에 대한 범위가 거의 합의되지 않았다. 이는 다음을 포함한다.

- Trombly Latham(2008)은 생활 역할을 구성하는 과제에 활동을 끼워 넣다.
- Polatajko 외 학자들은(2000) 작업을 분절, 단위 및 하위 단위를 포함하는 과제로 분해한다.
- Baum과 Christiansen(2005)은 역할, 과제 및 조치와 함께 시작한다.
- Fisher(1998)는 개인의 작업에 대한 역할 크기를 고려하고 카테고리 내에 과제(사람이 수행한 것)를 위치시키고 목적을 가진 채 시작하는 것의 중요성을 인지한다.

여기서는 부족한 합의를 지적하고 문제해결 방법이 없다는 점을 알리는 것이 목적이다. 분석 작업을 고려하는 다양한 방법이 있다는 점을 인지하는 것이 중요한다. Crabtree(1998)는 작업치료 추론 과정을 카메라 렌즈에 비교하는 은유법을 사용한다. 종종 큰 그림은 축소해서 보고 세부적인 것을 보기 위해 확대해서 볼 필요가 있다. 분석의 깊이와 범위는 상위 예시에 나와 있듯이 이러한 목적에 반응하는 중재 및 작업치료사의 추론 과정에 대한 클라이언트의 목적과 집적적으로 관련된다.

표 21.2 활동 및 작업분석 형식

시나리오: 샌드위치를 만드는 James(32세 싱글 남성)

활동분석	작업분석	작업분석 예시
설명		
한 두 문장으로 활동을 설명한다.	작업을 간단하게 설명한다. 보통 이 작업을 어떻게 하며 어떤 환경에서 하나?	James는 일반적으로 평일 아침마다 치즈와 마요네즈를 살라미 샌드위치에 넣어 만든 뒤 직장으로 가져간다.
사용 물체 및 속성		
일반적으로 사용되는 공구, 재료 및 장비를 설명한다. 해당 문화에서 물체의 잠재적 상징/의미를 알아본다.	실제로 사용되는 공구, 재료 및 장비를 설명한다. 당사자의 물체의 상징/의미를 알아본다.	James는 신선한 살라미, 미리 포장한 치즈 조각, 마요네즈, 매장에서 구입한 빵, 버터 나이프, 플라스틱백과 종이백을 사용해 점심식사를 만들고 보관한다. 그는 축축한 스폰지를 사용해 작업 공간을 치운다.
공간 요구사항		
분석되는 활동이 보통 수행되는 물리적 환경을 설명한다. 다음과 같은 핵심 측면을 포함한다. • 이것이 자연스러운 또는 구성된 환경 속에서 발생하나? • 주요 자연 또는 구성 구조는 무엇인가? • 가구 또는 장비 배치를 설명한다. • 광수준은 어떻게 되는가? 바뀌는까? 아니면 일관적인가? • 소음의 종류 및 수준을 설명한다. 수행되는 활동에 어떻게 영향을 줄 수 있나?	작업이 수행되는 실제 물리적 환경을 설명한다. 물리적 환경이 수행을 어떻게 지원하거나 지연시키는지 고려한다. 다음과 같은 핵심 측면을 포함한다. • 이것이 자연스러운 또는 구성된 환경 속에서 발생하나? • 주요 자연 또는 구성 구조는 무엇인가? • 구조, 비품 및 장비가 수행에 어떻게 영향을 미치는가? • 광수준은 어떻게 되며 이것이 변하나? 조명이 수행에 어떻게 영향을 미치는가?	James는 항상 그의 1침실 아파트에 있는 갤러리 부엌에서 샌드위치를 만든다. 그는 냉장고 왼쪽 하단에 있는 서랍에 살라미와 치즈를, 문에 마요네즈를 보관한다. 그리고 냉장고 상단에 빵을 보관한다. 나이프와 보관백은 그가 요리하는 카운터 아래 서랍 가까이에 있다. 스폰지가 있는 싱크대 바로 뒤에서 James가 카운터를 마주하고 있다.

표 21.2 활동 및 작업분석 형식 (계속)

활동분석	작업분석	작업분석 예시
• 감각(예, 냄새, 습도, 감촉, 온도)과 수행에 영향을 미칠 수 있는 다른 특징을 설명한다. • 이것이 이 활동의 일반적인 배경입니까? 아니라면 다른 어떤 배경이 적합할 수 있나? 다른 배경이 어떻게 다른지 강조하면서 이를 짧게 설명한다.	• 소음의 종류 및 수준과 수행에 어떻게 영향을 미치는지 설명한다. • 수행에 영향을 미칠 수 있는 다른 특징(예, 냄새, 습도, 감촉, 온도)을 설명한다. • 위에서 설명한 배경과 더불어 이 작업을 수행할 때 관여되는 것이 무엇이 있나? 우선 설명한 사항과 어떻게 다른지 강조하면서 모든 추가 배경을 짧게 설명한다.	부엌이 작기 때문에 모든 물체가 부엌 조리대 위에 있어 손에 닿다. 부엌은 형광 붙박이들로 밝혀져 있다. 뉴스를 듣기 위해 아침에 항상 TV를 켜놓는다.
사회적 요구사항		
사회문화적 요구사항 또는 이러한 활동으로 인해 또는 아래 열거된 카테고리를 사용하는 참여로 이끌어진 활동으로 요구될 수 있는 요구사항 범위를 설명한다. • 이러한 활동에 관여한 기타 사람들을 설명한다. 서로 간의 관계가 어떻게 되는가? 서로에게서 무엇을 기대하나? • 이러한 활동과 연관된 일반적인 규칙, 기준 및 기대를 설명한다. • 일반적으로 이러한 활동을 부여하는 문화적, 상징적 의미를 설명한다. • 활동이 수행되었을 수 있는 다른 사회적 배경에 대해 추측한다. 규칙, 기대 및 의미가 이러한 셋팅에서 달라진다면 어떻겠나?	사람이 아래 열거된 카테고리를 사용해 이 작업에 참여하면서 사회 및 문화 요구사항을 설명한다. • 이러한 작업에 관여한 기타 사람들을 설명한다. 서로 간의 관계가 어떻게 되는가? 서로에게서 무엇을 기대하나? • 이러한 작업에 참여하면서 규칙, 기준 및 기대를 설명한다. • 이 사람과 기타 중요 인물이 이러한 작업에 귀인하는 문화 및 상징적 의미를 설명한다. • 작업이 수행되었을 수 있는 다른 모든 사회적 배경에 대해 고려한다. 규칙, 기대 및 의미가 이러한 셋팅에서 달라진다면 어떻겠나?	James는 혼자 살면서 가장 일반적인 아침 일상을 혼자 보낸다. 때때로 친구가 집에서 자고 갈 때도 있다. James는 요즘은 손님을 위해 동시에 커피를 끓이다. 손님이 있을 경우, TV를 꺼 손님과 대화할 수 있게 한다. 부엌이 두 명의 사람이 동시에 일하기 좋지 않아 James는 음식과 음료 준비를 완전히 책임진다.
순서, 타이밍 및 패턴		
활동의 순서화 단계를 열거한다(15개 이하). 풀이 마를 때까지, 빵이 익을 때까지 기다리기 등 타이밍 요건을 포함한다. • 이 활동 단계의 순서 및 타이밍에 얼마나 많은 유연성이 필요하나? • 이 활동이 일반적으로 특정 시간에 발생 또는 재발생하나? 얼마나 자주 일어나는가? 예, 매일, 주별, 월별?)	사람이 하는 작업의 순서화 단계를 열거한다(15개 이하). 풀이 마를 때까지, 빵이 익을 때까지 기다리기 등 타이밍 요건을 포함한다. • 이 작업 단계의 순서 및 타이밍에 얼마나 많은 유연성이 필요하나? • 이 작업이 일반적으로 특정 시간에 발생 또는 재발생하나? 언제 그리고 얼마나 자주 일어나는가? 예, 매일, 주별, 월별?)	James는 주말에 브런치를 먹으러 가는 것을 좋아해 평일에는 점심 샌드위치를 만들어 먹다. 단계에는 빵을 가져와 카운터에 놓기, 냉장고에서 치즈, 살라미, 마요네즈를 가져와 카운터에 놓기, 포장과 용기 열기, 서랍에서 칼 가져오기, 빵 양쪽에 마요네즈 바르기, 3조각의 살라미와 2조각의 치즈를 빵에 놓기, 3조각의 살라미와 2조각의 치즈를 빵에 놓기, 접고 샌드위치를 반으로 자르기, 보관백을 가져오기, 샌드위치를 종이백에 놓고 비닐백에 놓기, 카운터를 축축한 스폰지로 닦아 작업 공간 정리하기가 있다.

표 21.2 활동 및 작업분석 형식 (계속)

활동분석	작업분석	작업분석 예시
필요 기술(관찰 가능 조치/수행기술)		
작업치료 실행체계를 사용하거나 다른 기술 개제 목록을 사용해 활동 수행에 중요한 5–10 가지 기술을 파악한다. • 개인 움직임의 요구사항, 인지, 감각 및 감정 인지는 물론 상호작용적이며 사회적인 조치를 요구하는 기술을 고려한다. • 해당 환경(신체적, 사회적 및 가상)에서 일반적으로 요구되는 기술을 고려한다.	작업치료 실행체계를 사용하거나 다른 기술 개제 목록을 사용해 작업수행에 중요한 5–10 가지 기술을 파악한다. • 개인 움직임의 요구사항, 인지, 감각 및 감정 인지는 물론 상호작용적이며 사회적인 조치를 요구하는 기술을 고려한다. • 해당 환경(신체적, 사회적 및 가상)에서 일반적으로 요구되는 기술을 고려한다.	James가 필요한 기술의 예로는 과제 시작하기, 필요한 물체를 찾고 위치시키기, 올바른 물체 찾기, 물체를 올바로 사용하기, 구부려서 물체에 손 뻗기, 물체 조작하기, 과제 계속하기 및 과제 종료 시기 알기가 있다.
신체 구조 및 기능 필요		
이 활동을 할 때 일반적으로 필요한 사람의 기본 능력을 고려한다. • 일반적으로 사용되는 신체 구조(신체의 해부학적 부위)를 간략하게 열거한다. • 필수 신체기능(신체적 및 심리적)을 간략하게 열거한다.	방금 확인된 배경에서 이 작업을 할 때 필요한 사람의 기본 능력을 고려한다. • 사람이 사용하는 신체 구조(신체의 해부학적 부위)를 간략하게 열거한다. • 필수 신체기능(신체적 및 심리적)을 간략하게 열거한다.	필수 신체 구조의 예시로는 모든 사지와 뼈, 관절, 근육, 힘줄, 눈과 중추 및 말초신경계를 포함한 몸통이 있다. 신체기능의 예시로는 각성, 작동 기억, 지속적 주의, 실습, 시력, 공간직각력 해석, 문제해결(예, 재료가 누락된 경우), 전략적 피드백, 활발한 조인트 움직임 범위, 근육의 힘, 자세 정렬 및 제어가 있다.
안전 위험		
이러한 활동과 관련된 잠재적 안전 위험을 열거한다. 특히 아이, 인지 및 판단 문제가 있는 사람, 감각이 퇴화된 사람 등을 생각해 보라.	이러한 작업을 수행하는 활동과 관련된 잠재적 안전 위험을 열거한다. 인지 및 판단 문제, 감각 퇴화 등을 고려하라.	잠재적 위험에는 잘못된 칼 선택, 잘못된 카 사용/쥐기(예, 날을 잡음), 시력이나 촉감이 안 좋아 스스로를 자름, 넘어짐, 냉장고를 열어둔 채로 두어 음식이 썩게 됨, 싱크대의 물을 틀어놔 물이 흘러 넘침 등이 있다.
참여 장려를 위한 적응성		
얼마나 많은 유연성이 여러 방식으로 이러한 활동을 하는데 존재하나? 고려사항: • 사람 기반 변인(예, 개인 배경, 자애) • 외부 배경 변인(신체적, 사회적, 일시적, 가상, 문화적)	얼마나 많은 유연성이 여러 방식으로 이러한 활동을 하는데 존재하나? 고려사항: • 사람 기반 변인(예, 개인 배경, 자애) • 외부 배경 변인(신체적, 사회적, 일시적, 가상, 문화적)	James는 스스로를 "습관의 동물"이라고 부른다. 그는 매일 비슷한 샌드위치를 만드는 경향이 있다. 그러나, 이 작업에 참여하지 않는 대신 일하러 가는 길에 있는 동네 식당에서 점심거리를 사는 날이 있다.

표 21.2 활동 및 작업분석 형식 (계속)

활동분석	작업분석	작업분석 예시
등급화		
식별된 개인 또는 배경 관련 변인과 관련하여 과제를 쉽게 하는 세 가지 방법을 열거한다.	식별된 개인 또는 배경 관련 변인과 관련하여 작업을 쉽게 하는 세 가지 방법을 열거한다.	이러한 작업은 작업 공간 사전 설정 (예, 빵, 칼, 보관 백을 식사 전에 카운터에 놓기, James에게 필요 단계 목록을 제공하고 주위 환경에 "은 식기 서랍" 등의 라벨 부착)을 통한 인내하는 관점 및/또는 순서화 기술과 조직에 관련하여 덜 어려워질 수 있다.
식별된 개인 또는 배경 관련 변인과 관련하여 과제를 더 어렵게 하는 세 가지 방법을 열거한다.	식별된 개인 또는 배경 관련 변인과 관련하여 작업을 더 어렵게 하는 세 가지 방법을 열거한다.	이러한 작업은 균형/자세 제어의 요구조건 증가, 뻗는 능력, 발상 및 조직화 기술, 개별적으로 James의 팔을 뻗게 하기 위해 필요한 물건을 놓고 (예, 싱크대 아래 있는 종이백), 장애물 역할을 하기 위해 냉장고에 더 많은 물체를 놓으며, 보다 환경적인 자극 (예, TV 켜기, James가 샌드위치를 만드는 동안 현재 이벤트 논의)을 제공하는 선택적 주의 기술을 통해 보다 어렵게 할 수 있다.

[a] 미국작업치료협회.(2002). 작업치료 실행체계: 영역과 과정(Domain and process). 미국작업치료저널, 56, 609–639; 및 미국작업치료협회.(2008). 작업치료 실행체계: 영역과 과정(Domain and process). 2판. 미국작업치료저널, 62(6), 625–683.

스트 내에 있는 다양한 장의 정보를 기반으로 한다. "작업치료 실행계획"은 작업치료의 실제 실행과 작업참여에 대한 우려사항을 반영하도록 설계되어 사회 사람들의 건강과 참여를 지원한다. 활동분석은 활동 요구사항 및 수행기술 파악에 중점을 둔다. 활동 요구사항은 업무량, 일반적으로 사용하는 물건, 공간 및 사회적 활동 요구사항 등 활동의 측면을 포함한다. 분석 형식은 활동에서 종종 사용되는 기술과 관련되므로 일반적인 필수 신체 구조(예, 심혈관, 심리적 및 신경학적 구조) 및 기능(예, 주의 과정, 기질, 관절 움직임, 보행유형, 감정 조절)에 대한 고려사항을 포함한다. 또한, 분석에 사람과 수행 셋팅 간의 인터페이스를 나타내는 예상 기술도 포함된다(Fisher & Bray Jones, 2010). 수행기술의 심층적인 논의는 22장을 참고하라.

활동분석의 일환으로 작업치료사는 여러 이론 보기를 통해 확인된 활동의 사용을 고려할 수도 있다. 예를 들어, 생물기계학적 손상(예, 손 부상, 등 부상)과 관련된 여러 사람과 일하는 작업치료사는 일반적인 힘, 움직임 범위와 이를 수행하는데 필요한 인내심이라는 측면에서 활동을 분석한다. 또는, 정신 질환이 있는 클라이언트와의 대면 기술 지원을 염려하는 사람은 활동이 일반적으로 요구되는 사회적 상호 작용의 복잡성을 우선적으로 볼 수도 있다(Davidson, 2003). 작업치료사는 특정 이론에서 다루는 수행 강점 및 문제에 대해 고려하면서 특정 실행 이론의 원칙을 사용함으로써 활동을 분석한다. 잠재적 치료 중재는 이론과 일치하며, 클라이언트가 선택한 작업의 등급화 및 적응을 수반할 가능성이 있다. **표 21.2**는 활동분석 형식을 나타낸다.

작업분석 Occupational Analysis

활동분석과 달리, 작업분석은 참여자의 일상 경험, 가치, 흥미 및 목적을 고려함으로써 개인을 전면에 내세운다. 작업분석은 실제 신체기능 및 구조를 처리하며 실제 수행 셋팅을 고려하고, 작업 자체의 요구사항과 더불어 신체적 및 사회적 배경을 포함한다. 이러한 고려사항들은 완전히 평가 및 개입을 위해 고안된 작업치료사의 업무를 형성한다. 작업치료사는 클라이언트의 우려사항, 작업수행 문제, 건강 문제, 중재 환경의 본질에 따라 작업 셋팅의 범위가 달라진다.

초반에 의논한 바와 같이 작업분석은 컴퓨터키보드 사용

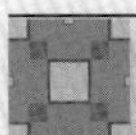

BOX 21.3 작업수행 분석

"작업수행은 클라이언트와의 동적 거래, 배경 및 환경 그리고 활동 간의 동적 처리 과정을 통해 선택된 작업 또는 활동을 달성하는 것이다."[a] 작업수행 평가는 다음을 수반한다.

- 작업 프로파일의 정보를 종합하여 다루어야 하는 작업 및 배경의 특정 영역에 집중
- 원하는 작업 및 활동의 클라이언트 수행 관찰, 수행기술 및 패턴의 유효성 확인
- 해당할 경우 수행기술 및 패턴을 측정하는 특정 평가법 선택 및 사용
- 필요 시 평가법을 선택해 보다 구체적인 배경 또는 환경, 활동 요구사항 및 수행기술과 수행 패턴에 영향을 주는 클라이언트 요소 파악 및 측정
- 평가 데이터를 해석해 무엇이 수행을 지원하고 무엇이 수행을 방해하는지 파악
- 클라이언트의 작업수행 강점 및 제한사항에 대한 가설 발전 및 정제
- 작업수행 평가에 따라 작업치료사는 다음에 참여한다.
- 원하는 결과 처리를 위해 클라이언트와의 협력 하의 목표 생성
- 중재 결과 측정을 위한 절차 결정
- 잠재적 중재 접근법 또는 모범 사례 및 이용 가능 증거 자료를 기반으로 한 접근법 기술

[a]From American Occupational Therapy Association. (2008). Occupational therapy practice framework: Domain and process, 2nd edition. American Journal of Occupational Therapy, 62, p. 650.

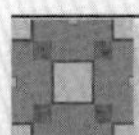

BOX 21.4 활동 및 작업분석 실행을 알리는 방법

작업치료사는 다음 이유로 인해 추상적으로 활동을 분석한다:

- 잠재적으로 광범위한 활동의 치료 이해
- 본인에게 적합한 활동 파악
  - a. 새로운 기술 습득 또는 적응 전략 학습을 통해 클라이언트 수행 향상
  - b. 수행기술에 영향을 미치는 기술 또는 클라이언트 요인 복원
  - c. 활동 요구사항 또는 수행 배경 변경이나 적응으로 향후 문제 방지

작업치료사는 클라이언트의 작업을 분석해 다음을 수행한다.

- 평가된 작업 시 현재 수행의 질과 작업조직화 시 클라이언트의 유효성 평가
- 현재 수행의 개인적 요인 영향(건강 상태 등) 결정
- 현재 수행의 배경 요인 영향 결정
- 식별된 배경에서 향후 수행 예측
- 작업을 등급화 또는 적응하여 향상된 성능을 조성하는 방법

또는 이빨 닦기 등 특정 작업에 집중할 수도 있으며, 또는 효과적인 근무자가 되는 등 개인이 수많은 작업수행 측면을 일상생활로 조직화하는 광범위한 방법에 집중할 수도 있다. 클라이언트 우려사항의 범위에 따라 달라지는 작업을 분석하는 두 가지 방법이 있다.

- **작업분석:** 작업분석은 분석 대상자가 고유한 방법으로 수행한 실제 작업을 검사한다는 중요한 차이점을 지니고 있으며 이는 활동분석과 대조된다. 작업분석에 사용되는 질문은 **표 21.2**의 중간 열에서 찾을 수 있다.
- **작업조직화 분석:** **표 21.3**은 개개인이 여러 작업에 참여하고 관리하는 방법에 대해 고려하는 방법을 제시한다.

작업수행기술 분석

Analysis of Occupational Performance Skills

작업치료사는 개개인이 원하는 작업에 참여하는 모습을 관찰했을 때 설명된 분석과정을 적용한다. 여기서 관찰 대상은 교실이나 운동장의 학생, 사무실이나 공장에서 근무하는 사람, 레저나 양로 시설에 있는 노인, 쉼터에 있는 노숙자까지 이를 수 있다. 이러한 모든 상황 속에서 작업치료사는 수행 환경 및 배경 내에서 작업수행의 동적 처리 과정에 주목한다. 작업치료사가 결과의 질에 집중해야 하긴 하지만, 참여 과정에 주로 중점을 둔다. 따라서, 작업치료사는 작업수행과 관련된 기술 관찰에 능숙해지게 된다. 이러한 수행기술은 과제 수행의 최소 관찰 가능 단위이며, 일상생활 작업수행 중 하나씩 수행하는 자연스럽고 적절한 목표지향 행동이다

표 21.3 작업조직화 분석

작업조직화 분석	
작업	• 본인의 독자성에 중점을 두는 작업을 파악한다. 해당 작업을 열거하라.
의미	• 이러한 작업은 개인에게 어떤 의미가 있나? • 이러한 작업이 개인의 독자성에 얼마나 중요하나? • 이러한 작업은 개인에게 얼마나 중요하나? • 이러한 작업이 한 사람의 사회 세계 속에 있는 다른 이들에게 얼마나 중요하나(가족, 친구, 동료 등)?
목적	개인의 삶 속에 있는 각 작업이 어떤 목적을 가지고 있나?(예, 자기관리, 건강, 가족 부양, 친구나 다른 사람 지원, 지역사회 공헌, 놀기 또는 레저, 근무).
기술 및 효율성 수준	• 각 작업의 경우, 개인이 예상 시간 내에 적합한 수준의 기술로 이 작업을 수행할 수 있다고 믿나? • 아니라면 개인의 관점에서 볼 때 어떤 문제/우려 사항이 있나? • 아니라면 개인의 사회 세계에 있는 사람의 관점에서 볼 때 어떤 문제/우려 사항이 있나?
일상	• 개인이 이러한 작업에 관여하는 패턴을 파악한다. • 어떤 작업이 매일 발생하나? • 어떤 작업이 매주 발생하나? • 어떤 작업이 매월 그리고 매년 발생하나? • 일상적인 하루를 설명한다. • 일상적인 한 주를 설명한다.
일상의 조직	정기화된 작업의 일일 및 주별 패턴이 어느 범위까지 확장되었나(관찰 가능하며, 정기적이고, 반복적인 행동 패턴, 일상생활 구조 제공, 확립된 순서의 일상 및 작업)? 개인이 이 조직 수준에 만족하나? 아니라면 왜 그렇나? 이러한 일상이 어느 범위까지 가족, 친구 및 동료의 기대를 충족하나? • 신체적 및 감정적 능력, 배경, 가족, 친구 및 고용주의 기대를 고려한다면 이러한 기대가 합리적입니까? • 이러한 일상이 어느 정도까지 체계적이지 못하고, 안정적이거나 지나치게 안정적인지 설명한다.
참여 장려를 위한 적응성	작업 및/또는 일상은 다음을 기반으로 어느 정도까지 유연한다. • 개인 기반 변인: 개인 배경, 장애, 변화에 대한 개방성? • 사회적 환경으로부터의 기대(가족, 친구, 동료)? • 환경 적응성(물리적 환경이 변화해 참여 증가를 장려할 가능성)?
필요사항	작업 일상이 필요사항 및 사회 세상의 필요사항을 충분히 충족하는 범위를 설명한다. 여기에는 작업 부족 또는 과부하에 대한 주의가 포함된다. 개인의 필요사항을 충족하는데 필요한 변화를 설명한다. • 개인의 변화(기술 개발) • 사회적 환경의 변화(수행에 대한 기대) • 작업의 변화(보다 효과적인 수행을 장려하기 위한 적응 또는 등급화)

(Fisher & Bray Jones, 2010). 수행기술의 심층적인 논의는 22장을 참고하라.

수행을 지연 또는 지원하는 개인요소 분석

Analysis of Personal Factor That Impede or Support Performance

작업수행 작업치료사는 또한 신체기능의 실재, 부재 또는 손상이 작업수행을 지원 또는 제한하는 방법이라는 미세 관점에서 선택된 작업을 분석할 수도 있다. Árnadóttir(2011)는 작업치료사가 작업분석을 사용하여 숙련된 작업수행 관찰을 통해 작업 장애를 감지할 수 있다고 제안한다. 그녀는 추가적으로 이러한 장애가 과제 수행 시 신경행동 결핍의 영향을 나타낼 수 있다고 명시한다. 차후에 작업치료사는 장애를 일으키는 손상된 신체기능에 대한 가설을 세울 수 있다. "치료사는 일상생활활동을 관찰하는 중 작업수행에서 장애를 감지하면서 환자의 활동 제한에 영향을 주는 손상을 이해할 수

표 21.4 수행을 지원 또는 지연할 수 있는 개인요소 분석

분석되는 활동: 아침 자기관리

신체기능	효과적으로 효율적인 작업수행 지원	작업 장애로 인한 신체기능 장애
실습	오전 일상의 개념을 이해하며, 도구 사용법을 숙지하여 (빗, 면도기, 양말 등) 과제 단계를 조직화 및 순서화해 움직임을 계획한다.	운동 불능: 빗을 사용해 치아 닦기, 부적절한 옷 입는 순서(신발 위에 양말 신기), 바지 입기와 관련한 움직임 계획 불능, 이상하고 비효율적인 움직임을 일으킨다.
공간 시각 처리	깊이 및 거리를 판단하고 옷을 올바로 몸에 맞추고, 하얀색 세면대 안에 있는 하얀색 비누를 찾는 등 배경과 전경을 구분한다.	공간 관계 장애: 칫솔로 치약을 짤 때 너무 짜서 넘침, 셔츠를 뒤집어 입기, 셔츠와 소매 구분 못 함.
환기/주목	조심하고, 과제에 집중하며, 부적절한 환경 자극을 무시하고, 우측 및 좌측 주의 환경에 있는 자극에 주목한다.	환기/주목 결함: 잠에 빠짐, TV로 주위 산만해지고, 과제 완료 전 옷 입는 것을 멈춤, 옷장 왼쪽에 걸려 있는 옷에 주목하지 못한다.
움직임 제어	싱크대 앞에 서있고, 몸을 구부려 바닥에 있는 신발을 찾으며, 옷장에 있는 넥타이로 손을 뻗고, 칫솔질을 하는 동안 다른 동작을 하기 위한 자세를 제어한다.	장애 움직임 제어: 왼쪽으로 기댄 채로 싱크대 앞에 서있기, 옷을 집기 위해 구부리거나 손을 뻗던 중 넘어짐, 칫솔을 잡으려 하는 중 구름, 효율적인 칫솔질을 위한 움직임을 반대로 할 수 없다.
정서	과제 참여에 대한 동기를 부여 받아, 좌절감을 인내하고, 상황 및 과제에 적합한 정서를 보여준다.	정서 불안: 계속 오전 관리를 하도록 참여하게 달래고 장려해야 하며, 쉽게 좌절을 겪어 과제를 종료하고, 수행하는 동안 감정이 빠르게 변화한다.

정보 출처: Árnadóttir, G.(1990). 뇌와 행동: 일상생활활동을 통한 외피 기능 장애 평가(The brain and behavior: Assessing cortical dysfunction through activities of daily living). St. Louis, MO: Elsevier/Mosby; and Árnadóttir, G.(2011). 일상생활활동 중 신경행동 장애의 영향(Impact of neurobehavioral deficits on activities of daily living). In G. Gillen(Ed.), 뇌졸중 재활: 기능기반 접근법(Stroke rehabilitation: A function-based approach)(3판., pp. 456–500). St. Louis, MO: Elsevier/Mosby.

있게 된다. 작업치료사는 임상적 추론으로 수행과 관련된 기능적 독립성을 평가하고 차후에 손상된 신경 신체기능을 감지하도록 도움을 주기 위한 구조인 조직적인 방법으로 관찰된 과제 수행에 기반한 정보를 사용할 수 있다. Árnadóttir가 제안한 접근법을 확장해 근골격 손상, 심리적 손상 등을 포함할 수 있다(**표 21.4** 참고). 개인적인 요소의 심층적인 논의는 19장을 참고하라.

결론 Conclusion

이 장은 활동분석과 작업분석이라는 두 가지 분석 유형을 설명한다. 이러한 분석을 사용하려면 작업치료사가 다음 사항을 이해해야 한다.

- 해당 영역 및 문화에서 관례적으로 수행되는 활동의 일반 속성 및 요구사항
- 작업과 관련하여 클라이언트에게 적절한 활동 선택 방법
- 작업의 목적을 달성하기 위해 클라이언트가 가치 있게 여기는 작업 사용 방법

이러한 핵심 기술은 효과적인 작업치료평가 및 간섭에 중요하다. 이러한 프로세스는 궁극적으로 삶의 의미를 만들고 행동하도록 동기를 부여하기 위한 작업과 수용력에 중점을 둔다. 철학가인 Brockelman(1980)은 다음 문장을 통해 작업의 중요성을 인식을 드러냈다. "우리 정신의 도구와 우리 손의 도구의 사용은 목표를 잡고 사용법을 이끌어내기 위한 깊고 개인적인 심적 이유 없이는 무의미한다"(24페이지). 이는 작업치료사가 효과적인 작업치료 중재가 발생하는 작업 실재로써 사람을 심층적으로 이해하면서 가능하게 된다.

참고문헌 References

Allen, C. K.(1987). Activity, occupational therapy's treatment method. 1987 Eleanor Clarke Slagle lecture. *American Journal of Occupational Therapy, 41*, 563–575.

American Occupational Therapy Association.(2002). Occupational therapy practice framework: Domain and process. *American Journal of Occupational Therapy, 56*, 609–639.

American Occupational Therapy Association.(2008). Occupational therapy practice framework: Domain and process, 2nd edition. *American Journal of Occupational Therapy, 62*, 625–683.

Árnadóttir, G.(1990). *The brain and behavior: Assessing cortical dysfunction through activities of daily living.* St. Louis, MO: Elsevier/Mosby.

Árnadóttir, G.(2011). Impact of neurobehavioral deficits on activities of daily living. In G. Gillen(Ed.), *Stroke rehabilitation: A function-based approach*(3rd ed., pp. 456–500). St. Louis, MO: Elsevier/Mosby.

Bauerschmidt, B., & Nelson, D. L.(2011). The terms occupation and activity over the history of official occupational therapy publications. *American Journal of Occupational Therapy, 65*, 338–345.

Baum, C. M., & Christiansen, C. H.(2005). Person-environment-occupation-performance: An occupation-based framework for practice. In C. H. Christiansen, C. M. Baum, & J. Bass-Haugen(Eds.), *Occupational therapy: Performance, participation, and well-being*(3rd ed., pp. 243–266). Thorofare, NJ: SLACK Incorporated.

Brockelman, P. T.(1980). *Existential phenomenology and the world of ordinary experience: An introduction*. Lanham, MD: University Press of America.

Bruner, J.(1990). *Acts of meaning*. Cambridge, MA: Harvard University Press.

Christiansen, C. H., & Baum, C. M.(2005). The complexity of human occupation. In C. H. Christiansen, C. M. Baum, & J. Bass-Haugen(Eds.). *Occupational therapy: Performance, participation, and well-being*(3rd ed., pp. 4–23). Thorofare, NJ: SLACK Incorporated.

Clarke, F. A., Parham, D., Carlson, M. E., Frank, G., Jackson, J., Pierce, D., . . . Zemke, R.(1991). Occupational science: Academic innovation in the service of occupational therapy's future. *American Journal of Occupational Therapy, 45*, 300–310.

Coster, W.(1998). Occupation-centered assessment of children. *American Journal of Occupational Therapy, 52*, 337–344.

Crabtree, M.(1998). Images of reasoning: A literature review. *Australian Occupational Therapy Journal, 45*, 113–123.

Crepeau, E. B.(1991). Achieving intersubjective understanding: Examples from an occupational therapy treatment session. *American Journal of Occupational Therapy, 45*, 1016–1025.

Crepeau, E. B., & Garren, K. R.(2011). I looked to her as a guide: The therapeutic relationship in hand therapy. *Disability and Rehabilitation, 33*, 872–881.

Cynkin, S.(1995). Activities. In C. B. Royeen(Ed.), *AOTA self-study series: The practice of the future: Putting occupation back into therapy*(Module 7; pp. 1–52). Rockville, MD: American Occupational Therapy Association.

Davidson, L.(2003). *Living outside mental illness: Qualitative studies of recovery in schizophrenia*. New York, NY: New York University Press.

Dunn, W., Brown, C., & Youngstrom, M. J.(2003). Ecological model of occupation. In P. Kramer, J. Hinojosa, & C. B. Royeen(Eds.). *Perspectives in human occupation: Participation in life*(pp. 222–263). Philadelphia, PA: Lippincott Williams & Wilkins.

Fisher, A. G.(1998). Uniting practice and theory in an occupational framework. 1998 Eleanor Clarke Slagle Lecture. *American Journal of Occupational Therapy, 52*, 509–521.

Fisher, A. G., & Bray Jones, K.(2010). *Assessment of Motor and Process Skills. Vol. 1: Development, standardization, and administration manual*(7th ed.). Fort Collins, CO: Three Star Press.

Frankl, V. E.(1959). *Man's search for meaning: An introduction to logotherapy*. New York, NY: Pocket Books.

Hagendorn, R.(2000). Glossary. In R. Hagendorn(Ed.), *Tools for practice in occupational therapy: A structured approach to core skills and processes*(pp. 307–312). Edinburgh, United Kingdom: Churchill Livingstone.

Hasselkus, B. R.(2002). *The meaning of everyday occupation*. Thorofare, NJ: SLACK Incorporated.

Hinojosa, J., & Kramer, P.(1997). Statement—Fundamental concepts of occupational therapy: Occupation, purposeful activity, and function. *American Journal of Occupational Therapy, 51*, 864–866.

Hinojosa, J., Kramer, P., Royeen, C. B., & Luebben, A. J.(2003). Core concept of occupation. In P. Kramer, J. Hinojosa, & C. B. Royeen(Eds.). *Perspectives in human occupation*(pp. 1–17). Philadelphia, PA: Lippincott Williams & Wilkins.

Hocking, C.(2001). Implementing occupation-based assessment. *American Journal of Occupational Therapy, 55*, 463–469.

Hymes, D.(1972). Toward ethnographies of communication: The analysis of communicative events. In P. P. Giglioli(Ed.), *Language and social context*(pp. 21–44). New York, NY: Pelican.

Jackson, J.(1998a). Contemporary criticisms of role theory. *Journal of Occupational Science, 5*, 49–55.

Jackson, J.(1998b). Is there a place for role theory in occupational science? *Journal of Occupational Science, 5*, 56–65.

Kielhofner, G., & Barrett, L.(1998). Meaning and misunderstanding in occupational forms: A study of therapeutic goal setting. *American Journal of Occupational Therapy, 52*, 345–353.

Kronenberg, F., Pollard, N., & Ramugondo, E.(2011). Introduction: Courage to dance politics. In F. Kronenberg, N. Pollard, & Sakellariou, D.(Eds.), *Occupational therapies without borders – Vol. 2: Towards an ecology of occupation-based practices*(pp. 1–16). New York, NY: Churchill-Livingstone Elsevier.

Larson, E. A.(2000). The orchestration of occupation: The dance of mothers. *American Journal of Occupational Therapy, 54*, 269–280.

Lave, J.(1988). *Cognition in practice: Mind, mathematics and culture in everyday life*. Cambridge, United Kingdom: Cambridge University Press.

Law, M.(Ed.).(1998). *Client-centered occupational therapy*. Thorofare, NJ: SLACK Incorporated.

Law, M., Polatajko, H., Baptiste, W., & Townsend, E.(1997). Core concepts in occupational therapy. In E. Townsend(Ed.), *Enabling occupation: An occupational therapy perspective*(pp. 29–56). Ottawa, ON: Canadian Association of Occupational Therapists.

Llorens, L. A.(1986). Activity analysis: Agreement among factors in a sensory processing model. *American Journal of Occupational Therapy, 40*, 103–110.

Mattingly, C., & Fleming, M. H.(1994). *Clinical reasoning: Forms of inquiry in a therapeutic practice*. Philadelphia, PA: F. A. Davis.

Mosey, A. C.(1981). *Occupational therapy: Configuration of a profession*. New York, NY: Raven Press.

Neistadt, M. E., McAuley, D., Zecha, D., & Shannon, R.(1993). An analysis of a board game as a treatment activity. *American Journal of Occupational Therapy, 47*, 154–160.

Nelson, D. J., & Jebson-Thomas, J.(2003). Occupational form, occupational performance, and a conceptual framework for therapeutic occupation. In P. Kramer, J. Hinojosa, & C. Brasic Royeen(Eds.), *Perspectives in human occupation: Participation in life*(pp. 87–155). Philadelphia, PA: Lippincott Williams & Wilkins.

Payne, R. K., DeVol, P., & Dreussi Smith, T.(2001). *Bridges out of poverty: Strategies for Professionals and Communities*(Rev. ed.). Highland, TX: Aha Process.

Peloquin, S. M.(1995). The fullness of empathy: Reflections and illustrations. *American Journal of Occupational Therapy, 49*, 24–31.

Peloquin, S. M.(2005). Embracing our ethos: Reclaiming our heart. The 2005 Eleanor Clarke Slagle Lecture. *American Journal of Occupational Therapy, 59*, 611–625.

Peloquin, S. M.(2007). The issue is: A reconsideration of occupational therapy's core values. *American Journal of Occupational Therapy, 61*, 474–478.

Pierce, D.(2001). Untangling occupation and activity. *American Journal of Occupational Therapy, 55*, 138–146.

Polatajko, H. J., Mandich, A., & Martini, R.(2000). Dynamic performance analysis: A framework for understanding occupational performance. *American Journal of Occupational Therapy, 54*, 65–72.

Reed, K. L.(2005). An annotated history of the concepts used in occupational therapy. In C. H. Christiansen, C. M. Baum, and J. Bass-Haugen(Eds.), *Occupational therapy: Performance, participation, and well-being*(3rd ed., pp. 567–626). Thorofare, NJ: SLACK Incorporated.

Schell, B. A.(2008). Pragmatic reasoning. In B. A. B. Schell & J. W. Schell(Eds.), *Clinical and professional reasoning in occupational therapy*(pp. 169–187). Philadelphia, PA: Lippincott Williams & Wilkins.

Schell, B. A., & Cervero, R. M.(1993). Clinical reasoning in occupational therapy: An integrative review. *American Journal of Occupational Therapy*, *47*, 605–610.

Spear, P. S., & Crepeau, E. B.(2003). Glossary. In E. B. Crepeau, E. S. Cohn, & B. A. Boyt Schell(Eds.), *Willard & Spackman's occupational therapy*(10th ed., pp. 1025–1035). Philadelphia, PA: Lippincott Williams & Wilkins.

Trombly, C. A.(1995). Occupation, purposefulness and meaningfulness as therapeutic mechanisms. 1995 Eleanor Clarke Slagle Lecture. *American Journal of Occupational Therapy*, *49*, 960–972.

Trombly Latham, C. A.(2008). Conceptual foundations for practice. In M. V. Radomski & C. A. Trombly Latham(Eds.), *Occupational therapy for physical dysfunction*(6th ed., pp. 1–20). Baltimore, MD: Lippincott Williams & Wilkins.

Zemke R., & Clark, F.(1996). *Occupational science: The evolving discipline*. Philadelphia, PA: F. A. Davis.

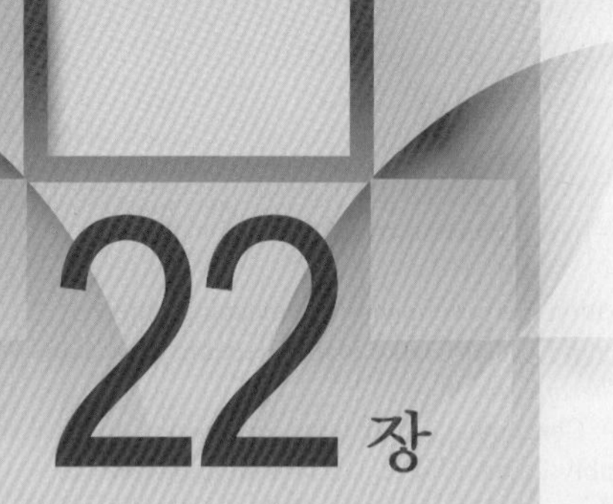

22장

수행기술

Performance Skills

조미림 옮김

개요

학습목표

이 장을 학습한 후, 다음의 내용을 할 수 있을 것이다:

1. (1)수행기술과 (2)신체기능 사이의 차이를 설명할 수 있다.
2. 사람의 기초작업수행의 질을 서술하고 수행기술 분석(수행분석)을 실행할 수 있다.
3. 수행분석 결과가 공동의 클라이언트 중심 목표 수립에 어떻게 사용되는지 설명할 수 있다.

수행기술 소개

Introduction to Performance Skills

수행기술은 사람이 일상생활 과제를 수행할 때 관찰할 수 있는 가장 작은 작업수행 단위이자 관찰 가능한 행동들을 말한다. 그러나 관찰할 수 있는 수행기술의 범위가 사람의 작업수행의 질을 평가하는데 중요한 것은 아니다. 예를 들어, Maurice의 일상생활활동에 대하여 Karla가 관찰한 사항들을 고려해 보자(**사례 연구 22.1** 참고)

사례 연구 22.1에서, Karla는 Maurice가 일상생활과 관련이 있으면서 유용한 활동들을 수행할 때 마다 발생하는 작은 목표 지향적 행동들을 관찰함으로써 Maurice의 작업수행의 질을 평가하였다. 더 구체적으로 말하면, Maurice의 작업 **수행기술**의 질을 관찰했다는 것이다.(Fisher, 2009; Fisher & Kielhofner, 1995; Kielhofner, 2008) Kielhofner(2008)는 위의 사례에서 관찰할 수 있는 행동들에 관하여 "인지할 수 없는 개별 목적을 가진 행동들"로 언급하였다.(p. 103) 즉, 수행기술은 관련성 또는 활동별 활동 수행과 같이 전반적인 연결 고리를 형성하는 더 큰 범위의 활동 계통에서의 관련성을 뜻한다.(Fisher, 2009) (**그림 22.1** 참고)

한편, 수행기술이라는 단어는 관찰할 수 있는 작업수행의 가장 작은 단위라는

사례 연구 22.1 수행기술 – 관찰할 수 있는 목표 지향적 행동들의 연결고리

Maurice의 작업치료사인 Karla는 오렌지주스를 유리컵에 붓고, 시리얼을 쟁반에 담는 행동을 관찰했다. Karla가 Maurice의 작업수행 **운동기술** 관찰시, 그녀는 Marice가 냉장고쪽으로 걸어갈 때 부엌 조리대 위에 잠깐 받친 것을 관찰했다(안정화) 그런 다음 어떠한 어색함이나 신체적 수고를 더하지 않고도 허리를 굽히고, 손을 뻗어 냉장고 손잡이를 쥐었다(쥐기) 그리고 그가 냉장고문을 열려고 할 때(움직임), 충분히 당기지 않아 냉장고 문을 열리지 않았다(보정) 그런 다음 Karla는 다시 Maurice가 냉장고 손잡이를 잡아 당겨 문을 여는 것을 관찰하였다. 그리고 Maurice가 효과적으로 손을 뻗어 오렌지주스 통을 잡아 들어올려 냉장고에서 꺼냈지만, 유리컵이 있는 조리대로 주스병을 이동할 때는 어느 정도 불안정 하다는 것을 관찰했다(안정화).

한편, Karla가 Maurice가 아침을 준비할때의 **작업수행 과정 기술**들을 관찰했다. 예를 들어, Karla는 비록 Maurice가 대부분의 과제를 지연 없이 시작했지만, 냉장고 손잡이에 손을 뻗기 전에 잠깐 멈춘다는 것을 관찰했다. 그리고 어떤 불필요한 멈춤(예를 들어, 문을 열때까지 지속적으로 냉장고 문을 당김, 오렌지주스를 조리대로 이동할 때까지 지속적으로 걷기) 없이 각 행동의 완료 시점까지 지속적으로 행동했다. 그리고 Maurice가 조리대에서 유리컵에 오렌지주스를 부을 때, 다시 한 번 멈추었다. 더 나아가, Karla는 Maurice가 오렌지주스 일부가 넘치도록 붓고 논리적 순서에 따라 과제를 수행했다는 것을 관찰했다(순서) 즉, Karla는 Maurice가 오렌지주스병의 두껑을 열고 유리컵에 부었지 그 반대로는 하지 않았다는 것이다. 마지막으로 Karla는 Maurice가 냉장고에서 오렌지주스병 위치를 찾고, 유리컵이 놓여진 장소와 같은 곳에 오렌지주스병을 두었고 너무 붐비지는 않지만 그렇다고 넓은 공간을 사용하지 않은채로 효과적으로 작업공간을 구성했다는 점을 관찰했다.

그 후, Karla는 Maurice가 주별 식단을 계획하고 구매 목록을 만들어주는 그의 간병인 Joyce와 사회적 상호작용에 참여하였을 때, 그의 **사회활동 기술**을 관찰했다. 더 구체적으로 말하자면, Karla는 Maurice가 사회동료에게 쉽게 접근하고 대화를 시작한다는 점을 관찰했다. 사회적 교환을 진행하는 동안 Marice가 큰 어려움 없이 대화를 이어 갔지만, 서로 이야기를 할 때 자신의 동료를 자주 보지 않았다. 허나, Maurice가 이야기를 할 때, Karla는 상대방을 들을 수 있을 정도로 분명한 목소리로 말하였고 머리를 끄덕이거나 사회적으로 적절한 방법으로 미소를 지음으로써 몸짓을 한다는 것을 관찰했다. 또한 Maurice는 대화를 하는 동안 자주 말을 더듬거리고 멈추고(유창하게 말하기) 때때로 대화를 시작하지만 상대방이 듣기에는 명확하지 않고 항상 말을 끝맺지 못했다.(시간 소요) 그리고 Joyce로 하여금 Maurice에게 질문을 하도록 요청 했을 때(예를 들어, 이번주에 무엇을 먹고 싶으세요?) Maurice는 진행중인 대화와는 관련이 없는 대답을 자주 했다.(예를 들어, "내 아들이 지난밤에 나를 불렀다") 마지막으로 Karla는 Maurice가 사회동료와 교대할 때, 자주 "이야기"를 하여 사회동료를 방해한다는 것을 관찰했다(응답 시간).

작업수행

작은 행동들의 연결 고리

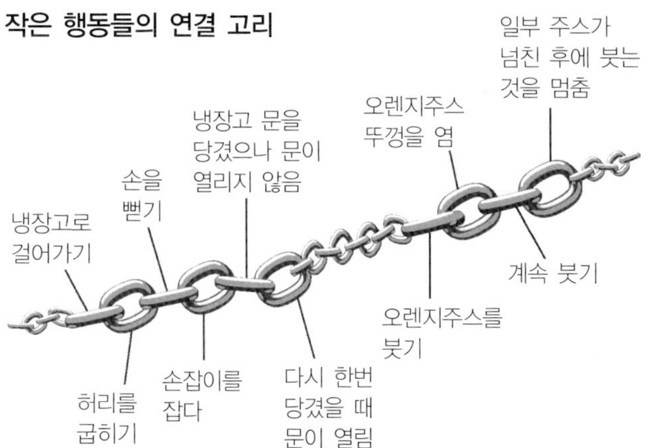

그림 22.1 사회기술 : 일상생활과제 수행 전반에 걸쳐 개인이 "구축하여" 수행하는 진행 행동의 연결고리와 연관된 관찰 가능한 작업수행의 가장 작은 단위(Fisher, A. G.[2009] 작업치료 처방 과정 모델 : 클라이언트 중심과 작업기반의 하향식 처방 실행과 계획을 위한 모델과 Fort Collins, CO : Three Strar Press(인허가를 받은 복사본)으로부터 각색되었다.)

점을 언급하기 위해 사용되었는데, 그 이유는 사람들이 일상생활과제 수행 완료하였을 때,(즉, 구축할 때) 평가 대상인 사람별로 대략적인 작업 기술을 입증하기 때문이다. 이러한 관찰 가능한 행동들의 작은 단위는 1980년대 중반에 처음 개념화 되었고, 현재 인간작업모델(Kielhofner, 1995, 2008)과 작업치료과정 모델(Fisher, 1998, 2009)을 포함한 주요 작업치료 실행 모델들이 포함되었다.

또한 작업치료 실행체계(1판(미국작업치료협회[AOTA], 2002)도 포함되었다. 관찰 가능한 작업수행의 가장 작은 활동들은 수행기술(AOTA, 2002; Fisher, 2006; Fisher & Kielhofner, 1995), 수행 단위(Hagedorn, 2000), 작업수행의 단위 또는 하위 단위(Fisher, 2006; Polatajko, Mandich & Martini, 2000), 작업 기술(Kielhofner, 2008)과 수행 활동(Fisher, 1998)와 같은 문헌에 다양하게 언급 되었다. 신체기능, 장애와 건강의 국제 분류(ICF)(세계 보건협회[WHO], 2001)에서, 수행기술은 "활동과 참여" 영역 내에서 정의된 더 큰 활동 수행의 부분인 더 작은 개별 활동들과 유사하다. 즉, 모든 사례에서, 수행기술은 기초 신체기능에 따라 분명한 차이를 나타내고 있다.

신체기능과 수행기술 간의 차이

Differentiation between Performance Skills and Body Functions

신체기능은 사람의 신체 시스템이 무엇을 하는지와 관련이 있다(19장 참고). 신체기능 사례로는 기억, 운동계획과 활용 기술, 인지기술, 관절 가동력, 근육 힘, 미세 운동 조직과 감정 조절이 포함된다. 이와 반대로, 수행기술들은 개인에게 유용한 작업참여에 있어 문맥에서(친구들과 야구하기, 학급 친구들과 줄 넘기, 수업과제 마치기) 자신의 과제 목적과 상호작용할 때 무엇을 하는지와 관련이 있다(예를 들어, 야구 방망이를 휘두르고 야구공을 치기, 줄 넘기, 연필 선택과 쓰기) (**그림 22.2** 참고). 그리고 다른 사람들과의 사회활동을 포함하는 작업에 참여할 경우, 사회활동 기술을 관찰할 수도 있다(친구들과 인사하기, 친구의 농담에 웃기) ("증거에 대한 해설" 글상자 참고).

그림 22.2에서 보였다시피, 개별 요소들과 신체기능은 수행기술과 같이 동일한 것이 아니다. 비록, 신체기능(과제과 환경적 요구사항 뿐만 아니라)이 작업수행의 질을 뒷받침하거나 방해할 수 있지만, 신체기능과 수행기술은 다른 구조를 나타낸다. 야구 방망이를 휘두르고 공을 치는 것은 힘조절 기능을 가진 사람에 의해 뒷받침되지만, 힘이 세지고 조절을 하는 것은 사람이 능숙하게 야구 방망이를 휘두르고 공을 칠 수 있다는 것을 의미하는 것은 아니다. 더 나아가, 사람들은 신체기능 장애에도 불구하고 작업 기술을 입증할 수 있다.

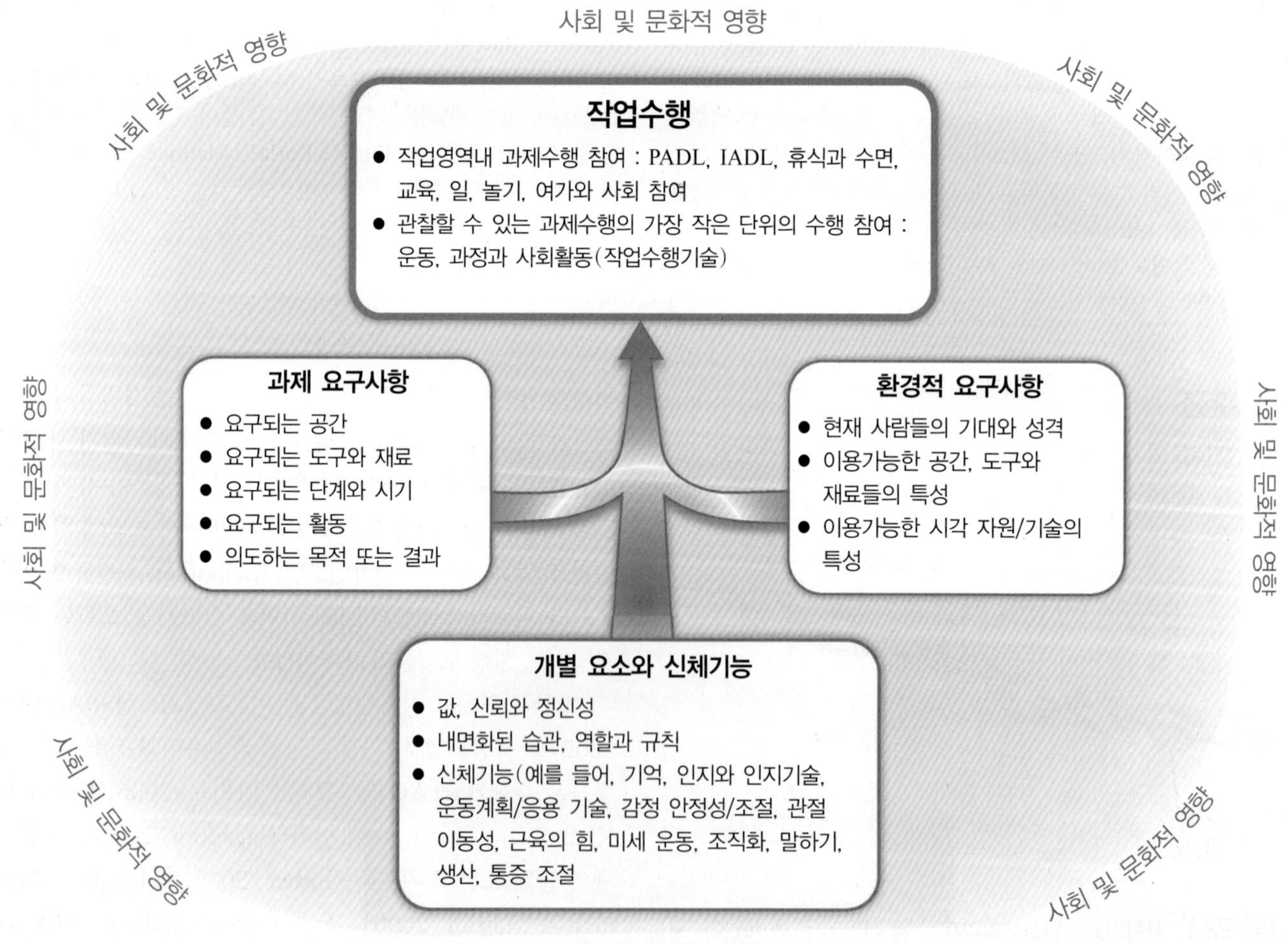

그림 22.2 개별 요소와 신체기능, 과제 요구사항, 환경 요구사항과 사회적/문화적 영향으로써 펼쳐진 작업수행의 도식적 표현. IADL은 수단적 일상생활활동 / PADL은 개별 일상생활활동을 뜻한다.(Fisher, A. G.[2009]의 작업치료 처방 과정 모델; 클라이언트 중심 / 작업기반 처방을 하향식으로 실행하고 계획한 모델. Fort Collins, Co : Three Star Press(인허가된 복사본)에 의해 각색 되었다)

수행기술의 근원

Origin of Performance Skills

자연적이고 관련성이 있는 일상생활과제 수행 동안 개인별로 실행하는 목표 지향적 활동들을 뜻하는 수행기술의 개념은 기초 신체기능과 수행기술 사이의 차이를 더 많이 이해하는데 노력한 다른 작업치료 전통을 가진 사람들 사이의 지속적인 대화의 결과로 나타난다. 이 사람들 중 한명은 작업행동 전통 이론 배경을 가진 Gary Kielhofner 이고 다른 사람은 감각 통합, 신경 정신성 장애, 신경 장애와 운동 조절 이론 배경을 가진 작업치료인 이 장의 저자 Anne Fisher이다. 그들의 노력은 운동과 과정 기술들이 사람이 행하는 어떤 행동 또는 기초 신체기능, 사람의 뇌–신체활동 범위내의 행동이 작업의 소단위들인지를 이해하는 것에 초점을 맞췄다. 결국, Kielhofner(1995)와 Fisher(1998)는 수행기술이 신체기능이 아닌 작업수행의 관찰 가능한 가장 작은 단위라고 결론 지었다. Kiehofner와 Fisher가 이 결론에 도달할 수 있었던 것은 흔히 작업치료와 같이 기초 신체기능 장애를 관찰할 수 있다고 생각 하지만, 실제 관찰하고 있는 것은 작업수행의 "오류"라는 것을 깨달알았기 때문이다. 예를 들어, **사례 연구 22.1**에서, 우리는 Karla가 냉장고 문을 열려고 하는 Maurice를 관찰할 때, 그는 충분히 문을 밀지 않아 문을 열지 못했다. 작업수행의 관점으로부터(Maurice의 행동), Karla는 Maurice가 냉장고 문을 열정도로 충분한 힘으로 밀지 못했다. 그리고 Karla이 Maurice가 문을 열만큼의 충분한 힘으로 밀지 못한 이유를 유추하기 시작할 때, 그녀의 첫 번째 생각은 Maurice가 '상지힘이 줄어 들었을 것이다' 라는 것이다. 이 사례에서, 작업치료사들은 힘이 줄었다는 것을 "보았다"라고 생각하지만, 실제론 그렇지 않다. 오히려, 작업치료사들은 기본적으로 힘이 필요한 일부 활동들을 수행하는 사람을 관찰한 것이므로 힘이 줄어든 이유는 관찰된 작업수행 문제의 원인이 된다. 그러나 힘을 직접적으로 관찰할 수 없고, 줄어든 힘이 항상 Maurice가 냉장고 문을 열지 못하는 이유가 되는 것은 아니기 때문에, Karla는 줄어든 힘을 관찰하지 못하였다.

Karla는 Maurice가 처음에 문을 열지 못한 이유를 유추할 때, "냉장고 문의 밀폐 장치가 보기 드물게 단단하게 죄어있는가?" "Maurice가 유독 이 냉장고에 익숙하지 않고 더 쉽게 문을 여는 냉장고에 익숙해져는가?"와 같은 줄어든 상지힘에 견주어 다양한 가능성들을 고려하였다. 그러나 Karla는 관찰한 것만으로는 해답을 확인할 수 없었다. 그래서 Maurice의 작업수행 문제에 대한 유추 가능한 이유 또는 원인을 추측하기 위해 전문적인 유추 기술들을 사용한 다음 Maurice가 처음에 냉장고 문을 열지 못한 이유를 확인하기 위해 더 자세한 평가가 필요하였다. 또한 Kalra는 이유 또는 원인이 신체기능 뿐만 아니라 개별 요소, 활동 요구사항, 환경적 요구사항과 사회와 문화적 영향과 관련이 있다는 것을 인지하였다(**그림 22.2** 참고).

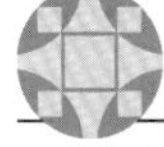

증거에 대한 해설

수행기술은 신체기능과 같을 수 없다.

많은 작업치료 분야의 저명한 저자들은 신체기능과 수행기술을 동일시하고 있다. 즉, (1)과정 기술들은 때때로 인지기술로써 인지되고 (2)운동계획, 실행기능과 인지기술들은 수행 구실로 간주되었다. 이러한 사례 중 하나는 작업치료 실행체계 2판(AOTA 2008)이다. 이 체계 내에서, 수행기술들은 운동과 응용 기술, 감각 인지기술, 감정 조절 기술, 인지기술과 의사소통 / 사회기술들을 포함하는 것으로 설명되어 있다. 그래서 **그림 22.2**와 비교할 때, 한 가지 차이를 볼 수 있다. 즉, **그림 22.2**와 ICF(WHO, 2001)에서는 응용 기술(즉, 운동계획), 인지기술, 감정 조절은 기초 신체기능으로 간주되지 수행기술로는 보지 않는다.

그러면, 수행기술과 기초 신체기능 사이의 차이를 뒷받침할 수 있는 증거는 무엇이 있을까? 이러한 자료들 중 하나는 "좌측 반구상 발작 증상이 있는 1,939명과 우측 반구성 발작 증상이 있는 1,939명 사이의 운동과 과정 기술 수준을 비교 연구한 Fisher, Merritt와 Giner(2005)"의 Rexroth에서 확인할 수 있다. 만약 이 두 가지 집단을 비교할 때, 우측 반구상 발작을 가진 사람들은 시각적 인지장애와 일방적인 방치를 더 보여줄 것으로 판단한 반면, 좌측 반구상 발작을 가진 사람들은 실어증과 운동 불능을 더 보여줄 것으로 판단했다(Bartels, Duffy, & Beland, 2011) 이러한 증상들은 신체기능 장애이다.

특히, 운동과 과정 기술과 같은 수행기술이 응용과 인지기술과 동일시될 경우, 좌측에 비해 우측 반구상 발작 증상이 있는 사람들이 운동과 과정 기술수준 측면에서 상당히 달라진다는 사실을 따를 것이다. 그러나 Rexroth(2005)은 연구에 적용된 36개의 운동과 과정 기술에서 두 집단 사이의 큰 차이점가 없음을 발견하였다. 이 결과는 수행기술(즉, 개별 관찰된 행동의 질)에 초점을 맞춘 수행분석이 기초 신체기능에 초점을 맞춘 평가 방법과 상당히 다르다는 점을 나타내는 것이다(비교에 적용된 36개의 수행기술 목록은 **표 22.1** 참고).

일반적인 수행기술 대 특정과제 수행기술

Universal versus Task specific Performance Skills

일반 수행기술

수행기술은 일반 또는 특정과제의 경우에 사용하는 수행기술로 나눌 수 있다. **표 22.1**에 포함된 일반 운동, 과정과 사회활동 수행기술의 간략한 정의는 운동과 과정 기술 평가(AMPS)(Fisher & Jones, 2011a, 2011b), 사회적 형태의 운동과 과정 기술 평가(School AMPS)(Fisher, Bryze, Hume, & Griswold, 2007)와 사회활동의 평가(ESI)(Fisher & Griswold, 2010)의 3가지 표준화된 작업수행기술 시험들내 각 기술의 운영상 정의를 기반으로 한다. 이와 같은 시험들은 사실상 모든 일상생활과제 수행과 사회활동 기술의 관점에서 사회활동을 포함한 사실상 모든 일상생활과제 수행 과정에서 관찰될 수 있기 때문에 일반적이라고 간주되었다. 그리고 우리가 다음 장에서 논의될 것이지만, 일반적인 수행기술들은 끝없이 많은 특정 작업수행기술들로 인해 이미 완료될 수 있다.

사례와 같이 AMPS를 사용한 **그림 22.3**은 일반 기술들의 분명하게 파악하는데 도움을 준다. AMPS가 사람이 현재 사용하고 있는 일상생활활동(PADL)과 주요 일상생활활동(ADL)을 수행하기 위한 개인의 능력을 시험하는 것처럼, AMPS에 포함되는 운동과 과정수행기술들은 ADL 기술들와 같이 언급 되었다. 그리고 AMPS 편집본에는 120개의 표준화된 ADL 과제들이 나타나 있다.(Fisher & Jones, 2011b) 그러나 개인이 수행한 것으로 관찰되는 ADL 과제들이 어떤 것이든, 작업치료사들은 개인이 물건을 들어올리기, 물건을 움직이기, 활동 환경내에 걸어다니기, 필요한 도구와 재료들을 선택하기, 어떤한 활동의 시작 등과 같은 활동들을 관찰할 수 있다. 더 나아가, ADL 과제를 수행할 때, 더 쉬운 수행기술들(예를 들어, 참기, 들기, 사용하기, 선택하기)은 개인이 수행하는 ADL 과제가 어떤 것이든 숙련된 방법으로 수행하기 위한 더 쉬운 활동들이 될 것이다. ADL 운동과

표 22.1 일반 수행기술

일반 수행기술	설명
운동기술	
안정화	일시적인 받침 또는 균형 손실 없이 물건을 다룰 수 있는 과제환경을 조성하는 것.
정렬	지속적인 받침 또는 기대어 놓는 것 없이 물건을 다루는 것.
위치	불편한 신체 위치가 없고 물건으로부터 효과적인 거리에 사람이 있는 것.
뻗기	손이 닿지 않는 곳에 물건을 효과적으로 놓거나 잡기 위해 적절하게 몸을 굽히고 팔을 확장시키는 것.
구부리기	앉아 있는 자세에서 손이 닿지 않는 물건들을 놓거나 잡기 위해 굽힐 때 과제에 적절하도록 몸을 풀거나 회전하는 것.
쥐기	물건이 미끄러지지 않도록(예를 들어, 개인의 치아 사이 또는 손가락으로부터) 물건을 효과적으로 움켜쥐거나 꼭 집는 것.
조작	물건을 조작할 때(단추를 잠글 때 단추를 조작하는 것) 머뭇거림 없이 능수능란하게 손가락을 움직이는 것.
조정	움켜진 물건이 미끄러지거나 머뭇거림 없이 물건을 안정화시키고 들고 조작하기 위해 2개 이상의 신체 부분들을 함께 사용하는 것.
이동	휠체어를 몰기 위해 바퀴를 밀거나 서랍과 문을 닫기 위해 밀거나 열기 위해 당기기와 같이 지지 표면에 따라 물건을 효과적으로 밀거나 당기는 것.
들기	큰 힘없이 물건을 효과적으로 들어 올리는 것.
걷기	과제 수행 동안, 보조장치 사용 또는 발을 질질 끔, 불안정, 받침 없이 수평면 위를 이동하는 것.
수송	휠체어로 이동 또는 걷는 동안 한 장소에서 다른 장소로 물건을 이동 시키는 것.

표 22.1 일반 수행기술 (계속)

일반 수행기술	설명
측정	물건을 다룰 때(예를 들어, 물건을 부딪히지 않기, 문을 닫을 때 충분한 힘으로 밀기) 적절한 힘, 속도 또는 크기로 움직임을 사용하는 것.
흐름(이동)	물건을 다룰 때 유연하고 부드럽게 팔과 손목을 사용하는 것.
인내	"숨쉬기" 위해 멈춤 또는 휴식을 위해 멈춤, 명백한 신체적 피로 없이 과제를 지속하고 완료하는 것.
속도감	전반적인 과제진행 시 지속적이고 효과적인 수행속도 또는 박자를 유지하는 것.
과정 기술	
속도감	전반적인 과제진행 시 지속적이고 효과적인 수행속도 또는 박자를 유지하는 것.
참여	그 또는 그녀가 하는 행동을 한눈 팔지 않고 진행중인 과제에 개입하는 것.
주의	본래 다른 사람에 의해 동의되거나 규정된 과제를 실행하고 완료하는 것.
선택	개인이 직접 사용하거나 사용하도록 규정된 도구와 재료들을 포함하여 과제에 관한 필수적이고 적절한 도구와 재료들의 수와 형태를 선택하는 것.
사용	사람들이 의도하는 도구와 재료들(예를 들어, 연필을 깎기 위해 연필깎기를 사용 하지만, 크레파스를 깎지는 않는다)과 위생적인 방식을 적용 하는 것.
조작	손상, 미끄러러짐, 이동 또는 넘어짐으로부터 물건을 보호하는 적절한 방법으로 도구와 재료들을 안정화시키거나 지탱하는 것.
문의	(1)방향 또는 라벨을 읽거나 질문을 함으로써 서면 정보 또는 요구되는 언어를 찾고 (2)개인이 과제와 환경을 완전히 지향하고 즉각적인 사전응답 인지를 하는 상황에서 정보를 문의하지 않는다
시작	주저함 없이 향후 행동 또는 단계를 시작하는 것.
지속	한번 행동 또는 과제 단계가 시작되면, 개인이 행동 또는 단계를 완료할 때까지 지연 또는 멈춤 없이 지속하도록 타인의 개입 없이 단일행동 또는 단계들을 수행하는 것.
순서	(1)순서 논리의 무작위 또는 부족 또는 (2)부적절한 단계 반복이 없고 효과적이거나 논리적인 순서에서 단계들을 수행하는 것.
종료	부적절한 지속 또는 조기중지 없이 단일활동 또는 단계들을 완료하는 것.
검색/위치 발견	즉각적인 환경 너머와 내에서 논리적인 방법으로 도구와 재료들을 찾는 것.
수집	동일 작업 장소에 관련 도구와 재료들을 함께 수집하고 잘못 놓여지거나 떨어지고 엎질러진 도구 또는 재료들을 "다시 모으는" 것.
정리	작업장소가 너무 붐비거나 흐트러지지 않도록 다수의 적절한 작업장소 사이와 단일 작업장소 내 정돈된 방식으로 공간적으로 도구와 재료들을 준비하거나 논리적으로 위치시키는 것.
복원	적절한 장소 내 도구와 재료들을 넣고 즉각적인 작업공간이 초기 조건으로 회복 되었다는 것을 보증하는 것.
조종	과제 환경에서 이동하거나 물건 다룰 때 우연히 장애물과 맞추지지 않고 휠체어 또는 신체, 팔을 움직이는 것.
주목/대응	(1)비언어적 과제 관련 신호(예를 들어, 가열, 이동) (2)물건간의 공간적 배열과 정렬 (3)과제 수행 동안 열려져 있는 서랍 또는 장롱 문의 상황에서 적절히 대응하는 것.

표 22.1 일반 수행기술 (계속)

일반 수행기술	설명
조정	(1)새로운 작업공간으로 효과적으로 감. (2)현재 작업공간 밖으로 도구와 재료들을 효과적으로 이동 (3)진행중인 과제수행이 가지는 문제들을 해결하기 위해 손잡이, 다이얼, 수마개를 효과적으로 조정하는 것.
적응	비효과적인 과제수행을 예방하는 것.
이점	과제수행시 발생하는 문제 재발 또는 지속함을 예방하는 것.
사회활동기술	
접근/시작	사회적으로 적절한 방법으로 사회동료와의 상호작용을 시작하거나 접근하는 것.
결론짓기/끝맺음	효과적으로 논의 중 주제 종결, 철수 또는 인사, 대화 또는 사회활동을 종료하는 것.
발언하기	들을 수 있고 분명히 표현한 음성, 부호 또는 부가적(즉, 컴퓨터에 의한) 메시지를 만들어내는 것.
몸짓하기	메시지를 지지하거나 의사소통 하기 위해 적절한 몸짓을 사용하는 것.
유창하게 말하기	메시지를 전달하는 동안 멈춤 또는 지연 없이 지속적인 흐름(너무 빠르거나 느리지 않고)을 가진 유창하고 지속적인 방법으로 말하는 것.
응시	말하는 사회동료 또는 사람들을 향해 신체와 얼굴을 돌리거나 능동적으로 위치하는 것.
보기	사회동료와 눈을 마주치는 것.
자신을 배치시키는 것	사회활동을 진행하는 동안 사회동료로부터 적절한 거리에 자신이 배치하는 것.
만짐	사회적으로 적절한 방법으로 사회동료를 만지거나 신체적 접촉 등의 반응을 하는 것.
규제	사회활동 부분이 아닌 관련이 없고 반복적이거나 충동적인 행동들을 보여주지 않는 것.
질문	의도된 사회활동의 목적을 지지하는(예를 들어, 사회동료의 의견을 요청하는 것) 질문들을 하고 관련 사실과 정보를 요청하는 것.
응답	적절하게 질문에 대답함으로써 대화를 이어나가는 것.
폭로	사회적으로 적절한 방법으로 다른 사람들 또는 자신에 대한 사적 정보와 느낌, 의견을 드러내는 것.
감정 표현	사회적으로 적절한 방법으로 감정과 생각을 나타내는 것.
반대 의견	사회적으로 적절한 방법으로 의견 차이를 표현 하는 것.
감사	서비스, 선물과 칭찬 받은 것에 감사를 표하기 위해 적절한 단어와 몸짓을 사용하는 것.
전환	진행 중인 대화의 중단 없이 주제를 변화 시키거나 대화를 부드럽게 전환하는 것.
시간 반응	사회동료의 방해나 주저함 또는 지연 없이 사회적 메시지에 응답하는 것.
시간 기간	복잡한 메시지를 받을 때, 적절한 시간 기간 동안 말하는 것.
교대	사회동료에게 자유를 주기 위해 교대하는 것.
맞춤 언어	사회동료의 능력과 이해 수준에 맞추고 사회적으로 적절한 언어 수준과 사투리, 음량을 사용한다.
명확화	사회동료가 대화를 "따른"다는 것을 보증하고 사회동료가 메시지를 이해하지 못한다는 언어적 메시지 신호 또는 몸짓에 반응한다.

표 22.1 일반 수행기술 (계속)

일반 수행기술	설명
인정 / 격려	지속적인 상호작용에서 사회동료를 격려, 메시지 수신을 인정하고 사회활동에 참여하는 모든 사회동료를 격려한다.
공감	사회동료의 감정과 표현을 이해하는 표현 또는 동의, 공감함으로써 사회동료를 향해 지지하는 태도를 표현하는 것.
주의	의도한 사회활동 목적 완료와 실행에 초점을 맞춘 목표 지향적인 사회활동 사용
적응	비효과적이거나 사회적으로 부적절한 사회활동을 예방하는 것.
이점	사회적으로 부적절하거나 비효과적인 문제 재발 또는 지속함을 예방하는 것.

Adapted from Fisher, A. G.(2009). Occupational Therapy Intervention Process Model: A model for planning and implementing top-down, client-centered, and occupation-based interventions. Fort Collins, CO: Three Star Press. Reprinted with permission.

ADL 과정 기술들은 더 쉽거나 어렵고 ADL 활동의 과제 범위는 현재 AMPS 국제 표준화 샘플(Fisher & Jones, 2011a)에 포함된 148,000이상의 다수 측면 Rasch 분석을 기반으로 한 관찰된 작업수행 정도에 영향을 미칠 수 있다. 그리고 이와 동일한 원리들은 ESI에 사회활동과 학교 AMPS에 포함된 학교 운동과 학교 과정 기술에 적용한다.

특정과제 수행기술

비록 작업치료사들이 표준화 또는 비표준화된 방법에서 **표 22.1**에 나열된 기존 일반 운동, 과정과 사회활동 기술 분류를 사용할 수 있지만, 이 분류를 결코 전혀 통제하지 않았다. 오히려, 작업치료사들은 관찰된 작업수행의 부분인(즉, 관찰 가능한 활동 연결고리의 관련성) 모든 운동, 과정 또는 사회활동의 질을 관찰하고 평가할 것이다. 더 나아가, 많은 일상생활과제 수행은 매우 독특한 특정 수행활동인 운동, 과정과 사회활동의 수행을 포함한다. 예를 들어, Michaela는 Jose가 야구를 할 때, 1루수에 공을 던지는 모습과 1루수가 공을 잡는 것을 보았다. 그 후, Jose가 야구 방망이를 들어올릴 때, 야구 방망이를 휘두르고, 떨어 뜨리고, 1루에 달리고 슬리딩하는 것을 관찰했다. 마지막으로 Jose의 엄마가 미소짓는것과 관객들이 응원하는 것을 관찰했다.

수행분석 실행근거

A Rationale for Implementing Performance Analyses

표준화 또는 비표준화된 수행분석 실행에는 서로 밀접한 관계가 있는 몇 가지 이점들이 존재한다. 첫 번째 이점은 **수행분석**을 실행함으로써, 작업치료사와 마찬가지로 효과적이지 않은 수행을 야기하거나 기초가 되는 개별 요소들과 신체능 또는 환경적 요구사항이 아닌 작업수행에 평가를 집중할 수 있다는 것이다.(**그림 22.2** 참고) 두 번째 이점은 개별 수행기술들이 효과적으로 수행 되었는지 아닌지를(즉, 작업수행의 오류) 명확하게 나타낼 수 있다는 점이다. 그리고 이 결과들을 통해 기초 신체기능과 작업수행기술 사이의 차이를 구별하고 개인에게 관찰되는 작업수행의 문제들을 "일상어"를 사용하여 클라이언트, 팀 구성원과 제 3의 납부자를 포함한 다른 사람들에게 설명할 수 있다. 마지막 두 개의 이점들은 가장 중요한 것이 될 것이다. 즉, 우리가 작업수행의 질을 설명함에 있어 "일상어"를 사용할 경우, (1)작업에 초점을 맞춘 목표를 수립하고 작업기반의 처방을 계획하고 실행하기 위해 클라이언트와 협력하여 일하는 것이 더욱 용이해지고, (2)다른 사람의 의사소통과 문서화에서 "우선 작업" 언어를 사용하기 더욱 쉬워지는 결과를 낳게 될 것이다. 또한 사람들로 하여금 작업이 우리 전문가들에게는 주요 중점사항이라는 것을 더 많이 이해시킬 수 있는 이점을 가지고 있다.

표준화 / 비표준화된 수행분석의 장점과 단점

비록 AMPS, 학교 AMPS와 ESI와 같은 표준화된 수행분석이 일부 이점들을 가지고 있지만, 다수의 단점 또한 가지고 있다. 주된 장점 중 하나는 표준화된 수행분석 사용이 숙련된 작업치료사로 하여금 결과를 문서화하고 증거기반 활동을 실행할 수 있는 개별 작업수행의 질의 객관적 1차 측정(Bond & Fox, 2007)을 가능하게 만들어준 다는 것이다. 두 번째 이점은 작업치료사, 클라이언트와 환경(예를 들어,

더 쉬운 ADL 과제*	더 쉬운 ADL 운동항목**	더 쉬운 ADL 과정항목**
도구를 사용하여 간식을 먹는다.		사용하기
머리를 빗는다.		선택하기
상의를 입는다.	참기	순서를 맞추기
전기 면도기를 사용하여 면도한다.	들기	찾기
고양이에게 먹이를 준다.	정렬	참석하기
세탁기에 넣고 시작한다.	이동	문의하기
두 사람의 테이블 설정한다.	수송	주의를 기울이기
접시를 손으로 닦는다.	흐름	종료하기
이미 설치한 판위에 셔츠를 다림질한다.	쥐기	끝내기
미리 조리된 음식 또는 전자레인지에 있는 후식을 가열한다.	뻗기	방향 읽기
음식 또는 치즈 샌드위치를 미리 잘라놓는다.	굽히기	조작하기
샤워를 한다.	조종하기	조정하기
바깥 청소를 한다.	걷기	지속하기
침대에 있는 시트를 바꾼다.	안정화시키기	복원하기
뜨거운 곡식과 음료수를 먹는다.	조직화 하기	시작하기
바닥을 닦는다.	속도감을 맞추기	정리하기
잡초를 뽑는다.	보정	속도감을 맞추기
고기 소스를 곁드린 파스트와 음료수를 먹는다.	위치 시키기	공지 / 대응
화장실 청소를 한다.		이점
		적응하기
더 어려운 ADL 과제	더 어려운 ADL 운동 항목	더 어려운 ADL과정항목

* AMPS를 사용하여 평가된 개인은 과제 나타내기로써 인지되고 처방을 위해 우선시 되며, 유용한 2가지 ADL 과제, AMPS에 포함된 120개 이상의 ADL과제 사이에서 수행하기 위해 선택 되었다.

** 각 ADL 과제으로 서낵된 2가지 개별 수행의 질을 기반으로 점수가 측정되고 모든 과제수행 진행 동안 관찰될 수 있는 16개의 ADL 운동과 20개의 ADL과정항목들 (일반 수행기술)이다.

그림 22.3 각 ADL 과제 활 동(도움의 필요성, 안전 위험성, 비효율성, 신체적 활동 또는 관찰할 수 있는 서투름의 부족으로 나타나는 기술의 정도)의 개별 수행의 질을 기반으로 점수를 측정한 각각의 일상생활활동(ADL) 운동과 ADL 과정항목들과 운동과 과정평가(AMPS)에 포함된 선택 표준 과제들.

병원 대 공동체 사회)에 따른 결과들을 비교하기 위한 능력을 향상 시켜 더욱 일관적인 평가가 가능하다는 것이다. 그리고 또 다른 중요한 이점은 개별 1차 수행 측정이 관련 기준과 규준 참고 관점으로부터 개별 결과 해석이 가능하도록 수립된 기준 측정과 규준값과 비교할 수 있다는 것이다. 마지막 이점은 표준화된 수행분석 방법들에서 공식 훈련은 비표준화된 수행분석을 수행하고 수행기술이 신체기능으로 비유될 수 있다는 일반적인 오해를 피하도록 작업치료사의 능력을 길러준다는 것이다. 예를 들어, AMPS는 ADL의 시험이고 학교 AMPL는 학업 수행(예를 들어, 자르기, 쓰기, 그리기, 계산하기)의 시험이다. 그러므로 작업 또는 놀기의 영역에서 학업 수행의 질을 평가하기 위해 사용될 수 없다.

한편, 비표준화된 수행분석의 명백한 주요 이점은 분석 자체가 가지는 유연성이다. 즉, 작업치료사들은 일상생활활동 수행관찰을 기반으로 한 비공식적 수행기술 평가를 실행할 수 있다. 여기서 필요한 것은 단지 관찰된 개인과 작업치료사가 개인이 계획하고 있는 것 또는 다른 사람들으로부터 지시를 받는다면, 무슨 지시를 받았는지에 관한 맹백한 생각을 가지공 있어야 한다는 것 뿐이다. 예를 들어, 작업치료사가 교실에 있는 아동을 관찰하려고 한다면, 아동들이 사용할 것으로 여겨지는 재료 또는 도구가 무엇인지와 선생님이 학생들에게 무슨일을 지시했는지에 관하여 알고 있어야 한다. 그런 다음, 개별 수행관찰 후, 작업치료사는 각기 관찰된 일반 또는 특정 운동기술, 과정 기술과(관련이 있을 경우) 사회활동 기술을 체계적으로 평가해야 한다. 예를 들어, 작업치료사가 관찰된 행동이 숙련 유무, 행동(즉, 수행기술)의 숙련 정도가 다소 낮은지, 적절한지 또는 매우 효과적이지 않은지에 관하여 주관적으로 관찰할 수 있다. 또한 작업치료사는 모든 관찰된 작업수행 오류의 빈도 또는 기간을 적을 수 있다 (Flasher, 2009).

과제, 활동으로부터의 수행분석과 작업분석의 구별

수행분석은 (1)개인별 관찰된 작업수행 문제들을 야기하거나 근간을 이루는 타인 관련, 환경적/과제 관련 그리고 사회적/문화적 요소들뿐만 아니라 기초 신체기능 장애 또는 (2)각각의 근본 장애 치료를 위한 고유 과제의 치료값 확인을 목적으로 하는 **과제분석** 또는 **활동분석**을 혼동하지 말아야 한다(AOTA, 1993; Hangedorn, 1995; Llorens, 1993; Mosey, 1986, Trombly Latham, 2008; Watson, 1997)(**표 22.2** 참고). 표준화된 과제분석의 사례는 ADL에 초점을 맞춘 작업기반 신경행동 평가(A-ONE; 공식 용어는 Arnadottir OT-ADL Neurobehavioral Evaluation)의 신경 행동(HB)등급이다(Arnadottir, 1990, 2011; Arnadottir, Fisher & Lofgren, 2009). A-ONE의 NB 등급은 사람들의 자연스런 ADL 과제수행 문맥에서 직접적인 관찰을 기반으로 ALD 과제수행 약화를 야기하는 기초 신경행동 장애를 평가에 사용하기 위해 설계 되었다. 더 구체적으로 말하면, A-ONE 점수는 숙련된 작업치료사가 관찰된 ADL 과제수행 오류 해석에 관련된 가설을 만들어 내기 위해 신경학과 신경 심리학 지식과 작업치료사의 전문적인 추론 기술이 결합된 NB 항목의 실무적 정리가 필요하다. 그리고 어떤 기초 신경행동 장애가 개별 작업수행 약화의 원인이 될 것으로 예측되는지를 확인하는 것을 목표로 한다(Arnadottir, 2011; Arnadottir 등., 2009; Arnadottir, Lofgren & Fisher, 2010).

A-ONE의 NB등급, Kichen 과제 평가(KTA)(Baum & Edwards, 1993); 아동용 Kitchen 과제 평가(CKTA)(Rocke, Hays, Edwards, & Berg, 2008); 실행기능 수행시험(EEPT)(Baum 등., 2008; Baum, Morrison, Hahn, & Edwards, 2008/2010); 과제분석의 인지, 회상, 계획과 수행(PRPP) 체계(Aubin, Chapparo, Gelinas, Stip & Rainville, 2009; Nott, Chapparo, & Heard, 2009)과 Miller 기능과 참여 등급(M-FUN)(Miller, 2006)의 시각 운동, 미세 운동과 총 운동 등급과 같은 표준화된 과제분석 모두 관찰된 작업수행 오류의 원인에 관한 전문적인 추론으로 기반으로 한 기초 신체기능(예를 들어, 실행기능과 정보 과정, 총 운동 조직과 미세 운동 조직; 운동계획; 시각 운동 기술을 포함한 인지)의 생태학적으로 더욱 관련이 깊은 평가에서 작업치료 내 주요 요구사항을 충족시키기 위해 설계되었다. 그러나, 이 측정법들은 표준화된 또는 비표준화된 수행분석으로 채워져 있는 측정법과는 상당히 다른 주요 요구사항을 충족시킨다. 즉, 수행분석은 작업치료 처방 과정 단계에서 작업치료사가 (1)우선시 되는 일상생활 과제를 수행하는 사람을 관찰하고 (2)효과적 또는 비효과적으로 수행되는 개별 과제행동(수행기술)을 확인하는 곳에서 사용되었다. 이와 반대로, 작업치료사에게 도움을 주기 위해 사용되는 과제분석은 비효과적 행동의 원인을 명확하게 보여준다(**그림 22.4** 참고).

또한 수행분석은 21장에 설명된 작업분석 용어와 혼동하지 말아야 한다. 작업분석은 실제 수행분석을 따를 뿐만 아니라 선행하는 작업치료 처방 과정 단계들을 포함한다. 그러므로 수행분석은 더 광범위한 작업분석의 한 부분으로서 바라볼 수 있다.

표 22.2 수행분석, 과제분석과 활동분석 간의 비교

분석 유형	행동 관찰 기반 유무	분석 수준	해석
수행분석	그렇다	수행기술	작업수행의 질-자연적인 일상생활과제 수행 동안 관찰되는 작업 기술 정도
과제분석	그렇다	개별 요소와 신체기능, 고업 요구사항, 환경 요구사항과 사회/문화적 영향	개별 작업수행 문제가 발생하는 원인 추정 -왜 사람은 과제를 잘 수행하지 못하는 것인가?
활동분석	추상적인 활동분석에서는 그렇지 않다.	개별 요소와 신체기능, 고업 요구사항, 환경 요구사항과 사회/문화적 영향	과제를 성공적으로 수행하기 위해 주어진 문화적 요소에서 일반적으로 요구되는 사항과 치료 작업을 설계하기 위해 과제를 변경하는 방법

Fisher, A. G.[2009]의 작업치료 처방 과정 모델; 클라이언트 중심/작업기반 처방을 하향식으로 실행하고 계획한 모델. Fort Collins, Co : Three Star Press(인허가 된 복사본)에 의해 각색되었다.

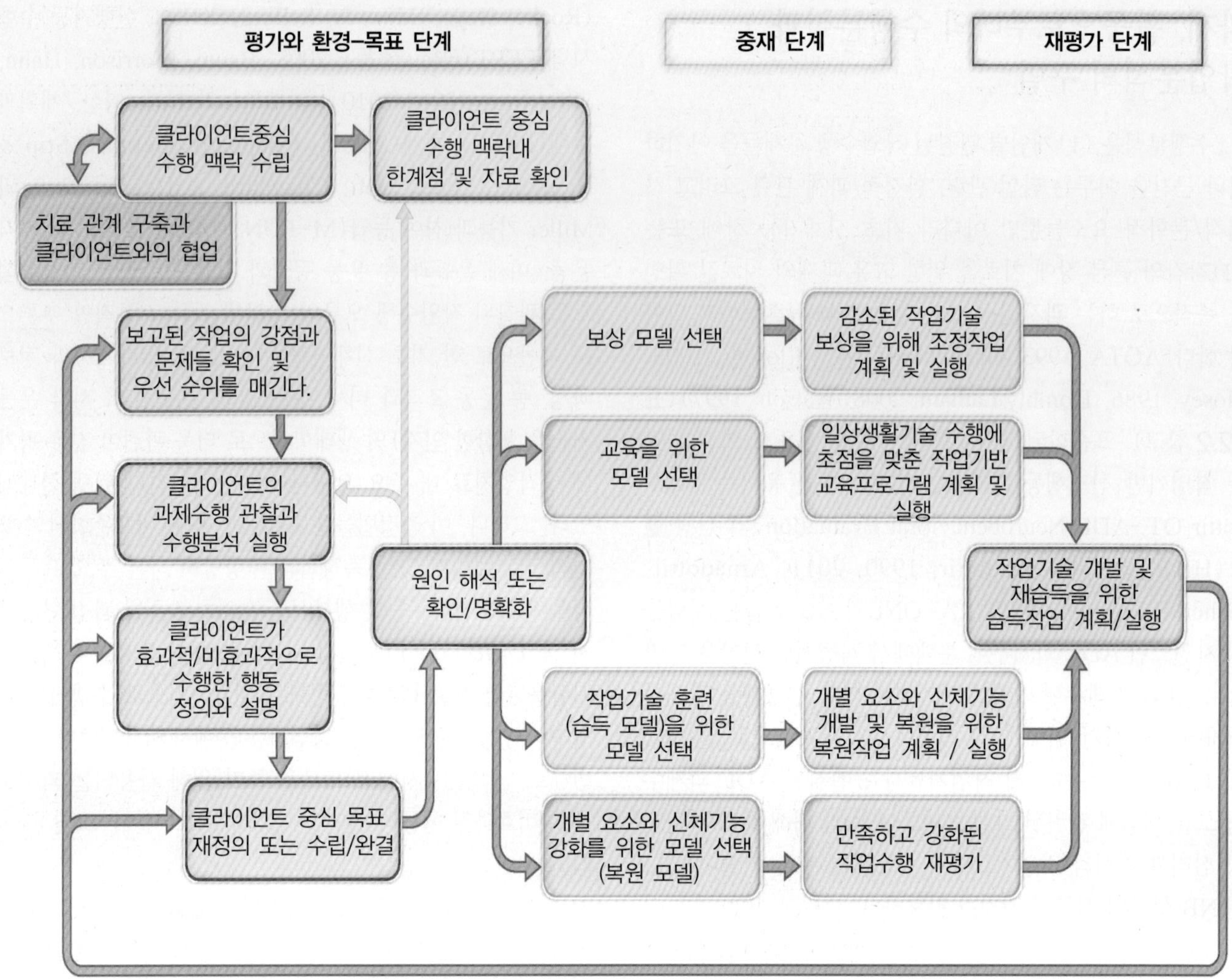

그림 22.4 작업치료 처방 과정의 도식적 표현(Fisher, A. G.[2009]의 작업치료 처방 과정 모델; 클라이언트 중심 / 작업기반 처방을 하향식으로 실행하고 계획한 모델. Fort Collins, Co : Three Star Press(인허가된 복사본)에 의해 각색 되었다)

수행분석 실행 : 작업수행기술 평가

Implementing Performance Ananlyses

수행기술과 분석에 관련된 배경 정보와 함께, 우리는 작업치료사가 수행분석을 실행하는 방법에 관하여 더욱 자세하게 논의할 것이다. 여기서 사례 연구를 통한 초점은 비표준화된 수행분석 실행이 될 것이다.

작업치료사가 수행분석을 시작할 때, 평가는 항상 우선순위 과제수행에 참여한 사람을 관찰하는 맥락으로 이루어진다. 즉, 각기 관찰된 과제수행은 처방에 대한 잠재적 목표로 우선시 되고 우려 사항으로 확인된 클라이언트의 수행기술이 될 것이다. 관찰도니 과제들은 일반적으로 작업치료사가 클라이언트의 관점으로부터 클라이언트를 이해할 수 있는 장소, 클라이언트의 과제수행의 맥락내에 존재하는 자원과 한계점이 무엇인지와 작업 강점 또는 작업수행의 문제로써 클라이언트를 바라보는 과제수행이 무엇인지에 관한 작업치료 인터뷰를 통해 확인 되었다(**그림 22.4** 참고).

한번 클라이언트와 작업치료사가 함께 우선시 되는 과제수행을 확인 하면, 작업치료사는 클라이언트가 우선 수행하는 과제를 관찰하기 위한 계획을 도입하고 하나 이상의 수행분석을 시작한다. 각 수행분석은 다음과 같은 4단계로 진행한다.

- **1단계:** 일상적인 방법으로 우선시 하는 일상생활 과제를 선택하고 수행하는 사람을 관찰하고 관찰된 작업수행 오류를 기입한다.
- **2단계:** 개별 관찰된 작업수행기술의 수준을 평가한다. 이 단계에선 **표 22.1**에 보여준 일반 수행 운동, 과정과 사회활동 기술 또는 특정과제 운동, 과정과 사회활동 기술들이 평가될 수 있다. 그리고 각 수행기술은 편의성(신체활동

사례 연구 22.2 비표준화된 수행분석 실행

■ **배경 : 소개와 작업치료 인터뷰**

Maurice는 78세이고 집에서 살고 있다. 최근까지, Maurice는 건강한 고령인으로 간주되었지만 과거 6년 동안 일부 작업 능력이 떨어지고 뒤통수의 심각한 파열 치료와 관찰을 위해 입원을 하였다. 이로 인해 큰 타격을 입어 점점 노쇠해져 갔다. 그의 주치의는 Maurice와 그의 가족들에게 이를 말하고 그가 24시간 동안 감시를 받을 수 있는 다른 주택에 살 것을 권고하였다.

그러나 Maurice는 원래 집에서 계속 사는 것으로 확인 되었다. 그리고 이미 일상적인 일에 도움을 주고 날마다 집에 오는 Joyce라는 여자를 고용한 상태였다. 그의 가족들은 Maurice가 바라는 것을 지지하고자 하였기 때문에, 특히 Joyce가 없는 시간 동안 Maurice를 안전을 보장하기 위해 작업치료평가를 요청하였다. 가족들이 작업치료사인 Karla에게 연락하였을 때, Maurice가 최근 추락한 경험이 있을 뿐만 아니라 자주 "약간 혼란스러워" 보인다는 사실을 언급하지 않았다. 그리고 보통 수준의 청각 손실을 동반한 Maurice의 혼란스러움이 그와의 대화가 점점 어려워질 것이라고 느꼈고, Maurice와 Joyce 또한 Maurice가 바라는 것과 요구사항을 논의할 때, 동일한 문제를 가질 것이라는 우려를 표했다.

소개 과정을 진행하는 동안 수집된 정보를 바탕으로 Karla는 자신이 작업치료사이고 나의 역할은 옷입기, 집 주변에서 활동하기, 지역사회로 나아가기와 여가활동에 참여하기와 같이 Maurice가 원하는 것을 하도록 도움을 주는 것이라고 그에게 말하며 자신을 소개함으로써 작업치료 인터뷰를 시작하였다. 그런 다음 Karla는 Maurice에게 최근 일상생활에서 하는 일, 하고 싶은 일이 무엇인지와 걱정되는 것과 가장 우선 순위로 하고 싶은 것을 말하도록 요청하였다.

작업치료 인터뷰가 진행되는 동안, Karla는 Maurice가 현재 생활에 만족 한다는 것을 알게 되었다. 즉, Maurice는 매일 전화로 연락하고 격주로 방문하는 가족들을 가지고 있고, 그에게 점심과 저녁을 차려 주고, 청소, 심부름과 자신에게 하루에 8시간씩 총 6일동안 시간을 내어주는 Joyce가 온다고 설명하였다. 그리고 Maurice는 옷입고, 아침 준비하고, 신문 읽기와 같이 Joyce가 오기 전까지 일상생활 패턴을 가지고 있었다. 또한 그는 Joyce가 도착하기 전에 매주 2번씩 샤워를 한다. 하룻 동안, Maurice는 텔레비전을 보고, 컴퓨터를 사용하며, 전화기로 가족과 통화를 하고 책을 읽는다. 그리고 은행, 우체국과 식료품점을 가기위해 주에 2~3회 정도 시내로 가는 것을 좋아한다. 이때, Joyce는 운전을 해서 그를 시내로 데려다 주고 동반하지만, Maurice는 자신이 가진 심부름에만 신경을 쓴다. 그리고 Maurice는 개인적인 일상생활활동을 독립적으로 수행하기 위해 가로대, 높은 화장실 의자와 샤워 벤치를 포함시킨 개조된 화장실을 가지고 있었다.

인터뷰 진행시, Karla는 최근 Maurice에 어려운 과제를 배우고, 현재는 할 수 없지만 언젠가 하고 싶어하는 다른 과제에 관하여 들려주며 논의를 진행하였다. Maurice는 자신은 그가 하고 있는 과제들에 만족하고 있고 현재 하고 싶어하는 과제는 없다고 설명하였다. 또한, 신발과 양말을 신는데 어려움을 가지고 있고, 서서히 아침을 준비하는 것도(오렌지주스와 차가운 곡식) 어려워 져서 매일 아침은 내 힘으로 준비를 계속 했으면 좋겠다고 말하였다. 그러나 Karla는 옷입기와 샤워와 같은 다른 측면들에 초점을 맞췄을 때, 이 과제 또한 점점 더 어려워질 것이라고 추측하였지만, Maurice는 다른 문제들은 아니라고 말하였다.

클라이언트 중심 초점을 유지하고 Maurice가 자신에게 더욱 중요하고 어려울 것이라고 확인된 2가지 과제를 안전하게 수행한다는 것을 보증하려고 할 때, Maurice가 과제를 수행하는 것을 Karla가 관찰 하도록 결정하였다. Karla는 Maurice에게 과제수행을 관찰한 후에야 과제를 더 쉽게 수행 하는데 도움을 주는 제안을 결정할 수 있다고 말하였다. 또한 Maurice가 자신이 항상 다른 사람들과 대화를 할 때 항상 "대화를 따라가지" 못하는 것을 인정하였고, 그 상황은 Karla가 자신과 Joyce가 한 주 동안 먹을 음식들을 결정하고 식료품에서 살 구입 목록들을 쓰는 과정에서 관찰할 수 있다고 말하였다.

■ **수행분석 실행 : 1 단계 – 선택된 일상생활 과제를 수행하는 개인의 관찰**

Karla는 Maurice가 일상생활활동 과제(ADL)과 Joyce와의 사회활동을 수행하는 걸 관찰할 때, 평상시 방법대로 각 과제를 수행하고 관찰에 불필요하다는 것을 보증하였다. 그리고 각 과제를 수행하는 동안, Karla는 Maurice의 작업수행의 질을 약화시키는 모든 작업수행 오류를 적었다.

■ **수행분석 실행 : 2 단계 – 개별 수행의 질 평가**

Karla는 Maurice가 2가지 ADL 과제수행과 Joyce와의 사회활동 참여를 관찰한 후, **표 22.1**에서 나타나는 각 운동, 과정과 사회활동 기술들에 관한 Maurice 수행의 질 평가를 진행하였다. Karla가 평가 진행시, 그녀는 4가지 범주의 질적 등급(문제 없다, 가벼운 문제가 있다, 적절한 문제가 있다 그리고 문제가 두드러진다)을 사용하였다.

■ **수행분석 실행 : 3 단계 – 효과적/비효과적 수행활동 정의**

관찰된 ADL 과제와 사회적 교환의 점수를 측정한 후, Karla는 비효과적으로 관찰되는 모든 사회활동 기술과 운동과 과정 기술들의 목록을 만들었다. 이 단계를 진행할 때, 첫 번째로 Karla는 각 수행기술들의 목록을 만든 다음 평가가 이루어진 관찰 행동들을 적었다. 마지막으로 Karla는 Maurice의 작업수행의 질을 최고로 약화시킬 것으로 추정되는 수행기술들에 체크(v) 표시를하였다.(**표 22.3**과 **22.4**는 양말신기와 주간 음식 계획과 구입 목록 만들기에 관한 Karla 목록을 보여준다) 또한 Karla가 Maurice의 상대적인 강점을 포착하길 원할시에는,

사례 연구 22.2 비표준화된 수행분석 실행 (계속)

표 22.3 Maurice의 운동과 과정 기술. ADL 과제수행의 질을 가장 많이 약화 시킨 과제는 - 양말과 신발신기이다.

ADL 운동기술	관찰된 행동	척도
√안정화	• 넘어질 위험성-신발을 신기 위해 몸을 아래로 굽혔다 선다.	• 두드러짐
√뻗기	• 넘어질 위험성과 신체활동 증가-신발을 신기위해 아래로 손을 뻗는다. • 가청 호흡 부족과 신체활동 증가-반대쪽 무릎위로 다리를 올려 앞으로 뻗는다.	• 두드러짐 • 적정 수준
√굽히기	• 넘어질 위험성과 신체활동 증가-신발을 신기 위해 아래로 굽힌다. • 가청 호흡 부족과 신체활동 증가-반대쪽 무릎위로 다리를 올려 앞으로 굽힌다.	• 두드러짐 • 적정 수준
쥐기	• 다리를 끌어 당길 때, 양말을 쥐고 있는 손이 빠져 나간다.	• 가벼운 수준
조종	• 구두끈을 더듬거린다.	• 가벼운 수준
√이동	• 가청 호흡 부족과 신체활동 증가-반대쪽 무릎 위로 다리를 올려 양말을 끌어 올린다.	• 적정 수준
√들어 올리기	• 신체활동 증가와 넘어질 위험성-바닥에서 신발을 들어 올린다.	• 두드러짐
걷기	• 보행기를 사용하여 걷는다.	• 가벼운 수준
√참기	• 가청 호흡 부족	• 적정 수준
ALD과정 기술	**관찰되는 행동**	**척도**
시작하기	• 과제 단계 시작 전 간헐적인 짧은 멈춤	• 가벼운 수준
지속하기	• 양말을 위로 당기기 시작하고, 멈추고 다시 양말을 위로 당긴다.	• 가벼운 수준
√적응하기	• 넘어질 위험성 입증(뻗기, 굽히기, 들어올리기) : 그는 문제를 예방하지 못했다.	• 두드러짐
√이점	• 지속적인 가청 호흡 부족	• 적정 수준

ADL, 일상생활활동

Maurice의 작업수행에 가장 많은 도움을 주는 운동, 과정과 사회활동 기술들의 동일한 목록을 만들었다.

■ 수행분석 실행 : 4 단계-관련이 없는 기술 집단을 확인하고 문서화시 사용할 요약본 서술

Karla의 다음 단계는 관련이 없는 것으로 판단되는 수행기술 집단을 만드는 것이다. 그녀가 한 번 집단을 만들면, Maurice의 기초작업수행 수준을 문서화 하는데 사용되는 요약문을 집필하였다. 예를 들어, Karla가 3가지 신발과 양말신기 과제에 관련된 운동과 과정 기술 집단을 창출하고 4가지 사회활동 기술에 관련된 집단들을 창출하였다. 이 집단과 요약문은 다음과 같다.

양말과 신발신기

- **안정화, 뻗기, 굽히기, 들어 올리기** : Maurice는 바닥에서 신발을 들어올리고 아래쪽으로 굽히고 설때 넘어질 위험성이 두드러짐을 입증하였다.
- **뻗기, 굽히기, 이동, 참기** : 양말을 당겨 올릴 때와 반대쪽 무릎 위로 다리를 당겨 올려 앞으로 뻗을 때 적정 수준의 가청 호흡 부족과 신체활동 증가가 든다는 것을 입증하였다.
- **적응, 이점** : Maurice는 문제 발생을 예방하고 예측하지 못하고 과제수행 내내 지속적으로 발생하였다.

간병인과 함께 쇼핑 목록을 만들고 주간 식단 계획하기

- **보기, 규제** : Maurice는 자주 사회동료로부터 눈길을 돌리고 아래를 바라보고, 간혹 물건을(예를 들어, 연필, 메모장) "꼼지락" 거렸다.
- **유창하게 말하기, 시간 기간** : 더 중요한 것은, Maurice가 "메시지를 전달하는 도중에" 자주 말을 멈추었다. 2번은 3~4초 가량 멈추었고, 그 뒤에 2번 추가한 경우엔, 말을 시작은 하였으나 메시지 전달을 끝맺지 못했다.

사례 연구 22.2 비표준화된 수행분석 실행 (계속)

표 22.4 Maurice의 사회활동 기술. 가장 비효과적인 사회활동의 질은 - Joyce와 함께 구입 목록을 만들고 주간 식단을 계획하기이다.

사회활동기술	관찰된 행동	평가
√결론짓기/끝맺음	• J는 논의를 끝맺으려고 하지만, M은 자신이 먹고 싶어하는 것을 계속 말하였다.	• 가벼운 수준
유창하게 말하기	• 짧게 멈추고 더듬거리는채 주저하는 태도로 말한다. "우리가…사과 몇 개를… 사야한다고 생각해…" • 2번은 M이 메시지 전달 도중에 3~4초 멈추었다.	• 가벼운 수준 • 적정 수준
√보기	• 자주 J로부터 눈길을 돌리고 아래쪽을 본다.	• 가벼운 수준
√규제	• 간혹 쇼핑 목록을 만들때 사용되는 메모장과 연필을 꼼지락거린다.	• 가벼운 수준
√응답	• 응답과는 확연히 무관한 대답을 한다.(예를 들어, 그가 먹고 싶어 하는 것을 물었을 때, 그는 "내 아들이 부른다" 라고 대답했다)	• 두드러짐
√전환	• 주제와는 확연히 무관한 방향으로 전환시킨다.(예를 들어, 갑자기 그의 아들에게 전화했다고 주제를 변화 시킨다)	• 두드러짐
√시간 반응	• M은 J가 말할 때 방해를 하고 간혹 J의 질문을 응답하기 전에 지연 행위를 한다.	• 적정 수준
√시간 기간	• 메시지를 시작하지만, 2개의 메시지는 "허공에 뜬"상태가 된다.	• 적정 수준
√명확화	• J는 M에게 "스크래플 좀 사러 가요"라고 그가 의미하는 것을 명확하게 말해달라고 요청한다. 그러나 그는 명확하게 말하지 않고, "나는 의사 진료를 받아야해"라고 확연히 다른 대답을 한다.	• 두드러짐
√주의	• 쇼핑 목록을 만드는 의도하고자 하는 목적을 가지고 사회활동에 참여할 때, M은 그의 아들과 의사 진료에 관하여 논의하게 시작한다.	• 적정 수준
√적응	• 확연히 부적절한 대답, 전환과 명확화 기술을 입증하였다. 즉, M은 그가 가진 문제를 예방하지 못했다.	• 두드러짐
√이점	• 일부 M의 적정 수준의 부적합한 사회활동 기술이 지속적으로 부족해진다.	• 적정 수준

- **응답, 전환, 정확도, 주의** : 더 나아가, 2번은 의도하고자 하는 사회적 교환 목적과는 확연히 다른 대답을 하였다.
- **적응, 이점** : 마지막으로 Maurice는 문제 발생을 예방하기 위해 사회활동을 변경하지 못하고 사회적 교환 진행중에 자주 재발하였다.

실제 Karla가 Maurice의 기초작업수행 수준을 문서화할 때, 그녀는 전반적인 관찰 맥락에서 요약문을 놓길 원하였다. 그러므로, Karla는 Maurice가 행동한 것을(예를 들어, 그의 양말과 신발신기) 명확화 하고 전반적인 ADL 과제수행의 질을 문서화한 전반적인 기초문 안에 포함시키기 위해 도입 단계로 시작하였다. 그런 다음, Karla는 Maurice의 구체적인 기초사항을 문서화하기 위해 요약문을 첨가하였다. 예를 들어, Karla의 양말과 신발신기의 마지막 글에는 다음과 같이 적혀 있다. :

Maurice가 양말과 신발을 신을 때 자립적으로 할 수 있는 반면에, 두드러진 안전 위험성과 적정 수준의 신체활동 증가를 입증하였다. 더 구체적으로, Maurice는 아래쪽으로 뻗기 위해 굽히고 설때와 바닥에서 신발을 들어 올릴때 넘어질 위험성이 두드러지고 양말을 당겨 올릴 때와 반대 무릎 위로 다리를 당겨 앞으로 뻗을 때 적정 수준의 가청 호흡 부족과 신체활동 증가를 입증하였다. 즉, Maurice는 발생하는 문제를 예방하고 예측하지 못하고 결국 과제수행 내내 지속적인 문제가 발생하였다.

■ 클라이언트 중심 목표 수립을 위한 수행분석 진행

Karla가 Maurice의 기초작업수행 수준을 문서화 할때, 그녀의 관찰사항을 Maurice와 함께 논의하고 그의 과제수행 시 느낀 점과 작업치료 서비스에 대하여 기대되는 결과는 무엇인지에 관한 논의에 Maurice를 참여시켰다. 예를 들어, Karla는 비록 Maurice가 보행 보조기를 잡고 있었지만, 바닥에 신발을 들어 올리고 아래쪽으로 굽힐 때 거의 넘어질 뻔 하였다고 지적하였

사례 연구 22.2 비표준화된 수행분석 실행 (계속)

다. Maurice는 넘어지는 것이 주된 문제이고, 그의 주치의가 더 이상 집에서 지내지 말하고 한 이유 중 하나라고 인정하였다. 그리고 Maurice는 넘어질 위험성 없이 과제를 수행할 수 있길 원하고 있음을 나타냈다.

그러므로 Karla는 바닥에서 신발을 들어올리고 아래쪽으로 팔을 뻗어 몸을 굽히고 설때 넘어질 위험성이 두르러진 양말과 신발신기에 관련된 기초문을 가지고 그와 함께 논의하였고 그가 바라는 목표를 확인함에 있어 Maurice를 참여시켰다. Maurice가 더 이상 넘어질 위험성을 갖고 싶지 않다고 말할 경우, Karla와 Maurice는 목표를 양말과 신발을 신을 때 넘어질 위험성을 없애는 것으로 결정하였다. 그러나 Karla는 넘어질 위험성을 피할 수 있는 보상 전략 도입을 위해 일부 항목을 미해결인 상태로 남겨두길 원했기 때문에, Maurice의 신발을 들어 올리기 또는 아래쪽으로 몸을 굽히기, 서기는 언급하지 않았다. 그래서 Karla는 간병인과의 사회활동 참여와 아침준비 과정에서 직면하는 어려움뿐만 아니라 신발과 양말을 신을 때, 분명한 호흡 부족과 신체활동 증가에 관련된 동일한 협력 논의에 Maurice를 참여시켰다.

전문적인 추론 키기 위한 질문

1. Maurcie가 균형상 문제가 주어질 때, 이 장에서 설명된 것보다 다른 평가 접근법을 사용하는 것으로 기울어질 것인가?
2. 당신의 평가과정은 이 장에서 설명한 평가과정과 다른 점은 무엇인가?
3. Karla는 요구되는 과제수행 진행 동안 관찰되는 수행기술 분석 보다 더 신체기능 평가에 초점을 맞추었을 때 처방은 어떻게 변할 것인가?
4. Karla가 문서화를 할때 관찰된 작업수행기술 분석을 기반으로 한 각각의 Maurice의 과제수행의 질을 개별적으로 설명하는 것은 어떤 이점을 가지고 있는가?
5. 작업치료시 3번의 방문은 많지 않다. Karla는 1번은 평가를 위한 방문이라고 보면 관찰을 위해서 2번 밖에 방문하지 않았다는 것이다. 여기서 Maurice의 수행분석 수행 시, 시간 사용의 이점을 논의해 보자.

또는 서투름), 효율성(시간과 공간 구조), 안정성(사람에게 위해를 가할 위험성 또는 물건 손상), 독립성 측면 또는 사회활동 / 타당성의 경우에서 평가된다. 그리고 작업치료사는 각기 관찰된 수행기술의 질을 평가하기 위해 개인이 사용할 수 있는 비표준화된 질적 등급(예를 들어, 문제 없다 / 약간 문제가 있다 / 어느 정도 문제가 있다 또는 심각한 문제가 있다) 또는 각각의 시험 안내서에 서술된 표준화된 점수 기준을 사용할 수 있다(Fisher, 2009).

- **3단계:** 개인의 작업수행의 질 약화를 최적으로 포착할 수 있는 사회활동 기술과 운동과 과정 기술 각각 10개까지 선택하고 관찰된 모든 비효과적인 수행기술 목록을 만든다. 그리고 동일한 방법으로, 개인의 작업수행의 강점을 최적으로 포착할 수 있는 운동, 과정과 사회활동 기술들 또한 확인 되어야 한다.
- **4단계:** 개인의 작업수행의 질을 문서화하기 위해 사용될 수 있는 요약문을 쓰고 밀접한 연관이 있는 수행기술 집합을 만든다.

그림 22.4에선, 단계 1은 클라이언트의 과제수행을 관찰하고 수행분석을 실행한다고 나타나 있다. 그리고 단계 2~4는 작업치료사가 클라이언트가 효과적/비효과적으로 행동 하였는지를 정의하고 설명하는 작업치료과정내 모든 단계이다.

일단 작업치료사가 개인의 작업수행의 질을 가장 많이 반영할 수 있고 최적으로 설명할 수 있는 수행기술이 무엇인지 확인하고 수행분석을 완료하면, 작업치료사와 클라이언트가 공동으로 클라이언트 중심의 목표를 수립하고 문서화 하는 작업치료 처방 과정 단계를 진행하였다(**그림 22.4**). 그리고 수행분석 단계 4에서 수립된 요약문은 개별 작업수행의 기준 레벨을 나타낸다. 그리고 관찰과 측정이 가능한 클라이언트 중심과 작업 초점 목표 공동 개발을 위한 토대를 제공한다.

마지막으로 작업치료사는 개별 작업수행의 질 약화 "원인" 또는 근거를 고려한다(**그림 22.4** 참고). 개별 작업수행의 질에 영향을 미치고 원인이 되는 다양한 요소들은 관찰된 작업수행(개별 요소, 신체기능, 과제 요구사항, 환경 요구사항과 더 중요한 사회적 또는 문화적 영향)의 맥락을 구성하는 내/외적 요소들이다(**그림 22.2** 참고). 그래서 표준화된 또는 비표준화된 과제분석 실행 단계에서 가장 흔하게 포함시킨다. 그리고 클라이언트 중심 목표를 수립함으로써 이어지고 작업치료 인터뷰를 통해 선행되는 수행분석 실행 과정은 **사례 연구** 22.2에 설명되어 있다.

참고문헌 References

American Occupational Therapy Association.(1993). Position paper: Purposeful activity. *American Journal of Occupational Therapy*, *47*, 1081–1082.

American Occupational Therapy Association.(2002). Occupational therapy practice framework: Domain and process. *American Journal of Occupational Therapy*, *56*, 609–639.

American Occupational Therapy Association.(2008). Occupational therapy practice framework: Domain and process, 2nd edition. *American Journal of Occupational Therapy*, *62*, 625–683.

Árnadóttir, G.(1990). *The brain and behavior: Assessing cortical dysfunction through activities of daily living*. St. Louis, MO: Mosby Elsevier.

Árnadóttir, G.(2011). Impact of neurobehavioral deficits on activities of daily living. In G. Gillen(Ed.), *Stroke rehabilitation: A function-based approach*(3rd ed., pp. 456–500). St. Louis, MO: Mosby Elsevier.

Árnadóttir, G., Fisher, A. G., & Löfgren, B.(2009). Dimensionality of non-motor neurobehavioral impairments when observed in the natural contexts of ADL task performance. *Neurorehabilitation & Neural Repair*, *23*, 579–586.

Árnadóttir, G., Löfgren, B., & Fisher, A. G.(2010). Difference in impact of neurobehavioural dysfunction on activities of daily living performance between right and left hemispheric stroke. *Journal of Rehabilitation Medicine*, *42*, 903–907.

Aubin, G., Chapparo, C., Gélinas, I., Stip, E., & Rainville, C.(2009). Use of the Perceive, Recall, Plan, and Perform System of Task Analysis for persons with schizophrenia: A preliminary study. *Australian Occupational Therapy Journal*, *56*, 189–199.

Bartels, M. N., Duffy, C. A., & Beland, H. E.(2011). Pathophysiology, medical management, and acute rehabilitation of stroke survivors. In G. Gillen(Ed.), *Stroke rehabilitation: A function-based approach*(3rd ed., pp. 1–48). St. Louis, MO: Mosby Elsevier.

Baum, C. M., Connor, L. T., Morrison, T., Hahn, M., Dromerick, A. W., & Edwards, D. F.(2008). Reliability, validity, and clinical utility of the Executive Function Performance Test: A measure of executive function in a sample of people with stroke. *American Journal of Occupational Therapy*, *62*, 446–455.

Baum, C. M., & Edwards, D. F.(1993). Cognitive performance in senile dementia of the Alzheimer's type: The Kitchen Task Assessment. *American Journal of Occupational Therapy*, *47*, 431–436.

Baum, C. M., Morrison, T., Hahn, M., & Edwards, D. F.(2008/2010). *Test protocol booklet: Executive Function Performance Test*. Program in Occupational Therapy. St. Louis, MO: Washington University School of Medicine.

Bond, T. G., & Fox, C. M.(2007). *Applying the Rasch model: Fundamental measurement in the human sciences*(2nd ed.). Mahwah, NJ: Lawrence Erlbaum Associates.

Fisher, A. G.(1998). Uniting practice and theory in an occupational framework: 1998 Eleanor Clarke Slagle Lecture. *American Journal of Occupational Therapy*, *52*, 509–521.

Fisher, A. G.(2006). Overview of performance skills and client factors. In H. M. Pendleton, & W. Schultz-Krohn(Eds.), *Pedretti's occupational therapy: Practice skills for physical dysfunction*(6th ed., pp. 372–402). St. Louis, MO: Mosby Elsevier.

Fisher, A. G.(2009). *Occupational Therapy Intervention Process Model: A model for planning and implementing top–down, client-centered, and occupation-based interventions*. Fort Collins, CO: Three Star Press.

Fisher, A. G., Bryze, K., Hume, V., & Griswold, L. A.(2007). *School AMPS: School Version of the Assessment of Motor and Process Skills*(2nd ed.). Fort Collins, CO: Three Star Press.

Fisher, A. G., & Griswold, L. A.(2010). *Evaluation of social interaction*(2nd ed.). Fort Collins, CO: Three Star Press.

Fisher, A. G., & Jones, K. B.(2011a). *Assessment of Motor and Process Skills: Development, standardization, and administration manual*(7th ed. Rev.). Fort Collins, CO: Three Star Press.

Fisher, A. G., & Jones, K. B.(2011b). *Assessment of Motor and Process Skills: User manual*(7th ed. Rev.). Fort Collins, CO: Three Star Press.

Fisher, A. G., & Kielhofner, G.(1995). Skill in occupational performance. In G. Kielhofner(Ed.), *A model of human occupation: Theory and application*(2nd ed., pp. 113–137). Baltimore, MD: Williams & Wilkins.

Hagedorn, R.(1995). *Occupational therapy: Perspectives and processes*. Edinburgh, United Kingdom: Churchill Livingstone.

Hagedorn, R.(2000). *Tools for practice in occupational therapy: A structured approach to core skills and processes*. Edinburgh, United Kingdom: Churchill Livingstone.

Kielhofner, G.(1995). *A model of human occupation: Theory and application*(2nd ed.). Baltimore, MD: Williams & Wilkins.

Kielhofner, G.(2008). *Model of Human Occupation: Theory and application*(4th ed.). Baltimore, MD: Lippincott Williams & Wilkins.

Llorens, L. A.(1993). Activity analysis: Agreement between participants and observers on perceived factors in occupation components. *Occupational Therapy Journal of Research*, *13*, 198–211.

Miller, L. J.(2006). *Miller Function and Participation Scales*. San Antonio, TX: PsychCorp.

Mosey, A. C.(1986). *Psychosocial components of occupational therapy*. New York, NY: Raven Press.

Nott, M. T., Chapparo, C., & Heard, R.(2009). Reliability of the Perceive, Recall, Plan and Perform System of Task Analysis: A criterion-referenced assessment. *Australian Occupational Therapy Journal*, *56*, 307–314.

Polatajko, H. J., Mandich, A., & Martini, R.(2000). Dynamic performance analysis: A framework for understanding occupational performance. *American Journal of Occupational Therapy*, *54*, 65–72.

Rexroth, P., Fisher, A. G., Merritt, B. K., & Gliner, J.(2005). Ability differences in persons with unilateral hemispheric stroke. *Canadian Journal of Occupational Therapy*, *72*, 212–221.

Rocke, K., Hays, P., Edwards, D., & Berg, C.(2008). Development of a performance assessment of executive function: The Children's Kitchen Task Assessment. *American Journal of Occupational Therapy*, *62*, 528–537.

Trombly Latham, C. A.(2008). Occupation as therapy: Selection, gradation, analysis, and adaptation. In M. V. Radomski & C. A. Trombly Latham(Eds.), *Occupational therapy for physical dysfunction*(6th ed., pp. 358–401). Philadelphia, PA: Lippincott Williams & Wilkins.

Watson, D. E.(1997). *Task analysis: An occupational performance approach*. Bethesda, MD: American Occupational Therapy Association.

World Health Organization.(2001). *International classification of functioning, disability and health: ICF*. Geneva, Switzerland: Author.

VII 부

작업치료 과정

Occupational Therapy Process

" 작업치료사들은 그들의 환자를 위해 상당한 경험을 창조하기 위해 일하므로

치료는 효과적이고, 치료과정은 환자에게 중요해야 한다."

— Cheryl Mattingly

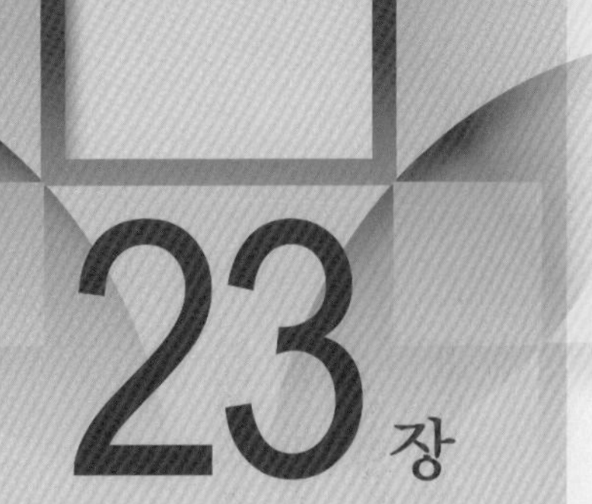

23장

작업치료 과정 및 결과에 대한 개요

Overview of the Occupational Therapy Process and Outcomes

용미연 옮김

개요

학습목표

이 장을 학습한 후, 다음의 내용을 할 수 있을 것이다:

1. 작업치료 과정 구성요소를 설명할 수 있다.
2. 연구와 실습을 통해 얻은 근거가 작업치료 과정에 통합된 방법을 토론할 수 있다.
3. 작업치료 과정 구성요소와 일반적으로 관련된 전문적 근거를 설명할 수 있다.
4. 환자 사례에 작업치료 과정을 적용시킬 수 있다.

서론 Introduction

이번 장은 본 논문의 다음 장들에서 제시될 개입(치료) 서비스 제공뿐만 아니라 클라이언트 필요 평가를 고려하여 보다 세부적인 정보를 고려하기 위한 작업치료 과정에 대한 개요를 제공한다. 첫 번째로, 본 연구진은 서비스 전달(service delivery)의 일반적인 과정 및 그것과 작업치료와의 관계를 설명할 것이다. 이 장의 두 번째 부분에선, 작업치료 과정의 "지도(map)" 또는 도해(illustration)를 제공하여, 적극적 그리고 상호적 관계와 핵심 요소를 시각화하도록 도울 것이다. 작업치료 과정의 각 요소(평가, 개입(치료), 재평가, 환자 결과에 따른 서비스 지속/단절)는 다음 장으로 확장될 것이다. 본 연구진은 작업치료 과정 지도가 작업치료사로써 제공하는 서비스에 대한 지침 역할을 하길 바란다. 가장 효과적인 작업치료서비스를 기획할 때 정확성을 높이기 위해, 증거 및 전문적 근거는 필수 표시(essential marker)로서 과정 지도에 삽입된다. 사례 연구는 이번 장에 전체적으로 포함되어, 작업치료 과정 지도를 적용할 수 있는 기회를 제공한다.

과정으로서 작업치료

Occupational Therapy as a Process

작업(occupation)은 작업치료서비스의 핵심 요소이다. 작업치료서비스의 전달(delivery)에서 사용되는 일반 과정은 다른 건강 관련 전문분야(예, 간호사, 물리치료사, 의사, 식이관리사 등)에서 사용되는 과정과 유사하다. 일반 과정은 클라이언트의 건강 관련 문제를 해결하기 위해 근거에 따라 작업치료사에게 치료적 전문적인 추론을 사용하도록 시스템을 제공한다. 이 과정은 특정 병(예, 진단, 병, 장애) 또는 연령층에 한정된(age-specific) 것은 아니며, 어떤 의료 환경(병원, 외래 병동, 학교, 직장 또는 클라이언트 집)에서도 적용될 수 있다. 작업치료사는 이 과정을 환자 건강 및 (작업치료)참여를 지원하려는 최종 목표(end goal)에 따라 최적화된다. 작업치료서비스는 클라이언트의 참여를 독려하기 위한 주요 수단으로서 작업의 치료적 사용과 환자가 선호하는 일상활동 수행을 통합시켰다. 최종 목표이자 최종 목표를 달성하기 위한 수단으로서 작업(occupation)의 사용은 서비스 전달 과정 중 작업치료가 지닌 고유한 특성이었다. 작업치료사는 작업 중심인(occupation centered) 서비스를 전달해야만 한다. Fisher의 말에 따르면, 작업치료사로서 치료를 진행한다면, 작업(occupation)이라는 단어를 치료의 주요 형태(primary form of therapy)로써 사용해야 한다. 즉, 작업치료를 실행해야 한다.

작업치료 과정 지도

The Occupational Therapy Process Map

지도(map) 없이 여행을 하는 것은 미아가 될 가능성을 높이며, 혼돈과 좌절을 불러일으킬 것이다. 이는 작업치료사가 과정 "지도"의 지침 없이 치료 서비스를 제공할 때 발생하는 것과 유사하다. 누군가가 여행할 때처럼, 작업치료사는 시작점(즉, 평가)에서부터 최종 종착점(즉, 치료 결과)까지 여행하기 위한 길을 설명하는 다이어그램이 필요하다. 본 연구진은 여행에 대한 평가 및 개입 부분 내 최적의 경로를 수행하는 것을 돕는 증거를 제공하는 표식(marker)를 읽을 능력이 필요하다. "지도 읽기(map reading)" 능력은 작업치료사로써 전문 근거에 달려있다. 이는 최적의 경로 옵션(best route option) 문제를 해결하거나 계산 또는 재계산하기 위해 사용된다. 이는 건전한 치료 결정으로 이어질 수 있다. 과정 지도(map)를 철저하게 이해한 뒤에, 본 연구진은 효과적으로 환자에게 환자의 작업치료서비스를 가르칠 수 있었다. 환자가 "어떻게 치료가 진행되는지를 알았을 때", 작업참여를 통해 생활 참여와 건강을 지원해주기 위한 과정을 적극적으로, 협동적으로 참여할 수 있다.

작업치료 과정에 대한 많은 여러 해석과 설명들이 있다.

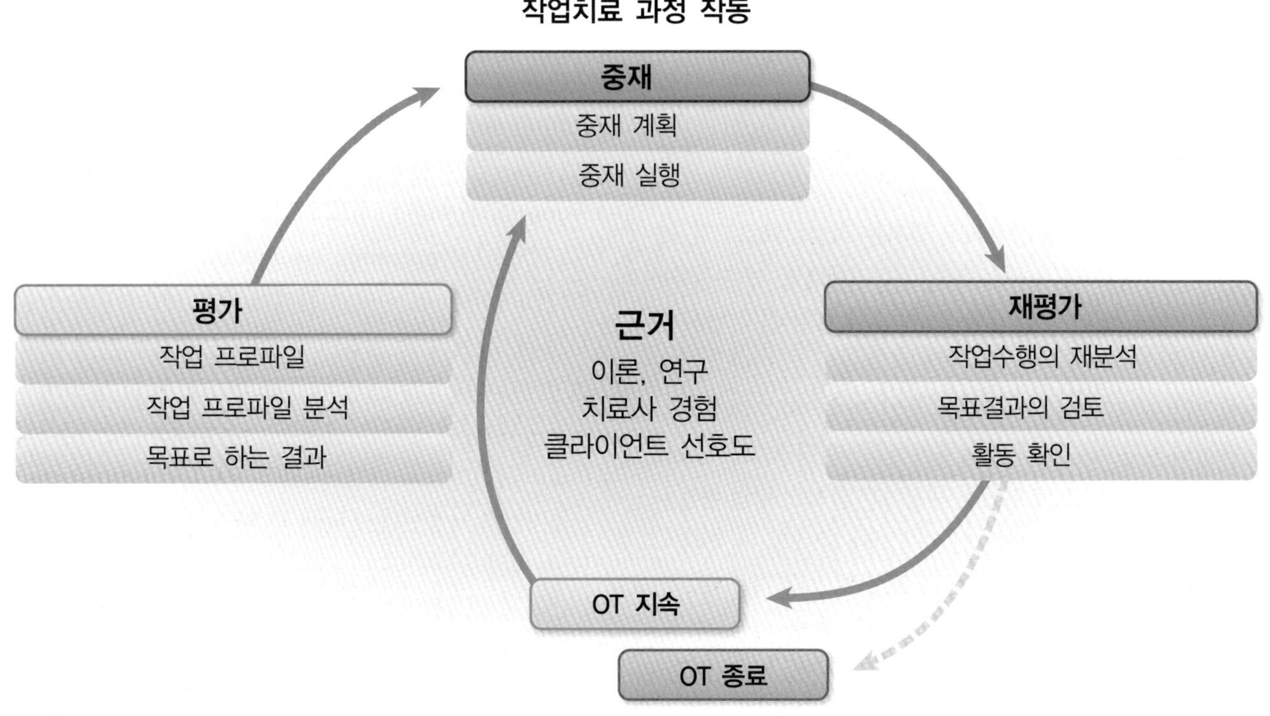

그림 23.1 작업치료 과정 작동

본 연구진의 작업치료 과정 지도(**그림 23.1**)는 "작업치료실행 체계(Occupational Therapy Practice Frame work)"에서 제시된 과정수정(adaptation of process)을 의미한다.

작업치료 과정이 매우 역동적(dynamic)이고, 주기적(cyclical)이지만, 정확한 시작점과 도중에서의 중요한 이정표가 있어야 한다. 작업치료 과정에는 평가, 개입, 재평가, 치료 결과, 과정이 포함된다.

- **평가**는 결정을 내리기 위해 필요한 자료의 체계적 분석과 수집과정이다. 작업치료사는 작업수행을 긍정적으로 변화시키도록 환자를 돕기 위한 개입(치료)과정을 기획하고 실시하기 위해 평가 결과와 결론을 사용했다. 종종 평가(evaluation)과 사정(assessment)이라는 단어는 혼용해서 사용된다. 하지만, 명확한 정의에 근거한 이런 단어들의 지속적인 사용은 작업치료 효율성을 높일 수 있다. 본 연구진은 이러한 용어를 아래와 같이 설명했다. 평가는 개입(치료)을 위해 사람, 시스템, 환경을 이해하는데 필요한 자료를 해석하고, 획득하는 포괄적인 과정이다: 사정은 평가과정 동안 사용된 구체적인 도구, 기구 또는 체계적 상호작용(예시-관찰, 인터뷰 협약)을 가리킨다.
- **중재**는 환자가 작업에 참여하는 것이 수월하도록 지시한 활동을 실시하는 것을 의미한다. 작업치료 중재의 효과를 결정하기 위해, 또 다른 평가 또는 재평가를 실시해야 한다.
- **재평가**는 형식적으로, 비형식적으로 둘 다 실시될 수 있다. 형식적인 재평가는 평가동안 얻은 환자의 작업수행 자료와 중재 단계 후에 얻을 환자의 작업수행을 비교한다. 형식적인 재평가 결과에 따르면, 작업치료사는 2가지 중 1가지를 결정해야 한다. 즉, 작업치료서비스를 계속할 것인가? 아니면 중단할 것인가? 만약 중단하는 것으로 결정했다면, 중재를 종료하고 환자는 작업치료로부터 퇴원시킨다. 만약 지속하는 것으로 결정했다면, 중재를 재개한다. 단, 원래 중재 계획을 서비스에 대한 환자 반응과 목표에 따른 진행 단계를 고려하여 수정할 수 있다. 각 형식적인 재평가는 작업치료서비스가 지속되고, 수정되고, 단절되는지 아닌지를 결정하기 위한 판단점(decision point)이다. 또한, 비형식적 재평가는 환자의 작업수행을 비교했다. 하지만, 형식적인 재평가와 다르게, 비형식적인 재평가동안 작업치료사는 특정 중재(치료)를 지속할지 말지에 대한 결정을 내린다. 이 때, 중재(치료)에 대한 환자의 반응, 목표에 대한 진행 정도, 결과 달성(attainment of out come)을 고려한다. 과정별 각 구성요소(평가, 중재, 재평가, 결과)의 하위 항목은 이 장의 후반부에 세부적으로 다룰 것이다.

결과(outcome)에 대한 고려는 과정의 모든 단계에 내재되어 있다. 결과는 계획된 치료중재의 분명히 확인된 결과이다. 작업치료에서, 결과에는 개선된 작업수행과 작업 문제에 적응할 수 있는 능력 개선뿐만 아니라 원하고 의미 있는 작업의 모든 범위에 대한 참여가 포함된다. 추가적인 결과에는 향후 제한을 예방하거나 건강과 안녕을 개선시키도록 설계된 활동에 참여하는 것이 포함된다. 개선된 삶의 질, 작업 역할 능력, 자기 보호 능력은 추가적인 결과이다. 예상되는 결과는 치료 과정을 안내하는 목표로써 작용한다. 기준점(benchmark)으로써, 예상되는 결과는 환자와 치료사가 작업치료가 다른 결과 또는 추가 결과를 달성하기 위해 효과적이고, 완전하고, 또는 다르거나 부가적인 결과를 성취하기 위해 또는 다른 작업치료 접근이 원하는 성과를 이루는데 더 성공적일지를 보기 위해 몇 가지 방법을 수정할 필요가 있는지 결정하도록 클라이언트와 치료사를 돕는다.

근거(evidence)는 작업치료 과정 지도를 지지해주는 배경을 제공한다. 이 과정의 구성요소는 이론, 연구, 치료사 경험, 환자 선호도를 포함한 전체 근거에 의해 영향을 받고, 안내된다. 이는 근거 기반 실행(evidence-based practice)을 용이하게 만드는 것으로, 이는 현재 잘 알려진 근거와 작업치료사의 정보와 클라이언트 선호도를 혼합하는 과정이다. Unit VIII 내 31장은 특히 근거 기반 실행(evidence-based practice)을 다룬다.

다른 보건 치료사들처럼, 작업치료는 각 환자의 필요와 작업수행 장점을 설명하고 조사하기 위해 한 개 이상 이론을 작업치료사가 적용하는 다중 이론 활동(multi-theory profession)이다. 이론은 치료 서비스의 전달(delivery)을 지시하는 작업 가정(operating assumption)을 반영한다. 이론은 작업치료사가 사건 사이의 관계에 대해 예측하도록 돕는 개념, 정의, 가설의 총 집합이다. 이론은 평가도구 및 중재(치료) 선정 시 중요한 근거의 한 조각이다. 이번 장에서, 이론(theory)이라는 용어는 다른 단어처럼 보이지만 준거의 틀(frame of reference) 및 개념적 모델(conceptual model)과 동의어로 사용된다. Units IX와 X는 광범위하고 특정한 이론의 실행을 다룬다.

근거 측면(aspect of evidence)으로써 연구를 포함시키는 것은 작업치료평가와 서비스 전달에서 사용한 중재(치료)를 증명하는 자료와 과학연구를 반영한다. 최고의 양적, 질적 연구는 상호 심사 저널(peer-reviewed journal)에서 얻어낸 정보이다. 작업치료사는 평가와 중재(치료) 결정의 타당도를 수립하기 위한 연구가 필요하다. 이론과 연구 외에도, 치료사의 경험과 클라이언트의 선호도는 증거의 중요한 원천이다.(지식, 훈련, 능력을 포함한) 작업치료사로써의 경험은 작업치료 과정 실시를 지원해 준다. 작업치료사의 경험은 적합한 작업치료사가 올바른 방법으로, 올바른 공간에서, 올바른 시간에 올바른 서비스를 통해 올바른 결과를 내놓는다는 증거를 제공한다.

작업치료 과정은 클라이언트와 작업치료사 사이의 협동관계를 통해 달성이 가능하다. 클라이언트라는 단어는 개인 또는 집단을 가리킬 수 있다는 점에 주목하자. 개인의 경우, 클라이언트라는 단어는 작업수행 문제가 있는 개인을 포함할 뿐만 아니라, 이를 지지해주는 사람(예, 가족 구성원, 중요한 지인, 양육자, 양육 관리자, 지역사회 구성원)을 포함한다. 클라이언트인 집단의 예시로는 지역사회(예, 참전용사, 정신질환자) 내에 있는 조직(예, 사업체, 산업체, 기관)과 단체(또는 사람들의 집단)가 있다. 클라이언트의 우선사항은 클라이언트 삶의 경험, 가치관, 선택, 필요, 우선순위에 기반하며, 작업치료 과정을 지지해주는 근거의 필수 요소가 된다. 작업치료사는 클라이언트의 선호를 작업치료 과정의 모든 구성요소에 의도적으로 그리고 체계적으로 통합시켜야 한다. 왜냐하면, 클라이언트의 선호가 결과에 크게 영향을 미칠 수 있기 때문이다. 이론, 연구, 치료사 경험, 클라이언트 선호를 포함한 모든 사용 가능한 근거는 최적의 결과를 달성하기 위해 사용되어야 한다. '그리고(and)' 라는 단어와 기존 문장 내에 있는 '또는(or)' 이라는 단어는 중요하다. 연구와 동반된 작업치료사의 경험을 사용하여 또는 이론을 사용하여, 모든 이용 가능한 근거를 사용해야 한다. 클라이언트의 선호를 포함한 근거와 과정의 구성요소 사이의 단절은 클라이언트가 작업치료서비스로부터 최대한의 치료적 유익을 얻기 위해 필요한 지원을 감소시킬 수 있다.

각 구성요소가 증거에 의해 지지되는 것처럼, 작업치료 과정의 각 구성요소는 전문적 추론(professional reasoning)이 필요하다. 의료진의 임상적 추론(clinical reasoning)으로 간주되는 전문적 추론에는 치료 결정과 문제해결력이 포함된다. 30장에서는 작업치료사로써 근거의 속성을 다룬다. 이 장에서는, 작업치료 과정의 세부사항을 상세히 다루는 것 외에, 본 연구진은 각 구성요소의 근거 집중(evidence focus)과 전문적 추론을 설명했다. 본 논문에 있는 추후 장들(chapters)에서, 작업치료 과정을 형성하고 이와 관련된 평가, 중재(치료), 요소에 대해 더 상세한 검토를 제공할 것이다.

평가 Evaluation

평가는 작업치료 정의 시작이다. 작업치료사가 수집하고 분석한 자료는 클라이언트의 작업수행에 대한 정보(장점과 단점)이다. 작업치료사는 클라이언트를 평가할 책임이 있다; 하지만, 보조 작업치료사가 그 평가에 기여할 수 있다. 예를 들어, 보조 작업치료사는 작업치료사의 감독 하에 표준 평가를 실시하고, 일상생활활동 평가, 또는 작업치료사의 기술 또는 작업치료사의 판단이 필요하지 않은 다른 요소들의 평가

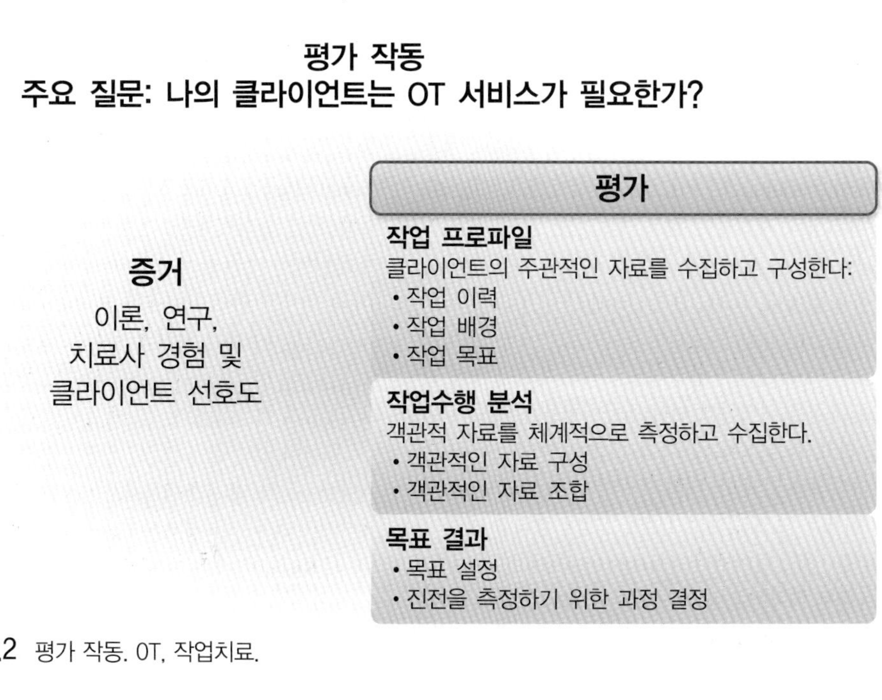

평가 작동
주요 질문: 나의 클라이언트는 OT 서비스가 필요한가?

증거
이론, 연구,
치료사 경험 및
클라이언트 선호도

평가

작업 프로파일
클라이언트의 주관적인 자료를 수집하고 구성한다:
- 작업 이력
- 작업 배경
- 작업 목표

작업수행 분석
객관적 자료를 체계적으로 측정하고 수집한다.
- 객관적인 자료 구성
- 객관적인 자료 조합

목표 결과
- 목표 설정
- 진전을 측정하기 위한 과정 결정

그림 23.2 평가 작동. OT, 작업치료.

를 실시한다. 보조 작업치료사에게 위임하는데 적합한 시기를 결정하도록 작업치료사를 돕기 위한 전문 가이드라인이 있다(이 점에 대한 추가 논의는 67장과 72장을 참고하라).

작업치료사가 평가동안 해야 하는 치료 결정 또는 중요 문제는 "나의 클라이언트는 누구이며, 나의 클라이언트는 작업치료서비스가 필요한가?" 이다. 작업치료서비스의 필요에 대한 치료적 결정을 위해, 본 연구진은 우선 여러 이차적 질문에 대한 문제해결 응답에서 우리를 도와줄 정보를 획득해야 한다. 이러한 질문은 아래 사항을 포함하지만, 아래 사항에만 한정되지 않는다.

- 클라이언트의 작업치료 이력과 경험은 무엇인가?
- 클라이언트의 일상생활활동 패턴은 무엇인가?
- 클라이언트가 필요하고, 원하고, 수행하길 기대하는 작업은 무엇인가?
- 클라이언트의 문제는 무엇인가?
- 작업치료사가 클라이언트 문제를 해결하는데 도울 수 있는가?
- 클라이언트의 우선순위(priorities)는 무엇인가?
- 클라이언트의 환경적 문제는 무엇인가?
- 클라이언트가 수행할 수 있고, 수행할 수 없는 작업은 무엇인가?
- 클라이언트의 수행에 영향을 미치는 환경의 측면, 패턴, 기술, 작업이 무엇인가?
- 어떤 측정 가능하고 객관적인 목표가 클라이언트가 바라는 결과를 해결할 수 있는가?
- 효과적으로 문제해결 응답을 위해, 작업 프로파일을 완성하고, 작업수행 분석을 실시하고, 클라이언트가 원하는 결과를 확인할 필요가 있다.

작업 프로파일

프로파일은 설명을 제공하고, 클라이언트 이력, 자원, 성과와 관련된 정보 요약을 포함한다. 서비스의 중점은 작업이기 때문에, 우리는 작업수행을 잘 이해하고 설명하기 위해 클라이언트의 작업 프로파일을 만들길 원했다. 작업 프로파일을 수립하기 위해, 본 연구진은 클라이언트 작업 이력, 작업 환경, 작업 목표에 대한 자료를 수립하고, 구성하였다. 우리는 작업 및 그와 관련된 수행 강점과 문제에 대한 클라이언트의 인식을 수집했다. 이 정보는 클라이언트 성과를 관찰한 다른 사람들이 말하는 것과 일치하기도, 불일치하기도 했다. 그러므로, 클라이언트의 현재 상황에 대한 생각을 얻는 것이 중요하다. 클라이언트가 작업수행 문제뿐만 아니라 클라이언트의 생활에 중요한 다른 사람들(예, 배우자 또는 연인, 가족 구성원, 양육자, 클라이언트의 성과에 염려하는 고용주나 교사 같은 사람들)을 포함할 수 있다는 점을 기억하라.

이력 정보는 생활 활동, 즉, 일상생활활동, 도구적 일상생

사례 연구 23.1 작업 프로파일: George는 누구인가?

작업치료사인 Susan은 담당 건수(caseload)에 새로운 클라이언트를 올렸다. 그녀는 작업치료서비스에 대한 의뢰와 함께 받은 정보로, 클라이언트의 이름이 George이고, 급성기 병동에 있으며 62세로, 다발성 경화증이 있음을 안다. Susan은 평가과정의 일환으로써 George에 대한 정보를 더 많이 알아야 한다는 점을 알고 있었다. Susan은 George의 의료기록을 검토했고, George가 기혼 상태이며 3명의 자식들이 있고, 반 퇴직 상태(semiretired)인 교사로써 부상은 없었지만 낙상을 겪어서 지팡이를 사용하고 있다는 점을 알았다. 또한, 현재 George는 type2 당뇨병과 고혈압을 앓고 있으며, 1층에 침실과 욕실이 있는 2층 집에 살고 있었다. Susan은 George에게 열정적으로 작업치료에 대해 설명했다(작업치료 과정을 설명하기 위한 접근방법을 알아보기 위해 **Box 23.1**을 참고하라). George와의 대화를 통해, Susan은 그가 전문 엔지니어임을 알았고, 대학교 공학 수업을 지난 15년간 가르쳤으며, 현재는 보조 강사로 1년에 2개의 강의를 공동으로 실시하고 있다는 점도 알아냈다. George는 4명의 손자(4세, 7세, 8세, 11세-전부 여아)가 있으며, 그들의 학교와 스포츠 이벤트에 참여하는 것을 즐긴다. George는 바이올린을 켰으며, 심포니 이벤트 시 안내자로써 자원봉사를 한다. George는 요리와 카드 게임을 좋아한다. 그는 자신의 집 2층에 음악실과 사무실을 두고 있다. 집의 장문에 들어가기 위해 12개의 계단이 있고, 뒷문으로 들어가기 위해서는 2개의 계단이 있다. Canadian Occupational Performance Measure을 실시하여, Susan은 George의 우선적인 일상활동에 대한 자료를 얻는다. George가 교회와 심포니에서 자원 봉사 활동에 참여하고, 가르치고, 요리하고, 목욕하고, 아내와 함께 사교춤을 춘다는 것을 발견한다.

- George의 작업 이력과 경험은 무엇인가?
- George의 일상생활활동 패턴은 무엇인가?
- George가 필요하고, 원하고, 수행하길 기대하는 작업은 무엇인가?
- George의 우선순위(priorities)는 무엇인가?
- 어떤 부가적인 정보를 George의 작업 프로파일에 더하는 것이 Susan에게 유익한가?

활활동, 휴식과 수면, 교육과 일, 놀이와 여가, 그리고 사회적 참여와 관련된 클라이언트의 필요로부터, 필요에 대해 수집하였다. 수집된 배경적 정보는 클라이언트가 선호하는 작업을 수행하는 신체적, 사회적 환경을 설명해야 하고, 클라이언트와 관련된 문화적 문제를 설명한다. 또한, 작업 프로파일은 클라이언트의 작업 목표와 관련된 정보를 포함해야 한다. 작업치료사는 왜 클라이언트가 서비스를 원하는지; 그들의 작업수행 문제가 무엇인지; 그리고 그들이 필요하고 원하고 수행하길 기대하는 일상의 작업이 무엇인지 알아야 한다. 그리고 마지막으로, 작업치료를 통해 클라이언트가 원하고 얻을 수 있는 결과를 아는 것이 중요하다. 어떻게 작업 프로파일이 평가과정 동안에 발생하는지를 알아보기 위해, **사례 연구 23.1**을 참고하라.

상기물로써, 작업 프로파일은 정보의 "요약"이다. 비록 다양한 범위의 자료 옵션이 있지만, 작업치료사는 특정한 클라이언트의 작업수행과 관련된 것을 수집한다. 게다가, 클라이언트와의 첫 세션 동안 대부분의 자료를 수집하지만, 또한 클라이언트와 일하는 동안 세션에 걸쳐 자료를 추가한다.

작업수행 분석

클라이언트의 인지에 따라 작업 프로파일이 일차적으로 클라이언트의 지각에 근거하여 주관적 자료의 수집과 구성을 다루지만, 작업수행 분석은 클라이언트의 작업수행에 관한 주요 객관적 자료의 통합, 조직, 수집을 다룬다. 객관적 자료는 같은 현상을 관찰하는 다른 사람들에 의해 쉽게 반복될 수 있는 설명이다. 객관적 자료를 수집하기 위해, 우리는 클라이언트가 클라이언트의 작업에 중요한 특정 활동을 수행하도록 할 필요가 있다. 일반적으로, 여기에는 클라이언트가 원하거나 수행하기에 필요한 활동이나 다른 사람들이 그들에게 기대하는 활동이 포함된다. 이상적인 관점에서 보자면, 클라이언트는 기존 방법대로, 기존에 사용하던 장비와 물체를 가지고, 일반적으로 작업을 수행했던 환경에서 우선적인 작업을 수행한다. 이상적인 수행 상황은 클라이언트의 실제 환경을 반영한다. 하지만, 실제생활이나 이상적인 수행 상황의 참여는 실행 환경에 달려 있으며, 언제나 적합할 순 없다. 이 사례에서, 작업치료사는 실제상황의 제약을 고려해본다면 가능한 한 세부적으로 실제생활 수행 배경을 반복하려고 시도한다. 치료사들은 작업치료 클리닉의 조작된 수행 상황에서, 수행 요구는 다를 수 있고, 실제상황에서 실제 수행을 완전하게 반영하지 않을 것이다. "만약 네가 상황의 중요성을 이해하길 원한다면, 집으로 가서 이웃집 부엌에서 저녁을 만들도록 해보아라… 그게 얼마나 오래 걸리는지 그리고 그것을 잘 할 수 있는지 없는지 지켜보아라" 라고 말함으로써 클리닉 내 참여자를 어렵게 만들 때, 업무 수행에 대한 연구로 유명한 Joan Rogers는 이 문제를 제기했다.

객관적 자료를 수집하기 위해, 치료사들은 작업수행을 지

사례 연구 23.2 Nicholas는 작업치료서비스가 필요한가?

Nicholas는 7살로, 학교기반 작업치료서비스에 의뢰되었다. 그가 손 글씨 쓰는 것이 어려웠으며, 학급에서 앉아있는 것이 어려웠고, 쉽게 좌절했기 때문이다. 학교 작업치료사인 지나는 Nicholas의 작업 프로파일에 대한 정보를 얻고, 작업치료서비스를 설명하기 위해 Nicholas의 1학년 담임교사, 아빠, Nicholas를 만났다. 지나는 아래 정보를 찾아냈다. Nicholas가 최근에 주의력결핍과잉행동장애를 진단받았다; 그의 아버지와 어머니는 치료를 고려하기 전에 행동 전략을 세우기를 원했다; Nicholas는 3살 많은 10살 형과 5개월 된 남동생이 있었다; Nicholas는 학교와 가정에서 규칙을 따르는 것을 어려워했고, 체육 수업만 좋아했다; 그 중에서도 수영과 보이스카우트 활동을 했다; 그리고, Nicholas는 숙제하기, 스스로 옷입기, 일상적인 일을 완성하는데 느렸다. 지나는 교실에 있는 Nicholas를 관찰하고, Nicholas에게 표준화된 평가도구를 실시하고, 부모와 교사에게 표준화된 설문지를 실시하도록 요청함으로써 Nicholas의 작업수행을 분석했다.

자료에 따르면, Nicholas는 소근육 운동기술(연필, 포크, 칫솔 같은 일상생활 물체를 잡고 조작하기 어려움), 옷 입기(옷을 고정하고 조정하는 것이 어려우며, 신발끈을 묶기 어려움), 인지기술(주의력이 짧을 뿐만 아니라, 지시를 따르고 스스로와 자신의 환경을 체계적으로 관리하는 것이 어려움)에 문제가 있었다. 또한, 그 자료는 Nicholas는 대근육 활동(공을 차고 던지고, 달리고, 수영하기), 동기부여(학교와 가정에서 잘 지내려고 하고, 부모와 교사를 기쁘게 하는 것)와 사회화 능력(또래 및 형제들과 잘 지내기)에 있어서 장점을 가졌다.

- Nicholas의 문제는 무엇인가?
- Nicholas의 문제가 자신의 작업수행과 관련되는가?
- 학교 환경에서 작업치료서비스를 통해 지나가 목표로 잡기에 적절한 결과는 무엇인가?
- 작업치료가 Nicholas의 문제를 해결하는데 도움을 줄 수 있는가?
- 어떤 목표가 Nicholas의 목표로 하는 결과를 다룰 수 있는가?

BOX 23.1 작업치료 설명

작업치료 과정을 클라이언트에게 설명할 때, 각 작업치료사는 자신만의 개별적 치료 유형을 가지고 있다. 게다가, 그것이 클라이어트와 관련되도록 그 설명을 조정한다. 클라이언트에게 말할 것에 대한 요리책은 없지만, 작업치료를 설명할 때 도움이 되는 약간의 힌트들이 아래에 있다.

- 작업치료, 작업치료사, 보조 작업치료사 대 "OT"를 말하라.

  안녕하세요, George 씨. 제 이름은 Susan입니다. 나는 당신의 작업치료사입니다. 당신의 작업치료사로서 저의 역할은 당신이 하루 동안 필요하고 원하는 것을 하도록 돕는 것입니다.

- 당신이 클라이언트에 대해 알고 있는 것에 근거하여 관련된 일상의 작업 예시를 사용하라.

  George를 위한 예시들은 안전하게 옷 입고 샤워하기, 집에서 활동하는 것, 식사 준비하고 정원 정리와 같이 집에서 행하는 활동, 그리고 가족 및 친구와 함께 방문하는 것이 있다.

  Nicholas의 예시들은 신발끈 묶기, 연필 사용하기, 공 던지기, 책상과 책가방 정리하기, 보드게임하기 등이 있다.

- 일상대화에 클라이언트 참여시켜라. 질문을 던진 뒤에, 더 많은 정보를 얻기 위해 추가적으로 질문하여 반응을 추적하라.

  작업치료에 대해서 들어보거나 작업치료를 받는 사람을 아는가? 만약 한 사람이 "그래" 라고 말한다면, 그들이 받을 서비스와 다른지 아니면 유사한지 결정하기 위해 당신에게 그 경험에 대해 말하도록 요Cheng하라.

  그 사람에게 일과에 대해 질문하라.

  나에게 당신의 일과에 대해 설명하시오.

  당신이 집에서 하는 것을 말하시오.

  당신이 학교에서 하는 것을 말하시오.

  당신이 직장에서 하는 것을 말하시오.

  필요로 하거나 원하는 일상적인 활동에 대해 말하시오.

  질문할 것이 있는지 없는지 클라이언트에게 물어보시오.

- 클라이언트는 학습 강화(reinforcement of learning)가 필요하다. 즉, 작업치료 과정을 통해 근거를 가지고 클라이언트를 지도하거나 교육해야 한다.

  종종 작업치료사는 "우리가 한 것을 언제나 설명해야 한다" 는 점에 불평한다. 클라이언트를 지도하는 것은 작업치료 과정 동안 지속적으로 클라이언트를 지도할 것을 생각하라. 즉, 클라이언트를 처음 만날 때나 평가기간 동안에만 지도하는 것이 아니다. 작업치료사는 작업치료 과정을 통해 점진적으로 클라이언트를 지도하거나 가르쳐야 한다.

  당신의 클라이언트가 작업치료 중에 했던 것을 새로운 클라이언트에게 설명하도록 하라-그것은 작업치료 시 당신이 클라이언트를 지도하는 것이 얼마나 효과적인지 보기 위한 가장 좋은 방법이다.

- 의료적 또는 건강관리 용어, 약어, 또는 두 문자를 사용하지 마라. 그러한 단어들은 클라이언트에게 무의미하며, 오히려 혼란만 가중시킬 수 있다.

- 작업치료 과정이 협동적이라는 것을 강조하라.

  George, 우리는 교회와 심포니에서 자원봉사활동을 하도록 당신을 돕기 위해 함께 일할 것이다. Nicholas, 너와 나는 Tim이다; 우리는 함께 너의 학교 활동을 더 쉽고 재미있게 만들 것이다.

- 연습이 완벽을 만든다. 가족, 친구, 동료, 클라이언트에게 작업치료를 설명하는 것을 연습하라. 그 때, 무엇을 말했는가? 인간 중심 커뮤니케이션을 사용했는가? 당신은 작업을 다루었는가? 당신은 당신의 조언을 사용자 정의했는가? 협동과정에 클라이언트를 어떻게 참여시켰는가?

지하고, 제한하는 요소를 측정하도록 설계된 타당하고, 신뢰할 수 있는 평가도구에 의존해야 한다. 24장과 25장은 효과적인 평가도구의 중요성에 대한 깊이 있는 논의를 제공한다. 수행은 클라이언트의 신체 구조와 기능에 의해, 수행 환경에 의해, 수행 패턴과 기술 형태에 따른 상호작용에 의해 영향을 받을 것이다. 따라서, 클라이언트의 필요에 따라 한 개 이상의 작업 분야에서 클라이언트 요소, 배경 그리고 환경, 활동 요구도, 수행기술 그리고 수행 패턴을 측정하기 위해 평가도구를 사용할 수 있다. 한 번 더 상기하자면, 비록 작업 프로파일과 작업수행 분석이 차례대로 제시되지만, 그것들은 사실상 역동적(dynamic)이고, 클라이언트를 평가할 때 일반적으로 통합된다. 객관적이고, 주관적인 자료 모두 클라이언트의 장단점에 대해 알기 위해 수집되어야 한다. 여태까지 논의된 평가에 대한 개념을 적용하기 위해, **사례 연구 23.2**를 참고하라.

목표로 하는 결과

자료를 수집하고 구성한 이후, 최종 업무는 작업치료 중재가 적절하게 목표를 잡을 수 있는 수행 문제를 정의하기 위해 자료를 종합하는 것이다. 이러한 종합 과정의 일부로써, 작업치료사는 클라이언트의 작업수행에 대한 가정을 전개시켰다. 이 가정은 주관적, 객관적 자료에 따라 문제가 발생한 이유를 설명해준다. 작업수행 문제와 과정을 밝히는데 있어서 매우 구체적이어야 한다. 관련된 목표로 하는 결과를 전개시키기 위해, 잘 정리된 문제 진술과 가정이 필요하다. 단기목표(예, 가까운 미래에 달성된 목표-며칠, 몇 주, 몇 달)와 장기 목표(예, 장기간 - 2달~1년)에 걸쳐 달성된 목표)를 만들고, 목표 달성을 향한 과정을 측정하기 위한 절차 결정은 평가–목표로 하는 결과의 최종 측면에 속한다.

클라이언트와 함께 목표를 수립하고, 클라이언트의 퇴원 필요와 관련된 작업수행 문제를 반영하는 목표 결과를 다루어야 한다. 목표는 진행을 측정하기 위해 확인할 수 있는 시간의 틀과 이미 결정된 객관적인 방법과 함께 객관적이고 측정할 수 있는 진술로 작성되어야 한다. 비록 자신의 일상적인 작업을 수행하는 능력을 제한시키는 문제가 클라이언트 요소, 수행기술 또는 패턴, 또는 환경과 관련되어도, 목표 진술은 특정 작업수행 문제를 해결하는 것 이외에 작업영역(area of occupation)과 연관되어야 한다. 실제로, 단기 목표는 일반적으로 수행기술 또는 근력, 운동능력, 활동 또는 행동 같은 신체기능을 다루고 장기 목표는 의미있고 중요한 클라이언트의 일상적인 작업의 수행을 반영한다. 장기 목표와 단기 목표를 포함하는, 목표로 하는 결과는 작업치료 중재를 통해 클라이언트가 성취할 것을 예상하고 파악하는데 도움이 된다.

평가동안 근거에 중점두기

평가를 위한 근거 중점은 작업 프로파일, 작업수행 분석, 그리고 목표로 하는 결과를 위해 필요한 정보의 요구를 지지하는 근거 중심 정보를 치료사가 사용하도록 한다. 평가를 위해, 우리는 어떤 이론이나 작용하는 가정(assumption)이 클라이언트와 의료 상황에서 가장 관련되는지 고려해야 한다. 우리는 적합한 평가도구의 신뢰도와 타당도를 고려하여 이용가능한 연구를 확인하고 통합해야 한다. 평가를 위한 관련된 근거의 예시로는 당신의 클라이언트와 비슷한 클라이언트와 함께 이론적 관점을 사용하는 연구와 당신의 클라이언트와 함께 사용하기에 적합한 평가도구의 신뢰도를 보고하는 연구가 포함된다. 치료사 경험은 다음 질문을 반영해야 한다. "이러한 종류의 클라이언트를 평가하는데 있어서 나의 경험은 무엇인가?" 와 "적합한 평가도구를 사용하는데 나의 경험은 무엇인가?" 이러한 질문들에 대한 대답은 클라이언트를 가장 잘 평가하기 위해 당신의 필요가 무엇인지를 결정하는데 중요하다. 클라이언트의 선호도(client's preference)와 관련된 근거가 평가를 실시하는데 있어서 마지막으로 간주되지만 가장 중요하다. 클라이언트는 작업치료 과정의 핵심이다. 그러므로, 선호하는 작업을 가리키는 근거는 체계적으로, 꼼꼼하게 수집되어야 한다. 왜냐하면, 그 작업이 클라이언트 중심, 작업 중심의 평가를 위한 기반을 제공하기 때문이다. 치료사는 고려사항을 한 가지 방식으로 판단해야 한다.

- 클라이언트가 선호하는 작업 결과
- 수행에 영향을 미치는 요소에 대한 치료사의 분석
- 합의에 기반한(agreed–upon) 목표 결과(target outcome)

따라서, 치료사의 전문적 추론의 결과는 작업치료 과정의 다음 구성요소–중재–로의 이행에 영향을 미친다.

중재 Intervention

중재는 작업치료 과정 중 평가 후에 실시한다(**그림 23.3**). 평가 중에 클라이언트의 작업치료수행에 따라 분석하고 수집한 자료는 중재 서비스의 실시와 기획을 위한 최적의 치료 경로를 결정하기 위한 경로 정보(navigational informa tion)를 제공한다. 작업치료사가 중재 동안 해야 하는 치료 결정

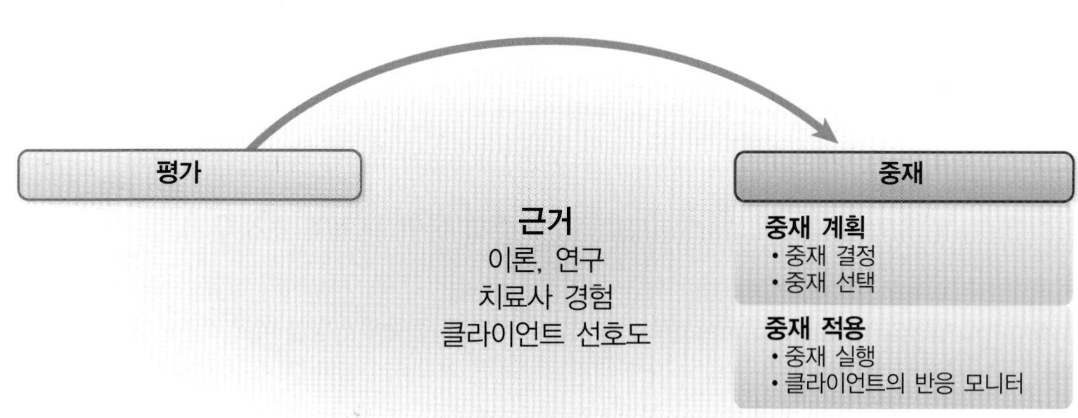

그림 23.3 중재 작동. OT, 작업치료.

또는 주요 질문은 "어떤 작업치료 중재가 나의 클라이언트를 최고로 도울 수 있는가?" 이다. 적절한 중재과정을 결정하기 위해, 우리는 문제해결 답안과 중재 계획 및 적용과 관련된 이차적인 질문에서부터 얻은 정보를 고려해야 한다. 이것들은 아래 질문을 포함하지만, 여기에만 제한되지 않는다.

- 근거에 따라 적합한 중재 범위는 무엇인가?
- 클라이언트가 수행하기 좋아하는 중재는 어떤 것인가?
- 어느 중재가 가장 효과적인가?
- 치료적 환경의 환경 한도를 고려하여, 어떤 중재를 실시할 수 있는가?
- 어떻게 클라이언트가 중재에 반응하는가?
- 중재가 클라이언트의 작업치료수행 문제를 해결하는가?
- 중재는 클라이언트가 선호하는 일상활동의 수행과 참여를 향상시키는가?

작업치료 과정 중 중재 단계 동안, 작업치료사는 반복적으로 자신에게 이런 질문들이 필요하다. 동료와 함께 가능한 답변을 논의하는 것은 전문적 추론의 폭과 깊이를 넓히는데 도움을 줄 것이다. 클라이언트를 가장 잘 도울 수 있는 작업치료 중재라는 최종 목적지를 향해 나아가도록 지시하는 도로 표식(road marker) 또는 빌보드(billboard) 고지로서 이러한 질문들을 고려해보자. 이러한 질문들에 대한 답에 따라 치료 결정을 내리는 것은 클라이언트의 작업수행 필요에 따라 중재에 초점을 두도록 할 것이다.

작업치료 과정의 **중재** 구성요소에는 중재 계획 및 중재 실행이 포함된다. 중재 계획을 진행하기 위해서, 우리는 클라이언트의 현재 작업치료수행을 고려하고, 클라이언트가 작업치료 중재를 통해 무엇을 달성할지를 예상해야 한다. 클라이언트의 치료 프로파일과 작업수행분석 결과는 클라이언트의 현재 치료 성과에 대한 주관적, 객관적 정보를 제공하며, 목표로 하는 결과는 클라이언트가 작업치료 중재를 통해 무엇을 달성할 것인지를 예상할 수 있게 한다. 따라서, 중재과정 내에 개별적인 구성요소라도, 중재는 평가와 직접적으로 상호 관련 있으며, 평가에 완전히 의존한다.

중재 계획

중재 계획은 클라이언트의 목표 결과를 해결하기 위해 사용된 특정한 작업치료 활동의 선택이다. 클라이언트와 협조하여 중재 계획을 수립한다. 작업치료사는 계획 수립에 대한 책임이 있지만, 이는 클라이언트의 중재 계획이며, 작업치료사의 중재 계획이 아니다. 이 계획을 수립하는데 있어 첫 단계는 클라이언트의 작업수행 문제를 해결하기에 적합한 중재 범위를 결정하는 것이다. 작업치료 중재는 작업기반 중재, 목적있는 활동, 또는 준비된 방법으로써 작업치료 중재를 분류할 수 있다. 작업기반 중재는 클라이언트의 목표 결과에 해당되는 클라이언트가 개입한 작업에 참여하는 클라이언트에게 집중된다. 목적이 있는 활동은 구체적으로 선정된 활동으로, 클라이언트가 작업치료수행을 강화하는 기술을 발전시키도록 허용한다. 이러한 중재는 클라이언트가 작업과 관련된 활동을 실행하도록 참여시키거나 이상적인 일상 업무를 수행하도록 한다. 준비된 방법은 클라이언트를 위해 준비하기 위해 사용되고 작업기반 중재와 목적이 있는 활동과 함께 사용된 기술이다. 26장과 27장은 집단과 대중뿐만 아니라 개인을 대상으로 한 작업치료 중재와 관련된 세부 정보를 제공한다.

클라이언트의 작업수행 문제를 해결하는데 적합한 중재 범위가 밝혀지면, 작업치료사는 수행을 개선시킬 가능성이 가장 높은 중재를 선별하고, 클라이언트의 작업 프로파일과 가장 잘 맞는 중재를 선별해야 한다. 선별된 중재를 포함시키는 결정은 클라이언트와 협동하여 정해야 한다. 그렇게 하는 것은 클라이언트가 선별된 중재와 선호하는 일상의 작업 사이 간의 관계를 클라이언트가 가장 잘 이해하게 한다.

중재 실행

계획을 수립된 후, 다음 단계는 계획을 실행하는 것이다. 중재 실행에는 중재를 실천하는 것과 클라이언트의 반응을 모니터 하는 과정이 포함된다. 클라이언트가 참여한 중재는 작업치료수행 문제와 관련된 목표 결과를 다루는데 적합해야 한다. 중재 수행에 대한 클라이언트의 반응을 모니터하는 것은 중재를 시행하는 것과 별개로 목록에 기재되고 중재와 모니터는 동시에 발생한다. 클라이언트가 중재에 참여하는 동안, 작업치료사는 클라이언트의 수행을 관찰하고 조사한다. 작업치료사는 목표 결과를 달성하기 위해 필요 시 더 잘 수용하도록 중재의 일부를 수정하거나 클라이언트의 작업수행에 도전한다. 클라이언트의 반응을 모니터하는 것은 이 장의 초반에 다룬 비공식 재평가의 일부이다. 작업치료 과정의 중재 구성요소의 임상적 예시는 **사례 연구 23.3**을 참고하라.

중재 동안 근거에 초점두기

이론, 연구, 치료사의 경험, 치료사의 우선순위는 평가에서 만큼 중재에 영향을 미치고 안내하지만 중점은 다르다. 중재를 지원하기 위한 근거의 초점은 중재 서비스의 계획과 실행에 있다. 관련있는 정보의 예로는 한 접근방법의 관련된 이익과 다른 접근방법의 관련된 이익에 대한 연구, 생활에서 비슷한 공간에서 클라이언트들에게 공동적인 작업적 도전에 대

사례 연구 23.3 어떤 작업치료 중재가 Rosa를 가장 잘 도울 수 있는가?

John은 정형외과 재활 부서에서 보조 작업치료사로 일한다. 그는 자신의 동료인 작업치료사가 담당 건수(caseload)로 지정한 새로운 클라이언트인 Rosa를 할당받았다. Rosa는 72세 로, 엉덩관절을 대체하기 위해 수술을 받았던 급성 진료시설로부터 막 이송된 참이었다. 그녀는 미망인이다; 엘리베이터가 있는 아파트에서 산다; 대중교통 버스를 이용한다; 정원 손질과 지역 노인 센터에서 1주일에 3일간 빙고게임을 한다; 그리고 Rosa는 쇼핑, 요리, 세탁, 청소를 스스로 한다. 세탁 시설은 그녀가 살던 아파트 건물의 지하에 있다; 그녀의 화장실은 샤워기가 있는 욕조가 있다–그녀는 목욕을 좋아한다; 그녀는 지역 극장에서 자신의 여동생과 계절마다 작품을 관람했으며, 미스터리 소설을 많이 읽었다; 7년 전에 은행원으로 은퇴한 뒤에 Rosa는 여행을 즐긴다–그녀와 그녀의 여동생은 1달간 알래스카로 크루즈 여행 계획이 있다. 현재, Rosa는 보행기를 사용하고 있다; 하지만 퇴원할 때 단지 지팡이만 가지고 퇴원한다. 그녀의 상지 근력은 제한적이며 쉽게 피로함을 느낀다. Rosa는 엉덩관절에 약간의 통증을 느끼고, 넘어지는 낙상을 두려워한다. Rosa의 우선순위는 여동생과 함께 크루즈 여행이다.

- John이 Rosa의 중재 계획에 포함하는 적절한 중재 범위는 무엇인가?
- Rosa가 수행하기 좋아할 중재는 어떤 것이라 생각하는가?
- Rosa에게 어떤 중재가 가장 효과적인가?
- 그 중재는 Rosa가 선호하는 일상적인 활동의 수행과 참여를 어떻게 높일 것인가?
- Rosa가 중재에 어떻게 반응할 것인가?

한 연구, 클라이언트의 상태에 대한 의료적 또는 교육적 정보가 있다. 작업치료사는 중재 범위 내에서 발견된 각각의 중재가 클라이언트 및 진료 환경과 가장 많이 관련된 이론 또는 작용하는 가정과 어떻게 관련되는지를 고려해야 한다. 게다가, 작업치료사는 이런 유형의 클라이언트를 위해 그들이 시행한 경험에 따라 중재와 관련된 개인적 능력을 반영할 필요가 있다. 마지막이나 분명히 덜 중요하지 않은 것으로, 우리는 클라이언트의 선호와 관련된 근거를 확인해야 한다. 평가동안, 작업치료사는 체계적으로 그리고 꼼꼼하게 클라이언트가 선호하는 일상적인 작업을 작업치료 중재의 계획과 전달에 통합해야 한다. 복합된 근거는 작업치료사가 문제를 해결하는데 도움을 주고 적절한 중재의 선택과 실행을 가져오는 치료적 결정에 도움이 된다. 이러한 치료 결정은 작업치료 과정–재평가의 다음 구성요소가 지니는 비공식적 측면을 반영한다. 이때, 작업치료사는 목표를 달성하도록 클라이언트를 돕는 효율성과 각 중재에 대한 클라이언트 반응을 비공식적으로 재평가 한다.

재평가 Reevaluation

작업치료 과정의 세 번째 요소는 재평가이다(**그림 23.4**). 형식적인 재평가는 기본적으로 작업치료 과정의 평가 요소로의 회귀이다. 클라이언트의 작업수행에 대한 데이터는 수집되고 분석된다. 평가처럼, 재평가는 중재 서비스의 계획과 실행을 위한 최고의 치료적 진로 결정을 하기 위한 경로 정보(navigational information)를 제공한다. 재평가동안, 첫 평가동안 실시된 방법과 똑같게 평가동안 설정된 목표 결과를 평가한다. 궁극적으로, 작업치료사는 앞서 제시된 최적의 중재과정을 밝히면서 동시에 최적의 중재과정이 이뤄지고 있는지 아닌지를 결정해야 한다.

작업치료사가 재평가 동안 해야하는 치료결정 또는 주요 질문은 "어떻게 작업치료가 클라이언트의 작업수행에 영향을 미치는가?" 이다. 다른 작업치료 과정 구성요소처럼, 서비스에 대한 지속적인 필요에 치료적 결정을 내리기 위해 우리는 아래 이차적인 질문에 대한 문제 해결 답변을 제시할 수 있도록 돕는 정보를 찾아내야 한다. 이런 질문들은 아래에 제시되어 있지만, 아래에만 국한되지 않는다.

- 평가에서 시행되는 사정도구에 기초하여, 클라이언트의 작업수행이 어떻게 변하는가?
- 클라이언트가 지금 어떤 작업을 수행할 수 있는가?
- 클라이언트가 여전히 어떤 작업을 수행할 수 없는가?
- 작업치료가 클라이언트의 작업수행 문제를 해결하는데 도움을 줄 수 있는가?
- 클라이언트의 목표 결과를 달성하기 위해 클라이언트의 측정 가능하고 객관적인 목표를 어떻게 수정해야 하는가?

효과적인 문제해결 답변들을 위해, 우리는 클라이언트의 작업수행을 재분석하고, 클라이언트의 목표 결과를 검토하고, 작업치료서비스의 지속과 관련되어 취해야 하는 적합한 활동을 확인한다.

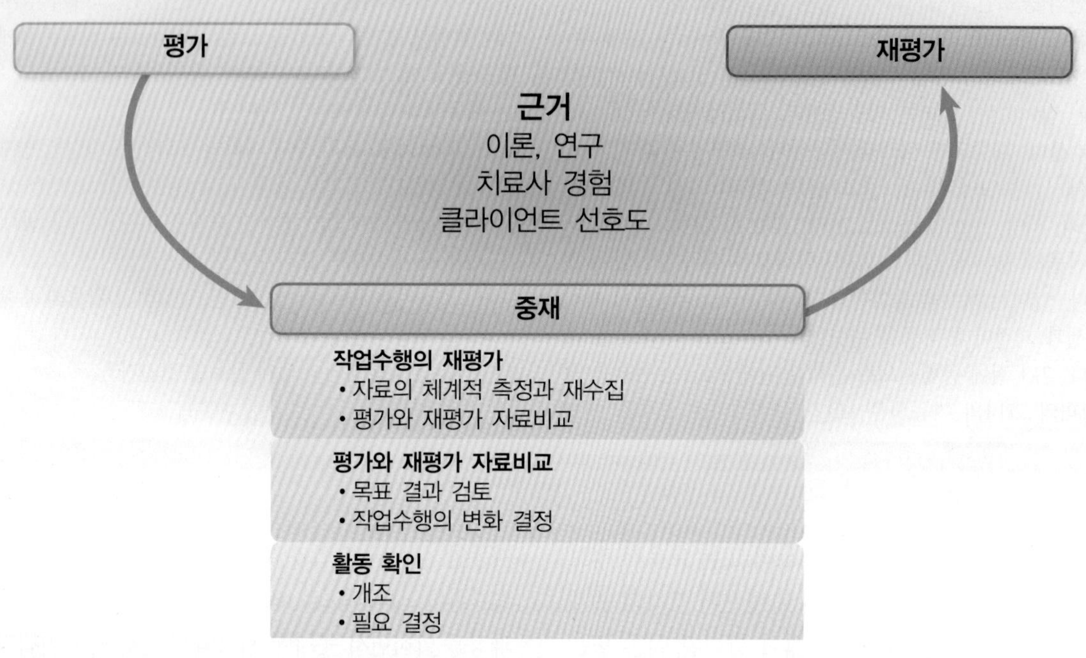

그림 23.4 재평가 작동. OT, 작업치료.

작업수행의 재분석

작업수행 재분석 과정의 첫 단계로써, 작업치료사는 체계적으로 자료를 측정하고, 재수집한다. 재분석의 다음 단계는 재평가동안 수집한 현재 자료와 기존 평가 동안 얻은 자료를 비교하는 것이다. 어느 비교와 마찬가지로, 작업치료사는 동일한 항목을 비교한다는 것을 확인해야 한다. 따라서, 우리가 재평가동안 평가기간 동안 사용한 똑같은 측정을 사용해야 한다. 그렇게 하는 것은 작업치료사가 변화를 정확하게 측정할 수 있는 유일하게 믿을만한 방법이다. 만약 우리가 똑같은 측정을 사용하지 않는다면, 작업수행의 비교 가능한 측면을 측정할 수 없다. 만약 우리가 작업수행의 비교 가능한 측면을 측정하지 않는다면, 작업치료가 어떻게 클라이언트의 수행에 영향을 미치는지 정확하고 타당한 근거를 결정할 수 없다. 직접적인 자료의 비교는 목표한 결과의 재검토에 영향을 미친다. 재평가 시점은 작업치료 중재 실행이 클라이언트의 목표한 결과를 성취하기 위한 작업치료 중재의 실행이 얼마나 걸릴 것인지에 대한 작업치료사의 예측에 기초한다.

목표로 하는 결과의 검토

작업수행의 변화는 목표 성취 동안 의도된 목표 결과를 작업치료 중재가 성취할지를 결정하기 위해 사용된다. 목표로 한 결과의 검토는 평가동안 수립된 측정 가능한 목표와 관련된 클라이언트의 작업수행의 변화를 치료사가 결정하기 위해 요구된다. 목표 달성 정도는 평가동안 측정된 클라이언트의 수행을 재평가동안 측정된 수행과 비교함으로써 결정할 수 있다. 적합한 행동을 알아내기 위해, 목표로 한 결과와 목표를 검토하고, 재평가한다.

활동 확인

재평가 후에, 치료사는 치료를 지속할지 말지, 클라이언트에게 다른 서비스 또는 작업치료사를 추천해줘야 하는지 아닌지, 서비스를 중단해야 하는지 아닌지를 결정한다. 만약 대안적인 접근방법이 진전을 향상시키도록 작용한다는 믿을만한 근거가 있든지 클라이언트가 전반적인 목표를 향해 진행하고 있다면 서비스의 지속은 정당하다. 게다가, 새로운 또는 변화된 목표 결과와 목표를 치료 과정의 결과로서 제시할 수 있다. 일부 사례에서, 클라이언트는 작업치료 내에 다른 전문 중재가 타당하다는 것과 작업치료에 더하여 다른 전문가의 서비스로부터 유익을 얻을 수 있음이 확실해 보인다. 이런 경우에, 작업치료사는 클라이언트에게 적합한 자원을 추

사례 연구 23.4 재평가: 작업치료가 Tim의 작업수행에 어떻게 영향을 미치는가?

Tim은 24세로, 자동차 사고로 인해 두 달 전에 외상성 뇌손상(traumatic brain injury)을 겪게 되었다. 한 달 전에, 그는 병원에서 퇴원하였고 작업치료를 위해 외래로 의뢰되었다. Tim의 작업치료사인 Mark가 평가기간 동안 수집한 자료에 따르면, 오른팔의 근력저하와 순서화의 문제로 인해 Tim은 상하의 옷을 입는데 중간정도의 신체적인 도움이 필요하였다; Tim은 돈 관리와 식사준비 활동을 위해 중간 정도의 신체적 및 인지적 도움이 필요하였다. 그는 충동성으로 인해 과제 수행시 안전을 위하여 지속적인 감독이 필요하였다; 그리고 그가 쉽게 좌절하고, 분노를 표출하였다. Mark는 그와 Tim이 생각하는 목표 결과를 다루는 목표를 달성하려면 4주가 걸릴 것이라고 예상했다. Mark는 과거와 현재 작업수행을 정확하게 비교하고, 진행 과정을 결정하기 위해 공식적인 재평가동안 초기 평가에서 그에게 사용했던 동일한 측정을 시행하였다. Tim의 현재 작업수행은 다음과 같다: 그의 오른팔 근력은 옷을 입고 벗는 데에 충분하다; 하지만, 그는 옷을 고정할 수 없었다(버튼/지퍼); Tim은 혼자서 쓰여진 설명에 따라 순서대로 옷을 입을 수 있다; 그는 신체적으로 재정 관리와 식사 준비 과제를 수행하는데 최소한의 도움이 필요하다; 하지만, 그는 부엌 환경에서 안전을 위하여 중간 정도의 인지적 도움과 감독이 지속적으로 필요하다; 그리고, Tim은 분노의 표출 없이 좌절감을 느낄 때 Mark에게 지원을 요청할 수 있다.

- Tim의 작업수행이 평가 이후로 어떻게 변하였는가?
- Tim이 지금 할 수 있는 작업은 무엇인가?
- Tim이 여전히 할 수 없는 작업은 무엇인가?
- 작업치료가 Tim의 작업수행 문제 해결에 지속적으로 도움이 될 수 있는가?
- Tim의 목표가 목표 결과를 다루기 위해 어떻게 수정될 필요가 있는가?

천한다. 클라이언트가 목표로 한 결과를 달성할 때 또는 추가적인 중재가 작업수행을 크게 개선시키지 못할 것이라는 근거가 있을 때 서비스를 종료한다. 치료 서비스를 종료할 때, 클라이언트에게 종종 사후 관리 또는 추적에 대한 권고를 조언한다.

작업치료 중재가 클라이언트의 작업수행에 영향을 미치기 위해, 재평가는 참여된 시간의 끝에 이상적으로 계획되어져야 한다. 하지만, 재평가를 위한 "적절한" 시간을 결정하는 것은 쉽지 않다. 만약 재평가가 너무 빨리 시작되면, 중재과정은 성급하게 실패한 것으로 간주될 수 있다. 왜냐하면 클라이언트는 수행의 변화를 보이기에 시간이 충분하지 않았기 때문이다. 반대로, 만약 재평가가 너무 늦으면, 클라이언트가 이미 목표로 한 결과를 달성하고, 작업수행 중 진행상태가 지속적이지 않다. 이는 목표 결과와, 측정 가능한 목표와 중재 계획이 긍정적 변화의 방향으로 수정되지 않았기 때문이다. 재평가에 대한 시간을 결정하는 작업치료사의 임상적 추론 외에 다른 요소들이 있다. 이러한 요소들은 제3의 지불 원천(third party payment source), 건강기관 정책 및 과정, 실행 가이드라인이 포함된다. 재평가에 대한 근거 초점(evidence focus)은 작업치료사가 평가에 실시된 평가도구와 특정 유형의 클라이언트를 위한 재평가에 관한 이용 가능한 연구를 고려하도록 요구한다. 재평가를 위한 근거는 평가 결정을 지지하는 연구와 중재 옵션을 다루는 연구로부터 도출된 관련 정보를 혼합한다. 재평가를 고려한 결정에 영향을 미치는 기타 요소들이 증거에 기반하더라도, 작업치료사들은 이것이 항상 사례에 없음을 인식할 필요가 있다. 재평가를 포함하여 작업치료의 모든 측면에 관하여 근거에 기반한 결정을 지지할 필요가 있다. 작업치료 과정의 재평가 구성요소의 임상적 예시는 **사례 연구 23.4**를 참고하라.

결과: 지속 또는 종료

Outcomes: Continue or Discontinue

결과는 작업치료 과정을 통해 통합된다. 앞서 설명한 대로, "작업참여를 통해 삶에서 건강과 참여를 지지하는 것" 은 작업치료서비스의 포괄적 목표이다. 작업치료만의 참여에 대한 고유한 몰입은 포괄적인 결과(inclusive outcome)에 대한 주된 초점으로 이어진다. 평가에서 이미 다뤄진 것처럼, 클라이언트의 작업수행 문제를 반영하는 목표 결과를 확인해야 한다. 확인할 수 있는 시간의 틀(time frame)과 이미 결정된 목표와 함께 측정 가능한 목표는 목표로 한 결과 달성을 결정하는데 있어 필수적이다. 중재 계획을 수립하고 중재를 실행할 때, 작업치료사는 클라이언트의 목표 결과를 고려했다. 진전을 다루는 재평가동안 목표 결과는 공식적으로 재조정된다.

작업치료사가 답변해야 하는 주된 질문은 "나의 클라이언트는 지속적으로 작업치료서비스가 필요한가?" 이다. 그 과정의 모든 기존 측면처럼, 작업치료사는 문제해결을 위한 이차적 질문에 대한 정보를 가져야 한다. 이것들이 다음에 포함되어 있다;

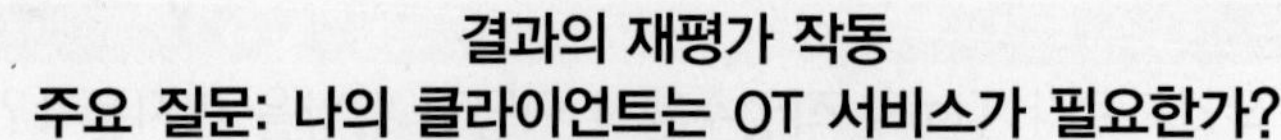

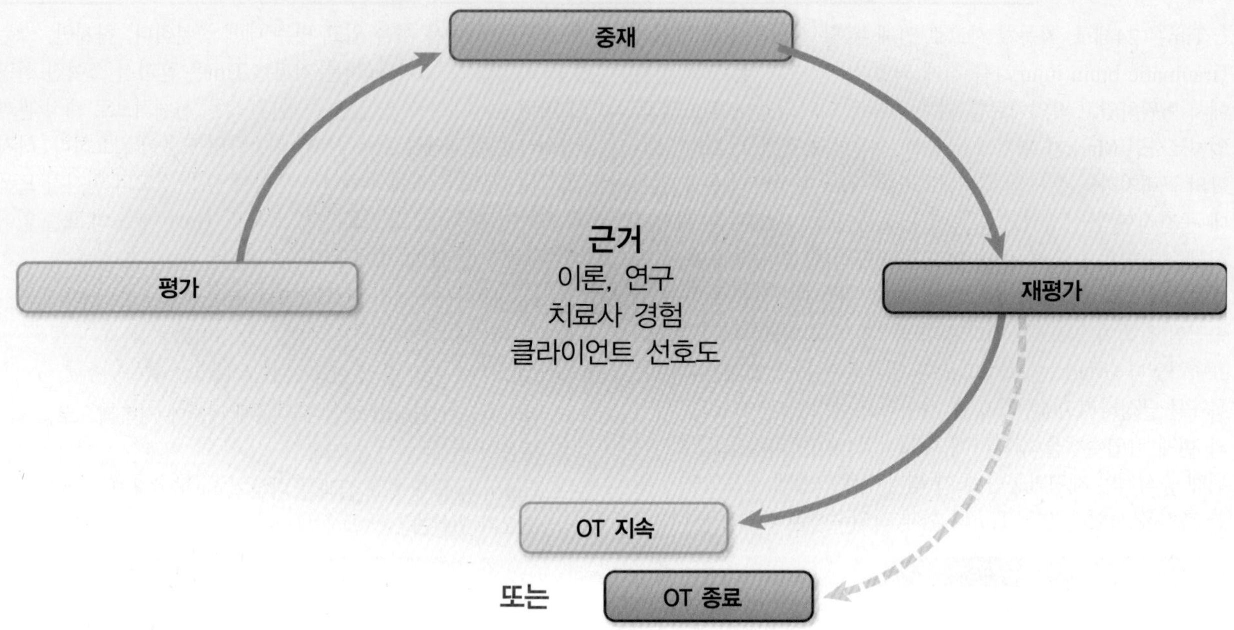

그림 23.5 결과의 재평가 작동. OT, 작업치료.

- 작업치료는 일상의 작업을 수행하는 클라이언트의 능력에 긍정적으로 영향을 미치는가?
- 작업치료가 클라이언트의 작업 서비스 문제를 해결하도록 지속적으로 도울 수 있는가?
- 클라이언트가 작업치료서비스로부터 가능한 한 많은 이익을 달성하는가?
- 클라이언트가 작업치료서비스를 지속적으로 받기를 원하는가?
- 작업치료서비스 지속에 대해 충분한 정당성이 있는가?

사례 연구 23.5 Margaret은 작업치료서비스가 지속적으로 필요한가?

Margaret은 57세로, 오른쪽 손목 골절을 겪고 있다. 그녀는 3개월 전에 깁스를 푼 이후에 외래 센터에서 작업치료서비스를 받고 있다. 팜(Pam)은 그녀의 물리치료사로 초기 평가를 마쳤을 때, 그녀는 왼쪽 손목이 관절가동범위가 제한되었고; 움직일 때 통증이 증가하였고; 업무 활동(타이핑치기, 마우스 사용, 채우기), 문열기, 설거지 하기, 집안일(문 열기, 설거지 하기, 세탁기/건조기에 빨래를 넣고 빼기, 물건 들기(주전자, 식료품 가방), 운전하기, 그리고 여가 활동(뜨개질, 테니스) 참여에 어려움이 나타났다. 재평가를 통해, Margaret의 관절가동범위는 기능적인 제한 내에 있다; 그녀의 근력은 증가하고 중간 정도 무게의 물건들을 들 수 있다–무거운 물건은 두 손을 사용; Margaret은 팜이 가르친 전략을 사용해서 업무활동을 수행할 수 있었다–휴식하기, 스트레칭하기, 활동을 다양화하기 등.; 그녀는 문을 열고 운전도 할 수 있다; 짧은 시간 동안 그녀는 뜨개질도 다시 할 수 있게 되고, 어제 막 테니스 연습도 다시 시작했다. Margaret은 무거운 물체를 들어올릴 때에만 경미한 고통이 있다고 말한다. Margaret은 가사 활동을 할 수 있고, 혼자서 운동도 할 수 있으며 팜이 그녀에게 활동과 운동능력을 기르기 위해 새로 알려준 전략도 사용할 수 있다. Margaret은 자신의 손목이 나아져서, 거의 모든 일상적인 활동을 할 수 있다고 말한다.

- 작업치료는 일상적인 작업을 수행하기 위한 Margaret의 능력에 긍정적으로 영향을 미치는가?
- 작업치료는 Margaret의 작업수행과 문제를 해결하는데 지속적인 도움을 줄 수 있는가?
- Margaret은 작업치료서비스로부터 가능한 한 많은 유익을 얻었는가?
- Margaret은 작업치료서비스를 계속 받길 원하는가?
- Margaret의 작업치료서비스를 지속하는 것이 충분히 정당한가?

사례 연구 23.6 Cheng은 작업치료서비스가 지속적으로 필요한가?

Cheng은 26세로, 정신분열증을 겪고 있다. 현재, 그는 그룹홈에서 살고 있다. Cheng의 가장 최근의 입원은 6개월 전이었다; 그리고, 그 이후로, 그는 그의 작업치료사인 Bonnie를 일주일에 한번씩 만나고 있다. 그의 작업치료 세션은 파트 타임 일을 유지하기 위해 그의 일과 관련된 목표에 주로 초점이 맞추어져 있다. Cheng의 작업치료 중재는 업무 환경을 위해 적절한 자기관리와 위생을 다루고 있다; 동료 및 클라이언트와의 대인관계; 업무기술과 패턴; 시작, 유지, 그리고 업무과제 완성; 그리고, 업무표준과 과정의 수락. Cheng은 최근에 지역 식료품 가게에서 저녁마다 재고관리 업무를 파트 타임으로 시작했다. Bonie는 업무수행을 지속하기 위해 작업치료 세션 동안 Cheng을 계속 만나고 있다; 그러나, Cheng은 그의 목표를 성취했기 때문에, 그는 몇 주 내에 퇴소하는 것이 적절하다. Cheng의 마지막 세션에서, 그는 자신이 지금 일을 해서 수익이 있기 때문에 아파트에서 살고 싶다고 말했다.

- 작업치료는 일상적인 작업을 수행하기 위한 Cheng의 능력에 긍정적으로 영향을 미치는가?
- 작업치료는 Cheng의 작업수행과 문제를 해결하는데 지속적인 도움을 줄 수 있는가?
- Cheng은 작업치료서비스로부터 가능한 한 많은 유익을 얻었는가?
- Cheng은 작업치료서비스를 계속 받길 원하는가?
- Cheng의 작업치료서비스를 지속하는 것이 충분히 정당한가?

작업치료서비스를 지속해야 할지 말지를 결정하기 위한 답변들을 결정하기 위해, 작업치료사는 평가, 중재, 재평가를 통해 얻은 정보를 사용한다.

작업치료서비스의 모든 다른 측면처럼, 근거는 클라이언트가 지속적인 작업치료서비스를 결정하기 위한 기초가 된다. 근거 초점(evidence focus)이 평가 및 재평가 결과에 따라 이러한 종류의 클라이언트를 위한 서비스 지속 기간을 고려했을 때 이용 가능한 연구를 찾아야 한다. 게다가, 치료를 결정할 때, 평가 및 재평가 자료에 더하여 이론적 관점, 중재과정에서 치료사의 관점과 유사한 클라이언트에 대한 목표결과 성취, 특정한 클라이언트의 선호를 고려해야 한다. 만약 근거를 통해 클라이언트가 작업치료서비스를 지속하는 것이 유익하다고 지지된다면, 목표 결과, 목표, 그리고 중재 계획은 필요에 따라 수정 되고 중재는 다시 시작된다. 이미 결정된 시간에서, 또 다른 재평가는 체계적으로 측정되고 이전에 시행된 평가도구를 사용하여 자료를 재수집 한다. 새로운 재평가 결과를 기초로, 작업치료서비스의 지속과 종료를 지지하는 근거-이전의 근거와 새로운 근거-에 기반하여 치료적 결정을 만든다; 그리고 이상적으로 목표 결과를 획득하고 근거를 통해 작업치료서비스의 종료 지지될 때까지 중재와 재평가를 반복한다. 과정(process)을 반복적으로 더 많이 따라갈수록, 작업치료 과정의 모든 측면에서 전문적 추론을 지지하는 근거를 따라가도록 하는 표식(marker)을 더 많이 발견할 것이다. 작업치료 과정의 결과 요소에 대한 임상적 예시는 **사례 연구 23.5**와 **23.6**을 참고하라.

요약 Summary

작업은 작업치료 과정에서 필수적이며, 가장 유용하고 포괄적인 근거와 개별적인 작업치료사의 전문적 추론과 합쳐진다. 이번 장에서, 당신이 클라이언트에게 제공하는 작업치료서비스를 성공적으로 이끌어가도록 돕기 위해 작업치료 과정의 주요 구성요소 지도-평가, 중재, 재평가, 서비스 지속/종료)를 제공하였다. 지도 읽기와 경로 따라가기를 경험할 때, 근거 및 임상적 추론의 사용도 함께 발전할 것이며, 클라이언트와의 협조를 통해 올바른 치료 결정과 성공적인 결과를 보장받을 것이라 확신한다.

참고문헌 References

American Occupational Therapy Association.(2008). Occupational therapy practice framework: Domain and process, 2nd edition. *American Journal of Occupational Therapy, 62*, 625–683.

American Occupational Therapy Association.(2010). Standards of practice for occupational therapy. *American Journal of Occupational Therapy, 64*, S106–S111. doi:10.5014/ajot.2010.64S106-64S111

Christiansen, C. H., & Baum, C. M.(Eds.).(1997). *Occupational therapy: Enabling function and well-being*. Thorofare, NJ: Slack.

Christiansen, C. H., Baum, C. M., & Bass-Haugen, J.(Eds.).(2005). *Occupational therapy: Performance, participation, and well-being*. Thorofare, NJ: Slack.

Fearing, G., Law, M., & Clark, J.(1997). An occupational performance process model: Fostering client and therapist alliances. *Canadian Journal of Occupational Therapy, 64*, 7–15.

Fisher, A. G.(1998). The 1998 Eleanor Clarke Slagle lecture. Uniting practice and theory in an occupational framework. *American Journal of Occupational Therapy, 52*, 509–521.

Fisher, A. G.(2009). *Occupational therapy intervention process model: A model for planning and implementing, top-down, client-*

centered, and occupation-based interventions. Fort Collins, CO: Three Star Press.

Graham, G.(1996, June). Clinical effective medicine in a rational health service. *Health Director*, 11–12.

Gray, J. A. M.(1997). *Evidence-based healthcare: How to make health policy and management decisions*. New York, NY: Churchill Livingstone.

Hinojosa, J., Kramer, P., & Crist, P.(Eds.).(2010). Evaluation: Where do we begin? In *Evaluation: Obtaining and interpreting data*(3rd ed., pp. 1–20). Rockville, MD: AOTA Press.

Holm, M. B.(2000). The 2000 Eleanor Clarke Slagle lecture. Our mandate for the new millennium: Evidence-based practice. *American Journal of Occupational Therapy*, *54*, 575–585.

Law, M.(1998). *Client-centered occupational therapy*. Thorofare, NJ: Slack.

Law, M., & Baum, C. M.(1998). Evidence-based occupational therapy. *Canadian Journal of Occupational Therapy*, *65*, 131–135.

Law, M., Baum, C. M., & Dunn, W.(2005). *Measuring occupational performance: Supporting best practice in occupational therapy*(2nd ed.). Thorofare, NJ: Slack.

Lee, C. J., & Miller, L. T.(2003). The process of evidence-based clinical decision making in occupational therapy. *American Journal of Occupational Therapy*, *56*, 344–349.

Reed, K. L., & Sanderson, S. N.(1999). *Concepts of occupational therapy*(4th ed.). Baltimore, MD: Lippincott Williams & Wilkins.

Rogers, J. C., & Holm, M. B.(1989). The therapist's thinking behind functional assessment. In C. Royeen(Ed.), *Assessment of function: An action guide*(pp. 1–29). Rockville, MD: American Occupational Therapy Association.

Rogers, J. C., & Holm, M. B.(2009). The occupational therapy process. In E. B. Crepeau, E. S. Cohn, & B. A. B. Schell(Eds.), *Willard & Spackman's occupational therapy*(11th ed., pp. 478–518). Baltimore, MD: Lippincott Williams & Wilkins.

Sackett, D. L., Straus, S. E., Richardson, W. S., Rosenberg, W., & Haynes, R. B.(2000). *Evidence-based medicine: How to pra ctice and teach EBM*(2nd ed.). New York, NY: Churchill Livingstone.

Silverman, W. A.(1998). *Where's the evidence? Debates in modern medicine*. New York, NY: Oxford University Press.

24장

클라이언트 평가

Evaluating Clients

용미연 옮김

학습목표

이 장을 학습한 후, 다음의 내용을 할 수 있을 것이다:

1. 선별, 사정, 평가 간의 차이점을 이해한다.
2. 평가과정에 작업치료 실행의 틀(occupational practice framework)을 적용한다.
3. 작업수행에 대한 면담, 관찰, 사정을 위한 전략을 확인한다.
4. 평가과정에 영향을 미치는 개인적 배경적 요소들을 논의한다.

개요

서론 Introduction

이 장은 클라이언트 평가과정을 재검토한다. 이 장의 첫 단락은 용어를 정의하고 문서/의뢰, 작업 프로필, 사정 척도, 해석과 결과에 대한 재검토를 포함한 평가과정의 요소들을 논의한다. 본 장의 두 번째 단락은 작업치료 중재과정 모델과 평가과정의 안내서인 "작업치료 실행의 틀, 제 2판"이 사용된 클라이언트 중심의 평가를 위해 적용할 수 있는 모델을 제시할 것이다. 본 장의 세 번째 단락은 실행환경, 치료사 경험, 평가과정에 사용되는 도구와 문서, 평가의 윤리적 문제와 같은 평가과정에 영향을 미치는 요소들을 고려한다.

평가와 관련된 용어

평가과정에 대한 논의에서 선별, 평가 그리고 사정 같은 유사한 용어들을 명확하게 하는 것이 중요한데 이는 본 장과 미국의 일반적인 전문 문서에서 각 용어들은 특별한 의미가 있기 때문이다.

선별(screening)

선별(screening)은 작업치료 과정의 첫 번째 부분이며 작업치료평가가 필요한지를 결정하기 위해 클라이언트의 상황을 빠르게 검토하는 것이다. 그것은 의뢰될 때 수행되거나 또는 임상 현장에 새 클라이언트가 왔을 때 치료사가 행하는 일상적인 활동일 수 있다. 예를 들어, 그것은 장기 보호기관에서 작업치료서비스가 새로 입원한 환자에게 유익할지 선별하기 위한 일상적인 수행이다. 작업치료가 클라이언트의 지원자가 될 수 있다고 작업치료사가 결정하고 클라이언트가 서비스를 이용할 것이라고 동의하면 평가과정이 시작된다.

평가(evaluation)

평가는 중재 계획과 효과성 검토를 위해 필요한 정보를 수집하고 해석하는 전 과정이라는 용어로 사용된다. 이것은 평가과정과 결과에 대한 계획과 문서화가 포함된다(AOTA, 2008, 2010b). Niestadt(2002)는 "작업치료평가는 일련의 과정이며 사고 처리이다" 라고 단정하였다(p.1). 작업치료 평가의 절차적인 요소는 인터뷰, 관찰, 사정(assessment), 그리고 작업치료수행에서 환자의 강점과 도전을 이해하기 위한 직접적인 전략이다. 사실, 작업치료사는 작업치료 과정(선별에서부터 퇴원) 동안 환자에 대한 평가적인 관점을 유지하고 있으므로 중재와 평가를 완전히 분리할 수 없다. 평가의 전반적인 과정은 치료사가 의학적, 사회적, 그리고/또는 교육적 진단: 클라이언트 세계의 배경적 요소들; 그리고 환자와 중재과정에 영향을 미치는 실제적인 요소들을 고려하는 것처럼 전문적이고 임상적인 추론의 모든 유형이 활용된다. 평가와 밀접한 **재평가**(reevaluation)는 중재에 대한 클라이언트의 비판적인 분석과정이다. 23장에서 논의된 것처럼 재평가는 치료사가 중재에 대한 클라이언트의 반응을 평가할 수 있게 하고 중재 계획의 변경을 결정하기 위해 환자와 협력하는 것을 가능하게 한다.

사정(assessment)

평가의 요소로, 치료사는 평가도구를 사용하여 구체적인 정보를 수집할 필요가 있을 수 있다. Hinojosa 등(2010)은 **사정**(assessment)을 "...평가과정 동안 작업 프로파일과 작업수행 영역을 수집하기 위해 사용되는 특별한 도구, 장비 또는 체계적인 상호작용" 으로 설명한다(P.3). 사정은 치료사가 정보를 얻기 위해 주어진 상황에서 이루어지는 비형식적인 것일 수도 있고 표준화된 면담이나 관찰 도구를 사용할 수도 있다. 표준화된 사정들은 전형적으로 환자가 단계화된 특정한 활동을 수행하거나 미리 정해져 있는 기준에 따라 치료사가 등급을 매기는 과정들이 포함된다. 사정은 클라이언트를 몇 가지 행동적 기준의 용어로 클라이언트를 등급화하는 목표지향적인 기준 또는 동일한 측정을 한 다른 집단의 사람들과 클라이언트를 비교한 규준을 근거로 할 수 있다. 오늘날의 임상 환경에서 종종 다양한 사정이 현실적으로 수행되지 않는다; 그러므로 작업수행을 측정할 때 치료사가 신중하게 사정도구들을 선택하는 것이 중요하다. 25장은 클라이언트 수행 사정을 위해 도구 선택 시 고려되는 사항들에 대한 안내를 제공한다.

평가와 관련된 전문적인 기준들

작업치료사가 전문적인 수준으로 교육을 받기 때문에, 평가과정의 모든 측면에 책임이 있다(AOTA, 2010b). 정보를 수집하고 해석하는 것에 더하여 평가는 작업치료 중재 추천 그리고/또는 클라이언트에게 유익할 수 있는 다른 서비스로의 의뢰를 포함한다. 작업치료사는 평가과정에 참여하도록 보조 작업치료사(OTAs)에게 요청할 수 있다. 작업치료사의 감독 하에 보조 작업치료사는 서비스 능력을 갖추기 위해 선택된 평가를 실행해서 얻은 결과를 기록한다(AOTA, 2009). 67장에 능력을 쌓는 과정에 대해 더 많은 정보를 제공하고 있고 72장에는 전문적으로 교육받은 작업치료사와 기술적으로 교육받은 보조 작업치료사 간에 실행 역할에서의 전반적인 차이점을 기술하고 있다.

전문적인 안내서를 따르는 것에 더하여, 작업치료사들은 규준, 재정, 교육적 필요조건들을 준수하는 방식으로 의뢰하고 일을 진행할 책임이 있다. 평가결과의 구두 그리고/또는 서면 방식의 의사소통은 임상에서 명시한 시간적 범위, 법/규준, 승인, 그리고 납부자 요구의 범위 내에서 제시되어야 한다. 환자에 대한 모든 의사소통은 환자와 관련된 윤리적 범위 내에서 비밀리에 이루어져야 한다(AOTA, 2010a).

안무와 같은 작업치료평가

Occupational Therapy Evaluation as Choreography

많은 서비스 전문분야와 같이 작업치료는 과학일뿐만 아니라 예술이다. 과학이라 함은 일상생활의 문제점을 다루기 위한 전략을 세우기 위해 클라이언트와 협력하고 클라이언트에게 도전을 경험하게 하는 것과 같이 치료사에 의해 사용되는 체계적인 과정에서 명백하다. 작업치료에서 예술성은 클라이언트의 삶의 질을 향상시키기 위해 개별화되고 창조적인 해결책을 만들기 위해 클라이언트와 그들의 환경과의 관계성 또는 연결성으로부터 나온다. 작업치료 실행에서 예술적인 부분은 작업치료 과정 동안의 평가와 중재 간의 이루어지는 지속적인 댄스이다. 전형적으로 평가과정에서 치료사는 중재 전략을 결합시킬 수 있다. 유사하게 중재를 적용할 때 치료사들은 클라이언트의 반응을 평가하기 위해 정보를 모으고 그에 따라 치료를 수정한다. 평가는 중재 초기에만 수행하는 것이 아니고 중재 완료에도 수행한다; 중재의 효과성을 알기 위해 작업치료의 전 과정 동안 수행되어야 한다(AOTA, 2008).

댄스의 비유는 과정을 검토하는데 유용한 방법이다; 효과적인 클라이언트 중심의 서비스를 제공하기 위하여 작업치료사들은 작업치료 전 과정을 안무해야 한다(**그림 24.1**). 안무과정은 영감, 다른 사람들과의 협동, 댄스장으로의 진입, 창조적인 요소들, 움직임 구성, 동작들의 구성, 그리고 동작들 수행과 같은 여러 가지 구성요소들이 포함된다. **표 24.1**은 안무하는 댄스와 작업치료 과정 간의 유사성을 설명한다.

댄스를 구성하는 과정 동안 안무가는 청중 앞에서 수행될 댄스인 "마지막 작품"을 항상 상기하고 있어야만 한다. 예를 들어, 안무가는 공간, 의상, 세트, 조명을 고려한다. 유사하게, 작업치료사는 클라이언트와 배경적 요소들을 고려하여 평가, 중재, 그리고 퇴원계획을 동시에 고려해야 한다. 숙련된 작업치료사들은 중재를 이끌 가장 가치 있는 정보들을 수집하는데 도움이 될 면담과 평가전략을 신중하게 선택한다. 초보 치료사들은 클라이언트들이 중재과정을 잘 감당할 때까지 퇴원계획을 고려하지 않을 수 있으나 경력이 있는 치료사들은 퇴원이나 다른 곳으로 아동하기 전에 마치 마지막 방문인 것처럼 클라이언트 방문을 다루는 것을 안다. 작업치료평가는 대개 선별과 의뢰, 문서검토, 면담 그리고 작업 프로파일, 구체적인 사정, 해석과 결과들, 그리고 중재에 대한 권고를 포함한 과정을 따른다.

댄서가 댄스를 처음 시작할 때처럼 초보 작업치료사는 종종 면담, 클라이언트 수행 관찰, 그리고 표준화된 평가 수행이 서투르고 기계적이다. 경력있는 치료사들은 수행의 예술성을 즐기거나 참여하는데 제한적인 자신의 수행(특히 가까이 감독을 받을 때)을 염려한다. 기계적인 평가 수행은 해석, 통합, 그리고 결과의 문서화를 위해 필요한 정신력을 제한할 수 있다. 전문적인 작업치료사는 면담 질문을 신중하게 선택하고 관련된 수행요소들의 관찰과 같은 평가 댄스과정 동안 수월해 보인다. 노련한 작업치료사는 적절한 평가도구를 선택하기 위한 숙련된 추론을 설명할 수 있고, 유사하게 무슨 질문을 할지, 평가도구를 어떻게 사용할지 그리고 평가가 언제 완료되어야 하는지도 알 수 있다. 조금 더 환자의 필요를 안무로 비유하여 설명하면 댄스를 구성하기 위한 기본적인 요소들을 설명할 것이고 그러한 요소들은 결과에 영향을 미친다. 이러한 요소들은 이 장의 나머지 부분에 안내되어 있다.

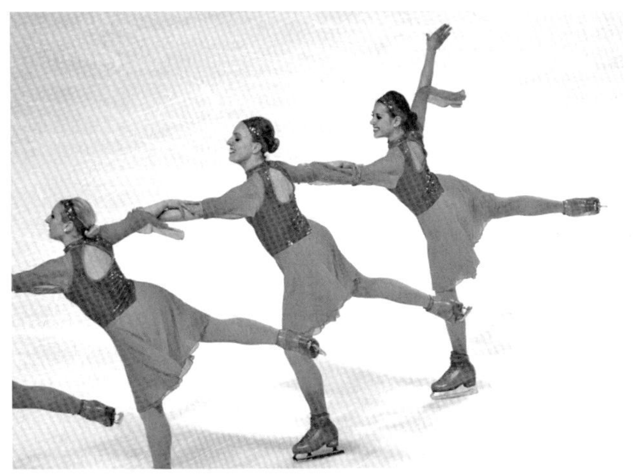

그림 24.1 세계 최상급의 피겨선수들이 효율적인 수행을 창조하기 위해 서로 주의있게 참여해야만 하듯이 작업치료사들은 효과적인 중재를 가져오는 평가를 안무하기 위해 환자와 일해야만 한다.

선별과 의뢰 : 댄스를 위한 서곡

많은 임상 현장에서 서비스에 대한 선별은 종종 작업치료 의뢰 전에 일어난다. 일부 현장에서 작업치료사들이 당연한 일로 새로운 클라이언트들을 선별하지만 다른 현장에서는 작업치료사가 단지 간소하나 선생님과 같은 다른 전문가에 의해 요청될 경우만 클라이언트를 선별한다. 많은 장기보호시설에서는 새로운 생활환경으로 이전한 클라이언트들을 강하게 돕는 방식인 치료 서비스가 유용할지에 대해 모든 입소자들을 선별한다. 학교 시스템 현장에서 치료사는 종종 학생들을 선별하기 위해 선생님으로 또는 지원팀으로 참여하고(관찰 또는 작업 표본을 통해) 문제점을 약화시킬 수 있는지를 살펴보도록 권고한다(종종 적응의 형태로). 아동이 지원팀의 권고에 반응하지 않으면 종종 작업치료평가로 의뢰된다.

선별은 작업수행에 대한 환자의 참여에 관한 사전 자료를 수집하는 것과 클라이언트에게 전문적인 작업치료서비스가 유익할지 또는 다른 전문가들에게 의뢰해야 할지를 결정하는 것도 포함된다. 선별은 시설이나 기관으로 오는 새로운 클라이언트에 관해 종종 직원들과 상의하거나 수용 정보를 검토하여 클라이언트와 치료사 간에 제한된 상호작용이 있는지를 "간접적인" 접근으로 검토하는 것이다. **작업치료사가 수용 정보에서 고려해야 하는 핵심적인 것은 생활환경, 건강상태, 또는 작업수행에서의 최근 변화이다.** 예를 들어, 장기보호환경에서 클라이언트의 기록들이 일상생활활동(ADL) 수행에서 낙상이나 미끄러짐에 대한 최근 병력을 나타낼 수 있다. 학교 시스템 현장에서 작업치료사가 교실에서 학생들을 관찰하여 아동의 학업수행 향상을 위해 해야 할 것을 선생님들에게 제시한 것들에 대해 학생지원팀이 권고한 후에 선별

표 24.1 댄스의 안무와 작업치료 과정 비교

댄스에서 안무의 요소	작업치료 과정에 관련된 개념	작업치료에서 클라이언트와 함께 프래그매틱스
협동 솔로 댄서 조차도 조명, 음악, 의상을 포함한 환경적인 요소들을 조절하는 무대. 사람들에게 의존한다. 작품의 마지막은 댄서와 다른 많은 사람들 간의 협동이다.	클라이언트를 "위해 하기" 보다 클라이언트와 "함께" 일하기. 작업치료사들은 또한 클라이언트와 일하는 다른 분야의 전문가를 알아야 하며 클라이언트가 가장 흥미있도록 협력해야 한다.	작업치료사는 클라이언트에게 성취하기를 원하는 것이 무엇인지를 물어야 한다. 클라이언트는 당신이 설정하는 목표에 단순히 동의하기보다는 목표 설정에 참여해야 한다.
스튜디오 댄스가 만들어지는 공간이기도 하지만 관객 앞 무대에서 댄스가 수행되는 최후의 시험인 곳	당신이 치료하는 장소(기술이 일반화되는 장소가 아닐 수 있다).	작업치료사는 다른 환경, 시간, 사회적 상황, 등에서 일반화할 수 있는 기술을 위한 기회를 제공해야 한다.
요소들 누가, 무엇을, 그리고 댄스 장소 댄스가 말하려고 하는 이야기가 무엇인가? 어디서 댄스가 수행될 것인가? 배경은 무엇처럼 보이게 할 것인가? 어떤 의상을 입을 것인가?	클라이언트는 작업수행에 영향을 미치는 다양한 요소들을 가지고 있다. 유사하게, 치료사는 작업치료 과정을 수행할 배경이 있다.	작업치료사의 업무는 작업치료 과정 동안 강조되어야 할 필요가 무엇인지를 이해해야 한다.
움직임 만들기 댄스가 시작되는 음악의 어떤 지점을 결정. 댄서는 시간, 공간, 그리고 소품을 고려해야 한다.	일반적으로, 클라이언트와 치료적 라포를 형성하는데, 특히 예민하거나 개인적인 점을 다룰 때 시간이 소요 된다. 치료사는 평가나 중재에서 어느 정도의 논리적인 흐름을 필요로 한다. 병원에서 신체적 평가는 초기평가 시에 머리에서 시작해서 개인의 가장 은밀한 부분까지는 아니어도 비공개적인 부분에서 끝난다.	작업치료사는 평가 동안 유용한 시간, 도구, 그리고 치료 기술들을 고려해야 한다.
구성 시작부터 끝가지 부분적인 흐름을 어떻게 하는가? 이야기에서 "장(chapter)"을 나타내는 "움직임"이 있는가?	더 부드러운 평가과정 흐름, 치료적 관계와 중재의 잠재적인 결과에서 클라이언트는 더 신뢰를 갖는다. 평가과정에서 어느 정도의 투명성이 필요하다.	작업치료사는 종종 다른 평가도구들과 인터뷰를 합쳐서 현명하게 평가 동안 시간을 사용해야 한다.
마지막 단계 결론과 부분적인 해석을 나타내는 종결에 어떤 구성이 필요하다.	클라이언트는 대개 평가의 끝에서 만들어지는 일부 몇 가지 중재를 기대한다. 치료사들은 작업수행 문제의 클라이언트의 자원에 대한 결론을 너무 빨리 확정짓지 않도록 주의한다; 하지만, 그들은 몇 가지 가능한 자원의 신호와 작업적 도전을 다루기 위해 사용될 수 있는 목표를 주어야 한다.	작업치료사는 평가를 종료하는 시기를 알아야 한다.

사례 연구 24.1 Amanda: 대안학교의 청소년 선별

내가 거주하면서 대안학교에서 거주하면서 일하기 시작했을 때 나는 학생 개개인을 선별하도록 요청받았다. 일주일 동안 나는 학교에 가서 한 시간에 한명씩 각 학생들을 만나서 그들을 알아가고 선별하며 적절한 작업치료평가 지시를 요구하였다. Amanda는 내가 이 학교에서 일하기 시작한 첫날 "선별"을 시작했던 학생이었다. 직원 중 한 명이 처음으로 했던 말이 "난 잘 모르겠다. 당신이 Amanda를 도울 수 있을지 없을지 모르겠지만 무엇인가가 필요하다..." Amanda는 내가 아직 그녀를 선택하지 않은 것을 주목하였고 교실을 지날 때 소리쳤다: "저기 작업치료 선생님, 나와 함께 당신이 일할 수 있겠어요?...죄송하지만 사람들은 내가 너무 문제가 많다고 말해요".

그로부터 몇 일이 지나 나는 Amanda가 직원과 남학생과의 모임을 찾는다는 것 같은 생각이 들었다. 그녀는 비공식적인 시간 동안 스스로 단체에 들어가려는 것 같았다; 그리고 직원의 말에 따라 만약에 특히 두 여학생이 한 남학생에게 관심을 보인다면 그녀가 종종 학생들 사이에 문제를 불러일으켰다. 그녀에 관한 기록을 검토하여 나는 그녀가 작년 반년 동안 다른 세 학교에 있었다는 것을 주목하였다. 분명히 그녀는 다른 여학생들과 다툼으로 인해 이 학교들로부터 퇴학을 당한 것이었다. 더 많은 정보없이 내가 그녀와 함께 할 수 있는 것이 무엇인지 분명하지가 않았다; 하지만 그녀가 몇 가지 작업적 수행이 필요한 것이 분명한 것 같아서 나는 학생을 평가하기 위해 작업치료 지시를 요구하였다.

이 수행된다.

진단이나 임상적 상태의 단순한 특징으로 클라이언트가 선별되어야 할지 또는 작업치료서비스를 받아야 할지를 결정해서는 안된다; 클라이언트들이 작업적 수행에 참여 중일 때 선별되어야 한다. 보호자, 기관들이나 인구집단을 다룰 때 선별은 작업수행에 영향을 미칠 수 있는 조사, 사건보고, 그리고 집단 통계 결과를 사용하여 행해질 수 있다. 작업치료 선별이 그룹이나 인구집단에게 필요한지를 결정하는데 사용될 수 있는 몇가지 문서의 예시는 기관에서의 낙상 횟수, 직원들의 허리손상의 경우 또는 척수손상 환자 집단에서의 이차적인 장애에 관한 국민건강통계이다.

작업치료평가가 필요하다고 결정되면 치료사는 기관 방침과 절차에 따라 작성된 적절한 의뢰서를 받아들인다. 예를 들어, 대부분의 의료기관에서 의사의 지시가 작업치료평가에 필요하다. 학교 시스템 현장에서 작업치료평가 의뢰는 대개 학생지원팀, 특수교사, 또는 학교심리학자로부터 온다. 미국에서 작업치료사들은 전형적으로 다른 전문가의 의뢰없이 사례를 받을 수 있는 법적 권리가 있어서 클라이언트들은 작업치료서비스를 위한 자가의뢰를 할 수 있고 비용부담을 할 수 있다; 하지만 대개, 대리인 또는 지불조건, 실용성이 자가의뢰나 자기부담을 대신한다. 선별이 의뢰를 결정하는 방법에 대한 예시는 **사례 연구 24.1**에서 제시한다.

클라이언트들: 영감의 자원

예술에서는 영감을 위한 많은 자원들이 있다. 작업치료에서는 클라이언트가 그러한 자원이다. Fisher(2009)는 세 가지 방법으로 클라이언트를 분류하였다: (1)"클라이언트" 는 작업치료서비스를 찾는 사람 또는 의뢰된 "사람" 일 수 있다; (2)서비스를 찾거나 서비스를 위해 의뢰된 개인 그리고 그러한 개인과 가까이 관련된 사람들 모두가 포함된 "클라이언트 무리"; 그리고 (3)작업적 수행에서 유사한 문제를 공유한 사람들이 속한 "클라이언트 집단"(p.3). **표 24.2**는 용어의 예시와 다른 유형의 클라이언트 평가를 위한 전략을 제시하고 있다.

클라이언트라는 용어를 정의한 방식과 상관없이 작업에 관한 공통적인 초점은 작업치료 과정에서 중요하다는 것이다. 이것은 심지어 치료사가 클라이언트 목표들이 비현실적이라고 느낄 때조차 사실이다. **사례 연구 24.2**에 Adam을 참고하라.

문서검토: 댄스에 대한 배경 이해

많은 현장에서, 인구통계학적인 정보, 그리고 환자가 경험한 최근의 사건에 관한 몇 가지 종류의 이력과 같이 유용한 정보를 제공할 수 있는 클라이언트 기록이 있다. 예를 들어, 의료기관이나 장기보호 환경에서, 환자의 기록은 기관에 온 이유, 수행된 절차, 그리고 평가 결과를 기록할 것이다. 교육현장에서, 학생기록은 다양한 전문가에 의해 교육적 검사 결과 그리고 특성화 교육계획(IEP) 또는 504계획(교육 현장 안에 있는 학생숙소)이 있을 수 있다. 그룹이나 인구집단의 경우에 문서는 개인정보, 사건기록, 수술결과, 그리고 염려나 건강 상태에 관한 통계를 포함할 수 있다. 신입 작업치료사들에게 이것들이 특별히 임상 영역에서 낯설 뿐만 아니라 문서를 확인하는 것과 기록 검토의 초점을 어떤 정보에 두어야 하는지도 어려울 수 있다. **표 24.3**은 임상 현장에서 검토

표 24.2 여러 유형의 클라이언트와 일하기 위한 용어와 평가전략들

	클라이언트	클라이언트 무리	클라이언트 집단/인구
설명하기 위해 사용된 단어	• 환자 • 학생 • 소비자 • 거주자 • 구성원 • 클라이언트	• 가족 구성원들 • 관리 직원 • 선생님들 • 교회그룹 • 지지모임	• 학급 • 지지그룹 • 지역사회 • 직원 • 조직이나 기관
평가필요에 대한 전략	• 면담 • 관찰 • 수행 측정	• 면담 • 자아효능감 설문조사 • 수행 관찰	• 포커스 그룹 • 설문조사 • 보고서 • 수행 측정
고려사항	• 필요를 분명히 표현할 수 있어야 한다	• 보호자는 작업치료 참여를 필요로 하지 않는다; 보호자는 중재를 타당하게 하는 보호 역할에서 도전에 직면해야 한다.	• 작업치료를 의뢰한 개인이나 집단은 당신이 직접적으로 일하는 개인보다는 작업수행 도전에 대해 다른 의견을 가질 수 있다.

OT, 작업치료

해야할 중요한 문서를 제시하고 있다.

의료현장에서 기록은 병력과 신체 계통을 검토하는 신체적, 그리고 과거 의학적 병력을 포함할 것이며 상담기록도 포함될 것이다. 의료적 기록, 전문가 상담기록, 진전기록, 그리고 검사 결과는 입원 이유(예, 뇌졸중 또는 수술로 인한 입원)와 같이 작업치료평가에 중요한 정보를 제공할 수 있다; 그리고 작업수행에 영향을 미칠 수 있는 신체계통/기능에 관한 정보를 제공한다. 병력과 신체 결과에 관한 핵심적인 이해는 중재를 안내할 뿐만 아니라 치료사의 평가전략 선택을 안내할 수도 있다. 예를 들어, 손상에 의한 감각 인식을 기록한 병력과 신체는 주거환경에서 안전한 수행에 대한 면담을 하고 관찰하도록 치료사를 안내할 것이다. 병력과 신체는 지시와 평가 결과에 관한 부분일 뿐만 아니라 특별한 환자를 위해 치료, 특정한 행동이나 주의점을 치료사에게 제시할 수 있다. 예를 들어, 검사 결과가 뇌혈전으로 나타났을 때 클라이언트는 침상 안정을 해야 할 수 있다; 또는 전해질이 불균형일 때 치료사는 클라이언트가 정신적인 혼란에 처할 수 있음을 알 수 있다. 클라이언트의 기록에 어떤 것에 대한 확신이 없을

사례 연구 24.2 Adam: 사명을 가진 남자 (Part 1)

재활기관에서 일하는 동안, 입원 전 약 2주 동안 감기같은 질병으로 아픈 후 길랑바레 증후군으로 진단받은 46세 남성인 Adam을 나는 만났다. 나의 이전 경험에서, 나는 이 상태에서 빠르게 회복된 사람들과 일해서 나는 유사한 상황을 기대했다. 내가 Adam의 방으로 가서 그에게 성취하길 원하는 것이 무엇인지를 물었고 그의 주요 목표는 방위청을 위해 프로젝트 관리자로 일하기를 원한다고 하였다. 그는 "나는 옷을 입는 것에 대한 관리를 하지 못하고 단지 나의 침대에서 나의 컴퓨터를 사용할 수 있는 방법을 생각한다."라고 말했다.

Adam과 관련된 나의 초기 침상 평가에서 인지나 지각의 문제점은 없었지만 그는 감각이나 운동 평가를 수행하는 나의 능력을 제한하는 심한 통증을 가지고 있었다. 내가 수동관절가동범위를 검사하기 위해 그의 사지를 움직였을 때(이 시점에서 그는 사지마비였다), 그는 통증으로 소리질렀다. 그는 나에게 움직임을 멈추고 다시 원위치로 하라고 나에게 말했고 그는 편안해졌다. 이 활동은 그 방을 떠나는 나에 대하여 그가 편안해하는 그의 베게의 옳은 위치를 우리가 찾지 못하여 약 20분이 소요되었다. 이 시점에서, 그는 완전히 모든 자기관리와 이동에 의존적이었다. 만약 그가 그의 신체를 움직일 수조차 없다면 그가 컴퓨터 사용하는 것을 내가 어떻게 도울 수 있는가?

1. 그밖의 당신이 알기를 원하는 것이 무엇인지를 고려하는가?
2. 고려사항에 대한 의견을 제시하는 장을 읽어라.

기록: 사례 연구는 끝에서 계속된다.

표 24.3 면담과정 기록에서 유용한 문서의 형태

설정	의학적	장기보호/숙련된 보호기관	교육적	외래환자/가정 건강	정신건강	그룹/조직	인구집단
유용한 문서의 형태	• 인구통계적 일지 • 의사의 지시/주의사항 • 상담 보고서 • 매일의 진전 기록	• 인구통계적 일지 • 의사의 지시 • MDS/RUGs • 보호자의 치료계획 • 일지	• 인구통계적 일지 • 교육적인 검사 • 전문가 보고서 • IEP/RtI(개별화된 교육계획/공립학교 시스템에서 중재에 대한 반응)	• 인구통계적 일지 • 의료기관에서의 퇴원기록 • 입원 • 데이터로부터의 초기 평가 • 보호자의 치료계획 • IFSP(초기평가) • 진행 기록	• 인구통계적 일지 • 의사의 지시 • 상담 • 보고서 • 보호 계획	• 이전 중재의 보고서 • 사건기록 • 서비스 중인 지원 • 모임 시간 • 설문조사 또는 관찰 결과	• 의뢰를 위한 요청 • 보건통계 또는 지역사회 자료
중요한 기록	• 간호사 • 전문가 기록 • 물리치료사/언어병리학자 기록	• 간호사 • 전문가 기록 • 물리치료사/언어병리학자 기록	• 선생님 보고서 • 심리학적 보고서 • 교육적 검사	• 간호사 • 전문가 기록 • 물리치료사/언어병리학자 기록	• 정신과 의사 • 심경심리학 • 간호 • 정신건강 전문가 • 행동전문가	누가 작업치료 중재를 요구하는지를 알아야 한다. 만약 서비스를 받는 사람이 서비스를 요구하는 사람과 동일하지 않다면 그 조직은 개인이나 그룹이 가진 문제점들을 확인하기 위하여 작업치료를 적용하는 것에 대해 불신할 수 있다.	
검사와 실험결과	• X-ray • 혈액검사 • 심장/호흡	• X-ray • 혈액검사 • 심장/호흡	• 청각과 시력 선별검사 • 심리학적 평가 • 표준화된 평가	• X-ray	• 혈액검사(약물의 치료적 수준을 결정하는데 중요할 수 있다)	검사와 실험결과는 그룹과 인구집단을 위한 기록이 될 수 있지만 전형적으로 평균과 표준편차로 기록되고 항상 그룹이나 인구집단에 기초한 중재를 계획하는데 유용하지 못할 수 있다.	

IFSP, Individual Family Service Plan; MDS, minimum data set; OT, occupational therapy; PT, physical therapy; RUGs, resource utilization groups; SLP, speech-language pathologists.

때 의사는 클라이언트와 일하기 전에 명확하게 해야 한다.

작업치료사가 검토해야 하는 첫 번째는 작업치료를 의뢰한 이유이다. 종종, 의뢰서에서 "작업치료지침에 따른 평가와 치료수행" 을 요약한 "작업치료평가와 치료"를 읽게 될 것이다. 이런 제한적이지 않은 언어는 환자중심적인 기회를 가진 우리의 직업에 좋다; 하지만 신입 작업치료사들에게 그러한 의뢰서는 개인이나 집단이 작업치료사의 서비스가 필요한지에 대한 확실한 이유에 관해 안내가 부족하다. 작업치료사는 단순히 진단이 의뢰의 이유일 것이라는 가정에 주의해야 한다. 예를 들면, 클라이언트가 골절로 병원에 입원했지만 이전에 보행기의 사용을 방해할 수 있는, 달리 말하면 자기관리에 영향을 미칠 수 있는 뇌졸중으로 인한 왼쪽 편마비 진단을 받았다. 이런 경우 작업치료사는 왼쪽 상지의 사용이 불가능한 것에 대해 보상하는 방법으로 환자를 돕게 될 수 있다.

의사가 의뢰에 대한 이유를 검토한 후 그 다음 단계는 클라이언트에 관한 기본적인 배경 정보를 이해하는 것이다. 개별적인 서비스가 제공되는 많은 환경에서 성명, 연령, 주소, 가족 구성원이나 후견인의 성명, 진단명, 교육 수준이나 학업 수준, 그리고 몇몇 현장에서는 종교나 영적인 선호사상이 포함된 페이스 시트나 몇 가지 다른 개인적 정보 시트가 있다. 이러한 정보는 작업치료 면담 질문에서 출발점을 제공하여 클라이언트를 이해하는데 더 효과적으로 사용될 수 있다. 예를 들어, 클라이언트의 의료 현장에서의 배경 시트는 그녀가 큰 대도시에서 언니와 함께 살고 있는 지친 선생님이라는 것을 말해줄 수 있다. 이런 배경적인 특성들이 클라이언트가 집으로 돌아갈 때 대중교통의 이용성이나 집에서 언니의 도움에 관해 환자에게 질문하는데 이용될 수 있다. 교육 현장에는 교육 현장에서의 학생의 강점과 도전에 관하여, 학생, 선생님, 또는 가족 구성원과 면담 시 사용될 수 있는 평가에 따른 학생의 진전에 관한 기록들이 종종 있다. 이리하여 작업치료사는 가능한 작업수행 요구와 도전들을 예측할 뿐만 아니라 클라이언트의 작업 프로파일을 세우는 것을 시작할 수 있다.

배경적 정보 검토 후에 치료사는 그 클라이언트, 배경, 그리고 작업치료 과정과 관련된 클라이언트의 문서에 있는 중요한 정보에 초점을 둔다. 불안정한 의학적 상태(생명징후, 혈액생화학적 검사, 간질, 감염, 주의점, 약물에 대한 반응, 등), 낙상이나 다른 손상에 대한 병력, 예측할 수 없는 행동적 변화, 그리고 중재에 대한 반응과 같은 요소들이 포함된 환자의 안전과 관련된 문제들에 집중해야만 한다. **요약하면, 치료사는 평가와 중재에 영향을 미칠 수 있는 부정적으로 잠재된 사건에 관하여 예측할 무엇인가를 알기 원한다.** 치료사는 또한 클라이언트와 면담 시 어떤 잠재적인 의사소통 장애를 예측하기 위해 의학적 상태에 관한 정보를 사용할 수도 있다. 예를 들어, 만약 클라이언트가 인공호흡기를 사용하고 있다면 구두 반응을 얻기 어렵거나 적어도 시간이 소요될 수 있다. 유사하게, 만약 클라이언트가 예측할 수 없는 행동적 변화에 대한 기록이 있다면, 치료사는 클라이언트가 화를 내지 않도록 초기 면담을 조절할 수 있다.

클라이언트 주의점 이해하기: 안전하게 댄스하기

치료사는 평가와 중재 동안 집중해야 하는 의자의 지지나 문서에서 어떤 주의점을 검토하고 주의해야만 한다. 주의점은 식이와 삼킴, 신경학적이고 정형외과적인 상태(감각이나 움직임 그리고 체중지지 제한과 같은), 간질, 행동적 또는 인지적 손상(특히 고령 클라이언트의 야간혼란), 감염조절(특히 면역반응이 억제된 사람에게 중요), 개방적인 상처나 수술 부위, 의학적 기구와 관련된 주의점, 약물이나 혈액화학치(면도 시 주의가 더 요구되는 혈액 희석제를 복용중인 환자들), 그리고 진행을 위한 준비사항(검사 전 물이나 음식의 제한점 같은)이 포함될 수 있다.

중요한 경로: 댄스를 위한 대본

많은 재활 현장에서, 치료사들은 평가와 중재에 대한 지침으로 학문 간의 중요한 경로를 사용한다. 정형외과적 손상이나 뇌졸중을 가진 환자 집단이 현장에서 두루 사용되는 것으로 재활팀은 매일 또는 매주 동안 임상적 규율에 따라 행해져야 하는 평가와 중재 활동이 무엇인지에 대하여 의사에게 지침이 될 전형적인 경로 또는 "케어 맵(care map)"을 만든다. Novalis, messenger, 그리고 Morris(2000)는 작업치료사들이 이동성과 유동성뿐만 아니라 자기관리활동에 대한 평가와 중재에서 가장 일반적으로 포함시키는 엉덩이 골절이 있는 클라이언트를 위해 케어 플랜을 사용하는 다양한 조직을 통해 정보를 검토하였다. 예를 들어, 급성기 보호시설에서 엉덩이 골절이 있는 여성 고령자를 위한 케어 플랜은 관혈적 정복과 내부고정 이후 3일 동안 매일 세워진다. **표 24.4**는 케어 플랜에서 작업치료 부분이 포함된 것의 예시를 보여준다.

면담과 작업 프로파일: 댄스에서 협력하기

평가를 위한 "준비" 가 완성되면 치료사는 그 다음 클라이언트를 만나서 클라이언트의 기대를 확인하기 위하여 면담을 실시한다. Brown(2009)은 "면담과 관찰의 유용성이 제외되어서는 안된다.... 면담은 수행을 방해하는 내재된 요소들을 결정하는데 유용할 수 있다"(p.164). 임상 현장에 따라 면담은 여러 가지 다른 형태가 될 수 있다. 그것은 치료사가

표 24.4 케어 플랜에서 작업치료 측면의 예시

	작업치료평가와 중재
1일	1. 입원 후 24시간 내에 완성되는 작업치료평가 a. 평가는 상지의 관절가동범위와 근력에 대한 측정이 포함된다. b. 기본적인 일상생활활동에 대한 평가 c. 퇴원계획과 주거환경에 관한 면담
2일	2. 클라이언트는 의자에 앉게 될 것이다. 3. 클라이언트는 옷입기 위해 손잡이가 긴 도구의 사용에 참여하고 보여줄 것이다. 4. 클라이언트는 보행기로 욕실에서 이동할 수 있을 것이고 최소한의 도움으로 변기 안과 밖으로 이동할 수 있을 것이다.
3일	1. 집으로의 퇴원을 위한 준비 2. 신경근골격계 요소들, 작업영역의 재평가 3. 클라이언트는 보호자의 대기로 화장실과 욕조용 벤치로 드나들 수 있을 것이다.

ADL, activities of daily living; BADL, basic activities of daily living; ROM, range of motion; SBA, stand by assist; UE, upper extremities.

질문을 하고 양식을 작성하기 위해 표준화 기구에 근거한 양식에 사용된 용어로 구성될 수 있다. 반대로 면담을 위한 지침이 없을 수 있으며 치료사는 면담 질문을 위해 클라이언트 대화를 좇아간다. 댄스 동안 댄스파트너에 대하여 알 수 있듯이, 면담은 종종 작업치료평가 전략을 배치한다. 면담 형식에 상관없이 치료사는 작업수행에 대한 클라이언트의 기대에 관한 정보를 몇 가지 확인해야 한다.

임상 현장에 따라, 치료사는 종종 클라이언트의 작업적인 삶을 이해하는데 도움이 될 핵심적인 질문을 발견한다. **표 24.5**는 평가가 이루어지는 일반적인 공간에서의 다양한 임상 현장에서 요구되는 몇 가지 일반적인 질문을 제시한다. "일상적인 일에 대하여 나에게 말해주세요" 와 같은 질문은 종종 클라이언트가 무엇이 필요하고 무엇을 원하고, 어떤 행동을 기대하는지에 대한 정보를 끌어낸다. 클라이언트 반응은 치료사가 클라이언트가 일상적으로 참여하는 작업을 알도록 한다. 작업적 도전에 대해 더 이해하기 위해 치료사들은 질문할 수 있다: "하루 중 스트레스가 가장 많이 받을 때나 가장 적게 받는 때는 언제입니까?" 그것은 치료사가 클라이언트에 대해 다양한 수준의 요구도를 가진 활동을 이해하는데 도움이 된다. 이 질문에 대한 클라이언트의 반응에 따라 클라이언트가 하루 중 이때 보려는 이유나 도전하려는 특별한 활동이 왜 이것인지를 치료사가 더 알기를 원할 수 있다. 예를 들어, 만약 당신이 내가 특별히 도전적인 일을 발견할 때가 하루 중 2번은 무엇인지 묻는다면 하루 두 번 나는 (1) 매일 아침 나 자신과 나의 두 청소년이 된 자녀에게 집 밖으로 나가라고 말하는 것과 (2) 집으로 돌아와서 어떤 식사를 할 것인지를 결정하는 것이라고 말할 수 있다. 나의 대답은 요리가 아닌 나의 아이들에 대한 관리 뿐만 아니라 가정이나 시간관리를 포함한 나의 작업적 도전에 대해 당신이 여러 가지 가정을 세울 수 있을 것이다.

숙련된 치료사는 빨리 환자와 질문을 가지고 면담하는 동안 다양한 환자 요소들을 빨리 알 수 있다. 면담은 환자가 무엇을 필요로 하는지 또는 언제 퇴원하기를 원하는지를 알 수 있는 좋은 기회이다. 치료사는 클라이언트의 "주거" 환경과 퇴원 계획에 중요한 요소가 될 수 있는 환자의 가정과 환자에게 있는 잠재적인 지지뿐만 아니라 클라이언트가 참여하는 일상적인 활동에 대한 정보를 얻는다. 면담은 클라이언트의 인지 상태에 대한 전반적인 그림을 얻는데(그리고 최상의 빈도로 한 가지 방법이 요구되어 인지평가 오류가 제한된) 탁월한 도구이다. 마지막으로 가장 중요한 것은, 면담은 클라이언트와 라포를 형성하는데 도움이 된다. **주의 라는 단어는 수행과 필요에 대해 정확한 인색을 가지지 않은 인지손상이 있는 클라이언트와의 면담에 대한 충고이다. 이런 경우 임상의는 가족, 친구 또는 클라이언트의 작업적 도전에 대해 통찰력을 제공해 줄 수 있는 사람과도 면담할 수 있다.** 동시에 인지적 손상이 클라이언트의 염려에 대해 반응하고 이해할 필요성을 부인하는 것이 아니므로 클라이언트의 기대를 여전히 알아야 한다.

작업에 근거한 실행을 위해 치료사는 환자 중심에 근거한 면담을 시작해야 한다. Chisholm, Dolhi, 그리고 Schreiber(2004)는 "당신이 홀로 볼을 치는 것은 종종 행동하기보다 더 쉽다" 라고 하였다(p.5). 그들은 세 가지 주요 영

표 24.5 다양한 실행 환경에서 잠재적인 평가전략들

	작업 프로파일 질문	작업치료 과정을 안내하기 위한 풍부한 반응을 유도할 수 있는 주요 질문	관찰 환경/필요한 항목들	일반적인 평가도구	문서의 핵심 형식	환경에서 중요한 고려사항
급성기 관리 의료시설	• 당신이 병원에 오기 전 어떤 일상적인 날을 좋아했는가? • 여기서 퇴원 후 여러 주 동안 당신이 좋아하게 될 일상적인 날은 무엇이라고 생각하는가?	집에 가는 것을 방해하는 것이 무엇인가?	클라이언트의 침대/의자 그리고 욕실 세숫대야, 칫솔, 빗, 등	• COPM • ROM • MMT • BADL	• 표준화된 평가 형식 • 중요한 경로 • 매일의 진전기록	• 의학적 안전성과 필요성 • 의사/간호사와의 유대감
성인재활/장기보호시설	당신을 위한 일상적인 날에 대해 나에게 말해주세요. 당신이 필요로 하고 원하고 또는 하기를 요청하는 것이 무엇인가? 지역사회 내에서?	집에 가는 것을 방해하는 것이 무엇인가?	클라이언트의 침대/의자 그리고 욕실, 치료공간, 일상생활활동 세트	• COPM • ROM/MMT • FIM • 인지–지각적 • BADL/IADL	• 표준화된 평가 형식/보호 계획 • 일일/주별 진행기록	기관에 적절한 치료시간을 견딜 수 있는 클라이언트의 능력에 대한 Medicare Part A 요구
가정 건강	당신을 위한 일상적인 날에 대해 나에게 말해주세요. 당신이 필요로 하고 원하고 또는 하기를 요청하는 것이 무엇인가?	집에서 계속 살 수 있도록 당신이 필요한 것은 무엇인가?	클라이언트의 거실, 식당, 그리고 침실 뿐만 아니라 부엌 BF 커프, 보행 벨트, 필요에 따른 보조적인 일상생활활동 장비	• COPM • BADL/IADL	• 표준화된 평가 형식/보호 계획 • 일일/주별 진행 기록	Medicare 자금으로, 작업치료사들은 사례를 "개방"하기를 허락받을 수 있다; 간호사나 물리치료사에 의해 개방되어야 한다.
지역사회 정신 건강	당신을 위한 일상적인 날에 대해 나에게 말해주세요. 당신이 필요로 하고 원하고 또는 하기를 요청하는 것이 무엇인가? 집에서 또는 일터/학교에서?	당신의 일상에 대해 나에게 말해주세요. 요리하는가? 청소하는가? 빨래, 등 당신은 누구와 함께 먹는가?/또는 사회화 하는가? 당신의 직업/이동 상황에 대해 나에게 말해주세요	주거, 그룹/주간 치료시설 ; 작업 환경 연필, 종이, 수단적 일상생활활동(예, 식료품목록 작성하기 ; 단계별로 세탁하기)	• COPM • 인지–지각적 • BADL/IADL • 직업 전 또는 직업 평가	• 문서는 표준화되지 않을 수 있다.	작업치료의 잠재적인 서비스에 대하여 기관을 교육할 수 있다.

학교 시스템	교사에게: 학생이 하기를 기대하는 것은 무엇인가? 학생에게: 당신은 학교에서 어떤 종류의 것을 해야 하는가? 하기 좋아하는 것은?	(최대/최소로) 좋아하는 과목은 무엇인가? 당신은 휴식시간에 누구와 노는가? 당신은 휴식시간에 어떤 게임을 하는가?	교실, 운동장, 까페테리아, 욕실 연필, 종이, 의자 장비, 시각적 및 소근육 활동	• School function assessment • Quick neurological screening test	• IEP; RtI • 매일 또는 매주 진전 노트 • 6개월 또는 1년 기록 • Handwriting assessment tools • Visual perceptual and visual–motor assessment tools	작업치료서비스는 교육적으로 교육자를 만들어내는 것과 관련되어야 한다.
사설 노인기관	환자에게: 당신의 가족내에서 아이와 역할에 대해 나에게 이야기해주세요. 그들이 할 수 있을 것이라고 당신이 원하는 것은 무엇인가?	환자를 위해: 하루 중 당신의 아이와 함께 당신에게 가장 나쁜/좋은 시간은 무엇인가? 당신 자녀의 친구들에 대해 나에게 말해주세요. 아이: 만약 지금 당장 네가 활동을 하거나 놀 수 있다면 그것이 무엇이니?	병원, 매달려 있는 장비, 책상 위 활동, 바닥이동 활동, 소근육 조작	• Sensory Integration and Praxis Tests • Peabody • evelopmental Motor Scales • Bruininks–Oseretsky Test of Motor skills • Sensory Profile	• 초기 평가 기록 • 관리 계획 • 매일/매주 진전 기록	서비스는 종종 사전 승인이 필요하므로 치료사들은 요구되는 방문 횟수를 추정해야 한다.
작업 중심의 환경	당신의 작업에 대해 나에게 말해주세요. 집에서 당신의 책임에 대해 말해주세요. 당신이 일할 수 없는 이후로 당신은 자유시간에 무엇을 하는가?	당신의 직업에 대해 최대/최소로 좋아하는 것은 무엇인가? 당신의 동료는? 당신의 상사는? 직장으로 복귀하거나 다른 직업을 위해 재훈련 받기 위해 당신에게 순서대로 일어날 필요가 있는 것은 무엇인가? 만약 당신이 선택한다면, 당신은 직업으로 복귀할 것인가 다른 직업을 위해 훈련할 것인가?	실제 또는 가상의 작업 환경; 작업강화 환경/병원	• Career interest inventories • Career aptitude measures • Focus on barriers to work performance, environment, body functions, performance skills	초기 평가 기록 관리 계획 매일/매주 진전 기록	다른 서비스로부터 작업치료를 설명하기 위해 사람–과제–환경에 초점을 둔다. 사례관리자와 함께 중요한 상호작용

ADL, activities of daily living; BADL, basic activities of daily living; COPM, Canadian Occupational Performance Measure; FIM, Functional Independence Measure; IADL, instrumental activities of daily living; IEP, Individualized Education Plan; MMT, manual muscle testing; OT, occupational therapy; ROM, range of motion; RtI, response to intervention.

역- (1)내가 해야 할 작업, (2)내가 원하는 작업, 그리고 (3)내가 하기를 원하는 작업-에서 5가지 작업을 환자에게 열거하도록 하였고 그 다음 가장 중요한 5가지 작업에 클라이언트가 동그라미를 그리도록 함으로써 환자 중심의 면담을 추천하였다. 이러한 5가지 중요한 작업이 확인되면 이런 작업에 영향을 미치는 수행 요소들을 더 평가한다. 이 작업수행 분석은 클라이언트가 바람직한 작업을 수행하는데 필요한 클라이언트의 적절한 행동을 치료사가 설정하는데 도움이 된다.

캐나다 작업수행 평가(COPM)(Law 등, 2005)는 자기관리, 생산성, 그리고 여가에서 최근의 기능 수준에 대한 클라이언트의 인식을 탐색하기 위해 표준화된 반구조적인 클라이언트 중심의 면담이다. 1에서 10까지 시각적인 숫자 척도를 사용하여 환자가 각각의 5가지 문제에 대해 수행의 중요도와 만족도를 기록하게 한다. COPM의 사용가치는 환자의 인식이 진전에 대한 객관적인 측정으로 사용될 수 있다는 것인데 특히 진전이 기대보다 더 느릴 때나 클라이언트가 더 높은 기능을 가지고 있는 것 같은데 삶의 질에 대해 염려하는 경우에 유용할 수 있다.

Roberts와 동료들(2008)은 미국 전역에서 COPM을 사용하여 작업수행에 대한 만족도의 평균이 증가되었음을 발견하였다. 이런 동일한 연구는 클라이언트와 의사 모두 COPM을 적용한 후 작업치료서비스에 대한 만족이 증가했다는 것을 발견했다. Roberts 등(2008)은 노인이 자기관리에 대해 더 많은 염려를 가지고 있음을 기록했고 젊은 사람들은 생산성에 더 많은 어려움이 있는 경향을 기록함으로 COPM을 사용했을 때의 반응 양상을 발견하였는데 평가를 위해 "모두를 위한 하나의 크기" 접근은 적절하지 않을 수 있음을 뒷받침한다.

치료사들은 종종 면담을 통해 작업적 수행이나 클라이언트 요소들을 재배치한다. 이 "댄스" 의 가장 어려움 점은 무엇을 질문하고 언제 질문할 것인지를 아는 것인데 이는 클라이언트들이 행동에 초점을 두지 못하고 동시에 질문에 대답을 할 수 없을 수 있기 때문이다. 또한 면담질문이 수행중인 행동과 관련 있다면 클라이언트에게 도움이 된다. 예를 들어, 치료사는 클라이언트에게 침대 가장자리에 앉으라고 요구할 수 있고 클라이언트가 움직이는 동안이나 이러한 행동 수행 후 쉬는 동안, 치료사는 그들이 집으로 가서 침대 안과 밖으로 드나드는데 예상되는 어려움에 관한 면담 질문을 할 수 있다. Brown(2009)은 가능하다면 자연스런 환경에서 클라이언트에 대한 관찰은 특정한 작업을 수행하는 클라이언트의 방법에 대한 유용한 정보가 될 수 있고 또한 작업수행 시 장애물을 확인하는데도 도움이 될 수 있다.

작업치료 실행체계: 댄스를 위한 배경

"작업치료 실행체계"(AOTA, 2008)는 작업수행에 영향을 미칠 수 있는 신체기능과 같은 요소들을 확인하는데 효과적인 도구인 면담과 작업수행 분석을 말한다. 면담 동안, 치료사는 클라이언트에게 질문해야 한다.

- 습관, 역할, 그리고 일상적인 일을 포함한 수행 패턴
- 문화적, 개인적, 신체적, 사회적, 시간적, 또는 가상적인 것을 포함한 작업수행을 위한 배경; 그리고
- 사용되는 물건들, 공간 요구, 사회적 요구, 순서, 필요한 행동, 그리고 신체기능이나 구조를 고려하고 환자가 일상생활에서 전형적으로 수행하는 활동 요건들

Cardinal Hill Healthcare System의 작업치료사들은 OTPF의 2002버전을 활용하도록 시도하였고 서비스와 작업치료 문서에서 작업이 활용되도록 그들의 조직에서 모든 임상 영역을 통해 일하였다. 이론의 틀을 이용하여 그들은 클라이언트의 작업 요구들을 이해할 수 있는 형식과 구조화된 면담 프로토콜을 개발하였다. 그들이 개발했던 면담 프로토콜은 일반적으로 일상에 관한 것과 활동 요건들, 사물들, 공간, 그리고 일상적인 작업 시간에 관하여 클라이언트에게 질문한다. 그들은 치료사들이 일과 여가와 같이 기본적인 자기관리를 넘어서는 영역에 관하여 클라이언트들에게 질문해야 한다고 주장한다. 그들은 또한 배경, 특히 사회적 지지에 관해서 면담 질문하기를 주장하였다. Willard and Spackman Website 에 열거된 온라인 자료들은 샘플 평가 형식을 제공하고 있는데 그것은 cardinal hill에 있던 사람들과 유사하게 OTPF의 적용에 대해 비슷한 생각을 가지고 있던 Robinson과 Shotwell(2010)에 의해 견본 평가로 각색된 것이다.

평가를 위한 전략들: 댄스에 요소들 추가하기

표 24.6에서 **표 24.13**은 작업치료사가 OTPF에서 서술된 개념들을 포함시키는 방법들의 예시를 제공한다. 평가는 작업영역에서 자신의 수행에 대한 클라이언트의 인식으로 시작되어야 한다. 클라이언트들은 클라이언트가 참여하는 작업영역을 이해하기 위해 일상에 대한 질문을 받아야 한다. 면담과 클라이언트의 인식을 이해하는 것에 더하여 평가는 또한 치료사가 더 많은 정보를 찾고자 영역에 대하여 표준화된 평가도구들도 사용해야 한다. 표준화된 평가도구들의 사용은 또한 실행을 뒷받침하는 근거를 제공하여 우리의 전문적인 목표에 영향을 미친다.

작업영역의 평가에서 치료사는 기본적 또는 개인적 일상

생활활동(BADL 또는 PADL) 뿐만 아니라 우리의 "삶을 향상"시키는데 필요한 수단적 일상생활활동(IADL)에 대해 찾고자 노력한다. 몇 가지 IADL 작업은 개인의 재정관리, 집안청소, 상품과 서비스를 위해 쇼핑하기 등이 포함된다. 치료사들은 클라이언트가 수면, 휴식, 일, 학업, 또는 여가활동 참여에 어려움이 있는지 확인해야 할 필요가 있다. 급성기에 있는 의료적 상황에서 클라이언트들은 ADL과 기능적 수행에 대해 생각하지 못할 수 있으며 신체기능이나 신체구조가 건강해지면 이런 기술들은 즉시 회복될 것이라고 생각할 수 있다. 몇 가지 경우에 있어 이것이 사실일 수 있으나 작업치료사들이 종종 과정을 줄이고 클라이언트를 원하는 작업에 참여시키는 시간을 감소시킬 수 있다. 많은 경우에, 이것은 공동요양기관(예, 병원, 요양소, 또는 보조생활시설)에 머물러야 할 필요를 감소시킬 수 있고 개인의 삶의 질을 향상시키는데 도움이 될 수 있다. 보호시설에서는, 평가과정 동안 몇 가지 IADL 과제들에 클라이언트를 참여시키는 것이 어려울 수 있다; 대부분의 경우, 실제적인 작업수행 보다는 면담을 통해 정보를 모은다. **표 24.6**은 작업영역의 평가를 위한 몇 가지 전략들을 제공한다.

중복되는 작업적 고려사항 평가: 댄스의 구성요소들

작업이 복잡하다는 것은 절제된 표현인 것 같다. 대부분, 한 가지 작업이 문제가 아니라 종종 다양한 작업 요구들 간의 조화가 작업수행에 어려움을 줄 수 있다. 마치 댄서가 다양한 댄스 요소들을 결합하는 것이 도전적일 수 있듯이 이런 다양한 작업 요구들의 조직화는 도전적일 수 있다. 예를 들어, 나는 요리하기와 설거지하기를 매우 잘할 수 있지만 직장인과 부모로써의 나의 역할은 종종 "생활을 위한 일" 에 필요한 이러한 과제들에 참여하도록 하는 참여도(또는 동기부여)를 대신한다. **사례 연구 24.3**은 보호작업장에서 일하고 있는 사람의 예시를 제공한다. 이 클라이언트가 비록 직업과 관련된 과정수행에 성공했지만 위생과 의복 관리에 대한 작업적 수행 염려로 인해 그 클라이언트는 보호작업장에서 지역사회에 기초한 고용까지 이행되는데 어려움이 있었다.

표 24.6 작업영역 평가를 위한 전략

	표준화된 측정의 예	면담/관찰적 전략
작업영역	• Canada Occupational Performance Measure(Copm) • Occupational Performance History Interview II	• 일상에 대해 클라이언트에게 질문
기본적 일상생활활동(BADL)	• Functional Independence Measure(Fim/Weefim)	• 클라이언트의 옷입기, 목욕하기, 먹기 등 관찰
수단적 일상생활활동(IADL)	• Kohlman Evaluation of Living Skills • Milwaukee Evaluation of Daily Living Scale	• 클라이언트의 쇼핑하기, 예산짜기, 또는 요리하기 관찰
교육/일	• School Function Assessment • School Assessment of Motor And Process Skills • Worker Role Interview	• 일과 관련된 또는 학업과 관련된 과제를 수행하는 클라이언트 관찰
놀이/여가	• Transdisciplinary Play–Based Assessment • Leisure Assessment Inventory	• 운동장에서 노는 아동 관찰
사회적 참여	• Social Interaction Scale of the Bay Area Functional Performance Evaluation(BaFPE)	• 면담 동안 상호작용 주목 • 자신의 생활에 대해 클라이언트에게 질문 • 구조적 그리고 비구조적 사회적 환경에서 관찰
휴식/수면	• National Institutes of Health Activity Record	• 당신은 수면에 어려움이 있는가?

사례 연구 24.2 Adam: 사명을 가진 남자 (Part 1) (계속)

Adam(선교사)과 일할 때, "환자"가 적합하게 진전이 있는지를 결정하는 중요한 결과 도구들 중의 하나인 Functional Independence Measure (FIM)(Uniform Data System, 2010)의 사용에 매우 가치를 두는 재활시설에서 일하였다. Adam은 심한 통증이 있었고 일상생활을 위해 전적인 도움이 필요해서 불편했고, 병원 침대에 있는 동안 단지 치료하는 것만 원했기 때문에 나는 초기에 그가 재활에 대해 부적절한 사람으로 보았다. FIM 척도에 매우 중점을 둠으로 독립적인 자기관리가 생산적인 고용으로 복귀하는 것만큼 이 환자에게 중요하지 않다 라고 볼 수 없었다.

Adam은 만약 내가 실질적인 임상가라면, 질문, 바램과 요구보다는 환자의 말을 경청하고 신뢰하는 것이라고 내게 말했다. 기본적인 일상생활활동 수행에 초점을 두는 대신 나는 결국 통증의 수준과 통증을 감소시키는 전략을 설명하기 시작했다. 컴퓨터를 다시 사용하려는 강한 요구 때문에 마침내 움직임을 향상시키고 통증을 감소를 위한 가치있는 작업으로서 컴퓨터를 이용할 수 있음을 알게되었다. 나는 컴퓨터를 사용할 수 있도록 Adam을 위해 공기를 빨아들이고 불어서 작동하는 인터페이스(한 모금과 퍼프 인터페이스) 사용방법을 이해할 수 있었다. 우리는 새로운 방식으로 컴퓨터를 작동하는 메카니즘을 학습하기 위해 카드놀이(solitaire)를 통해 천천히 시작했다. 컴퓨터 사용 하루 후 Adam은 통증 수준이 감소하였고 오랜 시간 동안 앉아 있기를 원하기 시작했고 치료시간에 참여하기 위해 휠체어로 이동하는 것을 배우기 시작했다. 나는 그의 정체성에 매우 중요한 "일"에 대한 그의 강한 가치를 사용하였고 치료적 중재를 안내할 동기부여 요인으로 사용하였다.

클라이언트의 작업참여의 영역을 이해한 후 그 치료사는 작업수행을 촉진하거나 방해하는 다양한 요소들을 이해하고자 노력하기 시작한다. 클라이언트 요소들은 가치관, 신념, 그리고 영성; 신체기능; 그리고 신체구조가 포함된다. 많은 현장에서 작업치료평가와 중재의 초점은 인지, 감각, 그리고 신경근골격계 기능과 같은 신체기능이다; 하지만 치료사들은 치료적 관련성과 작업치료 전 과정 모두에 관한 가치관들, 신념들 그리고 영성의 중요성을 인식하는데 주의를 둔다.

클라이언트 요소들에 대한 용어에서 말하고자 하는 핵심 가치는 영성이라는 단어가 종교성보다는 광범위한 감각을 의미한다는 것이다. 종교가 영성의 의미를 가지더라도 사람들은 내적인 평온함과 집중감에 영향을 미치는 많은 요소들이 있을 수 있다. 내가 클라이언트와 면담을 할 때 나는 때로 평온감과 차분함을 주는 활동들이 무엇인지를 그들에게 질문하면 클라이언트 응답은 종종 영성을 나타낸다. 클라이언트들의 일반적인 응답은 "기도"; "명상"; "자연 밖으로 가기"; "개를 쓰다듬기"; 그리고 "가족과 함께 있기" 일 수 있다. **표 24.7**은 치료사가 가치관, 신념 그리고 영성에 대해 집중할 수 있는 가능한 몇 가지 측정과 질문들이 열거되어 있다.

많은 임상 현장에서, 평가와 중재의 초점은 작업수행에 영향을 줄 수 있는 인지, 감각처리, 또는 신경근골격계 요소들에 대한 신체기능과 같은 클라이언트 요소들이다. 신체기능은 표준화된 평가도구를 사용하거나 면담과 관찰을 통해 평가될 수 있다. 의료나 재활 현장에서 전형적으로 감각기능

사례 연구 24.3 Allen: 효과적인 참여를 위해 일과 자기관리 결합

Allen은 내가 "보호작업장" 고용뿐 아니라 지역사회에 포함된 직업 프로그램에서 일하는 동안 만났던 47세 남자였다. 그 단체의 목표는 지역사회에 기반한 환경 내에서 모든 클라이언트들을 최종적으로 취업시키는 것이었다; 하지만 직원은 Allen에 대해 염려하였는데, 직업 기술 때문이 아니라 그의 위생 때문이었다. Allen은 지난 2년 동안 이 기관에 속해있었고 직원은 그가 새로운 직업을 배울 수 있고 상자에 라벨 붙이기나 가게 진열을 위한 물건들 재포장 같은 간단한 한 단계에서 두 단계 작업 과제를 수행할 수 있다고 기록하였다. Allen이 양치하고 샤워하는데 지속적인 지시가 필요하기 때문에 지역사회 기반한 위치로 알렌이 이동할 수 없을까봐 그 직원은 염려하였다. 아침마다 그 기관 버스로 Allen을 데리러 갈 때, 그 버스 운전기사는 한 달에 최소한 한번 내지 두 번은 기다렸고, Allen이 개인위생이 나빴기 때문에 버스에 타지 못하도록 하였다(그것은 프로그램 참여를 위한 필요조건이다). 그가 샤워하러 집으로 돌아가야 할 때 Allen이 그렇게 하도록 하였지만 그는 성공적인 직업 수행을 위해 개인위생이 필요한지에 대한 인식이 제한적인 것 같았다.

- **질문:**

1. Allen이 자기관리 습관을 가지기 힘들다고 생각하는 이유는?
2. Allen의 자기관리 어려움에 영향을 미칠 수 있는 환경적인 요소는 무엇인가?

과 신경근골격계 기능과 같은 신체기능이 강조되나 치료사는 항상 이런 기능들의 손상이 작업에 대한 기능장애를 수반하지 않는다는 것을 염두에 두고 있어야 한다. **표 24.8**은 신체기능 평가에 대한 잠재적인 전략들을 제시한다.

클라이언트의 신체기능을 이해하는 것에 더하여, 치료사들은 작업수행에 잠재적인 영향을 미치는 신체구조에 대해 몇 가지 인식하고 있어야 한다. 이것들이 대개 형식적인 방법으로 평가되는 것은 아니지만 치료사들(특히 더 급성기 상태에 있는 클라이언트와 일하는 치료사들)은 이러한 영역들에 대해 인식해야 한다. 신체구조에 대한 정보는 실험 기록이나 X-ray와 같은 검사 결과를 통해 수집된다. 의학 전문가들에 의해 수행되는 다양한 진단적 과정들은 신체구조를 평가하기

표 24.7 클라이언트 요소 평가를 위한 전략 - 가치, 신념, 그리고 영성

	표준화된 측정의 예	면담/관찰적 전략
가치, 신념, 그리고 영성	• Canadian Occupational Performance Measure(COPM) • Quality of Life Inventory • Health-Related Quality of Life	• 당신의 생활에 대해 나에게 말해주세요....가족? 일? 사회성? • 당신의 영성을 향상시킬 어떤 실행에 참여하고 있는가? • 당신이 할 수 있는 가장 중요한(작업)은 무엇인가?

표 24.8 클라이언트 요소 평가를 위한 전략 - 신체기능

신체기능	표준화된 측정의 예시	면담/관찰적인 전략
• 특정한 정신적 기능	• Allen Cognitive Level screen • Toglia Category Assessment	• 당신은 기억하고 집중하고 또는 지시 따르기에 대한 능력의 변화에 주목하는가?
• 광범위한 정신적 기능	• Mini-Mental State Examination • Cognitive Assessment of Minnesota	• 당신의 정신적 능력의 변화에 주목하는가?
• 감각기능과 통증	• Sensory Profile(모든 연령) • Mcgill Pain Questionnaire • 시각 또는 청각 선별	• 당신의 신체가 마비되거나 따끔거리는가? • 통증이 있는가? 어디에? 형태는? 기간은? • 좋아지도록 하는 것은 무엇인가? • 당신은 흥분되거나 차분해지는 것이 어려운가?
신경근골격계와 움직임 관련 기능	• Quick Neurological Screening • Range of motion or manual muscle testing • Berg Balance Scale	• 협응, 근력(노력), 또는 어려운 움직임 주시 • 만약 위의 어려운 움직임을 주시한다면 당신은 이것을 질문한다: • 당신은 낙상 이력이 있는가? • 당신은 굽히기, 뻗기 또는 쥐기가 어려운가?
목소리와 속도 기능	• 언어병리사에 의해 대개 수행되는 것으로 일반적으로 형식적인 평가보다 관찰에 의해 수행	• 면담 동안, 특히 부드럽거나 큰 목소리, 단어를 또렷이 말하는 능력 또는 언어를 표현하거나 받아들이는 어려움을 주시하라. • 먹거나 마신 후에 클라이언트가 말하도록 질문하라("젖은" 목소리는 삼킴 문제를 나타낼 수 있다).
기관계 기능(심혈관, 호흡, 혈액, 면역, 소화, 신진대사, 내분비, 비뇨생식 그리고 생식기능	• 맥박산소측정법, 혈압, 호흡기능 검사, 작업치료사는 삼킴 기능을 관찰하기 위해 계획된 변경된 바륨 삼킴 연구에 관여하거나 삼킴능력과 삼킴기능(SAFE)을 관리할 수 있다.	• 디지털 모니터가 있는 환자와 일할 때, 치료사들은 작업치료 세션 동안 이런 변화를 기록할 수 있다. 예를 들어, 클라이언트가 혼수상태이나 스프린트 제작 동안 사지를 움직일 때 심박동이나 혈압이 변할 수 있다. 작업치료사는 땀의 변화, 피부색, 호흡 패턴 등을 근거로 신체기능 상의 변화를 보고, 느끼고, 들음으로 예민하게 인식해야 하는데 이런 변화들이 조직 체계 변화의 신호일 수 있기 때문이다.

표 24.9 클라이언트 요소의 평가를 위한 전략 - 신체구조

신체구조	평가방법	면담/관찰적 전략
신경계 눈, 귀, 그리고 관련 구조 목소리/속도와 관련된 구조 움직임과 관련된 구조 피부와 관련 구조 기관 계통 구조 (심혈관, 호흡, 면역, 소화, 신진대사, 내분비, 비뇨생식기 그리고 생식기계)	작업치료사가 기능적/목적있는 활동과 관련되지 않은 구조들은 평가하지 않기 때문에 전형적으로 작업치료사에 의해 평가되지 않는다. 임상의가 요구하는 많은 진단적 절차는 신체구조를 평가하기 위해 사용된다. 예로, 구조와 어떤 잠재된 변형을 검토하기 위해 구성된 것으로 X-ray, 혈관조영, 자기공명영상일 수 있다.	이런 많은 정보는 클라이언트의 기록에서 찾을 수 있다. 이전의 손상, 과정, 클라이언트가 겪은 검사에 대한 세부적인 이력과 신체를 찾아라. 비록 질문이 구조적인 문제를 나타내는데 필요하지 않더라고 긍정적인 클라이언트 답변은 신체구조 상의 잠재적인 문제 (그리고 향후 평가 그리고/또는 의뢰가 분명히 필요한)를 나타낼 수 있다. • 당신은 무감각, 따끔거림, 또는 움직임의 어려움이 있나요? • 눈이나 귀에 어떤 문제가 있나요? • 당신은 지금 어떤 상처가 있나요? 상처 치료에 어려움이 있나요? • 당신의 심장, 폐, 위, 또는 생식계를 위한 어떤 절차가 있나요? 이유는?

위해 고안된다. **표 24.9**는 신체구조의 평가에 대한 잠재적인 전략들을 제시한다.

결국, 작업수행이 향상되도록 클라이언트를 돕는 것은 작업치료 목표이다. 치료사들은 작업을 구성하는 주어진 기술들을 수행하기 위해 클라이언트가 신체기능 및 구조를 사용하는 방법을 평가해야 한다. 다른 말로, 나는 이 장을 타자치기 위해 보는 것과 손가락을 움직이기 위해 필요한 신체 "구조" 를 가지고 있을 수 있고 이 장을 쓰고자 하는 생각에 대한 사고들을 조직하는데 필요한 광범위하고 특별한 정신적 기능과 같은 신체 "기능" 을 가지고 있을 수 있으나 "전문적인 글쓰기" 에 대한 이런 작업을 행하는데 큰 어려움이 있을 수 있다. 나의 문제점들이 수행기술(시도, 집중, 또는 좋은 문헌을 찾는 문제해결력)이나 수행양상(글 쓰는 시간을 갖지 않거나 저자와 부모 역할 간의 갈등)에 있을 수 있다. **표 24.10**과 **표 24.11**은 표준화된 평가도구뿐만 아니라 면담 모두를 포함하여 치료사가 수행기술과 수행양상을 평가하는 방법을 제시한다.

치료사로서 우리의 일은 작업 요소들이 커다란 도전의 원인이 되는지 확인하는 것이고 수행가능 하도록 이러한 도전들을 교정하고 보상하는 것이다.

환경과 요구사항 평가 : 댄스를 위한 환경

안무가는 수행되는 댄스의 유형과 댄스를 위한 환경을 알아야 한다. 만약 무대가 대서에게 친숙하지 않은 다른 유형의 바닥이나 조명이라면 연습기간이 연장될 필요가 있다. 게다가 만약 댄서가 무대에 높은 수준의 들기나 운동기술이 요구된다면 안무가나 책임자는 수행에 필요한 부분 때문에 근력과 지구력이 탁월한 댄서를 선택할 것이다. 유사하게, 작업치료사는 작업이 수행되는 배경과 전형적으로 과제들이 수행되는 방법을 이해할 필요가 있다. 실제 환경에서 가능하지 않을 때 치료사는 클라이언트가 전형적으로 과제를 수행하는 환경과 방법에 대해 질문한다. 이 질문에는 위치, 지면, 다양한 사물이나 지면의 높이, 사용되는 도구들, 그리고 과제수행의 사회적 또는 인지적 측면에 대한 내용이 포함될 수 있다.

표 24.12는 배경과 환경의 평가에 대한 전략들이 제시되어 있다. 많은 작업치료사들이 물리적 환경에 집중하는 경향이 있는데 작업수행에 영향을 줄 수 있는 다른 측면의 환경도 고려해야 한다. 돈벌이가 되는 직업이었으나 그의 작업 환경에서 생산성이 낮았던 Alfonso의 사례를 고려하라. 이 경우, 나의 주요 관심은 식료품 가게 직원처럼 생산적인 고용에 관한 그의 작업영역, 도구, 과제, 그리고 사회적 및 문화적 측면이었다.

클라이언트의 작업수행의 "복잡한" 모습을 제공하기 위해 치료사는 또한 활동 요건들을 이해해야 한다. **표 24.13**은 활동 요건 탐색을 위한 몇 가지 가능한 전략들이 제시되어 있다. 이 식품 가게에서 Alfonso 위치에 대한 "활동 요건"을 검토 시, 나는 그와 같은 위치에 있는 모든 사람을 위한 직무분석표를 검토하였다. 직무분석표는 특정한 직업에 필요한 도구, 공간 그리고 신체기능에 대한 몇 가지 지침을 제공할 수 있다. 활동 요건은 직장에서 "필요한 기능"의 목록이 있는 직무분석표로 찾아내는 것이 수월할지도 모른다; 하지만, 가사활동이나 취미와 같은 많은 다른 작업들을 위해 과제요건에 대하여 클라이언트와의 면담을 통해 활동 요건이 평가된다. 예를 들어, 한 클라이언트는 상업용 세탁시설에 가서 세탁할

표 24.10 수행기술 평가를 위한 전략

수행기술	표준화된 측정의 예시	면담/관찰적 전략
전반적인 수행	• Assessment of Motor And Skills	몇 가지 전반적인 수행 모습을 제시할 수 있는, 신경근골격계, 인지 그리고 사회적 상호작용이 포함된 일상생활활동(ADL)에 클라이언트의 참여 관찰
감각/지각	• Test of Visual–Motor Skills • Motor–Free Visual Perception Test	자신의 환경에서 과제에 참여하는 클라이언트 관찰. 클라이언트는 자신의 세상의 한 측면에 있는 것을 놓치는 경향이 있는가? 시력저하의 근거가 있는가?
운동/실행	• Jebsen Hand Function Test • Peabody Developmental Motor Scales	작업과제에 참여하는 클라이언트 관찰. 떨림이 있는가? 느리거나 움직임 속도에 문제가 있는가? 움직임의 정확성이 손상되었는가? 클라이언트가 기능적 과제에 필요한 움직임 실행이 어려운가?
감정조절	• Coping Inventory/Early Coping Inventory • Tennessee Self–Concept Scale	클라이언트의 능력에 도전적인 과제가 나타났을 때 좌절하거나 꺾이는가? 자신의 상황에 대한 클라이언트의 응답은 클라이언트의 도전의 중요성에 비례하는가?
인지	• Routine Task Inventory • Performance Assessment of Self–Care Skills	클라이언트는 작업수행 동안 시도, 순서화, 종료, 문제해결력 등에 어려움이 있는 것 같은가?
의사소통/사회적 기술	• Assessment of Communication and Social Interaction • Vineland Adaptive Behavior Scales	클라이언트는 자신의 필요, 욕구, 희망을 이야기할 수 있는가?

수 있고 반면 다른 클라이언트는 세탁하기 위해 자신의 집의 지하로 내려가야 한다(**그림 24.2**를 보라). 세탁시설로 가기 위해 운전이나 보행이 요구될 수 있는 사실은 첫 번째 사람에게 장애물이 될 수 있고, 반면 세탁하기 위해 계단을 오르내리는 것이 두 번째 사람에게 장애물이 될 수 있다.

전형적으로 클라이언트가 가치 있는 5가지 주요한 활동들을 확인한 후 치료사는 이런 과제들의 활동 요건에 대해 더 조사할 수 있는데 이는 작업분석에 포함된 다른 모든 요소들에 근거하여 과제요건이 사람들마다 매우 다양하기 때문이다. 만약 우리가 작업수행에서 클라이언트에게 도움이 되고자 한다면 우리는 그들이 학습하거나 우리가 선호하는 작업 참여의 방법을 사용하기보다 그들이 매우 편안한 방법으로 작업을 시작하도록 도울 필요가 있다.

활동 요건을 이해하기 위한 또 다른 전략은 자신에게 가치 있는 작업에 참여하는 클라이언트를 관찰하는 것이다. 임상 현장에서는 가능하지 않을 수도 있지만 자신의 도구와 공간을 사용한 자신의 환경에서 실제 클라이언트가 과제를 수행하는 것을 관찰하는 능력이 가장 최상적이다.

표 24.11 수행양상의 평가를 위한 전략

수행양상	표준화된 측정의 예시	면담/관찰적인 전략
• 습관 • 역할 • 일과/의식	• Role Checklist • Adolescent Role Assessment • Self–Discovery Tapestry • Worker Role Interview • National Institutes of Health Activity Record • OPHI; OCAIRS	• 당신의 일상에 대해 나에게 이야기하라. • 자기관리, 가사활동, 일/학업, 사회적/여가 활동에 대해 분류된 구조적인 질문일 수 있다.

OCAIRS, Occcupational Circumstances Assessment–Interview Rating Scale; OPHI, Occcupational Performance History Interview.

표 24.12 배경과 환경 평가를 위한 전략

	표준화된 측정의 예시	면담/관찰적인 전략
문화적	• 작업치료에 사용되는 많은 도구들은 신체적 안전을 위해 물리적 환경을 강조하는 경향이 있다; 클라이언트의 집/직장에서 사용될 때, 치료사는 일반적으로 또한 문화적, 사회적, 시간적, 그리고 가상적 환경 요소들도 관찰할 것이다. • Work Environment Impact Scale • Safety Assessment of Function and the Environment for Rehabilitation(SAFER) • School Setting Interview	• 당신은 어디에서 살고 있나요? 일하나요? 여가에 참여하나요? 누구와 함께?
개인적	◦	• 당신이 참여하는 특별한 의식, 음식, 실행이 있는가?
신체적	◦	• 당신은 혼자서 또는 다른 사람과 무언가 하는 것을 좋아하는가?
사회적	◦	• 당신의 집에 대해 나에게 말해주세요… 잠재적인 장애물/장점을 확인해보세요.
시간적	◦	• 당신은 누구와 함께 살고 있나요? 다른 사회적 자원은?
가상적	◦	• 당신에게 또는 당신의 가족에게 하루 중 가장 좋은/가장 나쁜 때는 언제인가? • 당신은 인터넷, 이메일, 핸드폰 등을 사용 하는가? ◦ 만약 그렇다면, 목적이 무엇인가?

치료사들은 "사람"(클라이언트 요소, 수행기술, 수행양상), "환경"(문화적, 물리적, 시간적, 사회적, 등), 그리고 과제(활동요구) 간의 적합성을 가장 잘 분석하기 위해 작업수행을 모의로 시행하고자 노력한다. Alfonso의 경우, 나는 Alfonso가 돈벌이가 되는 일을 하기를 원했다; 하지만 나는 사람, 과제, 그리고 환경 간의 적합성에 대해 질문하였다. 만약 Alfonso가 성공적으로 고용되도록 내가 그를 돕고자 한다면 중재에 대한 나의 기록이나 문서는 사람, 과제, 그리고 환경에 대해 고려해야 한다.

평가과정에 영향을 미치는 요소들

Factors Influencing the Evaluation Process

안무가가 잠재된 청중, 공간, 예산, 그리고 다양한 이해당사자들의 예술적 욕구에 영향을 받을 수 있듯이, 작업치료사도 윤리, 비용, 조직의 요소들, 그리고 문서에 대한 요구에

사례 연구 24.4 Alfonso: 문화적 그리고 활동 요구

내가 식품점에서 Alfonso를 관찰함으로, 그 가게는 다양한 유형의 장애를 가진 직원들이 여러명 있다는 것을 알게되었다. 게다가 다양성을 향상시키려는 회사의 노력을 지지하는 포스터가 휴게실 주위에 있었고, 그것은 장애를 가진 사람들의 고용을 포함하여 다양성 관행을 지지하는 이 조직의 문화적 배경을 나타내었다. 특히 장애를 가진 직원들이 "그들이 특별하다고 느끼도록" 모든 조합원들이 서로 이야기할 시간을 가진다는 것을 알았다. 장애를 가진 사람들의 사회적 수용의 이런 문화가 바람직할지라도, 나는 또한 직원에 대한 "낮은"기대, 즉, Alfonso의 매니저가 그의 생산성과 정확성이 동일한 위치에 있는 비장애 직원들과 일치하지 않다는 것을 깨닫고 의문을 가질 때 까지 있음을 알았다. 나는 그가 휴지통 한 개를 비우는데 최소 15분이 걸리고 작은 영역의 식품점 구역을 쓰는데 30분이 걸린다는 것을 관찰하였다. 나는 또한 대부분의 직원들이 그들의 일에 서두르는 것 같았고 그 직장의 시간적 배경은 가능한 효율적으로 소비자들을 가게 밖으로 나가게 만들 수 있음을 알게 되었다. 일 수행에서 Alfonso의 느림은 환경의 시간적 요구에 부합하지 않았다.

표 24.13 활동 요건의 평가를 위한 전략

활동 요건	면담/관찰 전략
사용되는 물건들과 그들의 소유물	• 활동을 하는데 필요한 도구들을 가지고 있는가? • 다양한 물건들/도구들의 무게, 크기, 저항력
공간 요건	• 환경적 고려사항(사회적, 문화적, 물리적, 등) • 공간과 사물들의 조직화
사회적 요건	• 당신은 이 과제를 "해야" 하는가? 또는 하기를 "원하는가?" • 이것은 당신이 즐겁게 하는 과제인가? 만약 아니라면, 당신은 이 과제를 하는데 당신에게 도움을 줄 다른 누군가를 얻고자 노력하는가?
순서화와 시간	• 빈도; 과제 및 부과제의 반복과 기간 • 과제의 시간적 요소들(속도, 순서, 흐름) • 붕괴된 부분이 있을 수 있는 과제인가? 과제의 모든 단계들이 한 번에 수행될 필요가 있는가?
필요한 신체기능	• **신경근골격계:** 구부리기, 뻗기, 잡기, 뻣뻣하거나 노력이 필요한 움직임; 공간에 대한 신체인식의 명백한 결손 • 오르기, 웅크리기, 자주 구부리기 또는 지속적인 자세유지가 포함되어 있는가? • **지각/인지:** 지속적인 기반에 따른 시야의 한쪽 측면 결손; 과제 단계의 망각; 불명확하거나 부적절한 순서로 과제수행; 이것이나 다른 과제수행 동안 무엇을 하고 있는지 망각 • 당신은 도구들/사물들을 잃어버렸거나 이 활동에 참여하는 동안 당신이 무엇을 하고 있는지 잊었나요? • **사회적/감정적:** 쉽게 좌절; 혼자 하려고 하는 경향; 재료들을 나누지 않음; 쉽게 낙담함; 지속적으로 강화물을 찾거나 결코 도움을 요청하지 않음; 수동적, 무관심; 한 가지 일에 집중함; 그리고 이행하는 능력 결손
필요한 신체구조	• 근력, 관절 움직임, 호흡상태 등이 필요한가? • 이 활동 동안 앉거나 쉬어야 하는가? 호흡이 가빠지거나 피로해지는가?

의해 영향을 받는다. 첫 번째는 평가와 중재에 적용되는 모든 규칙들인 작업치료 윤리강령이다. 친절과 해악금지는 안전하면서 클라이언트가 가장 흥미를 가지는 것을 행동하는데 적용된다. 자주성과 비밀유지는 작업치료 과정 동안 클라이언트의 권리와 사생활을 존중하는 것이다. 의무에 대한 윤리적 규칙은 전문성을 유지하는 것과 클라이언트를 관리하는데 필요한 최상의 근거를 사용하는 것이다. 절차상의 공정성은 작업치료 전문성을 안내하는 법이나 정책을 작업치료사가 준수한 평가와 중재이다.

법과 규칙들 준수에 관해서, 작업치료사가 평가 및 중재와 관련된 의사소통 시 많은 청중들에게 이야기한다. 수행기관만이 평가와 진전 기록에 포함되어야 하는 것에 대한 특별한 요구가 있는 것이 아닌 인정기관 뿐 아니라 기금단체도 종종 작업치료 실행에서 고려되는 특정한 요소들을 요구한다. 이 말은, 작업치료평가와 중재 계획에서뿐만 아니라 문서에도 해당되는 것으로 작업치료적이지 않은 개인적인 기술을 방지하는데 작업치료사는 주의할 필요가 있다. 작업치료를 지지하기 위해, 작업치료사들은 우리의 수행과 관련된 법, 정책, 그리고 전문적인 근거자료를 잘 알아두어야 한다.

해석과 중재 계획 : 댄스하기

Interpretation and Intervention Planning: Doing the Dance

작업치료사들이 면담, 관찰, 그리고 평가 결과를 해석하기 위해 전문적인 추론을 사용한다. 대개, 해석은 작업수행에 관련된 클라이언트의 강점과 도전에 대한 몇 가지 판단이 포함된다. 치료사는 치료를 통해 도움이 되는 클라이언트의 능력에 대해 언급하고 사용될 기간, 빈도, 그리고 중재전략의 유형을 예측한다. 일부 기관에서 중요한 경로의 활용은 이러한 결정들을 안내할 수 있다; 하지만, 중요한 경로는 통계적인 의미에 기초해야 하고 모든 개인에게 적용되지 않을 수 있음을 염두에 두어야 한다.

클라이언트가 작업치료서비스가 도움이 될 수 있다고 결정하면, 장단기 목표들이 클라이언트와 협력하여 세워진다. 장기목표들은 중재 배경에 따라 몇 일, 몇 주, 또는 몇 달 안에 성취될 수 있다. 치료사들은 클라이언트가 필요로 하는 방

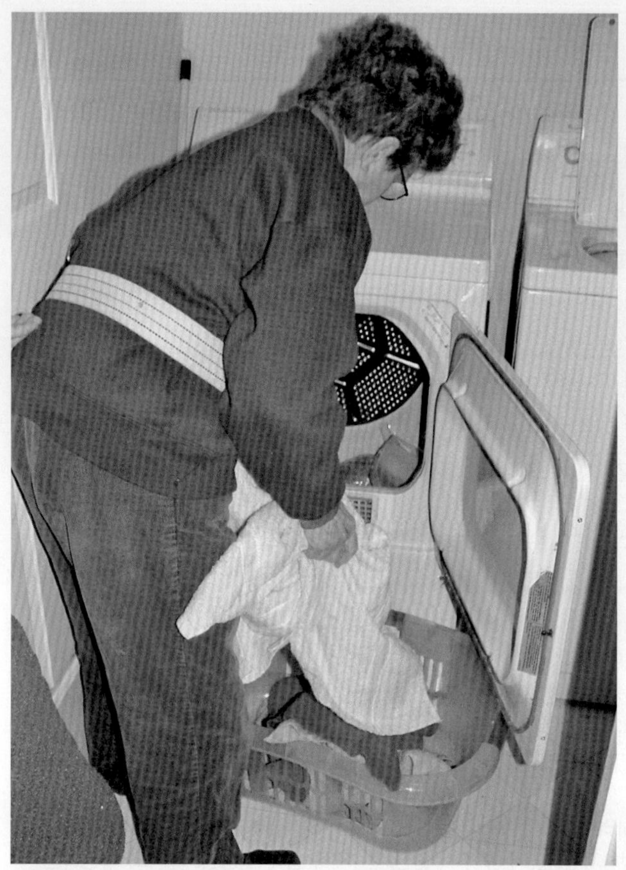

그림 24.2 평가과정의 일부로써 클라이언트가 일상에서 중요한 과제를 수행하는 것을 관찰한다. 이것은 수행의 질 뿐만 아니라 안전을 위해 집중이 필요하다. 이 클라이언트는 구부릴 때 균형의 문제가 있으므로 보행벨트를 착용하고 있다. 이 경우 치료사는 일상적인 수행을 관찰할 수 있지만 필요하다면 그녀를 지지하기 위해 준비한다.

문 횟수를 계산해서 클라이언트의 특정한 염려에 대해 필요한 일반적인 입원 기간이나 방문 횟수에 관하여 몇 가지 생각을 가지고 있어야 한다. 급성기 보호기관에서 입원 기간은 하루만큼 짧을 수 있어서 평가, 중재, 퇴원 계획이 모두 같은 날 일어날 수 있다. 예를 들어, 정형외과적 문제를 가진 클라이언트가 평가되고, 보조 장비를 받고, 그것의 사용을 교육받고 집으로 돌아갈 준비를 할 수 있다. 이런 경우 클라이언트는 자신의 집에서 작업치료서비스의 사후관리가 필요할 것이라고 작업치료사는 생각할 수 있다.

클라이언트 목표는 클라이언트가 무엇을 할 것인가에 관하여 행동적으로 고려되어야 한다. 예를 들어, 목표는 "치료사가 ...에 대해 클라이언트를 교육할 것이다" 보다는 "클라이언트는 ...에 관한 교육에 참여할 것이다" 라고 읽을 수 있다. 목표들은 시간적으로 측정되어야 하는데 이는 클라이언트가 목표를 성취하는데 걸리는 기간이 어느 정도인지 잘 알지 못하는 신입치료사에게는 도전적인 것이다; 성공적인 서비스의 결과를 위한 기준을 혼자서 확인할 수 있도록 해라. 개인적인 목표와 중재 계획이 세워질 때, 치료사는 사람, 과제, 그리고 환경을 고려해야 한다. 중재 계획은 대개 클라이언트의 의학적 안정성, 가정환경, 유용한 사회적 지원, 그리고 과제/활동 요건과 같은 다양한 요소들이 고려된다.

요약 Summary

이 장에서, 우리는 클라이언트의 필요를 결정하기 위한 작업치료 과정을 검토하였다. 치료사는 평가와 함께 면담을 잘 구성해야 하고 작업수행과 관련된 클라이언트의 염려를 가장 잘 반영하도록 평가를 완료하기 위해 할당된 시간을 극대화해야 한다. 잘 계획된 안무처럼, 효과적인 평가는 다양한 요소들에 대한 고려가 필요하다. 잘 수행될 때 "치료의 댄스"가 평가부터 중재까지 진행된다. 이 과정에서 작업치료사는 실행 현장뿐만 아니라 클라이언트의 배경적 요소도 고려해야 하고 면담, 관찰, 그리고 사용가능한 표준화된 평가도구도 사용해야 한다. AOTA 임상 이론의 틀(AOTA, 2008)과 작업치료실행 지침(Moyers & Dale, 2009)과 같은 평가를 위한 안내서 사용은 작업수행에 영향을 미치는 요소들의 범위를 제시하여 작업치료사의 추론을 도울 수 있다.

참고문헌 References

American Occupational Therapy Association.(2008). Occupational therapy practice framework: Domain and process, 2nd edition. *American Journal of Occupational Therapy, 62*, 625–683.

American Occupational Therapy Association.(2009). Guidelines for supervision, roles, and responsibilities during the delivery of occupational therapy services. *American Journal of Occupational Therapy, 63*, 173–179.

American Occupational Therapy Association.(2010a). Occupational therapy code of ethics and ethics standards. *American Journal of Occupational Therapy, 64*(Suppl.), S17–S26.

American Occupational Therapy Association.(2010b). Standards of practice for occupational therapy. *American Journal of Occupational Therapy, 64*(Suppl.), S10–S11.

Brown, C.(2009). Functional assessment and intervention in occupational therapy. *Psychiatric Rehabilitation Journal, 32* 162–170.

Canadian National Centre for the Arts.(n.d.). *The choreographic process.* Retrieved from http://artsalive.ca/en/dan/make/process/chprocess.asp

Chisholm, D., Dolhi, C., & Schreiber, J.(2004). *Occupational therapy intervention resource manual: A guide for occupation-based practice.* Clifton Park, NY: Delmar Learning.

Fisher, A. G.(2009). *Occupational therapy intervention process model: A model for planning and implementing top-down, client-centered, and occupation-based interventions*. Fort Collins, CO: Three Star Press.

Hinojosa, J., Kramer, P., & Crist, P.(2005). *Evaluation: Obtaining and interpreting data*. Bethesda, MD: AOTA Press.

Law, M., Baptiste, S., Carswell, A., McColl, M. A., Polatajko, H., & Pollock, N.(2005). *The Canadian Occupational Performance Measure*(4th ed.). Ottawa, Canada: CAOT.

Moyers, P. A., & Dale, L. M.(2007). *The guide to occupational therapy practice*(2nd ed.). Bethesda, MD: AOTA Press.

Niestadt, M. E.(2000). *Occupational therapy evaluation for adults: A pocket guide*. Philadelphia, PA: Lippincott Williams & Wilkins.

Novalis, S. D., Messenger, M. J., & Morris, L.(2000). Occupational therapy benchmarks within orthopedic(hip) critical pathways. *American Journal of Occupational Therapy*,*54*(2),155–158.

Roberts, A. E. K., James, A., Drew, J., Moreton, S., Thompson, R., & Dickson, M.(2008). Measuring occupational performance and client priorities in the community: The COPM. *International Journal of Therapy and Rehabilitation*, *15*(1),22–29.

Robinson, K., & Shotwell, M.(2010). Evaluation in acute care occupational therapy. In H. Gabai(Ed.), *Acute care occupational therapy*. Bethesda, MD: AOTA Press.

Skubik-Peplaski, C., Paris, C., Boyle, D., & Culpert, A.(2006). *Applying the occupational therapy practice framework: The Cardinal Hill occupational participation process*. Bethesda, MD: American Occupational Therapy Association.

Uniform Data System.(2010). *About the FIM system*. Retrieved from http://www.udsmr.org/WebModules/FIM/Fim_About.aspx

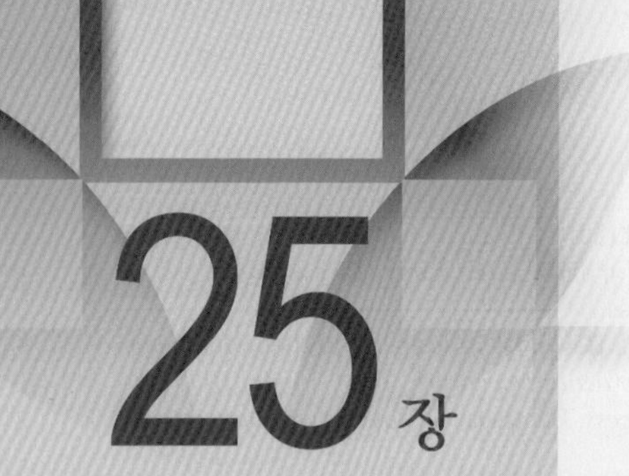

평가 비평

Critiquing Assessments

용미연 옮김

개요

서론
평가를 비평하기 위한 전통적인 접근
- 비표준화된 평가 대 표준화된 평가
- 평가유형
- 사정의 구조
- 구조

신뢰도–전통적인 접근법
- 측정오류
- 신뢰도의 유형

타당도 – 전통적인 접근방법
- 표면 타당도
- 내용 타당도
- 구성 타당도
- 기준 타당도
- 생태학적 타당도
- 선별도구

비평 평가에 대한 현대적 접근방법
- 항목반응이론
- 항목반응이론의 장점
- 항목반응이론에 기초한 기초 공식
- 컴퓨터 능력 적응검사
- IRT 기반 평가에 대한 비평

요약

학습목표

이 장을 학습한 후, 다음의 내용을 할 수 있을 것이다:

1. 작업치료 평가와 관련된 측정이론의 중요성과 적용을 토의한다.
2. 작업치료실행과 관련된 전통적 평가 접근과 현대적 평가 접근을 설명한다.
3. 유형과 구조에 따라 사정을 평가하기 위해 이론의 틀을 설명하고 적용한다.
4. 표준화된 검사와 비표준화된 검사의 사용을 재인식한다.
5. 작업치료 평가에 신뢰성의 개념을 정의하고 적용한다.
6. 타당도의 요소들을 확인하고 평가에 그 지식을 적용한다.
7. 문항반응이론(IRT)의 기본적인 요소들을 설명한다.
8. IRT에 근거한 평가를 평론하는데 중요한 요소들을 토의한다.

서론 Introduction

이 장은 임상에서 사용되는 평가도구를 평론하기 위해 필요한 기초적인 지식을 작업치료사와 학생들에게 제공한다. 24장에서 제시한 것처럼, 평가도구의 사용은 치료사와 클라이언트 모두에게 효과적인 결정을 하도록 정보를 제공하는 중요한 근거 자원이므로 작업치료 평가과정에서 중요하다. 게다가, 작업수행의 예측과 측정은 치료서비스를 향상시키기 위한 근거를 마련하기 위한 기초가 된다. 사정은 주어진 상황에서 사용하기 가장 좋은 것으로 치료사는 신중하게 평가해야 하며 다르게 말하면 이것은 평가도구 사용 과정과 측정에 대한 개념을 이해하는 것이 필요하다. 핵심 정보는 측정이론의 개념, 잠재적인 사정도구를 평가하는 방법과 심리측정적 속성(신뢰도, 내적일치도, 타당도), 표준화된 사정 대 비표준화된 평가의 적용에 대한 정보, 그리고 사용되는 측정의 민감도와 특이도를 이해하기 위해 어떤 장단점이 있는지를 인식할 필요성이 포함된다. 독자가 이러한 정보를 적용하도록 돕기 위해 작업치료사인 Karen이 안전운전의 위험에 있는 클라이언트를 평가하고자 하는 지속적인 사례 연구가 제시된다.

사례 연구 25.1 Karen은 운전을 위하여 클라이언트를 평가한다.

Karen은 지역 의료센터에서 일하고 있는 작업치료사다. 그녀는 파키슨을 앓고 있는 클라이언트인 Patel씨를 평가할 필요가 있다. 한 가지 걱정은 Patel씨가 운전을 지속해야 할지 말지이다. 미국 및 비슷한 나라에 있는 많은 사람들에게 운전능력은 지역사회 참여 시 멀리 갈 수 있도록 하는데 영향을 미친다. 게다가, Karen은 Patel씨, 그의 가족, 그리고 적절한 의료적 및 법적 기관에게 정보를 제공하기 위해 가장 가능한 평가를 주의깊게 선택하고 시행해야 한다.

측정 문제를 이해하는 기초는 전통적 측정의 일부인 일반화이론 접근뿐만 아니라 전통적 검사이론(CTT)에 대한 이해이다. 하지만, 측정이론은 진보하고 있기 때문에, Karen은 또한 평가에 대하여 생각하는데 더 "혁명적인" 방법과 더 특별하게 클라이언트를 "측정" 하도록 인식해야 한다. 전통적인 측정 접근은 평가의 이해에서 중요한 역할을 유지해야 하지만 현재의 접근들은, 특히, 미래에 Karen과 다른 사람들이 클라이언트를 평가할 방법에 중요한 영향을 가지고 있다. 그러므로, 이 장은 평가 비평에 고전적이고 현대적 접근들에 관한 정보를 포함한다. 더 현대적인 접근들은 전통적인 검사에 문항반응이론(IRT)의 비교, IRT의 장점(효율성과 정확성), 연관되는 평가, 컴퓨터적용검사, 그리고 정신측정평가에 대한 현대의 접근들이 제시되어 있다. 이렇게 하여, 이 장은 작업치료사가 매일 실행에서 사용되는 평가를 비평하기 위한 기초적인 정보를 제공한다.

평가를 비평하기 위한 전통적인 접근

Traditional Approach to Critiquig Assessments

가장 단순한 형태인 측정은 어떤 속성이나 특성의 분류를 수량화하기 위한 규칙으로 정의된다. 예를 들어, 작업치료사들은 학교 과제에서 아동의 수행을 반영하거나 자기관리나 지역사회생활 기술을 수행하는 성인의 능력을 반영하기 위해 측정을 사용한다. 숫자의 할당은 표준화된 방식으로 측정되는 속성을 수학적으로 평가가 가능하도록 한다. 또한 개인의 수행이 시간에 따라 그리고 수행 배경에 따라 어떻게 변하는지를 기술하는 방법을 제공한다. 작업치료사들은 클라이언트의 생활에 영향을 미치는 판단을 하기 때문에 평가과정의 일부로 사용되는 어떤 측정의 강점과 제한점을 이해할 윤리적 책임이 있다. 작업치료사는 평가의 유형, 평가의 구조적 특성, 그리고 구성에 관련된 측면을 이해해야 한다. 그리고 구성의 기초, 표준화, 신뢰도와 타당도와 관련된 측면을 이해해야 한다.

비표준화된 평가 대 표준화된 평가

24장에 기록된 것처럼, 많은 작업치료 평가는 표준화된 평가와 비표준화된 평가가 혼합되어 있다. 표준화된 평가가 적절하게 사용될 때 타당도와 신뢰도를 신뢰할만하지만 비표준화된 평가는 작업치료 과정 동안 수집되는 정보의 중요한 원천이었고, 원천이고, 원천일 것이다.

Luebben and Royeen 는 "모든 표준화된 평가는 비표준화된 평가처럼 그 자체의 수명이 시작된다" 라고 하고 "새로운 평가는 엄격한 발전의 결과로써 표준화 종결을 향한 비표준화된 연속제를 따라 움직인다...." 라고 언급한다.

이름에 제시된 것처럼, **비표준화된 평가**는 표준 접근이나 프로토콜을 따르지 않는다. 예를 들어, 그것들은 시행을 위한 질문, 지시, 또는 상태의 일관된 세트가 포함되지 않을 수 있다. 그러한 평가는 질문(예, 인구통계학적, 건강, 또는 약물)을 통한 작업치료 평가동안 뿐만 아니라 관찰이나 면담(예, 의뢰하는 의사, 클라이언트, 또는 가족 구성원)을 통해 수집된 데이터를 포함할 수 있다. 이런 방법으로부터 얻은 데이터는 Box 25.1에 제시된 문제에 집중할 때 가장 효과적이다. 덧붙여, 이 데이터는 아래 접근들을 혼합할 때 가장 유용하다.

표준화된 평가는 사용되는 규정된 과정이 개발된다. 같은 상황에서 동일한 방식과 검사 지시에 따라 시행되고 점수 매겨진다. 검사 질문, 수행과 관련된 지시, 검사 상태, 그리고 점수화의 표준화는 비교 가능한 검사 점수를 만들고 최대한, 클라이언트들이 알고 있는 것과 할 수 있는 것을 나타내도록 동등하고 편견없는 기회를 가지는 것을 확인하기 위해 필요하다. 표준화된 평가는 대개 광범위하게 개발된다. 일반적으로, 그런 평가의 개발자는 개발의 과정을 자세히 다룬 사용자 매뉴얼, 시행을 위한 프로토콜, 점수화 과정, 해석 규칙, 수행을 위한 기준이나 표준을 제공한다. 평가 개발에 관한 연구는 평가의 질이 중요하게 평가되고 있는 것을 나타내는 상호 검토된 저널에서 유용해야 한다. Box 25.2는 다음 단락에 정의되어 있는 각각의 요소로, 각 요소와 관련된 고려되는 문제점들과 함께, 평가 선택 시 고려되어야 하는 표준화된 검사의 다른 측면들에 대한 목록을 제공한다.

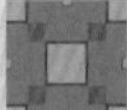

BOX 25.1 비표준화된 평가를 비평하는데 요구되는 질문

- 이론적 실행의 틀과/또는 실행 모델에 의해 안내되는가?
- 임상적 추론과 결정을 위한 정보가 있는가?
- 클라이언트 중심인가?
- 그 자체가 종료 및 종료가 아님을 의미하는가?
- 클라이언트와 좋은 관계형성에 근거한가?
- 클라이언트의 다양성에 대한 지식이 있는가?

평가 유형

일반적으로 사정은 기술적, 평가적, 예측적으로 분류될 수 있다. 사정은 예를 들어, 기술적이고 평가적인 도구의 요구를 충족시키기 위해 사용될 수 있다; 하지만 기술적인 목적을 위해 우리는 각 유형의 예시를 제공할 것이다.

기술적인 사정

기술적인 사정은 그룹 내에 있는 개인을 서술하고 측정하는 개인들 간의 차이점을 특성화하기 위한 항목을 사용한다. 이 정보는 중재가 필요한지 그리고 어떠한 유형의 중재가 필요한지를 결정하기 위해 개인의 특별한 특징을 평가하는 치료사에 의해 사용될 수 있다. 기술적 사정의 예는 치매에 대한 임상적 단계 사정인 Dementia Rating Scale이다(Morris, 1993). 확대해서, 인지와 기능적 수행에 대한 6가지 영역으로 구성된다: 기억력, 지남력, 판단력, 그리고 문제해결력, 지역사회 업무, 가정과 취미, 그리고 자기관리. 각각에 대해 점수를 부여하기 위한 정보는 클라이언트 및 보호자나 가족 구성원과 같은 신뢰성 있는 협력자와 함께 반구조화된 인터뷰를 통해 얻는다. Dementia Rating Scale 표는 인터뷰 정보와 임상적 판단에 근거하여 절적한 등급을 부여하도록 작업치료사를 안내하는 기술어를 제공한다. 각 영역에 대한 5점 척도 등급(자기관리는 예외로 그것은 4점 척도)에 더하여 전반적으로 Dementia Rating Scale 점수가 제시되어 있다. 이 점수는 손상 수준의 대략적인 단계를 위해 유용하다: 0=손상 없음, 0.5=매우 경증 치매, 1=경증 치매, 2=중등도 치매, 그리고 3=중증 치매(Morris, 1993).

평가적 사정

평가적 사정은 개인의 특성이나 특징을 측정하기 위해 기준이나 항목을 사용한다. 평가적 사정의 가장 적절한 특성은 개인의 변화에 민감할 수 있는 것이다. 모의운전을 통해 발생된 가상의 멀미증상을 수량하기 위해 사용되는 가상현실멀미질문지(SSQ)가 평가적 측정의 예시이다. SSQ는 모의 운전을 하는 동안 다양한 시점에서 수행될 수 있어서 가상의 멀미증상이 증가되었는지를 사정을 통해 비교가 가능하다. 이것은 클라이언트가 질병없이 가상현실을 사용할 수 있을 것인지를 결정하는데 임상적으로 중요하다. 필수적으로, SSQ는 3개 영역에 대해 16가지 증상 척도로 시각운동, 지남력상실, 그리고 오심 영역으로 구성된다. 클라이언트는 0=없음, 1=약간 있음, 2=중간, 3=심함의 0~3점 척도로 각 증상을 경험한 것에 대한 정도를 기록한다. SSQ 점수는 가중치와 표준 알고리즘을 통해 제시된다(계산을 위한 단계적 절차). 최초

사례 연구 25.2 Patel씨의 운전 수행 평가–비표준화된 평가

Patel씨의 운전능력을 측정하기 위한 평가를 선택하기 전에, Karen은 먼저 그에 대해 조금 더 알기를 원한다. Karen은 그의 의무기록에서 유용한 개인적 및 의료적 이력을 검토하고 첫 단계는 운전능력에 영향을 미칠 수 있는 잠재적인 문제에 대하여 자기 기입식으로 Patel씨와 면담을 하는 것이라 결정한다. Karen은 또한 그의 아내와 면담하여, 그의 운전능력에 대한 더 전반적인 접근을 위해 그의 운전 수행에 대하여 그녀에게 질문한다. 비표준화된 평가결과(의무기록 재검토와 면담), 그녀는 Patel씨가 72세의 남자로 회사에서 은퇴하고 아내와 함께 지역사회 내에서 살고 있음을 발견한다. 그는 고등학교 졸업 이후 몇 개 대학이 있다. Patel씨는 17년 동안 파킨슨을 앓고 있고 항파킨슨 약을 가지고 있다. 그는 또한 무릎과 목에 관절염이 있고 잘 보이도록 3초점 안경을 착용한다. 그는 지속적인 안전한 운전에 대한 염려로 운동 장애 센터로부터 신경학자에 의해 의뢰되었다. Patel씨는 Karen에게 낮 동안 졸린다고 말하고 그녀는 면담 동안 그가 무표정한 얼굴을 보인다고 기록한다. 그는 운전면허증을 가지고 있으며 아내와 함께 주로 일주일에 3일~4일 운전한다. 그의 아내는 그가 최근 3년 이내에 두 개의 소환장과 경미한 사고가 있음을 덧붙인다. Karen은 현재 초기 평가를 완성하기 위해 사용하길 원하는 표준화된 평가를 통해 생각할 준비가 되어 있다.

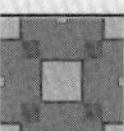

BOX 25.2 표준화된 평가 비평 시 고려할 요소들

1. 유형
   a. 기술적
   b. 평가적
   c. 예측적
2. 구조적
   a. 형식
   b. 가격
   c. 의도
   d. 임상적 유용성
3. 구조
   a. 측정 수준
      i. 명목
      ii. 서열
      iii. 등간
      iv. 비율
4. 정신측정 평가
   a. 신뢰도(전통적검사이론 대 일반화이론)
      i. 측정 오류
         1. 무작위
         2. 체계적
         3. 원천
      ii. 유형
         1. 검사-재검사
         2. 평가자(내적 그리고 평가자 간)
         3. 내적 일관성(반분법, Chrobach's alpha, 또는 kuderrichardson 공식)
   b. 타당도(구조를 지지하는 근거)
      i. 어떤 도구로 보이는가?
         1. 표면
         2. 내용
      ii. 도구가 어떻게 작용하는가?
         1. 구조(수렴, 분별)
         2. 기준(개념, 예측)
   c. 선별
      i. 민감도
      ii. 특이도
      iii. 양성 예측값
      iv. 음성 예측값
   d. 항목반응이론
      i. 일차원성(통계/요소분석에 적합)
      ii. 국소적 독립
      iii. 정확성
      iv. 개인-항목 매칭
5. 평가의 강점과 약점에 대한 요약

5분 운전 후의 점수와 15분 운전 후의 점수를 비교함으로 작업치료사는 클라이언트가 가상의 멀미 증상이 증가되면 개입할 수 있다. SSQ의 사용에 대한 설명과 경한 외상성 뇌손상을 가진 돌아온 참전 용사에 대한 임상적 적용을 위해 Claeese과 Owens(2011)을 참고하시오.

예측적인 사정

예측적인 사정은 기준표와 비교하여 어떤 특성을 예측하기 위해 개인을 분류하기 위한 기준을 사용한다. 예를 들어, 예측적인 도구는 노인이 성공적으로 운전을 할 수 있을 것인지를 예측하기 위해 내재된 운전수행기술을 측정할 수 있다.

사례 연구 25.3 Patel씨의 운전 수행 평가-표준화된 평가 선택

파킨슨의 진전 단계를 아는 것 또한 인지, 특히 실행 기능에 영향을 미칠 수 있어 Karen은 그녀가 Patel씨의 일반적인 인지를 평가해야 할 것이라 결정한다. 최근, 그녀는 또한 운전을 위한 중요한 기능인 분리 집중력은 신경학적 문제를 가진 사람들이 영향을 받을 수 있다는 것에 대해 저널들 중 한 편에서 읽었다. 게다가, Karen은 Patel씨의 일반적인 인지를 평가하기 위해 Mini- Mental State Examination(MMSE)을 사용하고 이동 집중력과 세트로도 알려진, Patel씨의 분리 집중력을 평가하기 위해 Trail Making Test Part B(Trails B)를 사용하기로 결정한다. 그녀는 또한 그의 목과 몸통의 관절염으로 인한 관절가동범위 손상뿐 아니라 파킨슨의 만성적인 신경학적 진전의 결과로 발생될 수 있는 시각적 변화에 대해서도 고려한다. Karen은 또한 Optec 2500 visual analyzer(시력, 말초 시각, 대비 민감도, 깊이 지각, 측면 및 수직 사위, 그리고 색 구별을 측정하는 것으로 Stereo Optical Co., Inc.의 등록 상표)를 사용하여 전반적인 시력 배터리를 포함한다. 마지막으로, 그녀는 Patel씨의 목과 몸통에 상응하는 기능을 평가하기 위해 관절가동범위와 도수근력 검사에 대한 지식을 사용하였다. 이런 모든 평가들이 표준화된 것으로 여겨지지만 Karen은 Patel씨를 위해 가장 적합한 운전 조언을 하는데 그녀가 정당화 되는 좋은 평가를 확인하기 위해 평가 매뉴얼뿐만 아니라 출판된 문헌을 약간 더 깊이 탐구해야 해야 함을 인식한다.

사례 연구 25.4 기술적, 예측적 및 평가적 사정

그녀가 선택한 평가의 특성을 재검토 한 후, Karen은 특히, Trails B가 파킨슨을 가진 사람들의 주행시험 통과/실패와 매우 관련성 있다는 최근의 문헌을 읽은 후 예측적 평가를 위해 Trails B를 실시한다. 동일한 연구에서, Karen은 또한 MMSE가 주행 결과와 중간 정도로 관련성이 있다는 것을 읽는다. 그녀는 MMSE가 충분히 예측적 인지 아닌지 확신하지 않는다. Patel씨의 시각 기능을 평가하기 위해 Optec 2500 visual analyzer 사용을 아는 것이 그의 시력, 말초 시력 범위, 대비 민감도, 눈동자 움직임과 깊이 지각을 특징지을 수 있어 Karen은 이런 평가가 예측적 기준에 잘 맞는다고 결정한다. 분명히, 도수근력 검사뿐만 아니라 관절가동범위 검사는, 특히 Karen이 그의 목과 몸통 움직임 및 근력 향상을 위한 중재에 근거한 Patel씨의 측정에서 변화(향상)를 기대할 수 있기 때문에 평가적 도구로 고려될 수 있다.

지각적 집중력(하위 항목 1), 분리 집중력(하위 항목2), 그리고 선택적 집중력(하위항목 3)에 대한 전산화 평가인 Useful Field of View(UFOV)가 예측적 사정의 예이다(Edward 등, 2006). 첫 번째 UFOV 하위 항목은 터치 스크린에 중앙에 표시된 단일 사물(자동차나 트럭 둘 중 하나) 확인하는 것이다. 하위항목 2(분리 집중력)는 중앙에 있는 물건(자동차나 트럭)을 정확하게 확인하도록 하는 동안 주변에 있는 물건을 확인하도록 클라이언트에게 요구한다. 하위항목 3(선택적 집중력)은 하위항목 2와 동일한 과정인데 주변에 있는 물건 주위의 세 가지 면에 방해물이 있다는 것만 다르다. 수행 후 한계 점수뿐만 아니라 모든 과제에 대해 위험 표시(낮은, 중간, 그리고 높음)가 나타난다. 높은 점수는 정보 처리하는데 더 오랜 시간을 나타내고 더 나쁜 수행을 나타낸다. UFOV는 알츠하이머 질병을 가진 운전자의 사고와 적절하지 않은 도로주행에 대한 가장 좋은 예측인자이다. 분리적 집중력 요소(하위항목 2)는 노인들 간의(과오로 인한) 사고에 대한 가장 좋은 예측인자이다.

사정의 구조

이전 단락은 사정의 유형에 대한 소개였다. 다음은 사정의 특성, 임상적 유용성과 구성된 항목에 대한 기본적인 정보와 같은 평가의 구조에 대해 논의할 것이다. 사정의 특성은 형식, 가격, 그리고 검사의 의도가 포함될 수 있다.

형식

사정은 MMSE와 같은 지필식 형식일 수 있다. 또는 UFOV와 같은 컴퓨터활용검사. 지필식 검사는 주, 국가, 그리고 세계적인 조직에서 가장 일반적이지만 컴퓨터활용검사(CBT)가 빠르게 확대되고 있다. CBT의 몇 가지 장점은 수행 시간의 단축, 정보입력의 오류 감소, 웹을 통한 전 세계적인 검사, 그리고 빠른 결과이다. 하지만 CBT의 제한점은 의심스러운 신뢰도와 타당도, 컴퓨터에 능숙하지 않은 개인의 불안, 그리고 검사장비의 보안이다.

가격

사정도구는 Craig Hadicap Assessment와 Reporting Technique(CHART)와 같이 무료로 이용가능 할 수 있으므로 사정의 가격은 중요한 고려사항이다. 가상현실 운전과 같은 다른 것들은 장비와 훈련 가격이 매우 비쌀 수 있다.

의도

사정이 침습적인지 비침습적인지에 대한 지식과 클라이언트 및 이해 당사자들 간의 협력적인 인식이 얼마나 필요한지 고려되어야 한다. 그러므로 작업치료사는 검사의 임상적인 유용성도 고려해야 한다.

임상적 유용성

임상적 유용성은 임상에서 사용될 때 작업치료사들 간에 사정이 얼마나 수용될 수 있을 것인지를 말한다. 예를 들어, 수용성이 사정의 임상적인 적용(중재를 촉진시키는 해석을 위한 사정의 유용성), 소요시간(사정을 마치는 시간, 검사의 점수에 소요되는 시간, 그리고 사정 수행자를 훈련하는데 소요되는 시간), 그리고 클라이언트의 사정의 수용성에 의해 영향을 받을 수 있다.

일반적으로 작업치료사는 사정의 특정한 목적, 사정의 특성과 사용하는 도구의 임상적 단계를 포함한 도구의 임상적 사용성에 근거하여 사용할 검사를 결정하는 것이 필요하다.

구조

검사의 구조는 사정의 목적이 연결된 방식으로 항목들이 나누어지거나 기록되어 있다. 항목들은 측정의 다른 수준들로 구성되어 있을 수 있고 세부적으로는 다음에 논의하고자

사례 연구 25.5 Karen은 평가 특징을 고려한다.

Karen은 그녀가 선택한 평가도구들이 컴퓨터에 기반한 Optec 2500 visual analyzer을 제외하고, 채점하는데 지필식을 사용함을 알고 있다. Optec 2500 visual analyzer 기계를 제외하고 모든 평가들의 가격은 합리적으로 저렴하다. 다행히, Karen의 기관은 저시력 클라이언트들의 시각 기능을 측정하기 위해 Optec에 투자하고 있다. 게다가, 그녀가 이 평가를 사용하는데 있어 더 이상 재정적 지출이 없다. 그녀는 또한 ROM과 MMSE는 손으로 평가하기 때문에 약간 침습적이나 운전 동안, 특히 백업 기능 시 목과 몸통 움직임이 중요하기 때문에 Patel씨가 그러한 기능이 손상되었는지를 평가하는데 중요하다는 것을 인식한다. 그녀는 그것이 문제될 것이라고 생각하지 않고 그녀의 환경에서 사용하기에 적합한 도구임을 확인하는데 만족해한다.

Karen은 그녀가 선택한 모든 평가들이 운전 수행을 위한 Patel씨의 능력 손상을 평가하는데 그녀가 임상적 추론을 하는데 도울 것이라는 것을 확신한다. 그녀는 Patel씨의 시각적(Optec으로 15분), 인지(MMSE로 5분 그리고 Trails B로 3분), 그리고 신체적 능력(3분 동안 MMSE와 ROM)을 평가하기 위해 약 28분이 소요될 것임을 계산한다. 클라이언트 중심 접근에 따라, 그녀는 Patel씨와 함께 평가의 유형을 논의하고 그녀가 이 부분의 평가를 수행할 때 그가 참여하는데 동의한다.

한다. 측정 수준과 척도에 대해 요약한 **Box 25.3**을 참고하라. 이것들은 클라이언트에 대한 사정 결과를 사용할 수 있는 통계적 분석의 종류가 되므로 중요하다. 측정이 다른 수준에 있음을 인식하는데 도움이 되고 척도 그 자체가 자료 분석을 제한하거나 결정한다. 예를 들어, 순서척도가 분석된다면 이 자료로부터 이끌어낸 척도는 순위에 근사치인 범위와 간격이 포함되어야 한다. 게다가 척도 비평은 그것의 규칙에 대한 지식, 측정되는 자연적인 특성 그리고 측정의 목적에 대해 고려해야 한다.

검사가 어떻게 구조적이라는 것에 더해 정신력 평가나 사정도구의 질을 평가하기 위한 실증적인 방법은 **신뢰도**(검사 결과가 지속적으로 동일하거나 유사한 점수인가?), **외적 타당도**(일반 대중에게 일반화가 가능한가?), **내적 타당도**(사정 측정이 무엇을 측정하고자 하는가? 예, 특정한 특성, 행동, 구조, 또는 수행), **민감도**(상태가 실질적일 때 긍정적인 검사를 하기 위한 예측적인 검사 능력), 그리고 **특이도**(상태

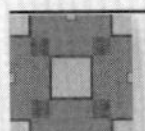

BOX 25.3 측정의 척도

특성에 대한 숫자 할당은 측정 척도를 가져온다. 측정의 4가지 척도는 명목, 서열, 등간, 그리고 비율이 있다.

- **명목.** 명목 척도는 측정의 첫 번째 수준을 나타낸다. 이것은 상호 배타적인 카테고리를 포함한다(예, 여성 대 남성, 운전 대 비운전). 할당된 숫자는 간단히 라벨로 사용되거나 수량화나 순서 차이점을 시도하지 않은 식별의 수단으로 사용된다.
- **서열.** 두 번째 수준은 서열 척도이다. 이 척도에서 숫자는 연구에 내재된 특성의 관련 순위를 나타낸다. 예를 들어, 운전 평가자는 종종 주행 평가를 받는 클라이언트가 실패 = 1, 교정에 대한 옵션으로 실패 = 2, 지시로 통과 = 3, 통과 = 4를 나타내는 Global Rating Scale을 사용한다. 할당된 숫자는 단순히 순위를 나타낸다; 그것들은 절대량을 나타내지 않고 계급 간의 간격은 동일한 것으로 추정될 수 없다. 이 예시에서 주행검사를 통과한 누군가는 지시로 통과한 누군가의 능력의 두 배가 아니다. 게다가 점수 간의 차이의 크기에 대해 설명할 수 없다.
- **등간.** 등간 척도는 세 번째 수준이다. 점수 간의 간격은 동일해서 개별 간의 비교를 할 수 없다. 또한 등간 척도의 특징은 0값이 진실이 아니라는 것이다. 작업치료에서 주로 사용되는 등간 척도의 예는 양극(두 방향으로 향한다) 리커트 척도(예, 0 = 매우 아니다, 1 = 아니다, 2 = 그렇다, 3 = 매우 그렇다)이고, 단극(한 방향으로 향한다) 리커트 척도(예, 0 = 할 수 없다, 1 = 매우 어렵다, 2 = 다소 어렵다, 3 = 조금 어렵다, 4 = 어렵지 않다)다. 형용사 척도를 사용한 운전 평가에서 클라이언트가 가장 낮은 값(0점)을 얻을 지라도 평균과 표준 편차와 같은 대부분의 정신적 측정은 등간 척도로 주로 시행된다.
- **비율.** 비율 척도는 측정에서 네 번째로 가장 높은 수준 척도를 나타낸다. 게다가, 동일한 간격을 가지나 의미 있는 0점이 있다. 0점은 측정되는 어떤 특성이 완전히 없음을 나타낸다. 이 척도를 사용에서 특정되는 특정의 부재는 의미가 있어야 한다. 각도계와 같은 표준화된 도구를 가지고 훈련된 작업치료사에 의해 평가되는 ROM 측정은 비율 데이터를 산출할 것이다. 모든 수학적 연산은 곱셈, 비율 척도 데이터(덧셈, 뺄셈, 곱셈, 나눗셈)와 통계적(평균, 표준 편차와 표준 오류) 계산으로 이루어질 수 있다. 이 경우, 팔꿈치 굽힘이 20°의 값과 40°의 값 사이에 움직임의 양이 두 배임을 나타내는 것이 정확하다.

[a]일부 평가 전문가들은 리커트 척도가 등간 척도가 아니라고 믿는다. 리커트 척도가 비록 특성상 간격이 있을 지라도, 예를 들어, 1에서 2의 값 간의 거리와 2에서 3의 값 거리는 동일하더라도 이 숫자들이 나타내는 수식 간에 간격이 동일하다고 확신할 수 없다(예, 최대한의 도움, 중간 도움, 그리고 최소한의 도움).

가 나타나지 않을 때 부정적인 검사를 하기 위한 예측적인 검사 능력)와 관련된 검사가 포함되어야 한다. 정신력 평가의 각 이런 요소들은 다음에 논의될 것이다.

신뢰도–전통적인 접근법

Reliability—Traditional Approaches

신뢰도는 검사 결과의 재현성이 적용되며 실제적으로 측정되는 다양성이며 오류가 아니다. 일반적으로 신뢰도는 유의한 상관관계나 일치도에 근거하며 0에서 ±1까지의 신뢰구간이 있다(0=신뢰도가 없음 그리고 1=완벽한 신뢰도). 신뢰도와 관련된 두 가지 이론적 개념은 CTT와 일반화이론이다.

고전적인 신뢰성이론이라고도 하는 **고전검사이론**은 각각의 관찰이나 검사 점수가 단일 진점수를 가지며 유의한 단일 신뢰도가 있다. CTT는 검사 점수가 두 가지 요소를 가지고 상정된다: 진점수와 측정 오차점수. 오류의 많은 경우가 있지만 단지 한 가지 경우(예, 평가자나 평가 그 자체)만 제거된다; 관찰점수와 진점수간의 차이는 무작위 오차 때문이라는 의미. 이 모델은 오류의 다양한 경우가 있을 상황에서 매우 제한적이며 종종 비현실적이다. 다양한 오류의 경우의 예로 평가자 간의 차이점(검사자 간 신뢰도를 보라)과 검사 배경간의 차이점(자신의 차로 운전평가 또는 평가자의 차로 운전평가)일 수 있다. 게다가 측정은 다른 종류들로 이루어진다(예, 운전은 운전인식, 운전행동, 운전에 대한 자신, 운전습관, 운전의 적합성, 운전 수행과/또는 운전 안전성과 같은 다양한 방식에서 측정되고 작동될 수 있다).

일반화가능도 이론은 개념화, 조사, 신뢰성 있는 관찰 구성에 대한 이론의 틀을 제공한다. 그것은 원래 CTT의 제한점으로 인해 Cronbach와 그의 동료들에 의해 소개되었다. 일반화가능도 이론은 다양한 오류의 경우를 인식하고 다양한 오류가 발생되는 경우들을 확인하고자 한다. 그래서 사정의 시행에서 모든 다양한 상황이 무작위 오차로 여기지 않는다. 검사 점수에 영향을 줄 수 있는 관련된 검사 상황이 확인된다(예, 아침나절 운전 대 교통체증 시 운전과 같은 시간이 운전 환경에 대해 더 많은 요구가 있다). 오류의 다양한 경우를 확인하여 측정 점수가 변화하는 이유를 더 잘 확인할 수 있고 무작위 오차의 가정을 넘어 부가적인 설명도 제공한다.

측정오류

측정오차는 정밀한 척도로 측정되는 절대적 몸무게와 같은 진점수(예, 의사의 사무실에 있는 전기적 척도)와 관찰점수(예, 스프링으로 된 체중계) 간에 차이가 있을 때 발생한다. 관찰점수(X)는 두 가지 요소의 기능이 있다: 진점수(T)와 오차요소(E)는

$$\text{관찰점수} = \text{진점수} \pm \text{오차}$$

$$X = T \pm E$$

로 나타낸다.

오류는 무작위 오차나 체계적 오차로 나타날 수 있다. 무작위 오차는 예를 들어, 오류를 발생시킬 수 있는 피로나 측정 사정의 역학적 불명확성과 같이 예측할 수 없는 비연속성에 의해 나타난다. 체계적 오차는 측정 동안 발생되는 예측가능한 변동을 말한다. 체계적 오차는 낮은 사회경제적 환경에 있는 사람들로 구성된 클라이언트의 무리로부터의 대상자 선택과 같은 같은 구성 흐름에서 발생될 수 있다. 대개 체계적 오차는 한 방향에서 발생되고 지속적이므로 진점수를 과대평가하거나 과소평가한다. 오차 확인 시 **Box 25.4**에서 제시된 것처럼 무작위 오차가 발생될 때와 비교 시 체계적 오차의 관리나 교정이 더 쉬울 수 있다.

신뢰도의 유형

평가와 관련된 다양한 유형의 신뢰도가 있다. 신뢰도 검사에 대한 요약은 **표 25.1**을 보라.

검사–재검사간 신뢰도

검사–재검사방법은 동일한 검사가 일정 기간 후 동일한 사람에게 수행될 때 측정의 신뢰성과 안정성을 말한다. 그것은 동일한 검사를 두 번 시행한 후 점수 간의 상관성을 얻는다. 그것은 동일한 진점수를 반영하기 때문에 검사에 대한 반응은 상관성이 있음을 가정한다; 하지만, 시간에 따른 측정의 상관성은 덜하게 될 것이다. 이것은 다양한 시도에 다른

BOX 25.4 체계적 측정 오류의 원천

- 평가하는 사람(예, 운전 훈련으로 인해 클라이언트가 향상되리라는 기대에서 편견을 가진 채점자 또는 평가자)
- 측정 평가(예, 잘 측정되지 않는 운전시뮬레이터의 기계적 부분)
- 측정되는 특성도의 특성(예, 아침에 일찍 특정되는 ROM은 낮에 늦게 측정될 때보다 다를 수 있다)

표 25.1 유형, 사용, 원천이나 오류에 의한 신뢰도 및 검사방법

유형	사용	오류의 원천	평가법
검사–재검사간 신뢰도	검사는 시간의 경과 이후 동일한 사람들에게 시행된다.	시간의 영향, 구성의 변화, 반응, 과대 또는 과소 평가	correlation coefficient(ICC)[a]
검사자 신뢰도	수집된 자료의 안전성 설명		ICC or kappa[a]
• *내적 신뢰도*	시간에 따라 두 번 이상의 시도로 한 검사자에 의해 수집된 자료의 안전성	도구수행과정, 도구의 눈금, 훈련되지 않은 평가자, 회수, 또는 다른 형태의 편견	ICC or kappa[a]
• *검사자 간 신뢰도*	동일한 클라이언트를 측정하는 두 명 이상의 평가자 간의 평가자 다양성을 결정	시간의 효과, 클라이언트와 평가자 간의 상호작용, 또는 평가자의 관찰 기술에 영향을 줄 수 있는 다양한 것들	ICC or kappa[a]
내적 일관성	내재된 특성이나 구조를 평가하는 검사 내 항목들 간의 일치도를 결정		Cronbach's coefficient alpha[a]
• *변하는 형식*	두 개로 별개이나 동일한 형태의 검사를 사용하여 두 개로 분리된 경우에서 동일한 집단의 사람들 검사	검사의 길이	ICC[a]
• *반분법*	검사 내 모든 항목들이 반으로 분리되는 검사에 참여하는 사람들의 동일 집단	나누는 방법	Spearman–Brown Prophec
• *Chrobach's alpha 또는 kuder–richardson 공식*	한 검사 내 한 가지 항목과 한 검사 내 다른 항목들의 공통점이나 척도의 신뢰성 추정	검사 내용의 지속성	Cronbach's coefficient alpha[a]

[a]완벽한 성관성은 상관계수가 .r = 1.0 로 나타날 때 제시된다. p≤.05일 때 높은 상관성은 r≥0.75, 중간 정도의 상관성은 r≥0.50 이나 < 0.75, 그리고 낮은 상관성은 p≤.05일 때 r = < 0.05 로 제시된다. 또한 상관성의 수용성은 검사 신뢰도를 위한 목적에 따라 다양하다. 예를 들어, 집단의 다른점/유사점을 나타내기 위해 낮은 신뢰도 추정을 묵인할 수 있지만 진단의 용어로 정확한 예측을 위해 필요한 값은 높은 상관계수를 가질 필요가 있을 것이다. 상관성은 Cronbach's coefficient alpha를 통해 kappa and intraclass correlation coefficient(ICC)처럼 다양한 방법으로 시행될 수 있다.

측정의 불안정성 때문일 수 있다. 예를 들어, 클라이언트가 산만할 수 있고, 나쁜날(또는 좋은날 일 수 있고, 검사자에 의해 영향을 받을 수 있다. 검사–재감사 신뢰성에 영향을 미칠 수(증가 또는 감소) 있는 다른 요소들은 다음과 같다:

- 운전자가 낯선 길로 가기 전과 후 안전운전에 대한 운전자의 지각과 같이 구성은 변할 수 있다.
- **반응**, 또는 측정된 특성의 변화나 검사결과로 나타나는 행동. 예를 들면, 운전자는 관찰되는 것을 인식하여 행동이 변할 수 있다. 그러므로 운전자는 운전 평가자와 함께 운전할 때보다 자연스런 상태에서 혼자서 운전할 때 더 적절하게 행동할 수 있다.
- **과대평가 또는 과소평가**. 나이 든 운전자(뿐만 아니라 대부분의 사람들에서도 마찬가지로)는 도로주행검사에서 수행한 것보다 운전을 더 잘 할 수 있다고 그들의 능력을 과대평가하는 것이 운전 문헌에 잘 알려져 있다. 유사하게, 자기기입 정보와 공인된 기준 기록과 비교 시 나이 든 운전자는 받아들인 기준의 수가 과소평가 될 수 있다.

검사자 신뢰도

내적 신뢰도는 한 검사자가 시간에 따라 한 번 이상의 시도에 의해 수집된 정보의 안정성을 말한다. 과학적 연구의 객관적인 특성이 전문가에 의해 수행될 때도 요구되며 내적 신뢰도는 검사되어야 한다. 이런 유형의 신뢰도에서의 오류는 도구 사용에 대해 검사자를 훈련하거나 도구 사용 과정을 따르거나 측정 도구의 규격을 맞추거나 시간에 따른 퇴보를 피하고자 검사자 기술을 훈련하거나 기억, 훈련, 관점 그리고/또는 가정을 기초로 편견에 대해 검사자를 평가함으로 감소될 수 있다. 객관적인 단계화 기준의 개발은 내적 신뢰도에서 발생되는 측정 오류를 제한할 수 있다.

검사자 간 신뢰도는 동일한 클라이언트를 측정하는 두 명 이상의 검사자 간의 검사자 다양성을 말한다. 검사자가 신뢰도를 위해, 동일한 한 시점에서 동일한 클라이언트를 관찰하는 것이 검사자에게 최상의 방법이다. 운전 연구에서 예를 들어, 동영상 재생으로 이루어지는 가상현실 운전검사 대 도로검사는 검자사가 대상자를 채점하는데 유용하고 검사자 간 신뢰도를 얻기위한 연구에도 유용하다. 이 검사로 검사자들의 다양성이 포함될뿐만 아니라 검사자들 간의 불일치는 합의나 동영상을 재시청함으로 해결될 수 있다. 검사자들은 도로주행검사로 클라이언트를 검사해야 하는데 그 점수는 검사자와 평가자 간의 상호작용 뿐만 아니라 자동차에 앉은 위치에 의해 영향을 받을 수도 있다. 예를 들어, 운전 평가자의 적절한 좌석 위치는 오른쪽 앞좌석이고 가장 나쁜 자석 위치는 왼쪽 뒷좌석인데 그 이유는 눈 움직이나 자동차의 위치 같은 많은 운전자의 반응에 대한 관찰이 좌석 위치로 인해 제한될 수 있기 때문이다. 이와 같이, 운전자에게 주행 방향을 제공하는 평가자는 운전자와의 어떤 상호작용 없이 검사자와 다르게 운전자에게 점수를 줄 수 있다.

내적 일관성

내적 일관성은 내재된 특성이나 특징을 측정하는 검사의 항목들 간의 일치도를 말한다. 검사의 동질성에 대한 평가가 필수적이다. 내적 일관성에 검사하는 방법은 동형검사, 반분법, Chrobach's alpha, 또는 kuder-richardson 공식이다.

- 검사의 형식은 동일하나 두 가지 차이를 두고 두 가지 경우로 나누어 동일 집단을 검사한다. 검사의 형식이 두 가지 형태로 개발되었기 때문에 비용이 비싸고 더 많은 시간이 걸리지만 이 방법은 검사-재검사방법보다 더 객관적이다. 특히, 개인의 기억이 결과에 편견을 가질 수 있는 효과를 감소시켜(예, 검사 질문의 반복으로 인해 점수가 향상된 결과) 상관성이 강화될 수도 있다.
- 동형검사와 대조적으로 반분법은 한 번에 시행될 수 있다. 특히 동일 집단이 전체 문항을 절반으로 나누어 검사에 참여한다. 그런 다음 신뢰도를 얻기 위해 절반 점수간의 상관관계를 구한다. 한 가지 제한점은 항목을 나누는 방법이 유의한 신뢰도에 영향을 미칠 것이라는 점이다. Spearman-Brown Prophecy 공식, 통계적 방법이 그런 일치하지 않은 결과를 교정하기 위해 사용될 수 있다.
- Chrobach's alpha(또는 알파계수라고도 한다)와 kuder-richardson 공식은 척도의 신뢰도나 검사에 있는 항 항목과 다른 항목간의 공통성을 평가하기 위해 사용된다. 그 차이는 검사 척도가 양분되지 않은 응답으로 구성될 때 Chrobach's alpha가 사용되고(예, 척도), 반면, kuder-richardson 공식은 양분되게 점수화 되는 항목들에 사용된다(예, 정확/부정확). 필수적으로 이런 공식들의 적용 목적은 측정되는 전반적인 구성에 영향을 미치지 않는 항목들을 확인하고자 하는 것으로 그런 항목들은 검사의 신뢰도를 떨어뜨릴 수 있다. 독자는 이러한 방법들에 대해 더 많은 정보를 얻기 위해 참고문헌을 보기 바란다.

타당도 - 전통적인 접근방법

Validity—Traditional Approaches

타당도는 측정 예상치를 측정하는 정도로 정의한다. 타당도의 정의는 직설적이지만, 평가가 특정 조건하에서 특정 인구 특성을 측정할 땐 유효한 자료를 산출하지만, 다른 인구 집단의 특성을 측정할 땐 그렇지 못할 수도 있다. 이처럼, 다른 조건에서 같은 인구 집단을 측정할지라도 같은 평가값이 나오지 않을 수도 있다. 예를 들어, 운전 습관 설문지를 제작한 뒤 연구 상황에서 노인들을 대상으로 심리학적인 용도로 적합한지 평가했다. 그 자체로써 이 실험도구가 초보운전자 그룹(다른 인구집단)에서 사용하거나 노인운전자들의 야간 주행(다른 조건)을 기록하기 위해 사용한 경우, 타당도에 영향이 미칠 수 있다. 만약 평가가 타당하지 않지만 평가가 실험 전문가가 사용할 때 결정을 내리기에 유효한 경우, 문제가 발생한다.

평가도구의 정확성을 결정하기 위해서, 어떤 평가도구가 적합해 보이는지 그리고 어떻게 그 도구가 작동하는 지 조사해야 한다. 전자는 평가가 표면적 타당성(예, 평가가 측정 예상값을 측정하는가?) 또는 내용 타당도(예, 내용을 포괄적으로 대표하면서, 전문 평가자가 항목들을 평가했는가?)를 달성했는지 아닌지와 관련된다. 후자는 평가를 같은 구성(수렴 타당도) 또는 다른 구성(확산 타당도)뿐만 아니라 기준 타당도(특정 시간대에 동시에 측정된 동시 타당도 또는 향후 어느 지점에서 측정된 예측 타당도)와 비교하는 방법인 구성 타당도를 포함한 평가도구 개발 중 엄격한 처리과정과 관련된다(**표 25.2**).

표 25.2 유형, 사용에 의한 타당도와 검사방법 및 추정의 강점

유형	사용	검사방법	추정의 강점
표면 타당도	측정하기로 가정한 측정 검사인가?	동료 평가	통계적 추론 검사가 아님
내용 타당도	측정 도구가 내용의 특정한 범위를 반영하는가?	내용 타당도 지수(CVI)	CVI ≥ 80%
구성 타당도	평가는 구조와 구조에 내재된 이론적 요소들을 측정하는가?	상관관계 검사	더 높은 상관계수가 더 좋다. 게다가, r = ≥0.80, p ≤ .05
• ***수렴 타당도***	수락 가능한 동일한 구조를 측정하기 위해 사용되는 두 검사 간의 일치 수준은?	상관관계 검사	더 높은 상관계수가 더 좋다. 게다가, r = ≥0.80, p ≤ .05
• ***변별 타당도***	두 검사가 특성, 행동 또는 수락 가능한 특징들을 측정할 때 일치의 수준(상관성이 낮거나 없음)은?	상관관계 검사	더 높은 상관계수가 더 좋다. 게다가, r = ≥0.80, p ≤ .05
기준 타당도	한 평가결과가 골드 표준 기준 검사를 수립하기 위한 대체 검사로 사용되는가?	예측 방법	아래를 참고하라
• ***동시 타당도***	동일한 시점에서 주어지는 기준 측정과 목표 검사의 결과가 다른 누군가와 함께 동시에 발생하는가?	Receiver operating characteristic(ROC) curves	Area under the curve (AUC) ≥ 0.70, p ≤ .05
• ***예측 타당도***	목표 검사의 결과가 미래 기준 점수나 결과를 예측하는가?	예측 방법, 예를 들어, 회귀분석	예측 모델에서 더 높은 R2는 타당도가 더 좋음

기록. 위의 통계 검사는 상승점을 설명하는 예시들이다. 독자가 타당도 검사의 원칙을 적용하여 더 많은 것을 성취하기 때문에 타당도를 평가하기 위해, 다른 방법들이 생물 통계학자 및 계량 심리학자 동료들과 함께 탐색될 수 있다.

표면 타당도

표면 타당도란 측정되기로 예정된 값을 측정하는 것이며, 각 항목들이 타당할 것(plausible)으로 간주한다. 자료의 통계적인 조작은 이 과정에서 포함되지 않으며, 측정값은 항목들의 타당성(plausibility)을 결정하기 위해 제 3자의 검토를 받는다.(예, 이 분야 전문가들에 의한 검토) 예를 들어, SDBM(안전운전 행동측정) 항목 제작 중에, 다수의 박사학위 학생과 연구자들에게 항목들에 답변할 때 필요한 독해 난이도, 내용, 명료도, 적합도, 시간에 따라 선택 항목들을 평가하기 위해 평가 타당도를 실험했다. 항목들을 내용 타당도 실험 전에, 항목들을 정리할 땐 제 3자 검토를 통한 추천을 실시했다.

내용 타당도

기본적으로, **내용 타당도**는 경험적 측정값이 특정 내용 부분을 반영하는 정도에 달려있다. Lynn 연구팀 가이드라인을 따라, Classen와 연구팀은 4명의 전문 평가자를 도입하여, SDBM의 각 항목들 중 항목의 상관성과 관련된 합의 지표인 내용 평가 지표(CVI)를 완성시켰다. 4점 리커트 척도(1점=관련 없음, 2점=주요 교정과 관련됨, 3점=작은 교정과 관련됨, 4점=매우 관련됨)에 있는 각 SDBM 항목들을 평가하는 것 대신, 전문가들은 또한 평가 정확도, 목표, 조직, 명료도, 출현(appearance), 이해가능성, 적합성에 대한 피드백을 제공한다. 일반적으로, 내용 타당도는 항목 상관성에 대한 평가자 합의가 80% 이상일 경우 해당될 수 있다.

구성 타당도

구성 타당도는 평가가 구성을 측정할 수 있는지 없는지 그리고 구성을 기반으로 하는 이론적 구성요소를 측정할 수 있는지 없는지를 결정한다. 구성은 직접적으로 관찰할 수 없는 추상적 개념이다. 전부는 아니지만 대다수 직업 평가는 간접적으로 행동을 통해 관찰할 수 있는 추상적 개념을 측정한다. 예컨대, 직접적으로 직업 만족도를 측정할 순 없지만, 직접 관찰(예시-직업 환경에서 개인을 관찰하는 것) 또는 설문조사(예시-한 직업의 다양한 측면에 대한 만족도를 클라이언트에게 물어보는 것)를 통해 간접적으로 평가할 수 있다.
2가지 구성 타당도 종류는 아래와 같다.

- **수렴 타당도**는 같은 구성요소를 측정하기 위해 사용되는 2가지 실험 사이의 합의 정도이다. 예를 들어, 도로 유지보수가 초보운전자로 인해 문제가 될 수 있는지 없는지 결정하고 싶다면, 도로와 운전시뮬레이터로 운전자를 실험할 수 있다. 2개의 실험 조건의 도로 유지보수(시뮬레이터와 도로) 사이의 높은 연관성이 발견된다면, 운전의 도로 유지보수 측면과 관련된 구성 타당도를 추정할 수 있다.
- **변별 타당도**는 두 가지 실험을 통해 특성, 행동, 특징을 측정할 때 불일치 정도이다.(상관성이 낮거나 아예 없어야 한다.) 도로 실험 전에, 지역사회에 거주하는 노인운전자들을 선별했다. 운전재활전문가는 MMSE를 실시하여 도로 실험에 참가하기 전에 원거리 시야를 평가하기 위해 인지 기능과 시각을 평가했다. 변별 타당도를 성공한 결과, MMSE는 이러한 실험이 다른 개념을 측정하는 것과 관련되었기 때문에 시각 실험과 거의 관련이 없었다.

구성 타당도를 설정하는 과정은 최소 3단계로 구성된다.

1. 개념들 사이 이론적 관계를 결정하라.
2. 개념의 측정값 사이의 경험적 관계를 결정하라.
3. 측정값의 구성 타당도를 명확하게 만들기 위한 경험적 근거를 해석하라.

연구자들이 구성 타당도와 관련하여 겪는 문제가 있다. 예를 들어, 안전운전은 추상적인 개념으로 다차원적인데 어떻게 측정할 수 있을까?(예, 운전자, 자동차, 환경 측면을 포함한다). 구성값을 실험하는 것은 점진적인 과정으로, 사용된 통계 방식에는 요소분석 또는 가정 실험이 포함된다.

- **요소분석**은 구성이 이론적 구성요소 또는 1가지 이상의 측면을 포함한다는 개념에 기초한다. 그 자체로써, 안전운전에 대한 개념의 경우, 최소한 3개 차원이 운전 연습(예, 램프 켜기, 운전 중 끼어들기)에 포함됐다고 가정해야 한다. 여기에는 개인적 측면(예, 시력, 인지능력, 운동능력), 환경적 측면(예, 고속도로 램프, 고속도로 갓길 유무, 교통량, 날씨, 조도), 차량적 측면(예, 차량의 도로 주행능력, 모든 차량 통제능력의 작동 상태)이 있다. 요소분석은 상관성이 높은 항목들 또는 변수를 그룹화하여 평가의 기초 차원을 분석하는데 도움이 된다.
- **가정 실험**은 다양한 안전 주행능력을 가진 사람들을 구별하기 위해 평가를 실시할 수 있는지 없는지 결정할 때 사용한다. 예를 들어, 배우자가 죽은 후에 운전을 재개한 노인 여성들이 가족이 있는 노인 남성운전자들과 비교했을 때 운전능력과 관련된 실수가 훨씬 많았다고 가정할 수 있다. 만약 평가를 통해 차이를 찾아내고 가정을 확인할 수 있다면, 특정 실험 조건하에서 인구 집단과 관련된 구성 타당도를 추론할 수 있다.

기준 타당도 (criterion validity)

기준 타당도에 따르면, 한 평가결과가 기존의 골드 표준 기준 시험의 대체 검사로 사용될 수 있다. 기준 타당도는 동시 타당도(concurrent validity) 또는 예측 타당도(predictive validity)로써 검사될 수 있다.

- 목표검사와 기준측정(criterion measure)라는 두 가지 조치를 비교적 동시에 실시하고 검사결과를 연달아서 **동시 타당도**를 추론할 수 있다. 기준검사보다 더 효과적이거나 가격 대비 효과가 더 뛰어나다고 판명 날 경우, 골드표준기준시험 대신 목표검사를 사용할 수 있다. 현재, 운전재활전문가가 수행하는 포괄적주행평가(CDE)는 운전능력을 평가하기 위한 산업 또는 골드기준으로써 간주할 수 있다. 하지만, CDE는 비용이 많이 들고, 시간이 많이 들고, 제한된 접근만 제공한다(예시, 운전재활전문가가 부족하기 때문). 또한, CDE는 현실 세계에서 수행되기 때문에 위험 요소도 있었다. 이러한 단점을 극복하기 위해, 연구자들은 CDE와 운전시뮬레이터 사이의 동시 타당도를 조사했다.
- **예측 타당도**에 따르면, 향후 기준점수 또는 결과를 예측하기 위해 목표로 하는 검사의 결과를 사용할 수 있다. 예를 들어, 시각 손상 및 운전능력 검토 중에, UFOV가 시뮬레이터로써 검사된 알츠하이머를 앓는 운전자의 주행 운전 중 충돌 상황의 최대 예측변수(predictor) 중 하나로 나타났다. 따라서, UFOV가 연구에 참여한 사람들에게서(주행검사) 기준에 따른 예측 타당도를 지녔다는 것을 추론할 수 있다.

생태학적 타당도(ecological validity)

생태학적 타당도에 따르면, 평가결과는 실제 환경에서 "지지될 수 있다(hold up)"는 것을 의미한다. 예를 들어, 사례 연구 참가자 중 한 명인 파엘이 평가결과에 따라 운전할 수 있는 것으로 간주된다면, 평가결과가 실제 상황에서도 유효한지 아닌지 궁금할 것이다. 만약 유효하다면, 생태학적 타당도를 추론할 수 있다.

선별도구(screening tool)

많은 평가는 선별도구로써 사용되기 위해 체계적으로 개발되고 있다. 선별은 질병, 상황, 결과의 존재 또는 부재를 검사하는 간단한 측정이다. 클라이언트가 추가 치료가 필요한지 아닌지 결정하기 위해 선별도구라는 단어가 종종 의료인에 의해 사용되기 때문에 선별도구의 타당도를 검증하는 것이 중요하다.

민감도(sensitivity) 와 특이도(specificity)

민감도는 상황이 진짜로 존재할 때(진짜 양성), 예측변수검사(predictor test)가 양성검사(positive test)를 실시할 수 있는 능력으로써 간주된다. 예컨대, 예측변수검사에 따르면, 클라이언트는 도로주행에 실패할 것이다. 이 예측은 도로검사 실제 결과에 의해 증명되었다. 이 때, 민감도(sensitivity)가 명확해진다. **특이도**(specificity)는 상황이 부재할 때(진짜 음성), 예측변수가 음성결과(negative result)를 얻어낼 수 있는 능력으로 간주한다. 예측변수검사에 따라 클라이언트가 검사를 통과할 수 있는지 없는지가 예시일 것이다. 또한, 주행검사를 통과할 수 있는 클라이언트에 의해 그 결과를 증명할 수 있다.

양성 및 음성 예측값

양성 예측값(positive predictive value)은 실제 환경

사례 연구 25.6 Karen은 그녀의 평가를 비평하고 평가를 완성한다.

Karen은 그녀의 평가를 비평할 준비가 되어 있다. 그녀는 **표 25.3**에 제시된 표를 개발하였고 그녀가 옳은 경로에 있는지 평가하기 위해 준비한 출간된 연구의 정보를 포함시켰다.

Karen은 Patel씨의 필요를 수행하는 구조를 가진 평가를 선택한다. 5가지의 모든 평가들은 구간 자료를 제공한다. 신뢰도와 타당도의 모든 요소들이 모두 알지 못하더라도(그녀가 읽은 출판물을 통해), 도구의 전반적인 정신측정은 수락될 수 있고 이 도구들을 사용하는 Karen의 결정이 근거에 기반함을 제시하고 있다.

Karen은 MMSE 와 Trails B을 사용하여 Patel씨를 평가하기 위해 진행한다. 그녀는 또한 선택된 ROM과 운전에 타당한 MMT와 더불어 Optec 2500로 그의 시각을 평가한다. 이런 결과로부터, 그녀는 그가 분리 집중력에 일부 약간의 어려움이 있고, 대비 민감도가 선상되어 있고, 목과 몸통 움직임이 제한적임을 발견한다. 이런 모든 손상들은 운전을 지속하는 Patel씨의 능력에 영향을 미칠 수 있다. 이런 결과들을 근거로, 그녀는 인증된 운전재활전문가에 의해 실시되는 주행 운전 평가를 추천하고, 그의 운전 수행의 기초선을 결정하고 적절한 운전적합능력을 확인하기 위해 필요한 어떤 수정, 적응, 보상 전략 또는 의뢰(예, 안과의사에게)를 추천한다.

표 25.3 평가 비평에 대한 매트릭스

평가	구조				측정 수준	정신적 측정: 신뢰도			정신적 측정: 타당도			
	형식	가격	방향	임상적 유용성	명목 서열 비율 등간	검사 – 재검사	검사자 신뢰도	내적 일관성	표면	내용	구성	기준
MMSE	x	x	x	x	I	x	x	?	x	x	x	x
Trails B	x	x	x	x	I	x	x	x	x	x	x	x
Vision	x	x	x	x	I	x	?	?	x	x	x	x
ROM	x	x	x	x	R	x	x	?	x	x	x	?
MMT	x	x	x	x	O	x	x	?	x	x	x	?

기록, "x"는 평가되는 평가항목의 구성 요소가 수용 가능하다는 것을 반영하는 긍정적인 반응을 나타낸다. I, 등간; R, 비율; O, 서열; MMSE, Mini-Mental State Examination; MMT, Manual Muscle Testing; ROM, range of motion.

BOX 25.5 선별도구를 평가하기 위한 근거 사용: 문헌에서 도출된 예시

작업치료사들은 선별도구가 관련된 기준 결과를 예측하는데 효과적이라는 근거를 조사하여 선별도구에 관한 결정을 내리도록 격려된다. 예를 들어, 임상적 배터리 검사와 운전 주행검사를 파킨슨 질환을 가진 19명의 운전자에 관한 파일럿 연구에서 선별검사를 결정하고자 했던 연구가들은 주행검사에 실패한 클라이언트들을 가장 잘 예측하였다.

그림 25.1은 UFOV 위험지수를 3점으로 자른 값에 대하여 민감도, 특이도, 양성 예측값, 음성 예측값이 어떻게 계산되는지를 제시한다(파킨슨 질환을 가진 N = 19 운전자). 그 연구가들은 민감도(사실 양성 또는 주행시험에 실제 실패하고 UFOV에 의해 실패를 예측했던 운전자들)는 87%였다. 특이도(사실 음성적 또는 실체 주행시험을 통과하고 UFOV에 의해 통과를 예측했던 운전자들)는 82%였다. 양성 예측값(주행시험에 실패를 위해 UFOV 위험지수로 3점 절단점이 주어진 파키슨 질환을 가진 운전자의 확률)은 78%였다. 음성 예측값(주행시험 통과를 위해 UFOV 위험지수로 3점 절단점이 주어진 파키슨 질환을 가진 운전자의 확률)은 90%였다. 이 연구에서, 저자들은 파킨슨 질환을 가진 운전자의 집단 간 및 질환의 다른 임상적 측정과의 비교로 UFOV는 주행 결과를 예측하기 위한 상위의 선별 척도라고 결론을 내렸다.

UFOV 위험 지수	글로벌 평가 비평 (실패/통과): + (실패)	글로벌 평가 비평 (실패/통과): – (통과)
+ (UFOV ≥3)	a 참–양성 (명중) [n = 7]	b 거짓–양성 (누락) [n = 2]
– (UFOV ≤3)	c 거짓–음성 (거짓 경보) [n = 1]	d 참–음성 (명확한 거절) [n = 9]

그림 25.1 민감도 = a/(a + c) [7/(7 + 1) = 0.87];
특이도 = d/(b + d) [9/(2 + 9) = 0.82];
양성 예측값 = a/(a + b) [7/(7 + 2) = 0.78];
음성 예측값 = d/(c + d) [9/(1 + 10) = 0.90];
전체 오류 = 1 – 민감도 + 1 – 특이도 [0.13 + 0.18 =0.31].

(예시, 주행시험)에서 실패할 수 있는 예측변수 실험 내 차단점(cut point)을 고려한 클라이언트의 가능성을 의미한다. 예측변수 실험 중 차단점을 고려해봤을 때, **음성 예측값**(negative predictive value)은 클라이언트가 검사에 통과할 가능성(이 경우에, 주행검사에 통과할 가능성)을 의미한다. 거짓 긍정적 판단(탈락 점수를 받았지만 실제 도로시험에 통과한 사람들)과 거짓 부정적 판단(통과 점수를 받았지만 실제 도로시험에 떨어진 사람들)의 숫자와 민감도와 특이도 값(sensitivity and specificity value)은 차단값(cutoff value)과 함께 변한다. 궁극적으로, 거짓 긍정적 판단값과 거짓 부정적 판단값을 0에 수렴시키는 것이 좋을 것이다. 이러한 수치를 계산하는 공식은 이 장에서 인용된 여러 본문에서 잘 설명되어 있다.

평가 비평에 대한 현대적 접근방법

Modern Approaches to Critiquing Assessments

대다수 작업치료사와 연구진은 전통적 정신력측정방법(CTT와 일반화이론)에 따라 훈련 받았지만, 불행하게도 이러한 접근방법은 여러 단점을 지닌다. 우선, 전통적 측정방법은 점수(score) 대 측정(measure)의 대조를 발생시킨다. 점수는 "올바른 것"으로 간주되는 해답의 빈도를 합친 것이나(리커트 지수 또는 형용사 지수를 사용한 경우) 각 항목의 등급 총합을 의미한다. 평가결과의 점수가 전체 점수를 백분위로 바꿨을 때 굉장히 복잡해 보였지만, 본질적으로는 빈도숫자(frequency count)를 반영하고 있다. 두 번째로, 전통적인 분석은 파생되는 표본에 한정적이다. 즉, 대부분 연구자들이 평가의 타당도와 신뢰도에 대한 보고서를 마치 고정적 특성(stable characteristic)처럼 작성하지만, 실제로는 그렇지 않다. 신뢰도와 타당도는 표본 종속적(sample dependent)이다. 즉, 신뢰도와 타당도 수치는 해당값을 얻어낸 각 표본마다 다르다. 비록 비실용적이지만, 연구 논문 또는 임상대상에 대한 평가를 할 때마다, 본 연구진은 각 평가의 신뢰도를 재평가하고 있다.

세 번째로, 점수는 시험 종속적(test dependent)이다. 즉, 한 평가에서 점수는 두 번째 평가의 점수로 쉽게 바꿀 수 없다. 예컨대, 한 주행시험에서 50점을 획득하면 다른 주행시험에서 50점을 획득한 상황과 같은 의미를 지니지 않는다. 시험 점수는 평가항목(업무 또는 질문)의 어려움에 따라 다르다. 특정 능력을 지닌 사람(예시, 자신의 고향에서만 운전을 잘하는 사람)은 어려운 운전 평가(예, 러시아워 시간 때에 운전하기 힘든 상황)같은 복잡한 운전 환경을 포함하는 평가)에서 낮은 점수를 받을 것이다. 반대로, 쉬운 운전능력 평가(예시–자동차에게 기어를 넣고, 도로에서 빠져 나오는 것 같은 간단한 운전 상황을 포함하는 평가)에서는 높은 점수를 받을 것이다. 끝으로, 대부분 사례에선, 전통적인 평가

BOX 25.6 항목반응이론 방법을 사용한 작업치료 평가들의 예시

Assessment of Motor and Process Skills(AMPS)(A. G. Fisher, 1993)
School AMPS(Munkholm, Löofgren, & Fisher, 2012)
Safe Driving Behavior Measure(Classen et al., 2012a; Classen et al., 2012b)
Occupational Performance History Interview(Kielhofner, Dobria, Forsyth, & Basu, 2005)
Pediatric Evaluation of Disability Inventory(Haley, Ludlow, & Coster, 1993)
School Function Assessment(Coster, Deeney, Haltiwanger, & Haley, 1998).
DriveSafe and DriveAware(Kay, Bundy & Clemson, 2009)

는 클라이언트에게 모든 평가항목을 수행하도록 요구한다. 만약 클라이언트가 평가항목을 조금 수행한 뒤에 그 항목들을 가지고 총 점수를 내기 위해 합한다면, 확실히, 그 클라이언트는 능력의 변화가 없더라도 평가 시 낮은 점수를 받을 수밖에 없다.

최근에, 건강 보건 분야의 측정이론에서는 급격한 진보가 있어 왔다. 최근엔 교육학 분야에서 IRT와 Rasch 측정이론으로 부르기도 하는 현대식 시험 이론(MTT)은 작업치료와 건강 보건 분야 내 임상 평가에 큰 영향을 미친다. 이번 장에서, 항목반응이론(item response theory)이라는 용어를 사용할 것이다. **Box 25.6**에 제시된 IRT 기법을 사용하여, 일부 작업치료 평가를 개발했다. 이번 장의 목표는 IRT와 Rasch 측정이론 및 그것들의 파생 결과를 작업치료 평가 비평에 도입하는 것이다.

항목반응이론

전체적인 "시험"에 초점을 맞춘 전통적인 정신력측정 시험과 다르게, IRT는 이름에서 알 수 있듯이 시험의 항목들에만 초점을 맞춘다. 측정이론으로써, IRT는 전통적 시험이론의 여러 한계를 극복한다. 첫 번째로, IRT는 표본과 독립(sample free)된다. 즉, IRT 분석 결과는 어느 실험인구에게서 표본을 뽑았던지 간에 똑같아야만 한다. 두 번째로, IRT는 실험과 독립(test free)된다. 실험과 독립된 평가의 기본은 IRT에서 평가항목들이 잠복 특성(latent trait)을 측정한다는 것이다. 잠복 특성은 직접적으로 관찰되진 않지만, 평가 시 반응으로부터 추론할 수 있는 가설 특성 또는 구성요소이다. 예컨대, 구체적인 주행 평가에서 평가된 주행은 해당 조사의 특정 항목들에 의해 나타났다. 정지 신호에서 멈추고, 교차로에서 돌고, 고속도로에서 다른 차를 추월하는 것과 같은 일들은 주행의 잠재 특성을 나타낼 수 있는 사실상 무한한 주행 특성 중 일부분에 불과하다. 끝으로, 특성상 차례(ordinal)에 불과한 전통적 평가를 통해 얻어낸 점수(빈도 숫자)와 다르게, 일부 IRT 모델에서 얻어낸 측정값은 특성상 간격을 두고(interval) 나타났다. 우리는 전통적 평가로부터 얻어낸 숫자를 가리켜서 점수라는 용어를 사용하고, IRT 기반 평가로부터 얻어낸 수치에 측정값(measure)이라는 용어를 사용했다는 점에 주목하자. 즉, 측정값은 각 수치들 사이의 동등한 간격을 지닌다(예, 하나와 둘, 둘과 셋 사이의 동등한 "간격"이 있다). 간격 수준에 대한 자료(interval-level data)는 숫자 두 개를 합치는 간단한 덧셈에서부터 복잡한 통계 분석까지 수학 자료 수준과 관계없이 중요하다.

IRT의 전술된 고유 특성은 전통적 정신력측정방법에서 달성할 수 없는 측정 장점을 제공한다. 첫 번째로, IRT과 표본과 독립적이기 때문에, 표준(norm)이 측정(measurement)에 필수적인 것은 아니다. 물론 그렇다고 해서, 표준이 작업치료에서 중요하지 않다는 것을 의미하지는 않는다. 예를 들어, 반대로 발전 표준(developmental norm)은 클라이언트, 특히 성장 중인 아동 클라이언트가 "일반적(normal)" 또는 "전형적(typical)"인 범위 내에 있는지 아닌지를 결정하는데 있어서 매우 중요하다. 하지만 표준이 측정에 있어서 필수적인 것은 아니다(예컨대, 어떤 요소를 어느 정도 가졌는지 아닌지를 결정할 때엔 표준은 필수적이지 않다). IRT가 표본과 독립적이기 때문에, 평가는 특정 실험인구의 모든 표본에 동일한 방법으로 적용되어야 한다. 즉, 한 도구의 항목이 지닌 관련 문제는 각 실험인구의 모든 표본에 동일한 어려움을 지녀야 한다. 예를 들어, 나이든 운전자에게, 운전 전 기술(예, 차 문 열기, 시동을 걸기 위해 차 키를 삽입하기 등)은 언제나 주행 중 기술(예, 교통 정체 중 좌측 유턴, 고속도로에서 한 차선에 끼어들기 등)보다 쉽다. 이 땐, 그 운전자의 운전 실력이 좋은지 나쁜지는 관련이 없다. IRT를 사용할 땐, 측정값은 다른 표본에서 똑같이 나타날 수 있다고 확신해야 한다.

항목반응이론의 장점

IRT가 실험과 독립적이기 때문에, 2개의 중요한 장점이 있다. 첫 번째로, 클라이언트를 측정하기 위한 평가로부터 모

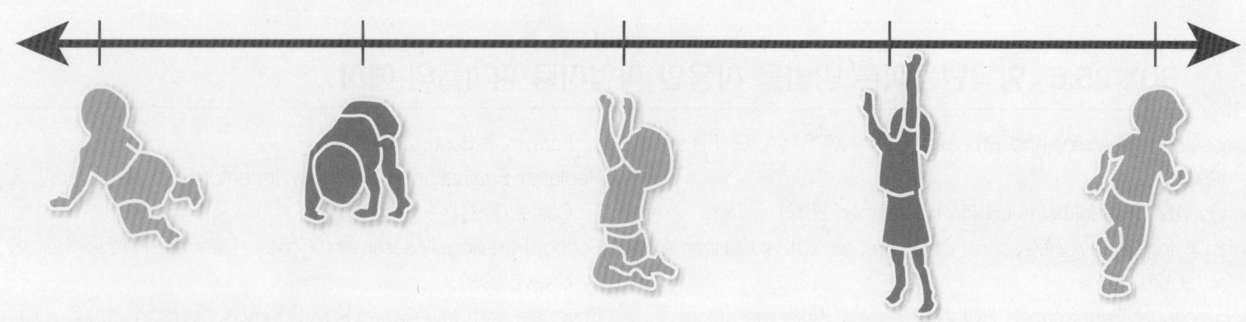

그림 25.2 운동 발달의 제안된 척도

든 항목을 사용하지 않아도 된다. 비록 일반적으로 전통적인 평가방식에선 클라이언트의 "능력"을 결정하기 위해 평가의 모든 항목반응을 합치지만, IRT를 쓰면, 평가의 모든 항목을 사용하지 않고, 한 특정 클라이언트를 측정하는데 가장 관련된 항목만 사용할 수 있다. 운동 발달(motor development) 분야에서 이것이 잘 드러난다. **그림 25.2**에는 일반적인 운동 발달 평가(motor development assessment)에서 제시되는 그림이 나와있다. 가장 왼쪽 편에는 기는 것(crawling)과 서 있으려고 시도하는 것(attempting to stand) 같은 쉬운 업무가 나와있다. 가장 오른 편에는 서있기, 팔 뻗기, 달리기 같은 어려운 업무가 놓여있다. 일반적인 발달 과정에 따르면, 기어 다닐 수 밖에 없는 아동에게 서있는 것과 달리는 것을 평가하는 것은 비합리적이다. 일반적으로 운동 발달에서는 흔한 개별적 종류의 시험은 다른 잠복 특성(latent trait)(예, 운전하기, 일상생활활동, 인지능력 등)에 적용할 수 있다. 예를 들어, 만약 개인이 악천후 속에서 고속도로를 주행할 수 있다면, 집 근처에 있는 도로에서 주행할 가능성이 높다. 만약 클라이언트가 어려운 일을 하는데 성공적이라면, 더 쉬운 일을 시험하는 것은 무의미할 것이다. 이러한 IRT의 특징은 클라이언트와 치료사 양쪽에게 효율성을 높여줄 수 있다.
클라이언트는 평가의 모든 항목을 할 부담이 없어지고, 치료사는 클라이언트에게 가장 필요한 항목만 평가함으로써 시간을 절약할 수 있다.

IRT가 시험과 독립적인 특성이 지니는 두 번째 장점은 평가 사이의 커뮤니케이션이다. 전통적 평가에서, 한 평가에서 얻은 점수는 또 다른 평가에서 얻어낸 점수와 쉽게 비교할 수 없다. 예를 들어, 대부분 ADL 평가는 비슷한 항목(예, 먹기, 개인위생, 옷 입기, 씻기)을 가질 지라도, 각 평가로부터 얻은 점수는 매우 다른 의미를 지닐 수 있다.(예, FIM에서 50점을 얻는 것이 Barthel ADL Index 50점을 얻는 것과 매우 다른 의미를 지닌다). IRT 기반 평가를 사용할 때, 개별 평가의 개념이 사라지게 되는 것이다. 대신에 특정 잠복 특성을 측정한 모든 평가는 그 잠복 특성에 속하는 "무한한 숫자"의 항목들의 하위 개념을 포괄하게 된다. 만약 특정 평가가 같은 잠복 특성(예, ADL)의 항목이 지닌 세부 항목을 의미한다면, 한 평가에서 얻은 측정값은 또 다른 평가로 쉽게 변환할 수 있을 것이다. Fisher와 동료 연구진은 이 원리를 이용하여, 두 ADL 지수인 FIM과 PECS 사이의 측정값을 상호 변환시켰다. Velozo, Byers, Joseph도 또한 이 원리를 MDS(Minimum Data Set)의 FIM과 ADL 항목 사이의 측정값을 상호 변환시키기 위해 사용했다. 여러 평가가 다른 시설에서 사용되기 때문에(예, 클라이언트 재활시설의 FIM과 간호 훈련 시설의 MDS), 평가값을 연결시키는 것은 클라이언트의 진행 상황을 감시할 수 있는 능력을 제공해준다. 왜냐하면 시설 별로 다른 평가 방법을 쓸 때조차 클라이언트는 한 시설에서 다른 시설로 이동할 수 있기 때문이다.

항목반응이론에 기초한 기초 공식

기존에 다뤘던 것처럼, 가장 기본적인 IRT 모델이자 파라매터 Rasch 모델을 동반한 IRT 모델이 여럿 있다. 이러한 복잡성에도 불구하고, 모든 IRT 모델은 개인의 능력(person ability)과 항목의 난이도(item difficulty)를 비교한다. 만약 수학시험이라면, 학생(개인의 능력)이 "8+8은 무엇인가" 같은 질문(항목)을 통과할 수 있는지 없는지이다. 만약 그 개인이 이 질문을 통과할 능력이 있다면, 정답을 맞출 것이다. 하지만, 통과할 능력이 없다면, 틀릴 것이다. 이 기본적인 원칙은 모든 평가 상황에서 유효하다. 심지어 작업치료 내 클라이언트 평가에서도 적용된다. 만약 누군가가 주행 중에

$$\log [P_{ni}/1-P_{ni}] = B_n - D_i$$

P_{ni} = 사람의 가능성 n 통과항목 i
1− P_{ni} = 사람의 가능성 n 실패항목 i
B_n = 사람의 능력 n
D_i = 항목의 어려움 i

그림 25.3 Rasch 매개변수 문항반응이론의 공식.

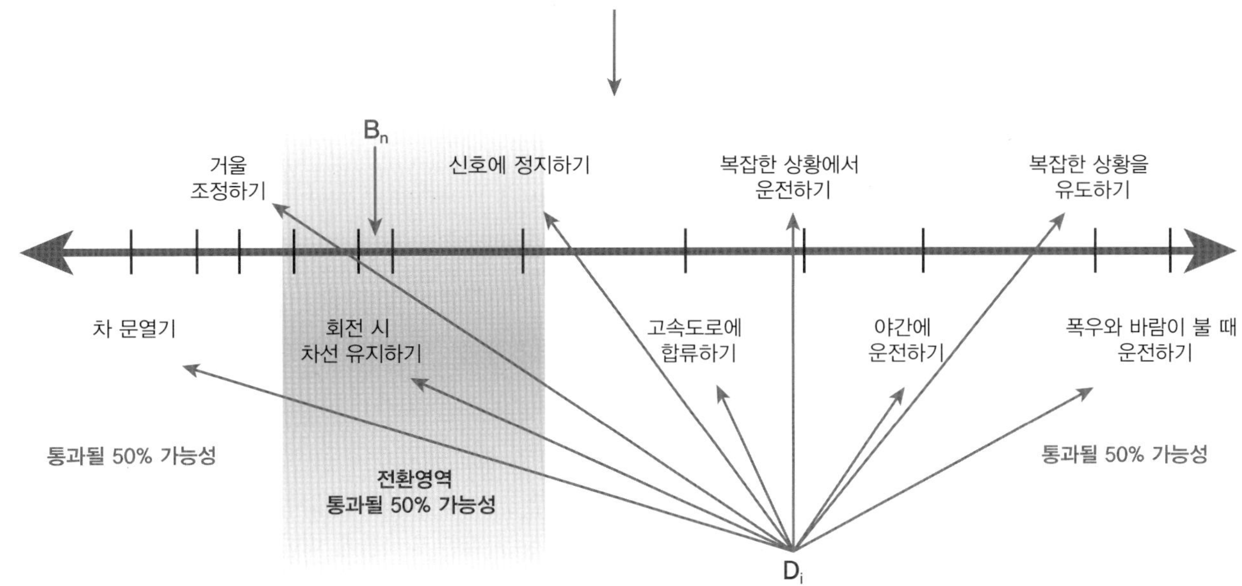

그림 25.4 운전 평가를 위한 개인 능력과 항목 어려움 비교.

평가를 받는다면, 중요 문제는 그 클라이언트(개인)가 운전 업무(항목)를 통과할 수 있는지 없는지가 될 것이다. 예를 들어, 그 클라이언트는 교통정체 중에 좌회전을 하는데 성공적인가? 만약 그 클라이언트가 업무 이상의 능력을 가진다면, 그 시험을 통과할 것이다. 하지만, 만약 클라이언트가 업무 이상의 능력이 없다면, 그 시험을 통과하지 못한다.

개인의 능력과 항목 난이도의 비교를 표현한 기본적 통계 공식으로는 1보조변수 IRT(one-parameter IRT) 또는 Rasch 공식이 있다(**그림 25.3**). 이 공식의 왼쪽 부분은 한 개인이 특정 항목(Pni)을 통과할 가능성을 의미한다. 이는 개인이 항목 수행을 실패할 확률로 나눈다.(1−Pni)이 방정식의 오른쪽 부분은 개인 능력과 항목 난이도의 비교(Bn−Di)를 가리킨다.

그림 25.4는 주행 평가 중에 누군가를 평가할 때 이 공식이 "작용되는" 방법을 제시한다. 이 공식의 Bn은 B1에 의해 제시된다. B1은 낮은 운전능력을 가진 사람을 의미한다. 이 공식에서 D1은 다양한 난이도를 가진 9개의 운전 항목에 의해 제시된다. 가장 왼쪽엔(문 열기와 사이드미러 조정 같은 운전 전 활동 같은) 쉬운 항목들이 제시되어 있다. 가장 오른쪽엔(저녁 주행, 복잡한 상황에서 주행, 악천후 속에서 주행 같은) 어려운 항목들이 제시되어 있다. 클라이언트 B1은 차의 문을 여는 것 같은 쉬운 항목을 통과할 가능성이 1/2를 넘으며, 악천후 상태에서 주행하는 것 같은 어려운 항목을 통과할 가능성이 1/2를 넘지 못했다. 하지만 운전능력(예시−유턴할 때 도로 선을 적절하게 유지하는 것)과 근접한 항목의 경우, 통과 확률이 1/2였다. 이러한 항목들이야말로 개인에게 적당히 어려운 것이다.

한 사람의 능력과 항목 난이도를 관련시키는 IRT 모델은 다른 평가 중인 클라이언트를 평가할 때 적용될 수 있다. 만약 본 연구진이 평가를 난이도가 높은 항목 또는 업무로써 간주한다면, 본 연구진은 클라이언트가 능력보다 "낮은" 항목(가장 쉬운 항목)을 성공할 가능성이 높다고 예상한다. 이러한 항목은 무중력 상태에서 팔을 움직이는 것 같은 쉬운 상지(upper extremity)운동 또는 prone에서부터 supine까지 구를 수 있는 것 같은 쉬운 운동 발전 항목처럼 식사하고 단정하게 만드는 것처럼 "쉬운" ADL 과제가 될 수 있다. 본 연구진은 클라이언트가 자신의 능력 이상인 항목을 성공할 확률이 낮다는 것을 예상한다. 이 때, 어려운 ADL 업무는 목욕시키기와 계단 올라가기이며, 어려운 운동 발전 항목(motor development item)은 달리기와 점프하기며, 어려운 상지 운동은 10−lb 물체를 쥔 채로 팔을 늘리면서 팔을 들어올릴 수 있는 것이다. 작업치료사로서 주요 관심은 클라이언트의 능력을 결정하는 것이 중요하다. 임상적 관점에서, IRT는 클라이언트를 위한 "적합한" 난이도를 발견하는 것으로 간주할 수 있다. 즉, 너무 쉽거나 너무 어려운 것이 아니라, 클라이언트에게 적당히 어려운 평가를 해야 한다.

평가를 비평하는데 있어서 IRT 관점이 지닌 장점 중 하나는 평가 정확도는 극대화시키고, 평가 효율성을 늘리기 위한(응답자 부담은 줄이는) 해결책을 제공한다는 것이다. 클라이언트 능력과 매칭되는 항목을 사용함으로써 평가로부터 가장 많은 정보를 얻기 때문에, 한 평가의 모든 항목들이 필요하지 않다는 것이 논리적이다. 너무 쉽거나 너무 어려운 항목이 클라이언트에 대한 정보를 거의 제공해주지 못한다. 이는 "효율성" 개념으로 이어진다. 클라이언트에게는 가장 관련된 항목만 가지고 평가해야 한다. 이것은 응답자(클라이언트) 부담과 치료사의 평가시간을 줄여주는 장점이 있다. 또한, IRT 관점은 측정 정확도를 최대화시킨다. 클라이언트 발전은(클라이언트가 현재에는 할 수 있지만, 예전에는 할 수 없었던) 항목을 추가시킴으로써 측정할 수 있다. 예를 들어, **그림 25.4**에서 봤을 때, 재활 이전에 클라이언트는 단지 운전 전 활동(예, 자동차 문 열기 및 미러 조정)만 할 수 있었지만 재활을 통해 일부 기본 주행능력(예, 유턴할 때 도로주행선 지키기, 멈춤 표지판에서 멈추기 등)을 회복했다면, 기본 주행 업무를 포함시킴으로써 개선을 확인할 수 있다. 또한, 이 논리는 바닥효과(낮은 능력을 지닌 클라이언트들 사이에서 차별을 만들어낼 수 있는 평가가 부재한 상태)와 천장효과(높은 능력을 가진 클라이언트들 사이에서 차별을 만들어낼 수 있는 평가가 부재한 상태)를 제거하기 위해 사용될 수 있다. 바닥효과를 제거하기 위해선, 쉬운 항목(예, 주행 전 업무)을 실시하면 된다. 반대로, 천장효과를 제거하려면, 어려운 항목(예, 어려운 주행기술)을 실시하면 된다. 이러한 방법이 논리적이지만, "어떻게 내가 가장 관련된 평가항목을 개인별로 찾을 수 있을까?" 같은 의문이 들 것이다. 만약 평가가 운동발전시험(motor development test)처럼 항목 난이도에 따라 논리적 구조를 가지고 있다면, 가장 적합한 항목을 찾는 것은 쉽다. 쉬운 항목으로 시작해서, 클라이언트가 일부 항목을 실패할 때까지 어려운 항목을 점진적으로 더 실시하면 가능할 것이다.

또한, IRT 기반 평가는 목표 설정과 치료계획을 위해 계획되고 있다. **그림 25.4**에서 제시된 것처럼, 클라이언트 능력 평가(Bn)(예시-유턴 할 때 도로선을 지키는 것)은 운전능력과 관련된 항목에서 성공할 확률은 1/2인 클라이언트와 관련됐다. 그러므로, 운전능력 이상으로 항목들을 성공시킬 가능성이 낮았다.(예, 멈춤 표지판에서 멈추고, 고속도로에서 끼어들고, 복잡한 상황에서 주행하는 것) 논리적인 단기 목표는 자신의 능력에 따라 항목들을 클라이언트가 성공할 확률을 높이며, 논리적인 장기 목표는 자신의 능력 이상으로 항목들을 클라이언트가 성공할 확률을 높일 것이다. 클라이언트 능력 수준에 따라 비슷한 어려움을 겪는 활동들을 포함한 치료계획을 설계할 수 있다. 그 결과, 클라이언트가 궁극적으로 능력 이상으로 어려운 활동들을 성공시키기 위해 활동들은 난이도별로 등급화 할 수 있다. Coster와 동료들에 따르면, School Function Assessment에 있는 항목 등급을 포함한 "항목 지도(item map)가 현실적인 목표를 설정하기 위해 사용될 수 있다.(예, 어려운 항목에서, 불균형한 실시를 의미하는 "3"등급에서부터 일관적인 "4"등급까지 이동하는 것) 뇌졸중 후에 상지 움직임 장애로부터 회복하고 있는 클라이언트들에게 단기 목표와 장기 목표를 제시해주기 위해, Velozo와 Woodbuty(2011)은 Fugl-Meyer Assessment가 상지(upper extremity)에 적용한 방법과 비슷한 방법을 사용했다.

컴퓨터 능력 적응검사

명확한 항목 난이도 순서(clear item difficulty order)를 보유하지 못한 평가의 경우, 지필식(paper-and-pencil) 시행 기술은 비효과적일 수 있다. 본 연구진은 클라이언트들에게 가장 적합한 항목들에 대한 평가를 검색해야 한다. 예컨대, 만약 클라이언트가 항목을 수행하지 못한다는 점을 발견한다면, 더 쉬운 항목을 찾아야 한다. 비슷하게, 클라이언트가 항목을 통과했다는 점을 발견했다면, 더 어려운 항목을 찾아야 한다. 불행하게도, 평가 중 대부분의 경우, 항목 난이도 순서는 명확하지 못하므로, 클라이언트에게 가장 적합한 항목의 선정이 어려워질 수 있다. 이 사례에서, 컴퓨터 기술이 해답을 제공해줬다. 클라이언트에게 가장 적합한 항목을 시행하기 위해, 컴퓨터 소프트웨어 프로그램은 수많은 항목들(종종 항목 은행이라고 불리기도 한다) 중에 항목을 선정하기 위해 프로그램화 될 수 있다.

평가항목의 컴퓨터 적용과 함께, IRT를 측정 효율성과 정확도를 자동 조정하기 위해 사용할 수 있다. 컴퓨터는 효율성(항목의 최소 숫자를 사용하는 것)을 극대화시키고, 정확도(다른 클라이언트와 한 클라이언트를 또는 한 단계의 진행 상황을 다른 진행 상황과 차별하는 항목들을 사용하는 것)를 극대화하기 위해 클라이언트에게 가장 적합한 항목들만을 지시하기 위해, 알고리즘(예, 규칙 셋트)을 통해 프로그램화 할 수 있다(**그림 25.5**). 일반적으로, 컴퓨터능력적응검사(computerized adaptive testing)에는 이상적인 정확도(오류 감소)에 도달할 때까지 클라이언트에게 질문을 제시하는 것이 포함된다. 평가 초기에, 항목을 제시하기 전에 클라이언트의 능력(예시-클라이언트는 운전 실력이 형편없을 수도, 또는 훌륭할 수도 있다)에 대해서 거의 알지 못하며, 오류가 많다. 그래서, 본 연구진은 큰 신뢰 구간(confidence interval)을 지닌다. 하지만 본 연구진이 항목 또는 업무에 따라 클라이언트를 평가할 때마다, 본 연구진은 클라이언트에 대한 더 많은 정보를 얻고, 측정 오류를 줄이고, 신뢰 구간을 좁힐 수 있다. 컴퓨터 능력 적응 검사 알고리즘은 6단계에 따라 설명할 수 있다. 평가 초기엔, 본 연구진은 클라

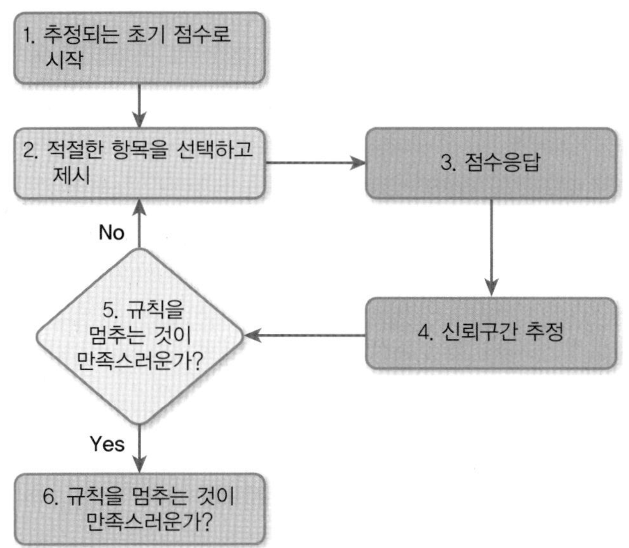

그림 25.5 컴퓨터적용검사 알고리즘((Adapted from Wainer, H., Dorans, N. J., Eignor, D., Flaugher, R., Green, B., Mislevy, R. J., . . . Thissen, D. [2000]. Computerized adaptive testing: A primer (2nd ed.). Mahwah, NJ: Lawrence Erlbaum Associates.)

이언트의 능력(ADL, 주행, 우울증 등)에 대해서 알지 못한다. 따라서, 본 연구진은 항목들의 "평균 난이도" 에서 클라이언트의 능력을 일반적으로 추정한다. 2단계에서 5단계는 항목 실시 과정을 의미한다. 컴퓨터는 클라이언트의 초기 능력 측정값에 가장 잘 맞는 항목 또는 클라이언트에 대해 가장 중요한 정보(예, "당신은 정지 표지판에서 멈춥니까?")(2단계)를 제공해주는 항목을 제시한다. 그리고 클라이언트는 해당 항목에 따라 점수를 받는다(3단계). 즉, 클라이언트는 통과하거나 탈락한다(성공적으로 멈추거나 멈추지 못한다). 또는 클라이언트는 특정 등급을 받는다.(1점=정지 실패, 2번=부분 정지, 3번=완전 정지) 각 질문에 대답한 후에, 컴퓨터 알고리즘은 본 연구진이 클라이언트에 대해 측정해서 얻은 신뢰 구간 또는 정확도를 측정한다(4단계). 각 질문에 답변을 하자마자, 본 연구진은 더 적은 구간 신뢰도와 높아진 정확도를 얻었다. 컴퓨터는 본 연구진이 지정 수준까지 신뢰도 구간을 낮출 때까지 질문을 계속해서 실시한다(5단계). 그 뒤에, 평가를 끝내고, 최종 평가 조치를 클라이언트에게 제공한다(6단계).

현재, 임상적으로 사용할 수 있는, 작업치료를 위한 구체적인 컴퓨터능력적응검사가 없다. 이는 아마도 컴퓨터 치료 중에 대부분의 평과는 성과 기반이며, 컴퓨터적응능력시험은 일반적으로 클라이언트가 기록하는, 자기 기입식(self-report) 또는 대리 보고 평가(proxy-report assessment)이기 때문이다. 클라이언트 기입 결과(PROs)는 건강 보건 분야에서 많은 관심을 받고 있으며, 여러 조치들이 보다 광범위한 재활 분야에서 존재하고 있다.(예, AM-PAC(Activity Measure for Post Acute Care), CAMFC-TBI(Computer Adaptive Measure of Func tional Cognition for Traumatic Brain Injury) National Institutes of Health는 만성 질병을 위한 일부 PRO 컴퓨터 능력 적응검사에 투자했다. 여기에는 클라이언트 기입 결과 시스템(PROMIS)과 Neuro-QoL가 포함된다. 이러한 평가가 웹을 통해 쉽게 접근할 수 있기 때문에, 작업치료사와 다른 재활전문가는 임상 환경 내에서 이러한 평가를 통합할 가능성이 높다.

IRT 기반 평가에 대한 비평

CTT와 일반화이론보다 다양한 정신력측정이론인 IRT는 다양한 평가 방법을 사용한다. IRT는 강력한 정신력측정 가정 또는 필수 조건에 기반을 둔다. 비록 이러한 방법 중 대부분이 박사 학위 수준의 작업치료사들의 범위를 넘어서지만, 본 연구진은 이 논문에서 이를 다룰 것이다. IRT를 비판하는 보편적인 영역은 4가지가 있다. 단일 입체성(unidimensionality), 국소적 독립성(local independence), 정확성(precision), 개인-항목 매칭(person-item match).

단일 입체성(unidimensionality)

단일 입체성은 한 평가가 단일 특성(single trait)를 측정할 수 있는지 없는지 결정하는 것이다. 인간이 다 측면적이라는 것이 종종 주장되긴 하지만, 동시에 다양한 측면을 평가하는 것은 종종 혼동을 불러일으킨다. 예컨대, ADL 평가는 평가의 총 점수를 평가할 때 신체기능과 인지항목을 포함한다. 하지만, 어느 특성 조합이 총 점수를 만들어 내는지를 알아차리긴 어렵다. 이 점수가 동등한 양의 신체기능과 인지항목을 반영하는가? 이 점수가 다양한 신체기능 능력과 약간의 인지능력을 가진 사람을 의미하는지 아니면 약간의 신체기능 능력과 많은 인지능력을 가진 사람을 의미하는가? 이는 클라이언트에 대한 치료 후에 더 복잡한 해석 단계로 이어질 것이다. 클라이언트는 입원했다가 퇴원하게 되면서 전반적인 ADL 점수에 있어서 개선된다. 클라이언트는 신체기능과 인지 기능에 있어서 둘 다 개선됐는가? 또는 신체기능 또는 인지 기능만 개선되는가? 단일 또는 단일 입체성 특성을 측정하는 것이 덜 혼란스러울 것이다.

단일 입체성을 결정하는 여러 정신력측정방법이 있다. 그 중 하나가 "항목 적합성"이다. 이 통계 방식은 특정 항목이 IRT 모델에 얼마나 적합한지를 결정하는 것이다. IRT 모델에 적합하지 않은 항목들은 두 번째 특성이 된다. 단일 입체성을 결정하는데 더 선호되는 두 번째 방법은 요소분석이다. 일반적으로, 요소분석은 서로서로 관련된 항목을 집단화 한다. 단일 입체성은 모든 평가항목들이 높은 연관성을 보일 때 또는 단일 요소(예, 신체기능에 대한 모든 영향력(all load)이 미치는 경우)에 "영향을 미칠 때(load)" 발생한다. 다중 입체성(multidimensionality)은 항목이 개별 요소(예, 신체 기능과 인지 기능)에 영향력을 미칠 때 발생한다.

국소적 독립성 (local independence)

국소적 독립성은 한 평가의 항목들이 개별적으로 한 특성의 평가에 기여할 수 있는지 없는지를 가리킨다. 즉, 일부 항목들이 중복됐거나 한 특성을 측정하기 위해 새로운 항목을 추가할 필요가 없는가? 이는 혼란스러운 개념일 수 있으며, 클라이언트 평가의 목표와 상충되는 것처럼 보인다. 예를 들어, 질적 관점에서, 클라이언트의 주행능력의 모든 측면을 알아야 한다(예, 클라이언트가 시동을 걸고, 창문을 열고, 가스 페달을 밟을 수 있는가?). 하지만, 이러한 항목 중 일부는 주행능력을 평가할 때 중복될 수 있다. 예컨대, 가스 페달을 밟는 것은 본질적으로 브레이크를 밟는 것이나 다른 하지 활동과 유사하다. 키를 돌리는 것은 자동차 미러를 조정하는 것과 본질적으로 유사하다. 만약 이 경우라면, 중복된 항목들을 제거할 수 있다. Polychloric 연관성 또는 나머지 항목의 연관성 같은 매우 정교한 분석에 따르면, 항목들이 중복이라면 평가 후 제거할 수 있다.

정확성 (Precision)

평가의 **정확성**은 IRT 내 측정의 주요 특성이다. 확실히, 본 연구진은 가능한 한 정확한 평가를 선호한다. 본 연구진은 정확한 분석이야말로 본 연구진의 클라이언트를 다른 클라이언트들과 구별 짓는데 있어서 효과적이며, 특히 작업치료 개입 후에 클라이언트의 변화를 찾는데 효과적이기 때문이다. IRT에서 사용되는 정확성 지표는 여러 가지가 있다. 정확성에 대한 두 가지 중요한 지표로는 오류와 정보가 있다. 전통적 시험에서, IRT 내의 평가의 오류값을 얻을 순 있지만, 오류는 평가범위 내에서 분할될 수(plotted) 있다(어려운 항목에서도 쉽게 할 수 있었다.). 일반적으로, 본 연구진은 평가 중 오류는 극단적인 평가에서 늘어날 수 있다. 즉, 평가의 쉬운 항목과 어려운 항목에서 더 많은 오류가 있다. 정보는 상호간 또는 역 오류(reciprocal or inverse of error)였다. 따라서, 평가에 의해 제공되는 정보가 더 많아질수록, 정확도가 더 높아진다.

개인-항목 매칭 (person-item match)

전에 언급된 것처럼 개인-항목 매칭은 모든 IRT 모델의 특징으로, 항목 난이도를 개인 능력과 비교하는 것이다. 이 관계를 통해, 본 연구진은 연구 중에 본 연구진의 평가항목이 클라이언트의 능력과 얼마나 잘 매칭 되는지 알 수 있었다. 이는 본 연구진의 평가 중 천장과 바닥효과에서 드러날 수 있다. 천장효과(ceiling effect)는 평가가 다른 최대 잠재 클라이언트를 구별할 수 없을 때(예, 클라이언트가 본 연구진의 평가가 평가할 수 있는 것 이상을 할 수 있을 때) 발생하고, 바닥효과(floor effect)는 평가가 다른 최소 잠재 클라이언트를 구별할 수 없을 때(예, 클라이언트가 본 연구진의 평가가 평가할 수 있는 것 이하로 할 수 있을 때) 발생한다. IRT 모델에 따르면, 이는 본 연구진이 클라이언트의 능력과 매칭되는 항목인지 아닌지와 관련되어 있다. 천장효과의 경우, 본 연구진은 최대 잠재 클라이언트를 구별할 수 있는 항목을 보유하지 못했다. 예컨대, 만약 본 연구진이 표본 클라이언트 중에서 좋은 운전수를 보유했고, 가장 어려운 항목이 마을 내에서 주행하는 것이라면, 모든 클라이언트들은 평가에서 "완벽" 판정을 받을 것이다. 만약 본 연구진이 이러한 클라이언트들을 보다 어려운 항목(예, 고속도로 끼어들기)으로 시험했다면, 높은 주행능력을 가진 클라이언트를 구별할 수 있을 것이다. 비슷하게, 바닥효과에 따르면, 본 연구진은 최하 주행능력을 가진 클라이언트를 구분할 항목이 없었으므로, 본 연구진이 그러한 클라이언트를 구분하기에 충분히 쉬운 항목을 보유하지 못할 가능성이 높았다. 예컨대, 만약 평가 중에 주행 전 업무를 수행할 수 없다면, 도로주행 중에 할 수 없는 클라이언트들을 구분할 수 없다. 만약 평가를 위한 좋은 개념적 모델(conceptual model), 즉 본 연구진 평가의 항목들의 상대적 어려움을 이해할 수단을 가지고 있다면, 이 문제를 해결하는 것은 쉬워질 수 있다. 보다 어려운 항목들을 만들어냄으로써, 천정효과는 제거할 수 있다. 또한 바닥효과는 쉬운 항목을 만들어서 제거할 수 있다.

요약 Summary

이 장의 목표는 비평 분석에 사용되는 다양한 방법에 대한 개요를 제공하는 것이다. 이 장에서 다루는 다양한 분야에서 명확한 비평 분석은 쉬운 업무가 아니다. 비평 분석을 위해선, 신뢰도와 타당도에 대한 통계 정보와 한 특수 분야에 대한 임상적 지식이 필요하다. 비평 평가(critiquing assessment)는 컴퓨터능력적응검사(computerized adaptive testing) 같은 새로운 시험 실시 방법과 IRT 같은 새로운 측정이론(new measurement theories)을 추가할 때 더 효과가 높아진다. 확실히, 현직 치료사는 모든 작업치료 평가를 뒤져볼 순 없다. 하지만, 현직 작업치료사로서, 일상 업무 중에 사용하는 평가를 비판할 수 있는 것은 중요하다.

참고문헌 References

Allen, W. R., Classen, S., & Cook, M.(in press). Driving simulator applications in research and clinical practice. *Advances in Transportation Studies: An International Journal*.

Association of American Publishers.(n.d.). *Standardized assessment: A primer*(Rev. ed.). Washington, DC: Author.

Bédard, M., Parkkari, M., Weaver, B., Riendeau, J., & Dahlquist, M.(2010). Assessment of driving performance using a simulator protocol: Validity and reproducibility. *American Journal of Occupational Therapy*, *64*(2), 336–340.

Bond, T. G., & Fox, C. M.(2007). *Applying the Rasch model: Fundamental measurement in the human sciences*. Mahwah, NJ: Lawrence Erlbaum Associates.

Carmines, E. G., & Zeller, R.(Eds.).(1979). *Reliability and validity assessment*. Thousand Oaks, CA: Sage.

Cella, D., & Chang, C. H.(2000). A discussion of item response theory and its applications in health status assessment. *Medical Care*, *38*(9, Suppl.), II66–72.

Cella, D., Lai, J. S., Nowinski, C. J., Victorson, D., Peterman, A., Miller, D.,
. . . Moy, C.(2012). Neuro-QOL: Brief measures of health-related quality of life for clinical research in neurology. *Neurology, 78*(23), 1860–1867

Cella, D., Yount, S., Rothrock, N., Gershon, R., Cook, K., Reeve, B., . . . Rose, M.(2007). The patient-reported outcomes measurement information system(PROMIS): Progress of an NIH roadmap cooperative group during its first two years. *Medical Care*, *45*(5, Suppl. 1), S3–S11.

Classen, S., McCarthy, D. P., Shechtman, O., Awadzi, K. D., Lanford, D. N., Okun, M. S., . . . Fernandez, H. H.(2009). Useful field of view as a reliable screening measure of driving performance in people with Parkinson's disease: Results of a pilot study. *Traffic Injury Prevention*, *10*(6), 593–598.

Classen, S., & Owens, A. B.(2011). Simulator sickness among returning combat veterans with mild traumatic brain injury and/or post-traumatic stress disorder(2010 Special Issue). *Advances in Transportation Studies: An International Journal*, 45–52.

Classen, S., Wen, P. S., Velozo, C. A., Bédard, M., Winter, S. M., Brumback, B. A., & Lanford, D. N.(2012a). Psychometrics of the self-report Safe Driving Behavior Measure for older adults. *American Journal of Occupational Therapy*, *66*(2), 233–241.

Classen, S., Wen, P. S., Velozo, C. A., Bédard, M., Winter, S. M., Brumback, B. A., & Lanford, D. N.(2012b). Rater reliability and rater effects of the Safe Driving Behavior Measure. *American Journal of Occupational Therapy*, *66*(1), 69–77.

Classen, S., Winter, S. M., Velozo, C. A., Bédard, M., Lanford, D., Brumback, B. A., & Lutz, B. J.(2010). Item development and validity testing for a Safe Driving Behavior Measure. *American Journal of Occupational Therapy*, *64*(2), 296–305.

Coster, W., Deeney, T., Haltiwanger, J., & Haley, S.(1998). *School Function Assessment user manual*. San Antonio, TX: Psychological Corporation.

Cronbach, L. J., Gleser, G. C., Nanda, H., & Rajaratnam, N.(1972). *The dependability of behavioral measurements: Theory of generalizability for scores and profiles*. New York, NY: Wiley.

Cronbach, L. J., Nageswari, R., & Gleser, G. C.(1963). Theory of generalizability: A liberation of reliability theory. *The British Journal of Statistical Psychology*, *16*, 137–163.

Di Stefano, M., & Macdonald, W.(2005). On-the-road evaluation of driving performance. In J. M. Pellerito(Ed.), *Driver rehabilitation and community principles and practice*(pp. 255–274). St Louis, MO: Elsevier Mosby.

Donovan, N. J., Heaton, S. C., Kimberg, C. I., Wen, P. S., Waid-Ebbs, J. K., Coster, W., . . . Velozo, C. A.(2011). Conceptualizing functional cognition in traumatic brain injury rehabilitation. *Brain Injury*, *25*(4), 348–364.

Edwards, J. D., Ross, L. A., Wadley, V. G., Clay, O. J., Crowe, M., Roenker, D. L., & Ball, K. K.(2006). The Useful Field of View test: Normative data for older adults. *Archives of Clinical Neuropsychology*, *21*(4), 275–286.

Fisher, A. G.(1993). The assessment of IADL motor skills: An application of many-faceted Rasch analysis. *American Journal of Occupational Therapy*, *47*(4), 319–329.

Fisher, W. P., Jr.(1995). Rehabits: A common language of functional assessment. *Archives of Physical Medicine & Rehabiliation*, *76*(2), 113–122.

Folstein, M. F., Folstein, S. E., & McHugh, P. R.(1975). "Mini-mental state." A practical method for grading the cognitive state of patients for the clinician. *Journal of Psychiatric Research*, *12*(3), 189–198.

Folstein, M. F., Folstein, S. E., White, T., & Messer, M. A.(2010). *Mini-mental state exam, user's guide*(2nd ed.). Lutz, FL: PAR.

Frankenburg, W. K., Doods, J., Archer, P., Bresnick, B., Maschka, P., Edelman, N., & Shapiro, H.(1992). *DENVER II training manual*. Denver, CO: Denver Developmental Materials.

Grant, J. S., & Davis, L. L.(1997). Selection and use of content experts for instrument development. *Research in Nursing & Health*, *20*(3), 269–274.

Haley, S. M., Ludlow, L. H., & Coster, W. J.(1993). Pediatric evaluation of disability inventory: Clinical interpretation of summary scores using Rasch rating scale methodology. *Physical Medicine and Rehabilation Clinics of North America*, *4*, 529–540.

Haley, S. M., Siebens, H., Coster, W. J., Tao, W., Black-Schaffer, R. M., Gandek, B., . . . Ni, P.(2006). Computerized adaptive testing for follow-up after discharge from inpatient rehabilitation: I. Activity outcomes. *Archives of Physical Medicine & Rehabiliation*, *87*(8), 1033–1042.

Hinojosa, J., Kramer, P., & Crist, P.(Eds.).(2005). *Evaluation: Obtaining and interpreting data*(2nd ed). Bethesda, MD: AOTA Press.

House, A. E., House, B. J., & Campbell, M. B.(1981). Measures of interobserver agreement: Calculation formulas and distribution effects. *Journal of Behavioral Assessment*, *3*(1), 37–57.

Justiss, M. D., Mann, W. C., Stav, W., & Velozo, C.(2006). Development of a behind-the-wheel driving performance assessment for older adults. *Topics in Geriatric Rehabilitation*, *22*(2), 121–128.

Kay, L., Bundy, A., & Clemson, L.(2009). Predicting fitness to drive in people with cognitive impairments by using DriveSafe and DriveAware. *Archives of Physical Medicine & Rehabilitation*, *90*(9), 1514–1522. doi:10.1016/j.apmr.2009.03.0118

Kennedy, R. S., Lane, N. E., Berbaum, K. S., & Lilienthal, M. G.(1993). Simulator Sickness questionnaire: An enhanced method for quantifying simulator sickness. *The International Journal of Aviation Psychology*, *3*(3), 203–220.

Kielhofner, G., Dobria, L., Forsyth, K., & Basu, S.(2005). The construction of keyforms for obtaining instantaneous measures from the occupational performance history interview rating scales: Empirical quantitative study. *OTJR: Occupation, Participation and Health*, *25*(1), 23–32.

Kraut, R., Olson, J., Banaji, M., Bruckman, A., Cohen, J., & Couper, M.(2004). Psychological research online: Report of Board of Scientific Affairs' Advisory Group on the Conduct of Research on the Internet. *American Psychologist*, *59*(2), 105–117.

Law, M.(1987). Measurement in occupational therapy: Scientific criteria for evaluation. *Canadian Journal of Occupational Therapy*, *54*(3), 133–138.

Lynn, M. R.(1986). Determination and quantification of content validity. *Nursing Research*, *35*(6), 382–385.

Morris, J. C.(1993). The clinical dementia rating(CDR): Current version and scoring rules. *Neurology*, *43*(11), 2412–2414.

Munkholm, M., Löfgren, B., & Fisher, A. G.(2012). Reliability of the school AMPS measures. *Scandinavian Journal Of Occupational Therapy*, *19*(1), 2–8. doi:10.3109/11038128.2010.525721

Nunnally, J. C., & Bernstein, I. H.(1994). *Psychometric theory*(3rd ed.). New York, NY: McGraw Hill.

Owsley, C., Ball, K. K., McGwin, G., Sloane, M. E., Roenker, D. L., White, M. F., & Overley, E. T.(1998). Visual processing impairment and risk of motor vehicle crash among older adults. *Journal of the American Medical Association*, *279*(14), 1083–1088.

Owsley, C., & McGwin, G., Jr.(1999). Vision impairment and driving. *Survey of Ophthalmology*, *43*(6), 535–550.

Owsley, C., McGwin, G., Jr., & Ball, K. K.(1998). Vision impairment, eye disease, and injurious motor vehicle crashes in the elderly. *Ophthalmic Epidemiology*, *5*(2), 101–113.

Owsley, C., Stalvey, B. T., Wells, J., & Sloane, M. E.(1999). Older drivers and cataract: Driving habits and crash risk. *Journal of Gerontology: Series A: Biological Sciences & Medical Sciences*, *54*(4), M203–M211.

Portney, L., & Watkins, M. P.(2009). *Foundations of clinical research: Applications to practice*(3nd ed.). Upper Saddle River, NJ: Prentice Hall Health.

Reeve, B. B., Hays, R. D., Bjorner, J. B., Cook, K. F., Crane, P. K., Teresi, J. A., . . . Cella, D.(2007). Psychometric evaluation and calibration of health-related quality of life item banks: Plans for the patient-reported outcomes measurement information system(PROMIS). *Medical Care*, *45*(5, Suppl. 1), S22–31.

Reitan, R. M.(1958). Validity of the Trail Making test as an indicator of organic brain damage. *Perceptual and Motor Skills*, *8*, 271–276.

Rudman, D., & Hannah, S.(1998). An instrument evaluation framework: Description and application to assessments of hand function. *Journal of Hand Therapy*, *11*, 266–277.

Shechtman, O., Classen, S., Awadzi, K. D., & Mann, W.(2009). Comparison of driving errors between on-the-road and simulated driving assessment: A validation study. *Traffic Injury Prevention*, *10*(4), 379–385.

Smith, R.(2000). Fit analysis in latent trait measurement models. *Journal of Applied Measurement*, *1*(2), 199–218.

Streiner, D. L., & Norman, G. R.(Eds.).(2008a). Devising the items. In *Health measurement scales: A practical guide to their development and use*(4th ed., pp. 17–36). Oxford, NY: Oxford University Press.

Streiner, D. L., & Norman, G. R.(Eds.).(2008b). *Health measurement scales: A practical guide to their development and use*(4th ed.). Oxford, NY: Oxford University Press

Velozo, C. A., Byers, K., & Joseph, B.(2007). Translating measures across the continuum of care: Using Rasch analysis to create a crosswalk between the functional independence measure and the minimum data set. *Journal of Rehabilitation Research and Development*, *44*(3), 467.

Velozo, C. A., & Woodbury, M. L.(2011). Translating measurement findings into rehabilitation practice: An example using Fugl-Meyer assessment-upper extremity with patients following stroke. *Journal of Rehabilitation Research and Development*, *48*(10), 1211–1222.

Wainer, H., Dorans, N. J., Eignor, D., Flaugher, R., Green, B., Mislevy, R. J., . . . Thissen, D.(2000). *Computerized adaptive testing: A primer*(2nd ed.). Mahwah, NJ: Lawrence Erlbaum Associates.

Whiteneck, G., Brooks, C. A., Charlifue, S., Gerhart, K. A., Mellick, D., Overholser, D., & Richardson, G. N.(1998). *Craig Handicap Assessment and Reporting Technique 1998*. Retrieved from http://www.craighospital.org/repository/documents/Research%20Instruments/CHART%20Manual.pdf

26장

개인을 위한 작업치료 중재

Occupational Therapy Interventions for Individuals

용미연 옮김

학습목표

이 장을 학습한 후, 다음의 내용을 할 수 있을 것이다.

1. 작업치료사들이 클라이언트를 중재를 선택할 때 이용하는 중대한 테마를 이해한다.
2. 목적으로서의 작업과 수단으로서의 작업으로 분류되는 중재를 구별한다.
3. 목적으로서의 작업과 수단으로서의 작업 규칙을 혼합한 클라이언트를 위한 중재를 개발하고 선택한다.
4. 작업치료서비스를 받는 클라이언트를 위해 사용되는 다양한 특정 중재 접근들을 비교하고 대조한다.
5. 중재의 한 유형을 선택하고, 중재들을 혼합하고/또는, 중재계획을 바꾸는 시기를 이해한다.
6. 등급화된 중재의 개념을 이해한다.

개요

서론 Introduction

클라이언트를 위한 중재계획을 세울 때 작업치료사는 세 가지 아주 중요한 상호 연관성이 있는 주제의 안내에 따라 일한다. 중재는 클라이언트 중심 근거 기반이어야 하며 전문적 추론에 기초하여 선택해야 한다. 클라이언트 중심 실행이란 용어는 다음과 같이 정의한다.

> 서비스를 받은 사람들과 동반자이며 존중의 철학이 포함된 작업치료사가 제공하는 접근법. 그것은 개인의 자율성, 작업적 필요에 대해 결정하는데 있어 클라이언트 선택의 필요성, 환자를 작업치료에 참여시키는 강화물 그리고 클라이언트와 치료사 간의 동반관계의 장점과 서비스가 클라이언트가 살아가는 환경에 접근 가능하고 적합한지를 확인할 필요성을 인식하게 한다. (Law, Baptiste, & Mills, 1995, p. 253)

Sumsion과 Law(2006)은 차후에 클라이언트 중심의 실행의 정의를 재검토하고 분석하였고 "협력적인 접근이나 동반관계, 클라이언트에 대한 존중, 자신이 선택한 목표를 결정하는데 클라이언트의 참여와 선택을 강하게 강조...." 를 포함하여 많은 유사한 요소들이 공유된다고 결론을 내렸다(p.154). 독자는 이 주제에 대해 더 많은 논의를 하고자 한다면 33장을 참고하라.

Sumsion과 Law(2006)은 클라이언트 중심의 실행에 관한 문헌의 개발은 근거 중심의 실행에 대한 이해의 발전과 평행선상에 있음을 더 강조하였다. Sackett, Strauss, Richardson, Rosenberg와 Haynes(2000)은 "임상적인 경험과 환자 가치를 가진 최상의 연구 자료의 통합" 으로 근거 중심의 임상을 정의한다(p 1.). 클라이언트 가치는 "환자가 임상에 참여하도록 하는 특정한 선호도, 염려 그리고 기대" 를 포함한다(p 1.). 근거중심의 실행에서 중요한 요소는 작업치료사로서 우리가 중재 선택에 정보를 줄 근거를 사용해야 한다는 명확한 메시지이다. Bennett와 Bennett(2000)는 연구 문헌은 고려하는 효과성과 작업치료 중재의 선택, 중재가 가장 좋게 적용되는 방법, 그리고 중재와 관련된 어떤 문제점들이 있는지에 대한 지침이 될 수 있다고 요약한다. 그들은 "작업치료사들은 클라이언트를 이해하고 계획하고 그들의 상황에 대처하는데 유용한 이런 종류의 연구 자료를 사용할 수 있다" 고 결론을 내린다(p.173). 근거 중심의 실행에 관해서 더 자세한 내용은 31장을 보시오.

근거 중심의 결정에 관한 문헌에서 한 가지 연구 자료는 중재를 선택하고 안내하는데 적절하지 않다고 지속적으로 강조하고 있다. 작업치료사는 연구자료를 결합시키는 동시에 환자의 결점을 평가하기 위해 임상적 경험과 전문적인 추론을 약간 적용해야 한다. Bennett와 Bennett(2000)는 또한 가치있고 잠재적으로 유용한 연구결과가 함께 일하는 개인에게 적용될 수 있는지를 결정하기 위해 임상적 경험과 추론을 통합하는데 근거가 필요하다고 강조한다. 그들은 근거의 적용을 안내하기 위해 다음 질문을 제시하였다:

1. "이 결과들이 나의 클라이언트에게 적용되나?
   (예, 이 연구결과와 나의 클라이언트가 매우 달라서 연구결과가 나에게 도움이 될 수 없을까?)
2. 클라이언트의 가치와 선호에 적합한 치료인가?
3. 그 치료는 적용하기에 유용한 자원인가?"(p.177)

이런 질문에 더하여, 작업치료사는 전문적인 가정과 철학에 관한 근거인지를 고려해야 한다. 효과적이라고 여기는 중재가 자동적으로 적절한 작업치료 중재라는 것을 의미하는 것이 아니므로 이를 상기하는 것이 중요하다. 독자는 전문적 추론과정에 관하여 자세한 정보를 얻고자 한다면 30장을 참고하기 바란다. **사례 연구 26.1**은 독자에게 이 장에서 세부적으로 기술될 작업치료 중재과정에 관한 인식을 제공한다. 읽은 것처럼 다양한 중재가 지역사회에 접근하고자 하는 클라이언트의 필요와 욕구에 근거하여 개발되었다고 언급한다. 중재는 다양한 평가기술의 결과에 근거하여 계획된다. 마지막으로 중재의 혼합은 클라이언트 중심의 목표를 충족시키기 위해 사용된다는 것을 언급한다. 중재과정에 대한 더 많은 서술이 이 장의 끝에 더 많은 사례 연구로 제공된다.

치료로서의 작업

Occupation as Therapy

작업치료사로서 우리의 결과는 작업적 수행 향상에 초점을 둔다. 우리는 치료적 변화의 매개물로 작업을 사용함으로 이러한 목표를 달성한다. 그러므로 우리는 작업적 참여의 치료적 가치를 믿고 작업의 참요가 또한 궁극적인 치료의 목표이다. 우리가 사용하는 치료적 작업은 궁극적으로 의미있고 목적적인 것이다. 의미 있는 것은 수공예가 동기부여가 되고 몇 가지 유의한 수준이 있다는 것을 제안한다. 과제는 원하는 것, 해야 하는 것 또는 하루 동안 필요로 하는 것일 수 있다. 목적적인 요소는 클라이언트의 목표, 해야할 이유 또는 개인적 목표를 성취되도록 수행이 조직화되고 향상되도록 한다. 중재는 더 발전되도록 또는 원하는 수행이 향상되도록 하는 방법으로 작업을 변화시킬 수 있거나 제한에도 불구하고 참여를 허용할 수 있다. 아래 제시된 중재 선택을 근거로, 작업은 "지금 당장 도전" 하도록 등급화시킬 수 있다. 등급화란 용어는 기능이 향상되도록 자극하는 작업의 요구도를 체계적으로 증가시키거나 수행 시 클라이언트가 어려워하는 요구도를 감소시키는 것을 말한다.

등급화 시 작업치료사는 내재된 손상이나 수행기술의 결손을 점차 감소시키기 위해 과제의 요구도를 증가한다. 반면 작업치료사는 요구도를 감소시켜 클라이언트의 제한에도 불구하고 과제가 성취되도록 할 수 있다. 장기간 투병에 맞서 심장이식을 극복한 사람은 의미 있는 작업에 참여하여 근력과 지구력을 향상시키기 위해 체계적으로 등급화하여 작업에 참여할 수 있다. 치료사는 과제수행 동안 취하는 자세(앉기와 대조적인 서기), 과제의 기간, 휴식 횟수, 적용되는 장비의 사용, 과제를 완성하기 위해 치료사에 의한 물리적 도움의 제거에 근거하여 치료적 작업을 등급화할 수 있다. 작업치료사는 또한 요구도를 감소시키고 과제나 환경을 수정하여 클

사례 연구 26.1 Benjamin: 가족이 그의 운전을 염려하는 나이든 기혼 남성

■ 작업 프로파일

Benjamin은 79세 남성으로, 아내인 Bess와 은퇴지역사회에서 살고 있다. Benjamin과 Bess는 이웃 마을에서 사는 자식과 손자들의 방문을 언제나 반겼다. Benjamin은 심근경색(myocardial infarction)을 약 7년 전에 앓아서, 우회로 수술을 받았다. Benjamin은 오랜 친구들과 카드를 치거나 지역사회 정원을 산책하는 등 기본적인 일상생활활동을 독립적으로 수행할 수 있었지만, 숨을 쉬기는 어려워했다. 1년 전에, Bess 역시 시야 감소(visual field cut)와 잔존한 좌측 부위 약화(residual left-sided weakness)를 동반한 경증 뇌졸중(mild stroke)을 겪었다. 뇌졸중이 발생한 후에, Bess는 운전을 하지 못해서, 이동수단의 도움을 받았고 짧은 거리를 갈 때를 제외하고는 스쿠터를 이용하였다. 결국, Bess에게 이동성과 시야문제 때문에 길거리 주행이 매우 스트레스가 되었다. 1년 전까지, Bess와 Benjamin은 운전 일을 나눠서 일했고, 한 팀으로써 주행을 도왔다. 하지만, Bess의 병으로 인해 Benjamin이 운전하고 길 안내까지 전부 책임지면서, Bess는 운전 중에 몇 차례 "위기상황(near miss)"을 지적하기도 했지만, Benjamin은 그 사고는 다른 운전자 탓이라고 빠르게 얼버무렸다. 최근에, Benjamin과 Bess는 "가벼운 사고(fender bender)"를 겪은 후에 크게 싸웠다. Benjamin은 갑자기 튀어나온 운전자 탓이라고 주장했기 때문이다. Bess는 운전을 도우려 노력하고 있지만, 손자를 보기 위해 도로를 타고 손자의 집으로 찾아가려 할 때 위기의 순간이 몇 차례나 있었다고 울먹이며 말했다. 그녀는 이동하려면 남편에게 의존할 수밖에 없었다. 그래서 그녀는 걱정할 수밖에 없었다. 성인이 된 그녀의 자식들도 부모님의 안전에 대해 걱정을 하며, Benjamin과 Bess의 주치의와 이 문제를 논의했다. 주치의는 Bess에게 이동 문제를 해결하기 위해 일반적인 치료를 하는 작업치료사를 추천해주었고 Benjamin에게는 전반적인 주행능력 평가를 위한 운전재활치료전문가인 작업치료사를 추천해주었다.

■ 평가결과

Benjamin의 병력과 운전 이력을 검토하고, 그들이 사는 지역사회 내 이동 자원 등 환경적 상황을 이해하기 위해, Benjamin, Bess 그리고 그들의 자식들은 운전재활전문가와 인터뷰를 진행했다. 작업치료사는 Benjamin의 약물치료 이력과 심장 병력을 검토하고, 그의 인지적, 운동적, 시각적 능력을 포괄하는 임상평가를 실시했다. 특히, 평가에는 (1)목, 팔, 다리의 근력과 운동 기능 범위; (2)시력; (3)대비 민감도; (4)시야 및 시각추적; (5)Short Blessed Cognitive Exam; (6)Trail-Making Test A와 B; (7)Useful Field of View(UFOV; 선별적 주의를 동반한 컴퓨터 기반 스크린 시험); (8)시계 그리기 검사(clock drawing); (9)제동 반발 타이머(brake reaction timer)가 포함된다. 그래서, 작업치료사는 Benjamin이 고기치즈 샌드위치와 커피를 만드는 점에 주목했다. Benjamin은 시력 검사를 위해 안경을 썼다. 검사 결과, 그는 대비민감도(contrast sensitivity)와 시력이 각각 20/70으로 매우 좋지 못했다. 검사 중에, Benjamin은 10년 넘게 시력 평가를 받아본 적이 없다고 말했다. 시야 감소나 시각 추적능력이 떨어진 징후는 아직까지 없었다. Benjamin의 인지능력에서도 주요 치매증상이 나타나진 않았지만, 그의 처리 속도는 Trail-Making Test, UFOV, 제동 반발 타이머 실험에서 느렸다. 또한, 목과 관련된 운동능력 제한도 일부 보였다. Benjamin이 검안사를 만날 때까지, BTW(behind the wheel) 평가는 연기되었다. 검안사가 Benjamin의 시력을 검사하고, 새 안경을 처방한 후에, 그의 시력은 20/30까지 올라갔다. 하지만, 대비 민감도는 여전히 좋지 못했다. 물론 그의 나이 대에서는 흔한 일이었다. BTW 평가에 따르면, Benjamin은 도로 규칙을 잘 지켰고, 큰 문제를 보이지 않았다. 하지만, 비보호 유턴 결정을 하는데 느렸으며, 평가 중 고속도로 주행에서 매우 느리게 주행했다.

■ 목표

아래 제시된 목표를 수립하였다. (1)자동차를 Bess의 이동 개선을 위해 스윙 프론트 시트(swing front seat)로 개조한다; (2)Benjamin은 추천 받은 제한된 면허증을 가지고 혼자서 주행한다; (3)Benjamin, Bess 그리고 그들의 자식은 필요하면 대중교통을 탈 수 있도록 하고, 운전 은퇴를 계획한다.

■ 중재(intervention)

Bess는 작업치료사를 방문했다. 자동차를 사용할 때 신체적 문제를 줄이기 위해, 작업치료사는 스쿠터에서부터 차의 앞 승객 좌석까지 이동을 쉽게 하기 위해 스윙 아웃 시트(swing-out seat)와 스쿠터 리프트로 자동차를 개조하도록 추천했다(적응). Benjamin과 Bess는 적절한 사용에 대한 교육을 받았다. 또한, 치료사는 가정 내에서 Bess의 수단적 일상생활활동을 평가했고, 독립 가능성을 개선시키기 위해 부엌과 화장실을 수정하도록 도왔다(환경 수정).

예방 접근을 사용하면서, 운전재활전문가는 Benjamin은 대비 민감도가 좋지 못했기 때문에 낮에만 운전해야 한다고 말했다. 대비 민감도와 충돌 사이의 관계에 대한 근거가 드러났기 때문이다. 또한, 전문가는 비보호 유턴 또는 주행 사인을 피하기 위해 고속도로 주행과 지역 루트 계획을 제거해야 한다고 권고했다. 왜냐하면 3가지 종류의 교차로에서 충돌 위험이 느린 처리 속도(slowed processing)와 함께 크게 늘어나기 때문이다. 운전재활전문가는 Benjamin과 Bess의 지역사회 이동의 필요성을 검토하고, 표지판이 있는 교차로와 우회전을 포함했을 때 충돌 가능성이 낮다고 판단했다. 성인이 된 자식과 Bess 그리고 Benjamin이 만났을 때, 그들의 대중교통수단 계획에는 저녁 주행뿐만 아니라 자식과 손자들이 Bess와 Benjamin을 교대로 픽업하는 것이 포함되어 있었다. 둘 다 은퇴 지역사회의 대중 교통 수단

사례 연구 26.1 Benjamin: 가족이 그의 운전을 염려하는 나이든 기혼 남성 (계속)

을 종종 이용하기 시작했다. 3개월 후에, Bess와 Benjamin은 스쿠터 리프트와 이동 의자와 함께 여행하는 것이 더 쉬워졌다고 말했다. "응급 상황(close call)"이 추가적으로 보고되지 않았다. 또한, Benjamin과 Bess는 손자들이 기사 노릇을 해주는 것이 종종 기분 좋다고 보고했다.

라이언트가 손상에도 불구하고 참여할 수 있도록 할 수 있다. 치료사는 가사일과 직장일을 조직하고 완성하도록 돕기 위한 일과 계획표의 사용을 가르침으로 일상생활 문제를 피한 정신분열증을 가진 성인과 일할 수 있다. 치료사는 식료품 목록을 작성하기 위한 계획표 사용에 대해 클라이언트를 가르칠 때 조직하고 순서를 정하기 위해 필요한 구두지시의 수를 단계화할 수 있다.

Fisher(1998)는 "의미있고 개인적인 만족을 주는 방식으로 친숙하고 순차적이고 목표 지향적인 일상활동에 참여하고 수행할 수 있도록 하기 위해 수행하기 원하고 필요로 하는

표 26.1 작업치료사에 의해 잠재적으로 사용되는 중재 방법들

활동 유형	예	치료 초점	수단과 목적의 원천	실제나 자연적인 방법	작업치료 실행의 틀 분류
운동: 기계적 운동 또는 연습	고무줄, 아령 들기, 눈-손 협응을 위하여 그려진 선 따라가기	손상의 개선	치료를 위해 선택된 작업치료사는 "준수"하기를 기대하는 클라이언트에게 유익을 준다.	대체로 단지 치료적 상황에서만 행해지는 부자연 스러움	준비방법
부자연스러운 작업: 부자연스러운 요소와 함께 부가된 목적과 작업과 함께한 운동	바닥에서 공 집기 연습, 그들이 설거지를 하는 것처럼 선반 위에 콘 놓기, 나무에 망치로 못 박기, 목표물에 빈 가방 던지기	손상에 대한 개선 또는 기술 개발	치료를 위해 선택된 작업치료사는 "준수"하기를 기대하는 클라이언트에게 유익을 준다.	부자연스러운, 문화적으로 일반적인 사물들을 사용하는 치료	목적있는 활동
*치료적 작업: 손상을 치료하기 위한 등급화된 작업, 작업의 배경에서 손상의 직접적인 중재	독서를 좋아하는 클라이언트를 위해 도서관 책 선반을 구조화하기 대 균형기술 도전하기, 그들의 엄마들 중의 한 명을 위해 케이크를 만드는 청소년들에게 초점을 둔 그룹 동안 사회적 기술 작용, 집중력 향상을 위해 좋아하는 카드게임 사용하기	손상에 대한 개선 또는 기술 개발	클라이언트와 치료 잠재성에 의미가 있도록 협력적으로 선택	더 자연스러운, 작업의 실제적 측면을 사용 (도구, 배경)	작업기반 중재
*적응적/보상적 작업: 보조 도구, 보상전략 교육, 물리적 또는 사회적 환경 수정	낮은 지구력을 보상하기 위해 쇼핑작업 적응하기 정형외과적 손상 후 다시 운전 연습하기 발달 장애가 있는 사람을 위해 직장에서 일하기	향상된 작업수행	수행을 지지하기 위해 선택된 작업치료 과정과 함께, 작업에 근거하여 협력적으로 선택	자연스러운 배경에서 자연스러운 활동	작업기반 중재

그 분야에서의 최신 경향은 작업기반 접근(*에 의해 제시된)은 종종 가장 효과적이고 보건 분야에 작업치료 전문성의 기여를 외부적으로 더 분명하게 반영한다고 제시한다. 덧붙여, 중재는 손상의 영향을 최소화하고 작업기능을 향상시키기 위한 중재들의 혼합일 수 있다.
Data from Fisher, A. G.(1998). Uniting practice and theory in an occupational therapy framework, 1998 Eleanor Clarke Slagle lecture. American Journal of Occupational Therapy, 52, 509–522.

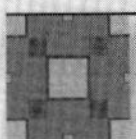

BOX 26.1 목적으로서 작업사용의 예

- 성 행위를 안전하게 하기 위해서, 고관절 대치술(hip replacement)을 받은 사람에게 자세를 수정하도록 지시하는 것
- 뇌졸중 또는 상지 절단(upper limb amputation) 후에 한 손을 가지고 신발을 묶는 행위
- 반복적으로 식사준비를 하는 것
- 발달 장애가 있는 아동에게 보완대체 의사소통 기구를 사용하도록 지시하는 것
- 시력 감퇴(macular degeneration)를 겪는 사람이 신문을 읽을 수 있도록 확대 장비를 권장하는 것
- 척수 손상 후에 하지를 사용하지 못하는 사람이 다시 운전할 수 있도록, 차량 핸들 관리 훈련을 받고 권장하는 것
- 정신분열증을 겪는 성인에게 사진촬영 같은 새로운 취미 활동을 가르치는 것
- 주간 잡화목록을 작성하는 등 수기 작성과 같은 구체적인 업무를 실시하는 것
- 집안에서 이동성을 높이기 위해 팔과 다리를 사용하여 휠체어를 끄는 방법을 뇌졸중이 있는 사람에게 가르치는 것.
- 상지 절단 후에 식사를 하기 위해 양측성 상지 보조기 사용법을 보여주고, 가르치는 것
- 독립적이고 안전한 먹기 향상을 돕기 위해 조정된 연하 기술을 보여주고, 가르치는 것

행동을 수행하도록" 사람들을 가능하게 하는 힘을 가진 "행동의 명사"로 작업을 설명한다(p.511). 그녀는 작업치료에 적용 가능한 활동그룹과 그것들의 속성에 대한 개요를 서술한다 (**표 26.1**을 보라).

중재 목적으로서의 작업

Occupation as Ends as Intervention

Eleanor Clarke Slagle Lecture에서 Catherine Trombly(1995)는 "목적적일 뿐만 아니라 의미 있는 것으로서 목적으로서의 작업을 서술하였는데 이는 사람이 중요하다고 여기는 활동이나 과제의 수행이기 때문이다"(p.963). 목적 작업은 치료의 완성품을 구성하는 작업에 클라이언트가 참여하는 것을 말한다(예, 학습되거나 재학습되는 작업). Trombly(1995)는 목적으로서의 작업을 다음과 같이 서술하였다:

- 즉각적으로 가르치는 활동이나 과제
- 과제를 학습하기 위해 클라이언트가 가진 능력 사용
- 과제나 활동을 학습하기 위한 적용 제공
- 재활적인 접근
- 기술훈련 접근
- 치료사가 선생이나 과제의 어댑터로 제공하는 접근
- 이 접근 뒤에 숨겨진 치료적 법칙에 관한 학습과 인지적 정보처리이론에 의해 영향을 받을 수 있음
- 힘이나 기억력과 같은 기본능력의 치료적 변화를 만드는 데 사용되지 않음

중재 목적으로서의 작업사용은 학습되거나 성취하고자 하는 목표를 제공한다. 예를 들어, 척수손상으로 마비가 된 후 입원하여 재활을 받고 있는 Peter는 독립적으로 휠체어에서 자동차나 욕조로 이동하는 것이 목표일 수 있다. 만약 당신이 활동 시 치료사와 Peter 입장이라면, 그들은 특별히 선택된 작업영역에 참여하고 당신의 실제적인 이동기술의 실행을 관찰할 수 있다. 지면에서 지면으로 이동하기 위해 미끄럼판의 사용법을 피터에게 가르치는 치료사, 목욕의자와 미끄럼방지 샤워매트와 같은 환경수정을 제안하는 치료사, 그리고/또는 클라이언트가 점점 독립적일 때 과제수행에 필요한 신체적, 인지적, 그리고 감정적 지지의 양을 점점 감소시키는 치료사. 선택된 작업은 클라이언트가 원하고, 필요로 하고, 재개해야 하는 작업에 근거하거나 다양한 삶의 역할을 지속하기 위한 작업에 근거한다. 중재에서 목적으로서의 작업사용은 중재계획을 위해 협력적인 접근이 사용될 때 특히, 매우 명확하게 작업치료에 초점을 둔다(**Box 26.1**을 보라).

중재 수단으로서의 작업

Occupation as Means as Intervention

수단으로서의 작업은 "손상된 능력이나 가능성을 다시 회복시키기 위한 치료적 변화 매개물로 작용하는 작업"을 말한다. 몇몇 저자들은 또한 목적있는 활동으로 언급하였고 후에 Trombly(1995)는 다음과 같이 수단으로서의 작업을 설명한다.

- 예술, 수공예, 게임, 운동, 그리고 특별히 선택된 일상생활활동과 같은 다양한 중재
- 목적 작업과 비교 시 더 많이 강요되는 반응의 필요성
- 내재된 손상의 회복 가능성과 클라이언트 흥미를 모두 고려하여 선택

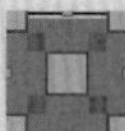

BOX 26.2 수단으로서 작업사용의 예

- 설거지 같은 가정일을 할 때 독립성을 얻기 위해, 나이 든 성인의 상체근육을 강화하는 수단으로서 반죽을 굴리기
- 오토바이 타기, 같은 나이에 적합한 놀이에 참여할 수 있도록, 신체인식과 운동 계획을 높이기 위해 운동장에서 오르기 활동에 아이를 참여시키기
- 싱크대 좌측에 있는 청소도구를 위치시킬 수 있도록 공간인지도(spatial awareness)를 높이기 위해 좌측에 둔 게임용품(game piece)을 가지고 Connect Four 게임하기
- 타인과의 사회적 작용 중에 자신감을 더 많이 느끼도록, 자존감을 높이고 우울감을 낮추는 예술 및 공작 활동하기
- 잡화정리 같은 가정활동 내에서 독립성 유지하도록 관절가동 능력을 높이기 위해 수중에어로빅 클래스에 있는 성인그룹의 대표 역할을 맡기
- 자기관리활동 동안 사용될 수 있는 협동 기술을 개발하기 위해 정원일에 참여하기
- 인지결함의 인식을 향상시키기 위해 금전 관리 같은 도전적인 작업에 클라이언트 참여시키기. 이런 향상된 인식은 그 다음 클라이언트가 집을 관리하기 위해 적응적인 인지전략이 필요하다는 점을 이해하게 될 것이다.

- 클라이언트가 쉽게 성취할 수 있는 것보다 약간 높은 도전 제공. 이런 개념은 또한 "지금 당장 도전"으로도 서술된다.

이런 중재 접근에 내재된 가정은 "일상생활활동을 즉각 성공시킬 운동, 인지, 그리고 심리적 기술의 획득 또는 재획득" 이다. **Box 26.2**는 중재로 수단 작업의 사용에 대한 예시를 보여준다. 목적 작업과 달리, 수단 작업에 참여하는 클라이언트를 간단히 관찰로 중재가 선택된 이유에 대해 관찰자가 명확하게 이해하지 못한다. 대부분의 경우, 이러한 이해는 작업치료사와 함께 중재 선택에 대하여 이상적으로 논의한 후에 가능하다. 만약 클라이언트의 목표가 여가에 근거한 작업수행을 확장하는 것이 목표라고 한다면 누군가에게 새로운 보드게임을 가르치는 것은 중재로서의 작업으로 고려된다. 보드게임은 수단으로서의 작업으로 중재 선택을 분류할 수 있는 다양한 이유에 대한 치료적 매체로써 선택된다. 예를 들어, 민첩성을 획득하거나 재획득하기 위해 게임 조각을 조작하기, 자세 조절 향상을 위해 팔이 뻗을 수 있는 범위 밖으로 게임 조각 놓기, 대화와 같은 사회적 기술 발달을 위해 게임하기, 지속적인 집중력을 향상시키기 위해 게임시간 등급화, 그리고 분노 감소나 자기효능감 향상을 위해 게임하기이다. 향상된 민첩성은 작업치료의 최종 산물이라고 여기지 않는다. 하지만 독립적으로 옷을 입기 위해 부속품을 잠그는 능력 취득, 독립적으로 손으로 먹기, 또는 학교에서 행사카드를 만드는데 가위를 사용하는 능력 취득이 클라이언트의 선호와 치료의 배경에 의한 바람직한 결과물의 예시로 여겨진다.

중재에서 수단으로서의 작업을 사용할 때 작업치료사는 중재의 이유가 분명하고 의미가 있는 작업을 선택하는 것을 중요시한다. 그렇지 않으면 클라이언트가 작업치료의 초점을 이해하는데 어려움이 있을 수 있다. 클라이언트가 "우리는 오늘 작업치료로 카드놀이를 했다" 라고 단순히 생각하면서 치료시간을 보내지 않도록 하는 것이 중요하다.

수단으로서의 작업과 목적으로서의 작업 혼합

목적으로서의 작업과 수단으로서의 작업의 측면을 혼합하는 것이 가능하다. 이러한 방법으로, 협력적인 접근이 목표를 결정하고 클라이언트의 흥미를 이해하는데 사용된다. 작업치료사는 내재된 수행기술 그리고/또는 클라이언트 요소가 도전적인 것에 필요한지를 결정하기 위해 작업분석 기술을 사용한다. 목적으로서의 작업과 수단으로서의 작업 혼합에 대하여 Gray(1998)는 말한다.

> 치료를 위해 사용되는 작업을 결정하기 위해 문제 영역(요소들)을 이용하고 평가를 완성하기보다 작업치료사는 협응력과 시지각 능력을 향상시키기 위해 구조화되고 수정될 수 있는 클라이언트의 작업과 흥미에 관한 활동을 선택하고 클라이언트의 작업 이력을 찾고자 한다. 특정한 클라이언트가 차의 왁스칠 하기, 후라이드 치킨 만들기, 조카딸과 놀기를 즐겨했을지 모른다. 약간의 창의성과 독창성을 가진 작업치료사는 협응력이나 시지각 손상을 치료하기 위해 그러한 작업을 선택할 수 있다(p.358).

성공적으로 하기 위해, 이러한 접근은 클라이언트가 작업분석 기술에 숙달되는 것이 필요하다. 작업분석에 관한 세부적인 정보를 위해 21장을 참고하시오. 요약하면, 작업이 항상 끝이고 필요에 다른 목적적이고 준비된 방법들의 결합이 가장

표 26.2 수단으로서의 작업과 목적으로서의 작업 혼합

목표: 알코올 중독자 모임에 참여하기 위해 지하철을 독립적으로 관리/이동하기	목표: 독립적으로 화장실 사용
목적으로서의 작업: 지하철 지도를 해석하는 것과 같은 과제의 어려운 측면을 위해 등급화된 신체적 및 구두적 지시를 사용하는 작업의 특정 과제 훈련. 어려운 과제(예, 돈 관리)의 일부를 클라이언트가 수행하도록 도와서 그 과제가 완성될 수 있다(예, 선불 요금 카드를 제공하여 클라이언트는 돈 관리가 필요하지 않는다).	*목적으로서의 작업:* 휠체어에서 변기로 이동하는 것과 같은 과제의 어려운 측면을 위해 등급화된 신체적 및 구두적 지시를 사용하는 작업의 특정 과제 훈련. 어려운 과제(예, 옷 관리)의 일부를 클라이언트가 수행하도록 도와서 그 과제가 완성될 수 있다 (예, 손잡이나 높은 화장실 변기 제공).
수단으로서의 작업: 지하철 관리와 이동은 다양하게 내재된 기술과 아래와 같은 요소들에 도전하기 위해 사용된다. – 돈 조작하기 – 새로운 환경에서 길 찾기 – 대기선에서 적절하게 기다리는 것과 같은 사회적 기술 개발 – 스케줄이나 서비스가 변할 경우 문제 해결하기 – 돈 교환 이후의 변화 계산하기 – 기차가 움직일 때 균형 유지하기 – 보행, 계단 오르기를 위한 인내, 그리고 서 있는 인내	*수단으로서의 작업:* 다양하게 내재된 기술과 아래와 같은 요소들에 도전하기 위해 화장실 사용하기의 측면 이용. – 낮은 자세에서 일어설 때 자세 조절 – 휴지 조작 동안 운동 계획하기 – 화장실 과제 단계 순서화 – 브레이크를 잠그고 발판을 조작하도록 하여 안전 의식 향상 – 앉은 균형 도전하기 – 바지를 입을 때 조작 기술 – 의자에서 변기로 이동할 때 공간 내 신체 위치 인식 – 앉은 자세에서 서기로 서기에서 앉은 자세로 이동 시 하지 근력과 조절

빈번한 수단이다.

특별한 중재 접근

Specific Intervention Approaches

작업치료사는

> 클라이언트 요소들 간의 상호작용, 수행기술, 수행양상, 배경과 환경, 그리고 사람이 필요로 하고 하기를 원하는 작업 안에서 작업수행에 영향을 미치는 활동요구를 다룬다. 중재 초점은 환경/배경과 활동요구 또는 활동 양상 수정, 건강 증진, 작업수행을 세우거나 회복하고 유지하기, 그리고 차후의 장애와 작업수행 문제를 예방하는 것이다.(AOTA, 2008, p.652)

다양한 중재 접근이 유용할 수 있다. 몇 가지 경우에, 단지 한 가지 중재의 범주가 클라이언트의 목표를 충족하는데 사용된다. 다른 임상적 상황은 중재의 여러 범주가 필요하거나 저조한 반응, 문제변상, 또는 클라이언트 상태 변화에 근거하여 중재 선택이 변한다. 작업치료사는 중재 선택에 있어 클라이언트 선택을 포함한 다양한 요소들(33장을 보라), 평가결과 해석(24장을 보라), 근거(31장을 보라), 임상적 경험과 전문적 추론(30장을 보라), 질병과 장애에 대한 지식(일반적 상태, 자원, 그리고 근거에 대한 부록 1을 보라), 환경(59장을 보라), 입원기간 그리고 변상(71장을 보라)에 기초한다. 다음 단락은 특정한 접근법을 기술할 것이고 접근법을 지지하는 근거의 예시를 제공할 것이며 **표 26.3**에 더 많은 예시들이 있다.

준비를 위한 중재

준비를 위한 중재는 "작업수행을 위하여 클라이언트가 준비하는 방법과 기술" 로서 정의된다. 사실, Arbesman, Lieberman, Thomas(2011)가 정리한 것처럼 일과 관련된 손상과 질병을 가진 사람들에 대한 최근의 작업치료의 체계적 고찰(Amini, 2011)이 문서화되었다.

> 운동, 열처리 모달리티의 사용, 골절과 급성 외상과 같은 여러 가지 준비된 활동의 효과성. 다른 준비된 방식은 골관절염과 손목굴 증후군을 위한 스플린트를 포함한 특정한 임상적 상황에 대한 효과성이 나타나고 있다; 비후성 반흔과 확장 용이성을 예방하기 위한 반흔 마사지; 집중적인 감각 사용, 화상치료 변화 동안 인지적인 통증조절 기술; 그리고 화상 후 압박장갑의 사용 (p.14).

이러한 중재들은 단지 준비로 사용되거나 동시에 작업에

표 26.3 특정한 중재 접근들을 위한 예

중재 접근	예
작업수행 향상을 위한 개인적 요소, 수행기술 그리고/또는 수행 패턴의 개선이나 회복	– 근력 강화를 위한 치료적 운동 – 지속적인 집중력 향상을 위한 비디오게임 사용 – 상지기능 향상을 위하여 목적있는 뻗기 – 상지 조절을 위해 억제유도 운동 치료 – 지구력 향상을 위해 쇼핑몰 걷기 프로그램 – 안전과 판단력과 같은 인지적 기능에 도전하기 위해 가사일 사용 – 감각통합 기술
작업기술 습득	– 식사준비 기술 교육하기 – 글쓰기의 특정 과제 실행 – 수단적 일상생활활동의 상상 훈련 – 적응적인 대처기술 교육하기 – 자기관리기술을 학습하거나 재학습하기 위한 무작위 실행 계획과 같은 운동 학습규칙 사용하기 – 최근에 미망인이 된 여성에게 월별 청구서(그녀의 남편이 이전에 관리해 오던) 관리하는 방법 교육하기 – 발달 지연으로 걷지 못하는 아동에게 기는 능력 발달시키기
작업수행 향상을 위한 적응/보상 접근	– 키보드 치기를 위해 손목 폄 보조기 사용하기 – 지지된 고용 프로그램에서 할당된 과제를 수행하기 위해 체크리스트 이용하기 – 목욕이 가능하도록 욕조 의자, 손잡이 달린 샤워기, 그리고 손잡이가 긴 스폰지 사용하기 – 학용품에 굵은 손잡이 사용하기 – 식품 쇼핑 동안 전동스쿠터 사용하기 – 다른 학생들과 상호작용 하기 위해 대체 의사소통기구 사용하기
작업수행 향상을 위한 환경 수정	– 휠체어 접근 향상을 위해 작은 융단, 슬라이딩 샤워 문, 그리고 불필요한 가구를 제거하고 가정 방문 수행하기 – 다양한 기술을 가진 아동을 위해 적절한 놀이장비 추천하기 – 쉽게 산만한 사람들을 위해 환경적 자극을 최소화하도록 조언하기(예, 배경에 있는 텔레비전, 한 번에 말하는 많은 사람) – 특정한 정보 제공: 휠체어 경사로를 위한 경사도 – 낙상 위험을 감소시키기 위해 집이나 일터에서 이동 위험 제거하기 – 좌측에 집중하지 못하는 사람들을 위해 우측에 개인치장과 위생에 필요한 물건들을 두도록 욕실 세팅하기 – 장애가 있는 사랑하는 사람을 위해 보호자 스케줄을 수립하는데 가족이 돕기 – 숙제에 집중하고 있는 아동을 위해 필요한 구두적 지시의 유형과 타이밍을 부모가 이해하도록 돕기 – 2층 주택의 1층을 설치하는 방법을 보여 주어 1층에서 보행하지 못하는 사람이 독립적으로 살 수 있도록 하기 – 치료 세션 동안 의식 향상을 위해 음악같은 감각 입력 제공하기
작업수행 향상을 위한 교육적 접근	– 적절한 이동 기술을 보호자에게 지시하기 – 우울증의 신호와 증상으로 사람에 대한 정보 제공 – 지역사회 자원과 여가 기회에 초점을 둔 뇌졸중 교육 그룹 지도하기 – 시각 손상으로 운전 면허증을 분실한 이후 변하는 지역사회 접근성에 대한 정보 제공하기 – 피부 손상의 신호와 피부 검사 시설에 대해 클라이언트나 보호자에게 안내하기
작업수행 유지를 위한 예방 접근	– 적절한 들기 기술을 소매점에서 물건 쌓는 사람에게 지시하기 – 당뇨성 욕창의 발전을 예방하도록 침상에서 적절한 회전 스케줄에 대해 간호하는 직원에게 지시하기 – 손목굴 증후군을 예방하기 위해 적절한 자세, 휴식시간 등에 대해 하루 중 대부분 타자치는 사람에게 교육하기 – 볼링, 리그, 코러스 참여하기와 같은 직업활동 이후 적절한 여가기반 활동을 제안하여 사회적 고립감 예방하기
특정한 접근	– 침대 밖에서 더 많은 시간을 허용하는 자세유지 장비 처방하기 – 추억에 남는 활동에 참여하기 – 유서 쓰기와 같은 유산을 남기는 것과 관련된 활동과 비밀 레시피 공유하기, 창조적인 예술에 참여하기, 스크랩북하기 등에 참여하기 – 물리적 적용 방법, 자세유지, 부종 관리, 그리고 통증 감소를 위한 보조기 제조하기 – 클라이언트의 신체상태 감소로 침상 이동 보조를 위하여 보호자에게 다루는 기술 교육하기
자신의 치료적 사용	– 관계형성 발전시키기 – 적절한 유머 사용 – 열린 대화 유지하기 – 신뢰 형성하기 – 동기부여하기 – 관리하는 태도 유지하기 – 적극적으로 경청하기

IADL, 수단적 일상생활활동

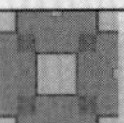

BOX 26.3 작업참여를 위해 결합되거나 준비로 사용되는 준비 방법과 중재의 예

- 어깨의 운동 범위를 개선시키는 수단으로서 부엌 캐비닛 속으로 집어넣는 치료 활동 전에 어깨를 스트레칭하고, 치료용 핫 팩을 덧붙이기
- 새로운 구직 면접 전에 긴장감을 덜어주기 위해, 우울 증상이 있는 사람에게 명상과 호흡법을 가르치기
- 아침식사 만들기 같은 다양한 아침 활동을 준비하기 위해 따뜻한 물로 아침 샤워를 한 후에 아침 체조 프로그램을 완수시키기
- 추후에 있을 고통 치료 전에 우울증을 줄이기 위해 화상에서 살아남은 입원 아동을 치료용 견과 함께 두기
- 그날에 할 일을 하기 전에 정신 수련을 위한 수단으로 아침 요가를 제안하기
- 개선된 근 긴장(muscle tone)을 관리하고, 외상성 뇌손상(traumatic brain injury)후에 관련 사지 사용을 극대화하도록 바이오피드백(biofeedback)을 사용하기
- 동전을 가지고 운동을 할 수 있도록, 손가락의 운동 범위를 늘리기 위해 부은 손의 부종을 빼는 마사지하기

기초한 중재로 사용된다(Box 26.3을 보라).

작업수행을 증가시키기 위한 클라이언트 요소, 수행기술 그리고/또는 수행양상의 복원 또는 회복

교정 또는 회복적 접근은 작업수행 향상을 목표로 관절가동범위, 근력, 지구력, 사고, 느낌, 인지처리, 등과 같은 클라이언트 요소들(신체기능과 신체구조)을 향상시키기 위해 사용된다. 그 접근법은 또한 작업수행을 위하여 수행기술과 수행양상을 향상시키기 위해 사용된다. 작업치료사는 내재된 가능성에서 잠재된 변화와 작업수행에서의 변화를 연결한다. 예를 들어, 수행 변화없이 도수근력검사 상에서의 근력의 객관적인 향상이나 향상된 인지평가는 클라이언트에게 부적합한 중재 접근이거나 치료되는 내재적 손상이 정확하게 선택되지 않았음을 나타낸다. 몇몇 손상은 교정되지 않더라도(예, 심한 기억력 손상, 신경이 제거된 근육, 질병의 마지막 단계에서 발생되는 지구력 손상) 다른 손상들은 교정되나 긍정적인 결과를 얻기 위해 상당한 시간, 동기, 약속이 필요하다. 이런 요소들은 이 접근을 선택할 때 주의있게 고려되어야 한다. 협응 문제를 교정하기 위해 구성된 중재의 일부로써 애완견 치료를 사용한 예시에 대하여 **그림 26.1**을 보라.

뇌졸중 생존자와 일하는 치료사들은 자주(독립적인 것은 아닌) 작업수행을 향상시키는 운동조절과 인지지각 처리를 교정하기 위하여 다양한 방법들을 사용한다(54장과 55장을 보라). 체계적 고찰은 뇌졸중이 있는 사람들을 위한 작업치료의 효과, 특히 손상에 대한 교정을 조사하였다. 저자들은 가사일이 지필식 훈련보다 인지능력이 더 크게 향상되었고 공간에서 반대편 사지의 움직임을 포함하여 무시된 공간으로의 인식에 초점을 둔 과제가 편측무시를 개선시켰다는 것을 발견하였다. 뇌졸중 후 운동 능력의 향상에 대해서, 이와 같은 상태에서 협응된 움직임이 향상되었다는 것을 발견하였다: (1)운동을 위하여 따라할 수 있도록 쓰여지고 서술된 지침 (2)목표물로써 의미 있는 목표 사물 사용 (3)특별한 목표를 가진 움직임 연습 (4)동시적이나 독립적으로 양팔 움직이기, 그리고 (5)환측의 기능적 사용 상상하기.

감각통합이라고 하는 교정적 접근법 또한 들어오는 감각정보처리와 관련하여 다양한 능력을 가진 아동과 일할 때 적절하다(56장을 보라). 최근의 체계적 고찰에 대한 근거는 아동을 위한 감각통합 접근법을 사용한 중재의 효과성을 조사하였다. 저자들은 원하는 작업에 참여하기 위한 감각정보 처리와 통합에 어려움을 가진 아동의 능력에 대하여 감각통합 중재의 효과에 관한 27가지 연구들을 수행하였다. 그 저자들은 이 교정적 접근법이 감각운동 기술과 운동계획, 사회화, 집중력, 그리고 행동조절, 읽기 기술, 놀이활동 참여, 그리고

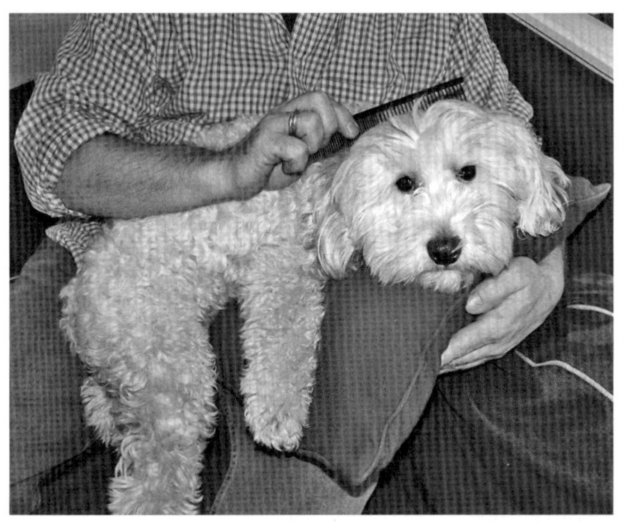

그림 26.1 수단으로서의 작업. 애완견 치료는 관절가동범위의 증가, 운동계획 기술 발달, 협응력 향상 또는 분노 감소를 위해 사용될 수 있다. 만약 클라이언트가 애완동물을 돌보고자 하는 목표를 가지고 자신의 애완동물이 있다면, 이 중재는 목적으로서의 작업으로 고려될 수 있다.

개인적인 목표 성취에 긍정적인 결과를 가져올 수 있다고 결론을 내렸다.

작업기술 획득(작업수행 발달과 회복)

특별히 기술발달(**작업기술 획득**)에 초점을 둔 중재는 종종 작업치료에서 사용된다. "일상의 일을 위한 기술"은 작업치료와 매우 관련된 문구이다. 기술들에는 이전에 개발했던 것들과 현재 제한되었거나 상실된 것들을 포함할 수 있다. 예를 들면, 이런 상황은 트라우마를 가진 청소년이나 성인에게 일어날 수 있다. 기술을 발달시키는 접근법은 정신지체가 있는 젊은 성인이나 발달적인 협응력 장애를 가진 아동과 같이 발달지체가 있는 사람들에게도 적절하다. 마지막으로 역할 변화에 근거하여 새로운 기술들을 학습하는 것이 필요한 사람들에게도 적절하다. 예로, 이동 시 남편에게 의존했던 최근의 미망인은 운전을 배운적이 없기 때문에 현재 운전을 배우거나 대중교통 수단을 이용하는 것을 익히는 것이다(**그림 26.2**를 보라).

사회적 기술훈련은 이런 중재의 한 예시로, 근거자료가 특별한 집단에 대한 이 중재의 사용을 지지한다(58장을 보라). 최근의 한 연구는 주의력결핍 과잉행동장애(ADHD)가 있는 아동과 없는 아동의 일상생활 기술과 이 기술에 대한 사회적 기술훈련에 대한 영향을 비교하였다. 주의력결핍 과잉행동장애가 있는 아동 그룹은 무작위로 해서 미술, 게임, 그리고 요리와 같은 의미 있는 작업을 통한 사회적 기술훈련에 초점을 둔 집단치료 집중하도록 하였다. 집단치료 시작할 때와 10분 후 AMPS를 사용하여 아동을 평가하였다. ADHD가 없는 10명의 아동들을 유사한 간격으로 평가하였다. ADHD가 있는 아동들은 ADHD가 없는 아동들보다 모든 처리기술과 협응운동 항목에서 AMPS 점수가 유의하게 더 낮았다. ADHD가 있는 아동들은 첫 번째와 두 번째 평가에서 유의하게 향상되었고 치료 이후 ADHD가 없는 아동과 크게 다르지 않았다. 저자들은 그런 결과들은 ADHD가 있는 아동의 평가와 치료에서 작업에 초점을 두는 것이 필요하다는 것을 강조한다고 결론을 내렸다.

지역사회 재통합 훈련 또한 이런 중재의 예로 제공된다. 최근의 한 실험이 하지의 주요한 관절 대체술 이후 지역사회 기술 향상에 초점을 둔 작업치료 중재의 효과를 알아보기 위해 수행되었다. 엉덩관절이나 무릎관절 전치술을 받은 107명의 대상자에게 자연스런 환경에서 지역사회 기술의 실행이 포함된 지역사회 재통합 중재 전과 후를 실험하였다. 자동차 밖으로 안전하게 이동하기, 편평하지 않은 지면과 같은 외부 장애물 관리하기, 목적지로 이동하기, 그리고 차에서 올바르게 뒤로 이동하기 기술들이 포함되었다. 참가자들은 지역사회 생활기술과 관련된 만족도, 수행도, 그리고 자신감의 측정에서 중재 후 유의하게 더 높은 점수를 기록하였다. 자기기입식 점수는 개별적인 지역사회 기술뿐만 아니라 전반적으로 모든 점수에서 유의하게 더 높았다.

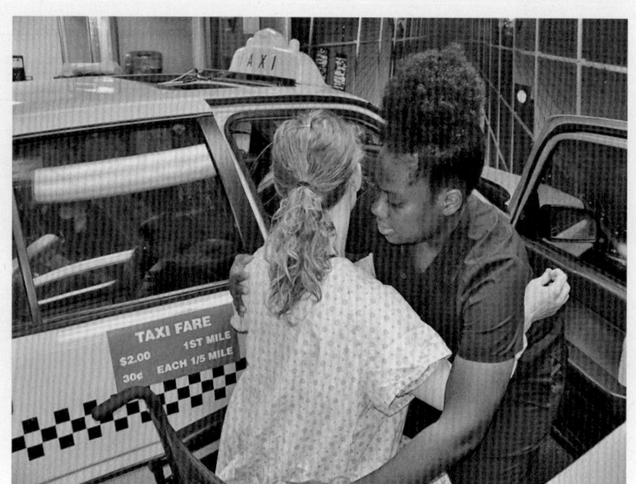

그림 26.2 목적으로서의 작업. 치료사는 적응적 이동 기술을 이용하여 이동성의 기능적 재훈련에 추점을 두고 신체적 지지를 제공하고 있다.

작업수행을 향상시키기 위한 적응적/보상적 접근법

적응적 또는 보상접 접근법은 다양한 상황에서 사용된다. 이것들은 장애가 영구적이라고 고려될 때(예, 사지 절단 이후), 내재된 클라이언트 요소나 수행기술의 향상을 기대하지 않을 때(예, 단기 기억력이 지속되고 심할 때나 척수손상 이후 하지 약화가 지속적일 때), 치료를 위한 접근성 제한으로 교정적 프로그램의 참여를 방해할 때, 그리고/또는 클라이언트와 가족들이 이 접근법을 선호할 때가 포함된다. 이러한 중재는 다음에 서술될 환경개조와 종종 결합된다. 대부분 이러한 접근은 또한 교정적 접근법과도 결합된다. 뇌종양 절제 후 회복중에 있는 사람은 운동조절 교정적 중재를 받는 동안 적응적 일상생활활동 방법들을 사용한다. 과제의 요구 수정과 적응적 장비/보조적 장비 사용을 강조하면서, 이 접근은 작업의 특정 영역에 초점을 둔다(**그림 26.3**을 보라).

Mann, Ottenbacher, Fraas, Tomita, 그리고 Granger(1999)는 뉴욕 서부에 살고 집에 거주하고 있는 104명의 노쇠한 노인들을 두 그룹 중 한 그룹(52명 실험군, 52명 대조군)에 할당하여 실험하였다. 모든 참가자들은 그들의 주거환경뿐만 아니라 전반적인 기능적 평가를 받았다. 실험군에 속한 참가자들은 보조기술과 주거환경 중재(다음을 보라)를 받았다. 이 연구에 사용된 보조장비의 예로는 목욕, 식사준

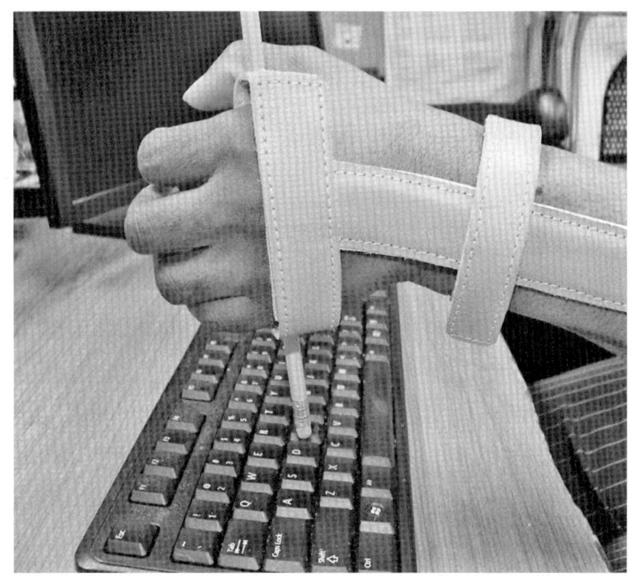

그림 26.3 손목과 손이 약한 사람들을 위해 타자치기, 글쓰기, 먹기에서 독립성을 향상시키기 위해 사용되는 적응적 장비.

비, 옷입기, 여가, 그리고 전화기 사용을 돕는 장비들, 보조가위, 문 손잡이, 가방 손잡이, 자동차 문 여는 기구, 그리고 확장된 수도꼭지처럼 소근육 운동 손상을 보상하기 위한 장비들, 확대 안경, 램프, 저시력자를 위한 시계처럼 저시력을 보상하기 위한 장비들과 같이 운동 손상을 보상하기 위한 장비들이 포함된다. 그리고 커다란 버튼이나 다이얼로 된 전기적 장비도 서술되었다. 이 연구결과는 기능적 감소를 늦출 수 있고 보호시설과 주거 내에서의 어떤 인건비가 보조적 기술과 주거환경 중재를 통한 체계적인 접근법을 통해 감소될 수 있다고 나타내었다.

이 접근법은 또한 인지재활 영역에서도 유용할 수 있다. 이 접근법의 사용을 지지하는 근거의 또 다른 예로 최소 3개월 동안 지역사회에서 거주하면서 정신분열증을 가진 사람들의 집단을 대상으로 인지적응훈련(CAT)의 효과를 실험한 연구가 있다. CAT은 인지기능의 손상을 보상하기 위해 계획된 연속적인 적응적 지지와 환경개조(뒤에 보라)이다. 예로, 신호, 알람, 이름표, 그리고 지시하는 물건들의 조직화, 클라이언트의 주거와 직장 환경에서 적응적 행동 순서화가 포함된다. 45명의 참가자들이 무작위로 세가지 중 한 가지에 할당되었다: (1)CAT, (2)인지손상과 관련 없는 환경적 변화를 제공하고 치료사를 위해 시간이 조절된 상태 (3)단지 따라하기. 반복 측정 결과 CAT에 참여한 사람들이 적응 기능과 삶의 질이 더 좋았고 CAT에 속하지 않은 두 집단의 사람들보다 나타나는 증상이 더 감소하는 것으로 나타났다. 저자들은 보상적 전략들이 정신분열증을 가지고 살아가는 사람들에게 다양한 결과를 향상시킬 수 있을 것으로 결론을 내렸다.

작업수행 향상을 위한 환경개조

환경개조(**환경수정**)은 또한 앞서 제시한 것처럼 적응적 접근법으로 고려된다. 그것은 자연(지리적 지형, 환경의 감각적인 질, 식물과 동물)을 포함한 물리적 환경과 비인간적인 환경(건물, 가구, 등) 뿐만 아니라 사회적 환경(관계성과 사람의 기대, 조직, 인구집단)도 포함된다. 물리적인 환경개조는 중재계획에 베리어 프리와 유니버설 디자인의 측면도 포함된다. 사회적 환경개조의 한 예로, 치매가 있는 사람들이 가족 식사에 참여하도록 하기 위해 가장 효과적인 지시 방법을 보호자에게 가르치는 것이다.

앞선 언급한 Mann 등(1999)의 연구는 또한 주거환경 중재가 포함된다. 이런 중재들은 부엌수정, 욕실수리, 전등개조, 천장에 부착된 선풍기와 공기청정기, 전선정리, 램프 장착, 넓어지거나 교체된 문, 부엌개조, 핸드레일 장착 등으로 고려된다.

알츠하이머병과 치매와 관련된 사람들에게 미치는 영향, 행동, 수행에 관하여 환경에 근거한 중재의 효과성에 대한 다양한 근거자료들이 있다. 잔잔한 음악이나 아로마 치료와 같은 환경개조는 불안을 감소시키기 위해 사용될 수 있고 장애물로 오해하도록 시각적으로 복잡한 환경들은 사람들이 안전하지 않은 곳으로 돌아다닌 것을 막는다. 밝은 광치료가 감정조절과 수면각성 주기에 도움을 줄 수 있고 게다가 사람들이 낮 동안 깨어있도록 돕는 것도 이전의 증거이다.

또 다른 연구는 자기효능감과 보호자의 속상함 그리고 치매 환자의 일상 기능에 대한 주거 환경적 중재의 단기 효과를 실험하였다. 171가구가 실험되었고 무작위로 실험군 또는 일반적인 보호를 하는 대조군에 할당되었다. 중재로는 작업치료사가 90분 동안 5회 가정을 방문하여 교육하고 물리적 및 사회적 환경개조를 포함되었다. 그 중재는 다음과 같다:

- 치매와 관련된 행동에 대한 환경적인 영향에 대하여 보호자에게 교육하기
- 보호자가 집 안에 있는 사물들을 단순화(예, 잡동사니 제거)하고 과제들을 깨뜨리도록(예, 한 단계 또는 두 단계로 요구하기, 행동하도록 옷을 가지런히 하기) 돕기
- 가족의 네트워크를 형성하기 위해 다른 구성원들을 참여시키거나 매일 돌보는 일에 공식적인 지지자원 적용하기

대조군과 비교 시 중재 보호자는 환자의 IADL, 자기관

리가 더 적게 감소하고 환자의 행동문제가 더 감소한 것으로 기록했다고 제시하였다. 그 중재 배우자는 혼란 상황이 감소하였다고 기록하였고, 여성은 행동관리에서 자아효능감이 향상되었다고 기록하였고, 여성과 소수는 기능적 의존을 관리하는데 자아효능감이 증가했다고 기록하였다. 저자들은 환경적 프로그램이 치매가 있는 사람들에 대하여 IADL 의존성뿐만 아니라 자아효능감 향상에 보통의 효과가 있었고 부양의 특정영역에서 혼란스런 상황이 감소했음을 결론지었다.

작업수행을 향상시키기 위한 교육적 접근

작업치료사는 자주 선생님의 역할도 하고 클라이언트와 일할 때 교육에 근거한 접근법을 사용한다. 교육 접근법은 개인적 그리고 집단 환경 모두에 사용될 수 있다. 이 접근법은 클라이언트, 보호자, 가까운 사람들, 고용주, 등이 직접적인 목표일 수 있다.

관절보호 기술교육은 이 접근의 한 예가 된다. 연구자들은 중등에서 중도의 류마티즘 관절염이 있는 사람들의 집단에 교육적 관절보호 프로그램의 통증, 장애, 그리고 건강상태에 대한 효과를 평가해오고 있다. 85명의 대상자들이 연구에 참여하였고 실험군과 대조군 둘 중 하나에 무작위로 할당되었다. 중재는 네 가지 교육적 모임으로 구성하였다. 이것들은 RA의 병리생리학과 진전, ADL 동안 관절보호에 대한 정보, 주변 환경에 적응하는 방법 제시, 그리고 집에서 수행하는 자율학습 운동에 대한 정보가 포함된다. 그 연구는 교육적인 관절보호 프로그램에 참여한지 8개월 후 중등도에서 중증의 RA가 있는 대상자들이 통증과 장애가 감소하고 게다가 건강상태가 향상된 것으로 나타났다.

피로가 있는 사람들에게 하루 동안 에너지를 보존하고 관리하는 방법을 교육하는 것도 이런 분류의 중재이다. 에너지 보존 프로그램 실험의 무작위임상연구(RCT)가 다발성 경화증이 있는 169명의 사람들에게 수행되었고 발표되었다. 이 교육 프로그램은 하루 동안 휴식의 중요성, 긍정적이고 효과적인 의사소통, 환경수정, 그리고 균형있는 생활양식을 다루었다. 이 교육 프로그램의 구성은 매일의 과제수행과 에너지보존법칙을 통합하도록 참여자들을 가르치기 위해 강의, 토의, 장단기 목표 설정, 활동정지 그리고 숙제로 구성되었다. 참가자들은 교차설계로 즉각적인 중재군 또는 지연된 대조군으로 무작위로 할당되었다. 결과 측정(Fatigue Impact Scale과 SF-36 Health Survey, 삶의 질 측정)은 중재의 전과 후 4번 측정이 시행되었다. 유익한 효과가 중재 직후와 비교시 중재 후 1년 동안 지속되는 결과를 보였다. 저자들은 그 결과가 작업치료사에 의해 교육된 에너지보존 중재의 유익한 영향이 중재 후 1년까지 지속되었다는 강한 근거를 제공했다고 결론내렸다.

작업수행 향상을 위한 예방적 접근

예방 중재 접근법은 장애가 있거나 없는 사람들에게 사용될 수 있으나 작업수행 제한의 위험성에 있는 사람들에게도 사용될 수 있다(AOTA, 2008). 통증, 구축, 피부손상, 압박 등과 같은 작업수행을 제한할 수 있는 이차적인 손상을 예방하기 위해 사용될 수도 있다.

꾸준한 임상적 실험(척수손상에서 욕창예방을 위한 생활양식 재구성)이 이런 접근법에 속한다. 이 프로그램의 특별한 목표는 척수손상이 있는 성인 집단에서 욕창을 유의하게 감소시키고자 생활양식 중재를 검사하는 것이다. 중재는 척수손상이 있는 성인들 간의 욕창 위험과 생활양식의 질적인 조사 결과에 근거하여 개발되었다(Clark et al., 2006). 꾸준한 5년간의 실험 목표는 (1)척수손상이 있는 성인들에게서 의학적으로 심한(3 또는 4단계) 욕창 그리고 관련된 수술을 감소시키는 생활양식 재구성 중재 효과 평가하기 (2)중재 시 비용효율과 잠재적인 비용 절감 평가하기 (3)참가자들의 삶의 질에 대한 중재 효과 실험하기 (4)중재 효과를 가져오는 중재처리 기전 모델이다. 연구자들은 척수손상과 관련된 욕창 문제로 인한 무거운 건강관리 부담을 감소시키면서 동시에 척수손상이 있는 성인 집단의 건강과 삶의 질을 향상시키는 중재를 확인하는 것으로서 이 프로젝트의 장기 목표를 확인하였다.

Cumming 등(1999)은 작업치료사에 의한 가정방문이 낙상을 예방하는지를 알아보기 위해 530명을 대상으로 실험하였다. 그 중재는 환경적 위험에 대하여 주거를 평가하고 어떤 필요한 주거개조를 가능하게 하는 경력있는 작업치료사에 의한 가정방문이었다. 주요한 연구결과는 낙상이었고 월별 낙상 달력을 사용하여 12개월 동안 추적조사를 하였다. 연구자들은 작업치료사에 의한 가정방문이 낙상 위험이 증가된 노인들의 낙상을 예방할 수 있다고 결론을 내렸다. 그들은 또한 그 효과가 단순히 주거수정으로 인한 것만이 아니라 작업치료사에 의한 가정방문도 집과 외부 환경에서 노인들이 더 안전하게 생활하도록 행동의 변화를 이끌었기 때문이라고 언급하였다.

완화적인 접근

완화적인 접근법은 클라이언트에게 진단에 상관없이 증상, 통증, 심한 질병의 스트레스로부터의 이완을 제공하는데 중점을 둔다. 목표는 클라이언트와 가족 모두의 삶의 질을 향상시키는 것이다. 호스피스 케어(생애 끝의 케어)와 달리 생의 마지막 순간만이 아닌 질병의 전 과정 동안 수행될 수 있다. 치유관리 중재도 완화적인 접근에 포함되는 것으로 여긴다; 하지만, 클라이언트가 호스피스 케어를 받고있을 때 완화적인 서비스를 제공하지 않는다(AOTA, 2011b).

AOTA(2011b)는 이런 배경에 있는 작업치료의 역할을 다음과 같이 정의한다.

> 작업치료사는 클라이언트가 통증과 괴로움의 이완법을 찾도록 돕고 클라이언트에게 의미있고 목적적인 일상의 작업에 참여하도록 지지함으로 삶의 질을 향상시킨다. 작업치료사는 원하는 작업을 수행할 때 클라이언트의 능력과 만족을 제한할 수 있는 개인적 요소들(예, 인내력 감소, 불안 증가) 뿐만 아니라 환경적이고 배경적인 요소들(예, 보호자 훈련, 중재 사물이나 중재 공간으로의 접근성, 고립을 예방할 수 있는 사회적 접촉)도 고려한다. 작업치료사는 작업참여를 지지하는 전략을 포함시키고 특별히 의미 있는 작업을 확인하기 위해 작업치료 과정 동안 클라이언트 및 가족 구성원들과 협력한다.(p.2)

주거기반 작업치료는 완화 케어가 이루어지는 일반적인 배경이다. 최근의 한 연구는 클라이언트와 관리자의 관점에서 암 케어의 완화단계에 있는 클라이언트들을 위한 작업치료를 실험하였다. 이 연구는 암 케어의 완화단계를 클라이언트가 치료에 더 이상 반응하지 않는 시점으로부터 사망까지로 정의한다. 그 연구는 구조화된 면담을 통해 30명의 클라이언트들과 비공식적인 보호자를 실험하였다. 결과는 클라이언트와 보호자 모두 제공되는 서비스에 가치를 두고 높은 수준의 만족도를 나타내었다고 제시하였다. 그 연구자들은 완화적인 암 케어의 영역에서 주거기반 작업치료사에 의해 수행되는 좋은 일을 세우고 관리하는데 클라이언트 중심의, 전인적인 접근이 사용되고, 클라이언트와 보호자 모두의 요구를 다루는 것이 필요하다고 결론을 내렸다.

자신의 치료적 사용

치료적 유대감의 한 요소인 **자신의 치료적 사용**은 별개의 중재로 고려되어서는 안 되고 대신 앞서 언급한 모든 중재 접근들에 영향을 미친다. 비록 합의된 정의는 없지만, 자신의 치료적 사용은 "치료적 과정의 일부로서 자신의 성격, 통찰력, 지각, 그리고 판단의 계획된 사용"으로 정의되고 있다. 이 용어는 또한 클라이언트와의 상호작용을 최대한 좋게 하기 위한 치료사의 의식적인 노력이라고도 한다.

임상 실행의 이런 영역이 향후 연구에서 강조되고 교육 프로그램 내에서 집중하여 유익할 수 있을지라도 그것은 실행의 기초이다. 다양한 영역에서 치료하고 있는 129명의 작업치료사 대상 설문조사에서 치료사들이 치료적 유대감에서 중요하게 여기는 것으로 공감, 관계형성, 그리고 열린 의사소통을 강하게 강조하는 것으로 나타났다. 참가자들은 또한 치료적 결과에 중요한 것으로 치료적 유대감을 인식하였다.

Eklund 와 Hallberg(2001)은 설문조사 결과 정신과 작업치료사들(n=292)이 클라이언트와 규칙적으로 구두적인 상호작용을 하는 것을 기록하였다. 앞서 정의한 영역들 간에, 구두적 상호작용, 일과, 자기 이미지, 그리고 자아강화 중재들이 매우 빈번하게 혼용되고 있다. 다음 문장은 작업치료사들이 구두적 상호작용을 사용하기 위한 이유가 제시되어 있다.

- 치료적 유대감 강화. 이것은 만나기 위한 노력, 클라이언트에게 동기를 자극하기 위한 노력, 또는 상호관계를 강화하고 능동적으로 환자가 참여하도록 하기 위한 노력으로 표현되었다.
- 느낌과 경험을 반영하고 표현하도록 클라이언트에게 기회 부여(예, 느낌과 의견 표현, 자신의 생각, 감정, 그리고 행동을 명확하게 하기, 작업치료 시 클라이언트가 자신의 행동을 반영하기)
- 클라이언트와 함께 적절한 치료계획을 세우기 위하여 치료계획을 수립하고 목표 설정하기
- 어떤 목표에 도달하기 위한 중재 제공
- 어떤 목표에 도달하기 위하여 지지하고 문제를 해결하고자 행동하는 의도.
- 평가와 치료에 대한 사후관리

중재에 대한 특별한 예시들은 **표 26.2**를 참고하라.

사례 Case Vignettes

한 가지 말하고자 하는 것은 앞서 언급한 접근들이 상호간에 배타적이지 않다는 것이다. 이미 서술한 것처럼, 당신은 관절 파열을 예방하기 위하여 교육에 기초한 접근을 사용할 수 있고 차후 작업수행 시 관절염을 가지고 사는 사람들이 감소하게 된다. 수술할 수 없는 뇌종양을 가진 클라이언트에게 완화치료를 한 치료사는 요통을 감소시키기 위하여 휠체어에 조정식 좌석을 사용할 수 있다. 많은 경우에, 치료사들은 동일한 클라이언트에게 다양한 접근법들을 사용한 반면, 다른

사례 연구 26.2 James: 뇌졸중으로 생존한 기혼자인 은행원

■ **작업 프로파일**

James는 62살의 은행원이다. 그는 아내인 Carla와 가족처럼 지내는 개인 Max와 함께 전원 마을에서 이층집에 살고 있다. James는 평소와 같은 건강상태였고(고혈압과 제 2형 당뇨병), 바닥에서 일어나려고 할 때, 사지를 움직일 수 없었고, 침을 흘리고, 도와달라고 소리를 지를 때 말이 불분명하였다. 그는 지역 병원의 신경과에 입원하였다. 3일 입원 후, 그는 입원환자 재활 병동으로 이전되었다. 그의 작업치료사인 Dan과 초기 면담에서, 치료사는 James "아내와 시간을 보내고, 호수에서 낚시를 하고, 고전 소설을 읽고, 자녀와 손자들을 다시 알아가고자" 곧 은퇴하기를 희망하고 있음을 알게 되었다. 작업치료사는 그가 일중독자이고 중요한 가족기능을 "놓친 것"을 후회하고 있음을 기록한다. 작업치료사는 그가 "대단히 독립적이고 기본적인 위생관리를 포함하여 그가 필요로 하는 도움을 억제한다"고 서술하였다. 작업치료사는 또한 그는 "왼손잡이"이고 왼쪽사지의 운동기능 손상에 좌절한다고 기록한다.

■ **평가결과**

Dan은 먼저 작업수행에 대한 자기보고식 척도인 COPM을 수행하였다. James은 화장실 사용하기, 일을 위하여 태블릿 컴퓨터와 이메일 사용하기, 양손으로 치장하기, 직업 문서 읽기, 그리고 중점을 둔 초기 영역으로써 새로 태어난 손자 안아보기로 확인되었다. 그는 1점부터 10점까지의 점수 중 2점과 4점 사이에서 이러한 과제들의 수행도 점수를 매겼다. 그는 확인된 5가지의 모든 관제들에 대하여 2/10으로 수행에 대한 만족도를 점수매겼다. 객관적으로 자기관리와 이동기술을 문서화하기 위하여 FIM을 사용하였다. James는 최소한의 도움으로 스스로 먹을 수 있는 것을 제외하고 자기관리의 모든 측면에서 중간정도의 도움이 필요했다. FIM 수행 동안 기록된 행동에 기초하여, Dan은 왼쪽 편측무시가 나타나는 것으로 고려되었다. 왼쪽 편측무시는 클라이언트가 환경의 오른쪽 측면에 과도하게 집중하고 왼쪽 측면에 집중하지 않는(즉, 무시) 신경학적 현상이다. 기록된 몇 가지 행동들은 입의 오른쪽 부위 양치질하기, 침대에서 구를 때 왼팔을 뒤로 보내는데 많은 시간이 소요되고 휠체어를 밀 때 왼쪽으로 자주 충돌하는 것이 포함되었다. 일과에서 왼쪽 편측무시의 영향을 문서화하기 위해, 치료사는 Catherine Bergego Scale(CBS)를 수행하였다. 이 척도는 왼쪽면의 오류에 대한 양과 질을 객관화하기 위하여 ADL, 이동, 그리고 사회적 상호작용에 대한 관찰에 기초한다. James는 적은 손상을 나타내는 낮은 점수인 17/30으로 기록되었다. 치료 시 James 가 하는 몇 가지 진술에 근거하여(예, "내가 왜 읽을 수가 없지요? 내 팔과 다리가 약해진 것입니다. 내 눈이 나빠져서가 아닙니다!"), Dan은 CBS의 클라이언트 기록 버전에서 James에게 자신을 점수매겨 보라고 요구하기로 결정하였다. James는 5/30으로 자신에게 점수를 주었는데, 기능 수준을 과대평가하고 순상수준은 과소평가(즉, 왼쪽 편측무시의 영향) 하는 것으로 나타났다. 마지막으로, James는 사지를 다시 사용하는 것에 대하여 매우 걱정하였다. 도수근력측정으로 그의 왼쪽 팔다리는 정상 근력을 나타내는 5를 기준으로, 1/5에서 2/5 범위로 감소된 것으로 나타났다. 감각은 정상이었다.

■ **목표**

작업 프로파일, COPM, 그리고 작업수행 분석에 근거하여, James의 초기 단기 목표는 (1)James가 최소한의 도움으로 화장실로 이동할 것이다, (2)James는 최소한의 도움으로 양손을 사용하여 개인치장을 수행할 것이다, (3)James은 5회 중 4회 촉각과 시각적 단서로 정확하게 매일의 날씨 정보를 읽을 것이다 로 설정하였다.

■ **중재**

Dan은 습득, 적응, 교정, 그리고 환경수정 접근들을 혼합하여 중재계획을 세웠다. James가 개인위생에 도움을 받아야 하는 것이 걱정되고 "당황스럽다"고 여러번 언급한 것에 따라, Dan은 하루에 두 번 James와 일하고 아침 시간에 이러한 과제들로 중점을 두었다. James의 분명한 약화로 인해, Dan은 먼저 화장실 변기를 올려 환경을 개조하였다. Dan은 또한 이미 설치된 안전손잡이가 안전한지 확인하였다. James는 왼손으로 안전손잡이를 잡도록 격려되었다(운동조절을 위한 교정). Dan은 또한 James가 과제수행 시 그 방법에 적응하도록 하였다. James가 휠체어에서 변기로 이동 시 stand-pivot 기술을 사용하도록 결정하였다. 방법이 결정되고 나서, Dan은 James가 그 기술을 익히고 습득하도록 일하였다. Dan은 이 기술 습득 시 James를 돕고자 다양한 운동학습 원칙(54장을 보라)을 사용하였다. 이것들은 처음 무작위 치료에 의해 봉쇄된 치료, James에게 수행에 대한 피드백 제공, James를 위해 과제 시범보이기, 그리고 James의 수행 향상에 따라 구두적 그리고 신체적 단서 횟수 감소하기가 포함되었다. 제공되는 여러 단서들은 가능한 왼쪽사지 사용(교정)과 관련이 있었다("왼팔로 밀기"; "왼쪽다리를 똑바로 펴기"). 이러한 치료는 혼합된 목적/수단으로서의 작업사용을 나타낸다. 즉, 화장실 사용을 "학습하는데 목표"를 두고, 화장실 사용하기는 왼쪽의 운동 조절과 왼쪽의 약화를 교정하기 위한 치료적인 변화 매개물로 사용된다.

개인치장 영역에서, James의 운동 상태와 왼쪽 편측무시 모두 작업수행을 제한하였다. Dan은 먼저 세면대 멀리 왼쪽 편과 거울 왼쪽가장자리에 색깔이 있는 테이프를 붙여 환경을 개조하였다. 이 "지각적 닻"은 왼쪽을 훑어보기 위한 환경적 단서로 사용되었다. Dan은 우연히 훑어보는 능력을 교정하기 위해 시도하였다. 과제 시작 전에 Dan은 James과 체계적으로 일터를 훑어봄으로 과제를 위해 필요한 사물들을 모두 찾기 위해 일하였다. 그가 파란 테이프를 볼 때까지 왼쪽을 훑어보고 다시 오른쪽

사례 연구 26.2 James: 뇌졸중으로 생존한 기혼자인 은행원 (계속)

을 훑어보기 등의 교육을 받았다. James가 왼손잡이였지만, 치료사는 비우세손의 도움으로써 왼손을 사용하는 방법을 그에게 보여주어 James의 왼쪽 팔다리를 교정하기 시작하였다. 그는 수도꼭지를 조절하는 왼손을 안내하도록 오른손을 사용하고 왼손으로 치약을 잡고있을 수 있었다. 앞서 논의한 것과 유사하게, James가 구강관리 기술을 습득하는데 도움이 되도록 피드백을 위한 다양한 단서와 방법들이 사용되었다. 다시, 목적/수단적으로써의 작업 접근법을 혼합하여 사용함으로 구강관리가 학습되어지는 목표인 반면, 치장하기 또한 훑어보기 향상, 왼쪽 집중, 그리고 왼쪽부위 운동조절을 향상하기 위해 사용되어진다.

읽기에서, Dan은 James가 읽을 수 없는 이유(즉, 왼쪽 편측무시)를 인식하지 못하고 있음을 염려하였다. 읽기는 직업과 계획된 여가 추구 둘 다에서 중요한 측면이었기 때문에, 적절한 읽기 훈련으로 시작하는 것은 평가결과에 근거하여 아마 실패할 것으로 Dan은 결정하였다. Dan은 실패가 좌절/우울을 발전시킬 수도 있음을 염려하였다. 대신, Dan은 수단으로서의 작업 접근법을 사용하기로 결정하여 치료적 변화 매개물로서 James의 태블릿 컴퓨터로 활동을 시작하였다. Dan은 먼저 화면을 확대하는 적응적 환경을 사용하였고 James는 수직으로 태블릿을 유지하도록 독려받았다. James가 혼자 트럼프하기를 좋아했다는 것이 무심결의 대화에서 언급되었다. Dan은 James를 가르치고자 시작하는 방법으로서, 더 나아가 훑어보기 전략(교정)과 소개된 읽기 준비를 시작(기술 전 습득)하고자 이 게임을 사용하기로 결정하였다. 혼자하는 트럼프 게임 어플리케이션을 카드에 다 옮긴 후, Dan은 James에게 돌려진 처음 7개의 카드를 읽도록 요구하였다. 처음에 James는 단지 오른쪽으로 놓여있는 5개의 카드만 읽었다. 이것을 지적했을 때, James가 염려하기 시작했다. Dan은 그의 편측무시 쪽으로 인식을 교정하기 위한 방법으로서 이러한 논의를 사용하기 시작했다. 그가 카드를 지나쳤을 때 그 카드들은 항상 왼쪽에 놓여 있었다는 것을 지적당했다. Dan이 싱크대 등의 왼쪽 편에 있는 사물들을 찾는데 어려움을 보이는 것과 같이 다른 행동인 이러한 게임을 하는 동안에도 실수가 연결되었다. Dan은 James에게 양 손으로 태블릿을 잡도록 요구하였고(운동기능 교정) 왼쪽으로 충분히 멀리 훑어볼 때 알기 위한 지각적 닻(적응)으로 왼손을 사용하도록 요구하였다. 그런 다음 Dan은 왼쪽에서 오른쪽으로 훑어보기와 읽기 기술이 필요한 더 복잡한 게임(예, 단어 찾기)을 계속 사용하였다. James가 이러한 기술들과 전략들 사용에 더 능숙해질 때까지 Dan은 이러한 중재들을 지속하였다. 그 다음 Dan은 매일의 날씨를 한 줄 또는 두 줄로 기술하는 웹사이트를 찾았다.
그 내용을 크게 확장하여(적응) 프린트하여 새롭게 훑어보는 기술을 요구하여, James는 단기목표를 달성하였다.

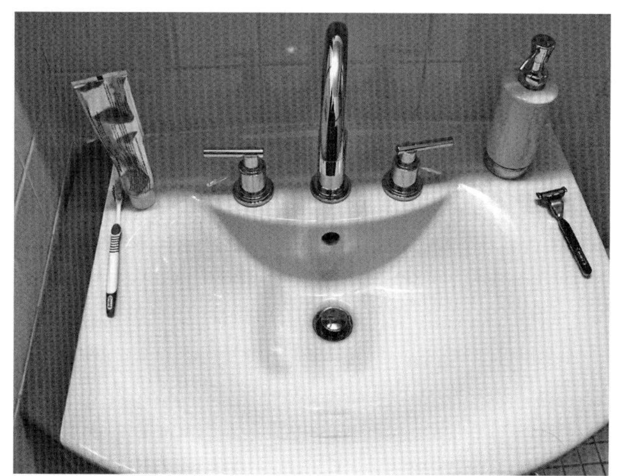

그림 26.4 환경수정. 환경의 왼쪽 편에 인식을 향상시키기 위한 지각적 덫으로 세면대에 색깔있는 테이프를 사용하였다.

사례 연구 26.3 Sahar : 뇌성마비로 살고있는 8살 소녀

■ 작업프로파일

Sahar는 주류학교에 다니고 있는 8살 소녀이다. Sahar는 경직성 뇌성마비를 치료하기 위해 학교에서 작업치료, 물리치료, 언어치료를 받는다. 그녀는 모든 시간에 출석한다. Sahar는 미술, 팝뮤직, 개와 놀기, 그리고 최근까지 학교생활을 즐긴다. 최근까지, 그녀는 특히 맞춤법 시간과 영어시간을 좋아했다. 그녀는 최근에 "맞지 않는 것 같아요", "놀림받는 것이 피곤해요","어려운 것을 원치 않아요","나쁜 친구가 있어요" 라고 말하기 시작했다. 그녀의 부모들은 그녀의 자아존중감과 학교생활에 대한 무관심을 염려하였다. 그들은 선생님으로부터 그녀가 "낙후" 하고 있고 "무관심"해지는 것 같다는 기록을 받았다.

■ 평가결과

Sahar는 최근까지 새로운 작업치료사에게 치료받고 있다.
그의 평가결과는 다음과 같았다.

- 환경: Sahar의 전동휠체어는 몸에 맞지 않았다. 좌석 시스템은 충분한 지지를 제공하지 않으며 그녀는 왼쪽으로 기울어지는 경향이 있고 척추와 목이 굽어진 채로 앉아있었다. 이런

사례 연구 26.3 Sahar : 뇌성마비로 살고있는 8살 소녀 (계속)

자세는 눈 맞춤을 제한하여 선생님을 보고 칠판에 적힌 정보를 보는 것을 어렵게 하였다. 게다가, 그녀는 최근에 목 자세로 인하여 때때로 침을 흘리기 시작했다. 휠체어가 교실 테이블이나 책상으로 들어가기에 너무 높아서 그녀는 항상 보조인과 함께 교실 뒤쪽에 있게 되고, 이는 또한 또래와의 상호작용과 선생님을 보는 것을 어렵게 만들었다. 마지막으로, 나쁜 앉은 자세 때문에 그녀는 휠체어 조절하는데 문제가 있었고 그녀의 보조인은 학교를 돌아다니면서 그녀를 돕고 있었다.

- CAPE : Sahar의 교외 활동 참여를 측정하기 위해 CAPE는 사용하였다. Sahar는 활동에서 전반적으로 낮은 점수를 나타내었다. 특히, 그녀는 여가, 신체적, 그리고 사회적 활동의 참여가 낮게 나타났다. 많은 활동들을 혼자서 하였고 대부분 그녀의 침실로 국한되었다.
- SFA : Sahar는 참여도에 대한 대부분의 항목들에서 2점(몇 개의 활동에만 참여)을 받았다; 과제지지 척도에 해당하는 대부분의 항목들에서는 1점 또는 2점(중간에서 심한 도움과 적응); 그리고 활동수행 척도에 해당되는 대부분의 항목들에서 1점 또는 2점(수행하지 않거나 부분적인 수행)
- ESI: ESI에 대한 Sahar의 점수는 다른 사람들과 상호작용이 제한될 만큼 심하게 사회적 상호작용에 문제가 있었다(중간에서 심하게 비효과적 그리고/또는 미성숙한 사회적 상호작용 기술). Sahar에게 어려웠던 특정 항목들에는 상호작용 접근/시작하지 않기, 상호작용을 하지 못하게 하는 신체적 어려움(보기, 향하기), 응답 없음, 그리고 번갈아 말하지 않음이 있었다.
- 비전 : Sahar는 3살 때부터 안경을 착용했다. 치료사는 Snellen 차트를 사용하여 Sahar의 시력이 원거리 시력(20/60)으로 감소함을 확인했다.

■ 목표

(1) Sahar는 거리를 둔 감독하에 전동휠체어로 학교에 갈 것이다. (2) Sahar는 수업시간 동안 매일 2가지 질문을 대답할 것이다. (3) 분기별로 성적표에 제시함으로써 Sahar는 전반적으로 학업수행이 향상될 것이다. (4) Sahar는 휴식이나 다른 그룹활동 동안 매일 2번 대화를 시도할 것이다.

■ 중재

Sahar의 새로운 치료사는 Sahar의 기능면에서 이런 변화를 관리하고자 통솔하였다. 그는 Sahar가 또래와 어울리는데 더 편안함을 갖도록 하고 자아 존중감을 향상시켜, 학교에서 그녀의 사회적 참여와 학업 참여를 최대화하는데 중점을 두었다. 그는 환경수정 그리고 적응적 및 습득적 접근법들을 포함하여 다양한 접근법들을 사용하였다. 게다가, 그는 그녀의 안경 처방을 바꾸어 달라고 안과 전문의에게 Sahar를 의뢰하였다. Sahar의 작업치료사는 먼저 그녀가 너무 자라서 좌석 시스템을 개선해야 하는 좌석을 개선하기 위하여 휠체어 판매사와 협력하였다. 기울일 수 있도록 개조된 휠체어 프레임을 주문하였다. 기울기 시스템은 엉덩이, 무릎, 발목 각도를 고정시키면서 공간에서 Sahar의 방향을 변화시켰다. 이 기울임은 척추를 폄 시키는 것을 포함하여 적절한 정렬을 향상시키는데 도움이 되었다. 머리 받침대는 Sahar의 머리를 폄된 채로 유지하도록 하고, 시야를 확장하여 침 흘림을 감소시키기 위해 제공되었다. 측면 지지대는 Sahar의 자세가 더 유지되도록 하기 위해 그 시스템에 추가되었다. 탈부착이 가능한 랩 트레이가 제공되어서 Sahar는 테이블이나 책상에서 못할 때 공부/놀이 공간으로써 그것을 사용할 수 있었다. 작업치료사는 Sahar의 저하된 손기능을 보상하고 독립적으로 이동을 향상시키기 위해 "t-bar"로 개조된 조이스틱을 주문하였다. 작업치료사는 실내와 실외에서 휠체어를 조절하는 기술을 습득하도록 Sahar를 가르치는데 시간을 보냈다. 출입구를 드나들고, 경사로와 보도턱을 오르내리는 방법을 학습하는데 시간을 보냈다. 안전하게 운동장과 휴식지를 돌아다니는 방법을 Sahar에게 가르치는데 특히 집중하였다.

작업치료사는 환경을 개조하기 위하여 Sahar의 선생님과 협력하였다. 책상/테이블은 Sahar의 휠체어가 쉽게 교실을 드나들 수 있도록 재정렬되었다. 치료사는 한 개의 테이블에 테이블 상승관을 놓아서 Sahar의 휠체어가 테이블 아래 딱 맞을 수 있었다. 이런 개조로 Sahar는 교실을 드나들 수 있었고 다른 학생들과 같이 앉을 수 있었다. 이것은 또한 수업 계획 동안 또래 및 선생님과 상호작용을 촉진시켰다.

이런 변화들이 향상된 자아감을 나타내는 Sahar의 말들로 나타났지만, 작업치료사와 Sahar의 부모들은 사회적인 고립감에 대하여 염려하였다. 그래서 치료사는 사회적 기술훈련에 초점을 둔 습득적 접근법을 앞당겼다. 치료사는 미술에 대한 Sahar의 사랑으로 접근하여 일주일에 한 번 미술과 수공예 수업을 통합하도록 Sahar의 선생님과 협력하였다. 그 수업의 초점은 게시판에 계절에 다른 장식을 학생들이 만드는 것이었다. 치료사는 책상에 탑재된 끈 달리 가위와 거품이 발생되는 물감 붓과 같이 개조된 미술 용품들을 제공하였다. Sahar의 신체적 참여가 증가하기 시작함에 따라 치료사는 Sahar가 대화를 시도하고, 눈 맞춤을 유지하고, 대화 시 적절하게 대답하도록 격려하기 위하여 미술과 수공예 수업을 이용하였다. Sahar가 조작하는 능력이 제한되었기 때문에, 자신감 상승을 위하여 그녀의 친구들이 디자인 완성에 대한 책임감을 가지는 동안 그녀에게 전반적인 테마를 결정하고 게시판을 디자인하는 주요한 역할을 갖게 되었다.

사례 연구 26.4 Lois: 집에서 살고 있는 정신분열증을 가진 성인

■ **작업 프로파일**

Lois는 큰 도시의 아파트에서 최근까지 부모와 함께 살고 있으며 32세이다. Lois는 룸메이트가 캠퍼스 모든 곳을 따라다니고 모든 선생님들이 "내가 실패하기를 원했다" 라는 망상을 나타나기 시작했을 때 대학에서 정신분열증으로 진단받았다. 그녀의 행동은 점점 더 불규칙하였고 혼란스러워져 학교를 중퇴하였다. 그녀는 바로 의학적 증상의 안정을 위하여 입원 시설로 들어갔다. 해가 지나, Lois는 약물을 거부하였고 최소한 2개의 다른 병원 입원이 필요했다. 그녀의 부모들은 그녀의 직업을 포기하는 이차적인 구조의 결핍에 대해 염려하였다. 그들은 구조가 결핍되어 있을 때 그녀의 증세가 더 나빠지는 것을 느꼈다. 그들은 그녀가 개인위생에 신경을 쓰지 않는 것을 알아차렸고 그녀가 매일 긴 의자에 앉아있다고 하였다. Lois는 단지 "바빠서"라고 하였다. 그녀의 부모는 그녀가 집안일도 도와주고 스스로가 "유용하게" 되기를 원하였다.

■ **평가결과**

비형식적인 면담이 부모와 함께 Lois와 시행되었다. Lois는 만약 부모가 치료의 과정 중 일부에 참여한다면 도움이 될 것이라는 것에 동의하였다. 작업치료사인 Nadia는 Lois가 매일 어떻게 보내는지를 질문하였다. Lois는 가족과 함께 식사를 하고 아침에 위생관리를 한다고 말하였으나 그 밖의 활동참여에 관해서는 말하지 않았다. 그녀의 부모들은 대부분 텔레비전을 보는데 시간을 보낸다고 말해주었다. 그리고 다시 그녀의 부모들은 Lois가 집안일을 돕지 않는 것에 대한 염려를 말하였다. Nadia는 Lois에게 집안일에 책임감을 갖는 것에 응할 것인지를 물었다. 마지못해, Lois는 쇼핑하기 그리고 점심과 같은 간단한 음식 만들기에 참여하기로 동의하였다. Nadia는 먼저 AMPS를 시행하였다. AMPS는 개인의 일상생활활동의 질을 측정하기 위해 사용하는 관찰적인 평가이다. 개인의 일상생활활동 수행에 대한 질은 개인이 선택하고, 친숙하고, 생활과 관련된 일상생활활동 과제를 수행하는 동안 노력성, 효율성, 안전성, 그리고 독립성을 채점하여 평가된다. Nadia는 통조림으로 수프 만들기, 점심으로 고기 샌드위치 만들기, 그리고 바닥 쓸기를 해당하는 3가지 AMPS를 관찰하였다. 비효율적이거나 현저하게 결핍된 것으로 고려되는 기술 항목들은 속도, 선택, 탐색/위치, 질문, 순서, 측정, 도움, 조절, 그리고 적응이 포함되었다. TOGGS 또한 수행되었다. TOGGS는 어떻게 정확하고 효율적으로 클라이언트가 식료품 가게에서 물건들을 찾는지를 측정하는 수행 중심의 평가이다. 척도는 물건을 찾아내고 정리(예, 동일한 통로에 갖다놓기)하는 시간, 정확성(정확한 물건, 정확한 크기와 가장 값이 싼 물건 찾기)이 포함된다. Lois는 이 측정에서 30점 중 17점이었다.

■ **목표**

Lois와 그녀의 부모님과의 면담뿐만 아니라 앞서 대략 제시한 표준화된 측정에 근거하여, Lois를 위하여 2가지 목표를 설정하였다. (1)Lois는 물건들을 찾고 순서에 대한 구두지시와 거리를 둔 감독 하에 안전하게 효율적으로 그릴에 구운 치즈를 준비할 것이다. (2)Lois는 35분 안에 85%의 정확성을 가지고 10개 항목들에 대하여 성공적으로 식료품 가게에서 수행할 것이다.

■ **중재**

습득적, 적응적, 자신의 치료적 사용, 그리고 환경수정 접근들은 Lois가 이런 목표들을 달성하도록 돕기 위해 사용되었다. 식료품 가게 쇼핑하는 기술을 Lois에게 가르치기 위한 중재는 근거 중심의 프로토콜에 기초하였다. 이 중재는 과제(개조)와 환경(환경수정)을 조직화/단순화하는 전략을 제공하여 인지손상을 보상(개조)하기 위해 구성된 것이다. 프로토콜에 기초하여 Nadia는 Lois와 함께 이 기술을 습득하고자 9가지 세션으로 일하였다. 그 프로토콜의 저자들은 클라이언트가 이 기술을 습득하는데 도움이 되는 몇 가지 학습 이론들에 있는 전략들을 통합하였다. 사용된 전략의 예시들은 반복수행, 구조화된 피드백, 동기를 부여하는 인센티브, 과정의 스크립팅, 자리매김한 인지적 접근들, 그리고 지시하기가 포함되었다. 기술훈련은 응답 전략과 함께 3가지 질문을 기초로 하였다. 이런 질문들은 Lois가 과제를 순서화하는데 도움을 주었다. 3가지 측면의 훈련은 "그것이 어디에 있지?" "이것이 내가 찾고 있는 것인가?" 그리고 "이것은 가장 가격이 저렴한가?" 였다. 그것이 어디에 있지? 단계에 대한 전략의 예시들은 머리 위로 신호사용, 가게 층별 알기나 지도 사용, 그리고 도움 요청이 포함된다.

Duncombe(2004)의 일에 근거하여, Nadia는 습득 접근법을 이용하여 요리기술을 학습하는데 Lois를 도왔다. 첫 번째 세션은 간단한 스토브 위의 과제(푸딩 만들기)를 위해 필요한 요리하기를 강조하였다. Lois는 간단한 요리(개조)를 만들기 위해 필요한 10단계가 제시된 안내서를 제공하였다. 그 항목에는 요리하기 전에 손 씻기, 요리공간 깨끗이 하기, 도구와 재료 모으기, 안전성 등과 같은 기술들이 포함되었다. Nadia는 이런 안내서를 Lois의 부엌에 걸어 놓았다. 다음 두 번째 시간 동안, Nadia는 단계 수는 비슷하나 재료는 다른 요리를 Lois가 만들도록 하였다. 그 이유는 Lois가 일반화하는 것을 돕고 그녀가 학습한 기술들을 이전하도록 돕기 위함이었다. 두 번째 세션동안 Lois는 10단계 요리하기 안내서 중 7단계를 강조하면서, 샌드위치를 만들었다. 다음 세션 동안 과제는 안내서의 10가지 모두를 따라하면서 수프를 준비하는 것으로 개선되었다. 융합된 중재 접근들은 Lois의 목표를 성취하도록 하였다.

사례 연구 26.5 Shirly: 다발성 근위축성 측삭경화증의 말기 단계로 가정 호스피스를 받고 있음

■ 작업 프로파일

Shirly는 1년 전에 ALS로 진단받았던 60살 여성이다. 이 경우 작업치료사인 Yin은 그녀가 진단받고 매달 클리닉을 방문하여 기능적 상태를 모니터할 때 처음 Shirly를 만났다. Shirly는 현재 집에 있고 가정 호스피스를 통해 말기환자 케어를 받고 있다. Shirly는 전업주부였다. 그리고 그녀의 자랑이자 기쁨은 그녀의 두 자녀이고, 게다가 최근에는 3살보다 모두 어린 3명의 손자들이다. 작업치료사는 완화적 및 예방적 접근을 적용하기 위해 그리고 이런 힘든 시기에 자신의 치료적 사용의 무엇보다 중요한 주제로, 적응적 및 교육적 접근법을 모두 사용하여 그녀를 보살피는 가족의 능력을 최대화하도록 3~4번 가정방문을 지시받았다.

■ 평가결과

가정방문에 앞서, Yin은 Shirly의 의학적 기록을 검토하였다. 최근에 기록된 ALS Functional Rating Scale-Revised는 15점이였다. 이 도구는 기능적인 손상 정도를 평가한다. 점수범위는 0점에서 48점(가장 좋은)까지였다. 가족이 그녀가 침대에서 움직이고 이동하고 옷입는 것을 도울 때 그녀가 최근에 움찔 놀라기 시작한 것처럼 Shirly가 무통으로 있는 것에 대하여 가족들이 가장 염려한다는 것을 비형식적인 면담으로 알게되었다. Shirly의 남편인 Tom은 호스피스 팀이 있음에도 불구하고 그녀를 돌보는데 그가 직접하기를 원하다고 하였다. 그는 Shirly의 다리와 몸통 근력이 상당히 저하된 이후로 전에 허리를 다친 적이 있다고 말하였다. 상태가 가장 최근에 감소하기 전, Shirly는 세 명의 어린 손자들에게 편지를 써왔다. 그녀의 계획은 손자들이 16살이 되었을 때 손자들이 받도록 이 편지들을 봉인하여 자녀들에게 이 편지들을 주는 것이었다. Tom은 Shirly가 손자들이 성장하는 것을 보지 못하는 것에 엄청난 충격을 받았고 그녀는 손자들이 기억해주기를 원하고 있다고 하였다. Shirly는 전반적으로 인지가 정상임에도 불구하고 말을 할 수가 없었다. Yin은 눈의 움직임을 사용한 예/아니오 응답 체계를 만들었다(한 번 깜박이면 "예", 두 번 깜박이면 "아니오", 그리고 "통증"을 나타내는 커다란 눈). 이런 깜박인 시스템을 통해 Shirly는 이 편지들을 매우 완성하고 싶다 라는 것을 나타내고 ADL/이동에 도움을 받을 때 그녀의 허리, 어깨, 그리고 엉덩이가 아픈 것을 나타낼 수 있었다. Caregiver Burden Scale을 Tom에게 수행하였다. Tom은 5가지 모든 영역에서 매우 부담을 느끼고 있다는 결과가 나타났다(일반적인 부담, 고립감, 실망감, 감정적 소외감, 그리고 환경). 게다가, Yin은 Tom이 침대에서 휠체어로 이동하고 침대 안과 밖으로 이동 시 Shirly를 돕고 있다는 것을 발견하였다. Tom은 이동 시 Shirly의 팔 아래를 꽉 잡는다고 하였고 이동 시 나쁜 신체 메커니즘(허리 돌리기)을 보였다.

■ 목표

Shirly와 그녀의 가족의 염려에 근거하여, 아래 목표가 설정되었다: (1)감독 하에 Shirly를 휠체어로 이동할 때 Tom은 올바른 신체 메커니즘과 안전한 기술을 사용할 것이다. (2)감독하에 Shirly는 보조도구로 3개의 편지 쓰기를 완성할 것이다. 그리고 (3)Tom은 독립적이고 안전하게 침대에서 Shirly를 위치시킬 것이다.

■ 중재

첫 번째 중재는 Tom의 허리 손상을 예방할 뿐만 아니라 이동과 움직임 시 Shirly가 다치는 것을 예방하기 위하여 교육에 기초를 두었다. Yin은 올바른 신체 메카니즘을 시범보이고 설명하였고 올바른 이동기술을 보여주었다. Tom이 여전히 어려워하자, Yin은 좀 더 이동방법을 개조하였고 침대에서 휠체어로 Shirly를 보조할 때 미끄럼판을 사용하는 방법을 Tom에게 보여주었다. Tom은 이 기술이 더 안전하다고 하였다. 교육 접근을 계속하여, Yin은 구축과 통증을 예방하기 위해 Shirly의 관절을 중립으로 유지하는 적절한 자세를 보여주었다. Shirly가 침대에 있는 동안 Yin은 부가적으로 통증 조절(완화적 접근법)을 돕도록 Shirly의 어깨와 엉덩이에 따뜻한 패드를 붙여 가벼운 수동관절가동운동 하는 방법을 Tom에게 가르쳤다. Yin은 Tom에게 Shirly의 통증조절을 돕도록 20분 동안 하루에 2~3번 열을 사용할 수 있다고 알려주었다.

다음 가정 중심의 세션에서, Yin은 Shirly가 침대에서 훨씬 더 좋은 자세로 있는 것을 발견하였다. Yin은 Tom에게 휠체어로 Shirly를 옮기는 것을 보고 싶다고 하였다. 그는 안전하고 효율적으로 그녀를 옮겼다. Yin은 적응적 접근법을 사용하여 Shirly가 편지쓰기를 완성하도록 ALS 클리닉에서 3가지 장비를 빌렸다. Yin은 안정성을 위해 Shirly의 오른손목에 static wrist orthosis를 작용하였고 오른손에 유니버설 커프를 적용하였다(**그림 26.3**을 다시 보라). 그 커프는 식사도구와 글쓰기 도구와 같은 물건들의 사용을 조절하는 민첩성이나 쥐기가 제한된 사람들에게 제공하도록 고안된 것이다. 아래로 보기에 더 쉬운 쪽으로 해서 유니버설 커프에 연필을 꽂았다. 다음, Yin은 Shirly의 휠체어에 overhead suspension sling을 부착하였다. 이 기구를 사용하여, Shirly의 팔이 슬링에 의해 지지되고 머리 위의 막대에 의해 매달려졌다. 이 기구는 1/5에서 3/5의 범위 내에 속한 근력 등급을 가진, 근위 부위가 약한 사람들에게 사용된다. 그 슬링은 키보드에 올바로 글씨를 쓰기 위해 그녀의 손을 안내하여 근력을 유지하도록 Shirly의 약해진 팔에 무게를 줄인다. 이런 개조로 Shirly는 비록 느리지만 편지를 완성할 수 있었다.

경우에는 한 가지 접근법에 초점을 둘 수도 있다. 아래 사례는 이 점을 강조할 것이다. 작업 프로파일, 관련된 평가결과, 목표, 그리고 중재 선택이 사례에 포함될 것이다.

결론 Conclusion

작업치료사는 선택 가능하고 융합 가능한 다양한 중재 접근법들을 가지고 있다. 올바른 중재 선택은 환자 선택, 질병/장애에 대한 지식, 평가결과, 임상적 경험, 그리고 전문적 추론을 포함한 다양한 자료에 근거한다. 선택된 접근이 문제가 없도록, 작업은 항상 목적이고 필요에 따라 목적적이고 준비된 방법이 더해진 가장 빈번한 수단이다.

감사의 글 Acknowledgments

저자는 사례 제시에 기여한 Anne E. Dickerson, PhD, OTR/L, FAOTA 과 Elin Schold Davis, OTR/L, CDRS 의 공헌을 인정하고 싶어한다. 그는 또한 유용한 피드백에 대하여 Emily Raphael-Greenfield, EdD, OTR/L 과 Debra Tupée, PhD OTR을 인정하고 싶어한다.

참고문헌 References

American Occupational Therapy Association.(2008). Occupational therapy practice framework: Domain and process, 2nd edition. *American Journal of Occupational Therapy*, *62*, 625–683.

American Occupational Therapy Association.(2011a). The philosophical base of occupational therapy. *American Journal of Occupational Therapy*, *65*(Suppl. 6), S65.

American Occupational Therapy Association.(2011b). The role of occupational therapy in end-of-life care. *American Journal of Occupational Therapy*, *65*, S66–S75.

Amini, D.(2011). Occupational therapy interventions for work-related injuries and conditions of the forearm, wrist, and hand: A systematic review. *American Journal of Occupational Therapy*, *65*, 29–36.

Arbesman, M., Lieberman, D., & Thomas, V. J.(2011). Methodology for the systematic reviews on occupational therapy for individuals with work-related injuries and illnesses. *American Journal of Occupational Therapy*, *65*, 10–15.

Bennett, S., & Bennett J. W.(2000). The process of evidence-based practice in occupational therapy: Informing clinical decisions. *Australian Occupational Therapy Journal*, *47*, 171–180.

Bennett, S., Hoffmann, T., McCluskey, A., McKenna, K., Strong, J., & Tooth, L.(2003). Evidence-based practice forum. Introducing OTseeker(Occupational Therapy Systematic Evaluation of Evidence): A new evidence database for occupational therapists. *American Journal of Occupational Therapy*, *57*, 635–638.

Brown, C., Rempfer, M., & Hamera, E.(2002). Teaching grocery shopping skills to people with schizophrenia. *Occupational Therapy journal of Research*, *22*(S), 90S–91S.

Clark, F. A., Jackson, J. M., Scott, M. D., Carlson, M. E., Atkins, M. S., Uhles-Tanaka, D., & Rubayi. S.(2006). Data-based models of how pressure ulcers develop in daily-living contexts of adults with spinal cord injury. *Archives of Physical Medicine and Rehabilitation*, *87*, 1516–1525.

Cole, B., & McLean, V.(2003). Therapeutic relationships re-defined. *Occupational Therapy in Mental Health*, *19*, 33–56.

Cumming, R. G., Thomas, M., Szonyi, G., Salkeld, G., O'Neill, E., Westbury, C., et al.(1999). Home visits by an occupational therapist for assessment and modification of environmental hazards: A randomized trial of falls prevention. *Journal of the American Geriatrics Society*, *47*(12),1397–1402.

Duncombe, L. W.(2004). Comparing learning of cooking in home and clinic for people with schizophrenia. *American Journal of Occupational Therapy*, *58*, 272–278.

Eklund, M., & Hallberg, I. R.(2001). Psychiatric occupational therapists' verbal interaction with their clients. *Occupational Therapy International*, *8*, 1–16.

Fisher, A. G.(1998). Uniting practice and theory in an occupational therapy framework, 1998 Eleanor Clarke Slagle lecture. *American Journal of Occupational Therapy*, *52*, 509–522.

Gillen, G.(2009). *Cognitive and perceptual rehabilitation: Optimizing function*. St. Louis, MO: Elsevier/Mosby.

Gillen, G., Berger, S., Lotia, S., Morreale, J., Siber, M., & Trudo, W.(2007). Improving community skills after lower extremity joint replacement. *Physical and Occupational Therapy in Geriatrics*, *25*, 41–54.

Gitlin, L. N., Corcoran, M., Winter, L., Boyce, A., & Hauck, W. W.(2001). A randomized, controlled trial of a home environmental intervention: Effect on efficacy and upset in caregivers and on daily function of persons with dementia. *Gerontologist*, *41*, 4–14.

Goll, D., & Jarus, T.(2005). Effect of a social skills training group on everyday activities of children with attention deficit–hyperactivity disorder. *Developmental Medicine & Child Neurology*, *47*, 539–545.

Gray, J. M.(1998). Putting occupation into practice: Occupation as ends, occupation as means. *American Journal of Occupational Therapy*, *52*, 354–364.

Haynes, R. B., Devereaux, P. J., & Guyatt, G. H.(2002). Clinical expertise in the era of evidence-based medicine and patient choice. *ACP Journal Club*, *136*, A11–A14.

Hinojosa, J., & Kramer, P.(1997). Fundamental concepts of occupational therapy: Occupation, purposeful activity, and function [Statement]. *American Journal of Occupational Therapy*, *51*, 864–866.

Kealey, P., & Mcintyre, I.(2005). An evaluation of the domiciliary occupational therapy service in palliative cancer care in a community trust: A patient and carers perspective. *European Journal of Cancer Care*, *14*, 232–243.

Law, M., Baptiste, S., & Mills, J.(1995). Client-centred practice: What does it mean and does it make a difference? *Canadian Journal of Occupational Therapy*, *62*, 250–257.

Ma, H., & Trombly, C. A.(2002). A synthesis of the effects of occupational therapy for persons with stroke, part II: Remediation of impairments. *American Journal of Occupational Therapy*, *56*, 260–274.

Mann, W. C., Ottenbacher, K. J., Fraas, L., Tomita, M., & Granger, C. V.(1999). Independence and reducing home care costs for the frail elderly. *Archives of Family Medicine*, *8*, 210–217.

Masiero, S., Boniolo, A., Wassermann, L., Machiedo, H., Volante, D., & Punzi, L.(2007). Effects of an educational-behavioral joint protection program on people with moderate to severe rheumatoid arthritis: A randomized controlled trial. *Clinical Rheumatology*, *26*, 2043–2050.

Mathiowetz, V. G., Matuska, K. M., Finlayson, M. L., Luo, P., & Chen, H. Y.(2007). One-year follow-up to a randomized controlled trial of an energy conservation course for persons with multiple sclerosis. *International Journal of Rehabilitation Research*, *30*, 305–313.

May-Benson, T. A., & Koomar, J. A.(2010). Systematic review of the research evidence examining the effectiveness of interventions using a sensory integrative approach for children. *American Journal of Occupational Therapy*, *64*, 403–414.

Owsley, C., & McGwin, G.(1999). Vision impairment and driving. *Survey Ophthalmology*, *43*, 535–550.

Owsley, C., Sekuler, R., & Siemsen, D.(1983). Contrast sensitivity throughout adulthood. *Vision Research*, *23*, 689–699.

Owsley, C., Stalvey, B. T., Wells, J., & Sloane, M. E.(1999). Older drivers and cataract: Driving habits and crash risk. *The Journals of Gerontology. Series A, Biological Sciences and Medical Sciences*, *54*, M203–M211.

Padilla, R.(2011). Effectiveness of environment-based interventions for people with Alzheimer's disease and related dementias. *American Journal of Occupational Therapy*, *65*, 514–522.

Punwar, J., & Peloquin, M.(2000). *Occupational therapy: Principles and practice*(pp. 42–98). Philadelphia, PA: Lippincott.

Sackett, D. L., Strauss S. E., Richardson, W. S., Rosenberg, W., & Haynes, R. B.(2000). *Evidenced-based medicine: How to practice and teach*. Edinburgh, United Kingdom: Churchill Livingstone.

Stutts, J., Martell, C., & Staplin, L.(2009). *Identifying behaviors and situations associated with increased crash risk for older drivers*(Report No. DOT HS 811 09). Washington, DC: National Highway Traffic Safety Administration.

Sumsion, T., & Law, M.(2006). A review of evidence on the conceptual elements informing client-centred practice. *Canadian Journal of Occupational Therapy. Revue Canadienne d'Ergotherapie*, *73*, 153–162.

Taylor, R. R., Lee, S. W., Kielhofner, G., & Ketkar, M.(2009). Therapeutic use of self: A nationwide survey of practitioners' attitudes and experiences. *American Journal of Occupational Therapy*, *63*, 198–207.

Trombly, C. A.(1995). Occupation: Purposefulness and meaningfulness as therapeutic mechanisms. 1995 Eleanor Clarke Slagle Lecture. *American Journal of Occupational Therapy*, *49*, 960–972.

USC/Rancho Lifestyle Redesign® Pressure Ulcer Prevention Project. (2006). Retrieved from http://www.usc.edu/programs/pups/

Velligan, D. I., Prihoda, T. J., Ritch, J. L., Maples, N., Bow-Thomas, C. C., & Dassori, A.(2002). A randomized single-blind pilot study of compensatory strategies in schizophrenia outpatients. *Schizophrenia Bulletin*, *28*, 283–292.

Weinstock-Zlotnick, G., & Hinojosa, J.(2004). The issue is: Bottom-up or top-down evaluation: Is one better than the other? *American Journal of Occupational Therapy*, *58*, 594–598.

27장

조직, 지역사회, 그리고 인구집단을 위한 작업치료 중재

Occupational Therapy Interventions for Organizations, Communities, and Populations

용미연 옮김

학습목표

이 장을 학습한 후, 다음의 내용을 할 수 있을 것이다.

1. 조직, 지역사회, 그리고 인구집단에 적용하는 클라이언트 요소와 수행 패턴을 확인한다.
2. 조직, 지역사회, 그리고 인구집단에 클라이언트 중심, 근거 중심, 그리고 작업 중심의 중재 적용을 논의 한다.
3. 조직, 지역사회, 그리고 인구집단을 위한 작업치료 중재의 잠재적인 결과를 설명한다.
4. 작업치료서비스를 받는 조직, 지역사회, 그리고 인구집단을 위해 사용되는 다양한 특정 중재 접근들을 비교하고 대조한다.

개요

서론 Introduction

작업치료가 실행되는 많은 현장에서, 클라이언트라는 용어는 서비스를 받는 사람을 말한다. 하지만, 작업치료 클라이언트는 가족, 조직, 일터, 지역사회 또는 인구집단일 수 있다. 작업치료 실행의 틀에서 클라이언트는 사람, 조직, 그리고 인구집단으로 분류된다. 사람은 개인, 가족, 보호자, 선생님, 그리고 고용인, 작업치료서비스를 받는 다른 사람을 포함한다. **지역사회**는 "집단이나 지리적 영역의 발전과 안녕을 위하여 공통적인 가치관과 공동의 염려를 인식하고 있는 사람들"의 집합체로써 정의할 수 있다. **인구집단**은 공통적인 특성을 공유하고 있는 지역사회 내에 있는 사람들의 집단을 말한다; 예를 들어, 노숙자, 전문가, 난민, 그리고 만성적인 정신적 그리고/또는 신체적 장애를 가진 사람들. 지역사회와 인구집단 용어는 때때로 혼용하여 사용된다. 하지만 대개, 한 지역사회에 다양한 인구집단이 있을 수 있다. 예를 들어, 나의 지역사회 내에는 학생, 교수, 노숙자, 전문가, 그리고 이민자, 그 밖의 다른 사람들의 인구집단들이 있다.

개인들처럼, 지역사회와 인구집단들은 직업적인 지연, 격차, 방해, 그리고/또는 불균형을 포함하여 작업에 참여하기 위한 다양한 도전들을 경험하고 그래서 작업치료 중재로부터 유익을 얻을 수 있다. Bass-Haugen(2009)는 작업치료 중재에 적절한 인종적, 민족적, 그리고 사회경제적 그룹에 따라 아동들과 성인들 간에 많은 건강 격차를 발견하였다. 이것들은 작업수행과 참여에 궁극적으로 영향을 미치는 건강행동 특성, 활동 프로파일, 가정과 일터 환경, 그리고 건강관리 서비스의 경험과 결과가 포함된다. 조직에 근거한, 지역사회에 근거한, 인구집단에 근거한 서비스들은 "개인의 특정한 필요보다는 전체로서 개인들 그룹의 필요들"을 다룬다.

앞의 장은 개인들이 받는 서비스에 대한 작업치료 중재를 서술하였다. 이 장은 조직, 지역사회, 인구집단을 위한 중재에 초점을 둔다. 작업치료 중재과정은 "건강 및 참여와 관련된 작업의 참여를 촉진시키기 위하여 클라이언트와 함께 협력하여 작업치료사에 의해 갖는 숙련된 행동으로 구성되어 있다". 조직, 지역사회, 인구집단의 필요를 다루는 중재는 때때로 **프로그램**이라고 한다. 프로그램은 "기능 그리고/또는 건강을 유지하거나 향상시키기 위하여 지식, 태도, 기술, 그리고 행동의 변화와 같이, 미리 계획된 목표들을 성취하기 위한 체계적인 노력이다".

Youngstrom과 Brown(2005)에 의하면, 개인, 조직, 지역사회 또는 인구집단을 위해 구성된 작업치료 중재인지 아닌지는 "계획과 적용 과정을 안내하는 기본적인 법칙을 근거로" 한다(p.937). 작업치료 중재는 클라이언트 중심, 배경, 작업 중심, 그리고 근거 중심이며Youngstrom & Brown, 2005) "작업수행에 영향을 미치는 클라이언트 요소, 수행기술, 수행양상, 배경 그리고 환경, 그리고 활동조건 간의 상호작용"을 다룬다. 조직, 지역사회 , 그리고 인구집단을 위한 작업치료 중재의 결과는 수행된 작업수행, 증가된 작업참여, 향상된 건강과 삶의 질, 작업수행 문제점 예방, 그리고 개인과 집단을 위한 작업 판단이 포함될 수 있다.

조직, 지역사회, 그리고 인구집단을 위한 작업치료 중재 구성과 적용은 (1)사람(생활양식, 건강상태, 위험과 회복요소들, 그리고 수행양상), (2)작업과 활동조건, 그리고 (3)이런 작업이 수행되는 환경에 대한 이해가 필요하다. 아래 단락은 조직, 지역사회, 인구집단들을 위해 중재하기 위하여 환자 중심, 도출된 배경, 근거 중심 그리고 작업 중심의 접근법들을 서술한다.

조직, 지역사회, 인구집단들을 위한 클라이언트 중심의 접근법들

클라이언트가 개인, 그룹, 조직, 지역사회, 또는 인구집단에 상관없이 작업치료사는 환자 중심의 관리를 제공한다. 이는 중재에서 조직, 지역사회 또는 인구집단의 총체적인 필요, 우선순위, 선택들에 대한 지속적인 협력과 결합을 의미한다. 클라이언트 중심의 중재 또는 조직, 직역사회, 인구집단을 위한 프로그램 개발은 두 가지 주요한 법칙에 근거한다: (1)관련성의 법칙, 그리고 (2)참여의 법칙. 관련성의 법칙은 "사람들이 있는 장소"로 시작하고 중재 계획자의 필요보다는 프로그램 참여자들의 인식된 필요들을 다루는 것을 말한다. 참여의 법칙은 중재 계획, 적용, 평가과정에 클라이언트 참여의 중요성을 강조한다. 중재 계획 그 자체의 참여는 건강을 향상시키고 계획 과정에 능동적으로 참여할 때 클라이언트는 그들의 계획을 더 효과적이고 효율적으로 충족하는 것이 연구를 통해 제시된다. 실제로 클라이언트 중심적이기 위하여, 중재는 클라이언트에게 의미 있는 작업을 다루고 클라이언트의 흥미, 필요, 그리고 우선 순위에 초점을 두어야 한다. 작업 프로파일의 개발과 작업분석과정을 통해 이것이 부분적으로 성취된다. 작업 프로파일은 "클라이언트의 작업 이력과 경험, 일상생활 패턴, 흥미, 가치와 필요들을 나타내는 정보가 포함된다". 클라이언트가 조직일 때 작업분석은 작업참여 수준의 다양성과 구성원들 간의 생활양식 또는 작업 균형의 정도를 확인이 포함된다. 생활양식 균형은 "스트레스를 감소시키고 건강과 안녕을 향상시키는 작업의 지속적인 패턴" 이라고 Christiansen과 Matuska(2006)에 의해 정의되었다(p.50). 생활양식 불균형은 감정적인 폐해, 수면 박탈, 그리고 여가와 사회적 참여에 부족한 시간, 실천의 필요성 결핍, 그리고 역할조건 충족 장애를 가져올 수 있다. 생활양식 불균형은 단지 개인의 행동 기능뿐만 아니라 조직이나 더 큰 지역사회 내의 상태이다.

클라이언트가 인구집단일 때 작업분석은 작업수행과 작업참여를 위하여 참여 속도와 방해물 그리고 촉진요소들을 작성하는 것이 포함된다. 작업수행분석은 환자 요소와 작업수행양상에 초점을 둔다. 인구집단에 대한 흥미로운 특징들은 다음과 같다.

- 건강 지표
- 지역사회의 생활양식이나 동세대의 분석
- 사회 문화적 가치
- 손상, 상태, 그리고 위험 행동의 유행, 발생률, 일시적인

경향
- 변화에 대한 신념과 준비

게다가, 조직적, 지역사회적, 그리고/또는 인구집단의 힘과 자산을 작성하는 것이 중요하다. **자산**은 "내재된 부속물이며 목표로 하는 결과를 얻는데 사용될 수 있는 인구집단의 유용한 자원"이다. 자산은 경제적, 교육적, 환경적, 종교적, 정책적, 사회적, 그리고/또는 문화적일 수 있다. 작업치료사는 건강한 여가 활동(공원, 레크리에이션 센터, 청소년 기관 수영장, 등), 종류가 다양한 건강식품 아울렛(식료품 가게, 신선한 음식 가게, 지역 특산물 등)과 대중교통 및 이러한 장소들(**그림 27.1**을 보라)로부터 지역사회에서 다양한 방식으로 자료를 모아 지역사회 자산을 확인한다.

클라이언트 요소와 작업수행 패턴

조직과 인구집단을 위한 중재는 클라이언트 요소 그리고/또는 수행양상을 다루기 위해 구성될 수 있다. 클라이언트 요소는 "특별한 능력, 특성, 또는 클라이언트에 내재하고 작업영역의 수행에 영향을 줄 수 있는 신념" 이다. 조직과 관련된 클라이언트요소는 조직과 기관의 비젼과 소명 문구에 기초가 되는 가치관과 신념 그리고 윤리적 핵심이다. 계획하기, 목표설정, 협력, 그리고 생산과 같은 기능, 그리고 구조, 예를 들어, 부서, 관리, 표제, 그리고 직무분석표. 지역사회 및 인구집단과 관련된 클라이언트 요소들은 문화와 종교적 전통에 의해 기초로 하는 가치관과 신념이 포함된다. 경제적, 교육적, 정책적, 그리고 사회적인 것과 같은 기능, 그리고 구조, 예를 들어, 건강과 관련된 상태를 근거로 한 개인 간의 유사성, 유전성, 그리고 위험요소들.

수행양상은 작업수행을 지지하거나 방해하는 그들의 습관, 일과, 의식, 그리고 역할이다. 클라이언트는 효과적인 삭제 참여를 위해 필요한 수행기술을 가지고 있을 수 있다; 하지만, 만약 수행양상이 부족하다면, 건강한 작업 규정이 부정적으로 영향을 받을 수 있다. 조직과 관련된 수행양상은 다음과 같다

- 생일, 성취의 기념행사, 모금활동, 수련회와 같은 의식적이거나 사회적인 행사
- 역할, 예를 들어, 조직내 부서의 리더십과 조직 내 권위자의 관리 역할, 그리고 지역사회와 사회내 조직의 역할
- 일정하게 짜여진 모임, 문서작성, 의사소통 방식, 암호부여, 그리고 안전한 과정과 같은 일과.

지역사회 및 인구집단과 관련된 수행패턴은 다음과 같다.

- 국가적, 종교적, 그리고 문화적인 축제일과 같은 의식적이고 사회적인 관습
- 역할, 예를 들어, 지역사회 리더십 역할, 지역사회 내 기관의 역할, 그리고 다른 지역사회와 인구집단들에 관한 지역사회/인구집단의 역할
- 규칙적인 건강 실행, 일상적인 지역사회 행사 그리고 계절에 따른 일 수행과 같은 일과

클라이언트 중심의 중재는 독특한 클라이언트 요소와 서비스하는 조직, 지역사회 또는 인구집단의 작업수행 패턴을 다룬다.

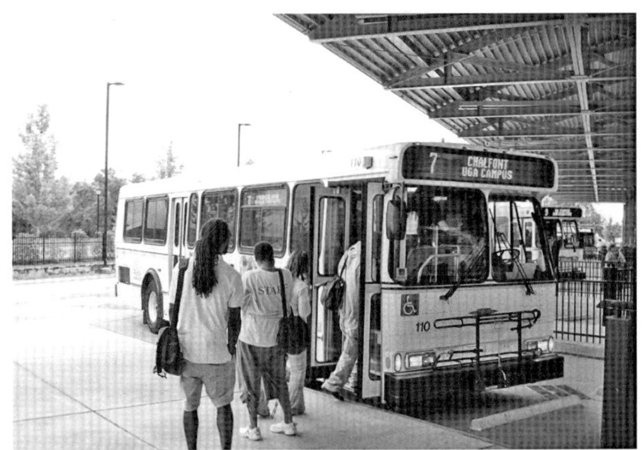

그림 27.1 접근가능한 대중교통은 가치 있는 지역사회 자산이다. (Photo courtesy of J. Schell)

조직, 지역사회, 인구집단을 위한 배경 유도 접근

클라이언트 요소와 작업수행양상에 더하여 작업수행분석은 작업수행과 참여를 지지하거나 방해하는 환경적이며 배경적인 요소들의 확인이 필요하다. 작업치료수행의 틀에서 환경은 외부의 물리적이며 사회적인 환경 또는 작업이 일어나는 환경 그리고 배경은 클라이언트를 둘러싸는 문화적, 시간적, 가상적 상태를 말한다. **표 27.1**은 조직, 지역사회, 인구집단과 관련된 배경과 환경의 예시들을 제공한다.

모든 중재들은 중재의 구성, 적용, 효과성에 영향을 미치는 특정한 환경과 배경 안에서 일어난다. 예를 들어, 그들이 처해 있는 물리적이며 사회적인 환경은 이민 여성과 아이들을 위한 중재의 개발과 적용에 분명히 영향을 준다. 임시 처소에 살고있는 노숙자 여성과 아이들을 위한 프로그램은 수양가족에 의해 주최된 이민 여성과 아이들을 위한 교회 중심

표 27.1 조직, 지역사회, 그리고 인구집단과 관련된 환경과 배경의 예시들

환경 또는 배경	예시들
물리적	
조직	오피스 빌딩, 공장, 학교 건물, 병원 단지
지역사회/인구집단	대중 교통 시스템, 도시 공원, 자연 자원
사회적	
조직	위원회, 자문위원회, 자원 봉사자
지역사회/인구집단	시 정부 비영리기관, 상공회의소
문화적	
조직	드레스 코드, 상호작용 패턴 및 조직 내 행동 기대
지역사회/인구집단	국가와 종교 휴일 행사
시간적	
조직	연례 기금 모금 행사, 계절 활동
지역사회/인구집단	시에스타, 오후의 차, 종교적 휴일과 같은 문화적 일상
공간적	
조직	화상 회의, 인스턴트 메시징, 전화 회의 통화
지역사회/인구집단	게이머의 가상 커뮤니티, 인터넷 소셜네트워크

의 프로그램과 매우 다르다. 유사하게, 배경적인 요소들은 또한 조직, 지역사회 그리고 인구집단을 위한 중재에 영향을 미친다. 특히 문화적 배경은 효과를 볼 수 있는 인구집단 중심의 접근을 위해 고려되어야 한다. 문화적 가치관, 신념, 활동양상, 행동기준, 중재 기대의 결합은 분명히 성공의 가능성을 향상시킨다.

환경 그리고/또는 배경은 종종 조직, 지역사회, 인구집단을 위한 중재에서 다루는 주요한 특징이다. 각 환경이나 배경은 작업수행에 특별한 지지와 방해를 가진다. 그러므로, 환경 그리고/또는 배경의 수정은 조직, 지역사회, 인구집단의 모든 구성원들의 작업수행과 참여에 영향을 미친다. 환경적 요소에 초점을 둔 중재는 대개 사회환경적 및 생태학적 모델(생태학적 모델은 38장에 더 자세하게 기술되어 있다)에 기초한다. 인구집단을 위한 중재는 지역사회 중심의 변화를 통해 건강의 광범위한 요인에 초점을 둔다. WHO(1986)는 음식, 쉼터, 교육, 수입, 안정적인 생태계, 지속가능한 자원, 평화, 형평성, 사회적 판단을 포함하여 인구집단 건강을 위한 기초적인 상태와 자원들을 확인하였다. 건강을 위한 이런 자원들의 결핍은 작업치료 중재에 타협할 수 있는 스트레스, 손상, 건강문제, 그리고 작업 불평등을 낳는다. 예를 들어, Blakeney와 Marshall(2009)는 탄광업으로 인한 유역오염으로 인해 시골인 Kentucky 지역사회의 거주민들 사이에 직업적 불균형, 박탈, 소외를 확인하였다. 이런 3단계 연구는 작업치료 연구가와 작업치료사들이 작업수행과 참여 및 추천한 중재에 영향을 미치는 요소들을 지역사회가 발견하도록 돕는다.

조직, 지역사회, 인구집단을 위한 근거 중심의 접근

모든 영역의 실행에서 처럼, 조직, 지역사회 인구집단에게 제공된 중재는 최고로 유용한 근거에 기초해야만 한다. 조직, 지역사회, 인구집단을 위한 작업치료 중재에 대한 근거가 특별히 풍부하지 않더라도, 몇가지 강한 중재가 작업치료 중재 개발을 안내할 수 있는 다른 규율에 존재한다("근거에 대한 해설" 상자를 보라). 이러한 고려로 작업치료 실행 안내서와 공식적인 문서 또한 유용할 수 있다. 예를 들어, 조직, 지역사회, 인구집단을 위해 중재 제공과 관련된 유용한 문서의 예시들이 작업치료 실행의 틀: 영역과 과정, 2판; 건강 향상과 질병과 장애 예방을 위한 작업치료; 그리고 재난 준비, 반응, 회복에서 작업치료의 역할에 들어있지만 그것에 한정되지 않는다.

건강 교육, 건강 향상, 그리고 공중 보건에 대한 근거는 생태학적 모델에 근거한 조직, 지역사회, 인구집단을 위한 중재가 가장 효과적이라고 제시한다. 생태학적 중심인 중재는 다양한 수준을 다루고 목표와 목적들을 성취하기 위하여 다양한 접근들이 포함되어 있다. Brownson(2001)에 따르면, 다루어지는 수준은 다음과 같다.

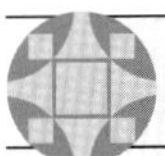

증거에 대한 해설

조직, 지역사회, 인구집단 수준에서 작업치료 중재를 지지하는 근거는 현재 제한적이다. 하지만, 건강 교육, 건강 홍보 및 공중 보건에서 도출된 근거는 작업치료 중재의 디자인과 평가를 안내할 수 있다. 근거 중심의 기술들은 원하는 결과와 중재의 수준에 따라 다양하다. 작업치료와 조직, 지역사회, 그리고 다른 인구집단을 위한 중재의 효율성에 대한 근거를 제공하는 다른 학문들은 여기 간단히 제시되어 있다.

전형적으로 개인들을 위한 작업치료 중재는 개인적 수준에 맞추어지고 때때로 대인관계 수준을 통합한다. 하지만, 조직, 지역사회 그리고 인구집단을 위한 중재는 더 넓은 관점과 다양한 중재수준의 통합이 필요하다. 비만, 특히 아동비만은 작업치료사들의 집중이 요구되는 공중보건 문제의 예시이다. 이런 전염병은 개인과 가족의 수준뿐만 아니라 조직, 지역사회, 그리고 인구집단 수준에서 다루어져야 하는 것이 명백해지고 있다. **표 27.2**는 여러 중재의 수준에서 아동 비만을 다루는 예시들을 제공한다. 작업치료의 잠재적 역할은 Occupational Therapy Practice Framework: Domain and Process, 2nd Edition(AOTA, 2008b)에 근거하여 제공된다. 비록 이런 역할들이 작업치료에서 유일하지 않더라도, 이런 공중보건 문제의 전파력은 작업치료사와 보조 작업치료사를 참여시킨다.

저자들	결과들
Classen et al.(2007)	인구집단에 근거한 건강 증진 중재의 요소로써 사용될 수 있는 노인들을 위한 안전운전과 관련된 세 가지 범주들(행동, 건강, 그리고 환경)에서 11가지 요소들을 확인하였다.
Guoping, Yanchun, Yingjie, & Gongxiang(2010)	중년과 노인의 연구에서는 태극권의 개입은 신체적, 정신적 건강과 삶의 질이 향상되었다. 대조군에 비해 근력, 체중, 밸런스, 유연성 개입 군에서 우수하였다.
Maller, Townsend, Pryor, Brown, & St. Leger(2006)	인간의 건강과 웰빙에서 중요한 자연놀이의 접촉에 대한 경험적이고 이론적인 근거를 제시하고 자연기반의 중재 효과를 향상시키는 건강을 최적화하기 위한 공중보건 전략을 설명한다.
Lamontagne, Keegel, Louie, Ostry, & Landsbergis(2007)	체계적 고찰은 작업 생산성 향상에서 직장스트레스의 원인과 결과를 다루는 조직 수준의 중요한 예방 전략의 효과를 제시하였다.
Hutchison, Steginga, & Dunn(2006)	암에 의해 영향을 받는 사람을 위한 계층형 모델을 사용하여 지역사회에 기반을 둔 심리 사회적 개입에 대해 설명한다.
McClure et al.(2005)	노인 중 낙상의 예방에 효과적인 인구기반 접근 방식의 특성에 대한 근거 기반 검토.
Dehghan, Akhtar-Danesh, & Merchant(2005)	신체활동을 증가시키는 학교기반 중재를 포함하여 소아 비만의 예방을 위한 중재전략 검토
Webb, Joseph, Yardley, & Michie(2010)	효과적인 인터넷기반의 건강 증진 중재의 특성을 조사. 이론, 여러 행동 변화 기술, 및 참여자와 상호작용하기 위한 다양한 방법의 사용은 중요한 요소로 여겨졌다.

표 27.2 다양한 중재 수준에서 소아비만 다루기

중재 수준	잠재적인 작업치료의 역할 (terminology from Occupational Therapy Framework; AOTA, 2008b)
대인관계/개인	의미있고 즐거운 직업 참여(레저 참여, 건강관리 및 유지 보수)를 통해 규칙적인 신체활동을 촉진
대인관계	가족(식사 준비)을 위한 건강한 식사 계획을 개발하고 구현하는 방법을 어린이와 부모에게 교육하기
조직	발달적으로 적절한 아동을 위한 방과 후 역동적인 놀이와 여가 활동(놀이 체험과 놀이 참여)을 제공하기 위해 지역 기관에 문의하기(**그림 27.2** 참고)
지역사회	다양한 능력의 사람들을 위한 접근성 있고 안전한 보행로 및 자전거 도로를 위한 옹호(안전 및 긴급 유지보수, 자역사회 이동성)
공공정책/정부	학교 급식의 영양 가치 개선을 위한 로비 및 자동 판매기 간식(건강관리 및 유지)

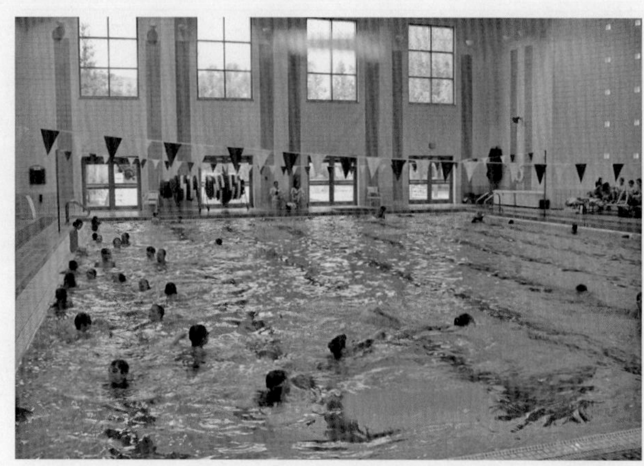

그림 27.2 발달적으로 적절한 방과 후 활동과 여름 여가활동 제공은 참여에 중요할 것이다.

- **개인의 내적인 수준:** 작업수행, 참여, 건강에 영향을 미치고 행동에 영향을 주는 조직이나 인구집단 내에 있는 개인들의 특성
- **대인관계 수준:** 지지, 정체성, 그리고 역할 정의를 제공하고 작업수행을 촉진하거나 지속시키고 건강에 영향을 주는 가족, 친구, 동료, 집단 간의 유대감
- **조직적인 수준:** 작업수행 그리고/또는 참여에 영향을 미치고 건강에 영향을 미치는 기관과 조직내의 규율 규칙, 정책, 절차, 프로그램 그리고 자원
- **지역사회 수준:** 원하는 작업수행 그리고/또는 참여를 촉진하거나 유지하고 건강에 영향을 미치는 사회적 관계망, 규범, 경향 그리고 표준
- **공공 정책 수준:** 원하던 작업수행 그리고/또는 참여를 조절, 지지, 유지하고 건강에 영향을 미치는 지역적, 주와 연방정부의 정책, 법, 그리고 프로그램

게다가, 조직, 지역사회, 인구집단을 위한 효과적인 중재는 어떤 핵심적인 근거 중심의 법칙들에 나타나있다. 이런 중재들은

- 특별한 환경에서 특정한 조직, 지역사회, 인구집단의 표현된 필요에 적합하다.
- 계획, 적용, 그리고 평가를 포함한 중재의 모든 과정에 참여자들이 속해있다.
- 다양한 수중에 있는 중재전략들이 결합한다.
- 다양한 사람의 염려들을 다룸으로 클라이언트 건강, 안녕, 그리고 삶의 질을 향상시킨다.
- 클라이언트 강점과 문화적 규범들을 세운다.
- 존재하는 자원들을 사용한다.
- 목표들을 성취하기 위해 필요한 정책과 자원들을 지지한다.
- 효과적인 자아관리와 자아효능감을 하도록 클라이언트를 준비시킨다.

조직, 지역사회, 인구집단을 위한 작업 중심의 접근

작업 중심의 접근은 클라이언트가 효과적으로 작업수행을 가능하게 하고 원하는 작업에 완전히 참여하도록 구성되어 있다. 26장에서 서술한 것처럼, 작업수행과 작업참여는 개인을 위한 작업치료의 마지막 목표이고 결과이며 뿐만 아니라 빈번하게 이런 목표들을 성취하는 수단이나 과정이다. 이것들은 또한 조직, 지역사회, 인구집단을 위한 작업치료 중재의 마지막 목표이고 결과이다.

다양한 중재 접근들이 원하는 변화와 성취하고자 하는 목표에 따라 조직, 지역사회, 그리고 인구집단에게 사용될 수 있다. 몇 가지 중재 접근들이 클라이언트의 변화에 영향을 미치도록 구성되어 있다(회복과 기술습득 훈련); 과제, 환경 또는 배경을 개조하기 위한 것들(적응, 보상); 그리고 최고의 클라이언트-환경 적합성을 제공하는 것들. 종종 접근들의 결합은 가장 좋은 결과를 가져온다. 아래 단락은 조직, 지역사회, 그리고/또는 인구집단에 대한 특정한 접근들과 그것들의 적용을 설명할 것이고 **표 27.3**에 더 많은 예시들이 제시되어 있다. 중재 접근들의 이러한 분류는 상호 간에 배타적이지 않다. 몇 가지 중재들은 다루어지는 목표와 수준에 따라 다양한 분류에 적합할 수 있다.

회복적 접근은 수행능력을 향상시키기 위해 그리고/또는 수행 제한을 감소시키거나 제거하기 위하여 구성된다. 인구집단을 위한 회복적 접근은 보조 생활시설 거주자들의 균형, 지구력, 그리고 근력을 향상시키기 위한 프로그램을 개발하는 형태이거나 암 환자들을 위한 작업 단순화 및 에너지 보존에 대한 훈련을 제공하는 형태일 수 있다.

작업기술 습득이나 훈련 접근은 작업기술이나 과정을 발달시키거나 향상시키기 위해 구성된다. 인구집단을 위한 작업기술 습득이나 훈련 중재는 감정조절 기술을 향상시키거나 괴롭힘을 감소시키기 위해 청소년을 위한 방과 후 감정조절 프로그램을 개발하거나 적용하는 것일 수 있고 장애를 가진 아동 부모들의 특별한 필요들을 다루는 부모교육 프로그램일 수 있다.

적응과 보상적 접근은 자연스런 배경에서 작업수행과 작업참여를 지지하기 위해 배경이나 활동요구들을 개조함으로

표 27.3 특정한 중재 접근들의 예들

중재 접근	중재수준	예들
교정 또는 회복 접근: 작업수행 향상시키는 작업과 목적있는 활동 사용	내적	지구력 상향을 위하여 노인을 위한 지역 쇼핑센터 내 도보로 프로그램 구축
	대인적	대인관계 지원을 촉진하기 위하여 젊은 미혼모에 대한 사회적 및 작업 기반 활동 제공
	조직적	건강한 여가 작업과 학교 과제 보조에 조첨을 둔 집이 없는 청소년들을 위한 강화(drop-in)프로그램을 위한 시간 이후 학교 시설 사용
기술습득 또는 훈련 접근: 기술이나 처리를 향상시키기 위해 정보, 훈련, 그리고 실습 제공	내적	약물 남용 치료 프로그램에서 클라이언트에게 작업기반의 적응 대처기술 교육
	대인적	부모, 교사, 동료들과 관계를 개선하고 사회 참여를 향상시키기 위해 가능한 해결 능력을 청소년들에게 교육
	조직적	정신 장애를 가진 사람들의 요구 응답과 관련된 경찰, 소방관, 응급의료요원에 대한 정기적인 교육 통합
적응적 또는 보상적 접근: 작업참여를 가능하게 하도록 과제수정 또는 도구나 장비 사용	내적	장소에서 노화를 촉진하기 위해 주거환경 수정
	조직적	정신장애를 가진 사람들의 필요를 다루기 위해 현장의 정책과 절차에 적응
	지역사회	이동 장애가 있는 사람을 위해 공공 시설에 전동 스쿠터 제공
환경수정 접근: 물리적 그리고/또는 사회적 환경 변화와 배경 수정	조직적	새로 고용된 직원을 수용하기 위해 휠체어 경사로의 기울기에 대한 특정 정보 제공
	지역사회	소셜미디어 캠페인을 사회적 배경을 수정하여 정신질환에 대한 낙인 다루기
	공공정책	운전 평가에 근거하여 노인을 위한 운전면허의 제한과 개발과 구현을 추천
교육적 접근: 지식, 태도, 그리고 행동을 향상시키기 위해 정보 제공과 학습을 촉진하는 방법, 전략, 그리고 도구들 적용	내적	지역사회 자원과 레저 기회에 초점을 맞춘 행정 교육 그룹을 선도
	대인적	치매가 있는 사람들을 유지하기 위해 적응된 작업 활동이나 정신적 및 신체적으로 능동적인 전략에 대해 가족 간병인 교육
	지역사회	청소년 심의를 위하여 집안일 동안 어려운 행동을 관리하는 방법을 그룹 홈에서 직원 교육
	공공정책	건물에 자금 조달의 필요성에 관한 정책을 교육하거나 장애가 있는 사람들이 접근할 수 있는 주거를 수정
예방 또는 건강 향상 접근: 건강을 향상시키고 손상, 질병 및 장애를 예방하기 위해 교육적, 사회적, 그리고 환경적 중재 결합	내적	충격적인 사건 이후 학교에서 작업기반 정신건강 서비스 제공
	조직적	감정적인 완화와 동료적 지원을 위해 안전하고 편안한 공간을 디자인하고 만들어 의료 종사자들의 연민의 피로를 방지
	지역사회	지역 교회에서 만성 질환 자가관리 프로그램을 제공
상담 접근: 클라이언트가 더 나은 의사결정을 하거나 상황에 더 효과적으로 대처하기 위하여 전문가의 지식과 기술 사용	조직	대피소에서 장애인의 요구를 충족하는 최선의 방법으로 재해에 대응하는 조직 상담
	지역사회	국가 정신병원에서 퇴원 후 지역사회에 정신장애를 가진 사람들의 통합에 관한 지방 정부기관을 상담
	공공정책	자폐증 아동과 그 가족에 대한 개입에 대한 모범 사례에 관한 정책수립에서 주 정부기관 상담
옹호접근: 의견을 변경하고 자원을 동원하기 위하여 설득의 힘을 이용	조직	반복적인 압박손상의 발생을 감소시키기 위해 작업환경을 수정하기 위한 관리 설득
	지역사회	지역 기업에 장애를 가진 군인의 반환 채용에 대한 옹호
	공공정책	공공 오락시설에 장애인의 완전한 참여를 촉진하는 정책의 수립에 대한 옹호

제약이 감소하도록 고안된다. 인구집단을 위한 적응과 보상 중재는 과제를 수정하는 형태이거나 여름캠프에 장애 아동의 참여를 촉진하기 위하여 특별한 장비를 제공하거나 장애가 있는 사람들의 필요를 수용하기 위하여 비상대피소에 적응 장비와 이동기구를 제공하는 형태일 수 있다.

환경수정 접근은 작업수행과 작업참여에 대한 자연적, 인공적, 그리고 사회적 장애를 감소시키기 위해 구성된다.

인구집단을 위한 환경수정 중재는 모든 능력의 아동 발달을 강화하기 위하여 유니버설 디자인 법칙에 기초하여 접근 가능한 운동장을 구성하는 형태이거나 저시력인 노인의 안전을 촉진하기 위하여 노인주택의 환경을 수정하는 형태일 수 있다.

예방과 건강 향상 접근들은 질병, 손상, 그리고 장애의 발생을 방지하고 위험요소를 감소시키며 보호 및 회복적인 요소들을 향상시키기 위하여 구성된다. WHO(1986)는 건강 향상을 "건강을 향상시키고 조절이 증가되도록 사람들을 가능하게 되는 과정" 및 적절한 "건강상태가 도기 위하여 생활양식을 바꾸도록 사람들을 돕는 과학이자 예술" 그리고 "좋은 건강 활동을 지지하는 인식 향상, 행동 변화 그리고 창조적 환경"으로 정의하였다"(p.iii). 고전적 RCT인 Clark 등(2001)과 Clark 등(1997)에 의한 건강한 노인 연구는 지역사회에 거주하는 노인들을 위하여 인구집단 중심의 건강 향상 작업치료 중재의 효과성을 나타내었다. 사회적 활동에 참여하는 사람들과 치료를 받지 않는 사람들의 비교에서 작업치료서비스를 받는 사람들이 활력, 신체적이며 사회적인 기능, 생활 만족, 그리고 일반적인 정신건강이 향상된 것으로 나타났다. 인구집단을 위한 다른 예방 및 건강 향상 중재는 반복적인 움직임으로 인한 손상을 예방하기 위해 적절하지 않은 구성에 대하여 컴퓨터 작업장을 수정하는 형태이거나 작업수행을 제한하는 이차적인 상태의 발전을 예방하는 것으로 나타난 만성적인 질병 자기관리에 대한 지역사회 중심의 프로그램을 제공하는 형태일 수 있다.

교육적 접근은 건강, 작업수행, 그리고 작업참여를 지지하는 지식, 태도, 그리고 행동에서의 긍정적인 변화를 촉진하도록 구성된다. 인구집단을 위한 교육적 중재는 장기보호 시설에 있는 직원들에게 치매가 있는 환자들의 작업참여를 촉진하는 가장 좋은 방법을 가르치거나 기관에서 노동자들의 허리 손상을 피하기 위해 안전한 들기 기술을 가르치는 형태일 수 있다. 상담 접근은 클라이언트가 독립적으로 작업과 관련된 문제를 해결하는 것이 가능하도록 구성된다. 상담은 다루어지는 염려를 정의하고 잠재적인 문제들을 확인하고 적용 전략들을 개발하기 위하여 클라이언트와 협력적인 유대감을 쌓는 것이 포함된다. 하지만, 그 중재의 실제 적용은 클라이언트의 책임이다. 인구집단을 위한 보상 중재는 지역 Boy and Girls club을 위하여 휠체어 농구 프로그램을 구성하거나 장애가 있는 사람들을 위한 Ticket to Work 서비스 향상에 대하여 추천하는 형태일 수 있다.

옹호적 접근은 "일상의 작업에 완전히 참여하기 위하여 자원을 찾고 얻도록 클라이언트에게 권한을 주고 작업적 판단을 향상"시키기 위하여 정책적, 경제적, 그리고 사회적 시스템과 단체에서 이루어지는 결정에 영향을 미치도록 구성된다. 인구집단을 위한 옹호적 접근은 낙오와 차별의 대중적 인식을 향상시키기 위하여 정신보건기관과 협력하거나 프로그램을 위하여 자금을 확보하기 위해 지역사회 비영리기관에 서비스하는 형태일 수 있다.

사용된 중재 접근들과 상관없이, 자신의 치료적 사용과 클라이언트와의 치료적 연합은 조직, 지역사회, 인구집단에 대한 어떤 형태의 중재 성공에 중요하다. 자신의 치료적 사용은 "치료적 과정의 일부로써 작업치료사의 성격, 통찰력, 지각, 그리고 판단의 사용"으로 정의된다. 관계형성, 효과적인 의사소통, 공감하기, 신뢰감 형성, 동기부여 제공, 적극적으로 경청하기, 그리고 배려하는 태도 유지는 어떤 환자와 효과적으로 상호작용하기 위한 전제조건이다.

사례 Case Vignettes

아래 사례는 조직, 지역사회, 그리고 인구집단을 위한 작업치료 중재의 예시들을 제시한다. 제시된 것처럼, 다양한 중재 접근들이 각각의 이야기에 포함되어 있다. 각 사례는 작업 프로파일, 작업수행분석 결과, 목표, 그리고 사용된 중재 접근들이 포함된다.

조직중심의 사례

Pensacola, Florida에 있는 초등학교는 그 지역의 다른 학교들보다 부모들이 병역 배치중인 아이들의 입대가 분명하게 더 높다. 이는 다양한 군대 기지 근처에 위치하고 있기 때문이다. 그 학교에 다니고 있는 대략 40%의 아이들은 한 명 또는 두 명의 부모가 Middle East conflict zone에 복무 중이다. 이런 많은 아이들은 조부모나 다른 친척들에 의해 보호를 받고 있다.

지난 6개월 동안, 선생님들은 결석이 증가하고, 수업 참여가 감소하고 또래와 상호작용이 감소하고 이 그룹 아이들의 성적이 떨어졌다고 언급하였다. 교장이 학교중심의 작업치료사인 Danielle에게 이 아이들의 필요를 확인하고 처리해

줄 학교 상담사로 일해줄 것을 요청하였다.

학교 상담사는 우울 조사를 실시하였고 아동의 약 70%가 우울 증상에 대하여 경도에서 중등도 범위의 점수에 있었다. 선생님들은 Child Behavior Checklist(CB CL)를 완성하였다. CBCL 점수는 아이들이 내재화와 외재화 둘 다에서 점수가 높은 것으로 나타났다. 내재화 행동은 감정적 반응, 분노, 우울, 회피, 그리고 신체적 불평이 포함된다. 외재화 행동은 주의력 결핍과 공격이 포함된다.

작업치료사는 선생님이 학습실패의 위험으로 확인한 부모가 군에 복무중인 아이들에게 CAPE, SSRS, SFA, PEGS를 실시하였다. CAPE결과 검사받은 아동들 중 65%가 활동 낮은 수준의 사회적 참여와 낮은 수준의 활동참여의 즐거움을 나타내었다. SSRS는 CBCL의 결과를 지지하였고 불안, 슬픔, 그리고 미숙한 분노 관리를 포함한 높은 수준의 내재화 및 외재화 행동을 보였다. 게다가, SSRS는 적은 수의 아동들이 높은 수준의 과활동과 충동성을 나타내었다.

SFA(단지 참여와 활동 수행 부분) 자료는 선생님 면담을 통해 수집되었다. 아동들은 운동장/쉬는시간에서 그리고 과도기의 사회적 행동에서 낮은 점수를 보였다. 그들은 신체적 과제에서 몇 가지 문제점들이 있었지만 어른의 지시와 학교 규칙의 준수, 과제 행동/완성, 긍정적인 상호작용, 그리고 행동조절에 문제를 보였다. 각 아동과 보호자는 아래 결과로 PEGS가 완성되었다.

1. 아동은 자기관리와 여가 활동에서 자아 효능감과 능숙함을 지각하였으나 학교와 관련된 활동에서는 낮은 수준의 능숙함을 지각하였다.
2. 부모는 자기 관리 활동에서 아동이 능숙하다고 지각하였으나 학교와 관련된 활동과 여가 활동에서는 능숙함이 더 낮은 수준이라고 지각하였다. 보호자는 아동의 일부인 능동적이 여가활동의 결핍과 사회적 철수에 대해 염려하고 있었다.

작업치료사에 의해 추천된(상담) 전략들 중 한 가지는 최근까지 부모가 군 복무중이며 초등학생 때 부모가 군 복무를 했던 동일한 성을 가진 고등학생들과 짝을 이루는 멘토링 프로그램을 개발하는 것이었다(상호작용 수준). 그 프로그램은 놀이/여가 참여 증가, 학업수행 향상, 그리고 사회적 참여 향상을 위해 구성된다. 그 짝은 게임을 하고, 숙제를 완성하고, 걸으며 이야기하고, 함께 음식을 먹기 위해 일주일에 한번 만났다.

게다가, 작업치료사는 선생님들이 정기적으로 교과과정에 결합할 표현할 수 있는 미술 프로그램을 개발하였다. 이 활동들은 부모가 군 복무중인 아동들에게 또래와 사회적으로 상호작용하고 비언어적인 감정 표현의 수단을 가질 수 있는 기회를 제공하였다(상호작용 수준). Danielle은 각 학년 수준을 위하여 나이에 적합한 표현 예술 활동을 개발하는데 신중하였다. 표현 예술 프로그램 안에 활동들은 미술과 수공예, 인형극, 드라마, 음악활동, 독서요법이 포함되었지만 제한을 두지 않았다(개선 또는 회복적 접근). 이런 활동들은 감정적 표현을 위한 창조적인 예술 활동의 효과를 제시했던 Jackson Arbesman(2005)에 기록되었던 연구에 기초하여 선택하였다.

부모와 다른 보호자들을 위한 프로그램 또한 작업치료사에 의해 개발되어 학교 웹사이트를 통해 온라인으로 제공되었다(교육적 접근, 조직적 접근). 주제로는 부모의 복무를 위하여 아동을 준비시키기, 감정적인 고충에 대한 신호를 확인하고 반응하기, 어려운 행동 관리하기, 그리고 부모의 복귀를 위하여 아동을 준비시키기가 포함되었다(상호작용 수준). 부모들의 개인적 필요를 만족시키는 다른 주제들로는 스트레스 관리, 작업 균형, 일과와 의식, 사회적 지지, 그리고 지역사회 자원이 포함되었다.

마지막으로, 작업치료사와 학교 상담사는 군 복무 상태에 관계없이 군 가족에 있는 아동을 위한 방과 후 프로그램을 만들기 위해 연구를 시작하였고 승인된 제안서를 만들었다. 그들은 또한 학교 게시판에 이런 특별한 학교를 위하여 더 많은 작업치료 시간과 학교 상담사를 충원할 것을 제시하여 요구하였다(옹호적 접근).

지역사회 중심의 사례

주의 정신보건 시설이 문을 닫아서, 노숙자이며 거리를 방황하는 정신 장애를 가진 사람들의 수가 현저히 증가하고 있다. 지역의 정신보건 서비스 기관은 이런 갑작스런 집이 필요한 사람들의 유입을 수용하기 위한 그룹 홈의 수가 부적절하다. 그 정신보건 기관의 상임이사가 그 지역 대학의 작업치료학과에 연락하여 노숙자인 정신장애가 있는 사람들의 필요를 다루어 달라는 도움을 요청하였다(상담 접근, 조직적인 수준).

지역사회의 필요와 자산을 결정하기 위해, 작업치료사인 Michael은 정신건강 문제를 가진 노숙자 5명과 현재 그룹 홈의 직원 및 주택 위원회의 구성원과 함께한 중요한 정보 제공자 인터뷰로 구성된 포커스 그룹을 실행하였다. 그룹 홈의 직원은 지역사회 내 주택의 위치에 앞서 분명한 문제는 정신적 문제가 있는 사람들의 생활기술 평가의 부족이라고 하였다. 이는 지역사회 생활을 위한 기본적인 기술이 부족하여 클라이언트를 그룹 홈내에 살도록 만든다. 결론적으로, 이런 클라이언트들은 종종 정신 입원시설로 "다시 돌아가거나" 또는 정신적 위기로 병원 응급실로 간다. 주택 위원회의 구성원은 주택 공급을 위한 필요에 대하여 합의를 하였으나 그들은 주택을 짓거나 그룹 홈에 대한 지지 직원을 제공할 돈이 없다고 하였다.

주택 위원회, 정신보건 기관, 노숙자 연합, 그리고 선출된 지역 임원에 속한 이해 당사자들과의 모임 후 작업치료사는 그 문제를 다루기 위하여 협력적인 노력을 촉진하였다(옹호적 접근, 대중 정책 수준). 더 이상 사용되지 않는 낡은 호텔을 사서 주택 위원회에서 개조하고, 정신보건 기관은 인력을 제공하고 노숙자 연합회는 기본적인 비품을 제공한다. 선출된 지역 임원들은 그 장소를 개조하기 위하여 HUD 로부터 그리고 서비스 지지를 위하여 State Department of Mental Health로부터 자금을 위하여 로비활동을 하였다. 그 대학에 있는 작업치료 학생들은 선별 및 사정도구를 수행하는데 참여할 수 있고 작업치료사인 Helfrich, Chan, 그리고 Sabol(2011)에 의해 개발되고 근거 중심의 영구적인 지지 주택 모델이 포함된 중재에 근거하여 거주자들을 위한 독립생활 기술 프로그램(기술 습득)을 제공한다. Level Ⅰ 현장연구 학생들은 서비스 제공 시 정신보건 직원들을 돕는다.

인구집단 중심의 사례

수도권 내에 있는 큰 병원은 이식센터로써 이루어져있다. 이식이 필요한 사람들과 그들의 가족들은 종종 그 나라의 먼 지역에서 이식센터 근처에서 살기 위해 이동한다. 최근, 그 병원은 이식을 기다리는 가족이나 실제 이식 과정에 참여되는 사람들을 위하여 서비스를 제공하지 않는다.

같은 도시 내에 있는 주거 보호기관에 있는 작업치료사인 Courtney는 최근에 평가와 중재를 위하여 이식 이후 환자들의 입소를 받아들이고 있다. 줄기 세포를 이식받음으로 건강 손상과 정서적 스트레스로 인해 많은 문제들을 경험하였다. 가족 구성원, 특히 보호자 또한 높은 수준의 피로와 신경적인 긴장이 나타났다. 작업치료사는 일상생활활동을 통해서 지구력과 근력을 향상시키기 위해 이식받은 사람들과 함께 일한다. 그녀는 또한 환자들에게 에너지 보존과 작업 단순화 기술을 교육할 뿐만 아니라 필요에 따른 보조기구도 제공한다. 초반에 작업치료사는 중재에 가족 구성원들을 참여시켜 그들은 에너지 보존과 작업 단순화 기술을 스스로 학습할 수 있었다. 게다가, 작업치료사는 좋은 신체 메커니즘과 생활양식(건강 향상/예방 접근, 개인 내의 그리고 상호 간의 수준) 균형의 중요성을 포함한 보호자 훈련도 제공하였다.

이러한 가족들과 일한 지 몇 달이 지난 후, 작업치료사는 이식받은 가족들과 이식을 기다리는 사람들의 가족을 위한 지지그룹에 관하여 주택관리 기관의 관리를 접근하였다(옹호적 접근법, 조직학적 수준). 그러한 지지그룹을 사랑하는 사람을 위한 보호를 마련하고, 감독하고, 제공하여 가족구성원들을 돕는다. 주택관리기관은 병원 직원을 만났고 그 병원은 지지모임을 위한 공간과 일부 자본을 제공하는데 동의하였다. 작업치료사와 사회복지사는 이런 인구집단의 필요를 만족시키기 위해 6주간의 그룹 프로토콜을 협력하여 개발하기 시작하였다. 그 그룹은 심리사회적 염려 특히 스트레스 관리를 다루고 일상을 위하여 실행적 작업 중심의 전략들을 제공한다(교육적 접근법, 인구집단 수준).

결론 Conclusion

작업치료 실행은 의미 있는 작업참여는 작업수행과 전반적인 건강을 향상시킬 수 있다는 관점에 기초한다. 만약 누가 작업은 건강의 결정요인에 동의한다면, 조직, 지역사회, 그리고 인구집단을 위한 작업 중심의 중재를 개발하고 적용하고 평가하는데 있어 작업치료사의 역할을 인식하는 것이 어렵지 않다. 작업치료라는 직업은 폭력과 남용, 노숙, 가난, 뜻하지 않은 손상, 실업, 그리고 사회적 차별을 포함하여 건강과 작업참여에 영향을 미치는 다양한 사회적 문제 해결을 돕고 답변할 수 있는 전례없는 기회들을 가지고 있다. 이러한 사회적 문제들은 조직, 지역사회, 그리고 인구집단에 영향이 미치도록 구성된 중재들을 통해 최고로 다루어진다. 기존의 기관들과의 협력과 자본의 개발은 이러한 노력으로 작업치료의 성공적인 참여에 중요할 것이다.

참고문헌 References

Achenbach, T. M.(2009). *The Achenbach System of Empirically Based Assessment(ASEBA): Development, findings, theory, and applications*. Burlington, VT: University of Vermont Research Center for Children, Youth and Families. Retrieved from http://www.aseba.org/schoolage.html

American Occupational Therapy Association.(2007). Obesity and occupational therapy: Position paper. *American Journal of Occupational Therapy, 61*, 701–703.

American Occupational Therapy Association.(2008a). Occupational therapy in the promotion of health and the prevention of disease and disability. *American Journal of Occupational Therapy, 62*, 694–703.

American Occupational Therapy Association.(2008b). Occupational therapy practice framework: Domain and process, 2nd edition. *American Journal of Occupational Therapy, 62*, 625–683.

American Occupational Therapy Association.(2011). The role of occupational therapy in disaster preparedness, response and recovery. *American Journal of Occupational Therapy, 65*(6, Suppl.), S11–S25.

Arbesman M., & Mosley, L. J.(2012). Systematic review of occupation- and activity-based health management and maintenance interventions for community-dwelling older adults. *American Journal of Occupational Therapy*, *66*, 277–283.

Baker, E. A., & Brownson, C. A.(1998). Defining characteristics of community-based health promotion programs. *Journal of Public Health Management and Practice*, *4* (2), 1–9.

Bass-Haugen, J.(2009). Health disparities: Examination of evidence relevant for occupational therapy. *American Journal of Occupational Therapy*, *63*, 24–34.

Bass-Haugen, J., Henderson, M. L., Larson, B. A., & Matuska, K.(2005). Occupational issues of concern in populations. In C. H. Christiansen, C. M. Baum, & J. Bass-Haugen(Eds.), *Occupational therapy: Performance, participation, and well-being*(3rd ed., pp. 166–187). Thorofare, NJ: Slack.

Baum, C., & Law, M.(1998). Community health: A responsibility, an opportunity, and a fit for occupational therapy. *American Journal of Occupational Therapy*, *52*, 7–10.

Blakeney, A. B., & Marshall, A.(2009). Water quality, health, and human occupations. *American Journal of Occupational Therapy*, *63*, 46–57.

Brownson, C. A.(2001). Program development for community health: Planning, implementation and evaluation strategies. In M. Scaffa(Ed.), *Occupational therapy in community-based practice settings*. Philadelphia, PA: F. A. Davis.

Christiansen, C. H., & Matuska, K. M.(2006). Lifestyle balance: A review of concepts and research. *Journal of Occupational Science*, *13* (1), 49–61.

Clark, F., Azen, S. P., Carlson, M., Mandel, D., LaBree, L., Hay, J., . . . Lipson, L.(2001). Embedding health-promoting changes into the daily lives of independent-living older adults: Long-term follow-up of occupational therapy intervention. *Journal of Gerontology: Psychological Sciences*, *56* (1), 60–63.

Clark, F., Azen, S. P., Zemke, R., Jackson, J., Carlson, M., Mandel, D., . . . Lipson, L.(1997). Occupational therapy for independent-living older adults: A randomized controlled trial. *Journal of the American Medical Association*, *278*, 1321–1326.

Classen, S., Lopez, E., Winter, S., Awadzi, K. D., Ferree, N. & Garvan, C. W.(2007). Population-based health promotion perspective for older driver safety: Conceptual framework to intervention plan. *Clinical Interventions in Aging*, *2*, 677–693.

Coster, W., Deeney, T., Haltiwanger, J., & Haley, S.(1998). *School Function Assessment(SFA)*. Retrieved from http://www.pearsonassessments.com/HAIWEB/Cultures/en-us/Productdetail.htm?Pid=076-1615-709&Mode=summary

Davis, J. R., Schwartz, R., Wheeler, F., & Lancaster, B.(1998). Intervention methods for chronic disease control. In R. C. Brownson, P. L. Remington, & J. R. Davis(Eds.), *Chronic disease epidemiology and control*(2nd ed., pp. 77–116). Washington, DC: American Public Health Association.

Dehghan, M., Akhtar-Danesh, N., & Merchant, A. T.(2005). Childhood obesity, prevalence, and prevention. *Nutrition Journal*, *4*(24). doi:10.1186/1475-2891-4-24

Freudenberg, N., Eng, E., Flay, B., Parcel, G., Rogers, T., & Wallerstein, N.(1995). Strengthening individual and community capacity to prevent disease and promote health: In search of relevant theories and principles. *Health Education Quarterly*, *22*, 290–306.

Green, L. W., & Kreuter, M. W.(1991). *Health promotion planning: An educational and environmental approach*(2nd ed.). Mountainview, CA: Mayfield.

Gresham, F. M., & Elliott, S. N.(2007). *Social skills rating system*. Los Angeles, CA: Western Psychological Services.

Guoping, L., Yanchun, F., Yingjie, Z., & Gongxiang, D.(2010). Effect of Tai Chi on physical and mental health of middle-aged and elderly population. Retrieved from http://en.cnki.com.cn/Article_en/CJFDTOTAL-HLXZ201003003.htm

Helfrich, C. A., Chan, D. V., & Sabol, P.(2011). Cognitive predictors of life skill intervention outcomes for adults with mental illness at risk for homelessness. *American Journal of Occupational Therapy*, *65*, 277–286.

Hutchison, S. D., Steginga, S. K., & Dunn, J.(2006). The tiered model of psychosocial intervention in cancer: A community based approach. *Psycho-Oncology*, *15*, 541–546.

Jackson, L. L., & Arbesman, M.(2005). *Occupational therapy practice guidelines for children with behavioral and psychosocial needs*. Bethesda, MD: AOTA Press.

King, G., Law, M., King, S., Hurley, P., Hanna, S., Kertoy, M., . . . Young, K.(2004). *Children's Assessment of Participation and Enjoyment(CAPE) and Preferences for Activities of Children(PAC)*. San Antonio, TX: Harcourt Assessment.

Kok, G., Gottlieb, N. H., Commers, M., & Smerecnik, C.(2008). The ecological approach in health promotion programs: A decade later. *American Journal of Health Promotion*, *22*, 437–442.

Kronenberg, F., & Pollard, N.(2006). Political dimensions of occupation and the role of occupational therapy. *American Journal of Occupational Therapy*, *60*, 617–626.

Kugel, J.(2010). Combating childhood obesity through community practice. *OT Practice*, *15*(15), 17–18.

Lamontagne, A. D., Keegel, T., Louie, A. M., Ostry, A., & Landsbergis, P. A.(2007). A systematic review of the job-stress intervention evaluation literature, 1990–2005. *International Journal of Occupational and Environmental Health*, *13*, 268–280.

Lau, C.(2011). Food & fun for kids: Preventing childhood obesity through OT. *OT Practice*, *16* (6), 11–17.

Maller, C., Townsend, M., Pryor, A., Brown, P., & St. Leger, L.(2006). Healthy nature healthy people: 'contact with nature' as an upstream health promotion intervention for populations. *Health Promotion International*, *21*, 45–54.

McClure, R. J., Turner, C., Peel, N., Spinks, A., Eakin, E., & Hughes, K.(2005). Population-based interventions for the prevention of fall-related injuries in older people. *Cochrane Database of Systematic Reviews* 2005, (1), CD004441. doi:10.1002/14651858.CD004441.pub2

Missiuna, C., Pollock, N., & Law, M.(2004). *The perceived efficacy and goal setting system*. San Antonio, TX: Harcourt Assessment.

Moyers, P. A.(1999). Guide to occupational therapy practice. *American Journal of Occupational Therapy*, *53*, 248–322.

Sallis, J. F., Owen, N., & Fisher, E. B.(2008). Ecological models of health behavior. In K. Glanz, B. K. Rimer, & K. Viswanath(Eds.), *Health behavior and health education: Theory, research, and practice*(4th ed.). San Francisco, CA: Jossey-Bass.

Scaffa, M. E., & Brownson, C. A.(2005). Occupational therapy interventions: Community health approaches. In C. H. Christiansen, C. M. Baum, & J. Bass-Haugen(Eds.), *Occupational therapy: Performance, participation, and well-being*(3rd ed.). Thorofare, NJ: Slack.

Substance Abuse and Mental Health Services Administration.(2010). *Permanent supportive housing evidence-based practices kit*. Retrieved from http://store.samhsa.gov/product/Permanent-Supportive-Housing-Evidence-Based-Practices-EBP-KIT/SMA10-4510

Watson, D. E., & Wilson, S. A.(2003). *Task analysis: An individual and population approach*(2nd ed.). Bethesda, MD: AOTA Press.

Webb, T. L., Joseph, J., Yardley, L., & Michie, S.(2010). Using the Internet to promote health behavior change: A systematic review and meta-analysis on the impact of theoretical basis, use of behavior change techniques, and mode of delivery on efficacy. *Journal of Medical Internet Research*, *12* (1), e4. doi:10.2196/jmir.1376

World Health Organization.(1986). *The Ottawa charter for health promotion*. Retrieved from http://www.who.int/hpr/NPH/docs/ottawa_charter_hp.pdf

Youngstrom, M. J., & Brown, C.(2005). Categories and principles of interventions. In C. H. Christiansen, C. M. Baum, & J. Bass-Haugen(Eds.), *Occupational therapy: Performance, participation, and well-being*(3rd ed., pp. 396–419). Thorofare, NJ: Slack.

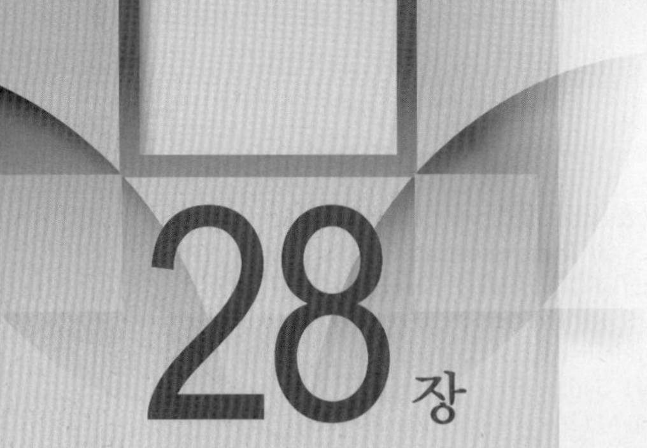

28장

클라이언트 교육

Educating Clients

용미연 옮김

개요

"우리가 말하는 것은 환자가 이해하고 기억하고 행하는 것만큼 중요하지 않습니다. 그들의 이해가 부정확하거나 불완전하다면, 우리는 그들에게 다가갈 수 있는 올바른 방법을 찾지 못한 것입니다."

— Regina Benjamin

학습목표

이 장을 학습한 후, 다음의 내용을 할 수 있을 것이다.

1. 효과적인 클라이언트 교육에 기여하는 핵심 요소를 이해한다.
2. 모든 유형의 클라이언트 교육을 통해 건강한 읽고 쓰기 능력의 중요성을 이해한다.
3. 적절한 클라이언트 교육 자료를 선택하고/하거나 개발한다.

서론 Introduction

보건관리전문가로서, 작업치료(OT) 작업치료사는 교육자이다. 우리의 클라이언트에게 가능한 안전하게 살고 건강을 향상시키기 위해 필요한 지식과 기술을 가르친다(**그림 28.1**).

놀랍지 않게, Sharry, McKenna, 그리고 Tooth(2002)는 클라이언트 교육이 작업치료사에 의해 핵심 중재 접근으로 자주 사용되었다. 효과적인 작업치료사가 되기 위해, 우리는 클라이언트를 가르치기 위한 특별한 전략이 무엇인지 알아야 하고 클라이언트를 가르치는 방법을 알아야 할 필요가 있다. 우리는 누군가 단지 한 팔을 사용할 때 혼합하기 위하여 볼을 고정하는 다양한 방법을 알 필요가 있지만 또한 클라이언트에게 가르치는 방법도 알 필요가 있다 그리고 그들은 그 전략을 잘 기억할 것이며 그 전략은 성공하게 되고 그들이 요리하는 모든 환경에서 그 전략을 일반화할 수 있다. 그러므로, 이 장은 특별한 교육전략과 효과적으로 그것들을 사용하는 방법들에 초점을 둔다. 45장은 교육과 학습에 관한 부가적인 이론적 배경을 제시한다.

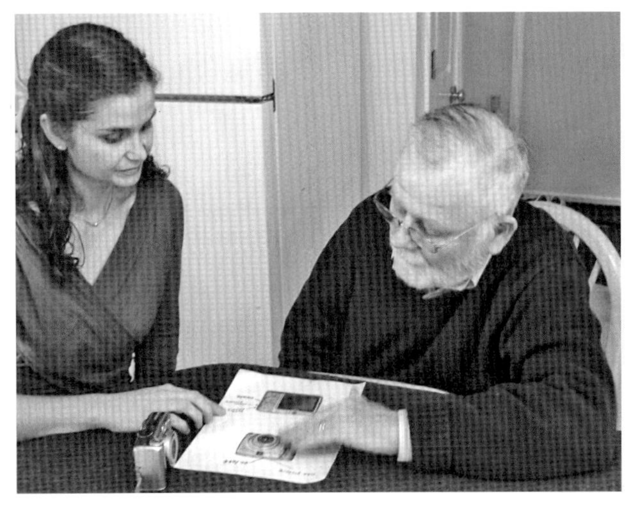
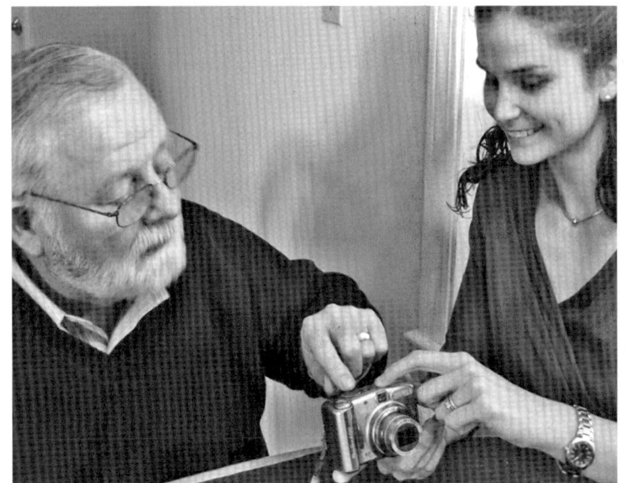

그림 28.1 간단하고 명확한 유인물과 함께 디지털 카메라를 사용하여 구두지시 강화하기

클라이언트를 교육할 때, 작업치료사는 다음 질문을 고려해야 한다.

- 왜 정보를 알려주어야 하는가?
- 누가 정보를 알아야 하는가?
- 어떤 정보가 전달될 필요가 있는가?
- 정보를 알려주기에 가장 좋은 장소는 어디인가?
- 정보를 알려주기에 가장 좋은 시간은 언제인가?
- 정보를 알려주기 위해 가장 좋은 방법은 어떻게 하는 것인가?

왜 정보를 알려주어야 하는가?

Why Does the Information Need To Be Communicated?

클라이언트 교육은 불안을 다루고 신뢰를 쌓고 더 나은 결과로 이끌어준다. 클라이언트 교육은 입원기간을 단축시키고 특히 만성적인 상태에 있는 사람들을 위한 건강관리 비용을 감소시킬 수 있다. 개인이 아프기 시작할 때, 질병과 치료에 대하여 교육을 받은 사람들은 동기가 부여되어 있으며 권고사항을 잘 지킨다. 클라이언트 교육은 일상활동에 참여하기 위한 개인의 능력을 최대화한다. 발생되는 이런 모든 것들을 위해, 작업치료사는 분명하고 더 중요하게 정보를 알려줄 필요가 있고 클라이언트가 전달된 내용을 이해했는지 확인할 필요가 있다.

클라이언트 교육은 해야할 것을 누군가에게 이야기 하는 것 이상이다. 상당히, 그것은 복잡하지만 중요한 개념으로 궁극적으로 클리닉과 가정에서 클라이언트 결과에 영향을 미치게 될 교육과 학습 전략들의 신중한 고려를 포함한다. 효과적인 클라이언트 교육은 질적인 관리의 핵심이다.

누가 정보를 알아야 하는가?

Who Needs to Know the Information?

작업치료 직종에서 클라이언트라는 용어를 광범위하게 서비스를 받는 개인, 조직, 또는 인구집단을 말하는 것으로 사용하는 것처럼, 이 장에서 클라이언트라는 용어는 가족, 보호자, 선생님, 고용인, 그리고 관련된 다른 사람들을 포함한다. 우리와 함께 일하는 모든 클라이언트의 특정한 학습 필요를 고려하는 것이 중요하다. 게다가, 한 클라이언트의 학습필요, 예를 들어, 뇌졸중을 가진 사람이 그의 아내, 딸 또는 가사도우미의 학습필요와는 다를 수 있다는 것을 의식하는 것이 중요하다. 작업치료사는 다른 개인들과 각각의 경우와 관련된 그룹들과 효과적으로 의사소통하는 것을 배워야 한다.

모든 중재에서 처럼, 클라이언트와 그의 강점, 제한점, 문화, 가치관, 흥미, 연령, 주요한 언어, 그리고 청각 능력을 아는 것은 기본이다.

또한 클라이언트의 읽기와 쓰기 능력을 아는 것 또한 중요하다. 비록 읽기와 쓰기 능력이 글을 읽고 글을 쓰는데 초점을 두고 있지만 그것은 또한 구두적인 정보를 이해하는 능력에도 영향을 미친다.

읽고 쓰기 능력

정상적인 읽고 쓰기 능력은 "개인이 적절한 건강 결정을 하기 위해 필요한 기본적인 건강 정보와 서비스를 얻고 처리하고 이해하는 능력을 가진 정도"로 정의된다. 그러므로, 정상적인 읽기 쓰기 능력은 글을 읽고 쓰는 것보다 더 많은 것을 포함한다. 또한 효과적인 말하기와 듣기 기술을 가질 필요도 있다. 기술은 의사소통하고 정보-특히 건강정보-를 공유하기 위한 중요한 방법으로 나타나기 때문에 컴퓨터를 치는 능력 또한 필요하다. 마지막으로 동기, 인지능력, 사회적 기술은 건강 정보를 모으고 이해하고 사용하는 개인의 능력에 영향을 미친다. 정상적인 읽기 쓰기 능력의 다른 정의는 개인의 기술과 환경조건 간의 상호작용을 포함하며(예, 건강관리 시스템) 이것은 개인의 정상적인 읽기와 쓰기 능력은 건강과 관련된 정보의 명확성에 따라 변화된다는 것을 명시한다. 클라이언트가 효과적으로 정보를 사용할 수 있는 방법으로 교육적 정보를 제공하여 크랄이언트가 최고의 읽기 쓰기 능력으로 기능하고 있는지를 확인하는 것은 건강관리 작업치료사로서 우리의 임무이다.

2003 NALS는 대략 3명의 미국인들 중 한 명은, 5번째 등급 수준 아래 읽기로서 정의된, **기능적으로 읽고 쓸 줄 아는 능력**을 발견하였다. 이러한 수는 단지 미미하게 더 나은 읽기 기술을 가진 사람들이 포함될 때 읽기를 노력하고자 하여 두 사람 중에 한 사람으로 증가하였다. 이러한 사람들 중 5%는 학습 장애가 있다고 기록하였다. 단지 15%가 미국 외에서 태어났다; 읽을 수 없는 사람들 중 대부분은 미국에서 태어난 토박이었다. 고등학교 졸업 미만인 사람들과 흑인, 라틴 아메리카계의 사람들은 읽고 쓰기 능력 점수가 가장 낮았다.

좋은 관찰 기술은 **읽기 수준**에 대한 많은 양의 정보를 제공할 수 있다. 클라이언트에게 어떤 쓰여진 자료를 제공할 때 클라이언트가 "나는 이것을 나중에 읽을 것이고 남편과 의논할 수 있다", "나는 집에다 안경을 놓고 왔다", 또는 "나는 당신이 말한 것-쓸 필요가 없는-을 기억할 것이다" 와 유사한 말을 하는지를 주시해야 한다. 클라이언트가 어떤 것을 읽지만 그 지시를 따라할 수 없는가? REALM와 TOFHLAD와 같은 표준화된 읽기 수준 평가가 있지만 그것들은 수행 시간을 소비하고 크라이언트를 당황하게 할 수 있다. 때로 "당신이 의학적 작성지를 가득 채우는데 어떻게 자신이 있습니까?" 와 같은 간단한 질문이 TOFHLAD 보다 더 정확하게(그리고 더 빠르게) 정상적인 읽고 쓰기 능력에 제한이 있는 사람을 확인할 수 있다.

문화

개인의 문화를 아는 것은 효과적인 교육 제공에 중요하다. 용어, 주제, 그리고 생각은 모두 대상이 되는 청중과 관련된 것이다. 가능할 때 의사소통은 개인의 주요한 언어로 이루어져야 한다. 원어민, 전문적인 통역가는 잘못된 정보전달을 예방하고 사생활을 지키는데 최고이다. 하지만, 이것은 항상 가능하지 않다. 그리고 오로지 가족 구성원들만 이용가능한 통역가가 있을 수 있다. 주의사항은 가족 구성원의 의견과 반응이 종종 잘 전달되거나 클라이언트의 대신으로 이러한 상황에서 사용된다.

문화적으로 민감한 것은 클라이언트의 주요 언어로 말하기 보다 더 많은 것들을 포함한다. 클라이언트의 문화 내에서 개인적인 공간과 시간의 의미를 고려해야 하고 확인하지 않고 판단하거나 해석하는 것을 주의해야 하며 문화적으로 관련된 시나리오를 사용해야 한다. 예를 들어, 영향을 다룰 때, 클라이언트에게 문화적으로 적절한 음식과 습관을 논의한다(예, 간장 또는 케첩; 식기도구 또는 손의 사용). 건강과 안녕에 관한 문화적 차이와 신념에 대한 인식은 자신과는 다른 문화의 사람들과 효과적인 의사소통을 향한 첫 번째 단계이다.

보호자

보호자의 교육적 필요가 충족되지 않은 많은 근거가 있다. 보호자들은 건강 상태, 진전, 일반적인 치료 견해, 그리고 이용 가능한 지역사회 서비스에 대해 더 많은 정보를 원하였다. 이런 일반적인 정보와 함께, 보호자들은 또한 특별한 필요에 들어맞는 교육적인 정보를 원하였다(예, 배우자가 안전하게 샤워하도록 돕는 방법). 보호자 교육에 대한 여러 연구들은 접근하기 쉬운 정보를 논의하였다. 단지 소책자 대신에 정보를 설명하는 것이 중요하고 의학적 용어를 피하는 것이 중요하다. 작업치료사로서, 우리는 모든 클라이언트에게 효과적인 교육을 제공하기 위해 애쓰고 각 클라이언트는 독특한 필요들을 가지고 있음을 기억해야 한다. 특별해 보호자들은 교육적인 전략과 특정한 필요에 초점을 둔 자료들이 필요하다.

어떤 정보가 전달될 필요가 있는가?

What Information Needs to Be Conveyed?

여러 연구들은 클라이언트가 알기를 원하는 것과 전문가들이 가장 중요하다고 믿는 것들 간에 큰 불일치를 발견하였다. Davis 등(1998)은 수입이 낮고, 읽기 쓰기 능력이 저하된, 소수 여성들이 잘 다루어지지 않는, 과정의 비용에 대한 학습에 가장 흥미를 보였다. Reid 등(1995)은 많은 사람들이 치료와 예후에 대한 정보를 원하지만 아직 이것은 종종 잘 다루어지지 않는 것을 알았다.

작업치료사로서 우리는 클라이언트들에게 일상생활에 참여하도록 돕는 전략들을 가르친다. 우리는 개인에게 지역사회 교통수단 사용을 위한 전략들을 가르친다. 우리는 부모들

업무 딜레마

Mr. Cervero가 혼자 옷 입기 위한 학습을 돕기

Mr. Cervero는 여러 해 전에 스페인에서 미국으로 온 85세 남성이다. 그는 실어증을 가지고 있다. 그리고 그가 읽으려고 노력하지만 그는 말하는 것인 무엇인지 대부분 이해한다. 그는 3년 전 뇌졸중 전에 영어에 유창했지만 그의 모국어는 스페인어이다. 그는 6학년에 걸쳐 스페인에 있는 학교에 다녔고 그런 다음 가족의 가게에서 일하기 시작했다. 그의 아내의 기억이 악화되어 가고 있고 그를 위해 그녀가 제공하는 도움을 감소시킬 필요가 있기 때문에 그의 목표는 스스로 자기관리를 할 수 있는 것이다. 현재, 그는 한 손으로 옷을 입고 있다. 그가 시각적이고 구두적인 지시로 병원에서 스웨터를 입을 수 있지만 그가 집에서 옷을 입을 때 세션을 실행하도록 상기시킬 수 있는 주거 지시를 원한다.

당신이 이 장의 남아있는 세션을 읽음으로, 다음 질문에 대해 생각해보라:

1. Mr. Cervero를 위해 친절하게 이런 유인물 사용자를 위해 사용되는 몇가지 전략들은 무엇인가?
2. 병원에서 배운 것을 집에서 강화하기 위해 인쇄 재료 외에 사용하는 다른 전략이 있는가?

에게 놀이 활동에 그들의 아이들이 참여하도록 돕는 전략들을 가르친다. 우리는 정신건강 직원들에게 그들의 환자들의 필요를 가장 잘 충족시키는 환경을 개조하는 전략을 가르친다. 그 목록들은 끝이 없다. 모든 클라이언트 교육을 위한 핵심은 목표를 제한하는 것이고 클라이언트가 알기를 원하고 필요로 하는 정보에 초점을 두는 것이다. 비록 알기에 좋은 어떤 것을 포함하는 것이 가치로울 수 있으나 더 많은 것이 종종 더 좋은 것은 아니다. 클라이언트가 알기 위해 당신이 중요하다고 믿는 것이 아닌, 클라이언트에게 중요한 정보가 우선시 되는 것을 기억하라.

정보를 알려주기에 가장 좋은 장소는 어디인가?

클라이언트 교육이 행해지는 장소는 이해와 회상에 영향을 미칠 수 있다. 정보는 수치심이 없는 환경, 클라이언트가 질문하기에 자유롭고 이해의 어려움을 고백하고, 반복을 요구하기에 자유롭다고 느끼는 환경에서 공유되어야 한다. 소음이 없는 조용한 환경은 클라이언트가 토의되는 주제에 집중할 수 있는 환경을 제공한다. 예를 들어, 텔레비전이나 라디오를 꺼달라고 요구하라, 좋아하는 쇼가 하고 있다면 더 좋은 시간을 찾아라. 개인적인 방과 코너를 찾아라. 만약 클라이언트가 자료를 읽고 있다면 눈부심이 거의 없거나 제거하는 동시에 적절한 밝기를 확인하라.

정보를 알려주기에 가장 좋은 시간은 언제인가?

통증, 불안, 화냄, 욕설 사용과 같이 내부적인 집중 방해는 정보를 흡수하고 이해하는 개인의 능력에 영향을 미친다. 가능하면, 클라이언트 교육 전에 이러한 방해들을 해결하라. 몇 몇 사람들은 "아침형 인간"이고 다른 사람들은 저녁에 더 명료하고 정보에 수용적이기 때문에 모든 클라이언트 교육 시간을 고려하라. 학교에서 일할 때, 부모 교육을 제공하기 위해 저녁 시간을 계획하라. 직장을 퇴근하고 모임에 참여하기 위해 일을 마치는 시간대가 필요한 부모들은 불만이나 화를 내면서 도착할 수 있고 새로운 정보를 경청하는데 마음이 덜 열려질 것이다.

보호의 과정을 넘어 정보의 시기를 고려하는 것은 중요하다. 뇌졸중을 가진 환자들과 그들의 보호자들의 교육적 필요에 대한 체계적인 면담에 대하여, 많은 연구들은 교육적 필요는 시간에 따라 변한다는 것을 발견하였다. 예를 들어, 건강관리의 급성기 시기에 대한 교육적 필요는 재활에 있는 사람들과는 다르다. 클라이언트 교육 필요의 시기는 하루 중 시간과 회복 과정 시기 모두와 관련해서 고려된다.

정보를 알려주기 위해 가장 좋은 방법은 어떻게 하는 것인가?

정보의 회상은 정보가 제시된 방법에 따라 다르다. 보여지는 내용의 구성은 클라이언트가 정보를 이해하고 적용하는데 도움이 된다. 이것인 특히 읽기와 쓰기 능력이 저하된 사람들에게 사실일지 모르나 모든 사람들-특히 새로운 환경에 있는 사람들, 새로운 정보를 배운 사람들, 고통에 있는 사람들, 또는 불안해하는 사람들은 자료가 분명하게 조직적인 방법으로 보여질 때 유익할 것이다. 그러므로 말하기 전에 전달되는 정보를 계획하라, 논리적으로 정보를 순서에 맞게 말하고 기억하라. 예를 들어, 만약 당신이 아동의 가방을 가볍게 하도록 돕고자 아동 그룹과 일하고자 한다면, 진술에 따라 시작하라, "넣을 것이 무엇인지를 결정하라. 두 번째, 가장 뒤

BOX 28.1 클라이언트 교육 시 고려하는 다양한 방법들

설명
글이나 오디오 지시 제공
가능 시(작업치료사에 의해) 시범
- 활동수행
- 모델 사용
- 그림 보여주기
- 비디오 보여주기
- 멀티미디어 사용

Teach-back technique(환자에 의한)
- 다시 시범보이기
- 자신의 말로 다시 설명
- 동료에게 가르치기

쪽에 무거운 책을 넣어라. 그리고 세 번째, 가방의 앞에 가벼운 것을 넣어라." 쓰여진 정보들을 말하고 전개시켜, 스스로에게 먼저 필요한 정보를 표현하라; 그리고 질적인 것을 나타내기 위해 숫자를 사용할 때, 더 높은 숫자는 항상 더 좋은 질을 전달해야 한다. 명확한 제안으로 제공되는 정보는 일반적인 제안보다 더 많이 회상된다. 예를 들어, "일주일에 3번 30분 동안 힘차게 걸어라"는 "일주일에 여러 번 운동하라" 보다 더 많이 회상되어진다.

구두적인 의사소통과 함께 시범, 모델, 사진은 또한 사람들이 정보를 이해하는데 도움이 된다. 안전을 위하여 잡동사니를 치우는 것의 중요성에 대해 클라이언트에게 교육할 때, 부엌의 전과 후를 보여주고 안전을 위협하는 요소와 그것들이 해결된 방식을 알려주어라. 특히, 개인들로 구성된 그룹과 일을 할 때, 다른 사람들이 다르게 배우기 때문에 다양한 교육 방법을 사용하라. 심지어 한 클라이언트와 일할 때도, 다양한 교육 방법은 핵심 정보를 강조하고 이해와 기억을 촉진하는데 도움이 된다(**Box 28.1**을 보라).

마지막으로 이해했는지 확인해야 한다. 작업치료사는 분명하고 조직적이며 일관되었다고 믿을 수 있다. 하지만 만약 클라이언트가 메시지를 이해하지 못했다면, 그 작업치료사는 성공하지 못한 것이다. 수동적인 사람이나 계속해서 동의한다고 계속 고개를 끄덕이는 사람은 내용을 완전히 이해하지 못할 지도 모른다. 그러므로 가능하다면, 클라이언트에게 시범을 보이고 그들의 말로 반복하고, 다른 예시를 사용하여 개념을 설명을 보여 다시 가르치는 "재교육 기술"을 사용하라. 이 기술은 클라이언트가 정보를 이해하고, 더 중요하게, 건강 결과가 향상되었는지를 확인하는데 효과적이다. 적절하다면, 클라이언트에게 시범을 보여달라고 하거나 다른 클라이언트에게 가르치라고 요구하라. 클라이언트는 치료사와 함께 할 때 보다 동료와 함께 할 때 질문을 더 많이 받고 이해가 안 되었음을 시인한다.

광범위한 체계적 고찰에서, Berkman 등(2011)은 기술을 갖추는데 있어 반복, 정보에 대한 예비시험, 그리고 강조를 포함하여, 건강 결과를 향상시기키 위한 모든 형태의 클라이언트 교육을 위해 고려되는 중요한 법칙을 요약하였다. 일반적으로, 클라이언트와 의사소통하기 위한 세 가지 방법이 있다: 구두로, 쓰기로, 그리고 미디어를 통해(비디오, 라디오, 그리고 **멀티미디어** 포함).

구두로 의사소통하기

클라이언트와 대면한 의사소통은 말하는 대화 스타일을 사용하고, 인정을 위한 비구두적 지시를 제공하고, 그리고 이해했다는 비언어적인 지시의 해석을 허용하기 때문에 가장 효과적인 근거가 제시된다. 대면한 의사소통은 또한 클라이언트가 질문에 응답하거나 과제수행을 통해 이해를 나타낼 수 있기 때문에 종종 상호적이다. 구두적인 의사소통은 또한 궁극적으로 더 나은 치료적 결과를 이끌 수 있는 관계형성과 신뢰를 향상시킬 기회를 제공한다.

읽기와 쓰기 기술이 저하된 누군가와 구두적인 의사소통으로, 단어 선택이 일관되도록 한다. 예를 들어, 먹기 기술에 대한 치료 동안, 은그릇이란 단어는 식사도구와 교차로 사용되는 대신 식사도구 사용 동안 사용되어져야 한다. 대화에 사용되는 낯설거나 도전적인 단어들은 정의되어야 하고 약어는 설명되어야 한다. 성공 또는 중재와 같은 단어들은 정의되어야 하고 더 일반적인 단어들로 사용되어야 한다. ROM과 ADL과 같은 약어들은 그것들이 완전히 설명된 후에만 사용되어야 한다. 그런 다음, 이해했는지를 확인한다. 만약 당신이 단어 선택이 의심스러우면 항목을 설명하기 위해 사용되는 단어가 무엇인지 클라이언트에게 물어라, 그리고 일관되게 단어를 사용하라. 예를 들어, 셔츠나 블라우스처럼 가장 선호하는 것이 무엇인지를 소녀나 여성에게 물어야 한다.

듣기에 어려움이 있는 클라이언트와 의사소통은 다른 어

BOX 28.2 까다로운 가독성 활동의 단순화된 측정

이 장의 가독성 수준을 결정하라. 까다로운 식의 단순화 된 측정을 사용하여 다음 문장에서 세 개 이상의 음절을 가진 단어 수를 결정하라: 이장의 첫 10문장, 이 장의 마지막 10문장, "자료의 읽기 수준" 단락의 첫 10문장. 그 번호를 가지고, 가장 가까운 완벽한 정사각형을 찾아라(예, 3개 이상의 음절을 가진 67 단어들이 있다면 가장 가까운 완벽한 정사각형은 64이다). 그 제곱근을(즉, 8) 가지고, 다음 3의 정수를 추가하라.(즉, 11). 이 숫자는 재료의 대략적인 등급/읽기 수준과 동일하다.

려움들이 나타난다. 조용하고 소음이 없는 환경을 선택하고, 말하기 전에 클라이언트에게 집중하라고 하고, 클라이언트 바로 앞에 앉는 것이 도움이 된다. 종종, 클라이언트는 한 쪽 보다 다른 쪽으로 더 잘 듣는다. 그래서 이것을 확인하고 더 잘 들리는 쪽으로 스스로 위치를 잡을 시간을 가져라. 만약 보청기를 착용하고 있다면, 그것들의 위치와 작동이 되는지를 확인하라. 만약 청각이 매우 손상되어 있다면, 말하기 대신 또는 말하기와 함께 다른 의사소통 방식을 사용하라.

쓰기로 의사소통하기

대부분의 사람들은 환자-의사와의 상호작용 동안 말한 내용의 80%를 잊어버린다. 그리고 그들이 기억하고 있다고 여겼던 것들의 절반을 부정확하게 기억한다. 출력된 자료로 구두적인 의사소통 보강은 회상하고 이해하는데 도움이 될 수 있다. 의사소통의 쓰여진 문서는 말을 강화하고, 말한 것이 등록되고, 전달된 것이 상기되도록 한다. 구두적인 정보를 이해하는 능력은 쓰여진 정보를 이해하는 능력과 다른데 이는 독자가 쓰여진 정보를 얻는 속도를 조절할 수 있고 필요할 경우 다시 그것을 볼 수 있기 때문이다. 만약, 정보를 적는 것이 가치있다면, 독자가 내용을 사용할 수 있는지를 확인하는 것이 중요하다. 글 쓰기로 효과적인 의사소통을 위해, 내용의 표현과 일기 수준을 고려하는 것이 필요하다.

자료의 읽기 수준

신문과 같은 대중적인 정보는 종종 10대나 그 이상의 수준에서 쓰여진다. 하지만 많은 사람들은 훨씬 더 낮은 수준에서 읽는다. 교육적인 내용이 기록된 작업치료를 고찰하는 연구에서, Griffin, McKenna, 그리고 Tooth(2006)은 클라이언트가 독서 능력이 7세나 8세 수준에 있는 것을 나타내는 반면 자료들은 9세나 10세 수준에서 쓰여져 있음을 발견하였다. Davia 등(1998)은 모든 개인들을 위해 4세에서 6세 수준으로 자료가 쓰여지면 이해가 증가함을 발견하였다. 그 연구는 또한 더 간단한 형식은 더 높은 교육과 더 높은 유익에 나쁜 영향을 주지 않는 것을 제시하였다. 쓰여진 자료에 낮은 읽기 수준의 사용은 많은 사람들의 필요를 채운다.

전자식 독서능력 점수화가 동반된 SMOG formula와 Gunning Fog index scale과 같은 쓰여진 자료의 읽기 수준을 결정하기 위한 많은 평가들이 있다. SMOG formula는 **Box 28.2**에 제시되어 있다. 하지만 일반적으로 짧은 문장이나 한 개 또는 두 개 음절의 사용은 낮은 독서 수준을 유지시킬 간단한 전략이다.

독서 수준에 더하여, 다른 요소들이 출력된 자료의 독서능력에 영향을 미친다. 예를 들어, 모든 대문자의 사용은 대문자와 소문자를 혼합한 것보다 읽기다 더 어려운데 이는 독자는 읽는데 도움이 되는 단어의 항태를 사용하기 때문이다. 예를 들어, 모두 대문자일 때, AND는 직사각형처럼 보이고 시각적으로 FOR, THE, 또는 세 글자로 된 단여와 매우 유사하다. 만약 소문자이라면, and, for, 그리고 the는 모두 다른 형태를 가지게 되어 빠르게 단어를 구별하기가 수월하다. **Box 28.3**은 레이아웃과 폰트 사용 시 쉽고 어려운 예시들을 제공한다.

쓰여진 정보를 읽을 수 있도록 하기 위해, 수동태 보다는 능동태를 사용하고 긍정적인 기술들을 사용하라. 예를 들어, "옷을 입을 때 당신의 오른팔이 먼저 넣어져야 한다" 대신에 "옷을 입을 때 먼저 당신의 오른팔을 넣어라"로 기록한다. 그리고 "당신의 팔을 빨리 올리지 마라" 대신 "당신의 팔을 천천히 올려라"로 말한다.

구두적 의사소통과 유사하게, 쓰기에서 일반적인 단어의 사용은 읽기가 더 쉽다. physician 대신 doctor라는 단어의 사용이 종종 적합하다. 대부분의 사람들은 cognition보다는 thinking skills이라는 문구를 더 잘 이해한다. 만약 cognition 단어의 사용이 중요하다면, 그것을 정의하고, 일관되게 사용하라. 시각화하는 간단한 서술은 또 다른 도움이 되는 전략이다. 단지 작은 항목으로 들어올릴 것을 누군가에게 독려할 때 일반적으로 사용되는 "빵 상자보다 더 무겁지 않아"라는 표현은 "1피트×1피트×2피트 보다는 더 무겁지 않아"라는 것보다 이해하기가 더 쉽다.

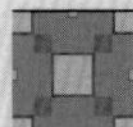

BOX 28.3 글꼴 및 레이아웃 읽기의 쉬운 예와 어려운 예

1. 모든 대문자로 쓰여진 자료보다 대문자와 소문자를 조합하여 쓰여진 자료를 읽기가 더 쉽다.
2. Arial, a sans serif 글꼴보다 Times New Roman, serif 글꼴 읽기가 더 쉽다.
3. 9포인트 글꼴을 사용한 자료보다 12포인트 글꼴을 사용한 자료가 읽기가 더 쉽다.
4. 당신이 지금 읽고 있는 단일 공간보다 더 적은 것보다 단일 공간이 있는 위에 쓰여진 자료를 읽기가 더 쉽다. 공간과 흰 공간을 허용하는 것이 중요함을 기억하라.

자료 프리젠테이션

쓰여진 모든 정보의 전반적인 프리젠테이션은 중요하다. 프리젠테이션은 사용되는 종이형태, 종이와 프린트 된 색, 폰트 크기와 스타일, 시각화, 그리고 구성이 포함되지만 이것들로 제한되지 않는다. 이런 요소들은 내용을 보고, 내용을 읽고, 내용을 이해하는 능력에 영향을 줄뿐만 아니라 내용을 읽고자 하는 동기에도 영향을 준다.

폰트와 종이. 대부분의 사람들이 쓰여진 내용을 볼 수 있도록 하기 위해 세리프 폰트와(특정한 것의 마지막에 그은 선들) 12포인트로 된 형태이어야 한다. 14크기 또는 더 큰 폰트는 저시력인 독자를 위해 사용되어야 한다(**Box 28.3**을 보라). 이 저자들은 또한 화려한 글꼴이나 이탤릭체를 사용하지 말 것을 권고하였다. 일반적으로, 동일한 폰트 형태가 문서 전체에서 사용되어야 한다.

광택이 있는 종이는 눈부시게 하고 읽기를 어렵게 할 수 있기 때문에 인쇄물을 사용해야 한다. 흰 종이 위에 검은 인쇄물은 대조적으로 가장 효과적이다. 하지만, 만약 컬러를 원한다면, 색상환으로부터 반대되는 색을 사용하는 것이 중요하다. 예를 들어, 만약 노란 종이를 사용한다면 폰트는 주황색 보다는(노랑색 다음 색) 검정색(노랑과 반대되는)을 사용해야 한다.

구성. 내용의 구성은 독서능력에 영향을 준다. 볼드체나 밑줄로 핵심 정보를 강조하는 것은 중요한 정보에 집중하게 한다. 제목은 정보를 정리하는데 도움이 된다. 단어나 사진들로 모든 종이를 채우기보다는 하얀 공간을 두는 것이 자아 효능감을 촉진시킨다. 정보로 가득차고 매력이 없는 책자를 보면 클라이언트는 낙담할 것이다(**그림 28.2**를 보라). 핵심 정보는 처음 또는 가장 나중에 포함시켜라 그 이유는 독자가 가장 중요한 정보를 기억하기 때문이다.

여백은 시각적 지시를 위해 중요하다. 주제와 소주제 아래보다는 위에 더 많은 여백을 남겨라. 이것은 빠른 시각적 훑기로 정보를 함께 묶는다. "에너지 보존이란 무엇인가" 그리고 "에너지 보존의 중요한 법칙은 무엇인가" 와 같이 주제로 간단한 질문의 사용을 고려하라. 5개나 그 이하의 분류로 정보를 나누는 것은 회상을 촉진한다. 정보는 집 안의 방에 의해(환경 개조에 대한 소책자를 위해), 감각에 의해(각각 처리에 관한 소책자를 위해), 또는 주제에 알맞은 어떤 분류에 따라 나누어질 수 있다(**Box 28.4**를 보라).

가능하면, 내용은 개인화되어야 한다. 이것은 내용의 주제에 사용자의 이름을 쓰거나 개인화된 운동을 위해 빈 칸을 두거나 제시를 덧붙여 긴단히 수행할 수 있다. "운동프로그램" 보다는 "당신의 운동프로그램"과 같은 용어의 사용이 내용의 회상과 만족도에 차이를 보인다.

시각화. "하나의 사진은 천 개의 단어보다 가치가 있다" 라는 옛 말은 사진이 분명하고 적절할 경우 옳은 말이다. 여러 연구들은 문장과 시각과 모두를 사용하여 쓰여진 내용은 문장만 있는 내용보다 더 잘 받아들인다는 것을 보여주고 있다. 정상적인 읽기 쓰기에 관한 문헌은 문화적으로 적절하고 이해하기 쉽고 간단한 캡션을 사용한 시각화의 중요성을 강조한다. 대중적으로 인식하고 있는 간단한 단어의 형태를 사용하라. 예를 들어, 통증이 발생하기 전에 활동을 멈추는 것의 중요성을 강조하기 위해 정지 신호의 그림을 사용하라. 단어와 같이, 시각화는 긍정적으로 전달되어야 한다. 예를 들어, 선을 그어서 칩과 쿠키 사진보다는 건강한 음식의 사진을 넣어라. 몇 가지 시각화는 도움이 되기보다는 혼란스럽게 할 수있다. 예를 들어, 많은 화살표가 있는 그림이나 작은 폰트와 많은 줄로 된 버스 스케줄은 사용하기가 어렵다. 시각화 사용의 목적은 이해를 향상시키는 것이다. 장식품으로써 사용되는 사진들은 메시지로부터 빗나갈 수 있다. 포함되는 모든 사진들은 생각을 전달하고, 내용안에 있는 메시지를 강화해야 한다.

인쇄된 자료 평가하기. 가장 효과적으로 인쇄된 자료를 발전시키는 가장 좋은 방법은 자료 개발에 대상이 되는 청중들을 참여시켜 초안과 개정의 피드백을 위해 잠재적인 사용

저시력 팁

1. 불빛을 향상시켜라

- 읽거나 쓰는 자료 표면 위로 불을 직접 비추어라.
- 표면에 더 가깝게 불빛을 가져와라.
- 과제를 비추는 불빛과 함께 머리 위에도 불을 켜라. 모든 조명의 전구가 작동하는지 확인하고 그것들이 켜지는지 확인하라.
- 나이트 라이트를 유지하고 침대 옆에 손전등을 유지하라.

2. 대조를 증가하라

- 카펫과 "대조되는" 색으로 벽칠하기를 고려하라.
- 의자나 긴 의자에 매우 대조되는 쿠션이나 모포를 추가하라.
- 욕실 벽과 매우 대조되는 색깔있는 타올과 바닥 매트를 사용하라.
- 흰 종이에 검정색 마커를 사용하라.

3. 눈부심을 감소하라

- 그늘로 전구가 완전히 덮여있는지 확인하라.
- 내부와 외부에서 야구 모자를 착용하라.
- 외출 시 몸에 두르는 필터를 착용하라.
- 광택이 낮거나 광택이 없는 바닥과 테이블 광택제를 사용하거나 빛나는 표면을 덮는 테이블보를 사용하라.

4. 크기를 증가하라

- 크게 인쇄되고 매우 대비되는 글자가 있는 항목들 라벨을 붙여라.
- 도서관에서 크게 인쇄된 책을 빌려라.
- 컴퓨터 상에서 글꼴을 변경해라.

A

저시력 팁

불빛을 향상시켜라.

읽거나 쓰는 자료 표면위로 불을 직접 비추어라.
표면에 더 가깝게 불빛을 가져와라.
과제를 비추는 불빛과 함께 머리 위에도 불을 켜라
모든 조명의 전구가 작동하는지 확인하고 그것들이 켜지는지 확인하라.
나이트 라이트를 유지하고 침대 옆에 손전등을 유지하라.

대조를 증가하라.

카펫과 "대조되는" 색으로 벽칠하기를 고려하라.
의자나 긴 의자에 매우 대조되는 쿠션이나 모포를 추가하라.
욕실 벽과 매우 대조되는 색깔있는 타올과 바닥 매트를 사용하라.
흰 종이에 검정색 마커를 사용하라.

눈부심을 감소하라.

그늘로 전구가 완전히 덮여있는지 확인하라.
내부와 외부에서 야구 모자를 착용하라.
외출 시 몸에 두르는 필터를 착용하라.
광택이 낮거나 광택이 없는 바닥과 테이블 광택제를 사용하거나 빛나는 표면을 덮는 테이블보를 사용하라.

크기를 증가하라.

크게 인쇄되고 매우 대비되는 글자가 있는 항목들 라벨을 붙여라.
도서관에서 크게 인쇄된 책을 빌려라.
컴퓨터 상에서 글꼴을 변경해라.
시중에서 판매하는 대형 인쇄품들을 구입하라(예, 대형 인쇄 벽시계, 대형 인쇄 달력, 대형 인쇄 카드 놀이).

당신의 다른 감각들을 사용하라.

상승점 또는 밝은 색상으로 된 스토브와 전화기처럼 물건들에 표시하라.
시중에서 판매하는 말하는 물건들을 구입하라(예, 음성 시계).
나쁜 것이 있는지 확인하기 위해 먹기 전에 냉장고에 있는 어떤 물품들을 냄새 맡아라.

B

그림 28.2 A. 읽기 쉽게 디자인이 잘된 브로셔. B. 독자를 좌절하게 만드는 디자인이 잘못된 브로셔(A파트와 동일한 내용)

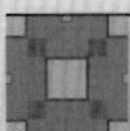

BOX 28.4 읽기 어려운 또는 읽기 쉬운 형식의 예

침실
– 침대 테이블 위에 등불 놓기
– 침대 옆에 전화기 두기

욕실
– 밤에 심야등 켜두기
– 욕조 안에 미끄러지지 않는 스티커 두기

• **침실**
– 침대 테이블 위에 등불 놓기
– 침대 옆에 전화기 두기

• **욕실**
– 밤에 심야등 켜두기
– 욕조 안에 미끄러지지 않는 스티커 두기

자에게 질문하는 것이다. SAM은 쓰여진 자료들이 잘 개발되었는지를 확인하기 위해 사용되는 승인된 여러 평가들 중 하나이다. SAM은 대략 30분이 소요되고 결과는 숫자로 매겨지는데, 더 높은 점수가 청중들을 위한 자료의 적합성이 더 좋다는 것을 의미한다. **Box 28.5**는 클라이언트와 사용할 인쇄자료를 개발하거나 선택할 때 고려해야 하는 빠른 체크리스트를 제시한다.

미디어로 의사소통하기

오디오, 비디오, 그리고 멀티미디어는 클라이언트에게 정보를 전달하기 위해 사용될 수 있는 다른 전략들이다. 이론적으로 이런 의사소통의 방법들은 비용 효율성(예. 개발된 이후로, 여러번 다시 사용될 수 있다)과 읽고 쓰기 능력이 제한된 사람들을 위해 효과적인 것을 포함하여 다양한 장점들이 있다. 읽기와 쓰기 기술이 저하된 사람들은 그것이 재미있고, 상호적이며 적절한 방식으로 개발되었다면 정보를 듣고 보는 것이 유익할 수 있다. 하지만, 미디어 사용은 읽고 쓰기 기술이 저하된 사람들에게 만병통치약은 아니다. 평균이나 평균이상의 지능을 가지고 있더라도, 읽고자 노력하는 사람들은 종종 다르게 정보를 처리하고 단어가 제한적이고 집중기간이 짧을 수 있다. 모든 사람들은 학습방식이 다르다. 일부는 읽기로 다른 사람들은 듣기로, 학습이 가장 잘 된다.
대부분의 경우, 다양한 형태로의 정보학습은 정보를 강화하고 회상을 돕는다.

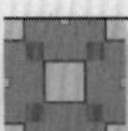

BOX 28.5 인쇄물을 만들거나 선택 시 고려할 것들에 대한 체크리스트

사용자의 특징
— 고려되는 사용자의 연령은?
— 고려되는 사용자의 교육 그리고/또는 읽기 수준은?
— 고려되는 사용자의 가치, 신념, 그리고 흥미는?

포함되는 정보
— 사용자가 알기를 원하는 정보인가?
— 사용자가 알아야 할 필요가 있는 정보인가?
— 몇 가지 핵심 목표에 한정된 정보인가?

자료의 읽기 수준
— 제한된 수의 길거나/또는 조합된 문장인가?
— 오로지 3개 이상의 음절 단어가 있는가?
— 대부분이 일반적이고 일상적인 단어인가?

자료의 표현
— 세리프가 사용된 글꼴 형태인가?
— 최소 12포인트 글꼴 크기인가(저시력을 가진 사람들을 위해 더 큰)
— 글자색과 종이의 색이 강하게 대조되는가?
— 매트용지가 사용되는가?
— 강조하기 위해 굵게 또는 밑줄을 사용하는가?
— 많은 정보와 레이아웃에 사용된 제목과 부제목이 있는가?
— 적절한 공백이 사용되었나?
— 처음과 나중에 핵심 정보가 포함되어 있는가?
— 개인의 필요를 고려한 정보인가?

시각자료
— 시각자료는 문화적으로 적절한가?
— 각 시각자료에 간단한 설명이 포함되어 있는가?
— 시각자료가 긍정적으로 전달되는가?
— 시각자료가 정보를 전달하는가?(단지 장식이 아닌)
— 시각적 자료가 보기 쉬운 순서인가?

문화 관련
— 자료는 의도하는 청중과 관련이 있는가?
— 용어는 문화적으로 적절한가?
— 추가하기 전에 의도하는 청중과 자료를 검토했는가?
— 추가 자료는 사용자의 주요 언어로 사용할 수 있는가?

오디오와 비디오

오디오와 비디오 자료를 선택하거나 개발 시, 쓰여진 정보와 같이 유사하게 고려해야 할 사항이 있다. 예를 들어, 주제를 제한하는 것이 모든 클라이언트 교육에 중요하다. 메시지는 오디오 동안 5분 이하여야 하고 비디오 동안은 중단 없이 8분 이하여야 한다. 인쇄된 자료에서, 자료의 처음과 끝에 제시된 정보가 잘 기억된다. 반면 오디오와 비디오에서는, 끝에 표현된 정보가 가장 잘 회상된다. 가능한, 오디오의 경우, 목표로 하는 대상과 같은 사람들의 목소리를 사용하라. 그리고 비디오에서, 이미지는 목표로 하는 대상과 같은 사람들인지를 확인하라.

클라이언트 교육을 위해 비디오 사용의 효과성에 관하여 엇갈린 결과가 있다. 암과 관련된 비디오 메시지의 이해를 실험한 연구에서, Mazor 등(2010)은 표현된 정보를 자주 이해하지 못하는 것을 발견하였다. Haines 등(2009)은 노인의 낙상을 감소시키기 위해 비디오 중심의 운동 프로그램의 효과성을 실험한 연구에서, 일반적인 관리를 받은 대조군과 일반적인 관리에 더하여 비디오 운동 프로그램을 받은 그룹 간에 유의한 차이를 발견하지 못하였다. 하지만, 다른 연구에서, 비디오 사용의 효과성을 발견하였고, Weiss(2007)은 만약 비디오가 유념하여 올바른 문학 규칙을 준수하고 있다면 비디오를 통한 클라이언트 교육은 효과적일 수 있다고 강조한다.

멀티미디어

긍정적인 건강 결과를 촉진하기 위해 사용될 수 있는 새롭고 혁신적인 의사소통 기술들이 무수히 있다. 예를 들어, 상징된 의사소통 대체물은 대면 대화를 시뮬레이션하는 컴퓨터 동영상 기계이고 비언어적인 행동을 전달할 수 있다. 정보는 시간 압박이 없는 환경에서 일관되고, 반복적인 방식으로 제공될 수 있고 읽기 쓰기의 모든 수준에 있는 클라이언트에게 효과적인 것으로 제시되고 있다.

터치 스크린 작용(다음 질문을 발생시키는 응답과 함께)이 요구되는 컴퓨터 게임과 소프트웨어는 정보 전달 시에 종종 재미있고 동기부여가 되며, 효과적이다. 대면적인 교육에 더한 컴퓨터 기반 교육은 대면만 할 때보다는 더 효과적이라는 것이 문헌고찰에서 제시되었는데 이는 클라이언트가 추가 정보를 받아들이고 집중하기 때문이다. 임상 치료에서 컴퓨터 활용 환자 교육 자료의 체계적 고찰에서, 적게, 긍정적인 효과가 있었다.

건강 교육에서 컴퓨터 사용에 관한 연구가 과거 15년 동안 증가하였지만, 접근성과 편리함의 부족으로 그 잠재성이 현실화되지 않고 있다. 클라이언트 교육을 위한 기술 사용 증가의 목표와 희망은 정상적인 읽기와 쓰기 능력이 저하된 사람들의 이해를 증가시키고 건강 차이를 감소시키는데 도움이 되는 것이다. 하지만, 아직까지, 컴퓨터 기술의 사용은 건강 차이를 악화시킬 수 있다는 염려가 있는데 이는 읽고 쓰기 능력이 저하된 많은 사람들이 기술에 접근할 수 없거나 기술을 사용할 수 없기 때문이다. 클라이언트 교육을 위하여 컴퓨터 기술을 사용한다면, 클라이언트의 정보 기술 지식, 의욕과 흥미, 적용의 편리성과 기능성, 적용과 사용 비용, 그리고 사회 기반 시설과 지지를 고려하라. 비디오, 오디오, 또는 멀티미디어를 통한 의사소통이 효과적일 수 있다. 하지만 쓰여진 자료들보다 개발하는데 시간이 더 소요되고 생산하는데 더 비싸다. 앞서 설명한 것처럼, 사용자에게 친근한 쓰여진 자료를 만들고 독서 능력을 증가시키기 위한 다양한 방법들이 있지만, 그것들이 어떻게 잘 개발되었는가에 상관없이 인쇄된 자료만으로는 많은 사람들이 이해할 수 없다. 읽고자 노력하는 클라이언트를 위하여, 대체물로써의 미디어 사용은 비용과 시간이 가치로울 수 있다.

결론 Conclusion

한 가지 방법의 클라이언트 교육은 모든 사람들에게 효과적이지 않다. 일부 자료들과 학습은 교육하는 어떤 방식에서 더 적합하고 일부 사람들은 어떤 교육 전략을 통해 가장 잘 학습한다. "한 사이즈가 모두에게 맞다"는 클라이언트 교육에 효과적이지 못한 표어이다. 클라이언트를 교육하는 최고의 방법을 결정하기 위해 더 많은 연구들이 필요하지만, 개인이나 그룹의 특정한 필요와 의사소통의 다양한 방식을 고려하는 것은 클라이언트에게 가치 있는 정보를 전달하는데 도움이 될 것이다.

참고문헌 References

Allison, R., Evans, P. H., Kilbride, C., & Campbell, J. L.(2008). Secondary prevention of stroke: Using the experiences of patients and carers to inform the development of an educational resource. *Family Practice*, *25*, 355–361. doi:10.1093/fampra/cmn048

American Medical Association.(1999). Health literacy: Report of the council on scientific affairs. *Journal of the American Medical Association*, *281*, 552–557.

American Occupational Therapy Association.(2008). Occupational therapy practice framework: Domain and process, 2nd edition. *American Journal of Occupational Therapy*, *62*, 625–683. doi:10.5014/ajot.62.6.625

Ammenwerth, E., Iller, C., & Mahler, C.(2006). IT-adoption and the interaction of task, technology and individuals: A fit framework and a case study. *BMC Medical Informatics and Decision Making*, *6*, 3. Retrieved from http://www.biomedcentral.com/content/pdf/1472-6947-6-3.pdf

Atkinson, T.(2003). Plain language and patient education: A summary of current research. *Research Briefs on Health Communication*. The Centre for Literacy. Retrieved from http://www.centreforliteracy.qc.ca/health/briefs/no1/no1.pdf

Beranova, E., & Sykes, C.(2007). A systematic review of computer-based softwares for educating patients with coronary heart disease. *Patient Education and Counseling*, *66*, 21–28. doi:10.1016/j.pec.2006.09.006

Berkman, N. D., Davis, T. C., & McCormack, L.(2010). Health literacy: What is it? *Journal of Health Communication*, *15*(Suppl. 2), 9–19. doi: 0.1080/10810730.2010.499985

Berkman, N. D., Sheridan, S. L., Donahue, K. E., Halpern, D. J., Viera, A., Crotty, K., . . . Viswanathan, M.(2011). *Health Literacy Interventions and Outcomes: An updated systematic review*(Evidence Report/Technology Assessment, 199. AHRQ Pub. No. 11-E006). Rockville, MD: Agency for Healthcare Research and Quality.

Bernardini, C., Ambrogi, V., Fardella, G., Perioli, L., & Grandolini, G.(2001). How to improve the readability of the patient package leaflet: A survey on the use of colour, print size, and layout. *Pharmacological Research*, *43*(5), 437–444. doi:10.1006/phrs.2001.0798

Bickmore, T. W., Pfeifer, L. M., Byron, D., Forsythe, S., Henault, L. E., Jack, B. W., . . . Paasche-Orlow, M. K.(2010). Usability of conversational agents by patients with inadequate health literacy: Evidence from two clinical trials. *Journal of Health Communication*, *15*(Suppl. 2), 197–210. doi: 10.1080/10810730.2010.499991

Bradshaw, P. W., Ley, P., & Kincey, J. A.(1975). Recall of medical advice: Comprehensibility and specificity. *The British Journal of Social and Clinical Psychology*, *14*, 55–62.

Caress, A. L.(2003). Giving information to patients. *Nursing Standard*, *17*(43), 47–54.

Centers for Disease Control and Prevention.(2009). *Simply put: A guide for creating easy-to-understand materials*(3rd ed.). Atlanta, GA: Author. Retrieved from http://www.cdc.gov/healthcommunication/ToolsTemplates/Simply_Put_082010.pdf

Davis, T. C., Crouch, M. A., Long, S. W., Jackson, R. H., Bates, P., George, R. B., & Bairnsfather, L. E.(1991). Rapid assessment of literacy levels of adult primary care patients. *Family Medicine*, *23*, 433–435.

Davis, T. C., Fredrickson, D. D., Arnold, C., Murphy, P. W., Herbst, M., & Bocchini, J. A.(1998). A polio immunization pamphlet with increased appeal and simplified language does not improve comprehension to an acceptable level. *Patient and Education and Counseling*, *33*, 25–37.

Doak, C. C., Doak, L. G., & Root, J. H.(1996). *Teaching patients with low literacy skills*(2nd ed.). Philadelphia, PA: J. B. Lippincott.

Dreeben, O.(2010). *Patient education in rehabilitation*. Boston, MA: Jones and Bartlett.

Drench, M. E., Noonan, A. C., Sharby, N., & Hallenborg, V. S.(2007). *Psychosocial aspects of health care*(2nd ed.). Upper Saddle River, NJ: Pearson Education.

Executive Secretariat.(2003). *The plain language initiative*. Retrieved from http://execsec.od.nih.gov/plainlang/guidelines/index.html

Fry, E.(1968). A readability formula that saves time. *Journal of Reading*, *11*, 513–516.

Griffin, J., McKenna, K., & Tooth, L.(2006). Discrepancy between older clients' ability to read and comprehend and the reading level of written educational materials used by occupational therapists. *American Journal of Occupational Therapy*, *60*, 70–80.

Gunning, R., & Kallan, R.(1994). *How to take the fog out of business writing*. Chicago, IL: Dartnell.

Hafsteinsdóttir, T. B., Vergunst, M., Lindeman, E., & Schuurmans, M.(2011). Education needs of patients with a stroke and their caregivers: A systematic review of the literature. *Patient Education and Counseling*, 85(1), 14–25. doi:10.1016/j.pec.2010.07.046

Haines, T. P., Russell, T., Brauer, S. G., Erwin, S., Lane, P., Urry, S., . . . Condie, P.(2009). Effectiveness of a video-based exercise programme to reduce falls and improve health-related quality of life among older adults discharged from hospital: A pilot randomized controlled trial. *Clinical Rehabilitation*, *23*, 973–985. doi: 10.1177/0269215509338998

Institute of Medicine.(2004). *Health literacy: A prescription to end confusion*(Report Brief). Washington, DC: The National Academies Press. Retrieved from http://www.iom.edu/Reports/2004/Health-Literacy-A-Prescription-to-End-Confusion.aspx

Janda, M., Stanek, C., Newman, B., Obermair, A., & Trimmel, M.(2002). Impact of videotaped information on frequency and confidence of breast self-examination. *Breast Cancer Research and Treatment*, *73*, 37–43.

Katz, M., Kripalani, S., & Weiss, B. D.(2006). Use of pictorial aids in medication instructions: A review of the literature. *American Journal of Health-System Pharmacy*, *63*, 2391–2397. doi:10.2146/ajhp060162

Kessels, R. P. C.(2003). Patients' memory for medical information. *Journal of the Royal Society of Medicine*, *96*, 219–222.

Keulers, B. J., Welters, C. F. M., Spauwen, P. H. M., & Houpt, P.(2007). Can face-to-face patient education be replaced by computer-based patient education? A randomised trial. *Patient Education and Counseling*, *67*, 176–182. doi:10.1016/j.pec.2007.03.012

Kutner, M., Greenberg, E., Jin, Y., & Paulsen, C.(2006). *The Health Literacy of America's Adults: Results from the 2003 national assessment of adult literacy*(NCES 2006–483). U.S. Department of Education. Washington, DC: National Center for Education Statistics.

Mazor, K. M., Calvi, J., Cowan, R., Costanza, M. E., Han, P. K. J., Greene, S. M., . . . Williams, A.(2010). Media messages about cancer: What do people understand? *Journal of Health Communication*, *15*(Suppl. 2), 126–145. doi:10.1080/10810730.2010.499983

Microsoft Office Online.(2010). *Test your documents readability*. Retrieved from http://office.microsoft.com

Moyers, P. A., & Dale, L. M.(2007). *The guide to occupational therapy practice*(2nd ed.). Bethesda, MD: AOTA Press.

National Cancer Institute.(2003). *Clear and simple: Developing effective print materials for low-literate readers*. Retrieved from http://www.cancer.gov/cancertopics/cancerlibrary/clear-and-simple/page1

Nikoletti, S., Kristjanson, L. J., Tataryn, D., McPhee, I., & Burt, L.(2003). Information needs and coping styles of primary family caregivers of women following breast cancer surgery. *Oncology Nursing Forum*, *30*, 987–996. doi:10.1188/03.ONF.987–996

O'Connell, B., Baker, L., & Prosser, A.(2003). The educational needs of caregivers of stroke survivors in acute and community settings. *The Journal of Neuroscience Nursing*, *35*, 21–28.

Osborne, H.(2005). *Health literacy from A to Z: Practical ways to communicate your health message*. Sudbury, MA: Jones and Bartlett.

Parker, R. M., Baker, D. W., Williams, M. V., & Nurss, J. R.(1995). The test of functional health literacy in adults: A new instrument for measuring patients' literacy skills. *Journal of General Internal Medicine*, *10*, 537–541.

Pignone, M., Harris, R., & Kinsinger, L.(2000). Videotape-based decision aid for colon cancer screening. A randomized, controlled trial. *Annals of Internal Medicine*, *133*(10), 761–769.

Qualls, C., Harris, J., & Rogers, W.(2002). Cognitive-linguistic aging: Considerations for home health care environments. In W. Rogers & A. Fisk(Eds.), *Human factors interventions for the health care of older adults*(pp. 47–67). Mahwah, NJ: Lawrence Erlbaum.

Rankin, S. H., Stallings, K. D., & London, F.(2005). *Patient education in health and illness*(5th ed.). Philadelphia, PA: Lippincott.

Reid, J. C., Klachko, D. M., Kardash, C. A. M., Robinson, R. D., Scholes, R., & Howard, D.(1995). Why people don't learn from diabetes literature: Influence of text and reader characteristics. *Patient Education and Counseling*, *25*, 31–38.

Rudd, R. E., & Anderson, J. E.(2006). *The health literacy environment of hospitals and health centers. Partners for action: Making your health care facility literacy-friendly*. Boston, MA: Harvard School of Public Health. Retrieved from http://www.hsph.harvard.edu/healthliteracy/files/healthliteracyenvironment.pdf

Sarkar, U., Karter, A. J., Liu, J. Y., Adler, N. E., Nguyen, R., Lopez, A., & Schillinger, D.(2010). The literacy divide: Health literacy and the use of an internet-based patient portal in an integrated health system-results from the diabetes study of northern California. *Journal of Health Communication*, *15*(Suppl. 2), 183–196. doi:10.1080/10810730.2010.499988

Sarkar, U., Schillinger, D., López, A., & Sudore, R.(2011). Validation of self-reported health literacy questions among diverse English and Spanish-speaking populations. *Journal of General Internal Medicine*, *26*(3), 265–271. doi:10.1007/s11606-010-1552-1

Schillinger, D., Piette, J., Grumbach, K., Wang, F., Wilson, C., Daher, C., . . . Bindman, A. B.(2003). Closing the loop: Physician communication with diabetic patients who have low health literacy. *Archives of Internal Medicine*, *163*, 83–90.

Sharry, R., McKenna, K., & Tooth, L.(2002). Occupational therapists' use and perceptions of written client education materials. *The American Journal of Occupational Therapy*, *56*, 573–576.

Treweek, S. P., Glenton, C., Oxman, A. D., & Penrose, A.(2002). Computer-generated patient education materials: Do they affect professional practice? A systematic review. *Journal of the American Medical Informatics Association*, *9*, 346–358. doi:10.1197/jamia.M1070

van Servellen, G.(2009). *Communication skills for the health care professional: Concepts, practice, and evidence*(2nd ed.). Sudbury, MA: Jones and Bartlett.

Wagner, L., Davis, S., & Handelsman, M. M.(1998). In search of the abominable consent form: The impact of readability and personalization. *Journal of Clinical Psychology*, *54*(1), 115–120.

Washington, K. T., Meadows, S. E., Elliott, S. G., & Koopman, R. J. (2011). Information needs of informal caregivers of older adults with chronic health conditions. *Patient Education and Counseling*, *83*, 37–44. doi:10.1016.j.pec.2010.04.017

Weiss, B. D.(2007). *Health literacy and patient safety: Help patients understand*(2nd ed.). Chicago, IL: American Medical Association Foundation. Retrieved from http://www.ama-assn.org/ama1/pub/upload/mm/367/healthlitclinicians.pdf

Wilson, E. A., & Wolf, M. S.(2009). Working memory and the design of health materials: A cognitive factors perspective. *Patient Education and Counseling*, *74*(3), 318–322. doi:10.1016/j.pec.2008.11.005

Wofford, J. L., Smith, E. D., & Miller, D. P.(2005). The multimedia computer for office-based patient education: a systematic review. *Patient Education and Counseling*, *59*, 148–157. doi:10.1016/j.pec.2004.10.011

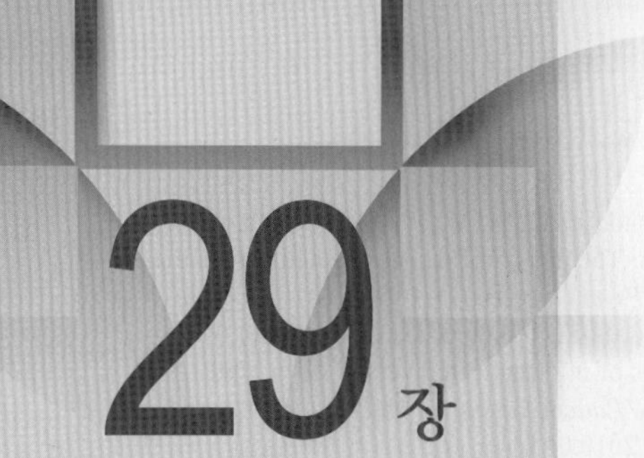

29장

수행배경 개조

Modifying Performance Contexts

용미연 옮김

개요

학습목표

이 장을 학습한 후, 다음의 내용을 할 수 있을 것이다:

1. 작업치료사가 배경에서 작업을 검토하는 이유를 설명한다.
2. 환경적 요소들이 수행 배경에 영향을 미치는 방법을 설명한다.
3. 클라이언트의 집, 일터, 학교, 그리고 지역사회에 걸쳐 다양한 배경에서 적용할 수 있는 중재를 설명한다.
4. 작업치료사로서 당신의 수행에 배경적 요소들이 어떻게 영향을 미치는지 비판적으로 반영한다.
5. 특정한 환경적 중재 접근들을 지지하는 근거를 검토한다.

소개: 작업치료 실행에서 환경과 배경의 역할

각 인간은 환경 체계에서 세워진 생활공간에서 산다. 작업치료사는 환경적 요소들이 클라이언트의 작업참여와 수행에 중요한 영향을 미치는 것을 인식하고 있다. 환경은 작업행동, 수행, 그리고 참여의 다양한 모델에서 현저한 특징이 있다. 이런 모델들은 광범위하게 환경을 검토하고 일부는 교류적인 인간-환경-작업(PEO)의 연관성을 강조한다. 개념적으로 합동적인 PEO나 좋은 PEO 조화의 결과는 적절한 작업수행과 참여이다. 합동성이 저하되거나 나쁜 PEO 조화일 때, 환경개조는 조화를 향상시키고 작업수행과 참여를 향상시키기 위한 중요한 전략이 된다.

ICF에서 기술된 것처럼, **환경**은 물리적 요소(생산품과 기술과 자연환경과 인간이 만든 환경의 변화); 사회적 요소(사회적 지지와 연계성); 태도(문화, 실행, 이념, 가치관, 규범, 그리고 신념); 그리고 서비스, 시스템, 그리고 정책을 포함할 수 있다. **Box 29.1**에 더 많이 기술되어 있다. ICF에서 또한 배경은 환경적인 요소와 함께 성별, 인종, 연령, 생활양식, 사회적 배경, 교육, 직업, 정신적 특성과 같은 상호연결이라고 기술하였다.

환경은 또한 시간에 따른 인간의 경험과 행동을 형성하는데 중요한 역할을 수행한다. 사람의 가치와 신념은 사회적이며 문화적인 환경의 요소에 의해 형성된다. 동시에, 인간은 능동적으로 환경을 형성하고 그들이 살고, 일하고, 놀고 있는 환경에 영향을 받는다. 작업은 각 사람의 특정한 주변 환경인 배경 내에서 발생한다. 계속해서, 작업에 붙여진 의미와 작업이 발생되는 장소나 환경에 있는 의미는 어떤 주어진 작업 내에서 개인의 참여에 영향을 미치며 이것은 시간에 따라 변할 수 있다. 게다가, 클라이언트의 작업 경험은 **배경의 형상**으로부터 분리될 수 없음을 우리가 이해하는 것이 중요하다. 18장에서, 장소와 공간의 의미가 실험되고 설명된다. 작업치료 실행을 위한 이런 개념과 제안은 작업수행과 참여를 위한 배경을 수정하려는 중재를 고려할 때 매우 중요하다.

작업치료사는 일상적으로 클라이언트가 작업에 참여하도록 환경을 수정한다. 이런 수정은 작업의 수행과 참여, 게다가 클라이언트, 보호자, 그리고 다른 사람들의 안전과 안락을 향상시킬 수 있다. 환경수정은 또한 우리의 클라이언트만이 아니라 배경 내에 있는 사람들에게도 영향을 줄 수 있고, 우리는 그런 배경을 사용하거나 사용할 수 있는 모든 사람들을 위하여 가장 적절한 것을 고려해야 한다.

환경적 배경은 개인의 이전과 현재 경험에 따라, 사람들이 행동할 가능성을 갖도록 할 수 있고, 기회와 자원, 또는 조건과 방해물로써 검토될 수 있다. 예를 들어, 퇴직한 부부가 교외 지역에 있는 자신의 주택에서 가게와 더불어 커다란 쇼핑몰, 사무실, 영화관, 그리고 대중교통체계와의 접근성과 연결된 도시 중심의 높이 지은 보다 높은 아파트로 이사를 갔다. 그들은 쇼핑몰에서 많은 자원들을 사용하였고 그들이 가능한 많은 여가 기회에 참여하였다. 하지만, 그들은 쇼핑몰 주변의 길을 찾는데 어려움이 있었고, 그 문들은 무겁고 열기가 어려웠으며 군중들이 신경이 쓰였다. 결과적으로, 초반에 지지적인 것으로 여겨졌던 환경적 특징들이 작업참여에 방해가 되었다.

작업수행과 참여가 가능하게 하는 배경 수정의 효율성을 나타내는 근거들이 많아지고 있다. 예를 들어, 보호자 훈련과 교육과 더불어, 주거환경 개조와 주거에 대한 보조공학은 클라이언트의 일상생활활동을 향상시키고, 낙상을 예방하며 손상이 감소되도록 한다. 사회적이며 지역사회 중심의 작업의 참여는 환경적 장해물이 제거될 때 가능하다. 게다가, 작업치료사는 수행배경 수정은 "사람을 고치기" 위해 노력하는 중재보다 더 쉽게 성취되고 더 빨리 효과가 있을 수 있다는데 동의한다. 환경수정을 지지하는 근거들은 이 장의 끝에 더 자세히 기록되어 있다.

이 장에서 용어의 사용

이 장 전체에서, 클라이언트라는 용어는 건강이나 기능 상태에 상관없이 개인, 그룹, 조직, 또는 지역사회를 말한다. 대부분의 경우에서 작업치료사는 신체적 또는 정신적으로 건강하거나 장애가 있는 개인적인 클라이언트와 일하지만 이 장의 저자들은 클라이언트는 작업수행이나 참여에 방해를 받은 경험이 있는 누구나가 포함될 수 있다. 그래서, 예를 들어, 활동 제한이 있을 것으로 예상되는 장애가 없는 사람들은 제한적이거나 차별적인 사회적 태도나 생애 과정에 작업적 이행이 어려우므로 작업참여 여전히 장애를 겪을 수 있다.

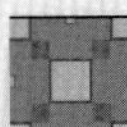

BOX 29.1 ICF의 환경요소들

1. **제품과 기술:** 개인의 현 환경에서 채집, 창조, 생산, 제조되고 있는 자연제품이나 인공제품 또는 제품 체제, 장비 그리고 기술. 예로, 휠체어와 음성발생 장치.
2. **자연환경 및 인위적 환경 변화:** 환경 내 인구의 특성뿐만 아니라 자연적 또는 물리적인 환경 속의 생물과 무생물, 사람에 의해 변화된 환경을 구성하는 구성 요소. 예로, 소리, 온도, 그리고 빛이 포함된다.
3. **지원과 관계:** 집, 직장, 학교, 또는 놀이 활동이나 여타 일상활동 중 다른 사람에게 신체적 또는 감정적 지원, 양육, 보호, 보조, 관계를 제공하는 사람이나 동물. 예로 가족 구성원들, 친구들, 개인적 도움 제공자
4. **태도:** 습관, 버릇, 이념, 가치관, 표준, 사실적 믿음 그리고 종교적 믿음의 가시적 결과이다. 분류되는 태도는 자신의 태도가 아니라 다른 사람이 보여주는 태도이다. 예로, 가족과 전문가의 개인적인 태도, 사회적 태도, 사회적 표준.
5. **서비스, 시스템 및 정책:** 서비스는 프로그램, 작동, 그리고 개인의 필요를 충족시키기 위해 고용인, 협회, 조직, 정부에 의해 지방적, 공동체적, 지역적, 국가적, 사회적 수준에서 설립된-민간, 공공, 또는 자발적-서비스로 구성된다. 시스템 및 정책은 각각 사회의 다양한 분야에서 서비스, 프로그램 및 기타 인프라 활동을 조직한 것으로, 지방, 지역, 국가, 국제정부 또는 다른 인식 당국에 의해 설립된 관리 제어 및 모니터링 메커니즘과 규칙, 규정 및 표준을 포함한다. 예로 접근가능한 교통과 주택에 대한 정책의 유용성이 포함된다.

인간의 권리와 포괄적이고 접근 가능한 환경에 대한 권리

세계적인 인권 선언문에 모든 인간의 권리와 자유는 민족, 피부색, 성별, 사회적 기원지, 또는 다른 상태를 포함하여 그들의 상태에 상관없이 주어져야 한다고 제시되어 있다. 국제적 조약부터, 주 단위, 지방자치적 또는 기관적 정책까지 격차를 줄이면서 다양한 법률이 전 세계적으로 제정되고 있다. 그것들은 모두 사회적 그룹이나 개인이 공유지에 속하거나 속하지 않는 방법을 형성한다. 이런 법률과 정책은 더 개인주의적인 남아프리카 문화부터 더 집단적인 사회인 아프리카와 아시아 문화까지, 공통의 유익에서 가치를 어디에 두느냐는 공공의 장소와 단체를 개발하고 접근 시에 문화적 가치들을 반영한다.

인종차별 반대 법률은 윤리적, 종교적 또는 성적 정체성을 가진 소수의 사람들을 **포함**하여 모든 소수그룹의 소속을 보장하기 위하여 많은 사법권에서 개발되고 있다. 예를 들어, 캐나다 인권협회(1976)는 인종, 민족적 또는 윤리적 기원, 피부색, 종교, 연령, 성별, 성적 기호, 장애와 다른 상태에 근거한 차별을 금지한다. 이러한 많은 정책들은 어렵게 얻은 성취이며, 1964년 미국 시민권 협회처럼, 엄청난 열성적인 노력을 희생하며 얻었고 심지어 모든 사람들을 참여시키기 위하여 사회적으로 더 통합적인 장소로 세상을 만들고자 사람들의 생활이 헌신되었다. 기관적 수준에서, 단체와 공공의 협회는 이상적으로 차별을 예방하는 고용 평등 정책을 개발하였다. 이런 법률과 정책들은 모든 사람이 집, 일, 교육, 그리고 다른 공개적 그리고 개인적으로 자금화할 기회에 접근하도록 보장한다. 본질적으로, 그것들은 작업참여를 가능하게 하거나 불가능하게 할 수 있다.

장애인의 권리는 일반적으로 개발도상국에서 인간 또는 시민의 권리 법률을 통해 보호한다. 예를 들어, 미국 장애인 협회(1990)는 미국 전역에서 대중 환경, 서비스, 고용, 편의시설, 전기통신에 동일한 기회와 동일한 접근권을 이루기 위해 만들어졌다. 2008년 ADA 개정법은 일을 하는 것과 같은 주요한 삶의 활동이 상당히 제한된 손상을 더 광범위하게 포괄하기 위해 "장애"의 개정된 정의를 제시한다. 접근 가능한 디자인을 위한 ADA 규범은 대중적이며 사적인 서비스 분야, 프로그램, 그리고 시설들이 접근성의 필요조건을 준수하고 적용하는 방법을 제시한다. 접근성에 대한 안내서는 또한 놀이지역, 길의 공공의 권리, 그리고 외부 레크리에이션 지역을 위해 개발되었다. ADA와 많은 국가 내 유사한 제정법의 초점은 장애인의 사회적 소속과 독립적인 생활을 가능하게 하는 것이다. 70장은 이런 문제들에 대한 부가적인 통찰을 제시한다. 작업치료사는 소외된 인구집단과 장애를 가진 사람들에게 영향을 미치는 정책과 법률에 친숙해야 하는데 이런 지식이 그들의 실행에 영향을 미치기 때문이다.

이런 사회적 정책들은 지속적으로 개정되고 개발되며 모든 사회적 그룹을 위해 작업참여에 동일한 접근권을 향상시키기 위해 작업치료사에게 공간을 제공한다. 그리고 임상에 있는 많은 지도자들은 잠재적으로 영향을 주는 환경적 배경 내에서 공중보건정책에 더 많이 속해있는 잠재적인 지도자라고 스스로 여겨 작업치료사들에게 요청한다. 많은 작업치료사와 작업과학 연구가들은 사회적으로 물리적으로 포괄적인 환경을 조성하는 공공 정책을 만들기 위해 그들의 연구를 적극적으로 활용한다. 요약하면, 사회에서 지도자인 작업치료사는 포괄적인 사회 정책의 개발과 창조에서 능동적이기 위해 기존의 공공 정책의 적용과 문지기로써 행동하는 것 이상으로 행동해야 한다.

수행 배경을 수정하기 위한 중재의 틀

Framing Interventions to Modify Performance Context

환경적 요소들을 분류하고 장애, 참여, 그리고 환경 간의 복잡한 관련성을 수술하기 때문에 ICF가 재활에서 유용함과 동시에, 이 장의 저자들은 Bronfenbrenner(2005)의 생물생태학적 모델의 견해로부터 나온 환경에 대한 관점도 유용하다고 생각한다. 그의 모델은 다양한 환경 수준 간에 상호연계성을 설명한다. 이 모델은 일차적으로 시간의 흐름에 따른 인간 발달을 고려하지만, 환경적 체계의 역동적인 상호작용을 개념화한 방식은 특히 작업참여와 수행에 대한 작업치료의 초점과 연관되어 있다.

그 모델은 5가지 시스템으로 구성된다: **그림 29.1**에 제시된 것처럼 미시체제, 중간체제 외부체제, 거시체제, 그리고 연대체제. 인접한 시스템들은 서로 상호작용하고 결합한다. 미시체제는 개인이 가장 직접적으로 속해있는 곳이며 집, 이웃, 예배장소, 또는 학교가 포함된다. 중간체제는 다양한 미세체제의 상호작용을 나타낸다. 예를 들어, 가정 환경에서 아동의 가족 유대감은 학교 미시체제에서 수행하는 방법에 영향을 미칠 것이다. 외부체제는 사람들이 거의 속해 있지 않은 영역이지만 그럼에도 그들의 작업참여에 영향을 미친다. 예를 들어, 보조공학을 위하여 자금화 활 기회를 규정하는 정부 정책은 어떤 주어진 미시체제 내에서 개인이 어떻게 기능하느냐에 영향을 미친다. 거시체제는 모든 사람들이 살고 있는 문화적이며 사회적 구조를 포함한다. 사람들이 다른 사람과

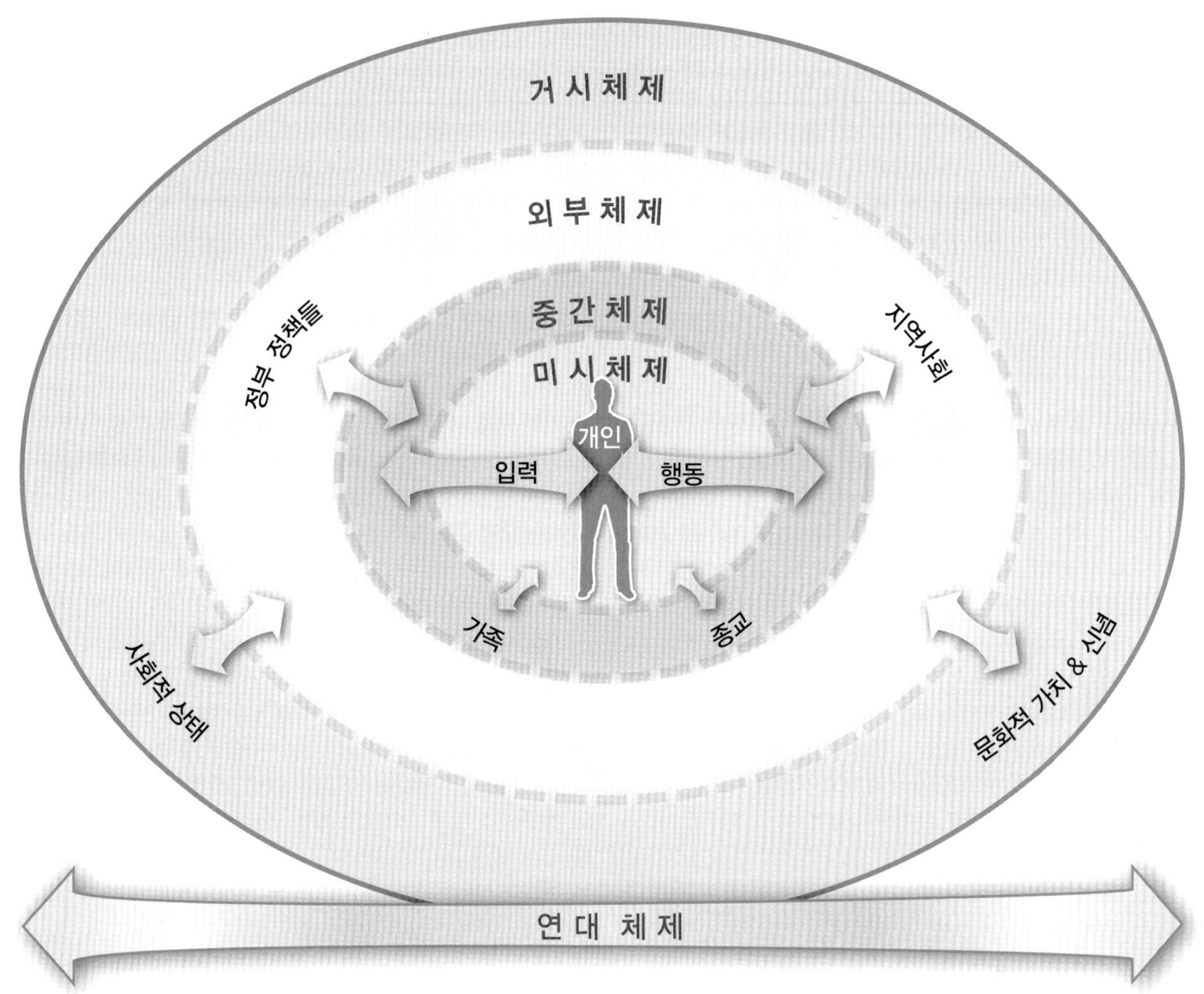

그림 29.1 Bronfenbrenner의 생물학적 모델에 의해 제시되는 것으로 환경의 수준 간에 역동적인 상호작용

의 상호작용 방법을 이끄는 문화적이며 사회적인 구조들은 이런 시스템의 배경적 특성들의 예시이다. 한가지 문화적으로 우세한 남아메리카 서부지역의 사고방식과 관련된 가치들은 치료 과정 중 이해를 어떻게 형성할 것인가 그리고 치료사가 일하는 다양한 문화적 배경 내에서 이것들이 어떻게 상호작용할 것인가를 고려해야 한다. 마지막으로, 연대체제는 시간과 역사의 중요한 요소를 고려하며 시간에 따른 배경 변화가 개인의 인생과정 전환과 상호작용하고 이에 영향을 미치는 방법이 고려된다.

중요하게 Bronfenbrenner의 모델은 사람들이 일생 동안 다른 시기에 역할이 변함으로 이런 환경적 시스템 안에 참여하는 것을 인식한다. 뿐만 아니라 앞서 언급한 것처럼, 작업치료사는 클라이언트의 작업수행을 가능하게 하도록 이런 체계들을 통해 다양한 방법으로 상호작용한다. 이 장의 Gary Lau의 사례 연구는 작업치료사가 주거개조와 보조기기에 대한 지원에 더 접근하기 위하여 외부체제의 수준에서 **지지**하는 동안 물리적 접근성을 향상하기 위하여 주거 미시체제 내에 있는 개인과 참여하는 방법을 설명한다. 또한 이 사례 연구는 거시체제 수준에서 클라이언트와 치료사의 문화적 가치가 어떻게 상호작용하는지를 보여주며 이는 치료적 유대감에 영향을 미친다.

중요한 것은, 치료사들은 자신의 미시, 중간, 외부 그리고 연대적 배경이 클라이언트와 상호작용을 어떻게 형성할 것인지를 인식할 필요가 있다. 이는 **유연성**과 중요하게는 자아인식이 필요하다.

중재 Interventions

평가과정이 완성될 때, 작업 목표로 표적을 삼은 클라이언트의 정체성에 초점을 둔 중재는 작업치료 실행의 틀이나 캐나다 실행과정 틀처럼 체계적인 접근을 사용하여 개발된다. 작업수행과 참여를 가능하게 하는 목표는 중재 계획의 발

사례 연구 29.1 Part One: 뇌 손상 이후 주거 생활을 재적응하는 Gary Lau

Gary Lau는 자동차 사고의 결과로 확산 축삭 손상과 폐쇄 뇌 손상을 입은 52세 남자이다. 뇌손상에 대한 자세한 내용은 부록 1. 일반적 상태를 참고. 뇌 손상 전, Gary는 기계 엔지니어로 풀타임으로 일했다. 그는 배우자 Dan과 함께 산다; 그들은 아이들이 없다. 과거에 그는 가족 및 친구들과 함께 사회적 활동 참여, 지역사회 자원봉사, 스포츠 놀이, 그리고 많은 외부 활동을 즐겼다. Gary는 가끔 자신을 독립적이고, 모험을 좋아하고, 고집스럽다고 인식한다.

뇌 손상은 인지 손상과 신체적 손상을 모두 가져왔다. 5개월간의 집중 치료 후 Gary는 집으로 퇴원하였다. Gary는 왼쪽 편마비로 균형이 감소되었고 걸음이 불안정하다; 그는 보행하기 위해 네발 지팡이(네 갈래인 지팡이)를 사용한다. 그는 왼손에 수의적이고 자발적인 움직임이 없고 그 손으로 물건들을 쥘 수 없다. 단기 기억력 손상이 있어 그는 과제 시작의 어려움, 조직화 저하, 그리고 판단과 안전성 저하를 포함하여 실행 기능에 제한이 있다. 그는 통찰력 감소도 나타난다; 그의 장애에 대한 인식에도 불구하고 그는 장애가 그의 작업수행에 어떻게 영향을 미치는지 완전히 인식하지 못한다. Gary는 인지와 신체적 능력의 회복에 대한 상당한 목표를 가지고 있고 재활팀은 그가 친숙한 환경에서 친숙한 작업으로 복귀하여 더 많이 회복될 것이라는 확신을 나타내었다.

최근, Gary는 자기관리의 열 가지 부분에서 보조가 필요하다. 그는 옷입기, 화장실 사용, 그리고 위생관리(앉은 자세에서)에 독립적이다. 하지만, 그는 욕조로 이동에 어려움이 있고 다리, 발, 그리고 등을 씻는데 도움이 필요하다. 그는 세탁과 음식 준비를 포함하여 많은 집안일에 보조가 필요하다.

가정 관리 작업치료사로서 일하는 Katya가 1.5층 방갈로 집에서 처음 Gary와 Dan을 만났을 때 그녀는 입구에 계단이 네 개이고 침실가구 세트까지 계단의 불빛이 있는 집에서 관리할 수 있을지 의심을 가졌다. 그녀의 첫 개인적인 생각은 Gary와 Dan이 아파트처럼, 완전히 접근 가능한 집으로 옮겨야만 한다는 것이었다. 하지만 그녀는 곧 Gary와 Dan이 그들의 집과 이웃을 사랑하고 자신의 집으로 Gary의 복귀가 성공하도록 Katya와 함께 문제를 해결하고자 열망하고 있음을 알게 되었다.

Katya는 COPM을 사용하여 Dan과 함께 Gary와 면담을 하였다. 그 결과, 그들은 Gary를 위한 다음의 작업수행 목표를 확인하였다: (1) 집 안에서 독립적으로 이동하기, (2) 독립적으로 목욕하기, (3) 스스로 간단한 점심 준비하기, 그리고 (4) 지역사회 센터에서 자원봉사활동 지속하기.

Gary와 Dan을 위한 첫 번째 우선순위는 집으로 접근 가능성이었다. 경사로가 집의 현관 옆에 설치되었고 계단 리프트는 Gary가 2층에 접근할 수 있도록 설치되었다. Katya는 Gary의 개인 건강 보험을 통해 이런 개조를 위해 투자하도록 도움을 주었다.

욕실과 주방에 대한 Katya의 초기 평가에서 많은 장애물들이 나타났다. Katya는 그 다음 Gary의 작업수행 필요들과 관련하여 욕실의 접근성을 분석하였다. 이 분석으로 등받이가 있는 목욕 이동 의자, 욕조 측면에 clamp-on bar와 욕조 옆 벽에 수직 손잡이를 설치하는 것을 포함하여 보조기기를 사용하여 몇 가지 최소한의 개조를 조언하였다. 그녀는 또한 미끄러짐과 낙상의 위험을 감소하기 위해 욕조 안에 미끄럼방지 목욕 매트를 추천하였고 샤워 스프레이를 조절하도록 하고 더 독립적으로 목욕하도록 손에 들고 쓰는 샤워기를 추천하였다.

Gary는 인지와 신체적 손상으로 인해 이차적으로 안전성과 식사 준비에 독립성이 감소되었다. 부엌 환경 평가에서 Katya는 몇 가지 물리적 특성들이 현재 기능적인 제한이 있는 Gary를 위해 올바르지 않았다. Gary의 집 안에 있는 부엌은 매우 작고 복잡하였으며 매우 제한된 카운터 공간이 있었다. Gary는 배우자와 친구들을 위해 구르멧 쿠키를 굽고 식사 만들기를 좋아하였다. 그는 많은 현대식 부엌 도구와 무거운 주철 냄비와 프라이팬을 가지고 있었다. Katya는 Gary가 자신의 요리에 자신의 주방에 대해서 가지고 있던 자존심에 민감했다; 게다가, 그들이 식사를 만드는 작업을 통해 문제를 해결하는 동안, 그녀는 조심스럽게 안전과 관련된 Gary의 기능적 도전과 에너지 보존에 대한 필요에 대하여 Gary와 Dan을 교육하였다(**표 29.1**).

Katya는 Gary와 Dan과 함께 환경 수정에 대하여 그녀의 권장 사항을 논의하였다. 상태가 향상되더라도, 몇 가지 수정사항이 안전을 위해 필요하다고 고려되었다. Gary와 Dan은 권장한 환경 수정을 따랐다. Katya는 Gary와 Dan을 만났고 집안의 모든 수정의 안전한 사용에 대해 그들을 훈련하였다. 이런 환경에 근거한 중재의 결과, Gary는 목욕 시 더 독립적이고 안전성이 향상되었다. 그는 이런 활동 시 그를 돕는 Dan에게 덜 의존하였다. Gary는 그의 개인적 능력(인지, 근력, 그리고 관절가동범위)은 이런 중재 동안 변화가 없었지만 COPM에서 만족도와 수행 점수가 향상된 것으로 나타났다. Gary와 Dan은 그의 독립성이 증가한 것에 기뻐하고 그들이 지금 자기관리보다는 여가 활동에 시간을 보내는 여유 시간에 대해 감사를 표현했다.

전을 이끈다.

이 단락에서, 우리는 먼저 작업수행과 참여를 지지하는 디자인 접근법과 기술들을 제시한 다음 가정, 학교, 직장을 위한 다양한 중재전략들을 서술한다. 일부 중재들은 개인적인 클라이언트와 함께 미시체제, 중간체제에서 적용될 수 있다. 그룹이나 인구집단 관점으로부터 나온 중재들은 대중적인 지식과 다양한 도전, 기대, 그리고/또는 그 인구집단의 필요들에 근거해야 하는 반면 미시체제, 중간체제에서 적용되

사례 연구 29.1 Part One: 뇌 손상 이후 주거 생활을 재적응하는 Gary Lau (계속)

표 29.1 간단한 식사 준비의 작업수행 목표를 다루기 위한 Gary Lau의 부엌 수정

작업수행	중재 권장 사항	중재에 대한 근거
식사 준비 • 이동: Gary는 네발 지팡이로 부엌 주위를 보행하고 왼손이 손상되었다. 그는 음식과 접시 같은 무거운 물건들을 나르기가 어렵다.	• Gary가 정리함/바구니 또는 차를 나르는 식기대가 있는 보행기(바퀴달린) 사용하도록 권장 • 가벼운 냄비, 프라이팬, 접시를 구입할 것을 고려	• 그가 독립적이고 안전하게 카운터, 스토브, 그리고 냉장고, 테이블로 물건들을 이동가능 • 그가 안전하게 들어올리고 쉬운 물건을 사용할 수 있도록 하세요.
• 찬장이 벽에 높이 설치되어 있고 접시들은 선반 꼭대기에 저장되어 있다. 머리 위로 손을 뻗을 시 Gary의 능력은 균형이 저하되고 소동작과 대동작 협응이 손상되어 제한적이다.	• 찬장의 높이를 낮추기 • 매우 자주 사용하는 물건들은 뻗기 쉬운 곳에 위치하도록 찬장안의 물건들을 재위치 • 손잡이가 긴 리쳐는 머리 위로 손을 뻗어 가벼운 물건들을 집기 위해 사용될 수 있다.	• Gary가 쉽게 접근하도록 하고 안전하게 손을 뻗도록 허용 • 불필요한 구부림과 뻗기 예방 • 머리 위 뻗기(균형의 감소에 영향을 미치는)로 인한 낙상의 위험 감소
• 단기 기억력과 실행기능에 장애 • Gary는 때로 잊어버려서 스토브 끄는 것을 상기시킬 필요가 있다.	• "스토브 끄기" 라고 읽을 수 있게 스토브 위에 글씨로 표시해 두기 • 기억하도록 알람을 사용; 알람이 울릴 때 스토브를 끄라는 지시로 작용한다. • 집에서 혼자 있는 동안 식사를 준비할 때, 스토브 사용이 필요없는 것을 준비한다.	• 독립성과 안전을 향상시키기 위한 보상 전략 사용
• 단기 기억력과 실행기능 장애	• Gary가 한 영역에서 가장 빈번하게 사용하는 재료, 식기, 물건들을 함께 그룹화 • Gary가 필요한 조리기구와 재료들을 꺼내기 위해 찾는 위치를 정확히 알도록 서랍과 찬장에 라벨붙이기 • Gary와 Dan은 일반적으로 준비된 항목들에 대한 단계적 지시들을 투명한 플라스틱 커버에 두고 행동하고 Gary가 단계를 완성했을 때 지울 수 있는 매직펜으로 단계를 표시할 수 있다.	• 단기 기억력 장애와 독립성 증가를 위한 보상

는 이런 중재들은 대개 클라이언트 중심이고 클라이언트의 특정한 필요와 그들의 상황을 설명한다.

물리적 배경 수정에 직접적인 중재는 장소와 공간 그리고 보조기기의 제공에 따라 변한다. 사회적 배경 수정은 사회적 자원 개발과 이동, 게다가 클라이언트의 작업수행과 참여를 가장 잘 지지하는 방법에 대한 이런 자원들을 훈련하고 교육하는 것이 포함될 수 있다. 사회적이며 문화적 배경의 수정은 인식을 확대하기 위해 미시체제, 중간체제, 외부체제에서 옹호, 상담,교육, 그리고 정책개발, 태도와 관점 변화, 그리고 크라이언트를 위한 지지 프로그램과 서비스가 포함될 수 있다. 이 장을 통해, Gary Lau의 사례 연구로부터 나온 예시들은 협력하여 여러 전략들이 사용되는 것을 포함하여, 수행 배경을 수정하기 위한 다양한 전략들을 설명하기 위해 사용된다.

작업수행을 지지하기 위한 디자인 전략과 기술

유니버셜 디자인

유니버셜 디자인(UD)은 나이나 능력에 상관없이, 모든 사람이 사용 가능한 생산품과 환경을 창조하는 방법이다. UD는 환경을 만들기 전에 인간의 능력 범위에 대한 생각을 포함한다. 유니버셜 디자인 센터에서 개발한 UD의 7가지 법칙들이 디자인에 접근성과 유용성을 통합시킨다. 오늘날, UD는 주거, 사무실용 빌딩, 공항, 음식점, 그리고 공원을 포함한, 대부분의 환경에서 고려된다. 그것은 형태, 크기, 연령, 능력, 그리고 문화에서 인간의 다양성을 인식하고 통합과 모든 사람을 위한 인간공학적 디자인을 증진한다. 예를 들어, 식료품 가게의 경사와 자동문은 모든 사람들이 가게에 접근할 수 있도록 한다. 이런 경우 입구 디자인은 식품 카트를 미는 사람, 유모차를 밀거나, 또는 카트로 무거운 물건을 옮기는 사람뿐만 아니라 휠체어나 이동 보조기기를 사용하는 사람에게 추천된다.

접근 가능한 디자인

무장애 디지인이라고도 하는 **접근가능한 디자인**은 접근이 불가능한 건물, 생산품, 그리고 장애인이 독립적으로 기능하도록 하는 서비스에 접근성을 추가한다. 예를 들어, 시력이 손상된 사람들이 원하는 층의 숫자를 선택할 수 있도록 엘리베이터 자판에 점자를 추가할 수 있다. 종종, 접근가능한 디자인은 ADA와 도시 건축법처럼, 법률 제정 안에 높여짐으로써 특정한 조건과 규범을 따른다. 특정한 인구집단이 접근할 수 있는 빌딩, 생산품, 그리고 서비스를 만드는데 적용될 수 있다. 접근가능한 디자인은 또한 개인적인 클라이언트를 위하여 PEO 조화를 이루기 위해 주거, 학교, 일터에서 환경의 특정한 측면에서 만들어지는 변화와 함께 미시체제 수준에서 적용된다. 작업치료사는 일상적으로 매일의 실행에서 접근 가능한 디자인에 대한 지식을 적용한다.

보조공학

보조공학은 장애인이 그들의 주거, 학교, 일터, 그리고 지역사회 내에서 일상의 작업에 참여하도록 하기 위해 고안된 기구, 적응 장비, 또는 생산품들이다. 그것들은 ICF 환경요소들 영역 내에 생산품들과 기술 분류에 속한다. 이 장 전체에서 제시될, 보조공학은 대개 일상생활활동, 이동, 그리고 의사소통을 위한 것들을 포함하여, 클라이언트의 특정한 작업수행 목표를 다루기 위하여 작업치료사에 의해 서술된다. 이런 기술들의 범위는 손잡이와 높이가 조절되는 변기와 같이 간단한 기구에서부터, 전동휠체어와 속도를 내는 기구와 같이 더 복잡한 기구들까지이다(**그림 29.2**).

보조공학은 지난 20년간 역동적인 혁신을 겪고 있으며 그 기술의 유용성과 질은 빠르게 향상되고 있다. 보조공학은 장애인에 의해 광범위하게 사용된다. 예를 들어, 2006년, 15세 이상 장애를 가진 270만명 캐나다인 중 약 2/3가 그들이 수행하는 것이나 더 일상적인 작업에 도움이 되는 보조공학을 사용하였다. 1990년대 중반, 미국에서, 지역사회 내 160만명의 휠체어 사용자가 살고 있었다. 보조공학은 작업수행을 향상시키고, 삶의 질을 증가시키며 보호자의 부담을 감소시킬 수 있다는 근거들이 늘어나고 있다.

스마트 기술

컴퓨터와 스마트 기술은 사람들이 생활하는 방식과 일상의 작업수행 방식을 바꾸는 것이다. 스마트폰과 모바일 컴퓨터는 빠르게 발전하고 있으며 많은 것들이 사용자가 매우 익숙하고 접근할 수 있게 UD 법칙들을 사용하고 개발되고 있다. 예를 들어, 많은 것들이 LCD, 터치 스크린, 확장된 키보드, 그리고 메뉴가 있는 소프트웨어와 같이 사용하기 쉽고 보기 쉽다. 많은 사람들이 공공 장소에서 아이부터 노인까지, 스마트 폰 사용, 컴퓨터 태블릿, 그리고 휴대용 컴퓨터를 보는 것이 일반적이다. 작업치료사는 클라이언트의 작업수행이 가능하도록 돕는 유용한 이런 기술들에 대한 새로운 특성들과 어플리케이션을 확인한다. 예를 들어, 기억력 장애가 있는 사람들은 하루를 계획하기 위해 스마트폰에 스케줄 표를 사용할 수 있으며 운동기능이 손상된 사람들은 폰을 작동하기

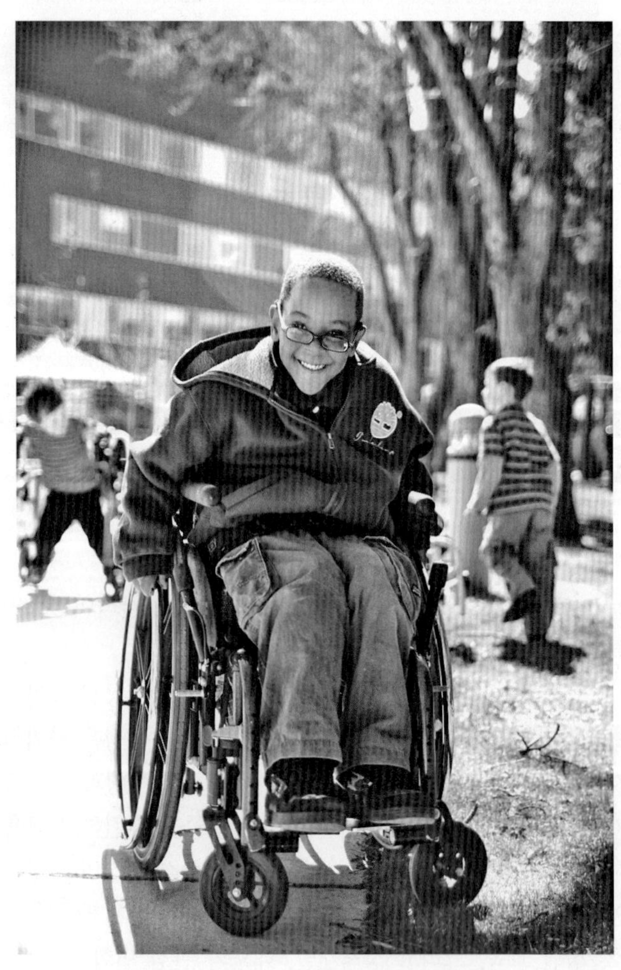

그림 29.2 휠체어는 일반적으로 이동을 위한 보조기기로 사용되고 일상생활의 참여를 가능하게 한다.

위해 음성지시를 사용할 수 있다.

스마트 홈 기술은 또한 더 일반적으로 되어가고 있으며 전등과 기기와 같이 주거 내 다양한 전기 스위치의 원격조절이 가능하게 하는 X-10 시스템과 같은 간단한 형태의 주택 자동화부터 일과에 대하여 상기시키고 안내하면서 인지가 손상된 사람들에게 제공하는 섬세한 인공지능을 사용하는 혁신적인 새로운 시스템까지 범위가 있다.

웹 중심의 기술

웹 중심의 기술들은 빠르게 변하고 있으며 지역사회의 구조를 변화시키고 있다(**그림 29.3**). 우리는 현재 다양한 일, 지역사회, 그리고 유대감 연결망에 다양하게 연결된 네트워크 사회에 있다. 온라인 커뮤니티를 통해 경험되는 것과 같은 사회적 지지는 정신적 건강과 안녕, 사람의 만족, 사회적 활동의 참여, 그리고 지역사회 의식과 관련이 있음을 보여준다. 네트워크 사회는 이웃과 관심 집단 연결은 관심을 공유하기 위해 집단적으로 그룹을 옹호할 수 있게 하는 지역사회 발달 첫 단계를 지지하는 것을 나타낸다. 장애가 있고 고립된 노인은 특히 온라인 집단 참여가 유익한데 이는 그들이 더 이상 물리적 접근 장애물, 지리적 거리, 심지어 정보를 공유를 방해하는 노인차별 태도에 제한을 받지 않기 때문이다. 온라인 참여의 가능성은 오늘날 작업치료사에게 중요한 고려사항이다. 대부분이 장애인에 의해 직면한 잠재적인 장애물에 대한 것 뿐만 아니라 웹 스페이스와 온라인 커뮤니티 포맷을 개발할 때 고려되어야 하는 특정한 특성들에 대하여 쓰여져 있다. 예시들로는 저시력, 소근육 운동과 협응력 감소뿐만 아니라 노인에 대해서는 학습속도와 정확성에 대한 변화 가능성이 있다.

작업치료사는 일상생활에 이런 다양한 기술들을 사용하는 방법에 접근하고 학습하도록 클라이언트를 돕는 중요한 역할을 수행할 수 있다. 작업치료사가 새로운 개발에 나란히 머물고 작업이 가능하다는 그들의 잠재성에 열려있는 것이 중요하다.

주거환경 개조

주거는 목욕하기처럼 기본적인 일상생활활동부터 사회적 행사나 가족과 함께하는 축하파티까지, 넓은 범위의 작업을 위한 배경이다. 주거는 지리적 위치 내에 있는 물리적 공간이나 감정적, 문화적, 그리고 개인적 요소들이 포함된, 다차원적인 개념이다. 주거는 자주 사람들의 생활에서 가장 소중한 환경들 중의 하나이며 사람들이 주거를 통해 생활의 의미를 만든다. 주거는 3가지 요소들이 있는 것으로 설명된다: 물리적, 사회적, 그리고 개인적. 물리적 측면에서 주거환경 수정은 이런 다른 요소들에 비추어 고려되어야 한다. 예를 들어, 낙상예방에 대해 고려하는 작업치료사에게 혼잡함으로 보여질 수 있는 것은 많은 중요한 소유물을 가진 노인에 의해 개인적인 자아표현에 협박으로 여겨질 수 있다. 유사하게, 클라이언트를 위하여 독립적인 화장실 사용을 향상시키기 위해 안전 손잡이와 높이 조절이 가능한 변기와 같은 욕실 수정은 만약 욕실이 방문객들이 사용하는 중요한 곳이라면 클라이언트에 의해 부정적으로 여겨질 수 있다. 18장은 일상생활에서 장소와 공간의 의미에 대해 더 많은 정보를 제공한다.

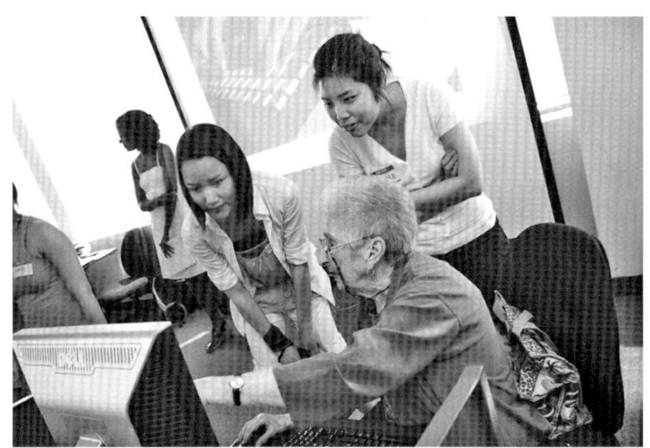

그림 29.3 웹에 기초한 소셜 미디어를 사용하여 나이든 어른과 함께 협력하는 작업치료 학생들

종종, 입원 시설에 있는 클라이언트의 일차적인 목표는 복귀하는 것이다; 만성적 질환을 가진 노인들의 목표는 집에 머무를 수 있는 것이다. 하지만, 만약 개인의 건강이나 사회적 상황이 집단 생활 환경에서 지지가 필요할 때 생활 장소가 변화될 필요가 있다면 그 새로운 주거는 개인적 목표와 함께 의미가 주어질 수 있다.

물리적 공간으로써 집을 고려하는 것과 클라이언트의 주거 내 물리적 환경의 수정에 대한 필요 이상으로, 클라이언트가 가정으로 복귀하거나 가정에 머무를 수 있도록 또한 수정되는 것으로, 치료사들은 사회적 영역으로써 주거의 특성에 주의하는 것이 필요하다. 주거에서 **사회적 지지**는 때로 주거환경과 관련된 물리적 장벽을 극복할 수 있는 환경적 중재로써 수행될 수 있다. 주거의 사회적이며 개인적 의미의 요소들은 작업치료사와 다른 사람들이 물리적 설계와 특성을 넘어 주거의 중요성을 이해하는데 도움을 준다. 이것은 Gary Lau의 사례 연구에서 설명된다.

클라이언트의 주거를 다룰 때, 많은 중재전략들이 작업에 참여하는 개인의 능력을 최대화하는 환경 내에서 고려될 수 있다. 이것들의 범위는 큰 재해로 인한 손상 이후 새로운 건물들을 세우는 것부터 가구를 재배치하는 것과 같은 생활 공간의 작은 변화를 만드는 것까지일 수 있다. 개조는 또한 개인적 간병인이 목욕을 돕는 것부터 식사준비로 가족을 돕는 것까지, 형식적이거나 비형식적인 지지를 받을 수 있다.

작업치료사들은 또한 그것들이 교외의 인근지역, 도시 아파트 내에 위치하거나 또는 그룹 홈이나 퇴직자 전용 주거와 같은 집합적인 주거형태 내에 위치하든지, 다른 형태의 주거에 대한 어떤 개조는 다른 규정과 처리에 달려있음을 염두해 두어야 한다. 앞서 언급한, 작업치료사는 다양한 정책과 법적인 고려사항과 다양한 주거형태에 적용할 수 있는 지침에 대한 정보를 알고 있어야 한다. 게다가, 치료사들은 주거환경 수정이 다른 거주자들에게도 어떻게 영향을 미칠지 인식하고 있어야 한다. 이것은 특히 집단적인 생활환경에서 일할 때 문제가 된다.

접근성있는 주거의 이상적인 특징

접근성 있는 주거를 요구하는 사람들을 위해, 이상적인 특징들이 그들의 요구에 따라 다양한다. 가장 빈번히, 접근성 있는 주거는 사람들이 보행기나 수동 및 전동 휠체어와 같은 이동 기기의 사용을 요구하면서, 이동과 관련된 문제를 가질 때로 여겨진다. **Box 29.2**는 보행에 손상을 가진 누군가를 위하여 접근성 있는 주거를 만들 수 있는 다양한 핵심적인 특징들을 포함한다.

보조기기는 접근성을 향상시키기 위해 사용될 수 있다. 예를 들어, 사람이 전기적으로 물리적 환경을 조절할 수 있는 일상생활을 돕는 전기적인 보조수단이 설치될 수 있다(예, 출입구를 잠그고 열기 위하여, 블라인드를 열고 닫기 위하여, 그리고 텔레비전과 같이 전자적으로 주거를 조작하기 위하여).

만약 접근성 있는 주거를 찾거나 짓고자 한다면 작업치료사들은 상담을 제공할 수 있다. 이것은 척수손상을 일으키는 사건이나 뇌 손상으로 인한 장애 이후에 발생될 수 있다. 이런 경우, 요구되는 가장 중요한 접근성 특징들을 확인하기 위해 클라이언트 및 가족과 일하는 것은 중요하다.

주요한 주거환경 수정

모든 클라이언트들이 접근성 있는 주거를 찾을 수 있는 것은 아니다. 어떤 클라이언트들은 가족과 함께 사는 주거로부터 떠나는 것을 주저한다. 이런 모두의 경우 클라이언트가 최근에 거주하고 있는 주거의 물리적 환경 수정을 고려해야 할 필요가 있을 수 있다. 수정이 필요한 가장 일반적인 주거의 두 가지 영역은 출입구와 욕실이다.

출입구는 경사로나 현관 리프트 둘 중의 하나를 설치하여 가장 빈번히 개조된다. 이런 제안에서 중요한 고려사항은 지면으로부터 출입구까지의 높이와 관련된다. 경사로는 높이 1m에 대하여 최소 12m의 거리가 필요하기 때문에, 경사로가 간단하게 실현되지 못하는 경우가 있다. 가능할 경우, 문 앞이나 문 옆이 주로 접근을 위해 구성된다.

지면으로부터 출입구까지 높이가 너무 높아서 적합한 경사로가 만들어지지 못할 경우, 가장 일반적으로 사용되는 대체방법은 현관 리프트이다. 게다가, 몇몇 클라이언트들은 미적인 부분과 관련된 염려로 경사로 설치를 꺼려하고, 리프트가 더 신중하게 설치될 수 있기 때문에 그들은 리프트를 선택한다. 리프트 선택 시 몇 가지 고려사항은 작동이 고장날 경우 전기적 또는 수동적 백업 시스템이 포함되는지와 주거가 위치한 기후를 고려할 필요가 있다. 이상적으로, 최소 한 개의 이용가능한 출구가 있을 시, 화재와 같은 응급상황의 경우를 위하여 클라이언트가 이용할 수 있는 한 개 이상의 입구/출구가 있어야 할 것이다. 만약 접근할 수 있는 출입구가 단지 한 개라면 응급상황의 경우 탈출계획을 조언해준다. Gary Lau의 사례 연구에서, 작업치료사는 Gary와 그의 아내가 접근성 있는 주거의 출입구를 만들기 위하여 다양한 견해들을 고려하도록 도와주었다; 그리고 그의 경우, 출입구의 측면 경사로가 가장 좋은 해결방안으로 고려되어졌다.

욕실은 대개 작고, 제한된 공간 내에서 움직임이 이루어

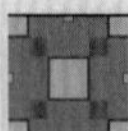

BOX 29.2 접근 가능한 주거의 물리적 특징

- 부드럽고 단계적인 외부 산책로
- 입구 높이
- 모든 문에 달린 손잡이 높이
- 이동기구에 충분한 내부 출입구 넓이
- 욕실/입구의 적절한 회전 공간
- 주거 시스템의 접근성(예, 전기패널, 난로)
- 충분한 조명
- 접근 가능하도록 위치된 부엌과 욕실 내 캐비넷 높이
- 이동이 가능하게 하는 가구배치
- 이동이 가능하게 하는 바닥면 수준
- 천장 레일과 같은 장비를 위한 구조적 지지
- 환경적 조절(예, 가벼운 스위치)과 가전제품으로의 접근
- 사용가능한 비상구

지므로 주요한 수정이 요구된다. 게다가, 변기와 욕조/샤워기로의 이동은 도전적일 수 있다. 안전손잡이와 손잡이가 있는 샤워기와 같은 작은 수정이 일부 주변환경을 적합하게 할지라도 다른 클라이언트는 욕실에서 주요한 수정이 필요하다. 이러한 범위는 고정된 세간들을 움직이거나 제거하는 것부터 바퀴가 달린 샤워의자, 더 높은 변기와 손쉽게 관리할 수 있는 싱크대와 수도꼭지처럼 새로운 고정 세간일 수 있다.

출입구와 욕실에서 주요한 수정은 비용이 들기 때문에, 치료사는 현실뿐만 아니라 가능한 미래의 필요를 고려하기 위해 클라이언트 및 가족과 밀접하게 일하는 것이 중요하다.

최소한의 주거환경 수정

클라이언트 주거의 물리적 환경에서 주요한 수정이 항상 필요한 것은 아니다. 최소한의 수정으로 주거 내에서 경험하는 도전에 대한 해결을 제공하는 많은 경우들이 있다. 샤워를 위해 들어가거나 서 있기 어려운 일부 사람들에게 목욕 의자와 손잡이 달린 샤워기와 같은 보조기기는 작업치료사가 제공하는 일반적인 최소한의 수정이다. 치료사들은 또한 계단이 있는 벽에서부터 지하까지 핸드레일을 부착하거나 초기 인지손상이 있는 일부 사람들을 위해 자동으로 꺼지는 주전자와 같이 수행을 지지하는 기성제품을 추천한다.

작업치료사들은 또한 클라이언트가 물리적 환경을 사용하는 방법을 수정하도록 제안할 수 있다. 예를 들어, 그들은 더 안전하거나 더 쉽게 일상적인 활동을 수행하는 방법에서 존재하는 환경의 특징들을 사용하도록 개인들을 가르칠 수 있다. 이것은 부엌 컵 선반들의 물건들을 재배열하거난 계단을 오르내리기 위해 바구니에 있는 물건들을 조직화하거나 기억력에 문제가 있는 사람이 가족과 연락하는 것을 쉽게 하도록 자동전화 호출 기능을 사용하도록 전화기를 프로그램화하는 것을 의미한다.

다른 사람들의 지원 또한 종종 고려할 사항이다. 때로, 다른 사람들의 도움은 누군가가 자신의 주거 환경에서 머무는 것을 가능하게 할 수 있다. 예를 들어, 지역사회 우편함으로부터 이웃의 우편함을 가지는 것은 외부의 이동에 대한 도전을 극복할 뿐만 아니라 혼자 살아가는 노인들을 위한 사회적 연결망을 제공할 수도 있다. 목욕을 돕기 위해 개인적으로 일하는 사람을 두는 것은 보조기기를 설치하는 것을 대신할 수 있다.

주거환경에 수정에 적용되는 고려사항

클라이언트의 목표에 초점을 두어, 치료사는 적용할 수 있는 여러 가지 가능한 환경적 전략들을 활용할 수 있다. 종종 작업적인 문제를 다루기 위한 한 가지 이상의 환경적인 해결책들이 있다. 예를 들어, Gary의 사례 연구에서, 만약 Gary가 욕조 안과 밖으로 이동하고 목욕하기 위하여 개인적인 보조인(Gary의 부인이나 급여를 받고 일하는 사람)을 받아들인다면 욕실의 수정은 피할 수 있다. 또 다른 전략은 모듈식 의자를 가지고 샤워하러 쉽게 들어갈 수 있는 샤워 공간과 전통적인 튜브로 대체하기 위해 Gary와 Dan의 욕실을 주요하게 수정하는 것이다. 끝으로, 작업치료사, Gary, Dan은 적은 수정과(손잡이) 간단한 기성품(목욕매트, 손잡이 달린 샤워기)을 혼합하여 사용하는 것을 선택한다. 클라이언트의 목표를 다루는 환경수정의 범위를 크라이언트와 검토하는 것이 중요하며 현재와 미래의 필요, 주거환경에서 살아가거나 사용하는 사람들의 필요, 가격, 그리고 적절한 해결책을 클라이언트가 선택하도록 돕기 위해 각각 수정의 복잡성을 고려하기 위해 함께 일하는 것이 중요하다.

주거환경 수정의 자금은 중요한 요소이며 때로 적절한 해결책을 적용하는데 장애로 나타날 수 있다. 개조는 값이 비싸고 클라이언트의 환경에 의존할 수 있으며 보험회사는 재정적인 지원을 하지 않을 수 있다. 종종 사람들은 개조에 대한 자금을 내기위해 개인적 자원이나 사회적 서비스 기관에 의존한다. 작업치료사들은 그러한 개조를 위해 제공하는 지역사회의 서비스 기관에 친숙해야 하고 자금 지원을 신청하기 위해 클라이언트와 협력적으로 일할 필요가 있다. 작업치료사들은 주거수정에 대한 필요성을 지불자(보험회사, 사회적 서비스기관, 또는 다른 자금업체)가 확인하도록 돕는 중요한 의무를 가지고 있다. 주거개조가 비용이 들지만 급여를 받고 도와주는 사람 또한 비싸다. 물리적 환경 수정에 대한 정당성은 클라이언트의 독립성이 향상되어 급여를 주고 도와주는 사람들과 관련된 비용을 감소시키게 될 것이라는 점이다.

주거환경 수정과 관련된 마지막 고려사항은 어떤 재고에 속한 다양한 부분들 간의 유대감이다. 작업치료사들은 물리적 환경에 대한 최대한의 또는 최소한의 수정을 추천할 수 있고 어떤 수정의 적용은 다른 사람들에 의해 적용되고 클라이언트나 가족에 의해 감독되어져야 한다. 보조기기 판매회사나 숙련된 가족 구성원은 때로 손잡이 설치와 같은 최소한으로 주거를 할 수 있다. 주요한 수정이나 주거 개조는 설계사, 계약자, 자영업자, 보조기 판매회사, 또는 새집의 경우에는 건축업자까지 포함된 여러 팀들이 참여한다. 하지만, 작업치료사들은 상담하기 위해 전략들에 대해여 클라이언트들에게 충고할 수 있고 주거환경 수정을 감독하기 위해 모든 팀들과 협력할 수 있다.

학교환경 수정하기

작업치료사들은 다양한 상태와 장애를 가진 학생들이 학교환경에서 성취하고 교실, 운동장, 그리고 방과 후 활동에 참여하는 것이 가능하도록 중요한 역할을 한다. 연구자들은 다양한 환경적 요인들이 학교 중심의 작업에 학생들의 참여를 돕거나 방해하는지를 설명하며 작업치료사들이 학교에서 학생들을 지지하는 학교환경을 수정할 것을 충고한다. 이어서 제시되는 예시들은 미시체제로부터 외부체제 수준까지 학교 환경을 치료사가 수정할 수 있는 방법을 서술한다. 학교 중심의 실행에 대한 더 많은 정보는 48장에서 제공된다.

지역학교에서 장애가 있는 학생들의 참여를 지원하는 법률 정책들을 발견하는 것은 오늘날 일반적이지만, 많은 환경적 장애물들로 인해 참여하는 것이 도전적일 수 있다. 무거운 문, 문턱, 그리고 여러층이 있는 학교의 엘리베이터 부재와 같은 물리적 장벽들이 일반적이다. 학교문화와 선생님들 및 학우들의 태도 또한 참여에 방해가 될 수 있다. 예를 들어, 선생님은 학습 장애가 있는 학생들의 수업행동과 수행을 이해 못할 수도 있고 학생의 고충을 악화시키는 방식으로 반응할 수 있으며 학우들은 이같은 학생을 우습게 여기고 제외시킬 수 있다. 장애가 있는 학생들의 참여와 소속은 적절한 자원과 지지가 이런 장벽들을 다루기 위해 장소에 놓여질 때까지 성취될 수 없다.

학교 내 수행 배경 수정은 많은 형태가 있을 수 있다. 가장 일반적인 접근은 가구와 교육적인 재료들을 수정하고 적응시키기, 보조기기 사용, 그리고 학교의 건축학적인 개조를 통해 물리적 환경을 수정하는 것이다. 작업치료사들은 또한 학생들의 소속과 참여를 지지하기 위해 학교의 사회적, 문화적, 그리고 조직적 환경들을 수정하는 전략들을 사용한다. 예로 교실에서 사회적 지지에 대해 옹호하면서, 학교 직원과 학생들을 위하여 세심한 교육(예, 보조인이나 또래 멘토 교육하기)과 학생들의 학습을 지원하기 위한 교과과정을 수정하도록 선생님과 협력하는 것이다.

물리적 환경 수정은 개별적인 학생들을 위해 미시체제 수준에서 일어날 수 있고 장애가 있는 사람들을 위해 접근가능한 학교를 만들기 위해 외부 체제 수준에서 일어날 수 있다. 예를 들어, 치료사들은 건축학적인 접근성과 학교 내에서 유니버셜 디자인 규칙들의 사용에 대하여 상의하고 충고할 수 있다. 그들은 또한 매년 접근성 계획을 준비하거나 그 디자인에서 돕고 새로운 학교를 계획하고 더 접근성 있는 학교를 만들기 위한 주요한 개조에 대한 계획을 세우기 위해 학교 개별로 또는 학교 게시판을 통해 충고할 수 있다. 보조기기 사용하는 특정한 개조에 대한 예시들은 자동문, 싱크대의 레버형 수도꼭지, 그리고 화장실에 손잡이를 설치하는 것이다.

교실환경은 감각처리문제가 있는 아동에 대해 비구조화된 효과를 가질 수 있는, 학생들로 가득찬 교실의 소음, 시각적 잡동사니, 그리고 신체적 활동에서 높은 수준의 감각자극이 있을 수 있다. 작업치료사들은 학업을 완성하고 학생들의 능력을 촉진하거나 방해하는 감각 특징들을 확인하기 위해 교실환경을 평가하고 감각처리 필요를 더 알맞게 하기 위한 공간 개조를 추천한다. 예를 들어, 소리를 흡수하는 파티션과 낮은 조명은 일부 학생들이 개인의 주어진 일을 하는 동안 집중할 수 있도록 한다. 치료사는 자폐가 있는 학생들이 차분한 감각입력을 찾도록 흔들의자를 사용할 수 있고 음악이나 테이프 이야기를 듣기 위해 헤드셋을 착용하도록 해서 교실을 조용한 공간으로 만들 것을 권고할 수 있다.

Abend(2001)의 지침인, 장애학생들을 위한 계획과 디자인은 신체, 감각, 태도 그리고/또는 학습 장애를 포함하여 다양한 장애가 있는 상태를 가진 학생들에게 적용할 수 있는 유용한 디자인 규칙들을 제시한다. 예를 들어, Abend는 모듈러식 가구가 개별 및 그룹 활동과 같은 다양한 활동들을 지지하기 위해 혼합되거나 분리될 수 있고 접근성 있는 책상이 포함될 수 있고 휠체어를 사용하거나 휴대용 컴퓨터와 같은 글쓰기 보조기기가 필요한 학생들이 조절할 수 있는 컴퓨터 작업대가 포함될 수 있다고 제시한다.

작업치료사는 환경수정 자금에 대한 상태와 용어 그리고 특별하거나 수정된 가구와 학교에 대한 보조기기에 대해 친숙해야 한다. 어떤 것은 비용이 들고 특별한 자금을 위한 정부기관이나 학교 게시판에 신청하는 반면 일부 환경수정은 저렴한 비용으로 가능할 수 있다.

일터 수정

많은 사람들에게, 일하는 능력은 중요한 작업적 수행 목표이다. 하지만, 일터는 질병과 손상을 가져올 수 있고 노동력을 얻거나 직장으로 복귀하고자 하는 다양한 만성적인 질병상태와 장애가 있는 사람들에게 장벽이 제공할 수 있다. 일터에서 작업치료에 대한 범위는 넓다; 그 초점은 건강향상과 건강관리, 손상 예방, 또는 일터로 복귀일 수 있다. 이런 모든 영역들은 직장 환경 수정이 포함되고 미시체제에서부터 외부체제 수준까지의 범위일 수 있고 신체적, 사회적, 문화적, 그리고 조직적 요소들을 다룰 수 있다. 일터에서 작업치료사의 역할이 49장에 자세히 제시되어 있다. 이 장은 작업수행에 도전이 있는 사람들이 직장으로 복귀하고 성공적으로 그들의 일을 수행할 수 있도록 일터에 대한 개조에 초점을 둔다.

ADA 및 많은 나라에서 유사한 인권 법률은 장애인에 대한 차별을 금지함으로 개인의 일할 권리를 지지한다. 미국에서, 장애인이 편의시설로 직업의 필요한 기능을 수행할 수 있을 때, 그들은 직업을 지원하고 유지하도록 허락된다. ADA Section 101에, 고용인은 일을 수행하기 위한 자격을 갖춘 사람을 위하여 필요한 합리적인 편의시설을 제공할 책임이 있다. 일과 관련된, ADA는 49장에 더 많이 서술되어 있다.

직장 편의시설이 필요할 때, 작업치료사는 피고용인의 일하는 능력에 영향을 미치는 한정적 자원들과 장애물들을 확인하고 자원들에 접근하고/또는 이런 장애물들을 제고하도록 돕기 위해 팀을 이끌 수 있다. 작업치료사에 더하여 팀 구성원들은 대개 고용인, 핵심 피고용인, 환경 수정을 적용할 책임이 있는 단체로 구성된다. 합리적은 편의시설은 중재를 위한 다음 네 가지 목표들의 적절한 균형으로 더 잘 성취되는 것 같다: 접근성 확보하기, 사용 가능한 환경 만들기, 장애를 감소하거나 유지하기, 그리고 위험을 최소화하기.

Job Accommodation Network Website는 치료사, 고용인, 그리고 장애가 있는 피고용인에게 특정한 작업수행 도전과 관련된 가능한 일터 수정을 확인하도록 훌륭한 자원들을 제공한다. Box 29.3에 예시들이 있다. 자동문설치와 욕실 개조와 같은 환경의 건축학적인 변화는 피고용인과 휠체어와 같은 이동 보조기기를 사용하는 다른 사람들을 위하여 접근성 있는 일터를 만들 수 있다. 보조기기는 특히, 운동기능이 약하고/또는 사례 연구에 있는 Gary Lau과 같은 손상을 가진 노동자들을 위해, 일반적으로 서술된다. 예를 들어, Gary는 편마비였고 기능적으로 왼손을 사용할 수가 없기 때문에, 그는 타자칠 때 눌려야하는 키의 수가 감소된 한 손잡이 키보드로 컴퓨터를 사용하고/또는 음성 명령을 통해 컴퓨터에 데이터를 입력하는 음성인식 소프트웨어를 사용할 수 있다. 직장의 사회적, 문화적, 그리고 조직적 측면 또한 지지하도록 하고 노동자가 일을 수행하도록 수정될 수 있다. 예를 들어, Gary의 조직화 기술과 단기기억력에 대한 인지적 손상을 조정하기 위해, 그의 고용인은 성취할 수 있는 단계별로 일과를 쪼개어 Gary를 돕도록 동료 멘토를 그에게 할당하고 매일 해야 할 일을 목록으로 작성하도록 하고 일상의 지침서를 그에게 제공할 수 있다. 그의 고용인은 또한 노동자들에게 민감한 훈련을 제공할 수 있다.

물리적 환경의 변화는 비싸고 적용하기가 복잡할 수 있다. ADA에 의하면, 노동자들은 가능한 고용인에게 "심한 고생"을 일으키지 않는 한 "합리적인 수용"이 허락된다. 아주 적은 이익이 남는 작은 회사가 만약 파산이 될 수 있다면 엘리베이터 설치를 위한 비용지불이 요구되지 못할 수도 있지만 만약 사용가능한 공간이 있다면 1층으로 이동이 손상된 피고용인의 사무실을 옮기도록 요구될 수 있다. 직장 수용의 결과가 평가되어야 하고 수용의 지속적인 성공은 최고의 노동–직업–환경의 적합성을 확인하기 위해 시간에 따라 모니터 되어야 한다.

지역사회 배경 수정

환경의 외부체제 수준은 대부분의 사람들이 직장이나 주

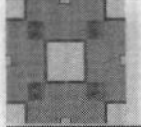

BOX 29.3 기계나 물건들을 쥐거나 집기

작업수행 과제: 그립 또는 핀치 도구 또는 객체

사람들은 물건을 쥐거나 잡는데 어려운 신체적 제한이 있다. 수용시설은 사무실, 산업, 서비스, 그리고 의료산업을 포함할 수 있고 개인적 필요까지 확장될 수 있다. 사무실에 대한 옵션은 다음과 같다:

- 접근을 변경할 수 있는 전화기 제공: 자동 다이얼러, 거위 휴대전화 홀더, 핸즈프리 전화기, 컴퓨터 텔레폰 통합
- 개조된 서류철 트레이, 회전판 수하물 컨베이어벨트, 그리고 자동화된 파일 시스템
- 리쳐나 문 손잡이 그립 같은 쥐기도구 제공
- 페이지 넘기는 도구와 책 홀더 제공

일 수행 과제: 완전한 생산에 일하기

사람들은 완전한 생산 수준에서 일하기 어려운 신체적 제한이 있다. 수용시설은 다음이 포함된다:

- 격렬한 신체운동과 일터 스트레스 감소
- 정기 휴식의 일정이 워크스테이션에서 분리됨
- 인간공학 기기와 함께 인체공학적 워크스테이션 디자인 적용하기(예, 카피 홀더, 전기 구멍 펀치, 전기 스템플러, 발판, 아래팔 지지, 헤드폰 등)
- 조절가능/인간공학적 의자나 서있거나/기울어지는 의자
- 소형 리프팅 장치 제공
- 피로하지 않는 매트와 진동이 없는 재료 제공
- 만약 보행을 줄일 수 없다면 스쿠터나 다른 이동 보조기기 제공

Source: Job Accommodation Network. (n.d.) Job accommodation network searchable online accommodation resource. Retrieved from http://askjan.org

거환경보다 덜 빈번하게 방문하는 공간이 포함된다. 예로, 정부기관, 문화적인 장소, 쇼핑 복합단지, 그리고 가게들이 포함된다. 사람들이 종종 이런 공간에서 시간을 덜 보내지만, 그것들은 직장과 주거와 같은 더 개인적인 공간과 연결되어 제공된다; 그리고 그것들은 지역사회 생활에 성공적인 참여를 위해 필요한 중요한 상품들과 서비스들이 포함된다. 지역사회 배경은 사회화, 여가, 그리고 시민적이고 사회적인 참여를 위해 중요하다. 저하된 접근성으로 사회적으로 제외된 환경들은 장애를 가진 사람들과 다른 소외된 그룹들의 사회참여에 부정적으로 영향을 미칠 수 있다.

지역사회는 사회적이고 물리적인 변화 중재를 위해 중요한 공간이다. 지역사회는 구성원들의 안녕을 향상시키기 위한 목표를 가지고 증진되고, 발전되고, 가능성 있게 되고, 세워지고, 향상되고, 창조되고, 조직화될 수 있다. Scaffa와 Bonder(2009)는 안녕을 건강과는 다른 것으로 보고 있으며 개인의 삶의 상황에서 전반적인 만족에 관련된 것으로, 원하

사례 연구 29.1 Part Two: Gary Lau와 지역사회 통합 (계속)

주거기반 물리적 접근성 문제가 작용할 때 Katya는 지역사회에 재참여하고자 하는 그의 흥미를 논의하기 위해 Gary와 더 자주 만났다. 그녀는 OPHI-Ⅱ를 사용하여 그의 과거 여가, 흥미, 가치, 문화, 그리고 정신을 탐색하는데 시간을 보냈다. 자원 봉사가 그의 과거 흥미와 연관이 있고 그와 그의 배우자는 지역사회의 일원으로 있는 것이 중요함이 분명해졌다. 비록 Gary와 그의 배우자는 어떤 종교적 공동체로 식별되지 않지만 그들이 현재 지닌 가치와 전통은 친화적이고 다른 사람을 돕는 것과 관련된 주류 미국의 가치뿐만 아니라 부모의 불교문화 뿌리(Gary는 3세대 미국인이다)에 의해 영향을 받았다.

Gary와 Katya가 다수의 가능한 자원봉사 역할을 확인했을 때 그녀는 그가 경험할 수 있는 어떤 접근성 문제를 평가하기 위해 지역사회 센터로 그와 방문하였다. 그녀는 접근성에 대한 요청을 하고자 방문 전에 그 센터로 Gary가 전화하기를 제안하였다. 그들은 그 센터에 완전히 접근할 수 있을 것이라 확신하였다. 거기서 열성적인 자원봉사 코디네이터가 그들을 환영하였고 가능한 여러 자원봉사 기회를 신속하게 간단히 설명하였다. 면담 동안 코디네이터는 그녀의 의견에 집중하였고 Gary가 질문할 때조차 Katya에게 응답한다. Katya는 이것을 주목하였고 코디네이터가 Gary에게 다시 집중하도록 여러 번 시도하였다. 어떤 시점에서 Gary는 화장실 사용에 대해 질문하였다. 일정한 시간 이후 다시 그는 Katya에게 손잡이가 없을 때 변기에서 일어나기가 어렵다는 것을 Katya에게 언급하였다. Katya는 욕실의 접근성을 향상시키기 위해 어떤 것이 행해지는지 코디네이터에게 질문하였다. 코디네이터는 그것을 확인하였지만 그 센터는 장애가 있거나 정신적으로 지체된 사람들을 위한 설계가 아니어서 아마 그들은 다른 지역사회 프로그램을 찾아야 한다고 공손하게 응답하였다. Katya는 Gary가 장애가 있거나 정신적으로 지체되어 있는 것으로 자신을 생각하지 않으며 이처럼 공공장소도 미국 장애인법 가이드라인 하에서 완전히 접근할 수 있을 것으로 그들이 생각하고 있음을 코디네이터에게 정보를 주었다. 그녀는 접근성과 숙박 옵션에 대해 그녀가 말할 수 있는 누군가가 센터에 있는지를 물었다. 코디네이터는 이름과 번호를 주고 그녀에게 전화할 것을 독려하였다. 비록 센터에 Gary가 흥미로워하고 관리할 수 있을 것 같은 이용 가능한 기회들이 다양했음이 분명했지만 그와 Katya 모두 그 코디네이터에게 느꼈던 공손하게 무시함으로 인해 마음이 내키지 않았다.

그 후에 Katya는 Gary와 그의 배우자와 함께 이 지역에서 자원봉사 기회를 얻고자 그들의 흥미를 논의하였다. 그녀는 그 코디네이터에 의해 그녀에게 주어진 교섭을 따르고 장애가 있는 사람들의 사회적 포용을 위한 그 센터의 접근을 고려하여 수행되는 것을 보기를 권하였다. 그들은 모두 이 계획에 동의할 수 있었다.

Katya는 또한 이 센터에서 이용 가능한 기회로부터 유익을 얻을 수 있는 이 지역에서 살고 있는 다른 여러 클라이언트들을 인식하였다. 하지만 그녀는 그녀에게 경험을 제공한 이 센터를 제안하는 것이 꺼려졌다. Katya의 지식과 사회적으로 포괄적인 환경에 대해 옹호하는 작업치료의 역할에 대한 인식으로 Katya는 장애가 있는 사람들에게 그 센터의 사회적 장벽에 대해 무언가를 하는 것의 중요성을 인식하였다. 다행히 Katya의 위치 요소가 장애 및 포용과 관련된 문제에 대해 그녀가 지역사회 기관과 일하도록 하였다. 그녀는 지역사회 기관 이사와 회의를 열어 그 센터에서 접근성 문제와 관련된 일부 직원에 의해 전달된 태도에 대한 그녀의 관심을 밝혔다. 그녀는 그녀와 함께 일했던 비록 몇 가지 유형의 장애를 가지고 살아가는 여러 사람들이 물리적 요구 면에서 뿐만 아니라 직원에 의해 전달된 사회적 태도 또한 접근할 수 있다면 지역사회 센터에 그들이 참여하여 유익할 것임을 그 이사에게 전하였다. Katya는 이를 개발하기 위해 센터와 일하고자 그녀가의 지원을 제공하고 그 센터에서 다양한 프로그램의 사회적 통합 감사로 시작하기를 제안하였다. Katya는 이같은 조직이 준수해야 하는 법률과 정책에 대한 교육을 제공하는 것에도 동의하였다. Katya는 다른 지역사회 조직을 위해 디자인팀과 일하고 이해관계자와 포커스 그룹을 실행한 경험이 있었다. 그녀는 디자인 팀과 또한 포커스 그룹과 관련된 부분에서 장애를 가지고 살아가는 사람들의 포용의 중요성을 강조하였다. 그녀는 낙인과 접근성에 문제에 관하여 지역사회 센터 직원 교육을 목적으로 교육 세션 개발을 돕고자 그녀의 여러 클라이언트를 포함할 것을 제안하였다. 사회적 환경 내에서 작업치료사가 맞닥뜨리는 딜레마는 업무딜레마 상자에 제시하였다.

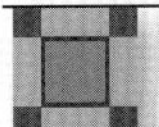

업무 딜레마

다양성의 문제 다루기

Gary Lau의 이야기는 특히 작업치료사가 사회적 환경에서 목표로 하는 중재에 대한 기대를 가지고 있을 시 부딪히는 여러 핵심 딜레마가 있다.

그녀 자신이 사회적 자원으로서 작업치료사인 Katya야는 Gary의 사회적 환경의 한 부분으로 고려될 수 있다. Gary의 상황에서 그녀가 가져오는 민족문화적 가치와 사회적 태도는 그녀가 그와 어떻게 일하는가에 영향을 미칠 수 있고 그녀가 어떻게 효과적으로 그가 선호하는 작업을 가능하게 할 것인가를 결정할 수 있다. 치료사가 자신의 문화적 가치와 태도를 인식하고 있는 정도와 그들이 그녀의 치료적 상호작용을 형성하는 방법이 일차적으로 중요할 것이다. 이런 특별한 치료적 관계의 문화적 특성의 자아인식을 넘어 Gary와 그의 배우자가 이용 가능한 사회적 자원에 대한 그녀의 인식이 중요할 것이다. 많은 게이나 레즈비언 사람들이 직면하는 사회적인 태도 장벽과 차별도 잘 설명되어 있고 주류 서비스 사용에 영향을 미친다. 그러한 장벽이 있을 수 있는 어떤 지역사회 조직에 Gary가 참여하는 것이 어떻게 개방될 것인가? 마찬가지로, 레즈비언, 게이, 양성애자, 트랜스젠더(LGBT) 문화, 지역사회, 그리고 사회적 및 여가 자원에 대한 지식의 부족은 지역사회에 재 통합하는 Gary의 노력을 지원하는 치료사의 효과를 제한한다. 치료사와 다른 문화, 종교, 또는 지역사회를 가진 어떤 클라이언트에 관하여 비슷한 시나리오가 그려질 수 있다.

고려에 대한 질문

1. 당신의 문화적 또는 종교적 가치가 당신의 클라이언트의 그것들과 충돌하는 경우를 고려하라. 당신 자신의 가치에 충실하면서 클라이언트의 작업 선택이 가능하도록 당신의 필요를 어떻게 조정할 수 있는가?
2. 당신은 어느 정도까지 작업치료사가 클라이언트의 문화적 실행과 건강과 사회적 자원에 친숙해져야 한다고 생각하는가?
3. 이런 상황에서 치료사는 문화적 상호작용을 어떻게 탐색할 것인가?

는 활동의 성취를 위한 적절한 신체적 능력을 통해 특징지어진 신체적이며 정신적인 안녕에 대한 개인의 지각으로써의 Gallup(1999)의 정의를 사용한다. 이런 생각으로, Gary의 사례 연구에서, 작업치료사는 Gary의 지역사회 센터의 **사회적인 구조**와 물리적인 접근성에 대한 모든 염려에 영향을 미치는 것은 자신의 역할이라고 여겼다. **지역사회, 지역사회 참여 그리고 지역사회 발달의 개념**들은 이어서 개념이 그려지고 치료사가 사회적이며 물리적인 변화를 가져올 수 있는 것에 기초하여 제공된다.

지역사회의 개념은 종종 인간관계, 사회적 결합력, 또는 지지에 대한 생각과 연결된다. 논의가 덜 된 것은 예를 들어, 주로 사용되는 님비현상에서(나의 지역에서는 안되는), 서술된 것처럼 배타성과도 관련된 지역사회의 덜 긍정적인 측면이다. 그리고 또한, 지역사회는 종종 사람들이 함께 가져오는 것으로써 사람들이 들어가지 않게 한다. 지역사회는 작업역할이 창조되고, 위임되고, 인정되고, 접근할 수 있게 하는 방식으로 작업참여를 위한 기회를 제공할 수 있다. 그것들은 접근할 수 없는 물리적 환경을 만들거나 장애를 가지고 살아가는 사람들을 포함한 특별한 그룹의 참여를 이간하거나 구분하거나 제한하는 차별적이고 낙오적인 사회적인 태도를 조성함으로 작업참여에 장벽을 만들 수 있다. 하지만 가장 기본적으로 지역사회는 공통적인 서비스를 공유하는 특정한 지리적 영역 내에 살아가는 사람들과/또는 예를 들어, 장애가 있는 노인처럼, 유사하게 공통적인 정체성을 공유한 사람들의 집단을 말한다.

요약하면, 지역사회의 잠재적인 제한과 제약에도 불구하고, 이상적으로, 지역사회는 각 사람의 독특한 가치관이 발전할 수 있는 공간이며 다른 사람들과의 통합, 참여 그리고 관계성을 위한 필요들이 현실화되는 공간일 수 있다. 지역사회가 공유된 정체성 발달, 사회적 작업적 참여, 그리고 표현을 위한 장으로써 제공되는 견해는 작업적 역할 발달과 실현가능성을 위한 배경으로써 지역사회를 이해하는 욕구를 반영한다. 그러면 작업치료사가 지역사회 참여를 어떻게 가능하게 하는가?

지역사회 참여 실현

이 장에서, 참여는 동작, 생각, 지식, 또는 기술을 통한 지역사회에 이익을 주고 공헌하는 개인들의 참여를 말한다. 지역사회 참여는 다른 사람들과의 연관성에 대한 것이다; 그들과 연계성의 몇 가지 분류에 있는, 최소한으로 지역사회나 지역사회 감각은 환경이나 이웃에 살고 있는 공동생활주택과 같이 지역 내 작업치료사가 일하는 사회적 공간으로 제시할 수 있다. 그래서 그 다음 지역사회는 어떻게 발전되고 작업치료사들은 어떻게 참여할 수 있는가?

지역사회 발전

Hoffman과 Duponte(1992)은 "지역사회 발전은 사람들이 필요한 기술들이 발전하도록 돕고 지역사회의 구성원으

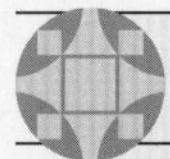

증거에 대한 해설

환경 수정의 효율성

환경 수정은 많은 배경에서 다양한 목적을 위해 적용할 수 있다. 이런 검토를 위해 두 가지 일반적인 작업치료 중재가 논의된다: 낙상을 예방하기 위한 물리적 환경 수정과 보호자 부담을 경감시키기 위한 환경 수정

환경 수정을 통한 낙상예방

노인을 위한 낙상예방 중재는 사람의 신체적 수행을 다루는 많은 요소들(예, 근력 강화나 균형 운동을 통해), 약물 검토, 그룹 교육, 그리고 주거 위험에 초점을 둔 주거환경 평가와 수정이 포함될 수 있다. 때로, 이런 것들은 단독으로 제시된다; 다른 일에서 다요소 중재 접근이 사용된다. 낙상예방 연구는 많은 무작위 비교 연구와 체계적 문헌고찰과 이런 연구들로부터 나온 데이터의 메타 분석이 포함된다. 항상 단일 중재로써 제공되지 않더라도 여러 검토는 낙상예방을 위한 전략으로 물리적 환경 수정의 효과성을 조사하였다.

지역사회에 살고 있는 노인을 위한 낙상예방에 대한 체계적 고찰에서, Gillespie et al.(2009)는 주거 안전 중재가 시각 손상이 있는 사람들의 낙상을 감소시키고 낙상 위험이 높은 사람들에게 효과적이었음을 밝혔다. 비슷하게 Clemson, Mackenzie, Ballinger, Close, and Cumming(2008)는 메타 분석을 실시하였고 노인의 더 일반적인 샘플에서 더 완만한 21%의 감소에 비해 낙상 위험이 높은 노인을 위한 환경 중재가 39%까지 낙상의 위험을 감소시키는 것으로 나타났다. 유사한 결과들이 낙상예방 중재의 다른 검토에서 보고되었다.

보호자 부담 감소

보호자 부담을 감소시키기 위한 환경 수정의 효과에 대한 많은 문헌들은 치매가 있는 사람들의 보호자에 초점을 둔다. 환경에 초점을 둔 중재는 보호자 교육과 도전적인 행동을 다루는 훈련, 능력에 맞는 활동 선택, 그리고 일상생활활동 변화에 적응하기를 사용한다.

한 연구에서 환경적 기술 활용은 여섯 번의 작업치료 방문이 포함되었고 그 결과 보호자의 기술 향상, 치매가 있는 사람들의 도움 필요 감소, 그리고 도전적인 행동이 감소되었다. 네덜란드에서 시행된 비슷한 중재에서, 보호자들은 치매가 있는 사람들의 기능이 유의하게 향상되고 보호자의 부담을 감소시킨 보상적이고 환경적인 중재에 초점을 둔 10회의 작업치료 방문을 받았다. Dooley and Hinojosa(2004)에 의해 보고된 덜 중대한 작업치료 중재는 작업치료 권장사항을 검토하기 위해 보호자와의 회의에 초점을 두고 있었다. 비록 간단히, 중재 그룹에서 보호자는 더 높은 삶의 질과 긍정적인 영향이 나타났다. 마지막으로 치매가 있는 어른들을 위해 능력에 적합한 활동을 선택하고 맞추기 위한 문제 행동을 감소시키고자 보호자 교육에 초점을 둔 중재는 활동 참여를 증가시키고 문제 행동을 감소시켰다.

이런 중재들은 집에서 치매가 있는 사람들을 관리하는 도전을 다루기 위해 물리적 환경뿐만 아니라 보호자 자신의 행동(치매가 있는 사람들의 사회적 환경의 일부인)을 관리하는 보호자에 중점을 둔다. 더불어 이런 네 가지 연구 결과들은 환경의 물리적 및 사회적 측면을 혼합하는데 초점을 둠으로 치매가 있는 사람들과 보호자 모두에게 긍정적인 영향을 가져올 수 있음을 나타낸다.

로써 그들의 모든 잠재성을 실현하는데 방해하는 구조적인 장벽들을 제거하는 것....에 관한 것이다" 라고 하였다(p.21). CD 전략들은 지지적인 환경을 창조하고 건강 문제에 반응하는 지역사회의 능력을 강화하는데 목적이 있다.

Rothman과 Tropman(1987)의 세가지 CD 접근들의 고전적인 분류는 작업치료사가 이런 유형의 일을 고려하는데 도움이 될 수 있다. 인근발달 접근은 목표와 활동을 결정하면서 한 지리적인 지역사회 내에서 많은 사람들이 속한 것으로써 변화과정을 나타낸다. 지역사회 구성원 간의 연계성 강화와 처리 요소들이 강조된다. 인근 안전위원회는 이 접근을 사용한다. 사회적 계획은 관리기관이 대개 문제점과 해결점을 정의하는 상위하달식 처리를 사용한다. 마지막으로 사회적 활동은 변화를 창조하기 위해 계급, 성별, 능력과 인종에 근거하여 중요한 사회적 분석을 요구하고 불공평한 권력 구조 내에 뿌리내린 문제들을 검토한다; 게다가, 권력 구조를 변화시키는데 직접적인 노력이 있다.

사회적 활동 접근들은 작업치료사와 작업과학자들이 작업적 판단으로 여기는 많은 가정들을 공유한다. 그것의 성장 담론은 작업치료사들이 작업 이간, 작업 소외, 작업 불균형, 또는 작업 박탈을 통해 경험된 것으로 작업 판단의 영향을 인식할 필요를 강조한다. 이런 기대로부터, 개인과 그룹(예, 문화적 소수집단)은 의미 있는 작업과 역할로부터 소외될 수 있고, 의사결정을 위한 접근이 막혀지고, 과잉고용되거나 과소고용될 수 있고, 의미 있는 작업참여를 위한 기회를 박탈당할 수 있다. 41장은 작업적 판단에 대한 탐색을 제시하고 있다.

한 가지 특별하게 설명한 CD 전략의 예시로, 캐나다 지역사회 건강센터에서에서 일하는 작업치료사들은 작업적 접근에서 그들의 역할들을 분명히 나타낸다. 물리적인 비접근성과 노인들의 사회적 고립을 확인하는 지역사회 필요 설문조사에 반응하여 그들은 물리적으로 더 접근성이 있고 사회적으로 지원받는 이웃을 만들고자 돕기 위해 도시 근교의 구성원들로써 장애를 가진 사람들과 노인들을 초대하였다. 촉진적인 활동들은 "친고령화" 이웃에 대한 가능성을 마음속에 그리는데 도움이 되었다.

더 작은 프로젝트의 성공적인 완성은 의미 있는 변화가

일어나면서 일하는 그룹의 자신감을 세우는데 도움을 줄 수 있기 때문에 그 그룹은 성취가능하고 덜 복잡한 프로젝트로 시작했다. 적절한 구조의 제공, 그룹 촉진 기술, 공유된 스토리텔링, 능동적인 듣기와 환경적 적응은 더 지지적이고 접근성 있는 지역사회로 작용하는데 도움을 주었다. 그 그룹 활동 결과의 예시들은 외출할 수 없는 노인들을 위한 식품배달 안내, 인근 영역 내 보도턱 제거의 수 증가, 그리고 신체적 지구력이 부족한 노인들을 위하여 전략적인 위치에 거리 의자 설치들이 있다. 지방자치적 수준에서 옹호적 접근에 대한 지식을 얻고 몇 시간 동안 함께 일한 후에, 그 그룹은 그들의 생활에 영향을 미치는 더 큰 정책적 문제점들을 인식하게 되었다. 그들은 인근지역 발달 접근 사용으로부터 내재된 불균형을 겨냥한 더 광범위한 변화에 초점을 두는 사회적 활동 접근으로 옮겼다.

그러한 CD 전략들은 물리적이며 사회적인 변화를 가져오도록 클라이언트와 협력하는 방법을 제공한다. 하지만 매우 종종, 치료사들은 촉진적인 접근보다는 상담적 이론의 틀로부터 일할 수 있고 지역사회 접근성을 향상시키기 위하여 관제 제공을 추천할 수 있다. 물리적이며 사회적 황경의 가능성과 불가능성의 측면의 지식은 중요하며 이후로도 차후 논의된다.

가능성 있는 지역사회 참여–공공 그리고 지역사회 공간 내 물리적 접근 수정하기

공공장소는 대개 일반적인 사람들의 필요를 만족시키기 위해 구성되었고 ADA-ABA 접근성 지침과 캐나다 건축방침과 같은 일반적인 안내서에 기초한다. 더 증가된 접근성은 클라이언트와 직접적으로 일하고, 부부 공동재산 소유자나 상담사와 일하며, 지역사회 내 옹호자로써 일함으로써 성취될 수 있다. 예를 들어, 활동이나 참여가 제한된 사람들은 길을 안내하는 대중교통 시스템, 작업수행의 중요한 요소들에 장애물들을 맞추칠 수 있다. Iwarsson Stahl, 그리고 Carlsson(2003)은 교통 시스템의 접근성을 이해하기 위한 계획에서 작업치료사, 교통계획 수립자와 엔지니어링 간에 협력적인 일을 서술하였다.

장벽 제거는 항상 가능하지 않을 수 있다. 일부 경우에, 장소 내 규제적인 장려책이 없이(예, 의무적인 접근성 지침), 바꾸는 것이 가능하지 않을 수 있다. 하지만, 최근의 법률과 최소한의 규정을 이해하고 변화를 위하여 클라이언트를 옹호하는데 돕는 것은 작업치료사의 역할이다. 또한 클라이언트가 공간에 접근하고 사용할 수 있는 방법에 대하여 클라이언트가 결정을 하도록 돕는 평가과정을 통해 장애물을 확인하는 것이 가능하다. 이런 경우, 수정이 가능하지 않더라도, 물리적 환경을 이해하는 것이 목표이다.

결론과 향후 고려사항

Conclusions and Future Considerations

환경의 물리적, 사회적, 문화적, 시설적, 그리고 기술적 측면은 장애물을 만들거나 적절한 작업수행과 참여가 가능하도록 자원과 지지를 제공할 수 있다. 작업치료사들은 많은 경험 가지고 있고 일상적인 추구에서 클라이언트의 참여를 지지하기 위해 가정, 학교, 그리고 지역사회 배경의 수정과 함께 리더십과 성공을 보여줄 수 있다. 오늘날, 환경적 장벽들과 억제적인 환경적 자원들을 감소시키기 위한 작업치료사의 노력을 통해 이전에 소외되고, 배제되고, 또는 차별받은 것에 대항한 더 많은 사람들이 더 자주적으로 살 수 있고, 학교에 갈 수 있고, 직장으로 복귀할 수 있고, 능동적으로 참여할 수 있다. 이런 리더십을 제공하기 위해, 작업치료사들은 전반적인 클라이언트의 참여와 권한을 향상시킬 수 있는 적용 가능한 정책들과 법률, 건축 지침, 그리고 접근성에 관한 안내서에 대한 지식을 강하게 활용하는 것이 중요하다. 하지만, 이러한 인식을 너머 작업의 조정자로써, 치료사들은 당당히 더 포괄적인 사회적 및 공공 정책을 공유하고 모두를 위한 삶에서 의미 있는 참여를 발전시키는 장소와 기회를 창조하면서, 클라이언트를 포함한 다름 사람들의 노력에 합류하고자 노력함으로써 클라이언트에게 제공할 수 있다.

참고문헌 References

Abend, A.(2001). *Planning and designing for students with disabilities*. Washington, DC: National Clearinghouse for Educational Facilities. Retrieved from http://www.ncef.org/pubs/disabilities.pdf

Agree, E. M., Freedman, V. A., Cornman, J. C., Wolf, D. A., & Marcotte, J. E.(2005). Reconsidering substitution in long-term care: When does assistive technology take the place of personal care? *Psychological Sciences and Social Sciences*, *60*, S272–S280.

Aguilar, A., Boerema, C., & Harrison, J.(2010). Meanings attributed by older adults to computer use. *Journal of Occupational Science*, *17*(1), 27–33.

Alinsky, S. D.(1971). *Rules for radicals: A practical primer for realistic radicals*. New York, NY: Vintage Books.

American Association of Retired Persons.(2000). *Fixing to stay: A national survey on housing and home modification issues—Executive summary*. Washington, DC: Author.

American Civil Rights Act of 1964, Pub. L. No. 88-352, § 78, Stat. 241(1964). Retrieved from http://www.archives.gov/education/lessons/civil-rights-act/

American Occupational Therapy Association.(2008). Occupational therapy practice framework: Domain and process, 2nd edition. *American Journal of Occupational Therapy*, *62*, 625–683.

American with Disabilities Act of 1990, Pub. L. No. 101-336, 42 U.S.C. § 12101(1990). Retrieved from http://www.ada.gov/

American with Disabilities Act Amendments of 2008, Pub. L. No. 110-325(2008). Retrieved from http://www.ada.gov/pubs/ada.htm

Bronfenbrenner, U.(2005). *Making human beings human: Bioecological perspectives on human development*. Thousand Oaks, CA: Sage.

Canadian Human Rights Act of 1976, R.S.C. §§ 33-1(1976). Retrieved from http://laws-lois.justice.gc.ca/eng/acts/h-6/page-1.html#h-2

Center for Universal Design.(1997). *A blueprint for action: A resource for promoting home modifications*. Raleigh, NC: North Carolina State University.

Chan, S. C., & Chan, A. P.(2007). User satisfaction, community participation and quality of life among Chinese wheelchair users with spinal cord injury: A preliminary study. *Occupational Therapy International, 14*, 123–143.

Chen, T. Y., Mann, W. C., Tomita, M., & Nochajski, S.(2000). Caregiver involvement in the use of assistive devices by frail elderly persons. *Occupational Therapy Journal of Research, 20*, 179–199.

Cipriani, J., Kreider, M., Sapulak, K., Jacobson, M., Skrypski, M., & Sprau, K.(2009). Understanding object attachment and meaning for nursing home residents: An exploratory study, including implications for occupational therapy. *Physical and Occupational Therapy in Geriatrics, 27*, 405–422.

Clark, F. A.(2010). Power and confidence in professions: Lessons for occupational therapy. *Canadian Journal of Occupational Therapy, 77*(5), 264–269.

Clemson, L., Mackenzie, L., Ballinger, C., Close, J. C., & Cumming, R. G.(2008). Environmental interventions to prevent falls in community-dwelling older people: A meta-analysis of randomized trials. *Journal of Aging & Health, 20*, 954–971.

Cook, A. M., & Polgar, J. M.(2008). *Cook and Hussey's assistive technology: Principles and practice*. Toronto, Canada: Elsevier.

Costello, E., & Edelstein, J. E.(2008). Update on falls prevention for community-dwelling older adults: Review of single and multifactorial intervention programs. *Journal of Rehabilitation Research & Development, 45*, 1135–1152.

Craik, J., Davis, J., & Polatajko, H. J.(2007). Introducing the Canadian Practice Process Framework(CPPF): Amplifying the context. In E. A. Townsend & H. J. Polatajko(Eds.), *Enabling occupation II: Advancing an occupational therapy vision for health, well-being, and justice through occupation*(pp. 229–246). Ottawa, Canada: Canadian Association of Occupational Therapists.

Cristoforetti, A., Gennai, F., & Rodeschini, G.(2011). Home sweet home: The emotional construction of places. *Journal of Aging Studies, 25*, 225–232.

Dooley, N. R., & Hinojosa, J.(2004). Improving quality of life for persons with Alzheimer's disease and their family caregivers: Brief occupational therapy intervention. *American Journal of Occupational Therapy, 58*, 561–569.

Dunn, W., Brown, C., & McGuigan, A.(1994). The ecology of human performance: A framework for considering the effect of context. *American Journal of Occupational Therapy, 48*, 595–607.

Egilson, S. T., & Traustadottir, R.(2009). Participation of students with physical disabilities in the school environment. *American Journal of Occupational Therapy, 63*, 264–272.

Erickson, J., & Johnson, G.(2011). Internet use and psychological wellness during late adulthood. *Canadian Journal on Aging, 30*(2), 197–209.

Fuhrer, M. J., Jutai, J. W., Scherer, M. J., & DeRuyter, F.(2003). A framework for the conceptual modeling of assistive technology outcomes. *Disability and Rehabilitation, 25*, 1243–1251.

Gallup, J. W.(1999). Wellness centers: A guide for the design professional. New York, NY: Wiley.

Gillespie, L. D., Robertson, M. C., Gillespie, W. J., Lamb, S. E., Gates, S., Cumming, R. G., & Rowe, B. H.(2009). Interventions for preventing falls in older people living in the community. *Cochrane Database of Systematic Reviews*,(2), CD007146. doi:10.1002/14651858.CD007146.pub2

Gitlin, L. N., Corcoran, M., Winter, L., Boyce, A., & Huack, W. W.(2001). A randomized, controlled trial of a home environmental intervention: Effect on efficacy and upset in caregivers and on daily function. *The Gerontologist, 41*, 4–14.

Gitlin, L. N., Winter, L., Earland, T. V., Herge, E. A., Chernett, N. L., Piersol, C. V., & Burke, J. P.(2009). The tailored activity program to reduce behavioral symptoms in individuals with dementia: Feasibility, acceptability, and replication potential. *The Gerontologist, 49*, 428–439.

Gosman-Hedstrom, G., Claesson, L., & Blomstrand, C.(2002). Assistive devices in elderly people after stroke: A longitudinal, randomized study—The Goteborg stroke study. *Scandinavian Journal of Occupational Therapy, 9*, 109–118.

Graff, M. J. L., Vernooij-Dassen, M. J. M., Thijssen, M., Dekker, J., Hoefnagels, W. H. L., & Rikkert, M. G. M.(2006). Community-based occupational therapy for patients with dementia and their caregivers: Randomized controlled trial. *British Medical Journal, 333*, 1196–1201.

Hammack, P. L., & Cohler, B. J.(Eds.).(2009). *The story of sexual identity: Narrative perspectives on the gay and lesbian life course*. New York, NY: Oxford University Press.

Hampton, K., & Wellman, B.(2003). Neighboring in Netville: How the internet supports community and social capital in a wired suburb. *City and Community, 2*(4), 277–311.

Heah, T., Case, T., McGuire, B., & Law, M.(2007). Successful participation: The lived experience among children with disabilities. *Canadian Journal of Occupational Therapy, 74*, 38–47.

Hoffman, K., & Duponte, J.(1992). *Community health centres and community development*. Ottawa, Canada: Health and Welfare Canada.

Iwarsson, S., & Ståhl, A.(2003). Accessibility, usability and universal design—Positioning and definition of concepts describing person-environment relationships. *Disability and Rehabilitation, 25*, 57–66.

Iwarsson, S., Ståhl, A., & Carlsson, G.(2003). Accessible transportation: Novel occupational therapy perspectives. In L. Letts, P. Rigby, & D. Stewart(Eds.), *Using environments to enable occupational performance*(pp. 235–251). Thorofare, NJ: Slack.

Job Accommodation Network.(n.d.). *Job accommodation network searchable online accommodation resource*. Retrieved from http://askjan.org

Kaye, H. S., Kang, T., & LaPlante, M. P.(2000). *Mobility use in the United States. Disability Statistics Report 14*. Washington, DC: U.S. Department of Education, National Institute of Disability and Rehabilitation Research.

Kielhofner, G.(2008). *Model of human occupation: Theory and application*. Philadelphia, PA: Lippincott Wilkins & Williams.

Kielhofner, G., Mallinson, T., Crawford, C., Nowak, M., Rigby, M., Henry, A., & Walens, D.(2004). *Occupational performance history interview II(OPHI-II) Version 2.1*. Chicago, IL: MOHO Clearinghouse.

Kirsh, B., Trentham, B., & Cole, S.(2006). Diversity in occupational therapy: Experiences of consumers who identify themselves as minority group members. *Australian Occupational Therapy Journal, 53*(4), 302–313.

Law, M., Baptiste, S., Carswell, A., McColl, M., Polatajko, H., & Pollock, N.(2005). *Canadian Occupational Performance Measure*(4th ed.). Ottawa, Canada: Canadian Association of Occupational Therapists.

Law, M., Cooper, B., Strong, S., Stewart, D., Rigby, P., & Letts, L.(1996). The person-environment-occupation model: A transactive approach to occupational performance. *Canadian Journal of Occupational Therapy, 63*(1), 9–23.

Law, M., Di Rezze, B., & Bradley, L.(2010). Environmental change to improve outcomes. In M. Law & M. A. McColl(Eds.), *Interventions, effects and outcomes in occupational therapy: Adults and older adults*(pp. 155–182). Thorofare, NJ: Slack.

Law, M., Petrenchik, T., King, G., & Hurley, P.(2007). Perceived environmental barriers to recreational, community, and school participation for children and youth with physical disabilities. *Archives of Physical Medicine & Rehabilitation, 88*, 1636–1642.

Letts, L.(2009). Health promotion. In E. B. Crepeau, E. S. Cohn, & B. A. Boyt Schell(Eds.), *Willard & Spackman's occupational therapy*(11th ed.). New York, NY: Lippincott Williams & Wilkins.

Lysack, C., Komanecky, M., Kabel, A., Cross, K., & Neufeld, S.(2007). Environmental factors and their role in community integration after spinal cord injury. *Canadian Journal of Occupational Therapy*, *74*(2), 243–254.

Mace, R.(1985). Universal design: Barrier-free environments for everyone. *Designer West*, *3*, 147–152.

Mihailidis, A., Boger, J., Hoey, J., & Jiancaro, T.(2011). Zero effort technologies: Considerations, challenges and use in health, wellness, and rehabilitation. In R. M. Baecker(Ed.), *Synthesis lectures on assistive, rehabilitative, and health-preserving technologies*. San Rafael, CA: Morgan & Claypool.

Mitty, E., & Flores, S.(2009). There's no place like home. *Geriatric Nursing*, *30*, 126–129.

Mu, K., & Royeen, C.(2004). Facilitating participation of students with severe disabilities: Aligning school-based occupational therapy practice with best practices in severe disabilities. *Physical and Occupational Therapy in Pediatrics*, *24*, 5–21.

Niva, B., & Skar, L.(2006). A pilot study of the activity patterns of five elderly persons after a housing adaptation. *Occupational Therapy International*, *13*, 21–28.

Ostrof, E.(2001). Universal design: the new paradigm. In W. F. E. Preiser & E. Ostrof(Eds.), *Universal design handbook*. New York, NY: McGraw-Hill.

Pigini, L., Andrich, R., Liverani, G., Bucciarelli, P., & Occhipinti, E.(2010). Designing reasonable accommodation of the workplace: A new methodology based on risk assessment. *Disability and Rehabilitation: Assistive Technology*, *5*, 184–198.

Reid, D., Chu, T., Sinclair, G., Wehrmann, S., & Nazeer, Z.(2006). Evaluation of occupational therapy school-based consultation service for students with fine-motor difficulties. *Canadian Journal of Occupational Therapy*, *73*, 215–224.

Rigby, P., & Letts, L.(2003). Environment and occupational performance: Theoretical considerations. In L. Letts, P. Rigby, & D. Stewart(Eds.), *Using environments to enable occupational performance*(pp. 17–32). Thorofare, NJ: Slack.

Rigby, P., Ryan, S. E., & Campbell, K. A.(2009). Effect of adaptive seating devices on the activity performance of children with cerebral palsy. *Archives of Physical Medicine & Rehabilitation*, *90*, 1389–1395.

Rigby, P., Ryan, S. E., & Campbell, K.(2011). Electronic aids to daily living and quality of life for persons with tetraplegia. *Disability and Rehabilitation: Assistive Technology*, *6*, 260–267.

Ripat, J.(2006). Function and impact of electronic aids to daily living for experienced users. *Technology & Disability*, *18*, 79–87.

Rothman, J., & Tropman, J. E.(1987). Models of community organization and macro practice perspectives. In F. M. Cox, J. L. Erlich, J. Rothman, & J. E. Tropman(Eds.), *Strategies of community organization*(4th ed., pp. 26–63). Itasca, IL: Peacock.

Scaffa, M., & Bonder, B.(2009). Health promotion and wellness. In B. Bonder & V. Dal Bello-Haas(Eds.), *Functional performance in older adults*(3rd ed., pp. 449–467). Philadelphia, PA: F. A. Davis.

Schaber, P., & Lieberman, D.(2010). *Occupational therapy practice guidelines for adults with Alzheimer's disease and related disorders*. Bethesda, MD: American Occupational Therapy Association.

Snyder, M. M.(2002). The design of online learning communities for older adults. *Journal of Instruction Delivery Systems*, *16*(3), 27–33.

Stark, S.(2004). Removing environmental barriers in the homes of older adults with disabilities improves occupational performance. *Occupational Therapy Journal of Research*, *24*(1), 32–39.

Statistics Canada.(2006). *Participation and activity limitation survey: A profile of assistive technology for people with disabilities*. Ottawa, Canada: Government of Canada Social and Aboriginal Statistics Department.

Sum, S., Mathews, R. M., Pourghasem, M., & Hughes, I.(2009). Internet use as a predictor of sense of community in older people. *CyberPsychology & Behavior*, *12*(2), 235–239.

Tanner, B., Tilse, C., & deJonge, D.(2008). Restoring and sustaining home: The impact of home modifications on the meaning of home for older people. *Journal of Housing for the Elderly*, *22*, 195–215.

Townsend, E. A., & Polatajko, H. J.(2007). *Enabling occupation II: Advancing an occupational therapy vision for health, well-being, and justice through occupation*. Ottawa, Canada: Canadian Association of Occupational Therapists.

Townsend, E., & Wilcock, A.(2004). Occupational justice. In C. H. Christiansen & E. A. Townsend(Eds.), *Introduction to occupation, the art and science of living*(pp. 243–273). Upper Saddle River, NJ: Prentice Hall.

Trentham, B., Cockburn, L., & Shin, J.(2007). Health promotion and community development: An application of occupational therapy in primary health care. *Canadian Journal of Community Mental Health*, *26*, 53–70.

Tse, T.(2005). The environment and falls prevention: Do environmental modifications make a difference? *Australian Occupational Therapy Journal*, *52*, 271–281.

U.S. Access Board.(2004). *ADA and Architectural Barriers Act(ABA) Accessibility Guidelines*. Retrieved from http://www.access-board.gov/ada-aba/final.pdf

U.S. Access Board.(2005). *Accessible play areas: A summary of accessibility guidelines for play areas*. Retrieved from http://www.access-board.gov/play/guide/guide.pdf

U.S. Access Board.(2007). *Proposed ABA Accessibility Guidelines for Outdoor Developed Areas*. Retrieved from http://www.access-board.gov/outdoor/nprm/

U.S. Department of Justice.(2010). *ADA Standards for Accessible Design*. Retrieved from http://www.ada.gov/2010ADAstandards_index.htm

U.S. Department of State.(2008). *Appendix A: Universal declaration of human rights*. Retrieved from http://www.state.gov/g/drl/rls/irf/2008/108544.htm

Villeneuve, M. A.(2009). Critical examination of school-based occupational therapy collaborative consultation. *Canadian Journal of Occupational Therapy*, *76*, 206–218.

Ward, K., Mitchell, J., & Price, P.(2007). Occupation-based practice and its relationship to social and occupational participation in adults with spinal cord injury. *OTJR Occupation, Participation and Health*, *27*(4), 149–156.

Whiteford, G.(2005). Understanding the occupational deprivation of refugees: A case study from Kosovo. *Canadian Journal of Occupational Therapy*, *72*(2), 78–88.

World Health Organization.(1986). Ottawa charter for health promotion. *Health Promotion*, *1*, iii–v.

World Health Organization.(2001). *International classification of functioning, disability and health*. Geneva, Switzerland: Author. Retrieved from http://www.who.int/classification/icf/

Resources

American Printing House for the Blind(provides materials, alternative media, tools, and resources for individuals who are blind or visually impaired): http://www.aph.org/

Americans with Disabilities Act: http://www.ada.gov/

Center for Inclusive Design and Universal Access(IDeA): http://www.ap.buffalo.edu/idea/Home/index.asp

Center for Universal Design at North Carolina State University: http://www.ncsu.edu/project/design-projects/udi/

Centre for Accessible Environments, United Kingdom: http://www.cae.org.uk/

Home Modification Information Clearing House in Australia: http://www.homemods.info/

Institute for Human Centered Design: http://www.adaptenv.org/

Job Accommodation Network(JAN): http://askjan.org/

National Centre on Accessibility(promotes access for people with disabilities in recreation): http://www.ncaonline.org

Services for People with Disabilities from Services Canada: http://www.servicecanada.gc.ca/eng/audiences/disabilities/employment.shtml

U.S. Architectural and Transportation Barriers Compliance Board(a federal agency committed to accessible design): www.access-board.gov/

U.S. Equal Employment Opportunity Commission: http://www.eeoc.gov/

핵심개념과 기술들

Core Concepts and Skills

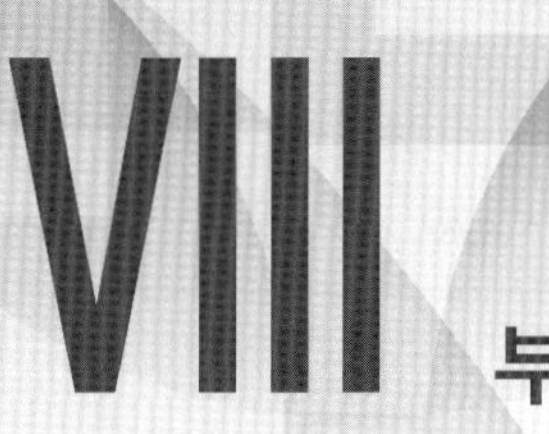

부

"행복은 우리가 의미 있는 목적으로 우리의 기술을 시험할 때 나온다"

– John Stossel

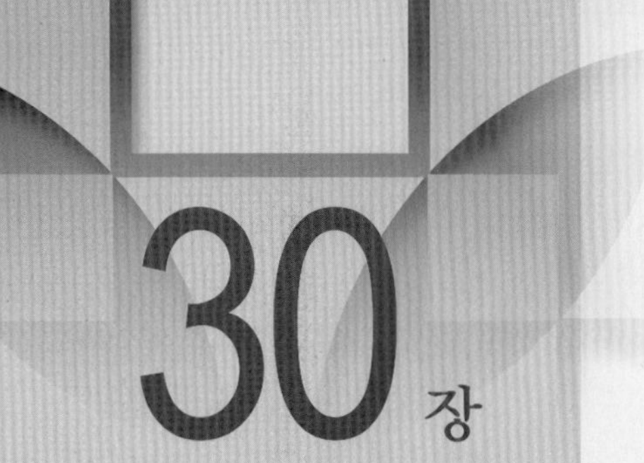

30장

실행에서의 전문적 추론

Professional Reasoning in Practice

유찬욱 옮김

개요

학습목표

이 장을 학습한 후, 다음의 내용을 할 수 있을 것이다:

1. 작업치료 섈행 추론의 중요한 측면을 분석한다.
2. 클라이언트, 작업치료사, 그리고 실행 맥락에서 발생하는 거래에서 어떻게 추론과정을 넣는지 토론한다.
3. 개인적 반영, 작업치료사의 설명 및 사례 연구를 기반으로 전문적인 추론의 다른 측면을 확인한다.
4. 지속적으로 만들어가는 설명과 전문지식의 연속체를 따라 특성 추론과정을 설명한다.

서론 Introduction

전문적 추론은 작업치료사가 직접 계획, 수행 및 클라이언트 관리에 반영하기 위해 사용하는 절차이다. 그것은 바로 그 논리에 따라 행동하기 때문에 일반적으로 신속하게 수행한다. 그것은 복잡하고 다면적인 과정이며, 몇몇 다른 이름으로 불려왔다. 이전에 많은 저자들이 **임상 추론**(Mattingly & Fleming, 1994; Rogers, 1983; Schell & Cervero, 1993); 으로 지칭했으나 **전문적 추론이**나 (Schell & Schell, 2007) 치료적 추론(Kielhofner & Forsyth, 2002)과 같은 용어로 표현되었으며 작업치료 실행은 의료적 환경뿐만 아니라 많은 교육적 그리고 지역사회 환경에서 적절하기 위해 너무 의학적이지 않은 용어를 찾기 위해 시도하였다. 이런 라벨을 사용하는 경우, 저자는 그들이 종사하는 경우 치료가 실제로 어떻게 생각하는지에 대해 이야기한다. 이러한 초인지적 분석 또는 간단한 용어, 생각에 대해 생각이 필요하다. 이는 새로운 또는 많은 작업치료 개입의 이론과 혼동되는 선택에서 작업치료사가 전문적인 추론을 이해할 수 있기 때문에 중요하다.

그것은 그 의도이다. 당신에 대해 생각하거나 확인된 개인 또는 그룹에 대한 작업치료를 수행할 때마다, 당신은 전문적인 추론을 하고 있다. 그것은 당신이 그것을 하고 있는지 여부의 문제, 얼마나 잘의 문제가 아니다. 더욱이, 많은 실행 이론은 당신의 추론과 클라이언트에 대해 생각하는 것을 형성하는데 이 텍스트에서의 논의가 도움이 될 것이다. 그러나 이 장에서 설명하고 있는 추론에 대한 이론은 어떻게 당신이 치료에 참여하는 작업치료 종사자로써 업무를 생각할 수 있는가이다. 분명, 치료사는 클라이언트 관리 서비스에서 이 생각을 하게 되므로, 초점은 클라이언트 치료에 있다. 당신이 당신 자신의 추론 과정을 염두할 때 이러한 중요한 차이를 보인다.

이 장에서는 여러 가지 관점에서 전문적인 추론을 검사한다. 당신이 논의된 것을 실제 예를 볼 수 있도록, 실제 상황에서 Terry와 그녀의 클라이언트, Munro부인의 다음과 같은 **사례 연구 30.1** 가, 작업치료사 사이의 만남의 예를 제공

사례 연구 30.1 Terry와 Munro 부인: 적절한 추천들을 결정하다.

작업치료사 Terry는 지역의료센터의 신경부서의 클라이언트 방에 간다. Terry의 실행을 관찰하는 연구자인 Barb과 함께 생각을 공유하며 길을 따라 간다. 클라이언트에서 그들이 참고하려고 하고 있는데 Terry는 Barb을 채운다. 클라이언트인 Munro부인은 마을에 있는 집에서 혼자 사는 과부이다. 며칠 전에, 그녀는 오른쪽 뇌혈관에 의한 뇌졸중으로 병원에 오게 되었다. Munro부인은 빠른회복과 좋은 운동 능력의 복귀를 보여왔다. 그녀는 여전한 인지적 문제와 함께 약간의 왼쪽 약화와 협응력의 장애를 가지고 있었다. 그녀는 유쾌해 하고, 즐거운 노인여성이고 그녀는 집으로 가고 싶어 한다.

Terry는 이 클라이언트를 세 번째 보고 그녀는 Munro부인이 혼자 집으로 돌아 경우 매우 위험하고 그녀의 뇌졸중으로 인해 남아있는 인지력을 평가해야 한다고 보았다. Terry는 Munro부인의 일상생활을 좀 더 깊이있게 관찰함으로써 그녀의 안전의식을 학인할 계획이다. Terry는 Munro부인이 침대에서 일어나 그녀의 옷과 위생을 싱크대에 일상적인 수행을 한 다음 옷을 입을 것이라고 생각한다. Terry는 Munro부인이 얼마나 좋을지뿐만 아니라 이러한 작업을 자발적으로 관리할 수 있는지의 정도를 보고 그녀가 판단한다. Terry의 생각은 그녀는 또한 그녀가 다른 위치에서 수행해야 할 몇 가지 단계적 활동에 Munro부인이 참여할 수 있는 경우, Terry는 심각한 안전 위협이 어떤 것인지 또는 움직임의 문제를 감지할 수 있어야 한다는 것이다. Terry가 병실에 도착했을 때 Munro부인은 “의사가 오늘 집에 갈 수 있다고 했어 너무 좋아”라고 하며 그녀는 반겼다.

Terry는 Barb쪽으로 향해 그녀의 눈썹을 올리고 “내가 그렇게 말했잖아”. 병실로 가는 길에, Terry는 그녀가 Munro부인의 경우 관리된 의사가 클라이언트가 신체적으로 일어날 수 있기 때문에, 그들이 집에 가야 빨리 그렇게 생각하는 경향이 걱정이었다라고 Barb에게 이야기했다. Terry는 오늘날의 비용에 민감한 환경에서, 의사는 병원에서 클라이언트를 유지하지 못하는 환경에 있다고 말함으로써 의사를 방어했다.

Terry는 일반적인 것에 대해 Munro부인과 대화한다. 그녀는 Munro부인이 이미 집에서 입는 옷을 입은 것을 알아차렸다. 그녀는 약간의 자기관리 활동을 하는 것에 대해 Munro부인에 이야기 할 때, Munro부인은 이미 간호사의 도움으로 그녀의 목욕 및 옷입기의 일상적인 것을 완료한 것이 분명해진다. Terry는 그녀가 아마 그녀의 이빨을 닦고 그녀의 머리를 빗는 것을 제안할 때, Munro부인은 침대에서 일어나 행복하지만 그녀의 이웃이 그녀의 틀니를 가져오지 않은 적이 있다고 지적했다. Munro부인은 침대의 가장자리에 앉아, Terry에서 알림 후, 그녀의 슬리퍼를 둔다. 그녀는 그리고 일어나 가까운 싱크대로 걸어가, 그녀의 빗을 발견하고, 그녀의 머리를 빗었다. 그녀는 이 일을 하는 동안, Terry는 Munro부인이 이미 Terry는 그녀와 함께할 계획했던 자기관리 작업을 완료했기 때문에 수행할 작업에 대한 다른 아이디어를 보인다.

Terry의 눈은 침대에 의해 일부 시든 꽃을 보았다. 그녀는 그녀가 그것을 집에 갈 시간이되면 포장할 준비가 될 수 있도록 꽃 처분과 꽃병을 청소할 수 있음을 Munro부인에게 제안한다.

Munro부인은 동의하고 꽃병에 걸쳐 불안정한 약간의 도보로 한다. 그녀는 죽은 꽃을 꺼내어 들고, 싱크대에 놓았다. Terry는 그녀를 따라가 Munro부인의 닿는 범위내에서 두고, Munro부인이 꽃을 제거하면, Terry는 꽃병을 씻는 것을 제안한다. 그녀는 그것을 건조하고 침대 옆 테이블에 꽃병을 다시둔다. Terry는 죽은 꽃을 던져 그녀에게 다시 상기시킨다. Munro부인은 이 작업을 수행하는 동안, 그들은 집으로 돌아기기 위한 계획에 대해 좀 더 이야기한다. Munro부인은 그녀가 40년 동안 그녀의 집에 거주하고 있으며, 그녀의 남편이 10년 전에 사망했음에도 그녀는 여전히 자신의 존재를 느끼는 것을 Terry에게 알려준다. 그는 그녀의 요리를 좋아했는데, 그녀는 여전히 자신을 위해 하루에 세 끼의 식사를 요리한다. Munro부인은 이야기 하면서 눈물을 머금지만 다시 힘을 내기 시작한다. Terry는 그녀가 조금 더 그녀의 뇌졸중에서 회복될 때까지 그녀는 몇 주 동안 집 주위에 사람이 있다면 그것이 더 안전할 수 있다는 것을 알려준다. Munro부인은 그녀가 그녀의 이웃에서 일부 도움을 받을 수 있다고 생각한다. Terry는 그녀가 바로 확인할 수 있게, 홈 케어 치료를 제안한다. Munro는 부엌, 욕실 등에서 안전하다고 본다. “우리는 당신이 당신의 뇌졸중 후 너무 잘하고 있는 단지 나쁜 낙상을 보고 싶지 않아요.”

Munro부인의 왼쪽 손에 대한 몇 가지 협응 훈련을 검토한 후, Terry는 작별인사를 한다. Terry와 Barb은 병실을 떠난다. Munro부인은 그녀의 침실과 유사한 환경에 대한 연습에서 좋은

사례 연구 30.1 Terry와 Munro부인: 적절한 추천들을 결정하다. (계속)

안정성을 보였지만 여러 과정의 실행을 완료하기 위해서는 약간의 신호가 요구된다고 Terry는 간호 스테이션 차트에 적었다. Terry는 또한 보행시에 작업 능력에서 약간의 움직임 불안정성을 지적한다. Terry는 가정 건강 작업치료 개업에 "욕실 활동, 식사 준비, 일상적인 가사 작업시 안전장비 요구사항을 평가." 대해 참고하는 것이 좋다고 하였다. 그들은 그녀가 Munro부인이 꽤 잘했다 생각하지만, Munro부인이 집에서 일단 하지만 Terry는 그녀가 피곤 특히, 위험에 대한 우려가 있다고 Terry는 Barb에게 코멘트 하였다. Terry는 그녀가 충분히 그녀의 일상을 처리 여부를 확인하기 위해 익숙한 환경에서 Munro부인을 모니터링 할 수 있는 사람을 원한다. Terry는 정말로 Munro부인에 대해 생활환경에 대한 지원을 고려해보고 싶다. 하지만 클라이언트는 그것을 지원하기 위한 장기요양보험 또는 개인 재정을 가지고 있지 않다. Terry는 그녀가 적어도 특히 낙상 방지, 가정 안전을 평가하는 하나의 가정 간호 방문을 얻을 수 있을 것으로 생각한다. Munro부인이 그녀의 집에서 머무르는 것의 주요 목표 그리고 Terry는 그녀가 목표를 달성하기 위해 노력하기 위한 것이 무엇이었는가 하는 것이다. Terry는 Munro부인이 어떤 이웃, 친구, 친척에서 좋은 지원을 가지고 나중에 필요성을 논의하기 위해 사회복지사와 함께할 것이다.

■ **질문과 연습**

1. 어떻게 Terry는 Munro부인에 대한 그녀의 우려를 만들었는가?
2. 어떻게 Terry는 그녀의 초기 계획이 잘 되지 않았을 때 무엇을 알고 있었나?
3. Terry의 권고 사항을 안내하는 것은 무엇인가?

한다. 작업치료 실행자가 해결하는 문제와 문제의 종류에 특별히 주의하고, 글을 계속 읽기 전에 이 사례 연구를 읽어보시오. 당신은 전문적인 추론의 성격에 대해 읽어 보고 그런 다음 다시 참고하라.

실행 추론: 전신과정

Reasoning in Practice: A Whole-body Process

사례 연구를 마음에 두고,실행하는 동안 추론의 성격을 알아 보자. 아마도 한 가지 주목할 점은 전문 추론은 전신 과정이라는 것이다. 즉, 이 상황에서 작업치료사가 하는 것 보다 사례 연구를 읽고 색다른 경험을 하는 이유 중 하나이다. 일부 전문적 추론은 작업치료사를 쉽게 설명할 수 있는 간단한 사고 과정을 포함한다. 예를 들어, 일상생활기술과 작업수행 등의 직업기능 평가가 포함된다. 작업치료사들은 작업수행 문제를 해결하는 관련 클라이언트 요소를 판단하기 위해 자신의 관찰과 이론적 지식을 이용한다. 작업치료사는 수행에 영향을 미치는 상황적 요인에 집중한다. 예를 들어, Terry는 Munro부인이 집으로 귀가 하는 것에 대한 안전성에 대해 그녀가 집중하는 것을 설명할 수 있었다. 특히, Terry는 자기관리 및 가사활동을 해결했다. 그녀는 집안 환경 및 Munro부인의 사회적, 재정적인 상황에 대한 관련 상황 요인을 분석했다. Terry는 그녀의 클라이언트의 작업수행 능력에 영향을 미치되는 인지와 운동조절력에 약간의 손상을 확인했다. 이러한 모든 정보는 쉽게 Terry와 Barb이 공유할 수 있었다. 그러나 치료 세션에서는 말로 하지 않았거나 할 수 없는 더 많은 지식이 있었다.

그것은 그녀가 감각적으로 얻은 Terry의 전문적인 추론과 관련된 신체기반 지식의 일부이다. 예를 들어, Terry는 그녀가 활동을 수행할 때 Munro부인의 손상측 팔의 근육 긴장(또는 근긴장력 부족을) 느낌은 그녀의 감각을 사용했다. 그녀의 평가 중에 Terry는 일반적으로 뇌졸중에서 회복하고 있는 상황에서 발견되는 비정상적인 반사반응인 경직이 있는지를 느끼기 위해 Munro부인의 팔꿈치와 손목 몇 가지 간단한 스트레칭을 했다.

Munro부인이 일어 서서 있을 때 Munro부인이 떨어지는 일부 위험 때문에, Terry는 Munro부인의 앞에서서 측정하였다. Terry는 너무 가깝거나 과잉보호를 하지 않고 Munro부인이 균형을 잃어도 충분히 보호할 수 있는 거리에서 조심스럽게 서 있었다. Munro부인을 가까이에 두고 Terry는 그녀의 가능한의 개인 위생 또는 배변문제들에 대해 냄새를 통해 빠르게 느낄 수 있었다. Terry는 그녀의 음성으로 격려와 지원을 표하였다. Terry는 주의깊게 보고 들으면서 Munro부인의 감정 상태를 확인하였다. 특히, 그녀는 Munro부인이 행동을 수행함에 있어 두려움이나 불안을 얼굴 표정으로 확인하였다. 이러한 감각은 모두 Terry의 실행에 Munro부인의 이미지를 만들어 주었다. 치료를 하는 동안 설명하기조차 어려운 추론의 다른 측면이 있다. Fleming 1994c)는(p.24) "우리가 말할 수 있는 것보다 더 많은 것을 알고" 설명했다. 그녀는 직업의 지식의 대부분은(P. 25) 거의 논의하지 않고 거의 설명하는 실질적인 지식이라고 설명했다. 실제적 실행의 풍부한 감각측면과 결합의 암묵적 지식은, 치료에 대한 책을 읽는 것과 치료를 하고 서로 다른 경험을 하는 이유를 설명하는데 도움된다. Harris (2005)는 어린이들에게 서비스를 제공하는 치료사는 치료사 개인의 신체의 차이와 맛이 미묘하게 치료를 형성할 수 있다. 그 중 일부 치료사들은 물리적으로 불편 찾을 상황을 피할 수 있고(예를 들어, 냄새를 맡으면 관용적일 수 있고), 다른 사람들이 그들 자신이 안락 찾을 요법의 실천에 참여할 가능성이 있다(예를 들어, 껴안는 것과 같은 깊은 압박). Hooper(1997, 2008) 또한 우리 자신의 가치, 신념, 그리고 가정이 치료과정의 각 작업치료사의 이해를 뒷받침하는 방법으로 중요성을 언급했다. 그래서 치료는 항상 실제 사람들과 현실 세계에서 일어나는 것을 명심하고, 각각의 치료사가 다르기 때문에 당신은 다양성을 볼 수 있다.

이론 및 실행 Theory and Practice

전문적 실행(Kessels & Korthagen, 1996)의 이론의 역할에 대해 많은 전문가들에서 오랜 논란이 있었다. 비록 Cohn(1989)은 교과서적인 이론으로 묘사된 쉬운 방식이 그들 자신에게 직면한 실제적 실행문제들에 대해 주목하지만 이론들은 작업치료사들의 결정에 도움이 된다. 전문적 추론은 클라이언트의 상황의 개인 이해에 기초하여 문제점의 이름 및 틀을 포함한다(Schön, 1983). 문제식별 및 문제해결에서 작업치료사가 자신의 행동을 하기 위해 자신의 개인과 실행경험과 이론을 결합한다. 이론적 지식은 작업치료사의 부적절한 가정 또는 비효율적 치료기술의 사용을 방지하고 치료에 자신의 경험이 비슷한 부분이나 이론적 이해는 다른 방법에 적용하기 위해 도움이 된다(Parham, 1987). 제 37 장에서는 이론이 우리의 기본적 가정 형성과 우리의 치료를 형성의 방법뿐만 아니라 실행을 알리는 방법에 대해 좀 더 자세한 정보를 찾을 수 있다. 여기서 포인트는 실행이 이론에 의해(그리고 해야한다) 나올 수 있지만, 궁극적으로 각각의 치료는 치료 상황을 해석하는 방법의 결과와 그 이해에 작용한다는 것이다.

인지과정의 기본이 되는 전문적 추론

Cognitive Processes Underlying Professional Reasoning

사례 연구에서, Terry는, 기억을 얻고, 효과적이고 효율적인 치료를 제공하기 위해 신속하게 많은 양의 정보를 관리할 수 있었다. 그녀는 어떻게 그것을 했는가? 조사에서는 인지심리학 분야의 도움은 어떻게 작업치료사가 생각하고 어떻게 표현하는지의 결합된이 전문지식의 반영을 촉진한다고 설명한다. 개인은, 스토어를 그리고 현상을 복잡하게 표현하는 틀이나 스크립트, 정보를 구성할 수 있다(Bruning, Schraw, & Ronning, 1999; Carr & Shotwell, 2007). 이 과정은 모두 작업기억, 장기기억을 포함한다. 작업기억은 매우 작은 시간동안 기억할 수 있다. 이는 한 두번 전화번호부를 보면 정확하게 전화번호를 기억할 수 있는 이유이다. 마찬가지로, 학생 및 새로운 작업치료사는 클라이언트를 다룰 때 모든 중요한 고려 사항을 유지하려고 해야한다. 폭 넓은 경험을 가진 작업치료사는 정보가 조직과 장기기억에 저장하고 적극적으로 모든 세부 사항을 조직화하는 것이 필요하지 않는다. 예를 들어, 학교에서, Terry는 뇌졸중에 대해 아마도 사람과 관련된 일반적인 문제에 대해 많이 배웠을 것이다. 그녀는 또한 지난 몇 년 동안 뇌졸중을 아마 100명은 보았다. 그녀는 그녀가 뇌졸중환자에 대해 추천을 받을 때 무엇을 기대해야 하는지 그녀의 마음에 일반적인 것을 형성했다. 그녀는 그들이 거의 항상 당뇨병과 고혈압 등의 사전 의료 문제를 가지고 있기 때문에 이러한 개인의 대부분은 광범위한 의료 차트를 예상한다. 사람이 과체중인 경우라도 그녀는 놀라지 않을 것이다. 그녀는 종종 소독, 요리, 및 운전 등의 일상적인 작업을 할 수 있는 사람의 능력에 영향을 미칠 인식적 장애를 확인할 것으로 예상된다. 그녀의 틀의 일환으로, Terry는 그녀를 도울 범위와 차이의 탐지에 대한 정신적인 규칙이 잡혀져 있다. 예를 들어, 비록 그녀가 뇌졸중이 있는 사람들이 운동 장애를 가지고 있음을 알고 있지만, 그녀는 모두가 그러하지 않다는 것을 알고있다. 더욱이, 움직임이 손상된 경우, 왼쪽 뇌혈관 사고에서 오른쪽 약화가 오고 이는 오른쪽 뇌혈관 손상이 왼쪽 약화가 발생하는 것과 같다는 것을 그녀는 예견하고 있다. 또한, 그녀는 사람의 사회적 지원 시스템이 장애에 대한 적응을 촉진하기 위해 중요하다는 것을 알고 있다. 그녀는 가족 등의 지원 또는 지원되지 못하는 것을 분류하고 그녀의 메시지를 표시하는 등 지속적으로 가족 방문의 유무와 같은 특정 신호를 사용할 수 있다.

덧붙여, 틀 또는 묶음 정보뿐만 아니라, Terry는 또한 만들고 수집하거나 또는 그녀의 생각을 안내 절차 규칙 사용할 것이다(Bruning et al., 1999; Carr & Shotwell, 2007). 그녀의 정신 프레임 구성과 뇌졸중의 일반적인 측면에 대한 그녀의 지식을 검색하기 위해 수집하는 것은 그녀를 재구성하거나 또는 상황을 구성하는 데 도움이 된다. 예를 들어, 그녀는 그녀의 역할, 개입을 제공, 올바른 형태에 그녀의 연구결과를 작성 등, 클라이언트를 보는 다른 팀 멤버들과 조화에서의 구두적 의사 소통과, 계획을 만드는 것 들을 잘 알고 있다. Terry는 가족의 지지 또는 지지없이 그와 클라이언트에 대한 영향에 대한 각본을 가지고 있다. 그녀의 경험에 의하면, 지원할 수 있는 가족 관계와 가족의 재정적 지원에 대한 고려를 해볼 수 있다. 또한, 가족의 지원이 적을 경우 클라이언트는 시설에 보호될 가능성이 높다. 다시 말하지만, 이러한 각본은 시간이 지남에 따라 Terry의 관찰과 경험에 의해 형성되어 그녀를 돕는 목적을 제공하고 있다.

마음은 복잡한 정보를 처리하기 위한 효율적인 정신적 틀을 제공함으로써 정보의 효과적인 처리를 위해 틀과 각본이 사용된다. 각 사람은 개별적으로 구성한다(Carr & Shotwell, 2007). 그것은 학생들과 새로운 작업치료사가 자주 유지하고 효과적인 치료 지식에 대한 논쟁은 놀라운 일이 아니다. 그것은 공교롭게도 장기기억 저장을 함에 효율적으로 하기 위해 단기적인 것의 추론 시간과 경험을 반복 사용하는 것이다. Roberts(1996)에 의하면 처리과정의 중요한 측면은 다음과 같다 :

- 큐 획득 : 관찰과 질문을 통해 도움과 대상 정보를 검색
- 패턴 인식 : 유사점과 상황 사이의 차이를 알게 됨
- 문제 공간을 제한 : 가장 유익한 분야에 큐 수집 및 지식의 응용 프로그램을 집중할 수 있는 패턴을 사용
- 문제 배합 : 벌어지고 있는 이유, 무엇을 더 나은 상황이나 결과가 될 수 있는지에 대한 설명을 개발
- 문제 해결 : 문제공식을 기반으로 작업의 과정을 확인

이러한 인지과정은 쌍방향이며 선형으로 거의 발생하지 않는다. 오히려, 마음은 상황을 이해하려고 할 때 사전 학습로부터 저장되어 손에서 정보와 그 사이에 주위로 이동한다. 이제 우리는 우리의 전문적인 추론을 지원하는 데 사용하는 기본 시스템의 더 나은 이해를 가지고, 우리는 작업치료사에 대한 연구에서 부상한 전문적인 추론의 다양한 측면에 대한 연구에 관심을 돌려야 한다.

전문적 추론의 측면들

Aspects of Professional Reasoning

실제로 일반적인 처리과정을 기반으로 한 추론이 있을 것처럼 보이지만, 그 정신활동의 초점은 문제의 요구를 해결하기에 따라 달라질 것으로 보인다. Fleming(1991)은 작업치료사들이 해결된 임상 문제의 특성에 따라 서로 다른 사고 방식을 사용하는 것 같았다. 그녀는 이러한 처리를 "치료사의 세 가지 마음의 길"이라고 언급하였다. 그 이후로, 다른 사람들이 작업치료 전문 추론의 다양한 측면을 살펴 보았다(Lyons & Crepeau, 2001). 적어도 하나의 사례 연구뿐만 아니

표 30.1 작업치료에 추론의 측면

추론의 측면	치료사 토론의 인식에 대한 단서	이 추론을 끌어 치료 문제 질문의 예
체계적인 이러한 가설 테스트, 패턴 인식, 이론 기반 의사 결정 및 통계 증거로서 적용 논리적 및 과학적 방법의 사용을 포함하는 추론	비인간적인, 진단, 조건에 초점을 맞춘 연구에서 "일반적으로" 클라이언트와 함께 이론이나 증거를 제시하거나 고려되는 것 같은 것을 발생한다.	질병, 부상, 또는 발달 문제의 본질은 무엇인가? 이 상태에서 발생하는 일반적인 손상 또는 장애는 무엇인가? 수행에 영향을 미치는 일반적인 상황 요인은 무엇인가? 어떤 이론과 조사는 평가 및 중재를 안내할 수 있는가?
진단 조사 추론과 원인 또는 작업치료의 중재를 필요로 하는 조건에서의 자연 분석은 과학적인 추론의 한 구성 요소로 간주될 수 있다.	개인과 비개인 정보를 모두 사용한다. 치료사는 클라이언트가 과학 – 클라이언트 기반 정보의 혼합을 사용하여 문제가 발생하는 이유를 설명하려고 시도한다.	이 클라이언트 또는 미래에있을 수있는 작업 기능 문제는 무엇인가?(장애, 수행 문맥)이 문제에 기여하는 요인은 무엇인가?(기술, 습관, 일상, 작업 역할)이 어떻게 이러한 문제를 나타내는가?
절차상의 추론하는 치료사는 고려하고 식별조건 중재를 일상적으로 사용한다. 과학기반으로 할 수 있고 또는 중재 설정의 습관과 문화를 반영할 수 있다.	치료사의 특징으로 일반적인 것에 따라 치료계획이나 문제를 식별하고, 일반적으로 그 설정의 클라이언트에서 사용하면 효과적이다.	어떤 평가 및 중재 프로토콜이 사람의 상황에 적용할 수 있다? 어떻게 이 같은 클라이언트는 일반적으로 내 설정에서 처리되는가?

라 작업치료 보조에 대한 몇 가지 응용프로그램이 알 수 있지만, 이 연구의 대부분은, 작업치료사와 함께 완료되었다. 전문 추론의 이러한 측면은 추론의 종류가 발생하는 경우 인식의 일반적인 단서의 초점과 함께, **표 30.1**에 나열되어 있다.

과학적 추론

과학적 추론은 개인에게 영향을 미치는 상태를 이해하고 클라이언의 최대 관심사에 있는 중재를 결정하는 데 사용된다. 그것은 과학적 탐구와 유사한 논리적 과정이다. 작업치료

표 30.1 작업치료에 추론의 측면 (계속)

추론의 측면	치료사 토론의 인식에 대한 단서	이 추론을 끌어 치료 문제 나 질문의 예
설명적인 추론 과정은 사람의 특정 상황을 이해하는 데 사용; 전향적 질병, 장애, 또는 일상생활에 작업수행 문제의 영향을 상상; 중재를 통해 클라이언트와 가족과 함께 제정된 공동의 이야기를 만들 수 있다.	개인, 과거, 현재, 미래의 기대를 포함하여 클라이언트에 초점을 맞추었다. 클라이언트의 이야기를 이해하기 위한 기초로 클라이언트의 문화의 감사를 포함한다. “그래서”사람의 생명을 위한 조건에 관한 것이다.	이 사람의 삶의 이야기는 무엇인가? 작업으로써의 이 사람의 본질은 무엇인가? 건강상태는 그 사람의 인생이야기 또는 자신의 인생이야기를 계속 할 수 있는 능력에 어떻게 영향을 미쳤나? 이 사람에게 어떤 작업활동이 가장 중요한가? 이 사람에게 의미있고 치료 목표를 달성하는 데 유용한 작업활동은 무엇인가?
실용적인 실용적 추론은 이 같은 일정 선택, 서비스에 대한 지불 설비의 가용성 치료사의 기술, 관리 지침 및 치료사의 개인적인 상황으로 서비스 전달의 현재 현실에 대한 치료의 가능성을 충족시키기 위해 사용된다.	일반적으로 클라이언트 또는 클라이언트의 상태가 아니라 오히려 그 또는 그녀가 할 수 있는 것이 치료뿐만 아니라 치료사의 양심을 가지고 완료될 때까지의 시간과 에너지를 가지고 있고 모든 물리적 및 사회적 ‘사물’에 초점을 맞추고 있지 않는다.	누가 이 사람을 언급했고 그 이유는 무엇인가? 누가 서비스를 했고, 그들의 규칙은 무엇인가? 개입을 지원하는 가족 또는 보호자의 자원은 무엇인가? 내 상사 및 직장의 기대는 무엇인가? 얼마나 많은 시간 나는 이 사람을 볼 수 있는가? 치료 공간과 장비를 사용할 수 있는가? 내 실행의 역량은 무엇인가?
윤리적인 윤리적 딜레마를 분석하는 다른 해결책을 만들고, 행동 결정을 위해 추론할 수 있음. 도덕적 갈등에 대한 체계적인 접근.	긴장은 치료사의 시도, 원칙, 위험, 이익을 경쟁 치료의 딜레마에 직면했을 때 특히 “올바른”것이 무엇인지 결정하기 위해 자주 근거를 제공한다.	치료의 비용 가치의 장점이 있는가? 혜택의 가치가 치료의 위험이 있는가? 우선 순위를 어떻게 해야 하는가? 내가 지불을 최대화하기 위해 내 문서를 변경하는 방법의 한계는 무엇인가? 내가 서비스를 받는 사람의 치료팀의 다른 구성원과의 목표와 충돌을 느낄 때 어떻게 해야 하는가?
상호적인 공동 문제를 확인하고 문제 해결을 가능하게하여 클라이언트와의 긍정적인 관계 구축을 위해 생각을 해야 한다.	치료사는 클라이언트가 좋아하는지 좋아하지 않는 것에 관계하고 있다. 칭찬 공감 비언어적 행동의 사용은 클라이언트의 협력을 지원하는데 권장한다.	어떻게 최선으로 사람에 관계할 수 있는가? 어떻게 내가 안심하고 이 사람을 둘 수 있는가? 내가 이 사람을 촉진하기 위한 가장 좋은 방법은 무엇인가? 이런 상황에서 비언어적 어떤 전략을 사용할 필요가 있는가? 나는 그 또는 그녀를 지원하지만, 사람에 “침입”하지 않도록, 내가 이 사람과의 관계 어디에 자신을 두어야 하는가? 어떤 문화적 요인이 사람과의 문제로 검토할 필요가 있는가?
조건부의 유연하게 조건을 변경하거나 가능한 클라이언트의 미래를 예측하는 응답의 목적은 추론의 모든 형태를 합친 것이다.	일반적으로 치료의 과거경험과 현재의 정보를 기반으로 여러 선물을 “참고하는” 수 많은 경험이 치료사와 함께 나타났다.	이 사람은 어디로 가는가? 어떻게 다양한 치료 옵션이 사람의 건강 상태, 주어진 사회적 상황, 경제적 지위, 문화를 담당할 것인가? 이러한 미래의 가능성을 감안할 때, 지금 취할 수 있는 최선의 행동은 무엇인가?

For more additional summaries of these aspects, refer to Carrier, Levasseur, Bédard, & Desrosiers, J. 2010; Schell & Schell, 2007; and Unsworth, 2011.

에 기술된 과학적 추론의 형태는 가설적 추론적 추론(Tomlin, 2008)의 일반적인 사용뿐만 아니라 진단적 추론(Rogers & Holm, 1991)과 절차적 추론(Fleming, 1991, 1994b)이다. 과학적 추론은 치료계획가(Pelland, 1987)라고도 하며, 치료사는 문제를 확인하고 의사 결정을 안내하는데 선택된 이론을 사용한다.

진단적 추론은 임상 문제의 감지 및 문제 정의에 관한 것이다. 절차는 클라이언트 보는 앞서 시작된다. 작업치료사들은 작업적 수행문제들에 대해 중요하게 보는 그들의 개념 분야이기 때문이다. 더욱이, 그들이 찾아낼 것으로 예상 문제의 본질은 서비스 요청에 있는 정보에 의해 영향을 받는다. 앞에서 설명한 Terry의 진단 추론, 중 일부는 뇌졸중과 관련된 일반적인 증상에 대한 정보가 포함되어 있다.

작업치료사는 "질병 또는 장애에 대해 생각하고 그 사람의 기능적 성능 문제를 해결하기 위해 사용할 수 있는 활동(절차) 중재 결정" 할 때 절차적 추론이 발생된다.(플레밍, 1991, P. 1008). 이는 인터뷰를 포함하여, 작업, 또는 표준화 된 방법을 사용하여 평가할 수 있다. 절차적 추론의 하나는 과학을 기반으로 하고 있지만, 절차적 논리가 자연에서 이하 과학이되는 경우에 치료적 프로토콜의 의심할 여지가 있는지 보아야 한다(Tomlin, 2008). 정기적으로 현재 가능한 최고의 정보를 기반으로 관습적 치료방법을 평가하는 실천 과제에 대한 증거기반 실행에는 이러한 이유가 있다(Holm, 2000; Law & MacDermid, 2008; Tickle-Degnen, 2000). 제 31 장 근거기반 실행의 중요성을 말한다, 그리고 다른 많은 작업치료 텍스트와 함께 이 책의 각 장 모두, 연습을 도울 수 있는 증거를 포함한다.

사례 연구에서, Terry는 Munro부인이 집에서 그녀의 안전적 수행에 영향을 미칠 수 있는 인지적 문제가 있었다. 그녀의 작업 가설에 의해 유도된 둘의 인터뷰와 관찰을 합쳐 사용했다. 그녀는(예를 들어, 55 장에 설명된 것과 같은)인지 이론뿐만 아니라 유사한 클라이언트와 자신의 경험 그녀의 이해에 기초하였다. 중재의 시작으로, 더 많은 자료를 수집하고, 작업치료사가 선명한 임상 이미지를 얻는다. 이 임상 이미지는 작업치료사 및 클라이언트의 실제 기능으로(예, 질병의 일반적인 과정으로)보고 기대에 대한 상호작용의 결과물이다. 사례 연구에서, Munro부인의 능력과 일상생활의 활동 수행 문제와 뇌졸중에서 좋은 회복을 만드는 사람이 Terry의 기대 사이의 적합성이 있었다. Mattingly(1994b) 작업치료사는 "두 가지 신체 실행"(P. 37)이 있다고 지적했다.

그것은, 작업치료사는 수명뿐만 아니라 사람 신체에서 개인의 의미와 희망 체우는 부분을 망칠 수 있는 시스템, 두 가지 방법으로 사람을 볼 수 있다는 것을 의미했다. 기계와 몸에 관련된 작업치료 문제에서 절차적 추론의 많은 분야의 현재 이론에 반응과 환경에 작용하는 개방형 시스템으로 클라이언트를 이해하는 필요에 장소를 훨씬 더 강조한다. 다음 형태의 추리, 서사적 추론은 작업치료사에게 환자의 질병 경험을 이해할 수 있는 방법을 제공한다.

서사적 추론

질병, 아픔, 장애의 개인적 가지의 의미를 이해하는 것은 질병 진행 및 기관 체계의 과학적 이해를 넘는 작업이다. 오히려 작업치료사가 클라이언트의 관점에서 이 경험의 의미를 이해하는 방법을 찾을 것을 요구한다. Mattingly(1994a)는 작업치료사 추론이라고 하는 이야기 추론의 양식을 통해 이 작업을 수행할 것을 제안했다. 이야기의 형태로 생각을 포함하기 때문에 서사적 추론이라 지칭된다. 그것은, "그래서 클라이언트의 이야기 무엇인가?" 다른 중재를 물어 클라이언트와 다른 것을 대체할 준비를 하고 작업치료 실행을 위한 것으로 드문 일이 아니다.

사례 연구에서, Terry의 논리의 일부 Munro부인에게 중요한 어떤 것의 관점에서 의사 결정을 고려했다. 협력과 공감의 이 과정은 "이해의 공동 수평선을 구축"으로 설명되었다(Clark, Ennevor, & Richardson, 1996, p.376). Terry는 그녀의 남편에 대한 Munro부인의 이야기를 주의깊게 듣고 이해를 얻은 그는 그녀의 요리를 사랑하는 방법에 대해 설명한다. 그것은 Munro부인의 집이 단순한 집이기보다 더욱 이러한 부분을 알 수 있다. 그것은 그녀가 그가 죽은 남편이 여전히 존재한다고 느끼며 함께 살고 있는 곳이다. Munro부인의 이야기의 일부는 집에 가는 것이 그녀의 남편에 가는 것이다. 만약 이러한 뇌졸중을 예방할 수 있다면, Munro부인은 그녀의 독립성을 잃게 되고; 그녀는 남편에 대한 연결을 잃을 것이다. 비록 논리적으로 보면 더욱 지지받는 환경을 고려하여 시작해야 할 수도 있지만, Terry는 Munro부인이 수용 가능한 것이 아니라는 점을 잘 알고 있다. 결과적으로, Terry는 Munro부인이 그녀의 인생 이야기를 계속 그녀의 선택된 환경에서 작업하는데 필요한 지원 시스템을 얻기 위해 열심히 일했다.

종종, 작업치료사는 누구의 인생 이야기를 너무 심각하게 그들의 미래가 어떻게 보일까 상상할 수 없는 혼란스러운 개인과 작업한다. Mattingly(1994a)는 이러한 상황에서, 작업치료사가 자신의 클라이언트가 새로운 삶의 이야기를 만들 수 있도록 한다. 최근에 이 클라이언트가 "리 크래프트" 그들의 작업 이야기를 돕기로 언급하고 있다(Auzmendia, de las

Heras, Kielhofner, & Miranda, 2008, p.313). 작업치료사와 클라이언트가 함께 목표를 만들 때 어느 정도, 이 이야기가 표시된다. 활동은 그 치유의 가능성과 사람에 그 특정의 중요성을 모두를 위해 선택된 경우의 인생 스토리를 사용하는 것도 분명하다. 이렇게 하려면, 하나는 먼저 개인의 작업적 이야기를 요구해야 한다(Clark et al., 1996, Hamilton, 2008). 클라이언트의 과거작업 이야기의 이해를 바탕으로, 작업치료사는 자신에 대한 새로운 이야기와 새로운 미래를 만들 수 있는 사람들을 도울 수 있다. Munro부인의 증상이 더 심각했다. 그녀가 더 확장된 치료과정에 있는 경우, Terry는 탐구해야 했다. Munro부인이 관심이 있는 요리활동으로 그녀가 좋아하고 많은 치료 기회를 제공할 것이다. 또한, Munro부인은 그녀가 집안일과 그들의 도움에 대한 대가로 이웃은 아마도 먼저 다른 클라이언트를 위해, 요리함에 그녀의 기쁨을 표현하고 있었다는 사실을 알게 되었다. 이 과정에서 Munro부인은 협응능력과 손 기술력을 회복하는 것뿐만 아니라, 그녀는 생산적인 사람으로 자기의 감각을 되찾는 것이다. 궁극적인 작업으로써의 사람에 초점을 맞추고 임상 추론이 이야기의 측면은, 만들어진 작업의 가치와 현재의 관행 요구사이의 연결고리를 제공한다(Gray, 1998).

실용적 추론

실용적 추론은 개업 – 클라이언트 관계를 넘어 치료가 발생하는 것의 해결 추론의 또 다른 가닥이다(Schell, 2007; Schell & Cervero,1993). 고려에 대한 두 가지 관점은 실행개념과 개인적개념으로 고려된다. 치료 중의 추론은 실용적인 활동이기 때문에 일상의 많은 문제는 치료과정에 영향을 미치는 것으로 매년 식별되어 있다. 이러한 작업에는 개입자원, 조직문화, 팀구성원 간의 힘 관계, 보상사례 및 연습 동향을 포함한다(Barris, 1987; Howard, 1991; Neuhaus, 1988; Rogers & Holm, 1991). 임상 추론을 조사하는 연구는 작업치료사가 모두 적극적으로 검토하는 것을 확인하고 자신의 실행 내용의 영향을 받고 있다(Creighton, Dijkers, Bennett, & Brown, 1995; Schell, 1994; Strong, Gilbert, Cassidy, & Bennett, 1995, Unsworth, 2005). 사례 연구의 실제적인 추론의 예는 치료 도구로 Munro부인의 방에 바로 자원의 사용(꽃병)이었다. Terry는 자기관리에 대한 적절한 활동을 생각하고 있었지만, 그녀는 Munro부인이 이미 옷을 입고 있었던 것이 판명되었을 경우에는 신속하게 실용적인 대안을 식별해야 한다. Terry를 위한 실제적인 제약이 포함된 (1)더 많은 자원이 있을지도 모른다. 임상에서 Munro부인을 이동하는데 걸리는 시간을 Munro부인 이 귀가했기 때문에 (2)필요성 그날에 필요한 정보를 가져온다. (3)방에서 사용 가능했지만 물리적 제약이 있다. Terry는 가능한 그녀의 치료 상상력과 그녀의 연습 설정에서 제공한 단서를 모두 이용해 대안을 만들었다.

Terry의 관심은 대인 관계 및 그룹 문제에 관한 실용적인 이유로 팀 구성원에 영향을 준다. 그녀는 의사가 퇴원 결정을 내릴 수 있는 능력을 가지고 있음을 알고 있었다. 그녀는 가능한 한 빨리 타사 지불을 통해 클라이언트를 퇴원시켜야 한다는 의사의 압력을 알고 있었다. 실행은 실행의 문화 속에서 실무적 이익으로 "클라이언트의 협상에 대한 이유"를 필요로 한다.

종사자의 개인 상황이 실용적 추론 과정의 일부이다. 비록 적은 연구에서의 확인이지만, 치료 순서의 "클라이언트의 치료요구에 대한 자신의 치료기술의 평가"하는 그녀의 연구사례는 더 전문지식의 다른 사람을 참고할지 여부를 결정한다. 일 모두 외부 사람의 임상 능력, 환경, 직업에 헌신, 삶 역할 요구는 추론 과정의 고려는 치료 선택에 영향을 미친다. 예를 들어, 작업치료사가 침대에 클라이언트를 기립시키고 또는 이동하는 것에 안심하지 않는 경우 치료사는 클라이언트가 휠체어에서 참여할 수 있는 탁상활동을 사용하는 것이 더 가능성이 높다. 또 다른 작업치료사는 클라이언트가 치료에 대한 동기를 부여하지 않는 것을 신속하게 제안하는 수 있으므로 우울증을 가진 개인과 상호작용하는 것이 불편할 수 있다. 집에 갈 젊은 가족의 의사는 가능한 한 일찍 집에 가서 같이 이후의 스케줄에서 클라이언트를 예약하지 않도록 할 수 있다. 이러한 간단한 개인적인 문제는 치료 서비스의 범위 및 시기에 영향을 미치는 등의 임상적 결정을 초래한다. Hooper(1997, 2008) 작업치료사의 가치관과 세계관 등의 일반적인 기본적인 문제는 강하게, 개인 자신의 추론을 구축하는 방법에 영향을 미칠 수 있다고 제안했다. 이러한 세계관 추론의 다음 종류에서 중요한 역할을 한다: 윤리적 추론

윤리적 추론

지금까지 작업치료사의 도움이 설명된 추론의 형태는 모두 다음과 같은 질문에 응답하는 것은: 사람의 현재 직업이 무엇입니까? 어떤 사람의 상황을 향상시키기 위해 할 수 있는가? 윤리적인 이유는 한 단계 더 나아간 얘기: 무슨 일을 해야 하는가? Rogers(1983)는 그녀의 Eleanor Clark 전문가 강연에서(여기에서 의역)이 세 가지 질문적 체계 "임상 추론 과정이 아니라 과학의 것보다 윤리적 의사 결정에 종료하고 임상 추론 프로젝트 자체 목적의 윤리적 성격 전체 배열"이다(p.602). 사례 연구에서, Terry의 윤리적 딜레마는

Munro부인의 개인 소망을 이해하고 현실적으로 Munro부인의 한계를 해결하는 치료계획을 개발할 때 그들을 존중하는 것이다.(예 : Munro부인의 제한된 소득과 생활 지원을 위한 보험의 부족으로) 현실적인 금전적 압박이 사용할 수 있는 선택에 영향을 미칠 때 특히 어려울 수 있다. 작업치료 저자의 숫자는 전문적인 추론의 윤리적 측면을 해결했으며(Fondiller, Rosage, & Neuhaus, 1990; Howard, 1991; Neuhaus, 1988; Peloquin, 1993), 이 문서는 제 32의 문제는 직업의 윤리이다. 이것의 목적은 작업치료 전문 추론의 구성요소의 또 다른 윤리적 추론을 소개하는 것이다.

상호적인 추론

치료의 제공은 본질적으로 소통 과정이다(Schwartzberg, 2002). 작업치료에서, 작업치료사는 클라이언와 클라이언트 세상에서 중요한 사람들의 신뢰를 얻을 수 있어야 한다. 이는 작업치료가 "함께하다" 와 대조적으로 "클라이언트가 하다" 가 포함되기 때문이다(Mattingly & Fleming, 1994, p.178). 치료사는 클라이언트의 삶의 세계에(Crepeau, 1991) 들어가고 제 33장에서 논의된 것과 같은 클라이언트의, 동기를 부여하기 위한 몇 가지 대인 관계 전략을 사용하여이 신뢰를 얻는다. 일단 그들은 클라이언트의 생활 세계에서, 작업치료사들은 더 나은 개인이 기능 문제를 해결하는 데 도움을 줄 수 있는 방법을 이해할 수 있다. 이것은 상호작용에 초점을 맞춘 몇 가지 추론이 작업치료사가 기억할 때처럼 의식할 가능성이 있다 "많은 경우 클라이언트가 그렇게 쉽게 낙담하기 때문에 칭찬이 필요하다. 다른 대인적인 행동은 치료사가 동정을 전하는 사람의 팔에 접촉할 때와 매우 유사할 수 있다.

치료사는 실수를 하거나 예기치 않은 반응을 반응하는 대신 치료의 관계를 재 구축하도록 되는 경우에 대화형 추론의 중요성을 알 수 있는 가장 쉬운 방법이다.

공유된 활동에서의 통합된 과정

A Process of Synthesis in Shared Activity

이전 섹션 과정의 다른 부분을 설명하기 위해 별도로 전문 추론 측면을 설명한다. **표 30.1**은 작업치료사 전문 추론의 다른 측면에 대답을 추구하는 질문의 종류에 대한 예를 포함한다. 그러나, 추론의 이러한 측면은 분리 또는 병렬된 과정으로 되어 있지 않는다 오히려 그 반대의 경우로 나타난다. 실제로 추론에 대한 거의 모든 연구는 서로 다른 형태의 상호작용하고 서로 겹치는 것이 좋다(Carrier et al., 2010; Mitchell & Unsworth, 2005). 또한, Toth-Cohen(2008)은 치료과정에서 발생하는 "공유 활동"이 추론 과정의 "필수요소"인 점이라는 것이다(p.82).

문제를 해결하기 위해 추론

과학 이야기, 실용주의, 윤리, 대화형 추론 과정은 치료과정 전반에 걸쳐 연관되어 있다. 사실, 각각의 관점은 다른 형태이다. 사례 연구에서, 의학적 과학은 그녀의 잠재적 장애 및 기능 문제가 무엇인지 알게 하는데 도움을 주지만 그녀의 이야기 추론은 집으로의 귀가에 Munro부인의 중요성을 이해하는데 도움을 주었다. 함께 넣어, 추론의 도움은 Terry의 이 두 가지 형태로 Munro부인은 그녀에게 너무 많은 의미를 가진 그녀의 집으로 가지 않은 경우 그녀의 클라이언트의 건강 상태를 악화시킬 수 있다. 우울증 위험이 있을 것이라 본다. 게다가, 배경과 Munro 부인의 보상과 관련된 실용적인 제약들은 Terry가 그녀가 집에 혼자 돌아온다는 것의 윤리에 대해 추론하도록 했다. (그녀가 안전하지 않을 수도 있는 곳에), 더 많은 대안적인 생활(그녀가 원하지 않을 수도 있고 아마도 감당할 수 없을 수도 있는 것)을 고려하고, 마침내 그녀가 가정 건강관리와 이웃들의 도움으로 집으로 돌아가도록 허락한다.

조건부 처리

작업치료사는 클라이언트를 효과적으로 상호작용하기 위해 추론의 다양한 측면을 접목해야 하지만, 또한 유연하게 변화하는 상태 및 치료가 발생되는 상황에 반응하여 중재를 수정해야 한다. Terry는 Munro부인이 목욕하기와 옷입기를 하지 못했을 때 계획적으로 꽃병 활동을 제공하여 그녀의 유연성을 보여주었다. 크레이 톤과 동료들(1995)은 작업치료사가 계층적 방식으로 중재를 하는 것은 사전 계획된 것으로 나타났다. 그들은 작업치료사는 일반적으로 중재 요소에 공급되는 여러 상황을 가져온다는 것을 관찰했다. 기대되는 수준의 수행에서 더 높은 단계 및 예상되는 수행보다 더 낮은단계의 상황에서 바로 적용될 것이다. 예를 들어, 한 작업치료사는, 척수 손상을 가진 클라이언트와 쓰기 활동을 준비하기 위해, 짧은 쓰기 부목과 안감 종이를 가져왔다. 이 작업치료사는(클라이언트의 손 조절능력이 예상보다 나빴다 경우) 손목을 보조하기 위해 더 긴 부목을 가져오고(경우에 손 컨트롤이 예상보다 좋았다) 더 정밀도를 요구하는 용지를 사용할 수 있다. 이 작업치료사는 몇 가지 가능한 상황을 예상하는 방식으로 과학적이고 실용적인 우려를 접목한다.

Fleming(1994a)은 큰 규모에서 "사람에 대한 미래 생활에 대한 정보의 이미지를 형성" 하는 숙련된 작업치료사의 능력을 설명했다.(인지적 용어를 사용하거나 도식) 이러한 이미지를 형성하는 능력은 이전 클라이언트와 여러 다른 결과를 볼 수 있는 충분한 임상 경험과 함께, 임상적 추론의 모든 형태의 조화를 요구하는 것 같다. 이러한 이미지는 일상적으로 치료 활동을 선택하는 작업치료사에 도움된다. 예를 들어, 척수 손상 클라이언트의 쓰기 활동뿐만 아니라 협응을 높이기 위한 좋은 활동이 있지만, 또한 그 또는 그녀 자신의 체크 서명을 작성을 통해 자신 삶의 회복 위해 클라이언트를 가능하게 하는 직업의 전조 또는 그 법적 문서에 그녀의 이름 및 작업이나 놀이에 대한 기술을 사용한 다양한 형태일 수 있다. 이 클라이언트가 회계사가 있다면, 이러한 강력한 이미지일 것이다. 클라이언트는 전문 운동선수인 경우에 반대로, 작업치료 실무에서 클라이언트가 미래의 코치 또는 교사로서 자신의 비전을 개발할 수 있도록 다양한 활동을 해야할 수도 있다. 작업치료에 사용되는 특정 작업의 단기 목표의 충족은 장기적 기대를 형성하는 데 도움이 될 수 있다. 이는 작업치료사 개인이 의미 있는 작업의 사용을 통해 자신의 삶을 다시 하는데 도움이 방법이다.

전문적 추론의 생태적 견해

Ecological View of Professional Reasoning

단위 I, II, 및 IV에서, 여러 챕터 직업적 기능, 사람 고유의 역량, 사람의 이전 경험과 실행 상황의 요구들 사이의 복잡한 처리과정의 결과 방법을 논의한다. 마찬가지로 전문 추론 과정 및 결과, 치료조치 실무 중 발생 된 처리과정을 클라이언트, 치료의 상황 및 실제 치료에 나타낸다(Schell, Unsworth, & Schell, 2008; Toth-Cohen, 2008).

그림 30.1과 같이 중재의 논리는 모두 개인적 및 직업적 관점에 의해 형성된다. 각 실무의 물리적 능력, 성격, 가치, 신념 등의 개인 특성(Lakoff & Johnson, 1999) 을 포함하

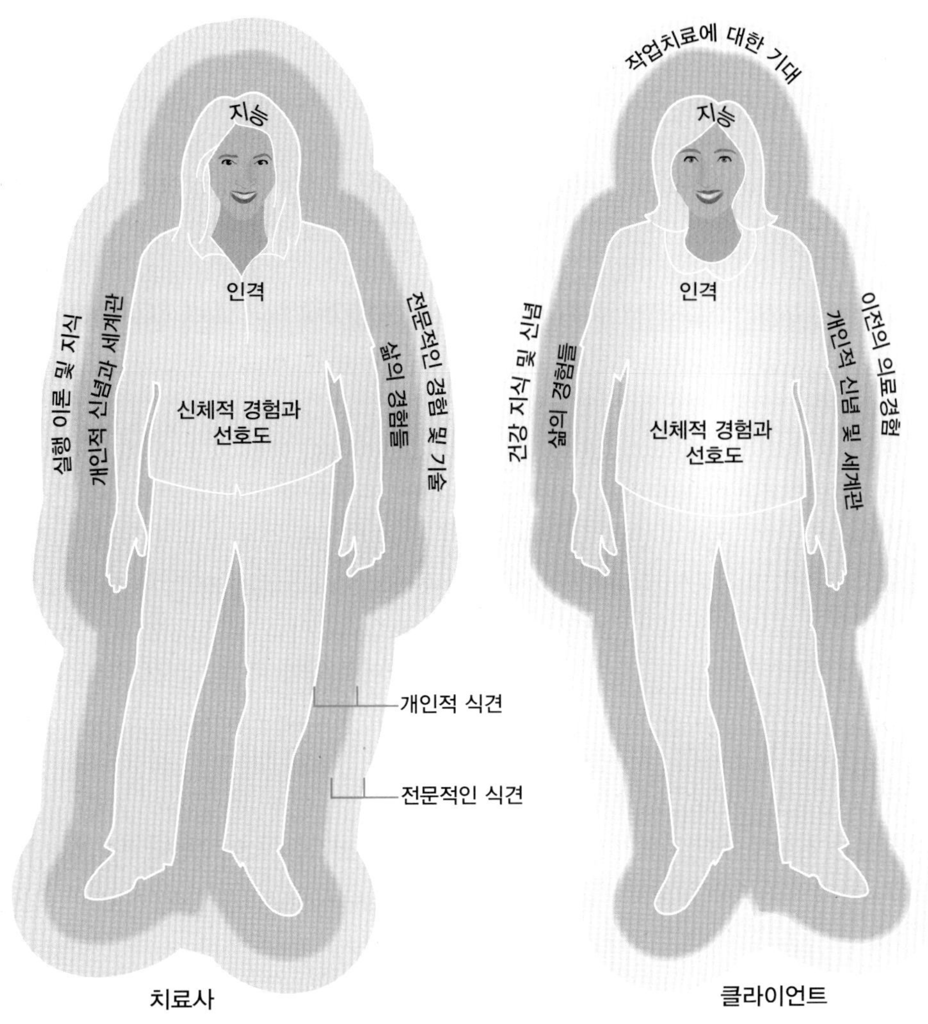

그림 30.1 개인 및 전문가적 시각은 작업치료사의 전문적인 추론을 형성

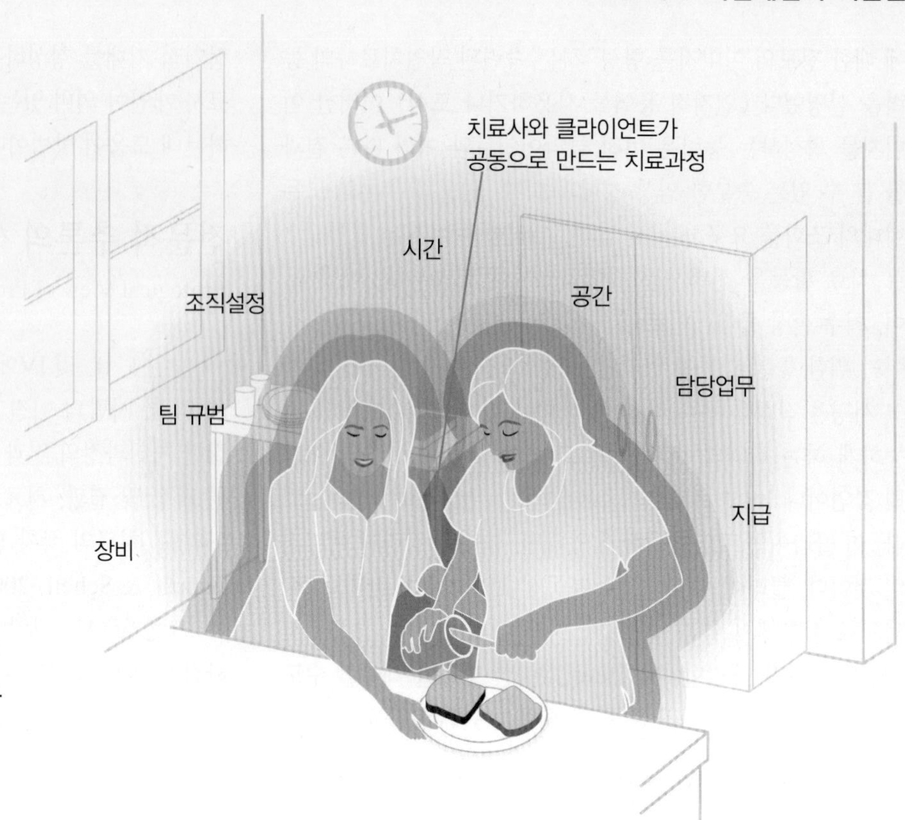

그림 30.2 전문 추론의 Schell의 생태 모델. 전문 추론 치료 및 클라이언트가 특정 환경에서 치료활동하는 생태 과정이다. 이들 요소 모두는 궁극적으로 치료 결과를 클라이언트와의 행동을 초래하는 치료사의 추론 형태이다.

여, 삶의 경험에 근거하는 치료 상황에 대한 지식과 기술을 제공한다(Hooper, 2008). 이들은 경험이나 세계관, 자신의 해석과 함께 사람의 구현 특성으로 구성되어 개인의 자아를 형성한다. 이러한 개인적인 요인은 모든 생명활동의 각 사람의 인식과 해석을 형성하고, 따라서 각 개인 모든 생명 이벤트를 보는 개인의 렌즈 역할을 한다. 계층화를 통해 또는 이 개인 자체를 사용할 수 있는 특정기술과 치료 루틴에 대한 지식과 함께 치료하는 것이 중요하게 무엇인지에 대한 치료사의 전문 교육에서, 지식, 사전 클라이언트의 경험과 신념을 포함하는 전문 자체이며, 함께 짝을 이루고 있다. 따라서, 치료는 시간이 지남에 따라 가능성이 치료과정을 보는 치료사의 습관적인 방법으로 병합 개인 및 전문적 렌즈, 모두를 통해 치료 상황을 수 있다. 개인적 및 직업적 자아 실행의 다양한 문제에 대응하는 콘서트에 행동한다.

다만 치료와 같이, 클라이언트는 치료의 필요성이 유발되는 자신의 생활 환경 및 개인의 특성, 수명 상황 및 성능 문제를 치료한다. 클라이언트는 또한 기능의 문제를 일으키는 어떤 치료과정에서 기대하는 사항에 대한 자신의 이론을 가져올 수 있다. **그림 30.2**과 같이 치료사 및 실행상황에서 함께 제공되는 클라이언트는 치료에 참여한다.

이 치료는 시간과 장소가 한정적이기 때문에 실행적 문서 구성에 포함된 과정은 기본적으로 있다. 실행문서는 치료 옵션에 영향을 미치는 물리적, 사회적 측면 모두를 포함한다. 예를 들어, 외래 의료 설정, 클라이언트의 집, 또는 학생의 교실을 포함할 수 있다. 이러한 설정은 각각에서 발생해야 하는지에 대해 사용할 수 있는 치료 도구뿐만 아니라 규칙이나 사회의 기대이다. 실행 상황에서의 다른 요인은 시간 제약, 담당의 크기 및 지불 방법을 포함한다.

치료사와 클라이언트는 실행문서 내에서 함께 치료활동에 참여한다. 이러한 특정 행위자, 특정 콘텍스트에서 작동하는 치료과정의 특성, 범위 및 궤적을 형성한다. 따라서, 전문적인 추론이 아닌 그냥 뭐 치료사의 마음에서 발생; 그것은 치료사, 클라이언트 및 치료 설정 간의 트랜잭션을 나타내는 치료 활동에 함께 오는 과정이다(Carrier et al., 2010; Schell & Schell, 2007; Toth-Cohen, 2008; Unsworth, 2011). 이 시스템의 다양한 측면이 발생하며 서로 다른 시간에, 어떤 것이 더 큰 영향을 미칠 것이다. 반사적인 치료는 이러한 모든 요인과 추론과 관련된 치료 행동과 치료 결과에 미치는 영향을 염두하는 것이 좋다.

전문적 추론의 발달 및 향상

Developing and Improving Professional Reasoning

전문 추론의 복잡성을 이해하는 것은 정말 좋은 시술자가 되기 위해 학생과 작업치료사에게 매우 오랜 시간이 걸릴 이유를 이해시킨다. 연구는 개인이 특정 분야에서 전문지식을

표 30.2 전문 추론 연속체 및 특성

범주와 반사적 사고	특징
초보자(실행영역의 경험이 없음)	• 실제의 상황에서 경험이 없다. • 연습을 안내하는 이론에 따라 달라진다. 이 작업을 안내하는 규칙 기반 추론 절차를 사용하지만, 상황에 맞는 신호를 인식하지 않는다; 상황에 맞게 규칙을 적응에 숙련되지 않는다. • 서술 추론은 사회적 관계를 설정하는 데 사용되지만 상당히 연습을 통보하지 않는다. • 실행 추론은 작업 생존 기술의 측면에서 강조된다. • 명백한 윤리적 문제를 인식한다.
진보된 초보자(< 1 yr)	• 규칙기반의 사고로 상황에 맞는 정보를 통합하기 시작한다. • 이론적 기대와 제시 문제 사이의 차이를 인식한다. • 제한된 경험은 패턴과 두드러진 단서의 인식을 방해; 우선 순위를 잘 하지 않는다. • 형태의 추론을 안내할 수 있도록 외부 안내를 사용한다. • 실용과 이야기 추론의 기술을 확보한다. • 더 미묘한 윤리적 문제를 인식하기 시작한다.
유능한(1-3 yr)	• 자동으로 더 치료기술을 수행하고 더 많은 문제에 참석한다. • 사람들이 서비스를 받으며 공동의 선을 발전시킬 수 있다. • 관련 데이터를 정렬하고 원하는 결과에 관련된 개입 목표의 우선 순위를 정할 수 있다. • 계획, 심의, 효율적이고, 상황에 맞는 문제에 반응한다. • 개입을 수정하는 조건 추론을 사용하지만 유연성이 부족하다. • 실행으로 인한 윤리적 딜레마를 인식한다.
능숙한(3-5 yr)	• 전체와 같은 상황을 인식. • 중재에 더 초점을 맞춘 평가와 더 많은 유연성을 허용, 경험의 확장 범위에 반영한다. • 창조적으로 다른 진단 및 절차적 접근 방식을 결합한다. • 개입 직업 이야기와 관련성이 더 섬세하다. • 환자 / 클라이언트의 요구를 충족하기 위해 자원에 대한 협상에서 더 많은 숙련된다. • 윤리적 추론의 상황 자연의 인식에 세련도가 증가한다.
전문가(5-10 yr)	• 임상적 추론은 신속하고 직관적인 과정이 된다. • 절차 및 실용 추론이 좀 더 자세해진다. • 원활하게 대화와 행동의 흐름이 가능하다. • 중재를 결정하기 위해 클라이언트와 클라이언트의 관점에서 이해한다. • 내부 가이드 또는 작업을 지원하기 위해 이미지를 사용한다.

From Benner, 1984; Clark et al., 1996; Creighton et al., 1995; Dreyfus & Dreyfus, 1986; Mattingly & Fleming, 1994; Rassafiani et al., 2009; Slater & Cohn, 1991; Strong et al., 1995, Unsworth, 2001; Unsworth & Mitchell, 2005

얻을 것에 대한 작업치료 쇼에서 일부 연구가, 빠르면 5년으로 보여주는 전문지식 수준을 달리하지만(Boshuizen & Schmidt, 2000), 그것은 일반적으로 10 년 이상 걸리는 것을 보여준다(Rassafiani, Ziviani, Rodger, & Dalgleish, 2009). 경험이 필요하지만, 단독으로는 임상 경험 추론 능력에서 발전을 위해 충분하지 않다. 치료는 전문지식을 얻기 위해 그 경험을 반영해야 한다.

실행의 반영

Schön(1983) 인 전문가들은 자신의 경험에 대해 비판적으로 생각하는 방법을 설명하기 위해 용어의 반사적 작업치료사를 나타내었다. 반사는 두 가지 방법으로 발생한다. 첫째, 작업치료사 "행동에 반영(p.49)". 이 작업 중간에 생각과 상황의 요구에 부응하기 위해 적응하는 작업치료사의 능력을 포함한다. 일반적인 접근 방식이 작동하지 않을 때 행동에 반사가 가장 자주 발생한다. "행동에 반영"(P. 61) Schön 에이 사실 이후에 발생하는 비판적 사고에 사용하는 용어이다. 실행에 대한 반사, 일을 어떻게 파악하고 무엇을 하지 않았거나, 대체 개념이 전문지식으로의 발전과 관련된 학습을 지원하기 위해 필요하다. 챕터 31과 37에서 설명한 바와 같이, 연구의 증거 사용전문가는 전문 추론 연습하고 체계적인 관측 및 데이터 수집이 때문에, 반사에 중요한과 함께 정규 이론의 적용을 지원한다.

전문의 연속체

작업치료 전문 추론의 성격에 대한 증거는 천천히 성장하고 있다. 전문지식 Dreyfus 그리고 Dreyfus'(1986) 의 개념은 작업치료에 적용되고(Slater & Cohn, 1991) 종종 연구가 전문가 초보자와 초보자를 둘로 분리시키는 많은 연구자에 의해 경시적으로 사용되었다. **표 30.2**은 전문지식을 개발할 작업치료사의 추론에 대한 연구에서 표면 변경 사항을 요약한 것이다. **표 30.2**에 나열된 변경 사항이 경험의 전형적인 것과 연관되어 있지만, 그 개발은 역동적이고 경험의 단지 수 년 이후 여러 가지 요인에 의해 영향을 인식하는 것이 중요하다. 한 가지 중요한 고려 사항은 작업 컨텍스트의 친숙하다. 전문지식은 사람이 주어진 컨텍스트 내에서 효과적인 방법을 지속적으로의 함이다(Benner, 1984; Rassafiani et al, 2009; Toth-Cohen, 2008). 누군가가 요양원에서 단지 최소한의 능력이 될 수 있는 학교 환경에서 서비스를 제공하는 전문지식을 보여준다. 또한, 자신의 경험에 대하여 반사 전문가가 되기 위해 중요하다. 전문 개발(Benner, 1984; Gambrill, 2005; Slater & Cohn, 1991), 지속적인 능력 및 전문지식에 대한 자세한 설명은 67장을 참고하라.

결론 Conclusion

전문적 추론은 작업치료사가 직접 계획, 수행 및 클라이언트 관리에 반영하기 위해 사용하는 과정이다. 이는 복잡한 인지활동을 요구하고 전신 및 감각적 과정이다. 그들은 전문지식과 행동의 기초를 형성하는 경험을 얻음으로 작업치료사의 인지 프레임과 스크립트를 개발할 수 있다. 전문적 추론은 다각적이고 다른 관점에서 클라이언트의 문제를 작업치료사가 이해하기 위해 할 수 있다. 작업치료사는 클라이언트의 장애, 병 및 기능 컨텍스트를 이해하고 이러한 기능에 작업이 미치는 영향을 예측하는 과학적 추론과 연관된 논리 프로세스를 사용한다. 서술적 추론은 작업치료사에 따라서 클라이언트 중심의 치료를 지원하는 클라이언트에게 작업 성능 제한의 의미를 인식하는 데 도움이 된다. 그들은 서비스 제공과 관련된 실제적인 현실을 해결할 때 작업치료사 실용적인 추론을 사용한다. 이러한 모든 형태의 추론은 윤리적인 추리 과정으로 이어지며, 이를 통해 작업치료사들은 클라이언트의 작업적 성과요구에 대응할 수 있는 최선의 치료 조치를 선택한다. 전문 추론 과정의 중재는 개인 및 전문 관점, 클라이언트의 관점, 및 치료 활동을 전개 연습 컨텍스트 요구 중 트랜잭션을 포함한다. 전문은 작업치료사의 이익을 경험으로 개발하고 깊은 이해에 대한 그 경험을 반영한다.

참고문헌 References

Auzmendia, A. L., de las Heras, C. G., Kielhofner, G., & Miranda, C.(2008). Recrafting occupational narratives. In G. Kielhofner(Ed.), *Model of human occupation*(4th ed., pp. 313–336). Baltimore, MD: Lippincott Williams & Wilkins.

Barris, R.(1987). Clinical reasoning in psychosocial occupational therapy: The evaluation process. *Occupational Therapy Journal of Research, 7*, 147–162.

Benner, P.(1984). *From novice to expert*. Menlo Park, CA: Addison-Wesley.

Boshuizen, H. P. A., & Schmidt, H. G.(2000). The development of clinical reasoning expertise. In J. Higgs & M. Jones(Eds.), *Clinical reasoning in the health professions*(2nd ed., pp. 15–22). Boston, MA: Butterworth Heinemann.

Bruning, R. H., Schraw, G. J., & Ronning, R. R.(1999). *Cognitive psychology and instruction*(3rd ed.). Upper Saddle River, NJ: Merrill.

Carr, M., & Shotwell, M.(2007). Information processing and clinical reasoning. In B. A. B. Schell & J. W. Schell(Eds.), *Clinical and professional reasoning in occupational therapy*. Baltimore, MD: Lippincott Williams & Wilkins.

Carrier, A., Levasseur, M., Bédard, D., & Desrosiers, J.(2010). Community occupational therapists' clinical reasoning: Identifying tacit knowledge. *Australian Occupational Therapy Journal, 57*, 356–365.

Clark, F., Ennevor, B. L., & Richardson, P. L.(1996). A grounded theory of techniques for occupational storytelling and occupational story making. In R. Zemke & F. Clark(Eds.), *Occupational science: The evolving discipline*(pp. 373–392). Philadelphia, PA: F. A. Davis.

Cohn, E. S.(1989). Fieldwork education: Shaping a foundation for clinical reasoning. *American Journal of Occupational Therapy, 43*, 240–244.

Creighton, C., Dijkers, M., Bennett, N., & Brown, K.(1995). Reasoning and the art of therapy for spinal cord injury. *American Journal of Occupational Therapy, 49*, 311–317.

Crepeau, E. B.(1991). Achieving intersubjective understanding: Examples from an occupational therapy treatment session. *American Journal of Occupational Therapy, 44*, 1016–1024.

Dreyfus, H. L., & Dreyfus, S. E.(1986). *Mind over machine: The power of human intuition and expertise in the era of the computer*. New York, NY: Free Press.

Fleming, M. H.(1991). The therapist with the three-track mind. *American Journal of Occupational Therapy, 45*, 1007–1014.

Fleming, M. H.(1994a). Conditional reasoning: Creating meaningful experiences. In C. Mattingly & M. H. Fleming(Eds.), *Clinical reasoning-forms of inquiry in a therapeutic practice*(pp. 197–235). Philadelphia, PA: F. A. Davis.

Fleming, M. H.(1994b). Procedural reasoning: Addressing functional limitations. In C. Mattingly & M. H. Fleming(Eds.), *Clinical reasoning: Forms of inquiry in a therapeutic practice*(pp. 137–177). Philadelphia, PA: F. A. Davis.

Fleming, M. H.(1994c). The search for tacit knowledge. In C. Mattingly & M. H. Fleming(Eds.), *Clinical reasoning: Forms of inquiry in a therapeutic practice*(pp. 22–33). Philadelphia, PA: F. A. Davis.

Fondiller, E. D., Rosage, L. J., & Neuhaus, B. E.(1990). Values influencing clinical reasoning in occupational therapy: An exploratory study. *Occupational Therapy Journal of Research, 10*, 41–55.

Gambrill, E.(2005). *Critical thinking in clinical practice: Improving the quality of judgments and decisions*(2nd ed.). Hoboken, NJ: Wiley & Sons.

Gray, J. M.(1998). Putting occupation in practice: Occupation as ends, occupation as means. *American Journal of Occupational Therapy, 52*, 354–364.

Hamilton, T. B.(2008). Narrative reasoning. In B. A. B. Schell & J. W. Schell(Eds.), *Clinical and professional reasoning in occupational therapy*. Baltimore, MD: Lippincott Williams & Wilkins.

Harris, D. L.(2005). *Therapist's sensory processing and its influence upon occupational therapy interventions in children with autism*(Unpublished master's thesis). Brenau University, Gainesville, GA.

Holm, M. B.(2000). Our mandate for the new millennium: Evidence-based practice. The 2000 Eleanor Clarke Slagle Lecture. *American Journal of Occupational Therapy*, *54*, 575–585.

Hooper, B.(1997). The relationship between pretheoretical assumptions and clinical reasoning. *American Journal of Occupational Therapy*, *51*, 328–338.

Hooper, B.(2008). Therapists' assumptions as a dimension of professional reasoning. In B. A. B. Schell & J. W. Schell(Eds.), *Clinical and professional reasoning in occupational therapy*. Baltimore, MD: Lippincott Williams & Wilkins.

Howard, B. S.(1991). How high do we jump?: The effect of reimbursement on occupational therapy. *American Journal of Occupational Therapy*, *45*, 875–881.

Kessels, J. P. A. M., & Korthagen, F. A.(1996). The relationship between theory and practice: Back to the classics. *Educational Researcher*, *25*(32), 17–22.

Kielhofner, G., & Forsyth, K.(2002). Thinking with theory: A framework for therapeutic reasoning. In G. Kielhofner(Ed.), *A model of human occupation: Theory and application*(3rd ed., pp. 162–178). Baltimore, MD: Lippincott Williams & Wilkins.

Lakoff, G., & Johnson, M.(1999). *Philosophy in the flesh: The embodied mind and its challenge to Western thought*. New York, NY: Basic Books.

Law, M., & MacDermid, J.(Ed.).(2008). *Evidence-based rehabilitation: A guide to practice*(2nd ed.). Thorofare, NJ: Slack.

Lyons, K. D., & Crepeau, E. B.(2001). Case report: The clinical reasoning of a certified occupational therapy assistant. *American Journal of Occupational Therapy*, *55*, 577–581.

Mattingly, C.(1994a). The narrative nature of clinical reasoning. In C. Mattingly & M. H. Fleming(Eds.), *Clinical reasoning: Forms of inquiry in a therapeutic practice*(pp. 239–269). Philadelphia, PA: F. A. Davis.

Mattingly, C.(1994b). Occupational therapy as a two body practice: Body as machine. In C. Mattingly & M. H. Fleming(Eds.), *Clinical reasoning: Forms of inquiry in a therapeutic practice*(pp. 37–63). Philadelphia, PA: F. A. Davis.

Mattingly, C., & Fleming, M. H.(1994). Interactive reasoning: Collaborating with the person. In C. Mattingly & M. H. Fleming(Eds.), *Clinical reasoning: Forms of inquiry in a therapeutic practice*(pp. 178–196). Philadelphia, PA: F. A. Davis.

Mitchell, R., & Unsworth, C. A.(2005). Clinical reasoning during community health home visits: Expert and novice differences. *British Journal of Occupational Therapy*, *68*, 215–223.

Neuhaus, B. E.(1988). Ethical considerations in clinical reasoning: The impact of technology and cost containment. *American Journal of Occupational Therapy*, *42*, 288–294.

Parham, D.(1987). Nationally speaking—toward professionalism: The reflective occupational therapy practitioner. *American Journal of Occupational Therapy*, *41*, 555–561.

Pelland, M. J.(1987). A conceptual model for the instruction and supervision of treatment planning. *American Journal of Occupational Therapy*, *41*, 351–359.

Peloquin, S. M.(1993). The depersonalization of patients: A profile gleaned from narratives. *American Journal of Occupational Therapy*, *49*, 830–837.

Rassafiani, M., Ziviani, J., Rodger, S., & Dalgleish, L.(2009). Identification of occupational therapy clinical expertise: Decision-making characteristics. *Australian Journal of Occupational Therapy*, *56*, 156–166.

Roberts, A. E.(1996). Clinical reasoning in occupational therapy: Idiosyncrasies in content and process. *British Journal of Occupational Therapy*, *59*, 372–376.

Rogers, J. C.(1983). Clinical reasoning: The ethics, science, and art. *American Journal of Occupational Therapy*, *37*, 601–616.

Rogers, J. C., & Holm, M. B.(1991). Occupational therapy diagnostic reasoning: A component of clinical reasoning. *American Journal of Occupational Therapy*, *45*, 1045–1053.

Schell, B. A. B.(1994). The effect of practice context on occupational therapy practitioner's clinical reasoning(Doctoral dissertation, University of Georgia, 1994). *Dissertation Abstracts International*, AAT 9507243.

Schell, B. A. B.(2007). Pragmatic reasoning. In B. A. B. Schell & J. W. Schell(Eds.), *Clinical and professional reasoning in occupational therapy*. Baltimore, MD: Lippincott Williams & Wilkins.

Schell, B. A., & Cervero, R. M.(1993). Clinical reasoning in occupational therapy: An integrative review. *American Journal of Occupational Therapy*, *47*, 605–610.

Schell, B. A. B., & Schell, J. W.(2007). *Clinical and professional reasoning in occupational therapy*. Baltimore, MD: Lippincott Williams & Wilkins.

Schell, B. A. B., Unsworth, C., & Schell, J.(2008). Theory and practice: New directions for research in professional reasoning. In B. A. B. Schell & J. W. Schell(Eds.), *Clinical and professional reasoning in occupational therapy*. Baltimore, MD: Lippincott Williams & Wilkins.

Schön, D. A.(1983). *The reflective practitioner: How professionals think in action*. New York, NY: Basic.

Schwartzberg, S.(2002). *Interactive reasoning in the practice of occupational therapy*. Upper Saddle River, NJ: Prentice Hall.

Slater, D. Y., & Cohn, E. S.(1991). Staff development through analysis of practice. *American Journal of Occupational Therapy*, *45*, 1038–1044.

Strong, J., Gilbert, J., Cassidy, S., & Bennett, S.(1995). Expert clinicians and student view on clinical reasoning in occupational therapy. *British Journal of Occupational Therapy*, *58*, 119–123.

Tickle-Degnen, L.(2000). Evidence-based practice forum: Gathering current research evidence to enhance clinical reasoning. *American Journal of Occupational Therapy*, *54*, 102–105.

Tomlin, G.(2008). Scientific reasoning. In B. A. B. Schell & J. W. Schell(Eds.), *Clinical and professional reasoning in occupational therapy*. Baltimore, MD: Lippincott Williams & Wilkins.

Toth-Cohen, S.(2008). Using cultural-historical activity theory to study clinical reasoning in context. *Scandinavian Journal of Occupational Therapy*, *15*, 82–94.

Unsworth, C. A.(2005). Using a head-mounted video camera to explore current conceptualizations of clinical reasoning in occupational therapy. *American Journal of Occupational Therapy*, *59*, 31–40.

Unsworth, C. A.(2011). The evolving theory of clinical reasoning. In E. A. S. Duncan(Ed.), *Foundations for practice in occupational therapy*(5th ed.). New York, NY: Elsevier.

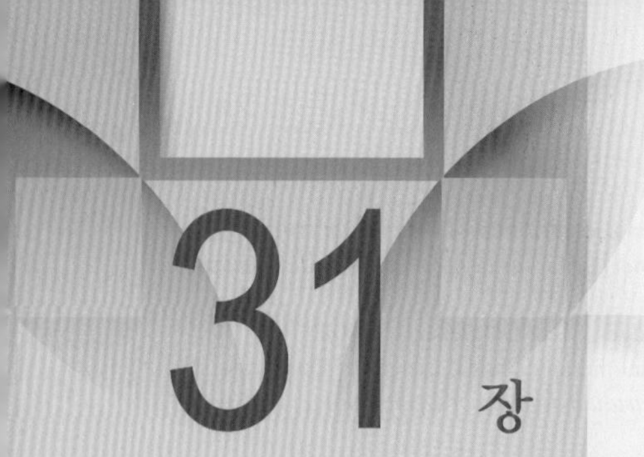

31 장

근거기반 실행

Evidence-Based Practice

유찬욱 옮김

개요

학습목표

이 장을 학습한 후, 다음의 내용을 할 수 있을 것이다:

1. 증거기반 실천을 정의하고 이를 임상에 통합하는 방법을 안다.
2. 임상작업 주위에 증거를 구성하는 방법에 대해 설명한다.
3. 증거기반 실천의 기본 단계를 안다.
4. 다른 임상작업에 대한 대답할 질문을 쓴다.
5. 효과적으로 연구 문헌 검색을 위한 주요 방법을 확인한다.
6. 연구 보고서의 임상적 관련성과 신뢰성을 감정하는 방법에 대해 설명한다.
7. 일반화 및 임상적 중요성에 대한 연구의 결과를 해석하는 방법에 대해 설명한다.
8. 증거에 대한 효과적인 의사소통의 특성을 설명한다.

서론 Introduction

내일 새로운 클라이언트와 함께 일하고 있다는 것을 상상해보자. 당신은 무엇을 해야 하나? 당신은 어떻게 이 클라이언트가 필요한 사항을 결정하고 당신의 작업 목표가 클라이언트에게 도움이 될 수 있는가? 그녀는 그녀의 첫 번째 현장에 새로운 클라이언트를 충분히 준비하는 가상의 작업치료 학생, Rhonda를 가정해 보자. Judy는 Rhonda의 현장 책임자이며, 류마티스 관절염(RA)이 있는 중년 여성의 작업을 위해 함께할 것이다. Judy는 바쁜 와중에 Rhonda에게 새로운 클라이언트를 배정할뿐만 아니라 빠르게 진행되는 외래 병원에서 클라이언트의 진단에 생소한 상태이다.

준비를 하면서 Rhonda는 전문적인 안내를 받을 수 있는 그녀의 책임자는 Judy에 대해 설명하고 Judy의 의료 문제와 현재 중재 성격에 대한 방향을 의료 차트를 통해 보인다. Judy는 2년 동안 류마티스 관절염을 가지고 있다; 그녀는 최근에 손통증의 증가와 함께 손기능의 감소를 경험하고 있다. Judy의 류마티스관

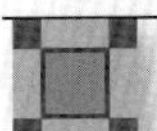

업무 딜레마

작업치료사는 매우 바쁘고 단일 클라이언트로 임상작업을 안내하기 위해 문헌을 철저히 체계적으로 검토할 시간이 없다. 근거기반 실행을 위해 조직적인 지원이 제공되지 않는 임상환경에서 근거기반 실행을 위해 어떤 전략을 수립해야 하는가?

절염은 기능적인 문제를 해결하기 위해 작업치료로 보내졌다. Rhonda는 Judy의 손상의 생체 역학적 평가를 완료하고 그녀의 목표에 대해 그녀와 이야기했다. 그녀는 Judy가 작업을 제한하는 손의 경미한 구조적 기형이 있는지 확인했다. 중점적으로 타이핑과 같이 손을 이용한(Judy는 비서)것과 집안일을 위한 과제를 요구한다. Judy는 손의 근력감소와 통증의 증가로 인해 점점 더 문제가 증가하고 있다. Rhonda는 통증 감소와 손의 근력을 증가시키고, 일상생활활동(ADL) 기능의 개선과 관련된 목표를 정한다. 그녀는 근력강화와 통증관리 프로그램을 시작했으나, 집에서는 Judy처럼 다른 사람이 할 것이다. 기술을 가르치는 방법에 대한 좌절을 느낀다. 그녀의 동료 중에 효과적으로 사후 치료가 될 수 있는 교육프로그램을 제안할 사람이 없다.

이 장에서는 Judy와 같이 일을 하는 환자에 대에 **근거기반 실행**에 대한 시나리오를 만들 수 있을 것이다(Shin, Randolph, & Rauch, 2010; Straus, Richardson, Glasziou, & Haynes, 2005). Rhonda는 그녀는 정보나 근거가 필요하다고 재인지했다. Judy는, 전문가의 의견, Judy의 정보로 실시한 평가 및 중재에 대한 의료 기록, 그리고 Judy의 손목 기능을 직접 관찰했다. Rhonda는 Judy에게 근거기반 실행에 의미 증거의 종류에 그녀의 실행을 알리기 위해 조사연구에서 증거를 사용하지 않았다. 이 장에서는 연구조사에서 증거가 지속적으로 실행하고 작업치료의 도움과 클라이언트의 결과를 좋게할 수 있는 방법에 대해 설명한다.

근거가 기반된 작업치료사

The Evidence-Based Practitioner

증거기반 실행은 작업치료 실행에서 우선 순위이다(Lin, Murphy, & Robinson, 2010). 증거기반 실행이 더 나은 결과와 관련이 있기 때문에(Shin et al., 2010) 그것은 매일의 실행, 보상 및 정책에 영향을 준다. 증거기반 실행을 할 수 있는 변화는 1990년대 초에 시작되었다. 의료종사자의 실행(교과서, 전문가 및 평생 교육)에 사용되는 기존의 정보원천들은, 종종 구식이거나 효과가 없는 또는 일반적으로 잘못되어 있었다(Straus et al., 2005). 초기 몇 년 동안, 증거기반의 방법은 실험연구를 발견하고 연구 디자인과 과학적인 유효성을 기반으로 신뢰성을 결정하기 위한 분석에 초점을 맞추었다. "최고의 증거" 를 실험적 증거가 신뢰할 수 있었다면 그것은 실행을 결정하는데 사용되었다. 작업치료사들은 진료의 임상 의사결정에 강조되었다(Shin et al., 2010). 이것의 원래 정의는 병원의 현실에서 비교적 간단한 증거, 의료상황에 명백하게 적용할 수 있다는 생각이 전제되었다. 작업치료사는 개별 환자에 대한 적절한 의사결정을 내릴 증거를 이용하여 분투하였지만, 증거기반 실행보다 실용적인 정의가 등장했다(Shin et al., 2010). 이 실용적인 접근 방식은 또한 치료환경과 개인 환자의 가치와 환경(Mayer, 2010)에 고려 증거의 관련성이 있는 작업치료사 의사결정 과정의 일환으로 증거를 사용한다(Mayer, 2010). 이 후자의 두 영역은 의사결정 과정에서 증거로 중요하다. 환경은 그 치료에 종사하는 작업치료사와 클라이언트에 대한 자원이 부족하면 증거가 치료를 지원할 수 있지만, 치료는 생존할 수 없는 상태이다. 같은 방식으로, 근거 처리를 지원하지만, 클라이언트의 상황과 일치하지 않는 경우에도, 그것은 클라이언트 중심 연습에게 작업치료의 초석을 구성하지는 않는다. 따라서 근

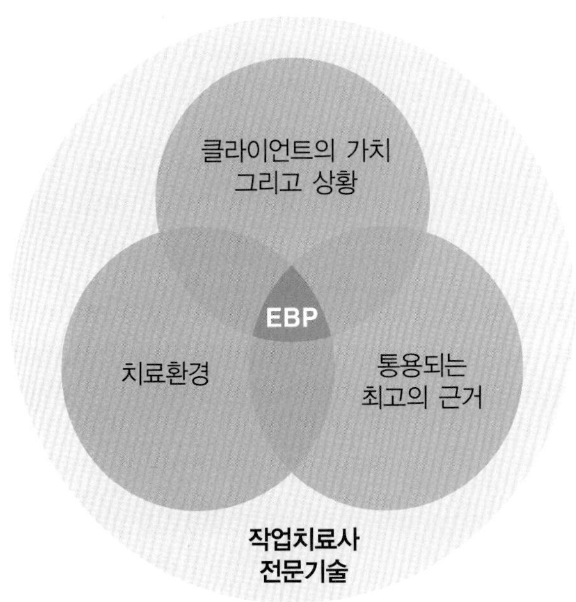

그림 31.1 증거기반 실천 임상 의사결정의 요소들 사이의 상호작용.

거중심 실행은 세 가지 동일한 핵심 구성요소로 구성된다 : (1)현재 최선의 증거, (2)처리 환경, (3)(Shin et al., 2010) 임상의 전문지식과 함께 각 클라이언트의 상황, 작업치료사의 의사결정 지원. **그림 31.1**은 클라이언트, 작업치료사, 증거, 증거기반 실천에 대한 현재의 생각의 환경, 담당자 사이의 상호작용을 개략적으로 제공한다(Mayer, 2010; Shin et al., 2010). 그것은 일반적으로 작업치료사가 임상 전문지식을 제공하는 임상환경을 이해하고, 클라이언트 가치와 상황을 파악하는 숙련된 것을 알 수 있지만, 그들의 기술은 "현재 최선의 증거" 식별이 어려울 가능성이 높다

환자 중심 과제의 근거를 조직화

Organizing Evidence around Central Clinical Tasks

Rhonda의 임상경험에서 Judy를 만났던 것 같이 상상해 보라. 증거기반 실천으로, 당신은 임상 진행상황을 보기 위한 중앙 임상 등 적절하고 유효한 평가와 절차, 개입의 선택 등 작업, 및 절차를 지원하기 위해 조사연구에서 현재 최선의 증거를 과학적 추론과 함께 사용한다(Law & MacDermid, 2008; Straus et al., 2005). 연구증거는 임상경험, 이론 그것은 증거기반 실행, 실천의 핵심 가치 및 윤리적 추론을 대체하지 않는다는 것을 이해하는 것이 중요하다. 연구증거의 사용은 클라이언트를 관찰하고 그 가족과 이야기 또는 전문가 및 동료들과 컨설팅에서 파생된 정보의 임상적 사용을 대체하지는 않는다. 근거중심 임상 추론은 최적의 클라이언트 결과를 추구하는 증거의 모든 형태의 사용을 포함한다. 그것은 과학의 통합이다. 그것은 임상경험에 의해 성숙된 논리와 과학적 추론, 검증 연습 이론, 클라이언트 중심의 가치와 윤리의 통합이다(Egan, Dubouloz, von Zweck, & Vallerand, 1998; Lee & Miller, 2003; Rappolt, 2003).

표 31.1는, 근거중심 실행은 Judy와 관련하여, 구체적으로 대한 검색을 할 수 있으며, 일반적으로, 중앙 임상작업 주위에 증거를 해석하는 방법을 보여준다. 첫번째 임상 과제의 하는 클라이언트를 알고 있는 작업치료사가 클라이언트와 직면하는 것이다. 하나의 측면은 클라이언트의 질병에 대한 배경지식을 알게 되는 것이다(Mayer, 2010). 지식은 질병의 임상적 특성에 대한 기본 정보를 제공한다. 많은 지식은 "현재 최선의 증거가" 교과서 또는 신뢰할 수 있는 웹 사이트에 쉽게 사용할 수 있으며, 종종 여러 해 동안 존재하고 있다. 클라이언트를 알게 하는 작업 또한 일반적으로 장애를 가진 경험과 클라이언트의 요구사항의 설명에 대한 근거를 가지고 있다.(예를 들어, 발표된 연구에서 연구 참여 클라이언트).

표 31.1 Judy을 통한 임상 과제를 둘러싼 근거 정리

임상중심의 작업	연구 근거	관련연구 디자인	Judy의 경우를 근거로 사용
I. 클라이언트 알기 *a. 배경*	인구집단에서 일반적인 작업 경험과 클라이언트의 요구를 Judy와 비교할 수 있다.	설명 및 탐색 연구 1. 질적 연구 2. 케이스 시리즈 3. 코호트 연구 4. 횡단 연구	연구 샘플과 비교해 자신의 작업경험과 요구에 대한 Judy와의 토론을 생성한다.
b. 진단	작업평가절차의 질 (예, 신뢰성, 타당성, 신뢰성, 유용성)	측정 도구의 평가 탐색적 연구 1. 횡단 연구 2. 환자 – 대조군 연구	Judy의 독특한 작업경험과 요구를 파악하는 가장 좋은 평가방법을 선택한다.
II. 효과적인 중재의 선택 *중재*	이 집단을 위해 설계된 치료법의 다른 유형의 상대적 효과	실험과 탐색적 연구 1. 무작위 임상시험 2. 준 실험연구 3. 1/N 연구 4. 코호트 연구	이상적으로는 Judy의 잠재적으로 유익한 중재와 공동으로 선택한다.
III. 가능한 결과의 예측 *예지*	이러한 동반 질환, 이전과 현재의 상황 등의 요인에 따라 이 결과는 가장 일반적으로 이들 집단에 대한 발생들을 식별한다.	검토 및 설명 연구 1. 코호트 연구 2. 환자 – 대조군 연구 3. 케이스 시리즈	퇴원, 훈련, Judy가 필요한 지원하는 서비스를 계획하는데 도움을 준다.

특정 진단이 많은 사람들을 처리한 작업치료사들은 이미 관련 정보를 포함하기 때문에 특정 배경정보를 가지고 있는 것을 포기하도록 할 수 있지만, Rhonda같은 초보자 작업치료사는, 클라이언트를 만나기 전에 배경정보를 획득한다. 클라이언트를 알게 하는 이러한 측면은 **단면 연구** 및 **코호트 연구** 등의 **질적 연구** 및 **사례 연구** 및 **탐색적 연구**, **설계의 연구**로 관련이 있을 것이다.

배경지식은 치료전략을 개발의 기초를 제공하지만, 이 정보는 특정 클라이언트의 정보에서 온다. **진단**, 작업의 필요와 상태에 대한 클라이언트의 현재 상태 및 질환의 정도와 그 효과를 평가하는 것은, 클라이언트를 알게 하는 중요한 부분이다(Fritz & Wainner, 2001; Straus et al., 2005). 진단 연구에 의하면 개별 클라이언트 고유의 경험과 요구를 결정하기 위한 평가절차의 질을 테스트한다. 진단도구에 대한 높은 품질의 증거는 서비스가 특별히 그 사람에 대해, 적절하고 도움이 되도록 한다. 연구설계는 단면 연구 및 환자 - **대조군 연구** 등의 탐색 연구이다(근거 실무그룹으로 근거기반 의학을 위한 옥스포드 센터, 2011).

Judy와 관련하여, 손의 구조적 영향을 미칠 수 있는 RA 또는 유사한 장애를 가진 여성의 직업 생활에 대한 설명에 Judy는 자신의 삶에서 직면할 수 있는 Judy와의 대화를 통해 그녀의 자신의 삶의 가능한 문제에 대한 이해를 높일 수 있다. 이러한 논의는 평가절차에서 배우고 싶은 것을 Judy에 대한 깊이 있는 정보를 식별할 수 있다. 평가하는 핵심 분야를 대상으로 한 후, 당신은 그 영역을 평가하기 위한 가장 가치 있는 방법을 선택하고 방법의 **신뢰성**과 **타당성**에 대한 증거를 찾기 위해 다시 연구할 수 있다.

또 다른 임상작업의 중심은 클라이언트의 특정요구와 목표를 해결하기 위한 효과적인 치료 방법과 절차의 선택이다. 연구의 근거는 개인의 특성이나 건강상태의 특정 유형과 개인을 위해 설계, 중재의 다른 유형의 상대적 효과에 대한 연구결과를 포함한다. 클라이언트에 대한 효과적인 중재 선택은 작업의 대안적 중재 또는 중재의 종류 **효능** 또는 **효과**에 대한 평가증거를 수집하는 것을 포함한다. 효과의 증거가 중재나 치료 연구설계 절차에 사용하는 연구에 게시된다. 가장 관련성 있는 연구설계는 실험과 같은 **무작위 임상실험**(RCTs)**등의 연구**, **유사 실험연구**, **여럿 중의 하나 연구들**, 또는 코호트 연구와 같은 탐색적 연구이다(근거 실무그룹으로 근거기반 의학을 위한 옥스포드 센터, 2011). Judy와 관련하여, 당신은 적절한 중재의 선택에서 RA와 유사한 장애를 가진 개인을 위해 중재를 설계하는 것에 대한 증거효과를 사용할 수 있다. 클라이언트 중심의 접근 방식에서, 이 선택은 Judy와의 협력을 포함한다(Tickle-Degnen, 2002a).

세 번째 중앙 임상작업이 그와 같은 클라이언트 나이, 과거력, 동반질환, 증상 그리고 치료반응에 대한 예후의 변수에 따라 환자의 가능한 결과를 추정한다(Moons, Royston, Vergouwe, Grobbee, & Altman, 2009). 이 작업은 추가 치료, 가정 프로그램, 교육 및 훈련, 그리고 접근할 수 있는 자원을 포함하는 작업치료사와 환자의 장기치료계획에 참여할 뿐만 아니라 배출 계획을 지원한다. 관련 증거가 시간이 지남에 따라 사람들을 추적하고 베이스라인과 장기 성과 간의 관계를 찾는다. 가장 관련성 연구설계는 이러한 경우 시리즈와 코호트 연구와 환자 - 대조군 연구, 또는 설명 연구, 탐험 등의 연구이다.

Judy에게는, RA와 클라이언트의 일반적인 예후를 파악하는 것이 중요하다. 류마티스 관절염(RA)의 예후는 실제로 지난 10년 동안 변경되었다. 현재 예후 증거가 류마티스 관절염을 가진 사람들은 에타너셉트 또는 아달리무맙과 같은 항 류마티스 약물과 적절한 생물학적 치료로 적극적으로 치료를 제안하고, RA환자의 이전 세대가 경험하는 심한 고정기형의 심한 변형을 경험할 가능성이 매우 낮다(Cush, Weinblatt, & Kavanaugh, 2008). 결과에서 이러한 변화는 최근 문헌보다는 교과서 또는 임상경험이 예후를 예측하는 데 사용될 수 있다는 것이 더 필수적으로 만든다.

근거기반의 실행단계

The Steps of Evidence Based Practice

증거기반의 작업치료사가 체계적으로 일련의 단계를 수행하여 실천에 대한 연구증거를 통합할 수 있다(Lin et al., 2010; Mayer, 2010; Straus et al., 2005).

1. 답할 수 있는 임상질문을 작성
2. 수집된 현재 게시된 증거
3. 질문 대답에 대해 "최고" 증거가 무엇인지 결정하기 위해 수집된 증거
4. 공동으로 환자에게 결과를 전달하여 개별 클라이언트를 위한 실행을 안내하는 증거 사용

1단계 : 답할 수 있는 임상질문을 작성

첫 번째 체계적인 단계는 대답할 질문을 작성, 임상작업에 도움이 될 증거의 특정 유형을 실행하는데 도움이된다. 문제는 주요 단어와 용어 질문에 대한 답변을 보유하고 특정 클

표 31.2 임상작업의 각 유형에 대해 대답할 질문의 예

	클라이언트에 대해 알아야 할 것 배경	진단	*효과적인 중재의 선택* 중재	*예상되는 추정 결과들* 예지
예 : 질문에 답할 수 있는	RA에서 손의 구조적 변형이 어떻게 흔히 말 그리고 문제들인가?	P : RA 44세 여자 I : 신뢰할 수 있고 유효한 검사는 손 기능 장애를 평가 O : 손 기능의 변화를 확인	P : RA 44세 여자 I : 관절보호 프로그램을 행동기반 C : 표준 교육 프로그램 O : 직업 성능과 그립 강도를 증가, 통증 감소	P : RA 44세 여자 I : 메토트렉세이트 및 아달리무맙 O : 진단 후 10년 동안 상태 유지
	RA의 손의 구조적 변형은 일반적으로 어떠한가?	류마티스 관절염 중년 여자 손 기능의 변화를 식별할 수 있는 유효하고 신뢰할 수있는 시험은 무엇인가?	류마티스 관절염 중년 여성을 위한 작업 능력과 악력과 표준 교육 그리고 통증 감소, 보호 프로그램이 있는가?	이 진단 후 10년 동안 고용 상태를 유지하기 위해 메토트렉세이트와 달리 무맙에 류마티스 관절염 중년 여성을 어떻게 가능성이 높은가?
예, 핵심어 (MeSH 용어)	RA(관절염, 류마티스 질환, 자가면역 질환) 손 구조적 기형 (손 기형,)	RA (관절염, 류마티스 질환, 자가면역질환) 테스트(평가) 손 기능 신뢰성 또는 유효(심리 측정)	RA (관절염, 류마티스 질환,자가 면역 질환) 공동보호 프로그램(교육 프로그램, 자기관리 프로그램, 건강 교육, 환자 교육) 직업 성능(일상생활활동, 작업, 참여) 통증(불편) 쥐기(파악)	RA (관절염, 류마티스 질환, 자가면역 질환) 고용(일, 직업) 메토트렉세이트 또는 달리 무맙 (생물학적 제제, TNF-α 억제제)

C, comparison; I, intervention; MeSH, Medical Subject Headings; O, outcome; P, patient, population, or problem; RA, rheumatoid arthritis; TNF, tumor necrosis factor.

라이언트와 특정 임상작업을 수행 관련된 증거를 찾을 수 있다 연구 문헌의 일반적인 본문에 해당 탭을 사용하여 작성해야 한다. 질문의 두 가지 유형이 있다: **배경질문**과 **전경질문**(Mayer, 2010; Straus et al., 2005).

배경질문이 더 문제의 본질을 이해하는 데 사용되는 기술적인 연구를 식별한다. 배경질문에 두 가지 요소가 있다 : 질문의 루트(예, 무엇을, 어디) 동사와 장애, 문제, 또는 환자 치료의 일부 측면과 결합(Mayer, 2010; Straus et al., 2005). Judy의 배경 문제는 **표 31.2**에 제공된다.

전경질문은 특정 환자의 모범사례 처리에 관한 현재의 지식이다. 그들은(Mayer, 2010) 원인에 대한 최근의 개입, 진단 검사, 잠재적인 환자 결과 및 이론에 초점을 맞춘다. 응답할 전경 개입 연구문제에 세 네 가지 요소가 있다(Lou & Durando, 2008; Mayer, 2010; Straus et al., 2005):

- 환자, 인구, 또는 문제(P). 요소는 클라이언트의 상태 또는 임상 진단, 성별, 인종, 나이 그룹 및 사회 경제적 관심의 클라이언트 모집단의 특징을 식별한다. 환자, 인구, 또는 문제를 정의하는 것은 어떤 연구조사의 샘플의 허용 특성을 설정한다. 중요한 특징의 증거가 클라이언트와 관련된 것이라고 보장하고 클라이언트가 속한 집단과 개체군을 식별하는 것들이다.
- 관심(I)의 개입. 그러면 특정 기술 또는 치료의 일반적인 타입일 수 있다.
- 비교 처리(C). 최상의 개입 연구 실험하고 다른 치료와 비교한 치료효과를 검토한다. "다른 치료는" 반드시 하나의 치료에 치료가 적절한 경우에만, 다른 것보다 더 나은 경우 임상 특히 관심이 있는 경우, 대답할 질문에 규정할 필요가 없다. 따라서, 상기 비교 처리를 생략할 수 있다.
- 원하는 결과(O). 이러한 직업의 기능에 직접적으로 적용할 수 있는 구체적인 결과이어야 한다. 관심의 변수는 결과와 물리적 또는 심리적 기능, 작업 기능, 또는 만족으로, 작업치료에서 해결된 클라이언트의 특성이다. 같은 사람-환경-작업 모델(법률 등, 1996)뿐만 아니라 기능할 국제분류 등의 작업치료의 관점을 포함한 건강의 일반적인 모델과 같은 모델 및 직업 및 작업치료의 이론, 장애 및 건강(세계 보건기구, 2005), 직업 변수를

식별하는 데 필요한 언어를 제공한다.

전경 문제는 종종 PICO 질문(각 요소의 첫 글자의 약어)로 지칭된다. PICO 형 질문은 진단 또는 예후 증거를 찾을 때 수정될 수 있다. 결과가 정확한 진단의 문제를 구별하는 도구의 능력, 또는 공구의 심리 측정될 것이며 반면 진단 / 평가질문은 개입, 진단도구가 될 것이다. **예후**도, 결과를 바꿀 것으로 예상된다. 개입되고 **예측 변수**, 장기 참여, 건강과 웰빙, 삶의 질에 집중하는 경향이 결과와 표준 PICO 질문에 수정이 필요하다. **표 31.2** 임상작업의 각 유형에 대해 대답할 질문의 예를 제공한다.

2단계 : 현재 공개된 증거를 수집

임상질문이 작성되면, 작업치료사는 질문에 대답하기 위해 검색하고 증거를 수집하기 위해 질문의 요소를 그린다. 그래서 작업치료, 의학, 간호, 물리 치료, 교육, 심리학, 사회학, 인류학 : 관련 연구는 다양한 분야에서 게시된다. 따라서, 검색 전략은 다른 분야의 재검색 문헌을 활용해야 한다. 답할 임상질문의 각 요소는 문헌을 검색하기 위한 하나 이상의 주요 용어가 포함되어 있다.

단순히 연구자와 연구 문헌의 목록에서 사용되는 용어와 일치하지 않는 검색에 사용되는 주요 용어를 위해, 문서 전체의 잘못된 사용에서 배제될 수 있다. 작업치료사 임상 조건(예를 들어, 감각 통합 장애) 또는 직업 변수(예를 들어, 작업 성능)를 식별하는 데 사용되는 중요한 용어 중 일부는 광범위한 문헌에 설명하거나 카탈로그 조사연구하는데 사용되는 가장 일반적인 용어가 없을 수 있다. 따라서, 검색을 시작하기 전에 질문의 각 요소에 각 주요용어의 동의어의 리스트를 생성하는 것이 중요하다.

주요 PubMed 및 Medline이 5,400개가 넘는 주요 생의학 저널의 인용을 구조화하기 위해 사용하는 용어 목록은 미국국립 의학도서관 의학주제표제(MeSH) 용어이다.(미국국립 중앙 도서관, 2010). MeSH는 통제된 어휘 동의어 사전으로 점차적으로 구체적인 용어와 연결된 보다 광범위하고 포괄적인 용어로 12단계의 계층 구조로 구성된다. MeSH는 여러 용어를 전체 계층에 연결하도록 구조화되었으며 공통 용어를 식별하기 위한 적절한 출발점을 제공한다. PubMed(국립생명공학 정보센터, 2011)와 같이 자유롭게 접근할 수 있는 문헌 검색 서비스는 온라인 자습서를 제공하여 근거기반 작업치료사가 MeSH 용어로 문헌을 보다 효과적인 검색 방법을 배울 수 있다.

표 31.2은 임상 각 작업에 대한 Judy에 대해 쓸 수 있는 질문의 예를 보여준다. 가능한 주요 용어 및 폭 넓은 또는 나열되어 더 특정 동의어 및 용어이다. 진단을 위해("유효하고 신뢰할 수 있는 문서에 대한 테스트 및 중년여성의 류마티스 관절염(RA) 손 기능의 변화의 확인이 무엇인가?) 손 기능, 류마티스 관절염, 신뢰성 및 테스트 검색 전략이 효과적이라고 제안, PubMed를 사용하여 다양한 손 기능 검사의 6가지 인용을 조합한다.

문헌 조사뿐만 아니라 요약본, 체계적인 검토 및 기타 유용한 증거자료에 대한 정보센터를 검색할 수 있는 수많은 무료 검색 엔진이 온라인에 있다(Lin et al., 2010). 모든 작업치료사가 사용할 수 있는 소스는 Google 학술 검색(http://scholar.google.com/)이며, 전체 텍스트 기사가 있는 경우 링크를 제공한다.

3단계 : 증거에 대한 평가

용어의 최고의 증거는 종종 증거기반 실행의 관계에서 사용된다. 작업치료사는 실행을 안내하는 최고의 증거를 사용하는 것이 좋다. 명백한 것 같이, 최선 증거 연구설계 또는 소스의 한 유형이 아니다; 문제의 유형이 그 증거에 접근할뿐만 아니라 요구되는가에 의존한다. 연구조사를 식별한 후에도, 그것은 한편으로는 임상 문제에 대한 최선의 증거가 있는지 확인하기 위해 평가해야 한다. (1)임상적으로 유용하고 가치 있는 증거, (2)신뢰할 수 있는 (3)일반화가 되고, (4) 임상적으로 중요한 결과. 연구증거의 평가를 안내하는 많은 우수한 자원이 있다.

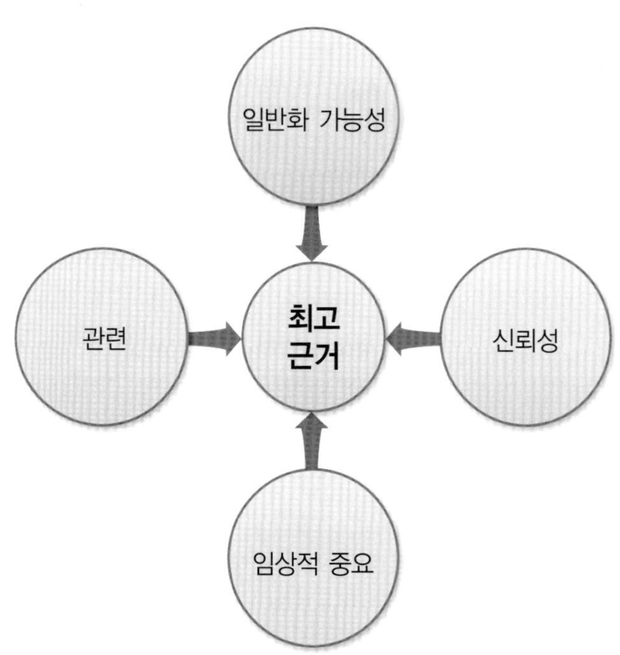

그림 31.2 최고 근거의 요소

조사연구의 타당성은 임상질문과 얼마나 실제 작업치료사 상황의 제약과 자원의 정도에 따라 결정되며, 답하는 것이다. 증거에 대한 조사는 직접 임상질문에 대한 대답, 연구 또는 연구의 상황에서 찾을 수 없다. 연구는 저자의 연구 질문이 아닌 임상질문에 대답하도록 설계되었다. 관련성 조사연구는 (1)산업의 관심 변수 또는 그 변수와 관련된 하나의 변수, (2)클라이언트의 인구의 구성원인 연구 참가자를 포함시켜 조사하고, (3)실행에서 당신의 상황이 적합하다는 것에 대해 임상 방법을 제공하는 것이 하나이다.

표 31.2에 관련성을 검토하는 과정을 설명하기 위해, 우리는 행동기반의 공동보호 프로그램이 표준교육보다 통증이 직업 성능과 그립 강도가 더 증가하고 더 큰 감소의 원인이 된다. 작업치료사의 질문에 대한 응답으로 검색 인용문으로 돌아가 류마티스 관절염 중년 여성을 위한 프로그램은? " 류마티스에서 전체 텍스트를 검색할 수 있다. 최고의 증거를 결정하는데 적용되는 **표 31.3**은 하몬드와 프리먼의(2001) 조사연구의 목적과 일반적인 방법을 제공한다. 이 연구는 RA 관리에 대한 일반, 교훈적인 교육에 초점을 맞춘 그룹에 비해 통증, 손상 및 장애를 줄이기 위해 행동 훈련방법을 통해 관절보호 동작을 획득하는데 초점을 맞춘 그룹의 효능을 시험했다. 연구팀은 통증, 장애, Judy에 의해 식별되는 목표와 유사 기능 결과를 해결했다. 대상은 Judy의 연령 범위 내에서 RA, 질병의 길이, 질병의 심각도를 가진 사람들이다. 연구에 설명 된 행동의 기술이 현재 교육방법과 일치하지는 않지만 그룹 형식은 이미 해당 병원에서 사용된다. 그들은 특별한 장비 나 지식을 필요로 하지 않기 때문에 그들은 당신의 병원에서도 가능하다. 전반적으로, 이 내용은 당신의 목적과 관련된, 연구결과의 신뢰성을 당신은 계속 평가해야 한다.

연구조사의 신뢰성을 평가

조사연구의 관련성은 임상질문에 나타낸 바와 같이, 주로 임상 필요성 사이의 적합 정도로 평가하는 연구방법이다. 연구조사의 신뢰성은 주로 연구자의 연구문제, 또는 목적과 연구의 방법 사이의 적합 정도로 평가된다. 신뢰할 수 있는 연구는 결론이 연구의 방법에 대해 방어할 수 있는 하나이며, 어떤 경우, 몇 가지가 다른 **그럴듯한 설명** 과학 연구와 그 연구에서 도출된 결론을 넘어 연구결과에 대한 설명한다(Carter et al., 2011). 연구원은 신중하고 엄격하게 발견, 설명 및 설명의 기준을 유지하면 신뢰성이 향상된다(Carpenter & Hammell, 2000).

가장 신뢰할 수 있는 조사연구는 (1)명시된 목적을 달성하고 (2)과학의 표준에 대하여 설계 내 연구의 신뢰성을 향상시키는 다양한 방법을 제공하는 연구 디자인을 사용한다. 증거기반 실행은 클라이언트 또는 작업치료사의 방어에 대한 설명을 제공하는 정도를 평가하기 위한 시도로; 평가연구 평가절차의 신뢰성, 유효성, 또는 유용성의 높은 평가를 제공하는 정도; 중재효과 연구는 클라이언트 결과가 중재의 다른 요인에 의해 발생되었다는 결론을 뒷받침한다.

첫 번째 영역은 연구의 신뢰성이 가장 좋은 디자인은 연구 질문에 대답하는 데 사용되었는지 확인하는 것으로 결정하기 위해 평가한다. 수십 년에 걸친 시행 착오를 통해 기본 연구설계의 집합이 발전했다. **표 31.4**는 연구설계와 다른 임상작업에 대한 그들의 신뢰에 가장 일반적인 유형을 제공한다. 연구의 각 유형은 가장 좋은 질문의 다른 유형에 사용된다; 예를 들어, 무작위 임상시험 및 기타 실험연구들은 원인과 결과를 결정하기에 가장 적합하기 때문에 개입의 질문에 대한 답변에 대한 좋은 디자인이다. 그들이 도구의 정확한 문제 또는 질병을 식별할 수 있다면 정확한 결정을 허용 진단 시간 연속체에서의 단일 지점에서 대상자를 대하기 때문에 단면적 연구는 강한 디자인이다. 증거의 계층 구조는 다른 연구설계의 신뢰성을 평가하기 위해 개발되었다.

표 31.5 진단, 개입 효과의 범주에 대한 증거의 계층 구조를 제공한다.

두 번째 영역은 연구의 신뢰성이 치우침을 감소시키고 유효성을 향상시키는 방법을 사용하는데 결정하도록 평가한다. 모든 연구는 치우침을 가지고(Hartman, Forsen, Wallace, & Neely, 2002, **편견**에 대한 탁월한 토론을 참고하라), 신중하고 엄격하게 이들과 다른 잠재적인 한계를 해결하기 위해 시도했기 때문에 그럼에도 불구하고, 일부 연구는 다른 사람보다 신뢰성에 대한 강력한 증거를 제공한다(Carter et al., 2011). 광대한 양을 신뢰할 수 있게 평가하였다(e.g., Hempel et al., 2011; Higgins & Green, 2011; Jadad et al., 1996; Mahar, Sherrington, Herbert, Mosely, & Elkins, 2003). **표 31.6**(Straus et al., 2005)는 진실된 결과를 보장하기 위해 최소한의 컨트롤이 연구를 식별할 수 있는 평가기준 중 하나를 제공한다.

하몬드과 프리맨(2001)에 의해 행해진 연구의, 설계 타입은 무작위 임상연구이다. 임상적 작업은 중재의 효과를 확인하는 것이고 무작위 임상시험은 원인과 결과를 결정하기 위한 최선의 선택이다(**표 31.4**를 보라). 표 개입 연구를 위해 제안된 여덟 기준을 사용하여 연구의 검토는 **표 31.6**에서 제안하고 이 연구는 일반적으로 우수한 유효성을 가지므로 그 결과는 신뢰성을 가진다(**표 31.4**를 보라).

표 31.3 Hammond 와 Freeman(2001)의 평가 "최고의 근거"

	범주	Hammond 그리고 Freeman(2001)
연구목적	관절보호 통증과 부분적 염증을 줄이고 교육 – 행동 공동보호 프로그램 참석 후 관절구조와 1년간 RA를 가진 사람의 기능 능력을 유지할 수 있는지 여부를 알아보고자 하였다.	
관련성	관심있는 직업변수를 조사	결과의 변수는 적당한 활동(100mm VAS) 및 악력(㎏) 동안 경험 관절보호 기술(공동보호 행동 평가), ADL 성능(ADL에 대한 관절염 영향 측정 스케일), 손의 통증을 포함.
	연구 참여자는 클라이언트의 인구집단의 구성원	선정기준:(평균 19.4개월 질병기간) 지난 5년 동안 류마티스 관절염으로 진단; 나이 18–65년은(평균 51세); 남녀; 활동에 손 통증; 손 기능에 영향을 미치는 다른 질환 없다. 손목 및 / 또는 중수(MCP)관절 통증 / 염증이 있었고; 중증질환 평가에 적절한 대상자이다.
	실행상황에 적합한 임상방법	교육 – 행동 공동보호 프로그램(중재) : 교육자 여러(행동 교육, 운동 학습 및 자기 효능감 향상 전략) 방법을 사용 교육 및 공동보호 기술을 연습할 수 있다. 주제는 집에서 관절보호 기술의 구현 및 문제 해결 그룹으로 목표를 개발했다. 주제는 RA 및 약물 치료에 교육을 받았다. 그룹 크기 : 3–6명의 류마티스 관절염을 가진 사람들과 파트너 표준 교육 프로그램(조절그룹). RA에 건강 전문가, 약물 치료, 대체 요법, 식이 요법, 운동, 휴식, 에너지 절약, 관절보호, 보조장치, 부목, 통증, 및 휴식에서 짧은 이야기를 하고, 연습 시간은 같은 관절보호 등의 주제에 포함되었다. 그룹 크기는 RA 및 파트너와 6～10명했다. 두 그룹에 대한 소요 시간 : 8시간(2시간 4세션)
신뢰할 수 있는	명시된 목적을 달성할 디자인의 유형	무작위 대조군 연구 – 고려가 개입 연구를 위한 가장 강력한 증거가 될 수 있다.
	신뢰성을 향상시키기 위한 방법	**1.** 무작위 할당 – 예 **2.** 은폐 무작위 할당(할당 봉투에 미리 로드한 순서) – 예 연구기준 **3.** 비슷한 그룹(표 1) **4.** 후속하는 연구들이 충분히 길거나 완료된 것 – 예(1년) **5.** 그룹에서 분석 주제의 결과는 그들이 할당된 것 – 예(표 2) **6.** 주제 / 알 수 없는 연구요원(결과 조치의 독립적인 평가자)– 예 **7.** 실험 개입 동일하게 떨어져 치료그룹 – 예 **8.** 마찰 20 % 미만 – 예(2% ; 표 2)
일반화 가능도	타당도 < .05(유의)	통계 시험 : 짝비교 T 테스트, 맨 – 휘트니 U 테스트 및 카이 제곱 테스트를 한다. 활동을 하는 동안 관절보호 동작을 사용하는 치료 그룹을 선호에서 일년에 그룹의 차이(P = .001), 손의 통증(P = .02) ADL(P = .04). 악력(P = 0.83)에 대한 1년간 치료 그룹의 군 사이에 유의하지 차이.
임상적 중요	효과 크기	**치료그룹과 컨트롤 그룹의 차이** 관절보호 행동평가 = 큰 효과 (Cohen's d = 0.79) 손 통증 = 작은 효과(Cohen's d = – 0.33) 일상생활동작 = 무시할만한 효과 (Cohen's d = – 0.13) 쥐는 힘은 무시할만한 효과 (Cohen's d = 0.18) **치료 그룹 내(기준에서 1년)** 관절보호 행동평가 = 큰 효과 (Cohen's d = 0.93) 손 통증 = 작은 효과 Cohen's d = –0.21) 일상생활동작 = 무시할만한 효과 Cohen's d = –0.15) 쥐는 힘 = 적은 효과(Cohen's d = 0.27)
	최소한의 임상적으로 중요한 차이(MCID)	손통증은 시각적 아날로그척도가 최소한의 임상적 차이가는 2. 기초선과 1년 후 시각적 아날로그척도의 차이는 0.56

ADL, 일생생활활동; MCID, 최소한의 임상적으로 중요한 차이 RA, 류마티스관절염; VAS, 시각적 아날로그 척도.

표 31.4 일반적인조사 디자인 연구

연구디자인	정의
실험(연구 가정, 원인과 결과확인)	
무작위 대조 임상시험 (RCT)	중재 연구된 대상자 무작위 실험 처리군 또는 대조군에 할당된다.
준실험	주체가 되는 중재 연구는 비 - 무작위 실험 처리군 또는 대조군에 할당.
N중의 1	중재 연구를 하는 **하나의 주제**는 연구의 전체인구이다. 이 주제는 여러 가지 치료기간을 수신; 한 주기는 실험적 치료 및 다른 대안 또는 치료를 포함한다. 일반적으로 대상자가 중재의 변화를 야기하는지 확인하기 위해 여러 기준측정 및 여러 결과측정을 받는다.
연관(위험 요인 또는 가능한 원인을 파악, 가설 발생)	
코호트	특정인구를 나타내는 환자가 의심 위험인자 또는 관심 있는 결과(들)의 예측 측정하고 결정하도록 시간이 지남에 따라서 된 연구(1) 발생 또는 결과의 자연적 역사 및(2) 예측 및 결과 사이의 관계(들).
케이스 조절	관심의 결과(예) 피험자하는 후향적 연구는 관심(컨트롤)의 결과 없이 과목 선택과 일치한다. 위험요인이나 예측의 존재는 자기보고 또는 도표 검토를 통해 결정되고, 이러한 예측향적 관심의 결과 사이의 관계가 결정된다.
횡단적 접근법	특정인구를 나타내는 주제 관심 의심되는 위험인자 또는 예측 및 결과(들)을 동시에 측정하는 연구결과 (1)의 유병률 및 예측과 결과 사이의(2)의 관계를 결정하기 위함(S).
설명(문제를 설명)	
질적인	여러 구성 실체가 있다는 연구의 목적은 설명과 현상의 이해를 용이하게 하기 위해 이러한 현실을 분석하는 것을 전제로 연구 패러다임이다.
사례 시리즈(사례 연구)	질병의 과정을 통해 여러 환자를 추적 연구. 결과 집계 및 진단, 치료에 대한 자세한 내용 및 결과는(사례 연구와 같은 방식으로 한 명의 환자를 추적) 각 개별 환자에 대한 제공되지 않는다.

표 31.5 학습 설계의 신뢰도 계층 구조

진단	중재	예지
I : 일관성있게 적용기준과 단순 **맹검법** 연구의 체계적 **문헌고찰**	I : 연구의 무작위 대조실험 또는 N중의1 체계적 문헌고찰	I : 처음 코호트 연구의 체계적 문헌고찰
II : 일관성있게 적용 참고 표준과 맹검과 단면 연구	II : 극적인 효과 무작위 대조실험 또는 **관찰 연구**	II : **처음 코호트 연구**
III : 일관성있게 적용 참고 표준을 하지 않고 **비연속** 단면연구 또는 연구	III : 비 무작위 코호트 연구	III : 코호트 연구 또는 **무작위** 대조실험의 컨트롤
IV : 환자 - 대조군 연구	IV : 사례 연구, 환자 - 대조군 연구, 또는 **역사적으로 제어 연구**	IV : 사례 연구, 환자 - 대조군 연구, 또는 품질이 좋지 않은 예후 코호트 연구
V : **메커니즘기반 추론**	V : 메커니즘기반 추론	V : n/a

Hierarchy is represented by the Roman numerals from I(strongest design) to V(weakest design).
RCT; 무작위 대조실험, SR; 체계적 문헌고찰
증거 그룹의 작업 증거기반 의학 수준의 옥스포드 센터의 허가를 적응.(2011).
The Oxford Centre for evidence-based medicine 2011 levels of evidence. Retrieved from http://www.cebm.net/index.aspx?o=5653

표 31.6 신뢰도 결정 기준

진단	중재	예지
1. 참고 표준에 대한 새로운 진단 테스트의 독립, 블라인드 비교 2. 환자의 전체 스펙트럼에 새로운 진단 테스트의 평가 3. 참고 표준 및 새로운 진단 테스트는 모두 모든 연구 주제를 얻음	1. 무작위 할당 2. **은폐 무작위 할당** 3. 비슷한 그룹의 연구 기준 4. 충분히 긴 과목의 후속 완전한 그룹에서 분석 5. 주제의 결과는 그들이 할당된 어떤 6. 주제는 / 연구요원은 모르게 7. 실험 개입을 동일하게 떨어져 치료 8. **감소**는 20 % 미만	1. 자신의 치료에 공통 점에서 정의, 대표 샘플에 얻은 기초자료 2. 충분히 길고 완전한 주제의 업을 따름 3. 눈을 멀게 평가자에 의한 후속에 적용 객관적인 결과측정 4. 다른 예후 결과와 하위 그룹에 대한 중요한 예후 **공변량**에 대한 조정 5. **검증연구** 완료

Data from Straus, S. E., Richardson, W. S., Glasziou, P., & Haynes, R. B.(2005). Evidence-based medicine(3rd ed.). New York, NY: Churchill Livingstone.

일반화 및 임상적 중요성 : 연구의 결과 해석

이제는 연구에서 증거의 관련성과 신뢰성에 대한 기본 평가를 했는지, 그들이 임상질문에 대답 도움이 될 수 있는지 여부의 결과를 검토하는 시간이다. 첫째, 결과는 대상자의 샘플의 일반화; 둘째, 그들은 임상적 중요도(**그림 31.2**를 보라) 연구와 과학적인 방법의 양적 패러다임의 특징은 일반 인구 중심의 진리보다는 개별 결과를 이해하는 목표이다. 그러나 임상연구는 모든 사람에 접근하고 이러한 연구가 가능하지 않기 때문에 집단에서 완료될 수 없다. 따라서, 연구가 전체 인구의 대표적인 것으로 표본으로 간주되는 사람에 대해 수행된다. 조사연구는 샘플 모집단 및 방법들은 클라이언트 샘플의 일치가 얼마나 적절한지를 결정할 수 있도록 샘플(포함 / 제외 기준 및 인구 통계)의 특성을 설명한다. 따라서 연구에 나타난 모든 자료는, 샘플 특정, 샘플 참가자를 나타내지만, 샘플이 더 큰 모집단을 대표하지 않을 수 있다. 연구를 신뢰할 수 있다면, 그 결과는 실제의 샘플결과의 좋은 대표로 간주된다. 우리는 어떻게 이 신뢰할 수 있는 표본의 결과를 집단으로 대체할 수 있음을 알 수 있는가? 추론 통계는 우리가 샘플결과를 적용하거나 클라이언트 집단에 일반화 될 수 있게 우리가 결정할 수 있다. 즉, 이들은 일반화 된다. 일반적으로 샘플결과 일반화 될 수 있다는 확신을 추정하기 위해 사용되는 통계는 p 값이다. 임의의 규칙에 따라, 임계 값은 낮은 신뢰는 일반적으로 .05로 설정되어 유효하지 않은 결과 대 일반화에 대한 높은 확신에 의해 통계적으로 유의한 결과를 구분한다. 본질적으로, p.05 는 "이 연구결과는 기회에 기인하는 확률은 1/20 미만이며, 이 낮은 확률에 기초하여, 우리는 결과를 일반화 할 수 있다고 확신한다." 많은 통계학자들의 신뢰구간 연구결과 p 값 해석을 통해 통계를 확대하는 것으로 제안한다. p 값이 우연히 발견에 관련된 확률 값을 제공하는 반면, 신뢰구간은 큰 모집단에서 발견될 가능성이 있는 가능한 결과의 범위를 나타낸다. p 값 및 신뢰구간이 통계적으로 서로 관련이 높은 p 값, 평균 발견 주위 큰 신뢰구간; 즉, 계체의 가능한 결과의 큰 범위이다.

추론 통계 증거 모든 형태의 이해에 적용하면서도 P 값 및 신뢰구간의 의미를 입증할 목적으로, 우리는 간섭 효과 연구의 예를 제공한다. 작업치료 중재에서 참가자가 제어 조건의 참가자보다 개월 째 기능검사에서 더 높은 5 점의 평균 득점과 차이가 p에서 0.05 통계적으로 유의하다는 연구를 상상해보라. 평균 차이 주변의 신뢰구간이 1 내지 9 포인트 범위에서 발견되었다고 가정해 보자. 이 발견은 전체 집단에서 우리는 평균 중재 후 기능점수가 중재를 받고 있는 개체에서 한 9점 높음으로 다소 자신감이 있고, 확률은 두 조건 간의 평균의 차이가 있었음을 낮춘 것으로 시사하고 있다.

중재에 대한 연구에서 p 값은(예, p 0.05)유의하지 않은 연구결과를 나타내고 이는 인구집단과 중재에 대한 가능한 반응의 샘플결과들로써 일반화하는데 확신하지 못함을 나타낸다. 이러한 유의하지 않음은 중재 효과가 없음을 우리에게 말하고 있다. 오히려 우리에게 중재가 확실히 효율적이라고 말할 수 없음을 말하고 있다. 우리는 인구집단 그리고 우리의 클라이언트에게 유의하지 않은 결과들을 일반화시키는 것에 주의해야 한다.

유일한 집단이 아니라 우리의 특정 클라이언트의 응답에 대한 일반적인 경향을 보이고 그들은 통계학적으로 유의하거나 유의하지 않은 결과를 가져올 것인지 그 추론적 통계에 주의해야 한다. 우리는 클라이언트와 작업하지만, 추론적 통계의 결과는 우리의 임상 추론에서 우리를 도와준다. 우리는 유의하지 않은 결과보다 통계적으로 유의한 결과를 클라이언트에게 적용할 가능성이 더 높다.

Hammond 그리고 Freeman's(2001)의 연구결과는 일년간 **치료군**에서 관절보호 움직임, 손 통증 및 ADL 기능이 대조군보다 통계적으로 훨씬 더 좋게 나타났다. 하지만 손의 쥐는 힘은 통계적으로 유의한 차이를 보이지 않았다(**표 31.3**을 보라). 저자들은 p 값이 신뢰구간에 속하지 않는다고 보고했다. 관절보호 행동들, 손의 통증 그리고 일상생활동작 수행에서 인구집단의 평균을 보였고 그러므로 우리는 이러한 종류의 중재가 향상을 보였다고 기대하는 것에 p 값의 결과와 관계가 있다고 제안한다.

별도의 통계적 유의성은 임상 중요한 개념이다. 통계적 유의성에 관계없이 그 결과가 얼마나 효율적으로, 인구집단의 샘플로부터 결과를 일반화 할 수 있는지에 초점을 맞춘다. 통계적 유의성은 결과가 진정한 효과를 나타내는 가능성이 검사되므로 샘플의 크기와 관련이 있다. 이처럼 충분한 크기의 시료를 이용하여 어떤 결과가 통계적으로 유의 수만큼의 연구가 고도로 조절하고 신뢰할 수 있는 안정적이고 효과적인 평가방법을 사용하는 것이 진정한 효과를 나타낸다. 그러나 이 진정한 효과는 어떤 의미 있는 방식으로 클라이언트에 영향을 미칠만 크게 연관되지 않을 수 있다. 단지 결과가 궁극적으로 임상에 유용하지 않을 수 있다 의미가 있는지 여부를 제공하는 것을 인식; 연구결과를 보고 한 최근의 모범사례 가이드라인은 핵심 요소로 효과 크기의 포함을 확인했다(Moher et al., 2010). 그것은 작은 샘플 크기는 실제로 연구가 큰 샘플 크기로 복제될 것인 경우에 일반화할 인구 효과를 생산할 수 있다는 것을 아는 것이 중요하다. 이 연구의 표본 크기는 효과가 연구대상자(즉, 이 연구결과의 일반화에 충분한 자신감을 가지고 제공하지 않는다)에 일반화한 것에 너무 작은 수이다.

효과의 크기는 몇 가지 형태를 사용하여 두 치료효과 또는 두 변수 사이의 관계의 강도 사이의 차이의 크기를 표준화 점수로 설명한다(Ferguson, 2009). 표준화 점수 효과 크기 도구 사이 또는 연구를 비교될 수 있도록 변수를 측정하기 위해 사용 원래 도구의 척도를 제거한다. 효과의 크기는 다양한 형태가 있고, 가장 적합한 유형은 평가되고 있는 데이터의 종류 및 실행 통계 분석(**표 31.7**)에 따라 달라진다. 종종 수치적 효과의 크기는 예를 들어, 작은, 중간 또는 큰 등의 언어적 해석에 번역되어 치료효과의 크기를 추정할 때 임상에 쓰인다(Ferguson, 2009; Portney & Watkins, 2009; Tickle-Degnen, 2001).

임상 효과를 판단하는 또 다른 방법은 **최소의 임상적 중요 차이**(MCID)이다. MCID는 어떤 인식 임상적 개선으로 이어지는 결과에서 가장 작은 변화이다. 예를 들어, Salaffi, Stancati, Silvestri, Ciapetti, 그리고 Grassi(2004) 의한 수치평가척도(NRS)를 사용하여 3개월 후 관절염 만성 근골격계 통증 환자에 대한 통증 MCID를 확인했다. 그들은 두의 평균 변화에서 "더 나은" 개선의 보고서를 발견했다. 따라서, NRS에 약 2의 변화를 통해 연구는 중재가 클라이언트에 대한 통증에 임상적으로 중요한 영향을 미쳤다고 제안했다. 점점 더 많은 연구결과의 한 척도로써 연구 중에 MCID 달성 피험자의 비율을 조사하고 있다. 임상에서 MCID를 사용하는 가장 큰 장벽은 임상 다른 결과측정을 위해 MCID를 알고 있어야 한다는 것으로, 이들은 항상 쉽게 사용할 수 없다. 작업치료사는 다른 연구의 임상적 중요성을 해석 용이하게 그들에게 중요한 결과에 대해 MCID를 수집해야 한다.

하몬드와 프리먼의(2001)의 연구에 대해 계산된 효과 크기는 교육 프로그램 공동보호 행동을 변화에 큰 영향을 미치지 않지만 치료 그룹 제안, 행동의 이러한 변화는 손상에 효과가 있었다(**표 31.3** 참고). 전반적으로, 치료군 사람들은 대조군과 비교하여 기능에 약간의 개선이 있었지만, 혼자 기준선에서 평가한 처리군의 효과는 1년 후 측정한 결과는 무시할 수 있는 정도였다. 손의 통증에 대한 MCID 변화가 임상적 기능에 영향을 미칠 수 있을만큼 되지 않았음을 시사한다. 따라서, 결과가 인구집단(유의성)에 샘플로부터 일반화가 되지만 그들은 반드시 임상적으로 중요하지 않다.

본 연구에서 작은 효과 크기는 Judy와 같은 다른 클라이언트에 대한 자신의 의미를 이해하기 위한 임상 추론의 사용을 필요로 한다. 한편, 결과는 최소한의 이익을 제안한다. 그러나 이러한 결과는 정기적으로 능력의 지속적인 악화를 유발하는 질병 과정에 1년 째이다. 이 연구에서 참가자가 악화하지 않았다고 사실뿐만 아니라, 그룹에 비해 향상된 유사한 개인이 치료효과의 크기보다 더 많은 도움이 될 수 있음을 시사한다. 우리는 Judy가 중재 유형에 자신을 어떻게 대처해야 하는지를 모른다. 이는 작업치료사 여러 문제에서 의사결정 과정에 임상 전문성 및 클라이언트의 중요성을 보여준다.

따라서 최선의 증거는 임상 연습에 결과의 관련성 조합인 조사 견본을 위한 "진정한" 샘플의 결과를 얻기 위한 연구설계의 신뢰성은 능력이 인구집단 샘플에서의 결과를 일반화하고 있으며 유일한 '중요도'가 임상적으로 결과를 보여준다. 마지막으로, 가장 좋은 증거는 복제를 입증해야한다. 많은 연구는 치료, 진단 또는 예후와 관련된 유사한 결과를 보여 주어야 한다. 그들은 여러 연구결과를 종합하기 때문에 체계적인 검토는 자주 최고 "가장 좋은 증거"로 인용된다. 메타 분

표 31.7 효과의 크기

효과의 크기	임상적 과제	정의	인용
민감함	진단	진단 테스트에 긍정적 인 결과의 대상 장애를 가진 사람들의 비율	Fritz & Wainner, 2001 Portney & Watkins, 2009, pp. 619 – 634 Straus et al., 2005, pp. 73 – 77
한정성	진단	진단 테스트에 부정적인 결과의 대상 질환이 없는 사람의 비율	
양성예측치	진단	대상 질환이 긍정적 인 진단 테스트를 가진 사람들의 비율	
음성예측치	진단	대상 질환이 부정적 인 진단 테스트를 가진 사람들의 비율	
우도비율	진단	구체적인 시험 결과는 표적 장애가있는 사람에게 보이는 가능성	
카파	진단	제어하면서 같은 항목을 측정하는 두 명의 관찰자에 의해 만들어진 두 척도 간의 일치도를 식별하는 신뢰성 계수	Portney & Watkins, 2009, pp. 598 – 605
급내상관계수(ICC)	진단	동일한 항목을 측정하는 관찰자에 의해 두 측정의 일관성을 평가 신뢰성 계수	Portney & Watkins, 2009, pp. 588 – 598
Cohen's d, Hedge's g, Glass's Δ	중재	표준 편차 단위(들 각각의 표준 편차는 측정 유닛의 다른 변형을 사용하여) 두 방법 사이의 차이의 크기를 측정	Lipsey & Wilson, 2001, pp. 34 – 71 Tickle–Degnen, 2001
r	중재	두 방법 사이의 공유 분산의 정도	
치료에 필요한 수(NNT)	중재	그렇지 않으면 부정적인 결과의 환자에서 긍정적인 결과를 생산하는 치료를 받을 필요가 있는 환자의 수	Dalton & Keating, 2000 Straus et al., 2005, pp. 73 – 77
교차비; 위험 비율	중재 예지	둘 또는 그 이상의 그룹들 사이의 특정 결과에 대한 위험의 차이 추정	Portney & Watkins, 2009, pp. 667 – 670

석, 하나의 효과 크기에 여러 연구의 결과를 결합하는 통계 기법을 포함하고 체계적인 검토의 형태, 증거의 최고의 **전반적인 리뷰** 중 하나를 제공한다. 코크란 연합은 RA에 대한 작업치료(Steultjens et al., 2004), 뇌졸중(Hoffmann, Bennett, Koh, & McKenna, 2010) 및 다발성 경화증(Steultjens et al., 2003) 후 ADL 문제 등 다양한 주제에 대한 다양한 고품질의 체계적인 검토를 제공해 온 하나의 그룹이다. 체계적인 리뷰 치료 효능의 전반적인 증거를 제공하지만, 개별 클라이언트를 위하여 그 사용이 제한될 수 있다. 종종, 요약 주제 또는 일상적인 관행의 관련성을 감소하는 폭 넓은 치료 계획의 다른 그룹을 해결한다. 체계적 리뷰는 주제를 접할 때 가장 좋다. 그들은 작은 샘플크기 또는 신뢰할 수 없는 평가 절차로 인해 새로운 그들이 효과를 과소 평가할 수 있다 오차에 평가절차를 제대로 조절하는 연구에 과대 평가된다. 체계적인 검토는 특정 샘플 또는 치료 주제를 다루는 기사의 훌륭한 소스이다; 증거기반의 작업치료사는 전반적인 효과를 보여 치료를 위한 보다 구체적인 기사를 확인하고 얻기 위해 리뷰를 사용할 수 있다.

가장 좋은 증거에 관한 다른 고려 사항이 있다. 가장 좋은 증거는 모든 표준의 충족에 의미에서 발견할 수 있는 것을 최고로 하지 않는 것이 좋다. 이 가장 좋은 증거가 제공되는 것은 가능한 대답은 당신이 신뢰의 높은 중간 또는 낮은 수준을 느낄 수 있는 약이 될 수 있다. 당신은 수집 및 외래환자 클리닉에 얼마나 바쁜지 이 시나리오에서 주어질 가능성이 높다. 자신의 의견을, 형성하기에 충분한 증거를 평가하는 시간이 충분하지 않을 수 있다. 심지어 당신이 신뢰성이 낮은 것에 대한 연구의 증거와 함께, 당신은 증거기반 실천의 다음 단계로 이동할 수 있다: 이 경우, Judy, 클라이언트와 증거에 대한 의사소통을 한다.

4단계 : 실행을 제시하게 위해 근거를 사용

증거의 관련된 연구는 잠재적으로 클라이언트에 적용할 수 있음을 발견할 것이다; 그것은 자신의 일반적인 특징과 일치하고는 임상에서 가능하다. 또한 연구결과는 일반적으로 신뢰할 수 있고 당신의 평가에서 알고 잠재적으로 일반화하고 중요한 결과를 보여줄 것이다. 이 연구는 현재 개발하고 처리하는 도구로 사용될 수 있다. 당신이 연구의 결과를 사용하기로 결정하기 전에 그들은 진정한 클라이언트의 값과 일치하는 경우 상황에서 결정한다(**그림 31.1** 참고). 이는 치료에 대해 의사결정 과정을 알리기 위해 클라이언트에 증거를 의사소통에 의해 수행된다.

이 장에서 제시한 바와 같이, 증거기반의 방법은 작업치료의 핵심 가치와 윤리(American Occupational Therapy Association, 2010; Christiansen & Lou, 2001)에서 나온다. 증거기반 실천은 클라이언트와 클라이언트를 대신하는 사람들과, 존중 진실 및 협력 관계에서 발생한다. 클라이언트는 치료의 계획 및 개입 과정에 적극적인 참여자가 아닌 정보 또는 서비스(Law, Baptiste, & Mills, 1995)의 수동적으로 받는 사람으로 볼 수 있다. 가능한 많은 자율성과 의존성, 클라이언트의 최소한 그들과 잘못 알고 통보해야 하는 행동, 즉, 능동적이기보다는 수동적이다. 정보를 클라이언트가 될 것은 삶의 하나의 품질에 관계에서 하나의 작업 상태의 의미를 알고 자연과 가능한 작업치료평가의 품질을 알고 수행할 관련 개입의 품질과 가능한 결과를 알고, 의미 있는 결과를 향해 자신의 진도를 평가하는 수단을 갖는다. 일단, 클라이언트와 이성과 그들이 할 수 있는 자율성의 정도와 역할을 할 수 있다

자신의 증거에 대한 의사소통의 주요 목표는 의사결정의 과정을 알려주고자 한다(Tickle-Degnen, 2000, 2002b). 현명한 결정은 클라이언트에게 중요한 다른, 가족에 포함된 사람, 당신(작업치료 개입), 및 기타 실문자 클라이언트와 가족 구성원에게 이익을 줄 수 있다. 의사결정의 이러한 것을 달성하는 의사소통에 (1)정확하게 강점과 관련성 및 신뢰성과 관련된 약점을 포함한 연구증거를 나타내는 내용이; (2) 모든 참가자들에게 상호 이해할 수 있는 언어를 포함한다; (3)정보와 아이디어의 개방 및 상호 토론보다는 다른 한 개인 정보의 폐쇄 종단 또는 한방향 전달을 권장한다.

당신이 그것을 염두에 이러한 자질이 되면 신뢰의 정도가 의사결정에 도움이 될 수 있다. "일반적으로, 클라이언트의 손 통증 행동 공동보호 프로그램 향상할 수 있는 관절보호 프로그램에 대한 Judy와의 의사소통은 다음과 같다. 그러나 일부는 다른 사람보다 더 향상시킬 수 있다. 당신이 공동보호 그룹에 참여?" 이러한 커뮤니케이션에 관심이 있을 것이다, 결과는 정확하게 과거가 아닌 현재 상황으로 묘사하고 있으며, 관련성 문제는 증거에게 자신을 평가하는 Judy를 가능하게 한다.

자율적인 추론과 행동의 의미는 클라이언트가 참여하거나 작업치료평가와 중재에 참여 여부를 선택할 수 있다는 것이다. 마찬가지로, 가족이나 다른 건강 작업치료사 격려 또는 클라이언트의 참여를 방해하는 결정할 수 있다. 증거기반 실천은 다른 뜻에 한 개인의 의지의 부과에 대한 것이 아니라 오히려 도움이 되는 정보, 현명한 의사결정에 대한 상호 검색 및 토론이다. 작업치료사의 책임과 의사결정을 추론하는 방식으로 정보를 제공하는 것이다.

요약 Summary

증거기반의 방법은 작업치료 실행에서 중요한 부분이 되고 있다. 치료환경과 클라이언트의 가치와 환경과 함께, 근거의 가장 좋은 방법은 임상 의사결정을 달성하기에서 강력한 기반을 형성한다. 최고의 의사결정의 과정을 알리려면 근거가 임상작업의 세 가지 유형으로 할 수 있다 : 클라이언트, 또는 진단; 효과적인 치료, 또는 중재의 선택; 결과 및 가능성, 또는 예후 추정. 작업치료사는 대답할 임상질문을 찾아 비판적으로, 작업치료사 각 작업에 가장 적합한 증거를 구별하고 클라이언트의 가치와 요구사항이 가장 좋은 증거를 통합하는 임상 전문지식을 사용하는 연구를 할 수 있는 기술을 개발하고 내에서 구현하여 치료환경을 제공한다. 비판적 연구의 관련성, 신뢰성, 일반화, 임상적 중요성을 확인하는 증거를 포함한다. 일단 가장 좋은 증거가 결정되고, 작업치료사 협업 및 정보를 바탕으로 하는 치료 결정을 보장하기 위해 클라이언트에게 근거를 소통할 수 있어야 한다. 근거기반 실행 능력이 없으면, 작업치료사는 오늘날의 의료 시스템에서 경쟁력이 되지 않는다. 근거기반의 방법은 시간과 에너지의 필요; 필요한 기술은 적극적인 학습과 연습을 통해 획득된다. 작업치료사의 경력 동안, 당신은 수정하고 당신의 능력을 향상하고 클라이언트 모두를 위한 최선의 치료를 제공하기 위해 최선의 근거를 사용하는지 확인한다.

참고문헌 References

American Occupational Therapy Association.(2010). Occupational therapy code of ethics and ethics standards. *American Journal of Occupational Therapy*, *64*, 151–160. Retrieved from http://www.aota.org/Pubs/AJOT_1.aspx

Babbie, E.(1990). *Survey research methods*(2nd ed.). Belmont, CA: Wadsworth.

Carpenter, C., & Hammell, K.(2000). Evaluating qualitative research. In K. W. Hammell, C. Carpenter, & I. Dyck(Eds.), *Using qualitative research: A practical introduction for occupational and physical therapists*. Edinburgh, United Kingdom: Churchill Livingstone.

Carter, R. E., Lubinsky, J., & Domholdt, E.(2011). *Rehabilitation research: Principles and applications*(4th ed.). St. Louis, MO: Elsevier Saunders.

Christiansen, C., & Lou, J. Q.(2001). Ethical considerations related to evidence-based practice. *American Journal of Occupational Therapy*, *55*, 345–349. Retrieved from http://www.aota.org/Pubs/AJOT_1.aspx

Cochrane Collaboration.(2010). *The Cochrane collaboration*. Retrieved from http://www.cochrane.org/

Cohen, J.(1990). Things I have learned(so far). *American Psychologist*, *45*, 1304–1312. Retrieved from http://www.apa.org/pubs/journals/amp/index.aspx

Cummings, G., & Finch, S.(2005). Inference by eye: Confidence intervals and how to read pictures of data. *American Psychologist*, *60*, 170–180. doi:10.1037/0003-066X.60.2.170

Cush, J. J., Weinblatt, M. E., & Kavanaugh, A.(2008). *Rheumatoid arthritis: Early diagnosis and treatment*(2nd ed.). West Islip, NY: Professional Communications.

Dalton, G. W., & Keating, J. L.(2000). Number needed to treat: A statistic relevant for physical therapists. *Physical Therapy*, *80*, 1214–1219. Retrieved from http://ptjournal.apta.org/content/80/12/1214.long

Egan, M., Dubouloz, C. J., von Zweck, C., & Vallerand, J.(1998). The client-centered evidence-based practice of occupational therapy. *Canadian Journal of Occupational Therapy*, *65*, 136–143. Retrieved from http://www.cmaj.ca/

Ferguson, C. J.(2009). An effect size primer: A guide for clinicians and researchers. *Professional Psychology: Research and Practice*, *40*, 532–538. doi:10.1037/a0015808

Fritz, J. M., & Wainner, R. S.(2001). Examining diagnostic tests: An evidence-based perspective. *Physical Therapy*, *81*, 1546–1564. Retrieved from http://ptjournal.apta.org/

Hammond, A., & Freeman, K.(2001). One-year outcomes of a randomized controlled trial of an educational-behavioural joint protection programme for people with rheumatoid arthritis. *Rheumatology*, *40*, 1044–1051. doi:10.1093/rheumatology/40.9.1044

Hartman, J. M., Forsen, J. W., Wallace, M. S., & Neely, J. G.(2002). Tutorials in clinical research: Part IV. Recognizing and controlling bias. *The Laryngoscope*, *112*, 23–31. doi:10.1097/00005537-200201000-00005

Hempel, S., Suttorp, M. J., Miles, J. N. V., Wang, Z., Maglione, M., Morton, S., . . . Shekelle, P. G.(2011). *Empirical evidence of associations between trial quality and effect sizes*. Rockville, MD: Agency for Healthcare Research and Quality.

Higgins, J. P. T., & Green, S.(Eds.).(2011). *Cochrane handbook for systematic reviews of interventions version 5.1.0 [updated March 2011]. The Cochrane Collaboration, 2011.* Retrieved from http://www.cochrane-handbook.org

Hoffmann, T., Bennett, S., Koh, C. L., & McKenna, K. T.(2010). Occupational therapy for cognitive impairment in stroke patients. *Cochrane Database of Systematic Reviews*,(9), CD006430. doi:10.1002/14651858.CD006430.pub2

Jadad, A. R., Moore, R. A., Carroll, D., Jenkinson, C., Reynolds, D. J. M., Gavaghan, D. J., & McQuay, H. J.(1996). Assessing the quality of reports of randomized clinical trials: Is blinding necessary? *Controlled Clinical Trials*, *17*, 1–12. Retrieved from http://www.sciencedirect.com/science/journal/01972456

Law, M., Baptiste, S., & Mills, J.(1995). Client-centered practice: What does it mean and does it make a difference? *Canadian Journal of Occupational Therapy*, *62*, 250–257. Retrieved from http://www.cmaj.ca/

Law, M., Cooper, B., Strong, S., Stewart, D., Rigby, P., & Letts, L.(1996). The person-environment-occupation model: A transactive approach to occupational performance. *Canadian Journal of Occupational Therapy*, *63*, 9–23. Retrieved from http://www.cmaj.ca/

Law, M., & MacDermid, J.(Eds.).(2008). *Evidence-based rehabilitation: A guide to practice*(2nd ed.). Thorofare, NJ: Slack.

Lee, C. J., & Miller, L. T.(2003). The process of evidence-based clinical decision making in occupational therapy. *American Journal of Occupational Therapy*, *57*, 473–477. Retrieved from http://www.aota.org/Pubs/AJOT_1.aspx

Lin, S. H., Murphy, S. L., & Robinson, J. C.(2010). Facilitating evidence-based practice: Process, strategies and resources. *American Journal of Occupational Therapy*, *64*, 164–171. Retrieved from http://www.aota.org/Pubs/AJOT_1.aspx

Lipsey, M. W., & Wilson, D. B.(2001). *Practical meta-analysis*. Thousand Oaks, CA: Sage.

Lou, J. Q., & Durando, P.(2008). Asking clinical questions and searching for the evidence. In M. Law & J. MacDermid(Eds.), *Evidence-based rehabilitation*(2nd ed., pp. 95–117). Thorofare, NJ: Slack.

Mahar, C. G., Sherrington, C., Herbert, R. D., Mosely, A. M., & Elkins, M.(2003). Reliability of the PEDro scale for rating quality of randomized controlled trials. *Physical Therapy*, *83*, 713–721. Retrieved from http://ptjournal.apta.org/

Mayer, D.(2010). *Essential evidence-based medicine*(2nd ed.). New York, NY: Cambridge University Press.

Moher, D., Hopewell, S., Schulz, K. F., Montori, V., Gotzsche, P. C., Devereaux, P. J., . . . Altman, D. G.(2010). CONSORT 2010 explanation and elaboration: Updated guidelines for reporting parallel group randomised trials. *Journal of Clinical Epidemiology*, *63*, e1–e37. doi:10.1016/j.jclinepi.2010.03.004

Moons, K. G. M., Royston, P., Vergouwe, Y., Grobbee, D., & Altman, D. G.(2009). Prognosis and prognostic research: What, why, and how. *BMJ*, *338*, 1317–1320. doi:10.1136/bmj.b375

National Center for Biotechnology Information.(2011). *PubMed*. Retrieved from http://www.ncbi.nlm.nih.gov/pubmed/

Oxford Centre for Evidence-Based Medicine Levels of Evidence Working Group.(2011). *The Oxford Centre for evidence-based medicine 2011 levels of evidence*. Retrieved from http://www.cebm.net/index.aspx?o=5653

Portney, L. G., & Watkins, M. P.(2009). *Foundations of clinical research: Applications to practice*(3rd ed.). Upper Saddle River, NJ: Pearson Education.

Rappolt, S.(2003). The role of professional expertise in evidence-based occupational therapy. *American Journal of Occupational Therapy*, *57*, 589–593. Retrieved from http://www.aota.org/Pubs/AJOT_1.aspx

Salaffi, F., Stancati, A., Silvestri, C. A., Ciapetti, A., & Grassi, W.(2004). Minimal clinically important changes in chronic musculoskeletal pain intensity measured on a numerical rating scale. *European Journal of Pain*, *8*, 283–291. doi:10.1016/j.ejpain.2003.09.004

Shin, J., Randolph, G. W., & Rauch, S. D.(2010). Evidence-based medicine in otolaryngology, part 1: The multiple faces of evidence-based medicine. *Otolaryngology—Head and Neck Surgery*, *142*, 637–646. doi:10.1016/j.otohns.2010.01.018

Steultjens, E. E. M. J., Dekker, J. J., Bouter, L. M., Cardol, M. M., Van den Ende, E. C. H. M., & van de Nes, J.(2003). Occupational therapy for multiple sclerosis. *Cochrane Database of Systematic Reviews*,(3), CD003608. doi:10.1002/14651858.CD003608

Steultjens, E. E. M. J., Dekker, J. J., Bouter, L. M., Schaardenburg, D. D., Kuyk, M. A. M. A. H., & Van den Ende, E. C. H. M.(2004). Occupational therapy for rheumatoid arthritis. *Cochrane Database of Systematic Reviews*,(1), CD003114. doi:10.1002/14651858.CD003114.pub2

Straus, S. E., Richardson, W. S., Glasziou, P., & Haynes, R. B.(2005). *Evidence-based medicine*(3rd ed.). New York, NY: Churchill Livingstone.

Tickle-Degnen, L.(2000). Communicating with clients, family members, and colleagues about research evidence. *American Journal of Occupational Therapy*, *54*, 341–343. Retrieved from http://www.aota.org/Pubs/AJOT_1.aspx

Tickle-Degnen, L.(2001). From the general to the specific: Using meta-analytic reports in clinical decision making. *Evaluation & The Health Professions*, *24*, 308–326. doi:10.1177/01632780122034939

Tickle-Degnen, L.(2002a). Client-centered practice, therapeutic relationship, and the use of research evidence. *American Journal of*

Occupational Therapy, *56*, 470–473. Retrieved from http://www.aota.org/Pubs/AJOT_1.aspx

Tickle-Degnen, L.(2002b). Communicating evidence to clients, managers, and funders. In M. Law(Ed.), *Evidence-based rehabilitation: A guide to practice*(pp. 221–254). Thorofare, NJ: Slack.

U.S. National Library of Medicine.(2010). *Medical subject headings(MeSH)*. Retrieved from http://www.nlm.nih.gov/mesh/meshhome.html

World Health Organization.(2005). *International classification of functioning, disability, and health*. Retrieved from http://www3.who.int/icf/onlinebrowser/icf.cfm

32장

윤리적 실행

Ethical Practice

유찬욱 옮김

"작업치료사는 도덕적일뿐만 아니라 양심은 옳은 일을 해야 하고 또한 용기에 의한 진행과 환자의 최선의 이익을 보장해야 한다.
– Brandt & Homenko(2011)

개요

학습목표

이 장을 학습한 후, 다음의 내용을 할 수 있을 것이다:

1. 전문적 실행에서 작업치료사가 접할 수 있는 윤리적 이슈에 대해 상기해야 한다.
2. 건강관리 전문가들의 미덕을 확인한다.
3. 기본적 윤리 문제, 윤리적 이론, 윤리적 접근을 이해한다.
4. 윤리적 결정과 사례분석의 윤리적 선택과 제공을 이해하고 적용한다.
5. 결정과 만드는 과정의 구조로써 윤리적 추론을 이해하고 적용한다.
6. 윤리적 자원의 접근을 어떻게 알 것인지 확인한다.
7. 어려운 대화에서 효과적인 의사소통의 전략을 이해한다.

왜 윤리적이어야 하는가? Why Ethics?

다음과 같은 질문을 당신 자신에게 묻는다.

- 그가 나의 활동을 위한 치료를 하는 상황에서 내가 그의 "페이스북 친구를" 할 수 있다면? 정신건강 설정에서 환자에게 무엇을 말할 것인지 나는 나에게 물었다.
- 나는 클라이언트가 추가적인 서비스를 받을 수 있도록 자신이 실제보다 더 나쁜 것을 위해서 내 기록을 변경하라고 동료에게 듣는다면 나는 무슨 말을 할 것인가?
- 자폐증 클라이언트의 가족들이 계속 주의를 할 수 없기 때문에 그들은 자신의

작업치료 서비스를 중단하고 싶다고 얘기하면 나는 어떻게 느낄까?

이와 같은 윤리적인 문제는 종종 일상에서 실제로 작업치료사에게 생긴다. 이러한 질문은 일반적인 의료서비스가 중단되지 않고, 가장 좋은 방법을 달성될 수 있도록 하는 경향이 있다. 이러한 작업치료사의 윤리적인 상황을 인식하는 능력 및 체계적으로 이러한 상황을 해결하기 위한 의지 두 가지 모두를 요구한다. 이 장에서는 작업치료 실행에서 발생하는 윤리적 문제가 논의된다. 이는 윤리적인 문제를 통해 이해와 인식을 독자들에게 돕기 위한 기초 및 추론의 역할을 한다.

모든 전문적인 역할에서 작업치료사는 윤리적 문제가 발생한다. 윤리는 정당화, 비판적, 추론을 생각하고, 반영하는데 작용하고, 의사결정을 평가하는 것이다. 윤리 문제는 다양한 내용들의 추가되는 지식과 상담을 필요로 하며, 보통 역동적이고 복잡하다. 따라서, 지식과 윤리적 추론, 윤리적 의사결정 및 이해 능력은 작업치료 실행을 위해 필수적이다.

윤리, 도덕, 그리고 도덕적 추론

Ethics, Morality, and Moral Reasoning

윤리적, 그리고 도덕의 용어는 종종 전문적 실행을 훌륭하게 바꾸어 사용하고 있지만, 그들은 약간 다른 의미를 갖는다. 윤리의 의미는 그리스 어원으로 "인격"을 의미한다. 윤리는 연구와 도덕에 반영하기 위해 체계적인 연구와 반영을 제공하는 언어, 방법 및 지침을 포함 철학의 한 분야이다(Purtilo & Doherty, 2011). 반면, 도덕성의 용어는 옳고 그름 인간 행동에 대한 사회규범을 참고하고 윤리적 행동에 대한 단계를 설정한다. 가치, 의무, 그리고 도덕적 특성을 안내하고 추론과 윤리적 의사결정을 알려준다(Beauchamp & Childress, 2008). 가치는 믿음 또는 사람을 유지하는(예, 생명)것이다.(예를 들어, 하나의 가족을 돌보는 음식과 피난처를 제공) 필요 조치를 설명한다. 도덕성은 신뢰와 인간의 번영(예, 연민, 정직)을 설명한다(Purtilo & Doherty, 2011).

도덕에는 세 가지 유형이 있다. 사람 또는 개인적, 그룹 또는 조직 그리고 사회적(Glaser, 2005). 개인의 도덕성은 개인의 믿음과 가치를 포함한다. 이에 따라 행동하는 것은 하나의 고결을 유지한다. 그룹의 도덕성은 개인이 속한 직업 또는 조직의 도덕성이다. 이러한 미국작업치료협회(AOTA), 등의 전문 조직은 그룹의 의사결정을 집단적으로 유지한다. 작업치료사(OTS)의 경우, 이러한 공동의 실행과 작업을 강조한다. 사회적 도덕은 사회 전체의 도덕이다. 사회적 가치는 시간이 흐름에 따라 변경 될 수 있으며, 다른 지역사회는 서로 다른 가치와 권리의 보호를 위해 충돌할 수 있다. 긴장은 종종 도덕의 세 가지 영역 사이에 존재한다. 그것은 도덕의 한가지 비전의 반영과 윤리적인 의사결정이 어렵고, 우선하지 않기 때문에 다원주의 사회에서 서로 다른 도덕성이 상호 관계를 이루는 것이 중요하다.

도덕적 추론은 윤리적 문제에 반영하는 과정을 설명하는데 사용되는 용어이다. 도덕적 추론은 규범과 가치, 옳고 그름의 생각이며, 종사자는 전문 작업에서 의사결정을 만드는 방법에 대해 설명한다(Barnitt, 1993; Purtilo & Doherty, 2011). 도덕적 추론은 윤리적으로 인정받는 활동에 이르게 하는 과정이다. 그것은 도덕성과 반사를 염두한 표현이다. 우리는 다음과 같은 다양한 상황의 의미 값에 관한 비판적 생각 도덕적 추론을 사용할 수 있지만, 치료적 관계에는 한정되지 않는다; 실행 상황의 맥락; 보건 의료의 제공에서, 제도적, 문화적, 사회적 영향을 미친다. 따라서, 효과적인 도덕적 추론과 윤리적 의사결정은 밀접하게 연관되어 있다(Bebeau, 2002; Hartwell, 1995; Sisola, 2000).

건강관리 및 작업치료 실행의 윤리적 의미의 동향

의료시스템은 점점 더 복잡해지고 있다. 인구통계 및 역학의 힘은 의료 서비스의 전달을 변경시킨다. 집중 치료, 생명 유지 치료, 생식 의학, 장기 / 조직 이식, 로봇 공학, 게놈 의학에서의 사용을 포함한 새로운 기술, 건강관리 전문가를 위한 것은 윤리적인 질문을 만들었다. 향상된 삶의 방식의 선택, 치료 관리, 보건 의료 정책과 법률의 변화는 도덕적 문제의 발생 가능성을 증가시키고, 치료의 전달을 복잡하게 하였다. 도덕적 고통은 작업치료사가 옳은 일을 알고 있지만 결과에 대한 외부장벽 또는 불확실성을 해결 할 수 없는 경우에 발생하는 윤리적 문제이다(Purtilo & Doherty, 2011). 작업치료사에게 실제로 발생하는 일반적인 윤리적 문제는 **Box 32.1**에서 강조 표시된다. 고주파와 실제 작업치료 **도덕적 고통**의 원인 문제는 목표 설정에 대한 합의를 비밀로 유지하고, 클라이언트에 가장 손쉽게 기관의 요구에 대한 상황을 포함한다(Doherty et al., 2012; Foye et al., 2002; Slater & Brandt, 2011).

Box 32.1 도덕적 고충의 일반적 경우들

작업치료 실행에서 도덕적 고충이 발생할 수 있는 일반적 경우들은 다음과 같다:

- 비밀 유지 및 공개
- 삶의 질과 관련된 문제
- 클라이언트 의사결정 능력과 참여에 관한 문제
- 전문 경계
- 조직의 정책과 충돌
- 자원 할당 및 치료에 우선 순위
- 문화, 종교, 가족 사항
- 혜택 및 관리에 부담의 균형
- 보상
- 어려운 클라이언트 행동들
- 치료의 목표를 둘러싼 충돌

(From Barnitt, 1998; Doherty, Dellinger, Gately, Pullo, & Sullivan, 2012; Foye, Kirschner, Wagner, Stocking, & Siegler, 2002; Kassberg & Skar, 2008; Kinsella, Park, Appiagyei, Chang, & Chow, 2008; Purtilo & Doherty, 2011; Slater & Brandt, 2011.)

건강관리 전문가의 미덕

Virtues of Health Care Professionals

대중이 그들에게 특별한 미덕을 유지할 것으로 예상하기 때문에 건강관리 전문가는 고유의 사회적 역할을 가지고 있다. 이는 무결성, 자비, 능력, 친절, 신뢰성, 공정성, 양심, 배려, 연민의 미덕을 포함한다(Beauchamp & Childress, 2008; Devettere, 2009; Gawande, 2002; Pellegrino, 1995, 2002; Purtilo, 2004; Purtilo & Doherty, 2011). 첫 번째, 작업치료사(OTs와 작업치료 보조)는 자비로우며 클라이언트에 대한 최선이 무엇인지에 초점을 두어야 한다. 둘째, 실무 능력이 있어야 한다. 모든 작업치료사는 작업치료 실행 영역에서 능력을 유지하기 위한 책임이 있다. 그들은 실행에서 의사결정을 하고 평생 교육에 종사하는 근거를 사용해야 한다. 셋째, 작업치료사는 배려해야 한다. 관리의 편안함과 회복을 강화하는 전문 실행에서 필수적인 기능이다(Fry & Veatch, 2000; Purtilo & Doherty, 2011). 대부분 작업치료사의 배려가 건강관리 전문가의 역할에 내재되어 있음을 인식하고 있지만, 전문가들은 어려운 클라이언트 또는 가족과 함께 일을 해야 하는 시간이 있다. 이러한 배려 관계를 침식 할 수 있는 머리 손상, 전투로 인한, 질병 자체에 의한 것은 상호 및 상호성이 부족할 수 있다. 환자의 복잡성 / 클라이언트가 증가하고 인력 감소를 필요로 할 때 주의 관계에 감소가 발생할 수 있다(Maupin, 1995). 마지막으로, 작업치료사는 배려해야 한다. 연민은 클라이언트와 질병으로 나타날 수 있다(Pellegrino, 1982). 연민의 종류, 이해, 정품, 공감, 배려, 배려 인, 그리고 작업 또는 의무를 수행하는 것이다. 때때로, 모든 의료 제공자는 복잡한 상황과 충돌할 수 있다. 그것은 작업치료사가 모두 문자에 전화 서비스를 제공하기 위해 실시하는 동안이다.

실행의 임상적, 법적, 그리고 윤리적 문제들 사이에서의 구별

작업치료사들은 클라이언트의 관리에서 발생하는 다른 질문에서 윤리적인 질문을 구별하는 법을 배워야 한다. 윤리적인 문제로, 사실 이러한 오해 또는 임상적 또는 법적 문제가 여러 번 발생할 수 있다. 예를 들어, 임상 질문은 "근 위축성 측삭 경화증(ALS)에 심한 연하곤란, 클라이언트가 식사를 할 수 있습니까?"가 될 것이다. 그것에 진단의 응답이 있기 때문에 임상적 질문이다. 침상에서의 수정된 바륨 삼키기는(MBS)평가는 임상적으로 할 수 있다. 그들은 이 테스트를 실패하지만 구두로 먹는 것을 계속하려면, 윤리적인 문제가 발생할 수 있다. 그것은 삶의 질과 감소로 삼키는 능력의 먹는 위험과 혜택에 대해 의문을 제기하기 때문에 윤리적인 질문은 "말기의 ALS와 클라이언트가 먹어야 하는가? 하는 것에서 수정된 바륨 삼키기(MBS) 테스트는 실패한다" 이것은 윤리적인 질문을 할 것이다.

법적 문제는 환자 치료를 함에 있어 의사결정에 영향을 줄 수 있다. 법과 윤리 관련 분야에서; 그러나, 서로 다른 목표와 제재가 있다(Horner, 2003). 모두 분석처리와 좋은 의사결정을 위한 것은 기본 규칙에 의존한다; 그러나, 법은 법적으로 집행된다. 법은 우리가 할 수 없는 것을 규정한다. 무엇이 법적으로 허용될 수 있다 라는 것은 윤리적으로 그 반대의 경우도 마찬가지 정당화되지 않을 수 있다. ALS클라이언트의 경우, 법적 질문은 "유능한 클라이언트가 의사의 진단을 거부하고 팀의 권고에도 불구하고 구두로 식사를 계속 할 수 있는 권리가 있습니까?"가 될 것이다. 이 예와의 구별을 통해 문제에 더 중요한 이유의 해석이 중요성을 강조한다. 작업치료사 또는 팀의 상황은 그들에게 응답하는 방법에 큰 영향을 주고 이해하는 방법 때문에 해석의 전문 추론에서 중요

사례 연구 32.1 미덕의 고려

Victoria는 입원환자 재활 설정에서 그녀의 두 번째 레벨 II를 완료한 작업치료 학생이다. 그녀는 8년 동안의 실전 경험과 멘토와 함께 제공되는 증진된 독립성과 신뢰를 가지고 있다. Victoria는 주로 신경단위에서 있었지만 Tara와 함께 이번 주, 정형외과 기기를 실제로 다루는 임상 강사와 일하고 있다. 이번 편성에서 작업하는 동안 그녀는 새로운 진단에 장소와 접하게 되는 변화를 즐겼다. Tara와 Victoria는 Joe라는 새로운 클라이언트에 대한 추천을 받았다. Joe는 10일 전에 자동차 충돌에서 부상으로 재활시설에 입소하였다. 그는 척골과 요골의 개방성 골절, 간헐적 정복술 그리고 피부 연부조직 결손, 경골 골절 및 가벼운 뇌진탕으로 뼈를 맞추고 내 고정술을 실시하였다.

골절과 외상성 뇌손상에 대한 더 자세한 정보는 부록 I. 일반적인 질환, 자료와 근거를 참고하라.

Tara는 Joe의 치료가 긴장되었다. 의료팀은 그의 팔을 고정하는 부목을 요청하고, 오늘 아침 라운드에서 자신의 상지 재건술에 대해 그녀에게 말했다. Tara와 Victoria Joe를 만나기 위해 함께 갔다. 그는 정말로 매우 얼떨떨했다. Tara는 Joe에게 자신을 소개하고 그녀가 수술이 발생한 자신의 팔뚝을 보호하기 위해 그에게 부목을 할 필요가 있음을 그에게 말한다. Joe는 "나는 너무 피곤해요."라고 대답했다. Tara는 오늘 Joe의 이식부위가 보호되도록 해야 하고 그래서 그는 자신의 연부조직 치유를 위해 매일 소독을 시작할 수 있다는 것을 알고 있다. Tara는 오늘 절차의 필요성을 전달하고 그는 단지 "진정"하고 그녀와 Victoria가 모든 일을 할 것이라고 Joe에게 알려주었다. Joe는 동의하였고 "좋아요 난 당신들을 신뢰하고 있으며 나를 다치지 하지 않게 노력해 주세요"

Tara와 Victoria는 부목 제조를 시작하고, Victoria는 그녀가 이 세션에서 지원한 학생인 것을 기쁘게 생각했다. 그녀는 지금까지 그녀의 현장 경험을 하면서 연부조직 폐쇄를 위한 이식을 경험한 적이 없었다. Joe는 수술 부위에 약간의 통증이나 불편이 있었지만 놀라울 정도로 이식이 잘 되었다. Joe는 드레싱을 제거 할 때, Tara는 Victoria 쪽으로 말을 했다, "와우 최고의 이식을 내가 봤어!. 내 전화에 그것의 사진을 촬영하려는 Victoria까지 그의 팔을 잡고 그것은 내 블로그에 딱입니다." Victoria는 Joe의 팔을 잡고 있지만, Joe는 사진이 촬영되고 있다는 것을 알게 되자 바로 불편해 했다. Tara는 자신의 지식 없이 Joe의 여러 사진을 찍는 것에 그녀는 그녀의 불안감을 느꼈다. 그녀는 그녀가 뭔가를 할 수 있는 책임이 있음을 확신했다. 그녀는 제창했다. "내가 신경 단위에서 나는 우리가 우리의 클라이언트의 촬영한 모든 사진에 대한 서면 동의를 얻어야 한다" 라고 제창했다. 너의 행동이 우리부서에서 적절한 행동인가? Tara는 맞아요 하지만 그가 이곳에서 나가면 이라고 답했다. 어떠한 해를 끼치지는 않는다. 나는 그에게 또 다른 시간에 말할 것이다. 나는 그가 상관하지 않는 다는 것을 확신한다. 지금 그의 팔은 조금 돌릴 수 있나요? 나는 몇 가지 더 많은 이미지를 얻으려 하려는 Victoria는 좌절하고 그녀의 마음은 그녀가 다음에 무엇을 해야 하는지 걱정이 된다.

Victoria의 경우는 두 가지 특성에서 전문 실행을 수행할 필요성이 강조된다. 또한 분별력의 요구와 도덕적 추론에 대한 우리의 기술을 사용하기 위해 실제 환경에서 우리의 추론에 배치하는 방법을 신속하게 강조한다.

- 이 상황에서 Victoria에게 지도한다는 미덕은 무엇인가?
- Victoria는 의심의 여지가 없이, Tara와 차이가 있다. 이 상황에서 침묵을 유지하는 것의 결과는 무엇인가?
- 어떻게 Victoria가 Joe에 대한 옹호 및 전문 무결성의 미덕을 유지할 수 있는가?

한 단계이다(Sullivan & Rosin, 2008).

심사숙고 및 윤리적 실천

상황이 도덕적으로 중요한 기능을 인식하는 것은 윤리적 반성의 첫 번째 단계 중 하나이다. 자기평가의 한 형태로 심사숙고의 실행을 개선하는데 사용될 수 있다. **심사숙고**는 능력을 개발하는 전문 개발 및 능력에서 중요한 요소이다(Jensen & Richert, 2005). 실행의 윤리적 측면에 반영 할 때, 작업치료사는 자신의 가치를 생각해야 하며 그 가치는 그들의 일에 영향을 줄 수 있는 방법에 대해 설명한다. 가치는 신념 또는 개인이 최선을 다하고 생기는 이상적인 것이다(Kanny, 1993). 작업치료사의 가치와 의견의 허용을 명확히 하는 것은 진가를 나타내기 전 그들의 의사결정의 복잡성을 더 잘 보지 않았던 요소를 볼 수 있다. 가치 정화 운동의 경우, 윌러드와 Spackman 웹 사이트에 연습 32.A를 참고하라. 심사숙고의 또 다른 형태는 주의의 깊음이다. 주의 깊음은 우리주변에 무슨 일이 일어나고 있는지 아는 방법이다(Schoeberlein & Sheth, 2009). 주의 깊음의 실행은 더 주의깊게 클라이언트의 고민을 듣고 자신의 오류를 인정하고, 기술적 능력을 수정하며, 증거기반의 의사결정을 하고, 연민, 능력, 존재, 그리고 통찰력을 가지고 행동하는 데 필요한 값을 인식하는 것이라 할 수 있다(Epstein, 1999).

이야기의 사용은 모두 서면과 구두, 심사숙고의 또 다른 형태이다. 이야기를 하면 치료상황의 도덕적 기능을 통해 이

성과 수행되어야 하며 무엇에 대한 판단을 개발할 수 있다(Mattingly, 1998). 멘토와 가이드 이야기 검토는 작업치료 실행에 윤리적 추론을 주입할 수 있는 효과적인 방법이다.

윤리적 문제의 다른 종류를 확인

윤리적 문제에 반영하면, 윤리적 문제의 종류를 구별하는 것이 중요하다. 윤리적 문제를 반영할 때, 실제로 발생하는 윤리적 문제의 종류를 구별하는 것이 중요하다. 윤리적 문제는 소중한 도덕적 가치와 의무 그리고 그 개인의 개별 또는 그룹에 매우 어려운 선택을 초래할 것에 대한 부정적인 영향을 미칠 것으로 생각되는 상황이다(Purtilo & Doherty, 2011). 그것은 이러한 불편, 불안, 분노 등의 감정반응에 의해 발현될 수 있으며 종종, 말할 때 "이것은 바로 생각하지 않는다." 이러한 감정은 종종 도덕적인 도전의 합리적인 대안과 행동에 직감을 넘어서야 한다.

도덕적 고민

도덕적 고민(이전에 정의 된대로)은 옳은 일을 알고 있지만, 그것을 달성할 수 없다는 것에 의해 충돌에서 발생한다. 이러한 인식의 불편은 실천 윤리의 무결성에 대한 잠재적 위협을 실현하는 데 영향을 준다. 종종, 여러 이해관계자는(예를 들어, 주치의, 컨설팅 전문가, 재활 작업치료사, 조직 관리자, 민간 보험회사, 가족) 클라이언트의 관리에 참여하고 있다. 이해 관계자 관리의 목표에 대해 다른 의견을 가질 때 도덕적 고민 행동의 명확한 과정이 발생할 수 있다.

충돌이 환자의 치료에서 발생하는 경우, 가장 중요한 목표는 항상 환자의 복지여야 한다. 이 목표를 달성할 수 있도록 도덕적 고뇌를 통해 일을 해야 한다. 도덕적 고뇌의 예로는 Etta Jorani 의 경우에 알 수 있다.

윤리적 딜레마

윤리적 딜레마는 도덕적 고뇌와 약간 다르다. 개인이 X와 Y를 모두 수행할 의무를 가지고 있지만 모두 할 수 없는 경우에 딜레마가 발생한다(Horner, 2003). 진정한 딜레마 및 행동의 "올바른" 과정에 모두 강한 설득력이 있다. 각각의 선택, 또는 도덕적 행위자에게 제공되는 행동의 과정은 어떤 면에서 도덕적으로 허용하고 다른 사람에게 도덕적으로 받아들일 수 있다(Beauchamp & Childress, 2008). 즉, 각각의 선택은 옳고 그름이 도덕적 갈등의 형태적 요소를 가지고 있다. 윤리적 딜레마는 종종 피트 가치와 소중한 도덕적 원칙으로 서로에 대한 복잡한 문제이다(Wells, 2003).

이 장의 앞부분에 제시된 Victoria의 경우는 윤리적 딜레마이다. 당신이 기억하는 바와 같이, Victoria는 자신의 지식이나 동의 없이, Tara가 Joe의 상지 재건을 위해 치료를 하고 있는 동안 촬영을 하고 있었던 학생이다. 그것은 Victoria가 도덕적 고뇌를 경험하고 있음을 쉽게 알 수 있다; 그러나, 그녀는 또한 윤리적 딜레마를 가지고 있다.

Victoria는 이중의 의무를 가지고 있다. 그녀는 그녀가 실행하는 것이 그녀의 감독 작업치료사에 대한 충성도(조직)가 있다. Tara는 존경받는 작업치료사이며, 그녀의 학생

사례 연구 32.2 도덕적 고민의 경험

Etta는 필리핀에 있는 그녀의 집에서 뉴욕시에서 그녀의 딸을 방문한 72 세의 여성이다. 그녀의 방문 기간 동안, Etta 는 좌측 중대 뇌동맥(MCA) 뇌 혈관 사고(CVA)로 심각한 오른쪽 편마비를 겪었다.

뇌졸중에 대한 자세한 내용은 **부록 I, 일반적인 질환, 자료와 근거를 참고하라.**

그녀는 일상생활(ADL)의 모든 활동에서 중간정도의 도움이 필요로 하며, 그녀의 제한된 영어 실력에도 불구하고 작업치료사와 함께 작업을 할 의도가 있다.

Etta의 신경과 팀은 그녀가 퇴원에 대한 의학적 준비가 되어 있음을 알고 있다. 작업치료사(OT), 물리치료사(PT), 음성 언어 병리자(SLP) 모두 입원환자 재활을 권장하지만, Etta는 미국시민이 아니기 때문에, 그녀는 미국에서 관리의 수준에서 보험이 적용되지 않는다. 퇴원 서비스를 조정 사례 관리자는 Etta가 미국에서 재활치료를 받을 수 없는 것을 알 수 있다. Etta가 눈에 띄게 화를 내며 말했다, "무슨 뜻이죠? 어디로 가야 하죠? 내 딸은 단간방의 아파트에서 일을 하면서 자신의 아이들을 돌보고 있어요."

작업치료사와 전문가 집단은 Etta의 안타까움을 느꼈다. 그들은 Etta의 지원 부분에 그녀 자원의 한계를 착각하고 싶지 않았고, 그들은 도덕적 고통을 경험하고 있다.

그들은(계속 강렬한 치료를 위한 입원 환자 재활병원에 Etta를 이송) 할 수 있는 권리 일을 알고 있지만, 장벽(보험의 부족)에 서 있다. 그들은 모두 Etta를 위한 최선의 결과를 원하지만 그녀의 제한적 상황에 의해 제한된다. 그들은 도덕적 고민을 통해 Etta와 그녀의 가족이 가장 좋은 결과를 얻을 수 있도록 함께 일해야 한다.

제휴를 통해 Victoria가 자원했다. Victoria는 그들이 개발한 학생 멘토 관계를 존중하고자 한다. 동시에, 그녀는 그녀가 모든 개인의 권리를 존중하고 해를 입힐 수 있는 행동을 자제하며 작업치료 전문가를 만드는 약속을 무시하는 것이기 때문에 이 관계를 존중해야 하는지에 대한 여부에 의문이 든다. Victoria는 그녀가 또한 존중하고 신중하게 그녀의 상사와 치료하는 의무가 있음을 알고 있다. Tara는 그녀가 나중에 조의 동의를 얻는 것을 말한다. Victoria가 동의의 목적을 충족하고 적절하게 위험으로부터 조를 보호하는가? 그녀는 이 일이 일어남을 믿을 수 있는가? Victoria는 아마 나는 단지 기술적으로 학생이다 라고 역시 생각할 수도 있다. 난 단지 갈 수 있어요. 결국, Tara는 사진을 찍는 주장을 계속해서 반대되는 의견이 있다면(이미 그녀는 삭제된 상태), 심사숙고하고 Victoria는 조의 팔을 잡고 그녀가 적극적으로 참여했고 이 작업의 결과에 대한 책임이 있을 수 있음을 깨닫는다. 그녀는 이에 대해 그녀의 학생 제휴를 놓치는지를 궁금해 했다. 그녀는 화나고, 걱정되며, 좋지 않은 느낌이다.

Victoria는 가능한 행동에 무게를 두었다. 하나의 선택은 그가 깨어 나면 Joe가 동의하는 사진을 찍을 수 있도록, Tara의 감독 지침을 신뢰 계속하는 것이다. 아마 Tara의 권리이다; 조의 사진이 다른 작업치료사를 교육하는 데 사용된다(심지어 아첨 할 수 있다). Victoria는 "좋은 결과"에 아무런 해가 있지 않을 것이며, 아마도 좋은 것이 나올 것이라는 것으로 작업의 생각을 정당화한다. 반대로 Tara의 판단에 동의하지 않음으로써, Victoria는 충돌을 방지하고 다른 사람의 관심을 사건을 가져 와서 위험에 그녀의 학생의 소속을 두지 않는다.

Victoria는 다른 선택을 통해 이유를 찾는다. 이 선택에서, 그녀는 Joe를 옹호하기 위해 계속적으로 Tara 자신의 동의없이 Joe를 촬영하면 안되는 것을 주장한다. 이러한 방법으로, Victoria(환자의 복지에) 그녀의 행동에 대한 책임이 그녀의 상사와 함께 공유함으로써 그녀의 책임을 지지한다. 이 학생 – 멘토 관계 내에서 충돌을 일으킬 수 있으므로 이 작업은 Victoria의 편에서 성격과 용기 모두이다. Tara는 화가 나 있을지 모른다. 그녀는 케이스에서 Victoria에게 문제가 없다고 할 수 있다, 또는 Tara는 기뻐할 수 있다. 그녀는 그녀의 기술을 Victoria에게 칭찬할 수 있다. 어느 쪽이든, 세션에 참여할 Victoria를 억제하고, 그녀는 Tara에 대해 강조하는 경우 동의없이 사진을 찍는 것은(모두 윤리적 법적으로) 잘못된 행위이다.

이 선택은 클라이언트에 대한 안전을 보장하지만 멘토링 관계 문제 또한 Victoria와 Tara 모두 잠재적인 전문 영향이 있다. 사실 Victoria는 두 가지 옵션을 선택할 수 없다는 것이다. 그녀는 하나 또는 다른 행동한다. 그녀는 윤리적 딜레마를 가지고 있다.

작업치료 실행의 윤리적 이론과 원칙의 적용

이론은 윤리적 의사결정을 제공한다. 윤리이론과 원칙들은, 진단, 의사소통 및 문제 해결의 윤리적인 질문에 대한 언어를 제공한다. 윤리이론은 규칙과 원칙의 체계적인 프레임워크에 의해, 잘 발달되어 있다(Nash, 2002). 그들은 윤리적 기준에 대한 이유와 아이디어를 제공한다. 많은 윤리 접근법과 이론은 의사결정을 안내하기 위한 기준점으로 작용한다. 건강에 가장 일반적으로 사용되는 접근법은 윤리적 원칙 기반 접근방법, 가치와 문서 기반의 윤리, 공리주의, 의무론이다.

원칙 기반의 접근 방식

윤리 원칙 기반의 접근 방식은 이론적인 내용으로 일반적으로 공유되는 도덕적 신념에 의존한다. 원칙은 주어진 상황에 대한 윤리적 문제를 분석하는 논리적인 접근 방식을 제공하고 의무, 권리, 또는 다른 도덕적 지침이다. 사례 분석에서, 원칙, 확인 적용 및 행동 방침을 결정하는 또 다른 것에 대해 하나의 원칙을 비교한다. 다음의 원칙은 일반적으로 건강관리에 사용된다 :

- *자율성.* 자율성은 자신의 결정에 자유롭고 독립적으로 행동할 수 있는 능력이다(Beauchamp & Childress, 2008). 그것은 종종 자기 결정원이라고 불린다.
- *선행.* 선행은 다른 사람의 이익을 위한 수행 행동을 의미한다.
- *비 유해성.* 비 유해성은 다른 사람을 해치지 않는 의무이다.
- *엄수.* 엄수는 하나의 약속 또는 의무에 충실을 의미한다.
- *정의.* 법무부에서는 동등한 대우를 의미한다. 그것은 혜택, 부담 및 자원의 적절한 분포를 다룬다. 절차적 정의는 종종 공정한 의사결정 절차를 반영하는데 사용된다. 분배 정의는 건강관리와 같은 사회적 자원의 공평한 분배를 의미한다(Beauchamp & Childress, 2008).
- *정확성.* 진실성은 진실을 말하는 것을 의미한다.
- *온정주의(또는 선의의 간섭주의).* 건강 전문가, 또는

다른 개인이, 무엇이 최선인지 알고 클라이언트보다 클라이언트에 대한 의사결정함으로써 클라이언트의 자율성을 제한하는 경우 온정주의가 발생한다(Purtilo & Doherty, 2011).

미덕과 윤리기반의 특징

미덕은 동기를 부여하고 좋은 관리를 제공하기 위해 작업치료사를 가능하게 하는 특성과 행위이다(Fletcher, Miller, & Spencer, 1997). 아리스토텔레스와 토마스 아퀴나스에서 파생된 도덕 윤리, 도덕적 행위로써의 인간과 자신의 좋은 성격에 초점을 맞추고 있다. 행동이 아니라 의무보다 미덕을 위해서(배려와 친절) 선택하는 경우 이 방법의 사용, 도덕적 선이 달성된다.

공리주의

공리주의는, Jeremy Bentham 그리고 John Stuart Mill의 작품에서 파생된, 좋은 결과를 극대화하고 나쁜 결과를 최소화하는 조치에 관한 것이다. 이러한 관점에서, 도덕적 권리 행위는 최선의 전체 결과; 즉, 마지막의 의미를 정당화하는 것이다. 윤리적 행동은 그 결과 가장 좋은 또는 가장 나쁜 것의 전체를 초래하는 것이다. 공리주의는 종종 공공정책 개발에 사용된다.

의무론

의무론은 주로 Immanuel Kant의 작업을 기반으로 하는 의무 기반의 도덕이론이다. 이 이론에서, 도덕적 규칙은 보편적이고 결코 파괴될 수 없다; 따라서, 하나의 의무를 하는 것은 결과에 상관없이 간주된다. 예를 들어, 진실성은 무조건 Kant의 의무이다. 진실은 어떤 방법으로 클라이언트를 해칠 경우에도 참여자는 클라이언트에게 진실을 유지하지 않을 것이다. Kant의 관점에서, 사람에 대한 존중은 도덕적 필수적이다; 따라서, 클라이언트는 진실을 알 권리를 존중한다.

윤리적 의사결정 과정

The Ethical Decision-Making Process

윤리적 의사결정 과정은 체계적이고 체계적인 방법으로 문제를 통해 추론에서 작업치료 종사자에게 도움이 된다. 작업치료사는 문제의 상황을 고려하고 그들에 반영 및 가능한 대안을 수립하고, 사려깊은 선택을 하는 것이 제공된다. 그것은 도덕적 행위에 중점을 두고 클라이언트 중심주의를 안내한다(Purtilo & Doherty, 2011). 작업치료사가 사용할 수 많은 윤리적 의사결정 모델이 있다. 모든 윤리적 의사결정 모델의 일반적인 특징은 다음을 수행하는 작업치료사에 대한 필요성은 다음과 같다.

1. 인식과 윤리적 문제를 정의
2. 관련 자료 수집
3. 도덕적 진단을 공식화하고 윤리이론 / 원리를 사용하여 문제를 분석
4. 실제적인 대안으로 문제의 해결과 행동을 결정
5. 도덕적으로 적절한가에 관한 법률
6. 평가 및 진행 / 행동 / 결과들의 반영

(Bailey & Schwartzberg, 2003; Gervais, 2005; Hansen & Kyler-Hutchison, 1989; Purtilo & Doherty, 2011; Scanlon & Glover, 1995; Swisher, Arslanian, & Davis, 2005)

윤리적 자원 및 권한

Ethical Resources and Jurisdiction

자원

윤리적 문제에 직면하는 작업치료사들은 임상 추론의 차원에서 그들을 지원하기 위해 존재하는 자원에 대한 지식이 있어야 한다. 작업치료사는 실행의 모든 단계에서 발생하는 윤리적 문제와 관련된 불확실성을 다루는 것이 매우 중요하다.

윤리위원회

윤리위원회는 치료의 윤리적 차원에 대한 추론에 도움이 필요한 작업치료사를 돕는다. 윤리위원회의 세 가지 기본 역할은 상담, 교육, 정책 검토 및 개발이다. 이러한 공동위원회와 같은 학위수여 기관은 모든 의료기관이 환자치료 및 조직윤리와 관련된 윤리적인 문제를 해결하는 절차를 가지고 해야 한다. 윤리위원회는 직원의 감정을 완화, 지식, 자원을 제공하고, 도덕적으로 정당화하는 의사결정을 내릴 수 있는 작업치료사와 가족에게 권한을 부여함으로써, 기본적인 도덕적 질문의 안전하고 열린 토론을 위한 환경을 제공한다.

효과적인 윤리위원회는 여러 학문분야가 관련된 강력한 제도적 지원이다. 그들은 클라이언트를 위한 최상의 결과를 보장하기 위해 다양한 관점에서 사례를 분석한다. 또 다른 하나는, 윤리 토론에 폭 넓은 관점을 가져올 수 있기 때문에 윤리위원회의 구성원으로 역할을 해야 윤리에 관심이 있는 초보자 또는 전문 작업치료사는 결과의 설명과 삶의 질과 관련된 주제에 대한 자원, 그리고 그룹 촉진에 숙련된다. 윤리위

원회가 없는 상황의 종사자는 윤리적 문제에 대한 지원을 위해 자신의 멘토, 관리자, 관리 지원 및 전문기관을 이용해야 한다. 이러한(또한 옴부즈맨이라고도 함) 환자치료 옹호의 사무실과 같은 다른 조직의 자원, 법률 고문의 사회 사업, 종군 사제 서비스 및 사무실의 사무실은 윤리적인 문제에 대한 지침을 제공할 수 있다.

기관윤리심의위원회

증거기반 실천에 대한 연구와 관심의 증가는 연구에 관련된 작업치료 종사자의 수의 증가를 초래했다. 연구활동에 관련된 모든 종사자는 책임 연구의 수행에서 규칙, 규정 및 윤리적 의무에 익숙해져야 할 의무가 있다. 많은 윤리적인 연구의 고려사항에는 예를 들어, 데이터 무결성, 이해 상충, 저자가 있다. 그러나 이는 연구참가자로, 인체 주제가 가장 강력한 것이다.

인간 대상 연구와 관련된 윤리적 문제를 객관적인 검토를 보장하기 위해, 연방 정부의 자금 지원을 받는 모든 기관은 **기관윤리심의위원회**(IRB)를 두어야 한다. IRB는 연구 참여자에 대한 적절한 보호가 되어 있는지 확인하기 위해 모든 연구 제안서 및 보조금을 검토할 책임이 있다. 조직의 직원과 적어도 하나의 커뮤니티 회원 등 다양한 개인이 패널이다. 이러한 보호는 동의서, 연구 설계 및 방법, 모집, 위험과 혜택, 그리고 비밀의 균형을 포함한다. 인간의 참여를 포함하는 연구의 윤리적 행위에 대한 지침 세 가지 기본 원칙은(생물 의학 및 행동 연구, 1979년 인체의 보호를 위한 국가위원회) 사람에 대한 존중(자율성), 선행, 그리고 정의이다. 작업치료사는 연구의 윤리적 행위에 대한 감독 및 교육에 대한 조직의 특정 정책 및 규정을 참고해야 한다.

윤리 강령

윤리 강령은 서비스의 생각, 핵심 목적, 또는 행위의 표준에 약속을 명시한 전문가 협회, 기관, 또는 규제 기관에 의해 생성된 문서로 작성된다. 윤리 강령은 대중의 신뢰를 확보하고 작업의 명성을 보호한다. 윤리 강령은 종종 포부 교육, 그리고 특징의 규정이다. 윤리 강령의 연결된 값은 전문적인 연습을 안내하는 역할을 한다.

"윤리 및 윤리 표준 작업 요법 코드"(AOTA, 2010A)는 전문적인 행동을 위한 가이드 역할을 한다. "작업치료를 위한 실행의 기준"과 함께(AOTA, 2010b), 전문적인 행동의 가장 높은 수준을 달성하도록 격려하며 모든 작업치료사, 교육자, 학생, 연구자 자원으로 역할을 한다. "윤리 및 윤리 표준 작업 요법 코드"(AOTA, 2010A)의 목적은

1. 작업치료에서 지원하는 원리를 설명하는 것이다.
2. 작업치료사가 책임 있는 설립 원칙에 관한 일반 대중 및 회원을 교육한다.
3. 행위의 예상되는 표준 작업치료 인력을 사회화한다.
4. 작업치료 인식에 인력과 윤리적 딜레마(AOTA, 2010A, P. 152)의 해결을 지원한다.

강령 및 관련 문서와 AOTA 윤리위원회에 대한 추가 정보는 http://www.aota.org에서 찾을 수 있다.

규제 기관

작업치료의 인증을 위한 AOTA, 국가위원회(NBCOT), 및 상태 규제 위원회(SRBs): 세 조직은 작업치료 관행에 대한 감독을 제공한다. 각각은 별개의 문제, 제재 조치 및 관할권을 가지고 있지만 하나의 공통점은 윤리 실천에 대한 자신의 관심사이다.

미국작업치료협회

AOTA, 작업치료에 대한 전문 협회는 영향을 홍보하고, 사회 직업의 서비스를 개발하기 위한 기본 수단이다. AOTA 모든 작업치료사를 위한 실행의 표준을 개발하고 있다. 이 기준은 종사자, 학생, 교육자 및 연구자에 필수적인 자원이다.

AOTA 내에서 윤리위원회는 5년마다 윤리 AOTA 작업치료 코드를 검토한다. 그것의 일차적 책임은 작업에 대한 윤리 기준을 추천하는 것이다. 또한 윤리 기준에 대한 회원들과 소비자 교육, 윤리위원회 회원들과 AOTA 윤리 프로그램의 직원은 학생, 실무자, 교육자 및 소비자를 위한 자원이다. 그들은 자문 의견, 상담, 문서 및 발표를 통해 관련 윤리 원칙의 해석에 대한 지원을 제공한다. 마지막으로, 윤리위원회 개발 및 코드에 대한 적용 절차를 구현하는 과정을 담당한다. 징계 조치는 AOTA의 구성원에 적용 견책, 비난, 집행 유예, 정지 및 회원 자격의 영구 폐지를 포함한다.

작업치료의 인증을 위한 국가위원회

NBCOT는 작업치료 직업에 대한 인증을 제공하는 자격심사 기관이다. 그것의 임무는 모든 인증 작업치료사(NBCOT, 2010)의 역량을 보장함으로써 공공의 이익에 봉사하는 것이다. NBCOT 실과과 전문적인 개발을 통해 역량을 계속 포함하여 지속적인 재인증 기준을 입력하는 인증을 위한 최소한의 기준을 설정한다. NBCOT 자격자 코드는 인증 작업치료사에 대한 전문적인 책임을 간략하게 설명한다. 행위의 많은 조직의 코드에서와 같이, 행동 NBCOT 자격자 코드

사례 연구 32.3 윤리적 의사결정 과정의 적용

Nicole은 초기 중재 설정에서 근무하는 작업치료사이다. 그녀는 Suarez가족 치료 전문가팀과 함께 일하고 있다. 그들의 클라이언트인, Gabriella Suarez, 2세 6개월의 여자로 색전성 뇌졸중(CVA)으로 수술을 받은 이후이다.

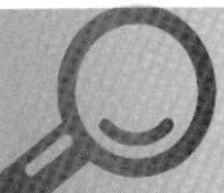

뇌졸중에 대한 자세한 내용은 **부록 I, 일반적인 질환, 자료와 근거**를 참고하라.

그녀는 말을 하고 먹는 그녀의 능력을 포함한 모든 일상생활 동작을 수행하는 능력을 상실했기 때문에 Gabriella는 급성 재활 설정에서 3개월 이상을 보냈다. 이전의 발달단계 손상은 그녀의 재활에 걸쳐 유아기를 둘러싼 가족의 충격이었다. 작업치료 및 언어치료의 몇 주 후에 Gabriella는(그녀는 뇌졸중 이후 흡입하지 않고 삼킬 수 없기 때문에, 그녀는 위 튜브를 통해 영양을 받고 있었다) 입으로 음식을 가지고 가 다시 입으로 먹을 준비가 되어 있다고 판단했다. 그녀는 이런 다시 입으로 먹는 것의 마지막 단계로 수정된 바륨 평가를 기다리고 있었다.

어느 날 오후, Nicole이 Gabriella에게 왔을 때 Gabriella의 어머니가 그녀의 딸에게 쿠키를 주려고 하고 하였다. 아이가 몇 개월 만에 처음으로 쿠키를 즐길 수 있다는 사실에 기쁨을 가졌지만 아직 고체 음식을 먹어서는 안된다는 냉정한 현실에 있었다. 지난 달에 걸쳐, Nicole은 잘 해온 것에 대해 자녀와 그녀의 어머니 모두 감격에 가까워 있었다. Gabriella는 웃었으며, Nicole은 전에 그녀의 그런 모습를 본 적이 없었다. 이것은 지난 여러 주 동안 아무것도 하지 못한 것에 대한 큰 희망을 주었다고 그녀는 말했다. 어머니가 그녀에 딸에게 쿠키를 먹이면서 "제발 아무것도 말하지 마세요"라고 할 때 Nicole은 그녀가 난처하다는 것을 알고 있었다.

이 상황에 대한 전문적인 간병 및 응답을 보장하기 위해, Nicole은 윤리적 의사결정 과정을 사용하여 상황을 분석해야 한다. 이것은 그녀의 생각과 행동을 하는데 도움이 된다.

■ 윤리적인 질문의 확인

첫째, Nicole은 윤리적 문제를 확인하고 반영해야 한다. 이것은 종종 질문으로 시작한다 "나는 무엇을 해야 합니까?" Gabriella와 그녀의 어머니의 경우, 몇 가지 질문은 다음과 같다 : Nicole은 클라이언트의 어머니가 그녀에게 쿠키를 주는 것을 전문가팀에게 전해야 하는가? 그녀는 어머니의 요청이 아이에게 해를 입힐 수 있다는 것을 알고도, 행동을 존중해야 하는가? 어떻게 Nicole은 아이, 그리고 어머니의 조기 개입(EI) 기관에 그녀의 의무를 균형있게 할 수 있는가?

■ 관련 자료 수집

윤리적 분석에서 다음 단계는 공지된 경우에 대해 사실과 믿음을 식별하는 관련 자료를 수집하는 것이다. 이 둘 사이를 구별하는 것이 중요하다. 사실 현명한 결정을 내릴 필요가 있다. 의료 정보 및 가족 상황, 클라이언트 환경, 사회적, 문화적 문제, 제도적 요인, 및 제공 사항 등의 요인에 관한 사실의 정확성을 확인해야 한다. 필요한 경우 추가 정보를 찾아야 한다. 잠시 시간을 내어 이 경우 사실과 신념에 대해 생각한다.

■ 케이스에서 도덕적 진단의 공식화와 윤리 원칙의 적용 / 이론

정보가 수집되면, 진단 도덕적 윤리적 문제 유형 및 케이스에서 윤리적 원칙을 식별함으로써 공식화 되어야 한다. 이상의 문제가 있는 경우는 중요도로 분류되어야 한다.

Gabriella의 경우 윤리적인 문제를 고려하는데, Nicole은 윤리적인 문제가 도덕적 고통 또는 윤리적 딜레마인지 여부를 결정해야 한다. 그녀는 그녀가 도덕적 고통을 향하도록 결정한다. Nicole은 어머니가 이전에 의료적 허용에서 아이의 음식 공급을 한 팀에게 그녀를 요구한다는 것을 알고 있다. 그녀는 자녀와 그녀의 어머니, 그녀는 말할 수 없는 것에 대한 어머니의 감정적인 호소를 했다. 그녀는 Gabriella에 대한 관심과 어머니에 관심과 우려를 표시하는 방법으로 나눠졌다. 이 도덕적 고통에 관한 주요 윤리원칙은 선행과 무해성의 원칙이 있다. 어떤 것들에 대해 이 사건을 통해 추론하기 위하여 계속 생각 적용되는 다른 원칙과 이론이 있다.

■ 실제적인 대안 문제 해결과 행동 방침의 결정

지금 Nicole은 실용적인 대안을 파악하고 무엇을 결정해야 할지 시작해야 한다. 그녀가 "할 수 있는 좋은 또는 옳은 일을 무엇입니까?", 그녀는 자신의 시설에 자원을 추구하는 이 윤리적 분석 지침은 그녀의 멘토를 요청하는 것이 현명할 것이다. 그녀는 최고의 가족을 교육하고 Gabriella의 안전을 보장하기 위한 전략을 식별하는데, 이러한 전문가팀 등 다양한 이해 관계자와 상담할 수 있다. 그녀는 또한 AOTA "윤리 및 윤리 표준작업 요법 코드"(2010A)를 참고할 수 있다. 대안에 대한 항목들을 만들어 긍정적인 것과 부정적인 결과의 평가를 가능하게 한다. 대안이 확인되고 나면, 윤리이론은 지원되고 제안된 조치를 정당화하기 위해 적용되어야 한다.

Nicole은 가능한 대안의 목록을 브레인 스토밍한다 :

- 그녀는 Gabriella에게 쿠키를 준 이유를 어머니에게 물어 그녀가 하지 않는 이유를 EI 팀의 다른 구성원에게 알려야한다. 이는 탐구하는 정보의 중요한 부분이다. Gabriella에게 쿠키를 제공할 수 있는 어머니의 결정 뒤에 있는 동기부여 요소는 무엇인가? 그녀는 그녀의 아이에게 음식을 다시 시도하는 최초의 사람이 되고 싶어했는가? 문화적 기대와 Suarez 가족을 위해 음식의 의미는 무엇인가?
- 어머니에 대한 지원을 제공한다. 그녀는 정보가 공개되는 경우 다른 사람의 판단을 두려워하거나, 그녀의 딸에 대한 그녀

사례 연구 32.3 윤리적 의사결정 과정의 적용 (계속)

의 진행 지연을 일으키는 그녀의 행동의 결과를 입을 수 있음을 느낄 수 있다.

- 어머니의 요청을 거부하고 팀에게 알려준다.
- 어머니에게 아무 말도 하지 않지만 문서화하여 기록한다. 그것은 관련된 모든 당사자에게 더 손상을 일으킬 가능성이 있기 때문에(또한, 이러한 대안의 도덕적인 것을 가지고 한 것은 아니라는 것을 알아야 한다. 그것은 Nicole의 불안을 완화 할 수 있지만 가족과 함께 치료적 관계를 망칠 수 있다) 가능한 미래의 고통을 만드는, 그래서 일시적일 것이다.
- Nicole이 Gabriella의 안전과 관련 있는 문제에 대한 어머니와 함께 이야기를 할 수 있다. 지원방법이 그녀의 행동의 심각성에 더 나은 통찰력을 얻기 위해 할 수 있다. 이 대화는 심지어 입으로 먹는 것에 대한 과정에 어머니의 이해로 팀의 다른 구성원과의 공동 토론으로 이어질 수 있다.
- 포함된 가족을 식별하지 않고 EI 간호사와 상황을 설명하라.
- 어머니가 의학적으로 문제가 해결될 때까지 Gabriella에게 더 이상 입으로 음식을 주지 않을 것에 동의로 그녀가 팀에게 말하지 않을 것이라는 점을 어머니에게 말하라.

Nicole은, 대안을 통해 그녀의 작업을 지원하기 위해 윤리이론을 적용하고, 가장 좋은 방법에 판단해야 한다. 미덕, 윤리적 문제에 대한 민감성, 윤리적 문제를 분석하는 과정은 윤리적 의사결정에 중요한 요소이다. 당신이 Nicole인 경우에, 당신은 어떤 대안을 선택할 것인가?

■ 도덕적으로 적절한 선택의 행동

지금 Nicole은 행동의 과정을 결정하고, 무엇을 어떻게 한다는 것을 알고 실제로 그 일을 사이에 격차를 해소하며, 의사결정에 따라 행동을 해야 한다. 실용적인 지혜와 도덕적인 것의 아리스토텔레스의 개념은 행동에 대한 임상적 판단과 함께 하는 것이다. 그것은 다른 사람의 이익에 또는 반대되는 입장을 취하기 때문에 종종이 가장 어려운 단계이다. 도덕적 용기는 기술이다. 이런 직면하고 있는 것의 궁극적인 선을 유지하기 위해 두려움을 극복하는 것을 포함한다.

Nicole은 Gabriella의 어머니와 함께 대화할 수 있는 용기가 필요하다. 그녀는 어머니의 이익과 감정에 세심하고 Gabriella의 최선의 치료를 보장하는 궁극적 인 목표를 기억해야 한다.

■ 평가 그리고 과정에 대한 심사숙고/행동/결과

마지막으로, Nicole 그녀의 작업 결과를 평가한다. 평가는 현재 및 이후 분석을 포함한다. 이런 심사숙고를 회피하거나 유사한 상황을 방지하면 유사한 상황이 발생한다. 미래에 행동하는 방법을 알면 다른 하나의 향후 동작을 안내할 수 있다. 다음과 같이 Nicole은 요청할 수 있다 질문은 다음과 같다 :

- 이 상황의 가장 어려운 점은 무엇인가?
- 나는 미래의 환자치료를 개선하는 데 도움이 되는 경우에서 무엇을 배웠는가?
- 나는 행동의 제 과정에 대한 가족 / 팀에서 무엇을 배웠는가?
- 나는 내 자신의 도덕적 삶과 실천 덕분에 무엇을 기여할 수 있는가를 배웠는가?
- 어떻게 이 경우는 의료제공자인 나에게 영향을 미쳤는가?
- 다시 같은 상황에 직면하면 나는 다른 무엇을 할 것인가?

이러한 경우 의사결정 과정의 평가는 실제로, 정책, 교육 또는 서비스 전달 시스템을 바꿀 가능성이 있다.

평가는 미래의 도덕적 고통에 응답하기 위해 더 전문적인 개발과 더 큰 자신감으로 이어질 수 있는 개인 및 직업 반성의 기회를 제공한다. Nicole도 비슷한 혼란이 미래에 발생하지 않도록 정책과 직원 교육을 제안하는 그녀의 동료와 EI 기관과 일할 수 있다.

Nicole은 그녀가 자문으로 그 사건에 기여하고 그녀의 미래 관행을 개선하기 위해 자신의 의사결정 과정을 비판하는 방법을 고려해야 한다.

는 무결성, 책임, 정직, 공정, 기술 능력 등 윤리 관련 원칙을 포함하고 있다. 본 행동 규범의 위반은 징계를 수반 할 수 있다. 제재, 집행 유예 또는 정지 또는 인증 취소의 근거이다. 정지 또는 인증 취소는 작업치료를 연습에서 개인을 제재 금지한다.

NBCOT 자격 및 규정 준수 심의위원회는 윤리와 전문가가 아닌 실천의 위반으로 인증 위반 문제를 감독한다. NBCOT는 SRB에 대한 수신 불만의 대한 응답으로 소요되는 징계 조치를 통보한다. NBCOT 및 행동의 NBCOT 자격자 코드에 대한 추가 정보는 http://www.nbcot.org에서 찾을 수 있다.

국가 규정 위원회

SRB 또는 면허위원회를 보호하고 전문적인 실행을 위한 자격과 기준이 제대로 평가되고 적용 및 시행되도록 보장함으로써 공공 복지를 증진한다. 그들은 그들 각각의 상태에서 시민의 건강과 안전을 보장한다. 작업치료는 50개 주와 미국의 3지역에서 규제된다. 규정의 수준의 변화; 따라서 모든 작업치료사들은 구체적인 규정과 법령을 알고 있어야 한다. 대부분의 주는 실행을 규제하기 위해 전문 면허를 사용하지만,

몇 가지 형태는 인증, 등록, 또는 제목 보호 기능을 가지고 있다. 면허 실행의 합법적인 범위를 정의하는 방법이다. 그것은 환자 보호를 보장하고 법적으로 작업에 대한 실천의 범위를 분명히 한다. 면허는 작업치료를 실행 또는 "작업치료사" 또는 제목 사용의 정규화되지 않은 개인을 방지한다 "작업치료 보조" 많은 국가는 면허법이나 규정에서(대부분의 AOTA 코드와 윤리 기준을 채택) 윤리적 규정을 포함한다. SRB에 윤리의 상태의 규정를 포함하여 규정을 위반하는 작업치료사를 징계하는 주 법률에 의해 권한이 있다. 작업치료사들이 일하는 아래의 규정 및 불만사항을 처리하기 위한 절차를 이해하는 책임이 있다.

어려운 대화 Difficult Conversations

Etta, Victoria 그리고 Gabriella의 경우는 작업치료사가 어려운 대화에 참여해야 하는 것을 표시한다. 이들 중 일부는 클라이언트, 동료와 가족과 함께이다. 이 대화가, 불편하고 어색할 수 있지만, 효과적인 듣기와 의사소통 전략의 개발을 통해 작업치료사는 이러한 문제를 더 숙련된 자신감이 될 수 있게 충족해야 된다. 의사소통적 치료 관계는, 전문가 간의 실행 및 클라이언트 중심주의의 근본적인 측면이다.

그것은 작업치료사가 자신의 치료를 추구하는 사람들의 경험에 도움이 될 수 있기 때문에 공감하는 윤리적 의사결정에 관련이 있다. 그러나 어려운 윤리적 문제 그리고 클라이언트가 어려운 경로와 어려운 선택에 직면할 수 있다. 클라이언트 또는 가족의 행동을 평가하는 능력을 개발하는 것은 다른 관점과 다른 선택을 받아 작업치료사가 필요하다(Cohen, 2004). 이것은 도덕적 민감성을 보여주는 첫 번째 단계이다.

효과적인 의사소통과 동정의 공감은 치료 전달에 중요한 구성 요소이다. 다음과 같은 효과적인 의사소통에 대한 제안은 다음과 같다:

1. **만족. 항상 다른 사람을 존중한다.** 중단을 최소화하고 가능한 환경이 산만하거나 무료한지 확인한다. 상황에 적절한 의사소통 스타일을 선택한다. 좋은 눈 접촉을 통해 교감을 갖고 관심, 주의, 온정, 및 반응을 보여준다. 이러한 부분이 효과적인 클라이언트와의 교감을 예측한다(Levetown, 2008).
2. **개방형 의사소통을 사용하고 조용히 듣는다.** 의료 종사자는 종종 다른 사람과 이야기할 시간이 적고, 너무 많이 말한다. 적게 말하고 많이 들어준다. "계속" 이러한 깊은 수준에서 문제를 조사하기 위해 사람을 격려할 수 있다(Cameron, 2004).
3. **사람과 개입의 목표에 초점을 유지.** 클라이언트의 이야기를 이해하기 위해 노력한다. 자신의 관점은 무엇인가? 클라이언트 이야기의 상황, 신념, 가치, 자원 사이의 연결은 무엇인가? 목표는 적절하고 달성할 수 있는가? 그들은 이익을 극대화하고 부담을 최소화하는가?
4. **회개하고 겸손하게.** 이 질문에 대한 답을 알 수 없는 경우, 그래서 말을 하고 답을 찾을 수 있는 사람을 확신한다.
그런 답을 찾기 위해 사람과 계속 말을 한다. 사례나 예후에 대해 불확실성을 공유할 수 있다.
5. **사람이 발생하는 손실을 정당화.** 그것은 그 사람의 경험을 인정하는 것이 중요하다. 많은 클라이언트들은 새로운 진단에 대처하기 위해 준비가 되어 있지 않다. 그들은 결코 위험에 노출된 상태로 예상하고, 가족 변화의 개인 정보나 경제적 영향에 대처하지 못할 수 있다. 질병과 장애에 대한 거부, 우울, 분노는 일반적인 반응이다. 작업치료사 또는 "나는 당신의 딸이 말하려고 하는 것을 요약할 수 있다면 나를 보자" 내가 듣고 있어요 당신이 말하는 것은 당신이 더 이상 혼자 살 수 없다는 것이다. "진술에 의해 공개적으로 이러한 감정을 인정해야 한다. 맞습니까?"
6. **공유의사결정을 확인.** 주변의 장애, 삶의 질 그리고 삶의 끝과 같은 이슈를 특히 복잡하게 질문한다. 병이 자신의 기본적인 가치와 자율성 도전에 직면할 때 클라이언트는 인생에 관한 혼란을 경험한다(Mars, Kempen, Widdershoven, Janssen, & van Eijk, 2008). 작업치료사는 그들의 클라이언트와의 관계를 설립하기 위해 치료 중재의 성공 또는 실패의 가능성을 클라이언트에게 통보할 의무가 있다. 그것은 의사결정을 공유하는 것에 대한 클라이언트의 참여가 중요하다. 의사결정 정보를 나누는 것은 전문가와 클라이언트 사이에서 교환되는 과정이다(Purtilo & Doherty, 2011). 작업치료사는 간단한 질문에 계속 대답을 주의깊게 듣고, 그 사람 자신의 말을 사용하여 초점을 맞춘 후속 질문을 하는 사람의 우위를 따라야 한다. 작업치료사와 클라이언트 양쪽에서, "가장 중요한 희망은 무엇입니까?" "당신의 가장 큰 두려움은 무엇인가요?" 같은 질문으로 적절한 목표를 설정할 수 있다(Quill, 2000).
7. 팀의 노력을 기울이다. 오늘날의 복잡한 의료환경에서 전문가 팀은 최선의 치료를 제공하기 위해 함께 작업할 도덕적 의무가 있다(Carpenter, 2010). 그것은 개인이 단독으로 복잡한 상황과 도덕적 고통을 해결할 수 있다고 기대하는 불합리성 때문에 윤리적 접근은 전문가 간 협력에 초점을 두어야 한다. 효과적인 전문가 간 업무 관계는

협력적 의료 서비스의 기초이다. 효과적인 전문가 간 팀의 존중과 가치는 클라이언트 관리에 대한 기여, 다른 사람에게 피드백을 제공, 이해할 수 있는 의사소통의 사용, 주의깊게 듣고 다른 사람의 의견에 응답하고, 전문가 간 갈등을 해결한다(전문 직업인 교육 협동 전문가 패널, 2011).

결론 Conclusion

윤리적 문제는 전문적인 실행에 있어 항상 존재하며, 의학, 기술, 보건 의료분야와 작업치료 실무에서 나타날 것이다. 작업치료는 비판적 이유, 행동을 인식하고 자신의 전문적인 역할에서 발생하는 윤리적 문제를 재인식해야 한다. 심사숙고 및 윤리적 의사결정 과정에 지식이 있는 작업치료사가 실천의 윤리적 측면을 해결하기 위해 가장 성공적으로 준비되어 있다. 윤리적 행동은 모든 작업치료 전문가의 책임이다.

"윤리적 의사결정의 도구는 매일 연습의 일부 복잡하게 변화하는 상황에 반영하기 위한 '생각의 습관' 개발이 포함된다."
– Jensen(2005)

참고문헌 References

American Occupational Therapy Association.(2010a). Occupational therapy code of ethics and ethics standards. *American Journal of Occupational Therapy*, *64*, 151–160.

American Occupational Therapy Association.(2010b). Standards of practice for occupational therapy. *American Journal of Occupational Therapy*, *64*, 415–420.

Aulisio, M. P., Arnold, R. M., & Younger, S. J.(2000). Health care ethics consultation: Nature, goals, and competencies: A position paper from the Society for Health and Human Values-Society for Bioethics Consultation Task Force on Standards for Bioethics Consultation. *Annals of Internal Medicine*, *133*, 59–69.

Bailey, D. M., & Schwartzberg, S. L.(Eds.).(2003). *Ethical and legal dilemmas in occupational therapy*(2nd ed.). Philadelphia, PA: F. A. Davis.

Banks, S.(2004). *Ethics, accountability, and the social professions*. New York, NY: Palgrave Macmillan.

Barnitt, R. E.(1993). Deeply troubling questions: The teaching of ethics in undergraduate courses. *British Journal of Occupational Therapy*, *56*, 401–406.

Barnitt, R.(1998). Ethical dilemmas in occupational therapy and physical therapy: A survey of practitioners in the UK National Health Service. *Journal of Medical Ethics*, *24*, 193–199.

Beauchamp, T. L., & Childress, J. F.(2008). *Principles of biomedical ethics*(6th ed.). New York, NY: Oxford University Press.

Bebeau, M. J.(2002). The Defining Issues Test and the four component model: Contributions to professional education. *Journal of Moral Education*, *31*, 271–293.

Brandt, L. C., & Homenko, D. F.(2011). Balancing patient rights and practitioner values. In D. Y. Slater(Ed.), *Reference guide to the occupational therapy code of ethics and ethics standards* 2010 Edition (pp. 123–126). Bethesda, MD: AOTA Press.

Cameron, M.(2004). Ethical listening as therapy. *Journal of Professional Nursing*, *20*, 141–142.

Carpenter, C.(2010). Moral distress in physical therapy practice. *Physiotherapy Theory and Practice*, *26*(2), 69–78.

Cohen, S.(2004). *The nature of moral reasoning: The framework and activities of ethical deliberation, argument and decision making*. New York, NY: Oxford University Press.

Delany, C. M., Edwards, I., Jensen, G. M., & Skinner, E.(2010). Closing the gap between ethics knowledge and practice through active engagement: An applied model of physical therapy ethics. *Physical Therapy*, *90*, 1068–1078.

Devettere, R. J.(2009). *Practical decision making in health care ethics: Cases and concepts*(3rd ed.). Washington, DC: Georgetown University Press.

Doherty, R., Dellinger, A., Gately, M., Pullo, R., & Sullivan, S.(2012, April). *Ethical issues in occupational therapy: A survey of practitioners*. Paper presented at the American Occupational Therapy Association 2012 Annual Conference, Indianapolis, IN.

Doherty, R., Peterson, E. W., & Braveman, B.(2006). Responsible participation in a profession. In B. Braveman(Ed.), *Leading and managing occupational therapy services: An evidence-based approach*. Philadelphia, PA: F. A. Davis.

Epstein, R. M.(1999). Mindful practice. *Journal of the American Medical Association*, *282*, 833–839.

Fletcher, J. C., Miller, F. G., & Spencer, E. M.(1997). Clinical ethics: History, content and resources. In J. C. Fletcher, P. A. Lombardo, M. F. Marshall, & F. G. Miller(Eds.), *Introduction to clinical ethics*(2nd ed., pp. 3–20). Hagerstown, MD: University Publishing Group.

Foye, S. J., Kirschner, K. L., Wagner, L. C. B., Stocking, C., & Siegler, M.(2002). Ethics in practice: Ethical issues in rehabilitation: A qualitative analysis of dilemmas identified by occupational therapists. *Topics in Stroke Rehabilitation*, *9*(3), 89–101.

Fry, S. T., & Veatch, R. M.(2000). *Case studies in nursing ethics*. Sudbury, MA: Jones & Bartlett.

Gawande, A.(2002). *Complications: A surgeon's notes on an imperfect science*. New York, NY: Picador.

Gervais, K. G.(2005). A model for ethical decision making to inform the ethics education of future professionals. In R. Purtilo, G. M. Jensen, & C. B. Royeen(Eds.), *Educating for moral action: A sourcebook in health and rehabilitation ethics*(pp. 185–190). Philadelphia, PA: F. A. Davis.

Glaser, J. W.(2005). Three realms of ethics: An integrating map of ethics for the future. In R. Purtilo, G. M. Jensen, & C. B. Royeen(Eds.), *Educating for moral action: A sourcebook in health and rehabilitation ethics*(pp. 169–184). Philadelphia, PA: F. A. Davis.

Hansen, R., & Kyler-Hutchison, P.(1989, April). *Light at the end of the tunnel*. Workshop presented at the annual conference of the American Occupational Therapy Association, Baltimore, MD.

Hartwell, S.(1995). Promoting moral development through experiential teaching. *Clinical Law Review*, *1*, 505–539.

Horner, J.(2003). Morality, ethics and law: Introductory concepts. *Seminars in Speech and Language*, *24*, 263–274.

Interprofessional Education Collaborative Expert Panel.(2011). *Core competencies for interprofessional collaborative practice: Report of an expert panel*. Washington, DC: Interprofessional Education Collaborative.

Jensen, G. M.(2005). Mindfulness: Applications for teaching and learning in ethics education. In R. Purtilo, G. M. Jensen, & C. B. Royeen(Eds.), *Educating for moral action: A sourcebook in health and rehabilitation ethics*(pp. 191–202). Philadelphia, PA: F. A. Davis.

Jensen, G. M., & Richert, A. E.(2005). Reflection on the teaching of ethics in physical therapist education: Integrating cases, theory, and learning. *Journal of Physical Therapy Education*, *19*(3), 78–85.

Kanny, E.(1993). Core values and attitudes of occupational therapy practice. *American Journal of Occupational Therapy*, *47*, 1085–1086.

Kassberg, A. C., & Skar, L.(2008). Ethical dilemmas in rehabilitation: Swedish occupational therapists' perspectives. *Scandinavian Journal of Occupational Therapy*, *15*, 204–211.

Kinsella, E. A., Park, A. J., Appiagyei, J., Chang, E., & Chow, D.(2008). Through the eyes of students: Ethical tensions in occupational therapy practice. *Canadian Journal of Occupational Therapy*, *75*, 176–183.

Levetown, M.(2008). Communicating with children and families: From everyday interactions to skill in conveying distressing information. *Pediatrics*, *121*, 1441–1460.

Mars, G. M. J., Kempen, G., Widdershoven, G., Janssen, P., & van Eijk, J.(2008). Conceptualizing autonomy in the context of chronic physical illness: relating philosophical theories to social scientific perspectives. *Health*, *12*, 333–348.

Mattingly, C.(1998). In search of the good: Narrative reasoning in clinical practice. *Medical Anthropology Quarterly*, *12*, 273–297.

Maupin, C. R.(1995). The potential for noncaring when dealing with difficult patients: Strategies for making moral decisions. *Journal of Cardiovascular Nursing*, *9*, 11–12.

Nash, R. J.(2002). *Real world ethics: Frameworks for educators and human service professionals*(2nd ed.). New York, NY: Teachers College Press.

National Board for Certification of Occupational Therapy.(2010). *About us*. Retrieved from http://www.NBCOT.org

National Commission for the Protection of Human Subjects of Biomedical and Behavioral Research.(1979). *The Belmont report*. Retrieved from http://www.hhs.gov/ ohrp/humansubjects/guidance/belmont.htm

Pellegrino, E. D.(1982). Being ill and being healed: Some reflections on the grounding of medical morality. In V. Kestenbaum(Ed.), *The humanity of the ill: Phenomenological perspectives*(pp. 157–166). Knoxville, TN: University of Tennessee Press.

Pellegrino, E. D.(1995). Toward a virtue-based normative ethics for the health professions. *Kennedy Institute of Ethics Journal*, *5*, 253–277.

Pellegrino, E. D.(2002). Professionalism, profession and the virtues of the good physician. *The Mount Sinai Journal of Medicine*, *69*, 378–384.

Purtilo, R.(2004). Professional–patient relationship: III. Ethical issues. In S.G. Post(Ed.), *Encyclopedia of Bioethics*(3rd ed., pp. 2150–2158). New York, NY: Macmillan Reference.

Purtilo, R. B., & Doherty, R. F.(2011). *Ethical dimensions in the health professions*(5th ed.). St. Louis, MO: Elsevier Saunders.

Quill, T. E.(2000). Initiating end of life discussions with seriously ill patients: Addressing the "elephant in the room." *Journal of the American Medical Association*, *284*, 2502–2507.

Scanlon, C., & Glover, J.(1995). Ethical issues: A professional code of ethics: Providing a moral compass for turbulent times. *Oncology Nursing Forum*, *10*, 1515–1521.

Schoeberlein, D., & Sheth, S.(2009). *Mindful teaching and teaching mindfulness*. Boston, MA: Wisdom.

Sisola, S. W.(2000). Moral reasoning as a predictor of clinical practice: The development of physical therapy students across the professional curriculum. *Journal of Physical Therapy Education*, *14*(3), 26–34.

Slater, D. Y.(2010). *Reference guide to the occupational therapy code of ethic and ethics standards*. Bethesda, MD: AOTA Press.

Slater, D. Y., & Brandt, L. C.(2011). Combating moral distress. In D. Y. Slater(Ed.), *Reference guide to the occupational therapy code of ethics and ethics standards, 2010 edition*(pp. 107–113). Bethesda, MD: AOTA Press.

Sullivan, W. M., & Rosin, M. S.(2008). *A new agenda for higher education: Shaping a life of the mind for practice*. San Francisco, CA: Jossey-Bass.

Swisher, L., Arslanian, L. E., & Davis, C. M.(2005). The Realm-Individual-Process-Situation(RIPS) model of ethical decision making. *HPA Resource – Official publication of the American Physical Therapy Association Section on Health Policy and Administration*, *5*(3), 3–18.

Wells, B. G.(2003). Leadership for ethical decision making. *American journal of Pharmaceutical Education*, *67*, 5–8.

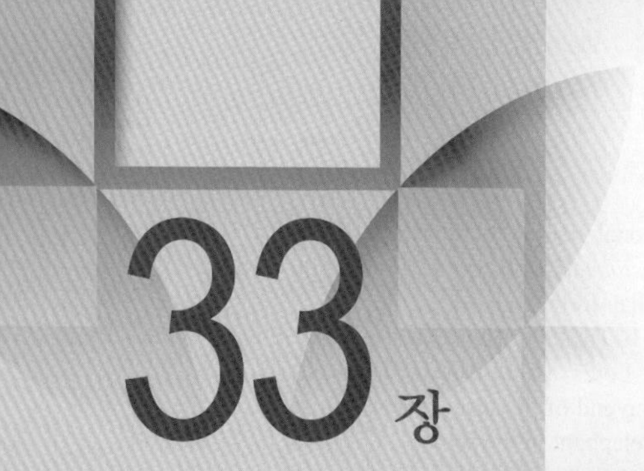

33장

치료적 관계 및 클라이언트 협력

Therapeutic Relationship and Client Collaboration

유찬욱 옮김

개요

학습목표

이 장을 학습한 후, 다음의 내용을 할 수 있을 것이다:

1. 작업치료에 스스로의 치료적 사용의 지원 증거를 토론
2. 의도적 관계 모델의 구성 요소를 설명
3. 정의 및 치료과정에서 발생할 수 있는 상호 간의 상황의 예
4. 6가지 대인간 각 모드의 강점과 약점을 설명
5. 임상 시나리오와 케이스의 예까지 여섯 가지 모드를 포함한, 대인관계 추론과정을 적용

서론: 작업치료에서 치료적 관계의 본질

Introduction: The Nature of the Therapeutic Relationship in Occupational Therapy

많은 종류의 개인적 질병과 장애에 대한 서비스의 기술적인 도전과 감정적인 성취를 기대하므로 많은 작업치료사는 작업치료의 영역에 들어온다. 작업치료의 일상 경험에서 종종 치료를 받는 클라이언트에게 자연스럽게 나타나는 불안, 사기 저하, 분노에 의해 어렵게 된다는 것은 사람들이 예상하지 못하는 것이다. 손상은 즉시 또는 시간이 지나서 일상생활, 신체적, 인지적 기능, 고용, 우정, 친밀한 관계, 육아, 정서적 웰빙에 독립의 수준을 포함한 삶의 모든 측면에 영향을 미친다. 재활을 하는 동안, 클라이언트는 미래에 대한 피로, 통증, 경제적 비용, 손실, 불확실성에 직면하고 있다. 이러한 경험은 방향 감각 상실 또는 혼란, 무력감, 격리, 포기, 낙인, 절망의 감정으로 이어질 수 있으며 심지어 불안이 개인적 고의 기능에 영향을 줄 수 있다(Johnson & Webster, 2002; Moorey & Greer, 2002).

문제가 발생하면, 많은 작업치료사는 기능 장애와 내부 심리적, 대인관계 측면을 배제하고 환경적 문제에만 집중하는 경향이 있다. 이러한 문제를 해결하기 위해, 일부 작업치료사는 개인의 직관, 과거의 경험, 또는 다른 비논리적인 유명한 심리전략을 적용할 수 있다. 이러한 전략 중 일부는 단시간 동안의 영향을 줄 수 있지만, 이들은 더 복잡하고 어려운 대인간의 활력 면에서 불충분하다. 많은 치료사들은 치료 관계에서 나타날 수 있는 더 높은 수준의 복잡성을 작업치료사로서의 역할, 전문지식, 실무 범위를 벗어나는 것으로 보는 경향이 있다. **의도적 관계 모델**(IRM)는 확실한 기술 환경과 이런 실행의 또 중요한 영역을 안내할 수 있는 대인관계 추론 방법을 제공함으로써 이러한 문제를 모두 해결하기 위해 노력한다.

생물 심리 사회적 문제 및 정신적 감정 더하기

클라이언트의 경험은 정신적 감정을 더하거나 또는 클라이언트의 정신 진단과 도입 대인의 복잡성 수준을 거짓말이나 부정적인 감정의 일반적인 범위를 넘어선다. 그것은 만성 질병이나 장애가 있는 사람의 약 15~39%에서 임상적으로 유의한 정신적 감정 더하기가 있는 것으로 추정되고 있다(Guthrie, 1996). 진단에 따라 정신적 감정 더하기는 종종 "위반" 또는 속임수 행동 또는 작업치료사의 시간과 에너지에 대한 과도한 요구에 "저항" 으로 표시되어 행동에 이르기까지, 치료 관계에 문제로 소개할 수 있다. 손상 자체가 필연적으로 스트레스의 추가요소가 기능하기 때문에 개인의 특성과 병전 심리적 과거력은 손상의 정의에 중요한 역할을 할 수 있다(S. E. Taylor & Aspinwall, 1990). 외상과 정신 병리학의 이전 과거력을 가진 사람들은 손상 또는 부적응의 건강 행태에 대한 과장된 감정적 반응을 만들어내는 것에 더 취약할 수 있다(White, 2001).

최근의 한 연구에서 작업치료사는 작업치료 클라이언트의 주로 정신 의학적이지 않은 경우에서 클라이언트의 감정, 행동, 대인관계 문제가 현저하게 높은 비율을 보고한 것으로 나타났다(R. R. Taylor, Lee, Kielhofner, & Ketkar, 2009). 신생아에서 노인에 이르기까지 클라이언트를 치료하는 실행 및 분야의 넓은 범위에서 작업치료사는 클라이언트의 20~30%는 자주, 속임수 요구, 또는 의존하는 특징 행동을 나타내는 것을 발견했다. 또한 10~16%는 치료에 대한 나 자신의 장애에 대한 거부로써 흔히 적대, 대항, 저항, 수동, 자기 비하, 그리고 비현실적인 것에 대해 설명했다. 놀랍게도, 2~9% 사이의 클라이언트에서 자신의 지식에 의문을 제기하거나 치료를 하지 않으려 하며, 그들의 접근을 비판, 피드백과 제안을 저항하고, 교감과 신뢰에 어려움을 겪고, 적대감을 흔히 나타낸다고 설명하고 있다.

그러나, 심리적 측면에서, 이들 동작 모두가 감쇠 또는 치료자의 경험과 기술 수준에 따라 치료적 관계 내에서 악화될 수 있음을 주장할 수 있다. 중요한 것은, 이러한 행동이 관계 내에서 관리(또는 무시)하는 방법으로 작업치료 결과에 모두 바로 또는 장기적으로 지속되는 결과를 초래한다. 이들과 다른 심리적 문제에 적절히 치료에서 해결되지 않을 경우, 클라이언트는 하지 않으려 하거나 혼자라 느낄 수 있다.

심리사회적 측면의 부주의는 만성질환과 장애를 동반할 수 있는 부적응 대처 또는 다른 심리적 어려움을 높일 수 있다. 또한, 심리적 문제는 만성질환의 원인, 과정, 및 예후에 영향을 미치거나 그 자체를 손상시키는 것으로 밝혀졌다(S. E. Taylor & Aspinwall, 1990). 그것 때문에 좋지 않은 치료 관계 또는 숙련되지 못한 관리는 이러한 문제에 대해 의식하지 못하는 악화로써 클라이언트의 신체적 건강과 기능에 도미노 효과를 가질 수 있다.

반면에 일부 작업치료사들이 클라이언트의 태도와 행동에 대해 편안함을 느꼈다면 때때로 관계형성과 더 많은 정보의 훈련을 바랄 것이다. 흥미롭게도, R. R. Taylor 그리고 동료들의(2009)의 조사에서, 5% 미만의 치료사들이 작업치료사가 되기 위해 훈련하는 동안 치료 관계를 증진시키기 위한 기술을 개발하는 데만 전념하는 과정을 밟았다고 보고했고, 30% 미만이 작업치료 분야에서 이 분야에 대한 충분한 지식이 있다고 느꼈다. 그리고 51%만이 작업치료학교를 졸업할 때 적절한 훈련을 받았다고 보고했다(R. R. Taylor et al., 2009). IRM은 클라이언트(특히 정신감정의 더함 등의 심리사회적 어려움의)와 상호작용에 관련된 복잡한 문제를 탐색하는 학생들과 치료를 안내하기 위해 개발되었다(R. R. Taylor, 2008). 이 모델은 이 장의 뒷부분에서 자세히 설명한다.

배경 및 근거 기반

잘 설립된 보건의료 분야로써, 작업치료는 전통적으로 클라이언트의 가치와 작업치료사 간 '상호작용의 중요성'을 강조한다. 클라이언트의 상호작용을 치료하기 위해 참고하는데 사용되는 가장 일반적인 용어 중 하나는 **치료관계**이다(Anderson & Hinojosa, 1984; Cole & McLean, 2003; Eklund, 1996; Rosa & Hasselkus, 1996). 치료적 관계에 대한 문화와 대화는 일반적으로 이러한 작업치료사와 클라이언트 간의 교감을 만들고 의사소통, 문제해결, 정서적 공유, 협업 및 협력 등의 주제를 다룬다. **자체치료 목적**의 사용은 클라이언트의 상호작용을 향상시키는 치료 '의도적인 노력'을 하는 작업치료에 사용되는 잘 알려진 용어이다(Cole & McLean, 2003; Punwar, 2000).

작업치료사 영역의 역사를 통해 클라이언트의 상호작용을 최적화할 것으로 예상되는 방식에 변화와 정의가 강조되었지만, 가장 널리 인용되는 것은 작업치료사 자신의 성격에 "치료방법의 일부로서 그 또는 그녀의 성격, 통찰력, 인식 그리고 판단의 계획된 사용"의 한 부분으로 인식하고 판단한다(미국작업치료협회, 2008; Punwar, 2000, P.285). 자기의 치료적 사용은 치료를 참고하는 데 사용된다, 두 용어(관계에 광범위한 참고 및 치료가 그 관계에서 무엇을 하는지에 대한 보다 구체적인 기준)는 이성과 치료적 관계 내에서 작동할 것으로 예상되며 방법을 설명하기 때문에 이 장 전반에 걸쳐 유사한 생각과 주제가 있을 것이다.

협력은 **클라이언트 중심치료**에서 중요한 요소이다. 클라이언트와 작업치료사의 협력(Jenkins, Mallett, O'Nell, McFadden, & Baird, 1994)의 부분에서 상호 참여의 과정을 의미한다. 그것은 또한, 선택의 여지를 제공하는 의사결정에 클라이언트를 포함하고, 적극적으로 기여하고 치료에(Kielhofner 2009; Palmadottir, 2006) 자신의 목표를 설정하도록 클라이언트를 격려하는 것을 포함한다(이론적으로,이 모두가 평등한 관계의 맥락에서 발생한다 Norrby & Bellner, 1995). 협력의 기본적 접근법 중 하나는 과정의 모든 측면에 대해 클라이언트를 교육 및 절차 또는 치료방법의 목적과의 관련성에 대한 정보들을 제공하는 것이다. 각 세션에 이론적 근거를 제공하는 것은 치료에 클라이언트 개입의 가능성을 증가시킨다.

이 주제에 방대한 개념은 적은 경험적 연구로 작업치료에서 자기의 치료적 관계, 협력, 또는 측면의 역할을 조사에 초점을 맞추고 있다. 한 연구는 특히 작업치료사가 클라이언트의 대인의 요구와 특성에 응답하는데 사용하는 대인관계 전략을 살펴보았다(R. R. Taylor, Lee, & Kielhofner, 2011). 563명의 작업치료사의 연구 결과 치료가 대부분, 자신의 강점을 알리는 긍정적인 강화를 제공하고 희망과 자신감을 심어주는데 이는 클라이언트를 장려하기 위해 선호하는 것으로 나타났다. 두 번째 가장 바람직한 방법은, 자신이 추천하는 클라이언트를 요청하여 선택하거나 활동을 권장하기 전에 클라이언트로부터 피드백을 수집하여, 자신의 관점을 지원하고, 치료과정에서 더 많은 의사결정을 하도록 장려함으로써 클라이어트와의 치료의 목표, 협력을 포함했다. 다른 방법, 문제해결을 포함을 공감하고, 클라이언트 지시는 자주 사용되었다. 흥미롭게도, 이러한 연구 결과는 클라이언트의 연령을 기준으로 차이가 없었다.

스웨덴의 연구에서, Eklund과(2001) Hallberg는 정신과설정에서 작업치료를 하는 동안 언어적 의사소통의 사용정도를 조사하였다. 292명의 작업치료사의 표본에서, 언어적 상호작용 평가, 개입, 치료계획, 치료 후 평가에 사용되었다. 언어적 의사소통이 치료적 관계의 중요한 구성 요소로 간주되었다. 결과는 언어뿐만 아니라, 작업치료의 작업 양상의 연구 및 개발하는 필요성을 강조하였다.

Cole과(2003) McLean은 129가지의 다양한 업무 분야에서 작업치료를 실행하는 중 의사소통 방식에 초점을 맞춘 또 다른 조사 연구를 실시했다. 그들은 작업치료사가 강하게 작업치료 / 환자 관계에서 중요한 역할로 교감, 열린 소통, 공감을 강조하는 것을 발견했다. 또한 작업치료사가 치료 결과에서 중요하게 치료관계를 인식하는 것을 발견했다.

일반 성인재활에서 23명의 작업치료사 사이의 상호작용 언어의 사용을 기본 자료로 한, Allison 및 Atrong(1994)의 연구에서 좋은 임상 의사소통이 클라이언트의 요구에 자신의 상호작용을 수용한다는 결론을 내렸다. 마찬가지로 Jenkins 등.(1994)은 체계적 노인환경에서 8명의 작업치료사의 의사소통 패턴을 관찰하였다. 더 많은 경험과 치료는 적은 경험보다 치료과정에서 더 많은 상호 참여를 달성했다.

Palmadottir의(2006) 질적 연구는(RR Taylor 등에서 인용된 바와 같이, 2009) 성인 클라이언트의 재활에서 치료관계의 인식을 탐구하였다. 클라이언트 작업 문제와 요구에 더 많은 관심을 가지는데 필요한 치료는 목표 지향적 치료과정에서 더 포함, 자신의 태도가 전달되는 방법을 더 인식하였고, 20명의 성인 클라이언의 인터뷰를 바탕으로, 그녀는 다음과 같은 권장 및 치료에서 행동했다.

Rosa 와 Hasselkaus(1996)는 83명의 작업치료사를 인터뷰했다. 이들의 분석은 치료의 개인적 가치는 자신의 전문 정체성과 병합된 것으로 결론을 내렸다. 그들은 도움과 배려의 관점에서 클라이언트와 "연결"의 감정을 가지고 하는 것이 중요하다 결론을 내렸다.

GUIDETTI와 Tham(2002; 등 RR Taylor 등에서 인용된 바와 같이, 2009)은 뇌졸중이나 척수손상에서 클라이언트와 자기관리 교육에 종사하는 12명의 작업치료사를 인터뷰했다. 이들의 연구는 작업치료사가 사용하는 대인관계 전략을 확인했다. 그들은 클라이언트의 동기를 부여하고, 가능한 작업 경험을 제공해 관계 구축, 신뢰가 포함되어 있다.

Eklund(1996)는 치료적 관계가 정신건강 실행의 결과와 관련이 있는지 여부를 조사하였다. 20명의 환자와 5명의 작업치료사의 관찰 연구에서, 그녀는 모두 작업치료사와 클라이언트가 좋은 그들의 협력 관계를 인식하는 것을 발견했다. 결과와의 관계 일치가 관계의 질의 측정치를 이용하여 발견되었다 하더라도, 모두 클라이언트와 작업치료사 과정에서 클라이언트의 참여 범위의 인식 결과와 관련이 있었다.

이 연구는 작업치료의 치료적 관계를 포함하는 현재의 태도와 행동에 관한 것에서 부터 지식기반을 형성한다. 그들은 대인관계 기술의 넓은 범위를 만들고 치료적 관계를 유지하는 데 필요한 것을 제안하는 예비 증거를 제공한다. 치료적 관계 내에서 증가된 자기 인식, 감정 이입, 전력 공유에 대한 명확성이 필요하다. 또한, 클라이언트의 대인 간의 요구에 대한 자신감, 자기 인식, 그리고 방향은 개선된 치료결과가 발생할 수 있다.

의도적 관계 모델

The Intentional Relationship Model

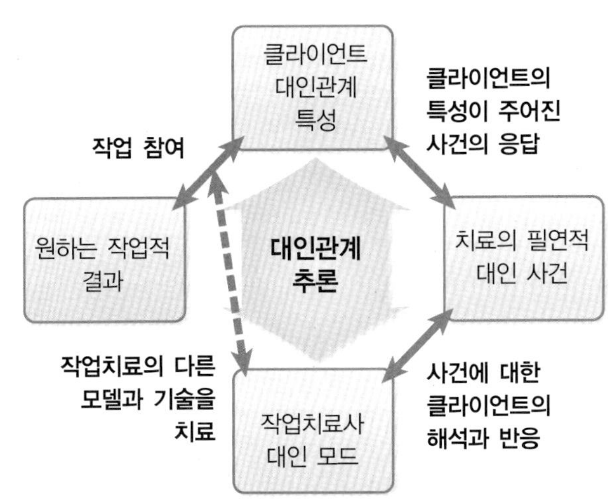

그림 33.1 작업치료에서의 의도적 관계 모델

오늘의 실행 환경은 동시에 작업참여를 촉진하면서 능숙하게 클라이언의 대인관계 문제를 탐색하는 치료가 필요하다(R. R. Taylor, 2008). IRM은 실행환경과 클라이언트와의 긍정적인 협력 관계를 유지하는데 필요한 의사소통에 대한 다른 접근방법을 제시하고 대인관계 추론법을 제공한다. IRM에 따르면, 치료적 책임에 관계없이 클라이언트가 치료 과정으로 가져올 수 있는 대인관계의 어려움 또는 불안을 클라이언트와의 예측과 신뢰관계를 개발하기 위해 노력하는 것이다(R. R. Taylor, 2008). 이 치료는 항상 같은 관계를 구축하는 것을 성공이라 생각하지 않는다. 그러나, 치료가 이러한 관계를 확립하고 유지하기 위해 자신의 책임이 있다라는 인식을 가정한다.

IRM은 작업치료사 클라이언트 관계의 네 가지 주요 구성요소에 초점을 맞추고 있다. 이러한 클라이언트를 포함, 대인관계는 치료 중에 발생하는 상황, 작업치료사의 사용 및 작업이다. IRM은 분열 및 기타 중요한 대인관계 상황에 치료적 반응을 할 준비를 하고, 순간 클라이언트의 대인관계의 요구에 맞는 의사소통을 관찰하고 대인관계의 관점에서 클라이언트를 이해하는 치료이다(R. R. Taylor, 2008). **그림 33.1**에 도식화한 모델은, 치료 동안 발생하는 의사소통 및 대인 행동의 의미를 이해하려고 하는 이론적 틀을 제공한다. 또한 치료에 클라이언트를 제공하는 방식으로 대응하는 방법에 대한 지침을 제공한다. 모델의 중앙 각 구성 요소는 다음 장에서 설명될 것이고, 더 광범위한 정보는 Taylor에 의해 제시되어 있다.

클라이언트의 대인관계 특성

개인은 엄청난 변화와 만성질환에 반응한다. 인식하고 반응하는 클라이언트 사이에서 심리적 이질성에 적절히 대응하는 것은 성공적인 치료결과에 매우 중요하다. 공포, 불안, 슬픔, 절망, 분노는 만성질환을 가진 모든 클라이언트가 자신의 경험의 과정에서 직면한 피할 수 없는 감정이다. 그러나 기간 및 정도는 이러한 감정이 확고하게 되고, 심리적 대인관계, 작업, 건강 관련 행동에 영향을 미치는 기능은 내부와 개인 사이에 상당히 다르다. 예를 들어, 연구는 같은 만성질환을 가진 개인이 심리적 반응의 조건에서 크게 다를 수 있다는 것을 보여 주었다(Bombardier, D'Amico, & Jordan, 1990; Lacroix, Martin, Avendano, & Goldstein, 1991). Beck(1996)은 개인의 강한 정도의 관점에서 상당한 다양성이 있음을 인정했다 '시간 경과 특정 생활환경에 대한 반응', 그리고 생활 사건에 비 병적 심리적 반응의 개인적 측면에서도 변화가 있다.

이러한 이유로, IRM의 모든 치료는 각 클라이언트의 개인간의 특성을 이해하기 위한 필요성을 강조한다. 클라이언트의 성격의 강점과 약점을 대표하는 이 검사는 일반적으로 (처음 시작하는 경우, 또는 서면) 수행된다. 예를 들어, 클라이언트가 조절함에 있어 필요성이 높아진 경우 이것은 그 순간을 명백해질 것이다 또는 그녀는 불필요한 것을 세 번 묻는 모습을 보인다. 클라이언트의 자기저항은 그 또는 그녀가 주어진 지시를 들어본 적이 없을 때 명백해질 수 있는 활동에 참여한다. 하나는 신속하게 그 또는 그녀가 일어설 수 있는 수단이 없는 매트에 누워 도와줄 사람을 발견할 때 자신의 요구를 주장하기 위해 클라이언트의 제한된 능력을 배운다. 이러한 일상은 실제로 클라이언트의 공통적인 특징이 있지만, 그들은 작업치료 관리 계획의 기본적인 측면에 논의하거나 또는 클라이언트의 차트 노트에 설명되어 있지 않는다. 객관적이긴 하지만 공감 관점에서 클라이언트의 대인관계 특성의 더 도전적인 측면을 이해하는 것은 의도적인 작업 참여를 촉

표 33.1 클라이언트의 대인관계 특성

대인관계 특성	실행의 예
의사소통 스타일	Ana는 의사소통을 꺼린다. 그녀는 치료 동안 조용한 경향으로 질문에 응답할 때 정보만을 제공한다. 작업치료사는 그녀의 요구를 읽고 이해하는 상호작용의 자발성을 제한하는 것이 어렵다. 이 스타일은, 그렇지 않으면 작업치료사가 치료기간 동안 클라이언트를 물어 보곤 Ana에게 그녀보다 더 많은 질문을 통해 기능에 발생한다. 이 스타일은 치료의 첫 순간부터 존재하고 변경되지 않는다.
신뢰의 크기	Ana는 낮은 신뢰성을 가지고 있다. 그녀는 격려에도 불구하고 새로운 활동을 시도하기에 망설임을 보인다. 그녀는 눈 맞춤과 작업치료사를 종종 쳐다보지 못하는 등의 반동이 있다. 그녀는 조심스럽고 작업치료사와 함께 그녀의 생각, 감정과 반응을 공유하지 않는다.
조절의 필요	Ana는 치료 시 매우 수동적이며 약간의 조절이 필요하다. 그녀는 협력적이지만, 작업치료사는 그녀를 위해 더 또는 덜 중요하고 어떤 즐거운 활동을 읽을 수 없다. 그녀는 조금 주저하지만 순응적인 태도로, 모든 활동, 특히 새로운 것에 대한 반응을 보인다.
요구를 주장하는 능력	Ana는 그녀의 치료에 필요한 주장 능력이 부족하다. 한 경우에, 그녀는 그녀의 부목을 필요한 시간보다 길게 착용하였는데 이는 임상 학생이 그것을 제거하는 것을 잊었기 때문이었다. Ana는 부목 착용과 관련된 불편에도 불구하고, 신경이나 반응을 보이지 않았다.
변화와 도전에 대한 반응	정기적인 베이킹 활동을 사용에서 껍질을 벗기는 칼을 찾을 수 없어 Ana는 일찍 포기하고 도와줄 치료를 기다린다. 다른 해결책을 마련하라고 하면, Ana는 혼란되고 딱딱하게 남는다.
영향	Ana의 평소의 그리고 약간 슬픈 표정을 보여주는 사이 동요함에 영향을 미친다. 칭찬에 대한 반응으로, 하나는 무관심하거나 미소의 약한 거의 애원형의 표시를한다.
피드백을 주는 경향	Ana는 결코 치료에 자신의 경험에 대한 원치 않는 피드백 치료를 제공하지 않는다. 작업치료사는 의견을 요청할 때, 그녀는 자주 모든 "잘" 또는 "난 괜찮아" 라고 약하게 응답한다.
피드백을 받을 수 있는 용량	Ana의 교정하는 피드백의 반응은 거의 로봇처럼 한다. 그녀는 때때로 약한 미소를 보이지만 칭찬 또는 강화에 일반적으로 무관심하다.
인간의 다양상에 대한 반응	Ana는 남성 물리치료사와 작업할 때 약간 더 많은 관심과 열정을 보여 보인다. 그녀의 작업치료사는 여성이다. 이 경우 이유는 분명하지 않다.
관련된 방향으로의 오리엔테이션	Ana와 작업치료사 및 장치에 대한 모든 다른 사람들로부터 안전한 거리를 유지해야 할 필요를 보여준다. 그녀는 순간에 조차 피상적인 생각, 감정과 반응을 포함한 정보를 보이려 하지 않는다. 그녀는 개인적 공개 또는 작업치료사에 의해 감정이입의 표현으로 무관심을 나타나고 눈 접촉을 하지 않는다.
접촉의 선호	Ana가 접촉을 한 적이 없지만 작업치료사가 하는 경우 주저하지 않는다. 이 때, 접촉에 대한 Ana의 취향이 무엇인지 불분명하기 때문에 치료가 필요하다. 즉 치료가 손상에 더 초점을 맞춘 작업을 완료하는 데에 터치를 제한하는 경향이 있다.
상호적 용량	Ana는 사람과 치료에 관심이 나타나지 않고 치료 또는 감사의 표현을 하지 않는다. 이는 다른 공급자에 대한 그녀의 반응과 일치한다.

진하는 방식으로 행동할 수 있는 치료를 도움이 될 것이다.

IRM은 **표 33.1** 제시된 12가지 카테고리의 관점에서 클라이언트의 본질적인 특성을 정의한다.

의사소통 방식은 자신의 발달 수준과 인지능력에 적합한 진행, 명확하고 상세한 간결한 방식으로 의사소통하는 클라이언트의 능력을 말한다. 침묵은 의심할 여지없이 치료 역동적이고 그렇지 않으면 달성할 수 있을 작업 참여의 품질에 영향을 미칠 것이다, 대비적으로, 과도하게 말이 많게 의사소통을 한다. 작업치료사는 작업치료 관리 계획을 수립하고, 궁극적으로 치료 구축과 같은 의사소통의 어려움을 고려하여 의사소통방식을 선택하므로, IRM은 필요하다. 같은 접근은 **클라이언트 특성**과 나머지 범주에 적용된다. **신뢰크기**는 작업치료사가 자신의 신체적 안전과 정서적 복지를 보장하기 위해 하는 모든 노력을 염두해 두고, 그 자신의 최선의 이익을 가지고 신뢰할 수 있는 클라이언트의 능력을 말한다.

조절의 필요성은 클라이언트 내의 관계 및 치료과정을 결정하는 수동적 역할과 활동적 요소의 과정으로써 정의된다. **요구를 주장하는 크기**는 자신의 의사표현에 클라이언트의 접근 방식을 정의하고 지원, 정보, 자원, 또는 치료적 관계 내에서 다른 요구를 해야 한다. 응답변경과 과제는 치료계획이나 환경과 새로운 또는 **도전**하고 작업치료 및 상황에 대한 자신의 접근 방식의 **변화**에 **적응**하는 클라이언트의 능력을 말한다. 클라이언트의(유연한) 상황(표현의 부재)에 맞게, 치료하는 동안 클라이언트의 일반적인 감정 표현으로 정의 **영향을 미치는**(강렬한 감정)(의기 양양, 분노, 불안, 절망 사이 어디 변동) 불안정한 **피드백을 제공하는 경향**은, 치료가 도움이 되거나 또는 도움이 되지 않는 것 중 하나로, 치료의 경험에 대한 자신의 반응에 대한 적절한 부정적인 또는 긍정적인 피드백과 치료를 제공하기 위해 포함한다. **피드백을 받을 수 있는 용량**, 성능 동안 보정을 수신할 때 작업치료사로부터 칭찬을 받을 때 또는 관점을 유지하기 위해 클라이언트의 기능을 설명하고, 자신의 강점과 약점에 대한 행동, 또는 정보를 제한한다.

클라이언트의 반응에 **인간의 다양성에 대한 답**은 그 또는 그녀가 관찰하는 인구학적 특성(예를 들어, 인종, 민족, 성별, 연령) 및 외관의 다른 해석 또는 측면에서 작업치료사는 같거나 다를 수 있는 방식으로 정의된다. 일부 클라이언트들은 기본적인 방법으로 그들과는 다른 인식으로 치료에 관한 다른 사람보다 더 많은 어려움이 있다. 관련된 방향은 치료적 **관계** 내에서 전문적인 것에 비해 대인관계의 친밀감에 대한 클라이언트의 요구를 정의한다. 관계에 대한 클라이언트의 기대가 작업치료사와 다를 때 어려움이 발생할 수 있다. **터치에 대한 기본설정**은 치료의 필요한 부분 또는 배려의 표현이든, 물리적 터치 모든 유형의 클라이언트의 편안함을 관찰과 불편 또는 표현의 반응을 포함한다. 상호 역량은 치료과정에 완전히 참여 및 / 또는 치료과정 내에서 별도로 하지만 연결된 파트너로써 작업치료사의 **감사**를 표시하는 클라이언트의 **능력**을 말한다. 다른 사람들이 관계 내에서 활성과 상호 방식으로 작동하는 반면 일부 클라이언트는, 그들의 역량이 부족할 수 있음을 인식하고, 자신의 상황에 너무 집중될 수 있다. 결과에 관계없이 클라이언트의 역량은 항상 작업치료사에 의해 느껴지는 대로 관리해야 한다.

요약하면, 클라이언트 대인관계 특성을 이해하는 것은 치료의 상호작용 시에 응답하는 방법을 계획하는데 필수적이다. 이는 더 어렵거나 도전적인 대인관계 특성과 현재의 클라이언트 또는 작업치료사가 클라이언트의 성격에 대한 부정적인 느낌 또는 우려가 있을 때이다. 클라이언트 특성의 광범위한 논의는 Taylor(2008)에서 찾을 수 있다.

치료에서 피할 수 없는 대인 상황

치료 중에 발생하는, 클라이언트의 특성과 유사하게 불편하거나 감정적 상황은 숙련된 작업치료사에 대한 일상적인 실행에서 정상적인 부분이다. 그러나 예상과 고의적 및 치료방법으로 대응하는 방법을 아는 것은 반드시 가정, 보편적인 기술이 아니다. IRM에 따르면, 대인의 경우는 치료 중에 발생하는 의사소통, 반응, 작업 또는 일반 상황이다. 강화하거나 그것을 처리하는 방법에 따라 치료적 관계를 약화시킬 수 있는 잠재력을 가진다(R. R. Taylor, 2008). **대인 상황**에서, 그들의 정의 및 실천 사례의 11가지 범주는 **표 33.2**에 제시되어 있다.

대인 상황이 발생하면, 클라이언트 자신의 해석으로 클라이언트의 특성과 기분에 따라 만들어 낸다. 때때로 이러한 상황은 클라이언트에 상당한 영향을 미칠 수 있고, 다른 시간 또는 클라이언트는 최소 영향을 받을 것이다. 이러한 상황이 발생할 때, 작업치료사는 클라이언트의 반응을 평가하고 적절하게 대응하기 위한 책임이 있다고 인식하는 것이 중요하다. R. R. Taylor(2008)에 따르면, 대인 상황에서 위협과 기회를 모두 치료의 과정에서 피할 수 없다는 것을 잘 알고 있다. 우리가 그러한 상황에 대응하는 방법에서 중요한 일이 발생하고 동료, 친구, 사랑하는 사람, 우리의 일상적인 관계와 마찬가지로 일반적으로 그 관계에 지속적인 영향을 미친다. 대인 상황에서는 치료 시 발생할 수 있는 부분이다. 이러한 상황을 간과하는 경우, 치료 관계와 클라이언트의 작업참여 모두를 위협할 수 있고 의도적으로 무시되고, 또는 고의적이지 않을 수 있다. 최적에 반응을 할 때, 이러한 상황은 긍정적인 클라이언트 학습 또는 변경 및 치료적 관계를 공고하기 위한 기회를 제공할 수 있다. 그들은 어떤 치료의 상호작용을 피할 수 있기 때문에 치료의 주요 작업 중의 하나는 치료관계를 다시 수립하고 강화에 이르게 하는 방식으로 이러한 불가피한 상황에 응할 수 있다(R. R. Taylor, 2008).

작업치료사가 스스로 사용할 수 있는: 여섯 가지 모드

IRM에 따르면, 자기의 효과적인 사용은 인식하고 자신의 개성에서 강점을 개발하고 자신의 개성을 덜 사용하는 측면을 개발하는 치료가 필요하다. 클라이언트에서 자신의 행동의 결과의 정직한 평가를 통해서이다(R. R. Taylor, 2008). 이를 달성하는 첫 번째 단계는 여섯 가지 작업치료사 대인 모드의 이해를 통해서이다. 치료모드는 클라이언트에 관련된 특정방법이다. IRM은 6가지 **치료모드**를 식별한다 :

표 33.2 작업치료의 피할 수 없는 대인적 사건

대인관계적 사건	정의	실행의 예
강한 감정의 발현	클라이언트의 문화적 맥락과 규범을 주어 강도가 보다 높은 일반적인 수준에서 발생할 내부 감정의 관찰을 표현. 긍정 또는 부정의 표현일 수 있다.	신경외과 중환자실의 고객인 Carl은 그가 불편하고 간호사들이 그의 요청에 응답하지 않기 때문에 상당히 화가 났다. 그는 조난 신호를 보내고 치료를 받기 위해 활력징후 감시기를 그의 몸에서 떼어낸다. 그는 치료를 받게 된다.
개인적 자기 공개	이들은 자신에 대한 또는 가까운 다른 사람에 대한 이야기가 될 수 있다.	입원 치료를 받는 동안, Carl은 그의 아내가 생각하거나 할 일이 있음에도 불구하고 집에 돌아올 때 담배를 계속 피울 의향이 있다고 치료사에게 털어놓는다.
파워 딜레마	클라이언트와 작업치료사가 무엇인가에 대해 동의할 때 나타나는 스트레스나 갈등의 감정. 파워 딜레마는 치료 중 명백히 또는 은근히 나타낼 수 있다. 그들은 클라이언트 (재활을 받은 경우 일반적인 느낌) 자신의 삶을 통해 부족 또는 조절력의 손상을 느낄 때 발생할 가능성이 있다.	Carl은 그가 치료활동 후 톱밥과 목공도구를 정리하지 않는 것을 결정한다. 대신에 그는 치료사가 하는 동안 서서 지켜본다. 다음 세션에서도 동일한 동작이 반복된다. 치료사가 그것에 대해 뭔가 말할 때, Carl은 그가 그녀에게 청구서를 지불하는 사람이라고 말한다.
비언어적 단서	형식 언어의 사용을 포함하지 않는 의사소통. 이들의 예로는 얼굴 표정, 움직임 패턴, 몸 자세, 눈 접촉이다.	그는 치료작업이 무의미하거나 바람직하지 않다 느낄 때 Carl은 작업치료사를 쳐다본다.
위기점	클라이언트가 치료를 결석 또는 산만해질 수 있는 예상치 못한, 스트레스 사건. 예를 들어, 주요 기상 재해, 클라이언트의 건강 상태의 변화, 또는 클라이언트의 가족을 포함하는 비상 사태를 포함한다.	Carl의 쓰러짐과 작업치료사와 치료 방에서 걷기를 하는 동안 예상치 못한 대발작을 경험한다.
저항과 거부감	저항은 치료적 관계(작업치료사 또는 상황에 대한 예를 들어, 표현하고자 분노)에 관련되어 치료의 일부 또는 모든 측면에 참여하는 클라이언트의 수동 또는 능동적인 거부를 한다. 거부감은 작업의 어려움이나 기능에 대한 다른 문제에 대한 클라이언트의 불안과 치료적 관계 외부의 이유에 대한 치료의 일부 측면을 향하는 싫증이다.	그가 작업이나 활동에 참여하지 않는 경우 Carl은 작업치료사의 지시를 무시한다.
경계 평가	작업치료사가 편견을 갖지 않거나, 전문적 관계의 정의를 벗어나는 방식으로 작업치료사에게 행동의 무언가를 공개하도록, 클라이언트의 행동을 위반하거나 요구한다.	치료를 시작할 때 Carl은 치료사에게 그녀의 교육 및 고용 이력과 그를 치료하기 위한 그녀의 자격에 대해 일련의 질문을 한다. 비록 이러한 질문들이 치료법의 관계의 지표 안에 있지만, 그것들은 치료사가 Carl이 전문가로서의 능력에 대해 편견을 가지고 있다고 느끼게 한다.
공감 나누기	작업치료사가 시작한 모든 행동은 클라이언트가 실망감을 느끼거나 환멸을 느끼거나 중요하지 않거나 상처를 입히는 결과를 초래한다는 사실을 알아채지 못하거나 인정하지 않는다.	Carl은 작업치료사에게 자신의 진행상황을 같은 진단과 비교하도록 요청하며, 치료사는 치료사가 수업 중에 더 많은 노력을 한다면 그의 진행이 나아질 것이라고 생각한다고 말한다. Carl의 얼굴 표정은 의기소침해 보인다.
치료과제와 상황에서의 감정적 변화	활동 또는 클라이언트 의한 과거 경험, 활동, 또는 활동에 관한 난처한 가치의 높은 단계에 대해 강하게 느끼는 상황.	물리적으로 도전적인 활동을 하는 동안, Carl의 경험은 그가 제어할 수 없는 구강 분비물이 증가했다. 그는 즉시 그의 얼굴에 부끄러운 표정으로 활동을 중단.
치료의 한계	작업치료사로 원하는 관계의 사용 가능한 또는 가능한 서비스, 시간, 자원, 또는 성격에 대한 제한.	퇴원할 즈음에 Carl과 치료사는 치료에서의 그의 업적과 미래에 대한 그의 목표를 검토한다. Carl은 치료사에게 그와 계속해서 집에 방문하기 위해 용돈을 지불할 수 있는지 물었다. 치료사는 Carl에게 그녀가 이미 주당 60시간을 일하고 있고 그의 요구를 들어줄 시간이 없다고 말한다.
콘텐츠의 불일치	치료과정 동안 변경된 클라이언트의 대인 또는 물리적 환경의 모든 측면.	Carl이 단계가 낮아진 신경재활에서 집중치료로 이동될 때, 그는 처음에 제공되는 서비스의 강도가 낮아졌기 때문에 긴장했다.

표 33.3 6가지 치료적 모델

모드	정의	실행의 예
옹호	클라이언트의 권한이 강화되고 자원이 확보되는 것을 보장. 중재자, 촉진자, 협상, 집행자, 또는 외부사람과 기관과의 옹호자 다른 유형의 역할을 하는 치료가 필요할 수 있음.	퇴원 시 작업치료사는 Carl의 아내와 치료를 위한 확립된 목표를 계속 연구할 수 있는 가능성을 논의하고, 어떻게 그녀가 그 목표에 대한 그의 지속적인 노력을 지원하고 격려할 수 있는지에 대해 교육한다.
협력	클라이언트를 기대하는 것은 치료에 적극적으로 동등한 참여한다. 가능한 최대 범위의 선택, 자유, 자율성을 보장.	작업치료사는 Carl이 자신의 의학적 상태에 대해 알고 있는 것에 대한 존중과 가치를 보여주며 종종 치료의 목적과 과제에 대한 자신의 관점을 제시해달라고 요구한다.
공감	지속적인 판결을 중단하면서 클라이언트의 생각, 감정, 그리고 행동을 이해하기 위해 노력. 클라이언트가 확인하고 진실과 유효성을 검사로 치료의 이해를 경험하는 것을 보장한다.	Carl이 밤새 고통 속에 있을 때 간호직 직원들의 관심을 끌기 위해 가슴에서 어떻게 납을 뜯어냈는지 공유하면, 작업치료사는 직원들에게 의사소통하고 자신의 필요를 표현하려는 절망과 분노의 감정을 요약하고 검증한다.
격려	클라이언트에 희망을 심어, 할 수 있는 기회를 포착. 긍정적인 강화를 통해 클라이언트의 생각이나 행동을 축하한다. 즐거움, 장난기, 그리고 신뢰의 태도를 전함.	부엌에서 일할 때, 치료사는 Carl이 그녀보다 요리를 더 잘 할 수 있다고 종종 농담을 한다. Carl은 이 농담을 즐기는 것 같다.
지시	조심스럽게 치료활동을 구조화하고 치료계획, 순서, 및 이벤트에 대한 클라이언트와의 명시적 존재. 성능에 대한 명확한 지시와 피드백을 제공한다. 클라이언트의 요청이나 행동에 대한 제한을 설정.	치료사는 일반적으로 Carl이 보조적 기술이나 직장에서 그의 기능에 대해 몇 가지 질문을 할 것이라는 것을 알고 있다면 Carl과의 세션을 시작하기 전에 특정한 저녁에 준비한다. 치료 중에 치료사는 종종 경험적 증거를 인용하고 이러한 기술에 대한 정보를 제공한다.
문제해결	실용적인 사고를 촉진하고, 선택을 요약 전략적 질문 포즈, 및 비교나 분석 사고의 기회를 제공함으로써 딜레마를 해결.	Carl이 옳고 그른 답이 없는 복잡한 질문을 할 때, 치료사는 종종 그에게 의견을 묻거나 옵션 목록을 만들고 찬반 양론의 무게를 재는 것을 도움으로써 응답한다.

1. 옹호(지지하기)
2. 협력
3. 공감
4. 장려
5. 지시
6. 문제해결

각 모드 및 치료 상황에서의 사용의 예를 간략히 정의는 **표 33.3**에 제공된다.

치료는 자연스럽게 자신의 기본적인 성격 특성과 일치하는 치료모드를 사용한다. 예를 들어, 지도하고 그들과 함께 정보를 공유할 때 자신과 다른 사람에게 가장 편안함을 느끼고, 가능성이 기본 치료모드로 지시, 사용될 수 있다. 작업치료사들이 클라이언트에 관한 모드가 사용되는 범위 및 유연성의 관점에서 매우 다양하다. 다른 한편으로, 클라이언트와의 상황, 또는 불가피한 대인 상황 또는 대인 특성에 따라 여러가지 치료모드가 되는 반면, 일부 작업치료사, 하나 또는 두 가지 주요 방법으로 클라이언트에 관한 것이다. IRM을 사용의 목표 중 하나는 클라이언트의 요구에 따라 유연하게 상호 교환 하고, 여섯 모드 중 하나를 사용하여 더욱 편안하게 한다. 클라이언트와 상호작용할 때 치료모드 또는 모드 세트는 치료의 일반적인 대인관계 스타일을 정의한다. 유연하고 편안하게 여섯 모드를 사용하고, 클라이언트와 상황에 해당 모드를 일치시킬 수 있는 치료는 대인 스타일을 갖는 것으로 설명된다.

IRM은 치료의 선택과 특정 치료모드의 응용 프로그램 또는 클라이언트의 **대인관계 특성**에 크게 의존한다. 모드의 설정과 그 또는 그녀의 반응에 따라 발생될 수 있다. 클라이언트에서 치료가 하나 또는 두 개의 모드를 사용하는 것을 선호할 수 있지만, 치료의 특정 상황이 모두의 전환이 요구된다. **모드 전환**은 클라이언트에 관한 중 하나의 방법으로 의식 변화이다.

클라이언트가 영향을 받는 또는 정확하지 않은 문제해결에 치료의 시도를 감지하는 경우 그 또는 그녀가 클라이언트의 더 나은 이해를 얻을 수 있도록 한다.

예를 들어, 작업치료사는 공감 모드로 모드를 해결하는 문제로 반응과 딜레마의 방식으로 전환하는 것이 현명할 것

표 33.4 과정에서의 대인관계 추론의 6단계

대인관계 추론 단계	정의
1. 예견	관찰한 내용, 고객과의 경험이 있는 다른 사람의 정보, 그리고 클라이언트와의 경험 등을 바탕으로 치료 중 발생할 수 있는 대인관계 상황과 가장 잘 작동하는 모드를 예측한다. 이전에 클라이언트를 만난 적이 있는 경우, 발생할 수 있는 상황과 가장 잘 작동하는 모드를 예측하는 데 있어 클라이언트의 대인관계 특성에 대한 지식을 통합해야 한다.
2. 확인과 대처	의도적인 관계 모델 언어를 사용하여 어려운 클라이언트 특성 또는 대인관계 상황에 레이블을 지정한다. 자신을 모으고 상황에 대한 감정적인 시각을 가지기 위해 필요한 것을 한다. 그것을 개인적으로 받아들이지 않도록 주의한다.
3. 방법의 변화가 요구되면 결정	다음 질문을 통해 모드 전환이 필요한지 결정하라. 이 클라이언트에서 현재 사용 중인 모드는 무엇인가? 클라이언트에 대한 모드의 영향은 무엇인가? 이 시점에서 다른 모드가 이 클라이언트의 대인관계에 더 도움이 될까?
4. 응답 법 또는 방법 순서의 선택	현재 클라이언트가 선호하거나 필요하다고 생각하는 모드 또는 모드 내에서 상호작용 한다. 클라이언트가 필요로 하는 것을 수시로 변경할 수 있는 모드들을 생각해 본다.
5. 방법과 관련된 모든 관련 대인관계 기술에 그리기(들)	모드 사용과 관련하여 여러분이 끌어들일 수 있는 다른 의사소통, 공감대 형성 및/또는 갈등 해결 기술에 대해 생각해 보라.
6. 피드백 모음	그 또는 그녀가 당신이 상황 또는 어려움을 접근하는 방식에 편안한 느낌의 여부에 관해서는 클라이언트에서 비언어적 언어적 피드백을 모은다.

이다. 다음 절에서 설명하는 대인 추론과정은, 모드 전환이 요구될 수 있는 때를 결정하고 선택하는 모드를 결정하는 대안의 치료를 안내하는데 사용될 수 있다. 왜냐하면 작업치료의 대인관계 측면은 복잡하고 적응력이 높은 치료 성격을 가진 치료사가 필요하기 때문에, 의도적인 관계 모델은 치료사들이 각 고객의 다른 대인관계 요구와 각 임상 상황의 고유한 요구사항에 따라 6가지 치료 모드를 모두 유연하게 이용하는 방법을 배울 것을 권고한다. 작업치료 중에 대인관계 추론과 여섯 가지 모드를 사용하는 방법에 대한 예는 사례 연구를 참고하라.

대인관계 추론

IRM에 따르면, 작업치료사로 발전하는 중요한 역량은 치료기간 동안 지속적인 대인관계 추론과정에 참여할 수 있는 능력이다. 대인 딜레마는 치료 자체를 제시할 때 특히 중요하다. 대인관계 추론 작업치료사, 말을 할, 또는 클라이언트의 대인관계 특성이나 행동에 반응에 표현하는 것을 결정하는 단계적인 과정이다. 이 딜레마가 발생할 수 있다는 기대에 치료의 대인관계 측면을 향해 정신 경계와 검토 및 응답에 대한 옵션을 평가하는 방법을 개발하는 것을 포함한다. 대인관계 추론과 정의의 6단계는 **표 33.4**에 제시되어있다. 이 단계의 광범위한 설명과 논의는 RR Taylor(2008)에서 찾을 수 있다. 다음의 사례 연구는 저자에 의해 작업치료사에게 제공하고, 실제 상담에서 부분적으로 추출하여 소설화한 것이다. 클라이언트의 인구 통계학적 정보는 클라이언트의 익명성을 보호하기 위해 변경되었다.

결론 Conclusion

이 장에서는 작업치료에서 자기의 치료적 사용을 지원 증거를 검토했다. 우리는 협력에 현장의 강조에 대해서 그리고 IRM 그 중점을 지원할 수 있는 방법에 대해 배웠다. IRM은 작업치료사가 이해하기 어렵거나 어색한 순간에 클라이언트에게 지원적인 대응 대인관계 추론과정을 적용할 수 있는 방법을 설명하는 개념 연습 모델이다. 이 모델은 클라이언트의 고유한 대인관계 특성을 이해하고 그에 따라 자신의 치료 개성을 조절하여 상호작용하는 동안 그들의 클라이언트의 감정적인 복지에 대한 책임을 치료해야 한다. 이 모델은 치료적 성격의 다른 측면을 대표하는 6가지 치료사 대인 모드를 나타낸다. 각 개별 클라이언트의 요구에 따라 해당 모드를 변경하는 방법을 배우는 것은 동적, 평생 과정이다. 작업치료사는 편견이나 판단없이 클라이언트에게 자신의 개인적이고 감정적인 반응을 삼가하고, 대인관계 각 클라이언트를 이해하기 위해 노력한다.

사례 연구 33.1 Cynthia: 회전근 손상과 외상후 스트레스 장애를 동반한 여성

Cynthia는 최근 작은 동물 수의학 기술자가 되기 위해 졸업한 26 세의 여성이다. 그녀는 그녀가 성장하고 학교를 다닌 매디슨에서 시카고로 옮겼다. 그녀는 새로운 큰도시, 빠르게 직면하고, 때로는 위험한 도시인 시카고였다. 그녀는 면허시험을 치러 가는 길에, 지하철 플랫폼에 사춘기 남성에 지갑, ID 카드 홀더 그리고 휴대폰을 돌려받기 위해 폭행을 당했다. 그녀의 소유물을 뺏기지 않기 위해, 신체적 투쟁으로 인해 가해자로부터 안면 찰과상, 치아 파손, 수술을 요하는 완전한 회전근 부상을 입었다. 그녀는 그녀의 어깨 문제를 해결하기 위해 외래 재활 단위로 작업치료를 받았다. 그녀의 기록의 검토는 외상 후 스트레스 장애(PTSD)의 증상과 관련된 정신적 문제가 겹치는 것을 밝혔다.

의도적 관계 모델(IRM)의 원칙을 적용하고, 작업치료사는 바로 클라이언트와 만나기 전에 대인관계 추론의 과정을 시작했다. 이전에 현장 경험에서 외상 후 스트레스 장애의 그녀의 지식을 적용하고, 그녀는 진단과 정신 장애의 통계 매뉴얼을 참고하여 주 증상을 검토하고 식당에서 정신의학 주민과 짧은 협의 중에 진단의 전형적인 특징을 논의했다. Cynthia는 시카고에 새로운 것을 알고, 동물을 좋아하고, 물리적으로 그녀의 가해자와 결합 치료와 Cynthia 의 경우에 중요해질 수 있는 클라이언트 대인관계 특성의 일부 중에 발생할 수 있는 대인 상황에 약간의 예비자료를 조사했다.

클라이언트 특성의 관점에서, 작업치료사는 그녀가 감정조절을 상실했기 때문에 자신으로 인해 공격에 조절을 위한 Cynthia의 필요성을 평가하기 위해 준비했다. 이러한 회상과 명소를 다시 경험함으로 PTSD 증상을 경험하는 경우 예를 들어, 소리, 냄새, 그리고 외상의 기억을 트리거 감각 이러한 것들은 Cynthia가 통제할 수 없다고 느낄 수 있다. 그녀는 치료과정에서 조절을 위한 비정상적으로 높거나 비정상적으로 낮은 필요성을 전시하여 이러한 감정에 반응할 수 있다. 두 번째 중요한 특징은 Cynthia의 영향이 특정 사례 통증이나 불편을 유도할 수 있는, 특히 서로 다른 요구와 치료활동에 대한 응답으로 변경될 수 있다.

Cynthia의 터치 선호는 외상 후 스트레스 장애와 개인이 강한 경계의 경향이 예기치 않게 접근하면 과장, 놀라게 응답을 가지고 있기 때문에 세 번째 중요한 특징으로 볼 수 있다. 피할 수 없는 대인 상황에 대해한 딜레마에서 Cynthia는 치료기간 동안 조절을 위한 높은 필요성을 나타내는 경우 특히, 발생하여 보는 것이 중요할 것이다. 그 외에도 비언어적 단서 치료과정의 양상들에 그녀의 불편한 신호를 감시하는 것이 중요하다. 마지막으로, 동물이 중요한 것처럼 보이기 때문에 시카고 시 내에서 대중교통 이용이나 동물 보호와 관련된 사람들처럼 신시아에게 감정적으로 부과될 수 있는 치료 작업이나 권고 사항을 예측하는 것이 중요할 것이다.

Cynthia와 그녀의 협의 과정에서 대인관계 특성 및 상황에 대한 작업치료사의 가설 중 많은 사람들이 확인되었다. 작업치료사는 의료 지식의 상당한 양의 그녀의 지식을 표현하고 치료하는 동안 의사결정을 할 수 있는 높은 필요성을 가지고 자기확신하지만 상처를 입은 젊은 여자로 Cynthia을 경험했다. 치료사는 Cynthia의 영향을 걱정하는 듯 보일 때 **지도 모드**에 이어 Cynthia의 **협력 모드**를 기본 모드로 선택함으로써 Cynthia와의 잠재적 업무 딜레마를 의도적으로 피했다. 다른 비언어적 단서는 그녀가 짜증과 불안한 것을 표시할 때 문제해결 모드를 사용하였다.

작업치료사는 Cynthia에게 그녀가 그녀가 부분적으로 옷을 벗기다 그녀의 어깨를 터치하는데 필요한 때마다 사전에 경고하는 것은 매우 신중했다. 매번, 그녀는 터치의 본질을 설명하기 위해 지시한 모드를 사용하도록 주의가 있었고, 조작 범위 또는 달리 특정 방식으로 그녀의 어깨에 접촉하는데 필요한 이유이다. Cynthia의 비언어적 단서는 그녀가 예상이나 불편을 경험하여 영향을 미칠 때, 작업치료사는 Cynthia의 반응을 확인하는 공감에 의존한다. 지시 모드를 사용하여, 작업치료사는 또한 때때로 터치는 PTSD의 증상을 유발할 수 있으며, 그런 경우가 있다면, 그녀는 그녀가 중지하고 그녀에게 지원될 수 있도록 알려주는 것에 Cynthia을 언급했다.

어떤 불편한 치료과정을 선택, 예측 및 Cynthia의 필요에 따라 방법을 이동하는 대인관계 추론과정의 치료의 응용 프로그램에 최적화되었다.

이제 IRM의 사례 연구와 기본 개요를 읽은 것으로, 업무 딜레마 및 질문을 검토하시기 바란다. 작업치료사가 Cynthia와 대인관계 역학을 관리한 방식과 George와의 관리방법 사이의 차이점을 알 수 있는가? (업무 딜레마를 참고하라).

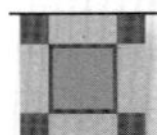

업무 딜레마

Gayle과 George

George는 모터스쿠터 사고로 가벼운 외상성 뇌 손상과 여러 골절을 견디고 54세 생물의학 엔지니어이다. 그의 골반 수술 이후, 그는 Gayle이라는, 주요 대도시 교육 병원의 입원환자 재활 단위에서 작업하는 신규 작업치료사 언급했다. 급성 치료병동에서 간호사는 Gayle에게 George가 그 병동에 많은 혼란을 일으키고 있다고 알렸

업무 딜레마 (계속)

다. 그는 간호 책임자에게 시기적절함과 간호의 강도에 대해 일련의 불만을 표시했었다. 또한, 그는 병원에서 일상적으로 제공하지 않는 특정 신문과 특정 브랜드 세면기와 같은 부수적인 품목에 대해 과도한 요구를 했다.

Gayle은 높은 점수 차로 직업치료 학교를 졸업했고 현장 학습에서의 뛰어난 성과로 인해 이 정보를 포기하지 않았다. 대신, 그녀는 George가 그에게 치료를 해 줄 수 있는 치료의 질에 만족하도록 하기 위해 할 수 있는 모든 것을 하기로 결심했다. 그녀는 자신이 클라이언트 중심적인 접근을 하고 있다고 생각했다. 그녀는 그의 잘난 체하는 목소리와 비꼬는 반응에 즉시 환멸을 느꼈다. "제 목표는 제 베스가 구출될 수 있도록 하는 것이고 가능한 한 빨리 도로로 돌아가는 것입니다."

똑같이 비꼬는 어조로, 그녀는 즉시 그에게 이번에는 헬멧을 쓸 계획인지 물어봄으로써 반응했다. 그녀는 아마도 그가 그 코멘트를 유머러스하게 여길 것이고 그것이 분위기를 깨뜨릴 것이라고 생각했다. 대신 나머지 세션은 긴장된 분위기였다. Gayle은 수동적인 동작의 범위 운동을 시작했고 George에게 그의 직업과 취미에 대해 물어봄으로써 대화를 하기 위한 수많은 헛된 시도를 했다. 회의가 끝난 후, George는 Gayle에 대해 이야기하기 위해 병원의 서비스 책임자와 연락했다.

그는 그녀의 태도가 오만하고 전문가답지 못하며, 그녀에게 어떤 도움도 필요한 경험이나 성숙함이 없다고 느꼈다고 보고했다. 그는 미래에 다른 치료사에게 보여달라고 요청했다. 그녀의 감독관으로부터 이 소식을 듣자마자, Gayle은 망연자실했고, 이 도전적인 클라이언트로 그녀가 다르게 할 수 있었던 것을 알아낼 수 있었다.

질문

자신을 소개하고 작업치료를 설명한 후, Gayle은 세션을 시작하기 위해 어떤 6가지 모드를 사용했는가? 이 모드가 George와 함께 성공했나? 왜 그런가? 또는 왜 그렇지 않은가?

1. 공감 휴식 세션 중에 발생했는가?
2. Gayle, George 그녀에 대해 만든 불만을 방지하기 위해 세션 동안 다르게 할 수 있었던 일이 있는가?

참고문헌 References

Allison, H., & Strong, J.(1994). Verbal strategies used by occupational therapists in direct client encounters. *Occupational Therapy Journal of Research*, *14*, 112–129.

American Occupational Therapy Association.(2008). Occupational therapy practice framework: Domain and process, 2nd edition. *American Journal of Occupational Therapy*, *62*, 625–683.

Anderson, J., & Hinojosa, J.(1984). Parents and therapists in a professional partnership. *American Journal of Occupational Therapy*, *38*, 452–461.

Beck, A. T.(1996). Beyond belief: A theory of modes, personality, and psychopathology. In P. M. Salkovskis(Ed.), *Frontiers of cognitive therapy*(pp. 1–25). New York, NY: Guilford Press.

Bombardier, C. H., D'Amico, C., & Jordan, J. S.(1990). The relationship of appraisal and coping to chronic illness adjustment. *Behavior Research and Therapy*, *28*, 297–304.

Cole, M. B., & McLean, V.(2003). Therapeutic relationships re-defined. *Occupational Therapy in Mental Health*, *19*, 33–56.

Eklund, M.(1996). Working relationship, participation and outcome in a psychiatric day care unit based on occupational therapy. *Scandinavian Journal of Occupational Therapy*, *3*, 106–113.

Eklund, M., & Hallberg, I. R.(2001). Psychiatric occupational therapists' verbal interaction with their clients. *Occupational Therapy International*, *8*, 1–16.

Guidetti, S., & Tham, K.(2002). Therapeutic strategies used by occupational therapists in self-care training: A qualitative study. *Occupational Therapy International*, *9*, 257–276.

Guthrie, E.(1996). Emotional disorder in chronic illness: Psychotherapeutic interventions. *British Journal of Psychiatry*, *168*, 265–273.

Jenkins, M., Mallett, J., O'Neill, C., McFadden, M., & Baird, H.(1994). Insights into "practice" communication: An interactional approach. *British Journal of Occupational Therapy*, *57*, 297–302.

Johnson, C., & Webster, D.(2002). *Recrafting a life: Solutions for chronic pain and illness*. New York, NY: Psychology Press.

Kielhofner, G.(2009). *Conceptual Foundations of Occupational Therapy*(4th ed.). Philadelphia, PA: F.A. Davis.

Lacroix, J. M., Martin, B., Avendano, M., & Goldstein, R.(1991). Symptom schema in chronic respiratory patients. *Health Psychology*, *10*, 268–273.

Moorey, S., & Greer, S.(2002). *Cognitive behaviour therapy for people with cancer*. Oxford, United Kingdom: Oxford University Press.

Norrby, E., & Bellner, A. L.(1995). The helping encounter–Occupational therapists' perception of therapeutic relationships. *Scandinavian Journal of Caring Science*, *9*, 41–46.

Palmadottir, G.(2006). Client-therapist relationships: Experiences of occupational therapy clients in rehabilitation. *British Journal of Occupational Therapy*, *69*, 394–401.

Peloquin, S. M.(1988). Linking purpose to procedure during interactions with patients. *American Journal of Occupational Therapy*, *42*, 775–781.

Punwar, A. J.(2000). The art and science of practice. In A. J. Punwar & S. Peloquin(Eds.), *Occupational therapy: Principles and practice*(3rd ed.). Philadelphia, PA: Lippincott Williams & Wilkins.

Rosa, S. A., & Hasselkus, B. R.(1996). Connecting with patients: The personal experience of professional helping. *Occupational Therapy Journal of Research*, *16*, 245–260.

Taylor, R. R.(2008). *The intentional relationship: Occupational therapy and use of self.* Philadelphia, PA: F. A. Davis.

Taylor, R. R., Lee, S. W., & Kielhofner, G.(2011). Practitioners' use of interpersonal modes within the therapeutic relationship: Results from a nationwide study. *OTJR: Occupation, Participation and Health*, *31*, 6–14.

Taylor, R. R., Lee, S. W., Kielhofner, G., & Ketkar, M.(2009). Therapeutic use of self: A nationwide survey of practitioners' attitudes and experiences. *American Journal of Occupational Therapy*, *63*, 198–207.

Taylor, S. E., & Aspinwall, L. G.(1990). Psychosocial aspects of chronic illness. In P. T. Costa & G. R. Vanden Bos(Eds.), *Psychosocial aspects of serious illness: Chronic conditions, fatal diseases, and clinical care. Master lectures in psychology*(pp. 3–60). Washington, DC: American Psychological Association.

White, C. A.(2001). *Cognitive behaviour therapy for chronic medical problems: A guide to assessment and treatment in practice*. West Sussex, United Kingdom: John Wiley & Sons.

34 장

그룹의 절차 및 그룹의 중재

Group Process and Group Intervention

유찬욱 옮김

학습목표

이 장을 학습한 후, 다음의 내용을 할 수 있을 것이다:

1. 작업치료에서 복잡성과 소규모 그룹의 가치에 대한 이해
2. 그룹 과정의 다양성이 미치는 요소의 영향을 이해
3. 효과적인 그룹 리더십의 특성을 토론
4. 작업치료 중재 그룹의 다양한 유형을 설명
5. 그룹 중재 프로토콜의 기본 구성요소를 식별
6. 그룹 구성원의 행동을 파악

개요

서론 Introduction

그룹은 협력을 통해 달성될 수 있는 공통의 목적을 공유하는 사람들의 모임이다. 그룹은 서로 대화하고 서로 의존적인 개인의 조직 체계이다. 작업치료사는 몇 가지 이름, 학교, 병원, 전문 요양시설, 정신 서비스, 보육 프로그램, 자립생활 센터, 지역사회 사회복지기관 등 다양한 설정에서 그룹의 중재를 제공한다. 이 그룹 구성원의 연령 범위는 어린이에서 노인까지 매우 광범위하다. 작업치료의 그룹 중재 작업기술과 대인관계 상호작용 기술을 개발하는 기회를 제공한다(Mosey, 1973). 변화는 그룹 구성원들 사이의 상호작용 및 피드백의 결과로서 전체 개인 및 그룹에서 발생한다(**그림 34.1** 참고).

그룹 작업은 매우 어려울 수 있지만, 발달 및 그룹 중재의 구현에서 파생되는 많은 혜택이 있다. 수년 간의 연구를 바탕으로, (1995) Yalom는 "치료요인" 또는 그룹 중재의 효과적으로 하는 치료요인의 분류를 개발했다(**Box 34.1** 참고). 치료요소는 "환자의 상태 개선에 기여하고, 그룹 작업치료사, 환자 또는 동료의 그룹 멤버의 행동의 부부의 집단 치료에서 발생하는 요소"이다(Bloch, 1986, p.679).

작업치료 중재에 사용된 그룹은 전형적으로 그룹의 결정에 목적 또는 목표에

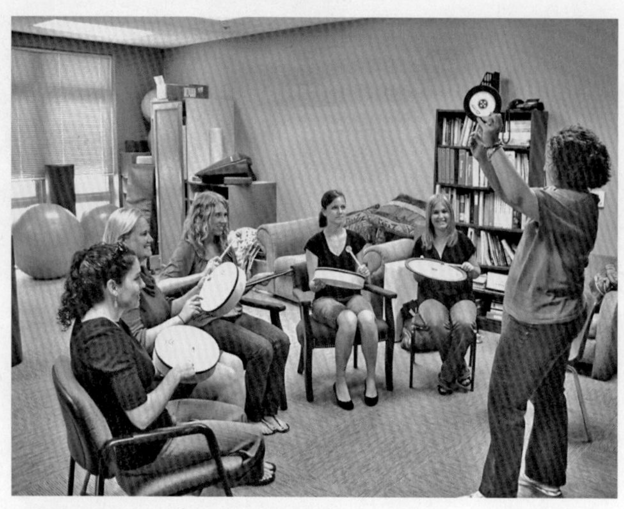

그림 34.1 작업치료에서 종종 하는 그룹형태(Photo courtesy of Elizabeth Alford, MS, OTR.)

기초하여 계획되어 에너지 절약, 심리학, 사회 기술 그룹, 일상 생활, 회상, 레저 그룹 활동 및 감각 그룹 중에서 포함된다(**표 34.1** 참고).

그룹의 중재는 사회적 관계를 구축하는 사회적 지원에 대한 상황을 제공하는 동시에 여러 목표를 달성하도록 설계할 수 있으며, 비용 효율적이고 융통성이 있다. 또한, 그룹의 중재들은

- "의사소통 및 자기 표현을 향상"
- "판단이 어려운 수용적 분위기를 제공"
- "학습을 공유 할 수 있는 여러 기회를 제공"
- "클라이언트의 참여 촉진"과의 관계에서 문제 해결에 대한 상황을 제공한다(Cole, 2012, p.70).

이 장에서의 기본 절차는 중재의 다양한 특성을 포함하여, 설명한다. 그룹 및 그룹 개발 단계. 또한, 작업치료 집단 중재 유형이 논의되고 작업치료 그룹에 대한 중재를 탐구한다.

그룹 절차 Group Process

설정에 관계없이 작은 그룹에서는 끊임없이 변화하는 역학적인 환경이 있다. 전체적으로 지도자 구성원 및 그룹 간의 상호 관계 및 상호작용은 그룹의 **진행 과정**이라 한다. 그룹의 절차는 "그룹의 강한 욕망 그룹, 감정적 경험과 그룹의 반응 사이에서 그룹 멤버들 사이 및 지도자들과의 관계의 질을 작동하는 방법에 대해 설명하고 지금 어려움을 경험한다"(Brown, 2003, p.228). 리더와 구성원 사이에 매번 상호작용 그룹에서 여기 지금 그리고 절차를 구성한다. 최소한, 상호 의존적인 시스템으로, 상호작용은 여섯 가지 방법으로 동시에 작동한다:(1)구성원에서 구성원 (2)리더에서 구성원 그리고 구성원에서 리더 (3)서브그룹 (4)전체로써의 그룹 (5)작업에 참여하고 (6)문화와 환경을 제공한다. 시스템 중심의 모델에서, 그룹은 상호 의존적 상호작용하는 부분의 조직기구로 볼 수 있다. "그것은 개인적 그룹 구성원이 아닌 발달단계에 따라 변화하는 상호작용하는 체계이다"(Howe & Schwartzberg, 2001, p.22).

그룹의 특성

중재 그룹은 다음과 같은 특징이 있다:

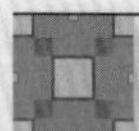

BOX 34.1 그룹에서 Yalom의 주요 치료요인

- 이타주의 : 다른 사람들과 공유하는 다른 사람에게 청하는, 자신이 다른 사람을 도움의 제공
- 카타르시스: 감정을 표현하고 발표하는 감정과 경험 공유
- 응집성: 신뢰를 바탕으로 관계를 발전, 소속감, 지원 및 배려
- 모방 행동: 다른 사람의 행동을 관찰하고 실험하고 자신의 삶에 다른 그룹 멤버들과 그룹 리더에 의해 모델링 긍정적인 행동을 적용
- 희망의 가르침: 재 확인을 받는 등 개선의 관찰을 기반으로 낙관과 긍정적인 기대를 경험
- 대인관계 학습: 다른 사람에 대한 과거의 잘못된 해석을, 그룹의 다른 사람들로부터 배우고 다른 사람의 인식을 개발, 수정
- 자기 이해 : 자기의 이전에 알려지지 않은 측면을 발견하고 수용
- 사회화 기술: 사회적 기술을 배우고, 연습, 개발
- 부여된 정보: 다른 그룹 회원들과 토론을 통해 자신의 건강, 질병, 장애에 대한 학습
- 보편성 : 사람이 혼자가 아니라는 것을 인식을 개발하고 다른 사람은 유사한 문제 및 경험의 공유 감정을 인식함

From Yalom, I. D.(1995). The theory and practice of group psychotherapy(4th ed.). New York, NY: Basic Books; Yalom, I. D., & Leszcz, M.(2005). The theory and practice of group psychotherapy(5th ed.). New York, NY: Basic Books.

표 34.1 작업치료 중재 그룹의 예

작업치료 중재 그룹 유형 및 목적	작업치료 실행의 예
심리학 그룹 작업수행, 참여, 복지에 영향을 미칠 건강 문제에 대한 클라이언트 교육을; 건강관리 및 유지 보수를 위한 클라이언트의 능력을 향상시킨다. 심리학 그룹은 일반적으로 개입에 포함된 인지 행동 요소를 가지고 있다.	외상 후 스트레스 장애(PTSD)에서 회복하는 군인의 그룹은 스트레스 관리 전략과 방법을 일상 작업 동안 그들을 통합하는 내용 외래 정신보건 시설에서 작업치료 세션을 주당 하루 야간에 참석한다.
사회적 기술 그룹 사회 참여에 필요한 기술의 개발, 구축 및 개선을 위한 기회를 제공한다. 구성원은 사회적 상호작용 기술을 개발하고 서로 배울 수 있는 그룹 구성원이 사회적으로 연결되어있는 상황을 만들기.	약물 중독에 대한 외래환자 프로그램에서 작업치료사는 클라이언트가 표명한 우려에 기초하여 생성되는 역할 재생 다양한 사회적 상황을, 통합 그룹 세션을 제공한다. 구성원들은 다른 사람에 의해 인식과 사회적 지원을 받을 / 제공하는 방법에 대해 서로의 통찰력에 도움이 된다.
일상 생활(ADL) 그룹의 활동 설립 교정, 또는 ADL 및 수단적 ADL(IADL) 기술을 복귀하도록 설계되었다. 그룹 회원에 대한 인식, 지식, 직업 성능의 숙달에 필요한 기술을 습득. 개입을 통해 실현 향상된 기능의 결과는 기술 개발과 적응에 초점을 맞추었다.	작업치료사는 지역 노인센터에서 시력이 약한 사람을 위한 ADL 그룹을 용이하게 한다. 구성원은 전략과 작업치료사에 의해 제안 적응을 탐구하고 성공적으로 가정관리 및 자기관리 활동에 참여하는 것이다.
추억 그룹 목표는 자신의 과거에서 의미 있는 활동에 참여하여 사람의 현재 직업 흥미와 능력을 지원 유지, 보호, 또는 보존하는 것이다.	작업치료 보조는 카드 놀이를 하고 싶은 그들 모두 치매의 중간 단계에 있는 사람을 위한 레크리에이션 그룹을 이끌고 있다. 그녀는 테이블에 얼굴을 배치 그림 카드를 사용하여 일치하는 게임을 한다. 이 병렬 활동은 성공을 위한 클라이언트의 잠재력을 향상 단순한 인식을 필요로 한다.
레저 그룹 탐구하고 산업 균형을 달성하고 유지하기 위해 다양한 여가 활동에 참여할 수 있는 기회를 제공한다.	작업치료사는 지역 공원 및 레크리에이션 부서에서 제공하는 활동을 통합하는 클럽 하우스 프로그램의 회원들과 지역사회 재 통합 계획을 개발하기 위해 고용된다.
감각운동 그룹 적응을 용이하게 하기 위해 설계; 활동 그룹의 발달 수준에 일반적으로 의존한다. 감각운동 그룹의 치료적 형태는 보통 신경학적 또는 인지기능 저하의 장애를 해결하는 것이다.	가벼운 외상성 뇌 손상과 청소년을 위한 레크리에이션 그룹에서, 작업치료사는 회원이 음악과 리듬의 다양한 형태로 이동 도움이 되는 낙하산 활동을 사용한다.
에너지 절약 그룹 그룹 멤버는 질병 또는 질환의 발생을 감소시키기 위해 또는 진행성 또는 퇴행성 질환의 경우에 보조 조건을 예방하기 위해 건강 증진에 초점 활동에 참여.	지속적인 케어 은퇴 커뮤니티를 방문하는 작업치료사(CCRC)는 관절염과 그들의 일상 직업 루틴에 이러한 기술을 통합할 수 있도록 하는 노인에 에너지 절약의 원리를 가르쳐 그룹을 개발하고 있습니다.

- 그룹 상황과 분위기
- 경계 / 회원 가입
- 역할
- 그룹 응집력
- 그룹 규범
- 그룹 목표

그룹은, 역사적, 사회적, 환경적 맥락 내에서 더 큰 시스템 내에 존재하고 발생한다. 이러한 상황은 내부 그룹의 기능 및 다른 시스템과의 관계에 영향을 미친다. Schwartzberg, Howe, and Barnes(2008)에 따르면, "그룹의 분위기는 그룹에 영향을 미치는 물리적, 대인관계 또는 정서적 환경을 의미한다. "물리적 환경과 안정의 가져옴은 대인 간의 분위기를 수용하여 그룹의 기능을 향상시킨다.

그룹의 경계는 강성, 유연성, 또는 투과성의 변수도 있을 수 있다. 일반적으로, 중재 그룹은 구성원이 포함되거나 제외되어 있다. 그룹은 새로운 멤버가 추가되거나 함께, 폐쇄, 또는 구성원을 변경하여 열 수 있다. 구성원은 서로 이질적인 또는 유사하게 선택될 수 있다. 작은 그룹은 10세 구성원 또

BOX 34.2 중재 그룹의 작업 및 사회 정서적 역할

작업역할
- 창시자 / 기부자
- 정보추구자 / 정보제공자
- 의견추구자 / 의견제공자
- 설명자
- 조정자
- 방향제공자
- 평가자 / 비평가
- 기술자 그룹의 행동을 자극한다
- 절차 기술자(일상적인 작업을 수행)

사회정서적 역할
- 격려자
- 조화를 이루는 자(그룹 구성원들 사이의 차이를 중재)
- 타협자(그룹의 조화를 유지하기 위해 자신의 행동을 변화)
- 문지기
- 표준을 만드는 자
- 그룹 관찰자(그룹 과정에 대한 피드백을 제공)
- 따르는 자

는 12 구성원들로부터 크기가 다양하다. 그룹 크기는 그룹 방법, 리더의 전략, 성과에 영향을 받는다(Howe & Schwartz berg, 2001).

사람들은 중재 그룹에서 다양한 역할을 수행한다. **역할**은 그룹 또는 사회의 특정 위치 또는 상태에 대한 행동의 기대, 권리 및 책임에 동의한 사회의 집합입니다. 역할은 작업 성과 또는 그룹의 효과적인 기능에 중요한 두 그룹 구성원들의 사회적 / 감정적 요구에 관련될 수 있다. 작업 및 사회 정서적 역할의 목록은 **Box 34.2** 에 제공된다(Benne & Sheats, 1978). 그룹 내 역할의 기능은 삶의 모든 영역에서 역할의 기대를 반영하고 역할 능력의 개발을 위한 기회를 제공한다. 구성원의 역할과 상황의 요구 사이에 불 일치가 있을 수 있다. 모두가 정서적 지원이 제공하며, 누구도 제안 등의 작업을 제공하지 않는 경우, 그룹은 머뭇거릴 수 있다. 그룹은 일을 얻는 것에 초점을 맞추고 반대로, 구성원은 감정적으로 불만과 고립을 느낄 것이다. 구성원의 역할이 작업과 합동 그룹 응집력의 결과이다.

그룹 응집력은 이해 수용의 정도를 말하며, 친밀감은 그룹 구성원의 감정이 서로 그들이 그룹에 가치를 향해 있다. 그것은 그룹 구성원의 의미, 자신의 신뢰와 함께 작동하는 욕망, 공생의 느낌과 안정감이다. 그룹 응집력은 그룹 기능과 개인의 발전을 용이하게 한다. 그룹 응집력은 그룹의 규범과 목표에 대한 그룹 구성원, 다른 그룹에 대한 경쟁과 합의 사이의 유사성을 강조, 자주 그룹 미팅을 통해 향상될 수 있다.

그룹의 규범은 구성원의 생각, 감정, 그리고 행동하는 적절한 방법이다. 무엇을 믿는가는 그룹의 가치 체계를 반영한다. 규범의 안전망을 제공하고, 개인 및 그룹의 기대를 명확하게 한다. 규범은 명시적 또는 암시적이고 그룹이 개발하고 성숙하는 시간이 지남에 따라 변경할 수 있다. 일부 그룹은 특정 기록 규칙이나 참석, 기대, 역할 및 대인관계 상호작용을 관리하는 것이다(Schwartzberg et al., 2008).

그룹의 목표는 대부분의 그룹 구성원의 노력이 지시하는 방향으로 가는 상태이다. 목표는 그룹의 초점을 결정하고 명시적 또는 암시적일 수 있다. 목표는 그룹의 정체성을 부여하고 의미를 제공한다; 목표는 개인의 그룹 활동의 판단될 수 있는 표준이다. 구성원에 대한 명확하고 그룹의 목적과 목표에 전념 할 때 그룹은 더 나은 기능을 한다(Schwartzberg et al., 2008).

그룹 리더십 Group Leadership

리더십은 개인과 몇 가지 공통 관심사를 중심으로 구축된

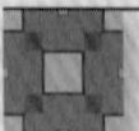

BOX 34.3 리더십 스타일

지침: 리더는 치료 목적을 위한 그룹, 활동의 선택 그리고 그룹을 구성한다.

촉진적: 촉진자는 구성원의 지원, 구성원들의 지도자의 지도와 의사결정하고, 작업치료사는 사람과 교육자 역할을 한다.

권고: 리더가 필요하거나 요청하지만, 구조 또는 목표를 제공하지 않는 한 전문 지식을 제공; 동기는 그룹 내에서 제공

Data from Cole, M. B.(2012). Group dynamics in occupational therapy: The theoretical basis and practice application of group intervention(4th ed.). Thorofare, NJ: Slack.

그룹 사이의 관계를 의미한다. 리더는 "다른 사람에 영향을 미칠 수 있는 사람이 상호 목표를 달성하고 구성원 간의 효과적인 협력 관계를 유지하기 위한 노력에 더 효과적(Johnson & Johnson, 2006, p.168)이다. 리더십 스타일은 지시적, 촉진적, 및 자문(설명은 **Box 34.3** 참고) 등이 있다. 각각의 리더십 스타일에는 장단점이 있다. 따라서 그룹 개발의 주어진 상황, 클라이언트 기능의 수준과 단계에 가장 적합한 방법을 사용하는 것이 가장 좋다. 예를 들어, 지시의 리더십 활동 중 부상의 위험이 있을 수 있으므로 적절한 안전 의식을 가지고 하지 않을 수 있다. 촉진적 리더십 스타일은 그룹의 응집력으로 이어질 가능성이 높다. 자문 리더십 스타일은 자문 역할에 간병인, 가족, 지역사회 단체와 협력에 가장 적합하다. 이 때문에, 효과적인 리더의 레퍼토리의 일부로써 세가지 스타일을 갖는다(Cole, 2012).

리더는 "그룹의 목표를 달성하는 동안 구성원이 효과적이고 적절하게 다른 구성원들의 요구를 충족하기 위해 학습"과 "그룹 구성원의 작업 및 사회 정서적 측면에 균형 능력을 증가시켜 새로운 행동을 배울 수 있다(Schwartzberg et al., 2008, p.59)." 효과적인 학습 과정을 용이하게 하기 위해, 지도자, 공감하며 듣기를 통해 교감을 구축하고 협력을 구축해 제공하는 정보와 피드백을 받고, 성공의 유효성 검사 및, 개인적인 이야기를 공유할 수 있다(Mattingly & Fleming, 1994).

연구 그룹 구성원에 중요한 리더십의 네 가지 기능이 있다는 것을 나타낸다(Yalom & Leszcz, 2005).

- 감정적 활성화(감정 표현을 용이하게 감정을 이끌어 도전하고 필요에 직면함)
- 배려(지원, 관심, 수용, 제공, 등)
- 권한의 의미(해명을 제공, 설명, 해석 등)
- 집행 기능(시간관리 한계를 설정, 전략 및 절차를 추천)

Kouzes 와 Posner(2007)는 예시적인 리더십의 다섯 사례를 설명한다. 이들은 비전을 공유하고 영감, 과정의 도전, 행동 등을 가능하게 하고, 마음을 격려한다. 모델링 방법은, 명백하게 긍정하고, 그룹에 의해 공유하는 값들에 작용하여 설정 예를 포함한다. 집단적 열망을 기반으로 비전을 공유하는 영감은 그룹 구성원 간의 행동 의지 만들어 낸다. 과정에 도전하는 그룹 멤버들 사이의 주도권, 창의성, 혁신을 촉진한다. 다른 사람을 사용하면 육성의 관계를 구축하고 신뢰를 바탕으로 공동 작업 및 개인 및 그룹 능력의 개발을 역할을 한다. 마음을 장려하는 그룹 구성원의 기여에 대한 감사의 마음을 보여주고 그룹의 지역사회 정신을 만든다.

그룹 개발 Group Development

중재 그룹은 단기(위기 중재) 또는 장기로(회복) 할 수 있다. 그들은 단기 또는 장기에 상관없이, 그룹은 시간이 지남에 따라 변한다. 그룹이 변화 등 다양한 대인 우려가 나온다. 그룹 발전 단계에서는 그룹의 문제의 진화의 개념 모델을 제공한다. 그룹 발전 전력을 확인하는 4가지 (1)형성(그룹

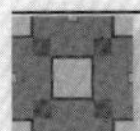

BOX 34.4 Gazda(1989)의 그룹 발달 단계

검토 단계
- 기본 규칙 / 그룹에 대한 규범 설정
- 목표를 명확히
- 참가자를 책임을 통보
- 리더를 중심으로
- 익숙해지기
- 그룹의 역할 / 기능 구축

전환 단계
- 충돌 및 분리
- 그룹의 영향에 대한 저항
- 감정적 반응
- 불안정
- 방어와 좌절
- 극복할 수 없을 것 같은 문제
- 그룹의 생존 문제에

활동단계
- 일 / 과제의 초점
- 저항을 극복
- 신뢰와 응집력이 개발된
- 자기 공개의 증가
- 자발성 증가
- 리더에 대한 의존도 감소
- 문제가 쉽게 해결됨

종결단계
- 일반적으로 짧은 기간
- 자기 공개의 감소
- 폐쇄하려는 시도
- 작별을 말하는 것의 필요와 이동

표 34.2 그룹에서의 파괴적 행동의 관리

문제행동	가능한 치료 형태를 사용	예
환각과 망상	지시	현실 기반의 방향을 제공한다; 구조적 활동을 유지
정좌불능	공감 & 문제해결	필요한 경우 움직임을 자유롭게 허용한다. 휴식을 위한 움직임 계획, 대운동 활동의 선택, 또는 소운동 활동의 적응
그룹에서의 방출	협력 & 문제해결	행동에 대한 이유를 판별하고 클라이언트 요청 처리에 협력
부적절한 성적행동을 보임	지시 & 공감	부적절한 것과 받아들일 수 없는 행동은 명확한 용어로 설명한다. 사람이 애정 또는 요청 관심을 표시하는 적절한 방법을 찾는데 도움이 된다.
다른 구성원과 이야기의 과도한 끼어듬 또는 토론과 리더의 시간에 독점함	지시	구조 활동을 디자인한다. 그룹의 모든 구성원에서 답변을 요구하는 질문을 한다. 가르치고 대화에서 교대로의 모델 방법은 그룹의 목표, 활동, 또는 토론에 클라이언트의 관심을 다시 활동하게 한다.
공격적인 언어를 사용하여 단계적으로 확대하거나 공격적인 행동을 표시	지시 & 문제해결	적극적으로 듣고, 즉시 소리, 문제 행동의 차분한 톤을 사용하고, 설립 그룹 규칙을 자주 언급, 경계를 준수
과도하거나 부적절한 승인 추구	협력	클라이언트가 적극적으로 참여 및 의사결정 메이커가 될 것으로 예상, 선택과 자율성을 보장한다.
그룹 활동 및 / 또는 상호작용에 참여 부족	격려	참여에 대한 긍정적인 강화를 제공 성과를 축하하고, 희망을 준다.

의 그룹, 목적, 및 절차에서 하나의 역할 불확실성) (2)스토밍(그룹의 갈등과 반란 구성원이 그룹의 영향력에 저항하기 때문에), (3)규준(그룹 응집력을 활성화하기 위해 함께 작동하는 방법, 세트 규범을 발견) (4)수행(그룹이 목표를 달성하기 위해 함께 노력의 방법으로 유연). Gazda(1989)는 설명을 업데이트한 것을 제공하다(**Box 34.4**). 그룹 개발 단계 또는 단계는 종종 예측 가능한 것이 아니라 오히려 변동주기적인 패턴이 발생한다. 그룹은 정체기나 스트레스가 있을 대 이전 단계로 돌아가 더 긍정적인 방향으로 발전하기 위하여 규범, 목표 및 전략을 다시 형성할 수 있다.

그룹에 혼란을 일으키는 행동 관리

Managing Disruptive Behaviors in Groups

촉진하는 효과적인 중재 그룹의 과제 중 하나는 그룹 구성원의 파괴적이고 어려운 행동을 관리하는 것이다. 이러한 행동은 클라이언트 측의 불안, 좌절, 지루함, 두려움, 또는 증상의 악화로 인한 것일 수 있다. 파괴적인 행동은 그 또는 그녀가 필요 이상의 구조, 지침 또는 안심을 원해 작업치료사에 경고하는 클라이언트의 방법이 될 수 없다. 중재를 하는 동안 발생할 어려운 상황을 효과적으로 처리할 때, 클라이언트 학습과 성장을 용이하게 한다; 작업치료사와의 치료협력이 강화된다. 잘못하면, 이러한 상황은 그룹 내의 그룹과 간섭 관계의 효과를 저해할 수 있다.

행동에 대한 근본적인 원인이나 동기를 이해하는 것은 작업치료사가 최선의 대응 또는 사용하는 치료 모드를 결정하는데 도움이 된다. 치료적 형태는 33장 문제 행동과 전략이 **표 34.2**에 자세히 설명되어 있다.

기능 평가를 위한 그룹 사용

Using Groups to Assess Function

작업수행은 클라이언트의, 직업 및 환경 간의 상호작용의 결과이다. 그 결과, 그룹은 특정 클라이언트 요소, 기능, 기술 및 기능 패턴을 평가하기 위한 유용한 상황일 수 있다. 다양한 클라이언트 요소가 그룹 활동, 그룹 상황에서 쉽게 알 수 있는 주의, 기억, 지각, 사고, 기질 및 성격, 에너지, 운전을 포함해 특정 전체적인 정신 기능 중 평가될 수 있다.

기능, 특히 인지 능력, 감정 조절, 의사소통 및 사회적 기술은 쉽게 그룹 활동을 하는 동안 평가된다. 클라이언트가 계

업무 딜레마

그냥 그런날...

바쁜 도시의 병원 외래에서, 작업치료사 및 인증 작업치료 보조(COTA)는 외상성 뇌 손상(TBIs) 재활 클라이언트를 위한 사회적 기술을 제공하고 있다. 이 그룹은 지도자를 포함하지 않는 5명이다. Martin은 3개월 전 심각한 교통사고를 당한 55 세의 전직 고등학교 농구 코치이다. 그는 자주 감정 폭발하고 파괴적인 행동을 하는 경향이 있다. Joanna는 두 아이의 어머니로 36세이다. 그녀는 전력 회사와 그녀의 직장에서 문제를 일으켰다. 그녀는 트럭에서 양동이가 작업 중 떨어져 TBI가 되었다. Joanna는 자주 조증의 행동이 발생되고 구성원에 대한 부적절한 성적 표현이 발생한다.

Louis는 바쁜 도시 광장의 보도에서 운전자의 실수로 자동차 사고가 발생한 60세의 거리 음악가이다. Louis는 조용하고 예의 바르고 온화하지만 종종 그룹 활동에서 탈퇴 또는 참여를 거부한다. 그는 또한 환각을 경험한다. Marcella 와 Elaine는 청소년기에 발병한 헌팅톤 병으로 진단받은 22세의 쌍둥이이다. 그들은 자주 난폭한 움직임과 제한된 인지능력으로 종종 다른 그룹 멤버들에 의해 불만을 토로하고 있다.

발달을 위한 연습과 의사소통 및 사회적 기술에서, 공동 의사결정과 계획을 필요로 하는 그룹에 콜라주를 완성하는 것에 대해 노력하고 있다. 세션의 처음 15분 이내에 작업치료사는 Louis가 환각이 발생하는 것을 알게 되었다. 이때 간호사는 약물을 전달하기 위해 작업치료실에 급하게 문을 통과해 도착했고 바닥에는 콜라주를 만들기 위한 잡지 사진이 있었다. Martin은 바보같이 소리를 높여 그녀의 사진에 노크를 하며 간호사에게 소리쳤다.

비록 미세 운동 능력이 감소된 Elaine과 Marcella에게는 어려운 과제였지만, 작업치료사는 쌍둥이에 대한 다양한 음식의 폼 보드 사진을 합성하여 사용할 수 있는 결과물이었다. 심지어 이 클라이언트는 큰 소리로 이야기하고 그룹 활동을 포기함으로써 좌절을 표현하며 적응했다. Joanna의 정좌 불능과 부적절한 성적 행동으로 그룹 구성원 간의 작업 완료 및 사회적 상호작용을 방해할 것 같았다. 하루에 1시간 세션에서 자신의 그룹을 했다.

엄청난 충격의 클라이언트 문제 행동을 분석, 문서를 준비하는 동안 작업치료사 및 COTA 나중에 그룹 세션을 논의했다. 작업치료사는 COTA 보았다, 그리고 결론을 내렸다 "음, 아, 내가 이 모든 일의 일이다 생각하고 그냥 그 일 중 하나였다!"

질문

1. 연습 딜레마에 파괴적인 행동의 어떤 부분이 해결하기가 가장 어려운 것일까? 왜?
2. 각 클라이언트의 파괴적인 행동을 관리하는 연습 시나리오에서 어떤 전략 또는 치료 모드를 사용 할 수 있는가?
3. 당신은 어떻게 사전에 이러한 문제의 발생을 예방할 수 있는가?

획하고 그룹 맥락에서 작업이나 활동의 성과를 관리하고 다른 그룹 회원들과 상호작용하면서 판단 선택, 조직, 순서, 우선 순위 및 문제해결 등의 인지능력은 분명히 알 수 있다. 이러한 알렌 진단 모듈에 포함된 것과 같은 공예 활동, 동안 클라이언트를 관찰, 그룹 작업 세션 동안 인지능력을 평가하기 위해 유용할 수 있다. 종합 평가 작업치료(COTE)도 작업과 관련된 행동과 능력을 평가하기 위해 사용될 수 있다.

감정조절 능력은 "클라이언트가, 식별하고, 관리 및 활동에 참여하거나 다른 사람과 상호작용하면서 감정을 표현하기 위해 사용하는 행위나 행동"이다(미국 작업치료 협회, 2008, P. 640). 이러한 행동은 공감과 다른 사람의 감정에 반응하고, 적절하게 감정을 표시하며, 스트레스 상황에 대한 대처 및 관리의 좌절과 분노를 포함한다. 클라이언트가 자신의 감정적인 반응과 감정 조절 능력의 사용을 모니터링 하는 변증법적 행동 치료에(DBT) 일기 카드는 유용하다. 매일의 감정 및 행동을 추적함으로써, 문제 패턴을 명백히 해결할 수 있다. DBT 일기 카드의 전자 버전은 아이폰 응용 프로그램(DBT 아이폰 앱, 2012)로 사용할 수 있다.

의사소통 및 사회적 기술그룹의 상황은 외부에서 평가하기 거의 불가능하다. 그룹 상호작용을 하는 동안 관찰할 수 있는 능력, 눈 맞춤을 유지하고 대화를 시작, 질문에 대한 응답, 교대로, 제한된 공급을 공유, 다른 사람의 관점과 신념을 존중하고, 적절한 대인 거리의 사용을 포함한다. 인간 직업의 모델을 기반으로 의사소통 및 상호작용 기술의 평가(ACIS)을 포함하여 의사소통 및 사회적 기술에 대한 많은 유용한 작업치료평가가 있다, 사회적 상호작용 스케일(SIS), 베이지 역 기능 수행 평가(BaFPE)의 그리고 COTE.

작업치료에서의 그룹의 중재

Intervention Groups in Occupational Therapy

Schwartzberg 등(2008)은 다음과 같은 작업치료 작업치료사들이 실제로 그룹의 개입을 통합해야 하는 몇 가지 중요한 이유를 제공한다.

- "그룹은 현실 지향적이며, 그 적응에 촉진 작업 기반의 환경을 제공한다."
- "그룹은 개인과 사회의 요구에 대한 피드백과 지원을

제공 할 수 있는 자연 환경이다."

- "성장과 변화의 촉진 그룹 활동에 참여를 통해 구성원들은 배울 수 있는 실천 기술의 습득과 일상생활에 필요한 활동의 역량을 달성할 수 있다."
- "그룹이 실제 문제와 개체를 처리하기 위한 기회를 제공할 때, 사람들은 개선 또는 사회적 수요를 충족하기 위해 자신의 작업 특성을 향상, 유지할 수 있다."(p.39).

그룹 작업치료 중재의 다양한 형태, 예를 들어, 클라이언트 중심 그룹, 발달 그룹, 작업중심 그룹 및 기능적 그룹들을 취할 수 있다. 이들 각각은 간단히 설명할 수 있다. 그러나, 그룹 중재의 이러한 형태는 자주 혼합의 형태로 결합해 거의 단독으로 사용되는지 인지하는 것이 중요하다.

클라이언트 중심의 그룹

클라이언트 중심의 접근 방식은 작업치료 실행의 주요 기초 토대 중 하나가 개인뿐만 아니라 계획과 그룹의 개입을 구현에 적용했다. 중재. 클라이언트 중심의 실행은 주로 정신건강 치료에 대한 인본주의 접근 방식을 기반으로 한다. 클라이언트 중심 중재 접근법의 과정에 통합은 다음의 원리에 기초한다:

- 클라이언트들은 작업의 기능 그들의 최적 수준에 도달이 필요하며 그들이 치료에서 원하는 것을 알고 있다.
- 치료를 위한 기준이나 관점의 유일한 관련 기준은 클라이언트의 것이다.
- 작업치료사는 실제로 변화를 촉진할 수 없다; 그 또는 그녀는 변화를 촉진하는 환경을 만들 수 있다.
- 그들이 만드는 클라이언트와 그 가족 및 선택에 대한 존중은 작업치료사 클라이언트의 상호작용의 핵심이다.
- 클라이언트와 가족들은 매일 작업 및 작업치료 서비스에 대한 결정에 대한 궁극적인 책임이 있다.
- 클라이언트의 참여는 작업치료 서비스의 모든 측면에서 용이하게 하는 것이다.
- 작업치료 서비스 제공은 클라이언트의 요구에 유연하고 개별화해야 한다.
- 목표는 그들의 활성화 및 작업능력 문제를 해결하기 위해 클라이언트에게 권한을 부여하는 것이다.
- 개입은 사람 – 환경 – 직업 관계에 초점을 맞추고 있다(Law, 1998).

클라이언트 중심의 그룹은 클라이언트의 자기 표현, 강점과 약점의 식별, 문제 영역의 우선 순위, 목표 식별, 옵션 선택에 대한 인식 및 직업 성능과 참여의 내용이 미치는 영향의 탐색을 촉진한다(Cole, 2012). 그룹 중재에서 클라이언트 중심의 실천 원칙을 통합하면 가치 분류 연습, 그룹 및 개별 목표 설정 그리고 실행 계획, 정보 추구와 공유, 역할극, 직업 탐색 등 많은 형태를 취할 수 있다. 그러나, 기본 클라이언트 중심 중재 자체의 치료적 사용을 통해 클라이언트와의 관계를 개발한다.

발달적 그룹

Mosey(1970)는 이는 결국, 성숙, 발달기의 성질을 설명하기 위한, 그룹의 상호작용 능력이 협력 그룹, 프로젝트 그룹, 자기중심 협력 그룹을 통해 병렬 그룹 참여에서 특정 순서로 개발할 것을 가정하고, 그룹 참여. 이 리더에 의존하는 회원 중심의 그룹에서 연속을 나타낸다고 한 첫 번째 작업치료사였다. 성숙은, 적응 그룹 상호작용 기술은 효과적으로 다양한 그룹에서 작동해야 한다. 효과적인 그룹 기능은 자신과 다른 그룹 멤버에 만족하고 사회 환경의 요구를 충족한다.

발달적 그룹은 나이를 특정짓는 것이 아니라 그룹의 기능적 수준을 반영하는 것이다. 그룹의 경험과 활동은 해당 그룹의 상호작용 기술의 클라이언트의 개발을 촉진하기 위해 단계를 매긴다. 발달 그룹은 그룹의 모의실험에서 일반적으로 정상적인 발달 과정에서 발생하여 계획 변경을 위한 형식의 중재가 나타난다. 그룹의 상호작용은 능력의 개발을 용이하게 구현할 수 있는 몇 가지 전략은 다음과 같다. (1)작업치료사 또는 다른 그룹 구성원의 행동을 모방하도록 클라이언트를 격려, (2)그룹의 안전 내에서 다양한 행동 반응 실험에 클라이언트를 격려, (3)생산적 그룹의 상호작용에 참여에 대한 격려와 긍정적인 피드백을 제공하고, (4)토론하고 다양한 사회적 상황에 가능한 행동 선택 역할의 재생이다(Mosey, 1970). Donohue(2010)은 Mosey의 발달 그룹과 사회적 참여의 5가지 수준을 묘사하여 최신의 것으로 했다. (**Box 34.5**). 덧붙여 Cole 과 Donohue(2011)은 사회 프로필, 사회 참여의 세 가지 범주를 측정하기 위한 개발과 평가를 확인했다: 그룹 구성원, 그룹 상호작용과 그룹 활동의 행동의 결과는 치료그룹 중재 계획 및 구현을 돕는데 사용될 수 있다.

작업 지향적 그룹

작업 지향적 그룹은 자연 상황에서 작업에 적극적인 참여의 기회를 제공한다. 작업은 최종 제품을 만들거나 전체적으로 또는 그룹의 사람들을 위한 그룹 서비스를 제공하는 모든 활동과 과정으로 정의된다. 그룹 구성원이 작업을 수행하기

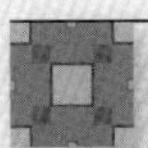

BOX 34.5 Donohue(2010)의 사회적 참여의 5가지 수준

평행 참여
- 지지 방법으로 타인의 존재 하에 작업을 수행
- 나란히 일을 함
- 구성원은 다른 사람이 인신 함을 본다.
- 그룹 구성원 사이의 최소한의 언어적 또는 비언어적 상호작용

연관적 참여
- 예를 들어, 인사, 짧은 대화에 대한 간단한 언어적 비언어적 상호작용
- 일부 시작 협력과 경쟁의 증거
- 작업 외부 작업, 최소한의 상호작용에 초점이 있다.
- 작업에 줄 수 있고 최소한의 지원을 받을 수 있다.

기본적 협력 참여
- 공동 작업을 강조 프로젝트의 완료에, 시간이 지남에 따라 실시한다.
- 구성원은 공동으로, 선택, 구현 및 활동을 실행한다.
- 구성원은 생각의 표현 등의 요구를 충족하도록 시도하기 시작한다.
- 작업, 활동, 또는 목표에 상호 관심을 보임
- 회원들은 서로의 권리를 존중하고 그룹 규칙을 따른다.

지원적 협력 참여
- 작업 주위에 우정과 감정의 공유를 강조한다.
- 그룹의 구성원은 일반적으로 균등하다.
- 서로의 요구를 충족하고 활동에서 상호 만족을 도출하는 것을 목표로 하고 있다.
- 작업은 정서적 지원에 보조로 간주된다.
- 감정은 종종 회원들이 개인 및 대인관계 통찰력 성장, 표현된다.

성숙한 참여
- 기본 및 지원 협력 참여 수준의 기술을 결합한다.
- 카페 회원들은 이질적
- 회원은 실험, 학습, 멘토링, 다양한 보완적인 역할 – 교육에 교대로
- 목표는 프로세스를 즐기면서 효율적으로 조화 활동을 완료하는 것이다.
- 그룹 구성원의 사회 정서적 요구를 충족과 구성원의 균형된 작업을 성취

위해 함께 한다. 이런 방법은 작업그룹 요구의 커뮤니티의 생활에서의 발생과 유사하다.

Mosey(1981) 는 작업그룹의 개입은 감각 통합 능력, 인지 능력, 상호작용 능력, 그룹의 상호작용 기술, 자기 정체성 기술, 성적 정체성 기술을 포함한 적응 기술의 개발을 촉진한다고 믿었다. 작업 지향적 그룹의 중재는 생각, 감정, 행동의 통합을 용이하게 하고 문제해결과 기술 개발을 위한 상호작용을 위한 구조뿐만 아니라 기회를 제공하는 공유 작업 환경을 제공한다(Fidler, 1969). 작업중심의 그룹 따라서 가정, 학교, 직장, 지역사회의 맥락에서 필요한 학습을 향상, 실제 시나리오에서 협업, 명확한 의사소통, 상호 의존성 및 공유 의사결정을 필요로 한다. 다양한 작업기술은 그룹 환경에서 배울 수 있다(**Box 34.6**).

작업중심 그룹의 적절한 활동을 선택하는 것은 작업의 요구와 수준에서 작업을 성공적으로 완료하기 위해 필요한 기술의 유형을 분석하는 작업치료에서 필요로 한다. 그룹 구성원에 대한 "즉각적인 도전"을 제공한다. 선택 작업; 너무 쉽거나 너무 어려운 작업은 기술 개발에 도움이 되는 경험을 제공하지 않는다.

기능적 그룹

기능적 그룹의 목표는 작업에 그룹 활동과 참여를 통해 적응과 건강을 증진하기 위함이다. 적응은 사람이 자신의 환경과 생활환경을 조정하는 과정을 의미한다. 행동에는 (1) 목적있는 행동, (2)**자기수행** 작업, (3)**자발적 행동** 또는 이곳 그리고 지금의 행동, 그리고 (4)**그룹 중심의 행동** 특징

BOX 34.6 그룹 설정에서 배울 수 있는 작업기술

- 수행의 상당히 정상 속도
- 도구 및 재료의 적절한 사용
- 작업수행을 하는 것의 의지
- 작업에 지속적인 관심
- 이어지는 시연, 구강, 그리고 직접 쓰는 것의 능력
- 단정한 허용 수준
- 세부 사항에 적절한 주의
- 작업을 수행하는데 발생하는 문제를 해결하는 능력
- 논리적인 방식으로 작업을 구성할 수 있는 능력

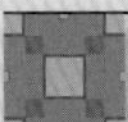

BOX 34.7 Howe 그리고 Schwartzberg의 기능적 그룹 활동(2001)

- **목적적 활동:** 전체 개인 및 그룹에 대한 의미.
- **스스로 시작하는 작업:** 구성원이 구두로 또는 비언어적으로 주도권을 가진다.
- **자연발생적 활동:** 활동은 지금 여기에서 발생한다.
- **그룹 중심의 활동:** 구성원의 행동이 상호 의존적이다.

행동의 네 가지 유형이 있다(**Box 34.7** 참고). Schwartzberg등(2008)에 따르면 이것은 그룹이 성숙하고 구성원이 기능하는 능력을 개발하는 작업이 4 종류의 동적 상호작용을 통해 이루어진다고 본다.

기능적 그룹들은 독립적으로 또는 상호 의존적 기능을 용이 하게하기 위해 의미 있는 행동 그룹 구성원의 동기가

사례 연구 34.1 Marcus

Marcus는 32세 미국 육군의 상사이다. 그는 공수 레인저 저격팀과 그의 세 번째 배치에서 그의 정찰 소대의 현재 지도자이다. 첫 전투에서 자신의 오른쪽에 폭발 부상을 입었다. Marcus는 광범위한 작업치료 재활의 중재가 필요하다. 이 전투에서, 그는 또한 그의 소대의 두 멤버의 죽음을 목격했다. 그의 동료의 죽음을 막지는 못했지만, 구조를 통해 그의 부상은 예방되었다. 이로 인해 그는 자주 악몽과 회상을 겪었다. 그의 오른쪽 상지는 기능을 하지만, 약화가 계속되었다. 그가 주로 사용하는 오른쪽 상지의 약화는 반복적으로 사용하는 그의 왼쪽 어깨의 부상으로 이어져 통증의료를 요하였다.

임무 지휘관은 전투 스트레스 운영 관리(COSC) 때문에 그는 진통제를 너무 많이 소모하고 잠재적으로 높아지는 Marcus의 약물 의존을 우려하였다. 또한 그가 너무 빨리 중요한 결정을 내릴 것을, 그의 상사뿐만 아니라 자신의 부하에 의해 관찰되었다: 충동적인 반응과 미션을 계획하거나 복명 모임을 하는 동안 폭발적이었다. 상사는 소대의 리더로서 자신의 위치를 잃을 위험에 처해 있었다.

COSC 방지팀은 미 육군 작업치료사, 의사 연장하고, 정신과 의사로 구성된 정신건강 평가를 수행하였다. 평가는 약물과 알코올 남용, 어린 시절 자동차 사고로 입은 부상과 관련된 만성 통증 및 외상 후 스트레스 장애(PTSD)와 이전에 진단 또는 치료되지 않은 주요 우울 장애의 역사를 한 것으로 밝혀졌다.

Marcus의 '치료계획은 매일의 스트레칭과 강화 운동을 포함하는 개별화된 체력 프로그램의 통합을 통해 진통제 의존 감소로 구성되었다.

이상(불안 장애에 포함) 외상 후 스트레스 장애에 대한 정보, 우울증(기분 장애 포함), 및 약물 남용에 대한 **부록 I, 일반적인 질환, 자료와 근거를 참고하라.**

Marcus는 왜곡된 생각, 충동, 자신의 상사와 그의 부하직원에게 구두로 폭발하는 자신의 표현을 해결하기 위한 인지행동 프로그램이 설계되었다.

인지행동 측정 기준은 그룹 치료를 통해 전달했다. 그룹의 군인은 함께 모여 외상적 사건을 논의하기 위해서이다. 기획자로 그룹을 이끄는 미 육군 작업치료사는 비슷한 외상을 경험한 동료의 그룹과 사건을 논의하기 위해 병사들에게 새로운 기회를 주었다. 그룹 리더는 투영 예술 기술, 여가 활동, 애완동물 치료, 스트레스 감소, 분노관리 전략을 사용했다.

그룹 세션은 종종 분노, 죄책감, 슬픔과 같은 강한 감정이 포화되었다. 마지막 세션 동안 Marcus 통찰력을 공유했다.

> 가끔은 너무 화가 나고 심지어 나는 무의식적으로 분노한다. 우리 그룹의 리더 Jonathon는 나에게 무엇인가에 대한 질문을 했다. 나는 우리 그룹에서 나는 정말 그를 두고, 그에게 분노했다. 다른 멤버는 나를 보았다. 나는 그에게 아무것도 설명하지 않았다는 것을 그에게 말했다. 하지만 그렇지 않다 그의 질문 또는 그룹에 대해 있었는데, 지금 실현하고 있다. 지금 알고 있다. 내가 배운 것은 내가 그것을 오해하고 내가 그들을 구출하지 않았을 때 나는 나의 군인을 실패 할 것 처럼 두려워했기 때문에 나는 이 질문에 대답하고 싶지 않은 것이다.

작업치료사는 촉진적 접근방법을 사용하고 각 그룹 세션의 마지막에서 진보적인 휴식, 복식 호흡, 그리고 마음 챙김 명상의 형식을 제공했다. 그룹에 대한 단기 목표 및 향상된 결과의 정신건강으로 점진적인 행동 변화를 촉진할 편안한 느낌을 제공하는 것이었다. 장기적인 목표는 외상 후 스트레스의 징후를 경고에 병사를 훈련하기 위하여 기술을 가르치는 대처하며 불행히도 전투에 관련 있는 외상성 사건를 정상화하는 것이었다. 아마도 이 경우 치료그룹의 사용을 위한 가장 중요한 장점은, 서로에 대해 명백한 동료의 지원이었다. 동료의 지원은 정신건강에 대한 보호요인과 위험의 외상적 사건의 신체적, 심리적 효과에 대한 탄력성을 용이하게 한다.

출처 : Sasse, MS, OTR 의 사례 연구 의례 허가를 받아 사용

생기도록 설계된다. 기능적 그룹들은 활동기반 및 치료 목적 인간 및 비인간 환경을 사용한다. 기능적 그룹들에서 "안내 조치의 움직임"과 "일을 명확히 하기 위해 사용되는 얘기이다." 목적은 행동에 의해 생기는 것보다 그룹 참여를 통해 발생한다.

행동의 선택활동은 학교, 일, 놀이, 레저, 또는 성격의 사회가 될 수 있다. Schwartzberg 등(2008)은 중재에 사용하기 위한 행동들의 선택은 다음을 고려하는 것이 좋다.

- 활동 목표는 클라이언트에게 의미가 있어야 한다.
- 클라이언트는 활동의 선택에 두어야 한다.
- 활동의 요구가 참여할 수 있는 클라이언트의 능력을 고려해야 한다.
- 클라이언트는 피질하 수준에서의 환경과 상호작용할 수 있어야 한다.
- 활동은 클라이언트의 연령, 기술 및 성능 수준과 양립할 수 있는 선택을 해야 한다.

작업치료에 그룹 중재의 시행

Implementing Intervention Groups in Occupational Therapy

그룹에 관계없이 클라이언트의 배치 여부는 작업중심의 발달 또는 자연 속에서 기능적 작업치료 개입 군의 형태로 다른 정신건강 전문가에 의해 수행 구두 심리 요법 군과는 크게 다르다. Cole(2012) 일곱 단계 과정으로 구성 작업치료 중재기를 구현하기 위한 우수한 틀을 제공하고 있다(Box 34.8 참고). 이 과정의 설명은 다음과 같다.

1 단계: 서론

서론 단계는 항상 참고 또는 그룹 형태 관계없이 프레임으로 포함되어 있다. 그룹 구성원 서로의 이름 및 그룹 리더의 이름을 배우는 것이 중요하다. 준비운동은 그룹의 관심을 끄는 그룹 구성원간의 긴장 및 활동에 참여할 수 있게 준비하도록 설계된다. 준비운동은 도전이 아니라 그룹 구성원의 능력 이상으로 해야 하며, 공식 또는 비공식 될 수 있다. 준비운동의 예로는 감정, 이전 세션, 또는 팀 만들기 활동의 검토를 포함한다. 그것은 환경과 언어적 비언어적 의사소통을 사

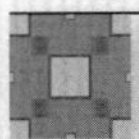

BOX 34.8 Cole(2012)의 그룹 처리과정의 7단계

1단계: 소개(그룹의 이름, 제목, 이름)의 자기 소개
- 이 그룹의 구성원은 자기 소개
- 준비 운동
- 그룹 구성원의 기대를 의사소통 함
- 분명히 그룹의 목적을 설명
- 그룹의 세션 / 구조의 간단한 개요

2단계: 활동
- 타이밍 아니라 그룹 세션의 1/3 이상, 간단하게, 짧은 활동
- 치료 목표는 어떤 활동에 의해 달성될 것인지 고려
- 그룹 구성원의 심신 기능을 고려
- 수정 / 클라이언트의 요구와 목표에 맞게 적응
- 현재 지시는 명확하게, 적절한 예 또는 예를 드는 활동을 제공
- 그들은 방향을 이해하고 확인하기 위해 그룹 구성원에서 피드백을 얻음
- 보기 중 도구 및 소모품 준비하기
- 활동 후, 물품을 수집

3단계
- 구성원은 그룹과 함께 자신의 작품과 경험을 공유
- 그룹 구성원에 대한 역할 모델 공유
- 각 그룹 구성원이 공유할 수 있는 기회를 확인
- 구두로 또는 비언어적으로 각 사람의 공헌을 인정

4단계 처리
- 구성원은 그룹(리더에 대한 경험에 대해, 서로에 대한) 자신의 감정을 공유
- 그룹 구성원에 대한 역할 모델 공유
- 각 그룹 구성원이 공유할 수 있는 기회를 확인
- 구두로 또는 비언어적으로 각 사람의 공헌을 인정

5단계: 일반화
- 몇 가지 일반 원칙에 그룹의 경험을 요약
- 같은 또는 유사한 응답을 지적한다.
- 대조 또는 차이를 지적한다.
- 경험으로부터 1이나 2단계의 원리들을 터득한다.

6단계: 적용
- 경험의 의미 나 중요성을 말로 함
- 그룹에서 학습 원리를 일상 생활에 적용할 수 있는지 토론
- 구성원의 문제 / 문제에 대한 경험을 연관시킴
- 구체적인 예를 사용

7단계: 요약
- 그룹의 가장 중요한 측면을 강조
- 그룹의 목표, 콘텐츠 및 과정을 검토
- 구두 그룹의 학습을 강화(대인 정서적, 인지적)
- 그들의 참여 회원을 감사
- 정시에 그룹을 종료함

용하여 그룹 세션에 대한 분위기를 설정하기 위해 도입 단계에서 중요하다. 그룹 리더는 그룹 구성원의 기대와 역할 모델의 역할에 대해 의사소통 한다. 그룹의 목적은 명확하게 설명되어야 한다; 이해를 높이고 동기를 부여하고 참여를 이끈다. 그룹 리더는 구조와 처리 활동이 활동 후에 수행되고 무엇이 지속되며, 사람 활동의 생산을 유지하는 시간을 포함하여, 세션에 사용되는 설명을 한다.

2 단계: 활동

그룹의 리더가 적절한 시기를 이끌고 만드는 것이 중요한 치료의 목표를 이해하고, 그리고 그룹 구성원의 심신기능을 인식한다. 그룹 리더는 클라이언트의 요구를 충족하기 위해 활동을 수정 및 적응하여 그룹 활동을 할 때에 있어서의 지식과 숙련이 되어있어야 한다. 활동에 대한 지침 작성 방향 및 / 또는 예비시험을 통해 구두로 제시될 수 있다. 그것은 그들이 방향을 이해하고 확인하기 위해 그룹 구성원에게 피드백을 하는 것이 중요하다. 이것은 그들 자신의 말로 당신에게 다시 지시를 반복하고 그룹 구성원을 요구함으로써 간단하게 수행할 수 있다. 그것은 준비 활동으로 재료 및 소모품을 이용하는 것이 좋다. 이 지침을 제공하면서 산만을 감소하는데 도움이 될 것이다.

3 단계 : 공유

공유 단계는 그룹 구성원이 그룹 업무 또는 경험을 공유하는 대인 학습을 용이하게 하도록 설계된다. 이것은 과묵하고 공유하는 사람을 강제로 하지 않는 것이 좋다. 그룹 구성원들의 활동 경험을 공유할 방법의 역할은 학습 처리를 용이하게 한다. 반드시 각 그룹 구성원 중 하나를 구두, 공유하고 그룹에 각 사람의 기여를 인정할 수 있는 기회를 가지고 있는지 확인한다("공유해 주셔서 감사합니다") 또는 비언어적(끄덕임과 눈 마주치기).

4 단계 : 처리

처리 단계는 그룹 구성원(리더에 대해, 경험에 대해, 서로에 대해) 자신의 감정을 공유하는 그룹과 감정적인 학습을 촉진하도록 설계되었다. 이 단계에서, 공유상에, 지원자 모델의 적절한 응답을 요청 공유하고자 하는 모든 사람을 위한 기회를 제공하고, 각 사용자의 기여를 인정하는 것이 최상이다. 처리 단계 동안, 그룹 리더가 그룹의 비언어적 측면을 논의할 수 있다, 예를 들어, 전력 제어, 희생양, 충돌, 명소 및 회피 투쟁. 이는 그룹 자체 처리를 이해할 수 있도록 하기 위해 수행된다.

5 단계 : 일반화

일반화 단계는 인식 학습을 용이하게 하도록 설계된다. 그룹 리더는 몇 가지 일반 원칙에 그룹의 경험을 요약하면 인지 학습이 촉진된다. 이러한 원칙은 그룹 구성원의 경험에서 직접 파생되고 미리 계획되지 않는다. 가능한 이러한 원리는 목표 그룹에 관한 것이다. 그룹 경험에서 이러한 일반 원칙을 도출하는 방법 중 하나는 응답(유사점, 차이점)의 패턴을 찾는 것이다. 또 다른 방법은 그룹의 능력 수준을 관찰(그룹의 에너지를 모으는 것은 무엇이고 그룹의 능력을 낮추는 것은 무엇인지)하고 일반적인 원리는 그룹에 의해 학습된 경험으로서 이러한 관찰을 제공하는 것이다.

6 단계 : 응용 프로그램

적용 과정은 일상생활에서 습득된 원리의 적용을 용이하게 하도록 설계된다. 그룹 리더 및 그룹 구성원이 의미나 자신의 문제와 개인의 삶에 대한 경험의 중요성을 말로 할 때 달성된다. 이것은 그룹 문제해결의 형태를 취할 수 있다. 응용 프로그램의 가장 좋은 예는, 단순한, 구체적이고 특별한 것이다. 그룹 리더들은 자신의 개인 및 직업 생활에서 원리를 사용하는 방법의 예를 제공할 수 있다.

7 단계 : 요약

요약 단계는 그룹의 대인 감정 및 인지 학습을 강화하도록 설계된다. 그룹 리더는 그룹의 가장 중요한 측면을 강조하는 목표, 내용, 그룹의 처리 및 참여에 대한 감사한 그룹 구성원을 검토한다. 정시간에 그룹이 종료하면 그룹 멤버 시간 및 기타 의무에 대한 존중을 표한다.

그룹 프로토콜 발달

Developing Group Protocols

그룹 작업치료는 관찰, 평가, 계획, 분석, 대응, 및 문서화의 과정을 포함한다. 프로토콜 그룹이 과정을 조정하는 하나의 방법이다. 클라이언트의 요구를 평가하여 집단 개입을 개발하는 첫 번째 단계이다. 클라이언트의 특정한 직무 우려와 우선 순위의 식별은 그룹 목표, 활동, 구조, 및 방법의 선택을 안내한다. 개발 그룹의 개입을 구현하는 기본 과정을 포함한다

1. 클라이언트 모집단을 평가 및 식별하고,
2. 그룹 개입의 설계에 사용하는 기준의 모델이나 이론 또는

BOX 34.9 이론은 일반적으로 그룹 중재의 개발에 사용된다.

- **인지 장애:** 인지 과정, 기능 동작 및 문제해결에 초점을 맞추고; 단서, 환경 적응 및 수정 작업을 포함
- **인지 행동:** 사회 학습, 인지 왜곡, 자기 규제에 초점을 맞추고; 인지 적 구조 조정, 역할 모델, 행동 기술을 통합
- **정신 역동적:** 자기 정체성, 대인관계, 영성에 초점을 맞추고; 활동의 상징과 은유적 의미를 포함
- **인간의 직업의 모델(MOHO):** 직업 성능, 참여와 적응, 성능 패턴과 기술에 초점을 맞추고; 시스템 이론, 상황 요인, 직업 선택, 탐사 및 숙달을 통합
- **발달:** 정상적인 발달 과업, 성능 패턴, 삶의 전환에 초점을 맞추고; 발달 적절한 활동을 통합하고 일상 생활에 학습의 응용 프로그램을 강조
- **감각 운동:** 감각, 운동 및 지각 과정 및 학습 또는 운동 능력의 재 학습에 초점을 맞추고; 감각 자극, 목적이 있는 운동, 그리고 실제 작업을 통합

Data from Cole, M. B.(2012). Group dynamics in occupational therapy: The theoretical basis and practice application of group intervention(4th ed.). Thorofare, NJ: Slack.

프레임 선택,

3. 개입 초점 영역 또는 문제들을 결정.
4. 집단 개입에 적용될 수 있는 증거 검색,
5. 그룹의 개입 개요 작성,
6. 개인 그룹 세션을 개발
7. 그룹의 개입을 구현하고,
8. 그룹 간섭의 효과를 평가

프로토콜 그룹은 기본적으로 특정 클라이언트 인구집단의 중재 계획이다. 대부분의 그룹은 여러 세션으로 구성 및 그룹 각각의 프로토콜은 세션에 대한 그룹의 전체 목표 및 목적을 설명한다. 각 세션을 포함하여 상세하게 설명되어 있다.

- 그룹 구성원 및 크기;
- 세션 형식;
- 직업, 성능 패턴, 또는 성능 기술 해결 분야;
- 개입 방법;
- 시간과 장소;
- 치료 활성의 단계별 설명을 사용하는 단계;
- 그룹 리더의 역할;
- 소모품 및 비용;
- 환경 만들기;
- 잠재적인 안전 문제;
- 정지 작업과 활동을 적응; 그리고
- 평가 전략(Cole, 2012).

그룹 프로토콜 기반 이론하고 그룹의 개입에 가능한 최선의 증거를 사용해야 한다. 그룹 중재 개발에 사용되는 일반적인 이론은 간단히 **Box 34.9**에 설명되어 있다.

특별한 고려 사항 Special Considerations

그룹의 작업은 많은 과제와 구체적인 윤리적, 법적 문제를 고려해야 한다. 그룹 리더 / 작업치료사는 개별 그룹 구성원에게 복지를 보호하기 위해, "이중의 책임을 지고 있는 모든 사람이 참여 이익을 얻게 하는 전체적 기능으로 한다(Herlihy & Flowers, 2010, p.191). 개인 작업치료 서비스와 관련된 윤리적 문제 또한 그룹 작업에 적용된다. 또한, 치료 방법의 차이로 인해, 그룹 중재를 제공할 때 해결해야 할 몇 가지 특별한 고려 사항이 있다.

기밀 유지, 관리 그룹의 경계, 전이 및 설명서 문제는 간략히 설명한다. 참가자와 작업치료사도 전체적으로 그룹에 개인 정보를 공개할뿐만 아니라 그룹의 개입을 제공할 때 기밀성 문제가 된다. 비밀 또는 신뢰의 위반을 해결해야 리더가 감소되고 그룹의 경계가 줄어들 것이다. 그룹의 경계를 관리하는 것은 또 다른 도전이다. 이것은 작업치료사와 클라이언트뿐만 아니라 그룹 회원들과 비회원 간의 그룹 구성원과 경계 사이의 경계 사이뿐만 아니라 전문적인 경계를 의미한다. 치료 및 그룹 구성원 간의 임상 외부 사회의 관계는 권장되지 않는다. 그룹 회원과 비회원 사이의 경계는 외부 침입을 방지하고 그룹 구성원에 대한 보안의 감각을 제공하기 위해 충분히 명확해야 한다(Herlihy & Flowers, 2010).

또 다른 우려는 그룹 상황에서 이동 전이에 관한 것이다. 클라이언트가 작업치료사 또는 다른 그룹 멤버에 자신의 과거에 있는 사람에 대한 감정, 기대, 및 노출을 전할 때 전이가 발생한다. 예를 들어, 치료(또는 다른 그룹 멤버)가 자신의 부모 또는 배우자 클라이언트에게 상기할 수 있고 클라이언트는 그 이전의 관계를 재현 방식으로 상호작용할 수 있다. 치료 경험이 클라이언트와 반대의 전이도 가능하다. 치료자

가 자신의 과거에 누구와의 관계를 재현하기 때문에, 예를 들어, 그룹 리더가 특정 그룹 멤버 향해 긍정적 또는 부정적 감정을 가질때 일 수 있다.

그룹 개입의 문서는 타사 지불인, 주, 연방 정부의 요구사항을 준수해야 한다. 그룹 개입에 대한 주문이 청구에서 작업치료사는 과정에 적극적으로 참여해야 하며, 그룹 세션의 대부분은 참가자와 작업치료사 간의 상호작용을 포함한다. 일반적으로, 각 클라이언트의 진행은 각 그룹 세션 다음에 설명되며, 노트 그룹 전체의 기능에 보존된다. 또한, 측정 결과는 클라이언트 목표를 충족 시 간섭의 효과를 결정하기 위해 사용될 수 있다.

결론 Conclusion

작업치료 중재는 치료적 요인이, 전부는 아니더라도 대부분을 통합할 수 있는 잠재력을 가지고 있다. 한 연구는 네 개의 작업치료 개입군에서 정신적 클라이언트에사 응집력, 희망의 점안 및 대인관계 학습의 치료요인으로 가장 높게 평가되는 것으로 나타났다(Falk-Kessler, Momich, & Perel, 1991). 작업기반 그룹은 작업 탐사능력과 성취의 개발을 촉진하기 때문에 기대감의 증진에 특히 효과적일 수 있다. 기대감과 소속감의 학습, 변화와 성장을 위한 핵심적 정서 동기의 부여이다. Falk-Kessler 등(1991)은 "활동은 유용한 치료요소의 개발을 용이하게 하기 위해 사용될 수 있으며, 치료학

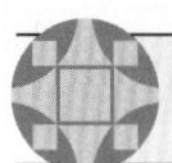

증거에 대한 해설

그룹 개입의 사용을 지원하기 위해 증거 상담, 심리학, 사회 사업 및 작업치료 등 다양한 분야에서 온다. 연구 그룹 작업치료 관련 개입은 사회 참여 및 통신 / 상호작용 기술로 신체 기능(예를 들어, 정신 기능) 및 직업 성능 영역과 기술에 결과에 효과가 있음을 시사한다. 증거기반 기술은 원하는 결과와 클라이언트의 문제에 따라 달라진다. 그룹 설정에서 수행능력 영역과 기술에 대한 개입은 중재 제도와 더 큰 클라이언트 만족과 준수의 원인이 될 수 있다. 처리 기술의 범위는 매우 다양하기 때문에 문제의 클라이언트 요인과 결과에 특정 문헌을 검토하는 것이 좋다. 그룹 처리가 특정 클라이언트의 문제에 적용되는 작업치료 중재의 모든 영역에서의 증거를 확장할 필요가 있다.

그룹 활동의 효과에 대한 증거를 제공하는 연구는 간략하게 설명되어 있다.

저자	연구결과
Klyczek & Mann(1986)	정신과 치료 프로그램에서 활동그룹의 클라이언트는 구두그룹과 비교하여 더 크게 증상 감소, 자존감 증가 및 의사결정 개선을 보였다.
Lundgren & Persechino(1986)	머리 부상자를 대상으로 한 연구에서 Mosey의 발달 그룹은 기억력과 사회적 상호작용 능력이 향상되었음을 보여주었다.
Clark et al.,(1997)	지역사회에서 독립적으로 생활하는 고령자를 위한 그룹 중재는 활력, 건강, 기능, 직업 참여 및 삶의 질 향상을 나타냈다.
Eklund(1999)	정신치료를 받는 외래 작업치료 그룹과 구두치료를 받은 그룹을 비교한 결과, 작업치료 그룹은 전반적으로 정신건강이 향상되고 정신 증상이 감소된 것으로 나타났다.
Glass, Mendes de Leon, & Berkman(1999)	고령자에 대한 13년간 연구는 사망률 감소에 사회적 참여와 생산적인 활동의 중요성을 확인했다.
Bober, McLellan, McBee, & Westreich(2002)	알츠하이머 병 환자를 위한 예술기반 활동 그룹은 참가자가 감정을 식별하고 다른 그룹 구성원과 사귈 수 있는 능력을 향상시키는 데 효과적이었다.
Peterson(2003)	노년층을 대상으로 한 8회의 그룹 기반 낙상예방 프로그램의 효능을 평가하기 위해 고안된 무작위 통제 시험은 사회적 참여와 지역사회의 이동성을 향상시켰다.
Boisvert(2004)	물질 의존성이 있는 사람을 대상으로 한 클라이언트 중심의 작업치료 그룹(인간작업 모델을 기반으로 함)은 참여자의 자아에 상당한 개선을 보였다.
Capasso, Gorman, & Blick(2010)	뇌졸중으로 인한 마비성장애를 가진 사람들을 대상으로 한 연구에서 반복적인 운동 대신 사회 아침식사 집단 중재에 참여한 결과 상지 기능이 향상되었음을 입증했다.

적 인자들은 활동 또는 고유의 치료 효과를 극대화 하는데 사용할 수 있다"고 제안했다(p.65). Box의 "증거에 대한 해설"은 그룹 개입의 효과의 추가 증거를 설명한다. 관계없이 일반적으로 제공하거나 설정하는 간섭 발생의 설계 및 직업 기반 그룹 중재 구현에서 이러한 치료학적 인자를 포함하는 것이 중요하다.

참고문헌 References

American Occupational Therapy Association.(2008). Occupational therapy practice framework: Domain and process, 2nd edition. *American Journal of Occupational Therapy*, *62*, 625–683.

Benne, K. D., & Sheats, P.(1978). Functional roles of group members. In L. P. Bradford(Ed.), *Group development*,(2nd ed., pp. 52–61). LaJolla, CA: University Associates.

Bloch, S.(1986). Therapeutic factors in group psychotherapy. In A.J. Frances & R.E. Hales(Eds.), *Annual review*(Vol. 5, pp. 678–698). Washington, DC: American Psychiatric Press.

Bober, S. J., McLellan, E., McBee, L., & Westreich, L.(2002). The feelings art group: A vehicle for personal expression in skilled nursing home residents with dementia. *Journal of Social Work in Long Term Care*, *1*(4), 73–87.

Boisvert, R. A.(2004). Enhancing substance dependence intervention. *Occupational Therapy Practice*, *9*(10), 11–16.

Brown, N. W.(2003). Conceptualizing process. *International Journal of Group Psychotherapy*, *53*, 225–244.

Capasso, N., Gorman, A., & Blick, C.(2010). Breakfast group in an acute rehabilitation setting: A restorative program for incorporating client's hemiparetic upper extremities for function. *Occupational Therapy Practice*, *5*(8), 14–18.

Clark, F., Azen, S., Zemke, R., Jackson, J., Carlson, M., Mandel, D., . . . Lipson, L.(1997). Occupational therapy for independent-living older adults: A randomized controlled trial. *Journal of the American Medical Association*, *278*, 1321–1326.

Cole, M. B.(2012). *Group dynamics in occupational therapy: The theoretical basis and practice application of group intervention*(4th ed.). Thorofare, NJ: Slack.

Cole , M. B., & Donohue, M.(2011). *Social participation in occupational contexts: In schools, clinics and communities*. Thorofare, NJ: Slack.

The DBT iPhone App.(2012). *DBT diary card*. Retrieved from http://www.diarycard.net/

Donohue, M.(2010). *Five levels of social participation*. Retrieved from http://www.social-profile.com/social_levels.html

Eklund, M.(1999). Outcome of occupational therapy in a psychiatric day care unit for long-term mentally ill patients. *Occupational Therapy in Mental Health*, *14*(4), 21–45.

Falk-Kessler, J., Momich, C., & Perel, S.(1991). Therapeutic factors in occupational therapy groups. *American Journal of Occupational Therapy*, *45*, 59–66.

Fidler, G. S.(1969). The task-oriented group as a context for treatment. *American Journal of Occupational Therapy*, *23*, 43–48.

Gazda, G. M.(1989). *Group counseling: A developmental approach*(4th ed.). Boston, MA: Allyn & Bacon.

Glass, T. A., Mendes de Leon, C., & Berkman, L. F.(1999). Population-based study of social and productive activities as predictors of survival among elderly Americans. *British Medical Journal*, *319*, 478–483.

Haley, M., & Carrier, J. W.(2010). Psychotherapy groups. In D. Capuzzi, D. R. Gross, & M. D. Stauffer(Eds.), *Introduction to group work*(5th ed.). Denver, CO: Love.

Herlihy, B. R., & Flowers, L.(2010). Group work: Ethical and legal considerations. In D. Capuzzi, D. R. Gross, & M. D. Stauffer(Eds.), *Introduction to group work*(5th ed.). Denver, CO: Love.

Howe, M. C., & Schwartzberg, S. L.(2001). *A functional approach to group work in occupational therapy*(3rd ed.). Philadelphia, PA: Lippincott Williams & Wilkins.

Johnson, D. W., & Johnson, F. P.(2006). *Joining together: Group theory and group skills*(9th ed.). Boston, MA: Pearson.

Klyczek, J. P., & Mann, W. C.(1986). Therapeutic modality comparisons in day treatment. *American Journal of Occupational Therapy*, *40*, 606–611.

Kouzes, J., & Posner, B.(2007). *The leadership challenge*(4th ed.). San Francisco, CA: Jossey-Bass.

Law, M.(1998). *Client-centered occupational therapy*. Thorofare, NJ: Slack.

Lundgren, C. C., & Persechino, E. L.(1986). Cognitive group: A treatment program for head-injured adults. *American Journal of Occupational Therapy*, *40*, 397–401.

Mattingly, C., & Fleming, M. H.(1994). *Clinical reasoning: Forms of inquiry in a therapeutic practice*. Philadelphia, PA: F. A. Davis.

Mosey, A. C.(1970). The concept and use of developmental groups. *American Journal of Occupational Therapy*, *24*, 272–275.

Mosey, A. C.(1973). *Activities therapy*. New York, NY: Raven Press.

Mosey, A. C.(1981). *Occupational therapy: Configuration of a profession*. New York, NY: Raven Press.

Peterson, E. W.(2003). Evidence-based practice case example: A matter of balance. *Occupational Therapy Practice*, *8*(3), 12–14.

Schwartzberg, S. L., Howe, M., & Barnes, M.(2008). *Groups: Applying the functional group model*. Philadelphia, PA: F. A. Davis.

Tuckman, B. W.(1965). Developmental sequence in small groups. *Psychological Bulletin*, *63*, 384–399.

Yalom, I. D.(1995). *The theory and practice of group psychotherapy*(4th ed.). New York, NY: Basic Books.

Yalom, I. D., & Leszcz, M.(2005). *The theory and practice of group psychotherapy*(5th ed.). New York, NY: Basic Books.

35장

전문성, 의사소통 그리고 팀워크

Professionalism, Communication, and Teamwork

유찬욱 옮김

개요

학습목표

이 장을 학습한 후, 다음의 내용을 할 수 있을 것이다:

1. 전문적인 것이 무엇인지 의미를 이해한다.
2. 전문가와 같은 비전문가의, 왜로 간주되는 행동의 유형을 이해한다.
3. 협동의 가치를 이해한다.
4. 다른 팀의 유형과 그들이 어떻게 기능하는지 구분할 수 있다.
5. 소셜 미디어의 참여에서 "하다 그리고 하지 않는다" 를 설명한다.

서론 Introduction

이 장의 목적은 전문성과 공동 행동을 검토하는 것이다. 이장에서는 하나의 전문직업의 전문의로써 그리고 자신의 직업에 대한 개인의 책임과 의무로 자신을 소개하는 방법이 포함된다.

전문성이 여러 가지 개념으로 여겨진다. 그것은 공공적인 행동을 포함한다; 지속적으로 추구되고 입증되는 역량의 지식과 기술적 근거는 클라이언트, 동료, 직업, 사회에 대한 전반적인 책임이다(Monrouxe, Reese, & Hu, 2011). 전문가가 되는 것은 결국 기대에 부응하고, 구현하고 전문적인 자질을 내면화하여 전문적인 역할을 제정, 전문이고 무엇을 배워서 시작하는 과정이다. 암시적 및 명시적 지침, 규칙, 사회적 맥락 내 기대는 전문적인 발전에 기여한다(Clouder, 2003; Monrouxe et al., 2011).

전문성은 사람뿐만 아니라 자신의 직업을 반영한다. 의료관련 직업 내의 전문성은 자신의 이익을 포함; 환자 / 클라이언트, 가족, 사회의 요구에 염두하고; 자연 속에서 인간된 값을 나타내는; 자신과 다른 사람에게 책임 있는; 윤리적 원칙과 가치에 부착; 하나의 직업 발전에 기여; 그리고 우수성을 추구한다(Swick, 2000; Wynia, Latham, Kao, Berg, & Emanuel, 1999). 이러한 특성은 에코 작업치료의 전문성 설명된 방법과 하나의 행동, 약속, 협력과 팀워크를 위한 기초 역할을 한다. 자신의 전문성 개발로, 의료팀의 기여와 작업치료 전문적인 역할은 강화된다. 그것은 각 영역에 관련하여 이 장에서는 전문성을 검토할 것이다.

전문성은 공공 및 전문미디어 모두 많은 관심을 모으고 있다. 시연 전문성 학술 의료센터를 포함하여 많은 학술 상황에서 이것은 초점이 되었다(Wear & Kuczewski, 2004; Wynia et al., 1999). 하나의 직업을 반영하고 가치, 태도 및 행동을 개발하는 것은 지속적으로 자신의 경력을 통해 진화하는 일반적으로 하나의 규율과 사회 간의 약속이다(Cruess & Cruess, 2009; Kurlander, Morin, & Wynia, 2004). 능력을 유지하고 **증거기반 실천**을 입증하는 적절한 판단을 사용하고, 우리의 직업윤리 코드의 준수를 포함한 실천의 기준을 유지하는 것이 전문가의 책임이다(American Occupational Therapy Association [AOTA], 2010a, 2010b; Paterson & Higgs, 2008).

지역, 주 참여 및 소비자 타사의 광고주 및 정책 입안자와 지원자의 평생 교육의 기회 등 다양한 이해 관계자에 대한 작업치료 서비스가 문헌의 범위에서 구성원 제공 법률을 알리기 위해 일, 국가기관뿐만 아니라 관심있는 다른 문제, 동일한 하나의 전문적 책임의 일부이다. 공유되는 비전은 AOTA의 100년 비전으로 이러한 책임에 의해 생성되는, 하나의 직업을 촉진하고 전문성의 중요성을 말한다.

역사적으로, 전문성의 전달은 전문적인 환경에서 몰두하고 있었지만, 그것은 지금 시간이 지남에 따라 내부 전환 전문성의 특성에서 배운 것으로 볼 수 있다(Cruess & Cruess, 2006; Johnson, 2006; Krinn, 2011; Monrouxe et al., 2011). 이러한 의무와 책임은 **그림 35.1**에 묘사되어 있다.

직장의 전문성과 행동

Workplace Professionalism and Behavior

지난 몇 년간, 많은 의료 전문가들은 강조하고 오래된 가치로 받아 들였다(Schwartz, 2009). 이러한 AOTA의 100년 비전은 작업치료의 경우 인본주의, 전체론, 과학에서 우리 직업의 시작부터 존재를 반영하는 전문을 강조한다. "작업치료 실행의 틀"(AOTA, 2008)은, 작업 결합을 강조와 마찬가지로 전문적인 실행과 이 값이 반영된 용어를 사용하는 전문 책임의 근거로 치료를 생각나게 한다. 그것은 의료 분야 내에서 "이전의 전문성은" 전문가가 아닌 행동의 출현(Hafferty, 2009)로 이어질 핵심 원칙값에서 직업을 전환값의 결과로 떠오르고 있다는 것을 제안하고 있다. 이 값은 개인 자격으로 물질주의 이르기까지 다양하다.

상황에 관계없이 상호작용의 전문성이 예상된다(예를 들어, 교수, 관리자, 클라이언트 및 / 또는 클라이언트의 가족, 팀 회의, 또는 회의 발표). 이 작업치료 교육(작업치료 교육, 2010 인증위원회)의 모든 수준 학업인정 기준에 포함 작업치료 학생에 대한 현지 조사 기능평가이다(AOTA 2002년의 필수적인 부분으로 되도록 중요해지고 있다).

전문가를 형성하는 많은 특성 중 작업, 역할 및 서비스를 받는 사람에 대한 가치이다. 특히 가치는 많은 사람들이, 직업윤리를 중심으로 돌고 그 사람들은, 교육과 고용 환경의 충돌을 야기되고 있다고 생각한다. 최근 수십 년간, 관심이 세대적으로 연결되어 작업의 가치와 기대의 차이를 나타내고 있다(Lancaster & Stillman, 2002). 예를 들어, 의료 인력에 들어갈 가장 최근의 "세대" 기술적으로, 잘 아는 숙련된

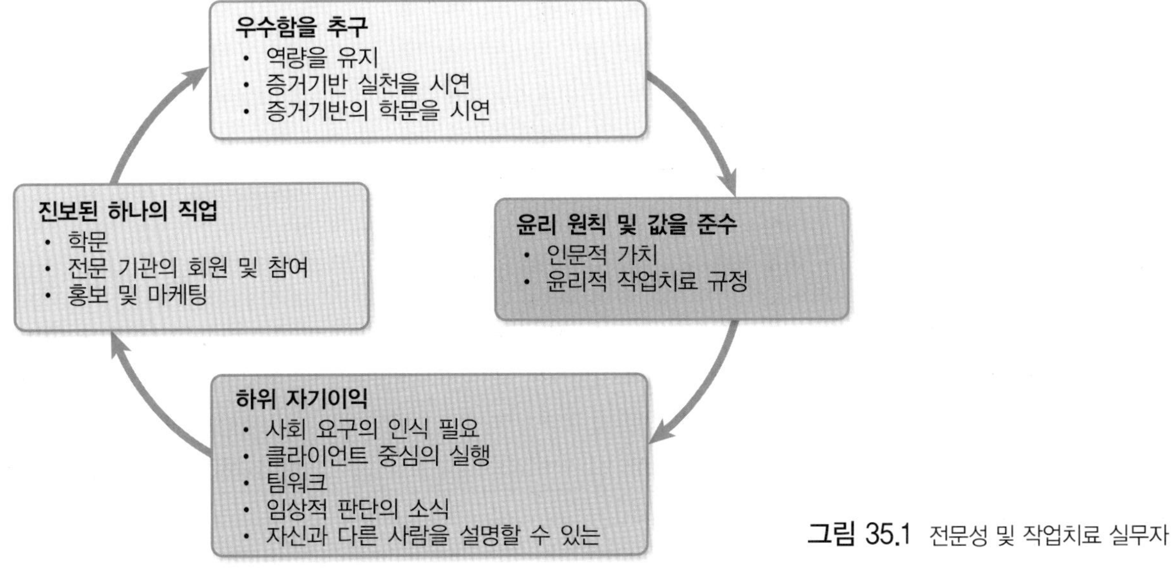

그림 35.1 전문성 및 작업치료 실무자

다양한 과제에 마음을 시민, 행동 하나에 제기되었던 문화 및 사회 규범과 기대에 뿌리를 두고 다양성으로 설명하고 있다. 그들은 또한, 공감이 부족, 게으름 기술 자격과 자기 중요성이 되고 있다. 또한, 의료 문화의 맥락에서의 역할에서 오늘날의 사회는, 전문성 확장에 기여할 수 있다고 주장하고 있다(Coulehan, 2005; Glennon & Van Oss, 2010).

역사적으로 각 세대의 작업능력의, 특성은 이전 세대와 구별된다(Lancaster & Stillman, 2002; Zemke, 2000). 이것은 확실히 그 가장 최근에 "밀레니엄 세대"의 경우 작업 환경에 문화 변용이 이루어진 것이다(Glennon, 2009; Lower, 2008). 전문가와 전문가가 아닌 행동을 구성하는 것에 대한 다양한 관점이 있기 때문에 이러한 세대 차이는 충돌할 수 있다. 종종, 개인은 전문가가 아닌 행동으로 간주되지만, 그들 자신이 표현할 때 전문가가 아니지만 문제를 합리화 할 수 있다. 작업의 사용자를 확인할 수 있다(Aurora, Wayne, Anderson, Didwania, & Humphrey, 2008). 일반적으로, 이러한 행동을 표시하는 개인은 그 또는 그녀가 부적절한 불합리한, 심지어 실례로 인식되며 아무 생각이 없다. 그것은

표 35.1 세대 비교

	베테랑	베이비 부머	X 세대	밀레니엄세대
또한 ~으로 알려진	전통 조용한 세대 (또는 조용한)	샌드위치 세대	무기력 세대 미 제너레이션	Y 세대 1978년 이후에 태어난 세대 트로피 아이 에코 붐 세대
탄생년도	1946년 이전	1946년–1964년	1965년–1980년	1981년–2002년
기술어	충성, 공식	낙과적, 재치있는	회의적인, 무딘	실용, 예의바른
교육스타일	과제중심	개인 경험 배려하는 환경 유인물 노트하기	능률적인 개인적으로 유용 무엇을 공부 자신의 속도로, 자신의 시간 자세한 검토 및 연구 가이드 기술처럼	협력 기술이 필요하다 체험 즉각적인 피드백 그것은 바로 처음을 원함
경력 목표와 보상	"유산을 구축"하려면 조직에 대한 개인의 책임을 느껴 좋은 일을 하는 것은 개인적으로 만족한다.	"주요경력을 구축" 성취, 인정, 금융 보수	(고용 안정 대 경력 보안) "휴대용 경력을 구축" 자유	"병렬 경력을 구축" 직장에서 멀티 태스킹; 인생의 여러 경력 개인적으로 의미 있는 일을 추구
직장의 가치와 윤리	충성, 헌신, 희생 노력 권위에 대한 존중 계층 구조, 장로에 대한 존중 규칙 준수 의무 처음 적합성 리더십을 지시어에 응답	헌신 존경 기관 "얼굴 시간" 원한다 팀 지향 개인의 성장과 만족 충돌 불편 피드백에 지나치게 민감할 수 있다. 판단할 수 있다. 리더십을 지시어에 응답	일과 삶의 균형 자율성, 유연성, 비공식을 원한다 다양성을 수락 실용 / 실천 자기를 의지하는 규칙을 거부 불신 기관 사용 기술 멀티 태스킹	피드백과 인식이 필요 양성 이행과 재미를 추구 다양성을 축하 낙관적인 자기 발명 재 작성 규칙 기관은 관련이 없는 계층 구조, 장로에 의해 두려워하지 않음 기술을 기대 빠른 멀티 태스킹 어려움 "어려운 사람들"문제를 다룸

Information compiled from the following sources: Fogg(2008); Johnson and Romanello(2005); Lancaster and Stillman(2002); Mohr, Moreno-Walton, Mills, Brunett, & Promes(2011); Tulgan(2009); and Zemke(2000).

표 35.2 학생 행동들

세대 요소(Lake, 2009)	행동
규칙 "그들에게 하지 않는 특수화, 문제 행동을 위한 가이드로써 규칙을 이해하기"	한 학생이 오전 7시 30분에 시작되는 ADL 수업에 "아침형 인간"이 아니기 때문에 현장 학습에 가는 것을 거부했다. 학생 ½이 시험 시간에 늦었는데 여분의 시간에 끝낼 것을 요청한다. 한 학생이 긴 주말 계획을 방해했기 때문에 월요일 수업에 참석하지 않았다. 그녀는 교수에게 자기가 놓친 것을 검토해 달라고 부탁했다.
보상 "처벌하지 말고, 지속적으로 보상을 하라"	한 학생이 사례연구에서 94점을 받았다. 그녀는 더 높은 점수를 받을 만하다고 생각했기 때문에 불평하기 위해 교수와 약속을 했다. 한 학생은 교수들이 더 좋은 성적을 위해 숙제를 다시 하지 못하게 할 것이라고 정부에 불평했다. 한 학생이 그 과정에서 더 높은 점수를 받지 못했다고 불평했다. 결국 그는 모든 수업에 참석했다.
기피 "규칙에 직면할 때... 본능적으로 회피 행동으로 반응한다. 또는 그것 주위에 방법을 찾아"	한 학생이 현장 학습 과제에서 빠졌고 친구에게 상사에게 알리라고 했다. 한 교수가 학생에게 그와 약속을 해 달라고 부탁했다. 그 학생은 끝까지 해내지 못했다. 문헌 검색을 한 후, 나타난 많은 참고문헌들은 온라인에서 구할 수 없었지만 학교 도서관에서 이용할 수 있었다. 그 학생은 그가 온라인에서 접속한 것만 사용했다.
의사결정자 "종종 가족 및 친구와 밀접한 관계에 있는 그들이 결정한다."	한 학생의 부모는 그가 배정된 고객층에게 일자리를 구할 의도가 없었기 때문에 그의 레벨 2 현장직 일자리를 바꾸라고 충고했다. 한 학생은 자신이 존재하는지 몰랐던 요구사항에 대해 우려를 나타냈다. 그녀는 학교에 가기 전에 학교를 방문하거나 누구와 이야기한 적이 없다. 그녀는 4년 전에 졸업한 친구로부터 받은 정보에 의존했다.

개인이 인식하고 규칙과 스스로에 대한 자신의 기대를 이해하는 방법이 행동에 반영 되는 것을 제안하고 있다(Lake, 2009). 예를 들어, 최근 세대의 그 개인은 자아존중감 증진 개인주의 강조, 사회적 규칙을 조금 강조하는 가정, 학교 및 사회 환경에서 자랐다. 이는 가능할 수 있다(Twenge, 2006). 이전 세대의 권위에 대한 존중과 성취가 하나가 실제로 달성된 것을 기반으로 하는 개념으로 성장했다. **표 35.1** 세대의 비교를 제공한다.

한 직장 / 직업 가치와 보상을 인식하는 방법의 차이가 갈등으로 이어질 수 있다. 하나는 학계 및 건강관리 내의 전문성에서 일반적으로 베테랑 또는 아기 부모 세대들에 의해 정의되는 것을 고려하면 최근의 세대에서 그 자신의 태도와 행동은 전문가가 아닌 것으로 간주되는 것을 인식하지 못하는 것은 놀라운 일이 아니다. 이러한 태도와 행동은 현장 / 작업장의 어려움과 실패의 원인이 될 수 있다. 전국 학술 및 임상 동료들에 의해 제공되는 학생 시나리오는 **표 35.2**에 제시되어 있다. 각 예제는 전문가가 아닌 것으로 간주된 동작을 보여준다.

또한 다른 세대에서 개인이 전문성을 인식하는 방법의 차이를 설명하기 위해 **사례 연구 35.1**을 고려하라.

사례 연구에서 묘사된 기본적 문제는 무엇인가? 두 가지 서로 다른 세대에서 개인은 매우 다른 방식으로 행동을 인식한다. 이러한 인식은 특정 경험에서 온 "세대의 문화이다." 정치, 사회적 상황의 인식을 경험하는 것과 같다. 다른 세대의 문화에서 그것은 비전문가로 볼 수 있다. 행동과 기대를 유지하거나 더 적절할 수 있다. 비록 이 사례의 관리자가 무례하다고 생각하는 행동 때문에 좌절하고 있지만, 젊은 치료사는 효율성과 투명성을 믿고 "그대로 말하는 것"을 좋아한다. 둘 다 그들 자신의 세대적 맥락에서 나오고 있다. 그러나 실제 환경에서는 클라이언트의 요구사항이 가장 우선하며 치료사와 클라이언트 간의 세대 차이도 있을 수 있다는 점을 기억해야 한다. 따라서, 노동력에 참여하는 사람들은 그들이 어떻게 인식되는지 알고, 다세대적인 상황에서 존경을 받을 수 있는 전문성을 보여주는 것을 배운다면 성공할 것이다. 이들의 감독관들도 마찬가지로 그들이 감독하는 감독관들과 더 만족스러운 관계를 맺어 새로운 치료사들이 적응하는 것을 돕고 그들의 행동에 대한 감독을 비난하지 않도록 하기 위해 그들의 감독 방식을 어떻게 적응하는지를 이해할 것이다.

사례 연구 35.1 직장에서 Lee-Ann

Lee-Ann Gold, 바로 그녀의 26 번째 생일, 수줍은 1년 전 작업치료 학교를 졸업한, 그녀의 두 번째 작업치료이다. 그녀가 이상적으로 일치함을 느꼈기 때문에 그녀는 10개월 동안 근무해온 첫 직장을 사퇴하였다. 그녀는 임상 작업을 즐겼다. 그녀는 그녀가 사용된 것보다 더 많은 "공식적으로" 역할을 할 것으로 예상 받았다. 예를 들어, 그녀는 비공식적인 인사를 사용(예를 들어, "Hey"대신에 "Hello"의 첫째 대신 마지막의 이름)와 약어("U R"대신 "you are") 동료에게 그녀의 이메일에서. 그녀는 몇 분 지각했다면, 그것은 중요하지 않은 것으로 가정; 그녀는 한 시간 늦게 경우, 그녀는 단순히 그녀의 편의에 시간을 만들 수 있다. 그녀는 또한 그녀의 상사와 함께 이를 지우지 않고 동료와 함께 일을 교환할 것이다.

그녀의 새로운 일에, 그녀는 정기적으로 그녀의 상사와의 상호작용과 그녀의 역할에 비공식적인 피드백을 받았다. 이 새 직장에서 그녀의 처음 2 개월 후, 그녀의 상사 다나 벡은 그녀의 전체 수행을 검토하는 형식적인 회의를 요청했다. 또한 부서장인 타나는, 작업치료 경험과 더해 여러 전문 인증의 이상 20년 있었을 뿐만 아니라 그녀의 두 번째 작업이었다. 그녀는 7년 동안 현재 직장에 있었다. 그녀는 그녀의 수행을 확신으로 리 앤은, 이 회의를 기대했다. 그녀는 또한 이 부서에서 실행하는 방법에 대한 그녀의 몇 가지 아이디어를 제시할 수 있는 좋은 시간이 될 거라 생각했다. 그녀는 스케줄링, 회전, 주말 범위 및 사무실 공간 할당을 개선하는 방법에 대한 생각을 했다.

회의에서, Lee-Ann 은 그녀의 평가 및 개입 기술이 좋은 것을 이야기했고 그리고 그녀는 자신의 팀에 대한 역동적인 접근 방식을 가지고 있었다. Lee-Ann은 그녀가 익숙하지 않는 조건을 가진 사람과 함께 일할 때, 그녀는 연구 증거 기반의 개입 방식뿐만 아니라 그것에 대해 배울 자원을 사용할 것으로 예상되었다. 그녀는 아마도 근무가 일반적으로 할당하기 때문에 이것에 대한 휴식 시간 또는 저녁을 사용해야 한다. 리 앤은 환자들이 그녀를 좋아하긴 했지만, 중재기간 동안 휴대전화를 항상 쳐다본다고 말했다. 간부들은 이와 비슷하게 그녀가 회의 중에 본문을 읽고 답신을 할 것이라고 말했다. 마지막 피드백 부분은 회의에 참석할 때 그녀의 적시성과 관련이 있었다. Lee-Ann은 그녀가 때때로 조금 늦는다는 것을 알았지만, 그러나 그녀가 있던 사무실은 팀 회의가 개최된 회의실에서 도보로 6분 거리에 있었다. 그녀는 그녀가 먼저 병원에 도착했을 때, 그녀는 "늦게" 출석을 예상하고 직원 작업치료사가 같은 회의에 참석하고 그의 사무실보다 중심적인 위치에 있었지만 하지 않은 감독자와 사무실을 전환할 것을 제안한다고 지적했다.

리 앤 골드와 그녀의 상사 다나 벡은 적절하게 능력과 자신감을 표시 리 앤의 임상 능력, 동일한 관점을 가지고 있지만, 리 앤의 직업윤리와 전문성의 매우 다른 인식을 가지고 있다. 리 앤은 열심히 노력하고 실용적으로 자신을 본다. 그녀의 상사는 그녀의 연습 기술을 찬양하면서, 자격 및 비전문적으로 리 앤을 본다. 다음은 각각의 인식을 요약:

■ Lee-Ann Gold

리 앤은 왜 사람들이 크게 다룬다 라고 하는지 궁금했다. 그녀는 형식적인 모든 것 같았다. 방법에 대한 생각을 다시, 그녀가 관심을 하면서 회의에서 멀티 태스킹을 할 수 있었다. 그녀가 시계를 착용하지 않았기 때문에 시간을 확인하기 위해 그녀의 휴대 전화를 사용한다. 이 새로운 설정에서, 그녀는 동료들과 토론 시간을 추구하기보다는 그녀가 그들을 볼 때 단순히 복도에서 그들에게 이야기 할 때 약속을 했다. 심지어 부서와 기관이 부과하는 규칙과 규정이 논리적이거나 실용적이지 않을 때에도 조직의 위계질서를 따르고 기관 정책을 준수할 것으로 기대되는 것은 그녀가 "낡은시스템"이라고 불렀던 것의 상징이었다. 그녀는 상사를, 특히 다른 부서에 있는 상사를, 이름으로 자동적으로 언급해서는 안 된다는 말을 듣고 놀랐다. 리 앤은 타이틀에 감명을 받지 않고, 자신이 하는 일에 더 많은 관심을 기울이기 때문에 이것이 포위의 한 예라고 생각했다. 마지막으로, 그녀는 더 이상 학생이 아니었기 때문에, 모든 업무관련 활동은 직장에서 이루어져야 한다고 느꼈고 심지어 그녀의 감독관에게 그녀의 스케줄이 이것을 수용하도록 수정되어야 한다고 제안하기까지 했다. 리 앤은 그동안 긍정적이지 않은 피드백을 받아본 적이 없고 감독관이 과민반응이라고 생각했다.

■ Dana Beck

20년 간의 경험을 한 후, 그녀는 이 새로운 세대의 치료사에게 무슨 일이 일어났는지 궁금해했다. 비록 그들이 임상적으로 무엇을 해야 하는지 알고 있고 클라이언트 중심적인 관리에 대해 이야기하는 것처럼 보이지만, 그들은 전체 업무환경이 그들 자신에 대한 것이 아니라 의뢰인에 대한 것이라는 것을 진정으로 이해하지 못하는 것 같다. 또한, 그들은 더 경험 많은 동료들에 대해 존경심을 보이지 않는 것 같다. 그들은 그들이 더 많이 알고 있다고 믿는다. 리 앤 등은 원하는 게 있으면 대화를 방해하지만 점심 시간에 뭔가를 하라고 하면 화가 난다. 그들은 이러한 결정이 작업 환경에 어떻게 적합한지 이해하지 않고 스스로 결정을 내릴 자격이 있다고 가정한다. 전문적으로 소통하는 법을 모르는 것 같아요 모든 것은 "이봐," "나는 원해. "또는" 이것은 단지 1분 정도 소요된다. "그리고 전자 메일을 보내면 철자 오류, 약어로 채워지고 거의 서명되지 않는다. 그들은 항상 휴대전화를 보거나 문자 메시지를 보내고 있기 때문에 사생활을 집에서 지킬 필요가 있다는 것을 이해하지 못한다. 심지어 클라이언트와 함께 전화를 걸면 진동이 없어야 한다는 규칙을 무시한다. 그들은 숟가락으로 먹을 수 있는 정보 또는, 인터넷에서 즉시 찾을 수 있고 자신의 시간에 대해 조금씩 연구해야 하는 것을 원한다. 그들은 인터넷에서 적절한 검색 엔진을 사용하고 싶지 않지만 위키 피 디아(또는 그와 동등한)에 의지하고 도서관에 가지 않기를 원한다. 그들은 "여분의"노력을 무엇이든 하고 싶어 하지 않는 것처럼 보인다. 마지막으로, 그들은 단순히 나타내기 위해 칭찬 받기를 기대한다.

전문성과 팀워크

Professionalism and Teamwork

전문가간의 상호교육적 **팀워크**는 편재해 있다. 따라서, 전문성의 중요한 기능은 효과적인 팀 구성원이 하나되는 능력이다. 보건 의료 환경에서적용되는 팀워크는, 단순히 "인정하고 다른 사람의 전문성을 존중하고 환자의 최선의 이익에 그들과 함께 작업할 수 있는 능력"이 포함된다(Cruess, Cruess, & Steinert, 2009, p.286). 특히 클라이언트 안전 및 관리와의 전문가간의 팀이 더 한 사람이 모든 기술이 없다는 것을 전제로 하고 있다. 지식은 클라이언트의 목표를 달성하기 위해.

그것은 효과적인 팀워크가 재활 설정에 대한 결과를 포함하여 개선된 클라이언트 결과, 개선된 클라이언트 안전과 연관되어 있음을 설명하고 있다. 환경의 문화와 대인 의사소통에 관련된 장애의 치료에 오류가 발생할 수 있다. 의료 서비스를 개선 의사소통 및 협업은 개선의 직접적인 결과이다.

일부 전문가는 전문적인 인지도를 얻기 위해 이전보다 팀워크를 요구했지만 전문 직업인 건강관리 팀은 2 차 세계 대전 시대로 거슬러 올라갈 수 있다. 서로 다른 분야의 구성원으로 구성된 팀은 임상적 효율성을 목적으로 형성되었지만 의사소통이 개선되고 건강관리의 질이 향상되면서 비용이 줄게 되었다. 향상된 환자 순응도와 환자 만족도는 문서화되어 있다(Baldwin, 2007).

팀은 작업하는 팀으로 단독적인 개인은 클라이언트를 함께 대하는 팀에서 도움이 되지 않는 지식의 부산물이다. 그룹을 이룰 때 추론 과정은 분리에서 수행될 때보다 효과적이다. 이것은 하나의 신념 체계에 맞춰 의사결정을 하는데 도움이 되고, 다른 사람의 정보에 대한 접근은 정보의 무시 위험을 줄일 수 있다.

효과적인 팀은 그들이 이러한 작업치료사와 작업치료 보조 또는 다양한 건강관리 전문가 그룹을 대표로 두 사람에 의해 만들 수 있는지, 모든, 무엇보다도, 통신 및 공동 작업, 공식 및 비공식 학습 기회를 특징으로 하고 있다. 이러한 특성은 집단 응집력, 공유 정신 모형, 객관적 리더십을 통해 개발, 종종 증가 직무 만족의 결과이다. 또한, 팀 회의의 명시적 중요성, 갈등 관리의 공유된 목표의 역할 및 팀 내에서 자율성의 값은 효과적인 전문가간 팀의 또 다른 예이다.

전문 분야는 간학제 및 학문적이다(**그림 35.2**). 건강관리에 존재하는 다직국간 팀에는 세 가지 종류가 있다. 각각의 다양한 전문 배경을 개인으로 구성되며, 각각은 공통 클라이언트에 집중된다. 그것은 다직국간 협력의 연속으로 이 팀을 고려하는 것이 도움이 된다. 팀의 목표는 변경으로 종합 팀은 개발 팀의 다른 형태로, 처음 나타난다.

다학제 팀

환자가 다양한 의료 전문가들에 의해 다수의 의료 서비스 혜택을 받는 경우 치료의 조정이 필수적이다(Zwarenstein et al., 2009). **다학제 팀**은 모든 다 직군간 팀처럼 클라이언트에게 제공하는 전문 분야를 대표하는 사람들로 구성되어 있다. 다학제 팀에서 각 전문가는 자신의 분야와 관련된 평가 및 중재를 파악하고 수행하기 위한 책임이 있다. 다학제 팀은 일반적으로는 각각 전형적으로 그룹으로써, 이들이 훈련 특정 목표에 해당 클라이언트의 진행 상대에 대한 정보를 공유

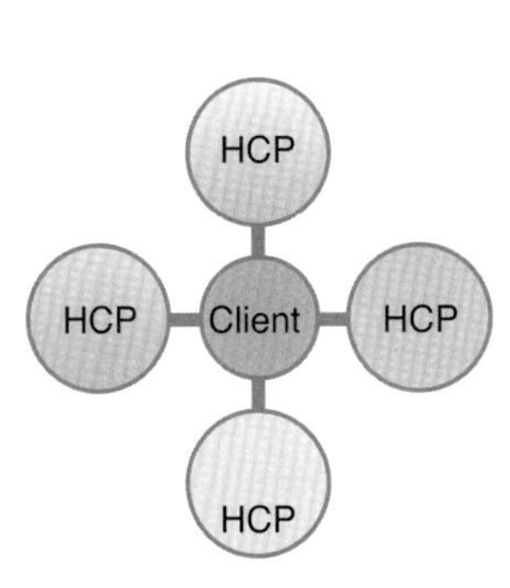

종합 팀
이들이 규칙적 해당 분야의 목표를 향한 진행에 관한 클라이언트의 정보를 공유할 수 있지만 충족 각각은 자신의 사일로(silo) 내에서 작동한다.

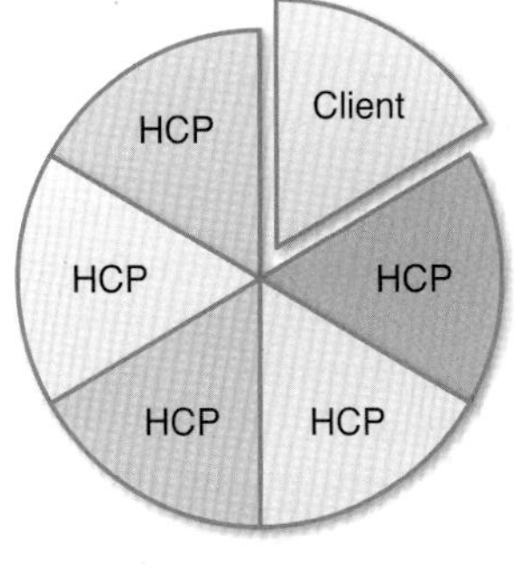

학제 간 팀
그들은 목표를 결정하기 위해 함께 작업하고 각 팀 구성원들이 협력 계획하는 방법에 기여할 것이다. 클라이언트는 종종 의사결정 과정에 관여된다.

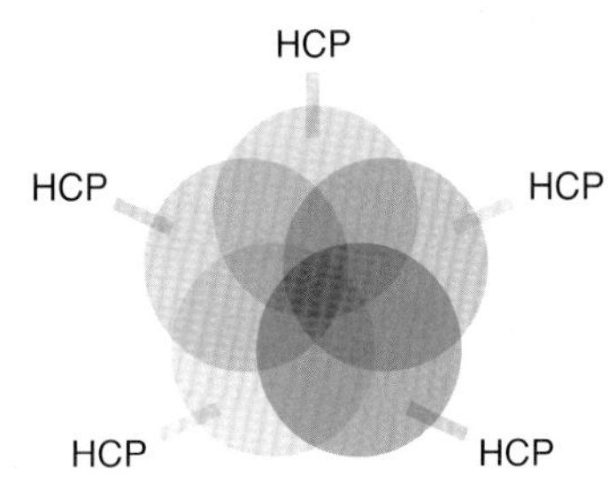

학문적 팀
각 팀 구성원은 팀에 지식과 기술을 자신의 세트를 제공합니다. 클라이언트와 작업 할 때, 중복 책임과 감소 전문 경계가 있다. 역할 모호가 일반적이다.

그림 35.2 의료종사자의 다직군간의 협력(HCP)

하고 만남 등을 차트에 메모함으로써, 서로의 기록을 적고 접할 수 있으며, 그들은 그들의 노력을 조정할 수 있다. 예를 들어, 이들은 동일 날짜에 중재할 세션을 준비할 수 있다(Jessup,2007).

다학제 팀 구성원들은 또한 서로에게서 배울 수 있는 기회를 제공할 수 있다. 일반적인 결과와 목표를 공유 할 필요는 없다, 조정과 협력을 해야 한다. 기대이지만 다른 팀 멤버의 전문지식은 궁극적으로 클라이언트에게 협조 및 의사소통을 촉진한다; 평등하게 각 팀의 멤버 및 전문 자율성을 유지한다. 다학제 팀은 입원환자 및 지역사회에서, 글로벌 위기 중재 및 관리에 다양한 설정에서 볼 수 있다. 당뇨병으로 인한 시력 상실과 개인에 대한 중재 계획을 고려한다. 의사는 치료를 감독한다. 안과 및 안과의사는 당뇨망막병증을 관리할 수 있다. 작업치료사는 시력 손실과 말초신경병증의 관점에서 개인의 기능적 능력과 안전을 해결한다(당뇨병 관리 작업치료사의 구체적인 역할과 기능에 대해, AOTA, 2011 참고). 간호사의 관리, 혈당 측정기, 및 합병증의 예방 및 영양사 모니터 식이 교육. 이들 전문가들의 각각은 집중의 역할이 있지만, 이들 전문가 때문에 클라이언트 장점은 서로에 대한 지식과 진행을 공유한다.

통학적 팀

통학적 팀은 다학제 팀과 구별된다. 유사 표현과 지식과 해당 분야의 기술을 사용하여 위원이 구성되지만, 팀 구성원은 목표와 계획의 개입 협력을 구별한다. 그들은 또한 그들의 개입 계획을 구현하는 방법을 서로 토론한다. 자신의 능력이 서로를 보완할 수 있지만 그들의 클라이언트를 위한 건강 결과를 개선하는 방향으로 작업할 때, 팀 구성원은 상호 의존적 이된다. 그것은 통학적 팀 등 팀 유형이 어떤 중재를 공동으로 수행될 수 있다는 점에서 종합 팀에서 더 구별된다. 클라이언트, 클라이언트의 가족과 함께 그룹으로 충족시키기 위해 일반적이고, 클라이언트는 종종 관여 의사결정 과정이다(Cartmill et al., 2011; Jessup,2007).

통학적 팀의 장점은 많다(Jessup, 2007; Zwarenstein et al., 2009). 이는 클라이언트에게 자신의 치료에서 역할을 주고, 클라이언트가 중심이다. 팀 구성원들은 서로의 역할 및 기능을 존중하고 리드의 지식을 공유한다. 팀 구성원들이 중재하는 방법에 대한 서로 공유하기 때문에, 시너지 효과는 일반적이고 보완적인 목표를 해결하는 방법을 다른 분야에서 개발하고 있다. 클라이언트에 대한 중재 계획은 전체적으로 개발하고 비용 효율적이다. 직무 만족도가 증가한다. 궁극적으로, 클라이언트 관리 및 성과가 향상된다.

또한 학제적 팀의 기능에 나타날 수 있는 몇 가지 잠재적인 문제가 있다. 지나치게 독단적인 팀원을 구성원으로 하면 공동으로 합의되지 않은 의제에 밀어 회의를 지배할 수 있다. 침묵 또는 조심스러운 팀 구성원은 쉽게 자신의 침묵으로 무시할 수 있다. 계층 구조가 개발되면, 의사결정에 부정적인 영향을 줄 수 있다. 규범은 팀 구성원의 평등한 참여를 제한 개발하는 경우, 창의적이고 혁신적인 사고는 억제할 수 있다. 이러한 문제의 대부분은 처리 또는 각 구성원의 경험과 입력에 초점이 아닌 비판적, 과정 중심의 논의가 평가하는 경우도 방지할 수 있다(Miller, 1989). 신뢰의 매우 중요한 특성은 효과적인 팀워크를 보장하는 열쇠이다.

통학적 팀은 많은 설정에서 볼 수 있다. 사실, 설정이 유효하다고 판단되는 통학적 팀은 특정 모델을 설계한다. 예를 들어, 고려, 주요 정신질환을 가진 사람들을 제공하는 병원 설정. 학제 팀은 정신 분열증 특정 클라이언트에 대해, 목표는 그를 집의 그룹에 살고 집안일에 참여하고 배를 타기 위해 짐을 싣고 워크샵에 참석할 수 있을 수 있을 것이다는 것을 결정할 수 있다. 팀 구성원은 또한 그가 약물 치료와 비 호환이 될 수 있다는 것을 알고 있다. 감각처리 문제가 있다. 지침은 다음 의사결정에 어려움이 있고, 그의 동생이 자주 보지 않는 불평. 이 팀에서, 다른 전문가들은 공동으로 동일한 목적과 목표를 해결한다. 작업치료사는 어떤 약물 부작용 기능을 방해하는 경우 관찰할 수 있다. 예를 들어, 정신과 의사와 간호사가 그의 약물을 모니터링 한다. 작업치료사는 여가 기능의 변화를 레크리에이션 치료사에게 감시하도록 하면서 감각과 인지장애를 치료하고 있다. 사회복지사는 작업치료사와 간호사가 남동생이 제기한 일상생활문제에 참여하여 가족 문제를 해결하고 있다.

초 학문적 팀

초 학문적 팀 학문 중심의 경계가 없는 기능이다. 팀의 이러한 유형의 회원은 자신의 역할 관련 기능의 대부분이 변형되기 때문에 뚜렷하지 않은 역할을 가지고 있는 것 같다. 초 학문적 팀에서 구별, 전문지식과 관련된 분야별 작업을 공유하고 서로의 책임에 결과를 가진다. 몇몇 예에서, 팀이 유형의 가장 효율적이고 전문가가 적은 특정의 클라이언와 상호 작용할 수 있기 때문에 경제적 일 수 있다(King, Tucker, Desserud, & Shillington, 2009).

그것은 성공과 책임 초학문적 팀워크에 대한 세 가지 주요 요소가 있음을 제안하고 있다. 첫 번째는 모든 의학을 전문으로 하지만 관찰한 것에 의해 수행된 전반적인 평가이다. 아레나 평가의 이 유형은 각각 지식과 기술의 고유베이스에 기초하여 정보를 제공할 수 있다. 다음으로 진행되고 있다. 팀 구성원 사이의 상호작용은 각각의 지속적 관리의 계획에 대한 지식을 기여할 수 있도록 한다. 아마도 가장 중요한 것은 역할을 배제한 것이다. 이러한 통학적 팀의 개입이 한 개인에 의해 수행할 수 있다. 이상적으로 책임감이 구현되고 있는지에 대한 책임있는 사람들로부터의 방향과 지속적인 협의 하에 수행해야 한다(King et al., 2009).

초학문적인 팀은 적절한 사람 및 적절한 방식으로 사용될 경우 매우 효과적일 수 있다. 경쟁적 및 비 계층적 환경은 효과적인 중재를 허용하기 위해 중요하다. 이 팀은 통학적 팀의 개입이 필요한 상황에서 특히 도움이 된다. 그러나 그것은 단지 한 개인의 상호작용을 가지고 클라이언트의 최선의 이익에 있다. 효과적인 학문적 팀워크의 아주 좋은 예는 많은 전문가의 전문지식에서 가족 혜택 만 하나와 상호작용하는 유아를 위한 가정방문 프로그램의 보고서에서 볼 수 있다. 이 저자들에 의해 설명된 바와 같이, 발달 장애를 가진 유아를 위한 가정방문 프로그램은 아동발달을 함께 촉진시키기 위한 목적으로 설정된다. 다양한 방문 전문가가 교사를 압도하기 보다는, 한 개인이 각 가정에 할당된다. 팀 구성원은 규율 경계에 걸쳐있는 서비스를 제공하기 위해 이론과 서로의 기법을 배운다. 이 팀은 지속적으로 방문자에 대한 전문성을 제공할 책임이 있다.

학문적 팀 접근 방식은 또한 접근의 어려움 또는 자연 재해 다음의 제한, 또는 어디에 원격 설정에서, 다른 전문가에 접근할 수 없는 제한된 자원으로 설정에서, 시스템 전체의 접근 방식에서 혜택을 누릴 수 있는 설정에 유용하다. 기술의 사용은 역량의 높은 수준을 보장 영역간 팀의 기능을 지원할 수 있다.

신뢰, 의사소통, 존중은 학문적 팀의 성공을 위해 중요한 학제 팀에 대해 식별같은 요소이다. 영역간 팀워크는 우려 되는 팀원이 표시되는 것으로 팀 "에이전트"는 숙련이나 지식이 없는 경우, 간섭의 효과가 손상될 수 있다는 것이다. 개인의 전문 제공 중재가 동료 팀 구성원에서 지속적인 입력을 얻기 위해 중단하는 경우 또한, 클라이언트는 이상 반응의 위험이 있다.

학문적인 접근 방식의 추가 문제가."정신건강 시스템의 작업치료의 추진"(피츠 외., 2005)에 AOTA 보고서에 설명된 바와 같이, 흐리게 하는 역할은 지역사회에 기반을 둔 일부 입원환자의 정신건강 설정에서 오랜 역사를 가지고 있다. 전문적인 정체성뿐만 아니라 분야별 전문성이 약화될 수 있다. 또한, 다른 전문가의 책임을 가정하는 것은 규정 위반과 연습 문제의 범위를 일으킨다. 평가 및 개입 양상 또는 기법에 오버랩이 있는 경우에는 그렇지 않다. 각 팀 멤버는 실제로 자신의 범위 내에서 서비스를 제공하고 실제로 하나의 범위 밖에 서비스를 제공할 필요가 있을 때 다른 팀 멤버로부터 직접 서비스의 제공을 요청하는 책임이 있다.

연구 팀

이 섹션의 많은 부분이 실제 설정에 통학적 팀에 초점을 맞추고 있지만, 통학적 팀의 성공을 위한 중요한 두 가지가 있다.

예를 들어, 의학관련 연구에서, 기초과학에 주로 초점 있는 분야별 연구자들은 조사를 실시했다. 연구 중심 한 분야를 갖는 것은 지식 격차가 발생할 수 있다. 이 분야 연구의 이점은 연구에 관련된 복잡한 문제를 해결하는 혁신적인 접근을 허용하고, 효과적인 중재 결과로 번역할 수 있는 등과 기능적으로 임상적으로 적합하다. 학제 간 연구 문제보다 쉽게 학제 연습 환경에 의해 채택되는 해결책을 식별한다(Logan & Graham, 1998). 연방 정부는 학제간 협력적인 연구에 증가를 강조하고 있으며, 실제 관련 성과에 대한 번역 및 기초연구의 응용프로그램을 지원하는 구조를 설정하고 있다. 그것은 산업과학 및 작업치료 연구자들의 이러한 노력의 일부라는 것이 중요하다(Bear-Lehman, 2011).

보건 의료 정책 팀

보증된 언급의 다른 분야는 보건 의료 정책 개발이다. 연구 및 개입 복잡한 요구, 또한 다각적인 이슈와 보건의료 정책의 거래를 해결하는 것처럼, 건강 서비스 제공을 개선하기 위해 구현을 요약에 의료 의제 설정에서 정책 입안자들은 효과가 팀에 협력할 필요가 있다. 이를 보장하기 위해, 단지 임상 치료 연구와 같은 정책 개발에 통학적인 접근 방식은, 정보의 다양한 소스에 접근할 수 있고 전문지식의 다른 영역을 나타내는 시각을 추진하고 있다. 또한 통학적 팀 기반 학습 기회가 협력을 촉진할 것을 제안하고 효과적인 보건 의료 정책의 개발이 향상되었다(Rider, Brashers, & Costanza, 2008).

장학금: 발표 및 출판물

Scholarship: Presentations and Publications

10년이 넘은 Margo B. Holm(2000), 그녀의 Eleanor Clarke Slagle 강의에서, 작업치료 서비스를 지원하기 위해 증거를 수집하고 증거를 기반으로 연습할 수 있는 작업치료사 촉구한다(증거기반 개입단계는 **표 35.3** 참조). 그것은 시간과 특정 연습 상황을 해결 증거를 식별하기 위해 노력을

업무 딜레마

당신은 2년의 경력이 있는 작업치료사이다. 당신은 교육 및 물리적 에이전트 양식의 사용 훈련 및 작업 능력을 향상시키기 위해 준비 절차의 일환으로 실행을 하고 있다. 최근에 물리적 에이전트 양식의 사용을 제한하는 다른 상태로 이동했다. 고용의 새 장소는 학문적 팀을 사용한다. 당신은 팀이 깊은 열 양식의 사용을 결정을 위해 특정 클라이언트와 팀의 "리드"이다. 그것은 그들이 이 지역에 있는 당신의 능력을 알고 있기 때문에 이 서비스를 제공하는 팀이 예상된다.

이러한 양식의 사용에 숙련된 신입 사원으로, 당신은 무엇을 해야 하는가?

필요로 하기 때문에 실제로 증거를 사용하지만, 도전적이다.

전문가들이 사용할뿐만 아니라, 작업치료 중재를 정당화하기 위해 과학적인 엄격한 기준을 충족한 결과 연구를 생성하기 위해 함에도 불구하고, 그것은 매우 중요하다.

증거기반 실천이 될 수 있는 많은 이유 중 역량 및 의사소통이 있다. 과학적 지식은 끊임없이 변화하는 의료 환경, 종사자, 교육자를 포용하고 효과적인 비용 효율적인 것으로 입증하여 중재에 능숙하는 등 필요에 축적하기 위해 계속한다. AOTA 승인 업체로 지속적인 교육에 대한 요구 사항을 충족한 기관 및 / 또는 회사에서 회의 또는 워크숍에서 연구를 제시하고 있다. 개인으로써 검증된 학술 기록을 가진 사람, 학습 평생 교육은 중요하다. 신뢰할 수 있는 정확해야 배운 정보 및 증거 기반. 연구진은 작업치료의 실천과 관련된 문제를 해결하기에 제공하는 서비스가 효과가 비용 효과적이 될 수 있도록 한다. 따라서, 실행에 적용할 수 있는 가장 최근의 기술에 기초하여 학습 기회에 참여하는 모든 작업치료 작업치료사의 책임이다.

제시 및 출판 전문 역할의 일부이며 정보를 공유하기 위한 또 다른 장소를 제공한다(표 35.4 참고). 하나의 제시 또는 게시할 기회를 가질 때, 그것은 하나의 제시 및 공개하도록 선택되는 상황을 고려하는 것이 마찬가지로 중요하다. 또, 평생 교육의 승인된 공급 업체의 후원으로 제시하는 것은 그것의 신뢰성을 향상시킨다. 발표는 많은 형태를 취할 수 있도록 했다. 임상 실습 서비스 교육 팀 미팅에서 발표된다. 이러한 설정 중 일부는 비공식적으로 나타날 수 있지만 발표자가 제시하는 자신의 스타일이 자신의 신뢰성과 전문성을 반영하는 것이라는 점을 기억해야 한다. 회의 종류를 설정하고, 하나의 그림과 함께 핵심 포인트는 일반적으로 게시판에 장착된 포스터에 인쇄된 포스터 또는 플랫폼의 발표가 될 수 있다. 일반적으로 2시간 지속되는 포스터 세션, 발표자가 포스터를 검토하는 사람들의 관심 사항을 논의할 수 있다.

2시간 20분 어디서나 할 수 있는 종이 발표는 청중에 대한 공식 발표이며 일반적으로 시청각 기술이 포함되어 있다. 교실의 설정 후 모델링 워크숍의 발표는 또한 시청각 기술을 포함 한 5일간 반나절 형식으로 할 수 있다. 패널의 간단한 발표는 청중과 토론을 용이하게 하기 위해 만드는 하나의 주제에 대한 여러 전문가들로 구성되어 있다. 발표의 이러한 유형의 각 정보의 보급을 위해 할 수 있지만, 제시 중 하나의 방

표 35.3 증거기반의 작업치료사를 위한 단계

근거를 기반으로 한 작업치료사의 6단계
1. 임상적 문제를 식별한다.
2. 근거를 검색한다.
3. 유효성 및 효용성에 대한 증거를 평가한다.
4. 임상 경험과 전문지식 및 클라이언트 중심의 관점에서 증거 당신의 평가를 통합한다.
5. 증거를 기반으로 변화를 실행 한 후, 그 효과에 대해 생각하고 실천에 놓는 것의 용이성을 안다.
6. 당신이 배운 것을 공유한다.

Source: Lin, S. H., Murphy, S. L., & Robinson, J.(2010). The issue is—Facilitating evidence-based practice: Process, strategies, and resources. American Journal of Occupational Therapy, 64, 164–171. doi:10.5014/ajot.64.1.164

표 35.4 지식의 보급을 위한 공간표본

발표		출판	
전문적 공간	**소비자 공간**	**동료 검토**	**비 동료 검토**
팀 미팅	커뮤니티 사건	실습 중심의 정기 간행물	교환 잡지
서비스 발표	소비자 단체	저널	실습 중심의 정기 간행물
그랜드 라운드		책의 챕터	회보
뒤 세션		웹사이트	뉴스 정기 간행물
패널 토론			책의 챕터
플랫폼 세션			스스로 출판된 책
워크샵			블로그
과정			웹사이트[a]

[a] 이런 장소는 동료에 의해 검토될 수도 있고 아닐 수도 있다.

법으로 전문되어 있는지 확인하는 것도 중요하다. 가능한 많은 가이드 라인은 아무리 큰 전자와 하나가 관객을 손에서 질문에 초점을(예를 들어, Eggleston n.d)이, 하나를 생각나게 가이드 라인을 또렷하게 제시하고, 고용할 수 있는 방법을 참고할 수 있다. 도서관이 없고 또는 얼마나 작은 이 지침은 또한 눈 접촉에 주의를 포함한다; “처럼 알고”, “음” 같은 필러 단어의 사용을 방지 “및” 올바른 자세의 유지한다.

마찬가지로, 출판물의 여러 유형의 검토 및 어려움은 다양한 수준이 있다. 이들은 다른 클라이언트를 대상으로 할 뿐만 아니라 다양한 수준을 이전가치를 가질 수 있다. 출판물은 일반적으로 동료 검토 및 비동료 검토. 두 가지 범주로 분류되는데 동료 검토는 단순히 한 번에 게시를 위해 제출된 원고이고, 피드백을 제공하고, 원고 출판의 기준을 충족하는지 여부의 결정에 기여하는 분야의 전문가에 의해 검토되는 과정을 의미한다. **동료 검토**는 출판 과정에 중요한 평가의 층을 제공하고, 종종 작가를 위한 출판이 더 어려운 길이다. 피어리뷰 기사는 과학 저널에 일반적이다. **비 동료 검토** 제출 또는 도서, 정기 간행물, 또는 무역 잡지에 게재할 것을 요청하고 검토할 수 있는 편집기가 아닌 이상, 더 중요한 공정을 통해 이동되는 원고를 의미한다. 전문가에 의해 평가되지 않은 기사는 뉴스나 실천 중심의 정기간행물 및 무역 출판물에 있다. 전문가에 의해 평가되지 않은 것은 또한 블로그와 개인 웹 사이트 등의 자기 발행뿐만 아니라, 자체 출판 도서를 포함한다. 동료 검토 또는 비 동료 검토 미디어 출판은 검토과정의 결과로 다른 인식값을 수행할 수 있다. 전자데이터베이스도 선택 전문가 평가 저널 사람들에게 저널 기사의 자신의 검색을 제한할 수 있다.

전문성과 소셜 미디어: 기회와 함정

Professionalism and Social Media: Opportunities and Pitfalls

소셜 미디어를 많이 사용하고 있다. 전문적으로 또는 개인적으로 네트워크하는 방법으로 사용 여부, **소셜 미디어**는 사람이 신속하게 전달하고 매우 넓은 관객들에게 할 수 있는 도구가 되고있다. 점점 더 많은 소비자가 얻을 수있고 건강관리에 대한 정보를 공유 할 수 있는 소셜 미디어 사이트를 포함한 인터넷 사이트를 사용할 때, 정보 책임이 사실과 증거를 기반으로 있는지 확인하기 위해 존재한다. 최근 PEW 보고서에 명시된 바와 같이 미국의 모든 성인의 75%가 인터넷을 사용하는 모든 성인의 60%가 의료 정보를 이용하기 위해 인터넷을 사용하고, 7% 및 11% 사이의 사회적 사용한 미디어 사이트는 의료 정보를 얻기 위해 하나 또는 의료 조건을 가진 사람을 따르며, 이 숫자는 증가 할 가능성이 있다.

이러한 사이트를 사용하는 이유는 정보를 얻는 사회적 연결성을 추구하는 것을 포함한다. 소셜 미디어의 사용은 의료 업데이트 및 건강 환자에게 정보와 일반 대중에 관한 정보를 제공하기 위해 기술을 의존하고 있다. 병원과 전문 관행이 많아지고 있다(Ficarra, 2011). 소셜 미디어 사이트는 적극적으로 작업치료사에 의해 사용된다(Kashani, Burwash, & Hamilton, 2010). 관계와 소통은 종종 소셜 네트워크를 통해

양성되는데, 아직 이러한 네트워크에 문제의 조사를 받고 있다.

실제로, 주의 의료교육에 사용된 것으로 어떻게 소셜미디어 및 전자 통신(예를 들어, 전자 메일, 음성 메일) 다른 형태로 지불되고, 기업상황. 일반적인 관심사는 개인정보보호에 대한 개인의 권리와 자신의 전문적인 환경에 대한 자신의 의지를 중심으로 돌아간다.

소셜 미디어 사용에 전문성이 중요하다. 지역에서의 전문성은 하나의 규율과 사회 사이의 계약에서 유래된다. 따라서, 하나의 동작을 자신의 전문성을 반영한다. 소셜미디어는 광범위한 청중을 가지고 있으며, 소셜 미디어 사이트에 그 동작은 작업의 하나의 장소에 하나의 직업, 정책에 부정적으로 반영할 수 및 가이드 라인이 필요하기 때문이다(Greysen, Kind, & Chretien, 2010).

많은 사람들은 어떤 사람이 자신의 시간에 하는 일은 개인의 권리와 개인 정보 보호의 문제가 있음을 주장했다. 그러나, 인터넷 사이트에 있기 때문에 게시된 정보는 타사에 접근할 수 있다. 이 방법이 대학, 잠재적인 고용주의 보고서는 없으며, 의료 센터의 모든 내용은 사이트에 접근하는 또는 공유 있었는지의 결과로, 조사를 시작했다. 인터넷은 효율적인 통신에 허용되지 않을 뿐만 아니라 하나가 누구와 함께 영역을 확대하고 있다. 그 결과, 전문가들은 어떤 사이트에 자신의 게시물은 제한없이 개인의 무제한 숫자로 볼 수 있다는 것을 이해할 수 있다. 정보가 게시되면, 하나는 더 이상 의도된 청중을 제어할 수 있다. 일부 전문가들에 의해 소셜 미디어 사이트의 오용의 증거가 있다. 뉴스 보도가 잘못 다음 게시 직원의 예로 따르면: 많은 코멘트를 자신의 동료, 클라이언트, 작업의 장소; 사진 및 업무 관련 활동과 사람들의 동영상; 그들 자신 또는 친구의 사진과 동영상은 활동을 손상에 종사한다. 많은 종류의 이러한 유형 중 다수는 규율상의 행동으로 다양한 결과를 낼 것이다. 부적절할 때 인터넷에서 전문성을 자신의 인식을 강조하기 위한 호출로 게시 의료학생 및 전문가의 유사한 보고가 있었다. 건강보험 양도 및 책임에 관한 법률(HIPAA) 및 가족과 교육 권리 및 개인정보보호법(FERPA) 법률의 위반 가능성뿐만 아니라, 윤리적 문제가 제기되고 있다. 예를 들어 "친구 맺기" 환자와 페이스 북의 클라이언트는, 치료 관계에 영향을 줄 수 있다. 앞서 언급한 바와 같이 주관적으로 부적절한 경우, 부적절한 행동은 부정적인 대중 개최 전문의 기대에 영향을 미칠 수 있다.

하지만 소셜 미디어는, 하나의 직업을 홍보하는 중요한 도구가 될 수 있다. 이 대학 수준의 학습 기회를 향상시키는데 사용할 수 있는 것처럼, 소셜 미디어가 동료들과 관련 정보를 공유하고 대중의 건강과 웰빙에 대한 학습기회를 제공하는 데 사용될 수 있다(Greysen et al., 2010; McNab, 2009). 소셜 미디어의 가능한 용도는 에너지 보존에 대한 다발성 경화증를 가진 사람들을 가르치거나 일상생활 또는 손상 운전의 시작 징후를 식별하는 방법으로 인지장애를 식별하는 노인 및 제공 팁 예방 전략을 떨어 블로그를 사용하는 것을 포함한다. 평가 또는 중재기술을 유튜브같은 사이트에서 동영상을 공유하는 사회 참여 기회에 대한 트윗, 특정 주제에 대한 근거중심의 연구 협력을 촉진하기 위해, 전문가와 연결, 전문 연습을 촉진하기 위해 페이스 북 사이트를 사용하는 것도 가능하다. 소셜 미디어를 사용한다. 전자 콘텐츠를 생산하면, 기억하는 것이 도움이 된다

"하는 것과 하지 않는 것은" **표 35.5** 적절한 온라인 콘텐츠 및 행위에 대한 체크리스트를 제공한다.

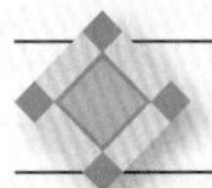

윤리적 딜레마

이의 위치와 타이밍이 편리했기 때문에 인지 결손 치료에 대한 지속적인 교육 워크샵에 참석하기로 결정했다. 프로그램은 평생 교육의 높아진 공급자가 제공되지 않았지만, 당신은 당신이 보낸 시간을 집계하고 이들과 같은 전문 개발 단위를 기록할 수 있다는 것을 알고 있었다. 워크숍에서, 당신은 슬라이드 쇼가 있지만 참고 목록의 사본을 받았다. 발표를 하는 동안, 당신은 당신 분야의 유명학자에 의해 진행되는 다른 워크샵이 슬라이드의 일부를 보았던 것을 깨달았다. 프레젠테이션 중에 이 학자의 이름에 대한 언급은 없었다. 또한, 주어진 실시 예 중 다수는 이를 지원하는 거의 또는 전혀 증거가 없다. 마지막으로, 유일한 장소 당신은 온라인 토론 게시판과 작업치료사의 블로그에 있던 주어진 사실 중 일부에 대한 참고를 찾을 수 있다.

어떤 윤리를 위반 한적이 그렇다면, 장학의 어느 정도는 발표자에 의해 증명되었다. 당신은 다른 참석자 또는 잠재적 참석자에게 무슨 책임이 있는가? 당신은 어떻게 당신의 윤리 원칙을 위반하지 않고 문제를 처리할 수 있는가?

요약 Summary

전문가의 역할은 그것으로 책임의 큰 거래를 수행한다. 그 책임 하나의 클라이언트, 하나의 직업으로, 그리고 사회에 전문가는 자신의 분야에 대한 것이다. 하나는 친구들과 함께, 직장에서, 또는 가상 세계에서, 하나는 사람으로 인식하는 방법 중 하나는 전문가로서 누구의 반영일 수 있다.

작업치료의 세계는 흥미로운 하나이다. 우리의 과학은

표 35.5 직업의 사회 매체 그리고 전자메일의 체크리스트

yes	no	메일이나 텍스트 위해. 이런 Facebook과 LinkedIn의, Twitter, 및 개인의 웹 사이트 또는 블로그 등의 소셜 미디어 사이트가 있다.
❑	❑	당신은 자신의 게시물에 대한 올바른 청중을 대상으로 했는가?
❑	❑	당신이 게시한 정보는 사실이며 증거에 의해 뒷받침되고 있는가?
❑	❑	당신은 HIPAA 및 / 또는 FERPA의 규정에 따랐는가?
❑	❑	당신은 직장의 정책을 준수하는가?
❑	❑	당신의 발언은(및 / 또는 상태 업데이트)존중되는가? (즉, 당신이 누군가가 불쾌하거나 상처를 줄을 수 있는 말은 피했는가?)
❑	❑	당신은 당신의 직업 게시물에 적절한 철자, 문법, 구두점을 사용 했는가? 당신은 문자 수에 제한이 없는 사이트에 같은 "U"또는 "텍스트"약어, "R"을 사용하는가?
❑	❑	당신은 이 사진을 촬영하고, 즉, 당신이 당신의 가족, 당신의 교수, 당신의 상사 또는 클라이언트를 보이나?(비 작업과 관련된 장소에 게시하더라도, 부적절하게 간주할 수 있다. 자신이나 다른 사람의 사진이나 동영상을 게시하지 않도록 하는가?)
❑	❑	당신은 사진이나 동영상을 게시하면, HIPAA, FERPA, 및 / 또는 추가작업 환경정책을 준수하는가?
❑	❑	당신은 문법과 구조적으로 올바른 동료에게 커뮤니케이션 하는가?
❑	❑	당신은 받는 사람을 식별할 수 있도록 모든 전자 메일에 당신의 이름을 서명하는 것을 기억하는가?
❑	❑	당신은 당신이 웹 사이트에서의 개인정보보호 보장함에도 불구하고, 영원히 접근할 수 있는 어떤 게시물을 기억하는가?
❑	❑	당신은 당신의 전자우편에 문장 부호, 모두 대문자로 하고, 볼드체의 남용을 방지하는가? 이들은 당신의 의도를 잘못 해석하거나 읽기 어렵게 만들 수 있는 독자의 원인이 될 수 있다.
❑	❑	전자메일 형식의 적절한 수준을 반영하는가? 예를 들어, 동료의 메시지 인사말을 "안녕" 사용하지 않았다?

우리의 업무 분야가 확대되고, 성장하고, 우리의 존재는 유비쿼터스이다. 당신뿐만 아니라 작업치료 전문가로, 이 멋진 직업에 참여할 수 있는 기회를 가질뿐만 아니라, 발전에 기여한다.

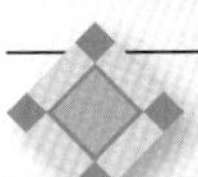

윤리적 딜레마

당신은 정신건강 설정에서 일하고 있다. 종종 지역사회에서 클라이언트 그룹으로 학제 팀의 일원, 페이스 북에 당신이 "치료를 했다" 있다. 또한 근무 시간 후 이 동료와 사회화한다. 당신은 당신의 페이스 북 뉴스를 확인하고 동료 / 친구가 보고하려고 쇼의 천막 아래에 있는 클라이언트의 약간의 뒤의 사진을 게시한 것을 알 수 있다. 이 사진과 상태 업데이트는 "직장에서의 재미"이다. 당신은 또한 두 맥주 병을 들고, 술집에서 그녀의 게시된 사진을 참고한다. 이 사진의 상태 업데이트는 "이제 시작"이다.

당신은 이 게시물을 본 후 어떤 조치를 취해야 하는가? 하나는 작업과 관련된 하나가 아니었으므로, 두 게시물에 대한 응답을 보장하는가? 무엇 책임이 있는 경우, 당신은 고용해야 하는가?

참고문헌 References

Accreditation Council for Occupational Therapy Education.(2010). *Accreditation council for occupational therapy education(ACOTE) Standards and Interpretive Guidelines*. Bethesda, MD: American Occupational Therapy Association.

Alsop, R.(2008, Oct 21). The trophy kids go to work. *The Wall Street Journal*, p. D1.

American Occupational Therapy Association.(2002). *Fieldwork performance evaluation for the occupational therapy student*. Bethesda, MD: Author.

American Occupational Therapy Association.(2008). Occupational therapy practice framework: Domain and process, 2nd edition. *American Journal of Occupational Therapy*, *62*, 625–683.

American Occupational Therapy Association.(2010a). Occupational therapy code of ethics and ethics standards. *American Journal of Occupational Therapy*, 64:S17–S267.

American Occupational Therapy Association.(2010b). Standards of practice for occupational therapy. *American Journal of Occupational Therapy*, *64*(6 Suppl.), S10–S11. doi:10.5014/ajot.2010.64.

American Occupational Therapy Association.(2011). *Occupational therapy's role in diabetes self-management*. Retrieved from http://www.aota.org/Practitioners/PracticeAreas/Aging/Tools/Diabetes.aspx?FT=.pdf

Anonymous.(2008). NC school employee fired over Facebook posting. *Spartanburg Herald- Journal*. Retrieved from http://ezproxy.cul.columbia.edu/login?url=http://search.proquest.com/docview/370252926?accountid=10226./

Aurora, V., Wayne, D., Anderson, R., Didwania, A., & Humphrey, H.(2008). Unprofessional behavior of interns. *Journal of the American Medical Association*, *300*, 1132–1134.

Bahk, C. M., Sheil, A., Rohm, C. E., & Lin, F.(2010). Digital media dependency, relational orientation and social networking. *Communications of the IIMA*, *10*(3), 69–78.

Baldwin, D. C., Jr.(2007). Some historical notes on interdisciplinary and interprofessional education and practice in health care in the USA. *Journal of Interprofessional Care*, *21*(s1), 23–37.(Reprinted from *Journal of Interprofessional Care*, 1996, *10*, 173–187).

Barnes, S.(2006). A privacy paradox: Social networking in the United States. *First Monday*, *11*(9). Retrieved from http://firstmonday.org/htbin/cgiwrap/bin/ojs/index.php/fm/article/view/1394/1312

Bear-Lehman, J.(2011). The NIH Roadmap: An opportunity for occupational therapy. *OTJR: Occupation, Participation, and Health*, *31*, 106–107.

Cartmill, C., Soklaridis, S., & Cassidy, J. D.(2011). Transdisciplinary teamwork: The experience of clinicians. *Journal of Occupational Rehabilitation*, *21*, 1–8.

Chretien, K. C., Greysen, S. R., Chretien, J., & Kind, T.(2009). Online posting of unprofessional content by medical students. *Journal of the American Medical Association*, *302*, 1309–1315.

Chretien, K. C., Greysen, S. R., & Kind, T.(2010). Medical students and unprofessional online content [Letter to the editor]. *Journal of the American Medical Association*, *303*, 329.

Clark, A.(2011). Watch what you post: Your boss also is watching. *Gainesville Sun*. Retrieved fron http://www.gainesville.com/article/20110218/ARTICLES/110219428

Clouder, L.(2003). Becoming professional: Exploring the complexities of professional socialization in health and social care. *Learning in Health & Social Care*, *2*, 213–222.

Coulehan, J.(2005). Viewpoint: Today's professionalism: Engaging the mind but not the heart. *Academic Medicine*, *80*, 892–898.

Cruess, R., & Cruess, S.(2006). Teaching professionalism: General principles. *Medical Teacher*, *28*, 205–208.

Cruess, R., & Cruess, S.(2009). Cognitive base of professionalism. In R. Cruess, S. Cruess, & Y. Steinert(Eds.), *Teaching medical professionalism*(pp. 7–30). New York, NY: Cambridge University Press.

Cruess, R., Cruess, S., & Steinert, Y.(Eds.)(2009). Core attributes of professionalism. *Teaching medical professionalism*(pp. 285–286). New York, NY: Cambridge University Press.

Deering, S. J., Johnston, L. C., & Colacchio, K.(2011). Multidisciplinary teamwork and communication training. *Seminars in Perinatology*, *35*, 89–96.

Dillon, T.(2001). Practitioner perspectives: Effective intraprofessional relationships in occupational therapy. *Occupational Therapy in Health Care*, *14*, 1–15.

Eggleston, S.(n.d.). *Key steps to an effective presentation*. Retrieved from http://www.theegglestongroup.com/writing/keystep1.php

Facebook can ruin your life. And so can MySpace, Bebo . . . : People will post just about anything on social networking sites.(2008). *Belfast Telegraph*. Retrieved from http://www.belfasttelegraph.co.uk/lifestyle/technology-gadgets/facebook-can-ruin-your-life-and-so-can-myspace-bebo-13384229.html

Farnan, J. M., Reddy, S. T., & Arora, V. M.(2010). Medical students and unprofessional online content [Letter to the editor]. *Journal of the American Medical Association*, *303*, 328.

Ficarra, B.(2011). *Social media: Medical social networking—Part 2*. Retrieved from http://healthin30.com/2011/03/social-media-medical-social-networking-part-2/

Fischer, K.(2005). Professional behaviors as a foundation for fieldwork. *Occupational Therapy Practice*, *11*(4), 10–12.

Fletcher, R. H., & Fletcher, S. W.(2003). The effectiveness of journal peer review. In F. A. Godlee(Ed.), *Peer review in health sciences*(2nd ed., pp. 62–75). London, United Kingdom: BMJ Books.

Fogg, P.(2008, July 18). When generations collide. *The Chronical of Higher Education*, *54*(45), p. B18.

Fox, S.(2011). *The social life of health information, 2011*. Retrieved from http://pewinternet.org/Reports/2011/Social-Life-of-Health-Info.aspx

Gerlich, R. N., Browning, L., & Westermann, L.(2010). The Social Media Affinity Scale: Implications for education. *Contemporary Issues in Education Research*, *3*, 35–41.

Glennon, T.(2009). Millennials in the workforce: Implications for managers. *Special Interest Section Quarterly: Administration and Management*, *25*(1), 1–4.

Glennon, T., & Van Oss, T.(2010). Identifying and promoting professional behavior: Best practices for establishing, maintaining, and improving professional behavior by occupational therapy practitioners. *Occupational Therapy Practice*, *15*(17), 13–16.

Greysen, S. R., Kind, T., & Chretien, K. C.(2010). Online professionalism and the mirror of social media. *Journal of General Internal Medicine*, *25*, 1227–1229.

Guseh, J. S., II, Brendel, R., & Brendel, D. H.(2009). Medical professionalism in the age of online social networking. *Journal of Medical Ethics*, *35*, 584–586.

Hafferty, F.(2009). Professionalism and the socialization of medical students. In R. Cruess, S. Cruess, & Y. Steinert(Eds.), *Teaching medical professionalism*(pp. 53–70). New York, NY: Cambridge University Press.

Holm, M. B.(2000). The 2000 Eleanor Clarke Slagle Lecture. Our mandate for the new millennium: Evidence-based practice. *American Journal of Occupational Therapy*, *54*, 575–585.

Jacobs, K.(2009). Professional presentations and publications. In E. B. Crepeau, E. S. Cohn, & B. A. Schell(Eds.), *Willard and Spackman's occupational therapy*(11th ed., pp. 411–417). Philadelphia, PA: Lippincott Williams & Wilkins.

Jenssen, B. P., & Klein, J. D.(2010). Medical students and unprofessional online content [Letter to the editor]. *Journal of the American Medical Association*, *303*, 328.

Jessup, R. L.(2007). Interdisciplinary versus multidisciplinary care teams: Do we understand the difference? *Australian Health Review*. Retrieved from http://findarticles.com/p/articles/mi_6800/is_3_31/ai_n28446050

Johnson, S.(2006). See one, do one, teach one: Developing professionalism across the generations. *Clinical Orthopaedics and Related Research*,(449), 186–192.

Johnson, S. A., & Romanello, M. L.(2005). Generational diversity: Teaching and learning approaches. *Nurse Educator*, *30*, 212–216.

Jones, A., & Jones, D.(2011). Improving teamwork, trust, and safety: An ethnographic study of an interprofessional initiative. *Journal of Interprofessional Care*, *25*, 175–181.

Kalisch, B. J., Lee, H., & Rochman, M.(2010). Nursing staff teamwork and job satisfaction. *Journal of Nursing Management*, *18*, 938–947.

Kashani, R. M., Burwash, S., & Hamilton, A.(2010). To be or not to be on Facebook: That is the question. *Occupational Therapy Now*, *12*(6), 19–22.

King, G., Tucker, M., Desserud, S., & Shillington, M.(2009). The application of a transdisciplinary model for early intervention services. *Infants & Young Children*, *22*, 211–223.

Kohn, L., Corrigan, J., & Donaldson, M.(Eds.).(2000). *To err is human: Building a safer health system*. Retrieved from http://www.nap.edu/catalog/9728.html

Konrath, S. H., O'Brien, E. H., & Hsing, C.(2011). Changes in dispositional empathy in American college students over time: A meta-analysis. *Personality and Social Psychology Review*, *15*, 180–198.

Krinn, K.(2011). What is professionalism? *Journal of Environmental Health*, *73*, 4–5.

Kurlander, M., Morin, J., & Wynia, K.(2004). The social-contract model of professionalism: Baby or bath water? *American Journal of Bioethics*, *4*, 33–36.

Lago, T., Kaufman, E. J., Asch, D. A., & Armstrong, K.(2008). Content of weblogs written by health professionals. *Journal of General Internal Medicine*, *23*, 1642–1646.
Lake, P.(2009, April 17). Student discipline: The case against legalistic approaches. *The Chronicle of Higher Education*, *55*(32), pp. A31–A32.
Lancaster, L., & Stillman, D.(2002). *When generations collide*. New York, NY: Harper Collins.
Lin, S. H., Murphy, S. L., & Robinson, J.(2010). The issue is—Facilitating evidence-based practice: Process, strategies, and resources. *American Journal of Occupational Therapy*, *64*, 164–171. doi:10.5014/ajot.64.1.164
Logan, J., & Graham, I.(1998). Toward a comprehensive interdisciplinary model of health care research use. *Science Communication*, *20*(2), 227–246. doi:10.1177/1075547098020002004
Lower, J.(2008). Brace yourself here comes generation Y. *Critical Care Nurse*, *28*, 80–85.
McNab, C.(2009). What social media offers to health professionals and citizens. *Bulletin of the World Health Organization*, *87*, 566–567.
Medlock, A., McKee, E., Feinstein, J., Bell, S. H., & Tracy, C. S.(2011). Applying an innovative model of interprofessional team practice: The view from occupational therapy. *Occupational Therapy Now*, *13*(3), 7–9.
Mercier, H., & Sperber, D.(2011). Why do humans reason? Arguments for an argumentative theory. *Behavioral and Brain Sciences*, *34*, 57–111. doi:10.1017/S0140525X10000968
Metzger, N., & Zare, R.(1999). Interdisciplinary research: From belief to reality. *Science*, *283*, 642–643. doi:10.1126/science.283.5402.642
Miller, P. A.(1989). Teaching process: Its importance in geriatric teamwork. *Physical and Occupational Therapy in Geriatrics*, *6*(3–4), 121–132. doi:10.1080/J148V06N03_07
Mohr, N., Moreno-Walton, L., Mills, A. M., Brunett, P. H., & Promes, S. B. (2011). Generational influences in academic emergency medicine: Teaching and learning, mentoring, and technology(Part I). *Academic Emergency Medicine*, *18*, 190–199.
Monrouxe, L., Reese, C. E., & Hu, W.(2011). Professionalism. *Medical Education*, *45*, 585–602.
Paterson, M., & Higgs, J.(2008). Professional practice judgement artistry. In J. Higgs, M. A. Jones, S. Loftus, & N. Christensen(Eds.), *Clinical reasoning in the health professions*(pp. 181–189). Philadelphia, PA: Elsevier.
Pitts, D. B., Lamb, A., Ramsay, D., Learnard, L., Clark, F., Scheinholtz, M., . . . Nanoff, T.(2005). *Promotion of occupational therapy in mental health systems*. Retrieved from http://www.aota.org/News/Centennial/Background/AdHoc/41327/41347.aspx?FT=.pdf
ProQuest.(2004). *Scholarly journals, trade publications, and popular magazines*. Retrieved from http://training.proquest.com/trc/training/en/peervsscholarly.pdf
Rampell, C.(2011). Are young college grads too lazy to work? *Economix: Explaining the Science of Everyday Life*. Retrieved from http://economix .blogs.nytimes.com/2011/05/19/are-young-college-grads-too-lazy -to-work/?pag
Rashid, J., Spengler, R., Wagne, R., Melanson, C., Skillen, E., Mays, R. J., Jr., . . . Long, J.(2009). Eliminating health disparities through transdisciplinary research, cross-agency collaboration, and public participation. *American Journal of Public Health*, *99*, 1955–1961. doi:10.2105/AJPH.2009.167932
Resmer, C.(2006, April 26). UVM students pay for Facebook faux pas. *Seven Days*, *11*, p. 13A.
Rider, E. A., Brashers, V. L., & Costanza, M. E.(2008). Using interprofessional team-based learning to develop health care policy. *Medical Education*, *42*, 519–520.
Salas, E., Rosen, M. A., & King, H.(2007). Managing teams managing crises: Principles of teamwork to improve patient safety in the emergency room and beyond. *Theoretical Issues in Ergonomics*, *8*, 381–394.
Schwartz, K. B.(2009). Reclaiming our heritage: Connecting the founding vision to the centennial vision [Eleanor Clarke Slagle Lecture]. *American Journal of Occupational Therapy*, *63*, 681–690.
Sinclair, L. B., Lingard, L. A., & Mohabeer, R. N.(2009). What's so great about rehabilitation teams? An ethnographic study of interprofessional collaboration in a rehabilitation unit. *Archives of Physical Medicine and Rehabilitation*, *90*, 1196–1201.
Swick, H.(2000). Toward a normative definition of medical professionalism. *Academic Medicine*, *75*, 612–616.
Thompson, L. A., Dawson, K., Ferdig, R., & Black, E. W.(2008). The intersection of online social networking with medical professionalism. *Journal of General Internal Medicine*, *23*, 954–957.
Tulgan, B.(2009). *Not everyone gets a trophy*. San Francisco, CA: Jossey-Bass.
Twenge, J. M.(2006). *Generation me: Why today's young Americans are more confident, assertive, entitled—And more miserable than ever before*. New York, NY: Free Press.
Twenge, J. M., & Campbell, W. K.(2009). *The narcissism epidemic: Living in the age of entitlement*. New York, NY: Free Press.
Wear, D., & Kuczewski, M.(2004). The professionalism movement: Can we pause? *The American Journal of Bioethics*, *4*, 1–10.
When no patient privacy interests were implicated, court enjoined nursing college's suspension of student who posted medical photos on facebook.(2011). *The Computer & Internet Lawyer*, *28*(4), 19–20.
Wood, W.(2004). The heart, mind, and soul of professionalism in occupational therapy. *American Journal of Occupational Therapy*, *58*, 249–257.
Woodbury, M.(2000). Email, voicemail, and privacy: What policy is ethical? *Science and Engineering Ethics*, *6*, 235–244.
Wynia, M. K., Latham, S. R., Kao, A. C., Berg, J. W., & Emanuel, L. L.(1999). Medical professionalism in society. *The New England Journal of Medicine*, *341*, 1612–1616.
Youngstrom, M.(2002). The occupational therapy practice framework: The evolution of our professional language. *American Journal of Occupational Therapy*, *56*, 607–608.
Zemke, R. R.(2000). *Generations at work—Managing the clash of veterans, boomers, xers and nexters in your workplace*. New York, NY: AMA Publications.
Zwarenstein, M., Goldman, J., & Reeves, S.(2009). Interprofessinal collaboration: Effects of practice-based interventions n professional practice and healthcare outcomes. *Cochrane Database of Systematic Reviews*,(3), CD000072. doi:10.1002/14651858.CD000072.pub2

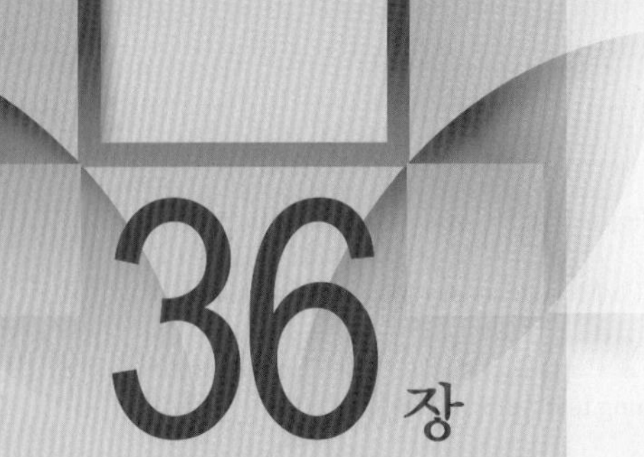

36장

실행의 문서

Documentation in Practice

유찬욱 옮김

개요

서론
독자
법적, 윤리적 고려 사항
임상에서의 문서
작업치료 서비스의 개시의 문서
지속적인 작업치료 서비스의 문서
작업치료 서비스의 종료의 문서
전자 건강기록
학교 설정에서 문서
통지 및 동의의 문서
2세 동안 출생에서 서비스 설명서
3 세에서 21세까지의 서비스 설명서
이머징 실습 설정의 설명서
관리 설명서
결론

"그것은 당신이 그들에게 말하는 것이 아니다...
그것은 그들이 듣는 것이다.
— Red Auerbach

학습목표

이 장을 학습한 후, 다음의 내용을 할 수 있을 것이다:

1. 작업치료 서비스의 문서에 대한 기본 이유를 확인
2. 작업치료의 실제 사용, 임상 교육 및 관리 문서의 유형을 설명
3. 비교 임상 및 교육 환경에서 작업치료 문서의 주요 특징을 대조
4. 잘 쓰여진 목표의 구성요소를 식별
5. SOAP 노트 쓰기
6. 문서의 윤리적 문제에 대해 토론

서론 Introduction

작업치료사는 매일 다양한 유형의 사람들과 의사소통 한다. 그들은 클라이언트와 보호자에게 가정 프로그램에 대한 지침을 제공한다. 작업치료에서 클라이언트의 진행에 대한 관리 팀의 다른 전문가를 알려 준다. 그들은 새로운 프로그램을 위한 자금을 만드는 재단에 편지를 쓴다. 이 장에서는 작업치료사가 자신의 경력에 어떤 점에서 사용할 수 있는지 문서의 다양한 독자와 유형을 다룰 것이다.

독자 Audience

하나의 문서는 하나의 독자가 읽을 수 있는 사람에 크게 의존하는 방법이다. 작가는 독자의 배경과 동기를 이해해야 한다(Oliu, Brausaw, & Alred, 1995). 어떻게 말로 하는 보험 회사에 편지는 부모나 의사에게 모호한 방식 또는 매우 다

를 수 있다. 의료팀 구성원이 읽은 문서는 2세 자녀의 부모와 공유하는 IFSP(개인화된 가족 서비스 계획)보다 더 정확한 해부학적 및 기술적 단어를 사용할 수 있다. 누가 전달되고 있는지 아는 것은 효과적인 설명서의 중요한 측면이다.

작업치료 문서에 대한 잠재적인 독자는 다음과 같다:

- 의료 전문가(의사, 간호사 등, 심리학자, 물리치료사, 언어 병리학, 사회복지사, 사례 관리자, 품질관리 직원)
- 교육 전문가(교사, 교장 등)
- 변호사, 판사 및 배심원
- 인증 기관(공동위원회,위원회 등 재활시설의 인가 CARF, 교육 교실에)
- 지불인(건강관리 조직, 메디케어 계약자, 메디케이드 검토 등)
- 클라이언트 또는 클라이언트의 보호자

각각의 독자들은 연습 설정, 교육 수준, 동기 부여, 문화적 배경에 따라 다른 시점으로 문서를 읽는다(Sames, 2010).

의료 전문가들과 의사 소통을 하려면 필자가 매우 정확해야 한다. 예를 들어, 의사는 직업 치료사가 일하고 있는 의뢰인의 "뇌졸중" 진단에 만족하지 않을 것이다. 의사는 뇌졸중이 오른쪽 또는 왼쪽 측면에 영향을 미치는지 여부, 가벼운지 심각한지 여부, 뇌졸중 이후 경과한 시간을 알고 싶어할 수 있습니다. 간호사들은 환자가 드레싱에 대한 도움이 필요한 것보다 더 많은 것을 알 필요가 있다; 그들은 얼마나 많은 도움과 지원의 성격을 알 필요가 있다.

누군가 학교 환경에서 의사소통하고 있을 때, 정보의 교육적 관련성에 초점을 맞출 필요가 있다. 아이와 함께 일하는 팀 전체가 의학 용어를 이해하지 못할 수 있으므로, 교육용어가 더 적절하다.

작업치료사는 서로 다른 전문가와 의사소통을 할 필요가 있다. 단어 선택과 직업, 또는 공식, 대화에 사용되는 서면 또는 음성의 톤은 친구 사이의 비공식 의사소통과 큰 차이가 있다.

전문적 의사소통은 비공식 대화에 없는 관련과 형식의 수준을 필요로 한다. 전문적 의사소통은 완전한 문장을 사용하고 속어 또는 감정적 단어를 피할 수 있다. 비공식 의사소통은 종종 속어와 감정적으로 단어를 사용하며, 일반적으로 스피커 또는 작가로 알려진 사람에 관한 것이다. 호소의 편지, 공식 메모, 또는 진행 메모를 작성하면, 작가 또는 의사소통을 받는 측의 사람은 알지 못할 수 있다. 직업적인 직함은 이름보다는 전문적인 의사소통에 사용된다. 여기가 첫인상이 중요한 곳이다.

공식적 문서는 종종 특정 표준을 준수해야 한다. 예를 들어, 장애인 교육법(IDEA)는 특정 항목이 개별 교육 프로그램(IEP)에 포함할 것을 요구하고, 메디케어는 외래 환자 치료 상환에 대한 특정 문서 요소가 필요하다. 공동위원회는 특정 약어 때문에(공동위원회, 2012) 현저하게 가까운 약어로 의료 사고의 가능성을 최소화하기 위해 피할 수 있어야 한다. 또한, 고용주는 추가 문서, 타이밍, 위치, 단어 선택(전자 또는 종이와 펜) 정책이나 절차 방법을 직접 할 수 있다. **Box 36.1** 모든 문서에 적용되는 몇 가지 문서 팁이 포함되어 있다.

모든 문서에 대한 두 가지 중요한 고려 사항은 다음과 같다:

1. 사람들은 당신이 쓰는 무엇을 읽고 당신의 전문성과 정보의 인상을 형성한다.
2. 당신이 쓰는 무엇이 시험이든지 아니든지 절차의 근거로 사용할 수 있다(Sames, 2010).

법적, 윤리적 고려 사항

Legal and Ethical Considerations

건강기록은 법적 문서이다. 건강기록은 **불법 행위**, **사기**,

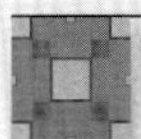

BOX 36.1 Documentation Tips 문서 팁

- 올바른 사용
  - 문법
  - 철자
  - 구문
  - 단어 선택
  - 독자의 읽기 쓰기 수준(들)
- 맞춤법 검사기 조심스럽게 문법 검사기 권장 사항을 읽기; 때로는 그들이 추천 무엇을 사용하는 것보다 클릭을 "무시"하는 것이 좋다.
- 주의 지시 사항을 따른다.
- 사전하고 편리한 쓰기 매뉴얼이 있다.
- 읽기 쉽게 작성.
- 교정, 교정, 그리고 다시 교정(Sames, 2010)

과실, 또는 **무능력**과 관련된 법적 절차의 모든 유형에서 증거로 입력할 수 있다. 작업치료 문서 또는 문서, 서비스가 제공한 후 몇 년을 설명하기 위해 작업치료사 없이, 법정에 제출할 수 있다. 어떤 사건이나 문제가 발생한 실제 시간이나 그 부근에 기록된 것은 사람이 사건 후 몇 개월 또는 몇 년을 불러올 수 있는 것보다 더 강력한 증거이다. 모든 문서는 법적 증거가 있음을 염두에 유지하기 위해, 어떤 사람들은 정신적으로 스스로 종이에 펜을 놓기 전에 배심원에게 말하여 문서를 붙인다(Sames, 2010).

메디케어와 다른 정부 지불자가 최선을 다하고 있는지 여부를 확인하기 위해 언제든지 임상 문서와 클라이언트 결제 기록을 검토할 수 있다. 문서는 비용을 지원하기에 적절하지 않은 경우, 메디케어(및 기타 지불)은 서비스에 대한 지불을 거부할 수 있다; 메디케어 및 메디케이드 서비스 [CMS], 2012 년 인증 및 면허센터 모두 민사 및 형사 처벌뿐만 아니라 손실에 직면할 수 있는 서비스에서 작업치료사 문서화에 대한 책임이 있다(Centers for Medicare & Medicaid Services [CMS], 2012; Fremgen, 2002; Kornblau & Starling, 2000; Liang, 2000).

문서의 법적 문제뿐만 아니라, 윤리적인 문제가 있다. 미국직업치료협회(AOTA) 윤리 강령 및 윤리 기준(2010)에서 작업치료사는 "HIPAA 준수를 포함하여 미합중국 규정으로 모든 구두, 서면, 전자, 보완의 기밀성 및 비언어적 커뮤니케이션을 유지해야 한다는 원칙이 있다."(P. 6). 이 문서에서 작업치료사는 "기록과 정확하고 적시에 보고하고, 모든 정보,적용 규정에 따라 전문적인 활동과 관련"해야 한다는 원칙 6.C와 D의 말과 "보상에 대한 해당 설명서를 확인하기 위해 계속 목적은 "관련 법령, 지침 및 규정에 따라 이루어진다(P 9). 따라서, 문서의 주요 윤리적 문제는 기밀성, 정확성, 적시성 및 규정 준수를 포함한다.

임상에서의 문서

Documentation in Clinical Settings

문서의 빈도가 다를 수 있지만, 병원, 재활 시설, 외래 진료소, 장기 요양, 정신 보건 센터, 가정 건강, 및 관련 설정에서 문서의 비슷한 유형이 사용된다. 임상 문서는 일반적으로 보고 및 임상 기록에 평가와 개입에 대한 클라이언트의 반응을 해석하는 것을 포함한다. 임상 문서는 다음과 같은 이유로 중요하다:

- 부서 내 치료의 연속성
- 변화, 분야에 걸친 의사소통
- 치료의 과정 기록
- 법적 기록
- 보상 요구(Sames, 2010)

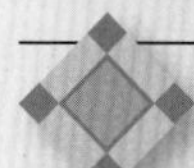

윤리적 딜레마

문서의 표준

당신은 대도시 지역의 병원과 장기 요양시설에 대한 작업치료 인력을 제공하는 회사를 위해 일한다. 당신은 보통 파트타임 작업치료사와 정규직 작업치료 조수가 있는 대규모 장기 치료시설에서 일하라는 요청을 받았다. 작업치료사는 초기 노동에 가서 최소 3주 동안 시작할 수 없다. 그녀의 출산 휴가 동안 그녀의 자리를 차지할 고용된 임시 사람이다. 당신은 이전에 이 시설에서 일한 적이 있지만 당신은 다른 장기 요양시설에서 근무하고 메디케어와 메디케이드에 대한 설명서의 요구사항을 잘 알고 있다.

첫 번째 날에, 당신은 당신의 환자를 위해 파일을 열고 몇 환자가 지난 주 90 일의 중재 계획(갱신)을 가지고 쓴 것을 참고 하지만 당신은 이 작업을 수행하였다는 증거를 찾을 수 있다. 당신은 문서가 다른 곳이 될 수 있는지의 여부를 작업치료 길잡이를 요청한다. 이러한 환자에 대한 몇 가지 진행 노트를 찾을 수 있지만 불규칙함과 일치하지 않는다. 대부분, 그들은 단지 환자가 일을 몇 가지 활동을 나열하고 환자가 자신의 목표를 향해 진행한다고 계속 말한다. 십 분 후에, 당신은 그녀가 요약을 찾을 수 있고, 요약이 상환에 필요한 것을 누구 환자가 말하는 의료 기록의 감독에서 전화를 받는다. 그녀는 당신이 환자를 보고 환자가 일주일 전에 시설에서 퇴원되었다 하더라도, 그것들을 작성하는 방법을 요청한다. 당신은 문서가 돈을 받을 수 있는 시설의 순서를 수행해야 함을 알고 있지만, 당신은 당신이 본적이 없는 환자의 치료를 문서화에 불편하다. 작업치료 보조는 그 자신의 환자와 너무 바빠서 그가 작업치료사와 작업한 환자들에게 많은 관심을 지불하지 않았기 때문에 그가 당신을 도울 수 있다고 말한다. 당신은 무엇을 해야 하는가?

이 문서에 보고된 객관적인 정보가 명확하게 주관적인 정보와 구별하는 것이 중요하다. 둘 다 중요하다. 실행 클라이언트가 우울이 발생한다고 하면, 그것은 주관적인 진술이다. 그것은 실행자의 관찰에서 도출 결론이다. 객관적인 진술을 하기 위해, 실행자 또는 논리적으로 클라이언트가 우울이 발생한 것의 결론으로 이어질 것이 무엇인지 설명한다. 예를 들어, 작업치료사는 "클라이언트가 전체 세션에 대한 어려움을 보였다" 라고 말할 수 있다. 그녀는 구부정한 자세로 그녀의 의자에서, 한 음절 단어로 질문에 응답하고, 동료들과 어떤 대화를 시작하지 않았다.

모든 임상 문서는 작업에 의해 설정된 기준 및 지불뿐만 아니라 표준을 준수할 수 있어야 한다. 예를 들어, 임상 기록의 모든 항목(AOTA, 2008A) 날짜를 기입해야 한다. 전자 문서로, 날짜와 시간은 시스템에 의해 자동으로 기록된다. 문서가 손으로 쓴 경우, 날짜는 시설에서 표준 중 서명에 의해, 문서의 상단 또는 하단에 하나 넣어야 한다.(* 표시 항목은 전자 건강기록에 자동으로 이루어진다) 다음과 같이 모든 임상 문서의 핵심 기능은 다음과 같다.

- *보고서의 완료의 날짜
- *전체 서명 및 **자격 증명**
- *문서의 종류
- *클라이언트 이름과 사건 번호
- 기능에 의해 결정되는 허용 약어
- 기능에 의해 결정된 바와 같이 사용 가능한 용어
- 연방 및 주 법률과 설비 절차를 준수 기록 저장 및 처분
- 비밀(AOTA, 2008a; Sames, 2010)

덧붙여 문서를 쓰는 경우 다음의 본질적인 특징이 적용된다:

- 오류를 통해 한 줄로 만든 수정과 위의 기록된 오류를 만든 사람의 이니셜
- 지우개나 수정 테이프 또는 유체의 어떠한 사용
- 결코 연필이 아닌 검정 또는 파란색 잉크(Sames, 2010; AOTA, 2008a)

작업치료 실무의 근거가 중재 뒤에 문서에 명확하게 해야 한다. 예를 들어, 정신건강 문제가 있는 클라이언트는 물리적인 문제로 볼 수 없다. 생활에 문제가 발생할 수 있다. 그들은 모든 선반에 도달하거나 휠체어에 앉아 있는 동안 카트를 밀어 수 없기 때문에 휠체어를 사용하는 사람들은 식료품 쇼핑에 어려움이 있을 수 있다. 반면, 가게에서 양극성 장애를 가진 사람들 때문에 모든 것을 구입하고 모든 사람에게 이야기할 충동을 제어할 수 없는 쇼핑 어려움이 있을 수 있다. 단순히 클라이언트가 쇼핑에 노력하라는 말은 충분하지 않다; 이 직업에 작업에 대한 근거가 명확해야 한다.

작업치료 서비스 개시 문서

임상 문서의 첫 번째 유형은 임상의 클라이언트 상호작용의 첫 번째 단계를 반영한다. 장기 요양시설과 같은 일부 환경에서 첫 번째 단계는 시설에 대한 모든 신규 입학을 **선별검사** 하는 것이다. 선별검사는 작업치료 평가를 할 것인지 아닌지를 결정하는데 사용된다. 다른 설정에서, 첫 번째 단계는 도입되었거나 그 평가과정의 시작이 될 수도 있다.

클라이언트 평가 전에 의뢰인이 심사 또는 소개를 위해 보이는 경우, 일반적으로 검사 결과 및 대화를 요약한 짧은 노트가 상태 레코드에 기록된다. 작업치료사 또는 작업치료 보조사는 짧은 요약을 기록하고 중재하는 과정의 다음 단계를 나타낸다.

평가 보고서는 작업치료 중재의 시작점을 문서화하는 것으로 작업치료사에 의해 기록된다. 작업치료 보조는 평가에 기여할 수 있지만, 평가 보고서 작성을 위한 책임은 작업치료사(AOTA, 2010)에 달려있다. 평가 보고서는 평가과정과 평가 결과의 해석 동안 수집된 사실에 입각한 데이터를 포함한다. 중재 이전에 작업치료 서비스에 대한 필요성이 설명되어야 한다. 이 보고서는 제한되거나 제한될 위험이 있는 직업을 제시해야 한다. 종종, 평가 보고서에 포함된 **관리**(또한 치료계획, 또는 중재 계획)의 초기 계획이 있을 것이다. 이 계획은 클라이언트, 측정 기능 및 시간 제한 목표를 포함한다(Borcherding, 2000; Sames, 2010).

문서에 대한 AOTA(2008A) 가이드 라인은 평가에 필요한 내용을 확인한다. 평가 보고서 내용을 기반으로 "작업치료 실행의 틀: 범위 및 처리, 제 2 판"(AOTA, 2008b). 급성 치료에서, 특히 단기 클라이언트에 대한 완전한 평가가 수행되지 않을 수 있다. AOTA 완전한 평가를 실시하고 각 클라이언트에 대해 문서화 할 것을 권장하지만, 특정 설정의 시간 제한은 작업치료사가 평가과정을 생략해야 할 수도 있다.

납부자는 종종 평가보고에 기초하여 작업치료에 대해 지불하는지 여부에 대한 결정을 내릴 수 있기 때문에, 숙련된 작업치료 개입에 대한 필요성을 표시한다(Lemke, 2004). 문서, 그것은 의료 필요를 충족, 작업치료가 필요한 개입을 제공하는 적절한 징계를 할 것을 전달하기에 충분한 정보를 포함하는 작업치료사의 감독하에 작업치료사 또는 작업치료 보조의 기술을 필요로 하며, 중재로써 클라이언트의 기능의 변화를 초래한다. 일반적으로, 평가 보고서는 다음을 포함한다 :

- 정보와 배경 정보 확인(예를 들어, 클라이언트의 이름, 나이, 진단 또는 조건, 추천 날짜, 보고서의 날짜 **주의사항** 및 **금기**)
- 추천(클라이언트를 언급 날짜, 시간, 그리고 왜) 정보
- 평가 절차 및 / 또는 시험 사용
- **작업 프로필**
- 인정 또는 평가방법의 결과(**작업 분석**)
- 클라이언트의 요구를 반영 작업장 결과 또는 결과의 의미를 해석

- 개입의 목표, 빈도, 지속 시간 및 위치를 포함하여 계획,
- 서명 및 작업치료사의 자격(AOTA, 2008a; Sames, 2010)

작업 프로파일(AOTA는, 2008b)(P. 649) 클라이언트의 "작업의 과거력과 경험, 일상생활, 흥미, 가치, 및 요구의 패턴"을 요약한 것이다. 이 정보는 주로 클라이언트와의(또는 클라이언트의 대리) 인터뷰를 통해 수집된다.

이 작업치료사가 클라이언트의 관심사와 목표를 이해하고 결과 측정을 선택하는데 도움이 될 것이다. 작업분석을 선택하고 적절한 평가도구를 관리하고 작업 프로파일에서 수집된 정보와 함께 이 정보를 사용하는 과정이며, 클라이언트와 무슨 일이 일어나고 있는지에 대한 가설을 세우고 클라이언트가 달성할 수 있도록 목표를 설정 원하는 결과이다(AOTA, 2008b).

관리의 초기 계획은 작업적 프로파일 및 작업적 분석에 기초한다. 관리의 초기 계획은 중재 유형의 설명으로 장기(결과) 단기목표 설정, 및 클라이언트가 그의 또는 그녀의 목표를 달성하는 것을 도와주는데 사용될 것이다. 작업치료사는, 작업치료 조수에서, 클라이언트와 공동으로 입력과 함께, 단기 및 장기목표를 설정한다. 장기목표는 클라이언트가 작업치료에서 모든 시간에 의해 작업치료 개입의 결과를 어떤 작업을 수행하는지 사용자에 대해 설명한다. 단기목표는 클라이언트가 다음 1~30일에 어떤 작업을 수행하는지 사용자에 대해 설명한다. 클라이언트가 단지 몇 일 동안 작업치료 서비스를 받을 경우, 목표 중 단지 하나의 세트는 별도의 장기 및 단기의 목표보다는 오히려 개발될 수 있다. 모든 목표는 제한 시간(목표가 충족된다 할 때에 대한 국가의 목표 날짜)를 작업의 영역에서 기능을 해결하고 관찰할 수 있는 동작을 설명, 측정 가능한 것이 될 수 있어야 한다. 잘못 작성된 목표와 방법은 그(것)들을 향상하는 방법의 예에 대해서는 **표 36.1**을 참고하라.

목표와 개입은 고객이 건강을 조성하거나 촉진하고, 기능을 구축(안정화)하거나 복원(안정화 또는 교정)하며, 작업 성과를 유지하거나, 상황 또는 활동요구에 맞게 수정(보완 또는 조정)하거나 방지하는데 도움이 된다(AOTA, 2008b).

지속적인 작업치료 서비스의 문서

임상 환경에서 **진행상황 기록** 또는 임상 기록은 일반적으로 각 개입 세션 후에 작성된다. 서비스를 제공한 작업치료사는 진행상황을 기록한다. 서비스를 제공하는 작업치료사는 진행 노트를 작성해야 한다. 메디케어는 작업치료 보조자가 작성한 진행 기록을 작업치료사에 의해 조합할 것을 요구하지 않지만, 주 허가법(SAMES, 2010)은 진행 메모의 결합을 필요로 하는지 여부를 결정할 수 있다. 진행 메모는 설명 또는 SOAP 형식 또는 흐름 시트(Sames, 2010)로 작성할

표 36.1 잘못 작성된 목표 및 개선 목표의 예

잘못 작성된 목표의 예	개선된 목표의 예	왜 개선된 목표는 더 좋은가
팔꿈치 관절가동범위의 향상	2012년 6월 1일까지, 마리아는 세가지 티셔츠를 접어 팔꿈치 굴곡과 폄을 사용한다.	그것은 목적이 충족되는 시기에 의해 지정 및 업무 영역에서 기능을 설명한다.
Jamal은 그 스스로 독립적으로 옷을 입을것이다.	Jamal은 퇴원할 때 까지 신발과 양말을 포함, 자신의 입는 것을 독립적으로 지속할 것이다.	그것은 "스스로 옷 입는것"에 포함된 사항에 대한보다 구체적인 목표를 달성 할 때로 지정한다.
Tsoyushi 는 올해 말까지 읽기 쉽게 작성하는적응 연필을 사용할 것이다.	Tsoyushi는 2012년 6월 15일 까지 5 분 이내에 읽기 쉬운 문장을 두가지 완성하여 쓸 것이다.	그것은 측정(5 분 이내 2가지 읽기 쉬운 문장)을 포함한, 목표의 길이에 대한 보다 구체적이다.
2012년 9월 13일까지 Agnes는 토스트와 차를 만들 것이다.	2012년 9월 13일까지 Agnes는 더 이상의 구두적 단서 없이 토스트와 차를 만들 것이다.	그것은 측정이 포함된다.
Jenny는 2주 이내에 3일 연속 시도의 75%에 90%의 정확도로 2분 이내에 각각의 가방에 6 골프 티를 넣을 것이다.	Jenny는 2012년 8월 8일 까지 골프 티의 시도에서 75%의 정확도로 포장할 것이다.	그것은 명확-입니다 원래 목표는 너무 많은 측정을 했고, 목표에 대한 종료 날짜를 제공하는 이번 주 말보다 명확하다.

Information compiled from the following sources: Humphry, 2006; Crosnoe, 2011; Packer, 2008.

수 있다. 형식과 관계없이, 이 문서는 작업치료에서 클라이언트가 한 작업을 보여주고 제공된 개입에 대한 클라이언트의 반응을 설명해야 한다. 진행 노트에는 세션 중에 클라이언트가 참여했던 활동목록 이상이 포함되어야 한다. 리더는 마지막 개입 세션 이후 클라이언트의 성능이 어떻게 변화했는지, 모든 기능 개선, 제공된 적응형 장비 및 고객 또는 보호자가 지침을 이해했는지 알고 싶어할 것이다.(Lemke, 2004; Sames, 2010).

클라이언트의 진행상황을 문서화하는 가장 일반적인 방법 중 하나를 **SOAP 노트**라고 한다. 이 노트 작성 형식은 전문가들 간의 커뮤니케이션을 강화하는 관행인 많은 의학 분야에서 사용된다. 로렌스 웨드 박사는 1960년대에 문제지향적 의료기록의 일부로 SOAP 노트 형식을 개발했다).
SOAP라는 단어의 각 문자는 노트의 다른 구성요소를 나타낸다.(Borcherding, 2000; Sames, 2010):

S = 주관적 : 클라이언트의 주관적 경험, 클라이언트의 말
O = 목적 : 임상의 객관적 관찰과 측정
A = 평가 : "O"섹션의 의미의 임상의 해석
P = 계획 : 무슨 일이 일어날 지 설명 다음(빈도, 시간, 위치)

SOAP 메모를 작성 가장 어려운 부분은(평가)의 해석에서 객관적인 정보를 분리한다. "절에 있는 모든 문은 "S"와 "O"섹션(SAMES, 2010)에서 증거를 지원해야 한다. Box 36.2 SOAP 메모의 예를 나타낸다.

진행 보고서는 일정 기간 동안 진행상황을 문서로 기록된다. 진행 노트의 필요 빈도는 타사 지불에 의해 규정 될 수 있다. 예를 들어, 메디케어는 시간에 따라 변경 장기 요양 설정에 대한 특정 문서의 요구 사항이 있다. CMS(CMS.gov)가 문서의 요구 사항에 대한 최신 정보의 최고의 소스이다. 진행 보고서는 작업치료사에 의해 작성해야 하지만, 작업치료 보조 보고서에 기여할 수 있다(CMS, 2008).

치료계획은 업데이트 된 클라이언트(90일까지의 설정에 따라)의 장시간 동안 볼 수 있게 설정에 기록된다. 이 치료의 마지막 계획이 작성된 이후 발생한 진도의(또는 진보의 부족에 대한 설명을) 문서화; 단기목표를 업데이트하고 새로 설정; 그리고 계속적인 중재의 빈도, 지속시간 및 위치를 확인한다(AOTA, 2008a; Sames 2010). 장기목표, 결과의 목표는 일반적으로 동일하게 유지된다.

작업치료 서비스의 종료의 문서

클라이언트는 장단기목표를 충족 또는 다른 상황이 작업치료 서비스 종료, **중단 요약**(방전 요약)(AOTA, 2008A, SAMES 2010)을 기록 할 것을 요구하면.
이 요약은 다음을 포함한다 :

- 클라이언트 식별 및 배경 정보
- 작업치료 서비스의 개시에서 클라이언트의 기능 상태의 개요
- 작업치료 서비스의 가까이에서 기능 상태의 변경사항 요약
- 결과측정 결과
- 후속에 대한 권장 사항
- 서명, 인증, 날짜

AOTA(2008b)에 따르면, 작업치료 중재의 결과는 "직업 성능, 적응, 건강과 웰빙, 참여, 예방, 자기 옹호, 삶의 질, 직업 정의"를 포함할 수 있다(p. 661). 성과는 작업치료 개입의

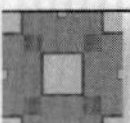

BOX 36.2 SOAP 노트

S: "두 번째 선반에 도달할 때 아파요. 나는 상단 선반에 도달할 수 없어요. 머리를 포니테일로 묶을 수 없어요. 그것은 너무 많이 아파요."

O: 클라이언트는 범위에서 불편함을 표현, 그녀의 오른쪽 손으로 부엌 캐비닛의 두 번째 선반을 지목했다. 클라이언트는 상단 선반의 항목에 도달하지 않았다. 아픈 곳을 물었을 때 클라이언트는 관절와 포사의 전방 측면을 지적했다. 어깨 굽힘과 벌림의 일부를 어깨뼈 아래와 체간 회전에서; 그녀는 80° 이상으로 그녀의 팔을 움직이지 못했다. 클라이언트는 불만 없이 카운터에 선반에서 항목들을 내회전을 사용하여 배치하였다. 클라이언트, 선반에 물건을 교체하는 운동의 종류를 사용하여 심한 통증을 보고 외부 회전을 사용하지 않았다. 그녀는 0–10점 척도에서 그녀의 통증은 9로 평가되었다.

A: 운동의 오른쪽 어깨 범위가 엄격하게 제한하고 매우 고통스러운 것이다. 운동의 제한 범위는 식사 준비, 드레싱, 위생 및 정리하는 것을 방해한다.

P: 작업치료는 2 x / 주, 30 분간의 외래환자 세션을 통해 환자에게 reacher를 사용하도록 지시하고, 편안한 영역 내에서 물체를 배치하는 것과 관련된 환경적응 원칙을 논의하고 통증이 없는 운동의 분노를 회복하도록 돕는 홈 프로그램을 개발한다.

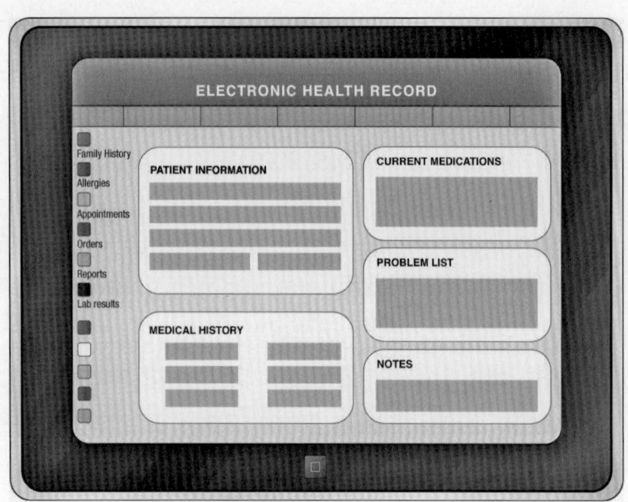

그림 36.1 전자 건강기록은 전산 시스템에 임상 데이터를 입력하는 의료 서비스 공급자가 필요하다.

끝에서 수집된 주관적이고 객관적인 데이터가 반영된다. 주관적 데이터가 클라이언트의 보고서에 기초할 것이고, 객관적인 데이터(AOTA, 2008b) 표준화 또는 비 표준화된 평가에서 온 것이다.

전자 건강기록 Electronic Health Records

전자 건강기록은 많은 실행 설정에서 종이 차트를 대체하고 있다. 전자 건강기록은 전산 시스템에 임상 데이터를 입력하는 의료 서비스 공급자가 필요하다. 이러한 시스템은 데스크톱, 노트북 또는 태블릿 컴퓨터를 사용할 수 있다; 스마트 폰; 또는 기타 휴대용 기기(**그림 36.1**).

이 시스템은 전산이기 때문에 각 클라이언트의 건강기록의 보안과 기밀성을 보장하기 위해 주의해야 한다. 이 시스템은 클라이언트의 건강관리, 검사 결과, 약물, 상담 보고서에 대한 업데이트된 정보를 거의 즉시 접근할 수 있다.

작업치료사(그리고 다른 모든 의료 제공자가)가 로그인하고 멀리 자신의 컴퓨터(또는 다른 장치)에서 1~2 분간 사용될 경우에도 시스템에서 로그아웃 해야 한다. 클라이언트의 건강기록이 열려 있는 동안 어떤 컴퓨터가 방치할 수 없다. 당신이 로그인 할 때 사용자가 접근에 클라이언트 기록은 모든 당신이 작성하고 모든 오류는 확인하고 수정, 당신의 아래에 기록되어 있다 "서명".

모든 클라이언트의 상태 레코드에 대한 접근은 그 레코드에 무엇인지 할 필요가 있는 사람에 한정되어야 한다. 그들은 10대들의 치료에 관여되지 않은 경우가 널리 알려진 사건에 관련된 사람들의 건강기록을 보고 있기 때문에 최근 미네소타에서 의료 시스템의 32명의 직원이 해고되었다(많은 십대들이 파티에서 과다 복용). 그들은 선택된 건강기록을 누가 보았는지 확인하는 일상적인 감사 때문에 잡혔다.(Lauritsen, 2011).

전자 건강기록을 사용하기 전에, 직원들은 광범위한 시스

표 36.2 전자 문서 시스템의 장점과 단점

장점	단점
읽기 쉬움	콘텐츠의 적은 유연성
속도(한 번의 클릭으로 전체 문장을 입력 할 수 있다)	시간과 돈을 투자해야 한다.
클라이언트 정보의 자동 진입	곡선을 학습하는 시스템 능력을 개발하는 데 필요함
원격 사이트에서 건강 정보의 가용성 향상	의료정보의 기밀성과 보안에 대한 우려
오랜기간 동안 증가된 저장 용량	감소된 환자와의 상호작용은 문서 작업을 완료하기 위해 컴퓨터에 앉아서 해야 한다.
팀에 누구나 접근	직원 교육 및 지속적인 소프트웨어 업데이트가 필요
의료기록의 개선된 조직	
정보를 즉시 검색	

Sources: Greiver, M., Barnsley, J., Glazier, R. H., Moineddin, R., & Harvey, B. J. (2011). Implementation of electronic medical records: Theory-informed qualitative study. Canadian Family Physician, 57, e390-e397; Embi, P. J., Yackel, T. R., Logan, J. R., Bowen, J. L., Cooney, T. G., & Gorman, P. N. (2004). Impacts of computerized physician documentation in a teaching hospital: Perceptions of faculty and resident physicians. Journal of the American Medical Informatics Association, 11, 300-309; and Sullivan, C. (2001). Electronic documentation: The process of facility-wide implementation. Administration and Management Special Interest Section Quarterly, 17(3), 1-3.

템의 사용에 대한 교육, 클라이언트의 기밀성을 보호하기 위한 정책 및 시스템 보안을 받을 수 있다. 각각의 전자 건강기록 시스템은 단점, 강점과 약점을 가지고 있다. **표 36.2**은 전자문서 시스템의 장점과 단점을 나열한 것이다.

학교 설정에서 문서

Documentation in School Settings

교육 환경에서 문서는 문서 임상에서 아주 상이할 수 있지만, 동일한 문서 원칙이 적용된다. 학교 시스템의 문서는 세 가지 주요 범주로 나눌 수 있다: 고지 및 동의 양식, **개별화된 가족서비스 계획 및 개별교육 프로그램**(AOTA, 1999; Sames, 2010).

통지 및 동의 문서

통지 및 동의 문서(IDEA)에 따르면, 통지 및 동의 양식은 부모나 어린이의 보호자는 교육부에 의해 제공되야 한다. 문서 팀 회의, 통지의 고지 사항을 포함하고 초기 평가, 절차적 보호 및 IFSP 또는 IEP 회의의 보고서에 대한 평가 또는 재평가, 추천에 대해 동의할 수 있다(Sames, 2010).

2세 동안 출생에서 서비스 설명서

영유아용 서비스 IDEA의 파트 C(AOTA, 1999)에 설명되어 있다. IFSPs 주소에 기록된다. 이러한 서비스를 제공한다. 각 상태는 학교에 대한 준비를 돕기 위해 유아와 특별한 도움이 필요한 유아의 요구를 충족하기 위해 리드 기관(교육, 건강, 인간 서비스)를 지정한다. 어린이가 이 특정 아동의 요구와 아동의 가족에 맞춘 봉사의 우위 기관은 IFSP를 만들기 위한 책임이 있다. 작업치료사는 IFSPs에 대한 **서비스 코디네이터**(사례 관리자) 역할을 할 수 있다. 서비스 코디네이터가 필요하거나 IDEA에서 요구하는 팀 회의를 적절한 문서가 완료되는 것을 보장하고 예약할 책임이 있다. IFSP는 다음을 포함한다.

- 아이 기능의 현재 수준의 요약(신체적, 인지적, 의사소통, 사회적, 정서적, 및 적응 발달)
- 가족의 문제, 우선 순위 및 자원의 식별
- 예상 결과의 요약(측정 가능한 목표)
- 빈도, 강도, 및 서비스 제공 방법을 포함하여 필요한 조기개입 서비스의 식별
- 아이의 자연환경의 식별(서비스가 제공될 위치)
- 날짜 서비스 시작하고 서비스의 예상 길이
- 자녀의 서비스 코디네이터의 식별
- 유치원 설정에 유아 전환을 돕기 위해 수행될 단계의 확인(IDEA, 2004).

3세에서 21세까지의 서비스 설명서

IEP는 3~21세까지의 장애 아동에 대한 서비스를 안내하는 문서이다. IEP에 대한 요구사항은 IDEA의 B에 설명되어 있다. IEP 서비스는 특별한 교육 및 관련 서비스를 모두 포함할 수 있다. IEP의 목적을 위해, 작업치료 서비스 관련 서비스를 고려한다. 관련 서비스를 제공하는 기업으로써, 작업치료사는 IEP 참여 어린이를 위한 서비스 코디네이터 역할을 하지 않을 수 있지만 작성하고 개별 교육 프로그램(IEP)을 개정하는 과정에 기여하는 것이다. IEP는 매 6개월마다 매년 작성 및 검토.

IEP는 다음과 같은 요소를 포함해야 한다:

- 교육 성과의 현재 수준
- 연간 목표
- 특수 교육 및 관련 서비스
- 비장애 아이들과 함께 참여
- 주 전체 및 교육 테스트에 참여
- 서비스의 날짜와 장소 시작
- 전환 서비스 (14세 이상의 아동에게 성인 프로그램 또는 작업환경으로 전환)
- 발전의 측정(IDEA, 2004)

IFSP와 IEP 사이의 근본적인 차이는 IFSP 더 전체적이기 때문이다; 그것은 요구 광범위할 수 있다. IEP는 교육적 관련 있어야 한다. 각주 또는 이 문서에 대한 자신의 양식을 설립할 수 있다. 한 주 내의 각 주 또는 각 학교의 지망은 이 서류들에 대해 자신의 양식을 수립할 수 있다 : 연방 정부는 특정 양식의 사용을 요구하지 않는다. 연방 규정은 문서 및 문서의 내용을 완성하기 위한 시간표를 요구한다(SAMES, 2010).

이머징 실습 설정의 설명서

Documentation in Emerging Practice Settings

작업치료 종사자들은 지금과 같은 노숙자 보호소, 교도소, 복지에서 작업프로그램, 가정 호스피스, 여름 캠프 등 사회기반 프로그램에서 일하고 있다. 어떤 경우, 작업치료 프로그램은 이러한 설정에 새로운 기능이다. 문서에 대한 임상적 접근 방식은 작업치료 문서를 입력에는 건강기록이 없는 특

BOX 36.3 사전 승인 요청 편지에 평가 보고서에 대한 작성

타티아나는 중서부 도시에서 16개월된 여아이다. 3주 전, 그녀의 어머니의 남자 친구의 보호 아래에 있는 동안, 그녀는 격렬하게 흔들렸다고 주장했다. 그녀의 어머니는 아기가 정상보다 많이 졸려하기 때문에 그녀의 머리를 떨어뜨려 먹거나 마시고 싶어하는 것 같지 않았다고 한다. 2일 후에 병원에 그녀를 데리고 왔고 놀이활동에 참여했지만 또는 그녀의 어머니에 미소를 띄지 않았다.

평가 보고서에서 발췌 :

타티아나는 초점 또는 시각적으로 어떤 방향으로 물체를 추적하지 않았다. 그녀는 조용히 그녀의 앞에 배치된 모든 장난감 도달하지 않았다. 그러나 그녀는 소리에 그녀의 머리를 두었고, 소리 반응에 그녀의 손을 떨어뜨렸다. 그녀의 손가락은 그녀의 손의 손바닥에 두고 딸랑이 주위에 두었다. 움직임의 수동적 범위는 모든 사지에서 정상 범위 이내였다. 근육 긴장도는 일반적으로 낮았다. 그녀는 가벼운 터치에 대한 반응으로 그녀의 얼굴이나 팔을 문질렀다. 그녀의 배 부분에 두었을때, 그녀는 좌우로 그녀의 머리를 돌렸지만 그녀는 머리를 들지 않았다. 앉은 자세에서, 그녀는 그녀의 머리를 들어 유지할 수 없었고 또는 도움 없이 앉은 자세를 유지할 수 없었다. 타티아나는 구르기 또는 그녀의 팔에 체중을 지지할 시도를 하지 않았다. 그녀는 비위관을 통해 식이가 공급된다. 따라서 씹는것과 삼키는 것은 이 시점에서 평가되지 않았다. 그녀는 울고 다른 소리를 했지만 어떤 단어를 형성하지 않았다. 타티아나는 적극적으로 사람들과 그녀의 환경과 상호작용하는 그녀의 능력을 극대화하기 위해 머리 지지 및 작업치료 중재에 적용할 수 있는 좌석이 필요하다.

사전 승인 편지에서 발췌 :

16 개월된 여아는 흔들림 아기 증후군으로 심한 두부 외상의 결과로 진단되었다. 그녀는 낮은 근육의 긴장도를 가지고 있으며, 도움없이 스스로 앉아 있을 수 없다. 이 아이는 그녀의 몸통과 사지의 적절한 자세를 유지하고 변형을 방지하기 위해 적응형 좌석 및 위치 장치가 필요하다. 적절한 자세는 그녀의 인지적, 사회적, 신체적 발달에 역시 중요하다. 그녀의 시각은 심각하게 제한된다; 그녀는 기능적으로 볼 수 없다. 앉은 자세에서, 그녀는 소리의 위치에서 그녀의 팔과 손을 사용하고, 사회적 상호작용에 관여하기 시작할 수 있을 것이다. 적절한 자세유지 장치의 추천 및 해당 비용의 첨부 목록을 참고하라. 또한, 사회 운동, 발달작업을 3개월(24 회 방문)을 하기 위해 일주일에 두 번 작업치료의 중재를 권장하고, 인지능력은 일반적인 유아의 일상생활활동에 참여를 활성화 할 필요가 있었다. 측정 가능한 목표의 목록이 포함되어 있다.

히, 적절하지 않을 수도 있다. 새로운 프로그램에서 개인 작업을 하는 경우, 그것은 평가, 개입 계획, 진행, 가능한 최대 범위까지 AOTA 설명서 지침(2008A)와 일치 중단 보고서를 개발하는 것이 좋다. 작업치료사가 지역사회 또는 집단 수준에서 서비스를 제공하는 경우, 그들은 단순히 덜 구조화된 형식으로 정기적인 상담 보고서를 기관에 제공할 수 있다.
대부분의 상담 보고서는 이야기 필요성 평가, 계획, 구현의 설명 및 / 또는 작업치료 프로그램의 결과이다.

새로운 연습 설정에서 작업치료사가 새로운 방식으로 작업치료의 가치를 입증하고 있기 때문에, 그들은 성공적인 결과와 작업치료 서비스의 혜택을 입증하는 메커니즘으로 자신의 문서를 사용할 수 있다.

관리 설명서 Administrative Documentation

어떤 환경에서 작업치료사는 사고 보고서, 지불방법, 과제 신청, 또는 **정책** 및 **절차**에 대한 호소의 편지쓰기 할 수 있다. 문서의 이 유형은 그들이 작업치료 서비스의 지속적인 관리를 위해 필요하기 때문에 관리된다. 예를 들어, 작업치료 서비스를 제공하는 지불할, 작업치료 개업 자금을 요청하거나 지불 거부에 응답하기 위해 편지를 쓸 필요가 있다. 부서의 모든 직원이 이해하고 부서 표준을 준수하도록 정책 및 절차는 해당 부서의 기능을 잘 보장, 명확하게 작성해야 한다. 자신의 일을 효과적으로 하기 위해, 전문직 종사자들은 정책과 절차를 이해해야 한다.

문서 관리는 누구나 이해할 수 있는 용어의 사용을 요구한다; 작업치료 전문용어나 의학용어의 제한된 이해를 가진 사람이 이 문서를 읽을 수 있다. 종종, 항소 편지를 읽는 첫 번째 사람은 보험회사 기준을 해석하도록 훈련받았지만 의학적 배경은 가지고 있지 않은 사람일 것이다.

Box 36.3 는 의료 기록용으로 작성된 평가 보고서의 부분의 예를 서비스를 위해 인증을 요청하는 보험회사에 문자로 변환될 수 있는 방법이다.

결론 Conclusion

설정에서 작업치료 문서는 몇 가지 일반적인 기능을 가지고 있지만, 개별 기관이 개발하거나 자신의 문서 포맷을 구입하도록 선택할 수 있다는 것을 인식하는 것이 중요하다. 그러나, 어떤 문서 형식은 연방과 주 법률뿐만 아니라 상환방법의 요구사항을 준수 선택되는 것이 중요하다. 또한, 작업치료 문서는 전문 윤리 지침과 실천 기준을 준수해야 한다. 이 작업치료의 책임을 인식하고 모든 문서 요구사항을 준수하는 것이다.

참고문헌 References

American Occupational Therapy Association.(1999). *Occupational therapy services for children and youth under the Individuals with Disabilities Education Act*(2nd ed.). Bethesda, MD: Author.

American Occupational Therapy Association.(2008a). Guidelines for documentation of occupational therapy. *American Journal of Occupational Therapy*, *62*(6), 684–690.

American Occupational Therapy Association.(2008b). Occupational therapy practice framework: Domain and process, 2nd edition. *American Journal of Occupational Therapy*, *62*, 625–683.

American Occupational Therapy Association.(2010). *Occupational therapy code of ethics and ethical standards.* Retrieved from http://www.aota.org/Practitioners/Official/Ethics/40611.aspx?FT=.pdf

Borcherding, S.(2000). *Documentation manual for writing SOAP notes in occupational therapy*. Thorofare, NJ: SLACK Incorporated.

Centers for Medicare and Medicaid Services.(2008). *Pub100-02 Medicare benefit policy: Transmittal 88*. Retrieved from http://www.cms.hhs.gov/transmittals/downloads/R88BP.pdf

Centers for Medicare and Medicaid Services.(2012). *Medicare fraud and abuse: Detection, prevention, and reporting.* Retrieved from http://www.jointcommission.org/topics/patient_safety.aspx

Embi, P. J., Yackel, T. R., Logan, J. R., Bowen, J. L., Cooney, T. G., & Gorman, P. N.(2004). Impacts of computerized physician documentation in a teaching hospital: Perceptions of faculty and resident physicians. *Journal of the American Medical Informatics Association*, *11*, 300–309.

Fremgen, B. F.(2002). *Medical law and ethics*. Upper Saddle River, NJ: Prentice Hall.

Greiver, M., Barnsley, J., Glazier, R. H., Moineddin, R., & Harvey, B. J.(2011). Implementation of electronic medical records: Theory-informed qualitative study. *Canadian Family Physician*, *57*, e390–e397.

Individuals with Disabilities Education Act of 2004, 20 U.S.C. § 1414. Retrieved from http://www.gpo.gov/fdsys/pkg/PLAW-108publ446/html/PLAW-108publ446.htm

Individuals with Disabilities Education Act of 2004, 20 U.S.C. § 1436 [d] [1–8]. Retrieved from http://www.gpo.gov/fdsys/pkg/PLAW-108publ446/html/PLAW-108publ446.htm

The Joint Commission.(2012). *Facts about the official "Do not use" list of abbreviations.* Retrieved from http://www.jointcommission.org/topics/patient_safety.aspx

Kornblau, B. L., & Starling, S. P.(2000). *Ethics in rehabilitation: A clinical perspective*. Thorofare, NJ: SLACK Incorporated.

Lauritsen, J.(2011, May 6). *Allina fires 32 employees for snooping at patient records*. Retrieved from http://minnesota.cbslocal.com/2011/05/06/allina-fires-32-employees-for-snooping-at-patient-records/

Lemke, L.(2004). Defensive documentation: Managing Medicare denials. *OT Practice*, *9*(16), 8–12.

Liang, B. A.(2000). *Health law & policy: A survival guide to medicolegal issues for practitioners*. Woburn, MA: Butterworth-Heinemann.

Oliu, W. E., Brusaw, C. T., & Alred, G. J.(1995). *Writing that works: How to write effectively on the job*(5th ed.). New York, NY: St. Martin's Press.

Sames, K. M.(2010). *Documenting occupational therapy practice*(2nd ed.). Upper Saddle River, NJ: Pearson Prentice Hall.

Sullivan, C.(2001). Electronic documentation: The process of facility-wide implementation. *Administration and Management Special Interest Section Quarterly*, *17*(3), 1–3.

IX 부

임상에서의 작업수행 이론

Occupational Performance Theories of Practice

"다음과 같은 두 가지 요구사항(조건)을 충족시킨다면 그 이론은 훌륭한 이론이다:
즉, 단지 몇 가지의 임의의 요소를 포함하는 어떤 모델에 기초한
대규모 관측을 정확하게 묘사(서술)하여야 하며,
미래관찰의 결과에 대하여 정밀한 예측을 할 수 있어야 한다."

—Stephen W. Hawking

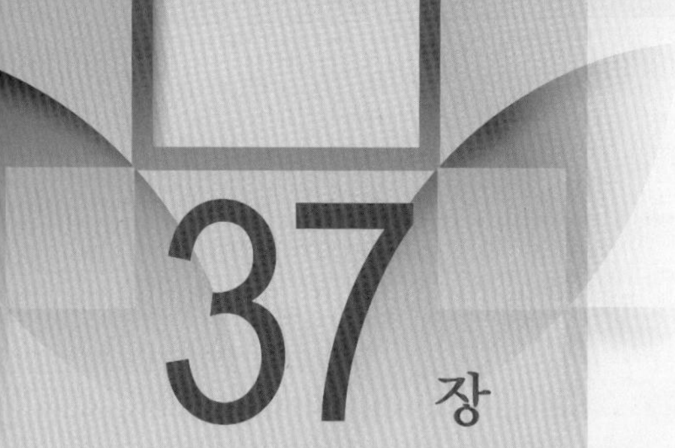

37장

이론적 추론 해독

Unpacking Our Theoretical Reasoning

박주영 옮김

개요

"이론 상으로는 이론과 실습간에 차이가 없다.
실제가 거기 있다."
— Yogi Berra

학습목표

이 장을 학습한 후, 다음의 내용을 할 수 있을 것이다:

1. 개인적 이론과 정형적 이론을 구별한다.
2. 암묵적 지식과 명시적 지식을 구별한다.
3. 실무 지침이 되는 전제와 명제를 파악한다.
4. 이론의 전제와 명제 파악을 위한 비판적 이론을 검토한다.

작업치료사들이 클라이언트[1]를 처음 만나면 클라이언트가 중재를 받으려는 이유, 클라이언트가 무엇을 중시하는지, 클라이언트가 원하는 작업에 도움 또는 방해가 될만한 것은 무엇인지, 클라이언트의 목표달성에 최적의 중재법은 무엇인 지를 신속하게 파악해야 한다. 대책을 파악하려면 복잡한 전문적 추론과정을 거쳐야 한다. 이 추론과정에서는 클라이언트가 중시하는 것과 클라이언트의 삶에 대한 작업치료사의 이해, 관찰, 지식에 대한 지속적 분석과 성찰이 이루어진다.

클라이언트가 작업수행 목표를 달성할 수 있게 하려면, 작업치료사는 어떤 중재를 통해서 이런 목표를 최대한 달성할 수 있는지 정해야 한다. 작업치료사가 제안하는 중재법에 특정 행위나 단계들이 개입되는 경우, 변화가 어떤 식으로 발생할 수 있을 것인가에 대한 작업치료사의 생각에 따라서 대책을 추론하게 된다. 이런 생각들에는 이론적 전제와 명제가 포함된다. 이론적 전제와 명제를 통해서 작업치료사는 무엇을 관찰해야 하는지, 그리고 가능한 중재법을 통해 얻어지는 결과가 무엇인 지를 기술, 설명, 예측하는 방법을 정한다. 즉, 작업치료사의 경험과

1) 작업치료 서비스를 받는 개체는 다음과 같다. 클라이언트는 (1)개인 및 가족, 간병인, 교사, 고용주 및 간접적으로 도움을 받거나 봉사할 수 있는 사람 (2)비즈니스, 산업 또는 에이전시와 같은 조직 (3)지역 사회 내의 인구 (American Occupational Therapy Association, 2008).

사례 연구 37.1 알렉스

작업치료 전공생으로서 Level II 아동 외래 개인 병원에서 현장체험 중 9세 알렉스를 의뢰받았다. 알렉스는 새로운 활동을 꺼리고, 학교에서 또래들을 따라가는데 어려움이 있고, 쉬는 시간에 운동장 가장자리를 배회하고, 체육시간에 참여하지 않으려 한다. 다른 아동들이 알렉스를 놀리기 시작했고, 알렉스는 친구도 없다. 알렉스가 다양한 미세(fine)운동과 대근운동(gross) 활동을 완수하는데 곤란이 있음을 확인한 치료사는 정식 평가를 수행한 후, 미세/대근 운동 발달 지체에 대해 기록한다. 치료사는 알렉스에게 PEGS(지각된 효능과 목표수립 시스템, Perceived Efficacy and Goal Setting System)을 완료해서 알렉스의 관점과 관심사들을 통찰한다. PEGS는 장애아동이 자신이 지각하는 일상활동 역량을 직접 보고하고 중재목표를 정할 수 있게 만든 표준시스템이다. 알렉스는 야구, 카드놀이, 컴퓨터 자판 입력을 하고 싶어한다. 이처럼 치료사가 알렉스가 원하는 결과를 분명히 파악했지만, 이런 목표 달성에 효과적이고 효율적인 중재법을 찾아야 한다. 치료사는 자신의 수퍼바이저에게 자신이 생각한 알렉스에게 맞는 중재의 이론적 근거를 설명한다. 수퍼바이저가 그 중재에 맞는 행위 메커니즘이 무엇이라고 생각하는지 묻는다.

더 읽기 전에, 다음 물음에 대해 생각하고 생각을 적어보자:

1. 알렉스가 친구를 사귀는데 어려움을 겪는 이유는 무엇일까?
2. 알렉스가 새로운 활동을 꺼리는 이유는 무엇일까?

가용 연구 증거 외에, 작업치료사 개인의 이론과 정형적 이론도 동원해서 방향을 찾는다. 전문적 추론의 지침이 되는 이론들은 개인적 이론과 정형적 이론, 그리고 암묵적 이론과 명시적 이론이다. 이론의 형식이 무엇이든, 이론은 작업치료사가 평가대상, 작업수행 문제점 파악 방법, 중재 방법, 중재 결과를 예측하고 추론하는데 유용하다. 작업치료(OT) 중재에서 예상되는 사항을 전달할 때, 작업치료사의 추론과정을 클라이언트, 다른 전문가, 동료, 감독자, 제 3의 부담자(third party payers) 등에게 분명히 전달해야 하는 경우도 자주 있다.

37장의 목표는 클라이언트들이 제시하는 문제점들을 파악하고 중재의 가이드로 삼을 만한 이론들을 작업치료사가 해독하거나 비판적으로 검토하는데 유용한 구조를 제시하는 일이다. 구체적으로, 작업치료 실무의 가이드가 되는 전제와 명제를 작업치료사가 명료화하고 평가하는데 도움을 주고자 한다. 여기서 시도하는 분석이 중요한 이유는 여러 가지이다. 첫째, 작업치료사의 전문가적 추론이 실체성이 있는지 여부를 판단하는데 도움이 된다. 실체성 유무에 따라서, 추론을 수정하고 작업치료 서비스 자체도 수정해야 할 수 있다. 마지막으로 작업치료사의 사고방식을 살펴봄으로써, 작업치료사의 전문가적 추론을 타인들에게 분명하게 전달할 수 있기 때문에 결과적으로 어떤 평가를 내린 이유, 어떤 중재법의 효과, 예상되는 중재 결과 등을 제대로 설명할 수 있게 된다. **사례 연구 37.1**에서는 여러 OT 전공자들이 현장실습 경험 시에 직면하는 일반적인 난제를 제시한다.

명제와 전제 Propositions and Assumptions

먼저, 대부분의 이론을 구성하는 두 가지 유형을 구분하겠다. 두 가지 유형이란 **명제**(proposition)와 **전제**(assumption)이다. 명제란 인과관계나 실상 간에 관계특성에 대한 정형적 진술문을 말한다. 명제의 특징은 최소한 가설적으로나마 명제들을 검증할 수 있고 허위(거짓)를 증명할 수 있다는 점이다. 이러한 특징을 과학철학에서는 "허위입증성(falsifiability)"이라 한다. 명제를 직접 검증할 수도 있다. 예를 들어, 바이러스는 특정 질병을 유발한다는 명제를 검증할 수 있다. 세상의 기존 통념이 데이터와 맞지 않음을 확인할 수 있는 여러 출처들로부터 증거를 축적하는 경우도 있다. 가령, 태양이 지구 주위를 회전한다는 명제에 과학자들이 이의를 제기한 경우가 그렇다. 현대 과학은 가설 수립과 검증을 중심으로 이루어진다. 가설은 세상이 돌아가는 이치에 대한 명제들이다. 제안된 요인들 간의 관계들을 명시적으로 만들려면, "만일/그러면" 진술문과 같이 명제들을 수립하는 것이 유용하다. **표 37.1**에 명제들과 그에 해당하는 "만일/그러면" 진술문, 그리고 이들에 대한 검증방법을 정리했다.

대조적으로, 전제란 우리가 "사실이라고 믿는" 생각이다. 전제라는 용어는 일상어와 학술어에서 쓰임이 약간 다르다. 일상어에서는 전제란 확실한 증거없이 결론을 도출하는 다양한 상황을 가리킨다. 예를 들어, 그 책을 제일 마지막에 읽은 사람이 메리이기 때문에 메리가 그 책을 가져갔다고 우리는 "생각(전제)"한다고 말할 수 있다. 이 상황에서는 그 말을 입증할만한 증거가 당장은 없지만, 메리에게 그 책을 가지고 있는지 물어봄으로써 증거를 바로 모을 수 있다. 즉, 우리의 결론은 " 허위입증가능(falsifiable)"하므로, 명제에 가깝다. 과학용어에서는 전제라는 용어는 확실하게 참 거짓을 입증할 수 없는 생각들에 훨씬 더 자주 적용되는 용어이다. 예를 들어, 사람들이 환경을 극복하려는 고유의 욕구(inherent

표 37.1 만약/그러면의 진술을 사용한 명제의 예시

명제	만약/그러면의 진술	평가 방법
실질적으로 사용되는 환경에서의 기술 연습은 보다 효과적인 장기 숙달을 이끈다.	어떤 사람이 일반적으로 수행되는 자연스러운 상황에서 기술을 습득하면 그 기술은 부자연스러운 상황에서 수행되는 것보다 더 효과적인 장기 숙달을 달성하게 된다.	서로 다른 두 가지 조건에서 학습한 이동 기술에 대한 통제된 비교; 일반적인 상황과 실험실 상황
단순히 공간에서 손뻗기를 하는 것보다 원하는 물건(즉, 목표)에 손을 뻗을 때 움직임의 조직화는 다르다.	한 사람이 목표를 향해 손을 뻗는 움직임은 목표 없이 공간을 향해 손을 뻗는 움직임과는 다른 방식으로 조직된다.	두 가지 조건 하에서 같은 사람의 손 뻗기 움직임의 구체적인 특성에 대한 운동 분석
감각방어는 자폐아동의 특성으로 정의된다.	아동이 자폐증이 있으면 감각 방어 증상이 나타날 것이다.	자폐아동의 감각 자극에 대한 반응을 조사하기 위해 구조화된 프로토콜을 사용하여 자폐아동의 표본을 조사한다. 감각 방어력의 출현율을 계산하고 다른 진단을 가진 표본의 비율과 비교한다.

drive)가 있다고 생각하는 것이 전제에 해당한다. 이런 특정한 전제에 어떤 증거가 더 일치한다거나 덜 일치한다고 판단을 내릴 수 있지만, 확실한 증거를 확보할 수 있는 방법은 없다.

전제가 완전히 수락되었기 때문에, 어떤 생각이 증거가 뒷받침되는 명제라기 보다는 전제라고 볼 수 있는 경우를 쉽게 분간하기 어려울 수도 있다. 전제마다 그 출처가 다를 수 있다. 정규교육을 통해 학습되는 전제도 있고(학문 이론을 연구해서 습득하는 경우 등), 문화나 개인경험에서 도출되는 개인적 이론과 전제를 반영하는 전제들도 있다. 개인적 전제와 학문적 전제의 차이는 명쾌하지 않을 수도 있다. 흔히, 특정 정형 이론을 선호하는 경향의 바탕에는 개인적 전제와의 양립성이 존재한다. 예를 들어, 우리가 "자신의 운명은 자신이 좌우한다"는 개인적 전제를 가지고 있기 때문에, 결과에 대한 개인의 통제력을 강조하는 이론을 수락하기 쉽다. **표 37.2**에 개인적 전제와 이론 기반의 전제를 문헌에서 어떤 식으로 표현하는지, 또는 개인의 관찰과 관련하여 개인의 진술을 어떤 식으로 표현할 수 있는지에 관련된 몇 가지 예를 정리했다.

작업치료사가 평가과정을 계획하고 클라이언트와 더불어 중재전략을 수립할 때 무엇에 주의를 기울여야 하는지를 결정해주는 요인은 인간행동 특성과 그에 해당하는 현실관에 대한 작업치료사의 기본 전제일 것이다. 작업치료사의 일상 실무도 그들의 기본전제와 명제에 근거하고 있다(Hooper 1997). 명제와 전제를 혼동하는 경우가 많다. 전제와 명제를 구분하면 이 둘을 더 쉽게 식별할 수 있고, 평가와 중재에 대한 작업치료사의 추론에 전제와 명제가 어떤 식으로 영향을 미칠 수 있는 가에 대해 돌아보고, 평가와 중재가 타당성 있는지를 평가하는데도 유용하다. 작업치료사가 명제와 전제를 구분하면, 명제를 평가하기 위한 타당성 있는 연관 증거를 탐색하고, 자신의 기본전제들이 논리적이며 현행지식에 부합하는지 여부를 평가하고, 전제와 명제가 중재결과에 대한 예상과 추론에 어떤 식으로 영향을 미치는지에 대해서도 고찰할 수 있다.

표 37.2에 제시한 예들 중에 증거와의 부합성을 검증 또는 확인할 수 있는 요소들이 있다. 하지만 전제의 범위가 넓을수록 증명하기 어려울 수 있다. 예를 들어, 모든 사람은 가급적 독립하고 싶어한다는 것을 어떻게 입증할 것인가? 이런 이유로 어떤 클라이언트를 중재하는 방법에 대한 작업치료사의 생각을 뒷받침하는 증거를 평가하는 것이 중요하다. 증거가 없으면, 작업치료사가 전제에 입각해서 접근하는 것이라 볼 수 있다.

작업치료사는 전제를 수립한다. 이 사람의 본성은 어떤가? 내가 내 운명을 콘트롤하고 있는가? 이런 근본적 물음들에 대한 대답을 제시해 주는 것도 그런 전제들이다. 전제없이 이론을 구축하는 것은 가능하지 않다. 하지만, 전제가 틀렸음을 완전하게 증명할 수는 없기 때문에, 실무에서 전제를 활용할 때는 주의해야 한다. 반면 어떤 이론의 명제들은 검증 가능하기 때문에, 원하는 변화를 얻어내는데 있어서 그런 명제들이 정확한 가이드 역할을 하는지 여부를 판단할 수 있다. 이러한 체계적 검증을 통해서 새로운 발견을 하게 되고 더 효과적인 실무를 실현하게 된다.

표 37.2 개인 및 이론에 근거한 가정이 어떻게 표현되는지에 대한 예시

가정의 형태	가정의 예시	가정은 형식이론에서 어떻게 표현되는가?	가정은 개인이론에서 어떻게 표현되는가?
원인에 대한 가정	사람들은 주로 자신의 행동을 통제한다.	이론은 행동이 개인적인 목표에 전념하는 것에 의해 좌우한다고 제안한다.	"그녀가 정말로 원한다면, 그녀는 나쁜 습관을 바꿀 수 있었다."
	행동은 외부의 사회적 영향에 의해 크게 좌우된다.	이론은 부정적 사회적 영향(예, 무계획, 낮은 사회 경제적 지위)이 청소년기의 나쁜 결과를 설명한다고 제안한다.	"그가 자란 환경을 생각하면 너는 그를 비난할 수 없다."
	행동은 주로 무의식적인 동기와 갈등에 의해 통제된다.	이론은 초기 경험으로 인한 무의식적인 갈등으로 인간의 현재 행동을 설명할 수 있다고 제안한다.	"그녀는 무슨 일이 있었는지에 대해 부인하기 때문에 그렇게 행동하고 있다."
인간의 본성에 대한 가정	인간은 자신의 행동에 대한 이유를 대부분 알고 있고 정확하게 설명할 수 있다.	이론은 동기와 목표에 대한 자가 보고를 통해 얻은 정보가 행동의 진정한 원인을 정확하게 반영한다고 제안한다.	"우리가 그녀와 이야기를 나눈다면, 그녀가 왜 그렇게 했는지에 대해 훨씬 더 잘 알고 있어야 한다."
	인간은 감각 자극을 경험할 내적동기를 가지고 있다.	이론은, 감각 입력으로부터 유도된 경험이 매우 보람 있다고 제안한다.	"자녀에게 풍부한 감각 경험을 제공하는 것은 부모가 할 수 있는 가장 중요한 일 중 하나이다."
	인간은 자신의 경험을 이해할 수 있는 내적동기를 가지고 있다.	이론은 사람들은 티칭에 의해서가 아닌 자신의 경험에 대한 설명을 자동적으로 공식화한다고 제안한다.	"왜 이러한 일이 나에게 벌어졌는지에 대한 이유가 있어야 한다."
	사람들은 본질적으로 이성적이다.	이론은 적절한 정보가 주어지면 사람들은 다양한 옵션 찬반양론의 정확한 측정에 근거하여 자신의 행동을 선택할 것이라고 제안한다.	"나는 그것을 얻지 못한다. 나는 이 일의 중요성을 설명했지만 그는 여전히 저항하고 있다!"
	모든 사람들은 가능한 독립하고 싶어 한다.	이론은 다른 사람들의 도움 없이 일을 할 수 있는 것이 성공을 가장 잘 나타내는 것이라고 제안한다.	"그가 그룹 홈에서 지내는 것이 좋다고 말했을지라도 나는 그가 자신의 집에서 살기를 원하고 있다고 확신한다.
인간 발달에 대한 가정	역량을 개발하는데 보편적이고 최적의 순서가 있다.	이론은 완성된 기술을 위해 필요한 표준화된 순서를 따르는 것에 실패한다면 기능이 저하될 수 있다고 제안한다.	"우리가 먼저 더 강한 구성 요소 능력을 발전시키는 데 집중하지 않는다면, 그는 항상 덜 효과적인 기술에 의존하게 될 것이다."
	문화 전반에 걸쳐 보편적이고 최적의 발달에 필요한 경험의 시간표가 있다.	이론은 특정 시간에 특정 경험이 없는 아이는 자신의 또래와 동일한 기술을 습득하지 못할 수 있다고 제안한다.	"학교생활에서는 집중력과 듣기 실력을 키우기 위해 아기와 이야기를 나누는 것이 중요하다."
지식과 학습에 대한 가정	학습에 필수적인 것은 많은 정보를 획득하는 것이다.	이론은 정확하고 상세한 정보의 부족으로 사람들이 비효율적으로 행동하는지를 설명할 수 있다고 제안한다.	우리는 자녀에게 적절한 경험을 제공하지 못하는 부모들을 많이 만나게 된다. 일반적인 운동발달에 관한 정보를 제공해야 한다. "
	학습에서 필수적인 것은 무언가에 대해 생각하는 방법을 변화시키는 것이다.	이론은 사람들이 행동의 새로운 길을 조직하기 전에 새로운 정보를 기존의 개인 지식 시스템에 통합해야 한다고 제안한다.	"아동의 움직임 어려움을 해결하기 위해, 관찰을 통한 상호작용적 티칭 세션을 적용하여, 아동을 지지하고 접근하는 방법을 바꾸도록 도움을 준다."

사례 연구 37.1 알렉스 (계속)

알렉스가 친구를 사귀기 어렵고 새로운 활동을 꺼리는 이유에 대한 자신의 설명을 다시 읽어보자.

1. 어떤 생각들이 검증 가능한가(즉, 명제들인가)?
2. 그 명제들을 어떻게 검증할까?
3. 전제에 가까운 생각들은 어떤 것들인가?
4. 자신이 제시한 전제들의 출처를 확인해 줄 수 있는가?

암묵성과 명시성 Tacit and Explicit

작업치료사의 추론이 **암묵적**인 경우가 있다. 즉, 말로 쉽게 옮기지 못할 경험이나 정보에 근거하거나 내포적인 추론을 하는 경우가 있다. 숙련된 작업치료사는 실무처리에 대해 내포적 또는 암묵적 이해를 하며, 중재과정에서 드러나는 미묘하고 복잡한 단서들을 처리하기 위해서 중재법을 조정한다. 예를 들어, 경험이 많은 작업치료사는 근력에 "이상이 있다"고 판단하고, 그 사람의 유한한 근력을 보완해 주는 활동을 자동으로 조정해 줄 수 있다. 소리를 지르며 안정하지 못하는 어린아이를 달래기 위해서 부드럽고 진정되는 노래를 자발적으로 불러주는 치료사도 있다. 철학자 Polanyi(1966)는 이런 과정을 다음과 같이 정리했다. "말로 하지 않아도 알 수 있는 것이 많다". 암묵적 추론은 작업치료 실무에 중요하다. 순간적으로 신속하고 효과적으로 대응할 수 있는 내공이 암묵적 추론이기 때문이다. 하지만, 치료사가 생각해낸 접근방식이 클라이언트의 바람직한 변화를 유도했는지 그 효과성 여부를 평가하려면, 치료사의 암묵적 또는 내포적 추론을 **명시적** 명제로 옮길 수 있어야 한다. 치료사의 변화 모델이 논리적인지, 그리고 증거가 뒷받침되는지 여부를 평가하려면, 그 변화의 원인이라고 생각되는 정확한 메카니즘을 기술해야 한다. 예를 들어, "계속 증가하는 과제 요구 조건에서 반복"을 통해서 움직임의 변화를 촉진한다는 운동학습 이론에 입각해서 전제했기 때문에, 치료사가 과제 요구를 늘리면서 똑같은 움직임을 여러차례 반복하도록 클라이언트에게 요구했음을 나중에서야 깨닫는 경우가 있다. 이 경우, 그 이론적 명제를 뒷받침하는 증거가 있는지 검토할 수 있다.

이론의 구체성은 다양하다

Theories Vary in Specificity

작업치료(OT) 분야 저자들은 비슷한 개념들(이론, 개념적 기초, 준거틀, 패러다임, 실무모델)을 정의하기 위해 다양한 용어들을 이용했다. 같은 용어도 저자마다 정의가 다를 수 있어서 혼동을 초래할 수 있다. 이 장에서는 이런 정의들의 미묘한 차이를 명료화하기 보다 다른 접근을 취하겠다. 이론의 구체도를 나타내는 연속체를 따라서 이론들을 배치할 수 있다고 본다.

광의적 (broad)

이론이란 "현상을 설명하기 위해 제시하는 타당성 있거나 과학적으로 수락할만한 일반적인 원칙이나 원칙들의 모음"이라고 정의한 연구가 있다(2010). 이 정의는 **광의적**, 포괄적, 설명적이다. 광의적 이론은 "많은 결과들이나 관찰결과들을 설명하는데 유용한 가장 중요할 수 있는 모델" 역할을 한다(Whyte 2006). 광의적, 포괄적 이론은 관찰대상인 현상의 요소들을 정리하거나 체계화하는 수단이고, 관찰된 사항들에 집중해서 어떤 단서들에 관심을 가져야 하는 지를 결정하는데 유용하다. 광의적 이론에서는 개념이나 요인 간에 관련성을 명시하고, 공통점 있는 요소들을 명명해준다. 하지만, 광의적 이론에서는 변화 관련 명제들을 세세하게 명시하지는 않는다. 예를 들어, 생태이론에서는 사람-환경 사이의 상호작용에 관심을 가지도록 유도하지만, 바람직한 작업들에 클라이언트가 더 만족스럽게 참여하게 하려면 어떤 식으로 중재해야 하는 지를 알려주지는 않는다. 따라서 광의적 이론들로는 변화를 실현하는 중재방법에 대한 자세한 정보를 얻지 못한다.

OT에서는 생태이론과 시스템 이론[2]을 자주 사용한다. 이런 이론들에서는 마음, 몸, 환경 간에 거래관계가 성립한다고 주장한다. 치료사는 맥락이나 환경을 가장 광의적 의미에서 생각한다(문화와 사회적 측면도 포함). 치료사는 사람들이 자신의 환경을 탐색하려는 태생적 욕구가 있으며 그럴만한 능력이 있다고 전제한다. 일부 광의적인 생태 이론들에서는 환경의 영향을 상대적으로 더 강조한다. 이런 광의적 이론들에 의하면, 환경을 개척하고 환경 속에서 유능해지려면 스킬과 능력이 필요하다고 제안한다. 따라서 우리는 우리의 역량을 주변환경으로부터 받는 피드백을 기준으로 판단한다. 따라서 이 예에서 광의의 이론들에 근거해서 우리는 인간행동

2) 이 이론에 대한 자세한 설명은 이전 내용의 자료를 참고하시오.

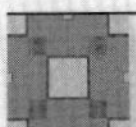

BOX 37.1 광의적 이론과 불연속적 이론의 특성

광의적 (Broad)	불연속적 (Discrete)
• 글로벌 • 설명 : 많은 발견이나 관찰을 설명하는 데 도움을 준다. • 관찰되는 현상의 요소를 찾아낸다. • 무엇인지 관련이 있는 것을 지정하고 공통점을 공유하는 요소 세트에 이름을 지정한다. • 초기 관찰 (즉, 무엇을 하기보다는 참여하는 것이 중요)에 초점을 맞출 수 있게 도와 준다.	• 인과 관계에 관한 구체적인 가정 • 어떤 상황에서 변화가 생기는지, 중재에서 어떻게 행동할지, 무엇을 말하거나 행동하는지 명시한다. • 설명 : 어떻게 중재해야 하는지에 대한 방식을 설명한다. • 예측 (Predictive) : 중재의 결과로 발생할 수 있는 일이나 예상할 일을 예측할 수 있다. • 이론의 각 특정 명제는 증거에 의해 뒷받침되며 결과가 어떻게 될지 예상할 수 있다.

을 관찰할 때 마음, 몸, 환경 간의 복잡한 거래관계에 먼저 집중하게 된다.

인간발달 분야의 여러 생태 이론가들이 사람과 환경 간에 거래관계에 대해 설명했다. 사회학자 Bronfenbrenner(1979)는 계속 변화하는 다층적 환경들 간에 상호작용과 개인의 생물학적 특징이 인간발달에 핵심임을 설명하는 생태이론을 제안했다. 그에 의하면, 가족, 친구, 커뮤니티, 제도 등 사회적 요인들이 발달을 강화 또는 억제할 수 있다고 제안했다. Gibson(1979)의 행동유인성(affordances) 개념에서는 사람의 개인적 역량과 환경내 객체들 간에 관계에 대한 사람의 지각이 행동으로 이어진다는 관념을 기술하고 있다. Lawton(1986)은 환경이나 과제의 요구들이 인간의 수행력에 영향을 미친다는 관념을 설명하는 압력(press) 개념을 제안하고, "과제의 요구와 개인의 능력 간에 적합도"가 사람의 수행력에 영향을 미친다고 주장했다. 작업치료사들이 제안한 여러 이론들(인간 수행력의 생태학적 특징, 개인–환경–작업, 개인–환경–작업수행력, 인간 작업 모델 등)의 바탕도 이러한 생태학적 원칙들이다. 작업수행력을 관찰할 때, 이러한 생태학적 이론들에서 도출된 관념들에 따라서 작업치료사는 개인, 환경, 작업과 이런 요소들 간의 상호영향 관계를 집중 관찰한다.

불연속적 (discrete)

이론에 대한 또 한 가지 정의는 "이론이 논거나 조사를 위해 전제된 가설"이라는 정의이다. 이 정의에서 기술하는 불연속적 이론들은 광의적 이론의 관념에 의존해서 구체적인 인과관계를 기술하는 경우가 많다. 이런 이론들은 문제점의 구체적 원인을 파악하기 위한 노력일 수도 있고, 중재의 어떤 측면이 치료적 변화를 일으킨 양상에 대해서도 제안할 수 있다. 불연속 이론들은 어떤 현상의 변화나 통제 방식들을 파악해주기 때문에, 중재를 제공함에 있어서 어떤 행동을 해야 하고 어떤 말을 해야 하는지를 판단하는데 유용하고, 치료사들의 치료나 중재 이론들에 대한 정보 출처 역할도 해준다. 치료이론을 통해서 변화 가능성의 범위를 좁힐 수 있고, 어떤 구체적인 중재법이 어떤 식으로 작용하는가에 대해 알 수 있다. **작용 메카니즘**[3]을 구체화함으로써, 즉, 특정 중재전략이 어떻게 해서 특정한 결과를 낳았는지를 명료화함으로써, 치료 이론들은 변화가 진행되는 방식과 중재법을 통해서 원하는 결과를 달성하게 되는 특정한 조건들에 대해서 설명해 준다. 결과적으로 치료나 중재 이론들을 통해서 치료사는 특정 중재법이 효과를 발휘할 수 있는 클라이언트의 유형을 판단할 수 있고, 해당 중재를 전달하는 최선의 방법과 그에 따른 결과를 예측할 수 있다.

광의적 이론과 불연속적 이론들은 관계를 가정하고 그런 관계에 대한 주장을 제시한다. 하지만, 이 이론들은 중재법, 본질적 특징에 대한 명료성, 또는 중재 요소, 그리고 명제를 뒷받침하는 증거 면에서 전개 정도와 구체성 정도 차원에서 하나의 연속체 상에 있는 이론들이다. 광의적 이론부터 불연속 이론에 이르는 연속체 상에서 어떤 이론이 어디쯤 해당하는지 판단하는 한 가지 방법은 해당 이론에서 제안한 각각의 인과관계를 지지하는 탄탄한 증거를 조사하는 방법이다. 한층 더 발전된 명제들을 제시하는 이론들에서는 중재효과에 대한 명쾌한 주장, 중재를 통한 효과 발생 메카니즘, 효과에 가장 크게 작용한 중재 요소 등을 언급한다. 가정한 관계를 검증하는 것이 연구이므로, 연구를 통해서 이론은 정제되고, 중재의 다양한 구성요소들의 효과성도 명료해진다. **Box 37.1**에 광의적 이론에서 불연속적 이론에 이르는 연속체의

3) 또한 중재 중 어떠한 변화가 발생하는지에 대한 아이디어를 기술하기 위해 문헌에서 사용된 "변화의 메커니즘"이라는 용어를 볼 수도 있다. 이러한 용어는 본질적으로 동일하다.

도식을 정리했다.

이론은 어디서 오는가?

Where Do Theories Come From?

새로운 이론이나 수정된 이론이 나오게 되는 경위는 무엇인가? 이론은 특정 현상이나 과정을 설명하고, 그 현상 관련 정보를 정리하기 위한 노력이다. 따라서, 기존의 설명으로는 어떤 개인이 설명되지 않는다는 관찰 결과나 경험이 표면화되면, 그에 대응해서 임상이론이나 실무이론이 수립된다. 예를 들어, 진 에어스(Jean Ayers, 1972)가 1970년대에 아동을 조사할 때는, 학습 문제에 대하여 기존에 수락된 이론들로는 조사 대상 아동들에서 나타난 문제들을 온전하게 설명할 수 없고, 중재법을 찾아내는데 있어서 유용한 가이드 역할도 못한다는 점을 확인했다. 결국, 이런 경험 때문에, 그녀는 감각통합 이론을 수립하게 되었고, 이 이론을 바탕으로 새로운 중재 접근법을 만들었다. 이론이나 관련 분야 연구에서 임상적 문제점들을 파악하고 중재하는 새로운 방법을 제안하는 경우도 있다. 예로, Taub, Uswatte, Pidikiti(1999)는 중추신경계(CNS) 손상 원숭이들에서 소위 "학습된 비사용(learned non-use)" 현상을 관찰한 후에 뇌졸중 환자들에 맞는 강제유도운동치료(CIMT)을 개발했다.

임상이론들은 처음 수립될 당시의 가용 지식에 입각해서 만들어진다. 시간이 지나면서, 그 이론의 명제들이 맞는지 또는 그 명제들을 수정해야 하는지에 대한 가용 증거가 증가한다. 예로, 특정한 중재 특성이 원하는 변화를 얻어내는데 특히 효과 있고, 그 중재의 다른 특징들이 반드시 필요한 것은 아니라는 증거가 나올 수도 있다. 따라서 작업치료사들은 실무에서 활용하는 이론들에 관련된 연구의 최신 동향을 늘 파악하고 있어야 한다.

사례 연구 37.1 알렉스 (계속)

더 읽기 전에 다음 질문들을 생각해보자.

알렉스의 친구관계와 새 활동을 꺼리는 태도에 대한 당신의 생각은 개인적 이론에 근거한 것인가, 아니면 현재까지 배운 정형적 이론들에 근거한 것인가?

1. 알렉스에 대한 당신의 추론에 가이드가 된 개인적 이론들을 적어보자.
2. 알렉스에 대한 당신의 추론에 가이드가 된 정형적 이론들(광의적 이론이든 불연속적 이론이든)을 적어보자.

일상 작업수행에 대한 인지적 지향성

Cognitive Orientation to Daily Occupational Performance(CO-OP)

운동 협응 문제(motor coordination challenges)가 있는 아동들의 니드를 처리하기 위한 중재방법에 대해 검토하는 과정에서 작업치료사 Platajko 등(2001)이 개발한 CO-OP 중재를 발견했다. CO-OP 접근법은 경증에서 중등도에 이르는 운동 곤란이 있는 아동들에게 제공하던 다양한 중재법들이 일차적으로 결함(deficit) 위주이고, 기저의 결함들을 재매개(remediating)하는데 초점을 맞추고 있어서 기능수행을 방해한다고 판단했기 때문에 만들어진 방법이다. 작업치료사인 Helene Polatajko와 Angela Mandich는 숙련된 행위(skilled action)에 대한 일반화가 부족하다고 판단하고, 운동조절(motor control)과 스킬학습(skill learning)에 대한 문헌을 참고해서, 아동들의 운동스킬(motor skill) 숙달을 도와주는 고도로 개인화된 메타인지적 접근법을 개발했다. CO-OP은 클라이언트 중심적, 메타인지적, 수행기반의 중재방법으로써, 운동 능력 개발 시에 인지적 과정과 목표설정의 역할을 강조하는 이론들과 운동학습 원칙들을 조합한 방법이다. CO-OP은 행동 및 인지 심리학, 인간 운동 과학, OT 등 다양한 학문분야들의 다양한 이론적 관점들을 참고해서 만든 이론 기반의 중재법 중 하나이다. 이 중재법의 목적은 유도적 발견 과정을 통해 아동들이 스킬을 습득할 수 있도록 지원하는 전략들을 이용하도록 지도하는 것이다. CO-OP 중재법은 야구를 하고, 카드를 섞고, 컴퓨터 자판을 사용하는 등 알렉스의 목표들을 달성하는데 유용한 효과적인 방법이었다. CO-OP의 중요한 광의적 전제는 일상 작업에 제대로 참여하는 것이 건강과 웰빙에 필수라는 전제이다. **그림 37.1**에서 CO-OP의 핵심 이론 명제와 특색들을 전체적으로 개괄했다. **표 37.3**에 핵심적인 이론적 명제들에 대한 "만일/그러면" 진술문들을 제시했다.

운동학습과 목표설정 원칙들에 따라서, 작업치료사는 알렉스가 목표를 파악하고 그 과제의 연관 측면들을 발견하며, 현재 자신의 과제 수행 방식을 검토하고, 어디서 막히는지를 파악하고, 대안을 만들어내도록 도와주었다. Bandura(1997)는 활동을 수행하는 아동의 실제 경험이 아동의 자기지각에 기여하며, 아동이 직접 목표를 정하는 경우, 아동이 자신의 목표 달성을 향해서 활동할 수 있는 권능(empower)감이 높아진다. 과제별 전략들을 알렉스가 발견하는 일관성 있는 프레임워크를 제공하고자 포괄적인 전략을 사용했다. 이 구조의 베이스는 Luria(1976)가 최초로 기술했던 문제해결 구조이다. Luria는 Vygostsky(1967)의 아동의 문제해결 시도에

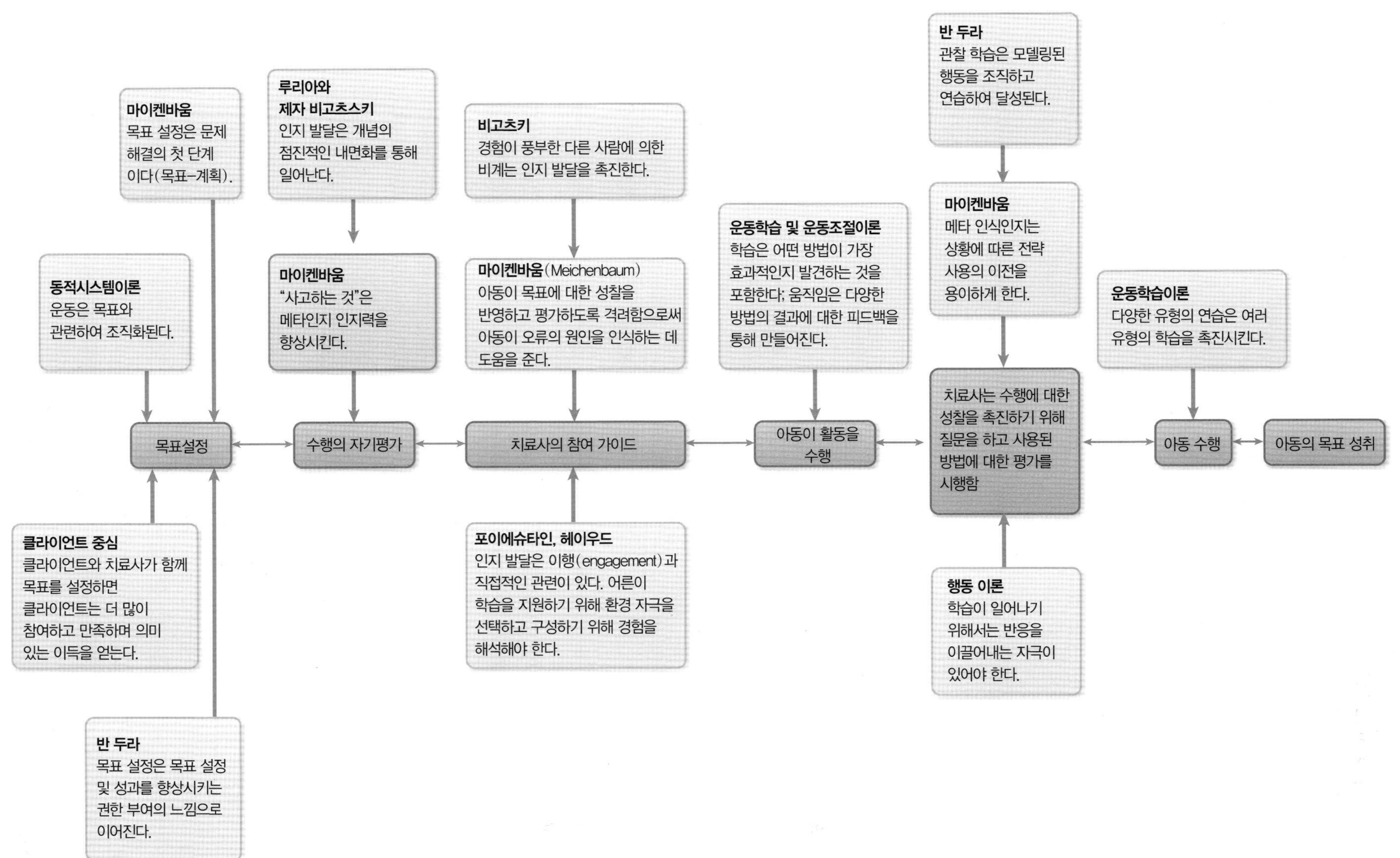

그림 37.1 CO–OP 중재법의 이론적 명제와 주요 특징. 일일 작업 성과에 대한 CO–OP,인지적 오리엔테이션.

표 37.3 CO-OP 중재의 이론적 명제들과 만일/그러면 진술문

중재 특징	만일/그러면 진술문(주요 이론에서 도출)
목표설정: 클라이언트가 선택한 목표	동작이 목표를 지향하게 되면, 그 동작은 그 목표에 맞춰서 독특하게 정리될 것이다. 당사자가 목표를 설정하면, 그 목표 관련 문제해결 과정이 촉진될 것이다. 당사자가 목표설정에 참여하면, 당사자의 자기효능감이 높아질 것이다. 자기효능감이 높아지면, 동기화와 목표 몰입도가 강화될 것이다.
동적수행 분석	당사자가 수행 복잡도 차원과 수행을 어느 부분에서 분리할 것인지를 파악할 수 있다면, 오류원을 판단하는데도 도움을 줄 것이다.
인지전략 활용	당사자가 문제해결시에 큰 소리로 말하면, 자신의 수행에 대한 인식이 높아질 것이다. 당사자가 과제/오류원 처리 전략을 개발하면, 그 전략을 이용해서 원하는 활동에서 역량을 실현할 것이다. 당사자가 수행에 대한 자기평가를 하면, 자기효능감이 높아질 것이다.
유도적 발견	경험자가 문제를 해결하려는 학습자를 유도해주고 지원해주면, 학습자의 문제해결력(인지발달)이 강화될 것이다. 성인이 숙달 대상인 사고과정의 모델을 보여주고, 아동이 그 과정의 단계들을 명시적으로 되풀이하면, 그 아동의 그 과정에 대한 학습이 강화될 것이다.
학습과 운동 행동에 입각한 원칙 가동	아동이 활동을 수행하면, 아동은 그 활동에 대한 특정 접근방식의 결과에 대해 의미 있는 피드백을 받을 것이다. 치료사가 적절한 질문을 던지면, 효과적 전략을 파악하는 아동의 능력이 강화될 것이다. 치료사가 아동의 수행에 대한 생각을 드러내도록 아동을 유도하면, 자신의 전략의 효과성에 대한 아동의 평가 능력이 강화될 것이다. 치료사가 아동이 자신의 수행에 대한 생각을 드러내도록 유도하면, 다른 상황에서 그 전략을 활용하는 아동의 능력이 강화될 것이다.
아동 연습	아동이 현재 스킬 학습 단계에 최대한 부합하는 방식으로 스킬 개발을 연습하면, 그 스킬은 강화될 것이다.

대한 관찰 후 Meichenbaum(1977)이 발전시킨 내용을 확장해서 문제해결 구조에 대해 기술했다. Meichenbaum이 제안한 포괄적 문제해결 전략 외에, 작업치료사 Angela Mandich(2001, 당시 대학원생), Polatajiko등은 CO-OP 중재법을 개발하다가, 특정 과제 수행 문제점들에 직결되는 8가지 구체적 전략을 찾아냈다. Mandich는 수행문제 특이적인 과제 지식과 인지적 전략들이 아동에게 요구되는 작업들에서 아동의 역량을 뒷받침해 주는 필수 행위 메카니즘이라고 제안했다. 교육학자 Feuerstein 등(1986)과 Haywood(1988)이 기술한 매개학습(mediated learning) 원칙에 입각해서, 치료사는 알렉스가 자신의 수행을 인식하고 성찰하도록 탐색(probing)질문들을 던지면서 환경을 구조화시킨다. 알렉스가 유익한 전략을 찾으면, 치료사는 질문을 하면서 알렉스가 다른 상황들에 응용 또는 일반화시킬 수 있는 방법을 생각해내도록 유도한다.

그림 37.2에 작업치료사가 이 중재법을 이행할 때 이론적 명제들을 반영할 수 있는 방법에 대한 개념도를 제시했다. 치료사의 행위와 알렉스의 반응을 관찰하면, 그 이론의 명제들을 실질적으로 검증할 수 있을 것이다. 예로, 목표설정 관련 명제를 검증하려면, 학교, 가정 또는 놀이 시에 알렉스가 필요하거나 원하거나 실행할 것으로 예상되는 세 가지 스킬들을 알렉스에게 찾아보도록 요청하는 치료사를 관찰하면 될 것이다. 또, 알렉스가 공잡기에 주력하는 목표를 정한 후 작은 공을 잡으려는 노력을 늘려가는지 여부를 판단할 수도 있다.

치료사가 초기의 명제들에 대해 알아가고 성찰할수록 시간이 지나면서 중재과정은 역동성을 띄며 계속 변화한다. 알렉스의 목표달성을 위한 중재를 계속하는 과정에서, 치료사는 중재법에 대해 끊임없이 성찰하고 살피면서 그 방법들이 효과가 있는지를 판단한다. 중재법이 효과 없으면, 그 방법을 적극적으로 바꾸거나 조정해야 한다. 주어진 맥락에서 다른 선택안(distracters)이 없을 때에만 운동 동작(motor movement)을 촉진하는 전략들을 말로 표현(verbalizing)하는 방법이 효과적인 경우도 있다. 이처럼 중재법을 지속적으로 검토하면서 주의를 산만하게 만드는 자극들이 알렉스의 수행

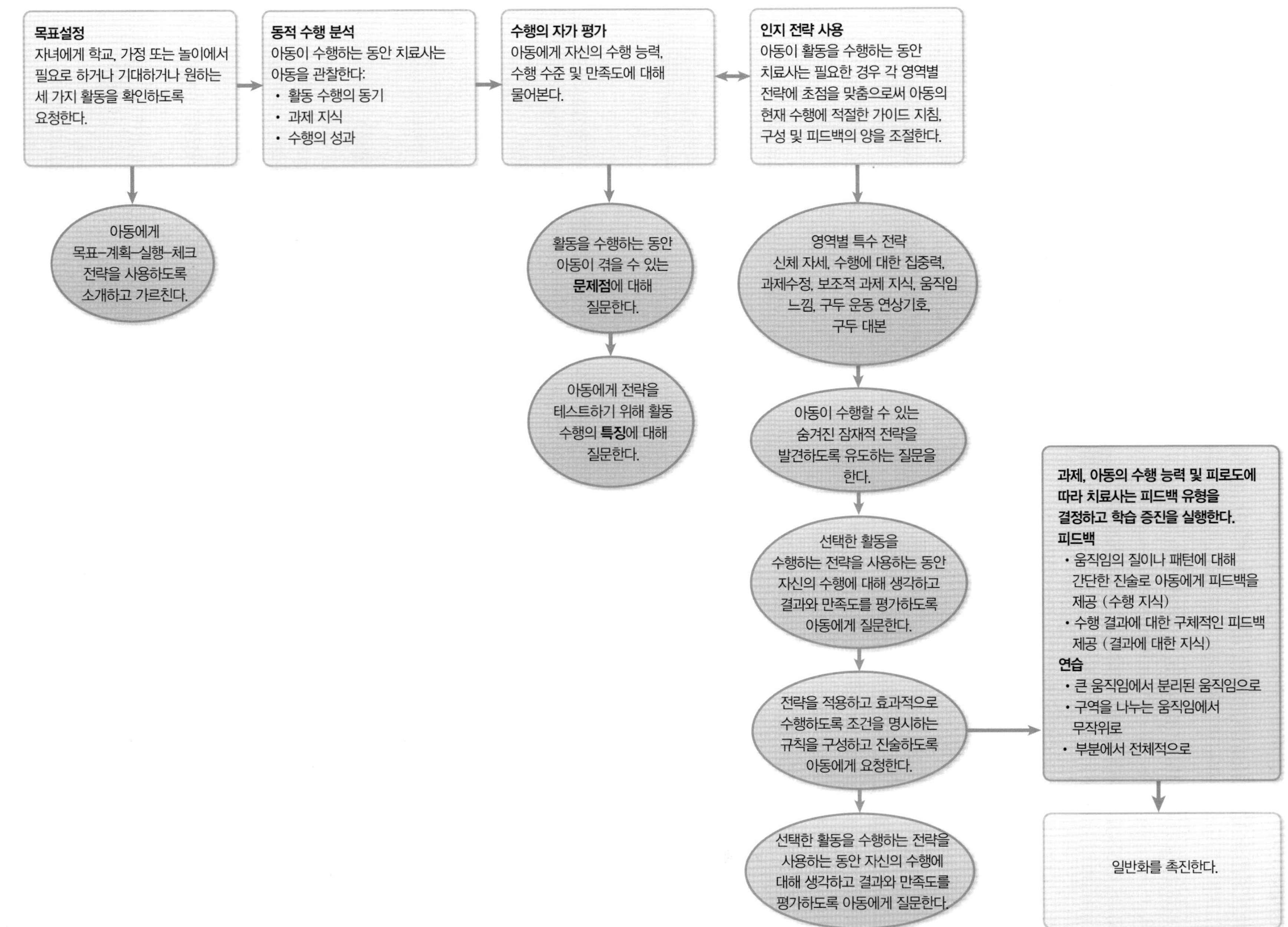

그림 37.2 작업치료사의 행위에 대한 개념도

력에 영향을 미치는 중요한 요소로써 등장하면 그에 맞춰서 맥락을 수정하면 된다. CO-OP 중재가 알렉스에게 적합하지만, 그렇다고 해서 그 명제들에 대한 성찰을 중단해도 된다는 뜻은 아니다. 연구증거는 계속 진화하며, 인과관계에 대한 우리의 이해도 변하기 때문이다. 예로, Batte & Polatajko (2006)는 CO-OP과 다른 중재를 실시하는 중에 아동들을 촬영해서 분석하여, 스킬습득에서 연습(practice)의 역할을 확인했다. CO-OP은 인지기반 중재이므로, CO-OP을 받는 아동에서는 수행에 대해 논의하는데 중재시간이 상대적으로 더 많이 투입된다. 다른 중재를 받은 아동들은 CO-OP 중재받은 아동에 비해 연습에 중재시간이 더 많이 투입된다.

하지만 CO-OP 중재받은 아동에서 수행 효과가 유의하게 더 컸다. 즉, 연습외에 전략활용이 CO-OP 중재에서 중요한 "행위 메카니즘"임을 알 수 있다. 이러한 연구 증거를 통해서, 중재과정에서 무엇을 할 것인지를 명료화할 수 있다. 연구가 진화함에 따라, 이론적 명제들도 진화한다. 따라서, 작업치료사는 "내가 시도하려는 중재법을 뒷받침하는 이론과 증거가 있는가?"라는 물음을 항시 자문해야 한다.

작업치료 과제지향 접근법

Occupational Therapy Task-Oriented Approach

또 다른 시나리오와 이론적 접근법인 OT 과제지향 접근법(Occupational Therapy Task-Oriented Approach)에 대해 알아보자. 이 방법은 뇌졸중 환자를 위해 작업치료사인 Virgil Mathiowetz와 Julie Bass-Haugen(1994)이 개발했다. OT 과제지향 접근법은 여러 학문분야들의 이론적 관점들에서 확인된 이론 및 증거에 입각한 중재이다. 1990년대 초, 운동발달과 운동행동 변화이론의 전제와 명제에 회의적인 연구자들이 많아졌다. 당시 치료사들은 다음 전제들에 근거한 중재를 활용했다: 1) CNS는 위계적으로 정리되어 있다. 2) 정상 동작을 촉진하려면, 특정 감각 인풋 패턴을 제시하면 된다. 3) 뇌 손상에서 회복하는 과정은 예측가능한 순서를 따른다. 클라이언트들에게서 바라던 변화가 나타나지 않았고, 치료사들은 클라이언트들에게서 드러난 난제들을 새로운 관점에서 파악하고자 했다. 치료사들과 클라이언트들의 불만이 두드러지게 드러난 부분은, 정상 동작 패턴들을 재훈련해도 일상생활기능 스킬로의 전이효과가 나타나지 않았다는 점이다.

OT 과제지향적 접근법은 광의적 OT 이론들에서 나온 전제와 명제, 운동조절(motor control)에 대한 시스템 모델, 지각에 대한 생태학적 접근, 행위와 동적 시스템 이론을 포괄하는 접근법이다. 이처럼 다학제적 접근법으로써 OT 과제지향 접근법은 신경심리학, 생체역학(biomechanical), 행동과학에서 나온 운동조절과 학습에 대한 이해를 대표하는 접근법이다. OT 과제지향 접근법의 중요한 전제는 동작은 목표

사례 연구 37.2 파블로

52세의 성공한 사업가 파블로는 우측 중간 대뇌 동맥 뇌졸중으로 좌측이 허약해져 3주 전부터 균형감이 떨어졌다. 그는 아내와 11세, 13세 아들과 살고 있다. 파블로는 에콰도르 고향에서 가족들에게 요리해 주는 것을 좋아한다. 그는 기능을 회복해서 금융컨설턴트로 복직하겠다는 열의가 있다. 그의 가족은 겨울에 썰매, 여름에는 캠핑을 즐긴다. 그는 이런 활동들도 계속하고 싶어 한다. 작업치료사가 파블로에게 적합한 중재법을 찾아내는 추론과정에서 이론을 어떤 식으로 활용하여 가이드로 삼을까?

작업치료사는 파블로의 역할들을 중심으로 평가한 후, 파블로의 우선순위와 중재 목표를 파악한다. 첫째, 치료사는 Role Checklist(Oakley 1986 등)를 실시한다. Role Checklist는 파블로가 중시하는 역할들을 완수하는데 필요한 과제가나 활동들에 참여하겠다는 동기부여 그리고 파블로가 중시하는 역할들을 평가하는 자기보고식 척도이다. 작업치료사는 파블로 및 그의 아내와 함께 파블로가 뇌졸중 발생 전에 했던 역할은 무엇이고, 앞으로 그가 원하거나 반드시 해야 하는 역할들에 대해서 의논할 수도 있다. 파블로, 그의 아내, 작업치료사가 함께 작업치료 중재의 목표를 정한다. 역할수행의 일차 강조점은 Trombly(1995)의 이론적 명제와 일치한다. 즉, 삶의 역할에 만족스럽게 참여하려면, 개인은 자신이 판단할 때 그 역할을 구성하는 활동들과 과제들을 실행할 수 있어야 한다는 것과, 치료에 적극 참여하는 클라이언트들이 목표와 결과물을 직접 제대로 파악한다는 것이다. 이런 일차적 평가와 목표 설정 과정을 뒷받침하는 명제들도 클라이언트중심의 시각들에서 나온다: 즉, 클라이언트들과 치료사가 함께 협력해서 목표를 달성할 때, 클라이언트의 참여도, 만족도, 결과의 의미도가 더 높다는 명제들이다.

파블로가 중시하는 삶의 역할과 작업치료의 목표를 의논한 후, 파블로와 치료사가 재활병원 작업치료부 주방에서 과일음료를 만들기로 한다. 파블로가 파파야를 자를 때, 작업치료사는 파블로가 왼팔을 탁자 위에 놓고 그릇을 안정시키고 그릇에 파파야 조각을 넣는 것을 본다. 왼손을 이용하라고 하자, 파블로가 망고를 집어들으려 하지만, 망고가 바닥에 떨어진다. 파블로의 쥐는 힘이 너무 약하기 때문이다. 작업치료사는 수행중심의 평가들을 완료하고, 원하는 과제를 완수하는데 필요한 수행스킬이 파블로에게 있는지를 판단한다.

지향적으로 조직되며 환경의 영향을 받는다는 것이다. 동작은 많은 시스템들 간의 상호작용이며, 각각의 시스템마다 운동조절에 기여한다.

과제지향 접근법이라는 용어는 운동조절 문제점 관리에 대한 전문가 컨퍼런스에서 한 물리치료사가 처음 제안한 용어이다(Horak 1991). 작업치료사들이 개인이 중시하는 삶의 역할들과 관련지어서 과제 수행을 고려하는 과제지향 접근법을 개선했다. OT 과제지향 접근법에 역할수행을 포함시킨 근거는 Trombly(1995)의 명제이다. 이 명제에 의하면, 개인이 삶의 역할에 만족스럽게 참여하기 위해서는 그 개인이 판단할 때 그 역할을 구성하는 활동과 과제들을 자신이 실행할 수 있어야 한다. 연구와 이론이 발전하면서, OT 과제지향 접근법도 계속 진화했고, 특정 행위 메카니즘들을 정제하는데 유용한 새로운 연구가 나오면서, 이 접근법의 불연속성은 증가했다.

OT 과제지향 접근법을 살펴보면서, **사례 연구 37.2**를 고려하고, 파블로를 담당한 작업치료사가 파블로의 뇌졸중 이후 평가와 중재에 대한 자신의 추론에 대해 고지하기 위해서 어떤 식으로 OT 과제지향 접근을 채택할 수 있는지 생각해보자.

작업치료사는 또한 OT 과제지향 접근법을 파블로에게 맞는 중재의 가이드로 삼고 있다. 중재의 강조점은 클라이언트가 완수할 것으로 예상되고, 완수할 필요가 있고, 완수하고자하는 역할 및 작업과 연계성 있는 과제와 활동에 성공적으로 참여할 수 있게 만드는 것이다. 의도적이고 의미 있는 과제들이 일차적인 중재 모드이다. 작업치료사는 OT 과제지향 접근이 효과적인 중재법으로써 파블로가 요리, 업무복귀, 가족과 야외활동을 즐기겠다는 목표를 달성하는데 유용한 방법이라고 판단한다. OT 과제지향 접근법의 중요한 전제들을 **Box 37.2**에 정리했다.

그림 37.3은 OT 과제지향 접근의 주요 이론적 명제와 특징들을 개괄한 내용이다. **표 37.4**는 **그림 37.3**에 정리한 주요 이론 명제들을 '만일/그러면' 진술문으로 정리한 내용이다.

파블로의 과제와 활동 목표에 대한 수행력을 평가하고, 치료사와 파블로가 어려운 과제들을 수행하기 위한 보상적(compensatory) 접근법들을 수립할 것인지, 아니면 성공적 과제 완수에 필요한 스킬들을 재매개(remediating)할 것인지에 대해 생각한다. 동적(dynamical) 시스템 이론을 바탕으로, 치료사는 중요한 통제변수(과제수행에 영향을 미칠만한 개인변수와 환경변수)를 계속 분석한다. 가용증거를 검토하여, 수행을 뒷받침하는 통제변수(control parameter)를 바꿀만한 추론 근거를 마련한다. 동작이 목표에 따라 조직된다고 주장하는 동적 시스템 관점은 다른 이론적 관점들에서 나온 명제들을 반영하고 있다. 이런 이론적 관점들이 합쳐져서, 파블로를 담당하는 작업치료사의 행위의 근거가 된다. 이런 명제들은 검증할 수 있으며, 여러 연구자들이 이러한 명제들에 대한 근거를 증명하는 연구들을 수행한 바 있다(Davis 1998 등).

얼핏보면, CO-OP와 OT 과제지향 접근법은 비슷하다. 두 방법 모두 개인의 가치관과 선호에 따라 중재 목표를 정하는 과정에 개인이 직접 참여하는 경우, 문제해결 과정에 더 효과적으로 참여하고 중재활동에 참여하려는 동기도 강화된다는 명제에 근거하기 때문이다. 구체적인 피드백과 함께 유도된 연습(guided practice)도 이 두 방법의 공통 특징이다. 하지만, CO-OP은 메타인지적 이론들을 기반으로 하고, OT 과제지향 접근법은 운동학습 및 행동통제이론에서 도출된 방법이기 때문에, 불연속적 명제들이 서로 다르다. 중재전략들과 그에 따른 치료사의 행위들이 달라질 수 있다는 얘기이다. 이러한 차이를 쿠키 굽기와 케이크 굽기에 비유할 수 있다. 쿠키든 케이크든 밀가루, 설탕, 버터 등의 재료들이 공통적으로 들어간다. 하지만 목표 또는 원하는 결과물을 달성하려면, 재료들의 함량을 달리해야 하고, 재료의 형태도 달라

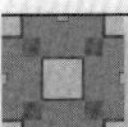

BOX 37.2 OT 과제지향 접근법의 기본 전제

- CNS 등 개인적, 환경적 시스템들은 위계적으로 정리되어 있다.
- 기능과제들은 행동을 정리하는데 유용하다.
- 작업수행은 개인과 환경 간에 상호작용에서 나온다.
- 다양한 전략으로 실험하면 운동문제에 대한 최적의 해법을 얻는다.
- 회복은 가변적이다. 환자 요인들과 환경 맥락이 환자마다 다르기 때문이다.
- 행동변화는 과제수행 달성을 위한 보상시도를 반영하는 것이다.

CNS, central nervous system; OT, occupational therapy.
From Mathiowetz, V.(2011). Task-oriented approach to stroke rehabilitation. In G. Gillen(Ed.), Stroke rehabilitation(pp. 80-99). St. Louis, MO: Elsevier Mosby.

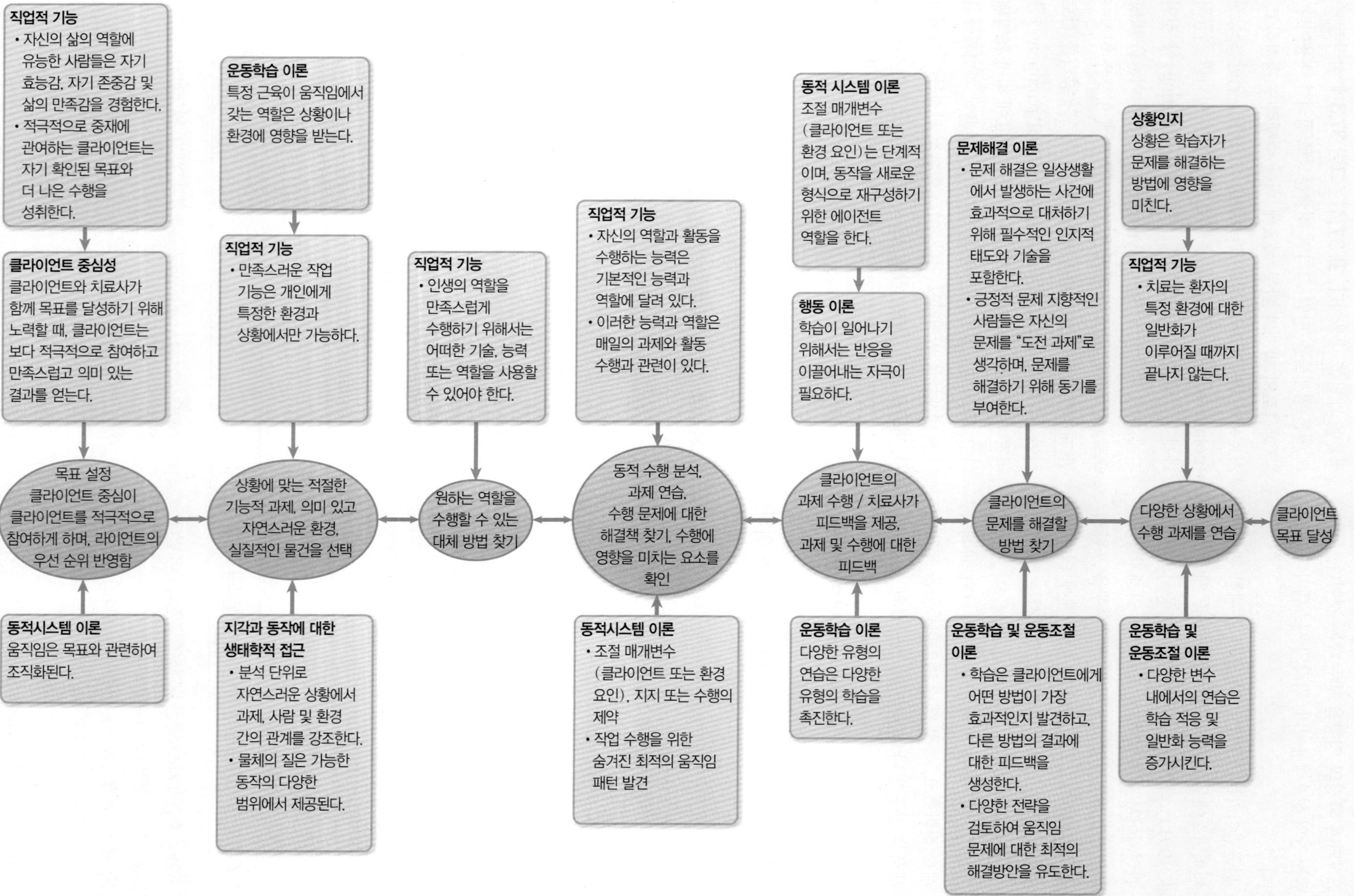

그림 37.3 과제 지향적 작업치료 접근 방법에 대한 일반적인 개요

표 37.4 OT 과제지향 접근법의 이론적 명제와 '만일/그러면' 진술문

중재 특징	만일 그러면 진술문(주요 이론에서 도출)	명제를 뒷받침하는 증거
목표설정: 클라이언트가 중재과제 선택을 주도한다. • 클라이언트 중심 • 클라이언트의 우선 순위가 중재에 반영됨 • 클라이언트의 능동적 참여 유도	만일 클라이언트가 중재목표를 설정하면, 클라이언트는 중재에 적극 참여하고, 원하는 결과를 얻을 것이다.	Law, Babtiste, and Mills(1995) Law and Mills(1998) Siegert and Taylor(2004) Trombly(1995)
기능적이고 의미 있는 과제	만일 과제가 기능적이고 클라이언트에게 의미 있으면, 동작의 질이 향상될 것이다.	Lin, Wu, Tickle-Degnen, and Coster(1997) Wu, Wong, Lin, and Chen(2001)
자연 맥락(재활환경과 실생활 환경이 가급적 비슷한가)	자연스러운 맥락에서 중재를 제공하면, 그 과제와 맥락에서 클라이언트의 동작패턴이 더 유연해질 것이다.	Bernstein(1967) Burgess(1989) Gillen and Wasserman(2004)
실제 사물	사물업이 기계적 운동하는 것보다 실제 사물을 이용하면, 동작의 질이 개선될 것이다.	Nelson et al.(1996) Wu, Trombly, Lin, and Tickle-Degnen(2000) Mathiowetz and Wade(1995)
클라이언트가 역할과 과제수행 한계에 맞추어 조정하도록 도움	클라이언트가 역할을 완수하거나 연관 과제를 수행하는 대안방법들을 찾아낸다면, 원하는 역할을 계속할 수 있을 것이다.	Trombly(1995)
동적 수행 분석 • 수행 문제들에 대한 최적의 해법을 위한 효율적 전략을 찾아내는 기능적 과제들로 실험 • 효과적이고 효율적인 과제수행을 방해하는 두드러진 클라이언트 요인이나 환경요인을 찾아낸다.	클라이언트가 기능 활동들로 실험하면, 가장 효과적이고 효능적으로 과제수행하는 방법을 찾아낼 것이다. 클라이언트 요인(힘, 감각)이 원하는 과제의 작업수행에 결정적으로 중요하고 클라이언트가 변화 잠재력이 있다면, 교정기법들을 이용해야 한다. • 뇌졸중 후 클라이언트가 관련 말단에 손목과 손가락 신전이 있으면, 이 클라이언트에게는 CIMT(constraint-induced movement therapy)가 효과적일 것이다. – 클라이언트가 중립상태에서 시작해서 〉10°의 손목 신장, 엄지관절 CMC의 적극 외전, 팔꿈치 만곡에 10°의 적극 신전이 있으면, 이 클라이언트에게는 mCIT가 적합할 것이다. 재매개 가능성이 없으면, 적응적 보상적 접근법들을 이용한다.	Van Peppen et al.(2004) Flinn(1995) Bonaiuti, Rebasti, and Sioli(2007) Gillen(2002)
과제를 조정해서 최적의 수행을 촉진한다.	과제와 환경특징을 바꾸면 클라이언트의 동작형태와 패턴 변화를 유도할 수 있다.	Davis and Burton(1991)
클라이언트는 과제를 연습하고 치료사는 피드백을 제공하면서 학습을 촉진한다. • 과제와 수행에 대하여 등급화한 피드백	치료사가 과제유형과 클라이언트 수행에 대하여 등급화한 피드백을 제공하면, 클라이언트는 그 과제를 학습할 것이다 피드백을 점차적으로 줄이면, 클라이언트가 피드백 메카니즘을 사용법을 학습해서 자신의 수행을 모니터링하고 평가하게 될 것이다.	Crutchfield and Barnes(1993)
클라이언트와 함께 문제해결	클라이언트가 과제를 분석하고 스스로 문제를 해결하면, 클라이언트는 다른 맥락과 환경에서도 해법을 만들어낼 것이다.	Elliott(1999) D'Zurilla & Nezu(2007)
치료맥락 외에서 과제 수행을 연습한다. • 후속조치	클라이언트가 다양한 맥락에서 치료시에 나타난 능력을 활용한다면, 능력은 더욱 자동적으로 발휘될 것이다.	Gillen and Wasserman(2004) Trombly(1995)

야하고, 다른 독특한 재료도 첨가해야 하고, 재료를 첨가하는 순서도 다를 수 있다. 굽기와 달리, OT는 복잡하고 역동적인 과정이고, 이를 통해 추구하는 결과물은 클라이언트마다 독특하다. 이런 복잡성 때문에 치료사의 전문적 추론을 적용해서 구성하고 지속적으로 갱신하는 특이적 접근법을 클라이언트 개개인에게 적용해야 한다. 중재법이 클라이언트에게 최적화되어 있고 목표달성에 효과적이려면, 치료사가 그 중재법을 계속 명료화하고 검토해야 한다.

결론 Conclusion

작업치료 내에서 우리의 중재와 치료 이론 중 일부는 다른 분야보다 발전되어 있다. 우리의 중재 이론에 나타난 인과관계에 대해 보다 분명한 이해를 발전시키고, 중재가 어떻게 작용 하는지를 분석한다면, 우리는 중재를 보다 정확하게 수행할 수 있다. 또한 우리는 다른 분야 전문가들에게 더 명확하게 우리가 하고 있는 치료의 기초를 분명히 설명할 수 있다. 예를 들어, 우리는 파블로에게 그가 중재 세션 동안 참여하고 있는 활동이 목표를 달성하는 것과 어떤 관계가 있는지 설명할 수 있으며, Alex에게는 피드백을 통한 기술의 간단한 연습보다는 CO-OP가 더 효과적일 것이라고 기대하는 이유를 관리자에게 설명할 수 있을 것이다. 우리의 중재 접근법을 안내하는 가정과 이론적 명제를 지속적으로 검토하여 우리가 실제를 향상시키고 클라이언트를 위해 원하는 수행을 달성할 수 있도록 하는 것이 우리의 전문적 책임감이다.

참고문헌 References

American Occupational Therapy Association.(2008). Occupational therapy practice framework: Domain and process, 2nd edition. *American Journal of Occupational Therapy*, *62*, 625–683.

Ayres, A. J.(1972). *Sensory integration and learning disorders*. Los Angeles, CA: Western Psychological Services.

Bandura, A.(1997). *Self-efficacy: The exercise of control*. New York, NY: W. H. Freeman.

Bass-Haugen, J., Mathiowetz, V., & Flinn, N.(2008). Optimizing motor behavior using the occupational therapy task-oriented approach. In M. V. Radomski & C. A. T. Latham(Eds.), *Occupational therapy for physical dysfunction*(6th ed., pp. 598–617). Philadelphia, PA: Lippincott Williams & Wilkins.

Batte, M., & Polatajko, H. J.(2006). *CO-OP vs. practice for children with Developmental Coordination Disorder: A question of strategy*(Unpublished dissertation). University of Toronto, Canada:.

Baum, C. M., & Christiansen, C. H.(2005). Person-environment-occupation-performance: An occupation-based framework for practice. In C. H. Christiansen, C. M. Baum, & J. Bass-Haugen(Eds.), *Occupational therapy: Performance, participation, and well-being*(pp. 242–266). Thorofare, NJ: Slack.

Bernstein, N.(1967). *The coordination and regulation of movements*. Elmsford, NY: Pergamon Press.

Bonaiuti, D., Rebasti, L., & Sioli, P.(2007). The constraint induced movement therapy: A systematic review of randomized controlled trials on the adult stroke patients. *Eura Medicophys*, *43*, 139–146.

Bronfenbrenner, U.(1979). *The ecology of human development: Experiments by nature and design*. Cambridge, MA: Harvard University Press.

Burgess, M. K.(1989). Motor control and the role of occupational therapy: Past, present, and future. *American Journal of Occupational Therapy*, *43*, 345–348.

Crutchfield, C. A., & Barnes, M. R.(1993). *Motor control and motor learning in rehabilitation*. Atlanta, GA: Stokesville.

Davis, W. E., & Burton, A. W.(1991). Ecological task analysis: Behavior theory into practice. *Adapted Physical Activity Quarterly*, *8*, 154–177.

Dunn, W., Brown, C., & McGuian, M.(1994). The ecology of human performance: A framework for considering the effect of context. *American Journal of Occupational Therapy*, *48*, 595–607.

D'Zurilla, T., & Nezu, A.(2007). *Problem-solving therapy: A positive approach to clinical intervention*(3rd ed.). New York, NY: Springer Publishing.

Elliott, T. R.(1999). Social problem-solving abilities and adjustment to recent-onset spinal cord injury. *Rehabilitation Psychology*, *44*, 315–332.

Feuerstein, R., Hoffman, M., Jensen, M., Tzuriel, D., & Hoffman, D.(1986). Learning to learn: Mediated learning experiences and instrumental enrichment. *Special Services in Schools*, *3*, 48–82.

Flinn, N.(1995). A task-oriented approach to the treatment of a client with hemiplegia. *American Journal of Occupational Therapy*, *49*, 560–569.

Gibson, J. J.(1979). *The ecological approach to visual perception*. Boston, MA: Houghton Mifflin.

Gillen, G.(2002). Improving mobility and community access in an adult with ataxia. *American Journal of Occupational Therapy*, *56*, 462–466.

Gillen, G., & Wasserman, M.(2004). Mobility: Examining the impact of environment on transfer performance. *Physical and Occupational T herapy in Geriatrics*, *22*, 21–29.

Haywood, H. C.(1988). Bridging: A special technique of mediation. *The Thinking Teacher*, *4*, 4–5.

Hooper, B.(1997). The relationship between pretheoretical assumptions and clinical reasoning. *American Journal of Occupational Therapy*, *51*, 328–338.

Horak, F. B.(1991). Assumptions underlying motor control for neurologic rehabilitation. In M. J. Lister(Ed.), *Contemporary management of motor control problems: Proceeding of the II STEP conference*(pp. 11–27). Alexandria, VA: Foundation for Physical Therapy.

Jongbloed, L., Stacey, S., & Brighton, C.(1989). Stroke rehabilitation: Sensorimotor integrative treatment versus functional treatment. *American Journal of Occupational Therapy*, *43*, 391–397.

Kielhofner, G.(2008). *The model of human occupation: Theory and application*(4th ed.). Philadelphia, PA: Lippincott Williams & Wilkins.

Kielhofner, G., & Burke, J. P.(1980). A model of human occupation, part 1. Conceptual framework and content. *American Journal of Occupational Therapy*, *54*, 572–581.

Law, M., Babtiste, S., & Mills, J.(1995). Client-centered practice: What does it mean and does it make a difference? *Canadian Journal of Occupational Therapy*, *62*, 250–257.

Law, M., Cooper, B., Strong, S., Stewart, D., Rigby, P., & Letts, L.(1996). The person-environment-occupational model: A transactive approach to occupational performance. *Canadian Journal of Occupational Therapy*, *63*, 9–23.

Law, M., & Mills, J.(1998). Client-centered occupational therapy. In M. Law(Ed.), *Client-centered occupational therapy*(pp. 1–18). Thorofare, NJ: Slack.

Lawton, M. P.(1986). *Environment and aging*(2nd ed.). Albany, NY: Plenum Press.

Lin, K., Wu, C., Tickle-Degnen, L., & Coster, W.(1997). Enhancing occupational performance through occupationally embedded exercise: A meta-analytic review. *Occupational Therapy Journal of Research*, *17*, 25–47.

Luria, A. R.(1976). *Cognitive development: Its cultural and social foundations*. Cambridge, MA: Harvard University Press.

Mandich, A., Polatajko, H. J., Macnab, J. J., & Miller, L. T.(2001). Treatment of children with developmental coordination disorder: What is the evidence? *Physical and Occupational Therapy in Pediatrics*, *20*, 51–68.

Mandich, A. D., Polatajko, H. J., Missiuna, C., & Miller, L. T.(2001). Cognitive strategies and motor performance in children with developmental coordination disorder. *Physical and Occupational Therapy in Pediatrics*, *20*(2/3), 125–143.

Mathiowetz, V.(2011). Task-oriented approach to stroke rehabilitation. In G. Gillen(Ed.), *Stroke rehabilitation*(pp. 80–99). St. Louis, MO: Elsevier Mosby.

Mathiowetz, V., & Bass-Haugen, J.(1994). Motor behavior research: Implications for therapeutic approaches to CND dysfunction. *American Journal of Occupational Therapy*, *48*, 733–745.

Mathiowetz, V. G., & Wade, M.(1995). Task constraints and functional motor performance of individuals with and without multiple sclerosis. *Ecological Psychology*, *7*, 99–123.

Meichenbaum, D.(1977). *Cognitive behaviour modification*. New York, NY: Plenum Press.

Miller, L. T., Polatajko, H. J., Missiuna, C., Mandich, A. D., & Macnab, J. J.(2001). A pilot trial of a cognitive treatment for children with developmental coordination disorder. *Human Movement Science*, *20*, 183–210.

Nelson, D. L., Konosky, K., Fleharty, K., Webb, R., Newer, K., Hazboun, V. P., . . . Licht, B. C.(1996). The effects of an occupationally embedded exercise on bilaterally assisted supination in persons with hemiplegia. *American Journal of Occupational Therapy*, *50*, 639–646.

Oakley, F., Kielhofner, G., Barris, R., & Reichler, R.(1986). The Role Checklist: Development and empirical assessment of reliability. *Occupational Therapy Journal of Research*, *6*, 157–170.

Plautz, E. J., Milliken, G. W., & Nudo, R. J.(2000). Effects of repetitive motor training on movement representations in adult squirrel monkeys: Role of use versus learning. *Neurobiology of Learning and Memory*, *74*, 27–55.

Polanyi, M.(2009). *The tacit dimension*. Chicago, IL: University of Chicago Press.(Original work published 1966)

Polatajko, H. J., Mandich, A. D., Missiuna, C., Miller, L. T., Macnab, J. J., Malloy-Miller, T., & Kinsella, E. A.(2001). Cognitive orientation to daily occupational performance(CO-OP): Part III–The protocol in brief. In C. Missiuna(Ed.), *Children with developmental coordination disorder: Strategies for success*(pp. 107–123). New York, NY: Haworth Press.

Popper, K.(1959). *The logic of scientific discovery*. Oxford, United Kingdom: Basic Books.

Preissner, K.(2010). Use of the occupational therapy task-oriented approach to optimize the motor performance of a client with cognitive limitations. *American Journal of Occupational Therapy*, *64*, 727–734. doi:10.5014/ajot.2010.08026

Sabari, J. S.(1991). Motor learning concepts applied to activity-based intervention with adults with hemiplegia. *American Journal of Occupational Therapy*, *45*, 523–530.

Siegert, R. J., & Taylor, W. J.(2004). Theoretical aspects of goal-setting and motivation in rehabilitation. *Disability & Rehabilitation*, *26*(1), 1–8.

Taub, E., Uswatte, G., & Pidikiti, R.(1999). Constraint-induced movement therapy: A new family of techniques with broad application to physical rehabilitation. *Journal of Rehabilitation Research and Development*, *6*, 237–251.

Thelen, E., & Ulrich, B. D.(1991). Hidden skills. *Monographs of the Society for Research in Child Development*, *56*, 1–98.

Theory.(2010). In *Merriam-Webster Online Dictionary*. Retrieved from http://www.merriam-webster.com/dictionary/theory

Trombly, C. A.(1995). Occupation: Purposefulness and meaningfulness as therapeutic mechanisms. *American Journal of Occupational Therapy*, *49*, 960–972.

Trombly, C., Radomski, M. V., & Davis, E. S.(1998). Achievement of self-identified goals by adults with traumatic brain injury: Phase I. *American Journal of Occupational Therapy*, *52*, 810–818.

Van Peppen, R. P., Kwakkel, G., Wood-Dauphinee, S., Hendriks, H. J., Van der Wees, P. J., & Dekker, J.(2004). The impact of physical therapy on functional outcomes after stroke: What's the evidence? *Clinical Rehabilitation*, *18*, 833–862.

Vygotsky, L. S.(1967). Play and its role in the mental development of the child. *Soviet Psychology*, *5*, 6–18.

Whyte, J.(2006). Using treatment theories to refine the designs of brain injury rehabilitation treatment effectiveness studies. *Journal of Head Trauma Rehabilitation*, *21*, 99–106.

Wu, C., Trombly, C. A., Lin, K., & Tickle-Degnen, L.(2000). A kinematic study of contextual effects on reaching performance in persons with and without stroke: Influences of object availability. *Archives of Physical Medicine and Rehabilitation*, *81*, 95–101.

Wu, C., Wong, M., Lin, K., & Chen, H.(2001). Effects of task goal and personal preference on seated reaching kinematics after stroke. *Stroke*, *32*, 70–76.

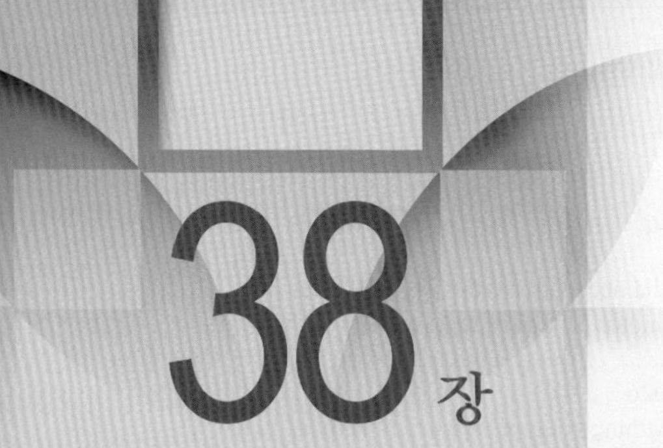

38 장

작업치료에서의 생태학적 모델

Ecological Models in Occupational Therapy

박주영 옮김

개요

개요
지적유산
정의
　사람
　환경
　작업 / 과제
　중재전략
생태학적 모델의 기본과정
실행을 위한 적용
생태학적 모델의 근거
결론

학습목표

이 장을 학습한 후, 다음의 내용을 할 수 있을 것이다:

1. 생태학적 모델의 역사적 기초에 대해 기술하고 작업치료에서의 생태학적 모델이 어떻게 발전하였는지 기술할 수 있다.
2. 작업수행을 이해하는 데 있어 환경을 이해하는 것이 기본적인 사항이라는 것을 설명할 수 있다.
3. 이 장에서 논의되는 3가지 생태학적 모델의 차이점과 유사점을 설명할 수 있다(인간수행 생태학, 사람-환경-작업, 사람-환경-작업-수행).
4. 생태학적 모델(인간수행 생태학, 사람-환경-작업, 사람-환경-작업-수행)과 작업치료실행을 위한 개념을 분석하고 적용한다.
5. 다음의 5가지 중재전략을 구분하고 설명할 수 있다(재건/회복, 적응/수정, 변경, 예방, 창조).

서론 Introduction

1990년대 작업치료사들은 작업치료 수행환경을 고려하여 세 가지 모델을 만들었다. 그 세 가지 모델은 생태학적 인간수행 모델(EHP)(Dunn, Brown & McGuigan, 1994), 사람-환경-작업-수행 모델(PEOP)(Christiansen & Baum, 1997), 사람-환경-작업 모델(PEO)(Law et al., 1996)로 많은 유사점과 다소간의 차이점을 가지고 있다. 이 세 가지 모델에서는 작업치료사에게 작업수행이 가장 우선한다고 보았다. 또한 사람, 환경, 과제가 작업수행을 결정한다고 설명하고 있다. 하지만 사람, 환경, 작업의 관계모델을 설정함에 있어 환경이 중요성에 초점을 맞추게 되었다. 작업치료사는 사람 요소에 초점을 맞춘 나머지 환경적 요소를 무시하는 경향이 있다. 그러므로 생태학적 모델은 사람과 작업을 고려하고, 환경적 요소에 초점을 둔 평가와 중재를 고려하여 발달하였다. 사람, 환경, 작업의 특성을 명확히 하고 각 상황의 특이성을 인정해야 한다. 이장에서는 각 모델들에 기초하는 정의, 요소, 구조에 대한 차이점을 소개한다.

지적 유산 Intellectual Heritage

생태학적 모델은 사회과학 이론, 초기 작업치료 모델, 운동장애를 기초하여 성립되었다. 각각의 생태학적 이론들은 사회과학 이론에서의 인간과 환경의 관계를 중요하게 다룬다. Bronfenbrenner(1979)는 발달의 사회적 요소들을 조사하여 생태학적 모델을 발달시켰다. 이렇게 성립된 모델은 인간을 중심으로 생각했고 가족, 친구, 사회, 관습에 영향을 받았다. 이러한 상호관계는 서로를 강화하거나 발달을 저해했다. 예를 들어, 경제 구조의 변화는 가정에서 직업여성 증가의 영향을 받는다. 이러한 것은 아이들에게 영향을 미친다.

Gibson(1979)의 지원성 개념은 물리적 환경에 주로 적용된다. 사람들은 행동이나 의미에 따른 일정한 특성에 따라 환경에서 사물을 인식한다. 사람들은 지원성에 대해 의식적으로 생각하지 않고 그들이 그 사물과 어떻게 관계하고 있는가에 따라 제한된 지각을 한다. 예를 들어, 테이블의 편평한 면은 식사 및 편지쓰기와 같은 활동을 지원한다.

Lawton(1986)은 환경적 프레스의 개념을 발달시켰다. 여기서 **프레스**(press)는 환경의 요구를 말한다. 사람의 적응 행동과 영향이 환경적 프레스와 일치할 때 적합성이 발생한다; 부적합성은 사람이 환경적 요구를 측정시킬 수 없을 때 발생한다. 도로의 연석을 깍아내는 것이 가능할 때 휠체어 사용자를 위한 환경적 프레스는 보다 적응성이 높다; 하지만, 보도가 눈이나 비에 잠기는 상황에서는 수행이 불가능하다. Csikszentmihalyi(1990)는 이러한 것들을 기초하여 적합성이 높은 다른 모델을 만들었다. 이러한 경향은 도전적인 활동에 필요한 사람의 기술과 능력의 적합성을 만든다. 작업수행은 과제수행에 요구되는 환경과 사람의 기술과 능력이 부합하면 최적으로 이루어진다. 사람과 환경, 작업의 어떠한 영역에서 분열이 생기면 수행은 방해를 받게 된다.

초기 작업치료 모델은 환경을 수용하였고 EHP, PEO, PEOP의 개념형성에 공헌을 했다. 인간작업모델(The Model of Human Occupation)(Kielhofner, 2004)은 사람의 환경에 독특한 영향을 미치는 환경적 효과에 대해 언급했다. 환경은 기회와 자원의 근원일뿐만 아니라 요구와 제약의 원천이다. David Nelson(1988)은 작업수행(occupational performance)과 작업형식(occupational form)의 용어를 명확히 했다. 수행(performance)은 작업을 행하는 것이다. 형식(form)은 수행하는 환경을 비롯하여 물리적, 사회문화적 환경을 포함한 인간 외적인 배경을 말한다. 작업형식은 작업에 대한 개별적 특성인 개인적 의미와 목적에 기여한다. 작업적응(Schkade & Schultz, 1992)은 인간이 숙달하길 갈망하는 것과 작업적 환경의 요구의 통제를 제안한다. 그러므로, 사람과 환경의 상호작용은 적응반응으로 귀결토록 통제된다.

결과적으로, 작업치료에서 생태학적 모델은 장애를 가진 사람들에게서 시작된 민권운동에 영향을 받았다. 건강관리 정책은 사람의 손상에 대해서 우선적으로 초점을 맞추었고 손상을 치료하는 중재로 디자인되었다. 핸디캡을 가진 사람들은 이러한 관점에 제약을 받았다. 독립적인 삶을 사는 사람들은 환경적 장벽이 성공적이고 만족한 삶을 사는데 가장 장해가 되는 요소라고 지적했다(DeJong, 1979; Shapiro, 1994). 게다가, 정신과적인 제약이 있는 사람들에게서 약점을 나타내었고 사회적 삶의 완전한 삶과는 구별되었다(Chamberlin, 1990; Deegan, 1993).

장애운동은 신체적 제한을 가진 사람들에게 자기 결정권과 법적 권리 신장을 위한 민권운동으로 이어졌다. 생태학적 모델은 장애운동의 가치관을 포함한다. 이것은 중대한 장벽으로써 환경을 강조하고 작업수행을 용이하게 하는 것, 클라이언트 중심의 원리 적용을 반영한다. 생태학적 모델에서 첫 번째 단계는 개인에게 중요한 작업수행의 영역을 확인하는 것이다. 나아가서, 서비스를 받는 사람들이 모든 단계에서 중요한 결정자가 된다.

정의 Definitions

사람

EHP, PEO, PEOP는 사람에 대해 유사한 정의를 내리고 있다. 총체적인 관점으로 사람의 마음, 신체, 정신을 인정하고 있다. 사람과 관련한 변수들은 가치와 흥미, 기술과 능력, 삶의 경험을 포함한다. 가치와 흥미는 어떠한 것이 중요하고 의미 있고 재미 있는 것인지 결정하는데 영향을 준다. 기술과 능력은 지적, 사회적, 정서적, 감각운동 기술과 읽고 지식을 습득하는 능력을 포함한다. 삶의 경험은 개인의 내력과 개인적 서사를 이룬다. 사람은 환경에 영향을 주고 영향을 받는다. 예를 들어, 가족과 친구는 특유의 가치관과 관심사 발달에 영향을 미친다. 아이들이 집에 있는 동안 부모들은 건강에 좋은 음식과 안전한 환경에 좀 더 신경을 쓰며, 책을 읽어주고 아이들이 책을 읽기도 하며 자란다.

환경

환경 또한 세 가지 모델에서 유사하게 설명된다. 환경은 작업수행이 이루어지는 곳을 말하며 물리적, 문화적, 사회적 요소로 구성된다. EHP 모델에서는 시 · 공간적 환경도 포함된다. 물리적 환경은 가장 실체적이다. 여기에는 인위적으로 짓거나 자연적인 것들, 빌딩이나 지질 같은 거대한 것들, 도구 같이 작은 것도 포함된다. 문화적 환경은 가치를 결정하는 경험, 믿음, 관습의 공통된 경험을 바탕으로 한다. 문화적 환경은 민족성, 신앙, 정체성에 의해 제한 받지 않는다. 예를 들어, 개인은 그들 가족의 문화, 전문가의 견해, 단체나 조직, 나이 또래 그룹에서 나오는 가치와 믿음을 받아들인다.

사회적 환경은 많은 층으로 구성된다. 그것은 가족 및 친구와 같이 밀접한 대인관계도 포함한다. 다음 층에서는 개인이 속해 있는 직업군이나 사회조직을 포함한다. 사회환경은 많은 정치 · 경제적 시스템으로 이루어져 있고, 장애를 가진 사람의 일상에 깊은 영향을 미친다. 이러한 시스템은 장애를 가진 사람들의 권리, 서비스 접근성, 사회 안전 보험 같은 재정적 지원금을 결정한다. 시간적 환경은 사람과 관련된 시간 지향적 요소(정신발달과 삶의 단계)와 과제(과제가 시행되는 곳, 얼마나 자주, 얼마나 오래)로 이루어진다.

작업수행은 환경이나 정황 밖에서는 이해가 될 수 없다. 환경은 수행에 대한 장벽을 만들기도 하고 수행을 향상시키기도 한다. 예를 들어, 잘 조직화되고 잘 알려진 식료품 가게는 문화적으로 익숙하고 일관성이 있다. 식료품 가게는 또한 장벽을 가지고 있는데, 많은 선택, 원하는 것을 찾지 못하는 것, 너무 많은 사람들이 있다는 것 등이다.

작업 / 과제

세 가지 모델에서 가장 큰 차이점은 **작업**과 **과제**에 관련한 개념이다. PEO와 PEOP는 작업이라는 용어를 쓰는 반면 EHP는 과제라는 용어를 사용한다. EHP 모델은 발달되는 과정에서 과제라는 용어를 선택하였는데 주목적이 타 분야와 공동 작업을 용이하게 하기 위해서였다. 이것은 과제라는 용어가 다른 분야에 접근성이 높게 느껴지기 때문이다. 과제는 세계에서 이용가능한 모든 가능한 활동의 객관적 표현으로 정의되어 진다. 비록 이것이 EHP의 초기 개념을 명확히 하지 못하더라도, 사람과 환경적 요소가 과제에 의미를 부여할 때 작업은 존재한다(Dunn, McClain, Brown & Youngstrom, 2003). PEO와 PEOP 모델은 집합적 개념의 일련으로 표현되어 작업을 이룬다.

PEO에서 활동은 과제의 기본 단위이다. 과제는 목적 있는 활동, 작업은 자기지향적 과제인데 사람이 일생 동안 종사하는 것이다. PEOP 모델은 동작을 포함하는데 관찰 가능한 움직임을 말하며, 과제는 공통된 목적을 가진 동작의 조합을 말하며, 작업은 목표지향적이다. 예를 들어, 야채 다듬기는 관찰가능한 행동이거나 활동이고, 수프준비 과제의 요소이며, 가족을 위한 저녁 요리라는 커다란 작업에 속한다. **표 38.1**에 생태학적 모델의 정의를 비교해 놓았다.

작업수행

작업수행은 사람과 환경, 작업요소의 조합과 연관한 결과물이다. 작업수행의 정도는 이러한 요소들의 적합성에 따른다. 모델의 구조들은 조금 다른 방향으로 그려진다. PEO에서는 사람, 환경, 작업의 변수를 벤다이어그램으로 나타낸다(**그림 38.1**). 세 가지 영역의 조합은 작업수행을 나타낸다.

표 38.1 생태학적 모델에서 사용되는 과제, 활동, 작업의 정의

	PEO	PEOP	EHP	예
활동	인식할 수 있고 관찰 가능한 행동	과제의 기본 단위	과제와 활동은 다르다. 과제는 목표 달성을 위해 필요한 행동	야채 자르기
과제	과제수행자에 의해 목적적인 활동으로 인식되는 것	공통적인 목적을 가진 행동의 조합		요리하기
작업	삶에서 자기 주도적으로 참여하는 것	오랜 기간에 걸쳐 목표 지향적으로 중요하게 추구하는 것	과제는 사람과 환경의 상호작용을 통해 의미를 가진다.	가족을 위한 식사준비

EHP, Ecology of Human Performance; PEO, Person–Environment–Occupation; PEOP, Person–Environment–Occupational–Performance.

PEOP는 유사한 모양을 띄지만 네 개의 원으로 이루어진다(**그림 38.2**). 사람, 환경은 중첩되지 않는다. 작업과 수행은 두 개의 원으로 분리되어 있고 사람은 환경위에 놓여 있다. 이러한 원들은 작업수행과 참여를 나타낸다. EHP는 사람이 환경의 안에 있고 과제는 곳곳에 산재해 있다(**그림 38.3**). 수행의 범위는 사람이 활용 가능한 과제를 포함하고 있는데, 개인의 기술, 능력, 경험, 환경적 지원 때문이다.

모든 모델에서 수행범위나 작업수행 영역은 지속적으로 변화한다. 작업수행의 영역이 증가하거나 수행범위가 확장되는 것은 사람들이 새로운 기술을 습득하기 때문이다. 같은 맥락으로, 불안요소가 감소하고 물리적 장벽이 제거되거나, 추가적인 사회적 지원이나 편의 증대가 될 때 범위 확장이 일어난다. 불행하게도 장애를 가진 많은 사람들은 제한된 개인적 능력과 다양한 환경적 장벽에 부딪힌다. 작업치료사의 역할은 환경을 사람들이 보다 작업적으로 활용할 수 있게 변화를 주는 것이다.

중재 전략

EHP 모델에는 추가적인 용어가 있는데 5가지 다른 전략을 포함한다: (1)수립/회복(establish/restore) (2)적응/수정(adapt/modify) (3)변경(alter) (4)예방(prevent)과 (5)창조(create). 이러한 중재들은 작업치료사들이 모든 범위의 부가사항들을 하나하나 확인해야 한다. 특히 중재선택 목록은 작업치료사들이 환경을 치료적으로 사용할 수 있도록 장려한다.

- **수립/회복 중재**(establish/restore interventions)는 사람을 대상으로 기술과 능력을 향상시켜 환경안에서 과제(작업)수행을 할 수 있도록 하는데 목적을 둔다. ROM을 증가시켜 자조관리를 더 잘 하거나 전자오븐 사용을 가르쳐 식사준비를 하도록 하는 것은 재건/회복 전략에 포함된다.
- **적응/수정 중재**(adapt/modify interventions)는 환경이나 과제에 변화를 주어 수행의 범위를 증가하는 것이다. 자동차 보조장비를 사용하여 운전하는 것과 보조도구로 식사를 하게 하는 중재는 전형적으로 환경에 변화를 준 것이다. 물리적 환경을 변화시키는 것은 작업치료에서 대부분 일반적이다; 하지만 사회와 문화적 환경에 잘 맡도록 고려하는 것이 중요하다. 적응/수정 전략은 장애에 대한 교육을 학생들에게 하여 특별한 도움이 필요한 아이들이 보다 많이 받아들여질 수 있도록 하는 것도 포함된다. 이러한 것이 적응/수정 전략인데 사회환경이 바뀌고 있기 때문이다. 다른 적응/수정 중재로는 버스를 타기 무서워하는 사람을 위해 사회적 지원을 하는 것이나, 지구력에 문제가 있는 사람의 스케줄을 조정하여 물리적인 사항이 필요한 과제를 하루에 걸쳐 분산시켜 주는 것이 포함된다.
- **변경 중재**(alter interventions)는 사람, 과제, 환경을 변화시키지 않고 보다 상황에 적합하도록 디자인을 하는 것이다. 작업치료사는 변경 중재를 선호하지 않는다. 왜냐하면 무엇인가를 하고 있다고 보이지 않기 때문이다. 하지만 변경 중재는 이미 자연적으로 발생한 것에 대해서는 효과적이다. 좋은 조합을 만드는 것에는 작업치료사의 기

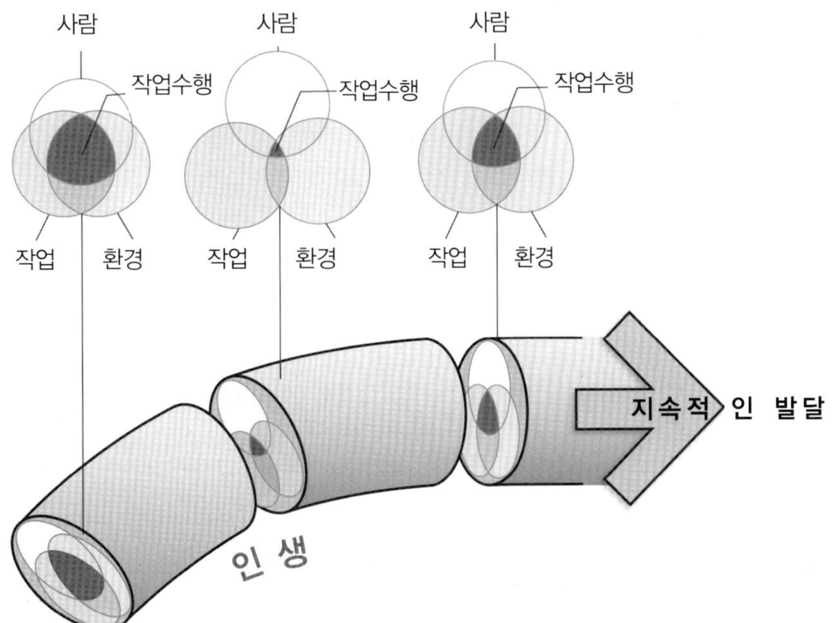

그림 38.1 사람-환경 작업 모델(Law, M., Cooper, B., Strong, S., Stewart, D., Rigby, P., & Letts, L. [1996]의 허락을 받아 재판. 인간-환경-작업 모델 : 작업성과에 대한 Canadian Journal of Occupational Therapy, 63, 9-23.)

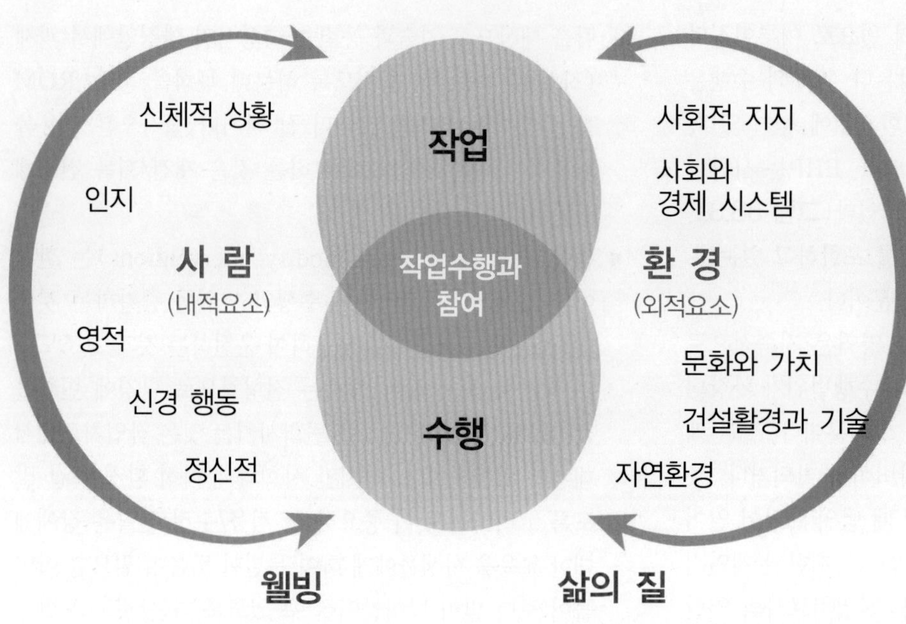

그림 38.2 사람-환경 작업수행 모델 (Reprinted with permission from Christiansen, C., Baum, C., & Bass-Haugen, J., [Eds.]. [2005]. 작업치료 : 성과, 참여 및 복지 [3판.]. Thorofare, NJ: Slack.)

술과 활동분석, 환경평가 능력이 요구된다. 계단이 있는 2층 집에서 1층으로 이사를 하는 것에는 변경 중재가 필요하다. 사람들이 자신의 가치와 믿음에 맞는 조직이나 모임을 찾도록 하는 것도 변경 중재 전략이다. 사람의 직업과 관련한 기술에 적합하도록 맞추는 것도 변경 중재의 또 다른 예이다.

- **예방 중재**(prevent interventions)는 부정적인 결과가 예상될 때 방향을 변경하는 방법이다. 예방은 사람(재건/회복), 환경변화(적응/수정) 보다 적합한 변경(alter)에 유용한 중재가 될 수 있지만 문제가 커지기 전에 시행한다. 예방전략의 적절한 예로는 특별한 쿠션을 휠체어에 사용하여 욕창을 방지하는 것이 있다.
- **창조 중재**(create interventions)는 문제가 생겼거나 또는 발생할 것으로 보는 것은 아니지만, 환경내에서 수행력 향상을 위해 고안되었다. 이러한 중재는 작업수행의 질을 높인다. 예방 전략과 마찬가지로, 창조 전략은 재건/회복, 적응, 변경 접근을 이용할 수 있다. 공부방을 조성함에 있어 조용한 공간에 적절한 조명으로 하는 것이 창조 전략이다. 좋은 직업을 구하는 것은 다른 창조 전략인데, 실제적인 취업 인터뷰 전에 인터뷰 기술의 연습이

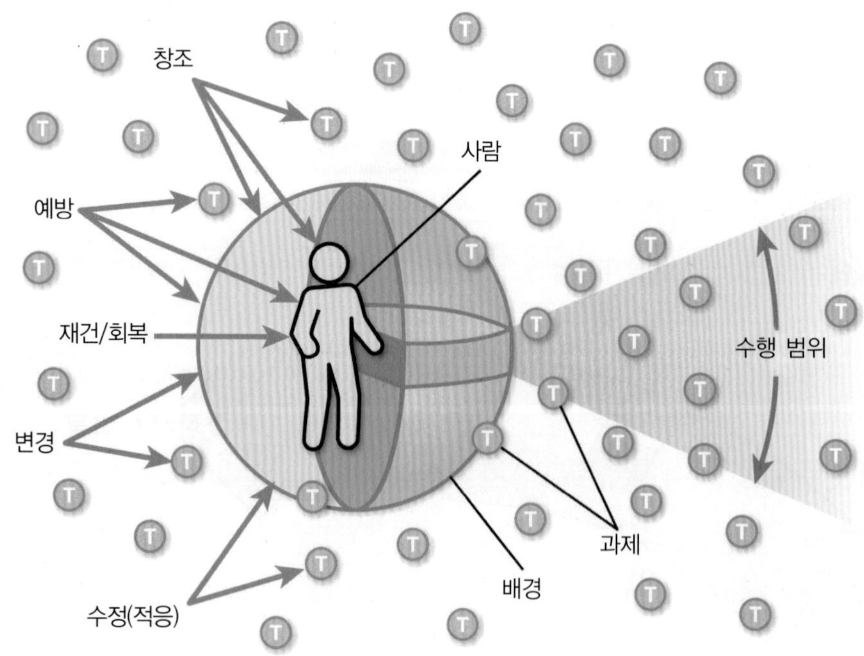

그림 38.3 생태학적 인간수행 모델 (Reprinted with permission from Dunn, W.,McClain, L. H., Brown, C., & Youngstrom, M. J. [2003]. 인간행동의 생태학. In E. B. Crepeau, E. S. Cohn, & B. A. B. Schell [Eds.], 윌라드 앤 스파크만의 작업치료 [10th ed., pp. 223-226]. Philadelphia, PA: Lippincott William & Wilkins.)

필요하다.

생태학적 모델의 기본가정

Assumptions of the ecological models

- 사람과 환경, 작업의 관계는 역동적이고 독특하다. 이들은 시간과 공간을 가로질러 지속적으로 상호작용한다. 그러므로, 작업치료사는 변화하거나 바뀔 때 각각의 상황에 접근을 해야 한다.
- 환경은 성공적이고 만족스런 작업수행의 예측을 위한 주요한 요소이다. 환경은 작업수행을 촉진하거나 억제할 수 있다. 환경에 영향을 미치는 모든 국면(물리적, 사회적, 문화적, 시간적)이 평가되어야 한다.
- 사람을 변화시키는 중재보다는 환경을 변화시키는 것이 좀 더 효과적일 수 있으며 사람과 환경의 조화를 찾아야 한다.
- 작업수행은 사람, 환경, 작업 요소들의 조합에 의해 결정된다. 사람, 환경, 작업은 지속적으로 변화하고 작업수행도 변화시킨다.
- 작업치료 시행에 있어 클라이언트가 무엇을 원하고 어떠한 수행을 필요로 하는지 알고 있어야 한다.
- 작업치료 시행은 자기결정권의 개선과 모든 환경에서 장애를 가진 사람들을 반영해야 한다. 이러한 서비스를 받는 사람 및 시스템은 작업치료과정에서 중요한 의사결정권자이다. 작업치료사는 장애를 가진 사람들을 위해 헌신해야 하고 지지해야 한다.

실행을 위한 적용 Application to practice

생태학적 모델은 작업치료시행에서 사고를 위한 이론의 틀을 제시하지만, 구체적인 평가나 테크닉을 설명하고 있지는 않다. 생태학적 모델의 사용에 있어 환경을 치료사가 치료하는 클라이언트처럼 생각하려는 노력이 필요하다. 생태학적 모델의 상위 가치는 클라이언트 중심의 접근이다. 클라이언트와 치료사는 치료의 모든 과정에서 서로 협동해야 하며 클라이언트가 자신의 삶에서 원하는 것이 무엇이고 필요로 하는 것이 어떤 것인지 명확히 해야 한다(**Box 38.1**). 결과적으로 평가와 중재의 단계는 치료사에 의한 것이 아니며 클라이언트에게 가장 중요한 것이 무엇인가이다. 클라이언트는 고립되지 않고 작업수행이 시행되는 환경에서 고려되어야 한다. 치료사는 사람, 환경, 작업의 다양한 상호작용이 각각의 상황의 독특성을 반영하는 것을 알아야 한다. 이것은 작업수행이 같은 진단명을 받은 클라이언트들에 대한 프로토콜에 의한 것이 아니라 사려깊고, 합리적인 평가와 중재를 통해 적용되어야 한다는 것이다.

어떤 누군가에게 작업수행의 문제가 확인되면 평가과정은 클라이언트의 모습, 환경, 작업지원이 어떤지에 따라 결정된다. 그러므로 작업치료평가는 포괄적이고 사람, 환경, 작업에 대한 판단이 고려된다. 작업치료사는 사람의 요소, 다양한 과제에 대한 기술 분석에 정통하다. 환경 평가는 많은 주목을 받지 못한 영역이지만 여러 가지 뛰어난 부분들이 환경적 측정에서 나타난다(Cooper, Letts, Rigby, Stewart & String, 2001; Letts et al., 1994; Letts, Rigby & Stewart, 2003).

Performance Assessment of Self-Care Skills(Holm & Pdgers, 2008)과 the Test od Grocery Shopping Skills(Brown, Rempfer, & Hamera, 2009)와 같은 표준화된 평가도구는 자연스러운 환경에서의 작업수행 평가도구로 디자인된 반면에, the In-Home Occupational Performance Evaluation(Stark, Somerville, & Morris, 2010)은 수행에 영향을 미치는 환경에 대해 평가한다. 표준화된 평가도구를 사용하지 않을 때에도 작업치료사는 환경과 관련된 작업 영역을 관찰하기 위한 숙달된 기술을 고려해야 한다. 치료사들은 평가의 선택과 중재 계획을 위해 보다 특화된 시행모델을 필요로 한다.

생태학적 모델은 시행을 위한 이론의 틀을 제시하지만 평가나 중재기술에 관한 특별한 가이드라인이나 이론은 없다. 하지만, 시행모델의 선택은 생태학적 모델의 가치를 충실히 따른다. 대부분, 시행 모델이 평가를 가이드하고 치료가 사람, 작업적 요소를 제한하지 않게 적용되지만 환경을 잘 반영한다. 다양한 생태학적 모델은 상황이 지속적으로 변화한다고 제시한다. 이러한 변화가 나타나면 정기적인 재평가가 이루어져야 한다.

다섯 가지 중재 선택사항은 EHP 모델에 의해 제안되었는데 작업치료사에게 넓은 중재 접근을 적용하라는 것이다. 중재방향은 다양할 수 있으며 이러한 중재는 항상 환경을 고려하는 것이 하나의 선택사항이다. 게다가, 작업치료 시행은 문제 상황에 의해 제한되지 않고, 작업수행의 문제 예방과 작업수행의 증진을 포함한다. 이러한 생태학적 모델의 조합은 작업치료사에게 공동체 삶의 모든 국면에서 완전한 참여가 이루어질 수 있는 시스템의 수준과 지지정책을 포함하도록 한다. Asbuey 카페의 사례 연구를 통해 실행에 있어 생태학적 모델 적용을 이해해보자.

BOX 38.1 생태학적 모델의 구조와 관련한 임상적 질문

사람 (person)
기술(인지, 사회, 정신, 감각, 운동)
- 타고난 강점은 무엇인가?
- 인지, 사회, 감각운동 손상의 잠재적 영역은 무엇인가?

삶의 기술
- 어떠한 삶의 기술을 배웠고 어떠한 것들을 배우지 않았나?
- 어떠한 삶의 기술을 숙달했고 어떠한 기술이 문제가 있는가?

흥미
- 무엇을 하길 좋아하는가?

경험
- 작업수행에 도움을 주는 경험과 그렇지 않은 경험은 무엇인가?
- 삶에서 중요한 사건은 무엇인가?
- 삶의 이야기에서 주제는 무엇인가?

환경/배경 (enviornment/context)
문화적 요소
- 속한 문화적 그룹은 무엇인가?
- 속한 그룹에서 비롯한 가치는 무엇인가?
- 속한 문화적 그룹의 믿음과 기대를 수용하는가?

사회적 요소
- 가족과 친구는 지원을 아끼지 않는가?
- 어떠한 지원자들이 있는가?
- 공공정책이 작업이나 과제의 참여를 위한 그 삶의 능력에 어떻게 영향을 주는가?

물리적 요소
- 조성된 환경이나 자연적 환경이 수행에 장애가 되는가?
- 편의시설 접근이 가능한가?

시간적 요소
- 삶의 국면이나 발달의 과정에서 작업에 종사는 가능한가?
- 중요한 과제나 작업을 수행하는데 시간이 너무 많거나 모자라지는가?

작업/과제 (occupation/tasks)
- 원하거나 필요로 하는 것은 무엇인가?
- 역할이나 정체성을 위해 어떠한 작업이나 과제가 요한가?
- 삶에 의미를 주는 작업이나 과제는 무엇인가?

수행/수행범위 (performance/performance range)
- 수행범위 안이나 밖에 있는 과제나 작업은 무엇인가?
- 사람, 환경, 작업 중에 수행을 방해하는 관련 요소는 무엇인가?

치료적 중재 (therapeutic intervention)
- 어떤 중재 접근이 효과적이며 결과를 위해 바람직한가?
- 중재접근을 지지하는 기반은 무엇인가?
- 어떠한 중재접근을 원하는가?

사례 연구 38.1 Asbury 카페

Asbury 카페는 저자에 의한 고용프로그램이다. 이 카페는 지역 교회에서 매주 수요일 저녁에 열린다. 다섯 명의 심각한 정신질환을 가진 점원이 카페에 있다. 식사는 교회 사람들, 이웃, 친구들을 위해 합리적인 가격으로 제공된다. 작업치료사는 카페의 운영을 감독하고, 자원봉사자들과 대학교 학생들이 도움을 준다. 이것은 정신과적 장애를 가지고 있는 사람들이 직업으로 나아가기 위해 생태학적 모델을 적용한 하나의 예이다. 하지만, 여기에 프로그램의 목표가 하나 있는데, 이러한 것의 규모가 커져서 사회문화적 환경을 변화시키고 정신질환자에 대한 인식이 좋아지는 것이다. 정신질환을 가진 사람들은 위험하고 이상하고 도움과 보호를 받아야 한다고 미디어에 묘사된다. 비록 심각한 정신 질환은 그렇다 하더라도 많은 사람들은 자신의 질환과 관련된 것을 드러내지 않는다. 이 카페에서는 정신과적 질환을 가진 사람들에게 긍정적인 환경을 위한 상호작용의 기회를 제공한다(**그림 38.4**).

프로그램의 첫 번째 목표는 정신과 장애를 가진 사람들에게 일자리를 제공하는 것이다. 이 직업 프로그램에 추천을 받은 사람들은 직업 경험이 거의 없고 명백한 증상을 나타내고, 작업환경에 많은 적응이 필요한 사람들이다. 공식적인 평가는 시행되지 않지만, 집중적이고 숙련된 관찰과 과제 분석이 과제와 환경에 적용되었다.

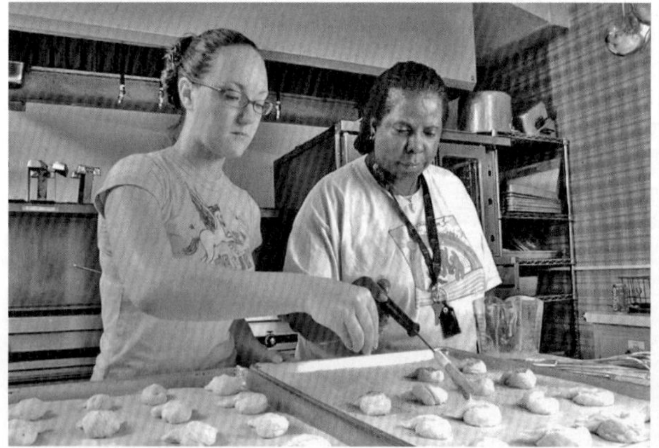

그림 38.4 Asbury Cafe의 Jess와 Janet (사진 제공 C. Brown)

사례 연구 38.1 Asbury 카페 (계속)

두 번째 목적은 정신과적 질병을 가진 사람에 대한 부정적 편견을 감소시키고 사람들과 긍정적인 상호작용을 하는 것이다. Asbury 카페는 작업치료사가 전환적 서비스를 제공하기에 적합한 예시이다. 카페는 생태학적 모델의 가치를 잘 보여주며, 클라이언트 중심적 수행의 중요성과 지역사회에서의 참여를 잘 보여준다. 프로그램은 사람, 환경, 작업을 중점으로 중재를 제공함으로써 직업 및 사회적 상호작용 영역에서 작업수행 능력을 강화시킨다. 이 프로그램은 정신질환을 가진 사람들에게 제공되는 최신 경향의 중재와 문화적환경과 사회적 비난을 변화시킬 수 있도록 디자인되었다.

작업수행의 목표 영역: 일

생태학적 모델 요소	중재
인간요소	
심각한 정신과 질환이 있고 정보처리가 느려 직업과제 습득에 방해를 받으며 종종 인지장애가 나타남.	수립/회복: 간단한 교육과 시연, 모델, 정기적 피드백 제공. 변경: 흥미와 능력에 가장 일치하는 카페 내 직종으로 매치 적응: 기술이 뛰어난 사람과 짝을 지어 피드백과 도움을 받도록 함.
불안, 환청과 같은 정신과적 증상이 직업과제를 어렵게 함.	수립/회복: 불안, 환청과 관련된 감정을 조절할 수 있는 전략을 가르침. 적응: 환청이나 걱정에 대한 환경적 지지로 휴식시간을 허용해 줌.
환경적 요소	
그들이 사는 이웃에게 카페에서 보다 적은 작업의 기회로 일을 할 수 있고, 작업장에서 제한을 두지 않고 종업원으로 대함.	적응: 풀타임 근무에 적응함. 지도자와 봉사자는 정신건강 서비스에 대해 경험할 수 있음. 고용인은 성공적인 작업수행을 위한 필요를 느낌.
카페 종업원은 일하는 지역에서 대중교통 이용을 할 수 없고 차를 가지고 있지도 않음.	적응: 좋은 아이디어라고 할 수 없으나 정신건강센터에서 이동수단을 마련해 줌.
작업	
주요 작업은 식사준비, 서빙, 청소임. 각각의 과제는 많은 하부요소를 가지고 있음.	적응: 단계적으로 배우거나, 한 가지 과제를 여러사람의 도움을 받아 수행하고 도움을 줄여나감. 변경: 과제를 수행하기 위한 요도를 받아들이고, 가장 적합한 과제를 찾아감. 도움을 주는 사람이나 다른 사람의 도움 없이도 과제수행이 가능해짐.

생태학적 모델의 근거

Evidence Supporting the Ecological Models

생태학적 큰 개념적 틀로서, 이론 전체를 연구하기에는 어려움이 있다. 그러나 환경과 작업수행 사이의 관계에 대한 연구와 환경적 중재의 효과성에 대한 연구는 생태학적 모델을 지지하고 있다. 이 장에서는 두 가지 형태의 연구의 예시를 설명하고자 한다.

환경과 작업수행 사이의 관계에 대한 연구는 증가되고 있다. 다음에 제시되는 연구들은 재활을 위한 적용에 대한 연구이다.

- 장애아동과 그들의 가족들은 물리적, 사회적, 문화적, 제도상의 제한으로 인해 성인이 되는 과정에 문제를 확인하게 된다(Law et al., 1999).
- AIDS에 감염된 사람들의 고용과 독립에 관한 연구는 작업수행에 환경적 요소가 중요한 장벽이라고 나타낸다(Paul-Ward, Kielhofner, Braveman & Levin, 2005).
- 정신과적 장애를 가진 사람들을 위한 가정환경 연구에 따르면, 사회적 지원이 장애인들에게 가장 주요한 요소라고 하였다(Lund & Nygard, 2004).

사례 연구 38.1 Asbury 카페 (계속)

작업수행의 목표 영역: 사회적 상호작용

생태학적 모델 요소	중재
인간요소	
많은 사람이 방문하는 카페가 정신질환을 가진 사람들이 알려짐으로 인해 제한이 발생할 수 있음.	변경: 정신질환을 가진 고용자는 업무를 맡고 카페손님들과 직접적으로 상호작용할 수 있는 기회를 가진다. 그리고 교회 관계자와의 일반적인 접촉을 유지한다. 이것은 작업장의 관계형성기회를 발달시켜 준다.
환경적 요소	
우리의 문화적 경향은 정신질환을 가진 사람들은 위험하고 다른 사람의 보호가 필요한 것으로 여겨진다. 아직 교회라는 범주의 환경 또한 개인을 허용하고 프로그램을 받아들이는 데 어려움이 있음.	재건/회복: 교회에서 실시되는 간단한 강의, 신문 기사, 센터의 방문과 같은 교육적 기회가 사람들에게 정신장애에 대한 정확한 정보를 제공하고 의식 변화에 도움이 된다. 적응: 프로그램 기획자와 봉사자가 가지는 긍정적인 상호작용(함께 나란히 걷거나, 휴식시간을 보내는 것과 같은)을 통해 다른 사람들의 인식변화를 가져올 수 있다.
작업	
사회적으로 함께 식사하기	변경: 카페는 자연스럽게 다른 사람들과 사회화를 이룰 수 있는 장소이다. 카페의 직원, 지도자, 봉사자들은 함께 시간을 보내고 더 많은 상호작용을 할 수 있다.

- 다른 사람의 도움이 있어야만 하기 때문에 시간 사용도 제약을 받고 직업을 수행하기까지 다른 사람을 많이 기다려야 하기 때문에 많은 시간이 소비된다. 다른 연구에서는 뇌졸중 클라이언트의 가정에서 물리적 환경의 장벽을 제시하였다(Reid, 2004). 대부분의 영역에서 뇌졸중 클라이언트는 직업에 참여 가능하지만, 현관이나 계단의 이동이 어렵다. 평편하지 않은 옥외의 지면도 문제이다.

건강한 성인의 환경적 영향에 대한 연구에 따르면 낯선 주방에서보다 친숙한 주방에서의 수행이 더 나은 결과를 보였다(Geusgen, van Heugten, Hagedoren, Jolles, & van den Heuvel, 2010).

효과적인 작업치료를 돕기 위해 생태학적 근거에 관한 몇 가지 연구가 있다. 이러한 중재는 의도적으로 디자인되며 한 가지 생태학적 모델을 사용하여 환경 중재적 접근을 한다. Brown, Rempfer, and Hamera(2002)는 EHP 모델을 개념적 틀로 사용하여 정신분열증 클라이언트의 쇼핑 중재를 하였다. 중재 참여자들에게 식료품 가게에서 보다 자연스런 환경을 조성하도록 교육하였다(머리위 표지판, 일반적인 상품). 이 중재는 정확하고 효과적인 쇼핑 능력을 향상시키기 위함이다.

PEO 모델은 정신과적 장애가 있는 청소년과 갓 성인이 된 사람들을 대상으로 멘토쉽 프로그램을 시행하는데 적용되었다(Stewart, 2003). 멘토쉽 동료 지원 프로그램은 자신과 환경을 보다 더 탐구하는 결과를 낳았다. 이것은 새로운 것, 다른 사람들과의 사회화, 지금의 사회공동체 탈피에 대한 갈망을 증대시켰다.

사회적 기술형성 프로그램(The Envi-ronmental Skill Building Program, ESP)(Corcoran et al., 2002)은 환경적 이론에 기반하고 치매를 가진 사람의 적응행동 향상을 위해 환경적 전략을 만들었다. ESP에서 작업치료사들은 보호자와 같이 일하며 가정환경에 적응을 시키고 상호작용 전략을 가르친다. 무작위 제어 실험 연구를 하였을 때 중재를 받은 보호자들은 행동 변화에 혼란이 적었고, 더 공감을 하였으며, 또래보다 더 잘 돌보았다(Gitlin et al., 2003).

다른 연구에서는 사회환경을 놀이기술 발달의 요소로 고려하였다(Tanta, Deiz, White & Billingsley, 2005). 단일 사례 연구에서 놀이기술이 지연된 미취학 아동을 놀이기술이 동년배보다 지연된 아동과 짝을 이루게 하고 또 놀이기술 수준이 높은 아동과 짝을 이루게 하였다. 놀이기술이 지연된 아동은 놀이를 시작하려고 하는 경향이 많았고 높은 수준의 놀이기술을 가진 아동에게 반응을 하였다.

환경 평가에 기초한 중재는 노인인구의 안전을 위한 실행의 통합적 요소를 제공한다. 예를 들어, CarFit Assessment 연구에서는 노인 운전자와 자신의 운송수단 사이의 접합성을 평가하여, 운전하는 동안 안전성을 향상시키기 위한 정보를 제공한다(Stav, 2010); 작업치료사가 수행하는 주거 환경의 수정을 위한 환경 평가는 낙상을 감소시킨다(Pighills, Torgerson, Sheldon, Drummond, & Bland, 2011).

성장하는 인간에 관한 연구는 작업수행에서 환경의 중요성을 강조한다. 특히 특정 그룹의 사람들을 위한 특별한 작업수행에서 가장 중요한 환경적 요소에 관한 정보를 제공하는 각각의 상황의 독특성을 강조하였다. 그러므로, 연구결과가 환경에 관한 보다 특별한 정보를 작업치료사에게 제공하여 보다 적절한 중재를 설계할 수 있다.

결론 Conclusion

작업치료 임상은 작업적 수행을 증진시키는 데 목적이 있다. 생태학적 이론은 다학제적인 요소를 이해하기 위한 틀을 제공하며, 이는 작업적 수행을 향상시키고자 평가를 수행하고 중재를 제공하는데 필수적이다. 이 모델에서는 작업치료사가 클라이언트 중심 접근법을 사용하고 작업치료과정에서 환경적 중요성을 항상 고려하는 것을 요구하고 있다,

참고문헌 References

Bronfenbrenner, U.(1979). *The ecology of human development: Experiments by nature and design*. Cambridge, MA: Harvard University Press.

Brown, C., Rempfer, M., & Hamera, E.(2002). Teaching grocery shopping skills to people with schizophrenia. *Occupational Therapy Journal of Research*, *22*(Suppl. 1), 90S–91S.

Brown, C., Rempfer, M., & Hamera, E.(2009). *Test of Grocery Shopping Skills Manual*. Bethesda, MD: AOTA Press.

Chamberlin, J.(1990). The ex-patients' movement: Where we've been and where we're going. *Journal of Mind and Behavior*, *11*(3 & 4), 323–336.

Christiansen, C., & Baum C.(Eds.).(1997). *Occupational therapy: Enabling function and well-being*(2nd ed.). Thorofare, NJ: Slack.

Christiansen, C., Baum, C., & Bass-Haugen, J.(Eds.).(2005). *Occupational therapy: Performance, participation, and well-being*(3rd ed.). Thorofare, NJ: Slack.

Cooper, B., Letts, L., Rigby, P., Stewart, D., & Strong, S.(2001). Measuring environmental factors. In M. Law, C. Baum, & W. Dunn(Eds.), *Measuring occupational performance: Supporting best practice in occupational therapy*(pp. 229–256). Thorofare, NJ: Slack.

Corcoran, M. A., Gitlin, L. N., Levy, L., Eckhardt, S., Earland, T. V., Shaw, G., & Kearny, L.(2002). An occupational therapy home-based intervention to address dementia-related problems identified by family caregivers. *Alzheimer's Care Quarterly*, *3*(1), 82–90.

Csikszentmihalyi, M.(1990). *Flow: The psychology of optimal experience*. New York, NY: Harper & Row.

Deegan, P. E.(1993). Recovering our self of value after being labeled. *Journal of Psychosocial Nursing*, *31*(4), 7–11.

DeJong, G.(1979). Independent living: From social movement to analytic paradigm. *Archives of Physical Medicine and Rehabilitation*, *60*, 385–446.

Dunn, W., Brown, C., & McGuigan, A.(1994). The ecology of human performance: A framework for considering the impact of context. *American Journal of Occupational Therapy*, *48*, 595–607.

Dunn, W., McClain, L. H., Brown, C., & Youngstrom, M. J.(2003). The ecology of human performance. In E. B. Crepeau, E. S. Cohn, & B. A. B. Schell(Eds.), *Willard & Spackman's occupational therapy*(10th ed., pp. 223–226). Philadelphia, PA: Lippincott William & Wilkins.

Geusgen, C. A., van Heugten, C. M., Hagedoren, E., Jolles, J., & van den Heuvel, W. J.(2010). Brief report—Environmental effects in the performance of daily tasks in healthy adults. *American Journal of Occupational Therapy*, *64*, 935–940.

Gibson, J. J.(1979). *The ecological approach to visual perception*. Boston, MA: Houghton Mifflin.

Gitlin, L. N., Winter, L., Corcoran, M., Dennis, M. P., Schinfeld, S., & Hauck, W. W.(2003). Effects of the home environmental skills building program on the caregiver-care recipient dyad: 6-month outcomes from the Philadelphia REACH initiative. *Gerontologist*, *38*, 532–546.

Holm, M. B., & Rogers, J. C.(2008). The Performance Assessment of Self-Care Skills(PASS)(pp. 101–112). In B. Hemphill-Pearson(Ed.), *Assessment in occupational therapy in mental health: An integrative approach*(2nd ed.). Thorofare, NJ: Slack.

Kielhofner, G.(2004). *Conceptual foundations of occupational therapy*(3rd ed.). Philadelphia, PA: F. A. Davis.

Law, M., Cooper, B., Strong, S., Stewart, D., Rigby, P., & Letts, L.(1996). The person-environment-occupation model: A transactive approach to occupational performance. *Canadian Journal of Occupational Therapy*, *63*, 9–23.

Law, M., Haight, M., Milroy, B., Willms, D., Stewart, D., & Rosenbaum, P.(1999). Environmental factors affecting the occupations of children with physical disabilities. *Journal of Occupational Science*, *6*, 102–122.

Lawton, M. P.(1986). *Environment and aging*(2nd ed.). Albany, NY: Plenum Press.

Letts, L., Law, M., Rigby, P., Cooper, B., Stewart, D., & Strong, S.(1994). Person-environment assessments in occupational therapy. *American Journal of Occupational Therapy*, *48*, 608–618.

Letts, L., Rigby, P., & Stewart, D.(Eds.).(2003). *Using environments to enable occupational performance*. Thorofare, NJ: Slack.

Lund, M. L., & Nygard, L.(2004). Occupational life in the home environment: The experience of people with disabilities. *Canadian Journal of Occupational Therapy*, *71*, 238–252.

Nelson, D. L.(1988). Occupation: Form and performance. *American Journal of Occupational Therapy*, *42*, 633–641.

Paul-Ward, A., Kielhofner, G., Braveman, B., & Levin, M.(2005). Resident and staff perceptions of barriers to independence and employment in supportive living settings for persons with AIDS. *American Journal of Occupational Therapy*, *59*, 540–545.

Pighills, A., Torgerson, D., Sheldon, T., Drummond, A., & Bland, M.(2011). Environmental assessment and modification to prevent falls in older people. *Journal of the American Geriatrics Society*, *59*, 26–33.

Reid, D.(2004). Accessibility and usability of the physical housing environment of seniors with stroke. *International Journal of Rehabilitation Research*, *27*, 203–208.

Schkade, J. K., & Schultz, S.(1992). Occupational adaptation: Toward a holistic approach to contemporary practice, Part I. *American Journal of Occupational Therapy*, *46*, 829–837.

Shapiro, J. P.(1994). *No pity: People with disabilities forging a new civil rights movement*. New York, NY: Three Rivers Press.

Stark, S. L., Somerville, E. K., & Morris, J. C.(2010). In-Home Occupational Performance Evaluation(I-HOPE). *American Journal of Occupational Therapy*, *64*, 580–589.

Stav, W.(2010). CarFit: An evaluation of behavior change and impact. *British Journal of Occupational Therapy*, *73*, 589–597.

Stewart, D.(2003). Peer mentorship as an environmental support for adolescents and young adults with disabilities. In L. Letts, P. Rigby, & D. Stewart(Eds.), *Using environments to enable occupational performance*(pp. 197–206). Thorofare, NJ: Slack.

Tanta, K. J., Deitz, J. C., White, O., & Billingsley, F.(2005). The effects of peer-lay level on initiations and responses of preschool children with delayed play skills. *American Journal of Occupational Therapy*, *59*, 387–445.

39장

인간작업모델

The Model of Human Occupation

박주영 옮김

학습목표

이 장을 학습한 후, 다음의 내용을 할 수 있을 것이다:

1. 인간작업모델을 통해 서술된 개인적 요소에 대해 설명하고 이러한 요소가 작업적 삶에 미치는 영향을 논의할 수 있다.
2. 인간작업모델을 통해 서술된 환경적 요소에 대해 설명하고 이러한 요소가 작업적 삶에 미치는 영향을 논의할 수 있다.
3. 행위의 관점을 설명하고, 개인의 작업이행을 평가하고 기술하기 위해 인간작업모델을 사용하는 방법에 대해 기술한다.
4. 인간작업모델의 치료적 추론 단계를 설명할 수 있다.
5. 클라이언트 행위의 인식, 치료적 변화를 통해 작업치료에서 나타난 변화에 대해 설명한다.
6. 인간작업모델이 각각의 다른 치료상황에서 다양한 진단을 가진 클라이언트에게 어떻게 사용될 수 있는지 설명할 수 있다.

개요

Stephen은 대학교 4학년 때 조현병 진단을 받은 30대 남성이다. 정신건강의 혼란으로 인해 사회적으로 위축되었고, 성인기에 이르러서 취업도 하지 못하는 신세가 되었다. Stephen의 정신건강은 최근 들어 향상되었으며 그는 직장을 구하고자 한다. 그는 작업치료사에게 직장을 구하기 위해 직업재활 프로그램에 참여하고 싶다고 직접 의뢰하였다.

John은 그의 아빠처럼 컴퓨터 엔지니어가 꿈인 7세 남자아이이다. 그는 부모님과 형과 함께 살고 있다. 그의 가족은 그를 무척 사랑하고 아낀다. 하지만 John의 학교 선생님은 교실에서의 불편한 움직임, 부주의, 힘든 글씨쓰기가 염려된다고 말했다. 이러한 문제점들이 나타났음에도 해결되지 못했고, John은 또래와의 관계에서도 어려움을 보였고 학업적 수행에도 적응하지 못했다. 결과적으로 작업치료사에게 평가를 의뢰받아 도움을 받을 수 있었다.

위 두 사례의 작업치료사들은 인간작업모델을 선택하여 중재에 활용하였다.

이 장에서는 다양한 사례에 이론을 활용하여 설명하고 적용하는 방법에 대해 논의하고자 한다.

소개 Introduction

인간작업모델(MOHO)(Kielhofner, 2008)은 작업에 근거(Pedretti&Early, 2001), 이론에 기초한(Elenko, Hinojosa Blount, & Blount, 2000), 클라이언트 중심(Law, 1998), 근거에 기반한((Law et al., 1997)작업치료 임상 접근법이다. MOHO는 작업에 기반한 중재 방법을 찾고자 하는 3명의 연구자에 의해 30년 전에 소개되었다. MOHO는 치료적 과정과 클라이언트에 대한 생각을 제시하는 이론으로 기술되었다(Kielhofner, 1980a, 1980b; Kielhofner & Burke, 1980; Kielhofner, Burke, & Heard, 1980). MOHO는 이제 작업에 기초한 이론으로 전세계 치료현장에서 가장 널리 사용되고 있다. 미국의 작업치료 국가연구에 의하면 치료사의 75.7%가 치료실에서 MOHO 이론을 사용하고 있다(Lee, Taylor, Kielhofner, Fisher, 2008). 이 연구에 의하면 MOHO 이론은 치료사들이 작업 중심의 치료를 명확히 하고, 전문적인 인식을 하는데 도움을 주었다. 또한 클라이언트의 전체적인 측면을 이해하고 클라이언트 중심의 중재 계획과 치료, 훈련을 제공한다고 보고하였다(Lee et al., 2008).

MOHO는 치료사와 연구가 국제위원회의 노력에 의해 발전하여 왔다. 이러한 발전은 MOHO의 이론, 적용, 연구 등을 설명하는 400여편의 논문과 교과서가 있기에 가능했다. 최근의 연구와 관련된 문헌목록은 홈페이지 www. moho. uic. edu.을 이용하여 확인할 수 있다. 최근 MOHO이론을 가장 잘 설명하고 이해하기 쉬운 책은 "인간작업모델: 이론과 실제 제 4판"(Kielhofner, 2007)이다. 이번 장에서는 모델의 주요 관점, 이론, 임상에서 적용을 위한 자료 등을 설명할 것이다.

왜 인간작업모델이 필요한가?

Why the Model of Human Occupation Is Needed

MOHO는 중재의 결과와 의미를 작업 중심으로 재발견하면서 시작되었다. 1970년대 MOHO가 처음 치료접근 방식으로 공식화되었을 때 많은 작업치료 이론과 치료, 훈련은 신체손상의 이해와 감소에 중점을 두었다. MOHO는 매일의 작업적 어려움을 해결하기 위해 운동, 인지, 감각손상 등 많은 요소를 재인식하면서 발달되었다. 작업적 장애물은 신체적 사회적 환경과 작업 의미의 발견과 선택의 어려움, 삶의 역할과 일상적인 일에서의 긍정적인 측면을 유지하기 위한 도전에 의해 발생한다. MOHO는 다음과 같은 요소를 고려하여 발전하였다.

결과적으로 MOHO 개념은 다음과 같다. (1)작업을 위한 동기, (2)작업의 패턴, (3)숙련된 수행의 본질, (4)작업의 환경적 영향. 이러한 개념은 클라이언트 상황에 따라 정보를 모으고, 치료사가 클라이언트의 작업적 강점과 제한점을 인식하며, 치료사와 클라이언트가 치료를 계획하고 적용하는데 도움을 준다.

인간작업모델의 개념

The Model of Human Occupation Concepts

MOHO는 어떻게 작업이 선택되고 패턴화되며 수행되는지 설명한다(Kielhofner, 2008). MOHO는 인간이 어떻게 매일의 작업에 참여하고 역량과 자아를 성취하는지 설명한다(**그림 39.1**). 이 이론은 작업에 참여함에 있어 개인적 특성과 환경이 서로 연결되어 작용한다는 생각에서 시작되었다. 게다가 작업의 참여에 있어 동기, 수행의 패턴, 기술이 유지되고 변화한다고 주장한다. 작업치료사가 클라이언트의 선택, 기술, 의지를 위해 작업의 참여를 지지하고자 작업치료의 과정을 이해한다.

인간작업모델 사람과 관련된 개념

어떻게 작업이 선택되고 패턴화되면 수행되는지 설명하기 위해 MOHO는 사람을 세 가지 요소로 개념화하였다:
의지, 습관화, 수행능력. 각 요소는 아래에 추가 설명하겠다.

의지

의지는 사람이 동기를 가지고 어떠한 활동을 선택하는지의 처리과정을 제공한다. 의지의 개념에서 모든 사람은 작업의 참여와 욕망을 가지며 이것은 이전의 경험에 의해 형성된다. 의지는 행위의 실현 가능성, 행위의 선택, 이전의 경험, 경험의 해석으로 나타난다. 생각에 얼마나 효과적이고 능률적인지(개인적 원인), 무엇이 중요한지(가치), 무엇이 즐겁고 만족스러운지(관심)에 대한 개인적 요소는 사고와 느낌에 영향을 준다.

개인적 원인(personal causation)은 인간이 매일매일 활동을 하는 것과 같이 개인의 능력과 효과에 관한 느낌과 생각에 관한 것이다. 이러한 내용의 예로 자신의 강점과 단점을 인식하기, 과제 수행의 자신감이나 불안감, 수행 후 결과에

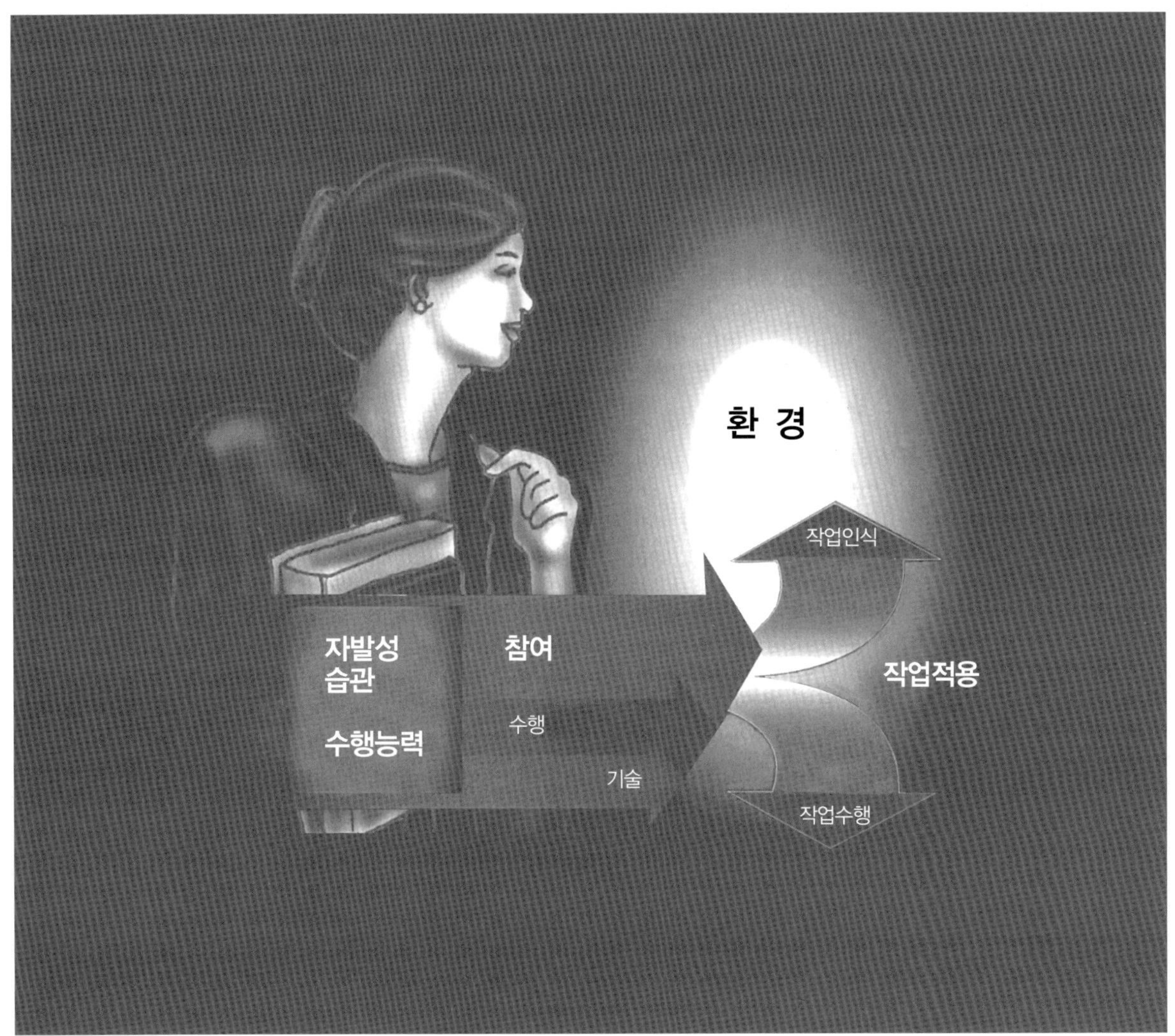

그림 39.1 인간작업 개념의 모델(Kielhofner, G. [2007]의 허락을 받아 증쇄. 인간작업모델: 이론과 응용 [4th ed.]. 볼티모어, 메릴랜드 : Lippincott Williams & Wilkins.)

대한 기대감 등으로 설명할 수 있다.

가치(values)란 무엇이 좋고 옳으며 중요한지에 대한 믿음과 수용이다. 이것은 가치 있게 행하는 활동에 대한 느낌과 생각, 완전하게 이러한 활동을 제공하는 방법에 대한 믿음, 해야할 일이라고 여기는 의미와 같은 느낌과 생각을 포함한다. 가치는 가치 있는 일이 무엇인지, 어떻게 수행하는지, 그리고 목표란 무엇이고 소망을 이룰 가치가 있다는 것을 명확하게 말한다.

흥미(interest)는 작업의 이행으로 얻어지는 만족과 즐거움의 경험에 의해 발전한다(Matsutsuyu, 1969). 그러므로 흥미의 발전은 작업이행의 기회에 의존한다.

의지는 작업적 삶에 영향을 미친다. 의지는 행위의 경험을 결정하고 무엇을 해야 하는지를 제시한다. 이는 사람이 무엇을 해야 하는지에 대한 느낌을 형성한다. 의지는 작업치료 과정에서 중요한 개념이다. 모든 치료사는 클라이언트의 의지를 이끌어내야 하며, 클라이언트 스스로 무엇을 하고자 하는지 선택하게끔 요구한다. 게다가 치료(의지의 기능) 동안 클라이언트의 경험을 통해 치료 결과를 이끌어낸다.

습관화

습관화는 사람의 패턴이나 일상 안에서 자신의 활동을 구성하는 과정이다. 특수한 상황에서의 반복된 행위는 습관화된 패턴을 갖도록 만든다. 이러한 행위의 패턴이 인간이 삶에서 반복된 일상을 형성하는 습관과 역할을 만든다.

습관(habit)은 행동을 자동적으로 수행하기 위해 학습하는 방법을 포함한다. 습관은 자신의 상황에 맞게 수행되며, 자신에게 익숙한 것을 수행하기 위한 자원으로 환경을 사용한다. 이는 우리가 일과적인 일상생활을 수행하고, 시간을 활용하고 행동하는데 영향을 준다. 예를 들어, 습관은 사람들이 자신도 모르게 아침에 자조활동을 수행하고, 일주일을 계획하며, 익숙한 과제를 완벽하게 해내는 방법을 형성하게 한다.

역할(roles)은 사람들이 정체성을 확립하고, 자신의 정체성에 맞는 의무를 확인하게 만든다. 사람들이 스스로를 학생, 근로자, 부모 등의 역할로 인식하고 그 역할에 맡는 행동을 이끌어낸다. 대부분의 사람은 배우나, 부모, 근로자, 학생 등등의 다양한 역할을 가지고 있다. 인간은 사회적 환경 안에서 기대되는 역할에 따라 성공적인 역할 수행을 학습한다. 물론 타인과의 소통뿐만 아니라 자신의 정체성, 인생관, 각 역할에 대해 행동하는 방법 또한 필요하다.

습관과 역할은 인간과 물리적, 사회적 환경과의 상호작용을 통해 만들어진다. 손상이나 환경적 변화로 인해 습관화에 위기가 오면, 사람들은 자신의 삶의 연속성, 친숙함, 그와 관계된 기타 여러 많은 부분을 잃게 된다. 치료의 가장 중요한 과제 중 하나는 습관과 역할을 재확립하는 것이며, 이를 통해 매일의 환경 안에서 삶의 작업에 참여하는 것이다.

수행능력

수행능력은 정신적 능력, 신체적 능력을 말하며, 이러한 능력을 수행할 때 어떻게 사용하고 경험하는지 등을 의미한다. 수행능력은 근골격계, 신경계, 심혈관계 외 다른 신체 기관에 영향을 받는다. 신체역학, 운동조절, 인지와 감각통합 접근법은 수행능력 여러 측면을 관찰하고 평가하며 수정할 수 있도록 제시한다(Ayers, 1979; Trombly & Radomski, 2001).

MOHO 이론은 작업수행을 위한 신체적 정신적 능력을 중요한 요소로 인식하고, 일반적으로 각 이론을 연결하여 사용한다. MOHO는 인간이 어떻게 손상을 경험하는지에 대한 관심을 중요하게 강조한다. 즉, 인간이 손상을 입었을 때 자신의 신체를 어떻게 느끼고, 외부환경을 어떻게 자각하는지에 대해 관심을 가져야한다는 것이다.

환경에 대한 인간작업모델의 개념

MOHO는 모든 작업은 사람(의지, 습관화, 수행능력)과 물리적, 사회적인 환경의 상호작용의 결과라고 강조한다. 환경은 신체적, 문화적, 경제적, 정치적 특성을 말하며, 이는 개인적 동기와 조직화, 작업의 수행에 영향을 미친다. 이러한 환경의 여러 측면은 개인의 작업적 삶에 영향을 미친다. 예를 들어, 사람은 개인에 따라 다른 물리적 공간, 도구, 행위의 기회와 기대를 갖는다. 동시에 더 크게는 문화, 경제적 여건, 정치적 신념이 영향을 미칠 수 있다. 따라서 환경은 다음과 같은 요소를 포함한다.

- 무언가를 할 때 사용되는 도구(object)
- 무언가를 수행하는 공간(space)
- 주어진 환경에서 이용 가능하고 기대되고 요구되는 과제(task)(공부하기, 청소하기, 카드놀이 등)
- 여러 상황과 기대에 따른 사회적 모임(가족, 친구, 동료, 이웃)
- 문화, 정치, 경제적 요소

도구와 공간은 **물리적 환경**으로 구성된다. **사회적 환경**은 과제와 사회적 그룹으로 구성된다.

어떻게 느끼고, 생각하고 행동하는가는 각 개인의 동기부여, 습관과 역할, 개인적 환경요소간의 복잡한 상호작용에 의한 것이다. 정치적, 경제적 상태는 개인에게 자원의 활용과 이용 가능한 작업역할을 결정하는데 영향을 미친다. 문화는 무엇이 잘못되었는지에 대한 가치와 생각을 구분하게 하고 어떻게 행동해야 하는지를 알려준다. 과제에 대한 요구는 개인의 자신감과 불안감 등의 감정을 결정한다. 도구와 공간은 수행하는 방법에 영향을 준다. 이처럼 다양한 요소와 환경은 사람들이 수행하고 생각하며 느끼는 많은 요소에 영향을 미친다. 그러므로 사람들은 환경을 수정하고 선택하게 된다. 예를 들어, 사람들은 개인의 가치와 흥미를 실현하게 해주는 환경을 선택한다.

행위 (doing) 의 관점

그림 39.1을 보면 MOHO이론은 3가지 단계가 있고 이를 통해 우리는 개인의 작업이행을 평가할 수 있다: 작업참여(occupational participation), 작업수행(occupational performance), 작업기술(occupational skill).

작업참여(occupational participation)는 개인이 사회문화적 배경 안에서 일상생활활동(ADL), 놀이, 일 등의 작업에 참여하는 것을 의미하며, 이는 삶의 질을 위해 필수적이다. 이것은 더 높은 단계에 작업이행의 실현을 말한다. 예를 들어, 봉사활동, 정규직 또는 아르바이트 하기, 친구와 정기적인 만남, 자조활동, 삶의 공간 유지하기, 학교가기 등이 포함된다. 작업참여의 작업 영역은 개인의 행위와 관련된 모든 것을 포함한다. 예를 들어, 삶의 공간을 유지하기 위해 비용 지불하기, 수리하기, 청소하기 등이 모두 포함될 수 있다. 삶의 중요한 영역에서 참여를 위한 과제 수행을 **작업수행**(occupational performance)이라고 부른다.

작업을 수행하는 동안, 우리는 목적이 다른 행위를 한다. 예를 들어, 차를 마시기 위해 준비하는 행위는 많은 국가에서 문화적으로 수행하는 과제이다. 우선 차를 마시기 위해서는 차와 컵, 주전자를 준비해야 한다(gather); 재료와 도구를 다루어야 하며(handle); 차를 끓이고 컵에 붓는 단계에 따르는 순서(sequences)가 필요하다. 이러한 행위들이 작업수행을 완성하며, 이를 **기술**(skill)이라 부른다. 기술은 목표지향적인 활동으로 다양한 활동을 수행하는 동안 사용된다(Fisher, 1998; Fisher & Kielhofner, 1998; Forsyth, Salamy, Simon, & Keilhofner, 1998). 이와 반대로 수행능력(performance capacity)은 관절가동범위나 근력과 같은 하위 능력으로 뻗기(reaching)나 순서(sequencing)와 같은 작업수행 안에서 행위로 설명된다. 이러한 기술은 세 가지 형태로 나뉜다; 운동기술(motor skill), 처리기술(process skill), 의사소통과 상호작용 **기술**(communication and interaction skill). 세 가지 형태의 기술에 대한 분류는 지속적으로 발달되어 지금에 이르고 있다(Bernspang & Fisher, 1995; Doble, 1991; Fisher, 1995; Forsyth, Lai & Kielhofner, 1990; Forsyt, Salamy, Simon, & Kielhofner, 1998).

작업의 정체성, 역량 그리고 적응

시간이 흐를수록 사람들은 자신만의 **작업 정체성**(occupational identity)을 갖는다. 정체성은 내가 누구이고 작업적 존재로 무엇을 원하는지를 알게 해주는 것으로 경험을 토대로 만들어진다. 이를 통해 사람들은 행동 패턴을 유지하며 작업 정체성에 맞게 **작업적 역량**(occupational competence)을 발휘한다. 이 두 가지 요소는 **작업의 적응**(occupational adaptation)에 필수적인 요소이며, 작업 정체성을 형성하고 다양한 상황에서 정체성을 지키는 능력을 갖게 한다(**그림 39.1**).

변화의 과정과 치료

The Process of Change and Therapy

MOHO 이론의 가장 기본적인 전제는 작업치료의 모든 변화는 클라이언트의 작업이행(occupational engagement)에 의해 나타난다는 것이다. **작업이행**이라는 용어는 치료 중반의 환경적 상태나 계획된 치료의 과정 중에 나타나는 클라이언트의 행위, 사고, 느낌을 일컫는 말이다.

클라이언트가 치료의 과제 또는 치료의 결과로써 이행할 때 의지, 습관화, 수행능력은 모두 관련이 있다. 예를 들어, 클라이언트는 치료과정에서 작업을 수행할 때 다음과 같은 것을 고려한다. (1)작업수행에서 운동 기술을 향상시키기 위해 수행능력 중 그림 그리기 (2)오래된 취미를 기억하여 어떻게 작업수행을 했는지 공유하기 (3)역할을 획득하는 방향으로 일하는 것 (4)만족과 즐거움을 경험하게 하는 것(또는 불만족과 불만) (5)의미 있고 중요한 활동을 하게 하는 것(예로, 클라이언트의 삶에서 중요하다고 생각하는 활동들) 또는 (6)작업형태/과제를 수행할 때 느낄 수 있는 내용(또는 느끼지 못하는 요소).

클라이언트의 행동, 생각, 느낌에 대한 각 측면들은 변화과정과 관련이 있다. 이러한 이유로 치료사들은 클라이언트의 의지, 습관화, 수행능력, 그리고 치료 환경의 조건을 치료과정에서 어떻게 조화롭게 구성할지 항상 고민하여야 한다. 작업이행에 대해 작업치료사에게 도움을 주기 위해 작업이행의 9가지 측면을 **표 39.1**에 설명하였다. 작업이행의 9가지 측면은 어떻게 하면 클라이언트가 변화를 성취할 수 있는지, 치료 목표가 어떻게 성취될 수 있는지에 대한 사고의 기본 구조를 제공한다.

임상에서 인간작업모델 사용하기: 치료적 추론의 단계

임상에서 MOHO를 사용하기 위해서는 치료적 추론(therapeutic reasoning)의 과정에 대해 고려해야 한다. 치료적 추론은 작업치료의 과정에서 클라이언트의 필요성에 대해 MOHO 이론의 개념으로 생각하는 것이다(AOTA, 2002). 치료적 추론의 과정은 6단계를 거친다; (1) 클라이언트에 대한 질문 만들기, (2)클라이언트와 함께 클라이언트에 대한 정보수집, (3)수집된 정보를 바탕으로 클라이언트의 상황 설명하기, (4)치료 목표와 전략 세우기, (5)치료 내용을 구상하고 실행하기, (6)치료 결과 확인하기. 일반적으로 치료사들은 치료의 과정에서 6단계의 각 과정 사이를 이동한다. 각 단계에 대한 간략한 설명은 아래에 제시하였다.

질문 만들기

치료사들은 치료를 계획하고 실행하기 위해 일차적으로 클라이언트를 이해해야 한다. 클라이언트에게 질문하는 것으로 클라이언트의 이해는 시작된다(**표 39.2**). MOHO 개념은 작업치료사들이 체계적인 질문을 만들 수 있게 한다. 즉 이론의 중요한 개념(환경의 영향, 의지, 습관화, 수행능력, 참여, 수행, 기술, 작업 정체성과 작업 역량)은 작업치료사들이 클라이언트에 대한 정보를 알고자 할 때 그에 관계된 정보를 알 수 있게 해준다. 예를 들어, MOHO를 사용하는 작업치료사는 개인의 관심, 가치, 흥미와 관련된 클라이언트의 생각과 느낌을 물어볼 것이다. 또한 클라이언트에게 클라이언트의 역할, 습관, 그리고 역할과 습관이 클라이언트의 일상생

표 39.1 클라이언트 작업이행의 측면

작업참여의 요소	정의
선택하기	행동의 대안으로 참여하거나 선택하는 것.
전념하기	목표를 성취하거나 개인의 과제(project) 성취, 역할 수행하기, 새로운 취미 만들기 등을 위한 행동의 과정을 결정하는 것.
탐색하기	새로운 물체, 공간, 사회적 그룹, 그리고 또는 작업과제를 탐색하는 것; 변화는 수행능력에 따라 행동; 어떤 것을 하기 위한 새로운 방법 시도; 어느 한 상황(context) 안에서 작업참여의 가능성을 시험하는 것.
확인하기	작업수행과 작업참여에 의미가 있는 새로운 정보, 행동의 대안, 새로운 느낌에 대해 인식(locate)하는 것.
협상하기	상호 간의 의견을 교환하며 주고받기(give-and-take)에 참여하는 것. 그리고/또는 다른 예상, 계획, 요구 사이에서 중간 값을 정하는 것.
계획하기	수행이나 참여를 위해 안건을 설립하는 것.
실행하기	수행의 기술 향상, 간편, 효율성 증가를 위해 수행을 반복하거나 작업참여를 지속적으로 하는 것.
재검사하기	이전에 가지고 있던 신념, 태도, 느낌, 습관, 또는 역할을 위해 비판적으로 살펴보고 대안을 생각하는 것.
유지하기	어려움이 있어도 작업수행, 작업참여를 지속하는 것

활에 어떤 영향을 미치고 있는지 질문할 것이다. 물론 질문을 할 때에는 클라이언트의 상황을 고려해야 한다.

정보 수집

첫 단계에서 만든 질문에 답하기 위해서는 작업치료사는 클라이언트와 함께 정보를 수집하여야 한다. 정보를 수집하며 자연스럽게 얻는 이익이 있을 수 있다. 예를 들어, 클라이언트가 새로운 과제를 시도하거나 미래에 대한 두려움에 관한 대화 중 나타나는 클라이언트의 감정적 반응을 통해 클라이언트의 개인적인 요소를 알게 될 수도 있다. 작업치료사는 구조화된 MOHO 평가를 사용할 수 있다. 어떠한 MOHO 평가는 개인과 환경에 대한 다양한 측면에 대한 정보를 제공한다. 몇몇의 MOHO 평가는 MOHO 이론의 의지(volition)에 초점을 맞추어 깊이 있는 정보를 제공한다. MOHO 이론에 기초한 평가도구의 범위는 계속해서 개발되고 있다; **표 39.3**에 요약하였다. 작업치료사들은 MOHO 이론을 적용 시 다양한 평가도구를 선택할 수 있다. 몇몇의 작업치료 서비스에서는 평가도구의 필요성을 인식하고 평가 프로토콜을 개발하기도 했다.

이론에 기초한 클라이언트의 이해

질문을 통해 수집된 클라이언트의 정보는 이론에 기초하여 클라이언트를 이해하기 위해 사용된다. 이 단계에서 작업치료사는 클라이언트의 특수한 상황을 설명하기 위한 틀(framework)로 MOHO 이론을 사용한다. 앞서 설명한 Stephen과 John의 경우에서 볼 수 있듯이 작업치료사들은 다음 단계의 목표를 설정하고 치료계획을 세우기 위해 MOHO 이론을 사용하여 클라이언트의 각 작업환경을 설명한다.

클라이언트의 여러 작업 환경에 대한 설명을 통해 치료 내에서 나타나는 강점뿐만 아니라 여러 가지 문제점과 도전 요소, 치료의 필요성을 인식할 수 있다. 문제점과 도전 요소들은 자발성, 습관, 수행능력 환경의 기능일지도 모른다.

치료 목표와 전략 설정

이 단계에서는 치료목표(치료의 결과로 무엇이 변화될지 확인하기)를 설정하고, 어떠한 종류의 작업이행이 클라이언트를 변화시킬 수 있을지 결정하며, 클라이언트의 변화를 지지하기 위해 어떠한 치료전략이 필요한지 결정한다.

목표(**표 39.4**)란 치료를 통해 성취하고자 하는 변화의 종류를 말한다. 변화는 클라이언트의 특성 또는 환경이 문제점 또는 도전 요소에 적용될 때 나타나는 것이다. 예를 들어, 클라이언트가 비효율적이라 느낀다면, 치료는 클라이언트가 효과적으로 느낄 수 있는 방향으로 진행될 것이며, 또는 클라이언트가 역할이 너무 적다면 치료는 클라이언트에게 새로운 역할을 제시하고 발전시키는데 초점을 둘 것이다. 이렇게 3단계에서 도전과 문제점에 대한 인식은 4단계에서 목표를 선택하는 단계로 나아간다.

이 단계의 다음 요소는 어떻게 목표가 달성될 수 있는지

표 39.2 인간작업모델(MOHO)- 치료적 추론의 질문

MOHO 개념	질문
작업 정체성	• 가족생활, 학교, 친구관계, 취미 그리고 흥미와 관련하여 자신이 누구였고, 지금은 누구며, 앞으로 어떠한 사람이 되길 희망하는가? • 가족들은 당신에 대해 어떻게 생각하며, 앞으로 어떠한 사람이 되길 바라는가? 이러한 가족의 바람이 작업정체성에 영향을 미치고 있는가?
작업적 역량	• 당신은 만족스러운 작업참여 패턴을 어느 정도로 유지하고 있는가? • 당신은 학교, 친구관계, 지역사회 내에서 자신이 해야하는 일들을 수행하고 있다고 생각하는가? • 당신의 생활에 중요한 사람들이 당신과 연관된 작업정체성을 반영하는 작업참여 패턴을 어느 정도 유지했는가?
참여	• 당신은 현재 자신의 사회문화적 환경에서 요구하는 그리고 웰빙을 위해 필요한 일, 놀이, 그리고 ADL에 참여하고 있는가?
수행	• 자신의 삶을 구성하는 일, 놀이, ADL의 일부인 작업을 수행할 수 있는가? • 당신이 기대하는 만큼 작업을 할 수 있는가?
기술	• 당신이 필요로 하고 싶은 것을 하는 데에 필요한 의사소통/상호관계, 운동 및 처리 기술을 가지고 있는가?
환경	• 당신의 참여를 위해 필요한 필수적인 의지, 습관과 의사소통기술/상호작용, 운동과 처리기술을 발달시키기 위한 가족의 지지는 어떠한가? • 환경에서 제공되는 기회, 자원, 제약, 요구(또는 요구의 부재)가 당신이 생각하고 느끼고 행동하는데 어떠한 영향을 미치는가? • 개인의 기술, 수행, 참여에 영향을 미치는 공간, 사물, 참여/과제, 사회적 그룹에 의해 제공되는 기회, 자원, 제약, 요구는 어떠한가?
의지	• 자신의 역량과 효능성에 대해 당신의 관점은 어떠한가? • 당신이 중요하다고 생각하는 것은 무엇인가? • 당신의 흥미는 무엇인가? 당신은 무엇을 하는 것을 좋아하는가?
습관화	• 당신에게는 어떠한 규칙적인 일과가 있는가? 그 일과가 당신이 무엇을 하는지에 어떻게 영향을 미치는가? • 당신은 어떠한 역할을 가지고 있다고 생각하고, 그 역할은 규칙적인 일과에 어떻게 영향을 미치는가?

ADL, 일상생활활동.

인식하는 것이다. 클라이언트의 작업환경이 목표달성에 어떻게 공헌하는지와 어떻게 치료사가 클라이언트를 지원할지를 알려준다. 앞서 이 단계를 이해하기 위한 작업환경의 9가지 측면을 설명하였다. MOHO 이론은 치료사가 사용할 수 있는 핵심 치료적 전략을 설명하고 있으며, **Box 39.1**에 소개하였다.

인간작업모델: 이론과 적용(Kielhofner, 2007)은 치료적 추론의 절차를 이해하기 위한 치료적 추론 표와 이해요소 등을 설명하고 있다. 이를 통해 MOHO 이론의 개념에 관계되는 넓은 범위의 문제점과 해결점을 인식하도록 한다. 제시된 표는 작업이행의 어떤 형태가 변화 달성에 공헌할 수 있는지, 변화를 촉진시키기 위해 치료사는 어떠한 형태의 지지를 제공할 수 있는지 설명한다. **표 39.5**는 개인적 사유와 관련된 치료적 추론 표 중 하나로 그 내용을 알려준다.

치료의 적용과 관찰

치료의 적용은 이전 단계에서 준비되는 행동의 계획뿐만 아니라 어떻게 치료과정이 전개되는지 관할하는 것을 의미한다. 이러한 관찰과정은 클라이언트의 상황에 대한 치료사의 개념을 확인하거나 클라이언트의 상황에 맞게 개념을 수정하는 것이 요구된다. 또한 관찰과정을 통해 계획된 클라이언트의 작업환경과 치료사의 전략 사용을 확인할 수 있다. 치료사는 목표 및 계획을 수정하여 치료의 유용성을 높일 수 있다. 예상대로 치료가 진행되지 않을 경우, 치료사는 질문 만들기, 정보수집 방법 선택, 클라이언트의 상황을 개념화, 목표설정, 계획 세우기의 단계로 돌아가 좀 더 쉽게 수정할 수 있다.

수집한 정보로 결과 평가하기

결정한 치료결과는 치료과정에서 가장 중요한 최종적 단

표 39.3 MOHO 평가도구 요약

MOHO 평가도구	시행방법	설명
성취 평가(Forsyth, Whitehead, Owen, & Gorska, 2012)	질문지, 면담 또는 관찰	평가는 전화 또는 메일로 시행할 수 있으며, 부모용과 선생님용이 구분되어 있다. 이 평가는 아동이 매일의 일상에서 어떻게 참여하는지에 대한 부모와 선생님 각각의 관점을 공유할 수 있는 기회를 제공한다. 아동의 가정, 지역사회, 학교 활동에서 아동의 작업이행의 빈도에 대한 정보를 질문하고, MOHO이론에 근거하여 아동 작업이행의 긍정성과 부정성에 대해 확인한다.
의사소통과 상호작용 기술의 평가(Forsyth et al., 1998)	관찰	사람이 나타내는 동안 통신과 상호작용 기술에 관하여 모여진 정보는 육체, 정보 교환과 관계 영역을 통하여 작업에 관여. 통신/상호작용, 기술의 치료를 위한 목표를 생성하고 결과/기술에 있어서의 변화를 평가하기 위해 사용된다.
운동 기술과 처리 기술의 평가(Fisher, 2003)	관찰	사람이 작업에서 활동하는 동안 운동 및 처리 기술에 관하여 정보 수집, 운동 및 처리기술과 관계 있는 치료를 위하여 목표를 생성하고 결과/변화 기술을 평가하기 위해 사용.
작업 기능-공동 버전 평가(Watts, Hinson, Madigan, McGuigan, & Newman, 1999)	인터뷰, 또는 클라이언트 자기보고서	클라이언트의 개인 원인, 가치, 역할, 습관과 작업 참여의 기술. 영향의 질적인 정보와 양적인 프로 을 냄. 중재 정보에 알려주기 위해 사용된다.
아동 작업의 자가 평가(Keller, Kafkes, Basu, Federico, & Kielhofner, 2005)	클라이언트 자기보고서	아동들은 집, 학교와 커뮤니티에서 25가지 일상적인 활동에 관여하기 위한 그 활동의 중요성과 그들의 작업 능숙도를 평가 받는다. 목표를 생성하고 결과/능력과 가치에 있어서의 변화를 평가하기 위해 사용.
관심도 체크리스트(Matsutsuyu, 1969)	클라이언트 자기보고서	68가지 활동에서 관심과 전,후의 힘과 장래의 약속을 표시하는 체크리스트. 중재 정보에 알려주기 위해 사용.
인간 작업 사전검사 도구 모델 (MOHOST) (Parkinson, Forsyth, & Kielhofner, 2006)	관찰, 면담과 챠트 확인	수집된 정보는 클라이언트의 작업 참여에 관한 의지력, 습관화, 기술과 환경의 영향을 평가한다. 목표를 설정하고 결과/참여의 변화를 평가하기 위해 사용된다.
NIH 활동 기록(Frust, Gerber, Smith, Fisher, & Shulman, 1987; Gerber & Frust, 1992)	클라이언트 자기보고서	정해진 시간에 여러 작업에 관여할 때. 능력, 가치, 즐김, 어려움과 고통의 지각에 일을 통한 경험을 반시간에 "로그"정보로 자가 기록으로 보고한다. 중재의 정보로 사용하고 결과/참여의 변화를 평가하기 위해 사용된다.
작업 환경평가-면담과 평가 점수(OCAIRS) (Forsyth et al., 2005)	면담	변화와 참가에 대한 환경적 충격을 위해 가치, 목표, 개인 원인, 이익, 습관, 역할, 기술, 준비성을 평가하기 위해 면담 정보를 참여에 적용한다. 목표를 설정하고 결과/참여의 변화를 평가하기 위해 사용된다.
작업수행 기록 면담-II(OPHI-II) (Kielhofner et al., 2004)	면담	범위는 (1)능력, 인식과 환경 적용을 위해 측정하는 범주와 (2)생활사의 이야기 표현/분석하는 자세한 기록 면담서이다. 목표를 설정, 중재 정보,치료 관련성을 형성하기 위하여 철저하고 포괄적 평가로 사용된다.
학습의 작업치료 심리사회평가(OT PAL) (Townsend et al., 1999)	면담 또는 관찰	이 평가는 학교 세팅에서 학생의 의지(선택하는 능력), 습관화(역할과 일과), 환경적 접합도를 평가한다. 매뉴얼에는 복사하여 사용할 수 있는 평가용지와 자료요약 형식이 있다.
작업 질문서(OQ) (Smith, Kielhofner, & Watts, 1986)	클라이언트 자기보고서	정해진 시간에 여러 작업에 관여할 때. 능력, 가치, 즐김, 어려움과 고통의 지각에 일을 통한 경험을 반시간에 "로그" 정보로 자가기록으로 보고한다. 중재의 정보로 사용하고 결과/ 참여의 변화를 평가하기 위해 사용된다.

표 39.3 MOHO 평가도구 요약 (계속)

MOHO 평가도구	시행방법	설명
작업자가 평가(OSA) (Baron, Kielhofner, Iyenger, Goldhammer, & Wolenski, 2006)	클라이언트 자기보고서	클라이언트는 21가지 일상활동과 그 활동의 중요성에 관여하기 위한 작업 능력의 평가를 받는다. 클라이언트에게 우선 순위의 변화에 맞추는 것을 허락한다. 목표를 설정하고 결과/능숙도와 가치의 변화를 평가하기 위해 사용된다.
소아 관심 프로(PIP) (Henry, 2000)	클라이언트 자기보고서	평가는 아이의 평가를 포함한(선화로 일부) 3가지 나이-적합한 범주와 여러가지 놀이와 여가활동에서 참가, 관심과 지각된 능력을 표시하는 청년기를 포함한다. 목표를 설정하고 결과/능숙도와 가치의 변화를 평가하기 위해 사용된다.
소아 자발성 설문서(PVQ) (Basu, Kafkes, Geist, & Kielhofner, 2002)	관찰	자발성을 평가하기 위한 다양한 환경과 연관된 아이의 체계적인 관찰을 안내한다. 목표를 설정하고 결과/능숙도와 가치의 변화를 평가하기 위해 사용된다.
거주지 환경 영향 평가 (REIS) (Fisher, Arriaga, Less, Lee, & Ashpole, 2008)	면담 또는 관찰	가정환경의 평가로 잘 알려진 도구이며, 주거로 필요한 전체적인 사항에 대한 정보를 알려준다. 환경의 질적 향상을 위해 추천되는 구조와 정보가 24영역으로 구성되어 있고, 이를 평가한다. 이 도구는 주거환경을 평가하는 것뿐만 아니라 클라이언트의 삶의 질과 직장생활의 질 향상을 위해 추천되는 주거 환경에 대해 결정하게 한다.
역할 체크리스트(Oakley, Kielhofner, & Barris, 1985)	클라이언트 자기보고서	체크 목록은 참여와 지각, 역할에서 높이 평가하는 과거, 현재, 미래의 역할에 관한 정보를 제공한다. 중재 정보와 결과/수행역할의 변화를 평가하기 위해 사용된다.
아동 작업 프로파일 (SCOPE) (Bowyer, Ross, Schwartz, Kielhofner, & Kramer, 2006)	관찰, 인터뷰, 차트 리뷰	아동과 청소년의 작업참여 시 의지, 습관, 기술, 환경에 대한 영향을 평가하고자 정보를 수집한다. 일반적인 목표와 결과 평가 또는 참여의 변화를 사용한다.
면접을 학교설정(SSI) (Hemmingson, Egilson, Hoffman, & Kielhofner, 2005)	면담	학생과 환경의 적합에 관한 정보를 수집하고 주거시설의 요구도를 확인하기 위해 면담을 한다. 목표를 설정하고 결과/능숙도와 가치의 변화를 평가하기 위해 사용된다.
의지의 질문서(VQ) (de las Heras, Lierena, & Kielhofner, 2003)	관찰	자발성을 평가하기 위한 다양한 환경과 연관된 아동의 체계적인 관찰을 안내한다. 목표를 설정하고 결과/능숙도와 가치의 변화를 평가하기 위해 사용된다.
근로자 역할 인터뷰(WRI) (Braveman et al., 2005)	면담	일을 위한 의지력, 습관, 환경지각이 있는 근로자의 역할/복귀에 대한 심리 사회적인 준비가 되었는지 평가하기 위해 면담정보를 참여에 적용한다. 목표를 설정하고 결과/참여의 변화를 평가하기 위해 사용된다.
작업환경 영향 스케일 (WEIS) (Moore-Corner, Kielhofner, & Olson, 1998)	면담	직장인의 역할에서 참여의 환경적 측면과 요구사항을 인식하기 위해 면담을 한다. 목표를 설정하고 결과/능숙도와 가치의 변화를 평가하기 위해 사용된다.

표 39.4 인간작업모델(MOHO) - 치료목표: 예시

MOHO 개념	추정가능한 목표
의지	〔제한시간〕 안에 〔클라이언트〕는 독립적으로 〔작업정황〕〔치료환경〕에서 작업적 삶(또는 역할)에 중요하고 현재의 기술과 능력〔행동〕에 맞는 수의 작업방식/과제들을 파악할 수 있다 〔제한시간〕 안에 〔클라이언트〕는 〔작업정황〕 정도의 도움으로 역할의 이름으로써의 역할 담당 또는 부분적인 역할 담당에 중요하다고 파악한 작업방식/과제에 참여하기를 선택할 수 있다〔작업행동〕.
습관화	〔제한시간〕 안에 〔클라이언트〕는 〔작업정황〕 정도의 도움으로 〔치료환경〕에서 가치 있고 의미 있는 역할 책임들을 파악할 수 있다〔작업행동〕. 〔제한시간〕 안에 〔클라이언트〕는 〔작업정황〕 정도의 도움으로 한 가지 작업방식/과제의 달성을 지원하기 위한 습관 패턴을 연습하여 개발할 수 있을 것이다〔작업행동〕.
기술	〔제한시간〕 안에 〔클라이언트〕는 〔작업정황〕〔치료환경〕에서 〔기술이름〕을 사용해 작업방식/과제를 수행할 수 있을 것이다〔작업행동〕. 〔제한시간〕 안에 〔클라이언트〕는 〔작업정황〕〔치료환경〕에서 기술결여를 보완하는 적응적기법을 사용해 작업방식/과제를 수행할 수 있을 것이다〔작업행동〕.
작업적 역량	〔제한시간〕 안에 〔클라이언트〕는 독립적으로 〔작업정황〕〔치료환경〕에서 손상되거나 소원해진 신체의 부분을 작업방식/과제를 수행할 때 함께 사용할 수 있을 것이다〔작업행동〕. 〔제한시간〕 안에 〔클라이언트〕는 〔작업정황〕정도의 도움으로 〔치료환경〕에서 작업방식/과제에 참여하는 동안 증상을 관리할 수 있을 것이다〔작업행동〕.
환경	〔제한시간〕 안에 〔클라이언트〕는 독립적으로 〔작업정황〕물리적 및 사회적 〔치료환경〕에서 작업방식/과제를 수행할 수 있을 것이다〔작업행동〕. 〔제한시간〕 안에 〔클라이언트〕는 독립적으로 〔작업정황〕〔치료환경〕에서 변형시킨 물건이나 새로운 물건을 사용하여 작업방식/과제를 수행할 수 있을 것이다〔작업행동〕.

Adapted from Kielhofner, G.(2007). A model of human occupation: Theory and application(4th ed.). Baltimore, MD: Lippincott Williams & Wilkins.

계이다. 일반적으로, 치료결과는 달성된 목표를 평가하여 기록하고, 초기 평가도구를 사용하여 재평가한다. 이러한 접근은 결과의 기록으로써 가치를 가진다. 목표달성의 측정과 같은 결과 평가는 치료적 추론 과정에 확장시켜 반영함으로써 치료의 좋은 결정을 하는 데 도움을 준다. 구조화된 MOHO 평가의 사용은 다양한 클라이언트에게 다른 치료적 전략을 사용할 때, 각 변화를 비교할 수 있게 한다. 이러한 방법으로 치료사는 근거중심 치료를 적용할 수 있다.

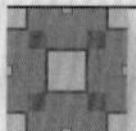

BOX 39.1 인간작업모델에 의해 확인된 치료 전략

- **인정**(validating): 클라이언트의 경험에 주의를 기울이고 인정하는 것.
- **식별**(identifying): 작업수행을 용이하게 할 수 있도록 개인, 절차, 또는 환경 요인의 범위에서 위치를 찾고 공유하는 것.
- **피드백주기**(giving feedback): 클라이언트의 상황 또는 계속적인 활동에 대한 이해 공유.
- **충고**(advising): 중재 목표/전략을 추천하는 것.
- **협상**(negotiating): 클라이언트와 주고 받음에 관여하는 것.
- **구성**(structuring): 클라이언트의 변화, 한계 설정, 기본규칙의 수립의 대안을 제공하는 선택과 수행에 대한 매개 변수 형태.
- **감독**(coaching): 교육, 시범, 지도 구두/또는 신체적으로 촉진.
- **격려**(encouraging): 정서적인 지지를 제공하고 작업의 참여와 관련된 자신감 되찾기.
- **신체지원**(physical support): 작업 형식/과제를 수행하기 위한 클라이언트의 지원 제공을 위해 사람의 몸을 사용.

표 39.5 개인적인 원인과 관련된 문제/도전을 위한 중재목표와 전략에 부합하는 치료적 추론 발췌

문제/도전	목표	클라이언트 작업이행	클라이언트를 지지하는 치료적 전략
• 작업적 수행 시 불안을 유발하는 요소(실패에 대한 두려움)에 대한 조절 어려움	• 작업적 수행의 실패에 대한 불안과 공포를 감소시킨다 (예, 클라이언트는 불안과 걱정 없이 간단한 3단계의 활동을 20분 내에 수행할 수 있을 것이다). • 작업수행 요구에 직면한 자신감을 키운다(예, 클라이언트는 최소한의 지지로 일주일에 한번 3가지 새로운 레저 활동을 인식하고 참여할 것이다).	• 새롭게 수행하는 경험의 공포와 불안을 재평가한다. • 수행능력 내에서 관련되고 의미 있는 무엇인가를 하기 위해 선택한다. • 불안에도 불구하고 작업적 과제의 수행을 유지한다.	• 불안 유발인자를 관리하는 것이 얼마나 어려운 것인가를 인정한다. • 작업수행에 있어 클라이언트의 강점과 약점을 인식한다. • 작업능력과 작업 형태/과제의 선택사이의 조화와 부조화에 대한 피드백을 제공한다. • 작업이행의 경험에 대해 긍정적 재해석을 통해 지지적 피드백을 제공한다. • 수행능력에 어울리는 관련되고 의미 있는 무언가에 대해 조언한다.

사례 연구 Csse Studies

스테판을 이해하기 위한 이론적 기초형성과 정보수집

스테판은 누구인가?

스테판은 30대 남성으로 부모와 함께 거주한다. 그는 그를 지원하는 부모와 매우 친밀하며, 나이가 어린 남동생은 같은 도시에 거주하고 있다. 그는 자신을 도움이 필요한 아들, 지원이 필요한 형, 충성스러운 친구, 헌신적인 개의 소유주라 설명하였다. 그는 야외 활동과 스포츠를 즐기며, 최근까지 일을 하고 있지 않았다.

배경

스테판은 학창시절 우등생이었으나 대학교 졸업을 앞두고 조현병 진단을 받았다. 그는 학위를 마치지 못하고 학교를 떠나야 했다. 이전에 스테판은 다양한 직업에 아르바이트로 근무하였다: 쇼핑몰, 병원, 간병. 또한 그는 노인들을 위한 지역사회 주간보호센터에서 자원봉사자로 활동했다. 20대에는 스테판의 정신건강의 악화로 오랜 기간 병원 입원생활을 했다. 그는 점점 사회적으로 위축되었고, 오직 가족과 건강 전문가와 시간을 보내는 것이 전부였다; 그는 이전에 매일 수행하였던 수영과 달리기와 같은 작업에도 참여하는 일이 드물었다. 스테판의 가족은 쇼핑몰이나 마트와 같은 여러 단기 직업을 구해주며 도움을 주려했지만 스테판의 정신건강이 더 악화되어 오래 일하지 못했다.

최근에 스테판의 정신건강이 회복되었으며, 그는 약물치료 덕분이라 생각했다. 그는 스포츠 활동에 참여하였으며, 직업을 찾고 싶어 했다. 그는 입원생활 중에 작업치료 직업재활 프로그램에 했었다. 그의 목표는 직업생활 복귀이다. 그는 점차 자신감을 회복했고, 퇴원 후 단과대학에 입학했다. 그는 직업재활 프로그램을 이수했지만, 안정적인 직장을 찾지는 못했다.

작업치료 서비스는 근거기반 MOHO 재활 프로그램을 기초로 하였고, 고용을 지원하기 위해 다양한 구인란을 찾아보았으며, 재활프로그램은 직업재활 훈련을 통한 직업 유지에 초점을 두었다. 작업치료 서비스에 대한 더 많은 정보는 The WORKS: Occupational Therapy and Evidence Based Vocational Rehabilitation(Prior, Forsyth, & Ritchie, 2011)을 참고하라. 스테판은 직업을 찾고 복귀하기 위해 작업치료 서비스 목표와 함께 했다.

질문 만들기

작업치료사는 과거, 현재, 미래의 근로자 역할에 대한 스테판의 지각을 탐색하는데 집중하였다. 질문은 다음과 같다:

- 스테판이 재미 있고, 가치 있다고 생각하는 직업은 무엇이며, 이러한 직업 활동을 할 때 어떠한 느낌이 드는가(의지)?
- 직업에 영향을 주거나 그의 직업 활동 이행에 영향을 주는 그의 부모의 역할과 일과는 어떠한가(습관)?
- 사회적 물리적 환경에서의 지원은 몇 단계인가?
- 스테판이 가지고 있는 운동, 처리, 의사소통 및 상호작용 기술의 특수한 어려움에 대한 기록이 없음에도 불구하고 이를 반영한 질문을 활용하지 않는다.

정보수집

작업치료사는 앞선 질문들에 대한 답을 찾기 위해 다음과 같은 평가도구를 사용하였다.

- **근로자 역할인식 면담도구**(Worker Role Interview) – 이 평가는 스테판과 작업치료사의 첫 미팅에 사용하였다(**그림 39.2**).
- **근로 환경 영향 평가**(Work Environment Impact Scale) – WRI의 평가를 통해 수집된 정보를 보충하기 위해 작업치료사는 이 평가를 선택하였으며, 그의 근로 역할에서 스테판의 참여에 영향을 주는 환경적 요인을 이해하기 위해 사용하였다(**그림 39.3**).

클라이언트를 이해하기 위한 이론적 기초형성

다음의 질문에 대한 답을 통해 작업치료 이론을 형성하였다.

- 스테판의 작업 정체성은 무엇인가? 스테판은 아들, 형, 친구, 애완견의 소유주이다. 그는 정기적으로 달리기와 수영을 한다. 스테판은 자신을 일을 하길 원하지만 무직인 사람으로 인식한다.
- 스테판의 작업적 역량은 무엇인가? 그가 최근 들어 추구하는 가치는 자신의 역량을 즐기고 느끼는 것이다. 그는 자신의 능력을 과소평가하는 경향이 있다. 그는 직장동료나 매니저보다 나은 직업 수행능력을 가지고 있다. 이전 직업 역할에서 그의 역량을 불신하는 일과 관련된 인간관계의 문제가 그가 작업 역량을 발휘하는 것을 방해했다. 그러나 그의 정신건강은 향상되었고, 직업윤리는 강화되었다. 그는 이제 직업 역할에서 성공할 것이라는 자신감이 생겼다.
- 스테판의 작업적 이슈에서 어려운 점은 무엇인가? 스테판은 직업 활동에 성공하지 못해 불안해했다. 이전의 직업 역할은 초기 단계의 직업이었으며, 단순히 돈을 벌고자 함이 목적이었지, 그의 경력을 발전시키고자 하는 포부가 없었다. 판매나 접대의 이전의 직업역할은 스테판에게 즐거움을 주지 못했다. 높은 소음과 바쁜 일과에서 오는 스트레스는 그를 더 불안하게 만들었다. 그가 그의 일을 구조화라는 것에 있어 어떠한 자율성의 기회도 제한되었다. 이전의 일들은 임시직, 낮은 임금으로 그에게 주는 보상이 적었다. 스테판의 이전의 직장에서 서투른 동료, 매니저와의 관계로 정신병자로 낙인찍혔다. 스테판의 인생은 부족한 사람이라 평가되었다; 그는 가족 구성원, 친구, 애완견의 소유주로써의 역할이 중요했지만 많은 시간이 소요되지 않는 일들이었다.
- 스테판의 긍정적인 작업적 이슈는 무엇인가? 그는 직장에서의 일에 헌신적이었다. 그는 직업 역할의 기대에 대해서도 분명히 이해하고 있다. 그는 가족과 친구들의 강한 지지를 받는다. 그들은 스테판을 격려하고 그가 안전한 직업을 찾을 수 있도록 지원하고 있다.
- 왜 스테판은 일에 참여하지 못하며, 일을 할 때 나타나는 문제점은 무엇인가? 판매나 접대와 같은 이전의 직업 역할은 스테판의 관심과 접합도가 저하되었다. 그가 취업을 위해 최근에 했던 방법은 실패했으며, 그는 그의 전략을 조정할 수 없었다. 그의 최근 일과는 직업 역할의 부재로 인해 흐트러졌으며, 그는 그가 직업을 갖지 못하 는 것에 대해 크게 걱정하고 있다. 스테판은 과거의 직장 에서 동료 및 매니저와의 관계에서 어려움을 겪었으며, 이러한 일이 추후에도 발생할 것을 걱정하고 있다.

치료 목표와 전략 설정

목표와 전략은 다음과 같다.

- 2주 내에 스테판은(작업치료사의 도움하에) 치료실에서 인터넷이나 구인광고란을 확인하고 그가 선호하고 흥미있는 직업을 찾을 것이다.
- 4주 내에 스테판은(작업치료사의 도움하에) 보조자와 지역 도서관에서 이력서를 작성하고 구직활동을 시작할 것이다.
- 6주 내에 스테판은 독립적으로 집, 구직센터, 도서관에서 취업공고를 인식하고 검색하며 지원하는 활동으로 시간을 보낼 수 있을 것이다.
- 6주 내에 스테판과 작업치료사는 선호하는 직업 역할과 관련된 인턴쉽과 같은 잠재적인 기회를 조사할 것이다.

치료사는 **표 39.4**의 형식을 사용하여 스테판의 목표를 분명히 하였다. 예를 들어, 초기 목표는 다음과 같다.

- "2주" 라는 시간 프레임
- 작업치료사의 지지 정도(도움의 정도)
- "인터넷과 구인 구직란을 사용하여 그의 흥미와 선호도에 맞는 직업 스타일의 직업을 인식하는 것"와 같은 행위
- "치료실"이라는 세팅
- 목표에는 작업적 이행의 예시를 포함하였으며, 목표를 성취하기 위해 필수적으로 스테판이 성취해야 하는 변화를 기술하였다. 예를 들어, 작업적 이행의 첫 목표는 인식하기였다.

치료의 적용과 관찰

중재 계획에는 치료적 전략이 포함되며, 스테판의 목표 성취를 지지한다.

- 스테판과 작업치료사는 직업 선택의 범위 탐색과 그의 흥미와 일하는 스타일에 가장 적합한 직업 역할의 형태를 협상하는 역할을 함께 하였다.
- 작업치료사는 커리어를 어떻게 쌓는지에 대한 방법과, 그의 자연스러운 사회적 네트워크인 가족과 친구와 함께 그의 미래 직업에 대해 토론하고 격려받기를 스테판에게 조언하였다.
- 보조작업치료사는 스테판의 이력서 작성에 대해 도움을 주었다.
- 작업치료사는 규칙적으로 스테판과의 미팅을 통해 그의 직업과 관련된 일과가 향상되는지 검토하였다; 이 기간 동안 작업치료사는 충고, 격려, 피드백 제공자의 역할을 하였다.
- 초기에 작업치료사는 스테판이 직업을 갖기 위해 방해 되는 요인과 기회가 되는 요인을 정의하였으며, 참여를 증가시키기 위해 지지와 구조를 제공하였다. 그가 자신감과 독립심이 향상되어 갈수록 작업치료사는 격려를 아끼지 않았다.
- 작업치료사와 스테판은 관련된 무보수 인턴쉽의 기회를 찾았다; 그들은 작업장 매니저를 만나 점진적으로 요구가 증가되도록 현장실습을 협상하고 구조화했다.
- 작업치료사와 스테판은 인턴쉽이 이루어지는 업무현장의 사회적 환경에 대해 토론하였다. 스테판은 새로운 직장동료와의 관계 형성에 대해 불안해하였다. 작업치료사는 앞서 그가 느꼈던 부정적인 경험에 대해 들어주고, 상대방의 관점에 대해 이해하고 존중하도록 함께 연습했다. 치료사는 스테판이 직장의 새로운 동료와 대화나 미팅 시 취해야 하는 전략을 조언하였다. 스테판은 그의 정신건강 상태에 대해 직장동료들에게 밝히지 않는 것으로 결정하였으며, 역할놀이를 통해 곤란한 대화의 상황을 연습하였다.
- 작업치료사는 스테판과 그의 매니저에게 정신건강의 관리와 업무현장의 웰빙에 대해 조언하였다.
- 치료사는 정기적으로 스테판의 정신건강 팀과 정보, 피드백의 진전사항에 대해 의사소통 하였으며, 목표달성과 계획 관리를 위해 화합하였다.

결과 평가를 통한 정보수집

3개월 후에 스테판은 인턴쉽을 마쳤다– 주당 2.5일씩, 총 16시간 근무. 그는 비슷한 업무를 하는 정규직에 원서를 제출하였으며, 2번의 면접을 시행하였다. 작업치료사는 그의 결과를 평가하기 위해 만났다(**그림 39.2, 그림 39.3**). 평가 전략은 목표 달성 여부였다(초기 목표의 검토).

- 스테판과 작업치료사는 함께 논의하며 일하였으며, 스테판은 행정적인 역할에 대해 매우 크게 만족하였다; 이것은 대학에서 선택한 그의 전공 과정이었다.
- 스테판은 그의 이력서를 지역 고용주와 공유하고 맞춤식으로 사용할 수 있으며, 정기적으로 관련 채용 정보를 신청했다. 최근에 두 차례 인터뷰를 확보하였다.
- 스테판은 직업을 갖기 위한 활동의 직업 일과를 수립하였다.
- 작업치료사는 주에 2일~3일간, 지역사회 레져선터의 무보수 인턴쉽에 스테판을 참여시켰다. 지역사회 레저 센터의 매니저는 근로자로써의 스테판을 매우 긍정적으로 평가하였으며, 훌륭한 레퍼런스를 제공하였다. 매니저는 만약 추후에 가능하다면 스테판과 계속 일하고 싶다고 말했다.

존을 이해하기 위한 이론적 기초형성과 정보수집

존은 누구인가?

존은 초등학교 3학년에 재학 중인 7세 소년이며, 아들, 손자, 형제, 친구, 수영선수, 자전거 운전자의 역할을 가지고 있다. 그는 커서 자신의 아빠처럼 컴퓨터 엔지니어가 되는 것이 꿈이다. 그의 가족들은 존을 사랑스럽다고 평가하지만, 학교 선생님은 혼란스럽고, 부주의하며, 걱정스럽다고 이야기한다.

배경

존은 부모님과 그의 남동생과 살고 있다. 그의 학교 선생님은 학급에 제멋대로 행동하는 것, 부주의, 글씨쓰기 어려움이 염려되어 전문적인 평가를 의뢰하였다. 이러한 문제가 보인 지는 오래되었다; 학교에서 시도한 여러 전략들로는 특별한 도움이 되지 못했다. 존의 학교 선생님은 이미 포괄적 학습 및 협업; 실제 교사 아이디어(Inclusive Learning and Collaborative Working; teachers ideas in practice) 전략을 존에게 시도하였다. 이 전략은 추가적인 도움과 지지가 필요한 아동을 지원하고 돕기 위해 선생님들에게 필요한 자원을 제공하는 것이다. 여기에는 운동기술, 이름 부르기, 브레이크다운 주기, 손으로 손을 지지하기, 모델링, 추가적인 언어 지시 등의 전략 및 지지가 포함된다. 이러한 전략은 존의 문제해결에 도움을 주지 못했으며, 존의 학업수행능력은 갈수록 뒤처졌다. 존의 선생님과 교장은 존에게 작업치료평가가

초기평가

개인적 사유			가치		흥미		역할		습관			환경			
자신의 능력과 제한점에 대한평가	작업 성공에 대한 기대	책임감	직업에 대한 의무	직업과 관련된 목표	업무로 인한 즐거움	흥미의 추구	업무에 대한 기대평가	다른 역할들의 영향	업무습관	일과	어려움을 최소화하기 위한 일상에의 적응	작업장에 대한 인식	가족, 친구에 대한 인식	상사에 대한 인식	동료에 대한 인식
SS	**SS**	SS	**SS**	SS	**SS**	SS	**SS**	**SS**	SS	SS	SS	**SS**	**SS**	SS	SS
S	S	**S**	S	S	S	S	S	S	S	S	S	S	S	S	S
I	I	I	I	**I**	I	**I**	I	I	**I**	**I**	**I**	I	I	**I**	**I**
SI	SI	SI	SI	SI	SI	SI	SI	SI	SI	SI	SI	SI	SI	SI	SI
N/A	N/A	N/A	N/A	N/A	N/A	N/A	N/A	N/A	N/A	N/A	N/A	N/A	N/A	N/A	N/A

결과평가

개인적 사유			가치		흥미		역할		습관			환경			
자신의 능력과 제한점에 대한평가	작업 성공에 대한 기대	책임감	직업에 대한 의무	직업과 관련된 목표	업무로 인한 즐거움	흥미의 추구	업무에 대한 기대평가	다른 역할들의 영향	업무습관	일과	어려움을 최소화하기 위한 일상에의 적응	작업장에 대한 인식	가족, 친구에 대한 인식	상사에 대한 인식	동료에 대한 인식
SS	**SS**	SS	**SS**	**SS**	**SS**	**SS**	**SS**	**SS**	SS	SS	SS	**SS**	**SS**	SS	SS
S	S	**S**	S	S	S	S	S	S	**S**	**S**	**S**	S	S	**S**	S
I	I	I	I	I	I	I	I	I	I	I	I	I	I	I	**I**
SI	SI	SI	SI	SI	SI	SI	SI	SI	SI	SI	SI	SI	SI	SI	SI
N/A	N/A	N/A	N/A	N/A	N/A	N/A	N/A	N/A	N/A	N/A	N/A	N/A	N/A	N/A	N/A

점수측정: **SS** 강한지지 **S** 지지 **I** 방해 **SI** 강한 방해 **N/A** 평가불능(적용불능)

WRI(Version 10.0), (Bravement et al.,2005)
근로자 역할인식 면담도구는 직장 복귀를 위한 심리사회적, 환경적 요인을 평가한다. 직업/신체적 능력의 칭찬하기는 직업으로 복귀하기 위해 필요한 도움이나 클라이언트의 계획을 확인하는 데 도움을 준다.

그림 39.2 스테판 – 근로자 역할인식 면담도구(Worker Role Interview(버전 10.0)) 측정(From Braveman, B., Robson, M., Velozo, C., Kielhofner, G., Fisher, G., Forsyth, K., & Kerschbaum, J. [2005]. The worker role interview [WRI; Version 10.0]. Chicago, IL: Model of Human Occupation Clearinghouse.).

필요하다고 의뢰하였다.

질문 만들기

작업치료사는 존에게 중요한 것이 무엇인지 이해하기 위해 그의 선생님과 가족을 만났다. 치료사는 존의 매일의 작업 이행과 참여의 어려움을 이해하기 위한 틀로 MOHO 이론을 사용하기 원했다. 그리하여 치료사는 다음과 같은 질문을 선택하였다.

- 존이 중요하게 생각하는 것(그의 가치)은 무엇이며, 그가 학교에서 작업에 참여하도록 동기를 부여하는 것은 무엇인가?
- 존의 부주의하고 산만한 움직임은 책임감을 수행하고 일과를 유지하며, 다른 사람과 상호작용하며 활동을 조직화하는 능력에 어떠한 영향을 주는가?
- 그의 능력과 한계에 대한 존의 관점은 어떠한가?
- 존의 작업수행 환경은 어떠한가(집 또는 학교)?

초기평가

소요시간	과제 요구	작업과제의 매력	작업 스케줄	동료와 관계	작업 그룹멤버십	상사와의관계	작업역할표준	작업역할 방식	다른사람과의 관계	보수	감각적 자질	구성과 배치	분위기와기분	목적의 특성	편의시설	목적의 의미
4	**4**	4	4	4	4	4	**4**	4	4	4	4	**4**	4	**4**	**4**	**4**
3	3	3	**3**	3	3	3	3	3	**3**	3	3	3	3	3	3	3
2	2	**2**	2	**2**	**2**	2	2	**2**	2	**2**	**2**	2	**2**	2	2	2
1	1	1	1	1	1	**1**	1	1	1	1	1	1	1	1	1	1
N/A	N/A	N/A	N/A	N/A	N/A	N/A	N/A	N/A	N/A	N/A	N/A	N/A	N/A	N/A	N/A	N/A

결과평가

소요시간	과제 요구	작업과제의 매력	작업 스케줄	동료와 관계	작업 그룹멤버십	상사와의관계	작업역할표준	작업역할 방식	다른사람과의 관계	보수	감각적 자질	구성과 배치	분위기와기분	목적의 특성	편의시설	목적의 의미
4	**4**	**4**	**4**	4	4	**4**	**4**	**4**	4	4	**4**	**4**	4	**4**	**4**	**4**
3	3	3	3	**3**	3	3	3	3	**3**	3	3	3	**3**	3	3	3
2	2	2	2	2	**2**	2	2	2	2	**2**	2	2	2	2	2	2
1	1	1	1	1	1	1	1	1	1	1	1	1	1	1	1	1
N/A	N/A	N/A	N/A	N/A	N/A	N/A	N/A	N/A	N/A	N/A	N/A	N/A	N/A	N/A	N/A	N/A

점수측정: 4 강한지지 3 지지 2 방해 1 강한 방해 N/A 평가불능(적용불능)

WEIS는 성공적인 고용 경험을 촉진시키기 위한 환경적 특성을 인식할 수 있게 한다. 근로자의 수행과 만족을 억제하는 요소를 확인할 수 있고, 근로자와 그의 기술에 적합하도록 작업환경을 수정할 수 있는 정보를 제공한다.

그림 39.3 스테판 – 근로 환경 영향 평가(Work Environment Impact Scale(버전 2.0)) 측정.(From Moore-Corner, R. A., Kielhofner, G., & Olson, L. [1998]. A user's guide to work environment impact scale. Chicago, IL: Model of Human Occupation Clearinghouse.).

정보 수집하기

존이 지역사회 치료센터에 의뢰되었을 때, 치료사는 앞선 질문에 대한 정보를 얻기 위해 다음과 같은 평가 양식을 계획하였다.

치료실에 다니기 이전

- 성취 평가(ACHIEVE assessment) – 이 평가는 이메일을 통해 존의 부모와 선생님에게 시행하였다. 이 평가는 존의 엄마와 선생님이 매일의 활동에 참여하는 존을 바라보는 관점을 공유하는 기회를 제공한다(**그림 39.4**).
- 존의 선생님이 지적한 존의 산만한 활동을 평가하기 위해 존의 선생님에게는 추가적으로 발달성협응장애 질문지(Developmental Coordination Disorder Questionnaire: DCDQ)를 적용하였다. 이 질문지는 5세에서 15세 아동의 발달성협응장애를 판별하기 위한 목적으로 사용되는 질문지이다.

치료실에서

- 그의 부모와 함께 성취 평가 결과의 내용을 확인하고 검토하였다.
- Movement-ABC – 이 평가는 운동장애를 치료하기 위한 정보를 인식하고 기술하며 가이드 하는 목적으로 활용된다. 이 평가는 운동 기술의 어려움과 치료전략을 결정하는 데 유용하다.
- 글씨쓰기의 표준화된 평가도구인 Handwriting File을 사용하였다. 이를 통해 존의 글씨쓰기 기술에 대해 이해하고, 또래 연령의 아동에 비해 유의미하게 낮은 수행을 보이고 있음을 확인하였다.

치료실 이후

- 아동 작업 프로파일(Short Child Occupational Profile: SCOPE) – 이 평가는 치료사가 다양한 방법으로 정보를 수집하고자 하는 목적으로 사용된다.
- 학교에서의 존의 참여를 관찰하는 것뿐만 아니라 다른 평가들로 수집된 정보를 사용하여 SCOPE를 측정할 수 있다.
- 이는 부모의 관점, 선생님의 관점, 치료사의 관점 사이의 삼각측량을 가능하게 하며, 존의 참여에 영향을 주는 환경적, 개인적 요인이 어떻게 다른지 이해할 수 있게 한다.

클라이언트를 이해하기 위한 이론적 기초형성

다음의 질문에 대한 답을 통해 작업치료적 이론을 형성하였다.

- 존과 그의 가족, 선생님이 중요하게 생각하는 것은 무엇인가? 존은 "글씨쓰기는 나의 일이 아니예요." 라고 말했다. 존은 볼이 빨개지는 것을 느끼지 않도록 친구들 과 함께 글씨쓰기를 끝낼 수 있기를 원했고, 존은 가장 늦게 글쓰기를 완료 하는 것에 대해 전전긍긍하며 걱정스러워했다. 존의 엄마는 그의 글씨쓰기 능력이 나아지길 원했으며, 이러한 어려움이 더 이상 나타나기 않기를 희망했다. 존의 선생님은 존의 서투름과 집중력 저하가 완화되어 글씨쓰기가 고된 일이 아니길 바라고 있다.
- 존은 무슨 일을 하는 것을 즐겁게 느끼는가? 선생님과 부모의 평가에 따르면 존은 집이나 학교에서 끊임없이 활동한다고 한다. 존은 집과 지역사회 활동에서는 많은 강점을 가지고 있다; 예를 들어, 혼자 옷을 입고 벗을 수 있고, 자전거를 혼자 탈 수 있으며, 사교적인 행사에 참여하기를 즐긴다. 존의 선생님은 존이 수학과 체육시간 을 좋아한다고 하였다.
- 존이 가지고 있는 강점은 무엇인가? 많은 염려에도 불구하고 존은 집중하였을 때, 1분간 26글자를 완성 하였다(7세는 1분에 28개 이상의 글자를 쓰는 것이 정상적임). 존의 엄마, 선생님, 치료사는 존이 가정과 학교에서 구조화된 일과를 갖는 것이 필요하다고 인식 하였다. 존의 엄마, 선생님, 치료사는 존이 책임감이 있고 적절한 사회적 기술을 가지고 있다는 것에 동의하였고, 그의 능력과 기술에 맞는 학교와 가정 환경의 지지가 필요함을 인식하였다.
- 발견한 존의 문제점은 무엇인가? 존은 집에서는 특별한 문제가 없었다. 그러나 존의 어려움들은 학교생활에서 많이 관찰되었다. 학습도구(펜, 연필, 크레파스, 풀, 가위)의 효율적인 사용, 모양이나 문자를 쓰는 것이 어려웠다.
- 왜 존은 이러한 문제점을 갖게 되었는가? 존의 부모는 존의 운동기술 발달에 대해 염려스러워했다; 하지만 그 관점을 제외하고는 건강과 관련된 다른 걱정은 없었다. 실제로 존의 선생님은 존이 학교의 물리적 환경과 관련해서 길 찾기를 어려워한다고 보고하였다. DCDQ 결과에서는 소근육 또는 글씨쓰기와 일반적인 협응에 어려움이 있음이 확인되었고, Movement–ABC 결과는 9퍼센타일(소근육 기민성과 균형능력에서 움직임 어려움의 위험 요인을 가지고 있음)로 측정되었으며, 이것이 존의 산만함과 부주의에 영향을 미치는 요인으로 추측되었다. 존은 치료실과 학교에서 산만함이 자주 관찰 되었다. 존이 공식적인 평가 시 연령에 맞는 정상적인 글씨쓰기를 보이는 것으로 보아 추가적인 지원이 필요 하다– 아주 조용한 환경에서는 집중을 잘한다. 게다가 그의 선생님은 그가 학교생활의 조직화 능력에서도 어려움을 보인다고 보고하였으며(지도와 조언이 있음 에도 불구하고 글씨쓰기 활동 시 극도로 집중력이 저하되는 것, 글씨쓰기 과제에 대한 노력 부족), 이는 치료사 도 관찰한 부분이었다. 학교생활에서 그의 자신감 저하도 관찰되었다(자신감을 가지고 즐겁고 만족스럽게 수행할 수 있는 학교 활동임에도 시도하지 않으려 함). 존은 수행이 가능한 활동에도 시간이 흐르기 를 기다리며 쉽게 포기하는 경향이 치료실에서도 자주 관찰되었다.

치료 목표와 전략 설정

존이 움직임과 협응에 어려움을 보인다는 그의 선생님의 초기 의뢰 이유에도 불구하고 치료사에 의한 평과과정에서 주요 작업적 영역의 목적은 바뀌었다.

- 조직화 기술의 발달을 통한 학습도구 사용의 향상과 학급에서 완성된 과제를 통해 자신감 증진
- 치료사와 선생님은 측정 가능한 목표를 공유하였다.
- 4주 내에 존은 학급에서 독립적으로 집중력을 유지하고, 물건을 조직화할 수 있으며, 자신감을 가지고 학습도구(교재, 필기도구 사용)를 사용할 것이다.
- 치료사, 부모, 선생님의 규칙적인 미팅을 통해 존에게 무언가를 조언하기 전에 눈 맞추기, 숙제를 할 때는 집중력을 유지할 수 있도록 환경 만들기 등과 같은 전략을 수행하고 있는지, 그로 인해 가정 환경 내에서 나아진 수행은 무엇이었는지(활동 완수의 결과나 속도)에 대해 의견을 교환하였다. 존의 부모, 선생님, 작업치료사는 다음의 전

점수 요약 – 기초선

이름: John　　　　생년월일: ____________

연령: 7 Yrs　　Month　　관리번호: ____________

임상적 코멘트: ____________________

부모용 설문지

부모의 활동빈도 관찰 – 무엇

영역	항목	시간 동안 나타나지 않음	가끔 나타남	자주 나타남	대부분 나타남
가정 활동	a. 목욕/샤워 후에 수건으로 닦을 수 있다.	1	2	3	**4**
	b. 화장실 사용 후 뒤처리를 할 수 있다.	1	2	3	**4**
	c. 옷을 벗고 입을 수 있습니다.	1	2	3	**4**
	d. 간단한 간식을 만들 수 있다.	1	2	**3**	4
	e. 나이프와 포크를 사용할 수 있다.	1	2	**3**	4
	f. 아침에 등교(등원) 준비를 할 수 있다.	1	2	3	**4**
학교 활동	a. 목욕/샤워 후에 수건으로 닦을 수 있다.	1	2	3	**4**
	b. 화장실 사용 후 뒤처리를 할 수 있다.	1	2	3	**4**
	c. 옷을 벗고 입을 수 있습니다.	1	2	3	**4**
	d. 간단한 간식을 만들 수 있다.	1	2	3	**4**
	e. 나이프와 포크를 사용할 수 있다.	1	2	3	**4**
	f. 아침에 등교(등원) 준비를 할 수 있다.	1	2	3	**4**
지역사회 활동	a. 자전거 / 롤러 스케이트를 탈 수 있다.	1	2	3	**4**
	b. 친구와 함께 놀이 활동에 참여할 수 있다.	1	2	3	**4**
	c. 방과 후에 학교 내 동아리 활동에 참여할 수 있다.	1	2	3	**4**
	d. 사교적 모임 활동에 참여할 수 있다.	1	2	3	**4**
	e. 여가 활동에 가족과 함께 할 수 있다.	1	2	3	**4**
	f. 활동 전 / 후에 옷 관리를 할 수 있다.	1	2	3	**4**

아동의 특성에 대한 부모관찰 – 왜

영역	항목	시간 동안 나타나지 않음	가끔 나타남	자주 나타남	대부분 나타남
일과	a. 일과의 순서 / 구조를 이해한다.	1	2	3	**4**
	b. 일과를 조직화한다.	1	2	3	**4**
	c. 일과의 변화에 대해 대처할 수 있다.	1	2	**3**	4
	d. 활동이 어떻게 변화하였는지에 대해 대처할 수 있다.	1	2	3	**4**
	e. 활동의 다양성에 대해 대처할 수 있다.	1	2	3	**4**
책임감	a. 본인의 책임감을 이해한다.	1	2	3	**4**
	b. 본인의 책임에 대해 수용할 수 있다.	1	2	3	**4**
	c. 다수의 책임에 대해 관리할 수 있다.	1	2	3	**4**
	d. 활동과 관련된 규칙을 이해할 수 있다.	1	2	3	**4**
	e. 집에서 리더의 규칙을 수용할 수 있다.	1	2	3	**4**
자신감	a. 자신의 능력에 대해 자신감을 보인다.	1	2	**3**	4
	b. 매일의 활동을 즐긴다.	1	2	3	**4**
	c. 활동 수행에 대해 만족한다.	1	2	**3**	4
	d. 그/그녀가 무엇을 더 잘하기를 원하는지 인식한다.	1	2	3	**4**
	e. 도전에 성공하기 위해 계속적으로 노력한다.	1	2	**3**	4
사회적 기술	a. 다른 사람들과 잘 어울린다.	1	2	3	**4**
	b. 친구들과 대화하거나 친근하게 이야기 한다.	1	2	3	**4**
	c. 다른 사람들이 알아들을 수 있게 말한다.	1	2	3	**4**
	d. 타인의 감정을 이해한다.	1	2	**3**	4
	e. 자신이 필요한 지원에 대해 요청할 수 있다.	1	2	3	**4**
조직화 기술	a. 활동을 위해 물체를 사용하고 조직화한다.	1	2	3	**4**
	b. 활동하는 동안 집중력을 유지할 수 있다.	1	2	**3**	4
	c. 과제 수행 시 나타나는 문제를 해결할 수 있다.	1	2	**3**	4
	d. 활동의 지침을 따른다.	1	2	3	**4**
	e. 올바른 순서로 활동 단계를 수행한다.	1	2	3	**4**
환경	a. 물리적 환경을 탐색 할 수 있다.	1	2	3	**4**
	b. 지역 사회 환경 참여할 기회가 있다.	1	2	3	**4**
	c. 참여하는데 도움이 되는 것들에 대해 접근할 수 있다.	1	2	3	**4**
	d. 가족 구성원의 지지를 받을 수 있다.	1	2	3	**4**
	e. 학교 환경은 학교 활동을 지원한다.	1	2	3	**4**
	f. 일상적 / 수용 가능한 방식으로 활동한다.	1	2	3	**4**

운동기술에 대한 부모의 관찰 – 왜

영역	항목	좋아하지 않음	가끔 좋아함	보통	좋아함	아주 좋아함
움직임 조절	1. 공 던지기	1	2	**3**	4	5
	2. 공 잡기	1	2	**3**	4	5
	3. 공 치기	1	2	**3**	4	5
	4. 점프하기	1	2	3	**4**	5
	5. 달리기	1	2	**3**	4	5
	6. 계획 활동	1	2	3	**4**	5
	총점					**20/30**
소근육/손글씨쓰기	1. 적절한 속도로 글씨쓰기	1	**2**	3	4	5
	2. 알아볼 수 있게 글씨쓰기	1	2	**3**	4	5
	3. 풀칠하기와 붙이기	**1**	2	3	4	5
	4. 자르기	1	**2**	3	4	5
	총점					**8/20**
협응력	1. 스포츠를 좋아한다.	1	2	3	**4**	5
	2. 새로운 기술을 학습할 수 있다.	1	2	**3**	4	5
	3. 빠르기와 능숙함	1	2	**3**	4	5
	4. 난폭성(무례함)	**1**	2	3	4	5
	5. 피로해하지 않는다.	1	2	3	4	**5**
	총점					**16/25**
	전체 총점					**44/75**

5세~7세11개월 아동 (적절한 점수에 체크하시오)
15–46점: DCD 의심 또는 확신 ☑
47–75점: DCD가 아님 □

8세~9세11개월 아동 (적절한 점수에 체크하시오)
15–55점: DCD 의심 또는 확신 □
56–75점: DCD가 아님 □

10세~15세 아동 (적절한 점수에 체크하시오)
15–57점: DCD 의심 또는 확신 □
58–75: DCD가 아님 □

학교용 설문지

활동빈도에 대한 선생님의 관찰 – 무엇

영역	항목	시간 동안 나타나지 않음	가끔 나타남	자주 나타남	대부분 나타남
학교생활과 관련된 가정 활동	a. 화장실 사용 후 뒤처리를 할 수 있다.	1	2	3	**4**
	b. 옷을 벗고 입을 수 있습니다.	1	2	3	**4**
	c. 나이프와 포크를 사용할 수 있다.	1	2	**3**	4
	d. 간단한 간식을 만들 수 있다.	1	2	**3**	4
	e. 아침에 등교(등원) 준비를 할 수 있다	1	2	3	**4**
	f. 학교활동을 준비할 수 있다.	1	2	3	**4**
학교 활동	a. 학습 자료를 사용할 수 있다.	1	**2**	3	4
	b. 도형 / 문자 / 글자를 쓸 수 있다.	1	**2**	3	4
	c. 스포츠 / 여가 활동에 참여할 수 있다.	1	2	**3**	4
	d. 학교의 교육과정에 참여할 수 있다.	1	2	**3**	4
	e. 스스로 조직화할 수 있다.	1	2	**3**	4
	f. 체육시간 전/후에 옷을 갈아입을 수 있다.	1	2	3	**4**
지역사회 활동	a. 자전거 / 롤러 스케이트를 탈 수 있다.	1	2	3	**4**
	b. 친구와 함께 놀이 활동에 참여할 수 있다.	1	2	**3**	4
	c. 방과 후에 학교 내 동아리 활동에 참여할 수 있다.	1	2	3	**4**
	d. 사교적 모임 활동에 참여할 수 있다.	1	2	3	**4**
	e. 여가 활동에 가족과 함께 할 수 있다.	1	2	3	**4**
	f. 활동 전 / 후에 옷 관리를 할 수 있다.	1	2	3	**4**

아동의 특성에 대한 선생님의 관찰 – 왜

영역	항목	시간 동안 나타나지 않음	가끔 나타남	자주 나타남	대부분 나타남
일과	a. 일과의 순서 / 구조를 이해한다.	1	2	3	**4**
	b. 일과를 조직화한다.	1	2	3	**4**
	c. 일과의 변화에 대해 대처할 수 있다.	1	2	3	**4**
	d. 활동이 어떻게 변화하였는지에 대해 대처할 수 있다.	1	2	3	**4**
	e. 활동의 다양성에 대해 대처할 수 있다.	1	2	3	**4**
책임감	a. 본인의 책임감을 이해한다.	1	2	3	**4**
	b. 본인의 책임에 대해 수용할 수 있다.	1	2	**3**	4
	c. 다수의 책임에 대해 관리할 수 있다.	1	2	**3**	4
	d. 활동과 관련된 규칙을 이해할 수 있다.	1	2	**3**	4
	e. 학교에서 리더의 규칙을 수용할 수 있다.	1	2	3	**4**
자신감	a. 자신의 능력에 대해 자신감을 보인다.	1	**2**	3	4
	b. 학교활동을 즐긴다.	1	**2**	3	4
	c. 활동 수행에 대해 만족한다.	1	**2**	3	4
	d. 그/그녀가 무엇을 더 잘하기를 원하는지 인식한다.	1	**2**	3	4
	e. 도전에 성공하기 위해 계속적으로 노력한다.	1	**2**	3	4
사회적 기술	a. 다른 사람들과 잘 어울린다.	1	**2**	3	4
	b. 친구들과 대화하거나 친근하게 이야기 한다.	1	2	3	**4**
	c. 다른 사람들이 알아들을 수 있게 말한다.	1	2	**3**	4
	d. 타인의 감정을 이해한다.	1	2	**3**	4
	e. 자신이 필요한 지원에 대해 요청할 수 있다.	1	2	**3**	4
조직화 기술	a. 활동을 위해 물체를 사용하고 조직화한다.	1	2	**3**	4
	b. 활동하는 동안 집중력을 유지할 수 있다.	1	**2**	3	4
	c. 과제 수행 시 나타나는 문제를 해결할 수 있다.	1	**2**	3	4
	d. 활동의 지침을 따른다.	1	**2**	3	4
	e. 올바른 순서로 활동 단계를 수행한다.	1	2	**3**	4
환경	a. 물리적 환경을 탐색 할 수 있다.	1	**2**	3	4
	b. 지역 사회 환경 참여할 기회가 있다.	1	2	**3**	4
	c. 참여하는데 도움이 되는 것들에 대해 접근할 수 있다.	1	2	**3**	4
	d. 학교 구성원의 지지를 받을 수 있다.	1	2	**3**	4
	e. 학교 환경은 학교 활동을 지원한다.	1	2	3	**4**
	f. 일상적 / 수용 가능한 방식으로 활동한다.	1	2	3	**4**

운동기술에 대한 선생님의 관찰 – 왜

영역	항목	좋아하지 않음	가끔 좋아함	보통	좋아함	아주 좋아함
움직임 조절	1. 공 던지기	1	**2**	3	4	5
	2. 공 잡기	1	2	**3**	4	5
	3. 공 치기	1	2	**3**	4	5
	4. 점프하기	1	2	**3**	4	5
	5. 달리기	**1**	2	3	4	5
	6. 계획 활동	1	2	**3**	4	5
	총점					**15/30**
소근육/손글씨쓰기	1. 적절한 속도로 글씨쓰기	**1**	2	3	4	5
	2. 알아볼 수 있게 글씨쓰기	1	**2**	3	4	5
	3. 풀칠하기와 붙이기	1	**2**	3	4	5
	4. 자르기	1	2	**3**	4	5
	총점					**8/20**
협응력	1. 스포츠를 좋아한다.	1	2	3	**4**	5
	2. 새로운 기술을 학습할 수 있다.	**1**	2	3	4	5
	3. 빠르기와 능숙함	1	**2**	3	4	5
	4. 난폭성(무례함)	**1**	2	3	4	5
	5. 피로해하지 않는다.	**1**	2	3	4	5
	총점					**9/25**
	전체 총점					**32/75**

5세~7세11개월 아동 (적절한 점수에 체크하시오)
15–46점: DCD 의심 또는 확신 ☑
47–75점: DCD가 아님 □

8세~9세11개월 아동 (적절한 점수에 체크하시오)
15–55점: DCD 의심 또는 확신 □
56–75점: DCD가 아님 □

10세~15세 아동 (적절한 점수에 체크하시오)
15–57점: DCD 의심 또는 확신 □
58–75점: DCD가 아님 □

그림 39.4 존—ACHIEVE Assessment 점수: 기초선과 재평가

점수 요약 – 재평가

이름: John　　　생년월일:

연령: 7 Yrs Month　　　관리번호:

임상적 코멘트:

부모용 설문지

부모가 활동빈도 관찰 – 무엇

영역	항목	시간 동안 나타나지 않음	가끔 나타남	자주 나타남	대부분 나타남
가정 활동	a. 목욕/샤워 후에 수건으로 닦을 수 있다.	1	2	3	**4**
	b. 화장실 사용 후 뒤처리를 할 수 있다.	1	2	3	**4**
	c. 옷을 벗고 입을 수 있습니다.	1	2	3	**4**
	d. 간단한 간식을 만들 수 있다.	1	2	**3**	4
	e. 나이프와 포크를 사용할 수 있다.	1	2	**3**	4
	f. 아침에 등교(등원) 준비를 할 수 있다.	1	2	3	**4**
학교 활동	a. 목욕/샤워 후에 수건으로 닦을 수 있다.	1	2	3	**4**
	b. 화장실 사용 후 뒤처리를 할 수 있다.	1	2	3	**4**
	c. 옷을 벗고 입을 수 있습니다.	1	2	3	**4**
	d. 간단한 간식을 만들 수 있다.	1	2	3	**4**
	e. 나이프와 포크를 사용할 수 있다.	1	2	3	**4**
	f. 아침에 등교(등원) 준비를 할 수 있다.	1	2	3	**4**
지역사회 활동	a. 자전거 / 롤러 스케이트를 탈 수 있다.	1	2	3	**4**
	b. 친구와 함께 놀이 활동에 참여할 수 있다.	1	2	3	**4**
	c. 방과 후에 학교 내 동아리 활동에 참여할 수 있다.	1	2	3	**4**
	d. 사교적 모임 활동에 참여할 수 있다.	1	2	3	**4**
	e. 여가 활동에 가족과 함께 할 수 있다.	1	2	3	**4**
	f. 활동 전 / 후에 옷 관리를 할 수 있다.	1	2	3	**4**

아동의 특성에 대한 부모관찰 – 어떻게

영역	항목	시간 동안 나타나지 않음	가끔 나타남	자주 나타남	대부분 나타남
일과	a. 일과의 순서 / 구조를 이해한다.	1	2	3	**4**
	b. 일과를 조직화한다.	1	2	3	**4**
	c. 일과의 변화에 대해 대처할 수 있다.	1	2	**3**	4
	d. 활동이 어떻게 변화하였는지에 대해 대처할 수 있다.	1	2	3	**4**
	e. 활동의 다양성에 대해 대처할 수 있다.	1	2	3	**4**
책임감	a. 본인의 책임감을 이해한다.	1	2	3	**4**
	b. 본인의 책임에 대해 수용할 수 있다.	1	2	3	**4**
	c. 다수의 책임에 대해 관리할 수 있다.	1	2	3	**4**
	d. 활동과 관련된 규칙을 이해할 수 있다.	1	2	3	**4**
	e. 집에서 리더의 규칙을 수용할 수 있다.	1	2	3	**4**
자신감	a. 자신의 능력에 대해 자신감을 보인다.	1	2	**3**	4
	b. 매일의 활동을 즐긴다.	1	2	3	**4**
	c. 활동 수행에 대해 만족한다.	1	2	**3**	4
	d. 그/그녀가 무엇을 더 잘하기를 원하는지 인식한다.	1	2	3	**4**
	e. 도전에 성공하기 위해 계속적으로 노력한다.	1	2	**3**	4
사회적 기술	a. 다른 사람들과 잘 어울린다.	1	2	3	**4**
	b. 친구들과 대화하거나 친근하게 이야기 한다.	1	2	3	**4**
	c. 다른 사람들이 알아들을 수 있게 말한다.	1	2	3	**4**
	d. 타인의 감정을 이해한다.	1	2	**3**	4
	e. 자신이 필요한 지원에 대해 요청할 수 있다.	1	2	3	**4**
조직화 기술	a. 활동을 위해 물체를 사용하고 조직화한다.	1	2	3	**4**
	b. 활동하는 동안 집중력을 유지할 수 있다.	1	2	**3**	4
	c. 과제 수행 시 나타나는 문제를 해결할 수 있다.	1	2	**3**	4
	d. 활동의 지침을 따른다.	1	2	3	**4**
	e. 올바른 순서로 활동 단계를 수행한다.	1	2	3	**4**
환경	a. 물리적 환경을 탐색 할 수 있다.	1	2	3	**4**
	b. 지역 사회 환경 참여할 기회가 있다.	1	2	3	**4**
	c. 참여하는데 도움이 되는 것들에 대해 접근할 수 있다.	1	2	3	**4**
	d. 가족 구성원의 지지를 받을 수 있다.	1	2	3	**4**
	e. 학교 환경은 학교 활동을 지원한다.	1	2	3	**4**
	f. 일상적 / 수용 가능한 방식으로 활동한다.	1	2	3	**4**

운동기술에 대한 부모의 관찰 – 어떻게

영역	항목	좋아하지 않음	가끔 좋아함	보통	좋아함	아주 좋아함
움직임 조절	1. 공 던지기	1	2	**3**	4	5
	2. 공 잡기	1	2	**3**	4	5
	3. 공 치기	1	2	**3**	4	5
	4. 점프하기	1	2	3	**4**	5
	5. 달리기	1	2	**3**	4	5
	6. 계획 활동	1	2	3	**4**	5
	총점					20/30
소근육/손글씨쓰기	1. 적절한 속도로 글씨쓰기	1	**2**	3	4	5
	2. 알아볼 수 있게 글씨쓰기	1	2	**3**	4	5
	3. 풀칠하기와 붙이기	**1**	2	3	4	5
	4. 자르기	1	**2**	3	4	5
	총점					8/20
협응력	1. 스포츠를 좋아한다.	1	2	3	**4**	5
	2. 새로운 기술을 학습할 수 있다.	1	2	**3**	4	5
	3. 빠르기와 능숙함	1	2	**3**	4	5
	4. 난폭성(무례함)	**1**	2	3	4	5
	5. 피로해하지 않는다.	1	2	3	4	**5**
	총점					16/25
	전체 총점					44/75

5세~7세11개월 아동 (적절한 점수에 체크하시오)
15–46점: DCD 의심 또는 확신 ☑
47–75점: DCD가 아님 □

8세~9세11개월 아동 (적절한 점수에 체크하시오)
15–55점: DCD 의심 또는 확신 □
56–75점: DCD가 아님 □

10세~15세 아동 (적절한 점수에 체크하시오)
15–57점: DCD 의심 또는 확신 □
58–75: DCD가 아님 □

학교용 설문지

활동빈도에 대한 선생님의 관찰 – 무엇

영역	항목	시간 동안 나타나지 않음	가끔 나타남	자주 나타남	대부분 나타남
학교생활과 관련된 가정 활동	a. 화장실 사용 후 뒤처리를 할 수 있다.	1	2	3	**4**
	b. 옷을 벗고 입을 수 있습니다.	1	2	3	**4**
	c. 나이프와 포크를 사용할 수 있다.	1	2	**3**	4
	d. 간단한 간식을 만들 수 있다.	1	2	**3**	4
	e. 아침에 등교(등원) 준비를 할 수 있다	1	2	3	**4**
	f. 학교활동을 준비할 수 있다.	1	2	3	**4**
학교 활동	a. 학습 자료를 사용할 수 있다.	1	2	3	**4**
	b. 도형 / 문자 / 글자를 쓸 수 있다.	1	2	3	**4**
	c. 스포츠 / 여가 활동에 참여할 수 있다.	1	2	**3**	4
	d. 학교의 교육과정에 참여할 수 있다.	1	2	**3**	4
	e. 스스로 조직화할 수 있다.	1	2	**3**	4
	f. 체육시간 전/후에 옷을 갈아입을 수 있다.	1	2	3	**4**
지역사회 활동	a. 자전거 / 롤러 스케이트를 탈 수 있다.	1	2	3	**4**
	b. 친구와 함께 놀이 활동에 참여할 수 있다.	1	2	**3**	4
	c. 방과 후에 학교 내 동아리 활동에 참여할 수 있다.	1	2	3	**4**
	d. 사교적 모임 활동에 참여할 수 있다.	1	2	3	**4**
	e. 여가 활동에 가족과 함께 할 수 있다.	1	2	3	**4**
	f. 활동 전 / 후에 옷 관리를 할 수 있다.	1	2	3	**4**

아동의 특성에 대한 선생님의 관찰 – 어떻게

영역	항목	시간 동안 나타나지 않음	가끔 나타남	자주 나타남	대부분 나타남
일과	a. 일과의 순서 / 구조를 이해한다.	1	2	3	**4**
	b. 일과를 조직화한다.	1	2	3	**4**
	c. 일과의 변화에 대해 대처할 수 있다.	1	2	3	**4**
	d. 활동이 어떻게 변화하였는지에 대해 대처할 수 있다.	1	2	3	**4**
	e. 활동의 다양성에 대해 대처할 수 있다.	1	2	3	**4**
책임감	a. 본인의 책임감을 이해한다.	1	2	3	**4**
	b. 본인의 책임에 대해 수용할 수 있다.	1	2	**3**	4
	c. 다수의 책임에 대해 관리할 수 있다.	1	2	3	**4**
	d. 활동과 관련된 규칙을 이해할 수 있다.	1	2	**3**	4
	e. 학교에서 리더의 규칙을 수용할 수 있다.	1	2	3	**4**
자신감	a. 자신의 능력에 대해 자신감을 보인다.	1	2	3	**4**
	b. 학교활동을 즐긴다.	1	2	3	**4**
	c. 활동 수행에 대해 만족한다.	1	2	3	**4**
	d. 그/그녀가 무엇을 더 잘하기를 원하는지 인식한다.	1	2	3	**4**
	e. 도전에 성공하기 위해 계속적으로 노력한다.	1	2	3	**4**
사회적 기술	a. 다른 사람들과 잘 어울린다.	1	2	3	**4**
	b. 친구들과 대화하거나 친근하게 이야기 한다.	1	2	3	**4**
	c. 다른 사람들이 알아들을 수 있게 말한다.	1	2	**3**	4
	d. 타인의 감정을 이해한다.	1	2	3	**4**
	e. 자신이 필요한 지원에 대해 요청할 수 있다.	1	2	**3**	4
조직화 기술	a. 활동을 위해 물체를 사용하고 조직화한다.	1	2	**3**	4
	b. 활동하는 동안 집중력을 유지할 수 있다.	1	2	3	**4**
	c. 과제 수행 시 나타나는 문제를 해결할 수 있다.	1	2	3	**4**
	d. 활동의 지침을 따른다.	1	2	3	**4**
	e. 올바른 순서로 활동 단계를 수행한다.	1	2	**3**	4
환경	a. 물리적 환경을 탐색 할 수 있다.	1	2	3	**4**
	b. 지역 사회 환경 참여할 기회가 있다.	1	2	**3**	4
	c. 참여하는데 도움이 되는 것들에 대해 접근할 수 있다.	1	2	**3**	4
	d. 학교 구성원의 지지를 받을 수 있다.	1	2	**3**	4
	e. 학교 환경은 학교 활동을 지원한다.	1	2	3	**4**
	f. 일상적 / 수용 가능한 방식으로 활동한다.	1	2	3	**4**

운동기술에 대한 선생님의 관찰 – 어떻게

영역	항목	좋아하지 않음	가끔 좋아함	보통	좋아함	아주 좋아함
움직임 조절	1. 공 던지기	1	**2**	3	4	5
	2. 공 잡기	1	2	**3**	4	5
	3. 공 치기	1	2	**3**	4	5
	4. 점프하기	1	2	**3**	4	5
	5. 달리기	**1**	2	3	4	5
	6. 계획 활동	1	2	**3**	4	5
	총점					15/30
소근육/손글씨쓰기	1. 적절한 속도로 글씨쓰기	**1**	2	3	4	5
	2. 알아볼 수 있게 글씨쓰기	1	**2**	3	4	5
	3. 풀칠하기와 붙이기	1	**2**	3	4	5
	4. 자르기	1	2	**3**	4	5
	총점					8/20
협응력	1. 스포츠를 좋아한다.	1	2	3	**4**	5
	2. 새로운 기술을 학습할 수 있다.	**1**	2	3	4	5
	3. 빠르기와 능숙함	1	**2**	3	4	5
	4. 난폭성(무례함)	**1**	2	3	4	5
	5. 피로해하지 않는다.	**1**	2	3	4	5
	총점					9/25
	전체 총점					32/75

5세~7세11개월 아동 (적절한 점수에 체크하시오)
15–46점: DCD 의심 또는 확신 ☑
47–75점: DCD가 아님 □

8세~9세11개월 아동 (적절한 점수에 체크하시오)
15–55점: DCD 의심 또는 확신 □
56–75점: DCD가 아님 □

10세~15세 아동 (적절한 점수에 체크하시오)
15–57점: DCD 의심 또는 확신 □
58–75점: DCD가 아님 □

그림 39.4 존—ACHIEVE Assessment 점수: 기초선과 재평가

표 39.6 존–ABC2 점수 (Henderson & Sugden, 1992)

Movement ABC2 점수	소근육 기민성– 9th 퍼센트, 움직임 어려움의 위험 요인을 가지고 있음 표적 던지기와 잡기– 75th 퍼센트, 움직임의 어려움 없음 균형– 9th 퍼센트, 움직임 어려움의 위험 요인을 가지고 있음
종합적인 백분위	9th 퍼센트, 움직임 어려움의 위험 요인을 가지고 있다고 판단됨

Movement ABC2는 글씨쓰기 가위질과 같은 아동의 소근육 능력, 공 던지기 기술, 균형능력을 평가한다. 평가결과는 아동의 또래 연령의 수행과 비교하여 운동 어려움의 정도에 해한 정보를 제공한다. 5 퍼센트: 움직임의 어려움이 확연함, 5~15퍼센트: 움직임 어려움의 위험 요인을 가지고 있음, 15퍼센트 이상: 움직임의 어려움 없음.

략을 인식하였다–중재 서술: 작업치료 책을 통해 (1)학교 환경의 수정, (2)의지를 되살리기, (3)기술 쌓기의 과정.

수행과 치료 모니터링

학교 작업치료사의 철학은 아동의 작업 참여를 지원하기 위해 좀 더 연속적인 접근법을 사용할 수 있고, 아동을 치료적으로 지지하는 권한을 가지고 있다는 것이다. 존의 선생님에게 협력적 의사소통 챠트(CIRCLE Collaboration, 2009a)와 치료 매뉴얼: 작업치료(CIRCLE Collabora tion, 2009b) 책을 사용하여 존에 대한 이해를 공유하였다. 치료사와 선생님에 의해 완성된 챠트는 연속적인 의사소통을 지지하는 구조화된 언어이다. 또한 치료사와 선생님이 존의 학급에서의 조직화 기술과 집중력을 향상시키기 위한 전략을 논의하는 언어로써 제공된다. 중재의 내용은 다음과 같다.

- 존의 연필 쥐기를 향상시킨다.
- 존의 산만함 감소를 위해 책상을 반에서 가장 앞쪽 코너 부분으로 이동시켜 중심을 바라보도록 앉힌다. 과제 수행과 도구 사용에 적합한 공간을 확보하도록 좀 더 넓은 책상을 제공한다.
- 글쓰기 활동 동안 감각피드백을 제공할 수 있는 다양한 도구를 제공한다(고무 재질의 쥐기, 무게가 있는 연필, 무게가 있는 손목 밴드 등).
- 존의 선생님은 활동의 완수 시 칭찬하였고, 비슷한 결과를 보인 다른 아동의 결과물과 나란히 전시하였다.
- 존의 선생님은 존이 쓰기 활동에 강력한 관심을 나타내게 하기 위해 다양한 쓰기 과제를 만들었다.
- 존의 선생님은 존이 쓰기과제를 하는 동안 즐거움을 느끼는 때가 언제인지에 대해 인식하였다.
- 선생님은 반에서 그의 친구들이 존의 글씨쓰기에 긍정적 피드백을 제공하도록 촉진시켰다.
- 선생님은 존이 가진 문제들로 인해 이미 실패했었던 과제에도 인내심을 가지고 긍정적으로 지지하였다.
- 선생님은 그의 쓰기 과제에 대한 인식을 바꾸었다; 존의 글씨쓰기에 문제에 대해 자유로워졌고, 집중을 유지할 수 있도록 집중력 전략을 사용하여 그를 지지하였다.
- 존의 선생님은 존에게 쓰기 과제에 대한 지도를 제공하기 전에 반드시 존과 눈을 맞추었다.
- 존의 매일의 생활에 기초하여 작업 공간을 분명한 방법으로 세팅하고 강력한 일과를 통합하였다.
- 존에게 타이머를 제공하여 10분 내에 과제를 수행하도록 가르쳤다.
- 치료사와 존은 존이 학교에서 각 과제의 시작과 끝을 독립적으로 수행하였는지 확인할 수 있는 체크리스트를 협력하여 만들었다.

선생님은 중재기간 동안 나타난 문제나 염려에 대해서는 언제든지 치료사와 연락하여 상의하였다. 중재는 오로지 선생님에 의해 제공되었다.

표 39.7 존–글씨쓰기 점수 (Alston & Taylor, 1988)

평가	글씨쓰기 파일
수행지표	분당 글자 수
점수	1분에 26개 글자(7세는 1분에 28개 이상의 글자를 쓰는 것이 정상적임)

수집한 정보로 결과 평가하기

존의 학교에서 작업적 참여는 치료적으로 예상된 방향으로 변화되었다. 4주 이후 재평가가 시행되었으며, 다음의 도구를 사용하여 검토하였다.

- 목표 성취(함께 참여한 치료사 또는 교육적 목표 검토)
- ACHIEVE Assessment(그림 39.4)
- SCOPE(그림 39.5)

기초선

자발성		습관	
탐구	**1** 2 3 4	일상생활	1 2 3 **4**
즐거움의 표현	**1** 2 3 4	변화에 대한 반응	1 2 3 **4**
선호도 및 선택	**1** 2 3 4	일과	1 2 3 **4**
도전에 대한 반응	**1** 2 3 4	역할	1 2 3 **4**

의사소통과 상호작용 기술		처리기술	
비언어적	1 2 **3** 4	물건의 이해/사용	**1** 2 3 4
언어적 표현	1 2 3 **4**	환경에 대한 인식	**1** 2 3 4
대화	1 2 **3** 4	계획/의사결정	**1** 2 3 4
관계유지	1 2 **3** 4	문제해결능력	**1** 2 3 4

운동기술		환경	
자세/움직임	1 **2** 3 4	물리적 공간	1 **2** 3 4
협응	1 **2** 3 4	물리적 자원	1 **2** 3 4
근력	1 2 3 **4**	사회적 그룹	1 2 **3** 4
에너지/지구력	1 **2** 3 4	활동 요건	1 **2** 3 4

재평가

자발성		습관	
탐구	1 2 3 **4**	일상생활	1 2 3 **4**
즐거움의 표현	1 2 3 **4**	변화에 대한 반응	1 2 3 **4**
선호도 및 선택	1 2 3 **4**	일과	1 2 3 **4**
도전에 대한 반응	1 2 3 **4**	역할	1 2 3 **4**

의사소통과 상호작용 기술		처리기술	
비언어적	1 2 **3** 4	물건의 이해/사용	1 2 3 4
언어적 표현	1 2 3 **4**	환경에 대한 인식	1 2 3 4
대화	1 2 **3** 4	계획/의사결정	1 2 3 4
관계유지	1 2 **3** 4	문제해결능력	1 2 3 4

운동기술		환경	
자세/움직임	1 2 **3** 4	물리적 공간	1 2 3 **4**
협응	1 2 **3** 4	물리적 자원	1 2 3 **4**
근력	1 2 3 **4**	사회적 그룹	1 2 **3** 4
에너지/지구력	1 2 **3** 4	활동 요건	1 2 3 **4**

점수 : 1 = 작업의 참여 촉진
2 = 작업의 참여 허용
3 = 작업의 참여 억제
4 = 작업의 참여 제한

그림 39.5 존 – 아동작업 프로파일(Short Child Occupational Profile : SCOPE) 점수(From Bowyer, P., Ross, M., Schwartz, O., Kielhofner, G., & Kramer, J. [2006]. The short child occupational profile [SCOPE; Version 2.1]. Chicago, IL: Model of Human Occupation Clearing-house.)

존은 좀 더 자신감을 가지고 학급에서 수행할 수 있게 되었으며, 4주 동안 목표에 도달하였다. 이는 선생님의 기록(**그림 39.4**)에서 볼 수 있듯이 존은 자신감과 조직화 기술이 향상되었다. 존은 자기-모니터 전략을 사용하여 자신의 모습을 관찰할 수 있었다. 선생님은 그가 반에서 산만함이 감소되었고 침착해졌으며, 집중이 좋아졌다고 언급하였다. SCOPE를 사용한 학급에서의 관찰에서도 자신감과 조직화 기술의 점수가 향상되었음이 나타났다(**그림 39.5**). 가장 중요한 것은 존이 글씨쓰기를 수행할 때 극심한 공포를 느끼는 상황이 줄었으며, 그의 태도와 자세로 편안해 보인다는 것이다. 그는 치료사에게 자랑스럽게 그의 수행 결과물을 보여주었다.

결론 Conclusion

이장에서는 MOHO 이론의 개념과 실제적인 적용에 대해 논의하였다. 두 가지 사례를 소개하여 MOHO 개념을 적용한 치료적 추론의 과정을 소개하였다. 사례에서 논의하였듯이 치료사는 클라이언트 중심, 실행에 초점을 둔 작업적 MOHO 개념을 사용하여야 한다. 이 장에서는 이 모델을 사용하기 위한 이론적, 경험적, 현실적 자원에 대해 소개하였다. MOHO 이론을 적용하기 희망하는 자는 누구든지 이러한 자원의 이점을 활용할 수 있었으면 한다.

참고문헌 References

Alston, J., & Taylor, J.(1988). *The handwriting file*(2nd ed.). Wisbech, United Kingdom: LDA.

American Occupational Therapy Association.(2002). Occupational therapy practice framework: Domain and process. *American Journal of Occupational Therapy*, *56*, 609–639.

Ayres, A. J.(1979). *Sensory integration and the child.* Los Angeles, CA: Western Psychological Services.

Baron, K., Kielhofner, G., Iyenger, A., Goldhammer, V., & Wolenski, J.(2006). *The Occupational Self Assessment*(OSA; Version 2.2). Chicago, IL: Model of Human Occupation Clearinghouse.

Basu, S., Kafkes, A., Geist, R., & Kielhofner, G.(2002). *The Pediatric Volitional Questionnaire*(PVQ; Version 2.0). Chicago, IL: Model of Human Occupation Clearinghouse.

Bernspang, B., & Fisher, A.(1995). Differences between persons with a right or left cerebral vascular accident on the assessment of motor and process skills. *Archives of Physical Medicine and Rehabilitation*, *75*, 1144–1151.

Bowyer, P., Ross, M., Schwartz, O., Kielhofner, G., & Kramer, J.(2006). *The short child occupational profile*(SCOPE; Version 2.1). Chicago, IL: Model of Human Occupation Clearinghouse.

Braveman, B., Robson, M., Velozo, C., Kielhofner, G., Fisher, G., Forsyth, K., & Kerschbaum, J.(2005). *The worker role interview*(WRI; Version 10.0). Chicago, IL: Model of Human Occupation Clearinghouse.

CIRCLE Collaboration.(2009a). *Collaborative communication chart.* Edinburgh, Scotland: City of Edinburgh Council, Queen Margaret University, and NHS Lothian.

CIRCLE Collaboration.(2009b). *Inclusive learning and collaborative working: Teachers' ideas in practice*. Edinburgh, Scotland: City of Edinburgh Council, Queen Margaret University, and NHS Lothian.

CIRCLE Collaboration.(2009c). *Intervention descriptions: Occupational therapy*. Edinburgh, Scotland: City of Edinburgh Council, Queen Margaret University, and NHS Lothian.

CIRCLE Collaboration.(2009d). *Therapy manual: Occupational therapy*. Edinburgh, Scotland: City of Edinburgh Council, Queen Margaret University, and NHS Lothian.

de las Heras, C. G., Lierena, V., & Kielhofner, G.(2003). *Remotivation process: Progressive intervention for individuals with severe volitional challenges*(Version 1.0). Chicago, IL: Department of Occupational Therapy, University of Illinois at Chicago.

Doble, S.(1991). Test-retest and interrater reliability of a process skills assessment. *Occupational Therapy Journal of Research*, *11*, 8–23.

Elenko, B. K., Hinojosa, J., Blount, M.-L., & Blount, W.(2000). Perspectives. In J. Hinojosa & M.-L. Blount(Eds.), *The texture of life: Purposeful activities in occupational therapy*(pp. 16–35). Bethesda, MD: American Occupational Therapy Association.

Fisher, A. G.(2003). *Assessment of Motor and Process Skills*(5th ed.). Fort Collins, CO: Three Star.

Fisher, A., & Kielhofner, G.(1995). Skill in occupational performance. In G. Kielhofner(Ed.), *A model of human occupation: Theory and application*(2nd ed., pp. 113–137). Baltimore, MD: Lippincott Williams & Wilkins.

Fisher, G., Arriaga, P., Less, C., Lee, J., & Ashpole, E.(2008). *The residential environment impact survey*(REIS; Version 2.0). Chicago, IL: Model of Human Occupation Clearinghouse.

Forsyth, K., Deshpande, S., Kielhofner, G., Henriksson, C., Haglund, L., Olson, L., . . . Kulkarni, S.(2005). *The Occupational Circumstances Assessment Interview and Rating Scale*(OCAIRS; Version 4.0). Chicago, IL: Model of Human Occupation Clearinghouse.

Forsyth, K., Lai, J., & Kielhofner, G.(1999). The Assessment of Communication and Interaction Skills(ACIS): Measurement properties. *British Journal of Occupational Therapy*, *62*(2), 69–74.

Forsyth, K., Salamy, M., Simon, S., & Kielhofner, G.(1998). *Assessment of Communication and Interaction Skills*(Version 4.0). Chicago, IL: Model of Human Occupation Clearinghouse.

Forsyth, K., Whitehead, J., Owen, C., & Gorska, S.(2012). *A users guide to the Active in Children Health Integrating Evidence Valuing Experience(ACHIEVE) Assessment*. Edinburgh: Queen Margaret University.

Frust, G., Gerber, L., Smith, C., Fisher, S., & Shulman, B.(1987). A program for improving energy conservation behaviors in adults with rheumatoid arthritis. *American Journal of Occupational Therapy*, *41*, 102–111.

Gerber, L., & Frust, G.(1992). Scoring methods and application of the Activity Record(ACTRE) for patients with musculoskeletal disorders. *Arthritis Care and Research*, *5*, 151–156.

Haglund, L., Ekbladh, E., Thorell, L., & Hallberg, I. R.(2000). Practice models in Swedish psychiatric occupational therapy. *Scandinavian Journal of Occupational Therapy*, *7*(3), 107–113.

Hemmingson, H., Egilson, S., Hoffman, O., & Kielhofner, G.(2005). *School Setting Interview*(SSI; Version 3.0). Nacka, Sweden: Swedish Association of Occupational Therapists.

Henderson, E., & Sugden, D.(1992). *The Movement Assessment Battery for Children*. London, United Kingdom: Psychological Corporation.

Henry, A. D.(2000). *The pediatric interest profiles: Surveys of play for children and adolescents*. Unpublished manuscript, Model of Human Occupation Clearinghouse, Department of Occupational Therapy, University of Illinois, Chicago, Illinois.

Keller, J., Kafkes, A., Basu, S., Federico, J., & Kielhofner, G.(2005). *A user's guide to Child Occupational Self Assessment*(COSA; Version 2.1). Chicago, IL: University of Illinois, Chicago.

Kielhofner, G.(1980a). A model of human occupation: 2. Ontogenesis from the perspective of temporal adaptation. *American Journal of Occupational Therapy*, *34*, 657–663.

Kielhofner, G.(1980b). A model of human occupation: 3. Benign and vicious cycles. *American Journal of Occupational Therapy*, *34*, 731–737.

Kielhofner, G.(2008). *A model of human occupation: Theory and application*(4th ed.). Baltimore, MD: Lippincott Williams & Wilkins.

Kielhofner, G., & Burke, J.(1980). A model of human occupation: 1. Conceptual framework and content. *American Journal of Occupational Therapy*, *34*, 572–581.

Kielhofner, G., Burke, J., & Heard, I. C.(1980). A model of human occupation: 4. Assessment and intervention. *American Journal of Occupational Therapy*, *34*, 777–788.

Kielhofner, G., Mallison, T., Crawford, C., Nowak, M., Rigby, M., Henry, A., & Walens, D.(2004). *Occupational performance history interview-II*(OPHI-II; Version 2.1). Chicago, IL: Model of Human Occupation Clearinghouse.

Law, M.(1998). *Client-centered occupational therapy*. Thorofare, NJ: Slack.

Law, M., Cooper, B. A., Strong, S., Stewart, D., Rigby, P., & Letts, L.(1997). Theoretical contexts for the practice of occupational therapy. In C. Christiansen & C. Baum(Eds.), *Occupational therapy: Enabling function and well-being*(2nd ed., pp. 73–102). Thorofare, NJ: Slack.

Law, M., & McColl, M. A.(1989). Knowledge and use of theory among occupational therapists: A Canadian survey. *Canadian Journal of Occupational Therapy*, *56*, 198–204.

Lee, S. W., Taylor, R., Kielhofner, G., & Fisher, G.(2008). Theory use in practice: A national survey of therapists who use the model of human occupation. *American Journal of Occupational Therapy*, *62*, 106–117.

Matsutsuyu, J.(1969). The interest checklist. *American Journal of Occupational Therapy*, *23*, 323–328.

Moore-Corner, R. A., Kielhofner, G., & Olson, L.(1998). *A user's guide to Work Environment Impact Scale*. Chicago, IL: Model of Human Occupation Clearinghouse.

National Board for the Certification in Occupational Therapy.(2004). A practice analysis study of entry-level occupational therapists registered and certifies occupational therapy assistant practice. *OTJR: Occupation, Participation and Health*, *24*(Suppl. 1), s1–s31.

Oakley, F., Kielhofner, G., & Barris, R.(1985). An occupational therapy approach to assessing psychiatric patients' adaptive functioning. *American Journal of Occupational Therapy*, *39*, 147–154.

Parkinson, S., Forsyth, K., & Kielhofner, G.(2006). *A user's manual for the model of human occupation screening tool*(MOHOST; Version 2.0). Chicago, IL: University of Illinois, Chicago.

Pedretti, L. W., & Early, M. B.(Eds.).(2001). Occupational performance and models of practice for physical dysfunction. In *Occupational therapy: Practice skills for physical dysfunction*(5th ed). St. Louis, MO: Mosby.

Prior, S., Forsyth, K., & Ritchie, L.(2011). *ActiVate Collaboration: Occupational therapy & evidence based vocational rehabilitation*. Edinburgh: Queen Margaret University, NHS Lothian.

Smith, N. R., Kielhofner, G., & Watts, J.(1986). The relationship between volition, activity pattern, and life satisfaction in the elderly. *American Journal of Occupational Therapy*, *40*, 278–283.

Townsend, S., Carey, P. D., Hollins, N. L., Helfrich, C., Blondis, M., Hoffman, A., . . . Blackwell, A.(1999). *The Occupational Therapy Psychosocial Assessment of Learning*(OT PAL; Version 2.0). Chicago, IL: Model of Human Occupation Clearinghouse.

Trombly, C. A., & Radomski, M. V.(2001). *Occupational Therapy for Physical Dysfunction*(5th edition). Philadelphia, PA: Lippincott Williams & Wilkins.

Watts, J. H., Hinson, R., Madigan, M. J., McGuigan, P. M., & Newman, S. M.(1999). The assessment of occupational functioning—Collaborative version. In B. J. Hempill-Pearson(Ed.), *Assessments in Occupational Therapy in Mental Health*. Thorofare, NJ: Slack.

Wilkeby, M., Pierre, B. L., & Archenholtz, B.(2006). Occupational therapists' reflection on practice within psychiatric care: A Delphi study. *Scandinavian Journal of Occupational Therapy*, *13*, 151–159.

Wilson, B. N., Kaplan, B. J., Crawford, S. G., Campbell, A., & Dewey, D.(2000). Reliability and validity of a parent questionnaire on childhood motor skills. *American Journal of Occupational Therapy*, *54*, 484–493.

40 장

작업적응이론

Theory of Occupational Adaptation

박주영 옮김

학습목표

이 장을 학습한 후, 다음의 내용을 할 수 있을 것이다:

1. 다른 작업기반 실무이론에 비해 가장 두드러진 작업적응(OA)의 특징을 진술한다.
2. OA기반 치료 프로그램에 치료추론가이드를 활용해야 하는 필요성을 기술한다.
3. 평가와 중재를 위한 OA 가이드의 핵심 양상들을 기술한다.
4. 가장 강력한 치료도구들 중 하나가 자신(self)을 치료에 활용하는 방법인 이유를 설명한다.
5. 진정한 작업기반 실무를 개발하기 위해서, 정립된 이론을 활용해야 하는 이유를 설명한다.

알폰소는 11세 남아이며 공립학교 5학년에 다니는데, 주의집중력 부족 장애, 읽기 문제, 행동문제(수업 중과 쉬는 시간에 모두 나타남)로 작업치료에 의뢰되었다. 알폰소의 작업치료사인 클로데트(클로데뜨)는 알폰소와 비슷한 문제를 가지고 있는 다른 남아들과 알폰소를 같은 치료군에 넣으려 한다. 이 집단은 작업적응(OA)이론에 근거해서 만든 집단이다. 클로데트가 알폰소를 치료하는 과정을 본 장의 사례 연구로 제시한다.

지적유산 Intellectual Heritage

1987년 텍사스 여자 대학 작업치료 교수진은 이 대학 작업치료 대학장인 닥터 그레이스 길케슨으로부터 작업치료 박사과정을 만들라는 지시를 받았다. 이 교수진이 당면한 과제들 중 하나는 작업치료 학문과 실무에 이 박사과정 프로그램이 기여하게되는 부분을 나열하고 기본틀을 잡는 일이었다. 오랜 조사와 토의 끝에 이 위원회에서는 누가봐도 근본적이고 박사과정 전반에서 반드시 강조되어야하는 작업치료의 두 가지 개념들이 있다는 데 동의했다. 그 두 개념은 작업과 적응(occupation, adaptation)이었다. 이 위원회에서는 작업과 적응이 작업치료 전문직의 시작이며, 그 철학의 중심이자, 향후 무결성의 본질이라고 보았다. 따라서 신설 박사 과정의 연구 포커스는 OA(occupational adaptation)로 정해졌다.

이 박사과정의 설계가 진행되었고, 위원들 간에 업무를 분담했다. 샐리 슐츠와 재닛 슈케이드는 이들이 정립한 OA 개념을 박사과정의 핵심 관점으로 발전시키는 일을 맡았다. 앤 핸더슨, 리라 로렌스, 캐슬린 리드 박사는 저명한 작업치료 학자들로서 이 박사과정 개발과 OA 연구 포커스 개발과정 전반에서 지속적인 컨설팅을 제공했다. 1994년에 박사과정이 만들어졌고, 2007년 기준 30여명의 대학원생들이 재학했다. 슈케이드와 슐츠는 초기에 세운 **작업적응** 개념을 확장시켰다. 이들은 OA를 준거틀로 도입했다. 최근에는 작업치료 실무와 연구에서 가장 중요한 이론 중 하나로 OA를 도입했다.

OA이론에서는 **작업**과 **적응**이라는 두 가지 포괄적 개념을 통합한다. 작업(occupation)은 여러 논문에서 작업치료 패러다임으로 소개되었다. 적응 개념은 작업치료 패러다임으로써 King(1978)이 언급했고 슐츠와 슈케이트(1997)가 정식 제안했다. 이 이론의 기원은 윌리엄 던톤(1913)과 아돌프 메이어(1922)의 저서로 거슬러 올라간다. 슈케이드와 슐츠는 작업치료 분야는 물론 다른 분야의 이론들에서도 큰 영향을 받았다. OA 중재를 특정 인구집단에 적용한 사례는 1992년 처음 발표되었다(Schkade & Schultz 1992). 1994년에는 시설내 건강 중재 관련 논문이 발표되었다(Schkade & Schultz1994). 이후 다년간 모집단 특이적 OA 활용에 대한 논문이 다수 발표되었다(Werner 2000 등 다수).

작업적응이론의 전제

Guiding Assumptions of Occupational Adaptation Theory

모든 이론의 베이스에는 기본 전제가 있다. 대부분 작업치료의 기본 전제는 클라이언트들이 기능을 할수록 적응력도 좋아진다는 전제이다. OA이론에서는 그와 정반대의 견해를 피력한다. OA기반 실행의 기본 전제는, 클라이언트의 적응력이 증가하면, 클라이언트의 기능도 향상된다는 것이다. OA이론 창시자(Schkade & Schultz 1992)들은 작업수행과 인간적응 간에 관계에 대한 6가지 전제들을 제안했다. 이 전제들은 생애 과정 전체에 적용되며 규준적 전제라고 여겨지고 있다. 이 전제들은 다음과 같다:

1. 작업에서 역량은 수행해야 하는 내적, 외적 요구들에 대한 평생 적응과정이다.
2. 수행요구는 개인의 작업역할과 그런 역할들이 발생하는 맥락(개인–작업 환경 간의 인터랙션)의 일환으로서 자연 발생한다.
3. 수행요구를 충족하지 못할 수준까지 개인의 적응력이 손상되기 때문에 기능장애가 발생한다.
4. 개인의 **적응역량**은 장애, 신체 정서적 불능, 스트레스 심한 생애 이벤트로 인해서 압도당할 수 있다.
5. 기능장애가 심할수록, 개인의 적응과정에서 변화 요구도 커진다.
6. 작업수행 성공이란 자신과 타인들을 만족시킬 수 있는 수준의 숙달을 통해서 개인이 적응하는 직접적인 능력에서 나온 결과이다.

이 6개 전제들은 작업치료에 대한 전제가 아니다. 이 전제들은 작업수행과 인간적응 간의 규준적 관계에 대한 전제들이다. 이 전제들은 작업치료와 상관있다. 그 이유는 이런 전제들을 바탕으로 작업치료사가 클라이언트를 치료하는 과정에서 나타나는 문제점들을 볼 수 있기 때문이다. 작업치료사가 경험하는 가장 흔한 관점은 의학적 모델(medical model)과 그 기본 전제들이다. 의학(medicine)에서는 환자들의 신체 계통을 중심으로 환자들을 본다. 치료시에는 확인된 계통의 이상을 시정하는데 집중한다. 의학의 병과 치료에 대한 기본 전제에 따라서 적용하는 중재법과 관점이 정해진다. 예를 들어, 간호사가 챠트에 있는 검사결과, 바이탈 사인, 진척도를 검토한다. 이 간호사가 68세 백인 남자 환자에게 가서 "오늘 어떠세요?"라고 묻는다. 환자는 "아주 좋은데 많이 아프고, 쉽게 피곤해져요"라고 대답한다. 간호사는 의사에게 진통제 처방을 늘리고 활동을 늘리는 오더를 작성해 줄 것을 요청한다.

OA기반의 작업치료 시에 치료사는 이 이론의 기본 전제 6가지를 여과장치로 삼아서 환자를 본다. OA 구성개념, 모델, 중재방법들이 모두 이런 전제들에 근거하며, OA이론의 핵심이다. OA를 활용하는 작업치료사가 68세 클라이언트를 찾아간다. 치료사는 이 환자가 버스 운전사였으며 은퇴했다는 것을 알고 있고, 그가 결혼해서 4명의 자녀를 두었고, 9명의 손자가 있다는 것도 알고 있다. 작업치료사는 "엉덩이 뼈가 부러지지 않았다면 오늘같은 날 무엇을 하실거에요?"라고 묻는다. 클라이언트는 "글쎄요, 모르겠어요. 지금 중요한 단 한 가지는 내가 내 발로 설 수 있으면 좋겠어요"라고 답한다. 치료사는 "예, 그러면 그것에 집중하자구요. 심하게 다치셨어요. 집으로 돌아가시면 이런 저런 일을 할 때 예전과는 다르게 하셔야 될 거에요. 제가 그 부분을 도와드릴게요. 선생님에게 가장 중요한 게 무엇인지에 대해서부터 얘기하시죠" 라고 답한다.

작업적응이론 개론

Introduction to the Theory of Occupational Adaptation

OA이론에 대한 최초의 논문은 2부로 구성되었다(Schkade & Schultz 1992, Schultz & Schkade 1992). 1부는 인간 적응과 일상 작업수행 간의 관계에 대한 이 이론의 전제들을 소개한다. 규준적 모델 – 즉, 작업적응과정–을 제안하고 개인, 환경, 그리고 개인들이 일상생활에서 작업할 때 발생하는 내적 적응과정 간의 상호작용에 대해 기술한다. 이 모델은 선형(linear)으로 제시된다. 하지만, 저자는 실제 OA 과정의 특징은 복잡성, 무작위성, 비선형성이라고 인정한다. 이런 인간적인 과정들은 태생적으로 2차원 모델들로는 기술할 수 없다. 또, 선형모델의 장점은 상당히 인터랙티브하고 복잡한 현상들을 가장 간단하게 정리할 수 있다는 점이다. 이런 식의 정리는 체계적 검토를 위해 필요하다. 즉, OA 과정은 아주 인터랙티브하고, 복잡한 자기정리 과정이며, 환경에 숙달되는 것이 목표이다.

선형 모델은 학제적 대화의 근간이다. 동적 자기정리 과정(self-organizing process)의 목표는 정해진 균형이나 평형상태를 달성하는 것이 아니다. OA이론에서는 평형상태나 항상성(homeostasis)은 실질적으로 탈적응(dysadaptation) 상태로 이어질 수 있다고 본다. 이론에서는 개인의 적응을 인간적 현상이라고 제시한다. 즉, 질서, 무질서, 재정리(reorganization)로 이루어지는 연속 과정이라고 본다. **그림 40.1**에 1992년 원본 모델의 수정 버전을 제시했다.

개정된 모델은 1992년 원본에 비해 간략화된 선형 모델이며, 아주 복잡한 과정들을 조사하기 위해 만들어진 도구이

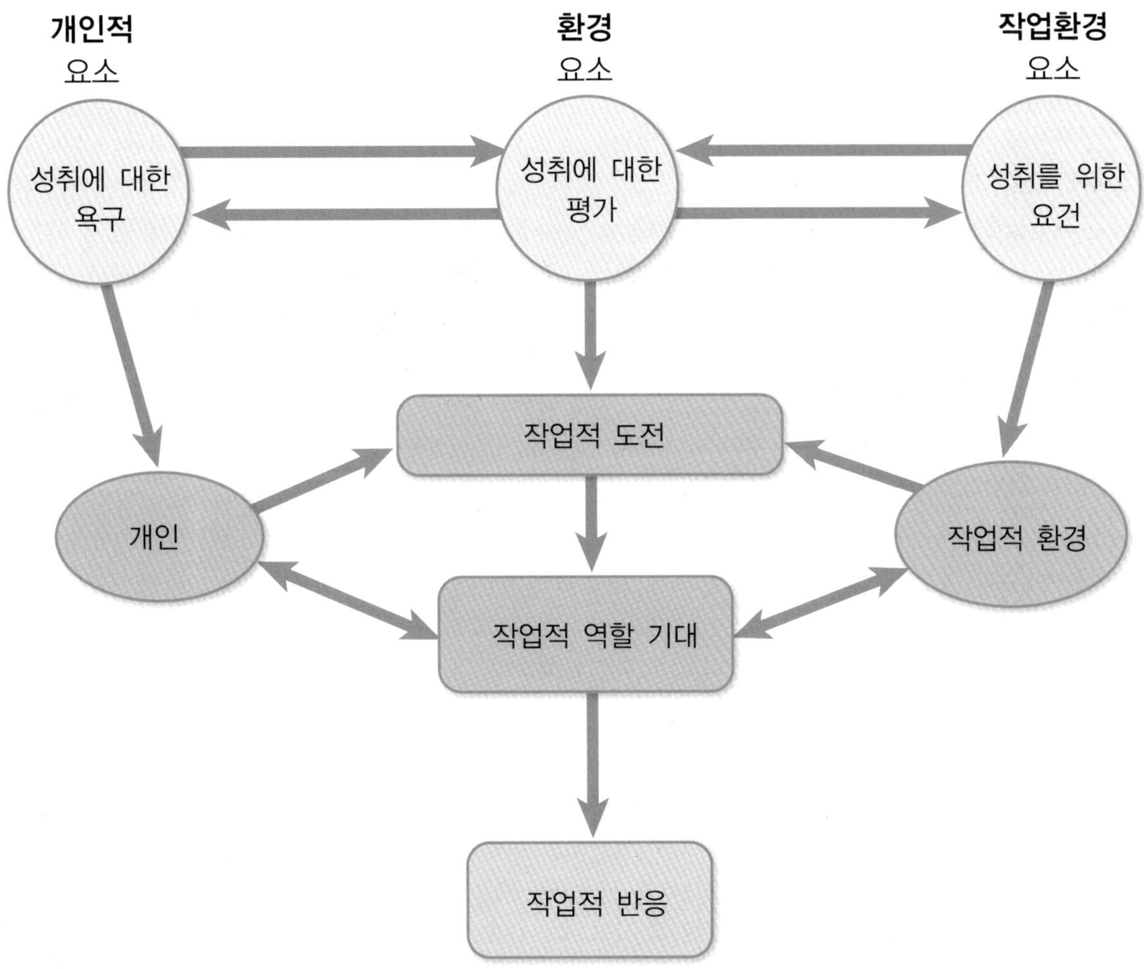

그림 40.1 OA 과정 모델(Adapted from Schkade, J. K., & Schultz, S. [1992]. 작업적응: 현행 실무에 대한 전인적(holistic) 접근을 지향한다. Part 1. American Journal of Occupational Therapy, 46, 829–837. doi:10.5014/ajot.46.9.829)

다. 동적 모델은 여러 현상들을 포함하지만, 인식 가능한 과정이 빠지는 경우가 많다. **그림 40.1**의 OA과정 모델의 베이스가 되는 중요한 요소는 3가지, 사람, **작업 환경**, 사람과 환경 간의 상호작용이다. 각 요소마다 동적이고 계속 변화하면서 다른 요소에 영향을 미친다. **그림 40.1**의 내용을 아래에서 상세히 설명했다. OA이론과 모델에서만 쓰는 용어는 이탤릭체로 표기했다.

사람: 작업적응과정의 내적요인

모델의 좌측은 내적요인들이다. 내적요인들이란 사람, 즉 *개인* 내부에서 발생하는 요인들이다. 이 과정은 먼저 *숙달욕망*(desire for mastery)에서 시작된다. 숙달욕망은 작업적응이론에서 OA과정의 상수요인(constant factor)으로 제시하는 개념이다. 구획 수준에서도 적응과 숙달에 대한 꾸준한 욕망이 있다(Reilly 1962). 환경에 대한 숙달을 추구하는 것은 태생적 인간의 조건(innate human condition)이라고 여겨지고 있다. 두 번째 요인인 사람을 구성하는 요소들은 개인별 감각운동, 인지, 심리사회적 시스템들이다. 이러한 개인의 시스템들은 개인에게만 특이적으로 해당되며, 특이적인 속성과 결함(deficits)을 갖는다. 이런 시스템들은 개인의 유전, 생물, 현상학적 양상들에 따라서도 특이한 영향을 받는다. OA이론에서는 모든 작업이 전인적(holistic) 이라고 상정한다. 즉, 모든 작업들에는 감각운동, 인지, 심리사회적 시스템들이 개입한다. 각 시스템의 상대적인 기여도는 작업을 둘러싼 환경에 따라 가변적이다.

작업환경: 작업적응과정의 외적요인

이 모델의 우측은 외적 요인들이다. 외적요인들도 개인에게 영향을 미친다. 외적 과정의 시작도 상수요인(constant factor)인 *숙달욕망*이다. OA이론에서는 주변환경 자체가 최소한도의 숙달욕망이라고 제안한다(**그림 40.1**). 두 번째 외적 요인은 작업환경이다. 작업환경이라는 용어는 이 이론의 창시자들이 만든 용어이다. 이들은 OA 과정에서 개인의 외부에 있는 요인들의 복잡성에서 기인하는 동적의미(dynamic meaning)를 함의하는 용어로써 작업환경이라는 용어를 만들었다. 작업환경은 개인을 예상하고 개인에 직접적 영향을 미친다는 점에서 상당히 중요하다. 작업환경은 개인이 특정 작업과 작업역할에 참여하는 전체적인 맥락을 나타낸다. 작업환경에는 3가지 광의적 유형들이 있다: 일(work), 놀이(play)/여가(leisure), 자립(self-care). 각 유형의 작업환경마다 물리적, 사회적, 문화적 영향을 받으며, 이런 영향들은 개인의 경험 맥락에서 발생한다. 물리적 영향은 작업이 발생하는 실제 세팅이다. 사회적 영향은 작업환경 내 참여자들인 개인들이다. 문화적 영향은 작업환경 내에 존재하는 습관, 사회적 관습, 전통, 의식이다. 작업환경은 항상 동적이며 경험적인 맥락이기도 하다.

OA과정: 내적요인과 외적요인의 상호작용

내적요인과 외적요인은 작업의 양태(modality)를 통해서 계속 상호작용한다. 개인의 숙달욕망과 작업환경 간에 지속적인 상호작용에서 또 하나의 상수가 등장한다. 즉, *숙달압력*(pressure for mastery)이다. 이 상수는 OA 과정 모델의 중간부분에 해당된다. 숙달압력에서 *작업과제*(occupational challenge)가 등장한다. 개인과 작업환경의 *작업역할기대*(occupational role expectations)는 개인이 경험하는 독특한 작업과제에 대응하여 교차(intersect)한다. 적응욕망이 일어난다. 개인은 상황에 내적 적응대응을 하며, 이어서 *작업대응*(occupational response)이 나온다. 작업대응은 작업과제에 대응해서 개인이 수행하는 행위나 행동이다. OA과정은 이 모델의 좌우측 맨위에서부터 동시에 시작된다.

OA과정: 적응대응 하위과정

OA 과정내에는 3개 하위과정이 있다. 이 하위과정들은 개인 내적 과정들이다. 이 3개의 하위과정을 제안한 이유는 작업과제에 대응해서 개인이 활성화시키는 적응과정들을 설명하기 위해서이다. OA 하위과정들을 통해서 개인은 적응대응을 계획할 수 있고, 결과물을 평가할 수 있으며, 그 평가를 개인의 적응으로 보고 개인에게 통합시킬 수 있다. 이 3개의 하위과정들은 생성(generation) 하위과정, 평가(evaluation) 하위과정, 통합(integration) 하위과정이다.

적응대응 생성 하위과정(adaptive response generation subprocess)은 인간적응에 대한 예상부분(anticipatory portion)이다(**그림 40.2**). 생성 하위과정을 활성화시키는 메카니즘에서는 적응적 대응이 만들어지는 방식에 대해 설명해준다. 적응대응 메카니즘은 *적응에너지*, *적응대응 모드*, *적응대응 행동*으로 이루어진다. 이 메카니즘과 3개의 구성요소들은 상호작용하며, 선형도 아니고 위계형도 아니다. 이 요소들로부터 나오는 자원들을 이용해서 개인은 작업과제에 대한 적응적 대응을 생성한다. 적응대응 메카니즘은 동적 시스템이라고 볼 수 있다(Davies 1988).

OA이론에 의하면, 개인은 인지적 인식의 일차 수준이나 이차수준에서 적응에너지를 활용한다. 개인이 적응대응 생성시에 인지적 인식(cognitive awareness) 수준이 높으면, 적응에너지의 *일차수준*을 이용하는 것이다. 개인이 적응대응생

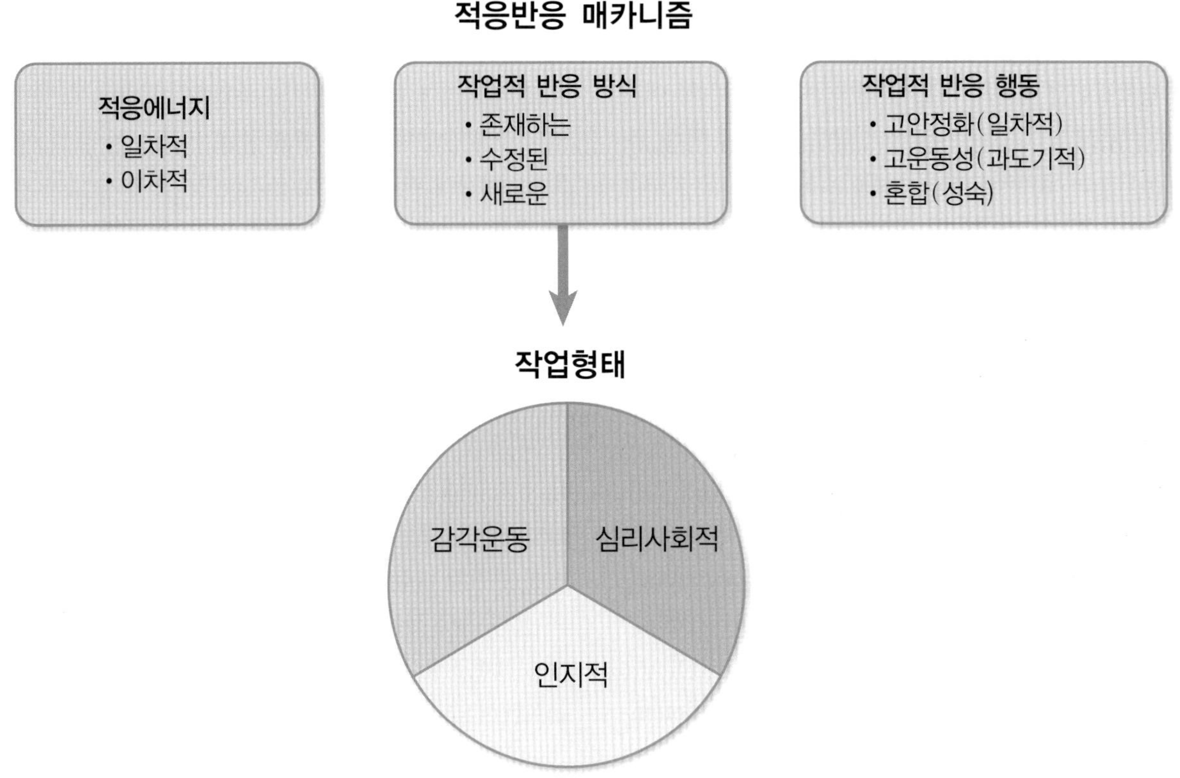

그림 40.2 적응반응 생성의 하위과정은 개인의 내적으로 발생하는 과정이다.

성 시에 참여도가 높지 않으면, 적응에너지의 *이차수준*을 사용하는 것이다. 즉, 개인은 일차 에너지를 이용해서 일을 할 수 있고 문제를 해결할 수 있다. 해법이 바로 나오지 않으면, 개인은 잔디를 깍거나 저녁식사를 준비하기로 결정할 수 있다(이런 일상 활동들을 통해서 이차 에너지가 계속해서 처리하고 문제를 해결할 수 있다). 개인이 다시 문제로 돌아오면, "빛이 반짝"하면서 새로운 아이디어가 떠오르는 경우가 많다. 즉, 개인이 그 문제점에만 집중했을 때는 보지 못했던 해법이 떠오를 수 있다. 개인이 일상활동을 하는 중에 해법이 떠오르는 경우도 있다. 이런 경우 "그 생각을 떨쳐버려야만 했어"라고 흔히 설명한다. 하지만, OA과정 이론에서는 문제가 개인의 마인드에서 떨쳐지는 것이 아니며, 오히려 또 다른 차원인 이차 에너지 수준에서 그 문제를 여전히 처리하는 것이라고 본다. 아래에서 이 현상에 대해 상술한다.

적응에너지 개념은 Selye(1956)의 실험 동물에서 스트레스와 스트레스가 부신(adrenal gland)에 미치는 영향에 대한 연구에 근거한 개념이다. Selye는 끊임없이 스트레스를 받으면 동물들의 내분비계 적응역량을 과도하게 사용하게 되고, 조기사망한다. Selye는 이 과정을 기술하고자 일반 적응증후군(general adaptation syndrome)을 상정하고, 인간에게도 그와 비슷한 과정이 발생할 것이라고 외삽추정했다. Selye의 연구와 Posner(1973)의 연구를 바탕으로, OA이론에서는 선행연구의 예는 적응에너지 이용을 잘 보여주는 사례라고 상정한다. 여기서 적응에너지 이용은 인지적 주목(cognitive attention)의 일차 수준과 이차 수준에서 모두 발생한다. Posner의 병렬 정보처리 개념은 그러한 전제에 큰 영향을 미쳤다. 또 다른 영향은 창의적 문제 해결에 대한 문헌이었다(Whetton 1984). 창의적 문제 해결 시에는 다른 시도를 통해서 해법을 찾아내지 못하는 경우에 기존의 접근 방식들에 대한 대안들을 찾는 방법들을 동원한다.

앞서 제시한 시나리오 중 첫 번째 부분에서, 개인은 인지적 인식의 일차 수준에서 적응에너지를 이용했다. 일상활동을 할 때, 개인은 "그 생각을 떨쳐내지 못했다". 다른 활동을 하면서, 그 문제는 이차 인식 수준으로 돌려졌다. 이차 수준은 일차수준에 비해 열등하지 않다. 일차수준보다 이차수준에서 인식(awareness)이 더 효율적이고 세련되게 문제를 계속 해결한다(적응에너지를 이용한다). 이차 인지적 주목(cognitive attention) 관념은 Ayres(1972)의 피질하(subcortical) 처리 개념과 개념상 유사성을 갖는다. 하지만, OA 이론에서는, 이차 인지적 처리가 뇌피질 영역에 남아 있는다고 본다.

적응대응 메카니즘의 이차 요소를 적응대응 모드(adaptive response modes)라 한다. 이런 모드들에는 적응패턴 또는 적응 전략이 들어 있다. 이러한 패턴이나 전략은 해당 개인이 생활경험을 통해서 확립한 패턴이나 전략이다. 이런 모드들은 기존모드, 수정모드 또는 신규모드로 분류된다. 적응대응 모드들은 영아에서 반사(reflexive) 행위 또는 무작위(random) 행위로 시작된다. 이런 모드들을 새로운 과제들에 일반화시켜 적용해서 성공적인 결과를 얻으면 그런 모드들이 강화된다. 작업과제에 처음 직면하면, 개인은 기존의 적응대응 모드를 선택하여 이행한다. 그 결과가 성공적이지 않으면, 개인은 그 모드를 수정해서 성공적인 결과를 얻어낸다. 과제가 선행 경험에서 유의하게 벗어나면 개인은 새로운 모드를 만들어낸다. 하지만, 과제 수준이 개인의 경험과 **적응 역량**을 초과할 수 있다.

세 번째 요소는 적응대응 행동이다. OA이론에 의하면, 이런 행동에는 3가지 계층이 있다. 즉, 과안정(hyperstable), 과운동(hypermobile), 혼합(blended) 계층이다. 이러한 분류체계는 Gilfoyle(1990) 등의 시공간 적응(spatiotemporal adaptation) 이론에서 도출한 체계이다. 적응대응 메카니즘의 다른 두 요소들과 마찬가지로, 이러한 행동들은 개인의 경험 목록 안에 존재하고 있다. 작업 과제에 직면했을 때, 개인은 이 행동들 중 하나를 선택적으로 이용한다. 과안정(Hyperstable, 원시적) 행동에서는 개인이 동일한 해법을 계속 시도하거나 고착(stuck)된다(가령, 앉아서 컴퓨터 스크린만 응시하면서 아이디어가 떠오르기를 기다린다). 과운동(Hypermobile, 이행적) 행동을 동원하는 사람은 여러가지 활동을 하면서 한 가지 해법에서 또 다른 해법으로 급 전환하지만, 결과물은 없다. 혼합(Blended, 성숙적) 행동은 과안정 행동과 과운동 행동을 혼합한 행동모드로써, 긍정적 결과를 얻을 가능성을 높여준다.

정리하면, 개인이 작업과제에 직면하면, 적응대응 메카니즘이 활성화된다. 개인은 적응대응 메카니즘 내에서 동원할 수 있는 선행 경험을 끌어온다. 개인은 특정한 적응에너지 수준, 적응대응 모드, 적응대응 행동을 선택해서 도전에 적응한다. 여기서 행동 계획이 만들어진다. 이로써 적응대응 생성의 첫단계가 완료된다.

두 번째 단계도 중요하다. 개인이 자신의 개인 시스템(person systems, 즉 감각운동, 인지, 심리사회적 시스템)을 구성해서 계획을 수행한다. 이 구성에서 개인의 특이적(idiosyncratic) 감각운동, 인지, 심리사회적 기능에 대한 **적응 게슈탈트**(적응형태, adaptation gestalt)가 나온다. **그림 40.2**를 보면, 전체 게슈탈트 내에서 시스템들이 똑같이 균형을 이루고 있다. 하지만, 실 상황에서는, 개인시스템(person systems)의 상대적 균형을 작업과제와 개인의 기능에 따라 조정한다. 적응대응 메카니즘과 마찬가지로, 적응 게슈탈트도 개인의 선행경험에서 도출된다. 개인이 이전에는 효과있다고 판단했던 게슈탈트도 이후 필요에는 비효과적일 수 있다. 환경에 따라서, 개인은 실패할 수 밖에 없는 게슈탈트를 만들어낼 수도 있을 것이다. 예로, 고도의 인지활동과 평온한 정서(calm emotions)를 요구하는 과제에서, 불안 때문에 개인의 게슈탈트가 심리사회적, 감각운동적 영역에서 과부하될 수 있고, 나아가 인지적 처리에 동원할 나머지 게슈탈트를 훼손할 수도 있다.

적응대응 메카니즘과 적응 게슈탈트는 작업과제에 대한 내적 적응대응(internal adaptive response)을 만들어낸다. 작업대응은 개인의 내적 적응대응의 산물이다. 적응대응을 직접 관찰할 수는 없지만, 적응대응은 작업대응 내에서 조작화된다. 내적 적응대응의 특성은 개인의 과제 접근방식, 개인의 문제해결방식, 그리고 그 결과물을 주도면밀하게 관찰하고 분석해서 즉각 모을 수 있다.

*적응대응의 평가 하위과정*은 작업대응의 질을 개인이 평가할 때 활성화된다(**그림 40.3**). 개인은 자신의 숙달경험을 평가해서 작업대응의 질을 평가한다. 개인적 평가이기 때문에, 그 평가는 개인과 관련 있고, 나아가 *상대적 숙달*(relative mastery)과도 관련 있다(**그림 40.4**). **상대적 숙달**에는 다음 4가지 측도들이 있다: 효율(시간, 에너지, 자원 사용), 효과성(원하는 목표 달성 정도), 자신에 대한 만족, 사회에 대한 만족. 상대적 숙달은 태생적으로 현상학적이다. 작업대응에 대한 개인의 평가는 전체적으로 긍정적이어도, 더 이상의 적응 필요성이 거의 없을 수도 있다. 결과가 부정적이

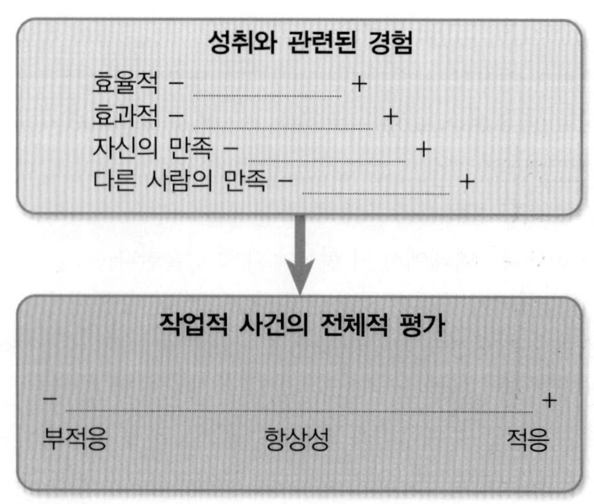

그림 40.3 적응반응 평가 하위과정: 적응반응 하위과정들은 개인적 내적 과정들이다.

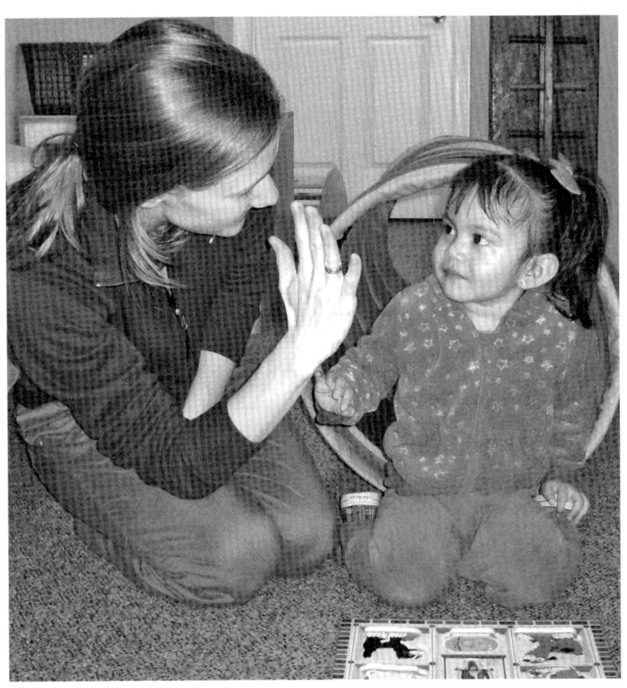

그림 40.4 사진에서 치료사는 어린 클라이언트에게 상대적 숙달을 축하하는 방법을 모델링하고 있다.

어도, 적응대응 통합 하위과정(adaptive response integration subprocess, **그림 40.5**)이 개인에게 이(부정적인) 정보를 알려준다. 그러면 개인은 수정된 또는 새로운 적응대응을 만들어내서, 상대적 숙달도의 한 가지 척도 또는 모든 척도들에서 원하는 수준의 숙달도에 제대로 도달하게 된다.

앞의 시나리오에서는 규준적 적응대응 생성, 평가, 통합 하위과정들에 대해 기술했다.

작업적응이론에 근거한 실무 개론

Introduction to Practice Based on the Theory of Occupational Adaptation

작업치료에서 지배적인 이론들을 서로 구분하기 어려울 때가 많다. 전공생들과 실무자들은 "겹치는 부분이 너무 많아서, 다양한 이론들 간에 차이가 거의 없는 것 같다"고 말하는 경우가 많다. 실무에 맞는 작업적응의 특이성은 무엇인가? 아래에서 이 물음에 대한 답을 제시하겠다.

OA이론에서는 실무에서 적응 촉진 작업을 치료적으로 활용하는데 초점을 맞추도록 권한다. 작업은 도구이다. 작업은 클라이언트의 **적응성**(adaptiveness) 향상을 위해 작업치료사가 이용하는 매개체이다. 따라서 중재의 최우선 목표는 클라이언트가 적응하기 위해서 자신의 능력을 활용함에 있어서 효과성을 극대화하는 일이다. OA이론의 기본 전제는 개인의 적응성이 증가할수록, 일상생활에 적극 참여할 수 있게 된다는 전제이다. 이는 치료의 목표를 기능 향상이나 작업수행 향상으로 보는 다른 주요 작업기반 실무 이론들과 다른 부분이다. 모든 요법에는 기본 전제가 따른다. 이런 전제들을 치료사가 의식하는지 여부는 별개의 문제이다. OA이론에서는 개인의 적응성 개발에 집중한다. 작업은 그 목표 성취를 위한 수단이다. OA기반의 치료사는 이 이론의 가장 기본적인 전제에 부합하는 중재법을 선택한다. 치료사는 개인의 내적 적응과정을 활성화하고 개선시키는 중재법들을 제시함으로써, 치료법의 가장 중요한 목표를 달성한다. 치료사는 개인에게 자신이 집중하고 싶은 작업역할을 선택하도록 유도한다. 개인은 자신이 하고 싶고 할 수 있는 활동들을 쉽게 찾아낸다. 하지만, 클라이언트들이 크게 투자한 생활 역할을 꺼내서 활용하도록 치료사가 도와주는 것이 중요하다. OA이론에서는 역할 맥락 내에서만 활동이 의미를 띈다고 상정한다.

OA이론에서는 작업수행을 결정하는 것은 클라이언트의 적응성이라고 주장한다. 특징적으로 아주 적응력 높은 개인들이 있는데 이들은 이혼, 자녀출생, 뇌졸중, 우울, 또는 이사 등 어떤 상황에 처하더라도 효과적으로 대응한다. 이들은 자신의 삶에 대해서 책임감을 가지며 적응해낸다. 이들은 적응력 있는 사람들이다. 반면에, 천성적으로 삶의 과제들에 쉽게 압도당하는 사람들이 있다. 이들의 적응력(효과적인 적응대응을 생성하는 능력)은 유한하다.

반영할 내용:
- 상대적인 성취 경험과 작업적 사건의 전반적인 평가
- 사건의 회상과 변화의 필요성에 대한 인식
- 적응 반응에 관한 학습 / 지식의 습득

↓

적응적 능력의 결과

그림 40.5 적응반응 통합 하위과정: 적응반응 하위과정들은 개인 내적 과정들이다.

작업치료 클라이언트마다 자신만의 독특한 개인적 적응 패턴을 보인다. 적응성(adaptiveness)은 사람마다 다르다. 클라이언트마다 다양한 인지적, 감각운동적, 심리사회적 요인들을 드러낸다. 이런 요인들은 클라이언트의 적응력을 손상시키거나 촉진시킬 수 있다. 내적 역할 기대와 외적 역할 기대 등 복잡한 요인들이 추가될 때마다, 개인의 적응 요구는 증가한다.

OA 위주의 실무에서는, 치료사가 클라이언트의 적응력을 높이는 데 집중해야 한다. 이 때 목표는 클라이언트의 적응을 돕는 것이 아니라, 클라이언트가 적응하도록 돕는 것이다. 치료법 개시 단계에서, 치료사는 클라이언트에게 적응적 방법들을 지도하고, 보조도구들을 소개하거나 특정 스킬을 지도한다(**작업 준비도** occupational readiness). 하지만, 클라이언트가 중시하는 **작업활동**들로 신속하게 진행해야 한다(Frankl 1984). OA 임상 및 전문가 추론과정(OA Clinical and Professional Reasoning Process)를 통해서 치료사가 자신의 전체적인 사고와 치료 프로그램의 틀을 정할 때 적용하는 물음들을 체계적으로 전개할 수 있다(**그림 40.6**). **그림 40.7**은 OA 평가와 중재 가이드(OA Guide to Assessment and Intervention)이다.

클라이언트들은 작업활동, 즉 의미 있고, 시작과 끝이 있고, 과정 지향적이고, 최종산물이 있는 활동들 내에서 과제를 받으면 자신만의 적응력을 찾으려는 경향이 가장 강해진다(Schkade & Schultz 1992). 개인적으로 의미 있는 활동들인 경우 적극 참여할 동기를 느끼는 것은 인간의 본성이다. 활동에 대한 개인의 끌림이 적응욕망(desire to adapt)에 불을 지핀다. 클라이언트의 적응역량(adaptive capacity)은 의미에 따라 촉발된다. 의미 있는 활동은 치료사가 클라이언트의 내적 적응과정을 관찰할 수 있는 강력한 도구가 된다. 클라이언트의 적응력을 방해하는 적응 패턴들은 바로 눈에 띈다. 클라이언트가 활동에 참여하는 동안 기회가 오면 치료사가 개입한다. 이런 기회들은 전형적으로 활동 안에 내재되어 있으며, 클라이언트가 적응대응을 해야 하는 기회들이다. 치료사는 이런 기회의 창을 잡아서 클라이언트의 **적응성**을 촉진시켜 준다. 중재 시에는 문제에 대한 클라이언트의 전반적 접근방식, 적응대응 생성 시 어려움 또는 대응 효과성 평가의 어려움, 비효과적인 기법의 반복 사용, 적응역량 감소, 우울, 좌절 등에 포커스를 맞춘다. 이런 요소들은 클라이언트의 적응대응 과정을 방해하는 흔한 장애물들이다. 치료사는 물음을 제시하고 클라이언트를 관찰하는 점진적 시스템을 통해서 중재한다. 물음과 관찰의 틀을 정할 때는 클라이언트의 인지기능과 심리사회적 기능에 맞춘다. 치료사는 물음과 관

데이터 수집과 평가

클라이언트의 작업환경과 작업역할(OE/OR)은 무엇인가?
- 클라이언트와 가족에게 일차적인 관심사는 어떤 역할을 하는가?
- 일차적인 OE/OR에서 예상되는 작업수행도는?

일차 OE/OR의 물리적, 사회적, 문화적 특징은 무엇인가?
클라이언트의 감각운동, 인지, 심리사회적 상태는 어떤가?
일차 OE/OR에서 클라이언트의 상대적 숙달도는 어떤가?
일차 OE/OR에서 상대적 숙달도의 촉진요인이나 제한요인은 무엇인가?

계획과 중재

작업준비도와 작업활동을 어떤 식으로 조합해야 클라이언트의 작업적응과정이 촉진될까?
클라이언트가 자신의 작업대응을 평가하고 그 결과에 근거해서 자신의 적응성을 향상시키려면 어떤 도움을 주어야 하는가?
중재과정에서 클라이언트를 참여시키는 가장 좋은 방법은 무엇일까?

중재결과에 대한 평가

해당 프로그램이 클라이언트의 작업적응과정에 얼마나 제대로 영향을 미치고 있는가?
- 어떤 적응에너지 수준을 가장 자주 사용하는가 (일차 또는 이차)?
- 적응대응 모드 (기존, 수정, 또는 새로운 모드) 에서 어떤 변화가 일어나고 있는가?
- 가장 흔한 적응대응 행동은 무엇인가 (과안정, 과운동 또는 혼합 행동) ?

전반적 적응성의 긍정적 변화를 반영하는 어떤 결과가 클라이언트에게서 나타나는가?
- 자발적 (self-initiated) 적응?
- 강화된 상대적 숙달도?
- 새로운 활동에 일반화시켜서 적용?

프로그램에서 클라이언트의 적응성을 극대화하도록 도우려면 프로그램에 어떤 변화를 주어야 할까?

그림 40.6 작업적응: 임상적 추론의 과정

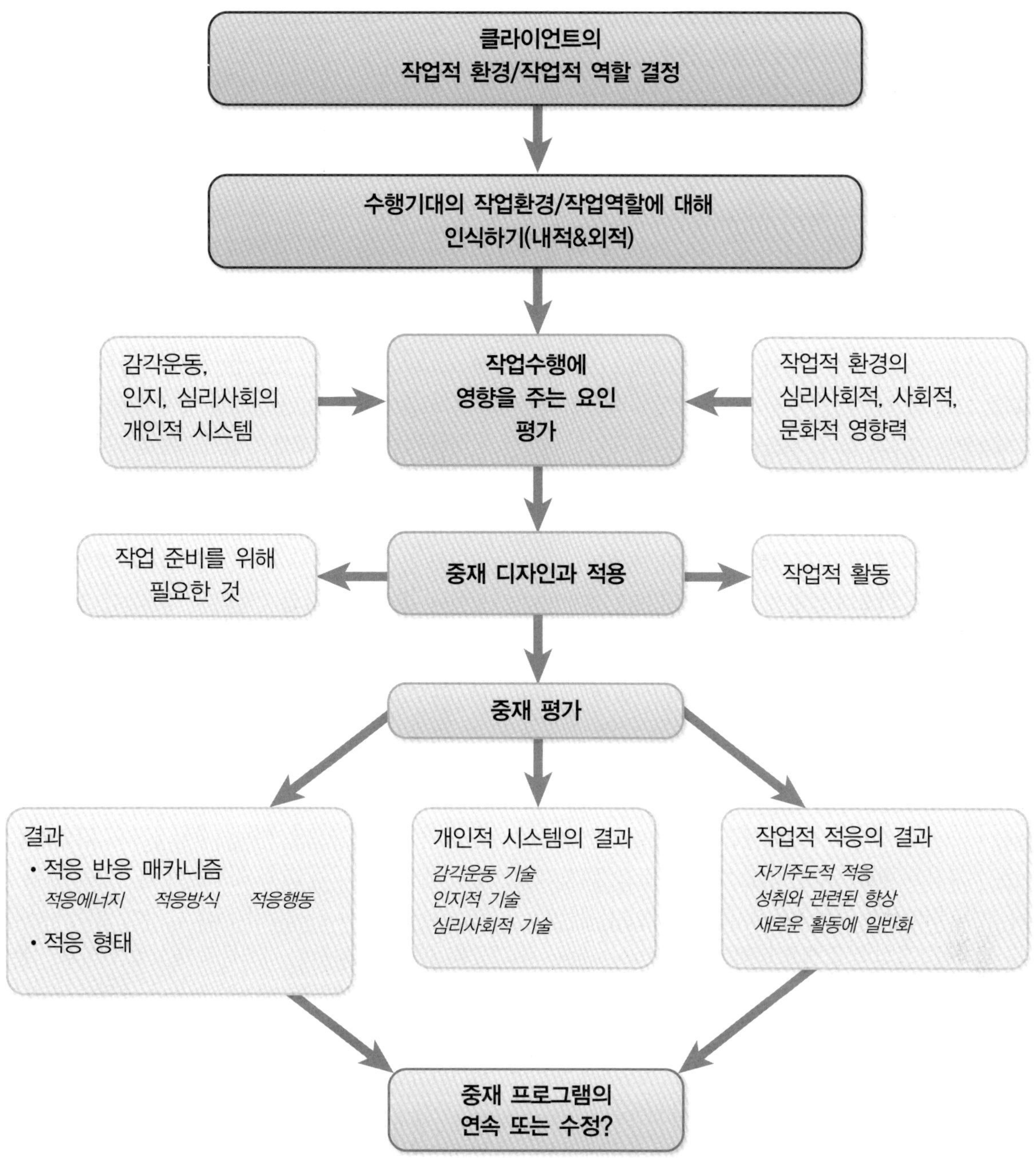

그림 40.7 작업적응: 평가 및 중재 가이드

찰을 통해서 클라이언트를 가이드하면서, (클라이언트가) 의사결정자 역할과 문제해결사 역할을 하도록 도와준다. 치료사는 절대적으로 필요한 수준 이상의 지시를 하지 말아야 한다. 과유불급이다. 치료사가 지시하고, 해결하고, 지도할수록, 클라이언트의 적응력은 떨어진다.

치료관계(therapeutic relationship)는 OA이론에서 결정적으로 중요하다. 이 관계가 발전하면 클라이언트와 치료사 간에 기교넘치는 춤(artful dance)을 추는 것과 같다. 치료관계는 파트너쉽이다. 이 파트너쉽 안에서는 클라이언트가 리드한다. 치료사는 촉진자 역할을 한다. 즉, 치료사의 기능은 클라이언트가 자신의 능력을 발견해서 적응하도록 돕는 일이다. 치료사는 작업환경의 추진 주체(에이전트)이다. 클라이언트는 변화의 추진 주체(에이전트)이다(Schkade & Schultz, 1993).

OA과정에서 방해 (중단, interruption)

Interruption in The Occuaptional Adapation Process

OA이론이 숙달 그 자체는 아니다. 개인이 적응할 수 있는 자극(impetus)이 되는 것은 숙달욕망, 숙달요구, 숙달압력의 상존이다. 즉, 이런 상수들이 상존하면서 계속 영향을 미치는 요인들이다. 숙달욕망과 숙달요구 간에 상호 만족스러운 균형에 도달한다면, 규준적 OA 과정(**그림 40.1**)이 효과적으로 조용히 작용한다. 일상 과제들이 발생하고, 적응대응들이 생성, 평가, 통합된다. 개인은 만족스러운 결과를 만들어 내려면, 기존의 개인 시스템(person systems)과 적응대응 목록을 활용할 수 있어야 한다.

규준적 OA 과정이 심각하게 교란되는 경우, 개인의 적응대응이 부적절해지는 경우가 많다. 개인 시스템(Person systems)의 손상은 개인이 선행 적응대응들을 효과적으로 활용하는 능력을 크게 제약한다. 인지 문제들로 인해서 적응 능력이 더욱 제약받는 경우가 많다. 우울증이 나타나면 개인의 상대적 숙달도는 더욱 낮아진다. 작업치료에 의뢰된 클라이언트들에서는 이런 일이 자주 발생한다. 과제가 클라이언트의 적응 능력을 초과하기 때문이다. **사례 연구** 40.1 참고.

사례 연구에서는 학교내 상황을 묘사하고 있다. 하지만, 클라이언트가 뇌졸중으로 입원한 환자이든 아니면 허약한 조산아를 낳은 산모이든 상관없이 그 접근방식은 동일하다. OA기반 요법에서는 클라이언트와 함께 작업하면서 클라이언트가 작업 과제들에 한층 더 적응적으로 대응하는 능력을 개발하는 데 주력한다. 간혹, 작업 준비도(occupational readiness) 니드가 증가된 적응성에 대한 니드를 대체할 수도 있다. 이는 치료사가 내리는 판단이다. 치료 중에 그 두 가지(니드를) 모두 처리할 수 있는 경우가 많다. 손상이나 제약이 심할수록, 클라이언트의 적응 필요도 커진다.

장점과 한계점 Strengths and Limitations

OA이론을 통해서 치료사들은 전인적(holistic)인 이론적 지향성을 갖추게 된다. 이 이론의 기본전제들에서는 작업치료 전문직의 역사와 철학에 내재된 작업과 적응이라는 관념들을 고수한다(Schultz & Schkade 1997). OA이론은 작업기반, 과정지향, 클라이언트 중심의 작업치료 중재에 대해 생각하고 소통하는 정리된 방법이다. 또 다른 강점은 OA가 WHO(2004)의 용어와 양립하고, 개인과 집단이 사회에 온전히 참여할 수 있는 능력을 다룬다는 점이다. OA 관점에서 보면. 작업은 사회참여의 촉진자로써 중요한 역할을 한다. 마찬가지로, 작업에서 기능장애는 사회참여를 제한하는데 있어서 중요한 요인이 된다. OA이론은 치료사들이 작업기반의 중재에 대해 생각하고, 기술하고, 계획하는데 유용한 한 가지 방법이다.

OA이론을 인지시스템 손상자들에게도 적용 가능한지 여부를 묻는 치료사들이 있다. 이는 이 이론을 잘모르기 때문에 나오는 질문이다. OA이론은 감각운동이나 심리사회적 결함 있는 사람들에게는 물론, 인지적 결함 있는 사람들에게도 적용할수 있는 이론이다. 중증 CVA(cerebral vascular accident) 있는 사람에 대한 적응요구는 손을 다친 사람에 대한 적응요구만큼 힘들다. 치료사는 중재 시 소통과 중재방법을 조정해서 클라이언트의 정보처리능력에 맞춰줘야 한다. 그 목표는 여전히 클라이언트의 적응력을 극대화하도록 돕는 것이다. 클라이언트가 자신의 개인시스템(person systems)을 관리하지 못할수록, 치료사가 작업환경을 관리해줘야 하는 부분이 많아진다. 이런 관리를 통해서 클라이언트가 가급적 최대한 상대적 숙달도를 경험하도록 촉진시켜야 한다.

클라이언트와의 소통을 위한 주요 통로가 감각운동 시스템에만 제한되는 경우도 있다. 이런 중재의 효과성은 중증 정신지체 성인들에 대하여 주립 병원과 본 저자가 상담하는 과정에서 나타났다. 직접 간병하는 직원들은 환자에게 보상 시스템을 이용했다. 클라이언트들이 잘할 때, 즉 요양 루틴을 잘 따르고 소리를 지르지 않을 때는, 그들이 원하는 동물인형, 음악, 비디오를 보상으로 제공했다. 이는 환자들의 부정적 행동을 멈추려는 시도였다. 변화의 동인은 외부에 있었다. 본 필자는 이 직원들과 같이 입소 환자들의 작업 흥미도를 반영해서 재활프로그램을 재설계했다. 작업활동 일일 일정을 개인별로 만들었다. 직원들이 환자들을 위해 실시해야 하는 과제들에서 환자들이 스스로 의미 있다고 생각하는 활동을 하도록 도와주는 과제들로 일상적 관리의 기본 틀을 수정했다. 입소환자들이 자신의 환경을 숙달하는 경험을 증가시키는 것이 새로운 목표였다. 욕창 방지를 위해 환자를 돌아눕혀야하는 필요성도 의도적인 자세 관리에 포함시켰다. 가령, 환자들은 좋아하는 비디오를 보거나 동물인형을 잡으려면 자세를 바꿔야했다. 목욕시간을 싫어하는 환자의 경우에는, 좋아하는 음악을 들려주면서 긴장을 풀게 했다. 작업환경을 관리함으로써, 입소환자들이 자신이 싫어하던 상황을 숙달하는 경험을 증가시킬 수 있었다. OA 접근에서는 환자의 선호도에 따라 변화를 주었다. 환자의 상대적 숙달감이 늘면서, 환자들의 경직과 감정폭발이 감소했다. 말로 자신의 상대적 숙달을 소통할 능력은 없었지만, 환자들은 감각운동시스템을 통해서 그것을 명쾌하게 표현했다.

이 중재법의 또 다른 한계점은 지난 50년의 중재실무와 세팅에 매몰된 상태를 유지하려는 치료사들의 태도로 인한 한계점이다. 이런 치료사들은 의미에 기반하는 중재는 일상실무에 실용적이지 못하다고 생각한다. 이런 치료사들은 실무에서 사용할만한 다양한 모드들에는 무관심하다. 당장의

사례 연구 40.1 알폰소, 좌절에 대한 새로운 적응을 학습하다.

클로데뜨는 알폰소가 교실에 들어오자 문간에서 알폰소를 맞이한다. "안녕, 알폰소, 내 이름은 미스 머피야. 이 그룹에 온 걸 환영해. 좀 둘러보지 그래… 이야기는 조금 있다 하지 뭐." 알폰소가 작업환경을 둘러보는 사이, 말하기와 실행하기 등 두드러진 활동들이 진행되고 있다. 6명의 그룹 맴버들이 알폰소를 본다. 인사를 하는 아이도 있고, 그렇지 않은 아이도 있다. 알폰소는 마지 못해서 두 명의 남자아이들이 개별 프로젝트를 하고 있는 모습을 관찰한다. 클로데뜨는 알폰소가 자신이 주도해주기를 기다리고 있음을 눈치챈다. 알폰소는 자료를 건드리는 것을 꺼린다. 그는 클로데뜨를 흘끗보면서 지시를 기다린다. 클로데뜨가 천천히 고개를 끄덕이고 다른 학생에게 관심을 돌린다. 클로데뜨가 이 그룹에 학생을 포함시키는 방식은 본질적으로 그녀의 중재법과 관련 있다.

이 그룹은 OA이론을 바탕으로 만들어진 그룹이다. 이는 클로데뜨가 사용하는 치료툴(Box 40.1)에도 반영되어 있다. 한 가지 도구는 치료 작업환경(OE)에 대한 클로데뜨의 관리, 즉 주체성(agency)이다. 두 번째 도구는 클로데뜨의 자기관리, 즉, 치료 수업 중에 자신을 치료에 활용하는 방법(therapeutic use of self)을 통합시킬 수 있는 그녀의 능력이다. 이 스킬은 사례 연구 내내 내재적으로 발휘된다. 구체적인 방법과 테크닉에 대해서는 Gail Fidler와 Jay Fidler(1963)를 참고하기 바란다. 세 번째 도구는 작업 과제들에 대한 개인의 적응력과 효과적 대응력을 키우는데 작업을 이용하는 방법에 대한 클로데뜨의 이해도이다. 네 번째이자 가장 강력한 도구는 학생을 변화의 주체(agent)라고 생각하는 클로데뜨의 확신(unwavering acceptance)이다.

작업활동들(미술과 만들기 등 학생들에게 의미 있는 활동들)은 선택된 중재 모드이다. 학생들에 맞는 작업과제와 매력도(attractiveness) 범위에 맞게 매체를 선택한다. 내재적으로 구조화된 매체도 있고, 개방형 매체도 있다. 클로데뜨는 치료 OE의 특성과 본질을 주의해서 꼼꼼하게 만들었다. 즉, 그녀는 물리적 공간을 배열하고, 매체를 선정하고, 해당 치료군에 맞는 사회적 풍토와 문화적 기준을 수립했다.

클로데뜨는 **그림 40.5**에 제시한 임상 및 전문가 추론과정을 따른다. 치료사는 적합한 OA기반 중재를 설계하려면 추론과정을 거쳐야 한다. **그림 40.5**에 제시한 포맷에서는 치료사에게 치료사가 치료과정 전체에서 물어야 하는 질문들을 제시해 주고 있다. **그림 40.7**에서는 **그림 40.6**에 제시한 추론을 실천하는 중재모델을 보여주고 있다. 클로데뜨의 방법과 중재들은 **그림 40.6**, **그림 40.7**과 일치한다.

학교기반의 요법에서는 OE와 관련 작업역할을 미리 정한다. 가장 중요한 OE의 포커스는 교육관련 일과 놀이(각각 나름의 물리적, 사회적, 문화적 영향요인을 가지고 있음)이다. 원칙적으로 작업역할은 학생의 역할이다. OE는 학생의 작업역할 기대치(**그림 40.1**)와 숙달에 대한 구체적인 요구가 있는 OE이다. 여기에는 학습과 행동에서 최소 수준의 수행에 대한 요구도 포함된다. 알폰소를 만나기에 앞서 클로데뜨는 알폰소가 참여한 상태에서 일반적인 OE에 대한 평가를 마쳤다. 그녀는 알폰소에 대한 OE의 작업역할 기대치에 대해서도 평가했다. 그녀는 학교 직원들이 알폰소가 문제를 일으키고 나이가 들면 중퇴하게 될 것이라고 예상한다는 것을 알게 되었다. 이런 것들이 알폰소가 매일 실제 경험하는 작업역할 기대치들이다.

OA과정 모델에서(**그림 40.1**) 볼 수 있는 바와 같이, 개인의 작업역할 기대치는 OE의 역할 기대치에 영향을 받는다. 일차 치료 세션 후에, 클로데뜨는 알폰소가 학교의 기대치에 크게 영향받았다고 추론(deduce)한다. 사실, 알폰소는 그런 기대치들을 자신의 기대치에 통합시켰다. 알폰소의 숙달욕망은 OE와의 권력투쟁 중 하나가 되었다. 알폰소와 학교가 모두 필패 상황 속에 매몰되어 있었다.

클로데뜨는 알폰소의 개인 시스템 결함(person system deficits)에 대한 학교기록도 검토했다. 그의 주의력결핍장애, 과잉행동, 읽기 어려움 등이 분명히 기록되어 있다. 그녀는 알폰소가 과제를 계속할 수 있는 능력을 키워 준다는 목표와 작업 준비도 중재를 통합하고, 알폰소가 자신의 과잉행동성을 조절하는 법을 학습하도록 도와줄 수 있었다. 클로데뜨는 치료군 활동 중에 알폰소의 적응대응 하위과정들에서 심각한 발달지체가 있음을 관찰했다. **그림 40.2–그림 40.5** 참고(이런 하위과정들은 개인 내적 과정이다). 클로데뜨는 알폰소가 과제 수행시 어려움이 있을 때마다, 똑같은 적응대응 모드를 반복하는 경향이 있음을 관찰했다: 즉, 알폰소는 자신을 실패자로써 경험하고 있는 것이다. 알폰소는 이러한 모드를 일상 행동에서 드러낸다. 가령, 과제나 주어진 작업(work)을 찢고, 자신의 작업을 비웃거나 집단내 다른 학생과 말썽을 일으킨다. 알폰소의 선생님은 이런 상황이 수업 중에도 빈발한다고 보고했다.

알폰소의 적응대응 모드로 인해서, 그의 적응 게슈탈트(**그림 40.2**)는 대개 화난 감정과 감각운동 동요(agitation)로 이루어진다. 그의 적응 게슈탈트에는 인지활동이 거의 없다. 결과적으로 그의 적응 하위과정들 중 그 다음 단계인 결과물 평가는 발생하지 않는다(**그림 40.3** 참고). 그의 적응 게슈탈트는 아주 많은 인지적 추론의 여지를 허용하지 않는다. 클로데뜨는 알폰소가 새로운 또는 수정된 적응대응 모드를 습득하지 않으면, 작업 도전들에 더 효과적으로 대응하지는 않을 것이라고 결론내린다. 현재 알폰소가 자신을 실패자라고 느끼는 것(적응대응 모드) 때문에, 그의 작업대응(관찰된 행동)은 효율적이지도 않고 효과도 없고 자신과 타인을 모두 만족시키지 못한다. 그의 상대적 숙달도는 아주 낮은 수준이다.

클로데뜨는 알폰소의 작업수행에 영향을 미치는 요인들에 대한 평가를 완료했다(**그림 40.7** 참고). 이어서 자신의 중재 포커스를 알폰소가 더 효과적인 적응대응 모드를 생성할 수 있는 능력을 키우는데 집중해야 한다고 결론내렸다. 클로데뜨의 실무

사례 연구 40.1 알폰소, 좌절에 대한 새로운 적응을 학습하다. (계속)

가 OA기반 실무이므로, 그녀는 알폰소의 행동변화에 치료의 초점을 맞추지는 않는다. 그렇게 하면 이 이론과 맞지 않을 것이기 때문이다. 클로데뜨의 중재는 "과제를 하다가 문제가 생기면, 멈추고 문제점이 무엇인지 찾아낼 수 있다"와 같은 새로운 모드로 알폰소가 적응대응 목록을 확장하도록 설계될 것이다. 이는 알폰소에게 완전히 새로운 대응 모드가 될 것이다. 알폰소가 이 새로운 모드를 습득하기 시작하면, 이는 알폰소의 부정적 감정과 동요를 감소시키고, 게슈탈트 안에 인지적 처리가 들어갈 수 있는 공간을 비워줌으로써 적응 게슈탈트에 영향을 미칠것이다. 알폰소는 자신의 현재 적응대응 모드와 더불어 감정에도 휘둘린다. 그는 그런 감정들도 통제하게 될 것이다. 알폰소가 숙달감을 키우는 적응대응 모드를 경험하면, 그는 자신의 감정을 통제하고 행동까지 통제할 수 있는 잠재력을 가지게 된다.

클로데뜨는 알폰소가 직접 선택한 작업활동들을 이용해서 알폰소를 치료할 계획이다. 대부분의 작업치료를 주도하는 기본전제는 클라이언트의 기능력이 향상되면, 적응력도 향상된다는 것이다. OA이론은 그와 정반대되는 관점을 채택하고 있다. OA에 근거한 실무를 주도하는 기본 전제는 클라이언트의 적응력이 커지면 기능력도 향상된다는 것이다.

알폰소가 재미와 의미를 느끼는 활동들을 통해서 클로데뜨는 알폰소의 적응과정을 면밀히 관찰하고, 적절하게 개입할 수 있게 된다. OA이론에 따라, 클로데뜨는 알폰소가 작업과제들에 새로운 방법으로 대응할 수 있는 수단(wherewithal)을 개발해야 한다고 생각한다. 클로데뜨의 방법에서는 Box 40.1에 정리한 4가지 핵심 중재도구들을 이용해서 이를 촉진하게 된다. 클로데뜨의 난제는 작업활동 중에 알폰소가 드러내는 중재 기회들을 포착하는 일이다. 적응대응 생성 하위과정에서 중재는 작업대응(관찰된 행동) 후에는 발생하지 않는다. 클라이언트가 적응대응을 생성하기 시작함과 동시에 중재도 발생해야 한다. 이것은 순식 간에 열렸다 닫히는 창에 비유할 수 있다. 그 창문을 잡는 것이 바로 능력이다. 이런 스킬을 습득하려면 엄청난 실무 경험이 필요하다. 목표를 달성하려면 4가지 치료도구들을 하나하나 사용해야 한다고 클로데뜨는 생각한다. 다음 예에서는 실무 상황에서 4개 도구들이 실제로 어떤 식으로 작용하는지를 보여준다.

알폰소의 적응대응 패턴과 그에 따른 작업대응들을 관찰하면서, 클로데뜨는 중재 기회가 언제 나타날 것인지에 대한 단서를 인식한다. 그녀는 알폰소 옆에 앉아서, 전체적인 사실적인 의견을 얘기하고, 지켜보면서 기다린다. 알폰소가 과제를 시작한다. 과제는 직접 만드는 경주용 목재 자동차이다. 알폰소는 지금 두 번째 시도 중이다. 클로데뜨는 이 활동에서 숙달하려는 알폰소의 욕망이 나타나기 시작한다고 생각한다. 첫 번째 만든 차는 결국 쓰레기통에 버렸다. 알폰소가 차축을 사포질하지 않고 망치질을 해서 타이어 안으로 넣으려 했기 때문이다. 곧, 알폰소가 첫 번째 차를 만들 때와 똑같은 난제에 직면한다. 알폰소가 망치를 집어든다. 이것이 바로 중재의 창이다. 클로데뜨는 알폰소의 적응대응 모드로 가는 가장 직접적인 통로는 그의 적응 게슈탈트일 것이라고 생각한다. 그의 적응 게슈탈트가 감정과 긴장에 짓눌려 있어서, 적응대응 모드를 치료 접근에 즉각 동원할 수 없다. 클로데뜨의 요법은 그의 게슈탈트에 긍정적 효과를 준다고 그녀가 생각한 테크닉부터 시작한다. 클로데뜨는 OE 에이전트 역할을 하면서 이 과정을 달성한다. 클로데뜨는 학생에게 다음과 같이 천천히 말하면서 중재를 개시한다.(그녀는 차축과 휠 쪽으로 손을 뻗으면서, "이 물건을 이 안으로 넣는 게 왜 이렇게 힘들까?"라고 말한다. 이는 알폰소에게 정말로 묻는 것이 아니라, 수사적 표현이다. 또, 그녀가 관찰한 내용이 알폰소에게 들리도록 명료하게 말해주고 있다. 이는 그녀가 알폰소에게는 부족한 적응대응 모드를 알려주는 것과 같다("멈춰서 해결할 수 있어"). 클로데뜨는 알폰소에게 지도하는 것이 아니다. 보여주고 있는 것이다. 조용히 그리고 천천히 물건들을 조작하면서, 클로데뜨는 알폰소가 의자 등받이쪽으로 몸을 젖히는 것을 본다. 그의 적응 게슈탈트가 변하기 시작하는 것이다. 알폰소는 다소 긴장을 푼다. 그의 정서(affect)도 부드러워진다. 클로데뜨는 자신의 OE 주체성(에이전시)을 이용해서 알폰소의 적응 게슈탈트에 영향을 준다. 조용하게 그리고 호기심을 가지고, 클로데뜨는 경주용 차를 물리적으로 콘트롤 한다. 그녀의 행위는 알폰소가 경험하고 있던 감각운동 요구를 줄여준다. OE 변화를 통해서 그는 자신이 경험하던 감정으로부터 거리를 둘 수 있게 된다. 클로데뜨는 OE 관리를 통해서 알폰소의 적응 게슈탈트에 강력한 변화를 촉진했다. 곧, 알폰소가 "휴!"하고 탄성을 지른다. 잠시 후 클로데뜨는 알폰소가 말로 표현한(verbalized) 자기인식(self-awareness)에 대응한다: "일이 안풀릴 때는 속상하다니까!"(짧게 말할수록 그 효과는 강력하다). 이번에도 클로데뜨의 언급은 알폰소에게 직접적으로 말하는 것이 아니다. 관찰한 내용을 그냥 말함으로써 알폰소의 귀에 들리게 하고, 알폰소가 활용하게 함으로써, 알폰소가 인지적 사고로 감정을 변화시켜서 감정 통제력을 습득하게 해준다.

중재로 인해서, 알폰소는 새로운 적응 게슈탈트를 경험했다. 클로데뜨는 새로운 적응대응 모드로 알폰소의 첫 경험을 지향하는 중재 방향을 추구한다("멈춰서 해결한다"). 이를 위해 알폰소에게 또 다른 관찰내용을 제시하기 위해, "자, 아까는 망치로 두들겨 넣었는데, 효과가 없었어, 그래서…"라고 말한다. 클로데뜨의 관찰은 알폰소가 새 모드를 개발하는 데 도움을 주는 첫단계이다. 클로데뜨는 알폰소가 직접 새로운 모드를 경험하도록 촉진해주고 있다. 즉, 알폰소 자신이 문제 해결자가 되는 경험을 하게 만들어주는 것이다. 이러한 중재의 열쇠는 인위적이 아니라는 점이다. 이런 중재는 부자연스럽거나 역할놀이가 아니라, 체내에서 발생하는 것이다. 알폰소는 흥미진진해 하며 끼어들면서 "그게 싸구려 키트인가 봐요. 다른 거 가져올게요."라고 말한다. 알폰소가 다른 차를 가져 오고 이내 똑같은 문제에 부딪친

사례 연구 40.1 알폰소, 좌절에 대한 새로운 적응을 학습하다. (계속)

다. 알폰소의 열정이 빠져나간다. 클로데뜨는 알폰소의 실망에 매몰되지 않는다. 클로데뜨는 자신의 치료 초점을 유지하고, 다시 한번 중재를 개시해서, 알폰소의 적응 게슈탈트에 영향을 주기위해, OE를 관리한다. 클로데뜨는 "흠, 설명서에 차축을 휠에 끼워넣는 방법에 대해서 뭐라고 적혀 있는지 궁금하네"라고 크게 말한다. 이번에도 이 말을 통해서 알폰소가 문제해결자 역할을 하게 만들어준다. 알폰소는 "모르겠어요. 난 설명서 싫거든요"라고 대꾸한다. 이는 중재에서 중요한 지점이다. 이것이 알폰소와 처음으로 가지는 직접적인 중재이기 때문에, 클로데뜨는 자신이 충분한 지원을 제공해야 하지만, 절대적으로 필요한 수준 이상의 지원을 해서는 안된다는 것을 알고 있다. 클로데뜨는 알폰소가 이 과제가 아주 의미 있다고 생각한다는 것과, 어쩌면 설명서를 읽으려 애쓰는 위험도 감수하는 적극성을 보일 수도 있다고 생각한다(설명서는 알폰소의 읽기 잠재력과 일치한다). 예상대로, 알폰소는 "선생님이 저에게 방법을 가르쳐주시면 안되나요? 그게 선생님이 하는 일 아닌가요?"라고 클로데뜨에게 말함으로써 OE와의 전형적인 싸움을 재생(replay)하려고 시도한다. 클로데뜨는 단호하게 대답한다. "내 과제가 아니라… 너의 과제야." 이 말을 할 때 다른 말을 전달할 때와 마찬가지로 주의한다. 이 말은 단순히 관측으로써 제시한다. 이런 언급을 통해서 클로데뜨는 알폰소가 변화의 에이전트라는 자신의 알폰소에 대한 몰입을 알폰소에게 전달한다. 알폰소의 언급은 그의 진정성에 대한 시험이었다. 클로데뜨는 알폰소와 계속 함께 작업하면서, OA 원칙을 따르고, 4가지 핵심 치료도구들을 활용한다. 중재할 때 마다 알폰소가 새로운 적응대응 모드("난 멈춰서 해결할 수 있다")를 습득하도록 돕는 데 주력한다. 알폰소가 새로운 모드를 취하기 시작하면서, 클로데뜨는 자신의 포커스를 두 번째 하위과정(적응대응의 결과물을 평가하는 능력)으로 옮긴다. **그림 40.5**와 **40.6**은 평가와 중재과정 전반에 대한 심층 설명이다.

실무 결과물만 중시한다. OA 중재를 바탕으로 하는 연구에 의하면, 의미 있는 활동과 적응성 발달에 기반하는 요법을 받는 클라이언트들은 의미없는 일상생활활동에 집중하는 요법을 받는 환자들에 비해서 수행결과가 좋다(Schkade 1998).

자주 언급되는 또 한 가지 제약은 OA 평가도구 부족이다. 본 저자는 그런 도구의 개발을 여러 가지 이유에서 장려하지 않는다. 본 저자가 볼 때, 작업치료라는 전문직이 직면한 가장 큰 결함(deficit)은 대부분의 실무가 이론 주도적이 아니라는 점이다. 평가도구들이 실무를 주도하는 것 같다. 치료사들은 사고과정에서 가이드로 이론보다는 정적척도(static measure)를 선호하는 것 같다. 이러한 경향이 실무 특성과 연구의 질에 영향을 미친다. 이론주도식 실무는 작업치료사가 의료분야에서 확실한 차별성을 갖추기 위해서 반드시 필요하다. OA 평가는 치료 추론과정(Therapeutic Reasoning Process, **그림 40.6**)에서 고유한 과정이다. OA 평가 중재 가이드(Guide to Evaluation and Intervention, **그림 40.7**)를 개발한 목적은 치료사에게 추가적인 방향을 제시하기 위해서였다. OA이론과 양립하고 탐구할만한 동적 시스템 과정 지향적 평가 접근법들이 몇 가지 있다.

연구 Research

OA 중재의 효과성에 대한 연구에서는 다양한 방법을 채택해 왔다. 대부분의 연구가 유사실험(quasiexperimen tal) 연구로써 치료군과 대조군에 무작위 배정하는 방식이다. 연구 대상인 OA 전제와 관련된 결과는 주로 두 가지이다. 첫째 전제는 OA기반 중재가 전통적인 일상생활활동 기반 요법에 비해서 기능독립성에 더 큰 효과를 미친다는 전제이다. 두 번째 전제는 OA기반 중재는 전통적인 작업치료 재활 방법들에 비해서 치료법에서 학습한 스킬들을 더 크게 일반화시키도록 만든다는 전제이다. 기능 독립성 척도(Functional Independence Measure, FIM)를 이용해서 첫 번째 전제를 검증했다. 환자가 선택한 새로운 활동에 대한 수행도에 근거해서 두 번째 전제를 검증한 바 있다.

Gibson & Schkade(1997)의 연구에서는 CVA 입원환자들의 FIM점수가 대조군에 비해서 8가지 FIM 점수에서 유의하게 더 높았다. Jackson & Schkade(2001)는 골반골절 입원환자들을 대상으로 유사한 연구를 수행하고, 그와 비슷한 수준의 FIM 결과를 얻었다. Buddenberg & Schgkade(1998)은 치료 중에 학습한 스킬들을 골반 골절 입원환자들을 상대로 새로운 활동들에 일반화시키는 방법에 대해 조사했다. OA 집단이 대조군에 비해서 이전에 훈련을 받아본 적 없는 과제들에서 수행도가 유의하게 더 높았다. Dolcheck & Schkade(1999)는 CVA 입원환자 대상의 OA기반 프로그램의 영향에 대해 조사했다. 이들은 6주 동안 직접 대조군이 되었다. 환자들은 시설의 전통적인 작업치료에 참여할때보다 개인적으로 의미 있는 작업을 할 때 더 오래 서 있을 수 있었다.

Johnson & Schkade(2001)는 기동성에 충분한 진전이 없어서 시설에서 퇴원조치된 CVA 환자 3인을 대상으로 단

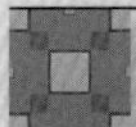

BOX 40.1 작업적응: 핵심 치료도구들

1. 치료사는 OE 에이전트이다.
2. 치료사는 자신을 치료용으로 사용하는 원칙을 통합한다.
3. 치료사는 작업을 이용해서 적응성을 촉진시킨다.
4. 클라이언트는 변화의 에이전트(주체)이다.

일 피험자(single-subject) 조사를 수행했다. OA기반의 중재를 수행한 후, 환자마다 기동성, 자기관리(=자립, self-care), 전반적인 활동 수준에서 유의한 향상을 보였다. 여기 기술한 내용은 OA 중재의 실무활용 효과를 평가하기 위한 연구노력의 일부분에 불과하다.

결론 Conclusion

OA이론은 실무에 가장 중요한 이론 중 하나이다. 전통적인 중재들(신경발달 접근, 감각통합, 생체역학)은 중재 계획의 작업준비도 부분으로 바로 결부된다. 작업 준비도 중재들은 개인 시스템(person systems) 결함을 처리하는 데에만 제한적으로 적용되고 있다. 이러한 중재의 핵심은 수행력 향상이다. 하지만, OA는 더 폭넓은 관점을 포용한다. (OA)중재의 핵심은 환자의 적응성을 향상시키는 것이다.

감사의 글 Acknowledgments

작업적응이론에 관한 이 장을 통해 작업치료사들에게 학문적 실천의 요소와 매개 변수를 식별하는 것의 중요성을 인식하는 것에 도움을 주고자 합니다. 이 이론은 텍사스 여성대학의 작업치료학 박사 학위과정 학생들의 지혜와 영향력으로 크게 발전해왔습니다. 나는 작업치료 임상에서 이해를 넓히고자 노력하였고 그들에게 끊임없이 영감을 받았습니다. 작업적응은 치료 세션 내에서 실제로 무엇이 진행되는지 명명하고 기초를 마련하기 위한 체제를 제공하기 위해 개발되었습니다. 즉, 치료사가 치료과정 동안 무엇을 생각하는가? 치료사는 치료 프로그램의 기초를 위해 무엇을 하는가? 치료사는 환자 / 환자와의 의미 있는 협력을 이루기 위해 어떻게 하는가? 이러한 질문은 평가도구를 통해 답을 얻지 못합니다. 이에 대한 답은 치료사가 체계적 틀을 사용하여 임상적 추론 과정을 거쳤을 때 얻을 수 있습니다.

작업적응이론은 이러한 틀을 제공하는 것입니다. 치료사가 어떤 행동을 취해야 하는지, 무엇을 평가해야 하는지, 치료 효과를 어떻게 측정하는지에 대해 이해할 수 있는 체계적인 로드맵을 제공합니다. 치료 계획과 결과에 대한 클라이언트/ 환자의 관점이 치료과정에서 기본이 되며 이를 통해 최적의 결과를 얻는다는 것을 강조합니다. 지난 2년 동안 박사과정의 학생들은 인구별 작업적응 실습 모델을 만들기 시작했습니다. 이러한 실습 모델들이 계속적으로 수정되고 발전됨에 따라, 이론, 실습 및 치료 효과 사이의 직접적인 관계를 더욱 견고하게 만드는 데 도움이 될 것으로 기대합니다.

참고문헌 References

Ayres, A. J.(1972). *Sensory integration and learning disorders*. Los Angeles, CA: Western Psychological Services.

Buddenberg, L. A., & Schkade, J. K.(1998). A comparison of occupational therapy intervention approaches for older patients after hip fracture. *Topics in Geriatric Rehabilitation*, *13*(4), 52–68.

Davies, P.(1988). *The cosmic blueprint*. New York, NY: Simon & Schuster.

Dolecheck, J. R., & Schkade, J. K.(1999). Effects on dynamic standing endurance when persons with CVA perform personally meaningful activities rather than non-meaningful tasks. *Occupational Therapy Journal of Research*, *19*(1), 40–53.

Dunton, W.(1913). Occupation as a therapeutic measure. *Medical Record*, *3*, 388–389.

Fidler, G., & Fidler, J.(1963). *Occupational therapy: A communication process in psychiatry*. New York, NY: Macmillan Company.

Ford, K.(1995). Occupational adaptation in home health: A therapist's viewpoint. *Home Health and Community Special Interest Section Newsletter*, *2*(1), 2–4.

Frankl, V.(1984). *Man's search for meaning*(3rd ed.). New York, NY: Simon & Schuster.

Garrett, S., & Schkade, J. K.(1995). The occupational adaptation model of professional development as applied to Level II fieldwork in occupational therapy. *American Journal of Occupational Therapy*, *49*, 119–126. doi:10.5014/ajot.51.7.523

Gibson, J., & Schkade, J. K.(1997). Effects of occupational adaptation treatment with CVA. *American Journal of Occupational Therapy*, *51*, 523–529. doi:10.5014/ajot.51.7.523

Gilfoyle, E., Grady, A., & Moore, J.(1990). *Children adapt*. Thorofare, NJ: Slack.

Gleick, J.(1987). *Chaos: Making a new science*. New York, NY: Penguin Books.

Jack, J., & Estes, R.(2010). Documenting progress: Hand therapy treatment shift from biomechanical to occupational adaptation. *American Journal of Occupational Therapy*, *64*(1), 82–87. doi:10.5014/ajot.64.1.82

Jackson, J. P., & Schkade, J. K.(2001). Occupational adaptation model vs. biomechanical/rehabilitation models in the treatment of patients with hip fractures. *American Journal of Occupational Therapy*, *55*(5), 531–537. doi:10.5014/ajot.55.5.531

Johnson, J.,(2006). Describing the phenomenon of homelessness through the theory of occupational adaptation. *Occupational Therapy in Health Care*, *20*(3/4), 63–80. doi:10.1300/J003v20n03_05

Johnson, J., & Schkade, J. K.(2001). Effects of occupation-based intervention on mobility problems following a cerebral vascu-

lar accident. *Journal of Applied Gerontology*, *20*(1), 91–110. doi:10.1177/073346480102000106
King, L.(1978). Toward a science of adaptive responses. 1978 Eleanor Clarke Slagle Lecture. *American Journal of Occupational Therapy*, *32*(7), 429–437.
Llorens, L.(1970). Facilitating growth and development: The promise of occupational therapy. *American Journal of Occupational Therapy*, *24*, 93–101.
Meyer, A.(1922). The philosophy of occupational therapy. *Archives of Occupational Therapy*, *1*, 1–10.
Pasek, P. B., & Schkade, J. K.(1996). Effects of a skiing experience on adolescents with limb deficiencies: An occupational adaptation perspective. *American Journal of Occupational Therapy*, *50*, 24–31. doi:10.5014/ajot.50.1.24
Posner, M. I.(1973). *Cognition: An introduction*. Glenview, IL: Scott, Foresman.
Prigogine, I., & Stengers, I.(1984). *Order out of chaos: Man's new dialogue with nature*. New York, NY: Bantam Books.
Reilly, M.(1962). Occupational therapy can be one of the great ideas of 20th century medicine. Eleanor Clarke Slagle Lecture. *American Journal of Occupational Therapy*, *16*, 1–9.
Ross, M. M.(1994, August 11). Applying theory to practice. *OT Week*, 16–17.
Schkade, J. K.(1999). Student to practitioner: The adaptive transition. *Innovations in Occupational Therapy Education*, *1*, 147–156.
Schkade, J. K., & McClung, M.(2001). *Occupational adaptation in practice: Concepts and cases*. Thorofare, NJ: Slack.
Schkade, J. K., & Schultz, S.(1992). Occupational adaptation: Toward a holistic approach to contemporary practice, Part 1. *American Journal of Occupational Therapy*, *46*, 829–837. doi:10.5014/ajot.46.9.829
Schkade, J. K., & Schultz, S.(1993). Occupational adaptation: An integrative frame of reference. In H. Hopkins & H. Smith,(Eds.), *Willard and Spackman's occupational therapy*(8th ed., pp. 87–91). Philadelphia, PA: Lippincott.
Schkade, J. K., & Schultz, S.(2003). Occupational adaptation. In P. Kramer, J. Hinojosa, & C. Royeen(Eds.), *Perspectives in human occupation*(pp. 181–221). Philadelphia, PA: Lippincott Williams & Wilkins.
Schultz, S.(1997, April). *Treating students with behavior disorder*. An institute presented at the American Occupational Therapy Association Convention, Orlando, FL.
Schultz, S.(2000). Occupational adaptation. In P. A. Crist, C. B. Royeen, & J. K. Schkade(Eds.), *Infusing occupation into practice*(2nd ed.). Bethesda, MD: American Occupational Therapist Association.
Schultz, S.(2003). Psychosocial interventions for students with behavior disorders: Identify challenges and clarify the role of occupational therapy in promoting adaptive functioning. *OT Practice*, *8*(16), CE-1-CE-8.
Schultz, S., & Schkade, J. K.(1992). Occupational adaptation: Toward a holistic approach to contemporary practice, Part 2. *American Journal of Occupational Therapy*, *46*, 917–926. doi:10.5014/ajot.46.10.917
Schultz, S., & Schkade, J. K.(1994). Home health care: A window of opportunity to synthesize practice. *Home & Community Health, Special Interest Section Newsletter*, *1*(3), 1–4.
Schultz, S. & Schkade, J.(1997). Adaptation. In C. Christiansen & C. Baum(Eds.), *Occupational therapy: Enabling function and well being*(2nd ed., pp. 458–481). Thorofare, N.J.: Slack.
Selye, H.(1956). *The stress of life*. New York, NY: McGraw-Hill.
Stelter, L., & Whisner, S.(2007). Building responsibility for self through meaningful roles: occupational adaptation theory applied in forensic psychiatry. *Occupational Therapy in Health Care*, *23*(1), 69–84. doi:10.1300/J004v23n01_05
Werner, E.(2000). *Families, children with autism and everyday occupations*(Unpublished doctoral dissertation). Nova Southeastern University, Fort Lauderdale, FL.
Whetton, D. A., & Cameron, K. S.(1984). *Developing management skills*. Glenview, IL: Scott, Foresman.
World Health Organization.(2004). *International classification of functioning, disability, and health(ICF)*. Geneva, Switzerland: Author. Retrieved from http://www.who.int/classifications/en/

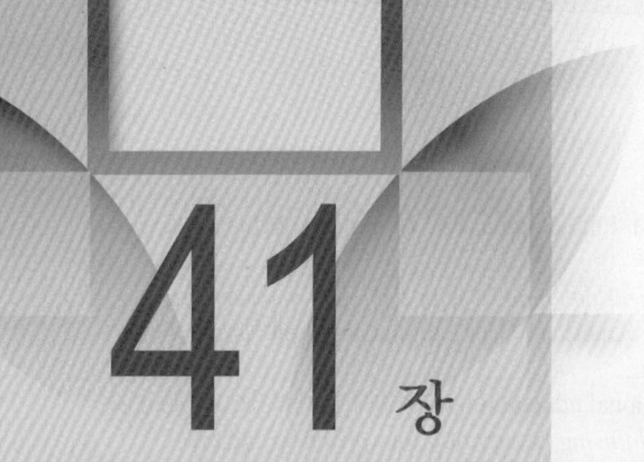

41 장

작업정의

Occupational Justice

박주영 옮김

개요

학습목표

이 장을 학습한 후, 다음의 내용을 할 수 있을 것이다:

1. 사회적, 정신적, 신체적 건강 면에서 작업정의를 분석한다.
2. 작업치료 내에서 작업정의를 이해하고 통합하여 활용한다.
3. 작업권리(occupational rights)를 발전시키고 불의(injustice)를 줄이는 접근방법들을 계획하고 평가한다.

서론 Introduction

본 장에서는 작업정의의 등장과 성장에 대해 개념적으로 정리하고, 만인의 신체, 정신, 사회적 건강 경험이 불의에 노출될 수 있는 양상에 대해서 논하겠다. WFOT(World Federation of Occupational Therapists, 작업치료사 세계연맹)에서는 개인과 국민의 작업 "권리"에 근거한 작업정의 실무를 지지한다. 하지만, 작업정의를 위해 노력하는 일은 세계 곳곳에서 작업치료사들이 직면한 커다란 윤리적 딜레마이다. 이 개념을 발전시키는 일은 복잡하다. 그러기 위해서는 UN과 WHO의 지침과 일치하는 실무 마인드셋과 포커스의 변화 그리고 새로운 중재들이 필요하다. 작업치료사들은 사람들의 생존, 건강, 웰빙에 대한 작업의 중심성을 인권 문제로 여기고, 개인, 사회, 국민이 경험하는 부정적 건강 결과를 부르는 작업불의(occupational injustice)를 처리하기 위한 조치를 수용해야 한다.

하나의 관념이자 필요인 작업정의

Occupational Justice as an Idea and a Need

인류 발생 시점부터 개인들과 이들이 살아가는 사회는 건강한 생존 또는 기본적인 생존을 위해 작업이 필요했다. 이들은 식량을 찾아야 했고, 안식처를 마련해야 했고, 어린 자식을 미래의 작업 존재로서 그리고 노인들을 축적된 작업 구전지식(lore)과 지혜(wisdom)의 관리인으로 키워야 했다. 이러한 근본적인 조건들을 충족하려면 작업적으로 정의로운 상황이 반드시 필요하다. 작업적으로 정의로운 사회에서는 개인과 커뮤니티마다 개인의 강점과 커뮤니티의 강점을 인식하고 장려하는 작업을 통해서 자신과 타인의 생존, 신체적, 정신적, 사회적 발달 필요를 충족시킬 수 있다. 작업적 불의 상황이 발생하는 경우는, 우대받는 소수에게 유리한 외적 요인들을 부과함으로써, 일부 개인이나 집단만 작업 필요(occupational needs)를 충족시킬 수 있는 경우이다. 작업치료사의 핵심적인 윤리적 딜레마는 일상 생활 스킬의 신체적 수행이나 인지 등 신체적 이슈들에만 일(work)의 포커스를 맞추는 경우에, 의무나 책임이 소홀해진다는 점이다. 작업치료실무에서 자주 부딪치는 작업불의는 불의를 영속시키고 건강을 헤치는 구조들이다. 예를 들어, 주거의 부재나 불충분, 고용이나 고용시설 부족, 생활 자원은 물론 정신, 신체, 영적 건강을 지탱할만한 청년, 성인, 노인에 대한 금전적 지원의 부적절성 등이다.

인류에게 작업정의가 분명히 필요했지만, 작업정의라는 용어가 등장한 것은 1990년대 중반이었다. 당시 작업정의는 각기 다른 지역에서 두 방향의 연구로 등장했다. 한 가지 연구 방향에서는, 작업과 건강 간의 관계를 연구했고, 그 관계의 유익하거나 부정적인 건강 결과들이 사회정치적 문화적 결정소들에 의해 좌우되며, 이런 결정소들의 기본 틀은 사회정의를 통해서 확립할 수 있음을 확인했다(Wilcock 1993, 1995, 1998, 2006). 또 다른 방향의 연구에서는 인구모집단, 조직, 지역사회, 집단, 가족, 개인 클라이언트들을 상대로 사회정의를 실현한다는 작업치료사들의 선 의지(good intentions)를 많은 사회적 실무적 결정소들이 기각시켜버린다는 것을 확인했다(Townsend 1993, 1996, 1998, 2003a, 2003b, 2007). 두 연구방향 모두 사람들이 정하는 의미 있는 작업에 사람들이 개인적 또는 집단적으로 참여할 수 있는 권리를 사회정의 차원에서 충분히 처리할 수 있는가 하는 문제에 대해서 성찰했다. Townsend & Wilcock(2004)는 그러한 공통된 포커스를 가지고 작업정의라는 개념을 기술하고 탐구했다.

이 개념을 기술하기 어려운 이유는 문화, 언어, 사회적 차이 때문이다. 아래에서 Twonsend & Wilcock이 작업, 사회정의, 작업정의에 부여한 의미들을 정리하겠다.

작업 (occupation)

작업은 신체적, 정신적, 사회적, 성적, 정치적 또는 영적 차원은 물론 수면과 휴식까지도 포함해서 사람이 원하고, 필요로 하고, 또는 해야 하는 모든 것들을 의미한다. 작업이란 실제 인간이 실행하고, 존재하고, 변화하고, 소속되는 모든 양상들을 말한다. 실무적인 일상의 자기 표현 매개체나, 의미를 만들거나 의미를 경험하는 매개체인 작업은 그 작업이 성찰적이든, 반성적이든, 명상적 작업이든 또는 행위 중심의 과제이든 상관없이, 인간 존재에 대한 운동가(activist)적 요소이다. 작업을 통해서 일반인들과 지역사회 공동체들은 자신들의 운명과 지속가능성을 창출하는데 적극 참여할 수 있다(Thibeault 2002). 또, 작업은 시간, 장소, 사회적 조건들에 의해 형성되는 경제 단위이기도 하다. 작업은 내포적이거나 외연적인 목표들을 달성하는 근본 수단이기 때문에, 작업의 가능성과 한계점들에 있어서 그 중심은 권력 관계(power relations)이다: 즉, 작업에 참여하는 권력이 물리적 힘을 통해서 통제될 수 있거나, 규제, 매체, 사회문화적 기대치를 통해서도 보이지 않게 통제될 수 있다. 이런 요소들이 자신, 존재, 신념, 정신, 자율, 개인 또는 집단의 정체성을 억압 또는 표출하는 수단이 될 수 있고, 그렇기 때문에 건강을 증진시킬 수도 있고 건강을 위협할 수도 있다.

사회정의 (social justice)

사회정의는 동등한 가치, "기초적인 필요를 충족시킬 수 있는 동등한 권리, 기회와 삶의 기회들을 가급적 널리 확산시킬 필요성, 마지막으로 부당한 불형평성을 줄이고 가급적 없애 버려야 한다고 인식하는 사람들 간에 자원, 권리, 책임을 윤리적으로 분배하고 공유"하는데 적용되는 개념이다 (Commission on Social Justice 1994). 사회정의는 다수의 고대사회 그리고 점증하는 탈 근대(포스트 모던) 사회들에서 수용되는 가치이며, 인종, 계층, 성별, 소득, 능력, 장애 등의 차이와 상관없이 공정한 사회적 관계와 조건들을 기반으로하는 정의이다. 이데올로기적 차원에서 보면, 사회정의는 19세기말 영국에서 시작된 예술 수공예(Arts and Crafts) 사회주의 운동의 중심 테마로써 성장했다. 이 운동의 이데올로기는 개인의 관심사를 공동체 차원에서 재 해석한 미국에서 바로 인기를 끌었다. "새로운 개혁"이 개척되었다. 이 개혁의 목표는 신흥 위계들에 개인들을 끼워맞추는 "영적 웰빙을 훼손시키는 것"이었다(Jackson Lears 1981). 최초의 작업치료 학교가 있었던 Hull House(시카고)에서 사회 개혁가이자 예술 수공예(Arts and Cragfts) 운동의 헌신적 추종자였던 제인 아담스는 다른 진보주의자들과 더불어 신흥 경제국내에서 개인의 성취를 추구하고 사람들의 삶에 활력을 불어넣고자 했다. 그는 개인주의를 "완성으로 가는 경로"라고 보았다. 완성으로 가는 경로란 스스로 결정하고 자립적이고 완전하게 발달된 인간들의 자발적 사회적 질서를 의미한다(Lukes 1973에서 인용한 Emerson의 뉴잉글랜드 개혁자들에 대한 강의). 따라서 구세계와 신세계에서, 산업개발도상국들의 건강하지 못한 특성은 개인 관점은 물론 커뮤니티 관점에서도 사회정의 차원의 문제로 해석할 수 있었다.

작업정의 (occupational justice)

작업정의와 **작업권리**는 사회정의와 인권처럼 윤리적, 도덕적, 시민(civic) 문제들(개인적 집단적이지만 다양한 의미 있는 작업참여에만 해당되는 평등성과 공정성 등)과 관련 있다. 작업불의(occupational injustice) 상황에서는 기본적인 작업 필요를 충족하고 평등한 기회와 삶의 기회들을 통해서 잠재력을 실현할 수 있는 커뮤니티와 개인의 작업권리가 포괄적으로 훼손된다. 빈곤층이 작업불의의 영향을 직접받을 가능성이 가장 크지만, 부유층이라도 특정 작업이나 생활방식 면에서 자신들의 필요를 충족시키지 못할 수 있다.

Townsend & Wilcock(2004)는 작업정의에 대한 탐색적 이론에서(**그림 41.1**), 작업은 일상생활에서 정의로운 현실을 조명해 준다고 제안했다. 작업은 전 세계 서로 다른 문화권 내에서 정의에 유리하고 불리한 방법들을 형성하는 폭넓은 사회적 조건과 구조 안에서 개인, 집단, 국민들의 경험을 드러낸다. 이들의 이론에서는 사람이 작업적 존재임을 받아들이고, 사람들이 자율적 존재로써 그리고 특정 공동체 구성원으로써 작업에 참여한다고 본다. 또한, 이들의 이론에 의하면, 참여는 상호 의존적이고 맥락적이며, 건강과 웰빙의 결정소이다. 이 이론에서는 작업을 통한 **임파워먼트**(empowerment), 원칙, 일(work)이 아닌 작업들의 경제사회적 가치를 인정하도록 작업들을 한층 더 포함적으로 분류할 필요성, 개인과 집단 차원의 작업 잠재성 구현(enablement), 만인의 작업참여에서 만일의 상황에 맞는 다양성, 포함, 강점 공유 등을 제안하고 있다. 하지만, 정의가 만연하기 위해서는, 개인과 집단들이 주어진 사회적 환경 내에서 하고자하고, 해야할 필요가 있거나, 의무적으로 해야 하는 것에 관련된 자원, 권리, 책임을 윤리적으로 분배하고 공유해야 한다.

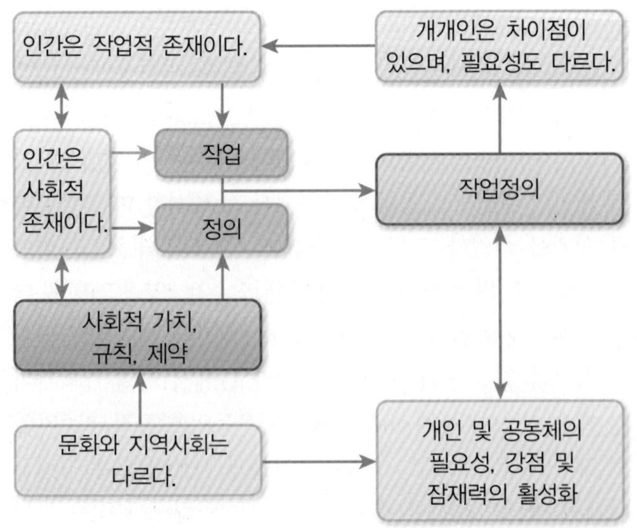

그림 41.1 탐색적 작업정의 이론: 교차하는 관념들(Prentice Hall의 허락을 받음)

작업정의라는 말이 생소할 수 있지만, 일, 존재, 변화, 소속을 지향하는 사람들의 행위가 개인의 선택 문제만은 아니라는 개념은 수백 년 동안 연구되어 왔다. 편향된 기대치, 전제, 규칙, 프로토콜, 정치적 방편들 때문에 유발된 작업불의에 대해 개탄한 학자들도 있다. Ruskin(1865)은 "우리들 중에 누가 타인들을 위해 힘들고 더러운 일을 할 것이며, 얼마를 받고 할 것인가? 누가 유쾌하고 깨끗한 일을 할 것이고, 얼마를 받고 할 것인가?"라고 물었다.

탈산업화 국가들에서는 바람직한 작업과 비바람직한 작업의 구분이 이전처럼 선명하지 않다. 하지만, 자신의 삶을 이끌어 갈 임파워먼트(empowerment)는 있지만, 여러 가지 사회정치적 이유로, 자신의 재능을 깨닫지 못하거나 야망을 실현하지 못한 채 허우적거리는 사람들이 많다. 많은 사람들이 사회의 기대와 가족의 기대, 계층 시스템, 금전적 환경으로 인해서 작업으로 내몰리고 있다는 점을 무시하기 쉽다. 일반적으로, 아동과 청소년은 어른이 되어서 금전적 성공을 누리기 위해서는 제한된 작업 범위 내에서 남보다 뛰어나야 하므로 특정한 관심과 재능을 외면하지 않을 수 없다. 이는 자살이 증가하는 것에서 알 수 있듯이, 삶에서 불행한 젊은이들이 증가하는 기여 요인일 수 있다. 미국에서는 15–24세 인구에서 사망원인 중 3위가 자살이며, 지난 50년간 3배 증가했다. 노인들도 마찬가지이다. 노인들은 건강상태와 상관 없이 또는 노인들의 기분은 외면한 채, 일정한 나이에 이르면 흥미와 활동수준을 변화시켜야 한다. 2,761명의 노인들을 13년간 조사한 연구에서는 사회적이고 생산적인 작업을 하면 운동을 하는 것만큼이나 모든 사망 원인의 리스크를 낮출 수 있다고 확인했다(Glass 1999).

작업정의에 대한 관심사는 경제성장의 정치적 특징 그리고 부와 권력 간의 이격도(disparity) 증가와 관련지어 볼 수 있다. 이러한 이격도는 농업국, 개발도상국, 선진국, 탈산업화 국가 간에 두드러지게 나타나지만, 농업국과 개도국에서는 건강에 필수조건인 생활필수품을 조달하지 못하는 사람이 많고, 이런 모든 국가들에서는 일을 통해서 긍정적인 웰빙을 누리지 못하는 사람들이 있다. 작업정의이론을 전개하려는 일차 목적은 전세계적으로 개인, 가정, 커뮤니티의 필수품,

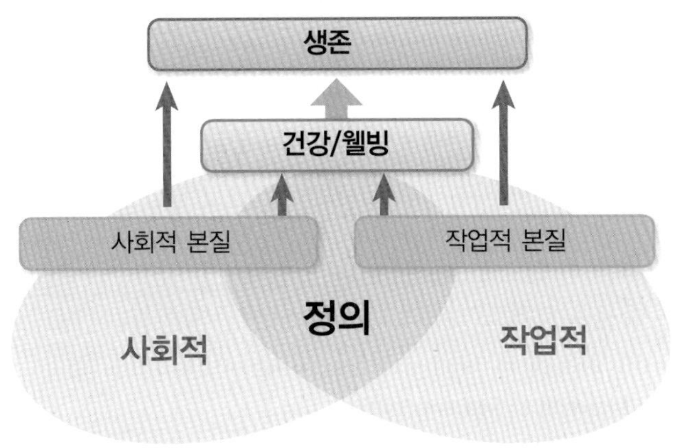

그림 41.2 작업정의와 사회정의는 생물학적 필요를 충족시키고 건강을 실현하는 수단을 제공함으로써 생존을 가능하게 해준다.

만족, 의미, 균형을 제공하는 작업에 참여하지 못하고 제약받고 박탈당하고 소외당하는 개인 및 집단이 많다는 사실에 대한 관심을 촉구하기 위해서였다(Wilcock 2006).

작업정의는 3가지 강력한 생물학적 필요를 수렴한다. 즉, 생존, 일, 사회집단 소속에 대한 필요들이다. 이런 필요들은 고고학 및 인류학 연구에서 확인한 바와 같이 선천적인 메카니즘(innate mechanism)들이다(Wilcock 2006).

그와 별개로 작업정의에서 활용하는 두 가지 강력한 사회적 필요성이 있다. 가정, 집단, 커뮤니티를 구조화해서 그 구조들 안에서 사람들이 존재, 변화, 소속 등을 정하는 필요성과, 경제적 인적 자원들을 조직화해서 만인이 참여하고 웰빙을 누리고 번창하게 만드는 필요성이다(Townsend 2010). 건강과 웰빙을 좌우하는 요소는 일차적인 생존 요건 충족, 일과 소속에 대한 생물학적 필요 충족, 사회 집단의 구조 등이다(Cohen1982). **그림 4.12**에 작업정의, 사회정의, 건강 간의 관계를 정리했다.

작업정의와 건강

Occupational Justice and Health

건강문제에서 세계적으로 최고 권위 기관은 WHO이다. 따라서 이 절에서는 작업정의와 건강에 대해 다루면서 WHO의 관련지침들을 적용하는 것이 적절하다고 본다. 1946년에 만들어진 WHO는 건강이란 질병이 없는 것은 물론 사회, 정신, 신체적 안녕 상태를 포괄한다고 인정했다. 건강에는 사회적 웰빙도 포함되므로, 작업치료사등 건강전문가들의 책임을 의학적으로 규정된 상태나 장애 있는 사람들은 물론 일반인들에게까지 확대 적용해야 한다. 1986년에 WHO는 초기의 건강 개념을 확장해서 "현재 건강 상태에서 차이를 줄이고 평등한 기회와 자원을 보장해서 만인이 최대한 건강을 누릴 수 있게 만들자"는 Ottawa Charter for Health Promotion 범위 내에 해당되는 행동을 확실하게 촉구했다(WHO 1998). WHO는 사람들이 필요를 충족시키고 환경에 대처해 나가야 할 수 있어야 하고 야망을 실현함으로써 긍정적 건강과 웰빙을 누려야 한다고 요구했다. 이 헌장은 현재까지 유효하며, 이후 전세계 건강 촉진 컨퍼런스들에서 여러 차례 재확인되었다.

작업정의, 사회적 건강, 웰빙

인권선언(Universal Declaration of Human Rights, UN 1998)에서는 만인이 평등하게 일할 권리, 자유롭게 직업을 선택할 권리, 휴식하고 여가를 즐기고 휴가를 즐길 권리를 가지고 건강과 웰빙에 적절한 생활수준을 누려야 한다고 지지하고 있다. UN의 이 선언은 만인이 지역사회의 문화생활에 참여하고, 예술과 과학발전에 참여하고, 정부에 참여하고, 교육에 참여해서 인간의 개성을 온전하게 개발하는 것을 옹호한다. 이러한 기본권들은 작업의 현실, 개인의 권리와 공동체의 권리 간에 긴장, 개인의 정의와 공익 간에 긴장을 중심으로 하는 임파워먼트, 선택, 기회와 관련 있는 **사회적 건강**을 지향하는 화두이다. 개인과 공동체의 이익 간에 이런 긴장관계는 작업권리를 강조할 때 수반되는 범위, 특성, 책임에 대한 논쟁에서 중심이 된다. 예를 들어, 의미 있는 작업에 참여할 노인들의 작업권리가 보장되려면 지역사회에서 노인들의 의견과 전문성을 장려하고 중시해줘야 한다. 사회적으로도 건물, 주택, 교통, 일상기술의 접근성이 완전히 갖추어져야하며, 그런 시설들이 요양용은 물론 능동적 생활에 맞게 설계되어야 한다(Townsend 2007). 작업치료사는 늙어서 기관에서 지내다가 끝나는 것이 인생이라고 생각하지 말고, "노인의 정주욕구(aging in place)"를 지향하는 새로운 정책들을 통해서 노인을 위한 작업적으로 정의로운 해법들을 개발하는데 참여할 기회를 적극 모색해야 한다(Cockburn 2011).

작업불의는 최근에 나타난 현상이 아니다. 수백 년간 기관에 수용된 사람들을 포함해서 각종 작업 기회들의 공정성에 의문을 제기한 사람들이 많았다. 유명한 계몽시대 복지가인 존 하워드(1726−1790)도 그런 사람들 중 하나이다. 그는 유럽 전역을 여행하면서, 교도소와 병원을 시찰하고, 수용자들이 스킬을 유지하거나 업그레이드할만한 기회 부족으로 인해서 일이나 일반적인 생활양식을 유지하기 힘들어지는 작업불의에 대한 해법을 촉구했다. 작업치료기관들이 기관 수용 여부를 떠나서 사람들이 UN이 정한 작업중심 인권을 누리지 못하게 만드는 작업불의에 대한 대규모 조사 연구를 장려하거나 지원하는 방법도 있다. 그리고 그 연구 결과를 대대적으로 확산시켜야 한다. 작업치료사들이 커뮤니티 조직(가령, "길거리 아이들")과 공조하는 방법도 있다. 캐나다의 모바일 아웃리치 스트릿 헬스(MOSH) 프로그램인 노바 스코티아(Nova Scotia)에서는 작업치료사가 "기동력(mobile)" 있다. 그들은 사무실에 앉아서 실무를 보지 않는다. 그 대신, 팀맴버들과 커뮤니티 조직들에 문자와 음성으로 연락하고, 가급적 청소년들을 참여시키고, 주택, 취업, 커피하우스, 건강증진, 기타 길거리 아이들을 위한 기회들을 찾아 내고 전개한다. Canadian Model of Occupational Performance and Engagement(CMOP-E, Townsend 2007)에 입각해서 청소년들이 현재의 라이프스타일과 미래의 방법들을 탐색하고, 라이프 스킬과 협상 전략(자금확보를 완료하거나 주택 및 일자리 신청부터 요리, 소통, 옹호(advocacy)에 이르는 스킬과 전략을 개발함)을 개발하도록 도모하고 있다. 마찬가지로, Kielhofner 등(2011)은 사회적 불의를 처리하기 위한 프레임워크로써 MOHO(Model of Human Occupation) 이용 사례를 보고했다. 일례로 현지 학교 시스템의 변화를 옹호하면서, 길거리 청소년들을 스포츠 작업에 참여시켰다.

최근, 건강을 의학적 관리에만 연관짓는 경향이 심해서, 작업으로 인한 많은 부적/정적 건강 결과들을 간과하는 경우가 많이 있다. 또, 사회적 건강이라는 개념은 수급이 거의 없는 립서비스에 불과하다. 평화, 주거, 교육, 식량, 소득, 안정된 생태계, 지속가능한 자원, 사회정의, 형평성이 건강을 위한 기초조건이자 자원이라고 인정하고 있음에도 그렇다. 이런 조건과 자원들은 사람들의 일과와 직 · 간접 관련 있으나, 전세계적으로 일차적인 작업 필요도 충족못하는 사람이 수백만에 달한다. 또, WHO에서는 "생활, 일, 여가 패턴의 변화가 건강에 큰 영향을 미치고 있다"고 인정하고 있으므로, 이런 부분들이 "사람들의 건강의 원천"이 되어야하며, 개인은 물론 커뮤니티도 "야망을 찾아내서 실현할 수 있어야하고, 필요를 충족시켜야하고, 환경을 변화시키거나 환경에 대처할 수 있어야 한다".

이처럼 UN 주도의 권위 있는 인식은 만인의 건강을 위해 필요한 기초 조건들을 충족하기 위해서는 "권력놀이(power plays)"를 그만 두어야 한다는 경쟁적 주장을 1990년대에 촉발시켰다. 이런 주장에 의하면, "건강을 위한 투쟁은 본질적으로 삶의 부문과 양상에서 형평성과 동정을 얻기 위한 투쟁"이기 때문에, 전통적인 의료서비스와 건강서비스 제공 수준을 넘어서는 중재가 요구된다(Werner 1998). "활동적인 사회"와 "능력개발(enabling) 국가"를 발전시키는 일을 국제 조직들 내에서 다루기 시작했다(Gilbert 1995). 예로, 클린턴 정부에서는 "새로운 미국을 위한 청사진"을 장려했다. 이 청사진에 의하면:

> … 일과 개인의 임파워먼트 목표를 중심으로 능력개발 국가를 조성해야 한다 … 특히, 빈곤층 미국인들이 빈곤에서 벗어나 자립적으로 살아갈 수 있는 역량을 개발할 수 있도록 도와야 한다…. 능력개발 국가는 빈곤층을 복지제도의 소극적 수혜자가 아닌 자체개발 역량이 있는 주요 행위 주체(prime agents)로 봐야 한다 (Marshall & Schram, 1993).

이 수사는 감동적이나 실현하려면 대대적인 정치경제적 변화가 수반되어야만 하고, 종래의 의료체계 내에서 수용되어야 한다. 종래의 의료체계에서는 건강과 질병 경험에서 나타나는 이격도(disparity)의 근원은 사회경제적 불평등임을 드러냈다. "건강이 인권이 되는데 있어서, 국가내 그리고 국가간의 결과에서 나타나는 이격도"가 큰 난제이다(Farmer 2004). 이런 모순을 바로 잡으려면, 사회 의료의 불가분한 요소로써 작업정의를 발전시킬 수 있도록, 모든 수준에서 조치가 이루어져야 한다. 이런 점에서 작업치료사들이 직면한 세 가지 큰 윤리적 딜레마들은 사회적 건강의 합당성 수용, 전문가로써 커뮤니티 내의 작업불의에 대한 인식 제고 책임감, 그리고 작업 박탈, 불균형, 소외 등 작업불의 처리 프로그램 개발 책임을 수용하는 것이다(Cockburn 2011).

작업정의, 정신건강, 웰빙

WHO(1998)의 21세기 만인의 건강(Health for All in the 21st Century)에서 개인의 특이성과 의미, 목적, 소속을 추구하는 개개인의 영적 탐색에 대한 대응 필요성을 확인할 수 있다. 2005 WHO 보고서에서는 사회적 건강과 신체적 건강은 물론 정신적 건강이란 사람들이 자신의 능력을 실현하고, 정상적인 삶의 스트레스에 대처하고, 생산적으로 실효성 있게 일하는 상태라고 주장한다. 건강한 국가에서는 국민들이 의미, 목적, 소속을 추구하는 영적 탐색을 위한 대응책을 찾고, 지역사회에 기여할 수 있다. 이 보고서에서는 "기본적인 시민, 정치, 경제, 사회, 문화적 권리를 존중하고 보호해주는" 중재를 통해서 정신건강을 강화할 수 있다고 본다. 이와같은 사회적, 작업적으로 정의로운 권장안들을 따르는 프로그램들을 통해서, 만인이 정신건강과 웰빙을 경험할 수 있는 기회를 확대할 수 있다.

현재, 정신 질환 유무나 빈부격차에 상관없이, 소속 사회의 요구와 기대치를 통해서 작업에 부과되는 제약 등 다양한 이유 때문에, 그런 필요를 충족시키지 못할 수 있다. 특정 사회 및 커뮤니티 내에서는 작업이 편향되는 경우가 자주 있다. 즉, 양질의 건강, 선택, 기회가 주도권을 쥔 소수에게 쏠려 있다. 이런 편향성은 작업불의의 문제이며, 이로 인해 정신 질환자가 증가하며, 나아가 WHO 목표 달성에 장벽이 된다.

장구한 역사에도 불구하고 정신질환치료는 현재 의학화(medicalized)되어 있다. 치료 환경에 종교, 평화, 고요 등을 포함시켰던 적이 있었다. 또, 말도 안되는 소홀한 정신적 신체적 학대가 지배적인 질서였던 시절도 있었다. 이에 대한 대책으로써, 19세기 스콧틀랜드 정신과 의사 W.A.F. Browne(1837)은, "정의 자선과 작업(benevolvence and occupation)"을 바탕으로하는 혁신적인 치료를 제시했다. 이 치료에서는 강요없이 점차적으로 증가하는 작업을 계획해서 개인의 필요를 충족시켰다. 예로, 여성들은 독서, 하프 연주, 꽃 키우기, 또는 교회, 시장, 시골길 걷기, 타기, 운전하기 등의 활동을 할 수 있었다. 남자들은 지적인 활동을 추구하고, 당구를 치거나, "각자의 취향과 힘" 에 맞게 구조화 및 할당된 외부 작업을 할 수 있었다. Browne(1837)은 이와 같이 작업적으로 정의로운 요법들을 통해 얻은 결과물은 자기만족, 타인 칭찬, 통증 및 불쾌한 생각 감소, 숙면이라고 보았다. 정신병자들을 위한 작업중심 프로그램들은, 아동, 성별, 약물남용, 폭력, 우울, 불안 등 정신건강 장애가 증가했음에도, 경제적 합리주의로 인해 감소했다. 이는 특히 소득이 낮고, 실업률은 높고, 업무 스트레스는 심하고, 교육기회는 제한되어 있고, 성 차별, 인권 침해, 건강하지 못한 라이프 스타일 등이 나타나는 경우에는 더욱 문제가 되었다. 이런 문제들을 해결할 수 있는 작업기반의 프로그램 부족 문제를 처리하기 위해서는, 작업치료사들의 옹호가 요구된다. 큰 비용을 들이지 않고, 또는 자활 방식으로, 커뮤니티 내에서 구현할 수 있는 탄탄하고 유연한 프로그램 아이디어들을 모아서 그런 프로그램들을 확립해야 한다.

작업치료사들이 직면한 윤리적 딜레마는 정신건강 문제들을 악화시키는 작업불의를 제대로 파악하지 못한다는 점이다. 커뮤니티의 인식과 이해도가 높아져야 이런 딜레마를 처리할 수 있다. 작업불의에 대한 인식 제고를 통해서만, 개인들과 커뮤니티들의 입장에서 의미 있는 다양한 작업들, 그리고 최적의 웰빙을 촉진하는 다양한 작업들, 그리고 정신병에 걸린 사람들을 재활시켜 주는 다양한 작업들에 만인이 접근할 수 있는 작업치료 이니셔티브를 수립할 수 있다. WHO 지침에 따라, 이런 이니셔티브들은 사람들이 삶의 정상적인 스트레스에 대처하고, 커뮤니티에 기여하고, 작업 잠재력을 추구하며 노력하고, 의미, 목적, 소속에 대한 자신들의 필요를 전달할 수 있는 프로그램들을 개발해야 한다. 이런 이니셔티브들을 통해서 기본 시민권, 정치권, 경제권, 사회문화권, 그리고 가장 중요한 작업권을 존중하고 보호하고 심화시킬 수 있어야 한다.

작업정의, 신체 건강과 웰빙

작업정의는 신체건강과 웰빙의 본질적인 양상이다. 과도하거나 과소하거나 잘못 선택한 작업은 곧바로 병이나 사망으로 이어질 수 있다. Bernardio Ramazzini(1705)는 작업건강의 개척자로써 18세기에 여러 유형의 기본적이고 필수적인 고용 형태에서 근로자들이 당한 조기사망과 장애들에 대해 아주 실질적인 우려를 제기했다. 그의 포괄적인 연구는 당대 작업불의의 증거이며, 전세계 농업, 개발도상국, 선진국들의 다수 빈곤사회의 현황을 반영하고 있다. 현재, 작업을 통해서 신체적 질병을 예방하거나 회복하도록 돕고 정보를 제공하는 기회는 무계획적이다. 의료제공 범위 내에서 두드러지는 편향성은, 포괄적인 불의라고 볼 수 있다. 신체적 비활동이 전세계 사망률의 4번째 위험인자라고 밝혀졌다는 점을 감안하면 더욱 그렇다. 그러한 편향성은 전세계 대부분의 질병을 설명하는 대체적으로 예방가능한 소수의 위험인자들 중 하나이다(WHO 2004).

WHO에 의하면, 산업화 증가, 도시화 증가, 경제개발, 식료품 시장 세계화 추세가 증가하면서 신체활동에 큰 변화가 생겼고, 정기적인 중등도의 신체적 작업들을 통해서 심혈관계 질환, 당뇨, 둔부 골절과 척추 골절, 체중장애, 암, 우울 등 다양한 일반 질환 위험들을 줄일 수 있다. 이런 질환으로 인한 사망 중 80%는 빈곤으로 경제개발이 어려운 저소득 및 중간소득 국가들에서 발생하고 있다. 작업치료사들은 변화된 신체활동 수준을 처리하는 프로그램 개발의 선봉에 서야 하며, 그럼으로써 개인과 커뮤니티들이 신체활동은 몸매를 유지하기 위한 운동에만 해당되는 것은 아니며, 건강증진은 물론 개인과 집단의 작업 필요와 흥미도를 충족시킬 수 있는 방법임을 인식하도록 만들어야 한다. 즉, 의학적 치료 위주의 안락지대(comfort zone)에서 벗어나 기업가정신을 가져야 한다는 뜻이다.

전세계적으로 신체적 작업 감소의 원인은 비의도적인 작업불의 때문이라 볼 수 있다. 예로, 중독성 있는 낮은 수준의 신체적 작업을 하도록 조장해서 돈을 버는 다국적 기업들은 기분전환을 위해 흡연이나 음주를 하도록 조장하는 사람들만큼이나 작업불의에 책임이 있다. WHO(2011a)의 신체활동 수준 증가를 위한 권장사항에서는 인구특징과 문화적 타당성을 고려한 다학제적이고 다부문에 걸친 정책들을 요구하고 있다.

그와 정반대로, 제대로 고른 작업들은 개인과 집단의 건강의 원천이 될 수 있고, 병을 치료하는데도 도움이 된다. 20세기 초에 널리 인식된 이런 개념이 발전해서 작업치료가 정식 학문으로 도래하게 되었다. 하지만, 개인 간병 시에 독립성 개선을 목표로 하는 사람들을 위한 경우를 제외하고, 정규 의료 시설에서 신체질환자들을 위한 작업 중심의 교정 프로그램들은 감소하고 있다. 그 이유는 의료비용 증가와 우선순위, 의료시설 내 체류기간 단축, 사람들이 생활 속에서 하는 일이 신체건강과 웰빙에 영향을 미친다는 인식의 전체적인 변화 등이다. 약물치료와 수술에 대한 의존도가 가장 중요해졌다. 이것이 적절한 활동 수준의 배척이나 감소와 연관 있는 경우, 이 역시 작업적으로 부당하다. 작업치료사들의 윤리적 딜레마는 다양한 작업 필요를 충족시킴으로써 얻는 신체적 건강 효과에 대한 사회 전반의 이해 제고 방법, 단축된 시설 체류를 뛰어 넘어서 작업 중심의 재활 프로그램을 계속하는 방법, 그리고 보험사의 제약적 관할 범위 하에서 건강상태를 개선하도록 보상 사례들을 보조하는 방법 등이다.

작업요법 내의 작업정의

Occupational Justice within Occupational Therapy

작업적으로 공정하고 건강한 세상으로 발전하는데 있어서 작업불의는 작업치료사에게는 물론 모든 국가의 윤리적 딜레마이다. 작업치료 전문 조직들의 거버넌스, 계획, 정책에 작업정의 개념이 영향을 미치는 것은 시의 적절한 현상이다. 2006년에 WFOT는 작업정의에 대한 입장 등을 포함하는 입장선언문을 발표할 때, UN 인권선언을 전폭 지지했다. 이를 통해서 "작업에 대한 권리는 문화적 신념과 관습, 국지적 상황과 제도적 권력 및 실무의 영향을 받는다"는 것을 수용했고, "빈곤, 질병, 사회적 차별, 배제(displacement), 자연재해, 인재, 무력 갈등" 등 권리를 위협하는 세계적 상황을 규탄했다. WFOT는 작업치료사들이 작업불의를 겪는 개인, 집단, 커뮤니티, 사회를 찾아내서 지원하고, 이들과 더불어서 작업참여를 강화해야 한다고 촉구하고 있다.

이 입장성명서는 호주, 뉴질랜드, 아시아 대륙 등 오스트랄아시아와 그 개념이 진화한 캐나다는 물론 전세계에서 표명된 작업정의에 대한 관심에서 촉발되었다. ENOTHE (European Network of Occupational Therapists in Higher Education, 고등교육분야 작업치료사 유럽 네트워크)에서는 2003년 연례 컨퍼런스 테마로 작업정의를 채택했다. 이 회의에서 Townsend(2003a)는 "작업치료사가 작업정의에 왜 신경써야 하는가?"라는 물음을 던졌다. 이 자리에서는 생애 전 과정에서 건강을 지탱하기 위해서 사람들이 할 필요가 있고 하고자 하는 작업들에 최적 수준에서 참여하지 못하도록 조장하는 배제, 함정, 국한, 분리, 제약, 금지, 개발능력 부재, 단절, 소외, 불균형, 박탈 또는 주변화 등 불의에 관련된 얘기들이 나왔다.

2005년 영국 COT(College of Occupational Therapists)에서는 "작업정의는 작업개발 기회의 불평등에 대한 의문 제기, 또는 장애자들에게 적절한 잠재성 구현(enablement)이 이루어지지 못하는 데서 발생하는 불평등에 대한 의문제기를 위한 프레임워크"라고 제안했다.

같은 해, Wood 등(2005)은 작업치료 교육 분야에서 작업정의의 위치에 대해 논했다. 이후 교재들에서도 작업치료사들이 작업불의 극복을 도모하기 위해서 자원이 부족한 국가들에서 노력하도록 장려하기 시작했다. 하지만, 그러기 위해서는, 직업적으로 고립될 가능성이 있기 때문에, 작업치료사들에게도 지원이 필요할 것이다(newton 2005). Algado 등(2005)은 작업치료사들에게 사람들이 작업적으로 주변화되고 착취당하는 상황과 장소에서 일하라는 과제를 던지면서, 작업정의는 직업적 책임이라고 주장했다. 이들은 작업정의가 글로벌 시민정신의 윤리적 이슈라고 설명하고, 작업차별(apartheid)이라는 개념을 도입해서 작업의 정치성에 대한 비판적 인식과 이해를 증진시켰다. 이어서 Pollard 등(2009)은 이런 개념들을 발전시켜서, 작업치료사들이 정치적인식을 개선하도록 도모함으로써, 공동체 개발에서 작업적으로 정의로운 목표들을 달성하고자 했다.

작업정의를 인정하는 최초의 이니셔티브들은 서구에서 등장했으나, 전세계적으로 작업치료사들이 문화적 차이에 주목하면서 작업정의 개념을 탐구하고 있다. 교재, 웹, 정식과정들에서 다양한 실무, 커뮤니티, 건강 이니셔티브들을 커버하는 논의과정에서 탐구는 정기적으로 등장하는 특징이다. 작업정의와 작업권리를 "세상을 바라보는 완전히 새로운 관점"(Hammell 2008)에 따라 실무의 가이드를 제시하는 작업치료 전문직의 핵심 목표라고 보는 사람들도 있다. 작업요법 실무의 미래는 작업정의를 공공 어젠다에 명시적으로 올리는데 성공하느냐, 그리고 작업에 기반해서 정의를 추구하는 전문직에서 무엇을 달성할 수 있는가를 성공적으로 증명해 보이느냐에 달려 있다.

표 41.1 작업정의 건강 설문 (OJHQ)

지침: 클라이언트 또는 지역사회가 1열에 나열된 권한을 충족시킬 수 있으면 2열을 선택하십시오.
명시된 사유에 따라 클라이언트 또는 지역사회가 불가능할 경우 3–6열 중 하나 이상을 체크하십시오.

클라이언트: 개인적, 지역사회 또는 인종: ______________________ 날짜: __________

결정요인	가능함	건강적 불가능함	정책적 불가능함	사회적 불가능함	경제적 불가능함	추가적 언급
기본적욕구(WHO)						
자유						
주거						
교육						
음식						
수입						
지속가능한 자원						
사회적 형평성						
사회적, 신체적, 정신적 웰빙(WHO)						
생활 패턴 = 웰빙						
일 = 웰빙						
여가 = 웰빙						
포부를 실현할 수 있음						
특정 요구를 충족시킬 수 있음						
정기적 인 신체 활동						
환경의 변화/대처						
개인적 독창성 존중						
유엔의 권리 – 생활 수준은 건강과 복지에 적절하다. 다음중에서 선택:						
고용						
휴식						
여가						
휴가						
공동체 문화 생활						
예술						
과학적 진보						
정책 참여						
완전한 인성 발달을 위한 교육						
세계작업치료연맹의 다섯 가지 권리같이 참가할 자유로운 선택						
문화적 신념과 관습						
지역적 이벤트						

표 41.1 작업정의 건강 설문(OJHQ) (계속)

요약 : 지침 : 작업상의 불의가 아래에 열거 된 지역사회 문제로 인해 발생하는 것이 있다면 선택하세요.	
세계보건기구와 세계작업치료연맹 – 작업을 통한 건강과 복지에 대한 권리는 다음과 같은 이유로 감소한다.	
빈곤	저소득
높은 실업	스트레스가 많은 근무 조건
성 차별	사회적 차별
제한된 교육	작업 차별
건강에 해로운	해고
보건시설의 부족	정치 불안
레크리에이션 기회의 부족	인권 침해
자연 재해 / 인공 재해	무력 충돌
권고/행동	

작업불의 감소와 작업권리 발전

Reducing Occupational Injustices and Advancing Occupational Rights

작업참여가 건강에 중심이라는 믿음을 바탕으로 작업요법이 만들어졌기 때문에, 작업정의에 대한 이해 부족은 모든 작업치료사들이 처리해야 하는 큰 윤리적 딜레마이다. 작업불의에 대한 이해증진, 타인교육, 변화실현 등은 모두 작업치료사의 책임이다. 작업불의를 줄이고 작업권리를 발전시키는 과제는 몰입적인 노력을 요한다. 이 과제은 사실 세상을 바꾸는 일이다. 이렇게 말하면 엄청난 일처럼 들리겠지만, Margaret Mead(1901–1978)는 작업치료사들이 "사려깊고 몰입된 소수의 시민들이 세상을 바꿀 수 있음을 의심하지 마라. 사실, 그동안 세상을 바꾼 유일한 것은 그러한 소수의 시민들"임을 상기시킨 바 있다.

작업정의와 작업권리를 발전시키면서, 작업불의를 줄이려면, 사려 깊고 몰입하는 작업치료사, 작업학자, 그리고 인간의 존재와 건강의 중심은 작업임을 인정하는 사람들로 구성된 집단이 만들어져야 한다. 이와 관련하여, 작업불의에 대한 관심을 촉구하는 설문지를 체크리스트 및 가이드라인으로 제안한다. **표 41.1**에 제시한 설문지는 UN, WHO, WFOT의 지침들을 바탕으로 작성되었으며, 불의를 기록하고 행동을 장려하는 첫걸음이다. 설문에서 명명된 이슈들을 정량적으로 측정하는데 관심 있는 독자들은 이 설문을 검증하고 타당성을 확인해 볼 수 있을 것이다.

작업치료사들은 자신들이 근무하는 곳에서부터 몰입할 수 있고, 자신의 개인적 국지적 조치들을 작업적으로 정의로운 세상에 대한 글로벌 비전과 연계할 수 있다. 생각이 같은 작업치료사들끼리 그룹을 만들거나 국내 및 국제 네트워크를 만드는 방법도 있다. 세계적 변화에 영향력을 발휘하겠다는 열정 있는 작업치료사들이라면, WFOT, NGOs 미디어 소비자 프로그램, 현지 정치 네트워크, 또는 집단행동 창출을 위한 개별 노력 등을 활용하는 방법도 있다.

작업정의를 실현하려면 기본적인 커뮤니티 구조들과 조직 건강 전략들에 대한 변화를 탐구하고, 정보를 구하고, 영감을 불어 넣는 순향적 이니셔티브를 발휘해야 하기 때문에, 개인 클라이언트를 상대하는 개인 치료사들의 사례 예시 대신, 다양한 업무 영역에서 작업치료사들이 할 수 있는 일을 사례로 제시하겠다. **그림 41.3**에 제시한 보기들을 넘어서는 아이디어들을 자극하고자, 작업불의를 시각적 도구로 처리하는 작업요법 실무 케이스를 3가지로 정리했다. 그림을 보면, 지역, 그룹, 집단 행동들을 연계하는 방식을 제시했다. 이 그림의 개시 질문들에서는 파트너십, 미디어 주목, 기록, 일상생활 작업이 변화 매개체로써 중요함을 강조하고 있다. 그림에 나오는 화살표는 개인, 그룹 또는 집단행동을 목표로 하는 조치들을 제시한다. 이런 조치들은 상호관련성을 갖는다. 개인이라면 타인들을 집단행동에 참여하도록 유인하는 행동부터 시작하면 된다. 역으로, 정의를 지향하는 NGO 등에 가입하는 등 집단 행동을 통해서 특정방향이나 상황의 개인행동이나 그룹행동에 대한 아이디어들을 자극할 수 있을 것이다. 개인, 그룹, 집단행동에 대한 평가를 수월하게 하려면, 목표

케이스 3: 집단행동
- 어떤 글로벌 동맹이 가능할까?
- 지역이나 세계적 미디어의 주목을 받을만한 행동은 무엇일까?

1. 새로운 프로그램 펀딩 옹호
2. NGO들과 파트너십
3. 세계 작업치료 행동을 초빙
4. WHO에 가능한 이니셔티브를 보냄

케이스 2: 그룹행동
- 그룹행동을 위한 논리적인 파트너들은 누구?
- 어떤 다른 그룹들이 존재하는가?

1. OJHQ를 이용해서 불의와 행동을 기록한다.
2. 유료 커뮤니티 아웃리치를 옹호
3. 옹호그룹과 파트너십
4. 사회적으로 소외된 그룹들과 파트너십

케이스 1: 개인행동
- 어떤 국지적 행동을 통해서 일상 생활작업들을 변화시킬 것인가?
- 국지적 행동을 지지하는 세계적 트렌드는 무엇인가?

1. OJHQ를 이용해서 불의와 행동을 기록
2. 유료 커뮤니티 아웃리치 옹호
3. 옹호집단과 파트너십
4. 작업중심 프로그램 이행

그림 41.3 개인, 그룹, 집단행동을 통한 국지적, 포괄적 변화.

를 설정한다. 또, 후원자, 관리자, 대중, 보험사, 또는 기타 관심 있는 사람들이 정해진 시간과 장소에서 검토할 수 있도록 이러한 목표들을 측정, 진술, 또는 기록한다.

제시한 3가지 케이스들에서는 작업불의에 대한 개인, 그룹, 집단행동을 제시하며, 작업정의와 작업권리를 지향하는 대화를 자극하고, 행동을 취하고, 진척도를 평가하는 질문들도 함께 제시했다.

첫 번째 케이스는 장애나 고령 때문제 장기간 차별을 당하면서 신체, 정신, 인지, 기타 난제들을 안고 있는 사람들을 치유하는 작업치료사들이 근무하는 의료시설 내 재활실무 관련 사례이다. 이와 같은 전통적인 근무장소에서 작업치료사들이 환경을 변화시키거나 클라이언트의 권리를 처리할 때 책임자들이 제대로 금전적 지원을 하지 않거나 인정을 해주지 않을 경우에, 작업치료사가 작업정의를 실현하는 데 집중해야 하는지 여부에 대한 물음을 제기한다. 그렇게 하지 않으면 작업치료 전문직의 철학적 토대를 심화시키지 못할 것이고, 향후 유사한 클라이언트의 필요에 도움을 주지 못할 것이다. 치료사 개개인은 미래 건강관리를 형성하고, 주택부터 교육과 수송에 이르는 사회의 다른 부문들을 형성하고, 작업치료 전문직 자체를 형성하는 힘을 가진 에이전트이다. 그러기 위해서는 행동 평가 보고서를 기록해서, 보고서를 건강 및 기타 위계, 미디어, 관심 있는 당사자들에게 배포할 수 있어야 한다. 치료사가 취하는 조치는 OJHQ(Occupational Justice and Health Questionnaire, **표 41.1**)과 Occupational Injsutice and Seniors Checklist(**Box 41.1**) 등, 특정 상황에 적합한 작업불의 체크리스트를 개발하는 것 등이다.

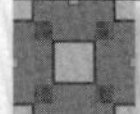

BOX 41.1 작업불의와 노인 관련 점검목록

해당항목에 표시하시오.

- ❑ 그들이 삶에서 이룬 것에 대해 얘기할 때 관심을 두지 않는다.
- ❑ 그들이 조언해도 청하지 않거나 듣지 않는다.
- ❑ 타인을 도울 기회를 주지 않는다.
- ❑ 그들에게 관심없는 외출을 시킨다.
- ❑ 그들이 스스로 즐길만한 것을 하지 못하도록 지시한다.
- ❑ 그들이 원하는 경우 그들의 환경에서 지내는데 필요한 조언, 실천적 도움, 장비, 또는 지원이 부족하다.
- ❑ 위험관리 명목으로 그들이 원하는 행동을 하지 못하게 한다.
- ❑ 그들의 친구, 애완동물, 흥미, 환경과 동떨어진 수용시설에 배치한다.
- ❑ 양로원이나 기타 감금 환경에서 홀로 앉아 있고, 같은 상황에 있는 타인들을 바라보고 자발적으로 선택하지 않은 프로그램만 내보내는 TV를 바라보는 것 외에는 할 일이 없다.
- ❑ 흥미에 맞는 만족스러운 작업들을 할 수 있는 자원, 도우미, 서비스, 지원이 부족하다.
- ❑ 음식을 가져 오고, 개인적 관리를 도와 주고, 침상을 갈아주는 유료 서비스 제공업자와만 사회적 접촉한다.
- ❑ 당국자나 법이 정한 정책들 때문에 제약받고 박탈당하거나 소외당한다.

그림 41.3에 정리한 두 번째 케이스에서는 정신건강 촉진 관련 작업불의를 다루고 있다. 두 번째 케이스에서는 관심을 보이는 동료군과 함께하는 행동을 제시한다. 커뮤니티들과 건강 서비스에서 작업불의에 대한 혁신적이고 실행 타당성 있는 그룹 행동을 발견하기 위한 브레인스토밍 기회들에서, 그리고 수치의 힘과 지원 면에서 장점이 있다. 대면, 이메일, 텔레컨퍼런스, 그외 다른 수단을 이용해서, 작업치료사들은 같은 이익집단 소속이거나 같은 지역에서 근무하는 동료들에게 접근할 수 있다. 어떤 집단에게 있어서 난제는 작업치료 지식, 작업불의 체크리스트, 설문지를 이용함에 있어서 과감하고 혁신적이어야 한다는 것이다. 이런 도구와 더불어 여러 작업치료사들에게서 나온 데이터를 이용해서 작업정의 문제들을 기록하는 등의 그룹 행동은 현실에서 실제 벌어지는 불의에 대한 인식 제고와 나아가 그런 것들을 변화시키기 위한 커뮤니티 행동에 대한 지지를 얻는 것부터 시작할 수 있을 것이다.

세 번째 케이스에서는 작업적으로 정의롭지 못한 세상을 바꾸기 위한 논쟁과 혁신을 불러 일으킬 수 있는 물음들을 던짐으로써 집단행동을 제시한다. 행동은 여러 가지 형태로 나타날 수 있다. 혁신적인 프로그래밍, 미디어 환기(집회와 회의에서 발표를 통해서), 작업적 불의 상황과 행동에 대한 사례 발표, 관련 통계치 제시, 변화를 모니터링하기 위한 인구 데이터 활용, 작업불의와 행동에 대한 시각적 이미지 제작과 비판, WHO등 국제조직과 국내조직에 대한 기여, 상담(consultation), 협력 등 여러 가지 형태의 행동이 있다. 작업정의 언어를 이용해서 관련 이슈들을 정확하게 기술하는 것이 이 케이스의 가장 강력한 부분이다.

이런 류의 이니셔티브들에서는 20세기 초 작업치료 등장과 작업치료 전문직의 세계적 성장에 중심적인 역할을 했던 집단행동의 전통을 잇고 있다. 초기의 작업치료사들은, 수는 적었지만, 작업치료 전문직의 성장에 자극제가 되었다. 이들은 치료법으로써 작업의 효과에 대한 확신과, 작업치료에 대한 몰입을 집단행동을 통해서 확인시켜 주었다. 그 이후 작업치료 전문직 리더들은 사람들의 작업 필요를 충족시키고, 사회에 기여하고, 작업치료 전문직을 발전시키기 위해서, 클라이언트의 필요, 직장계약, 전문직 규제, 기타 구조들을 바탕으로 자신들의 입장을 협상해왔다.

결론 Conclusion

건강한 여정을 위한 작업에서 다음 난제는 작업적으로 정의로운 세상을 지향하는 순향성(proactivity)이다. 이는 전세계 작업치료사들이 직면한 큰 윤리적 딜레마이다. 이 개념을 발전시키는 일은 복잡하다. 그러기 위해서는 마인드셋과 포커스를 바꿔야 하고, 개인, 커뮤니티, 국가, 세계 수준에서 새로운 순향적 중재들을 개발해야 하고, UN, WHO의 지침과 작업정의 원칙들에 따른 명료한 작업치료 실무를 개발해야 할 것이다.

참고문헌 References

Argyle, M.(1987). *The psychology of happiness*. New York, NY: Methuen.

Blaxter, M.(1990). *Health and lifestyles*. London, United Kingdom: Tavistock/Routledge.

British College of Occupational Therapists.(2005). *Making the connections: Delivering better services for Wales. Clause 3.1.4*. London, United Kingdom: Author.

Browne, W. A. F.(1837). *What asylums were, are, and ought to be*. Edinburgh, Scotland: Adam & Charles Black.

Cohen, P., Struening, E. L., Genevie, L. E., Kaplan, S. R., Muhlin, G. L., & Peck, H. B.(1982). Community stressors, mediating conditions and wellbeing in urban neighborhoods. *Journal of Community Psychology, 10*, 377–390.

Commission on Social Justice.(1994). *Social justice: Strategies for national renewal. The report of the Commission on Social Justice*. London, United Kingdom: Vintage.

Farmer, P. E., Furin, J. J., & Katz, J. T.(2004). Global health equity. *The Lancet, 363*, 1832.

Gilbert, N.(1995). *Welfare justice: Restoring social equity*. London, United Kingdom: Yale University Press.

Glass, T. A., de Leon, C. M., Marottoli, R. A., & Berkman, L. F.(1999). Population based study of social and productive activities as predictors of survival among elderly Americans. *British Medical Journal, 319*, 478–483.

Hammell, K. W.(2008). Reflections on well-being and occupational rights. *Canadian Journal of Occupational Therapy, 75*, 61–64.

Herrman, H., Shekhars, S., & Moodie, R.(Eds.).(2005). *Promoting mental health. Concepts, emerging evidence, practice: A report of the World Health Organization*. Geneva, Switzerland: World Health Organization. Retrieved from http://whqlibdoc.who.int/publications/2005/9241562943_eng.pdf

Howard, J.(1789). *An account of the Principal Lazarettos in Europe*. Warrington, United Kingdom: William Eyres.

Isaksson, K.(1990). A longitudinal study of the relationship between frequent job change and psychological well-being. *Journal of Occupational Psychology, 63*, 297–308.

Jackson Lears, T. J.(1981). *No place of grace: Antimodernism and the transformation of American culture 1880–1920*. New York, NY: Pantheon Books.

Kalisch, D.(1991). The active society. *Social Security Journal*, August, 3–9.

Kielhofner, G., de las Heras, C. G., & Suarez-Balcazar, Y.(2011). Human occupation as a tool for understanding and promoting social justice. In F. Kronenberg, N. Pollard, & D. Sakellariou(Eds.), *Occupational therapy without borders. Vol. 2. Towards an ecology of occupation-based practices*(pp. 269–277). Edinburgh, Scotland: Elsevier/Churchill Livingstone.

Kronenberg, F., Algado, S. S., & Pollard, N.,(Eds.).(2005). *Spirit of survivors: Occupational therapy without borders*. Edinburgh, United Kingdom: Elsevier/Churchill Livingstone.

Lukes, S.(1973). *Individualism*. Oxford, United Kingdom: Basil Blackwell.

MacCarthy, F.(1994). *William Morris: A life for our time*. London, United Kingdom: Faber and Faber.

Marshall, W., & Schram, M.,(Eds.).(1993). *Mandate for change*. New York, NY: Berkley.

Mead, M.(1901–1978). *Laura Moncur's motivational quotations*. Retrieved from http://www.quotationspage.com/quote/33522.html

Molineux, M., & Baptiste, S.(2011) Emerging occupational therapy practice: Building on the foundations and seizing the opportunities. In M. Thew, M. Edwards, S. Baptiste, & M. Molineux(Eds.), *Role emerging occupational therapy: Maximising occupation-focused practice*. West Sussex, United Kingdom: John Wiley & Sons.

Newton, E. & Fuller, B.(2005). The Occupational Therapy International Outreach Network: Supporting occupational therapists without borders. In F. Kronenberg, S. S. Algado, & N. Pollard(Eds.), *Occupational therapy without borders: Learning from the spirit of survivors*(pp. 361–373). Edinburgh, Scotland: Elsevier/Churchill Livingstone.

Nilsson, I., & Townsend, E. A.(2010). Occupational justice—Bridging theory and practice. *Scandinavian Journal of Occupational Therapy*, *17*, 57–63.

Organization for Economic Cooperation and Development.(1989, July). Editorial: The path to full employment: Structural adjustment for an active society [Editorial]. *Employment Outlook*. Retrieved from http://www.oecd.org/dataoecd/48/28/3247295.pdf

Pollard, N., Sakellariou, D., & Kronenberg, F.(Eds.).(2009). *A political practice of occupational therapy*. Edinburgh, Scotland: Elsevier/Churchill Livingstone.

Ramazzini, B.(1705). *A treatise of the diseases of tradesmen: Shewing the various influence of particular trades upon the state of health*. London, United Kingdom: Andrew Bell.

Ruskin, J.(1982). *Sesame and Lilies*(13th ed.). Orpington, United Kingdom: George Allen.(Original work published 1865)

Sakellariou, D., & Simó Algado, S.(2006). Sexuality and disability: A case of occupational injustice. *British Journal of Occupational Therapy*, *69*(2), 69–76.

Smith, D. L., & Hilton, C. L.(2008). An occupational justice perspective of domestic violence against women with disabilities. *Journal of Occupational Science*, *15*, 166–172.

Stadnyk, R., Townsend, E. A., & Wilcock, A.(2010). Occupational justice. In C. Christiansen & E. A. Townsend(Eds.), *Introduction to occupation: The art and science of living*(2nd ed., pp. 329–358). Thorofare, NJ: Prentice Hall.

Thibeault, R.(2002). Occupation and the rebuilding of civic society: Notes from the war zone. *Journal of Occupational Science*, *9*(1), 38–47.

Townsend, E.(1993). Muriel Driver Memorial Lecture: Occupational therapy's social vision. *Canadian Journal of Occupational Therapy*, *60*, 174–184.

Townsend, E.(1996). Enabling empowerment: Using simulations versus real occupations. *Canadian Journal of Occupational Therapy*, *63*, 113–128.

Townsend, E.(1998). *Good intentions overruled: A critique of empowerment in the routine organization of mental health services*. Toronto, Canada: University of Toronto Press.

Townsend, E. A.(2003a). *Occupational justice: Ethical, moral and civic principles for an inclusive world. European Network of Occupational Therapy Educators. Prague, Czech Republic*. Retrieved from www.enothe.hva.nl/meet/ac03/acc03-text03.doc

Townsend, E. A.(2003b). Power and justice in enabling occupation *Canadian Journal of Occupational Therapy*, *70*, 74–87.

Townsend, E. A.(2007). Justice and habits: A synthesis of habits III. *OTJR: Occupation, Participation and Health*, *27*, 69S–78S.

Townsend, E. A., & Polatajko, H. J.(2007). *Enabling occupation II: Advancing an occupational therapy vision of health, well-being and justice through occupation*. Ottawa, Canada: Canadian Association of Occupational Therapists.

Townsend, E. A., & Wilcock, A. A.(2004). Occupational justice and client-centered practice: A dialogue in progress. *Canadian Journal of Occupational Therapy*, *71*, 75–87.

Trentham, B., & Cockburn, L.(2011). Promoting occupational therapy in a community health centre. In M. Thew, M. Edwards, S. Baptiste, M. Molineux(Eds.), *Role emerging occupational therapy: Maximising occupation-focused practice*(pp. 97–110). West Sussex, United Kingdom: John Wiley & Sons.

United Nations.(1998). *Universal declaration of human rights*. Geneva, Switzerland: UN General Assembly.

Warr, P.(1990). The measurement of well-being and other aspects of mental health. *Journal of Occupational Psychology*, *63*(4), 193–210.

Werner, D.(1998, November). *Health and equity: Need for a people's perspective in the quest for world health*. Paper presented at the "PHC21—Everybody's Business" Conference, Almaty, Kazakhstan.

White, J. A.(2009). Questions for occupational therapy. In E. B. Crepeau, E. S. Cohn, & B. B. Schell(Eds.), *Willard and Spackman's occupational therapy*(11th ed.). Philadelphia, PA: Lippincott Williams & Wilkins.

Whiteford, G., & Townsend, E. A.(2011). A participatory occupational justice framework: Enabling occupational participation and inclusion. In F. Kronenberg, N. Pollard, & D. Sakellariou(Eds.), *Occupational therapy without borders: Learning from the spirit of survivors*(2nd ed., pp. 65–84). Elsevier.

Wilcock, A.(1993). A theory of the human need for occupation. *Journal of Occupational Science: Australia*, *1*(1), 17–24.

Wilcock, A.(1995). The occupational brain: A theory of human nature. *Journal of Occupational Science: Australia*, *2*(1), 68–73.

Wilcock, A.(1998). *An occupational perspective of health*. Thorofare, NJ: Slack.

Wilcock, A.(2006). *An occupational perspective of health*(2nd ed.). Thorofare, NJ: Slack.

Wilcock, A., van der Aren, H., Darling, K., Scholz, J., Sidall, R., Snigg, C., & Stephens, J.(1998). An exploratory study of people's perception and experiences of wellbeing. *British Journal of Occupational Therapy*, *61*(2), 75–82.

Windley, D.(2011). Community development. In M. Thew, M. Edwards, S. Baptiste, M. Molineux,(Eds.), *Role emerging occupational therapy: Maximising occupation-focused practice*(pp. 97–110). West Sussex, United Kingdom: John Wiley & Sons.

Wood, W., Hooper, B., & Womack, J.(2005). Reflections on occupational justice as a subtext of occupation-centred education. In F. Kronenberg, S. S. Algado, & N. Pollard(Eds.), *Occupational therapy without borders: Learning from the spirit of survivors*(pp. 378–389). Edinburgh, Scotland: Elsevier/Churchill Livingstone.

World Federation of Occupational Therapists.(2006). *Position statement on human rights*. Retrieved from http://www.wfot.org/office_files/Human%20Rights%20Position%20Statement%20Final%20NLH%281%29.pdf

World Health Organization.(1946). *Constitution of the World Health Organization*. Geneva, Switzerland: Author.

World Health Organization.(1998). *Health for all in the twenty-first century. Document A51/5*. Geneva, Switzerland: Author.

World Health Organization.(2004). *Global strategy on diet, physical activity and health*. Geneva, Switzerland: Author.

World Health Organization.(2011a). *Global strategy on diet, physical activity and health*. Geneva, Switzerland: Author.

World Health Organization.(2011b). *Physical activity*. Geneva, Switzerland: Author.

World Health Organization, Health and Welfare Canada, Canadian Public Health Association.(1986). *Ottawa charter for health promotion*. Ottawa, Canada: Author.

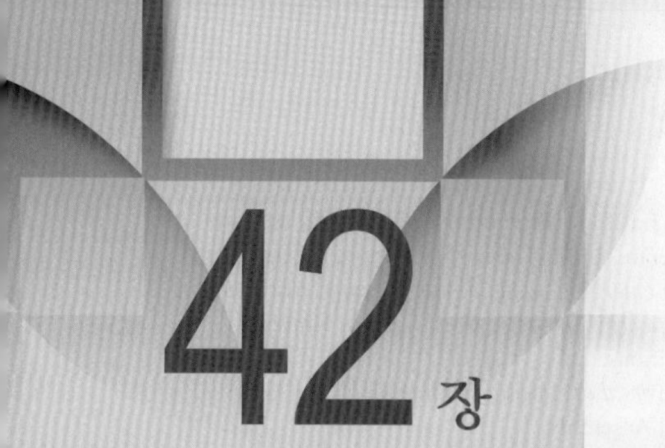

42장

신흥 이론들

Emerging Theories

박주영 옮김

개요

학습목표

이 장을 학습한 후, 다음의 내용을 할 수 있을 것이다:

1. 신흥 이론에 기여하는 주요 작업치료 트렌드, 이슈, 개념들을 파악한다.
2. 작업수행, 사회참여, 시민관여(civic engagement)에 대한 이해에서 시스템 이론, 문화적 접근, 초학제적 프레임워크들이 기여한 부분에 대해 상술한다.
3. 새로운 커뮤니티 기반의 작업 요법 맥락에서 사회 기업가정신과 서비스 학습의 역할과 활용에 대하여 상술한다.

서론 Introduction

신흥 이슈들은 "교란적이고, 도발적이며, 사고방식을 강제로 바꿔 놓아야 한다"(Dator). 신흥 아이디어들은 트렌드로 진화할 수 있거나, 사회, 사고방식, 일상경험 안에서 장기적으로 지속되거나 극적인 임팩트를 미칠 수 있다. 신흥 이론을 통해서 전문 분야의 구성개념들을 재고하거나 실무를 평가할 필요가 있다. 우리의 핵심 가치들과 일치하는 이론 모형들을 개발하고 지식을 창출하는 것이 전문가로서 우리의 책임이다(Royeen 2003). 작업치료는 반사성(reflexive)을 갖는 전문직이다. 어떤 사건, 트렌드, 또는 현상에서 새로운 개념 모형들이 나오는지 돌아보고, 묻고, 찾아내야 하며, 기존 이론들로 현대 실무의 이슈들을 적절하게 처리할 수 있는지 여부도 판단해야 한다. 42장에서는 작업치료 전문 분야의 구성개념, 전통적 경계를 초월하는 실무, 글로벌 커뮤니티에서 전문가로써 변화 에이전트(변화 추진 주체) 역할에 대한 새로운 사고 방식을 제시한다. 그러면, 실무를 통해서 과거의 관점들을 수정하고, 구성개념들을 재구성하고, 참신한 신흥 접근법들을 구축하는 방법은 무엇인가?

실무와 이론에 대한 세계화의 파급효과

The Impact of Globalization on Practice and Theory

세계화(globalization)는 우리 시대를 규정하는 이슈이다. 지난 이십 년간 기술과 상업 분야의 혁명에 준하는 발전들을 통해서, 글로벌 커뮤니티라는 개념이 재구축되었다. 버튼을 누르거나 마우스를 클릭해서 생각을 교환하고, 친구와 원거리 통화하고, 가상매장에서 물건을 구입하고, 책을 내려받고, 최신 뉴스나 사회 논평들에 트윗 한번으로 접근한다. 마을, 커뮤니티, 도시들이 세계적으로 서로 연결되어 있고, 복잡하고, 역동적이며, 사이버스페이스를 통해서 도달할 수 있다. 세계화는 일상생활방식, 지식습득방식, 작업이행방식, 세계관, 작업치료 서비스를 구상하고 전달하는 방식에도 영향을 미쳤다.

글로벌 세계의 복잡성 때문에 작업(occupation)을 이해하고, 기술하고, 평가하고, 발전시키는 새로운 방법론들과 개념적 접근법들이 필요하게 되었다. 또, 문화, 정치, 사회, 경제 환경이 작업 선택에 영향을 미치는 양상을 처리하고, 작업에 대한 접근을 지원하고, 온전한 사회 참여를 촉진 또는 제약하기 위한 노력도 필요하다. 하지만 현행 작업치료 문헌에서는 탈근대적(포스트모던) 글로벌 맥락과 현대 이론 접근법들의 발전에 관계된 주요 문제들을 다루고 있다. 이런 문헌에서는 (1)임상과 커뮤니티를 넘어서 이론적 프레임워크를 복잡한 사회적 맥락까지 확장해야 하고(Galheigo 2011a), (2)작업, 보건, 웰빙에 대한 구조적, 제도적, 개인적 기여도를 평가하는 다층적 관점을 채택하고(Aldrich 2008), (3)환원주의 프레임워크에서 벗어나 초학제적 세계관과 작업 정의(occupational justice) 원칙을 통합하는 맥락위주 및 인구모집단(population) 위주의 접근법으로 나아갈 것(Sinclair 2009)과, (4)연구증거를 확장시켜서 판단(judgment) 중심의 실무, 클라이언트 내러티브(client narrative), 현상학적 접근법을 포함시킬 것(Galheigo 2011a)을 촉구하고 있다.

작업치료 분야는 의료, 교육, 정치적 어젠다의 변화에 맞춰서 지속적으로 대응해왔다. 현재는 세계화 추세에 맞는 작업치료 실무와 이론 모델들이 필요하다. Elnora M. Gilfoyle (1984)은 Slagle 강의에서, 작업치료 사고와 실무의 패러다임이 전환되고 있음을 인정하고, "미래와 무관하게, 법, 정치, 경제, 직업, 조직 문제들이 작업치료의 변혁에 영향을 미칠 것이다. 내적 문제와 외적 문제를 모두 인식하고, 전략들을 찾아냄으로써, 우리의 미래는 우리가 만들어갈 수 있어야 한다"고 말했다. Gilfoyle가 제시한 이런 비전을 계기로 작업치료 전문직의 지속적 발전을 위한 권장안들이 등장했다. 발전을 위한 제언들로써 생체의학적(biomedical) 모형에 대한 충성도 축소, 작업에 대한 새로운 이해, 초학제적 공조, 권력과 성별 간의 관계에 주목, 작업치료의 범위와 영역을 대표하는 심층 이론 구축 등이 제시되었다. 이러한 제안은 오늘날 글로벌 세계의 현대 작업치료 실무에도 해당된다.

새로운 이론적 관점의 필요성

The Need for New Theoretical Perspectives

WFOT(World Federation of Occupational Therapists, 작업치료사 세계 연맹)는 작업치료 실무에 대한 글로벌 환경의 영향에 대응하고, 글로벌 노동 시장, 새로운 의학기술, 이주, 재해 또는 인간갈등에 영향을 받는 집단들에게까지 작업치료실무를 확장 적용하는 등의 신흥 이슈들을 고려해왔다(Sinclair 2009). 작업치료 전문직이 신흥 영역의 실무 개발 면에서 진전을 보이고 있는 가운데, 새로운 이론, 프레임워크, 모델들을 통해서 다양한 스킬 세트를 갖추고, 질병, 장애, 사회적 배척에 대한 작업치료 분야의 특이적 사고방식을 전달하고 입증할 필요가 있다(Thew, 2011). 작업치료에서 중심이 되는 작업에 대한 진화하는 관점을 갖춘 작업치료 전문직은 작업 관여(occupational engagement)에 대한 구조적 시스템들의 파급효과를 심층적으로 이해하고, 집단 그룹(collective groups)과 사회의 보건에 영향력을 발휘할 기회를 확보했다(Thew et al 2011). 현행 이슈들과 기회들에 대한 이러한 새로운 사고방식은, 작업치료가 사회분야를 포용하고 사회 변화 추진 주체로써 작용할 수 있다고 보는 작업치료 이론과 실무 분야의 움직임을 이끌었다(Galheigo, 2011a). 이러한 사고방식의 전환을 통해서 임상을 넘어서 글로벌 커뮤니티라는 더 큰 맥락적 양상들까지 이 분야의 시야가 확장되고 있다.

글로벌 커뮤니티가 직면한 사회적 문제들을 작업적 관점에서 처리할 수 있다고 현재 작업치료 분야에서는 인정하고 있다(Thew et al 2011). Galheigo(2011b)는 복잡성에 근거한 이론과 문화정치적 분석에 내장된 이론을 통해서 작업치료는 작업, 에이전시(변화 추친 주체성), 문화, 인권을 새로운 관점에서 통찰하게 될 것이라고 제안했다. 국경과 학문을 초월한 심층논의 가능성을 통해서, 작업치료 실무에 대한 지속적이고 깨어 있는 재사고(rethinking)와 실무를 재구축하는 태도가 중요함을 알 수 있다. Galheigo(2011b)는 단순하면서도 심오한 물음을 던진다: "그럼 무엇을 해야 하는가?"

글로벌 맥락 속에서 작업치료 분야의 실무, 교육모델, 이론기반에 영향을 미치고 진화하는 사회적, 문화적, 경제적,

정치적 트렌드와 프로세스들에 관심을 기울이고 신속하고 예리하게 예측해야 한다. 본 장에서는 시스템 접근(systems approach)에 근거한 작업치료 이론 모델들을 통해서 개인, 그룹, 인구 모집단 수준의 작업에 대한 구조적 시스템들의 영향과 상호작용에 대한 이해를 강화하고, 사회문화적 접근법들을 통해서 문화적 연관성 개념, 상황 의미(situated meaning), 맥락적 경험에 대해 심층적으로 살펴보겠다. 본 장의 마지막 절에서는 권력관계, 전문가 정체성, 지식창출 등 현행 전문직 이슈들을 둘러싼 작업치료 분야의 관점들에 기여한 다른 학문 분야들에 대해서도 알아본다.

복잡성과 시스템 이론

Complexity and Systems Theories

작업치료에서 복잡성(complexity) 이론을 탐구하게 된 계기는 생체의학 모델의 한계 때문이다. 특히 생체의학 모델에서는 작업을 배제하기 때문이다. 작업치료에서 지배적인 생체의학 패러다임에 이의를 제기하고, 작업이 환원주의 모델들을 뛰어넘는 개념적 접근을 요하는 광범위하고 복잡한 현상이라는 관점에서 작업을 평가하게 되었다(Townsend 2011). 서구의 선형관계 관점에서 벗어나는 움직임은 작업치료 실무자들의 작업에 대한 사고방식에 한층 더 적합한 개념들과 구성개념들을 각색하고 생성하는 기회가 되었다. 작업치료 분야와 작업치료 전문직들이 계속해서 새로운 지식을 습득하고, 혁신적 실무 모델들을 포용하고, 과학과 기술을 발전시키고 있기 때문에, 구식 이론과 새로운 이론을 동시에 포용해서, 실무, 연구, 교육을 강화할 수 있다. 인간작업모델(Model of Human Occupation), 인간환경작업(Person-Environment-Occupation) 모델, 작업적응(Occupational Adaptation) 모델 등 기초적인 기존 개념 모델들로 인해서, 작업은 작업치료 전문직의 중심요소이자 분석의 핵심 단위로써 확고하게 자리잡았다. 이러한 이론적 접근법들은 작업치료사들이 작업 기반의 평가, 계획, 중재 절차들을 개념화, 기술, 이행함에 있어서 타당성 있고 본질적인 역할을 하고 있다. 동시에, 현재와 같이 빠르고 혁신적인 글로벌 환경에서는, 작업과 실무에 대한 새로운 사고방식에 맞춰서 물리학적, 생물학적, 심리학적, 사회문화적 현상의 상호관련성과 상호의존성을 고려한 새롭고 확장성 있는 접근방식들이 필요하다(Aldrich 2008). 나아가, 작업 현상을 미시적 수준부터 거시적 수준까지 조사하는 복잡성 이론과 같은 체계적 프레임워크를 흡수해서, 더 광범위한 보건 문제와 사회 문제를 파악해야 한다.

복잡성 이론

복잡성 이론은 시스템 이론 원칙에 근거하고 있다. 시스템 사고방식을 가진 사람들은 어떤 문제가 주어졌을 때 더 넓은 사회적, 제도적 차원들에 초점을 맞추고 개인과 학문 간의 관계를 파악하고자 한다. 인간작업모델(Model of Human Occupation)은 시스템 이론에 기반한 기초적인 이론 접근법의 일례이다. 이 모델에서는 작업이 복잡하고 상호작용하는 시스템이라고 본다. 이 시스템 안에서 개인과 맥락 간에 양방향 변화가 발생한다(Reed 1999). 한편, Fogelberg(2010) 등에 의하면, 시스템 이론이 작업을 기술하고, 이해하고, 모델을 만드는데 유용하기는 하지만, 이 이론은 개인차원을 넘어서 작업을 분석하기에는 한계가 있다. 복잡성 이론에서는 시스템 이론의 양상들을 확장해서 환경이나 맥락 속의 상호작용 요소들까지도 포함시킨다. Whiteford(2004) 등은 이 이론 안에서 복잡성을 "현상 밖의 출처들과 시스템의 구성요소들 간에 상호작용에서 발생하는 풍부하고 다양한 구조와 거동"이라고 기술했다. 현상 밖의 출처들이란 정치, 역사적 맥락, 또는 생산수단 등이라고 볼 수 있다. 이러한 이론적 접근방식에서는 어떤 행위도 고립적으로 발생하지는 않는다고 주장한다. 개인과 프로세스 간에 상호작용을 통해서 복잡 시스템(complex system)들이 형성된다. 이 프레임워크에서는 복잡성에 초점을 두고, 다층화된 맥락들에 주목하고, 개별 행동의 다양성을 인식한다. 복잡 시스템들은 태생적으로 예측을 불허하기 때문에, 언제나 탈평형상태(disequilibrium)를 유지한다.

복잡성 이론을 작업치료에 접목한 개념 모델에서는 현상, 개인과 맥락, 사회적 과정, 구조적 배열(structural arrangement) 간에 상호연결성(interconnectedness)을 파악한다. 작업치료의 관점에서 보면, 이 프레임워크를 통해서 작업선택, 작업생산, 주어진 시스템 내의 개인의 상호작용에 인간이 어떤 식으로 영향을 미치고 구조적 배열들이 어떤 식으로 관련성을 갖는지를 조사할 수 있다. 작업수행에 대한 인간-환경-작업 모델(Person-Environment-Occupation Model of Occupational Performance)과 마찬가지로, 복잡성 이론에서도 작업이 사회적으로 매개되는 복잡한 현상이며, 문화적, 사회적, 경제적, 역사적, 정치적 세력들을 바탕으로 삼고 있으며, 그런 세력들에 영향을 받는다고 본다. Royeen(2003)은 작업복잡성(occupational complexity)이라는 용어를 채택했다. 작업복잡성이란 다수의 과정과 변수들이 작업발생 맥락 내에서 상호영향을 미치거나 공동영향을 미치는 현상을 말한다. 작업과정들은 상호 관련되어 있고 시간이 지날수록 진화한다. 복잡 시스템들은 항상 참신성을 드러내기 때문에, 이 시스템에서 작업현상은 항시 전개되며 이행된다(Fogelberg 2010).

복잡성 이론은 한 시스템 내에서 관계, 영향력, 상호작용을 설명함으로써 작업치료 지식과 실무에 기여했다. 또, 복잡성 접근법들은 작업참여에 대한 사회적 구조와 문화적 제도들의 영향에 대한 이해를 정립하는데도 유용하다. Aldrich(2008)는 작업 행동 개념들을 이해하고 작업 현상을 설명함에 있어서 복잡성 이론의 유용성에 의문을 제기하지만, 행동에 대한 선형 모델들에 이의를 제기할 수 있는 복잡성 이론의 가치는 인정한다. 이 모델을 비판하는 사람들은 복잡성 이론 개념들에 대한 작업치료의 충실도(fidelity) 문제, 비서구적 국제적 환경에 대한 적용성, 시스템 내에서 개인과 맥락의 분리 문제를 제기한다. 이런 우려들에 대해서, Aldrich가 제시한 복잡 시스템의 대안에서는 더 종합적인 프레임워크인 거래주의(transactionalism)를 통해서 작업을 이해한다.

거래주의 (Transactionalism)

Dickie 등(2006)은 작업을 개인의 경험으로 보는 관습적 이해에 이의를 제기하고, 작업을 이해하는 대안적 관점으로써 거래주의 개념을 도입했다. 이 연구자들은 작업이 본질적으로 개인적인 경우가 드물다는 점을 확인하고, 한 사람 수준을 넘어서 확장되는 더 큰 맥락 안에서 작업을 탐구할 것과, 개인과 맥락을 통합된 전체로 보는 더 큰 맥락 안에서 작업을 탐구할 것을 촉구했다. Dewey의 거래 개념에 근거한 거래주의 접근법에서는 특정 현상과 개인, 작업 또는 다른 현상들과의 관계를 바탕으로 하는 맥락과 무관하게, 현상의 본질을 다룬다. 이 모델에서는, 현상이 다른 형식들이나 시스템들과 상호작용할뿐 아니라, "상호 관통해서 움직이며 공동구축된 개체들로써 거래한다"(Aldrich 2008). 공유하는 집단 작업들을 둘러싼 아이디어들이 심층 발전하면서, 맥락과 작업의 거래적 관계적 양상들이 이론적 개념화에 필수가 되었다. 복잡성 이론에서는 본성과 행동에 대한 연구를 분리시키지만, 거래주의에서는 맥락과 행동을 공생적 요소(symbiotic components)라고 본다(Aldrich 2008).

복잡성 이론과 마찬가지로, 거래주의에서도 작업에 대한 선형모델에서 벗어난다. 하지만, 작업과 행위자(actor) 간의 관계, 그리고 그 모델 안에서 작업의 위치 면에서, 두 접근법들 간에 차이가 나타난다. 원하는 과제나 스킬의 숙달(mastery)을 촉진시켜주는 상황적 이벤트인 기존 이론의 작업 과제 상호작용 요소에서 작업적응(Occupational Adaptation) 모델과 거래주의 간에 연계성이 나타난다(Reed 1999). 감각정보를 조직하고, 적응 방법으로써 개인-작업 적합도에 기여하는 감각변조(sensory modulation)의 역할 면에서 감각 처리 이론의 거래 양상에 주목하는 연구도 있다(Dunn 2007). 거래주의에서는 행위자가 놓인 상황에 따라서 작업이 형성된다고 생각하며, 개인이 작업의 위치를 개인수준에서 구성요소인 상황 수준으로 전환시킨다(Dickie 2006). 따라서 작업참여는 개인-환경 간의 상호 의존성의 전인적(holistic) 양상들에 입각하고 있고, 국지적이고 세계적인 물리적, 사회적, 문화적, 정치적 커뮤니티의 맥락 요인들 속에 몰입되어 있다. 작업을 통해서 개인과 상황은 지속적 변화를 경험한다(Dickie et al 2006).

작업시스템 접근법

작업치료에 복잡성 이론을 접목시키면 시스템과 개인 간에 관계를 이해하는 데는 유용하다. 하지만, Fogelberg & Frauwirth(2010)는 이 이론 안에서 작업과 다층적 분석에 대한 더 광범위한 관점을 제시했다. 이들은 복잡성 과학 접근법을 적용하고, 사회적 집단들인 그룹, 커뮤니티, 인구모집단 등의 맥락 안에서 발생하는 작업에 집중했다. 이들이 도입한 프레임워크의 근간은 작업시스템(occupational systems)이다. 이들의 관점은 시스템이론에도 근거하고 있으며, "많은 사회적 시스템들을 조직하는 데 있어서 작업이 중심이 되며, 작업생산은 그런 시스템들의 여러 요소들 간에 분산되어 발생한다"고 주장한다. 작업 시스템에서는 작업에 대한 개인의 영향에 대해 고려하고, 동시에 작업생산에 대한 외적 요인들의 영향도 다룬다. 시스템 이론과 더불어서, 작업시스템에서는 작업 행위자(occupational actor)와 맥락이 전체 시스템 안에 통합된다고 본다.

이 모델은 개인의 수준을 넘어서는 이론을 발전시키는 것을 목표로 하므로 그룹, 지역사회 및 인구 수준에서 여러 개인 간에 생산, 공유 및 제정되는 집단 작업에 중점을 둔다. **분배 작업**은 특정 시스템 내에서 일하는 여러 개인들 사이에 분배된 작업을 창출하는 요소를 묘사한다.

사회문화적 접근

Sociocultural Approaches

지식 생성, 클라이언트에 대한 이해, 작업치료 중재의 의미성 면에서 새로운 정의들과 문화에 대한 재개념화(reconceptualization)는 중요한 함의를 갖는다. Iwama(2003)에 의하면, 작업치료 핵심 가치들이 서구의 문화적 전제 안에 심어져 있어서 작업에 대한 교차문화적(cross-cultural) 구성 개념들과 의미들을 훼손시킨다. 따라서 클라이언트의 문화세계 및 국지적 현실과 연관 있고 적합한 한층 더 의미 있는 작업치료가 본질적으로 중요하다.

Bonder 등(2004)은 Iwama(2003) 관점을 확장해서, 치료 조우(treatment encounter)에서 치료사의 해석적 참여자(interpretive participant) 역할을 중시한다. Bonder 등에 의하면, 개인들은 문화적으로 지원되는 경계(culturally supported boundaries) 내에서 상호작용을 통해서, 치료 조우를 비롯한 문화적 이벤트들을 집단적으로 협상한다. 문화는 치료시에 상호작용하는 순간들을 통해 드러나는 창발적 현상(emergent phenomenon)으로써 재구축된다. 즉, 이 접근법에서는 문화가 작업치료 이론과 실무에 관련 있기 때문에, 작업치료사들이 상대하는 클라이언트의 맥락화된 현실 안에서 그들의 관점에서 문화를 이해할 필요 있다고 주장한다. 이와 관련하여 Iwama(2006)는 The Kawa Model: Culturally Relevbant Occupational Therapy를 개발했다.

Kawa 모델

Kawa 모델에서는 서구 중심의 문화적 맥락과 전제들을 넘어서 현대 이론을 평가할 수 있는 작업치료 전문직의 능력에 이의를 제기한다. Kawa 모델에서는 문화란 "공유하는 경험이자 공통된 의미 영역"인 동시에, 집단적 사회 과정이라고 정의하며, 이런 과정을 통해서 대상과 현상의 구별, 의미, 범주화가 이루어지고 유지된다고 주장한다(Iwama 2006). 이러한 이론적 접근에서는 문화를 역동적 과정이자 특별한 개념이라고 본다. 문화적 의미들은 개인이 공유하는 이해에 따라 다양하며, 시간과 공간의 구속을 받는다. 맥락 속에서 작업을 고려하고, 사회적 상호작용들이 맥락을 형성한다. Kawa 모델에서는 개인주의, 독립성, 장애인차별 등 서구의 개념들을 작업치료에서 우대하는 양상에 대하여 의문을 제기

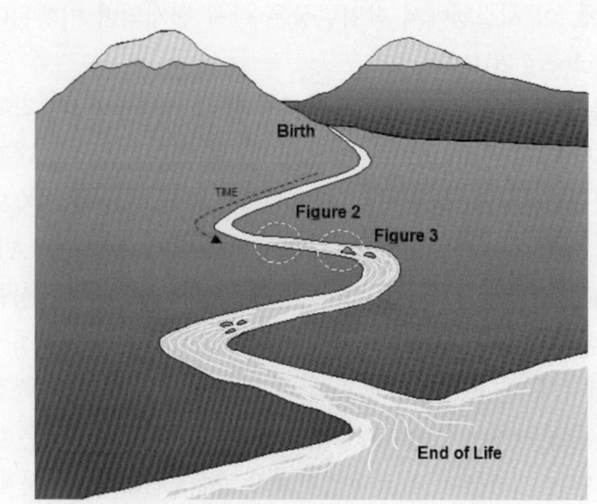

그림 42.1 인생은 출생부터 죽음까지 흐르는 강물과 같다.

한다. 문화적 연관성과 안전성(cultural relevance and safety) 개념은 이 모델만의 속성들이다. 이 모델의 취지는 클라이언트의 작업 필요를 복합적, 전인적(holistic), 통합적으로 이해하고, 개인과 맥락 간의 분리불가성을 확인하는 것이다(Iwama 2011).

Kawa 모델에서 강물은 삶을 나타내는 메타포이다(**그림 42.1**). 이 강물을 통해서 자신과 맥락의 관계와 통합을 둘러싼 복잡성을 전달하고 있다. 자신, 사회, 환경의 양상들을 하나의 요소로 보고, 이 요소는 분리 불가능한 하나의 전체이며, 그 안의 모든 요소들은 상호관련성과 연결성을 가진다. 자연, 즉 맥락이 특정한 조건을 정하고, 이 조건 안에서 특정 행위나 작업이 이루어진다. 주변의 사회 환경과 물리적 환경이, 현상이나 행위로 인한 의미와 가치에 영향을 미친다. 이 모델에서는 일방적 에이전시(주체역할)와 자기판단주의(self-determinism)가 아닌 소속과 상호 의존의 가치에 집중한다. 이런 세계관에서는, 특정한 장애의 결과와 파급효과

표 42.1 Kawa 모델 구성요소와 기능

구성요소		기능/역할
Mizu	물	클라이언트의 인생 흐름을 의미함
Kawa no soku and Kawa no zoko	강의 측면과 바닥	클라이언트 환경의 구조와 개념을 의미
Iwa	암초	클라이언트 인생의 흐름을 방해하는 요소
Ryuboku	유목	클라이언트의 개인적인 특성과 책임; 가치, 특성 및 중요 자산
Sukima	장애물 사이의 공간	중재의 중요한 결정으로 허락되는 잠재적인 통로

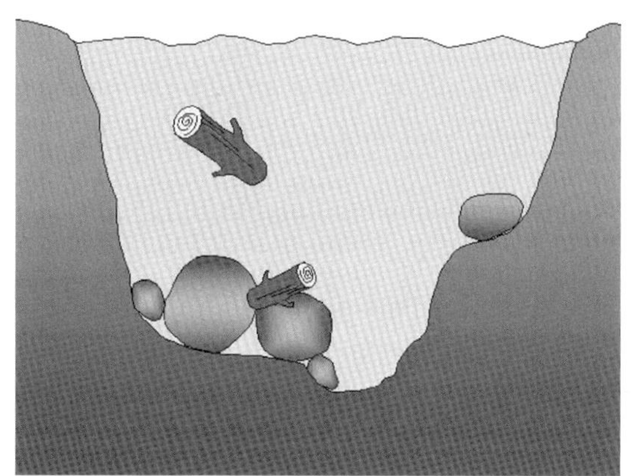

그림 42.2 기본 개념들을 보여주는 초기 Kawa 모델의 단면도

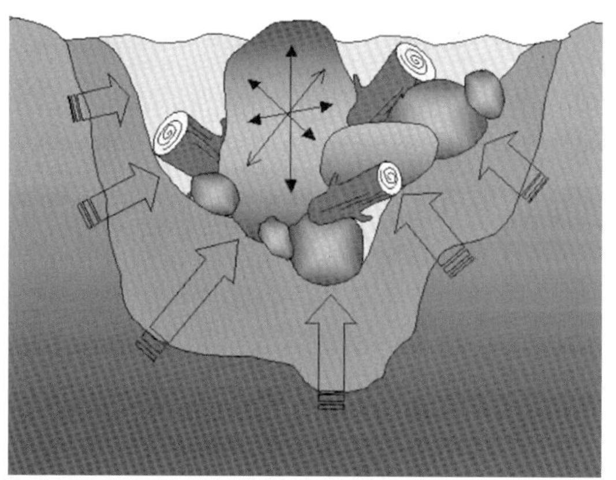

그림 42.3 흐름에 대한 강물 요소들의 영향을 보여주는 클라이언트 측 Kawa의 단면도

가 더 넓은 사회 영역에까지 발산되고, 주변 맥락에 따라 개인의 능력이 발휘되거나 무력해진다. 웰빙은 모든 요소들이 맥락 속에서 조화를 이루는 가운데 공존하는 상태에서 이루어진다. Kawa 모델의 개념구조를 강물의 흐름으로 나타냈다. **표 42.1**에 Kawa 모델의 구성요소와 기능들을 정리했다. **그림 42.2**에서는 구성요소 간에 관계들을 묘사했다.

건강하던 삶의 흐름이 장애물(바위와 떠다니는 나무 토막)과 환경 제약(강의 옆면 벽과 바닥이 두꺼워짐)으로 인해 방해받을 수 있다(**그림 42.3**). 이 프레임워크에서 작업치료 중재의 목표는 개인수준과 커뮤니티 수준에서 삶의 흐름을 촉진하고 강화하는 것이다. 이 중재과정에서 클라이언트는 파트너이다. 이 과정에서는 클라이언트의 경험과 관심사를 중시한다. 치료사, 파트너, 커뮤니티 간에 논의를 바탕으로 중재가 이루어진다. Kawa 모델에서는 작업치료 시에, 이슈와 맥락을 분리불가능하다고 보는 전인적(holistic) 프레임워크 내에서 작업 문제들을 보고 치료한다.

사회적 장 (social field) 접근법

작업치료사들은 집단작업(collective occupation)을 중심으로 하는 작업치료사의 역할을 확장하고자 하므로, 의학적 모델의 부적절성은 작업치료사들이 사회적 맥락을 통찰할 수 있는 기회가 된다(Kronenberg, 2011).

Galheigo(2011b)는 작업치료 전문직에서 주변화되고, 사회적으로 배척당하거나 취약한 개인이나 그룹들의 필요를 처리할 때, 작업치료는 물리적 재활 및 의학과는 다른 실무 영역으로 진입한다고 주장한다. 따라서 사회 장(social field)에서 이론 모델들과 실무는 종래의 작업치료 관점들과는 다른 대안적 관점들을 가진다고 볼 수 있다. 사회적 장에서 작업치료 실무의 이론적 한계를 찾아내는 과정에서, Galheigo는 사회생활에 대한 이해를 돕기 위해 Pierre Borudieu의 연구를 인용한다.

Bourdieu의 아비투스(habitus, 후천적으로 습득된 특질) 개념에서는 사회적 공간이 갈등과 사회적 층화(stratification) 안에 심어져 있다고 본다. 사회적 장은 서로 다른 역할을 맡은 구성원들과의 네트워크들 안에서 역동적이며, 구조화되어 있고, 조직화되어 있다. 그 장 안에서 사회화 과정과 삶의 경험들을 통해서 개인들의 성향(dispositions)이 습득된다. 사회적 공간에서 이슈들이 제기되고 반박이 이루어지며, 자본과 권력이 할당된다. 이 관점에서는 자본이 사회적, 문화적, 정치적, 상징적인 것으로 개념화된다. 자원에 대한 접근은 개인이나 그룹이 자본을 축적하고 활용하는 역량에 따라서 달라진다. 사회적 장 안에서는, 권력집행 또는 사회적 통제력 집행을 통해서 사회적 층화의 현상태를 정당화할 수 있거나, 사회적 불평등을 줄이고 인권을 촉진할 수 있다(Galheigo, 2011a).

Bourdieu의 연구를 작업치료에 접목하면, 개인과 맥락 간의 관계, 그리고 사회적 참여에 대한 구조적 배열(structural arrangements)의 영향에 주목하게 된다. 사회적 층화와 분배 불평등과 같은 구조적 결과들로 인해서 작업치료의 관점은 혁신적 접근법을 갖춘 새로운 패러다임들로 옮겨간다(Pattison, 2011). 작업치료 실무가 사회적 맥락에까지 도달하면서, 서비스 학습과 사회적 기업가정신(entrepreneurship) 개념을 접목시키면, 작업치료 업무를 커뮤니티들과 더불어 안착시킬 수 있고, 대안 실무 모델들을 양성할 수 있고, 커뮤니티와 국제적 발전 속에서 작업치료 스킬 세트를 확장할 수 있다.

사회적 기업가정신

지난 10년간 사회적 기업가정신에 대한 관심이 높아졌다. 작업치료에서는 사회적 기업가정신 개념들을 커뮤니티 기반 재활, 재난 준비, 대응상황 실무에 적용했다(Pattison 2011). 사회적 기업가정신이란 사업가 정신에서 나온 개념으로써, 부 창출보다는 사회적 임무에 초점을 맞추는 정신이다(Karzenstein 2011). 사회적 기업가들은 사회의 변화 추진 주체(에이전트)로 기능하며, 결과는 물론 과정도 중시한다. 국지적 맥락에서 더 큰 사회적 이슈들을 지향하며 노력한다. 빈곤 감소, 의료 접근성, 장애자 서비스 등이 사회적 기업가들이 처리하는 상황들이다.

사회적 기업가는 프로그램의 성공과 타겟 인구의 필요를 지원하는 관계를 확립하고 지탱할 책임이 있다. 시스템 이론과 복잡성 이론의 양상들을 통해서, 관계 패턴들이 진화하고 스스로 지탱하는 방식을 알 수 있다. 이런 이론들은 사회적 기업가정신의 근간이 되고 있다. 복잡성 이론에서는 조직들이 다른 시스템들에 적응하고 상호작용하면서 진화한다고 본다. 조직 내 모든 것들이 서로 연결되어 있기 때문에, 개인과 소집단의 진화를 통해서 조직변화가 나타난다. 따라서 사회적 기업가의 본질적인 역할은 새로운 상호작용 패턴들을 지탱하고 프로젝트 성공에 기여하는데 필요한 관계들을 촉진할 수 있는 개인들을 찾아내는 일이다. 이 모델에서는 시스템 이론의 상호 의존망과 독립망 개념을 통해서 조직이 가장 잘하는 활동들에 집중하고 조직이 부족한 부분에서는 다른 원천(source)들과 협력하면 된다.

Galheigo(2011b)의 작업치료에서 사회문제에 대한 기술적 접근 관점과 마찬가지로, Kazenstein과 Chrispin(2011)도 국제적 맥락에서 종래의 발전 모델들은 실효성이 없다고 주장한다. "그 이유는 그런 모델들에서는 문화적 환경 속에 뿌리 내리고 있는 문제점들에 대해서 기술적인 해법들을 강조하기 때문"이라는 것이다. 이들의 연구에서는 서비스 학습(경험학습에 근거하는 이론적 교육적 접근법)을 통해서 기술적 해법과 문화적 이해 사이에 간극을 메꿀 수 있다고 주장한다.

작업치료 실무, 연구, 교육에서 신흥이론의 파급효과

새로운 사고방식은 작업치료 전문직을 발전시키고 변혁시킬 수 있다. 작업치료 실무, 연구, 교육이 전통적인 세팅을 넘어서 발전하고 있고, 글로벌 트렌드에 대응하고 있고, 연구범위를 넓히고 있기 때문에, 새로운 이론 모델들이 필요하다. 이런 모델들은 문화적 연관성 있는 작업기반 절차들의 전달과 작업선택과 서비스 전달에 대한 구조적, 제도적 조치들의 파급력, 집단 작업 강조 등에 관심을 갖는다. Marilyn Pattison(2011)에 의하면, 작업치료 실무의 새로운 영역들과 혁신적 사고방식은 건강한 커뮤니티를 구축함에 있어서 보건과 작업치료의 역할을 결정하는 사회적 결정요소들을 중시하고 다루는 사회적 기업가주의의 한 형태라고 볼 수 있다. 기존 이론과 신흥 이론을 실무 모델들에 참고하고, 임상 및 커뮤니티 맥락에 활용하는 방식을 아래에서 설명하겠다. MIOT(Modified Instrumentalism in Occupational Therapy, 작업치료에서 수정 도구주의)는 이론과 실무 간에 거래관계(transactional relationship)를 보여주는 일례이다.

작업치료에서 수정 도구주의 (MIOT)

MIOT를 개발한 목적은 작업수행을 통해서 사회적 과제들을 처리함에 있어서 개인과 커뮤니티에게 임파워먼트(역량증진, 권능부여)를 부여하기 위해서였다(Ikiugu, 2011). 이 모델의 일차버전인 IOT(Instrumentalism in Occupational Therapy)는 듀이의 실용주의 구성개념인 도구주의를 바탕으로 만들어졌다. 이 모델에서는 정신(mind)은 작업수행을 통해 환경에 적응하기 위한 도구라고 본다. 이어서 IOT의 기초 개념을 수정해서 복잡한 작업수행에 대한 이해를 도모하고, 동적 시스템 이론의 양상들을 도입해서 부적응적(maladaptive) 작업선택을 찾아내서 시정해야 하는 개인과 커뮤니티 차원의 필요성에 대해 다루었다. 이 모델에서는 개인과 커뮤니티들이 개인적 이벤트와 글로벌 이벤트에 긍정적인 영향을 줄 수 있도록 개인과 커뮤니티들에게 임파워먼트를 부여하고 감작(sensitize)시키는 과정을 안내하는 모델이다. MIOT에서는 개인, 커뮤니티, 구조가 작업수행에 미치는 영향을 고려한다. MIOT는 빈곤과 질병 등 다양한 사회적 과제들에 적용될 수 있다. 이 이론적 접근에서는 작업치료실무의 복잡성을 강조하며, 커뮤니티 실무의 사회문화적 양상들에 주목한다.

연구에서 복잡성 처리

작업과 작업치료의 복잡성으로 인해 정량적 연구의 한계를 인정하게 되었다. Tomlin & Borgetto(2011)는 이론 개발은 물론 연구절차와도 관련 있는 광범위한 개념적 접근을 옹호했다. 이들이 제안한 대안적 위계 모델이 리서치 피라미드(Research Pyramid)이다. 이 모델의 취지는 판단(judgment) 기반의 의사 결정 시에 참고가 되는 정성적 절차들의 기여도를 중시하는 한층 더 종합적이고 통합적인 접근법을 만들어내는 것이다. 이들의 주장에 의하면, 가족의 내러티브, 관찰적 참여, 인터뷰를 합당한 데이터 출처들로써 추가하면, 클라이언트 지각과 문화적 연관성 등의 연구 복잡성들을 처리할 수 있고, 클라이언트들의 경험을 한층 더 이해할 수 있다. Tomlin & Borgetto의 관점을 지지한 Law(2010)에 의하면, 실무의 근거로써 모든 참여자들로부터 나오는 지식과 같은 작업 지식은 클라이언트의 필요와 작업치료자의 지혜를 비롯한 여러 출처들로부터 도출된다.

서비스 학습 (service learning)

존듀이(John Dewey)의 민주적 공적 교육 개념을 바탕으로 하는 서비스 학습은 경험적 학습의 한 형태이다. Kolb & Schon은 일상 경험의 역할을 지식 창출에 연결짓고, 성찰을 경험에 대한 이해에 연결지음으로써, 듀이의 경험적 학습 개념을 발전시켰다(Flecky 2011). 따라서 새로운 지식은 경험에 대한 이해와 변형 속에서 만들어진다(Law 2010). 작업치료 실무의 맥락에 맞춰보면, 서비스 활동을 하는 학생들은 실행을 통해서 학습한다(Flecky 2005). Crist(2011)는 서비스 학습이란 "구조화된 커뮤니티 활동이며, 이 활동 안에서 학생들은 전문분야에서 학습한 내용을 실세계 문제들이나 과제들에 적용한다. 여기서, 문제점들이나 과제들은 커뮤니티 파트너와 함께 협상해서 효과적이거나 의미 있다고 판단한 문제점들이나 과제들"이라고 기술하고 있다. 서비스 학습의 핵심요소는 커뮤니티의 필요를 우선시하는 일이다. 작업 개념과 마찬가지로, 서비스 학습도 복잡하며, 다양한 이론적 관점들(비판이론 critical theory, 페미니스트 교수법 feminist pedagogy 등)을 통합한 개념이다. 그렇지만, 여러 이론적 접근들을 채택함으로써, 서비스 학습 이론 기반의 명료성과 실체성에 대한 우려가 제기되었다(Flecky 2011).

서비스 학습을 통해서 학생은 교실에서 배운 이론을 커뮤니티의 사회적 이슈들에 적용할 수 있다. 커뮤니티 내의 파트너십을 통해서 참여자들은 사회적 문제 해결에 참여할 수 있고, 다층적 구성개념으로써 장애를 이해할 수 있고, 더 큰 사회적 맥락에서 전문가 역할을 찾을 수 있고, 옹호역할을 할 수 있고, 문화적 상호작용에 대한 이해를 증진시킬 수 있다(Crist 2011). 서비스 학습은 보건 전문가들에게 문화적 역량 개념을 지도할 때 중요한 접근법이다(Doll 2011). 또, 서비스 학습의 작업 이론을 통해서, 학생들은 작업, 사회정의, 문화적 다양성에 대한 지식도 발전시킬 수 있다(Law 2010).

Kronenberg 등(2011)은 서비스 학습을 일종의 사회적 대응성 이니셔티브(social responsiveness initiatives)라고 보았다. 사회적 대응성이란 지역사회 및 구민들에 적극 관여함으로써 공익을 지지하거나 촉진하는 학계의 역할을 말한다. 사회적 대응성 이니셔티브의 취지는 지식창출 및 지식배포, 그리고 사회적 문제점을 해결함에 있어서 연구활동을 활용해서 입증하는 것이다. May Law(2010)가 제시한 바와 같이, 작업치료는 작업치료 전문직의 가치관에 부합하는 지식을 창출하고 활용해야 하는 사회적 책임이 있다. Law는 작업치료 이론과 실무에 참고할만한 다른 학문 분야들 내에서 만들어진 지식의 효용성도 인정한다. Iwama(2006)는 작업치료 전문직이 초 학제적이고 글로벌한 담론에 참여한다는 야망에 의문을 던지면서, 이렇게 말한다:

"사회적 구성주의와 문화적 상대주의에 대한 탈현대적(포스트모던) 담론이 사회과학계를 장악하고 있고, 작업치료분야에 까지 접목되고 있는 가운데… 작업치료 전문직에서 한층 더 다양하고 사회적 정의성이 있고 존중할만한 자체 이론을 실현하고 포용하는 것은 시간 문제다."

작업치료 사례 연구

Occupational Therapy Case Studies

사례 연구 42.1과 **사례 연구** 42.2를 제시하는 이유는 신흥이론, 맥락, 실무 간에 관계에 대한 새로운 사고 방식을 환기시키기 위함이다. 다음 물음들을 중심으로 사례 연구를 살펴보기 바란다.

1. 클라이언트의 작업참여를 제한, 지지 또는 영향을 미치는 맥락요인들은 무엇인가?
2. 특정 맥락에서 클라이언트의 작업수행과 사회참여에 대해 이해할 때 유용한 신흥이론이나 접근법들을 찾아라.
3. 여기서 선택한 이론적 접근법은 중재 우선순위와 중재 목표에 어떤 영향을 미치는가?

결론 Conclusion

작업치료는 늘 새롭고 복잡한 맥락 속으로 들어가는 모험이기 때문에, 다층적이고 문화적 연관성 있으며, 지배적인 담론들에 논박할 폭넓은 이론들을 수립해서 사고의 다양성과 실무의 혁신을 촉진하고, 보건, 교육, 사회 부문에서 작업치료의 타당성을 유지해야 한다. 정치적 역량 스킬 개발도 작업치료 전문직이 보건과 사회 담론들에서 타당성을 유지하고 사회, 정치, 경제, 환경 맥락에서 만들어지는 문제들을 처리하는데 반드시 필요하다. Pollard, Sakellariou & Kronen-

사례 연구 42.1 벤-문화적 안전성과 작업박탈

벤은 미국 북동부의 대규모 도시 시설에 거주하는 아시아계 40세 남성이다. 벤은 이 시설에 들어온 지 5년째이지만, 지방정부에서는 애초에 그의 시설 체류 시한을 9개월로 정했었다. 이민서류를 분실했기 때문에, 벤은 이 시설에서 최장기 거주 수용자가 되었다. 벤은 17살에 미국에 왔다. 그의 가족은 그가 편집증(paranoid) 행동을 보이자 미국으로 보냈다. 그는 편집 조현병 진단을 받았다. 벤은 영어에 능통하고, 경영학사도 취득했다. 식당서비스, 사무직, 데이터 관리 분야에서 잠깐 근무한 경험도 있다. 벤은 자신의 상태를 제대로 통찰하지 못하며, 자기관리에 어려움이 있다. 지적해주는 사람이 있어야만 매무새를 가다듬고 옷을 갈아입는다. 벤은 아침 일찍 일어나서 혼자서 샤워한다. 벤은 사회생활과 시간관리가 힘든 이유가 직업이 없기 때문이라고 생각한다. 건물 주위를 혼자서 걸어다니며 많은 시간을 보내거나 소극적인 혼자만의 활동을 한다. 벤은 침대에 그냥 앉아서 아무것도 안하다가 잠이 든다고 한다. 벤은 과제수행 속도가 느리고 오후에는 자주 낮잠을 잔다. 벤은 지식을 잘 활용하지만 필요한 경우에도 추가 정보를 묻지 않는다. 벤은 대화를 시작할 때 머뭇거린다.

사례 연구 42.2 벨키스-아동을 위한 자원에 접근: 주체성(에이전시)과 맥락

벨키스는 가족과 쿠바 시골에 산다. 남편, 3세 딸, 11세 아들과 함께 산다. 벨키는 33세이고 예비대학 과정을 마쳤다. 벨키스는 3세 딸이 경직성 양하지 뇌성마비를 앓고 있는데, 자발적이고, 총명하고, 가끔은 힘들다고 묘사한다. 벨키스는 딸의 상태를 딸이 9개월 때 알게 되었다. 벨키스는 딸의 상태를 "호전도 악화도 없는 뇌병변"이라고 설명한다. 벨키스는 자신의 딸이 혼자서 일을 처리하고 걷는 것을 마음 속에 그린다. 이런 비전을 달성하기 위해서, 벨키스는 전문 치료사들만 믿고, 주어진 운동을 매일 하고, 아이에게 모든 것을 준다. 벨키스는 자원에 대한 접근성이 부족하고, 제도적 약정을 통해서 자원을 구할 수 있는 방법을 중시하지 않는다. 벨키스는 집에 평행봉이 있으면 좋겠다고 한다. 미국에 있는 그녀의 가족이 치료용 볼과 보행기를 보내주었다. 커뮤니티 친구가 벨키스를 휠체어 단체에 의뢰해 주었지만 벨키스는 그 장비를 받을 자격이 없었다. 딸의 진척도에 변화가 있는지 묻자, 벨키스는 어깨만 으쓱할 뿐이었다.

berg(2009)에 의하면, 정치적 역량이란 다중적관점 환경에서 정보를 평가하는 분석도구들을 활용하여 경험과 접목시키는 혼합체이다.

작업치료가 국지적, 포괄적 정치 풍토에서 그 역할을 확장하려면 새로운 이론들과 실무 접근법들이 필요하다. 작업치료 이론과 실무에 대한 개념이 재정립되고 있는 가운데, 포괄적인 사회적 책임과 작업 정의(justice) 원칙에 대한 이해 증진을 통해서 계층, 인종, 성별에 관련된 불평등과 빈곤으로 인한 난제들을 풀어가야 한다.

앞으로 해결되어야 하는 이슈들로는 보편적 또는 국지적으로 맥락화된 작업치료 철학의 통일, 포괄적 의료인인가 아니면 고도의 전문성을 갖춘 임상전문가인가에 관한 전문직 정체성 확립, 지배적인 의학 모델에 충실할 것인가 아니면 전문가적 자율성을 추종할 것인가하는 문제, 작업치료 지식 생산 시에 임상적 지혜와 클라이언트 내러티브를 중시할 것인가 아니면 실증 증거를 고집할 것인가하는 문제들이다. 작업치료 전문가들이 작업치료 전문직의 향방에 대해 고민하고 있고, 이 분야의 실무, 학생교육, 이론적 접근이 계속 변화하는 글로벌 커뮤니티와 더불어 발전과 진화를 거듭하고 있는 가운데, 작업치료사들은 전향적 사고, 다양한 관점 중시, 전문적 자율성을 지지할 것이다.

참고문헌 References

Aldrich, R. M.(2008). From complexity theory to transactionalism: Moving occupational science forward in theorizing the complexities of behavior. *Journal of Occupational Science*, *13*, 147–156.

Bonder, B. R., Martin, L., & Miracle, A. W.(2004). Culture emergent in occupation. *American Journal of Occupational Therapy*, *58*, 159–168.

Crist, P.(2011). Involve me and I understand: Differentiating service-learning and fieldwork. In K. Flecky & L. Gitlow(Eds.), *Service-learning in occupational therapy education: Philosophy and practice*(pp. 275–288). Boston, MA: Jones and Bartlett.

Dickie, V., Cutchin, M. P., & Humphry, R.(2006). Occupation as transactional experience: A critique of individualism in occupational science. *Journal of Occupational Science*, *13*, 83–93.

Doll, J. D.(2011). Cross-cultural service-learning: An introduction and best practices. In K. Flecky & L. Gitlow(Eds.), *Service-learning in occupational therapy education: philosophy and practice*(pp. 59–86). Boston, MA: Jones and Bartlett.

Flecky, K.(2011). Foundations of service learning. In K. Flecky & L. Gitlow(Eds.), *Service-learning in occupational therapy education: philosophy and practice*(pp. 1–18). Boston, MA: Jones and Bartlett.

Flecky, K., & Gitlow, L.(Eds.).(2011). *Service-learning in occupational therapy education: philosophy and practice*. Boston, MA: Jones and Bartlett.

Fogelberg, D., & Frauwirth, S.(2010). Complexity science approach to occupation: Moving beyond the individual. *Journal of Occupational Science*, *17*, 131–139.

Galheigo, S. M.(2011a). Occupational therapy in the social field: Concepts and critical considerations. In F. Kronenberg, N. Pollard, & D. Sakellariou(Eds.), *Occupational therapies without borders: Vol. 2. Towards an ecology of occupation-based practice*(pp. 47–56). London, United Kingdom: Churchill Livingstone Elsevier.

Galheigo, S. M.(2011b). What needs to be done? Occupational therapy responsibilities and challenges regarding human rights. *Australian Occupational Therapy Journal*, 58, 60–66.

Gilfoyle, E.(1984). Transformation of a profession. *American Journal of Occupational Therapy*, *38*, 575–584.

Gitlow, L., & Flecky, K.(2005). Integrating disability concepts into occupational therapy education using service learning. *American Journal of Occupational Therapy*, 58, 546–553.

Ikiugu, M. N.(2011). Influencing social challenges through occupational performance. In F. Kronenberg, N. Pollard, & D. Sakellariou(Eds.), *Occupational therapies without borders: Vol. 2. Towards an ecology of occupation-based practice*(pp 113–122). London, United Kingdom: Churchill Livingstone Elsevier.

Inayatullah, S.(2007). Alternative futures of occupational therapy and therapists. *Journal of Future Studies*, *11*, 41–58.

Iwama, M. K.(2003). Toward culturally relevant epistemologies in occupational therapy. *American Journal of Occupational Therapy*, *57*, 582–588.

Iwama, M. K.(2006). *The Kawa model: Culturally relevant occupational therapy*. Toronto, Canada: Churchill Livingstone Elsevier.

Iwama, M. K., Thomson, N. A., & Macdonald, R. M.(2011). Situated meaning: A matter of cultural safety, inclusion and occupational therapy. In F. Kronenberg, N. Pollard, & D. Sakellariou(Eds.), *Occupational therapies without borders: Vol. 2. Towards an ecology of occupation-based practice*(pp. 85–92). London, United Kingdom: Churchill Livingstone Elsevier.

Katzenstein, J., & Chrispin, B.(2011). Social entrepreneurship and a new model for international development in the 21st century. *Journal of Developmental Entrepreneurship*, 16, 87–102. Retrieved from http://econpapers.repec.org/article/w8ijd

Kronenberg, F., Pollard, N., & Sakellariou, D.(Eds.).(2011). *Occupational therapies without borders: Vol. 2. Towards an ecology of occupation-based practice*. London, United Kingdom: Churchill Livingstone Elsevier.

Law, M.(2010). Learning by doing: Creating knowledge for occupational therapy. *WFOT Bulletin*, *62*, 12–18.

Pattison, M.(2011). Foreword. In F. Kronenberg, N. Pollard, & D. Sakellariou(Eds.), *Occupational therapies without borders: Vol. 2. Towards an ecology of occupation-based practice*(pp. 133–142). London, United Kingdom: Churchill Livingstone Elsevier.

Polkinghorne, D.(2004). *Practice and the human sciences: The case for a judgment base practice of care*. In L. Fazio(Ed.), *Developing occupation-centered programs for the community*. Upper Saddle River, NJ: Pearson Prentice Hall.

Pollard, N., Sakellariou, D., & Kronenberg, F.(Eds.).(2009). Political competence in occupational therapy. In *A political practice of occupational therapy*(pp. 21–38). London, United Kingdom: Churchill Livingstone Elsevier.

Reed, K. L., & Sanderson, S. N.(1999). *Concepts of occupational therapy*(4th ed.). Philadelphia, PA: Lippincott Williams & Wilkins

Royeen, C. B.(2003). Chaotic occupational therapy: Collective wisdom for a complex profession, 2003 Eleanor Clarke Slagle lecture. *American Journal of Occupational Therapy*, *57*, 609–624.

Sinclair, K.(2009). Working for the future of occupational therapy: Strategic activities of the World Federation of Occupational Therapists. *TOG*, *6*, 1–11. Retrieved from http://www.revistatog.com

Thew, M., Edwards, M., Baptiste, S., & Molineux, M.(2011). *Role emerging occupational therapy: Maximising occupation-focused practice*. West Sussex, United Kingdom: Wiley-Blackwell.

Tomchek, S. D., & Dunn, W.(2007). Sensory processing in children with and without autism: A comparative study using the Short Sensory Profile. *American Journal of Occupational Therapy*, *61*, 190–200.

Tomlin, G., & Borgetto, B.(2011). Research pyramid: A new evidence based-practice model for occupational therapy. *American Journal of Occupational Therapy*, *65*, 189–196.

Whiteford, G., Klomp, N., & Wright-St. Clair, V.(2004). Complexity theory: Understanding occupation, practice and context. In G. Whiteford & V. Wright-St. Clair(Eds.), *Occupation and practice in context*(pp. 3–15). Sydney, Australia: Elsevier.

Whiteford, G., & Townsend, E.(2011). Participatory occupational justice framework(POJF 2010): Enabling occupational participation and inclusion. In F. Kronenberg, N. Pollard, & D. Sakellariou(Eds.), *Occupational therapies without borders: Vol. 2. Towards an ecology of occupation-based practice*(pp. 65–84). London, United Kingdom: Churchill Livingstone Elsevier.

X 부

유익한 실행의 다양한 이론들

Broad Theories Informing Practice

"어떤 것을 당신이 볼 수 있을지 없을지는 당신이 사용하는 이론에 달려 있다.
무엇이 보여질 수 있는지를 결정하는 것이 이론이다.

— Albert Einstein

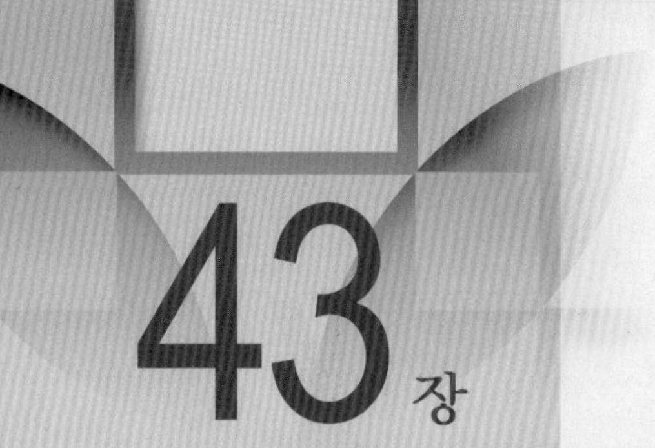

43장

회복 모델

Recovery Model

박윤의 옮김

개요

학습목표

이 장을 학습한 후, 다음의 내용을 할 수 있을 것이다:

1. 정신건강 분야의 회복에 대한 동시대적 관점들을 표현한다.
2. 회복과정의 요소, 성분들을 규정한다.
3. 회복과정의 다양한 모델들 또는 틀을 통합한다.
4. 작업치료 실행에서 지향하는 회복 원칙들을 적용한다.

서론 Introduction

> 회복의 개념은 단순함에 뿌리를 두고 있지만, 아직은 정신질환을 진단받은 사람들도 인간 존재라는 깊은 인식(realization)에 이르지는 않는다. 목표는 독특하고, 훌륭하며, 결코 되풀이 되어지지 않는 우리가 불려지는 것과 같은 인간존재가 되는 것이다. 정신병을 가졌다고 분류된 우리들 중 누구도 인간의 기본적인 책무에서 벗어나는 것은 아니다. 사실, 우리들 중 많은 이들은 우리의 삶을 경험하고, 정신질환의 흔적이 없어지는 것을 꿈꾼다. 우리가 직면하는 가장 중요한 과제 중의 하나는 내가 어떤 사람이 될 수 있으며, 왜 내가 삶에게 "예스"라고 말해야만 하는 것을 묻는 것이다(Deegan, 1996, p.92)

앞선 글은 Patricia Deegan 에게서 인용하였다. Patricia Deegan은 사람들이 정신질환의 경험의 있음에도 불구하고 그것에 따라 풍요롭고, 의미 있는 삶을 사는 놀라운 모습들을 표현하는 "회복(recovery)"이라는 용어를 만들어 낸 사람으로 널리 알려진 사람이다. Deegan은 어떻게 회복이 절망, 고독, 궁핍에 의해 정해지는 삶의 상황 안에서 펼쳐질 수 있는지 확실한 실제 삶의 예로써 말해주고 있다. Deegan은 얼마나 정신건강 서비스 제공자가 무신경하거나 딱딱하거나 또는 정신질환을 가진 사람들이 "누가 되어야 하는지" 그리고 "삶에 '예스'를 말하는 것"의 결정을 겪는 사람들에게 그 어려움을 도우며, 가능케 했는지를 감동적으로

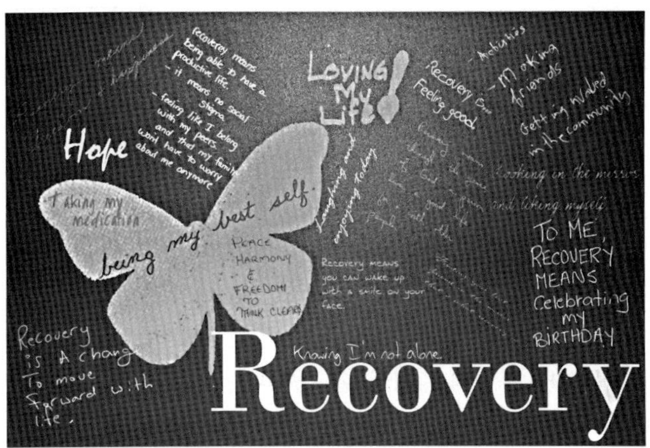

그림 43.1 회복지 향 서비스들은 서비스들을 받는 사람들의 목소리를 포함한 회복의 비전을 만든다.

표현하고 있다. 게다가, Deegan의 저술들과 연설들에 익숙해지는 것은 회복에 대한 작업치료사 학습을 위한 기본적인 지식으로 생각될 수 있다.

이 챕터에서, 독자들은 정신건강 분야에서 발전한 것으로써의 회복에 대해 알게 될 것이다. 회복에 대한 다양한 관점들이 제공된다, 그러나 정신질환의 경험이 있는 사람들의 관점에 대한 특정한 강조는 아니다. 이 회복의 구성은 정신건강 분야에서 논쟁이 자유롭지는 않다. 회복을 둘러싼 논쟁에 대한 이해는 작업치료사들이 더 나은 그들 자신의 실행을 평가하고, 회복 관점에서의 지속적인 발전에 기여할 수 있도록 할 수 있다. 이 챕터는 회복의 정의에서 시작한다. 개념적 틀과 회복의 모델들이 이어서 소개되었다. 평가와 관련된 주제들과 치료중재 프로그램들 안에서 회복을 평가하는 실행 안에서의 평가에 의한 논의들이 이어진다. 이 챕터의 마지막 부분에서는 회복과 작업치료와의 상관관계가 논의되었다.

회복에 대한 정의 Defining Recovery

개인적 삶의 여정으로써 회복

이 챕터에서 **회복**은 정신질환을 가진 사람들이 가치 있고, 의미 있는 것에 더 많이 개인적인 의미로써 활동적으로 참여하고, 조절하며 질환과 병리학적으로 정도가 덜한 삶으로 나오면서 겪어왔던 과정으로 정의된다.(Noodrdsy et al., 2002). 과정(process)으로써 회복을 이해하는 것은 중요하다. 그것은 종점 또는 어떤 마지막 결과라기 보다는 계속되는 개인 삶의 여정을 나타낸다. 모든 이가 삶의 여정을 가지고 있듯이, 삶에는 오르막, 내리막이 있고, 정점과 바닥이 있으며 성공과 실패가 있을 것이다. 그러나 대단히 중요한 예상은 회복의 여정에는 더 나은 행복, 긍정적인 성장 그리고 공동체 참여에 대한 기회들이 제공될 것이라는 것이다.

회복의 정의는 또한 회복과정이 정신질환을 가진 사람들 그 자신들에게 회복과정이 속해있다는 것, 개인적 책임 있다는 것들을 강조한다. Slade(2009)가 언급해온 "개인의 회복"(personal recovery)은 계속된다. Deegan은 서비스 제공자(service providers)는 사람들을 회복하게 만드는 것이 아니라, 그들이 사람들을 회복의 여정에 참여하고, 피할 수 없는 현실의 어려움들과 타협할 수 있도록 초대하는 새로운 상황들을 만들어 내는 중요한 역할을 할 수 있다고 강조한다.

회복에 대한 논쟁의 관점들

회복은 정신건강 서비스와 시스템의 발전을 이끄는 비전

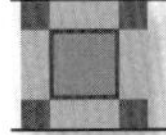

업무 딜레마

작업치료사인 Shandra는 심각한 정신질환을 가진 사람들이 사회에서 성공적으로 살기 위해서 돕는 것에 초점이 맞춰진 정신건강 프로그램 시설에서 일하고 있다. 그들의 연례 모임에서, 그 단체는 고용과 다른 소명적 또는 생산적 활동들과 관련된 실행들에 대해 논의하는 시간을 마련했었다. Shandra는 고용과 서비스들을 제공하는 사람들의 생산적 참여를 조사했고, 직업, 학교 또는 봉사활동과 같은 생산적 활동에 정기적으로 참여하는 90명의 사람들 중 15%보다 더 적은 팀에게 그것을 알렸다. 이어진 논의 중에, 팀 멤버들은 다음과 같은 평가를 말했다. "우리가 서비스하는 사람들은 너무 약해서 일할 수가 없어요.", "우리는 일(또는직업 work)에 집중할 수 있는 시간이나 재원이 없어요.", "내가 일하는 곳에서의 어느 누구도 일하기를 원하지 않아요" 그리고 "일은 그들의 증상을 좋지 않게 만들 거예요." 그 팀은 Shandra가 그녀의 고용과 생산성에 대한 관심을 가지도록 했다. 그러나 뒤따르는 아무런 확실한 계획들 없이 논의들만이 남았다.

질문들

1. 회복에 대한 동시대의 관점들에 대한 사항들로 생산성과 고용 문제 에 대한 서비스 반응을 평가하라.
2. Shandra는 보다 더 회복이 우선되는 서비스를 실행하는 것이 용이하기 위해서 이 논의에 어떻게 대답했을 지에 대해 어떠한 생각을 줄 것인지를 결정했다. 서비스의 관점을 포함하지 않는 고용과 생산성에 대한 생각에 무엇을 그녀는 말할 수 있을까?
3. 업무딜레마는 정신질환을 가진 사람들의 목소리를 반영하지 않는다. 어떻게 Shandra는 고용과 생산성에 관한 이 논의에서 그들의 참여를 이끌어 낼 수 있는가?

으로써 국제적인 명성을 얻어왔다. 그러나, 그 영향에도 불구하고 혼란이 지속되었고, 정신건강의 회복에 대한 논쟁은 그 자체 의미에 대한 동의를 나누는 것에서 시작하는 아무런 약속이나 보장이 없다. 실행 딜레마(Practice Dilemma)는 정신질환을 가진 사람들을 위한 작업들 안에서의 참여로 간주되는 예상들과 회복의 의미에 대한 다양한 관점들을 표현하고 있다.

회복에 대한 임상적 관점 대 개인적 관점

정신건강 전문가들이 말하는 회복의 정의는 적극적인 치료 서비스들을 통한 증상의 호전 또는 악화에 의해 증명되는 정신질환의 개선에 초점이 맞춰지는 경향이 있다. Slade (2009)는 이러한 것을 "치료로써의 회복" 으로 말하고 있으며 회복을 경험한 사람들이 말하는 개인적 관점의 회복이라기보다는 임상적 관점으로 구분한다. Davidson과 Roe (2007)이 말하는 임상적 이해들(clinical interpretations)이 아마도 "정신질환 회복"을 가장 잘 표현한 것이라고 할 수 있다. 이러한 맥락에서 개인적 이해들(personal interpretations)이라는 말은 "회복 그 자체의 것" 으로써 가장 잘 표현된 것이라고 말하고 있다. 회복의 개인적 그리고 임상적 정의 사이의 지속적인 혼란은 오래 지속되었다. 이는 오랫동안 건강 시스템이 질병에 대한 생체의학적 관점에 치우쳐져 왔기 때문이다.

임상적 관점의 근본적인 가정은 질환 치료가 회복 중심이고, 치료의 내용이 나타나는 것이다.(치료는 전문지식을 가진 정신건강 전문가들에 의해서 광범위하게 제공 또는 개발되는 것이다.) 개인적 관점의 근본적인 가정은 – 정신질환을 가진 사람들은 그들의 병을 대체로 다룰 수 있고, 효과적인 질환 치료 방법들이 권위 있는 정신건강 전문가들에 의해서 있으며, 정신질환을 가진 사람들이 그들의 속한 사회 안에서 삶을 즐길 수 있어야 한다 – 대체로 간과되어 왔고, 가장 좋지 않게는 무가치해 보이기도 했다. Davidson, Rakfeldt, 와 Strauss(2010)들은 회복운동의 역사적 기원들에 관한 그들의 연구에서 의료(health care)의 다른 분야들이 질병의 시간적 형태 또는 심각한 장애를 경험한 사람들은 그들의 삶을 병이 나을 때까지 바꾸지 말아야 한다고 했지만, 이 생각은 정신건강 서비스 분야에서 똑같이 넓은 수용을 받지는 못해왔다고 지적하고 있다.

시민권 운동으로써의 회복

아마도 덜 일반적인 것이겠지만, 회복에 관한 또 다른 관점은 회복의 정의들은 상당히 개인적이며, 궁극적으로 정신질환을 가진 사람들의 사회적 위치를 정하는 사회에서의 소외와 약점의 예외적 수준의 영향력을 통합할 수 없는 것에 대한 논쟁이다. 이 관점에서부터 회복과정에서 정신질환을 가진 사람들은 사회구조 안에 있는 부당함들, 예를 들어, 차별, 억압적인 공공 정책, 그리고 사회적 분리들과 마주하게 된다. 회복에서 사회적 관점은 심각한 정신질환을 가진 사람들의 일상적 삶이 사회적, 경제적 빈곤, 소외, 오명으로 규정되어지는 정도를 강조한다. 이러한 사회적, 재정적 부담들이 회복과정에서 부정적 영향을 줄 것이라는 것을 뒷받침하는 증거가 있다(Mattson, Topor, Cullberg, & Forsell, 2008). 이 사회적 관점에서부터, 회복은 확실하게 모든 것을 갖춘 시민권과 정신질환을 가진 사람들을 위한 책임성들에 초점이 맞춰진 시민 권리운동으로써 개념화된다.

정의 (Definition) 의 문제들

언어로써 규정되어지는 것 이상으로, 회복의 정의는 대단히 중요하다. 많은 법전들이 회복을 정신건강 서비스에 대한 가이드 비전으로 받아들인다면, 선택된 정의는 궁극적으로 어떻게 인간과 물질 자원들이 분배되어지며, 이 시스템 안에서 성공이 어떻게 평가될 것이며, 어떤 종류의 서비스와 도움이 예상될 것인가에 영향을 미칠 것이다.

개인적 회복의 관점은 정신건강 서비스 영역에서 질병, 건강, 행복과 함께 하는 시민권을 정의하는 상호적인 시스템에 중요한 기회들을 제공한다. 이러한 도전으로써, 회복에 대한 논쟁 관점은 단지 아주 작은 수정들이 필요한 결론을 이끌 수 있는 매우 실제적인 위험을 피함으로써, 개인적 회복의 개념들과 생각들을 어떻게 서비스 공급과 시스템 개선으로 변화 시킬 것인지에 대한 활동들이 직접적으로 알려져 왔거나, 더 심각하게는 회복지향의 실행들이 이미 준비되었다. 예를 들어, Tondora 와 Davidson(2006) 그리고 Davidson et al.,(2007) 은 지향된 회복 서비스의 개발에 직접적인 가이드라인 실행을 앞서 시행하여왔고, 정신건강 서비스 시스템으로부터 회복하는 사람들이 무엇을 예상해야만 하는지에 대한 정의도 시행하여왔다.

회복 작업들과 모델들

Recovery Frameworks or Models

자료에 따르면 회복의 개념적 모델이나 이론은 개발되어지거나 받아들여진 적이 없다. 그러나 정신건강 분야에서는 회복에 대해 대단히 중요한 작업틀(framework)의 비평적 요소들을 수용하기 위한 시스템적 노력들은 충분히 있다. 경험에 기인하여 이루어진 개인적 회복과정의 개념화는 회복과정, 현상 과정 중심의 역할의 요소들 또는 성분들의 공통된 이해를 포함한다.

회복과정의 요소들

출판된 회복의 질적 중요요소의 분석을 기초로 하여, Davidson(2005)는 아래의 것들을 포함하는 회복과정의 경험에 공통적으로 나타나는 요소들을 표현하고 규정했다.

- 희망과 실행의 재실행
- 자아(self) 의 재정의
- 포함하는 질병
- 의미 있는 활동들에 소속됨
- 오명을 이겨냄
- 조절을 추정
- 권리를 가짐
- 증상들을 다룸 그리고
- 다른 이들에 의해 도움을 받는 것.

이 요소들은 회복과정 안에서 겪게 되는 개인적 변화 본성을 이해하도록 한다. 희망의 재실행은 미래를 가능성으로 붙잡는 성숙함을 각 개인들에게 제공한다. 개인들은 질병이 누군가의 정체성의 특징을 규정짓는 데 필요하지 않다는 성숙함을 키운다; 개발되거나 찾아야 하는 자아에 대한 다른 이야

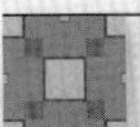

BOX 43.1 정신건강 회복에 대한 국가적 합의 성명서 : 회복의 기본적 10개 요소들

자아-방향성(Self-direction): 소비자들(Consumer)은 자기자신의 삶을 결정하는 최적화한 자율성, 독립성 그리고 자원 조절(control of resources)에 의해서 그들 자신의 회복의 길을 결정, 선택, 실행, 조절하며 이끈다. 정의에 의하면, 회복과정은 개인 자신의 삶의 목표를 결정하고, 그 목표들을 향한 독특한 여정을 만들어가는 개인에 의한 자아(self)를 향해야만 한다.

개인적이며 인간 중심: 개인의 욕구, 선호도, 경험(과거의 외상을 포함한), 그리고 다양한 문화들을 나타내는 문화적 배경뿐만 아니라 개인의 독특한 능력들과 회복력에 기반을 둔 회복에 대한 다양한 과정들이 있다. 사람들은 또한 최상의 정신건강과 건강관리를 이루기 위한 전체적인 패러다임뿐만 아니라 결과가 있는 지속적인 여정으로 회복을 인식한다.

자율권: 소비자들(Consumers)은 선택의 기회를 가지고, 모든 결정에(능력을 나누는 것을 포함한) 참여하는 권리를 가진다. 그 결정은 그들의 삶에 영향을 미치고, 도움을 받으며, 교육될 것이다. 그들은 그들의 욕구, 원의, 희망 그리고 열망에 대해 그들 자신을 효과적으로 총괄하여 대변하는 다른 소비자들과 함께 하는 능력을 가진다. 자율권을 통해, 개인들은 자신들의 운명을 조절하고, 그들 삶의 사회적 구조와 조직들에 영향을 미친다.

전체론: 회복은 정신, 육체, 영혼 그리고 공동체를 포함한 개인의 모든 생활을 아우른다. 회복은 주택, 고용, 교육, 정신건강, 정신 보호 치료, 서비스, 상호 보완적이며 대안적 건강 서비스들, 추가 치료, 영성, 창조성, 사회적 네트워크, 사회 참여, 그리고 정상인 가족 도움과 같은 삶의 모든 측면들을 포함한다. 가족들, 제공자들, 조직들, 시스템들, 공동체들 그리고 사회는 이러한 소비자들이 이러한 도움에 접근하기 위해 창조적, 지속적으로 의미 있는 기회들 안에서 필수적인 역할을 한다.

비선형(nonlinear): 회복은 단계별 과정이 아니라 경험을 통한 학습, 때때로 퇴보 또는 지속적인 성장을 기반으로 한다. 회복은 사람이 긍정적 변화가 가능하다는 것을 알아차리는 초기 인식의 단계에서 시작한다. 이 인식은 소비자(Consumer)를 회복의 작업에 온전히 참여할 수 있도록 한다.

장점기반(strengths-based): 회복은 가치 있고, 만들 수 있는 다양한 능력들, 회복력, 재능, 경쟁력, 그리고 개인의 내재적 가치에 초점을 맞춘다. 이러한 장점(Strength)들에 의해 만들어지는 것은, 소비자들(consumers) 좌절된 삶의 역할을 뒤로 하고, 새로운 삶의 역할에 참여하도록 한다. 회복의 과정은 보충적이며, 진정한 관계성을 기반으로 한 상호관계성을 통해 앞으로 나아간다.

동료의 지지: 경험한 지식, 기술, 사회적 학습을 포함하는 상호간의 도움은 회복에서 매우 유용한 역할을 한다. 소비자들은 회복 안에서 다른 소비자들에게 용기를 주고, 참여토록 하며, 상호간에 소속감, 도움을 주는 관계성, 가치 있는 역할과 사회성을 제공한다.

존중: 사회, 시스템들, 사회적 수용 그리고 소비자의 공감들은(그들의 권리를 보장하고, 차별, 차이를 없애는 것을 포함) 회복 성취에 필수적이다. 특별히 자신의 자아수용과 신뢰회복은 필수적이다. 존중은 소비자들(consumers)의 삶의 모든 측면에서 그들의 온전한 참여와 소속감을 분명히 보장한다.

책임: 소비자들(consumers)은 회복의 여정과 그들 자신을 돌보는 인간적 책임을 가진다. 그들의 목표들을 향하여 한 걸음 내딛는 것은 커다란 용기가 필요할 지도 모른다. 소비자들은 그들의 경험들에 의미를 주고, 이해하도록 애써야만 한다. 그리고 그들 자신의 성공을 이끄는 치료과정들과 대처하는 방법들을 밝혀야만 한다.

희망: 회복은 사람들이 그들 앞에 있는 장애물들과 장벽들을 넘어서고, 넘어설 수 있는 더 나은 미래에 대해 필수적이며, 동기가 되는 메시지를 제공한다. 희망은 내면화 되지만, 동료들, 가족들, 친구들, 서비스 제공자들, 그리고 다른 이들에 의해서 발전되어 질 수 있다. 희망은 회복과정에서 촉매제이다. 정신건강 회복은 단지 우리 사회 안에서 정신건강 장애를 가진 사람들이 살아가고, 일하며, 배우고, 온전하게 사회에 참여하는 것에 집중하는 편익뿐만 아니라, 미국 사회 삶의 구조를 풍부하게 한다. 미국은 정신 장애를 가진 사람들이 이바지 할 수 있는 이점들을 받아들여서(reap), 궁극적으로는 더 강하고, 더 건강한 나라가 되었다.

Adapted from Substance Abuse and Mental Health Services Administration.(2006). National consensus statement on mental health recovery. Rockville, MD: U.S. Department of Health and Human Services. Retrieved from http://store.samhsa.gov/shin/content//SMA05-4129/SMA05-4129.pdf

기들이 있다. 주위환경의 수동적 수용에서 개인적 대리인과 조절의 성숙함으로의 변화가 나타난다. 질병 경험은 무시되어져야 하는 것이 아니라 세상 안에서 자아와 자아보다 넓은 관점에서 상호작용되어 지는 것이다. 개인적 대리인(personal agency)의 능력 또는 자아-결정은 질병 경험을 다루는 방법의 개발과 변화, 성장의 과정들을 돕는 병의 개인적인 이해 개발을 확장한다. 이 비평적 요소들은 더 넓은 사회 안에서 완전한 구성으로써 사는 사람들을 연결하는 행동들을 포함한다.

The U.S. Substance Abuse and Mental Health Services Administration(SAMSHA;2006)(미 물질 오용 및 정신건강 서비스 부)에 의한 정신건강 회복에 대한 국가적 합의성명서(NationalConsensusStatementonMentalHealthRecovery)에서 규정된 회복의 10개 요소들은 Davidson에 의해 제안된 것들과 유사함을 가지고 있지만, 정신건강 서비스 공급과 서비스 시스템의 설계의 관점에 더 많이 쓰여져 있다. 이 요소들은 동료의 도움과 같은 정신건강 시스템의 주요한 요소들을 강조한다. 그것의 핵심에서, 회복과정은 다른 이들에 의해서 가치있게 되고, 보살펴지는 힘의 분배 및 사용 그리고 능력, 수용력, 가능성의 성장을 반영한다. 모든 요소들은 독립적이며 회복의 목표를 향해 함께 활동한다.(**그림 43.2**). 합의 성명(consensus statement)은 회복이 개인적 차원에서뿐만 아니라 사회적으로 도움이 된다는 매우 강력한 표현을 포함한다.

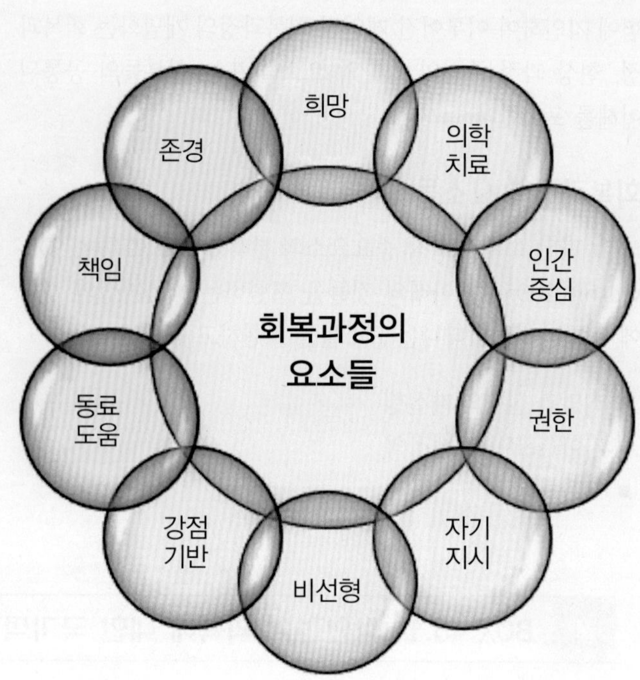

그림 43.2 시너지 효과의 회복 모델

회복의 단계와 역할 모델

어떻게 회복과정이 진행되며, 어떻게 다양하게 정의된 그 과정의 요소들이 시간 흐름에 따라 서로 연결되는 지를 이해하는 몇몇 노력들이 있어왔다. 이것들은 그 과정의 몇 가지 단계 모델로 개발되어 왔고, 광범위하게 회복에서 사람들로부터 경험적으로 발전되었다.(see Andersen, Oades, & Caputi, 2003 단계 모델들의 상호작용적인 관점).

그러한 모델 중 하나는 회복 조언 그룹(Recovery Advisory Group)의 멤버들로서 전 미국을 이끄는 리더들로써 여겨지는 정신질환의 경험을 겪었던 사람들에 의해서 발전되어졌다(Ralph, 2005). 그들은 회복의 과정을 6단계로 표현했다. :(1)분노, "정신병"의 수용적 단계와 관련된 절망의 경험으로써 표현된다. (2)자각, 그 일들을 변화할 수 있다는 시작의 감각을 반영한다. (3)내적 통찰력, 또는 이해의 성장 그리고 변화의 가능성의 개인화. (4)행동 계획, 행복과 그 의미를 향한 행동의 증가들을 반영한다. (5)행복하게 되기 위해 결정한 약속, 자아 결정과 행동을 위해 성장하는 해결법. (6)행복과 강화. 자신과 다른 사람들을 돕기 위한 자기 스스로 안에서 믿음의 경험. 이 모델에서 특별하게 도움이 되는 특징은 변화의 특정 범위의 포함이다. -네 가지 내적(자아 안에서 발생하는)과 네 가지 외적(반응들 또는 행동들) - 그리고 이 여섯 단계를 아우르는 이 범위들 안에서 발생하는 변화의 표현들이다.

단계 모델들이 우리의 이해를 앞서고, 회복과정에 대한 광범위한 도움을 제공한다고 할지라도, 그것은 내재적인 문제들이다. 만약 개인적, 비선형(nonlinear) 과정으로서 회복을 개념화 한다면, 어떠한 일반적 방법으로써 회복의 과정이 어떻게 정의될 수 있는가? 그 분야들은 어떻게 단계 모델들을 회복의 표현 범위에서 놓을 것인가 평가할 필요가 있다.

단계 모델들과는 달리, Slade(2009)는 회복과정의 과정에 참여하는 사람들이 가지는 과제들을 기반으로 회복 모델을 제안했다. 이 과제들은 광범위하게 이끌어낸 회복의 요소들로 이루어져 있으며, 내적 과정과 보다 광범위한 사회 환경을 안에서 위치하는 과정 양쪽 측면으로써 회복에 대한 설명한다. 그리고, 이 과제들은 고려할만한 개인적 가변성 인식을 가지고, 단지 대략 정리되었다. 그 4가지 과제들은 다음의 것들을 포함한다. (1)긍정적 자아 개발-자아의 가치 있는 감각의 다양한 측면의 관점 개발 (2)정신질환의 틀-보다 광범위한 중요한 삶의 경험의 내용 안에서 관련 있는 중요한 도전으로써 질환 경험의 감각을 만드는 것 (3)질환의 자아조절-정신질환의 경험 조절 안에서 전문성 개발 (4)가치 있는 사회 역할들 개발 - 개인적 사회적으로 가치 있는 활동들을 통해서 보다 넓은 세계와 사람들을 연결하는 것.

실행 안에서의 회복 Recovery in Practice

회복 평가

회복과정의 복잡성은 연구와 평가와 관련된 방법론적 문제들과 형태들로 확장된다. 예를 들어, 만약에 회복이 계속 진행중인 과정이라면, 개념화 되고, 어떻게 평가된 회복과 어떤 의미 있는 결과를 관련 지을 것인가? 어떻게 우리는 경험된 과정으로써 회복의 개념과 양적 결과물, 연구자의 목적, 조절할 수 있는 실험으로 상당히 가치 있는 건강 보호 시스템 안에서 정신질환을 직접적으로 가진 사람들을 조화시킬 수 있는가?

정신질환을 가진 사람들은 실행 안에서 혁신과 연구의 진보들이 대체로 그들의 개입이나 그들의 목소리 없이 발생해 왔다는 것에 오랫동안 관심을 가져왔다. "우리 없이 우리들에 대한 것은 아무 것도 없다"라는 유명한 표어는 서비스를 받는 사람들의 소리를 어떠한 의미 있는 방법 안에서 포함하지 않는 정신건강 시스템에 대한 조롱하는 구호의 종류가 되었다. 정신질환을 가진 채 경험한 개인적 행로로써 회복을 이해하는 것은 이 운동을 앞당겨 왔다. 왜냐하면, 이는 직접 그 경험의 삶을 살았던 사람의 이야기에 의존해왔기 때문이다. 이것은 정신질환을 가지고 살아가는 사람들의 경험적 지식 가치에 대한 더 큰 이해를 이끌어 왔고, 지속적으로 가치 있고, 정신건강 시스템 안에서 공식적인 동료 도움 서비스와 회복 안에서 다양한 범위들 안에 사람들을 참여시켜 회복 안에서 사람들과 함께 연구의 관련성을 개발 - 그들의 전망들을 찾는 것에서부터 공동 연구자들로써 그들을 포함하는 것까지 - 에 기여해 왔다. (**그림 43.3**)

회복의 개념적 발달에서 발전들(advances)은 발전된 평가에 대한 좋은 기초를 제공하고 있다. 개인적 회복을 평가하는 방법의 넓은 집합체는 현재 발달되어 왔고, 정신측정 테스트에 대한 대상이 되었다. 대부분 측정방법들은 자기 보고 방법들이다. 예를 들어, 회복 진행 목록(Recovery Process Inventory(Jerell, Cousins & Roberts, 2006)) 경우는 정신질환을 가진 사람들이 6가지 차원(괴로움, 다른 사람들과의 연결, 자신감 또는 목적, 다른 이들의 돌봄 또는 도움, 삶의 상황, 그리고 희망적인 것)에서 그들 자신들을 평가하도록 요청한다. 많은 이러한 측정 방법들은 웹 상에서도 가능하고, 제한적인 저작권 대상이 아니다(예를 들어, Campbell-Orde, Chamberlin, Carpenter, & Leff, 2005).

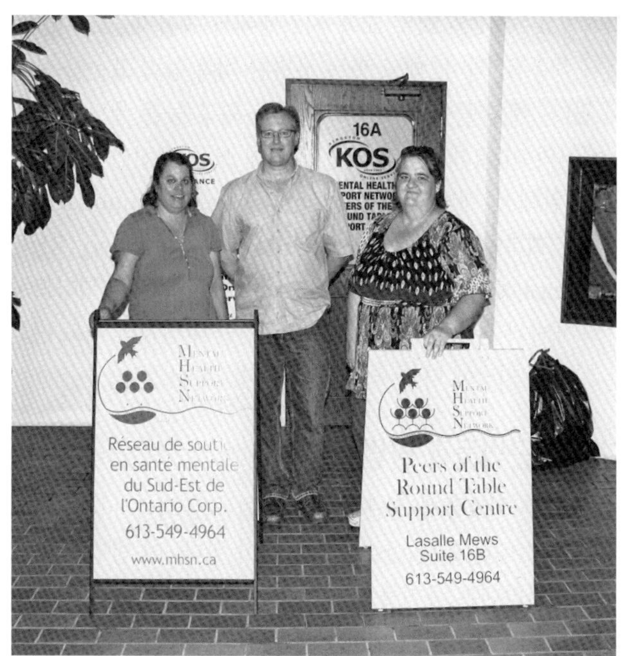

그림 43.3 공식적인 동료 도움 서비스들을 포함한 동료개입들은 회복지향 서비스 시스템의 중요한 요소이다.

일반적 회복측정 방법들을 덧붙이면, 평가는 회복과정의 특정 요소들에 초점을 맞춰 설계 될 수 있다. 예를 들어, 회복과정 안에서 기관의 기본적인 변화는 정신질환을 가진 사람들의 태도나 행동들이 반영하는 수동성, 내면화된 오명, 기대의 부재, 그리고 더 넓은 세상에서 자신을 위한 기대감의 성장과 조절의 위치를 향한 무희망에서 이동해 간다. 이러한 생각들과 함께, 평가자들은 회복과정 안에서 자율권의 변화하는 감각에 집중하는 것을 선택할 수 있을 지도 모른다. 그리고 자율권 크기(Empowerment Scale)과 같은 설립된 측정방법들이 사용될 수 있다(Rogers, Chamberlin, Ellison, & Crean, 1997) 자기보고 형태는 정신질환을 가진 이들에 의해 개발되었다. 이것은 자율성과 자존감, 통제력과 불통제력, 사회활동성, 정당한 분노 그리고 미래에 대한 긍정의 5가지 요소들을 반영하는 28개의 목록들 안에서 권력 이양의 많은 측면들을 운영하는 것이다.

더 넓은 정신건강(health care) 안에서 회복의 개인적 여정이 생겨나는 것을 기억하는 것은 회복관련 평가들이 또한 이 내용 안에서 예상되어지는 측정과 운영에 관리되었다. 어떻게 프로그램들과 서비스들이 구조화 되고, 회복이 우선 시스템 안에서 운영되는 지의 분명한 표현들은 시스템 변화 평가에 기여해 왔다. 예를 들어, 자가 평가 회복(Recovery Self-Assessment(RSA)) 도구는 회복교육에 사용되어왔다(O'Connell, Tondora, Evans, Croog, & Davidson, 2005). 유사하게, 서비스 공급자 인지와 실행의 변화는 예상되어졌고, 이것은 회복 교육 시스템에서 공급자들로부터 기대된 행동들, 자아, 태도 또는 분명한 회복 능력 표현을 포함해 왔다. 예를 들어, 뉴질랜드에서는 회복 능률 세트는 보살핌에서의 기준 개발을 알려주기 위해 모든 정신건강 의료진들을 위해서 개발되었다(Mental Health Commission, 2001). 회복인지목록(Recovery Knowledge Inventory(RKI)(Bedregal, O'Connell, & Davidson, 2006)와 같은 평가도구들의 개발과 함께, 회복에 대한 의료인들의 인지와 태도 변화는 시간이 지남에 따라 평가될 수 있다.

회복 접근법들과 방법들

다양한 치료중재 접근법들과 방법들은 회복과정의 늘어난 이해에 대한 응답 안에서 개발되어 왔다. 이 방법들의 효과성을 나타내는 증거들이 나타나는 중이다. 일반적으로 치료중재 접근법은 회복 우선 실행의 핵심요소들로 운영을 시도한다. 회복시행(RecoveryWorkbook(Spaniol,Koehler, &Hutchinson,1994))정신질환을 가진 사람들의 심리적 요건들의 조절과 스트레스의 중요성 이해, 의미 있고, 즐기는 삶, 인간적 도움들, 주저했던 계획한 행동 개발의 시작, 회복 인식의 증가를 의미하는 활동 시리즈를 통해 그들을 수용한다. 임의적 실험 설계를 조절하여 사용하는 예비조사 연구에서는 30주간의 시간을 12시간으로 줄인 그 시행(workbook)의 조절된 형태의 효과성을 평가했다. 결과물들은 참가자들이 이해되는 희망의 수준, 자율권, 그리고 회복의 일반적 측정방법에서 긍정적 변화를 경험했다고 말하고 있다. 잘 알려진 행복회복 행동계획(WellnessRecoveryActionPlan(Copeland,1997))은 설계된 활동에 정신질환을 가진 사람들이 개인화된 행복 방법과 동료 도움의 이점 인식 등을 시행하고 식별하도록 참여시켰다. 조정된 실험들을 임의적으로 사용한 광범위한 연구는 정신적 증상, 희망 수준의 상승, 삶의 질 강화와 같은 긍정적 변화들을 증명했다. 마침내, 질환관리와 회복치료중재 프로그램은(the Illness Management and Recovery intervention program) 질환 자아관리를 가르치기 위한 5개 실행에 기반을 둔 활동들 시리즈(series)를 사용했다. 이는 심리학적 방법, 일상생활과 통합된 치료들에 초점이 맞춰진 행동 훈련, 재발방지 계획, 대처기술 훈련, 사회적 지지를 향상시키기 위한 사회기술 훈련을 포함한다(Gingerich & Mueser, 2005). 회복 중재 프로그램의 임의적 조절 실험은 참가자들이 자신과 치료적 평가 양 측면에 의해 평가된 것으로써 질환 자아관리에서 개선을 경험했다는 것을 말하고 있다(Levitt et al., 2009).

회복과 작업치료

Recovery and Occupational Therapy

회복지향 시행(recovery-oriented practice)은 한 가지 원칙의 범위 또는 전문적 그룹으로 생각되어지지 않는다. 게다가 우리의 정신건강 시스템들에서 회복 우선 방법(vision)들이 서서히 주입되어가는 노력들은 회복과정의 변화하는 이해에 대한 그들 자신의 실행을 고려하는 모든 제공자들(providers)에게 달려 있다. 회복과 작업치료 간의 상관성은 상호적이다. 작업치료는 회복의 기본적 증거와 인지 증가에 기여할 수 있고, 회복 개념들은 작업치료 실행에 정보를 줄 수 있다.

많은 작업치료사들은 정신건강 서비스 분야들에서 회복의 비전(vision 방법)을 깨닫기 위한 노력에 적극적으로 이바지 하고 있다. 그들은 회복의 우리 이해를 발전시키는 조사들에 연구원으로써 노력해오고 있다. 작업치료사들은 회복을 우선하는 돌봄에 어려운 변화를 성취하는 정신건강 기관을 돕는 회복을 용이하게 하는 사람들로써 서비스하기 위해서 고용되었다. 작업치료사들은 창조적 회복지향 시행들, 서비스들, 시스템들 안에서 그들의 의미 있는 관련성을 분명히 하는 시행 조직들과 이를 대변하는 경험을 가진 사람들의 그룹들과 밀접히 함께 협력해 왔다.

그러나 이 챕터에서 특별한 관심은 어떻게 독특한 인지와 작업치료 전문성에 기반을 둔 시행이 회복의 지속적인 발전에 어떻게 기여하는 것인지에 대한 생각이다. 이 관점에서, 어떻게 작업치료사들이 그들의 특정한 관심들 안에서 회복 인식과 실행을 발전시킬 수 있는가에 대한 질문이 생겨날 수 있다. 작업과 회복 사이의 연관성은 꽤나 분명하고, 개인적이나 사회적으로 의미 있는 활동들과 역할들 안의 참여는 회복과정의 중요한 요소로 고려되었다. Davidson과 동료들은(2010) 회복 운동의 그들의 역사적 기원에서 매일이 아니더라도 일상의 의미 있는 활동들 안에서 참여는 회복의 결과가 아니라 회복의 기본이라고 말하고 있다. 작업 이론과 실행의 일관성에서, 저술가들은 회복과정은 특히 작업의 참여가 다른 이들에 의해서 도움을 받을 때, 실제적 활동들에 의해 긍정적 영향을 받을 수 있다고 주장한다. 활동기반에 관심의 손실에 대한 아쉬움은 정신 병원과는 관계가 없는 정신건강 서비스 시스템 안에서 접근한다. 그것들은 다음과 같이 말하고 있다. “최근의 회복 운동은 정신의학과 함께 과학과 작업치료의 약간의 부흥을 가져오는 것일 수도 있는 희망의 희미한 빛들이 있다” 그리고 “그러한 발전을 진심으로 환영하고 그 회복 운동은 이 훈련에서 많은 것을 배울 수 있을 것이다”

(Davidson et al., 2010, p.237). 이 부분의 나머지들은 어떻게 작업치료사들이 작업 영역의 전문성에서 더 나아가 회복의 비전까지 진보할 수 있는 지를 말하고 있다.

목표 인식과 계획이 몇몇 회복치료중재(recovery intervention)의 상호적인 요소이었다고 할지라도, 캐나다의 작업실행평가(COPM)(Law et al., 1990)은 정신질환을 가진 사람들이 우선 작업의 공감 안에서 의료진들(service providers)과 함께 하고, 시간이 지남에 따라 이 작업 들과 함께 한 만족과 실행 양 측면의 평가에 참여하는 환자 중심이다. 회복지향 실행에 대한 COPM의 관련성에 대한 그들의 평가에서, Kirsh 와 Cockburn(2009)는 회복의 지속성을 다음과 같이 지적했다. "COPM는 환자들과 의료진들이 동반자로써 일하는 것을 가능케 한다. 그리고 자아실현의 기회를 높이며, 사람들의 동일성을 조정하는 활동들과 역할들에 그들의 시선을 향하게 한다"(p.174). 저자들은 함께 일하는 것을 의미하는 상호작용의 내용에서라도 임상적 관점에 대한 환자들의 민감함 뿐만 아니라 통념상 특정한 작업들과 다양성의 민감성에 대한 우려를 포함하는 몇 가지 COPM을 둘러싼 논쟁의 가능성을 제기한다. COPM에 대한 배타적인 우려들이 아니라 모든 회복 실행에 내재해 있어야만 하는 건강상 중요한 논의를 반영하는 것이다.

활동기반의 치료중재 또는 작업의 최근 시스템적인 평가는 이러한 치료중재들이 사회 상호작용과 심각한 정신질환을 가진 성인들이 보통 삶의 역할의 영역 안에서 긍정적인 변화를 이끄는 그 범위를 평가한다(Gibson, D'Amico, Jaffe, & Arbesman, 2011). 이 연구는 사회적 기술 훈련에서 수단적 일상행활활동(IADL), 생활 기술 훈련, 역할 개발들로 치료중재의 범위를 고려했다. 모든 치료중재들이 특별히 작업치료사들에 의해 개발되어지는 것이 아니라(예를 들어, 고용, 교육, 신경인식 훈련을 돕는 것과 같은) 모든 치료중재들은 실행의 작업치료 범위 안에서 고려되었다. 평가는 작업 실행의 범위를 넘어서는 능력 훈련과 일상 능력 훈련, 그리고 IADL과 짝을 이루는 신경인식 훈련의 효과성은 그저 평범할지라도 사회 기능 훈련에 대한 근거들에 대해 충분하다고 말했다. 이 평가는 기본적 근거의 가치 있는 요점, 작업에 초점을 맞춘 치료중재들을 제공한다. 그리고 아마도 회복의 틀 안에서 따로 떨어져 있는 듯한 치료중재의 범위를 어떻게 개념화, 구성할 것인지를 제공한다.

정신질환을 가진 사람들은 그들의 중요한 작업의 실행과 이 작업들의 경험 양쪽에서 심오한 분열을 흔히 경험한다. 이 분열 본성의 설명은 치료중재와 밀접히 관련된 작업의 경험과 도움 접근법들과 연관되는 관점에서 전문가들에 의해서 발전 된다. 예를 들어, 작업 패턴이 관련의 예외적 부족으로 규정화된 개인은 감정적 분리와 관련된 어려움 또는 이탈로써 규정 되어지거나, 기회에 대한 측면에서 예외적인 불리 또는 결핍에 의해서 더 규정될 수 있다(Krupa, Fossey, Anthony, Brown, & Pitts, 2009). 이전의 경우, 회복에서의 개인과 치료사는 작업이 가지는 의미의 기본을 만들고, 규정하기 위해 함께 일했을 수 있다. 나중 이지만, 그들은 단호하게 기회들과 작업의 원천을 분류했을 수 있다. 작업에 대해 직접적으로 이야기하는 개발 방식은 정신건강 서비스 공급을 위한 안내 비전으로써 회복의 변화에 중요하다. 예를 들어, 이것은 사회 또는 공동체(community)보다는 질병과 병리학에 초점을 맞추는 것으로 정신질환을 경험하는 사람들에 대해서 이야기 하는 방식을 알려줄 수 있다. Rebeiro Gruhl(2008)은 심각한 정신질환을 가진 사람들을 마주하는 작업적 문제는 작업의 불공평, 사회적, 구조적 문제를 억제하고 그들의 작업적 삶의 제한을 강조하는 것에 대한 개념화되어야 할 필요가 있다고 말한다. 그리고 정신건강 안에서 회복 비전이 실현되어지는지 아닌지도 조정되어야 할 필요가 있다. 이것들은 회복의 틀(frame)안에서 작업치료 실행의 기본 요소로서 옹호(advocacy)의 중요성을 강조한다.

회복의 지속성으로 작업치료사들은 건강과 행동에 의해 규정되는 작업적 삶의 협력적 개발에 대한 접근법의 범위를 발전시켜왔다. 평가도구들은, 예를 들어, 작업시행 역사 인터뷰(Occupational Performance History Interview), 개인이 겪었던 경험과 능력을 드러내는 것, 가능성 있는 기회들을 만들어 낼 수 있는 방법들 안에서 사람들의 작업 이야기를 논의하는 것에 개인이 참여하는 것으로 개발되었다(Ennals & Fossey, 2009). 유사하게 시간측정을 사용하는 평가도구들은 정신질환을 가진 사람들이 실제적 작업 방식들이 협력적인 계획에 용이하도록 돕는 것을 사용한다. 다른 도구들은, 예를 들어, 작업 개입의 분석표(the Profile of Occupational Engagement(Bejeholm, Hansson, & Eklund, 2006)), 작업을 통해 경험된 어떤 것이 행복과 건강의 요소인가를 고려함으로써 작업 방식들의 이해를 도울 수 있다. 예를 들어, 작업 방식들은 그것들이, 사회환경의 범위를 평가하고, 만족의 수준, 사회적 상호작용을 위한 기회들을 제공하며, 구조적, 일상적으로 개인에게 제공하는 정도의 측면에서 연구될 수 있다. 작업치료사들은 정신질환을 가진 사람들에게 정신질환과 활동, 작업, 그리고 회복 사이의 연관성에 대한 그들의 지원연계를 명백하게 알려주기 위해 학습능력 평가에 쓰이는 심리학적 방법의 근거를 기반으로 하는 실행을 사용해 왔다. **그림 43.4**는 Action over Inertia 에서 사용된

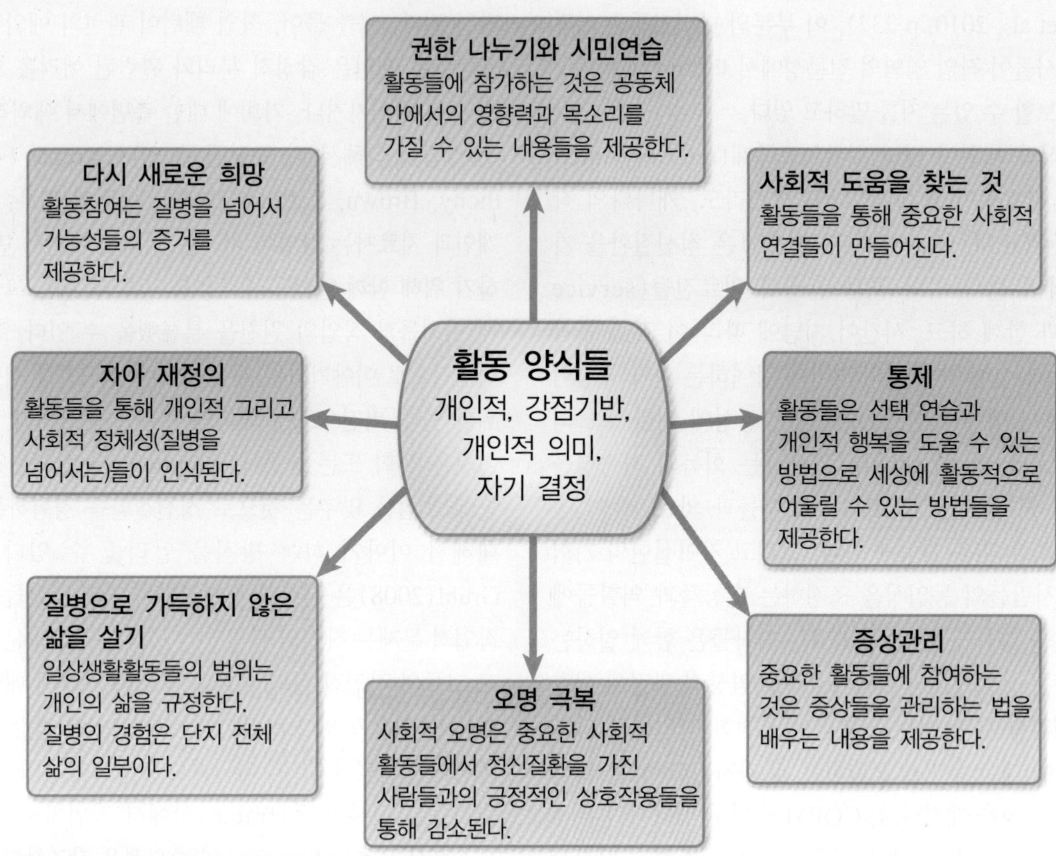

그림 43.4 활동참여의 회복 이점들(Adapted from Krupa, T., Edgelow, M., Chen, S., Mieras, C., Almas, A., Perry, A., . . . Bransfield, M. [2010]. Action over Inertia: Addressing the activity health needs of people with serious mental illness. Ottawa, Canada: CAOT Publications ACE. Reprinted with permission.)

유인물의 예를 보여준다. ActionoverInertia는 심각한 정신질환을 가진 사람의 건강 욕구 활동을 말한다. ActionoverInertia의 초기 테스트는 그것이 작업 방식 안에서 의미 있는 변화들을 만드는 것이 가능한 사람들에게 효과적이라고 말하고 있다(Edgelow &Krupa, 2011; Krupa et al., 2010).

결론 Conclusion

중요한 가치들, 가정들, 작업치료의 철학들은 개인 회복의 동시대적 관점 안에서 대단히 지속되었다. 그러나 작업치료사들이 회복지향 비전 시행에 대한 장애물들과 주요한 도전들 있는 건강 서비스 제공 시스템 안에서 실행이 이뤄져 가고 있음을 기억하는 것은 중요하다. 작업치료사들이 이 장애물들에 어느 정도 영향을 받지 않았고, 그들의 실행이 이 변화 안에서 어려움이 있어 왔었던 더 큰 시스템 안에서 방향지워져 왔다는 생각은 불합리할 수 있다. 예를 들어, Davidson, O'Connell, Tondora, Styron, Kangas(2006)는 정신건강 시스템 상태 변화를 위한 노력 중에 나타나는 회복에 대한 몇 가지 우려들을 밝혔다. 이러한 우려들은 회복이 정신질환을 가진 사람들이 할 수 있는 유일한 선택이라는 가정(assumption)에서의 실행으로써의 어려움들을 포함한다. 이러한 우려들은 회복이 정신질환을 가진 사람들만의 가능한 선택이라는 가정으로부터의 실행과 같은 어려움들과 적극적인 도움의 자아결단, 개인기관(personal agency), 조절을 실행하기 위해 지향하는 직업적 전문가들과 함께하는 그 어려움들과 회복을 가능케 할 수 있는 치료중재들과 근거-기반의 접근법을 적극적으로 발달시키는 개선된 실행과 함께 하는 어려움들도 포함한다.

작업치료사들은 정신건강 영역에서의 회복지향적 시행이 '일상 생활'을 반영할 수 없다는 사실에 민감할 필요가 있다. 그것은 그들이 개인적 또는 그룹으로써 서비스하는 사람들과 함께 하는 동반자의 새로운 형태 개발과 시행 기반의 가정들과 관계된 지속적인 반영이 필수일 것이다. 그리고 시민권과 참여를 위한 실제 기회를 만들기 위한 더 넓은 사회에 활동적으로 참여하고, 서비스 공급 혁신과 개인적 또는 사회적으로 의미 있는 작업 삶을 경험하기 위해 정신질환을 가진 사람들의 권리를 옹호하는 지도력과 능력을 만들어가야 할 것이다.

참고문헌 References

Andresen, R., Oades, L., & Caputi, P.(2003). The experience of recovery from schizophrenia: Towards an empirically-validated stage model. *Australian and New Zealand Journal of Psychiatry, 37*, 586–594.

Barbic, S., Krupa, T., & Armstrong, I.(2009). A randomized controlled trial of the effectiveness of a modified recovery workbook program: Preliminary findings. *Psychiatric Services, 60*, 491–497.

Bedregal, L. E., O'Connell, M., & Davidson, L.(2006). The Recovery Knowledge Inventory: Assessment of mental health staff knowledge and attitudes about recovery. *Psychiatric Rehabilitation Journal, 30*(2), 96–103.

Bejerholm, U., Hansson, L., & Eklund, M.(2006). Profiles of occupational engagement in people with schizophrenia(POES): The development of a new instrument based on time-use diaries. *British Journal of Occupational Therapy, 69*(2), 58–69.

Campbell-Orde, T., Chamberlin, J., Carpenter, J., & Leff, H. S.(2005). *Measuring the promise: A Compendium of Recovery Measures*(Vol. 2). Retrieved from http://www.power2u.org/downloads/pn-55.pdf

Cook, J. A., Copeland, M. E., Jonikas, J. A., Hamilton, M. M., Razzano, L. A., Grey, D. D., . . . Boyd, S.(2012). Results of a randomized controlled trial of mental illness self-management using wellness recovery action planning. *Schizophrenia Bulletin, 38*(4), 881–891.

Copeland, M. E.(1997). *Wellness recovery action plan*. Brattleboro, VT: Peach Press.

Davidson, L.(2005). Recovery in serious mental illness: Paradigm shift or shibboleth. In L. Davidson, C. Harding, & L. Spaniol(Eds.), *Recovery from severe mental illnesses: Research evidence and implications for practice*(pp. 5–26). Boston, MA: Centre for Psychiatric Rehabilitation, Boston University.

Davidson, L., O'Connell, M., Tondora, J., Styron, T., & Kangas, K.(2006). The top ten concerns about recovery encountered in mental health system transformation. *Psychiatric Services, 57*, 640–645.

Davidson, L., Rakfeldt, J., & Strauss, J.(2010). *The roots of the recovery movement in psychiatry*. West Sussex, United Kingdom: Wiley-Blackwell.

Davidson, L., & Roe, D.(2007). Recovery from versus recovery in serious mental illness: One strategy for lessening confusion plaguing recovery. *Journal of Mental Health, 16*(4), 459–470.

Davidson, L., Tondora, J., O'Connell, M., Kirk, T., Rockholz, P., & Evans, A.(2007). Creating a recovery-oriented system of behavioural health care: Moving from concept to reality. *Psychiatric Rehabilitation Journal, 31*, 23–31.

Deegan, P.(1988). Recovery: The lived experience of rehabilitation. *Psychosocial Rehabilitation Journal, 11*(4), 11–19.

Deegan, P.(1990). Spirit breaking: When the helping professions hurt. *The Humanistic Psychologist, 18*(3), 301–313.

Deegan, P.(1996). Recovery as a journey of the heart. *Psychiatric Rehabilitation Journal, 19*(3), 91–97.

Deegan, P.(2001). Recovery as a self-directed process of healing and transformation. *Occupational Therapy in Mental Health, 17*, 5–21.

Edgelow, M., & Krupa, T.(2011). Randomized controlled pilot study of an occupational time-use intervention for people with serious mental illness. *American Journal of Occupational Therapy, 65*(3), 267–276.

Eklund, M., Leufstadius, C., & Bejerholm, U.(2009). Time use among people with psychiatric disabilities: Implications for practice. *Psychiatric Rehabilitation Journal, 32*(3), 177–191.

Ennals, P., & Fossey, E.(2009). Using the OPHI-II to support people with mental illness in their recovery. *Occupational Therapy in Mental Health, 25*(2), 138–150.

Gibson, R. W., D'Amico, M., Jaffe, L., & Arbesman, M.(2011). Occupational therapy interventions for recovery in the areas of community integration and normative life roles for adults with serious mental illness: A systematic review. *American Journal of Occupational Therapy, 65*(3), 247–256.

Gingerich, S., & Mueser, K. T.(2005). Illness management and recovery. In R. E. Drake, M. R. Merrens, & D. W. Lynde(Eds.), *Evidence-based mental health practice: A textbook*(pp. 395–424). New York, NY: Norton.

Jerrell, J. M., Cousins, V. C., & Roberts, K. M.(2006). Psychometrics of the Recovery Process Inventory. *The Journal of Behavioral Health Services and Research, 33*, 464–473.

Kirsh, B., & Cockburn, L.(2009). The Canadian Occupational Performance Measure: A tool for recovery-based practice. *Psychiatric Rehabilitation Journal, 32*(3), 171–176.

Krupa, T., Edgelow, M., Chen, S., Mieras, C., Almas, A., Perry, A., . . . Bransfield, M.(2010). *Action over inertia: Addressing the activity-health needs of individuals with serious mental illness*. Ottawa, Canada: CAOT Publications ACE.

Krupa, T., Fossey, E., Anthony, W. A., Brown, C., & Pitts, D.(2009). Doing daily life: How occupational therapy can inform psychiatric rehabilitation practice. *Psychiatric Rehabilitation Journal, 32*(3), 155–161.

Law, M., Baptiste, S., McColl, M. A., Opzoomer, A., Polatajko, H., & Pollock, N.(1990). The Canadian Occupational Performance Measure: An outcome measure for occupational therapy. *Canadian Journal of Occupational Therapy, 57*, 82–87.

Levitt, A. J., Mueser, K. T., DeGenova, J., Lorenzo, J., Bradford-Watt, D., Barbosa, A., . . . Chernick, M.(2009). Randomized controlled trial of illness management and recovery in multiple-unit supportive housing. *Psychiatric Services, 60*, 1629–1636.

Mattson, M., Topor, A., Cullberg, J., & Forsell, Y.(2008). Association between financial strain, social network, and five year recovery from first episode psychosis. *Social Psychiatry and Psychiatric Epidemiology, 43*, 947–952.

Mental Health Commission.(2001). *Recovery competencies for New Zealand mental health workers*. Wellington, New Zealand: Mental Health Commission. Retrieved from http://www.mhc.govt.nz

Noordsy, D., Torrey, W., Mueser, K., Mead, S., O'Keefe, C., & Fox, L.(2002). Recovery from severe mental illness: An intrapersonal and functional outcome definition. *International Review of Psychiatry, 14*(4), 318–326.

O'Connell, M. J., Tondora, J., Evans, A. C., Croog, G., & Davidson, L.(2005). From rhetoric to routine: Assessing recovery-oriented practices in a state mental health and addiction system. *Psychiatric Rehabilitation Journal, 28*(4), 378–386.

Ralph, R.(2005). Verbal definitions and visual models of recovery: Focus on the recovery model. In R. O. Ralph & P. W. Corrigan(Eds.), *Recovery in mental illness: Broadening our understanding of wellness*(pp. 131–145). Washington, DC: American Psychological Association.

Rebeiro Gruhl, K.(2008). Strengths and challenges to practice: Reconciling occupational justice issues as a prerequisite to mental health recovery. In E. A. McKay, C. Craik, K. H. Lim, & G. Richards(Eds.), *Advancing occupational therapy in mental health practice*(pp.103–117). Malden, MA: Blackwell.

Rogers, E. S., Chamberlin, J., Ellison, M. L., & Crean, T.(1997). A consumer-constructed scale to measure empowerment among users of mental health services. *Psychiatric Services, 48*(8), 1042–1047.

Slade, M.(2009). *Personal recovery and mental illness: A guide for mental health professionals*. Cambridge, United Kingdom: Cambridge University Press.

Spaniol, L., Koehler, M., & Hutchinson, D.(1994). *Recovery workbook: Practical coping and empowerment strategies for people with psychiatric disability*. Boston, MA: Centre for Psychiatric Rehabilitation, Boston University.

Substance Abuse and Mental Health Services Administration.(2006). *National consensus statement on mental health recovery*. Rockville, MD: U.S. Department of Health and Human Services. Retrieved from http://store.samhsa.gov/shin/content//SMA05-4129/SMA05-4129.pdf

Tondora, J., & Davidson, L.(2006). *Practice guidelines for recovery-oriented behavioural health care*. Hartford, CT: Connecticut Department of Mental Health and Addiction Services.

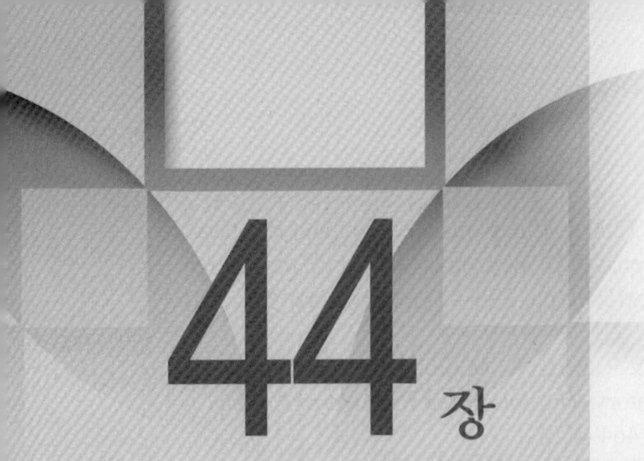

44장

건강증진 이론들

Health Promotion Theories

박윤의 옮김

개요

학습목표

이 장을 학습한 후, 다음의 내용을 할 수 있을 것이다:

1. 작업치료 실행을 알리기 위해 사용될 수 있는 건강증진과 건강행동의 이론들을
2. 설명한다.
3. 건강행동 이론들과 작업치료 이론의 통합, 고찰을 논의한다.
4. 다른 분야의 건강증진 실행에서 작업을 기반으로 하는 작업치료 건강증진 중재의 개발에 대한 이론을 적용한다.
5. 작업치료 건강증진과 건강행동, 건강증진 중재들과 관련된 유용한 근거를 평가한다.

서론 Introduction

건강증진 활동들은 작업치료사(occupational therapy practitio ner)들의 소수 일부에 의해 오랫동안 이뤄져 왔고,(American Occupational Therapy Association [AOTA], 2010a; Reitz, 1992) 그 분야(직업 the profession)에 대한 적합한 역할로써 비춰져 왔다(Brunyate, 1967; Finn, 1972; Jaffe, 1986; Johnson, 1986; Kaplan & Burch-Minakan, 1986; West, 1967, 1969; Wiemer, 1972). 보다 최근에 건강과 행복은 AOTA의 100년 비전(the AOTA's Centennial Vision)에서 주요한 실행영역들의 하나로써 규정되었다(Baum, 2006). 게다가 건강증진은 남아 있는 5가지 규정된 실행 영역들 에서 중요한 부분이다. 이 실행 영역들은 다음과 같은 것들을 포함한다; 어린이와 청소년, 생산적인 노화, 정신건강, 재활과 신체장애 그리고 참여, 일과 근면성(industry)(Baum, 2006). 건강과 행동은 또한 AOTA에서 작업치료 중재의 가능한 결과들 중 하나로 밝혀져 왔다(2008b). "작업치료실행 기본틀"(Occupational Therapy Practice Framework).

이 챕터에서, 건강증진 중재들의 사용을 통해 클라이언트의 건강을 향상시키기 위한 작업치료의 가능성은 실행의 중요한 영역에서 용기를 주는 더 큰 개입의 희망 안에서 자세히 다뤄질 것이다. 클라이언트들은 개인들, 가족들, 공동체, 일반대중이 될 수 있다(AOTA, 2008b). 이 자료는 윤리적작업 이론 실행근거 위주, 작업 기본, 이론의 기본인 가정을 기본으로 한, 이론 시행의 관점을 통해서 제공될 것이다(AOTA, 2008b, 2010b, 2010c). 목적은 우리가 서비스하는 사회의 행복(well-being)과 건강을 극대화하는 것으로써 건강증진에서 직업의 역할을 강화하고 지원하기 위해서 이론이 어떻게 사용되는가를 설명하는 것이다.

건강, 건강증진 그리고 건강관리의 정의들 Definitions of Health, Health Promotion, and Wellness

건강증진의 정의들과 건강증진 중재들에 초점을 맞춘 것들은 실행의 형태에 관여하는 많은 원리들에 걸쳐 다양하다. 그러나 일반적으로 건강의 정의는 동일하다. 다음에 이어지는 WHO의 건강에 대한 정의는 가장 많이 자주 인용된다. **건강**은 "물리적, 정신적, 사회적 행복이 완전한 상태이며, 질병이나 질환이 없는 상태만을 의미하는 것이 아니다". **건강증진**은 건강과 관련된 목표를 성취하는데 사람들을 돕기 위한 특정한 기술들, 원리들의 사용이다. **건강증진에 따른 작업치료**는 클라이언트 중심의 작업, 환경적응 또는 삶의 질과 개인과 가족, 사회와 그룹의 건강 추구를 최대화하는 환경 변화이다. 건강관리가 건강증진의 결과이고 궁극적으로 개인과 가족, 공동체 또는 사회의 책임이지만 건강증진은 구조화된 중재들을 통해 건강을 최대화하는 과정이다.

건강 결정 요인들 Determinants of Health

이전의 적합한 이론은 건강증진 계획(initiative), 건강의 분명한 이해, 작업 필요성들이 선택될 수 있으며, 일반 대중의 욕구들에 제공되는 것이 요구된다. 건강은 많은 요소들에 의해서 결정된다. Healthy People 2020 이라는 제목의 미국 국가정부 보고서에서, 건강 결정 요소들은 5가지 광범위한 범주 안에서 설명된다: 생물학과 유전학, 개인 행동, 사회 환경, 신체적 환경, 그리고 건강 서비스. 이 5가지 결정 요인들은 Healthy People 2020 의 과제들과 함께 **그림 44.1**에서 보여진다. 이는 국가 건강의 증진을 위한 다음 세대를 위한 무엇보다 중요한 것이다. Healthy People 2020는 연방, 주, 그리고 지방정부가 사용할 수 있는 체제이다. 이는 비영리이며 프로그램의 결과 평가, 사업보고, 미국 내에 살고 있는 일반 대중의 삶의 질과 건강 향상을 목적으로 하는 정책들이다. 만약 공동체 또는 일반대중의 건강 수요가 아직 규정되지 않으면, 그때 이 보고서의 규정된 것들이 대화를 시작하기 위한 도움이 될 수 있다.

1986년 발행된 Ottawa Charter for Health Promotion 이라는 제목의 문서를 통해 WHO는 건강을 위한 8가지 필수 요건들을 발표했다. 이 요건들은 다음과 같다:

- 교육
- 음식(경제적) 수입
- 평화

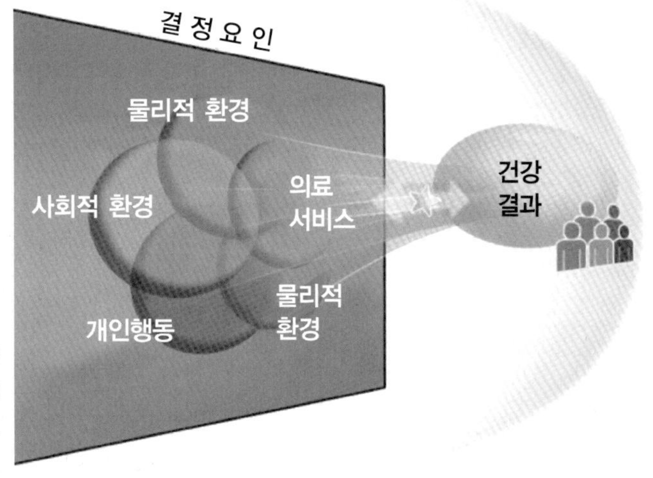

그림 44.1 건강한 사람들 2020 의 그래픽 모델(U.S. Department of Health and Human Services, n.d., p.3).

- 주거
- 사회 정의와 평등
- 안정적인(환경)생태
- 지속 가능한 자원들

WHO에 의해 개발된 건강을 위한 필수요건들에 대해 USDHHS에서 밝힌 건강의 결정요소들의 비교는 WHO가 개인과 건강 서비스들을 덜 강조하고 건강한 삶의 살기 위해 필요한 기본적 인간욕구에 다가가는 데 더 큰 강조를 하고 있다는 것을 보여준다. 성공적인 건강증진 프로그램들은 이러한 필수요건들과 일반대중의 자아결정을 기반으로 그들에게 적용 가능한 건강 결정요소들 양측을 다 말하고 있다. 이것들은 지정학, 지리학적 위치 그리고 다른 관계적 특성들에 의해 영향을 받을 것이다.

작업접근기회(access to occupations), 또는 작업강화(occupational enrichment 작업 풍요화)는 건강 결정 요인들과 건강을 위한 필수요건을 통해 실현되는 건강의 중요 요인이다. 작업 접근기회의 부족은 결과적으로 개인, 가족, 공동체의 건강에 심각하게 부정적인 영향을 끼칠 수 있는 작업결핍이 된다. 개인, 가족, 공동체를 의미하는 선택된 자기 작업들에 참여하는 것이 부족한 것을 말하는 **작업결핍**은 결과적으로 계속되는 작업 부당성과 질병이 된다. 작업강화를 경험하는 이들의 다른 경로들과 작업결핍을 경험하는 이들에게 건강에 대한 필수요건들은 **그림 44.2**에서 보여주고 있다.

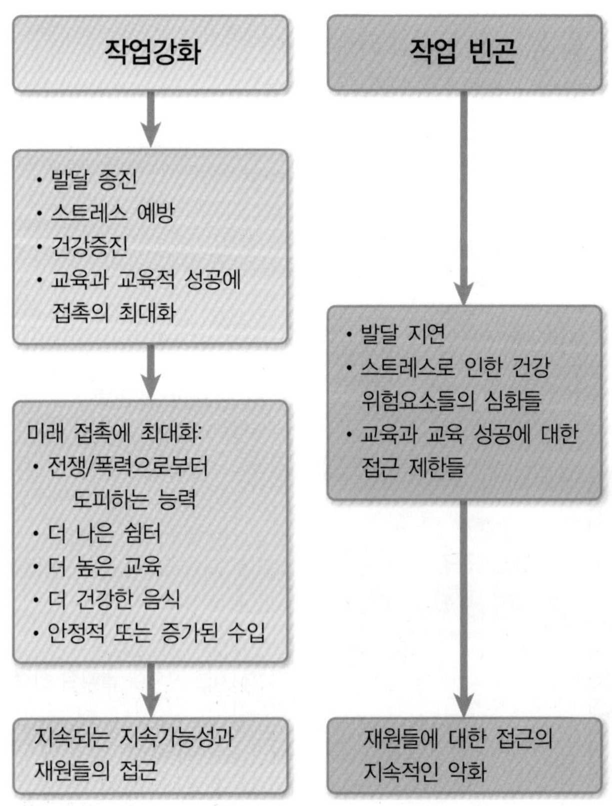

그림 44.2 작업접근에 기초하여 나뉘는 건강 방향들

표 44.1 작업의 박탈(결핍)과 건강 영향

작업의 박탈(결핍)	건강 결정 요인과의 관계성
인지감각과 운동능력 문제를 가진 어린이들은 적응할 수 있는 운동장에서 또래 친구들과 함께 놀 기회가 없다	• 생물학과 유전학 • 사회 환경 • 물리적(신체적) 환경
지방(시골)의 십대들은 또래들과의 다양한 긍정적 그룹 작업들을 갖는 것이 제한적이어서 고립이나 지루함들에 대처하는 건강하지 못한 습관들에 의지한다.	• 개인적 행동 • 사회 환경 • 물리적 환경
맞벌이 부모의 건강 보살핌 또는 교육 서비스들에 대한 제한적 접근은 시민권 행사(증거)의 부족에 기인한다.	• 건강 서비스 • 사회적 환경
집밖으로 외출할 수 없는 노인들은 그들 자신의 집이 감옥이 된다.	• 사회적 환경 • 물리적 환경

작업결핍과 작업 결정 요인들 사이의 가능성 있는 관계들은 **표 44.1**에 나타나 있다.

표 44.1 에서 각각의 예들은 작업결핍 증가에 따른 추가적 건강 위협을 이끄는 부정적으로 강화된 시작을 할 수 있다. 예를 들어, 나이에 적합한 그룹 작업이 제한적일 수 있는 지방의 십대들은 집 근처에서 홀로 흡연, 음주를 하거나 또는 장거리 음주운전의 상황까지 생겨날 수 있다. 이것은 차례로 음주운전 처벌, 살인 처벌 또는 불법약물 사용 등 다양한 자아 선택적 작업들과 건강 문제 증가에 대한 감소된 접근으로 인해 감옥에 가는 결과가 생길 수 있다. 잘 알려진 Ben Franklin 인용의 적응(adaption)은 건강 결정 요인들에 작업기반 중재의 잠재적 이익을 요약한다. – 아주 적은 양의 작업은 치유를 위한 더 많은 시간과 돈을 들이는 것을 막을 수 있다.

건강증진과 작업치료

Health Promotion and Occupational Therapy

왜 건강증진에 전문가들이 포함되어야만 하는가에 대한 질문에 초기의 전문가들뿐만 아니라 보다 최근의 사건들이 그 대답을 해주고 있다. 전문가들의 초기 지도자들과 설립자들은 작업의 치유 특성뿐만 아니라 건강증진을 사용했고, 연구했다. 게다가 이들 잘 알려진 지도자들과 다른 이들의 작업의 가치를 건강과 서로 관련지었다. 예를 들어, 1930년대 초반부터, 의사들은 작업치료가 질병 또는 부상 회복속도를 더 빠르게 하는 것뿐만 아니라 "건강에 긍정적으로 도움을 주는 요인"이라고 언급했다.

역사적으로는 작업치료사들 사이의 건강증진에 제한적 참여가 있어 왔다. 많은 작업치료사들은 기본 예방 차원에서 클라이언트들을 지도하는 것을 통해서 제한적으로 건강증진 활동들에 참여하고, 더 적은 수의 작업치료사들은 공동체 또는 일반 대중을 기반으로 건강증진 활동들에 참여한다. AOTA 조사 자료는 1970년에서 2010년까지 이 조사에 참여한 소수의 작업치료사들은 주로 건강한 일반 대중과 함께, 건강증진 안에서 또는 대중적인 수준에서 활동했다.

작업치료사들이 공동체 또는 일반 대중을 기반으로 한 건강증진 실행에 참여하는 것을 제한 하는 많은 장벽들이 있다. 게다가 상환 받고 찾는 어려움, 최소한의 교육, 건강증진 노출, 지도자와 근거의 부족 그리고 역할에 대한 혼란 또한 기여요인들이라고 할 수 있다.

보다 최근에, 주목할 만한 자료들의 발전은 건강증진에 대한 전문 종사자들의 공헌 논의에 도움이 되어왔다. 이 자료들의 예들은 **Box 44.1**에 열거되어 있다. "건강증진에서의 작업치료와 질병 및 장애 방지" 성명서를 통해 AOTA는 건강증진 안에서 개인뿐만 아니라 가족, 사회와 일반대중을 위한 작업치료의 역할을 설명한다. 건강증진에 대한 국가적, 국제적 정책들 안에서의 철학적 관련과 작업 가치들의 연결은 잠재적 평가들, 중재들, 방법들의 예들의 연결 관계를 제공하는 것이 검토된다. 실례들은 각각 3개 수준의 예방들이 다양한 클라이언트들과 함께 제공되어지며, 개인과 정책 수준에서 가능성 있는 중재들을 위한 계획의 뛰어난 자료들이다.

AOTA, 세계 작업치료사 연맹(WFOT), 그리고 다른 국가적 작업치료 협회들은 자료들의 발표를 통해서 공동체 안에서 의미 있는 작업을 만나는 기회를 포함하는 건강을 위한 필수요건들을 만나는 기회를 지지한다. 예를 들어, "삶의 가치 있는 공동체들에 대한 AOTA의 사회적 성명"이라는 제목의 문서는 작업의 의미 있는 기회를 위한 전문 종사자의 도움에 대해서 대중, 학생, 그리고 새로운 전문 종사자들에게 서비스들과 정책 수립 그리고 나이가 든 성인들이나 사회에 온전히 참여 할 수 있는 장애인들 그리고 그들의 작업적 가능성을 이룰 수 있도록 허락된 설계된 특성들의 시행을 알려준다. PositionPaperonCommunityBasedRehabilitation을 통해 WFOT는 장애인들과 그들 가족들의 작업적 참여의 권리의 동등권을 지지한다. 그러한 기회의 부족 또는 작업 상실은 지속적인 건강 문제들과 더 나아가 앞서 **표 44.2**에서 상술된 부당성으로 이어진다. 작업치료의 이해와 의미 있는 변화를 만드는 것을 돕는 가능성은 첫 번째 단계이다. 그 다음 단계는 클라이언트들의 필요와 욕구 그리고 중재 개발을 이끄는 적합한 이론 선택 규정을 포함한다.

건강증진 이론들 Health Promotion Theories

개인적 클라이언트 또는 가족들에 일반적으로 제공되는 것 이상의 건강증진 중재들은 학제간 용어들 또는 다른 지식 분야의 가까운 논의에 의해 가장 자주 이뤄진다. 이와 같이, 건강증진에 사용된 일반적인 이론들의 이해는 이해와 소통의 증가에 중요하다. 건강신념 모델(Health Belief Model), 변화 모델의 단계(the Stages of Chage Model), 그리고 사회인식 이론(Social Cognitive Theory), 세 가지 건강행동 이론들이 간략하게 소개될 것이다. 덧붙여 하나의 계획 틀이 설명될 것이다. 이들 이론들과 틀은 작업 이론들을 조합했던 과거 경험 또는 쉽게 살필 수 있는 미래 조합의 공통성에 기인한 많은 가능성들에서 선택됐다. 추가적 가능 모델은 다른 곳에서 만들어진 사회 생태학적 모델(the Social Ecological Model)이다. 이들 이론들 또는 틀 사용이전에, 추가적 지식

BOX 44.1 건강증진과 관계된 작업치료 문서들의 예

- Societal Statement on Health Disparities"(AOTA, 2006b)
- "AOTA's Societal Statement on Health Literacy"(AOTA, 2011a)
- "Health Promotion in Occupational Therapy"(British Association of Occupational Therapists and College of Occupational Therapists, 2008)
- "AOTA's Societal Statement on Livable Communities"(AOTA, 2009)
- "Role of Occupational Therapy in Disaster Preparedness, Response, and Recovery: A Concept Paper"(AOTA, 2011b)
- "Occupational Therapy in the Promotion of Health and the Prevention of Disease or Disability"(AOTA, 2008a)
- "World Federation of Occupational Therapists'(WFOT) Position Paper on Community Based Rehabilitation"(WFOT, 2004)

표 44.2 건강신념 모델

개념	정의	잠재적 변화 방법들
인지된 민감성	상황 획득 기회들에 대한 믿음들	• 사람들은 위험 또는 그들의 위험 수준이 무엇인지 정의한다. • 개인의 성격들 또는 행동들을 기반으로 한 맞춤 위험요소 정보 • 개인 누군가 자신의 위험요소의 정확한 인지를 높이기 위한 도움
인지된 엄격성	상황의 심각성과 중요성들에 대한 믿음들	• 추천된 행동과 상황의 중요성들의 명시
인지된 이점들	위험 또는 심각성을 줄이기 위해 취해진 행동들의 효과성에 대한 믿음들	• 어떻게, 어디서, 언제 행동이 취해지는 지와 잠재적인 긍정적 결과들이 무엇일 것이라는 설명
인지된 장애물	취해진 행동의 생리학적 비용들과 소재들에 대한 믿음들	• 안심, 보상, 도움 제공; 잘못된 정보 수정
행동 신호	변화 준비를 활성화 시키는 요소들	• "어떻게 해야" 하는지에 대한 정보, 인식 증대, 상기자 시스템 제공
자기유효성	행동을 취할 수 있다는 능력의 자신감	• 행동수행에 대한 안내와 훈련 제공 • 진취적 목표설정 사용 • 구두적 강화 제공 • 희망 행동 진행

Reprinted from National Cancer Institute.(2005). Theory at a glance(2nd ed.). Bethesda, MD: National Institutes of Health. p. 14. Retrieved from http://www.cancer.gov/theory.pdf

은 이해(reading, 독서), 멘토링, 지속적인 교육 또는 박사과정 연구에서 찾아져야만 했다.

건강신념 모델 (Health Belief Model)

HBM은 건강행동 변화를 용이하고, 실험하기 위해 사용된 모델들로 가장 광범위하고 처음에 사용되어 진 것 중 하나이다. 그것은 공공 건강 사회 심리학자들이 1950년대에 고안했다. 작업치료사들은 자주 그들의 클라이언트들이 작업 행동을 변화하는 것을 권고한다. 이 모델은 건강 추천들이 받아들여지거나 그렇지 않을 때 사람들이 경쟁 요소들을 시험하고 균형을 맞추는 방법으로 분석한다. 이 모델의 구성들은 **표 44.2** 에서의 각각 특정한 구성과 관련된 행동 변화 증진 계획들과 함께 설명된다. 다양한 건강증진 프로그램들은 이 구성들을 사용하는 것으로 설계될 수 있다.

이 모델의 기본은 추천된 행동 수용의 장애물들과 함께하는 위협들과 잠재적 이익들의 균형이다. 개인, 가족 또는 공동체들은 위협이 행동 노력보다 클 때에, 그때에 변화가 생길 것이라고 생각한다. 이 모델의 다른 요소들은 **자기유효성**(self-efficacy)과 행동 신호들이다. 행동에 대한 신호는 유방 자기검사 실행을 상기시키는 역할을 할 수 있는 자동차 범퍼스티커 "save the ta-tas"와 같은 인위적인 것이 될 수 있다. 행동 신호 범퍼스티커는 만약 여성이 그 유방검사를 하는데 편안하게 느낀다면 유방 자기검사 실행을 더 많이 하는 결과를 가져올 것이다.

이 구조들의 관계성과 영향은 건강교육 전문가들의 잠재적 역할들과 작업치료 전문 종사자들의 여러 학제간의 금연 프로그램 개발 팀의 서술을 통해 보여질 수 있다. 건강교육자들은 배경지식을 가지고 있고, 인식된 심각성과 민감성에 이 프로그램에서 지나친 공포를 주지 않고, 적절하게 제공 되는 전문 기술을 가지고 있다. 건강교육 전문가들과 작업치료사들이 행동 변화의 장애물들에 친숙하다 할지라도 작업치료사들은 건강하지 않은 습관들이 작업 관점을 통해서 구분되는 동안 건강 결정들을 돕기 위한 새로운 습관들을 만들어 내는 측면에서의 관점을 덧붙일 수 있다. 예를 들어, 작업치료사는 건강교육 전문가들이 준비된 것들로써가 아닌, 인식된 심각성의 수준을 증가시키는 사회적 중요성과 관련된 흡연의 부정적인 측면들을 추가적으로 강조하는 것을 제안할 수 있다.

긍정적 건강행동과 흡연의 부정적 결과들의 감소의 과제를 수행하는 사람의 가능성을 강화하기 위해서 작업치료사들은 작업기반의 친구 전략 시행을 제안할 수 있다. 금연의 성

표 44.3 변화 모델의 단계들

단계	정의	잠재적 변화 방법들
사전고려단계	다음 6개월 안에 행동을 취할 의도를 가지지 않는다.	변화를 위한 요구 인식 증가; 이점들과 위험요소들에 대한 정보를 맞춤
고려단계	다음 6개월 안에 취할 행동을 의도한다.	동기; 구체적 계획들 수립 독려
준비단계	다음 30일 안에 취할 행동을 의도하고 이 방향안에서 어떤 행동 단계들을 취한다.	구체적인 행동 계획 실행과 개발을 돕는다; 점차적 목표설정 도움
행동단계	6개월보다는 짧은 기간 동안 행동을 변화한다.	피드백, 문제 해결, 사회적 도움, 강화를 보조
유지단계	6개월 이상의 기간 동안 행동을 변화한다.	대처, 상기, 대안발견, 실수/재발 방지 보조

Reprinted from National Cancer Institute.(2005). Theory at a glance(2nd ed.). Bethesda, MD: National Institutes of Health, p. 15. Retrieved from http://www.cancer.gov/theory.pdf

공을 위해, 사회적 작업과 친구들 안에서의 변화는 종종 재발 방지를 위해 필요하다. 예를 들어, 먼저 금연을 했을 때, 흡연을 강요하는 사회적 물리적 환경을 예를 들어, 흡연이 허용되는 술집 같은 곳을 피하는 것이 가장 최고의 방법이다. 친구 전략은 금연을 원하는 사람과 금연에 성공한 사람을 짝짓는 것이다. 예를 들어, 활동 목록 체크 리스트, 대안 활동, 새로운 비흡연자 동년배 그룹 가입과 같은 방법들의 사용을 통해서도 발견할 수 있다. 보다 더 많은 친구와 함께 하는 작업들에 참여하는 것은 개인의 작업 목록들과 사회적 도움을 넓히는 것과 더불어 성공의 가능성을 증가시킬 수 있다. 그러므로, 독자성 상실 대신에 즐거운 작업은 친구와 금연에 성공한 사람 그리고 하나 또는 보다 많은 새롭고 즐거운 작업으로서 새로운 독자성을 얻게 된다.

작업치료에 의한 HBM 의 사용은 조사 보고서와 같은 것으로써는 광범위하게 보고되어지지 않지만, 다른 연구가들은 식습관, 신체활동 참여, 체중 조절과 같은 작업기반의 건강행동 연구를 위해 사용하고 있다.

변화의 범이론적 모델 / 변화 모델의 단계들

이 모델의 창시자들은 처음으로 왜 어떤 사람들은 다른 사람들보다 금연하는 것을 더 잘할 수 있을까를 조사했다. 그들의 연구는 사람들의 변화(운동 같은 좋은 건강습관을 시작하거나 흡연과 같은 좋지 않은 건강습관을 멈추는 것)를 위한 준비 연구를 위해 사용될 수 있는 모델의 개발을 이끌었다. 이 모델에 관한 조사 보고서는 변화의 범이론적 모델(trans theoretical model ofchange)또는 변화 모델의 단계(stages ofchange model)로써 간주한다. 이 모델의 지지자들에 의하면 사람들이 건강과 관련된 행동을 변화시키는데 잠재적인 5단계가 있다. 이 단계들은 사전 고려단계, 고려단계, 결정단계, 행동단계, 그리고 유지단계를 포함한다. 이 모델의 요소들은 **표 44.3**에 나타나 있고, 다른 자료들 안에서 더 자세한 사항들이 논의됐고 이 장의 나중의 표에서 다루었다.

이 모델에는 특별히 작업치료 건강증진 시행을 돕는 두 가지 측면들이 있다. 하나는 재발이 행동 변화의 일반적 순환이라는 생각(belief)이다. 그러므로 작업치료 전문 종사들이나 클라이언트 둘 다 희망을 포기해서는 안된다. 두 번째는 특정한 방법들이 각각의 단계에 맞아질 수 있다는 생각(belief)이다. 예를 들어, 인식 상승은 사전 고려단계에서 고려단계로 움직이는 사람에게 잘 맞는 과정이다. 작업치료사들은 인식 상승을 통해 금연하려는 사람을 도울 수 있다. 예를 들어, 만약 담배를 피우는 사람이 우유를 사기 위해서 골목에 있는 가게로 걸어가는 것에 대해 묻는 다면, 작업치료사는 힘이 드는 대화 방법 대신에 그들이 피우는 담배의 수를 줄이거나 멈춘다면 걷는 동안 숨찬 것이 덜 할 수 있다고 말할 수 있다.

우발성 관리는 사람들이 행동을 취하고 그들의 새로운 행동을 유지하는 것을 잘 도울 수 있다. 이전의 금연 사례에 따르면, 금연하는 사람이 다른 이들이 흡연 중인 이벤트에 초대되었다면, 그 또는 그녀가 어떻게 이 경우를 타결하기 위한 해결책들이나 조언을 위해 흡연을 반대하는 친구 초대와 같은 우발적 방안을 원할 수도 있다. 이 모델은 개인과 그룹 수준에서의 다양한 건강행동의 성공과 설계에 기여해 왔다. 그러한 한 가지 예는 WORD라고 명명된 믿음(faith)을 기반으로 한 공동체 체중 감량 프로그램이다.

표 44.4 사회 인지 이론

개념	정의	잠재적 변화 방법들
인식	건강 실행, 이점, 위험요소들 관련 정보	• 사람들의 가치들, 문화, 사회환경, 교육수준들과 연결된 맞춤화된 정보 제공
자기 유효성	건강행동 변화 실행 능력에서의 자신감	• 건강행동 변화의 각 단계에서 좋은 자료들로부터 실제적이며 긍정적 피드백 제공 • 이전에 사용된 효과적인 행동변화 방법들 설립
결과예상	인지된 장애물들을 넘어서기 위한 개인 또는 그룹의 노력은 행동 시작의 잠재적 이점들로써 가치가 있을 것인가를 결정	• 부분활동 또는 목록을 통한 잠재적 비용과 이점들의 평가를 통한 클라이언트 또는 그룹 보조
목표	목표 성취를 위한 구체적이며, 주목할만한 목표들과 행동 단계들	• 시스템 개발의 용이(예, 블로그, 일기, 단계들과 예정된 스케줄 안의 목표들을 향해가는 진행평가를 위한 컴퓨터화된 상기자 시스템)
인지된 용이점	변화를 위한 사회적, 물리적 도움	• 상징적으로 변화를 위한 자산을 대표하는 인위적 결과물 개발
인지된 장애들	변화에 대한 사회적, 물리적 장애물들	• 변화에 대한 장애물들을 대표하는 인위적 결과물 개발. 이는 물리적으로 제거되거나 없앨 수 있으며, 장애물이 더 이상 위협이 되지 않을 때 지워질 수 있다.

Adapted from National Cancer Institute.(2005). Theory at a glance(2nd ed.). Bethesda, MD: National Institutes of Health, p. 20, Table 5. Retrieved from http://www.cancer.gov/theory.pdf

사회인식 이론

SCT는 "어떻게" 행동이 변화하는지, 자기-효과가 중요한 이유, 무엇인가를 하는 것을 통해 얻는 숙련도를 강조하기 때문에 작업 이론 건강증진 프로그램 개발과 평가에 아주 적합한 모델이다. SCT의 개발자, Bandura에 의하면 이 접근 형태는 "사람들의 삶을 통해서 건강하게 그들을 지켜가도록 하는 효과적인 건강습관의 자기관리" 를 증진시킨다. 추가적인 요소들은 지식, 행동 변화를 위한 필수요건들, 신체적, 사회적, 자기 평가적인 것을 포함하는 기대 결과들; 건강 목표들; 그리고 촉진 요소들과 방해요소들을 포함한 사회 구조적 요소들을 포함한다. 이 모델의 구성들은 특정한 각각의 구성에 행동 변화를 증진시키는 방법들이 **표 44.4** 에서 설명되고 있다.

이전의 금연의 예로 돌아가서, SCT는 금연 프로그램에 건강교육 전문가와 작업치료의 도움들을 뒷받침하기 위해 사용될 수 있다. 이전에 흡연을 반대하는 친구 개입 도입은, 건강교육 전문가들이 확실하게 참여자들이 흡연과 건강을 해치는 것과의 관계에 관한 충분한 지식을 갖도록 다시 책임감을 가지게 한다. 예를 들어, 친구 중재는 SCT 에 의해 지지된다. 왜냐하면 그것은 선택된 클라이언트 목적 성취를 위해 사회적 뒷받침을 통해 자기유효성(self-efficacy)을 최대화하는 것에 도움을 주기 때문이다. 작업치료에서 이 모델 사용에 대한 좋은 자료는 나이든 성인들을 위한 작업치료 건강증진 프로그램을 개발을 위해 SCT를 사용한 Cook 이다.

선행과정 :
계획한 건강증진 프로그램들을 위한 틀

성향, 강화, 교육적, 환경적 진단에서의 가능한 요소들, 평가 방법, 규제, 교육적, 환경적 개발에서 조직적인 요소들 모델은 이론이 아니다. 그것은 8가지 형태로 구성된 계획 틀이다. 이 형태들은 대중적 수준 또는 공동체 중재에서 윤리적 건강증진을 안내하는데 도움이 된다. 계획자들은 의사 결정자들과 같은 대중성과 공동체의 소통에 의한 클라이언트 중심의 보살핌(care)의 중요성을 나눈다. 공동체 개입은 이미 밝혀진 이전의 건강 관심의 선택 안에서 공동체가 건강증진 전문가들을 안내하는 틀의 선행(PRECEDE)의 일부로 즉시 시작된다. 단계들의 다음 그룹들이 선행 부분이라고 불리운다. 이전에 언급한 것처럼 모델들은 선택된 중재들의 특정한 세부사항을 안내하는데 사용된다. 틀의 선행 부분은 또한

표 44.5 선행과정 이론 틀

부분	단계	설명	잠재적 변화 방법들
선행	1. 사회적 평가(사정)과 상황분석	향상된 삶의 질 비전과 현재 사회적 문제들 인식에서 모임 참여	• 모임 안에서 건강의 전제조건 상태에 관한 활용 가능한 자료 검토 • 모임 이해당사자들과의 모임에서 자료 공유; 중재들과 자산들을 위한 우선과제들과 공동체 수용능력을 활용할 수 있는 것으로써 그들의 결정을 이끌어 내는 모임 구성원들과 함께 하는 그룹들에 집중
	2. 역학적 평가(사정)	1단계에서 밝혀진 사회적 건강 염려들과 연결된 건강 관련 자료들과 건강 검토	• 모임위원회에 의한 자료원천들과 자료의 개요평가 • 자료들에 대한 원천 또는 추가자료 필요 선별
	3. 교육적 환경적 평가(사정)	앞서 처리한 요소들, 가능한 요소들, 사회적 문제를 밝히는것과 연관된 강화 요소들을 선별	• 모임 위원회와(위원회에 아무도 없을 시)관리 지도자들에 의한 자료 원천들과 자료 개요 평가 • 자료들에 대한 원천 또는 추가자료 필요 선별.
	4. 관리와 정책 평가(사정)과 중재 제휴	잠재적 정책과 시작부터 장애가 되는 것들, 프로그램을 유지 선별.; 정책적 변화들과 추가자료들이 필요한 보장과 발전	• 모임 위원회와 지역관리 지도자들의 결과 평가
과정	5. 실행	프로그램 수립과 시작	• 모임 위원회와 함께 프로그램을 위한 문화적으로 관련 있는 시작의 용이함
	6. 과정 평가	지속적 사회 개입 성공과 모임 자료들의 활용 평가	• 모임 위원회, 책임자들, 참가자들로부터 구한 피드백과 그것이 시작되는 시점의 프로그램 시행 평가
	7. 영향 평가	기술들, 인식의 습득과 자료들에 대한 접근과 같은 프로그램의 목적들을 향한 단기 진행과정 평가	• 이전에 계획된 방법들을 통해 참가자들에게 자료를 수집
	8. 결과 평가	건강지표들과 삶의 질과 관련된 프로그램의 목표의 장기 성취에 대한 평가	• 이전에 계획된 방법들을 통해 참가자들에게 자료를 수집하는 것을 지속 • 만약 건강지표들과 원하는 삶의 질 변화가 있었다면, 현재 사회적, 역학적 자료들을 모임위원회와 공유하며, 평가

Adapted from National Cancer Institute.(2005). Theory at a glance(2nd ed.). Bethesda, MD: National Institutes of Health. p. 42, Table 10. Retrieved from http://www.cancer.gov/theory.pdf

중재의 평가를 상술한다. **표 44.5**에서는 선행과정(PRECEDE–PROCEED) 틀의 형태들과 각 형태들의 잠재적 행동들에 대해 설명한다. 이 도입부 표는 틀에서의 추가적 자료가 건강증진 프로그램 평가 또는 계획에 사용되기 이전에 필요하다고 말한다.

선행과정 틀은 청소년들과 젊은이들 사이에서 남녀간 또는 동료간의 폭력(충돌)을 줄이기 위한 데이트 에티켓 프로그램과 같은 작업기반의 건강증진 프로그램들을 개발하기 위해 다른 이론들과 작업치료 틀을 함께, 가능한 한 만족할 수 있도록 작업하는 것이다. 매년 천이백만의 사람들이 가까운 이성 파트너에게 폭력을 당하고 이러한 폭력(IPV) 또는 성폭행의 경험이 대부분 24세 이전에 종종 발생한다는 자료들 때문에 이러한 프로그램들이 필요하다.

IPV를 방지하기 위해 선행과정 사용의 잠재적 예들은 다음에 말해질 것이다. 작업치료 학생과 건강교육 학생은 IPV 인식 증가 프로그램을 개발을 위한 기금모금 활동을 하는 학생회 연합(Student Government Association(SGA))와 접촉했다. 그들은 캠퍼스 안전에 대한 동료학생들의 걱정에 대한 해결책 개발을 이끄는 각각의 그들 학생회와 접촉했다. 이 둘은 행동을 취할 그들의 계획과 그룹에게 그들이 누구인지를 밝혔다. 두 사람은 또한 학생 그룹들 양 측의 대표부에 의해서 수집 및 조사되는 그러한 폭력의 건강영향 문헌보고서뿐만 아니라 다른 캠퍼스들과 그들의 캠퍼스 양쪽에서 발생하는 IPV의 사례들을 보여주는 SGA 자료를 공유했다.

SGA와 만남, 기금조성, 그리고 기금요청은 선행되었던 부학생처장과의 만남들은 4번 형태의 부분들이다. 이 프로그램에 대한 평가 계획은 과정, 영향, 결과 평가를 포함하는 SGA와 공유되었다.

건강증진 이론들과 작업치료

Health Promotion Theories and Occupational Therapy

건강증진은 시간, 강도, 대상인 청중들이 다양할 수 있는 과정이다. 예를 들어,(위신, 명예등의) 실추 방지 프로그램, 도시의 식품 사막에서 공동체 정원을 개발하는 것과 같은 보다 복잡하고, 넓은 공동체 계획 또는(위신, 명예 등의) 실추 방지 프로그램과 같은 단기간의 기준화된 특정한 중재를 제공할 수 있다. 식품 사막(fooddesert)란 어떤 곳에 살고 있는 이들이 충분한 과일, 야채, 통밀, 저지방 우유, 그리고 기타 다른 건강한 식단을 위한 음식들을 구매하는 것이 어렵거나 너무 비싼 지역을 말한다. 클라이언트는 개인, 그룹, 가족, 학교, 사업체, 지방 공동체, 또는 정부가 될 수 있다.

작업 개요는 작업을 통해(그의 또는 그녀가 원하는) 특정한 클라이언트의 욕구 지도 및 결정에 쉽게 사용될 수 있다. 그룹 또는 작은 공동체를 위해 초기의 욕구 평가를 하는 것 또한 적용될 수 있다. 예를 들어, 개별적 측면에서 볼 때, 클라이언트가(그 또는 그녀는 그의 또는 그녀의) 손자들과 놀기 위한 충분한 에너지를 위해서 금연을 하기 원하는 경우를 발견할 수 있다. 작업 개요는 작업치료사가 클라이언트의 작업 역사와 경험들, 일상생활 패턴, 흥미, 가치들 그리고 욕구와 같은 클라이언트에 대한 광범위한 이해를 가지는 것을 돕는다. 작업치료사는 금연 계획의 개발과 새로운 건강한 습관들을 사용하기 위한 인간 작업의 모델(the Model of Human Occupation)과 이전에 언급된 학제간의 모델을 조합할 수 있었다. 개인, 가족 또는 공동체와 함께 한 일이든지 아니든지, 클라이언트 중심 또는 공동체 중심의 접근은 확실히 도움이 된다.

선택적, 혼합적 이론들

가장 적합한 것을 위해 가능한 이론들을 가늠하는 것은 건강증진 과정을 통해서 있어야만 하지만, 최소한의 것이 작업 결정과 건강 욕구를 다루는 시기와 방법을 결정하는 부분이 되어야만 한다. 건강증진 이론의 선택 안에는 고려해야 할 다양한 요소들이 있다. 첫째, 가장 중요한 것은 이론과 그 구성들이 특정 언어 또는 중재 또는 도움이 필요한 문화적 그룹의 언어로 번역될 수 있는 편이성이 있어야만 한다. 둘째, 이 이론이 개발 프로그램 또는 건강증진 중재들 평가에 유익해왔다는 근거이다.

연구들이 학제간 건강증진 노력을 알리는 조사들뿐만 아니라 건강증진 중재들을 안내하는 가능한 작업치료 이론들과 같은 다양한 건강행동 이론들이 있다. 건강행동 이론들은 일반적으로 필수적인 작업 이해가 부족하다. 그러한 반면 작업치료 이론들은 종종 한 개 또는 그 이상의 건강행동 이론들에서 작용 요소들을 통해 강화될 수 있다. 이전에 안내된 연구와 건강증진 중재를 사용하기 위한 가능한 이론들의 선택은 작업치료 이론들의 선택과 함께 **표 44.6**에서 말하고 있다. 이것은 동시대의 작업치료 이론들과 건강행동 이론들 사이의 가능성 있는 자연적 합의들을 밝히기 위해서 이뤄졌다. **표 44.7**은 고등학교 여학생들을 위한 건강한 체중 프로그램 개발에 대해 혼합된 이론 접근의 사용 예를 제공한다. 이것은 후에 이 장에서 나타나는 시행 딜레마(Practice Dilemma)에서 논의된다. 이론들의 실용적 혼합은 건강 프로그램을 강화시키지만, 이 일은 초기 구성 이론들에서 보다 새롭고 더 강력한 이론을 만들어내는 것을 용이하게 하기 위해서 단순한 프로그램 결과들 평가를 넘어서야만 한다. 이는 더 넓은 이점을 가져올 수 있다.

추가적으로 만들어진 이론, 작업 이론 건강증진 중재들은 근거가 바탕이 되어야만 한다. "근거 해설(Commentary on the Evidence)" Box(box)는 근거의 예를 제공하고 있다. 몇 가지 시스템적 평가들은 또한 노인들의 행복과 건강에 대한 건강증진의 영향과 직접적으로 관련된 "American Journal of Occupational Therapy" 의 특별한 주제에서 볼 수 있다. 임의적인 실험들이 그들의 유형으로써, 근거의 가장 중요한 수준으로써 많은 것이 보여질 지라도, 그것들은 프로그램 개발과 평가의 모든 측면을 엄격하게 통제하는 것을 요구한다. 참여 행동 연구 접근법은 희망하는 공동체의 보다 많은 개입을 돕는다.

작업치료 건강증진 행동의 예들

작업치료 건강증진 활동들의 많은 예들이 있지만, 이론과 프로그램의 연결은 항상 명확하지는 않다. 초기 계획의 작은 예들은 연구, 프로그램 개발 그리고 프로그램 평가를 통한 건강증진에서 작업치료의 역할에 대한 가능성을 보여준다. 먼저 이 예들은 두 개의 범주 안에 있다: 취학연령의 어린이들 그리고 노인들. 각각의 계획들은 프로그램의 개발자에 의해 규정되거나 또는 이 저자에 의해 제안되는 건강증진 이론을 잠재적을 뒷받침하는 것과 연결되어 있을 것이다.

어린이들과 청소년들을 위한 계획은 AOTA National

표 44.6 건강증진을 돕기 위한 이론들의 비교

이론	중심(focus)	핵심 구성
Ecology of Human Performance(Dunn, Brown, & McGuigan, 1994)	환경 개선과 기술, 습관, 역할 개발을 통해 어떻게 실행 범위를 최대화할 것인가?	설립 또는 재생 적응 대안 예방 창조
Health Belief Model(National Cancer Institute [NCI], 2005)	위협을 피하는 것으로 인한 건강 문제, 위협을 피하기 위한 비용, 행동 결정에 영향을 미치는 다른 요소들에 의해 제기된 우려에 대해 어떻게 개인들 또는 공동체가 균형을 맞추는가?	인지된 민감성 인지된 엄격성 인지된 이점들 인지된 장애물 행동 신호 자기유효성
Occupational Adaptation(Schultz, 2009)	문제들을 해결하기 위해 적응된 능력들, 관련된 숙련성 경험, 작업수행 향상을 사용하기 위한 능력을 어떻게 향상시킬 수 있는가?	적응 능력 적응 에너지 적응 반응 관련된 숙련성(relative mastery)
Model of Human Occupation(Kielhofner, 2009)	어떻게 개인들과 공동체가 작업적 적응과 참여를 돕기 위한 특유의 작업들 실행을 위한 수행능력을 개발하는가?	자유의지 습관화 실행능력 작업적응 작업 능력 작업 정체성
Stages of Change Model(Prochaska & DiClemente, 1982, 1983)	개인 또는 공동체가 문제 행동, 그들의 현재 변화 단계, 그리고 현재 변화 단계에 적합한 중재 선택에 변화를 줄 준비의 때를 식별하기	사전 고려 고려 결정 행동 유지 재발 방지

Adapted from National Cancer Institute.(2005). Theory at a glance(2nd ed.). Bethesda, MD: National Institutes of Health. p. 45. Table 11. Retrieved from http://www.cancer.gov/theory.pdf

School Backpack Awareness Day이다. AOTA School Backpack Awareness Day 는 학생들이 양쪽 어깨에 가방을 매는 것과 그들이 지고 이동하는 무게를 모니터하기 위한 목적으로 매년 9월에 시행된다. 그 프로그램들은 적절한 방법뿐만 아니라 다치거나 부상의 잠재적 심각성에 대해 학생들이 분명히 이해하도록 재미있는 활동들을 조합해서 사용할 수 있다. 자기유효성(self-efficacy) 또한 학생들이 올바르게 그들이 하고 있는지에 대한 피드백을 받음으로써 직접적인 이점들을 느끼는 것뿐만 아니라 올바른 방법들을 실행하도록 할 수 있다.

Barnard와 그 동료들은 북 캐롤라이나 작은 마을에서 작업치료 학부와 학생들이 노인들과 함께하는 동반자 프로그램의

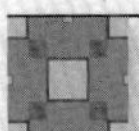

BOX 44.2 가능성 있는 이론의 짝들

건강신념 모델과 인간수행 생태학
건강신념 모델과 인간작업의 모델
변화의 단계들과 작업적 채택
변화의 단계들과 인간작업의 모델
변화의 단계들과 인간-환경-작업

표 44.7 비만 감소를 위한 건강증진 중재의 다양한 틀과 이론들의 사용

단계	부분 적용의 모델들	목적	건강한 체중 예
1	선행과정의 선행부분	건강욕구들과 작업 식별을 위해 공동체와 함께 작업한 구조 적용	학부모들과 학교 교직원들은 고등학교 학생들 사이의 고도비만 비율이 증가하는 것에 대한 관심을 기른다.
2	건강믿음 모델	위협 수준, 행동, 관련된 행동 신호들, 자기유효성 결정	통념상 관련된 행동신호들과 접근법 논의를 위해 지역 소아과 의원, 학생들, 학교 교직원, 부모님들과 함께 프로그램 개발을 위한 세분화된 그룹들이 먼저 만들어져야 한다.
	변화의 단계들	변화를 위한 준비 결정	사전고려, 고려, 준비 단계들에서 학생들을 모으고 식별하기 위한 체계가 개발되어야 한다.
	인적수행의 생태학	어떠한 기술들이 적합한 작업기반의 중재를 통해 다시 시작되고, 만들어져야할 필요가 있는지, 어떤 내용과 직무들이 적용될 것인지 또는 위험을 막기 위한 대안은 무엇인지를 결정; 어떤 프로그램들 또는 새로운 계획 보장이 만들어질 것인가를 결정	식사와 간식으로 어떤 음식들이 가능한지를 확인하는 것; 학생들의 식사와 간식시간의 행동을 관찰하는 것; 필요한 기술들과 인식들을 확신하기 위해 필요한 것으로 프로그램 수정을 위해 학생 참가자들과 함께 과정을 평가 또는 형태를 만드는 것들을 포함하는 것에 의해 환경적 도움들을 사정한다.
3	선행과정의 과정부분	과정, 영향 및 결과 평가를 포함하는 프로그램 평가실행과 계획	프로그램 평가계획에 학생 지도자들, 학부모, 교직원을 포함한다.

계획을 설명한다. 그들은 공동체 설립 접근에 기초한 5주간의 건강관리 프로그램을 개발하였다. 이 프로그램은 신체적 활동, 표현의 수단으로써 정신을 사용하는 것, 영양과 요리의 인식 증가, 인식 기능의 증가에 초점을 맞췄다. Miller와 동료들은 Microwave Project를 말하고 있다. 이는 작업치료 학생들이 휠체어에서 식사를 받는 노인들에게 그들이 재가열된 음식을 적절하고 안전하게 받을 수 있도록 하는 것을 다른 학제 연구팀과 함께 연구했다. 두 이론들은 프로그램 개발에 도움을 주기 위해 사용됐다: 작업 적응과 변화의 범이론적 모델. 음식 준비가 어렵기 때문에 건강 문제의 위험이 있는 노인들은 그들이 음식 준비 그리고 재가열을 할 수 있도록 전자레인지 오븐을 사용하는 기술 습득을 하기 위해서 점심 프로그램에 참여했고,(만약 노인들이 모임을 위해 그들의 집을 떠날 수 있었다면) 또는 재가 프로그램에 참여했다. 사회봉사단체는 형편이 어려운 노인들에게 전자레인지 오븐을 공급하는 책임을 맡았다.

Stav는 AOTA, AARP, American Automobile Association에 함께 개발한 프로그램인 CarFit과 관련이 있다. 이는 노인운전자들과 그들의 차들 사이의 HBM과 개인-환경-작업 모델에서의 이론적 요소들의 적합성을 평가하기 위

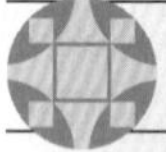

증거에 대한 해설

The Well Elderly Study 와 falls prevention initiatives들은 임의적으로 조절된 실험들을 통해 평가된 치료중재의 예들이다. 캘리포니아의 The Well Elderly Study는 예방적 작업치료 중재가 건강, 기능, 삶의 질에서 주목할만한 이점들을 야기하는 임의적 임상 실험 형태를 통해 증명했다. 그리고 이 결과들은 6개월이 지나서도 지속되었다. The Well Elderly Study의 9개월 간 작업치료 중재는 노인들이 그들의 생활방식 (이는 교통수단, 안전, 경제상태, 사회적 관계들과 같은 범위를 포함한다) 에서 긍정적 변화를 만드는 것을 돕기 위한 것에 초점을 맞췄다. The Well Elderly Trial 2는 처음의 well-elderly trial 때 보다 LA 근처의 많은 장소들에서 민족과 경제적으로 다양한 노인 그룹들에서 삶의 방식 재설계 (Lifestyle Redesign) 를 위한 효과적인 비용과 효과성 평가와 재실험을 목적으로 5년이 넘는 기간 동안 이루어졌다. "이 중재의 우선 목적은 노인들이 그들의 일상의 삶을 지속적으로 건강하게 누리도록 개발되었다. 결과들은 중재가 신체적, 건강, 행복 (well-being) 정도 보다는 통계적으로 중요한 수준에서 정신적 행복의 정도에 더 큰 영향을 미쳤다는 것을 가리키고 있다. 삶의 방식 재설계 (Lifestyle Redesign)가 민족적으로 다양한 도시 공동체들에 사용하기 위한 효과적 비용 중재가 된다는 것이 발견되었다.

업무 딜레마

고등학교의 요청으로 당신은 건강교사들과 함께 **표 44.7**에서 보여진 이론들을 기반으로 고등학교 여학생들을 위한 체중 조절 프로그램을 잘 개발해 왔다. 그 프로그램은 복잡한 줄서기(complicated line), 그룹 댄스, 건강한 요리 수업들, 패션쇼의 마지막, 모든 체형들을 위한 성공적인 옷입기와 같은 작업기반의 활동들을 포함한다. 이들 각각의 활동들은 건강한 생활을 살기 위한 사회적 도움뿐만 아니라 기술 설립과 자기유효성에 초점을 맞춘다. 이어지는 외식(소풍 Outing)은 또한 건강한 음식 선택들을 지속적으로 하기 위한 목적으로 방과후 음식들에 상시 변화를 주었고, 튀긴 음식과 붉은 고기에 대해 더 건강한 대안들을 시도하는 지역의 건강한 패스트 푸드 식당들로 이르게 되었다. 논다이어팅 방법들의 사용은 체중조절에 대한 쉬운 식습관 접근을 개발하기 위한 선행과정 틀을 사용한 Cole과 Horacek 의 이론을 기반으로 프로그램의 교육 부분에 포함되었다.

당신의 성공을 기반으로, 당신은 당신의 프로그램을 중학교 소년소녀들이 재사용하도록 요구되어졌습니다. 이 프로그램을 개발한 건강교사들은 은퇴했고 더 이상 당신을 도울 수 없다.

1. 건강 교사들의 은퇴를 고려해 볼 때, 당신은 새로운 사람들을 대상으로 하는 현재 프로그램의 효과적인 적응을 실행할 기술들과 인식을 가지고 있습니까?
2. 새로운 사람들과 근래의 선택된 이론들의 사용 실행은 무엇인가?
3. 당신에게 새로운 사람들을 위해 프로그램에 대한 적응을 안내할 개발 이론 또는 다른 이론이 있다.

한 것이다. CarFit 기간은 공동체 안에서 노인들이 보다 일반적으로 심부름을 하는 때인 러시아워 사이에 종종 이뤄졌다. 평가자들은 서두르지 않고 12개의 체크 목록을 끝내는 것을 확실하게 하기 위해 30분씩(시간이) 증가하도록 계획했다.

이 프로그램의 초기 목적은 노인들이 그들의 차에 앉아 있는 동안 그들의 차와 몸 사이의 적합성에 대한 정보를 얻기 위한 것이다. 거울의 필요, 운전대, 좌석 조정과 같은 것은 즉각적으로, 추가적인 것이 필요할 때 다른 추천된 것들이 만들어 질 수 있다. 참가자들은 적절한 좌석과 거울을 가지런하게 하는 것이 시야가 증가한 것으로 인한 사고의 위험을 감소시킨다는 결과를 교육받았다. 마지막으로, 참가자들은 차 근처를 걷고 다시 차에 타고, 자기유효성을 최우선 한 증가된 시야를 재평가 할 수 있다. 동년배 그룹 안에서 서로에게 용기를 주는 것과 사회적 분위기는 사회구조적 협력자로서 작용한다.

결론 Conclusion

작업은 개인, 가족, 그리고 공동체의 행복과 건강을 증진을 위한 것으로 처방될 수 있다. 그러나 이 처방은 특별하고, 문화적으로 관계 있으며, 가장 최근의, 클라이언트 중심의, 이론에 기반을 둔, 근거가 가능한 것임에 틀림없다. 건강행동과 작업 이론에서 나온 이론들 혼합 사용은 작업적 이론 건강증진 설계와 성공을 강화할 가능성을 가지고 있다. 처방 또는 중재는 처방 또는 프로그램이 수정될 필요가 있는 지 또는 이론적 기본들이 진전될 필요가 있는지, 결과들이 성공적인지를 결정하기 위해 평가되어만 한다.

사회적 참여와 건강 사회에 대한 건강증진의 잠재적 기여들이 있어왔고, 최근에 전문 종사자들 지도가 중심이지만, 그것들은 또한 최근 비용조절을 하면서 국가 건강 향상을 위한 정부의 노력이 중심이다. 작업치료 전문종사자들은 이론과 근거를 세우고, 클라이언트들과 함께 공들여 만들어진 건강증진 계획들을 통해 일반적인 행복과 삶의 질을 향상시키면서 비용절감을 위한 노력에 기여할 수 있다.

감사의 말 Acknowledgment

이 장이 완성되도록 도와준 Towson University에서 Occupational Science와 Occupational Therapy of Department 조교 Melissa Kellner에게 감사의 말을 전합니다.

참고문헌 References

American Occupational Therapy Association.(1982). *1982 Member data survey*. Rockville, MD: Author.

American Occupational Therapy Association.(1987). *1986 Member data survey: Interim report #1*. Rockville, MD: Author.

American Occupational Therapy Association.(1991). *1990 Member data survey: Summary report*. Rockville, MD: Author.

American Occupational Therapy Association.(2001). *AOTA 2000 Member compensation survey*. Rockville, MD: Author.

American Occupational Therapy Association.(2006a). *AOTA 2006 Workforce and compensation report*. Rockville, MD: Author.

American Occupational Therapy Association.(2006b). AOTA's societal statement on health disparities. *American Journal of Occupational Therapy*, *60*(6), 679.

American Occupational Therapy Association.(2008a). Occupational therapy in the promotion of health and the prevention of disease or disability. *American Journal of Occupational Therapy*, *62*(6), 694–703.

American Occupational Therapy Association.(2008b). Occupational therapy practice framework: Domain and process, 2nd edition. *American Journal of Occupational Therapy*, *62*(6), 625–683.

American Occupational Therapy Association.(2009). AOTA's societal statement on livable communities. *American Journal of Occupational Therapy*, *63*(6), 847–848.

American Occupational Therapy Association.(2010a). *2010 Occupational therapy compensation and workforce study*. Bethesda, MD: Author.

American Occupational Therapy Association.(2010b). Occupational therapy code of ethics and ethics standards(2010). *American Journal of Occupational Therapy*, *64*(Suppl.), S17–S26. doi:10:5014/ajot2010.62S17-64S26

American Occupational Therapy Association.(2010c). Standards of practice for occupational therapy. *American Journal of Occupational Therapy*, *64*(Suppl.), S10–S11. doi:10.5014/ajot.2010.64 S106–64S111

American Occupational Therapy Association.(2011a). AOTA's societal statement on health literacy. *American Journal of Occupational Therapy*, *65*(Suppl.), S78–S79.

American Occupational Therapy Association.(2011b). Role of occupational therapy in disaster preparedness, response, and recovery: A concept paper. *American Journal of Occupational Therapy*, *65*(6, Suppl.), S11–S25. doi:10.5014/ajot.2011.65S8

American Occupational Therapy Association.(2012). Special issue on productive aging: Evidence and opportunities for occupational therapy practitioners. *American Journal of Occupational Therapy*, *66*(3), 263–265.

Bandura, A.(2004). Health promotion by social cognitive means. *Health Education & Behavior*, *31*(2), 143–164.

Barnard, S., Dunn, S., Reddic, E., Rhodes, K., Russell, J., Tuitt, T. S., . . . White, K.(2004). Wellness in Tillery: A community-built program. *Family and Community Health*, *27*(2), 151–157.

Baum, M. C.(2006). Presidential address, 2006: Centennial challenges, millennium opportunities. *American Journal of Occupational Therapy*, *60*(6), 609–616.

British Association of Occupational Therapists and College of Occupational Therapists.(2008). *Health promotion in occupational therapy*. London, England: College of Occupational Therapists.

Brunyate, R. W.(1967). From the President: After fifty years, what stature do we hold? *American Journal of Occupational Therapy*, *21*(5), 262–267.

Carlson, M., Clark, F., & Young, B.(1998). Practical contributions of occupational science to the art of successful ageing: How to sculpt a meaningful life in older adulthood. *Journal of Occupational Science*, *5*, 107–118.

Centers for Disease Control and Prevention.(2010). *Food deserts*. Retrieved from http://www.cdc.gov/Features/FoodDeserts/

Centers for Disease Control and Prevention, National Center for Injury Prevention and Control.(2010). *National intimate partner and sexual violence survey*. Retrieved from http://www.cdc.gov/ViolencePrevention/pdf/NISVS_FactSheet-a.pdf

Clark, F., Azen, S. P., Carlson, M., Mandel, D., LaBree, L. Hay, J., . . . Lipson, L.(2001). Embedding health-promoting changes into the daily lives of independent-living older adults: Long-term follow-up of occupational therapy intervention. *Journal of Gerontology: Psychological Sciences*, *56B*, P60–P63.

Clark, F., Azen, S. P., Zemke, R., Jackson, J., Carlson, M., Mandel, D., . . . Lipson, L.(1997). Occupational therapy for independent-living older adults: A randomized controlled trial. *Journal of the American Medical Association*, *278*, 1321–1326.

Clark, F., & Jackson, J.(2010). *Well Elderly II clinical trial results: Effectiveness and cost-effectiveness of the Lifestyle Redesign intervention in community settings*. Retrieved from http://www.wfot.org/wfot2010/program/pdf/1457.pdf

Clark, F., Jackson, J., Carlson, M., Chou, C., Cherry, B. J., Jordan-Marsh, M., . . . Azen, S. P.(2011). Effectiveness of a lifestyle intervention in promoting the well-being of independently living older people: Results of the well elderly 2 randomised controlled trial. *Journal of Epidemiology and Community Health*, 1–9. Advance online publication. doi:10.1136/jech.2009.099754

Clemson, L., Cumming, R. G., Kendig, H., Swann, M., Heard, R., & Taylor, K.(2004). The effectiveness of a community-based program for reducing the incidence of falls in the elderly: A randomized trial. *Journal of the American Geriatrics Society*, *52*, 1487–1494.

Cole, R. E., & Horacek, T.(2009). Applying PRECEDE-PROCEED to develop an intuitive eating nondieting approach to weight management pilot program. *Journal of Nutrition Education and Behavior*, *41*, 120–126.

Cook, A.(2004). Health education programming for older adults based on social cognitive theory. *American Occupational Therapy Association Gerontology Special Interest Section Quarterly*, *27*(1), 1–4.

Deshpande, S., Basil, M. D., & Basil, D. Z.(2009). Factors influencing healthy eating habits among college students: An application of the health belief model. *Health Marketing Quarterly*, *26*(2), 145–164.

Dumont, C., & Kielhofner, G.(2007). *Positive approaches to health*. New York, NY: Nova Science.

Dunn, W., Brown, C., & McGuigan, A.(1994). The ecology of human performance: A framework for considering the effect of context. *American Journal of Occupational Therapy*, *48*, 595–607.

Finn, G.(1972). The occupational therapist in prevention programs. *American Journal of Occupational Therapy*, *26*(2), 59–66.

Green, L. W., & Kreuter, M. W.(2005). *Health promotion planning: An educational and ecological approach*(4th ed.). New York, NY: McGraw Hill.

Jacobs, K., Wuest, E., Markowitz, J., & Hellman, M.(2011). Get packing: Planning your own National School Backpack Awareness Day event. *OT Practice*, *16*(13), 11–14.

Jaffe, E.(1986). Nationally speaking—The role of occupational therapy in the disease prevention and health promotion. *American Journal of Occupational Therapy*, *40*(11), 749–752.

James, D. C. S., Pobee, J. W., Oxidine, D., Brown, L., & Joshi, G.(2012). Using the health belief model to develop culturally appropriate weight-management materials for African-American women. *Journal of the Academy of Nutrition and Diuretics*, *112*(5), 664–670.

Jantzen, A.(1979). The current profile of occupational therapy and the future—Professional or vocational. In American Occupational Therapy Association(Ed.), *Occupational therapy: 2001*(pp. 71–75). Rockville, MD: American Occupational Therapy Association.

Johnson, J. A.(1986). *Wellness: A context for living*. Thorofare, NJ: Slack.

Juniper, K. C., Oman, R. F., Hamm, R. M., & Kerby, D. S.(2004). The relationships among construct in the health belief model and the transtheoretical model among African-American college women for physical activity. *American Journal of Health Promotion*, *18*(5), 354–357.

Kaplan, L. H., & Burch-Minakan, L.(1986). Reach out for health: A corporation's approach to health promotion. *American Journal of Occupational Therapy*, *40*, 777–780.

Kielhofner, G.(2009). *Conceptual foundations of occupational therapy*(4th ed.). Philadelphia, PA: F. A. Davis.

Kim, K. H., Linnan, L., Campbell, M. K., Brooks, C., Koenig, H. G., & Wiesen, C.(2008). The WORD(wholeness, oneness, righteousness, deliverance): A faith-based weight-loss program utilizing a community-based participatory action research approach. *Health Education & Behavior*, *35*(5), 634–650.

Law, M., Cooper, B., Strong, S., Stewart, D., Rigby, P., & Letts, L.(1996). The person-environment-occupation model: A transactive approach to occupational performance. *Canadian Journal of Occupational Therapy*, *63*(1), 9–23.

Losada, C. A.(1936). Some values in occupational therapy. *Occupational Therapy and Rehabilitation*, *15*(5), 285–289.

Miller, P. A., Hedden, J. L., Argento, L., Vaccaro, M., Murad, V., & Dionne, W.(2001). A team approach to health promotion of community elders: The microwave project. *Occupational Therapy in Health Care*, *14*(3/4), 17–34.

National Cancer Institute.(2005). *Theory at a glance*(2nd ed.). Bethesda, MD: National Institutes of Health. Retrieved from http://www.cancer.gov/theory.pdf

Polatajko, H. J., Davis, J., Stewart, D., Cantin, N., Amoroso, B., Purdie, L., & Zimmerman, D.(2007). Specifying the domain of concern: Occupation as core. In E. A. Townsend & H. J. Polatajko(Eds.), *Enabling occupation II: Advancing an occupational therapy vision for health, well-being, & justice through occupation*. Ottawa, Canada: Canadian Association of Occupational Therapists Publications ACE.

Prochaska, J. O., & DiClemente, C. C.(1982). Transtheoretical therapy: Toward a more integrative model of change. *Psychotherapy: Theory, Research and Practice*, *19*(3), 276–288.

Prochaska, J. O., & DiClemente, C. C.(1983). Stages and processes of self-change of smoking: Toward an integrative model of change. *Journal of Counseling and Clinical Psychology*, *51*(3), 390–395.

Reitz, S. M.(1992). A historical review of occupational therapy's role in preventive health and wellness. *American Journal of Occupational Therapy*, *46*, 50–55.

Reitz, S. M.(2010). Historical and philosophical perspectives of occupational therapy's role in health promotion. In M. E. Scaffa, S. M. Reitz, & M. A. Pizzi(Eds.), *Occupational therapy in the promotion of health and wellness*(pp. 1–21). Philadelphia, PA: F. A. Davis.

Reitz, S. M., & Scaffa, M. E.(2010). Public health principles, approaches, and initiatives. In M. E. Scaffa, S. M. Reitz, & M. A. Pizzi(Eds.), *Occupational therapy in the promotion of health and wellness*(pp. 70–95). Philadelphia, PA: F. A. Davis.

Reitz, S. M., Scaffa, M. E., Campbell, R. M., & Rhynders, P. A.(2010). Health behavior frameworks for health promotion practice. In M. E. Scaffa, S. M. Reitz, & M. A. Pizzi(Eds.), *Occupational therapy in the promotion of health and wellness*(pp. 46–69). Philadelphia, PA: F. A. Davis.

Schultz, S.(2009). Occupational adaptation. In E. B. Crepeau, E. S. Cohn, & B. A. B. Schell(Eds.), *Willard & Spackman's occupational therapy*(11th ed., pp. 462–475). Philadelphia, PA: Lippincott Williams & Wilkins.

Stav, W.(2010). CarFit: An evaluation of behavior change and impact. *British Journal of Occupational Therapy*, *73*(12), 589–597.

U.S. Department of Health and Human Services.(2010). *Healthy people 2020* [Brochure]. Retrieved from http://www.healthypeople.gov/2020/TopicsObjectives2020/pdfs/HP2020_brochure.pdf

U.S. Department of Health and Human Services.(n.d.). *Healthy people 2020: Framework*. Retrieved from http://healthypeople.gov/2020/consortium/HP2020Framework.pdf

West, W.(1967). The occupational therapist's changing responsibility to the community. *American Journal of Occupational Therapy*, *21*(5), 312–316.

West, W.(1969). The growing importance of prevention. *American Journal of Occupational Therapy*, *23*(3), 226–231.

Wiemer, R.(1972). Some concepts of prevention as an aspect of community health. *American Journal of Occupational Therapy*, *26*(1), 1–9.

Wilcock, A. A.(2006). *An occupational perspective of health*(2nd ed.). Thorofare, NJ: Slack.

World Federation of Occupational Therapists.(2004). *WFOT position paper on community based rehabilitation*. Retrieved from World Federation of Occupational Therapists Document Centre website: http://www.wfot.org/ResourceCentre.aspx

World Health Organization.(1947). Constitution of the World Health Organization. *Chronicle of the World Health Organization*, *1*(1), 29–40.

World Health Organization.(1986). *Ottawa charter for health promotion*. Retrieved from http://www.who.int/hpr/NPH/docs/ottawa_charter_hp.pdf

Yamada, T., Kawamata, H., Kobayashi, N., Kielhofner, G., & Taylor, R.(2010). A randomized clinical trial of a wellness programme for healthy older people. *British Journal of Occupational Therapy*, *73*(11), 540–548.

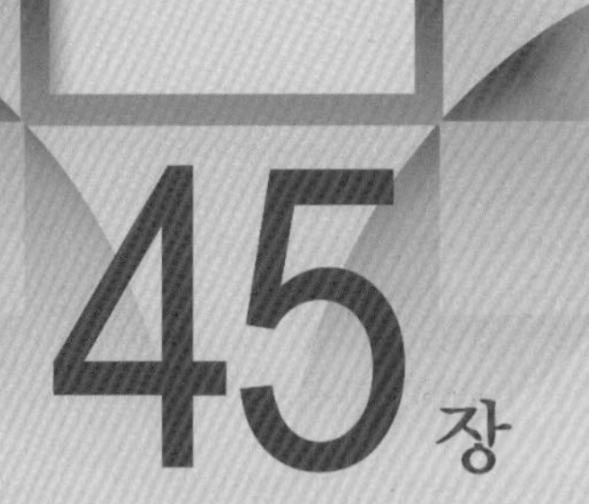

행동변화와 학습원리들

Principles of Learning and Behavior Change

박윤의 옮김

개요

학습목표

이 장을 학습한 후, 다음의 내용을 할 수 있을 것이다:

1. 학습의 5가지 이론을 설명하고 규정한다 : 행동주의자, 사회인식, 구성주의자, 자기-효과, 동기.
2. 각 학습 이론의 가정들과 필수적 요소들의 비교한다.
3. 각기 다른 학습 이론들이 어떻게 작업치료 중재에 기여하는지를 설명한다.
4. 가장 적합한 방법을 선택하기 위한 정보의 통합과 학습욕구 분석한다.

서론 Introduction

당신이 다른 사람들을 가르치는 많은 것들을 생각해보라. 아마도 당신은 어린 형제, 자매에게는 장난감들을 어떻게 나눠 써야 하는지를, 친구에게는 버스나 지하철을 어떻게 타야 하는지를, 할아버지, 할머니께는 그분들 약을 어떻게 보관해야 하는지를, 학급동료에게는 중요한 테스트를 어떻게 준비하고, 정보를 정리해야 하는지를, 아들이나 딸에게는 분노 또는 화를 어떻게 이겨야 하는지를 그리고 당신 자신에게는 새로운 휴대전화를 어떻게 사용하는지 또는 새로운 여가활동을 하는 지를 가르쳤을 것이다. 당신은 어떻게 사람을 가르치는 것을 결정하였는가? 당신은 무슨 방법들을 사용하였는가? 당신이 선택한 방법들에서 어떻게 사람들은 안내한 당신에 대한 무슨 믿음이 있는가? 다른 이를 가르치는 당신의 노력들 안에서, 당신은 어떻게 사람들이 최선으로 배우는 가에 대한 생각들의 시작을 발전시켜왔을 것이다. 바라건대, 당신은 각각 다른 최선의 방법들이 각각의 다른 사람들 또는 환경에서 최선으로 작용하는 것을 알아왔었다.

이 장에서는 선택된 학습 이론(theoriesoflearning)의 개관을 소개한다. 일반적으로, "학습 이론들"은 무엇을 "아는지" 그리고 어떻게 사람들이 "알게 되는지"에 대한 관점을 설명한다. 학습 이론들은 인지 장애와 인간 작업의 모델과 같은 문헌의 틀과 많은 작업치료 이론들을 위한 기반을 제공하고 있다. 이론적 접근 사용이 특별히 작업치료를 고려했을 경우, 학습의 기본 개념들을 이해하는 것은 중요하다. 생각의 다섯 가지 다른 전반적인 방법들과 학습의 개념화된 이론들이 이번 장에서 검토될 것이다: 행동주의, 사회인지, 구성주의, 자기유효성 그리고 동기.

왜 작업치료사들은 학습 이론들을 연구해야만 하는가?

Suinicki는 학습 이론을 연구하기 위한 몇 가지 이유들을 규정하였다. 이들 중 많은 것들은 작업치료사들과 관련이 있다. Box 45.1은 작업치료사들이 일반적인 이론뿐만 아니라 학습 이론들을 학습하기 위한 6가지 중요한 이유들을 요약하고 있다.

- 이론은 실행의 모든 영역들 안에서 평가와 치료를 위한 전반적인 기반을 제공한다. 사람들은 무엇이 그들에게 중요한지, 그러한 것들을 하는 새로운 방법들을 배우기 원하기 때문에 작업치료를 찾는다. 그리고 작업치료사들은 의미 있는 작업들에 참여하여 행동들을 변화시키는 사람들을 돕는다. 이론은 클라이언트들이 가지고 있는 문제들에 특정한 중재들 설계의 기본을 제공한다.
- 이론은 실행을 이끌며, 영향을 미친다. 이론은 인간 행동의 관찰과 관련된 개념적 틀을 우리에게 제공한다. 이론들은 행동변화를 가장 용이하게 하는 방법에 대한 질문들에 대답하고 관찰에 대한 지침을 제공한다.
- 이론은 사람들이 실행(다른 말로 연구 조사)이 시험될 수 있는 질문들을 이끌어 내는 것을 배우는 것에 대해서 조직화한 생각의 틀을 제공한다. 연구 조사를 통한 작업치료 시행에 대한 문제들에 대한 대답과 질문은 모든 작업치료사들의 가장 중요한 책임이다.
- 작업치료의 첫 번째 목적은 사람들이 일상 작업들에서 그들이 제대로 기능하도록 돕는 것이다. 치료중재들은 많은 방법들로 설계되고, 제안되며, 시행된다. 사람들이 어떻게 배우는지에 대한 다른 관점들을 이해하는 전문가들은 그들의 클라이언트의 학습욕구와 학습스타일에 어울리는 보다 효과적인 중재의 범위를 제공하기 쉽다. 문제들이 발생할 때, 왜 중재가 역할을 하지 못하는 가에 대한 분석을 할 수 있는 것은 중요하다. 학습이론의 이해는 당신에게 중재 방법들이 효과적이지 못할 때 당신의 클라이언트에게 새로운 접근법과 중재 동안 나타나는 문제해결을 도울 것이다.
- 당신이 함께하는 각 클라이언트는 다른 가치, 흥미, 욕구, 능력 그리고 학습 선호를 가지고 있을 것이다. 학습 이론의 이해는 당신이 각 클라이언트의 독특한 능력들과 한계들에 응답하는 창조적이며 개별적인 중재를 만들어내는 것을 도울 것이다.
- 작업치료 실행은 항상 앞을 향해 움직여야만 한다. 그것은 정적인 것이 아니다. 이론 또한 그렇다. 지속적인 이론 조사와 이론 개발은 모든 작업치료사들의 전문적 책임이다.

Box 45.1에는 추가적으로 학습 이론 연구의 이유들이 열거되어 있다. 학습 이론은 이 뿐만 아니라 다른 몇 가지 목적들에 쓰인다. 가장 기본적 수준은 아마도, 학습이론들은 실행에서 사용되어진 광범위한 지식의 양을 체계화하는 방법을 우리에게 제공한다. 이론은 우리들이 알고 있는 것을 학습과 같은 현상들을 설명하는 통합적 발상 안에 체계화한 지식으로 표현한다. 학습 이론들은 우리가 가장 간단한 일 같은 것조차도 어떻게 복잡하고, 흥미롭게 볼 수 있도록 한다. 이는 이론들이 보다 복잡하다는 것을 의미하지는 않는다. 이론은 대개 눈으로 보는 것보다 더 많은 가르치고-배우는 상황이 있다는 것을 우리가 알 수 있도록 돕는다고 할 수 있다. 학습 이론들은 사람들이 어떻게 생각하고, 정보를 쌓으며, 사용하는 지에 대한 생각들을 반영한다. Hergenhahn에 따르면,

> 대부분 인간 행동들은 학습되고, 학습원리들의 조사는 우리가 하는 것과 같이 왜 우리가 행동하는지를(why we behave as we do) 이해하도록 도울 것이다. 학습 과정의 인식은 일반적, 적응된 행동을 더 넓게 이해하도록 할 뿐만 아니라 비정상적인, 비적응적 행동을 만드는 상황들에 대한 더 큰 이해 또한 가능하게 할 것이다(P12).

BOX 45.1 학습의 연구이론들에 대한 근거들

1. 실행의 기본을 제공
2. 실행을 안내하고 알려주는 것
3. 연구할 수 있는 문제들을 이끄는 것
4. 실행자의 효과성과 문제해결 능력 향상
5. 개별적이며 창조적 중재들을 향상
6. 전문적 책임성의 핵심(중요성)

그러므로, 모든 중재 상황에서, 전문가들은 원인 또는 문제 행동을 일으키는 원인을 이해해야 할 필요가 있다.

어디에서 시작할 것인가? Where to Begin?

학습이란 무엇인가? 어떻게 우리는 누군가가 학습해야 할 시기라는 것을 아는가? 무슨 조건들 아래서 학습이 생겨나는가? 왜 학습이 생기는가? 무엇이 학습자들을 학습을 하게 하는가? 학습의 결과는 무엇인가? 이 모든 질문에 대한 대답은 "경우에 달려 있다"이다. 왜냐하면 다른 학습 이론들이 다른 경우들, 원인들, 행동들, 학습의 환경들에 달려 있기 때문이다. 그리고, 치료사들이 특별한 사람들을 치료하기 때문에, 그 사람을 치료하기에 가장 적합 이론을 결정하는 것은 하나의 도전이다.

행동주의 이론 Behaviorist Theory

행동주의 이론은 어떻게 관찰가능하고, 느낄 수 있는 행동들이 어떠한 환경 자극에 대해 응답하는 지를 학습되는지에 초점을 맞춘다. 행동주의 이론가들은 정신적 과정들 보다는 실제 관찰할 수 있는 일들에 집중한다. 예를 들어, 아이가 친구들과 게임을 하는 동안 기회를 얻는 것을 어떻게 배우는지, 발달 장애를 가진 사람이 대화 중에 적절하게 대답하는 지를 어떻게 배우는 지, 대도시에서 어떻게 휠체어를 조정하고 앞으로 나아가는 지를 배우는 지와 같은 것들이다. 이 예들에서, 관찰할 수 있는 일들은 킥볼 게임을 하는 동안 자신의(그 또는 그녀의) 차례를 기다리는 아이이며, 새로운 이야기를 꺼내기 전에 대화를 끝내기 위해 대화 상대방을 기다리는 사람이며, 사람들 사이를 휠체어를 타고 성공적으로 돌아다니는 사람이다. 행동주의 학습 이론에서 전반적인 강조점은 환경적 자극과 행동 이론 사이의 관계성이다. 그리고, 어떻게 학습이 행동에서 관찰된 변화에 의해 나타나는가이다.

행동주의 학습 이론의 필수적인 요소들과 가정들은 무엇인가?

행동주의는 그 이론이 사람의 행동이 환경 안에서의 사건에 의해 조절된다고 주장하기 때문에 학습이라기 보다는 행동변화를 설명하기 위해 조건(conditioning)이라는 용어를 사용한다. 행동은 행동에 대한 환경적 반응을 반영하기 때문에 행동은 점차적으로 모습을 갖추고, 변화하며, 틀을 갖추어 간다. 행동주의 이론의 대부분 형태들을 알기 위한 몇 가지 중요 용어들은 다음과 같다. **조건화**(conditioning)(실행되어진 행동의 가능성을 줄이거나 감소시키는 행동수정 과정), **자극**(stimulus)(행동증진을 시키는 구두, 감각, 환경적 입력), **반응**(response)(자극에 대한 반응), **페이딩**과 **모형만들기**(fading and shaping)(더욱더 가까운 행동의 근사치를 개발하기 위한 방법들), **연쇄**(chaining)(가르치는 다양한 직무들에 대한 순차적인 단계), **강화**(reinforcement)([긍정적 또는 부정적 강화]를 시행하고 강화하기 위한 행동들을 유발하는 자극), **처벌**(punishment)(빈도를 줄이기 위한 행동을 유발하는 혐오적 자극), 소멸(extinction)(지속적인 강화에 의해 감소하는 행동 빈도의 과정). 각각의 용어들은 보다 구체적으로 논의되고 정의될 것이다.

행동주의 이론가들

Ivan Pavlov, Edward Thorndike, John Watson, Burrhus Frederic, Skinner 와 같이 잘 알려진 많은 이론가들이 행동주의 관점의 개발에 기여해 왔다. 그들의 이론들은 각자가 조금씩은 다른 듯 하지만, 학습 증거로써 외부적이며, 관찰 가능한 이벤트들에 집중한 주된 욕구 같은 학습 본성에 대해 공통 가정들을 공유하였다.

Ivan Pavlov 는 무조건 자극(음식), 그리고 무조건 반응(침 분비)과 쌍을 이루는 중립적 자극에 대한 개의 타액분비 반응의 그의 초기연구들에서 결과한 전통적 조율 이론 많은 경우를 짝 지운 뒤, 중립 자극(벨)은 조건 자극이 되었고, 그 때에 조건 반응(침 분비)을 일으켰다. 그의 실험들과 관찰들의 결과로, Pavlov는 경험 때문에(학습)행동에서 변화들이 생겨난다고 결론지었다.

Edward Thorndike 의 관점은 학습이 자극에 대한 반응의 관련성 이해와 일들 사이의 연결을 만드는 과정으로 보여지는 것으로 인해 결합설로써 알려져 있다. 이 개념은 효과의 법칙으로 간주될 수도 있다. Thorndike는 사람들이 어떻게 이러한 관계성을 만들어내는지 또한 어떻게 사람들이 행동들을 개발하고, 유지하는 지를 연구하였다. 그는 실행의 역할과 자극과 반응 사이의 강화 또는 약화하는 관계성 경험을 강조하였다. Thorndike는 행동은 그 행동의 결과를 통해 학습된다고 결론 내렸다. 그래서 만족하는 경험에 의해 뒤 따르는 행동에 대한 반응은 관계성 강화, 자극과 반응 사이의 중립적 결속, 그리고 행동이 다시 만들어지는 가능성 증가와 같이 보상되는 것이다.

John Watson은 행동주의라는 용어를 소개했다. 그는 관찰 가능한 행동들에 집중하는 것이 중요하다고 강조했다. Watson은 Pavlov의 연구에 크게 영향을 받았다. 그가 Pavlov의 연구를 확장하면서, Watson은 자극과 반응, 그리고 최종적으로 어떻게 행동이 학습되는가 사이의 관계성을 설명하는 두 가지 "법칙들(laws)"를 제안했다. 빈도의 법칙(Law of Frequency)는 보다 잦은 자극과 반응은 서로가 연관되어 있음을 나타내며, 더 강한 자극 반응 습관이 될 것이다 라고 말하고 있다. 새로움의 법칙(Law of Recency)는 특정한 자극 후에 대부분 최근에 생기는 반응이 자극에 관련된 가능성이 가장 큰 반응이다 라고 말하고 있다.

B.F. Skinners는 Pavlov와 Watson 모두에게서 영향을 받았다. 그는 조작적 조건화(operant conditioning)이라는 용어를 만들었다. Skinner의 기본 원칙은 어떤 강화에 따라오는 반응은 강화되는 가능성이 있다는 것이다. 그리고 반응은 행동에서 변화이기 때문에(그 당시 행동주의 관점에서), 이것이 학습을 나타내는 것이다. 긍정적이거나 부정적인 어떠한 행동도 강화될 수 있다. Skinner는 두 가지 원인들에 대해 보상(reward)라는 용어보다는 강화(reinforcement)라는 용어를 사용했다. 첫째, 그는 보상이라는 용어는 즐거운, 바람직한 것을 은연중에 담고 있지만, 어떤 경우들에서 사람들은 의도적으로 불쾌한 결과를 만들어내는 일을 하기도 한다고 믿었다(예, Sally는 그녀 언니의 옷을 단지 언니를 화나게 하기 위해서 입는다. 왜냐하면 Sally는 그녀의 언니가 화내는 것을 보는 것을 즐긴다). 두 번째, 보상, 즐거움, 바람직한 이라는 용어는 매우 주관적인 용어들이다.

자발적 조절 안에는 3가지 중요한 요소들이 있다. 첫째, 강화는 앞선 반응이 아니라 뒤따라와야만 한다. 둘째, 강화는 가장 큰 효과를 얻기 위해서 즉시 행동을 뒤 따라야 한다. 셋째, 강화는 반응의 여부에 따라야만 한다. 이것은 의도하지 않거나 관련되지 않은 반응에 주어져서는 안된다.

자발적 조절이 기존의 조절과 어떻게 다른가? 전통적 조절에는 무조건적인 자극과 조건적 자극이 있다. 조건적 자극은 조건화된 반응을 가져온다. 그 반응은 무의식적이며 자동적이다. 자발적 조절에서 반응은 강화된 자극에 의해 나타난다. 그 반응은 의식적이다. 생명체는 반응을 분출할 지를 통제해 왔다. 예를 들어, 공동체 독립 생활센터에 다니는 77세의 노인인 John의 경우를 보자. 전통적 조절의 예는 생활센터가 John이 친구들과 함께 했던 과거 경험을 상기시키는 옛날 노래들을 연주할 것인지(자극)이다. 이는 John을 편안하고, 즐겁게(반응) 느끼게 만들 수 있었다. 그리고, John이 센터를 더 자주 오도록 원하게 할 수 있었다. 자발적 조절은 John이 공동체 독립 생활 센터에 간 후에(반응) 그가 칭찬과 감동(강화 자극)를 받고, 결과적으로 더 규칙적으로 센터에 참가했던 것이다.

행동주의적 중재 접근들: 긍정적 강화, 부정적 강화, 벌칙 그리고 소멸

행동을 제거하거나 감소시키는 요인들이 있는 반면 행동증가 또는 강화하기 위해서 계획된 몇 가지 다른 형태의 중재들이 있다.

- **긍정적 강화**는 행동이 더 많이 나타날 가능성을 만드는 행동에 따른 즉각적인 강화의 제공이다. 강화의 다른 형태들은 소비적(예, 음식), 수동적(예, 가지고 노는 장난감), 사회적(예, 긍정적 반응 또는 집중), 활동성(예, 텔레비전 보기) 그리고 소유(예, 돈 또는 토큰들)이다. 강화는 그것이 효과적이기 위해서 사람들에게 매력적이어야만 한다.
- **부정적 강화**는 반응 후에 즉시 자극의 제거가 빈도 증가 또는 강화의 원인이 될 때 생겨난다. 예를 들어, 만약 Anna가 차에 타서 운전을 시작한다면, 안전벨트 경보는 Anna가 그녀의 안전벨트를 채울 때까지 울릴 것이다. 이 경우, 안전벨트 경보라는 듣기 싫은 자극의 제거는 안전벨트를 하게 하는 원인이 된다.
- **벌칙**은 반응률을 줄이는 반응에 따라 싫은 자극을 주는 것이다.
- **소거**는 강화의 지속에 의해 행동의 빈도가 줄어드는 과정이다. 소거는 강화요인이 실제로 바람직하지 않은 행동을 강화하는 것인지 아는 것이 어렵기 때문에 시행 자체가 하나의 도전이 될 수 있다. 예를 들어, 다른 아이들을 때린 아이가 그 행동에 대한 시간이 주어지면, 어른들로부터 주어진 그 시간에 그 행동에 대한 실제적으로 긍정적 강화를 받을 수 있다. 행동을 없애기 위한 노력을 할 때, 당신은 또한 **소거격발**(extinction burst) 또는 **지속적인 회복**(spontaneous recovery)을 볼 수 있을 것이다. 소거격발(extinction burst)은 행동이 더 좋아지기 전, 더 나빠지는 것을 없앨 때 발생한다. 예를 들어, 당뇨병을 진단 받고, 그녀의 식단에서 모든 단것을 없애야 한다는 것을 들은 사람이 그녀의 새로운 식단을 시작하기 전에 한 주 내내 매일 밤 디저트 뷔페에 가는 것이다. 지속적 회복은 없어져야 하는 행동이 그것이 심각하지 않을지라도 미뤄진 뒤에 다시 나타나는 경우에 발생한다. 이런 경우는 다른 아이의 장난감을 뺏는 것을 그만 했다가 아무 이유 없이 다시 하는 것이다. 종종 **지속적 회복**은 개인적인 스트레스 또는 화가 날만한 일과 연관이 있을 수 있다. 초기에 행동을 없애는 행동주의 방법들의 재실행은 대개 꽤나 빨리 그리고 성공적으로 이뤄졌다.

강화 일정, 다른 강화, 자극 차별, 그리고 일반화

행동변화에 사용된 각각의 강화 형태는 일정(schedule) 안에서 이뤄진다. **강화 일정**은 행동의 예들이 강화될 것을 나타낸다. 강화 일정들에는 두 가지 주된 형태들이 있다. **지속적 강화**는 모든 행동의 예들을 강화하고, 대부분 치료가 시작 되는 시점에서 종종 사용된다. **간헐적 강화**는 단지 확실한 행동 증거를 강화하며, 이는 원하는 반응에 보다 효과적이다. 간헐적 강화는 다음의 4가지 강화 일정 중 하나가 실행된다. (1)비율 일정: 강화는 요구된 행동의 수를 기반으로 한다. (2)간격 일정: 강화는 발생한 행동들 사이의 시간을 기반으로 한다. (3)고정 일정: 강화의 요건은 항상 같다. (4)가변성 일정: 강화의 요건들은 임의적으로 변한다. 그가 알 때, 다음 강화를 받을 때 누군가 그 또는 그녀의 행동을 초기에 변화시키는 것이 가장 쉬운 것이다. 그러나 다양한 강화는 행동변화를 유지하는데 보다 효과적이다. 예를 들어, Bobby는 매일 학교에 제시간에 가는 것이 목표라면, 당신은 그가 제시간에 오는 날마다 그에게 긍정적 강화를 주는 것을 시작할 것이다(지속성). 그가 지속적으로 제시간에 도착할 때, 당신은 그가 3일 연속 제시간에 도착할 때 마다 보상을 주거나, 그가 제시간에 도착하는 매번 4일째에 보상을 줄 수 있다. 이 경우 양쪽 또는 한쪽이라도 성취될 때, 당신은 그의 제시간 등교를 위해 임의 강화를 할 수 있을 것이다.

차별적 강화는 원하거나 원하지 않는 행동 사이의 차별을 개인들에게 가르치고, 행동 증가 또는 감소를 위해 사용될 수 있다. 차별 강화의 4가지 형태는 다음과 같다. 낮은 비율에서의 차별 강화(DRL)와 무반응의 차별 강화(DRO)는 적은 감소 또는 행동의 부재를 포함한다(예 교실에서 떠들지 않거나, 줄이는 것). 호환할 수 없는 반응의 차별 강화(DRI)와 대안적 행동의 차별 강화는 추가한 본래의 행동을 대신할 수 있는 대안적 또는 호환할 수 없는 행동을 포함한다(예 엄지 손가락을 빠는 대신에 롤리팝을 빠는 것(DRI), 비싼 담배를 사기 위해 식료품비를 쓰는 대신에 담배를 마는 것(DRA)). 주의: 손해 감소 프로그램들은 더 해로운 행동들을 대신하는 덜 해로운 행동들을 강화하는 것에 의한 차별 강화의 형태들을 사용한다(예 헤로인을 사용하기 위해서 바늘을 나눠 쓰는 대신에 바늘을 교환하는 프로그램을 진행하는 것(DRA), 알코올 사용을 줄이기 위해서 안타부스(알코올 중독 치료제)를 복용하는 것(DRI)).

자극 차별 학습은 다른 이들 대신에 분명한 조건 아래서 개인이 행동을 표출하는 것을 배울 수 있는 과정이다. 예를 들어, 아이들은 교실에서 만약 그들이 발언을 원할 때 손을 들어 이름이 불리우는 것을 배운다. 반면, 집에서의 식사 때, 아이들은(손드는 것 없이) 말하기 위해서 대화 중에 잠시 기다리는 것이다. 반면에, **자극 일반화**는 행동이 다른 유사한 자극이 있을 때 강화의 결과로써 하나의 자극의 현존 안에 보다 개연성 있을 때 발생한다. 예를 들어, 아버지에게 학대받아 왔던 아이는 모든 남자들을 두려워하는 반응이 일반적이고 일반적으로 남성을 피하는 것으로 이 두려움을 표현할 것이다.

행동기술들: 페이딩 (fading), 모형만들기 (shaping), 연쇄 (Chaining)

강화의 다른 형태들이 특정 행동을 증가시키거나 감소시키기 위해서 사용되는 반면에, 페이딩(fading), 모형만들기(shaping), 연쇄(Chaining)는 한 단계 더 많은 것을 포함하는 기술을 가르치기 위해서 사용되는 행동 방법들이다.

- **페이딩**(fading)은 복잡한 행동 수행을 안내하는 즉각적 지시(prompt) 또는 신호가 점차적으로 없어질 때 생긴다. 즉각적 지시 학습 프로그램의 초기 과정 중 원하는 행동으로 조절하기 위해 사용되는 자극이다. 예를 들어, Tom이 골프를 배운다고 하면, 강사가 처음엔 두 손을 번갈아가며 클럽을 잡고 스윙하는 법을 보여주는 식으로 가르쳐 주다가 다음에는 단지 말로만 할 것이다. Tom은 그 자신이 스윙할 때까지 점점 말로 하는 것이 적어질 것이다.
- **모형만들기**(shaping)은 행동이 없어지는 진행 적합성에 비해 목표 행동에 연속적으로 더 가깝게 가는 적합성의 강화에 의해 생겨난다. 예를 들어, Jennifer라는 아기가 그녀 이름의 첫 부분인 "Je" 말하는 것을 배울 때, 그녀의 부모님은 미소와 말로 하는 칭찬과 더불어 그녀의 행동을 강화한다. 연습을 통해 Jennifer는 다음 단계인 "Jen", "Jen–fer" 그리고 마침내 "Jennifer"라고 할 것이다. Jennifer의 발음이 향상 되었을 때, 그녀의 부모님은 이전 것에 대한 더 이상의 강화가 없었지만, 각 향상된 발음에 대해서 미소와 말로 칭찬해주었다. 다시 말해, Jennifer가 "Jen–fer"라고 말하는 것을 배웠을 때, 그녀는 "Je"라고 말하는 것에 대해서 더 이상 칭찬 받지 못했다.

페이딩과 모형만들기는 점차적인 변화를 포함한다. 페이딩은 반응이 같은 곳에 있는 동안 자극 안에서의 점차적 변화를 포함한다. 모형만들기는 반응 안에서 점차적 변화를 만드는 같은 자극을 사용한다.

- **연쇄**(chaining)는 분리된 행동의 각 부분 실행 강화를 통한 복잡한 행동을 가르치기 위해서 사용되지만, 개인이 전체적으로 연결된 것을 완수할 수 있을 때까지를 위해서 이다.

연쇄에는 3가지 형태들이 있다. (1)앞선 연결(forward chaining)는 첫 단계 강화와 함께 시작하고 이전에 배웠던 단계의 즉각적 지시/ 강화가 쇠퇴해지는 동안 이후 추가적 단계들에 강화된다. 앞선 연쇄는 새로운 컴퓨터 시스템을 세팅하는 것처럼, 당신이 목표를 읽어야만 하는 책무를 당신 자신에게 가르쳐야 하는 자연적인 방법이다. (2)퇴보(뒤로 향한) 연결(backward chaining)는 복잡한 행동의 마지막 단계 강화와 함께 이루어진다. 그리고 마지막에서 두 번째 단계, 그리고 행동이 학습될 때까지 이뤄진다. 예를 들어, Betty는 최근에 뇌혈관 사고를 겪었고, 다시 그녀 스스로가 식사하는 것을 배워야 할 필요가 있다. 당신은 그녀의 음식을 준비하고 그것들을 작은 조각들로 자를 것이다. 그리고 그녀의 손에 정확하게 포크를 쥐어주고, 그리고 나면 그녀는 음식을 그녀의 입으로 가져가는 마지막 단계를 마칠 것이다 – 자연적 강화. 퇴보 연쇄의 장점은 그것이 자연적인 강화이다. 왜냐하면 이 일들은 이미 한 적이 있고, 때론 덜 당황스럽기 때문이다(**그림 45.1**). (3)전체 직무 훈련(total task training) 는 개인이 시작부터 끝까지 모든 단계를 하는 시도를 요청 받을 때 생긴다. 즉각적 지시(prompting)은 이 방법 내내 시행될 수도 있고, 강화는 마지막 단계에 이뤄진다. 이 방법은 종종 사람이 이전에 배웠던 것들 또는 배우는 것들(이것은 그 또는 그녀가 배우는 것이 모욕적이라고 생각할지도 모른다. 그러나 안전 또는 독립적 평가들을 위해서 필요할 수 있다)을 다시 배우는 과정에서 서서히 자신감을 가지게 한다.

행동수정: 평가와 치료.

성공적인 행동수정 프로그램에는 4가지 단계가 있다. (1)검사, (2)기준, (3)치료, (4)후속 조치. 행동주의적 평가는 전체 행동수정 프로그램을 통해서 또는 각각의 프로그램 단계 동안 시행될 수 있다.

기준평가의 정보 수집의 3가지 자료들은 간접 평가(indirection assessment), 직접 평가(direct assessment), 그리고 기능평가(functional assessment)를 포함한다. **간접적 평가**는 인터뷰, 설문지, 역할극, 전문가의 조언 그리고 클라이언트의 자아 모니터를 포함한 **직접 평가**는 관찰되는 행동들의 성격들을 기록한다. (1)상세묘사(topography): 특정

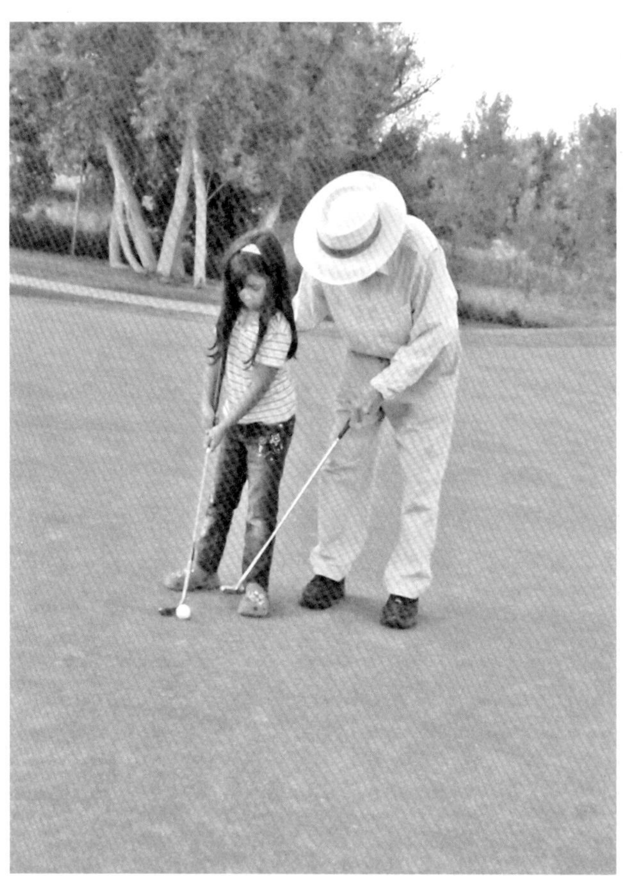

그림 45.1 종조부가 그의 어린 조카에게 구멍에 골프공을 넣는 마지막 단계를 보강해주기 위해 뒤쪽에서 살짝 당기고 있다.

반응들의 형태, (2)총계(amount): 빈도수와 행동의 기간, (3) 집중도(intensity(물리력 또는 중요도), (4)자극조절(stimulus control): 특정 자극이 있을 때만 나타나는 특정 행동, (5)잠복(latency): 자극과 반응이 시작되는 사이의 시간, (6)행동의 질(quality of behavior)

기능평가는 문제 행동의 원인을 알아내기 위해 사용된다. 완전한 기능평가에 대한 접근법들은 다음의 것들을 포함한다. (1)설문지, (2)관찰: 자연적 조건 안에서 선행된 것들 그리고 즉각적 행동의 결과를 설명하고 관찰한다. (3)기능적 분석: 문제행동에 대한 다양한 조절 효과들에 대한 직접적 평가. 기능적 분석 안에는 환경적 요건들이 선행된 것들과 조절의 결과, 특정 행동들의 지속으로써 그들의 행동들을 테스트하는 것이 시스템적으로 다양화되어 있다.

작업치료와 행동주의 이론

인간 학습 이해를 위한 행동주의 이론을 사용하는 작업치료사들은 학습되기 위해 필요한 복잡한 행동(예 그녀가 놀 때 차례를 지키는 아이의 필요성)과 간단한 것에서부터 복잡한 것까지 행동의 연속성을 분석할 것이다. 때때로 새로운 행

동 학습 과정은 또한 없어진 문제 행동을 포함한다. 중재는 사람이 늘어난 복잡한 행동들에 참여하는 기회들로 이루어질 수 있으며, 그리고 강화, 모형만들기, 그리고 연쇄와 같은 행동 주의 이론들을 사용할 것이다. 진행과정은 클라이언트의 관찰된 작업수행과 그들이 작업수행을 위해 늘어난 복잡한 행동 필요를 완료하는 그들의 능력에 의해 측정될 것이다.

작업치료사들은 클라이언트와 함께 하는 그들의 중재를 안내하기 위한 몇 가지 방법 들 중 행동주의적 학습이론을 사용해왔다. 예를 들어, Giles와 Wilson(1988), Giles, Ridley, Frye(1997) 들은 심각한 뇌 손상이 있는 사람들을 재교육하도록 돕는 프로그램을 만들었다. 클라이언트들은 심각한 신체적, 인지 장애들을 가지고 있었고, 기본적으로 자기를 돌보는 행동들 세수하기, 옷 입기와 같은 것도 도움이 필요했다. 전문 종사자들은 각각의 더 큰 활동들을 작은 부분들로 쪼개는 개별적 계획들로 이뤄진 프로그램을 설계하고 시행하였다. 전문가들은 각각 개인의 목록을 점차적으로 추가하고, 결국에는 전체 행동을 가르치는 특정한 지도 방식 세트를 사용하였다.

Katzmann과 Mix(1994)는 바이러스성 뇌염을 앓고 있는 34세 여자의 사례 보고를 보여준다. 그 여인은 쓰고 말하는 과정에서 어려움을 가지고 있고, 다양하고 복잡한 자신을 돌보는 일들에 매우 큰 어려움을 가지고 있었다. 중재자는 행동주의 이론들에 영향을 받아, 단계별 지도, 성형 그리고 구두 신호 또는 신체 신호들의 즉각 지시(prompting)로서 그러한 방법들을 사용하였다. 전문가는 그녀가 그녀의 세면, 옷입기, 그리고 일상의 손질을 장애시설에서 침대에서 나와서 아침식사를 끝낼 까지 그녀의 세면, 옷 입기, 그리고 일상의 손질을 점차적, 지속적으로 끝내도록 요구되는 모든 과정들을 차례로 배열하고, 확인했다. 단계별 지도과정, 점차적이며 지속적인 행동 모형만들기, 구두 신호들, 물리적 도움들은 그녀의 일상 생활의 활동 기능들이 개선되도록 그녀를 도왔다. 전문가들은 목적을 그녀에게 주는 것 또는 단계별로 그녀가 시작하도록 했고, 독립적으로 완료한 일들에 대한 신호를 점차적으로 없애거나 완료된 단계들에 신체적 도움을 제공함으로써 앞선 연결을 사용했다.

행동주의 이론들은 관찰 행동, 보상 그리고 희망하는 행동 강화, 문제 행동의 감소를 강조한다. 행동주의 이론에 기반을 둔 중재 접근들이 득이 되는 클라이언트들은 활동들을 계획하거나 조직하는데 어려움을 가지는 사람들 포함한다. 이들은 기억력이나 집중력에 문제를 가지거나, 순차적 활동이 부족하거나, 부적합한 사회 행동들을 하는 문제를 가지고 있다. 순서에 관한 것과 나누는 방법을 개발하는 어린이를 도울 수 있는 몇 가지 방법들은 그녀가 다른 이들에게서 장난감을 빼앗을 때마다 주의를 주는 것이 아니라(원치 않는 행동에 대한 부정적 강화 감소를 위한) 적절한 칭찬을 주는 것(모형만들기)을 위한 긍정적 강화 제공을 위한), 나눔을 기록한 스티커 차트 사용(점차적으로 적합한 행동 교정을 위한), 운동장에서 줄서기 때 맨 앞에 서도록 해주는 것과 같이, 좋은 교정에 대해서 보상을 주는 것을 포함한다.

사회적 학습과 사회적 인지 이론

Social Learning and Social Cognitive Theory

사회적 학습과 학습의 사회적 인지 이론들은 행동주의 이론들의 결과물이다. Piaget(1970), Bandura(1977b)와 같은 이론가들은 행동주의이론의 한계에 만족하지 않았다. 왜냐하면, 그들은 환경과 상호 작용하는 것보다 더 많은 배움이 있기 때문이다. 그들은 행동주의적 진행과정에서 사회적, 인지적 과정과 상호작용하는 학습이론들을 개발하였다. 개별적 다양성들과 집중의 부분들이 전반적이지만, 사회인지 이론을 "어디서, 무엇을, 언제, 누구와 함께, 얼마나 자주, 무슨 상황 아래서"와 같은 우리 삶의 측면들인 사회적 내용 안에서 발생하는 것으로써 학습을 설명한다. 인간은 다른 사람을 관찰하고, 인지적 관찰 과정, 이 관찰들과 사고들의 저장, 그리고 그것들을 사용하는 것을 통해 배운다. 어떤 것들은 아주 나중에 배운다. 이는 시간 안에서 특정 한 지점에서의 행동의 관찰적 변화로써 학습을 바라보는 행동주의 이론가 들과는 다른 중요한 것이다. 사회적 학습/ 사회인지적 이론들은 동의하지 않으며, 학습이 행동 안에서 관찰되는 변화의 부재에서조차 발생한다고 말한다(Ormrod, 2006). 관찰, 기억에 저장한 관찰, 자가평가(self-assessment), 그리고 자기진단(self-appraisal)과 같은 사회적, 인지적 과정들은 학습을 향상시킨다. 사람, 행동, 그리고 환경 사이의 상호작용들이 강조된다.

5가지 주요한 가정들이 사회적 학습/사회적 인지 이론 안에 내재해 있다(Ormrod, 2006).

1. 사람들은 다른 사람들을 관찰함으로써 배운다. 예를 들어, 기숙사에서 생활하는 것이 새로운 대학 새내기는 아침 식사 때 와플 메이커를 사용하는 것이 익숙치 않을 수 있다. 그녀는 혼자 그 과정을 충분히 아는 것에 자신감을 느낄 때 까지, 다른 이들이 와플 만드는 것을 아무 생각 없이 바라볼 수도 있다.
2. 학습은 행동 안에서 관찰되는 변화를 이끌 수도 있고, 그

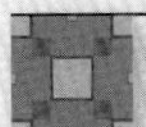

BOX 45.2 학습의 사회인지 이론의 주요 가정들

- 사람들은 다른 사람을 관찰하는 것으로 배울 수 있다.
- 학습은 상호적 과정이다.
- 사람들은 목표들을 성취하는 것에서 동기를 받을 수 있다.
- 사람들은 그들 자신의 행동을 조절하고 적용한다.
- 강화와 벌칙은 간접적으로 행동에 영향을 미칠 수 있다.

렇지 않을 수도 있는 상호적 과정이다. 예를 들어, 사람들은 그들이 만나는 사람들에게 자신들을 어떻게 소개하고, 어떻게 예의 바르게 대화를 끝낼지, 대화 중에 적절한 사회적 거리를 유지할지 와 같은 다양한 사회 기술들을 관찰할 수 있다. 이 기술들은 즉시 실행하기 위해가 아니라 미래에 사용하기 위해서 기억 속에 저장될 수 있다.

3. 일반적으로 사람들은 그들 자신을 위한 목표들을 성취하기 위해 동기화 된다. 그리고 보통 그들의 행동은 그 목표들을 향해진다.
4. 학습은 사람들이 환경적 자극들에 의존하거나 직접 반응하는 것으로 학습하는 대신 그들 자신의 행동을 조절하고 적응할 때 생긴다. 이는 사람들이 다른 이들을 관찰하고, 그들 자신의 개인적 기준들을 결정하며, 이 같은 기준들에 따라 행동한다는 것을 의미한다.
5. 강화와 벌칙을 통한 반응은 간접적으로 행동과 학습에 영향을 미친다(행동주의자들이 믿는 것처럼 직접적인 것이 아니다). 이는 사람들이(긍정적이든 부정적이든) 예상되는 결과의 기본에 그들의 행동을 적응시킬 수 있다는 것이다. 또는 사람들은 다른 사람에 의해 행해지는 행동의 결과를 관찰할 수 있고, 그 관찰의 기본에 따라 그들의 행동을 적응시킬 수 있을 것이다. **Box 45.2** 에서는 이러한 주요 가정들을 정리하고 있다.

사람이 모델들을 통해 행동과 능력을 관찰하는 것과 모델들이 행동들을 받아들이는 강화에 주목하는 것은 중요하다. 모델들은 살아있는 것(학습자가 실제로 접촉하는 사람) 또는 상징적인 것(텔레비전이나 다른 미디어를 통한 상상의 또는 추상적인 행동 제공) 일 수 있다. 그 자료가 무엇이건 간에, 형태가 잡힌 행동은 관찰자/학습자를 위한 정보를 제공한다. 사람은 간접적으로 학습할 수 있다. 사람이 누군가를 관찰하는 강화의 기본에서 주어진 행동의 증가 또는 감소는 받아들여 질 것이다(또한 강화가 형태가 잡혀지는 것이기 때문에 모델의 간접적 형태 또한 그러할 것이다). 다른 결정요소들은 얼마나 모델에 집중하는지, 얼마나 그 모델이 신뢰할 수 있으며, 명성 있는지 그리고 얼마나 그 모델이 보상되는지를 포함한다.

사람들은 다른 이들을 관찰하는 것으로써 학습할 수 있기 때문에, 행동에 대한 집중은 매우 중요한 요소이다. 학습자는 자신이 의식적으로 행동을 할 때, 그 또는 그녀 자신의 생각 안에서 그 행동을 열거할 때, 그리고 정보를 제공하기 위한 시각적 또는 개인 언어적 방법들을 개발할 때, 보다 많은 정보를 기억하려는 경향이 있다. 사람은 행동을 만들어 낼 수 있어야만 하거나 미래에 사용하기 위해서 저장된 자신의(그의 또는 그녀의) 정신 안에 그 행동의 그림을 가지고 있어야만 한다.

사람들은 그들이 생각하는 것이 다른 행동들의 결과로써 생겨나는 것에 대한 기대를 떠올린다. 동기는 중요한 고려사항이다. 동기는 무엇인가 특정한 행동이 행해질지 아닐지가 생겨날 것이라는 기대이다. 이는 행동주의 이론과는 다른 점이다. 작용조건 이론에 따르면, 강화는 행동이 행해져 왔던 것에서 와야만 한다. 사회적 인지 이론에 따르면, 기대된 결과는 행해진(또는 행해지지 않은) 행동을 선행할 수도 있다.

작업치료와 사회학습/사회인지 이론

14살의 학교생활에 문제를 가지고 있는 Jake를 치료중인 작업치료사는 Jake의 특정 문제 상황들을(예, 수업 중 산만함, 과제를 해내는데 최소한의 노력만 하는 것, 또는 수업을 지루해 하는 것) 밝히고, 이러한 어려움들에 대한 특정한 방법들을 알아내고(예, 교실에서 앞자리에 앉는 것, 스스로가 "노력 목표들"을 세우는 것, 어떠한 과제 중에서 적어도 한가지 흥미있는 것을 찾아내는 것), 할 수 있고, 다룰 수 있고 주목할 만한 목표들을 세우고, 어떻게 그가 그의 목표들을 성취해가는가를 결정하기 위한 방법을 개발할 수 있다. 작업치료사는 Jake의 선생님이 또한 학습에 대한 강한 동기를 가지고 있거나, 좋은 학습 태도를 보이는 학급 동료와 그를 짝짓도록 할 수도 있다. 또는 전문가가 Jake가 학교생활에 대한 태도와 그의 느낌에 관해 부모님들 또는 교사들과 Jake가 좋아할 만한 역할극 대화를 할 수도 있다. 역할극 대화들은 Jake가 그의 관심들을 잘 표현하는 것을 도울 수 있고, 그의 학습을 도와주는 역할을 한다.

작업 이론 중재 프로그램의 다양성은 사회학습 이론들의 측면들을 포함해 왔다. Jaoh와 Lu는 만성적 정신분열증을 가진 사람들의 대인관계 능력들에 관한 문제-해결 중재의 영향들을 연구했다. 그들은 정신분열증을 가진 사람들이 문제들을 인식하고, 분명히 밝히도록 돕는 것이 대안적 해결책들을 생각하고, 대인관계에서의 문제-해결 능력의 개발을 용이하게 하는 가장 좋은 방법들을 결정하는 것이라는 것을 찾아냈다.

Helfrich, Chan 그리고 Sabol(2011)은 노숙자들을 위해 특정 상황 학습을 사용하여 공동체 안에서 생활 기술 중재를 만들었다. 사회학습 이론에서 유래한 특정한 상황학습 이론은 행동이 사람과 상황 사이의 상호작용에서 결과한다는 것을 받아들인다. 학습자는 매일의 상황을 가정하거나, 실제 적용하는 내용(맥락)안에 위치한다. 반면, 동료들은 피드백된 학습 경험을 향상 시킨다. 사회적 상황 안에서, 사람들은 다른 사람들에게서 동기가 되는 도움을 얻는다 그리고 전문적인 그리고 공동의 생각, 새로운 지식을 적용하고 얻기 위한 기회들 증가와 같은 양쪽에 다 접근한다. 이 접근은 다양한 단계에서 기능하는 그룹 참가자들이 학습된 삶의 기술들을 가진 다른 이들의 경험들에게서 이익을 얻도록 한다.

대부분의 이 프로그램들은 사회적 맥락(내용)에서의 학습 중요성을 강조한다. 그리고 클라이언트들이 생활을 위해 필수적인 것들을 다시 배우거나 또는 개발하기 위한 수많은 기회들을 제공한다. 그리고 역할극, 관찰, 문제해결, 실제 생활에서의 연습과 같은 활동들을 이용한다.

구성주의 이론 Constructivist Theory

당신이 작업치료사로 독립 생활센터 공동체에서 일한다고 가정해보자. 당신의 클라이언트들은 일반적으로 학대에서 회복되는 중이거나 만성적 정신질환을 가지고 있을 수 있다. 당신의 치료중재 중 일부는 사람들이 다른 중요한 ADL(일상생활 장애)을 배우거나, 다시 배우는 데 도움이 되기 위해 만들어진 연쇄적 생활 능력 기간을 포함한다. 새로운 기간은 5명의 새로운 클라이언트들과 함께 다음주에 시작될 것이다. 당신의 프로그램 중 한 부분은 시간 사용과 여가 계획에 맞출 것이다. 5명의 클라이언트 모두는 같은 생활 경험을 가진 과정이 나올 것인가? 5명 모두가 삶에 관한 같은 관점을 가질 것인가? 어떻게 당신이 가르치고-배우는 과정과 주어진 각 사람마다의 차이점들과 경험들을 이해할 것인가?

구성주의는 개인적 차이점들이 "우리가 매우 많은 생각들을 나눌 지라도 모든 사람의 세계관은 유일한 것"이라고 예상되는 것이라고 주장한다. 정보를 제공하는 몇 가지 "전통적인" 방법들이 있지만, 예를 들어, 정보를 알리는 것 또는 책이나 인터넷을 통해 정보를 찾는 것, 구성주의에 의하면 이것은 반드시 학습 또는 학습의 결과를 가리키는 것은 아니다. 구성주의자들에게, 학습자는 정보에 접근해야만 하고, 실재하는 지식 또는 이해에 적용 또는 선택하기 위해 이 정보를 사용해야만 한다. 그리고 그자신 또는 그녀 자신과 연관된 새로운 이해를 만들어내기 위해 이전의 정보와 새로운 정보를 접목시켜야만 한다. 앞서 언급된 생활기술 문제의 경우, 구성주의자는 구성원들의 다른 관점들을 받아들이고 개별 학습에 필요한 것으로써 그들을 이해하려 할 것이다. 이 접근은 이전에 언급된 상황 안에서의 학습과 매우 유사하게 들릴 수 있지만, 구성주의는 그 또는 그녀 자신의 학습에 책임을 지는, 개별-학습자(individual-learner)의 역할에 더 많이 말하고 있다. 환경 안에서의 학습은 조언자 모델 또는 견습의 측면에서 더 많이 학습자의 역할이 자리한다.

구성주의에서 공통적으로 가르치고-배우는 과정에 대한 몇 가지 기본 가정들이 있다. 첫 번째, 학습자들은 그들의 학습에 활발한 참여자들이어야만 한다. 두 번째, 인간적 또는 비인간적 환경에서의 상호작용을 통해 그 또는 그녀 자신의 지식을 만들어내는 능력이 있어야 한다. 세 번째, 학습자가 학습 환경의 이러한 형태에 참여할 때, 그들은 문제해결을 위해 비평적으로 생각하는 능력을 개발해야 한다. 네 번째, 그들 자신의 지식을 만들어 내는데 활발하게 참여할 때, 사람들은 같은 시간에 방법들(전략들)을 개발하고 정보를 수집한다.

Bruner는 학습 "발견" 또는 구성주의 개발에 주된 영향을 끼쳐왔다. Bruner에 의하면, 구성주의 접근은 지적 능력을 높인다 그리고 이는 사람들이 그들 스스로의 힘으로 정보를 찾고, 발견하는 것을 의미한다. 그 정보는 그들에게 보다 의미 있고, 관련 있으면, 강력한 것이다. 더 나아가, 사람들은 미래의 사용을 위해서 보다 효율적이고 효과적으로 찾을 수 있기 위해서 그들 스스로가 찾은 정보를 조직화한다. 구성주의자들은 이것을 기억의 대화(conversationof memory)라고 부른다. 두 번째, 학습자들이 정보를 소유하고 있기 때문에, 이 접근은 본질적 동기를 높인다. 학습자들이 교사들이 학습자들에게 원하는 것에 순응하는 방식 안에서 결정하는 것이라기 보다, 그들 스스로 찾아내는 것이다. 이는 학습 동기를 증진시킨다. 세 번째, 생각하고, 질문하고, 찾아내는 누군가의 능력을 향상시키는 유일한 방법은 그것을 그 과정 안에서 활발히 그리고 반복적으로 행하는 것이다. 구성주의는 사람들의 발견 과정학습을 높여준다. **Box 45.3**에서 구성주의

BOX 45.3 학습의 구성주의 이론의 주요 가정들

- 학습자들은 그들의 학습에 적극적인 참여자가 되어야만 한다.
- 학습자들은 그들 자신의 지식을 찾고 만들 수 있다.
- 학습 환경에서 적극적 참여는 비평 사고력과 문제해결 능력들을 향상시킨다.
- 학습 중에, 사람들은 정보를 모으고, 문제해결방법들을 동시에 발달시킨다.
- 학습 환경에서 적극적인 참여는 학습동기와 학습경험의 관련성과 의미를 향상시킨다.

의 주요 가정들을 요약하고 있다.

가르치고–배우는 과정 안에서 구성주의적 접근을 사용하는 전문가는 질문하기, 독립적 탐구, 문제들 규정, 브레인 스토밍, 문제들에 대한 개별적 해결책 만들기와 같은 기술들과 활동들을 강조한다. 전문가들은 과정 안에서 클라이언트의 필수적인 역할을 강조하고, 클라이언트의 과정이 용이하도록 그 또는 그녀 자신의 역할을 살핀다. 전문가는 인식, 수용, 존중, 용기를 주는 것이 사람들에게 개인의 의미들을 개발하고, 클라이언트의 지식과 기술을 향상시키고 발달시킨다고 여긴다.

이러한 관점에서, 클라이언트들이 어떻게 학습이 발생할 것인지 무엇이 학습하는 것에 필요한 지를 적극적으로 표현하는 것이 예상된다. 클라이언트들은 그들의 학습을 향상시킬 원천들을 결정할 수 있도록 돕는다. 독립적 생각, 함께 하는 문제해결, 과거 경험의 재구성과 새로운 학습의 수정들은 모두 중요하다. 하지만, 전문가의 지식과 전문성은 여전히 매우 필수적이다. 이 관점에서, 전문가들은 참고의 중요 요점으로써 그의 또는 그녀의 지식과 전문성을 사용한다. 많은 방법들 안에서, 클라이언트가 학습을 해나가는데 있어서, 전문가들은 "뒷자리"를 택한다. 전문가의 역할은 문제점들이 생겨나는 곳을 확인하는 것이다. 전문가들은 그 과정을 용이하게 한다. 그리고 그 또는 그녀 자신의 문제들을 해결하고, 확인하고, 밝히는 클라이언트의 능력을 증진시키는데 사용한다. 작업치료사들은 "중재"를 제공하는 것이 아니라 문제들을 다루는 그 또는 그녀 자신의 방법들을 개발하는 것을 용이하게 하는 역할을 한다. 전문가들은 중요한 문제들을 알려주지만 직접적이거나 지시하는 것은 아니다.

자기유효성 이론 Self-Efficacy Theory

학습의 자기유효성 이론은 얼마나 효과적으로 그 또는 그녀가 새로운 기술 또는 행동을 배울 것인지 또는 마무리할 것인지에 대한 사람들 각자의 생각들에 초점을 맞춘다. Albert Bandura(1977a)는 먼저 자기유효성 이론을 분명하게 표현하고 있다. 어떻게 행동이 학습되고, 변화되는지에 대한 그의 관점은 행동적, 인지적 과정들을 포함하고 있다. 그의 중심이론은 어떻게 성공적 또는 성공적이지 않게 그 또는 그녀가 기술 또는 작업을 실행할 것인가에 대한 사람의 생각들인 사람의 **효능기대치**가 작업 또는 그 기술의 실행에 크게 영향을 미칠 것이라는 것이다. 여기서 강조하는 것은 사람의 생각들과 어떻게 그 생각들이 그의 또는 그녀의 행동에 영향을 미치는가 이다. 예를 들어, 일반적으로 사람들이 행해진 또는 수행된 특정 행동이 특정한 결과를 만들 것이라고 확실할 지도 모른다. 그러나 이는 그 또는 그녀가 행동을 수행하는 능력을 가지고 있고, 성공적인 결과가 될 것이라는 사람의 생각에서부터 차이가 있다. 사람의 효능기대치들은 또한 다른 작업을 행하는 사람의 지속성에 영향을 끼친다. "효능기대치는 얼마나 많은 노력을 사람들이 할 것이며, 얼마나 오래 그들이 싫어하는 경험들과 장애물들을 직면하는 것을 견딜 것인지를 결정한다. 더 강하게 인식된 자기유효성, 보다 적극적 노력들"(Bandura, 1977a,p.194).

효능기대치(efficacy expectations)들은 3가지 중요한 관점들을 가진다: 중요성, 보편성, 강도(strength). 중요성은 직무에 대한 난이도를 포함한다. 예를 들어, 샌드위치를 만드는 것 대 정찬요리를 만드는 것. 보편성은 한 가지 직무에서 다른 것으로 옮겨가는 사람의 인식된 효능기대치의 정도를 포함한다. 예를 들어, 작업치료 병동 주위에서 휠체어를 운전하는 것 대 복잡한 도시에서 휠체어를 운전하는 것. 강도는 사람들이 그들이 성공할 수 있다는 것의 정도를 나타낸다. 예를 들어, 누군가의 성공에 대해 매우 자신 있는 것 대 단지 조금만 자신 있는 것.

일반적으로, 사람의 자기유효성은 시간이 지남에 따라, 그리고 정보의 4가지 자료를 통해서 개발된다: 자신의 개인적 성취에 의해 만들어지는 결과들; 간접 경험을 통해서 이것은 다른 사람이 기술을 사용하는 것을 보는 것이다 그리고 "만일 다른 사람들이 기술을 익힌다면 나도 할 수 있다는 것"을 믿는 간접 경험을 통한다; 사람이 성공할 수 있다는 다른 이들에 의해 설득 당하는 것으로써; 기술이 행해졌을 때 평안

업무 딜레마

학습에 있어 구성주의 관점

각각의 사람이 그 또는 그녀 자신의 학습을 구성한다면, "객관적 사실"이 없다. 학습의 구성주의 관점을 옹호하는 작업치료사에게 무슨 도전을 제공하는가? 전문가와 함께 작업을 진행하는 사람에게 어떠한 기회들을 주는가? 앞서 언급된 생활기술 프로그램 안에서 클라이언트의 시간사용과 여가기술 개발을 위해 당신이 시행할 수 있는 방법들을 무엇들인가? 어떻게 당신은 그룹조건 안에서 개인적 목표를 세울 것인가?

하고 편안하게 느낌에 의해서이다. 주어진 이러한 정보 자료들, 어떻게 성공적 또는 성공하지 못할 그 또는 그녀가 될 것 인지의 사람의 자신 인지평가는 사람의 효능기대치에 가장 큰 영향을 가진다.

인지된 자기유효성과 자존감은 관계가 있지만, 두 개념들은 같은 것은 아니다. 인지된 자기유효성은 당신의 기술로 당신이 할 수 있다는 것을 믿는다는 것이다. 자존감은 개인의 자아에 대한 부정적 또는 긍정적 감각이라고 할 수 있다. 그래서 사람은(그 또는 그녀가) 다양한 작업을 수행한 성공적이고 능력 있다고 느낄 수 있을 것이지만(그 또는 그녀) 자신에 대해 전반적으로 부정적 느낌을 가지고 있을 수도 있다. 분명히 인지된 자기유효성은 개인의 자존감에 영향을 줄 수 있지만 그것들은 두 가지 다른 개념들이다.

Bandura에 의하면, 자기유효성은 행동변화에 직접적으로 관련이 되어있다. 만일 어떤 사람이(그의 또는 그녀의) 성공에 약한 기대감만을 가지고 있다면, 성공하지 못한 경험들이 그 사람의 기술이나 행동을 하지 않는 결과를 빨리 가져올 가능성이 있다. 만약 그의 또는 그녀의 성공에 대한 믿음이 강하면, 그 사람은 부정적 또는 성공하지 못한 경험들이 있을지라도 지속할 가능성이 있다.

동기 이론 Motivational Theory

동기 이론들은 변화를 사람 안에서 나오는 것으로 보고, 그의 동기가 변화를 만든다고 본다. 가장 일반적이고 잘 개발된 이론은 의도적 변화의 범이론적 모델(Transtheoretical Model(TTM))이다. 이 이론은 개인의 변화 준비성을 평가하고, 중재과정에서 목표를 향해가는 과정을 측정한다. 심리치료와 심리학 원리에서 개발된 이 이론은 사람의 행동변화는 5단계를 통해서 진행된다고 말하고 있다: 사전고려, 고려, 준비, 행동 그리고 유지. TTM은 효과적인 중재가 개인 현재 변화 단계와 중재가 없는 위험들을 다루며, 개인들은 진전을 보이지 않을 수 있다고 말한다. 변화 모델의 범이론적 단계들은 건강 행동의 다양하게 적용되어져 왔다. 예를 들어, 금연, 건강 위험 행동들을 다루는 것, 관절염 자기관리, 조직화된 변화, 체중조절 같은 것들이다. 이 모델은 두 가지 필수적인 요소들이 있다: 변화의 5가지 통합 단계들과 사람이 한 단계에서 다른 단계로 이동하는 것을 용이하게 하는 다양한 진행과정들.

변화의 단계는 사전고려에서 시작한다. 여기, 한 사람이 변화의 필요로써 다른 이들에 의해 인지된 행동을 한다. 이 행동들은 종종 해롭거나, 파괴적이다(예, 약물사용 또는 중독, 화 또는 스트레스의 부족한 조절, 일반적 건강과 행복 문제). 그 사람은 자신의 문제를 아주 적게 인식하거나 또는 인식하지 못할 수도 있다. 또는 그 사람은 문제를 인식할 수 있지만, 그것을 다루는 것 또는 충분히 인식하는 것을 받아들이지 않을 수 있다. 두 번째 단계인 고려에서, 그 사람은 자신의 문제를 인식할 수도 있다. 그리고 그 사람은 그 문제를 극복하

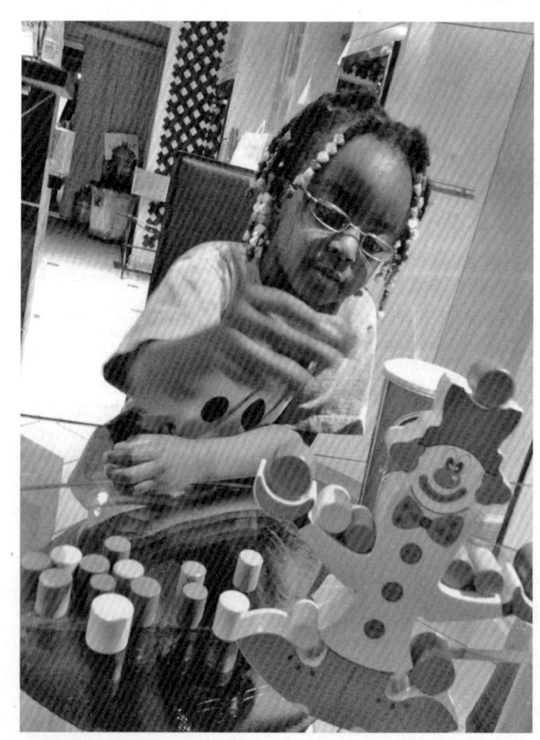

그림 45.2 어린 소녀가 서로 다른 크기와 무게의 블럭들로 노는 것을 통해 균형 원칙들을 살펴봄으로써 그녀 자신의 학습에 적극적으로 참여하고 있다.

는 것에 대해서 생각 중이지만, 행동을 취할 준비는 되어있지 않다. 세 번째 단계(준비)에서, 그 사람은 자신의 행동에 무언가 작은 변화를 만들기 시작한다. 네 번째 단계(행동)에서 그 사람은 변화를 만들기 시작하고 일반적 기준에서 변화 행동들을 포함시킨다. 그 사람은 수정된 행동들, 환경, 진지한 변화에 영향을 끼친 경험들에 많은 에너지를 쏟는다. 다섯 번째 단계(유지)에서, 그 사람은 변화를 유지하는데 힘겨운 노력을 한다. 그리고 재발 방지와 성취한 것을 유지하기 위해서 노력한다.

이 단계들은 직선으로 나타날 수 있다. 그리고 한 단계에서 다른 단계로 단계별로 진행하는 것이 나타날 수도 있다. 그러나, J. O. Prochaska 등은 나선형 방식에서 생기는 것으로써 변화를 설명한다. 왜냐하면, 대부분 사람들은 그들이 변화 행동을 하는 동안 재발을 경험하거나 다른 지연들을 경험하기 때문이다. 실제로, 재발은 예상되었다. 재발은 어떠한 단계에서도 생겨날 수 있다. 그러나, 대개 차후의 과정이 개인들에게 더 쉽다. 당신 또는 친구가 실제 행동변화, 단지 더 빠른 단계에서 나선적 후퇴나 어떤 퇴보로 경험한 성취된 3단계(준비) 또는 4단계(행동)를 시작하는 때를 생각해보라. TTM에 의하면, 이는 일반적이고 예상되어진 것이다.

변화의 과정은 어떻게 변화가 향상되는지를 설명한다. 왜냐하면 사람들은 그들의 변화를 위한 능력에 관해 자기효능이 부족할 수 있기 때문에, 변화를 위해 필요한 기술들을 늘리고, 변화 행동들을 실행하는 기회들이 허락된 것이 중요할 수 있다. J. O. Prochaska 등에 의하면, 고려의 단계에 도달한 사람들은 행동변화 과정을 이해할 준비가 되어있다. 그들의 연구는 사전고려 단계에 있는 사람들은 변화 과정들에서 도움이 되는 것 또는 참여인식이 부족하다고 말한다. 다른 이들은(Helfrich, Chan, Simpson & Sabol, 2011)은 이 가정에 대해 논쟁을 벌였다. 변화의 사전고려 단계의 사람들은 고려 단계 또는 그 이상 높은 단계로 중재 치료에 노출되는 과정을 통해 움직일 수 있다는 것을 보여주었다. 변화 가능성을 소개하는 과정은 개인들이 변화의 위험을 가지도록 한다. 고려 단계를 진행해오는 사람들은 역할극과 같은 다양한 인상적인 요소들 방법들에 대해 그들의 느낌들을 표현하는 데 용기를 북돋아지는 것과 어떻게 그들의 행동이 그들의 신체적, 사회적 환경에 영향을 끼치는 지를 평가하는 환경 재평가에 의해, 그들의 문제와 그들 자신들에 관한 정보를 얻도록 돕는 증가한 인식 방법이 도움이 될 수 있다(예 누군가의 흡연은 가족 또는 친구들의 방문을 막을 수 있다 그리고 가구들에 얼룩이나 담배 자국들을 남길 수 있다). 자기-재평가를 향상시키기 위한 가치 있는 정화 활동들 또는 어떻게 자신을 느끼고, 생각하는 지와 같은 방법들은 준비단계로 이동하는 것을 도울 수 있다. 실제 변화를 만드는 것, 변화를 위한 자신의 능력을 믿는 것, 의지력 또는 자아해방(self-liberation)을 높이기 위한 개인적 목표 설정과 같은 테크닉들을 사용하는 것은 행동 단계에서 도움이 될 수 있다. 유지 단계에서는 사람이 자신의 문제들에 대해 솔직하게 열어놓을 수 있도록 용기를 주는 사회적 도움들 또는 도움 관계성을 증진시키는 것과 같은 몇 가지 과정들이 중요하다; 문제행동을 유도하는 일들을 피하는 것과 대안들로 교체하는 것(자극 조절과 반대조건부여); 강화 관리, 변화를 만들어 낸 것에 대한 보상, 사회해방(SocialLiberation)변호, 권한이양, 사회 변화 메커니즘을 통해 다양한 단계들을 거치는 변화의 향상을 도울 수 있다.

BOX 45.4 동기 인터뷰의 원칙들

1. *고려된 변화에 대한 동감 표현*은 개인이 무엇을 말하거나 하건 간에 당신의 개인 수용력을 보여준다. 동감을 표시하고, 경청하는 것은 당신이 대화 안에 몰입하고 있다는 느낌을 인터뷰 받는 사람에게 주기 위한 기본이다.
2. *현재 행동과 중요한 개인적 목표 또는 가치들 사이의 발달 불일치*는 치료사가 클라이언트의 현재 목표가 그 또는 그녀의 현재 행동과 어떻게 맞지 않는가를 완만하게 지적할 때 생겨난다. 예를 들어, Laura는 좋은 엄마가 되기 원하며, 그녀의 자녀들 양육권을 유지하기를 원한다. 그러나 그녀는 매주 금요일 밤이면 그녀의 어린 아이들을 집에 외로이 남겨두고, 바에 가서 그녀의 급료를 술로 날려보낸다. 클라이언트가 그녀의 현재 행동과 그녀에게 중요한 목표 행동들 사이의 불일치를 볼 수 있을 때, 그 불일치는 변화 동기를 주는 데 도움이 될 수 있다.
3. *새로운 관점들 요청과 변화에 대한 논쟁을 피하는 것으로 저항에 의연하기.* 여기서는 클라이언트 중심이 필수적이다. 금전관리를 포함하는 생활 기술 연구에서, Bill은 치료사가 담배를 끊거나 줄이는 것으로 소비를 줄인다면 참여하지 않겠다고 했다. 대신 그들은 씹는 담배 또는 손으로 마는 담배와 같은 덜 비싼 것을 찾는 일을 했다. 두 가지 방법들은 궁극적으로 Bill이 금연하는데 도움이 되었다.
4. *변화의 가능성 안에서 사람의 믿음을 통해 자기유효성 돕기.* 이 원리는 클라이언트가 자기유효성의 감각을 개발하고, 그 또는 그녀 자신의 개인적 목표들을 선택하는 것을 돕기 위한 것으로 변화의 가능성 안에서 당신의 믿음과 희망을 전달하는 것을 포함한다.

BOX 45.5 대화 변화의 6가지 주제들

1. **희망:** 원하다, 좋아하다, 바라다 는 말들을 포함한다. 이러한 말들은 당신에게 그 사람들이 원하는 무언가를 말한다.
2. **능력:** 원형적인 말은 할 수 있다(can, could)이다. 이 말들은 당신에게 그 또는 그녀 안의 능력으로써 그 사람이 생각하는 것이 무엇인지를 보여준다.
3. **원인들:** 여기에는 특별한 말들은 없지만, 확실한 변화를 위한 특정한 이유들을 표현하는 말들이 사용된다.
4. **욕구(필요):** 필요하다, 해야만 한다(have to, should, ought, must), 해야 한다(got to)라는 말들을 포함한다. 이 말들은 당신에게 어떠한 필요성을 말한다.
5. **약속(헌신):** will, intend to, going to와 같은 말들이 대부분 사용된다. 이들은 강한 또는 낮은 수준의 헌신(약속)을 말한다.
6. **단계 밟기:** 변화를 향한 최근의 특정한 행동(단계)을 보고 한다.

동기 면접은 변화를 실행하고 고려하는 사람들에게 용기를 주는 다른 의료적 과정(기술)이다. 동기 인터뷰의 원리들은 다음과 같은 것들을 포함한다. (1)생각되는 변화에 대해 공감적으로 표현하기 (2)현재행동과 중요한 개인적 목표들 또는 가치들 사이의 차이를 발달시키기 (3)변화를 위한 논쟁을 피하는 것에 의한 저항을 다른 방향으로 돌리고 새로운 관점들을 가져오는 것 (4)변화 가능성 안에서 사람의 신념을 통한 자기-효능을 돕기. **Box 45.4**에서는 동기 인터뷰의 원리들을 요약하고 있다.

동기 인터뷰의 원리들을 실행하기 위해 제안되는 4가지 주요한 기술들이 있다. (1)열린 문제들을 질문하기 (2)경청하기 (3)긍정하기 (4)요약하기. 덧붙여, 치료사는 항상 말의 변화에 귀를 기울여야만 하고, 클라이언트와의 대화 중 말의 변화의 가능성을 유도해야만 한다. **Box 45.5**에서는 말의 변화의 6가지 주제들을 서술하고 있다.

표 45.1 변화의 단계와 과정

단계	과정(변화 증진 방법)
사전 고려	사람이 변화 이점 또는 참여 인식이 부족하기 때문에 방법들은 효과적이지 않다.
고려	느낌들을 표현하는 역할극 방법, 물리적 사회적 환경에 행동이 어떻게 영향을 미쳤는지 평가, 문제에 대한 학습을 위한 증가된 인식 방법들
준비	자아인식 또는 느낌들의 재평가를 향상시키는 분류된 실행들을 가치 있게 함
행동	목표설정 방법들과 기술들
유지	문제 행동들에 대한 대안의 교체, 문제행동을 끌어내는 경험들 회피, 변화들을 만들어내기 위한 자아 존중, 사회적 도움들의 개발

이 모델의 성공 열쇠는 사람들, 단계들, 그리고 과정들 사이에 주의 깊고, 시스템적으로, 가까운 적합(fit)이다. J. O. Prochaska 들에 의하면, "효과적인 자기-변화는 올바른 것들(과정들)을 올바른 시간(단계들)에 하는 것에 달려 있다". **표 45.1**은 J. O. Prochaska 들의 변화 과정들과 단계들을 요약하고 있다.

작업치료, 자기-효능 이론, 동기 이론

Occupational Therapy, Self-Efficacy Theory, and Motivational Theory

자기-효능 이론들과 동기 이론들 양쪽은 작업치료와 큰 관계성을 가진다. 종종, 작업에 대한 자신의 성공 능력에 대한 사람의 자아-인식들과 신념들은 작업에 참여할 것인지에 대한 사람의 결정에 영향을 끼친다. 예를 들어, 좋은 인터뷰 기술들을 가지고 있다고 믿는 사람은 그 사람이 필요 없는 일들을 직접적으로 경험하지 않았을 지라도 광고 일에 더 많이 반응할 가능성이 있다. 효과적 감각을 가지고 있지 않은 사람은 그 일이 덜 납득될 가능성이 있다. 여기서 언급된 직업 인터뷰에서 사람의 인지된 자기-효능을 향상시키는 중재 방법들은 누군가의 이 기술들을 비교하기 보다는 그 사람이 성공하기 위해 필요한 기술들을 전부 가진 것을 밝혀내는 것, 그 사람이 필수적 기술들과 행동을 "시도"하거나 실행할 수 있도록 동료 역할 모델들을 사용하는 것, 그 사람 실행 인터뷰 기술들을 가지는 것, 특정 성공에 대한 피드백 제공, 그리고 그 사람이 개인적 방법에 관한 자신의 기술들을 평가하도록 용기를 주는 것을 포함한다. 이 이론들 모두는 기본적 그리고 자기-효능과 동기의 결과로써 의미 있는 작업들 안에 개인적 참여의 중요성을 강조한다.(**그림 45.3**)

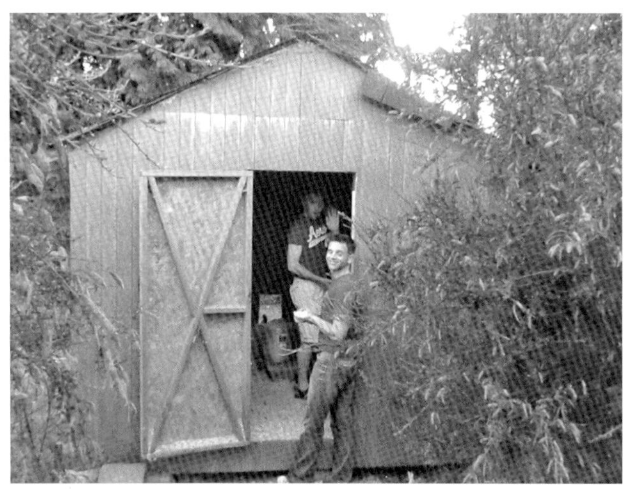

그림 45.3 Prochaska의 변화 행동 단계과 자기 효능감을 보여주면서, 재정과 지속가능성을 위해, 두 남자들이 성공적으로 닭들을 키우고 알을 팔기 위해 그들 자신들만의 닭장을 성공적으로 짓는다.

결론 Conclusion

학습에 대한 행동주의, 사회인지, 구성주의, 자기-효능 그리고 동기 이론들은 큰 연관성을 가지고 있다. 그리고 작업치료사들을 위해 사용된다. **표 45.2**는 이 챕터에서 말하고 있는 학습의 5가지 다른 이론들을 요약하고, 작업치료 실행에서 그들의 관계성을 강조하고 있다. 이 챕터에서 말하고 있는 정보들은 당신이 클라이언트들과 환자들의 학습욕구에 대해서 어떻게 생각할 지에 영향을 주기 위해, 또한 적합한 학습 환경들을 만드는 것의 중요성을 강화하기 위해, 당신의 지속적인 전문성 개발에 사용되기 위해 그리고 당신의 클라이언트들의 목적들을 이루는 능력을 향상 시키기 위해 사용될 수 있다.

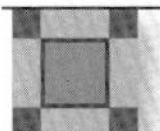

업무 딜레마

자기유효성 증대

만약 당신이 현재 일상생활을 하는데 심각한 문제들을 가지고 있지만, 본인 스스로는 그것들이 문제될 것이 없다고 생각하는 사람에 대한 평가를 요청 받았다면, 무엇을 하겠는가? 어떻게 그 사람이 가진 문제행동들을 논의하겠는가? 이 사람에게 어떠한 학습 이론이 가장 도움이 되겠는가? 한 가지 이론에서 시작해서 다른 이론으로 치료방법을 이동시키겠는가? 다른 집단들에 대해 당신의 접근법은 어떻게 다른가?

사례 연구 45.1 Olivia 행동변화

55세의 Olivia는 항상 심각한 과체중 문제를 가져왔다. 수년간, 그녀는 많은 다른 다이어트들과 많은 운동 요법에 참여하고 그만 두어왔다. 최근 가슴에 통증을 느낀 후에, Olivia의 의료진은 그녀에게 계획된 영양, 운동, 그리고 일반적인 건강증진 활동들을 해야 한다고 강하게 권고했다.

- 어떻게 당신은 범이론적 관점을 통해 Olivia가 수 년간 건강과 건강관리 문제에 대한 그녀의 문제를 인지하고 이해하도록 그녀를 도울 수 있는가?
- 최근 그녀는 무슨 단계에 있는가?
- 당신은 어떻게 그녀가 일 단계에서 다음의 단계로 넘어가도록 도울 수 있는가?
- 치료와 과정에서 어떻게 차질을 최소화할 것이며, 그러한 것이 생겼을 때는 어떻게 할 것인가?
- 이 사례의 경우 이 챕터에서 소개된 각각의 학습 이론이 어떻게 도움이 되겠는가?

방법들은 다음의 것들을 포함할 것이다.

- 작업치료사는 먼저 Olivia가 변화의 과정을 이해하도록 돕는 일을 할 것이다. 그들의 작업은 Olivia가 어떻게 변화 발생을 이해하고, 변화의 나선형 원형, 자연적인 것, 이를 통해 예상되는 얻어지는 것과 차질들을 이해하는 것을 돕는 것을 포함할 것이다. 작업치료사는 변화의 다른 단계들의 인식과 Olivia의 행동에 대한 그녀의 인지적 반응을 독려하기 위한 논의와 상담을 사용할 것이다. Olivia의 최근 단계는 준비단계로서 볼 수 있다.
- Olivia에게서는 그녀의 살을 찌게 했던 것과 그녀의 체중을 빼는 데 방해가 되는 행동들이 보여질 것이다. 그녀는 그 행동들의 결과를 보여줄 수도 있다. Olivia는 치료사로부터 필요한 도움들을 받아서, 건강 도서관(health library)로 갈 수도 있고, 이러한 우려들을 표시하지 않는 장기간의 결과들을 밝힐 수도 있다.
- 개인적 목표설정, 사회적 도움 개발, 긍정적 변화 또는 과정에 대한 자기보상(self-reward)만들기, 과정의 평가와 재평가와 같은 다양한 중재 방법들이 동기적 인터뷰 기술들의 사용으로 소개될 수 있다. Olivia가 그녀의 생활 안에서 이러한 방법들을 실행하고 적용할 때, 그녀는 그녀의 성공적인 자기

사례 연구 45.1 Olivia 행동변화 (계속)

보상(self-reward) 시스템을 향상시킬뿐만 아니라 작용하지 않는 것을 개정하고, 문제해결을 할 작업치료사에게 돌아올 수 있었다.

- 작업치료전문가는 Olivia가 다른 방법들에서 들은 것에서 그녀가 이득을 얻을 수 있도록 하기 위해서 사회적 학습원리들을 기반으로 한 그룹 안에 참여하는 것을 추천했다. 그녀가 그녀 자신의 성취들과 다른 이들과 함께하는 방법들 또한 나눌 때, 이 그룹의 형태는 또한 그녀의 자존감을 세우는 데 도움이 될 수 있다. 이 그룹 기간들 이후, Olivia는 그녀가 각 주마다 시도하려고 들었던 한 개 또는 두 개의 새로운 방법들을 정하기 위해 작업치료사를 개별적으로 만나곤 했다. Olivia는 작업치료사로부터 필요한 조언과 함께 계획을 수립하고 새로운 방법들을 시도하고 실행하였다.
- Olivia는 일반적이고 단정지을 수 있는 것으로써 변화에 대한 더 이른 좌절 또는 방해물을 극복하도록 격려되었다. 좌절들이 생겨날 때, 작업치료사는 과정의 나선형 본성의 주의깊은 이해의 중요성을 강화하고, 그것들의 본성을 밝혀내고, 나선형과정에서 너무 멀리 떨어져 나가는 좌절들을 막는 기회들과 과거의 또는 지속적인 새로운 방법들 안에서 성공적인 방법들로 되돌아오는 것들을 강화하곤 했다. 작업치료사는 변화와 과정의 지속적인 본성을 강화하곤 하였다.

감사의 말 Acknowledgment

우리는 이 챕터 이전 판에 Perri Stern이 준 도움들에 감사드립니다.

표 45.2 요약표

이론	주요한 역점들	작업치료 실행의 응용
행동주의	• 관찰된 사건(정신과정이 아닌)으로써 학습된 행동들 • 행동은 환경에 의해서 조건 지워진다. • 환경적 응답은 차후 행동들로 변화한다	• 단순한 것에서 복잡한 것 지속된 행동을 분석한다. • 그 사람이 증가한 복잡한 행동들을 완수하는 과정을 측정한다. • 재강화, 모양만들기, 보상을 포함한 방법들 사용
사회학습 / 사회인지	• 행동, 사회적, 인지적 과정들 통합 • 학습은 사회적 맥락에서 생겨난다. • 학습은 관찰할 수 있는 행동변화 없이 일어날 수 있다. • 사람은 자신의 행동을 조절하고, 적응한다.	• 클라이언트가 생활에 필수적인 기술들을 배우는 것을 강조한다. • 역할극, 또래 관찰, 롤모델, 문제해결, 학습을 향상시키는 실제 생활활동을 사용하라. • 클라이언트가 문제를 밝히고, 목표를 세우며 계획을 개발하고, 결과를 평가하도록 북돋운다.
구성주의	• 학습자는 자신의 학습 안에서 적극적으로 참여한다. • 학습자는 과거 경험과 환경과의 상호작용들 통해 인식을 만든다/구성한다. • 자아구성 인식은 학습자들에게 큰 의미를 가지며, 관련이 있다. • 자아구성 인식은 학습에 대한 학습자의 동기를 향상시킨다.	• 클라이언트가 무엇을 배워야 하는지, 어떻게 학습이 일어날 것인지를 적극적으로 지시한다. • 브레인스토밍, 개별적 문제해결, 독립적 탐구, 질문하기를 포함하는 방법들 사용 • 작업치료사가 가능하게 하지만, 학습과정을 지시하지는 않는다.
자기유효성	• 그 또는 그녀에게 어떻게 효과적일지에 대한 개인의 믿음들을 강조 • 유효성 예측들은 활동에서 개인의 지속성에 영향을 미친다. • 유효성 예측들은 직무의 난이도, 어떻게 다른 상황들에 직무를 완전히 잘 옮기는지, 그리고 그 또는 그녀가 성공할 것이라고 믿는 정도에 영향을 받는다. • 자기유효성은 시간이 지남에 따라, 경험을 통해서 발전된다.	• 개인적 성취는 가장 강력한 효과를 가진다. • 직무들은 도전이어야만 한다. 그것은 압도적인 것이 아니다. 또한 다른 상황들로 이동 가능해야만 한다. • 그 또는 그녀가 성공할 수 있다는 개인의 믿음들을 향상시키는 간접적, 관찰 경험들과 설득은 덜 효과적이다.

표 45.2 요약표 (계속)

이론	주요한 역점들	작업치료 실행의 응용
동기주의	• 학습과 변화는 나선형 형태로 생겨난다. 그것은 직선형이 아니다. • 변화를 위한 사람의 준비는 결과에 영향을 미칠 것이다. • 재발은 일반적이며 예상된다.	• 중재과정은 행동단계와 일치해야만 한다. • 중재과정은 점차적으로 활동적, 자기주도적, 자기점검이 된다.

참고문헌 References

Bandura, A.(1977a). Self-efficacy: Toward a unifying theory of behavioral change. *Psychological Review, 84*(2), 191–215.

Bandura, A.(1977b). *Social learning theory*. Upper Saddle River, NJ: Prentice Hall.

Brady, S., Hiam, C. M., Saemann, R., Humbert, R., Fleming, M. Z., & Dawkins-Brickhouse, K.(1996). Dual diagnosis: A treatment model for substance abuse and major mental illness. *Community Mental Health Journal, 32*, 573–578.

Bruner, J. S.(1961). The act of discovery. *Harvard Educational Review, 31*(1), 21–32.

Driscoll, M. P.(Ed.).(2005). *Psychology of learning for instruction*(3rd ed.). Boston, MA: Allyn & Bacon.

Finnell, D. S.(2003). Addiction services: Use of the transtheoretical model for individuals with co-occurring disorders. *Community Mental Health Journal, 39*, 3–15.

Fosnot, C. T.(Ed.).(1996) *Constructivism: Theory, perspectives and practice*. New York, NY: Teachers College Press.

Gage, M., & Polatajko, H. J.(1994). Enhancing occupational performance through an understanding of perceived self efficacy. *American Journal of Occupational Therapy, 48*, 452–461.

Giles, G. M., Ridley, J. E., Dill, A., & Frye, S. C.(1997). A consecutive series of adults with brain injury treated with a washing and dressing retraining program. *American Journal of Occupational Therapy, 51*, 256–266.

Giles, G. M., & Wilson, J. C.(1988). The use of behavioral techniques in functional skills training after severe brain injury. *American Journal of Occupational Therapy, 42*, 658–665.

Haggerty, L. A., & Goodman, L. A.(2006). Stages of change-based nursing interventions for victims of interpersonal violence. *Journal of Obstetric, Gynecologic, and Neonatal Nursing, 32*(1), 68–75.

Helfrich, C. A., Chan, D. V., & Sabol, P.(2011). Cognitive predictors of life skill interventions: Outcomes for adults with mental illness at risk for homelessness. *American Journal of Occupational Therapy, 65*, 277–286. doi:10.5014/ajot.2011.001321

Helfrich, C. A., Chan, D. V., Simpson, E., & Sabol, P.(2011). Readiness-to-change cluster profiles among adults with mental illness who were homeless participating in a life skills intervention. *Community Mental Health Journal*. Advance online publication. doi: 10.1007/s10597-011-9383-z

Hergenhahn, B. R.(1976). *An introduction to theories of learning*. Englewood Cliffs, NJ: Prentice Hall.

Jao, H. P. I., & Lu, S. J.(1999). The acquisition of problem-solving skills through instruction in Siegel and Spivack's problem solving therapy for the chronic schizophrenic. *Occupational Therapy in Mental Health, 14*(4), 47–63.

Katzmann, S., & Mix, S.(1994). Improving functional independence in a patient with encephalitis through behavior modification shaping techniques. *American Journal of Occupational Therapy, 48*, 259–262.

Keefe, F. J., Lefebvre, J. C., Kerns, R. D., Rosenberg, R., Beaupre, P., Prochaska, J., . . . Caldwell, D. S.(2000). Understanding the adoption of arthritis self-management: Stages of change profiles among arthritis patients. *Pain, 87*, 303–313.

Lave, J., & Wenger, E.(1991). *Situated learning*. New York, NY: Cambridge Press.

Lederer, J. M.(2000). The application of constructivism to concepts of occupation using a group process approach. *Occupational Therapy in Health Care, 13*(1), 81–93.

Marlowe, B. A., & Page, M. L.(1998). *Creating and sustaining the constructivist classroom*. Thousand Oaks, CA: Corwin Press/Sage.

Martin, G., & Pear, J.(2011). Behavior modification: What it is and how to do it(9th ed.). Upper Saddle River, NJ: Prentice Hall.

Miller, W. R., & Rollnick, S.(Eds.).(1991). *Motivational interviewing: Preparing people for change*. New York, NY: Guilford Press.

Nigg, C. R., Burbank, P. M., Padula, C., Dufresne, R., Rossi, J. S., Velicer, W. F., . . . Prochaska, J. O.(1999). Stages of change across ten health risk behaviors for older adults. *Gerontologist, 39*, 473–482.

Ormrod, J. E.(1990). *Human learning: Principles, theories and educational applications*(2nd ed.). New York, NY: Macmillan.

Ormrod, J. E.(2006). *Educational psychology: Developing learners*(5th ed.). Upper Saddle River, NJ: Prentice Hall.

Piaget, J.(1970). Piaget's theory. In P. H. Mussen(Ed.), *Carmichael's manual of psychology*. New York, NY: Wiley.

Plotnikoff, R. C., Hotz, S. B., Johnson, S. T., Hansen, J. S., Birkett, N. J., Leonard, L. E., & Flaman, L. M.(2009). Readiness to shop for low-fat foods: A population study. *Journal of the American Dietetic Association, 109*, 1392–1397.

Prochaska, J. M., Prochaska, J. O., & Levesque, D. A.(2001). A transtheoretical approach to changing organizations. *Administration & Policy in Mental Health, 28*, 247–261.

Prochaska, J. O.(2001). Treating entire populations for behavior risks for cancer. *The Cancer Journal, 7*, 360–368.

Prochaska, J. O., & DiClemente, C. C.(1983). Stages and processes of self change of smoking: Toward an integrative model of change. *Journal of Consulting and Clinical Psychology, 51*, 390–395.

Prochaska, J. O., Norcross, J. C., & DiClemente, C. C.(1992). In search of how people change: Applications to addictive behaviors. *American Psychologist, 47*, 1102–1113.

Prochaska, J. O., Redding, C. A., & Evers, K. E.(1997). The transtheoretical model and stages of change. In K. Glanz, F. M. Lewis, & B. K. Rimer(Eds.), *Health behavior and health education: Theory, research, and practice*(2nd ed., pp. 60–80). San Francisco, CA: Jossey-Bass.

Sarkin, J. A., Johnson, S. S., Prochaska, J. O., & Prochaska, J. M.(2001). Applying the transtheoretical model to regulate moderate exercise in an overweight population: Validation of a stages of change measure. *Preventive Medicine, 33*, 462–469.

Suinicki, M. D.(2004). *Learning and motivation in the postsecondary classroom*. Bolton, MA: Anker.

XI 부

작업을 위한 평가, 중재, 결과

Evaluation, Intervention, and Outcomes for Occupations

"... 매일의 삶과 매일의 작업의 작은 경험들은 복잡성을 가진다;
아름다움, 의미 있음, 일상과 평상시의 건강과 웰빙의 기운이 착각임을 나타냄"

— Betty Risteen Hasselkus

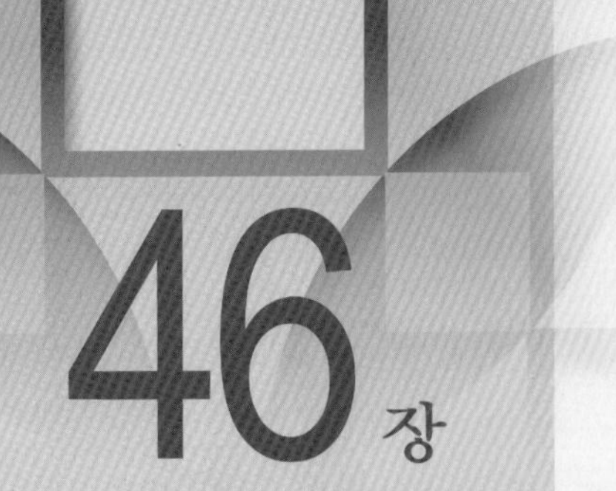

46장

작업에 대한 평가, 중재, 그리고 결과의 소개

Introduction to Evaluation, Intervention, and Outcomes for Occupations

백지수 옮김

개요

학습목표

이 장을 학습한 후, 다음의 내용을 할 수 있을 것이다:

1. 작업의 영역을 논의하는 데 사용되는 분류 시스템을 이해할 수 있다.
2. 작업의 복잡성과 이 분류 시스템을 적용함에 있어 잠재적 어려움을 알 수 있다.

작업의 범주화 Categories of Occupation

작업치료사로서, 우리는 클라이언트들이 하루 동안 참여하는 많은 작업 유형을 고려한다. 이러한 직업은 세계 보건기구(WHO, 2001)의 기능, 장애 및 건강의 국제 분류(ICF)에 대한 **활동** 및 **참여** 범주에 속한다. WHO(2001)는 활동을 "개인에 의한 작업 또는 행동의 실행"으로, 참여를 "삶의 상황에서의 참여"(P. 123) 으로 정의한다. 게다가, 그들은 **활동 제약**을 "활동을 실행하는데 있어 개인이 가질 수 있는 어려움" 으로 그리고 **참여 제한**을 "삶의 상황에서 참여하는 개인의 경험할 수 있는 문제점"으로 정의한다(WHO, 2001, p.123). ICF 에서, 활동과 참여 구성요소에 대한 영역이 생활공간 전체 범위를 포함하는 하나의 목록으로 나타내어진다.

포함되는 영역의 예시들로는 움직임, 자기관리, 가정의 삶, 사람들과의 상호작용, 주된 삶의 영역(예를 들어, 교육, 일, 경제적 삶), 의사소통 등이 있다.

작업치료 분류 시스템은 전형적으로 넓은 범위의 활동들 또는 작업들을 **작업 영역**이라 불리는 범주로 분류한다. 표준화된 분류 시스템은 없으며, 이 작업영역들은 다양한 방법으로 범주화되고 분류되어왔다. 예를 들어, 작업수행의 표준화된 수단인 캐나다의 작업수행 수단(Law et al., 2005)은 자기관리, 생산성, 그리고 여가의 세 가지 범주 시스템을 사용한다. 반대로, 미국 작업치료 연맹(AOTA, 2008)은 사람들, 집단, 또는 조직들이 참여하는 여덟 가지 생활 활동으로써 작업영역들을 범주화한다. 왜냐하면 작업영역에 대한 AOTA 범주들은 이 단위에서 그들이 여기에 간단히 묘사된 것과 같이 주요 근원으로써 AOTA 실행 체계(AOTA, 2008)를 사용하는 주요 단원에 대한 기초로써 사용되기 때문이다. 독자들은 작업의 각 범주에 대한 더 깊이 있는 정의와 논의의 단원 자체로 나타내어진다.

일상생활활동

일상생활활동(ADL)은 자신의 신체관리에 대해 초점을 맞추고 기본적인 생존을 향한 활동이다. 예시들은 목욕하기, 몸단장, 옷 입기, 먹기, 기능적 이동성, 성생활, 개인장치 관리, 등을 포함한다.

수단적 일상생활활동

수단적 일상생활활동(IADL)은 기본적인 신체관리와 생존을 넘어 또한 일상생활에서 필요한 활동들을 그룹화한다. 그들은 전형적으로 가족과 지역사회를 포함하는 더 넓은 환경을 관련시킨다. 다양한 활동들은 양육하기, 애완동물 관리, 재정적 관리, 식사 준비, 쇼핑하기, 그리고 가정관리를 포함하는 IADL로서 범주화된다.

교육

교육적 작업들은 공식적이고 비공식적인 학습에 초점이 맞춰진다. 예시들은 공식적 교육 참여(학문적, 비학문적, 과외, 그리고 직업참여), 비공식적인 개인적 교육 욕구 또는 흥미 탐색, 그리고 비공식적인 개인적 교육 참여를 포함한다.

일

일의 범주는 일과 자원봉사 활동과 같은 생산적 활동을 포함한다. 그것은 취업 흥미와 추구, 취업 탐색과 획득, 직업 수행, 은퇴 준비 및 적응, 봉사활동 탐색, 그리고 봉사활동 참여를 포함한다 .

놀이와 여가

놀이와 여가는 즐거움과 기분전환에 의해 범주화되어지고 개인의 흥미와 동기 이외의 전형적으로 나타나는, 사회적 의무나 생존 욕구와 반대되는 활동들이다. 이렇게 그룹화한 것은 놀이 탐색과 놀이 참여를 포함하고 여가 탐색과 참여를 포함한다.

휴식과 수면

휴식과 수면에 관련된 활동들은 모든 다른 작업적 기능을 지원하는데 있어 그들이 노는 역할에 대한 인식에서 AOTA 실행 체계에 더 최근에 포함되었다. 휴식과 수면에 앞서, 이 작업영역은 또한 후면 준비와 수면 참여를 포함한다. 예시들은 취침시간, 편안함과 안전함에 대한 신체적 환경의 관리뿐만 아니라 기상 신호(알람)의 사용과 같이 깨어나는 것의 단서를 관리하는 능력을 포함한다. 이 범주에서 작업은 욕구와 수면 파트너와 아이들과 같은 사회적 환경 내에서 다른 것들의 요구를 협상하는 것을 포함할 것이다.

사회적 참여

사회적 참여는 동료들과 친구들을 포함하는 것들 뿐만 아니라 지역사회에서 요구되는 참여와 가족 활동들을 지원하는 작업들의 혼합을 나타낸다.

범주화에 대한 주의점

Cautions about Categorization

개인적 관점

평가와 중재를 안내하는 어떠한 분류 시스템을 사용할 때 중요한 고려사항은 작업에 참여하는 사람들이 특정한 활동을 인식하는 방법을 충분이 이해하는 것이다. 예를 들어, 식사를 준비하는 것은 가족을 먹이기 위해 부모로써 그 또는 그녀의 "직업"의 부분으로 보는 바쁜 부모에겐 일로 간주될 수도 있다. 혼자 살거나 집안일의 한 부분으로써 이 작업에 대해 책임을 가지는 개인들은 식사 준비를 IADL로 간주할 수도 있다. 또 다른 사람들은 이것이 그들을 편안하게 하거나 그들의 스트레스를 낮춰주기 때문에 식사 준비를 여가활동으로 간주할 수도 있다. 식당의 주방장은 거의 식사 준비를 일로 분류할 것이다. 마지막으로, 식사 준비는 사회적 참여 항목에 들어가는 것으로 간주할 수도 있다. 예시들은 집이 없는 사람들을 위해 식사를 제공하는 주간 이웃 급식소에 참여하는 것이나 휴일 잔치를 하는데 참여하는 친구 또는 가족 그룹의 일원인 것을 포함한다. 애완동물을 돌보는 것은 단지 고려되는

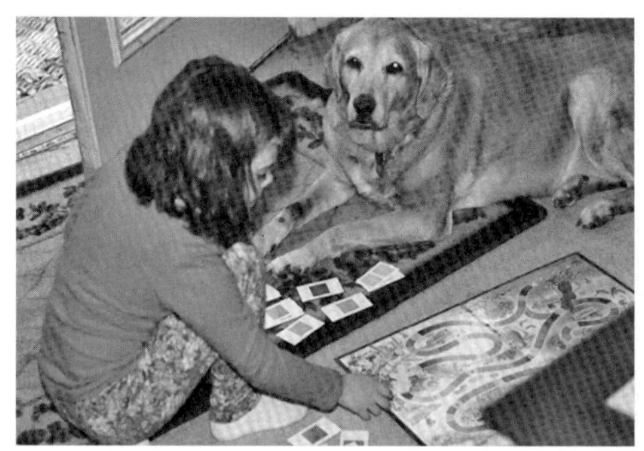

그림 46.1 이 사진에서, 아이는 놀아주는 일이 어렵다. 하지만 개는 쉬거나 놀고 있는가? 또는 둘 다? 또는 아이를 돌보는데 참여하는가?

많은 다른 예시들 중 하나이다. 누군가의 관점에 의해, 이것은 IADL로서, 여가/놀이의 일부분으로서, 또는 파트타임 강아지 워커로서 근무하는 누군가에게는 일로서 간주될 수도 있다(**그림 46.1**을 참고).

작업적 조화 vs 범주

몇몇 작업 과학자들은 별개의 범주들로 작업을 분류하는 것 보다 특정한 활동 내에서 상대적인 혼합으로 간주하는 것이 더 도움이 될 것이라고 제안한다. 예를 들어, 그 또는 그녀의 일을 사랑하는 누군가는 매우 좋아한다고 느끼는 직업의 부분들, 즐겁고 좋아한다고 느끼는 놀이의 부분들, 그리고 일과 가정 생활을 조화롭게 하기 위해 달력을 사용하는 것과 같이 IADL이라고 느끼는 부분들을 가질 수도 있다. 실제로, 그녀의 종이에 "일과 여가: 이분법을 초월," 이라고 Primeau (1996a)는 일과 여가의 이분법에 대한 초기 도전자인 Csikszentmihalyi(1975)의 일을 인용한다. "이 분열을 조화시키기 위한 한 가지 방법은 일이 놀이보다 더 중요하다고 생각하지 않고 놀이가 일보다 필수적으로 더 즐겁지 않다는 것을 깨닫는 것이다"(p.202). 그러므로, 클라이언트 중심의 관리는 부정확한 억측들을 피하기 위해 그들의 일일 작업에서 클라이언트의 특정 관점을 이해하기 위한 방안을 모색하는데 의존한다. 다양한 작업의 개인적 수단에 대한 이 지식은 개개인의 작업의 중요성을 이해하기 위해 중요하다(Prime며, 1996b).

범위와 세부사항에 대한 주의집중

작업을 분류하기 위한 넓은 범주를 사용하는 것에 대한 그녀의 논쟁에서, Hasselkus(2006)은 우리의 작업치료사로서 걱정을 표현했다 "... 독특한 환경의 시야를 잃어가고 일생의 개개인의 작은 행동들과 그 포괄적인 범주들을 구성하는 매일매일의 작업에 대한 위험성"(p.629). 그러나 많은 분류 시스템을 가지는 것에 대한 긍정적인 측면은 의문을 가지도록 작업치료사에게 상기시키는 것으로서 제공하고 전체로써 개인의 작업적 참여를 평가하는 것이다. 너무 자주, 작업치료는 그 설정에서 특정 흥미의 작업에 지나치게 집중할 수 있다. 예를 들어, 병원의 재활은, 자기관리 재훈련에 강한 관심을 가진다. 우리는 우리의 범위가 더 크고 전체적이라는 것을 항상 반영하는 것을 필요로 한다. 다시 1995년으로 돌아가서, Radomski는 우리에게 "당신의 바지를 입는 것 보다 더 많은 삶이 있다"라고 상기시켰다(p.487). 또한, 학교에 기초한 실행에서, 교육적으로 관련된 서비스를 정당화 하기 위해 미국에서 요구한 것은 아이들이 학교에 있는 동안 많은 작업에 참여하는 것의 중요성을 못하게 하지 않고 그의 또는 그녀의 가족과 함께 훨씬 더 집으로 간다.

클라이언트의 가치와 선택

선택된 작업에서 우리 클라이언트들의 장소는 가치를 이해하기 위한 중요한 중요성에 대한 것이다. 비록 자기관리가 많은 클라이언트에 의해 중요하고 가치있어진다고 해도, 작업에 대한 이 영역에 독점적인 집중은 삶의 질에 변화를 주는 것으로 여겨지는 작업에 종사하는 능력을 그들에게 준다는 면에서 우리 클라이언트들에게 잘 제공하지 않을 수도 있다.

한 명의 클라이언트를 위해, 이것은 운전하는 능력을 다시 얻게 하는 데에 초점을 맞출 수 있고, 또 다른 이에겐 손주들과 상호작용 할 수 있게 하며 또 다른 이에겐 인터넷을 통해 이메일을 접근 하도록 하고 또 다른 이에겐 독립적으로 그 스스로 또는 그녀 스스로 음식을 먹을 수 있도록 한다. 작업치료 전문가는 클라이언트 중심 관리와 클라이언트 중심 평가를 20년 넘게 논의해왔다. 이러한 관리 측면에 대한 계속적인 강조는 우리가 우리의 클라이언트들과 진심으로 협력하고 우리의 치료 초점을 그들이 어떻게 분류되었느냐에 상관없이 클라이언트가 선택한 의미 있는 작업에 두는 것이라고 가정할 것이다.

조정하는 삶

마침내, 치료사들은 작업에서 특정 작업들과 참여를 고려할 뿐만 아니라 클라이언트가 어떻게 많은 시간 동안, 그리고 다양한 환경 속에서 그들의 참여를 조정하는지 이해해야 한다(Larson, 2000; Molineux, 2007). 많은 클라이언트들은 변화하는 우선순위에 근거한 작업들 사이에서 앞뒤를 바꾸는 동시에 다양한 작업에 참여하기를 요구받는다. 그들은 일상생활에서 그들에게 중요하고 그들 자신에게 만족스러운 작업들을 조직화하고 순서화해야 한다. 이것은 그들이 많은 익숙하고 낯선 환경에서 작업의 배열에 균형있는 참여를 요구할 것이다.

간단하지 않은 계층

이 단위에 따른 챕터들은 작업영역의 특정 범주에 참여를 극대화하기 위해 평가와 중재에 특히 초점을 맞춘다. 독자들은 이러한 주제의 제시 순서가 계층을 나타나지 않는 것을 주의해야 한다. 새로운 치료사들은 기본적 ADL이 근본적인 기술이고, 클라이언트들은 다른 영역을 방해하기 전에 이러한 능력을 얻어야 한다고 나쁘게 가정할 것이다. 하지만, 임상적 경험과 현재 연구 둘 다 뜨거운 음료 또는 직접 접시 씻기와 같은 다른 활동들이 클라이언트가 나타내는 수행기술 결함 패턴에 의존하는 상지 치장하기와 몸 전체 옷 입기와 비교할 때 훨씬 더 쉬울 것이라고 제안한다(Fisher & Jones, 2011).

결론 Conclusion

요약하면, 작업치료의 영역은 "일생동안 작업에 참여를 통해 건강과 참여를 지지해주는 것"으로 가장 잘 묘사된다(AOTA, 2008, p.626).

이 단원에서 얻어진 지식은 독자들에게 클라이언트들이 그들의 선택된 작업에 참여하는 것을 돕고, 클라이언트들의 참여할 수 있는 능력을 충분히 극대화 시키며, 우리가 제공하는 관리와 함께 만족을 위해 치료 선택권의 범위를 주어야 한다.

참고문헌 References

American Occupational Therapy Association.(2008). Occupational therapy practice framework: Domain and process, 2nd edition. *American Journal of Occupational Therapy, 62*, 625–683.

Csikszentmihalyi, M.(1975). *Beyond boredom and anxiety: Experiencing flow in work and play*. San Francisco, CA: Jossey-Bass.

Fisher, A. G., & Jones, K. B.(2011). *Assessment of Motor and Process Skills: Development, standardization, and administration manual*(7th ed.). Fort Collins, CO: Three Star Press.

Hasselkus, B. R.(2006). 2006 Eleanor Clarke Slagle Lecture—The world of everyday occupation: Real people, real lives. *American Journal of Occupational Therapy, 60*, 627–640.

Larson, E. A.(2000). The orchestration of occupation: The dance of mothers. *American Journal of Occupational Therapy, 54*, 269–280.

Law, M., Baptiste, S., McColl, M. A., Polatajko, H., Carswell, A., & Pollock, N.(2005). *Canadian Occupational Performance Measure*(4th ed.). Ottawa, Canada: Canadian Association of Occupational Therapists.

Molineux, M.(2007). The occupational careers of men living with HIV infection in the United Kingdom: Insights into engaging in and orchestrating occupations. *Australian Occupational Therapy Journal, 54*, 85.

Primeau, L. A.(1996a). Work and leisure: Transcending the dichotomy. *American Journal of Occupational Therapy, 50*, 569–577.

Primeau, L. A.(1996b). Work versus nonwork: The case of household work. In R. Zemke & F. Clark(Eds.), *Occupational science: The evolving discipline*(pp. 57–70). Philadelphia, PA: F. A. Davis.

Radomski, M. V.(1995). There is more to life than putting on your pants. *American Journal of Occupational Therapy, 49*, 487–490.

World Health Organization.(2001). *International classification of functioning, disability, and health*. Geneva, Switzerland: Author.

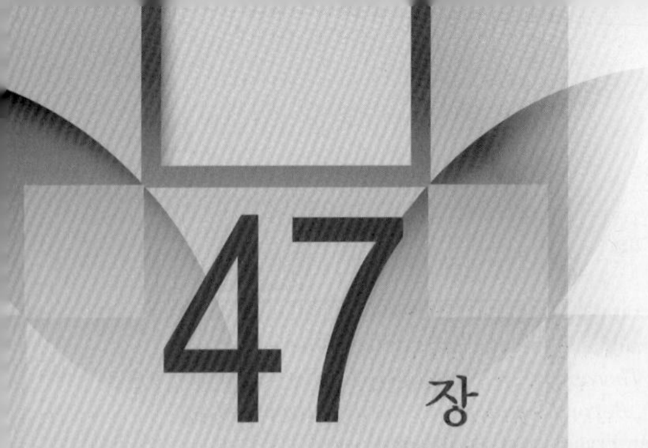

일상생활활동과 수단적 일상생활활동

Activities of Daily Living and Instrumental Activities of Daily Living

백지수 옮김

개요

학습목표

이 장을 학습한 후, 다음의 내용을 할 수 있을 것이다:

1. ADL과 IADL에 대한 작업치료 평가의 목적을 설명할 수 있다.
2. 클라이언트 경우를 고려하여, 평가계획에 영향을 줄 수 있는 클라이언트와 환경적 요소를 확인할 수 있다.
3. 중재과정을 다룰 개인에게 최적화된 클라이언트 목표를 발전시킬 수 있다.
4. 목표 발전에 영향을 주는 환경적 고려사항을 설명할 수 있다.
5. ADL과 IADL에 가장 흔한 접근들을 설명할 수 있다.
6. ADL과 IADL 결함의 치료에서 클라이언트와 보호자 역할에 대한 교육을 설명할 수 있다.
7. ADL과 IADL에 참여 증가에 대해 클라이언트를 진보시키기 위한 등급 치료를 할 수 있다.

이 단원은 "작업치료 실행체계"(OTPF)(American Occupational Therapy Association [AOTA], 2008)에서 **일상생활활동**(ADL)과 **수단적 일상생활활동**(IADL)으로 분류된 작업 영역에 대한 평가과 치료에 초점을 맞춘다. ADL과 IADL에서의 기능손상은 기능, 장애, 그리고 건강에 대한 국제적 분류(ICF)(World Health Organization, 2002) 체계에서 활동 제약으로 정의한다. ADL과 IADL 기능손상의 평가와 치료는 의미 있는 작업에 개인의 참여를 위해 중요하다. 개개인들은 ADL과 IADL을 그들 스스로에게서, 그리고 그들 스스로의 의미 있는 것으로써 그리고 교육, 일, 놀이, 여가, 그리고 사회적 참여에 의미 있는 참여를 위한 전제조건 활동으로서 가치가 있을 것이다.

ADL과 IADL의 정의

Definition of Activities of Daily Living and Instrumental Activities of Daily Living

개념적으로, ADL 용어는 개개인이 일상적으로 수행하는 모든 활동에 적용한다. 그러나 OTPF에서 ADL은 10개의 활동 카테고리들(목욕하기/샤워하기, 대소변 관리, 옷 입기, 식사하기, 영양공급, 기능적 움직임, 개인 장치 관리, 개인 위생 및 치장, 성 생활, 그리고 화장실 위생)을 포함하는 "누군가의 자신의 몸을 돌보는 것으로 정한 활동들"(AOTA, 2008, p.631)로써 더 서술적으로 정의된다. IADL은 "ADL에서 사용되는 자기관리보다 종종 더 복잡한 상호작용을 요구하는 가정과 지역사회 내에서 일상을 지지하는 활동들"로써 정의된다(AOTA, 2008, p.631). IADL은 12개의 활동 카테고리들(다른이 돌보기, 애완동물 돌보기, 양육하기, 의사소통 유지, 지역사회 이동, 재정적 관리, 건강관리와 유지, 가정 설립과 관리, 식사 준비와 치우기, 종교 의식, 안전와 응급상황 관리, 그리고 쇼핑)을 포함한다. 비록 ADL과 IADL이 중요한 작업적 수행 활동을 포함하지만, IADL은 다른 개인을 대표하기가 더 쉽다.

OTPF(AOTA, 2008)는 미국에서 작업치료사들의 영역에 대한 명명법과 작업치료사들을 위한 과정의 묘사를 제공한다. OTPF의 ADL과 IADL 정의는 국립보건통계센터(2009)와 일관된다; 하지만, 미국 밖의 또 다른 건강관리와 사회적 서비스 제공자 또는 작업치료사들은 동일한 ADL과 IADL개념에 관해 다른 용어를 사용하거나 그들을 다르게 정의하지만 같은 용어를 사용할 수도 있다. 일상생활활동이라는 용어는 비록 몇몇이 ADL을 일상에서 수행되는 활동들에 관하여 더 넓게 정의할지라도, 전형적으로 OTPF와 일관하여 기능적 움직임을 포함하는 활동들(보행, 휠체어 움직임, 침대 움직임, 그리고 이동)과 개인적 관리(영양공급, 위생, 화장실 사용, 목욕하기, 그리고 옷입기)를 제한한다(e.g., Archenholtz & Dellhag, 2008; Hsueh, Wang, Sheu, & Hsieh, 2004). 기능적 움직임과 개인적 관리가 명확하게 사용되는 또 다른 용어들은 기본적 ADL과 개인적 ADL이다(AOTA, 2008). 수단적 일상생활활동이라는 용어는 작업치료 문학에서 덜 일관성 있는 방법으로 나타난다. IADL의 수단은 범위에서 포함되는 활동에 따라 상당히 다르다(Chong, 1995); 예를 들어, Nottingham Extended ADL 범위는 여가활동 그리고 영양공급(Nouri & Lincoln, 1987), IADL의 OTPF 정의를 벗어나는 일들이 포함된다. IADL에 대한 동의어는 독립적인 생활 기술과 확장된 ADL이다(Nouri & Lincoln, 1987). 발전된 ADL은 IADL을 포함하지만 심부름을 하는 것과 5 마일이상을 운전하는 것과 같이 신체적으로 더 힘든 활동들에 초점을 맞추고(Pincus, Swearingen, & Wolfe, 1999), IADL보다 놀이나 여가의 개념을 OTPF에 더 따르는 취미, 레크레이션, 그리고 봉사활동과 같은 활동들을 포함할지도 모르는 구성이다. 중요한 요점은 변하기 쉬운 방법으로 사용되는 일상생활활동에 관한 용어를 이해하는 것이다; 그래서 쓰여진 일에 관해 작가들에 의해 사용되는 운영 정의를 찾고, 임상적 세팅에서 치료사들에 의해 사용되는 관습적인 언어를 찾아내는 것은 중요하다. 작업치료사들은 용어에서 차이점을 깨닫고 다른 전문가들과 소통할 때와 평가도구를 선택할 때 상황에 대한 흔히 받아들여지는 용어를 사용하는 것이 필요하다.

이 단원은 OTPF에 의해 정의된 ADL과 IADL과 명확하게 관련된 작업수행 제한의 평가와 치료에 초점을 맞춘다. 이 단원을 읽기 전에 작업치료과정의 근본적인 이해를 하는 것은 중요하다; 그 과정은 23단원에서 설명된다. 비록 작업치료 실행의 주요한 초점으로 종종 전형적으로 개인적 그리고 사회적 역할에 만족스럽고 의미 있는 참여가 필요한 작업수행 일의 충분한 보완물을 나타내지는 않지만, 독자는 ADL과 IADL을 알아야 한다. 평가와 치료는 항상 포괄적인 작업 프로파일과 함께 시작해야 한다(AOTA, 2008). 치료는 비록 이 단원의 휴식이 독점적으로 ADL과 IADL에 초점을 맞추더라도 ADL과 IADL에 앞서 전형적으로 확장시킬 모든 클라이언트의 우선순위들을 다루어야 한다.

일상생활활동과 수단적 일상생활활동의 평가

평가는 평가계획을 발전시키는 것, 데이터 수집을 시행하는 것, 데이터를 해석하는 것, 그리고 평가 결과 문서화를 포함하는 중재를 계획하는 것이 필요한 데이터를 모으고 해석하는 전반적인 과정을 나타낸다(AOTA, 2010). **사정**은 평가과정 중 한가지 구성요소인 데이터를 수집하는데 사용되는 특정 방법 또는 도구와 관련된다(AOTA, 2010). 표준화된 사정 방법은 사정 도구 또는 수단으로 나타내어진다. 평가는 작업치료사에 의해 수행된다. 작업치료 보조사는 중재 계획을 사용하기 위한 사정 데이터를 해석하는데 책임이 있는 작업치료사의 감독 하에 사정을 선택하는데 참여할 것이다.

ADL/IADL 평가는 이 단원에서 두 단계에서 논의된다: (1)특정 사정 방법을 선택하는 것을 포함하는 평가를 계획하는 것; 그리고 (2)사정 데이터를 모으는 것을 포함하는 평가를 시행하고, 중요한 관찰을 하며, 가설을 생성하는 것, 그리고 적절한 데이터가 수집될 때까지 평가계획의 계속적인 수정을 수행하는 것. ADL과 IADL 평가는 오직 더 포괄적인 작업치료평가 중 일부분이라는 것을 명심하라.

평가계획 : 적절한 일상생활활동과 수단적 일상생활활동 사정 선택하기

작업치료사들은 클라이언트와 치료 세팅의 다양한 욕구를 충족하도록 디자인된 다양한 ADL과 IADL 사정으로부터 선택할 수 있다. 적절한 사정을 선택하는 것은 최적의 치료계획을 촉진시킬 것이고 다음 단계들로 시작될 수 있다:

1. 평가의 전반적인 목적(들)을 확인하라.
2. 작업 프로파일의 일부분인 ADL 그리고/또는 IADL과 함께 클라이언트의 욕구, 흥미, 그리고 인식된 어려움들을 확인해야 한다.
3. 활동들이 기능적으로 정의되기 위해 클라이언트와 관계된 활동들을 더 모색하라.
4. 작업수행 그리고/또는 사정 과정에 영향을 주는 클라이언트 요소를 측정하라.
5. 사정에 영향을 주는 상황적 특징들을 확인하라.
6. 평가도구들의 특성을 고려하라.
7. 최적의 ADL과 IADL 사정 도구를 선택하기 위해 단계 1부터 6까지 정보를 통합하라.

실제로, 숙련된 작업치료사는 더 많은 ADL과 IADL 평가가 첫 번째 작업치료 세션에서 완성되기 위해 빠르게 이 과정을 완료한다. 또한, 비록 이 단계들이 한 줄의 과정을 따르도록 나타나지만, 실제로, 그 단계들은 작업치료사가 클라이언트로부터 그리고 클라이언트에 대한 정보와 함께 지식과 경험을 연속적으로 혼합하기 때문에 통합된다. 그러나, 치료사들을 발전시키기 위해, 각각의 단계를 독립적으로 탐색하는 것은 평가를 계획함에 있어서 정해진 복잡한 임상적 합리적 과정에 기여하는 중요한 요소를 시험하는데 도움이 된다.

단계 1: ADL/IADL 평가의 목적을 확인하라.

ADL과 IADL은 다른 목적을 위해 평가될 것이다. 개개인의 클라이언트 관리의 단계에서, 평가는 작업치료 중재를 계획하거나 퇴원환경, 능력, 보호권, 그리고/또는 불수의적 헌신에 대한 결정을 촉진시키기 위해 활동 제약을 사정할 지도 모른다. 그 계획에 따른 수준에서, 평가는 프로그램을 발전시키고 결과를 평가하기 위해 필요성을 문서화 할지도 모른다. 평가를 시작하기 전에, 작업치료사는 적절하고 충분한 데이터가 얻어지기 위해서 정보가 어떻게 사용될 것인지 결정해야 한다. 자료 수집의 범위를 평가 실행되고 있는 특정 목적에 달려 있다.

작업치료 중재를 계획하고 감독하기 위한 평가. 치료사가 ADL 또는 IADL의 수행을 향상시키기 위한 중재 전에; 그들은 클라이언트의 기준 수행을 평가해야 한다. 평가가 작업치료 중재를 계획하기 위해 시행될 때, 어떤 종류의 데이터를 필요로 한다(Dunn, 2005). 첫째, 수행에 결함이 있는 활동은 그러한 기능적인 것들을 동시에 유지하고 강화하는 동안 기능손상인 구성요소에 중재가 초점을 맞출 수 있게 하기 위해 확인되어야 한다. 둘째, 데이터가 활동 한계의 원인이거나 그 원인에 대해 필요하다. 예를 들어, 요리에 있어서 한계점은 낮은 시력, 휠체어가 접근하기 힘든 부엌, 또는 요리에 대한 낮은 동기에 의해 야기된 것일 수도 있다. 요리하기에 있어 한계점을 위한 작업치료 중재는 이 원인들 각각에 대해 다르다. ADL 또는 IADL에서의 활동 제약의 인과관계를 이해하기 위해서, 작업수행에 대한 데이터가 클라이언트의 수행 패턴과 기술, 클라이언트 요소, 활동의 요구, 그리고 상황에 대한 데이터를 보충할 필요가 있다(Dunn, 2005). 셋째, 작업치료평가가 클라이언트의 활동 수행을 변경하는 가능성에 대한 데이터를 제공해야 한다. 그 활동 요구와 환경에 대한 정보는 측면이 수행을 지원하는데 변화가능하고 특징이 바뀔 수 없다는 것에 대한 고려를 포함해야 한다. 수행 패턴과 기술 또는 의뢰인 요소들을 바꿀 잠재력은 또한 평가를 받아야 한다. 기술 획득을 포함하는 중재들은 과제 수행을 방해하는 요소들에 따라 몇몇 클라이언트에게 실현 가능하다. 예를 들어, 균형 손상 이차 뇌성마비인 아이는 여러 ADL과 IADL을 통해 참여를 지원하기위한 균형능력을 향상시킬 잠재력을 가질 수도 있다. 반면, 파킨슨 병으로 부터 유사한 손상을 가진 사람은 그 장애가 진행성이지 않을 수 있다. 세 가지 형태의 데이터(수행 결함, 근본적인 원인, 그리고 변화의 가능성)는 모두 적절한 중재 계획을 마련할 필요가 있다.

평가 자격 또는 퇴원 환경에 대해 의사 결정을 촉진시키기 위한 평가. 또한 클라이언트들은 ADL과 IADL의 평가를 자격 또는 퇴원 환경에 대한 의사 결정 촉진하기 위해 관여됩니다. 스스로를 그리고 자신의 집을 돌보는 능력은 독립적이고 지지나 도움을 받는 생활 사이의 차이점을 만들 수 있다. 지원 생활은 집에서 할 수 있는 서비스(예를 들어, 잡일 서비스), 개인생활 보조원, 요양센터 위탁 가정, 그룹 집, 독립적 생활 센터, 감시받는 아파트, 과도기적인 아파트 및 장기 간호 시설을 포함한 연속체를 나타낸다. 지지의 다양한 단계 설정이 일상생활 기술을 유지하거나 강화하기 위해 이 세팅 내에서 제공된다. ADL과 IADL이 자격 또는 퇴원 결정을 제공하기 위해 평가될 때, 평가는 개인적 중재를 계획할 때 보다 덜 포괄적이고 상세해질 것이다. 평가를 통해 답해야 할 주된 질문은: "클라이언트가 기능적인 기준을 충족하는가?" 이다. 이 질문은 일반적으로 제약이 존재하는 활동을 확인함으로써 대답할 수 있다.

작업치료사가 권고 독립생활에 대한 법적 능력에 관한 추천을 요청 받을 때 다소 유사한 평가 목표가 발생한다. 이것은 보통 스스로를 보살피거나 자신의 재산을 관리함에 있어서 역량을 포함한다. **보호**는 보호받는 개개인의 사람의 문제가 하나 또는 그 이상의 사람들이 또는 기관이 관리하는 법적인 단체이다. **보존**은 후견인 같은 법적인 관계지만 보호된 개인의 재정문제와 재산을 관리하는 것에 제한되어 있다(Moye, 2005). 평가도 정신과 시설에 무의식적인 약속과 함께 정신 상태의 일상생활에 끼치는 영향을 평가하기 위해 불수의적 헌신과 함께 요청될 수 있다. 역량이 법적 의미에서 사용될 때, 신중하거나 책임있는 결정을 하기 위한 그 능력은 보통 활동을 수행하기 위한 능력을 우선으로 한다. 비록 그들이 그들 스스로 이러한 활동들을 수행하지 못할 수도 있지만 서비스를 입수할 능력과 그들의 개인적인 치료와 삶의 상황을 관리하는 것에 있어 보호자가 감독하는 능력을 가진 개개인은 능숙한 것처럼 보인다. 그러므로, 보호, 보존, 또는 불수의적 헌신을 염두하고 시행되는 작업치료평가는 클라이언트에 의해 필요시 되는 결정적인 능력과 감독 기술을 고려해야 한다.

계획에 따른 사용을 위한 평가. 비록 이 단원이 개개인의 클라이언트 관리를 위한 평가를 강조하지만, 클라이언트에 대해 모아진 데이터가 계획에 따른 목적들에 대해 집계될지도 모르는다는 것을 인식하는 것은 중요하다(Law, King, & Russell, 2005). 예를 들어, 작업치료 병동에서 치료받는 클라이언트의 ADL과 IADL 특징들에 대한 데이터는 특정 활동 제약의 확장을 문서화하고 그들을 관리하기 위해 확장되거나 새로운 발전을 지지하기 위해 사용될 수 있다. 비용 효율성과 비용 억제의 현재 건강관리 환경에서, 그룹 데이터는 작업치료 중재와 작업치료 프로그램의 결과를 평가하기 위해 점점 더 많이 사용되고 있다(Robertson & Colburn, 2000). 작업치료사들은 종종 그들이 의학 재활을 위한 균일한 데이터 시스템과 같은 프로그램 평가를 위해 효율적으로 사용될 수 있게 하기 위해 클라이언트를 통해 계속적으로 ADL과 IADL을 측정하고 문서화하도록 기대된다(2005).

단계 2 : ADL/ 또는 IADL과 함께 클라이언트의 욕구, 흥미, 그리고 인식되는 어려움들을 확인하라.

일단 ADL/IADL 평가의 목적이 결정되면, 작업치료사는 평가가 이루어질 특정 활동들을 학인해야 한다. 이것은 작업 프로파일의 한 구성요소이고 또한 교육, 놀이, 여가, 일, 그리고 사회적 참여를 포함하는 작업수행의 다른 측면을 포괄하게 될 것이다(AOTA, 2008). 클라이언트의 프로파일을 발전시키는 것은 작업치료의 과정과 결과 둘다 강조하는 클라이언트 중심 평가에서 중요한 단계이다(Law & Baum, 2005). ADL과 IADL 평가에 대한 client-centered 접근법은 치료사들에게 클라이언트에 중요한 ADL과 IADL 문제들을 발견함으로써 시작하도록 요구한다(Law & Baum, 2005). 치료사들은 10살 초등학생, 세 자녀를 보살피는 29살 주부, 49세의 사업 경영자에 대해 상당히 서로 다른 관심사의 활동들을 기대할 수 있다; 이런 클라이언트들의 평가는 클라이언트들의 생활방식 차이를 위해 맞춤화될 필요가 있다. 그것은 임상적 그리고 개인적 경험 및 가치에 기반한 클라이언트의 우선 순위에 대한 가정을 만들기 쉽다; 그러나 특이한 상황이 그들이 치료에서 다루기를 바라는 ADL 또는 IADL에 대한 클라이언트의 선택에 영향을 미칠 것을 기억하는 것은 중요하다. 그들의 ADL과 IADL 문제, 요구, 그리고 목표에 대한 클라이언트들의 인식은 반구조화된 면접과정 또는 COPM(Law, Baptiste 등, 2005) 또는 작업수행 연혁 인터뷰 II(Kielhofner 등, 2004)와 같은 좀 더 공식적인 평가를 통해 수집될 수 있다. 보다 비공식적으로, 치료사들은 리커트 척도에서 클라이언트의 진행 속도 활동을 할 수 있다, 예를 들어, 활동의 관련된 가치를 수량화 하기 위해서 1="효과적으로 수행하기에 전혀 중요하지 않다" 그리고 10="수행을 위해 중요하다"고 나타낸다. 또는, 클라이언트들이 중요성의 우선 순위를 확인하기 위해 중요한 순서대로 ADL과 IADL의 목록을 매기는 것을 요구받을 수도 있다.

단계 3 : 활동들이 기능적으로 정의되기 위해 클라이언트와 관계된 활동들을 더 모색하라.

ADL과 IADL을 선택하도록 구성하는 일들의 본성은 개개인마다 서로 다를 수 있다. 활동이 평가되기 전에, 그들은 실무적 정의를 해야 한다; 그것은, 작업치료사와 클라이언트가 각각의 용어에 대해 정확한 의미를 명확히 해야 한다. 예를 들어, 중학생의 식사 준비하기는 아침을 위해 시리얼을 준비하고 점심을 싸는 것으로 구성할 수 있다. 반면에 다섯 식구에게 음식을 주는 주부의 식사 준비하기는 훨씬 더 넓은 범위의 음식 준비하기 일과 매우 다양한 기술의 준비를 포함한다. 다른 평가도구들이 활동들을 다르게 평가하기 때문에 클라이언트에 의해 정의된 활동들과 함께 합동적인 도구들을 선택하는 것은 중요하다. 예를 들어, 영양공급을 평가하기 위해 바델 지수를 사용할 때, 클라이언트는 그들이 그들 스스로 음식을 자르고 빵에 버터를 바르는 것을 포함하여 영양공급을 할 수 있다면 "독립적"으로 평가받는다(Mahoney & Barthel, 1965). 만약 클라이언트들이 접시부터 입까지 음식을 가져올 수 있으나 한입 크기로 음식을 자르는데는 도움이 필요하다면 "도움 필요"로 평가 받는다. 그러나 ADL의 카츠 지수는 영양공급의 실무적 정의에서 접시에 음식을 준비하는 것(예시, 빵에 버터를 바르고 자르는 것)을 포함하지 않는다. 그래서 클라이언트들은 비록 그들이 음식을 자르거나 빵에 버터를 바를 수 없더라도, 그들이 접시부터 입까지 음식을 가져올 수 있다면 독립적이라고 평가 받는다(Katz, Ford, Moskowitz, Jackson, & Jaffe, 1963). 만약 다른 사람에 의해 그들의 음식이 잘려져야 하거나 그들의 빵에 버터가 발라져야 한다면 많은 청소년과 성인들은 그들의 영양공급 수행에 대해 불만스러워 할 것이다. 그래서 ADL에 대한 카츠 지수는 영양공급에서 중요한 구성요소인 자르기와 버터바르기를 고려한 개개인에게는 적절한 수단이 아니라고 한다.

IADL의 실무적 정의는 ADL보다 더 큰 복잡성 때문에 더 다양했다. 식사 준비하기의 과제를 생각해보자. 일반적으로 원형 평가도구로 여겨지는 IADL scale에서, 가장 높은 수준의 능숙도는 "계획하고, 준비하고, 그리고 적절한 식사를 제공한다"로 묘사된다(Lawton, 1972, p.133). Nottingham 확장 ADL 스케일에 관해 비슷한 항목들은 혼자서 쉽게 뜨거운 음료와 뜨거운 과자를 만드는 것을 검사한다(Nouri & Lincoln, 1987). 그러므로, 요리하기에 있어 Nottingham 확장 ADL 스케일에서 성취된 독립성 등급은 IADL 스케일에서 독립성의 등급을 받는 것보다 더 낮은 수준을 의미한다.

작업치료사들은 또한 평가를 계획할 때 관련 수행변수를 고려해야 한다. 수행변수는 독립성, 안전성, 그리고 적정성을 포함한다. 접근 가능한 ADL과 IADL 수행의 실무적 정의는 적절한 기본 데이터와 중재결과를 설립하기 위해 모든 관련 변수들에 집중하는 것을 포함해야 한다.

독립성의 단계. 비록 클라이언트들이 ADL과 IADL에서 독립적이기를 종종 바라지만, 치료사들은 이 가정들을 만들면 안된다; 몇몇 언어적이거나 신체적 보조의 단계가 접근 가능할 수도 있기 때문이다. 예를 들어, 전체 고관절 치환술을 겪은 많은 클라이언트들은 적응적 장비 없이 독립적으로 신발과 양말을 갈아 신는 것을 불가능케 하는 운동 주의점을 2개월 동안 따라야 한다. 다른 사람들과 사는 몇몇 클라이언트들은 요구되는 적응적 장비를 사용하거나 구입하는 것보다 도움을 받는 것을 선호할 지도 모른다. 환경이 이것을 지지하는 한, 기꺼이 도움을 주거나 도와줄 수 있는 누군가가 있는 한, 도움을 받는 하지 옷입기에 대한 목표는 완벽하게 적절하다; 그리고 치료는 그 환자와 보호자가 고관절 치환술 주의점을 충실히 지키는 동안 함께 그 일을 완료할 수 있도록 보장하는데에 초점을 둘 것이다. 독립성은 대부분의 평가도구의 초점을 맞추고 있는 수행변수이다. 그래서 작업치료사들은 독립성을 측정하는 다양한 평가도구에서 선택할 수 있다. 본 장의 후반에 논의되는 몇몇 다른 고려사항은 작업치료사가 많은 평가도구 중 상황에 대해 가장 좋은 것을 확인하도록 도울 수 있다.

안전성. 많은 평가도구들은 독립적으로 평가되기 위해 안전 수칙에서 수행이 완료되도록 명시함으로써 간접적으로 안전성을 다룬다(예시, FIM). 몇가지 도구들은 안전성을 직접적으로 다루지 않고(예시, 카츠 ADL 지수; Katz 등, 1963) 거의 독립성으로부터 분리된 안전성 등급도 다루지 않는다(예시, 자기관리기술의 수행 평가; Holm & Rogers, 2008; Rogers & Holm, 1994). 예를 들어, 판단력이 손상된 인지 손상 클라이언트에게 안전성이 특별한 관심사 일 때, 안전성의 별도의 조치는 치료 목표를 향한 문서화 과정을 위해 더 효과적일 수 있다. 별도의 안전 조치는 또한 안전을 다루게 되는 작업치료 설명에서 그것을 명확하게 만든다.

적절성. 클라이언트들은 과제 수행에 대한 효율성과 수행 결과의 수용 가능성에 관한 기준을 가질 수 있다. 그리고 이것들은 평가도구들을 선택함에 있어서 고려되어야 한다. 예를 들어, 클라이언트는 하지 옷입기는 안전하고 독립적일 수 있지만 그녀가 완료하는데 한 시간 넘게 걸리고 그녀가 옷입기 후에 업무에 집중하는데 신체적으로 너무 지칠 수 있기 때문에 그녀의 수행이 불충분하다고 여긴다; 아니면 클라이언트가 음식을 먹을 때 독립적이고 안전할 수 있지만 그가 매 식사 중에 그의 옷에 음식을 떨어뜨린다면 그의 수행 결과는 받아들일 수 없는 일이라는 것을 발견한다. 만약 평가도구가 오직 독립성과 안전성을 평가한다면 클라이언트가 안전하고 독립적이었기 때문에 앞서 언급한 예시들 중에는 중재를 정당화하기 힘들 수도 있다. 그러나 작업수행 문제들은 치료를 통해 효과적으로 다뤄질 두 경우 모두에 나타난다; 즉, 시간을 감소시키는 것은 하지 옷입기를 완료하기 위해 필요한 시간이나 음식의 양이 음식을 먹는 동안 유출되는 완수에 필요한 감소하고 있고 먹는 동안 옷을 입을 때 흘린 음식의 양을 줄이는 것이다. 적절한 변수들은 ADL과 IADL 수행의 환경에서 보증된 고려사항은 인지된 어려움, 고통, 피로, 호흡 곤란(숨가쁨), 사회적 표준, 만족, 도리를 벗어난 행동, 그리고 과거의 경험들을 포함한다. 실행자들은 마음에 독립하지 않을 수도 있는 유일한 중요한 평가변수는 작업치료평가에서 평가하기를 유지하는데 독립성이 오직 될 수 있을 것 같다.

단계 4 : 작업수행 그리고/또는 사정 과정에 영향을 주는 클라이언트 요소를 측정하라.

ADL/IADL 평가 중 한 목적은 작업수행의 근본적인 결함 문제에 대한 통찰력을 제공하는 것이다. 하지만, 평가 전에 이러한 결함의 몇 가지 견적은 작업치료사가 작업수행 문제와 근본적인 결함을 확인하고 문서화함에 있어서 가장 효과적일 평가도구를 선택하는 것을 도울 수 있다. 작업치료사들은 병리학에 대한 그들의 지식을 사용하고 평가도구를 선택할 때 그것이 작업수행에 많은 영향을 미친다. 예를 들어, 몇몇 도구들은 넓은 범위의 활동들에 대한 정보를 모으는데 매우 효과적인 방법인 자기 보고서에 의존한다. 그러나, 자기 보고된 측정들이 만약 클라이언트가 중요한 인지결함(예시, 알츠하이머 치매)을 갖고, 왜곡된 사고 기능(예시, 조현병), 또는 무질서에 대해 거의 경험이 없다(사지 마비인 지속적 척수손상인 10대)면 부정확할 수 있다. 결함의 많은 유형들에 대해, 클라이언트들의 근본적인 문제에 대한 통찰력은 문제의 묘사에 의존하는 것 보다 클라이언트가 과제를 수행하는 것을 실제로 봄으로써 강화될 수 있다. 예를 들어, 뇌졸중인 클라이언트는 그 또는 그녀가 가슴 높이 위에 위치한 물건들에 그의 또는 그녀의 손상된 팔로 뻗을 수 없다는 것을 보고할 수도 있다. 하지만 작업치료사는 그 또는 그녀가 어깨뼈, 위팔어깨관절, 또는 팔꿈치나 세 가지 중 몇 가지의 결합된 움직임에서 제한 때문에 움직임에 문제가 있는지 없는 지에 대한 단서들을 찾음으로써 뻗고 있는 클라이언트를 관찰함으로써 치료를 위한 필요한 추가적인 정보를 얻을 수 있다.

뇌졸중에 대한 더 많은 정보를 위해서는 **부록 I, 일반적인 질환, 자료와 근거** 를 참고하라.

근본적인 병리학과 예상되는 손상의 지식은 또한 작업치료사가 특정 진단 그룹들을 위해 더 흔히 문제가 있는 활동에 초점을 두도록 고안된 적절한 평가도구를 선택할 수 있도록 한다. 예를 들어, 관절염 손상 측정도구는 류마티스 병을 가진 성인들을 위해 발전되었고 ADL과 IADL 수행의 측정뿐만 아니라 관절염 환자들에 의해 활동을 하는 도중이나 활동 후에 흔히 경험되는 고통과 피로와 같은 증상들 또한 포함한다(Meenan, Mason, Anderson, Guccione, & Kazis, 1992).

단계 5 : 평가에 영향을 주는 상황적 특징들을 확인하라.

이 단계에서, 작업치료사는 중재상황과 ADL과 IADL의 평가에서의 영향을 고려한다. 이것들은 신체적 상황, 사회적 상황, 안전성, 클라이언트의 경험, 시간 제한, 치료사의 훈련 및 경험, 자원의 유효성, 그리고 시설이나 **제 3의 지불인**의 권한을 포함한다.

신체적 상황. 치료사들은 자연적이거나 임상적 상황 하에 활동 수행을 관찰할 수 있다. 자연스러운 상황 하에서, 수행은 보통 장소(예시, 집), 활동을 위해 자주 사용되는 물건들(예시, 욕조, 비누), 그리고 활동을 할 때나 가능할 때 일상적 시간을 포함하여 발생하거나 발생할 수 있는 상황 내에서 관찰된다. 종종 장기간 관리 세팅이나 가정 관리에서 마주칠 수 있는 상황은 클라이언트들의 수행의 가장 정확한 평가를 제공한다(Rogers 등, 2003). 클라이언트들이 병원이나 외래 병동에서 보여질 때, 활동 수행의 관찰은 임상적 상황하에서 일어난다. 어디서 평가가 이루어지든 상관없이, 활동 수행에서 신체적 환경의 영향은 수행에 대한 유효한 결론이 끌릴 수 있도록 고려해야 한다. 작업치료 병동들은 기능을 증진시키기 위해 고안되었고 손상에 대해 보상하기 위해 많은 적응적 특징들을 가진다. 이 특징들은 클라이언트들이 그들 자신의 집에서 보다 임상에서 활동을 수행하는 것이 더 쉽도록 만들 수 있다. 대조적으로, 수행은 클라이언트들이 임상적 세팅에 익숙치 않기 때문에 몇가지 과제들이 더 어려울 수도 있다. 평가가 집에서 이루어질 때, 클라이언트들은 익숙한 구조의 범위에서 그들 자신만의 활동 도구들을 사용하는 것의 이점을 가진다. 이 영역에 대한 연구는 제한되지만 수행에서 상황의 변화하기 쉬운 영향을 시연한다. 예를 들어, Brown, Moore, Hemman, 그리고 Yunek(1996)은 정신병이 있는 클라이언트들이 임상에서 모의로 구매하는 과제와 가게에서 실제로 구매하는 과제에서 유사하게 수행했다는 것을 발견했다. 반면에 Park, Fisher, 그리고 Velozo(1994)는 IADL을 하는 동안 노인들의 과정기술이 임상적 세팅보다 그들의 집에서 더 높았다는 것을 발견했다. Provencher, Demers, 그리고 Gelinas(2009)는 성인의 IADL 수행에서 세팅(집 vs 임상)의 영향을 시험하기 위한 체계적 검토를 완료했고 섞인 나이대의 사람들의 연구에 대한 다양한 결과와 집 세팅에서의 수행이 노인들에게는 더 나았다는 몇 가지 증거들을 발견했다. 집의 이점은 단지 과제도구들이 아니라 환경에서 상호작용을 요구하는 활동에서 더 분명한 것처럼 보였다. 더 많은 연구가 다른 클라이언트의 손상 유형과 다양한 평가상황 사이의 관계성을 확인하기 위해 필요하다.

사회적 상황. 작업치료평가는 또한 사회적 상황에서도 일어난다. 치료사들은 평가동안 활동 수행을 감독해야 하고 그들의 실재는 활동들이 수행됨에 있어 방법과 타당성에 영향을 줄 수 있다. 치료사의 존재는 평가과정의 구조가 그것 스스로 클라이언트가 과제에 참여하도록 자극한다. 만약 과제 수행의 시작이 손상 받았다면, 치료사는 구조화된 치료 세션으로부터 추가 수행을 측정해야 한다. 예를 들어, 독립적 생활 측정도구는 시작에 대한 하위 항목들을 포함한다(Ashley, Persel, & Clark, 2001). 그 대신에, 가족 구성원들은 예를 들어, 요청 받은 것 없이 클라이언트가 애완동물 관리 책임을 완료하는 일수를 기록하도록 요청받을 수도 있다. 클라이언트들의 작업수행은 또한 임상과 자연적인 상황 사이의 사회적 상황에서 그들의 욕구와 차이점에 의존하여 자연적 환경이 임상과 비교되는 것에 영향을 받거나 강화될 수 있다. 예를 들어, ADL을 하는 동안 개인적 관리 집중자를 선택함에 있어 숙련되어야 하는 척수손상 클라이언트는 관리에 익숙한 사람들에게 유사한 욕구에 대해 재활 도움을 위한 효과적인 방향을 줄 수 있다. 하지만 더 적은 경험을 가진 지원은 집에서 충분한 설명서를 상세히 제시하지 않을 수도 있다. 대조적으로, 그 또는 그녀 스스로 식사를 준비하도록 요청하는 클라이언트는 만약 그 또는 그녀가 모든 요리를 하는 부모에 의해 전체 가족들에게 일상적으로 식사준비를 하는 가정에 산다면 임상보다 집에서 더 독립적일 것이다.

안전성. 작업치료사들은 클라이언트에 의한 우선순위로써 확인되어 온 ADL 또는 IADL과 연관된 위험성을 평가해야 하고 그들이 안전하지 않다고 믿을 수 있는 과제의 평가를 미룰 필요가 있을 수도 있다. 주어진 평가의 잠재적 위험성을 확인하는 것은 4단계에서 더 쉽게 설명되어 있는 클라이언트 문제점에 대한 그들의 견적서와 함께 결합된 활동 수요를 결정함에 있어서 작업치료사들의 전문성에 기초로 한다. 작업치료사들은 그들이 안전하지 않다고 여기는 평가를 따르거나 수정하려고 할 것이다. 예를 들어, 매우 낮은 앉기 균형을 결과로 가져온 최근 뇌졸중을 겪은 클라이언트는 중요한 목표로써 샤워하는 것을 확인 할 것이다; 그러나, 젖은 샤워 의자와 미끄러운 환경에서 평가하는 클라이언트는 안전하지 않을 것이며, 뇌졸중 후에 바로 온 균형 유지에 대해 그녀가 필요로 하는 도움 레벨을 고려해야 할 것이다. 대신에, 작업치료사는 침대에서 완료될 수 있는 목욕 기술에 대한 평가와 함께 시작하는 것을 제안할 것이고 앉은 자세 균형이 향상되고 샤워가 안전하게 완료될 때까지 샤워하기 평가는 연기될 것이다. 작업적 수행과제를 시뮬레이션 하는 것은 또한 평가하는 동안 위험을 최소화 할 수 있는 방법이 될 수 있다. 예를 들어, 운전하는 것은 중요한 안전 요소와 함께 IADL이고 비록 길에서의 평가가 가장 정확한 것으로 여겨지지만, 운전 시뮬레이터는 치료사에게 클라이언트가 도시의 길에서 평가하기에 적절한지 그렇지 않은지를 결정하기 위한 데이터를 모으는 것의 대안으로 안전을 제공한다(Bédard, Parkkari, Weaver, Riendeau, & Dahlquist, 2010).

클라이언트의 경험. 클라이언트들은 개인적 환경에 근거한 ADL과 IADL의 다양한 경험을 생각해낼 것이다. 전형적으로, ADL 연습은 유년기에서 시작하며, 사회의 기대는 청소년들과 성인들이 이 활동들에 대한 넓은 범위의 경험을 가지고 그들에게 적절하게 수행할 수 있도록 하는 것이다. 그러나, 유사한 기대는 사람들이 더 많은 선택권을 가지는 IADL에 대해 유지하지는 않는다. 그러므로, 클라이언트들은 모든 IADL 활동에서 능숙함을 발달시키지는 않을 것이다. 몇몇은 식사 계획하기와 준비하기, 세탁하기, 또는 돈 관리하기를 함에 있어서 경험이 없을 수도 있다. 발달 장애를 가진 아이들은 종종 ADL과 IADL 능력 습득의 지연을 경험하고 아이들이 주어진 나이에 가질 전형적인 발달에서 부족한 경험을 할 수도 있다. 클라이언트들의 활동 수행 역사는 그들의 현재 수행 수준을 이해하는데 필수적이다. 활동 제약은 전혀 또는 거의 이전 경험이 없는 클라이언트가 활동을 수행하는 것이 즉시 이른 병적으로 그것을 해왔던 사람보다 다르게 해석된다.

시간 제한. 작업치료평가와 중재를 위해 이용 가능한 시간은 상환 정책을 포함한 다양한 요소들에 의해 제한되고, 그래서 평가과정은 효율적으로 행해져야 한다. ADL과 IADL 목표의 긴 목록을 가진 클라이언트들에게 핵심 활동을 선택하는 것은 작업수행을 강화시키기 위해 고안된 중재가 시기 적절한 방법으로 시작될 수 있게 하기 위해 필수적일 것이다. 목표를 달성함으로써, 추가적인 평가들은 다른 ADL가 IADL의 기본 수행을 문서화 하고 추가적인 작업치료 목표와 치료를 정당화하기 위해 시작될 것이다.

작업치료사들의 훈련과 경험. 작업치료사의 경험은 평가도구의 선택에 영향을 줄 수 있다. 도구에 대한 친숙도는 사용의 효율성과 평가 결과를 해석하는 것의 효율성을 증가시킬 수 있다. 몇몇 평가도구들은 전문화된 훈련을 요구하고, 그래서 그들은 훈련이 부족한 치료사에게는 선택권이 없다. 예를 들어, AMPS(Fisher & Jones, 2011a, 2011b)는 오직 훈련 과정과 교정 과정을 완성해온 치료사에 의해 평가 가능한 소프트웨어에 의존한다(Gitlin, 2005).

자원의 유효성. ADL과 IADL 평가 변동에 대해 요구되는 물질들과 치료사들은 필수 물질들을 순조롭게 이용 가능하도록 확실히 해야 한다. 클라이언트가 가장 선호하는 요리 레시키를 사용하는 요리하기 평가를 완성하는 것은 클라이언트의 수행을 검토하는 것에 대한 훌륭한 선택이 될 수 있다. 하지만 병학과 이 활동에 대한 재료를 구하는 것의 비용은 병원 세팅에서 작업치료사들에게 비현실적이다. 하지만, 가정에 기반한 치료에서 보이는 클라이언트는 집에서 순조롭게 이용 가능한 쿠키 만드는 것에 대해 요구된 자원을 가질 수 있다. 몇 가지 평가는 비용 효율적일 수 있는 특별한 테스트 키트를 요구하고 시설들은 사용가능한 오직 몇 가지 도구들을 가질 것이다.

시설이나 제 3의 지불인의 권한. 많은 시설이나 제 3의 지불인들은 모든 클라이언트를 위해 완성되어야 하는 평가 형식과 과정을 가진다. 예를 들어, 재활 시설들은 ADL을 측정하기 위한 FIM(Department of Health and Human Services Centers for Medicare & Medicaid Services, 2006)을 포함하는 IRF-PAI를 사용해야 한다. 만약 클라이언트의 선택된 ADL에 대한 묘사가 FIM의 것과 다르거나 클라이언트가 타당성 변수에 더하여 독립성과 안전성을 다루는 것을 원한다면 작업치료사는 추가 평가를 사용해야 한다. 왜냐하면 FIM 점수의 문서화가 요구되기 때문이다.

단계 6 : 평가도구의 특성을 고려하라.

작업치료사는 이용 가능한 평가에 익숙해야 하고 어떤 과제가 평가에 포함되고, 어떻게 과제가 정의되는지, 정신적인 특성, 수집된 데이터의 유형, 그리고 데이터 수집 방법을 고려해야 한다.

평가된 과제. ADL 이나 IADL 평가에 포함되는 과제들은 클라이언트들의 우선순위에 일관되어야 하고, 효과적 수행의 실무적 정의는 클라이언트들의 욕구에 맞아야 하고 모든 중요성의 변수들을 다루어야 한다. 예를 들어, 많은 평가도구들은 독립성을 측정한다; 하지만 만약 클라이언트들이 또한 짧은 호흡이나 고통을 겪는 것 없이 독립적으로 과제를 완성하고 싶어한다면, 작업치료사들은 독립성 측정과 함께 호흡곤란이나 고통 스케일을 사용하기를 원할 수도 있다.

표준화된 평가 vs 비표준화된 평가. 몇몇 평가들은 **표준화된 평가**가 아니다; 그것은 개인적으로 치료사가 평가를 고안하고 모으기 위한 정보 유형을 결정하거나 병동에서 치료사들이 평가에 대해 그들만의 도구를 발전시킬 수 있다. 비표준화된 평가는 신뢰도, 타당도, 또는 클라이언트의 상태 변화에 대한 민감도와 같은 심리 측정적 속성에 대한 테스트가 부족하다(Lorch & Herge, 2007). 표준화된 평가는 균일한 접근법이 잘 묘사된 것에 의존한다. 설립되어 온 표준화된 평가들의 정신 상태의 확장에는 많은 변수들이 있다. 몇몇의 평가들은 광범위하게 연구해 왔고 도구의 신뢰도와 타당도를 지지하기 위한 넓은 범위의 정신력 측정의 통계를 포함한다. 테스트 도구들의 심리 측정적 속성은 테스트 매뉴얼이나 AJOT와 같은 상호 심사 논문을 통해 출판될 것이다. 가능하다면, 평가를 설립된 심리 측정적 속성과 함께 사용하는 것이 최선이다(Lorch & Herge, 2007).

표준화된 평가 중 **규준 참고검사**와 **준거 참고검사**를 포함하는 다른 유형들이 있다. 평가의 유형들은 25장에서 더 자세히 설명된다. 규준 참고검사의 목적은 검사에서 클라이언트의 수행이 같은 검사에서 다른 사람들과 비교하기 위한 것이다(Kielhofner, 2006). ADL과 IADL평가는 보통 발달 단계, 수행기술, 또는 시지각, 악력, 또는 협응력과 같은 클라이언트 요소에 사용되는 경향이 있는 규준 참고평가가 아니다. ADL과 IADL 평가는 전형적으로 준거에 근거한 것이고, 그것은 수행기준에 대한 클라이언트의 수행을 비교하는 검사이다(Portney & Watkins, 2009). 준거 참고검사는 활동 숙달을 강조하고 다음과 같은 질문들을 다룬다: "클라이언트가 모든 활동들을 수행할 수 있는가?, 서비스를 구할 수 있는가?, 그들만의 지역사회에서 사는 것을 필요로 하는가?". 준거 참고평가는 종종 활동분석을 포함하고, 검사에서 시행하는 구조의 등급은 치료사가 적절하게 맞춤 검사를 허락하는 규준 참고검사에서 보다 자주 더 자유롭다. 예를 들어, 옷입기 평가는 전형적으로 클라이언트가 필요로하고 입기를 원하는, 수행에 영향을 미칠 수 있는 옷들로 시행된다. 만약 환자가 버튼 조정을 관리할 수 있는 능력이 필요하다면,

표 47.1 두 명의 아동에 대한 옷입기 평가로부터의 기술적 정량적 데이터 비교

Aiden	Brody
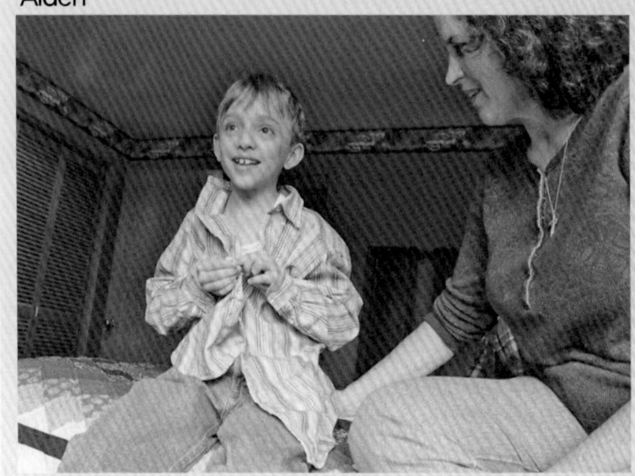	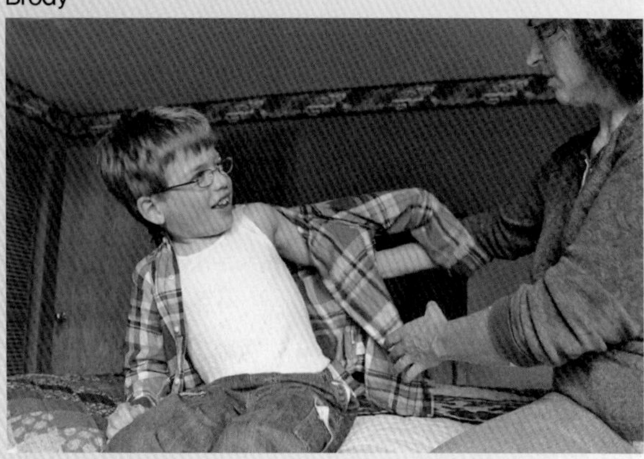
클라이언트 설명	
Aiden은 외상성 뇌손상을 가지고 있는 7살 아동이다. 그의 손상 전에, 그는 스스로 독립적으로 옷을 입는 전형적으로 발달하고 있는 아동이었다.	Brody는 그의 오른쪽 몸에 손상을 입은 뇌성마비를 가진 7살 아동이다. 그의 어머니는 이 평가 전에 그가 옷입는 것을 도와줘왔다.
옷입기 관찰을 통한 기술적 데이터	
• 옷입기를 조작할 때 상지 양쪽의 잘 협응되고 부드러운 움직임 • 적절한 자세 유지와 침대에서 지지없이 앉기. • 균형의 손실 또는 자세 불안정 없이 그의 몸(뒤, 위, 발)의 모든 영역에 뻗음. • 일관성 없고 따라하기 어려운 생각들을 구두로 표현하기 위해 중간 작업을 자주 중단함. • 소매 안팎으로 그의 왼쪽 팔을 가져오기 위해 반복적인 시도(총 5번)를 함. 소매를 오른쪽 밖으로 빼기 위해 구두 지시에 반응하거나 혼자서 수정하려고 시도하지 않음. 치료사는 3번의 구두 단서와 소매에 대한 제스처를 준 후에 소매를 오른쪽 밖으로 꺼냄. • Aiden은 그가 옷입기 과제를 다시 되돌리라는 물음을 받았을 때 그는 위로 비행기가 지나가는 소리를 들었고 비행기에 대해 계속 이야기 했음. • Aiden은 치료사가 물리적으로 그를 침대로 안내하고 그의 한 팔을 소매 안으로 넣을 때 과제를 되돌릴 수 있었음. • 그의 셔츠를 단추 채우라는 물음을 받았을 때, 그는 정렬되지 않은 채로 6개 중에 2개를 완료했음. 그의 셔츠 단추가 잘 채워졌는지 물었을 때, 그는 스스로 내려다보고 "완벽해요"라고 말하고 나서 그가 TV 방으로 가고 싶다고 말하며 방을 갑자기 나갔음.	• 처음 그의 셔츠 소매에 왼쪽 팔(더 강한)을 넣는 것을 시작했음. 처음에 몸의 오른쪽을 옷입기 위해 구두 단서에 즉각적으로 반응했음. • 셔츠의 위치를 잡기 위해 양쪽 상지를 사용할 때 몸통이 흔들림. 치료사는 그가 그의 셔츠를 등 뒤로 건너 당길 때 앞으로 떨어지는 것으로부터 그를 보호하기 위해 Brody의 몸통을 안정화 시켰음. 그는 소매에 닿기위해 충분하게 주위로 셔츠를 가져오지 못했음. 치료사는 셔츠를 옮겼고 그래서 그는 왼쪽 팔에 셔츠를 닿게 할 수 있었음. • 왼쪽 상지의 움직임은 부드럽고 협응이 잘 됨. • 오른쪽 상지 움직임은 최소한이고, 그는 버튼 채우기와 같은 과제를 찾기 위해 그의 손을 사용할 수 없음. 여러 번의 시도들은 왼손으로 아래 세 개의 버튼 채우기를 완료하게 하였고, 치료사는 위의 세 개를 완료해야 했음. • 그의 셔츠를 입는데 15분이 걸림. Brody는 그가 마지막에 "꽤 피곤하다"라고 느꼈다고 보고했음. Brody는 과제를 하는 동안 집중했고, 심지어 그의 남동생이 방에 들어왔다가 나갔을 때에도 집중했음. • Brody는 계속해서 설명서를 따랐고 방법에 따라 마주한 문제들을 해결하는 것을 돕기 위해 다섯 번의 시도를 하게 했음. • 그가 내일 과제를 시도할 때 첫 번째로 그가 옷 입을 팔을 요청 받았을 때, Brody는 "나의 오른쪽 팔"이라고 답했음.
Wee FIM에 근거한 정량적 데이터	
상지 옷입기 = 4	상지 옷입기 = 4

비록 환자에게 그것이 어려울지라도 평가에서 그것은 포함되어야 한다; 하지만, 만약 많은 해동안 버튼이 있는 의류들을 입지 않아왔다면, 버튼을 조정할 수 있는 능력을 평가할 이유가 없다.

기술적 vs 정량적 데이터. 몇몇 비 표준화된 평가는 기술적 접근을 사용한다; 그것은 클라이언트의 활동 수행의 핵심적인 특성들이 관찰되고 클라이언트나 보호자의 설명을 통해 얻어지는 것이다. 클라이언트들의 상태는 그들의 수행을 간단히 묘사함으로써 문서화된다. 정량적 ADL과 IADL 측정은 여러 행동을 관찰하고 보고하는 전향자인 스케일을 사용한다. 표준화된 정량적 측정은 도구가 재평가에 사용될 때나 시설에서 다양한 치료사들이 있을 때 더 신뢰할만한 평가를 하게하는 평가를 완성하고 있는 개인을 위한 설명들을 포함한다. 예를 들어, 중등도 도움이라는 용어는 다양한 방법으로 해석될 수 있지만, 만약 접촉하는 것보다 더 많은 도움이 필요하거나, 50%에서 74%의 노력사이에서 확장시키는 것으로써 정확히 묘사된다면, 그 도구를 사용하는 치료사들 사이에서는 더 나은 동의가 있을 것 같다. 많은 관찰되는 행동을 감소시키는 것은 또한 문서화에서 데이터를 보고하는 것에 대해 그것을 효율적으로 만든다. 그러나, 기술적 데이터의 손실은 독자가 클라이언트의 제한에 대한 명확한 이해를 얻는 것을 어렵게 만들 수 있다. 종종, 문서화는 클라이언트의 수행에 대해 더 포괄적인 그림을 제공하기 위해 몇몇 기술적 데이터에 의해 동반되는 정략적 데이터를 포함한다. **표 47.1**에서 보여지는 짧은 사례는 두 가지의 사례들로부터 기술적 그리고 정량적 데이터를 비교한다.

과정이 치료에서 만들어질 것인지 아닐 것인지를 결정하는 것을 필요로 하는 클라이언트의 기본적 상태를 문서화하기 위해 기술적 데이터를 사용하는 것은 가능하다; 하지만 이것은 어렵고 시간을 낭비할 수 있다. 예를 들어, 만약 Aiden과 Brody의 작업치료사들이 **표 47.1**에서와 같이 모든 ADL과 IADL의 상태를 문서화 시켜야 한다면, 평가 보고서는 읽고 쓰기 위해 다량의 시간이 걸릴 것이다. 추가적으로, 서술적 데이터를 문서화 하고 있는 작업치료사는 관찰과 임상적 판단(관찰에 대한 주관적 해석) 사이에서 구별하는 것을 매우 주의해야 한다. **표 47.1**에서 목록화된 서술들은 관찰이다. 임상적 판단의 서술은 해석이고 다양한 타당할 것 같은 해석들은 더 많은 추관적 관찰로부터 만들어질 수 있다. 예를 들어, 작업치료사는 Brody가 균형에 개입하는 약한 몸통 근육들을 가진다고 결론지을 수 있다. 이 결론은 관찰로써가 아니라 가설로써 나타나야한다; 왜냐하면 옷입기 동안 균형을 유지하기 위한 Brody의 불능은 그가 한쪽으로 떨어지기 시작할 때 감지할 수 있는 그의 능력과 함께 개입하는 손상된 전정과 고유수용성 감각 입력과 같은 다른 요소들을 할 예정일 수 있다.

정량적 방법들은 비록 그것이 적절한 정보와 함께 독자들에게 제공할 수 있지만, 과정을 문서화하기 위한 더 효율적인 방법을 제공한다. 예를 들어, Aiden과 Brody가 비록 Wee FIM에서 같은 정량적 점수를 가졌지만, 서술적 정보는 독자에게 매우 다른 문제점들을 강조하고 있다는 것을 보여줄 수 있다. 작업치료사들은 그들의 평가와 치료를 지지하기 위해 몇가지의 핵심적인 서술적 데이터를 문서화 할 수 있다. 하지만 대부분 서술적 관찰들은 치료를 계획하기 위해 치료사에 의해 간단히 사용된다. 반면에 정량적 데이터는 문서에서 기록된다(Gateley & Borcherding, 2011). 많은 정량적 ADL 스케일은 이용 가능하지만, 이것은 작업치료사가 몇가지 IADL에 대한 표준화된 문서들을 찾기에는 어려울 수 있다. 그래서 서술적 접근 또한 정량적 수치가 존재하지 않아도 선택된 과제의 평가에 대한 합리적인 선택권을 제공한다.

보고된 vs 관찰된 수행. ADL과 IADL 수행에 대한 데이터는 보고서나 직접적인 관찰을 통해 모아질 수 있다. 수행에서 클라이언트의 능력들과 제한점들에 대한 보고된 데이터는 클라이언트, 보호자, 그리고/또는 도다른 건강 전문가로부터 모아질 수 있다. 작업치료사는 ADL과 IADL 수행에 대한 질문들을 제기한다. 질문하는 방법은 인터뷰나 질문지 각각을 사용하여 구두로 또는 서면 양식으로 시행될 수 있다. 비록 질문하는 것이 자주 마주한 채로 행해지지만, 그 중 양식은 신체적 상호작용 없이도 가능하다. 인터뷰는 전화를 통해서 시행가능하다. 질문지는 클라이언트가 약속을 위해 기다리고 있는 동안 완성되거나 세션 이전에 우편으로 보내질 수 있다. 보고서를 통해 데이터를 모으는 것은 비공식적으로 행해질 수 있다; 치료사는 요청받는 질문지와 모아지는 실제 데이터 또는 COPM(Law, Baptiste 등, 2005), 작업 자가평가(Baron, Kielhofner, Iyenger, Goldhammer, & Wolenski, 2006), 또는 아동 작업 자가평가(Keller, Kafkes, Basu, Federico, & Kielhofner, 2005)와 같은 표준화된 도구들을 발전시킨다. 비록 자가보고가 ADL과 IADL을 측정하기 위한 효율적인 방법이지만, 이것이 실제 수행에서 항상 일관되지는 않는다(Brown 등, 1996; Goverover, Chiaravalloti, Gaudino-Goering, Moore, & DeLuca, 2009; Hilton, Fricke, & Unsworth, 2001; Rogers 등, 2003); 그리고 작업치료사는 질문에서 클라이언트의 정확성이 있을 때 평가에 근거한 선택된 수행을 해야 한다. 추가적으로, 자가 보고와 측정에 근거한 수행을 통한 선택된 ADL 또는 IADL에 관해 데이터를 모으는 것은 그 또는 그녀의 장애의 영향에 관한 클라이언트의 자가 인식의 정확성에 대한 가치 있는 통찰력과 함께 작업치료를 제공할 수 있다.

몇몇 상황에서, 클라이언트들은 그들 자신만의 이익에 대해 반응할 수 없을 지도 모른다. 예를 들어, 그들은 질문하는 것에 있어서 신체적으로 너무 아프거나 기분이 우울해지고 또는 그들이 인지적 결함 때문에 그들의 문제점에 대해 부족한 통찰력을 가질수도 있다. 이 상황에서, 보호자나 다른 대리인들은 클라이언트를 대신하여 답하기 위한 질문을 받을 수도 있다. 보호자나 대리인들로부터 얻어진 정보의 유용성은 클라이언트의 ADL과 IADL과 함께 그들의 친숙함에 달려있다. 예를 들어, 만약 보호자 또는 대리인이 실제로 최근에 클라이언트가 목욕하는 것을 관찰하지 않았다면, 이 사람이 목욕하기에 대해 주는 정보는 수행의 구체적 지식보다 더 개인의 견해에 근거할 수 있다. 게다가, 보호자들과 대리인들의 보고하는 경향에서 알려진 편견이 있다. Cohen-Mansfiel와 Jensen(2007)은 다른 사람 각각의 자가 관리 실행에 대한 배우자들의 인식의 정확성을 검토했고 배우자들이 "정확하게" 동의된 것이 시간의 58%라는 것을 찾았고 시간의 75%가 "거의/부분적 동의"를 가졌다. 비록 차이점의 정도가 작았지만, 발작 후 사람들의 가족 대리인들은 그들의 가족 구성원이 자가 보고서 비교했을 때 더 많은 장애로써 보고했다(Cafod-Artal, Trizotto, & Moreira, 2009). 보호자들과 대리인들은 독립성, 안전성, 그리고 일탈적인 활동 행동들과 같은 평가변수를 순조롭게 관찰할 수 있다. 하지만 몇 가지 평가변수에 대해 클라이언트들은 오직 적절한 응답자들이다. 예를 들어, 가치들, 수행에 대한 만족, 그리고 고통과 관련한 활동은 주관적이다; 그리고 이 변수들에 대한 지표들은 다른 이들이 관찰하기 어렵다.

자가 보고나 보호자의 보고에 의존하는 평가들은 많은 수의 활동들이 적은 양의 시간에서 질문할 수 있기 때문에 활동 제한에 대한 선별을 위해 특히 유용하다. 질문하는 것은 또한 일상의 취미 - 그것은 클라이언트가 기본적 일상에서 자주 하는 것 - 에 대해 정보가 필요할 때 또는 클라이언트들의 ADL과 IADL 경험에 대해 알기 위해 선택의 데이터를 모으는 방법이다. 그러나 보고하는 것은 중재의 목적에 대한 한계점들을 평가함에 있어서 덜 유용하다. 왜냐하면 클라이언트들은 충분한 세부사항에서 문제가 있는 활동들의 구성요소들을 겨냥하기 위해 그들의 한계점들을 묘사할 수 없을 수도 있기 때문이다.

평가 데이터는 또한 치료사에게 클라이언트가 과제를 어떻게 수행하는지에 대한 더 많은 정보를 주는 ADL과 IADL의 직접적인 관찰을 통해 모아질 수 있다. 하지만 수행의 관찰은 더 많은 시간과 물질적 자원들을 요구하고 그러므로 더 돈이 많이 든다. 수행의 직접적인 관찰은 비표준화된 방법에서 또는 표준화된 평가의 사용을 통해 행해질 수 있다. 종종 제 3의 지불인 또는 제한된 자금에 의해 시행되는 실행 세팅의 제한은 평가를 위해 작업치료사가 이용 가능한 시간에서 제약이 있을 수 있다. 작업치료사들은 클라이언트와 관련한 정보를 제공할 ADL과 IADL 평가들을 선택함에 있어서 전략적이어야 하고 치료사들이 치료에서 다뤄질 모든 의미 있는 ADL과 IADL을 관찰할 필요가 없도록 다른 과제들을 일반화 할 수 있다. 예를 들어, 만약 클라이언트가 보행기를 사용하는 동안 음식과 요리 장비를 안전하게 옮기지 못하기 때문에 요리에서 도움을 요구한다면, 작업치료사는 같은 클라이언트가 세탁 또한 과제 물건들의 이동을 요구하기 때문에 세탁함에 있어서 도움을 요구할 수행을 관찰해야 하는 것 없이 합리적으로 투영할 수 있다.

선택된 표준화된 ADL과 IADL 평가들은 **표 47.2**와 **표 47.3**에 목록화 되어있다. **표 47.2**에 포함된 ADL 평가들은 손쉽게 이용 가능하고 각각은 흔히 실행(예시, FIM) 또는 연구(예시, 바델 지수)에서 사용되거나 평가에 독특한 접근을 제공한다. 예를 들어, 독립적 삶 스케일은 시작 과제를 측정한다(Ashley 등, 2001). 각각의 평가들을 사용하는 학습에 대한 정보는 또한 제공된다. 선택된 IADL 도구들은 많은 활동들을 포함한다. 더 많은 ADL과 IADL 평가들은 **Box 47.1**에서 목록화된 자원들에서 발견될 수 있고 더 많은 광범위한 평가들의 목록은 부록II에서 발견될 수 있다.

단계 7 : 최적화의 일상생활활동과 수단적 일상생활활동 도구들을 선택하기 위해 단계 1부터 6까지에서 부터의 정보들을 통합하라.

평가의 목적과 클라이언트의 우선순위를 설립하고 클라이언트와 관련된 상황적 특징들에 대한 몇 가지 예비 정보들을 모은 후, 평가도구들은 클라이언트 중심으로 선택되고, 적절한 데이터를 산출하고, 신뢰할만하고 타당하며, 관리하기 위해 타당하다. 작업치료사들은 선택과 평가의 사용, 예를 들어, 도구의 신뢰도와 임상적 상황에서 주어진 타당도에 관한 증거들을 고려함으로써 최선의 실행에 참여해야 한다. 평가에 근거한 증거에 대한 추가적인 고려사항들은 표준화된 평가들의 사용을 통해 실행에서 증거를 두는 것에 대해 "증거 해설" Box에서 논의된다. 아마도 최선의 데이터를 모으는 전략은 클라이언트들의 활동 능력과 제한점들의 최고 프로파일에 대한 데이터의 집중성에 의존하는 방법과 자원들의 결합을 사용하는 것이다.

클라이언트의 능력과 제한점들의 전반적인 프로파일을 제공하기 위해, 클라이언트들의 우선순위를 이해하기 위해, 그리고 면밀한 평가를 요구하는 활동을 목표로 하기 위해 접근하는 질문들과 함께 평가를 시작하는 것은 종종 가장 효율적이다. 질문하는 것은 관찰하는 평가에 의해 따라온다. 만약 관찰하는 평가가 클라이언트의 활동 수행능력에 대한 추가적인 질문을 한다면, 평가계획은 더 많고 다른 데이터를 모으기 위해 수정될 수 있다.

ADL과 IADL 의 효율적인 평가를 계획하는 것은 더 일찍 묘사된 단계들을 따르는 예시 사례 연구에 의해 가장 잘 쓰인다.

평가 시행: 데이터 모으기, 임상적 관찰, 그리고 가설 생성

데이터 모으기와 임상적 관찰

일단 작업치료사들이 평가계획을 하면, 그들은 그것을 수행해야 한다. 이전에 묘사된 배려심 있고 의도적인 적절한 평가의 선택은 데이터 모으기가 부드럽게 행해짐에 있어 핵심적이다. 평가의 실제 실행에 대한 추가적인 고려사항은 거의 논의를 정당하게 만들지 않는다. 평가를 행하고 있는 작업치료사는 다음을 따라야 한다.

- 평가계획들을 이행하기 위해 필요한 모든 장비와 물품들을 모아라. 평가세트를 확실히 하는 것은 완성시키고 조직화하며 클라이언트들의 개인적 물건들을 포함한 필요로 한 장비와 물품들이 이용 가능하다(예, 집으로부터의 옷). 초보 치료사들은 모든 것이 이용 가능하고 작동하는 것을 확실하게 하기 위해 필요한 물품들의 목록을 만드는데 이것이 도움이 될 것이라고 생각할 것이다.
- 하루 중 가장 환경적으로 한가하고 가장 적절한 시간에 평가세션을 계획하라. 예를 들어, 입원환자 재활센터에서 클라이언트는 이것이 바쁜 병동에서 커튼을 쳐서 나눠진 영역에서 보다 그 또는 그녀의 방에서 옷입기 위해 더 편하다고 생각할 것이다. 그리고 이것이 아침 일찍 옷입기에 더 의미 있고 동기부여가 된다고 생각할 것이다.
- 클라이언트들 사이에서 대단히 다를 수 있는 겸손에 대한 개인의 욕구를 위해 세심해져라. 많은 ADL은 옷입기, 목욕하기, 화장실 이용을 포함한 전형적으로 혼자 행해지는 개인적 과제들이다. 성적 활동에서 잠재적 손상에 대한 평가는 ADL 평가들에서 포함되어야 하지만 세심함과 함께 다뤄져야 한다.
- 최적화된 사회적 상황을 조직화하라. 예를 들어, 치료사는 인터뷰를 하는 동안 클라이언트의 능력과 욕구에 대한 그들의 관점들을 얻기 위해 가족 구성원들이 존재하길 바랄 수도 있다. 반면에 여러 가족 구성원들이 요리하기의 평가에 근거한 수행을 관찰하는 것은 클라이언트에게 방해가 될 수 있고 평가과정과 함께 해석될 수 있다.
- 데이터를 기록하기 위한 적절한 도구들을 가져와라. 잘 계획된 평가세션은 클라이언트에 대한 많은 정보들을 드러낼 것이다. 표준화된 검사는 종종 데이터를 기록하기 위한 양식에 따른다. 시설들은 전형적으로 그 세팅에서 수행되는 평가를 사용하는 데이터를 기록하기 위한 양식을 가질 것이다. 치료사는 또한 관찰과 관련된 것들을 적기를 원할 수도 있다. 예를 들어, 클라이언트가 머리 위로 셔츠를 입을 때 어깨 통증에 불평하거나 클라이언트의 식료품 목록이 주로 영양분이 없는 음식들을 포함했다는 것을 기록하는 것이다. 가능하다면, 치료사들은 평가 레포트를 나중에 완료하기에 필요한 시간을 감소시키기 위해서는 시설에 기초한 문서양식이나 전자양식에 곧장 기록해야 한다.

평가를 하는 동안, 치료사가 다음과 같은 과정들을 통해 그들 스스로에게 묻는 질문에 의해 누명을 쓸 수 있는 중요한 관찰에 치료사는 참여해야 한다 :

- 관찰되거나 보고되고 있는 작업수행 결함의 원인은 가능성을 강조하는 것 중 무엇인가? 예를 들어, 다양한 다른 요소들은 상지 약화와 손상된 관절가동범위(ROM), 저하된 협응력, 감소된 선 자세에서의 균형, 또는 클라이언트의 키가 닿지 않는 곳에 옷 막대를 포함하는 그 또는 그녀의 옷장에서 옷에 손을 뻗는 클라이언트의 능력을 제한할 것이다. 클라이언트가 옷장으로부터 옷들을 가져오려고 시도하는 것처럼 만들어진 관찰은 **그림 47.1**에서 보여주고 있는 것처럼 무해한 치료 결정을 하게 함으로써 치료사들을 도울 근본적인 원인들에 대한 단서를 제공할 수 있다.
- 처음 평가로부터의 데이터에 기초한 처음의 평가계획에서 만들어져야 하는 변화는 무엇일까? 예를 들어, 요리하기 평가는 클라이언트의 처음 상호작용 동안 분명하지 않은 경한 인지결함이 드러날 수 있다. 그래서 작업치료사는 평가계획에 인지평가를 추가할 것이다.
- 수집된 평가 데이터에 불일치하는 것들이 있는가? 불일치들은 분명히하고 조화시켜야 하며 클라이언트의 ADL과 IADL 제한의 원인에 가치 있는 통찰력을 제공할 수 있다. 예를 들어, 치료사는 클라이언트가 침대에서 휠체어로의 이동을 이행할 수 있는 수행검사를 통해 확인할지도 모르지만, 클라이언트는 그가 할 수 없다고 주장할 것

사례 연구 47.1 병적인 비만과 호흡 곤란을 가진 클라이언트의 평가

Mrs. Howard씨는 병적 비만의 병력을 가진 59세의 여자이다(그녀는 키가 5피트 이고 몸무게는 1,376 파운드 이다). 그녀는 일반 의약품에 반응하는 알레르기 반응으로 호흡에 2차적으로 어려움이 있어 입원했다. 그 후 그녀는 호흡정지를 겪었고 기관 절개술과 기계 환기를 요구했다. 그녀는 6주 후에 인공호흡기를 떼었고, 보충할 산소를 두었다. 그녀는 오른쪽 발의 쳐짐이 생겼고, 두 번째로 종아리 신경 압박이 그녀의 연장된 장기요양 동안 발생했다. 급성 관리에서 2개월 후에, Mrs. Howard씨는 그녀가 ADL과 IADL을 훈련할 작업치료와 이동 훈련을 위한 물리치료에 참여할 재활병동으로 옮겨졌다. 그녀는 입장에서 모든 ADL과 IADL 영역에서 의존적이었고 그녀의 처음 입원기간 후 6개월 동안의 그녀의 퇴원 전에 기능면에서 상당한 것을 얻게 하였다. 퇴원에서, 그녀는 짧은 거리를 롤링 워커와 오른 발에 버팀대를 사용하여 독립적으로 걷고 있었다(50피트 까지). 그녀는 지역사회로 나가는데 제한된 것을 위해 추가의 넓은 휠체어를 가졌다(예시, 의사의 약속). 하지만 의자는 그녀의 집과는 맞지 않았다. 그녀는 계속 보충할 산소가 필요했고 기관 절개술 관리와 흡인에서는 독립적이었다. Mrs. Howard씨는 숙련된 간호, 영양상담, 가정에서의 건강 보조(일주일에 3번, 각각 2시간씩), 물리치료, 작업치료를 포함하는 집에 기초한 서비스를 권유받았다.

■ **작업 프로파일**

Mrs. Howard씨는 30년동안 그녀의 남편과 살아왔다. 그는 풀타임으로 일했지만 그가 집에 있을 때는 그녀를 기꺼이 도와주고 신체적으로도 가능했다. 그와 그녀는 그 지역에 사는 2명의 아이들과 2명의 학령기 손주들이 있었다. 입원 전에 그녀는 ADL과 IADL에서 독립적이었다. 그녀는 이전에 요리하기, 가벼운 가사일, 그리고 세탁하기 담당이었다. 그녀는 공공 도서관에서 일주일에 20시간씩 일했다. Mrs. Howard씨는 그녀가 점심이나 쇼핑, 특히 벼룩시장에서 바겐 세일을 할 때 만나는 여러 명의 가까운 친구들이 있었다. 그녀와 그녀의 남편은 또한 근처 시내에서 그들의 손주들의 스포츠 행사에 자주 참석했다. 따르고 있는 고려사항들은 Mrs. Howard씨가 적절한 ADL과 IADL 평가들을 선택하기 위해 사용되었다 :

1. **평가의 전반적인 목표를 확인하라.** 주요한 목적은 작업치료 중재를 계획하고 감독하기 위함이다. 그래서 기본 데이터는 목표를 향한 과정을 결정하는데 효과적이어야 한다.
2. **클라이언트에게서 그들의 욕구, 흥미, 그리고 ADL 그리고/또는 IADL의 인식된 어려움을 확인하라.** Mrs. Howard씨의 주요한 목표는 ADL, IADL 그리고 여가에서 그녀의 독립성을 다시 얻는 것이다. 그녀는 그녀의 남편에게 짐이 되는 것에 대해 걱정했기 때문에 우선순위로써 운전하기를 포함하는 ADL과 IADL을 확인했다. 그녀는 그녀의 가장 큰 어려움이 하지의 ADL(닿을 수 없음)과 모든 IADL(피로, 짧은 호흡, 제한된 뻗기, 그리고 이동)이라고 보고했다. 그녀는 잦은 의료 약속을 가졌고 지방에서 살았으며, 그녀는 약속장소까지 왔다갔다 하는데 다른 이에게 의존하는 것을 싫어했다.
3. **활동들이 기능을 다하여 정의되도록 클라이언트의 관련된 활동들을 더 멀리 탐색하라.** Mrs. Howard씨가 확인했던 그 "문제 활동들"은 짧게 더 많은 세부사항을 위해 논의된다. ADL은 그녀가 오른쪽 발에 입고있는 버팀대를 제외하고, 전형적인 방식으로 완성되었다. 그녀는 성생활이 현재 우선순위가 아니라고 했지만 그녀는 일단 다른 ADL에서 독립성과 충분한 에너지를 얻으면, 이것을 나중에 다루기를 원한다. Mrs. Howard씨의 IADL 우선순위들은 다음을 포함했다 :
   - 안방에서 부엌까지 세탁물 이동하기(세척기 위로 세탁물 넣기)와 건조시키기 위해 빨래줄 밖으로 꺼내기(건조기 없이).
   - 냉장고, 오븐, 가스레인지, 요리 그릇들, 식기세척기, 그리고 개수대에 접근하는 것을 포함한 완성된 저녁 요리하기. 저녁 예시는 생선, 구운 감자, 완두콩 찜, 샐러드를 포함할 것이다.
   - 그녀의 미니 벤을 타고 운전하기.
   - 지하실을 제외하고 재정관리와 컴퓨터를 사용하기 위한 가정 사무실, 린넨 옷장, 등을 포함하는 그녀의 집 단층의 모든 영역에 접근하기.

   추가적으로, Mrs. Howard씨는 시기적절한 방법으로 ADL과 IADL을 완료하는 능력과 피로나 짧은 호흡 없이 활동을 지속할 수 있는 능력을 얻는 것을 포함하는 정확한 변수를 보고했다.
4. **작업수행 그리고/또는 평가과정에 영향을 주는 클라이언트 요소를 측정하라.** Mrs. Howard씨의 기능을 제한하는 주요 문제점은 그녀의 뻗기와 움직임 능력을 제한하는 비만과 피로와 호흡곤란에 의한 것이다. 인지와 지각은 그녀의 재활 기록과 처음 인터뷰의 검토에서 기능적으로 방해되는 요소가 나타나지는 않았다.
5. **평가에 영향을 주는 상황적 특징들을 확인하라.** 평가과정을 지지하는 상황적 특징들은 다음을 포함한다 :
   - 평가는 Mrs. Howard씨의 집에서 시행했고, 자연스러운 환경의 이점을 제공한다.
   - 집까지 경사로가 있었고, 이것은 마당과 진입로로 접근한다.
   - Mrs. Howard씨는 그녀가 되돌아가기를 바라는 과제의 수행을 지지할 모든 과제들에 다년간의 경험을 가졌다.

   평가과정에서 장애물이 있는 상황적 특징들은 다음을 포함한다 :
   - 집에서 잠재적 안전성의 문제를 나타내고 움직임과 접근을 제한하는 것들을 집어넣어라.
   - Mrs. Howard는 산소에, 침실이 있는 곳에 있었고, 그녀의 비강에 연결된 매우 긴 튜브도 있었다. 그래서 그녀는 집주변으로 그녀가 움직일 때 튜브하는 것을 관리해야 했다.
   - 일주일 동안 평가가 이루어졌고, 치료사는 클라이언트와

사례 연구 47.1 병적인 비만과 호흡 곤란을 가진 클라이언트의 평가 (계속)

일대일이었다. 클라이언트의 몸무게는 새로운 과제를 시도할 때 Mrs. Howard씨를 보호하기 위해 도움을 주지 않았던 치료사에게 잠재적 안전성 문제점을 나타내었다.

- Mrs. Howard씨는 작업치료평가가 한번의 방문에 완료되기를 요구하는 민간보험을 가졌다.

6. **평가도구의 특징을 고려하라.** 이 단계는 단계 7의 논의에서 포함된다.
7. **최적화된 ADL과 IADL평가도구를 선택하기 위해 단계 1부터 6까지의 정보를 통합하라.** 한 번 방문의 시간 제약(대략 60–75분)은 평가가 선택되는데 중요한 영향을 미친다. 작업치료사는 다음 고려사항들에 근거한 COPM으로 시작하기로 결정했다 :
   - COPM은 확립된 심리측정적 특성을 가졌고 ADL과 IADL, 그리고 여가를 평가했다(Law, Baptiste 등, 2005).
   - COPM은 자가 보고에 의존했지만, Mrs. Howard씨는 인지적으로 온전했고 지난 4개월 동안 그녀의 장애로 살아가는 것을 배워왔다. 자가보고 형식 중 한 가지 이점은 어떠한 안전 위험도 제시하지 않는 것이다. 예를 들어, 작업치료사가 기본적인 수행과 그녀의 차를 운전하는 것(밖으로 나갔다가 들어오는 것을 포함)에 대한 Mrs. Howard씨가 혼자 과제를 시도하는 것 없이 만족도 등급을 얻는다.
   - Mrs. Howard씨는 그녀의 남편에게 짐이 되는 것에 대해 스트레스를 느끼고 있다고 했다. COPM은 Mrs. Howard씨와 작업치료사가 보호자의 짐을 감소시킬 ADL과 IADL을 우선순위로 하는 것을 도울 것이다.
   - COPM은 Mrs. Howard씨가 확인했던 적절성의 변수들의 몇 가지를 반영하는 반쪽 측정을 포함한다(예시, 만약 그녀가 독립적으로 옷을 입을 수 있으나 45분이 걸린다면, 그녀는 낮은 만족도 점수를 줄 것이다).
   - COPM은 약 20분 안에 완료될 것이다.

COPM 후에, 작업치료사는 이동, 하지 옷입기, 그리고 치장하기의 하위항목들을 가지는 FIM을 선택했다. 다른 하위항목들은 그들이 Mrs. Howard씨가 어렵지 않다고 보고한 활동들(영양공급, 화장실 이용, 그리고 상지 옷입기)이거나 시간 제약(예시, 목욕하기) 때문에 관찰되지 않았다. FIM은 다음과 같은 이유로 인해 적정한 측정으로써 확인되었다 :

- Mrs. Howard씨는 그녀가 하지 옷입기와 침대에서 나가기(FIM에서, 이동은 바로누운 자세에서 시작하여 휠체어를 사용하지 않는 사람들에게 서 있는 것으로 끝난다.) 위해서는 신체적 도움을 요구한다고 보고했다. 그리고 스케일은 과정을 문서화하기 위해 신체적 도움의 단계에서 적절한 세심함을 가진다고 믿는다.
- FIM은 하지 옷입기 측정에서 클라이언트 기기들을 포함했고, Mrs. Howard는 그녀의 버팀대가 재활병동에 있는 동안 숙지하기 어려운 것 중 하나였다고 보고했다.
- 작업치료사는 재활병동으로부터 퇴원 FIM 점수를 가졌고, 그래서 병동에서의 수행은 수행에서 집 환경의 영향을 검토하고 중재를 위해 문제 해결함에 있어서 도움을 줄 수 있게 같은 도구로 집에서 수행한 것과 비교될 것이다.
- 이 과제들은 25분 안에 모두 완료될 것이다.

두 가지의 추가적인 변수 측정들은 FIM을 보충하기 위해 사용되었다. 하지 옷입기와 치장하기는 추가적인 평가시간 없이 요구될 것이다. 호흡곤란은 각각의 세 개의 하위 과제들 후에 0= “호흡곤란이 없음”, 50mm = “중등도의 호흡곤란”, 그리고 100mm = “심각한 호흡곤란”인 100mm 시각적 아날로그 스케일을 사용하여 측정되었다(Lansing, Moosavi, & Banzett, 2003). Mrs. Howard씨는 가장 그녀의 호흡곤란을 잘 나타내는 선에 표시를 해두라고 요청 받았다. 호흡곤란 스케일의 완성은FIM에게 허락되는 25분까지 맞추고 거의 추가적인 시간을 요구하지 않았다.

이 점에서, Mrs. Howard씨는 비록 작업치료사가 평가에서 IADL의 몇가지 관찰을 포함하기를 원했지만 휴식을 필요로 했다. Mrs. Howard씨가 휴식을 취하는 동안, 치료사는 Mrs. Howard씨의 옷입히는 사람, 옷장, 개인적 컴퓨터, 주방 가구들, 그리고 수납장을 포함하는 집에서 다양한 핵심 영역들에 대한 공식적인 급근 가능한 평가를 하기 위해 보행기를 사용했다. 작업치료사는 또한 Mrs. Howard씨의 더 접근 가능한 환경을 만들 제안들의 모록을 만듦으로써 몇 가지 중재를 시작했다. 치료사는 그녀가 환경을 수정하고 더 효율적인 치료 세션을 만듦으로써 친구 또는 가족 구성원을 요청할 수 있게 하기 위해 Mrs. Howard씨의 추천서들을 검토했다. Mrs. Howard 씨의 비공식적인 환경 평가와 검토는 15분 안에 완료될 수 있었다.

이 시점에서, Mrs. Howard씨와 그녀의 작업치료사는 처음 평가까지 1시간 동안 있었다. 치료사는 Mrs. Howard씨가 간단한 요리하기 과제를 하는 것을 관찰하기를 원했고 또한 보행기 접기와 보관을 포함하여 그녀의 차를 타고 내리는 것을 함으로써 운전하기를 되돌리지 위해 그녀의 잠재성을 평가하기를 원했다. 하지만, Mrs. Howard는 피곤해 했고 15분은 2가지 과제에서 모두 충분하지 않았다. 치료사의 두가지 과제의 다양한 욕구에 대한 빠른 분석은 그려가 주방 과제의 비표준화된 평가를 가진 세션을 결정하도록 하였다. Mrs. Howard씨는 중요한 단계적 증대를 요구하는 미니 벤을 가졌다. 그녀의 더 가벼운 활동과 그녀의 크기에 대해 안전하게 보호할 누군가에 대한 걱정들과 함께 피로의 단계를 고려하여, 작업치료사는 Mrs. Howard씨가 다른 세션을 따르는 자동차 평가를 차 한 잔 만들기로 하기로 했다. 주전자는 그것을 회복하는 그녀의 능력을 평가하기 위해 낮은 수납장에 놓여졌다. 차는 카운터 위 수납장에 있었다. 치료사는 서술적 데이터를 모았고 과제의 시간을 맞췄으며 완성시에 호흡곤란을 측정하기 위하여 시각적 아날로그 스케일을 사용했다. 과제는 10분 이하로 걸렸다. 평가 후에, Mrs. Howard씨는 그녀의 차 한잔을 즐기기 위해 그녀의 가장 좋아하는 의자로 가서 자리를 잡았다.

표 47.2 선택된 ADL과 IADL 도구들의 요약

이름	다루는 영역	대상	방법/점수화	평가를 사용하기 위한 학습
일상생활 활동중심의 작업기반 신경행동 평가(A-ONE)	영양공급, 옷입기, 치장하기 및 위생관리, 이동하기 및 움직임, 그리고 의사소통	중추신경계 장애를 가진 16살과 그 이상	ADL 관찰; 순서 척도 사용	신뢰도를 점수화하도록 요구되는 훈련(Arnadottir, 1990, 2011).
일상생활의 기술과 자원의 평가(ALSAR)	11개의 IADL 기술들	성인	안내하는 질문으로 인터뷰; 3점 순서 척도 사용	Williams 등(1991); Hilton 등(2001); Kuo 등(2007); and Clemson, Bundy, Unsworth, and Singh(2009)을 포함하는 출간된 참고문헌을 사용한 자가 연구.
운동, 처리기술 평가(AMPS)	교정된 ADL과 IADL의 100 이상 활동들; 클라이언트와 치료사는 평가를 위해 2-3개를 선택한다.	아동(〉2세)과 성인	수행검사를 위한 2-3가지 과제를 확인하는 인터뷰; 16개의 운동 기술(예시, 뻗기, 들어올리기)과 20개의 절차 기술(예시, 시작하기, 찾기)를 점수화한 활동들; 4점 순서 척도 사용	훈련이 요구됨. 점수화 소프트웨어와 오직 코스를 통해서만 이용 가능한 요구되는 평정자 교정. 코스 정보와 많은 참고 목록은 AMPS 프로젝트 구제적 웹사이트로부터 이용 가능하다: http://www.ampsintl.com
바셀지수	10개의 ADL 기술들	성인	각각의 항목은 10 또는 15점 척도로 점수화된다; ADL수행 전체범위는 0-100까지.	검사를 위한 평가항목과 지침서는 http://strokecenter.org/trials/scales/barthel.html 에서 찾을 수 있다.
캐나디안 작업수행 평가(COPM)	세 가지 영역으로 분류된 활동들: 자가관리(ADL과 몇몇 IADL), 생산성(몇몇 IADL과 직업), 여가	아동과 성인	반구조화된 인터뷰를 사용한 자가 보고; 클라이언트에 의해 확인된 문제점들은 충요성을 위해 점수화된다(1-10점 척도); 5가지 가장 중요한 문제점들은 수행도와 만족도 둘 다 점수화한다(또한 1-10점 척도).	자가 안내 훈련은 설명서(Law 등, 2005)와 COTA(www.caot.org)로부터의 DVD/비디오를 통해 이용 가능하다.
기능적 독립 척도(FIM™)	18개의 활동들, 13개의 ADL 과제, 의사소통과 사회적 인지와 관련한 5가지(IADL 과제 아님)	청소년과 성인	훈련된 관찰자에 의한 관찰; 7점 순서척도, 활동을 완성하기 위해 클라이언트에 의해 필요해지는 도움의 양 등급화 사용	훈련은 평가자 간의 신뢰도에 대해 추천되어진다. 훈련은 종종 고용주들에 의해 제공된다. 도한 의학 재활의 획일적 데이터 시스템으로부터 이용 가능하다 : http://www.udsmr.org
일상생활 독립 척도(ILS)	6개의 ADL 과제, 10개의 IADL 과제; 또한 시작과 일탈적인 과제 행동을 포함하는 과제의 환경에서 행동을 점수화한다.	외상성 뇌손상을 가진 청소년과 성인	일주일 과정 동안 관찰(시작과 일탈적인 과제 행동들을 측정하는데 필요함); 데이터는 다른 팀 구성원들에 의해 보충될 것이다.	검사를 위한 지침서들은 Ashley 등(2001)에서 이용 가능하다. ILS 양식과 인반적인 정보는 명목상의 요금으로 구매될 수 있다. http://www.neuroskills.com/cgi-bin/store/CNSstore.cgi?user_action=detail&catalogno=cns00065

표 47.2 선택된 ADL과 IADL 도구들의 요약 (계속)

이름	다루는 영역	대상	방법/점수화	평가를 사용하기 위한 학습
수단적 일상생활 평가 (IADL Scale)	8개의 IADL 과제	성인	점수화는 그들이 실제로 하는 것 보다 클라이언트가 할 수 있는 것에 기초한다; 0–17점 척도	도구는 http://strokecenter.org/trials/scales/lawton.html에서 이용 가능하다.
콜맨 일상생활 평가 (KELS)	범주화로 그룹화된 17개의 활동들: ADL, 안전과 건강, 선택된 IADL, 일, 여가; 활동들의 지식 구성요소를 강조하는 경향이 있다.	인지손상을 가진 성인	인터뷰와 수행의 결합; 3점 순서 척도 사용	검사 세트에서 포함된 설명서는 과정을 검사하는 것을 설명한다. KELS는 AOTA로부터 구입할 수 있다: http://www.aota.org
맬바일–닐슨 스스로 돌보기 평가	최소 데이터 세트로 일관된 7개의 ADL	숙련된 간호 시설에 있는 성인	수행에 근거; 과제는 2점 척도; 클라이언트가 얼마나 많이 했는지 그리고 얼마나 많이 어떤 종류의 도움이 주어졌는지. 클라이언트 수행 점수화는 하위 과제들로 구성되고 하위 과제들은 중재를 계획하는 데에도 도움을 준다.	프로토콜은 표준화된 관리 과정을 설명한다. 양식과 프로토콜은 http://www.utoledo.edu/hshs/ot/melville.html에서 이용 가능하다.
최소의 날자 세팅 (MDS) 3.0 – 구분 G: 기능상태 척도	10개 ADL과제 활동	장기간 케어에 있는 거주자	다양한 건강관리 전문가들로부터 확인된 수행은 전반적으로 지난 7일 동안 이행되었다; 활동들은 자가 수행과 제공된 지지를 점수화했다.	메디케어와 메디케이드를 위한 센터는 훈련 자원들을 가진다; http://www.cms.gov/MursingHomeQualitylnits/25_MHQIMDS30.asp#TopOfPage
결과와 평가 정보 구성(OASIS)	8개 ADL과 6개 IADL 과제	가정 케어에 있는 클라이언트	데이터는 다양한 방법들(관찰, 클라이언트, 또는 대리인 보고)을 통해 얻어질 것이다; 과제 특성들에 의해 차별화된 점수화; 점수척도는 항목부터 항목까지 다양하다.	메디케어와 메디케이드를 위한 센터는 훈련 자원들을 가진다; http://www.cms.gov/MursingHomeQualitylnits/25_MHQIMDS30.asp#TopOfPage
장애 목록 페드리아트릭 평가 (PEDI)	움직임, 사회적 기능을 포함하는 ADL; 넓은 IADL 과제(집안 잡일과 의사소통 기능)를 가짐.	6개월–7세 6개월 아동 (또는 만약 발달 지연 이라면 그 이상)	작업치료사들 또는 아이들과 친숙한 교육자들의 보고나 부모의 인터뷰를 통합; PEDI는 표준화된 검사이다.	설명서는 세부적인 설명들과 PEDI를 점수화하는 연습을 위한 사례들을 포함한다. Pearson 평가에서 구매가능하다: http://www.pearsonassessments.com

표 47.2 선택된 ADL과 IADL 도구들의 요약 (계속)

이름	다루는 영역	대상	방법/점수화	평가를 사용하기 위한 학습
자기 스스로 돌보기 기술수행 평가 (PASS)	ADL과 집 관리 IADL과제를 포함하는 26개 과제들; 클라이언트의 집과 작업치료 병동에서 사용하는 다른 프로토콜이 있다.	성인	수행에 근거한 관찰도구; 활동 독립성, 안전성, 적절성의 요약적 점수 산출; 4점척도 사용	타당도, 신뢰도, 표준화된 과정들은 설명서에 설명된다. PASS는 Dr. Margo Holm으로부터 Pittsburgh, Pittsburgh, PA(mbholm@pitt.edu) 대학에서 이용 가능하다. 설명서는 세부적인 설명서를 포함하고 작업치료사들과 연구원들은 숙련된 PASS 사용자와 함께 만약 갈망한다면 평가자 간 신뢰도를 설립하기 위해 Pittsburgh 대학에 갈 수 있다.
아동용 일상생활 기능독립측정 (WeeFIM™ II)	건강, 발달, 교육, 지역사회세팅을 통한 신체적 손상과 관련된 장애 심각도를 측정. 0–3모듈은 기능에서 전조를 측정한다.	6개월–7세의 아동	관찰, 인터뷰, 또는 둘 다; 18(전체 의존) – 126점(완전히 독립적)까지의 FIM™으로써 같은 점수화 시스템 사용.	훈련 정보가 있다: http://www.udsmr.org/WebModules/WeeFIM/Wee_About.aspx

이다. 불일치가 발생할 수도 있는데 그 이유는 비록 클라이언트가 치료사의 존재로 독립적으로 이동하는 것을 수행할지라도, 그는 그의 능력에 대해 불안정하다고 느끼고 그 스스로 이동할 수 없을 것이라고 느낀다. 이 예시에서, 다른 데이터 자원들의 사용은 하나의 자원만 사용하는 것으로부터 분명하지 않을 기술과 취미 사이에서 수행의 불일치를 확인했다.

가설 생성

질문하기, 관찰, 그리고 방법을 검사하는 것을 통해 얻어지는 평가 데이터는 분석되어야 하고, 종합되어야 하며, 응집력 있는 문제점 서술로 통합되어야 한다(Gateley & Borcherding, 2011). 이 데이터 통합은 임상적 추론의 구성요소인 진단 추론을 통해 완성된다(Schell & Schell, 2008). 치료사들의 임상적 추론은 데이터의 해석에 대한 내적 대화의 종류로써 발생한다. 하나의 해석을 지지하는 증거는 그러한 해석을 거부하는 증거와 비교되며, 가장 지지하거나 설득력 있는 증거를 가진 해석을 선택한다. 증거가 다른 해석에 대한 하나의 해석을 충분히 뒷받침하지 못하는 경우, 추론 과정을 보완하기 위해 더 많은 평가 데이터가 수집될 것이다.

데이터는 추론과정을 보충하기 위해 수집된다, 이 과정은 **표 47.1**가 나타내는 케이스에 기초하여 예를 통해 가장 잘 설명된다. Aiden and Brody은 정량적 ADL평가인 FIM™에서 같은 옷입기 점수를 받았다. 하지만 작업치료사의 서술적 데이터의 임상적 해석은 두 아이의 옷입기 장애의 원인이 된 문제는 매우 다른 가정으로 이어질 것이다. 읽기 전에 **표 47.1**에 보고된 다른 관찰에 반영하기 위해 잠시 시간을 내어 다음과 같은 사항을 고려하라.

- Aiden의 독립적인 옷입기 능력을 방해하는 기본요소는 무엇인가? Aiden의 강점 즉 그의 옷입기 수행을 지지하는 강점은 무엇인가? Aiden의 강점과 한계에 대한 관찰된 행동은 당신의 어떠한 결론을 이끌어 왔는가?
- Brody의 독립적인 옷입기 능력을 방해하는 기본요소는 무엇인가? Brody의 강점 즉 그의 옷입기 수행을 지지하는 강점은 무엇인가? Brody의 강점과 한계에 대한 관찰된 행동은 당신의 어떠한 결론을 이끌어 왔는가?

에이든은 제한된 관심, 손상된 작업수행의 인식 그리고 일관적이 않은 피드백에 대한 반응은 그의 제한된 독립적 옷입기 능력에 기초적인 문제로 보인다. 이러한 집중과 손상의 인식등의 구조는 직접적으로 관찰할 수 없고 특정한 행동으로부터 추론해야하기 때문에 객관적인 관찰보다는 가설 또는 임상적 판단이다. 동시에 Aiden의 신체적 기능은 여러 가지 방법에서 자산 및 지원 성능으로 보인다. 관찰과 임상적 판단의 비교는 Aiden과 Brody의 작업치료사에 의해 된다. 두 경우 모두, 아이들은 언어적 단서와 경우에 따라 신체적 도움을 요구했다; 하지만 서술적 데이터는 작업치료사를 Brody의

표 47.3 ADL과 IADL의 선택된 도구의 분류

	작업 영역			클라이언트 요소					
	활동	참여	삶의 질	신체 구조와 기능	가치, 믿음, 영성	수행기술	수행 패턴	활동 수요	환경적 요소/상황과 환경
평가									
관절손상 척도	X			X					
운동, 처리기술 평가	X	X				X			
일상생활 활동중심의 작업기반 신경행동 평가 (A–ONE)	X			X					
바셀지수	X								
캐나디안 작업수행 평가	X	X							
아동작업 평가	X	X							
기능적 독립 척도(FIM)	X								
일상생활 독립 척도	X						X		
수단적 일상생활 평가	X								
카츠	X								
노팅엄 확상 일상생활활동 척도	X	X							
작업수행 과거 인터뷰	X	X							X
작업 평가	X	X							
자기 스스로 돌보기 기술수행 평가	X								
아동용 일상생활 기능독립 측정(WeeFIM™)	X								

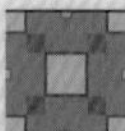

BOX 47.1 ADL과 IADL 평가를 위한 자원들

Asher, I. A.(2007). Occupational therapy assessment tools: An annotated index(3rd ed.). Bethesda, MD: American Occupational Therapy Association.

Bolton, B. F., & Parker, R. M.(2008). Handbook of measure₩-ment and evaluation in rehabilitation(4th ed.). Austin, TX: Pro-Ed.

Gallo, J., Bogner, H. R., Fulmer, T., & Paveza, G. J.(2007). Handbook of geriatric assessment(4th ed.). Boston, MA: Jones & Bartlett.

Hemphill-Pearson, B. J.(Ed.).(2008). Assessments in occupa₩-tional therapy mental health: An integrative approach(2nd ed.). Thorofare, NJ: Slack.

Law, M., Baum, C., & Dunn, W.(Eds.).(2005). Measuring occu₩-pational performance: Supporting best practice in occupational therapy(2nd ed.). Thorofare, NJ: Slack.

McColl, M. A., Carswell, A., Law, M., Pollock, N., Baptiste, S., & Polatajko, H.(2006). Research on the Canadian Occupational Performance Measure(COPM): An annotated resource. Toronto, Canada: Canadian Association of Occupational Therapists.

McDowell, I., & Newell, C.(2006). Measuring health: A guide to rating scales and questionnaires(3rd ed.). New York, NY: Oxford University Press.

Osterweil, D., Brummel-Smith, K., & Beck, J. C.(2000). Comprehensive geriatric assessment. New York, NY: McGraw-Hill.

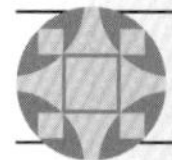

증거에 대한 해설 : 표준화된 평가

표준화된 평가의 사용을 통한 실행에 증거 두기

작업치료에서 최고의 실행은 표준화된 일상생활활동(ADL)과 수단적 일상생활활동(IADL) 평가가 신뢰성과 타당성의 객관적인 측정을 제공하기 때문에 사용되어야 한다는 것을 가리킨다(Dunn, 2005; Fasole, 2008; Lorch & Herge, 2007). 신뢰할 수 있는 평가는 다른 시간에 측정된 점수에서의 차이점이 ADL과 IADL 상태에서의 진실된 변화들을 대표한다는 것을 치료사가 믿을 수 있게 한다. 그리고 다른 작업치료사에 의해 행해진 재평가는 클라이언트의 이전 점수들과 신뢰할만하게 비교될 수 있다는 것을 치료사는 신뢰할 수 있다(Fasole, 2008; Richardson, 2010). 제 3의 지불인들은 또한 클라이언트의 상태를 설명하고 표준화된 평가들과 함께 목표를 향해 나아가는 서류를 선호한다. 이것에도 불구하고, 많은 작업치료사들은 종종 표준화된 결과 수치들이 임상적으로 관련이 없다는 믿음(Colquhoun, Letts, Law, MacDermid, & Edwards, 2010)을 포함한 장벽을 이유로, 임상적 실행에서 비표준화된 평가에 계속해서 의존하고 현실적인 것을 위해 너무 많은 시간을 소비하고 있다(Lorch & Herge, 2007). 작업치료사들은 또한 그들이 필요로 하는 지식과 기술들이 평가를 선택하고 관리하는데 부족하다고 보고한다(Colquhoun 등, 2010).

이 많은 장벽들은 비교적 회복하기 쉬울 것이다. 몇 가지 표준화된 ADL과 IADL 평가들은 필요하다 하더라도 일단 치료사들이 평가 프로토콜과 점수화에 익숙해지면 많은 추가적인 시간과 노력을 요구하지 않는다. 예를 들어, 작업치료사들은 자주 작업 프로파일과 클라이언트의 우선순위들을 설립하기 위한 인터뷰와 함께 그들의 평가를 시작한다(Radomski, 2008; Stewart, 2010). COPM은 비공식적 인터뷰를 함으로써 서술적 데이터를 모으고, 뿐만 아니라 클라이언트가 선택한 작업수행 과제에서 클라이언트들의 자가 보고된 수행능력과 만족도의 신뢰할만하고 타당한 정량적 수치를 포함한다(Law, Baptiste 등, 2005). 클라이언트들의 처음 COPM 점수들은 객관적인 기본 수치로써 제공하고, 클라이언트들의 인식된 과정의 재평가는 이전에 점수화된 과제들에서 그들의 수행도와 만족도를 제점수화하기 위해 클라이언트들에게 물음으로써 빠르게 행해질 수 있다. 연구의 부분으로써 COPM 사용을 시작하기 위해 자원봉사하는 치료사들은 이것이 추가적인 평가시간을 요구하고 얻어진 정보가 치료를 계획하고 수행하기 위한 그들의 능력을 강조한다는 것을 발견하지 않았다(Colquhoun 등, 2010).

많은 추가적인 시간을 요구하지 않는 표준화된 검사는 치료사들이 클라이언트들의 실제 수행을 관찰하기를 필요로할 때 선택될 수 있다. 예를 들어, 자가-관리 수행기술(PASS)은 클라이언트가 주방 전체를 쓰는 것을 관찰하는 것보다 치료사에 의해 바닥에 놓여진 씨리얼을 쓰는 것과 같은 과제의 주요한 구성요소의 관찰을 구조화함으로써 다양한 ADL과 IADL을 평가함에 있어서 표준화된 접근을 사용한다(Holm & Rogers, 2008; Rogers & Holm, 1994). 그 평가는 세 가지의 다른 변수들의 측정 결과를 낸다 : 독립성, 안전성, 적절성. 이 수행변수들의 어떠한 것도 또는 모든 것이 목표를 향한 클라이언트들의 과정을 문서화하기 위해 달성되고 보고될 수 있다. 언뜻 보기에는, PASS 운영과 점수과 과정들이 복잡해 보이지만, 그 평가는 일단 치료사들이 도구에 익숙하게 되면 사용자에게 매우 친숙하다.

많은 표준화된 평가들은 ADL 수행을 측정하는데 이용 가능하지만, 많은 치료사들은 임상 실행에서 비공식적인 ADL 평가를 계속 사용한다. Klein, Barlow, 그리고 Hollis(2008)은 작업치료 실행의 원칙에 대해 가장 사색적인 ADL 측정을 확인하기 위해 활동 연구 계획을 실행했고 ADL 프로파일, AMPS, 기능수행 측정, 리버미드 ADL 평가, Edmans ADL지수, 그리고 Melville-Nelson 자가-관리 평가를 포함하는 여섯 개의 도구들을 확인했다.

IADL을 위한 적절한 평가도구는 알기가 더 어렵다. 표준화된 IADL 평가는 타당도와 IADL 과제의 복잡성 때문에 더 어렵다. IADL

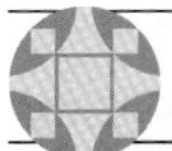

증거에 대한 해설 : 표준화된 평가 (계속)

의 표준화된 평가를 사용함에 있어서 한가지 잠재적인 제한점은 많은 IADL 과제들을 검사하는 많은 IADL 평가들(요리하기와 같은, 한 가지 기술보다는)이 자가-보고나 대리인 보고에 의존하는 것이다; 예시로는 확장된 ADL(Nouri & Lincoln, 1987), COPM(Law, Baptiste 등, 2005), 생활기술과 자원들의 평가(Williams 등, 1991), 그리고 Kohlman 생활기술 평가 중 몇 부분(Kohlman Thomason, 1992)가 있다. 보고된 수행을 사용하는 것에 대한 제한점들은 이 단원에서 더 일찍 다뤄졌다. 작업치료사들이 많은 IADL과제들을 통해 관찰된 수행을 객관적으로 측정할 수 있는 신뢰할만하고 타당성 있는 IADL 평가의 발전은 증거에 기초한 평가에 참여하는 그들의 능력을 증진시킬 것이다.

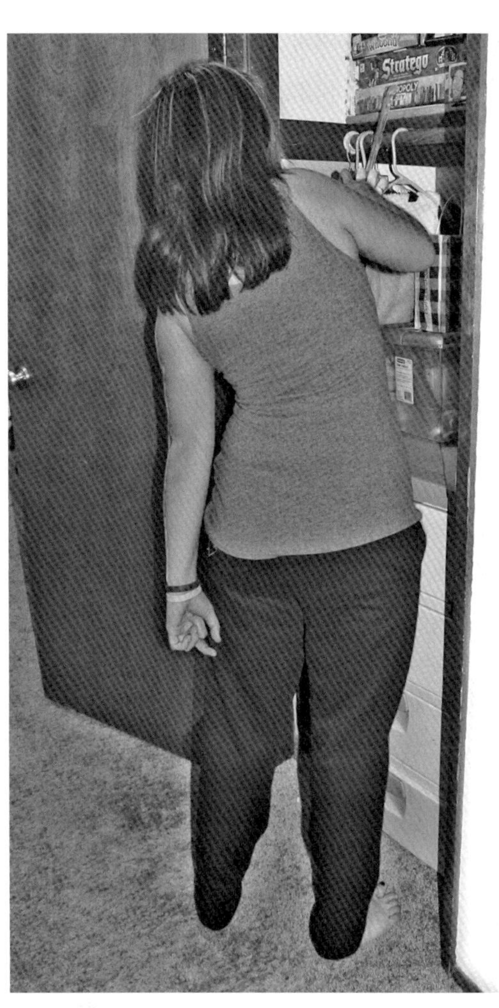

그림 47.1 뻗기중의 관찰 : 몸통의 측면굴곡은 클라이언트가 제한된 움직임의 범위나 감소된 근력 때문에 팔을 들수 없는 것을 보상하고 있는 것을 의미한다. 클라이언트와 상대적으로 벽장의 높이는 일반적으로 오직 50%의 어깨굴곡을 필요로 한다. 클라이언트가 뻗기를 할 때에 왼쪽으로 무게중심을 이동하는 동안 클라이언트는 안정되는 것으로 나타나기 때문에 균형에는 문제가 없는 것으로 보여진다.

옷입기 제한에 대해서 매우 다른 가설로 이끌었다. Brody의 근본적인 문제는 예를 들어, 앉은자세 균형, 우측상지의 비협동, 감소된 지구력같은 신체적인 손상이다. 행동은 과제에 집중, 피드백을 따르기, 적응전략 회상하는 능력, 적극적인 문제 해결 참여를 포함하는 지지적인 수행이다. 작업적 수행의 결함에 대한 생성된 가설은 근본적인 문제를 해결하기 위한 효과적인 중재를 선택하기 위해 중요하다. 예를 들어, 적응장비는 Brody가 독립적으로 자신의 발에 도달하는 것을 돕거나 버튼을 잠글 때 제한된 오른손 기능을 보상하기 위해 제공된다. 하지만 그 장비는 Aiden을 돕지 못하고 그를 산만하게 하여 수행을 방해할 것이다. 이 과정을 통해 작업치료사는 클라이언트의 ADL과 IADL, 수행에 방해되는 요소 그리고 클라이언트의 손상에 적절한 치료적 조치의 일관성 있는 이해에 도달한다. 이러한 이해는 클라이언트 또는 시행되는 치료적 조치와 공동 의사 결정에 대한 자신의 프록시에 의해 표시된다.

클라이언트 목표 수립 : 평가와 중재사이의 다리

OTPF는 평가과정의 마지막 단계로써 중재 계획의 첫 번째 구성요소로서 클라이언트의 목표설립을 포함한다(AOTA, 2008). 그러므로 이것은 평가부터 중재까지 전이로서 매우 중요한 단계이다. 의미 있는 개별적인 중재 계획을 위한 평가 결과를 합성하는 것은 복잡한 인지적 과제이며 새로운 작업치료사 또는 학생에게 압도적일 수 있다. 계획과 실행되는 중재의 과정은 합리적이고 달성가능하며 측정 가능한 목표나 결과가 실무자를 위해 더 쉽다. 다음 단락은 효과적인 클라이언트의 목표를 설정하고 특히 복잡하고 도전적인 클라이언트의 관리 때 더 경험이 많은 실무자의 문제 해결과정을, 구성을 위해 그리고 임상적 추론에서 초보실무자를 가이드하여 결과에 영향을 미치는 다양한 요소에 초점을 맞춘다. 목표를 설정하는 것은 결과에 영향을 미치는 추가적인 요소와 함께 평가의 분석을 요구한다. 즉, 클라이언트의 자가인식과 배우는 능력, 클라이언트의 예후, 중재를 위해 할당된 시간, 클라이언트의 성향방출 그리고 클라이언트의 새로운 일상과 기술을 통해 수행할 수 있는 기술. 다음 단락은 명확하게 확인된 행동이 클라이언트를 위한 의미 있는 목표를 설정하기 위해 수행매개변수 사용에 초점을 맞추고; 즉 클라이언트가 하는 것이 예상된다. 행동은 관찰 가능해야 하고 수행의 정도를 적절하게 포함해야 한다; 즉 행동의 특징은 측정 가능해야 한다. 목표행동은 기본적인 기술을 겨냥할 수 있다. 예를 들어, ADL참여를 지지하는 근력과 ROM증가 같은 것들이 있다. 하지만 이 장의 예는 목욕이나 세탁같은 작업적인 수행행동을 목표설정에 초점을 맞출 것이다.

적절한 목표 행동 확인

종합평가는 수행 매개변수와 관련된 ADL과 IADL수행을 검사한다. 이 수행 매개변수의 네가지-가치, 어려움의 정도, 안전도, 피로와 호흡-는 특히 현실적이고 적절한 클라이언트 행동을 대상으로 중재를 위한 목표를 확인하기 위해 고려하는 것과 관련있다.

가치

작업치료사는 평가 동안 클라이언트에 의해 정의되는 가치를 반영하는 목표행동을 선택해야 한다. 클라이언트가 주어진 활동에 배치한 가치는 그들의 활동에 대한 수행을 증진시키기 위한 어떠한 중재에 참여 동기에 영향을 미친다. 많은 작업치료 중재는 연습을 통한 새로운 기술을 요구하기 때문에 동기는 궁극적인 기능적 결과에 크게 영향을 미칠 수 있다. 활동에 적은 가치를 두는 클라이언트는 중재 동안 치료에 비협조적인 것으로 보인다. 그리고 그 활동능력 향상을 위한 필요한 작업치료의 외부 프로그램을 따르지 않는다.

ADL과 IADL수행결핍에 대한 클라이언트 자기인식은 그들의 관련된 가치와 목표를 확인하는데에 영향을 미칠 수 있다. 인지결핍과 낮은 자기인식을 가진 클라이언트이 만약 그들이 그들의 일의 수행에 있어서 이미 독립적이고 효율적이며 효과적이라고 인식한다면 ADL 또는 IADL 목표를 선택할 수 없을 것이다. Doig등(2009)은 외상성 뇌손상을 가진 클라이언트는 목표를 정하는 것에 협조적이라는 것을 알아냈다. 그리고 그들은 실제적으로 클라이언트의 자기인식이 용이하고 작업치료 참여도 증가했다. 아동을 위해 일하는 작업치료사는 신경발달장애를 가진 어린학교 연령의 어린이들이 다양한 신체활동에서 그들이 인식하는 능숙함을 측정하는 평가도구의 지지와 함께 목표설정에 효과적으로 개입할 수 있음에도 불구하고 목표를 협조적으로 설정하는 난제에 직면할 수 있다. 자신의 작업수행에 좋은 통찰력을 가지고 있는 클라이언트는 보다 쉽게 목표설정 과정에 개입할 수 있지만 작업치료사는 클라이언트의 우선순위에 영향을 미칠 수 있는 복잡한 문제에 신중하게 검토해야 한다.

ADL과 IADL은 역할기능장애와 동반되어 다른 사람에 대한 종속성 때문에 아동과 성인에 의해 종종 높게 평가된다. 하지만 작업치료사는 ADL과 IADL이 즉각적인 우선순위에 있다고 가정하지 않도록 주의해야 한다. 특히 심각한 활동 제약을 가진 몇몇 사람들은 ADL에서 다른사람으로부터 도움을 필요로 하거나 원하기 때문에 그들은 작업수행의 다른 영역의 개선에 초점을 맞출 수 있다. 이것은 C6의 사지마비의 결과로 최근 지속적인 척수 부상을 입은 32살 Mr. Fritz의 경우이다. 그는 결혼을 했고 3명의 작은 아이들이 있으며 세금 회계사로써 자영업자이다. 그의 아내는 간호사로써 파트타임으로 근무하고 아이들의 하교전후에 돌보고 있다. 가족은 Mr. Fritz의 수입에 의존했고 그는 장애보험이 없었다. ADL 결과가 처음으로 Mr. Fritz를 위해 설립되었지만 곧 자기관리 재교육의 시도는 저항과 좌절에 맞닥뜨렸다. 대상중재결과에 대한 자세한 설명은 Mr. Fritz는 그의 집 사무실에서 컴퓨터를 사용할 수 있다면 직장으로 돌아가는 것을 걱정하고 있다고 나타냈다. 그는 자기관리에서 독립되는 것에 관심을 표현했지만 그는 그를 위한 가장 좋은 옵션이 그의 현재의 무능력에서 그의 가족의 경제적 부담을 최소화하기 위해 가능한 빨리 복직을 하는 것이라고 느꼈다. 그의 아내는 집에서 자기관리 작업에 그를 기꺼이 도왔다. 부부는 가족의 사업이 다시 작동될 때까지 자기관리의 재교육이 지연될 수 있음을 느꼈다. Mr. Fritz에 의해 활동에 초점을 맞춘 중재결과가 가장 가치가 있었다. 즉 컴퓨터 액세스 및 집 이동성. 그는 치료에 참여할 높은 동기가 생겼다.

클라이언트의 가치는 장기목표를 구동해야 하지만 작업치료사는 클라이언트가 초기 중재과정에서 효과적이고 효율적으로 치료하기 어려울 수 있는 작업수행영역(예를 들어, IADL, 일, 또는 여가)에서 더 복잡한 우선순위를 확인할 때 초기에 ADL에 초점을 맞추는 것을 돕는 것이 필요하다. 자기관리훈련은 종종 나중에 특히 갑작스러운 발병(예를 들어, 뇌졸중, 외상성 부상)의 심각한 장애를 처리할 때, 자기관리보다 더 복잡한 활동에 적용할 수 있는 능력과 문제 해결 능력을 개발하기 위해서 클라이언트를 돕는다. 예를 들어, Mr. Fritz가 집사무실에서 일을 하지 못하고 C6 사지마비를 가진 사람에 대한 현실적인 장기목표인 일을 하기 위해 운전하는 것에 초점을 맞추기를 원한다고 가정하자. 초기에 운전자 교육과 함께 작업치료 중재를 시작하지만 그의 재활의 필요조건인 기능적 이동기술이 부족하기 때문에 비현실적일 것이다. ADL 훈련-목욕, 옷입기, 이동, 휠체어 이동 포함-은 기능적 이동 기술의 개발에 용이할 수 있다. 따라서 이러한 훈련은 논리적으로 운전자 교육을 선행한다. 만약 Mr. Fritz가 이러한 상황에 있었다면 그의 요구는 그가 작업으로 돌아올 수 있을 때까지 재정계획을 가족이 관리할 수 있도록 돕는 것과 함께 지원사회서비스에 대한 도움을 통해 충족할 수 있다. 작업치료사는 또한 자기관리와 운전 모두에 필요한 기술들 사이의 공통점에 대해 Mr. Fritz를 교육하는 것이 필요하다. 이 계획은 동시에 가능한 가장 효율적인 방법으로 Mr. Fritz의 가치 있는 역할과 그가 원하는 결과의 진행과정 인식한다.

가장 가치 있는 활동과 역할이 클라이언트의 잠재적인 기술 수준을 넘을 때, 작업치료사는 목표가 현실적이고 달성 가능하도록 클라이언트가 우선순위에 집중할 수 있도록 돕는다. 예를 들어, 만약 Mr. Fritz가 작은 레스토랑을 운영하고 요리를 한다면 활동이 양손기능과 신속함을 요구하기 때문에 부엌이 휠체어 접근성에 적합함에도 불구하고 짧은 요리주문의 잠재적인 일 요구를 맞닥뜨릴 것이다. 하지만 그는 식당 주인의 활동을 수행할 수 있다. 예를 들어, 그는 인사관리, 재정관리, 금전관리, 클라이언트 좌석관리를 할 수 있다. 이것과 비슷한 상황에서, 작업치료사는 여전히 그들 스스로에 대한 현실적인 아직 의미 있는 삶을 야기하고 미래를 진행하기 위해 달성 가능한 목표를 설정하는 것에 클라이언트를 돕기 위해 활동분석과 기능적 적응을 위해 그들의 전문지식을 사용한다.

어려움

클라이언트가 활동을 마치는 것에 인식된 용이함과 중재 후에 남을 투사된 어려움은 목표행동을 선택하는 것에 있어서 중요한 고려사항들이다. 활동분석기술과 병리와 손상의 지식을 가지고 있는 작업치료사는 기능적 어려움에 대한 예후를 결정해야 한다. 수용 가능한 어려움의 수준에 대한 결정은 협조적으로 이루어질 수 있도록 그 예후는 클라이언트와 의사소통이 되어야 한다. 클라이언트는 가치내에서 어려움의 수준을 측정하면서 중재 우선순위를 정한다. 즉, 아무리 어려울지라도 그들은 활동에 있어서 독립적이 되기 위해 기꺼이 수용할 수 있다. 활동이 수행되는 빈도는 클라이언트가 활동을 수행하는데 있어서 어려움이 남아있을 것 같은 ADL과 IADL을 위한 목표를 설정하는데 있어 또한 고려되어야 한다. 일반적으로 더 높은 수준의 효율성이나 수행의 용이성은 일상적으로 이루어져야 하는 활동을 위해 필요하다. 반면에 낮은 수준의 효율성이나 수행의 용이성은 오직 때때로 행해지는 활동에 수용될 수 있다.

예를 들어, James는 척수갈림증을 앓고 있으며 하반신마비의 결과로 T6레벨의 척수손상을 가진 7살 소년이다. 그는 신경성 방광을 가지고 있으며 일상의 간헐적 도뇨가 필요하다. 그는 가족이나 학교사람들로부터 개인적 일에 도움을 받지 않기 때문에 자기보호자와 학생으로 자신의 역할을 수행하기 위한 중요한 작업으로써 자가 도뇨관을 확인했다. James는 그의 학교생활에 맞게 일을 수행하기 위해서 독립적이고 효율적으로 자가 카테터를 꽂을 수 있어야 한다. 작업치료사는 연습기간 후에 조금의 어려움은 있겠지만 독립적으로 달성 가능할 것이라고 믿었다. 목표는 합의되고 치료는 시작된다. 다른 클라이언트 Amy 또한 척수갈림증이며 상지뿐만이 아니라 몸통과 하지에 영향을 미치는 C7 불완전손상이다. 척수손상이 불완전하기 때문에 그녀는 일반적으로 자가도뇨없이 그녀의 방광을 적절하게 비울 수 있었다. 드문 경우이지만, 그녀는 발생한 증상의 약 1시간 내에 카테터를 요구하는 요폐의 에피소드가 있었다. Amy는 학교에서 카테터를 해야할 때 도움을 필요로 하지 않도록 독립적으로 하고 싶어 했다. 작업치료사는 에이미를 위해 안전하고 깨끗한 기술을 사용하여 독립적인 자가 도뇨가 합리적인 목표라고 생각하였지만 그녀는 손기능에 손상이 있고 카테터를 삽입하기 위해 보고 손이 닿도록 자세를 잡는 것이 난제이기 때문에 이것은 항상 어려웠다. Amy는 침대로 트랜스퍼를 하기 위해 간호사의 사무실로 가는 것이 필요할 것이다. 어려움에도 불구하고 Amy는 이 목표를 위해 일을 선택했다. 그녀는 아주 자주 자가 카테터를 꽂기 때문에 그녀는 그녀가 필요할 때에 그녀의 기술 수준이 적절하게 될 것이라고 믿는다.

안전

클라이언트의 목표를 설립할 때 사람 일 환경간의 위험정도는 반드시 고려되어야 한다. IADL과제는 더 안전위험을 제기하는 경향이 있다. 예를 들어, 날카롭거나 뜨거운 물체를 가지고 일하는 것, 요리, 운전, 눈 송풍기 작동, 집안 보수를 위해 잔디깎기가 있다. 그러나 몇몇 ADL은 사람들에게 안전위험을 제기할 수 있다. 목욕, 약물관리, 안전한 성활동 동안 안전한 성방법같은 것들이 있다. 때때로 치료는 허용가능한 수준에서 안전위협을 줄이는데 효과적이다. 하지만 만약 작업치료사가 안전기준을 맞추기 위해 효과적으로 수정될 수 없는 안전하지 않은 수행으로 이끄는 사람-일-환경 거래를 믿는다면 그러한 일들은 적절한 목표가 될 수 없을 것이다.

안전한 운전은 손상과 관련된 건강문제를 가지고 있는 나이 든 운전사의 수가 계속 증가함에 따라 건강관리문학에서 증가되는 주목을 받아왔다. 작업치료사는 종종 이러한 중요한 IADL을 평가하고 치료하는 건강 전문가들이다. 안전하지 않은 운전의 잠재적인 걱정스러운 결과들 때문에 작업치료사들은 그것이 운전의 목적을 추구하는데 적절할 때와 안전이 운전을 다시하는 것을 배제할 때 치료는 운전을 중지와 대중교통과 같은 대체교통수단 방법을 말하는 목표에 초점을 맞추어야 하고 능력을 개발해야 한다.

성병을 방지하기 위한 안전한 성행위에 대한 이해와 구현은 클라이언트를 위한 안전과 관련된 작업치료사에 의해 빈번하게 이끌어지지 않는 중요한 목표가 될 수 있다. 의사결정에 손상을 입힐 수 있는 인지저하(예를 들어, 양극성 장애, 정신분열증, 발달장애, 외상성 뇌손상, 정신건강장애)를 가진 클라이언트는 보호되지 않은 성행위와 관련된 잠재적인 건강위협에 대한 교육이 필요할 수 있다. 신체적 장애를 가진 클라이언트는 콘돔을 적용하는 것 같은 안전한 성행위를 위한 적응이 요구될 수 있다.

피로와 호흡 곤란

활동을 하는 동안 어려움에 감각을 경험하는 피로 그리고 호흡장애, 호흡 어려움 또는 고심은 활동 수행에 방해를 할 수 있다.

피로와 호흡곤란 모두 활동 수행에 의해서 악화될 가능성이 높다. 작업치료사는 일을 수행하는데 요구되는 노력과 이것의 일반적인 기간을 설명하기 위해 활동분석을 사용한다. 게다가 클라이언트의 다른 활동과 관련된 활동의 에너지 요구를 조사할 수 있기 위해서 클라이언트의 모든 일상은 조사되어야만 한다. 클라이언트가 그들이 선호하는 활동의 신체적 요구를 조사하는 것을 돕는 것은 적절한 목표를 설립할 수 있도록 그들이 우선활동을 정하는 것을 도울 수 있다. 돈의 예산과 비슷하게 클라이언트는 그들의 에너지 달러를 확인하도록 격려되어야 하고, 그것을 어떻게 사용하고자 하는지 결정해야 한다. 작업치료사는 이 결정 과정에 클라이언트의 다른 일의 에너지를 절약함으로써 활동의 에너지 요구를 줄일 수 있는 활동 적응을 위한 옵션에 대한 가치 있는 정보를 가져다줌으로써 기여해야 한다.

예를 들어, Mrs. Hermandez 는 은퇴 집단의 아파트에 혼자 살았다. 그녀의 여동생과 처남은 지역 사회에 거주했고 그는 그곳의 가까이에 많은 친구가 있었다. 그녀는 몇몇 약점과 경직 그리고 다발성 경화증이 있었다. 하지만 그녀는 최근 입원을 필요로 하는 악화가 될 때까지 그녀의 ADL에서 독립적으로 남아있었다.

> 다발성경화증에 대한 자세한 내용은 **부록 I, 일반적인 질환, 자료와 근거**를 참고하라.

피로의 증가와 힘의 감소는 옷 입기와 목욕하기 그리고 이동을 위한 휠체어 사용에 신체적 도움을 위한 필요를 낳는다. 은퇴 집단은 그들 스스로 ADL을 관리하고 아침을 준비하고 간단한 저녁 간식을 준비할 수 있는 거주자를 요구한다. 따뜻한 식사는 정오에 제공된다. Mrs. Hernandez는 그들의 일에서 그녀의 일상을 돕는 측근을 고용할 여유가 없다고 보고했다. 작업치료사는 ADL의 독립을 통해 Mrs. Hernandez에게 설명했다. ADL에서의 독립과 간단한 음식 준비가 적절한 목표임에도 불구하고 그녀의 ADL 완성은 시간소비와 피로 그리고 다른 활동을 위한 그녀의 제한된 에너지를 쓰는 작업치료사는 Mrs. Hernandez에게 독립적인 ADL, 간단한 음식 준비가 적절한 목표임에도 불구하고 그녀의 ADL을 완성하는 것은 시간을 소비하고 피로하며 다른 활동을 위한 그녀의 제한된 에너지를 쓰는 것이라고 설명했다. Mrs. Hernandez는 치료를 시작하는 것에 대해 열정적이었고, 독립적인 ADL과 간단한 음식준비를 위해 적은 IADL과 여가 활동 참여를 기꺼이 했다. 왜냐하면 이것은 가족과 친구와 함께 은퇴 집단에 그녀를 남을 수 있도록 하기 때문이다.

다른 이야기는 또한 다발성 경화증을 가진 Mrs. McKay이다. Mrs. Hernandez처럼 그녀는 최근 악화되고 기능저하의 원인이 되고 ADL에서 독립을 달성하는 것이 그녀의 일상 에너지를 많이 소비하게 되었다. Mrs. McKay는 지역라디오방송국에서 프로그래머로 풀타임으로 일을 했고 두 아이의 엄마였다. 그녀는 노동자와 엄마의 역할과 함께 자기관리자로써의 역할을 중요하여 여겼다. 하지만 ADL독립이 다른 일을 수행하거나 부모 역할을 수행하는 것에 그녀가 적은 에너지만을 사용할 수 있도록 하는 것이 명백해졌을 때 그녀는 ADL독립을 위한 목표를 설정하지 않도록 결정했고 대신 도움을 줄 개인관리사를 고용하기로 결정했다 그래서 그녀는 일과 부모로써의 일에 집중할 수 있었다.

적절한 수행정도 확인

치료 목표는 때때로 수행의 정도라고 불리는 행동을 잘 수행했는지 그리고 어떤 수준인지 확인하는 측정 가능한 결과가 포함해야 한다. 독립은 가장 일반적인 수행의 정도이지만 몇몇 수행 파라미터는 특히 클라이언트가 치료 이후에 독립적이지만 작업수행 결함이 남아있을 때 효과적인 목표 또한 제공할 수 있다. 예를 들어, 클라이언트가 병을 독립적으로 열 수 있지만 고통스럽고 손 관절의 힘 변형을 야기시키는 경우이다.

독립

가장 일반적으로 작업치료 중재에서 초점을 맞추는 수행 매개변수는 목표의 측정가능한 부분이나 정도인 활동수행의 독립이다(Sames, 2010). 모든 연령과 장애에 걸쳐 목표는 일반적으로 독립수준을 높이는 것이다(Eyres & Unsworth, 2005; Gavacs, 2009; Healy & Rigby, 1999; Johansson, Lilja, Petersson, & Borell, 2007; Legg, Drummond, & Langhorne, 2006; Pillastrini et al., 2008). 활동수행의 독립은 세 단계로 나누어질 수 있다: 작업의 시작, 작업의 계속, 작업의 종류. 가장 일반적인 작업치료 목표는 발생하는 일의 시작과 계속을 함축하는 일의 종료에 초점을 맞춘다. 예를 들어, 목표는 "클라이언트가 2012년 12월 12일에 그녀의 고양이에게 3/3식사를 주는 것이 독립적이게 되는 것 또는 클아이언트가 1주일 안에 휠체어로의 이동에 중증도의 도움을 요구하게 되는"이다. 작업치료사는 또한 특히 클라이언트에게 어려울 때 일 수행의 시작에 독립적인 목표에 초점을 맞추는 것을 원한다.

평가하고 치료하는 것은 어려운 부분이기 때문에 목표를 세울 때 빈번히 간과되는 활동수행의 면이 일의 시작이다. 작업치료사의 존재는 인사의 시작 같은 일의 큐가 될 수 있다. "좋은 아침입니다, Mrs. Smith, 오늘은 옷 입기에 대해 일을 할 것이예요"같은 행동하라는 메시지를 표합니다. 성인은 일반적으로 독립적으로 ADL과 IADL을 시작할 것으로 예상된다. 아이들에 대한 예상은 아동들의 연령과 기술 그리고 가족구성원 간의 책임감에 따라서 또한 존재한다. 활동 시작의 장애는 주의력 결핍장애, 치매, 우울증, 정신 분열증, 외상이나 뇌졸중, 다발성 경화증에서의 뇌 손상, 파킨슨 질환과 같은 많은 질환 및 장애의 결과로써 나타난다. 가족은 일반적으로 매일의 각 측면에 대한 시작의 손상에 대해서 힌트("끊임없는 잔소리")를 주어야하는 것에 대해 실망할 수 있다. 작업치료사는 "클라이언트는 2012년 11월 30일 까지 일주일에 세 번에서 일곱 번까지 독립적으로 목욕을 시작하고 종료할 수 있다"와 같은 시작을 포함하는 독립목표를 계획할 수 있다. 이 예에서 목표 진행을 측정하는 것은 다른 사람의 도움이나 큐잉 없이 목욕을 시작한 주 횟수를 기록하는 것이 클라이언트나 대리인에게 요구될 수 있다.

안전

몇몇 목표는 안전에 대한 걱정 때문에 다른 시간들 때문에 실행 가능할 수 없음에도 불구하고 ADL/IADL의 개인의 안전한 수행을 증가시키는 것은 가능하기 때문에 안전이 목표의 부분이 된다. 안전은 사람-일-환경간의 상호작용의 질 때문에 독립으로부터 분리하여 관찰하거나 치료할 수 없다(Chui & Oliver, 2006; Russell, Fitzgerald, Williamson, Manor, & Whybrow, 2002). 안전과 관련된 목표는 일반적으로 독립결과로 연결되어 즉 작업치료사가 안전한 것으로 간주되지 않는 독립 수행을 위한 목표를 윤리적으로 만들지 않기 때문에 독립수행은 안전할 것으로 간주된다. 작업치료사는 안전은 중재의 우선순위라는 것에 동의함에도 불구하고 안전하거나 안전하지 않은 특정한 활동행동에 대한 의견의 일치가 되지 않았다. 대부분의 활동은 의심의 여지가 있는 영역에 해당하는데 몇몇 사람들은 그들이 안전하다고 인식하는 반면 다른 사람들이 안전하지 않다고 인식한다. 독립목표를 설정하기 위한 허용 가능한 위험을 결정하는데 있어서 클라이언트의 위험에대한 안정수준을 고려하는 것이 유용하다; 특정한 활동과 관련된 위험을 분석하고 그들을 관리하기위한 계획을 세우는 그들의 능력; 그리고 장애에도 불구하고 신속하게 계획을 세우는 그들의 능력이 가장 중요하다. 때때로 활동수행에서 독립수준에 대한 목표는 안전을 위해 희생되어야 할 수도 있다. 독립적인 트랜스퍼를 교육받고 있는 차 사고로 인해 양측 하지 골절이 있는 두 클라이언트의 비교는 이 점을 보여준다.

Ted와 Ryan은 모두 최근에 부상을 당했다. 양측하지에 무게를 싣지 않고 슬라이딩 보드를 이용한 트랜스퍼를 배우고 있다. Ted는 좋은 판단과 그의 기술의 현실적인 인식을 보여주었다. 작업치료사는 다음 목표는 현설적인 것으로 판단하고 있다: "클라이언트는 세 번의 치료안에 침대와 휠체어 간의 슬라이딩 보드 이동(trasfer)을 독립적으로 한다". 훈련을 통해 Ted는 특정한 가이드라인을 따라 슬라이딩보드를 가지고 안전하게 트랜스퍼하는 것을 배운다(예를 들어, 침대에 45° 각도로 휠체어를 위치시리고 휠체어의 브레이크를 잠구고 침대 높이가 휠체어의 높이와 맞도록 확인). 몇 번의 세션 후에 그는 지속적으로 다음 지침을 따를 수 있었다. 따라서 침대와 휠체어간의 독립적인 트랜스퍼의 목표는 충족된다. Ryan의 부상은 Ted의 부상과 비슷하지만 그는 또한 가벼운 뇌손상이 발생하였다. Ryan의 운동 기술은 Ted의 운동 기술과 유사하지만 Ryan은 트랜스퍼에 대한 가이드라인을 회상하는 것이 힘들었으며 골절 치료를 방해할 수 있는 트랜스퍼를 하는 동안 그의 하지에 체중을 신는 것에 위험이 있었다. 따라서 작업치료사는 독립적인 트랜스퍼가 안전하지 않을 수 있다고 믿었다. Ryan의 기억결함은 체중 부하의 주의사항을 위반하는 위험에 그를 빠뜨릴 수 있기 때문이다. 작업치료사는 낮은 수준의 독립을 Ryan을 위한 목표를 설정하여 안전고려사항을 통합하였다. 예를 들어, "클라이언트는 여섯 번의 치료 세션안에 체중부하 주의사항을 준수하는 반면에 침대와 휠체어 간의 슬라이딩 보드 트랜스퍼를 위한 경우에 따른 언어적 단서와 감독을 요구할 것이다". Ryan의 목표에 독립 수준은 현실적으로 안전한 트랜스퍼 기능을 위한 그의 능력을 반영하여 조정하였다.

어떤 상황에서는 독립수준을 나타내는 목표보다는 안전과 직접적으로 관련된 목표 행동을 클라이언트 목표로 세우는게 나을 수도 있다. 목표는 작업수행 수준의 목표가 될 수 있다. 즉 IADL"안전과 긴급상황 유지"(AOTA, 2008); 예를 들어, 목표는 "클라이언트는 3주안에 100%의 정확도로 가정 비상사태에 최소 10의 정확한 응답을 설명할 것이다." 안전 목표는 또한 안전습관 발달에 목표를 둘 수도 있다. 예를 들어, "클라이언트는 2012년 12월 1일 기능적 이동을 하는 동안 방에 들어갈 때 바닥의 장애물을 100% 확인하고 낙상위험을 줄인다." 또는 "클라이언트는 3주 이내에 성병 위험을 줄이기 위해 콘돔 사용을 100% 준수를 보고할 것이다"

적절

활동 수행의 여러 측면은 또한 동작이 가능할 것으로 예상되는 정도의 목표에 반영될 수 있는 목표에 언급된 행동의 적절성이나 질에 기여한다. 독립에 더해서 이러한 수행 매개변수는 특히 수행이 독립적이고 안전하지만 과정이나 결과의 다른 측면에 만족하지 못하는 클라이언트를 위해 의미 있는 목표의 중요한 구성요소가 될 수 있다. 측정가능한 적정매개변수를 가진 목표는 클라이언트가 일과 무관할지라도 치료를 정당화하기 위해 사용될 수 있다. 적정매개변수 6가지는 측정가능한 결과로 사용될 수 있다: 통증, 피로, 호흡곤란, 기간, 사회적 기준, 만족도, 비정상적인 작업행동. 이러한 매개변수 중 일부는 단일 클라이언트 내에서 상호 의존적일 수 있다. 예를 들어, 통증은 활동 수행의 기간뿐만 아니라 정상적 기준과 개인적인 만족을 충족시키는 능력의 변화를 이끌어 올 수 있다(예를 들어, 활동이 오래걸린다). 목표는 이 목표를 위한 진행상황을 기록함으로써 변화를 분명히 하기 위해 오직 측정 가능한 매개변수만을 포함해야 한다.

고통. 활동이 독립적으로 완료되더라도 활동 중 또는 후의 고통은 ADL과 IADL의 참여에 부정적으로 영향을 미칠 수 있다(Covinsky, Lindquist, Dunlop, & Yelin, 2009; Dudgeon, Tyler, Rhodes, & Jensen, 2006; Liedberg & Vrethem, 2009; Mullersdorf, 2000). 고통의 원인과 이에 대한 예후는 목표를 선택하고 중재 접근법을 선택할 때 신중하게 고려되어야 한다. 통증의 존재를 감소시키는 것과 동시에 중재는 예상되는 독립수준에 초점을 맞추기 위해 평가와 목표 모두 고통의 표시를 포함해야 한다. 종종 통증평가는 통증정도의 지표로써 목표에 통합될 수 있다. 예를 들어, 목표가 "클라이언트는 2주 이내에 10cm 시각 아날로그척도 중 최대 2cm 수준의 통증으로 4/5번 독립적인 간단한 식사(수프, 샌드위치, 음료)준비를 할 것이다."가 될 수 있다.

피로와 호흡곤란. 피로와 호흡곤란은 이 문단 앞부분에서 설명한 바와 같이 클라이언트의 목표를 위해 선택된 실제 작업행동에 영향을 미칠 수 있다. 하지만 피로 또는 호흡곤란은 일의 적응이나 컨디션에 따라 감소될 수 있을 때, 목표는 수행기준 결과로써 수행매개변수를 사용하여 설정할 수 있다. 초기 평가는 비교를 위한 기초자료를 포함해야 한다. 예를 들어, 목표가 " 클라이언트는 2012년 11월 28일까지 the Borg Reported Perceived Exertion Scale의 최대 75%의 점수로 아침일상관리(샤워, 정리, 옷 입기)를 완성할 수 있을 것이다.". the Borg Scale(Borg, 1998)이 초기평가 시 사용된 바와 같이, 낮은 숫자(적은 노력을 의미)는 ADL이나 IADL 작업을 하는 동안 피로가 덜 쌓이는 쪽으로 진행상황을 표시하는 데에 사용될 수 있다. 호흡곤란은 Visual analogue scale이나 Numerical rating scale을 사용하여 비슷한 방법으로 모니터링 할 수 있다(Gift & Narsavage, 1998). 목표가 피로와 호흡곤란과 관련하여 정해질 때 진단을 고려하는 것이 중요하다. 과로는 증상이나 심장 질환과 다발성 경화증 같은 질병과정 자체를 악화시킬 수 있다. 예후는 피로나 호흡 곤란을 측정하는 목표를 성정하는 또 다른 중요한 진단 고려사항이다. 만성 폐쇄성 폐질환을 가진 클라이언트는 악화될 가능성이 있다. 따라서 목표는 활동 적응을 통해 성취하는 것이 합리적이어야 하고 기능의 감소를 수용해야 할 수도 있다. 대조적으로 척수손상 하반신 마비를 가진 클라이언트는 이전에 걷는데 사용한 큰 하체근육을 보상하기 위해 휠체어 이동성을 위해 상체의 작은 근육을 사용하는 것으로부터 피로를 경험한다.

지구력은 상지를 사용하면서 근력이 상당히 증가될 것이며 피로를 감소시키기 위한 야심한 목표가 적절할 수도 있다.

만성폐쇄성폐질환과 척수손상에 대한 자세한 내용은 부록 I, 일반적인 질환, 자료와 근거를 참고하라.

기간. 활동을 완료하는 데에 요구되는 시간의 길이는 낮은 지구력, 손상된 협응, 다양한 정신건강장애를 가진 사람들에게 일반적인 일에 대한 집중력 감소 같은 인지손상을 포함하여 일반적으로 장애의 많은 종류에 영향을 미치는 효율성의 반영으로써 간주된다. 수행시간을 측정하는 것은 비교적 간단할 수 있지만, 의미 있는 방식으로 실시간 데이터를 해석하는 것은 종종 어렵다. ADL/IADL 기간은 활동의 특성과 활동을 수행하기 위해 선택하는 일에 크게 의존한다. 가벼운 스낵을 해결하는 것보다 저녁 식사를 준비하는데 시간이 오래 걸린다. 우리는 패스트푸트점에 갈 때보다 우아한 레스토랑에서 식사를 할 때 옷을 입는 데에 더 많은 시간을 소비한다. 따라서 ADL과 IADL에 대한 의미 있는 시간 규범을 확립하는 것은 어렵지만 기간은 종종 클라이언트들이 기능 저하에 의해 좌절할 때 그들의 작업치료 목표를 통합하고자 하는 매개변수이다.

ADL목표를 위해 수용 가능한 시간 프레임을 설립하는 것은 클라이언트와 중요한 다른사람들과 협조적으로 수행해야 한다. 작업치료사는 시간프레임과 목표를 세울 때 안전과 독립 매개변수 또한 고려해야 한다. 클라이언트는 활동을 시도할 때, 심지어 일반적인 속도로 시도할 때 위험이 증가될 수 있다. 예를 들어, 연하장애가 있는 클라이언트는 질식을 방지하기 위해 연하장애가 없는 클라이언트보다 더 천천히 먹어야 한다. 좋지 않은 미세운동 협응 또는 감각 결함을 가진 사람들은 날카로운 칼을 사용하는 경우 칼을 조절하고 부상을 예방하기 위해 속도를 줄여야할 필요가 있다. 이 예에서 수행기간을 줄이기 위한 목표를 설정하는 것은 안전하지 않은 수행을 초래 할 수 있기 때문에 부적절할 것이다.

사회적 문화적 기준은 활동기간 동안 결과를 확립하는 것이 고려될 필요가 있다. 미국은 적시성은 높게 평가되고 사회기술의 효율적인 수행이 예상된다. 구매자는 계산대에서 금액을 확인하고 계산하는데 5분이 걸리는 소비자의 뒤에 서 있을 때 자극이 될 수 있으며 심지어 다른 문화임에도 불구하고 이 지연을 알아차리지 못할 수도 있다. 계산능력에 방해되는 인지적 시각적 손상을 가진 미국인은 쇼핑할 때 당혹감을 줄이기 위해 이 활동을 위해 요구되는 시간이 감소되기를 바랄 수도 있다. 그리고 목표는 이 수행매개변수를 반영하는 효율적인 측정을 포함하는 것이 필요하다. 예를 들어, "클라이언트는 쇼핑 참여를 지지하는 3주 이내에 1분 미만 동안 독립적으로 간단한 현금거래(적절한 돈 선택과 거스름돈 거래)를 완료할 수 있을 것이다".

사회적 기준. 클라이언트의 삶의 사회와 문화에 의해 결정되는 수행기준은 최종결과와 그것이 달성되는 과정 모두의 관점에서 존재할 것이다. 수용 가능하고 수용할 수 없는 수행 사이의 라인은 좁은것보다 두꺼워 질 수 있고 나이, 성별, 고호트 구성원 같은 특성에 따라 상당히 변할 수 있다.

사회 기준은 깔끔함을 위해 존재한다. 예를 들어, 클라이언트는 안전하고 독립적으로 옷을 입을 수 있지만 만약 클라이언트가 충돌하는 색상으로 옷을 선택하거나 그들의 모습이 단정하지 못하다면 옷 입기가 사회적 기준에 충족하지 못할 수 있다. 클라이언트가 십대라면 이러한 모습이 허용되는 것으로 간주될 수 있다. 하지만 클라이언트가 일을 하는 공적인 매니저인 경우 받아들일 수 없다고 분류되고 클라이언트의 직업을 잃을 수 있다. 작업치료사와 클라이언트는 목표에 포함되는 관련된 사회적 기준을 확인할 수 있다. 사회적 기준을 확인하는 것은 주관적이고 어려워 보이지만 사회적 기준의 측정 가능한 지표는 효과적인 목표를 위해 중요하며 중재를 정당화 할 수 있다. 입이 가득 찾을 때 여전히 입에 음식을 밀어 넣고 빠르게 먹는 클라이언트를 위한 목표는 다음과 같은 사회적 측정을 포함할 수 있다: 2012년 12월 10일까지 클라이언트는 사회적 행사 동안 식사를 할 때 추가 음식을 입에 넣기 전에 각각 씹은 것을 삼키고 음식을 씹으면서 대화를 함으로써 15분 이상에 식사를 완료하여 적절한 속도를 보여줄 것이다.

만족함. 사회적 기준에 더하여 클라이언트는 목표에 통합될 필요가 있는 수용 가능한 수행의 자신만의 기준을 가진다. 만족도 측정과 목표를 설정하는 것은 개인마다 개인적 기준이 매우 다르기 때문에 클라이언트와의 협력을 필요로 한다. 예를 들어, Mr. Balouris는 항상 무엇인가 잃는다. 그는 결코 자신의 지갑과 키가 어디에 있는지 모르며 항상 무엇인가를 찾고 있다. 그럼에도 불구하고 물건들은 돌아오고 그는 그의 소지품을 더 잘 찾을 수 있도록 돕는 그의 아파트를 조직화에 문제를 찾을 수 없었다. 하지만 Mr. Johnson는 항상 꼼꼼하게 깔끔했으며 그가 원하는 물건을 그의 손에 넣을 수 있었다. 최근에 그는 기억력 문제로 진료를 찾고 있다. 그는 물건들을 평소 장소에 놔두지 못했기 때문에 물건을 찾을 필요가 있다고 불평했다. 그는 알츠하이머 병의 가족력 때문에 특히 그의 기억력 문제에 대해 걱정했다.

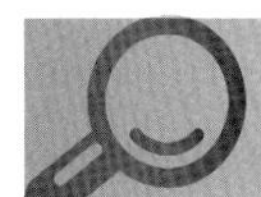

알츠하이머 치매에 대한 자세한 내용은 **부록 I, 일반적인 질환, 자료와 근거**를 참고하라.

그는 물건을 배치하는 곳을 기억하는데 도움을 받을 전략을 배우는 작업치료가 필요하다고 언급했다. 객관적으로 Mr. Johnson의 수행은 Mr. Balouris와 비슷했지만 Mr. Johnson은 그가 장애로 보는 그의 수행에 불만족했다.

그것은 주관적인 경험이기 때문에 클라이언트는 일에 대한 자신만의 만족수준을 평가해야 한다. 클라이언트 만족도는 COPM에 사용되는 10점 만점 같은 Visual analog scale이나 Numerical scaled으로 빠르고 쉽게 측정될 수 있다(Law, Baptiste et al., 2005). 만족도 측정은 수행정도를 반영하기 위해 목표를 쉽게 합친다. 예를 들어, "클라이언트는 ADL과 IADL 참여를 지지하는 3주 이내에 적어도 8/10의 만족도를 가지고 가정에서 ADL과 IADL에 필요한 지정 물건에서 독립적이게 될 것이다.

비정상적인 작업 행동. 목표와 중재는 활동수행을 방해하는 어떠한 비정상적인 행동 또한 해결할 수 있다(Ashley et al., 2001; Rogers et al., 2000). 비정상적인 작업 행동은 매우 다양하며 아세토이드나 ballistic 움직임 그리고 자기자극 또는 타격 보호자 같은 행동 문제 같은 원하지 않은 운동 행동을 포함한다. 비정상적인 작업 행동의 근본적인 원인의 탐구는 현실적인 목표의 설립과 효과적인 중재전략의 선택을 용이하게 한다. 목표는 ADL과 IADL의 문맥에서 비정상적인 작업 행동을 제거하고 감소하는 것이 된다. 예를 들어, 클라이언트는 클라이언트의 영양요구를 충족하는 입으로 먹는 것을 도와주기 위해 2달 이내에 최대 세 번의 에피소드에 먹는 동안 혀 꼬이는 행동을 감소시킨다.

현실적인 클라이언트 목표 설정에 대한 추가 고려사항

작업치료사는 수행의 정도와 목표행동을 확인하기 위해 수행매개변수를 사용하지만 목표달성에 영향을 미치는 몇몇 추가적인 요인들도 고려되어져야 한다. 목표를 설정하는 과정은 복잡하고 클라이언트의 희망뿐만 아니라 어떤 변화가 현실적인지 바탕이 되어야 한다. 몇몇 내용적인 요인들은 신체적, 사회적, 재정적 환경, 중재를 위한 가능한 시간, 클라이언트의 과거의 경험과 학습능력이 고려되어져야 한다. 클라이언트의 장애에 대한 손상에 대한 예후는 목표 달성에 영향을 끼칠 수 있다.

장애에 대한 예후

수행능력의 향상을 위한 클라이언트의 잠재성과 패턴과 클라이언트의 요소들은 기존의 질병의 환경 또는 장애 그리고 손상의 결과 내에서 검사되어져야 한다. 먼저 치료사는 어떤 중재전략에 대한 사항을 배제할 수 있는 진단에 따라 주의사항이나 금기를 고려해야 한다. 예를 들어, 그의 지구력이 상당히 그의 수행을 제한하는 두 클라이언트를 비교하라. Mrs. Tanaka는 만약 그녀가 과하게 피로하게 된다면 더 악화되는 만성적인 피로증상을 가지고 있다.

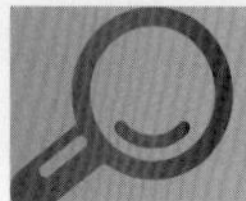
만성피로신드롬에 대한 자세한 내용은 **부록 I, 일반적인 질환, 자료와 근거**를 참고하라.

지구력을 증가시키기 위한 공격적인 프로그램은 그녀를 위해 금지되어야 하기 때문에 대안적인 중재전략이 이루어져야한다. 그리고 그녀의 질병을 악화시키는 잠재력이 주어졌을 때, ADL을 위한 지구력을 증가시키기 위한 목표는 합리적이여야 한다. 반대로 Mr. Krull는 매우 주요한 우울증으로부터 기인되는 무력으로부터 건강을 잃었으며 잔디깎기, 집 보수를 끝내는 일과 같은 집 유지 작업 참여를 지속하기 위해 그의 지구력을 증가시키기를 원한다. 지구력을 향상시키기 위한 엄격한 활동 프로그램은 배제되어서는 안되며 Mr. Krull의 IADL참여 증가를 도와주어야 한다.

두 번째로 클라이언트의 진단(즉, 질병, 장애 또는 상태)에 주어지는 장애의 개선을 위한 예후는 고려되어야 한다. 손상을 증가시키는 것은 근육위축, 알츠하이머병, 류마티스 관절염과 같은 점진적인 장애에서 예상된다. 목표는 목표가 현실적이 되도록 이러한 잠재적인 감소를 염두에 두고 만들어져야 한다. 하지만 작업치료사는 점진적인 질병이 직접적으로 모든 신체구조와 기능에 영향을 미칠 수 있기 때문에 손상을 부분적으로 평가해야 한다. 십대 근육위축장애를 가진 Jorge는 이점을 보여준다. 그는 그의 몸통과 사지에 상당한 근육위축이 있었고 그의 휠체어로부터 제기능을 하도록 하기 위한 최적의 자세를 유지하는 것을 방해하는 골반과 발목의 PROM에서 어떤 제한이 발생했다. 그의 근력은 중재에도 불구하고 감소할 것으로 예상된다. 하지만 그의 PROM제한은 직접적인 근육위축의 결과가 아니라 근육약화의 결과이다. 중재이익은 전반적인 예후에도 불구하고 치료와 함께 PROM에서 예상될 수 있다. 그 다음 증가된 PROM은 기능을 향상시킴으로써 그의 휠체어에서 Jorge를 위치시키는 것이 가능한 옵션을 증가시켜 기능을 향상시킬 수 있다.

손상의 안정이나 감소는 많은 장애와 부상 후에 예측될 수 있다. 예를 들어, 약물중재는 작업치료 중재가 ADL과 IADL수행에 정신적, 심리적 능력에서 만들어지는 우울과 관련된 손상을 개선시킬 수 있다.

기분장애와 우울에 대한 자세한 내용은 **부록 I, 일반적인 질환, 자료와 근거**를 참고하라.

전형적으로 모든 나이대의 외상이나 뇌졸중으로부터 뇌 손상을 입은 클라이언트는 회복의 초기단계에서 운동기능의 자발적인 회복을 예측할 수 있다. 기획된 중재 목표는 이러한 진단을 위한 전형적인 향상을 고려해야 한다. 전형적인 향상을 예측하는데 있어 정확성은 시간이 걸리고 발달을 경험하고 초보치료사는 현실적인 목표를 설정하는 능력을 용이하게 하기 위해 경험이 많은 치료사와의 상담이 도움이 된다고 생각할 것이다.

경험

활동을 통해 클라이언트의 과거와 현재 경험에 대한 평가를 통해 얻어진 정보는 관련있고 획득 가능한 목표가 설정되도록 고려하는 데에 중요하다. 최근의 경험은 활동에 있어 독립성을 재설립하는데에 있어 친절을 용이하게 할 것이다. 왜냐하면 클라이언트는 새로운 기술을 개발하기 보다는 활동을 하기 위한 새로운 방법을 학습하고 있기 때문이다. 예를 들어, Mrs. McCarthy는 뇌졸중 후에 요리기술을 재학습해야 한다. 그녀는 이동하기 위해 휠체어를 사용하고 그녀의 오른손을 최소한으로 사용한다(오른손잡이). 그녀의 인지적 기술은 정상이며 레시피를 쉽게 따라할 수 있다. 게다가 그녀는 요리 활동을 받아들이는데 있어서 그녀의 수행능력을 향상시키기 위해 좋은 문제해결능력을 보여준다. 강직성 반마비를 가지고 있는 19살 Miranda는 Mrs. McCarthy처럼 한손 사용을 제한하고 이동을 위해 휠체어를 사용한다.

뇌성마비에 대한 **부록 I, 일반적인 질환, 자료와 근거를** 참고하라.

Miranda는 간단한 요리를 하기를 원하고 쿠키를 굽고 싶어한다. 그녀의 중재는 Miranda는 그녀의 손상을 보상하기 위해 요구되는 활동적응과 함께 기본적인 요리기술을 배워야 하기 때문에 Mrs. McCarthy의 중재보다 더 많은 시간과 가이드를 요할 것 같다.

때때로 성인들은 또한 새로운 활동을 배울 필요와 직면한다. 이러한 활동 중에 어떠한 것들은 자가도뇨, 압력옷입기, 전자도구의 독립적인 작동법을 배우기와 같은 새로운 손상을 관리하기 위해 필요한 기술과 관련이 있다. 새로운 학습은 또한 새로운 역할이 가정될 때 필요할 것이다. 예를 들어, 배우자가 장애를 가지게 되거나 사망할 때 그리고 파트너가 새로운 책임을 져야할 때. 한 기술이 클라이언트에게 친숙하지 않을 때마다 기본적인 능력 습득을 위해 작업치료사로부터의 추가적인 중재 시간과 교육은 필요할 것이고 목표과 중재 계획에 일치해야 한다.

학습을 위한 클라이언트의 능력과 대안적인 방법에 대한 개방성

클라이언트는 중재가 종종 활동을 완수하기 위한 새로운 학습을 배우는것을 요구하기 때문에 업무를 완수하기 위한 대안 방법 사용에 대한 학습능력과 개방성은 평가되어야 한다(Flinn & Radomski, 2008). 인지 또는 감정적 손상 때문에 제한된 학습능력을 가진 클라이언트는 만약 적절한 가르침 접근법이 사용된다면 그리고 중재의 지속적이 적절하다면 여전히 새로운 기술을 배울 수 있다(Davis, 2005). 몇몇 클라이언트는 장치없이 대부분 사람들이 하는 일을 수행하기 위해 특별한 장치를 사용하는 것을 원하지 않는 다면 적응장비와 협력해야하는 치료에 저항할 수 있다(Lund & Nygåard, 2003). 좋은 학습능력과 대안방법에 대한 개방성을 가진 클라이언트는 증가된 중재선택과 학습에 필요한 감소된 시간 때문에 더 많은 과제결함을 행할 수 있을 것이다. 지속성에 대한 학습능력을 보는 것은 중요하다; 클라이언트는 극한상황에 처할 수 있으며 능력은 다른 과제보다 몇 가지 과제를 위해 더 좋아질 수 있다. 클라이언트는 휠체어를 운전하는 조이스틱을 사용의 비교적 간단한 과제적응을 학습할 수 있을 것이다. 하지만 조이스틱을 조절하는데 사용되는 똑같은 움직임에 의존하는 일상생활에 더 복잡한 전자기기를 배울 수는 없을 것이다.

클라이언트의 학습능력은 재활과정을 통해 그들이 진전할 때 또한 변할 수 있다. 특히, 새로운 장애를 가진 클라이언트들. 배움의 초점은 구체적인 과업을 위해 간접적이고 치료사 주도적인 학습에서 클라이언트 주도적인 학습으로 나아가야한다. 클라이언트는 목표를 확인하고 그 또는 그녀 자신의 학습 방향을 잡는데 있어서 더 자율적이 된다(Greber, Ziviani, & Rodger, 2007; Jack & Estes, 2010). 자율적인 학습전략은 치료사가 끝내고 그들의 적응전략을 개발시키도록 클라이언트가 문제를 해결할 수 있게 한다. 독립적으로 해결하도록하는 능력은 학습될 수 있다. 그리고 작업치료사는 자율적인 학습자가 되도록 클라이언트의 잠재력과 자기 주도 학습을 촉진시키는 구조적인 치료활동을 고려해야 한다(Greber et al., 2007).

치료외부의 프로그램과 병행하도록 기획되다

건강관리 비용을 유지하기 위한 노력은 병원과 재활센터에 머무는 기간과 외래기간, 그리고 가정방문의 기간을 점점 더 짧아지도록 이끌었다. 클라이언트는 그들의 치료프로그램에서 더 능동적인 역할을 할 것으로 예상된다. 그리고 가정프로그램이 있는 공식적인 프로그램을 보충하는 것으로 예상된다(Novak, Cusick, & Lannin, 2009). 그래서 목표는 클라이언트에 대한 몇몇 평가와 함께 결정되어야 한다. 중재의 성공에 영향을 줄 수 있기 때문에 자기주도 프로그램과 함께 이루어지도록 클라이언트의 능력에 대한 평가가 만들어져야 한다(Jan et al., 2004).

이전에 설명되었던 수행매개변수의 몇몇은 이 분야에서 작업치료사에게 지침을 줄 수 있다. 클라이언트 중심의 접근법이 성공을 위해 중요할 수 있도록 하면서 클라이언트는 그들이 평가하지 않는 활동에서보다 그들이 주로 평가하는 활동에서 추구된 프로그램에 대한 더 많은 동기부여를 가진다(Doig et al., 2009). 게다가 어려움, 피로, 고통, 만족과 같은 수행매개변수는 클라이언트의 일상생활의 활동 내에서 자기주도프로그램이 관리가 가능하도록 평가되어야 한다. '관리 가능한'의 의미는 클라이언트에 의해서 작업치료사와의 상담을 통해 만들어져야 하고 클라이언트의 일상활동과 책임감, 좌절에 대한 인내, 인내심을 고려해야 한다.

많은 클라이언트는 활동을 수행하기 위해 어떤 도움을 요구하고 작업치료사는 이러한 자료가 이용 가능하다는 것을 확신해야 한다. 이 도움은 활동을 설정하고 구체적인 활동단계를 위한 도움을 제공하며 효과적인 수행을 위한 충분한 시간을 가능하게 하는 것을 포함할 것이다. 손상이 매일의 활동을 지속하고 인내하는 클라이언트의 능력에 영향을 줄 수 있다는 것을 기억하는 것은 중요하다. 이러한 클라이언트들에게 도움은 가정프로그램을 시작하고 필요하고 계속하는 데에 필요하다. 이러한 책임은 종종 가족멤버에게 주어지고 작업치료사는 그들과 상호작용 해야 하며 가족구성원을 그들의 중요한 역할에 대해 교육해야 한다.

중재를 위한 시간

작업치료를 위한 계획된 시간은 기능적인 예후, 클라이언트의 향상을 위한 동기, 그리고 클라이언트의 재정상태를 포함하여 다양한 요인에 의해 영향 받을 수 있다. 방문치료를 위한 타기관의 지불은 보상금이 다르다. 그것은 서비스와 치료결과에 대한 접근에 영향을 줄 수 있다(Nof, Rone-Adams, & Hart, 2007). 이러한 가정 건강 같은 설정에서 Medicare에 영향을 미치는 지속적인 변화가 있다. 작업치료 목표는 할당된 시간 내에서 가능한 한 많은 클라이언트의 요구에 맞게 되어야한다. 그럼에도 불구하고, 또한 가장 좋은 방법은 종종 목표 설립을 위해 적절한 진행의 명확하고 완성된 문서화와 함께 타기관 지불이 추가적인 작업치료 방문을 승인하는 것이다. 작업치료사는 클라이언트에게 중재 확장을 요청하고 상세한 문서를 통해 필요한 서비스를 요청하며 필요한 서비스에 대해 결제 거부에 대해 이의를 제기하는 전문적인 책임감이 필요하다(Sames, 2010). 그들은 또한 "윤리적 딜레마"에서 설명된 대로 중재 일정이 클라이언트의 요구나 허용 한계를 넘어 서비스를 제공함으로써 이익을 창출하는 시설의 요구보다 클라이언트의 요구에 맞도록 설정해야

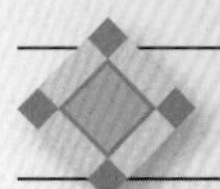

윤리적 딜레마

조직의 요구와 클라이언트 중심 관리가 충돌을 할 수 있나?

Jessica는 전문 간호시설에서 아급성 재활 단위에서 근무하는 작업치료사이다. 그녀는 최근 고관절교체, 골절, 심장혈관 질환, 류마티스 관절염 등을 포함하는 다양한 의료 문제를 가진 82세 여자 Mrs. Cabrini의 평가를 완료했다.

관절치환술, 심폐증상, 류마토이드 관절염에 대한 자세한 내용은 **부록 I, 일반적인 질환, 자료와 근거**를 참고하라.

Mrs. Cabrini는 도움을 주는 생활시설에서 그녀의 집으로 돌아가 독립적으로 트랜스퍼, 실내이동, 화장실 사용을 하기를 원한다. 그녀는 옷입기와 목욕을 매일 도움받을 수 있으며 그녀는 빨리 피로하기 때문에 매일 아침 공예그룹에 대한 에너지를 절약하기를 원한다고 말했다. Mrs. Cabrinis는 평가 동안 작업치료와 물리치료로 나뉘어 아침30분과 오후30분 치료를 참았다. Jessica는 Mrs. Cabrinis과 함께 협조적으로 클라이언트의 목표를 세웠다. 물리치료사는 클라이언트가 하루에 오직 두 번의 30분 치료가 생산적으로 가능하다는 것에 동의했고 그들은 시간을 분할하여 선택하였다. 그래서 Jessica는 작업치료의 강도를 매일 30분 주 7일이 될 것이라고 기록했다.

Jessica의 상사는 Jessica에게 다가와 Mrs. Cabrinis가 Medicare prospective payment system 하에서 높은 Resource Utilization Group(RUG)에 대한 자격을 갖도록 하기 위해 Mrs. Cabrinis의 치료를 45분으로 늘릴 수 있는지 물었다. 상사는 Jessica에게 만약 더 높은 RUG에 더 많은 클라이언트를 넣음으로써 시설이 상황비율을 높힐 수 없다면 클라이언트의 관리에 부정적인 영향을 미치는 직원을 해고 할 필요가 있다고 말했다. Jessica의 상사는 또한 만약 Mrs. Cabrinis의 관리 계획에 Jessica가 독립적인 옷입기나 목욕같은 ADL 목표를 더 세운다면 치료의 시간을 늘리기 쉬울 것이라고 제한했다.

1. Jessica는 이 상황에서 어떻게 해야 하는가?
2. 클라이언트 중심 관리는 Jessica의 행동에 어떻게 영향을 받는가?
3. Jessica는 그녀의 클라이언트와 시설의 필요와 요구의 균형을 어떻게 충족시킬 것인가?

한다는 것을 확인해야 한다.

예상된 수행 문맥 및 자원

클라이언트의 예상된 수행환경은 궁긍적으로 클라이언트가 과제를 수행할 환경과 관련된 목표를 설립하고 중재를 선택할 때에 고려되어져야 한다(Dunn, Brown, & McGuigan, 1994; Law & Dunbar, 2007; Nakanishi, Sawamura, Sato, Setoya, & Anzai, 2010). 사회적 맥락은 수행 이후에 다른 사람의 도움이 필요한 클라이언트에게 중요하다. 즉, 필요한 도움을 기꺼이 제공할 수 있는 사람인지 아닌지 결정하는 것이 중요하다. 클라이언트의 요구는 요구되는 도움의 종류와 기간 면에서 크게 다르다. 몇몇 클라이언트는 오직 쇼핑과 집 청소를 돕는 것 같은 지지적인 서비스만이 필요하다. 상당한 활동제한과 정상적인 인지를 가진 사람들은 신체적 도움이 고려될 만 하지만 먹는 것이나 휠체어 이동 같은 일상생활은 혼자 수행할 수 있다. 인지적 손상이 있는 클라이언트는 신체적인 도움은 항상 필요하지 않지만 활동의 시작이나 지속 또는 안전한 방법으로 이를 수행하기 위해 언어적 단서가 필요하다. 이 도움은 특정 작업에 특정될 수 있거나(예를 들어, 요리 또는 어린이와 상호작용 시) 일정함이 필요할 수 있다. 클라이언트의 예상되는 환경에서 부적절한 지지는 수행계획의 변경을 필요로 할 수 있다. 일부 가족이나 친구가 다른 가족이 할 수 없거나 기꺼이 하지 않으려고 하는 필요한 도움의 수준이나 종류를 제공할 수 있다.

신체적 환경은 현실적인 목표를 설정하는데 고려되어져야 한다(Gitlin, Corcoran, Winter, Boyce, & Hauck, 2001). 예를 들어, Mr. Feng은 그의 병원에서의 회복 동안 혼자서 목욕할 수 있는 그의 목표에 도달했다. 그는 튜브시트로 트랜스퍼, 손잡이가 달린 샤워호스와 도움없이 안전하게 목욕할 수 있는 손잡이를 요구한다(**그림 47.2**). 작업치료사는 그를 위해 이 용품을 주문하기를 원한다. 하지만 Mr. Feng은 그는 하나뿐인 욕조가 2층에 있지만 그는 계단을 이용할 수 없기 때문에 4×4 샤워 스톨에서 샤워해야 한다고 말했다. 그의 샤워는 샤워 동안에 안전한 트랜스퍼와 균형을 위하여 그가 요구하는 욕조벤치를 수용할 수 없다. 대안적인 목욕 목표는 Mr. Feng의 프로그램이 그가 집에서 사용할 수 있는 싱크대에서 스펀지 목욕과 같은 능력을 발달시키는데 초점을 맞출 수 있도록 중재 초기에 이루어졌었어야 했다.

퇴원환경의 적응력은 목표를 설정하기 전에 탐구되어야 한다. 현관문에서 21걸음 되는 작은 대지 위에 있는 집은 적절히 등급화된 경사로의 설치를 불가능하게 만든다. 벽손잡이는 유리섬유 욕조 주변에 설치될 수가 없고 욕조 옆에 위치한 안전 난간을 클라이언트가 가장 많은 도움을 필요로 하는 장소와는 상관없이 오직 용이한 선택으로 결정한다.

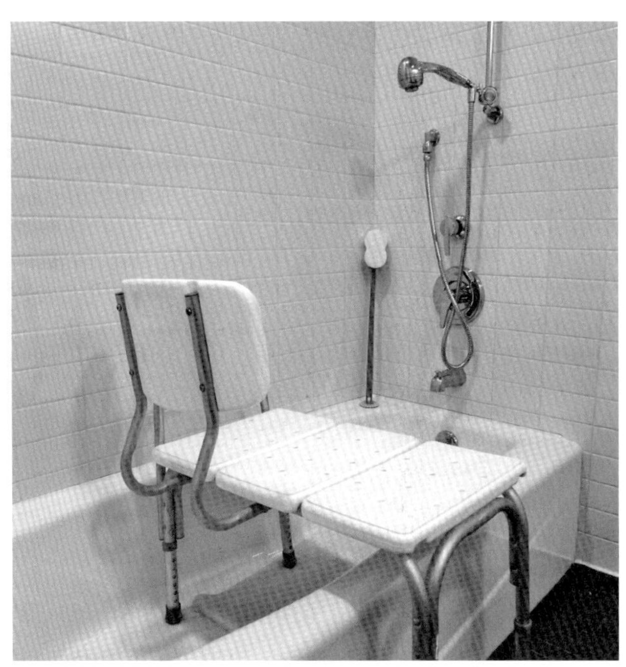

그림 47.2 트랜스터 욕조의자는 Mr. Feng의 작은 욕실보다 더 많은 공간을 요구하고 샤워를 편하게 할 수 있다. 클라이언트의 수행환경을 아는 것은 치료사가 퇴원 후에 성공적일 수 있도록 중재를 결정하도록 도울 수 있다.

기능적 목표를 설립하는 것은 또한 재산과 금융자원을 포함하여 클라이언트의 이용 가능한 자원 내에서 이루어질 수 있다. 예를 들어, 임대주택에서 살고 있는 클라이언트는 그 주택을 소유하지 않았기 때문에 바라는 대로 구조적인 개조를 할 수 없을 것이다. 어떤 개인들은 그들이 살 형편이 안되고 그리고 그들의 타기관에 의해서도 보장 받지 않는 용품이나 장치로부터 혜택을 받을 수 있다. 이러한 상황은 업무딜레마 Box에 설명된 것처럼 작업치료사에게 업무딜레마의 결과를 초래할 수 있다.

마지막으로 만약 클라이언트가 퇴원 후에 활동들이 한 장소에서보다 더 많은 장소에서 수행될 것 같으면 제대로 기능하도록 예상하는 모든 다양한 장소들은 탐구되어야 한다. 병원생활을 하는 클라이언트는 주로 집으로 돌아가는 것에 초점을 맞추어 질 수 있다. 그러나 많은 사람들은 그들 자신을 단 하나의 환경에 제한하지 않는다. 올려지는 변기시트, 변기 팔걸이와 같은 화장실에의 적응은 주로 제한된 이동을 가진 사람들을 위해 사용된다. 가정에서의 적응은 쉽게 이루어진다. 그러나 클라이언트는 종종 공공건물, 친구의 집, 비행기, 호텔, 지역박람회에서의 휴대용 변기 같은 적응되지 않았던 환경에 있게 된다. 만약 클라이언트가 이런 환경에 있을 것 같으면 그들의 목표는 변화된 환경에서 작업을 수행하는 그들의 능력을 고려해야 한다.

일상생활활동의 중재와 도구적 일상생활활동의 손상

ADL과 IADL 손상을 위한 중재는 클라이언트의 목표를 바탕으로 하고 선택적인 치료 접근과 활동을 포함하고 그 활동은 치료를 수행하고 그들의 목표로의 진전에 있어 효과적인지 보장하는 중재를 검토한다.

중재의 계획과 실행

다섯가지 중재 접근접은 OTPF에 설명되어있다: 생성/촉진, 설립/복원, 유지, 수정, 예방(ATOA,2008). 이러한 접근방식 모두 ADL과 IADL수행을 지지하거나 향상시키고 수정과 설립/복구는 이 장에서 논의되는 중재의 초점이 될 ADL과 IADL 해결을 위해 연습에 가장 일반적으로 사용된다. 수정과 설립/복구의 두 접근방법은 일상생활 기능을 위한 프로그램의 이월 보장하기 위해 클라이언트와 보호자교육이 결합되는 것이 필요하다(Flinn & Radomski, 2008). 종종 클라이언트/보호자 교육은 치료 중단 후 ADL과 IADL의 기능을 유지할 수 있게 하기 위한 수정과 복구 프로그램에 초점을 맞추기 때문에 유지하는 쪽으로 흘러간다. 작업치료사는 종종 이론의 틀이라고 불리는 이론 기반의 중재 접근법의 범위에 의해 가이드되는 클라이언트를 위한 특별한 치료활동을 선택한다. 특정 작업치료의 이론은 이 장의 범위를 벗어나지만 그 예는 단원 XII에서 찾을 수 있다. 다음 하위 단원은 광범위한 중재 범위와 그와 관련된 전력에 초점을 맞춘다. 이것은 또한 목표를 설정하기 위한 클라이언트의 진행 활동을 등급화하기 위한 전략과 클라이언트/보호자 교육 포함한다.

중재 접근법 선택

작업치료사는 적응을 통해 클라이언트의 경험을 보상하는 것 또는 목표에 도달하는데 필요한 기본 기술을 복구하는 것 또는 이것을 결합하는 것에 초점을 맞추는 것이 더 적절한지 결정할 때 여러 변수를 고려해야 한다. 이러한 고려사항은 다음 단락에서 해결한다.

수정. 활동수행은 이전의 능력을 복수하는 것보다 활동제한을 보상하는 수정을 통해 향상될 수 있다. 이것은 종종 복구가 선택사항이 아닐 때 필요하다. 예를 들어, 이때 C5 사지마비 클라이언트는 사용하는 복구접근법에 상관없이 이전의 손 기능을 회복하지 않을 것이다. 손상을 위한 보상은 성공적인 ADL과 IADL 참여를 위해 필요하다. 심지어 복구가 가능한 클라이언트도 만약 시간제한이 있거나 클라이언트 동기가 최적의 결과 미만으로 이어진다면 수정접근법이 더 적합할 수 있다. 보상 전략은 전체가 아닌 일부가 성취될 때 보증될 수 있다. 일반적으로 보상전략은 복구전략에 비해 기능적 결과를 성취하기 위한 중재시간보다 적은 시간이 필요하다.

세 일반적인 중재전략은 보상접근에 따라 이용될 수 있다. 활동과 작업방법은 변경될 수 있고 과제에 적응될 수 있으며 환경은 수정될 수 있다. 이 방법의 결합은 클라이언트 수행을

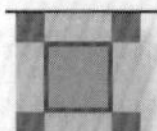

업무 딜레마

제한된 자원을 가진 사람에게 어떻게 최적의 보살핌을 제공하는가?

Jon은 대도시의 큰 재활치료 병원의 작업치료사이다. 그 작업치료부서는 최근에 그들이 치료를 위해 사용하는 아파트 현장에 독립적인 생활에 적합한 가장 최신의 **전자 보조기(EDAL)**를 설치했다. Henry는 근육위축을 가진 16세 아이이다. 그는 전동안락의자를 가지고 있으며 헤드스위치로 독립적으로 운전할 수 있다. 그는 그의 상지의 매우 제한된 사용을 한다. Henry는 낮은 임금을 받는 그의 엄마와 단 둘이 산다. 그는 의료보조를 받는다. Henry의 병은 너무 진행되어서 그는 더 이상 도움 없이 집을 들어가고 나갈 수 없다. 그리고 그는 TV, 전화기, 전구를 포함하여 일반적인 전자장치를 작동시킬 수 없다. 그의 엄마는 낮 동안 일을 하기 때문에, Henry는 주로 어린아이들을 위한 방과 후 프로그램에 참여해야 한다. Henry는 그의 작업치료사에게 그의 가장 중요한 목표는 학교에서 집에가는 것이고 집으로의 접근이라고 말했다. 작업치료사는 이것이 자물쇠를 열고, 문을 열고, 불을 켜고, 전자 장치를 켜고 끄고, 그리고 전화기와 컴퓨터를 사용하는데 있어서 그를 독립적이게 할 수 있는 EADL 시스템을 가지고 Henry에게 도달할 수 있는 목표라고 확신한다. 하지만 치료사는 또한 의료보조가 그의 상황에는 EADL을 지불하지 않는다는 것을 인식한다.

1. 어떻게 Jon은 나아가야 하는가? 그는 그것을 구입하는 것이 가능하지 않다고 할지라도 Henry를 EADL의 사용에 있어서 훈련시켜야 하는가?
2. 작업치료사는 그의 목표를 향해 나아가도록 돕도록 어떤 팀 구성원과 상담할 수 있는가?
3. 점진적인 장애인 근육위축의 진단은 Jon이 이 문제를 해결하기 위해 받아들일 그 접근법에 영향을 미치는가?
4. Jon은 어떻게 Henry가 목표를 이루도록 도와줄 수 있는가?

극대화하기 위해 사용될 수 있다. 선택된 ADL과 IADL을 위한 이 세 가지 중재전략의 예는 **표 47.4**에 포함되어 있다.

- **작업방식 변경.** 작업방법이 변경되는 경우, 작업의 물건이나 환경은 변하지 않는다: 하지만 작업수행의 방법은 클라이언트의 손상에 주어지는 작업을 가능하게 하도록 변경된다. 일반적으로 두 손을 사용해야 하는 작업을 위한 많은 한 손 기술은 한 손으로 옷입기, 한손 신발묶기(**그림 47.3**), 한손으로 타이핑치기 기술을 포함하는 이 전략을 사용한다.

허리부상이나 고관절교체 때문에 움직임의 제한을 사진 클라이언트는 성행위 시 관절에 손상을 줄 수 있는 움직임이나 자세를 피하기 위해 사용되는 자세수정이 필요하다는 것을 안다. 떨림이나 **운동실조**가 있는 개인은 손의 협동을 증진시키기 위해 탁자, 팔걸이, 벽 위에서 그들의 아래팔을 안정화시킴으로써 ADL의 범위의 수행을 증진시킬 수 있다. 성공적으로 변경된 작업방법을 마스터하기 위해 클라이언트는 배울 수 있는 능력이 필요하다. 방법의 복잡성에 따른 학습의 필요수준은 배우게 될 것이다(Flinn & Radomski, 2008). 작업치료사는 특정한 ADL과 IADL을 성취하기 원하는 자발적인 클라이언트의 수준을 또한 알아야 한다. 사람들은 종종 조금의 집중만을 요하는 자동적인 처리에 의존하고 있다. 일상과제의 자동적인 처리는 아침에 일어나 하루를 계획하는 것이나 채소가게에서 쇼핑을 하는 동안 아이들과 대화하는 것과 같은 다른 것들로부터 개인이 자유롭다. 연습은 모든 배움의 필요 구성요소이며 ADL과 IADL의 자동적인 수행으로 돌아가거나 발전시키기 희망하는 클라이언트에게 특히 중요하다. 두뇌활동 패턴은 주로 전두엽 피질의 활동에 의해 중재된 의식적인 주의력에 의존하지 않고 주로 피질 하부 구조에 의해 중재되는 더 자동적인 움직임으로 이동하기 때문이다(Floyer-Lea & Matthews, 2004). 실행과 반복을 포함하는 훈련프로그램을 통해 따라오는 클라이언트의 혜택은 어려움과 수행기간 그리고 만족도를 높이는 것과 같은 적절한 매개변수를 맞추는 것이 필요하다.

- **작업도구 또는 규정 보조장치의 적응.** 과제를 위해 사용되는 물건은 용이한 수행을 위해 변경될 수 있다. 예를 들어, 손가락 활동의 동작 범위가 줄어든 클라이언트를 위해 도구를 짜 맞춘 핸들 또는 메모리 보조기구. 예를 들어, 메모리 노트북, 점검표, 큐 카드 및 전자 큐잉 장치)의 훈련은 활동 시작이 어려운 클라이언트를 도울 수 있다(Gillen, 2009; 구체적으로는 9장 참고). 몇몇 과제 적응을 위해 작업도구는 과제방법을 상당하게 바꿀 수 없어서 학습에 대한 필요성이 방법이 바뀔 때보다 적다. 이런 경우에 실행의 필요성 또한 감소하고 수행은 신속하게 개선할 수 있다. 간단한 적응의 예는 확대 또는 확장 핸들 기구, 자르는 동안 음식의 안정화를 위한 못과 자르는 판 그리고 탄성 신발끈이 있다. 하지만 예를 들어, 손 조절장치로 운전을 배우는 것 같은 몇몇 적응은 더 많은 확대된 훈련을 요구한다.

보조장치의 처방은 클라이언트의 능력 및 장치를 사용하는 의지뿐만 아니라 종종 과도하게 단순화 된 과정 같은 장치의 특징을 고려한다. 예를 들어, 양말보조기구는 앉은자세의 균형이 안 좋은 클라이언트가 그녀의 균형이 쓰러짐지지 않고 앞으로 기울임 없이 그녀의 발에 손이 닿도록 도울 수 있다. 하지만 만약 클라이언트의 균형결함이 반마비와 한손 사용이 어려워서라면 양손 사용이 필요한 양발 보조도구를 이용하여 양말을 신는 것은 그녀에게 어렵거나 불가능할 것이다(**그림 47.4**). **그림 47.5**는 적응장비의 아주 간단한 유형인 적응숟가락을 선택할 때 작업치료사가 하는 선택의 수를 나타낸다. 작업치료사가 처방하는 많은 보조도구들은 꽤 기계적으로 간단함에도 불구하고 일부는 뜻을 확대하는 의사소통장치 같은 매우 복잡하고 복잡한 전자, 회로, 마이크로프로세서를 포함한다.

작업도구 적응 중 하나의 단점은 적응 또는 보조장비는 언제 어디서나 업무에 참여할 수 있는 클라이언트에게 사용할 수 있어야 한다는 것이다. 이것은 작업과 적응에 따라 문제를 제기할 수도 안할 수도 있다. 인지손상을 위한 보상을 위한 일에 기억책을 사용하는 클라이언트는 구조와 일일플래너나 휴대용 개인정보단말기에 필요한 단서와 손상 전에 습관적으로 사용하던 도구를 통합할 수 있다. 만약 클라이언트가 식사를 위한 맞춤 기구를 필요로하고 레스토랑에서 식사를 하고자 하는 경우에는 기구에 따라 주의해야 한다. 이것은 복잡하고 일부 클라이언트는 당황스러울 수 있다.

마지막으로 일부 클라이언트는 적응 장비의 사용이 과제수행에 대한 만족도를 감소시킨다는 것을 알 수 있다. 작업수행의 개인적 만족을 향상시키기 위해, 그들은 적응도구 없이 작업수행의 증가된 어려움을 극복하고자 할 수 있다. 예를 들어, 다발성 경화증을 가진 여성 Ms. Lindstrom은 휠체어를 이용한 그녀의 이동은 안전하고 쉽다는 것을 알지만 지역사회에서 이동 시에는 걷는 것을 선호한다. 휠체어에 대한 그녀의 불만족은 다른 고려사항보다 중요하다.

표 47.4 장애를 극복하기 위해 활동을 응용하는 세 가지 접근의 예시

활동	방법 바꾸기	활동 대상 바꾸기	활동 환경 바꾸기
목욕	활용적 도구를 가지고도 욕조를 안전하게 오고가지 못하는 사람을 위해 세면대에서 씻기로 대체한다.	줄에다 비누와 샤워타월을 달아서 물체를 안전하게 잡지 못하는 사람이 떨어뜨리지 못하도록 한다.	목욕할 때 앉아서 할 수 있도록 잡을 수 있는 바와 욕조의자를 마련한다.
몸 단장	환자는 한쪽 손을 못 쓰는 것에 적응하기 위해서 척골 숫자의 뚜껑을 열 때 같은 손으로 방사숫자를 이용하도록 적응한다.	여환자가 앞으로 숙이지 않고 제모를 할 수 있도록 레이저에 연장된 손잡이가 있다.	일상 몸단장 루틴에 대한 집중력이 떨어지는 환자를 위해 매일 스케줄이 화장실에 부착되어 있다.
화장실	방광의 원활한 배출을 위해 알람시계를 이용한다.	화장실 휴지를 손쉽게 닿기 위해서 화장실 도움을 설치한다.	불필요한 화장실 휴지 사용을 방지하기 위해 비데를 설치한다.
옷 입기	몸의 한쪽을 쓰지 못하는 것을 극복하기 위해 그 쪽부터 옷을 입는다.	발까지 뻗을 필요 없이 양말을 신을 수 있도록 양말 도움을 받는다.	옷을 잘 꺼내기 위해 낮은 선반을 쓰거나 높은 옷장을 낮을 것으로 바꾼다.
밥 먹기	다양한 음식을 제공한다(예. 고기, 밥, 채소). 앞이 안 보이는 환자를 위해 지속적으로 같은 장소에 음식을 제공한다.	손 사용의 낮은 인식을 극복하기 위해 빌트인 수저를 제공한다.	크고 시끄러운 급식실보다는 집중력 장애인에게는 작은 방에서 여러 친구들과 먹게 한다.
성적 활동	성기부위에 감각을 잃은 사람을 위해 다른 성감대를 찾아준다.	발기부전의 남환자의 여환자의 만족을 위해 바이브레이터를 사용한다.	침대 손걸이나 공중그네를 설치해서 침대에서 성적 활동 시 자리를 편하게 잡을 수 있도록 한다.
이동	다리를 넣기 전 자리를 먼저 잡는다.	낮은 곳에 위치한 근육들이 몸무게를 버티지 않도록 슬라이딩 보드를 설치한다.	침대나 좋아하는 의자 옆으로 휠체어가 갈 수 있도록 가구배치를 조정한다.
아기 돌보기	유아용 침대나 기저귀를 간 후 안전하게 들 수 있는 테크닉을 사용하라.	젖병을 들기위한 힘을 줄이기 위해 손잡이를 추가로 설치해라.	휠체어가 쉽게 접근할 수 있는 붙박이식 기저귀갈이대를 설치하라.
성인 돌보기	아침케어 루틴에서 불필요한 이동을 줄이기 위해 샤워보단 스펀지 목욕으로 바꿔라.	사람을 침대에 놓을 때 마찰을 피하기 위해 얇은 종이를 이용하라.	목욕 밑에 높은 대비의 스티커를 붙여 바닥이 잘 보이게 하고 치매환자의 두려움을 줄여라.
요리	에너지를 아끼기 위해 채소를 썰 때 테이블에 앉아라.	채소를 잡고 자르거나 깎기 위해 알루미늄 나사로 만들어진 도마를 이용해라.	가스 위에 거울을 설치하여 휠체어를 탄 사람도 요리를 볼 수 있도록 하라.
청구비용 지불하기	인식장애를 가진 환자의 수학을 줄이기 위해 반올림하여라.	시력이 낮은 사람을 위해 큰 수표, 진한색의 펜, 그리고 쓰기 가이드를 제공하라	기억력 저하를 가진 환자를 위해 매 달 각 주의 청구서를 분류하기 위한 플라스틱 봉투를 설치하라.
운전	먼저 앉고 다리를 넣는 식으로 차에 들어가라.	하반신마비를 극복하기 위해 손작동기를 제공하라.	낮이나 사람이 많이 없는 시간엔 운전을 자제한다.
쇼핑	사회적 이동의 필요성을 막기 위해 온라인과 카탈로그 쇼핑으로 바꿔라.	물건을 들고다니기 위해 끌 수 있는 시장바구니를 구입하라.	물건을 잡기 위해 가게 직원에게 도움을 요청하라.

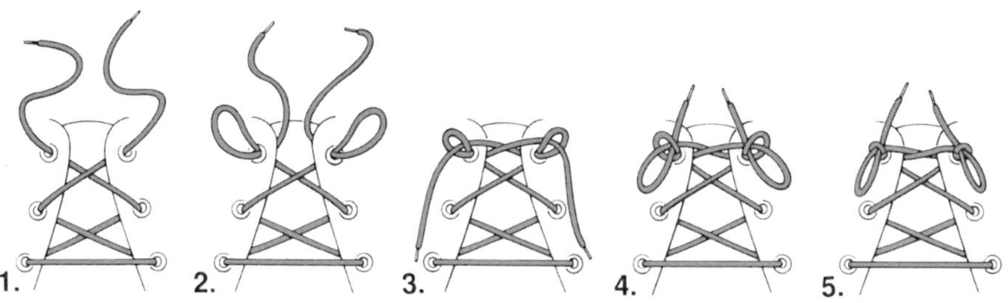

1. 평소처럼 끈을 넣으세요.
2. 두 개의 끈 끝을 나왔던 구멍으로 다시 넣으세요.
3. 끈 끝으로 매듭을 만들어서 끈이 다시 들어갈 공간만 남기고 매듭을 만드세요.
4. 끝 끝을 매듭안에 넣어서 또 다른 매듭을 지으세요.
5. 이 매듭들을 꽉 매기 위해서 잡아당기세요.

그림 47.3 한 손으로 신발 끈 묶는 방법

- **작업환경 수정.** 환경의 수정 자체는 작업수행을 용이하게 하기 위해 사용될 수 있다(Chard, Liu, & Mulholland, 2009; Østensjø, Carlberg, & Vøllestad, 2005). 일반적으로 환경이 수정될 때, 학습과 실행에 대한 요구는 대안 방법을 학습하거나 작업도구에 대한 적응을 위해 요구되는 것보다 덜하다. 클라이언트는 필요한 적응을 따라하기 위해 기억할 필요가 없으며 적응은 쉽게 대체될 수 없기 때문에(예를 들어, 그들은 손 뻗기를 하지 않을 수 없다.) 환경 수정은 종종 장소에 고정된다. 작업방법은 클라이언트는 이전의 경험에 의존할 수 있도록 종종 변하지 않거나 오직 최소한으로 변한다. 예를 들어, 휠체어 경사로를 설치하는 것, 휠체어 사용자가 수용할 수 있도록 싱크대

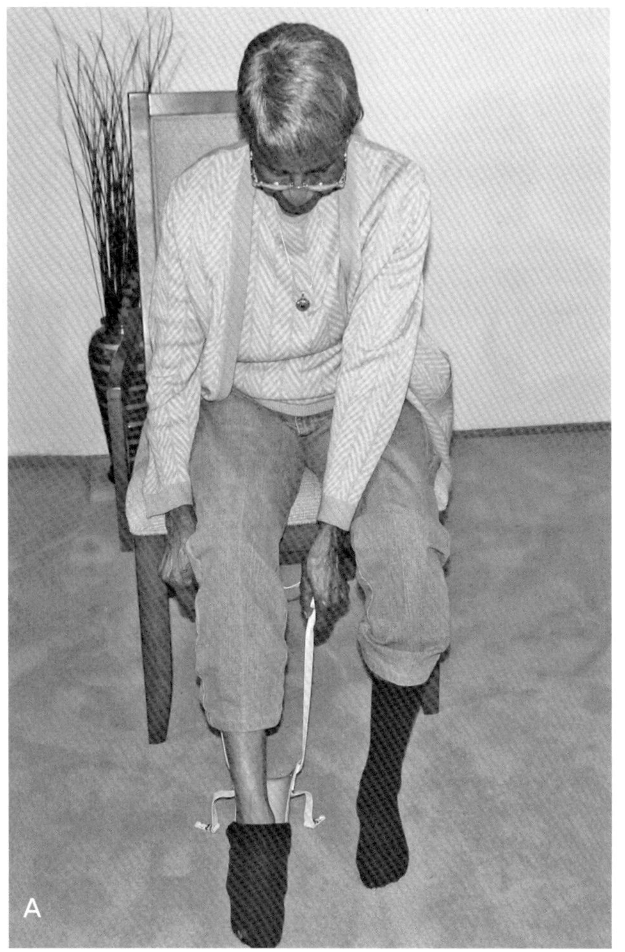

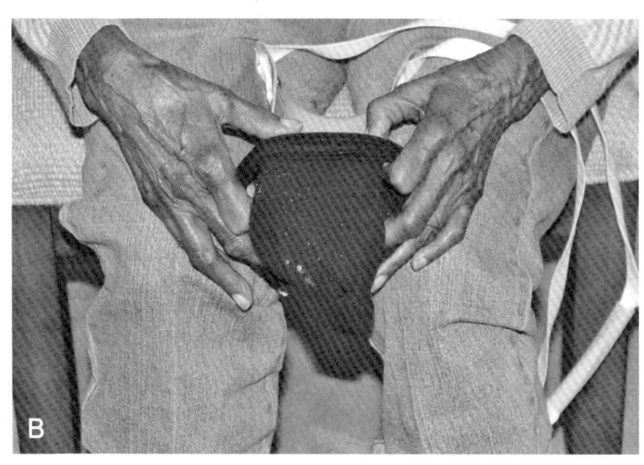

그림 47.4 **A.** 양말 도움은 제한된 균형이나 움직임의 범위에 제약이 있는 사람들에게 도움이 된다.
B. 하지만, 사용하는 분은 그 양말을 기계에 씌우기 위해 두 손을 모두 쓸 수 있어야 하는데, 이는 몇 사람들에게는 실용적이지 못할 수도 있다.

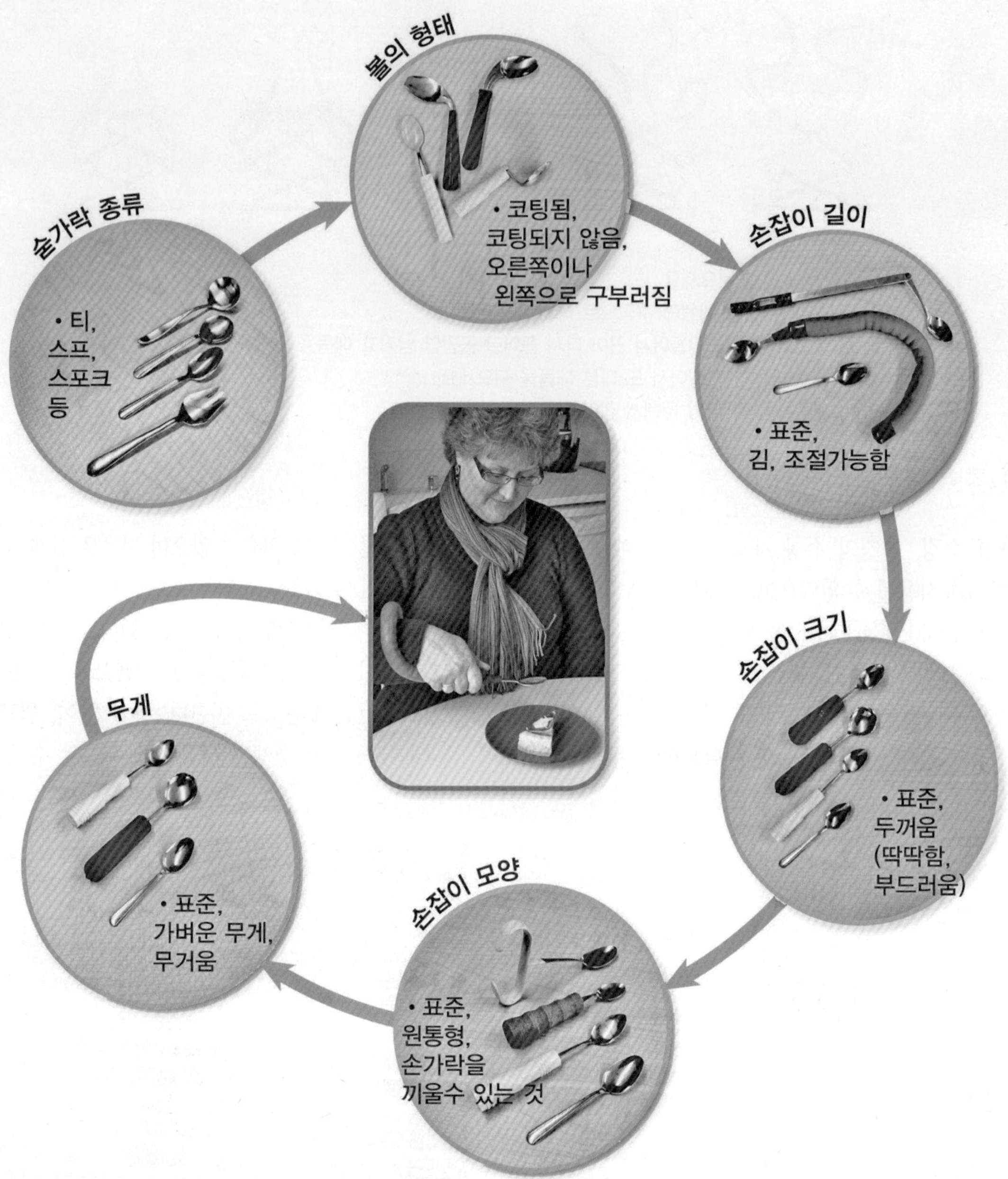

그림 47.5 개조 숟가락, 간단한 보조장치 처방에 대한 잠재적 결정

아래에 배관을 두는 것, 인지손상을 보상하기 위해 찬장문에 사용 가능한 밝은 표지를 설치하는 것, 화장실 시트를 설치하는 것을 포함한다(**그림 47.6**). 일상생활 전자 보조도구 또한 심각한 신체적 손상을 가진 사람들이 가정전자기기(예를 들어, 컴퓨터, 전화, 조명, 스테레오, 텔레비전)를 작동하는 것을 가능하도록 하는 것, 그리고 접근 가능한 스위치, 사용자 디스플레이, 프로세서 사용을 통해 문을 여는 것 같은 환경적 수정이다(Ripat, 2006).

환경 수정의 가장 큰 단점은 클라이언트의 수행 맥락의 측면에서 제한될 수 있다는 것이다. 그들은 수정된 환경에서 일을 하거나 수정은 쉽게 수송할 수 없기 때문에 비슷한 변형을 사용하고 특별한 세팅을 위해 맞춤으로 디자인된 것을 사용해야 한다.

설립/복구. 일반적으로 회복적인 접근법은 기능적 적응을 위해 필요한 능력을 회복하거나 설립하는 것의 목표와 손상수준에 맞는 중재에 초점을 맞춘다(AOTA,2008). 중재는 근력, 지구력, 가동범위, 단기 기억력, 시각스캐닝, 흥미 같은 능력을 회복을 위해 사용한다. 특정한 기술에 대한 더 많은 정보는 단원 XII의 챕터에서 찾을 수 있다. 하지만 기본적인 이론이나 기술에 상관 없이 손상과 활동 제한의 결과 사이의 연결은 항상 이루어져야 한다. 평가의 중요한 문서는 다

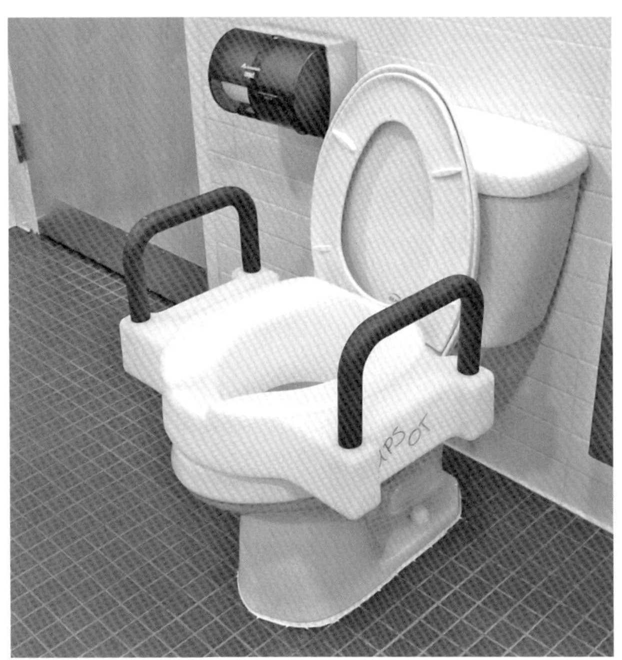

그림 47.6 이 화장실 틀은 앉고 서는 동안 독립적이게 움직일 수 있게 도와주고, 이동하는 동안 안정성을 증진시켜주곤 한다.

른 건강전문가나 타기관 지불이 중재와 설립된 작업기반결과 간의 연결을 이해하는 것을 돕는다. 클라이언트는 또한 어떻게 중재가 궁극적으로 과제수행의 개선으로 이어지는지 이해하기 위해서 자신의 고유한 능력과 그들이 추구하는 일상작업 사이의 관계에 대해 교육되어야 한다. 회복 또는 자신의 고유한 능력을 설립하는 모든 중재 프로그램은 기능적 작업과 관련된 이 능력을 얻도록 하는 트랜스퍼를 위해 구조화된 기회를 가진 클라이언트에게 제공해야 한다(Latham, 2008a). 이것은 중재결과가 작업을 기반으로 된다는 것을 보장한다. 기능적인 맥락에서 새로운 능력 또는 회복능력을 사용하는 것은 클라이언트가 일상생활에서 그들을 사용하고 실행의 기회는 증가시켜 이익을 유지 또는 향상시키는 것 또한 돕는다. 예를 들어, 오른쪽 어깨 수동굽힘과 능동ROM의 증가를 위한 스트레칭 운동은 게시판이나 먼지 쌓인 책장에 핀이 달린 그림을 오른쪽 어깨를 사용하여 도달하는 것 같은 새롭게 획득한 범위에서 움직임을 요구하는 기능적 작업과 동반되어야 한다(**그림 47.7**). 다른 예는 **표 47.5**에서 찾을 수 있다.

설립과 회복능력에 목표를 둔 중재는 종종 많은 일에 영향을 미치는 적은 손상을 가진 클라이언트와 개선을 예상할 수 있는 감소된 능력을 가진 클라이언트에게 가장 효과적이다. 예를 들어, Mr. Stapinski는 양측상지 모두 원주 2° 화상을 입었다.

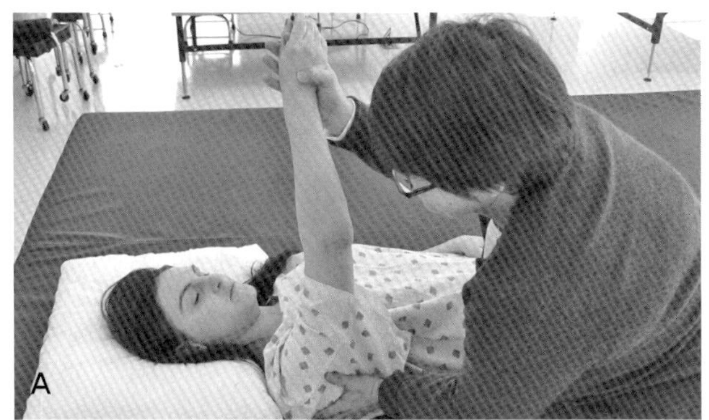

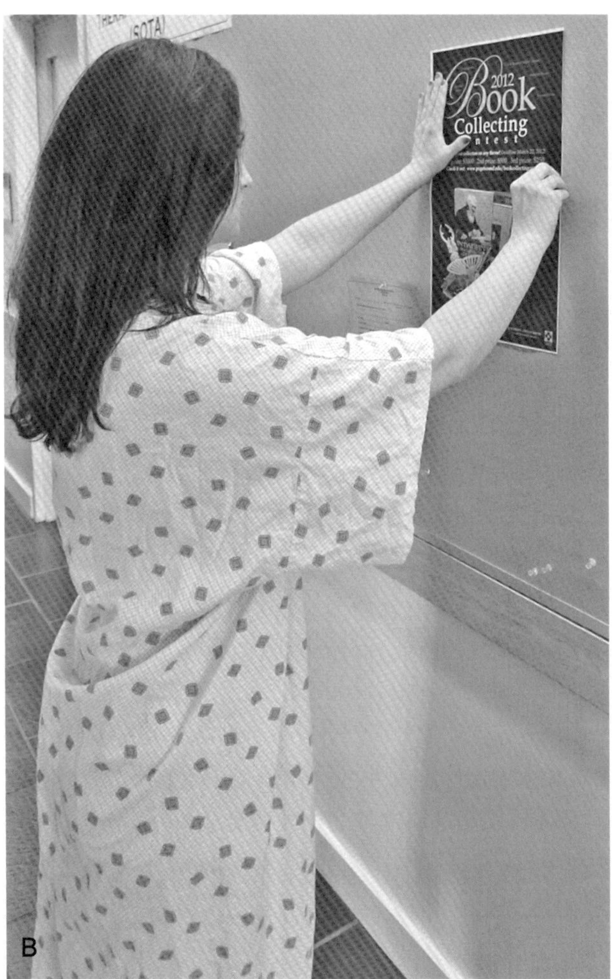

그림 47.7 수동 관절가동범위를 회복시키기 위한 스트레칭은 뻗기를 향상시키기 위한 효과적인 치료방법일 것이다(A). 그러나, 치료사는 작업에 기초를 둔 활동을 통해 수동 관절가동범위를 얻을 수 있을 것이다(B).

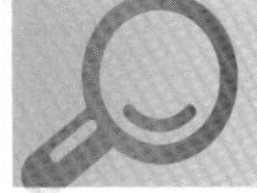

파킨슨병에 대한 자세한 내용은 **부록 I, 일반적인 질환, 자료와 근거**를 참고하라.

팔꿈치 굽힘의 양측 제한 결과 그는 그의 얼굴, 머리, 몸통에 도달할 수 없기 때문에 대부분의 ADL수행이 어렵다.

하지만 많은 ADL작업을 위한 확장도구는 필요하다(예를 들어, 먹기도구, 칫솔, 비스 브러쉬, 목욕스펀지). 화상클라이언트는 수동스트레칭과 흉터관리 그리고 운동으로 ROM이 증가될 것으로 예상할 수 있기 때문에 중재는 Mr. Stapinski의 팔꿈치 굽힘 증가로 목표를 둘 때 가장 효과적이다. 선택된 작업도구는 단기간에 그의 ADL수행을 개선시키지만 Mr. Stapinski의 팔꿈치 굽힘능력 회복의 장기목표는 많은 어려운 작업을 통해 기능이 향상시킬 것이다. 상태의 과정에 일반적인 주어지는 그들의 능력이 악화될 것으로 예상될 지라도 회복접근은 진행성 질병을 가진 일부 클라이언트를 위해 적합할 수 있다. 하지만 초점은 특정한 능력과 기술 하락의 감속에 둔다. 예를 들어, 파킨슨병 환자는 움직임 운동 프로그램의 사용으로 운동완만을 줄일 수 있다(Dibble, Hale, Marcus, Gerber, & LaStayo, 2009).

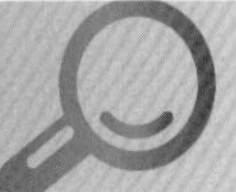

화상에 대한 자세한 내용은 **부록 I, 일반적인 질환, 자료와 근거**를 참고하라.

손상의 일부 유형의 클라이언트의 경우 활동의 실행을 허용함과 동시에 구조화된 활동을 신중하게 회복하거나 설립할 수 있다. 심각하게 악화된 클라이언트는 낮은 지구력에 의해 그들의 활동이 제한됨을 안다. 중재는 적절한 심폐능력이 달성될 때 기능적 활동참여의 목표와 심폐지구력 증가를 위한 유산소 운동에 의지할 수 있다. 대신에 일상활동의 강도와 기간이 등급화된 중재는 클라이언트가 원하는 작업의 참여를 가능하게 하면서 심혈관 개선에 효과적일 수 있다. 게다가 지구력에서 만들어진 이익은 즉시 기능적 활동에 영향을 미친다. 아동과 성인은 기계적 운동에 비해 필요한 만족적인 운동을 통합하는 놀이와 여가활동에 더 효과적으로 참여할 수 있다(Melcher t-McKearnan, Deitz, Engel, & White, 2000). 또한 ADL과 IADL 연습과 참여는 새로운 장애를 가진 클라이언트에게 그들의 새로운 몸에 익숙해질 기회를 제공한다(Guidetti, Asaba, & Tham, 2007).

수행차이의 특성과 손상정도에 따라 기본기술의 습득과 회복에 필요한 중재시간은 보상접근을 위해 요구되는 시간보다 길어질 수 있다. 이 늘어난 시간은 특히 작업치료를 위한 제한된 비용을 가진 클라이언트를 위해 고려되어져야 한다. 게다가 클라이언트는 재활기간이 길어질 수 있고 그 이후에 회복을 얻을 수 있는 가정 프로그램이 매우 중요하다는 것을 인식해야 한다.

손상과 활동제한에 대한 중재 통합. 언뜻 보기에 수정과 설립/회복접근은 상호 배제적이다. 즉, 그 결과는 손상된 능력 설립/복구 또는 이것을 위한 보상 둘 중 하나이다. 동시에 두 가지 접근 방식을 사용하면 벨트와 멜빵을 동시에 사용하는 것처럼 보일 수 있다. 하지만 조심스럽게 조작된 프로그램은 기능적 능력을 복구하기 위해 동시에 일하는 동안 보상적인 전략을 사용함으로써 더 기능적일 수 있다. 이 두 가지 방법을 사용할 때, 클라이언트가 수행기술을 습득하기 때문에 작업치료사는 보상적 전략의 사용을 줄일 수 있다.

예를 들어, 화상으로 인한 팔꿈치 굽힘 부분에 양측 제한을 가진 Mr. Stapinski는 확장된 핸들과 도구를 사용함으로써 혜택을 누릴 수 있다. 기구에 확장된 핸들로 그는 그 도구 없이 스스로 먹기 위해 충분하게 필요한 팔꿈치 굽힘을 증가시키기 위한 2~3주 동안 독립적으로 식사를 할 수 있다. 확장된 핸들은 그의 이용 가능한 범위 내에서 충분히 굽히기 위해 필요한 것이 제작되어야 한다. 확장된 핸들은 그의 가능한 범위 내에서 충분히 굽힐 수 있도록 요구에 맞게 제작되어야 하고 PROM에서의 새로운 범위가 먹는 일에 잘 맞도록 짧아야한다.

작업치료사는 일과 환경적 적응이 일시적일 것으로 예상할 때마다, 그들은 장비와 적응에 필요할 것으로 예상되는 시간과 클라이언트에 대한 잠재적 이익의 관계 비용을 고려해야 한다. 열가소성이나 나무확장은 상업적으로 이용 가능한 긴 손잡이를 가진 도구를 처방하는 것보다 표준손잡이 도구를 일시적으로 추가할 수 있다. 일부 작업의 경우, 안전 문제는 비용을 우선 고려한다. 샤워 시 접을 수 있는 잔디의자를 사용하는 것은 샤워의자의 저렴한 대안이 될 수 있지만 대부분의 클라이언트에 대한 적절한 안정성을 제공하지 않을 것이다.

클라이언트 또는 보호자 교육

간병인 훈련은 간병인의 노력을 최소화하면서(Dooley & Hinojosa, 2004) 클라이언트의 기능적 결과를 최대화하도록 실행될 수 있다(Chard et al., 2009). 예를 들어, Mr. Ford는 왼쪽 뇌혈관 사고을 유지하고 휠체어 트랜스퍼를 위한 작업치료사로부터의 언어적 단서와 함께 최소한의 물리적 지원을 요구한다. Mr. Ford의 부인은 신체적으로 그녀의 남편을 도울 수 있었지만 반마비가 있는 사람의 트랜스퍼에 대한 경험은 있지 않았다. 어느 날, 그녀는 그녀의 남편을 병원 침대에서부터 의자로의 이동을 돕기로 결정했다. 그녀는 오른쪽 무릎을 막지 않고 서기 전에 그에게 기다리라고 말하지 않았기 때문에 트랜스퍼를 실행하려는 시도 동안에 침대 위로 넘어졌다. 다행히 아무도 다치지 않았다. 이 경험의 결과

표 47.5 기능적인 수행에 있어 성립 또는 복구 접근에서 치료방법을 병합

장애	장애를 줄이기 위한 준비적 단계	ADL/IADL로 병합하기 위한 노력	기능적 결과
손 아귀 힘 장애	사소한 손 작용 운동	약한 저항으로 시작하는 요리 행동(예. 젤리 젓기) 그리고 더욱 더 저항적인 행동으로 발달하기(예. 브라우니, 그리고 쿠키)	물체를 좀 더 단단히 잡을 수 있는 향상된 능력(예. 뚜껑, 문 열기, 바지 올리기)
윗 근육 인내성 저하	팔 에르고미터를 이용	휠체어에서의 움직임, 시간과 강도를 높이기(예. 평면에서 경사로)	윗 근육 강도를 요구하는 행동을 할 수 있는 향상된 능력(예. 휠체어 조작하기, 머리 샴푸하기, 창문닦기)
촉각 자극에 과민반응	피부 닦기	욕조에서 씻는 것부터 샤워하기 까지, 이는 더욱 더 큰 자극을 요구한다.	일상생활에서 촉각적 자극을 참을 수 있는 능력 향상, 옷 입고, 이 닦기, 다른 사람들과 교류하기 등.
저하된 시력 스캐닝 능력	종이와 펜을 이용한 활동(예. 글자로 채워진 종이에서 M만 지우기), 왼쪽에서 오른쪽으로, 오른쪽에서 왼쪽으로, 위에서 아래로 스캔하는 패턴	부엌 찬장이나 식료품 가게 선반에서 물건 찾기	물건을 찾을 때 더욱 더 정리된 스캔 과정(예. 옷장에서 블라우스 찾기, 꽉 찬 옷장에서 브러쉬 찾기, 냉장고에서 우유 찾기)
새로운 상황에서의 당황	당황을 줄이기 위해 조용한 장소에서 점직적으로 안정찾는 법 연습하기	상담가와 사회적 활동에서 안정을 찾는다.	극도의 긴장감을 느끼지 않고 새로운 환경에서 효율적으로 활동할 수 있는 능력(예. 직업 면접, 문화행사, 여행 등)

로, Mr. Ford의 부인은 그녀가 남편을 집에서 돌볼 수 없었다는 것을 확신했다. 동시에 그녀는 그를 요양보호시설로 그를 입원을 시켜야한다는 생각으로 마음이 가벼워졌다. 그녀는 작업치료사로부터 트랜스퍼 훈련을 받는 것에 수용적이게 되었고 적절한 신체적 언어적 기술로 그녀가 쉽고 안전하게 그녀의 남편을 도울 수 있다는 것을 알게 되어서 기뻤다.
이 예에서 보호자 훈련은 클라이언트의 독립수준과 그가 퇴원을 하여 집으로 돌아 갈 가능성을 증가시켰다.

지시적인 방법. 다양한 지시적 방법은 클라이언트와 보호자 교육을 위해 이용 가능하고(Greber et al., 2007), 개인의 요구를 가장 잘 충족시키는 지시적 방법은 선택될 수 있다. 시설이 일정한 클라이언트가 있을 때, 그룹 지시는 기본적인 교육을 제공하기 위한 효율적이고 효과적인 방법일 수 있다. 많은 관절염 센터는 관절보호기술의 그룹교육을 제공한다. 그룹을 가르치는 것은 비용 효율적이며 잘 구조화될 때 또래 상호작용을 통해 학습을 용이하게 할 수 있다. 보호자 그룹의 경우, 자신의 양육 역할에 비슷한 문제가 발생하는 다른 사람과의 접촉은 중요한 정서적 지지와 구조적 그룹문제 해결을 위한 기회를 제공할 수 있다.

개별적인 지시의 일부 형태는 일반적으로 각각의 사람들에게 구체적이고 독특한 필요에 맞추어 질 수 있도록 그룹지시사항을 보완하기 위해 필요하다. 만약 그룹의 지시사항이 개별 지시사항에 선행된다면, 클라이언트의 구체적인 세션은 비교적 짧을 수 있고 클라이언트의 상황에 맞게 그룹에서 학습된 정보의 응용에 초점을 맞출 수 있다. 예를 들어, 클라이언트는 그들 자신의 집에서 무게와 치수에 맞게 적절한 들어 올리기 기술을 어떻게 응용하는지 배울 수 있다.

개별적인 지시는 많은 클라이언트와 보호자를 위해 더 적절하다. 그룹 지시에 적합하지 않는 학습되어져야 하는 필요가 있는 개인적인 일(예를 들어, 목욕하기)의 특성 때문에 개별 지시는 많은 클라이언트와 보호자에게 더 적합하다. 게다가 다양한 경우를 섞어서 제공하는 중재 설정은 그룹지시의 기회가 발생하지 않을 수 있다. 일대일 클라이언트 또는 보호자 교육과 훈련은 세션이 진행됨에 따라 사람으로부터 즉각적인 피드백을 얻고 이에 따라 학습의 양과 초점을 바꾸는 것이 가능하다.

미디어의 광대한 배열은 클라이언트와 보호자의 학습과정에서 작업치료사에게 사용 가능하다. 서면자료는 클라이언트 또는 보호자를 위해 개발될 수 있거나 적절한 경우 출판될 수 있다. 미디어 카세트 또는 디지털 레코더도 클라이언트의 가정에 널리 사용될 수 있으며 맞춤 또는 상업적으로 만들어진 비디오테이프 또는 DVD를 효과적인 교육도구로 사용할 수 있다. 시각 입력이 혼란될 때 오디오 테이프는 특히 유용할 수 있다. 예를 들어, 오디오 테이프는 이완 또는 스트레스 감소를 위한 시각적 이미지를 용이하게 하기 위해 사용될 수 있다. 비밀스럽고 세심한 주의가 클라이언트에게 기울어질 때, You Tube 같은 수용 가능한 사이트에 맞춤화된 교육적인 내용을 개발하고 업로드 할 수 있는 인터넷은 클라이언트와 보호자 또는 치료사를 위해 특별히 개발된 다양한 장애에 대한 많은 정보를 포함한다.

클라이언트는 또한 채팅방과 웹 포럼 또는 이메일 목록을 통해 또래 지원그룹을 찾을 수 있다. 작업치료사를 포함하는 의료전문가는 교육적 목적을 위해 원격회의를 사용하고 있다. 예를 들어, 지역 사회에서 살고 있는 다발성 경화증을 가진 사람들에게 에너지 보존전략을 가르치는 것(Finlayson & Holberg,2007).

작업치료사는 클라이언트와 보호자 간의 기술과 교육적 미디어 사용의 조화를 평가하기 위해 주의를 기울이는 것은 중요하다. 게다가 미디어와 내용의 유형은 적절한 수준에서 수용 가능하고 나타내져야 한다. 예를 들어, 선진국에서 살고 있는 성인은 5학년에서 8학년에 이르기까지 다양한 읽기 능력을 가진다는 것을 의미한다. 그래서 서면 자료는 클라이언트의 학습증진을 위해 이러한 읽기능력 수준으로 디자인되어져야 한다(McKenna & Scott,2007). 클라이언트 교육에 대한 더 많은 정보는 "증거에 대한 해설" Box에서 찾을 수 있다.

보호자 교육. 클라이언트의 학습능력을 평가하는 것 외에도, 보호자의 학습 능력을 평가하는 것이 필요하다. 클라이언트와 마찬가지로 보호자는 다양한 학습 스타일, 능력, 경험을 가지고 있다. 많은 상황에서 보호자는 장애가 있는 가족 구성원을 가진 감정적으로 영향을 받은 여전히 스트레스를 가진 가족 구성원이다. 뇌성마비를 가진 아동의 새로운 부모나 뇌졸중이 온 사람의 배우자이다. 감정적 스트레스 경험을 한 보호자는 학습과 기억력에 영향을 받고(Mackenzie, Wiprzycka, Hasher, & Goldstein, 2009) 종종 더 많은 시간과 정확한 정보처리를 위한 반복이 필요하다. 다른 경우에는 보호자는 수년의 관리를 제공하고 있으며 치료세션을 위한 풍부한 관리 전문지식을 가지고 있다. 작업치료사는 보호자와 협조적으로 일을 해야 하지만 문제를 명확히 할 수 있고 이전 학습능력을 기반으로 활발히 문제해결에 개입할 수 있는 경험이 풍부한 보호자와 더 자문적인 역할을 할 수 있다(Toth-Cohen, 2000). 보호자는 신체적으로 클라이언트를 도울 것으로 예상되는 경우, 이러한 도움을 제공하기 위한 그들의 신체적 능력 또한 평가가 보증되고 그들의 신체능력에

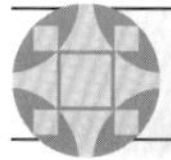

증거에 대한 해설

클라이언트 학습

클라이언트의 학습을 위한 가장 좋은 교육적인 전략 찾기

개인적인 치료시간은 타기관 지불 계획에 의해 감소될 수 있기 때문에 클라이언트와 보호자 교육은 치료에 더 중요한 역할을 할 수 있다. 많은 연구는 상이하고 다양한 교육 프로그램의 효과를 증명하였다. 예를 들어, 환자교육 프로그램은 자기관리 개선과 류마티스 관절염이 있는 사람들의 고통과 장애감소(Hammond, 2004), 그리고 다발성 경화증을 가진 사람들의 작업적인 수행의 치료 영향을 줄이며(Vanage et al., 2003), 낙상에 대한 두려움이 있는 노인의 자신감과 활동참여 증가(Cheal & Clemson, 2001)에 효과적이다. Eklund, Sonn 그리고 Dahlin-Ivanoff(2004)은 기존의 개별화된 중재와 시각장애를 가진 사람들을 위한 보건교육 프로그램을 비교하고, 보건교육 프로그램 참가자가 높은 여러 ADL과 IADL에 대한 보안을 감지했다고 했다. 연구진은 일반적으로 그들의 연구에 사용된 교육 프로그램을 설명하고, 교육적 방법은 매우 다양하게 설명했다. 클라이언트의 결과에 대한 환자교육 프로그램의 효능을 지지하는 충분한 연구가 있지만 몇몇 연구는 이 영역에서 사장 좋은 실행을 확인하기 위해 클라이언트를 위한 다양한 교육적 접근법을 비교하였다. 예를 들어, 현재 관련된 문제에 대한 활발한 참여, 협조적인 문제 해결, 그리고 교육 작업을 포함한 그룹 중재에 대한 연구는 미래에 도전을 맞출 필요가 있는 도구를 가진 채비가 된 클라이언트에게 더 효과적으로 보인다(Eklund & Dahlin-Ivanoff, 2006). 학습은 복잡한 과정이며 동기와 자기 효능감 같은 요소는 계획 학습 경험에 다루어진다(Edelstein, 2005). 교육의 시간 또한 그 효과에 영향을 미칠 수 있으며 더 탐구되어야 하기 때문에 클라이언트는 배울 준비가 되어야한다(Hammond, 2004; Kendall et al., 2007). 많은 교육적인 프로그램들은 프로그램의 효과성을 검사하기 위한 후속 연구와 새로운 습관의 발달을 지지하기 위해 행동적 접근법을 요구하고 가정 운동 프로그램들에 참여하는 것, 일상 활동에 에너지 보존 기술을 통합하는 것 같은 클라이언트의 습관을 바꾸는 것에 목표를 둔다(Mathiowetz, Matuska, Finlayson, Luo, & Chen, 2007). 미래 연구 또한 교육의 효과에 대한 다양한 손상의 영향을 조사한다. 예를 들어, 시작 집중력, 실행기능에 대한 문제. 추가적인 증거를 수집하는 것은 그들의 목표에 도달하기 위해 클라이언트를 돕는 것에 있어서 더욱 효과적이도록 치료사를 돕는 것이 가능하다. 28, 44장을 참고하라.

맞춰진 교육이 설계되어야 한다.

보호자는 학습 스타일을 변경했으며 자신이 선호하는 스타일을 충족시키는 지시는 가장 효율적이고 효과적일 가능성이 높다(Banford et al., 2001). 예를 들어, 어떤 사람들은 운동감각 학습자이다. 그들은 움직임을 통해 빨리 배운다. 시각적 학습자는 그들 스스로 시도하기 전에 활동 시범을 여러 번 보는 것을 선호한다. 다른 사람들은 서면지시를 선호할 수 있다. 모든 학습자는 지시를 명확히 하기 위해 묻는 질문을 할 수 있는 기회 혜택을 누릴 수 있다. 치료사에 의해 가르침을 지지하는 미디어는 훌륭한 자산이 될 수 있다. 예를 들어, 비디오테이프나 DVD는 운동이나 활동하는 방법의 우수한 시각적 이미지를 보호자에게 제공한다. 종종 집 또는 임상에서 만든 비디오테이프는 클라이언트의 활동수행을 위해 사용될 수 있다. 정기적으로 치료하는 동안 활동은 실행될 때 그들은 기록되기 때문에 이 생산품은 중재섹션에 적은 시간을 추가한다. 이들은 알맞은 입 또는 서면지시보다 더 풍부하고 세부적인 정보를 제공하는 장점이 있다.

보호자가 중재프로그램을 수행하는 것을 돕는 경우, 목표와 일반적인 중재전략은 그들에게 명백해야 한다(McKenna & Scott, 2007). 설립/복구 접근을 사용한 프로그램의 경우, 클라이언트는 특정한 운동수행 또는 기술향상을 도울 방법의 활동 등급화를 위한 도움이 필요할 것이다. 보호자는 클라이언트의 가정, 그룹 집, 장기요양 보호시설에서 정확하게 가정프로그램을 수행하기 위해서 특정한 지시 전략을 배울 필요가 있다. 보호자는 종종 클라이언트의 동기부여를 위한 중심이 된다. 우울증 같은 동기에 영향을 받는 장애를 가진 클라이언트에게 박차를 가하는 것은 특히 도전적일 수 있다. 보호자가 무관심과 동기부족이 장애의 일부라는 것과 가정프로그램의 "시작하기" 관리를 위한 구체적인 전략을 제공하는 것을 이해하도록 돕는 것은 이것의 성공을 촉진할 것이다(Resnick, 1998). 자폐증과 알츠하이머 병에 봉반되는 반응 같은 행동 문제를 가진 클라이언트를 위해서, 잠재적으로 부정적인 상황을 진정시킬 수 있는 행동관리전략을 보호자에게 가르치는 것은 보호자로써의 그들의 성공에 매우 유용할 수 있다.

클라이언트의 ADL과 IADL을 돕는 것을 위한 보호자 교육은 클라이언트와 보호자를 위한 안전에 첫 번째 초점을 둘 수 있다. 작업치료사는 휠체어 브레이크 잠그기 또는 휠체어 트랜스퍼 시 구부러짐 방지를 위한 클라이언트 무릎막기 같은 활동의 구성요소를 강조할 수 있다. 중재가 진행됨에 따라, 작업치료사는 치료상황의 이외에 수행하는 것이 안전한지 안전하지 않은지 활동의 보호자에게 알려야한다. 예를 들어, 치료 동안에 욕조 트랜스퍼를 할 수 있을지라도 안전하게 욕조에 드나들 수 있는 숙련된 용이함이 요구될 수 있으며 가정에서 이러한 트랜스퍼를 실행하는 것이 시기 상조일 수 있다.

보호자가 신체적인 도움을 제공해야 할 때, 그들은 적절한 신체역학을 사용하는데에 있어 훈련을 받아야 한다. 특히 트랜스퍼 동안과 침대 이동, 휠체어를 위치시키는 것에 대해서. 양치하기, 먹기같은 ADL에서 휠체어를 타고 있는 클라이언트를 돕는 것은 보호자가 서 있는 동안 보호자의 허리근육을 피로하게 할 수 있다; 들어올리기나 포지셔닝 같은 업무는 허리부상의 위험을 증가시킨다. Hinojosa와 Rittman (2009)는 보호자 교육이 부상의 위험을 줄일 수 있다는 것을 제안하면서 더 많은 교육적 필요를 가진 보호자는 신체적 부상이 지속적으로 있었을 것이라고 알아냈다. 보호자의 돌보는 일은 종종 작업치료의 중재에 있어서 간과되지만 이것은 사람-일-환경 간의 필수적인 구성요소이다. 특히 클라이언트가 장기간의 도움을 요구할 것으로 예상될 때.

중재 프로그램 등급화

중재 프로그램은 정적일 수 없다. 클라이언트를 계속적으로 확립된 중재 목표를 향해 진전시키는 것과 초기의 목표가 이루어졌을 때 새로운 목표를 확립하는 것은 중요하다. 회복 접근법이 실행되고 있을 때 중재를 등급화하는 구체적인 수단은 손상과 사용되고 있는 중재전략에 의존한다(Latham, 2008b). 만약 중재 계획이 설립/획과 수정/적응이 섞인가면, 그 프로그램은 클라이언트의 능력이 회복될 때 업무의 양과 환경적응을 감소시킴으로써 등급화 될 수 있다. 활동제한을 위한 중재는 이 장의 초기에 설명되었던 많은 수행매개변수를 수정함으로써 등급화 할 수 있다. 클라이언트는 그들의 작업수행에서의 독립수준을 증가시킬 수 있다. 안전에 대한 더 많은 책임감을 가질 수 있고 작업으로부터 개인적인 만족을 더 느낄 수 있으며 어려움의 수준이나 요구된 노력을 감소시킬 수 있고 또는 작업기간과 작업행동 일탈의 발생을 감소시킬 수 있다.

더 쉬운것에서 더 어려운 것으로 등급화. 중재 프로그램을 등급화하는 하나의 수단은 더 쉬운 ADL이나 IADL 작업을 시작하는 것이며 과제 어려움은 더 어려운 과제로 나아가는 것이다. 과제 어려움은 클라이언트의 활동제한과 드러나지 않는 손상과 관련될 것이다. 예를 들어, 돈을 지불하는 것은 사지마비 클라이언트에게 쓰기도구의 사용이 익숙해지고 나면 수행하는 것이 비교적 쉽다. 반면 하지 옷 입기는 훨씬 더 어렵다. 반대로 상당한 인지손상을 가졌지만 비교적 보존된 운동기술을 가진 뇌손상 클라이언트는 하지 옷입기가 비교적 쉬울 것이지만 돈관리는 매우 어려울 것이다.

과제에서 복잡성의 증가. 더 쉬운것에서 더 어려운 활동으로 나아가기 보다는, 중재는 활동 내에서 복잡성을 증가시키거나 간단한 것에서 더 복잡한 방법으로 진전시킴으로써 등급화될 것이다. 요리능력은 차가운 샌드위치와 같은 간단한 준비에서 더 복잡한 준비로, 다양한 코스요리로 확장될 것이다. 언뜻 보기에 간단한 업무가 종종 등급화될 수 있다. 예를 들어, 양말신기 중재는 느슨한 발목양말을 사용하는 것에서 더 타이트한 무릎양말을 신는 것으로 등급화될 수 있고 결국 안티 색전 호스를 조일 수 있다.

다양한 수행 환경에서 같은 작업. 등급화된 중재프로그램에서 중요한 부분은 중재 환경에서 활동이 실제로 행해지는 실생활 환경으로의 진전을 포함한다. 이것은 임상에서 가정 환경으로 트랜스퍼를 포함할 수 있거나 자연보호자에게 작업치료사로부터의 도움의 트랜스퍼와 관련있는 더 가벼운 활동들을 포함한다. 임상에서 매트탁자에 앉은 채로 자켓을 독립적으로 입을 수 있는 클라이언트는 등받이 의자에 앉거나 서서(걸을 수 있는 사람들에 의해서 일반적으로 입는 방식) 수행할 수 없을 것이다. 점진적으로 수행환경을 요구하는 상황에서 실행을 제공하는 것은 기술의 일반화를 용이하게 할 수 있다. 그리하여 클라이언트의 기능적 유연성을 향상시킬 수 있다.

촉진된 클라이언트의 문제 해결을 위한 촉진된 치료사. 영구장애 또는 만성 질환을 가진 클라이언트는 작업치료서비스에서 퇴원 후 자신의 삶에 새로운 과제를 해결하기 위해 문제 해결 능력을 개발해야 한다. 초기에 변화된 몸과 마음에 친숙해지고 새로운 과제에 직면했을 때, 치료사는 클라이언트가 ADL과 IADL에 대한 새로운 접근방법을 배울 수 있도록 명백한 지시와 시범을 사용할 수 있다. 예를 들어, 친숙한 환경에서 지역사회 이동의 더 직접적인 훈련을 마친 후에 여행을 위한 전략을 마련할 수 있는 새로운 휠체어 사용자인 클라이언트의 요청에 의해 치료는 문제해결에 대한 클라이언트의 참여에 의해 등급화될 수 있다.

중재 검토 : 효과를 모니터링하기 위한 재평가

ADL과 IADL은 클라이언트의 기본수행 상태의 측정을 제공하는 작업치료에 대한 항목으로 평가된다. 중재의 범위와 길이에 상관없이, ADL와 IADL의 재평가는 중재가 개선을 이끌었는지 여부를 확인하고 중재가 계속되야 할지 바뀌어야 할지 또는 작업치료로부터 최대한의 이익이 달성되었는지 그리고 활동수행이 안전 수준에 달했는지 확인하기 위해 필요하다(AOTA, 2008). 작업치료사는 정기적으로 치료기간동안 클라이언트의 수행을 관찰하고 확립된 목표에 대한 수행의 실제 또는 잠재적인 영향을 고려하여 중재의 비공식적인 검토에 참여한다.

주기적으로 더 공식적인 중재검토 또는 재평가는 클라이언트의 목표로 향한 전진의 객관적인 재평가와 임상적 기록에 그들의 진행상황을 문서화 할 필요가 있다. 재평가의 최선의 전략은 초기평가 기간 동안 수행된 평가를 읽는 것이다. 동일한 측정 파라미터 및 동일한 데이터 수집 방법 같은 동일한 ADL과 IADL내용을 사용하는 것은 중재에 기인할 수 있는 클라이언트의 수행 변화를 감지하는 가능성을 향상시킨다. 이전 평가로부터 재평가가 변하는 경우, 변화를 발견하는 잠재력은 감소된다. 예를 들어, 만약 ADL수행이 필요한 도움의 양과 상관없이 초기에 자기보고 측정으로 평가되었는데 수행이 수행기반 측정양과 함께 재측정 된다면 도움의 수준 차이는 수행의 실제 변화 또는 클라이언트와 치료사의 간단하고 다양한 인식의 변화에 반영될 것이다. 하지만 실행의 현실은 모든 초기 측정을 반복하는 것은 어렵기 때문에 작업치료사는 중재의 효과에 대한 결론을 그릴 때 재평가의 변화를 고려한다.

결론 Conclusion

이 장에서는 ADL과 IADL 손상을 가진 클라이언트를 평가하고 치료하는 것에 대한 복잡한 실행을 설명했다. 가치, 독립, 안전 과 적합성의 수행매개변수는 재검토된다. 그리고 특정한 평가도구의 선택을 위한 그것들의 관련성을 설명했다. 작업치료사는 가능한 한 표준화 된 ADL과 IADL 평가의 사용을 통해 객관적인 기준 측정을 확립해야 한다; 하지만 치료 설정의 현실은 또한 비표준화된 평가의 사용을 요구한다. 모든 수행매개변수과 관련된 것을 해결하는 객관적인 목표를 설립하는 것은 클라이언트 관리를 가이드하기 위한 "길 지도"를 제공하여 치료를 실행하는 중요한 첫 번째 단계이다. ADL과 IADL의 참여를 증진시키기 위해 작업치료사가 사용하는 일반적인 치료 접근법은 작업 또는 환경을 수정하는 것, 기본적인 손상의 설립과 복구, 그리고 클라이언트와 보호자 교육을 제공하는 것을 포함한다. 효과적으로 활동을 등급화하는 것은 목표를 향한 클라이언트의 진전을 최대화한다. 특정 치료활동은 클라이언트의 연령과 장애에 따라 상당히 다르고 이 장의 범위를 벗어난다. 독자들은 ADL과 IADL 중재의 전체 과정을 가이드하고 특정한 클라이언트 집단에 초점을 맞추는 자료를 참고하며 특정한 치료활동을 선택 할 때 서비스 제공 모델을 사용할 수 있다.

감사의 글 Acknowledgments

이 장을 제작할 수 있는 기회로 이끌어 낸 Willard & Spackman의 작업치료를 위한 ADL/IADL치료 장의 이전 버전 공동저자에 나를 초대해준 Dr. Margo B. Holm와 Dr. Joan Rogers에게 감사하다. Dr. Holm와Dr. Rogers는 작업치료 실행의 학술적 실용적 방법 모두를 개념화시켰다. 이전 버전에서부터 그들의 기여는 이 장을 통해 계속적으로 밝게 빛난다. 나는 또 하나, 클라리언트들, 학생들, 사진을 위해 포즈를 취해준 동료들 특히 사진을 촬영하고 편집하는데 많은 도움을 준 Lucretia와 Michael Berg에게 감사를 전하고 싶다.

참고문헌 References

American Occupational Therapy Association.(2008). Occupational therapy practice framework: Domain and process,(2nd ed.) *American Journal of Occupational Therapy*, *62*, 625–683.

American Occupational Therapy Association.(2010). Standards of practice for occupational therapy. *American Journal of Occupational Therapy*, *64*(Suppl.), S10–S11.

Archenholtz, B., & Dellhag, B.(2008). Validity and reliability of the instrument Performance and Satisfaction in Activities of Daily Living(PS-ADL) and its clinical applicability to adults with rheumatoid arthritis. *Scandinavian Journal of Occupational Therapy*, *15*, 13–22. doi:10.1080/11038120701223165

Árnadóttir, G.(1990). *The brain and behavior: Assessing cortical dysfunction through activities of daily living*. St. Louis, MO: Mosby Elsevier.

Árnadóttir, G.(2011). Impact of neurobehavioral deficits on activities of daily living. In G. Gillen(Ed.), *Stroke rehabilitation: A function-based approach*(3rd ed., pp. 456–500). St. Louis, MO: Mosby Elsevier.

Ashley, M. J., Persel, C. S., & Clark, M. C.(2001). Validation of an Independent Living Scale for post-acute rehabilitation applications. *Brain Injury*, *15*, 435–442.

Banford, M., Kratz, M., Brown, R., Emick, K., Ranck, J., Wilkins, R., & Holm, M.(2001). Stroke survivor caregiver education: Methods and effectiveness. *Physical and Occupational Therapy in Geriatrics*, *19*, 37–51.

Baron, K., Kielhofner, G., Iyenger, A., Goldhammer, V., & Wolenski, J.(2006). *The Occupational Self-Assessment*(Version 2.2). Chicago, IL: University of Illinois at Chicago, College of Applied Health Sciences, Department of Occupational Therapy, Model of Human Occupation Clearinghouse.

Bédard, M., Parkkari, M., Weaver, B., Riendeau, J., & Dahlquist, M.(2010). Brief report—Assessment of Driving Performance using a Simulator Protocol: Validity and reproducibility. *American Journal of Occupational Therapy*, *64*, 336–340.

Borg, G.(1998). *Borg's Perceived Exertion and Pain Scales*. Champagne, IL: Human Kinetics.

Brown, C., Moore, W. P., Hemman, D., & Yunek, A.(1996). Influence of instrumental activities of daily living assessment method on judgments of independence. *American Journal of Occupational Therapy*, *50*, 202–206.

Carod-Artal, F. J., Coral, L. F., Trizotto, D. S., & Moreira, C. M.(2009). Self- and proxy-report agreement on the Stroke Impact Scale. *Stroke*, *40*, 3308–3314. doi:10.1161/STROKEAHA.109.558031

Chard, G., Liu, L., & Mulholland, S.(2009). Verbal cueing and environmental modifications: Strategies to improve engagement in occupations in persons with Alzheimer's disease. *Physical & Occupational Therapy in Geriatrics*, *27*, 197–211. doi:10.1080/02703180802206280

Cheal, B., & Clemson, L.(2001). Older people enhancing self-efficacy in fall-risk situations. *Australian Occupational Therapy Journal, 48*, 80–91.

Chong, D. K.(1995). Measurement of instrumental activities of daily living in stroke. *Stroke*, *26*, 1119–1122. Retrieved from http://stroke.ahajournals.org/cgi/content/full/26/6/1119

Chui, T., & Oliver, R.(2006). Factor analysis and construct validity of the SAFER-HOME. *OTJR: Occupation, Participation, & Health*, *26*, 132–142.

Cipriani, J., Hess, S., Higgins, H., Resavy, D., Sheon, S., Szychowski, M., & Holm, M.(2000). Collaboration in the therapeutic process: Older adults' perspectives. *Physical and Occupational Therapy in Geriatrics*, *17*(1), 43–54.

Clemson, L., Bundy, A., Unsworth, C., & Singh, M.(2009). Validation of the Modified Assessment of Living Skills and Resources, an IADL measure for older people. *Disability & Rehabilitation*, *31*, 359–369. doi:10.1080/09638280802105881

Cohen-Mansfield, J., & Jensen, B.(2007). Adequacy of spouses as informants regarding older persons' self-care practices and their perceived importance. *Families, Systems, & Health*, *25*, 53–67. doi:10.1037/1091-7527.25.1.53

Colquhoun, H., Letts, L., Law, M., MacDermid, J., & Edwards, M.(2010). Feasibility of the Canadian Occupational Performance Measure for routine use. *British Journal of Occupational Therapy*, *73*, 48–54. doi:10.4276/030802210X12658062793726

Covinsky, K. E., Lindquist, K., Dunlop, D. D., & Yelin, E.(2009). Pain, functional limits, and aging. *Journal of the American Geriatric Society*, *57*, 1556–1561. doi:10.1111/j.1532-5415.2009.02388.x

Davis, L. A.(2005). Educating individuals with dementia: Perspectives for rehabilitation professionals. *Topics in Geriatric Rehabilitation*, *21*, 304–314.

Department of Health and Human Services Centers for Medicare & Medicaid Services.(2006). *Inpatient Rehabilitation Facility–Patient Assessment Instrument*. Retrieved from http://www.cms.gov/InpatientRehabFacPPS/04_IRFPAI.asp#TopOfPage

Dibble, L., Hale, T., Marcus, R., Gerber, J., & LaStayo, P.(2009). High intensity eccentric resistance training decreases bradykinesia and improves quality of life in persons with Parkinson's disease: a preliminary study. *Parkinsonism & Related Disorders*, *15*, 752–757.

Doig, E., Fleming, J., Cornwell, P. L., & Kuipers, P.(2009). Qualitative exploration of a client-centered, goal-directed approach to community-based occupational therapy for adults with traumatic brain injury. *American Journal of Occupational Therapy*, *64*, 559–568.

Dooley, N. R., & Hinojosa, J.(2004). Improving quality of life for persons with Alzheimer's disease and their family caregivers: Brief occupational therapy intervention. *American Journal of Occupational Therapy*, *58*, 561–569.

Dudgeon, B. J., Tyler, E. J., Rhodes, L. A., & Jensen, M. P.(2006). Managing usual and unexpected pain with physical disability: A qualitative analysis. *American Journal of Occupational Therapy*, *60*, 92–103.

Dunn, W.(2005). Measurement issues and practices. In M. Law, C. Baum, & W. Dunn(Eds.), *Measuring occupational performance: Supporting best practice in occupational therapy*(2nd ed., pp. 21–32). Thorofare, NJ: Slack.

Dunn, W., Brown, C., & McGuigan, A.(1994). The ecology of human performance: A framework for considering the effect of context. *American Journal of Occupational Therapy*, *48*, 595–607.

Edelstein, J. E.(2005). Motivating elderly patients with recent amputations. *Topics in Geriatric Rehabilitation*, *21*, 116–122.

Eklund, K., & Dahlin-Ivanoff, S.(2006). Health education for people with macular degeneration: Learning experiences and the effect on daily occupation. *Canadian Journal of Occupational Therapy*, *73*, 272–280. doi:10.2182/cjot.06.004

Eklund, K., Sonn, U., & Dahlin-Ivanoff, S.(2004). Long-term evaluation of a health education programme for elderly persons with visual impairment. A randomized study. *Disability and Rehabilitation, 26*, 401–409.

Eklund, M., & Gunnarsson, A. B.(2008). Content validity, clinical utility, sensitivity to change and discriminant ability of the Swedish Satisfaction with Daily Occupations(SDO) instrument: A screening tool for people with mental disorders. *British Journal of Occupational Therapy, 71*, 487–495.

Eyres, L., & Unsworth, C. A.(2005). Occupational therapy in acute hospitals: The effectiveness of a pilot program to maintain occupational performance in older clients. *Australian Occupational Therapy Journal, 52*, 218–224. doi:10.1111/j.1440-1630.2005.00498.x

Fasoli, S. E.(2008). Assessing roles and competence. In M. V. Radomski & C. A. T. Latham(Eds.), *Occupational therapy for physical dysfunction*(6th ed., pp. 65–90). Philadelphia, PA: Lippincott Williams & Wilkins.

Finlayson, M., & Holberg, C.(2007). Evaluation of a teleconference-delivered energy conservation education program for people with multiple sclerosis. *Canadian Journal of Occupational Therapy, 74*, 337–347.

Fisher, A. G., & Jones, K. B.(2011a). *Assessment of Motor and Process Skills: Development, standardization, and administration manual(*7th ed. revised). Ft. Collins, CO: Three Star Press.

Fisher, A. G., & Jones, K. B.(2011b). *Assessment of Motor and Process Skills: User manual*(7th ed. revised). Ft. Collins, CO: Three Star Press.

FitzGerald, J., Mangione, C., Boscardin, J., Kominski, G., Hahn, B., & Ettner, S.(2006). Impact of changes in Medicare home health care reimbursement on month-to-month home health utilization between 1996 and 2001 for a national sample of patients undergoing orthopedic procedures. *Medical Care, 44*(9), 870–878.

Flinn, N. A., & Radomski, M. V.(2008). Learning. In M. V. Radomski & C. A. T. Latham(Eds.), *Occupational therapy for physical dysfunction*(6th ed., pp. 382–401). Philadelphia, PA: Lippincott Williams & Wilkins.

Floyer-Lea, A., & Matthews, P.(2004). Changing brain networks for visuomotor control with increased movement automaticity. *Journal of Neurophysiology, 92*(4), 2405–2412.

Gateley & Borcherding, 2011. *Documentation manual for writing SOAP notes in occupational therapy*(2nd ed.). Thorofare, NJ: Slack.

Gateley, C., & Borcherding, S.(2011). *Documentation manual for writing SOAP notes in occupational therapy*(3rd ed.). Thorofare, NJ: Slack.

Gavacs, M.(2009, June). The dance of independence. *OT Practice, 14*(10), 32.

Gift, A. G., & Narsavage, G.(1998). Validity of the numeric rating scale as a measure of dyspnea. *American Journal of Critical Care, 7*, 200–204.

Gillen, G.(2000). Improving activities of daily living performance in an adult with ataxia. *American Journal of Occupational Therapy, 54*, 89–96.

Gillen, G.(2009). *Cognitive and perceptual rehabilitation: Optimizing function*. St. Louis, MO: Mosby Elsevier.

Gitlin, L. N.(2005). Measuring performance in instrumental activities of daily living. In M. Law, C. Baum, & W. Dunn(Eds.), *Measuring occupational performance: Supporting best practice in occupational therapy*(2nd ed., pp. 227–247). Thorofare, NJ: Slack.

Gitlin, L. N., Corcoran, M., Winter, L., Boyce, A., & Hauck, W. W.(2001). A randomized, controlled trial of a home environmental intervention: Effect on efficacy and upset in caregivers and on daily function of persons with dementia. *Gerontologist, 41*, 4–14.

Goverover, Y., Chiaravalloti, N., Gaudino-Goering, E., Moore, N., & DeLuca, J.(2009). The relationship among performance of instrumental activities of daily living, self-report of quality of life, and self-awareness of functional status in individuals with multiple sclerosis. *Rehabilitation Psychology, 54*, 60–68. doi:10.1037/a0014556

Greber, C., Ziviani, J., & Rodger, S.(2007). The four-quadrant model of facilitated learning(Part 2): Strategies and applications. *Australian Occupational Therapy Journal, 54*, S40–S48. doi:10.1111/j.1440-1630.2007.00663.x

Guidetti, S., Asaba, E., & Tham, K.(2007). The lived experience of recapturing self-care. *American Journal of Occupational Therapy, 61*, 303–310.

Hammond, A.(2004). Rehabilitation in rheumatoid arthritis: A critical review. *Musculoskeletal Care, 2*, 135–151.

Healy, H., & Rigby, P.(1999). Promoting independence for teens and young adults with physical disabilities. *Canadian Journal of Occupational Therapy, 66*, 240–249.

Hilton, K., Fricke, J., & Unsworth, C.(2001). A comparison of self-report versus observation of performance using the Assessment of Living Skills and Resources(ALSAR) with an older population. *British Journal of Occupational Therapy, 64*, 135–143.

Hinojosa, M. S., & Rittman, M.(2009). Association between health education needs and stroke caregiver injury. *Journal of Aging and Health, 21*, 1040–1058. doi:10.1177/0898264309344321

Holm, M. B., & Rogers, J. C.(2008). Performance Assessment of Self-Care Skills. In B. J. Hemphill-Pearson(Ed.), *Assessments in occupational therapy mental health: An integrative approach*(2nd ed., pp. 101–110). Thorofare, NJ: Slack.

Hsueh, I. P., Wang, W. C., Sheu, C. F., & Hsieh, C. L.(2004). Rasch analysis of combining two indices to assess comprehensive ADL function in stroke patients. *Stroke, 35*, 721–726. doi:10.1161/01.STR.0000117569.34232.76

Jack, J., & Estes, R. I.(2010). Documenting progress: Hand therapy treatment shift from biomechanical to occupational adaptation. *American Journal of Occupational Therapy, 64*, 82–87.

Jan, M. H., Hung, J. Y., Lin, J. C., Wang, S. F., Liu, T. K., & Tang, P. F.(2004). Effects of a home program on strength, walking speed, and function after total hip replacement. *Archives of Physical Medicine and Rehabilitation, 85*, 1943–1951. doi:10.1016/j.apmr.2004.02.011

Johansson, K., Lilja, M., Petersson, I., & Borell, L.(2007). Performance of activities of daily living in a sample of applicants for home modification services. *Scandinavian Journal of Occupational Therapy, 14*, 44–53. doi:10.1080/11038120601094997

Kartje, P.(2006, October). Approaching, evaluating, and counseling the older driver for successful community mobility. *OT Practice, 11*(19), 11–15.

Katz, S., Ford, A. B., Moskowitz, R. W., Jackson, B. A., & Jaffe, M. A.(1963). Studies of illness in the aged. The Index of ADL: A standardized measure of biological and psychosocial function. *Journal of the American Medical Association, 185*, 914–919.

Keller, J., Kafkes, A., Basu, S., Federico, J., & Kielhofner, G.(2005). *The Child Occupational Self Assessment*(Version 2.1). Chicago, IL: University of Illinois at Chicago, College of Applied Health Sciences, Department of Occupational Therapy, Model of Human Occupation Clearinghouse.

Kendall, E., Catalano, T., Kuipers, P., Posner, N., Buys, N., & Charker, J.(2007). Recovery following stroke: The role of self-management education. *Social Science & Medicine, 64*, 735–746. doi:10.1016/j.socscimed.2006.09.012

Kettenbach, G.(2009). *Writing patient/client notes: Ensuring accuracy in documentation*(4th ed.). Philadelphia, PA: F. A. Davis.

Kielhofner, G.(2006). Developing and evaluating quantitative data collection instruments. In G. Kielhofner(Ed.), *Research in occupational therapy: Methods of inquiry for enhancing practice*(pp. 155–176). Philadelphia, PA: F. A. Davis.

Kielhofner, G., Mallinson, T., Crawford, C., Nowak, M., Rigby, M., Henry, A., & Walens, D.(2004). *Occupational Performance History Interview II(OPHI-II)*(Version 2.1). Chicago, IL: University of Illinois at Chicago, College of Applied Health Sciences, Department of Occupational Therapy, Model of Human Occupation Clearinghouse.

Klein, S., Barlow, I., & Hollis, V.(2008). Evaluating ADL measure from an occupational therapy perspective. *Canadian Journal of Occupational Therapy, 75*, 69–81.

Kohlman Thomason, L.(1992). *Kohlman Evaluation of Living Skills*(3rd ed.). Bethesda, MD: American Occupational Therapy Association.

Korner-Bitensky, N., Menon, A., von Zweck, C., & Van Benthem, K.(2010). Occupational therapists' capacity-building needs related to older driver screening, assessment, and intervention: A Canadawide survey. *American Journal of Occupational Therapy*, *64*, 316–324.

Kuo, J., Fleming, J., Dermer, B., Cullen, C., Jack, C., Bacon, E., & O'Shea, K.(2007). Reliability of the original and revised versions of the Assessment of Living Skills and Resources. *Australian Occupational Therapy Journal*, *54*, 194–202. doi:10.1111/j.1440-1630.2006.00625.x

Lansing, R. W., Moosavi, S. H., & Banzett, R. B.(2003). Measurement of dyspnea: Word labeled visual analog scale vs. verbal ordinal scale. *Respiratory Physiology & Neurobiology*, *3*, 77–83.

Latham, C. A. T.(2008a). Conceptual foundations for practice. In M. V. Radomski & C. A. T. Latham(Eds.), *Occupational therapy for physical dysfunction*(6th ed., pp. 1–20). Philadelphia, PA: Lippincott Williams & Wilkins.

Latham, C. A. T.(2008b). Occupation as therapy: Selection, gradation, analysis, and adaptation. In M. V. Radomski & C. A. T. Latham(Eds.), *Occupational therapy for physical dysfunction*(6th ed., pp. 358–381). Philadelphia, PA: Lippincott Williams & Wilkins.

Law, M., Baptiste, S., Carswell, A., McColl, M. A., Polatajko, H., & Pollock, N.(2005). *The Canadian Occupational Performance Measure*(4th ed.). Toronto, ON: Canadian Association of Occupational Therapists.

Law, M., & Baum, C.(2005). Measurement in occupational therapy. In M. Law, C. Baum, & W. Dunn(Eds.), *Measuring occupational performance: Supporting best practice in occupational therapy*(2nd ed., pp. 3–20). Thorofare, NJ: Slack.

Law, M., & Dunbar, S. B.(2007). Person-environment-occupation model. In S. B. Dunbar(Ed.), *Occupational therapy models for intervention with children and families*(pp. 27–49). Thorofare, NJ: Slack.

Law, M., King, G., & Russell, D.(2005). Guiding therapist decisions about measuring outcomes in occupational therapy. In M. Law, C. Baum, & W. Dunn(Eds.), *Measuring occupational performance: Supporting best practice in occupational therapy*(2nd ed., pp. 33–47). Thorofare, NJ: Slack.

Lawton, M. P.(1972). Assessing the competence of older people. In D. P. Kent, R. Kastenbaum, & S. Sherwood(Eds.), *Research planning and action for the elderly: The power and potential of social science*(pp. 122–143). New York, NY: Behavioral Publications.

Legg, L., Drummond, A., & Langhorne, P.(2006). Occupational therapy for patients with problems in activities of daily living after stroke. *Cochrane Database of Systematic Reviews*,(4), 1–47. doi:10.1002/14651858.CD003585.pub2

Letts, L., & Bosch, J.(2005). Measuring occupational performance in basic activities of daily living. In M. Law, C. Baum, & W. Dunn(Eds.), *Measuring occupational performance: Supporting best practice in occupational therapy*(2nd ed., pp. 179–225). Thorofare, NJ: Slack.

Liddle, J., & McKenna, K.(2000). Quality of life: An overview of issues for use in occupational therapy outcome measurement. *Australian Occupational Therapy Journal*, *47*, 77–85.

Liedberg, G. M., & Vrethem, M.(2009). Polyneuropathy, with and without neurogenic pain, and its impact on daily life activities—A descriptive study. *Disability and Rehabilitation*, *31*, 1402–1408. doi:10.1080/09638280802621382

Lorch, A., & Herge, E. A.(2007). Using standardized assessments in practice. *OT Practice*, 17–22.

Lund, M. L., & Nygård, L.(2003). Incorporating or resisting assistive devices: Different approaches to achieving a desired occupational self-image. *OTJR: Occupation, Participation, and Health*, *23*, 67–75.

Mackenzie, C., Wiprzycka, U., Hasher, L., & Goldstein, D.(2009). Associations between psychological distress, learning, and memory in spouse caregivers of older adults. *Journals of Gerontology Series B: Psychological Sciences & Social Sciences*, *64B*, 742–746. doi:10.1093/geronb/gbp076

Mahoney, F. I., & Barthel, D. W.(1965). Functional evaluation: The Barthel Index. *Maryland State Medical Journal*, *14*, 61–65.

Mathiowetz, V., Matuska, K. M., & Murphy, M. E.(2001). Efficacy of an energy conservation course for persons with multiple sclerosis. *Archives of Physical Medicine and Rehabilitation*, *82*, 449–456.

Mathiowetz, V. G., Matuska, K. M., Finlayson, M. L., Luo, P., & Chen, H. Y.(2007). One-year follow-up to a randomized controlled trial of an energy conservation course for persons with multiple sclerosis. *International Journal of Rehabilitation Research*, *30*, 305–313.

McKenna, K., & Scott, J.(2007). Do written education materials that use content and design principles improve older people's knowledge? *Australian Occupational Therapy Journal*, *54*, 103–112. doi:10.1111/j.1440-1630.2006.00583.x

Meenan, R. F., Mason, J. H., Anderson, J. J., Guccione, A. A., & Kazis, L. E.(1992). AIMS2: The content and properties of a revised and expanded Arthritis Impact Measurement Scales Health Status Questionnaire. *Arthritis and Rheumatism*, *35*, 1–10.

Melchert-McKearnan, K., Deitz, J., Engel, J. M., & White, O.(2000). Children with burn injuries: Purposeful versus rote exercise. *American Journal of Occupational Therapy*, *54*, 381–390.

Missiuna, C., Pollock, N., Law, M., Walter, S., & Cavey, N.(2006). Examination of the Perceived Efficacy and Goal Setting System(PEGS) with children with disabilities, their parents, and teachers. *American Journal of Occupational Therapy*, *60*, 204–214.

Moore, A. A., Endo, J. O., & Carter, M. K.(2003). Is there a relationship between excessive drinking and functional impairment in older persons? *Journal of the American Geriatric Society*, *51*, 44–49.

Moye, J.(2005). Guardianship and conservatorship. In T. Grisso(Ed.), *Evaluating competencies: Forensic assessments and instruments*(2nd ed., pp. 309–390). doi:10.1007/b106006

Mullersdorf, M.(2000). Factors indicating need of rehabilitation: Occupational therapy needs among persons with long-term and/or recurrent pain. *International Journal of Rehabilitation Research*, *23*, 281–294.

Nakanishi, M., Sawamura, K., Sato, S., Setoya, Y., & Anzai, N.(2010). Development of a clinical pathway for long-term inpatients with schizophrenia. *Psychiatry and Clinical Neurosciences*, *64*, 99–103. doi:10.1111/j.1440-1819.2009.02040.x

National Center for Health Statistics.(2009). *Limitations in activities of daily living and instrumental activities of daily living, 2003-2007*. Retrieved from http://www.cdc.gov/nchs/health_policy/ADL_tables.htm

Nof, L., Rone-Adams, S., & Hart, D. L.(2007). Relation between payer source and functional outcomes, visits and treatment duration in US patients with lumbar dysfunction. *Internet Journal of Allied Health Sciences and Practice*, *5*(2). Retrieved from http://ijahsp.nova.edu/articles/vol5num2/nof.htm

Nouri, F. M., & Lincoln, N. B.(1987). An Extended Activities of Daily Living Scale for stroke patients. *Clinical Rehabilitation*, *1*, 301–305.

Novak, I., Cusick, A., & Lannin, N.(2009). Occupational therapy home programs for cerebral palsy: Double-blind, randomized, controlled trial. *Pediatrics*, *124*, e606–e614. doi:10.1542/peds.2009-0288

Østensjø, S., Carlberg, E., & Vøllestad, N.(2005). The use and impact of assistive devices and other environmental modifications on everyday activities and care in young children with cerebral palsy. *Disability & Rehabilitation*, *27*, 849–861. doi:10.1080/09638280400018619

Park, S., Fisher, A. G., & Velozo, C. A.(1994). Using the Assessment of Motor and Process Skills to compare occupational performance between clinic and home settings. *American Journal of Occupational Therapy*, *48*, 697–709.

Pillastrini, P., Mugnai, R., Bonfiglioli, R., Curti, S., Mattioli, S., Maioli, M. G., . . . Violante, F. S.(2008). Evaluation of an occupational therapy program for patients with spinal cord injury. *Spinal Cord*, *46*, 78–81.

Pincus, T., Swearingen, C., & Wolfe, F.(1999). Toward a Multidimensional Health Assessment Questionnaire(MDHAQ). *Arthritis & Rheumatism*, *42*, 2220–2230.

Portney, L. G., & Watkins, M. P.(2009). *Foundations of clinical research: Applications to practice*(3rd ed.). Upper Saddle River, NJ: Pearson.

Provencher, V., Demers, L., & Gélinas, I.(2009). Home and clinical assessments of instrumental activities of daily living: What could explain the difference between settings in frail older adults, if any? *British Journal of Occupational Therapy*, *72*, 339–348.

Radomski, M. V.(2008). Planning, guiding, and documenting practice. In M. V. Radomski & C. A. T. Latham(Eds.), *Occupational therapy for physical dysfunction*(6th ed., pp. 40–64). Philadelphia, PA: Lippincott Williams & Wilkins.

Resnick, B.(1998). Motivating older adults to perform functional activities. *Journal of Gerontological Nursing*, *24*(11), 23–30.

Richardson, P. K.(2010). Use of standardized tests in pediatric practice. In J. Case-Smith & J. C. O'Brien(Eds.), *Occupational therapy for children*(6th ed., p.243). Maryland Heights, MO: Mosby Elsevier.

Ripat, J.(2006). Function and impact of electronic aids to daily living for experienced users. *Technology & Disability*, *18*, 79–87.

Robertson, S. C., & Colburn, A. P.(2000). Can we improve outcomes research by expanding research methods? *American Journal of Occupational Therapy*, *54*, 541–543.

Robinson-Smith, G., Johnston, M. V., & Allen, J.(2000). Self-care, self-efficacy, quality of life, and depression after stroke. *Archives of Physical Medicine and Rehabilitation*, *81*, 460–464.

Rogers, J. C., & Holm, M. B.(1994). *Performance Assessment of Self-Care Skills(PASS)*(Version 3.1). Unpublished manuscript, University of Pittsburgh, Pennsylvania.

Rogers, J. C., Holm, M. B., Beach, S., Schulz, R., Cipriani, J., Fox, A., & Starz, T. W.(2003). Concordance of four methods of disability assessment using performance in the home as the criterion method. *Arthritis Care & Research*, *49*, 640–647.

Rogers, J. C., Holm, M. B., Burgio, L. D., Hsu, C., Hardin, J. M., & McDowell, B.(2000). Excess disability during morning care in nursing home residents with dementia. *International Psychogeriatrics*, *12*, 267–282.

Russell, C., Fitzgerald, M. H., Williamson, P., Manor, D., & Whybrow, S.(2002). Independence as a practice issue in occupational therapy: The safety clause. *American Journal of Occupational Therapy*, *56*, 369–379.

Sames, K. M.(2010). *Documenting occupational therapy practice*(2nd ed.). Upper Saddle River, NJ: Pearson.

Schell, B. A. B., & Schell, J. W.(Eds.).(2008). Professional reasoning as the basis of practice. In *Clinical and professional reasoning in occupational therapy*(pp. 3–35). Philadelphia, PA: Lippincott Williams & Wilkins.

Seo, Y., Roberts, B. L., LaFramboise, L., Yates, B. C., & Yurkovich, J. M.(2011). Predictors of modifications in instrumental activities of daily living in persons with heart failure. *Journal of Cardiovascular Nursing*, *26*, 89–98.

Stewart, K. B.(2010). Purposes, processes, and methods of evaluation. In J. Case-Smith & J. C. O'Brien(Eds.), *Occupational therapy for children*(6th ed., pp. 193–211). Maryland Heights, MO: Mosby Elsevier.

Thornsson, A., & Grimby, G.(2001). Ability and perceived difficulty in daily activities in people with poliomyelitis sequelae. *Journal of Rehabilitation Medicine*, *33*, 4–11.

Toth-Cohen, S.(2000). Role perceptions of occupational therapists providing support and education for caregivers of persons with dementia. *American Journal of Occupational Therapy*, *54*, 509–515.

Uniform Data System for Medical Rehabilitation.(2005). *IRF PAI rating tutorial* [DVD]. Retrieved from http://www.udsmr.org/WebModules/Brochures.aspx

Vanage, S. M., Gilbertson, K. K., & Mathiowetz, V.(2003). Effects of an energy conservation course on fatigue impact for persons with progressive multiple sclerosis. *American Journal of Occupational Therapy*, *57*, 315–323.

Wade, D. T.(2009). Goal setting in rehabilitation: An overview of what, why, and how. *Clinical Rehabilitation*, *23*, 291–295.

Williams, J. H., Drinka, T. J. K., Greenberg, J. R., Farrel-Holtan, J., Euhardy, R., & Schram, M.(1991). Development and testing of the Assessment of Living Skills and Resources(ALSAR) in elderly community-dwelling veterans. *Gerontologist*, *31*, 84–91.

World Health Organization.(2002). *Towards a common language for functioning, disability, and health: ICF*. Retrieved from http://www.who.int/classifications/icf/training/icfbeginnersguide.pdf

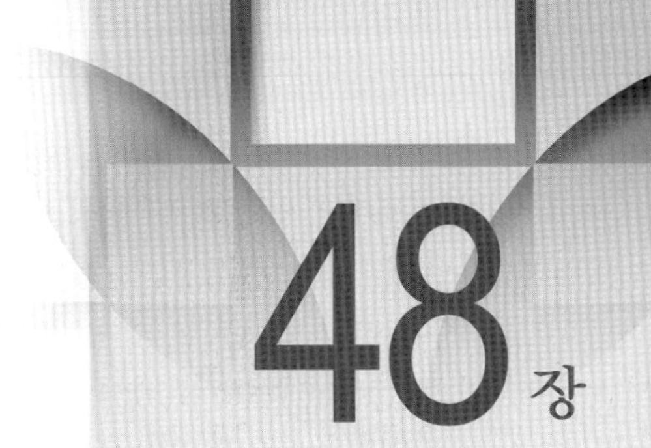

48장

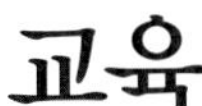

교육

Education

백지수 옮김

학습목표

이 장을 학습한 후, 다음의 내용을 할 수 있을 것이다:

1. 작업치료사가 서비스를 제공할 수 있는 다양한 교육환경을 확인한다.
2. 교육환경 내에서 작업치료과정을 설명한다.
3. 장애인 교육 개선법에 따른 작업치료 서비스의 핵심 요구사항을 인식한다.
4. 개별 가족 서비스 계획(IFSP), 개별 교육 프로그램(IEP)과 개별 전환계획(ITP)의 차이를 설명할 수 있다.
5. 장애가 어떻게 학생의 작업에 영향을 미치는지 설명할 수 있다.

개요

교육환경에서의 작업치료

Occupational Therapy in Educational Settings

작업치료 종사자들은 다양한 교육환경에서 일한다. 이것은 아마 공립학교, 특성화학교, 사립학교, 대안학교, 직업학교, 대학환경을 포함할 것이다. 이러한 세팅 속에서 종사자들은 대부분 태어나서 21살까지의 다양한 환경에 있는 어린이와 청소년과 함께 일한다. 예를 들어, 작업치료 종사자들은 아마 유아와 가족과 함께 0-3센터에서 일할 수도 있고, 학령전기의 어린이들과 놀이터에서, 초등학생 나이의 아동과 교실에서 또는 청소년들과 대안고등학교에서 일할 수 있다. 작업치료사는 또한 부상 이후 새로운 기술을 배우거나(예를 들어, 직업 훈련, 직업 재교육) 개인적인 향상(즉, 여가 활동)을 위해 학교로 돌아가서 학습하려는 나이든 어른과 함께 일할 수 도 있다. 공립학교와 초기 중재는 작업치료 종사자들에게 가장 일반적인 세팅이다. 미국작업치료협회(AOTA)의 구성원들 중 24% 이상에서 그들의 주요한 치료 환경이 공립학교와 초기 중재라는 것이 확인되었다. 미국 노동부(2012)와 노동 통계국에 따르면 작업치료 전문가를 위한 교육세팅이나 초기 중재, 그리고 직업 환경으로 전환하는 것을 포함하여 지속적인 성장이 예상되어진다. 이것은 또한 틈새시장으로 작업치료사들이 다른 교육 세팅(예를 들어,

대학, 전문대학, 지역대학 및 평생교육장소)에서 일하는 것이 어린이들이 젊은 성인이 되고 그들의 교육이 지속되기를 바람으로써 성장할 것이다.

이 장의 주요한 초점은 작업치료 종사자들에게 가장 일반적 교육세팅인 초기 중재와 공립학교에서의 작업수행이다. 그러나 독자들은 작업치료사의 경험과 기술에서 오는 장점이 있는 더 넓고 다양한 교육적 환경을 고려하는 것이 권장되어진다. 이러한 유형의 작업치료 서비스는 획기적이고 예방적일 수 있으며 역사적으로 탐구 또는 고려되지 않은 방법으로 개개인의 작업수행을 향상시킬 수 있을 것이다. 예를 들어, 작업치료 종사자들은 학생들의 신체활동 참여증진을 위한 전체 학교시스템을 위하여 건강증진 프로그램을 개발할 수도 있고 또는 오늘날 학교에서의 복잡한 필요를 인식하고 다루는 사회 기술 프로그램을 개발하기 위해 학교 상담교사와 공동 작업을 할 수도 있다. 단과대학 또는 대학에서는 작업치료사들의 유니버셜 디자인, 장애학생을 위한 교육과정 용구에 대한 처리, 직원과 학생들의 인체공학적인 필요와 같은 전문지식으로부터 혜택을 누릴 수 있다. 예를 들어, 작업치료사는 장애 카운슬러와 함께 신체장애를 가진 학생에게 대학에서 의사결정, 조달, 보조공학 구현, 서면통신 지원과 같은 도움을 줄 수 있다. 이 장에서 논의되어진 대부분의 원칙들은 어떤 교육환경에서도 일반화되어질 수 있다.

법률 규정 시행 Legislation Guiding Practice

다양한 법률과 자금은 다양한 교육환경에서 작업치료 서비스를 지원한다. 비록 장애인 교육 개선법(2004)에서 특히 초기 중재와 공공 자금을 받는 학교에서의 서비스를 다루지만, 모든 교육환경은 재활법(1973) 제 504항의 요구사항 뿐만 아니라 1990년 미국 장애인 법(ADA) 또한 충족해야한다(P.L. 101−336). 따라서 사립학교, 대학교, 평생 교육 장소와 같은 교육환경에서의 작업치료 서비스는 제 504항과 ADA의 법에 따라 제공되어질 수 있다. 제 504항은 교육환경에 참여할 수 있도록 필요한 경우에 장애인, 장애의 과거력이 있는 개인, 인지장애를 가진 개인에 대한 합리적인 편의시설을 지원한다. ADA는 민권법이며 인종, 피부색, 성별, 국적, 연령, 종교에 기초한 개인에게 제공되어지는 것과 유사하게 장애인 보호를 제공한다. 또한 ADA는 사회(교육환경을 포함하여)에서 살고, 일하고, 놀 동일한 기회를 가지도록 장애인의 권리를 지원한다. **표 48.1**은 교육환경에서 작업치료 서비스를 제공하는 법률과 자금의 개요를 보여준다.

공립학교에서의 실시는 학생의 역할과 교육의 작업에 중점을 둔 연방 법률에 의해 안내된다. 작업치료사는 정부의 연방 보조금이 사회 보장법의 특별 섹션 아래의 지체장애아동 서비스를 만든 1935년 이후부터 학교에서 일하기 시작했다. 처음에 이러한 서비스는 분리된 환경이나 특수학교 그리고 주로 정형외과 및 신경학적 장애가 있는 아이들에게 제공되어졌다. 1975년, 모든 장애아동법에 대한 교육법(EHA)(P.L. 94−142)이 제정되었다. 이 법은 모든 적격한 6세에서 21세 사이의 아동들에게 작업치료를 포함하여 특수교육과 **관련된 서비스**를 제공하도록 요구하였다. 1986년에 EHA(P.L. 99−457)가 개정되면서 유아, 아동 및 그들의 가족에게 초기 중재 서비스 제공을 위한 주 전체 시스템의 개발을 위해 제공되어지는 성과급과 학령전기(3−5세)아동에 대한 서비스를 추가하였다. 1990년 EHA는 장애인 교육법 또는 IDEA(P.L. 101−476)으로 개명되었고 부가 서비스가 추가되었다. 이것은 보조공학 장치와 서비스, 0−3세 어린이를 위한 서비스, 전환 서비스(졸업 후 생활을 준비하기 위한), 정서 장애아동을 위한 증가된 중점, 기금 및 프로그램을 포함한다. 또한 개정안은 1997년 대부분 법의 원래 의도를 미세하게 조정한 IDEA(P.L. 105−117)로 만들어졌다. 점차적으로 장애학생을 위한 일반교육 과정 참여와 접근이 강조되고 있다(**Box 48.1** 참고).

최신 개정은 2004년 12월에 완료되었고 이름은 장애인 교육 개선법(IDEA2004)(P.L. 108−446)으로 변경되었다. 이 개정안은 일반교육 과정에서의 증가된 접근과 참여, 수행으로 추세가 지속된다. 가장 최근의 갱신은 또한 2001년의 낙제학생 방지법과 비슷한 IDEA2004를 더 가져와서 위탁 전 중재 또는 초기 중재 서비스(일반적으로 중재에 대한 응답이나 RtI이라고 언급됨)의 중요성을 증가시켰다. 개정은 또한 과학적 기반(연구기반, 근거기반)실무, 질 높은 예비교육 및 전문교육, 법정에 가지 않고 논쟁 해결, 교육과 작업치료와 같은 소수 분야의 표현 증가, 적절한 기술(보조공학을 포함하여)의 사용 및 발달을 강조하였다. 정보 통지를 위해 연구에서 사용된 강조는 두 정책 우선사항과 AOTA의 우선사항 때문에 공립학교뿐만 아니라 모든 교육적 환경에 걸쳐 적용할 수 있다는 것에 유의해야한다.

1975년부터 IDEA2004(본래 EHA)의 주요 목적은 "우리가 그들을 고치지 못한다면 우리는 그들을 제외할 것이다"는 오래된 패러다임으로부터 "장애는 인간이 경험하는 자연스럽고 일반적인 부분이다"(Silverstein, 2000,p.1761)이라는 새로운 패러다임으로 변화가 증가하는 것과 함께 동일하게 남아있는 것(**Box 48.2** 참고)이다.

따라서 IDEA2004 아래에서 작업치료사의 역할은 환경

표 48.1 교육환경에서의 작업치료 서비스

법률/자금출처	제공받는 인구	작업치료사의 역할
장애인 교육 개선법 (IDEA) 2004	최소 제한 환경(LRE)에서 적절한 무료 공립교육(FAPE)을 받기 위해 특수교육을 받을 자격이 있거나 작업치료 서비스가 필요한 학생(IDEA는 공립학교 환경에서 특수교육을 받을 수 있는 0에서 21세 사이의 학생들에게만 적용 가능함)	개별교육 프로그램(IPE)에서 요약한대로 학생의 요구를 결정하고 교육적 환경과 관련된 학생의 수행을 지지할 목적으로 서비스를 제공하기 위해 IEP팀과 공동 작업한다.
재활법 제 504항	장애, 장애과거력, 학교에서 수행에 영향을 미치는 인지장애가 있는 학생(공립학교에서 특수교육에 적합하지 않은 일반적인 학생들) "장애를 가진 개인"의 정의를 충족하는 학생은 실질적으로 하나 이상의 주요 생활활동에 제한이 있는 신체적, 정신적 손상 받은 개인으로 정의되어진다.	504항의 맞는 팀과 협력하기 위해 편의와 학교 환경과 서비스에 접근이 필요한 학생의 적응을 제공한다.
미국 장애인법(ADA)	ADA는 고용, 주 및 지방 정부 서비스, 공공시설, 상업시설 그리고 교통에 있어서 장애인에 대한 균등한 기회를 보장한다. 따라서 이것은 장애를 가진 학생들의 교육환경에서 참여를 지원하는 시민권 법률이다.	장애를 가진 학생들이 교육환경에서 접근하고 참여할 수 있는지 확인하기 위하여 상담과 관찰을 통해 지원을 제공한다. 이것은 종종 환경에 대한 적응과 편의 그리고 보조도구 사용에 대한 일을 포함한다.
기타 자금 출처 • 일반교육기금(공립학교) • 개인보험 • 민간기관(미국 뇌성마비) • 국가기관(직업재활부)	작업치료 종사자의 지원을 필요로 하는 학생	학생의 교육환경과 관련 있는 작업의 수행을 지원한다.

Adapted from Swinth, Y., Chandler, B., Hanft, B., Jackson, L., & Shepherd, J.(2003). Personnel issues in school-based occupational therapy: Supply and demand, preparation, and certification and licensure. Gainesville, FL: Center on Personnel Studies in Special Education. Retrieved from http://www.coe.ufl.edu/copsse

에 대한 접근과 같은 콘텐츠 요소에 초점을 맞추는 것을 포함하도록 바뀌었고 그래서 아동 또는 청소년들이 장애에 "고정"되는 것보다 그들의 환경에 참여할 수 있게 되었다.

IDEA2004는 A에서 D까지 4부분으로 나뉘어져 있고 이 장에서는 주로 파트 B와 C를 다룬다.(파트 A는 IDEA의 일반 규정을 다루고, 파트 D는 연구와 교육을 다룸) 2004년 개정을 위한 긍정적인 추가는 파트 D에서 연구 및 교육과 관련된 자금과 지원의 우선권으로써 작업치료사를 포함하여 관련된 서비스 제공자가 포함된다. IDEA2004의 파트 C에서 작업치료는 0–2세 사이의 초기 중재 서비스에 적합한 유아에 대하여 기본 서비스가 될 수 있다. IDEA2004의 파트 B는 작업치료와 관련하여 3–21세 아동이 특수교육 프로그램으로부터 이득을 얻을 수 있도록 하기 위하여 서비스가 필요한지 결정한다. IDEA2004의 파트 B에서 두 가지 주요한 컨

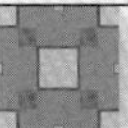

BOX 48.1 1997년 장애인 교육법의 주요한 변화

1. 장애가 있는 아동과 청소년의 국가와 구역 전체 평가 프로그램 참여.
2. 자녀에 대한 어떤 결정을 내릴 때 부모의 참여 확장.
3. 14살 또는 필요한 경우 더 어린 나이에 추가적인 전환계획을 시작함.
4. 전문적인 개발을 지원하는 것은 모든 교직원이 장애아동을 교육하기 위해 필요한 지식과 기술을 가지고 있는지 확인하여야 함.

Adapted from National Information Center for Children and Youth with Disabilities.(1998). The IDEA amendments of 1997. NICHY News Digest, 26(Rev. ed.). Retrieved from http://nichcy.org/wp-content/uploads/docs/nd26pdf.pdf

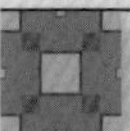

BOX 48.2 장애인 교육법의 주요 가정

1. 모든 개인의 평등한 기회
2. 전체 참여(역량 강화)
3. 독립생활
4. 경제적 자급자족

Adapted from Silverstein, R.(2000). An overview of the emerging disability policy framework: A guidepost for analyzing public policy. Iowa Law Review, 85, 1757–1802.

셉은 **최소한의 제한 환경(LRE)**에서의 **적절한 무료 공교육(FAPE)**이다.(IDEA2004에서 나오는 주요 용어를 정리한 **Box 48.3** 참고)

IDEA2004는 각 주와 몇몇 지역의 지방 교육기관에서 FAPE와 LRE의 제공이 타협되지 않는 만큼 오래 연방법률이 시행되는 것을 허락하였다. 따라서 주와 지역에 걸쳐 어떻게 서비스가 제공 되어지는지와 같은 세부 사항에 대한 차이가 있다.

IDEA2004의 목적은 "장애를 가진 모든 아이들이 특수교육과 관련된 교육뿐 아니라 더 나아가 고용 및 독립적 생활을 위하여 자신의 특별한 필요와 준비를 충족하도록 설계되어진 서비스를 강조하는 적절한 무상 공교육을 사용할 수 있는지 확인하는 것"이다(제300.1). 공립학교 환경에서 작업치료 종사자는 이러한 구조 내에서 서비스를 제공하고 대개 교육 프로그램(특별히 설계된 지시)과 관련된(지지하는) 서비스를 제공한다. 학생들은 교육을 받으러 학교로 오며 그리고 학교에서 작업치료는 이러한 우선사항을 제공한다.

교육환경에서 작업치료과정

Occupational Therapy Process in Educational Settings

다양한 요인은 작업치료과정에 영향을 미친다. IDEA 2004의 구조에 따라 제공되어지는 서비스는 교육팀에 의해 자주 영향을 받는다. 이해관계를 걸친 협동을 통한 효과적인 팀 구성은 자주 어린이와 청소년을 위한 긍정적 결과를 유발한다(Hanft & Shepherd, 2008). 교육환경에 관계없이 전문가들로 구성된 팀은 일반적으로 작업치료과정에 영향을 미친다.

의사결정

학교 환경에서 서비스를 효과적이고 효율적으로 제공하려면 팀 의사결정과 문제 해결을 위한 체계적인 프로세스가 필요하다. 전문가가 필요를 파악하고 학생이 교육환경에 참여하는데 필요한 결과를 먼저 확인하지 않고 즉시 솔루션을 제안하고 구현하기 시작한다. 교육 팀은 의사결정 및 팀 문제

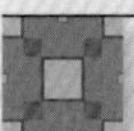

BOX 48.3 장애인 교육법(IDEA2004)에 나오는 공통된 용어

초기 중재 서비스: 일반교육에 성공한 학습과 행동을 지원함. 그러나 특수교육 부분은 아님.

적절한 무료 공립교육(FAPE): 특수교육과 관련된 서비스가 국가교육기관(SEA)의 기준을 충족하는 공공 비용에서 제공 되어짐.

일반 교육: 모든 학생들이 이용할 수 있는 환경, 교육과정 및 활동

일반 교육과정: 비 장애아동을 위한 동일한 교육과정

개별 교육 프로그램(IEP): 3–21세 아동의 특별한 교육적 필요를 충족시키는 발달된 적절한 프로그램이 보장되는 서비스의 약속

개별 가족 서비스 계획(IFSP): 0–3세 아동과 그들의 가족의 조기 교육적 필요와 특별한 발달을 충족시키는 발달된 적절한 프로그램이 보장되는 서비스의 약속

최소 제한 환경(LRE): 아동/학생의 요구에 부합하고 비장애인 동료와 최대의 상호작용을 제공하는 환경

낙제학생 방지법: P.L 107–110, 학생들의 성취를 위한 책임감을 증가시켜 모든 학생들의 교육성과 개선을 목표로 함. 이것은 높은 기대가 모든 학생들의 성공을 초래할 것이라는 믿음과 함께 표준화된 기반의 교육 개정을 강조함.

관련서비스: 교통 및 개발 그리고 기타 지원 서비스(언어 말하기, 청각, 심리적, 물리 작업치료 서비스 포함)는 특수교육에서 아동의 이익에 도움이 요구되어짐.

중재에 대한 응답(RtI): 서비스 제공에 대한 통합된 접근 방식으로 일반 및 특수교육과, 높은 품질의 교육, 학생의 요구에 맞춘 중재, 잦은 진행 관찰 그리고 데이터를 기본으로 한 의사결정이 포함됨.

특수교육: 장애아동의 특별한 필요를 충족하기 위해 부모에게 무료 교육을 실시함.

Adapted from National Council on Disabilities.(2000). Back to school on civil rights: Advancing the federal commitment to leave no child behind. Washington, DC: Author.

해결의 체계적인 프로세스를 지원하는 다양한 도구에 접근할 수 있다(예. McGill 행동 계획 시스템 [MAPS], 아동을 위한 결과 및 편의 선택). 실무자는 교육 팀과의 협력을 통해 우선 교육 요구사항을 파악하고 해결할 수 있다.

교육 팀

팀의 개념 또는 팀으로써 협력하는 것은 제공되는 프로그램과 서비스에 관한 의사결정을 위해 연방 법률이 시행될 때 공립학교에서 작업치료 서비스의 원칙을 제공한다(Hanft & Shepherd, 2008). 1997년 재 승인과 함께 IDEA는 학생의 필요에 대해 가족들이 효과적으로 결정하는 것과 전문가들의 협동에 대하여 강조하며 자세히 명시하였다. 1997년에 IDEA는 학생에 대한 의사결정이 생길 때마다 부모 또는 보호자가 참여해야만 한다고 명확하게 명시되었다. 팀의 두 가지 유형이 학생의 프로그램에 참가하였다 : 평가팀과 개별 교육 프로그램(IEP)팀(0-3세 아동을 위한 개별 가족 서비스 계획[IFSP]과 16세 이상의 청소년을 위한 개별 전환계획[ITP]). 두 팀 모두 학생에 대한 지식과 그들의 필요에 대한 지식이 있는 전문가를 포함해야만 한다. 만약 작업치료가 관련된 학생의 프로그램에 대한 결정이 내려진다면, 작업치료사는 팀 구성 과정에 포함되어야만 한다. 공립학교에서 각 팀의 구체적인 구성은 학생의 요구에 따라 조절되며 일반 및 특수교사와 (물리, 작업, 언어)치료사, 심리학자, 카운슬러, 학부모와 학생 그리고 다른 사회 구성원을 포함할 수 있다. 팀 의사결정 과정의 중점은 적절하게 일반교육 환경에 참여하는 데 중점을 두는 것과 함께 학생들의 결과와 수행에 있어야 한다.

공립학교에서 자격을 갖춘 개인적인 팀은 작업치료사와 학교 심리학자, 특수 교사와 일반 교사, 물리치료사, 언어치료사 등 다양한 사람들이 포함될 수 있고 평가수행을 위해 합리적이다. 평가과정의 목적은 적절한 최대 범위까지 교육환경에 참가하고 접근하기 위해 학생의 필요를 알아내는 것뿐만 아니라 학교 환경 내에서 수행하기 위한 학생들의 필요를 결정하는 것이다. 또한 IDEA2004는 평가가 일반교육 과정에 초점을 맞춘 결과를 증명하기 위해서 학생의 능력을 지원하는 서비스를 결정하는 데 도움이 되는 것을 요구한다. 따라서 평가과정은 콘텍스트 요소(학교환경)과 학생(클라이언트)의 요구에 따라 시행된다(Bazyk & Case- Smith, 2010; Chapparo & Lowe, 2012; Dunn, Brown, & McGuigan, 1994). 다른 교육환경에서 IDEA2004의 요구사항인 "자격을 갖춘 전문가 팀"이 위임되지 않았지만 이것은 가장 좋은 방법과 같다. 다른 대부분의 세팅에서 팀은 작아지지만 작업치료 종사자들의 의사결정은 대부분 독립적이지 않다. 환경에 관계없이 평가의 중요성은 교육의 작업수행영역에 있다. 그러나 사회 참여와 같이 다른 작업 영역의 경우 이 분야의 참가자들이 교육을 받는데 영향을 미치는지 고려해야 한다.

학교에서의 평가 자격요건, 요구사항

Evaluation Requirements in the Schools

작업치료 종사자들의 주요한 역할은 IDEA2004 아래 팀의 한 부분으로 평가과정에 기여하는 것이다. 이상적으로 평가는 팀 구성원에 걸쳐 협동하여 수행하는 것이다(Hanft & Shepherd, 2008). 종사자들의 기여는 관련된 서비스 요구 지원, 편의, 개조 및 수정을 확인하는 것뿐 아니라 특수교육에 적격한 교육 팀을 결정하는 데 도움이 될 수 있다. 대부분의 주요 요건은 IDEA2004아래 학교에서 작업치료 종사자가 다른 환경에서 거의 다루지 않는 평가과정에 바탕을 이룬다. 이 요건들은 간단히 논의되어졌다.

의뢰

대부분 학교 환경 안에서 의뢰 과정은 병원 환경과 다르다. 특수교육에서 어떠한 절차와 마찬가지로 특정한 과정은 주마다, 환경마다 다를 수 있다. 그러나 대부분의 공립학교에서 학생의 수행에 우려가 있는 경우에 전문가들로 구성된 팀은 특수교육을 위한 학생의 의뢰 전 일반교육 환경에서 논의하고 다른 전략을 시행한다. 만약 이러한 전략이 성공하지 않으면 학생은 서비스 자격 여부를 결정하기 위해 특수교육 평가로 의뢰된다. 작업치료는 이 과정을 수행하는 데 포함이 될 수 도 있고 안 될 수도 있다. 만약 작업치료가 초기 평가과정에 포함되지 않으면, 팀은 학생이 특수교육을 받을 수 있는지 결정한 후에 언제든지 작업치료평가를 요청할 수 있다. 만약 작업치료사가 작업치료수행에 대하여 의사의 의뢰가 필요한 상황에서 일하는 경우, 서비스를 제공하기 전에 의뢰가 필요할 수 있다. 만약 의사가 작업치료평가를 위해 학생을 보내게 된다면 이 의뢰는 학교환경에서 서비스를 보증하지 않는다. 일반적으로 공립학교에서 작업치료사는 먼저 학생이 특수교육을 받을 수 있는지 확인하고 그 다음에 학생이 자신의 교육 프로그램의 혜택을 위해 어떤 서비스가 필요한지 결정한다.

다른 교육환경에서 의뢰의 과정은 덜 형식적일 수 있다. 예를 들어, 일부 대학 환경에서 의뢰는 장애인 접근을 위한 센터(예로 학생의 접근 중심)를 통해 올 수도 있고 또는 인적 자원(예로 직원의 인체공학 중심)에서 올 수도 있다. 이런 종류의 환경에서 서비스를 제공하는 치료사들은 과정이 클라이언트의 요구사항을 충족시키는지 확인하기 위해 의뢰

시스템을 개발해야 할 수도 있다. 만약 의사의 의뢰가 법에 의해 요구되는 경우, 작업치료사는 환경에 관계없이 요구사항을 준수해야 한다.

다른 작업치료 수행영역과 마찬가지로, 학교에서의 평가과정은 역동적이고 지속적이며 종종 중재 도중에 지속될 수 있다(Stewart, 2010). IDEA2004에 따르면, 평가는 아동의 장애, 성격, 특수교육의 범위, 아이가 필요로 하는 관련 서비스에 따라 결정된다(Section 300.15). IDEA2004는 특별한 타입의 평가방법이나 형식의 사용을 요구하지 않는다. 오히려 다양한 도구와 전략이 "기능과 발달 정보", 아이의 가능성과 관련된 "일반교육 과정에서의 참여와 경과"와 같은 자료를 수집하는데 사용되어져야 한다(Section 300.304[1]). 또한 평가는 자녀의 교육적 필요와 장애가 어떻게 학교 활동의 참여에 영향을 주는지를 결정하는 데 도움이 될 것이다.

IDEA2004에서 아이는 작업치료 기초 테스트를 위한 "자격"이 필요하지 않다. 대신 작업치료 서비스는 평가결과에 기초하여 작업치료사의 추천이 있어야 하고 필요한 경우에 아이를 위해 "그들의 특수교육 프로그램 혜택"을 받을 수 있다. 비록 학교에서의 평가는 연방 법률을 따라야 하지만, 작업은 작업치료 종사자의 이론적 관점에 핵심이 있다. 교육환경에서 치료 종사자들은 평가과정을 안내하기 위해 적절한 FOR을 이끌어내야 한다(Frolek-Clark, Polichino, & Jackson, 2004).

평가과정은 개별화되어야 하고(학생중심) 하향식 접근방법을 사용해야 한다(Chapparo & Lowe, 2012; Coster, 1998). 이것은 작업치료평가가 환경 밖에서 클라이언트의 특정 요소만을 평가하는 것이 아니라 환경 안에서 학생의 수행을 보고 시작되어야 한다는 것을 의미한다. 어떤 작업치료 평가와 마찬가지로, 학생(클라이언트)의 넓은 시야가 고려되어져야한다. 따라서 물리적, 시간적, 사회적, 문화적 고려사항을 포함한 교육적 맥락이 강조되어야 한다. 교육환경 내에서 특수교육 및 관련된 서비스는 학생의 결과에 초점을 맞춘다. 만약 교직원 및 부모가 학생이 그들의 목표에 도달할 수 있도록 서비스(예로 전문교육)를 요구하는 경우에, 종사자는 이러한 요구를 해결하기 위한 책임이 있을 뿐만 아니라 작업치료 제공 및 지원이 필요한 광범위한 시스템 문제(예로 교육과정, 환경적응)에도 책임이 있다(Bazyk & Case-Smith, 2010; Chapparo & Lowe, 2012; Muhlenhaupt, 2003; Ziviani, Kopeshke, & Wadley, 2006). IDEA2004에서 작업치료 서비스는 자연스러운 환경에서 아이가 방과 후 활동을 성공적으로 수행하기 위해 지원한다(Giangreco, 2001). 게다가 서비스는 아이와 "부모, 교사, 다른 직원들"

표 48.2 작업치료 평가과정에서 클라이언트가 고려해야 할 사항

클라이언트	평가 시 고려사항
학생	작업수행과 작업프로파일에 대한 정보를 수집함
부모/교직원	학생의 작업프로파일과 작업수행에 기초하여 특정 교육, 지원 및 정보 제공에 대한 필요를 결정함
시스템	학생의 직업 프로파일과 작업수행에 기초하여 어떤 시스템(예로 환경 변형, 과정 개발)의 지원에 대한 필요를 결정함

을 "돕기 위해" 제공되어지며, 그래서 이 사람들이 아이의 학습을 더 잘 지원할 수 있다(**표 48.2** 참고).

작업치료사는 학생들이 학교 환경 내에서 의미 있는 참여와 목적 있는 학교 작업을 위하여 무엇이 필요한지 자신의 평가에 초점을 맞추고 있다. 작업치료평가는 일상생활(ADL), 교육/연구, 놀이/여가, 사회참여를 포함하여 작업의 영역에서 학생의 강점과 약점을 다룬다. 각 영역에서 작업치료사는 수행기술과 학생의 신체적, 감각적, 신경적, 인지/정신적 기능을 다룬다. 첫째, 작업프로파일은 적절하게 가족과 학생을 포함하여 팀과 공동으로 개발한다. 이 프로파일은 교육환경에서 학생의 작업수행의 분석에서 나온다.

다음은 작업치료 평가과정에 대한 간략한 설명이다. 학생에게 주어지는 평가과정 중에 작업치료사의 특정 역할은 의뢰를 고려하는 것뿐 아니라 팀 구성원의 전문지식과 기술에 달렸다. 각 전문 분야에서 특정 기술을 다루는 데 중복이 있을 수 있다(예로, 물리치료에서 대운동기술, 언어치료에서 먹기활동, 심리학과에서 심리사회적문제). 그러나 작업치료만의 특별한 작업과 작업수행에 영향을 미치는 상황/환경적 요소 강조 때문에 작업치료사의 참여가 필요하다. 작업치료 종사자가 일하는 모든 환경과 같이, 작업치료사는 평가방법과 측정 관리, 결과의 해석과 문서화, 다른 팀원과 평가결과에 대해 소통하는 것에 책임이 있다. 그러나 OTA가 팀에 소속된 경우, 그들은 작업치료사의 직접적인 감독 아래에서 수행의 부분에 참여할 수 있다.

작업치료가 평가과정에 포함되는 경우, 작업치료사는 "OTPF"(AOTA, 2008a)를 수행 가이드로 사용할 수 있다. 다음 부분에서 설명된 것과 같이, 특수교육 과정은 설명된 틀에서 작업치료수행과 밀접하게 평행한다.

표 48.3 교육적 환경에서 일반적으로 쓰이는 평가도구와 방법

	참여		직업 분야					환자 요소	
	특징	환경적 요소	활동		경험			수행 능력	능력
평가			활동관심 분야	활동 선택	주관적 경험	개인적 의미	만족도		
파트 1: 과정 지향적인 평가도구: 직업 프로필을 위한 데이터 수집에 도움, 직업 수행도 분석에 도움									
터와 수행능력에 대한 평가(학교 버전 {AMPS})	♦	♦	♦	♦	♦	♦	♦	♦	♦
아이의 참여도와 즐거움의 평가(CAPE)/ 학생들 활동의 선호도(PAC)	♦	♦	♦	♦	♦	♦	♦	♦	♦
아이들을 위한 결과와 조건의 선택(COACH)	♦	♦	♦	♦	♦	♦	♦	♦	♦
캐나다식 작업수행 척도(COPM)	♦	♦	♦	♦	♦	♦	♦	♦	♦
행동 계획 수립하기(MAPs)	♦	♦	♦	♦	♦	♦	♦	♦	♦
밀러 즐거움 척도			♦	♦		♦	♦	♦	♦
희망을 가지고 미래의 대안 고르기(PATH)	♦	♦	♦	♦	♦	♦	♦	♦	♦
인식된 효율성과 목표 수렵하기 척도(PEGS)	♦	♦	♦	♦	♦	♦	♦	♦	♦
학생, 교육 스태프, 부모님, 그리고 다른 이들과의 인터뷰	♦	♦	♦	♦	♦	♦	♦	♦	♦
학교 기능 평가(SFA)	♦	♦		♦				♦	♦
향상된 관찰	♦	♦	♦	♦	♦	♦	♦	♦	♦
버몬트 독립적 서비스 팁 접근(VISTA)	♦	♦	♦	♦	♦	♦	♦	♦	♦
파트 2: 환자 요소들의 평가: 구체적 수행능력, 패턴, 활동을 통한 직업적 수행도 분석									
시각 운동능력 발달 비어리 테스트(Beery VMI)								♦	♦
운동 수행능력에 대한 Bruininks–Oseretsky 테스트(BOT–2)								♦	♦
아이의 손글씨 평가 척도(CHES)								♦	♦
DeGangi–Berk 감각 통합 테스트								♦	♦
감각적 인식발달 테스트(DVPT)								♦	♦
학생 손글씨 평가도구(ETCH)								♦	♦
총 운동기능 평가(GMFM)	♦						♦	♦	
녹스 유치원 놀이척도				♦				♦	
관심도 체크리스트			♦						
여가시간 진단 배터리	♦	♦		♦	♦				
미네소타 손글씨 평가								♦	♦
비운동 시각적 인식 테스트(MVPT)								♦	♦
운동 척도에 대한 피보디 발달–2(PDMs–2)								♦	♦
장애 잠재성에 대한 소아과적 평가(PEDI)	♦	♦						♦	♦
감각 병합과 프락시스 테스트(SIPT)	♦	♦						♦	♦
감각 프로파일(영유아)	♦							♦	♦
감각 프로파일(청소년/성인)									
사회적 능력 평가시스템	♦					♦	♦	♦	
손글씨 능력 테스트								♦	♦
시각적 인식능력 테스트(TVPS)								♦	♦
시각적 운동능력 테스트(TVMS)								♦	♦

BOX 48.4 OTPF의 작업프로파일 질문 (교육환경에 맞춘)

1. 누가 학생인가?
2. 왜 학생이 학교에서 특수교육 또는 작업치료평가를 의뢰를 받았는가?
3. 교육적인 작업의 어떤 영역(일상생활, 교육, 일, 놀이/레저, 사회참여)이 학생에게 성공적인가? 또는 문제나 위험을 유발하는가?
4. 어떤 환경에서 원하는 교육적 작업에 참여하는 것을 지원하고 어떤 환경에서 참여를 억제하는가?
5. 학생의 작업이력이 어떠한가?
6. 학생, 가족, 교직원의 우선순위와 원하는 결과는 무엇인가?

Adapted from American Occupational Therapy Association(2008a). Occupational therapy practice framework: Domain and process, 2nd edition. American Journal of Occupational Therapy, 62, 625–683.

작업프로파일

작업프로파일은 학생, 가족, 교직원의 정보를 모음으로써 발달된다(AOTA,2008a). 작업치료는 지역사회 제공기관을 보조하며 학생을 아는 다른 사람 또한 이 과정에 도움을 줄 수 있다. 종종 작업프로파일 개발은 시간이 오래 걸린다. 교육환경에서 사용하도록 설계된 몇몇 평가와 절차는 작업프로파일 개발에 도움이 된다. **표 48.3**과 부록은 교육환경에서 사용되는 평가 및 절차의 일부를 보여준다.

이러한 평가의 대부분은 절차 지향적이며, 학생 및 가족을 포함하여 모든 팀 구성원의 의견을 완료해야 한다. 이상적으로, 평가는 학생의 강점과 약점뿐 아니라 학생의 수행과 결과에 영향을 미칠 수 있는 환경적 요소 또한 고려된 문제 해결 중심이어야 한다. 평가는 또한 구체적인 학생의 활동요구와 수행 패턴의 도전과 강화를 확인하여 작업치료 종사자들을 도울 수 있다. 하나 이상의 절차 지향 평가를 완료하면 작업치료 종사자들은 "OTPF"에서 설명된 작업프로파일 질문의 대부분을 해결할 수 있을 것이다(**Box 48.4** 참고).

예를 들어, MAPS는 장애 학생을 위한 계획과정과 장애 학생을 위한 팀의 결과를 확인하는 일곱가지 구체적인 질문을 포함한다(O'Brien, Forest, Snow, Pearpoint, & Hasbury, 1989). 질문은 다음과 같다 :

1. 학생의 이력이 무엇인가?
2. 학생을 위한 당신의 꿈은 무엇인가?
3. 학생에 대한 두려움은 무엇인가?
4. 학생은 누구인가?(한 단어로 학생을 설명하시오)
5. 학생의 장점과 능력은 무엇인가?
6. 학생의 요구사항은 무엇인가?
7. 학교에서 학생의 이상적인 하루는 어떠한가? 그것을 실현하기 위해 무엇을 해야만 하는가?

표 48.4 OTPF에서 다룬 작업수행 영역 (교육적 환경에 적용)

작업수행영역	어떻게 교육적 환경에서 다뤄지는가?
BADL	학교에서 기초적으로 필요한 케어(예로 먹기, 용변, 신발과 옷의 관리, 체육시간에 옷 입고 벗기)는 이동시스템과 다른 사람과 상호작용을 위한 의사소통 도구를 사용함.
교육	학업(예로 수학, 읽기, 쓰기)과 학업 외 활동(점심식사, 오목, 방과 후 활동), 직업 전 훈련, 직업 훈련을 포함한 교육적 환경에서 수행하고 참여함.
일	학교 졸업 후 사회생활로 전환하기 위한 일이나 봉사활동을 위해 필요한 흥미, 적성, 기술을 개발함.
놀이/레저	나이에 맞는 장난감, 게임 그리고 레저 경험에 참여하고 확인하여야 함; 미술, 음악, 체육 그리고 방과 후 활동에 참여하는 것.
사회참여	활동에 대한 준비나 학과 외 활동을 포함한 학업적, 학업적이지 않은 교육환경에서 동료, 교사 그리고 다른 교육적 사람과의 소통.

Adapted from Swinth, Y., Chandler, B., Hanft, B., Jackson, L., & Shepherd, J. (2003). Personnel issues in school-based occupational therapy: Supply and demand, preparation, and certification and licensure. Gainesville, FL: Center on Personnel Studies in Special Education. Retrieved from http://www.coe.ufl.edu/copsse

전형적인 MAPS 계획은 2시간까지 걸릴 수 있다. 전체 팀(학부모, 학생, 치료사, 교사)뿐만 아니라 다른 초대 멤버(형제 자매, 다른 가족 구성원, 또는 지역사회 구성원)은 각 질문에 대한 응답을 제공한다. 질문은 쉽고 빠르게 대답할 수 없지만 좋은 계획의 결과로 작업치료 서비스를 포함한 학생의 프로그램 개발을 위한 좋은 기반이 될 수 있다. 이 과정은 아이의 높은 교육수준과 우정을 발달시키기 위해 이웃학교와 일반교육에서 학생의 흥미와 가치에 중심을 둔다. 그때까지 팀 구성원은 질문 6("학생의 요구는 무엇인가?")을 해결해야 하며, 그들은 장,단기 결과를 확립할 수 있는 배경을 갖고 있다. 이러한 결과의 목표는 학생의 이상적인 하루가 어떻게 이뤄질 수 있는지 논의하는데 사용된다.

작업수행 분석

종종 작업프로파일 개발과 동시에, 작업치료사는 학생의 필요를 결정하는 것 보다 더 도움을 주기 위한 어떤 구체적인

사례 연구 48.1 뇌성마비 13살 학생인 Kristi를 위한 작업프로파일 발달을 위한 과정

■ 배경

Kristi는 뇌성마비로 사지마비인 13살 학생이다. 뇌성마비에 대한 자세한 내용은 부록1 참고. 그녀는 과거에 학교-기반 환경과 임상환경 모두 작업치료를 받았다. Kristi와 가족은 최근에 이사했고, 그녀의 새로운 학교의 교육 팀은 그녀의 교육적 필요를 결정하기 위해 평가를 수행하기로 결정했다.

■ 작업프로파일

작업치료사는 Kristi와 그녀의 가족과 대화하고 Kristi의 과거 기록을 검토하며 작업프로파일에 대한 정보를 모으기 시작했다. 이 과정을 통해서 작업치료사는 Kristi의 교육 프로그램과 관련한 작업의 영역에서 작업 이력과 그녀의 강점, 약점을 요약하고 개발하기 시작했다. 치료사는 그녀의 교육과정과 체육수업, 점심시간, 과도기적 과정(예로 쉬는시간, 버스 타고 내리기)을 관찰했다. 또한 치료 팀은 McGill 활동 계획 시스템을 완료하기 위해 Kristi와 그녀의 부모님을 만났다.

■ 작업수행 분석

수집한 자료를 기초로 하여, 작업치료사는 Kristi의 신체적, 감각적, 신경적, 인지/정신적 기능와 관련된 작업수행(강점과 약점)을 요약한다. Kristi는 필기에 약간의 어려움이 있었기 때문에, 치료사는 Kristi의 필기에 영향을 미치는 잠재적 클라이언트의 기본 요소를 검사하기 위해 시.지각 기술검사와 시각운동 기술검사를 완료했다. 치료사는 또한 Kristi의 근력과 ROM을 결정하기 위해 MMT를 완료하였다.

■ 요약

작업치료사는 다음과 같이 교육 팀을 위해 결과 및 권고사항을 요약한다.

작업수행 영역	강점과 약점
BADL	Kristi는 학교환경에 있는 동안에 그녀의 기본적인 self-care를 할 수 있다. 그러나 그녀는 중학교와 고등학교 환경으로 이동하면 서 체육시간에 참여하기 위해 그녀의 능력에 영향을 미칠 수 있는 옷 입는 활동에 어려움이 있다. Kristi와 그녀의 어머니는 또한 그녀의 요리 수업에서 가능한 빨리 Kristi에게 필요한 요리 적응 장비가 결정되기를 바란다. Kristi는 학교에서 얻을 수 있는 리프트가 있는 학교버스를 이용한다. 그녀는 어려움 없이 동료와 선생님과 의사소통 할 수 있다.
교육	Kristi는 편의와 적응을 통해 일반교육 과정에 참여할 수 있고 과제를 완수할 수 있다. 그녀는 쓰기 과제를 완료하기 위해 시간이 더 필요하고 긴 문서작업을 위해 컴퓨터를 사용한다. 그녀는 독립적으로 문제 해결 및 편의/적응 실현을 위해 자기결정기술을 발달시켜야 한다.
일	Kristi는 변호사나 특수교사가 되고 싶다고 적혀 있다. 14살에, 팀은 전환계획을 위해 Kristi와 그녀의 부모님과 협력할 것이다. 이 계획은 평가를 지지하고 미래 환경을 위한 그녀의 필요를 다룬다.
놀이/레저	Kristi는 말타기와 YMCA에서 수영하기 그리고 컴퓨터게임과 TV시청을 즐긴다.
사회참여	Kristi는 학교에서 자신을 유지하는 경향이 있다. 그녀의 어머니는 Kristi가 집에서 가족들과 있을 때 매우 사교적이라고 말하지만, 그녀 또래 학생들과 소통은 최소한으로 한다. Kristi는 그녀가 스포츠를 즐기며 비록 그녀가 참여하지 못해도 그녀는 점수를 유지하거나 돕는 다른 방법으로 참여하기를 원한다고 보고하였다.

평가가 더 필요할지 결정하기 위해 팀과 함께 일한다. 교육환경 내에서, 작업치료사는 아이의 교육적 필요와 관련된 모든 영역의 작업을 다룬다(**표 48.4** 참고).

종종 절차지향 도구는 작업프로파일 개발에 도움이 될 뿐만 아니라 작업치료사가 환경적 요소와 잠재적인 "전체적 학교 접근"과 교과과정 및 교과과정 외 문제에 대하여 더 잘 이해할 수 있도록 돕는다. 이 도구는 학교에서 학생의 작업수행과 관련된 사람–활동–환경에 맞는 관찰을 전달하기 위해 작업치료사를 돕는다.

만약 이것이 학생에게 필요한 신체, 감각, 신경학적 또는 정신기능과 같은 작업수행과 관련된 추가적인 정보를 결정한다면, 작업치료사는 클라이언트 요소에 중심을 둔 표준화되거나 표준화 되지 않은 평가를 사용할 수도 있다(19장 참고). 이 평가는 작업수행에 대한 자세한 정보를 확인하는 데 도움이 될 수 있지만 하나 이상의 절차 지향 평가를 사용할 수 없다. 또한, 작업치료사는 학생의 수행 분석을 위해 관찰, 부모 또는 선생님과의 면담, 파일 검토를 할 수 있다. **사례 연구 48.1**은 뇌성마비인 중학생 Kristi의 작업프로파일이 발달하는 과정뿐만 아니라 작업치료수행의 다른 단계 또한 설명한다.

이러한 연구 결과 및 권고사항은 특수교육 평가보고서에 포함되고, 팀은 이것을 사용하여 Kristi의 특수교육 프로그램을 개발하였다. 그녀의 프로그램이 개발되면, 팀은 작업치료가 그녀의 교육적 목표와 목표를 달성하기 위해 필요한지 논의한다.

중재 Intervention

작업치료 서비스는 평가결과를 기초로 하여 학생이 교육과정에 참여하고, 학교 환경에 접근하며, 교육과정 외 활동(**그림 48.1**, **그림 48.2** 참고)에 참여할 수 있도록 지지하기 위해 학생의 수행을 다룬다. 교육환경 내에서 작업치료 종사자들은 교육적 환경에 친숙하고 그들이 일하는 것 뿐 아니라 특정 교육환경에서 그들의 참여를 지원하는 법률과 자금의 출처를 잘 이해하여야 한다.

교육적 환경에서 작업치료 중재에 영향을 미치는 요소

환경과 법 외에 다양한 요소들이 교육환경에서 작업치료 종사자들의 계획과 중재의 실행에 영향을 미친다. 이것은 시스템의 고유한 특성, 제공되는 서비스의 범위, 중재를 지지하는 연구의 증거를 포함한다.

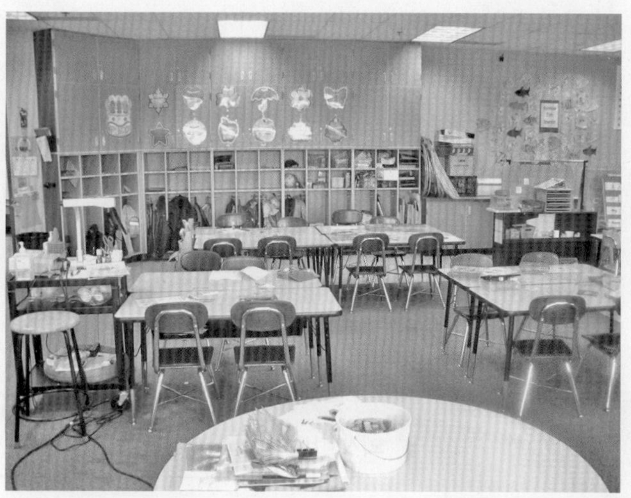

그림 48.1 작업치료사는 교사와 협력하여 학생 참여를 지원하기 위한 교실을 설계할 수 있다.

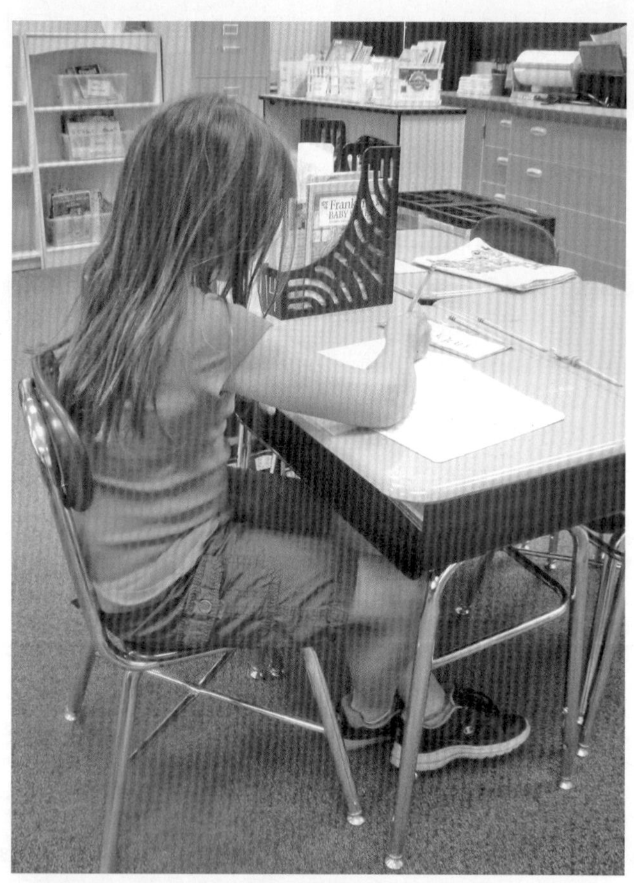

그림 48.2 작업치료는 교실 직원이 교실에서 적절한 위치를 유지하도록 돕는다.

시스템의 고유한 특성

각 교육환경은 중재를 계획하고 시행할 때 고려해야만 하는 고유한 특성을 갖는다. 심지어 같은 학군 내에서도 다른 학교는 고유한 강점과 장벽을 가지고 있다. 교육환경에서 근무하는 많은 작업치료사들은 3개 학교 또는 더 이상의 학교

표 48.5 학교 환경에서의 작업치료 중재

수행기술	학생 중재	교직원 중재	시스템 중재
과정 기술			
• 에너지 • 지식 • 시간 지남력 • 공간, 물체 조직화 • 적응	• 자기 조절/레벨의 각성과 주의에 대한 학습 • 중재 동안 감각매체 사용 • 감각통합 기술 • 활동의 시작과 완성을 위한 지속 집중력 • 책상 및 다른 작업 영역의 조직화 • 틀의 변화에 대한 수용/적응 • 시•지각 기술 작업 • 시간과 장소에 대한 지남력 • 문제 해결 • 자기결정 • 행동 관리	• 교직원에게 어떻게 교실에서 감각처리기술을 사용하는지 알려줌 • 프로그램에서 학생들이 어떻게 그들의 기분과 빈틈없는 단계를 변경하기 위한 감각운동 경험을 확인하는지 인식하는 것을 배우는 데 도움이 되는 알림 프로그램(Williams & Shellenberger, 1994)과 같이 서비스에 포함되는 것을 제공함. • 교육 및 공동 프로그램 개발	• 교육과정 위원회에 참여 • 학교에서 자기조절과 각성을 지원하는 특정 환경적 요인에 대한 시스템을 교육함. • 환경 수정
• 운동기술			
• 자세 • 움직임 • 협응 • 근력과 힘 • 에너지	• 신체적 수업과 휴식 활동에 참여 • 레포트와 같은 교실활동에 참여 • 학교활동 중의 자세/신체정렬 • 학교환경 내에서의 이동 • 보조공학에 접근 • 에너지 보존 기술 교육	• 적응 장비와 편의, 수정에 대한 사용 교육 • 자세, 리프팅, 이동에 대한 교육	• 필기 교육과정을 선택한 학교 시스템에서의 작업 • 물리적 환경과 교육과정에 유니버셜 디자인 적용 • 직원의 안전을 위한 적절한 적응 장비(예로, 리프트) 주문 • 배낭의 바른 사용을 위한 캠페인 • 적응장비(예로, 웨이트트레이닝 기계)
• 의사소통/상호작용 기술			
• 물질적 • 정보교환 • 관계	• 사회기술 발달 • 심리기술 발달 • 또래와의 상호작용 • 자기결정 능력 발달	• 교육과 공동 프로그램 개발	• 직원 개발 활동 • 교육과정 위원회에 참여

aThis is not an inclusive list of interventions; rather, it is an outline of some possibilities. Specific needs of the student, staff, and system would help to define the specific interventions to be used.

들 사이에서 순회하며 일한다. 가변성은 치료사가 다양한 환경의 고유함을 추적하는 것에 도전할 수 있도록 만들어 준다. 또한, 다른 법률(예를 들어, 재활법 제504항, 1973년, ADA, 1990년)과 다른 주안점(예를 들어, 공립학교, 대학, 평생교육, 가상교실) 또한 시스템의 고유함에 영향을 미친다. 교육 환경에서 치료사가 가장 효과적인 서비스를 제공하기 위해서는 시스템문제, 변화, 도전에 참여해야 한다.

서비스의 범위

작업치료 종사자는 교육적 환경에서 다양한 서비스를 제공한다. 중재는 직접 하는 서비스(일대일 또는 그룹 활동과 같은)나 확인하기 위한 팀 지원, 환경적 적응을 시행하고 학교나 교실의 물리적 배치를 수정하는 것을 포함할 수 있다. 마지막으로, 서비스는 필기 교육과정 확립을 위해 같은 지역의 교과 과정 위원회와 일하는 것이나 또는 초등학교 교장과 함께 일하며 휴회동안 접근 가능한 놀이 공간을 사용하도록 돕는 것과 같은 지원 시스템을 포함할 수 있다(AOTA, 2012a, Hanft & Shepherd, 2008)(학교에서 서비스 범위의 예는 **표 48.5** 참고).

서비스 제공방법에 상관없이, 공립학교에서 근무하는 종

표 48.6 편의와 수정의 예

편의	수정
대체 획득 모드 • 수화 통역사 • 음성 출력 컴퓨터 • 테이프 녹음 책	적은 내용에 대한 교육 • 동물과 식물을 구분하기 vs 동물과 식물세포의 구별되는 특성에 대해 말하기
내용 강화 • 선행 조직 • 시각 표시 • 학습 가이드 • 또래의 설명	다른 내용에 대한 교육 • 동물의 차이 확인하기 vs 인간의 해부학 배우기
대체 응답 모드 • 금긋기 • 정해진 시간 없는 응답 상황	

사자들은 교육개혁, 표준기초평가, 일반교육의 요구사항과 같은 교육과정의 문제를 알고 있어야만 한다. IDEA2004는 교육개선과 주 전체의 평가에서 가능하고 포함될 때마다 장애 학생이 일반교육 과정에 고려하고 접근하도록 요구한다. 따라서, 작업치료 서비스는 일반교육의 요구사항 또한 다루고 고려해야만 한다. 예를 들어, 일부 주에서 작업치료사는 중증 장애를 가진 학생을 위한 대안평가를 다루도록 요청 받고 있으며, 또한 작업치료사는 학습장애 학생을 위한 합리적인 시험 조정에 대한 의사결정에 참여하고 있다. 이러한 논의에 전체적으로 참여하고 권고 이행을 지원하기 위해, 작업치료사는 확인된 일반적인 교육적 결과와 교육 시스템 안에서의 검사 요구에 대한 기본적인 이해가 필요하다.

또한, 작업치료사는 편의와 수정 사이의 차이점과 학습 결과에 어떤 영향을 미치는지 이해할 필요가 있다. 종종 이 용어는 같은 의미로 사용된다; 그러나 교육환경에서, 동일한 전략은 두 카테고리에서 모두 사용될 수 있지만 이들은 매우 다른 결과를 나타낸다. 편의는 학생의 학습을 지원하는 적응 또는 전략이지만 다른 학생들과 동일한 학습 결과를 필요로 한다. 수정은 학생이 덜 배우거나 다른 어떤 것을 배우는 것을 필요로 하여 학습 결과를 변경하는 적응 또는 전략이다. **표 48.6**은 이러한 차이를 설명하기 위해 편의와 수정의 몇 가지 예를 보여준다.

대학이나 평생교육과 같은 교육적 환경에서, 다양한 작업치료 서비스가 제공될 수 있다. 하지만 이 시점에서 교육적 환경의 작업치료 서비스 대부분은 직접적인 치료 서비스보다 편의에 집중하거나 더 협동/상담하는 경향이 있다. 예를 들어, 작업치료사는 대학의 컴퓨터 센터에게 적절한 신체 공학적 배치를 권하거나 건강한 컴퓨터 사용과 관련된 자료를 제공할 수 있다.

개별 가족 서비스 계획 (IFSP), 개별 교육 프로그램 (IEP), 또는 개별 전환계획 (ITP)의 개발

평가가 완료되면, IFSP, IEP, ITP팀은 아동 또는 학생 설계 프로그램과 협업한다(Giangreco, 2001). IFSP는 아이와 가족의 필요를 포함하여 계획하고 초기 중재 프로그램(0–3세 서비스)에 이용된다. IEP는 유치원을 지나 고등학교 아이들의 요구를 해결하는 프로그램이다. ITP는 학생이 16살이 될 때 개발되며 학생의 능력과 적성을 반영하고 지도팀은 학생의 학교졸업 후 프로그램(즉 일, 고등교육, 성인의 일과)을 준비하고 논의한다(**그림 48.3**). IFSP, IEP, ITP, 부모와 학생(언제나 적절한)이 포함된 팀을 개발할 때, 첫 번째로 평가결과를 검토하고 교육적 성취와 기능적 수행의 현재 수준이라고 하는 학생의 교육 수행에 대한 요약을 기록한다. 현재 수준은 학생의 강점과 일반교육 과정의 기대와 관련한 관심 영역을 나타낸다. 팀은 현재 수준과 합의된 결과를 요약한 정보를 기초로 하여 학생의 목표와 목적을 개발한다.

다른 환경은 목표와 목적을 작성하는 방법에 있어서 서로

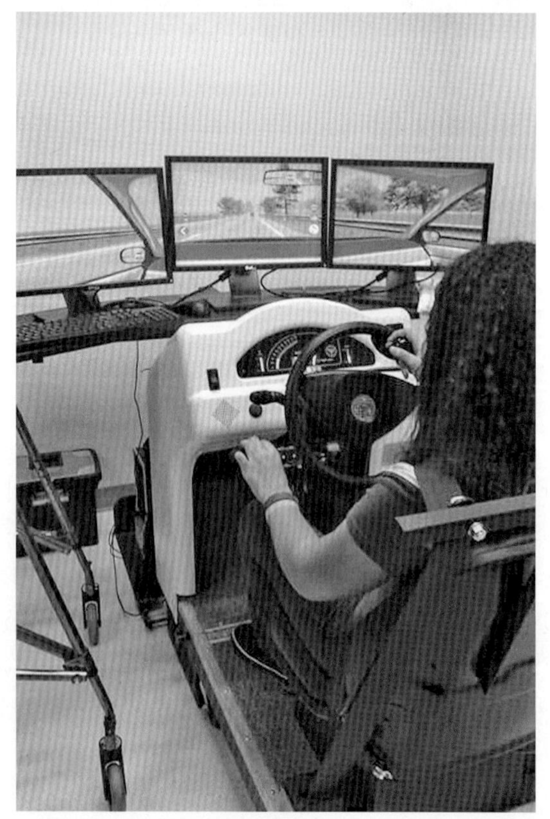

그림 48.3 학교에서 치료사는 적응력있는 운전과 같은 활동을 통해 전환계획을 지원할 수 있다.

다른 요구사항이 있다. IDEA2004 아래에, 이상적인 목표와 목적은 팀으로 개발된 것이다. 따라서 "작업치료 목표 페이지"가 되지 않을 수 있다. 이것은 일부 초기 중재환경에서 특히 일반적이며 모든 환경에서 점차 일반화되고 있다. 일반적으로 이것은 목표와 목적이 기능적인 결과를 확인하고, 어떤 학생을 명시하고, 기술이나 행동 상태에 따라 수행되고, 완료에 시간제한이 포함되는 것이 예상되어진다(Borcherding, 2012; Mulligan, 2003; Park, 2012).

전에 논의한 것과 같이, 팀과 협력하는 것은 학교에서 작업치료 서비스를 제공하는 데 중요한 측면이다. 이 협력은 특정 학생의 결과에 중재 전략을 집중하기 위해 단계를 설정한다. 부모(그리고 나이많은 학생)는 팀의 계획과 의사결정과정에 참여하고 있기 때문에, 그들의 관점이 작업치료사가 개발하는 작업프로파일에 잘 반영된다. 협력과정을 통해, 작업치료사는 그 또는 그녀가 교육환경에서 학생의 작업수행을 지원할 수 있다는 것을 확인한다. 다음 사례 연구는 척추갈림증인 6학년 중학생 Shanna를 위한 목표 설정 문서의 예를 제공한다.

목표와 목적이 개발되고 난 후에 팀은 전문가(예를 들면, 교사와 작업치료사 또는 작업치료사와 언어치료사)들이 특정 목표를 언제할지(예를 들어, 체육수업 중, 미술수업 중, 홀에서 걸을 때)나 어디서 할지(예를 들어, 일반적인 교실, 식당, 놀이터) 논의해야 한다. 각 결정은 전문가 개인의 선호가 아닌 학생의 필요에 기초하여야한다. 따라서 작업치료사는 전체 교육 팀이 확인한 결과에 기초하여 작업치료 중재 계획을 짜야한다.

작업치료 중재 계획

학생이 작업치료 서비스로부터 혜택 받을 프로그램을 팀이 개발하고 결정하면 예상되는 결과에 도달하기 위해 작업치

사례 연구 48.2 Shanna를 위한 목표 설정 문서

Shanna는 Norwood 중학교에 6학년이다. 그녀는 척추갈림증과 일부 인지지연이 있다. 학교 심리학자, Shanna의 선생님, 작업치료사, 언어치료사는 각각 개별화된 평가를 완료했다. 작업치료평가는 작업프로파일과 학교 환경에서 Shanna의 작업수행 분석이 포함된다. 개별평가결과, 평가보고서를 작성하고, 다음은 확인된 강점과 약점의 일부이다.

강점

- 학교에서 휠체어로 독립적 이동이 가능함
- 친구들과의 사회적 기술
- 언어적 표현
- 창의력

약점

- 교실에서 쉽게 산만해짐
- 휠체어 없이 독립적으로 이동할 수 없다.
- 수용언어
- 문자언어
- 대운동,소운동 기술(이것은 강점과 약점의 포괄적인 목록이 아님)

■ Shanna의 학업성취와 기능적 수행의 현재 수준 발췌

(참고: 이 발췌와 예시 목표는 작업치료사 혼자가 아닌 팀에서 개발하고 작성하였다.)

Shanna는 현재 일반교육 수업에 참여하고 있다. 그녀의 과제는 그녀의 동료들과 같은 시간에 완성할 수 있도록 수정된다. 소음과 시각적 자극은 교실환경에서 Shanna를 쉽게 방해할 수 있다. 그녀는 일반교실에서 독립적으로 과제를 완료할 수 없을 때, 수학 및 언어에 대한 지원을 받기 위해 학습 도움실로 간다.

Shanna는 그녀의 수동휠체어를 사용하여 도움 없이 학교 환경에서 이동할 수 있다. 교실에서 그녀는 휠체어에서 책상과 의자로 이동하기 위한 물리적 도움을 필요로 한다. 그녀는 소운동 기술에 어려움이 있다. 그녀는 쓰기도구를 일정 시간(5분) 이상 유지하며 사용할 수 없다. 쓰기에 대한 그녀의 어려움은 쓰기 과제와 동료들과 함께 하는 미술 프로젝트를 완성하는 데 영향을 미친다. 대운동 기술의 지연은 체육수업과 쉬는 시간 활동에 영향을 미친다.

Shanna는 친구들과 사회적 소통을 하는 동안 좋은 적응 기술을 보여준다. 그러나 그녀는 점차 그녀의 장애와 한계를 인식한다. 이러한 인식으로 그녀는 몇 가지 에피소드와 우울 그리고 학교 결석을 가져왔다. Shanna는 다른 영역에서 또한 자기결정 기술을 보여주었다. 그녀는 그녀의 부모와 다른 익숙한 성인이 되고 싶은 것을 설명할 수 있지만 그녀는 학교에 있는 동안 스스로를 대변하지 못한다.

■ 목표예시

심리사회적 기술을 다루기 위해 : 6월에 치료사와 선생님으로부터 측정된 데이터로 50% 미만에서 90%의 시간까지 Shanna는 그녀의 치료사와 교사가 협력하여 어떤 수정에 대한 필요나 교육 프로그램 적응을 확인하고 시행함으로 향상된 자기결정과 자기주장을 보여줄 것이다.

문자언어를 다루기 위해 : 6월에 치료사와 선생님으로부터 측정된 데이터로 75%에서 100%의 시간까지 Shanna는 일반교육 환경에서 그녀의 동료들과 같은 시간 내에 교실과제를 완성하기 위해 확인된 편의/적응 및 보조공학(예를 들어, 워드프로세서, 맞춤법 검사기, 개조된 글쓰기 도구)를 사용할 것이다.

사례 연구 48.2 Shanna의 작업치료 중재 계획의 개요 (계속)

확인된 팀의 목적과 목표를 지침으로 사용하여, Shanna의 작업치료사가 중재 계획을 개발했다. 이 계획은 Shanna를 가르치고 확인하기 위해 필요한 편의 및 적응을 어떻게 시행하는지, 보조도구를 어떻게 사용지와 같은 직접적인 치료의 일부를 포함한다. 작업치료사는 또한 다른 구역의 학교 직원에게 그녀의 편의와 적응 및 보조도구에 대해 가르치기 위해 Shanna와 함께 일한다. 지속적인 상담과 관찰은 Shanna가 그녀의 교육환경에 참여할 수 있다는 것을 확신하도록 하였다. 또한 Shanna는 지역사회-기반 작업치료사로부터 치료를 받았기 때문에 학교의 치료사는 Shanna의 프로그램을 논의하기 위해 적어도 6개월마다 지역사회 치료사와 연락했다. 치료사는 직접적으로 필기 개선이나 문자언어를 다루지 않았다. 이것은 선생님의 수업 계획 중 일부였다. 작업치료사는 선생님과 협동하여 편의와 적응의 실현을 포함한 필기 수행에 영향을 주는 약점을 해결했다.

료 종사자는 특정 작업치료 중재 계획을 개발한다. 중재 계획은 작업수행 영역뿐 아니라 교육적 환경에 완전히 참여하는 학생의 능력에 영향을 주는 학생 요소나 수행기술도 다룬다.

다른 환경에서와 같이, 작업치료 종사자들은 학생의 필요를 결정할 때 운동기술, 수행기술, 의사소통/상호작용 기술과 같은 학생요소를 고려해야 한다. 또한 종사자는 학생의 필요를 결정할 때 습관과 일상 같은 수행 패턴, 학교 환경에서의 활동 요구, 전체적인 학교 배경을 고려해야 한다. 작업수행의 핵심으로, 시행을 위한 다양한 개념의 틀과 교육적 환경에서 작업치료 중재를 안내할 FOR이 있다. 주요 관점은 작업행동, 발달, 신경발달, 학습, 생체역학, 감각통합, 그리고 대처관점이 포함된다(Kramer & Hinojosa, 2009). 그러나 제한된 무작위 대조 시험이 학교에서의 특정 작업치료 중재 계획을 지원 또는 반박한다. 따라서 작업치료사와 선생님의 데이터를 기초로 한 중재에 대한 학생의 응답과 관련된 가능한 많은 중재가 필요하다. 작업치료 중재를 통하여, 작업치료 종사자들은 중재 결정을 알리고, 특정 학생을 위한 중재의 효과를 확인하고, 학생을 위한 최상의 결과를 지원하는 데 도움이 되기 위해 체계적인 자료 모음을 사용한다(Shanna의 중재 계획에 대한 자세한 내용은 다음 장 참고).

서비스제공 Service Delivery

중재 계획

중재 실행을 계획할 때, 작업치료사는 IDEA2004가 요구하는 최소제한 환경을 고려해야만 한다: "적절한 최대 범위를 위해, 장애아동은 비장애아동과 함께 교육받아야 한다. ... 일반교육 환경에서의 이러한 아동의 제한은 환경이나 장애의 심각도가 정규 수업의 교육에서 보조도구나 서비스를 이용해도 충분히 달성할 수 없는 경우에만 가능하다(최소제한환경)."(제300항.114[a][2][i]). 따라서 작업치료는 가능한 학생의 일반적인 환경에서 제공 되어진다. 이러한 환경은 교실, 식당, 욕실, 놀이터를 포함한다.

역사적 배경

P.L. 94-142의 시작과 허가갱신을 통해, 학교에서 작업치료 종사자들의 서비스 제공이 좋아졌다. 역사적으로 작업치료 문헌에 있는 3개의 가장 흔하게 설명된 모델은 직접적인 서비스, 상담, 관찰이다(Bazyk & Case-Smith, 2010; Dunn, 1988). 그러나 최근에 일반교육 환경 및 전체 시스템에서 종사자들의 더 신중한 작업의 필요에 대한 인식이 증가되었다. 최근 출판물(Hanft & Shepherd, 2008)에서 학교의 서비스에 대해 설명하기 위해 실습(일대일, 소그룹 서비스, 자연스러운 상황을 포함한), 팀 지원, 시스템 지원과 같은 용어를 사용한다. 비록 용어는 학교에서 서비스를 설명하기 위해 계속 변하지만, 작업치료 서비스를 설명하기 위한 직접적인, 상담, 모니터링을 포함한 단어는 치료사가 일하는 환경, 주, 시스템에 따라 계속 사용되어진다.

서비스 제공 모델

다른 많은 서비스 제공 모델은 교육환경 내에서 사용된다. IDEA2004는 서비스제공을 위한 네 가지 범주를 정의한다:

- 특별히 고안된 설명
- 관련 서비스
- 추가적인 지원 및 서비스
- 아이를 위한 서비스

대부분의 교육환경에서, 작업치료사는 추가적인 지원과 서비스 그리고 아이를 위한 서비스와 관련된 서비스를 제공한다. 특정한 주의 규칙 및 규정에 따라, 작업치료사는 특별히 고안된 설명을 제공할 수 있다. 일반적으로 작업치료사가 유일하게 장애학생에게 전문적인 특수교육 서비스를 제공하는 것은 드물다. 그러나 보통의 인지가 있지만 상당히 운동 지연이 있는 학생(근이영양증, 척추갈림증, 뇌성마비)의 경우 자신의 교육환경에 참여하기 위해 편의 또는 적응보다 더 많은 지원이 필요할 수 있다.

이 장의 나머지 부분에서는 작업치료 종사자들의 고유 기술과 전문 지식을 인식하고 학교의 모범사례 동향과 현재의 연구를 나타낸 서비스를 맥락과 관련짓기 위해 모델(Hollenbeck, 2012b)을 사용한다(**그림 48.4** 참고). 학생의 필요는 서비스가 어떻게 제공되어져야 하는지 결정하는 강력한 요소이다. 전에 논의한 것과 같이, 학생의 필요는 클라이언트 요소와 수행기술과 패턴 그리고 프로그램과 배치의 상호작용을 나타낸다(Giangreco, 2001). IEDA2004는 서비스가 가능한 최소 제한 환경에서 제공되도록 지시한다. 따라서 학교 종사자는 시스템 지원을 제공할 수 있다(AOTA, 2012a). 때때로 서비스는 보편적 접근을 해결하기 위한 놀이터 재설계와 같은 시스템 수준에서 제공되어지며, 전통적인 등반 구조 탐색(**그림 48.5**)을 배우기 위해 학생과 일대일로 일하는 것 보다 많은 아이들에게 이것은 더 효과가 있다. 정보공유는 학교에서 강력한 서비스 제공 옵션이 될 수 있다. 학교의 작업치료 종사자들은 학교에서 학생의 고유한 필요를 더 잘 이해함으로 다른 파트너를 도울 수 있다. 정보공유의 주요 영역은 배경 인식(**그림 48.6**), 비만예방, 사회적 기술과 같은 AOTA계획을 포함한다. 만약 정보공유와 훈련으로 인해 LRE에서 FAPE를 받은 아이를 초래한다면, 더 강한 서비스(예를 들어, 환경에서 직접하는 서비스)는 필요하지 않을 수 있다. 편의는 전에 정의되었다. 작업치료 종사자들의 활동분석 기술은 편의와 관련해 팀이 최적의 결정을 내리는 것을 지원하도록 한다.

모든 파트너에 의한 학교에서 증가된 협력의 필요성이 학생, 가족, 교직원을 위한 긍정적인 결과와 함께 증가된 주목(Glennon, 2011; Hanft & Shepherd, 2008; Hanft & Swinth, 2011; Sayers, 2008)을 받고 있다(Henry & McClary, 2011; Moser, 2011; Shasby & Schneck, 2011). 협력은 팀 구성원간의 양방향 의사소통을 반영한다(Friend & Cook, 2009; Snell & Janney, 2005; Thousand & Villa, 2000; Villa, Thousand, Nevin, & Malgeri, 1996; Walther-Thomas, Korinek, McLaughlin, & Williams, 2002). 협력회의는 학생의 결과를 지원하기 위해 다른 팀 구성원들과의 긴밀한 작업이 포함된다. 예를 들어, 종사자는 상담교사에 의해 쓰인 사회기술 교육과정에 감각통합 처리전략을 통합하기 위해 학교 상담교사와 협력할 수 있다. 또한 종사자는 교실의 재설계 및 집중과 참여를 높이는 데 도움이 되는 동적 자리 선택에서 교실의 선생님과 함께 일할 수 있다

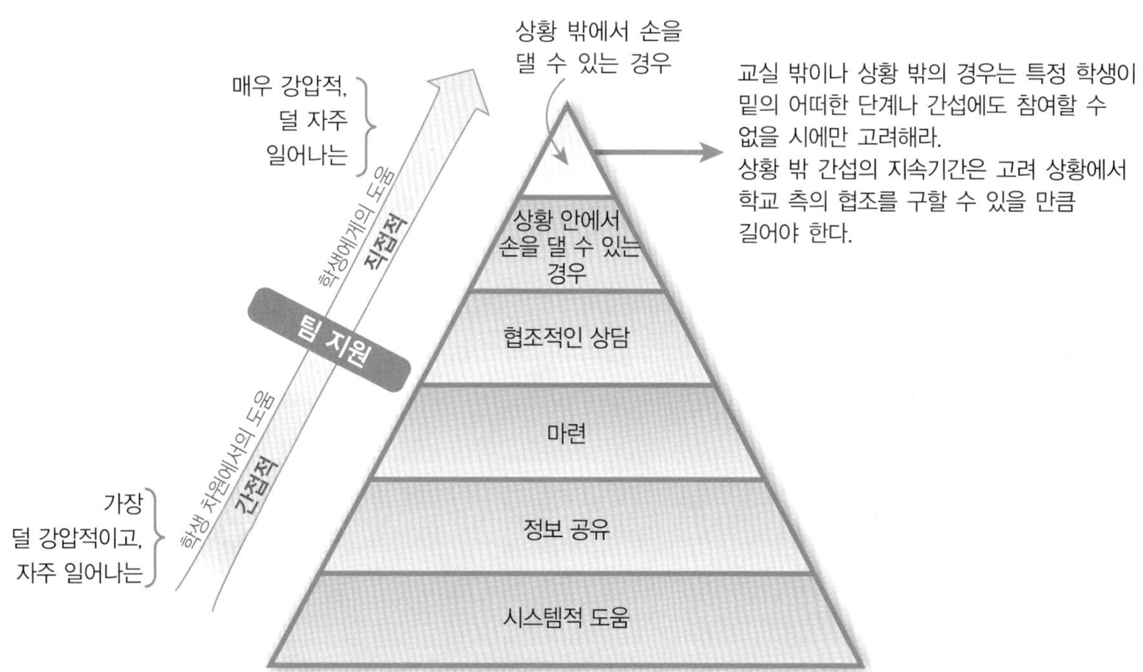

그림 48.4 학교에서 직업적 테라피 서비스의 배달. 홀렌벡 제이에게서의 허락을 받고 응용된 것임(2012b). 학교에서 SPD를 앓고 있는 학생들에게의 도움(Retrieved from http://publicschoolot.com/currenttopics/sensory-integration/how-to-guides/115-supporting-students-with-spd-in-school.)

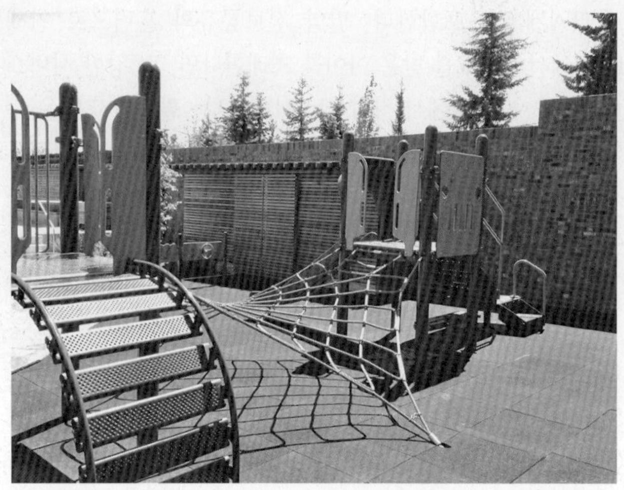

그림 48.5 작업치료사들은 운동장 위에서의 학생 참여를 지지해 주고, 운동장 구조 안에 포함시킬 것이다.

(Bill, 2008; Eingle et al., 2008; Pfeiffer, Henry, Miller, & Witherell, 2008; Schilling & Schwartz, 2004).

서비스 제공의 이전 예는 간접서비스 또는 작업치료사가 직접 아이와 함께 일하지 않는 서비스를 반영한다. IDEA의 측면에서, 이것은 관련 서비스를 포함할 수 있다; 그러나 일부 구역에서는 이러한 서비스를 추가적인 지원 및 서비스(특히 일반교육 환경에서 제공 되어지는 경우)나 또는 특정 학생의 특정 필요로 제공 되어진 경우 아이를 위한 서비스로 문서화하였다. 일부 시스템은 정보공유와 편의가 특수교육의 부분으로 제공 되는것 뿐 아니라 RtI과 같은 프로그램의 부분으로 제공되어지는 것 또는 어떤 학생에게 구체적이지 않고 모든 학생들에게 도움이 되는 것을 지원한다.

일부 학생의 경우, 더 강한 서비스가 필요할 수 있다. 이러한 서비스는 종종 직접 서비스라고도 하며, 상황 속에서 또는 밖에서 직접 하는 서비스를 포함할 수 있다. 목표는 가능하면 환경 안(예를 들어, 교실 안, 식당, 쉬는 시간)에서 서비스를 제공하는 것이다. 교육환경에서 치료실(또는 다른 특정한 공간)로 학생을 이동하는 것은 더 제한적인 환경 때문에 환경 안에서 기술이 다뤄질 수 없을 때 수행될 수 있다. 가능한 빨리 LRE 선택 서비스 제공이 시행되어야 한다. 종종 서비스는 아이가 새로운 기술(예를 들어, 옷입기 기술)을 학습할 수 있도록 짧은 기간 동안 환경 밖에서 제공된다. 그러나 1:1로 기술을 배운다면 학생은 연습하고 학교 일상의 부분으로 기술을 수정해야만 한다. 종사자에 의해 제공되어지는 서비스의 유형과 상관없이 팀의 지원은 고려되어야 한다(AOTA, 2007; Hanft & Shepherd, 2008). **표 48.7**은 정의와 다른 서비스 제공 옵션의 추가적인 예시를 제공한다.

각 유형의 서비스 제공은 중요하고, 가치있고, 전체 서비스 제공 방식의 통합기능으로 간주되어야 한다. 대부분의 경우, 학생의 필요를 충족하기 위해 학교에서 일하는 치료 종사자들은 동시 접근(예를 들어, 직접 수행, 정보 공유, 협력 서비스)의 다양한 방법을 사용한다.

기관 간 협업

교직원과 어떤 병원의 직원 사이의 협력을 포함하여 교육적 환경에서 작업치료 서비스 제공의 또 다른 중요한 측면은 아이가 다른 기관과의 협력뿐 아니라 참여도 할 수 있다는 것이다. 작업치료 종사자가 보조공학을 사용하는 학생 또는 전

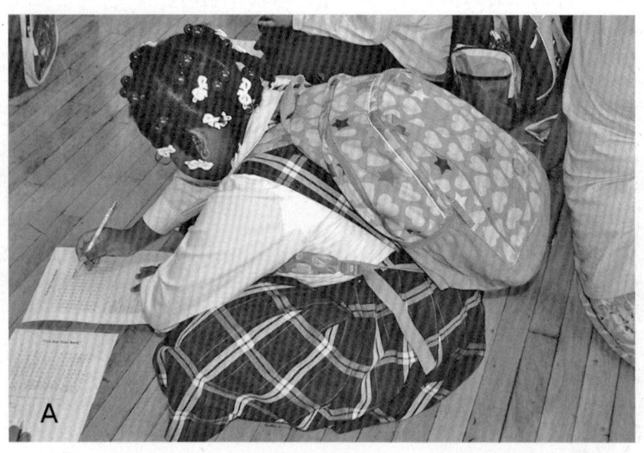

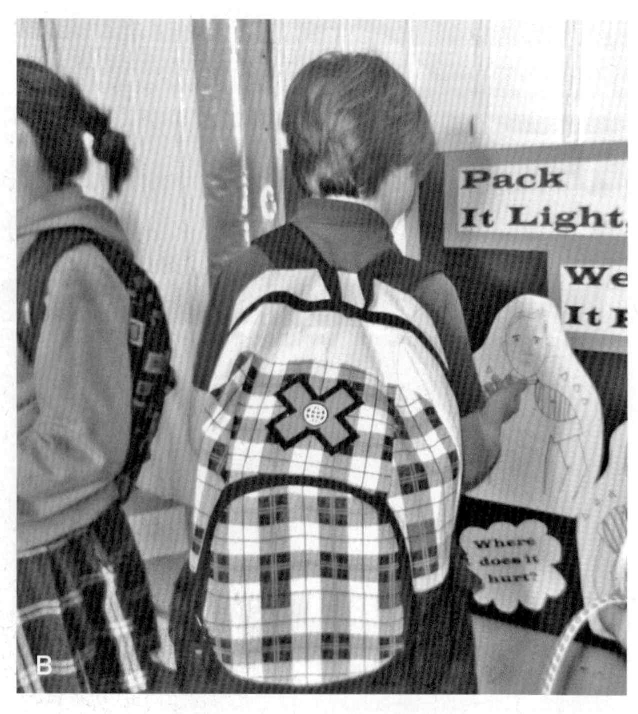

그림 48.6 학교에서 미국 작업치료사 협회의 A&B 참여는 몇몇의 학생들을 위해 미래 사고를 예방시켜 줄 것이다.(Photo courtesy of Karen Jacobs, EdD, OTR/L, CPE, FAOTA.)

표 48.7 서비스 제공의 예

서비스의 종류	정의	예
시스템 지원	장애를 가진 학생뿐 아니라 모든 학생의 필요를 충족하기 위한 시스템 레벨(예를 들어, 학교, 지구)에서 일하는 것	놀이터 재설계 감각적 요구를 해결하기 위한 학교 전체 접근 필기 교육과정 실현 대피관련 지원정책 긍정적 행동 지원 아이의 정신건강적 필요와 심리사회적 필요를 다룸
정보공유	재구성, 교육, 가르침, 지원, 그리고 학생, 장애, 프로그램, 필요와 관련된 정보를 공유하기 위한 다른 방법	근무 중 제공 교사를 위한 정보기록 장애를 기반으로 한 학생의 행동 재구성 학교 신문의 작업치료 코너 교사회의에 참여 교육과정 위원회에 참여
편의(추가적인 정보는 표 48.6 참고)	지원은 내용 또는 기대되는 결과가 바뀌지 않고 제공되어짐	동적 좌석 감각도구 보조공학 지원
공동상담	팀과 기관의 기능 수행 향상, 교육적 성취 향상, 학교, 지역사회, 가정환경에서 장애가 있는 아이와 청소년의 참여향상에 초점을 맞춘 상호작용 과정(Hanft & Shepherd, 2008)	팀회의 공동 관찰/평가 공동 이메일 공동의 목표에 대한 피드백
환경 안에서 직접 수행	학생의 설정, 일상, 기술에 걸쳐 지원하기 위해 환경 안에서 직접 수행하도록 계획된 중재	요구사항 해결: 교실에서 놀이터에서 교과과정 외 활동 중 현장학습에 화장실에서 체육수업 중 교내 식당에서 버스에서 지역사회에서 작은 사회적기술 그룹
환경 밖에서 직접 수행	학교/교실의 일상에서 자연스럽게 일어나는 부분이 아닌 환경에서 직접 수행하는 중재	치료실에서 작업 체육관에서 1:1 작업

[a] This is not an inclusive list; rather, it represents examples of possibilities.
Adapted with permission from Hollenbeck, J. (2012a). Service delivery. Retrieved from http://publicschoolot.com/sped-process/service-delivery.

환을 계획하고 있는 나이든 학생에게 서비스를 제공하는 경우에 부서 간 협력은 특히 필요하다. 부서 간 협력은 어떤 교육환경에서도 중요하다. 예를 들어, 대학을 다니는 장애학생이 환경에 완전히 참여하기 위해 특별히 적응된 장비를 필요로 할 수 있으며, 직업재활학과는 장치의 조달에 도움이 될 수 있다. 또는 만약 작업치료사가 계속 교육과정을 제공하는 경우 참가자중 한명이 청각 장애인이어서 수화 통역이 필요할 수 있다.

정기적 검토

어떤 환경에서 고유한 서비스 제공은 서비스의 문서이다. 문서는 의사소통 도구로써 학생과 가족들에게 개별화된 프로그램에 관해 제공한다. 또한 학교에서 작업치료 중재에 대한 모든 의사결정은 가능한 최대 범위의 연구를 포함한 데이터를 기반으로 한다. IFSP나 IEP는 학생의 경과에 대해 가족들에게 정기적인 검토를 하는 것과 함께 적어도 매년 검토되어야 한다고 IDEA2004는 요구한다.(IDEA2004는 IPE에서 학생의 경과에 대해 적어도 일반교육의 성적표와 동일한 간격으로 갱신하길 요구한다.) 그러나 작업치료사는 지속적으로(분기보다 더 자주) 학생이 목표를 달성하는 방향으로 향상되었는지 확인하기 위해 중재 계획을 재평가한다. 만약 필요한 경우, 작업치료사는 중재 계획이나 IFSP, IEP를 연간 검토 전에 수정해야 할 수도 있다.

새로운 시도 고려

Emerging Practice Considerations

학교의 서비스는 학생과 시스템의 고유한 필요를 충족하기 위한 발달이 계속된다. 작업치료 종사자들은 활동분석과 클라이언트와의 상호작용에 대한 인식과 같은 고유한 기술을 가지고 있으며, 작업과 환경은 참여와 수행을 지원하기 위한 학교의 다른 분야의 전문가인 파트너와 협력하기 위해 잘 갖추어져 있다. 일부 새로운 시도는 조기개입서비스, 아동 정신건강, 사회기술, 비만을 포함하여 고려한다. 이 영역은 AOTA의 100년 비전, AOTA의 증거 검토 프로젝트, AOTA의 작업 그룹에서 다뤄진다.

조기개입서비스

IDEA2004에서 RtI은 특수교육이 아닌 "일반교육 환경에서 성공하기 위한 추가적인 학업 및 행동의 지원"이 필요한 학생을 위해 제공되는 서비스로 정의되어진다(제300.226항). 점차적으로, 연구는 학생들이 처음 학교에서 어려움을 겪기 시작할 때 효과적인 지원이 필요하다고 제안한다. 따라서 IDEA2004는 법률 내에서 조기개입 서비스를 포함한다. 이 서비스는 "현재 특수교육이나 관련된 서비스의 필요가 확인되지 않지만 일반교육 환경에서 성공하기 위해 학업 및 행동 지원을 필요로 하는 12개월의 유치원생(특히 3학년 까지 유치원에 중점을 둠)"을 위한다(CFR, 제300.226항). 이러한 지원은 종종 조기개입서비스, 위탁 전 중재, 전체 학교 접근으로 언급된다. 많은 구역은 현재 이러한 요구를 해결하기 위해 RtI 모델을 실현한다(National Association of State Directors of Special Education [NASDSE], 2005).

연구 근거와 학생의 데이터 결과를 기초로 한 RtI는 일반 및 특수교육을 모두 포함하고, 고품질의 지시를 포함하며, 학생의 필요에 맞춘 중재, 잦은 경과 관찰, 데이터 기반의 의사결정과 같은 서비스 제공을 위한 통합된 접근방식이다(NASDSE, 2005). 이것은 학생의 필요에 대한 특히 규제된 서비스 제공을 위한 전체적인 학교 접근이다. RtI는 팀이 문제를 정의하고, 무슨 일이 일어났는지 분석하고, 계획의 효과를 평가하는 것에서 문제 해결 모델을 기반으로 한다. 이 모델은 일반적으로 지원을 위해 3단계 접근을 사용한다(**그림 48.7** 참고). 1단계는 검사 및 그룹 중재를 포함한다; 이 방법은 일반적으로 문제의 80%를 다룬다. 2단계는 단기 중재를 대상으로 학생의 필요에 또 다른 15%를 다룬다. 마지막 3단계는 학생의 5%정도가 요구하는 집약적 지도이다. 각 단계에서 작업치료의 역할은 학군에 걸쳐 변한다. 어떤 지역은 작업치료사를 초기 과정에 포함하는 반면, 일부 지역은 첫 단계는 즉각적인 팀에 의해 다뤄져야 한다고 느낀다. 만약 작업치료 영역 내에 근본적인 우려가 포함된다면, 치료사는 두 번째 또는 세 번째 단계에서 중재에 참여할 수 있다. 다음 사례 연구는 작업치료가 어떻게 조기개입서비스에 참여할 수 있는지 예시를 제공한다. 유망한 시행이지만 이 때 RtI는 IEDA 2004에서 법에 규정되어 있지 않으며, 따라서 모든 작업치료사나 학교가 조기개입서비스에 포함되지는 않는다.

만약 조기개입서비스가 효과적이지 않은 경우, 학생은 특수교육 평가 팀으로 보내질 수 있다. 평가 팀은 IDEA2004의 틀로써 특수교육 과정이 필요한지, 또는 다른 타입의 지원으로 학생을 의뢰해야 하는지를 결정한다. 이러한 지원은 재활법 제504항에서 제공된다. 예를 들어, 만약 학생이 추가적인 편의와 적응을 요구하지만 교육적 성과를 충족시키기 위해 특별히 고안된 교육이 필요하지 않은 경우, 평가 팀은 전

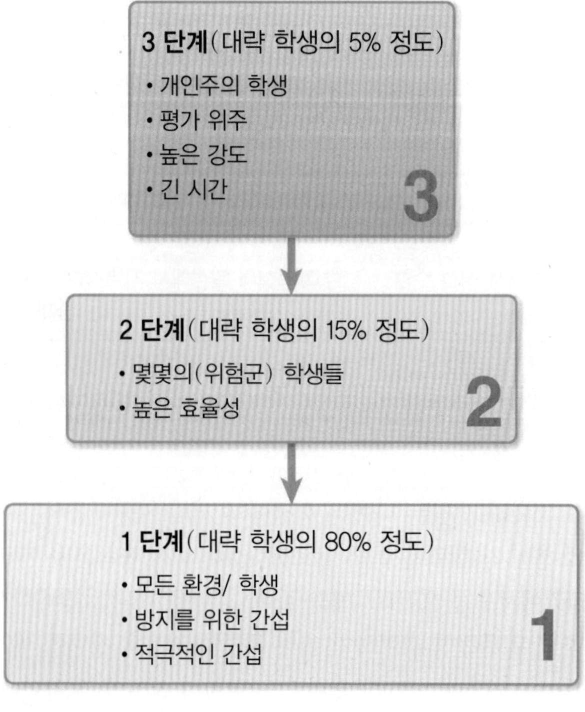

그림 48.7 방해에 대한 응답(RTI) 3단계 모형(전국 특수교육협회에서 응용됨, [2005]. 간섭에 대한 응답: 정책 고려와 실행, 저자: 알렉산드리아)

체 특수교육 평가를 추천하지 않을 수 있다. 그런 다음 그들은 학교의 504팀에게 학생을 보낼 수 있다. 만약 평가 팀이 LRE에서 FAPE를 받기 위해 학생이 특별히 고안된 교육(특수교육)이 필요하다고 느낀다면, 특수교육 평가과정이 시작될 것이다. 이상적으로, 만약 평가 팀이 학생에게 작업치료 종사자의 서비스나 작업치료에 대한 전문지식이 필요하다고 느낀다면, 작업치료사는 의사결정 과정에 참여해야 한다.

공립학교에서, 교실의 선생님이 학생에 대해 관심을 가질 때 학생이 특수교육으로 의뢰되기 전에 협동 팀의 수행에 의해서 초기 중재는 개발되고 구현될 수 있다. 점점 작업치료 종사자는 이러한 의뢰 전 또는 조기개입서비스와 같은 계획과 실행에 포함된다(AOTA,2008b). 어떤 경우에는, 가만히 못 있는 학생을 위해 효과적인 의뢰 전 중재인 move-and-sit 쿠션을 사용할 수도 있고 또는 필기 교육과정의 개발 및 구현으로 성공적인 학생의 교육환경 지원을 할 수 있다; 추가적인 중재가 필요하지 않을 수 있다(**사례 연구 48.3** 참고).

아동정신건강

작업치료의 뿌리는 아동과 청소년의 정신건강과 심리사회적 요구를 해결하는 데 있다. 정신건강, 학습을 위한 관련, 교육적 집단에 학교의 참여가 점차 강조되고 있다(AOTA, 2009b, 2010a). 이러한 인식의 증가는 스펙트럼 학생의 수가 증가함에 따른다. 작업치료사는 심리사회적 필요와 정신건강을 다루는 학교 팀에 필요와 도움을 지지할 수 있는 위치에 있다. 학교에서 치료 종사자는 사회 집단을 시행하기 위해 학교 상담사나 학교 심리학자와 협력할 수 있다. 그들은 아마 집단 따돌림이나 다른 계획을 해결하기 위해 예방 팀에 포함될 것이다. Bazyk(2011)는 요구에 대한 작업치료의 기여에 대해 다른 전문가와 이야기하기 위해서 작업치료 종사자에 의해 사용되어지는 정신건강증진, 예방, 그리고 어린이와 청소년 중재와 같은 그녀 책의 토대를 마련했다.

사회기술

"OTPF"(AOTA, 2008a)의 사회 참여의 강조와 성공적인 졸업 후 결과(AOTA, 2010b)를 위한 적절한 사회 기술의 필요성이 작업치료 종사자들을 학생의 작업 영역의 참여를 지원하기 위해 팀의 부분으로 일할 수 있게 한다. 사회기술 학습과 사회적 사고의 필요성에 대한 인식이 증가하고 있다(Winner, 2007). 또한 일부 어린이(특히 스펙트럼)를 위한 감각처리 요구는 사회 참여에 영향을 미칠 수 있다; 그래서 두 가

사례 연구 48.3 Devon의 교육 프로그램을 지원하기 위한 조기개입서비스

■ **배경**

Devon은 1학년인 7살이다. 그는 학년 초부터 교실에서 글을 읽고 쓰는 활동에 어려움을 겪고 있다. 그의 유치원 교사는 Devon이 작년부터 고군분투했지만 항상 "그저 그렇다"고 보고했다. 그의 1학년 교사는 Devon이 계속 노력해서 그의 동료를 따라잡아도 그는 결국 다시 매우 멀리 떨어질 것을 우려한다. Devon이 다니는 초등학교는 RtI모델을 사용하여 의뢰 중재를 시작했다.

■ **1단계**

Devon의 학생 응답 팀은 1학년 교사와 함께 그의 경우에 대해 논의했다. 그의 교사는 모든 쓰기과제 중 하나 또는 두 단어를 쓰거나 베끼는데 어려움이 있다고 보고했다. 뿐만 아니라 그는 종종 독서활동에 참여하기를 거부했다. 그녀는 읽고 쓰는 활동 시 Devon이 안절부절 못하고 쉽게 산만해지며 가끔 행동이 폭발한다고 보고하였다. 11월에 판단을 내려야 하기 때문에 그들은 문제 해결 모델을 사용하여 미래의 어려움을 방지하기 위한 몇 가지 사전대책을 제공하는 것이 필요하다. 이 팀은 Devon이 1학년의 읽고 쓰기 결과를 대상으로 설계된 전문적인 읽고 쓰기 그룹에 참여하도록 결정하였다. 첫 회의에서 작업치료는 포함되지 않았다. 왜냐하면 팀이 작업치료사의 지식과 기술이 어려움이 있는 Devon의 수행에 필요하다고 느끼지 못했기 때문이다.

■ **2단계**

3달 동안 Devon은 전문적인 읽고 쓰는 그룹에 참가하였고 데이터는 Devon의 경과와 사용된 중재를 추적하기 위해 체계적으로 기록되었다. Devon의 읽고 쓰는 능력은 향상되었지만 그는 계속해서 읽고 쓰는 활동 중에 문제 행동을 보이고 쉽게 산만해지며, 안절부절 못했다. 팀은 감각처리가 Devon의 수행에 영향을 미치는지 알아보기 위해 두 번째 팀 회의에서 작업치료사를 초대했다. 작업치료사는 읽고 쓰는 활동 중에 Devon의 감각처리(예를 들어, move-and-sit 쿠션의 사용, Devon의 손에 만질 수 있는 작은 물체 제공하기, 물병 사용)를 지원할 수 있는 담임선생님에게 전략을 추천했다. Devon의 부모는 가정에서 이러한 전략을 사용하는 데 또한 동의했다. 교사는 이 전략을 전체 그룹에 소개하였고 누구나 사용할 수 있도록 허락하였다. 데이터는 Devon과 그를 위한 팀의 가장 좋은 전략 결정을 돕기 위해 기록되었다. 교사와 감각 전략을 권고한 작업치료사의 협력으로 향상된 수행의 결과를 가져왔고 Devon은 3단계 중재를 받을 필요가 없었다. 1년 후, 그는 여전히 잘 하고 있다.

지 문제를 동시에 해결할 필요가 있다(Baltazar-Mori & Piantanida, 2007; Kuypers, 2011). 또한 학교를 기반으로 한 종사자들의 고유 기술과 전문 지식은 팀이 이 영역의 필요를 해결하는 데 도움이 된다(더 자세한 것은 58장 참고).

비만

작업치료 종사자는 집과 지역사회, 학교를 포함한 다양한 환경에서 소아 비만을 해결하기 위해 중요한 역할을 할 수 있다. 각 환경에서 중재는 문화적으로 적절하고 건강에 좋은 음식준비 및 식사, 즐거운 물리적 사회적 활동, 그리고 몸무게를 줄이기 위한 편견/낙인 따돌림 전략을 포함한 많은 영역의 수에 초점을 맞출 수 있다. 메시지는 몸무게를 줄이는 것보다 "건강과 건강한 삶"에 초점을 두어야 한다. 서비스는 아이의 개인적 특성의 강점(예를 들어, 창의성, 유머, 배려)을 확인하고 그것을 기반으로 어린이를 도울 수 있다. 작업치료 종사자는 선생님, 영양사, 그리고 다른 전문가와 함께 일할 때 모든 어린이와 청소년의 건강한 생활 습관을 향상시키기 위해 비판적인 역할을 할 수 있다(AOTA, 2011, p.2). 비만에 대한 자세한 내용은 부록 1을 참고하라. 100년 비전은 건강과 웰니스, 소아비만의 증가에 관한 통계를 강조하며, 많은 학교기반의 종사자들은 전체 학교 시스템 내에서 특별한 도움이 필요한 학생을 위한 중재의 부분으로써 고려할 수 있다. 이 영역의 중재는 전체 미국 인구와 작업치료 영역 모두에 대한 집중이 최근 점차 증가하고 있다.

결과 Outcomes

전통적인 수행 배경 또는 교육환경에서 최근 수행 트랜드를 다루는 것의 결과는 학생으로 작업에 참여(또는 참여 지원)하는 클라이언트(아이, 학생, 다른 전문가, 가족 등)의 능력 향상에 의해 결정된다(**그림 48.8** 참고). 증거기반 수행에 오늘날 교육환경의 중점을 두고, 작업치료사가 이러한 환경에서 연구, 효과, 유망한 수행에 의해 지원되는 전략과 기술을 사용하여 일하는 것은 중요하다(Swinth, Spencer, & Jackson, 2007). 이러한 설정에서 대부분의 작업치료사의 과제는 제한된 연구와 설명하는 경향이 있는 연구이다. 그러나 공립학교에서 연방정부는 이 연구에서 부족함을 인식하고 따라서 유망한 수행을 지원한다. 교육적 환경에서 일하는 작업치료 종사자들은 체계적 데이터를 수집하여 그들의 클라이언트와 함께 일하고 데이터를 사용해 중재를 지원하거나 변경할 때 이 문제에 응답할 수 있다. 작업치료사들이 그들의 수행을 알리기 위해 연구기반추론을 사용하는 것은 중요하지만 그들은 교육환경에서 그들의 수행 범위를 제한하는 실험적인 연구의 부족함을 허락하지 않는다. 예시 상자 "증거의 해설"을 참고하라.

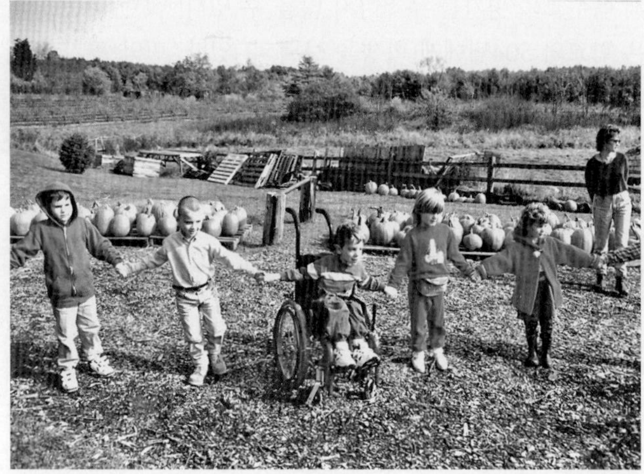

그림 48.8 학령전기 아동을 위한 세팅의 기능적 결과는 친구들과 호박을 따는 현장학습에의 참여이다.

요약 Summary

학교에서의 작업치료 중재는 IDEA2004에 의해 안내된다. 학교에서 근무하는 종사자는 학생의 필요와 목표 결과를 결정하기 위해 IEP팀과 협력한다. 일단 IEP와 팀에서 작업치료 서비스가 필요하다는 요구 및 결과가 결정되고 나면, 작업치료사는 특정 작업치료 중재 계획을 설계한다. 학교에서의 작업치료 중재는 교육환경 내 학생의 작업수행에 초점을 맞추고 있다. 종사자는 또한 교직원, 부모, 또는 시스템의 지도를 위해 서비스를 제공한다. 구체적인 중재 전략과 접근 방식은 가능한 최대 범위까지 연구를 기반으로 한다. 연구를 이용할 수 없는 경우, 작업치료 종사자가 개별 학생을 위한 중재의 결정을 알려주기 위해 체계적인 데이터기반 의사결정을 사용해야만 하는 것보다 특정 중재나 서비스 제공이 포함된 기초자료는 효과적일(유망할) 수도 있다.

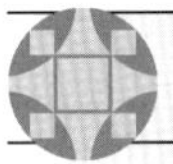

증거에 대한 해설

학교기반 수행

2004년 장애인 교육법(IDEA)은 치료사들의 "과학적 기반 교육방법, 가능한 최대 범위까지"을 요구한다(제601항[c][5][E]). 이 요구사항은 어떤 환경에서의 작업치료사와 동일하고, 공공학교 서비스를 제공하는 모든 전문가에게 적용할 수 있다. 작업치료 종사자는 그들의 수행을 안내하는 가설을 검증하기 위해 연구 증거를 사용할 수 있다. 예를 들어, 자연스러운 수행 환경에서 상담, 교육적 접근, 중재 제공의 가치는 가장 좋은 수행에 대한 가이드라인으로 연구에서 잘 설명되어 있다(Spencer,Turkett, Vaughan, & Koenig, 2006).

비록 일부 연구의 증거는 사용할 수 있지만, 학교에서 효과적인 수행을 지원하는 엄격한 연구는 아직 나타나고 있다. Swinth 등(2007), 특수교육 인원 연구센터(COPSSE)를 위해 개발된 논문에서는, 학교에서 효과적인 방법으로 지원하는 현재 연구 상태를 요약하였다.(독자는 특성과 깊이 있는 정보를 위한 전체 보고서라고 한다.) 서비스를 위한 IDEA의 권한은 가능한 자연스러운 환경 내에서 제공되어져야 하기 때문에, Swinth와 그의 동료들은 "학교 내에서 작업치료사는 예상되는 그들의 서비스 제공 뿐 아니라 환경에서의 결과를 고려해야만 한다."고 제안했다(p.8). 교육환경에서의 결과를 고려한 치료 종사자를 위한 도전은 임상 환경에서 강한 연구 기반이 있는 몇몇 중재 전략 때문에 교육환경에서 적절하지 않거나 효과적이지 않을 수 있다. 예를 들어, 교실의 일대일 환경보다는 임상 시뮬레이션 환경의 감각 처리 작업에 좋다. 학교에서 일하는 치료사는 교실에서 감각 처리 전략을 구현하기 위해 선생님, 학생과 함께 일한다. 학교기반 치료사는 move-and-sit 쿠션, 공 의자와 같은 일상적으로 교실에 있는 도구를 통합하기 위해 선생님과 함께 일할 수 있다(Bill, 2008; Eingle et al., 2008; Pfeiffer et al., 2008; Schilling & Schwartz, 2004; Schilling, Washington, Billingsley, & Deitz, 2003). 추가적으로, 치료사는 낮은 음악 연주, 조명 낮추기, 자연 조명 사용하기, 학생들이 받는 감각 입력의 양을 감소시키는 "조용한 코너"개발하기와 같이 교실 환경을 조정하기 위해 선생님과 함께 일할 수 있다.

학교기반 수행을 위한 COPSSE가 검토한 특정 증거는 학교기반 작업치료 서비스와 관련된 무작위 비교 연구나 메타 분석은 거의 없기 때문에 높은 수준의 연구 기반 증거가 부족하다고 밝혀졌다. 이런 결과에도 불구하고 서술적인 연구의 성장은 존재한다. "따라서 현재 작업치료사는 더 효과적이고 유망한 수행, 임상의 전문 지식과 클라이언트의 가치뿐 아니라 효과적인 수행을 제공할 때 체계적인 자료 수집에 더 의존해야 한다."(Swinth et al., 2007, p.34). 증거의 폭과 깊이를 증가시키기 위해, 연구하는 문화는 학교기반의 실무자들 사이에서 확립될 필요가 있다. 연구의 문화 안에서 학교기반 수행의 형태와 다시 알리는 것을 돕기 위해 강한 연구의제가 확립되어야한다. 이 연구의 의제는 학교기반 작업치료 서비스 제공의 현재 가정(예를 들어, 치료실 vs 교실, 협동 서비스 제공의 효과) 뿐만 아니라 현재 수행 전략을 연구해야한다(예를 들면, 교실에서의 감각 원리의 사용, 필기를 다루기 위한 작업치료사의 기술과 전문지식의 사용). 자연스러운 상황에서 효과 있는 중재를 다양한 연구들이 지원하는 지 주목해야 한다(Dunn, 1991; Friend & Cook, 2009; Snell & Janney, 2005; Thousand & Villa, 2000; Walther-Thomas et al., 2002). 그러나 많은 시스템과 학교기반 치료사들은 환경에서 빠져나와 직접적인 접근 밖으로 언제 어떻게 효과적으로 서비스를 이동할지 계속해서 투쟁한다. 연구는 작업치료 종사자와 다른 사람에게 정보를 알리기 위해 다른 서비스(팀 지원 또는 시스템 지원)가 어떻게 제공 되어지는지 뿐 아니라 어떤 직접적인 서비스가 자연스러운 환경에서 효과적으로 제공 되어질 수 있는지, 어떻게 효율적으로 서비스를 제공하고 효과적으로 학생들의 성과를 향상시킬 수 있는지가 요구되어진다. 마지막으로, 학생의 교육 접근, 참가, 수행(측정된 결과)에서 특정 작업치료수행의 효과에 대한 높은 수준의 실험적이고 유사한 실험 연구는 필요하다.

학교기반 수행과 관련된 증거 검토는 AOTA에서 이용 가능하다(AOTA, 2012b; Jackson & Arbesman, 2005). 비록 이 검토는 IDEA2004 아래 작업치료에 국한되지 않지만, 검토에 포함된 요약과 정보의 일부는 학교에서 작업치료 서비스 제공에 도움이 될 수 있다. 또한, 종사자의 의사 결정에 도움을 주는 필적과 같은 개인적이고 중요한 평가 서류(CAPS)는 AOTA의 학교 중재를 위한 특정 웹페이지에서 이용 가능하다. 학교기반 작업치료 실무자는 현재의 연구 현황과 학생의 결과를 지원하기 위해 만들어야 하는 최선의 결정 사이에서 균형을 맞춰야 한다. Ilott(2004)는 작업치료는 "긴급 연구"이라고 기록했다. 때때로 종사자를 포함하여 학교에서 일하는 전문가는 가장 효과적인 방법과 수행을 결정하기 위한 증거기반이 충분하지 않다.

> 그 결과, 학교기반 작업치료사는 "효과적인 수행"에 대하여 생각해야만 하고 원하는 학생의 결과에 관한 체계적인 데이터 수집에 참여해야 한다. 항상 치료사는 수집하고 학생의 성과(결과)를 문서화하기 위해 학생/클라이언트의 평가와 중재 활동을 이용하여야 하며 이는 지속적인 의사결정(관련된) 작업치료 서비스의 연장, 변경 또는 중단을 정당화 한다(Swinth et al., 2007, p.35).

다음 표는 학교기반 치료사가 중재에 대한 자신의 추론을 지원하기 위해 연구 증거를 사용하는 방법의 예를 보여준다.

결론: 근거 검토에 기초하여, 작업치료사는 팀과 시스템 지원의 더 큰 중점이 그 구역에 있는 학생의 글쓰기에 대한 필요를 더 잘 지원할 수 있는 것을 결정한다. 치료사는 작업치료로 의뢰된 각 학생을 위한 중재는 필기 모임 개발, 교실 적응 구현(예를 들어, 연필 잡기, 템플릿 쓰기, 보조공학), 자연스러운 교실 환경 속에서 소동작 훈련과 활동 증진, 지역에 걸친 포괄적 필기 교육과정 구현을 위해 선생님과 협력하여 최고로 제공할 수 있다는 것을 느꼈다. 직접적인 작업치료 서비스는 일대일 또는 그룹 중재로 필기 수행에 영향을 주고 짧은 기간 동안 직접 개입을 통해 개선될 수 있는 학생이 가진 근본적인 클라이언트 요소(예를 들어, 생체역학, 시-운동, 소동작 운동)는 작업치료평가를 통해야만 중재가 결정되고 제공 되어진다. 치료사는 팀 또는 시스템 지원 방식을 통해 서비스를 제공함으로써 더 많은 아이들이 간접적이긴 하지만 작업치료 혜택을 누릴 수 있고 많은 작업치료 의뢰가 감소하여 치료사들이 오직 필기에 어려움이 있는 아이들만 평가할 수 있다는 가설을 세운다.

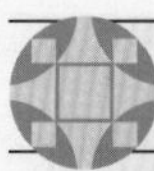

증거에 대한 해설 (계속)

중재 질문	근거 검토	중재 결과의 영향
학교기반 작업치료사는 학생의 필기 요구를 해결하기 위해 일대일 설정에서 직접적인 서비스를 제공하는가?	• Case–Smith(2000) • Case–Smith(2002) • Denton, Cope, & Moser(2006) • Cooley(2004) • Mackay, McCluskey, & Mayes(2010) • Ratzon, Efraim, & Bart(2007)	학생의 필기 수행을 지원하기 위해 제공되어지는 중재 유형을 결정할 때 작업치료 종사자들은 다음을 고려한다: • 비록 연구는 필기를 향상시키기 위해 중재를 직접적으로 지원하지만, 그것은 필요를 해결하기 위해 작업치료사의 기술과 전문지식을 완전히 사용하지 않을 수 있다. • 특정 필기 교육과정의 사용은 더 나은 결과를 지원할 수 있다. • 필기를 위한 감각운동 측면의 수행은 치료 사례로 효과적이지 않을 수 있다. • 어린 아이의 놀이는 소동작 운동 능력을 향상시키는 데 사용될 수 있다. • 작업치료는 글자 읽기에 도움이 될 수 있지만, 속도나 다양한 읽기에는 영향을 미치지 않을 수 있다. • 동적 세점 잡기는 글쓰기 활동에서 유일한 연필 쥐기가 아니다. • 작은 그룹에 짧은 기간의 중재는 효과적인 중재 전략이 될 수 있다.

참고문헌 References

American Occupational Therapy Association.(2007). *Occupational therapy services for children and youth under the Individuals with Disabilities Education Act*(3rd ed.). Bethesda, MD: AOTA.

American Occupational Therapy Association.(2008a). Occupational therapy practice framework: Domain and process, 2nd edition. *American Journal of Occupational Therapy*, *62*, 625–683.

American Occupational Therapy Association.(2008b). *FAQ on response to intervention for school-based occupational therapists and occupational therapy assistants*. Bethesda, MD: Author.

American Occupational Therapy Association.(2009a). *AOTA member participation survey overview report*. Bethesda, MD: Author.

American Occupational Therapy Association.(2009b). *Occupational therapy and school mental health*. Bethesda, MD: Author.

American Occupational Therapy Association.(2010a). *Occupational therapy in school settings*. Bethesda, MD: Author.

American Occupational Therapy Association.(2010b). Occupational therapy services in the promotion of psychological and social aspects of mental health. *American Journal of Occupational Therapy*, *64*, 578–591.

American Occupational Therapy Association.(2011). *Occupational therapy's role in mental health promotion, prevention, & intervention for children and youth: Childhood obesity*. Bethesda, MD: Author.

American Occupational Therapy Association.(2012a). *Occupational therapy's role in mental health promotion, prevention, & intervention for children and youth: Recess promotion,* Bethesda, MD: Author.

American Occupational Therapy Association(2012b). *School based interventions. Evidence brief series.* Retrieved from http://www.aota.org/Educate/Research/EB/School.aspx

Americans with Disabilities Act of 1990, 42 U.S.C.A. § 12134(1990).

Baltazar-Mori, A., & Piantanida, D. B.(2007). *Every child wants to play: Simple and effective strategies for teaching social skills*. Torrance, CA: Pediatric Therapy Network.

Bazyk, S.(2011). *Mental health promotion, prevention, and intervention with children and youth: A guiding framework for occupational therapy*. Bethesda, MD: AOTA.

Bazyk, S., & Case-Smith, J.(2010). School-based occupational therapy. In J. Case-Smith & J. O'Brien(Eds.), *Occupational therapy for children*(6th ed., pp. 713–743). Philadelphia, PA: Mosby.

Bill, V. N.(2008). *Effects of stability balls on behavior and achievement in the special education classroom*(Unpublished master's thesis). Southwest Minnesota State University, Marshall, MN.

Borcherding, S.(2012). *Documentation manual for writing SOAP notes in occupational therapy*(3rd ed.). Thorofare, NJ: Slack.

Bureau of Labor Statistics, U.S. Department of Labor.(2012). *Occupational outlook handbook, 2012–2013 Edition. Occupational therapists*. Retrieved from http://www.bls.gov/ooh/healthcare/occupational-therapists.htm

Case-Smith, J.(2000). Effects of occupational therapy services on fine motor and functional performance in preschool children. *American Journal of Occupational Therapy*, *54*, 372–380.

Case-Smith, J.(2002). Effectiveness of school-based occupational therapy intervention on handwriting. *American Journal of Occupational Therapy*, *56*, 17–25.

Chapparo, C., & Lowe, S.(2012). School: Participating in more than just the classroom? In S. Lane & A. Bundy(Eds.), *Kids can be kids: A childhood occupations approach*(pp. 83–101). Philadelphia, PA: F. A. Davis.

Cooley, C.(2004). *Is the dynamic tripod grasp the most functional grip for handwriting?* UPS Evidence-Based Practice Symposium. Retrieved from http://www.region10.org/ssvi/EBPXEvidenceResearch/documents/Tripod_Grasp.pdf

Coster, W.(1998). Occupation-centered assessment of children. *American Journal of Occupational Therapy*, *52*, 337–344.

Denton, P. L., Cope, S., & Moser, C.(2006). The effects of sensorimotor-based intervention versus therapeutic practice on improving handwriting performance in 6- to 11-year-old children. *American Journal of Occupational Therapy*, *60*, 16–27.

Dunn, W.(1988). Models of occupational therapy service provision in the school system. *American Journal of Occupational Therapy*, *42*, 718–723.

Dunn, W.(1991). A comparison of service provision models in school-based occupational therapy services: A pilot study. *Occupational Therapy Journal of Research*, *10*, 300–320.

Dunn, W., Brown, C., & McGuigan, M.(1994). The ecology of human performance: A framework for considering the effect of context. *American Journal of Occupational Therapy*, *48*, 595–607.

Education for All Handicapped Children Act of 1975, Pub. L. No. 94-142, 20 U.S.C., §1401, Part H, § 677(1975).

Education of the Handicapped Act Amendments of 1986, Pub. L. No. 99-457, 20 U.S.C. §1400(1986).

Eingle, K. L., Hamilton, C. B., McLane, M. C., Mun-Bryce, S., Frank, J., & Scheerer, C.(2008). *Seating that makes "sense": A sensory-based classroom technique*(Unpublished master's thesis). Xavier University, Cincinnati, OH.

Friend, M., & Cook, L.(2009). *Interactions: Collaboration skills for school professionals*(6th ed.). Boston, MA: Allyn & Bacon.

Frolek-Clark, G., Polichino, J., & Jackson, L.(2004). Occupational therapy services in early intervention and school-based programs. *American Journal of Occupational Therapy*, *58*, 681–685.

Giangreco, M.(2001). Interactions among program, placement, and services in educational planning for students with disabilities. *Mental Retardation*, *39*, 341–350.

Glennon, T. J.(2011). Human factors: Just as important as knowledge factors in collaborative experiences. *Journal of Occupational Therapy, Schools, & Early Intervention*, *4*, 13–21.

Hanft, B., & Shepherd, J.(2008). *Collaboration and teamwork: Essential to school-based occupational therapy*. Bethesda, MD: AOTA.

Hanft, B., & Swinth, Y.(2011). Commentary on collaboration. *Journal of Occupational Therapy, Schools, & Early Intervention*, *4*, 2–7.

Henry, D. A., & McClary, M.(2011). The Sensory Processing Measure-Preschool(SPM-P)—Part two: Test-retest and collective collaborative empowerment, including a father's perspective. *Journal of Occupational Therapy, Schools, & Early Intervention*, *4*, 53–70.

Hollenbeck, J.(2012a). *Service delivery.* Retrieved from http://publicschoolot.com/sped-process/service-delivery

Hollenbeck, J.(2012b). *Supporting students with SPD in school.* Retrieved from http://publicschoolot.com/currenttopics/sensory-integration/how-to-guides/115-supporting-students-with-spd-in-school

Ilott, I.(2004). Evidence-based practice forum: Challenges and strategic solutions for a research emergent profession. *American Journal of Occupational Therapy*, *58*, 347–352.

Individuals with Disabilities Education Act Amendments of 1990, Pub. L. No. 101-476, 20 U.S.C. §1400–1485.

Individuals with Disabilities Education Act Amendments of 1997, Pub. L. No. 105-117, 111 Stat. 37(1997).

Individuals with Disabilities Education Improvement Act of 2004, Pub. L. No. 108-446, 20 U.S.C. §1400 *et seq*(2004).

Jackson, L., & Arbesman, M.(2005). *Children with behavioral and psychosocial needs: Occupational therapy practice guidelines*. Bethesda, MD: American Occupational Therapy Association.

Kramer, P., & Hinojosa, J.(2009). *Frames of reference for pediatric occupational therapy*(3rd ed.). Philadelphia, PA: Lippincott Williams & Wilkins.

Kuypers, L.(2011). *The zones of regulation*. San Jose, CA: Think Social.

Mackay, N., McCluskey, A., & Mayes, R.(2010) The log handwriting program improved children's writing legibility: A pretest–posttest study. *American Journal of Occupational Therapy*, *64*, 30–36.

Moser, C. S.(2011). Reviews, tools, and resources. *Journal of Occupational Therapy, Schools, & Early Intervention*, *4*, 8–12.

Muhlenhaupt, M.(2003). Enabling student participation through occupational therapy services in the schools. In L. Letts & D. Stewart(Eds.), *Using environments to enable occupational performance*(pp. 177–196). Thorofare, NJ: Slack.

Mulligan, S.(2003). *Occupational therapy evaluation for children: A pocket guide*. Philadelphia, PA: Lippincott Williams & Wilkins.

National Association of State Directors of Special Education.(2005). *Response to intervention: Policy considerations and implementation.* Alexandria, VA: Author.

National Council on Disabilities.(2000). *Back to school on civil rights: Advancing the federal commitment to leave no child behind.* Washington, DC: Author.

National Information Center for Children and Youth with Disabilities.(1998). The IDEA amendments of 1997. *NICHY News Digest*, *26*(Rev. ed.). Retrieved from http://nichcy.org/wp-content/uploads/docs/nd26pdf.pdf

No Child Left Behind Act of 2001, Pub. L. No. 107-110, 115 Stat. 1425(2002).

Nolet, V., & McLaughlin, M. J.(2000). *Accessing the general curriculum: Including students with disabilities in standards-based reform.* Thousand Oaks, CA: Corwin Press.

O'Brien, J., Forest, M., Snow, J., Pearpoint, J., & Hasbury, D.(1989). *Action for inclusion: How to improve schools by welcoming children with special needs into regular classrooms*. Toronto, Canada: Inclusion Press.

Park, S.(2012). Setting goals that express the possibilities: If we don't know where we are going, how will we know when we get there? In S. Lane & A. Bundy(Eds.), *Kids can be kids: A childhood occupations approach*(pp. 349–367). Philadelphia, PA: F. A. Davis.

Pfeiffer, B., Henry, A., Miller, S., & Witherell, S.(2008). The effectiveness of Disc 'O' Sit cushions on attention to task in second-grade students with attention difficulties. *American Journal of Occupational Therapy*, *62*, 274–281.

Ratzon, N. Z., Efraim, D., & Bart, O.(2007). A short-term graphomotor program for improving writing readiness skills of first-grade students. *American Journal of Occupational Therapy*, *61*, 399–405.

Rehabilitation Act of 1973, 29 U.S.C., § 504(1973).

Sayers, B.(2008). Collaboration in school settings: A critical appraisal of the topic. *Journal of Occupational Therapy, Schools, & Early Intervention*, *1*, 170–179.

Schilling, D. L., & Schwartz, I. S.(2004). Alternative seating for young children with autism spectrum disorder: Effects on classroom behavior. *Journal of Autism and Developmental Disorders*, *34*, 423–432.

Schilling, D. L., Washington, K., Billingsley, F. F., & Deitz, J.(2003). Classroom seating for children with attention deficit hyperactivity disorder. *American Journal of Occupational Therapy*, *57*, 534–541.

Shasby, S., & Schneck, C.(2011). Commentary on collaboration in school-based practice: Positives and pitfalls. *Journal of Occupational Therapy, Schools, & Early Intervention*, *4*, 22–33.

Silverstein, R.(2000). An overview of the emerging disability policy framework: A guidepost for analyzing public policy. *Iowa Law Review*, *85*, 1757–1802.

Snell, M., & Janney, R.(2005). *Collaborative teaming*(2nd ed.). Baltimore, MD: Paul H. Brookes.

Spencer, K. C., Turkett, A., Vaughan, R., & Koenig, S.(2006). School-based practice patterns: A survey of occupational therapists in Colorado. *American Journal of Occupational Therapy*, *60*, 81–91.

Stewart, K.(2010). Purposes, processes, and methods of evaluation. In J. Case-Smith & J. O'Brien(Eds.), *Occupational therapy for children*(6th ed., pp. 218–245). St. Louis, MO: Elsevier.

Swinth, Y., Chandler, B., Hanft, B., Jackson, L., & Shepherd, J.(2003). *Personnel issues in school-based occupational therapy: Supply and demand, preparation, and certification and licensure*. Gainesville, FL: Center on Personnel Studies in Special Education. Retrieved from http://www.coe.ufl.edu/copsse

Swinth, Y. L., Spencer, K. C., & Jackson, L.(2007). *Occupational therapy: A report on effective school-based practices within a policy context.* Gainesville, FL: Center on Personnel Studies in Special Education.

Thousand, J., & Villa, R.(2000). Collaborative teaming: A powerful tool in school restructuring. In R. Villa & J. Thousand(Eds.), *Restructuring for caring and effective education*(pp. 254–291). Baltimore, MD: Paul H. Brookes.

Villa, R., Thousand, J., Nevin, A., & Malgeri, C.(1996). Instilling collaboration for inclusive schooling as a way of doing business in public education. *Remedial and Special Education*, *1793*, 169–181.

Walther-Thomas, C., Korinek, L., McLaughlin, V., & Williams, B.(2002). *Collaboration for inclusive education: Developing successful programs*. Boston, MA: Allyn & Bacon.

Williams, M. S., & Shellenberger, S.(1994). *How does your engine run? A leader's guide to the alert program for self-regulation*. Albuquerque, NM: TherapyWorks.

Winner, M. G.(2007). *Thinking about YOU thinking about ME*(2nd ed.). San Jose, CA: Think Social.

Ziviani, I., Kopeshke, R., & Wadley, D.(2006). Children walking to school: Parent perceptions of environmental and psychosocial influences. *Australian Occupational Therapy Journal*, *53*, 27–34.

49장

일
work

김영아 옮김

개요

학습목표

이 장을 학습한 후, 다음의 내용을 할 수 있을 것이다:

1. 작업치료 실습 중 직업 및 일의 정의와 의미에서 차이를 구분할 수 있다.
2. 신체, 정신, 사회 조건에 따라 그리고 수명에 따라 설명된 인구집단에 적용됐을 때, 작업치료 중 일 실습을 설명할 수 있다.
3. 일 환경 내 작업치료가 제공하는 서비스를 찾을 수 있다.
4. 작업치료가 일 평가 및 개입(치료)를 제공하는 다양한 종류의 실습 환경을 찾을 수 있다.

서론 Introduction

정신적 건강(well-being)을 증진시키기 위해, 작업치료사 및 작업치료 보조사는 모든 개인에게 적합한 수준의 직업 성과를 장려하려고 노력했다. 작업치료를 직업으로 삼는 사람들은 건강에 필수적인 의미와 생산성을 제공하기에 필수적인 평가 및 치료 수단으로써 직업 사용을 지지했다.

일(work)은 언제나 작업치료의 핵심 분야를 차지했다. Merrian-Webster's Collegiate Dictionary(2003)에 따르면, 일의 정의는 "무언가를 달성하거나 만들어내기 위해 직접적으로 투자된 노력 또는 수고(exert)"이다(960쪽). 작업치료에서, 이러한 초점은 "유의미한 직업"으로써 일의 내적 가치에 좀 더 초점이 맞춰져 있다. **작업**(Occupation)은 유의미한 목적이 있는 활동으로써 정의될 수 있다(Primeau, 1996). 다시 말해서, 작업치료는 일을 작업으로써 간주한다. 일은 "유급 유무와 관계 없이 사회의 재화와 용역에 기여하는 활동"이라 할 수 있다(Primeau, 1996, 57쪽). 따라서, 일이란 임금 노동자, 가정 주부, 자원 봉사자, 학생과 같은 삶의 역할을 포함하는 주요 인간 활동 영역 중 하나이다.

일의 역할 Role of Work

일은 개인의 삶에서 중요한 역할을 하며, 자부심, 의지, 소속감, 능력 개발에 기여한다(Westmorland, Wiliams, Strong & Arnold, 2002). "일은 삶의 질을 개선시키는 성취감과 능력뿐만 아니라 환경에 대한 통제를 제공할 수 있다." (Siporin, 1999, 23쪽) 일은 한 사람의 삶에 구조(structure)를 제공하고, 직업 윤리(work ethich)를 달성하고, 개인의 도덕, 원칙, 자기 가치, 존엄성을 개선시킨다(Harvey-Krefting, 1985). 누군가의 문화적, 사회적 환경은 업무에 의미를 전달하고, 무엇이 승인 가능한 지를 정의하여, 선택과 관련된 제약과 동기부여(incentive)를 전달했다. 일을 포함한 유의미한 직업에 대한 참여는 직업 균형과 건강증진에 기여한다고 알려졌다(Wilcox, 1998). 대부분의 사람의 경우, 일을 방해하여 문제를 일으키게 되면 건강의 균형을 맞추며 큰 영향을 미친다.

작업치료 역할 Role of Occupational Therapy

일의 성과는 신체적, 인지적, 인식적, 심리적, 사회적, 발달적 요소에 의해 영향을 받을 수 있다. 작업치료사들은 질병과 장애에 대한 정보, 작업분석 과정, 평가, 치료 예방 프로그램에 적합하도록 개발된 참여 방식을 알고 있어야 한다. 부록 1과 21장을 참고해보자. 평가에는 신체기능(예시-신경근 감각, 시각, 지각 인지능력)과 신체 구조(예시-심장)과 같은 클라이언트 요소, 생활 습관, 일상 생활, 역할 및 행동 패턴, 문화적, 신체적, 환경적, 사회적, 영적 환경, 활동(performance)와 활동기술에 영향을 미치는 활동요구(activity demand)가 포함된다. 그 외에도, 운동(motor), 과정, 커뮤니케이션/상호작용 기술이 추가된다(American Occupational Therapy Association[AOTA], 2008). 단원 IV, V, VI을 참고하라.

개입(치료) 전략을 개발하기 위해, 작업치료사 또는(작업치료사가 감독하는) 작업치료 보조사는 개인 및 단체 구성원들(예시-고용주, 매니저) 또는 기관(예시-교육적, 지역/주립 정신건강, 직업 재활 기관)과 함께 협력한다. 이러한 전략들은 개인의 관심, 능력, 필요성에 기반하여, 업무 선택 기회를 연구하고 확장하고, 업무 관련 능력을 개발하거나 강화하고, 고용을 달성하거나 유지하기 위해 설계됐다(AOTA Commission on Practice, 2010).

개입(치료)에는 신체, 인지, 뇌신경근 기능 및 행동 기술(behavioral skill)의 발달, 재활 또는 보상이 포함된다. 작업치료사가 개인의 교육과 훈련, 관리 협력(care coordination), 관리(case management), 이동 서비스 및 상담 서비스를 실시하여 추가적으로 기여할 수 있다. 클라이언트의 성과 기술을 개선시키기 위해, 작업치료사들은 기능 이동성(functional mobility)를 개선하고, 감각적, 인지적, 인식적 과정을 강화하기 위해 환경을 수정하고, 적응 과정 및 장비를 만든다(AOTA, 2008).

역사적 맥락 History Context

작업치료의 선구자들과 1800년대 이전의 직업프로그램들은 "작업계획"은 정신병을 가진 사람의 온전한 정신과 도

사례 연구 49.1 일의 정의: Amy와 George의 관점

20대 초반 여성인 Amy는 일을 2개의 식당 중 탁자를 닦고, 그릇을 닦는 것으로써 정의했다. 이 2개의 역할은 건강보험 및 작은 아파트와 자동차를 지불할 만큼 충분한 소득을 제공했다. 이는 고등학교 다니는데 금전적으로 어려운 어린 여성에게 큰 성과였을 것이다.

펼쳐진 연회석에 손가락을 잘못 다루다가 Amy의 손가락이 골절됐을 때, Amy는 회복하는데 어려움이 없으리라 예상했다. 수술 부위와 부서진 손톱 때문에 Amy는 몇달 간 기존의 2가지 일을 할 수 없었다. 업무 제한과 관련된 감소된 수입과 복잡한 연구자료는 재정적, 감정적 문제를 야기했다. Amy가 지금까지 열심히 해왔던 독립적인 생활 방식도 Amy가 가족 구성원에게 일상생활 때문에 도움을 구하기 때문에 깨지고 말았다.

70대 초반의 은퇴한 정육점 업주인 George는 일을 1주일에 2일간 지역 의료 센터를 위한 무료 밴 운전으로써 간주했다. 커뮤니티 구성원을 의료 센터로 이른 아침에 수송하면서, 대화와 의미를 전달해줬다.

그러던 어느 날, George는 창문을 닦던 중 사다리에서 떨어져서 부상을 입었다. 그 결과 어깨 부상으로 George는 운전을 못하게 돼서 그의 일을 잃고 말았다. 결국, 그의 아내가 운전자가 돼서, George를 의료 센터로 데려다 줬다. 그의 아내는 운전 의무를 싫어했고, George도 환자가 되는 것이 싫었다. George와 아내는 일상이 바뀐 것에 짜증내 했다.

Amy와 George는 일이 중단된 후에 어떻게 삶이 영향을 받는지에 대한 예시가 됐다. 이 이야기로써 일의 본질적 의미를 알 수 있다.

덕성의 향상을 돕는다고 하였다(Paterson, 1977). 곧이어, 직업-관련치료는 신체적 장애를 가진 사람의 건강증진을 위해 사용되었다. 작업치료의 선구자 중 한 명인 Adolph Meyer(1977)는 건강한 삶이란 "일과 즐거운 활동의 조화" 를 포함하는 것이라는 첫번째 철학을 제공하였다(p.640). 세계 1차 대전이 진행되는 동안, 작업치료사들은 부상당한 군인들의 직업역활 회복을 위한 생산적 작업을 사용하였다. 작업의 사용은 빠르게 치료적 명성을 획득하였다. 1900년대 초반, "작업요법" 은 작업장에 통합되었다. 치료적인 작업, 습관훈련, 세공 작업, 산업혁명 이전 상점의 치료적 작업은 더 일반적인 것이 되었다(Jacobs & Baker, 2000).

오늘날, 작업치료는 지속적으로 직업과 직업-관련 활동에 중점을 두고 있고, 손상 예방 서비스로 확장되고 있으며(예를 들어, 인간공학, 취업 전 사정, 관절보호 교육, 자세 인식), 산업현장에서 제공될 수 있도록 파트너쉽을 맺고 있다. 치료사들은 점점 병원 시설을 벗어나 근로자와 고용자를 산업현장에 더 잘 어울릴 수 있도록 돕고 있다.

작업치료 이론과 준거기준

Occupational Therapy Theory and Frame of Reference

작업치료 이론, 실습, 연구는 항상 전체론적 관점으로 성능에 접근했다. 하나의 모델인 사람-환경-직업 모델(제 38장 참고)은 사람, 환경, 직업 간의 복잡하고 역동적인 관계를 강조한다. 이는 사람들 간에 존재하는 dynamic하고 밀접한 관계의 결과로 작업 성능을 설명한다; 그들의 역할과 직업 그리고 그들이 살아가고 일하고 소통, 교류, 상호작용(interact)하는 환경이다. 이 모델에 의하면, 작업치료 개입은 클라이언트가 중요하다고 정의하는 직업에서의 최적의 성능을 가능하게 하려는 데에 있다(Kornblau, Lou, Weeder, & Werner, 2002). 예를 들어, 42세 남성이자 두 아이의 아버지로, T12-L1 척수 손상을 겪은 후에 부장으로의 직장 복귀를 하려는 짐을 돕는 작업치료사인 로리는 짐의 강점과 자기관리 수행의 한계, 그의 장애에 대한 심리학적이고 사회적인 순응과 직장에 복귀하기 위한 유동성 기술을 고려해야 한다. 가정이나 사무실 환경에서의 변수들은 기능하는데 있어 자립을 잘 하도록 반드시 평가되고 수정되어야 한다.

출입구를 넓히고 출구와 입구에 각각 램프를 설치해야 할 수도 있다. 교통 문제는 짐의 자동차를 수동 조작을 포함하는 차로 개조하는 것으로 해결해야 할 수도 있다. 그의 업무를 독립적으로 수행 가능하게 할 작업 시설을 확인하기 위해 사무실 작업분석도 이루어져야 할 지 모른다. 여기엔 더 넓은 사무실 공간, 휠체어 공간을 수용하는 책상이나 범위에 편하게 하기 위해 사무실 장비들을 재배치 할 필요가 있을 수도 있다.

직업 적응은 개인의 직업 대응에 있어서의 능력을 말한다(제 40장 참고). 능력을 얻기 위해선 반드시 환경적 맥락 내에서의 직업 과제와 상호작용 해야 한다. 사람의 성능은 대개 숙달에 대한 욕망 수준, 숙달하기 위한 환경의 요구, 그리고 숙달의 결과적인 압박에 의존한다(Schkade & Schultz, 1992). 사람이 어떻게 순응적으로 답하는지 결정하는 것은 그 사람이 직업에서 상대적인 숙달을 경험할 것이냐의 여부에 달려 있다. 이 욕망의 강점은 대개 숙달을 하는데 영향을 끼친다.

직업 환경은 개인의 성과(실적)에 도전을 안겨준다. 환경의 육체적, 사회적, 문화적 측면이 개인의 적성과 적응능력에 따라 실적을 용이하게 하거나 방해한다(지연시킨다). 작업치료사는 환경의 촉진자 역할을 할 수 있다. 바람직한 직업 OCCUPATION(Kornblau et al., 2002)에서 통달을 용이하게 하기 위해 사람-시스템 부족과 환경적 요구를 모두 제기할 수 있다.

직업 적응 준거기준에 따르면 로리는 짐의 직장 복귀에 대한 동기 수준과 요청된 업무를 고려해야 할 것이다. 그는 재정적으로 가족을 부양하려 직장에 복귀할 수도 있다. 이러한 경우, 짐의 지배욕망은 높게 된다. 사무실 환경이 사무실이나 화장실에 휠체어를 수용할 공간의 한계에 육체적 도전을 제기할 수 있다. 적응 및 컴퓨터, 전화, 책상, 파일 캐비닛 같은 사무실 장비들이 업무를 수행하기 위한 능력에 잘 맞도록 고려되어야 할 필요가 있다.

인구 Populations

"작업치료사와 작업치료 보조사는 업무 수행의 영역에 있어 부족이나 문제를 가진 개인이나 집단에 서비스를 제공한다"(AOTA, 2005, P.676). 업무 관련 서비스는 모든 연령층의 사람들에게 제공될 수 있다. 수명 내내 작업의 참여가 사회적, 개발적, 경제적 이점을 제공한다.

어린이와 학교 프로그램

E.A. 라슨(2004)은 아이들이 문화적으로 직접 청소를 하거나 집안일에 참여하는 것과 같은 문화적으로 허용되는 작업 역할의 이익을 얻는다고 말했다. 자기관리와 집안일에 대한 이른 노출이 어린이와 가족구성원 간의 관계에 영향을 줄 수 있고 미래의 다른 작업 능력의 기초를 제공할 수 있다

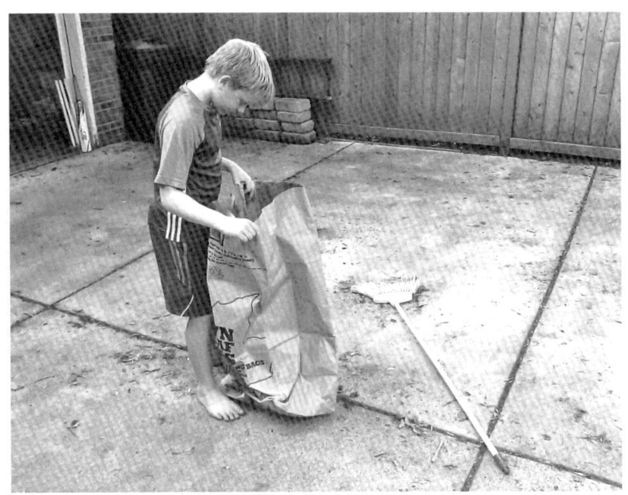

그림 49.1 집안일에 대한 이른 노출은 다른 작업능력의 기초가 된다.

(**그림 49.1** 참고).

1997년, 장애인 교육법(1997)은 개별화 교육계획(IEP) 각 청소년은 14세에 이르기 전에 개별화 전환계획을 가질 것을 의무화했다. 제 48장 참고. **전환**은 교육과 재활 팀이 학생이 학교를 떠나 또 4가지 주요 영역을 포함한다: 중등 교육, 사회 참여, 중등 고용 요구, 주거 결과.

작업치료사는 전환과정에서 직업기반의 평가 및 개입을 통해 학교부터 방과후 활동에 이르기까지 MOVEMENT를 증진시킴으로써 고유의 역할을 제공한다(J.E. Spencer, Emery, & Schneck, 2003). 직업 흥미검사와 직업 탐색이 실시될 수도 있다. 적응 장비나 보조기술의 사용과 같은 개입이 선택한 방과후활동의 기능을 최대화하기 위해 고려될 수 있다. 작업치료사들은 일상생활 능력, 작업 준비, 지역사회 참여를 궁극적인 고용과 사회 생활을 준비하기 위한 학교 프로그램에 통합시킨다.

작업치료사는 특정 요구사항을 제시하며 ADDRESS ING 각 학생에 대한 전환 결과를 달성하는데 참여한다. 학생과의 작업은 학생의 선호와 관심들이 전환계획에 대한 기초를 제공하는 것을 보장한다. 학생, 학생의 가족들, 이행 팀, 작업치료사가 직업전 프로그램을 개발하고 제공하며, 기능적 생활 기술 개발을 촉진하고 환경을 수정하고 지역사회 통합을 용이하게 하고 부모나 다른 직원에게 교육을 제공할 수도 있다. 이행계획의 작업치료는 기능적, 실제 생활 업무들을 개발하기 위해 기능, 실제 작업 및 작업분석을 사용한다.

성인

장애를 가진 성인의 연구는 삶의 질이 경쟁적 고용과 의미 있는 작업들의 참여를 통해 향상되었음을 보여주고 있다 (본드, 2004; 디키, 2003). 성인이 장애를 가지고 있는지 없는지, 치료사는 반드시 성인의 작업 레퍼토리가 삶의 여러 단계사이에 차이가 있다는 사실을 인식해야만 한다(싱글 & 하비, 2005). 직업은 개인적이고 전문적인 성장과 개발에 기여하는 도전을 자아낸다. 개인 일상의 주요 작업들은 그러므로 연령에 따라 변할 것이다. 예를 들어, 20대 초반의 성인은 경력을 쌓을 직업을 찾는 경향에 치우친 반면에 은퇴기에 접어든 성인들은 직업의 유지와 개인적 가치를 제공하는 직업에 좀 더 관심을 가질 것이다.

노인들 : 고령화를 중점으로 하는 일

작업의 참여도를 촉진시키기 위해 노인들과 일하는 것은 작업치료사에게 새로운 실천 분야이다. 노인 인구 비율의 증가로 노령 근로자들의 요구에 수용하기 위해 작업치료사의 역할이 확대될 것이다. 작업치료 서비스는 신체적 발달장애를 가진 개인에 한정되지 않는다. 작업 참여는 정신적 행동 장애를 가진 사람들을 포함하여 모든 사람을 위한 작업치료 프로그램의 일부이다.

직업 정체성을 갖는 것은 미국에서 성인이 되는데 중요하다. 현대 미국 사회에서, 뭔가(최소한, 생산적인 사람이 되는 것)의 감각은 소속의 인식과 상태뿐만 아니라 개인의 가치 중 하나의 감각으로 중요해 보인다. Mosisa 및 hipple(2006)에 따르면, 미국 노동 인구의 평균 연령은 급격히 상승하고 있고 베이비부머 세대들(1946년과 1964년 사이에 태어난 사람들)이 은퇴 연령에 접어 들면서 2015년까지 계속하여 상승할 것으로 기대된다. 평균 미국노동자는 노동력의 40%를 차지하는 2012년 40세에 이를 것으로 예상된다. 미국 노동자의 연령 증가는 베이비 붐 세대의 고령화와 55세 이상 노동자의 참여 비율 증가 예상의 영향을 받게 된다. 노동력이 계속하여 노화되기 때문에 중요한 문제들이 고용주와 재활 제공기관과 직면한다. 고령 근로자들과 일할 때 신경학적, 인지적, 물리적, 심리적 노화와 관련된 변화들을 고려할 필요가 있다(Gupta&Stoffel, 2001). 고령 근로자들은 젊은 근로자들에 비해 부상 회복 시에 더 많은 휴가를 필요로 하는 것으로 밝혀졌다(노동통계국, 2005). 이는 느린 회복과 동반 질환 때문인 것으로 시사된다.

콘블라우(2000)는 변화하는 노동력을 작업치료사들에 의해 받아들여지는 트렌드로 보았다. "작업치료사들은 노동력을 설계하고 변화하는 노동력에 적응시키는 중요한 역할을 할 수 있다(p.1). 작업치료사들은 성공적인 노령화를 가능하게 하기 위해 서비스를 제공한다. 고령 노동자와 고용주들이 작업 성과 문제나 고령 근로자들에게 특수한 전략을 이해하도록 보조한다(Gupta& Stoffel, 2001) 작업치료사들은 또한 그들이 직업과 환경에 의해 부과된 개인의 능력과 맥락과 관련된 요구 사이의 조화를 최적화하는데 지원한다(Sterns & Miklos 1995).

조건 Conditions

업무 수행의 문제가 노령화 또는 신체적 또는 정신적 질병이나 부상 및/또는 발달 행동장애로부터 발생할 수 있다. 작업치료사들은 업무의 참여를 높이는 특수한 목적으로 다양한 조건의 서비스를 제공한다. 실습(practice settings)은 실제로 항상 그런 것은 아니지만, 나이와 근무하는 집단의 상황을 정의한다. 학교 시스템은 학습과 발달 장애를 가진 청소년들에게 성인의 삶과 고용 기회로 전환하는데 기여한다. 정신적 또는 행동 질환을 가진 개인들은 병원, 지역 병원, 노숙자 쉼터등을 포함한 다양한 환경에서 제공된다. 이러한 상황에서 개인의 작업에 초점을 맞춘 개입은 경쟁적 고용으로의 성공적인 통합을 향상시키기 위해 평가, 교육, 핵심 분야에 대한 연수를 포함한다.

병원, 크리닉, 산업 현장에서 일하는 작업치료사들은 성인을 위한 다양한 의료 조건의 서비스를 제공한다. 근골격계 질환이나 외상적 산업 재해와 같은 고용과 관련된 신체적 부상이나 질병들은 근로자, 고용주, 의료 제공자, 안전한 직장 복귀 계획에 관계된 다른 사람들을 포함하는 통합된 서비스 혜택을 받는다. 외상 또는 질병 같은 비 관련 작업 의료 조건들 또한 작업 참여의 기회를 높이는 통합된 계획을 필요로 한다. 장애를 가진 개인들은 안전한 고용을 촉진하는 서비스나 프로그램에 관한 작업치료사 교육의 혜택을 받는다.

입법, 연방 정부, 지역사회 기관들은 비록 많은 개인들이 프로그램에 대해 알지 못하고 작업이 그들의 의료보험, 복지, 장애, 보험, 근로자 보상 혜택에 영향을 줄 것이라는 점을 두려워 하지만 작업에 인센티브를 제공한다. 업무 중심의 평가, 교육, 개입 및 서비스의 통합은 모든 연령과 조건의 개인을 위한 작업치료 분야의 모든 실행 분야에서 분명하다.

서비스 Services

건강, 건강증진, 및 부상 예방

건강은 피트니스, 영양, 건강한 관계, 긍정적인 자기 이미지 및 자기관리를 위한 개인적 책임을 취하는 능력을 통합시킨다. 개인의 최대 잠재적 건강을 깨닫는 책임지는 과정이다(로스만,1998). **건강증진**은 최적의 건강과 높은 수준의 건강상태를 향한 움직임이다 이러한 개념은 작업치료의 기본 원칙이다. 재활 프로그램은 주로 클라이언트에게 최적의 건강과 기능에 책임을 얻고 다시 얻는 권한을 주는 계획을 포함한다. 에너지 보존이나 작업 단순화 같은 주제를 포함하는 지역사회 교육 프로그램은 작업치료의 건강증진 캠페인의 일환이었다. 산업 현장 교육 프로그램은 예방 프로그램을 통한 건강의 개인적 책임을 장려한다. 이러한 예방 프로그램은 스트레칭, 피트니스, 안전 작업 실행과 조기 인식, 보고 및 작업과 관련한 신체적 문제의 관리를 포함한다(olson, 1999). 중요한 건강의 차원인 예방은 질환 또는 질병의 성장을 방지하는 조치를 취하는 것으로 정의된다.,

건강과 예방 프로그램은 건강에 긍정적으로 영향을 끼치고 부상을 예방한다(Massy-Westropp & Rose, 2004; Yassi, Gilbert, & Cvitkovich, 2005). 기업들이 건강 프로그램을 시작하도록 동기를 부여하는 두 가지 주요 요인은 작업 관련 부상의 감소와 건강한 노동자의 관련 비용 절감이다(Melnik, 2000; Naso, 2003; Rothman, 1998). 작업치료사는 건강과 건강증진을 실습에 통합시킬 수 있다. Siporin(1999)은 사회적 기술(기능), 적절한 위생, 근무에 적합한 복장과 같은 분야에서 정신적 행동장애를 가진 개인을 위한 훈련 프로그램의 중요성을 강조했다. 이러한 맥락에서, 건강증진은 공동체 환경으로 더욱 성공적인 통합을 하도록 준비하는 분야에서의 훈련을 포함한다. 건강증진 프로그램은 문제 평가, 노동력 증상 조사 또는 위험 체크리스트, 생활 방식 향상 위한 교육과 훈련, 안전 주의사항, 안전 작업 기술 및 피트니스 프로그램들 같은 건강 위험 요소의 평가를 포함할 수 있다(Olson, 1999; Rothman, 1998). 산업에서 현장 건강 프로그램은 감소된 결근과 건강관리 비용, 허리 문제와 근골격계 손상으로부터의 보호를 야기하고 생산성을 향상시킬 수 있다(Carrivick, Lee, Yau, & Stevenson, 2005; Melnick, 2000; Naso, 2003; Rothman, 1998).

인간공학

인간공학은 작업 시스템과 환경의 설계를 통해 안전과 생산성 향상에 접근하는 **시스템 사용**에 초점을 맞춘 비교적 새로운 직업이다. 인간 공학의 1800년대로 거슬러 올라가 문서를 통해 알 수 있다; 그러나, "인간공학"이란 용어는 1949년에야 만들어 졌다(Dahl, 2000; Vitalis, Walker, & Legg, 2001). **"인간공학"** 용어의 가장 최근의 정의는 2000년에 "인간과 다른 시스템 요소들 사이의 상호작용의 이해와 관련된 과학적 원리와 이론, 원리, 데이터 및 인간 웰빙과 전반적

시스템 수행을 최적화 하기 위한 설계 방법을 적용하는 직업으로 세계인간공학총회(IEA; 2005)에 의해 만들어졌다(Marshall, 2000, p.1). 즉, 인간공학은 "업무를 인간에 맞추는" 과정의 전반적 시스템을 고려하는 것으로 여겨지고 있다(Vitalis et al. p.1295).

시스템 접근은 "전체" 또는 시스템의 특성을 부품들 사이의 상호작용과 관계에서 발생하는 것으로 여긴다. 이 체계에서, practitioner는 인간 performance의 생물학적, 심리적, 사회적 요인을 환경적 맥락 내에서 통합한다. 작업치료사는 개인과 집단에 다양한 시스템과 환경에서의 인간공학 서비스를 제공한다. 안전하고 효율적인 생활환경, 직장 및 제품을 설계하기 위해 인간공학 원리를 이용한다. 인간 공학에 있어서 작업치료사의 역할은 인간 performance의 지식과 잠재력 및 안전하고 접근 가능한 직장을 의무화하는 법안에 의해 알려진다.

직장 환경이나 시스템은 조직 구조, 환경 요인, 도구 및 장비, 업무 그리고 근로자 등을 포함한다. 시스템의 모든 측면은 인간공학으로 간주된다. 작업치료사는 인간공학적 위험 요소 존재를 식별하는 시스템을 평가하고 분석한다. 직장 설문조사, 위엄 평가 및 직무분석들은 practitioner가 사용할 수 있는 도구이다. 시스템 내에서 다른 사람들과 공동으로 작업하는 것이 정확하고 철저한 평가와 개입을 필요하다. 시스템의 다른 멤버들은 노동자, 감독관, 기술자 및 관리직원들을 포함한다. 작업치료사는 숙련된 의사소통 능력뿐 아니라 인간공학 분야에서의 포괄적인 지식 기술을 활용한다(**그림 49.2**).

인간공학적 개입은 일반적으로 세 가지 주요 범주에 잘 들어맞는다: 관리, 엔지니어링 및 개인(사람). 행정(운영) 관리 또는 개입은 일정관리, **근로자 순환근무** 또는 업무 할당과 같은 근무 특성의 변화를 포함한다. **기술 관리**는 장비와 필요한 인력을 감소시키는 작업 설계 또는 변화들을 포함한다. **개인 통제**는 신체적, 인지적 및 사회적 기술이나 근로자의 performance를 포함한다. 안전한, 효율적인 작업 설계는 시스템의 모든 측면의 조정에 의존한다.

Matoushek 은 "**작업 통합 프로그램**"이란 용어를 시스템의 조직적이고 인간 공학적인 측면으로 조화하는 부상당한 근로자의 임상적 특징 조정을 참고하는데 사용했다. 작업치료사는 모든 근로자를 위한 직장에의 접근성뿐 아니라 개인의 신체적, 심리적 또는 행동 문제를 가진 개인의 적절한 배치를 다룬다. 인간 공학 원리의 인식은 안전하게 근로자를 직장에 통합시키는 기초를 제공한다.

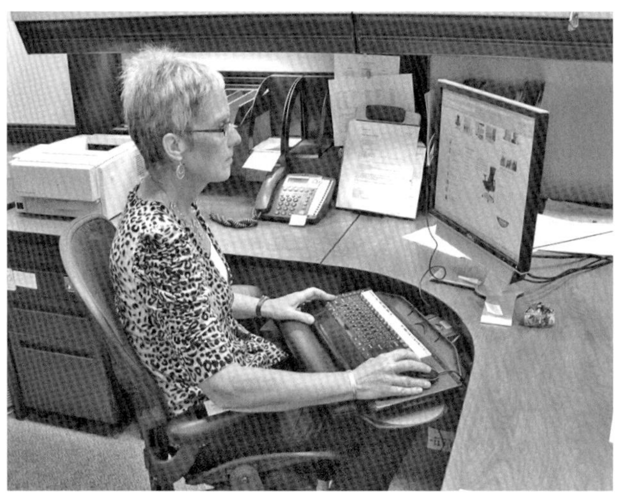

그림 49.2 많은 시간 컴퓨터를 사용하는 사람은 인간공학 서비스로부터 많은 이익을 얻는다.

작업분석

작업 performance는 개인의 건강과 복지에 필수적인 참여와 생산성을 지원한다(AOTA, 2005, p.676). 직업 참여 향상에 있어서의 작업치료사의 역할은 작업환경 분석을 포함할 수도 있다. 직무분석은 채용, 평가, 훈련, 적응 및 장애를 가진 사람들의 감독에 객관적 기준을 제공한다(United States Department of Labor Office of Disability Employment Policy, 1994).

실행 환경에 상관없이 직무분석의 원칙은 작업치료사에게 이로운 도구이다. 작업치료사들은 이 학령기 학생들을 위한 전환이나 신체적 또는 정신적 장애를 가진 개인의 지원 고용이나 보호 시스템을 갖춘 워크숍(작업장, 연수회)를 계획할 때 이 도구를 사용한다. 직무분석은 또한 경쟁 고용을 처음 준비하거나 질병이나 부상을 겪은 후에 일자리로 복귀하는 클라이언트들에게 혜택을 준다. 게다가, 산업 프로그램에 고용된 치료사는 작업을 설명하고 직장의 안전성을 결정하는데 고용주를 도와주도록 요구될 수 있다.

작업치료사는 작업환경의 모든 측면을 철저히 조사하거나 단순히 작업 개별 구성 요소를 조사하는 작업 현장의 평가에 참여할 수도 있다. "접근과 기술은 부상 가능성을 줄이고 질병의 진행을 막거나 최소화하고 또는 그 결과에 따른 부상당한 근로자의 장애를 감소시키는 데 적용할 수 있는 분석 기초를 제공하기 위함이다(Bohr, 1998, p.229). 직무분석은 근로자, 작업환경 및 요구사항을 고려하는 모든 실습 환경에 적합한 역동적인 과정이다.

작업설명

작업설명은 작업의 필수 기능과 어떻게 작업이 다른 작업이나 직장과 관련되어 있는지에 대해 정의한다(Bohr, 1998; Ellexson, 2000). 정확한 기능적인 작업설명은 필수적인 작업 업무, 필요한 도구나 장비, 작업 공간과 환경 조건의 설명을 정의해야 한다.

필수 작업은 모든 근로자들이 합리적인 적응을 하거나 하지 않거나 수행할 수 있어야 하는 기본 작업 의무이다(Ellex son, 2000). 미국장애인법(ADA, 1990)은 작업설명에 필수 작업 기능을 포함하는 것을 의무화한다. 필수 의무는 직위가 존재하고 전문 지식이나 기술의 정도가 존재하는 이유이다. 작업설명은 또한 작업의 **한계적 기능**도 포함한다. 이것들은 특수한 작업에 필수적이지 않은 작업들이다. 또는 다른 근로자에 의해 완료된다면 필요한 한계 작업의 구별은 치료사가 작업 배치를 결정하도록 보조하고 작업자 교육에 대한 가이드라인을 제공한다.

작업분석

직무분석과 작업분석은 직업의 신체적, 인지적, 심리적 요구의 철저한 평가를 참고한다. **직무분석**은 근로자와 시스템 장비 간의 상호 교류를 상세히 설명하는 전형적인 방법론을 포함한다.이는 human task requirements를 상세히 기술한 근로자의 성능 요구 정의한다. 직무분석은 특별한 업무나 과정의 특정한 평가이다. 철저한 직무분석은 고용주와 근로자 인터뷰, 업무 수행하는 다양한 근로자들의 관찰(가능하다면), 영향력(효력), 직무의 빈도와 지속기간, 닿거나 이르기와 같은 자세 요구, 환경적이고 심리적인 직장 내의 환경을 포함한다.

방법

직무분석을 실시하기에 앞서, 관리(운영)진 또는 감독관과 평가 과정에 관한 몇 가지 문제들을 논의하는 것이 필수적이다. 고용주는 평가와 평가자에 필요한 안전 주의사항을 실시하는 데 최소한의 지장을 주는 방법에 대한 정보를 제공할

BOX 49.1 직무분석 도구

- 일반 평가 http://www.osha.gov/SLTC/ergonomics/analysis_tools.html
- 빠른 전신 평가(REBA)
  http://www.osha.gov/SLTC/ergonomics/analysis_tools.html
  http://personal.health.usf.edu/tbernard/HollowHills/REBA.pdf Hignett, S., & McAtamney, L.(2000). 빠른 몸 전체 평가 (REBA). 응용 인간 공학, 31, 201-205.
- 빠른 상지 평가 RULA
  http://ergo.human.cornell.edu/ahRULA.html
  McAtamney, L., & Corlett, E. N.(1993). RULA: 업무 관련 상지 장애의 조사를 위한 설문 조사 방법. 응용 인간 공학, 24, 91-99.
- 리프팅 평가
  1) http://www.cdc.gov/niosh/docs/ 94-110/pdfs/94-110.pdf Waters, T. R., Putz-Anderson, V., Garg, A., & Fine, L.(1993). 수동 리프팅 작업의 설계 및 평가에 대한 개정된 NIOSH 문제. 인체 공학, 36, 749-776.
  2) http://www.lni.wa.gov/Safety/Topics/ Ergonomics/Ser-vices Resources/Tools/default.asp
- 미국 산업 위생사협회로부터 적용한 리프팅 관리 농도 값®(ACGIH®)
  http://personal.health.usf.edu/tbernard/HollowHills/LiftingTLV11.pdf
- 힘 평가
  Chatillion Force Pressure Gauge
  http://www.chatillon.com
- 진동
  1) http://wisha-training.lni.wa.gov/training/presentations/HandArmVibrPrimer.ppt
  2) 워싱턴 산업 안전 보 법(WISHA) 손-팔 진동 분석
  http://personal.health.usf.edu/tbernard/ HollowHills/WISHA_HAV.pdf
- 조명
  미국 조명기술자 협회 권장 조명 수준
- 소음
  산업안전보건청(OSHA) 소음 기준, 29, DFR 1910.95(a) and(b)
- 반복
  http://www.lni.wa.gov/WISHA/Rules/GeneralOccupationalHealth/PDFs/ErgoRulewithAppendices.pdf
- 자세
  부록 I: 신체적 위험 요소 그림(WAC 296-62- 05172).
  http://www.lni.wa.gov/WISHA/Rules/GeneralOccupationalHealth/PDFs/ErgoRulewithAppendices.pdf
- 모니터 디스플레이
  워싱턴주 노동산업부(2002). 사무실 인체 공학: 안전한 작업환경을 위한 실용적인 솔루션 제공.
  http://www.lni.wa.gov/IPUB/ 417-133-000.pdf 에서 검색
  684 UNIT XI / Evaluation, Intervention, and Outcomes for Oc-cupations Schell_

표 49.1 작업분석을 위한 수행평가

	직업 분야		고객 요인					
	활동 참여	삶의 질	신체 구조와 기능	가치, 신념, 영성	수행 기술	성과 패턴	활동 요구	환경 요인 / 상황 및 환경
평가								
Rapid Entire Body Assessment(REBA)			X					
Rapid Upper Limb Assessment(RULA)			X					
National Institute for Occupational Safety and Health(NIOSH) Lifting Equation					X	X	X	X
Threshold Limit Values for Lifting(adapted from ACGIH)					X	X	X	X
Force Pressure Gauge							X	
WISHA Hand-Arm Vibration Analysis								X
Illumination: Recommended lighting levels by the Illuminating Engineering Society of North America								X
Occupational Safety and Health Administration Noise standard, 29, DFR 1910.95(a) and(b)								X
Repetition							X	
Monitor Display								X

수 있을 것이다. 작업 현장에 있는 동안 안전 유리, 철, 보강 신발, 청력 보호 또는 특별한 복장 같은 개인 보호장비들이 요구될 수 있다.

근무를 수행하는 동안 근로자들을 면담하는 제한이 있을 수 있다. 면담은 근로자들의 점심시간이나 휴식 시간에 발생할 수도 있다. 게다가, 치료사는 오디오, 사진 또는 비디오 장비의 사용을 위해 사전에 의논하고 허가를 받아야만 한다. 직무분석 동안 얻은 정부의 세부적 조직적 서류는 가장 유용할 것이다. 대부분의 체크리스트 또는 forms는 더 철저한 분석을 목표로 하기 위해 치료사에게 특정 분야를 강조하도록 시작점으로 사용할 수 있다(Occupational Safety and Health Administration [OSHA], 2002; Washington State Department of Labor and Industries, 2005). 또한 근로자나 근로자들이 업무를 수행하는 것을 기록하는데 후에 더 철저한 분석을 하도록 하는 오디오 테이프, 사진 또는 비디오 장비를 사용하는 것이 유용하다. 직무분석에 도움이 되는 다른 일반적인 물품들은 줄자, 압력계, 스톱워치 및 각도계들이 있다. 게다가 소음, 열, 진동을 측정하기 위해서는 특정 도구들이 조사될 수도 있다.

감독관과 근로자 인터뷰는 직업의 모든 측면에 대한 가치 있는 통찰력을 제공한다. 직업안전 위생관리국 OSHA(2002)에 따르면, "관련한 직원은 실수를 최소화하고 품질 분석을 보장한다(p.9). 인터뷰는 일상적이고 드문 업무, 유동 양식이나 순서의 학습 방법이 되고 근로자의 신체적 정신적 업무 스트레스를 인지할 수 있다(Bohr, 1998; OSHA, 2002).

공식 측정

직무분석은 직업의 많은 측면을 측정한다(Ellexson, 2000). 작업공간과 다루는 자재들의 치수도 포함한다. 작업공간을 측정하는 것은 다양한 업무에 요구되는 범위 수치, 물품을 옮기는데 요구되는 거리, 작업대의 높이를 포함한다. 들어올리는 물체의 중량뿐 아니라 손잡이나 짐의 STABILITY

같은 빈도, 지속기간, 거리 및 작업의 품질도 기록된다. 끌어당기기나 도구, 장갑, 또는 다른 개인 보호장비의 사용 같은 근로자가 직면하는 다른 힘 또한 측정된다.

기대기, 닿기, 또는 다른 자세들 같은 몸의 위치들은 측정되거나 추정되어야 한다; 그리고 지속기간과 빈도는 반드시 기록되어야 한다. 동적 움직임의 처음과 끝의 자세만 기록할 수도 있다. 비디오나 사진 장비는 평가자에게 각도, 빈도, 지속기간 또는 나중의 다른 변수를 측정하게 하는 몸의 자세 평가에 도움을 준다(Bohr, 1998).

마지막으로 주변 온도, 표면 온도, 습도, 소음도, 조명, 진동 등등과 같은 작업공간의 조건과 환경적 고려사항들은 기록되고 측정된다. 안전 작업 수준을 파악하는데 치료사를 지원하기 위해, 적용 가능한 근무 환경의 데이터베이스들이 이용 가능하다. **유행병학적**, **생체 역학적**, 심리학적, **생리학적** 접근에 근거한다(Eastman Kodak, 1983; Snook & Cirello, 1991; Washington State Department of Labor and Industries, 2005; Waters, Putz-Anderson, Garg, & Fine, 1993).

직무분석은 클라이언트를 위해 특별히 개발된 요약을 준비함으로 완성된다. 일반적으로 보고서는 문제해결을 위해 수집된 데이터, 확인된 문제 및 권장사항에 대한 개요를 포함할 것이다. "종종 문제를 처리하기 위한 단계별 해결책을 제시하는 것이 좋다."(Bohr, 1998, p.244). 치료사는 단기에 편익 분석을 하는 고용주를 지원하는데 가장 효과적인 해결책부터 우선적으로 처리해야만 한다. 보고서의 주안점은 클라이언트에 따라 다양할 것이다. 클라이언트들이 작업 배치에 관해 고려하는 경우, 보고서의 초점은 개인에 따라 달라질 것이다. 스트레칭, 지구력 및 유연성 같은 필요한 신체적 요구와 재활 필요성을 강조할 것이다. 초점이 작업장 안전에 맞춰지는 경우 보고서는 안전, 효율성 및 생산성을 위한 권고사항으로 위험한 상황을 강조할 것이다. 평가의 목적에 관계 없이, 직무분석은 클라이언트, 재활팀, 및 고용주를 위한 권고사항으로 직업 업무의 참여를 강화하거나 제한하게 될 요인을 파악할 것이다. " 관찰, 설명(입증), 참여, 기록 및 분석을 통해, 숙련된 작업치료사는 명확하고 간결한 특정 작업의 상황을 발전시킬 수 있다(Ellexson, 2000, p.6).

기능적 역량평가

기능적 역량평가(FCE)는 작업 부상 예방과 재활에 사용되는 통합 평가도구이다. FCE는 안전하고 생산적인 작업 업무의 맥락에서의 개인의 기능적 역량과/또는 제한을 정의한다. FCE 자체는 주로 맥락의 직업과 관련하여 체계적으로 정보를 수집하고 검사하고 수행에 관한 가설을 만들고 검사하는 과정을 포함한다. 치료사는 클라이언트의 의료 및 작업 기록에 관한 위탁 정보를 검토하며 시작한다. 그리고 나서 개인이 작업 요구를 충족할 능력을 가졌는지의 여부를 측정하기 위한 일련의 검사 활동들이 집행되고 장애 수준을 결정하거나 재활에 있어서의 발전 필요성을 입증한다(Harwood, 2004). 의사, 고용주, 보험회사 및 보험금(수당) 심사관은 종종 업무 관련한 다양한 상황에서의 명확한 답을 제공하기 위해 FCE에 의존한다. 이러한 평가 결과는 더 나은 재활 결과(OR활동), 고용, 보상 가능성 결정 및 현금 보상에 중요한 의미를 갖는다.

FCE는 다양한 범위의 평가활동을 반영한다. 가장 단순한 평가는 중량과 거리를 측정하는 표준화된 일련의 작업과 훈련된 관찰자를 필요로 한다: 이러한 것들은 상지뿐만 아니라 하지 활동에 사용 가능하다. 다른 방법은 여러 가지 면에서의 평균 및 최대 힘, 속도 또는 동작 범위 측정하는 기계를 사용한다. 이러한 상황에서, 근로자들은 일반적으로 최대한의 노력을 발휘할 것이 요구된다. 작업 시뮬레이션이 부분적으로 업무에 한정되어야 하고 실제 작업요구 능력의 비교에 초점을 맞추어야 하는 ADA 요구 때문에 점점 더 인기를 끌고 있다(Lechner, 1998).

근로자의 역량과 한계가 요구되는 작업/작업장을 매칭하는 개념은 FCE 적용의 기저를 이루는 기본적인 가정이다. FCE의 가장 중요한 측면은 역량 측정이 작업에 의해 제기된 요구에 특수한 것이다. 작업요구를 추정하는 것은 과학적으로 입증되지 않은 부정확한 일반화이다. 형식적인 직무분석이 특수한 직업에서의 직무 능력을 측정하려는 FCE에 바람직하다. 근로자와의 논의(상의)와 서면 기업 직무기술서 또한 작업 요구의 정확한 평가를 얻는데 유용하다.

FCE는 대개 클리닉에서 수행되고 2일 간에 걸쳐 2~4시간의 지속시간에 이를 수 있다. 프로토콜들은 일당과 주당 근무를 위한 작업 활동을 유지하는 능력을 예측하기 위해 틀에 박힌 또는 단기간에 거의 최대 수준으로 수행되는 작업에서 추론(추정)된다. FCE작업의 성능은 종종 실제 일자리 요구들이 과정 동안 자주 측정되지 않기 때문에 집단 또는 동료기준(규범/표준)과 비교된다. 치료사들은 클라이언트의 안전 성능을 보장하기 위한 평가에 걸친 좋은 관찰 기술을 사용하는 것이 중요하다.

FCE는 일반적으로 두 가지 범주로 분류된다: 포괄적이고 업무에 한정된(Frings-Dresen & Sluiter, 2003; King, Tuckwell, & Barrett, 1998). 포괄적인 FCE를 관리(/집행)할 때, 대부분의 평가자들은 직위표(/직업명칭사전)에 수록

된 모든 20가지 물리적 요구를 커버하는 완전한 일련의 작업들을 사용한다(United States Department of Labor Employment and Training Administration, 1977).

업무에 한정된 검사에서, 평가자들은 단지 작업에 직접적으로 관련된 업무들만 테스트한다. 직업 전문 검사는 더 비용효과가 높고 종종 장애 판정에 사용된다. 그러나 만약 클라이언트가 이전 작업에 복귀할 수 없다면 그러한 경우에 추가 검사가 요구될 수 있다.

FCE 보고 형식은 1페이지에서 35페이지 이상에 이르기까지 길이에 있어서 다양하다. 주요 목적은 클라이언트의 앉아서 하는 것부터 힘든 것까지 전반적 노력(행사)에 대한 안전 수준을 설명하기 위함이다. 요약 표지는 대개 위탁 자료에 FCE 정보를 제출할 때 데이터 수집 형태로 부착된다.

이러한 전례 없는 근로자의 보상비용과 장애비용이 있는 때에, 근로자들을 가능하다면 유급 고용으로 복귀시킬 절실한 필요와 일을 할 수 없는 사람들을 위한 적합한 장애 결정을 내릴 긴급한 필요가 있다. 잘 설계된 FCE는 임상적 의사결정을 위한 다양한 범위의 기능적 활동에 대한 객관적 정보를 제공할 수 있다(Isernhagen, 1988; Lechner, Jackson, Roth & Straaton, 1994; Lechner, Roth, & Straaton, 1991).

현장실습 전 평가

현장실습 전 평가(PPA)는 개인이 작업을 수행할 수 있는지 결정하기 위해 고용주에 의해 사용된다. 이러한 평가의 결과는 고용주가 개인 자신들 또는 다른 이들의 안전에 대한 위험 없이 작업에서 개인의 위치에 관한 적절한 의사결정을 내릴 수 있도록 해준다. 적절한 PPA는 직원 부상의 횟수와 비용뿐만 아니라 질병 때문에 질병 탓으로 인한 잦은 결근을 줄일 수 있다(Nachreiner et al., 1999).

1990년 ADA법 통과 이전에, 사전 작업 검사는 어떤 종류의 질병이나 부상의 증대된 위험을 보여주는 경우, 개인을 고용에서 제외할 목적으로 수행되었다(Andstadt, 1989). 이러한 검사는 이제는 합법적이지 않다. PPA가 이 검사를 대신하게 된다. 신청자는 이제 PPA의 성공적인 완성을 기반으로 고용의 조건부 제안을 받아야 한다. preplacement 스크린은 지원자를 배제하기 위한 수단이 아닌 부상 예방 전략으로 볼 수 있다. 고용주의 일자리 제안을 철회할 결정은 수용하든 수용 안하든 작업의 필수 기능을 수행할 신청자의 불능 상태를 기반으로 해야 한다. 유망한 직원은 업무의 필수적 기능을 수행함에도 불구하고 특수한 부상이나 질병으로 확실한 위험에 처했을 때는 업무가 거부될 수 있다. 고용주들은 이러한 위험을 줄이기 위해 가능한 한 많은 적절한 편의를 제공하도록 요구된다(Nachreiner et al., 1999).

작업치료사는 사전 배치(Preplacement) 검사를 설계하고 관리한다. 심사는 고용의 조건부 제안 후에 발생하고, 이는 특정 직위의 모든 지원자들에게 적용되어야 한다. 첫째로, 치료사가 직무의 필수적 기능을 알아내도록 직무기술서가 요청된다. 직무기술서가 없는 경우, 치료사는 직무의 신체적 요구를 정하는 직무분석을 수행해야 한다. 이는 작업을 관찰하고, 업무를 수행하는 근로자들을 비디오 녹화하고 적합한 사전 배치 검사를 설계하기 위한 정확한 정보를 얻기 위해 워크스테이션(컴퓨터) 을 측정한 결과 수집을 수반한다. 사전 배치(Preplacement) 검사가 무엇을 테스트하려는 것인지 확인하기 위해 특정 업무를 수행하는 현 직원들의 표본이 직무기술서를 입증하고 시험 테스트를 하는 데 선택된다. 작업설명서가 개발되면, 치료사는 표준화된 업무상 신체적 요구 검사를 전개한다. 사전 배치(Preplacement)검사가 무엇을 테스트 하려는 것인지 확인하려면 특정 작업을 수행하는 현 직원의 표본이 작업설명을 검증하고 테스트를 추진하는 데 선택된다. 치료사는 작업의 신체적 검증 요구에 따라 개인의 성능을 순위로 평가한다. 신청자는 점수 정보를 받는다. 평가자는 고용에 관한 설명을 하지 않는다. 궁극적인 결정은 고용주의 손에 있다.

작업 강화와 작업 조건부 프로그램

작업 강화라는 용어는 1970년대 후반에 전문가들이 작업을 치료나 평가 양상으로 사용하면서 생겨났다. 동의어로 사용되는 다른 용어는 작업 조건, 작업 준비 그리고 작업 역량이 있다(Isernhagen, 1988). 1989년 재활시설 인증위원회(CARF, 1988)은 공식적으로 **작업 강화**를 개인의 직장 복귀를 위한 역량을 극대화 하기 위해 설계한 고도로 구조화된, 목표 지향적이고 개별화된 치료 프로그램으로 정의했다(69쪽 참고). 그 가이드라인(지침)은 작업 강화 프로그램이 도움을 주는 사람의 학제적 특성이며 기능적, 신체적, 행동적 및 직업적 요구를 해결할 수 있도록 권장한다. CARF는 생체 역학, 신경 근육, 심혈관/대사, 행동 및 직업적 기능을 향상시키는 조건부 활동을 통해 실제 또는 시뮬레이션 된 작업 활동 이용을 제안했다(King, 1998). 작업 강화 프로그램은 보통 운동 장비, 작업 시뮬레이션 영역, 테스트와 평가를 위한 조용하고 사적인 공간을 이용한다.

작업 컨디셔닝 프로그램은 힘, 인내력, 유연성, 운동 제어 및 심폐기능 문제를 해결하는 신체 훈련을 강조한다(Helm-Williams, 1993). 이 프로그램은 작업 강화 프로그램보다 지속시간이 더 짧고, 운동, 에어로빅 훈련, 교육 및 제한된 업무 시뮬레이션을 사용하고, 작업 강화 프로그램보다는 신체적 공간을 덜 필요로 한다. 직업훈련 프로그램은 일반적으로 한 가지 또는 두 가지의 규율만 있고 대개 반나절 프로그램이다. 작업 강화와 직업훈련 프로그램들은 점차 산업공원, 번화가 쇼핑몰, 오피스 단지 및 작업장에서와 같은 비의학적인 환경에 위치되고 있다. 작업 현장에서 수행된 프로그램은 더 현실적인 환경을 제공하고 근로자를 고용주와 친밀한 상태에 다시 직장에 배치한다.

작업 강화와 직업훈련평가와 치료과정은 클라이언트들이 부상에 뒤따르는 통증이나 기능장애 때문에 직장으로 복귀할 수 없어 프로그램 참여에 동의함에 따라 기준 강화를 수반한다. 클라이언트는 고용능력과 직업 지향의 목표 향상을 위한 적합한 진단이 필요하다(King, 1998). 처음에 작업치료사는 클라이언트의 의료와 업무 기록과 관련한 중요한 정보를 얻기 위한 인터뷰를 진행한다. 어느 과정이 효력이 있고 과거에 실패 했었는지에 대해서뿐만 아니라 클라이언트가 느끼는 자신의 상태에 대한 믿음이나 오해에 대한 확인을 할 수 있다. 직업 기록, 부상 이전과 부상 이후 및 얼마나 클라이언트가 결근을 했는지 또는 얼마 동안 격무면제를 받았는지가 직업 재활 프로그램을 설계하는데 있어서 중요한 정보이다. 클라이언트의 기능 역량평가는 어느 훈련이나 /또는 작업 관련 활동수행 이전에 진행된다. 이 평가의 목적은 클라이언트의 현 기능적 상태, 작업 활동과 관련한 행동, 활동 후 잠재적 증상 대응, 신체 역학 기술들에 더 친밀해지기 위함이다. 이 정보는 클라이언트의 직업 요구와 진행 목표와 비교된다.

작업 강화와 훈련 프로그램의 진행시간이 개별화된 치료 요구와 프로그램에 의해 수립된 치료 계획에 따라 다르다. 일반적으로, 하루에 2시간 동안 프로그램이 진행되고 4시간까지 늘어난다. 이는 고도로 집중되고 잘 관리된 치료 계획을 필요로 한다. 대부분의 프로그램이 강화와 작업 시뮬레이션 활동에 이은 준비운동으로 시작을 한다. 부상에 대한 위험 요소와 적절한 신체역학을 이용한 부상의 예방에 관한 교육은 프로그램에 섞여 있다. 클라이언트들은 (1)목표를 달성하고, (2)성장이 멈추거나 미세한 수준으로 느려지고, (3)클라이언트가 합병증 문제가 있거나, (4)클라이언트가 프로그램에 불응할 때 프로그램을 그만두게 된다.

직업 재활은 작업 강화와 훈련 프로그램 측면을 결합한 프로그램을 반영하는 가장 최근에 생겨난 용어이다. 직업 재활은 등급화된 신체적 훈련/실제의 또는 시뮬레이션 한 작업 활동을 통한 강화 운동과 기능적 업무로 구조화된 프로그램이다. 치료는 개인의 심폐, 신경근 골격 모델(강도, 인내력, 움직임, 유연성, 안정성, 운동 제어) 기능과, 생물 역학적/인간 성능 수준 및 작업 요구에 관계함에 따라 **사회심리학** 측면을 향상시키기 위해 설계되었다. 직업 재활은 안전, 신체 인내성, 작업 활동 및 기능 역량 문제를 해결하는 반면 극심한 관리와 직장으로의 복귀 사이의 전환을 제공한다(Ellexson, 2000).

사례관리

작업치료사의 증가는 사례관리 역할을 띠고 있다. 흥미롭게도, 사례관리는 직업이 아니다. 그것은 직업 내에서 실습 영역이다. 치료사, 간호사, 사회 복지사, 재활 상담원은 모든 사례관리자의 역할을 할 수 있다. 그들의 목표는 성공적이고 비용 효율적인 방법으로 클라이언트를 직장으로 복귀시키는데 성공하는 것이다.

미국의 비영리 단체 사례관리 협회(CMSA 1995)가 1989년 설립되었다. **사례관리**실습 기준문서는 "소통을 통해 개인의 건강요구에 맞추어 비용절감 결과를 증진하기 위해 평가하고, 계획하고, 수행하고, 조율하고, 모니터링하고, 평가하는 옵션과 서비스 협력 과정" 으로 정의한다(8쪽 참고). 자격 과정은 전문적 실행을 모니터하고 사례관리 기능을 수행하는 사람들에게 실습 기준을 제공하도록 수립된다. 자격 여부, 성공적인 사례관리자는 의사소통, 사교 능력, 관계 구축에 숙련되어야만 한다. 또한 비용 효율적인 자원을 파악하는 기술을 증명하고 케이스 종결을 위한 적합한 알선을 해야 한다.

근로자의 보상이 연관된 작업 부상의 경우에, 사례관리자는 몇몇 관여자들과 상호 교류할 수 있다.: 부상 당한 직원, 고용주, 보험회사, 의사가 있다. 각 참가자는 부상에 대한 다른 관점을 가지고 있다. 그러나 사례관리 서비스는 보상 사례에만 국한되지 않는다. 이는 정신질환 및 발달 장애를 가진 사람들을 수반하는 것과 같은 재활의 다른 영역에서와 마찬가지로 중요하다. 다른 집단에서의 사례관리 업무의 주요 차이점은 팀 참가자들이고 성공적인 결과를 내기 위해 조사한 재원들이다. 도와주는 집단에 관계없이 사례관리는 복잡한 자원과 서비스의 결합을 조정하는 능력을 요구한다. 이러한 기술은 적어도 부분적으로 임상 경험에 의존한다.

설정 Settings

작업치료의 직업 프로그램은 매우 다양한 환경으로 드러난다. 기존의 환경은 병원, 클리닉, 학교가 있다. 비전통적인 작업치료 설정은 산업 현장 프로그램, 피트니스 센터, 지역

표 49.2 작업: 근거에 기반한 개입의 표본

저자(입안자)	목적 또는 연구 설문	결과
Amini, 2011	직업 관련 부상이나 팔뚝, 손목 및 손의 질환을 가진 개인의 재활에서 어느 작업치료 개입이 효과적인가?	직업기반 활동이 적합하지만 그러나 효과를 지지하기에 제한적인 증거이다. 이 검토는 많은 클라이언트의 수가 일반적으로 사용되는 양상과 방법에 관련한 작업치료 사용을 통해 긍정적 영향을 받을 수 있다는 전제를 뒷받침한다.
Bond, Drake, & Becker, 2008	심각한 정신 질병을 겪는 클라이언트의 지지를 얻는 개인의 배치와 지원(IPS) 모델을 지지하는 근거는 무엇인가?	근거에 기초한 지지되는 고용의 수, 일관성, 효과 크기들이 극심한 정신 질병을 가진 사람이 이용할 수 있는 가장 강력한 개입 중의 하나로 수립한다.
de Boer et al., 2011	암환자의 직장 복귀를 향상시키는 목표를 하는 개입의 효력을 평가하기 위해	적절한 품질 근거가 직장에 복귀하는 암환자인 근로자들이 암환자들이 평소의 관리와 비교한 종합적인 개입의 혜택을 얻는 것을 보여주었다.
Schaafsma et al., 2010	요통을 가진 근로자들이 낭비시간을 줄이는 신체적 조건부 프로그램의 효과를 비교하기	요통 환자인 근로자의 일반치료나 다른 운동과 비교했을 때 병가를 줄이는 신체적 조건부 프로그램의 효율성은 불확실한 것으로 남아있다. 격심한 요통을 겪는 근로자들은 이러한 프로그램이 병가와 관계가 없을 수 있다; 그러나 아급성이며 만성적인 요통의 경우 병가감소에 긍정적 영향을 끼칠 수 있다. 직장은 성과를 향상시킬 수 있다. 신체적 조건부 프로그램과 직장 복귀의 이면에 매커니즘을 더 잘 이해하는 것이 더 효과적 개입을 발전시키도록 할 수도 있다.
Cheng & Hung, 2007	직장 복귀하는데 직장기반의 재활프로그램은 실제 작업시설이나 환경에서 치료법 사용에 기반하는 직업 관련한 회전근개근육의 결과는 무엇인가?	작업기반한 작업 강화 프로그램은 병원기반의 작업 강화 프로그램과 비교하여 개입 후에 즉각적으로 평가되는 만큼 부상당한 근로자의 직장 복귀과정을 촉진하는데 더 효과적인 것 같다.
Snodgrass, 2011	어느 작업치료 개입이 직업 관련요통 부상이나 질환을 가진 개인의 재활에 있어서 효과적인가?	개입이 효과적이기 위해, 작업치료의사는 전체적인 클라이언트 중심의 접근을 해야 한다. 연구 조사가 작업치료사가 클라이언트의 요구를 다루는 데 다양한 전략을 고려하도록 필요한 것을 지원한다. 특히, 요통 부상이나 질병을 가진 사람에 대한 개입은 생물정신사회적이고 적극적으로 신체적 손상뿐 아니라 사회 심리적 요구를 해결하고 개입 과정의 초반에 재활 과정에 적극적으로 포함시키는 클라이언트 중심의 접근을 통합해야 한다.
van Geen, Edelaar, Janssen, & van Eijk, 2007	불특정한 만성 요통을 가진 환자들의 작업 참여에 종합적인 척추 훈련의 장기간 효과 결정하기	장기적으로, 종합적인 척추 훈련은 불특정한만성 요통 환자의 작업 참여에 긍정적인 효과를 갖는다.
Webb et al., 2009	이 연구의 목적 중 하나는 어떤 개입이 직장 기반의 음주 문제를 줄이는데 가장 효과적인지 결정하는 것이다.	짧은 개입, 건강과 생활방식, 사회심리적 기술훈련 및 동료 위탁에 포함된 개입이 이로운 결과를 도출하는 잠재력을 가지는 것이 명확한 것으로 보인다.

사회 재활 프로그램을 포함한다. 환경에 관계없이 업무의 치료적 가치에 초점을 두는 것이 작업치료의 핵심 요소이다. 이러한 다양한 환경에서의 작업치료 서비스는 그것이 얼마나 효과적인지에 대해 계속하여 관심을 받고 있다. 이러한 환경 개입을 지원하는 근거를 **표 49.2** 예를 통해 보자.

현장 재활과 부상 관리

1980 년대에 산업 재활 운동은 산업 현장 재활 프로그램의 개발을 위한 원동력을 제공했다. 산업의 현장에서 일하는 작업치료사들이 직업 재활에 관련된 사람들의 일부만을 나타내고는 있지만, 이 재활 프로그램들의 많은 혜택이 지속적인 성장을 발전시킨다(Jundt & King, 1999; Tramposh, 1998). 현장에서 일하거나 산업에서 컨설팅하는 작업치료사들은 예방, 평가, 재활 프로그래밍 등 다양한 역할을 한다. 현장 프로그래밍의 장점은 전반적 비용을 줄어들고 품질 관리가 향상된다(B. A. Larson, 2000; Melnik, 2000). 또

고용주와의 의사소통을 향상시키고, 높아진 자율성 및 작업 치료의 전체론적 철학에 일치하는 정보로부터 평가하고 개입하는 능력을 누린다.

클라이언트는 여러 가지 방법으로 현장 프로그램의 혜택을 얻는다. 약속 대기시간을 줄이거나, 즉각적 관리를 통해 회복을 향상시킬 수 있다. 현장 치료사의 산업 환경 문화로 흡수되는 것은 모든 작업 의무를 향한 적절한 제한된 의무 배치와 진행을 높일 수 있다.

작업 요구와 근로자의 신체적 능력을 인지하는 것은 근로자에게 생산적 고용을 안전하게 지속하도록 하는 동안 재부상을 예방할 수 있다.

고용주는 또한 현장 프로그래밍의 이익을 얻을 수 있다. 성공적 프로그램은 고용주가 근로자의 재활 경로를 감독하게 한다. 의사소통은 직원, 관리자 및 치료사 간의 현장의 상호 작용을 통해 향상된다. 향상된 의사소통은 전반적 노동자의 보상 비용을 감소시키며, 재활 과정을 빠르게 한다(Tramposh, 1998). 외부 병원으로 왔다 갔다 하는 이동 관련 비용 또한 근로자들에 대한 방문치료로 현장에 남아 있음으로써 줄일 수 있다.

현장 치료사들은 클라이언트에 대한 현실적인 프로그램을 향상시키고 이른 재활 혜택을 덧붙여 산업 문화의 몰입을 누린다. 또한 종종 자율적으로 일하고 철저한 작업 부상 평가, 재활, 예방 및 사회심리적 측면의 장애를 철저히 이해를 필요로 한다(B. A. Larson, 2000; Tramposh, 1998). 또한, 재활 시스템에 대한 지식, 작업을 분석 할 수 있는 능력 및 독창적으로 물리적 환경에 적응하는 능력들은 모두 중요한 기술이다. 이 환경은 의사결정과 다양한 사회경제적이고 문화적 배경에서의 사람을 다루는 기술을 필요로 한다. 치료사의 역할은 종종 부상당한 근로자, 고용주 그리고 근로자의 보상 경력, 각각이 불러일으키는 관점이나 문제들 사이에서 중재인의 역할을 한다.

현장 예방 프로그램은 요통 학교, 스트레칭 프로그램, 피트니스 프로그램 및 다른 건강증진 또는건강 활동을 포함한다(Melnik, 2000). 예방은 또한 근로자 증상 조사, 위험 평가, 인간공학적인 평가, 직무기술서 서술, 안전 팀과 위원회의 참여를 포함한다(Rothman, 1998). 이 프로그램은 반드시 계속적으로 변화하는 산업 환경에 적용 가능해야 한다. 성공적 프로그램이란 관리 지원, 감독의 동의, 근로자의 참여, 그리고 지속되는 지지와 강화를 필요로 한다(Melnick, 2000). **그림 49.3** 참고.

부상 당한 근로자에 대한 현장 병원에서의 평가와 재활치료는 다양한 범위의 서비스를 포함한다. 조기 개입의 평가는 가벼운 증상이나 불편함을 겪은 근로자를 검사하고, 교육 및 예방 활동을 한다(Olson, 1999). 종합 평가는 특정 부상자들의 평가뿐 아니라 기능능력 평가까지 관련시킨다. 재활 프로그램은 손목 관절과 같은 특정 부상의 관리나, 또는 더 강화된 작업 강화와 조건부 프로그램을 수반한다. 현장 치료사 작업자의 신체적 업무 요구의 맥락 내에서 통합 서비스의 이점을 갖는다. 또한 직무분석, 인체공학적 분석, 취업 알선 및 제한된 의무 프로그램의 설계에 관여할 수 있다. 현장에서 작업치료사의 역할은 작업자와 고용주를 위한 안전하고 효율적이며 생산적인 작업환경을 개선하는 예방, 평가, 중재 서비스를 제공하는 것이다.

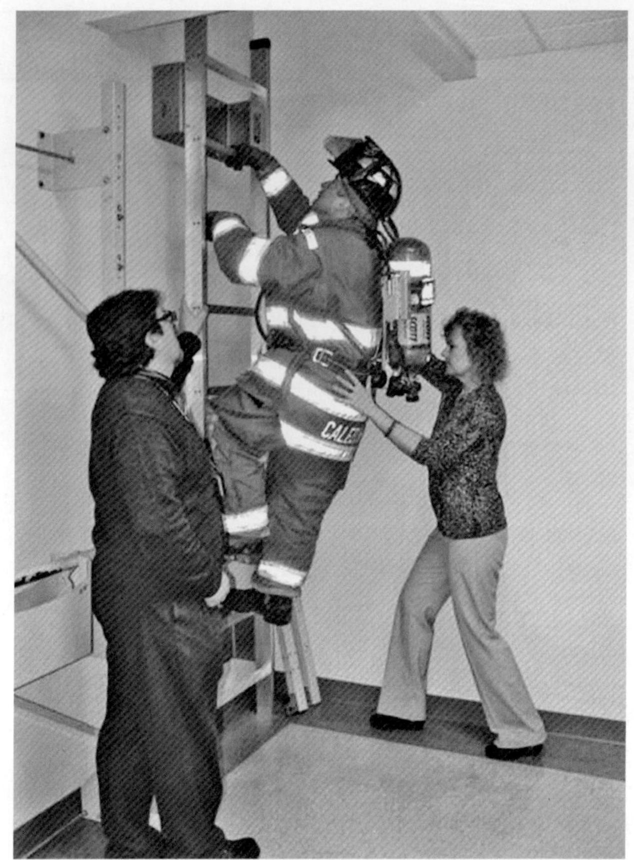

그림 49.3 치료사가 직업현장의 직업분석을 시행하고 있다.

작업 클리닉

작업치료의 역사 동안 귀중한 직업에 대한 참여는 재활의 기초를 제공하고 있다(Lysaght & Wright, 2005). 1970년대 후반과 1980년대, 강화한 재활 프로그램의 결과로 직장 복귀에 초점을 맞춘 서비스를 제공하는 많은 산업 재활 병원들이 생겨났다(Jacobs & Baker, 2000; Tramposh, 1998). 개인화된 치료 프로그램은 클라이언트의 직업에서 중요한 측면을 시뮬레이션 하는 것을 기초로 기능적 역량평가와 혁신적인 강화훈련을 수반한다. 재활치료는 작업자의 실제 업무를 나타내는 워크스테이션을 만드는 것을 포함하고 있다. 통합 서비스는 클라이언트의 업무에 대한 한계를 파악하고, 생산적 고용으로 향하도록 진보하기 위해 설계된 것이다. 비록 작업의 주요 중점은 "재활 치료의 끝"이라는 점에서 명확했지만 다른 재활 환경보다 덜 명확하다. 안전하고 생산적인 직장 복귀는 작업치료의 모든 맥락에서 어느 정도 관련된다.

병원기반의 자치 병원

전통적인 작업치료 프로그램은 질병이나 부상을 입은 개인들에게 입원환자 및 외래환자 서비스를 제공하는 병원이나 크리닉에 있는 프로그램이다. 재활 치료의 중점으로써 작업은 환자들로부터 직면한 다차원적인 문제들을 분석하는 작업치료 의사에 의해 강화될 수 있다. 표준화된 재활 평가도구들을 사용할 수 있고 작업장의 요구와 관계된 개인의 신체적, 인지적 및 행동 능력을 평가하도록 맞춤 제작될 수도 있다. 이러한 기술은 생산성, 대인관계 기술, 안전 체계 내에서 측정된다(Chappell, Higham, & McLean, 2003; Jackson, Harkess, & Ellis, 2004). 치료 프로그램은 확인된 부족 분야를 처리하고, 실제 작업장 요구사항 예측 불가능한 특성을 시뮬레이션 한다. 연구 결과들은 작업 능력을 해결하는 형식적인 툴의 사용이 과단성과 치료사의 명확한 권고사항을 향상시키고 보고를 형식화하는 명확한 기준을 제공했다. 그리고 클라이언트들은 대안 작업, 추가 교육, 자발적인 작업 옵션을 수반하는 대안이 제시된 것에 만족감을 표했다(Jackson et al., 2004). 또한 표준화된 평가 사용이 취미와 여가 추구에 있어서 클라이언트의 참여를 향상시키는 결과를 낳았다.

작업치료사는 재활 프로그램을 설계할 때 고용에 대한 장벽을 고려해야 한다. 문제 영역을 인지하는 것이 평가, 훈련, 개입을 설명해줄 수 있다. 교통시설 부족, 재정 혜택 손실에 관한 우려, 사회적인 연방제 프로그램에 대한 인식 부족이 장애인들의 고용 장벽의 예로 인용되고 있다(Fiedler et al., 2002). 작업치료 개입은 적절한 시기에 제공되는 특별히 설계된 재활 프로그램과 교육을 통해 그 장벽을 극복하는 데 초점을 맞춘다. 입원환자 재활치료 부서에서 퇴원했던 척수손상을 입은 개인에 대한 연구에서, Fiedler와 동료들은 업무상 서비스에 대한 정보가 유지와 유용성을 제한하며 재활 과정에서 너무 빨리 제시되었다는 것을 알아냈다. 비록 직업 정보의 조항은 관리 차원 기준이었지만, 대부분의 연구 참가자들은 그들에게 사용 가능했을 연방의 직업 프로그램에 대해 알지 못했다.

재활 단계는 작업치료사에게 작업활동 참여에 대한 문제와 장벽을 연구할 다양한 기회를 제공한다. 병원이나 크리닉에서 서비스를 받는 사람들을 위한 포괄적인 작업치료 프로그램은 직업기반의 표준화된 평가, 평가에 의해 유도되는 개별화된 개입, 고용 장벽 인식으로 알려진 영역에서의 교육과 훈련을 포함한다.

커뮤니티 작업 프로그램

작업치료 의사들은 직업 탐구 및 정신질환과 발달 장애를 가진 사람들의 배치를 위한 사회적 맥락을 사용하고 발달시키는데 중요한 역할을 한다. 치료 전문가들은 강력한 지원망과 고용주와 다른 공동체 직업 서비스 기관과 의료인과의 관계로 형성된 공동체 프로그램을 발전시키는 데 중요하다.

사례 연구 49.2 토드 씨: 부상 당한 판금공

토드 씨는 42세의 판금공으로 고용된 근로자이다. 그는 네 가족을 부양하는 주요 수입원이다: 두 아들과 부인. 두 달 전, 기계가 오작동하여 압인기가 그의 오른 손을 으스러트렸다. 손을 구조적으로 복구하기 위한 몇 차례의 수술을 받았다. 오른 손의 감각, 근력 및 조정력에 장애가 생겼다. 근로자 보상금이 그에게 소득 형태와 의료비용의 재정 지원을 제공했지만 그의 직장에 대해 언제 그리고 직장으로 복귀할 수 있을 지의 여부에 대해 걱정이 들었다. 그의 의사는 직업 재활 프로그램을 언급했다.

■ **질문**

토드 씨의 재활을 위한 작업치료과정은?

어떻게 치료사가 토드 씨의 직장 복귀에 대한 기능 능력을 알아내는가?

■ **토론**

치료사는 토드 씨의 직업, 사회적, 의료 기록을 검토해야만 한다. 접수면접이 토드 씨의 이전 직장으로의 복귀 욕망을 알아낼 것이다. 고용주와/또는 토드 씨가 기록한 직무기술서가 얻어져야 한다. 처음 근골격계 검사는 토드 씨의 장애 정도를 알아내는 데 시행되어야 한다. 직업 재활 프로그램은 그리고 나서 이러한 장애를 해결하도록 수립된다. 프로그램은 이전 업무를 수행할 기능적 역량을 가질 수 있도록 작업 시뮬레이션을 포함해야 한다. 고용주와 /또는 사례 담당자와의 의사소통은 작업 계획으로 빨리 돌아가도록 증진하는데 중요하다. 고용주는 토드 씨의 능력을 이해하고 치료사가 직무 적응 측정을 충분히 설명한다면 토드 씨에게 곧 돌아오길 기꺼이 받아들일 수 있다.

사회적 맥락에 영향을 미치기 위해 치료사들은 다양한 관리 기술을 사용한다: 요구 평가, 프로그램 개발, 작업 장소 개발, 배치의 평가와 모니터링, 공동체 수준에서의 지지를 필요로 한다(Ramsey, Starnes, & Robertson, 2000).

직업 프로그램에 참여하는 작업치료사는 근로자를 작업하도록 전환하는데 도움이 되는 작업 유인 문제에 관해 잘 알고 있어야 한다. 유급 고용으로 전환하기까지 연금 수령의 혜택을 지속하도록 자격을 부여하는 정책을 유지하기 위해 보존적 소득보장(SSI), 사회보장 상해 보험(SSDI), 복지에서 노동으로의 유인 및 다른 공공 보조 프로그램이 잘 이해되어야 한다.

심각한 정신질환 및 발달 지체를 가진 사람들의 직업 요구를 해결하는 많은 다양한 프로그램 모델들이 있다. 전반적으로 프로그램 모델들은 두 가지 범주로 분류된다 : 훈련 프로그램과 훈련과 배치하는 프로그램이 있다.

교육 프로그램

시뮬레이션 된 실제의 작업환경은 클라이언트에 대해 일반 업무 습관과 특정 작업 기술 훈련을 위해 설계된 훈련 프로그램에 사용된다. 이러한 프로그램은 클라이언트가 최소한의 최저임금으로 유급 고용될 수 있도록 장려한다. 통합된 환경은 정신 질병이나 발달 장애가 없는 개인에도 추가 학습 기회를 제공한다.

배치 및 훈련 프로그램

배치 및 훈련 프로그램은 클라이언트에게 실제 작업환경에서 문제를 해결하고 작업 방식에 적응하도록 요구하는 실제 작업환경으로 투입시킨다. 처음에, 작업치료사는 의료 및 근무 기록, 근무 기술, 사회적 기술, 특정 업무 스트레스, 수송 요구 등등을 평가하며 적절한 직업 배치를 결정하기 위해 클라이언트의 직업적 잠재력을 측정할 것이다. 어디에도 모든 클라이언트의 요구를 수용하는 작업 프로그램을 설계하는 가장 좋은 방법이 존재하진 않는다. 대신, 다양한 서비스를 제공하는 작업치료 프로그램은 클라이언트와 고용주의 요구에 최선으로 대답한다.

직업 교육 프로그램은 서비스의 연속성을 필요로 한다. 이 프로그램의 개발자는 클라이언트가 연속의 끝 쪽에서 작업 습관과 기술을 쌓을 수 있도록 돕고 독립적인 시간제 근무 또는 연속체의 다른 쪽 끝에서 풀타임 유급 고용을 찾아내야 한다.

보호 시설을 갖춘 작업장

보호 시설을 갖춘 작업장은 장애인 작업환경의 많은 긍정적인 혜택을 제공하기 위한 비경쟁적 고용 환경이다. 직업 재활의 오래된 모델인 보호 시설 갖춘 작업장은 직업 능력 개발과 필요한 경우 행동 개입을 제공하면서 보호된 작업환경을 제공하기 위해 노력하고 있다(Siporin, 1999). 신체적 또는 정신적 장애를 가진 몇몇 개인은 사회적 기술, 개인 위생, 외모와 같은 경쟁적 고용 환경에서 수많은 문제들과 씨름하고 있다. 이 분야에 대한 어려움들은 포함을 육성하는 대신 개인을 더 고립시킬 수 있다(Krupa, Lagarde, & Carmichael, 2003).

Siporin(1999)는 작업치료사가 이상적으로 기존 기술을 구축하거나 또는 성공적인 취업을 목표로 새로운 기술 훈련을 하도록 클라이언트를 보조하여 보호된 작업장 환경에서 작업에 이상적으로 적합하다고 제안했다. 보호된 작업장 환경에서 작업치료사의 역할은 일상 생활, 감각 운동 능력, 인지 능력, 사회적 기술의 활동을 평가 및 교육하는 것을 포함한다. 이 작업장의 보호 환경이 장애를 가진 일부 사람들을 위한 성공적인 옵션을 유지하는 반면, 고용 지원이 클라이언트들에게 사회에서 경쟁적 임금을 벌도록 함에도 불구하고 많은 사람들에게 삶의 질을 향상시키는 더 나은 옵션임을 입증하고 있다(Bond, 2004; Siporin & Lysack, 2004).

지원 고용

지원 고용은 강점, 자원, 우선 순위, 관심, 능력, 역량, 관심, 그리고 개인의 정통한 선택과 일치하는 통합된 작업환경에서 경쟁력 있는 작업을 의미한다(Rehabilitation Act Amendments, 1998). 1986 년 재활법 개정안은 보호된 작업장에서 지원 고용 프로그램으로의 전환에 대한 발판을 제공했다. 그것은 미국 사회의 경제, 정치, 사회, 문화, 교육 주류에 장애인을 포함하고 통합을 촉진하기 위한 것이었다. 그것은 일이 장애인을 포함, 모두를 위한 가치 있는 활동이라는 전제에 근거했다. 이 일은 생산, 촉진된 자립, 향상된 자신감, 경쟁력 있는 임금 소득을 포함하는 미국에서의 삶의 주류에 참여를 허용하는 개인의 필요를 충족시킨다는 것을 언급했다.

지원 고용의 세 가지 중요한 특징은 유급 노동, 통합된 작업환경에서의 고용, 지속적이고 주기적인 훈련 요구에 만족하기 위한 가능한 진행 지원 서비스들이다. 작업 서비스는 작업 감독, 직업 훈련가, 작업 연구 코디네이터 및 / 또는 취업 상담사를 포함할 수 있다. 연구 결과는 지원 고용에서의 참여

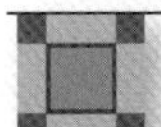

업무 딜레마

작업 실습의 문제

당신이 다음의 실습 환경에서의 작업치료사라고 상상해보라. 그리고 당신이 클라이언트를 위해 추구할 평가와 개입에 대해 설명해 보아라.

- 당신은 뇌성마비로 인해 상지의 경련을 앓고 있는 16살 남학생을 치료하는 학교기반의 치료사이다.
- 당신이 현장 서비스를 제공하는 공장에서 50세가 넘는 많은 근로자들을 고용한다.
- 당신은 두 명의 어린 아이와 8학년인 아이를 가진 27세의 싱글맘과 노숙자 쉼터에서 일하고 있다.
- 입원환자 재활치료 부서는 척수손상 환자의 치료에 대해 잘 알고 있다. 당신의 담당 건수는 16~35세 사이의 환자들을 수반한다.

가 장애인들의 삶의 질을 향상시켰다는 사실을 보여준다(Bond, 2004; Siporin & Lysack 2004). 지속된 기간 동안 경쟁적 직업을 가지고 있는 클라이언트들, 그들의 선택을 반영하는 일을 하는 클라이언트들에 의해 배치 이전에 훈련을 받은 것보다 작업환경에 직접 배치 되었을 때 더 큰 이점이 실현되었다.

강력한 근거가 재활 및 직업 서비스의 통합을 뒷받침한다(Bond, 2004). 다양한 연습 설정에서 작업치료사는 지원 고용에 준비하는 클라이언트에게 중요한 역할을 할 수 있다. 학교 시스템, 정신건강 상태 및 재활 부서는 모든 작업치료 개입의 중요한 결과로써 작업을 추진하고 있다. 작업치료사는 이상적으로 포괄적인 치료 프로그램의 일환으로 모터 기술 기능,인지 기능, 사회적 기술, 일상생활활동, 적응 장비를 수반하기 위해 자리한다. "작업치료사는 발달 장애를 가진 사람과 지원 고용의 복잡한 요구 그리고 심지어 경쟁적 작업 사이의 격차를 좁히는 데 기여할 수 있다.

자금 및 법적 문제 Funding and Legal Issues

작업 프로그램에서의 실습을 지배하고 영향을 끼치는 특정 법률이 있다. 치료사들은 이 법안에 익숙해져야 하고 실습과 그들이 돕는 다양한 집단에 어떻게 영향을 미치는 가에 대해 익숙해져야 한다.

근로자 보상

근로자 보상 법률 보상 법률은 실제로 개별 국가 근로자 보상법의 체계이다. 이 법은 (1)의료비용 및 부상 또는 직장에서의 발달 질환을 겪은 근로자들의 임금 손실을 보상해주고, (2)고용주들의 값비싼 과실 소송을 막기 위해 설계된 법이었다. **Box 49.2**는 전형적인 노동자의 보상 체계 특징을 개략적으로 설명한다.

대부분의 국가는 근로자의 보험에 가입할 고용주를 필요로 한다. 이는 고용주의 보험금 협의와 근로자가 제공하는 보

BOX 49.2 산업재해보상 체계의 특징

- 산업재해보상은 자동적이다. 작업자 부상과 질병이 고용 과정에서 발생한 경우 대개 보상 가능한 것으로 간주한다.
- 대부분의 산업재해보상 체계에서 임금손실 보상금은 보통 근로자 평균 주급의 1/2이나 3/4사이이다.
- 대부분의 산업재해보상 체계는 병원비, 재활비 및 인공기관비 같은 비용을 포함하는 의료비용 전액 지불을 요구한다
- 근로자 보상 집행은 대개 각 주의 위원회에 할당된다.
- 보상을 받을 때, 부상 당한 근로자는 고용주에 소송을 제기하기 위해 어느 관습법이든 포기한다.
- 영구적 특성의 부상인 경우, 부상 당한 근로자의 손실 비율의 달러가치가 부과되고 이는 영구적 부분 상해 또는 영구적 완전 상해로 알려져 있다.
- 대부분의 주에서, 한 명 또는 그 이상의 근로자들과 고용주는 보통 근로자 보험을 유지하도록 요구된다.
- 산업재해보상금은 보통 부상 당한 근로자의 고용 상태와는 구별된다.
- 각 주의 산업재해보상 위원회/이사회는 보통 행정부의 행정 규칙과 규정 및 청문 절차를 발생시킨다.
- 사실상 모든 산업재해 보상 체계들은 근본적으로 작업기반의 부상이나 질병을 얻은 근로자들이 금전적으로 또는 의료 혜택 보상을 받는 무결점 매커니즘이다. 어느 쪽의 잠재적 태만은 그들이 고용관계에 있는 한 문제가 되지 않는다. 근로자들은 임금의 일부(대개 2/3)와, 근무 중 부상당했을 때 의료비용에 대한 전액 지불을 보장받는다. 고용주들은 이러한 부상 또는 질병에 의해 감소된 비용을 보장받고 부상에 대한 근로자들의 추가적인 또는 후일의 법적 조치로부터 보호받도록 제공된다.

표 49.3 미국 장애인 차별 금지법의 다섯 주제

타이틀	분야	설명
I	근로자 조항	입사 지원, 고용, 승진, 해고, 보상, 훈련 및 다른 조건이나 상황 또는 고용 특권에 있어서 장애 근로자를 차별로부터 보호한다.
II	공공 서비스	공공 단체에서 장애인에 대한 차별 금지. 민간 부문을 제외한 모든 정부 프로그램, 서비스, 활동 및 고용을 포함시킨다. 교통 단체는 장애인의 승용차 접근이 가능하도록 하기 위해 최선의 노력을 하도록 요구한다.
III	공공 시설	두 번째 표제의 요구사항을 민간 부문 공공 시설로 확대한다. 모든 물품, 서비스, 특권, 이점 또는 어느 공공장소 시설이든 장애인에게 제공되어야 함을 요구한다.
IV	이동 통신	전기 통신 서비스는 언어관련 장애를 가진 사람에게 청각장애인 통신 장비 사용을 통해 소통할 능력을 제공하는 것을 요구한다.
V	여러 종류의 조항	기존의 조건부 조항을 계속 이용하지만, 장애를 기반으로 개인이 건강보험 거부 할 수 없도록 하는 보험 관련한 문제들을 해결한다. 장애인에게 동일한 또는 더 큰 보호를 부여하는 다른 연방 또는 주 법률을 제한하거나 무효화하지 않는다.

상금에 따라 다르다. 그러나 대부분의 국가들이 의료비용(재활 비용 포함), 장애(부분적, 전체적, 임시적, 영구적) 및 유족 급부금을 보상해준다(Business and Legal Reports, 1997; Fishback, 2010).

미국 장애인 법

ADA는 모든 고용 환경에서 신체적 또는 정신적 장애를 가진 자격 있는 개인에 대한 차별을 금지하기 위해 1992 년에 통과되었다. ADA는 다섯 가지 조항으로 나누어져 있다. **표 49.3**은 적용 범위의 개요를 설명한다. ADA 개정법은 2008년에 법으로 제정되었다. 개정법은 개인의 장애 문제 대신 문제가 되고 있는 차별에 초점을 맞춘다. "장애"의 정의와 "주요 생명활동"의 정의가 중요한 변화이다(U.S. Equal Employment Opportunity Commission, 2008).

1973년 재활법

ADA에 포함되는 개념 대부분은 1973 년 재활법을 근원으로 한다. 1973년 제정된 재활법은 그 조건에 의해 범위가 한정되어 있다. 연방 정부 기관, 연방 정부하고만 계약을 하는 정부 기관에 의해 차별을 금지 받았다. 정부 기금을 받는 세 가지 주요 수령 계층은 (1)공립 학교 체제; (2)대학이나 다른 고등 교육 기관; 그리고 (3)건강, 복지, 사회 서비스 제공 기관이 있다(Domer, 1998).

1992년 재활법이 개정되어서 장애인법 규정들에 부합할 수 있도록 이름을 ADA로 내세웠다. 국가계획은 각 주들이 재활행정청 장관에게 **직업 재활**을 위한 계획을 제출하고 계획을 관리하거나 감독하는 국가 기관을 지정했다. 1992 년 법률 개정은 개별 문서로 된 개인의 유일한 역량, 자원, 우선순위, 관심사, 능력, 역량과 동일한 고용 목적을 달성하기 위해 고안된 재활 프로그램을 강조했고 장기간 재활치료 목적의 진술을 포함한다. 장애(Disability)라는 용어는 장애(handicap)이라는 용어로 대체되었다.

법률은 훈련과 공동체 재활 프로그램을 규정했다. 이는 보조금과 계약이 직업적, 의료적, 사회적 및 심리적 재활프로그램을 통해 장애를 가진 사람들에게 재활 서비스를 숙련된 직원들이 제공할 수 있도록 하고 지원 고용 프로그램을 통해 독립적인 생활 서비스 프로그램과 클라이언트 보조 프로그램을 제공하는 것을 보장할 수 있도록 부여한다(Domer, 1998). 보조금과 계약은 장애인과 그들의 부모, 가족, 부양인, 변호인 및 권한 부여 받은 책임자들에게 훈련과 정보를 제공하기 위해 존재한다.

사회보장장애

1950 년대 중반에, 사회 보장법(SSA)은 장애를 가진 개인이 일반적으로 돈벌이가 되는 직업을 찾을 수 없게 될 때, 소득 보장을 제공하도록 고안된 사회보장 프로그램을 수립한다. 이 목적은 장애 때문에 스스로를 부양하지 못하는 사람들을 위한 재정 지원의 기본 수준을 제공하는 것이다. SSA 는 SSDI와 SSI 프로그램을 비롯하여 SSA에 의해 관리되는 장애 혜택 프로그램을 제공한다. SSDI 프로그램은 장애인 근로자, 부양가족, 그리고 근로자가 프로그램 조항에 의해 보험에 가입되어 있는 경우 미망인/홀아비에게 혜택을 제공한다. SSI 프로그램은 소득과 자산이 특정 수준 이하로 떨어진 장애인 개인에게 혜택을 제공한다(Domer, 1998).

결론 Conclusion

작업치료사는 학교를 기반으로 하는 전환프로그램에서, 그리고 평생 동안 직장 활동에서 계속 혜택을 받는 노년층 성인에 이르기까지 14세 이하의 클라이언트들을 위한 업무 문제를 다룬다. 실행 연습은 전통적이거나 비전통적인 환경을 포함하여 다양하다. 업무 관련된 평가와 개입은 클라이언트의 특정 요구, 환경, 체계를 처리하기 위해 의학의, 심리의, 행동적 및 철학적인 차원을 통합하는데 작업치료사가 필요하다. 클라이언트, 그들의 가족 및 팀 구성원과의 소통과 협업을 통해 모든 환경에서 성공적인 작업 프로그램으로 향상시킨다. 중요한 직업으로써의 작업의 기본전제는 작업 프로그램에서 작업치료를 위한 기초를 제공한다.

참고문헌 Reference

American Occupational Therapy Association.(2005). Occupational therapy services in facilitating work performance. *American Journal of Occupational Therapy*, *59*, 676–679.

American Occupational Therapy Association.(2008). Occupational therapy practice framework: Domain and process, 2nd edition. *American Journal of Occupational Therapy*, *62*, 625–683.

American Occupational Therapy Association Commission on Practice. (2010). Standards of practice for occupational therapy. *American Journal of Occupational Therapy*, *64*, S106–S111.

Americans with Disabilities Act of 1990, Pub. L. No. 101-336, 42 U.S.C.A. § 12101 *et seq*.

Amini, D.(2011). Occupational therapy interventions for work-related injuries and conditions of the forearm, wrist, and hand: A systematic review. *American Journal of Occupational Therapy*, *65*, 29–36.

Andstadt, G. W.(1989). Occupational medicine forum: Preplacement/preemployment physical examinations. *Journal of Occupational Medicine*, *32*, 295–299.

Bohr, P. C.(1998). Work analysis. In P. M. King(Ed.), *Sourcebook of occupational rehabilitation*(pp. 229–245) New York, NY: Plenum Press.

Bond, G. R.(2004). Supported employment: Evidence for an evidence-based practice. *Psychiatric Rehabilitation Journal*, *27*, 345–360.

Bond, G. R., Drake, R. E., & Becker, D. R.(2008). An update on randomized controlled trials of evidence-based supported employment. *Psychiatric Rehabilitation Journal*, 31,280–290.

Bureau of Labor Statistics.(2005). *Older workers and severity of occupational injuries and illnesses involving days away from work.* Retrieved from http://www.bls.gov/opub/cwc/sh20050713ch01.htm

Business and Legal Reports.(1997). *Encyclopedia of workers' compensation.* Madison, CT: Business & Legal Reports Inc.

Carrivick, P. J. W., Lee, A. H., Yau, K. K. W., & Stevenson, M. R.(2005). Evaluating the effectiveness of a participatory ergonomics approach in reducing the risk and severity of injuries from manual handling. *Ergonomics*, *48*, 907–914.

Case Management Society of America.(1995). *CMSA standards of practice for case management guidebook.* Little Rock, AR: Author.

Chappell, I., Higham, J., & McLean, A. M.(2003). An occupational therapy work skills assessment for individuals with head injury. *The Canadian Journal of Occupational Therapy*, *70*, 163–169.

Cheng, A. S., & Hung, L. K.(2007). Randomized controlled trial of workplace-based rehabilitation for work-related rotator cuff disorder. *Journal of Occupational Rehabilitation*, *17*, 487–503.

Commission on Accreditation of Rehabilitation Facilities.(1988). *1988 standards manual for organizations serving people with disabilities.* Tucson, AZ: Author.

Dahl, R.(2000). Ergonomics. In B. L. Kornblau & K. Jacobs(Eds.), *Work: Principles and practice—A self-paced course from AOTA*, *Lesson 12*, Bethesda, MD: American Occupational Therapy Association.

de Boer, A. G., Taskila, T., Tamminga, S. J., Frings-Dresen, M. H., Feuerstein, M., & Verbeek, J. H.(2011). Interventions to enhance return-to-work for cancer patients. *Cochrane Database of Systematic Reviews*,(2), CD007569.

Dickie, V. A.(2003). Establishing worker identity: A study of people in craft work. *American Journal of Occupational Therapy*, *57*, 250–261.

Domer, T.(1998). Regulatory agencies and legislation. In P. M. King(Ed.), *Sourcebook of occupational rehabilitation*(pp. 43–68). New York, NY: Plenum.

Eastman Kodak Company.(1983). *Ergonomic design for people at work: a sourcebook for human factors practitioners in industry including safety, design, and industrial engineers, medical, industrial hygiene, and industrial relations personnel, and management.* Belmont, CA: Lifetime Learning.

Ellexson, M. T.(2000). Job analysis. In B. L. Kornblau & K. Jacobs(Eds.), *Work: Principles and practice—A self-paced course from AOTA, Lesson 5*(pp. 1–14). Bethesda, MD: American Occupational Therapy Association.

Fiedler, I. G., Indermuehle, D. L., Drobac, W., & Laud, P.(2002). Perceived barriers to employment in individuals with spinal cord injury. *Topics in Spinal Cord Injury Rehabilitation*, *7*, 73–82.

Fishback, P. V.(2010). *Worker's compensation.* Retrieved from http://eh.net/encyclopedia/article/fishback.workers.compensation

Frings-Dresen, M. H., & Sluiter, J. K.(2003). Development of a job-specific FCE protocol: The work demands of hospital nurses as an example. *Journal of Occupational Medicine*, *13*, 233–248.

Gupta, J., & Stoffel, S.(2001). Take action: Occupational therapy and older workers. *Gerontology, Special Interest Section Quarterly*, *24*(1), 1–2.

Harvey-Krefting, L.(1985). The concept of work in occupational therapy: A historical review. *American Journal of Occupational Therapy*, *39*, 301–317.

Harwood, K. J.(2004). A review of clinical practice guidelines for functional capacity evaluations. *Journal of Forensic Vocational Analysis*, *7*, 67–74.

Helm-Williams, P.(1993, March). Industrial rehabilitation(Developing guidelines). *Magazine of PT*, 65–68.

Individuals with Disabilities Education Act Amendments of 1997, Pub. L. 105-17, § 602.(2002). Retrieved from http://www2.ed.gov/offices/OSERS/Policy/IDEA/index.html

International Ergonomics Association.(2010). What is ergonomics? Retrieved from http://www.iea.cc/01_what/What%20is%20Ergonomics.html.

Isernhagen, S. J.(1988). *Work injury: Management and prevention.* Gaithersburg, MD: Aspen Publishers.

Jackson, M., Harkess, J., & Ellis, J.(2004). Reporting patients' work abilities: How the use of standardized work assessments improved clinical practice in Fife. *British Journal of Occupational Therapy*, *67*, 129–132.

Jacobs, K., & Baker, N. A.(2000). The history of work-related therapy in occupational therapy. In B. L. Kornblau & K. Jacobs(Eds.), *Work: Principles and practice-A self-paced course from AOTA, Lesson 1.* Bethesda, MD: American Occupational Therapy Association.

Jundt, J., & King, P. M.(1999). Work rehabilitation programs: A 1997 survey. *Work: A Journal of Prevention, Assessment, & Rehabilitation*, *12*, 139–144.

Kardos, M., & White, B. P.(2005). The role of the school-based occupational therapist in secondary education transition planning: A pilot survey study. *American Journal of Occupational Therapy*, *59*, 173–180.

King, P. M.(1998). *Sourcebook of occupational rehabilitation.* New York, NY: Plenum.

King, P. M.(2005). Analysis of the reliability and validity supporting functional capacity evaluations. *Journal of Forensic Vocational Analysis*, *7*, 75–83.

King, P. M., Tuckwell, N., & Barrett, T. E.(1998). A critical review of functional capacity evaluations. *Physical Therapy*, *78*, 852–866.

Kornblau, B. L.(2000). The future of OT work practice. *Work programs: Special Interest Section Quarterly*, *14*(4), 1–2.

Kornblau, B. L., Lou, J. Q., Weeder, T. C., & Werner, B.(2002). Occupational therapy and theories of career choice and vocational development. In B. L. Kornblau & K. Jacobs(Eds.), *Work: Principles and practice—A self-paced course from AOTA, Lesson 2*(pp. 1–23). Bethesda, MD: American Occupational Therapy Association.

Krupa, T., Lagarde, M., & Carmichael, K.(2003). Transforming sheltered workshops into affirmative businesses: An outcome evaluation. *Psychiatric Rehabilitation Journal*, *26*, 359–367.

Larson, B. A.(2000). On-site work programs. In B. L. Kornblau & K. Jacobs(Eds.), *Work: Principles and practice—A self-paced course from AOTA, Lesson 8*(pp. 1–12). Bethesda, MD: American Occupational Therapy Association.

Larson, E. A.(2004). Children's work: The less-considered childhood occupation. *American Journal of Occupational Therapy*, *58*, 369–379.

Lechner, D. E.(1998). Functional capacity evaluation. In P. King(Ed.), *Sourcebook of occupational rehabilitation*(pp. 209–227). New York, NY: Plenum.

Lechner, D. E., Jackson, J. R., Roth, D. L., & Straaton, K. V.(1994). Reliability and validity of a newly developed test of physical work performance. *Journal of Occupational Medicine*, *36*, 997–1004.

Lechner, D., Roth, D., & Straaton, K.(1991). Functional capacity evaluation in work disability. *Work*, *1*, 37–47.

Lysaght, R., & Wright, J.(2005). Professional strategies in work-related practice: An exploration of occupational and physical therapy roles and approaches. *American Journal of Occupational Therapy*, *59*, 209–217.

Marshall, A.(2000). IEA Executive council defines ergonomics. *Congress Current*, August 1, 1.

Massy-Westropp, M., & Rose, D.(2004). The impact of manual handling training on work place injuries: A 14 year audit. *Australian Health Review*, *27*, 80–87.

Matoushek, N.(2005). Work integration programs: Improving return to work. *Advance for Occupational Therapy Practitioners, 21*(23), 15–16.

Melnik, M. S.(2000). Injury prevention. In B. L. Kornblau & K. Jacobs(Eds.), *Work: Principles and practice-A self-paced course from AOTA, Lesson 11*(pp. 1–14), Bethesda, MD: American Occupational Therapy Association.

Meyer, A.(1977). The philosophy of occupational therapy. *American Journal of Occupational Therapy*, *31*, 639–642.

Mosisa, A., & Hipple, S.(2006). Trends in labor force participation in the United States. *Monthly Labor Review Online*. Retrieved from http://www.bls.gov/opub/mlr/2006/art3exc.htm

Nachreiner, N., McGovern, P., Kochevar, L. K., Lohman, W. H., Cato, C., & Ayers, E.(1999). Preplacement assessments. Impact on injury outcomes. *AAOHN Journal: Official Journal of the American Association of Occupational Health Nurses*, *47*, 245–253.

Naso, M.(2003). Stretching the limits. *Safety and Health*, 48–50.

Occupational Safety and Health Administration.(2002). Job hazard analysis(Publication No. OSHA 3071). Retrieved from http://www.osha.gov/Publications/osha3071.pdf#search='job%20analysis

Olson, D. L.(1999). An on-site ergonomic program: A model for industry. *Work: A Journal of Prevention, Assessment & Rehabilitation*, *13*, 229–238.

Paterson, C.(1997). An historical perspective of work practice services. In J. Pratt & K. Jacobs(Eds.), *Work practice: International perspectives*(pp. 25–38). Boston, MA: Butterworth-Heinemann.

Primeau, L. A.(1996). Work versus non-work the case of housework. In R. C. Zemke & F. Clark(Eds.), *Occupational Science: The evolving discipline*(pp. 57–69). Philadelphia, PA: F. A. Davis.

Ramsey, D. L., Starnes, W., & Robertson, S. C.(2000). Work programs for persons with serious and chronic mental illnesses. In B. L. Kornblau & K. Jacobs(Eds.), *Work: Principles and practice-A self-paced course from AOTA, Lesson 9*(pp. 1–22). Bethesda, MD: American Occupational Therapy Association.

Rothman, J.(1998). Wellness and fitness programs. In P. M. King(Ed.), *Sourcebook of occupational rehabilitation*(pp. 127–144). New York, NY: Plenum Press.

Rehabilitation Act Amendments of 1986, 4 Pub. L. No. 99-506, 39(1986).

Rehabilitation Act Amendments of 1998, 4 Pub. L. No. 105-220, 112 Stat. 936(1998). Retrieved from http://www.access-board.gov/sec508/guide/act.htm

Schaafsma, F., Schonstein, E., Whelan, K. M., Ulvestad, E., Kenny, D. T., & Verbeek, J. H.(2010). Physical conditioning programs for improving work outcomes in workers with back pain. *Cochrane Database of Systematic Reviews*,(1), CD001822.

Schneid, T. D., & Schumann, M. S.(1997). *Legal liability: A guide for safety and loss prevention professionals*. Sudbury, MA: Jones and Bartlett.

Schkade, J. K., & Schultz, S.(1992). Occupational adaptation: Toward a holistic approach for contemporary practice, Part 1. *American Journal of Occupational Therapy*, *46*, 829–837.

Singleton, J. F., Harvey, A.(1995). Stage of lifecycle and time spent in activities. *Journal of Occupational Science*, *2*, 3–12.

Siporin, S.(1999). Help wanted: Supporting workers with developmental disabilities. *Occupational Therapy Practice*, 19–24.

Siporin, S., & Lysack, C.(2004). Quality of life and supported employment: A case study of three women with developmental disabilities. *American Journal of Occupational Therapy*, *58*, 455–465.

Snodgrass, J.(2011). Effective occupational therapy interventions in the rehabilitation of individuals with work-related low back injuries and illnesses: A systematic review. *American Journal of Occupational Therapy*, *65*, 37–43.

Spencer, J. E., Emery, L. J., & Schneck, C. M.(2003). Occupational therapy in transitioning adolescents to post-secondary activities. *American Journal of Occupational Therapy 57*, 435–441.

Spencer, K. C.,(2000), Transition from school to adult life. In B. L. Kornblau & K. Jacobs(Eds.), *Work: Principles and practice-A self-paced course from AOTA, Lesson 3*(pp. 1–24). Bethesda, MD: American Occupational Therapy Association.

Snook, S. H., & Cirello, V. M.(1991). The design of manual handling tasks: Revised tables of maximum acceptable weights and forces. *Ergonomics*, *34*, 1197–1213.

Sterns, H. L., & Miklos, S. M.(1995). The aging worker in a changing environment: Organizational and individual issues. *Journal of Vocational Behavior*, *47*, 248–268.

Tramposh, A. K.(1998). On-site therapy programs. In: P. M. King(Ed.), *Sourcebook of occupational rehabilitation*(pp. 275–286). New York, NY: Plenum.

United States Department of Labor Employment and Training Administration.(1977). *Dictionary of occupational titles*(4th Ed.). Washington, DC: U.S. Government Printing Office.

United States Department of Labor Office of Disability Employment Policy.(1994). *Job analysis: An important employment tool*. Retrieved from http://www.dol.gov/odep/pubs/fact/analysis.htm

U.S. Equal Employment Opportunity Commission.(2008). *Notice Concerning Americans With Disabilities Act(ADA) Amendments Act of 2008.* Retrieved from http://www.eeoc.gov/ada/amendments_notice.html

van Geen, J.-W., Edelaar, M. J. A., Janssen, M., & van Eijk, J.(2007). The long-term effect of multidisciplinary back training: A systematic review. *Spine*, *32*, 249–255.

Vitalis, A., Walker, R., & Legg, S.(2001). Unfocused ergonomics? *Ergonomics*, *44*, 1290–1301.

Washington State Department of Labor and Industries.(2005). *Evaluation tools.* Retrieved from http://www.lni.wa.gov/Safety/Topics/Ergonomics/ServicesResources/Tools/default.asp

Waters, T. R., Putz-Anderson, V., Garg, A., & Fine, L. J.(1993). Revised NIOSH equation for the design and evaluation of manual lifting tasks. *Ergonomics*, *36*, 749–776.

Westmorland, M. G., Williams, R., Strong, S., & Arnold, E.(2002). Perspectives on work(re)entry for persons with disabilities:

Implications for clinicians. *Work: A Journal of Prevention Assessment & Rehabilitation*, *18*, 29–40.

Webb, G., Shakeshaft, A., Sanson-Fisher, R., & Havard, A.(2009). A systematic review of work-place interventions for alcohol-related problems. *Addiction*, *104*, 365–377.

Wilcox, A. A.(1998). *An occupational perspective of health*. Thorofare, NJ: SLACK Incorporated.

Work.(2003). *Merriam-Webster's collegiate dictionary*(11th ed.). Springfield, MA: Merriam-Webster, Inc.

Yassi, A., Gilbert, M., & Cvitkovich, Y.(2005). Trends in injuries, illnesses, and policies in Canadian healthcare workplaces. *Canadian Journal of Public Health*, *96*, 333–339.

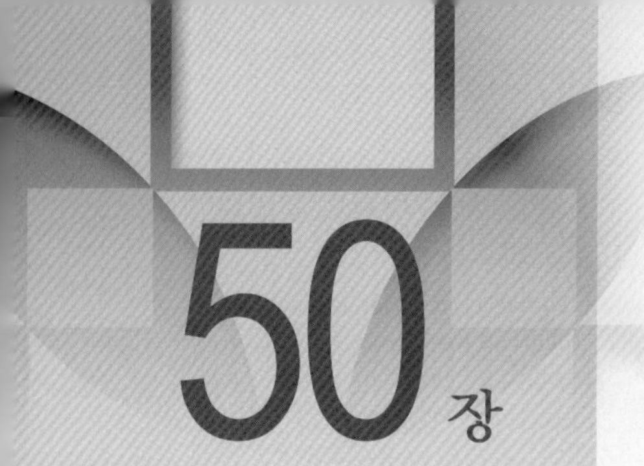

놀이 및 여가

Play and Leisure

김영아 옮김

개요

놀이와 여가란 무엇인가?
- 시간으로써 놀이 및 여가
- 내용물로써의 놀이 및 여가
- 활동으로써 놀이 및 여가
- 경험으로써 놀이 및 여가

놀이 및 여가 평가
- 놀이 및 여가 평가 가이드라인
- 놀이 및 여가 평가 파라매터(parameter)
- 놀이 및 여가 평가 요약

놀이 및 여가 개입(치료)
- 놀이 및 여가 루어(lure) 및 보상(reward)
- 놀이 및 여가 수단(means)
- 놀이 및 여가 목표(ends)
- 놀이 및 여가 개입(치료) 요약

학습목표

이 장을 학습한 후, 다음의 내용을 할 수 있을 것이다:

1. 놀이와 여가의 4가지 정의를 설명할 수 있다.
2. 놀이와 여가 평가를 위한 가이드라인과 파라매터를 설명할 수 있다.
3. 놀이와 여가를 평가하고, 작업 프로파일(occupational profile)을 개발하기 위해 사용될 수 있는 선정된 평가를 밝힐 수 있다.
4. 개입(치료) 내 놀이와 여가의 3가지 목표를 설명할 수 있다.
5. 루어(lure) 또는 보상, 수단, 목표로써 놀이와 여가를 정의할 수 있다.
6. 수단으로써 놀이와 여가가 개입(치료)를 위해 사용될 수 있는 방법을 설명할 수 있다.
7. 놀이와 여가를 목표로써 수월하게 하기 위한 4가지 작업치료 개입을 설명할 수 있다.

놀이와 여가란 무엇인가?

What Are Play and Leisure?

작업치료 전문가들은 그들이 일하는 사람들의 삶 속에서 놀이와 여가를 고려하는 오랜 전통을 가지고 있다(Parham, 2008). 본 작업 시초에, "놀이정신(play spirit)"는 가치 있는 삶을 살기 위해 필수적인 것으로 간주됐다(Saunders, 1922; Slagle, 1922; Ziegler, 1924). 시간이 흐르면서, 작업치료 전문가들은 개입(치료)의 과학적, 기술적 측면에 점점 더 관심을 가지게 됐고, 놀이와 여가는 치료 중 부적절하고, 비 과학적인 사용으로 간주했다. 20세기 후반에, 작업치료 및 연구 분야 학자들은 놀이와 여가를 다시 찾게 됐다(Bundy, 1993; Canadian Association of Occupational Therapists [CAOT], 1996; Parham, 1996; Primeau, 1996; Reilly, 1974; Suto, 1998).

"Occupational Therapy Practice Framwork: Domain and Process 2차 개

정판"(American Occupational Therapy [AOTA], 2008)는 작업치료 실습을 지도하기 위한 놀이와 여가의 정의를 제시했다. 놀이는 "즐거움(enjoyment), 엔터테인먼트(entertainment), 재미(amusement), 오락(diversion)를 제공하는 자발적이거나 조직적 활동"으로써 정의됐다.(632쪽) 여가는 "작업, 자기관리, 수면과 같은 의무 행위에 소비되지 않은 시간인 자유 재량 시간 동안 본질적으로 동기부여 되고, 참여된 비 의무적 활동"으로써 정의됐다(632쪽). 일반적인 논문과 작업치료 논문에서 정의된 대로, 놀이와 여가는 개별, 독립 개념으로 간주됐다. 놀이와 여가 개념의 차이는 이러한 개념을 더 이해하기 위해 필요한 이론 발달과 연구에 필수적이다. 독자들에게 놀이와 여가의 차이를 이해하는 것을 확장시키기 위한 이하 원천들을 제시했다(Edginton, DeGraaf, Dieser & Edginton, 2006; Fenech, 2008; McMahon, Lytle & Sutton-Smith, 2005; Parham & Fazio, 2008; Rojek, Shaw & Veal, 2007; Scarlett, Naudeau, Salonius-Pasternak & Ponte, 2005). 그럼에도 불구하고, 평가 및 개입(치료). 목적을 위해 작업치료 실습에서 사용되던 것처럼, 이러한 개념은 차이보다는 동일하다. 따라서 놀이와 여가는 본문에서 동의어로 사용된다.

놀이와 여가의 다양한 정의가 AOTA에서 제시된 것을 포함한 여러 논문에서 제시되고 있다(AOTA, 2008). 그러나 어떻게 이러한 용어를 정의하는 지에 대한 합의에는 도달하고 있지 못하다(Hurd & Anderson, 2011; Parham, 2008). 이러한 용어에 대한 명료한 정의가 부족해서, 작업치료사들이 작업영역 내에서 이뤄낸 성과를 고려하는 것을 막게 돼선 안 된다. 실용적인 관점에서, 놀이와 여가는 실습을 위한 강력한 도구이다. 그러나, 가능할지라도 전체 작업적 필요성에 대한 반응이 있는 정확한 다용도 단일 정의가 요구되지도, 필요하지도 않다(Hurd & Anderson, 2011; Parham, 2008). 그럼에도 불구하고, 본 논문 내 놀이와 여가에 대한 정의는 이하 4개의 중요 범위로 종합됐다. (1)자유 시간으로써 놀이와 여가, (2)내용(content)으로써 놀이와 여가, (3)관찰 행동 또는 활동으로써 놀이와 여가, (4)경향 또는 경험으로써 놀이와 여가(Hurd & Anderson, 2011; Rubin, Fein & Vandenberg, 1983).

시간으로써 놀이 및 여가

유급 또는 무급 업무와 자기 감독업무 내지는 의무활동 후 남은 시간과 같은 자유시간으로써 놀이와 여가의 분류는 의무활동이 아닌 자유로운 시간으로써 간주되고 있다(Hurd & Anderson, 2011; Stebbins, 2008). 일하지 않는 것, 학교 또는 작업활동이 아닌 것, 일상활동이 아닌 것으로 놀이(ADL). 또는 도구적 ADL와 여가가 정의됐다. 정의에 따르면, 놀이와 여가는 거기에 참여하는 사람들이 소비한 시간으로써 수량화됐다. 이 관점에서, 놀이와 여가는 쉽게 측정될 수 있으며, 평가도구로써 활동 배열 사용을 통해 작업치료 평가에 초점을 맞춘다(Suto, 1998). 전문가들이 클라이언트들의 시간 사용과 건강 및 웰빙(well-being)의 관계를 알 필요가 있지만, 발생 상황, 활동, 활동 경험이 놀이 및 여가 평가에 똑같이 중요하다.

내용물로써의 놀이 및 여가

내용물로써 놀이 및 여가의 분류는 발생 상황의 관점에서 묘사 및 확인했다. 놀이와 여가의 문화적 허가를 암시하며, 다양한 소재, 목표, 사람, 활동과 친근한, 안전한, 편안한 상황은 놀이 및 여가를 불러 일으킬 상황이 더 높다.(**그림 50.1**) 놀이와 여가에 참여하거나 참여하지 않을 선택의 자유와 배고픔, 피로, 질병 또는 스트레스 요인으로부터 자유로울 자유는 또한 놀이 및 여가에 기여하는 조건으로써 알려졌다(Rubin 외, 1983). 특정 문화권 사람들이 주장하는 믿음에 따라 놀이와 여가가 발생할 상황뿐만 아니라 놀이와 여가로 간주될 것이 무엇이고, 아닐 것이 무엇인지가 결정됐다. 전문가들은 종종 놀이와 여가에 참여하는 것을 방해하거나 촉진시키는 클라이언트의 환경 및 상황에서 지지요소(support) 또는 방해요소(barrier)를 평가할 때 이러한 분류법을 활용한다. 내용물로써 놀이 및 여가를 바라보는 관점의 문제점은 진술된 조건이 놀이와 여가에 필요하지만, 불충분하다는 점이다. 즉, 해당 상황을 만들어 내는 것이 놀이 및 여가가 그 안에서 존재하는 것을 보장하지 않는다(Rubin 외, 1983). 놀이와 여가가 클라이언트와 클라이언트의 상황/환경 사이의 상호작용이라는 점 때문에(Bundy, 2001), 클라이언트의 놀이와 여가활동 및 그로 인한 경험을 또한 고려해야 한다.

활동으로써 놀이 및 여가

활동으로써 놀이 및 여가의 분류는 관찰되고, 명명될 수 있는 활동 또는 행동으로써 간주한다. 명명법은 놀이 및 여가활동의 종류를 밝히고, 묘사하기 위해 사용된다. 이러한 명명법은 클라이언트의 관심을 포함하여(Primeau, 1996), 클라이언트의 놀이 및 여가활동 평가 및 관찰을 위한 기준을 제공하기 때문에 유용하다(Rubin 외, 1983). 또한, 이러한 관점은 쉽게 수량화 되고, 측정될 수 있다. 이 방법은 놀이 및 여가활동 성과 내 장점 및 문제 영역뿐만 아니라 관심을 밝히기 위해 사용된 체크리스트를 포함하여 많은 평가지 형태이기

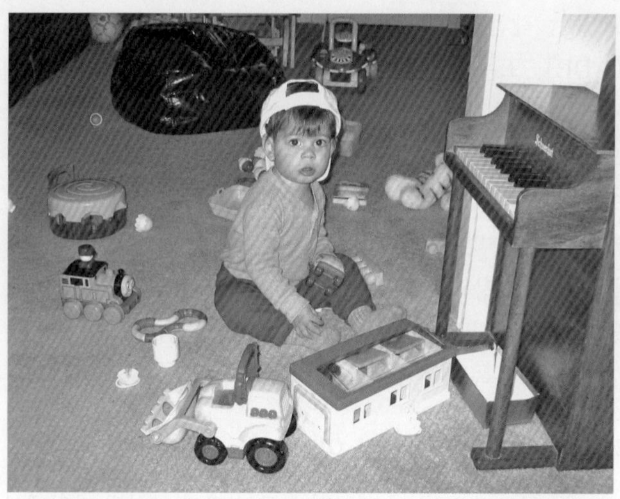

그림 50.1 내용물로써 놀이의 정의는 놀이에 대한 정의를 지지하는 이 소년의 즐거운 환경에서 관찰될 수 있다.

때문에 전문가들에게 익숙하다(Suto, 1998). 예를 들어, Play History(Bryze, 2008), Revised Preschool Play Scale(Knox, 2008), Pediatric Interest(Henry, 2008)는 놀이 및 여가활동 명명 법을 제시했다. 하지만, 이러한 관점의 단점으로는 활동 그 자체에 대한 클라이언트의 경험을 고려하지 못한다는 게 있다(Hurd & Anderson, 2011; Primeau, 1996, Suto, 1998).

경험으로써 놀이 및 여가

경험으로써 놀이 및 여가의 분류는 놀이 및 여가를 클라이언트가 놀이 및 여가에 참여한 총체적인 경험으로 간주한다. 주관적 경험, 놀이 및 여가에 참여하는 동안 클라이언트의 정신 상태가 매우 중요하다(Lee, Dattiol & Howard, 1994). 놀이 및 여가의 개인적 의미는 이러한 주관적 경험으로부터 발생한다(Primeau, 1996). 자유, 즐거움/재미, 모험, 긴장 완화, 자발성, 동료(애), 창의성, 참여, 미적 인식, 본질적 동기부여, 통제에 대한 인식, 무한성, 현실 연기, 긍정적 감정 단계를 포함한 경험으로써 놀이 및 여가의 여러 특성이 논문들에서 밝혀지고 있다(Byunggook, 2008; Edginton 외, 2006; Lee, 1999; Lee 외, 1994; Skard & Bundy, 2008). 모든 이러한 특성들 중에서, 인지된 자유(perceived freedom; 의무/제약으로부터의 자유 및 선택의 자유), 본질적 동기부여(intrinsic motivation; 여가 경험에 내적 요소가 미치는 영향력), 인지 능력(perceived competence; 여가 경험 문제점과 관련된 기술에 대한 믿음) 및 긍정적 영향력(positive affect; 여가경험 과정에 대한 통제와 선택과 관련된 즐거움)은 경험으로써 놀이와 여가의 특징을 정의하는 것으로써 자주 인정된다(Edginton 외, 2006; Hurd & Anderson, 2011). 전문가들은 인터뷰, 실험 참여자 관찰, 특정 공식 평가자료를 통해 클라이언트 경험에 대한 자료를 수집함으로써 경험으로써 놀이 및 여가 평가의 중요성을 인지하고 있다.

이러한 관점은 작업치료 실습에 대한 가장 큰 밝은 전망을 포함하고 있다(Bundy, 1993; Primeau, 1996; Suto, 1998). 시간, 내용물, 활동으로써 놀이 및 여가의 평가는 필수적이지만, 클라이언트가 놀이와 여가에 참여하는 것을 이해하는 데 부족하다. 최고의 전문가들은 경험으로써 놀이 및 여가 평가는 놀이 및 여가에 대한 클라이언트의 참여를 가장 잘 이해할 수 있기 위해 실행돼야만 한다고 지적하고 있다.

놀이 및 여가 평가

Evaluation of Play and Leisure

놀이 및 여가 평가 가이드라인

놀이 및 여가 평가는 클라이언트 중심적이어야 하고, 하향식 접근 방법을 따라야 한다. 클라이언트 중심 평가는 무엇이 평가되고, 어떻게 평가되고, 무엇이 개입(치료)의 중점 사항인지를 결정하기 위해 클라이언트 및 전문가 관점, 경험, 기술을 조합하는 협력적 과정이다(Pollock & McColl, 1998). 아이와 함께 일하는 전문가의 경우, 클라이언트들에는 아이, 부모, 형제, 기타 가족 구성원, 또래 친구, 교사, 아이에 대한 책임을 지는 기타 성인을 포함할 수 있다."(Primeau & Ferguson, 1999, 470쪽). 놀이 및 여가에 대한 최적의 평가는 평가가 자연 환경 및 상황을 포함한 일상 생활에서 발생한다는 원칙에 따라 정해졌다(AOTA, 2010). 전문가들이 각 환경 및 상황에서 아이를 고려해볼 때, 개인들의 새로운 집단은 협력 과정의 중심이 될 것이다.

평가를 위한 하향식 방식은 집, 학교, 직장, 커뮤니티 환경 내에서 놀이 및 여가에 참여하는 것을 포함한 클라이언트의 작업 프로파일과 함께 시작한다(AOTA, 2008; Stewart, 2010). 클라이언트 및 전문가는 이러한 환경 내에서 클라이언트가 놀이 및 여가에서 할 수 있는 정도(Coster, 1998; Law, Baum & Dunn, 2005)와 클라이언트가 하길 원하고, 필요한 것을 협력적으로 밝혔다(AOTA 2008). 작업 프로파일에서 밝혀진 작업영역 내 성과에 대한 고려와 함께, 클라이언트의 작업성과 분석이 뒤따라야 한다(AOTA, 2008). 놀이 및 여가 평가는 아래 과정을 따른다. (1) 클라이언트의 환경 및 상황이 놀이 및 여가에 대한 참여를 수월하게 하거나 억제하는 방법, (2)놀이 및 여가의 작업영역 내 클라이언트

성과가 이러한 활동 경험 및 참여하는 놀이 및 여가활동의 종류에 의해 강화되거나 제한되는 방법, (3)성과기술 및 클라이언트 요소 내 손상 또는 제한이 클라이언트가 놀이 및 여가활동에 참여하는 능력에 영향을 미치는 방법.

놀이 및 여가 평가 파라매터 (parameter)

평가에 대한 클라이언트 중심, 하향식 방식이 평가 과정 내에서 전문가를 유도한다. 집, 학교, 직장, 커뮤니티 환경 내에서 놀이 및 여가에 대한 클라이언트의 전반적으로 참여하는 패턴은 내용물, 즉 무엇이 평가되어야 하는 지이다. 기존에 언급된 놀이 및 여가에 대한 4가지 정의는 평가과정의 하위 2가지 하위단계(작업 프로파일과 작업성과 분석)와 연결된 평가 파라매터를 제공한다(AOTA, 2008). 또한, 성과기술과 클라이언트 요소의 주요 측면은 작업치료 성과분석 동안 평가됐다. 그러나, 이러한 영역에 대한 평가 파라매터는 이러한 분야 내 클라이언트를 평가하기 위해 필요한 일반 작업치료 평가로부터 유도할 수 있지만, 놀이 여가 평가에만 필시 한정되지 않다.

표 50.1은 클라이언트의 작업 프로파일을 개발(참여)하고 작업(활동), 성과기술, 클라이언트 요소 분야 내 성과, 환경, 상황에서 놀이와 여가를 평가 하기 위해 사용될 수 있는 평가를 목록화했다.

작업 프로파일: 놀이와 여가

작업 프로파일을 개발할 때, 작업치료 전문가는 클라이언트의 과거, 현재, 미래 놀이 및 여가 참여에 대한 정보를 수집했다(AOTA, 2008). 놀이 및 여가 참여는 일반적으로 집, 학교, 직장, 커뮤니티 내 동일한 나이와 문화를 가진 사람에게 예상되고, 이용 가능한 놀이 및 여가에 클라이언트가 참여하는 것으로써 정의된다(Coster, 1998; Primeau & Ferguson, 1999). 이 프로필은 여러 상황 속에서 **놀이 및 여가 참여에 대한 클라이언트의 특징**(본성, 품질, 빈도, 기간)을 결정하기 위해 사용된다.

놀이 및 여가 참여는 본성, 품질, 빈도, 기간에서 한정될 것이다. 제한은 각 상황에 대한 일반적인 참여와 관련됐다. 전문가들은 참여 제한 또는 클라이언트 참여 정도를 결정하기 위해 참여 제한 없이 개인의 참여와 클라이언트의 참여를 비교했다(WHO, 2001). 그들은 집, 직장, 커뮤니티, 학교에서 자연히 발생한 놀이 및 여가로 만든 지식기반으로부터, 그리고 그 상황에 대한 제한 없이 사람들의 놀이 및 여가를 이해하기 위한 특정 상황에 놀이 및 여가에 참여하는 사람들의 관찰로부터 도출했다(Dunn, 1998; Law 외, 2005). 그리고 나서, 그들은 놀이 및 여가에 대한 참여 정보를 모으기 위해 관찰하고, 클라이언트를 인터뷰할 것이다(Stewart, 2010). 또한, 참여 제한 없이 한 사람의 참여와 이 정보를 비교했다.

평가의 초점은 클라이언트들의 놀이 및 여가 참여의 본성, 품질, 빈도, 기간에 놓여있다. 참여의 본성과 품질은 아래 질문들에 답을 내리면서 결정될 수 있다(Coster, 1998). 놀이 및 여가에 대한 클라이언트 참여가 긍정적인가? 클라이언트의 신체적, 인지적, 심리적 성장을 돕는가? 개인적으로 만족스러운가? 클라이언트가 같은 나이와 문화권에 있는 사람과 놀이 및 여가에 동등한 접근 기회를 지니는가? 놀이 및 여가에 클라이언트가 참여하는 게 클라이언트의 상황 속에서 승인될 수 있는가? 참여의 빈도와 기간은 시간으로써 놀이 및 여가의 정의와 관련됐다. 클라이언트가 그 상황 속에 있는 타인과 동등한 정도로 놀이 및 여가에 참여하는가? 발달 조화 증후군(DCD)(부록 I 참고)을 겪는 아동들을 대상으로 한 연구는 여가에 대한 인지 자유, 인지 자기 독립, 신체적 조화는 여가활동에 대한 참여 선호뿐만 아니라 운동장 활동 및 여가시간 사회-신체활동에 대한 참여에 영향을 끼친다(Engel-Yeger & Hanna Kasis, 2010; Poulsen, Ziviani & Cuskelly, 2007; Smyth & Anderson, 2000). 이러한 논문들에 따르면, DCD를 겪은 아이들은 신체적, 사회적 놀이 및 여가활동에 덜 참여했고, 학교 내외에서 DCD를 겪지 않은 아동과 비교했을 때 놀이 및 여가활동 참여를 덜 선호했다. 이러한 연구 결과는 일반적인 참여와 DCD가 있는 아동의 참여 사이 격차를 지적했다. 참여의 본성, 품질, 빈도, 기간 내 격차가 발견됐을 때, 전문가는 이러한 격차를 줄이기 위한 방법을 밝히기 위해 클라이언트의 놀이 및 여가활동을 평가해야 한다(Dunn, 1998)

놀이 및 여가: 작업성과 분석

놀이 및 여가 상황 및 환경 평가. 놀이 및 여가 상황 및 환경 평가는 상황으로써 놀이 및 여가의 정의와 관련됐다. 상황은 클라이언트의 내적 또는 외적 조건과 관련됐고, 내면화된 신념과 가치를 포함할 수 있다(AOTA, 2008, 2010). 그들은 문화적(관습, 신념, 행동 표준/기대, 정치적 측면), 개인적(나이, 성별, 사회경제적 지위, 교육적 지위), 임시적(일/년 시간, 생애 단계), 가상적(이메일/문자 메시지, 채팅방, 시뮬레이션 환경)일 수 있다. 환경은 클라이언트에게 외부적이고, 놀이 및 여가활동에 참여하는 동안 클라이언트를 둘러싸고 있다(AOTA, 2008, 2010). 환경은 신체적(인공 및 자연 환경, 물체). 및 사회적(개인, 집단, 조직, 시스템)

표 50.1 놀이 및 여가 평가

평가	참여 영역		클라이언트 요소						
	활동	참여	삶의 질	신체 구조 및 기능	가치, 신념, 정신	성과 기술	성과 파트너	활동 요구	환경 요소 / 상황 및 환경
활동 카트 종류	X	X							
활동 색인 & 활동 지수 의미	X	X							
성인 놀이 지수	X								
ALB(Assessment of Ludic Behaviors)	X			X		X			
CAPE(Children's Assessment of Participation and Enjoyment)	X	X							
놀이의 아동 행동 창고	X								
관심사항 체크리스트	X								
여가 지루함 지수	X								
여가 능력 측정	X	X				X			
여가 진단 배터리	X					X			X
성인의 여가 관심 프로필	X	X							
노인의 여가 관심 프로필	X	X							
여가 만족 지수	X								
소아 관심 프로필	X	X							
놀이 형식	X					X			X
놀이 이력	X	X				X			X
PAC(Preference for Activities of Children)	X								
품질 방식(인터뷰, 관찰)	X	X		X	X	X	X	X	X
Knox 미취학 아동 놀이 지수 개정판	X					X			
자가 지도 탐색 – 여가활동 탐색기	X								
TOES(Test of Environmental Supportiveness)									X
ToP(Test of Playfulness)	X								
TELS(The Experience of Leisure Scale)	X								
간 학문적 놀이-기반 평가 2	X			X		X			

[a]For more details about these assessments, see Appendix II, Table of Assessments.
[b]See Bundy, 1993, p. 220; Burke, Scaaf, & Hall, 2008, pp. 203–205; and Florey & Greene, 2008, p. 293 for samples of interview and observation guides.

요소를 포함한다.

전문가는 클라이언트의 관심 사항 속 **문맥 및 환경 기능**을 밝히고, 이러한 특징이 해당 상황 속에서 놀이 및 여가 참여를 촉진시킬 지 아니면 방해할 지를 결정한다. 문맥 기능과 환경 기능에 대한 객관적인 정보를 수집하는 것인 불충분하다. 전문가들은 놀이 및 여가에 대한 클라이언트 참여에 이러한 기능이 미치는 효과를 평가해야 한다(Dunn, 1998). 자연환경 내에 클라이언트를 인터뷰하고, 관찰하는 것은 최적의 수단이다(Stewart, 2010). 예를 들어, 개인 환경의 사회경제적 기능은 중상층 이상 사회 경제적 상황에 사는 또래들과 비교했을 때, 낮은 사회경제적 영역에서 사는 아이들의 상업적으로 조직된, 기반된 여가활동에 대한 참여를 방해한다고 밝혀진다(Ziviani 외, 2008). 반대로, 아이들이 참여하도록 조력자로써 지원을 제공함으로써, 사회 환경은 장애가 있는 아이들의 놀이 참여를 수월하게 만들었다(Bourke-Taylor, Law, Howie & Pallant, 2009).

작업영역 내 성과 평가. 활동과 경험으로써 놀이 및 여가의 정의는 작업영역 내 성과 평가의 중심에 있다. 평가는 클라이언트의 놀이 및 여가 성과(실제로 행동하는 것과 행동하는 동안에 경험하는 것)에 집중했다. 전문가들은 클라이언트의 여가 및 놀이 활동을 평가하며, 성과 제한을 밝히고, 어떻게 성과를 늘리는 지를 결정하기 위해 이러한 활동에 참여하는 동안 얻어지는 경험을 평가한다. **놀이 및 여가활동** 평가는 **활동 관심/선호도** 및 **활동 선택**을 고려하는 반면에, 놀이 및 여가경험 평가는 **주관적 경험, 개인적 의미, 경험에 따른 만족도**를 다룬다.

놀이 및 여가활동 평가

- **활동 관심/선호.** 선호 또는 관심은 놀이 및 여가 참여의 중요 결정요소이다(King 외, 2004). 이는 직업 참여로부터 즐거움, 만족, 재미를 발견하는 것과 관련된 자기 지식과 내부 경향을 가리킨다(Henry, 2008; Kielhofner, 2008). 활동 관심과 선호도는(호, 불호, 무관심으로 표현되는) 놀이 및 여가활동, 자신과 환경에 대한 인지 및 생각(Matsutsuyu, 1969), 특정 놀이 및 여가활동에 대한 참여 동기부여(Henry, 2008; King 외, 2004)에 대한 클라이언트의 감정 반응을 다룬다. 놀이 및 여가활동 관심 평가는 놀이 및 여가활동과 관련된 선호와 자기 지식 같은 2개 영역 내 정보를 제공한다. 클라이언트들에게 다양한 놀이 및 여가에 대한 선호도를 밝히라고 요구했다. 응답에 따라, 전문가들은 클라이언트의 자기정보 및 관심에 대한 인지 정도 및 품질을 결정할 수 있었다. 예를 들어, , 행동 선호도 평가도구를 사용하여, 성인 소년은 그가 산책 및 하이킹을 즐기고, 애완동물 관리하는 선호가 높았다고 밝혔다. 개를 지녔음에도, 어머니는 아이가 정기적으로 개와 산책하는 거에 대한 관심을 보이지 않았다고 보고했다. 아이의 자기 정체 선호도는 자기 정보 및 환경에 대한 인식을 강화시키기 위해 사용될 수 있다.(아이는 산책을 좋아한다. 아이는 애완동물을 돌보길 원한다. 아이는 걸을 필요가 있는 개를 지닌다.) 이는 비슷한 여가활동에 대한 추후 참여에 대한 더 강한 관심을 이끌 수 있는 개와 산책하는 여가활동에 참여가 높게 됨을 의미했다(King 외, 2004).
- **여가선택.** 활동 선택은 클라이언트가 놀이 및 여가 동안 활동하는 활동으로 구성됐다. 이런 분야에 대한 평가는 클라이언트가 하는 행동, 클라이언트가 누구와 함께 하는지, 클라이언트가 얼마나 자주 하는 지를 평가했다. 놀이 및 여가활동은 일반 범주(예시-창의적 활동, 사회적 활동, 신체적 활동, 스포츠, 내외부 활동) 또는 특정 활동(예시-장난감을 동반한 놀이, 보드 게임, 영화 관람, 축구, 친구와의 외출)으로 분류할 수 있다. 탐구를 위한 다른 영역에는 활동이 단독으로 또는 타인과 함께 할지 그리고 얼마나 자주 특정 여가 및 놀이활동이 시행되는 지가 포함됐다(Henry, 2008; King 외, 2004). 놀이 및 여가가 발생하는 상황과 관계 없이, 전문가가 클라이언트의 이력과 놀이 및 여가에 대한 친숙도에 대한 지표로써 특정 놀이 및 여가활동에 대한 클라이언트의 개별 활동에 관심이 있기 때문에, 빈도에 대한 지표는 작업 프로파일에서 평가된 것과는 다르다. DCD를 겪지 않은 또래와 비교했을 때, 신체적, 사회적 놀이 및 여가활동에 대한 줄어든 참여를 증명하는 DCD 아이들에 대한 연구를 상기시켜보자. 활동 선택 평가는 놀이 및 여가활동에 대한 전반적인 참여보다는(이전에 놀이 및 여가에 참여할 수 있는지 없는지, 그리고 참여할 수 있다면 어떤 종류를, 누구와 함께, 얼마나 자주 그럴지에 대한 경우). 특정 사회적, 신체적 놀이 활동과의 이력 및 친숙도에 집중했다.

놀이 및 여가경험 평가

- **주관적 경험.** 주관적 경험은 활동에 접근되는 정신 상태와 이에 참여하는 감정 경험과 같은 놀이 및 여가활

동 참여의 2가지 측면을 가리킨다. 놀이로 종종 명명되는 정신 상태는 제약으로부터의 자유/ 선택, 내적 동기부여, 통제 인지, 인지 능력, 현실 중지(suspension of reality)로부터의 자유가 특징이다(Byung-gook, 2008; Hurd & Anderson, 2011; Lee, 1999; Skard & Bundy, 2008). 놀이 및 여가에 대한 감정적 참여 경험은 즐거움, 재미, 행복, 만족도, 쾌락의 감정이 특징이어서, 일반적으로 긍정적이었다(Hurd & Anderson, 2001; Lee 외, 1994; Miller & Kuhaneck, 2008). 주관적 경험에 대한 평가는 놀이와 감정 경험이라는 2가지 분야를 탐구한다. 전문가들은 놀이 및 여가에 대한 주관적 경험이 놀이, 여가, 업무, ADL에 대한 문화적 정의를 초과한다(Primeau, 1996). 예를 들어, 가정에서 일하는 동안 아이와 함께 노는 경험을 "놀이-일(play-work)"로써 설명하는 엄마는 "태도"를 가지고 일하는 것과 같다. 이는 "즐거운 방법으로 무언가를 하는 나만의 방식이다. 아니다, 정말로 나는 내가 즉시 하고 싶은 것을 하지 않았다. 그러나 나는 그것을 해내고 있고, 우리는 동시에 그것을 즐기고 있다."(Primeau, 1995). 비록 그녀가 행동 선택에서 제한 됨을 인정했지만, 그녀가 사용한 단어인 "태도(attitude)"와 "즐겁게 놀다(fun way)"는 놀이적 접근 방법을 밝힌다. "우리가 그것을 즐기고 있다"라는 말은 긍정적인 감정 경험을 가리키고, 주관적 경험이 놀이 및 여가 중 하나임을 의미한다.

- **개인적 의미.** 개인적 의미는 놀이 및 여가 성과의 주관적 경험으로부터 유래됐다. 경험과 관련된 의식적 무의식적 요구 및 이익으로 인한 만족도는 종종 놀이 및 여가활동에 대한 추후 참여에 대한 클라이언트의 추후 참여 동기부여가 되는 개인적 의미를 만든다. 개인적 의미는 생리적(예시-신체 건강함, 억압 및 걱정 완화, 긴장 완화, 회복), 교육적/인지적(예시-학습, 지적 자극), 사회적(예시-사회 교류, 우애, 우정), 심리적(예시-자기 정체성, 자기표현, 성취감), 미적(예시-미, 예술작품, 상징적 의미 시스템 감상), 정신적(예시-고양된 의식, 초월적 경험)으로 분류될 수 있다(Beard & Ragheb, 1980; Driver, Brown & Peterson, 1991; Heo, Lee, McCormick & Pedersen, 2010; Hoppes, Wilcox & Graham, 2001). 개인적 의미 평가는 특히 전문가들이 더 이상 실행 불가한 새로운 활동으로 대체하거나(Bundy, 1993; O'Brien, Renwick & Yoshida, 2008), 클라이언트의 놀이 및 여가활동 레퍼토리를 늘리길 원할 때 중요하다(Bundy, 2001). 클라이언트가 파악한 개인 의미는 놀이 및 여가로부터 얻는 혜택의 형태로 의미를 제공하는 놀이 및 여가활동에 들어 맞을 수 있고, 새로운 놀이 및 여가 기회를 제공하게 된다. 예를 들어, 한 연구는, 그 커뮤니티에 사는 나이든 성인들이 빙고, 볼링, 세라믹, 무용 및 기타 자원 봉사활동을 높은 수준의 우애 혜택을 제공하는 것으로 등급 매겼다(Driver, Tinsley & Manfredo, 1991). 전문가는 우정에 대한 갈망을 표현하는 나이든 성인들에게 같은 효과를 내는 이러한 활동을 제시할 수 있다.
- **경험 만족.** 경험에 대한 만족은 놀이 및 여가경험과 관련된 클라이언트의 전반적인 감정과 인식을 가리킨다. 감정과 인지는 긍정적일 수도(만족과 기쁨)(Beard & Ragheb, 1980) 부정적일 수도(지루함 또는 불만족)(Iso-Ahola & Weissinger, 1990) 있다. 놀이 및 여가경험 만족도는 클라이언트의 신체적 건강, 정신적 건강, 삶의 만족도, 개인적 성장에 대한 강력한 효과를 지닌다고 알려져 있다(Driver, Tinsley 외, 1991). 평가는 참여하는 상황과 활동 중에서 놀이 및 여가 만족도에 대한 클라이언트의 감정 및 인지 범위를 포착해야 한다.(**그림 50.2**). 예를 들어, 노인 클라이언트들이 여가활동에 대한 접근과 참여가 줄어든 것을 여가경험 불만족으로 바꿔 이해해서는 안되며, 활동 선택 범위가 제한되지만, 가치 있는 활동에 대한 자주 있지 못한 참여는 노인들의 삶에 만족도와 의미를 부여한다고 의미한다(Griffin & McKenna, 1998). 비슷하게도, 하지 마비를 겪은 성인들에 대한

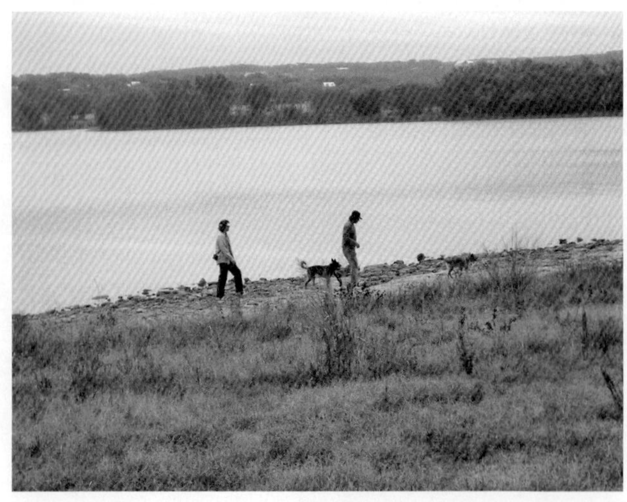

그림 50.2 비록 자주는 아닐지라도, 가치 있는 여가활동에 대한 참여는 사람들의 삶에 의미 및 만족도를 더한다.

여가 참여를 실험하는 연구에 따르면, 모든 여가활동 범위 내에 참여 감소를 경험했지만 여가 기회를 포함한 현재 수준의 참여에 대한 만족도가 높다. 이는 여가활동 감소가 여가 만족도 감소로 필히 부합하지 않았다(Couture, Caron & Desrosiers, 2010)

성과기술 및 클라이언트 요소 평가. 전문가들은 많은 일반적인 작업치료 평가와 성과기술(22장 참고) 및 클라이언트 요소(19장 참고)를 평가하기 위해 설계된 특정 놀이 및 여가 평가로부터 선택할 수 있다. 또한, 전문가들은 놀이 및 여가활동에 대한 참여 동안 비공식적 관찰을 할 수 있다. 특정 평가 및 관찰은 전문가들이 놀이 및 여가활동에서 실제로 사용된 신체 기능 및 구조와 클라이언트 성과기술을 검사하고 있다고 확인했다(Bundy, 2001). 따라서 이는 개입(치료)가 놀이 및 여가에 대한 클라이언트 참여와 관련된 결과에 집중 될 가능성을 높였다. 예를 들어, 전문가들은 어떻게 아동들의 성과기술(운동/활용, 감각-인지, 감정 통제, 인지, 커뮤니티케이션, 사회성)뿐만 아니라 신체적, 인지적, 심리적 능력(클라이언트 요소)가 타인과 함께 노는 것에 영향을 미치는 지를 평가하기 위해 또래와 함께 노는 아이들을 자주 관찰했다. 또한, 전문가들은 아이들의 발달 상태를 평가하기 위해 성과기술과 클라이언트 요소에 기반하여 특정 놀이 및 여가 평가를 자주 사용했다(Daunhauer, Coster, Tickle-Degnen & Cermack, 2010; Knox, 2010). 구체적으로, Knox 미취학아동 놀이지수 개정판(Knox, 2008)과 학문적 놀이-기반 평가(Linder, 2008)은 자연 상황에서 놀이 행동에 대한 관찰을 통해 성과기술과 클라이언트 요소에 있어서 아동 발달수준을 평가했다.

놀이 및 여가 평가 요약

클라이언트 중심, 하향 방식이 놀이 및 여가 평가를 가리켰고, 가정, 학교, 직장, 커뮤니티 환경 내 놀이및 여가에 대한 전반적인 클라이언트 참여 패턴에 집중한다. 작업 프로파일은 참여 특징뿐만 아니라 클라이언트의 놀이 및 여가 참여와 관련된 정보(본성, 품질, 빈도, 기간)를 수집했다. 클라이언트의 놀이 및 여가에 대한 작업성과 분석은 놀이 및 여가활동(활동 관심/선호, 활동 선택)과 놀이 및 여가경험(주관적 경험, 개인적 의미, 경험 만족도)을 포함한 놀이 및 여가 작업영역 내 놀이 및 여가 상황, 환경, 상황에 대한 평가로 구성됐다. 일반적인 작업치료 평가, 특정 놀이 및 여가 평가와 관찰을 사용함으로써, 놀이 및 여가와 관련된 클라이언트 요소와 성과기술 평가를 실시했다. 놀이 및 여가를 평가하기 위한 개념적 틀을 사용하는 전문가들은 가정, 학교, 직장, 커뮤니티 내 놀이 및 여가에 대한 클라이언트 참여와 직접적으로 관련된 개입(치료)를 설계하고, 실시할 수 있다.

놀이 및 여가 개입(치료)

Play and Leisure Intervention

작업치료 전문가들은 개입(치료) 내 놀이와 여가를 (1)루어 또는 보상, (2)개입(치료) 목적을 달성하기 위한 수단, (3)목표 또는 개입(치료) 결과로 사용했다(Blanche, 2008; Munier, Myers & Pierce, 2008). 작업치료 개입은 특정 개입(치료). 결과에 대한 놀이 및 여가 사용을 지도(예방, 수정, 유지, 설정/회복, 제작/촉진)한다(AOTA, 2008). 이하의 예시는 평가를 강조했다.

놀이 및 여가 루어 (lure) 및 보상 (reward)

전문가는 클라이언트가 치료 활동에 대한 참여하도록 동기부여 하거나, 개입(치료)에 대한 참여를 보상하기 위해 **루어**(lure) **및 보상**(reward)으로써 **놀이 및 여가**를 사용했다(Blanche, 2008; Munier 외, 2008). 미취학 아동들과 함께하는 222명의 작업치료사들 조사에 따르면, 모든 응답자들은 놀이를 아동들이 개입(치료)에 참여하도록 동기 부여하는 데 있어서 중요한 것으로써 간주했다. 응답자의 91%는 이게 매우 중요하다고 보고했다(Couch, Deitz & Kanny, 1998). 또한, 103명의 작업치료사 중 73%는 개입(치료)를 계획하기 위한 여가 평가를 사용했다고 보고했다. 이러한 치료사들 중에서, 32%는 클라이언트를 동기부여하고, 개입(치료)에 대한 관심과 참여를 독려하기 위해 여가활동을 사용했다고 보고했다(Turner, Chapman, McSherry, Krishnagiri & Watts, 2000). 이러한 방식에서 놀이와 여가를 사용하는 것은 일종의 작업개입 치료로써 자아의 치료 사용(개성, 태도, 목소리 톤, 신체 언어)에 대응했다(AOTA, 2008). 예를 들어, 전문가들은 개입(치료). 활동에 참여시키기 위해 클라이언트와 상호작용에 대한 놀이 태도를 자주 사용한다. 역사적으로 전문가들은 일체감, 소망, 기쁨으로 가득 찬 개입(치료) 환경을 만듦으로써 감정적 치료 측면에 주의를 기울인다(Kielhofner & Burke, 1983).

또한, 보상으로써 놀이와 여가가 개입(치료)에 자주 사용된다. 학교기반 - 비 학교 기방 환경에서 미취학 아동과 함께 일하는 203명의 작업치료사들 중에서, 99%는 개입(치료)동안 강화 요소로써 놀이를 사용했다고 보고했다. 40%는 담당 건수(caseload) 중 50%이상이 사용했다고 주장했다

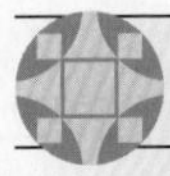

증거에 대한 해설

작업치료 논문은 작업치료 실습에 대한 평가 및 개입(치료) 속 놀이 및 여가 사용의 많은 근거를 제공한다(Bundy, 1993; CAOT, 1996; Kleiber, Reel & Hutchinson, 2008; Majnemer, 2009, 2010; Parham, 2008; Primeau, 2008; Suto, 1998). 그러나, 실습 내 사용과 효과의 직접 증거는 제한됐다. 작업치료 논문 내 대다수 놀이 및 여가 연구는 놀이 및 여가활동 참여가 특정 인구집단 내에서 어떻게 다양한 지를 다룬다. 이러한 연구 중 대부분은 장애/질병과 상황적, 환경적 특징이 놀이 및 여가 참여를 수월하게 하거나 방해하는 방법을 포함하여, 장애/질병을 갖고 사는 아동과 성인의 놀이 및 여가 참여 특징에 대한 설명을 제공한다. 이러한 연구는 품질적 조사나 관찰 조사 또는 둘 다에 대한 논문을 검토하거나 사용한다. 이 논문이 조사하는 인구집단들에는 자폐증 증상(Desha, Ziviani & Rodger, 2003; LaVesser & Berg, 2011; Ziviani, Rodger & Peters, 2005), 뇌성마비(Imms, 2008; Pfeifer, Pacciulio, C. Dos Santos, J. Dos Santos & Stanitti, 2011; Shikako-Thomas, Majnemer, Law & Lach, 2008), 다운 증후군(Oates, Bebbington, Bourke, Girdler & Leonard, 2011), 청소년 특발성 관절염(Hackett, 2003)을 겪는 아동이 포함된다. 본 논문에서 연구된 성인집단들에는 후천적/사고로 인한 뇌손상 및 선천적 신체 장애(Boucher, Dumas, Maltais & Richards, 2010; Specht, King, Brown & Foris, 2002), 하지 절단(Couture 외, 2010), 정신건강 질환(Piers & Craik, 2004), 류마티즘 관절염(Reinseth & Espnes, 2007). 척추 손상(O'Brien 외, 2008), 뇌졸증 후 증상(McKenna, Liddle, Brown, Lee & Gustafsson, 2009; O'Sullivan & Chard, 2010) 및 시력 손상(Berger, 2010)이 포함된다.

자주는 아니지만, 특정 놀이 및 여가 평가는 장애/질병을 겪는 아동들의 경험, 여가활동 및 놀이뿐만 아니라 놀이 및 여가 참여를 설명하기 위해 사용됐다. 특히, CAPE(Children's Assessment of Participation and Enjoyment)/PAC(Preferences for Activities of Children) 및 Top(the Test of Playfulness)라는 2개의 실험 평가가 본 논문에서 가장 자주 인용된다. 예를 들어, CAPE와 PAC는 여가경험과 여가활동 관심/선호도, 여가활동 참여를 설명하기 위해 뇌성마비를 겪는 아동 연구에서 사용됐다(Majnemer 외, 2008; Majnemer, 2009). 추가 연구들은 후천적 뇌 손상(Law, Anaby, Dematteo & Hanna, 2011), ADHD(Shimoni, Engle-Yeger & Tirosh, 2010), 발달 조화 장애(Engel-Yeger & Hanna Kasis, 2010), 복잡한 커뮤니케이션 필요성 및 신체 장애(Raghavendra, Virgo, Olsson, Connell & Lane, 2011)이 있는 아이들의 놀이를 일반적으로 성장하는 아이들과 비교하기 위해 CAPE 또는 PAC를 사용했다. 이러한 연구는 일반적으로 자라는 또래와 비교했을 때 여가활동 관심/선호도, 장애/질병을 겪는 아동들의 여가경험, 여가 참여 특징 차이를 보고했다. 또한, ToP는 장애가 없는 아동들과 ADHD(cordier, Bundy, Hocking & Einfeld, 2009, 2010; Leipold & Bundy, 2000), 발달 장애(Hamm, 2006), 외상 후 뇌 손상(Mortenson & Harris, 2006)를 겪는 아동들의 놀이 비교를 실험하기 위해 사용됐다. 이러한 연구에 따르면, 장애가 있는 아동들의 놀이경험(ToP가 정의한 놀이)은 일반적으로 발달한 또래들보다 낮았다.

작업치료 실습 내에서 놀이 및 여가의 사용과 효과 증거를 제공하는 연구는 아래 초점에 따라 분류될 수 있다. (1)개입(치료) 내 수단으로써 놀이 및 여가 사용, (2)개입(치료) 중 목표로써 놀이 및 여가 사용, (3)개입(치료) 목표 및 수단으로써 놀이 및 여가 사용. 성과 기술과 클라이언트 요소를 다루는 수단으로써 놀이 및 여가 사용을 지지하는 논문에는 동기를 강화시키는 가상현실 놀이를 실험하는 연구(Harris & Reid, 2005), 여가활동이 나이든 성인의 우울증 또는 자존감에 미치는 효과를 조사하는 8번의 체계적인 연구들이 포함됐다. 이 연구들은 여가활동이 우울증가 자존감에 긍정적인 효과를 미친다고 결론 내렸다(Fine, 2000). 미취학 아동과 청소년들 내 놀이와 복제기술 사이 중요한 관계를 발견한 2개의 상관성 연구는 수단으로써 놀이의 사용은 이러한 집단의 복제 기술에 긍정적으로 영향을 미친다고 제시한다(Hess & Bundy, 2003; Saunders, Sayer & Goodale, 1999). 또 다른 상관성 연구는 유치원 가기 전 아동의 놀이 활동 참여와 학교 준비 기술의 측정을 통한 성과 사이 긍정적 상관 관계를 밝혀냈다. 이는 어린 아이들 내 발달 기술 습득을 강화하는 수단으로써 놀이의 사용을 지지했다(Long, Bergeron, Doyle & Gordon, 2005).

작업치료 논문 내에서 놀이 및 여가 참여보다 수단으로써 사용을 통해 목표로써 놀이 및 여가를 사용하는 데 초점을 맞춘 연구는 드물다. 한 연구는 뇌신경 발달(NDT) 치료와 엄마-아동 상호작용을 개선시키기 위한 교육과정의 사용이 뇌성마비와 발달 지연을 겪는 아동들의 놀이에 미치는 효과를 비교했다(Okimoto, Bundy & Hanzlik, 2000). 교육 영역에 참여하는 엄마를 지닌 아동들의 ToP 점수가 이전보다 개입(치료)후에 높아졌을지라도, 직접 NDT를 받은 아동들보다 통계적으로 더 높진 않았다. 이러한 실험 결과에 따르면, 특히 발달 운동기술을 개선시키는 게 목표인 작업개입(치료)와 비교했을 때 교육과정을 사용한 엄마-아이 상호작용을 강화시키는 데 초점을 맞춘 개입(치료)가 아동들의 놀이경험에 긍정적인 효과를 미칠 수 있다.

작업개입 치료의 수단이자 목표로써 놀이 및 여가에 집중하는 논문 내 연구에는 뇌성마비를 앓고 있는(Reid, 2004) 미취학 아동들의 가상현실 환경이 놀이경험에 미치는 효과를 시험하는 연구를 포함한다(ToP에 의해 정의된 놀이). 9명의 가상현실 환경 중 7개는 특히 가장 높은 놀이 등급을 만드는 3개의 환경에서 다양한 수준의 아동 놀이를 만드는 것으로 밝혀졌다. 본 연구는 뇌성마비를 겪는 아동들의 수단으로써 놀이에 접근하기 위해 가상 문맥 사용 동의를 구했다. 사회환경(놀이 동안 놀이 파트너의 상호작용)이 어린 아동의 놀이에 미치는 효과는 2가의 개별 연구에서 다뤄졌다. 사회적 놀이가 지연되는 미취학 아동들을 낮거나 높은발달 놀이기술을 지닌 또래와 짝지어 줬을 때, 자유놀이 시간 동안 높은 수준의 발달기술을 지닌 또래와의 놀이는 낮은발달 놀이기술을 지닌 또래와 노는 것보다 사회놀이 상호작용에 대한 높은 시작 확률과 반응을 야기한다(Tanta, Deitz, White & Billingsley, 2005).

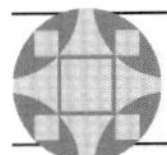

증거에 대한 해설 (계속)

비슷하게도, 동유럽 내 고아원에서 제도화된 어린 아이들은 독립적으로 놀 때보다 양육자와 함께 상호적인 놀이를 했을 때 발달적으로 유능한 놀이를 증명했다고 알려졌다(Daunhauer 외, 2010). 신체적 환경이 새로운 물체 및 소재의 도입으로 인해 바뀌었을 때 학교 운동장에서의 수단으로써 놀이 및 여가 사용은 전형적으로 발전중인 학교를 다니는 학생의 놀이경험(ToP가 정의한 증가된 놀이)에 대한 긍정적 효과를 증명했다(Bundy 외, 2008). 요약하자면, 이러한 연구에 따르면, 수단으로써 놀이를 사용한 작업개입 치료는 작업치료 전문가들이 환경적(사회적, 신체적). 기능과 상황적(가상적). 기능이 아동들의 상황에 미치는 효과를 고려할 때 목표로써 놀이(아동들의 놀이 활동 참여)를 개선할 수 있다. 현재에, 작업치료 평가 및 개입(치료)내 놀이 및 여가 사용을 위한 논문의 증거는 작업치료사가 일반적으로 본 다양한 인구집단 내에서 주로 놀이 및 여가 참여, 활동, 경험에 대한 연구와 실제 사용에 대한근거로 구성됐다. 수단, 목표, 또는 둘 다로써 본 논문에서 놀이 및 여가 사용의 효과가 보인 직접 증거는 제한 됐다. 본 증거의 현재 상태는 작업치료 내 평가 및 개입(치료)에서 놀이 및 여가 사용을 실험하는 방법론적으로 엄격한 논문의 필요성을 가리킨다.

(Couch 외, 1998). 전문가들이 개입(치료)동안 또는 후에, 아동들이 자유 놀이 활동에 참여하는 기회를 제공할 때, 보상 또는 강화요소로써 놀이가 일반적으로 사용됐다. Blanche(2008)은 아동의 특정 행동을 강화하기 위해 놀이를 사용하는 사람들에게 한 영역을 끝내기 전에 놀이를 없애기 보다 한 영역 동안 적합한 시기에 지속적인 놀이 시간을 허용하라고 요구했다. 한 영역의 끝에 자유로운 놀이에 대한 시간 기회의 공통 실행은 중단 또는 개입에 열려 있게 만들었다. 이는 중요성 중 하나로써 아동들의 놀이를 무시하고, 개입(치료)활동 이외에 덜 중요하다고 의미했다(Blanche, 2008). 또한, 특히 특정 여가활동에 대한 참여가 클라이언트가 이러한 활동을 계획하고 조직하는 개입(치료). 영역의 정점일 때, 여가는 강화 요소로써 사용됐다.

놀이 및 여가 수단 (means)

특정 개입(치료) 목적을 달성하기 위해, 수단으로써 놀이 및 여가는 특히 작업 및 활동에 대한 치료 사용, 일종의 작업개입 치료로써 사용을 가리킨다(AOTA, 2008). 클라이언트의 놀이 및 여가 참여는 변화가 발생하는 과정 또는 수단이다(Gray, 1998; Trombly, 1995). 전문가들은 2개의 특정 작업영역 내 성과(놀이 및 여가)와(모든 작업영역에 기반한). 임상 요소와 성과기술 변화에 초점을 맞춘 수단으로써 놀이 및 여가를 사용한다.

클라이언트 요소와 성과기술을 다루는 수단

수단으로써 놀이 및 여가는 주로 성과기술에 제한과 클라이언트 요소에 대한 피해를 다루기 위해 사용됐다. 설정/회복(AOTA, 2008)이라는 치료(개입)접근 방식을 사용하여, 전문가는 클라이언트들이 이러한 피해 및 제한과 관련된 개입(치료) 목적 달성을 수월하게 만들기 위해 설계된 놀이 및 여가활동에 참여하게 만들었다. 실험 결과에 따르면, 학교기반, 비 학교기반 상황에서 미취학 아동과 함께 일하는 212명의 작업치료사들 중 100%가 운동, 감정, 심리적 결과를 강화하기 위해 놀이를 치료 방법으로써 사용했다. 그 중 92%는 담당 건수 중 50% 이상 사용을 지시했다(Couch 외, 1998). 이러한 결과가 놀이 일반적으로 아동의 심리적, 인지적, 신체적 능력 발달과 운동/활용, 감각-인지, 감정 통제, 인지, 커뮤니티케이션, 사회성 기술 습득을 수월하게 만드는 수단으로써 여겨지는 작업치료 논문과 일치했다(Blanche, 2008; CAOT 1996; Knox, 2010; Long, Bergeron, Doyle & Gordon, 2005; Munier 외, 2008; Parham, 2008).

작업치료 논문 내 수단으로써 여가에 대한 설명은 제한됐다(Bundy, 1993; Majnemer, 2010; Pereira & Stagnitti, 2008; Suto, 1998). 작업(치료)에 대한 클라이언트의 필요성을 다루기 위한 필요성을 촉진시키는 것, 실습에 적용시키는 일 없이 유용성을 인정하는 것, 다른 작업영역에 부차적인 특성을 적용시키는 것(ADL, 작업, 교육)과 고려하거나 실행하지 않도록 선택하는 것을 포함하여 작업치료 실습 내에서 수단으로써 여가 사용에 대한 다양한 반응이 보고됐다(Majnemer, 2010; Pereira & Sthanitti, 2008). 그럼에도 불구하고, 작업치료 전문가는 클라이언트의 장점, 행동 범위, 인내, 지속적 관용을 증가시키고, 손의 능숙함과 움켜쥐는 능력을 개선시키고, 인지 및 심리적 기술발달을 촉진하고, 자기표현, 자기가치, 자기효용의 감정을 강화하는 수단으로써 게임 또는 공예와 같은 여가활동을 종종 사용했다(Blacker, Broadhurst & Teixeira, 2008; Creek, 2008; Fenech, 2008; Hoppes, Wilcox & Graham, 2001). 개입(치료)을 계획하기 위한 여가 평가를 사용했다고 보고한 103명의 작업치료사 중 75% 중에, 38%는 클라이언트들의 기술발달을 다루기 위한 클라이언트들의 여가 관심을 사용했

BOX 50.1 Craig와 Thomas

작업치료사는 Craig와 Thomas와 함께 개입(치료) 영역 내 규칙을 포함한 게임의 형태로 놀이를 수단으로써 사용했다.(**그림 50.3**) 클라이언트 요소/신체 기능(예시– 방향, 주의, 동기부여, 근력)과 운동/활용, 감각–인지, 감정 통제, 인지, 커뮤니티케이션, 사회성(예시–안정화, 병렬화, 조화하고, 조정하고, 이해하고, 관심을 기울이고, 조정하고, 주의를 기울이고, 응시하고, 방향을 잡고, 공유하고, 유지하고, 집중하고, 반응하는 것)은 모두 본 게임에 대한 참여를 통해 다뤄 진다. 또한, 놀이의 작업영역에서 소년들의 성과는 안전한 환경 내에서 이 게임을 하는 기회에 의해 강화되고, 그로부터 즐겁고, 긍정적인 경험에 의해 강화된다.

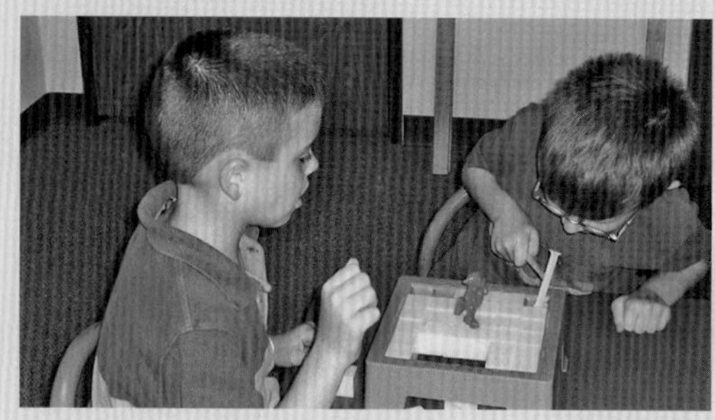

그림 50.3 수단으로써 놀이는 놀이의 작업영역 내에서 성과를 강화하고, 성과기술과 소년들의 클라이언트 요소를 다루기 위해 사용된다.

다고 밝혔다(Turner 외, 2000).

작업영역 내 성과를 강화하기 위한 수단: 놀이 및 여가

수단으로써 놀이 및 여가는 놀이와 여가라는 2개의 특정 작업영역 내 성과 변화에 초점을 맞출 수 있다. 놀이와 여가는 클라이언트의 놀이 및 여가 성과(놀이 및 여가가 실제로 해낸 것과 그럼으로써 경험하게 되는 것)에서의 제한을 다루기 위해 사용됐다. 전문가는 이러한 활동에 대한 능력과 경험과 관련된 개입(치료)목적을 달성하기 위해 클라이언트의 놀이 및 여가활동에 참여한다. 개입(치료)는 클라이언트가 특정 놀이 및 여가활동을 실행하고, 새로운 놀이 및 여가를 탐구하고, 놀이 및 여가를 수행할 능력을 촉진시키고, 하는 동안 경험을 강화하는 기회를 제공했다(Blacker 외, 2008; Bundy & Clemson, 2009; Fenech, 2008; Gray, 1998; Majnemer, 2010; Morrison & Metzger, 2001). 예컨대, 놀이 및 사회참여에 집중하는 작업개입 치료인 Kid's Club이라고 불리는 토요 아침 집단은 발달 장애를 지닌 아동들이 또래와 함께 친숙한 게임을 즐기고, 아이들에게 새로운 게임을 탐구하고, 이러한 게임에 대한 참여 동안 재미와 즐거움을 경험하는 기회를 제공하기 위한 규칙을 동반한 게임의 형태를 지닌 수단으로써 놀이를 사용한다(**Box 50.1**)

클라이언트들이 선택된 놀이 및 여가활동 능력을 지닌 문제를 밝혔을 때, 전문가들은 아이들이 더 높은 수준의 능력을 경험할 수 있는 대체 놀이 및 여가활동들을 탐구하거나, 긍정적이고 안전한 환경 내에서 놀이 및 여가를 실행할 기회를 제공할 수 있다. 예컨대, DCD를 겪어서 또래와 축구 하는 데 어려움이 있는 아이들에 대한 개입(치료)는 손상에 대한 심각한 고려 없이 아이가 안전하고, 긍정적인 환경에서 성공적이기 필요한 기술 및 업무를 실행하기 위해 그와 작업치료 전문가가 실제로 축구를 하는 치료 활동에 포함될 수 있다(Morrison & Metzger, 2001). 또한, 아이의 활동 관심과 행동 선택 평가에 기반하여, 전문가는 축구에 대한 관심과 선택 사이 차이와 다른 운동 활동에 대한 참여를 통해 제한된 능력을 지닌 문제를 다룰 수 있다. 본 문서에서, 전문가는 축구에 대한 자신의 무력감이 미치는 효과를 줄이기 위한 예방 개입 치료 접근을 사용했고, 스포츠 활동 성과를 강화하고, 놀이 및 여가활동의 제한된 참여 위험을 줄였다.

클라이언트가 특정 놀이 및 여가활동을 수행할 수 없거나 놀이 및 여가에 참여하는 동안 경험으로 인한 문제를 보고할 때, 전문가들은 활동 요구와 상황 및 환경 특징을 포함하여 놀이 및 여가활동을 수정할 수 있다(Blacker 외, 2008; Bundy & Clemson, 2009; Fenech, 2008; Majnemer, 2010; Morrison & Metzger, 2001). 전문가의 개정된 과정, 지원 기술, 환경 수정 및 가상현실 사용은 클라이언트가 특정 놀이 및 여가활동을 수행할 수 있는 능력을 수월하게 만들 수 있다(Dietz & Swinth, 2008). 본 논문 내 사례 연구들은 후천적 뇌 손상, 뇌졸중 또는 기타 신경 장애를 지닌 성인이 관심사가 있다고 밝혀진 놀이 및 여가활동을 수행하도록 하기 위한 수단 중 일부를 사용하도록 돕는다(Blacker 외, 2008; Deitz & Swinth, 2008; Lancioni 외, 2011; Lewis, Woods, Rosie & Mcpherson, 2011). 추가적으로, 놀이, 긍정적 효과, 개인적 의미, 놀이 및 여가경험에 대한 전반적 만족도에 대한 클라이언트의 경험을 강화시키기 위해, 이러한 수단을 사용할 수 있다. Reid(2004)에 따르면, 가상현실 환경은 뇌성마비를 겪은 아동들의 다양한 놀이 수준을 성공적으로 높였다.

작업치료 전문가는 클라이언트의 놀이 및 여가경험을 강화시키기 위해 채택된 과정과 같은 저 수준 기술방식을 더 자주 사용했다. 개입(치료)를 계획하기 위한 여가 평가를 사용한다고 보고한 103명의 작업치료사 중 75% 중에서, 11%는 클라이언트의 현재 기술 수준을 위한 여가활동을 수정하기 위한 발달 수단에 집중했다고 밝혔다(Turner 외, 2000). 예컨대, 노인 여성들은 이전에 요리를 통해 습득된 여가 경험이 더 이상 발작과 관련된 신체 손상 때문에 만족스럽지 않고, 개인적으로 의미 없다고 보고했다(Bundy & Clemson, 2009). 개입(치료). 수정 방식을 사용하여, 전문가들은 그의 여가경험이 요리 동안 강화되는 수단으로 클라이언트 성과를 수월하게 하기 위해 요리 여가활동을 수정했다. 구체적으로, 전문가들은 팔을 들어올리거나 옮기는 것 대신에, 캐비닛형 레인지(cookingtop)위에 후라이 팬을 놓았다가 떼는 것과 같이, 문제가 있는 팔의 약한 증상과 비 정상적인 근육 상태를 보완하기 위해 사용할 수 있는 수정 과정을 클라이언트에게 보여주고, 가르친다. 운동조절 치료 동안 신체 기능, 구조, 성과기술에 개입(치료)를 집중하는 것 대신에, 전문가들은 여가경험을 다시 회복할 수 있는 수단으로써 요리라는 클라이언트 여가활동을 사용했다.

놀이 및 여가 목표 (ends)

목표로써의 놀이 및 여가는 클라이언트의 놀이 및 여가 참여를 개입(치료)결과 또는 목적으로써 가리킨다(Gray, 1998; Trombly, 1995). 개입(치료)은 아동들이 직장, 학교, 집, 커뮤니티 내에서 동일한 나이의 문화를 지닌 사람들에게 기대되고, 이용 가능한 놀이 및 여가에 참여하는 능력에 초점을 맞춘다(Coster, 1998; Primeau & Ferguson, 1999). 목표로써 클라이언트의 놀이 및 여가를 다루는 전문가들은 기타 목표에 대한 수단으로써가 아니라 목표를 위해 클라이언트 놀이 및 여가 참여를 촉진시킨다(Blanchhe, 2008; Bundy, 1993; Munier 외, 2008; Parham, 2008). 목표로써 놀이 및 여가 작업치료를 다루는 전문가들은 드물다(Majnemer, 2010; Munier 외, 2008; Parham, 2008; Pereira & Stagnitti, 2008). 미취학 아동을 다루는 222명의 작업치료사에 따르면, 단지 2%만이 개입(치료). 중에서 놀이 사용은 개입(치료) 결과라고 보고했다(Couch 외, 1998). 개입(치료)를 계획하기 위한 여가 평가를 사용했다고 보고한 103명의 직업치료사 75%중에서, 35%는 클라이언트의 추후 여가 참여를 촉진시키기 위한 개입(치료). 내 여가활동을 사용했다고 밝혔다(Turner 외, 2000).

작업치료 전문가가 관찰한 많은 많은 클라이언트들은 장애 및 발달장애를 지닌 아이(LaVesser & Berg, 2011; Majnemer, 2010; Poulsen, Barker & Ziviani, 2010; Shimoni 외, 2010)와 장애/질병을 지닌 채 사는 성인(Berger, 2010; Bier, Dutil & Couture, 2009; McKenna 외, 2009; O'Sullivan & Chard, 2010; Reinseth & Espnes, 2007)을 포함하여 일상생활에 대한 놀이 및 여가 참여에 미치는 해로

BOX 50.2 Kid's Club

사설 실습 시설에 참여하는 작업치료사는 개입(치료)의 결과로써 놀이 및 사회 참여에 대한 아동의 참여인, 목표로써 놀이에 집중하는 발달 장애를 겪는 아동들의 개입(치료) 시설인 Kid's Club이라고 불리는 토요일 아침 프로그램을 제공한다. 발달 장애를 지닌 아동들이 또래와 함께 친숙한 게임을 즐기고, 아이들에게 새로운 게임을 탐구하고, 이러한 게임에 대한 참여 동안 재미와 즐거움을 경험하는 기회를 제공하기 위한 규칙을 동반한 게임의 형태를 지닌 수단으로써 놀이를 사용한다. 목표로써 놀이를 수월하게 만드는 수단으로써 놀이를 작업적으로 사용하는 장점은 엄마가 말하는 2개의 아동 이야기에 의해 증명됐다.

동부 유럽에서 입양된 6세 아동인 Fredrick은 언어를 구사하지 못하고, 신체적, 사회적 연기를 보였다. 그는 몇 주간 Kid's Club에 왔다. 그의 엄마는 누나인 Karate의 학급 밖에 있는 대기실에서 그 밤에 Fredrick의 행동에 대해 열광했다고 요청하기 위해 이번 주 동안 하루 밤 정도 치료사 한 명을 불렀다. 그녀가 말하기에, Fredrick은 처음으로(형제를 위해 기다리는) 또래와 만났고, Fredrick이 노는 환경에 그를 이끌기 위해 손을 내밀었다. 그의 어머니는 Fredrick이 일상 생활에서 또래와 함께 노는 것을 시작하는 것을 알아차렸기 때문에 너무 재미있어 했다. 그래서 그녀는 그것을 Kids Club 참여 덕으로 돌렸다.

특정 지을 수 없는 만성 정신장애(PDD-NOS)를 진단 받은 6세 소년인 Daryll은 그의 엄마가 치료사에게 그녀와 그녀의 남편이 그 주 토요일 아침에 일어나서 Daryll이 침대에 없고 완전히 옷을 입었다고 발견했다고 말했을 때, 약 6개월 동안 Kid's Club에 왔다. 또한, 그는 차가운 시리얼과 우유로 된 아침 식사를 이미 먹고 있었다. 그는 Kid's Club에 떠날 준비가 됐고, 거기에서 일어나고 밥을 먹기 위해 기다리고 있었다. 그녀가 말하길, 그는 절대로 이전에 어디에 가고 싶은 일종의 동기부여를 보이지 않았다. 확실히, Kid's Club에 대한 Daryll'의 경험은 목표에 대한 수단 이상이다. 그의 행동은 그가 목표로써, 목표를 위해 Kid's Club에 대한 참여를 즐겼다.

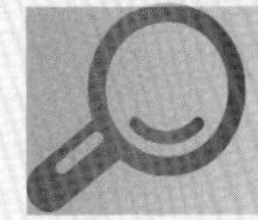

PDD-NOS에 대한 추가 정보를 위해, **부록 I, 일반적인 질환, 자폐증 스펙트럼을 참고하라.**

운 효과를 보였다. 1970년대부터 작업치료 외 논문들은 여가 만족도와 전반적 삶의 만족도 사이 높은 상관관계를 밝혔다(Parker, Gladman & Drummond, 1997). ADL 참여와 비교했을 때, 여가 참여는 삶의 만족도와 관련된 요소로 증명됐다(Nilsson, Bernspang, Fisher, Gustafson & Lofgren, 2007). 이러한 상관관계에 대한 인과관계가 결론적이지 않지만(Heady, Veenhoven & Wearing, 1991), 놀이 및 여가 참여가 전반적 삶의 만족도와 삶의 품질과 관계 됐다고 가리켰다(Brown & Frankel, 1993; Lloyd, 1996; Marans & Mohai, 1991)

개입(치료) 내 목표로써 놀이 및 여가에 대한 집중은 주관적인 웰빙(Heo 외, 2010; Pereira & Stagnitti, 2008; Reynolds, Vivat & Prior, 2008)을 포함하여 작업치료 결과(AOTA, 2008), 특히 개선된 놀이 및 여가 성과, 만족스러운 일상 생활 여가 참여, 강화된 삶의 품질(Beesley, White, Alston, Sweetapple & Pollack, 2011; Nilsson 외, 2007), 질병/장애로 인한 수정(Blacker 외, 2008; Kleiber 외, 2008), 전반적인 건강/웰빙을 다룬다. 놀이 여가 참여와 작업치료 결과 사이 관계를 고려할 때, 작업치료 전문가가 목표로써 놀이 및 여가에 집중할 필요성이 중요하다. 전문가들은 이하의 작업개입 치료 종류(작업 및 활동의 치료목적 사용, 교육과정, 상담과정 및 지지프로그램)를 사용하여 목표로써 클라이언트들의 놀이 및 여가를 촉진했다(AOTA, 2008).

작업 및 활동의 치료목적 사용

작업 및 활동의 치료목적 사용(수단으로써 놀이 및 여가)은 목표로써 클라이언트의 놀이 및 여가를 촉진시키기 위해 사용될 수 있다(**Box 50.2**). 기존에 언급된 대로, 이는 신체기능 구조의 제한과 손상, 성과기술, 놀이 및 여가 작업영역 내 성과를 포함하여 클라이언트 요소를 다루는 수단일 수 있다. 또한, 클라이언트가 놀이 및 여가를 제외한 기타 작업영역에 참여할 수 있는 능력은 목표로써 놀이 및 여가를 강화시키는 수단이 될 수 있다. 예를 들어, 전문가는 직장, 커뮤니티, 학교, 집 내 놀이 및 여가에 참여할 수 있는 능력을 개선하기 위해 운전 또는 금전 경영과 같은 도구적 ADL 내 또는 옷 수선 또는 화장실과 같은 ADL 내에 참여할 수 있다. 실제로, 여가 참여를 포함하여 건강하고, 적극적인 삶을 노인이 사는 능력이 커뮤니티 이동성 제한, 특히 운전할 수 있는 능력(McKenna 외, 2009; O'Sullivan & Chard, 2009)에 의해 부정적으로 영향을 받을 수 있다(Iwarsson, Stahl & Carlsson, 2003). 또한, 커뮤니티 이동성을 수월하게 하기 위해 나이든 클라이언트를 대상으로 일하는 작업치료 전문가들은 커뮤니티 내 여가 참여 능력을 개선시킬 수 있다.

교육과정

교육과정은 클라이언트, 가족 구성원, 친구, 교사, 동료 또는 클라이언트에게 중요한 사람에게 정보와 지식을 제공하는 일종의 작업개입(치료)이다(AOTA, 2008). 집, 학교, 커뮤니티에 대한 놀이 및 여가 참여를 위해 긍정적 신체적, 사회적 환경을 만드는 방법에 대해 타인에게 가르침으로써(예시–부모, 기타 가족 구성원, 교사 및 양육자), 전문가들은 목표로써 아동의 놀이 및 여가를 종종 다룬다(Rigby & Huggin, 2003). 또한, 전문가들은 놀이 소재와 장난감에 대한 정보, 놀이, 놀이에 대한 신체적 장소를 구조화하는 능력, 놀이의 중요성, 놀이가 아동들의 발달에 미치는 효과, 놀이 상호작용을 모델화함으로써 아동들의 놀이를 수월하게 만드는 방법을 제공했다(CAOT, 1996; Bundy 외, 2008; Bundy, Waugh & Brentnall, 2009; Hamm, 2006). 그리고, 전문가들은 클라이언트와 타인에게 컴퓨터 게임, 스위치를 가진 장난감, 수정 스포츠 장비와 같이 놀이 및 여가에 대한 수정 장비 사용 방법을 알려준다(Deitz & Swinth, 2008; Majnemer, 2010). 여가 교육 프로그램은 여가, 여가의 가능한 이익, 여가에 긍정적이건 부정적이건 효과를 미치는 개인 및 공동체 자원, 놀이 및 여가에 접근하거나 극복하는 방법에 대해 클라이언트를 가르쳤다(Bundy, 2009; Kleiber 외, 2008). 이러한 종류의 여가 교육 프로그램은 커뮤니티 내 여가에 대한 클라이언트의 지속적인 참여를 지지함으로써 작업개입 치료 유지 방식을 예시로 제시한다.

상담 과정

상담 과정은 전문가들이 성공적인 놀이 및 여가 참여에 영향을 미치고, 문제를 해결하기 위한 해결책을 계획하고, 해결책을 실시하고, 최적의 효과를 위해 필요하다면 바꿀 수 있는 문제를 밝히기 위해, 집, 학교, 직장, 커뮤니티 내에서 클라이언트 또는 다른 사람들과 협력하는 일종의 작업개입 치료이다(AOTA, 2008). 일상 생활 내에서 치료 외의 여가 및 놀이에 대한 클라이언트 참여에 집중했다(Kielhofner, 1997). 여가 상담은 클라이언트가 여가 참여를 위한 능력과 기술을 결정하고, 필요한 기술을 개선하거나 단련하고, 여가를 위한 커뮤니티 재원을 찾고, 접근하는 여가의 가치, 관심 및 태도를 밝히고, 명시하도록 돕는 특정한 종류의 상담이다(Barris, Kielhofner & Watts, 1988; Caldwell & Smith, 1988; Malley, Cooper & Cope, 2008; Poulsen 외, 2010)

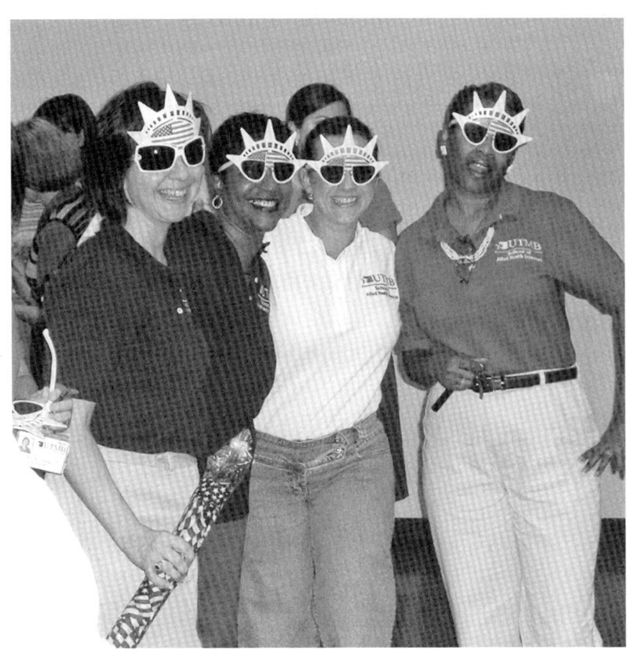

그림 50.4 휴가 파티 및 특별 행사에 대한 참여와 같은 작업 내 놀이 및 여가는 성인들의 놀이 및 여가 참여의 중요 특징이다.

지지

지지(Advocacy)는 놀이 및 여가활동에 완전히 참여하기 위한 재원을 찾고, 접근하기 위해 클라이언트에게 권한을 부 여하는 일에 집중하는 일종의 작업개입 치료이다(AOTA, 2008). 지지자로써, 전문가들은 클라이언트가 놀이 및 여가 기회에 참여하고, 접근하는 것을 수월하게 하는 지지 환경을 만들고, 장애물을 제거하기 위해 타인과 클라이언트와 함께 협력하고, 교육하고, 조화를 이루고, 권장한다(CAOT, 1996; Rigby & Huggins, 2003). 예컨대, 제작(create)/촉진(promote)라는 개입(치료). 접근 방식을 사용하여, 전문가들은 접근 가능한 커뮤니티 놀이터를 지지하고, 놀이 시간 보호를 보장하고, 또래와 함께 노는 것에 아동들이 참여하는 것을 수월하게 하기 위해 부모, 교사, 성인과 협력한다(Blanchhe, 2008; Rigby & Huggins, 2003). 추가적으로, 전문가들은 휴일 놀이, 스포츠 행사 및 출장과 같은 완전 고용 관련 활동에 있어서 장애가 있는 클라이언트를 포함시키기 위해 Americans With Disabilities Act of 1990의 필수 조건에 대해 고용주에게 권고하기 위한 예방 개입(치료). 방식을 사용했다(**그림 50.4**) (Crist & Stoffel, 1992).

놀이 및 여가 개입(치료) 요약

개입(치료) 내에서 놀이 및 여가는 루어 또는 보상, 수단, 목표일 수 있다. 루어(유인책)으로써, 놀이 및 여가는 클라이언트들이 치료 활동에 참여하도록 동기부여 한다. 또한, 보상으로써, 놀이 및 여가는 클라이언트들의 개입(치료) 참여를 강화했다. 이는 성과기술, 놀이 및 여가 성과뿐만 아니라 신체 기능 및 구조에 있어서 클라이언트들의 손상 및 제한과 관련된 개입(치료) 목표를 달성하기 위한 치료 수단이다. 전문가들은 다른 목표에 대한 수단으로써가 아니라 목표를 위해 클라이언트 놀이 및 여가 참여를 촉진시킬 때, 목표로써 놀이 및 여가는 개입(치료)의 목표와 결과이다. 작업, 활동, 교육과정, 상담 과정, 지지의 치료 사용은 목표로써 클라이언트의 놀이와 여가를 수월하게 하는 일종의 작업개입 치료이다. 전문가들은 집, 학교, 직장, 커뮤니티 내 클라이언트의 참여와 작업성과와 직접적으로 관련된 결과로 이어지는 개입(치료)를 설계하기 위해, 루어 또는 보상, 수단, 목표로써 놀이 및 여가 목표 사이에서 선택했다.

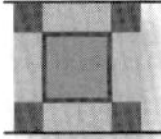

업무 딜레마

여가상담 프로그램

당신은 심리장애를 지닌 성인을 위한 정신건강 병원에서 일하는 작업치료 전문가이다. 당신은 여가상담 프로그램을 발달시키도록 요구 받았으며, 이하 진단을 동반하여 성인집단을 위해 여가탐구 및 여가참여에 집중했다(AOTA, 2008).

- 외상 후 스트레스 장애를 겪는 23살 여성
- 알코올 관련 장애를 지닌 35세 여성
- 심한 우울증을 겪는 28세 여성
- 거식증을 겪는 19세 여성
- 공황 장애를 지닌 30세 여성

이 집단 내 개입(치료) 영역을 개발시켜라. 당신이 사용하는 활동과, 집단에게 이를 제시하는 방법을 설명하라.

사례 연구 50.1 놀이에 대한 아동 참여를 위한 개입(치료) 평가 및 설계 함께하기

Alvin은 자폐증 진단을 받은 4.5살 소년으로, 자폐증을 겪지 않은 이란성 쌍둥이 형제를 지녔다. 작업치료 평가 동안, 작업치료사는 Alvin 부모에게 놀이 행동에 대해 물어봤다. 작업치료사들은 그가 본질적으로 다른 아이의 행동을 무시하고, 놀이에 참여하지 않았다고 보고했다. 그는 홀로 놀기를 선호했고, 동물 장난감 또는 컴퓨터와 같은 장난감을 선택했다. 그가 다른 아이와 같이 있을 때, 그는 꼬리표, 술래잡기, 뒤 마당 내 트램폴린에서 점프하는 것과 같은 미취학 활동과 외부 활동과 같은 구조화된 놀이 환경 내 다른 사람과 안락하게 상호작용하고, 그보다 더 어린 아동들과 상호작용할 것이다. 또한, Alvin은 미취학 시기 동안 발생한 구조화된 놀이 환경 외부에 있는 친구를 가지지 않았거나 가정에서 그를 위해 준비하고 있다고 보고했다. 그는 놀이를 증명했다고 말했을지라도, 그는 또래와 쌍둥이의 상호작용에서 관찰한 놀이 행동에 거의 참여하지 않았다. 그들은 Alvin이 친구를 만들거나 유지할 수 없었다고 보고했지만, 그를 위한 소망이 있다고 보고했다. 즉, 활동이 그를 포함한 구조화된 활동 외의 친구를 가진다고 보고됐다.

■ **질문 및 실습**

1. 당신은 Alvin의 놀이 참여, 놀이 환경, 놀이 활동 및 경험의 특징에 대해 무엇을 아는가? 본 장에서 제시된 놀이 및 여가 평가를 위한 파라매터에 따르면, 이 정보를 조직화하라.
2. 당신이 놀이에 대한 Alvin의 성과를 다루기 위한 개입(치료) 계획을 발달시키고, 실행하기 위해 무엇이 필요한가? 그리고 당신은 어떻게 이 정보를 습득할 것인가? 당신이 사용할 수 있는 구체적인 평가를 위해 표 50.1을 가리켜봐라.
3. 어떻게 당신은 Alvin과 함께 개입(치료)에서 놀이를 사용할 수 있는가? 그리고 어떤 종류의 개입(치료)를 귀하가 사용하는가?

참고문헌 References

American Occupational Therapy Association.(2008). Occupational therapy practice framework: Domain and process, 2nd edition. *American Journal of Occupational Therapy*, *62*, 625–683.

American Occupational Therapy Association.(2010). Occupational therapy's perspective on the use of environments and contexts to support health and participation in occupations. *American Journal of Occupational Therapy, 64*, S57–S69. doi:10.5014/ajot.2010.64S57

Barris, R., Kielhofner, G., & Watts, J. H.(1988). *Occupational therapy in psychosocial practice*. Thorofare, NJ: SLACK Incorporated.

Beard, J. G., & Ragheb, M. G.(1980). Measuring leisure satisfaction. *Journal of Leisure Research*, *12*, 20–33.

Beesley, K., White, J. H., Alston, M. K., Sweetapple, A. L., & Pollack, M.(2011). Art after stroke: The qualitative experience of community dwelling stroke survivors in a group art programme. *Disability and Rehabilitation*, *33*, 2346–2355. doi:10.3109/09638288.2011.571333.

Berger, S.(2010). The meaning of leisure for older adults living with vision loss. *OTJR: Occupation, Participation and Health*, *31*, 193–199. doi:10.3928/15394492-20101222-01.

Bier, N., Dutil, E., & Couture, M.(2009). Factors affecting leisure participation after a traumatic brain injury: An exploratory study. *Journal of Head Trauma Rehabilitation*, *24*, 187–194.

Blacker, D., Broadhurst, L., & Teixeira, L.(2008). The role of occupational therapy in leisure adaptation with complex neurological disability: A discussion using two case study examples. *Neurorehabilitation*, *23*, 313–319.

Blanche, E. I.(2008). Play in children with cerebral palsy: Doing with—not doing to. In L. D. Parham & L. S. Fazio(Eds.), *Play in occupational therapy for children*(2nd ed., pp. 375–393). St. Louis, MO: Mosby Elsevier.

Boucher, N., Dumas, F., Maltais, D. B., & Richards, C. L.(2010). The influence of selected personal and environmental factors on leisure activities in adults with cerebral palsy. *Disability and Rehabilitation*, *32*, 1328–1338. doi:10.3109/09638280903514713.

Bourke-Taylor, H., Law, M., Howie, L., & Pallant, J. F.(2009). Development of the Assistance to Participate Scale(APS) for children's play and leisure activities. *Child: Care, Health and Development*, *35*, 738–745. doi:10.1111/j.1365-2214.2009.00995.x

Brown, B. A., & Frankel, B. G.(1993). Activity through the years: Leisure, leisure satisfaction, and life. *Sociology of Sport Journal*, *10*, 1–17.

Bryze, K. C.(2008). Narrative contributions to the play history. In L. D. Parham & L. S. Fazio(Eds.), *Play in occupational therapy for children*(2nd ed., pp. 43–54). St. Louis, MO: Mosby Elsevier.

Bundy, A. C.(1993). Assessment of play and leisure: Delineation of the problem. *American Journal of Occupational Therapy*, *47*, 217–222.

Bundy, A. C.(2001). Measuring play performance. In M. Law, C. M. Baum, & W. Dunn(Eds.), *Measuring occupational performance: Supporting best practice in occupational therapy*(pp. 89–102). Thorofare, NJ: SLACK Incorporated.

Bundy, A. C., & Clemson, L. M.(2009). Leisure. In B. R. Bonder & V. Dal Bello-Haas(Eds.), *Functional performance in older adults*(3rd ed., pp. 290–310). Philadelphia, PA: F. A. Davis.

Bundy, A. C., Luckett, T., Naughton, G. A., Tranter, P. J., Wyver, S. R., Ragen, J., & Spies, G.(2008). Playful interaction: Occupational therapy for all children on the school playground. *American Journal of Occupational Therapy*, *62*, 522–527.

Bundy, A. C., Waugh, K., & Brentnall, J.(2009). Developing assessments that account for the role of the environment: An example using the Test of Playfulness and Test of Environmental Supportiveness. *OTJR: Occupation, Participation and Health*, *29*, 135–143. doi:10.3928/15394492-20090611-06

Burke, J. P., Schaaf, R. C., & Hall, T. B. L.(2008). Family narratives and play assessment. In L. D. Parham & L. S. Fazio(Eds.), *Play in occupational therapy for children*(2nd ed., pp. 195–215). St. Louis, MO: Mosby Elsevier.

Byunggook, K.(2008). Perceiving leisure: Humans view leisure through a lens tinted with experiences. *Parks & Recreation*. Retrieved from http://findarticles.com/p/articles/mi_m1145/is_5_43/ai_n53301707/

Caldwell, L. L., & Smith, E. A.(1988). Leisure: An overlooked component of health promotion. *Canadian Journal of Public Health*, *79*, S44–S48.

Canadian Association of Occupational Therapists.(1996). Practice paper: Occupational therapy and children's play. *Canadian Journal of Occupational Therapy*, *63*, 1–20.

Cordier, R., Bundy, A., Hocking, C., & Einfeld, S.(2009). A model for play-based intervention for children with ADHD. *Australian Occupational Therapy Journal*, *56*, 332–340. doi:10.1111/j.1440-1630.2009.00796.x

Cordier, R., Bundy, A., Hocking, C., & Einfeld, S.(2010). Playing with a child with ADHD: A focus on the playmates. *Scandinavian Journal of Occupational Therapy, 17*, 191–199. doi:10.3109/11038120903156619

Coster, W.(1998). Occupation-centred assessment of children. *American Journal of Occupational Therapy, 52*, 337–344.

Couch, K. J., Deitz, J. C., & Kanny, E. M.(1998). The role of play in pediatric occupational therapy. *American Journal of Occupational Therapy, 52*, 111–117.

Couture, M., Caron, C. D., & Desrosiers, J.(2010). Leisure activities following a lower limb amputation. *Disability and Rehabilitation, 32*, 57–64. doi:10.3109/09638280902998797

Creek, J.(2008). Creative leisure opportunities. *NeuroRehabilitation, 23*, 299–304.

Crist, P. A., & Stoffel, V. C.(1992). The Americans With Disabilities Act of 1990 and employees with mental impairments: Personal efficacy and the environment. *American Journal of Occupational Therapy, 46*, 434–443.

Daunhauer, L. A., Coster, W. J., Tickle-Degnen, L., & Cermak, S. A.(2010). Play and cognition among young children reared in an institution. *Physical and Occupational Therapy in Pediatrics, 30*, 83–97.

Desha, L., Ziviani, J., & Rodger, S.(2003). Play preferences and behavior of preschool children with autistic spectrum disorder in the clinical environment. *Physical & Occupational Therapy in Pediatrics, 23*, 21–42.

Deitz, J. C., & Swinth, Y.(2008). Accessing play through assistive technology. In L. D. Parham & L. S. Fazio(Eds.), *Play in occupational therapy for children*(2nd ed., pp. 395–412). St. Louis, MO: Mosby Elsevier.

Driver, B. L., Brown, P. J., & Peterson, G. L.(Eds.).(1991). *Benefits of leisure*. State College, PA: Venture.

Driver, B. L., Tinsley, H. E. A., & Manfredo, M. J.(1991). The Paragraphs about Leisure and Recreation Experience Preference Scales: Results from two inventories designed to assess the breadth of the perceived psychological benefits of leisure. In B. L. Driver, P. J. Brown, & G. L. Peterson(Eds.), *Benefits of leisure*(pp. 263–286). State College, PA: Venture.

Dunn, W.(1998). Person-centered and contextually relevant evaluation. In J. Hinojosa & P. Kramer(Eds.), *Occupational therapy evaluation: Obtaining and interpreting data*(pp. 47–76). Bethesda, MD: American Occupational Therapy Association.

Edginton, C. R., DeGraaf, D., Dieser, R. B., & Edginton, S. R.(2006). *Leisure and life satisfaction: Foundational perspectives*(4th ed.). Chicago, IL: McGraw-Hill.

Engel-Yeger, B., & Hanna Kasis, A.(2010). The relationship between Developmental Co-ordination Disorders, child's perceived self-efficacy and preference to participate in daily activities. *Child: Care, Health and Development, 36*, 670–677. doi:10.1111/j.1365-2214.2010.01073.x.

Fenech, A.(2008). The benefits and barriers to leisure occupations. *NeuroRehabilitation, 23*, 295–297.

Fine, J.(2000). The effect of leisure activity on depression in the elderly: Implications for the field of occupational therapy. *Occupational Therapy in Health Care, 13*, 45–59.

Fleming, J., Braithwaite, H., Gustafsson, L., Griffin, J., Collier, A. M., & Fletcher, S.(2011). Participation in leisure activities during brain injury rehabilitation. *Brain Injury, 25*, 806–818. doi:10.3109/02699052.2011.585508

Florey, L. L., & Greene, S.(2008). Play in middle childhood. In L. D. Parham & L. S. Fazio(Eds.), *Play in occupational therapy for children*(2nd ed., pp. 279–299). St. Louis, MO: Mosby Elsevier.

Gray, J. M.(1998). Putting occupation into practice: Occupation as ends, occupation as means. *American Journal of Occupational Therapy, 52*, 354–364.

Griffin, J., & McKenna, K.(1998). Influences on leisure and life satisfaction of elderly people. *Physical & Occupational Therapy in Geriatrics, 15*, 1–16. doi:10.1300/J148V15n04_01

Hackett, J.(2003). Perceptions of play and leisure in junior school aged children with juvenile idiopathic arthritis: What are the implications for occupational therapy? *British Journal of Occupational Therapy, 66*, 303–310.

Hamm, E. M.(2006). Playfulness and the environmental support of play in children with and without developmental disabilities. *OTJR: Occupation, Participation and Health, 26*, 88–96.

Harris, K., & Reid, D.(2005). The influence of virtual reality play on children's motivation. *Canadian Journal of Occupational Therapy, 72*, 21–29.

Headey, B., Veenhoven, R., & Wearing, A.(1991). Top-down versus bottom-up theories of subjective well-being. *Social Indicators Research, 24*, 81–100.

Henry, A.(2008). Assessment of play and leisure in children and adolescents. In L. D. Parham & L. S. Fazio(Eds.), *Play in occupational therapy for children*(2nd ed., pp. 95–193). St. Louis, MO: Mosby Elsevier.

Heo, J., Lee, Y., McCormick, B. P., & Pedersen, P. M.(2010). Daily experience of serious leisure, flow, and subjective well-being of older adults. *Leisure Studies, 29*, 207–225. doi:10.1080/02614360903434092

Hess, L. M., & Bundy, A. C.(2003). The association between playfulness and coping in adolescents. *Physical & Occupational Therapy in Pediatrics, 23*, 5–17.

Hoppes, S., Wilcox, T., & Graham, G.(2001). Meanings of play for older adults. *Physical and Occupational Therapy in Geriatrics, 18*, 57–68.

Hurd, A. R., & Anderson, D. M.(2011). *Park and recreation professional's handbook*. Champaign, IL: Human Kinetics.

Imms, C.(2008). Children with cerebral palsy participate: A review of the literature. *Disability and Rehabilitation, 30*, 1867–1884. doi:10.1080/09638280701673542

Iso-Ahola, S., & Weissinger, E.(1990). Perceptions of boredom in leisure: Conceptualization, reliability, and validity of the Leisure Boredom Scale. *Journal of Leisure Research, 22*, 1–17.

Iwarsson, S., Stahl, A., & Carlsson, G.(2003). Accessible transportation: Novel occupational therapy perspectives. In L. Letts, P. Rigby, & D. Stewart(Eds.), *Using environments to enable occupational performance*(pp. 235–251). Thorofare, NJ: SLACK Incorporated.

Kielhofner, G.(1997). *Conceptual foundations of occupational therapy*(2nd ed.). Philadelphia, PA: F. A. Davis.

Kielhofner, G.(2008). Volition. In G. Kielhofner(Ed.), *A model of human occupation: Theory and application*(4th ed., pp. 32–50). Baltimore, MD: Lippincott Williams & Wilkins.

Kielhofner, G., & Burke, J. P.(1983). The evolution of knowledge and practice in occupational therapy: Past, present, and future. In G. Kielhofner(Ed.), *Health through occupation: Theory and practice in occupational therapy*(pp. 3–54). Philadelphia, PA: F. A. Davis.

King, G., Law, M., King, S., Hurley, P., Hanna, S., Kertoy, M., . . . Young, N.(2004). *Children's Assessment of Participation and Enjoyment(CAPE) and Preferences for Activities of Children(PAC)*. San Antonio, TX: Harcourt Assessment, Inc.

Kleiber, D. A., Reel, H. A., & Hutchinson, S. L.(2008). When distress gives way to possibility: The relevance of leisure in adjustment to disability. *NeuroRehabilitation, 23*, 321–328.

Knox, S.(2008). Development and current use of the Revised Knox Preschool Play Scale. In L. D. Parham & L. S. Fazio(Eds.), *Play in occupational therapy for children*(2nd ed., pp. 55–70). St. Louis, MO: Mosby Elsevier.

Knox, S. H.(2010). Play. In J. Case-Smith & J. C. O'Brien(Eds.), *Occupational Therapy for Children*(6th ed., pp. 540–554). Maryland Heights, MO: Mosby Elsevier.

Lancioni, G. E., Singh, N. N., O'Reilly, M. F., Sigafoos, J., DePace, C., Chiapparino, & C., Spica, A.(2011). Technology-assisted programmes to promote leisure engagement in persons with acquired brain injury and profound multiple disabilities: Two case studies. *Disability and Rehabilitation: Assistive Technology, 6*, 412–419. doi:10.3109/17483107.2011.580899.

LaVesser, P., & Berg, C.(2011). Participation patterns in preschool children with an autism spectrum disorder. *OTJR: Occupation, Participation and Health, 31*, 33–39.

Law, M., Anaby, D., DeMatteo, C., & Hanna, S.(2011). Participation patterns of children with acquired brain injury. *Brain Injury, 25*, 587–595. doi:10.3109/02699052.2011.572945.

Law, M., Baum, C. M., & Dunn, W.(2005). Occupational Performance Assessment. In C. H. Christiansen, C. M. Baum, & J. Bass-Haugen(Eds.), Occupational therapy: Performance, Participation, and well-being(3rd ed., pp. 339–370). Thorofare, NJ: Slack.

Lee, Y.(1999). How do individuals experience leisure? *Parks & Recreation*. Retrieved from http//findarticles.com/p/articles/mi_m1145/is_2_34/ai_53984866/

Lee, Y., Datillo, J., & Howard, D.(1994). The complex and dynamic nature of leisure experience. *Journal of Leisure Research*, *26*, 195–211.

Leipold, E. E., & Bundy, A. C.(2000). Playfulness in children with attention deficit hyperactivity disorder. *Occupational Therapy Journal of Research*, *20*, 61–82.

Lewis, G. N., Woods, C., Rosie, J. A., & Mcpherson, K. M.(2011). Virtual reality games for rehabilitation of people with stroke: Perspectives from the users. *Disability and Rehabilitation: Assistive Technology*, *6*, 453–463. doi:10.3109/17483107.2011.574310.

Linder, T.(2008). *Transdisciplinary Play-Based Assessment*(2nd ed.). Baltimore, MD: Brookes.

Lloyd, K.(1996). Planning for leisure: Issues of quality of life. *Social Alternatives*, *15*, 19–22.

Long, D., Bergeron, J., Doyle, S. L., & Gordon, C. Y.(2005). The relationship between frequency of participation in play activities and kindergarten readiness. *Occupational Therapy in Health Care*, *19*, 23–42. doi:10.1300/J003v19n04_03.

Majnemer, A.(2009). Promoting participation in leisure activities: Expanding role for pediatric therapists. *Physical and Occupational Therapy in Pediatrics*, *29*, 1–5. doi:10.1080/01942630802625163.

Majnemer, A.(2010). Balancing the boat: Enabling an ocean of possibilities. *Canadian Journal of Occupational Therapy*, *77*, 198–208. doi:10.2182/cjot.2010.77.4.2.

Majnemer, A., Shevell, M., Law, M., Birnbaum, R., Chilingaryan, G., Rosenbaum, P., & Poulin, C.(2008). Participation and enjoyment of leisure activities in school-aged children with cerebral palsy. *Developmental Medicine & Child Neurology*, *50*, 751–758. doi:10.1111/j.1469.8749.2008.03068.x

Majnemer, A., Shikako-Thomas, K., Chokron, N., Law, M., Shevell, M., Chilingaryan, G. & Rosenbaum, P.(2009). Leisure activity preferences for 6- to 12-year old children with cerebral palsy. *Developmental Medicine & Child Neurology, 52,* 167–173.

Malley, D., Cooper, J., & Cope, J.(2008). Adapting leisure activity for adults with neuropsychological deficits following acquired brain injury. *NeuroRehabilitation*, *23*, 329–334.

Marans, R. W., & Mohai, P.(1991). Leisure resources, recreation activity, and the quality of life. In B. L. Driver, P. J. Brown, & G. L. Peterson(Eds.), *Benefits of leisure*(pp. 351–363). State College, PA: Venture.

Matsutsuyu, J. S.(1969). The interest check list. *American Journal of Occupational Therapy*, *23*, 323–328.

McKenna, K., Liddle, J., Brown, A., Lee, K., & Gustafsson, L.(2009). Comparison of time use, role participation and life satisfaction of older people after stroke with a sample without stroke. *Australian Occupational Therapy Journal*, *56*, 177–188.

McMahon, F., Lytle, D. E., & Sutton-Smith, B.(Eds.).(2005). *Play: An interdisciplinary synthesis*. *Play & Culture Studies, Volume 6*. Lanham, MD: University Press of America.

Miller, E., & Kuhaneck, H.(2008). Children's perceptions of play experiences and play preferences: A qualitative study. *American Journal of Occupational Therapy*, *62*, 407–415.

Morrison, C. D., & Metzger, P.(2001). Play. In J. Case-Smith(Ed.), *Occupational therapy for children*(4th ed., pp. 528–544). St. Louis, MO: Mosby-Year Book.

Mortenson, P. A., & Harris, S. R.(2006). Playfulness in children with traumatic brain injury: A preliminary study. *Physical and Occupational Therapy in Pediatrics*, *26*, 181–198. doi:10.1080/J006v26n01_11.

Munier, V., Myers, C. T., & Pierce, D.(2008). Power of object play for infants and toddlers. In L. D. Parham & L. S. Fazio(Eds.), *Play in occupational therapy for children*(2nd ed., pp. 219–249). St. Louis, MO: Mosby Elsevier.

Nilsson, I., Bernspång, B., Fisher, A. G., Gustafson, Y., & Lofgren, B.(2007). Occupational engagement and life satisfaction in the oldest-old: The Umeå 85+ study. *OTJR: Occupation, Participation and Health*, *27*, 131–139.

Oates, A., Bebbington, A., Bourke, J., Girdler, S., & Leonard, H.(2011). Leisure participation for school-aged children with Down syndrome. *Disability and Rehabilitation, 33,* 1880-1889. doi:10.3109/09638288.2011.553701

O'Brien, A., Renwick, R., & Yoshida, K.(2008). Leisure participation for individuals living with acquired spinal cord injury. *International Journal of Rehabilitation Research*, *31*, 225–230. doi:10.1097/MRR.0b013e3282fb7d13

Okimoto, A. M., Bundy, A., & Hanzlik, J.(2000). Playfulness in children with and without disability: Measurement and intervention. *American Journal of Occupational Therapy*, *54*, 73–82.

O'Sullivan, C., & Chard, G.(2010). An exploration of participation in leisure activities post-stroke. *Australian Occupational Therapy Journal*, *57*, 159–166. doi:10.1111/j.1440-1630.2009.00833.x

Parham, L. D.(1996). Perspectives on play. In R. Zemke, & F. Clark(Eds.), *Occupational science: The evolving discipline*(pp. 71–80). Philadelphia, PA: F. A. Davis.

Parham, L. D.(2008). Play and occupational therapy. In L. D. Parham & L. S. Fazio(Eds.), *Play in occupational therapy for children*(2nd ed., pp. 3–39). St. Louis, MO: Mosby Elsevier.

Parham, L. D., & Fazio, L. S.(Eds.).(2008). *Play in occupational therapy for children*. St. Louis, MO: Mosby-Elsevier.

Parker, C. J., Gladman, J. R., & Drummond, A. E.(1997). The role of leisure in stroke rehabilitation. *Disability and Rehabilitation*, *19*, 1–5.

Pereira, R. B., & Stagnitti, K.(2008). The meaning of leisure for well-elderly Italians in an Australian community: Implications for occupational therapy. *Australian Occupational Therapy Journal*, *55*, 39–46. doi:10.1111/j.1440-1630.2006.00653.x

Pfeifer, L. I., Pacciulio, A. M., dos Santos, C. A., dos Santos, J. L., & Stagnitti, K. E.(2011). Pretend play of children with cerebral palsy. *Physical and Occupational Therapy in Pediatrics*, *31*, 392–402. doi:10.3109/01942638.2011.572149

Pieris, Y., & Craik, C.(2004). Factors enabling and hindering participation in leisure for people with mental health problems. *British Journal of Occupational Therapy*, *67*, 240–247.

Pollock, N., & McColl, M. A.(1998). Assessment in client-centred occupational therapy. In M. Law(Ed.), *Client-centered occupational therapy*(pp. 90–105). Thorofare, NJ: Slack.

Poulsen, A. A., Barker, F. M., & Ziviani, J.(2010). Personal projects of boys with developmental coordination disorder. *OTJR: Occupation, Participation and Health*, *31*, 108–117. doi:10.3928/15394492-20100722-02

Poulsen, A. A., Ziviani, J. M., & Cuskelly, M.(2007). Perceived freedom in leisure and physical co-ordination ability: Impact on out-of-school activity participation and life satisfaction. *Child: care, health and development*, *33*, 432–440. doi:10.1111/j.1365-2214.2007.00730.x

Primeau, L. A.(1995). Orchestration of work and play within families(Unpublished doctoral dissertation). University of Southern California, Los Angeles.

Primeau, L. A.(1996). Work and leisure: Transcending the dichotomy. *American Journal of Occupational Therapy, 50,* 569–577.

Primeau, L. A.(2008). AOTA's societal statement on play. *American Journal of Occupational Therapy*, *62*, 707–708.

Primeau, L. A., & Ferguson, J. M.(1999). Occupational frame of reference. In P. Kramer & J. Hinojosa(Eds.), *Frames of reference for pediatric occupational therapy*(2nd ed., pp. 469–516). Philadelphia, PA: Lippincott Williams & Wilkins.

Raghavendra, P., Virgo, R., Olsson, C., Connell, T., & Lane, A. E.(2011). Activity participation of children with complex communication needs, physical disabilities and typically-developing peers. *Developmental Neurorehabilitation*, *14*, 145–155. doi:10.3109/17518423.2011.568994.

Reid, D.(2004). The influence of virtual reality on playfulness in children with cerebral palsy: A pilot study. *Occupational Therapy International*, *11*, 131–144.

Reilly, M.(1974). An explanation of play. In M. Reilly(Ed.), *Play as exploratory learning: Studies of curiosity behavior*(pp. 117–149). Beverly Hills, CA: Sage.

Reinseth, L., & Espnes, G. A.(2007). Women with rheumatoid arthritis: Non-vocational activities and quality of life. *Scandinavian Journal of Occupational Therapy*, *14*, 108–115. doi:10.1080/11038120600994981

Reynolds, F., Vivat, B., & Prior, S.(2008). Women's experiences of increasing subjective well-being in CFS/ME through leisure-based arts and crafts activities: A qualitative study. *Disability and Rehabilitation*, *30*, 1279–1288. doi:10.1080/09638280701654518

Rigby, P., & Huggins, L.(2003). Enabling young children to play by creating supportive play environments. In L. Letts, P. Rigby, & D. Stewart(Eds.), *Using environments to enable occupational performance*(pp. 155–176). Thorofare, NJ: SLACK Incorporated.

Rojek, C., Shaw, S. M., & Veal, A. J.(Eds.).(2007). *A handbook of leisure studies*. New York, NY: Palgrave Macmillan.

Rubin, K. H., Fein, G. G., & Vandenberg, B.(1983). Play. In P. H. Mussen(Series Ed.) & E. M. Hetherington(Vol. Ed.), *Handbook of child psychology: Vol. 4. Socialization, personality, and social development*(4th ed., pp. 693–774). New York, NY: John Wiley.

Saunders, E. B.(1922). Psychiatry and occupational therapy. *Archives of Occupational Therapy*, *1*, 99–114.

Saunders, I., Sayer, M., & Goodale, A.(1999). The relationship between playfulness and coping in preschool children: A pilot study. *American Journal of Occupational Therapy*, *53*, 221–226.

Scarlett, W. G., Naudeau, S., Salonius-Pasternak, D., & Ponte, I.(2005). *Children's play*. Thousand Oaks, CA: SAGE.

Shikako-Thomas, K., Majnemer, A., Law, M., & Lach, L.(2008). Determinants of participation in leisure activities in children and youth with cerebral palsy: Systematic review. *Physical and Occupational Therapy in Pediatrics*, *28*, 155–169. doi:10.1080/01942630802031834

Shimoni, M., Engel-Yeger, B., & Tirosh, E.(2010). Participation in leisure activities among boys with attention deficit hyperactivity disorder. *Research in Developmental Disabilities*, *31*, 1234–1239. doi:10.1016/j.ridd.2010.07.022

Skard, G., & Bundy, A. C.(2008). Test of Playfulness. In L. D. Parham & L. S. Fazio(Eds.), *Play in occupational therapy for children*(2nd ed., pp. 71–93). St. Louis, MO: Mosby Elsevier.

Slagle, E. C.(1922). Training aides for mental patients. *Archives of Occupational Therapy*, *1*, 11–19.

Smyth, M. M., & Anderson, H. I.(2000). Coping with clumsiness in the school playground: Social and physical play in children with coordination impairments. *British Journal of Developmental Psychology*, *18*, 389–413.

Specht, J., King, G., Brown, E., & Foris, C.(2002). The importance of leisure in the lives of persons with congenital physical disabilities. *American Journal of Occupational Therapy*, *56*, 436–445.

Stebbins, R. A.,(2008). Right leisure: Serious, casual, or project-based? *NeuroRehabilitation*, *23*, 335–341.

Stewart, K. B.(2010). Purposes, processes, and methods of evaluation. In J. Case-Smith & J. C. O'Brien(Eds.), *Occupational Therapy for Children*(6th ed., pp. 193–215). Maryland Heights, MO: Mosby Elsevier.

Suto, M.(1998). Leisure in occupational therapy. *Canadian Journal of Occupational Therapy*, *65*, 271–278.

Tanta, K. J., Deitz, J. C., White, O., & Billingsley, F.(2005). The effects of peer-play level on initiations and responses of preschool children with delayed play skills. *American Journal of Occupational Therapy*, *59*, 437–445.

Trombly, C. A.(1995). Occupation: Purposefulness and meaningfulness as therapeutic mechanisms. *American Journal of Occupational Therapy*, *49*, 960–972.

Turner, H., Chapman, S., McSherry, A., Krishnagiri, S., & Watts, J.(2000). Leisure assessment in occupational therapy: An exploratory study. *Occupational Therapy in Health Care*, *12*, 73–85.

World Health Organization.(2001). *ICF: International Classification of Functioning, Disability, and Health*. Geneva: Author. Retrieved from http://www.who.int/icidh

Ziegler, L. H.(1924). Some observations on recreations. *Archives of Occupational Therapy*, *3*, 255–265.

Ziviani, J., Rodger, S., & Peters, S.(2005). The play behaviour of children with and without autistic disorder in a clinical environment. *New Zealand Journal of Occupational Therapy*, *52*, 22–30.

Ziviani, J., Wadley, D., Ward, H., Macdonald, D., Jenkins, D., & Rodger, S.(2008). A place to play: Socioeconomic and spatial factors in children's physical activity. *Australian Occupational Therapy Journal*, *55*, 2–11. doi:10.1111/j.440-1630.2006.00646.x

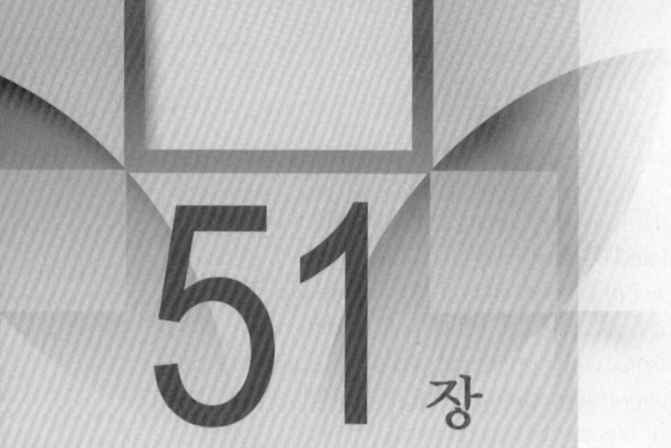

수면과 휴식

Sleep and Rest

김영아 옮김

개요

학습목표

이 장을 학습한 후, 다음의 내용을 할 수 있을 것이다:

1. 수면구조의 요소와 생활주기를 통한 수면변화를 이해한다.
2. 수면 결핍의 역학적 관점을 개발한다.
3. 충분한 수면을 개인의 건강결과, 기억력, 인지 그리고 작업수행과 관련지을 수 있다.
4. 수면에 영향을 미치는 다양한 요소를 설명한다.
5. 수면이 영향을 미칠 수 있는 작업치료사에 의해 치료되는 일반적인 질병이나 정신질환을 인지한다.
6. 잠버릇, 환경과 같은 수면위생을 위한 클라이언트를 조직하고 이를 자기관리와 작업균형과 관련 짓는다.
7. 일반적인 주요 수면장애를 설명한다.
8. 클라이언트에게 수면교육과 평가를 제공하며, 치료팀의 작업치료 참여와 전문화된 위탁에 대한 필요성을 예상할 수 있다.

수면에 대해 왜 배워야 하는가?

What Are Play and Leisure?

우리는 삶의 3분의 1을 자는데 소요한다. 한때 수면은 제한된 일광에 따른 단순한 수면으로 생각되었지만 이제 수면은 성장과 발달에 중요한 복잡하고 역동적인 상태라는 것을 우리는 안다. 작업치료로 치료되는 많은 일반적인 질병이나 정신질환은 클라이언트의 수면이나 수면관련 신호나 징후를 수행하는데 영향을 미친다(Zee & Turek, 2006). 수면장애는 성별, 모든 인종 그리고 나이에 따라 증가하는 사회경제적 수준에(Choi et al., 2006; Hale, 2005; Kim & Young, 2005) 영향을 미치는 주요 건강문제이다(Ancoli-Israel & Cooke, 2005; Basner et al., 2007; Hale, 2005; Hale & Do, 2007; Patel et al., 2004). 수면은 건강과 안전, 심리적 웰빙, 학습과 기억 그리고 인지적 수행과 작업적 수행에 대한 영향을 문서화했다(Classen, 2011; Connor et al., 2002; Dorrian, Sweeney, & Dawson, 2011; Drake et al., 2010; Pizza et al., 2010; Poe, Walsh, & Bjorness, 2010; Smith & Phillips, 2011; Van Dongen, Maislin, Mullington, & Dinges, 2003). 충분하지 않은 수면은 수행부족에 영향을 미쳐왔고 이는 개인과 위험의 책임이 있는 사람들에게 놓일 수 있다. 과도한 수면은 석유유출, 항공교통관제 실패, 의료 과실, 자동차나 트럭 사고와 같은 환경재난을 유도해왔다. 수면제는 역동적이고 진화하는 분야이다; 연구는 유전학에서 역학까지 다양한 수준에서 진행 중이다(Hobson, 2011; Shepard et al., 2005). 임상적 중요성을 지닌 새로운 통찰은 계속해서 예상될 수 있다. 2008년 "작업치료 업무체계"(American Occupational Therapy Association, 2008)은 수면을 작업으로 분류했다. 본 장에서는 작업치료사 업무의 새로운 영역에서 수면기본을 다루고자 한다.

수면 구조 The Structure Of Sleep

1929년 **뇌전도**(EEG)의 도입으로 밤새 약 90분의 주기로 변하는 뇌파 패턴으로 구성되는 수면이 밝혀졌다. 이러한 주기에서 수면의 각기 다른 단계가 뇌파의 빈도와 진폭에 의해 정의되었다. 깨어있을 때와 수면단계의 EEG를 비교했을 때 학자들과 임상의들은 헤르츠(Hz)로 측정된 뇌파 빈도와 깨어있을 때와 수면시의 다양한 단계에서 다른 마이크로볼트로 측정된 노파 크기 또는 진폭을 평가했다.

수면 단계와 구조

수면단계는 2가지로 나뉜다: 대부분의 꿈이 발생되는 **급속 안구운동수면** 또는 **REM**과 NREM1, NREM2, NREM3로 정의되며 점차적으로 더 깊어지는 **NREM**이라 불리는 **비급속 안구운동수면**으로 나뉜다. 유아와 아동은 성인보다 더 높은 비율의 REM수면을 지닌다.

깨어있는 상태에서 변화는 단계1(NREM1)으로 알려진 선잠으로 시작하고 단계2수면(NREM2)까지 깊어진다. 밤 초기 주기에서 낮은 빈도의 느린 뇌파와 단계3의 높은 진폭 또는 깊은 수면(NREM3)는 일반적이다. 아침이 가까워질수록 숙면을 하는 시간은 낮아지고 **REM** 수면-높은 빈도와 낮은 진폭의 뇌파로 구성되는-의 비율은 증가한다. REM수면 시 수면하는 사람이 꿈의 행동화를 막으면서 근육 긴장은 감소된다. 밤 사이 90분 주기의 REM과 NREM단계

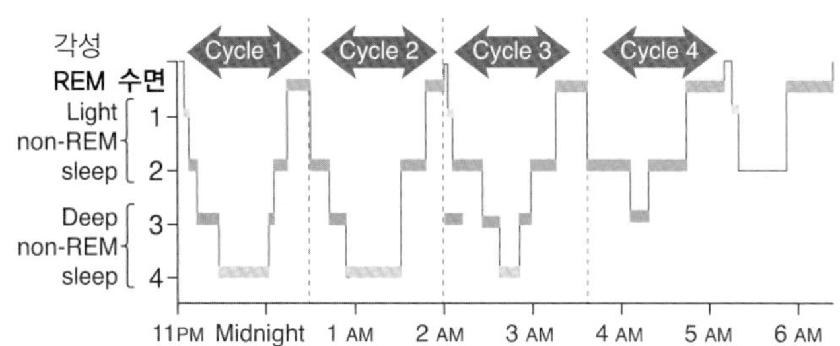

그림 51.1 밤 사이 주면 주기: "수면곡선", REM, 급속안구운동.

를 보이는 일반적인 성인 밤잠의 지도는 **수면곡선**이라 부른다(**그림 51.1**).

현재 수면제 연구원들은 정서조절, 인지, 학습, 기억강화를 포함한 특정 기능에 영향을 미치는 REM과 NREM수면단계의 역할을 연구하고 있다(American Academy of Sleep Medicine [AASM], 2009; Haack & Mullington, 2005; Poe et al., 2010; Stickgold, 2005; Walker & Stickgold, 2004).

수면추동

두 과정은 수면추동을 결정하기 위해 상호작용 한다: **수면각성 항상성**과 **체내생체시계**. 항상성 욕구는 깨어있는 누적된 시간에 따라 증가한다. 체내생체시계는 밤과 낮 동안 수면과 불면상태의 변동성을 조절하면서 체온과 호르몬 방출의 생리적 주기를 조직한다. 이러한 두 가지 추동은 증가하는 축적된 **수면 빚**의 증가로 인해 단순한 추가물이 아니며 체내추

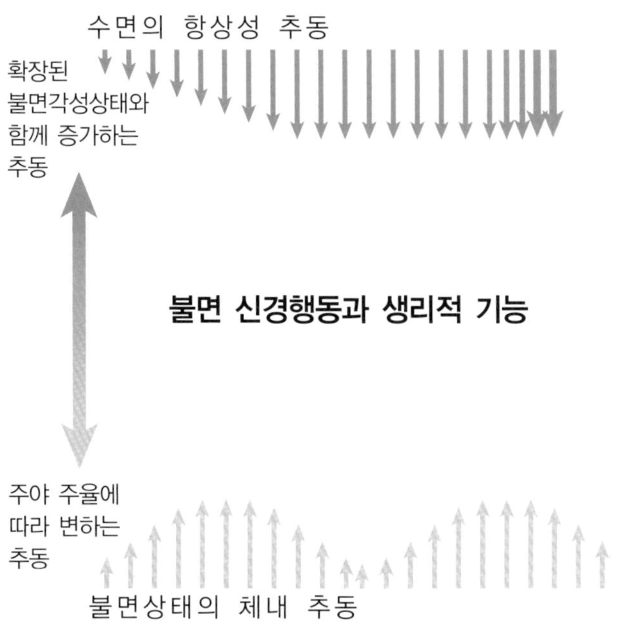

그림 51.2 수면과 불면상태는 2가지 과정에 의해 조절된다.

동은 수면에 더 큰 영향을 미쳐왔다(**그림 51.2** 참고).

밝음과 어두움에 반응하는 시상하부 세포 집단인 **시신경 교차세포핵(SCN)**은 체내생체시계를 조절한다. 눈의 시신경에 달하는 빛에 의해 생성되는 신호는 불면상태에 대한 내부시계의 메시지를 가지고 SCN으로 이동한다. 오전 햇빛에 노출되면 SCN은 체온을 높이고 특정 호르몬 수준을 조절하면서 뇌의 다른 부분으로 신호를 조직한다. 빛은 저녁에 증가하고 밤 사이 조금씩 증가하면서 수면을 유도하는 호르몬 **멜라토닌**의 방출을 지연시킨다(Brendel, Florman, Roberts, & Solet, 2001; Edlund, 2003).

수면과 생활주기

수면은 생활주기에 걸쳐 변하며 나이가 들면서 더 짧아지고 얕아진다(**그림 51.3**). **수면 잠복기**라 알려진 잠드는 시간은 인생과정에 걸쳐 조금 변하지만 숙면을 할 수 있는 시간은 줄어들고 **수면 후 깨는(WASO)시간**은 증가한다. 수면각성 장애를 가진 개인의 비율도 나이가 들면서 증가하고 있다(Hale, 2005; Ohayon, 2002; Ohayon & Vecchierini, 2005). 베이비붐 세대 사람일수록 무질서 수면에 대한 상당한 관심과 의료서비스가 요구될 것이다.

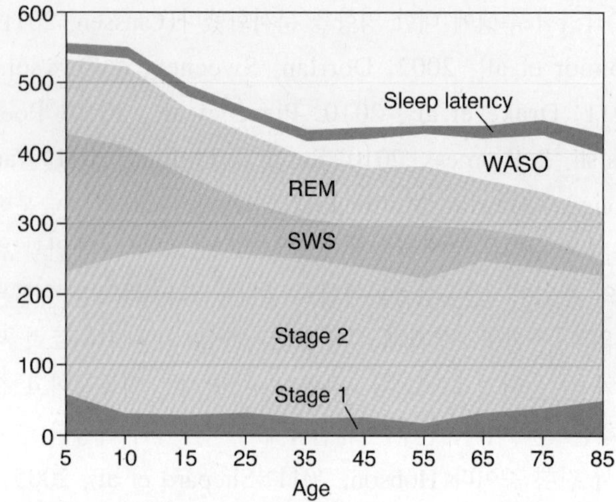

WASO: 수면 후 깸(나이에 따라)
REM: 급속안구운동 수면(slightly less with age)
SWS: 비REM, deep stages 3 and 4 combined(less with age)

그림 51.3 수면: less and lighter with aging.(Source: Reprinted with permission from Ohayon N. M., Carskadon, M. A., Guillemi nault, C., & Vitiello, M. V. [2004]. Meta-analysis of quantitative sleep parameters from childhood to old age in healthy indviduals: Developing normative sleep values across the human lifespan. SLEEP, 27, 1255–1273.)

수면과 현대생활 Sleep And Modern Life

역학

미국인의 평균 수면시간은 비만과 당뇨병의 발병률이 증가하면서 8.5시간에서 7시간으로 감소했다(Ayas, 2010; Flier & Elmquist, 2004; Hale, 2005; Patel & Hu, 2008; Quan, Parthasarathy, & Budhiraja, 2010; Watanabe, Kikuchi, Katsutoshi, & Takahashi, 2010; Watson, Buchwald, Vitiello, Noonan, & Goldberg, 2010). 또 질병통제예방센터(CDC)의 오버레이 지도는 걱정스러운 적합성을 보여준다; 미국, 특히 최남동부 지역에서 가장 제한된 수면

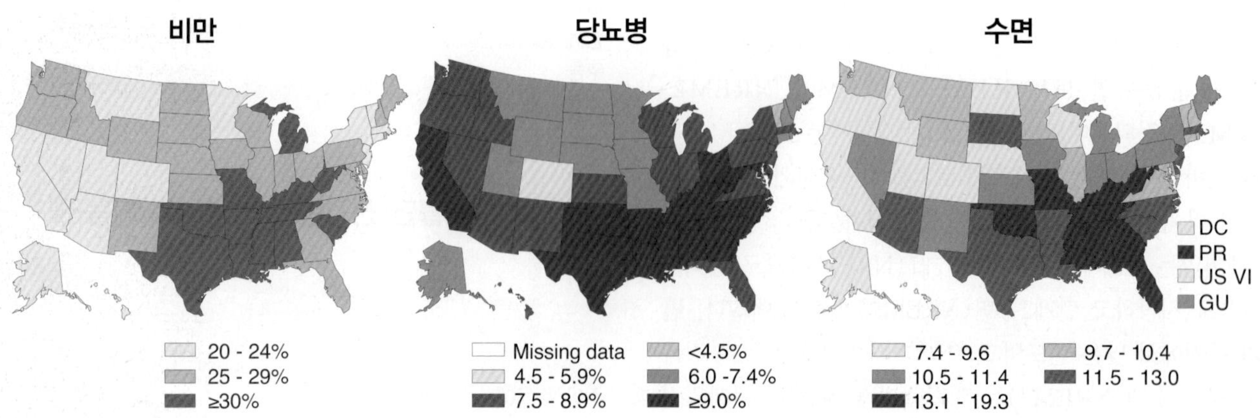

그림 51.4 역학 상호작용.(출처: 다음의 출처에서 얻은 데이타: 비만: 질병통제예방센터. [2012]. 과체중과 비만: 미국 비만도 경향. http://www.cdc.gov/obesity/data/trends.html; Diabetes에서 검색: 질병통제예방센터, 당뇨병 번역 부서. [2010]. 진단 당뇨병 추세 지도. http://www.cdc.gov/diabetes/statistics/slides/maps_diabetes_trends.pdf에서 검색; 불충분한 수면: 질병통제예방센터, 만성질환 예방과 건강증진 국립센터. [2012]. 수면과 수면장애: 자료와 통계. http://www.cdc.gov/sleep/data_statistics.htm에서 검색).

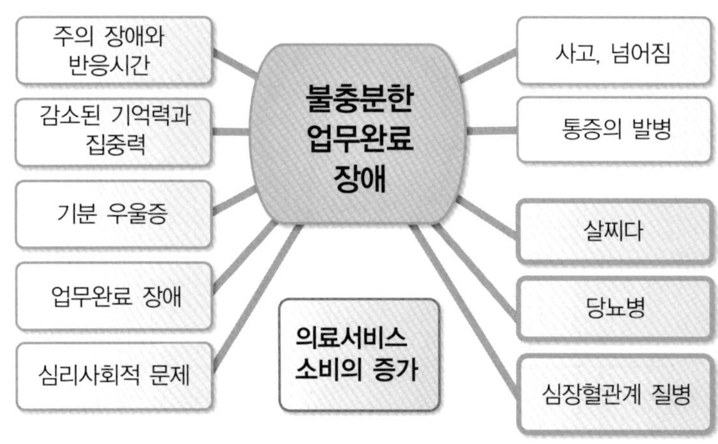

그림 51.5 불충분하거나 무질서한 수면(Copyright Jo Solet, MS, EdM, PhD, OTR/L; Data from Ancoli-Israel, S., & Cooke, J. R. [2005]. 불면증의 발병과 공존이환 그리고 노인의 기능에 대한 효과. 노인병학협회 저널, 53, S264-S271; Choi, S. W., Peek-Asa, C., Sprince, N. L., Rautiainen, R. H., Flamme, G. A., Whitten, P. S., & Zwerling, C. [2006]. 지방인구에서 상처 예측인자로써의 수면양과 질. 응급진료 저널, 24, 189-196; and Spiegel, K., Knutson, K., Leproult, R., Tasali, E., & Van Cauter, E. [2005]. 수면손실: 인슐린 저항과 유형2 당뇨병에 대한 신규 위험 요소. 응용생리학 저널, 99, 2008-2019).

을 지닌 인구는 비만과 당뇨의 높은 비율을 지니고 있었다(**그림 51.4**)(CDC 웹사이트 참고). 부적절한 수면은 식욕이나 낮은 포만감을 증가시키고 포도당 물질 대사를 변화시킬 뿐 아니라 위험한 주기의 부분으로써 비만은 무질서한 수면에 대한 위험도를 증가시킨다. 충분하지 않은 수면은 아이들 사이에서도 일반적이다. 부모님들은 아동 수면요건에 대해 잘 인지하지 못하거나 일정한 수면을 행하고 있지 못한다(Owens & Mindell, 2005). 불충분한 수면은 아동비만에서 증가하는 원인의 부분이다.

개인건강 영향

불충분하거나 방해 받는 수면에서 나오는 부정적인 건강 영향의 범위는 스트레스 호르몬 증가, 내당능 손상, 당뇨병(Zizi et al., 2011), 비만(Flier & Elmquist, 2004), 심장혈관계 질병과 뇌졸중을 포함한다(Ayas et al., 2003a; Ayas et al., 2003b). 또 불충분하거나 방해 받는 수면은 **통각 과민증**(Chhangani et al., 2009; Hamilton, Catley, & Karlson, 2007; Kristiansen et al., 2011; Roehrs, Hyde, Blaisdell, Greenwald, & Roth, 2006), 우울감, 과민성, 공격성 그리고 심리적 문제(AASM, 2009; Owens, Belon, & Moss, 2010)와 연관될 수 있다. 감소된 기억강화(Poe et al., 2010; Stickgold, 2005; Walker & Stickgold, 2004), 집중력 저하, 업무완료 장애, 그리고 감소된 작업수행 역시 문서화되었다(Banks, Van Dongen, Mailsen, & Dinges, 2010; Cohen et al., 2010; Durmer & Dinges, 2005; Ohayon & Vecchierini, 2005). 산업적 사고와 자동차 사고 역시 불충분한 수면과 연관될 수 있다(Classen, 2011; Connor et al., 2002; Drake et al., 2010; Pizza et al, 2010; Smith & Phillips, 2011; Tregear, Reston, Schoelles, & Phillips, 2009)(**그림 51.5** 참고).

생활주기에 걸친 수면 요건사항

Sleep Requirements through the Life Cycle

막 태어난 아기는 6개월 동안 16시간 정도를 자는 반면 일반적인 아이들은 낮 2시간의 낮잠과 함께 밤 동안 12시간을 잔다(**그림 51.6**). 충분히 쉰 미취학 아동은 12시간의 밤잠에도 낮잠을 잔다. 10대는 **수면지체단계**를 경험하는 집단으로 이해되고-호르몬 멜라틴을 유도하는 수면의 방출시간을 토대로 한 그들의 수면 성향은 늦은 취침시간과 늦은 기상으로 설명된다. 이는 일반적인 학교 스케줄과는 모순되며 일찍 일어나야 하는 학생들을 더 자게 하거나 부주의하게 만들 수 있다. 고등학교의 늦은 시작시간으로 한 실험은 기분, 학업성취도, 선생님의 긍정적 반응을 포함한 다양한 영역에서 향상도를 보였다(Owens et al., 2010). 이러한 결과는 변하는 학교일정을 시작하려는 정책으로 유도되고 있다(Owens, 2011, personal communication). 학교기반 작업치료사들

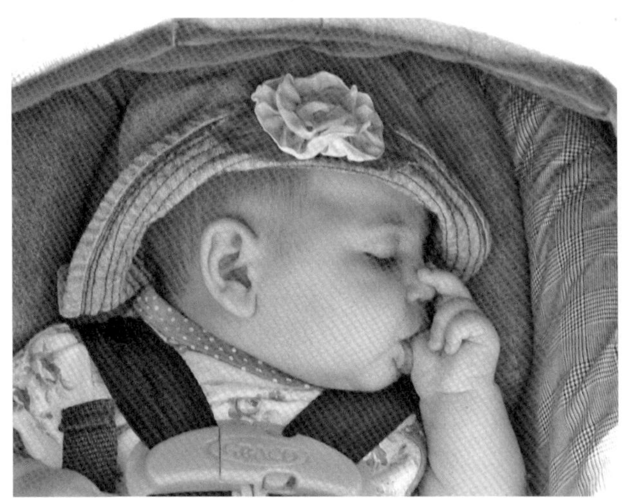

그림 51.6 유아들은 빠른 수면 항상성을 지니고 나이 많은 아이들 보다 REM 수면 퍼센티지가 더 높다.(Courtesy of Jo Solet, MS, EdM, PhD, OTR/L.)

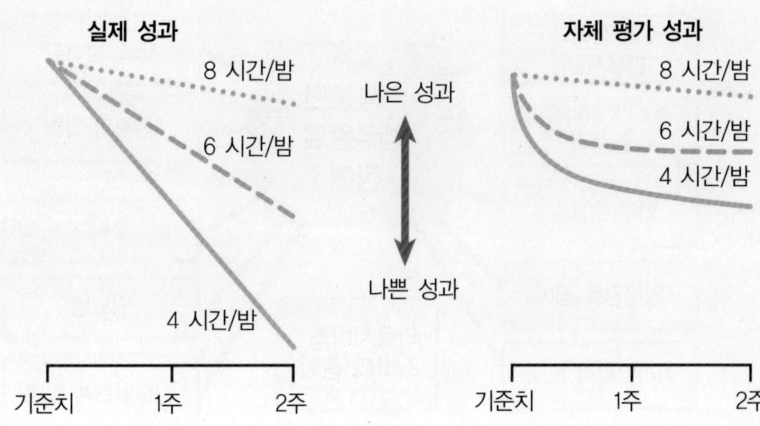

그림 51.7 제한된 수면은 증가된 부족에 대한 평행한 이해 없이 각성을 손상시킨다(출처: Reprinted with permission from Van Dongen, H. P. A., Maislin, G., Mullington, J. M., & Dinges, D. F. [2003]. 부가적 불면 상태의 축적된 비용: 신경행동 기능에 대한 용량반응 효과와 만성 수면제한과 총 수면박탈의 수면 생리. SLEEP, 26, 117–126. As redrawn by Orfeu Buxton.)

은 부모님, 선생님 그리고 행정인들에 대한 수면 영향의 의식을 불러일으키고 있다.

성장과 발달의 변화와 함께 성인 수면요건과 스케줄 선호도에서 개별적 차이가 있다. 개인이 자신의 본능적 성향과 일치하는 작업을 선택하는 것이 이상적이다. 하지만 대부분은 최적화된 수면이 아닌 것을 초래하는 기능의 수준에 익숙해졌다. 수면제한 경계연구에서 실제로 주제는 2주에 걸친 깊어지는 성능감소량에 대한 제한된 통찰력을 보여준다(Van Dongen et al., 2003)(**그림 51.7**). 건강한 성인의 적절하다고 생각되는 7.5시간임에도 불구하고 운동선수를 대상으로 한 최근의 수면 연장연구는 수면 10시간에서 성능향상을 보였다(TIB)(Mah, Mah, Kezerian, & Dement, 2011).

질병이나 고통의 높은 수준 또는 밤잠시간의 부족, 또는 낮 시간 동안의 낮잠으로 인해 노인의 수면시간은 짧음에도 불구하고 노인들이 실제로 수면을 덜 해도 된다는 일반적인 믿음을 뒷받침해주는 증거는 없다.

수면의 영향 Influences On Sleep

임상적 추론 과정과 치료계획의 부분으로 작업치료사들은 수면에 대한 다양한 영향을 자각하고 있다(**그림 51.8** 참고). 이러한 영향은 5가지 영역으로 나뉠 수 있는데: (1)일반 질병과 정신질환, (2)건강습관과 행동, (3)스트레스와 작업 균형, (4)수면 환경, 그리고 (5)수면장애이다. 다음 섹션에서는 이러한 영향과 관련된 5가지 영역에 대해 다루고자 한다.

수면과 일반질병 그리고 정신질환

작업치료사가 치료하는 많은 질병과 장애(별첨 I 참고: 일반 질병, 출처, 증거)는 불충분하거나 무질서한 수면으로 악화되는 클라이언트의 수면에 영향을 미칠 수 있다(Stroe et al., 2010; Zee & Turek, 2006). **Box 51.1**의 예는 수면이 기능장애를 중재할 수 있는 가능한 메커니즘을 포함하고 있다.

수면방해 증상의 추가적인 일반질병은 **아데노톤실라 비대**(특히 아동의 호흡곤란), 궤양과 위식도역류 질병, 통증, **전립선 비대증**(**야뇨증**) 그리고 **아토피성 피부염**(가려움)을 포함한다. 마지막 3개월 동안의 임신(가벼운 통증, 호흡곤란, 야뇨증), 산후(육아), 갱년기(자율신경 실조, 일과성 열감)는 일부 여성의 수면을 위태롭게 할 수 있다. 본 장에서

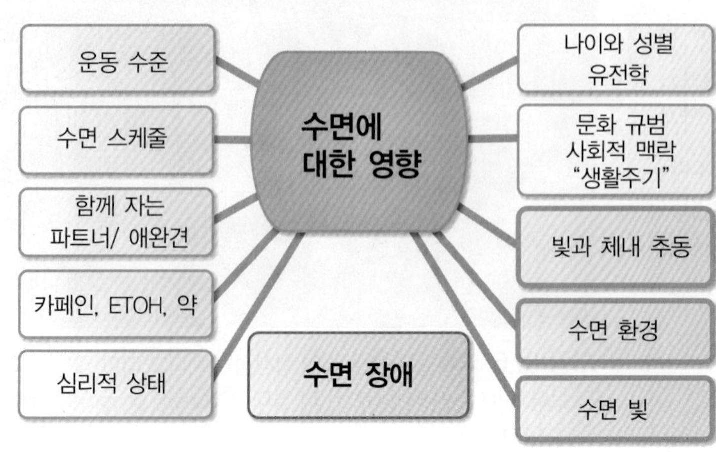

그림 51.8 수면에 대한 영향: 많은 영향들은 작업치료 협진의 부분으로 수정될 수 있다.(Courtesy of Jo Solet, MS, EdM, PhD, OTR/L.)

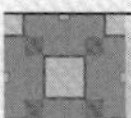

BOX 51.1 수면이 일반질환과 장애에서 기능장애를 중재하는 메커니즘

극심하거나 만성 통증
- 관절염
- 화상
- 요통증

중추 신경계 질환 또는 상처
- 알츠하이머병, 치매
- 파킨스병
- 두부외상
- 뇌졸중
- 척수외상

보수체계, 식욕촉진, 또는 대사 조절곤란
- 약물 남용
- 식사 장애
- 비만
- 당뇨병

호흡 작용의 중간물, 호흡장애
- 만성 폐쇄성 폐 질환
- 천식
- 알레르기

만족의 감지된 부족, 불충분한 환경적 재원
- 심리적 외상 후 스트레스 장애, 불안장애
- 가난, 노숙

자기관리 실패, 격리
- 주요 정신병
- 발달지연
- 자폐증

See: Bondoc & Siebert, 2008; Braley & Chervin, 2010; Burton, Rahman, Kadota, Lloyd, & Vollmer-Conna, 2010; Buxton & Marcelli, 2010; Chandola, Ferrie, Perski, Akbaraly, & Marmor, 2010; Coelho, Georgsson, Narayansingh, Swartz, & Murray, 2010; Copinschi 2005; Epstein & Brown, 2010; Irwin et al., 2008; Johnson & Johnson, 2010; Luyster, Chasens, Wasko, & Dunbar-Jacob, 2011; McCall et al., 2009; Ownby et al., 2010; Parcell, Ponsford, Redman, & Rajaratnam, 2008; Redline, 2009; Sixel-Doring, Schweitzer, Mollenhauer, & Trenkwalder, 2011; Spiegel, Knutson, Leproult, Tasali, & Van Cauter, 2005; Spiegel, Tasali, Penev, & Van Cauter 2004; Watson, 2010; as well as comprehensive sleep textbook Kryger, Roth, & Dement, 2011.

는 이러한 각 질병의 수면 문제를 충분히 설명하지는 않지만 작업치료사들은 레퍼런스나 기타 자료를 활용하여 그들의 임상업무에 존재하는 특정 진단 카테고리에 대한 정보에 익숙해지고 있다. 업무 딜레마 Box는 수면장애를 지닌 클라이언트를 설명하고 있다.

수면습관과 행동

성인과 아동의 운동은 수면강화에 도움을 준다(Buxton et al., 2003; Passos et al., 2010; Youngstedt & Buxton, 2003). 이상적으로 운동은 잠자기 몇 시간 전 시행되는 것이 좋다. 저녁 운동 이후 최소 2시간은 수면을 위한 체온을 낮추는데 걸리는 시간으로 생각된다; 미지근한 물로 하는 샤워는 과정을 빠르게 한다(**그림 51.9** 참고).

카페인-커피, 콜라, 에너지 드링크 등-은 "깸" 상태에서 일반적으로 이용되며 피로와 졸음에 반응한다. 카페인은 적절하게 사용되면 재산이 될 수 있다. 개개인은 카페인에 대한 내성이 생기고 동일 효과를 얻기 위해 더 많이 요하게 된다. 특히 오후 중반에 에너지가 감퇴될 때 카페인은 밤잠 시작을 지연시키거나 숙면을 감소시킬 수 있다(Roehrs & Roth, 2008). 계획된 수면 스케줄에 따라 마지막 카페인 섭취는 이른 오후 이전에 되어야 한다. 카페인 금단은 두통, 피로, 졸림을 유발할 수 있다.

담배가 다양한 부정적 건강문제를 지니고 있음에도 개개인은 기분과 에너지를 관리하기 위해 담배를 선택한다. 흡연자들은 비흡연자들과 비교했을 때 더 많은 수면장애와 감소된 REM 수면을 보고했다. 수면으로 인한 증가된 각성은 흡

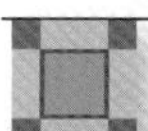

업무 딜레마

Celia는 결장 조루 전환수술을 한 40세 귀화시민 Elvira의 잠자리 일상생활활동(ADL) 평가를 시행하는 작업치료사이다. 스페인 통역가의 도움으로 Elvira는 그녀의 통증이 여전히 "너무너무 안 좋다"라고 불평했고 수술 경험에 대한 "두려움과 비전"을 가지며 "그녀의 다리를 발로 차고 밤에 깨어 있다". ADL에 대해 Celia는 약간의 도움만이 Elvira에게 필요하다고 생각했다.

1. Celia는 그녀가 지닌 다양한 문제의 우선순위를 어떻게 정하는가?
2. Elvira의 통증 보고와 다른 불평 사이에 가능한 상호작용이 존재하는가?
3. 임상팀의 어떤 멤버가 상담을 하는가?
4. 문화적 능력이 Celia와 Elvira의 불평을 전달하는 다른 팀 멤버를 어떻게 도울 수 있는가?

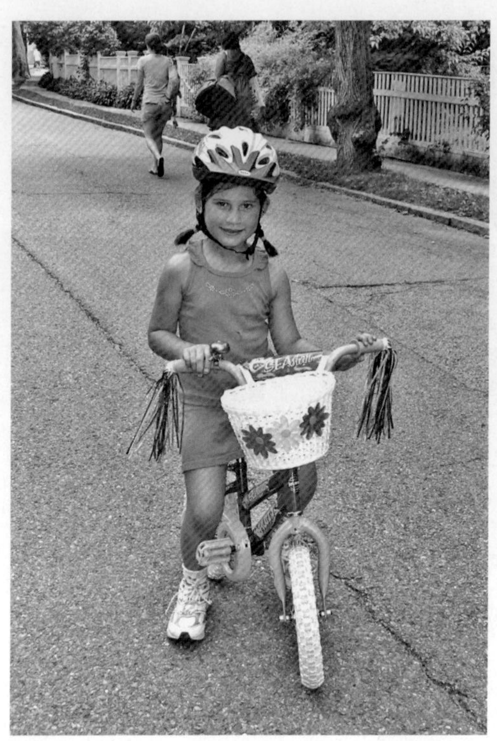

그림 51.9 운동은 수면을 향상시킨다.(Courtesy of Jo Solet, MS, EdM, PhD, OTR/L.)

연 중지 노력으로 보고될 수 있다(Roehrs & Roth, 2011a).

알코올은 수면을 하기 위해 사용된다. 건강한 성인에게 알코올은 초기 진정효과를 지닌다; 하지만 알코올의 완전한 물질대사에 따르는 늦은 밤에 리바운드 효과가 실제로 수면을 방해할 수 있다. 수면개시와 수면지속에 대한 영향과 함께 알코올도 억제되는 REM수면을 포함, 다양한 수면단계의 비율에 영향을 미친다. 알코올이 불면증에 다르게 반응할 수 있다는 증거가 있다. 불면증 환자가 알코올 진정효과에 내성이 생겨 섭취를 늘이는 여부를 포함해 많은 의문들이 남아있다(Roehrs & Roth, 2011b). 음료의 새 카테고리는 카페인과 알코올을 합한 것이다. 카페인이 불면상태의 인식을 만들고 알코올로 인한 결핍에 대한 이해를 감출 수 있기 때문에 이러한 음료는 위험한 것으로 생각된다.

수많은 기분 전환 약제, 처방전 없이 살 수 있는 약물 그리고 허브와 "약효식품"도 수면에 영향을 미칠 수 있다(Schweitzer, 2011). 차트 검토와 주의 깊은 사례검토는 이러한 물질을 정의할 수 있고; 약물 상호작용과 다제투여를 포함한 의사들의 치료에 대한 관심을 불러일으키기 위해 정보가 사용될 수 있다(Frazier, 2005).

스트레스와 작업 균형

방해 받지 않는 수면에 대한 충분한 시간을 설명하는 이상적인 불면상태 패턴은 체내시계 리듬과 동일하고 규칙적이며 일정하다.

상황적 스트레스 요인, 밤 활동에 대한 기회와 요건은 아직 수면에 필요한 부분에서 간과되고 있다. 일부에서 이들은 TIB를 증가시키는 쉬운 변환에 대한 옵션과 함께 생활방식 선택과 선택 추구를 반영한다. 다른 사람들에게 자기관리와 수면에 대한 적절한 시간을 남겨두는 스케줄 내에서 업무, 학교, 가족 돌봄, 가정책임을 완수하는 것은 어려운 일이다(Berkman, Buxton, Ertel, & Okechukwu, 2010; Bibbs, 2011; Luckhaupt, Tak, & Calvert, 2010). 예로, 어린 아동의 많은 어머니들은 직장을 가지고 있고 작업균형을 유지시키려 노력하고 있다(Anaby, Backman, & Jarus, 2010). 기술은 심지어 정규 업무 시간 외에도 일을 집에서 할 수 있게 만들었다. 간호, 의료, 항공 교통 관제사와 같은 작업은 야간근무를 요하면서 24시간 내내 완수되어야 한다(Edlund, 2003; Levine, Adusumilli, & Landrigan, 2010; Nurok, Czeisler, & Lehmann, 2010). 따라서 낮 수면이 24시간 주기 리듬에서 행해진다. 다른 시간대의 나라로 여행가는 것은 자연스러운 수면 패턴을 흩트릴 수 있고 체내 수면기간 동안

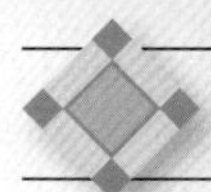

윤리적 딜레마

Stanley 외래환자 시설에서 일하고 있는 작업치료사이다. 고혈압을 앓고 있는 58세 과체중 트럭 운전사 Mr. Chevy를 평가하는 동안(부분적으로 약물 치료 중) 그는 클라이언트가 아침나절 잠이 든다는 것을 발견했다.

질문에 의거 Mr. Chevy는 가끔 운전 중에도 "잠이 든다"라고 고백했다. 수면스케줄, 수면 경험 그리고 수면환경에 대한 기본 질문의 답을 하면서 심한 코골이 때문에 아내가 밤에 반복해서 깸으로 인해 화가 나있다고 말했다.

Mr. Chevy는 편안한 운전과 안전을 향상시키기 위해 "에너지 보존 훈련과 요통학교"에서 정형외과적 작업을 받아왔다. 그는 수면문제에 대한 그의 기록이 해고의 사유가 될까 두려워하고 있었다. 그는 은퇴까지 2년 남았었다. Mr. Chevy는 Stanley가 그의 수면문제를 기록하지 않는다는 점에 동의하지 않았다면 치료를 완전히 포기했을 것이다.

1. 이런 상황에서 Stanley는 무엇을 해야 하는가?
2. Stanley는 그의 결정에 도움을 받기 위해 어떤 추가적 정보를 찾아야 하는가?
3. Stanley는 Mr. Chevy에게 그 자신과 다른 이들의 위험요소를 어떻게 교육시켜야 하는가?
4. Stanley는 진단이나 치료를 뒷받침하는데 도움을 주기 위해 Mr. Chevy에게 손을 뻗어야 하는가?
5. Stanley는 향후 평가를 위해 도움을 구해야 하는가?

높은 기능과 각성도를 요하게 된다. 이러한 경험은 구어체로 시차로 알려져 있다(Youngstedt & Buxton, 2003). 마지막으로 작업치료사가 맞닥트리는 클라이언트 인구에서 일반적인 슬픔, 손실, 트라우마의 상황은 수면을 손상시킬 수 있는 파급효과를 지닌다.

아래의 윤리적 딜레마 Box는 클라이언트와 작업치료사가 수면과 작업수행을 하는 동안 맞닥트릴 수 있는 어려움을 설명하고 있다. 독자는 본 논문에 제시된 문제에 대한 첫 대응법을 개발하고 동료와 토의 장을 읽은 후 다시 생각해 볼 수 있다.

사회적 맥락

작업 프로필과 초기 평가의 부분으로 클라이언트의 사회적 맥락을 끌어내는 것은 수면행동과 작업균형과 관련하여 특히 적절할 수 있다. 예로 취침 전의 컴퓨터 사용과 비디오 게임, 밤새도록 메시지를 주고 받는 것은 다수의 젊은이들에게 수면위험요소로 문서화되어 있다(American College of Chest Physicians, 2010; Weaver, Gradisar , Dohnt, Lovato, & Douglas, 2010). 대학기숙사와 같은 표준에서 벗어난 환경에서 균형을 발달시키고 유지하는 것은 어려울 수 있다.

외로움과 같이 감정적으로 고립된 경험의 사회적 맥락은 수면문제의 독립적 위험요소로 정의되어왔다(Hawkley, Cacioppo, & Preacher, 2011; Hawkley, Preacher, & Cacioppo, 2010; McHugh & Lawlor, 2011). 또 나이나 장애로 인해 다른 이들과의 접촉이 많이 없는 개개인은 불충분한 일상생활구조를 지닐 수 있다. 그들은 대부분의 시간을 침대에서 보내거나 낮잠을 자곤 한다. OT개입의 일반적인 목표인 일상활동과 동료애의 제공이 수면을 강화하고 향상시키는데 도움을 줄 수 있다.

낮잠과 피로의 안전한 관리

낮잠은 일부 문화, 특히 한낮의 열기와 같은 작업균형의 부분이 되어왔다. 짧은 낮잠이더라도 회복효과를 지닐 수 있다. 운동과 같이 계획된 낮잠은 건강과 웰빙을 향상시키는 일상으로 통합될 수 있다. OT 치료사가 피로를 관리하고 안전과 각성도를 향상시키는 낮잠을 권할 때는 시간이 있는데 이는 특히 운전, 육아 또는 의사 **교대근무**와 같이 밤 근무요건의 참여가 발생할 때이다.

20분에서 30분의 짧은 낮잠 또는 90분의 한 수면주기의 긴 낮잠은 수면 후의 무력 없이 깰 수 있다(Mednick & Ehrman, 2006).

낮잠의 수면단계 내용은 부정적 감정편견을 감소시키고 긍정적 감정 인지를 증대시키는 낮잠을 포함한 REM과 함께 향상성을 초래한다(Gujar, McDonald, Nishida, & Walker, 2010). 적당한 TIB후에도 낮잠이 요구된다면 이는 향후 평가가 필요하다는 신호일 수 있다. 다발성 경화증(MS)와 같은 만성질환은 길어진 기간 동안 피로 정도를 증가시킬 수 있고(Stout & Finlayson, 2011); 이러한 환경에서 일상생활에서 낮잠과 휴식기간을 만드는 것은 유용할 수 있다. 낮잠이 과도할 경우 안전은 운전이 아닌 대체 교통수단 모색이나 사고예방을 위한 주의를 포함한 높은 우선순위가 주어져야 한다.

수면환경

건강한 수면습관과 함께 최적의 수면환경은 **수면위생**의 부분이다. 이상적인 수면환경은 조용하고 어두우며, 편안하고 깨끗하며 안전한 환경이다. 가정방문이나 장기간 관리시설 검토의 부분으로 작업치료사들은 수면환경에 적응하고 조직하도록 도와준다(**그림 51.10**).

수 많은 연구들이 수면 시 발생하는 소음의 파괴적 효과를 문서화했다(Basner, Müller, Elmenhorst, 2011; Buxton et al., 2012; Hume, 2011; Solet, Buxton, Ellenbogen, Wang, & Carballiera, 2010). 조용하게 한다는 것은 방, 집 또는 빌딩 내에서 방해물을 차단하는 것을 포함한다. 이는 문을 닫던지 가족이나 파트너(또는 룸메이트)에게 소음을 만드는 활동을 못하도록 요청하는 것과 같은 단순한 해결책도 포함할 수 있다. 종종 트럭 배달이나 공기정화장치 및 설비의 외부소음도 수면을 방해한다. 달래는 소리, 백색소음 기계 또는 귀마개는 이러한 방해물을 차단하는데 효과적일 수 있다. 연기탐지기, 전화신호 그리고 다른 비상 알람이 포함

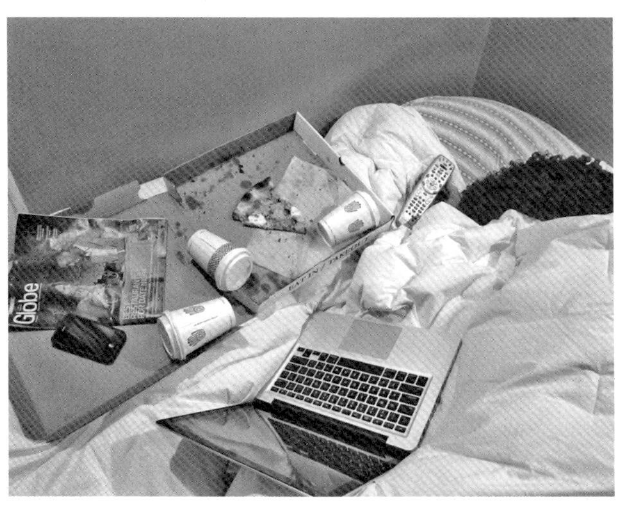

그림 51.10 수면에 부적절한 환경.(Courtesy of Jo Solet, MS, EdM, PhD, OTR/L.)

될 수 있음을 기억해라.

일부 지역사회에서는 특히 밤 시간대 데시벨을 제한하는 소음법령이 있다. 예로 비행기의 상공통과와 트럭 교통에서 생기는 밤 소음은 일부 지역사회에서는 일반적일 수 있다. 많은 미국 시에는 노숙자, 제한된 주거 그리고 거리에서 잠을 자는 사람들이 있다. 안전의 가능성과 함께 수면에 조용한 장소는 작업적 공정성의 문제이다. Blakney와 Marshall(2009)에 따르면 작업 공정성은 2가 지 중요한 원칙에 기초한다: 하나는 "작업 참여자는 건강의 결정요인"이고 "작업을 통한 권한부여 원칙" 이다(p.47). 수면은 2가지 원칙 모두에서 해당된다(41장 참고).

아이러니하게도 가장 문제가 되는 수면환경은 중환자 치료병동을 포함한 의료시설이다(Busch-Vishniac et al., 2005; Dogan, Ertekin, & Dogan, 2005; Friese, Diaz-Arrastia, McBride, Frankel, & Gentilello 2003; Solet & Barach, 2012; Weinhouse & Schwab, 2006). "방 소음"에 대한 불평이 병원 질 조사에서 가장 일반적이었다. 2006년 이후 대부분의 주에서 새 병원에 대한 건축법규는 룸메이트로 인한 방해요소를 없애기 위해 1인실을 요했다. 일반병원의 소음 지닌 수면방해 특징을 설명한 연구는 환자실에 대한 청각적 가이드라인을 포함한 최신 버전 Design and Construction Guidelines for Healthcare Facilities에 나와있다(Facility Guidelines Institute, 2010; Solet et al., 2010). 병원 직원에 의한 환자 수면방해는 환자수면을 보호하기 위해 건강관리버시스 직원에 의해 시행될 수 있는 증거기반 밤 일상인 서머빌 협약 개발을 이끌었다(Bartick, Thai, Schmidt, Altaye, & Solet, 2010).

수면환경에서 어두움은 중요한 수면 보호요소이다. 낮 시간에 잠을 잘 필요가 있는 야간 근무자들은 완전 어두움이 제공될 때 더 효과적으로 잠든다는 것을 발견했다. 빛은 경보효과를 지니고 있는데 이는 특히 자연적 생물학적 주기의 불면기간에서 그러하다(Edlund, 2003). 아이마스크나 "깜깜한" 창문 블라인드는 주위 밝기를 차단하는데 사용된다. 밝은 디지털 시계와 같은 방안의 빛 요소는 흐리게 하거나 없애야 한다. 침실은 식사, 기술, TV가 아닌 수면과 성생활을 위한 곳으로 되어야 한다. TV와 컴퓨터가 방 안 어딘가에 놓일 수 있지만; 화면은 휴대폰과 같은 기타 기술과 함께 취침 전 완전히 꺼져야 한다. 목욕이나 독서 또는 아이들을 위한 "스토리 타임"과 같은 편한 취침 전 의식과 함께 지속적인 "긴장을 푸는 시간"이 권장된다.

체온은 수면주기의 부분으로 하락한다. 따라서 시원한 침실은 수면에 도움이 된다. 대부분의 사람들은 가장 편안한 온도를 60° 중반에서 후반이라고 보고한다. 실내온도에 대한 침실 파트너 사이의 충돌은 유명하다. 이런저런 이유로 파트너들은 가끔 서로 옆에서 잘 잠들지 못한다. 조화되지 않은 수면 스케줄이나 한 파트너가 가지는 특정 장애는(예, 수면 중 과도한 움직임, 호흡을 정상화하는 기구의 사용) 다른 이의 수면을 방해할 수 있다. 동일 침실에서 개별 침대를 나누는 것이 수면을 지키기에 좋을 수도 있다; 가능하다면 별개의 방이 수면을 보호하고 궁극적으로 관계를 유지시킨다. "방문"은 계획될 수 있다.

미국 인구조사에 대응한 미국인의 상당 퍼센트에는 가족 멤버로 애완동물도 포함되어 있다. 애완동물은 일반적인 침실 파트너이다. 하지만 애완동물은 우리와는 다른 수면주기를 가질 수 있는데 예로 애완동물은 해가 뜨면 가장 활발하게 된다. 대부분의 사람들은 애완동물과 함께하는 수면이 더 편하다고 했다. 하지만 이 결정은 수면방해의 정도와 개인의 건강상태의 편안함의 균형을 생각하면서 고려되어야 한다. 분리된 편안한 애완동물 침대는 옵션이다(**그림 51.11** 참고). 깨끗한 환경은 애완동물의 털과 같은 누적된 알레르기 유발항원으로 발생되는 호흡곤란과 같은 증상을 경험한 알레르기가 있는 사람들에게는 특히 중요하다. HEPA 공기정화기계가 유용할 수 있다. 깨끗한 환경은 바닥에 옷이나 다른 물건을 치움으로써 더 안전하다. 출구나 화장실로 가는 길을 막는 끈, 기기 또는 가구는 넘어지는 것을 방지하기 위해 재배치되어야 한다. 깨끗한 이부자리를 쓰는 것을 확실시 해야 하며 매주 방 청소 일정도 중요하다.

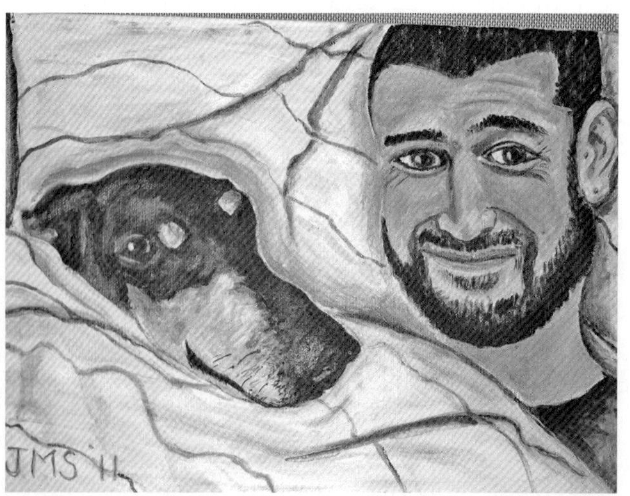

그림 51.11 애완동물과 함께 자는 것은 편안할 수 있지만 시간은 수면을 방해할 수 있다.(Courtesy of Jo Solet, MS, EdM, PhD, OTR/L.)

수면장애

수면장애 진단은 작업치료사의 직업전문 영역 밖이지만 자료로써 기준과 표준을 알고 일반적으로 진단되는 수면장애를 인지하기 위해 국제 수면장애 진단분류인 ICSD-2(다운로드 가능)를 참고하는 것은 중요하다. 2013년 발행될 Diagnostic and Statistical Manual of Mental Disorders, DSM V의 새 개정판은 수면장애에 대한 개정된 분류를 제공하고 있다(Grohol, 2010; Reynolds & Redline, 2010).

수면장애는 수면이 방해되는 방법을 설명함으로써 이해될 수 있다: 이러한 방법은 잠들지 못함, 다양한 깸, 다시 잠들지 못함, 비회복성 수면, 수면 중 부적절한 호흡(코골이나 숨이 가빠 헐떨거림으로 설명될 수 있음), 수면 중 방해가 되는 움직임, 수면을 방해하는 비수면 활동, 시기를 놓치거나 제어되지 않는 수면 등이다. 환자들은 그들의 문제의 원인을 잘 알지 못하면 작업적이고 사회적 기능에 대한 안전성과 장애와 관련된 고통을 설명할 수 있다.

불면증

불면증은 수면의 충분한 시간과 기회가 있음에도 발생하는 수면시작, 지속, 통합 또는 질의 반복되는 문제로 정의된다(Haynes, 2009; Passos et al., 2010; Roth, Roehrs, & Pies, 2007; Vitiello, Rybarczk, Von Korff, & Stepanski, 2009). 2주 또는 그 이상의 매일 밤 수면 방해요소의 엄격한 기준을 사용, 성인인구의 9%와 17.7% 범위의 일관된 파급은 영향력이 있는 것으로 문서화되었다(Ohayon, 2002). 이는 3천에서 4천만 미국인에게 적용된 것이다. 역사적으로 불면증은 삶 과정의 각기 다른 단계의 가변적 패턴을 지닌 다양한 하위유형으로 구성되는데: 이들에는 소아과, 임신, 갱년기, 노인병학이 있다. 불면증은 고통, 우울증, 심리적 외상 후 스트레스 장애 그리고 기타 질환과 관련된 시기에 공존이환하는 주요 또는 **이차성 불면증**이 될 수 있다.

치료는 명상, 단계적 근이완 또는 **바이오피드백**과 같은 이완반응의 사용을 포함할 수 있고; 인지적 행동 치료(특히 분노와 관련된 수면이나 수면을 위한 침실 조절); 수면습관과 환경의 개선; 카페인과 알코올 제한; 그리고 처방전 등이 있다.

폐쇄성 수면 무호흡

폐쇄성 수면 무호흡(OSA)는 수면 중 기도가 부분적으로나 완전히 막히면서 생긴다.

진단은 일반적으로 개인 룸메이트나 파트너가 "크게 코고는 소리" 나 "가쁜 숨"을 듣고 보고한 뒤 행하는 실험실 수면 실험을 따른다. **무호흡 저호흡지수** 또는 **AHI**라 불리는 OSA 고통지수는 일반적으로 나이가 들면서 치료되지 않은 개인에게 증가하고 **산소 포화도**가 감소되면서 시간 당 반복되는 인식의 수와 관련 있다. 자각은 12번 또는 100번 이상 나타날 수 있다; 개개인은 자각이 없고 오직 보고된 과도한 주간 수면만이 있을 수 있다. 아침 두통은 일반적인 현상이다(Vaughn & D'Cruz, 2011). 특정 턱, 피개 교합, 혀와 부드러운 조직비율, 큰 목둘레 과체중은 해부상의 위험요소로 인지된다. OSA는 **고혈압**(고혈압)(O'Connor et al., 2009; Peppard, 2009), 심장혈관계 질병, 체중증가, 인지장애를 야기시키는 뇌 산소부족을 만들면서 심각한 질환이 될 수 있다. 과도한 수면은 이러한 개인의 자동차사고와 산업사고에 대한 위험성을 증가시킨다(Tregear et al., 2009).

치료는 코를 통해 공기를 불어넣는 **지속적 상기도 양압술(CPAP)**, 옆으로 자는 수면, 치과 장치, 교정 외과수술(Verse & Höormann, 2011) 그리고 체중감소를 포함한다. CPAP기계는 이들의 사용을 모니터하는 기술도 포함한다. 일부 개인은 장치의 마스크가 친근한 사이에 부정적으로 영향을 미친다는 느낌을 받거나 불편하다는 것을 알게 된다. 치료되지 않는 만성 OSA의 결과는 심각할 수 있다; 편안한 마스크를 찾거나 지속적인 모니터링을 통해 치료를 강화하는 것은 가치 있는 치료적 개입이다(Cooke et al., 2009).

교육용 비디오를 참고하라. http://healthysleep.med.harvard.edu/sleep-apnea

하지불안 증후군과 주기성 사지운동증

하지불안 증후군(RLS)은 "우글거림"이나 "얼얼함"으로 설명될 수 있는 불쾌한 다리 감각을 피하기 위해 다리를 움직이도록 하는 수면장애이다. 수면 중 원치 않는 다리 움직임은 잠을 깨울 수 있고 기억하지 못한 채 반복될 수도 있다(Bayard, Avonda, & Wadzinski, 2008; Kushida, 2007). 위험 요소는 말초신경증, 만성신부전, 철 결핍증, 파킨스병 그리고 특정약물의 부작용을 포함하고; 뇌졸중(Coelho et al., 2010) 섬유근육통(Viola-Saltzman, Watson, Bogart, Goldberg, & Buchwald, 2010)을 앓은 적이 있는 클라이언트에게 더 높은 발병률을 보인다. 유전학적 요소도 나타나는데 이는 인구와 마찬가지로 특정 가족, 특히 북방계 유럽인은 더 높은 사고율을 보인다. 일부 개인은 감각 없이 이러한 움직임을 경험하고; 상지 또한 포함될 수 있다. 이를 **주기성 사지운동증** 또는 **PLMD**라고 한다. 발생하기 쉬운 상태에서 운동, 스트레칭, 마사지, 따뜻한 물로 하는 목욕으로 조금 완화될 수 있다. 일부 경우 약물이 처방된다.

사건수면

사건수면은 수면 중 발생하는 비수면 활동이다. 몽유병이나 수면식사 사건은 부분적 깨어있는 상태를 통해 숙면 동안 발생할 수 있다(Howell, Schenck, & Crow, 2009). 일반적으로 개개인은 이러한 행동한 대해 기억하지 못하고 타인에 의해 보고되거나 아침에 발견되는 증거를 통해 알 수 있다. 몽유병은 과성장 장애를 지닌 아이들에게 더 일반적이다. 안전한 환경과 부모나 파트너의 알람 시스템을 구성하는 것이 안전한 방법이다.

건강한 REM수면은 근육마비 - **무긴장** - 을 포함한다. **REM 수면행동장애**(RBD)에서 마비는 일어나지 않고 개개인은 꿈에서 행동하는 것처럼 움직인다. 50세 이상의 남성에게 더 일반적이며 최근의 연구는 RBD가 치매나 파킨스 병의 선도자가 될 수 있다고 했다(Sixel-Döring et al., 2011). 이러한 개인은 깨기가 쉽고 꿈을 기억할 것이다. 하지만 침실 파트너는 이러한 절제되지 않는 행동으로 인해 상처를 입을 수 있다.

다른 사건수면은 야간 공포, **아동의 율동적 운동장애, 이 갈기**(이 갈기) 그리고 **성인의 혼란각성**을 포함한다.

이차성 불면증은 수면을 피함으로써 사건수면 경험을 차단하기 위한 노력에서 발생될 수 있다.

기면증

기면증은 밤 사이 충분한 잠을 잤음에도 낮 시간 동안 통제할 수 없을 정도로 잠을 자는 것으로 분류된다. 국립보건원에 따르면 이는 파킨스병이나 MS만큼 일반적이지만 하위진단을 받는다. 일부 영향을 미치는 기면발작에는 **탈력발작**이 포함되는데 이는 감정을 이끄는 약한 정도에서 완전 파괴되는 근육기능의 갑작스러운 손실이고; 잠이 들 때 또는 깨어있을 때 움직이거나 말하지 못하며; 희미하고 종종 잠이 드는 이미지를 두려워한다. 이를 **최면환각**이라 한다. 기면증에서 수면의 구조는 수면이 시작되면서 NREM보다는 REM에 방해를 받고 REM경험은 실제로 깨어있는 시간을 방해한다. 주요 치료법은 안전을 유지하기 위한 생활방식 적응, 각성제, 우울증 치료제나 REM수면을 억제하는 기타약물이다.

수면장애에 대한 추가적 정보

아래의 웹사이트를 방문해보라.

http://healthysleep.med.harvard.edu/healthy/getting/treatment/an-overview-of-sleep-disorders.

WGBH(공공TV)

교육재단과 함께 하버드 의과대학의 수면제학과에서 제공한 온라인 자료의 부분이다.

국가보건협회 역시 훌륭한 온라인 수면장애 정보를 제공한다:

http://www.nhlbi.nih.gov/health/public/sleep

국립수면협회: http://www.sleepfoundation.org/articles/sleep-disorders?

Also see the most comprehensive text currently available:

Kryger, M. H., Roth, T., & Dement, W. C.(2011). Principles and practice of sleep medicine(5th ed.). St. Louis, MO: Elsevier Saunders.

수면 검사와 위탁 Sleep Screening and Referral

작업치료사들이 치료하는 대부분의 질환이나 정신질환은 수면에 영향을 미치거나 수면에 의해 영향을 받을 수 있고 수면장애는 너무 일반적이기 때문에 초기 OT평가의 부분으로 간단한 수면 검사는 가치가 있다(Zee & Turek, 2006). 익숙한 작업치료사들은 과도한 낮 시간 수면의 역사나 보고에 경계를 갖고 비회복성 수면에서 주간 활동이 제 기능을 하지 못할 수 있는 범위의 수면 정도를 살펴볼 것이다. 일부 클라이언트는 그들의 수면문제와 관련시키지 않은 기능적 문제를 보고할 것이다. 다른 이들은 과도한 수면의 불평에도 불구하고 OSA나 RLS로 인한 다양한 밤 시간의 각성에 대해 알지 못할 것이다. 클라이언트의 침실 파트너나 가족구성원은 특히 여성에게 추가적인 사항이나 문서를 제공할 수 있다(Umberson, 1992). 항상 그러하듯 사생활을 보호하기 위해 이러한 논의 이전에 클라이언트의 동의가 이루어져야 한다.

수면 이력과 자기보고

과수면증 자가진단과 같은 표준화된 클라이언트 자기보고 설문지는 검사에 유용할 수 있고 특정 치료에 대한 효율성을 찾는데 좋을 수 있다(**Box 51.2**)(Johns, 1991). 많은 임상적 환경은 취학연령의 아이들과 같은 특정 치료인구에 대해 적합한 수면검사를 위한 가능한 도구를 만든다(Owens, Spirito, & McGuinn, 2000).

클라이언트가 **과도한 주간 수면, 수면 일기** 또는 손목에 차는 수면검사 장치에 대해 불평한다면 수면시간과 인지된 회복이 수면패턴을 정의하는 큰 그림을 그리는데 유용할 수 있다(**그림 51.12**). **수면 무력증**은 전체 경보가 아직 이루어지지 않은 상태의 각성에서 정상적인 기간이다. 수면의 일기 평가는 개인이 완전히 깨고 이 변화기간을 거친 후 완료되어야 한다.

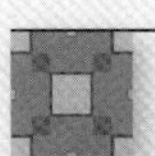

BOX 51.2 엡윗 졸리움 척도

주간 수면의 정도를 결정하기 위해 사용됨

10점 또는 그 이상은 졸림으로 간주.

아래의 등급은 각 상황에 대한 가장 적절한 숫자를 선택하기 위해 사용됨:

0 = 절대 졸리지 않음

1 = 졸림의 시기가 약간 있음

2 = 졸림의 시기가 어느 정도 있음

3 = 졸림의 시기가 많이 있음

상황: 졸림 가능성

1. 앉아 있거나 독서 ______
2. TV시청 ______
3. 공공장소에서 움직이지 않고 앉아 있음 ______
4. 1시간 또는 그 이상 자동차에 앉아 있음 ______
5. 오후에 누움 ______
6. 누군가와 앉아서 이야기 함 ______
7. 점심식사 후 조용히 앉아 있음(알코올 섭취 안함) ______
8. 운전 중 체증으로 인해 몇 분 정지함 ______

총 점수(각 점수 합산) ______

출처: Johns, M. W.(1991). "주간 수면을 평가하는 새로운 방법: 엡윗 졸리움 척도." SLEEP, 14, 540–545.

일기나 장비결과가 불충분한 시간 또는 불규칙한 시간을 나타낸다면 비판적인 OT 수면교육과 치료목표는 인지변화를 유발하는 것이다: "문제 없음", "용감 무쌍한" 또는 "효율적인"으로 제한되는 인지된 수면에서 벗어나 "웰빙과 성취를 고갈시키는 것", "현명하지 못한 건강 위험" 또는 "회복을 복잡하게 하는 요소"로 인지되어야 한다. 특정 질환, 정신질환, 수면장애로 고통 받는 개인은 두 배로 힘들 수 있고 나쁜 수면습관으로 건강상의 위험요소가 나타날 수 있다. 이러한 인

SLEEP HEALTHCENTERS®
...better sleep. better health.

수면 일기

이름 : ______

날짜 : ______

요일	낮잠시간 (분)	취침시간	잠들때까지 걸린시간	잠에서 깬 횟수	잠에서 깨어있는 시간	마지막으로 일어난 시간	침대에서 나온 시간	총 잠을 잔 시간	약물복용 유무	다음날 명료한 정도 1~10점
Monday										
Tuesday										
Wednesday										
Thursday										
Friday										
Saturday										
Sunday										

- 수면일기의 작성은 매일 완벽하게 작성하여라. 그렇게 한다면 당신의 수면 스케줄에 대한 객관적인 추적이 가능하고 당신의 수면을 향상시켜줄 것이다.
- 이 형식을 완성하기 전까지 시계를 보지 말라. 이 형식은 전날 밤의 수면을 존중하며 아침에 작성하라. 밤이나 침실에서는 작성하지 말라.
- 이것을 가이드라인으로만 사용하길 바라며 아침에 30초 이내로 작성하길 바란다.

BSM-DIRY-0002_1 Reviewed 3/05/10

그림 51.12 수면 일기. 출처: Reprinted with permission from Sleep Healthcenters LLC, http://www.sleephealth.com

지변화는 수면을 우선순위로 두는 프로그램을 준비할 수 있게 한다. 작업치료사들은 클라이언트가 에너지 보존과 피로 관리기술, 이러한 조건과 관련된 추가적 수요를 포함하는 전략을 개발할 수 있도록 도와준다.

최근의 연구는 수면증상이 일반적이지만 주요 치료환경에서 일상적으로 검사되지는 않는다고 했다(Haponik et al., 1996; Senthilvel, Auckley, & Dasarathy, 2011; Sorscher, 2008). 수면에 대한 의학적 관심을 끌어올리기 위해 노력함에도 불구하고 OT참가는 클라이언트가 받는 첫 수면검사를 포함한다. 가정이나 실험실 수면 연구를 포함한 후속조치를 위한 위탁은 동반진단, 가능한 통증 그리고 이용가능한 자료에 따라 신경학, 기도학, 정신의학, 노동위생 또는 수면제의 직접성을 만들 수 있다.

위탁과정과 후속조치 팀 미팅의 부분으로 작업치료사들은 수면문제를 전달하고 수면개입을 문서화하기 위한 도구를 아는 동료를 만들 수 있는 기회를 가진다.

수면 평가 Sleep Evaluation

수면평가에 사용되는 기술은 더 완전한 가정 실험을 위해 발전하고 있다. **활동기록기**는 수면 중 움직임의 시기를 기록하고 수면 잠복기, 각성, 깨는 시간을 알려주는 손목에 차는 가속도 시스템이다(Sadeh, 2011; Sánchez-Ortuño, Edinger, Means, & Almirall, 2010). 개인적 용도에 대한 활동기록 시스템은 스마트폰에서 앱을 다운로드하여 시행된다. Lark과 같은 스마트폰 앱을 통한 소비자/가정 수면검사 장치는 일기기록보다는 더 정확한 수면그림을 제공한다.

수면다원검사는 세 가지 동시적 보고 부분을 포함하는 포괄적인 시험인데: 이들은 알파, 베타, 델타, 세타 리듬으로 정의되는 각기 다른 빈도를 보고하며 두피전극을 통해 뇌파활동을 관찰하는 **뇌파도**와; 눈 주위의 피부에 위치한 전극을 통해 눈 움직임을 평가하는 **전기 안구도**; 그리고 근육 위 피부에 위치한 전극을 통해 운동활동을 평가하는 근전도이다. 수면평가의 부분으로 감지기는 호흡을 검토하고 혈액 속의 산소포화도를 알기 위해 사용된다. 비디오 보고는 수면 동안 발생하는 위치와 움직임을 관찰하기 위해 사용된다. 수면단계(REM과 NREM1, 2, 3)은 뇌활동과 근육과 눈 움직임을 토대로 특징 "지문"을 가지고 있다. 특정 수면장애는 특정 단계에서 일어나기 쉽다. 또 수면곡선에서 보인 수면구조에서 변화는 환경적이거나 의료적 상태를 만들어 낼 수 있다. 표준화된 등급범위는 단계, 각성, 변칙을 정의하기 위한 이러한 보고를 분석하는데 적용된다(Chervin, 2010).

요약: 수면과 작업치료 개입

Summary: Sleep and Occupational Therapy Interventions

수면을 향상시키고 피로를 관리하기 위한 OT개입은 클라이언트 교육, 자기관리, 건강습관, 작업적 균형 그리고 최적인 환경을 기반으로 한다. 작업치료사가 제공하는 관리 집합체의 부분으로 수면개선 개입은 직장기반 그리고 학교생활 프로그램과 같은 주요 보호와 건강증진에서 채택될 수 있고 (Beebe, Ris, Kramer, Long, & Amin, 2010; Gangwisch, Malaspina, Boden-Albala, & Heymsfield, 2005; Gangwisch et al., 2010, Quan et al., 2010); 연령, 상처, 질환 또는 장애와 관련된 수면 문제를 전달할 수 있으며; 특히 수면 장애와 직접적으로 관련된 치료를 만들어 낼 수도 있다. 학교와 직장 안녕 프로그램은 생활주기 수면과 적절한 수면환경에 영향을 미치는 수면 요건과 스케줄, 건강습관과 행동에 초점을 맞춘다.

동반인자 수면문제를 수반하는 일반질환과 정신질환의 OT치료법은 통증, 분노, 우울증, 제한된 운동성, 나쁜 자기관리, 호흡 작용의 중간물, 약물 남용, 불충분한 자료 그리고/또는 사회적 고립으로 직접적으로 될 수 있다. 동반 수면장애를 향상 시킬 수 있는 이러한 클라이언트를 위한 넓은 의미의 치료구성은 인지적 행동치료, 이완반응, 단계별 운동, 사회통합을 증가시키기 위한 활동, 그리고 안전을 위한 자료를 포함한다(Solet, 2012). 이런 불평영역에서의 향상은 수면을 향상시킬 수 있고; 그 영향은 상호적이다(Zee & Turek, 2006).

주요 문제든 아니든 수면과 직접적으로 관련된 치료요소는 지속적인 수면스케줄 강화, 충분한 TIB, 수면만을 위한 침실 조성, 조용하고, 어둡고, 시원하고 안전하며 깨끗한 수면환경 변화를 포함한다. 수면개입 또한 카페인, 알코올, 담배 또는 기타 물질 사용; 운동; CPAP 도구와 무게감속 프로그램 이용과 같은 치료고수를 위한 지원을 포함한 건강습관과 관련되어 있다(Barnes, 2009).

본 장에서는 주로 수면에 초점을 맞추고 있음에도 불구하고 작업적 균형은 휴식기간을 포함한 활동주기와 패턴을 수반한다. 요가, 중재 그리고 기타 정신적 또는 휴식 행동은 자율적 각성을 낮추고 현재에 유념하게 함으로써 수면을 향상시킬 뿐 아니라 중요한 독립된 적응이나 회복력 있는 질을 포함하고 있다(Benson & Proctor, 2010; Solet, 2012). The Power of Rest에서 Dr. Matthew Edlund(2010)는 음악과 동료애를 통한 휴식의 이점에 대한 접근가능하고 포괄적인 검토를 제공한다.

사례 연구 51.1 Alberta

Alberta는 "피곤하다"고 불평하는 15살 고등학생이다. 비록 그녀가 이른 학업능력을 보였지만 고등학교의 "상황"은 증가하는 문제를 낳았다. 5 ft 9의 키와 170lb 몸무게인 그녀의 운동활동은 어릴 때부터 앓아온 천식으로 제한된다. 최근 그녀는 혼자 고립되고 여자 반 친구들도 믿지 못하게 된 사회적 따돌림을 경험했다. 수학과 과학에 대한 관심은 반 남자 친구들과의 우정을 만들 수 있게 했다. 그녀의 엄마는 그녀는 "우울하다"고 말했다. Alberta는 "피로, 건강, 적합성"에 장기간 도움을 받은 치료사로부터 집단 작업치료(OT)를 소개받았다.

1. Alberta OT는 치료사로부터 어떤 정보를 찾아야 하는가?
2. Alberta의 첫 OT모임의 요소를 설명하라. 관계를 만드는데 도움이 되는 것은 무엇인가? 어떤 검사와 평가가 그녀의 피로를 풀어줄까?
3. 왕따와 고립이 청소년 수면에 영향을 미치나?
4. 어떤 메커니즘을 통해 수면이 건강과 기분에 영향을 미치나?
5. 청소년의 자기관리와 수면을 향상시키기 위한 OT 치료 프로그램의 가능한 요소를 제안하라.

■ **사례 논의**

1. OT는 발달이력과 병력, 특정 천식증후와 원인관 관련된 정보, 치료법, 약과 이들의 부작용 그리고 제한점에 대해 질문해야 한다.
   기분과 아동수면에 대한 가능한 정보는 평가되어야 한다.
   의사는 Alberta의 위탁을 논의했나? 그리고 그녀는 특정 목표에 동의했나? 어떠한 부모도움이 지원되었나?
2. 첫 모임은 관계를 만드는데 중요하다. 처음 질문은 아래를 포함할 수 있다:
   "우리가 함께하는 시간에서 어떤 것을 얻길 원하니? 올바른 방향으로 가고 있다는 점을 우리가 어떻게 알까? 무엇이 다를까?"
   "너의 일상적인 날에 대해 말해보라. 어떤 날은 다른 날보다 좋거나/쉽니?"
   "너가 최고라고 느낄 때 무엇을 하니?"

결론 Conclusion

수면제는 건강, 안전, 웰빙, 성취도, 심지어 장수도 향상시키는 기회로써 새로운 개척이다. 작업치료사로서 일상생활에 대한 우리의 독특한 관점과 클라이언트와 동료와의 즐거운 관계는 우리가 과학과 의료서비스의 역동적인 분야에 헌신할 수 있는 독특한 위치에 놓이게 했다.

당신의 전문적 위탁의 부분으로 수면, 평가 그리고 치료에 대한 관심을 향상시키고 잠을 잘 자라!

수면과 휴식에 관한 더 많은 자료 출처

웹사이트

Center for Disease Control: http://www.cdc.gov/sleep/

Harvard Medical School, Division of Sleep Medicine: http://healthysleep.med.harvard.edu/portal/

Section on Sleep Disorders: http://healthysleep.med.harvard.edu/healthy/getting/treatment/an-overview-of-sleep-disorders

National Institute of Alcohol Abuse and Alcoholism: http://www.niaaa.nih.gov/

YMCA: http://www.ymca.net/healthy-family-home/sleep-well.html

Center for Health Design: http://www.healthdesign.org/chd/research/validating-acoustic-guidelines-healthcare-facilities

National Sleep Foundation: http://www.sleepfoundation.org/articles/sleep-disorders?

National Sleep Foundation Sleep in America Polls: http://www.sleepfoundation.org/category/article-type/sleep-america-polls

추가 자료

American Academy of Sleep Medicine: http://www.aasmnet.org

SLEEP: http://www.journalsleep.org

Journal of Clinical Sleep Medicine: http://www.aasmnet.org/JCSM

SleepCenters.org: http://www.sleepcenters.org

감사의 글 Acknowledgments

저는 35년 이상 선생님으로 지내온 환자들과 함께, 문헌검색에 도움을 주는 케임브리지 보건 동맹의 도서관 서비스 책임자인 Jenny Lee Olsen 뿐만 아니라, 그들의 세심한 주의와 사려 깊은 논평에 대한 챕터 동료 검토자들, 그리고 나에게 이 장의 중요한 수면 분야에 기여할 기회를 제공해준 편집자들에게 감사드리고 싶습니다.

공개: 저자, Jo M. Solet 박사는 Lark Technologies의 과학 관리자 역할을 합니다.

참고문헌 References

American Academy of Sleep Medicine.(2009, June). Naps with rapid eye movement increase receptiveness to positive emotion. *ScienceDaily*. Retrieved from http://www.aasmnet.org/articles.aspx?id=1317

American College of Chest Physicians.(2010, November). *Electronic media taking its toll on teens*. Paper presented at the 76th CHEST annual meeting of American College of Chest Physicians, Vancouver, Canada. Retrieved from http://www.chestnet.org/accp/article/electronic-media-taking-its-toll-teens

American Occupational Therapy Association.(2008). Occupational therapy practice framework: Domain and process, 2nd edition. *American Journal of Occupational Therapy*, *62*, 625–683.

Anaby, D. R., Backman, C. L., & Jarus, T.(2010). Measuring occupational balance: Theoretical exploration of two approaches to occupational balance. *Canadian Journal of Occupational Therapy*, *77*, 280–288.

Ancoli-Israel, S., & Cooke, J. R.(2005). Prevalence and comorbidity of insomnia and effect on functioning in elderly populations. *Journal of the American Geriatrics Society*, *53*, S264–S271.

Ayas, N. T.(2010). If you weigh too much, maybe you should try sleeping more. *SLEEP*, *33*, 143–144.

Ayas, N. T., White, D. P., Al-Delaimy, W. K., Manson, J. E., Stampfer, M. J., Speizer, F. E., & Hu, F. B.(2003a). A prospective study of self-reported sleep duration and incipient diabetes in women. *Diabetes Care*, *26*, 380–384.

Ayas, N. T., White, D. P., Manson, J. E., Stampfer, M. J., Speizer, F. E., Malhotra, A., & Hu, F. B.(2003b). A prospective study of sleep duration and coronary heart disease in women. *Archives of Internal Medicine*, *163*, 205–209.

Banks, S.,Van Dongen, H. P. A., Mailsen, G., & Dinges, D. F.(2010). Neurobehavioral dynamics following chronic sleep restriction: Dose-response effects of one night for recovery. *SLEEP*, *33*, 1013–1026.

Barnes, M., Goldsworthy, U. R., Cary, B. A., & Hill, C. J.(2009). A diet and exercise program to improve clinical outcomes on patients with obstructive sleep apnea—A feasibilty study. *Journal of Clinical Sleep Medicine*, *5*, 409–421.

Bartick, M. C., Thai, X., Schmidt, T., Altaye A., & Solet, J. M.(2010). Decrease in as needed sedative use by limiting nighttime sleep disruptions from hospital staff. *Journal of Hospital Medicine: An Official Publication of the Society of Hospital Medicine*, *5*, E20–E24.

Basner, M., Fomberstein, K. M., Razavi, F. M., Banks, S., William, J. H., Rosa, R. R., & Dinges, D. F.(2007). American time use survey: Sleep time and its relationship to waking activities. *SLEEP*, *30*, 1085–1095.

Basner, M., Müller, U., Elmenhorst, E. M.(2011). Single and combined effects of air, road, and rail traffic noise on sleep and recuperation. *SLEEP*, *34*, 11–23.

Bayard, M., Avonda, T., & Wadzinski, J.(2008). Restless legs syndrome. *American Family Physician*. *78*, 235–240.

Beebe, D. W., Ris, D. M., Kramer, M. E., Long, E., & Amin, R.(2010). The association between sleep disordered breathing, academic grades, and cognitive and behavioral functioning among overweight subjects during middle to late childhood. *SLEEP*, *33*, 1447–1457.

Benson, H., & Proctor, W.(2010). *Relaxation revolution: Enhancing your personal health through the science and genetics of mind body healing*. New York, NY: Scribner.

Berkman, L. F., Buxton, O., Ertel, K., & Okechukwu, C.(2010). Managers' practices related to work-family balance predict employee cardiovascular risk and sleep duration in extended care settings. *Journal of Occupational Health Psychology*, *15*, 316–329.

Bibbs, M.(2011). A wake up call to sleepy workers. *Sleep Diagnosis and Therapy*, *6*, 14.

Blakeney, A., & Marshall, A.(2009). Water quality, health, and human occupations. *American Journal of Occupational* Therapy, *63*, 46–57.

Bondoc, S., & Siebert, C.(2008). *The role of occupational therapy in chronic disease management*. Bethesda, MD: American Occupational Therapy Association.

Braley, T. J., & Chervin, R. D.(2010). Fatigue in multiple sclerosis: Mechanisms, evaluation, and treatment. *SLEEP*, *33*, 1061–1067.

Brendel, D. H., Florman, J., Roberts, S., & Solet, J. M.(2001). "In sleep I almost never grope": Blindness, neuropsychiatric deficits, and a chaotic upbringing. *Harvard Review of Psychiatry*, *9*, 178–188.

Burton, A. R., Rahman, K., Kadota, Y., Lloyd, A., & Vollmer-Conna, U.(2010). Reduced heart rate variability predicts poor sleep quality in a case-control study of chronic fatigue syndrome. *Experimental Brain Research*, *204*, 71–78.

Busch-Vishniac, I. J., West, J. E., Barnhill, C., Hunter, T., Orellana, D., & Chivukula, R.(2005). Noise levels in Johns Hopkins Hospital. *The Journal of the Acoustical Society of America*, *118*, 3629–3645.

Buxton, O. M., Ellenbogen, J. M., Wang, W., Carballeira, A., O'Connor S., Cooper D., . . . Solet, J. M.(2012). Sleep Disruption Due to Hospital Noises: A Prospective Evaluation. *Ann Intern Med*. Jun 11. [PMID: 22688839]

Buxton, O. M., Lee C. W., L'Hermite-Baleriaux, M., Turek, F. W., & Van Cauter, E.(2003). Exercise elicits phase shifts and acute alterations of melatonin that vary with circadian phase. *American Journal of Physiology. Regulatory, Integrative and Comparative Physiology*, *284*, R714–R724.

Buxton, O. M., & Marcelli, E.(2010). Short and long sleep are positively associated with obesity, diabetes, hypertension, and cardiovascular disease among adults in the United States. *Social Science and Medicine*, *71*, 1027–1036.

Chandola, T., Ferrie, J. E., Perski, A., Akbaraly, T., & Marmor, M. G.(2010). The effect of short sleep duration on coronary heart disease risk is greatest among those with sleep disturbance: A prospective study from Whitehall II cohort. *SLEEP*, *33*, 739–744.

Chervin, R. D.(2010). Use of clinical tools and tests in sleep medicine. In M. H. Kryger, T. Roth, & W. C. Dement(Eds.), *Principles and practice of sleep medicine*(5th ed., pp. 666–679). St. Louis, MO: Elsevier Saunders.

Chhangani, B. S., Roehrs, T. A., Harris, E. J., Hyde, M., Drake, C., Hudgel, D. W., & Roth, T.(2009). Pain sensitivity in sleepy pain-free normals. *SLEEP*, *32*, 1011–1017.

Chien, K. L., Chen, P. C., Hsu, H. C., Su, T. C., Sung, F. C., Chen, M. F., & Lee, Y. T.(2010). Habitual sleep duration and insomnia and the risk of cardiovascular events and all-cause death: Report from a community-based cohort. *SLEEP*, *33*, 177–184.

Choi, S. W., Peek-Asa, C., Sprince, N. L., Rautiainen, R. H., Flamme, G. A., Whitten, P. S., & Zwerling, C.(2006). Sleep quantity and quality as a predictor of injuries in a rural population. *American Journal of Emergency Medicine*, *24*, 189–196.

Classen, S., Levy, C., Meyer, D. L., Bewernitz, M., Lanford, D. N., & Mann, W. C.(2011). Simulated driving performance of combat veterans with mild traumatic brain injury and posttraumatic stress disorder: A pilot study. *AJOT*, *65*(4), 419–427.

Coelho, F. M. S., Georgsson, H., Narayansingh, M., Swartz, R. H., & Murray, B. J.(2010). Higher prevalence of periodic limb movements of sleep in patients with history of stroke. *Journal of Clinical Sleep Medicne*, *6*, 428–430.

Cohen, D. A., Wang, W., Wyatt, J. K., Kronauer, R. E., Dijk, D. J., Czeisler, C. A., & Klerman, E. B.(2010). Uncovering residual effects of chronic sleep loss on human performance. *Science Translational Medicine*, *2*, 14ra3.

Connor, J., Norton, R., Ameratunga, S., Robinson, E., Civil, I., Dunn, R., . . . Jackson, R.(2002). Driver sleepiness and risk of serious injury to car occupants: Population-based case control study. *British Medical Journal*, *324*, 1125.

Cooke, J. R., Ayalon, L., Palmer, B. W., Loredo, J. S., Corey-Bloom, J., Natarajan, L., . . . Ancoli-Israel, S.(2009). Sustained use of CPAP slows deterioration of cognition, sleep, and mood in patients with Alzheimer's disease and obstructive sleep apnea: A preliminary study. *Journal of Clinical Sleep Medicine*, *5*, 305–309.

Copinschi, G.(2005). Metabolic and endocrine effects of sleep deprivation. *Essentials of Psychopharmacology*, *6*, 341–347.

Dogan, O., Ertekin, S., & Dogan, S.(2005). Sleep quality in hospitalized patients. *Journal of Clinical Nursing*, *14*, 107–113.

Dorrian, J., Sweeney, M., & Dawson, D.(2011). Modeling fatigue-related truck accidents: Prior sleep duration, recency and continuity. *Sleep and Biological Rhythms*, *9*, 3–11.

Drake, C., Roehrs, T., Breslau, N., Johnson, E., Jefferson, C., Scofield, H., & Roth, T.(2010). The 10-year risk of verified motor vehicle crashes in relation to physiologic sleepiness. *SLEEP*, *33*, 745–752.

Durmer, J. S., & Dinges, D. F.(2005). Neurocognitive consequences of sleep deprivation. *Seminars in Neurology*, *25*, 117–129.

Edlund, M.(2003). *The body clock advantage: Finding your best time to succeed in love, work, play, and exercise*. Avon, MA: Adams Media.

Edlund, M.(2010). *The power of rest: Why sleep alone is not enough. A 30-day plan to reset your body*. New York, NY: HarperOne.

Epstein, J. E., & Brown, R.(2010). Sleep disorders in spinal cord injury. In V. W. Lin(Ed.), *Spinal cord medicine: Principles and practice*(2nd ed., pp. 230–240). New York, NY: Demos.

Facility Guidelines Institute.(2010). *Guidelines for design and construction of health care facilities – 2010 edition*. Chicago, IL: American Hospital Association Services.

Flier, J. S., & Elmquist, J. K.(2004). A good night's sleep: Future antidote to the obesity epidemic? *Annals of Internal Medicine*, *141*, 885–886.

Frazier, S. C.(2005). Health outcomes and polypharmacy in elderly individuals: An integrated literature review. *Journal of Gerontological Nursing*, *31*, 4–11.

Friese, R. S., Diaz-Arrastia, R., McBride, D., Frankel, H., & Gentilello, L. M.(2007). Quantity and quality of sleep in the surgical intensive care unit: Are our patients sleeping? *The Journal of Trauma*, *63*, 1210–1214.

Gangwisch, J. E., Babiss, L. A., Malaspina, D., Turner, B., Zammit, G. K., & Posner, K.(2010). Earlier parental set bedtimes as a protective factor against depression and suicidal ideation. *SLEEP*, *33*, 97–106.

Gangwisch, J. E., Malaspina, D., Boden-Albala, B., & Heymsfield, S. B.(2005). Inadequate sleep as a risk factor for obesity: Analyses of the NHANES I. *SLEEP*, *28*, 1289–1296.

Grohol, J. M.(2010). *DSM 5 sleep disorders overhaul*. Retrieved from http://psychcentral.com/blog/archives/2010/06/07/dsm-5-sleep-disorders-overhaul/

Gujar, N., McDonald, S.A., Nishida, M., & Walker, M.P.(2010). A role for REM sleep in recalibrating the sensitivity of the human brain to specific emotions. *Cerebral Cortex, 21*, 115-23

Haack, G., & Mullington, J. M.(2005). Sustained sleep restriction reduces emotional and physical well-being. *Pain*, *119*, 56–64.

Hale, L.(2005). Who has time to sleep? *Journal of Public Health, 27*, 205–211.

Hale, L., & Do, D. P.(2007). Racial differences in self-reports of sleep duration in a population-based study. *SLEEP*, *30*, 1096–1103.

Hamilton, N. A., Catley, D., & Karlson, C.(2007). Sleep and affective response to stress and pain. *Health Psychology*, *26*, 288–295.

Haponik, E. F., Frye, A. W., Richards, B., Wymer, A., Hinds, A., Pearce, K., . . . Konen, J.(1996). Sleep history is neglected diagnostic information. Challenges for primary care physicians. *Journal of General Internal Medicine*, *11*, 759–761.

Hawkley, L. C., Cacioppo, J. T., & Preacher, K. J.(2011). As we said, loneliness(not living alone) explains individual differences in sleep quality: Reply. *Health Psychology*, *30*, 136.

Hawkley, L. C., Preacher, K. J., & Cacioppo, J. T.(2010). Loneliness impairs daytime functioning but not sleep duration. *Health Psychology*, *29*, 124–129.

Haynes, P. L.(2009). Is CBT-I Effective for pain? *Journal of Clinical Sleep Medicine*, *5*, 363–364.

Hobson, J. A.(2011). *Dream life: An experimental memoir*. London, United Kingdom: MIT Press.

Howell, M. J., Schenck, C. H., & Crow, S. J.(2009). A review of nighttime eating disorders. *Sleep Medicine Reviews*, *13*, 23–34.

Hume, K. I.(2011). Noise pollution: A ubiquitous unrecognized disruptor of sleep? *SLEEP*, *34*, 7–8.

Irwin, M. R., Wang, M., Ribeiro, D., Cho, H. J., Olmstead, R., Breen, E. C., . . . Cole, S.(2008). Sleep loss activates cellular inflammatory signaling. *Biological Psychiatry*, *64*, 538–554.

Johns, M. W.(1991). A new method for measuring daytime sleepiness: The Epworth Sleepiness Scale. *SLEEP*, *14*, 540–545.

Johnson, K. G., & Johnson, C. D.(2010). Frequency of sleep apnea in stroke and TIA patients: A meta-analysis. *Journal of Clinical Sleep Medicine*, *6*, 131–137.

Kim, H., & Young, T.(2005). Subjective daytime sleepiness: Dimensions and correlates in the general population. *SLEEP*, *28*, 625–634.

Kristiansen, J., Perrson, R., Björk, J., Albin, M., Jakobsson, K., Ostergren, P. O., & Ardö, J.(2011). Work stress, worries, and pain intersect synergistically with modeled traffic noise on cross-sectional associations with self-reported sleep problems. *International Archives of Occupational and Environmental Health*, *84*, 211–224.

Kushida, C. A.(2007). Clinical presentation, diagnosis, and quality of life issues in restless legs syndrome. *American Journal of Medicine*, *120*, S4–S12.

Levine, A. C., Adusumilli, J., & Landrigan, C. P.(2010). Effects of reducing or eliminating resident work shifts over 16 hours: A systematic review. *SLEEP*, *32*, 1043–1053.

Luckhaupt, S. E., Tak, S., & Calvert, G. M.,(2010). The prevalence of short sleep by industry and occupation in the National Health Interview Survey. *SLEEP*, *33*, 149–159.

Luyster, F. S., Chasens, E. R., Wasko, M. C. M., & Dunbar-Jacob, J.(2011). Sleep quality and functional disability in patients with rheumatoid arthritis. *Journal of Clinical Sleep Medicine*, *7*, 49–55.

Mah, C. D., Mah, K. E., Kezerian, E. J., & Dement, W. C.(2011). The effects of sleep extension on the athletic performance of collegiate basketball players. *SLEEP*, *34*, 943–950.

McCall, W. V., Kimball, J., Boggs, N., Lasater, B., D'Agostino, R. B., & Rosenquist, P. B.(2009). Prevalence and prediction of primary sleep disorders in a clinical trial of depressed patients with insomnia. *Journal of Clinical Sleep Medicine*, *5*, 454–458.

McHugh, J., & Lawlor, B.,(2011). Commentary: Living alone does not account for the association between loneliness and sleep in older adults: Response to Hawkley, Preacher, and Cacioppo, 2010. *Health Psychology*, *30*, 135.

Mednick, S. C., & Ehrman, M.(2006). *Take a nap! Change your life*. New York, NY: Workman.

Nurok, M., Czeisler, C. A., Lehmann, L. S.(2010). Sleep deprivation, elective surgical procedures, and informed consent. *The New England Journal of Medicine*, *36*, 2577–2579.

O'Connor, G. T., Caffo, B., Newman, A. B., Quan, S. F., Rapoport, D. M., Redline, S., . . . Shahar, E.(2009). Prospective study of sleep-disordered breathing and hypertension: The Sleep Heart Health Study. *American Journal of Respiratory Critical Care Medicine*, *179*, 1159–1164.

Ohayon, M. M.(2002). Epidemiology of insomnia: What we know and what we still need to learn. *Sleep Medicine Reviews*, *6*, 97–111.

Ohayon, M. M., Carskadon, M. A., Guilleminault, C., & Vitiello, M. V.(2004). Meta-analysis of quantitative sleep parameters from childhood to old age in healthy indviduals: Developing normative sleep values across the human lifespan. *SLEEP*, *27*, 1255–1273.

Ohayon, M. M., & Vecchierini, M. F.(2005). Normative sleep data, cognitive function and daily living activities in older adults in the community. *SLEEP*, *28*, 981–989.

Owens, J. A., Belon, K., & Moss, P.(2010). Impact of delaying school start time on adolescent sleep, mood, and behavior. *Archives of Pediatrics and Adolescent Medicine*, *164*, 608–614.

Owens, J. A., & Mindell, J. A.(2005). *Take charge of your child's sleep: The all-in-one resource for solving sleep problems in kids and teens*. New York, NY: Marlowe & Company.

Owens, J. A., Spirito, A., & McGuinn, M.(2000). The Children's Sleep Habits Questionnaire(CSHQ): Psychometric properties of a survey instrument for school-aged children. *SLEEP*, *23*, 1043–1051.

Owens, J. A., Spirito, A., McGuinn, M., & Nobile, C.(2000). Sleep habits and sleep disturbance in elementary school-aged children. *Journal of Developmental and Behavioral Pediatrics*, *21*, 27–36.

Ownby, R. L., Saeed, M., Wohlgemuth, W., Capasso, R., Acevedo, A., Peruyera, G., & Sevush, S.(2010). Caregiver reports of sleep problems in non-Hispanic white, Hispanic, and African American patients with Alzheimer dementia. *Journal of Clinical Sleep Medicine*, *6*, 281–289.

Parcell, D. L., Ponsford, J. L., Redman, J. R., & Rajaratnam, S. M.(2008). Poor sleep quality and changes in objectively recorded sleep after traumatic brain injury: A preliminary study *Archives of Physical Medicine and Rehabilitation*, *89*, 843–850.

Passos, G. S., Poyares, D., Santana M. G., Garbuio, S., Tufik, S., & Mello, M. T.(2010). Effect of acute physical exercise on patients with chronic primary insomnia. *Journal of Clinical Sleep Medicine*, *6*, 270–275.

Patel, S. R., Ayas, N. T., Malhotra, M. R., White, D. P., Schernhammer, E. S., Speizer, F. E., . . . Hu, F. B.(2004). A prospective study of sleep duration and mortality risk in women. *SLEEP*, *27*, 440–444.

Patel, S. R., & Hu, F. B.(2008). Short sleep duration and weight gain: A systematic review. *Obesity*, *16*(3), 643–653.

Peppard, P. E.(2009). Is obstructive sleep apnea a risk factor for hypertension?—Differences between the Wisconsin sleep cohort and the Sleep heart health study. *Journal of Clinical Sleep Medicine*, *5*, 404–405.

Pizza, F., Contardi, S., Antognini, A. B., Zagoraiou, M., Borrotti M., Mostacci, B., . . . Cirignotta, F.(2010). Sleep quality and motor vehicle crashes in adolescents. *Journal of Clinical Sleep Medicine*, *6*, 41–45.

Poe, G. R., Walsh, C. M., & Bjorness, T. E.(2010). Both duration and timing of sleep are important to memory consolidation. *SLEEP*, *33*, 1277–1280.

Quan, S. F., Parthasarathy, S., & Budhiraja, R.(2010). Healthy sleep education—A salve for obesity? *Journal of Clinical Sleep Medicine*, *6*, 18–19.

Redline, S.(2009). Does sleep disordered breathing increase hypertension risk? A practical perspective on interpreting the evidence. *Journal of Clinical Sleep Medicine*, *5*, 406–408.

Reynolds, C. F., & Redline, S.(2010). The DSM-V Sleep-Wake Disorders nosology: An update and an invitation to the sleep community *SLEEP*, *33*, 10–13.

Roehrs, T., Hyde, M., Blaisdell, B., Greenwald, M, & Roth, T.(2006). Sleep loss and REM sleep loss are hyperalgesic. *SLEEP*, *29*, 145–151.

Roehrs, T., & Roth T.(2008). Caffeine: Sleep and daytime sleepiness. *Sleep Medicine Reviews*, *12*, 153–162.

Roehrs, T., & Roth T.(2011a). Medication and substance abuse. In M. H. Kryger, T. Roth, W. C. Dement(Eds.), *Principles and practice of sleep medicine*(5th ed., pp. 1512–1523). St. Louis, MO: Elsevier Saunders.

Roehrs, T., & Roth, T.(2011b). *Sleep, sleepiness, and alcohol use.* Retrieved from http://pubs.niaaa.nih.gov/publications/arh25-2/101-109.htm

Roth,T., Roehrs, T., & Pies, R.(2007). Insomnia: Pathophysiology and implications for treatment. *Sleep Medicine Reviews*, *11*, 71–79.

Sadeh, A.(2011). The role and validity of actigraphy in sleep medicine: An update. *Sleep Medicine Reviews*, *15*, 259–267.

Sánchez-Ortuño, M. M., Edinger, J. D., Means, M. K., & Almirall, D.(2010). Home is where the sleep is: An ecological approach to test the validity of actigraphy for the assessment of insomnia. *Journal of Clinical Sleep Medicine*, *6*, 21–29.

Schweitzer, P.(2011). Drugs that disturb sleep and wakefulness. In M. H. Kryger, T. Roth, W. C. Dement(Eds.), *Principles and practice of sleep medicine*(5th ed., pp. 542–562). St. Louis, MO: Elsevier Saunders.

Senthilvel, E., Auckley, D., & Dasarathy, J.(2011). Evaluation of sleep disorders in the primary care setting: History taking compared to questionnaires. *Journal of Clinical Sleep Medicine*, *7*, 41–48.

Shepard, J. W., Buyesse, D. J., Chesson, A. L., Dement W. C., Goldberg, R., Guilleinault, C., . . . White, D. P.(2005). History of the development of sleep medicine in the United States. *Journal of Clinical Sleep Medicine*, *1*, 61–81.

Sixel-Döring, F., Schweitzer, M., Mollenhauer, B., & Trenkwalder, C.(2011). Intraindividual variability of REM sleep behavior disorder in Parkinson's Disease: A comparative assessment using a new REM Sleep Behavior Disorder Severity Scale(RBDSS) for clinical routine. *Journal of Clinical Sleep Medicine*, *7*, 75–80.

Smith, B., & Phillips, B. A.(2011). Truckers drive their own assessment for obstructive sleep apnea: A collaborative approach to online self-assessment for obstructive sleep apnea. *Journal of Clinical Sleep Medicine*, *7*, 241–245.

Solet, J. M.(2012). Optimizing personal and social adaptation. In M. V. Radomski & C. A. Trombly(Eds.), *Occupational therapy for physical dysfunction*(7th ed.). Manuscript submitted for publication.

Solet, J. M., & Barach, P.(2012). Managing alarm fatigue in cardiac care. *Progress in Pediatric Cardiology*, *33*, 85–90.

Solet, J. M., Buxton, O. M., Ellenbogen, J. M., Wang, W., & Carballiera, A.(2010). *Validating acoustic guidelines for healthcare facilities. Evidence-based design meets evidence-based medicine: The sound sleep study*. Concord, CA: The Center for Health Design. Retrieved from http://www.healthdesign.org/chd/research/validating-acoustic-guidelines-healthcare-facilities

Sorscher, A. J.(2008). How is your sleep: A neglected topic for health care screening. *Journal of the American Board of Family Medicine*, *21*, 141–148.

Spiegel, K., Knutson, K., Leproult, R., Tasali, E., & Van Cauter, E.(2005). Sleep loss: A novel risk factor for insulin resistance and Type 2 diabetes. *Journal of Applied Physiology*, *99*, 2008–2019.

Spiegel, K., Tasali, E., Penev, P., & Van Cauter, E.(2004). Brief communication: Sleep curtailment in healthy young men is associated with decreased leptin levels, elevated ghrelin levels, and increased hunger and appetite. *Annals of Internal Medicine*, *141*, 846–850.

Stickgold, R.(2005). Sleep-dependent memory consolidation. *Nature*, *437*, 1272–1285.

Stout, K., & Finlayson, M.(2011). Fatigue management in chronic illness: The role of occupational therapy. *OT Practice*, *16*(1), 16–19.

Stroe, A. F., Roth, T., Jefferson, C., Hudgel, D. W., Roehrs, T., Moss, K., & Drake, C. L.(2010). Comparative levels of excessive daytime sleepiness in common medical disorders. *Sleep Medicine*, *11*, 890–896.

Tomfohr, L. M., Ancoli-Israel, S., Loredo, J. S., & Dimsdale, J. E.(2011). Effects of continuous positive airway pressure on fatigue and sleepiness in patients with obstructive sleep apnea: Data from a randomized controlled trial. *SLEEP*, *34*, 121–126.

Tregear, S., Reston J., Schoelles, K., & Phillips, B.(2009). Obstructive sleep apnea and risk of motor vehicle crash: A systematic review and meta-analysis. *Journal of Clinical Sleep Medicine*, *5*, 573–581.

Umberson, D.(1992). Gender, marital status and the social control of health behaviors. *Soc. Sci. Med*, *34*, 907–917.

Van Dongen, H. P. A., Maislin, G., Mullington, J. M., & Dinges, D.(2003). The cumulative cost of additional wakefulness: Dose-response effects on neurobehavioral functions and sleep physiology from chronic sleep restriction and total sleep deprivation. *SLEEP*, *26*, 117–126.

Vasquez, M. M., Goodwin, J. L., Drescher, A. A., Smith, T. W., & Quan, S. F.(2008). Associations of dietary intake and physical activity with sleep disordered breathing in the Apnea Positive Pressure Long-term Efficacy Study(APPLES). *Journal of Clinical Sleep Medicine*, *4*, 411–418.

Vaughn, B. V., & D'Cruz, O.(2011). Cardinal manifestations of sleep disorders. In M. H. Kryger, T. Roth, & W. C. Dement(Eds.), *Principles and practice of sleep medicine*(5th ed., pp. 647–657). St. Louis, MO: Elsevier Saunders.

Verse, T., & Hörmann, K.(2011). The surgical treatment of sleep-related upper airway obstruction. *Deutsches Ärzteblatt International*, *108*, 216–221.

Viola-Saltzman, M., Watson, N. F., Bogart, A., Goldberg, J., & Buchwald, D.(2010). High prevalence of restless legs syndrom among patients with fibromyalgia: A controlled cross-sectional study. *Journal of Clinical Sleep Medicine*, *6*, 423–427.

Vitiello, M. V., Rybarczk, B., Von Korff, M., & Stepanski, E. J.(2009). Cognitive behavioral therapy for insomnia improves sleep and decreases pain in older adults with co-morbid insomnia and osteoarthritis. *Journal of Clinical Sleep Medicine*, *5*, 355–362.

Walker M. P., & Stickgold, R.(2004). Sleep-dependent learning and memory consolidation. *Neuron*, 44, 121–133.

Watanabe, M., Kikuchi, H., Katsutoshi, T., & Takahashi, M.(2010). Association of short sleep duration with weight gain and obesity at 1 year follow-up: A large-scale prospective study. *SLEEP*, *33*, 161–167

Watson, N. F.(2010). Stroke and sleep specialists: An opportunity to intervene? *Journal of Clinical Sleep Medicine*, *6*, 138–139.

Watson, N. F., Buchwald, D., Vitiello, M. V., Noonan, C., & Goldberg, J.(2010). A twin study of sleep duration and body mass index. *Journal of Clinical Sleep Medicine*, *6*, 11–17.

Weaver, E., Gradisar, M., Dohnt, H., Lovato, N., & Douglas, P.(2010). The effect of presleep video-game playing in adolescent sleep. *Journal of Clinical Sleep Medicine*, *6*, 184–185.

Weinhouse, G. L., & Schwab, R. J.(2006). Sleep in the critically ill patient. *SLEEP*, *29*, 707–716.

Youngstedt, S. D., & Buxton, O. M.(2003). Jet lag and athletic performance. *American Journal of Medicine and Sports*, *5*, 219–226.

Zee, P. C., & Turek, F. W.(2006). Sleep and health: Everywhere and in both directions. *Archives of Internal Medicine*, *166*, 1686–1688.

Zizi, F., Jean-Louis, G., Brown, C. D., Ogedegbe, G., Boutin-Foster, C., & McFarlane, S. I.(2011). Sleep duration and risk of diabetes mellitus: Epidemiologic evidence and pathophysiologic insights. *Current Diabetes Reports*, *10*, 43–47.

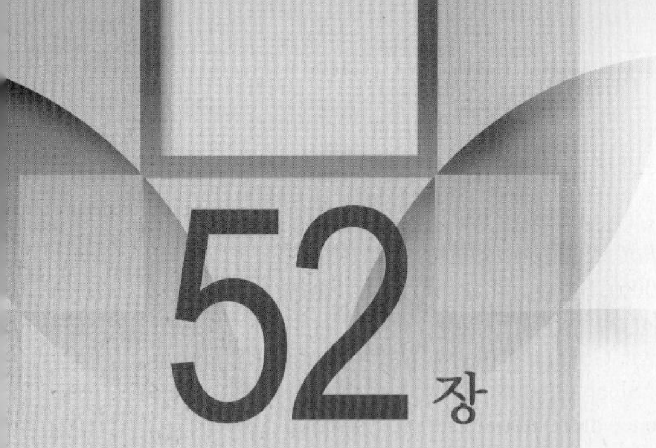

사회참여

Social Participation

김영아 옮김

개요

학습목표

이 장을 학습한 후, 다음의 내용을 할 수 있을 것이다:

1. 사회참여가 정의되는 방법을 서술할 수 있다.

2. 작업치료 서비스를 원하는 클라이언트의 참여 프로필을 개발하기 위해 이용 가능한 평가 방식의 장단점을 평가할 수 있다.

a. 이용 가능한 조치를 사용함으로써 클라이언트의 참여를 평가하는 방식을 설명할 수 있다.

b. 클라이언트 참여에 대한 평가 중에 환경적 지원과 장애물에 대한 정보를 통합한 방법을 설명할 수 있다.

3. 개인, 집단, 조직 수준에서 사회참여를 권장하기 위해 개입하는 방법을 설명할 수 있다.

서론 Introduction

십억 명이 넘는 사람들, 즉 세계인구의 15%가 어느 정도까지 장애를 지니고 살고 있다는 사실을 아는가?(WHO & World Bank, 2011) World Report on Disability에서 최근 발표한 이 장애 추정치는 액면가만으로도 놀랍지만, 추정치가 장애가 있는 선택 집단의 존재 또는 부재로만 작성됐기 때문에 장애 발병에 대한 최소 추정치일 수 있다는 가능성도 고려해야 한다. 현재 장애 모델은 이 구조에 대한 폭넓은 이해를 지지하고 있다. 장애는 한 개인의 안정된 특성이라기 보다는 개인이 기능 제한을 겪는 상태로써 개념화됐다(예, 시각 손상). (Lollar & Andresen, 2011) ICF(International Classification of Functioning, Disability and Health): ICF–CY(Version for Children and Youth)은 기능 제한의 효과를 설명할 수 있는 방법이 타인과 함께 평등한 기반을 두고 사회에 참여하는 어려움에 직면하는지 아닌지를 조사하는 것이다(WHO, 2001, 2007). 장애에 대한 정의는 유의미하게 적용됐을 때 개인의 개념화된 경험에 대한 지식의 중요성을 강조한다(Cutchin, 2004). 본 연구진은 개인의 특성(예, 나이, 성별, 민족,

진단)과 환경을 이해해야 했다. 이는 완전하게 생애주기 동안 장애에 대한 경로와 발병을 완전하게 결정하기 위해 일상생활에 대한 책임에 영향을 미치기 때문이다.

본 연구진의 작업이 사람들의 삶에 의미와 목적을 주는 일상 작업에 참여하는 것을 독려하기 때문에, 참여에 대한 정보가 작업치료사들에게 특히 중요하다(American Occupational Therapy Association–AOTA, 2008). 작업치료를 직업으로 삼는 학생으로서, 이 장의 목표는 사회참여에 대한 현대적 사고의 도입, 즉 어떻게 사회참여가 현재 이해되고, 평가되고, 권장되는지에 대한 정보를 제공하는 것이다.

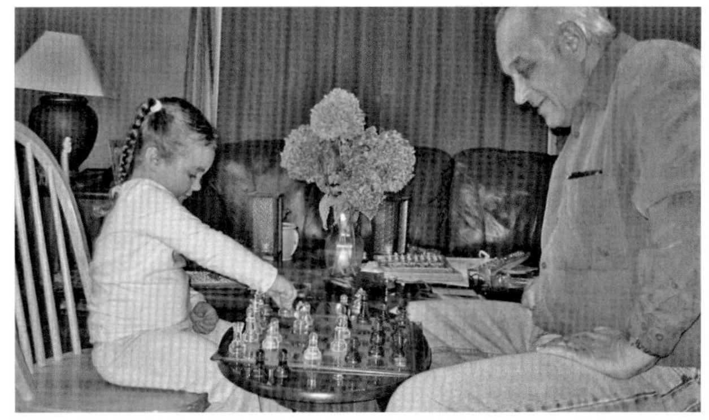

그림 52.1 아이들의 경우, 삶의 환경은 타인의 참여와 존재를 일반적으로 포함한 조직된 활동이다. 이러한 삶의 환경은 즐거움뿐만 아니라 기술 및 능력 개발에 따라 조정됐다.

사회참여 정의 Defining Social Participation

참여 및 사회참여 사이 차이

참여와 사회참여는 서로 바뀌어 쓰이는 용어이다. ICF에서, **참여**는 개별적 개념으로써 사회참여에 대한 특정한 인용 없이, "삶의 환경 속 참여"로 광범위하게 정의된다(WHO, 2001, 2007). ICF가 내린 참여에 대한 정의가 모호했기 때문에, 사회참여 핵심 요소를 정의하는 방법에 대한 과학적 연구가 이어졌다. McConachie, Colver, Forsyth, Jarvis 및 Parkinson(2006)에 따르면, 아이들의 경우 생존에 필수적이며, 아동의 성장, 자율성 또는 교육적 번영을 돕기 때문에, "삶의 현장"을 추구되는 일련의 활동으로 분류했다. 아동과 청소년뿐만 아니라 유아의 경우, 삶의 현장은 일반적으로 타인의 존재와 참여를 포함한 일련의 조직적인 활동 결과이며, 상황–한정적이며, 영양, 신체 건강, 기술 및 능력 개발, 즐거움 및 감정적 건강과 같이 개인적으로 또는 사회적으로 의미있는 목표를 향해 조정됐다(Coster & Khetani, 2008; Khetani, Cohn, Orsmond, Law & Coster, 2011). Whiteneck과 Dijkers(2009)는 타인과의 상호작용을 포함한 사회적 역할의 성취 및 성과로써 참여를 정의했다. 이러한 분류도식에서, 참여의 사회 요소는 활동 목표(예, 사회적으로 유의미한 목표) 또는 어떻게 누군가가 참여해야 하는지(예, 타인과의 상호작용)를 참고하여 제시됐다.

다시 말해서, **사회참여**는 타인과의 상호작용을 포함하고(Bedell), 사회적 상호 연관성을 지지하는(Magasi & Hammel, 2004) 일련의 활동에 대한 참여로써 정의된다. 예컨대, 서비스직, 포틀럭(potluck–자주: 식사를 나누어 먹는 파티), 회의, 기금 모금 이벤트에 참여하는 것은 지역 커뮤니티에 소속되는 방식이다. "작업치료 실습 네트워크"에 따르면(AOTA, 2008), 사회참여에는 사회 시스템 내 특정 또는 개인 지위가 특징이자, 예상되는 행동의 조직화된 패턴"을 포함하고, 가족, 또래집단, 친구, 커뮤니티 구성원과의 개인 참여를 포함한다.(633쪽)(**그림 52.1** 참고).

이렇게 제시된 정의가 추후 클라이언트의 참여 패턴을 설명하는데 있어서 얼마나 유용한 지에 대한 합의가 없다. 개인이 같은 작업을 다른 방식으로 경험하기 때문에 또는 개인이 시간에 따라 여러 이유로 같은 작업을 추구할 수 있기 때문에, 누군가의 작업참여를 분류하는 것은 문제가 될 수 있다.(46장 참고) 예를 들어, 아동 양육자와 같이 다른 사람의 참여 또는 존재에 달려있는 거의 모든 작업 내 참여가 아동 또는 유아 환경에 있는 경우를 고려해 봐라.(Lawlor, 2003; Olsen, 2004) 하위 활동들을 고려하여 사회참여를 정의하는 것은 아동과 유아가 참여하는 모든 활동들이 타인을 포함하는 사례가 아니라, 아동과 청소년에 적합할 수 있다. 비슷하게도, 지역 놀이터에서 놀이할 때처럼 규정된 역할을 달성하는 것을 포함하지 않는 일부 활동에 참여하고, 가족 또는 교육자에 의해 사회적으로 통제되는 대부분의 활동에 참여 하는 아동과 청소년에게 적용 될 때, 사회 역할의 관점에서 참여를 정의하는 효과(Wade & Halligan, 2007; Whiteneck & Dijker, 2009)는 문제가 될 수 있다(Coster & Khetani, 2008; Coster 외, 2011)(**그림 52.2** 참고).

개인이 일상생활에 참여하는 방법에 영향을 미치는 나이 관련 변수가 있다는 점을 고려하면,(1)삶의 환경이 사회적일 수 있다고 가정하는 것과 (2)참여가 발생하는 장소에 따라 참여 지역을 분류하는 것이 더 유용할 것이다. 따라서, 본 연구진은 방과 후 지역 운동장에서 농구를 하기 위해 집 또는 안전하고 지지해주는 이웃집에서 참여할 수 있는 가능성과 인구 자원(resource) 적합성과 같이 참여에 영향을 미치는 환경 또는 활동의 상황적 기능을 밝힐 수 있게 됐다(Heinemann, 2010). 이러한 방식으로 사회참여에 대해 생각하는

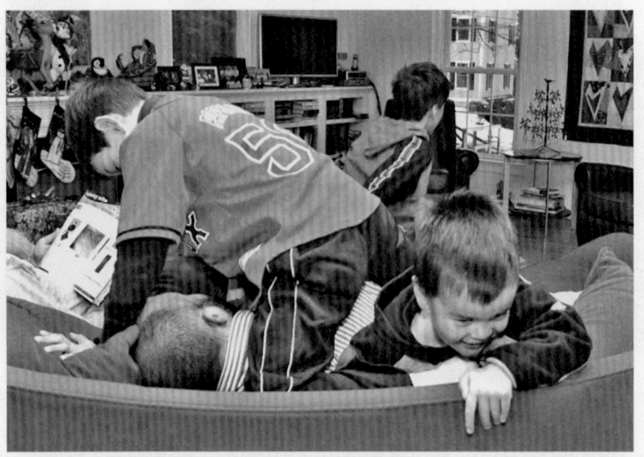

그림 52.2 사회참여를 타인과의 사회적 상호작용을 포함한 일련의 활동에 대한 참여로 정의했다.

것을 통해 본 연구진은 생애주기 동안 적절한 방식의 참여를 조직적으로 고려할 수 있었다. 또한, 이러한 접근방식을 통해 본 연구진은 문맥 한정적인 참여 기준을 밝힐 수 있게 됐다. 최근 증거에 따르면, 참여는 매우 다양해지며, 클라이언트 기준도 같은 나이대의 타인의 행동 및 환경과 비교했을 때 (Khetani 외, 2011) 그리고 시간에 따라(Tamis-Monda 외, 2007) 다양해 질 수 있다. 예를 들어, 성인들의 경우, 만약 성인들이 이동성 손상을 지닌 채 사는 것에 익숙해지는 것으로 양육을 재정의한다면, 미리 정의된 사회적 역할에 적합하게 참여를 정의하는 것은 정확하지 못하다(Jackson, 1998a, 1998b). 예컨대, Gloria Dickerson(11장 참고)은 정신병이 있는 성인들로써 살아간 경험이 교육자로써 자신의 역할을 만드는 데 어떻게 영향을 미쳤는지 서술했다.

> 나의 멘토인 Spaniol 박사는 치료 집단을 활성화 시키며, 국영 워크숍을 공동 활성화시키는 가치 있는 작업을 제시해 주셨다. 나는 현재 교육자라는 새롭게 만들어진 정체성을 지니고 있다. 이는 소녀 시절 때부터 나 자신의 꿈이었다. 나는 내 어린 시절 친구들과 함께 학교를 다녔다. 이러한 경험을 통해 나는 존중 받고, 승인 되는 감정을 조금이나마 알게되었다. 그래서 현재, 나는 영원히 바뀌어 갈 것이며, 존중과 승인을 포기하는 것은 어렵게 됐다. 장애로 인해 어려울 거라는 보편적인 생각을 가지는 것은 기능을 달성하는 데 문제가 있는 나를 결함이 있는 사람의 땅으로 내치는 것이자, 지능, 성격, 동기부여에 대한 판단 없이 나를 환경적 제약을 극복하려는 사람들의 땅으로 보낸 것이다. 나는 모든 타인과 동등한 영역에 있었다.

이번 장을 되새기면서, 본 연구진은 개인 클라이언트가 삶 동안 타인과 함께 참여하는 폭 넓은 활동들을 고려하면서, 참여 결과를 달성하기 위해 개입하고 평가하는 방법을 다뤘다.

사회참여 및 삶의 질 사이 차이

최근 논문에서 또 다른 중요 논점은 삶의 품질과 참여 개념을 구별하는 방법이다. WHO가 이 두 개념 정의를 제공하지만, 그것들 사이의 관계를 명확하게 설명하지 못했다. 참여를 "삶의 환경에 대한 참여"로써 정의하지만, **삶의 질**은 정신적 건강의 지표로써 정의되며, "사람들이 사는 문화와 가치 시스템의 환경 내에서 그리고 사람들의 목표, 예상, 기준, 관심사를 고려하여 삶 속 위치에 대한 개인의 인식"을 포함한다(Quality of Life Assessment by World Health Organization Quality of Life(WHOQOL). Group, WHO, 1998, 27쪽 인용문 참고.) 이러한 정의는 참여의 객관적 측면과 삶의 질의 주관적 측면을 강조했다.

본 연구진이 관찰한 것은 개인이 경험하는 것과 다르다. 따라서, 일부 연구자들은 참여의 객관적, 주관적 구성요소를 평가해야 한다고 주장한다. 참여의 객관적 구성요소는 개인이 할 일, 어느 상황 속 있어야 하는지, 얼마나 자주 그러는지를 설명했다. 반대로, 주관적인 구성요소는 개인에게 만족스러운 방식으로, 개인이 원하는 것을 할 수 있는지 없는지를 설명했다. 작업치료 관점에서, 개인이 선호하는 활동에 대한 참여 할 수 있을 지 없을 지에 대한 정보를 통해, 참여로 인한 문제가 있는지 없는지를 정확하게 결정할 수 있다(Hemmingsson & Jonsson, 2005; Ueda & Okawa, 2003). 참여의 객관적 측면과 주관적 측면은 장애를 지닌 성인들 (Hammel 외, 2008)뿐만 아니라 장애를 둔 아이를 지닌 부모와 장애 아동에게 중요하다고 밝혀졌다(Bedell, Khetani, cousins, Coster & Law, 2011). 비록 삶의 질 중 일부에서 주관적인 정신적 건강을 이해하려고 시도하지만, 대부분은 장애가 있는 사람들의 자료 없이 개발되므로, 참여의 주관적 측면을 포착하기에 적합하지 않다(Hays, Hahn & Marshall, 2002). 이 관점에 따라서, 본 연구진은 삶의 질과 참여를 분리됐지만 밀접하게 관련된 영역으로 판단했다(Whiteneck, 2006). McDougall, Wright, Schmidt, Miller 및 Lowry(2011)에 따르면, 참여는 "작업치료 실습 틀" (AOTA, 2008)에서 설명된 것처럼, 개인의 전반적 삶의 질의 지표로써 고려될 수 있다.

사회참여 평가 Evaluating Social Participation

본 연구진은 일상 경험을 구성하는 활동에 대한 참여경험 정보를 수집하여 클라이언트들의 사회참여 패턴을 이해하려고 시도했다. 정의에 따르면, 사회참여는 다측면적이며, 상황 의존적인 현상이다. 사회참여의 이러한 주요 기능에 따르면, 우리 클라이언트가 참여할 수 있는지 아닌지를 확인하고, 클라이언트 참여(예, 다측면적)가 실제로 클라이언트가 한 일과 행동이 발생한 장소에 따라 다를 수 있다는 점(예, 상황-의존적)을 확인하기 위한 방법들이 있었다. 따라서 본 연구진의 다양한 클라이언트들이 관련된 활동과 상황 속에서 어떻게 참여하는 지에 대한 유용한 정보를 모으는 일은 복잡해졌다.

나이 집단, 기능 프로필, 활동 상황적으로 다양한 클라이언트들에게 사용할 시 적합한 사회참여를 위한 단일 조치란 없다. 또한, 참여했을 때 평가를 사용하여 우리가 참여할 수 있는지 없는지에 따라 유용할 수도 있고, 안 유용할 수도 있다(예, 개별화된 서비스 계획, 프로그램 평가, 개입 치료 또는 인구기반 연구)(Bedell & Coster, 2008). 다음 장에서, 본 연구진은 개별화된 서비스 계획을 지원하기 위해 사회참여에 대한 평가를 이끌어가기 위해 사용될 수 있는 접근방법에 대해 초점을 맞추고, 생애주기에 따라 개인들의 참여 평가를 개발하기 위해 이뤄진 연구를 설명했다.

사회참여 평가의 공통 기능

본 장에서 제시된 평가 접근방법은 클라이언트의 작업 성과 필요성을 다루는데 있어서 상하관계식 클라이언트 중심 접근방법 사용을 지원했다. 상하 접근방법을 사용했을 때, 본 연구진은 클라이언트가 원하는 것, 필요한 것, 하기로 예상된 것을 밝힘으로써 클라이언트의 사회적 참여 프로필을 획득하는 데 집중했다. 그 뒤에, 본 연구진은 참여 활동 환경 내에서 참여수준을 제한하는 손상, 기능적 한계, 환경 요소를 다루기 위해 서비스 방법을 체계적으로 분류했다. 본 장에서 제시된 평가는 클라이언트의 사회적 참여 프로필을 체계적으로 획득하고, 사람들이 원하거나 참여할 필요가 있지만 제약을 겪고 있는 활동 하위 집단에 따라 서비스에 초점을 맞추는 방식을 제공했다.

본 연구진은 클라이언트들에게 인터뷰 또는 조사 포맷을 사용하여 직접적으로 물음으로써 클라이언트들이 원하거나 참여할 필요가 있는 것(예, 선호도)에 대한 정보를 수집할 수 있었다. 클라이언트 중심 관리에 대한 논의는 서비스에 대한 결정을 내리는 데 있어서 일반적으로 치료 연합을 만들고, 클라이언트들과 협력하는 데 초점이 맞춰져 있다.(33장 참고.) 또한, 클라이언트 중심성은 평가 그 자체는 본 연구진이 클라이언트와 함께 의사 결정을 지도하기 위해 사용한 정보에서 반영된 의견을 명확하게 만들기 위해 무엇을 포함할 지에 대한 소비자 자료와 함께 개발되는 정도에 의해 반영된다(B rown & Gordon, 2004; Coster, 2006). 참여를 주제로 하여 수집된 관점을 지닌 소비자들은 장애가 있는 성인들, 장애가 있거나 없는 아이들을 지닌 부모들(Bedell, Cohn & Dumas, 2005; Bedell 외, 2011; dunst, Hamby, Trivette, Raab & Bruder, 2002; Khetani 외, 2011; Lawlor, 2003; Mactavish & Schleien, 1998), 장애를 지닌 청소년과 아이들(Heah, Case, McGuire & Law, 2007; Kramer & Hammel, 2011; Majnemer 외, 2010; Shikako-Thomas 외, 2010)의 관점을 포함한다(Hammel 외, 2008). 이러한 연구에 참여한 사람들에게 그들의 아이가 참여한 활동과 관련된 종류를 설명하도록 요구했다. 일부 사례에서, 또한 그 사람들에게 아동 참여를 돕거나 막는 환경적 요소의 종류와 어떻게 자신의 아이의 참여의 질이나 자신들의 참여의 질을 평가하는지 설명하라고 요구했다.

선정된 참여수단 개요

전술된 것처럼, 본 연구진은 인터뷰 또는 조사를 통하여 클라이언트 참여에 대한 정보를 수집할 수 있었다. 참여가 강하게 환경에 의해 영향을 받는 것으로써 개념화 됐기 때문에, 환경 특징이 참여를 돕거나 방해하는 지에 대한 설명 평가와 개인 참여 평가를 합치는 것이 중요하다.

이번 장의 경우, 본 연구진은 다른 장들에서 다루던 것들에 기반하여 명백하게 참여를 다루고, 참여를 지지하기 위한 심리학적 증거를 지닌 조치들을 검토했다(McConachie 외, 2006; Morris, Kurinczuk & Fitzpatrick, 2005). 이러한 조치들 중 대부분이 지난 10여 년간 개발됐고, 현재까지 생애주기 동안 장애를 지닌 사람들의 참여를 측정하고 고려하기 위한 생각을 제시했다. 이러한 조치들은 포괄성(comprehensiveness), 실시되는 방법, 얼마나 오랜 시간이 필요한지, 설계된 목표 인구 집단이 무엇인지, 의도된 목표인지에 따라 다양했다. 이번 장에서, 본 연구진은 유아, 아동, 청소년, 성인, 노인을 위해 개발된 17개 평가 프로그램을 설명할 것이다(**표 52.1** 참고). 아래에 제시된 표는 클라이언트와 평가 과정을 시작할 때 각 평가지가 정보를 수집하도록 돕는 것에 대한 개요를 제시한다. 본 장에서 검토를 위해 선정된 각 조치들을 위해, 본 연구진은 (1)실험 평가지가 집, 직장, 학교, 커뮤니티 참여를 다루는 지 여부, (2)객관적 접근방

표 52.1 유아, 아동, 청소년, 성인, 노인을 위한 참여 조사 개요

평가	평가 참여 영역			평가 측면		주요 목적		
	가정	직장 또는 학교	커뮤니티	객관적 평가	주관적 평가	평가된 환경 영향력	개별 평가 (실습)	대규모 연구 (논문)
유아를 위한 참여수단								
PACS(Preschooler Activity Card Sort)	✔	✔	✔	빈도, 정도	중요도, 만족도	✔	✔	
RBI(Routines–Based Interview)	✔		✔	참여, 독립, 상호작용	만족도	✔	✔	
ABC Matrix(Asset–Based Context Matrix)	✔	✔	✔	능력, 상호작용	관심	✔	✔	
APCP(Assessment of Preschool Children's Participation)	✔		✔	다양성, 강도			✔	
CPQ(Children's Participation Questionnaire)	✔	✔	✔	다양성, 강도	즐거움, 만족도	✔	❷	✔
아동과 청소년을 위한 참여수단								
PACS(Preschooler Activity Card Sort)	✔	✔	✔	빈도	선호도		✔	
CAPE(Children's Assessment of Participation and Enjoyment) 및 PAC(Preferences for Activities)	✔		✔	다양성, 강도, 장소, 동반인	즐거움, 선호도		✔	
SFA(School Function Assessment)		✔		연루		✔	✔	
CASP(Child and Adolescent Scale of Participation)	✔	✔	✔	제한 정도		✔	❷	✔
LIFE–H(Assessment of LIFE–Habits for Children)	✔	✔	✔	성취	만족도	✔	❷	✔
PEM–CY(Participation and Environment Measure for Children and Youth)	✔	✔	✔	빈도, 연루	변화 욕구	✔	❷	✔
노인을 위한 참여수단								
MAPA(Meaningful Activity and Participation Assessment)	✔		✔	빈도	의미		❷	✔
EMAS(Engagement in Meaningful Activities Scale)	✔		✔	빈도	의미		❷	✔
ACS(Activity Card Sort)	✔		✔	유지 비율			✔	
CHART(Craig Handicap Assessment Activities Scale)		✔	✔	소비 시간, 사회 연락 번호		✔	❷	✔
Participation Objective, Participation Subjective	✔	✔	✔	빈도	중요도			✔
CIQ(Community Integration Questionnaire)	✔	✔		빈도, 동반인, 지원			❷	✔

법, 주관적 접근방법 또는 두 접근방법 혼합 중 선택, (3)환경 평가를 포함 유무, (4)주요 목표를 탐구했다.

유아를 위해 선정된 참여 조치

유아의 참여는 초기 개입(치료) 분야에서 일하는 작업치료 실습생들이 다루는 4가지 중요 서비스 결과 중 하나이다(G uralnick, 2005). 그러므로, 유아의 참여는 미취학 학습의 중요 지표로 고려된다. 유아 참여 개념에 대한 광범위한 이론적 연구가 많지만, 여전히 초기개입(치료) 분야 내 대규모 결과 논문, 다중 지역 평가, 서비스 계획에서 사용하기에 적합한 아동 참여를 알아보기 위한 단일 조치는 없다. 이용 가능한 도구 전부들은 초기에 서비스 계획과 연구 사용을 위해 설계됐기 때문에, 부모의 보고서에 의존하고 있다. 유아들은 가정과 커뮤니티 기반 활동에 참여하기 위해 일반적으로 부모 또는 양육자와 밀접히 관계를 맺고, 지도된다. 부모와 유아 사이의 밀접한 관계 때문에, 부모 보고 방식이 유아 참여 품질에 대한 연구를 위해 널리 사용됐다.

학령기전 아동의 활동카드 분류

학령기전 아동의 활동카드 분류(Berg & LaVesser, 2006)는 3~6세 아동 부모를 대상으로 영어와 스페인어로 진행된 반 구조화된 인터뷰이다(Stoffel & Berg, 2008). 본 도구의 주요 목적은 개입(치료) 계획이다. 현재 최신판(edition)에서, Preschooler Activity Cart Sort는 자가 관리(self-care), 커뮤니티 이동성, 여가(높은 신체적 요구와 낮은 신체적 요구가 필요한 사례 둘 다), 사회 상호작용, 가정일, 교육과 같은 7개 활동 중 하나에 아동이 참여하는 85장의 그림을 포함하고 있다. 부모들에게 85장의 그림 각각을 보고, 아래에 제시된 선택지 중 하나를 고르라고 명시한 뒤, "귀하의 아이가 이 활동에 참여했습니까?"라는 질문에 대답하도록 요구했다. (1)그렇습니다, 아이가 참여했습니다. (2)그렇습니다, 아이가 참여했지만, 일반적으로 미취학 아동에게 필요한 범위를 넘어선 성인 지도가 필요했습니다. (3)그렇습니다. 환경적인 지원이 필요했습니다.(예, 유리가 아닌 단단하고 부드러운 표면을 지닌 자전거 타기) (4)아니오.(본 활동에 참여한 적이 없다.) (5)아니오, 부모의 이유 때문이었습니다.(예, 재정적 문제, 겁, 아이가 너무 어리다고 느낌) (6)아니오, 환경적 이유 때문이었습니다.(예, 커뮤니티 자원이 이용 불가한 경우, 이웃의 안전 문제가 우려되는 경우) 그 뒤에, 부모들에게 개입 치료의 초점이 될 5개 활동을 밝히고, 각 활동의 상대적 중요도와, 각 활동이 이뤄지는 빈도, 활동 정도 및 활동 만족도 등급을 매기도록(0 = 현재 전혀 참여하지 않음, 10 = 완전히 참여중임)요구했다.

일상-기반의 인터뷰

일상-기반의 인터뷰(RBI)(McWilliam, Casey & Sims, 2009)는 아이의 일상생활을 연구하기 위해, 유아를 둔 가족을 목표로 설계된 반 구조화된 인터뷰이다. 인터뷰 전문가들은 한 가정의 일상과 부모들이 밝힌 각 일상생활(예, 활동 또는 일시)을 파고 들었고, 아래와 같은 질문들을 요청했다. (1)모든 사람들은 무엇을 했는가? (2)아동은 무엇을 했는가? (3)아동의 참여는 어땠는가? (4)아동의 독립성은 어땠는가? (5)아동의 사회적 관계는 무엇인가? (6)그 날 얼마나 만족스러웠는가?(1 = 전혀 만족스럽지 않다, 5 = 매우 만족스럽다) 그 후에, 인터뷰 전문가들은 가족 관련 사항을 다시 정리하고, 그들이 집중할만하게 보고된 관심사를 지닌 부모와 양육자에게 중요도 순서로 질문을 던졌다. RBI는 학급 일상 내 아이들의 역할에 대한 교사의 인지 추정치를 얻어내기 위해 Scale for Assessment of Family Enjoyment within Routines(SAFER)(Scott & McWilliam, 2000)와 Scale for the Assessment of Teacher's Impressions of Routines and Engagement(SATIRE)(Clingenpeel & McWilliam, 2003)와 함께 사용될 수 있다. RBI는 아동의 기술과 능력 지수를 제공하진 않지만, 인지, 운동, 적응, 커뮤니케이션, 사회 기술 영역 내 아동들의 역할에 대한 서술식 설명을 얻기 위해 사용될 수 있다.

자산기반 컨텍스트 매트릭스

자산기반 컨텍스트 매트릭스(ABCM)(Wilson, Mott & Batman, 2004)는 상황에 기반을 둔 아동 연구 결과를 만들어내기 위해, 아동들의 관심과 능력(예, 특징)을 연구자들이 알기 쉽도록 반 구조화된 인터뷰와 관찰을 조합한다. 이 정보들은 공식을 공식적으로 실시하기 보다는 비 공식적 방법을 통해 수집됐다. 부모들에게 아이와 가족이 참여한 일일, 주간, 특별 활동 및 사건과 일상을 설명하도록 요구했다. ABCM은 가족으로써 삶, 커뮤니티에서의 삶, 초기 아동 프로그램이라는 3가지 주요 상황 중 하나와 관련된 사건 및 활동에 집중했으므로, 각 활동 환경 내 아동 활동의 6개 특징(아동 관심사, 아동 특성/능력, 타인과 아동의 역할적/의미적 상호작용, 아동이 활동 또는 사건에 참여할 기회의 양, 아동 참여 그 자체)에 대해 부모에게 물어보도록 요구됐다.

학령기 전 아동의 참여도 평가

학령기 전 아동의 참여도 평가(APCP) 지수(Law, King,

Petrenchik, Kertoy & Anaby 2012)는 Children's Assessment of Participation and Enjoyment(CAPE)와 Preferences for Activities of Children(PAC) (king 외, 2004) 후 모델화된 새로운 방식이자, 2~5살 사이 아동을 대상으로 11개월간 설계된 연구이다. APCP는 유치원 밖에서 유아의 자발적, 일상활동참여를 평가했다. APCP는 놀이 영역 활동(9개), 기술발달(15개), 실질 신체 레크레이션(10개), 사회활동(11개)를 포함해 총 45개의 항목을 지닌 부모-보고서 방식이자 지필 검사지 방식으로 진행됐다. 부모들에게 아동들이 지난 4개월 간 참여한 활동을 알려달라고 요청했다. (예/아니오) 만약 활동이 있다고 밝힌 경우, 얼마나 자주 했는지(1~7점)에 대해 물었다. CAPE/PAC와 비슷하게도, 4개의 활동 영역 각각에 다양성과 강도 지수 검사를 실시했다. 뇌성마비 아동을 포함한 대규모 개입(치료) 연구에서 사용됐을 시 기반 자료를 사용했을 때(Law 외, 2011) (n=128), APCP의 최초 심리적 증거가 보고됐다(L aw 외, 2012).

아동의 참여 설문지

아동의 참여 설문지(CPQ) (Roesnberg, Jarus & Bart, 2010)는 4~6세인 장애 유무를 지닌 아동들에게 사용하도록 설계된 부모-보고 설문지이다. CPQ에는 일상생활활동(5개), 일상생활의 도구 활동(5개), 놀이(5개), 여가활동(10개), 사회참여(9개), 교육(11개)과 같은 참여의 6개 항목을 다루는 40개 항목을 포함됐다. 각 활동을 위해, 부모에게 아동들의 강도(아동 참여의 빈도, 0 = 절대 안함 / 5 = 매일 함), 아동 독립 수준(지원이 필요한 정도, 1 = 지원이 많이 필요함, 6 = 완전히 독립적임), 아동의 즐거움(1 = 즐겁지 않음, 6 = 많이 즐거움), 아동의 성과에 대한 부모의 만족도(1 = 전혀 만족스럽지 않음, 6 = 매우 만족스러움)를 보고하도록 요청했다. 다양성(아동이 참여하는 활동의 숫자), 강도(평균 빈도), 즐거움(평균 즐거움), 만족도(평균 만족도) 측면에서, 각 6개 참여 항목의 총 요약 점수 및 요약 점수를 계산했다.

아동과 청소년을 위해 선정된 참여수단

본 연구진은 학교를 다니는 나이대의 장애를 지닌 아동과 장애가 없는 아동을 위해 설계된 6개의 참여수단을 검토했다.

아동 활동카드 분류

아동 활동카드 분류(PACS) (Mandich, Polatajko, Miller & Baum, 2004)는 성인들을 위해 개발된 Activity Card Sort의 수정판이다(Baum, Edwards, 2008). PACS는 Q-sort 방법을 사용하여, 아동 수준의 작업참여의 관점을 위해 아동이 다양한 활동에 참여하는 그림을 포함했다. PACS는 개인 관리, 학교/생산성, 취미/사회 활동, 스포츠를 다루며 75개 활동을 설명하는 83종의 카드와 아동이 인터뷰 동안 보고한 추가 활동을 위해 8개의 빈칸 카드를 포함한다. 마지막 4분 내에 활동에 참여할 수 있는지 없는지에 따라, 응답자들에게 "예" 또는 "아니오"가 적힌 카드를 놓도록 지시했다. 아동이 참여한 경우,(일, 주, 월, 년 단위로) 얼마나 자주 참여하는 지 묻는다. 점수를 정하는 것은 아동이 가장 하길 좋아하는 활동과 아동이 하기에 가장 중요한 5개 활동을 기록한다. PACS는 5~14세 아동들의 경우 20~25분이 걸리며, 부모 또는 아동들에게 PACS를 실시할 수 있다.

참여와 환경에 대한 아동 평가

CAPE(King 외, 2004)는 학교 환경 외부에서 발생한 여가와 레크리에이션에 한정된 참여 프로필을 아동 또는 아동의 부모로부터 얻기 위해 설계된 55개 항목 조치이다.(예, 취미, 공예, 게임, 체계적 스포츠, 클럽활동, 집단 활동, 예술 활동, 엔터테인먼트 활동) CAPE에는 아동이 자기 보고서 또는 인터뷰를 통해 본 보고서를 완성시키도록 돕기 위해 시각적 반응 형식과 카드에 대한 활동 보고서가 포함됐다. CAPE는 아래와 같이 4달 시간 주기를 참고하여 참여의 5가지 측면을 평가했다. (1)활동의 다양성(아동의 참여 유무), (2)아동이 자주 참여하는 강도, (3)아동이 함께 참여하는 사람, (4)아동이 참여하는 장소, (5)활동의 즐거움 정도. CAPE는 PAC와 개별적으로 완성될 수 있고, 30~45분 정도가 걸렸다. CAPE의 주요 목표는 대규모 개입(치료) 연구에서 사용됐을 지라도 개별적 평가이다.

학교 기능 평가

학교 기능 평가(SFA) (Coster, Deeney, Haltiwanger & Haley, 1998)에는 초등학교 환경 참여에 대한 정보를 얻기 위해 사용될 수 있는 참여 영역이 포함됐다. SFA 참여 지수는 6가지 학교 상황을 실험했다. (1)학교(정규 또는 임시), (2)운동장 또는 휴식처, (3)수송수단, (4)욕실 또는 화장실, (5)변화, (6)식사 시간 또는 간식 시간. SFA 참여 영역에는 6가지 항목으로 구성됐다. 각 항목은 이전에 서술된 6가지 환경 중 1개에 관련됐고, 각 환경의 일반적인 일부인 활동과 업무를 포함한다. 항목들은 아동이 또래와 비교했을 때 업무와 활동에 참여하는 정도를 반영하는 6단계 지수에 따라 평가됐다.(1점 = 매우 한정됨, 6점 = 아동이 완전히 각 환경 내 모든 업무와 활동에 참여함.) 대규모 조치로부터 개별적으로 사용될 수 있을 때, SFA 참여 하위 지수는 교사들이 5~10분 정도 수행하여 완성할 수 있으며, 실험-재 실험 신뢰도 및 내부 일관성의 증거를 보여줬다. SFA는 학교 일상을 달성하기 위해 인적 지원 및 적응(장비, 환경, 활동, 프로그램 수정)의 관점에서 환경을 다룬다. SFA는 초기엔 개별 평가를 위해 설계됐지만, 결과 연구에서 사용됐다. 세부 사항의 경우, 48장을 참고하라.

아동과 청소년의 참여 등급

후천적 뇌 손상을 겪는 아동들의 결과와 요구를 감시하기 위해 Child and Family Follow-up Survey(CFFS)의 일환으로써 Child and Adolescent Scale of Participation (CASP)(Bedell, 2009)를 개발했고, 다른 진단을 받은 아동들을 밝히기 위해 CFFS와 분리하여 실시하기도 했다(Bedell, 2004; Bedell, 2009; Bedell & Dumas, 2004). CASP에는 5세 아동의 정도를 밝히고, 같은 나이 또래와 비교하여 폭넓은 집, 학교, 커뮤니티 활동에 참여한 4가의 하위 영역이 포함된다. 모든 항목들은 4단계 점수로 평가됐다(1점 = 불가능, 4점 = 나이 기대치). CASP에는 참여에 영향을 미치는 효과적인 전략 및 지원 내지는 장애물을 묻는 공개적 질문이 포함됐다. CASP만 실시할 때 약 10분 정도가 걸리며, 실험-재 실험 신뢰도, 내적 일관성, 구조 및 결정 유효도의 증거를 보였다(Bedell, 2004; Bedell, 2009; Bedell & Dumas, 2004). 18개 항목으로 구성된 Child and Adolescent Scale of Environment(CASE)는 참여에 대한 환경적 장애에 대한 정보를 획득하기 위해 CASP를 가지고 사용될 수 있는 개별적이지만 적합한 조치이다(1 = 문제 없음, 3 = 큰 문제).

아동의 인생 습관 평가

아동의 인생 습관 평가(LIFE-H)(Noreau, Fougerollas, Post & Asano, 2005; Noreau 외, 2007)은 최초엔 성인을 위해서 설계 됐지만, 5세 이상 아동을 지닌 가족들을 위한 부모 보고 조사방식으로써 채택하기 위해 조정됐다. LIFE-H의 목적은 "자신의 개성에 따라 사회문화적 환경 또는 개인 별로 가치 있게 여기는 사회적 역할 또는 일상활동으로써"(Noreau 외, 2005) 설명되는 11가지 생애 습관들의 달성 중 문제를 밝히고자 하는 것이다. 일상 영역에 해당하는 생애 습관의 6가지 범주(커뮤니케이션, 개인 관리, 거주, 이동성, 영양, 건강)가 있으며, 사회 역할 영역에 해당하는 5가지 생애 습관(레크리에이션, 책임, 교육, 커뮤니티 생활, 대인 관계)이다. LIFE-H는 완성하는데 12시간이 걸리는 장기 형태(197개 품목)과 30~45분 걸리는 단기 형태(64개 품목)를 지니고 있다. LIFE-H는 (1)(난이도 수준 및 지원 종류에 따른) 성취도와 (2)만족도를 평가했다. 성취도와 만족 지수를 항목, 생애 습관 범주 및 세계 지표에 따라 계산할 수 있다.

아동과 청소년의 참여과 환경 평가

아동과 청소년의 참여과 환경 평가(PEM-CY)(Coster, Law & Bedell, 2010)은 단일 조치로써 환경 및 참여 평가를 조합하는 양육자 보고서 방식이다. PEM-CY는 집, 학교, 커뮤니티에서 일반적으로 하는 폭 넓은 활동들을 반영하는 25개 참여 항목을 포함한다. 각 참여 항목은 3가지 방식으로 평가 됐다. (1)빈도(0 = 절대로 안 함, 7 = 매일 함), (2) 연루(1 = 최소, 5 = 매우 많음), (3)변화 요구(부모에게 아동 참여를 바꾸길 원하는지 아닌지 묻는다 → [예/아니오] → '예'인 경우, 부모에게 변화가 필요한 방식을 요구하라. [예, 빈도, 연루, 다양성]) 각 상황에서, 부모에게 환경의 특징이 아동의 참여를 막는지 돕는지를 묻고, 아동 참여를 돕기에 충분한 자원이 있는지 없는지를 물어봤다. 온라인으로 실시했을 때, PEM-CY는 20~30분이 걸렸고, 5~17세 아동과 청소년의 신뢰성 있는 조치였다(Coster 외, 2011). 최신 버전에서, PEM-CY를 통해 부모들에게 각 환경에 대한 부모의 참여를 독려하는 3가지 전략을 요청했다. PEM-CY는 임상적 접근방법(Coster 외, 2011)은 수단 중 일부를 실시하거나(예, Home section) 또는 참여의 특정 영역을 다루기 위해 항목을 제거함으로써(예, 학교, 집, 커뮤니티에서 발생하는 업무 관련 활동에 대한 참여), 종합 또는 요약 지표를 만드는 것이 가능할 지라도, 인구기반 평가를 위해 설계됐다.

성인과 노인을 위해 선정된 참여수단

본 연구진은 5개의 참여수단을 검토하였고, 그러한 5개 수단 중 일부는 다음에 다룰 장들에 대한 세부적인 사항을 검토하기 위해 사용됐다.

의미 있는 활동참여 평가

의미 있는 활동참여 평가(MAPA)는 USC Well Elderly 2 연구 중 개발되어, 노인들의 활동 의미를 이해하기 위해 설계된 조사 체크리스트이다. MAPA는 대중 교통 사용에서부터 신체 활동을 넘어서 음악 활동과, 컴퓨터 사용까지 여러 범위에 걸친 28개 활동이 포함됐다. 응답자들에게 얼마나 자주 각 활동에 참여하는 지를 밝히라고 요청했다.(0 = 전혀 안 함, 7 = 매일 함) 또한, 클라이언트에게 각 활동의 의미 또는 "각 문제가 얼마나 많이 중요한가 또는 당신에게 개인적으로 유의미한가"에 대한 등급(0 = 전혀 안 중요함, 4 = 매우 유의미함)을 매기라고 요청했다. 전체 점수는 빈도 비율을 구한 뒤 28개 활동 각각의 의미 비율과 곱함으로써 개인의 전반적인 유의미한 활동참여수준을 반영했다. 요약하자면, 총 점수가 너무 커져서 높은 점수는 높은 유의미한 활동참여를 가리켰다.

의미 있는 활동참여 등

의미 있는 활동참여 등(EMAS)는 Goldberg, Brintnell, Goldberg(2002)가 최초로 개발한 12개 항목 조사이며, 추후에 개정되고 증명됐다(E akman, 2007, 2011; Eakman, Carlson & Clark, 2010a, 2010b). 또한, EMAS는 유의미한 참여를 다뤘고, 응답자에게 스스로에 대한 각 항목의 정확성을 밝히도록 요구했다(1 = 전혀 정확하지 않음, 5 = 언제나 정확함).

활동카드 분류

활동카드 분류(ACS)(Baum & Edwards, 2008)의 목표는 실습진들이 도구적, 여가적, 사회적 활동에 대한 클라이언트 참여를 문서화하도록 돕는 것이다. ACS는 클라이언트가 평가를 실시한 사람이 제시한 질문에 따라 일련의 그림을 분류하여 범주로 통일한 등급 순서 과정인 Q-sort 방식을 사용했다. 아래 영역 중 한 개로 89개의 그림들을 분류했다.(20개-기본 활동, 35개-신체적 요구가 덜 필요한 여가활동, 17개-신체적 요구가 많이 필요한 여가활동, 17개-사회 활동) ACS에는 3가지 버전이 존재했다. 첫 번째 버전은 건강한 노인을 위한 것으로, 클라이언트에게 5개의 분류(전혀 안 함, 노인으로써 하지 않음, 현재 하고 있음, 현재 덜 하고 있음, 포기했음)로 80종의 그림을 분류하라고 요구했다. 두 번째 버전은 병원, 재활 시설, 숙련된 간호시설 내에서 클라이언트가 서비스를 받도록 돕고, 2가지 집단(질병 이전에 하거나 전혀 안 함)으로 80개의 그림들을 분류했다. 세 번째 버전은 활동 패턴 내 변화를 기록 하도록 클라이언트들을 돕고, 클라이언트들이 5가지 분류(지난 5년간 하지 않음, 질병으로 인해 포기함, 다시 시작함, 현재 하고 있음)로 그림을 분류하도록 유도했다. ACS의 각 버전 점수는 클라이언트가 유지하거나 보유할 활동 비율을 반영한다.

크레이그 장애평가와 작성기술

크레이그 장애평가와 작성기술(CHART)(Whiteneck, Charlifue, Gerhart, Overholser & Richardson, 1992)는 초기에 척추 손상을 입은 사람들을 위한 자가 보고 도구로써 개발됐다. 그러나 처음 개발된 이후로, CHART는 신체 장애가 있는 사람들과 함께 사용됐다. 내용 개발은 International Classification of Impairments, Disabilities and Handicaps(ICIDH)에 의해 주도됐다. 신체 독립, 이동성, 작업, 사회 통합, 경제적 자기독립성과 같은 하위 지표로 모인 27개의 질문들이 있다. 사회적 접촉의 수 또는 특정 활동에서 소비된 시간처럼 객관적 지표에 집중됐다.

주관적인 참여, 객관적인 참여

주관적인 참여, 객관적인 참여(POPS)(Brown, 2006; Brown 외, 2004)는 약 10~20분 내에 완수될 수 있는 자가 보고서 방식이다. 이는 참여의 상황인 26개 항목으로 구성됐다.(예, 외출하기, 집안일 하기) 각 항목에 객관적 질문(예, "얼마나 자주 일반적으로 1달에 이 활동을 하는가?")과 주관적 질문(예, "이 활동이 얼마나 중요한가?", "당신의 활동 수준에 만족하는가?")와 같은 2가지 종류의 질문을 던졌다. 이 항목들은 ICF의 여러 장들을 반영하여 5가지 범주(가정사, 중요 생애 활동, 교통 수단, 대인 관계 상호작용 및 관계, 커뮤니티, 레크레이션 및 공공 활동)로 분류했다. 트라우마를 주는 뇌 손상의 환경에서 개발됐지만, 내용물은 광범위하게 다른 성인 인구 집단과 관련됐다.

지역사회 통합 질문지

지역사회 통합 질문지(CIQ)(Corrigan & Deming, 1995; Sander 외, 2007; Willer, Rosenthal, Kreutzer, Gorden & Rempel, 1993)은 트라우마를 주는 뇌 손상 후 개인의 평가를 위해 개발된 간단하게 반 구조화된 전화 인터뷰였다. CIQ는 가정 통합, 학교 통합, 생산성 높은 활동과 관련된 15개 항목을 포함했다. 응답자에게 얼마나 자주 활동을 실시했는지, 활동을 홀로 했는지 아니면 타인과 같이 했는지 또는 타인에 의해 실행되는 지 아닌지 물어봤다. 역할 또는 활동을 수행하는 빈도와 활동이 타인과 같이 이루어질 수 있는지 없는지에 따라 총 커뮤니티 통합 지수와 하위 항목들을 계산할 수 있었다.

요약하자면, 본 장에서 검토된 방법들은 클라이언트 참여에 대한 정보를 수집하는 데 있어서 다양한 접근방식을 제공했다. 비록 최초에는 개입(치료) 계획을 제외한 목적을 위해 설계됐지만, 선택된 조치들 중 대부분은 클라이언트 참여 프로필을 설명하기 위해 개입(치료) 계획 용도로 사용될 수 있다. 정보수집 필요성을 위한 최적의 조치를 선정할 때, 임상적 문제점을 처음에 밝히고, 그 뒤에 아래의 고려사항을 따져봐서 이 문제와 가장 잘 맞는 해결책을 찾는 게 중요하다. (1)목표 인구 집단 특성(예, 유아에서 입증된 조치가 적절한 발달 지연 3세 아동), (2)수집에 관심이 있는 정보의 종류(예, 아동들이 커뮤니티 활동에 참여하는 데 덜 관심 있어 하는 분야, 특정 상황 내에 포괄적인 활동과 관련된 참여의 주관적 품질에 대한 정보수집의 관심), (3)개별활동 참와 폭넓은 활동 범위에 대한 참여를 요구하는 수단처럼, 변화를 찾을 가능성이 있거나 변화에 대한 반응 증거를 지닌 조치를 연구할 때, 클라이언트의 참여 내 변화를 추정하는 게 중요한지 아닌지, (4)일상생활 중 정보수집을 얼마나 길게 하는가.

사회참여 장려 개입(치료)

Interventions to Promote Social Participation

사회참여는 꽤 특별하다. 사회참여는 작업의 분리된 부분으로써 간주될 뿐만 아니라(Occupational Therapy Practice Framework[AOTA,2008] 참고) 작업의 다른 부분에 참여하는 한 측면으로써 간주될 수 있다. 개인들이 타인과 함께 참여하려는 강한 동기가 있다는 점을 고려해볼 때, 본 연구진은 작업 개입 치료를 설계할 때 사회참여가 언제나 고려돼야만 한다고 생각한다. 물론, 사회참여에 대한 강조 정도는 클라이언트 목표와 당시 상황에 따라 다를 수 있다. 본 논의점의 경우, 사회참여가 개입(치료)에 통합되는 아래와 같은 2개의 주요 과정을 구별하는 게 중요하다. (1)개입(치료)의 목표로써 사회참여와 (2)다층 개입(치료) 프로그램 구성요소로써 사회참여.

낙인으로 인해 개입(치료)가 사회적으로 고립된 개인들에게 힘을 실어주고, 원하는 사회적 활동에대한 접근을 제한하는 장애물을 제거해주고, 만성 질병 후의 한 개인의 중요한 삶에서의 역할을 바꾸는 것을 돕도록 설계된 경우처럼, 작업 개입 치료의 중요 목표가 클라이언트의 사회적 참여를 개선하는 여러 사례들이 있다. 참여가 불가피하게 환경과 연관됐지만, 사회참여를 독려할 수 있는 개입 치료를 개발하는데 2가지 접근방법이 있다는 것을 아는 게 중요하다. 2가지 접근방법을 통해, 본 연구진은 이러한 종류의 개입(치료)들이 클라이언트 또는 클라이언트 집단을 포함하거나, 지역 기관, 규제 과정 및 환경에 따라 조정돼야 한다고 판단했다. 이러한 개입 치료의 이중 접근방식을 지원하기 위해, Law와 동료들(2001)은 뇌성 마비를 겪고 있는 아동들을 위해 아동 중심 그리고 상황 중심 개입 치료 접근방법의 상대적 효과를 실험한 무작위 통제 실험을 실시한 뒤, 똑같이 효과적인 결과를 얻었다고 밝혔다.

목표로써 사회참여를 독려하는 클라이언트 중심 접근방법

작업치료사들은 위험이 발생하기 전에 한 커뮤니티의 참여 구성원들이 되도록 돕기 위해 개별 클라이언트를 다양한 서비스 및 지원과 연결 시키는 경우와 또래 네트워크를 개발하는 경우처럼 개인 클라이언트와 조율할 수 있다. 예컨대, 보스턴 대학교 내 Kramer와 동료들은 장애가 있는 청소년이 학교 및 커뮤니티 삶에 참여하는 것을 막는 환경적 장애물을 제거하도록 돕고, 밝히는 최근 참여 활동 연구 접근방식을 적용한 TEAM 개입(치료)를 개발하고, 사전 실험을 했다. 또 다른 예시로써, Colorado 주립 대학교 Center for Community Partnerships 소속 Schelly, Davies, Spooner(2011)는 시간 관리, 공부 기술, 효과적인 커뮤니케이션, 관계 형성, 교육 환경 내 자가 학습 지원과 같은 학교 생활 이용 관련 문제점을 해결하기 위해 ASD 또는 Asperger 증후군을 겪는 학생들을 돕기 위한 또래-멘토 접근방식을 실시했다. 이러한 예시에서 알 수 있듯이, 개입(치료) 방식들은 참여를 제한하는 장애물의 성격에 달려있다. 이용 가능한 자원에 대한 정보 부족과 관련된 장애물들을 클라이언트 교육 및 가이드 실험을 통해 다룰 수 있다. 반면에, 접근성 부족으로 인한 장애물은 계획, 설계, 정책 그룹을 포함한 치료 프로그램을 통해 다뤄야 한다.

사회참여가 클라이언트 주요 목표였을 때, 유의미하고 만족스러움 참여에 대한 클라이언트 정의가 개입(치료) 설계를 지도하는 지를 확인하는 것이 중요하다. 개인들이 다양한 타인과의 사회참여 종류에 다른 선호도를 지닌다. 일부는 "그룹" 사람들이며, 다른 이들은 소수와의 밀접한 우정을 추구하였다. 일부는 주요 활동으로써 대화하는 것에 만족하지만, 다른 이들은 활동을 함께하는 환경에 참여하길 선호한다. 따라서, 사회참여를 제공하는 상황을 간단히 밝히는 것만으로는 충분하지 않다. 활동과 환경 특성은 개인의 가치, 관심사, 선호도와 발맞출 필요가 있다. 선택 기회는 유의미한 사회참여를 촉진하기 위한 중요 구성요소이므로, 클라이언트들은 최고의 적합성을 제공하는 선택 기회를 찾기 위한 설명 기간이 필요하다.

목표로써 사회참여를 독려하는 환경기반 개입(치료)

사회참여를 장려하기 위해 작업치료 실습가들은 직접적으로 환경에 개입하기 위한 보편적인 설계 원리를 사용하고 있다.(18장 참고) 예컨대, 거주민들에게 단일 수준 출입구와 32인치 욕실 입구를 제공하도록 함으로써, 집의 "방문 가능성"을 보장했다(Maisel, 2006). Colorado 주립 대학교 내 Center for Community Partnership의 ACCESS 프로젝트는 장애가 있는 대학생의 학습 경험 및 학습 지원을 개선시키기 위해 Universal Design for Learning(UDL) 원리와 전략의 성공적, 예비적, 실시 및 전파를 맡았다(Schelly 외, 2011). 개입(치료)에 대한 접근방법에 환경적으로 초점을 맞춘 또 다른 예시로써, Cohn은 장애가 있는 방문객과 장애가 없는 방문객의 학습 및 접근성을 높이는 방법에 대해 박물관에 상담 받도록 초청 받았다(Silverman, Bartley, Cohn, Kanics & Walsh)

대부분의 연구가 사회참여를 장려하기 위해 계획 활동에 초점을 맞추고 있지만, 자연스러운 발생으로 인해 예상치 못한 기회를 낳았다. Cohn(2001)은 치료를 받는 아동을 지닌 부모들이 서로써로 경험을 공유하기 시작하는 "대기실"에 대한 설명 중에서 예시를 제시했다. 이 예시는 치료사들이 그들이 연구할 환경을 배열함으로써 사회참여를 장려하는 데 중요 역할을 일깨워준다. 예컨대, 어느 좌석 배열이 대기실 내 클라이언트들 또는 지원 환경 내 성인들 사이 사회 교류를 활성화시키는 지를 알아보기 위해 실험을 진행했다. 놀이 소재 선택, 장소 배열, 조명, 색의 중요성을 고려한 증거는 커뮤니티 환경, 특정 진료소, 학교 내 자연스러운 사회참여 기회 숫자를 높이는 데 도움이 될 수 있다.

환경기반 개입(치료) 접근방법의 또 다른 초점은 특히 집단 집(group home) 또는 지원 가정 시설과 같은 지원 연구 및 거주 환경에서 환경의 인구 수치를 고려하는 것이다. 이러한 프로그램 내 직원들은 클라이언트들이 옷 입기, 청소, 밥 먹기와 같은 필수 일상 업무를 완수하도록 만드는 주요 역할을 고려하며, 유의미한 사회참여가 건강 및 정신건강을 돕는 데 있어서 중요 역할을 인지하지 않았다. 사회참여를 돕는 방식에서 유의미한 작업에 대한 클라이언트 참여를 활성화시키는 방식으로 직원을 교육하는 것은 이러한 환경 내에서 작업치료사에게 중요한 역할이 될 수 있다. 예컨대, 연구에 따르면, 그룹 홈 내에서 직접 관리 직원의 적합한 교육이 미치는 긍정적 효과가 일상활동 및 사회적 상호작용 내 지적, 발달 장애와 함께 거주민 참여를 증가시킨다고 나타났다 (Jones 외, 1999)

Broader Program 구성요소로써 사회참여를 독려하는 개입(치료)

프로그램의 치료 가치를 향상시키기 때문에, 일부 개입(치료)는 사회참여를 다룬다. 이는 노년층 연구 2(Clark 외, 1997, 2001)과 adult day programs(Horwitz & Chang, 2004)를 포함한 학생 연구로부터 개념을 적용한 프로그램, 노인주택에 있는 노인들(Matsuka, Giles-Heinz, Flinn, Neighboor & Bass-Haugen, 2003)과 같은 다양한 건강증진 프로그램의 기반이 되는 중요 관점이다. 또한, 이는 비슷한 문제를 겪는 타인과 교류하는 것이 사회 고립을 줄이고, 추가 지원과 건강 일일 조건을 관리하기 위한 자원을 제공하는 또래 지원 그룹의 기본 가정이다. 이러한 예시에는 다중 경화증을 겪는 사람들을 위한 자가관리 프로그램(Finlayson, Preissner, Cho & Plow, 2011) 또는 파킨슨 병(Tickle-Degnen, Ellis, Saint-Hilarire, Thomas & Wagneaar, 2010)가 포함된다. 일부 개입(치료) 프로그램은 전반적인 예방 구성요소로써 긍정적 사회 경험을 제공하기 위해 특정한 목표를 가질 것이다. 예를 들어, Bazyk와 Bazyk(2009)는 시골 청소년들을 위한 사회 기술 그룹을 개발하기 위해 자금을 받았다. 협력적인 학습 경험 속에서 다른 집단에서부터 개인들을 참여시킴으로써 다양성에 대한 존중을 장려하도록 설계된 프로그램처럼, 왕따 반대 프로그램은 학교 커뮤니티의 전반적인 사회 분위기를 강화함으로써 위험 감소 목적을 공유했다. 한 집단 내 사회적 상호작용을 통합시키는 것만으로는 다른 사회 집단의 성취를 진실로 활성화시키는 참여 또는 유의미한 사회참여가 발생할거라고 보장하기에 충분하지 않다는 점을 깨닫는 것이 중요하다. 활동들이 클라이언트 기술 발달 목적을 달성하는 것을 돕도록 선정될 필요가 있는 것처럼, 그룹의 활동과 과정은 유의미한 사회참여를 장려하기 위해 선정될 필요가 있다. 관련 고려사항에는 집단 구성 및 크기, 리더십 및 의사 결정 과정 종류, 구성원 역할 및 책임이 포함된다.

결론 및 추후 연구 방향

Conclusions and Future Directions

참여를 이해하는 연구가 지난 10여 년간 빠르게 발전했고, 앞으로도 성장세를 지속할 것이다. 본 장에서 제시된 대부분의 평가 및 개입(치료)는 과거 10년간 개발되고, 실험됐다. 제시된 조치들 중 대부분이 초기엔 클라이언트 참여를 장려하기 위한 서비스 계획을 지원하도록 설계됐지만, 나이, 장애, 성별과 같은 특징에 따라 클라이언트 참여 패턴을 실험하기 위한 이러한 평가 중 대부분은 연구 논문에서 사용되기 위해 채택됐다. 이러한 조치들의 교대 사용은 증거기반 실습 실행을 수행할 수 있는 참여의 지식기반을 개발하는 것을 돕는다(31장 참고). 일상 작업 내 참여는 작업치료의 이유가 됐지만, 본 연구진은 실습진들이 아래에 제시된 핵심 지역 내 개발을 막으려고 시도했고, 실습 동안 핵심 지역에 대한 기여 방식을 고려했다. (1)교대 사용을 위한 수단 증명과 개발 및 사회참여의 새로운 수단의 개발 및 실험 (2)생애주기 동안 장애 위험과 장애가 있는 개인들의 참여 패턴, 프로필, 임계점을 밝히기 위해 사회참여수단 적용, (3)사회참여를 장려하기 위한 새로운 클라이언트 기반, 상황기반 개입(치료)의 설계 및 실험.

감사의 글 Acknowledgments

이 챕터의 레퍼런스 작성과 리뷰를 도와준 콜로라도 주립대학졸업생 Sarah Pickle, Christina Alvord, and Anna Marti에게 감사를 전합니다. 그리고 Karen Jacobs과 보스턴 대학교 출신 작업치료사들의 사회적 참여와 관련된 사진을 이용한 서술에 대하여 감사드립니다.

참고문헌 References

American Occupational Therapy Association.(2008). Occupational therapy practice framework: Domain and process, 2nd edition. *American Journal of Occupational Therapy*, *62*, 625–683.

Baum, C., & Edwards, D.(2008). *Activity Card Sort*(2nd ed.). Bethesda, MD: American Occupational Therapy Association Press.

Bazyk, S., & Bazyk, J.(2009). Meaning of occupation-based groups for low-income urban youths attending after-school care. *American Journal of Occupational Therapy*, *63*, 69–80.

Bedell, G. M.(2004). Developing a follow-up survey focused on participation of children and youth with acquired brain injuries after discharge from inpatient rehabilitation. *Neurorehabilitation*, *19*, 191–205.

Bedell, G. M.(in press). Measurement of social participation. In V. Anderson & M. Beauchamp(Eds.), *Developmental social neuroscience and childhood brain insult: Implication for theory and practice*. New York, NY: Guilford.

Bedell, G. M.(2009). Further validation of the Child and Adolescent Scale of Participation(CASP). *Developmental Neurorehabilitation*, *12*, 342–351.

Bedell, G. M., Cohn, E., & Dumas, H.(2005). Exploring parents' use of strategies to promote social participation of school-age children with acquired brain injuries. *American Journal of Occupational Therapy*, *59*, 273–284.

Bedell, G. M., & Coster, W.(2008). Measuring participation of school-aged children with traumatic brain injuries: Considerations and approaches. *Journal of Head Trauma Rehabilitation*, *23*, 220–229.

Bedell, G. M., & Dumas, H. M.(2004). Social participation of children and youth with acquired brain injuries discharged from inpatient rehabilitation: a follow-up study. *Brain Injury*, *18*, 65–82.

Bedell, G. M., Khetani, M. A., Cousins, M. A., Coster, W. J., & Law, M. C.(2011). Parent perspectives to inform development of measures of children's participation and environment. *Archives of Physical Medicine & Rehabilitation*, *92*, 765–773.

Berg, C., & LaVesser, P.(2006). The Preschool Activity Card Sort. *OTJR: Occupation, Participation and Health*, *26*, 143–151.

Brown, M.(2006). Participation Objective, Participation Subjective. *The Center for Outcome Measurement in Brain Injury*. Retrieved from http://www.tbims.org/combi/pops

Brown, M., Dijkers, M., Gordon, W., Ashman, T., Charatz, H., & Cheng, Z.(2004). Participation Objective, Participation Subjective: A measure of participation combining outsider and insider perspectives. *The Journal of Head Trauma Rehabilitation*, *19*, 459–481.

Brown, M., & Gordon, W.(2004). Empowerment in measurement: "muscle," "voice," and subjective quality of life as a gold standard. *Archives of Physical Medicine & Rehabilitation*, *85*, S13–S20.

Clark, F. A., Azen, S. P., Zemke, R., Jackson, J. M., Carlson, M. E., Hay, J., . . . Lipson, L.(1997). Occupational therapy for independent-living older adults: A randomized controlled trial. *Journal of the American Medical Association, 278*, 1321–1326.

Clark, F. A., Jackson, J. M., Carlson, M. E., Chou, C. P., Cherry, B. J., Jordan-Marsh, M., . . . Azen, S. P.(2011). Effectiveness of a lifestyle intervention in promoting the well-being of independently living older people: Results of the Well Elderly 2 Randomised Controlled Trial. *Journal of Epidemiology and Community Health*. Advance online publication. doi:10.1136/jech.2009.099754

Clingenpeel, B. T., & McWilliam, R. A.(2003). *Scale for the Assessment of Teachers' Impressions of Routines and Engagement(SATIRE)*. Vanderbilt University Medical Center: Center for Child Development.

Cohn, E. S.(2001). From waiting to relating: Parents' experiences in the waiting room of an occupational therapy clinic. *American Journal of Occupational Therapy*, *55*, 168–175.

Corrigan, J. D., & Deming, R.(1995). Psychometric characteristics of the Community Integration Questionnaire: Replication and extension. *Journal of Head Trauma Rehabilitation*, *10*, 41–53.

Coster, W. J.(2006). Guest editorial. The road forward to better measures for practice and research. *OTJR: Occupation, Participation & Health*, *26*, 131.

Coster, W. J., Bedell, G. M., Law, M., Khetani, M., Teplicky, R., Liljenquist, K., . . . Kao, Y.(2011). Psychometric evaluation of the Participation and Environment Measure for Children and Youth. *Developmental Medicine & Child Neurology*, *53*, 1030–1037.

Coster, W. J., Deeney, T., Haltiwanger, J., & Haley, S. M.(1998). *School Function Assessment*. San Antonio, TX: PsychCorp.

Coster, W. J., & Khetani, M.(2008). Measuring participation of children with disabilities: Issues and challenges. *Disability & Rehabilitation*, *30*, 639–648.

Coster, W. J., Law, M., & Bedell, G. M.(2010). *Participation and Environment Measure for Children and Youth(PEM-CY)*. Boston, MA: Boston University.

Coster, W. J., Law, M., Bedell, G. M., Khetani, M., Cousins, M., & Teplicky, R.(2012). Development of the participation and environment measure for children and youth: Conceptual basis. *Disability & Rehabilitation*, *34*, 238–246.

Cutchin, M.(2004). Using Deweyan philosophy to rename and reframe adaptation-to-environment. *American Journal of Occupational Therapy*, *58*, 303–312.

Dunst, C., Hamby, D., Trivette, C., Raab, M., & Bruder, M.(2002). Young children's participation in everyday family and community activity. *Psychological Reports*, *91*, 875–897.

Eakman, A.(2007). Occupation and social complexity. *Journal of Occupational Science*, *14*, 82–91.

Eakman, A.(2011). Convergent validity of the engagement in meaningful activities survey in a college sample. *OTJR: Occupation, Participation and Health*, *31*, 23–32. doi:10.3928/15394492-20100122-02.

Eakman, A., Carlson, M., & Clark, F.(2010a). Factor structure, reliability, and convergent validity of the Engagement in Meaningful Activities

Survey for older adults. *OTJR: Occupation, Participation & Health, 30*, 111–121.

Eakman, A. M., Carlson, M., & Clark, F.(2010b). The Meaningful Activity Participation Assessment: A measure of engagement in personally valued activities. *International Journal of Aging and Human Development, 70*, 339–357.

Finlayson, M., Preissner, K., Cho, C., & Plow, M.(2011). Randomized trial of a teleconference-delivered fatigue management program for people with multiple sclerosis. *Multiple Sclerosis, 17*, 1130–1140.

Goldberg, B., Brintnell, E., & Goldberg, J.(2002). The relationship between engagement in meaningful activities and quality of life in persons disabled by mental illness. *Occupational Therapy in Mental Health, 18*, 17–44.

Guralnick, M. J.(2005). Early intervention for children with intellectual disabilities: Current knowledge and future prospects. *Journal of Applied Research in Intellectual Disabilities, 18*, 313–324. doi:10.1111/j.1468-3148.2005.00270.x

Hammel, J., Magasi, S., Heinemann, A., Whiteneck, G., Bogner, J., & Rodriguez, E.(2008). What does participation mean? An insider perspective from people with disabilities. *Disability & Rehabilitation, 30*, 1445–1460.

Hays, R., Hahn, H., & Marshall, G.(2002). Use of the SF-36 and other health-related quality of life measures to assess persons with disabilities. *Archives of Physical Medicine & Rehabilitation, 83*, S4–S9.

Heah, T., Case, T., McGuire, B., & Law, M.(2007). Successful participation: The lived experience among children with disabilities. *Canadian Journal of Occupational Therapy, 74*, 38–47.

Heinemann, A. W.(2010). Measurement of participation in rehabilitation research. *Archives of Physical Medicine and Rehabilitation, 92*, 1729–1730.

Hemmingsson, H., & Jonsson, H.(2005). The issue is an occupational perspective on the concept of participation in the International Classification of Functioning, Disability and Health—some critical remarks. *American Journal of Occupational Therapy, 59*, 569–576.

Horowitz, B. P., & Chang, P. F. J.(2004). Promoting well-being and engagement in life through occupational therapy lifestyle redesign: A pilot study with adult day programs. *Topics in Geriatric Rehabilitation, 20*, 46–58.

Jackson, J.(1998a). Contemporary criticisms of role theory . . . part 1. *Journal of Occupational Science, 5*, 49–55.

Jackson, J.(1998b). Is there a place for role theory in occupational science? . . . part 2. *Journal of Occupational Science, 5*, 56–65.

Jones, E., Perry, J., Lowe, K., Felce, D., Toogood, S., Dunstan, F., . . . Pagler, J.(1999). Opportunity and the promotion of activity among adults with severe intellectual disability living in community residences: The impact of training staff in active support. *Journal of Intellectual Disability Research, 43*, 164–178.

Khetani, M. A., Cohn, E., Orsmond, G., Law, M., & Coster, W.(2011). Parent perspectives of participation in home and community life when receiving Part C early intervention services. *Topics in Early Childhood Special Education*. doi: 10.1177/0271121411418004

King, G. A., Law, M., King, S., Hurley, P., Rosenbaum, P., Hanna, S., . . . Young, N.(2004). *Children's Assessment of Participation & Enjoyment(CAPE) and Preferences for Activities of Children(PAC)*. San Antonio, TX: PsychCorp.

Kramer, J., Barth, Y., Curtis, K., Livingston, K., O'Neil, M., Smith, Z., . . . Wolfe, A.(in press). Involving youth with disabilities in the development and evaluation of a new advocacy training: Project TEAM. Disability and Rehabilitation.

Kramer, J., & Hammel, J.(2011). "I do lots of things": Children with cerebral palsy perceptions of competence for everyday activities. *International Journal of Disability, Development, and Education, 58*, 121–136.

Law, M., Darrah, J., Pollock, N., Wilson, B., Russell, D., Walter, S., . . . Galuppi, B.(2011). Focus on function: A cluster, randomized controlled trial comparing child- versus context-focused intervention for young children with cerebral palsy. *Developmental Medicine & Child Neurology, 53*, 621–629.

Law, M., King, G., Petrenchik, T., Kertoy, M., Anaby, D.(2012). The Assessment of Preschool Children's Participation: Internal consistency and construct validity. *Physical & Occupational Therapy in Pediatrics*. Advance online publication. doi: 10.3109/01942638.2012.662584

Lawlor, M.(2003). The significance of being occupied: The social construction of childhood occupations. *American Journal of Occupational Therapy, 57*, 424–434.

Lollar, D. J., & Andresen, E. M.(Eds.).(2011). Introduction. In *Public health perspectives on disability: Epidemiology to ethics and beyond*(pp. 3–12). New York, NY: Springer Publishing.

Mactavish, J., & Schleien, S.(1998). Playing together growing together: Parents' perspectives on the benefits of family recreation in families that include children with a developmental disability. *Therapeutic Recreation Journal, 32*, 207–230.

Magasi, S., & Hammel, J.(2004). Social support and social network mobilization in African American women who have experienced strokes. *Disability Studies Quarterly, 24*(4).

Maisel, J. L.(2006). Toward inclusive housing and neighborhood design: A look at visitability. *Community Development, 37*, 26–34.

Majnemer, A., Shikako-Thomas, K., Chokron, N., Law, M., Shevell, M., Chlingaryan, G., . . . Rosenbaum, P.(2010). Leisure activity preferences for 6–12 year old children with cerebral palsy. *Developmental Medicine & Child Neurology, 52*, 167–173.

Mandich, A., Polatajko, H., Miller, L., & Baum, C.(2004). *The Pediatric Activity Card Sort(PACS)*. Ottowa, ON: Canadian Association of Occupational Therapists.

Matsuka, K., Giles-Heinz, A., Flinn, N., Neighbor, M., & Bass-Haugen, J.(2003). Outcomes of a pilot occupational therapy wellness program for older adults. *American Journal of Occupational Therapy, 57*, 220–224.

McConachie, H., Colver, A., Forsyth, R., Jarvis, S., & Parkinson, K.(2006). Participation of disabled children: How should it be characterised and measured? *Disability & Rehabilitation, 28*, 1157–1164.

McDougall, J., Wright, V., Schmidt, J., Miller, L., & Lowry, K.(2011). Applying the ICF framework to study changes in quality-of-life for youth with chronic conditions. *Developmental Neurorehabilitation, 14*, 41–53.

McWilliam, R. A., Casey, A. M., & Sims, J.(2009). The Routines-Based Interview: A method for gathering information and assessing needs. *Infants & Young Children, 22*, 224–233.

Morris, C., Kurinczuk, J., & Fitzpatrick, R.(2005). Child or family assessed measures of activity performance and participation for children with cerebral palsy: A structured review. *Child: Care, Health and Development, 31*, 397–407.

Noreau, L., Fougeyrollas, P., Post, M., & Asano, M.(2005). Participation after spinal cord injury: The evolution of conceptualization and measurement. *Journal of Neurologic Physical Therapy, 29*(3), 147–156.

Noreau, L., Lepage, C., Boissiere, L., Picard, R., Fougeyrollas, P., Mathieu, J., & Nadeau, L.(2007). Measuring participation in children with disabilities using the Assessment of Life Habits. *Developmental Medicine & Child Neurology, 49*, 666–671.

Olsen, J. A.(2004). Mothering co-occupations in caring for infants and young children. In S. A. Esdaile & J. A. Olsen(Eds.), *Mothering occupations: Challenge, agency and participation*(pp. 28–51). Philadelphia, PA: F. A. Davis.

Rosenberg, L., Jarus, T., & Bart, O.(2010). Development and initial validation of the Children Participation Questionnaire(CPQ). *Disability & Rehabilitation, 32*(20), 1633–1644. doi:10.3109/09638281003611086

Sander, A. M., Seel, R. T., Kreutzer, J. S., Hall, K. M., High, W. M., & Rosenthal, M.(2007). Agreement between persons with traumatic brain injury and their relatives regarding psychosocial outcome using the Community Integration Questionnaire. *Archives of Physical Medicine and Rehabilitation, 78*, 353–357.

Schelly, C., Davies, P., & Spooner, C.(2011). Student perceptions of faculty implementation of universal design for learning. *Journal of Postsecondary Education and Disability, 24*, 17–28.

Scott, S., & McWilliam, R. A.(2000). *Scale for Assessment of Family Enjoyment within Routines(SAFER)*. Frank Porter Graham Child Development Center, University of North Carolina at Chapel Hill.

Shikako-Thomas, K., Lach, L., Majnemer, A., Nimignon, J., Cameron, K., & Shevell, M.(2009). Quality of life from the perspective of adolescents with cerebral palsy: "I just think I'm a normal kid, I just happen to have a disability." *Quality of Life Research*, *18*, 825–832.

Silverman, F., Bartley, B., Cohn, E. S., Kanics, I. M., & Walsh, L.(in press). Occupational therapy partnerships with museums. *The International Journal of the Inclusive Museum*.

Stoffel, A., & Berg, C.(2008). Spanish translation and validation of the Preschool Activity Card Sort. *Physical & Occupational Therapy in Pediatrics*, *28*, 171–189.

Tamis-Monda, C. S., Way, N., Hughes, D., Yoshikawa, H., Kalman, R. K., & Niwa, E. Y.(2007). Parents' goals for children: The dynamic coexistence of individualism and collectivism in cultures and individuals. *Social Development*, *17*, 183–209.

Tickle-Degnen, L., Ellis, T., Saint-Hilaire, M. H., Thomas, C. A., & Wagenaar, R.(2010). Self-management rehabilitation and health-related quality of life in Parkinson's disease: A randomized controlled trial. *Movement Disorders*, *25*, 194–204.

Ueda, S., & Okawa, Y.(2003). The subjective dimension of functioning and disability: What is it and what is it for? *Disability & Rehabilitation*, *25*, 596–601.

Wade, D., & Halligan, P.(2007). Social roles and long-term illness: Is it time to rehabilitate convalescence? *Clinical Rehabilitation*, *21*, 291–298.

Whiteneck, G.(2006). Conceptual models of disability: Past, present, and future. In M. J. Field & A. M. Jette(Eds.), *The future of disability in America*(pp. 50–64). Washington, DC: The National Academies Press.

Whiteneck, G., Charlifue, S., Gerhart, K., Overholser, J., & Richardson, G.(1992). Quantifying handicap: A new measure of long-term rehabilitation outcomes. *Archives of Physical Medicine and Rehabilitation*, *73*, 519–526.

Whiteneck, G., & Dijkers, M.(2009). Difficult to measure constructs: Conceptual and methodological issues concerning participation and environmental factors. *Archives of Physical Medicine and Rehabilitation*, *90*, S22–S35. doi:10.1016/j.apmr.2009.06.009

Willer, B., Rosenthal, M., Kreutzer, J. S., Gordon, W. A., & Rempel, R.(1993). Assessment of community integration following rehabilitation for traumatic brain injury. *Journal of Head Trauma Rehabilitation*, *8*, 75–87.

Wilson, L., Mott, D. W., & Batman, D.(2004). The Asset-Based Context Matrix: A tool for assessing children's learning opportunities and participation in natural environments. *Topics in Early Childhood Special Education*, *24*, 110–120.

World Health Organization.(1998). *Quality of life*. Retrieved from http://www.who.int/healthpromotion/about/HPR%20Glossary%201998.pdf

World Health Organization.(2001). *International classification of functioning, disability and health: ICF*. Geneva, Switzerland: Author.

World Health Organization.(2007). *International classification of functioning, disability and health: Version for children and youth*. Geneva, Switzerland: Author.

World Health Organization & World Bank.(2011). *World report on disability*. Retrieved from http://www.who.int/disabilities/world_report/en/index.html

XII 부

이론기반 중재: 임상 사례

Theory Guided Interventions: Examples from the Field

"각각의 개인은 참여를 위한 각자의 특징들을 가지고 있다: 치료사들은 치료 프로그램을 토대로 만족스러운 결과를 위해 그들의 강점에 포커스를 맞춰야 할 책임이 있다."

– Winnie Dunn

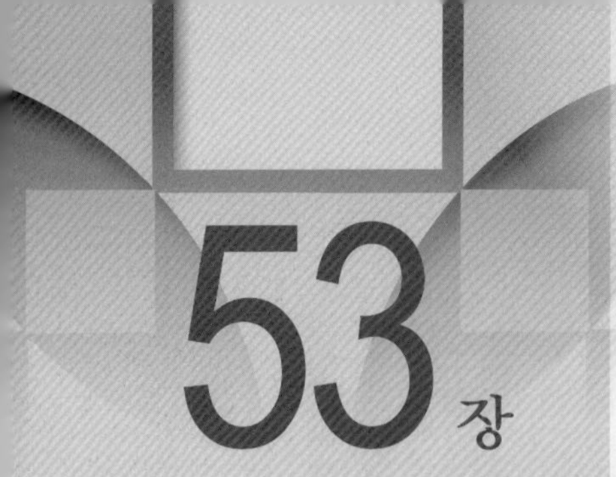

이론기반 중재의 개요

Overview of Theory Guided Intervention

신중일 옮김

개요

학습목표

이 장을 학습한 후, 다음의 내용을 할 수 있을 것이다:

1. 치료적 접근을 고려하여 클라이언트의 주관적 경험의 중요성을 토론한다.
2. 강점기반(strength-based)이론과 결손 중심(deficit-oriented) 이론의 한계를 탐색한다.
3. 클라이언트 참여 향상을 위한 회복적 접근법의 장점과 한계를 비판적으로 검토한다.
4. 클라이언트의 손상에 초점을 맞춰 이론적인 접근법들을 기반으로 클라이언트의 선호도, 작업요구 및 치료 시기와 기간 등을 고려하여 참여를 향상시킬 수 있는 검사를 진행한다.

서론 Introduction

작업치료는 많은 전문가들을 요구하는 전문영역이다. 작업치료의 우수성은 전문가가 작업의 복잡성을 인식하고 우리가 치료하는 사람들이 사회에서 의미 있게 참여할 수 있도록 돕는 데 전념한다는 것을 전제로 한다. 이 책의 이전의 장들에서 논의되었듯이, 작업은 효과가 있는 치료의 수단으로 보이지만 그 자체로는 끝이라고 볼 수 없다. 신체장애를 회복시키거나 신체기능을 향상시키는 방식으로 작업을 사용하고자 하는 사람들에게는 의료, 교육, 사회 및 심리 과학 분야의 다양한 과학적 정보를 폭넓게 습득해야 한다. 작업치료 연구자들과 치료사들은 이러한 분야의 지식을 작업치료 이론과 조화시켜 결과적으로 학문적 관점에서 정보를 제공할 수 있도록 평가 및 중재 방법을 개발해야 한다. 이 단원에서 우리는 작업치료 임상에서 일반적으로 사용되는 주요 이론적 관점들을 소개하고 그 것들이 효과적인 접근법임을 나타내는 증거 자료를 보여준다. 다루는 주제에는 운동 기능, 인지 및 지각, 감각 처리, 정서 조절 및 의사소통/사회적 상호작용이 포함된다. 이 장은 작업수행과 참여라는 맥락 안에서 다뤄진다. 이 장에서는 현재 중재의 지침이 되는 실행 이론 및 모델을 심층적으로 요약하고, 클라이언트의 변화를 문서화하는 데 사용되는 표준화된 평가의 예 및 이러한 접근법을 사용하는 전문가들에게 도움이 되는 연구들을 다룬다.

이 장으로 살펴보기 전에, 효과적인 작업치료 방법 내에서 이 이론들이 어떻게 "적합"한 지에 대한 관점을 얻는 것이 중요하다. 철학, 장애 연구 및 전문직 종사자들로부터 도출된 중요한 연구 결과들은 이 단원에서 논의될 이론들을 생각하고 사용하는데 지침이 될 것이다. 우리는 초점을 흐리게 할 수 있는 부분은 버릴줄 알아야 하며 각 측면에 관한 방대한 정보를 중요하게 고려하는 것이 중요하다. 각 사람과 작업적 존재로써 각 사람은 유일하다. 따라서 이 장은 독자들이 작업 지식의 핵심을 바탕으로 이론과 실천에 접근할 수 있도록 돕기 위해 고안되었다.

"나"와 "그것" The "I" and the "It"

아마도 작업치료사가 할 수 있는 가장 치료적인 행동은 각 개인의 희망, 꿈 및 경험을 항상 염두에 두면서 동시에 그 사람과 직업에 영향을 미치는 많은 사람과 환경 요인을 모두 이해하는 것이다. 제 30장의 앞부분에서 논의했듯이, 치료사는 이 치료법을 사용하기 위해 다양한 관점들을 사용해야 한다. 작업치료 임상에서는 건강관리 및 교육 시스템 내에서 측정 가능한 결과에 초점을 맞춘다(예, Merry & Crago, 2001 참고). 이러한 노력은 정책 입안자들에게 사회 자원을 효율적으로 분배하는 방법, 즉 지불할 가치가 있는 것을 파악하는 방법을 안내하기 위한 것이다. 불행히도, 이러한 결과에 초점을 맞춤으로써 의도적으로 또는 의도하지 않게 치료 받는 사람들을 몰개성화(depersonalize) 시킬 수 있다.

저명한 지도자이자 학자인 Elizabeth "Betty" Yerxa (2009) 박사는 현 작업치료에 과제인 양면적인 관점을 이해하기 위하여 "Infinite Distance Between the I and the It" (p.490)라는 제목의 연구에서 이러한 은유를 제시했다. 이 논문의 초록에서 그녀는

> 21 세기의 전통 과학 및 의학은 일상생활 안에서의 나에 대하여 자각하는 것이, 물건을 입증하고, 테스트하고, 고칠 수 있는 대상들과 다르다고 구분했다. 이 분리는 작업 과학의 발전과 작업치료의 임상에 영향을 미쳐 작업치료에 해를 끼칠 수 있다.

신체기능 회복에 초점을 둔 이론에 대한 관심은 치료사가 클라이언트의 욕구와 욕망이 있는 개인으로서 파악하지 못하도록 치료 상황을 조성할 위험이 있다. 여기에 주의할 점은 기능을 회복하기 위한 효과적인 이론적 접근법을 사용하는 것을 피하는 것이 아니라 "나"를 통한 치료에 이 이론이 어떻게 사용되어야 하는지를 아는 것이다. 운동조절에서의 목적은 누군가의 팔을 "고치는" 것이 아니다. 진짜 목표는 그녀의 머리카락을 빗기 위해 팔을 움직이기를 원하는 사람을 돕는 것에 있다. 인지 이론을 이해하는 목적은 자신의 일하는 능력에 영향을 미치는 기억의 문제에 초점을 맞추는 것이 아니라 자신이 정말로 중요하게 여기는 작업에 어떻게 적응할 수 있는지를 파악하는데 있다. 신경학적 과정에서 우리가 어떻게 다른지 이해하는 목적은 아이를 특정 범주로 분류하는 것이 아니다. 그 아이와 그 가족의 놀이, 학습, 그리고 아이와 그 가족이 하고 싶은 모든 일의 가장 좋은 방법을 찾는 것이다.

강점에 근거를 둔 접근법

Strength-Based Approaches

다른 유명한 작업치료사이자 학자인 Winnie Dunn (2011)은 중요한 추가 쟁점으로 효과적인 중재를 위하여 근본적으로 환자들의 강점에 초점을 맞추는 것을 고려해야 한다고 주장했다. 그녀는 말했다.

> 전문가들과 치료 프로그램은 욕구를 반영하여 논리적으로 만들어지지만 참여를 방해하는 요소를 찾아내는 것 또한 필요하다. 그러나 전문가들은 무슨 일이 일어났는가를 알아내기 위해 탐색하는 과정에서 다른 것들을 보지 못하고 무엇이 작업인지를 고려하는 것을 잊어버렸다!(p.7)

다음 장에서는 회복적 접근법, 전략 교육 접근법 및 환경 수정 접근법을 기반으로 한 효과적인 중재에 대해 논의하여 수행적 결함을 극복하기 위한 환자들의 강점을 많은 사례에서 실제로 활용한 것을 보여준다. 이 단원에서 제공되는 이론은 개인을 위한 작업이 무엇인지에 대하여 논의할 수 있도록 많은 정보를 제공한다. Dr.Dunn(2011)은 "가득 찬" 것을 기록할 수 있어야 할 뿐만 아니라 빈 것을 알아채는 것 또한 할 수 있어야 한다고 충고했다. Dr. Yerxa's(2009)는 '나'에게 주목할 때, 작업 안에서의 참여를 지원하기 위한 이론들을 사용할 수 있는 기회가 더 많아질 것이라고 하였다.

학습전이와 기술에 대한 가정들

Challenging Assumptions about Learning Transfer and Skills

수행을 향상시키기 위해 강점을 고려해야 하는 것 외에도 고려해야 할 점이 있다. 현대 사회에서 만연하게 알려진 성장과 학습에 대한 부분이다. "걷기 전에 기어야 한다"는 말은 당연한 성장발달 순서이다. 대학에서 통계 과정의 전제 조건으로 공통수학 과정을 수강해야 하는 것처럼 말이다. 다시 말하자면, 높은 수준의 수행에는 요구되는 기초기술이 있다는 것이다. 그러나 우리 중 많은 사람들은 기는 것을 하지 않고 앉거나 걷는 아이들을 잘 알고 있다. 마찬가지로 대학 수준의 공통수학 과정을 거치지 않고도 대학 수준의 통계를 성공적으로 마친 많은 학생들이 있다. 그러나 이러한 예에도 불구하고 높은 수준의 활동에 참여하기 위해서는 일정한 기술이나 능력을 가져야 한다는 가정이 설득력 있는 것처럼 보인다. 따라서 이 가정이 작업에 참여하기 위한 준비 과정에서 장애를 개선하고 구성요소 기술을 개발할 때 결정적 근거가 된다는 것은 놀라운 일이 아니다. 심지어 미국작업치료협회(AOTA)의 "Occupational Therapy Prctice Framework, 2nd Edition"(2008)은 한 범주의 중재에 대해 "준비(preparatory)"라는 용어를 사용한다.

치료 시 치료사가 초점을 잃지 않는 것이 중요하다. Smallfield and Karges(2009)는 최근 뇌졸중 입원 환자들의 중재를 통해 준비 중이거나 기능적 활동을 하기 이전 활동들(preparatory or prefunctional)과 기능적인 활동(functional activity)의 사용 빈도를 연구했다. 이러한 뇌졸중 환자들의 작업 패턴에 관한 연구에서 "숲을 보지 않고 나무만을 볼 때" 위험성이 크다는 것을 보였다. 연구에 따르면 자연스러운 환경에서 기능을 사전 기능(prefunctional)활동(65.77%)이 일상생활활동에 초점을 둔 시간들(48.26%)와 비교할 때 훨씬 더 많은 비율을 차지하고 있다는 사실을 발견한 것이다. 다시 말해, 작업치료사는 작업을 기반으로 한 의미 있는 활동을 치료 세션에 포함시키는 치료보다 수행기술과 신체 구조를 개선하는 것을 목표로 하는 사전 기능 활동을 사용해왔다. 그러나 이것은 우리의 영역의 철학과는 분명히 대조되는 사실이다(AOTA, 2008).

> 작업치료의 철학은 작업이 중재의 기본이 되기 때문에 의미 있는 활동이 직업치료 중재에 필수적이라는 전제를 포함한다. 작업치료사가 작업에 기반을 둔 활동의 사용을 믿는다면, 이 연구에서 기능적 활동보다 기능 이전(prefunctional)의 활동이 더 많이 사용된다는 것이 모순되는 것이다(Smallfield & Karges, 2009, p.411).

우리는 이러한 가설에 도전하며 다양한 분야에 걸쳐 여러 연구를 '할 수 있기(do this)' 전에 '해야 한다(do that)'. Humphrey와 Womack은 5장에서 일상생활의 수행에 필요한 환경(물리적,사회적)을 요약할 뿐만 아니라 다양한 생활

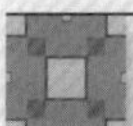

BOX 53.1 회복이 최선의 선택인가? 치료를 위한 고려사항

손상을 가지고 있다는 이유만으로 그 손상에 직접적으로 초점을 맞춰 작업치료 중재를 하는 것이 최선의 접근은 아니다. 다음은 회복적 접근법을 사용하기로 가정했을 때 필요한 질문들이다.

- 클라이언트가 할 수 있는 것 중에 관심 있어 하는 것은 무엇인가? 클라이언트의 신체적 장애에 중점을 두는 경우 그 이유는 무엇인가? 그것은 삶의 능력에 어떤 영향을 주는가?
- 왜 손상을 회복시켜야 하는가? 클라이언트가 향상되기를 원하는 일과 직접적으로 관련된 작업 영역을 선택하였는가?
- 관련된 작업에 참여하면 근본적인 손상을 교정할 수 있는가? 침대를 관리하는 활동을 위한 치료 시 균형, 힘, 운동 계획, 주의력 기술 등의 분석 기술을 사용하고 있는 것이 아니라 "일하고(working on)"있다고 생각하게 하고 있는가?
- 작업수행을 향상시키기 위하여 신체기능을 목표로 한 중재에 얼마나 많은 근거들이 필요할 것이라고 예상하는가?
- 회복(remediation)을 선택하는 경우 최적의 수행에 가장 영향을 미치는 손상이 무엇인지 알 수 있는가?
- 그 손상이 치료와 연관이 있다는 것을 어떻게 알 수 있는가?
- 수행을 향상시키고 신체기능을 회복하기 위해 클라이언트에게 부여 할 수 있는 강점은 무엇인가?
- 신체기능을 향상시켜 수행 기능을 향상시킬 수 있는가? (예, 팔에 경직이 있는 여성이 여분의 긴장을 이용해 지갑을 열 수 있다.)
- 신체기능의 변화에 맞게 작업수행을 볼 수 있는 평가도구를 선택하였는가?
- 자신의 고정관념, 전문분야에 대한 색안경이 클라이언트에게 제공하는 중재에 어떤 영향을 미치는가?
- 클라이언트의 치료적 목표와 기대치의 차이점을 받아들이고 맞추는 데 얼마나 개방적인가?

(Note: Some questions adapted from Rosa & Hasselkus, 2005)

안에서의 작업 활동을 설명한다. 일상생활에서 사회학적, 생태학적 관점에 대한 연구는 필요한 기술을 끌어내기 위한 실제 수행의 영향력과 발달상의 계층 구조에 대한 이해를 돕는다. 마찬가지로, 지난 수십 년 동안의 교육학자들은 학교에서의 학습전이에 대한 인식에 도전했다(Detterman & Sternberg, 1996; Lave, 1988; Lave &Wegner, 1991). 쌓여가는 근거들은 학습전이가 예측할 수 없고 상황에 따라 다르다는 것을 보여준다. 운동 조절에 관한 연구들은 치료사들이 손상을 기반으로 한 계층적 접근법에서 작업이나 상황에 맞는 맞춤 접근법으로 치료 방법을 바꿔야 한다고 강력하게 제안한다. 이러한 접근법은 우리 영역의 과거 및 현재의 철학과 분명히 잘 부합한다(자세한 내용은 54장 참고). 이러한 발전들은 많은 작업치료사들의 목표가 그저 손상을 향상시키는 것에서 작업수행 및 사회 참여의 개선으로 옮겨 간다는 가정을 비판적으로 조사하는 데 영향을 주었다. **Box 53.1** 참고.

접근법들의 혼합과 참여에 초점 맞추기

Blended Approaches and a Focus on Participation

전문가들이 손상을 관리하기 위해 이론을 사용하는 가장 좋은 방법은 작업 안에서 발생하는 수행과 관련된 학습과 동기에 대한 이해를 제공하는 이론과 조화시키는 것이다. 클라이언트가 원하거나 필요로 하는 작업에 직접적으로 참여함으로써 작업 참여가 향상된다는 것을 보여준다는 근거가 있다. 이 단원에서 제시된 이론들은 클라이언트들이 실제로 작업을 수행하는 것을 도울 때 사용될 수 있다. 그 사람을 "고치려고" 하는 것과는 다른 관점이다. 오히려, "현실적인" 일을 성공적으로 수행하기 위해 치료하는 것과 관련이 있다. 그러므로 직접적으로 작업에 참여시킨다면, 자동적으로 강점을 인식하고 사회의 소중한 구성원으로써의 정체성을 구축할 수 있는 기회를 가질 수 있다.

참고문헌 References

American Occupational Therapy Association.(2008). Occupational therapy practice framework: Domain and process, 2nd edition. *American Journal of Occupational Therapy*, *62*, 625–683.

Detterman, D. K., & Sternberg, R. J.(1996). *Transfer on trial: Intelligence, cognition, & instruction*. Norwood, NJ: Ablex.

Dunn, W.(2011). *Best practice occupational therapy for children and families in community settings*(2nd ed.). Thorofare, NJ: Slack.

Lave, J.(1988). *Cognition in practice: Mind, mathematics and culture in everyday life*. Cambridge, United Kingdom: Cambridge University Press.

Lave, J., & Wenger, E.(1991). *Situated learning: Legitimate peripheral participation*. Cambridge: Cambridge University Press.

Merry, M. D., & Crago, M. G.(2001). The past, present and future of health care quality. Urgent need for innovative, external review processes to protect patients. *Physician Executive*, *27*, 30–35.

Rosa, S. A., & Hasselkus, B. R.(2005). Finding common ground with patients: The centrality of compatibility. *American Journal of Occupational Therapy*, *59*, 198–208.

Smallfield, S., & Karges, J.(2009). Classification of occupational therapy intervention for inpatient stroke rehabilitation. *American Journal of Occupational Therapy*, *63*, 408–413.

Yerxa, E. J.(2009). The infinite distance between the I and the it. *American Journal of Occupational Therapy*, *63*, 490–497.

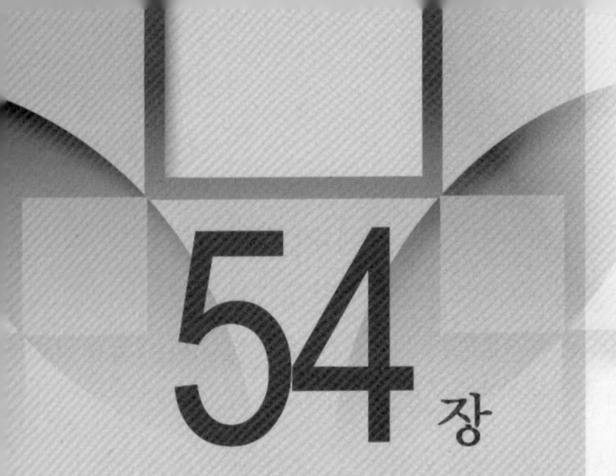

54장

운동기능과 작업수행

Motor Function and Occupational Performance

신중일 옮김

개요

학습목표

이 장을 학습한 후, 다음의 내용을 할 수 있을 것이다:

1. 발달 안에서 운동기능이 작업수행과 어떠한 관련이 있는지 이해한다.
2. 운동기능과 관련된 결손이 생활 속 작업수행에 어떠한 제한을 주는지 설명한다.
3. 운동장애가 있는 사람들의 작업수행 향상을 위한 작업치료에 사용되는 접근법들을 비교한다.
4. 운동기능을 측정하는 데 사용되는 전반적인 평가들을 익힌다.
5. 운동장애가 있는 사람들의 작업수행 능력을 향상시킬 수 있는 근거기반 중재 계획을 세운다.

서론: 운동기능과 일상생활

Introduction: Motor Function and Everyday Living

오늘 아침에 우리는 침대에서 굴러 알람을 끄고 침대에 앉은 후 욕실에 걸어가기 전에 서는 자세로 전환할 수 있다. 또한 욕실에 갈 때, 한 발에서 다른 발로 체중을 이동시켜 슬리퍼를 신을 수 있다. 기능적인 이동과 일상생활활동(ADL)을 위해 당신의 **자세 제어 시스템**인 몸통과 사지를 사용하여 자세조절을 한다.

사무엘은 그의 아이를 돌보고 있다. 그는 아이를 침대에서 들어 올리려면 그의 팔다리에 충분한 힘을 주어 아이를 움직여야 하며, 힘을 조절하여 그의 손에 너무 많은 압력을 가하지 않도록 하고 아이가 그를 향하도록 들어 올리며 균형을 유지해야 한다. 그의 손이 자신의 아이의 머리를 들어 올릴 수 있도록 그의 움직임을 조절/계획하여야 한다. Samuel의 양육 역할은 다양한 운동기능에 의해 이뤄진다.

Danielle은 4세 때 처음으로 아이스 스케이팅을 시작했다. 성공하기 위해, 그녀는 그녀의 무게 중심을 유지하는 것을 배우고, 직립 자세를 유지하기 위해 다양한 자세 반사(예, 정위 및 평형 반응)를 사용하고, 그녀의 균형을 유지하기 위해 그녀의 상지를 통합하는 방법을 익혀, 얼음 위로 미끄러지는 팔다리를 조절했다. 또한, 그녀는 스케이팅을 위해 충분한 힘과 지구력을 필요로 했다. Danielle의 스케이팅에 관여하는 능력은 운동기능과 관련된 여러 시스템과 구조에 의해 뒷받침된다. Danielle이 성공하려면 감각 시스템(예, 전정, 고유수용성감각, 시각)에서 들어오는 정보를 처리하고 적응해야 한다(자세한 내용은 56장 참고).

대부분 낮 동안(훨씬 적지만) 수행을 유지하기 위한 작업들은 운동기능을 필요로 한다. 작업치료사들은 운동기능의 제한과 운동조절의 손실을 가져 오는 여러 조건들(부록 I 참고)을 다룬다. 이전의 예문들에서 추측할 수 있듯이, 운동기능의 변화는 의미 있는 작업들에 큰 영향을 미친다. 이 전의 두 가지 경우가 이러한 설명을 뒷받침한다.

치료를 위한 접근법들

Approaches That Guide Therapy

운동 결손이 있는 클라이언트를 치료할 때는 다양한 접근법이 사용될 수 있다. 상황에 따라, 치료사가 클라이언트의 반응이나 선호도에 따라 서로 다른 접근법들끼리 결합하거나 하나의 접근법에서 다른 접근법으로 전환할 수 있다(26장 참고).

클라이언트-중심 접근방식

"**클라이언트-중심의 관점**은 개인, 단체, 에이전트, 정부, 기업 또는 다른 것들과의 작업을 가능하게 하기 위한 협동적 접근법을 말한다. 작업치료사는 클라이언트를 존중하며 그들의 요구를 충족시키고 그들의 경험과 지식을 반영해야 한다."(Law, 1998, 3p.) 이 접근법의 중재의 초점은 클라이언트와의 협력을 통해 목표를 수립하여 우선순위를 정하는 데에 있다(Law, Baptiste, & Mills, 1995, Law & Mills, 1998). 이 접근법과 관련된 최근 리뷰(Maitra & Erway, 2006; Phipps & Richardson, 2007)에 따르면 클라이언트-중심 접근법을 사용했을 때 다음과 같은 결과를 이끌어 낼 수 있다.

- 클라이언트의 참여와 동기 향상
- 클라이언트의 만족도 향상
- 향상된 중재 결과

사례 연구 54.1 Jacob : 편측마비로 인한 제한적인 작업수행

Jacob은 뇌성마비에 이차적인 손상으로 오른쪽 편측마비를 가진 8살 소년이다. 뇌성마비에 대한 자세한 내용은 부록 I을 참고하라. Jacob의 부모는 아들의 팔과 손이 움직일 수 있는 범위가 매우 제한적이라는 데에서 좌절감을 느꼈다. 그들은 구조화된 치료 세션 밖에 있을 때 그의 팔을 사용하라고 끊임없이 Jacob에게 "잔소리" 한다. 그들은 또한 그가 학교에 있을 때 또는 놀 때 팔이 "쓸모없는" 것처럼 보인다고 설명했다. Jacob과 그의 부모는 치료에 좌절하고 있었다. 특히, 그의 부모는 현재 치료를 "미루고" 싶어했다. Jacob의 작업치료사(OT)는 학부모들에게 학교 휴일 동안 지역 치료캠프가 있음을 알렸다. Jacob은 이 캠프에 참가했는데 **강제-유도 치료 운동**(CI 치료)의 중재가 사용되었다.

캠프에서 작업치료사는 Jacob에게 운동기능에 대한 두 가지 표준화된 평가(Bruininks-Oseretsky test 및 Jebsen-Taylor Test of Hand Function test)와 자연스러운 상황 안에서 팔 사용을 관찰하는 비구조화된 평가를 진행하였다. Jacob의 목표는 (1)Jacob이 도움 없이 오른 손을 사용하여 음료를 마실 수 있다. (2)Jacob은 오른손으로 칫솔에 짤 수 있다. (3)Jacob은 양손으로 배트를 휘두를 수 있다.

CI 치료 중재는 다음과 같은 구성요소로 이루어져 있다(Gordon, Charles, & Wolf, 2005; Morris, Taub, & Mark, 2006).

- sling을 사용하여 Jacob의 작업수행에 덜 관여하는 말단(왼쪽)을 구속하였다.
- Jacob을 10일(60시간) 하루 6시간 씩 오른쪽 상지만으로 활동할 수 있도록 격려하였다.
- 놀이 및 기능적인 활동에 필요한 기술을 연습하였다. 예를 들어, 예술과 공예, 보드 게임, 카드 게임, 퍼즐, 식사 후 식탁 청소 등이 있다.
- **행동형성**(shaping) 기법을 사용하였다. 행동형성 기법은 연속적인 활동 안의 작은 단계들로 행동 목표(작업)에 접근하는 것을 말한다. Jacob의 성과가 향상됨에 따라 과제는 그의 능력을 고려하여 난이도를 높였다. 작업치료사는 Jacob이 원하는 목표에 따라 과제를 등급화했다.
- 간병인을 고용하고, 할 일 리스트 메모를 통한 재택 연습 등과 같은 강화 행동 전략("the transfer package")을 사용했다.

치료 후에 Jacob의 부모는 Jacob이 자신의 팔을 자발적으로 그리고 자연스럽게 사용하고 있다고 말했다. 그렇게 Jacob은 그의 목표를 달성할 수 있었다.

사례 연구 54.2 Samuel: 근골격계 손상으로 인한 제한된 작업수행

Samuel은(도입부에서 논의된 바와 같이) 조깅하다가 넘어졌다. 그는 근약화와 극심한 고통을 호소하면서 집으로 돌아왔다. Samuel의 정형외과 의사는 회전근개(rotator cuff)가 완전히 찢어졌다고 진단했다. 정형외과 적 부상에 대한 자세한 내용은 부록 I에 나와있다. Samuel은 파열 재건 수술을 계획했다. 수술 후 Samuel은 작업치료를 받았다. 작업치료사(OT)는 Samuel의 손상과 관련되어 제한되는 작업영역 활동에 중점을 둔 평가를 수행했다. 다양한 표준화된 방법이 사용되었다. 시각 통증척도(Visual Analogue Scale)에서 Samuel의 통증이 1에서 10의 척도 중 8 점으로 평가되었다고 기록했다. 수동 관절가동범위 검사 결과 **관절가동범위**와 근력은 오른쪽 어깨를 제외하고는 그대로였다.

부상당한 어깨가 낫기 전까지는 의료적으로 수동적인 움직임만 허용됐기 때문에 능동 관절가동범위 검사는 연기되었다. 그의 어깨의 **수동 관절가동 범위**는 예상대로 고통에 의해 제한되었다. Samuel은 일상생활에서의 작업수행에서 어려움을 겪었으며, Samuel은 "나는 오른손잡이다."라고 말했다. 작업치료사는 Samuel이 식료품 가게 관리자로 일하고 있었기 때문에 그의 직업과 관련된 작업 안에서 DASH를 이용하여 팔, 어깨 및 손의 손상을 관리했다. DASH는 상지의 여러 근골격계 장애가 있는 사람의 신체기능과 증상을 측정하도록 고안된 자체 진단 설문지이다. DASH는 Samuel의 어깨 부상이 일상생활에 어떤 영향을 미치는지에 대한 구체적인 정보를 작업치료사에게 제공했다. Samuel의 장기 목표는 (1)모든 기본적인 ADL에서 독립적이 되는 것, (2)육아에서 독립적이 되는 것, (3)파트 타임으로 직장에 복귀하는 것이었다.

작업치료사는 시간이 지나면서 Samuel의 힘줄이 치유됨에 따라 난이도에 맞게 다양한 중재를 사용했다. 중재는 회복적 접근법 및 생체 역학 접근법을 기반으로 하였다.

중재에는 다음이 포함된다:

- 한 손을 사용하는 기술과 보조장치를 사용한 ADL 재 훈련을 하였다. Samuel은 몇 주 동안 오른쪽 어깨를 적극적으로 움직일 수 없었기 때문에 이것은 초기에 사용되었다. 그는 아내와 함께 살고 있었지만, 아이를 돌보는 일에 부담을 주는 것을 원하지 않았다. 때문에 그는 가능한 한 독립적으로 생활하고 싶다는 강한 동기가 있었다. 이 기술은 일시적으로만 사용되었다.
- 통증 조절을 위한 얼음(**한냉요법**)과 같은 물리적인 치료
- 수면 자세 관련 교육
- Samuel 어깨의 점진적인 움직임 만들기(수동 관절가동범위, 보조를 통한 능동관절가동범위, 능동 관절가동범위 및 근력 강화)
- 치료 전에 유연성을 늘리기 위한 열치료와 같은 물리적인 치료
- 시간이 지남에 따라 등급을 높인 수행을 지원하기 위해 Samuel의 오른팔을 사용하도록 하였다. 작업치료사는 세면대 아래에 있는 캐비닛에 들어가는 것과 같은 낮은 높이의 활동에서 부터, 중간 높이 활동(예, 데오도란트 바르기), 옷걸이에 옷 걸기, 식료품을 선반 위에 올려놓기와 같은 머리 위 높이 활동까지 단계적으로 활동을 진행하였다.
- 양측 상지를 이용한 ADL 활동 재개
- 작업 활동 모의 수행하기

앞에서 언급한 접근법과 중재들을 사용하여 Samuel은 그의 목표를 달성할 수 있었고 직장에서 전일제 근무를 재개할 수 있었다.

- 지각을 통한 수행 효율성 증가
- 치료 프로그램에 대한 클라이언트의 친밀도 및 순응도 향상
- 재활시설 체류기간 단축
- 향상된 기능적 결과

Maitra와 Erway(2006)는 클라이언트-중심 접근법의 핵심은 두 가지 주요 구성요소에 달려 있다고 말했다. 여기에는 (1)클라이언트가 참여하여 원하는 욕구와 능력을 의사결정 과정에 포함시키는 것, (2)클라이언트의 욕구를 의사결정과정에 포함시키는 작업치료사(OT)의 능력(33장에 이 접근법에 대한 자세한 내용이 나와 있다).

생체 역학적 접근법

생체 역학적 접근법은 보통 치료적 접근(remediation approach)으로 간주된다. 이 접근법에서는 장애가 작업수행을 제한하는 경우 클라이언트 요소(client factor)와 손상 수준에 초점을 맞춘다. 이 접근법에 의해 다루어지는 손상에는 근 약화, 관절**가동범위**의 제한, 부종, 통증, 낮은 지구력, 감각 변화, 불안정한 관절, 낮은 협응 등이 포함된다. 심폐 질환, 다양한 형태의 관절염, 화상, 누적 외상 장애/반복성 긴장 장애, 힘줄 파열이나 열상, 골절 등이 생체 역학 접근법을 기반으로 한 중재에 적절할 수 있다. 부록 I에 이러한 진단에 대한 자세한 내용이 나와 있다. 최근에는 뇌졸중(Harris & Eng, 2010)과 같은 뇌 손상 환자들에게 이 접근법(예, **근력 강화**)이 적용되었다. 작업수행 능력의 향상에 필요한 능력과

이 접근법에 적용되는 질환들(예를 들어, Harris and Eng의 연구에서는 경미한 강축이 있는 사람들을 포함시켰다.)을 결정하기 위한 추가 연구가 권장된다. 이 접근법은 다음과 같은 가정들을 기반으로 한다.

- 근본적으로 손상은 개선의 여지가 있다.
- 작업 및 다양한 치료활동들은 손상을 치료할 잠재력을 가지고 있다.
- 이 치료는 향상 된 작업수행을 가져온다.

이 접근법의 핵심은 손상의 근원적 부분을 작업수행과 연결시키는 것이다. 이는 목표 설정뿐 아니라 중재를 계획하는 과정에서 발생해야 한다. Box 54.1에 운동 결손이 있는 사람들을 위한 목표 설정이 나와 있다. 생체 역학 접근법을 채택할 때 흔히 사용되는 평가 및 중재의 예는 표 54.1–표 54.4를, 생체 역학 접근법에서 사용 된 중재를 뒷받침하는 근거들은 표 54.2를 참고하라.

회복적 접근법

회복적 접근법에는 적응, 보상 및 환경 개조의 개념이 포함된다(자세한 내용은 26장 참고). 다른 접근법과 함께 사용하거나 분리하여 사용할 수 있다. 이 접근법은 클라이언트의 약점과 반대되는 강점을 강조한다. 이 접근법의 궁극적인 목

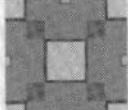

BOX 54.1 생체 역학 접근법을 기반으로 한 작업적 목표 설정을 위한 지침

목표 1. 잘못된 초점에 중점을 둔 예시: 클라이언트는 그립 강도를 15파운드 이상으로 향상시킨다.

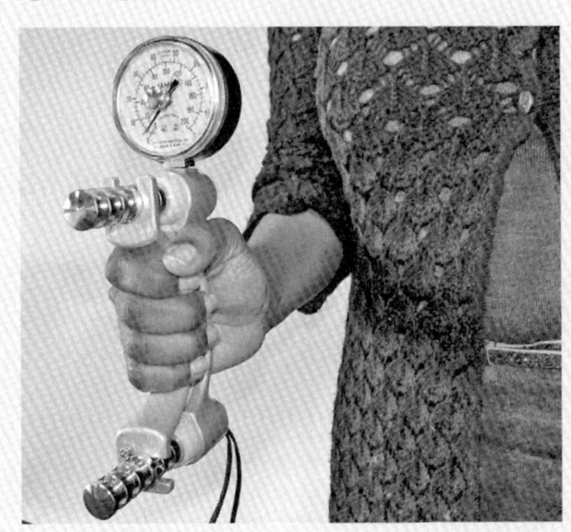

목표 2. 잘못된 초점에 중점을 둔 예시: 환자는 어깨 외전이 20° 증가하는 것으로 나타났다.

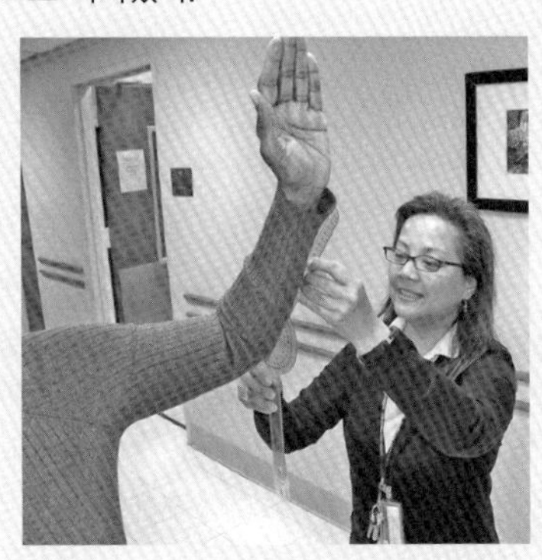

목표 1. 수행의 변화를 반영한 예시: 이전에 열지 못했던 병을 독립적으로 열기 위해 클라이언트는 15파운드 이상의 그립 강도를 보여주어야 한다. 치료사가 클라이언트의 근약화와 관련하여 식사 준비에 있어 클라이언트의 어려움을 고려했다고 가정했을 때의 이야기이며, 목표는 손상 부위만의 기능 변화만이 아닌 작업수행 영역 자체의 향상을 반영해야 한다.

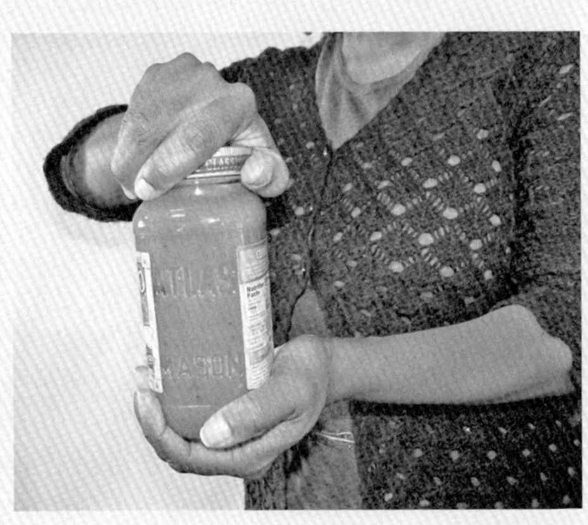

목표 2. 수행의 변화를 반영한 예시: 클라이언트는 최소한의 도움으로 머리 뒤를 빗을 수 있도록 어깨 외전을 20° 증가시킨다. 일상생활활동에서 관절가동범위 제한이 기본적인 활동에 미치는 영향을 입증하기 위해 자기-검사 평가를 사용하는 것을 권유한다.

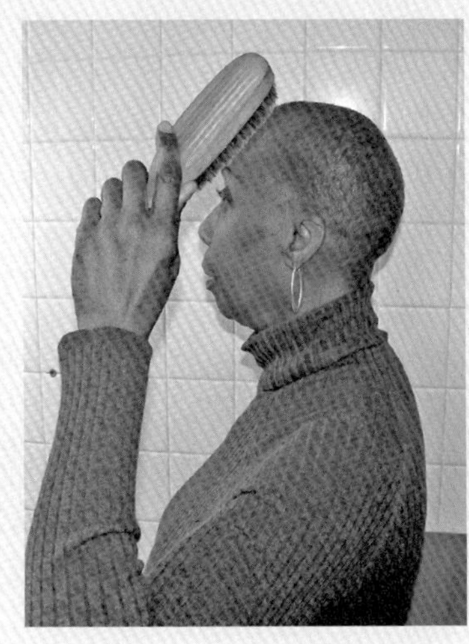

표 54.1 생체역학 접근법과 관련된 평가 및 중재

평가[a] (assessments)	중재 (sample Interventions)
• 작업수행에 대한 표준화되고 객관적인 검사(XI부 참고) • 손상이 작업수행을 어떻게 제한하는 지에 대한 자기 평가(예, DASH, Manual Ability Measure) • Goniometry : 능동 및 수동 관절가동범위 • 도수근력검사(Manaul musle test) • Dynamometry(그립 및 핀치 강도 테스트) • 감각 검사(Sensory testing)(예, Semmes Weinstein Monofilament Examination, 2-point discrimination) • 협응 테스트(Coordination testing) • 자극적 검사(Provocative tests)(증상의 원인을 입증하는 데 사용) • 부종 검사(Circumferential or volumetric measures to quantify edema) • 통증 척도(Pain scales) • 피부 무결성/상처 검사(Examination of skin integrity/wounds) • Borg Rating of Perceived Exertion Scale(지구력) • 인체 공학적 평가(Ergonomic evaluations)	• ADL 재 훈련(ADL retraining) • 경화 작업(Work hardening) • 관절가동범위의 능동적, **능동적 보조**, 수동적 **운동범위** • 높은 부하의 짧은 스트레치 • 낮은 부하의 연장 스트레치 • 보조기(정적 및 동적)(**그림** 54.1 및 54.2 참고) • 근력 강화 • 지구력 훈련 • 관절 보호 기술 • 물리치료 방식(Physical agent modalitie)(**표** 54.3 참고) • 치료적 운동(Therapeutic exercise)(**표** 54.4 참고) • 부종 조절 기술(예, massage and mobilization, positional elevation, wrapping techniques) • 과민반응 둔감화(Desensitization for hypersensitivity) • 감각 재교육(Sensory retraining) • 힘줄 활주(Tendon gliding) • 신경 활주(Nerve gliding)

[a]표준화된 평가에 대한 자세한 내용은 **표 54.11**과 **부록 II**를 참고. ADL, 일상 생활의 활동; DASH, 팔, 어깨 및 손의 손상.

Orthosis type	Associated diagnoses
Wrist cock up 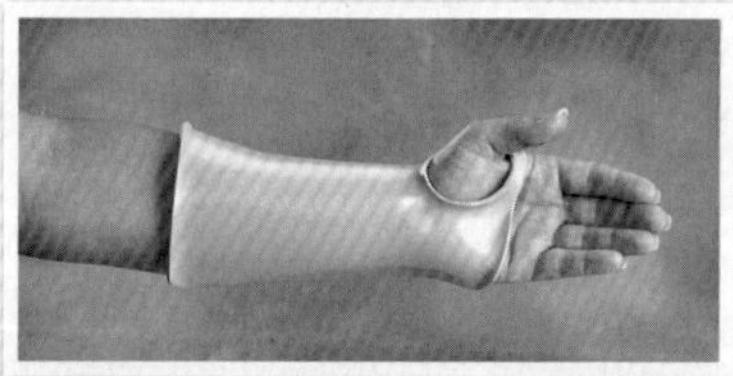	손목터널증후군 노신경마비 건초염/건염 손목관절 골절 류마토이드관절염 뼈관절염 반사성교감신경성이영양증 손목염좌
Resting orthosis 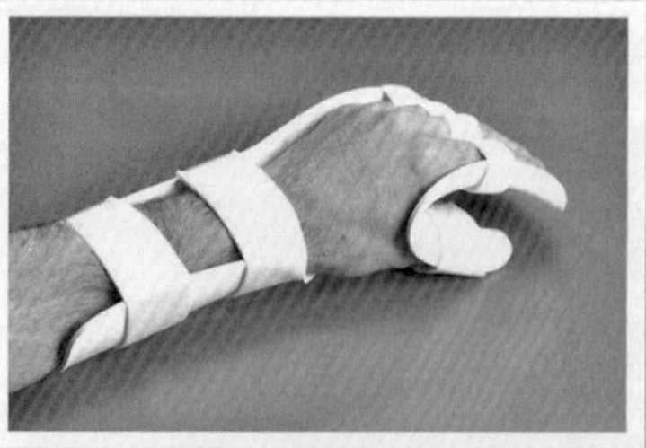	류마토이드관절염 외상성손상:파쇄, 타박 화상 건손상 뇌졸중 척수손상 중추신경계 질환, 손상 수술 후 듀프이트랑 구축 감염
Thumb spica 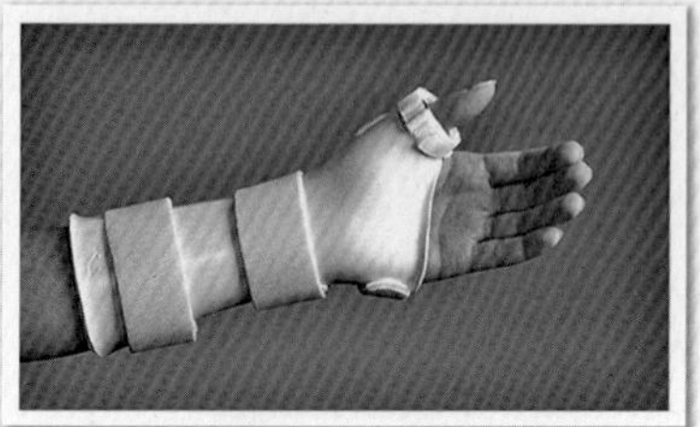	드퀘르벵 건염 퇴행성관절염/바닥관절염 류마토이드관절염 엄지염좌 정중신경손상

그림 54.1 진단군과 관련된 일반적인 정적 보조기 (사진 제공: Smith and Nephew, Germantown, WI.)

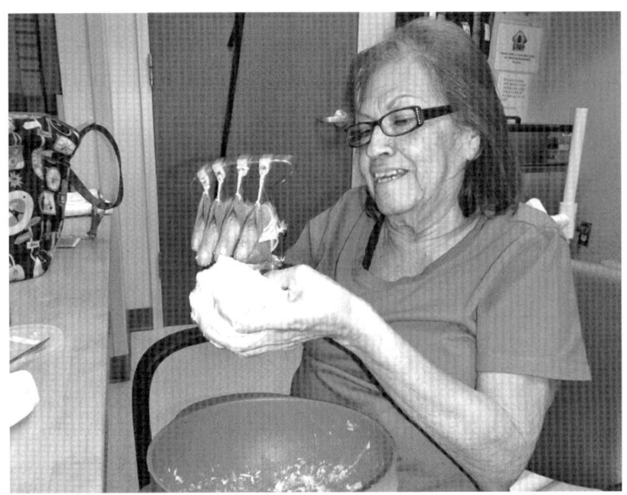

그림 54.2 동적 보조기를 사용하여 작업을 수행.(사진 제공 : Lauro A. Munoz, OTR, MOT.)

표는 영구적인 손상을 가진 클라이언트의 독립성을 최대화하는 것이다. 이 접근법은 정적 및 진행성 질환을 포함하여 영구적인 장애를 가진 클라이언트들에게 가장 적합할 수 있다. 이 접근법은 의학적 치료가 손상의 근원적 문제를 해결할 수 없었던 환자들이나 길고 어려운 치료방법으로 인하여 동기가 저하된 클라이언트들에게 유용할 수 있다. 치료를 위한 방문이 어려운 상황에도 치료사들이 기능적 독립성을 더 빨리 기르기 위해 이 접근법을 채택할 수 있다.

다발성 경화증, 근 위축성 축삭 경화증, 심한 뇌졸중, 진행성 관절염, 파킨슨병, 척수 손상과 같은 진단을 받은 클라이언트들은 회복적 접근법만을 사용하거나 또는 다른 접근법들과 같이 사용하여 접근할 수 있다. 부록 I은 이러한 진단에 대한 자세한 내용을 보여준다.

독자들은 회복적 접근법이 운동 결손을 넘어서 여러 가지 질환에도 사용될 수 있다는 점에 주목해야 한다. 작업치료사들은 이 접근법을 사용할 때 다음 질문들을 고려하여 "선생님"의 역할을 수행해야 한다.

1. 클라이언트의 학습을 위한 잠재력은 무엇인가?
2. 클라이언트가 학습에 대한 동기가 있는가?
3. 클라이언트에게 최적의 학습 스타일은 무엇인가?

기술 습득을 촉진하기 위한 운동 학습 원리는 이 장의 뒷부분에 설명되어 있다. 이 접근법을 사용하기 위한 평가 및 중재들은 **표 54.5**에 요약되어 있다.

과제 지향적 접근법

과제 지향적 접근법(작업별 훈련, 반복적인 작업수행, 목표 지향적 훈련 및 기능적인 과제 연습)은 뇌 손상 환자들

표 54.2 생체 역학 접근법 적용 시 사용되는 중재에 뒷받침이 되는 근거들

저자/년도(Author/Year)	주제(Objective)	결론(Conclusion)
Egan & Brousseau, 2007	carpotacarpal Osteoarthritis에 대한 splinting 사용 효과에 관한 리뷰	splinting은 대퇴골 두경부 관절염 환자의 통증 완화에 도움이 될 수 있다.
Taskaynatan, & Dincer, 2007	젊은 성인 환자들의 일상생활활동(ADL) 안에서의 손상된 손 관리를 모방 치료활동의 효능을 전통적으로 사용된 치료의 효능과 비교	ADL을 모방한 치료활동이 손의 기능을 보다 효과적으로 향상시킨다는 것을 보여주었다. ADL을 모방한 치료활동이 손상된 손 관리에서의 표준 재활 활동보다 더 유익할 수 있다고 제안했다.
Harris & Eng, 2010	메타 분석을 통해 뇌졸중 후 상지 기능에 미치는 영향 평가	근력 훈련은 뇌졸중 환자들의 근긴장도나 통증을 증가시키지 않고 상지의 힘과 기능을 향상시킬 수 있다.
Muller et al., 2004	손목관절 증후군(CTS)에 대한 치료 중재의 효과	CTS를 가진 사람들에게 splinting, 초음파, 신경 활강 운동, calpal bone molization 및 요가에서 큰 효과를 보였다.
Robinson et al., 2002	류마티스 관절염 환자의 질병 활동에 대한 객관적이고 주관적인 측정에 대한 다양한 물리적 치료효과를 평가	온-냉 요법은 완화 요법으로 사용할 수 있다. 관절염 환자들의 단기 효과를 위해 파라핀 왁스 목욕과 운동을 병행하는 것이 좋다.
Werner, Franzblau, & Gell,2005	CTS를 가진 근로자들이 밤에 splinting을 착용하는 것이 중추 신경 기능 및 의료에 영향을 미칠지에 대한 여부를 조사	야간의 splinting의 짧은 과정이 CTS와 일치하는 증상을 가진 활동적인 근로자들 사이에서 손목, 손 및 손가락의 불편함을 감소시킬 수 있음을 보였다.

표 54.3 물리적 치료방법 (Physical Agent Modalities)

치료법	지침	금기/주의사항
표면적 열(Superficial heat): • 핫 팩, 가열 패드(Hot packs, heating pads) • 파라핀 왁스(Paraffin wax) • 유동 요법(Fluidotherapy) • 월풀(Whirlpool)	적극적인 운동, 수동적인 스트레칭 및 관절 움직임 연부조직 견인 및 움직임 통증 및 근육 경련 감소 급성 염증 후 조직 치유 증가	순환 감소(Decreased circulation) 감수성 감소(Decreased sensibility) 불안정한 심폐 상태(Altered cardiorespiratory status) 상처 또는 화상(Open wounds or recently healed burns(paraffin) 해당 부위의 부종 급성 염증시 조직 감염
심한 열(Deep heat) : • 초음파(Ultrasound and phonophoresis)	연부조직의 단축(Soft tissue tightness) 아급성 및 만성 염증(예, 건염)(Subacute and chronic inflammation(e.g., tendinitis)) 골절 상처 치유(Wound healing)	눈, 귀, 심장, 자궁, 고환, 악성 종양, 맥박 조정기(pacemaker), 관절 치환, 금속 임플란트 또는 안구 부위 이상에서 사용하지 마시오.
한냉요법(Therapeutic cold): • 차가운 팩 및 냉탕목욕 • 아이스 마사지	치료적 중재와 관련된 급성 염증을 최소화 부종 및 출혈 감소 강직 감소	온도 감각 결손 순환 감소(Decreased circulation) 불안정한 심폐 상태(Altered cardiorespiratory status) Raynaud 's와 같은 감기 과민증(Cold hypersensitivity such as Raynaud's phenomenon)
냉온교대욕(Contrast baths)	조직 치유를 촉진하고 부종을 조절	맥박의 변동으로 인한 심장 혈관 문제 환자는 혈압이 상승할 수 있다. 말초 혈관 질환 감각 상실(Loss of sensation) 임신 중인 환자 Raynaud's와 같은 감기 과민증(Cold hypersensitivity such as Raynaud's phenomenon)
전기 요법(Electrotherapy): • 기능적 전기 자극 • 경피신경 신경 자극 • 이온 도입법(Iontophoresis)	통증 조절 염증을 감소(예 : 활액낭염, 건염) 부종 감소 운동조절 기능 향상 근력 강화	심장 질환, 임신 중 환자, 상처 또는 피부 파열, 악성종양, 맥박 조정기, 출혈에 민감한 혈관(blood vessels susceptible to hemorrhage), 혈전 또는 색전증 또는 눈, 귀, 가슴 근처에서 사용하지 마시오.

Adapted from Poole, J. L.(2008). Musculoskeletal factors. In E. B. Crepeau, E. S. Cohn, & B. A. B. Schell(Eds.), Willard & Spackman's occupational therapy(11th ed.). Baltimore, MD:

을 위한 운동기능 장애 및 **운동조절**과 관련된 가장 최신의 접근법으로 간주된다. Timmermans, Spooren, Kingma, Seelen(2010)은 과제 지향적 접근법의 구성요소를 연구했다(**Box 54.2** 참고). 이 접근법에서 정의된 움직임(movement)은 뇌의 여러 시스템 사이의 상호작용으로 나타나며 목표를 중심으로 구성되고 환경에 의해 제약을 받는다(Shumway-Cook & Woollacott, 2012). Rensink, Schuurmans, Lindeman, Hafsteinsdottir(2009)에서 과제 지향적 훈련은 평지에서의 걷기 훈련, 자전거 타기 프로그램, 지구력 훈련 및 서킷 트레이닝, 앉아서 하는 훈련과 균형 훈련 같은 광범위한 중재를 포함한다고 설명한다. 손을 기능적으로 사용하는 **과제 지향적 훈련**에는 잡아야 하는 물체를 사용하거나 강제유도훈련(CI 치료)과 같은 기능적 과제를 사용하여 훈련하는 것이다(Wolf et al., 2006). 이 접근법은 치료사가 중심이 아닌 과제와 클라이언트 중심으로 이루어진다(Rensink et al., 2009). 과제 지향적 접근법의 사용을 뒷받침하는 근거들은 **표 54.6**을 참고하라.

과제 지향적 접근법의 훈련 구성요소들은 다음과 같다(Timmermans et al., 2010).

1. 기능적 움직임(Functional movements) : 명확한 ADL

표 54.4 치료 운동 프로그램 (Therapeutic Exercise Programs)

유형	정의	저항	근력	주의사항
수동 운동 (Passive exercise)	수동 운동관절범위와 수동적인 스트레칭(passive stretch)를 포함하며, 일반적으로 의사가 검사한다.	스트레칭은 15–30 초 정도 수행한다.	Zero Trace	염증 고통에 의한 제한된 감각 장기간 고정화
등장성 보조 운동 (Isotonic active assistive exercise)	클라이언트가 할 수 있는 한 최대한의 범위로 관절을 움직이면 치료사나 보조도구를 사용하여 관절을 나머지 범위로 움직이는 것을 돕는다.	없음	Trace Poor minus Fair minus	없음
등장성 운동 (Isotonic active exercise)	클라이언트는 도움없이 관절을 최대한 가능한 범위로 움직인다. 근육이 짧아지거나 늘어난다.	없음	Poor Fair	poor muscle: 중력이 제거된 상태에서 움직임. fair muscle: 중력에 대항하여 움직임.
저항 없는 등척성 운동 (Isometric without resistance)	클라이언트는 근육을 수축시켜 장력을 높이고 5초 동안 자세를 유지한다. 관절의 움직임이 금지된 경우에 사용된다.	없음	Trace Poor Fair Good	심장 질환 및 고혈압 환자
등장성 저항 운동 (Isotonic resistive exercise)	저항에 대항하는 등장성 수축	모래주머니, 아령, Thera-Band, Theraputty, 탄성 밴드, 스프링, 웨이트 저항	Fair plus Good	염증 불안정한 관절 골절 피로로 악화되는 증상들
등척성 저항 운동 (Isometric resistive exercise)	하중에 대항한 등척성 수축	저항은 움직일 수없는 표면(예, 손바닥을 벽에 밀기)이다.	Fair plus Good	심장 질환 및 고혈압 환자
등속성 운동(Isokinetic exercise)	운동 범위 내에서 수축 속도를 제어하는 기계를 사용하는 운동	기계에 의해 저항과 운동 범위 전반에 걸친 근육 길이의 변화에 비례하여 저항이 조절된다.	Fair plus Good	염증 불안정한 관절 골절 피로로 악화되는 증상들

Reprinted from Poole, J. L.(2008). Musculoskeletal factors. In E. B. Crepeau, E. S. Cohn, & B. A. B. Schell(Eds.), Willard & Spackman's occupational therapy(11th ed.). Baltimore, MD: Lippincott Williams & Wilkins.

목표와 관련없는 과제 수행과 관련된 운동.

2. 명확한 기능적 목표(Clear functional goal) : 일상생활활동 또는 취미(예, 설거지, 몸단장 활동, 옷 입기, 골프 등) 중에 설정되는 목표.
3. 클라이언트 중심의 환자 목표(Client-centered patient goal): 치료 목표 결정 과정에서 환자의 직접적인 참여를 통해 설정되는 치료 목표. 목표는 환자의 가치, 선호도 및 요구사항 및 경험과 지식을 반영한다.
4. 과중부하(Overload) : 과중부하는 치료활동에 소비된 총 시간, 반복 횟수, 운동의 난이도, 근육 활동 유형 및 저항 정도, 강도, 시간당 반복 횟수에 의해 결정된다.
5. 실제 물건 조작(Real-life object manipulation): 일상생활에서 사용하는 물건들(예, 칼, 머리빗)을 사용한다.
6. 구체적인 환경 설정(Context-specific environment): 작업적 특성에 대한 감각/지각 정보, 구체적인 작업 관련 상황을 인지하는 과정을 위해 원래 생활하던 환경과 동일하거나 모방한 환경(사물, 사람, 방 등)에

서 교육하는 과정을 포함한다.

7. 운동 단계(Exercise progression) : 운동 학습에 필요한 최적의 수행을 유지하기 위하여 환자의 수행 능력이 증가함에 따라 난이도를 높이는 운동.
8. 운동 다양성(Exercise variety) : 사람들은 각기 움직임 및 상황적 특징(업무의 다양성) 및 문제해결 전략을 경험하기 때문에 특정 과제의 운동기술 학습을 위한 다양한 운동이 필요하다.
9. 피드백(Feedback) : 운동 학습을 향상시키고 클라이언트의 동기 부여에 긍정적인 영향을 주는 환자의 운동 수행 능력에 대한 구체적인 정보를 제공하는 것.
10. 다양한 면을 이용한 움직임(Multiple movement planes) : 하나 이상의 관절 자유도를 사용하여 관절의 여러 축의 사용을 유발한다.

표 54.5 운동 결손을 위한 재활 접근법과 관련된 일반적인 평가 및 중재들

평가	중재 예시
• 작업수행에 대한 표준화된 객관적인 평가(Unit XI 참고) • 작업수행에 대한 자기-검사(Self-report)를 통한 측정 • 인체 공학적 평가(Ergonomic evaluations) • 클라이언트의 강점을 판단하기 위한 평가 : – 인지 평가(학습 잠재력 평가) – 비 손상측(non-affected) 사지의 관절가동범위 및 근력평가 – 균형 검사 • 지원요소 및 제한점을 결정하기 위한 환경 및 사회적 평가	• 에너지 보존(Energy conservation) • 작업 단순화(Work simplification) • 작업수행을 지원하기 위한 보조장치 권장 및 교육 • 내구성 있는 의료 장비(durable medical equipment) 권장 및 교육 • 보조 기술(assistive technology)을 통한 권장 및 교육 • 주택 개조(Home modifications) • 작업 수정(Work modifications) • 휠체어를 통한 이동 또는 앉아서 이동할 수 있는 장비 권장 • 기능을 지지할 수 있는 보조기 지원

표준화된 평가에 대한 자세한 내용은 **표 54.11**과 **부록 II**를 참고.

표 54.6 과제-지향적 접근법을 사용한 중재를 뒷받침 하는 연구들의 예

저자/년도	주제	결론
Almhdawi, 2011	두 개 이상의 접근법을 이용한 무작위 임상 시험을 통해 상지 기능에 대한 작업치료 접근법의 기능 및 손상 효과를 조사	캐나다 작업수행 측정(COPM), Motor Activity Log 및 scale of the Wolf Motor Function Test. 측정 결과 임상적으로 의미 있는 변화가 나타났다. 이 접근법이 상지의 기능적 능력을 향상시키는 효과적인 재활 접근법이라고 결론지었다.
Kwakkel, Wagenaar, Twisk, Lankhorst & Koetsier, 1999	무작위 시도를 통해 일상생활(ADL), 보행, 그리고 편측 상지 활동의 기능 회복에 서로 강도가 다른 팔과 다리의 재활 훈련의 효과를 조사	다리 재활의 강도가 높을수록 기능 회복 및 건강 관련 기능 상태가 개선되고 팔 재활의 강도 또한 높아져 상지 기능이 향상되었다.
Peurala 외., 2012	무작위 통제 실험의 결과를 검토함으로써 강제유도운동치료(CI치료)가 뇌졸중 환자의 활동 및 참여에 미치는 영향을 조사	CI 치료가 세계보건기구(WHO) 국제 분류에 따른 자기 관리에 효과적인 것으로 나타났지만, 최적의 CI 치료 프로토콜을 위한 추가 연구가 필요하다.
Rensink 외., 2009	체계적 문헌고찰을 통해 뇌졸중 환자들의 작업 위주의 훈련 효과를 검사	작업과 관련된 훈련에 대한 연구는 전통적인 치료법에 비해 향상된 결과를 보였다. 뇌졸중 환자를 대상으로 한 작업 위주의 훈련을 적극적으로 활용하면 기능적 결과 및 전반적 삶의 질을 향상시킬 수 있다.
Wolf 외., 2010	뇌졸중이 15–21개월 지난 환자들과 3–9개월 지난 그룹을 무작위로 선정하여 CI치료 후의 기능 개선을 비교	CI치료는 뇌졸중이 3–9개월 지난 환자들과 15–21개월 된 환자들에게 모두 제공될 수 있다. 두 그룹 모두 치료 후 약 24개월 동안 거의 동일한 수준의 상지 기능 향상을 보였다.

11. 환자 맞춤형 훈련 부하(Patient-customized training load): 클라이언트의 능력과 치료 목표(예, 지구력, 조절능력 또는 근력 훈련)에 맞도록 훈련의 양을 결정한다.
12. 전체 기술 연습(Total skill practice): 기술은 선행 기술 훈련의 유무에 관계없이(예, 연쇄기법- chaining) 전체적인 기술을 연습한다.
13. 무작위 연습(Random practice): 각 연습 세션에서 과제는 무작위로 선정된다.
14. 분산된 연습(Distributed Practice): 연습 일정은 비교적 긴 휴식 시간을 가진다.
15. 양팔 연습(Bimanual practice): 양 팔과 손이 모두 관련된 작업.

작업치료 작업 중심 접근법

1990년 초 Mathiowetz and Bass Haugen(1994)은 작업치료에 사용되었던 전통적인 신경 생리학적 접근법에서 벗어나기로 했다. 그들은 지속적으로 발전하는 과제 지향적 작업치료 접근법을 제안했다(Mathiowetz, 2011; Mathiowetz & Bass Haugen, 2008). 이 접근법은 현대 운동 학습의 원칙뿐만 아니라 운동조절, 회복 및 성장에 대한 최신의 이론들을 기반으로 한다. 과제 지향적 작업치료 접근법에 대한 자세한 내용은 37장의 **Box 54.2** 및 **Box 54.3**.을 참고하라.

운동 재학습 프로그램

Motor Relearning Program(Carr & Shepherd, 1987, 2003)은 뇌졸중 환자의 재활에 적용된다. 운동기술 습득에 필수적이며 운동조절의 재학습을 위해 필수적이라고 생각되는 이 프로그램의 기본이 되는 네 가지 요인은, (1)불필요한 근육의 움직임 제거, (2)피드백, (3)연습, (4)자세 조절과 움직임의 상호협력이다. 이 프로그램에서 치료는 운동을 통합하는 활동이나 촉진 또는 억제 기술보다는 조절의 재학습으로 진행된다. 치료는 운동능력 향상을 목표로 한다. 구체적인 작업의 수행과 조절 가능한 근육들의 움직임 훈련 및 작업에 필요한 동작의 구성요소에 대한 학습에 중점을 둔다.
이 접근법을 기반으로 하는 운동조절에 대한 주요 근거들은 **Box 54.4** 를 참고하라.

기술 습득을 위한 4단계 순서는 다음과 같다(Carr & Shepherd, 1987).

1. 관찰을 통한 작업분석
2. 목표 설정, 교육, 실제 수행 및 피드백 등의 가이드를 통하여 작업에 필요한 구성요소들을 연습
3. 계속된 평가들을 통한 수행능력 확인 및 과제 유연성 증가
4. 훈련 목표 이전

운동 학습 Motor Learning

운동 학습은 앞서 설명한 많은 중재들을 위한 접근법의 핵심 구성요소이다. 운동 학습은 "숙련된 운동능력에 대하여 상대적으로 영구적인 변화를 유도하기 위한 치료 및 경험과 관련된 일련의 과정"으로 정의된다(Schmidt & Lee, 2011, 327p). Schmidt and Lee(2011)는 운동 학습을 3 단계로 기술했다.

1. 인지(Cognitive): 학습자는 무엇을 해야 하는지를 파악할 수 있어야 한다. 적절한 전략을 결정하여 과제를 완료해야 한다. 효과적인 전략은 유지되고 비효과적인 전략은 버리도록 한다. 학습자의 수행 능력이 일관적이지 않지 때문에 여러 가지 전략을 시도해야 한다. 학습자에게 높은 인지가 요구된다. 치료사는 가이드를 제공하고, 모델과 피드백 등을 사용하여 클라이언트가 과제를 학습하는 것을 돕는다.

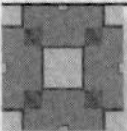

BOX 54.2 운동 행동의 시스템 모델에 기초한 작업치료 과제-지향적 접근법의 가정

- 기능적인 작업은 행동을 조직하는 데 도움이 된다.
- 개인의 중추신경계 시스템 및 환경적 시스템은 수평적 관계(heterarchically organized)를 가진다.
- 작업수행은 사람과 환경의 상호작용에서 나온다.
- 다양한 전략을 이용한 치료는 운동 결손에 대하여 최적의 해결책을 제시할 수 있다.
- 환자의 요소(patient factor)과 환경적 맥락은 각기 다르기 때문에 회복이 가변적이다.
- 행동 변화는 과제 수행을 보완하고 달성하려는 시도를 반영한다.

Adapted from Mathiowetz, V., & Bass Haugen, J.(2008). Assessing abilities and capacities: Motor behavior. In M. V. Radomski & C. A. Trombly-Latham(Eds.), Occupational therapy for physical dysfunction(6th ed.). Baltimore, MD: Lippincott Williams & Wilkins.

BOX 54.3 과제-지향적 접근법에 기반한 작업치료 평가절차 및 중재

과제-지향적 접근법에 기반한 작업치료평가 틀

이 접근법을 기반으로 하는 평가에는 5가지 주요 영역이 있다.

1. 역할 수행(사회적 참여)
   - 역할: 근로자, 학생, 자원 봉사자, 세대주(home maintainer), 애호가/아마추어(hobbyist/amateur), 조직원, 친구, 가족 구성원, 간병인, 신도(religious participant) 등.
   - 과거의 역할과 그것이 유지 또는 변경 될 필요가 있는지 판단하라.
   - 미래의 역할이 어떻게 균형을 이룰 것인지 결정하라.
2. 작업수행 업무(작업 분야)
   - 일상생활활동(ADL): 목욕, 수유, 대소변 관리, 옷 입기, 기능적 이동 및 위생관리 등
   - 도구적 일상생활활동(IADL): 주택 관리, 식사 준비 및 정리, 타인 돌보기 및 애완동물돌보기, 지역 사회에서의 이동, 쇼핑, 재정 관리 및 안전 절차 등
   - 직업 또는 교육(Work and/or education): 구인, 직업 수행, 자원봉사 지원 및 참여, 은퇴 활동 및 공식/비공식 교육 참여
   - 놀이/여가(Play/leisure): 탐험(exploration)과 참여
   - 휴식과 수면(Rest and sleep): 준비와 참여
3. 작업 선택 및 분석(Task selection and analysis)
   - 어떤 클라이언트 요소(client factors), 수행기술 및 패턴(performance skills and patterns), 상황 및 활동 요구(contexts and activity demands)가 작업수행을 제한하거나 향상시키는가?
4. 사람(클라이언트 요소, 수행기술 및 패턴)
   - 인지(Cognitive): 지남력, 주의 집중 기간, 기억력, 문제해결, 순서, 계산, 학습 및 일반화
   - 심리사회적(Psychosocial): 관심 분야, 대처 기술, 자기-개념, 대인관계 기술, 자기 표현, 시간 관리, 감정적 조절 및 자기 통제
   - 감각운동(Sensorimotor): 힘, 지구력, 관절가동범위, 감각 기능 및 통증, 지각 기능 및 자세 조절
5. 환경(상황과 활동 요구)
   - 물리적(Physical): 물체, 도구, 장치, 가구, 식물, 동물 및 건축 및 자연 환경
   - 사회 경제적(Socioeconomic): 가족, 친구, 간병인, 사회 단체 및 지역 사회 및 재원
   - 문화(Cultural): 관습, 신념, 활동 패턴, 행동 기준 및 사회적 기대

중재 원칙들

- 중재는 클라이언트를 중심으로 한 작업을 기반으로 한다.
- 치료 중에도 클라이언트의 행동을 주시하도록 한다.
- 평소에 사용하던 물건들과 환경 안에서 치료하도록 한다.
- 환자가 제한적인 역할 및 작업수행에 적응하도록 돕는다.
- 클라이언트가 일상생활에서 겪는 일반적인 어려움을 도울 수 있는 환경을 조성한다.
- 기능적인 작업을 수행하거나 시뮬레이션을 통하여 효과적이며 효율적인 수행 전략을 찾는다.
- 치료 시간 이외에도 연습 기회를 제공한다.
- 운동 학습을 촉진할 수 있도록 과제를 구조적으로 제공한다.
- 비효율적인 움직임 패턴을 최소화한다.
- 클라이언트 요소(장애)에 따라 영향을 미치는 조절 한도를 재조정한다.
- 환경과 작업을 수정하고, 보조기술을 사용하여 활동에 도움을 준다.
- 움직임 조절이 어려운 클라이언트에게는 자유도를 제한한다.
- 손상 사지를 사용하는 것이 익숙하지 않은 클라이언트에게는 강제유도운동(CI 치료)을 사용한다.

Adapted from Mathiowetz, V., & Bass Haugen, J. (2008). Assessing abilities and capacities: Motor behavior. In M. V. Radomski & C. A. Trombly-Latham (Eds.), Occupational therapy for physical dysfunction (6th ed.). Baltimore, MD: Lippincott Williams & Wilkins and Bass. Haugen, J., Mathiowetz, V., & Flinn, N. (2008). Assessing abilities and capacities: Motor behavior. In M. V. Radomski & C. A. T. Latham. (Eds.), Occupational therapy for physical dysfunction (6th ed.). Baltimore, MD: Lippincott Williams & Wilkins.

2. 고정(Fixation): 이 단계에서 학습자는 이미 효과적인 전략을 결정했다. 이제 학습자는 작업수행 방법 조정을 수행한다. 이 단계에서는 성과가 보다 일관성 있게 나타난다.
3. 자동화(Autonomous): 이 단계에서는 기술이 자동으로 수행된다. 주요 작업을 다른 활동이나 산만한 환경에 방해를 받지 않고 수행할 수 있다. 예를 들어, 멀티태스킹 능력은 걷는 동안 작업을 수행하거나 식료품 목록을 암기하는 동안 대화에 참여할 수 있는 능력이다. 작업은 덜 주의 깊게 수행된다.

운동학습 원리에 대한 요약은 **표 54.7**을, 임상에서의 운동학습 이론을 뒷받침하는 근거들의 예는 **표 54.8**을 참고하라.

클라이언트가 기술을 배우거나 또는 다시 배우며, 첫 번째로 기술을 습득해야 한다(취득 단계). 이것은 기술이나 작업을 처음 수행할 때나 직접 실행 중에 발생한다. 대개 초기 작업치료 세션에서 발생하게 된다. 획득 후에 클라이언트는 스킬을 유지해야 한다(보유 단계). 이는 수행능력의 지속성을 나타낸다. 이 단계는 초기 연습 기간 후에 발생하며 치료사는 클라이언트에게 새로 획득한 기술을 수행하는 방법을 보여줄 것을 요청한다. 그러면 클라이언트는 자신의 수행능력을 보여줄 수 있어야 한다(전이 단계). 학습 전이는 다른 과제를 연습한 결과로 한 과제에서 수행 능력을 얻는 것을 의미한다. 개인은 새로운 상황에서 기술을 사용할 수 있다. 클라이언트는 치료 환경에서 배운 전략을 일반화하여 실제 상황에서 사용할 수 있다(Sabari, 2011; Schmidt & Lee,

BOX 54.4 운동 재학습 접근법의 근거가 되는 가정들

- 운동조절을 회복하기 위해서는 학습이 필요하다. 이 학습은 정상적인 학습과 동일한 원칙과 요소를 따른다. 따라서 치료를 위해서는 연습과 피드백, 목표 이해가 필수적이다
- 운동조절은 실제 진행 중일 때와 운동 전 움직임을 예상할 때 모두에서 작동된다.
- 감각 입력은 운동의 출력과 관련이 있으며 동작을 조절하는 데 도움이 된다.
- 특정 작업을 조정하는 것은 다양한 상황에서 특정 운동 수행의 실행에 의해 효과적으로 회복될 수 있다.
- 과제를 의식하는 것은 원활한 운동조절 활동을 이끌어내는 능력에 도움이 된다.
- 실제 수행을 향상시키는 방법은 연습하여 기술이 자동적으로 나올 수 있도록 익히는 것이다.
- 인지기능이 강조된다. 클라이언트가 배울 수 있는 환경과 학습 과정을 장려해야 한다.
- 클라이언트가 다양한 상황에서 사고 없이 효과적이고 효율적으로 과제를 수행할 수 있는 경우 학습이 이루어졌다고 볼 수 있다.
- 운동조절에 대한 현재 이론은 하향식 또는 상향식 방식이 아닌 조절을 분배(distributed control)하는 방식을 강조한다. 따라서 운동 재학습 프로그램에서 회복은 많은 시스템을 통한 재학습 조절을 목표로 한다.
- 클라이언트는 치료 과정에서 능동적으로 참여해야 한다. 재활의 주요 목표는 기능적 활동을 수행하기 위한 효과적인 전략을 다시 배우는 것이다.
- 치료사의 역할은 클라이언트가 비효율적인 전략을 사용하는 것을 방지하는 것이다.
- 이 프로그램은 기능적인 일상생활활동의 7가지 범주를 다루고 있다: 상지 기능, 안면 기능(orofacial function), 누운 자세에서 앉은 자세로 변경하기(sitting up over the side of the bed), 균형있게 앉기(balanced sitting), 서기 및 앉기(standing up and sitting down), 균형있게 서기(balanced standing), 걷기(walking).

Adapted from Carr & Shepherd (1987, 2003). Reprinted from Giuffrida, C. G., & Rice, M. S. (2008). Motor skills and occupational performance: Assessments and interventions. In E. B. Crepeau, E. S. Cohn, & B. A. B. Schell (Eds.), Willard & Spackman's occupational therapy (11th ed.). Baltimore, MD: Lippincott Williams & Wilkins.

2011)(**그림 54.3** 참고).

Sabari(2011)는 학습의 일반화를 촉진하는 기술 습득과 치료 중재에 관한 문헌을 요약했다. 이러한 개념은 피드백 유형, 기본 전략 개발 및 치료 조건(**그림 54.4** 참고)의 세 가지 주요 구성요소로 분류할 수 있다.

운동발달의 전체적인 설명

An Overview of Motor Development

운동발달은 인간이 운동에 대한 기술과 패턴을 얻는 과정이다. Malina(2004)는 운동발달을 다음 요인의 상호작용 안에서 일어나는 지속적인 변형 과정이라고 정의했다.

1. 신경근 성숙(Neuromuscular maturation)
2. 아동의 신체적 성장 및 행동적 특성
3. 신체적 성장, 생물학적 성숙, 행동 발달의 과정
4. 이전에 경험했던 움직임의 효과
5. 새롭게 경험하는 움직임(p.50)

많은 사람들이 운동발달이 아동에게 당연한 과정이라고 생각하지만 실제로는 평생동안 일어나는 과정이다. 유아기와 아동기에 발생하는 전형적인 발달 변화는 그 기술이 충족되고 새로운 기술이 습득 될 때 긍적적으로 여겨진다. 또한 청소년기과 성인기에 최대치의 수행력을 보인다. 노화 과정이 계속됨에 따라 속도, 정확성 및 이동성 기능이 저하된다. 운동발달 기술에 대한 "퇴행의 진행(a progression to regression)"은 정확하지 않을 수도 있다. 고령자는 복잡하고 새로운 운동능력을 습득할 수 있는 가능성이 있다. 뜨개질 및 사교댄스와 같은 새로운 여가활동의 달인이 된 노인들을 생각해 보라(**그림 54.5** 참고).

> 신경 발달이 예측 가능한 경로를 따른다 하더라도, 내재적 또는 외적 요소가 각각의 발달 경로에 영향을 끼쳐 개인적인 변화를 만들 수 있다는 것을 알아야 한다. 내재적인 영향에는 유전적인 요소(예, 신체적 특성, 기질)와 아동의 전반적인 건강 상태가 포함된다. 아동기와 유아기의 외적 영향은 주로 가족에서 기인한다. 부모와 형제자매, 보모가 사용하는 육성 방법, 문화 환경 및 시간과 재정적의 자원을 포함한 가족의 사회 경제적 지위는 모두 아동발달에 중요한 역할을 한다. 발달이론은 작업치료사들이 아동에게 어떤 영향력이 더 많이 작용하는지 연구하기 위해 개발되었다(Gerber, Wilks, & Erdie-Lalena, 2010, 267 쪽).

일반적으로 알려진 전형적인 운동발달 순서가 있지만(**표 54.9** 참고), 개인은 여러 방법의 발달로 발달 순서가 정해질 수 있고, 중요한 단계를 건너뛰고, 후에 달성될 수 있다는 것을 알고 있어야 할 것이다(**그림 54.6** 참고).

표 54.7 운동학습 이론 및 고려사항 요약

이론/고려사항	예
학습할 과제의 분류: 학습은 과제의 유형에 달려 있다.	
• 분리된 과제(Discrete tasks) : 인식 가능한 시작과 끝이 있는 과제.	공차기, 버튼 누르기
• 지속적인 과제(Continuous tasks) : 인식할 수 있는 시작과 끝이 없는 과제. 과제는 임의로 중지될 때까지 수행된다.	조깅, 드라이빙, 수영
• 연속 과제(Serial tasks) : "전체"를 만들기 위해 함께 연결된 일련의 동작으로 구성된다.	악기연주, 옷 입기, 불 피우기
• 닫힌 과제(Closed tasks) : 예측 가능하고 안정적인 환경에서 수행된다. 운동은 미리 계획할 수 있다.	구강케어, 서명하기, 볼링
• 열린 과제(Open tasks) : 예측할 수 없는 끊임없이 변화하는 환경에서 수행된다.	교통을 준수하며 운전하기, 곤충잡기, 축구
• 가변적인 움직임이 없는 과제(Variable motionless tasks) : 안정적이고 예측 가능한 환경과 상호작용할 수 있는 환경. 환경은 클라이언트의 특성마다 다를 수 있다.	집과 같은 일상적 환경에서의 ADL 수행
• 일관된 운동 과제(Consistent motion tasks) : 개인은 활동 수행 중에 변화하는 환경 조건에 맞출 수 있어야 한다. 시도들은 일관되고 예측 가능하다.	에스컬레이터 오르기, 조립 작업, 공항에서 짐 찾기
연습 조건(Practice conditions) : 연습의 원칙은 실제로 연습한 시간의 양에 따라 선형적으로 변화하는 수행을 말한다.	
• 한꺼번에 연습(Massed practice) : 휴식시간은 연습 시간보다 훨씬 적다.	강제유도운동
• 분산된 연습(Distributed practice): 연습시간은 휴식시간과 같거나 적다.	욕조로의 이동을 위한 치료 세션에 휴식 시간을 넣는다.
• 차단된 연습(Blocked practice) : 같은 작업을 반복적으로 연습하며 다른 작업을 연습하는 것으로 부터 방해받지 않는다.	연속적으로 앉아서 일어서는 연습. 과제 A, B, C를 순서대로 연습: AAAAABBBBBBBCCCCC
• 무작위 또는 가변 연습(Random or variable practice): 실행 중인 과제가 무작위로 정렬된다. 과제 중 하나를 완료하기 전에 여러 과제가 동시에 주어지거나 과제의 형태가 변형된다.	여러 장소(소파, 화장실, 벤치, 의자, 스툴, 자동차)로 옮겨 이동하는 연습. 과제 A, B, C를 무작위로 연습: ACBACABCCBACABCACABBACCACB
• 전체 연습(Whole practice): 이 과제는 전체적으로 연습되고 부분적으로 연습되지 않는다.	옷 입기 연습
• 파트 연습(Part practice): 별도의 연습을 위해 과제를 파트로 나눈다.	셔츠를 열고 닫기
피드백(Feedback): 연습의 핵심 기능은 학습자가 기술을 배우려는 시도에 대해 받는 정보라고 할 수 있다.	
• 고유(본질) 피드백(Inherent(intrinsic) feedback) : 과제를 수행하는 동안 정상적으로 받은 피드백.	컵에 물을 따르다가 흘렸을 때 그 실수를 아는 것
• 추가된 피드백(Augmented feedback) : 고유 피드백에 보완되는 작업수행에 대한 정보.	치료사가 그 과제와 피드백을 제공하는 것. "너는 네 휠체어의 브레이크를 잠글 필요가 있다"
• 동시 피드백(Concurrent feedback): 작업수행 중에 주어진다.	뻗는 수행 중에, 치료사는 "네 어깨를 올리지 말아라."
• 터미널 피드백(Terminal feedback): 작업수행 후에 제공된다.	뻗는 수행 후에, 치료사는 "손을 너무 넓게 벌리지 말았어야 했다"
• 즉각적인 피드백(Immediate feedback): 수행 직후에 주어진다.	욕조로의 이동 시도 바로 후에, 치료사는 "방금 것은 아주 좋았다"
• 지연된 피드백(Delayed feedback): 피드백이 어느 정도 지연된다.	치료사는 "오늘 아침에 수행은 아주 좋았지만 브레이크를 체크하지 않았었다"
• 결과에 대한 지식(Knowledge of result(KR)): 과제 수행 후 결과에 대한 피드백	치료사는 "셔츠를 거꾸로 입었다" 또는 "컵을 빠뜨렸다"
• 성과에 대한 지식(Knowledge of performance(KP)) : 과제 후 성과 특성에 관한 피드백	치료사는 "다음 옷 입을 때는 오른쪽 팔에 먼저 옷을 끼어 넣어라" 또는 "너의 팔꿈치가 구부러져 있었다"

ADL, activities of daily living; OT, occupational therapist "Next time, dress your right arm first" or "Your elbow was bent.".
Data from Schmidt, R. A., & Lee, T. D.(2011). Motor control and learning: A behavioral emphasis(5th ed.). Champaign, IL: Human Kinetics; Sabari, J.(2011). Activity-based interventions in stroke rehabilitation. In G. Gillen(Ed.), Stroke rehabilitation: A function-based approach(3rd ed., pp. 80–99). St. Louis, MO: Mosby; and Zwicker, J. G., & Harris, S. R.(2009). A reflection on motor learning theory in pediatric occupational therapy practice. Canadian Journal of Occupational Therapy, 76, 29–37.

표 54.8 운동 학습기반 중재를 지원하는 샘플 증거

저자/년	주제	결론
Bar–Haim 외., 2010	뇌성마비 아동의 대근육 운동기능의 유지와 변화에 대한 운동 학습치료의 효과를 평가하는 것	뇌성마비 소아에게서 운동학습 치료는 신경발달 치료보다 심각한 운동기능을 가진 아동들의 기능의 유지와 비구조화된 환경으로부터의 수행을 도왔다.
Giuffrida, Demery, Reyes, Lebowitz, & Hanlon, 2009	처음에 무작위로 정한 수행(방해 요소가 많음)또는 비구조화된 수행 연습(방해 요소가 낮음)을 사용하여 외상성 뇌손상(TBI)을 가진 참가자 그룹 간에 기술 습득 비교	두 그룹 모두 기술 능력이 크게 향상되거나 유지되었다. 그러나 무작위 연습 그룹만이 학습을 활용할 수 있었다. 이 발견은 TBI를 가진 사람들이 무작위로 구조화된 연습을 통해 일상적인 기술을 향상시킬 수 있다는 증거를 제공한다.
Nilsen, Gillen, Gordon,(2010)	뇌졸중 환자들의 정신과적 치료가 상지 회복을 개선시키는 데 효과적인 중재인지 결정	이 체계적 문헌고찰의 대부분의 연구에서 정신적 손상의 감소가 상지의 기능 회복을 향상시키는 것으로 나타났다. 따라서 뇌졸중 환자들의 재활기간 동안 사용되는 적절한 중재 전략인 것으로 보인다.
Ste–Marie, Clark, Findlay, & Latimer, 2004	환경 통제 수준이 높은 것이 쓰기기술 습득에 유용하다는 것을 조사	결과에 따르면 무작위 통제 연습은 필기기술을 유지 또는 향상시킨다.
Subramanian, Massie, Malcolm, & Levin, 2010	외부 피드백의 제공이 뇌졸중 환자들의 상지운동 학습 향상을 유도 하는 지를 연구	체계적 문헌고찰에서 "뇌졸중 환자의 상지운동 향상을 위해 명시적인 피드백을 제공하는 것이 효과가 있다는 근거들을 발견했다." 결과에 따르면 뇌졸중 환자가 명시적 피드백을 사용하고 운동능력을 보존할 수 있었다고 제안했다. "상지의 운동조절 학습에 중요한 점은 명시적 피드백이 환측과 정상측 모두 적용된다는 것이다"(121p).
Timmermans et al., 2010	기능적 기술 또는 활동 수준에 따라 각 과제 지향적인 상지 훈련 구성요소의 영향을 조사	연구에 사용된 과제 지향적 훈련의 구성요소의 수와 치료효과 크기 사이에는 상관 관계가 없었다. "개별적인 수행"과 "피드백"은 기능 향상의 효과를 보였다. "무작위 연습"과 "명확한 기능적 목표의 사용"은 가장 큰 효과를 보였다.

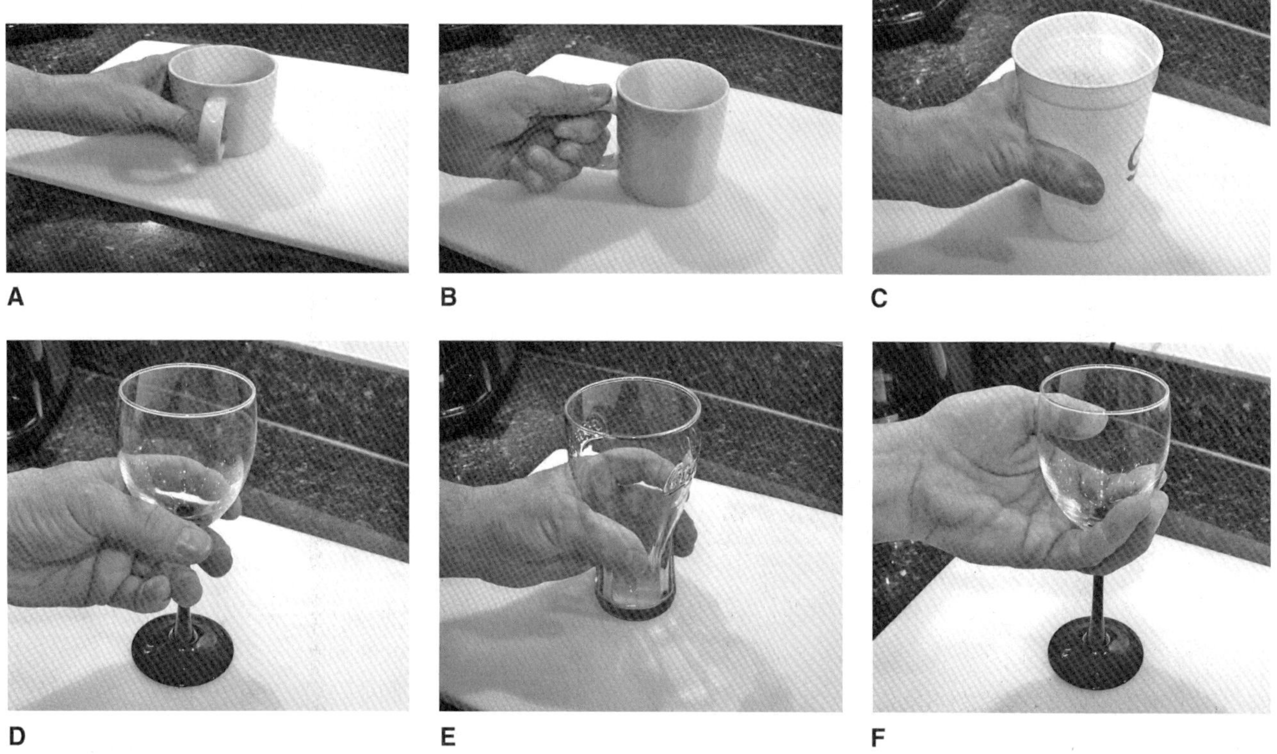

그림 54.3 A–F. 다양한 연습은 일반화와 학습을 촉진한다.

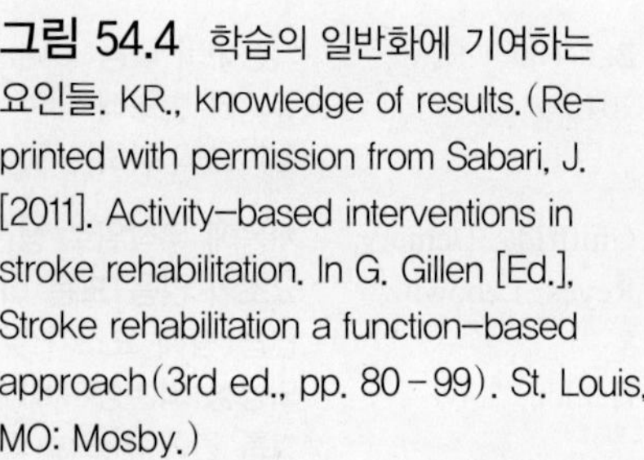

그림 54.4 학습의 일반화에 기여하는 요인들. KR., knowledge of results.(Reprinted with permission from Sabari, J. [2011]. Activity-based interventions in stroke rehabilitation. In G. Gillen [Ed.], Stroke rehabilitation a function-based approach(3rd ed., pp. 80-99). St. Louis, MO: Mosby.)

예를 들어, Gerber 등(2010)는 기기(crawling)가 걷기의 전제 조건이 아니라는 점에 주목하였다. 아동이 걷기 위해 해야 할 가장 첫 번째 기술은 스스로 일어서기(pulling to stand)이다.

치료사와 학부모가 운동발달의 지연을 나타내는 경고 신호를 인지하는 것이 중요하다. Gerber 등(2010)은 세 가지 주요 "경고 신호"를 제시하였다 :

1. 4개월 째 앉기 도중 머리를 통제하기 어려운 경우
2. 9개월까지 앉을 수 없는 경우
3. 18개월까지 걷지 못하는 경우

"빠른 행동(Early Act)"은 초기의 일환으로, 질병 관리 시설은 운동발달의 지연을 나타낼 수 있는 행동들의 지침을 제공했다(**표 54.10** 참고).

작업치료사가 운동발달을 검사하는 데 사용할 수 있는 다양한 표준 도구들은 다음 장에서 설명된다.

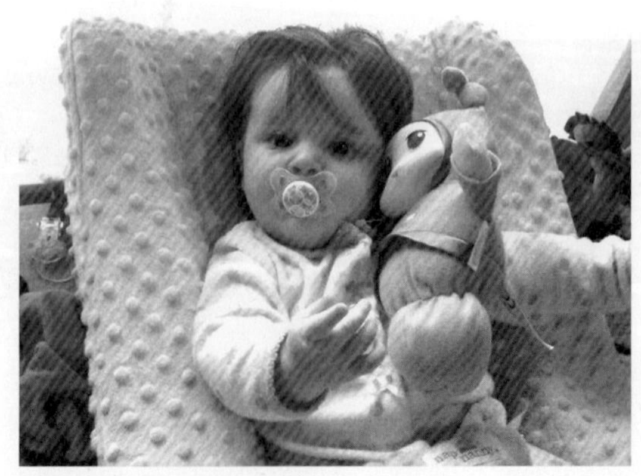

그림 54.5 운동조절의 발달

운동기능 평가 및 사정

Evaluation and Assessment of Motor Function

클라이언트의 운동기능 수준을 문서화하는 데는 많은 도구와 절차가 필요하다. 여기에는 발달 평가, 신경학적 검사, 자기보고 측정, 자세조절 평가, 사지 기능 평가 및 비구조화된 환경에서의 수행을 평가하는 검사들이 포함된다. 다음 단락에서는 각각의 예를 제공한다. 전체적인 평가와 각각에 대한 설명은 **표 54.11**과 부록 II에 나와 있다.

발달 평가

이 도구는 아동의 기능적인 기술 능력과 발달을 평가하는 데 사용된다. 평가는 선별 도구(screening instruments), 표준화된 척도(criterion-referenced measures), 평가 척도(rating scales) 및 비표준화(norm-referenced measures)된 척도로 구성되며, 그 중 일부는 치료사 또는 보호자가 수행하며 평가 대상 아동과의 직접적인 상호작용을 통해 검사할 수 있다.

PEDI(Pediatric Evaluation of Disability Inventory)는 자기 관리, 이동성 및 사회적 기능의 세 가지 범주를 검사한다. 이 검사는 기능적 손상을 유발하는 다양한 장애가 있는 6개월에서 7세 사이의 아동을 대상으로 한다. PEDI는 정상 아동들을 기준으로 표준화되어 있다. 따라서 표준점수 및 선행 점수를 모두 계산할 수 있다. PEDI는 세 가지 측정 척도로 아동을 평가할 수 있는 자료를 제공한다.

첫 번째, 기능적 기술(Functional Skills)은 아동의 각각의 기능적 기술 능력을 확인한다. 둘째로 보호자 평가 척도(Caregiver Assessment scale)는 아동이 기능적 기술을 수행하는 동안 자녀에게 제공되는 도움의 정도를 측정한다. 마지막으로 수정기술 척도(Modification Skills scale)는 아동이 자신의 기능을 완성하고 지원하는 데 필요한 기술의 변형

표 54.9 운동발달 단계의 예

나이(Age)	대근육(Gross Motor)	소근육(Fine Motor)
1 개월	엎드린 자세로 턱을 올린다. 누운 자세에서 머리를 돌린다.	주먹을 쥐고 얼굴 가까이에 가져갈 수 있다.
2 개월	엎드려 누운 자세에서 팔을 받쳐 머리를 들 수 있다. 팔과 다리를 좀 더 부드럽게 움직인다.	손바닥의 50% 정도를 펴고 생활한다. 딸랑이를 손에 놓으면 놓지 않는다. 손을 잡을 수 있다.
4 개월	지지없이 머리를 고정시킬 수 있다. 다리를 지면에 내릴 수 있다. 엎드린 자세에서 누운 자세로 만들 수 있다. 손을 입으로 가져갈 수 있다. 팔꿈치로 받쳐 배를 깔고 누울 수 있다.	우세 손이 정해진다. 옷에 손을 댈 수 있다. 지속적으로 손을 뻗는 행동을 보인다. 장난감을 잡고 흔들 수 있다.
6 개월	앞에서 뒤로, 뒤에서 앞으로 구를 수 있다. 지지없이 앉기 시작한다. 서 있을 때 다리에 무게를 지탱해 설 수 있다. 등과 배를 고정하여 기어서 앞으로 나아가거나 뒤로 갈 수 있다.	손에서 손으로 옮길 수 있다. 손을 갈퀴모양으로 만들어 조그만 알갱이를 만질 수 있다. 하나의 물건을 잡은 채로 다른 물건을 쥘 수 있다. 한 손을 들어 뻗을 수 있다.
9 개월	서 있는 것을 유지할 수 있다. 앉는 자세를 취할 수 있다. 지지없이 앉을 수 있다. 스스로 일어날 수 있다. 기어다닐 수 있다.	물건을 노쪽에서 자쪽으로 옮겨 잡을 수 있다. 두 개의 물건을 하나로 묶어 잡을 수 있다.
1살	도움 없이 앉은 자세로 만들 수 있다. 일어서서 가구를 잡고 걸어다닐 수 있다.("cruising") 아무것도 잡지 않고 몇 걸음 정도 걸을 수 있다. 혼자 서 있을 수 있다.	낙서할 수 있다. 작은 알갱이를 집을 수 있다. 크레용을 잡을 수 있다. 두 개의 큐브를 쌓을 수 있다.
18 개월	혼자 걸을 수 있다. 계단을 오르거나 뛸 수 있다. 걷는 동안 장난감을 당길 수 있다. 스스로 옷을 벗을 수 있다.	컵으로 음료를 먹을 수 있다. 숟가락으로 먹을 수 있다. 네 개의 큐브를 쌓을 수 있다. 수직선을 서툴게 그릴 수 있다.
2살	발끝으로 설 수 있다. 공을 찰 수 있다. 뛰기 시작한다. 가구의 도움 없이 기어오르거나 내려갈 수 있다. 서서 계단을 오르내릴 수 있다. 공을 멀리 던질 수 있다. 직선과 원을 그리거나 모방할 수 있다.	큐브를 일직선으로 세워 기차모양을 만들 수 있다. 동그라미를 보고 따라 그릴 수 있다. 수직선을 보고 따라 그릴 수 있다.
3살	가파른 경사를 오를 수 있다. 쉽게 뛸 수 있다. 세발 자전거를 탈 수 있다. 각 계단을 밟아 계단을 오르내릴 수 있다.	원을 따라 그릴 수 있다. 가위로 서툴게 자를 수 있다. 작은 구슬을 줄에 끼울 수 있다. 큐브로 다리를 만드는 것을 모방할 수 있다.
4살	한 발로 뛰는 것과 한 발로 서서 유지 하는 것을 2초 동안 할 수 있다. 던져진 대부분의 공을 잡을 수 있다. 액체를 따라 부을 수 있다.	주어진 음식을 덩어리로 만들거나 자를 수 있다. 사각형을 따라 그릴 수 있다. 매듭을 묶을 수 있다. 원을 다섯 조각으로 자를 수 있다. 집게를 사용하여 옮길 수 있다. 이름의 일부를 쓸 수 있다.
5살	한발로 10초 이상 서 있을 수 있다. 한 발로 건너 뛸 수 있다. 재주넘기를 할 수 있다. 화장실을 혼자서 사용할 수 있다. 그네타기와 등산하기를 할 수 있다.	포크와 숟가락, 때로는 테이블 칼을 사용할 수 있다. 삼각형을 따라 그릴 수 있다. 종이 집게로 종이를 집을 수 있다. 핀셋을 이용하여 작은 물건을 옮길 수 있다. 가위로 자를 수 있다. 이름을 쓸 수 있다. 큐브로 계단 모형을 만들 수 있다.

Data from Centers for Disease Control and Prevention, National Center on Birth Defects and Developmental Disabilities "Learn the Signs. Act Early." campaign; Gerber, R. J., Wilks, T., & Erdie-Lalena, C.(2010). Developmental milestones: Motor development. Pediatrics in Review, 31, 267–277.

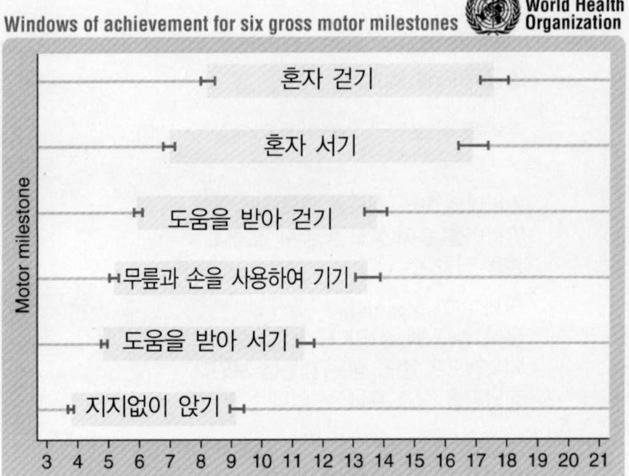

그림 54.6 대근육 발달의 6단계

정도를 평가한다.

이 평가들은 각 아동들(Haley, Coster, Ludlow, Haltiwanger, & Andrellos, 1992)의 관심 영역에 따라 서로 같이 또는 독립적으로 사용할 수 있다.

Peabody Gross Motor Scale(제 2 판)은 소근육 운동능력과 대근육 운동능력을 0–5세 아동을 정상적인 발달과 비교한다. 반사, 성장이 멈춘 기술, 이동성, 조작, 잡기 및 시각 운동 통합을 평가하는 170가지 활동이 있다. 이 하위 테스트의 결과는 대근육 운동지수와 소근육 운동지수 및 총 운동량의 세 가지 종합 점수를 내는 데 사용된다. 점수는 백분위, 표준점수 및 연령대 별로 표시된다. 2,000 명 이상의 아동들로 구성된 대표 표본을 기준으로 한 표준은 연령에 따라 계층화 되어 있다(Folio & Fewell, 2000).

Erhardt Developmental Prehension Assessment는 뇌성마비, 복합성 장애 및 발달지연이 인지 손상이 있는 아동들의 상지 및 손 발달의 구성요소를 측정하도록 설계되었다. 이는 중재를 계획하고, 진행 중인 프로그램을 수정하며, 재평가 대한 책임을 제공하는 데 사용될 수 있다. 총 341개의 항목은 크게 세 부분으로 나누어져 있다. (1)위치–반사(positional–reflexive): 불수의적인 상지 패턴 (2)인지적 목표 설정(cognitively directed): 접근, 잡기, 조작 및 놓기에 대한 자발적인 움직임 (3)필기기술(prewriting skills): 연필 잡기와 그림그리기(Erhardt, 1994).

표 54.10 운동발달의 지연

나이	운동발달 지연의 예
2개월	입에 손을 가져갈 수 없다. 엎드린 자세에서 머리를 들어 올릴 수 없다.
4개월	머리를 고정시킬 수 없다. 입가에 물건을 가져갈 수 없다. 지면에 발을 올려놓았을 때 다리를 아래로 내리지 않는다. 한쪽 또는 양쪽 눈을 모든 방향으로 움직이는 데 문제가 있다.
6개월	잡을 수 있는 범위에 있는 물체를 가져오려고 하지 않는다. 입에 물건을 대는 데 어려움이 있다. 어느 방향으로도 굴러가지 못한다. 근육이 매우 딱딱해 보인다.(증가된 근긴장도) 낮은 긴장도로 인하여 늘어져있는 것처럼 보인다.
9개월	다리로 지지하려 하지 못한다. 도움을 주어도 앉지 못한다. 장난감을 한 손에서 다른 손으로 옮길 수 없다.
1살	기어 다닐 수 없다. 지지해주어도 설 수 없다. 손이나 머리를 흔들 수 없다. 사물을 가리키지 못한다. 배웠던 기술을 잃어버린다.
18개월	다른 사람이 보여준 물체에 집중할 수 없다. 걸을 수 없다. 친숙한 것을 알아보지 못한다. 다른 사람을 모방하지 못한다. 배웠던 기술을 잃어버린다.
2살	붓, 전화, 포크 또는 숟가락과 같은 물건들을 어떻게 사용하는지 모른다. 행동과 단어를 모방할 수 없다. 꾸준하게 걸을 수 없다. 배웠던 기술을 잃어버린다.
3살	많이 넘어진다. 계단을 오르내리는 데 어려움을 보인다. 침을 흘리거나 어눌한 언어능력을 보인다. 쉬운 장난감(예, 페그 꼽기, 간단한 퍼즐 맞추기, 핸들 돌리기)을 조작할 수 없다. 배웠던 기술을 잃어버린다.
4살	점프할 수 없다. 낙서하지 못한다. 배웠던 기술을 잃어버린다.
5살	그림을 그리지 않는다. 치아를 닦거나, 손을 씻거나 말릴 수 없으며, 도움 없이 옷을 벗을 수 없다. 배웠던 기술을 잃어버린다.

질병 통제 및 예방 센터, 출생 결함 및 발달 장애 센터 "의 자료를 참고하시오. 조기에 행동하십시오."

표 54.11 운동기능에 대한 표준화된 평가[a]

	수행 영역			클라이언트 요소		
평가	활동	참여	삶의 질	신체구조와 기능	가치관, 신념, 영성	행동 기술
ABILHAND 질문지와 소아용 ABILHAND	X					
Action Research Arm Test				X		X
Activities-Specific Balance Confidence(ABC) Scale	X					
Arm Motor Ability Test	X					
Ashworth Scale				X		
Assessment of Motor and Process Skills	X	X				X
Assisting Hand Assessment	X					X
Bayley Scales of Infant Development, Second Edition				X		X
바넷 손 민첩성 검사(Bennett Hand-Tool Dexterity Test)	X					X
Berg Balance Scale(adult and pediatric versions))	X			X		X
Box and Block Test				X		X
Bruininks-Oseretsky Test of Motor Proficiency, Second Edition)	X			X		
Chedoke Arm and Hand Activity Inventory	X					
자세기술과 운동의 임상적 관찰				X		
Complete Minnesota Dexterity Test				X		X
Crawford Small Parts Dexterity Test				X		X
팔, 어깨, 손의 장애(DASH))	X	X				
악력측정(Dynamometry)				X		
Erhardt Developmental Prehension Assessment	X					X
아동의 손그림 평가툴	X					X
FirstSTEp: Screening Test for Evaluating Preschoolers	X			X		
프렌체이 팔검사(Frenchay Arm Test)	X					X
푸글-메이어 감각운동 평가(Sensorimotor Assessment)				X		
기능적 뻗기검사 와 다방면 기능적 뻗기검사						X
각도측정법(Goniometry)				X		
Grooved Pegboard Test				X		
Gross Motor Function Measure	X					
세계적 소아 신경학 배터리(INFANIB)				X		
Jebsen-Taylor Test of Hand Function	X					
Manual Ability Measure	X					
Manual Muscle Testing				X		

표 54.11 운동기능에 대한 표준화된 평가 (계속)

평가	수행 영역		클라이언트 요소			
	활동	참여	삶의 질	신체구조와 기능	가치관, 신념, 영성	행동 기술
단일 상지의 멜버른 평가	X					X
취학전 밀러 평가	X			X		
밀러 기능과 참여스케일	X	X		X		
미네소타 조작테스트				X		
변형된 애슈워스 스케일				X		
Motor Activity Log	X					
Motor Assessment Scale	X			X		X
Motricity Index			X			X
아동을 위한 운동평가(Movement ABC)				X		X
국립보건원의 통증스케일(NIH)				X		
Nine-Hole Peg Test				X		
오코너 덱스터리티 테스트				X		X
피바디 디벨롭멘탈 모터 스케일				X		X
장애아동평가	X	X				
뇌졸중환자를 위한 자세평가	X					
퍼듀페그보드테스트				X		
빠른 신경학적 선별검사(QNST)				X		
반사테스트				X		
리버밋 운동검사	X			X		
감각조직 검사				X		
운동과 프로세스스킬의 학교평가	X	X				X
학교기능평가	X	X				
타디유스케일				X		
티네티 균형과 게이트 평가	X			X		
타임 업투고 테스트	X					
체간조절검사	X					
노인을 위한 상지기능검사	X					X
울프운동기능검사	X					

[a] 이 평가도구에 대한 세부적인 내용은 참고문헌 II를 참조하시오.

표 54.12 신경학적 장애와 고정된 조정패턴

범주	설명	검사
소뇌장애		
활동떨림	• 수의적인 운동 중에 발생하며 휴식중엔 발생하지 않으나 운동이 끝날 때 심화된다. • *다발성경화증환자에게 나타남.	• *핑거투핑커 테스트, 핑거투노스 테스트 • *상하지 위치의 정확성을 요구하는 작업에 어려움이 있을 수 있다.(예, 컵에든 물을 마시거나 자물쇠에 열쇠넣기)
본태성떨림	• *상염색체 우성형질로 유전이 나며 • 환자가 정교하고 정밀한 작업을 수행할 때 나타남.	• 어떤 물건을 가져와 달라고 했을 때 가져오는 동안 떨림이 발생하면 양성이다.
길항운동반복	• 신속한 교대움직임을 할 수 없음(예, 엎침/뒤침, 팔꿈치 굽힘/폄)	• 10초 간격으로 교대 이동 횟수를 계산하여 테스트한다. 건측부터 먼저 테스트 한 다음 환측을 테스트하여 비교하는 것이 가장 좋다.
상반운동 반복장애	• 신속한 교대움직임 수행이 원활하지 않음.	• 뒤침/엎침, 팔꿈치의 굽힘/폄, 손의 잡기/놓기, 양쪽을 교대하는 일들로 검사한다. • 한 횟수 내에 교체횟수와 양쪽 팔다리의 차이를 기록한다.
겨냥이상증	• 근육의 길이조절을 잘하지 못해 물체를 가리킬 때 오버슈팅됨. • *물체까지 도달할 필요한 관절가동범위를 예측하는것이 어렵다. • 2가지타입(측정 과대증, 측정 과소증)	• *핑거투핑커 테스트, 핑거투노스 테스트
협동운동이상	• 움직임이 부분적으로 분산되고 덜컥거림이 나타남. 덜컥거리는 움직임은 주작용근과 반작용근사이의 결여로 인해 나타남. • 순환과 발성에 문제를 야기할 수 있음	• 변환적 움직임, 핑거투핑커테스트, 핑거투노스테스트
운동실조증	• 움직임 반응의 시작이 지연되며, 움직임의 힘과 범위가 오류, 움직임의 속도와 정확성의 오류, 불충분한 작용근과 대항근의 협력으로 인한 떨림과 통제력 없는 움직임, 자세의 안정성이 좋지 않음.	• 물체를 향해 뻗을 때, 환자와 물체 사이의 최단거리는 직선이 아니다.
운동실조증 보행	• 불안정하고 폭 넓은 걸음 걸이, 환측으로 기울거나 떨어지는 경향. • 팔 스윙이 감소하거나 전혀 없고 취중 보행, 넓은 보행, 불규칙한 보폭 길이 및 추락하는 경향.	• 걷는 것을 관찰, 빠르게 돌기, 직선을 따라 발가락에서 발꿈치로 걷기
홈즈의 반동현상	• 대조반사의 부재 • 어떤 물건의 부딪침을 피하기 위해 빠르게 멈추는 것이 어려움	• 환자가 굽힘을 하고 있는 동안 치료사는 그 힘에 대항하여 힘을 주고 있을 때 환자가 예상치 못하게 대항하는 힘을 푼다. 그랬을 때 환자가 그 굽히는 힘을 조절하지 못하여 그들의 손이 가슴을 친다.
근긴장저하증	• 근육 톤의 감소, 수동운동에 대한 저항감소	• 임상에서와 빠른 뻗기를 수행할 때 관찰할 수 있다.
눈떨림증	• 불수의적인(떨리는)눈의 움직임. • 머리의 균형과 조절의 방해한다. • 전정기관, 뇌줄기, 또는 소뇌병변으로 인해 발생할 수 있다.	• 고정된 물체를 볼 때 관찰할 수 있으며 만약 눈이 작고 빠르게 움직인다면 양성이다(떨리는 움직임).

표 54.12 신경학적 장애와 고정된 조정패턴 (계속)

범주	설명	검사
조음장애	• 조음기관의 불협응으로 인해 파열음 또는 분명치 않은 발음 • 말할 때 음조가 변하며, 비음 또는 떨림의 보인다.	• 분명히 말을 표현할 수 있는지를 구강운동과 후두근육을 통해 알 수 있다. • 실어증 때문이 아닌 운동문제다.
척수후 기둥장애		
운동실조증	• 고유수용성감각의 감소로 인해 넓은 보행, 그러나 환자는 자기 발을 보면서 교정을 할 수 있다. (소뇌장애와 비교됨)	• 신체의 모든 부분에서 관찰할 수 있으며 큰떨림의 특징이다.
롬버그사인	• 눈을 감은 채 서 있는 자세에서 균형을 유지하는 것이 어려움.	• 설명과 같다.
바닥핵장애		
느리고 비틀린운동	• 사지의 말단부분에서 계속해서 느리고, 불규칙한 움직임으로 영향을 미친다. 수면 중엔 발생하지 않으며 같은 질환을 가진 환자에게서 같은 패턴으로 나타난다. 무도느림 비틀림운동과 함께 나타날 수 있다.	• 치료사는 사지의 근위부와 원위부로 구성된 운동패턴을 알아야 한다. 그것은 증가되거나/감소된 비정상적인 움직임이다. 관찰을 통해서 기록할 수 있다.
근육긴장이상	• 느리고비틀림운동의 형태는 체간과 사지의 몸쪽 근육의 비틀림의 원인이 될 수 있으며 삐뚤어진 자세와 비틀림 경련이 생긴다. • 사지의 지속적인 자세 (예를 들어, 손목과 손가락의 과한폄과 과한굽힘)을 일으키는 경우가 많으며, 이는 종종 척추의 비틀림과 몸통의 비틀림이 동시에 발생한다. 운동은 종종 지속적이며 경련과 함께 나타난다. 하부 항목엔 유형, 일반화, 초점 및 다초점 포함한다.	• 관찰을 통해 기록할 수 있다.
무도증	• 불규칙하고, 목적이 없으며, 무의식적이며, 거칠고, 빠르며, 불규칙하고, 불규칙적인 가변적인 움직임. 수면 중에 나타날 수 있다.	• 관찰을 통해 기록할 수 있다.
무도병(Ballism)	• 사지의 몸쪽근육과 축의 급격하고 지속적인 수축으로 인해 발생하는 희귀한 증상 사지가 갑자기 튀어나오는 증상이 있다. • 한쪽에서만 무도병 증상이 나타나는 경우는 반대편 시상핵의 병변으로 인해 발생한다.	• 관찰을 통해 기록할 수 있다.
안정떨림	• 수의적인 움직임이 시작되면 떨림이 멈추고 움직임이 멈췄을 때 떨림이 시작된다. • 휴식중에 발생되며 수의적 움직임이 시작될 때 가라앉는다. 파킨슨병 환자에게서 볼 수 있다.	• 환자에게 손에 닿을수 있는 물건을 주어 물건에 뻗기전에 떨림이 보이지만 뻗는 동작을 시작할 때 떨림이 멈추면 양성이다.
운동느림증	• 강직을 동반하며 움직임이 매우 느리거나 없다.	• 환자에게 움직여 보라고 요구한다; 움직임을 시도할 때, 환자의 움직임은 매우 느리고, 근육톤이 매우 높은 것을 알 수 있다.

Reprinted from Giuffrida, C. G., & Rice, M. S.(2008). Motor skills and occupational performance: Assessments and interventions. In E. B. Crepeau, E. S. Cohn, & B. A. B. Schell(Eds.), Willard & Spackman's occupational therapy(11th ed.). Baltimore, MD: Lippincott Williams & Wilkins.

신경학적 검사방법

비정상적인 운동능력 및 움직임의 패턴을 문서화하기 위해 다양한 검사가 사용된다. 운동기능과 관련된 선별검사들은 **표 54.12**에 요약되어 있다.

자체보고 측정

환자가 운동기능의 레벨을 스스로 체크할 수 있는 방법이 몇개가 있다. DASH는 **사례 연구 54.1**에서 설명하듯이 치료사에 의해 일반적으로 사용하는 측정 도구의 한 예이다. 또한 운동활동척도는(환자 또는 보호자의 의한보고), 치료시간 외에 상지의 실제사용과 관련된 자가보고 질문지이다. 질문지는 반구조화된 인터뷰형식이다. 6점 척도로 등급이 매겨지며 운동의 질을 측정하는(얼마나 잘 할 수 있는지)와 사용빈도(얼마나 많이 사용하는지)로 작성된다. 현재 평가도구의 30, 28 그리고 14개의 항목버전이 있다. 샘플도구들은 책을 집어들기, 수건을 사용하기, 컵을 집기, 쓰기/타자치기등이다(Uswatte, Taub, Morris, Light, & Thompson, 2006; Uswatte, Taub, Morris, Vignolo, & McCulloch, 2005). 소아 운동 활동척도는 치료시간 외에 일상생활 동안 자신의 상지를 얼마나 자주 잘 사용하는지를 조사하기 위한 구조화된 인터뷰이다. 아동의 주된 보호자에겐 아동의 기능적인 움직임이 필요한 도구를 사용하는 동안 팔의 사용량과 아동의 움직임에 대한 질에 대한 표준화된 질문이 요구된다.(예; 그림을 가리키거나, 책장 넘기기)(Uswatte et al., 2012; Wallen, Bundy, Pont, & Ziviani, 2009).

36개의 손기술척도(MAM-36)는 Rasch의해 새로 개발되었고, 장애의 자체보고 방식이다. 환자는 각각의 항목을 수행하는 것을 쉽다 또는 어렵다로 보고한다. 4점척도로 구성되어 있으며 1점은 할 수 없다(나는 스스로 작업을 하는 것을 할 수 없다.) 2점은 매우 어렵다(나는 스스로 작업을 하는 것에 매우 어렵다고 느끼고 있으며 보통 주변에 누군가 있으면 물어보곤 한다.) 3점은 약간 어렵다(나는 보통 스스로 작업을 수행한다. 이전하고 비교해 더 많은 노력과 시간이 들지라도) 4점은 쉽다(나는 문제없이 스스로 작업수행을 잘 할 수 있다). 항목들의 예는 자켓채우기, 열쇠돌리기, 지갑에서 카드나 물건을 꺼내기가 포함된다.(Chen, Kasven, Karpatkin, & Sylvester, 2007) 원 점수는 0~100점 Rasch 척도로 변환할 수 있다.

ABILHAND질문지는 23개의 양손을 사용하여 하는 활동을 수행하는 것이 얼마나 어려운지를 평가하기 위해 환자에게 3점 척도로 질문한다. (0은 불가능)(1은 어렵다)(2쉽다)(예, 못을 박기, 선물을 포장하기, 실 꿰기, 손톱을 다듬기, 고기를 자르기, 양파껍질 벗기기, 병뚜껑 열기 등등)(Penta, Tesio, Arnould, Zancan, & Thonnard, 2001). ABILHAND-소아용은 21개의 양손을 이용한 일상생활활동으로 구성되었다. 아동이 필요한 활동을 수행하는데 어려움을 겪는 것에 대해 3점 척도로 구성되었다.

자세조절 평가도구들

환자의 상태에 따라 다양한 자세조절 척도 방법들이 사용가능한다. 예를 들어, 체간조절 검사는 네 가지 기능적 움직임: 환측에서부터 구르기, 건측에서부터 구르기, 누운자세에서 앉기, 침대의 가장자리에서 30초간 앉기(발바닥을 땅에 대지 않은 채) 각각의 작업은 다음과 같이 점수가 매겨진다. 0: 도움이 없이는 수행 불가, 12: 수행할 수 있으나 비정상적임, 25: 정상적으로 동작을 완료할 수 있음. 점수는 0점에서 100점까지이다(Collin & Wade, 1990).

뇌졸중 환자를 위한 자세평가 척도(Postural Assessment Scale)는 0에서 3까지의 4개의 척도로 이루어져 있다(Benaim, Perennou, Villy, Rousseaux, & Pelissier, 1999). 점수가 높을수록 좋은 성과를 나타낸다. 평가 항목들은 다음과 같은 것들을 포함한다. 도움 없이 앉아 있기, 도움없이 서있기, 비마비성 다리로 서있기, 마비성 다리로 서있기, 환측으로 눕기, 건측으로 눕기, 앉아 있다가 일어서기, 일어서 있다가 앉기, 바닥에서 연필을 주워서 일어나기.

버그 균형 척도(BBS)는 장애가 있는 노인들의 균형을 측정하기 위해 개발되었다. 이것은 기능적인 작업들을 수행하는 것을 통해 평가된다. 이것은 임상적인 활동과 연구에서 기능의 양적인 묘사와 중재의 효과성을 평가하는데 유효한 도구이다. 이것은 14개의 아이템을 포함하는데 앉아 있다가 일어나기, 이동하기, 바닥에서 물건 들어올리기 등이다. (Berg, Wood-Dauphinee, Williams, & Gayton, 1989).

사지기능의 평가들

사지 기능의 평가는 일상생활활동으로 구성된 활동 또는 일상생활활동과 비슷한 활동들로 구성되어 있다. 팔기 능력검사는 중재의 효과를 결정하기 위해 사용되었으며 13개의 한손으로 하는 작업과 양손으로 하는 작업들이 포함되어 있다. 항목들에는 신발 묶기, 뚜껑열기, 엎질러진 물닦기, 전등스위치 사용, 음료마시기 등이다. 치료사는 작업수행의 횟수와 움직임의 질을 6점척도로 평가한다.

이 테스트는 손가락과 손목을 펴는데 이상이 없는 환자들에게 운동평가를 하는데 적합한다.(Kopp et al., 1997).

볼프 운동기능 검사는 CI 치료와 관련된 것과 다른 중재들 그리고 기본적인 뻗기 작업들(예, 무릎에서 테이블로 팔을 올리기, 웨이트없이 팔꿈치 올리기) 또한 보다 미세한 작업들(연필을 집기, 잠겨있는 문열쇠 열기)이 포함되어있다. 모든 활동들은 우세손과 비우세손이 함께 활동하기에 적합하지만 1개의 활동만 한손을 이용한다. 왜냐하면 많은 활동들이 손끝을 이용한 활동이 요구되지 않고 어깨나 팔꿈치를 이용하는데 어려움이 없는 사람들에게 적합한다. 치료사는 작업수행과 운동능력 등급을 계획한다.(Wolf et al., 2001).

젭슨 손기능 검사는 7개의 활동으로 구성되어 있다: 짧은 문장 쓰기, 카드 뒤집기, 작은물체 집기, 장기말 쌓기, 먹기 흉내, 크고 무거운캔 옮기기, 크고 가벼운캔 옮기기이며 시간을 측정한다. 원저는 360명의 일반인과 환자(뇌졸중으로 인해 편측마비를 가진 환자)들을 포함하였다. 일반인들의 표준편차와 평균시간(그들의 우세손과 비우세손)은 기록되어졌다. 검사는 표준화되었으며 신뢰할 수 있다. 그리고 실습효과도 없다. 치료사는 일부 작업이 모의활동이며 일부는 일상생활작업들과 같지 않다는 것을 인지해야 한다.

단측상지기능을 평가하는 멜버른 평가는 5살에서 15살의 신경학적 문제를 가진 아이들의 단측상지기능의 수행능력을 평가하는 도구이다. 이 평가도구는 분명한 진단 정보를 제공하기 보다는 장애/비장애의 수준에 대해 일반적인 정보를 제공하는것으로 고안되었다. 이 평가도구는 16개의 항목(뻗기, 잡기, 놓기, 그리고 조절하기)로 구성되어 있다. 아동의 수행은 평가를 위해 비디오로 녹화된다. 각각의 검사는 개별적인 점수체계가 있으며 관절가동범위, 도달하기 및 위치시키기, 뻗기와 놓기의 유창성, 쥐기의 발달수준을 다양한 측면을 고려할 수 있다. 이 평가도구와 점수체계는 상지기능의 중요한 구성요소들을 대표하는 것을 목표로 한다.(Randall, Johnson, & Reddihough, 1999).

Assisting Hand Assessment는(Krumlinde- Sundholm & Eliasson, 2003) 양쪽 사용이 요구되는 활동을 편측마비를 가진 아동이 얼마나 효과적으로 사용하는지에 대해 검사한다. 양손조절이 요구되는 장난감과 함께 반구조화된 놀이세션 동안 아동의 자발적인 사용이 평가된다. 항목에는 일반적 사용, 팔 사용, 쥐기와 놓기, 미세운동조절, 조절과 협응이 포함되며 이것들은 점수화된다. 모든 항목은 0점(할 수 없음)에서 4점(효과적으로 사용)으로 점수화된다.

Chedoke Arm and Hand Activity Inventory(CAHAI)는 뇌졸중 후 팔과 손의 기능적 회복을 평가하기 위해 7점 척도를 사용하는 상지 평가도구이다. 이 평가도구는 뇌졸중 후 개인이 중요시하는 활동들을 수행하기 위해 마비된 팔과 손의 기능적능력을 평가하는데 사용된다. CAHAI는 기능적인 물건들을 사용하는 것을 수행하는 검사이다. 도구는 환자의 개인적인 능력과 양쪽 기능을 독려하기 위해 고안되었다. (Barreca, Stratford, Lambert, Masters & Streiner, 2005).

자연스러운 환경에서의 수행된 평가도구들

자연스러운 황경에서 운동기능을 평가하는 도구는 별로 없다. Assessment of Motor and Process Skills (AMPS)와 School AMPS가 그 도구들이다. 치료사는 자연스러운 환경안에서 기본적인 일상생활활동과 수단적 일상생활활동을 평가한다. 환자의 일상생활활동의 능력은 16개의 일상생활활동의 운동의 노력, 효율, 안전성, 그리고 독립성에 의해 평가가 있으며 개인이 선택한 익숙하고 삶과 관련 있는 20개의 일상생활활동 수행기술 항목들로 평가된다.

100개가 넘는 활동들들이 있으므로 되도록 환자중심의 접근방식으로 취하는 것이 권장된다. 평가된 운동기술은 체간자세(안정성, 정렬, 위치), 물건들을 얻기 및 쥐고 있기(도달하기, 구부리기, 쥐기, 조절하기, 조정하기), 스스로 움직이기(움직이기, 올리기, 걷기, 운반하기, 가공, 흐름), 활동하는 것을 유지(지속하기, 페이스)(Fisher & Bray Jones, 2010) 22장에서 자세한 내용이 있다.

School AMPS 는 자연스럽고, 관찰기반의 평가이다. 이 평가는 교사에 의해 교실에서 셋팅된 학교생활 활동들을 학생이 수행하는 것을 평가한다. 평가하는 동안 일반 교실에서 일상적으로 발생되는 방해는 없다. School AMPS는 작업치료사가 다음의 질문들을 답하는 것을 도와준다.

이 학생의 학업성취도는 어느정도인가?
이 학생의 학교활동들이 다른 동급생 학생들과 비교해 어떤 수준입인가?
어떤 학교활동 운동 과/또는 학교활동 과정기술이 교실에서 학생의 작업활동에 영향을 미치는가?
어떤 중재전략이 교실에서 학생의 수행에 가장 큰 영향을 주는가? 마지막으로 School AMPS 한 이후에 학업성취도의 변화가 있었는가?

학교 AMPS는 학생, 학업과제 및 교실 환경에서 학생의 학업성취도를 평가하고, 복잡한 활동 및 참여 수준에서 측정된 학생들의 학교과제 수행의 품질을 평가하고 신체기능은 평가하지 않는다(Fingerhut, Madill, Darrah, Hodge, & Warren, 2002; Fisher, Bryze, & Atchison, 2000; Fisher, Bryze, Hume, & Griswold, 2005).

중재기반의 예

Examples of Evidence-Based Interventions

이 책의 마지막 판을 출간한 이후로 많은 구독자들이 늘었고 운동기능의 제한을 가진 사람들에게 중재를 하기 위한 검사들이 집중되었다. 증거기반 중재를 사용할 때 이전에 설명한대로 사용된 결과 측정의 유형을 반영하는것이 중요한다. 증거기반 중재를 할 때 다음 질문을 고려해야 한다.

1. 나의 환자와 증거가 되는 환자와 비슷한가?
2. 중재가 작업영역에서 활동과 참여와 관련되어 효율적인가? 덧붙여서 손상측정(환자요인 측정)

이번 장에서 중재에 대한 논의가 있었지만(보조기, 힘, physical agent modalities, 작업중심 훈련, 정신수양과 같은 운동기술 학습 등등), 앞으로의 문장에선 현 시대의 증거기반의 중재의 예를 독자들에게 제공할 것이다.

건측 상지제한 운동

학습된 비사용이란 용어는 Taub et al(1993)에 의해 만들어졌다. 학습된 비사용현상이란 원래 동물실험으로 확인이 되었고 후에 급성 뇌졸중 후에 살아남은 사람들에게 적용되었다. Taub et al.(1993)은 신경학적 손상 후에 인간의 손상된 상지의 비사용 또는 제한적 사용은 학습된 억제현상이라고 가설을 세웠다. 건측 상지제한 치료는 이러한 학습된 비사용의 효과를 뒤집기 위해 개발되었다. 이 중재방법은 상지운동영역에 신경학적 손상을 입은 성인(뇌졸중)과 소아마비를 가진 아동들에게 빠르게 벤치마킹되어 사용되었다. 뒤에서 언급한 **사례 연구 54.2**에서는 소아에게 적용한 것을 알 수 있다. Box 54.5와 Box 54.6은 어떻게 중재를 실행하는지 보다 자세하게 나와 있다.

양손으로 하는 훈련

양손훈련은 뇌졸중후에 손기능 회복을 위한 유망한 중재방법으로 부상하고 있다. Stoykov,Lewis, & Corcos(2009) 등은 다음과 같이 요약했다.

- 뇌졸중 환자뿐만 아니라 경미 또는 중간정도, 극심하게 운동기능의 손상을 입은 환자들에게도 효과가 있는 것으로 밝혀졌다.
- 문헌에 보고된 시행방법들은 다양하며 다양한 범주로 분류될 수 있다: 손이 고정된 상태로 뻗기, 고정된 반복근육운동, 전체의 팔기능 그리고
- 리듬이 있는 청각적인 큐와 손을 묶은채 반복적인 뻗기는 결합될 수 있다.

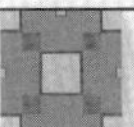

BOX 54.5 건측 상지제한운동 요약

- 학습된 비사용을 막고자 할 때 사용한다. 학습된 비사용의 가설적 원인으로는 급성기 뇌졸중이나 다른 신경학적 손상 후 시행되는 치료적 중재와 기능적 목표와 빠른 적용을 돕고 환자가 손상된 사지를 사용할 때 겪게 되는 실패감과 부정적인 경험들을, 성공적인 적용을 통해 긍정적인 경험으로 보강해야 한다.
- 운동 포함영역. 이 중재에는 손목과 손끝의 사용이 필수적이다. 과거와 현재의 프로토콜은 다음 항목들이 사용되었다. 손목의 20° 폄, 각각의 손가락의 1° 폄, 또는 손목의 1° 폄, 엄지의 1° 외전, 엄지의 1° 내전, 두 개의 다른 손가락의 1° 폄, 또는 행주를 테이블에서 들고 잡고 놓기가 가능해야 한다. 말초부분의 기능(특히 손목과 손가락의 폄) 은 건측 상지제한 치료법을 적용하기에 필수적인 요소이다. 치료사는 이러한 움직임이 빠르고 집중해야 한다. 운동조절의 회복을 위한 잠재적 중재방법에는 전기자극, 정신수양, 큰 물체를 잡기같은 말초부분의 폄이 요구되는 활동들이다.
- 주된 치료적용인 치료적 변화는 손상된 사지의 반복적인 활동들과 많은 연습에서 나타난다.
- 활동들의 선택과 치료사의 중재방법. 환자마다 운동 손상영역에 따라 활동들을 선택한다; 처음부터 활동을 스스로 완료할 수 없는 경우 환자가 운동 순서의 일부부터 수행하도록 도와주고, 작업수행의 향상을 위해 구두로 명확하게 말해 주고 작은 향상이 있으면 칭찬하고, 모델링을 사용해 즉시 활동할 수 있도록 하고, 환자가 흥미와 동기부여가 될 수 있는 활동들을 제시하고, 기능이 다시 안좋아졌을 때는 무시할 수 있게 도와주고, 향상과 관련되 양을 측정할 수 있는 활동을 해야 한다.
- 결과 측정. The Motor Activity Log (실제로 사용되는 밖에서 실시되는 구조화된 치료 또는 현실에서 사용). Arm Motor Ability Test, Wolf Motor Function Test, the Action Research Arm Test는 문서로 결과 측정할 수 있다.
- 피질의 재구성. 건측 상지제한치료법은 손상된 상지와 관련된 피질의 변화를 포함하는것을 증명한 첫번째 재활중재 방법이다.
- 강제상지제한치료법은 계속된 연구에서 효과와 효율성에대해 증명을 받았으며 치료에 있어 전통적인 재활(신경발달치료)보다 훌륭한 모델이다.
- 증거기반으로 한 건측상제한치료법은 운동영역에서 알맞는 사람들과 학생된 비사용을 가진 사람들에게 적용하기에 효과적인 중재방법으로 보인다.

BOX 54.6 건측 상지제한운동의 시행방법

전통적인 시행방법

이 극도로 건측 상지제한 실험은 다음과 같이 정의된다: 참가자들은 장비가 장착된 보호용 안전장갑을 착용하도록 권고되었고 주말 2시간을 포함하여 2주간, 2번의 주말 즉 14일 동안 건측에 착용을 하였다. 매주 평일에 참가자들이 6시간 동안 실제 적응훈련(적응과제 훈련)과 표준과제 훈련을 받았다. 적응과제훈련은 행동훈련의 원칙에 기반을 두고 있으며, 이는 참가자가 적응 또는 부분실습에서 파생된 운동학습의 측면에서 설명될 수 있다. 표준과제 훈련은 덜 구조화되어 있다.(즉 반복된 작업은 개별운동의 개별시험으로 수행되지 않는다.) 15~20분 동안 연속적으로 수행되는 기능활동(예, 먹기, 쓰기) 이 필요하다 (Wolfetal. , 2006).

수정된 시행방법

Traditional Page et al.,(2008)등은 2개의 구성요소가 있다. 첫 번째 구성요소는 10주 동안 1주일 당 3일간 1:1로 30분 동안의 손상된 손치료하기이다. 이 구성요소는 참가자가 손상된 팔을 사용하여 선택한 운동기술을 보다 완벽하게 수행할 수 있도록 치료사는 긍정적인 구두격려를 해줘야 한다. 또한 치료사의 도움을 받아 참가자가 선택한 2~3개의 상지활동(예, 쓰기, 포크사용)이 포함된다. 두 번째 수정된 건측 상지제한운동의 구성요소는 참가자가 10주 동안 손을 많이 사용하는 시간대로 확인된 매 평일 5시간마다 참가자의 건측손을 묶어놓았다. 참가자들의 손은 면으로 된 반쪽 팔걸이로 고정이 되었고, 손가락쪽엔 망사로 된재질이 있었으며 손목엔 폴르스트레인 재질의 찍찍이 줄이 손목을 감고 있었다.

Lin et al.(2009) 등은 이 시행방법을 건측사지를 묶어놓고 환측사지를 3주동안 매 주 5일간 매일 2시간씩 강도 높은 훈련을 하고 묶어논 건측이 재활훈련 동안 영향을 안줘야 한다.

Sterr et al.(2002) 은 14일 연속으로 시행했다; 깨어있는 시간의 90%를 건측사지를 묶어놓고 3시간 동안의 환측사지 훈련을 하였다. 결과는 3시간의 건측 상지제한훈련이 분명이 급성기 편측마비 환자에게 운동기능 향상을 가져왔지만 6시간 훈련과 비교해 덜 효과적이었다.

CIMT, 건측 상지제한치료; EXCITE, 극도로 건측 상지제한운동치료 ; mCIT, 수정된 건측 상지제한치료

Reprinted with permission from Gillen, G.(2011). Upper extremity function and management. In G. Gillen(Ed.), Stroke rehabilitation: A function-based approach(3rd ed.). St. Louis, MO: Elsevier.

치료활동의 예들은 2개의 동일한 서랍문 열고 닫기, 양손이 대칭적으로 책상 닦기, 양손으로 물건 뻗기와 위치시키기 등등. Stoykov 등(2009)은 중등도 상지마비를 가진 환자들에게 양손운동과 한쪽손을 이용한 운동의 효과를 비교하였다. 그들은 중등도의 손상을 입은 급성기 뇌졸중 환자들에게 양손을 이용한 운동과 한쪽손을 이용한 운동 모두 효과적이라고 결론지었으며 근위부 손기능이 더 좋은 환자들에겐 양쪽 손운동이 좋을 것이라고 말했다.

Gordon, Charles, Schneider, and Chinnan(2007)은 양쪽손 중재법을 개발했다. 양손 중재방법, 손-팔-양쪽 고강도 훈련(HABIT)은 선천적 편측마비로 인해 상지손상환자를 위해 만들어졌다. 저자는 HABIT를

- 기능적 훈련의 한 형태,
- 고강도 훈련에 초점,
- 양손을 이용한 놀이와 기능적인 활동들로 구성된 활동들,
- 운동학습의 원리를 사용(훈련의 특성, 훈련의 유형및 피드백) 그리고
- 신경가소성의 원리를 이용(훈련-반복적인 운동으로 인한 뇌변화, 복합적인 운동의 증가, 동기부여 와 보상)

저자는 중재의 효과를 알아보기 위해 무작위 실험을 하였다. 아이들은 기능적인 활동들과 놀이를 하였는데 그것은 10일간 1일당 6시간 동안 양손을 이용한 구조화된 훈련을 하였다. 그들은 편마비성 뇌성마비를 앓고 있는 아들의 하위그룹을 선별하였고 HABIT이 양손 사용을 향상시키는데 효과적이라고 결론지었다.

Gordon 등(2011)은 CI치료과 HABIT치료를 비교하는 무작위실험을 하였다. 고강도 CI치료와 함께 아동들에게 양손을 이용한 기능적인 활동들을 하였다. 아동들은 90시간의 CI치료 또는 HABIT치료를 받았다. 그들은 CI치료와 HABIT치료 모두 손기능 향상에 비슷한 효과가 있다고 결론지었다. 그들은 양손 훈련의 잠재적 이득은 참가자들의 자기자신만의 목표가 있다면 더 많은 향상이 있을 것이라고 했다.

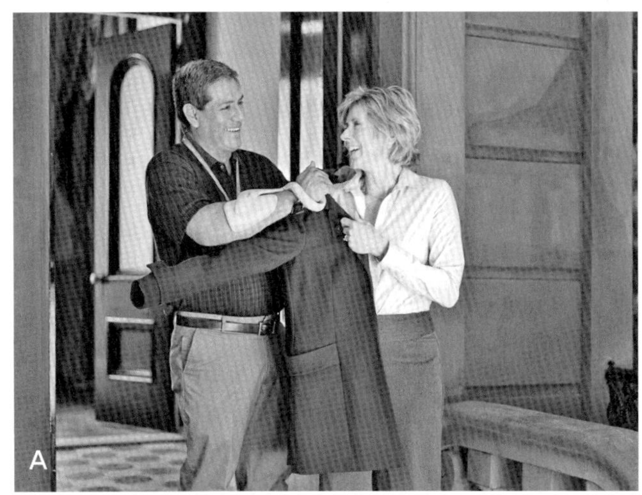

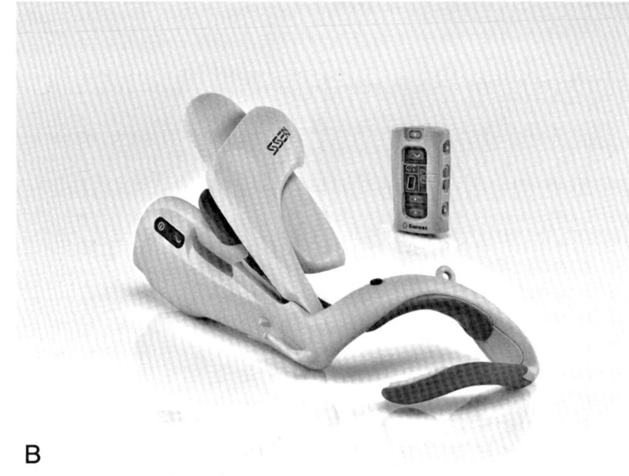

그림 54.7 A－B 작업 성과를 지원하기 위해 사용되는 신경인공삽입물(H200 Wireless). 이 장치는 마비된 팔뚝과 손의 근육을 활성화하기 위해 손목 / 손 보조기(안정화 제공)와 통합 표면 전극을 결합한다 (사진 제공 : Bioness, Inc., Valencia, California).

수행능력 향상을 위한 인지전략 사용

인지전략 방법은 발달협응장애(DCD)를 가진 아동들을 위한 효과적인 중재방법이다. 이 방법은 다양한 운동기반의 활동들(잡기/공던지기, 정글짐에서 놀기, 옷입기, 먹기, 자전거타기, 그리고 그림 그리기(자세한 내용은 부록 I 참고)의 문제를 가진 운동기술 손상 아동들에게 사용된다.

Hyland and Polatajko(2011)은 Cognitive Orientation to daily Occupational Performance(CO-OP)접근법은 다방면의 탑-다운 접근법이다. 이 접근법은 행동과 인지심리학, 건강, 그리고 인간 운동과학과 같은 다양한 학문으로부터 요소들을 결합시킨다. 그들은 아이들에게 스스로 말하기와 문제해결 전략을 사용하여 운동기반 활동 문제를 해결하도록 가르치는 것에 중점을 둔 구두기반의 개별화된 접근방식이라고 설명한다. 아이들은 자신의 목표를 선택하고 문제해결 전략을 사용하여 성과 문제를 파악하고 해결한다.

> CO-OP 치료사들은 아동들이 다양한 문제들을 해결하기 위한 전략들과 특정한 인지전략(운동활동을 향상시키는)영역들을 발견할 수 있도록 지도한다. 다양한 인지전략은 문제-해결 전략, work of Meichenbaum(1977)가져오고, 아동들은 작업활동 문제들을 말할 수 있는 구조를 제공한다. Domain specific strategies(DSS)는 특별한 활동들 또는 작업활동목표들을 성취하기 위해 사용된다(Sangster, Beninger, Polatajko, & Mandich, 2005, p.70).

Sangster 등(2005)은 보고된 향상된 작업활동은 인지전략을 사용하는 기술의 개발이라고 주장한다. 그들은 CO-OP 접근법에는 2가지 가설이 있다고 하였다. (1)DCD를 가지 아동들은 활동의 문제들을 효과적인 인지전략을 이용하여 독립적으로 풀기에 어려움이 있다. (2)인지전략은 CO-OP 중재와 함께 변화들을 사용한다. 전략의 예들은 구술지도, 운동할 때의 기분, 활동할 때의 집중력 등등 실제로 저자의 초기 작업은 인지기능을 개발하는 데 DCD아동을 돕는 CO-OP과 같은 인지기반 접근방법 사용을 사용한다.

인지전략은 뇌졸중 후에 운동기술 습득을 강화하는데 사용되어 왔다. McEwen, Huijbregts, Ryan, & Polatajko (2009)은 기존의 문헌들은 검토하여 다음과 같은 결론을 맺었다.

- 뇌졸중환자들의 운동기술 습득을 향상시키기 위한 인지전략은 동료들의 재조사된 문헌들에 나와있다.
- 인지전략 방법들은 3가지 전략 방법들이 있다.(이것들은 매우 다양한 상황에 적용 가능하다.) 그리고 4가지 정해진 작업전략: 운동형상(MI)(또한 정신훈련으로 알려져 있다.); Feldenkrais Attention to Movement, 설정된 목표셋팅, 구체적인 목표와 준비되어 있는 각성 상태.
- 어떠한 전략방법들도 철저하게 연구되지는 않았다.
- 뇌졸중 이후 초기 재활단계에 있는 사람들에게 전통적인 작업치료를 했을 때와 비교하여, MI와 결합된 일반전략 훈련은 훈련되거나 훈련되지 않은 일상생활활동(ADL)의 수행을 향상시키거나 유지시킨다는 것에 대한 강력한 증거가 있다.
- 뇌졸중으로 인해 실행증을 가진 사람들에게 전통적인 작업치료와 비교하여 일상생활활동 수행을 향상시키는 일반적인 전략 방법에 대한 증거가 있다(55장에서 실행증에

대한 정보가 있다).

자세조절/균형 중재방법들

매일의 작업의 목표를 설정하는 것이 편측마비를 가진 사람들의 기립균형을 향상시키는 것으로 나타났다(Hsieh, Nelson, Smith, & Peterson, 1996). Hsieh et al.(1996)는 기립균형 중재방법을 3가지 타입으로 검토했다. 그들은 가설을 세웠다. 그것은 2개가 추가된 -목적 작업은 무작위로 하는 운동보다 더 많은 운동반복을 도출해 냈다. 그들은 역동적인 기립 균형운동을 검토했다. 그것은 아래로 구부리기, 뻗기, 일어서기, 팔을 뻗고있기 등이다. 목적이 추가된 한가지 조건은 물건들을 사용하는것이 포함된 것이다(작은 공과 과녁). 목적이 추가된 2번째 조건은 작은공을 상상하는 참가자들이다. 3번째 조건은 목적이 없는 무작위로 하는 운동이다. 피험자들은 분명하게 물건들이 추가된 조건과 상상기반 조건들이 무작위로 하는 운동조건보다 분명한 운동반복에 더 효과적이라는 것을 알 수 있었다. 저자는 편측마비를 가진 사람들의 운동활동을 목적이 추가된 활동들이 강화시킬 수 있다고 연구로 증명했다. 그들은 물건을 이용한 또는 상상하는 것을 통해 운동하는 것이 더 효과적이라는 것을 증명하였다.

reaching activities을 사용하는 개념은 앉은 자세에서 자세 조절을 재훈련하는데 효과적이라는것을 알 수 있다. Wii 등을 이용한 균형의 손상을 포함하는 다방면의 손상의 재활에 적용시키는 기술들은 계속 진행되고 있다(Gil-Gomez, Llorens, Alcaniz, & Colomer, 2011).

물리적 매개체의 사용

전기적 자극과 전기적 근전도검사(EMG)-유발된 전기자극은 운동기능손상을 입은 사용들에게 사용되어 왔다. 많은 세월 동안 전기자극은 뇌졸중이후 상지재활에 사용되어왔다. 전기자극의 잠재적 사용은 사지와 관련된 사용 증가, 운동기능 향상, 통증의 감소, 어깨 탈구 감소시켰다. 일반적으로, 전기자극은 통증감소와 관절가동범위 같은 사지의 손상을 향상시키는데 일반적인 방법이다. 일상생활활동과 기능에서의 효과는 덜 집중적이고 모순을 가져왔다. 전기적 자극은 자발적인 움직임 또는 유발되지않은것에 의해 유발될 수 있다. EMG-유발된 자극은 자극이 제공되기 앞서 역치점이 도달했을때 숨겨있던 근육활동이 감지되었다. 뇌졸중 환자들에겐 자극이 운동반응을 유발하기 앞서 반드시 올바른 근육들이 자발적으로 활성화될 수 있도록 해야 한다. 이러한 자극은 중재가 자연적으로 수동적이지 않다는 것을 증명한다. 유발된 전기자극은 뇌졸중 후에 상지운동회복을 용이하게 하는데 유발되지 않은 전기자극보다 유발된 전기자극이 더 효과적이다(de Kroon, Ijzerman, Chae, Lankhorst, & Zilvold, 2005).

이 중재방법은 손목폄, CI치료 같은 몇개의 작업-기초한 접근방법으로 핵심 운동으로 고려된다. 체계적인 리뷰와 메타 분석 결과는 일관성이 없었다. 그러나 이러한 방식을 다른 작업 중심의 교육 활동과 계속 통합하기에 충분한 증거가 있다. 추가 조사가 필요하다(**그림 54.7A-B** 참고).

결론 Conclusion

운동기능과 조절은 다방면의 개념이다. 그것은 다양한 체간구조와 기능, 활동기술 등등에 의존한다. 성공적인 재활은 명확한 치료적 접근 또는 접근법의 채택을 기반으로 한다. 표준화되고 유효하고 그리고 믿을 수 있는 평가방법들; 증거기반의 중재방법의 해석이 필요한다. 기억해야 한다. 운동기반의 중재방법은 운동손상을 감소시킬 뿐만 아니라 총체적인 작업활동의 향상을 가져온다.

참고문헌 References

Almhdawi, K.(2011). *Effects of occupational therapy task-oriented approach in upper extremity post-stroke rehabilitation*(Unpublished doctoral dissertation). University of Minnesota, Twin Cities.

Arnould, C., Penta, M., Renders, A., & Thonnard, J. L.(2004). ABILHAND-Kids: A measure of manual ability in children with cerebral palsy. *Neurology*, *63*, 1045–1052.

Bar-Haim, S., Harries, N., Nammourah, I., Oraibi, S., Malhees, W., Loeppky, J., . . . Lahat, E.(2010). Effectiveness of motor learning coaching in children with cerebral palsy: a randomized controlled trial. *Clinical Rehabilitation, 24,* 1009–1020.

Barreca, S., Stratford, P., Lambert, C., Masters, L., & Streiner, D.(2005). Test-retest reliability, validity, and sensitivity of the Chedoke Arm and Hand Activity Inventory: A new measure of upper-limb function for survivors of stroke. *Archives of Physical Medicine and Rehabilitation*, *86*, 1616–1622.

Benaim, C., Perennou, D. A., Villy, J., Rousseaux, M., & Pelissier, J. Y.(1999). Validation of a standardized assessment of postural control in stroke patients. *Stroke*, *30*, 1862–1868.

Berg, K., Wood-Dauphinee, S., Williams, J. I., & Gayton, D.(1989). Measuring balance in the elderly: Preliminary development of an instrument. *Physiotherapy Canada*, *41*, 304–311.

Carr, J. H., & Shepherd, R. B.(1987). *A motor relearning program for stroke*(2nd ed.). Rockville, MD: Aspen.

Carr, J. H. & Shepherd, R. B.(2003). *Stroke rehabilitation: Guidelines for exercise and training to optimize motor skill.* New York: Butterworth-Heinemann.

Centers for Disease Control and Prevention.(2012). *Learn the signs. Act early.* Retrieved from: http://www.cdc.gov/ncbddd/actearly/index.html

Chen, C. C., & Bode, R. K.(2009, April). *MAM-36*: *Psychometric properties and differential item functioning in neurologic and orthopedic patients.* Paper presented at the AOTA 88th Annual Conference, Long Beach, CA.

Chen, C. C., Kasven, N., Karpatkin, H. I., & Sylvester, A.(2007). Hand strength and perceived manual ability among patients with multiple sclerosis. *Archives of Physical Medicine and Rehabilitation*, *88*, 794–797.

Collin, C., & Wade, D.(1990). Assessing motor impairment after stroke: A pilot reliability study. *Journal of Neurology, Neurosurgery, and Psychiatry*, *53*, 576–579.

Dean, C. M., & Shepherd, R. B.(1997). Task-related training improves performance of seated reaching tasks after stroke. *Stroke*, *28*, 722–728.

de Kroon, J., Ijzerman, M., Chae, J., Lankhorst, G., & Zilvold, G.(2005). Relation between stimulation characteristics and clinical outcome in studies using electrical stimulation to improve motor control of the upper extremity in stroke. *Journal of Rehabilitation Medicine*, *37*, 65–74.

Egan, M. Y., & Brousseau, L.(2007). Splinting for osteoarthritis of the carpometacarpal joint: A review of the evidence. *American Journal of Occupational Therapy*, *61*, 70–78.

Erhardt, R.(1994). *Developmental hand dysfunction: Theory, assessment, and treatment*(2nd ed.). Austin, TX: Pro-Ed.

Fingerhut, P., Madill, H., Darrah, J., Hodge, M., & Warren, S.(2002). Classroom-based assessment: Validation for the school AMPS. *American Journal of Occupational Therapy*, *56*, 210–213.

Fisher, A. G., & Bray Jones, K.(2010). *Assessment of Motor and Process Skills. Vol. 1: Development, standardization, and administration manual*(7th ed.). Fort Collins, CO: Three Star Press.

Fisher, A. G., Bryze, K., & Atchison, B. T.(2000). Naturalistic assessment of functional performance in school settings: Reliability and validity of the School AMPS. *Journal of Outcome Measurement*, *4*, 504–522.

Fisher, A. G., Bryze, K., Hume, V., & Griswold, L. A.(2005). *School AMPS: School Version of the Assessment of Motor and Process Skills*(2nd ed.). Fort Collins, CO: Three Star Press.

Folio, M. R., & Fewell, R. R.(2000). *Peabody Developmental Motor Scales: Examiner's Manual*(2nd ed.). Austin, TX: Pro-ED.

Gerber, R. J., Wilks, T., & Erdie-Lalena, C.(2010). Developmental milestones: Motor development. *Pediatrics in Review*, *31*, 267–277.

Gil-Gomez, J.-A., Llorens, R., Alcaniz, M., & Colomer, C.(2011). Effectiveness of a Wii balance board-based system(eBaViR) for balance rehabilitation: A pilot randomized clinical trial in patients with acquired brain injury. *Journal of Neuroengineering & Rehabilitation*, *8*, 30.

Gillen, G.(Ed.).(2011). Upper extremity function and management. In *Stroke rehabilitation: A function-based approach*(3rd ed.). St. Louis, MO: Elsevier.

Giuffrida, C. G., Demery, J. A., Reyes, L. R., Lebowitz, B. K., & Hanlon, R. E.(2009). Functional skill learning in men with traumatic brain injury. *American Journal of Occupational Therapy*, *63*, 398–407.

Giuffrida, C. G., & Rice, M. S.(2008). Motor skills and occupational performance: Assessments and interventions. In E. B. Crepeau, E. S. Cohn, & B. A. B. Schell(Eds.), *Willard & Spackman's occupational therapy*(11th ed.). Baltimore, MD: Lippincott Williams & Wilkins.

Gordon, A. M., Charles, J., Schneider, J. A., & Chinnan, A.(2007). Efficacy of hand-arm bimanual intensive therapy(HABIT) for children with hemiplegic cerebral palsy: A randomized control trial. *Developmental Medicine and Child Neurology*, *49*, 830–838.

Gordon, A. M., Charles, J., & Wolf, S. L.(2005). Methods of constraint-induced movement therapy for children with hemiplegic cerebral palsy: Development of a child-friendly intervention for improving upper-extremity function. *Archives of Physical Medicine and Rehabilitation*, *86*, 837–844.

Gordon, A. M., Hung, Y. C, Brandao, M., Ferre, C. L., Kuo, H.-C., Friel, K., . . . Charles, J. R.(2011). Bimanual training and constraint-induced movement therapy in children with hemiplegic cerebral palsy: A randomized trial. *Neurorehabilitation and Neural Repair*, *25*, 692–702.

Guzelkucuk, U., Duman, I., Taskaynatan, M. A., & Dincer, K.(2007). Comparison of therapeutic activities with therapeutic exercises in the rehabilitation of young adult patients with hand injuries. *Journal of Hand Surgery*, *32*, 1429–1435.

Haley, S., Coster, W., Ludlow, L., Haltiwanger, J., & Andrellos, J.(1992). Pediatric Evaluation of Disability Inventory(PEDI). Boston, MA: Trustees of Boston University.

H arris, J. E., & Eng, J. J.(2010). Strength training improves upper limb function in individuals with stroke. *Stroke*, *41*, 136–140.

Hsieh, C. L., Nelson, D. L., Smith, D. A., & Peterson, C. Q.(1996). A comparison of performance in added-purpose occupations and rote exercise for dynamic standing balance in persons with hemiplegia. *American Journal of Occupational Therapy*, *50*, 10–16.

Hyland, M., & Polatajko, H. J.(2011). Enabling children with developmental coordination disorder to self-regulate through the use of dynamic performance analysis: Evidence from the CO-OP approach. *Human Movement Science*. Advance online publication. doi:10.1016/j.humov.2011.09.003

Jebsen, R. H., Taylor, N., Trieschmann, R. B., Trotter, M. J., & Howard, L. A.(1969). An objective and standardized test of hand function. *Archives of Physical Medicine and Rehabilitation*, *50*, 311–319.

Kopp, B., Kunkel, A., Flor, H., Platz, T., Rose, U., Mauritz, K. H., . . . Taub, E.(1997). The Arm Motor Ability Test: Reliability, validity, and sensitivity to change of an instrument for assessing disabilities in activities of daily living. *Archives of Physical Medicine and Rehabilitation*, *78*, 615–620.

Krumlinde-Sundholm, L., & Eliasson, A. C.(2003). Development of the Assisting Hand Assessment, a rash-built measure intended for children with unilateral upper limb impairments. *Scandinavian Journal of Occupational Therapy*, *10*, 16–26.

Kwakkel, G., Wagenaar, R. C., Twisk, J. W., Lankhorst, G. J., & Koetsier, J. C.(1999). Intensity of leg and arm training after primary middle-cerebral-artery stroke: A randomised trial. *Lancet*, *354*, 191–196.

Law, M.(Ed.).(1998). *Client-centered occupational therapy*. Thorofare, NJ: Slack.

Law, M., Baptiste, S., & Mills, J.(1995). Client-centered practice: What does it mean and does it make a difference? *Canadian Journal of Occupational Therapy*, *62*, 250–257.

Law, M., & Mills, J.(1998). Client-centered occupational therapy. In M. Law(Ed.), *Client-centered occupational therapy*(pp. 1–18). Thorofare, NJ: Slack.

Lin, K. C., Wu, C. Y., Liu, J. S., Chen, Y. T., & Hsu, C. J.(2009). Constraint-induced therapy versus dose matched control intervention to improve motor ability, basic/extended daily functions, and quality of life in stroke. *Neurorehabilitation & Neural Repair*, *23*, 160–165.

Maitra, K. K., & Erway, F.(2006). Perception of client-centered practice in occupational therapists and their clients. *American Journal of Occupational Therapy*, *60*, 298–310.

Malina, R.(2004). Motor development during infancy and early childhood: Overview and suggested directions for research. *International Journal of Sport and Health Science*, *2*, 50–66.

Mathiowetz, V.(2011). Task-oriented approach to stroke rehabilitation. In G. Gillen(Eds.), *Stroke rehabilitation a function-based approach*(3rd ed., pp. 80–99). St. Louis, MO: Mosby.

Mathiowetz, V., & Bass Haugen, J.(1994). Motor behavior research: Implications for therapeutic approaches to central nervous system dysfunction. *The American Journal of Occupational Therapy*, *48*(8), 733–745.

Mathiowetz, V., & Bass Haugen, J.(2008). Assessing abilities and capacities: Motor behavior. In M. V. Radomski & C. A. Trombly-Latham(Eds.), *Occupational therapy for physical dysfunction*(6th ed., pp. 186–211). Baltimore, MD: Lippincott Williams & Wilkins.

McEwen, S. E., Huijbregts, M. P., Ryan, J. D., & Polatajko, H. J.(2009). Cognitive strategy use to enhance motor skill acquisition post-stroke: A critical review. *Brain Injury*, *23*, 263–277.

Morris, D. M., Taub, E., & Mark, V. W.(2006). Constraint-induced movement therapy: Characterizing the intervention protocol. *Europa Medicophysica*, *42*(3), 257–268.

Muller, M., Tsui, D., Schnurr, R., Biddulph-Deisroth, L., Hard, J., & MacDermid, J. C.(2004). Effectiveness of hand therapy interventions in primary management of carpal tunnel syndrome: A systematic review. *Journal of Hand Therapy*, *17*, 210–228.

Nilsen, D. M., Gillen, G., & Gordon, A. M.(2010). Use of mental practice to improve upper-limb recovery after stroke: A systematic review. *American Journal of Occupational Therapy*, *64*, 695–708.

Page, S. J., Levine, P., Leonard, A., Szaflarski, J. P., & Kissela, B. M.(2008). Modified constraint-induced therapy in chronic stroke:

Results of a single-blinded randomized controlled trial. *Physical Therapy, 88*, 333–340.

Penta, M., Tesio, L., Arnould, C., Zancan, A., & Thonnard, J.-L.(2001). The ABILHAND questionnaire as a measure of manual ability in chronic stroke patients: Rasch-based validation and relationship to upper limb impairment. *Stroke, 32*, 1627–1634.

Peurala, S. H., Kantanen, M. P., Sjogren, T., Paltamaa, J., Karhula, M., & Heinonen, A.(2012). Effectiveness of constraint-induced movement therapy on activity and participation after stroke: A systematic review and meta-analysis of randomized controlled trials. *Clinical Rehabilitation, 26*, 209–223.

Phipps, S., & Richardson, P.(2007). Occupational therapy outcomes for clients with traumatic brain injury and stroke using the Canadian Occupational Performance Measure. *American Journal of Occupational Therapy, 61*, 328–334.

Poole, J. L.(2008). Musculoskeletal factors. In E. B. Crepeau, E. S. Cohn, & B. A. B. Schell(Eds.), *Willard & Spackman's occupational therapy*(11th ed.). Baltimore, MD: Lippincott Williams & Wilkins.

Randall, M., Johnson, L., & Reddihough, D.(1999). *The Melbourne Assessment of Unilateral Upper Limb Function: Test administration manual*. Melbourne, Australia: Royal Children's Hospital.

Rensink, M., Schuurmans, M., Lindeman, E., & Hafsteinsdottir, T.(2009). Task-oriented training in rehabilitation after stroke: Systematic review. *Journal of Advanced Nursing, 6*,737–754.

Robinson, V., Brosseau, L., Casimiro, L., Judd, M., Shea, B., Wells, G., & Tugwell, P.(2002). Thermotherapy for treating rheumatoid arthritis. *Cochrane Database of Systematic Reviews*,(2), CD002826.

Sabari, J.(2011). Activity-based interventions in stroke rehabilitation. In G. Gillen(Ed.), *Stroke rehabilitation: A function-based approach*(3rd ed., pp. 80–99). St. Louis, MO: Mosby.

Sangster, C. A., Beninger, C., Polatajko, H. J., & Mandich, A.(2005). Cognitive strategy generation in children with developmental coordination disorder. *Canadian Journal of Occupational Therapy, 72*, 67–77.

Schmidt, R. A., & Lee, T. D.(2011). *Motor control and learning: A behavioral emphasis*(5th ed.). Champaign, IL: Human Kinetics.

Shumway-Cook, A., & Woollacott, M.(2012). *Motor control: Translating research into clinical practice*(4th ed.). Baltimore, MD: Lippincott Williams & Wilkins.

Ste-Marie, D. M., Clark, S. E., Findlay, L. C., & Latimer, A. E.(2004). High levels of contextual interference enhance handwriting skill acquisition. *Journal of Motor Behavior, 36*, 115–126.

Sterr, A., Elbert, T., Berthold, I., Kolbel, S., Rockstroh, B., & Taub, E.(2002). Longer versus shorter daily constraint-induced movement therapy of chronic hemiparesis: an exploratory study. *Archives of Physical Medicine & Rehabilitation, 83*, 1374–1377.

Stoykov, M. E., Lewis, G. N., & Corcos, D. M.(2009). Comparison of bilateral and unilateral training for upper extremity hemiparesis in stroke. *Neurorehabilitation and Neural Repair, 23*, 945–953.

Subramanian, S. K., Massie, C. L., Malcolm, M. P., & Levin, M. F.(2010). Does provision of extrinsic feedback result in improved motor learning in the upper limb poststroke? A systematic review of the evidence. *Neurorehabilitation and Neural Repair, 24*, 113–124.

Taub, E., Miller, N. E., Novack, T. A., Cook, E. W., III, Fleming, W. C., Nepomuceno, C. S., . . . Crago, J. E.(1993). Technique to improve chronic motor deficit after stroke. *Archives of Physical Medicine and Rehabilitation, 74*, 347–354.

Timmermans, A. A. A, Spooren, A. I. F, Kingma, H., & Seelen, H. A. M.(2010). Influence of task-oriented training content on skilled arm-hand performance in stroke: A systematic review. *Neurorehabilitation & Neural Repair, 24*, 858–870.

Uswatte, G., Taub, E., Griffin, M. A., Vogtle, L., Rowe, J., & Barman, J.(2012). The Pediatric Motor Activity Log-revised: Assessing real-world arm use in children with cerebral palsy. *Rehabilitation Psychology, 57*, 149–158.

Uswatte, G., Taub, E., Morris, D., Light, K., & Thompson, P. A.(2006). The Motor Activity Log-28: Assessing daily use of the hemiparetic arm after stroke. *Neurology, 67*, 1189–1194.

Uswatte, G., Taub, E., Morris, D., Vignolo, M., & McCulloch, K.(2005). Reliability and validity of the upper-extremity Motor Activity Log-14 for measuring real-world arm use. *Stroke, 36*, 2493.

Wallen, M., Bundy, A., Pont, K., & Ziviani, J.(2009). Psychometric properties of the Pediatric Motor Activity Log used for children with cerebral palsy. *Developmental Medicine and Child Neurology, 51*, 200–208.

Werner, R. A., Franzblau, A., & Gell, N.(2005). Randomized controlled trial of nocturnal splinting for active workers with symptoms of carpal tunnel syndrome. *Archives of Physical Medicine and Rehabilitation, 86*, 1–7.

Wolf, S. L., Catlin, P. A., Ellis, M., Archer, A. L., Morgan, B., & Piacentino, A.(2001). Assessing Wolf Motor Function Test as outcome measure for research in patients after stroke. *Stroke, 32*, 1635–1639.

Wolf, S. L, Thompson, P. A, Winstein, C. J, Miller, J. P., Blanton, S. R., Nichols-Larsen, D. S., . . . Sawaki, L.(2010). The EXCITE stroke trial: Comparing early and delayed constraint-induced movement therapy. *Stroke, 41*, 2309–2315.

Wolf, S. L., Winstein, C. J., Miller, J. P., Taub, E., Uswatte, G., Morris, D., . . . Nichols-Larsen, D.(2006). Effect of constraint-induced movement therapy on upper extremity function 3 to 9 months after stroke: The EXCITE randomized clinical trial. *The Journal of American Medical Association, 296*, 2095–2104.

Zwicker, J. G., & Harris, S. R.(2009). A reflection on motor learning theory in pediatric occupational therapy practice. *Canadian Journal of Occupational Therapy, 76*, 29–37.

55장

인지, 지각과 작업활동

Cognition, Perception, and Occupational Performance

신중일 옮김

학습목표

이 장을 학습한 후, 다음의 내용을 할 수 있을 것이다:

1. 인지를 정의내리고 활동제한과 참여의 결합을 설명할 수 있다.
2. 인지재활에서의 작업치료의 역할에 대해 논의할 수 있다.
3. 인식과 인식을 평가하기 위한 포괄적인 접근방법의 주요 특징과 과정을 설명할 수 있다.
4. 중재 모델 간의 차이점에 대해 논할 수 있다.
5. 의사결정을 지원하는 증거를 포함하여 평가 및 개입 접근법을 선택할 때 고려해야 할 요소에 대해 토론할 수 있다.
6. 특정 인지 및 지각 기술을 정의하고,이 기술을 평가하기 위한 가능한 평가를 확인하고, 각 인지 및 지각 기술에 대해 설명된 치료법을 논의할 수 있다.

개요

"우리를 둘러싼 세상을 생각하고, 기억하고, 추론하고, 이해하는 것이 일상생활활동을 수행하는 근본이다"(Unsworth, 1999, 3면). **인지**는 사람이 정보를 처리하고 학습하고 **일반화**할 수 있도록 정보를 인식, 구성, 동화 및 조작할 수 있는 능력을 포함하는 상호 연관된 프로세스로 구성된다(Abreu & Toglia, 1987). 재활의 상당 부분은 일반적으로 학습과 일반화가 필요하기 때문에 이 장에서 논의되는 개입의 원칙은 광범위한 환자를 고려하는 데 중요하며 일반적으로 인지장애로 확인된 사람들에 국한되지 않는다. 인지장애는 발달 또는 학습 문제, 뇌 손상 또는 질병, 정신 장애 또는 사회 문화적 조건의 결과로 볼 수 있다(American Occupational Therapy Association [AOTA], 언론 보도).

인지기능 손상은 환자의 삶의 모든 면에서 중요한 활동제한과 참여제한을 초래할 수 있으며 잠재적으로 안전, 건강 및 복지를 해치게 된다. 예를 들어, 잠재적인 위험을 인지하는 능력의 감소, 활동의 결과를 예상하기, 안전규정을 준수, 응급상황에서의 반응은 종종 독립성에 방해하는 주요 요인이다. 인지적 한계는 또한 능력, 자기 효능감, 자긍심의 감각을 약화시켜 일상생활의 요구에 적응하는데 어려움을 더 악화시킬 수 있다. 인지 증상의 영향은 작업요법 실습 영역의 모든 측면에서 관찰될 수 있다. 인지-지각 장애인을 위한 작업치료 중재의 목표는 활동 제한을 줄이고 일상활동 참여를 강화하며 개인이 자신의 삶을 통제하고 건강하고 만족스러운 생활방식을 개발하는 데 필요한 능력을 습득하도록 돕는 것이다. 이 인구에 대한 개입의 궁극적인 목표는 분명하지만, 목표를 달성하기 위한 다양한 시각과 재활성 접근법이 있다.

모델 개요 및 인지 이론

Overview of Models and Theories of Cognition

인지 재활 및 회복의 모델과 이론은 학습에 대한 다양한 관점과 정보를 일반화하는 능력을 통합한다. 각 모델에는 여러 접근법이 통합되어 있다. 그러나 그들은 변화를 목표로 하는 영역이나 중재에서 강조하는 영역이 다르다. 일부 모델은 작업 또는 환경의 변화(예 : 기능적인지 모형)를 강조하지만, 다른 모델은 기술(예 : 치료)의 변화를 강조한다. 평가 및 치료 지침은 이러한 여러 분야의 초점을 반영한다. 이 절에서는 다양한 모델, 이론 및 인지에 대한 개입 접근법에 대해 살펴본다. 개입 접근법의 선택과 이론적 적용에 있어서 중요한 요소들과 그것들을 체계적으로 통합하는 방법에 대해서도 논의한다.

인지기능 모델 : 기능 기술훈련 및 작업 또는 환경 적응

인지기능 모델은 개인의 자산이나 잔여 기술을 이용함으로써 일상적인 업무와 학습을 성공적으로 수행할 수 있는 능력을 강조한다. 활동제한 및 참여제한은 장애가 있는 기술을 개선하거나 복원하기 보다는 작업 및 환경을 변경하거나 특정 작업수행을 향상시킴으로써 감소된다(**그림 55.1**). 인지기능 모델에서 사용되는 일반적인 접근법으로는 환경 적응(Allen, 1985); 업무 수정 및 보상 방법의 사용; 간병인 교육 및 훈련(Gitlin, Hodgson, Jutkowitz, & Pizzi, 2010); 오류없는 학습, 사라지는 신호 또는 이격 검색과 같은 특정 작업 방법;(Katz, Baum, & Maeir, 2011; Page, Wilson, Sheil, Carter, & Norris, 2006). ; 구체적인 방법들 오류 없는 학습, 신호 없는 큐, 또는 spaced retrieval; 핸드폰, 아이패드, 인지능력을 도와주는 컴퓨터 등을 이용한 매일의 테크놀로지 사용(Katz, Baum, & Maeir, 2011; Page,Wilson, Sheil, Carter, & Norris, 2006). 이 방법의 효과는 정신 분열병(Velligan et al., 2009), 뇌 손상(Giles, Ridley, Dill, & Frye, 1997), 치매(Bier et al., 2008; Gitlin, Jacobs , & Earland, 2010), 자폐증(Green, 2001).

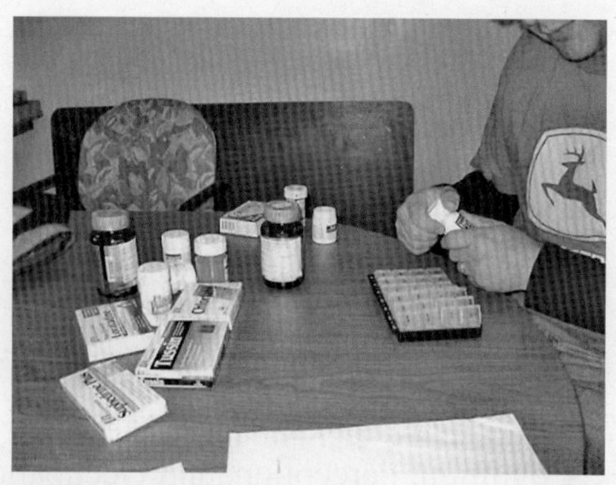

그림 55.1 약관리 박스는 기억손상을 가진 사람들에게 스스로 약관리를 할 수 있도록 도와준다.

재인지 하는 것은 중요한다. 기능적인 방법들은 학습의 수준의 차이및 환경적인 지원 또렷한 정신이 요구된다. 예를 들어, 적응, 작업 수정 또는 기술은 다른 사람들에 의해 설정, 구현 및 모니터링되거나 반복적으로 연습되어 자동학습을 활용할 수 있다. 반면에, 그 사람은 활동을 수정하거나 적응시키는 방법을 배울 수 있다. 후자의 접근방식은 더 높은 수준의 학습이 필요하며 나중에 논의되는 전략 접근방식과 통합된다.

인지장애 모델 (The Cognitive Disability Model)

Allen(1985)은 개인의 기능적인지능력을 활동 수요와 상황에 맞추고 적응시키는 지침을 제공하는 인지장애 모델(CDM)을 개발했다. 이 모델에서, 기능은 정상(레벨 6)에서 장애인(레벨 1)까지의 전역 기능적 인지능력의 여섯 가지 수준으로 구성된다. 각 레벨 내에서의 수행 모드는 행동 변화를 더 한정하고 개인의 전체 기능 용량에 대한 보다 민감한 측정을 허용한다. Allen인지 수준에 대한 포괄적인 설명을 얻으려면 Allen(1985)과 Levy and Burns(2011)를 참고하라.

환경 기술 개발프로그램

Gitlin, Winter, Dennis, Hodgson, and Hauck(2010a, 2010b)은 치매를 가진 사람들에게 환경 기술 개발프로그램(ESP)을 개발했으며 환경 요구사항을 게임의 요구와 일치시키는 시스템을 포함하고 있다. ESP는 가정 치료사가 실시하는 개별적으로 맞춤 설정된 환자 중심의 프로그램이다. 여기에는 가정 환경 내에서 실행되는 관심사와 전략을 파악하기 위해 간병인과의 협력이 포함된다. ESP는 행동 증상의 빈도와 치매 환자의 기능 의존도, 간병인의 혼란, 다른 사람들의 도움 필요성을 줄이고 간병인의 기술, 효능 및 분위기를 개선한다는 것을 발견했다(Gitlin et al., 2009; Gitlin et al. al., 2010a, 2010b).

인지적응 훈련

CDM과 유사점을 갖는 또 다른 접근법은 인지적응 훈련이다. Velligan et al.(2006)은 작업치료사와 협력하여 정신분열병 환자를 위한 환경 지원 및 보상 전략의 사용을 위한 체계적인 접근법을 만들었다. Velligan et al.(2006)은 인지적응 훈련이 정신분열병 환자의 기능적 행동을 개선한다는 것을 발견했다. 그러나 개별 환자를 위해 사용자 정의하고 가정 환경에 설정하지 않으면 지원이 사용되지 않을 수 있다. 상이한 인지행동(예 : 감소 억제 대 탈 억제)을 가진 사람은 상이한 유형의 적응으로부터 이익을 얻는 것으로 밝혀졌다(Velligan et al., 2009). 이것은 적응과 지원이 환자나 중요한 다른 사람에 의해 확인된 문제와 필요를 직접적으로 다루고 환자의 인지 증상에 적절하다는 점을 확인하는 것이 중요하다는 것을 확인시켜 준다.

기능적 업무 훈련 : 신경 기능적 접근

Giles(2011)는 외상성 뇌 손상의 결과로 만성 또는 심한 인지장애가 있는 사람들을 위해 처음 설계된 신경 기능 접근법(NFA)을 설명한다. NFA는 습관이나 기능적 행동습관을 개발하기 위해 자연스러운 맥락에서 특정 직무나 일과를 반복하는 작업별 훈련의 사용을 강조한다. 반복적인 관행은 업무 수행에 필요한 인지자원에 대한 요구를 줄이고 성과의 잠재력을 증가시킨다. 의미 있는 활동을 "실천하는" 실습을 통해 기능적 업무 성과를 숙지하는 것이 중요한다. 개입은 기능적 과제를 체계적으로 사람을 위한 필수 하위 구성요소로 분해하는 것을 포함한다(Giles, 2011; Glisky, Schacter, & Butters, 1994). 피드백, 강화 및 연쇄를 포함한 행동기법은 체계적인 연습 세션에 통합된다. 목표 설정, 과제 분석, 반복, 실습, 큐 실험, 오류 없는 학습, 피드백 및 강화 방법(Giles, 2011)과 같은 핵심기술을 사용하여 기술 습득을 촉진할 수 있다. 오류가 없는 학습에서는 학습 과정에서 부적절하거나 부적절한 반응을 보이지 않는다.

기능적 업무 훈련은 사실과 사건에 대한 언어적 기억이 아니라 무언가를 수행하는 "방법"의 절차적 또는 암묵적 기억을 이용한다. 무선호출기(삐삐) 또는 PDA를 포함한 전자 큐 장치는 작업별 교육 중 습관 및 일상화의 내부화를 촉진하는데 사용할 수 있다. 기능적 업무 훈련은 중증 또는 장기 인지장애가 있는 사람들의 일상생활활동(ADL) 및 업무수행에 중요한 변화를 일으킬 수 있다(Giles, 2011; Giles, Ridley, Dill, & Frye, 1997, Giles & Shore, 1989; Glisky et al., 1994; Hallgren & Kottorp, 2005; Kottorp, Hallgren, Bernspang, & Fisher, 2003).

치료모델 (Remedial Models)

치료모델은 손상된 인지-지각기술들을 회복하고 평가하는 것에 중점을 둔다(Unsworth, 2007). 활동의 요구나 상황을 조작하는 것보다 사람의 근본적인 결손이나 기술을 확인하고 목표로 하는 것이 중요하다(Neistadt, 1990; Zoltan, 2007). 전통적 인지-지각 치료접근, 인지기술은 고등 피질 기술적 관점에서 개념화한다. 그것은 기술은 관심, 차별, 기억, 순서, 분류, 개념 형성 및 문제해결과 같은 분리된 하위 계급으로 나뉘는 고등 피질의 기술로 개념화된다.

낮은 수준의 기술은 보다 복잡한 기술과 행동을 위한 토대를 제공한다(Toglia, 2011). 예를 들어, 주의력 기술은 문제해결과 같은 높은 수준의 인지기술보다 먼저 다루어진다. 인지적 치료 훈련은 다양한 집단에 적용되었다. 그러나 치료는 특히 작업 기억 영역(Klingberg, 2010; Vallat et al., 2005)에서 경미하고 분산적 장애가 있는 사람들에게 가장 성공적으로 나타났으며 개선 의욕적인 동기를 보여준다.

기본인지 또는 지각적 결함의 개선은 장애가 있는 기술의 회복 또는 재구성을 촉진시키는 것으로 생각된다. 기능 재구성과 성인 뇌 소성에 대한 정보는 이러한 관점을 지지한다.

사람의 능력 수준과 반응에 따라 자동으로 도전 수준을 조정하는 신 기술을 사용하여 분리기술을 집중적으로 훈련하는 것은 반복적인 메모리 훈련, 논리 게임 또는 일반적인 인지자극 활동의 사용과는 다르다. 또한 매일 매일의 기능 변화 없이 특정한 인지 운동의 변화를 보여줄 수 있기 때문에 교정치료에 대한 개입이 비판받아 왔다(Cicerone et al., 2011). 구제적 개입은 코칭, 목표 설정, 또래 지원(Johansson & Tornmalm, 2012), 자기 모니터링 기술, 전략훈련 등과 같은 다른 개입기술과 결합될 때, 또는 재활 프로그램, 치료적인지활동이 의미 있는 활동과 동기부여 또는 정서적 요소를 다루는 포괄적인 프로그램을 보완할 수는 있지만, 컴퓨터 기반 업무의 고립된 사용은 기능화된 일반화의 증거가 제한되어 있기 때문에 권장되지 않는다(Cicerone et al., 2011).

인지전략 모델

인지전략의 사용을 강조하는 모델은 정상적인 인식의 일

부로 그러한 전략을 바라본다. 전략은 정보처리, 학습 또는 성과를 높이기 위해 사용하는 방법 또는 전술로 설명된다. 인지전략은 내부적일 수 있으며 자기 대화, 자기 단서, 자기 질문 또는 정신 실천의 사용을 포함하거나 외부에 있을 수 있으며 체크리스트 사용을 포함할 수 있다(Toglia, 2011). 분리 인식 기술에 초점을 맞추는 대신 전략 모델은 학습 및 성과를 향상시키는 방법 또는 접근법에 중점을 둔다. 일반적으로 건강한 사람들은 인지적으로 어려운 상황에 대처하기 위해 동시에 여러 전략을 사용한다. 전략을 사용하려면 일반적으로 문제를 예측하고 성능을 모니터링하며 오류를 감지하고 성과를 스스로 평가할 수 있는 능력과 같은 초인지기술이 필요하다. 인지전략 접근법은 어린이와 성인 모두에게 사용되었다. 전략을 사용하는 모델 및 접근법의 예로는 목표관리 훈련, 직업목표 중재(OGI)(Katz & Keren, 2011), Multicontext Approach(Toglia, 2011), 인지능력 있는 오리엔테이션을 직업 성과(CO−OP) 접근법(Polatajko, Mandich, & McEwen, 2011). 후자의 두 모델은 나중에 자세히 논의된다.

인지의 동적 모델

동적 상호작용 모델 인지기능은 인지기능의 동적 특성을 설명하기 위해 동적 시스템 이론을 처음으로 도입했다. 인지 및 교육 심리학 학습에서 얻은 정보를 작업치료 실습과 통합한다. 동적 상호작용 모델(Dynamic Interactional Model)은 개인적 요인과 활동 및 환경 요구사항 간의 상호작용에 따라 인지 증상 및 직업 성과가 어떻게 변하는지 설명한다. 학습과 수행에 영향을 주는 개인적 특성에는 그 사람의 생활방식, 신념, 자기 효능감, 감정적 상태, 동기부여가 포함된다. 자가 인식 및 처리 전략은 인지기능의 주요 구성요소로 식별된다. 전략을 효과적으로 사용하고 활동 요구사항, 사회적, 문화적 또는 물리적 환경과 같은 외적 요인과 개인 특성을 포함한 다양한 성과를 모니터하는 능력. 따라서 평가는 동적 대화식 방법을 사용하여 활동요구, 환경 변경 및 다른 사람의 중개와 같은 외부 변수가 업무 수행 중 개인의 전략 사용 및 자기인식에 어떻게 영향을 미치는지를 결정한다.

동적 평가는 성능을 향상시키는 방법을 검사하기 때문에 자연스럽게 간섭에 연결된다. 평가하는 동안 상담자는 가이드 질문, 전략 제안, 오류 탐지 촉진 또는 활동의 변경을 통해 사람의 성과를 변화, 안내 또는 개선하기 위해 개입한다(Tzuriel, 2000). 이 정보는 개입 계획과 직접 관련이 있다. 예를 들어, 역동적인 절차를 통해 성과를 수정할 수 없는 경우, 사람의 능력이나 행동을 변화시키는 데 중점을 두는 접근 방식보다 환경을 바꾸거나 간병인을 양성하는 중재 방법이 더 적합할 수 있다. 중재는 사람의 능력과 업무 및 환경 간의 적합성을 최적화하기 위해 사람의 자기인식과 전략의 사용, 업무 또는 환경의 수정, 또는 세 가지 모두의 조합을 다룰 수 있다. 역동적인 인지 모델은 여러 개입 접근법을 수용할 수 있는 광범위한 인식을 제공한다.

다중상황적 접근법 *(The Multicontext Approach)*

다중상황적접근법은 동적 인식 모델(Dynamic Model of Cognition)을 기반으로 하지만, 환자를 위한 “올바른” 도전 수준에 맞춰야 하는 활동이나 환경에서 인식과 전략 사용을 촉진하기 보단 구체적인 프레임 워크를 제공한다(즉, 너무 어려운 것은 아니지만 너무 쉽지 않은 활동). 다중상황적 접근법의 주요 특징은 (1)개인 상황에 대한 고려, (2)자기 감시 및 자기인식을 촉진하는 구조화된 방법, (3)전략 자체 생성 및 훈련, (4)전송 연속체를 사용하여 다양한 활동과 상황. 치료에서 다루는 전략은 환자와 인지 증상에 따라 다양한다. 치료에서 다루어 질 수 있는 광범위한 내부 및 외부 전략의 예가 Toglia(2011)에 의해 제공된다. 도전 과제를 예측하고 전략을 스스로 세우는 데 도움을 주는 데 중점을 두고 있다. 이 접근법의 초점은 다양한 상황에서 전략 사용을 적용하고 사용하는 능력이다.

예를 들어, 다중상황적 접근법에서, 사람은 체계적으로 외모가 다르지만 목적에 부합하고 직업에 기반한 활동에 걸쳐 체크리스트, 정신 리허설 또는 자기 큐를 사용하는 것과 같은 목표전략을 적용한다. 비슷한 수준의 난이도. 두 가지 상황이나 활동이 물리적으로 유사할수록 한 상황에서 배운 전략을 다른 상황으로 쉽게 이전할 수 있기 때문에 학습을 이전할 수 있는 능력에 대한 점진적인 요구가 있다(Davidson & Sternberg, 1998, Toglia, 1991b).

표 55.1은 전송 연속체를 따라 제시된 중재 활동의 예를 보여준다. 전체 전송 연속체를 따라 자발적인 전략 사용의 증거가 관찰될 때까지 활동 요구사항이 어려움 없이 채점되지 않는다. 자체 모니터링 기술과 자기평가를 용이하게 하기 위한 인식 및 초인지 교육기술의 사용은 개입과정 전반에 깊숙이 묻혀 있다.

다중상황적 접근법은 원래 외상성 뇌 손상을 가진 성인과 함께 사용하기 위해 개발되었다(Toglia, 2011). 그러나, 정신 분열병(Josman, 2011), 루푸스 및 다발성 경화증을 앓는 성인, 어린이 및 청소년(Cermak & Maeir, 2011, Josman & Rosenblum, 2011)에게도 적용되었다.

표 55.1 전환의 연속체

모든 활동에서 강조된 전략 : 활동의 방향을 유지하고 모으기 위해 체크리스트를 사용							
매우 가까운		다소 가까운		다른		매우 다른	
야채샐러드를 만들어라 (6–8개 품목).	과일샐러드를 만들어라 (6–8개 품목).	저녁상을 세팅해라 (6–8 인용).	도시락을 6–8개 만들어라.	야근을 위한 가방에 6–8개를 넣어라.	달력에 6–8개의 약속을 기록해라.	6–8개의 파티초대를 완료하기 위해 리스트를 사용해라.	6–8개의 심부름을 완료하기 위해 리스트를 사용해라.

작업활동을 위한 인지 접근법

CO-OP 접근법은 원래 발달장애(DCD; Polatajko, Mandich, Miller, & Mcnab, 2001)를 가진 어린이의 기술 습득을 향상시키고 자폐아(Rodger & Vishram, 2010), 대뇌 뇌졸중(Henshaw, Polatajko, McEwen, Ryan, & Baum, 2011) 및 뇌졸중(뇌졸중)을 가진 성인은 물론 소아마비(Mandich, Polatajko, Zilberbrant, 2008) 및 퍼베이시브 발달장애(Phelan, Steinke, & Mandich, 2009) Dawson, Gaya et al., 2009)를 가진 사람들을 위해 개발됐다.

CO-OP 접근법은 운동기술 및 일상생활 기술의 개발 및 습득에 인지전략의 사용을 강조한다. 그것은 역동적인 시스템 이론뿐만 아니라 운동수행, 교육 또는 인지 심리학, 작업치료의 문학을 그려낸다. CO-OP 접근법의 주요 구성요소는 (1)환자 중심의 목표, (2)동적 성능 분석, (3)인지전략 사용, (4)안내 디스커버리, (5)(6)부모 또는 중요한 다른 참여, (7)구조화된 중재 형식(준비 단계, 취득 단계 및 확인 단계). CO-OP 접근방식은 환자 중심 프레임 워크에 포함되어 있으며 획득해야 할 기술이 환자가 원하는, 필요로 하거나 얻을 것으로 기대되는 목표인지 확인하기 위해 여러 기술을 사용한다. 평가는 여러 가지 도구를 사용하여 환자의 목표를 수립하고 평가한다. 또한 DPA(Dynamic Performance Analysis)는 하향식의 구조화된 관찰 방법으로 사용되어 환자가 선택한 상황에서 수행되는 활동 내의 성능문제 또는 고장을 식별한다.

CO-OP 접근법은 다중 전략(목표, 계획, 실행, 점검)과 작업 별 전략을 결합하여 일상의 기능을 지원하는 기술을 습득한다. 예를 들어, Rodger와 Vishram(2010)은 아스퍼거 증후군을 앓고 있는 두 명의 어린이에게 CO-OP 접근법을 사용하는 방법을 설명한다. 한 어린이를 위한 목표는 아침에 학교에 진학하고, 놀이터에서 분노를 관리하고, 숙제를 완료할 시간을 관리하는 것을 포함했다. 다중 "목표, 계획, 수행, 점검" 전략은 개입하면서 전반적인 문제해결 프레임 워크로 사용되었다. 특정 업무나 상황을 관리하는데 화를 냈을 때 비주얼 차트나 목록과 같은 도메인별 전략은 물론 걷기, 숫자 10까지 세기, 가방 주먹으로 치기 등의 작업은 지침 안내 및 사용 원칙을 사용하여 용이하게 수행되었다. 아이들은 자신의 목표와 계획, 보상 차트 및 시간 기록을 작성하고 작성하여 코칭, 모델링 또는 피드백을 사용하여 자신의 솔루션을 발견하도록 권장받았다.

인지재활 모델

Averbuch and Katz(2011)는 치료적 원칙과 전략 사용 및 학습능력을 확대할 수 있는 능력에 대한 인식을 통합한 신경 장애가 있는 청소년과 성인을 대상으로 한 포괄적인 치료요법 인지 재활 모델을 기술하고 있다. 이 모델은 신경 생리학, 신경 생리학 및 신경 심리학 이론을 활용하여 인지학습을 위한 기본 틀을 제공한다. 손상의 여러 단계에서 다양한 접근법이 강조될 수 있다. 교육은 남은 능력을 향상시키고 환자 또는 가족 목표의 맥락에서 기능적 업무 성과를 향상시키는 것을 목표로 한다. 인지훈련은 다양한 수준에 따라 구성되며 제시되는 정보의 양과 복잡성이 점진적으로 증가한다. 중재는 시각적 스캐닝, 범주화 또는 분류, 순서화, 계획 또는 사고 작업을 포함하는 체계적이고 체계적인 활동을 포함하지만 동시에 새로운 학습전략(예 : 체계적인 시각적 스캐닝 전략)을 가르치는 데 중점을 둔다. 인지기능의 다른 영역과 관련된 기술을 수행한다. 일단 환자가 클리닉 내에서 다양한 활동에서 전략을 사용하는 방법을 배우면 전략이 실제 상황에서 실행된다. 저자는 종이와 연필 운동, 탁상용 및 컴퓨터 활동, 기능적 활동, 보상 방법 및 가상현실의 조합을 사용한다. 환자가 학습전략을 사용할 수 없는 경우 작업의 구성요소 부분을 교육하는 데 중점을 둔 절차적 전략을 사용하여 일상생활 활동수행능력을 향상시킨다(Katz & Hartman-Maeir, 2005).

선택적 중재접근법

Selecting Intervention Approaches

인지기능 장애가 있는 사람에게서 볼 수 있는 다양한 종류의 심각성, 증상, 연령, 인구 및 성과 문제를 감안할 때 모든 환자에게 적합할 것으로 예상되는 하나의 모델 또는 접근법은 없다. 중재 접근법은 나이, 중증도 등과 같은 환자의 특성에 따라 다른 결과가 나올 수 있다.

치료사는 개입 계획을 세울 때 다음 질문을 고려한다. '얼마나 많은 학습과 일반화가 예상됩니까? 그 사람의 능력을 충족시키기 위해 활동 요구사항이나 환경을 변경하거나 변경해야 할 필요가 있습니까? ' 그 사람은 지시에 반응하는가? 그 사람은 자신의 어려움을 알고 있습니까? 그 사람이 어려움을 완전히 인식하지 못하고, 지시에 반응이 없고, 심각한 결손 를 보이며, 개입 시간대 내에서 변화에 대한 잠재력을 나타내지 않으면, 다음과 같은 전략 사용의 변화를 목표로 하는 치료 접근법: 다기관 접근법, CO-OP 접근법, 또는 인지재교육 접근법은 적절하지 않을 수 있다. 사람이 아니라 환경이나 활동을 변화시키도록 다른 사람들을 가르치는 것에 중점을 두는 CDM이나 ESP는 더 큰 기능적 결과를 가져올 수 있다. 특정 작업에 대한 성능을 변경하기 위해 반복적인 연습을 사용하는 NFA는 기능적 성능을 높이기 위해 표시될 수도 있다. 반면에, 약점을 잘 알고 집중적이고 일관된 실행에 참여할 수 있는 집중력 있는 인지기능 결핍 장애인에게 동기부여가 된 사람은 특정한 인지기술을 목표로 하는 치료방법으로부터 이익을 얻을 수 있다. 부분적이거나 불완전한 자기인식, 상황에 따른 성과에 영향을 미치는 작업 오류 패턴 및 전략 사용 감소를 나타내는 또 다른 환자는 인지전략 접근방식의 이점을 누릴 수 있다.

인식과 학습에 관한 가정뿐만 아니라 인지적 및 기능적 결손의 중대성에 대한 고려와 개입 모델에서 예상되는 변화의 유형은 계획개입에 신중하게 고려될 필요가 있다(Toglia, 2011). 이것은 **사례 연구 55.1**에 설명된 시나리오에 나와 있다.

평가 Evaluation

이 섹션에서는 적절한 평가를 선택하고 수행하기 전에 실무자가 이해해야 하는 인지평가 문제에 대한 자세한 정보를 제공한다. 우리는 평가과정의 중요성, 목표 및 평가 선택 시

사례 연구 55.1 인지와 활동 환경

■ **시나리오 1**

제임스 씨는 14세 때 머리 부상으로 인한 근심과 기억 문제의 10년 역사를 가진 24세의 남성이다. 불과 몇 시간 만에 회상 및 사건을 회상하는 데 어려움이 있다 전에. 작업을 수행하는 동안 그는 단계 추적을 쉽게 잃어 버리고 다른 단계를 생략하면서 일부 단계를 두 번 반복한다. 제임스는 자신의 집중력이나 기억력에 어려움을 두지 않고 학교에 돌아가고 싶다. 그는 현재 그를 돌보는 부모와 함께 살고 있다.

■ **시나리오 2**

콘월 씨는 3주 전에 입원 한 두부 외상과 관련하여 주의력과 기억력 문제가있는 64세의 남성이다. 그는 불과 몇 시간 전에 일어난 대화와 사건을 회상하는데 어려움을 겪고 있다. 작업을 수행하는 동안 그는 단계 추적을 쉽게 잃어 버리고 다른 단계를 생략하면서 일부 단계를 두 번 반복한다. 콘월 씨는 자신의 어려움을 잘 알고 있으며 그것들에 의해 우울한다. 예를 들어, 그는 "나는 아침 식사로 내가 무엇을 먹었는지 기억이 나지 않는다. 나에게 무슨 소용이 있니? 내가 사업을 포기한다면 인생은 끝난다. "콘월 씨는 최근 사고가 있기 전에 과부가 되어 혼자 살았다.

질문

두 시나리오는 동일한 임상 증상을 나타내지만 활동 환경은 서로 다르다.

1. 환경의 차이가 당신이 사용하는 개입의 중점에 어떤 영향을 미칩니까?
2. 당신의 선택에 어떤 영향을 미쳤습니까?

토론

이 질문들에 대한 절대적인 옳고 그른 대답은 없다. 시나리오 1에서 James는 10년 간의 사후 상해를 겪었으므로 근본적인 인지능력의 변화 가능성은 미미한다. 더 나은 개선 가능성에 대한 증거가 없다면 기억력과 주의력 향상에 초점을 둔 치료방법을 사용할 수 없다. 기억 노트 나 체크리스트 사용과 같은 보상 전략이 고려될 수 있다. 그러나 제임스는 기억이나 주의가 어려움을 부인한다. 이러한 자각의 결여는 독립적인 시작과 보상 전략의 사용에 큰 걸림돌이 될 것이다.

간병인 훈련, 업무 및 환경 적응, 특정 업무 수행능력을 향상시키는 기능적 기술훈련의 가능성이 개입에 가장 적합한 영역인 것으로 보인다. 보상적인 도움을 사용하기 위해서는 인식을 높이는 기술이 선행되야 한다.

사례 연구 55.1 인지와 활동 환경 (계속)

기억노트 교육과 같은 외부 메모리 보조장치에 대한 더 많은 기회를 제공할 수 있는 접근법은 환경에 대한 성공과 통제가 작업별 교육 방법을 조합적으로 강조함으로써 도입될 수 있다. 예를 들어, 최대 프롬프트와 외부신호를 사용하는 국가에서 적응기술; 간병인이나 의사가 방향을 제시하지만 성공 가능성은 한 번에 한 단계 씩 나아갈 수 있는 제임스의 능력에 달려 있기 때문에 콘월 씨는 장애에 대한 인식과 수용을 더 쉽게 지킬 수 있다.

작업 지시. 보상적 전략적 계획의 사용에 대한 훈련 시나리오 2에서 콘월 씨는 사고후 3주 밖에 안되기 때문에, 기본 기술의 변화 가능성을 추적하기 위해 메모장을 사용하는 것과 같은 일들은 일상적인 사건과 대화이며, 또한 콘월(Cornwall)은 이미 훈련을 받은 과제 단계를 추적하는데 도움이되는 문제에 대해 잘 알고 있다. 이것은 그가 잠재적인 후보자를 완성시켜 작업수행을 향상시키는 것처럼 보일 것이다. 콘월(Cornwall) 선생님. 그러나 그는 자신의 이득에 대한 자신감과 통제력, 어려움에 초점을 둔 치료 과제들에 대해서도 우울하다. 그는 감정적으로 대처할 수 없을 수도 있다. 접근 방식은 근본적인 환자 요인에 초점을 맞추고 있다.

고려해야 할 사항을 제시한다.

포괄적인 인지평가가 두 가지 주요한 이유로 사용된다. 첫째, 평가는 손상 및 성과 역량의 존재에 대한 증거 및 정보를 제공한다. 그러한 정보는 기준선을 설정하고 퇴원을 계획하며 개입 효과(예 : 재활 결과)를 측정하는데 사용될 수 있다. 둘째, 평가는 중재 계획을 위한 정보를 수집한다.

인지평가 과정

작업치료사는 일상생활에서 환자의 참여를 지원할 수 있는 인지능력뿐만 아니라 직업수행에 대한 인지적 도전 과제를 식별하는 것을 목표로 평가 프로세스에 접근한다. 작업치료사는 인지기능 평가 프로세스(Hartman-Maeir, Katz, & Baum, 2009)를 사용하여 환자의 인지능력에 대한 정보를 제공하는 의도적으로 평가를 선택하고 순서를 매긴다. 인지 적 및 기능적 검사와 함께 초기 인터뷰는 더 많은 영역별 평가, 직업기반 작업의 특정 인지측정 및 환경평가에 이어질 수 있다. 결합할 때,인지평가 과정의 데이터는 치료사에게 사람-직업-환경과 인지증상의 잠재적인 상호작용에 대한 포괄적인 관점을 제공한다. 인지 및 지각 평가에 대한 자세한 내용은 **표 55.2**를 참고하라.

인지 및 지각을 평가할 때 작업치료사의 역할은 ADL, 일상생활의 도구활동(IADL), 교육, 일, 놀이 및 여가 및 사회참여에 대한 인지-지각 장애의 영향에 대한 명확하고 포괄적인 정보를 제공하는 것이다. 모든 팀 구성원은 인지기능 장애 이외의 다른 요소가 환자의 성과에 영향을 미칠 수 있다고 생각할 필요가 있다. 환자의 진정한 인지능력은 언어 장애, 통증, 피로, 낮은 동기부여, 우울증, 불안 또는 심리적 고통으로 가려질 수 있다.

인터뷰 - 환자 및 다른 사람들의 관점

작업치료사는 일반적으로 환자 및 / 또는 가족 구성원으로부터 직접 정보를 수집하여 평가 프로세스를 시작한다. 환자의 전형적인 일상과 직업을 고려한 구조화된 인터뷰는 치료사가 환자의 과거 기능 및 미래 목표에 대한 직업적 프로파일을 개발하는 데 도움이 된다(AOTA, 2008). 환자는 대개 자신이 가장 염려하고 있거나 쉽게 할 수 있는 일상활동을 파악하도록 요청된다(**표 55.2** 참고).

현재 참여 수준과 원하는 변화를 파악하기 위해 지역 거주자 환자를 인터뷰하는 것은 Mayo-Portland Adaptability Inventory이 포함되어 있다(MPAI-4; Malec & Lezak, 2008), Community Integration Questionnaire(CIQ, Willer , Ottenbacher & Coad, 1994) 또는 참여 목표, 참여 주관(POPS; Curtin et al., 2011). 이러한 척도는 일반적으로 다양한 작업에 대한 현재 참여의 빈도와 만족도를 평가하도록 환자에게 요청하며 대부분이 인지증상의 영향을 받을 수 있다. 인지장애가 있는 사람들은 종종 자신의 장애에 대한 인식이 제한되어 있고 이러한 장애에 대한 이해가 제한되어 있기 때문에(Goverover, Chiaravalloti, & DeLuca, 2005), 가까운 친지 또는 친구가 개입을 통해 중재의 우선순위와 걱정거리 등을 파악해야 한다.

환자의 일상적인 업무가 종종 구조화되고 본질적으로 제한되는 급성 또는 재활 치료를 받는 입원환자 환경에서 환자의 친척도 가벼운 인지장애의 존재를 알지 못할 수 있다. 미묘한 인지 증상은 운전, 사회 참여, 쇼핑 또는 대중 교통 이용과 같은 상위 수준 활동에서만 분명하게 나타난다. 의뢰인이 자신의 지역 사회로 퇴원하고 이러한 상위 활동을 재개하면 환자의 인지기능 손상의 영향을 보다 명확하게 파악할 수 있다(Toglia & Golisz, in press).

자기인식을 위한 인터뷰 및 평점 척도(**표 55.2** 참고)는

표 55.2 인지-지각평가들

인터뷰-지각에 대해 환자와 다른 사람	Occupational Profile Canadian Occupational Performance Measure(COPM)(Law et al., 2005) Activity Card Sort(ACS)(Baum & Edwards, 2001) Pediatric version(PACS)(Mandich, Polatajko, Miller, & Baum, 2004) **Awareness Assessments** Assessment of Awareness of Disability(AAD)(Tham, Bernspang, & Fisher, 1999) Awareness Questionnaire(AQ)(Sherer, Bergloff, Boake, High, & Levin, 1998) Patient Competency Rating Scale(PCRS)(Prigatano, 1986) Self–Awareness of Deficits Interview(SADI)(Fleming, Strong, & Ashton, 1996)
인지선별 도구들	Mental Status Exams Blessed Dementia Rating Scale(BDRS)(Blessed, Tomlinson, & Roth, 1968) Galveston Orientation and Amnesia Test(GOAT)(Levin, O'Donnell, & Grossman, 1979) Pediatric version: Children's Orientation and Amnesia Test(COAT)(Ewing–Cobbs, Levin, Fletcher, Miner, & Eisenberg, 1990) Mini–Mental State Exam(MMSE)(Folstein, Folstein, & McHugh, 1975) Modified Mini–Mental State Examination(3MS)(Teng & Chui, 1987) Montreal Cognitive Assessment(MoCA)(Nasreddine et al., 2005) Saint Louis University Mental Status(SLUMS)(Tariq, Tumosa, Chibnall, Perry, & Morley, 2006) Comprehensive Cognitive Screenings Brief Test of Head Injury(BTHI)(Helm–Estabrooks & Hotz, 1991) Cognitive Assessment of Minnesota(CAM)(Rustad et al., 1993) Cognistat(Kiernan, Mueller, & Langston, 2011) Dynamic Loewenstein Occupational Therapy Cognitive Assessment(DLOTCA)(Katz, Livni, Bar–Haim Erez, & Averbuch, 2011). Pediatric version available(DOTCA–Ch; Katz, Parush, & Traub Bar–Ilan, 2005) Lowenstein Occupational Therapy Cognitive Assessment(LOTCA)(Katz, Itzkovich, Averbuch, & Elazar, 1990) Geriatric version available Middlesex Elderly Assessment of Mental State(MEAMS)(Golding, 1989) Repeatable Battery for the Assessment of Neuropsychological Status(RBANS)(Randolph, 1998) Safe at Home(Robnett, Hopkins, & Kimball, 2003)
인지의 기능적 평가도구들	Assessments Measuring Competency or Assistance Required: Independent Living Scales(ILS)(Loeb, 1996) Kettle Test(Hartman–Maeir, Harel, & Katz, 2009) Kitchen Task Assessment(KTA)(Baum & Edwards, 1993); Pediatric version available: Children's Kitchen Task Assessment(CKTA)(Rocke, Hays, Edwards, & Berg, 2008) Performance Assessment of Self–Care Skills, Version 3.1(Holm & Rogers, 1999) Rabideau Kitchen Evaluation–Revised(RKE–R)(Neistadt, 1992b) Revised Observed Tasks of Daily Living(OTDL–R)(Diehl, 1998) Texas Functional Living Scale(TFLS)(Cullum, Weiner, & Saine, 2009) Assessments Observing Factors Interfering with Performance Actual Reality Task(Goverover, O'Brien, Moore, & DeLuca, 2010) ADL–focused Occupation–based Neurobehavioral Evaluation(A–ONE; formerly, Arnadottir OT–ADL Neurobehavioral Evaluation)(Arnadottir, 1990) Allen Cognitive Level Test(ACL)(Allen, Earhart, & Blue, 1992) Assessment of Motor and Process Skills(AMPS)(Fisher, 1993a, 1993b) Cognitive Performance Test(CPT)(Allen et al., 1992) Do–Eat Assessment for Children(Josman, Goffer, & Rosenblum, 2010) Executive Function Performance Test(EFPT)(Baum, Edwards, Morrison, & Hahn, 2003) Instrumental Activities of Daily Living(IADL) profile(Bottari, Gosseli, Guillemette, LaMoureux, & Ptito, 2011) Routine Task Inventory–Expanded(RTI–E)(Katz, 2006)

표 55.2 인지-지각평가들 (계속)

인지의 기능적 평가도구들 (계속)	**Performance Assessments Measuring Error Patterns** Naturalistic Action Test(NAT)(Schwartz, Segal, Veramonti, Ferraro, & Buxbaum, 2002) Multiple Errands Test(MET)(Shallice & Burgess, 1991) Profile of Executive Control System(PRO–EX)(Branswell et al., 1992) Test of Adaptive Behavior in Schizophrenia(TABS)(Vanbellingen et al., 2010) Test of Grocery Shopping Skills(TOGSS)(Hamera & Brown, 2000) University of California, San Diego Performance–Based Skills Assessment–Brief(UPSA–Brief)(Mausbach, Harvey, Goldman, Jeste, & Patterson, 2007) Weekly Calendar Planning Task(WCPT)(Toglia, in press)
특정 도메인에 대한 인지훈련들	**Orientation Assessments** Orientation Log(O–Log)(Jackson, Novack, & Dowler, 1998) Test of Orientation for Rehabilitation Patients(TORP)(Deitz, Beeman, & Thorn, 1993) **Attention Assessments** Comprehensive Trail–Making Test(CTMT)(Reynolds, 2002) Paced Auditory Serial Addition Test(PASAT)(Gronwall, 1977) Test of Everyday Attention(TEA)(Robertson, Ward, Ridgeway, & Nimmo–Smith, 1994) Pediatric version available(TEA–CH) **Spatial Neglect Assessments** The Baking Tray Test(Tham & Tegner, 1996) The Balloons Test(Edgeworth, Robertson, & McMillan, 1998) Behavioral Inattention Test(BIT)(Wilson, Cockburn, & Baddeley, 1987) The Bells Test(Gauthier, Dehaut, & Joanette, 1989) Indented Paragraph Test(Caplan, 1987) Line Cancellation(Albert, 1973) Verbal and Nonverbal Cancellation Tasks(Mesulam, 2000) **Memory Assessments** Cambridge Prospective Memory Test(CAMPROMPT)(Shiel et al., 2005) Contextual Memory Test(CMT)(Toglia, 1993b) Hopkins Verbal Learning Test–Revised(HVLT–R)(Brandt & Benedict, 2001) Memory for Intentions Test(MIST)(Raskin & Buckheit, 2010) Prospective Memory Screening(PROMS)(Sohlberg & Mateer, 1989b) Rivermead Behavioral Memory Test–Extended version(RBMT–E)(Wilson, Clare, Baddeley, Watson, & Tate, 1998); Pediatric version available(RBMT–C) **Visual Perception Assessments** Brain Injury Visual Assessment Battery for Adults(biVABA)(Warren, 1998) Motor–Free Visual Perception Test(MVPT–3)(Colarusso & Hammill, 2002) Occupational Therapy Adult Perceptual Screening Test(OT–APST)(Cooke, McKenna, & Fleming, 2005) **Executive Function Assessments** Behavioral Assessment of Dysexecutive Syndrome(BADS)(Wilson, Alderman, Burgess, Emslie, & Evans, 1996) Behavioral Assessment of Dysexecutive Syndrome for Children(BADS–C)(Emslie, Wilson, Burden, Nimmo–Smith, & Wilson, 2003) Executive Function Route–Finding Task(EFRT)(Boyd & Sautter, 1993) Perceive, Recall, Plan, and Perform(PRPP@WORK)(Bootes & Chapparo, 2010) Plan–a–Day Test(Holt et al., 2011) Toglia Category Assessment(TCA)(Toglia, 1994) University of California, San Diego Sorting Test(U–SORT)(Tiznado, Mausbach, Cardenas, Jeste, & Patterson, 2010)

표 55.2 인지-지각평가들 (계속)

특정 도메인에 대한 인지훈련들 (계속)	Motor Planning Assessments Benton Constructional Praxis Test(Benton, Hamsher, Varney, & Spreen, 1983) Test of oral and limb apraxia(TOLA)(Helm–Estabrooks, 1992) Test of upper limb apraxia(TULIA)(Vanbellingen et al., 2010) Test of Ideational Praxis(TIP for children)(May–Benson & Cermak, 2007)
매일의 인지증상과 행동에 대한 평가	APT–2 Attention Questionnaire(Sohlberg & Mateer, 2001) Behavior Rating Inventory of Executive Function–Adult Version(BRIEF–A)(Roth, Isquith, & Gioia, 2005) Brief Assessment of Prospective Memory(BAPM)(Man, Fleming, Hohaus, & Shum, 2011) Catherine Bergego Scale(CBS) for Unilateral Neglect(Azouvi et al., 2003) Cognitive Failures Questionnaire(CFQ)(Broadbent, Cooper, FitzGerald, & Parkes, 1982; Wilhelm, Witthoft, & Schipolowski, 2010) Everyday Memory Questionnaire(EMQ)(Sunderland, Harris, & Baddeley, 1983; Prospective and Retrospective Memory Questionnaire(PRMQ)(Crawford, Smith, Maylor, Della Sala, & Logie, 2003)
환경적인 평가도구들	Analysis of Cognitive Environmental Support(ACES)(Ryan et al., 2011) Home Environmental Assessment Protocol(HEAP)(Gitlin et al., 2002) Home Occupational–Environmental Assessment(HOEA)(Baum & Edwards, 1998) Safety Assessment of Function and the Environment for Rehabilitation(SAFER tool)(Chui et al., 2006)

일반적으로 제한과 강점에 대한 인식, 기능적 업무에 대한 제한의 영향을 일반화하는 능력, 장애 판단(지적 인식)에 대한 우려를 평가한다. 일반적으로 환자의 자기평가는 친척이나 치료사에 의한 평가와 비교된다(Bogod, Mateer & MacDonald, 2003). 대안적으로 자기 결핍자 인터뷰(Fleming et al., 1996)와 같은 일부 척도는 질문에 대한 반응에 따라 의사의 인식 수준을 직접 평가하는 반 구조적 인터뷰를 사용한다. 인식을 평가하는 이러한 두 가지 방법 모두 활동의 맥락 밖에서 지적인 인식을 검사한다.

인터뷰와 평점 척도는 인지를 평가하는 가장 일반적인 방법이지만, 활동의 상황 내에서 환자에게 이전에 예측된 성과(예, 사전 인식)와 직후의 예측(즉, 응급 인식) 작업수행. 예상성능과 실제성능의 차이점을 비교한다. Contextual Memory Test(Toglia, 1993b)와 Disability of Awareness of Assessment(Tham et al., 1999)에서 규범적 비교를 포함한 업무 평가가 사용된다. 최근에는 과제수행 전에 과제를 파악하도록 환자에게 요구하는 과제별 인식 규모가 개발되었다(Toglia, Goverover, Johnston, & Dain 2011, Toglia, Johnston, Goverover, & Dain, 2010). 활동 경험 동안 발생할 수 있는 인식의 변화는 수행 전, 도중 및 직후에 인식 질문에 대한 응답을 비교함으로써 조사될 수 있다.

인지 선별검사

인지-심사 평가는 특별하거나 더 주의가 필요한 문제를 확인하기 위해 고안된 표준화된 평가유형이다. 정신상태 검사는 일반적인 점수와 진단 컷오프 점수를 제공하여 정상 및 의심되는 인지기능 장애를 구분한다. 선별할 때, 공개된 민감성(즉, 인지장애가 있는 것으로 정확하게 식별된 사람) 및 특이성(즉, 인지장애가 없는 사람의 정확한 식별)은 검사대상 집단 내에서 고려될 필요가 있다. 일반적으로 정신상태 검사는 종이와 연필 이외의 장비를 필요로 하지 않는 5~10 분간의 평가이므로 병상이나 사무실 검사에 편리한다. 또한 이 시험 중 많은 부분이 공개 도메인에 있거나 인터넷에서 무료로 사용할 수 있다. 인기 있는 Mini–Mental State Exams(MMSE; Folstein et al., 1975)와 같은 정신상태 검사는 원래 알츠하이머 유형의 치매를 가진 환자를 위해 개발되었지만 다른 인구 집단에서 사용 및 검증되었다(Bour, Rasquin, Boreas, Limburg , & Verhey, 2010, Mackin, Ayalon, Feliciano, & Areán, 2010, Swirsky–Sacchetti 등, 1992, Toglia, Fitzgerald, O'Dell, Mastrogiovanni, & Lin, 2011). 대부분의 정신상태 검사는 환자의 방향, 주의력, 기억력, 언어 및 판단에 대한 전반적인 평가를 제공한다. 최근의 몬트리올 인지평가(MoCA; Nasreddine et al., 2005)는 정신상태 검사에 대한 집행 기능요소를 포함하며 뇌졸중 및 경증 인지기능이 있는 급성 입원환자의 MMSE보다 기능적 상태 및 개선을 더 잘 예측하는 것으로 나타났다(Toglia, Fitzgerald 외., 2011). 정신상태 검사는 일반적으로 존재할 수 있는 인지장애의 유형을 확인한다. 그러나 결과는 환자의 전체적인 그림을 제공하기 위해 기능적 성능을 직접 관찰하는 것과 함께 검사해야 한다. 인지 표준화된 평가의 결과가 항상 기능수행으로 명확하게 해석되는 것은 아니다.

정신상태 검사는 구술기술에 크게 의존하고, 문화적으로 편향될 수 있으며(규범적 집단과 비교하여), 상당한 위음성 비율을 가질 수 있다(즉, 가능한 인지장애가 없는 것). 병변이 있는 환자, 특히 우측반구 병변 또는 경증 인지장애는 적발되는 경우가 종종 있다(Nelson, Fogel, & Faust, 1986). 일반적으로, 인지적 선별 검사는 항목 내용의 폭과 깊이가 제한되어 있기 때문에 상위 환자에게 나타나는 보다 미묘한 장애를 놓칠 수 있다(Doninger, Bode, Heinemann, & Ambrose, 2000)(표 55.2 참고).

인지의 기능적 평가도구들

기능수행의 직접적인 관찰은 인지-지각 장애를 확인하는 데 사용되는 또 다른 방법이다. 극도로 불안해하거나 주의력이 제한된 환자는 표준화된 평가 프로세스에 참여하지 못할 수 있다. Perpetive, Recall, Plan, Perform(PRPP) 시스템과 같은 업무 분석 시스템은 이 복구 단계에서 환자의 기능적 또는 일상적 업무 중 정보처리를 평가하는 데 사용될 수 있다(Nott & Chapparo, 2008; Nott, Chapparo, Heard, 2009). PRPP 접근법은 작업치료사가 성공적으로 완료하는 데 사용되는 행동 단계 및 일반적인 인지처리 전략(즉, 감각처리(Perceive), 기억(Recall), 반응계획 및 평가(Plan) 및 성능 모니터링(Perform)을 분석할 것을 요구한다. 작업. 모든 기능적 작업은 환자가 시연한 정보처리 전략의 효용성에 대한 관찰 및 체계적인 평가를 위해 선택될 수 있다. 이 방법은 정신 분열병(Aubin, Chapparo, Gélinas, Stip, & Rainville, 2009), 치매(Steultjens, Voigt-Radloff, Leonhart, & Graff, 2011) 및 뇌 손상(Nott & Chapparo, 2008).

주전자 테스트(Kettle Test)(Hartman-Maeir et al., 2009)와 같은 일부 직접 수행평가는 기능적 맥락에서 IADL 작업의 각 하위 단계에 필요한 지원 정도를 평가한다. 이 정보는 퇴원 계획에 필요한 지원 수준을 결정하는 데 도움이 될 수 있다. 다른 기능적 평가는 또한 그러한 업무에 대한 성공적인 수행을 방해하는 인지 및 지각 장애를 확인하기 위해 고안되었다. 예를 들어, ADL 중심의 직업기반 신경행동 평가(A-ONE, 이전에는 Ánnadóttir OT-ADL Neurobehavioral Evaluation)(Arnadottir, 1990)에서 환자는 기본 ADL을 수행하는 것으로 관찰된다(예 : 셔츠 입고). 공간적 관계 장애, 공간적 또는 신체적 태만과 같은 가능한 인지적 손상. Executive Function Performance Test(Baum et al., 2003; Goverover et al., 2005)는 입문, 조직 및 안전과 같은 실행 구성요소에서 IADL에 대한 환자 성능을 관찰하여 지원 필요성을 분석하는 기능적 성능 테스트이다. 전화 걸기. 자연 주의적 행동 테스트(Schwartz et al., 2002)는 세 가지 기능적 작업(예, 제작)을 완료하는 동안 완료된 단계의 정확성과 실수 유형(예, 생략, 보완, 공간 추정, 취소, 대체, 품질) 토스트 및 커피, 선물 포장, 유아용 도시락 상자 및 학생용 가방 포장)을 표준화된 조건으로 제공한다. DO Eat (Josman et al., 2010) 및 Children 's Kitchen Task Assessment(CKTA; Rocke et al., 2008)와 같은 소아과 평가는 작업수행에 대한 실행기능 구성요소의 영향을 고려한다. 실제 개체 또는 작업을 사용하는 인지영역 평가의 개발로 인해 치료사는 관찰된 기능적 업무 성과와 근본적인 인지장애 사이의 명확한 연결고리를 만들 수 있었다. 실행기능 영역은 기능기반 작업을 사용하는 평가에서 특히 강력한다. Multiple Errands Test(Shallice & Burgess, 1991) 및 Plan-a-Day Test(Holt 외., 2011)와 같은 테스트는 실행기능 기술이 필요한 작업의 환자 성능에 대한보다 구체적인 정보를 제공한다. 작업치료사는 치료환경에서 성능을 시뮬레이션하는 기능평가가 사람이 목표를 세우고, 계획하고, 시작하고, 문제를 해결하고, 미묘하고 복잡한 환경 단서를 다루어야 하는 자연환경에서의 성과를 예측하지 못할 수도 있음을 명심해야 한다. 실행기능의 행동평가표(brief, Roth et al., 2005) 또는 예비 기억의 간략한 평가(BAPM, Man et al., 2011)와 같은 설문지 또는 평가 척도는 환자, 임상의 및 / 또는 중요한 다른. 이러한 평가가 기능적 과제의 실제 성과를 요구하지는 않지만, 인지증상이 일상적 업무 성과에 미치는 영향에 대한 추가적인 통찰력을 제공한다(표 55.2 참고).

도메인 인지평가 도구들

도메인별 인지도 평가인지 또는 직업에 기초한 검사에서 의뢰인의 수행능력이 인지장애의 잠재성을 시사하면, 작업치료사는 보다 구체적인 표준화 인지평가를 실시할 수 있다. 환자의 성과를 표준 데이터와 비교하면 인지장애가 있는지 여부를 판단하고 그러한 장애의 심각성을 정량화할 수 있다. 평가과정에서 이러한 단계는 클라이언트의 인지장애들을 더 많이 이해할 수 있도록 제공한다. 시간이 지나면서 변화할 수 있는 능력 또는 상태와 다르게 사실상 기준치를 제공하고 지금 당장 수행하는 것에 대해 평가하는 보통 정적이며 표준화된 인지평가들로 측정될 수 있다.

인지장애들은 기능적인 목적을 위해 사용하거나 기능적인 과제를 불러일으키게 하는 도구들과 함께 훨씬 명확하게 측정될지도 모른다(표 55.2 참고). 이러한 많은 평가들은 아이들을 위해 명확한 형태로 설계되어 있고, 몇몇의 평가들은 조현병을 가진 각각의 개인들에게서 타당성을 가지고 있다.

기능적인 인지 모델에 기초한 상황기억 검사(Contextual Memory Test)(CMT; Toglia, 1993b) 또는 Toglia 분류평가(Toglia Category Assessment)(TCA;Toglia, 1994)와 같은 평가들은 손상과 과제 수정 또는 클라이언트의 수행 신호를 변화시킬 수 있는 능력에 대한 근본적인 정보를 제공해 준다. 기능적인 평가 방법들은 넓은 범위의 연령과 인지적인 문제를 가지고 있는 사람들에게 적용되어 왔지만 연구 적용과 명확한 방법에는 한계가 있었다.

인지의 환경적인 평가지지와 장애

수행된 인지적인 과제들의 환경은 클라이언트의 작업수행을 지지해주거나 방해할지도 모른다. 더 상위단계의 인지-지각 기법들을 필요로 하는 상황들은 구조화된 치료환경에서 포착하는 것에 어려움이 있다. 게다가, 배경적인 요소들은 인지적인 수행요구를 증가시키거나 또는 감소시킬 수도 있으므로, 활동이 수행되는 데 있어서 배경을 고려하는 것은 매우 중요하다. 예를 들어, H amera와 Brown(2000)은 만성적인 조현병을 가진 클라이언트들을 위한 지역사회 기능의 현실세계 평가로써 식료품 장보기 기술검사(Test of Grocery Shopping Skills)를 개발했다. 클라이언트들은 자연스러운 환경에서 목록에 있는 10가지의 식료품을 구매하도록 요청받았다. 하지만, 치료실 내 환경에서 치료사는 현실 환경과 거의 비슷하게 만들어내는 것은 불가능할지도 모른다. 수행에서 배경적인 영향은 명심해야 할 필요가 있다.; 그리고 만약 실현 가능하다면, 수행은 현실 배경 전체에 걸쳐 관찰되야만 한다.

작업치료사들은 인지에 기초한 과제의 수행에서 환경에 기여하는 지지 또는 장애물을 명확하게 분석하기 위해 몇몇의 환경적인 평가들 중 하나를 사용할지도 모른다. 이러한 평가들은 인지장애의 심각함 또는 현재의 상태를 수량화 하거나 작업수행을 측정하지 않는다. 그들은 단지 클라이언트의 수행에 환경이 영향을 어떻게 미쳤는가에 대한 추가적인 정보를 제공한다. 인지적인 환경지지 분석(Analysis of Cognitive Environmental Support)(ACES; Ryan 등., 2011)은 환경과 관련된 인지적 지지와 장애물, 클라이언트 또는 다른 누군가에 의해 접하게 되어 수행해야 할 인지적 지지와 장애물에 대한 클라이언트의 의식, 클라이언트의 인지장애와 관련한 지지와 장애물이 최근 어떻게 되었는지에 대해서 측정하게 된다.

ACES는 BAUM과 Edwards(1998)에 의해 개발된 가정 작업-환경적인 평가도구(Home Occupational-Environmental Assessment)(HOEA)의 확장판이다. 재활환경과 기능의 안전평가(Safety Assessment of Function and the Environment for Rehabilitation)(SAFER; CHui 등., 2006)와 같은 다른 환경적인 평가들은 집안에서 기능적인 과제를 안전하게 수행할 수 있는 클라이언트의 능력에 초점을 맞추고 있다. 신체적인 환경 내에 있는 위험들은 심각성으로 등급화되고, 환경 수정은 제안된다. 치매 클라이언트를 위해 개발된 가정 환경평가 프로토콜(Home Environmental Assessment Protocol)(HEAP; Gitlin 등., 2002)과 같은 몇몇의 환경평가들은 특별히 인지적으로 손상된 사람들을 위해 설계되었다.

가장 적절한 유형의 평가를 선택하는 것

구조화된 인지평가 절차 내에서, 그/그녀의 클라이언트를 평가하기 위해 작업치료사들은 많은 평가들 중에서 택할 수 있다. 가장 적절한 유형의 평가를 선택하는 데 있어, 작업치료사는 첫째로 답이 될 필요가 있는 질문이 어떤 것인지 결정을 해야만 한다. 그런 다음 작업치료사는 평가를 선택할 수 있는데, 평가는 앞에 언급한 질문들에 대해 가장 효과적으로 답해줄 수 있다. 평가를 선택하기 전에 고려해야 할 몇몇 요소들은 아래와 같은 질문들을 포함하고 있다.

1. 치료사는 인지장애의 존재에 대해 선별할 필요가 있는가? 이 유형의 질문에 답하기 위해, 치료사는 표준화되고 비교할 수 있는 평가도구 또는 진단을 기반으로 한 민감도와 특수성을 가진 점수를 차단하는 평가를 사용할지도 모른다. 예상되는 수행에서 벗어나는 개인의 점수의 정도는 있음 또는 인지장애의 심각성을 발견한다. 중등도 중증 장애를 가진 클라이언트들에게서 작업치료사들은 결함의 존재를 확인하기 위해 A-ONE과 같은 기능적인 평가도구를 사용할지도 모른다. 인지적인 결함이 발견이 가능하다면, 클라이언트는 종합적인 인지-지각 평가를 위해 신경심리학자에게 물어볼 수 있다.
2. 치료사는 혼란스러워하고, 방향감각을 잃고, 흔한 물체들을 알아보지 못하는 클라이언트에 관하여 종합적인 평가를 수행할 필요가 있는가? 인식 불능증과 방향감각 상실의 존재를 가진 클라이언트는 표준화된 평가의 지시를 따를 수 없을 것이다. 치료사는 클라이언트의 지남력 단계와 기능적인 과제 내에서 보통의 물체를 사용하고 적절하게 알아내는 능력을 관찰해야만 한다. 만약 혼란스

러움이 없을 때, 클라이언트는 단순한 명령을 따를 수 있고, 치료사는 클라이언트의 더 형식적인 인지-지각 기법의 평가에 참여할 수 있을지 모른다.

3. 치료사는 작업수행에 있어 인지-지각 손상의 영향을 이해하는 것이 필요한가?(국제기능분류에서 참여제한과 활동제한 〔ICF〕〔세계보건기구, 2001〕) 신경심리학적인 검사에 의해 입증되어진 장애가 있을 때, 평가에서 작업치료사 역할의 기능적인 수행에 대한 인지적 기능장애의 영향에 대해서 설명하는 것 또는 매일의 활동에 대해 배경이나 다른 활동 요구의 영향에 대한 분석에 초점을 맞추는 것이다.
4. 치료사는 자조기법 또는 일상생활을 완벽히 수행하였을 때, 어려움이 없다고 서술하였고, 인지검사에서도 정상범위 내에 점수를 받은 클라이언트들에서 인지-지각적인 결함에 대해 관심을 가질 필요가 있는가? 클라이언트가 일상생활에서 잘하는 모습이 나타나기는 하지만, 치료사는 또한 클라이언트의 생활방식과 이전의 역할로 돌아가기 위한 능력뿐만 아니라 수행할 필요가 있을지도 모르는 IADL 과제들 또는 복잡한 과제들에 대해서 고려할 필요가 있다. 실행 기술 또는 멀티태스킹을 필요로 하는 붐비는 환경, 비구조화된 IADL 과제들 내에서 수행할 수 있는 클라이언트의 능력을 검사하는 것은 외래클라이언트의 중재로부터 치료사는 어떤 미세한 손상을 확인하는 것을 가능하게 해 줄 것이다. 참가자들의 척도는 일상생활에서 어려움을 확인할 수 있고 또한, 미세한 인지 손상을 반영할지도 모른다.
5. 치료사는 중재로 이끌기 위한 정보를 제공할 필요가 있는가? 치료사들이 사용하는 인지 중재 모델은 종종 평가도구의 선택을 이끌어낸다. 기능적인 평가도구는 학습과 변화(Grigorenko & Sternberg, 1998)를 포함하고 있는 과정을 강조하고, 행동 또는 기법을 변화시키는 초점을 맞추는 중재를 이끌어내고 계획할 필요가 있을 정보를 제공할지도 모른다.
6. 치료사는 중재의 결과 또는 변화의 측정의 기초선을 세울 필요가 있는가? 이 질문에 답하기 위하여, 치료사는 단기와 장기 중재목표를 고려사항에 넣을 필요가 있다. 결과를 기록화하는데 있어서, ICF에 의해 묘사된 장애, 활동제한, 참여제한 3가지 수준의 고려사항을 넣는 것이 중요하다. 그러므로 이러한 세 가지 요소들이 포함된 인지-지각 평가들은 더 종합적인 개인의 기능적인 견해를 제공해 줄 것이다.

인지장애: 정의, 평가, 중재

Cognitive Impairments: Definitions, Evaluations, interventions

이번 부분에서는 인지에서 포함되고 있는 주요한 단어들의 정의, 평가, 치료에 관하여 논의를 할 것이다. 첫 번째로 자기인식이 논의될 것이다. 왜냐하면 인식의 결핍은 중재를 위해 필요한 동기부여, 노력, 지속적 참여에 영향을 미칠 수 있기 때문이다(Toglia, 2011).

자기인식에 따르면, **지남력**, 주의력, 기억력, 실행기능, **운동계획**, **공간무시**, 시각처리 영역은 확인될 것이다. 이러한 영역들은 어떤 목적에 대해 각각 논의되었고, 인지적인 문제들이 밀접한 관계가 있고, 거의 별개로 발생한다는 사실을 명심해야 한다. 유사하게, 중재전략의 예와 명확한 인지-지각에 대한 과제 또는 환경적인 적응은 논의될 것이다; 하지만 임상에서, 다양한 중재 방법은 다른 모델들의 배경 내에서 서로 조합해서 사용될 것이다. 개인의 삶의 배경은 활동을 계획하고 중재하는 데 있어서 고려되야 할 필요가 있다(Johnston, Goverover, & Dijkers, 2005). 이러한 것들은 개인의 직업, 성격, 흥미, 질병이 생기기 전의 기능 수준, 문화, 가치, 외적 지지, 그리고 자원을 포함한다. 인지장애에서 다루고 있는 중재들은 역할과 일상, 일상생활활동, 사회적 참여, 대인관계 기법을 다루고 있는 중재들과 융합되야 할 필요가 있다(Abreu & Peloquin, 2005).

자기인식 (Self-Awareness)

손상된 자기인식은 자기 자신의 인지-지각적인 제한에 관한 지식 또는 그/그녀의 기능적인 결과의 결함을 포함할 뿐만 아니라 활동의 배경 내에서 수행을 감시하거나 또는 오류를 인식하기, 어려움을 예측할 수 있는 능력과 같은 초인지 기법에서의 결함을 포함한다(Toglia & Kirk, 2000). 손상된 자기인식은 중재에서 활동적인 참여와, 공동의 목표 설정, 적응에 있어서 방해물이다. 감소된 인식은 저하된 동기부여와 명령에 따르는 것, 지속적인 노력의 부족, 비현실적인 기대, 클라이언트와 가족의 목표 사이에서의 모순, 손상된 판단과 안전, 그리고 보상 전략의 사용을 선택할 수 없는 무능력에 어려움을 보이는 등의 결과를 야기시킨다(Hartman maeir, Soroker, Oman, & Katz, 2003; Sherer, Oden, Bergloff, Levin, & High, 1998; Toglia & kirk, 2000). 몇몇의 연구들은 인식과 기능적인 결과 사이의 연관성이 있다는 것에 대해 지지했다(Ekstam, Uppgard, Kottorp, & Tham, 2007; Erikson, Jaafari, & Lysaker, 2011; Fischer, Gauggel, & Trexler, 2004;Goverover, 2004; Goverover, Chiaravalloti, Gaudio-Goering, Moore, & DeLuca, 2009; Griffen, Rapport, Bryer, Bieliauskas, & Burt, 2011; Hoofien, Gilboa, Vakil,& Barak, 2004; Noe et al., 2005; Tham, Ginsburg, Fisher, & Tegner, 2001; Verdoux, Monello, Goumilloux, Cougnard, & Prouteau, 2010). 비인식은 심리학적인 또는 신경학적인 자료와 관련되어 있을지도 모른다.

거부는 신경학적인 방어 메커니즘으로 질병이 생기기 전의 성격 특성들과 관련되어 있고, 마주하고 있는 문제들에 대한 비자발적인 의지, 피드백에 대한 저항, 적대감, 과합리화로 특징된다(Prigatano, 1999). 통제 속에서 강한 욕구와 다른 것으로 부터의 도움을 저항하고, 부적절성에 대해서 거부하는 이력을 가진 개인은 전략을 따라하는 데 있어서 거부를 훨씬 더 사용하는 것과 연관성이 있다. 신경학적인 병변이 원인이 되는 자기인식은 개인의 인지 상태에 관한 정보에 대한 접근의 부족을 보여주며, 피드백에 대한 응답으로 놀람, 무관심 또는 당혹감이 특징이다(Prigatano, 1999). 많은 사례에서, 비인식의 신경학적이고 심리학적인 자료들은 공존하고 있으며, 아마 차별화되어 있을 리가 없으며, 만약 거부하는 것이 비의식의 뚜렷한 근원이라면, 인식훈련의 방법은 효과적이지 않을지도 모른다(Lucas & Fleming, 2005). Crosson등(1989)은 계층적 인식 피라미드 모델을 지적인식, 발생인식, 예견인식으로 구별하여 묘사하였다. 지적인식의 문제를 가진 클라이언트들은 기능적인 제한이 있을 때 구두로 설명할 수 있지만, 반대로 발생인식의 문제를 가진 클라이언트들은 이것이 실제로 발생했을 때 단지 문제를 알아차릴 수 있다. 손상을 예측할 수 있는 예견인식의 문제를 가진 클라이언트들은 주어진 활동을 수행하기 전에 도전을 하는 것과 같을 것이다(Crosson 등., 1989). 이러한 모델의 계층적 본성은 경험적으로 입증해주지 못하고 있고, 이러한 복잡하고 비계층적인 개념 사이에서 연관성이 있다는 일부의 말이 있었다(Abreu 등., 2001). Toglia와 Kirk(2000)은 지식에 관한 신념 또는 자기이해를 포함하고 있는 기능적인 모델과 즉, 지적 인식활동에 앞서 존재하는 능력과 자기점검과 자기규제를 포함하는 온라인 인식은 활동의 배경 내에서 활발하게 작용되는 과정에 관하여 제안했다. 이러한 인식에 대한 견해는 같은 영역 내에서 배경과 다른 과제들에 대한 인식의 수준이 서로 다르다고 제안했고, 비계층적이라고 하였다. 이것은 인식이 활동의 배경의 안과 밖 모두에서 평가될 필요가 있다는 것을 의미한다(Toglia & Kirk, 2000). 게다가, 인식은 문화, 대응 기술, 인성과 같은 개인적인 요소와 배경, 과제뿐만 아니라, 신경학적인 구조 사이에서 상호작용 모두 포함되야 한다고 제안했다. 인식의 종합적인 평가는 중재를 이끌고, 선택하는 방식에 있어서 주요한 역할로 작용한다. NFA와 같은 다른 접근방법이 아닌 다중상황적 접근방법이 자기인식훈련의 주요한 구성요소이다. 예를 들어, 여러 사례에서 인식에서 잠재점인 변화는 특히 중재 시간 틀 내에서 또는 알츠하이머병과 같은 질병의 흐름 때문에 제한될지도 모른다. 이러한 상황에서 기능적 기법 훈련, 착오 없는 학습, 환경의 적응과 같은 인식을 필요로 하지 않는 중재 방식은 작업수행을 가능하게 하는데 가장 적절하게 하는 것일지도 모른다. 만약 한계가 한 사람이 현실적이고 이룰 수 있는 목표를 선택하는 것을 방해하고, 자기 자신의 강점을 이해하는 것의 결함이 있게 한다면, 치료사는 지금 당장 클라이언트에게 필요로 되는 과제 또는 기법들에 초점을 맞춰 보조해야만 한다. 모델들은 한 사람이 수행에 대해 검토하는 것을 배울 수 있도록 돕는 것에 초점을 맞추고, 인지 재훈련 프로그램, 다중상황적 접근, CO-OP 접근이 포함하고 있는 강점과 한계점에 대해 이해하는 것을 증가시킨다. 마지막의 두 개의 접근법은 한사람이 그/그녀 자신의 오류를 발견하고 자신의 해결책을 만들어내는 것을 돕는 것의 중요성을 강조한다. 그러나 다중상황적 접근법은 다른 활동들에 대한 제한점을 인식하는 것을 강화시키는 것에 훨씬 더 많이 중요성을 두는 반면에, CO-OP 접근법은 명확한 과제에서 오류를 발견하는 것에 초점을 맞춘다. Toglia와 Kirk(2000)은 직접적으로 오류를 지적하는 것 또는 이러한 접근법에서 인식을 증가시키는 것에 있어 효과적이지 못한 문제를 가진 클라이언트는 방어적인 반응을 이끌어낼 수 있다는 점을 보여줄 수 있다는 것을 강조하였다. 그들은 치료적으로 인식의 발생을 향상시키기 위해 구조화된 경험과 적당한 도전 수준에서 친숙한 활동의 사용, 지지해 주는 환경을 추천한다. 초기의 연구들의 인식에 대한 직접적인 중재들은 몇몇의 클라이언트 그룹에서 효과적이라고 나타났다(Fleming, Lucas, & Lightbody, 2006; Fleming, Shum, Strong, & Lightbody, 2005). 예를 들어, Goverover, Johnston, Toglia, and Deluca(2007a, 2007b)는 통제 그룹과 비교했을 때, Toglia와 Kirk의 자기인식 모델에 기초한 구조화된 작업기반 중재는 뇌손상을 입은 사람들에게서 자기규제와 IADL의 수행을 상당히 향상시켰다. 최근, 손상된 자기인식에 대한 피드백의 사용과 관련한 관계가 있다는 체계적 고찰은 피드백 중재가 자기인식의 치료에서 적절히 효과적이라고 결론을 내렸다(Schmidt, Lannin, Flemin, & Ownsworth, 2011). 다음과 같은 명확한 기법의 설명은 인식을 향상시키기 위한 넓은 범위의 활동에서 사용될 수 있다. 이러한 기법은 종종 또 다른 것과 결합해서 사용할 수 있다.

자기예측 (Self-Prediction)

자기예측은 개인이 자신의 어려움을 예측하도록 요청받는 것 또는 과제에서 그/그녀의 수행을 예측하는 것을 포함한다. 클라이언트는 활동의 실제적인 수행 전에 마주쳐야 할 장애물 또는 도전의 유형을 확인 하거나 또는 활동이 어려운지 쉬운지 평가척도를 나타내주기를 요청받을 것이다. 즉시 다 음의 수행은, 실제 결과를 예상되는 결과와 비교하고, 어떤 불일치하는 점에 대해서 논의 될 수 있다(Toglia, 1991a; Toglia, 2011; Goverover 등., 2007a, 2007b).

명확한 목표 순위 (Specific Goal Ratings)

명확하게 정의된 행동에 관한 매일 또는 매주 자기평가, 목표가 된 계획들은 개인이 현재 그/그녀가 할 수 있는 것에 초점을 맞추는 것을 도와주는데 사용된다. 목표 성취 척도는 구체적이고, 개별화된 초점을 제공하는데, 자기인식과 현실적인 목표 방향을 증가시킬 수 있다(Malec, Smigielski, & DePompolo, 1991; Rockwood, Joyce, & Stolee, 1997). 목표성취 클라이언트 자기평가(Client self-ratings of goal attainment)는 치료사의 척도 또는 명확한 다른 것들과 비교할 수 있고, 어떤 불일치하는 점에 대해서 논의될 수 있다. 자기평가는 시간이 지나면서 차트화 또는 그래프화될 수 있고, 인식이 향상되는 것을 추적관찰 할 수도 있다(Sohlberg & Matter, 2001).

비디오영상 피드백 (Videotape Feedback)

활동을 수행하는데 있어 어려움을 보여주는 클라이언트의 비디오테이프는 인식을 향상시키는 사용될 수도 있다. 비디오영상 피드백은 구체적이고, 클라이언트가 그들의 수행을 재경험하고, 사건이 벌어진 이후 그것들에 대해 단순히 논의하는 것 보다는 그들에게 발생하는 그들의 어려움을 평가하는 것을 허락한다. 비디오영상 피드백은 뇌졸중, 뇌손상을 가진 사람들을 치료하는데 있어서 성공적으로 사용되었다(Fleming 등., 2006; Liu, Chan, Lee, Li, & Hui-Chan, 2002; Ownswoth, Fleming, Desbois, Strong, & Kuipers, 2006; Ownsworth, Quinn, Fleming, Kendall, & Shum, 2010; Tham & Tegner, 1997).

자기평가 (Self-Evaluation)

전문가는 질문지, 체크리스트와 같은 구조화된 체계를 제공해주거나 또는 클라이언트가 그/그녀 자신의 수행을 평가할 수 있도록 이끌어내기 위해 사용하는 수치 체계를 사용한다(Toglia, 1991a, 2011; Goverover 등., 2007a, 2007b). 표본 자기평가 질문(Samle self-evaluation questions)은 "내가 처리해야 할 모든 필요한 정보를 가지고 있나요?" 그리고 "내가 나의 업무를 다 확인했나요? 라는 질문을 포함하고 있다.

자기성찰 (Self-Questioning)

클라이언트가 그/그녀의 행동을 관찰한 것에 대해 힌트를 주기위해 제작된 질문들은 색인카드에 쓰였거나 기억화되었을 것이다. 과제를 수행하는 동안 특정한 시간 간격에서 클라이언트는 멈추고, 다음과 같이 "당신은 끝까지 왼쪽으로 가면 되나요?", "세부사항에 계속 유의했나요?", "너무 빠르게 가고 있지 않나요?" 라는 두 개 또는 세 개의 질문을 받을 것이다(Fertherlin & Kurland, 1989).

기록화 (Jounaling)

클라이언트는 그/그녀의 활동 경험과 수행 결과를 기록한 것을 기록으로 쓴다. 클라이언트는 그/그녀 자신에 대해서 그/그녀가 배웠던 것에 대한 생각, 활동 경험을 해석하고, 반영하고, 강점과 약점을 요약하기를 권장받는다(Goverover 등., 2007a, 2007b,;Tham 등., 2001; Ylvisaker & Feeney, 1998).

인식훈련 기법은 계획훈련과 조합할 수 있고, 모든 치료 회기에 포함시킬 수 있다. 다중상황적 접근방식은 동시에 전략 사용과 인식을 다루는 것에 대한 추가적인 지침을 제공한다(Toglia 등., 2010; Toglia 등., 2011).

지남력 (Orientation)

지남력은 자신을 과거와 현재 환경 속에서 비교하고, 자신과 관계를 이해할 수 있는 능력이다. 지남력은 뇌의 다른 영역에서 나타나고 있는 몇몇의 정신적 활동의 통합에 의해 결정된다. 지남력 상실은 주의력과 기억력에서 명백한 손상을 가리킨다(Lezak, Howieson, & Loring, 2004).

평가

지남력 평가는 전통적으로 사람, 장소, 시간에 대한 클라이언트의 지남력이 포함된다. 사람에 관한 지남력은 자신과 다른 사람들 모두를 포함한다. 클라이언트는 개인의 사실과 사건을 보고할 수 있는가? 그리고 그/그녀의 이전의 생활방식을 묘사할 수 있는가? 클라이언트는 사람을 인식할 수 있고, 그 사람과 그 사람의 역할과 이름을 연관시킬 수 있는가?

장소에 관한 지남력은 그/그녀가 있는 장소(예, 병원)에 대해서 이해할 수 있고, 장소의 이름 및 위치를 말할 수 있고, 거리와 방향을 예측할 수 있는 클라이언트의 능력을 묘사한다. 시간에 관한 지남력은 시간 속에서 현재 시점에 대해서 말할 수 있고(예, 일, 월, 년) 지속성과 시간의 연속성(즉, 판단)에 대한 이해를 보여주는 것, 시간과 함께 사건을 예측할 수 있는 능력을 요구하는 지남력을 말한다.

장소에 대한 지남력의 구성요소로 종종 고려되는 지형적 지남력은 이것을 눈에 익을 기회를 일단 준 후에 새로운 길 또는 친숙한 길을 따라갈 수 있는 능력을 말한다. 기능적으로, 개인은 치료 공간에서 그/그녀의 방까지 그녀의 방식으로 찾는 것은 불가능할 지도 모르거나 또는 친숙한 방 또는 길의 배치를 그리거나 묘사하는 것이 힘들지도 모른다(Unsworth, 2007). 지형적 지남력의 기억력과 시공간적 양상에 어려움을 가진 클라이언트는 평가 동안 구별되야 할 필요가 있다(Brunsdon, Nickels, & Coltheart, 2007;Unsworth, 2007).

지남력 평가는 전통적으로 **정신적인 상태 평가**도 포함되고 있다. **표 55.2**는 지남력에 대한 표준화된 스크리닝 도구의 목록을 제공해 준다. 하지만, 작업치료사들은 흔히 구어로 또는 비형식적인 방식으로 질문된 열려 있는 질문방식의 인터뷰와 같은 지남력의 비표준화된 평가를 사용한다. 대부분의 전문가들은 지남력 상실의 심각성을 결정하기 위해 지시를 사용한다. 만약 클라이언트가 독립적으로 질문에 답할 수 없다면, 전문가는 다양한 선택 사항들 또는 구두적인 지시를 제공해 줄 수 있다. 지시는 지남력 상실의 심각성이 결정되었을 때,(예를 들어, 오늘은 일하는 한 주의 시작이다. 대조적으로 오늘은 일요일 다음날이다.)라고 종종 일반적이고 추상적인 것에서 더 구체적인 것으로 주어진다. 지시의 숫자와 유형을 점수화하는 것, 진전을 관찰하는 것에 대한 방식을 제공한다. 당일 동안 지남력에서 변화는 기록되야 하는데 클라이언트는 피로 때문에 저녁에 혼란스럽게 되는 **일몰현상**을 경험할지도 모르기 때문이다.

중재

과제 또는 환경의 적응. 적응은 외부 자극의 명확함을 증가시키는 것으로 한 사람이 혼란스러움을 덜 느끼게 하는 것을 도와주는데 사용된다는 것을 포함시킨다. 예를 들어, 가족 구성원의 사진과 지남력 사실을 포함하고 있는 정보 포스터는 방안에서 주요한 위치 또는 벽에 걸어둘 수 있다. 개인이 혼란스러움을 느끼는 언제든지 사용을 할 수 있고, 당일동안 정해진 시간에 가족 구성원에 의해 지남력 정보를 확인하기 위하여 대체적인 방안으로 오디오 테이프나, 비디오 영상이 주어질 수도 있다. 치료는 개인의 처리 능력과 동시에 현재의 정보의 양을 이끌어낼 수 있어야만 한다.

벽 또는 벽장에 붙여 놓은 달력은 한 사람이 시간에 대한 지남력을 향상시키는 데 도움이 된다. 만약 클라이언트가 선택적 집중력이 좋지 못하다면 월별 달력보다는 단 한 장의 종이에 매월 매일을 적는 것이 더 필요로 될 것이다. 말하는 시계 또는 말하는 TV와 같은 전자기기는 매 시간에 기초하여 시간과 날짜를 자동적으로 알려주기 위해 미리 조정할 수 있다.

클라이언트가 그/그녀의 방을 찾는데 있어서 도움을 주기 위한 방향 화살표들은 복도에 위치해 있고, 그/그녀의 방의 길을 표시해 주기 위한 테이프는 바닥에 붙여져 있다. 개인의 상황에서 만들어진 특별한 기호와 색깔 테이프, 두드러진 화살표와 언급될 수 있는 중요한 표시는 그/그녀의 방문에 붙일 수 있다.

이러한 적응은 기능적인 인지 모델의 중요한 특징이며, 직접적으로 클라이언트 또는 보호자 훈련 프로그램의 일환으로 사용될 수 있다. 착오 없는 학습 또는 시간차 회상 기법과 같은 NFA에서 사용된 과제중심 훈련 기법은 구조화된 반복과 연습을 통하여 일상달력을 보는 것과 같이 특별한 외부 도움의 사용을 훈련받는 것을 사용할 수 있다. 시간차 회상은 체계적으로 기억 회상과 기억 유지시간 연장을 포함한다. 이러한 기법은 치매가 있는 사람들을 치료하는데 있어, 지시를 주는 체계보다 더 효과적이라는 증거가 있다(Bourgeois 등., 2003).

주의력 (Attention)

주의력은 몇몇의 요소들을 포함하는 다양한 능력이다.

1. 알아차리다/반응하다: 이름이 불렸을 때, 전화가 울렸을 때, 공이 던져졌을 때와 같은 환경에서 중대한 변화를 알아차리고 반응할 수 있는 능력.
2. 지속적 주의력: 집중력을 잃는 것 없이 15분 동안 책을 읽는 것과 같은 일정시간이 흐르는 활동에 지속적으로 참여할 수 있는 능력. 편지를 봉투에 넣거나 접는 것과 같은 반복적이고 예측할 수 있는 활동들은 지속적 주의력이 덜 요구된다.
3. 선택적 주의력: 상관 없는 정보 또는 집중을 방해하는 것을 억제하는 동안 관련 있는 자극을 처리하는 능력이다. 예를 들어, 지도에서 특정한 위치를 선택하는 것, 메뉴판에서 특정 가격 범위 내에서 항목을 선택하는 것, 모든

빨간 또는 동일한 카드의 패를 선택하는 것, 벽장에서 특정한 재료를 찾는 것을 포함한다. 선택적 주의력 요구는 동시에 존재하는 항목들의 개수가 증가하는 만큼 증가되고, 목표 자극의 명확성은 감소된다.

4. 변화적 집중력: 다른 인지적 또는 운동이 요구되는 과제 사이에서 옮길 수 있거나 교대할 수 있는 능력을 말한다. 예를 들어, 수표책을 결산할 때, 더하고 빼는 데 있어 이동시킬 수 있는 능력, 전화에 답하면서 컴퓨터를 치는 것, 스토브에서 어떤 것을 요리하는 동안 샐러드를 만드는 것을 포함한다.
5. 정신 추적: 활동이 지속되는 동안 두 개 또는 더 많은 자극의 길을 동시에 파악할 수 있는 능력. 예를 들어, 그가 식사를 만드는 동안 그가 이미 해 왔던 여러 단계의 요리 과제와 라디오에서 들었던 것을 파악할 수 있는 것을 포함한다.

평가(**표 55.2**를 보라)와 중재 동안 이러한 주의력의 다른 측면들을 마음에 담아두는 것이 중요하다.

평가

주의력은 다양한 기법이기 때문에, 치료사들은 그들의 잠재적인 손상에 대해 모든 요소들을 반드시 평가해야만 한다. 기능적인 수행에서 선택적 집중력과 같은 요소들의 심각한 손상은 쉽게 관찰될 수 있지만 미세한 손상은 놓칠 지도 모른다. 매일 주의력 검사(Test of Everyday attention)와 같은 평가(Robertson등., 1994)는 주의력의 다양한 요소를 평가한다.

중재

주의력 전략훈련. 주의력 전략훈련은 개인이 통제하고, 검토하는 것을 배울 수 있도록 도와주는 것을 포함하거나 또는 추가적인 증상의 발생을 예방한다. 예를 들어, 앞서 언급한 바와 같이 자기 예측, 자기 성찰, 명확한 목표 설정, 자기 평가를 포함하여 설명하고 있는 인식훈련 기법은 클라이언트가 주의력의 실수를 감시하고 조절하는 것을 통제하는 것을 돕기 위한 전략훈련에 넣을 수 있다. 자기인식 전략과 결합하여 포함하고 있는 주의력 훈련은 다중상황적 접근의 중요한 요소이다. 주의력 결핍에 대한 인식이 나타나면서, 개인이 주의력을 유지하는 것을 도와줄 수 있는 전략을 발생시킬 수 있도록 권장한다. 클라이언트가 접하고 사용한 목표전략, 행동을 기록하고 관찰하는 것을 전문가가 도울 때, 전략훈련은 넓은 범위의 모의의 또는 작업-기반 활동에서 통합될 수 있다. 모의의 기능적인 활동의 예를 들어, 특정한 공휴일을 위해 무작위의 안부카드를 검토하는 것; 항목에 적혀 있는 재료와 일치하는 조리법에 대한 요리법카드를 검토하는 것; 찾고 있는 항목에 대해서 알아보는 동안 또는 라디오를 듣는 동안 전화번호부, 달력 또는 TV 지침서에서 정보를 찾아보는 것을 포함한다.

전략은 아래와 같은 사항을 포함하는 것을 강조될지도 모른다.

- 집중력이 떨어지기 시작할 때 중간 휴식을 가질 것.
- 부분에 집중하기 전에 전체 환경을 파악해야 할 것을 기억할 것.
- 외부의 자극 또는 내부 생각에 의해 산만해지는 것을 관찰할 것.
- 과제에 계속 집중할 수 있는 능력을 관찰할 것.
- 대답하기 전에 추가적인 정보를 샅샅이 살펴보는 것에 대해 기억하기.
- 과제의 각각의 단계 또는 자기-단서 말하기 또는 자기 지시(소리내어 자기 스스로에게)
- 시간 압박관리 기술(Fasotti, Kovacs, Eling, & Brouwer, 2000)

외상성 뇌손상을 가진 클라이언트의 급성기 이후 재활 동안 실행 기준으로 추천되는 주의력 결함에 대한 전략훈련은 근거의 보고서에 기초하고 있다. 성공적인 중재들은 그들이 과제를 끝낼 때 또는 그들이 경험하는 정보가 너무 많이 주어진 것을 참가자들이 알아차리는 것과 같은 전략훈련과 자기 인식 기법을 포함한다(Cicerone 등.,2011). 유사하게, Silverstein(2005)등은 조현병을 가진 사람들의 과제행동에 관한 피드백과 특정한 목표 설정을 포함하여 기술을 구체화하는 것과 결합된 주의력 훈련이 혼자 주의력 훈련을 하는 것보다 더 효과적이라고 설명하였다. 최근에 주의력 전략훈련 프로그램은 6세에서 15세의 다양한 신경학적인 결함을 가진 아이들에게 적용되었다. 아이들은 주의를 환기시키는데 도움이 되고, 그들 자신의 초점을 맞추는 준비를 하는데 있어 도움을 주는 핵심적인 구 또는 존댓말과 같은 전략들을 배웠다. 그들은 또한 그들 자신의 생각을 다시 말하거나, 적거나, 그들이 한 것을 새기기 위해 시각적인 단서로 그리거나 하도록 배웠다. 몇몇의 부모가 보고한 주의력의 측면과 형식대로의 아이들의 수행을 측정한 주의력에서의 전략 프로그램은 향상과 관계가 있었다(Luton, Reed-Knight, Loiselle, O'Toole, & Blount, 2011).

과제 또는 환경에 적응. 적응은 일상생활활동에서 주의력의 요구를 최소화시킬 수 있다. 기법은 항목의 명확성을 증가시키는 것이 포함되고, 클라이언트에게 존재하는 많은 정보를 제한하는 것 또는 감소시키는 것이 사용될 수 있다. 예를 들어, 아래와 같은 것들이 포함된다(Toglia, 1993a):

- 시각적인 어수선함, 방해와 청각적인 집중을 방해하는 것에 대한 환경을 수정하는 것.
- 하나의 단계를 한꺼번에 할 수 있도록 하기 위해 과제 지시사항을 단순화시키는 것.
- 항목의 수를 감소시키거나 또는 클라이언트에게 동시에 존재하는 선택을 감소시키는 것.
- 과제를 위해 필요로 하는 관련 있는 대상을 미리 정해놓기.
- 과제 분할(예. 과제를 따로따로 하나의 구성요소로 하기)(Moulton, Taira, & Grover, 1995; Toglia, 1993a)
- 집 열쇠 또는 사용하는 가전제품의 버튼에 색깔 테이프를 붙여놓기.

NFA의 환경적인 적응 구성요소에서 강조된 것으로써, 환경 속에서 중요한 단서를 향상시키는 것은 바라고 있는 행동을 촉진시키는데 사용될 수 있다. 예를 들어, 양치 과제 속에서 불필요한 항목은 싱크로부터 제거되고, 사용될 필요가 있는 항목들은 대조되는 색깔들로 뚜렷하게 만들어 줘야한다. 대조되는 색깔의 칫솔, 치약, 컵은 클라이언트가 다른 항목들에서 주의를 끄는 데 도움을 주는 것에 단서를 주는데 도움을 준다.

교정적 훈련법. 최근의 근거들은 특히 처리속도와 관련하여 주의력은 건강한 노인에서의 기능적인 능력과 강하게 관련되어 있을지 모른다(Ball, Edwards, & Ross, 2007). 그래서 Ball(2007)등은 교정적 접근법에 기초한 훈련 프로토콜을 개발했다. 훈련 과제들은 Useful Field of View(UFOV)평가의 세 가지 하위항목과 적어도 세 가지의 기초적인 비슷한 특징 단계를 포함하고 있다(세부 내용에 대해 알고 싶다면, UFOV를 보아라. Edwards 등.,2005; Edwards 등., 2006). 치료는 컴퓨터 화면을 통해 수행되고, 등급화된 어려움과 10개의 다른 디스플레이 속도가 나타나는 적어도 18개의 다른 과제들의 많은 수행 반복을 포함하고 있다. 연구원은 효과가 2년 동안 유지되는 것을 발견하였고, IADL의 효율적인 수행과 안전한 운전수행을 포함하여 일상생활 능력에서 향상을 변화시켰다(Ball 등., 2007). 이러한 결과는 뇌손상 또는 다른 신경학적인 손상을 가진 사람들에서는 반복 검증되지 않았다는 것을 명심하는 것이 중요하다. 증거기반 논문은 TBI 또는 뇌졸중 후에 치료의 개입으로써 주의력에 관한 컴퓨터 기반 중재는 고려될지도 모르나, 치료사에 의한 어느 정도의 중재와 개입 없이 컴퓨터 기반 주의과제들은 추천되지 않는다고 했다(Cicerone 등., 2011).

공간무시 (Spatial Neglect)

공간무시는 1차 감각 또는 운동 손상을 가지지 않은 클라이언트에게서 뇌 병변의 반대쪽에서 일어나는 자극에 대해 위치를 알지 못하거나, 자극의 반응에 대한 보고가 실패한 것을 말한다(Heilman, Watson, & Valenstein, 2003). 왜냐하면 공간무시는 흔히 오른쪽 반구 손상 후에 더 많이 발생하기 때문이며, 왼쪽 공간의 무시가 일반적으로 나타난다. 용어 공간무시는 장애에 대한 의지적 요소를 내포하고 있지만, 이것은 부정확한 명칭이다. 공간무시를 가진 클라이언트들은 그/그녀의 지각 및 환경에 대한 반응의 불완전성을 인식하지 못한다. 그/그녀는 종종 세상의 1/2이 존재하지 않는 것처럼 행동한다(Corben & Unsworth, 1999). 예를 들어, 오른쪽 뇌 반구가 손상된 뇌졸중 클라이언트들은 종종 오른쪽을 훑어보기 시작하고, 왼쪽의 대부분의 자극을 탐색하는데 실패하거나 잃어버릴 것이다. 그리기 과제, 책읽기, 쓰기와 같은 기능적인 활동에서 비대칭성은 관찰될지도 모른다. 중증의 사례에서, 클라이언트는 그들의 신체에 어떠한 문제가 있는지 인식하지 못하고 그의 접시의 한쪽에 있는 음식만 먹으며, 그들의 얼굴의 절반만 면도하거나 또는 그들의 신체의 절반만 옷을 입게될지도 모른다. 경한 사례에서는 그들은 특정 단어의 첫 글자를 잘못 읽거나 또는 길을 건너거나, 쇼핑하거나 또는 운전하는 동안 정보에 집중하는 것에 실패할 수도 있다.

공간무시를 가진 많은 클라이언트는 불안감 또는 기운이 없이 납작 엎드린 성격을 보인다. 공간무시는 지속적으로 뇌졸중을 가진 클라이언트에게서 기능적인 회복을 지연시키는 주요한 요소로써 확인되었다(Di Monaco 등, 2011; Gillen, 2009; Viken, Samuelsson, Jern, Jood, & Blomstrand, 2012). 공간무시를 가진 이러한 사람들은 ADL을 다시 시작하는데 더 많은 어려움을 가지며, 병원에 더 오랜 기간 머무르게 되고(Gillen, Tennen, & Mckee, 2005lKatz, Hartman-Maeir, Ring, & Soroker, 1999), 사고에 대한 위험이 증가하게 된다(Webster 등.,1995).

공간무시는 다른 의학적인 하부유형이고 행동학적인 구성요소를 포함하고 있는 여러 다른 종류들로 이뤄진 장애로써 묘사되었다(Barrett 등., 2006; Pierce & Buxbaum, 2002). 공간무시는 하나 또는 더 많은 양상을 포함할 수 있으며, 언어적 대 비언어적과 같이 자극의 종류를 다양화할 수도 있고, 개인외부 또는 대규모 공간, 신체 공간 또는 사람 그리고 범위 내에서의 공간 또는 개인주변(Mesulam, 2000;Plummer, Morris, & Dunai, 2003)과 같이 공간의 다른 공간적 형태 또는 하나의 대상을 포함시킬 수 있다. 예를 들어, 몇몇의 클라이언트는 공간과 같은 대규모 공간에서 무시 증상이 묘사되었다(개인외부 무시). 그러나 그들의 신체에 대한 감소된 인식(개인 무시) 또는 지필 과제에서의 어려움(개인주변 무시)은 나타나지 않았다. 무시 하부유형에는 또한 내적 심적인 이미지를 떠올리는 것을 포함시키는 것(설명 무시), 반대 방향 쪽으로 움직임이 일어났을 때 움직임이 감소하는 것(운동 무시) 또는 반대 방향 쪽에서 보내는 감각 자극을 알아차릴 수 있는 능력이 감소되는 것(감각 무시)이 포함된다(Barrett 등., 2006).

평가

공간무시를 가진 클라이언트들을 평가하는 작업치료사들은 제일 먼저 반맹증과 공간무시를 구분해야 한다. 시야차단(반맹증)은 반망막과 관련이 있고, 반면에 무시는 편측 공간 인식 때문이다. 보통 시야 차단을 가진 클라이언트들은 그들의 시야 결손을 인식하고, 보상적인 머리 움직임을 만들고, 머리를 움직인다. 공간무시는 반맹증이 있을 수도 있고 없을지도 모르며, 하나의 증상이 다른 증상들을 발생시키지 않는다. 공간무시의 평가는 보통 양쪽 공간에 퍼져 있는 목표 자극을 발견하여 지우는, 지우기 과제를 포함한다(**표 55.2**를 보라). 보통 공간의 반대쪽에 대부분의 목표들을 놓쳤을 것이다. 공간무시 증상의 특성은 무시의 전통적인 검사에 의해 완전히 담아내지는 못했다. 그러므로 공간무시를 확인 하는데 있어 검사도구에 완전히 의존하지 않는 것이 중요하다. 과제는 두 개의 주요한 한계점을 가지고, 지필로 구성된 무시를 측정하기 위해 현재 이용되고 있다. 첫째, 지우기과제와 같이 흔히 테스트에서 사용되고 있는 몇몇은 무시의 다른 유형에 대한 정보를 제공해 주지 않는다. 개인 무시에서는 그렇지 않지만, 개인주변 공간무시의 주의력에서의 공간 편재에 대한 정보를 Cancellation test는 제공해준다. 둘째, 전통적인 지필검사는 경미한 정도의 무시에는 둔감할 수도 있다. Azouci 등.(2003)은 보편적인 평가보다 더 예민한 일상과제에서 무시의 정도를 수치화 해 놓은 Catherine Bergego Scale이라고 불리는 10가지 항목에 대한 무시행동 평가(10-item behavioral assessment)를 만들었다. 조용하거나 구조화된 환경에서 관찰되지 않는 무시 증상은 붐비고, 실생활과 같은 환경에서 발생할지도 모른다. 그러므로 환경적인 조건은 평가에서 고려되야 한다(Barrett 등.,2006). 다른 행동학적인 징후와 무시의 하부유형은 또한 수행관찰 동안 명심될 필요가 있다(Appelros, Nydevik, Karlsson, Thorwalls, & Seiger, 2003; Barrett 등., 2006;Plummer 등., 2003).

공간무시의 기능적인 평가는 과제 조건들이 다른 상황에서 배운 전략들을 가져가서 실행하거나 또는 다른 유형의 단서들에 응답할 수 있는 개인의 능력뿐만 아니라 공간무시의 증상을 증가시키거나 감소시킬 수 있는 과제 조건에 대한 정보를 제공해준다. Toglia와 Cermak(2009)는 공간무시를 가진 사람들이 일련의 검색 과제를 통한 전략을 적용하고 배울 수 있는 능력을 분석하는 기능적인 대상 검색과제에 대해서 설명하였다.

중재

교정적 훈련. 증거는 공간무시를 교정하기 위한 시각 스캐닝 훈련, 프리즘, 패칭, 진동의 사용을 뒷받침해 준다.

공간무시에서 클라이언트는 감소된 눈의 움직임이 환측에 영향을 준다는 것을 보여주었다. 눈의 움직임에서 이러한 감소는 환경 속에서 주의력의 감소에도 영향을 미친다(Antonucci 등., 1995; Toglia 1991b). Cicerone 등(2011)에 의한 체계적인 문헌 고찰은 시공간적 중재의 사용을 지지하기 위한 Level 1이 시각 스캐닝에서 수행을 포함한다고 결론을 내렸다. 왜냐하면 이것은 공간무시에 대한 보상을 향상시키고 일상생활활동에 대해 일반화시키기 때문이다. 그러므로 그들은 우뇌반구 손상 후에 시각적 무시를 가진 클라이언트를 위한 표준화된 수행으로써 시각적 스캐닝을 시공간적 재활로 권장하였다. 시각적 훑어보기와 결합된 왼쪽 공간에서 손, 왼쪽팔의 움직임 또는 강요된 사지의 움직임의 결합은 또한 긍정적인 결과를 보여준다(Cicerone 등.,2011; Robertson, Hogg, & McMillan, 1998). 일상적인 과제를 포함하여 많은 중재 활동의 결합이 사용될 때, 중재는 가장 효과적으로 나타난다(Antonucci 등., 1995;Pizzamiglio 등., 1992). 강도가 더 높은 단계의 프로그램들은 일반적으로 더 긍정적인 결과들을 만들어낼 수 있다. 하지만 더 훨씬 집중적인 훈련에서는, 뇌졸중을 가지고 있는 사람이 하는 것보다 공간적 무시를 가진 사람들이 더 낮은 기능적인 결과를 보여준다는 것을 보여주었다(Paolucci, Antonucci, Grasso, & Pizzamiglio, 2001).

Weinberg 등.(1977)은 글을 읽거나 과제를 스캐닝 하는 동안 전략훈련 기법과 교정적 연습지의 결합을 포함시키는 체계적 훈련 기법을 개발하였다. 시각적 손상 기능을 향상시키기 위한 새로운 전략을 가르치는 동시에, 점차적으로 존재하는 정보의 특성과 양을 증가시키는 스캐닝 훈련에서의 체계적인 훈련은 CDM에 기초하고 있다(Averbuch & Katz, 2011). 예를 들어, 그들은 등급화된 앵커리선 기술, 스캐닝의 속도를 조절, 피드백, 자극의 정도를 감소시키는 것을 사용했다. 앵커리선 기술, 왼쪽에 색깔이 있는 선과 같이 특별한 기준을 사용하여 한사람을 가르치는 것은 시각적 스캐닝 훈련에서 사용되는 흔한 전략이다.

공간에서 신체의 움직임과 전정 감각의 입력을 포함한 대동작 활동은 보통 각성을 증가시키고 손상 쪽에 주의를 끌고 응시하는 것을 증가시키는 시각적 스캐닝 활동의 결합에 사용된다(Cappa, Sterzi, Vallar, & Bisiach, 1987). 그/그녀의 손으로 움켜진 풍선을 치는 풍선 배구와 같은 양측성 활동은 신체의 손상 쪽의 사용도 포함시킬 수 있도록 권장된다. 작업치료 전에 5분 동안 목 근육에 진동의 사용은 또한 무시의 증상을 감소시키는 데 효과적이라는 것을 발견하였다(Kamada, Shimodozono, Hamada, & Kawahira, 2011).

공간무시가 있는 클라이언트들에게 추천되는 다른 중재기법들은 프리즘과 시각폐쇄 기술의 사용을 포함하고 있다(Pierce & Buxbaum, 2002). 부분적 시각폐쇄 방법은 병변 부분의 시각 동측성에 패치를 붙이는 것, 무시하지 않는 쪽 방향의 안경의 절반에 패치를 붙임, 또는 무시되지 않은 쪽 방향의 안경 절반을 완전히 차단하는 것으로써 개인이 무시하는 방향을 사용하는 것을 시도하도록 강요된다(Ianes 등., 2012; Tsang, Sze, & Fong, 2009).(편측 안경)(Arai, Ohi, Sasaki, Nobuto, & Tanaka, 1997). 프리즘 적용은 뇌졸중 클라이언트에게 보이는 공간무시의 증상을 완화시키는 것을 보여주었다. 프리즘은 물체가 실제 오른쪽에 있는 것보다 훨씬 더 멀리 떨어져서 나타나게 하여 오른쪽에 있는 시야의 시각적인 편향을 일으킨다(Redding & Wallanc, 2006). 최근 Turton, O'Leart, Gabb, Woodward와 Gilchrist(2010)는 무작위의 통제된 단일매검연구 시험을 사용하여 자기관리에서 프리즘 적용의 영향을 평가하였다. 그들은 프리즘 적용 치료가 일상생활 행동에는 영향을 미치지 않는다는 것을 발견하였다. 반면에, Shiraishi, Muraki, Ayaka Itou와 Hirayama(2010)는 프리즘 훈련의 지속적 능력은 2년에서 3.5년 동안 효과가 지속된다는 것을 발견하였고, BADL과 IADL에서 긍정적인 변화를 발견하였다.

길 건너기와 휠체어 운행에 대한 컴퓨터 보조훈련 프로그램들은 설명되었다. 공간무시를 가진 훈련된 대상들은 통제된 대상들이 했던 것보다 가상현실 훈련 후에 실생활 과제를 더 잘 수행하였다. 가상현실에 기초한 기술의 사용은 공간무시를 가진 클라이언트들에게 잠재적인 것을 보여준다(Katz 등; Webster 등., 2001).

전략훈련. 공간무시클라이언트를 위한 전략은 여섯 사람들에게 카드를 나눠주는 것, 몇몇의 사람들을 위해 식탁을 차리는 것, 벽에 걸려있는 달력에서 약속을 확인하는 것, 신문을 읽는 것, 다른 크기의 편지봉투를 분류하는 것, 또는 방에 있는 의자 또는 사진들을 찾는 것과 같은 일상생활 과제 속에서 수행될 수 있다. 왜냐하면 공간무시 증상은 공간의 크기, 공간의 배열, 현재 존재하는 정보의 양과 밀도에 의하여 변할 수 있고, 이러한 활동의 한계들은 무시 증상과 일치될 필요가 있고, 특히 다중상황적 접근법에서 강조된 적당한 수준은 과제에 연결시키기 위해 치료에서 체계적으로 다양화시키고 등급화될 필요가 있다. 몇몇의 사례에서, 치료활동들은 큰 공간 활동을 강조해야 한다; 다른 상황에서 활동은 시각적인 세부사항을 포함하고 있는 테이블 위에서 하는 과제에 초점을 맞추어야만 한다. 보통 종이 또는 테이블 위에 무작위로 흩어진 자극을 포함하고 있는 예측할 수 없는 활동들은 수평적 또는 구조화되고 예측할 수 있는 정렬되어 있는 활동들보다 공간무시의 증상에 더 민감하다(Ferber & Karanath, 2001). 중재는 다양한 샐러드 볼을 채울 때 , 베이킹 종이 위에 쿠키 밀가루 반죽을 놓을 때, 또는 사진 앨범에서 사진을 정리할 때와 같이 무시 증상들이 발생할 것 같은 장소를 확인하는데 있어 실행을 포함한다.

공간무시를 가진 개인은 왼쪽에 주의를 가질 때 항상 알아차리는 것은 아니다. 중재는 클라이언트가 실제 왼쪽에 참여할 때 피드백을 제공해주는 외부 단서를 찾는데 있어 돕는 것을 필요로 한다. 중재에서 주안점은 왼쪽 가장자리에 그/그녀의 팔을 배치 또는 밝은 물체, 색깔 형광펜, 색깔 테이프와 같은 공간을 이해할 수 있는 참고가 될 수 있는 표시를 하는 것과, 과제 시작 전에 자극의 주변부 또는 테이블이나 종이의 가장자리를 찾는 것을 클라이언트에게 가르쳐야만 한다. 전략훈련과 결합될 수 있는 무선호출기 또는 알람 장치를 사용하는 청각적 단서는 개인이 전략 또는 시각적 단서를 사용하는 것을 상기시킨다. 알람 장치는 클라이언트가 소리가 꺼진 왼쪽의 공간을 보고, 주의를 기울이는 것을 필요로 한다(Seron, Deloche, & Coyette, 1989). 대신에 진동 또는 청각적 단서를 가진 장치는 왼쪽 포켓 속에 놓여 있을 수 있고, 벨트의 왼쪽 방향에 꽂혀 있거나, 신체의 왼쪽에 주의를 끌기를 격려하기 위해 손목에 두었을지도 모른다(개인무시). 여기에는 환경적인 적응 방식을 가진 결합된 보상의 예들이 있다. 그래서 이전 부분에서 우리는 각각의 다른 중재방법을 강조하지만, 의학적인 근거에 기초한 적절한 접근법의 결합은 클라이언트들에게 도움이 된다.

공간무시에 대한 다른 중재 전략들은 심상 이미지의 사용, 촉각을 이용한 찾기, 그리고 일반적인 알림 기법을 포함한다. 촉각을 이용한 찾기는 클라이언트가 눈을 감고 왼쪽 공간에 대해 느끼도록 하는 것을 가르치는 것 또는 촉각을 이용해 찾기 전에 물체의 왼쪽 가장자리를 느끼게 하는 것을 포함한다. 시각적 이미지는 시각적 훑어보기 또는 신체의 움직임 동안 친숙한 장면 또는 길을 묘사하고 이미지화 하는 것과 심상 이미지를 사용하는 것을 가르친다(Neimeier, 1998; Smania, Bazoli, Piva, & Guidetti, 1997). 예를 들어, 무시를 가진 사람들에게 왼쪽에서 오른쪽으로 시야를 가로질러 등대의 광범위한 빛줄기를 그들의 눈으로 시각화하는 것을 가르치는 것을 포함하는 심상 이미지 프로그램은 무시 증상의 감소와 기능적인 과제에서의 증가된 수행을 보고하였다. 클라이언트는 기능적이고 치료적인 과제를 하는 동안 심상 이미지를 사용하도록 지시를 받았다(McCarthy, Beaumont, Thompson, Pringle, 2002; Niemeier, 1998; Niemeier, Cifu, & Kishore, 2001). 최근에 Welfringer, Leifert-Fiebach, Babinsky 와 Brandt(2011)는 공간과 신체에 대한 지각(개인 무시)의 향상을 이끄는 손상된 측의 상지의 움직임과 자세에 대한 시각화된 수행에 대해서 설명했다. 전략은 왼쪽으로 주의를 끄는 것을 가능하게 할뿐만 아니라, 보통 지속적으로 집중할 수 있는 능력에 초점을 맞추는 전략은 공간무시를 감소시키는 것을 발견했다. 예를 들어, Robertson, Tegner, Tham, Lo 와 Smith(1995)는 만성적인 공간무시를 가진 클라이언트들이 마음속으로 그들 자신에게 관심을 기울이라고 말하도록 그리고 테이블에서 큰소리로 박자를 맞추도록 가르쳤다.

공간무시를 가진 클라이언트인지 아닌지에 따라 전략훈련에 대한 반응이 그들의 인식에서 향상을 보여줄 수 있다고 말하였다(Robertson & Halligan, 1999; Tham 등., 2001). 이러한 논평은 바로 무시의 치료에서 다중상황접근법의 사용을 지지한다. 이것은 모든 중재활동 속에 이전에 묘사되어 있는 것과 같은 깊게 내포되어 있는 인식훈련 기술의 중요성을 강조한다. 게다가 현실적으로 의미 있고 기능적인 중재활동은 자기인식을 발달시키는 것과 장애의 회복에 더 많은 영향을 준다(Tham 등., 2001; Toglia 등., 2010).

환경 또는 과제 적응. 무시의 존재에 있어 기능적인 수행을 향상시키기 위한 환경 또는 과제의 적응은 기능적인 인지 접근법의 주요한 요소이다. 왼쪽에 대한 주의를 끌 필요를 최소화하기 위해, 예를 들어, 손상되지 않은 쪽에 전화기, 응급 버튼과 중요 물건들이 놓아지도록 환경이 재배치되는 것이 제안되었다. 하지만 Kelly와 Ostericher(1985)에 의한 연구는 이러한 방식으로 병실이 재배열되어 있는 사람들의 기능적인 결과에서는 중요한 차이점이 없다는 것을 발견하였다. Lennon(1994)은 공간무시를 가진 클라이언트들이 충돌을 예방하기 위해 테이블, 코너, 다른 곳의 모서리에 큰 색칠된 종이 무늬의 성공적인 사용에 대해 설명했다. 클라이언트는 이러한 표시물을 찾는 것에 대해 훈련받았다. 표시물은 점차적으로 사라졌다. 수행은 향상되었고 표시물의 제거에도 유지되었다; 하지만, 효과는 다른 환경에서 일반화되지 못했다. Calvani, Levine과 Petrone(1993)은 왼쪽 부주의와 보이지 않는 왼쪽 반맹증의 심각한 사례를 가진 클라이언트에게서 식사 기술을 증가시키기 위해 보상 접시의 사용에 대해서 서술하였다. 접시는 회전될 수 있도록 하기 위해 회전판 위에 부착되었다. 클라이언트가 포크를 가지고 음식을 찍었을 때, 시야 속으로 모든 음식이 들어오게 하기 위해서, 그래서 왼쪽으로 볼 필요를 제거하기 위해 접시는 회전되었다. 다른 환경적인 적응은 클라이언트의 휠체어 브레이크에 빨간 테이프를 붙이는 것 또는 왼쪽에 냅킨 또는 컵과 같은 밝게 색칠된 물체를 놓아두는 것을 포함한다(Golisz, 1998).

시각처리와 시각운동

시지각적 손상은 성인에게서 ADL과 이동의 어려움과 관련되어 있다(Gillen, 2009). 그러한 어려움은 종종 뇌졸중 후에 관찰되었고 후천적인 뇌손상, 파킨슨병, 다른 신경학적인 질환조현병을 가진 어른에게서도 확인되었다(Butler, Silverstein, & Dakin, 2008). 시지각적 손상은 또한 비언어적 학습 장애의 주요한 특징을 이루고, 얼굴표정과 수학을 이해하는데 있어 어려움과 관련이 있다고 제기했다(Liddell & Rasmussen, 2005).

시지각은 시각 정보의 수용, 조직화, 통합하는 것을 포함한 정보처리 연속체로 보여질 수 있다. 연속체의 한 쪽 끝에 있는, 모양 또는 물체를 일치시키는 것과 같은 단순한 시각처리 과제는 최소한의 노력으로 빨리 그리고 무의식적으로 일어난다. 연속체의 반대쪽에 있는 복잡한 시각 과제는 시각적으로 꽉 차 있는 친숙하지 않은 자극 또는 미세한 차이로 천천히 움직이며 노력이 필요한 처리가 필요하다. 시각처리 기능장애는 어느때나 시각체계를 완전히 이해할 수 있는 양이 감소하는 것으로써 정의할 수 있다(Toglia, 1989). 클라이언트의 시지각 기술과 기능에 있어 손상의 영향을 이해하기 위해, 우리는 활동 조건(특성, 양, 친숙도, 예측성)과 배경을 분석할 필요가 있다.

단순 시각처리에서의 문제들은 대상, 대상의 사진, 기본적 형태 사이에서 구별하는 것에 있어서 어려움을 겪는 것을 포함한다. 회전과 각도 방향, 위치, 크기에서 중대한 차이점을 발견하는 데 있어서 어려움; 두 개의 대상 사이에서 총체적인 거리를 판단하거나 공간에서 단순한 시각적 목표를 시각적으로 위치시킬 수 있는 능력이 감소된 것; 단순한 형태 또는 대상에서 단순 일부–전체관계를 발견할 수 있는 능력이 감소된 것이다. 개인은 친숙하고 일상적인 활동들에 있어 어려움의 문제를 가질 수도 있고 대상을 잘못 이해하거나 잘못 인식할지도 모른다. 물체에 대한 인식을 실패하는 것은 시각적 **실인증**이라고 분류되었다. Toglia(1989)는 시각적 실인증과 같은 분류는 중재의 목적을 위해 너무 폭넓다고 제안했다. 왜냐하면 대상 인식의 어려움에 대한 근본적인 많은 이유가 있기 때문이다. 예를 들어, 개인은 대상의 중요한 특징, 예를 들어, 포크의 살과 같이 대상의 부분에 대해 이것이 무엇인지 집중하는 것에 실패할지도 모른다. 주의력은 즉, 손잡이가 달린 utensil같이 대상의 상관 없는 측면이 아니라 핵심적인 것에 포착하는 것이다. 종합적인 형태와 세부사항을 동시에 처리할 수 있는 무능력일지도 모른다. 그래서 개인은 중요한 세부사항을 놓칠지도 모른다.

복잡한 시각처리기술은 시각적으로 혼란스러운 환경에서 요구된다; 비친숙하고, 추상적이거나 상세한 시각 정보가 있을 때; 또는 예를 들어, 대상이 회전되고 어질러 있는 책상위에서 부분적으로 숨겨져 있는 독특한 시각적 특징들이 부분적으로 이해하기 힘든 조건 속, 복잡한 시지각 기술의 기능장애는 형태, 특성, 대상, 각도, 크기, 장소, 거리, 위치에서 미세한 차이점을 감소할 수 있는 감소된 능력을 포함할지도 모른다. 클라이언트는 얼굴 표정을 인식하고 알아차리는 것 또는 불완전하고, 분열되거나 삐뚤어진 시각적 자극에 어려움을 겪오, 애매모호하게 이해할지도 모른다. 흔치 않은 위치 또는 부분적으로 숨어져 있을 때, 클라이언트는 대상을 잘못 해석할 수 있다. 개인은 시각적으로 혼란스러운, 붐비는, 또는 기능적인 환경에서 증가된 어려움을 경험할지도 모른다. 꽉 차 있는 벽장, 서랍, 책상, 슈퍼마켓 선반에서 물건을 찾는 것과 같은 일상생활 과제 : 영수증에 적혀 있는 주요한 정보, 지도에 있는 주요한 위치 정보, 스케줄에 적혀 있는 정보; 다음에 나오는 또는 복사한 도표는 어려움을 나타낼지도 모른다. 이러한 과제들은 개인이 정보를 잘못 이해하고, 시각적 주요 세부사항을 놓치거나 또는 상관없는 시각적 자극은 뒤로 미뤄 놓을 수도 있다.

시각운동기술은 쓰기, 복사하기 또는 그리기 과제(예로 지도 그리기, 디자인 복사하기)를 포함하며 과제 구성품의 조각을 전체로 조립하는 것(예로 커피포트를 조립하는 것)을 포함하는 것이다. 클라이언트는 많은 이유들로 시각운동 과제들에 어려움을 보여줄지도 모른다. 예를 들어, 클라이언트는 정확히 훑어보기, 장소, 정렬, 위치 또는 회전한 항목들에 대한 좋지 못한 능력 때문에 방의 도면을 그리는데 어려움을 겪을지도 모른다.; 감소된 계획과 조직화; 공간무시; 또는 손상된 크기와 각도에 대한 구분. 구성 실행증 용어는 1차 운동 또는 감각 손상의 영향, 관념 운동 행위 상실증, 보편적인 인지손상으로 그리거나 또는 조립하는 과제에 어려움이 있는데 사용된다(Farah, 2003). 구성 능력은 거의 ADL 수행과 연관되어 있다(Neistadt, 1992a; Warren, 1981). 클라이언트는 착의(착의 행위 상실증), 옷걸이에 올바르게 옷을 정확하게 두는 것 또는 샌드위치 만들기 또는 커피포트를 조립하는 것에 어려움을 겪을지 모른다. 왼쪽 반구의 두정엽 부분에 손상을 가진 사람은 구성적 과제에서 세부사항 또는 개별적인 것을 빠뜨리는 경향을 보인다, 반면에 오른쪽 대뇌반구의 병변을 가진 사람들은 공간 비구조화와 전반적인 형태를 놓친다고 설명하였다(Kramer, Kaplan, & Blusewicz, 1991). 구성 실행증은 통합된 증후군이 아니다. 공간 관계 또는 지각처리에서 다른 유형의 손상은 오른쪽 왼쪽 대뇌반구 손상에서 구성 실행증이 기저를 이루는 것으로 생각된다.

평가

시각적 지각 장애를 가진 사람을 위한 평가는 시각기초기술, 운동반응이 없는 시각 능력 그리고 시각운동기술을 검사해야만 한다. 시력, 안구 정렬, 시각 추적 또는 부드러운 이동, 시야에서 관심 대상을 보기 위한 순간적 또는 빠른 눈의 움직임, 그리고 시야를 포함한 시각기초기술은 지각검사의 정확성을 떨어뜨리는 시각적 문제를 확인하기 위한 시각처리 평가 이전에 평가되야만 한다(Cate & Richards, 2000). 기능적 과제 동안에 몇몇의 임상 관찰은 작업치료사가 형식적인 시각 평가를 해야 할 필요에 대해 알려준다 : 보상적 머리의 움직임과 기울임, 한 쪽 눈 감기, 또는 독서 중 자신의 위치를 잃어버리는 경향. 성인을 위한 The Brain Injury Visual Assessment Battery for Adults(biVABA)(Warren, 1998)는 시각기초기술의 스크리닝을 포함한 평가의 한 예가 된다. 기초기술의 붕괴는 높은 수준의 시각처리 평가의 해석에 영향을 줄 수 있다(Warren, 1993).

표준화된 시지각의 비운동 평가는 전경 배경, 공간 내 위치, 형태 항상성, 공간 관계, 시각 인식과 같은 특정한 기술로 시지각을 분류한다. 시지각 장애가 있는 사람은 비슷한 이유로 다양한 유형의 시각처리 과제를 수행하는데 어려움을

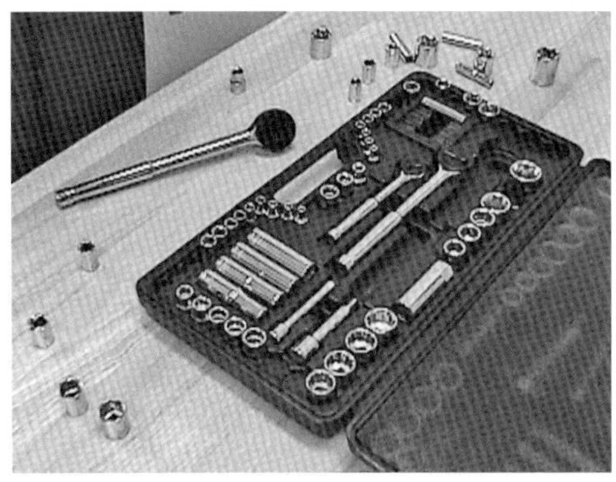

그림 55.2 래칫도구키트의 구성품을 조직화하는 것은 조직화 기술뿐만 아니라 크기와 형태에 대한 지각이 요구된다.

겪을 수 있다(예, 부품에 과도한 초점을 맞추려는 경향, 시각적 세부사항을 놓치는 경향, 전체를 보지 못할 뿐만 아니라 세부사항을 보지 못함, 방금 보았던 것에 대해 추적하는 것을 유지하는데 어려움). 따라서, Toglia(1989)는 시각처리 연속체로써 개념화 하고,다양한 활동 조건 하에서 보편적 및 비보편적 대상을 평가하는 접근법을 추천했다. 시지각에 대한 기능적인 접근에서, 치료사는 활동 매개 변수를 체계적으로 조작하고 왜 클라이언트가 물체 또는 시각적 자극을 정확히 구별하는게 어려움을 가지는 지 이해를 위한 단서에 대한 반응을 분석한다(Kline, 2000; Toglia,1989; Toglia & Finkel stein, 1991). 시지각 평가는 운동 반응의 유무에 관하여 수행에서 차이를 검사하기 위해 활동에 대한 반응을 조사해야만 한다. 시각운동기술은 일반적으로 블록 디자인, 퍼즐, 또는 디자인의 모방과 같이 고안된 과제로 평가되지만, 일상생활 과제의 관찰은 시각운동 수행을 분석할 기회를 제공할 것이다. 표준화된 평가 A-ONE(Arnadottir, 1990)는 몸단장하기, 식사, 옷 입기와 같은 자기관리에서 시각적 공간 장애의 영향을 확인할 수 있다(Gillen, 2009). 지도 경로 따라그리기, 커피 포트 또는 목공예 프로젝트, 수집, 소포 싸기, 도시락 싸기, 또는 옷 접기와 같은 작업에 대한 비형식적인 관찰은 시각운동능력에 대한 추가 정보를 제공할 것이다(**그림 55.2**). 증상에는 각편차가 포함될 것이다; 부적절한 위치, 장소, 또는 부품의 정렬; 그리고 공간적 왜곡. 정렬 또는 위치의 오류를 인지하고 수정하는클라이언트의 능력은 조사되야 한다. 예를 들어, 주의력이 문제 영역으로 향할 때, 몇몇의 클라이언트는 시공간적 오류를 인식하지 못할 수 있다, 반면에 몇몇의 클라이언트는 오류를 인식하기는 하지만, 그것들에 대해서 수정하지 못할 수 있다.

중재

중재는 운동 반응이 없거나 있는 시각기초기술 또는 시각처리기술에 대해 다룰 것이다.

시각기초기술. 시력과 대비 민감도, 안구운동조절, 시야와 같은 시각기초기술의 치료는 일반적으로 크게 인쇄된 읽을 자료; 확대경; 말하는 장치; 모서리, 경계와 배경의 대비를 증가하는 것과 조명의 변화와 같은 적응을 포함한다. 하지만, 안구운동 장애 또는 시야 결손이 있는 사람에게는 교정적 운동이 권장될 것이다. 예를 들어, 안구근육 마비환자에게는 관련 근육에 대한 안구운동 범위 운동이 권장된다. 손상되지 않는 눈에 아이패치를 적용하여 가리는 것은 손상된 시야의 사용을 강요하기 위해 사용된다(Warren, 1993). 이러한 교정적 치료에는 등급화된 활동의 반복이 포함되며 교정적 결함의 특수한 접근과 직접적으로 연결된다.

전략훈련. 시각적 정보를 처리할 수 있는 클라이언트의 능력을 최대화하는 전략은 부분을 보기 전에 전체를 이해하는 것; 세부사항을 국한시키기 전에 클라이언트에게 공간을 분할하도록 가르키는 것; 자신의 손가락을 사용하여 훑어보거나, 시각적인 자극을 찾거나 또는 세부사항에 집중하는 것; 한번에 너무 많은 정보가 제공될 때 시각적 자극을 가리거나 차단하는 것; 눈에 띄는 시각적 특징 또는 미세한 차이점을 말로 표현하는 것; 특정 물건을 찾기 전에 정신적으로 시각화하는 것 등이 포함된다(Toglia, 1989, 2011). 이러한 전략은 모양과 크기가비슷한 물건 중에서 선택하기(예, 양말 짝연결하기, 티 스푼과 수프 스푼을 분류하기); 가게 전단지, 달력, 지도 또는 일정표 내에서 정보를 찾기; 격자판 또는 스프레드시트 내에 정보를 배열하기; 미술 작품과 공예 활동에서 패턴을 모방하기; 또는 가득찬 추첨통, 선반, 테이블 또는 게시판에서 정보를 찾는 것들을 포함한 일상활동 내에서 훈련될 수 있다.

중재는 활동 매개변수를 신중하게 조작하는 것이 포함된다. 익숙한 물건이나 상황, 높은 대비(예, 빨간 양말과 흰색 양말), 독특한 특징, 적은 세부사항, 단조로운 색깔과 배경과 관련된 활동에는 낮은 대비(밝은 베이지색과 흰색 약말), 흔치 않는 위치에 있거나, 혼잡스럽고 집중할 수 없는 시각적 배경이 내재되어 있거나 또는 부분적으로 가려져 있는 상황에서 물건을 선택하는 것을 포함한 활동보다 주의력, 노력 및 시각적 분석이 덜 필요하다. 친숙함, 항목의 수, 세부사항 정도의 변경은 시지각 처리에 대한 요구가 커질 것이다. 또한, 옷입기와 같은 기능적 활동 중에 단계별 지침 목록을 반복하는 것을 포함한 구두 중재는 구두 능력의 장점을 활용할 수 있고, 기능적 수행을 향상시키는 데 효과적이다(Sunderland, Walker, & Walker, 2006). 전략은 다중상황 모형 내에서 훈련될 수 있으며, 활동은 각 클라이언트에 맞는 "적절한 도전 단계 또는 특정한 과제 상황 내에서 훈련된 전략에 의한 보상적 모형 내에서 등급을 분류할 것이다.

과제 또는 환경의 적응. 시지각의 어려움을 최소화하기 위한 핵심 지침은 색깔 단서를 사용하여 물체의 뚜렷한 특징을 만드는 것이다. 예를 들어, 기기를 작동하기 위해 버튼에 색깔 테이프를 붙인다거나 찾고 구별하기 쉽게 하기 위해 물건에 눈에 띄는 색깔 단서를 사용하는 것이다(예, 약병에 밝은 핑크색 테이프). 표지판에 색칠 된 표시 또는 테이프와 같은 단서(테이프 레코더, 휠체어 발판 또는 셔츠 라벨)는 공간적 요구를 줄이고, 물건의 일부를 쉽게 맞추고 배열하게 한다. 물건 사이에 넓은 공간을 두는 방식으로 배열된 선반 위의 물건이나 크게 배열된 방식의 페이지의 문장과 같은 시각적 자극은 지각하기 더 쉽다. 냉장고, 옷장, 서랍, 조리대에 있는 물체의 일정한 위치는 예측 가능성을 높이고 인식을 위한 상황별 단서를 제공한다. 중요한 다른 것들은 다자인 또는 패턴을 제한하고 높은 대조를 이루는 단색을 사용함으로써 과제 내 또는 방안에서 시각적 혼란을 감소시키도록 지시해야 한다. 패턴, 디자인 그리고 장식은 물체의 중요한 특징을 선택하고 인식하는 것을 더 어렵게 만든다. 또한 중요한 것들은 한 번에 적은 양의 시각 정보만 받도록 훈련되야 할 것이다.

운동계획 (Motor Planning)

운동계획, 또는 실행은 학습되고 목적이 있는 활동을 수행하는 능력이다. **실행증**은 일차 운동 또는 감각 손상, 시공간 문제, 언어 이해의 어려움, 또는 인지적 문제만으로는 적절히 설명할 수 없는 숙련된 움직임의 장애로 정의할 수 있다(Heilman & Rothi, 2003). 실행증은 우선적으로 학습된 움직임의 장애인 반면에, 발달학적 통합운동장애 또는 DCD는 신체적 또는 신경학적 장애가 없는 아이들에서 운동능력을 습득하는데 어려움을 보여주는 것으로 나타났다(Tempest & Roden, 2008). 하지만 감소된 운동 학습은 실행증을 가진 성인에서 또한 관찰되었다(Poole, 1998). 실행증을 가진 성인과 통합운동장애 가진 아이들을 비교한 연구에서 두 그룹이 행동 유형의 유사성을 제안하는 비슷한 유형의 오류를 발견하였다(Poole, 2000).

실행증은 대부분 뇌졸중 이후에 발생하지만, 치매와 파킨슨 질환을 가진 클라이언트, 또는 헌팅톤 무도병과 같은 움직임 질환을 가진 클라이언트에서도 보여진다(Vanbellingen & Bohlhalter, 2011). 실행증은 아마 대뇌반구 중 어느 하나에서의 병변에 의해 나타나지만, 지속적인 좌측 대뇌반구 병변을 가진 아이들에게서 더 자주 관찰된다. 실행증은 왼쪽 대뇌반구가 언어에 있어서 지배적이기 때문에 종종 실어증과 관련이 있다(Heilman & Rothi, 2003). 실행증은 ADL, 기능적 결과, 그리고 의미 있는 활동에 참여하는 능력에 중대한 영향을 준다(Gillen, 2009; Vanbellingen & Bohlhalter, 2011). Wetter, Poole, 그리고 Haaland(2005)는 사지의 실행증이 실어증 보다 왼쪽 대뇌반구 손상 이후에 기능적 운동능력에서 더 나은 예측 요인이 된다는 것을 발견하였다. 실행증은 시간이 지남에 따라 지속될 수 있으며 개인은 한손으로 신발을 신는 것과 같은 새로운 운동 과제를 배우는 것(Poole, 1998). 언어적 명령 또는 설명에 대한 행위의 효율성과 정확성에 심각한 기능적 제한이 지속될 수 있다(Poole, 2000). 유사하게, 통합운동장애 또는 DCD를 가진 아이들은 쓰고, 자전거를 타고, 자기관리 과제, 그리고 스포츠 활동 참여에 기능적 어려움을 가진다는 것을 보여준다(Kirby, 2011).

Roy(1978)는 실행증에서 두 개의 주요한 보조시스템이 있다는 것을 발견하였다: 개념적 그리고 생산적 보조시스템. 운동계획에서의 어려움은 이러한 보조시스템 중 하나 또는 모두에서의 장애와 관련이 있을 것이다. 전통적으로 관념운동실행증이라 불리는 운동계획에서 생산성 측면은 행위의 계획을 만들고, 적절한 요소를 배열 및 조직하며, 그리고 계획을 실행하는 것을 포함한다(예를 들어, 물을 마시기 위해 물이 든 컵으로 손을 뻗는 것). 가장 큰 어려움은 클라이언트가 도구 또는 사물을 사용하거나 상하지 제스쳐를 수행하는 것처럼 행동하라고 요구할 때 관찰됐다. 약간의 개선은 클라이언트가 실제 물건을 가지고 동작을 모방하거나 또는 수행하라고 요청될 때 보여지지만, 동작은 여전히 부정확했다. 이러한 클라이언트들은 자신이 하고 싶은 것이 무엇인지 알지만, 동작은 어색하고, 비효율적이거나 서투른 방식으로 수행된다. 유지, 순서, 또는 생략의 오류가 관찰된다.

운동계획에서 관념적 측면(Roy, 1978)은 물건에 대한 기능적 특성, 물건을 다루는 행위, 그리고 행위의 순서에 대한 지식을 포함한다. 전통적으로 관념실행증이라 불리는 관념적 또는 관념화 오류는 물건의 기능, 행위 지식, 그리고 순서의 지식을 포함한다. 클라이언트는 목적을 정확하게 확인하고, 일치시킬 수 있지만, 순서화 또는 적절한 물건 또는 도구를 선택하는 것에 어려움이 있다는 것이 관찰된다. 예를 들어, 클라이언트들은 자신의 머리를 칫솔을 이용하여 빗으려고 시도할 것이다. 물건에 대한 인식이 손상되지는 않았지만, 클라이언트들은 물건을 올바른 사용계획과 연관 지을 수 없을 것이다. 착의 실행증과 구성 실행증은 이전에 시각처리 부분에서 설명한 실행증의 추가적인 하위 유형에 해당한다. 실행증에 대한 전통적인 표는 범위가 좁고 운동계획과 구조적 능력의 기초가 되는 광범위한 기술에 대해 설명하지 않는다.

평가

운동계획은 시공간, 실행기능, 언어와 체성감각 능력, 물건의 특성과 순서의 지식과 이해를 포함한 여러 기술들의 통합을 포함한다. 작업치료사는 전통적인 범주 내에서 클라이언트를 분류하기 보다는 오류 유형을 분석하고 수행에 어려움을 주는 원인요소를 확인하는 것이 권고된다. 만약 실어증과 실행증이 공존하는 경우, 언어병리학자에게서 "예" 또는 "아니오"에 대한 이해와 한 단계 명령에 대한 수행검사를 통해 클라이언트의 언어능력에 대한 정보는 획득되고 검토될 필요가 있다. 실행증을 평가할 때, 작업치료사는 전형적으로 기능적 움직임과 과제, 환기시키는 방법(예, 명령, 모방 또는 물체의 사용), 움직임의 질, 오류를 만드는 유형, 그리고 친숙함과 전후 사정에 대한 영향과 같은 다양한 유형에서 클라이언트의 수행을 관찰하게 된다(Haaland, 1993).

오류 패턴은 일반적으로 생산의 오류 또는 관념의 오류로 분류할 수 있다. 실행증에 대한 평가가 **표 55.2**에 언급된다. A-ONE로부터 적용된 ADL에서 실행증 평가를 위한 관찰 방법은, 뇌졸중을 가진 사람에게서 적합할 것이다(van Heugten 등., 2000). May-Benson과 Cermak(2007)는 아동의 개념적 또는 관념적 능력을 객관적으로 평가하기 위해 관념적 실행 검사(TIP)를 개발하였다. CO-OP 방법은 DCD를 가진 아동에게서 DPA가 과제수행 능력 저하를 판단할 수 있다고 설명하였다. 또한, Toglia (2011)는 실어증과 실행증을 가진 성인에게서 단계 수의 증가에 대해 기능적 과제 전반에 걸쳐 반응하는 신호를 분석하는 기능적인 평가 접근을 보여주었다.

중재

사지 실행증을 가진 성인에 대한 최신 치료에 대한 상세한 정보는 Gillen(2009)과 Cermak and Larkin(2002), 또는 아동에 있어 Missiuna(2001)를 참고하길 바란다. 운동계획 결함을 극복하기 위한 중재는 운동계획의 생산성 측면이나 개념적 측면이 강조된다(Roy,1985). 기법은 공간에서 사물 또는 사지의 방향 또는 타이밍, 순서 그리고 운동 요소들의 조직화는 운동계획의 생산성 측면을 강화하는 것을 목표로 한다. 예를 들어, 전문가는 기능적인 과제에서 물체의 조작을 이끌기 위해서 또는 부드러운 운동패턴을 촉진시키는 것을 이끄는 것을 사용하는 동안 관련 없거나 부적절한 움직임을 제한하기 위한 신체적 접촉(즉, 두 손을 번갈아 보조 또는 가벼운 접촉)을 제공할지도 모른다. 과제 지향적 방법 또는 오류 없는 학습을 사용하여 다양한 과제에 대한 반복적 연습을 통해, 클라이언트는 옳은 느낌의 움직임 패턴을 학습하게 되고 전문가는 점차적으로 도움을 줄여 나간다. Gillen(2009)은 기능적 활동 동안 가능하면 신체의 양측의 안내, 활동 동안 저항의 변화를 제공하고, 최소한의 이야기를 유지 하는 것을 포함한 사지의 움직임의 안내에 대한 제안을 제시하였다.

환경속에서 수행되는 친근한 과제는 환경이 원하는 행위를 촉진시키게 하는 단서를 제공하기 때문에 운동계획 장애가 있는 사람들에게서는 더 쉽다(Ferguson & Trombly, 1997). 중재는 많은 수의 도구와 정신을 산만하게 하는 것을 증가시키는 것, 자유의 정도의 증가(Gillen, 2009), 또는 복잡한 가게에서 장애물 주변을 넘어가는 것과 같이 안정성과 예측성을 낮게 가진 활동과 환경을 점차적으로 도입함으로써 등급화할 수 있다.

운동계획의 개념적 측면에 대해 서술하고 있는 중재는 클라이언트의 물건을 어떻게 사용하는지에 대한 이해 또는 어떻게 제스쳐가 수행되는지에 대한 이해해 대해 초점을 맞춘다(Helm-Estabrooks, 1982; Pilgrim & Humphreys, 1994; Smania et al., 2006; Smania, Girardi,Domenicali, Lora, & Aglioti, 2000).

전략훈련. 클라이언트는 움직임을 향상시키기 위해 언어적, 시각적 또는 촉각적 신호를 만들거나 사용하도록 교육 받을 것이다. 예를 들어, 활동을 수행하기 전에 클라이언트는 차를 만드는 것과 같은 과제수행을 정신적으로 연습하거나 상상할 수 있을 것이다. 또는 클라이언트는 그것을 들기 전에 그/그녀의 손에 어떻게 물체가 있는 지에 대해 상상할 수 있을 것이다. 음성테이프와 구두 문자가 상상 연습을 안내하기 위해 사용될 것이다(Wu, Radel, Hanna-Pladdy, 2011). 물건을 잘못된 방법으로 잡는 것과 같은 움직임의 부정확한 패턴은 클라이언트가 문제를 해결하고 올바른 움직임을 하는 상상 연습을 강조함으로써 시각화될 수 있다. 행동 순서, 단계별로 작성된 목록이나 삽화를 사용하여 클라이언트와 이야기하는 것을 통해 컵으로 물을 마시는 것과 같은 과제에서 기능적 수행을 촉진하는데 유용할 것이다(Butler, 1999). 그 사람은 동작의 순서를 구두적으로 행동 순서를 예행연습하는 것에 대해 배울 수 있거나, 음운, 리듬, 또는 음악적 선율의 사용을 줄이는 것이 움직임과 연관되어 있다는 것을 배울 수 있다. 자기 모니터링 전략은 불필요한 수축, 불완전한 행동 또는 운동 방향 전환의 어려움을 관찰하도록 클라이언트를 가르치는 데 사용될 수 있다. 치료는 또한 동작의 과제 분석과 목표 지향적 과제의 결합에 초점을 맞출 수 있다. 치료는 과제요소의 언어화를 더한 물리적 조작에 의해 시작되며(예, 컵에 손을 뻗어, 컵을 잡고, 입에 대고, 마시고, 멈추시오), 이러한 단서는 수행이 향상됨에 따라 체계적으로 줄여 나간다(Pilgrim & Humphreys, 1994). 전략의 사용은 일반적으로 초인지기술이 요구된다는 것을 주목한다. 따라서 전략에 중점을 두는 모델은 일반적으로 초인지기술(보상적 접근법이나 다중상황적 접근법과 같은)을 강조한다. 예비 연구에 따르면 전략훈련은 일상생활기능을 향상시키는 데 효과적이다(Donkervoort, Dekker, Stehmann-Saris, & Deelman, 2001; Geusgens 등., 2006; van Heugten 등., 1998). 예를 들어, 무작위 연구 설계에서, 훈련되지 않는 ADL의 변화는 일반적인 작업치료를 받는 사람들에 비해 전략훈련을 받은 뇌졸중 클라이언트 그룹에서 더 크게 나타났다. 이것은 전략이 일상생활에 일반화된다는 것을 말한다(Geusgens 등, 2006). 유사하게, 전략 사용을 강조한 CO-OP 접근법은 DCD를 가진 어린이들의 과제수행 능력 향상에 효과적이라는 것이 입증되었다(Miller, Polatajko, Missiuna, Mandich, & Macnab, 2001).

과제 또는 환경의 적응 물체 또는 활동의 중요한 특징에 관심 끌기 위해 물체를 단순히 조절한 것은 행동 및 운동계획을 촉진시킨다(예, 칼 손잡이나 칫솔 손잡이에 색깔테이프). Utensil나 의류에 패턴과 디자인은 잘못된 사항에 대해 관심을 가지게 하고, 부적절한 운동 반응을 유발할 수 있다.

도구사용은 최소화되야 하며(Poole, 2000) 보상도구는 실행증을 가진 클라이언트에게 주의해서 선택해야만 한다. 예를 들어, Button-hook, one-handed shoe tying, 또는 one-arm-drive wheelchair와 같은 적응도구는 실행증을 가진 클라이언트에게 혼란을 줄 수 있으며 운동계획을 능력에 더 많은 요구를 할 수 있다. Clothing Closures와 같은 도구는 실행증을 가진 클라이언트에게 있어 물건을 잡고 조작하는데 필요한 과제 또는 운동 패턴을 단순화시키며, 단계를 감소시키고, 기능의 촉진을 가져온다.

훈련 보조사가 행동을 한 번에 하나의 명령으로 나누어 지시하고, 전체 명령을 간단한 명령으로 사용하도록(예, 일어나)하기 위해 명령을 수정하는 것은(Unsworth, 2007) 운동계획을 효과적으로 향상시키고, 활동을 자동적인 수준으로 만들 수 있다(Zoltan, 2007). 이 접근법과 일치하는 또 다른 치료법은 다수의 단서 치료방법이다(Maher, Rothi, & Greenwald,1991). 도구, 물체, 시각 모델, 피드백을 포함한 다양한 단서를 사용한다. 오류는 모방과 물리적 조작을 사용하여 교정된다. 수행이 향상되면, 신호는 체계적으로 줄여 나간다. 이러한 치료방법은 업무 수행에 필요한 기본 기술보다는 실무를 통한 기능적 업무수행을 강조하는 NFA에 근거한다. 중재는 기능적인 과제를 작은 하부요소로 나누는 것을 포함하고 필요할 때 강화와 연쇄가 제공된다(Giles, 2011; Glisky et al., 1994).

기억력 (Memory)

기억력은 우리에게 과거 경험을 이끌어 내고 새로운 정보를 습득할 수 있는 능력을 부여한다(Toglia, 1993a). 이것은 우리에게 환경에서 연속성의 감각을 제공하고, 우리가 지금 상황에 의존하지 않도록 해준다. 기억력은 부호화(정보의 입력), 저장(정보 보유) 및 검색(정보 수집)을 포함하는 다단계적인 처리로 개념화된다(Levy, 2011b). 기억의 다른 유형이 있다. 작업 기억은 작업 중 또는 이것에 집중하는 동안에 정보의 임시 저장소이다. 이것은 노출 직후에 정보를 회상할 수 있는 능력이 포함된다. 그것은 의식적 집중력에 초점을 맞출 수 있게 하며, 활동을 수행함에 있어 정보의 추적을 유지시킨다. 서술 기억은 장기기억의 한 측면이며 사건, 지식 또는 사실에 대한 의식적 기억을 포함한다. 절차(비서술) 기억은 의식적 인지 없이 활동이나 절차를 수행하는 방법을 기억하는 능력을 말한다. 미래계획 기억은 미래에 요구될 요구 또는 활동을 기억하는 능력을 말한다(Levy, 2011b).

평가

매일 기억 문제가 대화를 이어나가는데 실패하는 것인지 또는 전에 말한 것(작업 기억) 또는 과거 사건의 회상과 전에 있었던 대화(서술, 사실에 근거한 기억) 또는 미래 활동을 수행하는데 실패(미래계획 기억)인지 구별하는 것이 중요하다. 정적 또는 동적 여부와 관련없이 기억에 대한 포괄적인 평가는 기억의 다양한 유형과, 검색의 방법을 다루어야 한다(**표 55.2**). 평가는 정보가 표시되는 양식(청각 또는 시각), 지시 유형(일반 또는 특정), 제시된 자극의 양, 정보의 친숙함과 의미, 회상 단계에서 문맥상에 단서의 존재, 기억될 정보의 유형(사실 또는 기술 관련), 보유 기간과 같은 요인을 고려해야 한다. Toglia(1993b)의 상황적 기억검사(Contextual Memory Test)와 같이 기억의 기능적 평가는 기억능력과 전략사용에 대한 인식을 평가한다.

중재

기억력 손상은 다른 인지손상 특히 집중과 밀접하게 관련된다. 일부 연구자는 주의력, 조직화 또는 처리속도와 같은 다른 인지적 기술을 다루는 간접적인 접근이 더 효과적일 것이라고 제안하였다(Chiaravalloti,Christodoulou,Demaree, & DeLuca, 2003; Leavitt, Lengenfelder, Mooore, Chiaravalloti, & Deluca, 2011). 예를 들어, Sohlberg와 Mateer(1989a)는 교정적 접근을 사용한 집중훈련 후에 기억 기능이 향상되었음을 보고하였다. 기억력 손상에 대한 중재에는 기억 전략훈련, 외부적 도움과 장치, 그리고 적응과 오류 없는 학습기술, 사라지는 단서 기술 및 이 장의 앞부분에서 언급한 검색의 간격을 유지하게 하는 것들을 포함한다.

전략훈련. 내부 기억력 전략의 훈련은 경미한 기억력 결핍 또는 인지의 다른 부분에서 손상되지 않는 사람들에게 가장 적합하다(Cicerone 등., 2011). 클라이언트는 전화번호, 뉴스 헤드 라인, 심부름 순서, 상점에서 구매해야 하는 항목 또는 활동에 대한 지침을 기억하는 것과 같은 다양한 과제에서 하나 또는 두 개의 목표로 삼은 기억 전략을 수립한다. 다른 기억 과제에 대해 연습을 하는 동안 치료사가 중재로 이끌기 위해 다중상황적 접근법을 선택한다면, 다양한 인식훈련 기술들은 사용될 수 있다. 클라이언트는 특정 전략의 수행을 촉진하기 위해 특정 전략을 훈련 받을 수 있으며 치료는 여러 가지 전략을 배우고 기억할 내용과 과제를 근거로 잘 작동하는지를 결정할 수 있다. 기억 전략은 주로 부호화 작용(정보 입력) 또는 기억의 검색 단계(정보 출력)에 주로 이루어질 것이다.

기억 외부전략과 도움. 휴대 전화 스마트폰, 노트북, 테이프 및 디지털 수신기, 테블릿 및 컴퓨터와 같은 외부 지원 도구는 기억하는데 어려움을 가진 사람들이 정보를 저장하는데 도움을 준다. 알람 시계 또는 신호와 같은 기타 보조장치는 사람에게 행위를 취하는 것을 상기시키도록 한다(미래계획 기억)(Toglia, 1993a). 미래계획 기억을 향상시키기 위한 인식훈련과 함께 외부적 도움과 전략의 조합을 사용한 중재 프로그램의 성공은 Fleming, Shum, Strong, and Lightbody(2005)에 의해 최근에 기술되었다. 외부 메모리 보조장치에는 타이머, 테이프 기록기, 미리 프로그래밍된 경보 또는 알람 메시지가 있는 장치, 필박스 관리기, 목록, 일일 계획표 및 노트북, 장치 및 모바일/스마트 폰에서 사용할 수 있는 응용프로그램, 포켓용 컴퓨터와 컴퓨터를 포함한다(**표 55.3**). 연구는 외부적 도움에 대한 효과에 대하여 보여주었다(Kim, Burke, Dowds, Boone, & Parks, 2000; McKerracher, Powell, & Oyebode, 2005; Wade & Troy, 2001; Wilson, Emslie, Quirk, & Evans, 2001). 중재는 클라이언트가 동기를 부여 받고, 기억 문제를 확인하는데 관여하며, 일상 기능에서 상당히 독립적일 때 가장 효과적일 것이다(Cicerone et al., 2011). 사례 연구에서 얻은 증거는 중등도에서 중증의 기억장애가 있는 클라이언트들을 위해 매일 기억 손상을 줄이는데 메모리 노트북 과 다른 외부적 도움을 사용하는 것을 권장한다(Cicerone 등, 2011; McKerracher 등, 2005; Wade & Troy, 2001; Wilson 등, 2009; Wilson 등, 2001).

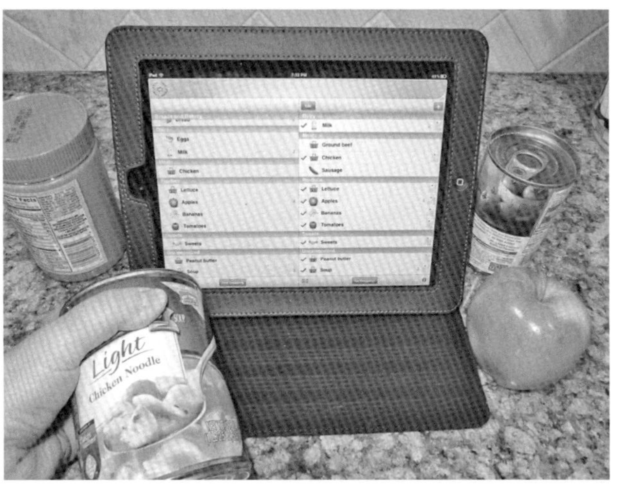

그림 55.3 기억과 행정기능 손상을 가진 클라이언트의 야채가게 쇼핑을 조직화하는데 도움이되는 iPad 앱 사용.

그러나, 외부의 기억 보조장치를 성공적으로 사용하기 위해서는 광범위한 훈련이 필요할 것이다. 클라이언트는 다양한 상황에서 보조장치를 사용하고 사용하는 연습을 해야 할 필요가 있을 것이다. 외부 보조기구의 사용은 등급화할 필요가 있을 것이다. 초기 단계에서 클라이언트는 다른 사람에 의해 접하게 되었을 때, 도구를 혼자 사용하기가 기대된다. 점차적으로, 클라이언트는 독립적으로 보조기구의 사용을 시작하도록 훈련되야 한다. 절차 기억에서 이용되고 NFA의 중요요소인 오류없는 학습, 간격차 검색 및 과제 지향적 훈련 방법은 외부 보조기구를 사용하는 중등도 또는 중증의 기억장애가 있는 클라이언트에게 사용될 수 있을 것이다. 최근에, 연구자들은 노인과 같은 사용자를 위해 메모리 보조장치를 어떻게 적용하고 향상되는지에 초점을 맞추기 시작했다(Thöone-Otto & Schulze, 2003). 이러한 기술은 사용자의 능력을 강화하는 것보다 지원하는데 더 큰 관심이 있다. 고령자를 위해 개발된 보상 시스템은 간단한 미리 알림 시스템에서부터 가정용 로봇 지원 시스템에 이르기까지 다양하다(LoPresti, Mihailidis, & Kirsch, 2004).

가장 일반적으로 사용되는 외부기억 전략은 기억 공책이다. 기억 공책은 개인의 필요와 라이프스타일을 고려하여 설계할 필요가 있을 것이다(McKerracher et al., 2005). 기억 공책의 표본 부분은 다음과 같다: 개인 사실, 기억해야 될 사람의 이름, 달력과 일정, 중요한 일(일, 다음주), 중요한 사건의 일일 일지, 대화, 독서물의 요약(기사, 신문) 투약 일정과 자주 여행가는 장소로 가는 길. 처음에는 공책이 하나 또는 두 개의 단계에서 점차적으로 증가해야 한다. 기억 공책 훈련은 다양한 일상 활동의 배경에서 이루어져야 할 필요가 있다. 치료 단계는 공책 사용 시에 역할놀이와 연습이 포함되야할 것이다. 또한 클라이언트는 기억 공책을 검토하고 다시 읽는 것과 관련된 요청을 받을 수 있다. 특정 기억 공책 훈련 프로토콜은 문헌에 기록되어 있다(Donaghy & Williams 1998; Sohlberg & Mateer, 2001). Schmitter -Edgecombe, Howard, Pavawalla, Howell와 Rueda(2008)는 가벼운 치매를 가진 클라이언트들의 그룹 프로그램에 기억 공책의 사용에 대해 조사하였다. 그들은 치매가 있는 참가자가 메모 작성 행동이 증가하고 메모를 더 자주 참고하기 때문에 치료 후 기억 점수가 향상되었음을 발견하였다. 노트북을 외부적 전략으로 사용하는 것은 실제적으로 정보처리의 다른 형태로 사용될 수 있을 것으로 이러한 정보처리는 장기기억을 향상시킬 것이다.

모바일/스마트 폰, 아이패드 같은 전자 메모리 보조장치 분야에서는 엄청난 발전이 있었다. 재활에서 기술 사용의 현재의 추세는 다음과 같다.

- 기억 손상이 있는 클라이언트를 위한 센서가 있는 가정용 전자 메모리 보조장치는 가정 환경에서 일상적인 활동을 수행하는데 도움을 준다. 이 "스마트 홈" 지원시스템에는 개별적인 음성 알림을 포함한다(Boman, Bartfai, Borell, Tham, & Hemmingsson, 2010).
- 스마트폰과 태블릿 응용프로그램: 예를 들어, 클라이언트/간병인은 언제든지 기억해야 할 필요가 있는 모든 항목을 기록할 수 있다. 미리 알람을 들으려면 재생 시간을 설정하고 하루 동안 재생할 수 있다.
- 식료품 쇼핑을 위한 일부 응용프로그램은 클라이언트가 논리적인 방법으로 정보를 분류하고 배열할 수 있도록 하는 것이 이미 사용되고 있다.
- 최근에, 스마트폰에 대한 인구기반 응용프로그램(즉, 앱)은 알츠하이머 유형의 치매 클라이언트를 진정시키고 참여시킬 수 있는 앱과 치료와 간병을 할 수 있는 기구를 포함한 간병인을 위한 앱과 같은 것이 만들어졌다.

작업 또는 환경의 적응. 치료사는 CDM의 원칙을 적용하여 과제와 환경을 재정비하고 기억에 대한 요구를 줄여야 한다.

- 핵심 장소에 대한 암시 카드 또는 신호(예, 떠나기 전에 볼 수 있는 문에 표시: " 열쇠 가져가기 그리고 ...")
- 서랍이나 옷장 외부에 라벨을 붙여 물건의 위치를 기억해야 하는 필요성을 최소화한다.
- 기억 요구사항을 줄이기 위한 단계별 지침 제공
- 과제 단계를 추적하는데 유용한 확인목록 제공.

중요한 다른 것들은 클라이언트가 기억할 가능성을 높이는 방법으로 클라이언트가 자신의 말로 모든 지시사항이나 중요한 정보를 반복하도록 요청하는 것; 클라이언트가 질문을 하도록 권장하는 것; 그리고 소그룹, 모임 또는 범주에서 자료를 발표하는 것과 같은 것을 훈련받을 수 있다(Levy, 2011a).

집행 기능, 조직화 및 문제해결

집행기능은 어떤 사람이 독립적이고, 목적이 있으며, 자기주도적인 행동을 하도록 하는 기술의 폭넓은 무리다. 계획, 인지의 유연성, 조직화, 문제해결 및 자기조절을 포함한 높은 수준의 인지기술은 실행기능의 기본적인 요소이다(Katz & Hartman-Maeir, 2005). Lezak 등(2004)은 자유 의지, 계획, 목적 있는 행동과 자기인식 및 자기감시가 실행기능의 주요한 네 가지 요소라고 규정하였다. 손상은 전전두엽 병변과 관련이 있으며 이러한 구성요소들 모두에서 보여 지며, 특히 1~2개의 손상부위에서 두드러지게 보여진다(Lezak 등., 2004). 자유 의지는 의도 또는 목표를 규정하고 행위를 시작하는 능력이다. 계획은 행위나 활동의 단계나 요소를 효율적으로 조직하고, 앞을 내다보고 결과를 예측하며, 심사숙고 하여 선택을 하고, 대안을 고안하며, 지속적 주의를 기울이고, 활동 순서를 정하는 능력이 포함된다. 목적있는 행동이란 의도를 행위로 옮겨서, 자기조절뿐만 아니라 일련의 과정을 시작하고, 전환하며 그리고 중지할 수 있는 능력(유연성)이 요구되는 것을 말한다. 자기 조절은 수행을 관찰하고, 자체 수정하며, 평가하는 것을 포함할 수 있는 능력을 포함한다.

실행기능 장애는 사회적 참여, 일상 활동 및 기능적 결과에 중요한 영향을 미친다(Goverover, 2004; Reeder, Newton, Frangou, & Wykes, 2004; Voelbel 등., 2011). 집행

의 기능장애를 보이는 클라이언트는 계획을 말할 수는 있지만 그것을 수행하는 데 있어 어려움이 있다. 언급된 의도와 행위 사이에는 종종 분리가 있다. 이것은 사람이 해야 하거나 하고 싶어하는 것과 실제로 그 사람이 하는 일 사이에 차이를 만든다(Eriksson, Tham, & Borg, 2006). 유지, 유연성, 충동 또는 시작의 감소는 수행 동안에 관찰될 것이다. 종종 클라이언트의 접근방식은 위험하거나 시행 착오로 이루어지며, 목표 지향 행동을 유지할 수 있는 능력과 행동을 관찰 또는 변경하는 능력이 감소된다. 예를 들어, 식료품 쇼핑을 할 때 클라이언트는 비조직화된 방법으로 진행할 것이며, 목록을 사용하지 않거나, 통로방향으로 가는 것을 사용하지 않고 동일한 통로를 여러 번 다시 들어갈 것이다. 클라이언트는 적절한 대체 품목을 결정하는데 어려움을 가지고, 불필요한 품목을 구입하며, 필요한 품목을 빼먹을 것이다(Sohlberg & Mateer, 2001). Rempfer, Hamera, Brown와 Cromwell(2003)는 식료품 쇼핑의 정확성과 효율성이 만성 조현병 클라이언트의 실행기능의 측정과 유의한 관련이 있음을 발견하였다. 또한, 다양한 관점에서 정보를 보고, 대안책을 생각하고 유연하게 대응할 수 있는 능력의 제한은 대처하는 능력과, 일상적인 요구에 대처하고, 다른 사람들과 관련될 수 있는 능력을 감소시킬 수 있다.

실행기능 장애는 친숙한 ADL 또는 일상에서 가려질 수 있지만 덜 구조화되었거나, 멀티테스킹을 요구하거나 또는 새로운 그리고 예상치 않는 상황에서 클라이언트의 행위가 필요할 때 가장 분명해지기 때문에 명백한 도전 과제이다(Burgess 등, 2006; Katz & Hartman-Maeir, 2005). 어려움을 초래할 수 있는 활동의 예로는 새로운 위치에서 방향을 결정하는 것; 안내 책자에서 선물을 고르고 주문하는 것; 하루의 활동 구성; 점심식사, 소풍, 휴가 또는 사교 모임을 계획하는 것; 꽃 배달 비용을 조사하고 비교하는 것; 우편물을 보내는 것과 전자 장치를 구입하는 것 등을 포함한다.

평가

대부분의 표준화된 인지평가는 구조화되어 있으나, 실행기능의 영역을 적절하게 검토하지 못한다(Sohlberg & Mateer, 2001)(**표 55.2**). 실행기능에 대한 새로운 생태학적으로 유효한 평가는 Multiple Errands Test(Dawson, Anderson 등., 2009; Maeir, Krauss, & Katz, 2011)와 Executive Function Performance Test(Baum 등., 2008)같은 것이 고안되었다. 이러한 평가는 이전의 평가보다 더 생태학적으로 타당한 것 같아 보이지만(즉, 일상 상황에서의 행동을 예측할 수 있음), 이러한 평가 도구의 신뢰성 및 유효성에 대한 추가 연구자료가 필요하다.

중재

교정적 결함의 특수한 훈련. 교정적 접근에서 학습이 더 넓은 범위의 행위에 의해 자연스럽게 일반화될 것이기 때문에 인지-지각 기술에 근거한 향상은 기능 과제 훈련의 직접적인 훈련보다 행동에 더 큰 영향을 받을 것이다. 예를 들어, Wang, Chang과 Su(2011)는 노인을 위한 멀티태스킹 훈련 과제로 Craik과 Bialystok(2006)의 아침 요리 과제를 선택하였다. 참가자들은 여러 음식의 조리를 위해 지속적으로 바꾸고, 새 것으로 바꾸며 그리고 계획하는 것이 필요하였으며, 테이블 세팅 과제를 지속적으로 수행하였다. 훈련의 이득은 과제와 관련된 평가에서 나타났으며 학습 전이는 제한되었다.

전략훈련. 실행기능을 극대화하는 전략은 시작, 계획, 조직화, 일정에 따라 약을 준비하는 것, 하룻밤 여행을 계획 및 여행가방을 싸고, 지역 상점 전화번호를 얻고 정리하며 그리고 도구를 정리하는 것과 같이 의사결정을 필요로 하는 구조화되지 않은 다양한 작업에서 수행될 것이다. 전략훈련은 다중상황 접근법을 사용하여 학습될 것이다(Toglia 등, 2010; Toglia 등, 2011). Toglia 등(2011)은 사례 연구를 통해 뇌 손상 및 실행기능 결함을 가진 클라이언트의 치료에 있어 다중 상황 접근법의 적용을 조사했다. 이들은 다양한 과제에 걸쳐 자기인식 훈련과 연습이 결합된 체크리스트 전략이 집행기능에 있어 클라이언트의 작업적 수행을 향상시켰음을 입증하였다. 구두 중재는 집행기능 및 자기조절 장애를 개선하는데 효과적인 전략으로 보고되었다. 예를 들어, Cicerone과 Wood(1987)는 계획 능력의 손상과, 뇌 손상에 따른 자기 조절의 장애를 가진 클라이언트에게서 자기학습 절차의 사용은 성공적이었다고 말한다. 중재는 과제의 수행 전과 수행 중에 클라이언트가 행동계획을 말로 표현하도록 요구하는 것을 포함한다. 점차적으로, 클라이언트는 크게 말하기 보다는 작게 속삭이라고 지시받았다. 실제 상황에 대한 일반화는 자가 관찰 훈련을 포함하여 오랜 기간 후에 관찰되었다. 문제해결 전략의 훈련은 클라이언트에게 복잡한 과제를 더 작고, 관리하기 쉬운 단계로 나누도록 교육하는 것이 포함된다.

전략은 또한 클라이언트가 목표와 의도의 집중을 유지하는 것을 돕도록 하는데 목적이 있다(Katz & Hartman-Maeir, 2005). 예를 들어, Levine 등(2000, 2007)은 참가자들이 (1)"멈추고" 무엇을 할 것인가 정하고, (2)주요 과제를 "규정하고", (3)단계를 "나열하며", (4)단계를 "배우고" 그것을 수행하며 그리고 (5)내가 계획한 일을 하고 있다면 "확인하도록" 하는 목표관리 훈련 절차를 연구하였다. 그들은 기능적 및 비기능적 작업으로 전략을 연구하였다. 근거에 따른 검토(Cicerone 등, 2011)는 모든 활동에 형식적인 문제해결 훈련을 사용하는 것에 대한 지지할만한 근거가 있다고 결론지었다. 저자는 뇌졸중 또는 뇌손상 후 급성 이후 재활동안 클라이언트를 위한 실습 지침으로 이러한 훈련을 권장한다. 중재 목표는 충동적이고, 비조직적 접근방식을 계획 활동, 목표 지향성 유지 및 문제해결과 같은 체계적이고 통제된 접근방식으로 대처하는 것이다. 문제해결 처리 단계는 자가 질문 기법을 사용하여 강화된다. 예를 들어, 다음과 같은 유형의 질문이 자가 질문 신호카드를 문제해결 과제 동안에 사용될 수 있을 것이다: 내가 무엇을 해야 하나? 더 많은 정보가 필요한가? 다음에 해야 하는 것이 무엇인가? 중요한 정보 모두를 확인하였나? 문제를 이해하고 있는가? 가능한 모든 해결책은 무엇인가? 제일 좋은 해결책을 선택하였는가?(Chan & Fong, 2011).

광범위한 체크리스트 또는 과제 안내 체계는 일반적으로 클라이언트가 체계적으로 활동을 시작, 계획 및 수행하는 것을 돕기 위해 사용된다(예, Levine 등., 2000, 2007). 체크리스트는 특정 활동에서 특이적일 수 있고(예, 컴퓨터 프로그램을 실행하기 위해 단계에 따르는 것) 또는 다양한 유사 활동에서 사용될 수 있도록 광범위하게 디자인될 수도 있을 것이다(예, 음식 준비 또는 요리 활동을 위한 체크리스트). 중재는 다중상황적 접근법에 설명 된대로 체크리스트의 사용이 도움이 될 수 있는 상황이나 활동을 인식하는 행위를 포함해야 한다(Toglia 등, 2010; Toglia 등., 2011). 클라이언트는 인식을 높이기 위한 체크리스트를 사용하거나 사용하지 않고 같은 활동을 수행할 수 있는 기회를 받아야 한다. 처음에, 목표는 전문가 또는 중요한 사람이 만든 체크리스트를 클라이언트가 따르도록 하는 것이다. 결국에는, 클라이언트는 빠진 단계가 있는 체크리스트를 받게 되고, 리스트를 검토하여 빠진 구성요소를 확인하도록 요청받게 된다. 마지막에는, 클라이언트가 독립적으로 체크리스트를 작성해야 할 수도 있다. Burke, Zencius, Wesolowski, Doubleday(1991)는 체크리스트가 일상 작업 과제를 수행하는 능력 향상에 성공적으로 사용된 실행기능장애를 가진 4명의 사례를 설명했다.

전략 사용을 높이기 위한 직접적 중재의 다른 예는 TBI로부터 발생한 실행기능 장애를 가진 성인의 CO-OP 접근법의 가능성을 조사한 예비연구에 의해 제공되었다. 중재는 참가자들이 메타인지 문제해결 전략을 사용하여 그들이 필요로 하고 하기를 원하며 그들이 하기를 어려워 하는 본인이 알고 있는 일일 과제를 수행하도록 유도했다(Dawson, Gaya 등., 2009). CO-OP 접근법은 뇌졸중 클라이언트에게서 성공적으로 적용되었다(Henshaw 등., 2011).

실행기능 장애의 핵심 특징 중 하나인 감소된 시작은 학습된 전략을 사용하고 적용하는 능력을 현저하게 저해할 수 있다. 예를 들어, 실행기능 결핍 클라이언트는 신호가 주어졌을 때 효과적인 전략을 사용할 수 있지만, 행위의 시작이 이루어지지 않아 자발적으로 전략을 사용할 수 없을 수도 있다. 알람 신호와 같은 외부 신호를 사용하여 클라이언트에게 과제를 시작하게 하거나, 다른 과제 요소로 전환시키고, 활동 내에서 특정 전략을 사용하도록 요청할 수 있다(Evans, Emslie, & Wilson, 1998; Manly, Hawkins, Evans, Wodlt, & Robertson, 2002).

과제 또는 환경에 적응 실행기능에 대한 요구를 최소화하는 적응은 활동 또는 활동 요소를 미리 조직화하기 위한 중요한 다른 요소를 훈련하는 것을 필요로 한다. 예를 들어, 몸단장하기 위해 필요한 모든 항목은 그들이 사용한 순서대로 싱크대에 미리 배열할 수 있다. 대안으로, 한 번에 하나의 과제 단계를 적용하는 것이다. 이러한 적응은 계획과 조직화의 필요성을 제한한다(Sohlberg & Mateer, 2001). 시작, 조직화, 그리고 의사결정에 어려움을 가진 사람들은 구조가 필요하다. "무엇을 먹고 싶니?" 와 같은 개방형 질문은 피해야 한다. 시작에 어려움을 가지는 클라이언트는 개병형 질문에 답하는데 많은 어려움을 가진다. 가능하다면 질문은 제한된 수의 선택권을 주어야 한다.

예측 가능하고 구조화된 일상 업무는 과제를 시작하는 클라이언트의 능력을 향상시키고 중요한 다른 것에 의해 수립되고 감시되야만 한다. 클라이언트가 활동을 시작하고 적절한 순서로 한번에 각 단계를 수행하도록 지시하는 오디오 테이프 지침은 일상생활에서 성공적이라고 보고하였다(Schwartz, 1995).

그룹 중재 Group Interventions

인지재활 원리와 전략은 그룹 프로그램에 통합될 수 있으며 심리사회적 또는 심리교육적 중재와 결합될 수 있다. 그룹 형태는 특정 인지기술을 목표로 삼거나, 보상적 과제 방법을 훈련하거나, 인지전략의 사용을 촉진하는데 사용될 수 있다(Revheim & Marcopulos, 2006; Schwartzberg, 1999; Stuss et al., 2007). 또한, 다발성 경화증, TBI, 루푸스, 정신병, 주의력결핍과 활동장애(ADHD)와 기타 진단과 같은 다양한 진단에 사용될 수 있다. 그룹 활동은 빵 판매 계획, 신문 출판, 인터뷰를 포함한 역할극 시나리오, 갈등, 현장 문제해결과 같은 협동 과제 내에서 대인관계 기술에 대해 강조한다. 충동적으로 반응하는 경향을 관찰하는 전략은 한 관점에 막히거나 과제에서 빠져나올 수 없는 사회적 상황에서 실행될 수 있다(Toglia, 2011). 주의 집중, 기억, 조직화 또는 문제해결을 위한 자기감시 기술과 전략을 가르치는 것에 중점을 둔 그룹 프로그램은 다발성 경화증(Shevil & Finlayson, 2010), 정신병(Revheim & Marcopulos, 2006), 루푸스(Harrison 등, 2005) 또는 ADHD(Hahn-Markowitz, Manor, & Maeir, 2011)와 같은 광범위한 범위의 클라이언트에게 적용될 수 있다. 그룹 구성원에 대한 이름과 사실을 기억하고, 새로운 전자 장치를 조작하기 위한 지침을 회상하거나 복잡한 과제를 위해 체크리스트를 만드는 것과 같은 활동은 그룹 내에서 다양한 전략을 연습하고 경험을 공유할 수 있는 기회를 제공한다. 그룹 구성원은 성과를 반영하는 것을 권장하고 일상활동에 유용한 전략을 확인할 수 있다. 미세한 인지장애와 정서적 문제를 동시에 다루는 그룹 중재는 자기인식, 자기효율, 대처기술, 심리사회적 기술 및 지각된 일상 기능을 향상시키는데 가치를 보여주었다(Harrison 등, 2005; Huckans 등, 2010; Rath, Simon, Langenbahn, Sherr, & Diller, 2003; Revheim & Marcopulos, 2006; Shevil & Finlayson, 2010; Toglia, 2011). 그룹 프로세서와 중재에 대해 더 자세한 정보는 34장을 참고하라.

재활팀에서의 작업치료사의 역할

Occupational Therapy Role Within the Rehabilitation Team

인지-지각 문제에서 발생하는 복잡한 문제를 해결하기 위해서는 많은 학제간의 접근이 필요하다. 팀 목표는 특정 훈련 목표뿐만 아니라 확인되야만 할 것이다. 가족과 클라이언트는 팀의 구성원이며 팀 토론에 참여해야 하며 전반적인 중재 계획에 대한 포함되야 한다. 일단 중재를 위한 행동 목표가 생기면 작업치료사와 작업치료 보조사는 협력하여 원하는 행동을 강화하는데 사용할 수 있는 다양한 활동을 선택한다. 치료사가 수행하는 작업 환경은 실제 환경의 성격과 클라이언트가 머무는 기간 때문에 작업치료사의 개입의 정도를 결정할 수 있다.

학제간 중재 프로그램은 분리된 기술로 작업하기보다는 치료 동안 동일한 주요 목표를 강조해야만 한다. 예를 들어, 언어 병리학자는 테이프나 대화를 듣는 것과 같이 언어적 자료가 있는 문제의 배경에서 주의력 문제를 다룰지도 모른다; 신경심리학자는 교정적 주의력 운동을 사용할 것이다; 물리치료사는 운동 과제를 통해 주의력을 강화할 수 있다; 작업치료 전문가는 자기 관리, 여가, 지역사회 또는 작업 활동의 배경에서 주의력 전략을 다룰 것이다.

요약 Summary

최근에, 뇌손상 클라이언트의 인지적, 정서적, 기능적, 사회적 참여 기술의 조합을 다루는 포괄적 인지재활 프로그램의 사용을 뒷받침하는 근거가 증가하고 있다(Cappa 등., 2005; Cicerone 등, 2011; Cicerone, Mott, Azulay, & Friel, 2004; Sarajuuri 등., 2005; Tiersky 등., 2005). 최근의 문헌에서 대인관계와 현실적인 기능을 다루는 인지적 중재의 결합의 필요성을 강조하고 있다; 하지만 인지적 재활의 결과는 대부분 손상 수준에서 측정되었다. 작업치료사가 지역사회 중심의 중재로 전환할 때, 우리는 인지-지각 장애가 클라이언트의 삶에서 그들이 필요로 하거나 하고 싶은 직업에 종사할 수 있는 클라이언트의 능력에 대해 우리의 시각을 넓힐 필요가 있다. 미세한 인지장애만으로도 클라이언트의 만족, 참여, 삶의 질을 떨어뜨리고, 클라이언트의 풍요로운 삶을 이끌어 내는 것을 방해하기 때문에, 우리는 인지적 재활이 직업 참여와 사회적 참여에 미치는 영향에 대해 연구해야 한다(McDowd, Filion, Pohl, Richards, & Stiers, 2003).

인지재활의 결과 또는 이점은 기존의 습관과 일상의 변화, 또는 생산적 활동 패턴의 증가에 대한 영향; 사회적 참여의 빈도와 질의 증가; 간병인의 도움, 스트레스 또는 부담의 감소; 대상자의 자기 효능감, 자부심, 만족도, 삶의 질을 포함한 주관적인 복지의 향상과 기능저하의 방지에 대한 것들을 포함하여 다양한 집단에서 광범위하게 조사되어야 할 것이다.

참고문헌 References

Abreu, B. C., & Peloquin, S. M.(2005). The quadraphonic approach: A holistic rehabilitation model for brain injury. In N. Katz(Ed.), *Cognition and occupation across the life span*(2nd ed., pp. 73–112). Bethesda, MD: AOTA.

Abreu, B. C., Seale, G., Scheibel, R. S., Huddleston, N., Zhang, L., & Ottenbacher, K. J.(2001). Levels of self-awareness after acute brain injury: How patients' and rehabilitation specialists' perceptions compare. *Archives of Physical Medicine and Rehabilitation*, 82, 49–55.

Abreu, B. C., & Toglia, J. P.(1987). Cognitive rehabilitation: A model for occupational therapy. *American Journal of Occupational Therapy*, *41*, 439–448.

Albert, M. L.(1973). A simple test of visual neglect. *Neurology*, *23*, 658–665.

Allen, C. K.(1985). *Occupational therapy for psychiatric diseases: Measurement and management of cognitive disabilities*. Boston, NY: Little Brown.

Allen, C. K., Earhart, C. A., & Blue, T.(1992). *Occupational therapy treatment goals for the physically and cognitively disabled*. Rockville, MD: AOTA.

American Occupational Therapy Association.(2008). Occupational therapy practice framework: Domain and process, 2nd edition. *American Journal of Occupational Therapy, 62*, 625–683.

American Occupational Therapy Association.(in press). Management of occupational therapy services for persons with cognitive impairments(statement).

Antonucci, G., Guariglia, A., Magnotti, L., Paolucci, S., Pizzamiglio, L., & Zoccolotti, P.(1995). Effectiveness of neglect rehabilitation in a randomized group study. *Journal of Clinical and Experimental Neuropsychology, 17*, 383–389.

Appelros, P., Nydevik, I., Karlsson, G. M., Thorwalls, A., & Seiger, A.(2003). Assessing unilateral neglect: Shortcomings of standard test methods. *Disability and Rehabilitation, 25*, 473–479.

Arai, T., Ohi, H., Sasaki, H., Nobuto, H., & Tanaka, K.(1997). Hemispatial sunglasses: Effect on unilateral spatial neglect. *Archives of Physical Medicine and Rehabilitation, 78*, 230–232.

Arnadottir, G.(1990). *The brain and behavior: Assessing cortical dysfunction through activities of daily living*. St. Louis, MO: Mosby.

Aubin, G., Chapparo, C., Gélinas, I., Stip, E., & Rainville, C.(2009). Use of the Perceive, Recall, Plan and Perform System of Task Analysis for persons with schizophrenia: A preliminary study. *Australian Occupational Therapy Journal, 56*, 189–199.

Averbuch, S., & Katz, N.(2011). Cognitive rehabilitation: A retraining model for clients with neurological disabilities. In N. Katz(Ed.), *Cognition, occupation, and participation across the life span: Neuroscience, neurorehabilitation, and models of intervention in occupational therapy*(3rd ed., pp. 277–298). Bethesda, MD: AOTA.

Azouvi, P., Olivier, S., Montety, G., Samuel, C., Louise-Dreyfus, A., & Luigi, T.(2003). Behavioral assessment of unilateral neglect: Study of the psychometric properties of the Catherine Bergego Scale. *Archives of Physical Medicine Rehabilitation, 84*, 51–57.

Ball, K., Edwards, J. D., & Ross, L. A.(2007). The impact of speed of processing training on cognitive and everyday functions. *Journals of Gerontology: Psychological Sciences and Social Sciences, 62B*, 19–31.

Barrett, A. M., Buxbaum, L. J., Coslett, H. B., Edwards, E., Heilman, K. M., Hillis, A. E., . . . Robertson, I. H.(2006). Cognitive rehabilitation interventions for neglect and related disorders: Moving from bench to bedside in stroke patients. *Journal of Cognitive Neuroscience, 18*, 1223–1236.

Baum, C. M., Connor, L. T., Morrison, T., Hahn, M., Dromerick, A. W., & Edwards, D. F.(2008). Reliability, validity, and clinical utility of the Executive Function Performance Test: A measure of executive function in a sample of people with stroke. *American Journal of Occupational Therapy, 62*, 446–455.

Baum, C. M., & Edwards, D. F.(1993). Cognitive performance in senile dementia of the Alzheimer's type: The Kitchen Task Assessment. *American Journal of Occupational Therapy, 47*, 431–436.

Baum, C., & Edwards, D. F.(1998). *Home Occupational Environmental Assessment: An environmental checklist for treatment planning*. Unpublished manuscript, University School of Medicine, St Louis, MO.

Baum, C., & Edwards, D. F.(2001). *Activity Card Sort(ACS). Program in occupational therapy*. St. Louis, MO: Washington University School of Medicine.

Baum, C., Edwards, D. F., Morrison, T., & Hahn, M.(2003). *Executive Function Performance Test*. St. Louis, MO: Washington University School of Medicine.

Benton, A. L., Hamsher, K. de S., Varney, N. R., & Spreen, O.(1983). *Contributions to Neuropsychological Assessment: Clinical manual*. New York, NY: Oxford University Press.

Bier, N., Provencher, V., Gagnon, L., van der Linden, M., Adam, S., & Desrosiers, J.(2008). New learning in dementia: Transfer and spontaneous use of learning in everyday life functioning. Two case studies. *Neuropsychological Rehabilitation, 18*, 204–235.

Blessed, G., Tomlinson, B. E., & Roth, M.(1968). The association between quantitative measures of dementia and of senile change in the cerebral gray matter of elderly subjects. *British Journal of Psychiatry, 114*, 797–811.

Bogod, N. M., Mateer, C. A., & MacDonald, S. W. S.(2003). Self-awareness after traumatic brain injury: A comparison of measures and their relationship to executive functions. *Journal of the International Neuropsychological Society, 9*, 450–458.

Boman, I. L., Bartfai, A., Borell, L., Tham, K., & Hemmingsson, H.(2010). Support in everyday activities with a home-based electronic memory aid for persons with memory impairments. *Disability and Rehabilitation: Assistive Technology, 5*, 339–350.

Bootes, K., & Chapparo, C.(2010). Difficulties with multitasking on return to work after TBI: A critical case study. *Work, 36*, 207–216.

Bottari, C., Gosselin, N., Guillemette, M., LaMoureux, J., & Ptito, A.(2011). Independence in managing one's finances after traumatic brain injury. *Brain Injury, 25*, 1306–1317.

Bour, A., Rasquin, S., Boreas, A., Limburg, M., & Verhey, F.(2010). How predictive is the MMSE for cognitive performance after stroke? *Journal of Neurology, 257*, 630–637.

Bourgeois, M. S., Camp, C., Rose, M., White, B., Malone, M., Carr, J., & Rovine, M.(2003). A comparison of training strategies to enhance use of external aids by persons with dementia. *Journal of Communication Disorders, 36*, 361–378.

Boyd, T. M., & Sautter, S. W.(1993). Route-finding: A measure of everyday executive functioning in the head-injured adult. *Applied Cognitive Psychology, 7*, 171–181.

Brandt, J., & Benedict, R., H. B.(2001). *The Hopkins Verbal Learning Test–Revised(HVLT-R)*. Lutz, FL: Psychological Assessment Resources.

Branswell, D., Hartry, A., Hoornbeek, S., Johansen, A., Johnson, L., Schultz, J., . . . Sohlberg, M.(1992). *The Profile of Executive Control System*. Puyallup, WA: Association for Neuropsychological Research and Development.

Broadbent, D. E., Cooper, P. F., FitzGerald, P., & Parkes, K. R.(1982). The Cognitive Failures Questionnaire(CFQ) and its correlates. *British Journal of Clinical Psychology, 21*(Pt. 1), 1–16.

Brunsdon, R., Nickels, L., & Coltheart, M.(2007). Topographical disorientation: Towards an integrated framework for assessment. *Neuropsychological Rehabilitation, 17*, 34–52.

Burgess, P. W., Alderman, N., Forbes, C., Costello, A., Coates, L. M., Dawson, D. R., . . . Channon, S.(2006). The case for the development and use of "ecologically valid" measures of executive function in experimental and clinical neuropsychology. *Journal of the International Neuropsychological Society, 12*, 194–209.

Burke, W. H., Zencius, A. H., Wesolowskis, M. D., & Doubleday, F.(1991). Improving executive function disorders in brain injured clients. *Brain Injury, 5*, 241–252.

Butler, J. A.(1999). Evaluation and intervention with apraxia. In C. Unsworth(Ed.), *Cognitive and perceptual dysfunction*(pp. 257–298). Philadelphia, PA: F. A. Davis.

Butler, P. D., Silverstein, S. M., & Dakin, S. C.(2008). Visual perception and its impairment in schizophrenia. *Biological Psychiatry, 64*, 40–47.

Calvanio, R., Levine, D., & Petrone, P.(1993). Elements of cognitive rehabilitation after right hemisphere stroke. *Neurologic Clinics, 11*, 25–57.

Caplan, B.(1987). Assessment of unilateral neglect: A new reading test. *Journal of Clinical and Experimental Neuropsychology, 9*, 359–364.

Cappa, S. F., Benke, T., Clarke, S., Rossi, B., Stemmer, B., & van Heugten, C. M.(2005). EFNS guidelines on cognitive rehabilitation: Report of an EFNS task force. *European Journal of Neurology, 12*, 665–680.

Cappa, S. F., Sterzi, R., Vallar, G., & Bisiach, E.(1987). Remission of hemineglect and anosognosia during vestibular stimulation. *Neuropsychologia, 25*, 775–782.

Cate, Y., & Richards, L.(2000). Relationship between performance on tests of basic visual functions and visual-perceptual processing in persons after brain injury. *American Journal of Occupational Therapy, 54*, 326–334.

Cermak, S. A., & Larkin, D.(Eds.).(2002). *Developmental coordination disorder*. Albany, NY: Delmar/Thompson Learning.

Cermak, S. A., & Maeir, A.(2011). Cognitive rehabilitation of children and adults with attention-deficit hyperactivity disorder. In N. Katz(Ed.), *Cognition, occupation, and participation across the life span: Neuroscience, neurorehabilitation, and models of intervention in occupational therapy*(3rd ed., pp. 249–276). Bethesda, MD: AOTA.

Chan, D. Y., & Fong, K. N.(2011). The effects of problem-solving skills training based on metacognitive principles for children with acquired brain injury attending mainstream schools: A controlled clinical trial. *Disability Rehabilitation, 33*, 2023–2032.

Chiaravalloti, N., Christodoulou, C., Demaree, H., & DeLuca, J.(2003). Differentiating simple vs. complex processing speed: Influence on new learning and memory performance. *Journal of Clinical and Experimental Neuropsychology, 25*, 489–501.

Chui, T., Oliver, R., Ascott, P., Choo, L. C., Davis, T., Gaya, A., . . . Letts, L.(2006). *Safety Assessment of Function and the Environment for Rehabilitation(SAFER) version 3*. Toronto, ON: COTA Health. Retrieved from http://www.cotahealth.ca

Cicerone, K. D., Langenbahn, D. M., Braden, C., Malec, J. F., Kalmar, K., Fraas, M., . . . Ashman, T.(2011). Evidence-based cognitive rehabilitation: Updated review of the literature from 2003 through 2008. *Archives of Physical Medicine and Rehabilitation, 92*, 519–530.

Cicerone, K., Mott, T., Azulay, J., and Friel, J.(2004). Community integration and satisfaction with functioning after intensive cognitive rehabilitation for traumatic brain injury. *Archives of Physical Medicine and Rehabilitation, 85*, 943–950.

Cicerone, K. D., & Wood, J. C.(1987). Planning disorder after closed head injury: A case study. *Archives of Physical Medicine and Rehabilitation, 68*, 111–115.

Colarusso, R. P., & Hammill, D. D.(2002). *Motor-Free Visual Perception Test(MVPT-3)*. Austin, TX: PRO-ED.

Cooke, D. M., McKenna, K., & Fleming, J.(2005). Development of a standardized occupational therapy screening tool for visual perception in adults. *Scandinavian Journal of Occupational Therapy, 12*, 59–71.

Corben, L., & Unsworth, C.(1999). Evaluation and intervention with unilateral neglect. In C. Unsworth(Ed.), *Cognitive and perceptual dysfunction*(pp. 357–392). Philadelphia, PA: F. A. Davis.

Craik, F. I., & Bialystok, E.(2006). Planning and task management in older adults: Cooking breakfast. *Memory & Cognition, 34*, 1236–1249.

Crawford, J. R., Smith, G. V., Maylor, E. A. M., Della Sala, S., & Logie, R. H.(2003). The Prospective and Retrospective Memory Questionnaire(PMRQ): Normative data and latent structure in a large non-clinical sample. *Memory, 11*, 261–265.

Crosson, C., Barco, P. P., Velozo, C., Bolesta, M. M., Cooper, P. V., Werts, D.,
& Brobeck, T. C.(1989). Awareness and compensation in postacute head injury rehabilitation. *Journal of Clinical and Experimental Neuropsychology, 2*, 355–363.

Cullum, C. M., Weiner, M. F., & Saine, K.(2009). *Texas Functional Living Scale*. San Antonio, TX: Pearson.

Curtin, M., Jones, J., Tyson, G. A., Mitsch, V., Alston, M., & McAllister, L.(2011). Outcomes of Participation Objective, Participation Subjective(POPS) measure following traumatic brain injury. *Brain Injury, 25*, 266–273.

Davidson, J. E., & Sternberg, R. J.(1998). Smart problem solving: How metacognition helps. In D. J. Hacker, J. Dunlosky, & A. G. Graesser(Eds.), *Metacognition in educational theory and practice*(pp. 47–68). Mahwah, NJ: Lawrence Erlbaum Associates.

Dawson, D. R., Anderson, N. D., Burgess, P., Cooper, E., Krpan, K. M., & Stuss, D. T.(2009). Further development of the Multiple Errands Test: Standardized scoring, reliability, and ecological validity for the Baycrest version. *Archives of Physical Medicine and Rehabilitation, 90*(11, Suppl.), S41–S51.

Dawson, D. R., Gaya, A., Hunt, A., Levine, B., Lemsky, C., & Polatajko, H. J.(2009). Using the cognitive orientation to occupational performance(CO-OP) with adults with executive dysfunction following traumatic brain injury. *Canadian Journal of Occupational Therapy, 76*, 115–127.

Deitz, T., Beeman, C., & Thorn, D.(1993). *Test of Orientation for Rehabilitation Patients*. Tucson, AZ: Therapy Skill Builders.

Diehl, M.(1998). Everyday competence in later life: Current status and future directions. *The Gerontologist, 38*, 422–433.

Di Monaco, M., Schintu, S., Dotta, M., Barba, S., Tappero, R., & Gindri P.(2011). Severity of unilateral spatial neglect is an independent predictor of functional outcome after acute inpatient rehabilitation in individuals with right hemispheric stroke. *Archives of Physical Medicine and Rehabilitation, 92*, 1250–1256.

Donaghy, S., & Williams, W.(1998). New methodology: A new protocol for training severely impaired patients in the usage of memory journals. *Brain Injury, 12*, 1061–1076.

Doninger, N. A., Bode, R. K., Heinemann, A. W., & Ambrose, C.(2000). Rating scale analysis of the Neurobehavioral Cognitive Status Examination. *Journal of Head Trauma Rehabilitation, 15*, 683–695.

Donkervoort, M., Dekker, J. Stehmann-Saris, F. C., & Deelman, B. G.(2001). Efficacy of strategy training in left hemisphere stroke patients with apraxia: A randomised clinical trial. *Neuropsychological Rehabilitation, 11*, 549–566.

Edgeworth, J. A., Robertson, I., H., & McMillan, T. M.(1998). *The Balloons Test*. Bury St. Edmunds, United Kingdom: Thames Valley Test Company.

Edwards, J. D., Ross, L. A., Wadley, V. G., Clay, O. J., Crowe, M. Roenker, D. L., & Ball, K. K.(2006). The Useful Field of View test: Normative data. *Archives of Clinical Neuropsychology, 21*, 275–286.

Edwards, J. D., Vance, D. E., Wadley, V. G., Cissell, G. M., Roenker, D. L., & Ball, K. K.(2005). Reliability and validity of the Useful Field of View test scores as administered by personal computer. *Journal of Clinical and Experimental Neuropsychology, 27*, 529–543.

Ekstam, L., Uppgard, B., Kottorp, A., & Tham K.(2007). Relationship between awareness of disability and occupational performance during the first year after a stroke. *American Journal of Occupational Therapy, 61*, 503–511.

Emslie, H., Wilson, F. C., Burden, V., Nimmo-Smith, I., & Wilson, B. A.(2003). *Behavioural Assessment of the Dysexecutive Syndrome for Children(BADS-C)*. London, United Kingdom: Harcourt Assessment/ The Psychological Corporation.

Erickson, M., Jaafari, N., & Lysaker, P.(2011). Insight and negative symptoms as predictors of functioning in a work setting in patients with schizophrenia. *Psychiatry Research, 189*, 161–165.

Eriksson, G., Tham, K., & Borg, J.(2006). Occupational gaps in everyday life 1–4 years after acquired brain injury. *Journal of Rehabilitation Medicine, 38*, 159–165.

Evans, J. J., Emslie, H., & Wilson, B. A.(1998). Case study: External cueing systems in the rehabilitation of executive impairments of action. *Journal of the International Neuropsychological Society, 4*, 399–408.

Ewing-Cobbs, L., Levin, H. S., Fletcher, J. M., Miner, M. E., & Eisenberg, H. M.(1990). The Children's Orientation and Amnesia Test: Relationship to severity of acute head injury and to recovery of memory. *Neurosurgery, 27*, 683–691.

Farah, M. J.(2003). Disorders of visual-spatial perception and cognition: Visuoperceptual, visuospatial, and visuoconstructive disorders. In K. M. Heilman & E. Valenstein(Eds.), *Clinical neuropsychology*(4th ed., pp. 146–160). New York, NY: Oxford University Press.

Fasotti, L., Kovacs, F., Eling, P., & Brouwer, W. H.(2000). Time pressure management as a compensatory strategy training after closed head injury. *Neuropsychological Rehabilitation, 10*, 47–65.

Ferber, S., & Karnath, H.(2001). How to assess spatial neglect: Line bisection or cancellation tasks? *Journal of Clinical and Experimental Neuropsychology, 23*, 599–607.

Ferguson, J. M., & Trombly, C. A.(1997). The effect of added purpose and meaningful occupation on motor learning. *American Journal of Occupational Therapy, 51*, 508–515.

Fertherlin, J. M., & Kurland, L.(1989). Self-instruction: A compensatory strategy to increase functional independence with brain injured adults. *Occupational Therapy Practice, 1*, 75–78.

Fischer, S., Gauggel, S., & Trexler, L. E.(2004). Awareness of activity limitations, goal setting and rehabilitation outcome in patients with brain injuries. *Brain Injury, 18*, 547–562.

Fisher, A. G.(1993a). Functional measures: Part 1. What is function, what should we measure and how should we measure it? *American Journal of Occupational Therapy, 46*, 183–185.

Fisher, A. G.(1993b). Functional measures: Part 2. Selecting the right test, minimizing the limitations. *American Journal of Occupational Therapy*, *46*, 278–281.

Fleming, J. M., Lucas, S. E., & Lightbody, S.(2006). Using occupation to facilitate self-awareness in people who have acquired brain injury: A pilot study. *Canadian Journal of Occupational Therapy*, *73*, 44–55.

Fleming, J. M., Shum, D., Strong, J., & Lightbody, S.(2005). Prospective memory rehabilitation for adults with traumatic brain injury: A compensatory training programme. *Brain Injury*, *19*, 1–13.

Fleming, J. M., Strong, J., & Ashton, R.(1996). Self-awareness of deficits in adults with traumatic brain injury: How best to measure? *Brain Injury*, *10*, 1–15.

Folstein, M. F., Folstein, S. E., & McHugh, P. R.(1975). Mini-mental state: A practical method for grading the cognitive state of patients for the clinician. *Journal of Psychiatric Research*, *12*, 189–198.

Gauthier, L., Dehaut, F., & Joanette, Y.(1989). The Bells Test: A quantitative and qualitative test for visual neglect. *International Journal of Clinical Neuropsychology*, *11*, 49–54.

Geusgens, C., van Heugten, C., Donkervoort, M., van den Ende, E., Jolles, J.,
& van den Heuvel, W.(2006). Transfer of training effects in stroke patients with apraxia: An exploratory study. *Neuropsychological Rehabilitation*, *16*, 213–229.

Giles, G. M.(2011). A neurofunctional approach to rehabilitation after brain injury. In N. Katz,(Ed.), *Cognition, occupation, and participation across the life span: Neuroscience, neurorehabilitation, and models of intervention in occupational therapy*(3rd ed., pp. 351–382). Bethesda, MD: AOTA.

Giles, G. M., Ridley, J. E., Dill, A., & Frye, S.(1997). A consecutive series of adults with brain injury treated with a washing and dressing retraining program. *American Journal of Occupational Therapy*, *51*, 256–266.

Giles, G. M., & Shore, M.(1989). A rapid method for teaching severely brain injured adults how to wash and dress. *Archives of Physical Medicine and Rehabilitation*, *70*, 156–158.

Gillen, G.(2009). *Cognitive and perceptual rehabilitation: Optimizing function*. St. Louis, MO: Mosby.

Gillen, R., Tennen, H., & McKee, T.(2005). Unilateral spatial neglect: Relation to rehabilitation outcomes in patients with right hemisphere stroke. *Archives of Physical Medicine and Rehabilitation*, *86*, 763–767.

Gitlin, L. N., Hodgson, N., Jutkowitz, E., & Pizzi, L.(2010). The cost-effectiveness of a nonpharmacologic intervention for individuals with dementia and family caregivers: The tailored activity program. *The American Journal of Geriatric Psychiatry*, *18*, 510–519.

Gitlin, L. N., Jacobs, M., & Earland, T. V.(2010). Translation of a dementia caregiver intervention for delivery in homecare as a reimbursable Medicare service: Outcomes and lessons learned. *Gerontologist*, *50*, 847–854.

Gitlin, L. N., Schinfeld, S., Winter, L., Corcoran, M., Boyce, A. A., & Hauck, W. W.(2002). Evaluating home environments of persons with dementia: Interrater reliability and validity of the home environmental assessment protocol(HEAP). *Disability and Rehabilitation*, *24*, 59–91.

Gitlin, L. N., Winter, L., Dennis, M. P., Hodgson, N., & Hauck, W. W.(2010a). A biobehavioral home-based intervention and the well-being of patients with dementia and their caregivers: The COPE randomized trial. *JAMA: The Journal of the American Medical Association*, *304*, 983–991.

Gitlin, L. N., Winter, L., Dennis, M. P., Hodgson, N., & Hauck, W. W.(2010b). Targeting and managing behavioral symptoms in individuals with dementia: A randomized trial of a nonpharmacological intervention. *Journal of the American Geriatrics Society*, *58*, 1465–1474.

Gitlin, L. N., Winter, L., Vause Earland, T., Adel Herge, E., Chernett, N. L., Piersol, C. V., & Burke, J. P.(2009). The tailored activity program to reduce behavioral symptoms in individuals with dementia: Feasibility, acceptability, and replication potential. *The Gerontologist*, *49*, 428–439.

Glisky, E. L., Schacter, L. D., & Butters, A. M.(1994). Domain-specific learning and remediation of memory disorders. In M. J. Riddoch & G. W. Humphreys(Eds.), *Cognitive neuropsychology and cognitive rehabilitation*(pp. 527–548). East Sussex, United Kingdom: Lawrence Erlbaum Associates.

Golding, E.(1989). *The Middlesex Elderly Assessment of Mental State*. Bury St. Edmunds, United Kingdom: Thames Valley Test Company.

Golisz, K. M.(1998). Dynamic assessment and multicontext treatment of unilateral neglect. *Topics in Stroke Rehabilitation*, *5*, 11–28.

Goverover, Y.(2004). Categorization, deductive reasoning and self-awareness: Association to everyday competence in persons with acute brain injury. *Journal of Clinical and Experimental Neuropsychology*, *26*, 737–749.

Goverover, Y., Arango, J. C., Hillary, G. M., Chiaravalloti, N., & DeLuca, J.(2009). Application of spacing effects to improve learning and memory for functional activities in traumatic brain injury: A pilot study. *American Journal of Occupational Therapy*, *63*, 543–549.

Goverover, Y., Basso, M., Wood, H., Chiaravalloti, N., & DeLuca, J.(2011). An examination of the benefits of combining two learning strategies on memory of functional information in persons with multiple sclerosis. *Multiple Sclerosis*, *17*, 1488–1497.

Goverover Y., Chiaravalloti, N., & DeLuca, J.(2005). The relationship between self-awareness of neurobehavioral symptoms, cognitive functions and emotional symptoms in multiple sclerosis. *Multiple Sclerosis*, *11*, 203–212.

Goverover, Y., Chiaravalloti, N., Gaudino-Goering, E., Moore, N. B., & DeLuca, J.(2009). The relationship among performance of instrumental activities of daily living, self-report of quality of life, and self-awareness of functional status in individuals with multiple sclerosis. *Rehabilitation Psychology*, *54*, 60–68.

Goverover, Y., Johnston, M. V., Toglia, J., & DeLuca, J.(2007a). Treatment to improve self-awareness for persons with acquired brain injury. *Brain Injury*, *21*, 913–923.

Goverover, Y., Johnston, M. V., Toglia, J., & DeLuca, J.(2007b, February). *Treatment to improve self-awareness and functional independence for persons with TBI: A pilot randomized trial*. Paper presented at the Neuropsychological Society 35th Annual Meeting, Portland, OR.

Goverover, Y., O'Brien, A., Moore, N., & DeLuca, J.(2010). Actual reality: A new functional assessment in persons with multiple sclerosis. *Archives of Physical Medicine and Rehabilitation*, *91*, 252–260.

Green, G.(2001). Behavior analytic instruction for learners with autism: Advances in stimulus control technology. *Focus on Autism and Other Developmental Disabilities*, *16*, 72–85.

Griffen, J. A., Rapport, L. J., Bryer, R. C., Bieliauskas, L. A., & Burt, C.(2011). Awareness of deficits and on-road driving performance. *Clinical Neuropsychologist*, *25*, 1158–1178.

Grigorenko, E. L., & Sternberg, R. J.(1998). Dynamic testing. *Psychological Bulletin*, *124*, 75–111.

Gronwall, D. M. A.(1977). Paced Auditory Serial Addition Task: A measure of recovery from concussion. *Perceptual and Motor Skills*, *44*, 367–373.

Haaland, K. Y.(1993, March). *Assessment of limb apraxia*. Paper presented at the AOTA Neuroscience Institute Treating Adults with Apraxia, Baltimore, MD.

Hahn-Markowitz, J., Manor, I., & Maeir, A.(2011). Effectiveness of cognitive-functional(cog-fun) intervention with children with attention deficit hyperactivity disorder: A pilot study. *American Journal of Occupational Therapy*, *65*, 384–392.

Hallgren, M., & Kottorp, A.(2005). Effects of occupational therapy intervention on activities of daily living and awareness of disability in persons with intellectual disabilities. *Australian Occupational Therapy Journal*, *52*, 350–359.

Hamera, E., & Brown, C. E.(2000). Developing a context-based performance measure for persons with schizophrenia: The test of grocery shopping skills. *American Journal of Occupational Therapy*, *54*, 20–25.

Harrison, M. J., Morris, K. A., Horton, R., Toglia, J., Barsky, J., Chait, S., & Robbins, L.(2005). Results of an intervention for lupus patients with self-perceived cognitive difficulties. *Neurology*, *65*, 1325–1327.

Hartman-Maeir, A., Harel, H., & Katz, N.(2009). Kettle Test: A brief measure of cognitive functional performance. Reliability and validity in stroke rehabilitation. *American Journal of Occupational Therapy*, *63*, 592–599.

Hartman-Maeir, A., Katz, N., Baum, C. M.(2009). Cognitive Functional Evaluation(CFE) process for individuals with suspected cognitive disabilities. *Occupational Therapy in Health Care*, *23*, 1–23.

Hartman-Maeir, A., Soroker, N., Oman, S. D., & Katz, N.(2003). Awareness of disabilities in stroke rehabilitation: A clinical trial. *Disability and Rehabilitation*, *25*, 35–44.

Heilman, K. M., & Rothi, L. J.(2003). Apraxia. In K. M. Heilman & E. Valenstein(Eds.), *Clinical neuropsychology*(4th ed., pp. 215–245). New York, NY: Oxford University Press.

Heilman, K. M., Watson, R. T., & Valenstein, E.(2003). Neglect and related disorders. In K. M. Heilman & E. Valenstein(Eds.), *Clinical neuropsychology*(4th ed., pp. 296–346). New York, NY: Oxford University Press.

Helm-Estabrooks, N.(1982). Visual action therapy for global aphasics. *Journal of Speech and Hearing Disorders*, *47*, 385–389.

Helm-Estabrooks, N.(1992). *Test of Oral and Limb Apraxia(TOLA)*. Chicago, IL: Riverside.

Helm-Estabrooks, N., & Hotz, G.(1991). *Brief Test of Head Injury(BTHI)*. Chicago, IL: Riverside.

Henshaw, E., Polatajko, H., McEwen, S., Ryan, J. D., & Baum, C. M.(2011). Cognitive approach to improving participation after stroke: Two case studies. *American Journal of Occupational Therapy*, *65*, 55–63.

Holm, M. B., & Rogers, J. C.(1999). Performance Assessment of Self-Care Skills. In B. J. Hemphill-Pearson(Ed.), *Assessments in Occupational Therapy Mental Health: An integrative approach*(pp. 117–124). Thorofare, NJ: SLACK Incorporated.

Holt, D. V., Rodewald, K., Rentrop, M., Funke, J., Weisbrod, M., & Kaiser, S.(2011). The plan-a-day approach to measuring planning ability in patients with schizophrenia. *Journal of the International Neuropsychological Society*, *17*, 327–335.

Hoofien, D., Gilboa, A., Vakil, E., & Barak, O.(2004). Unawareness of cognitive deficits and daily functioning among persons with traumatic brain injuries. *Journal of Clinical and Experimental Neuropsychology*, *26*, 278–290.

Huckans, M., Pavawalla, S., Demadura, T., Kolessar, M., Seelye, A., Roost, . . . Storzbach, D.(2010). A pilot study examining effects of group-based Cognitive Strategy Training treatment on self-reported cognitive problems, psychiatric symptoms, functioning, and compensatory strategy use in OIF/OEF combat veterans with persistent mild cognitive disorder and history of traumatic brain injury. *Journal of Rehabilitation Research and Development*, *47*, 43–60.

Ianes, P., Varalta, V., Gandolfi, M., Picelli, A., Corno, M., Di Matteo, A., . . . Smania N.(2012). Stimulating visual exploration of the neglected space in the early stage of stroke by hemifield eye-patching: A randomized controlled trial in patients with right brain damage. *European Journal of Physical and Rehabilitation Medicine*, *48*, 189–196.

Jackson, W. T., Novack, T. A., & Dowler, R. N.(1998). Effective serial measurement of cognitive orientation in rehabilitation: The orientation log. *Archives of Physical Medicine and Rehabilitation*, *79*, 718–720.

Johansson, B., & Tornmalm, M.(2012). Working memory training for patients with acquired brain injury: Effects in daily life. *Scandinavian Journal of Occupational Therapy*, *19*, 176–183. doi:10.3109/11038128.2011.603352

Johnston, M. V., Goverover, Y., & Dijkers, M.(2005). Community activities and individuals' satisfaction about them: Quality of life in the first year after traumatic brain injury. *Archives of Physical Medicine & Rehabilitation*, *86*, 735–745.

Josman, N.(2011). The dynamic interactional model in schizophrenia. In N. Katz,(Ed.), *Cognition, occupation, and participation across the life span: Neuroscience, neurorehabilitation, and models of intervention in occupational therapy*(3rd ed., pp. 203–222). Bethesda, MD: AOTA.

Josman, N., Goffer, A., & Rosenblum, S.(2010). Development and standardization of a "Do–Eat" activity of daily living performance test for children. *American Journal of Occupational Therapy*, *64*, 47–58.

Josman, N., & Rosenblum, S.(2011). A metacognitive model for children with atypical brain development. In N. Katz,(Ed.) *Cognition, occupation, and participation across the life span: Neuroscience, neurorehabilitation, and models of intervention in occupational therapy*(3rd ed., pp. 223–248). Bethesda, MD: AOTA.

Kamada, K., Shimodozono, M., Hamada, H., & Kawahira, K.(2011). Effects of 5 minutes of neck-muscle vibration immediately before occupational therapy on unilateral spatial neglect. *Disability and Rehabilitation*, *33*, 2322–2328.

Katz, N.(2006). *Routine Task Inventory—Expanded(RTI-E) manual, prepared and elaborated on the basis of Allen, C. K.(1989 unpublished)*. Unpublished manuscript. Retrieved from http://www.allen_cognitive_network.org

Katz, N., Baum, C. M., & Maeir, A.(2011). Introduction to cognitive intervention and cognitive functional evaluation. In N. Katz,(Ed.), *Cognition, occupation, and participation across the life span: Neuroscience, neurorehabilitation, and models of intervention in occupational therapy*(3rd ed., pp. 3–12). Bethesda, MD: AOTA.

Katz, N., & Hartman-Maeir, A.(2005). Higher-level cognitive functions: Awareness and executive functions enabling engagement in occupation. In N. Katz(Ed.), *Cognition and occupation across the life span*(2nd ed., pp. 3–25). Bethesda, MD: AOTA.

Katz, N., Hartman-Maeir, A., Ring, H., & Soroker, N.(1999). Functional disability and rehabilitation outcome in right hemisphere damaged patients with and without unilateral spatial neglect. *Archives of Physical Medicine & Rehabilitation*, *80*, 379–384.

Katz, N., Itzkovich, M., Averbuch, S., & Elazar, B.(1990). *Lowenstein Occupational Therapy Cognitive Assessment(LOTCA) manual*. Pequannock, NJ: Maddak.

Katz, N., & Keren, N.(2011). Effectiveness of occupational goal intervention for clients with schizophrenia. *American Journal of Occupational Therapy*, *65*, 287–296.

Katz, N., Livni, L., Bar-Haim Erez, A., & Averbuch, S.(2011). *Dynamic Loewenstein Occupational Therapy Cognitive Assessment(DLOTCA)*. Pequannock, NJ: Maddak.

Katz, N., Parush, S., & Traub Bar-Ilan, R.(2005). *Dynamic Occupational Therapy Cognitive Assessment for Children(DOTCA-Ch)*. Pequannock NJ: Maddak.

Katz, N., Ring, H., Naveh, Y., Kizony, R., Feintuch, U., & Weiss, P. L.(2005). Interactive virtual environment training for safe street crossing of right hemisphere stroke patients with unilateral spatial neglect. *Disability and Rehabilitation*, *27*, 1235–1243.

Kelly, M., & Ostreicher, H.(1985). Environmental factors and outcomes in hemineglect syndromes. *Rehabilitation Psychology*, *30*, 35–37.

Kiernan, R. J., Mueller, J., & Langston, J. W.(2011). *Cognistat and Cognistat assessment system manual*. Fairfax, CA: Cognistat.

Kim, H. J., Burke, D. T., Dowds, M. M., Boone, K. A. R., & Parks, G. J.(2000). Electronic memory aids for outpatient brain injury: Follow-up findings. *Brain Injury*, *14*, 187–196.

Kirby, A.(2011). Dyspraxia series: Part one. At sixes and sevens. *The Journal of Family Health Care*, *21*(4), 29–31.

Kline, N. K.(2000). Validity of the modified Dynamic Visual Processing Assessment. *The Israel Journal of Occupational Therapy*, *9*, 69–88.

Klingberg, T.(2010). Training and plasticity of working memory. *Trends in Cognitive Sciences*, *14*, 317–324.

Kottorp, A., Hallgren, M., Bernspang, B., & Fisher, A. G.(2003). Client-centered occupational therapy for persons with mental retardation: Implementation of an intervention programme in activities of daily living tasks. *Scandinavian Journal of Occupational Therapy*, *10*, 51–60.

Kramer, J. H., Kaplan, E., & Blusewicz, M. J.(1991). Visual hierarchical analysis of block design configural errors. *Journal of Clinical and Experimental Neuropsychology*, *13*, 455–465.

Laeng, B.(2006). Constructional apraxia after left or right unilateral stroke. *Neuropsychologia*, *44*, 1595–1606.

Law, M., Baptiste, S., Carswell, A., McColl, M. A., Polatajko, H., & Pollock, N.(2005). *Canadian Occupational Performance Measure*(3rd ed., Rev. ed.). Toronto, ON: CAOT.

Leavitt, V. M., Lengenfelder, J., Moore, N. B., Chiaravalloti, N. D., & DeLuca, J.(2011). The relative contributions of processing speed and cognitive load to working memory accuracy in multiple sclerosis. *Journal of Clinical and Experimental Neuropsychology*, *33*, 580–586.

Lennon, S.(1994). Task specific effects in the rehabilitation of unilateral neglect. In M. J. Riddoch & G. W. Humphreys(Eds.), *Cognitive neuropsychology and cognitive rehabilitation*(pp. 187–203). East Sussex, United Kingdom: Lawrence Erlbaum Associates.

Levin, H. S., O'Donnell, V. M., & Grossman, R. G.(1979). The Galveston Orientation and Amnesia Test: A practical scale to assess cognition after head injury. *The Journal of Nervous and Mental Diseases*, *167*, 675–684.

Levine, B., Robertson, I. H., Clare, L., Carter, G., Hong, J., Wilson, B. A., . . . Stuss, D. T.(2000). Rehabilitation of executive functioning: An experimental–clinical validation of goal management training. *Journal of the International Neuropsychological Society*, *6*(3), 299–312.

Levine, B., Stuss, D. T., Winocur, G., Binns, M. A., Fahy, L., Mandic, M., . . . Robertson, I. H.(2007). Cognitive rehabilitation in the elderly: Effects on strategic behavior in relation to goal management. *Journal of the International Neuropsychological Society*, *13*, 143–152.

Levy, L. L.(2011a). Cognitive aging. In N. Katz(Ed.), *Cognition, occupation, and participation across the life span: Neuroscience, neurorehabilitation, and models of intervention in occupational therapy*(3rd ed., pp. 93–116). Bethesda, MD: AOTA.

Levy, L. L.(2011b). Cognitive information processing. In N. Katz(Ed.), *Cognition, occupation, and participation across the life span: Neuroscience, neurorehabilitation, and models of intervention in occupational therapy*(3rd ed., pp. 117–142). Bethesda, MD: AOTA.

Levy, L. L., & Burns, T.(2011). The cognitive disabilities reconsidered model: Rehabilitation of adults with dementia. In N. Katz(Ed.), *Cognition, occupation, and participation across the life span: Neuroscience, neurorehabilitation, and models of intervention in occupational therapy*(3rd ed., pp. 407–442). Bethesda, MD: AOTA.

Lezak, M. D., Howieson, D. B., & Loring, D. W.(2004). *Neuropsychological assessment*(4th ed.). New York, NY: Oxford University Press.

Liddell, A., & Rasmussen, C.(2005). Memory profile of children with nonverbal learning disability. *Learning Disabilities Research and Practice*, *20*, 137–141.

Liu, K. P. Y., Chan, C. C. H., Lee, T. M. C., Li, L. S. W., & Hui-Chan, C. W. Y.(2002). Self-regulatory learning and generalization for people with brain injury. *Brain Injury*, *16*, 817–824.

Loeb, P. A.(1996). *Independent Living Scales*. San Antonio, TX: Psychological Corporation.

LoPresti, E. F., Mihailidis, A., & Kirsch, N.(2004). Assistive technology for cognitive rehabilitation: State of the art. *Neuropsychological Rehabilitation*, *14*, 5–39.

Lucas, S. E., & Fleming, J. M.(2005). Interventions for improving self-awareness following acquired brain injury. *Australian Occupational Therapy Journal*, *52*, 160–170.

Luton, L. M., Reed-Knight, B., Loiselle, K., O'Toole, K., & Blount, R.(2011). A pilot study evaluating an abbreviated version of the cognitive remediation programme for youth with neurocognitive deficits. *Brain Injury*, *25*, 409–415.

Mackin, R. S., Ayalon, L., Feliciano, L., & Areán, P. A.(2010). The sensitivity and specificity of cognitive screening instruments to detect cognitive impairment in older adults with severe psychiatric illness. *Journal of Geriatric Psychiatry and Neurology*, *23*, 94–99.

Maeir, A., Krauss, S., & Katz, N.(2011). Ecological validity of the Multiple Errands Test(MET) on discharge from neurorehabilitation hospital. *OTJR: Occupation, Participation and Health*, *31*(Suppl), S38–S46.

Maher, L., Rothi, L., & Greenwald, M.(1991). Treatment of gesture impairment: A single case. *American Speech and Hearing Association*, *33*, 195.

Malec, J. F., & Lezak, M. D.(2008). *Manual for the Mayo-Portland Adaptability Inventory(MPAI-4) for adults, children and adolescents*. Retrieved from http://www.tbims.org/combi/mpai/manual.pdf

Malec, J. F., Smigielski, J. S., & DePompolo, R. W.(1991). Goal attainment scaling and outcome measurement in postacute brain injury rehabilitation. *Archives of Physical Medicine and Rehabilitation*, *72*, 138–143.

Man, D. W., Fleming, J., Hohaus, L., & Shum, D.(2011). Development of the Brief Assessment of Prospective Memory(BAPM) for use with traumatic brain injury populations. *Neuropsychological Rehabilitation*, *21*, 884–898.

Mandich, A., Polatajko, H. J., Miller, L., & Baum, C.(2004). *The Paediatric Activity Card Sort(PACS)*. Ottawa, ON: Canadian Association of Occupational Therapists.

Mandich, A. D., Polatajko, H., & Zilberbrant, A.(2008). A cognitive perspective on intervention. In A. C. Eliasson & P. Burtner(Eds.), *Improving hand function in children with cerebral palsy: Theory, evidence and intervention*. London, United Kingdom: Mac Keith Press.

Manly, T., Hawkins, K., Evans, J., Wodlt, K., & Robertson, I. H.(2002). Rehabilitation of executive function: Facilitation of effective goal management on complex tasks using periodic auditory alerts. *Neuropsychologia*, *40*, 271–281.

Mausbach, B. T., Harvey, P. D., Goldman, S. R., Jeste, D. V., & Patterson, T. L.(2007). Development of a brief scale of everyday functioning in persons with serious mental illness. *Schizophrenia Bulletin*, *33*, 1364–1372.

May-Benson, T. A., & Cermak, S. A.(2007). Development of an assessment for ideational praxis. *American Journal of Occupational Therapy*, *61*, 148–153.

McCarthy, M., Beaumont, J. G., Thompson, R., & Pringle, H.(2002). The role of imagery in the rehabilitation of neglect in severely disabled brain-injured adults. *Archives of Clinical Neuropsychology*, *17*, 407–422.

McDowd, J. M., Filion, D. L., Pohl, P. S., Richards, L. G., & Stiers, W.(2003). Attentional abilities and functional outcomes following stroke. *Journal of Gerontology, Series B, Psychological Sciences and Social Sciences*, *58*, 45–53.

McKerracher, G., Powell, T., & Oyebode, J.(2005). A single case experimental design comparing two memory notebook formats for a man with memory problems caused by traumatic brain injury. *Neuropsychological Rehabilitation*, *15*, 115–128.

Mesulam, M. M.(2000). Attentional networks, confusional states and neglect syndromes. In: M. Mesulam(Ed.), *Principles of behavioral neurology*(2nd ed., pp. 174–256). New York, NY: Oxford University Press.

Miller, L. T., Polatajko, H. J., Missiuna, C., Mandich, A. D., & Macnab, J. J.(2001). A pilot trial of a cognitive treatment for children with developmental coordination disorder. *Human Movement Science*, *20*, 183–210.

Missiuna, C.(Ed).(2001). *Children with developmental coordination disorder: Strategies for success*. Binghamton, NY: Haworth Press.

Moulton, H. J., Taira, E. D., & Grover, R.(1995, November). *Utilizing occupational therapy and families at mealtimes with nursing home residents with dementia*. Paper presented at Gerontological Society on Aging Annual Conference, Los Angeles, CA.

Nasreddine, Z. S., Phillips, N. A., Bédirian, V., Charbonneau, S., Whitehead, V., Collin, I., . . . Chertkow, H.(2005). The Montreal Cognitive Assessment, MoCA: A brief screening tool for mild cognitive impairment. *Journal of the American Geriatrics Society*, *53*, 695–699.

Neistadt, M. E.(1990). A critical analysis of occupational therapy approaches for perceptual deficits in adults with brain injury. *American Journal of Occupational Therapy*, *44*, 299–304.

Neistadt, M. E.(1992a). Occupational therapy treatments for constructional deficits. *American Journal of Occupational Therapy*, *46*, 141–148.

Neistadt, M. E.(1992b). The Rabideau Kitchen Evaluation–Revised: An assessment of meal preparation skill. *The Occupational Therapy Journal of Research*, *12*, 242–255.

Nelson, A., Fogel, B. S., & Faust, D.(1986). Bedside cognitive screening instruments: A critical assessment. *Journal of Nervous and Mental Disease*, *174*, 73–83.

Niemeier, J. P.(1998). The lighthouse strategy: Use of a visual imagery technique to treat visual inattention in stroke patients. *Brain Injury*, *12*, 399–406.

Niemeier, J. P., Cifu, D. X., & Kishore, R.(2001). The lighthouse strategy: Improving the functional status of patients with unilateral neglect after stroke and brain injury using a visual imagery intervention. *Topics in Stroke Rehabilitation*, *8*(2), 10–18.

Noe, E., Ferri, J., Caballero, M. C., Villodre, R., Sanchez, A., & Chirivella, J.(2005). Self-awareness after acquired brain injury: Predictors and rehabilitation. *Journal of Neurology*, *252*, 168–175.

Nott, M. T., & Chapparo, C.(2008). Measuring information processing in a client with extreme agitation following traumatic brain injury using the perceive, recall, plan and perform system of task analysis. *Australian Occupational Therapy Journal*, *55*, 188–198.

Nott, M. T., Chapparo, C., & Heard, R.(2009). Reliability of the perceive, recall, plan and perform system of task analysis: A criterion-referenced assessment. *Australian Occupational Therapy Journal*, *56*, 307–14.

Ownsworth, T., Fleming, J., Desbois, J., Strong, J., & Kuipers, P.(2006). A metacognitive contextual intervention to enhance error awareness and functional outcome following traumatic brain injury: A single-case experimental design. *Journal of the International Neuropsychological Society*, *12*, 54–63.

Ownsworth, T., Quinn, H., Fleming, J., Kendall, M., & Shum, D.(2010). Error self-regulation following traumatic brain injury: A single case study evaluation of metacognitive skills training and behavioural practice interventions. *Neuropsychological Rehabilitation*, *20*, 59–80.

Page, M., Wilson, B. A., Sheil, A. Carter, G., & Norris, D.(2006). What is the locus of the errorless learning advantage? *Neuropsychologia*, *44*, 90–100.

Paolucci, S., Antonucci, G., Grasso, M. G., & Pizzamiglio, L.(2001). The role of unilateral spatial neglect in rehabilitation of right brain-damaged ischemic stroke patients: A matched comparison. *Archives of Physical Medicine and Rehabilitation*, *82*, 743–749.

Phelan, S., Steinke, L., & Mandich, A.(2009). Exploring a cognitive intervention for children with pervasive developmental disorder. *Canadian Journal of Occupational Therapy*, *76*, 23–28.

Pierce, S. R., & Buxbaum, L. J.(2002). Treatments of unilateral neglect: A review. *Archives of Physical Medicine and Rehabilitation*, *83*, 256–268.

Pilgrim, E., & Humphreys, G. W.(1994). Rehabilitation of a case of ideomotor apraxia. In M. J. Riddoch & G. W. Humphreys(Eds.), *Cognitive neuropsychology and cognitive rehabilitation*(pp. 271–315). East Sussex, United Kingdom: Lawrence Erlbaum Associates.

Pizzamiglio, L., Antonucci, G., Judica, A., Montenero, P., Razzano, C., & Zoccolotti, P.(1992). Cognitive rehabilitation of the hemineglect disorder in chronic patients with unilateral right brain damage. *Journal of Clinical Experimental Neuropsychology*, *14*, 901–923.

Plummer, P., Morris, M., & Dunai, J.(2003). Assessment of unilateral neglect. *Physical Therapy*, *83*, 732–740.

Polatajko, H. J., Mandich, A., & McEwen, S. E.(2011). Cognitive orientation to daily occupational performance(CO-OP): A cognitive-based intervention for children and adults. In N. Katz(Ed.), *Cognition, occupation, and participation across the life span: Neuroscience, neurorehabilitation, and models of intervention in occupational therapy*(3rd ed., pp. 299–322). Bethesda, MD: AOTA.

Polatajko, H. J., Mandich, A. D., Miller, L. T., & Macnab, J. J.(2001). Cognitive orientation to daily occupational performance(CO-OP): part II—the evidence. *Physical & Occupational Therapy in Pediatrics*, *20*, 83–106.

Poole, J. L.(1998). Effect of apraxia on the ability to learn on-handed shoe tying. *Occupational Therapy Journal of Research*, *18*, 99–104.

Poole, J. L.(2000). A comparison of limb praxis abilities of persons with developmental dyspraxia and adult onset apraxia. *Occupational Therapy Journal of Research*, *20*, 106–120.

Prigatano, G. P.(1986). *Neuropsychological rehabilitation after brain injury*. Baltimore, MD: Johns Hopkins University Press.

Prigatano, G. P.(1999). *Principles of neuropsychological rehabilitation*. New York, NY: Oxford University Press.

Randolph, C.(1998). *Repeatable Battery for the Assessment of Neuropsychological Status(RBANS)*. San Antonio, TX: Psychological Corporation.

Raskin, S., & Buckheit, C.(2010). *Memory for Intentions Test(MIST)*. Lutz, FL: Psychological Assessment Resources.

Rath, J. F., Simon, D., Langenbahn, D. M., Sherr, R. L., & Diller, L.(2003). Group treatment of problem solving deficits in outpatients with traumatic brain injury: A randomized outcome study. *Neuropsychological Rehabilitation*, *13*, 461–488.

Redding, G. M., & Wallace, B.(2006). Prism adaptation and unilateral neglect: Review and analysis. *Neuropsychologia*, *44*, 1–20.

Reeder, C., Newton, E., Frangou, S., & Wykes, T.(2004). Which executive skills should we target to affect social functioning and symptom change?: A study of cognitive remediation therapy program. *Schizophrenia Bulletin*, *30*, 87–100.

Rempfer, M. V., Hamera, E. K., Brown, C. E., & Cromwell, R. L.(2003). The relations between cognition and the independent living skill of shopping in people with schizophrenia. *Psychiatry Research*, *117*, 103–112.

Revheim, N., & Marcopulos, B. A.(2006). Group treatment approaches to address cognitive deficits. *Psychiatric Rehabilitation Journal*, *30*, 38–45.

Reynolds, C. R.(2002) *Comprehensive Trail-Making Test(CTMT)*. Austin, TX: PRO-ED.

Robertson, I. H., & Halligan, P. W.(1999). *Spatial neglect: A clinical handbook for diagnosis and treatment*. East Sussex, United Kingdom: Psychology Press.

Robertson, I. H., Hogg, K., & McMillan, T. M.(1998). Rehabilitation of unilateral neglect: Improving function by contralesional limb activation. *Neuropsychological Rehabilitation*, *8*, 19–29.

Robertson, I. H., Tegner, R., Tham, K., Lo, A., & Smith, N. I.(1995). Sustained attention training for unilateral neglect: Theoretical and rehabilitation implications. *Journal of Clinical Neuropsychology*, *17*, 416–430.

Robertson, I. H., Ward, T., Ridgeway, V., & Nimmo-Smith, I.(1994). *The Test of Everyday Attention(TEA)*. Bury St. Edmunds, United Kingdom: Thames Valley Test Company.

Robnett, R. H., Hopkins, V., Kimball, J. G.(2003). The Safe at Home: A quick home safety assessment. *Physical Occupational Therapy in Geriatrics*, *20*, 77–101.

Rocke, K., Hays, P., Edwards, D., & Berg, C.(2008). Development of a performance assessment of executive function: The Children's Kitchen Task Assessment. *American Journal of Occupational Therapy*, *62*, 528–537.

Rockwood, K., Joyce, B., & Stolee, P.(1997). Use of goal attainment scaling in measuring clinically important change in cognitive rehabilitation patients. *Journal of Clinical Epidemiology*, *50*, 581–588.

Rodger, S., & Vishram, A.(2010). Mastering social and organization goals: Strategy use by two children with Asperger's syndrome during cognitive orientation to daily occupational performance. *Physical & Occupational Therapy in Pediatrics*, *30*, 264–276.

Roth, R. M., Isquith, P. K., & Gioia, G. A.(2005). *Behavior Rating Inventory of Executive Function—adult version*. Lutz, FL: Psychological Assessment Resources.

Roy, E. A.(1978). Apraxia: A new look at an old syndrome. *Journal of Human Movement Studies*, *4*, 191–210.

Roy, E. A.(1985). *Neuropsychological studies of apraxia and related disorders*. Amsterdam, The Netherlands: Elsevier Science.

Rustad, R. A., DeGroot, T. L., Jungkunz, M. L., Freeberg, K. S., Borowick, L. G., & Wanttie, A. M.(1993). *The cognitive assessment of Minnesota*. Tucson, AZ: Therapy Skill Builders.

Ryan, J. D., Polatajko, H. J., McEwen, S., Peressotti, M., Young, A., Rummel, K., . . . Baum, C. M.(2011). Analysis of Cognitive Environmental Support(ACES): Preliminary testing. *Neuropsychological Rehabilitation*, *21*, 401–427.

Sarajuuri, J. M., Kaipio, M. L., Koskinen, S. K., Neimela, M. R., Servo, A. R., & Vilkki, J.(2005). Outcome of a comprehensive neurorehabilitation program for persons with traumatic brain injury. *Archives of Physical Medicine and Rehabilitation*, *86*, 2296–2302.

Schmidt, J., Lannin, N., Fleming, J., & Ownsworth, T.(2011). Feedback interventions for impaired self-awareness following brain injury: A systematic review. *Journal of Rehabilitation Medicine*, *43*, 673–680.

Schmitter-Edgecombe, M., Howard, J. T., Pavawalla, S. P., Howell, L., & Rueda, A.(2008). Multidyad memory notebook intervention for very mild dementia: A pilot study. *American Journal of Alzheimer's Disease and Other Dementias*, *23*, 477–487.

Schwartz, M. F., Segal, M., Veramonti, T., Ferraro, M., & Buxbaum, L. J.(2002). The Naturalistic Action Test: A standardised assessment for everyday action impairment. *Neuropsychological Rehabilitation, 12*, 311–339.

Schwartz, M. S.(1995). Adults with traumatic brain injury: Three case studies of cognitive rehabilitation in the home setting. *American Journal of Occupational Therapy, 49*, 655–668.

Schwartzberg, S.(1999). Use of groups in rehabilitation of persons with head injury: Reasoning skills used by the group facilitator. In C. Unsworth(Ed.), *Cognitive and perceptual dysfunction*(pp. 455–471). Philadelphia, PA: F. A. Davis.

Seron, X., Deloche, G., & Coyette, F.(1989). A retrospective analysis of a single case of neglect therapy: A point of theory. In X. Seron & G. Deloche(Eds.), *Cognitive approaches in neuropsychological rehabilitation*. Hillsdale, NJ: Lawrence Erlbaum Associates.

Shallice, T., & Burgess, P.(1991). Deficits in strategy application following frontal lobe damage in man. *Brain, 114*, 727–741.

Sherer, M., Bergloff, P., Boake, C., High, W., & Levin, E.(1998). The Awareness Questionnaire: Factor structure and internal consistency. *Brain Injury, 12*, 63–68.

Sherer, M., Oden, K., Bergloff, P., Levin, E., & High, W. M.(1998). Assessment and treatment of impaired awareness after brain injury: Implications for community re-integration. *NeuroRehabilitation, 10*, 25–37.

Shevil, E., & Finlayson, M.(2010). Pilot study of a cognitive intervention program for persons with multiple sclerosis. *Health Education Research, 25*, 41–53.

Shiel, A., Wilson, B. A., Emslie, H., Foley, J., Evans, J. J., Hawkins, K., . . . Groot, Y.(2005). *Cambridge Prospective Memory Test*. San Antonio, TX: Pearson.

Shiraishi, H., Muraki, T., Ayaka Itou, Y. S., & Hirayama, K.(2010). Prism intervention helped sustainability of effects and ADL performances in chronic hemispatial neglect: A follow-up study. *Neurorehabilitation, 27*, 165–172.

Silverstein, S. M., Hatashita-Wong, M., Solak, B. A., Uhlhaas, P., Landa, Y., Wilkniss, S. M., . . . Smith, T. E.(2005). Effectiveness of a two-phase cognitive rehabilitation intervention for severely impaired schizophrenia patients. *Psychological Medicine, 35*, 829–837.

Smania, N., Aglioti, S. M., Girardi, F., Tinazzi, M., Fiaschi, A., Cosentino, A., & Corato, E.(2006). Rehabilitation of limb apraxia improves daily life activities in patients with stroke. *Neurology, 67*, 2050–2052.

Smania, N., Bazoli, F., Piva, D., & Guidetti, G.(1997). Visuomotor imagery and rehabilitation of neglect. *Archives of Physical Medicine and Rehabilitation, 78*, 430–436.

Smania, N., Girardi, F., Domenicali, C., Lora, E., & Aglioti, S.(2000). The rehabilitation of limb apraxia: A study in left-brain-damaged patients. *Archives of Physical Medicine and Rehabilitation, 81*, 379–388.

Sohlberg, M. M., & Mateer, C. A.(1989a). *Attention process training*. San Antonio, TX: Psychological Corporation.

Sohlberg, M. M., & Mateer, C. A.(1989b). *Introduction to cognitive rehabilitation: Theory and practice*. New York, NY: Guilford Press.

Sohlberg, M. M., & Mateer, C. A.(2001). *Cognitive rehabilitation: An integrative neuropsychological approach*. New York, NY: Guilford Press.

Steultjens, E. M., Voigt-Radloff, S., Leonhart, R., & Graff, M. J.(2011). Reliability of the Perceive, Recall, Plan, and Perform(PRPP) assessment in community-dwelling dementia patients: Test consistency and inter-rater agreement. *International Psychogeriatrics, 14*, 1–7.

Stuss, D. T., Robertson, I. H., Craik, F. I., Levine, B., Alexander, M. P., Black, S., . . . Winocur, G.(2007). Cognitive rehabilitation in the elderly: A randomized trial to evaluate a new protocol. *Journal of the International Neuropsychological Society, 13*, 120–131.

Sunderland, A., Harris, J. E., & Baddeley, A. D.(1983). Do laboratory tests predict everyday memory? A neuropsychological study. *Journal of Verbal Learning and Verbal Behavior, 22*, 727–738.

Sunderland, A., Walker, C. M., & Walker, M. F.(2006). Action errors and dressing disability after stroke: An ecological approach to neuropsychological assessment and intervention. *Neuropsychological Rehabilitation, 16*, 666–683.

Swirsky-Sacchetti, T., Field, H. L., Mitchell, D. R., Seward, J., Lublin, F. D., Knobler, R. L., & Gonzalez, C. F.(1992). The sensitivity of the Mini-Mental State Exam in the white matter dementia of multiple sclerosis. *Journal of Clinical Psychology, 48*, 779–786.

Tariq, S. H., Tumosa, N., Chibnall, J. T., Perry, H. M., & Morley, J. E.(2006). The Saint Louis University Mental Status(SLUMS) examination for detecting mild cognitive impairment and dementia is more sensitive than the mini-mental status examination(MMSE)—a pilot study. *American Journal of Geriatric Psychology, 14*, 900–910.

Tempest, S., & Roden, P.(2008). Exploring evidence-based practice by occupational therapists when working with people with apraxia. *British Journal of Occupational Therapy, 71*, 33–37.

Teng, E., & Chui, H.(1987). The Modified Mini-Mental State(3MS) Examination. *Journal of Clinical Psychiatry, 48*, 314–318.

Tham, K., Bernspang, B., & Fisher, A. G.(1999). Development of the Assessment of Awareness of Disability. *Scandinavian Journal of Occupational Therapy, 6*, 184–190.

Tham, K., Ginsburg, E., Fisher, A., & Tegner, R.(2001). Training to improve awareness of disabilities in clients with unilateral neglect. *American Journal of Occupational Therapy, 55*, 46–54.

Tham, K., & Tegner, R.(1996). The baking tray task: A test of spatial neglect. *Neuropsychological Rehabilitation, 6*, 19–25.

Tham, K., & Tegner, R.(1997). Video feedback in the rehabilitation of patients with unilateral neglect. *Archives of Physical Medicine and Rehabilitation, 78*, 410–413.

Thöne-Otto, A. J., & Schulze, H.(2003). *MEMOS: Mobile Extensible Memory and Orientation System*. Retrieved from http://www.memosonline.de/contact_en.html

Tiersky, L. A., Anselmi, V., Johnston, M. V., Kurtyka, J., Roosen, E., Schwartz, T., & Deluca, J.(2005). A trial of neuropsychologic rehabilitation in mild-spectrum traumatic brain injury. *Archives of Physical Medicine and Rehabilitation, 86*, 1565–1574.

Tiznado, D., Mausbach, B. T., Cardenas, V., Jeste, D. V., & Patterson, T. L.(2010). UCSD SORT test(U-SORT): Examination of a newly developed organizational skills assessment tool for severely mentally ill adults. *The Journal of Nervous and Mental Disease, 198*, 916–919.

Toglia, J. P.(1989). Visual perception of objects: An approach to assessment and intervention. *American Journal of Occupational Therapy, 43*, 587–595.

Toglia, J. P.(1991a). Generalization of treatment: A multicontextual approach to cognitive perceptual impairment in the brain injured adult. *American Journal of Occupational Therapy, 45*, 505–516.

Toglia, J. P.(1991b). Unilateral visual inattention: Multidimensional components. *Occupational Therapy Practice, 3*, 18–34.

Toglia, J. P.(1993a). Attention and memory. In C. B. Royeen(Ed.), *AOTA self-study series: Cognitive rehabilitation*(pp. 4–72). Rockville, MD: AOTA.

Toglia, J. P.(1993b). *The Contextual Memory Test*. Tucson, AZ: Therapy Skill Builders.

Toglia, J. P.(1994). *Toglia Category Assessment(TCA)*. Pequannock, NJ: Maddak.

Toglia, J. P.(2011). A dynamic interactional model of cognition in cognitive rehabilitation. In N. Katz(Ed.), *Cognition, occupation, and participation across the life span: Neuroscience, neurorehabilitation, and models of intervention in occupational therapy*(3rd ed., pp. 161–202). Bethesda, MD: AOTA.

Toglia, J.(in press). Examiner guidelines for the Weekly Calendar Planning Test.

Toglia, J. P., & Cermak, S.(2009). Dynamic assessment of unilateral neglect. *American Journal of Occupational Therapy, 64*, 569–579.

Toglia, J. P., & Finkelstein, N.(1991). *Manual for the Dynamic Visual Processing Assessment*. Unpublished manuscript.

Toglia, J. P., Fitzgerald, K. A., O'Dell, M. W., Mastrogiovanni, A. R., & Lin, C. D.(2011). The Mini-Mental State Examination and Montreal Cognitive Assessment in persons with mild subacute stroke: Relationship to functional outcome. *Archives of Physical Medicine and Rehabilitation, 92*, 792–798.

Toglia, J. P., & Golisz, K. M.(in press). Therapy for activities of daily living: Theoretical and practical perspectives. In N. D. Zasler, D. I. Katz, & R. D. Zafonte(Eds.), *Brain injury medicine*(2nd ed). New York, NY: Demos Medical.

Toglia, J. P., Goverover, Y., Johnston, M. V., & Dain, B.(2011). Application of the multicontextual approach in promoting learning and

transfer of strategy use in an individual with TBI and executive dysfunction. *OTJR: Occupation, Participation and Health*, *31*, S53–S60.
Toglia, J. P., Johnston, M. V., Goverover, Y., & Dain, B.(2010). A multicontext approach to promoting transfer of strategy use and self regulation after brain injury: An exploratory study. *Brain Injury*, *24*, 664–677.
Toglia, J. P., & Kirk, U.(2000). Understanding awareness deficits following brain injury. *NeuroRehabilitation*, *15*, 57–70.
Tsang, M. H. M., Sze, K. H., & Fong, K. N. K.(2009). Occupational therapy treatment with right half-field eye patching for patients with subacute stroke and unilateral neglect: A randomized controlled trial. *Disability & Rehabilitation*, *31*, 630–637.
Turton, A. J., O'Leary, K., Gabb, J., Woodward, R., & Gilchrist, I. D.(2010). A single blinded randomised controlled pilot trial of prism adaptation for improving self-care in stroke patients with neglect. *Neuropsychological Rehabilitation*, *20*, 180–196.
Tzuriel, D.(2000). Dynamic assessment of young children: Educational and intervention perspectives. *Educational Psychology Review*, *12*, 385–435.
Ucok, A., Cakir, S., Duman, Z. C., Discigil, A., Kandemir, P., & Atli, H.(2006). Cognitive predictors of skill acquisition on social problem solving in patients with schizophrenia. *European Archives of Psychiatry and Clinical Neuroscience*, *256*, 388–394.
Unsworth, C.(Ed.).(1999). Introduction to cognitive and perceptual dysfunction: Theoretical approaches to therapy. In *Cognitive and perceptual dysfunction: A clinical reasoning approach to evaluation and intervention*(pp. 1–41). Philadelphia, PA: F. A. Davis.
Unsworth, C.(2007). Cognitive and perceptual dysfunction. In S. B. O'Sullivan & T. J. Schmitz(Eds.), *Physical rehabilitation*(5th ed., pp. 1151–1188). Philadelphia, PA: F. A. Davis.
Vallat, C., Azouvi, P., Hardisson, H., Meffert, R., Tessier, C., & Pradat-Diehl, P.(2005). Rehabilitation of verbal working memory after left hemisphere stroke. *Brain Injury*, *19*, 1157–1164.
Vanbellingen, T., & Bohlhalter, S.(2011). Apraxia in neurorehabilitation: Classification, assessment and treatment. *NeuroRehabilitation*, *28*, 91–98.
Vanbellingen, T., Kersten, B., Hemelrijk, B. V., Van de Winckel, A., Bertschi, M., Müri, R., . . . Bohlhalter, S.(2010). Comprehensive assessment of gesture production: A new Test of Upper Limb Apraxia(TULIA). *European Journal of Neurology*, *17*, 59–66.
van Heugten, C. M., Dekker, J., Deelman, B. G., van Dijk, A. J., Stehmann-Saris, J. C., & Kinebanian, A.(1998). Outcome of strategy training in stroke patients with apraxia: A phase II study. *Clinical Rehabilitation*, *12*, 294–303.
van Heugten, C. M., Dekker, J., Deelman, B. G., van Dijk, A. J., Stehmann-Saris, J. C., & Kinebanian, A.(2000). Measuring disabilities in stroke patients with apraxia: A validation study of an observational method. *Neuropsychological Rehabilitation*, *10*, 401–414.
Velligan, D. I., Diamond, P., Glahn, D. C., Ritch, J., Maples, N., Castillo, D., & Miller, A. L.(2007). The reliability and validity of the Test of Adaptive Behavior in Schizophrenia(TABS). *Psychiatry Research*, *151*, 55–66.
Velligan, D. I., Diamond, P., Mueller, J., Li, X., Maples, N., Wang, M., & Miller, A. L.(2009). The short-term impact of generic versus individualized environmental supports on functional outcomes and target behaviors in schizophrenia. *Psychiatry Research*, *168*, 94–101.
Velligan, D. I., Mueller, J., Wang, M., Dicocco, M., Diamond, P. M., Maples, N. J., & Davis, B.(2006). Use of environmental supports among patients with schizophrenia. *Psychiatric Services*, *57*, 219–224.
Verdoux, H., Monello, F., Goumilloux, R., Cougnard, A., & Prouteau, A.(2010). Self-perceived cognitive deficits and occupational outcome in persons with schizophrenia. *Psychiatry Research*, *178*, 437–439.
Viken, J. I., Samuelsson, H., Jern, C., Jood, K., & Blomstrand, C.(2012). The prediction of functional dependency by lateralized and non-lateralized neglect in a large prospective stroke sample. *European Journal of Neurology*, *19*, 128–134.
Voelbel, G. T., Goverover, Y., Gaudino, E. A., Moore, N. B., Chiaravalloti, N., & DeLuca, J.(2011). Assessment of impairment and activity of executive dysfunction in multiple sclerosis. *OTJR: Occupation, Participation and Health(special issue of Executive Functions)*, *31*, 30–37.
Wade, T. K., & Troy, J. C.(2001). Mobile phones as a new memory aid: A preliminary investigation using case studies. *Brain Injury*, *15*, 305–320.
Wang, M. Y., Chang, C. Y., & Su, S. Y.(2011). What's cooking?—cognitive training of executive function in the elderly. *Frontiers in Psychology*, *2*, 228.
Warren, M.(1981). Relationship of constructional apraxia and body scheme disorders to dressing performance in CVA. *American Journal of Occupational Therapy*, *35*, 431–442.
Warren, M.(1993). Visuospatial skills: Assessment and intervention strategies. In C. B. Royeen(Ed.), *AOTA self-study series: Cognitive rehabilitation*(pp. 6–76). Rockville, MD: AOTA.
Warren, M.(1998). *The Brain Injury Visual Assessment Battery for Adults*. Lenexa, KS: visABILITIES Rehab Services.
Webster, J. S., McFarland, P. T., Rapport, L. J., Morrill, B., Roades, L. A., & Abadee, P. S.(2001). Computer-assisted training for improving wheelchair mobility in unilateral neglect patients. *Archives of Physical Medicine and Rehabilitation*, *82*, 769–775.
Webster, J. S., Roades, L. A., Morrill, B., Rapport, L. J., Abadee, P. S., Sowa, M. V., . . . Godlewski, M. C.(1995). Rightward orienting bias, wheelchair maneuvering, and fall risk. *Archives of Physical Medicine and Rehabilitation*, 76, 924–928.
Weinberg, J., Diller, L., Gordon, W. A., Gerstman, L. J., Lieberman, A., Lakin, P., . . . Ezrachi, O.(1977). Visual scanning training effect on reading-related tasks in acquired right brain damage. *Archives of Physical Medicine and Rehabilitation*, *58*, 479–486.
Welfringer, A., Leifert-Fiebach, G., Babinsky, R., & Brandt, T.(2011). Visuomotor imagery as a new tool in the rehabilitation of neglect: A randomised controlled study of feasibility and efficacy. *Disability and Rehabilitation*, *33*, 2033–2043.
Wetter, S., Poole, J. L., & Haaland, K. Y.(2005). Functional implications of ipsilesional motor deficits after unilateral stroke. *Archives of Physical Medicine & Rehabilitation*, *86*, 776–781.
Wilhelm, O.,Witthöft, M., & Schipolowski, S.(2010). Self-reported cognitive failures: Competing measurement models and self-report correlates. *Journal of Individual Differences*, *31*, 1–14.
Willer, B., Ottenbacher, K. J., & Coad, M. L.(1994). The Community Integration Questionnaire. A comparative examination. *American Journal of Physical Medicine & Rehabilitation*, *73*, 103–111.
Wilson, B. A., Alderman, N., Burgess, P., Emslie, H., & Evans, J.(1996). *Behavioural Assessment of the Dysexecutive Syndrome*. Bury St. Edmunds, United Kingdom: Thames Valley Test Company.
Wilson, B. A., Clare, L., Baddeley, A. Watson, P., & Tate, R.(1998). *The Rivermead Behavioral Memory Test–Extended version(RBMT-E)*. Bury St. Edmunds, United Kingdom: Thames Valley Test Company.
Wilson, B. A., Cockburn, J., & Baddeley, A.(1987). *Behavioral Inattention Test(BIT)*. Bury St. Edmunds, United Kingdom: Thames Valley Test Company.
Wilson, B. A., Emslie, H. C., Evans, J. J., Quirk, K., Watson, P., & Fish, J.(2009). The NeuroPage system for children and adolescents with neurological deficits. *Developmental Neurorehabilitation*, *12*, 421–426.
Wilson, B. A., Emslie, H. C., Quirk, K., & Evans, J. J.(2001). Reducing everyday memory and planning problems by means of a paging system: A randomised control crossover study. *Journal of Neurology, Neurosurgery & Psychiatry*, *70*, 477–482.
World Health Organization.(2001). *ICIDH-2: International classification of functioning, disability and health*. Geneva, Switzerland: Author.
Wu, A. J., Radel, J., & Hanna-Pladdy, B.(2011). Improved function after combined physical and mental practice after stroke: A case of hemiparesis and apraxia. *American Journal of Occupational Therapy*, *65*, 161–168.
Ylvisaker, M., & Feeney, T. J.(1998). *Collaborative brain injury intervention*. San Diego, CA: Singular.
Zoltan, B.(2007). *Vision, perception and cognition: A manual for the evaluation and treatment of the adult with acquired brain injury*(4th ed.). Thorofare, NJ: Slack.

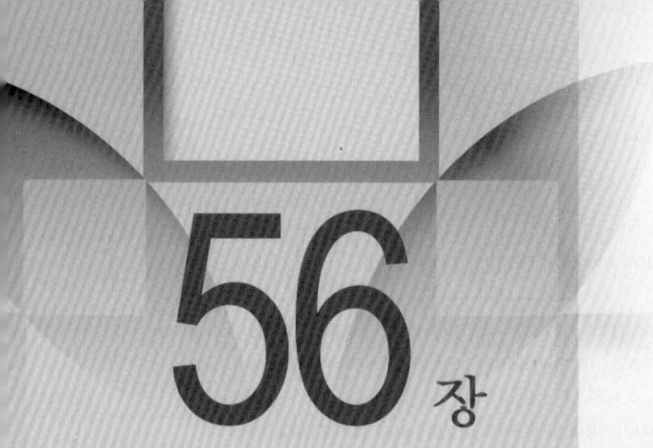

56장

감각통합과 처리

Sensory Integration and Processing

박수의 옮김

개요

학습목표

이 장을 학습한 후, 다음의 내용을 할 수 있을 것이다:

1. 학습과 행동에서 감각통합과 처리에 관한 의미 있는 부분을 묘사한다.
2. 감각통합이론에서 중심이 되는 개념을 확인한다.
3. 감각계에서 감각을 받고, 조직화하고, 감각을 사용하는 기전을 설명한다.
4. 각 감각계의 알림과 구분을 설명한다.
5. 감각통합 장애를 평가하기 위한 방법을 열거한다.
6. Ayres의 감각통합원칙을 정의한다.
7. 감각-기반 중재의 사용에 관한 설명을 한다.
8. 감각통합 적용 개념화와 일생에 걸친 다양한 질환과 관련된 것을 적용한다.
9. 작업수행 동안 감각과 감각처리의 기능적 능력의 유의한 기여에 관한 내용을 기술한다.
10. 감각통합이론을 사용하기 위한 이론적 기반과 작업치료에 관해 재인식한다.

감각: 외부와 연결하는 창

Sensation: Our Window on the World

감각은 모든 곳에 있다. 감각을 사용해서 무엇을 하든지, 어떻게 하든지 감각은 우리를 알게 한다. 감각은 우리가 무엇을 하든지, 어떻게 상호작용하든지, 집중 및 각성 상태, 우리 주변 세상에 관한 해석하는 능력에 영향을 미친다. 보통 말하는 감각의 통합과 처리과정은 작업, 참여, 건강과 직접적으로 연결된다. 이러한 개념은 작업치료사가 감각을 이해하는데 중요하다. 신체와 환경으로부터 어떻게 감각을 받고, 통합하고, 처리하는지; 사람과 사물 사이에서 매일 어떻게 작용하는지; 적응반응을 만들기 위해 감각이 어떻게 통합되고 처리되는지; 궁극적으로 감각처리와 통합이 원하는 활동에서 작업수행과 참여를 어떻게 지지하는지에 관한 것이다.

이론과 개념적 배경

Theoretical and Conceptual Background

감각통합이론과 실제는 A. Jean Ayres(1920-1988) 박사에 의해 개발되었다. 1960년대 작업치료사이자 교육심리학자인 Ayres는 감각통합처리의 기능장애로 인해 발생되는 장애를 인식했다(Ayres, 1968). 후에 사용된 감각통합 기능장애와 같은 용어이다(Ayres, 1979, 2005; Blanche Keiffer & Surfas, 2011). Ayres에 의해 시작된 감각통합은 이후에 행동을 관찰하고, 이를 신경생리학적 기반 하에 행동을 분석하고, 신경학, 생리학, 신경생리학 교육학 등의 학문을 바탕으로 이론적 배경을 발전시켰다. 계속적으로 조사하고 평가하고, 장애 유형에 대한 통계학적 분석을 이루었다(Ayres, 1972a, 1972b, 1974).

감각통합이론은 인간 발달, 기능, 작업 참여와 같은 감각처리에 영향을 미칠 수 있는 동적이고 생태학적인 이론이다. Sherrington(1951)과 같은 신경학자의 이론을 바탕으로 개발한 Ayres의 감각통합이론은 우리의 몸이나 주변에서 들어오는 감각정보를 적절하게 처리하여 환경에 효과적으로 행동할 수 있는 인간의 능력이다. Ayres의 감각통합 이론은 감각이 학습, 사회-정서 발달에 어떻게 영향을 미치며, 운동수행, 주의력, 각성을 유지하는 신경학적 과정에 어떻게 기여하는지 이해하는데 도움을 준다. 복잡한 발달을 이해하기 위해 동적시스템 이론이 도움이 되며(Smith & Thelen, 1993), 이러한 동적인 방법을 포함한 중재는 생애 전반에 걸쳐 변화를 일으킨다.(Bundy, Lane & Murray, 2002; Ikiugu, 2007; McLaughlin, Kennedy, & Zemke, 1996; Royeen, 2003; Schaaf et al., 2009 Roley, Blanche, & Schaaf, 2001).

Ayres가 출판한 감각통합과 아동 책에서는 부모님들이 감각통합 문제를 재인식해서 아이들에게 무슨 일이 일어나고, 무엇을 도와줄 수 있는지 이해하는데 도움을 줄 수 있는 내용을 담고 있다. 감각통합이론에서 중추신경계(CNS)와 신경학적인 부분이 작용하고 있음을 예측하고, 평가와 중재에 이러한 부분을 더 강화했다. 이러한 부분은 오늘날까지 이어지고 있다. *감각통합과 아동: 숨겨진 감각 도전의 이해*(2005)[1] 라는 책의 25주년 출판 기념에서 Ayres는 "정서적인 신경과학의 선구자"(Knox, 2005, p.171)인 "발달 이론가"(Schneider, 2005, p169), **"발달장애**(dermpraxia)에 관해 이해 하는 개척자"(Cermak, 2005, p175), "지각-운동 이론가"(Smith Roley, 2005, p.179) "인간의 행동과 신경학적 발달에 대해 예리한 관찰자"(Bauman, 2005, p.180)가 되어야 한다고 설명했다. 그녀는 임상적 신경과학에 대한 이해, 뇌 발달에서 경험의 중요성, 행동장애에서 촉각방어와 감각조절장애가 미치는 영향, 자폐아동의 감각 등록에 대해 연구하고 강조했다.

감각통합(sensory integration)이라는 용어는 작업치료 문헌에 국한되는 것이 아니다. 이 용어는 신경학적 과정과 중재적 접근을 위해 사용된다(Bundy, 2002; Mulligan, 2003). 신경생리학적으로 SI는 다중 감각정보의 비선형적인 처리과정이다(Rolls, 2004). 지각, 행동, 감정조절은 SI의 의미 있는 형태이다. Ayres는 용어를 구분하기 위해 Ayres 감각통합(ASI)라는 자신의 상표화된 용어를 사용했다(Smith Roley, Mailloux, Miller-Kuhaneck, & Glennon, 2007). 작업치료의 다양한 이론의 틀과 새로운 이론을 포함하여 감각처리와 감각통합이라는 용어를 모두 사용하기로 했다(Watling Koening & Davies, 2011). 이 장에서는 Ayres의 치료적 영역에서 이론의 틀에 근거하여 감각통합, 감각처리, Ayres 감각통합 중 광범위한 개념인 감각처리와 감각통합이라는 용어를 사용할 것이다(**그림 56.1**).

작업치료사는 보통 임상에서 감각통합을 사용한다. 작업수행과 참여에 불리하게 작용하는 감각통합 및 처리에 관한 이론적 평가 및 중재에 관해 가이드한다(Parham & Mailloux, 2010). 앞서 언급한 바와 같이 Ayres는 행동, 감정, 지각을 뇌에서 조절한다고 하여 신경과학에서 감각통합과 처리에 대한 근거를 찾고 이론상의 근거를 마련했다. 감각통합과 처리의 어려움은 아동이 진단을 가지고 있건, 없건 나타날 수 있다(GoldSmith, Van Hulle, Arneson, Schreiber, & Gernsbacher, 2006; Kinnealey & Fuiek, 1999; Kinnealey, Oliver, & Wilbarger, 1995; Reynolds & Lane, 2007; Smith Roley et al., 2001). 사실, 감각적인 문제는 자폐스펙트럼 장애, ADHD 아동에게 흔하게 나타난다(Bar-Shalita, Vatine, & Parush, 2008; Dunn & Bennett, 2002; S. J. Lane, Reynolds, & Thacker, 2010; Yochman, Parush, & Ornoy, 2004). 감각통합과 처리의 특별한 평가는 자연스러운 환경에서 장애의 심각도에 따라 각정, 집중력, 실행 궁극적으로는 작업수행과 참여에 관한 것이다.

SI 평가와 중재방법은 치료사가 다양한 곳(예, 병원, 학교, 클리닉, 지역사회기반)에서 다양한 대상자(예, 학습장애, ASD, ADHD, 정신건강장애)에게 사용한다. Case-Smith와 Miller(1999)의 연구에 의하면 95-99%의 작업치료사가

1) 이 장의 전반부에서, Ayres, 1979 및 Ayres, 2005는 Sensory Inte gration and Child를 참조한다.

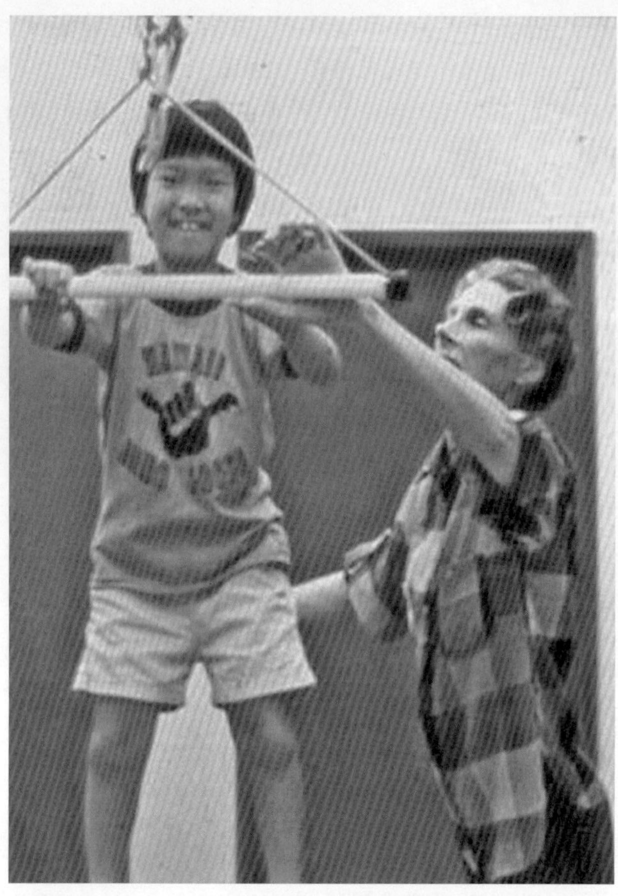

그림 56.1 Ayres 박사는 정밀한 평가를 통해 이론을 적용하고 놀이, 자기-동기화, 운동 참여으로 특징지어 진 감각 활동 중재를 가이드했다.

ASD 아동을 치료할 때 SI이론과 중재방법을 사용한다고 나타내고 있다. ASI 중재방법에 대한 근거는 구조 및 과정 엄격함을 바탕으로 변화하고 있다; 결과는 다른 중재와 마찬가지로 중재의 효과를 나타낸다. 그러나, May-Benson & Koomar(2010)의 체계적 고찰 연구에서는 감각 운동기술, 운동계획, 사회화, 집중력, 행동 조절, 읽기 관련 기술, 놀이의 참여, 개인적 목표 성취와 같은 모든 영역에서 긍정적인 결과를 보였다고 결론내고 있다(p. 403). 최근 치료 효과에 대한 근거는 ASI의 중재 원칙을 엄격히 고수한 것에 관한 내용이다(Pfeiffer, Koenig, Kinnealey, Shepherd, & Henderson, 2011; Schaaf, 2011). Schaaf, Benevides, Kelly와 Mailloux-Maggio(2012)의 무작위 대조연구를 위한 예비 연구에 의하면 ASI 방법의 충실한 적용은 안전하고, 실현 가능하게 치료사와 부모에게 받아들여지고 있다.

Ayres 감각통합: 이론적 명제

Ayres가 생각하는 5가지 기초적인 이론의 가설은 다음과 같다.

1. 중요한 것은 뇌의 발달 변화가 가능하다는 것으로, **신경가소성**(neuroplasticty)은 최근 성인 뇌에서 실제 일어나는 것으로 밝혀졌다(Buonomano & Merzenich, 1998; Cruikshank & Weinberger, 1996; Gross, 2000).
2. 대뇌피질 영역의 높은 수준의 명령과 피질하의 낮은 명령 사이에서의 상호관련성이 감각통합의 기초가 된다.
3. 감각통합 기능의 신경생리학적 발달은 기본적인 순서와 자연적인 순서대로 일어난다.
4. **적응반응**(adaptive response)은 "환경의 요구에 맞추어 행동을 조직화하는 능력이다"(Ayres, 1972a, p. 8). 그리고 중추신경계의 **피드백**의 결과로써 더 높은 수준의 통합을 촉진한다.
5. 도전에 직면하고 극복하려는 **내적동기**(inner drive)는 감각통합 발달을 촉진한다.

신경가소성 (Neuroplasticity)

피질을 조직화 하는 주요한 결정인자로써 경험을 높이 평가했던 Ayres의 판단은 오늘날 신경과학 분야의 기본이 되는 원리이다. 대뇌피질에서 경험에 의존한 가소성은 정신적 생활과 행동에서 학습에 지대한 영향을 미친다(Miller, 2000, 1067 쪽). Ayres가 뇌의 가소성을 연구했던 시기에 연구자들은 수정할 수 있는 뇌의 능력은 아동기 동안에는 강력하지만 발달상의 중요한 기간이 지난 후에는 상당히 제한적이 된다고 생각했다. 지금도 뇌는 전 생애를 통해 수정할 수 있는 능력을 가지고 있다고 알려지고 있다(Bear, Connors & Paradiso, 2006; Galvan, 2010; Gilbert & Wiesel, 1992; Kerr, Cheng, & Jones, 2011). 이러한 지식을 감안할 때, ASI 중재는 변경되고 있으며, 평생 동안 다양한 집단에 더 많이 사용된다(Smith Roley 외., 2001).

뇌의 조직화 (Organization of the Brain)

우리의 신경계는 끊임없이 폭발적인 감각을 받고 있지만 모든 감각이 대뇌에 도달하는 것은 아니다. 만약 대뇌에서 사람이 경험하는 모든 감각이 처리된다면, 생각하고 행동하는 것과 같은 높은 수준의 과제를 수행할 수 없을 것이다. 신경과학자는 뇌의 수직적 조직화에 대해 오랜기간 연구했다. Ayres는 높은 수준의 뇌의 영역 활성화를 위해서는 낮은 수준의 뇌의 활성화에 기인한다는 것을 이해했다(Ayres, 1972a, 1979, 1989, 2004, 2005). 시상과 피질을 향해 위로 올라가거나, 들어오는 많은 감각신호가 올라가기 전에 다른 뉴런은 실행을 약화시키거나(**억제**) 또는 실행을 강화시킨다(**촉진**). Ayres는 중추신경계의 자기조직화 과정으로써 억제와 촉진의 과정을 설명했다. 이와 같이 피질하 구조는 고위피질 수준이 작동하는데 필요한 정보의 동력으로 중요하다.

어떤 감각입력의 지각은 어떤 입력의 촉진과 다른 입력의 억제가 필요하다는 Ayres의 이해를 기초로 해서 그녀는 이 메카니즘을 통합시킬 수 있으며, 전체로써 뇌의 통합된 기능을 더 증진시킬 수 있는 중재를 고안하였다. 억제된 효과의 자극을 사용하는 것과 아동에게 적응반응을 이끌어 내는 것에 초점을 맞춘 과업의 사용은 중추신경계 조직화를 이끈 초기치료 원리로써 Ayres에 의해 제안되었다. 이 원리는 감각통합 접근을 사용하여 작업치료의 중심요소로써 오늘날에도 남아있다.

지금까지 능률적인 기능의 기초를 제공하는 피질하 구조의 역할에 대한 우리 평가에서 변화된 것은 없다. 그러나 현재 고위, 하위 뇌 수준 사이의 상호 간의 상호 의존에 더 큰 초점이 맞춰져 있다(Middleton & Strick, 2000; Wall, Xu, & Wang, 2002). 상위 수준 피질(특히, 시상)과 피질하 구조 사이 실행의 상호작용은 뇌의 자기조직화 과정에 더 기여한다. 이와 같이 뇌는 다감각정보에 의해 제공되는 것보다 더 깊은 의미를 전하는 상상력을 발전시킬 수 있다. 예를 들어, 둥글고(시각), 감귤냄새가 나고(후각), 표면을 약간 만져보면 우리는 오렌지라고 추측할 수 있다. 뇌에서 상호작용은 오렌지의 특성을 연합시키는데 기여한다.

Ayres는 적절한 다감각 활동의 치료적 사용은 감각통합을 증진시키기 위해 가장 효과적인 방법이라고 생각했다. 그녀가 생각한 것을 제시한 연구는 일반적으로 뉴런에 집중한 분리된 감각정보가 중추신경계 안에서 통합되고 여러 감각정보로부터의 입력은 반응이 가능하다고 제안했다. 이들은 수렴 또는 다중감각 뉴런으로 불렸고 몇 가지 다른 정보 유형의 협응에 대한 중요한 장소로 여겨졌다(Ayres, 1972a). 25년 전부터 교차방식 또는 다감각 수렴에 대한 많은 연구가 이루어졌고, 연구결과는 이 과정이 중뇌, 시상, 피질에 있는 장소에서 일어나는 것을 설명했다(Calvert, Spence, & Stein, 2004; Stein & Meredith, 1993). 모든 이러한 장소에서 교차방식 또는 다감각통합이 이루어진다.

한 다감각신경의 연구된 그룹은 superior colliculus (SC)이다(Alvarado, Stanford, Rowland, Vaughan, & Stein, 2009; Cuppini, Stein, Rowland, Magosso, & Ursino, 2011; Sparks & Groh, 1995; Wallace, Meredith, & Stein, 1993). 이 중뇌 구조는 시각 신경을 포함한 표층과 다감각과 일차 운동신경을 포함한 심층으로 구분되어 있다. SC에 대한 연구는 결합된 다른 감각으로부터의 신호, 적응적 운동 반응의 안내, 소리를 듣는 것과 시각적 근원 장소를 전환하는 것 같은 것으로 증명되었다(King & Palmer, 1985; Stein, Huneycutt, & Meredith, 1988; Stein & Meredith, 1993; Stein, Meredith, Huneycutt, & McDade, 1989; Wallace et al., 1993). 이 적응반응의 예로, 청각, 시각 자극이 근접한 시간, 공간 안에서 일어날 때 외부의 자극을 발견하고 식별하는 능력을 강화시킨다. 반대로 조화롭지 못한(예, 공간적으로 다름) 교차적 단서는 반응을 떨어뜨리고 반대적 효과를 갖게 할 수 있다 (Stein et al., 1989). 반응이 증가되거나, 저하되면, 감각정보 통합의 행동적 결과는 주의력의 변화와 밀접하게 관련되어 있다(Stein et al., 1989).

최근 Stein의 연구(2005)에서 대뇌피질은 Superior colliculus 수준에서 감각입력의 수렴을 조정하는 중요한 역할을 갖는다는 것을 제시하였다(Cuppini et al., 2011; Stein & Rowland, 2011). 대뇌피질에서 SC신경세포로 정보의 흐름이 일시적으로 활성화하지 않음으로써 반응 강화가 절충된다. 결과적으로 교차적 자극을 사용하는 능력도 절충된다. Ayres가 제시한 가설을 현재의 연구가 증명하고, 이는 다감각통합과정의 높은 수준의 적응이다. "서로 다른 감각 채널로부터 정보를 조합하는 것은 환경적 단서를 더 잘 탐색하고 규정하고 반응하는 것...감각통합은 지각과 행동에 중요하다 (Stein et al., 1989, p. 12).

반사적 방법으로 단순히 감각을 전달하는 것보다 일차적 감각경로가 사고와 계획뿐 아니라 주의, 각성, 예측과 관련하여 지속적으로 조정되고 있는 충동을 보내고 있다는 것을 인식하게 되었다. Eide가 주목한 것은 "감각계가 효과적으로 작용할 때, 교차적 방식이 우리의 반응, 환경과의 상호작용을 증진시킨다는 점이다. 그러나 감각계가 저반응적이거나 과반응적일 때(**감각방어**), 주의는 부적절하게 지시적이거나 산만해진다. Eide는 환경 적응과 적절한 감각전략에 초점을 둔 치료적 중재는 신체적 혼란함을 감소시키려는 아이들에게 적절한 중재로 아이들은 학습과 사회화에 초점을 맞출 수 있다고 제안하였다(p. 2).

20여 년간, 신경과학연구에서 알게된 지식은 감각정보가 (우리가 오렌지 같은 사물을 지각하도록 허락하는 것과 같은) 연속적이고 평행하게 분배된다는 것이다(Felleman & Van Essen, 1991; Pons, Garraghty, Friedman, & Mishkin, 1987; for review, see Mesulam, 1998). 뇌의 구조와 기능에 대해 이러한 분배과정 모델이 1972년에는 밝혀지지 않았지만, Ayres는 "뇌의 조직화가 같은 수준의 두 구조 사이에서 수평적일 뿐만 아니라 서로 다른 수준에서도 수직적으로 일어난다."고 적고 있다(p.27). Bundy와 Murray (2002)는 신경계 조직화 즉 대뇌피질과 피질하 구조 사이의 상호작용은 감각통합에 공헌하고 있다는 체계적 접근은 Ayres의 이론을 계승하는 것이라고 하였다.

발달적 진행

Ayres는 발달은 뇌가 경험하는 과정으로 보았다. "모든 아동의 뇌는 학습할 수 있도록 순서적이고 예측 가능한 상호 관련된 발달 과정에 따라가도록 디자인되었다"고 했다. 많은 자극을 주는 지지적인 환경에서는 아이들은 자신의 성장을 돕고 변화무쌍한 환경 문맥에 흥미를 보이는 감각과 운동 기억을 개발하며 성장할 것이다. Ayres는 이러한 발달이 일어나는 시기를 생후 7년으로 보았지만, 우리는 뇌가 전 생애에 걸쳐 발달하는 것을 알고 있다(Bear et al., 2006; Galvan, 2010; Gilbert & Wiesel, 1992; Kerr et al., 2011). 이 과정에서 중요한 점은 아동이 감각을 경험한다는 것이고, 들어오는 자극을 **지각**하도록 뇌가 조직화한다는 것이다. 자극이 경험되어지는 상황에 따라 아동은 감각입력에 집중하고 주의집중할 수 있다 [중추신경에서 **감각발견**(sensory detction); 아동의 행동에서 추론되는 감각등록]. 또는 감각입력이 의미가 없다면 자극은 무시될 수도 있다(중앙에서 억제되고 행동적으로 감각조절됨)(S. J. Lane, Miller, & Hanft, 2000; Miller & Lane, 2000). 예를 들어, 자전거를 타고 있는 아이는 타는 동안 시각과 청각 자극에 주의를 기울인다(감각등록). 반면 바람에 날리는 셔츠에 대한 느낌은 무시한다(억제). 아동의 뇌가 들어오는 감각을 효과적으로 조직화할 수 없다면 감각을 걸러내고, 집중하는 과정은 불충분할 수도 있다. 위의 예에서 아동은 셔츠의 움직임으로부터 들어오는 촉각 입력을 견딜 수 없고, 안전하고 기술적인 수행에 필요한 환경에서의 시각 청각 정보에 주의를 기울이기 힘들 것이다. 촉각 자극이 안전하다고 구별될 때 아이는 더 원시적 수준의 싸우거나 도망가는 반응(flight-or flight mode)에 남아 있다고 고려된다. 일반적으로 이러한 원시적 상태는 아동이 자신의 정서를 조절하고 뇌가 감각을 조직화하는 능력을 통해 이루어지는 기술과 정서의 발달은 저해한다(Ayres, 2005, p. 14).

적응반응 (Adaptive Response)

우리는 변화무쌍한 환경적 요구에 도전하여 적응반응을 만들어 내고 이를 통해 새로운 것을 배우거나 환경을 변화시키는 능력을 가진다(Ayres, 1972a, 1979, 2005). Spizer(1999)는 역동적 체계 이론의 자기 조직화 개념과 Ayres 박사의 감각통합이론의 적응반응 개념 사이의 일치하는 부분에 대해 논의하였다. 두 이론에서 개인의 즉각적이고 능동적인 조절을 통한 피드백은 뇌의 자기 조직화가 이루어질 수 있도록 한다(Ayres, 1979, 2005; Smith & Thelen, 1993). Ayres는 중재과정의 중요한 요소로 복잡성을 증가시키는 적응반응의 중요성을 강조하였다. 신경과학 연구에서는 비효율적인 **연접활동**(synaptic activity)이 감각정보의 통합을 잘 이루지 못하는 결과를 낳고, 아직 발달되지 않은 반응을 적절하게 유도하는 것에 초점을 두면 **연접기능**(synaptic function)이 강화된 것이라고 하였다(Ayres, 1972a; Katz & Shatz, 1996; Schlaug, 2001). 그러므로 운동 협응에 어려움을 가진 아동은 운동 과제를 수행할 때 적응반응의 문제가 명확하게 관찰된다; 그러나 이러한 문제는 감정조절, 인지, 상호작용에서도 나타난다. 예를 들어, 아동이 변신 장난감을 적절하게 변신시키지 못하는 것과 같이 운동과제를 계획하고 실행하는데 어려움을 가지면 아동은 좌절해서 장난감을 던질 것이다. 이러한 상황에서 적응반응은 아동이 높은 수준의 감정조절을 통해 장난감 변신을 도와달라고 요청하는 것이다.

Ayres는 자연스러운 놀이 환경에서 감각통합적 중재 전략을 구성했다. 아동이 자신의 신경계를 스스로 통합할 수 없다면 이를 위해 특별히 고안된 환경이 필요하다고 주장한다(Ayres, 2005, p. 141). 작업치료사는 감각통합적 접근을 위해 아동에게 풍부한 감각을 제공할 수 있는 활동과 자기를 조직화 하고 신체적 참여를 촉진할 수 있는 활동을 디자인해야 한다(Parham & Mailloux, 2010). 전형적인 감각통합적 접근은 중재를 제공할 수 있게 디자인 된 환경에서 제공하는 것이고, 집이나 학교에서는 자연스러운 환경에서 다양한 감각에 기반한 활동이 사용될 수 있도록 감각통합의 원리를 활용한 활동을 적용할 수 있다(Ruzzano, Smith Roley, & Mailloux, 2003). 만약 아동이 안전하게 움직이거나 점프할 수 있는 방이 없거나, 사물을 재배치 할 수 없다면 감각통합적 중재를 사용하기는 어려울 것이다.

내적 동기 (Inner Drive)

치료사는 참여를 지지하기 위해 감각통합적 변화를 끌어낼 수 있는 활동이나 환경을 제공할 수 있고 적응반응을 만들어내기 위해 스스로 조절하는 능력을 확인할 수 있다. 숙련된 반응을 도출하기 위해 아동의 참여를 이끌어 내려면 탐색적 동기가 필요하다. 더욱 성숙하고 복잡한 적응반응을 일으키고 조직화 하려면 아동이 과제에 즐겁게 참여하고 스스로 대처할 수 있다고 생각할 수 있어야 한다. 중재에는 2가지 중요한 개념이 있는데 하나는 **적당한 난이도**(just right challenge)의 개념으로 아동이 성취할 수 있는 수준을 약간 넘어서는 과제로 최대의 중추신경계 통합을 요구한다. 또 다른 개념은 아동이 스스로 조절하는 감각통합에 기초한 개념이다.

치료사는 아동이 스스로 도전할만한 활동을 선택하고 참여할 수 있도록 하는 것이 복잡한 적응반응과 점진적으로 통합된 감각통합의 발달을 이끌어 낸다는 것이다.

감각통합 및 처리의 다른 모델

이론을 개발하는 많은 사례와 같이 작업과학자나 작업치료사는 Ayres의 감각통합이론을 해석하고 중재할 수 있는 다른 모델을 개발시켰다. 다음의 3가지 이론에서 살펴보자.

Dunn의 모델

Dunn(1997a)은 검사도구인 감각력 면담에서 정의한 감각의 신경학적 역치와 행동적 반응 사이의 관계를 기반으로 한 모델을 제시했다(Dunn, 1999). 이 모델에서 **신경학적 역치는 반응**(행동적 반응은 관찰 가능한 반응)을 활성화시키는데 요구되는 감각자극의 강도와 지속 시간을 반영한다. 높은 역치를 가진 사람은 강한 자극이나 자극의 유지시간이 길 때 행동적 반응을 나타내고, 낮은 신경학적 역치를 가진 사람은 최소한의 감각자극에도 반응을 나타낸다.

Dunn(1999)은 행동적으로 수동적 또는 능동적 반응을 확인했다. 감각에 수동적으로 반응할 때는 강도나 유지시간이 변하지 않았다. 반대로 능동적으로 반응할 때는 더 높은 역치를 만족고 싶을 때는 능동적으로 감각을 찾고, 낮은 역치일 경우에는 감각적으로 회피하는 것이 나타난다. 예를 들어, Madeline이라는 아동은 청각에는 낮은 역치를 움직임에는 높은 역치를 나타낸다. 아동은 소리에 매우 민감해서 소리나는 곳으로부터 멀리 떨어져 있으려고 하거나, 귀를 막는 것과 같은 능동적 반응을 보이고, 놀이터에서는 움직임의 자극을 찾기 위해 매우 높이 그네를 타거나 매우 빨리 회전하는 것과 같은 능동적 반응을 보인다. 반대로 Madeline에게 스트레스를 감소시켜주는 것과 같은 소리에는 강도를 조절하려 하지 않는 수동적 반응을 보이고, 낮은 **각성**과 환경에 대한 인식 부족으로 움직임이 필요할 때는 움직임의 자극에 수동적 반응을 보인다. Dunn(1999)은 역치를 낮음에서 높음의 범위를 연속적으로 나타내고 이에 따른 행동 역시 매우 수동적에서 매우 능동적으로 나타냈다.

Dunn(1999)은 감각을 처리하는 4가지의 전략이 있다고 정의하고 있다(**표 56.1**). 낮은 등록은 수동적 행동반응과 높은 신경학적 역치를 나타낸다. 감각추구는 능동적 자기조절 전략과 높은 역치를 나타낸다. 감각 민감성은 수동적 행동반응과 높은 역치를 나타낸다. 감각회피는 능동적 자기조절 전략과 낮은 역치를 나타낸다.

Dunn(1999)은 이 모델을 통해 일상생활 수행에서 어떻게 감각처리의 문제가 생기는지 이해할 수 있는 가이드라인을 제시하고 있다. 최근 신경생리학적 연구에서 감각조절장애와 과잉반응에 대한 정신생리학적 과정을 확인하려는 연구가 시행되고 있다.

표 56.1 Dunn의 감각처리 모델

	수동 행동반응	능동 행동반응
높은 신경학적 역치	낮은 등록	감각 추구
낮은 신경학적 역치	감각 민감성	감각회피

Adapted from Dunn, W.(1999). Sensory profile. San Antonio, TX: Therapy Skill Builders.

Bundy와 Murray의 감각통합 모델

Bundy와 Murray(2002)는 Ayres의 감각통합 모델을 실행장애와 조절장애를 감각계와 연관시켜 확장했다. Ayres의 이론에서는 적절한 감각처리의 통합은 기능과 관계된다고 하고 있고, Bundy와 Murray는 행동과 관련된 감각통합의 문제와 조절, 실행과 연결된 감각통합의 문제를 구별시켰다. 이 모델은 관찰되는 행동보다는 감각계의 통합과 처리와 관련된 신경생리학적 관계에 기초하고 있다. 행동과 조절, 실행을 분리하므로써 이러한 장애의 징후를 더 명확히 하였다.

감각조절장애의 생태학적 모델

Miller, Reisman, McIntosh와 Simon(2001)은 감각처리의 생태학적 모델에서 외부(문화, 환경, 관계, 과제)뿐만 아니라 내부(감각, 감정, 집중력)적 차원에서 정의했다. 감각조절에 포커스를 맞춘 이 모델은 감각처리 감각통합과 처리장애를 가진 개인의 반응을 강조하며, 이를 이해하기 위해서는 개개인의 내적 외적 차원의 배경을 이해할 필요가 있다.

외적 차원은 사회적 관습과 기대(문화적), 신체적 감각적 주변 환경(환경), 타인과 의미 있는 상호작용(관계), 개인의 역량 및 바람(과제)를 포함한다. 내적인 부분은 과제를 완수하기 위해 필요한 능력이나 활동 레벨로 성공적인 상화작용(주의), 감정적 사인을 주고 받는 것과 정동 행동(감정)을 조절하는 것과 같은 환경에서 감각자극을 받는 것을 포함한다. Dunn(1999)의 정의에 의하면 내적인 면은 다양한 측면(예, 감각은 촉각, 전정감각, 고유수용성 감각, 시각, 청각, 후각 미각을 포함)에서 반응의 연속성을 반영한다. 그러나 밀러등(2001)은 개인에 따라 어느날은 과잉반응으로 다른 날은 과소반응으로 반응이 변동할 수 있다고 했다. 내적 외적인 면은 서로 상호작용하며 양방향으로 영향을 미친다.

이 모델은 감각처리, 감정과 주의 간의 상호작용과 개인의 다양한 요소 간의 상호작용을 강조한다. 감각을 조절하는데 어려움이 있는 사람은 타인이나 사물과 상호작용하는데 어려움을 느낄 것이다. 내적 외적인 면에서 하나 이상의 예측하지 못한 상황이 있을 경우, 자신의 반응을 조절하는데 어려움을 나타낸다. 예를 들어, 마트에 가면 다양한 자극(예, 소리, 빛 등)이 주어지는데 이때 어른들은 아이가 잘 따라오거나, 카트에 앉아있거나, 근처에 있을 것이라도 예측한다. 그러나 청각이 예민한 아이는 마트의 소리에 매우 빠르게 압도당하게 된다. 아이는 조용한 차로 돌아가고 싶어하고, 엄마는 장을 제대로 볼 수 없다. 여기서는 환경적(부모) 기대와 아동의 감각처리 능력 간의 불일치로 인한 문제로 볼 수 있다. 아이는 소리 때문에 귀를 막아 버리는데 이 때문에 엄마의 요구를 무시하고 꼼짝 않고 있기도 한다. 이러한 환경 간의 불일치 결과 과각성, 주의 산만 감정적 폭발(예, 별난 성격)의 원인이 되기도 한다.

감각처리 분류

Diagnostic Classification of Mental Health and Developmental Disorders of Infancy and Early Childhood, Revised(DC: 0-3R)과 발달 및 학습장애 연구회(ICDL, 2005)의 Diagnostic Manual for Infancy and Early Childhood에서는 2004년에 작업치료사 팀이 개발한 분류인 감각처리장애라는 용어를 반영하였다(Miller, Anzalone, Lane, Cermak, & Osten, 2007; Miller, Cermak, Lane, Anzalone, & Koomar, 2004). 장기적인 관심은 미국정신의학협회(APA)에서 발간하는 정신장애진단 및 통계편람(DSM-IV-TR)의 개정판에 감각처리와 관련 된 세부 분류를 하나 이상 포함시키는 것으로 하였다. 이 분류는 Ayres의 분류에 기반을 두고 있으나 저자는 이와 관련된 새로운 근거와 부가적인 부분을 포함하여 제시하고자 한다. 제안된 분류는 몇몇 이론가와 연구자들의 연구를 바탕으로 하였다(e.g., Ayres, 1972a, 1979; DeGangi, 2000; Dunn, 2001; Mulligan, 1998b). 다수의 사람들이 사용하는 용어는 환경과의 상호작용에서 감각을 처리하고 통합하는 것을 반영하여 분류하고 용어를 정의할 때 임상적 추론을 더할 수 있는 도구로 사용할 수 있도록 했다. 신경생리학적 감각통합 과정에서의 장애와 구분하고, ASI 이론과 중재에서 사용되는 감각-기반 처리라는 진단을 고려하여 감각처리장애(sensory processing disorder: SPD)를 제안하였다. 이 분류는 Ayres에 의해 제시된 개념을 재조직화 하였기 때문에 논쟁이 될 수도 있다 (**그림 56.2**).

이 분류에서는 SPD를 감각조절장애(SMD), 감각구별장애(SDD), 감각기반 운동장애(SBMD)로 나누었다. 각각의 분류는 다시 하위 분류로 나누었다. SMD는 감각과잉반응(SOR), 감각과소반응(SUR)과 감각추구로 나누어진다. 이는 어떤 감각계에서도 나타날 수 있다. SMD 분류는 Dunn(1999)이 제시한 사분면 표에서 등록 저하는 SUR로 감각 회피와 감각 민감성은 SOR로 제시했다. SDD는 감각지각 또는 구별(예, 시각 지각, 촉각 지각) 장애로 어느 감각계에서든 나타날 수 있다. Ayres(1971)도 SDD에서 촉각구별 저하, 시각지각 저하를 확인했다. 이 모델에서 구별은 조절과 운동장애에서 구별되며, 구별장애는 조절장애뿐만 아니라 SBMD에서도 보여진다. 예를 들어, 촉각구별 저하와 실행장애 간에 연결된 부분이 있다(Ayres, 1989; Mailloux et al., 2011; Mulligan, 1998a, 1998b, 2000). 하나 이상의

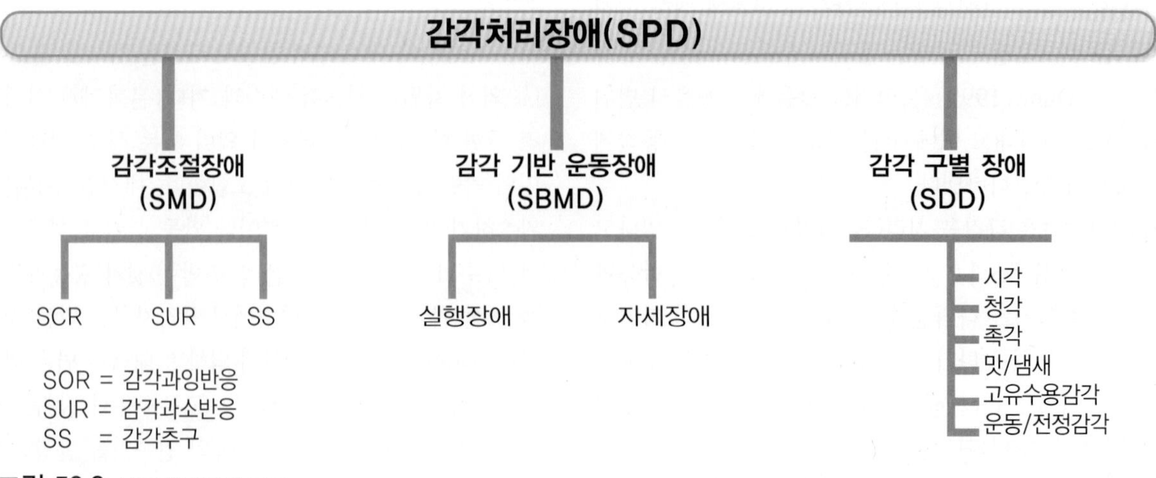

그림 56.2 감각처리장애 분류.

감각계에서 구별장애가 나타나면 SBMD를 고려하고, 조절 장애와 함께 나타날 수 있음을 잠재적으로 고려해야 한다. SBMD의 하위 분류로 실행장애와 자제장애로 나뉜다. 실행장애는 과거의 체성감각실행이고 자세장애는 전정양측통합 및 순서실행장애와 같은 용어이다. **체성감각실행과 전정양측통합 및 순서실행장애**는 1989년 Ayres가 제시했고, 2000년 Mulligan이 요인 분석했으며 2011년 Mailloux등이 다시 요인 분석하였다. 이러한 요인분석 연구 결과 감각통합장애는 체성감각 실행, 전정양측통합 및 순서실행 장애에 시각실행과 감각조절장애도 관련이 된다고 나타내고 있다. 이와 관련된 내용은 다음 장에서 다루고자 한다.

감각의 신경과학

Neuroscience of Sensation

사람에게 일관된 사람이다 감각의 섭취와 처리의 역학에 몇 가지 기본이 있지만, 감각처리 및 통합은 매우 개인적이다. 우리는 우리의 몸에서 우리 몸의 외부 이것이 우리의 개인 신경계에 미치는 영향에서 감각정보를 처리하는 방법을 우리는 환경에서 사람과 사물과 상호작용하는 방식을 크게 영향을 미친다. OT의 일부로써 SI 처리에 초점을 맞추고, 우리는 장애를 이해하기 위해 감각시스템 기능을 이해해야 한다.

감각처리과정

감각입력은 수용체에서 시작된다. 촉각의 감각수용체는 피부와 깊은 조직에서 이뤄지고, 고유수용성 자극은 근육, 힘줄, 관절에서 시작된다. 전정수용체는 내이의 전정기관의 유모세포이다; 청각수용체는 내이의 달팽이관에 존재하는 유모세포이다. 시각계는 간상체와 추상체 수용체를 통해 이뤄지고, 미각계는 미뢰에서, 후각은 냄새에 관련된 후각 섬모를 통해 이뤄진다. 이 각각의 수용체는 환경에너지(예, 망막의 간상체에서의 빛 에너지)의 특정한 형태를 CNS가 이해할 수 있는 환경에너지로 변경시켜 반응한다. 환경에너지를 신경학적 신호로 변환시키는 과정을 전달이라 부른다. 환경 정보의 전달은 뇌에서 해석된다.

수용체에 적용되는 신경전달의 기능 중 일부를 보면, 뇌와 중앙 처리에 이 정보를 전달하는 감각 또는 구심성 섬유는 우리가 행동에 감각의 영향을 이해하는데 도움이 된다. 다음 내용은 여러 신경과학 교재에서 수집되었다. 관심 있는 독자는 Siegel과 Sapru(2011), Patestas, Gartner(2006), 또는 Purves등(2012)의 연구를 참고하면 더 많은 정보를 얻을 수 있다.

각각의 감각 시스템 내에서 수용체는 자극을 받아들일 수 있는 다양한 범위이다. **수용 영역**은 하나의 감각신경이 자극을 받아들일 수 있는 범위이다. 일부 수용영역은 크고, 다른 부분은 작고, 일부는 중첩되기도 하며 큰 부분을 다루기도 하고 그렇지 않기도 하다. 몸에서 작게 겹치는 수용영역은 CNS에 정보를 전달하는 조밀한 신경 밀도 또는 감각수용체 및 감각(구심성)섬유의 무리이다. 따라서, 작은 수용영역은 제한된 영역에서 뇌가 정보를 받고, 여기에 연결된 많은 부분이 균형을 이루게 한다. 수용체와 구심성섬유의 고밀도와 결합 작은 수용영역은 최종 결과는 보다 상세하다. 촉각계에서, 예를 들어, 뇌는 터치의 위치를 검출하는 모든 활성 뉴런의 수용영역을 비교하고 받아들이는 영역의 밀도가 좁고 중첩이 많을 때 터치가 발생하는 경우 우리는 정확하게 알 수 있고, 덜 조밀하고 중첩이 작으면, 우리는 대략적인 부분을 알 수 있다. 우리는 코와 같은 고밀도 부분이 가려울 때, 바로 그 부분을 알 수 있지만, 등이 가려우면 우리는 정확한 지점을 찾기 위해 주변을 조금 더 느껴야 한다.

엄지 손가락의 일반적인 규칙을 살펴보면 감각시스템은 CNS에게 감각에 대한 두 가지 측면: 환경의 상태와 자극의 변화를 알리기 위해 설계되었다. 이러한 기능은 수용체의 **적응 속도**와 관련된다. 예를 들어, 촉각계의 수용체는 우리가 만지고 접촉하는 것에 대한 입력을 받고 있다. 이것들 중 일부는 피부를 만진 것에 대한 변화를 뇌로 정보를 제공하여 신속하게(빠르게 적응) 작동하도록 설계되어 있다. 또 다른 부분은 보다 일관된 방식으로 피부에 닿는 무엇인지 배경 정보를 뇌로 제공하고 오랜 기간 동안(천천히 적응) 유지하도록 설계되었다. 우리의 환경에서 사람과 사물과의 상호작용에 대한 기초로 이러한 입력의 조합이 필요하다.

신호 강도는 자극에 따라 다르다. 주변에서, 우리는 약간의 감각이 생성된 신경신호가 중추신경계에 도달하고 추가로 처리하는 것이 충분한 강도의 것을 찾을 수 있다. 다른 감각 입력은 충분한 강도에 도달하기 위해 합쳐지거나, 추가되어 CNS로 전송된다. 수용체 역치에 도달해야 반응이 일어난다. 합산된 부분은 시간적 공간적일 수 있다. **시간적 합산**은 제한된 강도의 자극이 제자극의 강도가 제자극의 강도"에 추가" 되도록, 연달아 반복한다. 임계값에 도달할 때까지 신호가 순방향 전송될 때 시간적 합산이 일어난다. 이건 누군가가 당신의 어깨를 톡톡 두드리는 것을 생각해보면, 처음에 살짝 두드리면 느끼지 못할 것이다. 그러나 만약 계속해서 충분히 빠르게 두드리거나, 역치를 넘어설 정도로 세게 두드리면 알아차리게 될 것이다.

공간적 합산은 여러 수용체의 활성화와 각 과정의 반응으로부터 흥분의 합산을 포함한다. 손가락 끝을 살짝 만지는 것과 끝을 핀으로 찌르는 것의 차이를 생각하면 된다. 손가락은 많은 표면 수용체를 활성화시킬 가능성이 있고, 수용체의 활성 합산이 역치에 도달하면 반응한다. 시간과 공간적 합산 둘다 뇌와 척수내에서 일어난다. 그리고 흥분 입력, 억제 입력 또는 이 둘 다의 조합의 합은 중추적이다.

감각수용체는 감각 또는 구심성 섬유와 붙어 있다. **섬유 직경**은 감각이 뇌에서 지각되는 속도에 영향을 미칠 것이다. 직경이 큰 섬유는 작은 섬유보다 빠르다. 섬유 직경은 우리가 밀크쉐이크를 빨대로 마실 때를 생각하면 된다. 밀크쉐이크를 마실 때는 빨대가 굵을수록 더 쉽게 마실 수 있을 것이다. 이는 밀크쉐이크의 이동 속도는 빨대의 굵기에 따라 저항을 덜 받기 때문이다. 신경섬유의 경우, 정보가 빠르게 이동하므로, 큰 섬유는 활동 전위의 이온 흐름 생성과 전판에 낮은 저항을 제공한다. 체성감각계에서 구심성 큰 섬유는 근방추체로 고유수용자극을 전달하고, 작은 신경섬유는 통증감각을 전달한다.

감각입력의 **습관화**는 반복된 노출에 따라 응답 강도의 감소로 정의된다. 세포수준에서 습관화는 뇌나 척수의 세포 내에서뿐만 아니라 말초수용체에서도 보여진다. 세포의 습관화는 주변 소리(부드러운 음악과 같은)에 집중을 더 이상 하지 않는 것과 같은 행동적인 부분을 반영한다. 습관화는 과제를 수행할 때 적절하지 않은 환경에서 감각을 무시하는데 도움을 주는 뇌의 필수적인 기능이다. 감각의 습관화 능력은 SI와 처리의 많은 부분에서 일어난다. 우리 중 일부는 집중을 할 때 배경 음악이 있어도 잘 집중할 수 있다; 이는 집중하기 위해 "백색 소음"에 습관화되었기 때문이다. 다른 사람들은 그렇게 할 수 없기도 한데, 이들은 집중하기 위해서 완벽히 조용한 환경이 필요하다.

반복되는 노출을 통해서 자극적 요소에 대한 반응을 점차적으로 증가시키는 것을 **민감화** 과정이라고 부른다. 이와 같은 과정은 가장자리와 중심 부분 모두에서 발생할 수 있다. 예를 들어, 만약에 당신이 반복적으로 팔 위에 나타난 발진을 문지른다면, 처음에는 단순히 문지르는 행위를 느끼지만, 나중에는 감각기가 반응을 크게 나타내면서, 문지르는 행위가 고통을 이끌어낸다. 중심 부분에서 발생하는 민감화 과정은 불안 및 외상 후 스트레스장애(PTSD) 등의 정신건강 장애와 관련이 있다. 두 가지 경우 모두에 있어서, 감각적 "촉발장치"와 관련하여 예상할 수 있는 수준 이상의 행동적 반응이 나타나는 것처럼 보인다.

확산(Divergence)이라는 것은 입력자료가 한 번에 여러 부분들에 영향을 미치도록 만들기 위해서 뇌의 여러 부분들에 감각과 관련된 입력자료를 보내는 뇌의 능력을 말한다. 사람이 위험에 처할 때, 가벼운 자극적 요소(예, 약한 연기 냄새)는 여러 활동들을 이끌어 낸다. 우리는 이와 같은 높은 활동수준을 투쟁도주반응(fight-or-flight response)이라고 부른다. 이와 대조적으로, **집중**(Convergence)은 여러 출처들로부터 자료를 수집하는 현상이다. 그것은 마치 뇌가 여러 감각기관들로부터 정보를 얻어서 확인 절차를 거치고, 확실한 내용을 전달하기 위한 입력자료가 충분히 갖춰져 있는 경우에만 조심스럽게 행동을 이행한다. 부분적인 자극적 요소들이 존재하는 경우에 집중을 통해서 우리는 부적절한 반응을 나타내지 않는다. 또한, 우리는 이와 같은 경우에 발생하는 모든 자극적 요소들에도 반응을 나타내지 않는다. 감각기관들을 통해서 뇌가 더 조직적인 반응을 나타낼 수 있도록 하기 위해서, 여러 감각기관들로부터 자료가 수집된다.

뇌는 흥분과 억제의 균형을 기반으로 자료의 입력과 출력을 조정한다. 이와 같은 개념들은 이번 장의 초반에 논의되었다. 지나치게 많은 흥분을 겪는 경우에 우리는 과도한 반응을 나타낸다. 그리고 지나치게 많은 억제를 겪는 경우에 우리는 우리 주위의 세상을 인지하지 못하며, 그 세상에 반응을 나타내지 못한다. 각 시냅스와 뉴런계 내에 존재하는 흥분 및 억제와 관련된 메시지들 사이에서 지속적인 절충이 발생한다. 입력자료가 뉴런 또는 다수의 뉴런들에 집중되는 경우에, 흥분 및 억제와 관련된 입력자료가 합해진 형태로 출력이 발생한다. 특정한 행동을 이행하기 위해서는 억제를 무시할 정도의 충분한 흥분이 발생해야 하며, 필요한 경우에, 흥분을 무시할 정도의 충분한 억제가 발생해야 한다. 감각계가 나타내는 동적 경과를 고려할 때, 우리는 전체적으로 뇌의 상호 보완적인 기능이 가지는 힘에 집중한다. 뇌의 몇몇 부분들은 집중력의 형성에 책임을 지며, 다른 부분들은 환경의 스캔에 책임을 진다. 이와 같은 감각계가 "균형 잡힌 모습"을 보이는 이유는, 뇌의 여러 부분들 사이에서 나타나는 흥분 및 억제 패턴 때문이다. 뇌의 외상이 전형적인 기능을 방해하는 경우에, 사람들은 유리현상을 경험한다. 이것은, 한 가지 기능이 뇌의 상호 보완적인 부분들에 대한 흥분 및 억제 통제에서 벗어나는 것을 의미한다. 유리현상이 나타나는 경우에 고조되거나 약화된 반응이 발생한다. 흥분 및 억제 사이에서 균형을 이루는 또 다른 방식은 **피드포워드**(실행 전에 결함을 예측하고 이행하는 피드백 과정에 대한 제어) 및 피드백체계를 통하는 것이다. 뇌는 연결점을 통해서 입력자료 및 반응을 "들을 수 있다." 이와 같은 과정을 통해서 뇌가 스스로를 모니터하도록 할 수 있고, 행동과 관련된 계획을 조정할 수 있다. 피드포워드 회로는, 입력자료를 더 높은 감각기관에 알리거나(즉, "주의 집중"), 감각과 관련된 더 강한 메시지를 전달하기 위한 억제 경로를 만들기 위해서(즉, "이것만을 인지"), 주된 감각 메시지보다 먼저 메시지를 전달한다. 피드백 회로는 반응의 강도를 조절하기 위해서 메시지를 다시 보낸다. 예를 들어, 당신이 행동을 완료하는 경우에 피드백이 발생하며, 그 행동이 당신의 목표에 도달하는데 있어서 얼마나 효과적이었는지를 뇌가 평가하도록 만든다. 피드백에 기반(행동-지각-행동)을 두고, 감각계는 메시지가 다음에 어떻게 전달되는지와 관련하여 변경사항을 반영한다.(예, "저 근육들을 조금 더 활용하고, 이 근육들을 조금 덜 활용한다.")

감각계: 접수, 처리 및 통합

감각은 신체의 내부와 외부에서 발생하거나, 신체의 특정한 위치 및 움직임을 기반으로 발생할 수 있다. 5개의 외수용성 감각들은 우리에게 외부 세계에 대한 정보를 제공해 주며, 시각, 청각, 촉각, 후각 및 미각은 사람들이 당면한 일에 활발히 관여하고, 환경 내에서 다른 이들과 적극적으로 관계를 맺도록 도와준다. 또한, 우리는 공간 내에서 차지하는 신체의 위치 및 공간을 통해서 나타나는 신체의 움직임에 대해 지속적인 정보를 가질 필요가 있다. 이와 같은 입력자료는 고유감각과 전정계를 통해서 제공된다. ASI 이론은 "숨겨진" 감각계(고유 감각 및 전정계)와 촉각계를 "동력을 제공하는 출처"로 강조하며, 이와 같은 신체 중심의 정보가 내부의 체계와 외부의 세상으로부터 제공되는 정보와 상호작용을 일으켜서 세상에 대한 "통합된" 인식 및 반응을 제공한다는 점을 제시한다. 이와 같은 "신체의 감각들"은 감각의 통합 및 처리 접근방식에 있어서 중요한 역할을 이행한다. 신체 중심의 감각들은 출생 시기에 가장 성숙한 모습을 나타내며, 초기의 발달 과정에서 중요한 역할을 이행한다. 시각 및 청각 등의 거리 감각을 포함하는 외수용성 감각은 CNS가 성숙해질 때에 크게 중요한 역할을 한다. 우리가 가지고 있는 미각 및 후각 등의 화학적 감각들은 비록 본질적으로 중요하기는 하지만, ASI 이론 측면에서는 크게 연구되지 않았다. 내부 감각수용기, 자기수용기, 그리고 외부수용기 사이에서 나타나는 다감각 상호작용을 고려할 때, 신체 내에서 발생하는 사건과 관련하여 감각정보를 제공하는 내부 감각수용기가 큰 관심을 받고 있다(Calvert, Spence, & Stein, 2004) .

신체감각: 촉각과 고유수용

신체감각은 당신의 신체 부분이 어디에 있고, 무엇을 하고 있는지에 대해 뇌에게 말해준다. 체성감각체계나 촉각 체계는 피부 수용기를 통해 어디까지가 당신 몸의 끝이고 어디서부터 외부 환경이 시작되는지 알려준다. 고유수용감각체계는 당신의 근육과 관절이 어디에 있는지를 말해줌으로써 공간에서 신체의 위치에 대한 부가적인 정보를 제공한다. 전정체계는 중력에 대해 어떤 관계에 있는지를 말해준다. 이것은 신체지도에 역동적 차원을 추가한다.

체성감각계: 촉각수용기에는 많은 형태가 있는데 다양한 수용기를 통해 뇌는 피부에 일어나는 일에 대해 정확하게 알 수 있다.

피부 감각수용 영역에 정교한 체계가 있는데 이것의 역할은 촉각의 경험을 밝혀내는 일이다. 수용영역이란 피부의 표면 위에 있는 국소부위로써 한 개의 감각 신경세포가 그 역할을 담당한다. 피부의 일부에서 수용영역이 많이 겹쳐진다. 일부 장소에서는 겹쳐지는 부분이 적은 편이다. 뇌는 촉각의 위치를 감지하기 위해 모든 활성 뉴런의 수용장소를 비교한다. 그래서 감각이 같은 장소에 중첩이 많이 되면 우리는 그 감각이 어디서 일어났는지 정확히 알고 적게 중첩되면 우리는 그 감각이 대략 어느 부위에서 일어났는지 정도만 구분할 수 있다. 몸의 감각뉴런들이 밀집된 부분이 가려울 때, 우리는 가려운 부분을 정확히 긁을 수 있고, 등이 가려울 때에는 가려운 곳을 찾기 위해 약간은 주위를 더듬어 찾아야 한다. 이러한 이유는 감각수용영역 때문이다.

촉각을 감지하는 수용기들이 우리 몸을 둘러싸고 있기 때문에 이들 감각신경세포들은 정보를 척수 내부와 위쪽으로 전달한다. 정보는 뇌간, 시상, 대뇌피질의 감각운동 영역, 즉 마루엽으로 이동한다. 전통적으로 신경과학자들은 이 체계를 후근과 전측면 체계로 분류했는데, 후근 부분은 압각과 고유수용감각을 담당하고, 전측면 부분은 가벼운 접촉, 통증, 그리고 온도 수용을 담당한다. 이제 우리는 이들 영역들이 일반적인 가이드 라인을 제공한다는 것을 이해하고 있으며, 개별적 경험들이 독특하다는 것을 인식하고 있다.

일반적으로 배척수 체계는 피부 표면과 근육 및 관절에 관한 구체적 정보를 제공한다.

신체의 몇몇 부분들에는 감각적 수용기들이 밀집되어 있다. 수용기의 밀도는 감각 homunculus에서 이 영역의 크기 내에 반영된다. 더 큰 주위 부분의 수용기 밀도는 감각 homunculu 내의 더 큰 영역과 유사한 모습을 나타낸다. 결과적으로, 비록 homunculus가 신체와 유사하기는 하지만, 그것은 균형이 안 맞는 모습을 나타낸다.

전외측계는 실제로 여러 경로들의 집합이라고 할 수 있으며, 가벼운 접촉, 고통, 그리고 온도에 대한 정보를 자극, 각

표 56.2 감각계의 각성/주의와 구별/지도

감각계	각성/주의[a]	구별/지도[b]
모든 감각체계	*예측 불가능:* 과제는 익숙하지 않음; 아이는 과제에서 일어날 감각경험들을 예측할 수 없다.	*예측 가능:* 과제에서 감각형태가 아동에게 익숙하다. 예를 들어, 기저귀를 가는 아이는 지금 무슨 일이 일어나고 있고 다음에 무슨 일이 일어날지 안다.
체성감각	*가벼운 접촉:* 피부에 부드러운 두드림; 간지럼(피부에 접촉되는 헐거운 옷) *통증:* 꼬집는 것, 날카로운 물체에 닿는 것, 작은 피부 표면에 가해지는 압력(팔걸이와 의자 사이에 피부가 끼일 때) *온도:* 뜨겁거나 차가운 자극(예, 차가운 음료, 뜨거운 음식, 차가운 손, 차가운 금속의자) *감각변수:* 과제수행 중 특성이 변하는 것(예, 옷 입기는 촉각 경험의 조합을 요구한다.) *짧은 기간 자극:* 짧게 두드리거나 접촉하는 것(예, 물 튀기기) *국소 체표면 접촉:* 신체 국소부위, 무엇인가를 만질 때 손가락 끝만 사용하는 것	*촉각 압력:* 피부에 묵직한 접촉(예, 끌어안기, 두드리기, 쥐기). 사람과 물체를 만질 때나 다른 사람이 당신을 만질 때 나타남 *긴 기간 자극:* 껴안거나 쥐기(예, 당신의 팔로 아이를 옮기는 것) *큰 체표면적 접촉:* 안거나 껴안기를 포함하는 넓은 신체 표면, 손바닥 전체로 컵을 쥐는 것도 포함
전정	*머리 위치 변화:* 아이의 머리에 대한 인식이 변함(예, 등을 대고 누워있는 아이를 끌어올려 앉힐 때) *속도 변화:* 움직임은 속도를 변화시킨다(예, 선생님은 휠체어에서 욕실로 아이를 밀어줄 때 다른 선생님과 이야기하는 것을 멈춤) *방향 변화:* 움직임이 행동하는 면을 바꾼다. 예를 들어, 아이를 바닥에 내려놓거나 무엇인가를 집기 위해 구부리는 것 *머리 회전 운동:* 호를 그리며 머리가 움직이는 것(빙글빙글 돌기, 한쪽에서 다른 쪽으로 머리를 돌리기)	*선형 머리 움직임:* 직선 방향으로 머리 움직임(위 아래로 점프, 휠체어에서 바닥으로 내려가기) *반복적 머리 움직임:* 단순한 순서로 반복하는 움직임
고유수용 감각	*빠른 신장:* 근육에서 당기는 움직임(예, 근육의 팽대부를 짧게 두드리기)	*긴장도 유지:* 지속적인 근육의 활동(예, 놀이하는 동안 무거운 물건을 사용하기) *근 긴장도 이동:* 근육에 지속적인 변화를 요구하는 활동(예, 걷기, 물건을 들어 올려 옮기기)
시각	*고강도:* 시각 자극이 선명하다(예, 맑은 날 창문을 내다보기) *고대비:* 주변 환경과 시각 자극 사이의 차이(예, 하얀컵 안에 크랜베리 쥬스) *다양성:* 과제수행 중에 특성이 변화하는 것(예, TV 프로그램은 변화하는 시각 자극이다.)	*저강도:* 시각 자극이 잔잔하다(예, 어두운 옷장에서 물건 찾기) *높은 유사성:* 시각 자극과 주변 환경 사이의 작은 차이(예, 베이지색 그릇 속 오트밀) *경쟁력:* 배경이 많은 것을 담고 있다(예, 쓰레기통, 게시판)
청각	*다양성:* 과제수행 동안 특성이 변화하는 것(예, 사람의 목소리에서 억양) *고강도:* 청각 자극이 크다(예, 사이렌, 라디오의 큰소리) *대비:* 환경이 순환하는 소리를 갖는다(예, 교실, 파티)	리듬: 소리가 간단한 순서나 비트로 반복된다. 대비: 자극이 항상 존재한다(예, 팬의 소음) *비경쟁:* 환경이 조용하다(예, 목욕을 위해 모든 것이 준비된 욕실) 경쟁: 청각 자극이 잔잔하다(예, 속삭임)
후각/미각	강한 강도: 맛과 향이 뚜렷한 특성을 갖는다(예, 시금치)	*중간 강도:* 맛과 향이 뚜렷하지 않거나 익숙한 특성을 갖는다(예, 밀로 만든 크림)

[a] 각성 / 경고 자극은 "주의"행동을 생성하는 경향이 있다. 개인주의는 자극에 대해 적어도 순간적으로 집중된다(일반적으로 진행 중인 행동을 방해 함). 이러한 자극은 신경계가 보호 반응을 필요로 하는 자극에 배향될 수 있게 한다. 어떤 경우에는 자극 자극이 기능적 행동의 일부가 될 수 있다 (예를 들어, 셔츠를 입음으로써 체세포 감각자극을 일으키는 것은 식별력 / 매핑 특성인 predic 표가 될 때).

[b] 차별 / 맵핑 자극은 개인이 기능적 행동을 지원하고 생성하는 데 사용할 수 있는 정보를 수집할 수 있게 해주는 자극이다. 이 정보는 신체와 환경(지도의 내용)의 공간적, 시간적 품질을 산출하며, 목적 지향적인 운동을 만드는 데 사용될 수 있다. 이러한 자극은 신경계에 더 조직적이다.

Dunn, W. (1991)의 허락을 받아 개정. sensorimotor 시스템 : 평가 및 개입을 위한 프레임 워크. F. P. Orelove & D. Sobsey (Eds.), 여러 장애가 있는 어린이 교육 : 한 분야에서의 접근 (제 2 판, 33-78 페이지). 볼티모어, 메릴랜드 : 폴 H. 브룩스.

표 56.3 통합된 중재 프로그램에 다양한 감각을 적용하는 이유

감각계	각성/주의	구별/지도
모든 감각체계	*예측 불가능:* 아동이 과제/활동에 흥미를 유지하도록 각성 수준을 끌어올리기 위함(예, 과제수행 동안 아동의 책상 위 물건의 위치 바꾸기)	*예측 가능:* 프로그램 순서나 두드러진 단서를 예측하는 아동의 능력을 확립하기; 기능적인 과제의 순서를 혼란스러워 할 가능성 줄이기 (예, 매번 기저귀 바꾸기)
체성감각	*가벼운 접촉:* 둔감한 아이의 각성 증가시키기(예, 까꿍 놀이 동안 아동 얼굴을 천으로 문지르기) *통증:* 무의식 상태로부터 깨우기, 무의식 상태에서 불쾌한 자극에 반응하는 능력 기르기(예, 손바닥이나 발바닥을 찰싹 때리기) *온도:* 자극을 알아차리도록 하기, 과제에 주의 집중하기(예, 숟가락으로 뜨거운 음식 먹거나, 빨대로 차가운 음료 마시기) *감각 변수:* 과제에 흥미나 주의를 유지하기(예, 컵 표면의 재질을 매일 새롭게 해서 아동이 컵을 알아차리도록 한다.) *짧은 기간 자극:* 과제수행 중에 각성 증가시킴 (예, 지시하기 전 아동의 가슴을 두드리기) *국소 체표면 접촉:* 특정 신체 부위에 주의를 집중 시킴(예, 먹기 과제 전 손끝으로 입술 주변을 두드림)	*촉각 압력:* 신체 부분과 위치의 인식을 확립하고 유지하기; 과자극된 아동을 진정시키기(예, 꽉 안아준다.) *긴 기간 자극:* 아동이 자극에 익숙해지고 편안해질 수 있게 함; 기능적 기술에 자극을 동원함(예, 용기를 집어 들고 내용물을 쏟아 냄) *큰 체표면적 접촉:* 신체부분과 위치의 인식을 확립하고 유지하기; 과자극된 아동을 진정시키기(예, 담요로 아동을 단단히 말아준다.)
	머리 위치 변화: 활동에 대한 각성을 증가시킴 (예, 웨지에 엎드린 자세를 취함) *속도 변화:* 기능적 과제에 충분한 주의를 유지한다(예, 새로운 과제를 수행 중에는 진행속도를 다양하게 함) *방향 변화:* 기능적 과제에 대한 각성 수준을 끌어올린다(예, 과제수행을 위해 책상에 앉기 전에 아동의 팔을 잡고 앞 뒤로 움직여 준다.)	*선형 머리 움직임:* 공간에서 신체 인식을 확립하도록 지지함(예, 고정된 자세에서 방 주변을 탐색하도록 유도한다.) *반복적 머리 움직임:* 예측 가능하고 조직화된 정보를 제공한다; 과자극된 아동을 진정시킨다(예, 아동을 흔들어 준다.)
고유수용 감각	*빠른 신장:* 기능적 과제수행을 위해 부가적인 근육 긴장을 일으킨다(예, 쥐기에 대한 신체적 안내를 제공하기 위해 저긴장성 근육을 두드려 준다.)	*긴장도 유지:* 근육이 이완되고 늘어나도록 해서 신체부분이 기능적으로 최적의 자세를 취하게 할 수 있다.(예, 물건을 조작하는 동안 근육을 꾹 눌러준다.) *근 긴장도 이동:* 안정성과 가동성을 포함한 기능적 움직임을 만든다 (예, 지지하고 위로 손 뻗기; 손 뻗어서 숟가락으로 퍼서 입으로 가져간다.)
시각	*고강도:* 물체를 알 수 있는 기회를 증가시킨다; 과제에 대한 각성을 깨운다(예, 조작 과제에서 호일로 블록을 싼다.) *고대비:* 물체를 찾거나 그것에 주의를 유지할 가능성을 높인다(예, 쥐기 활동에서 흰 종이 위에 건포도를 올려둔다.) *다양성:* 과제에 흥미와 주의를 유지한다(예, 공 안에 움직이는 조각이 들어있는 투명한 공을 굴리고 잡는 놀이를 한다.)	*저강도:* 시각 자극이 다른 또렷한 물체와 섞이는 것을 허용; 특징이 덜 명확하기 때문에 탐색 행동을 시작하기(예; 방 뒤쪽에 아늑한 자신만의 공간을 찾기) *높은 유사성:* 식별 능력을 증진시키기; 자연스럽게 발생하는 과제수행 기술을 개발하기(예, 베이지색 그릇에서 사과소스 퍼내기) *경쟁력:* 탐색기술을 촉진시키기: 자연스런 생활환경에서 참을성을 증진시키기(예, 장비보관함에서 올바른 도구를 꺼내기)

표 56.3 통합된 중재 프로그램에 다양한 감각을 적용하는 이유 (계속)

감각계	각성/주의	구별/지도
청각	*다양성:* 과제에 대한 흥미와 주의를 유지하기(예, 스위치를 켜고 라디오 스테이션 놀이를 한다.) *고강도:* 사람과 사물을 알아차리도록 자극한다. 과제수행에 적당한 각성을 만든다(예, 아동이 자극의 위치를 찾아내도록 벨을 울린다.)	*리듬:* 환경지각을 위한 예측 가능한 정보를 제공하거나 정보를 조직화하기(예, 아이를 재우는 동작 중에 자장가 부르기) *대비:* 환경지각에 근본적인 자극을 제공하기, 특히 다른 감각체계(시각, 전정감각)이 정보를 제공하지 않을 때 중요함(예, 아동은 자신의 교실을 선풍기 소리를 통해서 인식하고 차분해진다.) *경쟁:* 또렷한 자극의 차이를 촉진시키기; 자연스런 생활환경에 대한 참을성을 증진시키기(예, 아이들이 자신의 이름이 불리워질 때 돌아보는 것을 배운 후에 바쁜 교실 안에서 활동을 한다.)
후각/미각	*강한 강도:* 과제에 대한 각성을 자극한다(예, 점심에 아동은 스파게티소스 냄새를 맡는다).	*비경쟁:* 새롭고 어려운 기술을 배우기 위해 주의를 촉진하기, 자극되었을 때 아동을 진정시키기(예, 발성법을 익히기 위해 아이를 조용한 방으로 데리고 간다) *저 강도:* 다른 또렷한 특징과 청각 자극이 섞이는 것을 허락하기; 자극이 명확하지 않기 때문에 탐색행동을 시작한다(예, 아동에게 정상적인 소리 크기로 지시를 준다). *중간 강도:* 탐색행동을 촉진시키기; 자연스럽게 발생하는 활동을 촉진시키기(예, 점심밥의 냄새가 뚜렷하지 않으면 아동은 질감이나 색깔로 알아채도록 격려된다.)

Adapted with permission from Dunn, W.(1991). The sensorimotor systems: A framework for assessment and intervention. In F. P. Orelove & D. Sobsey(Eds.), Educating children with multiple disabilities: A transdisciplinary approach(2nd ed., pp. 33–78) Baltimore; MD: Paul H. Brookes.

슥, 그리고 정서 조절에 책임이 있는 뇌의 영역들에 전달한다(Patestas & Gartner, 2006). (예제를 위해 **표 56.2**와 **표 56.3**을 참고할 필요가 있다.) 이와 같은 입력자료는 척수로 이동하고, 그곳에서 뇌간의 망상체, 변연계의 영역, 그리고 기타 뇌간의 영역으로 이동한다. 망상체는 뇌의 일반화된 자극에 책임이 있다. 그래서 이와 같은 연결은 명확한 모습을 보이기보다는 분산된 모습을 나타낸다. 다른 영역들로의 이동을 통해서, 감정의 유의성이 감각에 부여된다. 이와 같은 연결은 따뜻한 포옹을 통해서 우리가 얻는 차분해지는 느낌과 우리가 피부 위에서 무엇인가가 기어가는 것을 인식할 때에 가지게 되는 깜짝 놀람이나 불편한 감각 등의 기반이 된다. 전외측의 입력자료는 사람들이 참여를 위한 더 많은 자극을 필요로 할 때에 중요하다고 할 수 있고, 사람들이 이미 불안함을 느끼거나 고조된 반응을 나타내는 경우에 피해져야 하는 입력자료라고 할 수 있다.

또한, 중요하다고 할 수 있는 것은, 자기수용성 입력자료가 소뇌로 이동하는 사실이다. 소뇌는 고유 감각이 상위 뇌중심 부위에서 처리되기 이전에 그것을 직접적으로 수령한다. 이와 같은 처리 이전의 감각입력자료는 소뇌가 운동 동작을 매우 정확하게 조직할 수 있도록 만든다. 소뇌는 실제로 벌어지는 일(근방추와 GTO로부터 제공되는 입력자료)을 기반으로 필요한 내용을 조절하며, 이것으로 인해서 우리가 정확하게 움직임을 계획할 수 있게 된다. 또한, 소뇌는 제안되는 움직임에 대한 계획과 관련하여 뇌로부터 필요한 정보를 얻고, 해당 계획을 감각과 비교하여, 조정이 반드시 발생해야 하는지의 여부를 결정한다. 우리가 행동을 보여주기 이전에 해당 계획을 소뇌가 미세하게 조정하기 때문에, 우리는 올바른 단계를 밟을 수 있게 된다. 소뇌와의 연결은 공간 내의 위치를 아는데 있어서 중요하다고 할 수 있다.

전정계. 전정계 수용기는 "특별한 수용기"로써 분류된다. 전정계는 중력과 움직임을 감지하는 장치로써 기능을 발휘하며, 공간 내에서의 방향, 균형 및 평형, 그리고 머리와 눈의 움직임을 조정하는데 있어서 책임이 있고, 공간을 통해서 조정된 움직임을 나타내도록 만든다. 전정미로라고 불리는 것은 두 부류의 수용기 구조를 포함한다.

전정미로는 두 집단의 수용기 구조를 포함한다. 첫 번째 집단에는 흔들기, 돌리기 및 굴리기와 같은 각이 진 움직임에 대응하는 반고리관이 포함되며, 두 번째 집단에는 뛰어오르기와 달리기 등을 통해서 발생하는 것처럼, 중력 및 선형적인 가속과 관련된 정적인 머리의 위치에 대응하는 이석 기관이 포함된다. 전정계 내에 포함되는 수용기에는 유모세포가 있다. 이 세포는 세포의 위에 튀어나온 부분(머리카락)이 구부러진 경우에 활성화된다. 머리를 회전시키는 동안에 반고리관을 통해서 액체를 움직이거나, 유석 기관 내에서 유모세포가 돌출된 세포막을 이동시키는 것으로, 머리카락이 구부러진다. 우리는 유모세포가 구부러진 방향을 기반으로 움직임의 방향을 파악할 수 있다. 이와 같은 구조는 방향, 각도, 그리고 움직임의 속도를 기록하며, 특히 머리의 위치에 주의를 기울인다(Purves 등, 2012).

전정계는 감각정보를 뇌간 내에 위치한 전정핵 및 소뇌에 직접 보낸다. 중요한 점은, 전정핵이 양방향 전정 입력자료와 더불어 시각계 및 체성계로부터 정보를 수령해서, 이와 같은 핵이 중요한 통합 중심점이 되도록 만든다는 것이다(Pur ves 등, 2012). 전정핵으로부터 배출되는 자료는, 눈의 움직임을 조정하는 뇌간 및 중뇌, 머리의 위치를 바로 잡는 반사작용과 관련된 역할을 이행하는 목의 운동신경세포, 그리고 체위 조정과 관련된 역할을 이행하는 몸의 신근 운동신경세포로 이동한다. 우리는 이와 같은 연결점으로 인해서 머리가 흔들거리는 인형처럼 세상을 바라보지 않는다. 대신에, 우리는 안정된 시계 내에서 머리와 몸, 그리고 눈과 머리의 움직임을 조정할 수 있다.

전정계와 시각계의 상호작용은 머리와 몸이 움직일 때에 안정된 시각계를 유지할 수 있다. 등심을 위한 운동신경이라고 할 수 있는 뇌신경 III, IV 및 VI는 눈과 머리의 움직임을 조정하는데 있어서 도움을 제공하는 복잡한 전정 투영을 수령한다. 머리의 위치 및 눈의 위치는 서로 협력해서 공간 내에 위치한다. 이와 같은 연결을 통해서 우리는 우리의 눈이 움직이는지, 우리의 머리가 움직이는지, 또는 세상이 움직이는지의 여부를 결정할 수 있다. 멀미를 느끼는 사람들은 이와 같은 잠재적인 문제를 해결하는데 있어서 더 큰 어려움을 겪을 수 있다.

소뇌로 전달되는 전정계 입력자료는 자기수용 입력자료와 함께 이 구조에 머리와 몸의 움직임으로부터 지속적으로 전달되는 감각입력자료를 제공하며, 결과적으로 체위 조정에 기여한다. 체위 조정은 인간의 행동에 대한 기본적인 구성 요소이다. 비록 체위 조정을 운동 조작으로 생각하는 것은 쉽지만, 체위 조정이 정확한 감각입력자료를 기반으로 구축된다는 점을 기억하는게 중요하다. 때때로, 저조한 체위 안정성은 근육의 쇠약 또는 저조한 생체역학적 위치선정에 의해서 초래된다. 하지만, 정확하지 않거나 신뢰할 수 없는 감각입력자료로 인해서 체위 조정을 만들어내는 것이 불가능해질 수도 있다. 감각의 통합 및 처리와 관련된 장애로 인해서 문제가 발생하는 경우에, 감각기반의 전략적 개입을 통해서 체위 조정이 개선되도록 해야 한다. 체위 조정이 없다면, 다른 모든 행동들은 제대로 조정되지 않는다. 그 이유는, 움직임을 이행하는데 기반이 되는 안정성이 존재하지 않기 때문이다. 감각계는 일이 진행되는 동안에 무언의 조력자로써 역할을 이행하며, 의도적인 움직임을 구축하는 기반을 만들어낸다(Horak, Henry, & Shumway-Cook, 1997).

전정핵의 하행 투영은 척수의 경부 부위 내에서 운동신경과 연결된다. 이와 같은 투영은 반고리관에서 시작되며, 회전 움직임이나 각이 진 움직임이 이행되는 동안에 머리의 위치를 조정한다. 타원낭이라고 알려진 이석기관에서 시작하는 다른 하행 투영은 몸의 신근과 관련된 운동신경을 직접적으로 활성화시키고, 몸의 굴근과 관련된 신경세포를 간접적으로 억제하면서, 중력과의 관계에서 나타나는 변화에 대응하여 강한 체위 확대에 도달한다. 이와 같은 연결은 곧은 자세와 균형을 유지하는 우리의 능력에 있어서 중요하다고 할 수 있다(Purves 등, 2012). 또한, 전정계는 시상 및 피질로 투영된다. 전정 입력자료에 대응하는 피질 세포는 자기수용 입력자료와 시각적 입력자료에도 대응하며, 이와 같은 사실은 공간 내에서 몸의 방향을 잡거나, 공간을 통해서 움직임을 나타내는 과정에서의 역할을 반영한다.

외수용: 시각 및 청각

시각과 청각은 우리 주위의 세상에서, 그리고 멀리 떨어진 곳에서 발생하는 사건 및 물체에 대한 인식이 가능하도록 만든다. 이와 같은 감각들은 시간 및 공간적인 측면에서 우리 주위에 있는 물체와 사람들에 대해 우리에게 알려주고, 음성언어 및 비음성언어에 크게 기여한다. 시각계는 크게 복잡한 모습을 나타내며, 크기, 형태, 색깔, 그리고 위치 선정 등과 관련된 정보를 제공한다. 청각계는 거리, 강도, 그리고 범위와 관련이 있다. 이와 같은 감각들은 화학물질 및 몸의 다른 감각들과 협력하여 우리가 우리의 몸이 환경적 수요에 대응하여 무엇을 이행할 필요가 있는지를 이해하도록 도와주기 위해서 우리가 있는 장소에 대한 위치를 제공한다.

시각계. 시각계는 우리가 속한 세상 내에서 나타나는 공간적 관계를 파악하는데 책임이 있다. 수용기는 차이(가장자리) 및 움직임을 파악하는 탐지기로써의 역할을 이행한다(Purves 등, 2012). 수용기 세포는 간상체와 추상체를 구성한다. 간상체는 흐릿한 조명이 비춰지는 경우에 활동적인 모습을 나타내며, 추상체는 밝은 조명이 비춰지는 경우에 활동적인 모습을 나타낸다. 형태와 공간은 초점과 시각적으로 주위에서 나타나는, 차이 사이의 비교를 기반으로 이와 같은 수용기에 의해 정의된다. 흐릿한 조명 아래에서 활동적인 모습을 나타내는 간상체는 우리가 우리의 시각적 세상을 정의하도록 주위의 빛을 이용하도록 만든다. 흐릿한 세상에서, 우리는 무엇인가를 볼 수 있지만, 그 대상의 모습이 정확하지는 않다. 그 이유는, 간상체가 특정성과 민감성을 교환하기 때문이다. 반면에, 추상체는 높은 수준의 예리함을 통해서 밝은 환경 내에서 색깔을 인지하도록 만든다. 우리의 전체 시각 환경을 파악하기 위해서, 눈은 시각적 환경을 살피고, 윤곽과 색깔을 받아들이며, 이 정보를 통합을 위해 뇌에 보낸다. 이와 같은 빠르고 지속적인 눈의 움직임 또는 신속운동이 없으면, 시각적 장면은 "일시적으로 사라질 수 있다."

움직임에 대한 탐지는 기본적인 시각적 기능이며, 가장 오래된 시각적 능력이라고 할 수 있다. 환경 내에서의 움직임은 시야를 끌고, 탐지를 향상시킨다(Siegel & Sapru, 2011). 자동차 열쇠를 잘 찾을 수 있도록 그것이 꿈틀거리기를 바랬던 적이 있는가? 우리는 사물이 움직이기 시작하면 그것을 더 잘 볼 수 있다. 그리고 시각계에 있어서, 물체의 움직임은 시각과 관련하여 중요하다고 할 수 있다.

망막으로부터 뇌로의 투영, 즉 간상체와 추상체의 위치에 대한 파악은 시신경으로부터 시작된다. 각 시신경 내의 섬유는 시신경 교차점에서 교차하며, 시신경구에서 정보를 왼쪽 시계에서 오른쪽 시계로 이동시키기 위해서 합쳐진다. 시신경구는 양쪽 눈의 섬유를 포함한다. 왼쪽 시신경구의 섬유는 정보를 오른쪽 시계로부터 전송하며, 오른쪽 시신경구의 섬유는 정보를 왼쪽 시계로부터 전송한다. 이와 같은 집중되고 다시 조직되는 섬유의 패턴은 뇌손상이 발생하는 경우에 특정한 시각적 손실로 이어진다. 작업치료사는 특정한 손상을 겪는 사람들이 어떤 기능적인 문제를 겪을 수 있는지에 대해 가설을 세울 수 있도록 하기 위해서 이와 같은 패턴을 이해해야 한다. 예를 들어, 왼쪽 눈을 이용하지 않고(어떤 상황인지를 파악하기 위해서 왼쪽 눈을 감아 본다), 사람은 왼쪽 부분에 시각적 입력자료를 완전하게 포착할 수 없다. 오른쪽 눈의 시각적 범위는 왼쪽 눈 앞의 공간 일부를 포함할 수 있다. 그래서 왼쪽에 대한 모든 시야를 잃지 않는다. (**그림 56.3** 참고)

다른 감각계와 마찬가지로, 시각적 정보는 시상 및 일차 시각 피질에 투영된다. 여기에서, 우리는 시각적 방향, 움직임, 방위 및 속도 등에 대한 기본적인 정보를 처리할 수 있다. 여기에서 시작해서, 시각적 정보는 시각령의 다른 영역들 내에서 추가적으로 처리되며, 전두엽 피질로 이어지는 두 경로들(등과 배)을 따라서 "흘러간다." 두정엽을 통해서 지나가는 등의 경로는 움직임에 대한 탐지와 관련이 있다. 이와 같은 투영은 환경을 탐색하고, 물체를 따라서 눈의 움직임을 나타내며, 공간을 통해서 물체가 움직이는 경우에 해당 물체를 해석할 수 있는 우리의 능력 측면에서 중요하다고 할 수 있다. 측두엽을 통해서 투영되는 배의 경로는 색깔 및 형태에 대한 인식 측면에서 중요하며, 흥미롭게도 얼굴 인식 측면에서도 중요성을 나타낸다(Purves 등, 2012).

OT 실무자들은 시각적 운동 기능에 대한 전문지식을 갖추고 있는 것으로 알려져 있다. 안구운동 능력, 시지각 능력, 그리고 시각적 운동제어 능력 등을 포함하는 시력의 여러 구성요소들이 나타내는 복잡성에 집중하는 것으로 치료사는 시각적으로 관련이 있는 기술 및 능력의 발달을 뒷받침하는 최상의 전략을 결정할 수 있다. 시각계는 차이의 부족(예, 명확하지 않은 동종 환경)과 크게 바쁜 환경(예, 잡동사니 서랍의 내용물) 등의 문제를 나타낼 수 있다. 이와 같은 사실을 아는 상태에서, 치료사는 중요한 단서를 탐지할 수 있는 가능성을 증가시키기 위해서 시각적 환경의 차이에 집중한다. 예를 들어, 우리는 흰색 종이와 문방구류를 강조하기 위해서 작업대 위에 어두운 색의 천을 올려 놓는다. 또한, 우리는 특정한 사물이 필요한 경우에 그것을 찾을 가능성을 증가시키기

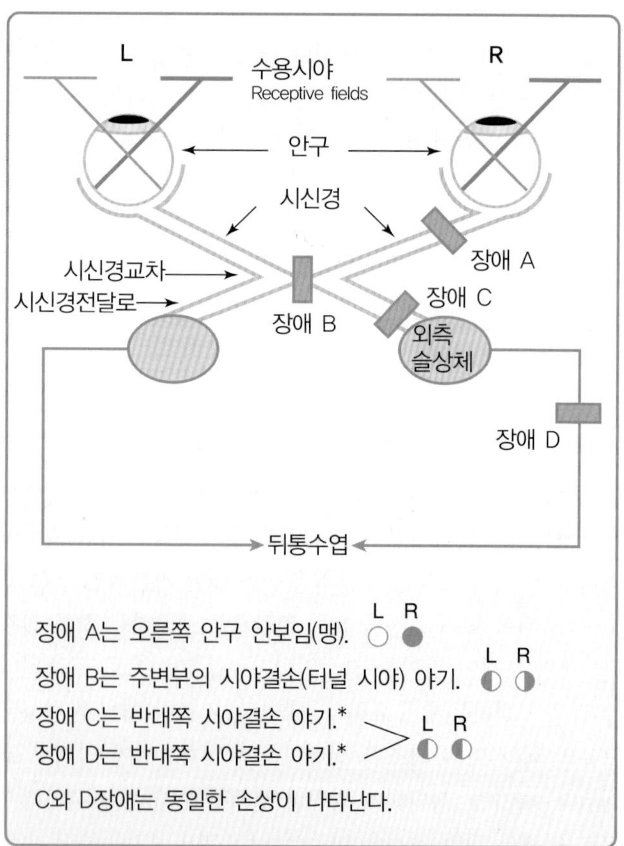

그림 56.3 시야 결손으로 인한 신경장애(Reprinted with permission from Dunn, W. [1997b]. Implementing neuroscience principles to support habituation and recovery. In C. Christiansen & C. Baum [Eds.], Occupational therapy: Enabling function and well-being [2nd ed.]. Thorofare, NJ: Slack.)

위해서 조직적인 전략(예, 서랍장 분할)을 제공한다. 이와 같은 우려를 겪는 클라이언트들을 대하는 OT 실무자들에게 있어서, 검안사와 안과의사 등의 시력 전문의들과 협력하는 것은 중요하다.

청각계. 청각계는 거리, 방향, 그리고 음질을 탐지하는 것으로 소리를 처리한다. 이와 같은 과정을 통해서 우리는 환경 내에서 방향을 잡을 수 있다. 이와 같은 청각계와 관련된 수용기로써, 내이의 달팽이관 내에 위치하는 유모세포가 포함된다. 외이와 중이의 구조 사이의 상호작용을 통해서, 음파는 달팽이관(내림프) 내에서 유동체를 움직인다. 달팽이관은 나선 형태를 나타내기 때문에, 달팽이의 모습을 연상시킨다. 풀린 상태에서, 그것은 중심 부분을 지나치는 기저막으로 형태상 삼각형의 모습을 나타낸다. 이 기저막의 위에는 유모세포가 존재한다. 2차막이라고 할 수 있는 피개막에는 머리카락이 포함되어 있다. 유체의 움직임은 기저막, 그리고 결과적으로 유모세포의 움직임을 만들어낸다. 피개막에 포함되어 있는 머리카락이 접히면서, 신경 전달과정이 시작된다. 톤 주파수 차이는 내림프와 기저막 움직임의 차이를 통해서 반영된다. 저주파 소리는 내림프 음파를 만들어 내고, 기반에서 정점까지 기저막을 움직이도록 만든다. 고주파 소리는 기저막의 기반을 움직인다.

유모세포를 통해서 제공되는 정보는 뇌간 와우핵에 투영된다. 이 지점부터 청각계는 점차적으로 복잡한 모습을 나타낸다. 뇌교, 중뇌, 그리고 시상 내에서의 연결을 통해서, 청각적 정보는 결국 일차 청각 피질에 도달한다.

청각계의 독특한 특징으로, 신경계 내에서의 상호연결을 들 수 있다. 다른 감각계 입력자료는 피질로 이동할 때에 뇌의 반대쪽 부분으로 가로지른다. 이와 같은 것이 중요하다고 할 수 있는 이유는, 상호연결이 청각적 입력자료를 위한 안전장치를 만든다. 뇌의 양쪽은 세상의 양쪽 부분으로부터 소리를 수령한다. 청각적 입력자료가 손실될 때, 우리는 소리를 국한시킬 수 있는 능력을 잃게 되지만, 뇌는 상호적으로 입력자료를 지속적으로 수령한다. 또한, 청각계는 정보를 다시 달팽이관으로 보내는 귀환 고리를 가진다. 이 귀환 고리는 기타 소리가 더 명확하게 처리될 수 있도록 하기 위해서 특정한 소리의 기능을 약화시킨다. 청각계 전경-배경 지각이라고 불리는 이 과정을 통해서 사람들은 중요한 소리에 집중할 수 있고(예, 음악가), 잠재적으로 간섭음을 약화시킨다(예, 옆에 있는 사람에게 속삭이는 경우).

OT 실무자들은 맥락적인 측면에서 청각계 정보처리의 영향을 고려한다. 클라이언트들이 다양한 소리를 인식하는 방식은 그들이 집중력을 발휘하는 능력에 영향을 미친다. 예를 들어, 지시사항에 귀를 기울이기 위해서 노력할 때, 조명의 윙윙거리는 소리에 의해서 산만해질 수 있다. 실무자들은 소음 감소 헤드폰의 사용, 더 조용한 환경 내에서 작업하는 것과 같은 환경의 변화, 그리고 이해와 관련하여 어려움이 발생하는 경우에 증폭시스템의 사용과 같은 음량의 증가 등의 방식을 제시할 수 있다. 예를 들어, 우리는 근로자가 일에 더 집중하고 다른 환경적 소음으로 인해서 발생하는 산만함을 감소시키도록 하기 위해서 일하는 동안에 이어폰을 통해서 음악을 듣도록 제안할 수 있다. 또한, 우리는 교사가 수업 시간에 학생에게 더 쉬운 자습 과제를 주고, 학생이 도서관에서 더 힘든 과제를 하도록 만들도록 제안할 수 있다. 청각학자들, 그리고 청각 과정을 전문으로 하는 발화 및 언어 병리학자들과 협력하는 것이 이와 같은 우려를 겪는 클라이언트들을 가지는 OT 실무자들에게 있어서 중요하다고 할 수 있다.

화학적 감각

미각(미신경) 및 후각(후신경) 등의 화학적 감각들은 서로 밀접하게 연결되어 있다. 이와 같은 감각들은 우리가 맛을 인식하도록 하기 위해서 서로 협력해서 기능을 발휘한다. 이 감각들은 목마름이나 배고픔과 같은 생리학적 욕구의 필요를 충족시키기 위한 우리의 능력, 그리고 잠재적으로 해로운 환경적 화학물질을 회피하기 위한 우리의 능력에 있어서 중요하다고 할 수 있다.

미신경계. 우리는 잘 알려진 단맛, 짠맛, 신맛, 그리고 쓴맛과 아직 덜 알려진 감칠맛 등의 분류로 화학물질을 분리시키는 방법을 통해서 맛을 파악한다(Purves 등, 2012). 우리는 태어날 때부터 단맛을 좋아하고 쓴맛을 싫어하는 경향을 나타낸다. 모유는 달지만, 여러 독극물은 쓰다는 점을 고려해 보면, 이와 같은 사실에 어느 정도의 논리성이 부여된다는 것을 알 수 있다. 흥미롭게도, 맛에 대한 선호는 이와 같이 타고난 경향을 극복하는 경험에 의해서 영향을 받을 수 있다. 블랙커피 좋아하는 사람? 여전히, 우리의 맛은 분류적으로 볼 때에 간단하지 않다는 것을 알 수 있다. 그리고 우리는 우리가 먹는 음식에 포함되는 화학물질들에 의해서 활성화되는 미뢰의 조합에 기반을 두고 여러 다른 맛을 결정할 수 있다.

미뢰는 우리의 미각 수용세포를 포함하고 있다. 일반적인 사람은 2,000~5,000개 정도를 가지고 있으며, 나이가 적은 사람들이 나이가 많은 사람들보다 더 많이 가지고 있다. 맛은 이 미뢰에서 시작해서 뇌간과 시상으로 차례로 이동하며, 두정엽 내의 감각 homunculus에 도달한다. 맛은, 뇌간의 외상이 존재하는 경우에, 그리고 맛을 제공하는 시상 및 피질 부위에 영향을 미치는 퇴행성 질병이 발생하는 경우에, 절충되는 모습을 나타낸다. 혀의 미각은 여러 번에 걸쳐서 분석되었다. 하지만, 기능적으로 볼 때, 음식은 우리가 그것에 대해 가지고 있는 전반적인 경험으로 인해서 우리에게 매력적으로 느껴질 수 있는 것이다. 이와 같은 경험은 맛뿐만 아니라 질감, 온도, 그리고 냄새와도 관련이 있다.(즉, 다른 감각들과 미각 사이의 감각간 통합) 사람들은 맛에 대한 보편적인 반응을 가지지 않는다. 예를 들어, 연구자들이 보고한 바에 따르면, 몇몇 사람들은 카페인의 맛을 파악할 수 있지만, 다른 이들은 그런 맛을 느낄 수 없다(Reed, Toshiko & McDaniel, 2006). 나이가 든 어른들은 종종 음식이 너무 단조로운 것에 대해서 불평을 하는데, 그와 같은 불평은 미각 수용기가 가지는 생존 능력의 감소 때문에 발생한다. 미각 수용기가 대략적으로 10초 내에 회복을 할 수 있기 때문에, 음식을 먹는 동안에 입 안에서 맛을 바꾸는 것(예, 짠맛에서 단맛으로 변화)이 음식을 흥미롭게 만든다.

후신경계. 앞에서 언급했듯이, 후각과 미각은 혼합되고, 우리가 먹는 음식을 즐길 수 있도록 만든다. 미각과 마찬가지로, 후각은 일종의 경고체계로써 역할을 이행하며, 우리가 상한 음식을 먹거나, 독극물을 섭취하지 않도록 만든다. 몇몇 보고서들에 따르면, 우리는 100,000개 이상의 냄새를 탐지할 수 있으며, 이 중에서 20%는 기분 좋은 냄새라고 할 수 있다(Purves 등, 2012). 우리는 코의 윗부분에 있는 세포와의 화학반응을 통해서 주위 환경으로부터 제공되는 냄새들을 파악한다. 후신경 수용기 세포는 코의 윗부분에 위치하고 있으며, 크게 정밀한 조직 내에서 후신경구에 처음으로 투영된다. 앞서 언급된 다양한 냄새들을 탐지할 수 있는 우리의 능력은 후신경구의 배열을 활성화시키는 것으로 가능해지며, 이것은 우리가 미신경계 내에서 보는 것과 크게 유사하다. 또한, 미신경 수용기와 병행해서, 후신경 수용기 세포는 평생 동안 만들어진다.

후각로는 후신경구로부터 측두엽의 조롱박피질(1차 후신경 피질), 그리고 변연계 내의 편도체로 투영된다. 이와 같은 투영체는 시상을 우회하며, 조직적인 측면에서 후신경계가 독특한 모습을 나타내도록 만든다(Purves 등, 2012). 후신경 정보는 피질과 편도체에서 변연계의 다른 부위로 보내지며, 냄새에 대한 우리의 정서적인 반응을 지원한다. 또한, 해당 정보는 안와 전두 피질에 보내지는데, 그곳에서 냄새에 대한 인식이 발생한다. 후신경계와 변연계 사이의 직접적인 연결을 기반으로, 냄새는 우리의 정서와 기억 등과 강한 연관성을 나타낸다. 냄새는 편안함을 제공할 수도 있으며, 과거의 생생한 기억을 유발시키고 끌어낼 수도 있다(긍정적이고 부정적인 연결). 그렇기 때문에, 후신경계는 각성체계와 직접적인 연관성을 가지며, 이로 인해서 혼수상태인 사람들로부터 반응을 얻는 것이 크게 도움이 될 수 있다. 우리가 실제로 마음속에 기억해야 하는 것은 우리의 정서와 기억에 대한 이와 같은 막강한 영향력이라고 할 수 있다.

클라이언트들은 우리가 인지하지 못하고 있는 냄새들에 강하게 반응을 나타낼 수 있다. 여기에는 우리가 이용하는 개인 청결제품도 포함된다. 심각한 질병으로 몹시 아픈 사람, 또는 다른 감각과 관련하여 제한된 감각적 예민함을 가진 사람은 사람들이나 물체들을 인식할 때에 냄새를 이용할 수 있다. 이 경우에, 냄새는 혼란스러운 세상 내에서 기초가 될 수 있는 부분과 편안함을 제공할 수 있다. 우리는 또한 소독한 환경의 익숙하지 않은 냄새와 익숙한 냄새가 가져다주는 편안함(그 냄새가 우리에게 있어서 좋은 냄새가 아니라고 해도 말이다.)을 인식해야 한다. 가족의 집에 들어가는 것으로 치료사는 가족 구성원들에 의해서 다르게 인식되는 기분을 좋게 만들거나, 기분을 나쁘게 만들 수 있는 냄새들에 노출된다.

내수용성 (interoception)

비록 내수용성이 오랜 기간 동안에 내장 내에서 만들어지는 감각들과 우선적으로 연결되는 모습을 보였지만, 그 용어는 몸 전체의 생리학적 조건과 인식에 도달하고 행동에 영향을 주기 위한 내장 구심성 정보의 능력까지 포함하는 것으로 더 넓게 해석될 수 있다. 내수용기는 몸의 생리학적 조건에 대한 정보를 제공하고, 최적의 내부 상태를 유지하는데 있어서 필요한 기초를 구축한다(Purves 등, 2012). 이것은, 우리가 과식할 때에 나타나는 복부 팽창(고통과 불편함)과 같은 경우를 감시하는 것으로 이루어질 수 있다. 그것들은 또한 혈액 pH 내에서 나타나는 변화에 대한 감시 및 대응과 같은 화학수용기 기능을 발휘하며, 온도의 변화를 감지한다. 이와 같은 감각들은 지속적인 내장 활동을 조절하는 국소 반사의 기반이 되며, CNS의 통합 부위에 더 높은 수준의 태도와 행동을 뒷받침하는 정보를 제공한다. 내수용기의 직접적인 활성화는 일반적인 환경에서는 어떤 현저한 감각도 끌어내지 않는다. 하지만, 다음과 같은 3개의 분명한 내장 감각들이 파악되었다. 무인식(우리의 전형적인 상태), 고통이 없는 인식(부교감), 그리고 고통을 동반하는 인식(교감 및 부교감). 내수용기를 통해서 제공되는 입력자료는 고통을 모호하게만 인식하도록 만들고, 이와 같은 사실 때문에, 정확하게 내장의 불편함과 고통을 찾아내는 것이 어렵다.

내수용기의 감각입력자료는 섬유를 통해서 척수의 1번 층에 투영되며, 다른 촉각 입력자료와 더불어 전외측계와 합류한다. 1번 층 섬유는 교감 및 부교감신경계 모두와 관련이 있는 척수 및 뇌간에 투영된다. 1번 층 섬유는 또한 자치적인 통제센터라고 할 수 있는 시상하부에 투영된다. 뇌간핵은 내수용기 입력자료를 시상 부위와 등의 섬 피질(우선적으로 오른쪽 또는 비우성 측면)에 보낸다. 해당 피질은 생리학적 행복감과 연관된 부위이다(Andrew & Craig, 2002). 신체의 생리학적 상태는 신경학상으로 변연계 기능과 연관된 부위에서 "다시 나타난다." 연구자들은 이와 같은 관계를 신체의 자기인식능력을 갖추는 인간의 능력과 연결지어서 생각한다. William James(1884)는 처음에 생물학적으로 적절한 감각 입력자료에 대한 내장의 반응이 감정을 경험하는 우리의 능력의 기반이 된다는 사실을 제시했다. 이와 같은 측면은 더 최근의 이론가들(Craig, 2002)에 의해서 제시된 측면과 일치한다. 학자들은 비정상적인 내장의 기능과 조건(자폐증 등) 사이의 연결고리를 풀어나가기 시작하고 있다. 해당 요소들에 대한 연구는 앞으로도 계속 이루어질 것이다.

요약

비록 각 감각계를 독립적으로 검증하는 것이 유용할 수 있지만, 이와 같은 감각들 내에서, 그리고 그것들 사이에서 발생하는 통합 및 상호작용을 이해하는 것이 중요하다고 할 수 있다. 우리는 본 장의 초반에서 다감각통합의 영향을 언급했다. 감각계의 기능들은 각각이 분리된 개체로 인식되는 경우에 제대로 이해될 수 없다. 비록 감각의 초반 처리가 특정 감각에 국한되어서 이행된다고 해도, 우리의 경험이 다양하기 때문에 하나의 감각으로 인해서 복잡한 행동이 발생한다고 할 수는 없다. 예를 들어, 비록 촉각을 이용한 형태에 대한 인식이 후척주 내측섬유계를 통해서 정보를 전송하는 수용기를 활성화하는 기능을 가지며, 시각에 의한 형태에 대한 인식이 시각계의 복측 경로 투영과 연관성을 가진다는 사실을 아는 것이 중요하다고 하지만, 촉각에 의한 인식은 또한 두정엽 내에서의 상호작용을 통해서 시각적 인식을 위한 기반을 구축한다. 이와 유사하게, 공간 내의 위치와 공간을 통한 움직임에 대한 지식은 자기수용, 전정계, 그리고 시각계의 상호작용을 필요로 한다.

비록 우리의 평가가 감각계 수준에서 시작되었다고는 하지만, 우리가 시각적 인식이나 회전에 대한 전정계 반응을 평가할 때, 결과물에 대한 우리의 해석은 여러 감각들 사이에서의 상호작용을 고려해야 한다. 감각통합평가(SIPT)와 같은 도구를 이용해서 우리는 감각계의 기능을 평가할 수 있고, 통합을 통해서 우리는 감각계와 운동계 사이의 접점을 검증할 수 있다. Ayres(1979)에 따르면, "고립된 감각 양상 발달 또는 기능의 측면에서 생각하는 것은 적절하지 [못]하다." 그것이 뇌가 기능을 발휘하 는 방법은 아니다. 그것은 전체적으로 기능을 발휘한다"(31쪽). 환경 내에서 사람들 및 물체들과 상호작용을 하고, 우리의 일상생활에서 다양한 업무에 참여할 수 있는 능력은, 모든 감각들을 기반으로 감각의 통합과 처리를 요구한다. 감각의 통합과 처리가 적절하지 못한 경우에, 참여와 업무의 성과가 저조할 수 있다. 우리가 적절하게 감각을 통합하고 처리하지 않는다면, 우리는 순응적으로 환경과 상호작용을 할 수 없다.

감각통합과 작업

Sensory Processing, Integration, and Occupation

감각통합은 환경으로부터의 정보를 해석하는데 기본이 되며 학습에도 기본이 된다. Ayres는 감각통합을 "자신의 몸으로부터 감각을 조직화하는 신경학적 과정이며 가능한 환경 안에서 몸을 효과적으로 사용하게 하는 것"이라고 정의했다. 감각은 환경 안에서 개인의 참여를 나내하는데 사용된다. 즉 필요하고 바라는 작업들에 참여하도록 가이드한다(**그림 56.4, 그림 56.5**).

감각통합 처리를 이해하기 위한 구성 정의

감각통합장애의 유형 및 패턴을 확인하려는 연구는 많다(Ayres, 1989; Mailloux et al., 2011; Mulligan, 1998a, 1998b, 2000). Ayres는 다양한 수행검사와 임상적 관찰을 통해서 감각 결핍을 이해하기 위한 평가를 사용했다. 학습장애를 가진 아동에게 경험적으로 문제의 패턴을 확인하고 이를 확인하기 위해 다양한 요인 및 군집 분석을 수행하였다. Mulligan(1998a, 1998b, 2000)는 Ayres의 장애 패턴을 지지하기 위해 확증적인 요인과 집단 분석을 수행하였다. Mailloux et al.(2011)은 OT 평가를 위해 의뢰되는 아동을 대상으로 감각반응 자료를 얻기 위해 SIPT를 사용한 요인 분석을 시행하고, Ayres가 초기에 확인한 SI장애의 패턴과 다시 확인했다. 시각 실행(시각형태, 공간지각, 시각 구성의 어려움), 체성감각실행(촉각구별의 어려움으로 운동계획의 어려움), **전정과 관련된 양측통합 및 순서실행**(양측 통합과 순서 과제수행의 어려움을 보이는 전정과 고유수용정보처리의 어려움), 촉각과 시각 구별, 집중력에 어려움을 보이는 촉각 방어와 같은 패턴을 포함한다(Mulligan, 1998b, 2000; Mailloux et al., 2011). 조절이나 감각방어의 하위 분류는

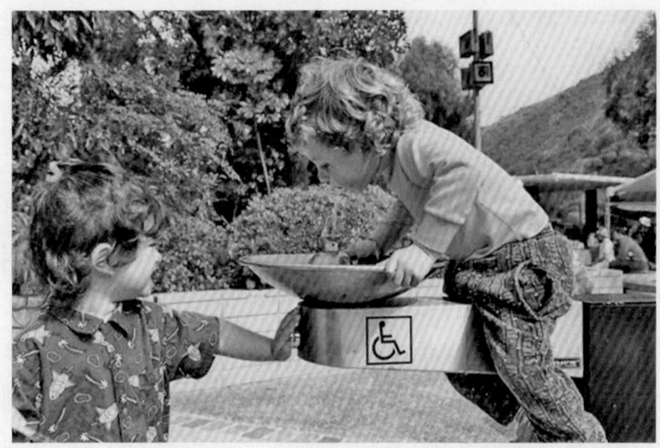

그림 56.4 아동은 새로운 방식으로 신체를 사용하는 방법을 배우기 위해 다양한 경험을 필요로 한다. 균형, 조절, 행동을 협응시키는 것, 그리고 환경과의 상호작용을 하는 새로운 방법을 만들어 낸다. 다른 사람과 협동적으로 상호작용하는 것은 최고의 적응반응을 요구할 수 있다.

설문조사나 비표준화된 자료를 통해 확인되었다(Ayres & Tickle, 1980; Brown & Dunn, 2002; Dunn, 1999, 2002b; Dunn & Bennet, 2002; Liss, Saulnier, Fein, & Kinsbourne, 2006; Miller et al., 1999). 이러한 연구는 감각통합 장애가 단순 장애가 아니라 장애의 스펙트럼과 연관된다는 것을 보여준다(Parham & Mailloux, 2010).

감각반응과 조절

Ayres(2005)는 "조절은 억제하는 메시지와 촉진의 결합을 불러일으키고 자기 조직화의 신경체계 과정"이라 제안했다. 감각조절장애는 하나 또는 더 많은 자극의 강렬함으로 민감하게 동요하거나 과도함에 의해서 감각통합 장애의 한 유형으로 특성을 나타낸다. 감각조절의 어려움은 이동 또는 사회적 사건, 꾸미기와 같은 매일의 활동 동안에 종종 관찰된다. 문제 행동은 쇼핑몰과 같은 높은 자극환경에서 빈번히 나타나며, 움직임의 회피, 중력 불안, 촉각 방어, 청각 과민을 포함한다. 감각조절장애는 약한 리듬의 호흡, 소화, 그리고 배설; 각성과 주의력 결핍; 극도로 활동적인; 불안과 불안정한 감정의 다른 징후; 그리고 사회적 문제를 포함하여 **자기 조절** 문제 또는 외부적 조절, 각성과 함께 결합하여 나타난다(DeGangi, 2000; DeGangi & Greenspan, 1988; Schaaf

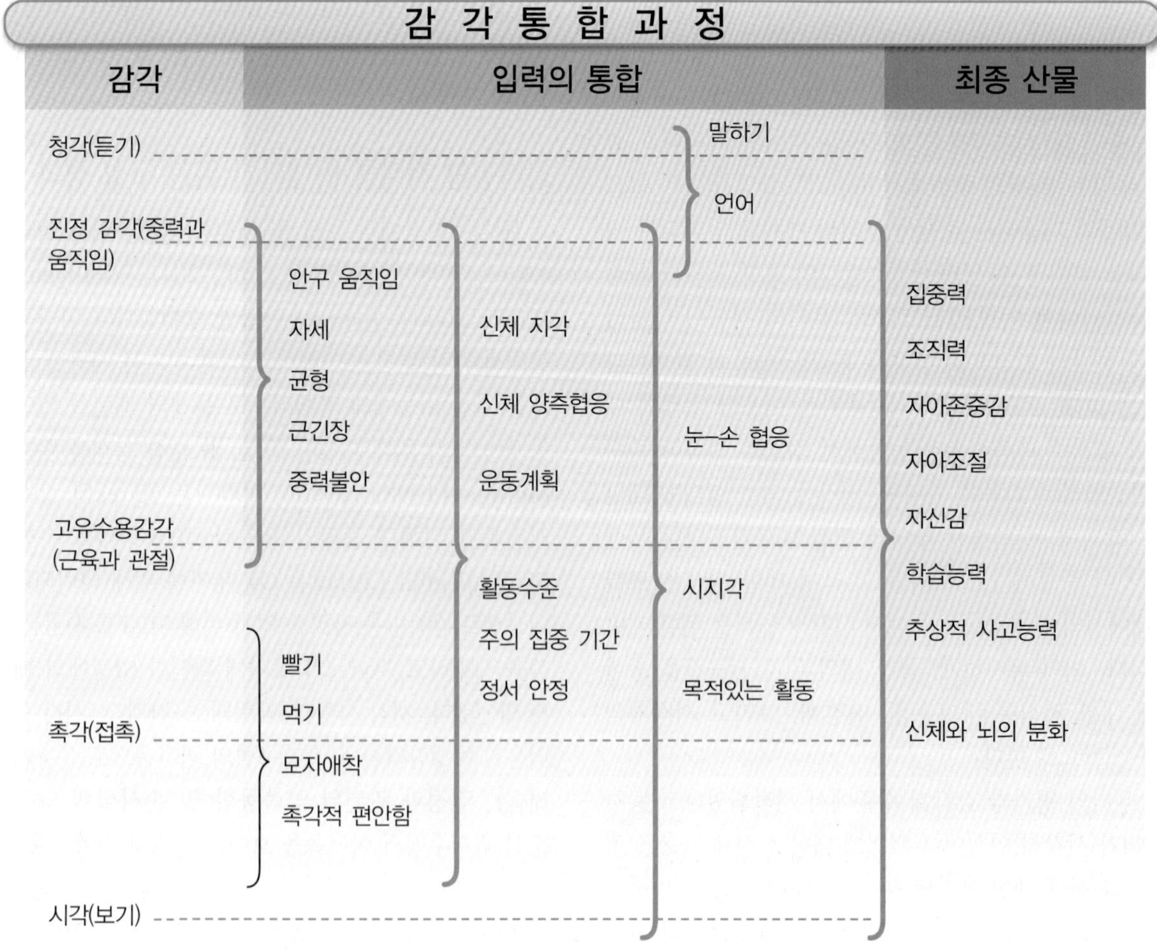

그림 56.5 Ayres의 플로우차트

& Anzalone, 2001; Schaaf, Miller, Seewal, & O'Keefe, 2003; Williamson & Anzalone, 2001).

감각반응 및 조절 장애는 오랜 기간 동안 ASD에게서 확인되고 있다. 이와 같이, ASD에 관한 기초가 되는 과학적 연구는 이러한 장애를 이해하고 가이드하기 위해 시행되었다. 초기 ASD에 관한 연구는 사후에 뇌의 구조적인 부분을 확인하는 것이었다. 이러한 연구에 의해 변연계(예, 편도, 해마)과 소뇌영역(푸르키니에 세포)의 세포 크기가 감소되어 있고, 세포의 밀도가 증가되어 있는 것을 확인했다(Fatemi et al., 2002; Kemper & Bauman, 1998; Ritvo et al., 1986). 연구자들은 뇌의 미성숙으로 인해 구조적인 차이가 발생한다고 제안했다(Verhoeven, DeCock, Lagae, & Sunaert, 2010). 이러한 연구로 ASD 아동 중 SOR를 나타내는 아동은 구조적으로 변연계와 연결이 약하고, 유사하게 소뇌의 비정상적인 부분이 실행의 어려움을 설명할 수 있다. 그러나 이러한 차이는 성인의 전체적인 변화를 반영하며, ASD와 관련된 수행의 전반적인 변화가 감각통합과 처리에만 관계되는 것이 아니다.

다른 흥미로운 연구는 ASD 아동의 뇌 영상에 관한 것이다. 이 연구에서는 2-4.5세와 청소년기에 뇌의 용적이 전반적으로 증가한 것을 나타내고 있다(Courchesne et al., 2001; Tate, Bigler, McMahon, & Lainhart, 2007). 이 차이는 증가된 신경조직 발생, 세포 사멸의 감소, 비신경조직의 성장과 관련이 있다고 가정한다. ASD를 가진 어린 아동은 소뇌의 크기가 감소되고, 편도가 커져 있는 것이 관찰되고(Verhoeven et al., 2010), 이는 감각과 운동처리를 포함한 뇌의 다른 시스템의 기능에 영향을 미칠 수 있다(Courchesne et al., 2001). 기저핵의 확대는 감각조절과 관련된다(Brambilla et al., 2003).

코티졸은 "스트레스"호르몬이라 불리는데 스트레스에 반응하기 위해 스트레스 상황에 분비되기 때문이다. 감각조절이 어려운 경우 예를 들어, 감각 과잉반응인 사람은 SI 및 처리에서 감각조절의 결핍으로 인해 스트레스 상황이 되고, 코티졸이 분비된다. 연구결과 간의 약간의 차이가 있긴 하지만 코티졸은 ASD를 가진 아동에게서 저녁에 코티졸 양이 증가한다. 이 흥미로운 연구에서는 낮에 일어난 사건에 대한 반응으로 이러한 결과가 나타난다고 보고 있다(Corbett, Mendoza, Wegelin, Carmean, & Levine, 2008). 또한 ASD 아동은 전형적인 매일의 패턴에서 큰 변화를 나타내는데, 이는 아마도 하루종일 일어나는 스트레스 반응을 조절하는 능력의 문제임을 나타낸다. Corbett 등(2008)의 연구에서는 감각 민감성은 ASD 아동이 매일 일어나는 일에 더 취약하게 만든다고 했다. ASD 아동의 코티졸 연구는 ADHD 아동에 대한 연구로 확대되고 있다. 이러한 그룹의 아이들은, 감각자극에 대한 민감도가 감각 도전에 대한 코티졸 반응으로 영향을 미칠 수 있다(Reynolds, Lane, & Gennings, 2010). 따라서 코티졸은 SMD에 대한 자세한 내용은 계속적인 연구로 이어질 것이다.

자율신경계(ANS)는 우리의 내장이나 기관으로부터 구심성 정보를 전달하고, 이는 연수와 뇌줄기와 연결되며, 원심성 신호를 심장, 혈관계, 신체 각 기관으로 전달한다. **부교감 및 교감신경계**로 구성된 자율신경계는 우리의 자세 변화, 환경 조건, 스트레스경험과 같은 반응을 전달한다. 따라서 SMD의 영향을 이해하기 위해 ANS의 기능을 검사해 볼 수 있다. ANS의 기능에 대한 연구는 ASD를 가진 아동이 감각에 대한 반응으로 교감신경의 활동이 증가하는 것을 나타냈고(Ming, Juluc, Brimacombed, Connore, & Daniels, 2005), 다른 반응 패턴도 차이를 보였으며(Miller et al., 2001; Schoen, Miller, Brett-Green, & Hepburn, 2008), 조절의 패턴도 달랐다(Schoen, Miller, Brett-Green, Reynolds, & Lane, 2008; Schoen, Miller, Brett-Green, & Nielsen, 2009).

반면 취약성X 증후군을 가진 아동은 강한 교감신경 반응을 보이고, 크게 도전적이지 감각으로부터 회복된다. ADHD 아동은 감각 도전에 큰 반응을 나타낸다(Mangeot et al., 2001). 그러나 이러한 반응은 불안과 관련이 있을 수도 있다(Lane, Reynolds, & Dumenci, in press; S. J. Lane et al., 2010). ADHD에서 많은 문제들이 나타나고 있기 때문에 이 진단의 하위분류로 SOR 검사가 고려되고 있다(S. J. Lane et al., 2010; Parush, Sohmer, Steinberg, & Kaitz, 2007). 부교감 활동의 감소와 효과적이지 못한 부교감 반응은 감각 도전에 대한 반응으로 SMD 아동에게서 볼 수 있다(Ming et al., 2005; Schaaf et al., 2010; Schaaf et al., 2003). 미주 긴장도의 감소, 부교감 활동의 감소는 스트레스 취약성 및 반응성과 연결되어 있다. 따라서 감각조절의 문제는 ANS의 각성된 기능과 연결되고, 이는 추가적인 연구가 진행되어야 할 것이다.

다른 연구에서는 감각에 대한 반응(이벤트 관련 잠재적 전위(ERP) 또는 감각 유발전위(SEP))으로 뇌파를 측정하였다. 이러한 연구는 얼마나 빨리 감각자극이 뇌에 도달하는지, 어떻게 확산되고, 뇌에서 어떻게 조절되는지에 관해 알 수 있다. SEP는 CNS의 피질, 뇌줄기, 척수 수준에서 조사되었다. SPD 아동은 감각을 효과적으로 필터링하기 어렵고(Brett-Green, Miller, Schoen, & Nielsen, 2010; Davies

& Gavin, 2007), 다른 아이들이나 성인에 비해 단순한 청각 자극을 등록하거나 처리하기 어렵다(Davies, Chang, & Gavin, 2010). 이러한 차이는 감각입력과 환경과의 상호작용에서 감각을 구별하고 조직화하는데 어려움으로 인한 것이다(Gavin et al., 2011). 부가적으로 뇌줄기(Hitoglou, Ververi, Antoniadis, & Zafeiriou, 2010)와 피질(Seri, Pisani, Thai, & Cerquiglini, 2007)에서 일어나는 감각의 통합 및 처리가 ASD 아동은 방해 받는 것으로 나타났다.

감각반응과 조절을 이해하기 위한 신경학적 메카니즘에 관한 연구는 초기 단계에 있다. 그러므로 이에 관한 추가적인 연구가 필요하다.

감각 구별

감각 구별은 감각정보의 해석이다. 몸의 어디에 있는지, 다른 사람들이 어디에 있는지 다감각 채널로부터 환경에 대한 세부 사항에 대하여 효율적이며 정확하게 알도록 한다. 감각 구별 장애는 하나 이상의 감각정보의 느리고 부정확한 처리과정이다. 감각에 대한 반응이 둔하거나, 불충분한 지각 형성, 부족한 감각 연합 등이다. 요인 분석과 클러스터 분석을 통해 규정된 장애의 형태는 빈약한 전정고유 처리과정으로 인해 자세조절과 불충분한 양측통합 및 순서화의 문제로 나타난다. 촉각구별 결손은 어둔한 손동작 기술과 실행과 관련된다. 이는 마치 아동이 겨울에 장갑을 양손에 낀 채로 섬세한 작업을 하는 것과 같다. 시지각 결혼은 빈약한 시지각 구성력과 시운동 기술과 관련되어 있다. 청각 지각 결손은 종종 빈약한 청각 언어기술과 관련된다.

실행

실행은 개념화하고, 계획하고, 숙련되게 과제를 수행하는 능력이다. 이것은 목적 있는 활동에 참여하는 것을 의미한다. 아이들이 생각할 필요가 있는 비습관적인 운동과제를 할 때 실행이 필요하다. 잠수를 배우는 아이들은 물 끝에 서서, 팔은 머리 위로 자세를 취하고, 체중은 앞으로 두고, 턱 끝을 가슴쪽으로 당기고 물 속으로 머리를 먼저 떨어뜨릴 때까지 이 자세를 유지할 필요가 있다. 이들 모두는 신체적 협응과 인지적 노력을 요구한다. Ayres는 감각 구별, 특히 촉각, 전정감각, 고유수용성 감각을 시각 입력 도중에 구별하는 것이 실행의 기초였다고 가정하였다. 활동으로부터 야기된 감각은 뇌에서 처리되는데 이것은 다른 사람이나 환경에서의 사물뿐만 아니라, 자기 자신과의 관계에서 자신의 몸에 대한 정보를 제공한다. 요인 분석을 통해 Ayres는 촉각계와 실행 사이의 지속적인 관계성을 발견했다.

여기에는 다양한 형태의 실행장애가 있다: 창조적이고 새로운 활동의 개념의 어려움(예, 모래상자에서 아동이 통에 모래를 퍼넣고 다시 그것을 쏟아내는 과정을 반복하고 있지만, 통에 모래를 꽉 채워 뒤집어서 빼면 장식이 가능한 케익 모양의 모래가 될 수 있다는 생각을 도출하지 못한다.); 체성감각실행은 연속적 행동을 위해 운동계획을 하도록 신체를 사용하는 것이 빈약; 순서화하고 계획하기 위해 언어를 사용하는 것이 빈약; 정교한 수행을 위한 행동을 조정하는 능력의 부족; 빈약한 시각 구성(예, 블록 디자인을 따라 만들기 어려움); 미래의 시간과 공간에서 행동을 조직화하는데 어려움, 행동을 개념화하고 우리가 무엇을 하기 원하는지에 대한 생각을 형성하는 것은 실행의 중요한 측면이다. 이것은 개념이고 인지적 기능이다. 누군가가 과제에 어떻게 참여할 것인가를 계획하는 것도 인지적이다. 새로 건축된 놀이터에 그네와 미끄럼틀과 나무집과 막대와 모래가 있는 것을 관찰한 아동은 무엇을 할 것인가에 대해서 101개의 개념을 가질 것이고, 그것을 모두 하기를 원할 것이다. 활동의 실제 실행은 우리가 관찰할 수 있는 실행의 한 부분이다. 이것은 운동과제 동안 아동의 기술을 파악하기 위해 평가되어지는 부분이다. 아동은 이러한 개념을 그네로 미끄럼틀로 땅파기 활동을 순서화하고, 그 순서를 조정하거나 난이도를 조정한다. 이는 더 재미있고 성공적인 수행을 이끌 것이다. 활동의 전개에 따라 아동이나 성인 둘다, 더 큰 재미와 성공을 위해 동작의 순서나 활동의 도전 정도를 수정할 수 있다. 활동의 실제 실행은 우리가 관찰할 수 있는 실행의 한 부분이며, 이는 개인의 기술을 결정하기 위해 평가할 수 있는 부분이다.

실행장애와 발달성 조정장애(DCD) 사이에는 확연히 중복되는 부분이 있다. 많은 연구자나 출판된 책에서 일상생활 활동(ADL)에서 운동 협응에 어려움을 가지는 아동을 모두 포함하는 개념으로 "발달성 조정장애(DCD)"로 진단한다. DCD는 의학적 문제나 지는 장애와 관련 없이 발달과정에서 운동의 어려움을 나타내는데 적절한 용어로 고려된다(Gibbs, Appleton, & Appleton, 2006). SI 이론의 틀에서는 실행장애라는 정의를 추가하여 운동 반응을 만들어내는데 감각의 사용이나 과정의 결함을 나타내는 아동을 나타내고 있다(Ayres, 1972a, 1979). DCD의 자세한 내용은 부록 I을 참고하자.

많은 신경과학자들은 실행장애와 DCD로 진단된 아동이 균형 및 자세 조절의 어려움과 관련된 기능에 어려움을 가지는데 초점을 두고 있다. 균형의 문제를 가진 DCD 아동은 적절한 체성감각, 시각, 전정감각의 처리가 잘 안된다(Cermak & Larkin, 2002; Fong, Lee, & Pang, 2011; Grove &

Lazarus, 2007; Inder & Sullivan, 2005). 자세 조절과 운동 협응의 문제 때문에 연구자들은 소뇌와의 관련을 연구하고 있다. 여러 소뇌 기능은 DCD 아동에게 자세조절, 운동 예측, 근육 동원의 타이밍, 운동 적응을 포함한 문제를 나타낸다(Cantin, Polatajko, Thach, & Jaglal, 2007; Kagerer, Contreras-Vidal, Bo, & Clark, 2006; Polatajko & Cantin, 2006). 또한 DCD 아동은 손가락-코 터치, 길항반복운동과 같은 소뇌 기능검사를 잘 수행하지 못한다(O'Hare & Khalid, 2002). DCD 아동은 정신적 이미지화를 힘들어하는데 이는 부적절한 소뇌 활성화와(Deconinck et al., 2008) 부적절한 두정엽 처리의 결과이다(Katschmarsky, Cairney, Maruff, Wilson, & Currie, 2001).

최근 fMRI의 사용으로 DCD 아동과 정상발달 아동이 과제를 수행할 때 뇌의 다른 부분이 활성화되는 것을 확인했다. Zwicker, Missiuna, Harris, and Boyd(2010)은 정상아동과 DCD 아동이 운동수행을 할 때 뇌의 공간정보의 처리와 관련된 영역이 활성화되는게 다르다는 것을 밝혀냈다. 이 부분은 두정엽과 소뇌이다. DCD 아동은 시각적 정보에 의존하는 경향이 짙었는데, 아마도 관절과 근육의 움직임으로부터 체성감각의 피드백을 잘 처리하지 못하기 때문으로 보인다. 부가적으로 DCD 아동은 같은 운동 도전과제를 할 때 정상아동보다 뇌의 더 많은 부분이 활성화된다. DCD 아동은 종종 신체적으로 피곤한것처럼 보이는데 이는 운동을 계획하거나 실행할 때 인지적 피로가 중복된 것으로 보인다(Zwicker et al., 2010).

실행과 DCD에 관한 연구는 실행장애를 이해하는데 매우 중요하며 우리가 움직임을 할 때 어떻게 개념화하고, 계획하고, 실행하는지에 관해 감각처리에 대한 이해를 깊게 해준다.

감각통합과 처리의 사정

Assessment of Sensory Integration and Processing

SI 이론과 중재에 관한 내용은 작업치료사가 되기 위한 교과과정에 포함되지만 임상에서 감각통합 및 처리에 관한 사정과 중재를 전문으로 한다면 대학원 교육을 받기를 권장한다. SI 인증 및 멘토를 마스터한 작업치료사는 평가를 하고 ASI를 중재할 준비가 되어 있다. 보조작업치료사는 작업치료사의 적절한 감독하에 ASI를 사용하여 중재를 제공할 수 있다(Miller-Kuhaneck & Smith Roley, 2005). 감각통합과 처리는 직접적으로 관찰할 수 없는데 Ayres(2005)의 감각통합 장애의 "숨겨진 장애"라는 용어에서 근거를 찾을 수 있다. 전문가는 감각통합 처리에 대한 정보를 얻기 위해 작업수행과 관련 된 인터뷰, 직접관찰, 구조화, 비구조화된 사정을 통해 얻을 수 있다(Windsor, Smith Roley, & Szklut, 2001). Ayres(1989)는 감각반응에 관해 구조화된 검사, 비구조화된 임상 관찰, 설문지를 사용해 SI와 실행을 관찰하기 위한 모델을 제공했다. SIPT(Ayres, 1989)의 시지각; 시각적 운동 조절; 2차원 3차원 구성; 촉각구별; 운동감각; 회전 후 안구진탕, 균형을 포함한 전정관련 기능; 양측 운동 협응 및 순서화; 익숙하지 않은 언어적 지시, 신체-구강-얼굴 제스쳐 모방, 시운동 계획을 포함한 실행과 관련된 17개의 검사를 포함한다.

전문가는 구조화 및 비구조화된 활동을 하는 동한 신경운동 기능, 놀이, 감각반응, 개념화 실행에 관해 구조화된 평가를 보완하는 것을 권장한다(Blanche, 2002; Blanche & Reinoso, 2008; May-Benson & Cermak, 2007; Mutti, Martin, Sterling, & Spalding, 2010; Reisman & Hanschu, 1992; Wilson, Pollock, Kaplan, & Law, 2000). 감각력면담(Brown & Dunn, 2002; Dunn, 1999)과 같은 클라이언트, 부모, 선생님에게 시행하는 설문지와 Sensory Processing Measure(Parham et al., 2007)는 다양한 연령대와 환경(집, 학교)에서 사용하기 위해 만들어졌다. 추가적인 사정은 감각처리, 통합, 실행에 관한 통찰력을 제공한다. **표 56.4**와 부록 Ⅱ에서는 감각통합 및 처리에 관한 더 자세한 검사들에 대해 정리되어 있다.

중재 계획과 적용

Intervention Planning and Implementation

OT는 감각통합 접근법을 사용하여 감각통합이론에 기반한 도구를 사용해 클라이언트의 작업 프로파일에서 얻어진 정보를 사용하여 평가 자료로 활용된다(American Occupational Therapy Association [AOTA], 2008). 감각통합과 처리 기술 및 능력에 대한 사정은 매일의 삶에서 사용되는 감각의 강점과 약점에 대한 필수적인 지식을 제공한다. 치료사는 작업치료파일 정보에 기반하여, 클라이언트, 가족, 보호자, 그리고 보상 기관의 중요한 작업적 결과에 대해 고려한다. 수행분석은 치료적 활동, 환경 수정에 관해 최적화된 중재를 제공하기 위한 클라이언트 요소, 수행기술과 패턴에 대한 상세한 정보를 제공한다.

직접 중재는 주로 감각조절, 지각과 실행에서 필요한 부분을 채우기 위해 다양한 장비를 포함한 특별한 치료적 환경에서 제공되는 서비스를 포함한다. 직접 중재의 본질은 중재에서 전문가에 의한 효과이다. 작업치료 중재의 중요한 측면

표 56.4 감각통합과 감각처리 평가[a]

평가도구	적용
Assessment of Preterm Infant Behavior	5개 시스템의 기능과 통합 평가; 생리학적, 운동, 상태, 집중/통합, 조절
Bayley Scales of Infant and Toddler Development, 3rd Edition(Bayley–III)	적응 행동, 인지, 언어, 운동발달, 사회–정서 발달; 감각통합과 처리를 방해하는 행동에 관해 평가
Beery–Buktenica Developmental Test of Visual–Motor Integration for Children, 6th Edition(Beery VMI)	시각운동기술 평가; 시각 실행과 관련된 방해 평가
Bruininks–Oseretsky Test of Motor Proficiency, 2nd Edition(BOT–2)	균형과 양측 기술을 포함한 대운동 및 소운동 평가; 운동계획에서 제공되는 정보로 수행 관찰
Checklist of environmental factors	환경의 신체적, 정서적, 사회적 측면의 질적인 자료; 감각통합과 처리에서 요구되는 "적합한" 환경 검사
DeGangi–Berk Test of Sensory Integration	자세조절, 양측운동 통합, 반사 통합의 선별
Developmental Test of Visual Perception, 2nd Edition Developmental Test of Visual Perception—Adolescent and Adult	시지각, 시각–운동 통합; 시각 실행과 관련된 방해 요소
Dynamic Occupational Therapy Cognitive Assessment for Children Dynamic Loewenstein Occupational Therapy Cognitive Assessment Dynamic Loewenstein Occupational Therapy Cognitive Assessment—Geriatric	인지능력과 학습 잠재력에 대한 동적 평가
Early Coping Inventory	대처기술에 영향을 주는 3가지 카테고리; 감각운동 조직, 반응 행동, 자기 주도적 행동
Family Environment Scale	가족의 사회–환경적 특징, 가족 관계(지지, 감정 표현, 갈등), 가족과 가족 구성원의 개인적 성장, 조직 유지(조직과 가족 삶의 조절)
Family Needs Scale	가족의 관심 사항과 요구에 관한 정의를 도움
First STEP(Screening Test for Evaluating Preschoolers)	5가지 영역의 발달지연 전학령기 아동 위험요소 확인; 인지, 의사소통, 운동, 사회/정서적, 적응 행동; 감각통합과 처리를 방해하는
Functional Emotional Assessment Scale	부모/아동의 놀이에서 감각통합과 처리 검사; 상징적 놀이 장난감, 촉각놀이 장난감, 전정 자극
Home Observation for Measurement of the Environment(HOME)–Revised	가정 환경에서 이용할 수 있는 아동의 사회, 정서, 인지의 질적 양적 검사와 가정의 놀이 촉진과 제한 요소; 도움을 줄 수 있는 적절한 환경 검사
Imitation of gestures	신체도식과 운동계획 검사
Infant/Toddler Symptom Checklist	만성적 질환을 가진 아동의 가족 기능과 관련 된 경제적, 사회/가족, 개인적 부담, 숙달, 형제 자매의 부담
Miller Assessment for Preschoolers	감각통합과 처리를 위한 선별과 운동 기술, 행동 검사
Miller Function & Participation Scales	소근육, 대근육 운동, 시각 운동 기술, 기능, 놀이, 학교 활동 검사

표 56.4 감각통합과 감각처리 평가 (계속)

평가도구	적용
Mullen Scales of Early Learning	대운동, 시각수용, 소운동, 표현언어와 수용언어를 포함한 인지와 운동능력을 특정하는 5점 척도 평가
Newborn Individualized Developmental Care and Assessment Program(NIDCAP) (Revised)	영아의 환경 자극이나 보호자의 일상에 대한 반응을 집이나 편안한 환경에서 자연스럽게 관찰
Parent Needs Survey	치료를 필요로 하는 아동의 가족이 필요로 하는 정보에 관한 것으로 공식 비공식적 가족지지, 경쟁적 가족의 요구 제거, 정보의 요구
Parent Stress Index	부모의 특정 스트레스 요소 확인; 긍정적 환경을 만드는데 중요한 보호자를 이해하는데 도움을 줌
Questionnaire on Resources and Stress for Families	아픈 가족을 보호하는데 가족의 스트레스와 대처 능력을 측정; 3가지 영역; 개인적 문제, 가족 문제, 아픈 가족 구성원
School Observation–Environment	일반적 환경, 감각 환경, 특정 환경의 관찰
Sensory Integration and Praxis Tests(SIPT)	실행, 전정, 고유수용감각, 촉각, 운동감각, 시각계의 감각통합과 처리 평가
Sensory Integration Observation Guide	4가지 요소에서 영아의 감각반응에 관한 부모 보고; 촉각–운동, 전정–고유수용감각, 적응운동, 조절
Sensory Profile	8개 카테고리에 따라 일상에서 감각반응 측정; 청각, 시각, 맛/냄새, 움직임, 신체 위치, 접촉, 활동 수준, 감정/사회성
Sensory Processing Measure	감각 확인; 학교, 집, 지역사회에서 아동의 행동에 영향을 미치는 감각통합의 어려움이 결정
Test of Ideational Praxis	목적 유도성의 인식을 위한 아동의 능력을 평가하여 점수화
Test of Sensory Functions in Infants	5영역의 감각처리 반응 측정; 촉각 깊은 압박, 시각–촉각 통합, 적응 운동, 눈 운동, 전정자극 반응

[a] 자세한 내용은 부록 II를 참고하라.

인 치료사 자신의 치료적 사용은 감각통합 및 처리의 이론적 명제의 적용에서 필수적인 요소이다. 치료사는 자신의 신체와 목소리의 톤을 사용하고, 매 회기의 페이스를 조절하며, 클라이언트와 보호자를 포함한 활동을 만들고, 주위 상황에 맞는 환경적 이론의 틀을 사용하여 치료적 관계를 유지하고 발전시키는데 영향을 미친다(Ayres, 1979). 직접 중재와 함께 추가적인 치료적 활동은 특징적으로 **감각–관련 행동유도성**을 활용할 환경적 수정이나 변형 적용과 관련된 "감각 식이"와 같은 조절 전략을 포함한다. 전략과 환경 수정은 다양한 배경에서 개인의 감각 요구를 충족하도록 설계된다. 또한 교육 및 상담은 가족과 보호자들이 일상생활활동 참여를 위해 감각통합 기능과 관련한 부분을 이해하기 위해 요구된다.

SI 이론을 사용한 중재의 핵심은 Ayres의 개인에 대한 신뢰, 연민, 존경의 감각을 반영하는 독특한 철학이다(Spitzer & Smith Roley, 2001). Ayres는 감각통합 방법을 감각지각 장애를 가진 아동, 청소년, 성인을 위한 방법으로 개발했다. 대부분은 아동 영역에서 사용되지만, 이론적 기초는 모든 연령의 사람들에게 적합하다. Ayres는 "내적 동기"를 유도하기 위해 놀이 스타일과 같은 아동의 수준에 맞는 중재를 제안했다. 청소년과 성인에게서는 내적 동기가 덜 중요하다. 신경계에서 필요로 하는 클라이언트의 요구에 따라 활동은 보상을 제공한다. 이러한 방법과 병행되는 강화된 환경(Diamond, Rosenzweig, Bennett, Lindner, & Lyon,1972; Kempermann & Gage, 1999) 의 사용은 일상생활활동에서 기술 향상을 이끄는 신경학적 성장과 발달을 유도할 것이라고 예측했다. Ayres(1972a). 발달기에 적절한 감각자극의 양과 유

BOX 56.1 Ayres 감각통합 중재의 구조와 처리요소

구조적 요소는 다음을 포함

- 전문 자격 및 전문성–SI 이론 및 방법의 신경생리학적 원리와 치료적 방법을 이해하는 자격을 갖춘 치료사; 감각통합 대학원의 자격증은 작업치료사, 언어 및 언어병리학자, 물리치료사에만 제공됨
- 사전에 토의된 적절한 평가
- 가족과 다른 관련 된 전문가와 의사소통
- 치료적 환경–Ayres가 디자인 한 치료적 환경은 전정자극, 고유수용자극, 촉각과 적응 운동반응을 안전하게 제공할 수 있는 독특한 환경이다. 현재는 이용 가능한 장비를 쉽게 구할 수 있지만, Ayres는 타이어, 로프, 나무 보드, 훌라후프, 흔들판 같이 간편하고 쉽게 사용할 수 있는 도구를 사용하여 장애물 코스 및 게임을 만들었다. 또한 아이들이 공간에서 안전하게 그네를 탈 수 있도록 천장에 고정장치와 빔을 사용했다. 개인적으로 필요한 도구는 개발하기도 했다.

절차적 요소는 다음과 같음;

1. 안전한 환경– 치료사 비계는 감정적, 신체적, 인지적, 사회적으로 성공적이다.
2. 환경적 행동 유도성– 행동을 유도할 수 있는 환경 제공(아동이 할 수 있는 것을 유도할 수 있는 환경적 기회) 이동, 점프, 충돌 및 창의력과 참여를 자극할 수 있는 환경을 통해 상호작용 유도
   a. 두꺼운 매트, 큰 베개, 그네, 경사로, 사다리, 로프, 표적, 조작 도구, 공, 진동 장난감, 신축성 있는 부드럽거나 또는 털 같은 다양한 질감의 섬유, 브러쉬, 소도구와 같은 일상적으로 사용되는 재료들.
   b. 이동, 그네, 충돌을 위한 공간을 확보하기 위해 장비는 유연하게 배치할 수 있는 환경 구축
3. 치료사–클라이언트 상호작용(비계)
   a. 활동 선택(아동이 직접)에서 클라이언트와 함께 협력: 치료사는 클라이언트가 필요로 하는 활동과 적응할 수 있는 능력에 따라 함께 활동을 정하지만, 활동의 유형과 양을 미리 정해놓지는 않는다. SI 이론에 입각한 중재는 치료사가 현재의 능력을 이해하고 아동의 관심사와 능력에 맞춰 활동을 구성하며, 자신의 본질적인 동기 부여를 이끌어내기 위해 아동을 주의 깊게 관찰하는 것을 지향한다. "치료사가 아동의 신경계를 조직화하기 위해 효과적으로 일을 할 때 아동은 치료사가 없는 듯 논다(Ayres, 2005, p142).
   b. 아동의 성공을 창조, 격려 확신하라.
   c. 놀이에서 아동의 내재적 동기를 지지. 치료사는 아동의 놀이 파트너로 놀이테마 활동에서 즐겁고, 보조적인 원천이다.
4. 촉진, 적응반응
   a. "just–right challenge"를 위한 활동 수정
   b. 잘 조절된 각성, 감정, 집중력, 활동 수준을 위한 감각조절과 반응의 지지
   c. 자세, 안구, 구강, 양측운동 조절 지지
   d. 개념화, 운동계획, 행동의 조직화 지지; 환경 재배열, 이를 사용하는 방법을 포함한 기회의 제공은 시, 공간에서 사물, 사람과 신체적으로 상호작용하는 것과 관련된 행동을 조직화 한다(Parham et al., 2007).
5. 연관된 결과를 위한 전문적 중재 제공
   a. 건강과 참여
   b. 활동에서 참여를 통한 정체성 창조
   c. 스스로 감각, 창의성, 탐색 정립
   d. 수행기술과 패턴 정립
   e. 일반화된 세팅들 간의 작업수행 보조
   f. 미래 작업을 위한 기초 정립

형에 관한 감각박탈에 관한 연구에서는 감각입력이 발달 과정에 영향을 미친다는 결과를 나타냈다(Cermak & Daunhauer,1997; Lin, Cermak, Coster, & Miller, 2005; Thelen & Smith, 1994). 이 연구에서는 감각이 동적으로 인간 시스템에 영향을 미친다는 Ayres의 가정을 지지한다. 나아가 연구에서는 감각통합과 처리 이론이 작업치료사가 숙련되고 풍부한 감각지지 중재의 필요성을 설명하는데 도움이 된다.

Ayres Sensory Integration® 중재의 Hallmark 특징

감각통합 방법은 Ayres(1972a)가 처음 제안한 것으로 근거를 제시하고 있다(Pfeiffer et al., 2011; Schaaf, 2011). 다른 방법에서 이 방법을 사용할 때 정확하게 확인할 수 있도록 ASI Fidelity Measure©가 만들어졌다(Parham et al, 2007). 이 측정에서 ASI 중재의 구조와 처리요소에 대한 간단한 내용은 **Box 56.1**에 있다(Parham et al., 2011).

감각통합의 기초 개념

다음은 감각통합치료 접근을 사용하는 기본적인 중재원리이다.

- 통합된 감각은 뇌의 영양분이다.
- 적응반응은 성장과 발달에 꼭 필요한 도전을 성공적으로 수행하기 위해 필요하다.
- 인간의 내적 동기는 생활속에서 경험할 수 있다. Ayres 박사는 중재에 참여하고 싶어하는 내적동기가 생활을 즐길 수 있도록 한다고 했다.
- 능동적 참여는 조직화를 촉진한다.

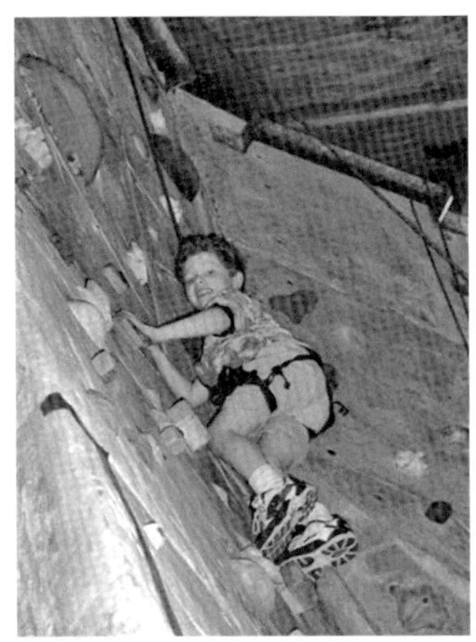

그림 56.6 암벽 타기는 근육 신장, 신체 인식, 중력의 견인을 요구하는 힘든 활동, 고유수용 활동으로 발이나 손의 위치를 집중하는 동안 각성을 조직화하는데 도움을 주는 활동이다

- 치료사에게 필요한 것은 적당한 난이도(just right challenge)를 맞춰주는 것이다.
- 확인된 문제를 해결하기 위한 치료적 활동으로 촉각, 고유수용감각, 전정감각에 특히 집중하여 활동을 계획해야 한다(**그림 56.6**, **그림 56.7**, **그림 56.8**).
- 특별한 고려사항은 활동적인 움직임에서부터 힘든 활동을 제공할 때 고유수용감각을 포함하는 것이다. 고유수용감각은 다른 감각들을 조절하는데 영향을 미친다.
- 전정감각 활동은 아동이 몸을 유지하고 움직이는 동안에 중력에 대항하여 몸을 정렬시키도록 하는 능력이다. 전정감각정보를 처리하는 과정은 공간에 대한 감각을 발달시키고, 안내하도록 하는데 중요하다.
- 촉각정보는 외부환경과 신체 환경의 섬세한 상호작용을 위해 필수적이다.

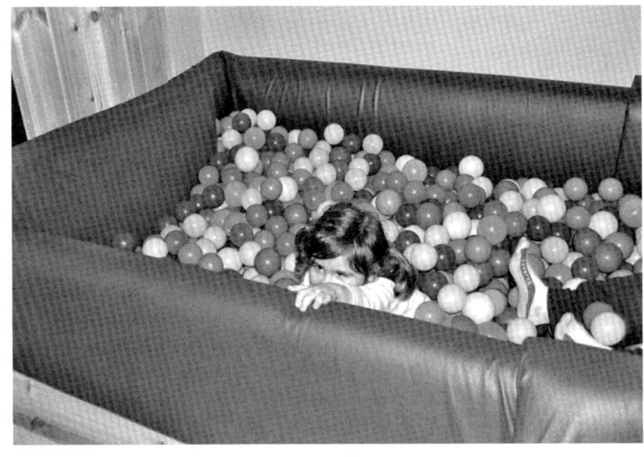

그림 56.7 볼풀 놀이는 깊은 촉각 자극과 움직임에 저항을 제공하여 아동의 신체 인식을 향상시킨다.

표 56.5, **표 56.6**, **표 56.7**에서 감각에 기초한 활동들을 등급화 하고 고려해야 할 사항들을 제시하고 있다.

감각통합 중재 전략을 사용할 때, 작업치료사는 구조와 자유 사이에 균형을 맞춰야 한다. 아동은 문제를 해결할 기회를 가지면서 스스로 선택할 수 있다. 감각통합 접근이 다른 이론적 틀과 구별되는 특징은 감각적으로 풍부한 환경 안에서의 자유이다. 공간 안에서 신체적으로 움직이고 물건을 움직이는 능력을 발휘하며 작업치료사의 도움을 통해 자신의 몸을 새로운 방식으로 사용하는 방법을 배울 수 있다. 감각통합은 감각자극이 아니다. 때문에 적응반응과 아동의 반응에 기초한 활동의 수정이 필수적이다. 이것은 어른이 계획하고 디자인하지 않으며 구조만 만들어 준다. 아동의 흥미와 감각, 운동, 조직화에 대처하는 능력은 활동의 난이도와 강도를 결정하게 한다. 따라서 치료 장비는 늘 같은 장소에 두지 않고, 예측되지 않고, 정해지지 않은 순서대로 진행하며 매 회기 새롭게 한다. 활동은 즐겁고 스스로에게 보상을 줘야한다. 놀이는 감각통합 전략을 사용하는 중재과정에서 가장 중요하고 강력한 요소이다. 작업적 참여에서 내적 보상을 촉진하는데 놀이는 매우 중요하다.

감각통합 장애는 자폐, Fragile X 증후군, 뇌성마비 같은 진단명을 가지는 아동에게서도 흔히 나타난다. 이런 아동들은 감각통합치료 외에 다양한 접근방법을 제공해야 한다. 전형적인 작업치료 중재에서는 신경발달치료(NDT), 놀이 기반 접근, 발달적 접근, 행동주의적 접근, 자기조절을 위한 각성프로그램 같은 인지적 접근방법 등을 함께 사용할 수 있다. 다양한 접근방법은 복합적 장애를 가지는 아동들에게 필수적이다.

감각통합 치료전략과 작업치료 목표

작업치료 임상에서 적용되는 감각통합 원리는 향상된 작업적 참여와 사회적 참여를 목표로 한다. 무엇보다 우선되는 작업치료의 목표를 성취하기 위해서 감각통합 전략이 사용되

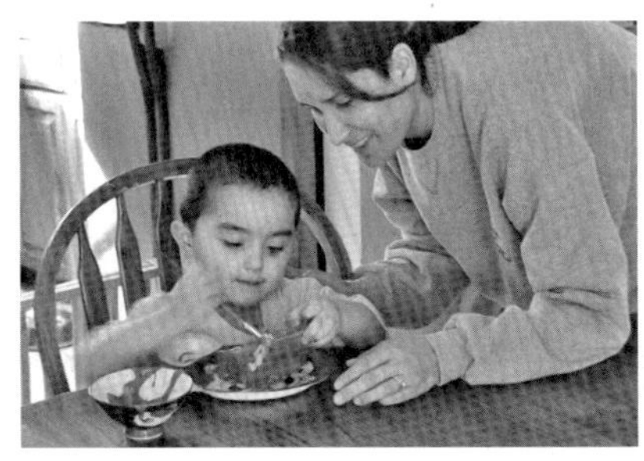

그림 56.8 격렬한 놀이 뒤에 아이는 엄마와 함께 촉각, 공간 조직화, 시각 운동 조절을 포함한 활동을 더 쉽게 참여할 수 있다.

표 56.5 전정감각과 관련된 변수

클라이언트 요소	전정감각의 유형	환경조건
머리위치		**시야**
엎드린 자세	직선(수직, 수평)	안정
바로 누운 자세	회전(원)	움직임
직립	축(신체를 중심으로)	
네발기기	호(arc)	
머리 젖힘	Coreolis(한번에 세 가지 타입)	
옆으로 누움		
거꾸로		
머리 움직임		
고정		
일시적		
움직임		
몸의 상태		**물리적 환경**
고정	속도, 강도	안정
움직임	기간, 리듬	움직임
수동	멈춤과 시작	
능동	방향 전환	

며, 다양한 영역에서 적응반응을 촉진한다. 감각통합 전략을 사용했을 때 Ayres(1972a)는 신체운동 적응반응에 대해 기술했고, Parham & Mailloux(2005, p393)은 다음과 같은 목표를 감각통합의 잠재적인 결과로 제시했다.

- 적응반응의 빈도 또는 지속시간 증가
- 인지, 언어 및 학습 기술
- 대운동, 소운동 기술
- 자신감과 자존감
- 향상된 작업수행과 사회참여
- 가족의 삶의 질 향상

감각통합의 중재 결과 나타날 수 있는 다양한 가능성은 어떠한 영역에서 변화가 일어날지 정확하게 예측하는 것을 어렵게 한다. 전통적으로 아동작업치료 중재효과에 대한 평가로 글쓰기나, 균형 능력, 공놀이 기술의 변화를 관찰한다. 이러한 측정은 개인의 삶의 질을 포함하여 잠재적인 변화를 나타내는데 충분하지 않다. 따라서 부모로부터 다음과 같은 의견을 청취해야 한다.

"일상생활이 더 쉬워졌어요"
" 아이가 친구가 생겼어요"
"어지럽히지 않고 저녁을 만들 수 있어요"
"엄마 없이도 오랫 동안 놀 수 있어요"
"가족 여행도 할 수 있을 것 같아요"

표 56.6 고유수용감각과 관련된 변수

클라이언트 요소	고유수용감각의 타입	환경조건
근육	스트레칭	거리/크기/차원
힘줄	견인–당김	중력방향이거나 반대방향
관절	압박–누름	시간
휴식기	공동 활성화–동시수축	물리적 환경
일시적	등척성/등장성	고정
움직임	속도/강도	움직임
정적/동적	기간/비율/리듬	
능동/수동	방향	
노력 발휘	저항	
동기나 목적	긴장/체중부하	

표 56.7 전정감각과 관련된 변수

클라이언트 요소	전정감각의 타입	환경조건
머리	가벼운 터치	경험이 없는 물건에 대한 익숙함
볼,입,혀, 귀를 포함한 얼굴	깊은 압박	익숙하지 않은 사람에 대해 익숙함
손	감촉	환경에서 또 다른 자극에 집념
발	온도	과제 요구
사지	날카로운/둔한/통증/무딘	사람과 접촉하려는 의도
앞면	한점 또는 두점 감각	시각
등		문화적 규범
*배측중앙선회피		
스트레스가 감소(각성능력 및 현존하는 각성 수준)	순간적인	
표면부위의 양	일관된	
예측 vs 기대	중단되는	
예기치 않음 vs 기대 못함	지속	
자기 vs 타인 시작	리듬	
이전의 경험	빈번한	

"작업치료에 대한 것을 이해하는 것 같아요"
"아이가 누군가와 함께 노는 것을 보는게 좋아요.
"아이를 긍정적인 시각에서 볼 수 있게 되었어요"
"조금 더 어렸을 때 감각통합에 대해 알았다면
내 자신을 이해하는데 더 좋았을 것 같아요"

Cohn, Miller와 Tickle-Degnen(2000)의 연구에서는 서비스를 받은 아이의 부모가 규정하는 결과는 아이가 자신의 전형적인 환경에 참여하도록 지지하는 것과 아이가 부모와 가족의 삶에 영향을 미치도록 하는 방법을 지원하는 것임을 발견하였다. 이 연구에서 부모들이 보고한 것은 자신의 양육방식을 지지하고 타당하다고 인정해주기를 원한다는 점과 자신의 아이가 사회적 참여가 늘고 자기조절과 유능감을 성취하도록 도와주기를 원한다는 것이다. 이후의 연구에서 Cohn(2001a, 2001b)은 부모들이 아이의 행동을 더 잘 이해하게 된 것과 자신의 양육노력에 대한 인정, 그리고 아이를 위한 서비스를 요구할 수 있게 된 것에 가치를 두고 있다고 밝혔다. 그녀는 병원대기실에서 아이를 기다리는 것이 부모에게 정보를 공유하고 자신의 경험을 인정받고 다른 사람들과 사회적 대회에 참여하는 기회를 제공한다는 것을 밝혔다. 이 경험은 자신의 아이들에 대한 관점을 바꾸도록 돕고, 아이들의 관점을 다시 구성하는데 도움이 된다. 이 연구 결과는 감각통합 접근을 사용하는 작업치료의 잠재적 결과의 폭을 확장하는데 기여했다.

구조화된 그리고 비구조화된 작업수행의 관찰은 예후를 측정하는 타당한 방법이지만, 자폐와 같은 특정 질환의 아동은 정상발달에 근접한 예후를 보이기 힘들다. Mailloux와 동료들(2007)은 성취를 측정하는 방법으로 Goal Attainment Scaling(GAS-목표달성크기조절)의 방법을 제안했다. GAS는 가족과 협력하여 성취 가능한 목표를 설정하는 방법으로 개입의 결과로써 중요한 변화를 파악하는데 유용하다. Mailloux 등(2007)의 예시는 다음과 같다.

관심: 질감, 맛, 냄새, 소리에 과민 반응하기 때문에 가족 저녁 식사에 참여할 수 없음
목표: 질감, 맛, 냄새, 소리에 대한 과민 반응을 줄여줌으로써, 집, 친구나 친적 집, 레스토랑에서 가족 식사에 참여할 수 있다.

GAS 결과 행동은 -2 [기대 수준보다 훨씬 낮음: 울기, 소리지르기, 움직이기 등의 문제(5번 중에 4번)로 편안하게 스트레스 없이 식사하기 힘듦], 2+ [기대 수준보다 좋음: 울거나 소리지르기, 움직이기 문제(5번중에 4번)없이 새로운 음식을 여러번 먹음](Mailloux et al., 2007).

사례 연구 56.1 Larissa

■ **의뢰**

Larissa는 다른 아이들과 어울리는 것을 좋아하지는 않지만 놀이를 좋아하는 4살 여아이다. 그녀는 그것을 신경쓰지 않지만 그녀는 혼자 놀거나, 그들의 주위에서 노는 것을 좋아한다. 그녀의 엄마는 좋은 애착이며, 쉽고 효과적으로 준비함으로써 그녀에게 양육과 안내에 대해서 신뢰를 준다. 그녀는 엄마와 있을 때 가장 행복해 한다. 가족들은 전형적인 집안 일을 하는 것은 어렵다. Larissa는 목욕하는 것을 좋아하며, 가끔 욕조에서 나가는 것을 원하지 않는다. Larissa 전반적인 위생을 위해서나 양치를 하기 위해서 놀이를 멈추는 것을 원하지 않는다. 소풍, 쇼핑 또는 자발적인 산책을 할 때, 줄을 서서 기다리는 동안 쉽게 지치거나, 과잉행동을 보이는 문제가 있다. Larissa의 엄마는 그녀의 세 아이에게 변화에 대비할 시간을 주는 것을 배웠다. 그렇게 하지 않으면 그녀 또는 그녀의 5세 8세의 두 명의 오빠들과 화를 낼지도 모른다.

서비스가 양육하는데 도움이 되는지 안되는지 아이들을 발달에 지지가 가능한지 안되는지 결정하기 위해 Larissa의 엄마는 작업치료평가를 요청하였다. 그녀는 그녀 자신을 계획하는 것이 항상 어려움을 느끼고 때때로 자신의 삶의 관리하는 것에 어려움을 느낀다. 그녀는 우선 서비스가 그녀에 아이들에게 초점이 두어지도록 결심했지만 그녀는 그의 세명의 아이들과 자기 자신에게 매우 도움이 필요하다고 느꼈다.

■ **작업 프로파일**

Larissa가 하루 동안 좋아하는 것을 물었을 때 그녀의 엄마는 아래와 같이 대답했다.

잠에서 깼을 때 내가 방에 없으면, 아이는 울거나 엄마가 올 때까지 흐느끼며 "엄마"라고 부른다. 그리고 나서 아이는 잠이 깰 때까지 엄마가 옆에 있어주기 원한다. 그러면 엄마는 항상 아이를 아래층으로 옮기고, 아이가 작은 장난감으로 놀기 시작한다. 놀이를 멈추게 하는 것이 약간 어렵지만 아침을 먹기 위해 어린이 의자에 올라가며, 깔끔하게 먹는다. 아이는 배가 부르면 때때로 씨리얼을 손으로 잡거나, 테이블을 더럽히거나, 자신을 더럽힌다. 어디를 가던지 아이는 모든 것을 만지고 싶어하며, 물, 진흙, 오물을 가지고 오는 것을 좋아한다. 아이는 항상 호스 같은 것을 가지고 놀다가 옷을 적시곤 해서 하루에 옷을 몇 번이나 갈아입는다. 모래에서 노는 것도 좋아하며 모래에 얼굴을 박거나 먹기도 한다. 아이는 목욕을 좋아하지만 항상 오빠들과 다투거나 물을 욕조 밖으로 넘치게 한다. 그 후 소리치거나 비명을 지르며 욕조 밖으로 나가려한다. 가끔 차분해지며 드러눕기도 하며, 침대에서 뛰기도 한다. 아이는 옷 입는 것을 싫어하며 매우 피곤해 한다.

Larissa 작업 프로파일을 만드는 과정에서 치료사는 Larissa의 엄마가 조직화의 어려움과 실행장애의 가능성이 있다고 생각했다. 엄마는 놀이 과정에서 다음 단계로 넘어가거나 힘조절을 하는데 어려움을 느꼈다. Larissa는 높은 각성 수준, 불안, 감각추구 활도응로 인해 일상생활을 방해받고, 유치원 생활에 어려움을 겪는다. 게다가 아이의 행동으로 엄마는 혼란스러워 일상생활에 방해를 받아, 가족의 스트레스도 큰 상황이다. 치료사는 Larissa에 대한 직접적인 중재와 가족을 위한 상담 특히 엄마의 일상생활을 지원하는 방법을 적용했다. 치료사는 표준화 된 검사 Sensory Integration and Praxis Tests(SIPT)를 사용했다.

다음은 아동의 SIPT 점수를 나타낸다.

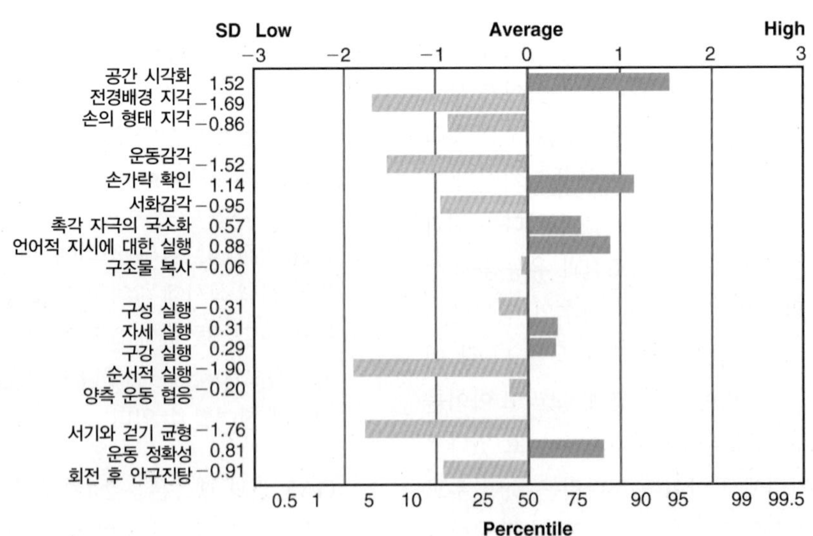

그림 56.9 Larissa. 4세 Sensory Integration and Praxis Test(SIPT) 점수

사례 연구 56.1 Larissa (계속)

사례 정보

아동 이름: Larissa　　아동 나이: 4세 0개월
학교: 미취학　　보호자 이름: Jamie

평 가

의뢰사유(작업적 관심/ 아동과 부모의 주 호소 포함)
떨어지기 힘들며, 쉽게 화를 내고, 형제 및 또래와 싸우며, 마트에 데리고 가기 어려움. 다른 아이들과의 놀이에 관심이 없음.

배경정보

의학적 과거력: OK
발달력: 정상 발달, 균형, 활동 수준, 자기-조절 및 사회적 기술에 대한 문제
교육력: N/A
작업력/작업프로파일: 위의 서술 참고

작업수행평가

인터뷰 자료
- 선생님 보고서:
- 보호자 보고서:(위 참고)
- 기타:

관찰 자료

근력:
시력
정서
부모와 좋은 애착관계
좋은 소근육
촉각놀이 즐김

도전:
다른 아이들과 상호작용이 보이지 않음.
소리에 민감함.
촉각놀이를 지나치 게 좋아함.
다른 아이들과 상호작용이 약함.
과제 집중 어려움.
앉은 자세 유지 약함.
도전이나 고 자극적 환경에 적응하기 어려움.

평가 자료:

구조화 된 평가:
SIPT 점수 참고

구조화 되지 않은 평가:
가벼운 정도의 낮은 근 긴장도
순서화 된 움직임을 따라하는 것이 어려움

해석:
전정감각, 양측통합, 순서화가 문제

중 재

목표와 목적

By(data): 소근육, 자조기술 증진을 위해 양손을 사용해서 최소한의 신체적 도움으로 5번에 4번은 양말을 독립적으로 신을 수 있다.

By(data):상호작용하는 동안 행동을 조직화하기 위해 Larissa는5번의 기회중 3-4번 시도 이상 10분정도 주고 받기 놀이를 할 수 있다.

By(data):자세 및 보호반응 균형을 통해 참여를 향상하고자 몸통과 팔을 5분동안 바닥에 아빠 다리로 앉아서 5번에 4번 최소한의 구두적 시각적 지시에 따라 동작을 부드럽게 따라한다.

OT중재 계획 다음을 포함

세팅: 클리닉 주 2회

기간: 6개월 이내 재평가 후 치료 연장 여부 결정.

퇴원계획: 집과 학교에서 풍부한 감각 환경 만들기, 감각 식이를 가지고 진행하되 필요하다면 6개월마다 조정.

의뢰: 심리학습검사

OT 중재과정과 전략

치료적 활동:
놀이과정에서
flexion 그네, platform 그네를 이용한 충분한 흔들기.
진동 장난감과 손에 묻을 수 있는 재료를 이용한 다양한 질감 놀이.
입체인지지각 게임
정적, 동적 균형활동
대운동 순서화를 포함한 장애물 코스

환경적 수정:
일상적 그림/ 글자를 이용한 스케줄 제공
집안에 흔들리는 장비 제공.
양방향적인 모양이나 물체를 확인할 수 있는 게임이 포함된 촉각놀이 제공.
식사 시간동안 땅콩볼과 같은 움직이는 앉기 도구 제공.

사례 연구 56.1 Larissa (계속)

결 과

예상되거나 보고된 결과:

- 작업수행: 사회적 기술, 옷 입는 기술, 꾸미기 활동, 감정적 폭발없이 일상 사건에 참여하는 것이 향상됨.
- 클라이언트 만족도: 엄마가 OT/OTA에 의해 제공된 정보와 전략의 유용성을 보고함.
- 일반적인 기술: 쇼핑같은 외출 동안 인내력 증가, 정해진 일과의 변화와 일과를 수용하는 것 때문에 기인하는 집안에서의 조화가 증가.
- 가족의 삶의 영향(다른 가족구성원의 작업을 포함): 엄마는 안정적인 삶으로 향상되었고 스트레스가 줄었으며, 문제를 처리하는 것이나 조직화하는 것이 향상되었다고 보고함.

감각기반 모달리티

SI와 처리의 이론 및 원리를 이해하면 중재에서 모달리티를 사용해서 감각을 제공할 수 있다. 모달리티는 치료 목적을 위해 사용되는 치료 에이전트, 도구, 물건이다(Brienes, 2006). 작업치료사는 종종 감각기반 모달리티를 중재에 사용한다. 감각에 기반한 모달리티는 소리를 이용한 치료나 청취 프로그램, Willbarger의 깊은 압박 고유수용기술(DPPT), 동적 의자 사용(Schilling, Washington, Billingsley, & Deitz, 2003), 무게가 있는 모달리티(무거운 조끼, 담요, 싸개, 동물 재료, 모자, 벨트)의 사용을 포함한다. SI 및 처리에 관한 지식은 이러한 모달리티의 사용을 안내하고, 기능적 행동의 발생과 각성이나 명료하게 하기 위해 구별된 감각자극을 줄 때 필요하다(Dunn, 2009). 예를 들어, "집중"하려고 할 때, 자해행동이 나타나면, 차가운 천을 얼굴에 대거나, 무거운 것으로 감싸면 더 적응되고, 집중된다고 느낄 수 있다. 자극적인 맛(예, 레몬을 씹을 때) 또는 향이 강한 것(임상 아로마테라피)을 사용하면, 부정적인 생각과 욕구를 일으킬 수 있다. 모달리티는 진정하거나, 목적(예, 흙, 에센셜 오일, 무거운 담요 사용)을 위해 사용된다. 이와 관련된 많은 접근이 있지만 근거는 아직 제한적이며 계속 연구가 진행되고 있는 추세이다(Bazyk, Cimino, Hayers, Goodman, & Farrell, 2010; Hall & Case-Smith, 2007; Kimball et al., 2007; Moore & Henry, 2002; Mullen, Champagne, Krishnamurty, Dickson, & Gao, 2008; Vandeberg, 2001). **표 56.8**을 보면 다양한 방법으로 사용할 수 있는 감각 모달리티 예시를 제시한다. **표 56.9**는 개인의 삶의 과정에서 OT 결과를 위해 사용할 수 있는 치료적 활동과 모달리티 중재 접근에 대한 부가적인 방법을 보여주고 있다.

매일 삶에서 감각 사용; 감각 식이

"감각 식이"는 개인적 가치, 필요, 작업수행 목표를 위해 매일 일과에서 사용되는 개별화되고, 구조화된 활동이나 모달리티를 사용한 감각제공을 지칭하는 비유적 표현이다(P. Wilbarger, 1984; J. Wilbarger & Wilbarger, 2002). 감각

표 56.8 **작업치료 중재 유형**(American Occupational Therapy Association, 2008)**과 무거운 담요 적용**(Champagne, 2010b)

중재 유형	중재 정의	무거운 담요(WB) 예
준비	작업참여를 위해 클라이언트를 준비하는 방법 또는 기술	급성 입원환자 정신과 입원기간 동안 자기관리 및 환경 활동에 참여할 수 있는 능력을 높이기 위해 불안이나 각성을 줄이기 위해 클라이언트에게 가중 담요(WB)가 제공된다.
목적있는 활동	환자 작업참여를 향상시키는 기술 개발을 허용하는 특별히 선정된 활동에 참여한다.	환자는 가중 담요의 무게 변화와 각 무게에서의 시도를 연습하여 휴식 및 수면을 위한 최적의 무게에서 자신의 선호도를 결정한다.
작업 기반	환자는 확인된 목표와 일치하는 클라이언트 직속 직종에 종사한다.	치료 지침에 따라 가중 담요를 사용하는 방법을 배우고 나면 클라이언트는 일반적인 수면 절차의 일환으로 집에서 밤에 다른 시트와 담요와 함께 가중 담요를 사용한다. 가중 담요는 더 이상 새로운 개입이 아니며, 이 시점에서 스스로 시작되며 습관적인 수면 과정의 일부이 다.

표 56.9 감각-기반 중재: 생활 과정 전반의 적용

클라이언트	중재	결과
촉각과 반응 22세 남자	감각 양상을 일관되게 사용하고 감각 과다반응을 다루는 활동을 수행하기 위해 감각적인 식습관을 만들어라.	감각 이상의 감각 감소, 타인과의 근접성이 요구되는 직장에서 일할 수 있는 능력 지원한다.
PTSD 26세 여자	감각조절 키트를 공동 작성하여 감각조절 전략을 체계적으로 유지하고 예방 및 위기 개입 목적에 필요한 만큼 쉽게 사용할 수 있게 하라.	의미 있는 역할에 적극적으로 참여할 수 있는 능력이 향상되었다.
편집형 정신분열 58세 남자	좀 더 편안한 신체 공간을 허용하기 위해 침실에 있는 침실에 대한 감각적인 수정을 해라.	밤에 잠을 자고 잠을 잘 수있는 능력이 증가했다.
혼란증상을 가진 치매 75세 여자	무게를 사용하여 교란을 방지하고 PRN 의약품 사용의 필요성을 방지한다.	사회적 참여 증가함(동료와의 가족 및 그룹 세션 방문에 참여할 수 있는 능력).

필요한 경우 PRN (필요하거나 필요할 때); PTSD, 외상 후 스트레스 장애.

식이는 매일의 활동에서 필요한 감각 요구를 충족하기 위해 OT 중재에서 널리 사용되고 있다(J. Wilbarger & Wilbarger, 2002). 개별화된 감각 식이는 각성, 집중, 감정, 인지, 행동조절, 사회참여, 전반적 건강과 웰빙을 위한 감각입력의 유형과 양을 제공하기에 장점이 있다. 감각 식이 접근을 중재 계획에 포함시키겠다고 결정하면, 클라이언트와 보호자와 함께 치료적 목적으로 사용한다. 감각 식이는 작업 목표를 달성하기 위해 작업수행기술(예, 감각지각 기술), 패턴(예, 의식, 일과), 환경에서 도전을 촉진한다.

감각 식이: 개별. OT 전문가는 치료적 목표를 달성하기 위해 단계화 된 활동에 숙련되어 있다. 감각입력 강도는 빈도, 기간, 속도, 리듬, 자세, 환경, 경험의 복잡한 정도에 영향을 받는다. 개별적으로 특별한 필요에 맞는 의미있고, 나이와 문화에 적합하고, "Just right"를 제공하는 것을 중재에서 중요하다. 예를 들어, 불안해 하는 클라이언트를 위해 "스트레스 공"을 사용하는 것은 적합하나, 강도 높은 요구나 사람에 대해 궁긍적인 감정에 대한 것에는 부적합하다.

감각 식이는 감각방어 중재의 한 측면이지만, 감각통합 및 처리 문제와 예방, 건강, 웰빙의 개념에도 넓게 적용될 수 있다(J. Wilbarger & Wilbarger, 2002). 일상에서 감각 식이가 효과적이려면 일상적 적용이나 환경적 수정을 포함해야 한다. 개별화된 감각키트는 클라이언트와 함께 고안하고, 조직화되고, 접근 가능한 전략이 유용하다(Champagne, 2011b). 감각키트는 감각을 채워 줄 아이템으로 구성; 언제나 사용 가능하고, 필요에 따라 키트를 각각 사용할 수 있는 것을 고른다. 감각키트는 포커싱, 부주의, 자기 진정, 스트레스 관리, 마음 챙김, 예방, 단계적 축소를 목적을 위해 사용되는 아이템을 포함한다(Champagne, 2011b).

감각 스토리는 Gray의 사회적 스토리(Gray, 2000)부터 Marr와 Nackley(2005)에 의해 제안된 것으로, 감각 식이의 한 부분으로 사용되며, 아동이 감각통합 및 처리에 특히 어려워하는(예; 머리 빗기) 부분을 스토리로 만들어서 작업 참여가 가능하게 도움이 되는 전략을 포함한다. 감각 스토리는 다양한 환경에서 감각 식이를 적용할 때 아동과 보호자에게 도움이 된다(Marr, Gal, & Nackley, 2007; Marr, Mika, Miraglia, Roerig, & Sinnott, 2007).

감각 식이: 계획적 적용. 감각 식이는 개인에게 적용되지만 프로그램(예, 학교, 낮 프로그램, 주거 프로그램, 병원 세팅으로 운영하기에도 좋다. **표 56.10**은 프로그램의 예이다.

감각기반 개별 및 그룹 치료

감각기반 중재는 개인 및 그룹 치료에 사용될 수 있으며, 다른 치료적 방법과 결합할 수 있다. Annabelle과 Daniel의 사례는 감각기반 중재의 개별 치료 사례이며, George 사례는 개별과 그룹에 모두 감각기반 중재를 적용한 사례이다.

감각운동 그룹. Ross와 Burdick(1981) 5단계 감각운동 그룹을 나누고 사용한 최초의 작업치료사이다(Ross,

표 56.10 다양한 환경에서 적용된 감각 식이

환경	중재 예시	작업수행
가정	6세의 어린이는 목욕을 시작하기 전에 취침 전에 어머니의 도움으로 따뜻한 담요에 몸을 감싼다. 이것은 어린이의 각성 수준을 줄이고, 접촉할 수 있는 방어력을 얻고, 잠을 잘 수 있도록 도와준다.	감각적인 방어력이 감소하면 일상에 보다 깊이 관여할 수 있는 능력을 뒷받침할 수 있다.
학교	운동 중 휴식(요가 자세, 헬스 클럽, 벽/의자 팔 굽혀 펴기, 교실 변경)은 전략적으로 자기 규칙, 사회적 기술 및 학습 능력을 뒷받침하는 데 도움이 될 수 있는 시간 전환 및 이전의 구조/일상에 구축된다.	일상생활로의 운동 전환을 조성하면 학업수행 및 사회참여에 긍정적인 영향을 미치기 위해 자녀가 학교에 집중하고 집중하는 능력을 유지하는 데 도움이 될 수 있다.
정신과 급성 입원 병동	병원의 그룹 일정은 아침에 일어나서(스트레칭/운동), 그룹 회의에 집중하고, 변화에 대처하기 위한(여가 활동, 산책, 감각실에서 시간을 보냄, 애완동물 치료), 저녁에는(진정, 이완 그룹, 예술 표현을 위한 감각적인 카트 항목 사용), 휴식/수면(가중 담요, 아로마 테라피)을 촉진하기 위한 전략을 수립한다.	일상적인 일상 생활에 기반을 둔 전략의 가용성은 사회적, 사회적, 치료적 활동에 참여할 수 있는 능력을 촉진하는데 도움이 될 수 있다. 그것은 또한 예방과 위기를 예방하기 위한 목적으로 사용될 수 있기 때문에 예방접종을 위한 목적으로도 사용될 수 있다.

1997; Ross & Burdick, 1981). 이 접근법은 정신장애나 치매 환자 그룹에 적용하기 위해 SI 이론을 기반으로 고안되었다. Moore(2005)는 2005년에 Ross and Burdick's(1981)의 연구를 확대하여 5단계 그룹을 수정하여 발표했다. Champagne(2012)은 SI 및 처리에 중점을 둔 심리치료와 OT 모델을 개발하고 다양한 연령대 그룹에서 사용할 수 있는 그룹 커리큘럼을 개발했다.: Movin & Groovin(4~6세), Sensory Mod Squad(7-12세) 및 Regulators(10대). 심리치료와 SI 및 처리의 이론적 기반을 결합한 중재의 효과를 조사하기 위한 조사가 필요하고 이 모델이 연구의 시작점이 될 수 있다. 그룹 작업 및 그룹 과정에 대한 정보는 34장을 참고하자.

요가. 요가는 다양한 집단 및 임상 환경(예, 학교, 주거 프로그램, 데이프로그램, 외래환자 클리닉)에서 OT 그룹이나 개인에게 중재로 사용된다. OT 전문가들이 치료적 중재로 요가를 제공하기 위해 요가 중재를 변형시켜왔다. 최근 Stoller, Greuel, Cimini, Fowler, and Koomar(2012)는 이라크에 배치된 35명의 군인들에게 감각이 강화된 요가를 통한 효과를 발표했다. 감각을 강화시킨 요가 그룹에서는 불안이 줄었고, 18개의 전신건강 및 삶의 질 지표 중 16개가 향상되어, 능동적인 스트레스 관리에 도움이 된 것을 확인했다. 기존의 요가(예, 외상-정보 요가)뿐만 아니라 태극권과 춤을 접목시켜 고유수용감각 및 전정 감각 중재를 포함한 중재에 대한 더 많은 연구가 필요하다.

환경 수정

이 장에서 언급했듯이 환경 수정은 OT 중재의 한 부분으로 포함되며, 세밀한 부분에서 큰 부분까지 다양하다. 예를 들어, 소리나 촉각에 민감한 사람들을 위해 책상을 조용하고, 사람이 덜 다니는 곳으로 배정하도록 권고할 수 있다. 책상 의자에 디스크를 사용하면, 하루종일 전정-고유수용감각을 필요로 하는 어린이에게 수업시간에 주의를 기울이게 하는데 도움이 된다.

삶의 과정에서 충분한 감각을 제공하고, 진정 효과를 주기 위해서 특별히 방을 설계할 수도 있다(Champagne, 2006, 2011b). 진정 및 경계 감각의 다양한 기회를 제공하기 위한 환경에서 적극적인 개입은 SI 및 과정의 구성요소이다. 감각조절을 강조하는 환경적 영역은 진정, 고양, 조직화된 기분(예, 감각조절 방)을 느낄 수 있는 다양한 도구, 장비 및 가구를 제공한다. 강화된 환경에서는 조직화된 기술이나 실행을 지원하기 위해서는 참신함이나 문제 해결력이 필요하고 이를 위해(예, 감각통합 클리닉) 전정, 고유수용, 촉각을 향상시킬 수 있는 충분한 장비와 사물을 제공받을 수 있다. 수동적인 감각경험을 제공하는 환경은 ASI의 핵심요소와 일치하지는 않지만 감각자극에 사용될 수 있다. 스노젤렌실이라고 불리는 다감각 방은 과거에는 발달이나 지적능력이 심하게 지연된 사람이나 치매환자들을 위해 사용되었다(American Association of Multi-sensory Environments, 2010). 다감각 환경은 여가, 긴장완화, 사회적 참여를 촉진하기 위해 만들어지며, 양방향식 스위치, 프로젝터, 버블램프, 편안한 가구 및 다양한 조명같은 유형의 장비를 포함한다. 다감각 실의 치료적 사용은 신경세포의 손실을 지연시키고, 감각처리장애의 진행을 늦추는데 도움이 될 수 있다고 제안되어 왔다(R. Baker et al., 2001; Bower, 1967). 이는 행복감을 증진시키고, 진정, 슬픔감소, 공포 및 부정적 행동을 줄여준다(Cornell, 2004; Minner, Hoffstetter, Casey, & Jones, 2004). 지금까지 논의된 감각기반 모달리티와 같이 위와 같은 중재의 효과를 입증하기 위해서는 추가적인 연구가 필요하다. 또한 다양한 세팅에서 작업수행과 참여를 지지하거나 향상시키기 위해 감각방이나 공간을 만들었고, 감각에 기반한 감각 정원에서의 활동 등이 유용하게 사용될 수 있다. 가정 환경 수정 또한 감각통합 및 처리에 도움이 된다. OT 전문가는 클라이언트, 보호자와 조직을 도와줄 수 있는 가장 적합찬 치료적인 물리적 환경을 제공하여야 한다.

감각기반 커리큘럼

다양한 연령대와 다양한 환경에서 감각기반 접근법을 적용하기 위해서는 감각기반 커리큘럼이 필요하다. 다음 각 항목을 사용할 때 클라이언트 그룹과 다른 클라이언트에 맞게 수정한 것을 기록한다. 감각-기반 커리큘럼을 포함한 몇가지 예시는 다음과 같다.

- **D**evelopmental, **I**ndividual Difference, **R**elationship-Based Model/ Floortime(DIR©/Floortime™) 모델은 작업치료사, 보호자, 교육가에게 포괄적인 평가 프로세스를 제공하고, 각 아동이 가지는 독특한 강점과 장벽에 따른 발달 중재 프로그램을 위해 만들어진 학제적 발달적 이론의 틀이다. 이 모델은 특히 ASD나 발달 장애가 있는 아동들을 위해 만들어졌다. DIR©/Floortime™ 모델의 목표는 특정 기술이나 문제 행동에 초점을 맞추기 보다는 사회적, 정서적, 지적 능력을 위한 기초 역량을 구축하는 것이다(Greenspan & Wieder, 2006).
- 엔진은 어떻게 가속될까?(각성 프로그램)은 Williams & Shellenberger(1996)에 의해 작성되었으며 Alert Program이라고도 한다. 이 커리큘럼은 주로 아동, 보호자, 작업치료사나 교육자가 주어진 활동, 배경, 환경에서 최적의 각성 수준을 유지하는데 도움이 되는 적절한 전략을 선택하는 것을 돕기 위해 만들어졌다. 가정이나 학교에서 사용되며 어른과 함께 사용될 수 있다.
- Sensation, Task, Environment, Predictability, Self-Monitoring, and Interactions(STEP-SI)은 평가 및 중재 접근을 쉽게 이해할 수 있는 요소로 분류하는데 기반을 둔 임상 추론 모델이다. 초기에는 감각조절장애를 가진 아동들을 위해 사용되었지만 다른 감각통합 및 처리 문제가 있는 아이들에게도 적용할 수 있다(Miller, Wilbarger, Stackhouse, & Trunnell, 2002).
- Sensory Modulation Program(SMP)은 Champagne(2011b)이 2003년 정신과적 증상을 가진 사람들을 다양한 환경에서 진단하기 위해 다학제적으로 감각조절 접근을 사용하여 다학제간에 사용하기 위해 만들어졌다. SMP는 정신건강 서비스의 일환으로 감각조절, 외상, 애착 형성에 기반한 접근 지침을 제공한다. SMP 구성요소에는 치료적 자아 사용, 감각기반 평가, 감각운동 활동, 감각기반 모달리티, 프로그램, 환경 수정을 포함한다. SMP는 다른 평가나 치료적 활동을 배제하지 않는다. 이는 클라이언트 중심의 방식으로 클라이언트가 목표를 달성할 수 있는 능력을 도와준다.
- Sensory Motor Arousal Regulation Treatment (SMART)는 정신건강 분야에 종사하는 심리치료사와 작업치료사에 의해 만들어진 모델이다. SMART 모델은 정신과적 중재와 감각통합 및 처리 중재의 통합을 위하여 만들어진 이론의 틀로, 외상을 가진 사람 중 각성 조절에 문제를 가진 사람들을 도와주도록 설계되었다(Warner, Cook, Westcott, & Koomar, 2011). SMART 모델은 외상을 입은 아동의 각성을 조절하기 위해 구성된 치료 방법이다. 이는 감각통합, 외상, 애착 이론의 틀과 감각운동, 심리치료를 통합한다.

질환에 따른 감각통합 및 처리

Sensory Integration and Processing Considerations for Individuals with Specific Diagnoses

이 장에서 우리는 다양한 인구의 일생에 걸쳐 영향을 미치는 감각통합이론, 사정, 중재방법에 대해 제시했다(Schaaf & Smith Roley, 2006; Smith Roley et al., 2001). ASD, 정신과 장애, 노인들에게 적용할 수 있는 감각통합적 명제를 제시하고자 한다.

자폐스펙트럼 장애아동의 감각통합과 처리

비록 감각과 운동의 문제가 현재 자폐스펙트럼 장애의 핵심 문제로 확인되지는 않았지만, 많은 연구자들은 핵심문제라고 생각한다. 그들의 연구는 감각증상이 아마도 일부 비정형적인 행동과, 학업적인 어려움, 집단에서 흔히 볼 수 있는 기능적인 지연, 자폐스펙트럼 장애를 가진 소년 또는 소녀에게 흔히 나타나는 운동결핍의 원인이라고 보고하고 있다.

자폐스펙트럼 장애를 가진 아동에게 나타나는 감각조절장애

이 장의 다른 섹션에서도 언급했듯이, 자폐스펙트럼 장애는 사회적 상호작용 장애와 상동 행동으로 진단된다. 무질서한 감각입력의 통합과 처리는 반복적인 행동의 한 측면으로 간주되며 진단의 핵심은 아니다. 그렇더라도, 자폐스펙트럼 장애아동의 95%이상에서 감각통합과 처리의 어려움을 보이며 과잉반응과 과소반응 및 감각추구는 감각체계의 어려움으로 확인되어졌고, 과잉반응과 과소반응이 같은 사람에게 동시에 나타나기도 한다(Baranek, 2002; Baranek, David, Poe, Stone, & Watson, 2006; Harrison & Hare, 2004). 감각통합과 처리에서 나타나는 결핍의 명확한 특징 규명 및 자폐스펙트럼 장애의 핵심적인 특징과의 관계는 아직 파악하기 힘들다.

자폐스펙트럼 장애를 가진 개인의 감각통합과 처리의 차이에 대한 연구는 새로운 현상이 아니다. 감각처리에서의 차이점은 촉각, 전정감각, 청각, 그리고 시각 영역에서 나타난다고 보고되고 있다(Harrison & Hare, 2004). 그러나 감각통합과 처리에서의 결핍에 대한 명확한 특징 규명과 자폐스펙트럼 장애의 핵심 특징과의 관계는 아직 파악하기 힘들다.

감각의 행동반응은 자폐스펙트럼 장애를 가진 아동에게서 혼합된 양상으로 나타나는데, 연령에 관계없이 SOR과 SUR이 모두 나타난다(Ben-Sasson, Carter, & Briggs-Gowan, 2009; Liss et al., 2006). 연구들에 의하면 자폐스펙트럼 장애아동 중, 나이든 아이들은 감각추구가 나타나는 반면 어린아이들은 나타나지 않거나(Ben-Sasson et al., 2009; Dunn & Bennett, 2002), 또는 감각에 더 강한 반응을 보이며 도전적이라고 보고하였다. 더 나아가 SOR 또는 SUR 중 높은 빈도가 있을 때 강한 과잉반응과 과소반응이 나타난다(Ben-Sasson et al.,2009).

일반적으로, 조절장애 양상은 자폐스펙트럼 장애의 다른 행동 특성과 함께 나타난다. 예를 들어, Liss 등은 예외적인 기억과 함께 과도한 집중력과 끈기 있는 행동으로 과잉반응이 나타나고 의사소통의 장애와 사회적 상호작용이 열악한 것으로 나타난다고 보고하였다. 이들은 약간의 자폐스펙트럼 장애 증상을 가지고 있는 학령기 아동들은 감각의 문제가 없을 때 비교적 높은 기능을 보이는 것을 발견하였다. 부적응행동은 전반적인 연령대의 자폐스펙트럼 장애아동에게서 움직임에 대한 민감성, 맛과 냄새에 대한 민감성을 동반한 일반적인 감각통합및 처리의 결핍과 사회적 의사소통의 결핍이 나타난다(A.E.Baker, Lane, Angley, & Young, 2008; A.E.Lane, Young, Baker, & Angley, 2010). 청각 여과하기의 어려움 또한 자폐 스팩트럼 장애아동에게 흔히 나타나는데, 감각프로파일 평가도구에서는 청각 여과하기 평가결과에 있어 과민반응 및 과소반응을 모두 포함한다는 것에 유의해야 한다.

자폐스펙트럼 장애 자녀를 둔 부모가 감각통합과 처리에 대해 보고해 온 2007년까지 발행된 연구들은(Ben-Sasson, Carter 및 Briggs-Gowan) 자폐스펙트럼 장애아동이 정상아동과 발달장애 아동과는 다른 패턴을 보였다고 하였는데, 과도한 저반응, 과민반응, 감각추구를 포함하였다. 더 나아가, 감각통합 및 처리의 어려움이 동반장애, 자폐중증도, 그리고 생활연령 등의 많은 요인들에 따라 달라지는 것을 알 수 있었다.

정신 연령이나 발달장애아동과는 반대로 생활연령이 일치할 때 차이가 더 컸는데, 이는 조절장애가 자폐스펙트럼 장애만의 고유한 것은 아니며 장애의 존재에 의해 조절될 수 있음을 시사한다. 유아는 감각추구를 보이지 않는 반면에 6-9세의 아동들에게서 대조군과 비교하여 감각통합 및 처리에서 가장 큰 차이를 보여 생활연령이 조절변수로 확인되었다. 또한, 자폐스펙트럼 장애의 중증도는 감각조절장애의 중증도와 관련이 있었지만, 감각조절장애의 유형과는 관련이 없었다.

그러므로, 감각통합 및 처리장애는 자폐스펙트럼 장애에게서 공통적으로 확인되는 특징이며, 과민반응, 저반응, 그리고 감각추구의 패턴으로 나타나고 아동의 나이, 자폐스펙트럼 장애 중증도 그리고 공존하는 조건에서 조절된다. 감각통합과 처리장애가 심각할 때, 자폐 진단을 받은 사람들에게서 흔히 볼 수 있는 반복적인 행동의 빈도가 높게 나타난다. 또한 한 아동에게서 과민반응과 저반응 모두가 나타나는데, 어떤 감각에서는 과민반응을 하고 또 다른 감각에서는 저반응이 나타날 수 있다. 감각통합 및 처리장애의 확실한 패턴과 자폐스펙트럼 장애 진단의 다른 특징 사이에서의 관계는 연구마다 다르다. 하위 그룹이 자폐스펙트럼 장애의 다른 특성을 동반하는 감각통합 및 처리의 결핍과 연관되어 식별될 가능성이 높다. 이러한 관계를 자세히 설명하려면 연구가 더 필요하다.

강직, 운동 상동증, 반복적인 행동, 발성, 사고패턴 등의 비전형적인 행동은 자폐스펙트럼 장애에서 보여진다. 보다 일반적으로 보이는 전형적인 반복행동 중에는 조명이나 전자장치 켜거나 끄기, 손이나 물건 두드리기, 장난감 일렬로 세우기, 몸 흔들기, 피부 뜯기, 손가락 튕기기와 같은 동작들이 관찰된다. 이 장의 앞부분에서도 언급했듯이, 이러한 행동은 (1)낮은 수준의 각성을 높이기 위해 감각을 추구하거나 (2) 과도한 각성을 진정시키기 위한 방법으로 환경으로부터 감각을 불러일으킨 감각통합 및 처리과정의 결과로 볼 수 있다(Baranek 등, 1997). 예를 들어, Baranek, Foster, 그리고 Berkson(1997)은 자폐스펙트럼 장애 및 발달장애가 있는 아동의 촉각방어와 뻣뻣하고 유연하지 않은 행동, 반복적인 언어구사력, 시각적 고정관념 및 비정상적인 애착의 정도와 유의한 관계가 있음을 발견하였다. 또한 Gal, Dyck 및 Passmore(2002)는 자폐스펙트럼 장애 및 지적장애가 있는 소아의 표본에서 중립적인 자극의 기간 동안 혐오 감각자극이 시작된 직후 아동이 전형적인 패턴의 움직임을 보이고, 선호하는 자극이 시작된 후 전형적인 패턴의 움직임이 줄어들었다. 이 연구에는 4명의 아동만이 포함되었지만, 반응이 좋지 않고 과민반응이 있는 아동에게 전형화된 패턴이 나타날 수 있으며 전반적인 각성 수준 및 전체적인 맥락에 의해 크게 좌우될 수 있다.

자폐스펙트럼 장애아동에게 있어서 학업은 아이의 선천적인 인지능력, 주의력, 수용력 및 운동조정, 그리고 실습능력에 따라 크게 달라진다. 미국에서의 학습의 주된 방식은 시각 및 청각적인 방법(예, 강의목록 작성, 슬라이드 또는 책 읽기)을 통해 이루어지므로 자폐스펙트럼 장애아동들에게는 감각정보를 조절하는 능력이 학업에 미치는 영향을 고려하는 것이 중요하다. Ashburner, Ziviani, 그리고 Rodger(2008)는 인지 문제 또는 부주의와 촉각의 민감성, 청각 여과하기, 과민감각 또는 감각추구의 감각 영역간의 연관성을 확인했다. 전반적인 학업 성취도에 있어서는 청각 여과하기, 저반응 또는 감각추구와 관련이 있다. 이는 자폐스펙트럼 장애를 가진 아동들이 불쾌한 촉각의 입력이나 배경 소음과 같은 중요하지 않은 감각정보를 여과하고 교사의 목소리나 작업과 같은 중요한 정보를 받아들이거나 우선 순위로 두는 것에 어려울 수 있다는 것을 시사한다.

자폐스펙트럼 장애의 진단은 종종 아동의 발달지연에 대한 부모의 보고가 선행된다. 아동은 또래 아이들이나 같은 나이에 형제가 할 수 있는 작업들을 할 수 없다. 일상생활기술은 종종 자폐스펙트럼 장애아동들에게 지속적으로 어려운 과제일 수 있으며, 성인기까지도 지속될 수 있다. 일상생활활동은 자신의 몸을 돌보기 위한 활동으로 정의되며(AOTA, 2008), 개인이 사회의 독립적인 구성원이 되기 위해 반드시 습득해야 하는 핵심기술로 간주된다. 대부분의 아동들은 스스로 목욕하고 옷입기, 독립적인 칫솔질, 화장실 가고 뒤처리하기, 식사도구 사용, 그리고 규칙적인 식사 및 수면리듬 설정을 포함한 기본적인 일상생활활동을 초등학교 1학년에 입학할 때까지 습득한다. 감각반응과 관련된 설문조사에서 많은 부모들과, 스스로 응답한 항목을 보면 꾸미기 활동(예, 손톱깎기, 이발), 먹는 것에 대한 제한(예, 특정 음식이나 질감만 선호)과 같은 일상생활활동과 관련된다. 아동이 불쾌한 감각을 경험하게 되면 그것을 피할 수 있는 방법을 찾게 될 가능성이 높다는 점에서 SOR과 자기관리 과제의 숙달 사이에는 논리적인 연관성이 있는 것으로 보인다(예, 목욕시간 전에 울부짖는 소리, 칫솔 거부, 입에 들어가는 특정한 음식에 대한 거부). 이 가설을 뒷받침하는 연구로 Jasmin 등(2009)은 감각프로파일(Dunn, 1999)의 감각회피 사분면과 아동의 기능적 독립 측정(WeeFIM)과 일상생활기술 항목의 자기관리 항목, 바이랜드 적응행동 척도 2판의 일상생활기술 항목 간 유의한 상관성이 있음을 확인했다.

수면은 자폐스펙트럼 장애아동뿐 아니라 가족까지 고분고투 해야 하는 작업이다(제 51장 참고). 정상 아동들도 종종 수면에 어려움을 겪기는 하지만, 자폐스펙트럼 장애아동은 훨씬 더 높은 발생률을 보인다(Souders 등, 2009). 수면 패턴에 문제가 있는 자폐스펙트럼 장애아동은 정서적 문제에 있어 높은 점수가 나타났으며, 상호간의 사회적 상호작용이 더 어려웠다(Malow 등, 2006). 또한 이 집단에서 수면 장애의 원인에 대한 탐구가 필요하다. 수면 문제 중 일부는 특히 아동이 감각자극에 쉽게 과민한 경향이 있는 경우, 감각조절의 어려움과 관련이 있을 수 있다고 제안되었다(Reynolds, Lane, & Thacker, 2012; Shani-Adir, Rozenman, Kessel, & Engel-Yeger, 2009; Shochat, Tzischinsky, & Engel-Yeger, 2009). 뇌전도(Electroencephalogram, EEG) 연구는 수면장애가 있는 사람들의 잠에서 깨어나는 동안 감각 게이팅 장애(감각 게이팅은 감각 여과하기를 반영함)가 빈약한 잠을 든 사람든 사람들에게서 존재한다는 개념을 지지하고 있다(Milner, Cuthbert, Kertesz, & Cote, 2009). 이 연구자들은 "좋은 수면자는 자동적이고 쉬운 방법으로 환경에서 벗어나서 수면을 시작하고 유지할 수 있으며 관련 없는 자극을 성공적으로 받을 수 있다." 라고 보고하였다(Minler 등, 2009, p.335). 이는 감각조절장애를 가진 사람의 경우 수면에 있어 더 많은 노력을 요할 수 있으며 규칙적인 수면 패턴을 개발하는 데 중재가 필요하고, 중재가 이루어져야 이차적으로 행동 문제가 발생하지 않을 수 있다는 바를 시사한다.

자폐스펙트럼 장애아동의 감각통합 및 실행

감각조절장애 외에도 자폐스펙트럼 장애를 가진 소년과 소녀 모두 관념, 계획 및 운동실행 등 다양한 감각 지각 및 실행 장애를 경험했음을 입증한다. 이는 Ayres가 실행장애(dyspraxia)라고 명명하였다(Ayres, 1979). SIPT 평가와 임상관찰로 그녀는 자폐스펙트럼 장애아동에게서 실행의 결핍과 함께 촉각, 고유수용성감각, 전정감각의 결핍을 확인했다. 운동수행 장애의 특성에 관한 문헌마다 약간의 차이가 있지만 자폐스펙트럼을 가진 어린이는 정상아동보다 운동 능력이 떨어진다(Fournier et al., 2010; Kopp, Beckung, & Gillberg, 2010). 조기 운동발달의 분석은 머리 다리 그리고 운동 비대칭을 밝혀냈다. 문제를 보이는 운동수행의 측면에는 균형과 자세조절, 보행, 움직임 시기의 선택, 제스처 및 모방, 계획과 실행의 움직임, 과도한 움직임 등의 여러 가지 어려움이 있다. 일반적으로 운동지연, 까치발걷기, 저긴장이 종종 보고된다(Ming 등, 2005). 또한 자폐스펙트럼 장애 진단뿐 아니라 지적장애까지 겹치면 운동문제는 더 흔하고 심각해지는 것으로 나타나는데(Green 등, 2009; Kopp 등, 2010), 이는 실행 및 기본적인 운동기능을 모두 포함한다. 그러나 기본적인 운동기능장애를 고려하더라도 고기능의 자폐스펙트럼 장애아동은 실행에 있어 어려움을 겪는다.

Dziuk와 동료들(2007)은 소뇌 또는 이마엽, 마루엽과 소뇌 사이 연결된 부위의 차이점이 운동발달의 손상에 영향을 미칠 것이라고 추측했다. 이 연구자들은 또한 실행의 하나인 숙련된 제스처(사회적 제스처 포함)의 저하가 자폐스펙트럼 장애에게 사회적 상호작용 및 기능적 커뮤니케이션의 장애가 될 수 있다고 제안했다. 실행장애와 사회적 상호작용 및 의사소통의 결핍은 모두 자폐증에서 파생되어진 공통적인 신경학적 근거를 바탕으로 나타난다.

모방은 실행의 한 측면이며 자폐스펙트럼 장애아동들에게서 결핍되는 부분이지만, 결핍의 정확한 성격은 연구마다 다르다. 모방의 유형(예, 손 동작 대 안면근육 동작)과 상징적 의미(제스처에서의 의미의 유무)와 모방의 지시 여부는 수행에 영향을 미친다(Sevlever & Gills, 2010). 모방은 자폐스펙트럼 장애아동에게 상징적인 놀이의 발달뿐 아니라(Ingersoll, 2008), 사회적 상호작용 기술과 언어 발달의 예측에 중요하다(Carpenter, Tomasello, & Striano, 2005). 최신 연구에서는 자폐스펙트럼 장애아동뿐 아니라 다른 발달지연 아동들에게서도 모방의 발달이 지연될 수 있음을 시사하고 있다(Young 등, 2011). 이는 모방이 자폐스펙트럼 장애아동들과 다른 장애를 구별하지 못할 수도 있다고 말할 수 있으나, 그렇다고 해서 자폐아동들이 모방발달이 지연된다는 사실은 거짓이 될 순 없다. 작업치료적인 관점에서 보았을 때, 실행의 한 측면인 불충분한 모방은 작업 영역에서의 사회적 참여와 상징적인 놀이를 방해한다(AOTA, 2008). 이와 같이, 자폐스펙트럼 장애아동의 부적절한 실행은 운동조절을 넘어 여러 가지 기능의 수준에서 아동에게 영향을 준다.

사례 연구 56.2 Kline

Kline은 우주여행과 우주여행에 대해 이야기하는 것을 좋아하는 민감하고 호기심 많은 10살 아이이다. 그는 홀로 노는 경향이 있으며 우주여행, 우주선과 별, 우주 비행사에 관한 것들을 포함하는 컴퓨터게임을 하고 우주여행과 관련된 것들에 대해 꽤 많이 알고 있다. 그는 최근 교육과정에서 4학년을 시작하였으나 자리에 앉아 과제를 완료하는 데 어려움을 겪으므로 학업을 보조해주는 도우미가 있다. 이 아이는 자폐스펙트럼 장애 및 주의력결핍 과잉행동장애 진단을 받았다.

그에게는 학교에서 책상배열을 벗어나는 어떠한 개인적인 공간을 필요로 한 것 같아 보인다. 점심시간 줄서기, 휴식시간, 그리고 다른 수업을 가기 위해 이동할 때 Kline이 라인 끝부분에 없다면 문제가 된다. 그는 대부분의 시간을 걷기보다는 오히려 뛰고, 가만히 줄 서 있을 때도 참지 못하고 까치발로 뛰어다닌다. 쉬는 시간에 운동장에서 그가 좋아하는 활동은 꼭대기에 올라 운동장으로 미끄러져 내려오거나 점프를 하는 것이다. 이 행동들은 안전에 대한 고려로 금지되어진 것들이다. 그가 교실에서 화가 났을 때, 그는 교실의 코너로 달리고, 벽에 저항하여 등을 밀고, 벽에 반복적으로 그의 몸을 부딪히며 못하게 하면 얼굴을 손으로 친다. Kline의 교사는 Kline의 학교에서의 행동을 더 잘 이해하기 위해 작업치료사에게 상담을 요청했다. 작업치료사는 교사에게 교실중심의 형식인 감각처리 측정을 작성하라고 요청하였다. 그녀는 또한 Kline의 어머니를 통해 집에서의 행동에 대해 알아봤다. 그 결과, 작업치료사는 Kline이 다양한 형태의 접촉을 회피하는 것을 알았는데, Kline은 오직 매우 부드러운 면/ 합성 혼합셔츠를 입으며 옷에 보풀이 생기면 착용하기를 거부한다. 그의 바지는 허리부분에 신축성이 있어야 하며 양말은 신발을 신었을 때 움직이지 않도록 충분히 조여야 한다. 또한 부드러운 질감의 식품(크림 같은 땅콩버터, 블렌딩된 요구르트)만 먹고 흰색음식을 선호한다. 그는 자신의 엄마 외의 다른 사람들에게 포옹을 허락하는데 큰 어려움을 겪었지만 필요할 때는 참는다. 작업치료사는 Kline의 어머니가 가정에서 아이의 행동과 관련된 감각척도(Parham & Ecker, 2007) 체크리스트를 작성하도록 요청하였다. 교사와 어머니는 가정과 학교 체크리스트 간, 촉각 과민반응 및 고유수용성감각 추구와 일치하는 행동에 큰 차이가 없는 것을 확인하였다. 이들은 아이의 감각기반의 행동이 충분히 참여가능한 아이의 능력을 방해하고 있다고 지적했다. 이에 작업치료사는 Kline이 감각조절장애를 가지고 있고 이에 따른 중재를 하도록 권했다. 또한 감각통합 및 처리의 강점과

사례 연구 56.2 Kline (계속)

약점에 대한 전체적인 부분을 알려주고, 좀 더 세밀한 치료계획을 위해 감각통합 및 실행평가를 받을 것을 추천하였다.

Kline의 어머니는 교실 밖에서 치료받기를 원했고, 지역사회 개인치료실에서 치료를 받기 시작할 것이다. 또한 작업치료사는 이미 사용하는 것 외 교실에서 시행되어야 할 감각조절전략을 위해 교사와 상담을 하였다. 교실 내에서 정해진 책상 배열이 아닌 곳에 그의 책상을 놓고 그가 마지막으로 줄 끝에 설 수 있도록 하였다. 또한 Kline과 의논하여 함께 주머니에 고무밴드를 두르고 손을 잡아당겨서 책상에 앉아 오래 머물 수 있도록 제안하였다. 교사는 다른 학생들에게 밴드가 튕겨서 맞을까봐 안전에 대해 다소 걱정했지만, 작업치료사는 이것을 시도해보고 싶어하였다. 이러한 전략 외에도 교사와 Kline은 교실 뒤쪽에 공간을 확보하여 필요한 경우 속도를 내어 걸을 수 있도록 하였고, "움직임-생각"옵션을 다른 아동들에게 제공하였는데, 운동장에 미니트램폴린을 다른 놀이기구들과 멀리 떨어진 곳에 Kline과 다른 아이들을 위하여 설치하였다.

활발한 신체놀이와 같은 감각활동은 학교가기 전과 학교에서 동안, 그리고 방과 후에 Kline의 주의 집중력과 활동수준의 조절능력을 도왔다. 작업치료사는 Kline에게 집에서 학교가기 전과 집에 도착해서, 그리고 정기적으로 숙제를 하는 동안 미니트램폴린을 사용하도록 하였다. 숙제하는 동안에는 주로 씹을 수 있는 튜브로 구강에 고유수용성 감각입력을 제공하여 오랫동안 앉아있을 수 있도록 하였다. Kline은 이러한 전략들이 작업을 수행하는 데 도움이 된다고 하였다. 치료실에서 작업치료는 아직 시작되지 않았다. 치료사는 Kline이 그의 전정관련 자세 및 양측 협응 및 체성감각에 있어 상당한 어려움을 겪고 있다고 생각한다. 조직화되지 않음과 관찰된 운동행동은 실행의 결핍과 관련이 있을 수 있다.

정신건강에서 감각통합 및 처리

정신건강 분야에서 SI 및 처리장애에 대한 인식이 크게 증가했다. 이로 인해 전 생애에 걸친 감각기반 평가, 중재, 적용을 위한 연구가 필요가 증가하고 있다(Chalmers, Harrison, Mollison, Molloy, & Gray, 2012; Champagne, 2011b). SI 및 처리장애는 진단없이 생길 수도 있지만, 진단과 함께 나타날 수 있다는 것이 계속해서 밝혀지고 있다. Van Hulle, Schmidt, Goldsmith(2011)와 Carter, Ben-Sasson, Briggs-Gowan(2011)의 최근 연구에 따르면 정신과 문제를 가지는 입원 및 외래 환자의 많은 수를 조사한 결과 SMD가 확인되었다. OT 전문가는 정신건강 임상에서 클라이언트와 학제간의 팀이 협력적으로 SI 문제에 관해 공동으로 인식, 계획 및 제공할 수 있도록 하는 역할을 한다. SI 및 처리 문제는 정신과 증상과 함께 나타날 수 있으며, 종종 작업에서 소외(격리), 작업 상실(수면 부족, 위생 부족)과 같은 어려움으로 이어지며 회복과정을 저해한다(Champagne, 2010a). OT 전문가는 국가 정신건강 중재 계획(예, 회복운동, 외상처치, 격리 및 구금 감소)의 한 부분으로 SI 및 처리 접근이 포함되도록 해야 한다(Champagne, 2011b; Champagne & Stromberg, 2004; LeBel & Champagne, 2010; Massachusetts Department of Mental Health [MA DMH], 2010; National Association of State Mental Health Program Directors [NASMHPD], 2003; U.S. Department of Health and Human Services [USDHHS], Substance Abuse and Mental Health Services Administration, 2003a, 2003b). 다음에는 정신건강 증상과 진단에 따른 SI 및 처리에 대한 몇 가지 방법을 소개한다.

외상 (Trauma)

외상은 경험적 과정이며, 외상에 대한 인식에 영향을 미치는 변수는 상황에 대한 통제의 정도, 기대치, 사용 가능한 지지 및 개인의 경험에 따른 적응력이 포함된다(APA, 2000). 또한 각 개인의 인식에 따라 외상에 따른 영향과 반응이 다르다. 예를 들어, 어떠한 사람에게는 외상으로 인식되는 일이 다른 사람에게는 외상으로 인식되지 않을 수도 있다. 현재 DSM-IV-TR의 유일한 외상은 PTSD뿐이다. DSM-IV-TR에서 PTSD는 불안장애로 분류된다(APA, 2000). PTSD는 개인은 실제적인 죽음이나 죽음의 위협을 느낀 사건이나 사건들 또는 심한 부상, 자신과 다른 사람의 신체적 온전성에 대한 위협을 경험, 목격하거나 직접 직면했을 때 나타날 수 있다(APA, 2000, p.467). 시상에 문제를 가진 사람들은 변연계와 피질의 감각정보 전달을 방해할 수 있어 PTSD가 나타날 수 있다(Bremner et al., 1999a; Liberzon, Taylor, Fig, & Koeppe, 1996-1997). 따라서 PTSD 환자의 경우 감각처리와 관련된 와해과 시상의 문제로 인해 전체 경험을 기억하는 능력(예, 설명할 수 없는 신체 증상, 해리된 기억 조각)에 문제가 생긴다(Ogden, Minton, & Pain, 2007). Annabelle의 사례는 PTSD와 SI 사이의 문제에 관한 것이다.

사례 연구 56.3 Annabelle

Annabelle은 키가 큰 16살 소녀로 무리가 아닌 개별적으로 친구들과 어울리는 것을 좋아한다. 그녀는 열심히 공부하며, 조용한 환경에서 능률이 오른다. Annabelle은 외상 후 스트레스장애(posttraumatic stress disorder, PTSD)의 진단을 받았으며 심각한 감각조절장애(SMD)를 가지고 있다. 그녀의 학교 성적과 수면에 부정적인 영향을 주는 감각조절문제 중 하나는 청각자극에 대한 감각과민반응(SOR)이다. 예를 들어, 음악수업에서 그녀는 함께 노래를 부르기 힘들 뿐 아니라 소리를 참기 힘들어 한다. Annabelle은 수업 중 귀를 막고, 때때로 행동 발작을 보인다. 그녀는 카페와 체육관에서 나오는 정도의 소음에 대해서도 불평한다. 때로는 복도에서 울리는 큰 목소리와 사물함 쾅 닫는 소리는 그녀를 괴롭게 한다. 그녀의 선생님은 처음에 Annabelle가 왜 이런 식으로 반응하는지, 왜 수업에 더 많이 참여하지 않는지 이해하기가 힘들었다. 작업치료사는 환경에서의 소리에 대한 Annabelle의 과민반응, 특히 그녀가 통제할 수 없었던 것들에 대한 과민반응들이 왜 학교에서의 활동에 참가하기 어려웠는지에 대한 설명을 듣고 알아냈다. 작업치료사는 환경에서의 소리들이 덜 들릴 수 있도록 귀마개 착용 또는 선생님이 적절하다고 생각하는 mp3플레이어에 연결된 이어폰을 선보였다. 수업시간에 귀마개를 착용했을 때 그녀는 많이 편안했지만, 들리지 않는 부분으로 인해 수업에 참여할 수 있는 부분이 제한되어졌다. 따라서 작업치료사는 교실에서 교사와 더 가까이 앉아서 조정을 할 수 있도록 권장하였다. 이러한 간단한 전략은 Annabelle의 참여 및 행동을 크게 향상시켰다. 이러한 학교에서 환경에서의 지속적인 소음에 대한 귀마개, 이어폰 또는 선풍기 사용의 성공은 가정에서도 숙제를 하거나 밤에 잠들 때 사용할 수 있도록 제안되었다. Annabelle는 선풍기의 사용을 선호했으며 이것이 그녀의 공부나 수면에 매우 도움이 되었다고 하였다. 그리고 이러한 환경적 전략이 그녀의 PTSD또는 SMD 증상을 "고칠 수는 없지만" 더 편안함을 느낄 수 있게 도와주었고 학교에서의 사고를 줄이고 가정에서 공부하고 수면할 수 있게 해주었으며 학교 및 가정에서 그녀의 경험을 보다 잘 제어할 수 있었다.

복합외상이라는 용어는 "대인관계(예, 육체적, 정서적, 성적학대, 가정폭력, 전쟁, 왕따)에서의 여러 가지 만성적이며 장기적인 발달상에 부정적인 경험을 종종 언급할 때와 생애초기 발병"의 외상 후 스트레스 분야에 사용된다. 어린 시절에 외상을 당해 자신의 핵심적인 감각을 발달시킬 수 있는 능력은 성인기에 발생하는 외상과는 다르다(van der Kolk, 2005, 2006). 누적된 외상경험의 정도와 유형은 대학생의 대규모 표본(n=2,543)(Briere, Kaltman, & Green, 2008)에서 외상증상의 복잡성 증가와 연관되어 있으며 소아와 성인의 외상증상의 복잡성을 예측하는 것으로 나타났다(Cloitre 등, 2009). 아동기에서 나쁜 경험은 많은 신체적(예, 비만) 및 정신적 증상(예, 우울증), 자신을 위협하는 행동(자살시도, 약물 남용) 및 매우 위험한 행동(예, 성적 취향, 가정폭력)과 연관된다(Felitti 등, 1998).

외상과학분야의 많은 권위자들은 DSM의 다음 개정판에 발달외상장애(DTD)를 포함시키자고 주장하였다(Ford & Kidd, 1998; van der Kolk, 2005, 2006). DTD는 아동기의 주요 발달단계에서 복합외상이 종종 정신건강증상(예, 만성우울증, 불안, 해리)과 감각지각, 생리 애착 및 인격장애(Atchinson, 2007; Hu ghes, 2004; Schore, 1994; van der Kolk, 2005, 2006)같은 조절장애 등의 발달상에 미치는 영향을 강조한다. 작업치료에서는 초기 감각, 운동, 그리고 지각발달이 고도의 작업수행 기술을 지지해준다고 잘 이해하고 있다(Ayres, 1979). Van der Kolk(2005)는 강조했다.

> PTSD진단은 아동기 외상의 발달효과를 포착하지 않는다; 조절에 영향을 주는 복합혼란; 애착의 방해; 급격한 행동퇴행과 감정상태의 변화; 자율성의 상실; 본인과 타인에 대한 공격적 행동; 발달역량 성취의 실패; 수면과 음식, 자기관리 영역에서의 신체조절 상실; 변화된 신체도식; 예상행동과 외상성 기대; 위에서 두통에 이르는 여러 가지 신체적 문제; 명백한 위험에 대한 인식 부족과 그 결과로 인한 자기 위험에 처한 행동; 자신에 대한 증오 및 비난; 비효율성의 만성적 느낌(p406).

감각통합 및 처리장애와 외상 사이의 특정한 관련성은 자세히 설명되지 않았지만, 임상관찰과 문헌으로부터 몇 가지 추론을 이끌어낼 수 있다. 통합능력은 인지, 감정, 감각처리, 신체감각, 운동수행, 그리고 타인의 경험과 차별화된 감각의 통합을 필요로 한다(van der Kolk, 2005, 2006). 인간의 통제력은 "차별화"와 "현재화"라는 통합능력에 의해 크게 영향을 받는다. 차별화란, 자아와 타인, 장소, 사물 간, 그리고 스스로의 경험과정 간의 관계를 구별할 수 있는 능력을 말한다. 현재화는 과거와 미래의 관련성을 깨닫는 동안 현재 순간을 인식하는 것인데, 여기에는 감각, 자세 및 움직임의 경험, 상황의 적합성을 인식하는 것 등이 포함된다(Van der Hart & Steele, 1997).

또한 외상의 병력이 있으면 자해행동(예, 자기 절단, 단식, 독극물, 약물남용, 자살)과 애착장애 및 성격장애의 발병률이 높아진다(Boriskin, 2004; Bowlby, 1988; Saxe, Chawla, & van der Kolk, 2002). 이러한 초기이론에 기초한 감각적 접근법은 정신질환 작업치료에서의 감각통합 및 처리장애 뿐 아니라 조절장애, 자기조절 및 애착장애 같은 심각한 신경생리학적 및 정신사회적 외상후유증에도 적용되어져 왔다(LeBel, Champagne, Stromberg, & Coyle, 2010; NASMHPD, 2003, 2009).

정서 조절(Affect Regulation)

정서 조절의 역량은 주양육자와 아동 사이의 애착 형성과 함께 나타난다(Bowlby, 1988). 이 역량은 개인의 성숙도, 일상적인 스트레스의 대처나 인내력등(예, 사랑하는 사람과 분리, 관계 상실, 직업 상실, 관계 충돌)에 따라 예측된다. 타고난 정서 조절에 따라 작업수행기술이 높게 나타나고(예, 감정조절), 초기 아동 발달의 문제, 감각통합 및 처리와 관련된 문제나 외상등이 있으면 정서 조절이 어렵게 된다(DeGangi, Breinbauer, Doussard-Roosevelt, Stephen, & Greenspan, 2005; van der Kolk, 2005, 2006). 감각조절장애와 같이 정서 조절의 문제는 최근 정신병리학이나 발달에서 더욱 중요하게 다루어지고 있다(Bradley, 2000). 정서 조절의 문제는 DSM-IV-TR(APA, 2000)에서 불안장애(외상 포함), 애착장애, ADHD, DCD, 학습장애(예, ADHD, 무발화 학습장애), 기분장애(주요 우울장애, 양극성장애), 품행장애(적대적 반항장애), 조절장애, 뚜렛장애, 인격장애에서 흔히 나타난다(Cheng & Boggett-Carsjens, 2005). 또한 감각통합 및 처리 문제를 가진 사람에게서도 정서 조절과 함께 작업수행 및 참여에 어려움을 나타낸다(57장 참고).

애착장애 (Attachment Disorder)

애착장애는 유아기나 초기 아동기에 병적 양육에 의해 발생하고, 이는 개인의 외상적 사건과 관계가 있기도 하다(APA, 2000). 애착의 유형은 연속선상에서 관찰되는데, 안정애착, 불안정 회피애착, 불안정 혼란애착, 불안정 분열애착으로 나눠어진다. 흥미롭게도 DSM-IV-TR에서는 애착장애 중 반응성 애착장애만 다루고 있고, 이를 가장 심각하게 여긴다(APA, 2000). 애착장애의 원인을 병적인 또는 부적절한 양육에서 찾는 문헌들이 있고, Kraemer(1992)는 생물학적 원인을 제시하고 있다. Kraemer은 애착장애가 보호자의 양육태도에 의해서도 발생하지만 아동이 발달 지연을 가졌거나, 부정적인 성향을 가지고 있다면 이 역시도 애착장애를 유발할 수 있다고 강조했다. 따라서 OT 중재를 통해 감각통합 및 처리 문제에 어려움 등으로 발달에 영향을 미치고 애착장애를 형성하는지에 대해 확인하고, 이에 관해 보호자에게 도움을 줌으로써, 사회관계와 사회참여에 영향을 미칠 수 있다.

SI 및 처리장애는 PTSD나 복합적 외상, DTD, 애착장애를 가진 사람들에게 자주 발생한다(Ayres, 1979; Ogden et al., 2007; van der Kolk, 2005, 2006) . Ayres(2005)는 SI의 문제가 종종 애착을 형성하는 것 방해하고, 이는 "통합의 기초적 단계"라고 설명하고 있다(p56). 작업에 참여하기 위해 감각에 기반한 접근은 SI 및 처리 패턴을 수정하는데 도움을 주고, 일상생활이나, 일과(감각 식이)를 조정하며, 물리적 환경(감각 방)을 조정한다. 애착장애를 가진 환자를 치료할 때는 치료 과정에 주양육자를 포함시키는 것이 필수적이다. SI 및 처리의 사정 및 중재는 주 양육자와 아동 둘다에게 도움을 줄 수 있고, 장점을 확인하고, 애착 및 발달, 상호관계등을 조율하는데 도움을 줄 수 있다. 주양육자와 아동 사이에 관계 형성의 어려움은 안정감, 건강한 애착, 자기조절능력 등의 감정에 영향을 미친다(Bowlby, 1988; Champagne, 2011a; Hughes, 2004; Kinninburgh & Blaustein, 2005; Koomar, 1995; Schore, 1994). Ayres's(1979)의 플로우 차트(**그림 56.5**)를 보면 감각, 감각입력 통합 등이 역량을 강화하고, 발달을 촉진하기 위해 감각통합 및 처리의 역할을 나타내고 있다. Sabine의 사례를 통해 정신건강과 감각통합 및 처리의 문제를 동시에 가지는 아동을 살펴보자.

사례 연구 56.4 Sabine

Sabine은 5세 아동으로, 운동장에서 그네를 타고, 노래하고, 음악 듣는 것을 좋아한다. Sabin은 유아기에 부모의 심각한 학대와 방치로 3세 이후부터 가정위탁을 받아왔다. 그녀는 양어머니와의 관계에 어려움을 겪었으며 불안정한 애착상태를 보여주고 있었다. Sabine은 심리적으로 괴로운 계기일 때 종종 현실에서 분리되곤 한다. Sabine의 애착결핍을 복잡하게 하는 것은 먹기 위한 위루관 착용 및 감각과민반응(SOR), 부족한 신체 인식, 중력불안정과 소근육 기술의 손상을 포함한 복잡한 감각통합과 처리와 연관된다. 이러한 복합적인 문제들은 그녀가 유치원에서의 작업수행 어려움 및 기분을 조절하는 것에 어려움을 겪게 한다. Sabine은 그녀의 또래 시기에 느끼는 흥미에 비해 수평적인 놀이에 사로잡히는 경향이 있다. 감각 과민반응은 유형(촉각과 청각)은 그녀의 옷입기, 양치질, 음식질감의 차이, 잡거나 접촉하는 것을 견디는 것에 영향을 준다. 감각구별의 문제는 안전한 자각(예, 운동장 놀이기구에서의 부족한 중력지각)에 영향을

사례 연구 56.4 Sabine (계속)

준다. 소근육 기술의 문제는 연령에 적합한 수준의 글쓰기, 색칠하기, 가위로 자르기 등에 영향을 준다. 때로는 그녀는 좌절하며 스스로를 물고, 머리를 박고, 성질을 부리고 분리된다. 작업치료사는 Sabine과 그녀의 양어머니에게 Sabine의 감각, 외상, 그리고 애착결핍을 타겟으로 한 임상적으로 근거 있는 기술을 사용하여 감각통합 및 처리, 그리고 애착을 중심으로 중재를 제공하였다. 이러한 중재는 궁극적으로 그녀의 작업수행과 참여가 목표가 되어졌다. 클라이언트와 가족을 중심으로 한 치료 세션의 한 예는, 치료 동안 Sabine과 양어머니가 활동적이고 협력적으로 감각통합 체육관을 이용하게 하는 것이었다. 감각통합중재를 위해 설계된 공간에서 일반적으로 사용되는 방식들은 치료목표의 일부를 중점적으로 돕는 긍정적이고, 안전하고, 성공적인 놀이, 유대와 감각통합을 지지하는 관련된 경험을 하도록 하는 것이다. 작업치료사와 Sabine의 커들스윙, 볼풀, 무거운 담요 등의 사용을 시작하는 것에 양어머니의 적극적인 참여 모델링은 작업치료 평가 과정에 따라 진행 된 초기중재의 일부였다.

불안장애 (*Anxiety Disorders*)

외상 후 스트레스 장애는 DSM-Ⅳ-TR 중 불안장애에 포함되며, 사회공포증, 공황장애, 공황장애를 동반하거나 동반하지 않는 광장공포증, 충동조절장애, 급성스트레스장애, 범불안장애등을 포함한다. 다양한 연구를 통해 아동 및 성인의 감각통합 및 처리과정이 정신건강과 불안과 관련 있음을 밝혀냈다.

일부 연구에서는 불안과 균형 간의 관계에 초점을 맞추고 있다. 공황장애나 광장공포증을 가진 환자는 전정자극을 비정상적으로 처리하고 이는 공황장애, 광장공포증, 우울증, 불안장애 및 건강조절에 문제를 나타낼 수 있다. Balaban(2002)는 불안과 균형간의 관련성에 관한 신경학적 모델을 개발했다. 이러한 부분에서 광범위성 사회불안장애를 가진 성인이나 광장공포증을 가진 사람들에게서 SOR 패턴이 나타나기도 한다(Hoffman & Bitran, 2007). 또한 공황장애를 가진 성인에서 광장공포증이 있다면 균형 기능검사를 해야 하고, Perna 등(2001)은 눈을 뜬 상태, 감은 상태에서 정적 자세에 대해서도 확인해야 한다. 확인된 균형 기능장애가 있는 고소공포증이나 광장공포증을 환자에게 시각, 고유수용자극 단서로 균형을 촉진시켜야 한다(Furman & Jacob, 2001). 광범위성 불안장애, 분리불안장애를 가진 7-14세 아동 연구에서 정적, 동적 균형검사에서 유의하게 낮은 결과가 나타났다(Erez, Gordon, Sever, Sadeh, & Mintz, 2004). 또한 소뇌-전정장애를 가진 7-18세 아동에게서 높은 곳에 대한 공포를 나타내는 것으로 보고되고 있다(Levinson, 1989). 중재 관련 연구에서는 전정기능장애와 불안 간의 관계에 관해 언급하고 있다. Bart등(2009)은 5-7세 불안과 균형장애가 동반된다고 제시하고 있다. 12주간의 균형에 초점을 맞춘 중재를 제공 한 후 아이들에게서 불안이 감소하고, 자존감과 자기수용이 증가했다. 또한 전정기능장애를 가진 사람에게 전정 재활은 불안 수준을 유의하게 감소시켰다. 불안장애를 가진 사람들은 초기에 심리치료사나, 심리약리학자에게 의뢰되는데, 작업치료사가 불안이나 불안장애를 가진 사람들에게 감각에 기반한 접근을 제공하기 위해 함께 일을 하면 훨씬 더 큰 효과를 나타낼 것이다(Champagne, 2011b, 2011c; Champagne, Koomar, & Olson, 2010; Moore, 2005). 작업치료 중재 외에 불안과 균형 또는 감각처리와 관련하여 일반적인 정신건강 관리에 대한 부분은 거의 없다. 또한 재활전문가들은 감정(예, 불안, 자존감)과 인식의 요소가 균형 증상과 관련된다고 인식하고 이 부분을 해결할 수 있도록 해야 한다.

조현병 (*Schizophrenia*)

역사적으로 조현병은 발달에 원인이 있다고 생각되지 않았으나, 최근 연구에서는 조현병 정신증상을 일으키는 것이 신경발달 장애로 인한 것임이 대두되고 있다(Twamley, Salva, Zurhellen, Heaton, & Jeste, 2008). 또한 많은 연구에서 조현병 환자에게 작업치료의 평가와 치료적 중재를 할 때 감각통합의 처리과정과 개념을 포함시킬 것을 나타내고 있다(Champagne & Frederick, 2011). 이와 관련된 대부분의 연구는 감각 구별과 인식에 초점을 맞추고 있다. Butler 등(2009)은 "조현병에서의 시각 처리 결핍"에 대해 진술하고, 이는 인지적 문제와 기능적 수행 결과와 관계된다고 밝혔다.

Martinez등(2008)은 조현병은 편도핵의 시각 경로(감각 구별 문제)의 거대 세포의 손상된 기능의 문제로 인해 인지 수행기술(예, 집중, 실행기능, 작업 기능)에 문제를 나타낼 수도 있다고 한다. 흥미롭게 난독증과 ASD를 가진 아동에게 거대세포 처리 문제를 가진다(Demb, Boynton, Best, & Heeger, 1998; McCleery, Allman, Carver, & Dobkins, 2007). Morey, Mitchell, Inan, Lieberman와 Belger(2008)은 조현병에서 청각처리, 인지처리와 같은 감각 구별 문제를 발견했다. Javitt(2009a, 2009b)은 조기 시각, 청각처리 문제는 고차 손상(예, 청각 감정 재인식, 사물 재인식, 시각폐쇄)을 유발한다. 조현병을 가진 사람들은 시각 지각의 어려움으로 사회적 단서를 이해하지 못하거나, 감정을 확인하는데 문제가 있어, 작업 참여(사회, 여가, 직업)에 어려움을 나타낸다는 연구가 있다(Butler et al., 2009). Brown, Cromwell, Filion, Dunn, 와 Tollefson(2002)는 감각조절의 측면에서 조현병 환자들은 청소년/성인용 감각력 면담(A/ASP)(Brown & Dunn, 2002) 에서 감각등록 저하와 감각회피에 높은 점수를, 감각 찾기에 낮은 점수를 나타냈다. Olson(2010)은 조현병 환자를 진단(예, 편집형, 분열형, 혼란형 등)할 때 질병의 단계 및 양성 음성 증상과의 상관관계를 이해하기 위해 감각통합 및 처리에 관한 변수를 고려해서 진단해야 하는 것을 제안했다. 다니엘의 사례는 조현병과 감각통합 및 처리장애 사이의 상호작용에 대한 한 예를 제공한다.

사례 연구 56.5 Daniel

현재 26세인 Daniel은 편집증적 조현병 환자이다. 유년시절, 그는 고유감각, 전정, 촉각, 청각구별, 감정조절, 감정적이고 사회적인 맥락을 이해하는 것에 어려움을 겪는 다양한 발달지연을 보였다. 그는 자라면서 높은 통증역치, 주의 집중의 어려움, 냄새와 맛의 과민감각 또한 보였다. 20대 초반부터 Daniel은 대화 중 느린 반응을 보였으며, 대답하기 전 오랜 시간 응시하기 시작했다. 그는 더 고립되어 일을 할 수 없었으며, 자기관리(더러운 옷을 입는 등의 불결한 위생관리) 및 가사관리 기술(집이 지저분하고 관리비 관리가 안됨.)이 감소되었다. 24세 때, 그는 처음으로 정신적 발작을 하였고, 평가와 정신과 약물처방을 위해 급성기 환자로 병원에 입원하였다. 병원에서 입원 동안, 그는 편집증적이고 망상적인 표현들이 나타나기 시작했다. 급성기 입원병실에서 작업치료를 받게 되었을 때 Daniel은 처음에 개별치료에서 불안함에 대한 중재를 원했다. 그는 진정을 위한 다양하고 잠재적인 치료 방법에 대해 안내를 받았다. Daniel은 먼저 중재의 준비로 감각조절실 안의 도구 및 장비(흔들의자, 무릎보호대)들을 조사하였다. 당시 Daniel은 자기관리, 수면/휴식, 그룹치료에 참여하는 것에 어려움을 겪고 있었고, 감각조절 중재의 초기 사용이 불안감을 줄이는 것에 도움이 된다는 사실을 깨달았다. 치료가 끝난 후, 그는 더욱 더욱 안전감을 느끼며 샤워를 할 수 있었고 첫 번째 그룹치료에 참여할 수 있었다. 입원 2일 째, 그는 작업치료사와 함께 성인 감각프로파일(A/ASP)을 체크함으로써 감각통합 및 처리 패턴의 평가를 할 수 있었다. 감각프로파일의 결과에 따르면, 저등록, 감각 과민성 및 감각방어 패

사례 연구 56.5 Daniel (계속)

턴이 같은 연령대의 대부분의 사람들보다 많았고, 감각추구패턴은 비슷한 양상을 보였다. 작업치료사와의 신뢰관계가 두터워지면서, 그들은 감각통합 및 처리 패턴이 Dainel의 삶에서 어떻게 더 잘 이해할 수 있도록 돕기 위해 협력했다. 그는 편집증상 외에도 감각 민감성과 감각방어가 다른 사람들과 어울리는 것에 영향을 미쳤다는 것을 이해하였다. 그는 종종 그의 환경에서 자극들에 주의하지 못하는 감각 저등록 유형 때문에 그의 직장과, 자기관리 참여, 그리고 집 관리능력에 저해받는다고 밝혔다. Daniel과 작업치료사는 이러한 것들을 바탕으로 초기 감각기반 중재를 실시하여 그의 작업수행 요구사항과 목표를 달성하는 것에 도움을 주었다. 입원 동안 그들은 퇴원 후 집에서 사용할 감각 식이법을 구성하였다. 작업치료사는 다니엘이 퇴원 후에도 지역사회 작업치료사와 계속 협력하고 치료 결과의 지속을 돕기 위해 중재 권고안을 제공할 것을 추천했다.

기타 정신장애

감각통합 및 처리에 문제를 가지면 정신장애를 가질 수 있다고 앞에서 언급했다. 많은 ADHD 장애를 가진 사람들에게 감각통합 및 처리에 문제가 있는 것을 확인했다. ADHD 아동은 촉각자극에 과잉반응하거나 전정이나 고유수용자극에 과소반응하고, 실행에 문제를 나타내는 등 감각통합과 처리 문제를 가진다. Cheng와 Boggett Carsjens (2005)의 연구에서 주의력결핍 및 과잉 행동장애 아동에게 나타나는 특징을 다음과 같이 나타냈다.

- 혼잡한 환경(예, 교실, 식당, 운동장, 큰 상점, 쇼핑몰 등)에서 감각이 과부하됨
- 청각 및 촉각 과잉반응
- 고유수용 및 전정자극 높은 감각 추구
- 시각적으로 필요없는 자극에 주의 산만해짐, 시각 협응 어려움, 시각적 집중 어려움.

기분과 관련된 연구에서 감각민감성과 불안, 우울간의 관계를 밝혀냈다(Kinnealey & Fuiek, 1999; Liss, Timmel, Baxley, & Killingsworth, 2005; Meyer, Ajchenbrenner, & Bowles, 2005; Neal, Edelmann, & Glachan, 2002). Moore와 Henry(2002)의 연구에서는 경계성 인격장애를 가진 사람은 자해행동에 대한 통증의 내성이 높고, 통증에 대한 지각이 감소되어 있다고 밝혔다. 감각에 기반한 중재는 ASD, 조현병, 알츠하이머 질환을 가진 환자 중 운동조절에

문제를 가진 사람들에게 긍정적인 효과를 나타낸다고 보여진다(Velasques et al., 2011). 추가적으로 조사가 필요한 분야는 연쇄상구균과 관련된 소아 자가면역 신경정신장애(PANDAS), 소아 감염발생 자가면역 신경정신장애(PITAND) 및 소아 급성 신경증후군(PANS)이다.

패혈성인두염(PANDAS)나 박테리아 또는 세균성 감염(PITAND, PANS)와 같은 질환으로 기능 회복이 느린 아동에게서 갑자기 틱이나 강박행동, 집중력에 문제가 발생하기도 한다(Jenike & Dailey, 2011; Murphy, Kurlan, & Leckman, 2010). PANDAS를 가진 아동의 40%에서 감각방어가, 36%에서 글쓰기의 문제가, 60%에서 학교 수행에 문제를 나타낸다(Swedo et al., 1998). 운동 협응 및 일상생활활동의 기능 상실로 실행기능의 감소도 보고되고 있다(Moretti, Pasquini, Tarsitani, Blondi, & Mandarelli, 2008; Swedo et al., 1998). 이러한 증상은 갑자기 나타날 수도 있고, 서서히 나타날 수도 있다. 증상의 발병은 기저핵의 자가면력 반응으로 발생할거나, 신경조직의 항체 타켓팅의 문제로 발생할 수도 있고, 토파민 생산의 신경화학적 문제로 발생할 수도 있다(Kirvan, Swedo, Snider, & Cunningham, 2006).

신경화학적 변화로 인해 악화된 증상은 잘 설계된 감각 및 운동기능 향상을 위한 중재로 효과를 나타낼 수 있다. 증상이 악화되는 동안 작업치료사는 도움을 줄 수 있는 감각 식이와 같은 보상기술이나 대처기술을 가족이나 아동에게 제공할 수 있다. ASI 중재와 운동 재교육은 잔존 기능을 유지하는데 적합할 수 있다. Tona와 Posner(2011)는 보상기법과 교정 중재는 성공적이라는 사례가 있으나 작업치료 중재에 관한 근거는 아직 부족하다. 국립정신건강연구소(NIMH)에서는 최근 PANDAS/PITAND에서 정신건강의 "경계선"에 해당하는 부분에 강한 관심을 나타내고 있다(Insel, 2010). 자가면역 신경정신 장애의 연구, 평가, 중재를 위해 작업치료와 관련된 연구를 진행해야 하고, 이를 적용하는 것은 시급한 문제이다.

요약

정신건강 중재에서 감각통합 및 처리와 정신건강 증상 및 장애 간의 관계를 이해하는 것은 작업수행과 참여에 영향을 미치고, 작업치료사의 역량은 환자의 증상을 확인하는데 도움을 줄 수 있다. 또한 감각통합 및 처리에 관한 사정 및 중재는 감정조절, 스트레스 관리, 다른 정신건강 이슈 및 의미 있는 역할 및 작업 참여에 영향을 미치며, 치료적 접근이 의미있는 도움을 줄 수 있다. 정신건강 진단에서 감각통합 및 처리를 위한 치료의 결합은 ASI와 감각-기반 접근을 모두 포함할 가능성이 있다. 감각통합 및 처리장애와 정신건강 진단의 관계를 정의하고 최적의 치료를 위한 연구가 필요하다.

노화와 감각통합과 처리

신경생리학적 뇌의 노화와 노화에 따른 감각계에 관한 정보는 있지만, SI 이론과 관련된 기능에 관한 연구는 없다. 그럼에도 불구하고, 문헌에서는 사고를 위한 음식에 관해 제시하고 있다. 노화에 따라 활성을 위한 감각 수용체 역치가 증가하고, 수용체의 수와 모양의 변화와 신경 전도 속도의 저하를 보인다. 그 결과 CNS로 정보를 전달하기 위한 자극 수용체 활성화에 더 높은 강도, 긴 시간의 자극이 필요하다(Dinse, 2006; Kalisch, Tegenthoff, & Dinse, 2008). 그러나 중추감각처리에는 새로운 처리 전략과 같은 높은 가소성은 남아 있어서 기능의 하락은 점진적으로 나타난다(Greenwood, 2007; Greenwood & Parasuraman, 2010). 전형적인 노화와 관련된 신경계에서 생리학적 변화는 새로운 처리 전략을 구성으로 채워질 수 있다. 감각운동처리와 인지 처리 간의 관계는 노화와 밀접하게 연결되어 있고, 다른 변화를 수용할 수 있는 부분이 될 것이다. 이러한 변화는 신경의 재조직이나 의지를 반영할 것이다(Li & Lindenberger, 2002). 이러한 부분에서 SI 이론과 관련하여 적용 및 적합성에 관련된 연구가 필요하다. 그러나 노인의 작업에서는 다음과 같은 사항이 고려되어야 한다. (1)감각기능 저하에 관한 인식; 중장년층에서 시작 (2)SI 처리 및 인지 사이의 관련성 인식. 노화와 함께 이러한 관련성이 강화되고, 노인이 작업을 할 때 인지적 기능 저하가 문제가 될 수 있다. OT 전문가는 노인등에게, 명료, 수면, 통증 조절과, 사회적 활동 및 여가 참여와 같은 부분에서 감각지지 중재를 사용한다(Champagne, 2011b; Moore, 2005; Ross, 1997). George의 사례를 통해 OT 중재에서 노화의 문제와 SI의 처리간의 관계를 알아보고자 한다.

사례 연구 56.6 George

George는 87세의 나이로, 현재 재향군인병원의 숙련된 간호 유닛에서 거주하고 있다. 그는 외상 후 스트레스장애, 불안 및 치매로 확인되었다. George는 또한 머리를 감기 위해 몸을 숙이고, 바지를 입히기 위해 누워있거나, 머리 위치가 바뀌는 모든 이동에 관여하도록 요청받을 때 매우 불안해한다. 그는 일상생활활동(ADL), 여가활동 및 사회참여 활동을 위해 직원에게 의존하기 때문에 이러한 문제는 큰 관심사이다. George는 평소에는 얌전하지만 ADL활동 중에 그를 옮기려고 할 때 직원에게 고함을 지른다. 그는 종종 몸이 기울어지는 여가나 사회적 활동(볼링이나 아침 그룹운동과 같이), 또는 카드게임에 참여하라는 요청으로 한 시트에서 다른 시트로 이동해야 할 때 저항한다. 간병인은 이러한 George의 행동발작이 불안과 혼란 외 다른 원인으로 인한 것인지 판단할 수 있도록 작업치료사에게 평가를 요청했다. George를 관찰하고 간병인과 이야기 한 후, 작업치료사는 George가 중력불안을 겪고 있을지도 모른다고 하였다. 즉, 그는 머리를 똑바로 세우지 않는 것을 두려워 한다는 것이다. 작업치료사는 직원들에게 중력불안에 대한 교육을 제공하고, George와 같은 사람들이 ADL동안 더 안전하고 안전하다고 느낄 수 있는 방법을 강구하여 작업수행의 질을 높여갔다. 정면에서 접근하고, 느리게 걷고, 붙잡을 수 있는 것을 제공하고, 이동 시 안전하게 감싸주거나 잡아주는 것은 간병인들이 ADL 중 사용할 수 있는 권장사항의 일부이다. 작업치료사는 또한 활동 스태프들과 협력하여 George가 불안감을 느끼지 않는 여가 및 사회적 활동을 파악했다. 이것은 활동의 감각통합 및 처리적 측면을 보고, 어떤 특정 유형의 감각이 종종 압도적으로 느껴지는 지 이해하는 것이 요구됐다. 작업치료사와 활동스태프는 보다 적극적인 참여를 지원하기 위해 활동과 물리적 환경을 수정하기 위해 노력했다. 또한 작업치료사는 일상적으로 현실적인 성향, 안전성, 안전성을 느끼고 궁극적으로 작업 참여를 용이하게 하기 위해 매일 매일 활동적인 운동을 하는데 도움이 되는 감각운동그룹을 제공했다(Moore, 2005; Ross, 1997). 노인과 성인인구의 감각통합 및 처리에 대한 이해와 연구는 더 많이 진행 중에 있다.

요약 및 결론 Summary and Conclusion

SI 이론은 Ayres부터 시작한 긴 배경을 가지고 있다. 감각통합 및 처리와 관련 된 개념은 ASI와 OT 중재에서 감각에 기반한 접근을 할 때 사용하는 가이드가 될 수 있다. 감각에 기반한 문제에 대해 사정과 중재를 위한 지식에 많은 기여를 했다. 점차적으로 감각통합과 처리 접근은 발달 및 감각처리에 관한 이해를 넓히고, 삶의 과정에서 이미 있는 역할과 활동, 건강과 참여를 촉진하는데 도움이 된다. 연령 및 임상분야에 따른 감각통합 및 처리에 관한 근거는 많아지고 있으며, 작업치료사는 이에 관한 연구에 주도적인 역할을 계속해야 한다. 감각통합과 처리의 이론의 틀과 같은 신경과학과 작업치료 중재에서 근거를 확대 해야 하고, 작업치료사는 인구, 개인, 조직, 인구에 근거한 근거를 확보해야 할 것이다.

감사의 글 Acknowledgments

우리의 멘토이신 A. Jean Ayres와 Ginny Scardina에게 감사 드리며, 뛰어난 연구를 해주신 그 동료들에게도 감사를 전한다. 우리는 Winnie Dunn 박사의 연구에 기여하기를 바라며 이 책의 11판을 출판한다.

참고문헌 References

Alvarado, J. C., Stanford, T. R., Rowland, B. A., Vaughan, J. W., & Stein, B. E.(2009). Multisensory integration in the superior colliculus requires synergy among corticocollicular inputs. *Journal of Neuroscience*, *29*, 6580–6592.

American Association of Multi-Sensory Environments.(2010). *Research*. Retrieved from http://www.aamse.us/research.php

American Occupational Therapy Association.(2008). Occupational therapy practice framework: Domain and process, 2nd edition. *American Journal of Occupational Therapy*, *62*, 625–683.

American Psychiatric Association.(2000). *Diagnostic and statistical manual of mental disorders*(4th ed., text rev.). Washington, DC: Author.

Andrew, D., & Craig, A.(2002). Quantitative responses of spinothalamic lamina I neurones to graded mechanical stimulation in the cat. *Journal of Physiology*, *545*, 913–931.

Anzalone, M. E., & Murray, E. A.(2002). Integrating sensory integration with other approaches to intervention. In A. C. Bundy, S. J. Lane, & E. A Murray(Eds.), *Sensory integration: Theory and practice*(pp. 371–394). Philadelphia, PA: F. A. Davis.

Ashburner, J., Ziviani, J., & Rodger, S.(2008). Sensory processing and classroom emotional, behavioral, and educational outcomes in children with autism spectrum disorder. *American Journal of Occupational Therapy*, *62*, 564–573.

Atchison, B.(2007). Sensory modulation disorders among children with a history of trauma: A frame of reference for speech-language pathologists. *American Speech-Language-Hearing Association*, *38*, 109–116.

Ayres, A. J.(1968). Sensory integrative processes and neuropsychological learning disability. *Learning Disorders*, *3*, 41–58.

Ayres, A. J.(1971). Characteristics of types of sensory integrative dysfunction. *American Journal of Occupational Therapy*, *25*, 329–334.

Ayres, A. J.(1972a). *Sensory integration and learning disorders*. Los Angeles, CA: Western Psychological Services.

Ayres, A. J.(1972b). Types of sensory integrative dysfunction among disabled learners. *American Journal of Occupational Therapy*, *26*, 13–18.

Ayres, A. J.(1974). *The development of sensory integrative theory and practice: A collection of the works of A. Jean Ayres*. Dubuque, IA: Kendall/Hunt.

Ayres, A. J.(1979). *Sensory integration and the child.* Los Angeles, CA: Western Psychological Services.

Ayres, A. J.(1989). *Sensory Integration and Praxis Tests*. Los Angeles, CA: Western Psychological Services.

Ayres, A. J.(2004). *Sensory Integration and Praxis Tests manual: Updated edition.* Los Angeles, CA: Western Psychological Services.

Ayres, A. J.(2005). *Sensory integration and the child: Understanding hidden sensory challenges*(Rev. ed.). Los Angeles, CA: Western Psychological Services.

Ayres, A. J., & Tickle, L. S.(1980). Hyper-responsivity to touch and vestibular stimuli as a predictor of positive response to sensory integration procedures by autistic children. *American Journal of Occupational Therapy*, *34*, 375–381.

Baker, A. E. Z., Lane, A., Angley, M. T., & Young, R. L.(2008). The relationship between sensory processing patterns and behavioural responsiveness in autistic disorder: A pilot study. *Journal of Autism and Developmental Disorders*, *38*, 867–875.

Baker, R., Bell, S., Baker, E., Gibson, S., Holloway, J., Pearce, R., . . . Wareing, L. A.(2001). A randomized controlled trial of the effects of multi-sensory stimulation(MSS) for people with dementia. *British Journal of Clinical Psychology*, *40*(Pt. 1), 81–96.

Balaban, C.(2002). Neural substrates linking balance control and anxiety. *Physiology & Behavior*, *77*(4–5), 469–475.

Baranek, G. T.(2002). Efficacy of sensory and motor interventions for children with autism. *Journal of Autism and Developmental Disorders*, *32*, 397–422.

Baranek, G. T., Boyd, B. A., Poe, M. D., David, F. J., & Watson, L. R.(2007). Hyperresponsive sensory patterns in young children with autism, developmental delay and typical development. *American Journal on Mental Retardation*, *112*, 233–245.

Baranek, G. T., David, F. J., Poe, M. D., Stone, W. L., & Watson, L. R.(2006). Sensory experiences questionnaire: Discriminating sensory features in young children with autism, developmental delays, and typical development. *Journal of Child Psychology and Psychiatry*, *47*, 591–601.

Baranek, G. T., Foster, L. G., & Berkson, G.(1997). Tactile defensiveness and stereotyped behaviors. *American Journal of Occupational Therapy*, *51*, 91–95.

Bar-Shalita, T., Vatine, J. J., & Parush, S.(2008). Sensory modulation disorder: A risk factor for participation in daily life activities. *Developmental Medicine and Child Neurology*, *50*, 932–937.

Bart, O., Bar-Haim, Y., Weizman, E., Levin, M., Sadeh, A., & Mintz, M.(2009). Balance treatment ameliorates anxiety and increases self-esteem in children with comorbid anxiety and balance disorder. *Research in Developmental Disabilities, 30*, 486–95.

Bauman, M. L.(2005). Commentary—Chapter 9: The child with autism. In A. J. Ayres(Ed.), *Sensory integration and the child: Understanding hidden sensory challenges*(p.180). Los Angeles, CA: Western Psychological Services.

Bazyk, S., Cimino, J., Hayers, K., Goodman, G., & Farrell, P.(2010). The use of therapeutic listening with preschoolers with developmental disabilities: A look at the outcomes. *Journal of Occupational Therapy, Schools, & Early Intervention*, *3*, 124–138.

Bear, M. F., Connors, B. W., & Paradiso, M. A.(2006). *Neuroscience: Exploring the brain*(3rd ed.). Baltimore, MD: Lippincott Williams & Wilkins.

Ben-Sasson, A., Carter, A. S., & Briggs-Gowan, M. J.(2009). Sensory over-responsivity in elementary school: Prevalence and social-emotional correlates. *Journal of Abnormal Child Psychology*, *37*, 705–716.

Ben-Sasson, A., Carter, A. S., & Briggs-Gowan, M. J.(2010). The development of sensory over-responsivity from infancy to elementary school. *Journal of Abnormal Child Psychology*, *37*, 705–716.

Berthoz, A.(2000). *The brain's sense of movement*. Boston, MA: Harvard University Press.

Blanche, E. I.(2001). The evolution of the concept of praxis in sensory integration. In S. Smith Roley, E. I. Blanche, & R. C. Schaaf(Eds.), *Understanding the nature of sensory integration with diverse populations*(pp. 125–162). Philadelphia, PA: Harcourt Health Sciences.

Blanche, E. I.(2002). *Observations based on sensory integration theory*. Torrance, CA: Pediatric Therapy Network.

Blanche, E. I., & Reinoso, G.(2008). The use of clinical observations to evaluate proprioceptive and vestibular functions. *OT Practice*, *13*, 17, CE1–CE7.

Blanche, E. I., & Schaaf, R. C.(2001). Proprioception: A cornerstone of sensory integrative intervention. In S. Roley, E. I. Blanche, & R. C. Schaaf(Eds.), *Understanding the nature of sensory integration with diverse populations*(pp. 109–122). San Antonio, TX: Therapy Skill Builders.

Blanche-Keiffer, D., & Surfas, S.(2011). *A. Jean Ayres: The pioneer behind sensory integration* [DVD]. Torrance, CA: Pediatric Therapy Network.

Boriskin, J.(2004). *PTSD and addiction: A practical guide for clinicians and counselors*. Center City, MN: Hazelden.

Bower, H. M.(1967). Sensory stimulation and the treatment of senile dementia. *Medical Journal of Australia*, *1*, 1113–1119.

Bowlby, J.(1988). *A secure base: Clinical application of attachment therapy*. London, United Kingdom: Routledge.

Bradley, S.(2000). *Affect regulation and the development of psychopathology*. New York, NY: Guilford Press.

Brambilla, P., Hardan, A., di Nemi, S. U., Perez, J., Soares, J. C., & Barale, F.(2003). Brain anatomy and development in autism: review of structural MRI studies. *Brain Research Bulletin*, *61*, 557–569.

Bremner, J. D., Narayan, M., Staib, L., Southwick, S., McGlashan, T., & Charney, D.(1999). Neural correlates of memories of childhood sexual abuse in women with and without posttraumatic stress disorder. *American Journal of Psychiatry*, *156*, 1787–1795.

Brett-Green, B. A., Miller, L. J., Schoen, S. M., & Nielsen, D. M.(2010). An exploratory event-related potential study of multisensory integration in sensory over-responsive children, *Brain Research*, *1321*, 67–77. doi:10.1016/j.brainres.2010.01.043

Brienes, E.(2006). Therapeutic outcomes and modalities. In H. M. Pendleton & W. Schultz-Krohn(Eds.), *Pedretti's occupational therapy: Practice skills for physical dysfunction*(6th ed., pp. 658–684). St. Louis, MO: Mosby.

Briere, J., Kaltman, S., & Green, B. L.(2008). Accumulated childhood trauma and symptom complexity. *Journal of Traumatic Stress*, *21*, 223–226.

Brown, C., Cromwell, R., Filion, D., Dunn, W., & Tollefson, N.(2002). Sensory processing in schizophrenia: Missing and avoiding information. *Schizophrenia Research*, *55*, 187–195.

Brown, C., & Dunn, W.(2002). *Adolescent/Adult Sensory Profile*. San Antonio, TX: The Psychological Corporation.

Brown, C., Tollefson, N., Dunn, W., Cromwell, R., & Filion, D.(2001). The Adult Sensory Profile: Measuring patterns of sensory processing. *American Journal of Occupational Therapy*, *55*, 75–82.

Bundy, A. C.(2002). Play theory and sensory integration. In A. C. Bundy, S. J. Lane, & E. A. Murray(Eds.), *Sensory integration: Theory and practice*(pp. 227–240). Philadelphia, PA: F. A. Davis.

Bundy, A. C., Lane, S. J., & Murray E. A.(Eds.).(2002). *Sensory integration: Theory and practice*(2nd Ed.). Philadelphia, PA: F. A. Davis.

Bundy, A. C. & Murray, E. A.(2002). Sensory integration: A. Jean Ayres's theory revisited. In A. C. Bundy, S. J. Lane, & E. A. Murray(Eds.) *Sensory integration: Theory and practice*(2nd Ed.). Philadelphia: F. A. Davis.

Buonomano, D. V., & Merzenich, M. M.(1998). Cortical plasticity: From synapses to maps. *Annual Review of Neuroscience*, *21*, 149–186.

Burke, J. P., & Mailloux, Z.(1997). Play and the sensory integrative approach. In L. D. Parham & F. S. Fazio(Eds.), *Play in occupational therapy for children*(pp. 112–125). St. Louis, MO: Mosby-Year Book.

Butler, P. D., Abeles, I. Y., Weiskopf, N. G., Tambini, A., Jalbrzikowski, M., Legatt, M. E., . . . Javitt, D. C.(2009). Sensory contributions to impaired emotional processing in schizophrenia. *Schizophrenia Bulletin*, *35*, 1095–1107.

Calvert, G., Spence, C., & Stein, B. E(Eds.).(2004). *The handbook of multisensory processes*. Cambridge, MA: MIT Press.

Cantin, N., Polatajko, H. J., Thach, W. T., & Jaglal, S.(2007).

Developmental coordination disorder: Exploration of a cerebellar hypothesis. *Human Movement Science*, *26*, 491–509.

Carpenter, M., Tomasello, M., & Striano, T.(2005). Role reversal imitation and language in typically developing infants and children with autism. *Infancy*, *8*, 253–278.

Carter, A. S., Ben-Sasson, A., & Briggs-Gowan, M. J.(2011). Sensory over-responsivity, psychopathology, and family impairment in school-aged children. *Journal of the American Academy of Child and Adolescent Psychiatry*, *5012*, 1210–1219.

Case-Smith, J., & Bryant, T.(1999). The effects of occupational therapy with sensory integration emphasis on preschool-age children with autism. *American Journal of Occupational Therapy*, *53*, 489–497.

Case-Smith, J., & Miller, J.(1999). Occupational therapy with children with pervasive developmental disorder. *American Journal of Occupational Therapy*, *53*, 506–513.

Cermak, S. A.(2005). Commentary—Chapter 6: Developmental dyspraxia. In A. J. Ayres(Ed.), *Sensory integration and the child: Understanding hidden sensory challenges*(Rev. ed., p.175). Los Angeles, CA: Western Psychological Services.

Cermak, S. A.(2011). Twenty five years of research in developmental dyspraxia. In A. J. Ayers(Ed.), *Ayres dyspraxia monograph(25th anniversary edition)*. Torrance, CA: Pediatric Therapy Network.

Cermak, S., & Daunhauer, L.(1997). Sensory processing in the postinstitutionalized child. *American Journal of Occupational Therapy*, *51*, 500–507.

Cermak, S., & Larkin, D.(Eds.).(2002). *Developmental coordination disorder*. Albany, NY: Delmar.

Chalmers, A., Harrison, S., Mollison, K., Molloy, N., & Gray, K.(2012). Establishing sensory-based approaches in mental health inpatient care: A multidisciplinary approach. *Australasian Psychiatry*, *20*, 35–39.

Champagne, T.(2006). Creating sensory rooms: Essential enhancements for acute inpatient mental health settings. *Mental Health Special Interest Newsletter*, *29*, 1–4.

Champagne, T.(2010a). Occupational therapy in special situations including high-risk. In M. Scheinholtz(Ed.), *Occupational therapy in mental health: Considerations for advanced practice*(pp. 179–198). Bethesda, MD: American Occupational Therapy Association.

Champagne, T.(2010b). Weighted blanket competency-based training program. Doctoral Manuscript. Proquest. Retrieved from http://udini.proquest.com/view/the-weighted-blanket-competency-goid:577642570/

Champagne, T.(2011a). Attachment, trauma and occupational therapy practice. *OT Practice*, *16*, CE1–CE8.

Champagne, T.(2011b). *Sensory modulation and environment: Essential elements of occupation*.(3rd ed., Rev. ed.). Sydney, Australia: Pearson Assessment.

Champagne, T.(2011c). The influence of posttraumatic stress disorder, depression, and sensory processing patterns on occupational engagement: A case study. *WORK: A Journal of Prevention, Assessment, & Rehabilitation*, *38*, 67–75.

Champagne, T.(2012). Creating groups for children and youth in community-based mental health occupational therapy practice. *OT Practice*, *17*:14, 13–18.

Champagne, T., & Frederick, D.(2011). Sensory processing research advances in mental health: Implications for occupational therapy. *OT Practice*, *16*, 7–8.

Champagne, T., Koomar, J., & Olson, L.(2010). Sensory processing evaluation and intervention in mental health. *OT Practice*, *15*(5), CE1–CE8.

Champagne, T., & Stromberg, N.(2004). Sensory approaches in inpatient psychiatric settings: Innovative alternatives to seclusion and restraint. *Journal of Psychosocial Nursing*, *42*, 35–44.

Cheng, M., & Boggett-Carsjens, J.(2005). Consider sensory processing disorders in the explosive child: Case report and review. *Canadian Academy of Child and Adolescent Psychiatry*, *14*, 44–48.

Cloitre, M., Stolbach, B. C., Herman, J. L., van der Kolk, B., Pynoos, R., Wang, J., & Petkova, E.(2009). A developmental approach to complex PTSD: Childhood and adult cumulative trauma as predictors of symptom complexity. *Journal of Traumatic Stress*, *22*, 399–408. doi:10.1002/jts.20444

Cohn, E. S.(2001a). Parent perspectives of occupational therapy using a sensory integration approach. *American Journal of Occupational Therapy*, *55*, 285–294.

Cohn, E. S.(2001b). From waiting to relating: Parents' experiences in the waiting room of an occupational therapy clinic. *American Journal of Occupational Therapy*, *55*, 167–174.

Cohn, E. S., Miller, L. J., & Tickle-Degnen, L.(2000). Parental hopes for therapy outcomes: Children with sensory modulation disorders. *American Journal of Occupational Therapy*, *54*, 36–43.

Corbett, B. A., Mendoza, S., Wegelin, J. A., Carmean, V., & Levine, S.(2008). Variable cortisol circadian rhythms in children with autism and anticipatory stress. *Journal of Psychiatry & Neuroscience*, *33*, 227–234.

Cornell, B. D.(2004). The superior colliculus: New approaches for studying sensorimotor integration. *Quarterly Review of Biology*, *79*, 457.

Courchesne, E., Karns, C. M., Davids, H. R., Ziccardi, R., Carper, R. A., Tigue, Z. D., . . . Yeung-Courchesne, R.(2001). Unusual brain growth patterns in early life in patients with autistic disorder. *Neurology*, *57*, 245–254.

Craig, A. D.(2002). How do you feel? Interoception: the sense of the physiological condition of the body. *Nature Reviews Neuroscience, 3*, 655–666.

Crenna, P., & Frigo, C.(1985). Hindered muscle relaxation in spasticity: Experimental evidence suggesting a possible pathophysiological mechanism. *Italian Journal of Neurological Science*, *6*, 481–489.

Cruikshank, S. J., & Weinberger, N. M.(1996). Evidence for the Hebbian hypothesis in experience-dependent physiological plasticity of neocortex: A critical review. *Brain Research Reviews*, *22*, 191–228.

Cuppini, C., Stein, B. E., Rowland, B. A., Magosso, E., & Ursino, M.(2011). A computational study of multisensory maturation in the superior colliculus(SC). *Experimental Brain Research*, *213*, 341–349.

Davies, P. L., Chang, W. P., & Gavin, W. J.(2010). Middle and late latency ERP components discriminate between adults, typical children, and children with sensory processing disorders. *Frontiers in Integrative Neuroscience*, *4*, 16.

Davies, P. L., & Gavin, W. J.(2007). Validating the diagnosis of sensory processing disorders using EEG technology. *American Journal of Occupational Therapy*, *61*, 176–189.

Deconinck, F. J., De Clercq, D., Van Coster, R., Ooostra, A., Dewitte, G., Savelsbergh, G. J., . . . Lenoir, M.(2008). Sensory contributions to balance in boys with developmental coordination disorder. *Adaptive Physical Activity Quarterly*, *25*, 17–35.

DeGangi, G.(2000). *Pediatric disorders of regulation in affect and behavior: A therapist's guide to assessment and treatment*. San Diego, CA: Academic Press.

DeGangi, G., Breinbauer, C., Doussard-Roosevelt, J., Stephen, P., & Greenspan, S.(2005). Prediction of childhood problems at three years in children experiencing disorders of regulation during infancy. *Infant Mental Health Journal*, *21*, 156–175.

DeGangi, G., & Greenspan, S.(1988). The development of sensory functioning in infants. *Physical & Occupational Therapy in Pediatrics*, *8*, 21–33.

Demb, J., Boynton, G., Best, M., & Heeger, D.(1998). Psychophysical evidence for a magnocellular pathway deficit in dyslexia. *Vision Research*, *38*, 1555–1559.

Diamond, M. C., Rosenzweig, M. R., Bennett, E. L., Lindner, B., & Lyon, L.(1972). Effects of environmental enrichment and impoverishment on rat cerebral cortex. *Journal of Neurobiology*, *3*, 47–64. doi:10.1002/neu.480030105

Dinse, H. R.(2006). Cortical reorganization in the aging brain. *Progress in Brain Research*, *157*, 57–80.

Dunn, W.(1991). The sensorimotor systems: A framework for assessment and intervention. In F. P. Orelove & D. Sobsey(Eds.), *Educating children with multiple disabilities: A transdisciplinary approach*(2nd ed., pp. 33–78). Baltimore, MD: Paul H. Brookes.

Dunn, W.(1997a). The impact of sensory processing abilities on the daily lives of young children and families: A conceptual model. *Infants and Young Children*, *9*(4), 23–35.

Dunn, W.(1997b). Implementing neuroscience principles to support habituation and recovery. In C. Christiansen & C. Baum(Eds.), *Occupational therapy: Enabling function and well-being*(2nd ed., pp. 183–232). Thorofare, NJ: Slack.

Dunn, W.(1999). *Sensory Profile*. San Antonio, TX: Therapy Skill Builders.

Dunn, W.(2001). The sensations of everyday life: Theoretical, conceptual and pragmatic considerations. *American Journal of Occupational Therapy, 55*, 608–620.

Dunn, W.(2002a). *Infant/Toddler Sensory Profile*. San Antonio, TX: Therapy Skill Builders.

Dunn, W.(2002b). *The Adolescent/Adult Sensory Profile*. San Antonio: TX: Therapy Skill Builders.

Dunn, W.(2009). Invited commentary on "sensory sensitivities of gifted children." *American Journal of Occupational Therapy, 64*, 296–300.

Dunn, W., & Bennett, D.(2002). Patterns of sensory processing in children with attention deficit hyperactivity disorder. *Occupational Therapy Journal of Research, 22*, 4–15.

Dziuk, M. A., Gidley Larson, J. C., Apostu, A., Mahone, E. M., Denckla, M. B., & Mostofsky, S. H.(2007). Dyspraxia in autism: Association with motor, social, and communication deficits. *Developmental Medicine & Child Neurology, 49*, 734–39.

Eide, F. F.(2003). Sensory integration: Current concepts and practical implications. *Sensory Integration Special Interest Section Quarterly, 26*(3), 1–3.

Erez, O., Gordon, C., Sever, J., Sadeh, J., & Mintz, M.(2004). Balance dysfunction in childhood anxiety: Findings and theoretical approach. *Journal of Anxiety Disorders, 18*, 341–356.

Fatemi, S. H., Halt, A. R., Realmuto, G., Earle, J., Kist, D. A., Thuras, P., & Merz, A.(2002). Purkinje cell size is reduced in cerebellum of patients with autism. *Cellular and Molecular Neurobiology, 22*, 171–175.

Felleman, D. J., & Van Essen, D. C.(1991). Distributed hierarchical processing in the primate cerebral cortex. *Cerebral Cortex, 1*, 1–47.

Felitti, V. J., Anda, R. F., Nordenberg, D., Williamson, D. F., Spitz, A. M., Edwards, V., . . . Marks, J. S.(1998). Relationship of childhood abuse and household dysfunction to many of the leading causes of death in adults: The adverse childhood experiences(ACE) study. *American Journal of Preventive Medicine, 14*, 245–258.

Flanagan, J., Bauman, M., & Landa, R.(in press). Head lag in infants at risk for autism: A preliminary report. *American Journal of Occupational Therapy*.

Fong, S. S. M., Lee, V. Y. L., & Pang, Y. C.(2011). Sensory organization of balance control in children with developmental coordination disorder. *Research in Developmental Disabilities, 32*, 2376–2382.

Ford, J., & Kidd, P.(1998). Early childhood trauma and disorders of extreme stress as predictors of treatment outcome with chronic posttraumatic stress disorder. *Journal of Traumatic Stress, 11*, 743–761.

Fournier, K. A., Hass, C. J., Sagar, K. N., Lodha, N., & Cauraugh, J. H.(2010). Motor coordination in autism spectrum disorders: A synthesis and meta-analysis. *Journal of Autism and Developmental Disorders, 10*, 1227–1240.

Furman, J., & Jacob, R.(2001). The interface of balance disorders and anxiety. *Journal of Anxiety Disorders, 15*, 9–26.

Gal, E., Dyck, M. J., & Passmore, A.(2002). Sensory differences and stereotyped movements in children with autism. *Research in Developmental Disabilities, 30*, 342–352.

Galvan, A.(2010). Neural plasticity of development and learning. *Human Brain Mapping, 31*, 879–890.

Gavin, W. J., Dotseth, A., Roush, K., Smith, C., Spain, H. & Davies, P. L.(2011). Electroencephalography in children with and without sensory processing disorders during auditory perception. *American Journal of Occupational Therapy, 65*, 370–377. doi: 10.5014/ajot.2011.002055

Gibbs, J., Appleton, J., & Appleton, R.(2006). Dyspraxia or developmental coordination disorder/unravelling the enigma. *Archives of Disabilities in Childhood, 92*, 534–539.

Gilbert, C. D., & Wiesel, T. N.(1992). Receptive field dynamics in adult primary visual cortex. *Nature, 356*, 150–152.

Goldsmith, H. H., Van Hulle, C. A., Arneson, C. L., Schreiber, J. E., & Gernsbacher, M. A.(2006). A population-based twin study of parentally reported tactile and auditory defensiveness in young children. *Journal of Abnormal Child Psychology, 34*, 393–407.

Gray, C.(2000). *The new social story book*. Arlington, TX: Future Horizons.

Green, D., Charman, T., Pickles, A., Chandler, S., Loucas, T., Simonoff, E., & Baird, G.(2009). Impairment in movement skills of children with autistic spectrum disorders. *Developmental Medicine & Child Neurology, 51*, 311–316.

Greenspan, S., & Wieder, S.(2006). Engaging autism: Using the floortime approach to help children relate, communicate, and think. *Adolescence, 41*, 399.

Greenwood, P. M.(2007). Functional plasticity in cognitive aging: Review and hypothesis. *Neuropsychology, 21*, 657–673.

Greenwood, P. M., & Parasuraman, R.(2010). Neuronal and cognitive plasticity: A neurocognitive framework for ameliorating cognitive aging. *Frontiers of Aging Neuroscience, 2*, 150.

Gross, C. G.(2000). Neurogenesis in the adult brain: Death of a dogma. *National Review of Neuroscience, 1*, 67–73.

Grove, C. R., & Lazarus, J. A. C.(2007). Impaired re-weighting of sensory feedback for maintenance of postural control in children with developmental coordination disorder. *Human Movement Science, 26*, 457–476.

Hall, L., & Case-Smith, J.(2007). The effect of sound-based intervention on children with sensory processing disorders and visual-motor delays. *American Journal of Occupational Therapy, 61*, 209–215.

Harrison, J., & Hare, D. J.(2004). Brief report: Assessment of sensory abnormalities in people with autistic spectrum disorders. *Journal of Autism and Developmental Disorders, 34*, 727–730.

Hitoglou, M., Ververi, A., Antoniadis, A., & Zafeiriou, D. I.(2010). Childhood autism and auditory system abnormalities. *Pediatric Neurology, 42*, 309–314.

Hoffman, S., & Bitran, S.(2007). Sensory processing sensitivity in social anxiety disorder: Relationship to harm avoidance and diagnostic subtypes. *Journal of Anxiety Disorders, 21*, 944–954.

Horak, F. B., Henry, S. M., & Shumway-Cook, A.(1997). Postural perturbations: New insights for treatment of balance disorders. *Physical Therapy, 77*, 517–533.

Hughes, D.(2004). An attachment-based treatment of maltreated children and young people. *Attachment & Human Development, 6*, 263–278.

Ikiugu, M.(2007). *Psychosocial conceptual practice models in occupational therapy: Building adaptive capacity*. St. Louis, MO: Mosby.

Inder, J. M., & Sullivan, S. J.(2005). Motor and postural response profiles of four children with developmental coordination disorder. *Pediatric Physical Therapy, 17*, 18–29.

Ingersoll, B.(2008). The effect of context on imitation skills in children with autism. *Research in Autism Spectrum Disorders, 2*, 332–340. doi:10.1016/ j.rasd.2007.08.003

Insel, T.(2010). *NIMH Director's Blog. Microbes and mental illness*. Retrieved from http://www.nimh.nih.gov/about/director/index-ocd .shtml

Interdisciplinary Council on Developmental and Learning Disorders. (2005). *Diagnostic manual for infancy and early childhood: Mental health, developmental, regulatory-sensory processing and language disorders and learning challenges(ICDL–DMIC)*. Bethesda, MD: Author.

Jacob, R. G., & Furman, J. M.(1996). Panic, agoraphobia, and vestibular dysfunction. *American Journal of Psychiatry, 153*, 503.

James, W.(1884). What is emotion? *Mind, 9*, 188–205.

Jasmin, E., Couture, M., McKinley, P., Reid, G., Fombonne, E., & Gisel, E.(2009). Sensori-motor and daily living skills of preschool children with autism-spectrum disorders. *Journal of Autism and Developmental Disorders, 39*, 231–241.

Javitt, D.(2009a). Sensory processing in schizophrenia: Neither simple nor intact. *Schizophrenia Bulletin, 35*, 1059–1064.

Javitt, D. C.(2009b). When doors of perception close: Bottom-up models of disrupted cognition in schizophrenia. *Annual Review of Clinical Psychology, 5*, 249–275.

Jenike, M., & Dailey, S.(2011). *Sudden and severe onset OCD(PANS/ PANDAS)—Practical advice for practitioners and parents*. Retrieved from http://www.ocfoundation.org/PANDAS

Kagerer, F. A., Contreras-Vidal, J. L., Bo, J., & Clark, J. E.(2006). Abrupt, but not gradual visuomotor distortion facilitates adaptation in children with developmental coordination disorder. *Human Movement Science*, *25*, 622–633.

Kalisch, T., Tegenthoff, M., & Dinse, H. R.,(2008). Improvement of sensorimotor functions in old age by passive sensory stimulation. *Clinical Interventions in Aging*, *3*, 673–690.

Katschmarsky, S., Cairney, S., Maruff, P., Wilson, P. H., & Currie, J.(2001). The ability to execute saccades on the basis of efference copy: Impairments in double-step saccade performance in children with developmental co-ordination disorder. *Experimental Brain Research*, *136*, 73–78.

Katz, L. C., & Shatz, C. J.(1996). Synaptic activity and the construction of cortical circuits. *Science*, *274*, 1133–1138.

Kemper, T. L., & Bauman, M.(1998). Neuropathology of infantile autism. *Journal of Neuropathology and Experimental Neurology*, *57*, 645–652.

Kempermann, G., & Gage, F. H.(1999). Experience-dependent regulation of adult hippocampal neurogenesis: Effects of long-term stimulation and stimulus withdrawal. *Hippocampus*, *9*, 321–332. doi:10.1002/(SICI)1098-1063(1999)9:3,321::AID-HIPO11.3.0.CO;2-C

Kerr, A. L., Cheng, S. Y., & Jones, T. A.(2011). Experience-dependent neural plasticity in the adult damaged brain. *Journal of Communication Disorders*, *44*, 538–548.

Kimball, J. G., Lynch, K. M., Stewart, K. C., Williams, N. E., Thomas, M. A., & Atwood, K. D.(2007). Using salivary cortisol to measure the effects of a Wilbarger protocol-based procedure on sympathetic arousal: a pilot study. *American Journal of Occupational Therapy*, *61*, 406–413.

King, A. J., & Palmer, A. R.(1985). Integration of visual and auditory information in bimodal neurons in the guinea-pig superior colliculus. *Experimental Brain Research Journal*, *60*, 492–500.

Kinnealey, M., & Fuiek, M.(1999). The relationship between sensory defensiveness, anxiety, depression and perception of pain in adults. *Occupational Therapy International*, *6*, 195–206.

Kinnealey, M., Oliver, B., & Wilbarger, P.(1995). A phenomenological study of sensory defensiveness in adults. *American Journal of Occupational Therapy*, *49*, 444–451.

Kinninburgh, K., & Blaustein, M.(2005). Attachment, self-regulation and competency: A comprehensive intervention framework for children with complex trauma. *Psychiatric Annals*, *35*, 424–430.

Kirvan, C. A., Swedo, S. E., Snider, L. A., & Cunningham, M. W.(2006). Antibody-mediated neuronal cell signaling in behavior and movement disorders. *Journal of Neuroimmunology*, *179*, 173–179.

Knox, S. H.(2005). Commentary—Chapter 2: Watching sensory integration develop. In A. J. Ayres(Ed.), *Sensory integration and the child: Understanding hidden sensory challenges*(Rev. ed., p.171). Los Angeles, CA: Western Psychological Services.

Knox, S., & Mailloux, Z.(1997). Play as treatment and treatment through play. In B. E. Chandler(Ed.), *The essence of play: A child's occupation*(pp. 175–204). Bethesda, MD: The American Occupational Therapy Association.

Koomar, J.(1995). *Vestibular dysfunction is associated with anxiety rather than behavior inhibition or shyness*(Unpublished doctoral dissertation). Boston University, Boston, Massachusetts.

Kopp, S., Beckung, E., & Gillberg, C.(2010). Developmental coordination disorder and other motor control problems in girls with autism spectrum disorder and/or attention-deficit/hyperactivity disorder. *Research in Developmental Disabilities*, *31*, 350–361.

Kraemer, G. W.(1992). A psychobiological theory of attachment. *Behavioral and Brain Sciences*, *15*, 493–541.

Lane, A. E., Young, R. L., Baker, A. E. Z., & Angley, M. T.(2010). Sensory processing subtypes in autism. *Journal of Autism and Developmental Disorders*, *40*, 112–122.

Lane, S. J., Miller, L. J., & Hanft, B. E.(2000). Toward a consensus in terminology in sensory integration theory and practice: Part 2: Sensory integration patterns of function and dysfunction. *Sensory Integration Special Interest Section Quarterly*, *23*(2), 1–4.

Lane, S. J., Reynolds, S., & Dumenci, L.(in press). Sensory over-responsivity and anxiety in typical children and children with autism and attention deficit hyperactivity disorder: Cause or co-existence? *American Journal of Occupational Therapy*.

Lane, S. J., Reynolds, S., & Thacker, L.(2010). Sensory over-responsivity and ADHD: Differentiating using electrodermal responses, cortisol, and anxiety. *Frontiers in Integrative Neuroscience*, *4*, 1–18.

LeBel, J., & Champagne, T.(2010). Integrating sensory and trauma-informed interventions: A Massachusetts state initiative, part 2. *Mental Health Special Interest Quarterly*, *33*(2), 1–4.

LeBel, J., Champagne, T., Stromberg, N., & Coyle, R.(2010). Integrating sensory and trauma-informed interventions: A Massachusetts state initiative, part 1. *Mental Health Special Interest Section Quarterly*, *33*(1), 1–4.

Levinson, H.(1989). A cerebellar-vestibular explanation for fears/phobias: Hypothesis and study. *Perceptual and Motor Skills*, *68*, 77–84.

Li, K. Z. H., & Lindenberger, U.(2002). Relations between aging sensory/sensorimotor and cognitive functions. *Neuroscience and Biobehavioral Reviews*, *26*, 777–783.

Liberzon, I., Taylor, S., Fig, L., & Koeppe, R.(1996–1997). Alteration of corticothalamic perfusion ratios during a PTSD flashback. *Depression and Anxiety*, *4*, 146–150.

Lin, S. H., Cermak, S., Coster, W. J., & Miller, L.(2005). The relation between length of institutionalization and sensory integration in children adopted from Eastern Europe. *American Journal of Occupational Therapy*, *59*, 139–147.

Linderman, T. M., & Stewart, K. B.(1999). Sensory integrative-based occupational therapy and functional outcomes in young children with pervasive developmental disorders: A single-subject study. *American Journal of Occupational Therapy*, *53*, 207–213.

Liss, M., Saulnier, C., Fein, D., & Kinsbourne, M.(2006). Sensory and attention abnormalities in autistic spectrum disorders. *Autism*, *10*, 155–172.

Liss, M., Timmel, L., Baxley, K., & Kilingsworth, P.(2005). Sensory processing sensitivity and its relation to parental bonding anxiety and depression. *Personality and Individual Differences*, *39*, 1429–1439.

Mailloux, Z.(2001). Sensory integrative principles in intervention with children with autistic disorder. In S. Roley, E. I. Blanche, & R. C. Schaaf(Eds.), *Understanding the nature of sensory integration with diverse populations*(pp. 365–384). San Antonio, TX: Therapy Skill Builders.

Mailloux, Z., May-Benson, T. A., Summers, C. A., Miller, L. J., Brett-Green, B., Burke, J. P., . . . Schoen, S. A.(2007). Goal attainment scaling as a measure of meaningful outcomes for children with sensory integration disorders. *American Journal of Occupational Therapy*, *61*, 254–259.

Mailloux, Z., Mulligan, S., Smith Roley, S., Cermak, S., Blanche, E., Bodison, S., . . . Lane, C.(2011). Verification and clarification of patterns of sensory integrative dysfunction in a retrospective clinical sample. *American Journal of Occupational Therapy*, *65*, 143–151.

Mailloux, Z., & Smith Roley, S.(2010). Sensory integration. In H. Miller & R. Watling(Eds.), *Autism*(3rd ed., pp. 469–507). Bethesda, MD: The American Occupational Therapy Association.

Malow, B. A., Marzec, M. L., McGrew, S., Wang, L., Henderson, L. M., & Stone, W. L.(2006). Characterizing sleep in children with autism spectrum disorders: A multidimensional approach. *Sleep*, *29*, 1563–1571.

Mangeot, S. D., Miller, L. J., McIntosh, D. N., McGrath-Clarke, J., Simon, J., Hagerman, R. J., & Goldson, E.(2001). Sensory modulation dysfunction in children with attention-deficit-hyperactivity disorder. *Developmental Medicine and Child Neurology*, *43*, 399–406.

Marco, E. J., Hinkley, L. B. N., Hill, S. S., & Magarajan, S. S.(2011). Sensory processing in autism: A review of neurophysiologic findings. *Pediatric Research*, *69*, 48R–54R.

Marr, D., Gal, E., & Nackley, V. L.(2007). Sensory stories: Improving participation for children with sensory modulation dysfunction(SMD). *The Israeli Journal of Occupational Therapy*, *15*, E41–E55.

Marr, D., Mika, H., Miraglia, J., Roerig, M., & Sinnott, R.(2007). The effect of sensory stories on targeted behaviors in preschool children with autism. *Physical and Occupational Therapy in Pediatrics*, *27*, 63–79.

Marr, D., & Nackley, V. L.(2005). Sensory stories: A new tool to improve participation for children with over-reproductive sensory modulation. *SI Focus*, 8–9.

Martinez, A., Hillyard, S. A., Dias, E. C., Hagler, D. J., Jr., Butler, P. D., Guilfoyle, D. N., . . . Javitt, D. C.(2008). Magnocellular pathway impairment in schizophrenia: Evidence from functional magnetic resonance imaging. *Journal of Neuroscience*, *28*, 7492–7500.

Massachusetts Department of Mental Health.(2010). *Seclusion/restraint reduction initiative*. Retrieved from http://www.mass.gov/eohhs/gov/departments/dmh/restraintseclusion-reduction-initiative.html

May-Benson, T. A.(2001). A theoretical model of ideation in praxis. In S. Smith Roley, E. I. Blanche, & R. C. Schaaf(Eds.), *Understanding the nature of sensory integration with diverse populations*(pp. 163–181). New Mexico, NM: Therapy Skill Builders.

May-Benson, T. A., & Cermak, S. A.(2007). Development of an assessment for ideational praxis. *American Journal of Occupational Therapy, 61,* 148–153.

May-Benson, T. A., & Koomar, J. A.(2007). Identifying gravitational insecurity in children: A pilot study. *American Journal of Occupational Therapy*, *61*, 142–147.

May-Benson, T. A., & Koomar, J. A.(2010). Systematic review of the research evidence examining the effectiveness of interventions using a sensory integrative approach for children. *American Journal of Occupational Therapy*, *64*, 403–414.

McCleery, J., Allman, E., Carver, L., & Dobkins, K.(2007). Abnormal magnocellular pathway visual processing in infants at risk for autism. *Biological Psychiatry*, *62*, 1007–1014.

McIntosh, D. N., Miller, L. J., Shyu, V., & Hagerman, J. L.(1999). Sensory-modulation disruption, electrodermal responses, and functional behaviors. *Developmental Medicine and Child Neurology*, *41*, 608–615.

McLaughlin, J., Kennedy, B., & Zemke, R.(1996). Dynamic systems theory: An overview. In R. Zemke & F. Clark(Eds.), *Occupational science: The evolving discipline*(pp. 297–308). Philadelphia, PA: F. A. Davis.

Mesulam, M. M.(1998). From sensation to cognition. *Brain*, *121*, 1013–1052.

Meyer, B., Ajchenbrenner, M., & Bowles, D. P.(2005). Sensory sensitivity, attachment experiences, and rejection responses among adults with borderline and avoidant features. *Journal of Personality Disorders*, *19*, 641–658.

Middleton, F. A., & Strick, P. L.(2000). Basal ganglia and cerebellar loops: Motor and cognitive circuits. *Brain Research Reviews*, *31*, 236–250.

Miller, E. K.(2000). Organization through experience. *Nature Neuroscience*, *3*, 1066–1068.

Miller, L. J., Anzalone, M. A., Lane, S. J., Cermak, S., & Osten, E. T.(2007). Concept evolution in sensory integration: A proposed nosology for diagnosis. *American Journal of Occupational Therapy*, *61*, 135–140.

Miller, L. J., Cermak, S., Lane, S., Anzalone, M., & Koomar, J.(2004). Position statement on terminology related to sensory integration dysfunction. *S.I. Focus*, 6–8.

Miller, L. J., Coll, J. R., & Schoen, S. A.(2007). A randomized controlled pilot study of the effectiveness of occupational therapy for children with sensory modulation disorder. *American Journal of Occupational Therapy*, *61*, 228–238.

Miller, L. J., & Lane, S. J.(2000, March). Toward a concensus [sic] in terminology in sensory integration theory and practice: Part 1: Taxonomy of neurophysiological processes. *Sensory Integration Special Interest Section Quarterly*, *23*(1), 1–4.

Miller, L. J., McIntosh, D. N., McGrath, J., Shyu, V., Lampe, M., Taylor, A. K., . . . Hagerman, R.(1999). Electrodermal responses to sensory stimuli in individuals with fragile X syndrome: A preliminary report. *American Journal of Medical Genetics*, *83*, 268–279.

Miller, L. J., Reisman, J. E., McIntosh, D. N., & Simon, J.(2001). An ecological model of sensory modulation: Performance of children with fragile X syndrome, autistic disorder, attention-deficit/hyperactivity disorder, and sensory modulation dysfunction. In S. Smith Roley, E. I. Blanche, & R. C. Schaaf(Eds.), *Understanding the nature of sensory integration with diverse populations*(pp. 57–88). Philadelphia, PA: Harcourt Health Sciences.

Miller, L. J., Schoen, S. A., James, K., & Schaaf, R. C.(2007). Lessons learned: A pilot study on occupational therapy effectiveness for children with sensory modulation disorder. *American Journal of Occupational Therapy*, *61*, 161–169.

Miller, L. J., Wilbarger, J. L., Stackhouse, T. M., & Trunnell, S. L.(2002). Use of clinical reasoning in occupational therapy: The STEP-SI model of treatment of sensory modulation dysfunction. In A. C. Bundy, S. J. Lane, & E. A. Murray(Eds.), *Sensory integration: Theory and practice*(2nd ed., pp. 435–451). Philadelphia, PA: F. A. Davis.

Miller-Kuhaneck, H., & Smith Roley, S.(2005). A kindergartner with sensory integration dysfunction. In K. Sladyk(Ed.), *Ryan's occupational therapy assistant*(pp. 139–154). Thorofare, NJ: Slack.

Milner, C. E., Cuthbert, B. P., Kertesz, R. S., & Cote, K. A.(2009). Sensory gating impairments in poor sleepers during presleep wakefulness. *Neuroreport*, *20*, 331–336.

Ming, X., Juluc, P. O. O., Brimacombed, M., Connore, S., & Daniels, M. L.(2005). Reduced cardiac parasympathetic activity in children with autism. *Brain and Development*, *27*, 509–516.

Minner, D., Hoffstetter, P., Casey, L., & Jones, D.(2004). Snoezelen activity: The good shepherd nursing home experience. *Journal of Nursing Care Quality*, *19*, 343–348.

Montegue, A.(1986). *Touching: The human significance of the skin*. New York, NY: Harper and Row.

Moore, K.(2005). *The sensory connection program: Activities for mental health treatment. Manual and handbook*. Framingham, MA: Therapro.

Moore, K., & Henry, A.(2002). Treatment of adult psychiatric patients using the Wilbarger protocol. *Occupational Therapy in Mental Health*, *18*, 43–63.

Moretti, G., Pasquini, M., Tarsitani, L., Blondi, M., & Mandarelli, G.(2008). What every psychiatrist should know about PANDAS: A review. *Clinical Practice and Epidemiology in Mental Health*, *4*(13), 1–9. doi:10.1186/1745-0179-4-13

Morey, R., Mitchell, T., Inan, S., Lieberman, J., & Belger, A.(2008). Neural correlates of automatic and controlled auditory processing in schizophrenia. *The Journal of Neuropsychiatry and Clinical Neurosciences*, *20*, 419–430.

Mullen, B., Champagne, T., Krishnamurty, S., Dickson, D., & Gao, R.(2008). Exploring the safety and therapeutic effects of deep pressure stimulation using a weighted blanket. *Occupational Therapy in Mental Health*, *24*, 65–89.

Mulligan, S.(1996). An analysis of score patterns of children with attention disorders on the Sensory Integration and Praxis Tests. *American Journal of Occupational Therapy*, *50*, 647–654.

Mulligan, S.(1998a). Application of structural equation modeling in occupational therapy research. *American Journal of Occupational Therapy*, *52*, 829–834.

Mulligan, S.(1998b). Patterns of sensory integration dysfunction: A confirmatory factor analysis. *American Journal of Occupational Therapy, 52*, 819–828.

Mulligan, S.(2000). Cluster analysis of scores of children on the Sensory Integration and Praxis Tests. *Occupational Therapy Journal of Research*, *20*, 256–262.

Mulligan, S.(2003). Examination of the evidence for occupational therapy using a sensory integration framework with children: Part two. *Sensory Integration Special Interest Section Quarterly*, *26*(2), 1–5.

Mutti, M. C., Martin, N. A., Sterling, H. M., & Spalding, N. V.(1998). Quick Neurological Screening Test manual(3rd ed.). Novato, CA: Academic Therapy.

Murphy, T. K., Kurlan, R., & Leckman, J.(2010). The immunobiology of Tourette's disorder, pediatric autoimmune neuropsychiatric disorders associated with streptococcus, and related disorders: A way forward. *Journal of Child and Adolescent Psychopharmacology*, *20*, 317–331. doi:10.1089/cap.2010.0043

National Association of State Mental Health Program Directors.(2003). *National Executive Training Institute: Training curriculum for the reduction of seclusion and restraint*. Alexandria, VA: Author.

National Association of State Mental Health Program Directors.(2009). *Training curriculum for creation of violence-free, coercion-free treatment settings and the reduction of seclusion and restraint*(7th ed.). Alexandria, VA: National Association of State Mental Health Program Directors, Office of Technical Assistance.

Neal, J., Edelmann, R. J., & Glachan, M.(2002). Behavioural inhibition and symptoms of anxiety and depression: Is there a specific relationship with social phobia? *British Journal of Clinical Psychology*, *41*, 361.

O'Hare, A., & Khalid, S.(2002). The association of abnormal cerebellar function in children with developmental coordination disorder and reading difficulties. *Dyslexia*, *8*, 234–248.

Ogden, P., Minton, K., & Pain, C.(2007). *Trauma and the body: A sensorimotor approach to psychotherapy*. New York, NY: W. W. Norton.

Olson, L.(2010, March). Examining schizophrenia and sensory modulation disorder: A review of the literature. *Sensory Integration Special Interest Section Quarterly*, *33*(1), 1–3.

Parham, L. D., Cohn, E. S., Spitzer, S., Koomar, J., Miller, L. J., Burke, J. P., . . . Summers, C. A.(2007). Fidelity in sensory integration intervention research. *American Journal of Occupational Therapy*, *61*, 216–227.

Parham, L. D., & Ecker, C. J.(2007). *Sensory Processing Measure—Home form*. Los Angeles, CA: Western Psychological Services.

Parham, L. D., & Mailloux, Z.(2010). Sensory integration. In J. Case-Smith(Ed.), *Occupational therapy for children*(6th ed., pp. 325–372). St. Louis, MO: Mosby.

Parham, L. D., Smith Roley, S., May-Benson, T., Koomar, J., Brett-Green, B., Burke, J. P., . . . Schaaf, R. C.(2011). Development of a fidelity measure for research on effectiveness of Ayres sensory integration intervention. *American Journal of Occupational Therapy*, *65*, 133–142.

Parush, S., Sohmer, H., Steinberg, A., & Kaitz, M.(1997). Somatosensory functioning in children with attention deficit hyperactivity disorder. *Developmental Medicine and Child Neurology*, *39*, 464–468.

Parush, S., Sohmer, H., Steinberg, A., & Kaitz, M.(2007). Somatosensory function in boys with ADHD and tactile defensiveness. *Physiology & Behavior*, *16*, 553–558.

Patestas, M., & Gartner, L. P.,(2006). *A textbook of neuroanatomy*. Oxford, United Kingdom: Wiley-Blackwell.

Perna, G., Dario, A., Caldirola, D., Stefania, B., Cesarani, A., & Bellodi, L.(2001). Panic disorder: The role of the balance system. *Journal of Psychiatric Research*, *35*, 279–286.

Pfeiffer, B. A., Koenig, K., Kinnealey, M., Sheppard, M., & Henderson, L.(2011). Effectiveness of sensory integration interventions in children with Autism Spectrum Disorders: A pilot study. *American Journal of Occupational Therapy*, *65*, 76–85.

Polatajko, H. J., & Cantin, N.(2006). Developmental coordination disorder(dyspraxia): An overview of the state of the art. *Seminars in Pediatric Neurology*, *12*, 250–258.

Pons, T. P., Garraghty, P. E., Friedman, D. P., & Mishkin, M.(1987). Physiological evidence for serial processing in somatosensory cortex. *Science*, *237*, 417–420.

Purves, D., Augustine, G. J., Fitzpatrick, D., Hall, W. C., LaMantia, A.-S., & White, L. E.(2012). *Neuroscience*(5th ed.). Sunderland, MA: Sinauer Associates.

Reed, D.R., Toshiko, T., McDaniel, A.H.. 2006. Diverse tastes: genetics of sweet and bitter perception. *Physiology & Behavior, 88*: 215–226.

Reisman, J., & Hanschu, B.(1992). *Sensory Integration Inventory User's Guide.* Stillwater, MN: PDP Press.

Reynolds, S., & Lane, S. J.(2007). Diagnostic validity of sensory over-responsivity: A review of the literature and case reports. *Journal of Autism and Developmental Disabilities*, *38*, 516–529.

Reynolds, S., Lane, S. J., & Gennings, C.(2010). The moderating role of sensory over-responsivity in HPA activity. *Journal of Attention Disorders*, *13*, 468–478.

Reynolds, S., Lane, S. J., & Thacker, L.(2012). Sensory processing, physiological stress, and sleep behaviors in children with and without autism spectrum disorder. *Occupation, Participation and Health*, *31*, 246–257.

Ritvo, E. R., Freeman, B. J., Scheibel, A. B., Duong, T., Robinson, H., Guthrie, D., & Ritvo, A.(1986). Lower Purkinje cell counts in the cerebella of four autistic subjects: Initial findings of the UCLA-NSAC autopsy research report. *American Journal of Psychiatry*, *143*, 862–866.

Roberts, J. E., King-Thomas, L., & Boccia, M. L.(2007). Behavioral indexes of the efficacy of sensory integration therapy. *American Journal of Occupational Therapy*, *61*, 555–562.

Rolls, E. T.(2004). Multisensory neuronal convergence of taste, somatosensory, visual, olfactory, and auditory inputs. In G. Calvert, C. Spence, & B. E. Stein(Eds.), *The handbook of multisensory processes*(pp. 311–332). Cambridge, MA: The MIT Press.

Ross, M.(1997). *Integrative group therapy: Mobilizing coping abilities with the five-stage group*. Bethesda, MD: American Occupational Therapy Association.

Ross, M., & Burdick, D.(1981). *Sensory integration: A training manual for therapists and teachers for regressed, psychiatric and geriatric patient groups*. Thorofare, NJ: Slack.

Royeen, C.(2003). Chaotic occupational therapy: Collective wisdom for a complex profession. *American Journal of Occupational Therapy*, *57*, 609–624.

Ruzzano, S., Smith Roley, S., & Mailloux, Z.(2003). *Applying Sensory Integration Where Children Live, Learn, and Play(DVD).* Torrance, CA: Pediatric Therapy Network.

Saxe, G., Chawla, N., & van der Kolk, B.(2002). Self-destructive behavior in patients with dissociative disorders. *Suicide Life Threatening Behavior*, *32*, 313–320.

Schaaf, R. C.(2011). Interventions that address sensory dysfunction for individuals with autism spectrum disorders: Preliminary evidence for the superiority of sensory integration compared to other sensory approaches. In B. Reichow, P. Doehring, D. V. Cichetti, & F. R. Volkmar(Eds.), *Evidence-based practices and treatments for children with autism*(pp. 245–273). New York, NY: Springer.

Schaaf, R. C., & Anzalone, M. A(2001). Sensory integration with high risk infants and toddlers. In S. Smith-Roley, E. I. Blanche, & R. C. Schaaf(Eds.), *Understanding the Nature of Sensory Integration with Diverse Populations*(pp. 275–312). San Antonio, TX: Harcourt Assessment.

Schaaf, R. C., Benevides, T., Blanche, E. I., Brett-Green, B. A., Burke, J. B., Cohn, E. S., . . . Schoen, S. A.(2010). Parasympathetic functions in children with sensory processing disorder. *Frontiers in Integrative Neuroscience*, *4*, 4. doi:10.3389/fnint.2010.00004

Schaff, R. C., Benevides, T., Kelly, D., & Mailloux-Maggio, Z.(2012). Occupational therapy and sensory integration for children with autism: a feasibility, safety, acceptability and fidelity study. *Autism*, *16*, 321–327.

Schaaf, R. C., Miller, L. J., Seewal, D., & O'Keefe, S.(2003). Children with disturbances in sensory processing: A pilot study examining the role of the parasympathetic nervous system. *American Journal of Occupational Therapy*, *57*, 442–449.

Schaaf, R. C., Schoen, S., Smith Roley, S., Lane, S., Koomar, J., & May-Benson, T.(2009). A frame of reference for sensory integration. In P. Kramer & J. Hinojosa(Eds.), *Frames of reference for pediatric occupational therapy*(3rd ed., pp. 99–186). Baltimore, MD: Lippincott Williams & Wilkins.

Schaaf, R. C., & Smith Roley, S.(2006). *Clinical reasoning: Applying sensory integration principles to practice with diverse populations*. San Antonio, TX: Psychological Corporation.

Schilling, D. L., Washington, K., Billingsley, F. F., & Deitz, J.(2003). Classroom seating for children with attention deficit hyperactivity disorder: Therapy balls versus chairs. *American Journal of Occupational Therapy*, *57*, 534–541.

Schlaug, G.(2001). The brain of musicians. A model for functional and structural adaptation. *New York Academy of Sciences*, *930*, 281–299.

Schneider, M.(2005). Commentary—Chapter 1: What is sensory integration? In A. J. Ayres(Ed.), *Sensory integration and the child: Understanding hidden sensory challenges*(pp. 169–170). Los Angeles, CA: Western Psychological Services.

Schoen, S. A., Miller, L. J., Brett-Green, B., & Hepburn, S. L.(2008). Psychophysiology of children with autism spectrum disorder. *Research in Autism Spectrum Disorders*, *2*, 417–429.

Schoen, S. A., Miller, L. J., Brett-Green, B., & Nielsen, D. M.(2009). Physiological and behavioral differences in sensory processing: A comparison of children with autism spectrum disorder and sensory modulation disorder. *Frontiers in Integrative Neuroscience*, *3*, 29. doi:10.3389/neuro.07.029.2009

Schoen, S. A., Miller, L. J., Brett-Green, B., Reynolds, S., & Lane, S. J.(2008). Arousal and reactivity in children with sensory processing disorder and autism spectrum disorder. *Psychophysiology*, *45*, S102.

Schore, A.(1994). *Affect regulation and the origin of the self: The neurobiology of emotional development*. Hillsdale, NJ: Lawrence Erlbaum Associates.

Seri, S., Pisani, F., Thai, J. N., & Cerquiglini, A.(2007). Pre-attentive auditory sensory processing in autistic spectrum disorder: Are electromagnetic measurements telling us a coherent story? *International Journal of Psychophysiology*, *63*, 159–163.

Sevlever, M., & Gillis, J. M.(2010). An examination of the state of imitation research in children with autism: Issues of definition and methodology. *Research in Developmental Disabilities*, *31*, 976–984.

Shani-Adir, A., Rozenman, D., Kessel, A., & Engel-Yeger, B.(2009). The relationship between sensory hypersensitivity and sleep quality of children with atopic dermatitis. *Pediatric Dermatology*, *26*, 143–149.

Sheean, G., & McGuire, J. R.(2009). Spastic hypertonia and movement disorders: Pathophysiology, clinical presentation, and quantification. *Physical Medicine and Rehabilitation*, *19*, 827–833.

Sherrington, C. S.(1951). *Man on his nature*. Garden City, NY: Doubleday.

Shochat, T., Tzischinsky, O., & Engel-Yeger, B.(2009). Sensory hypersensitivity as a contributing factor in the relation between sleep and behavioral disorders in normal children. *Behavioral Sleep Medicine*, *7*, 53–62.

Siegel, A., & Sapru, H. N.,(2011). *Essential neuroscience*(2nd ed.). Philadelphia, PA: Lippincott Williams & Wilkins.

Smith, L. B., & Thelen, E.(Eds.).(1993). *A dynamic systems approach to development*. Cambridge, MA: MIT Press.

Smith Roley, S.(2005). Commentary—Chapter 8: Visual perception and auditory-language disorders. In A. J. Ayres(Ed.), Sensory integration and the child: Understanding hidden sensory challenges(pp. 169–170). Los Angeles, CA: Western Psychological Services.

Smith Roley, S., Blanche, E. I., & Schaaf, R. C.(Eds.).(2001). *Understanding the nature of sensory integration with diverse populations*. San Antonio, TX: Therapy Skill Builders.

Smith Roley, S., Mailloux, Z., Miller-Kuhaneck, H., & Glennon, T.(2007). Understanding Ayres sensory integration. *OT Practice*, *12*(17), CE1–CE8.

Souders, M. C., Mason, T. B. A., Valladares, O., Bucan, M., Levy, S. E., Mandell, D. S., . . . Pinto-Martin, J.(2009). Sleep behaviors and sleep quality in children with autism spectrum disorders. *Sleep*, *32*, 1566–1578.

Sparks, D. L., & Groh, J. M.(1995). The superior colliculus: A window to problems in integrative neuroscience. In M. S. Gazzaniga(Ed.), *The cognitive neurosciences*(pp. 565–584). Cambridge, MA: MIT Press.

Spitzer, S. L.(1999, June). Dynamic systems theory: Relevance to the theory of sensory integration and the study of occupation. *Sensory Integration Special Interest Section Quarterly*, *22*(2), 1–4.

Spitzer, S., & Smith Roley, S.(2001). Sensory integration revisited: A philosophy of practice. In S. Smith Roley, E. I. Blanche, & R. C. Schaaf(Eds.), *Understanding the nature of sensory integration with diverse populations*(pp. 3–23). San Antonio, TX: Therapy Skill Builders.

Stein, B. E., Huneycutt, W. S., & Meredith, M. A.(1988). Neurons and behavior: The same rules of multisensory integration apply. *Brain Research*, *448*, 355–358.

Stein, B. E., & Meredith, M. A.(1993). *The merging of the senses*. Cambridge, MA: MIT Press.

Stein, B. E., Meredith, M. A., Huneycutt, W. S., & McDade, L.(1989). Behavioral indices of multisensory integration: Orientation to visual cues is affected by auditory stimuli. *Journal of Cognitive Neuroscience*, *1*, 12–24.

Stein, B. E., & Rowland, B. A.(2011). Organization and plasticity in multisensory integration: Early and late experience affects its governing principles. *Progress in Brain Research*, *191*, 145–163.

Stoller, C., Greuel, J., Cimini, L., Fowler, M., & Koomar, J.(2012). Effects of sensory-enhanced yoga on symptoms of combat stress in deployed military personnel. *American Journal of Occupational Therapy*, *66*, 59–68.

Swedo, S. E., Leonard, H. L., Garvey, M., Mittleman, B., Allen, A. J., Perlmutter, S., . . . Dubbert, B. K.(1998). Pediatric autoimmune neuropsychiatric disorders associated with streptococcal infections: Clinical description of the first 50 cases. *American Journal of Psychiatry*, *155*, 264–271.

Tate, D. F., Bigler, E. D., McMahon, W., & Lainhart, J.(2007). The relative contributions of brain, cerebrospinal fluid-filled structures, and non-neural tissue volumes to occipital-frontal head circumference in subjects with autism. *Neuropediatrics*, *38*, 18–24.

Teitelbaum, P., Teitelbaum, O., Nye, J., Fryman, J., & Maurer, R. G.(1998). Movement analysis in infancy may be useful for early diagnosis of autism. *Proceedings of the National Academy of Science*, *95*, 13982–13987.

Thelen, E., & Smith, L. B.(1994). *A dynamic systems approach to the development of cognition and action*. Cambridge, MA: MIT Press.

Tomchek, S. D., & Dunn, W.(2007). Sensory processing in children with and without autism: A comparative study using the Short Sensory Profile. *American Journal of Occupational Therapy*, *61*, 190–200.

Tona, J., & Posner, T.(2011). Pediatric autoimmune neuropsychiatric disorders: A new frontier for occupational therapy intervention. *OT Practice*, *16*(20), 14.

Twamley, E. W., Salva, G. N., Zurhellen, C. H., Heaton, R. K., & Jeste, D. V.(2008). Development and pilot testing of a novel compensatory cognitive training intervention for people with psychosis. *American Journal of Psychiatric Rehabilitation*, *11*, 144–163.

U. S. Department of Health and Human Services, Substance Abuse and Mental Health Services Administration(2003a). *A national call to action: Eliminating the use of seclusion and restraint*. Rockville, MD: USDHHS.

U. S. Department of Health and Human Services, Substance Abuse and Mental Health Services Administration.(2003b). *National consensus statement on recovery*. Retrieved from http://mentalhealth.samhsa.gov/publications/allpubs/sma05-4129/

Vandeberg, N.(2001). The use of a weighted vest to increase on-task behavior in children with attention difficulties. *American Journal of Occupational Therapy*, *55*, 621–628.

Van der Hart, O., & Steele, K.(1997). Time distortions in dissociative identity disorder: Janetian concepts and treatment. *Dissociation: Progress in the Dissociative Disorders*, *10*, 91–103.

Van der Kolk, B.(2005). Developmental trauma disorder: Toward a rational diagnosis for children with complex trauma histories. *Psychiatric Annals*, *35*, 401–408.

Van der Kolk, B.(2006) Clinical implications of neuroscience research and PTSD. *Annals of the New York Academy of Science*, *1071*, 277–293.

Van Hulle, C., Schmidt, N., & Goldsmith, H.(2011). Is sensory over-responsivity distinguishable from childhood behavior problems? A phenotypic and genetic analysis. *Journal of Child Psychology and Psychiatry*, *53*, 64–72.

Velasques, B., Machado, S., Paes, F., Cunha, M., Sanfim, A., Budde, H., . . . Ribeiro, P.(2011). Sensorimotor integration and psychopathology: Motor control abnormalities related to psychiatric disorders. *The World Journal of Biological Psychiatry*, *12*, 560–573.

Verhoeven, J. S., DeCock, P., Lagae, L., & Sunaert, S.(2010). Neuroimaging of autism. *Neuroradiology*, *52*, 3–14.

Wall, J. T., Xu, J., & Wang, X.(2002). Human brain plasticity: An emerging view of the multiple substrates and mechanisms that cause cortical changes and related sensory dysfunctions after injuries of sensory inputs from the body. *Brain Research Reviews*, *39*,(2–3), 181–215.

Wallace, M. T., Meredith, M. A., & Stein, B. E.(1993). Converging influences from visual, auditory, and somatosensory cortices onto output neurons of the superior colliculus. *Journal of Neurophysiology*, *69*, 1797–1809.

Warner, E., Cook, A., Westcott, A., & Koomar, J.(2011). *SMART: Sensory motor arousal regulation treatment*. Brookline, MA: Trauma Center at JRI.

Watling, R., Koenig, K., & Davies, P.(2011). *Occupational therapy practice guidelines for children and adolescents with challenges in sensory processing and sensory integration*. Bethesda, MD: AOTA Press.

Weisberg, A.(1984). The role of psychophysiology in defining gravitational insecurity: A pilot study. *Sensory Integration Special Interest Section Newsletter*, *7*(4), 1–4.

Wilbarger, P.(1984, September). Planning an adequate sensory diet: Application of sensory processing theory during the first years of life. *Zero to Three*, 7–12.

Wilbarger, J., & Wilbarger, P.(2002). Clinical application of the sensory diet. In A. C. Bundy, S. J. Lane, & E. A. Murray(Eds.), *Sensory integration theory and practice*(2nd ed., pp. 339–341). Philadelphia, PA: F. A. Davis.

Williams, M. S., & Shellenberger, S.(1996). *How does your engine run?: A leader's guide to the alert program for self-regulation*. Albuquerque, NM: TherapyWorks.

Williamson, G. G., & Anzalone, M. E.(2001). *Sensory integration and self-regulation in infants and toddlers: Helping very young children interact with their environment*. Washington, DC: Zero to Three.

Wilson, B. N., Pollock, N., Kaplan, B. J., & Law, M.(2000). *Clinical Observations of Motor and Postural Skills(COMPS)*. Framingham, MA: Therapro.

Windsor, M., Smith Roley, S., & Szklut, S.(2001). Assessment of sensory integration and praxis. In S. Roley, E. I. Blanche, & R. C. Schaaf(Eds.), *Understanding the nature of sensory integration with diverse populations*(pp. 215–245). San Antonio, TX: Therapy Skill Builders.

Yochman, A., Parush, S., & Ornoy. A.(2004). Responses of preschool children with and without ADHD to sensory events in daily life. *American Journal of Occupational Therapy*, *58*, 294–302.

Young, G. S., Rogers, S. J., Rozga, A., Ozonoff, S., Hutman, T., & Sigman, M.(2011). Imitation from 12 to 24 months in autism and typical development: A longitudinal Rasch analysis. *Developmental Psychology*, *47*, 1565–1578.

Zero to Three.(2005). *Diagnostic classification of mental health and developmental disorders of infancy and early childhood, revised(DC: 0–3R)*. Arlington, VA: National Center for Clinical Infant Programs.

Zwicker, J. G., Missiuna, C., Harris, S. R., &. Boyd, L. A.(2010). Brain activation of children with developmental coordination disorder is different than peers. *Pediatrics*, *126*, e678–e686. doi:10.1542/peds.2010-0059

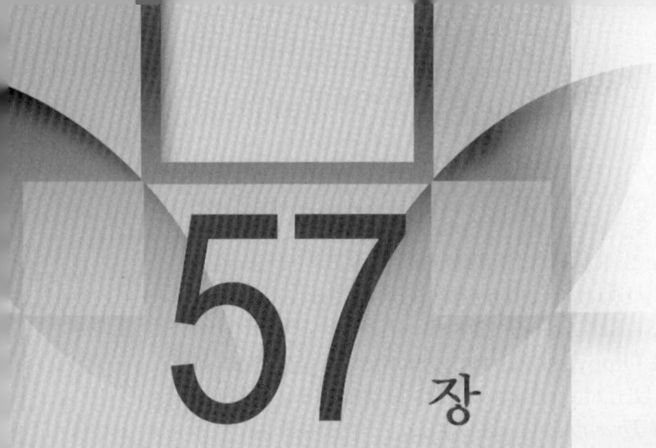

57 장

감정조절

Emotion Regulation

박윤의 옮김

개요

학습목표

이 장을 학습한 후, 다음의 내용을 할 수 있을 것이다:

1. 신경 정신학적 그리고 감정조절의 개발 측면에 대해 기술한다.
2. 감정조절과 정신적 외상(트라우마) 간의 관계성에 대해 논의한다.
3. 어떻게 감정조절이 작업실행을 돕거나 또는 제한하는지를 이해한다.
4. 감정조절을 측정하기 위해서 사용되는 평가들을 규정한다.
5. 감정조절 장애를 가진 사람의 욕구들을 밝히는 중재 계획을 개발하고 작업실행을 개선한다.
6. 강도(strength)를 기반으로 한 감정조절 접근법을 논의한다.

서론 Introduction

감정은 인간에게 필수적인 부분이다. 감정을 경험하지 않고 살아있다는 것은 불가능하다. Mahoney(2005)는 "감정의 과정들은 인간의 자기구성 과정에서 최우선이며 가장 강력한 것 안에 있다"라고 말한다. **감정**이라는 용어를 정의하기 어렵지만, 표현에 영향을 주고, 주관적 경험, 개념적 인지 과정들, 신경생물학적 자극의 구성, 바로 현재의 순간의 정신 상태들을 평가하는 것으로 대체적으로 동의한다. 감정들은 누군가의 목표들과 관련된 상황이 발생할 때 생겨난다. 목표 성취를 향상시킬 가능성이 있는 상황들은 즐거운 감정들을 이끌어내는 반면, 목표 성취를 저해하는 가능성이 있는 상황들은 부정적 또는 즐겁지 않은 느낌들을 이끌어낸다. 감정들은 우리에게 우리의 일상생활 안에서 적합한 반응을 이끌어내는 결정들을 만들어 내는 질적 정보를 제공한다. 감정들은 "개인적 시도들의 집중과 동기, 사회적 상호작용, 적응적 또는 비적응적 행동 개발"을 포함하는 다양한 기능들을 제공한다.

어떤 감정들은 모든 사람들에게 아주 흔하게 경험되어지는 것들이다. 예를 들어, 사랑, 분노, 비탄/슬픔, 공포, 기쁨, 그리고 혐오 같은 것들이다. 다른 감정들

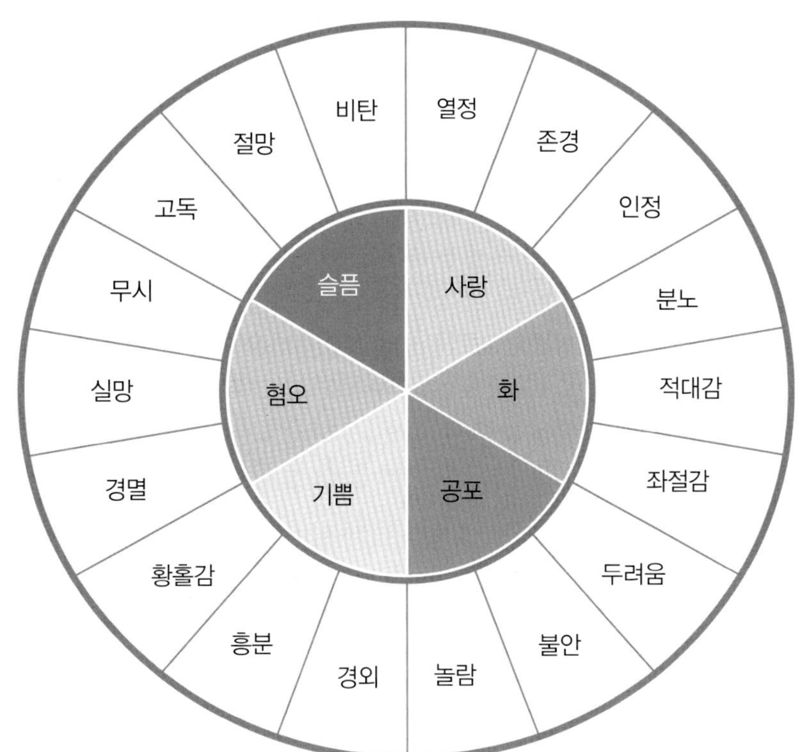

그림 57.1 감정바퀴

은 종종 이 주요한 감정들이 섞여 있는 것들이다. 예를 들어, 놀람은 환희와 공포가 섞여 있거나 결합된 것으로 이해될 수 있다. 반면 경멸은 분노와 혐오가 섞여있는 것이다. 감정들은 그 강도에 따라 다르다. 예를 들어, 실망, 당황 그리고 격노는 화의 강도에 따라 다르다. 반면 기대, 행복 그리고 황홀은 기쁨의 강도에 따라 다르다. 감정의 강도와 다양성을 표현하는 한가 지 방법은 감정 바퀴(emotion wheel)를 통한 것이다.

감정들은 건강에 직접, 간접적으로 영향을 미친다. 그리고 긍정적 또는 부정적 영향을 준다. 감정들은 면역체계, 호르몬, 심장혈관계, 신경시스템에 영향을 미친다. 감정들은 의학적 식이요법의 고수와 건강한 또는 건강하지 않은 행동을 함으로써 간접적으로 건강에 영향을 미친다.

감정조절의 개요

An Overview of Emotion Regulation

감정들은 거의 의무적이거나 자동적이지 않다. 그러므로 자기-조절과 반응조절이 주체적이다. Eisenberg와 Spinrad는 자기-조절과 관련된 감정들을 다음과 같이 정의한다.

> 시작과정, 회피, 억제, 유지 또는 발생 조절, 형태, 강도, 또는 상호적 감정 상태의 기간, 심리학과 관련된 감정, 참여적 과정들, 동기 상태, 생물학적 또는 사회적 적응 또는 개인적 목표 성취에 관련된 성취한 영향의 서비스 안에서 감정 행동에 수반되는 일 (p.338).

보다 간단히, 감정조절 과정들은 개인의 목표들의 추구 안에서 감정경험을 관찰, 평가, 조절, 수정, 억제 또는 강화 행동, 기술들, 방법들이다. **감정조절 장애**는 직접적 목표 추구들, 개인적 관계성 또는 건강 적응을 방해하는 감정경험과 관련된 행동 또는 활동을 말한다. 정신적 외상 뇌손상 진단, 뇌혈관장애(CVA), 자폐영역 장애들, 치매, 당뇨, 암, 만성 폐쇄적 폐질환, 심장병, 진행성 신경질환, 집중력 부족 장애, 섭식장애, 모든 종류의 중독들, 우울증, 조울증, 외상 후 스트레스 장애, 그리고 다른 심리적 장애를 위한 작업치료 서비스들에 관련된 개인들은 종종 그들의 작업실행과 참여를 방해하는 감정조절 장애 문제들을 나타낸다.

감정조절은 완전히 자동적이고, 자연적, 무의식적 것에서 의식적, 의도적, 자발적인 연쇄결과로 생겨난다. 감정조절은 본능적 또는 외적일 수 있다. 본능적 이라는 것은 감정조절을 하는 사람 안에서의 요소들을 말한다. 예를 들어, 기질, 인지과정들, 신경학적, 심리학적 기능들이다. 외적 이라는 것은 예를 들어, 돌보는 사람들과의 상호작용, 형제자매 그리고 동료와의 관계성, 그리고 문화적 맥락과 같은 감정조절에 영향을 미치는 사회적, 전후 사정과 관련된 영향들을 말한다. 일반적으로 부정적 또는 아픈 감정들에 집중하지만, 감정조절은 또한 긍정적 감정들을 강화하는 것을 포함한다.

감정의 형태상 모델은 5가지 요소들로 이루어진다: 상황, 상황에 대한 집중력, 상황 평가, 평가를 기반으로 한 상황에 대한 감정적 행동적 반응, 반응의 영향에 대한 피드백. 감정들은 그것들이 발생한 이전(선행에 초점이 맞춰진), 동안, 이후(반응에 초점이 맞춰진)로 규정된다. 이 조절 메카니즘들은 따로 설명될 수 있고, 그것들은 종종 조합되어 사용된다.

예상 중심의 감정조절은 감정적 반응 경향들을 일으키는 상황조정과 선택을 포함한다. 상황 선택은 원하거나 또는 원하지 않는 감정반응들을 일으키는 상황이 끝날 가능성을 증가 또는 감소시키는 행동을 취하는 것을 포함한다. 상황조정은 특정한 감정들을 일으킬 가능성을 높이거나, 줄이기 위해서 외부적 환경 조건들을 의식적으로 변화시키는 것을 포함한다.

감정조절은 인식 변화 또는 주의력의 배치 형태일 수 있다. 주의력 배치는 "어떻게 개인이 그들의 감정에 영향을 주는 주어진 상황 안에서 그들의 관심을 알려주는지" 그리고 산만함, 상황과 관계없는 집중, 집중력, 또는 상황을 조정하기 위해서 상황의 감정적 상태에 집중하는 것을 포함한다. 때때로 인지적 재평가로 간주되는 인지변화는 누군가의 상황 평가변화, 결과, 또는 변화 영향의 수정 또는 변화의 감정적 중요성을 위한 결과를 다루기 위한 누군가의 능력을 포함한다.

반응중심 감정조절(반응 조절이라고 불리기도 한다)은 심리학적 영향들, 경험적 측면들 그리고/또는 감정의 행동적 표현을 포함한다. 감정적 반응들은 그것들 자신의, 그것들의 안에서 적응 또는 비적응이 있는 것이 아니라 적응 또는 비적응이 그 상황적 맥락에 달려 있다. 예를 들어, 울음은 어떤 상황 안에서 적응이라고 할 수 있고, 다른 상황에서 부적응이라고 할 수 있다. 문화적 가치들은 또한 감정적 반응 조절과 사회적으로 적절하고, 원하고, 적응하는 것의 이해를 결정한다.

감정조절의 신경심리학적 측면들

연구는 대부분 감정조절을 포함하는 뇌의 영역들이 감각 시상부, 편도체, 해마, 전두엽피질(PFC)이라고 밝혀왔다. 편도체는 병리학상 감정 행동과 일반의 보편성을 포함하는 주요한 뇌 구조이며, 이는 만약 더 많은 조치들이 필요할 지를 결정하는 것과 핵심적 자극들에 직접적으로 집중하는 책임이 있다. PFC는 종종 인지 조절의 장소로 생각되었지만, 이는 또한 영향을 미치는 과정에서의 역할도 가지고 있다. PFC는 무언가를 이루기 위한 방법들과 목표들을 저장하고, 개발한다. 그러므로, PFC는 무엇인가가 목표를 이루는데 위협이 되는지 도움이 되는지를 결정하는 상황을 검토한다. 스트레스의 상황들에서, 위협이 되는 자극들은 감각 시상부에 등록되고, 거의 즉각적으로 편도체에 전달된다. 편도체는 투쟁 또는 도피 반응을 책임지는 감정 중심이다. 그곳에서, 그 메시지는 해마와 PFC로 옮겨진다. 해마는 위협 상황에 대한 내용을 적용하고 편도체를 조정한다. 반면 전두엽 피질은 기억을 만들어낸다.

정신적 외상 노출은 신경학적 기능 특히 학습과 기억을 담당하는 해마를 손상시키며, 감정조절을 담당하는 전두엽 변연계를 손상시킨다. 정신장애 진단 및 통계 지침서(DiagnosticandStatisticalManualofMentalDisorders)에 표현된 정신의학적 장애들의 적어도 절반은 아마 전두엽 통로의 기능 장애의 결과로써 감정조절 장애가 규정된다고 말하는 증거가 있다.

감정조절의 발전적 측면들

감정조절의 생물학적 기반들은 태어나기 전에 개발된다. 예를 들어, 임신 중 스트레스는 활동장애, 주의력 결핍, 사회 행동 부적응과 같은 문제적 결과들과 관련되어 왔다. 이 모든 것들은 특정한 감정조절과 자가조절 결핍에 의해서 특징지어진다. 자아조절 감정적 상태에 대한 능력은 유아기 때 발달하기 시작한다. 유아의 기질에 관한 연구는 특정 감정들의 표현과 경험들에 대한 경향들이 생물학적으로 기반한다는 것을 증명해 왔다. 기질은 감정반응도의 강도, 조절 능력, 또는 감정적인 것의 기간과 강도의 자기조절을 말한다. 아기들과 유아들은 싫어하는 것을 쳐다보는 것, 그들의 보호자에 가까이 있는 것, 자기를 빠는 것(손가락 빨기 같은 것을 말하는 듯)과 같은 방법들을 사용하는 자기-조절을 한다.

어린 아이들은 그들의 주요한 보호자들과의 관계성을 통해서 자기조절을 배운다. 어머니들은 유아의 감정신호들을

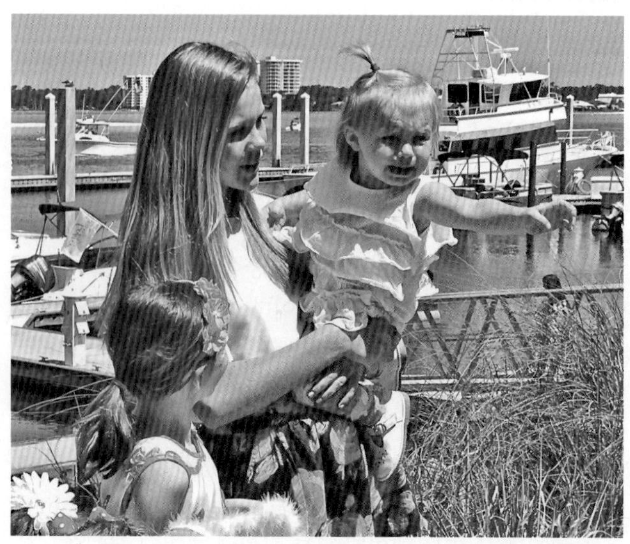

그림 57.2 보호자와의 상호관계를 통한 감정조절 학습

이해하는 것, 아기의 심리적 자극 수준을 조절하는 것, 자기-조절에 대한 아이의 노력들에 대한 강화로써 아이의 감정 상태에 영향을 미친다. 예를 들어, 아이가 울 때 보호자는 보통 부드럽고, 규칙적으로 흔드는 것을 통해서 아기를 차분하게 진정시키려고 한다. Cole은 "이 감정 변화들의 질은 아기가 자신의 감정을 조절하는 능력 개발에 중요한 전조이다" 라고 주장한다(Cole, Martin, & Dennis, 2004).

아기들과 미취학 아동들은 감정을 자기-조절하는 보호자들의 행동 방식들을 직접적으로 보고 배운다. 이 시기의 아이들은 일반적으로 자기-진정 방법들이 감소하고, 대상들과 사람들과 관련된 상호작용을 사용하는 보다 복잡한 감정조절 접근법들이 증가하는 모습을 보인다. 이 감정조절 기술들은 계획적 그리고 자동적 방법들로 다양한 상황들을 가로질러 적용된다. 이러한 초기 감정 자기조절 기술들을 개발하는 것의 실패는 나중에 더 복잡한 감정기술들 개발을 제한할 수도 있으며, 학교에 잘 적응하지 못하거나, 사회적 경쟁력이 낮게 될 수도 있다.

보다 나이가 든 어린이들에게, "불쾌한 일을 참고, 불편한 상황을 정확히 규정하며, 감정들에 대한 반응하는 적절한 방법을 개발하는 것을 배우는 것이 건강 개발의 중심이다". 이는 의도적 통제의 개발을 통해서 이뤄진다. **의도적 통제**는 집중력을 향상시키는 의지력, 지배적 반응을 실행하는 경향들 그리고/또는 필요로써 선택적 반응을 활발히 하는 것을 말한다. 적응할 수 있는 감정조절 발달에 영향을 끼치는 다른 요소들은 강조 표현과 표시, 다양한 맥락적 내용들, 문화적 가치들과 그 이상의 것 안에서 다른 이들에 의한 감정표현 관찰이 가능한 언어기술들의 성숙이다. 신경정신학적 과정들은 청소년기 동안 성숙하는 것이 지속된다. 이는 십대들이 자기 자신과 다른 이들에 대한 인식 개발, 동감, 충동 조절, 환경 지배, 자기 감정조절과 같은 것들을 가능케 한다.

건강한 성인들 사이에서, 감정경험과 감정조절은 말년의 성인기에서도 잘 유지되어야 한다. 보통 나이가 듦에 따라 악화되지는 않는다. 그러나 다른 조절 방법의 사용의 빈도는 바뀔 수 있다. 중년기에, 감정의 억압은 보다 높은 교육과 직업에서 보다 자주 계속되어 사용될 수 있다. 반면, 더 나이가 든 성인기에서, 불쾌한 감정적 경험을 줄이고, 긍정적 감정 상태들을 높이기 위한 인지적 재검토 사용이 이뤄지는 더 많은 경향이 있다. 더 나이가 든 성인들은 일상의 스트레스를 덜 위협적인 것으로 인식한다. 그러므로 그들의 더 젊은이들과 비교했을 때, 결과적으로 덜 부정적인 것으로 전해진다.

정신적 외상과 감정조절 사이의 관계성

많은 어린이들과 성인들이 정신적 외상에 의해 영향을 받아왔다. 정신적 외상에 노출되는 영향들은, 부분적으로, 정신적 외상이 생겨났을 때 개인의 발달 단계와 관련이 있다. 어릴 때 정신적 외상은 건강한 인간상호작용 애착을 성립하고 유지하는 아이의 능력과 감정적 자기조절 능력에 부정적 영향을 가진다. 이는 나쁜 중도애착과 충동조절; 다른 이들에 대한 불신과 친밀감의 문제들, 안정성 부족, 보잘 것 없는 자아관념을 야기한다.

가정 폭력 증거, 전쟁, 폭력 범죄뿐만 아니라 방치, 모든 형태의 아동 학대들과 같은 정신적 외상에 노출되었던 어린이와 청소년들은 내적 흥분 상태들을 표현하거나 규정하는 것에 어려움을 가지며, 감정을 표현하거나 표시하는 것, 그리고 자신의 욕구와 필요를 전달하거나 만드는 데에도 어려움을 가진다. 유년기의 정신적 외상은 그들의 일생에서, 더 일찍, 더 오랜 기간 동안 우울증 장애의 주요 위험을 증가시킨다. 감정적인 조언을 줄 수 있는 보호자 또는 전문가의 존재는 이러한 영향들을 완화시킬 수 있다. 조정할 수 있는 감정적 기능들을 용이하게 하는 아이의 정신적 외상 경험들에 대한 보호자의 반응들 안에 3가지 중요한 요소들이 나타난다. 믿음과 아이의 경험 적합성, 아이의 충격을 이해하고 받아들이는 것, 보호자 자신의 감정적 반응들을 조절하는 것이다.

정신적으로 건강하고, 능숙한 성인들 조차도 그들이 정신적 외상을 입을 때 감정적, 인지적 기능들의 심각한 감소를 보여준다. 정신적 외상후 스트레스 장애를 가진 성인들은 지

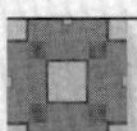

BOX 57.1 외부적, 내부적 행동

행동이 밖으로 드러나는 외부적 행동

- 분노
- 타인을 향한 폭력
- 무단 결석
- 범죄 행동

행동이 안으로 드러나는 내부적 행동

- 부정, 억압
- 자기 학대(자기 처방)
- 섭식 장애
- 자해
- 인격 분리

속적인 자극(예, 불면증, 집중력 문제들, 성급함, 그리고 과장되게 놀라는 반응)을 경험하고, 감정 장애들을 만들어 내는 회상, 악몽, 강박관념을 통해서 정신적 외상 사건이 끝난 뒤에도 그 사건을 다시 경험하는 것이 지속된다. 이러한 고통의 감정들을 조절하기 위한 그들의 노력들에서, 정신적 외상에 노출된 사람들은 외적 그리고/또는 내적 행동을 드러낼 수도 있다. **Box 57.1**에 이러한 것들이 목록화되어 있다.

감정조절과 정신적 외상 사이에는 분명한 관계가 있다. Luxenberg, Spinazzola, van der Kolk(2001)들은 "충격조절장애는 심리학적 정신적 외상에서 결과한 중요한 기능장애일 수 있다"고 말하고 있다. 결과적으로 작업치료사는 유아기, 청소년기, 성인기 그리고 정신적 외상을 경험한 노년기의 감정조절 장애가 있다는 것을 경계해야만 한다.

작업실행에서 감정조절 장애의 영향

Impact of Emotional Dysregulation on Occupational Perfromance

좋지 않게 조절된 감정들은 작업 기능을 손상시킬 수 있다. 그러므로 작업치료 중재와 평가에서 중요하게 고려된다. "작업치료 실행 틀"안에서, **감정조절 기술**들은 "다른 사람들과 상호작용 또는 활동에 참가하는 동안 클라이언트가 느낌들을 표현하고, 규정하며, 다루기 위해 사용하는 행동 또는 행위들"이라고 규정된다. 이 틀 안에서, 감정조절 기술들의 예들은 다음의 것들을 포함한다.

- 다른 이들의 느낌들에 반응하는 것
- 분노를 조절하는 것
- 적절하게 감정들을 표현하는 것
- 상처 또는 실망에서 회복하는 것
- 일들의 수행 안에서 좌절과 고집을 참아내는 것

Grantz와 Roemer(2004)는 또한 감정조절 기술들은 다음의 능력들을 포함한다고 말한다.

- 삶의 피할 수 없는 측면으로써 부정적, 불쾌한 감정경험들을 받아들이는 것.
- 강렬한 감정이 일어날 때 누군가의 집중력에 초점을 맞추거나, 다른 방향으로 돌리는 것.
- 생리적 자극과 관련된 감정에 대한 반응에 대해 자기 자신을 진정시키는 것.
- 강렬한 감정적 경험들과 관련된 부적절한 행동을 억제하는 것.
- 분위기에 상관없이 목적과 관련된 활동에서 시작하고, 조직하고, 지속하기.

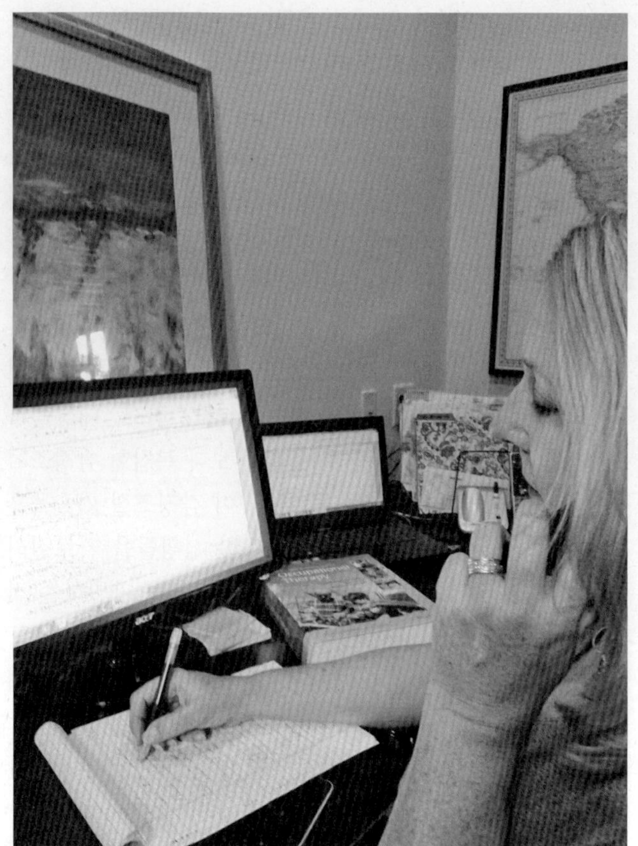

그림 57.3 직장은 많은 스트레스와 자기조절의 감정에 대한 능력에 도전 받는다.

건강한 조건들 아래서, 이들 기술들은 일반적 발전 과정의 일부로써 습득된다. 그러나, 어린이들은 좋지 않게 만들어진 감정반응 시스템과 감정 과반응의 결과로써 자기-조절 손상을 보인다. 이것은 감정적 자극들에 강렬한 반응들과 항상성 또는 기준점으로 천천히 돌아오는 결과를 야기하는 낮은 강도의 스트레스와 관련되어 자율신경 시스템의 과도한 반응을 나타낸다. Linehan은 높은 감정 취약성을 가진 아이가 실효가 없는, 무시 되는, 또는 학대적 환경에 노출되었을 때 감정조절 장애가 야기된다고 믿는다. 이 아이들은 학교 생활과 놀이, 가족과 친구 관계들을 방해하는 정서불안, 충동성, 성급함, 주위 산만성과 같은 것을 보였다. **Box 57.2**는 감정조절 장애를 가진 Henry의 일상을 보여준다.

성인들은, 정서 불안과 이에 따르는 행동 패턴들은 건강한 습관들의 개발과 유지 그리고 일상과 효과적인 작업 역할들을 수행하는 능력들을 방해한다. 보통 감정조절 결핍을 가진 사람들은 일터, 사회 참여, 일상생활, 여가활동 등에서 작업실행 문제들을 가진다. **Box 57.3**은 감정조절 장애를 가진 성인, Rebecca의 일상을 보여준다.

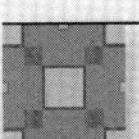

BOX 57.2 조절 장애의 움직임(역학): 감정조절 장애를 가진 아이의 일상

Henry: Henry는 감정조절에 어려움을 겪고 있는 7살 아이이다. 이 아이가 공식적으로 진단을 받은 것은 아니지만, 그의 부모님과 교사들은 Henry가 그의 형제, 자매들 그리고 또래들 보다 더 많이 일상생활에서의 어려움을 겪고 있다는 것에 동의한다.

아침소동 *일상생활의 활동 (ADL) :*	Henry는 약간 토라지긴 하지만, 아침에 일어나는 것에 작은 어려움이 있다. 그의 일상의 부분으로써 그가 해야만 하는 첫 번째 일은 그의 "비난(pull-up)"을 조심스럽게 버리는 것이다. 그의 형제자매들이 아는 것을 그가 알지라도 그들 누구도 보지 않게 주의하지 않는다. 7살인 Henry는 배변훈련이 완전히 되지 않았다. 그래서 야뇨증은 그의 부모님들의 모든 노력에도 불구하고 지속적인 문제이다. Henry는 그의 2살짜리 남동생이 자기 위해서 일반적인 기저귀를 입고 있기 때문에 매일 아침 당황스럽게 느낀다. "나한테 뭐가 잘못 된거지?" 그는 걱정하고, 궁금해 한다.
버스에서의 불운: *일*	일(작업) Henry의 아버지는 그가 제 시간에 버스 정거장에 분명히 도착해야 하는 책임이 있다. 그의 아버지는 가족의 바쁜 아침 일상을 돕고, Henry에게 걱정을 줄이기 위해 아침의 일상을 조직화했다. 그러나 오늘, Henry가 버스를 타고, 그의 정해진 자리에 앉으려고 했을 때, 새로운 아이가 그가 앉기로 되어 있는 자리에 앉았다. 버스 운전사는 Henry에게 그녀가 운전하기 위해서 앉아 줄 것을 부탁했다. Henry의 눈들은 눈물로 그렁그렁했다. 왜냐하면 그는 누군가가 그의 자리에 앉았다는 것을 어떻게 설명해야 하는지 몰랐기 때문이다. 버스 안에 있던 조금 더 나이든 소년들이 울고 있는 Henry를 보고 "울보"라고 놀렸다.
학교에서의 고통: *교육*	학교에서, Henry의 교사는 대본에서 문장들을 적는 아이들과 함께 했다. 그 수업은 평일 동안 문장들을 적도록 구성되어 있었다. 그리고 그날, 교사는 학생들에게 대본을 줄 것이고, 그들 자신이 그 문장들을 적어보도록 할 것이다. 교사들은 그 수업이 함께 이뤄질 때, Henry가 언어적으로 참여하는 것을 주목하였다. 그러나 그들은 Henry가 칠판에서 그의 종이로 그 수업의 문장들을 적는 것이 더 오래 걸리는 것을 알아차렸다. 오늘, 그 교사는 다른 아이들이 그들의 문장을 쓰는 것을 시도했을 때, Henry는 과제를 하지 않고, 그의 책상에서 놀고 있었다. 그녀는 조용히 Henry에게 시작할 것을 부탁했고, 그는 불평하기 시작했다. 그러나, 그녀가 문장들을 걷었을 때, Henry는 단지 3문장만을 썼다. 반면에 다른 아이들은 두 배 또는 그 이상의 문장들을 만들어냈다.
학교식당 고비: *사회적 참여*	Henry는 친한 몇몇의 친구들이 있다. 그들 대부분은 Henry가 다녔던 같은 유치원에 같이 다녔기 때문에, 오랜 시간 알아왔던 사람들이다. 그 소년들 중 한 명이 Henry의 반이다. Henry는 점심 때 대개 그의 친구 옆에 앉는다. 그러나, 그 날 그의 친구가 결석했다. Henry는 같은 테이블에 앉았지만 혼자서 점심을 먹는다. 왜냐하면 그는 너무 부끄러워서 다른 아이들 누구와도 얘기 나누지 않는다.
"그것은 공평하지 않아": *놀이와 여가*	Henry에게는 3명의 형제자매들이 있다. 그는 대개(다른 이들이)게임의 규칙을 따를 때, 잘 선택하곤 한다. 그러나 그는 다른 사람들이 그 규칙들을 따르지 않을 때 몹시 화를 낸다. 만약, 그가 무엇이 "불공평"하다고 생각하면, 종종 그는 형제자매들, 또래 친구들과 게임을 하는 중에 뛰쳐나간다. 그의 또래친구들은 이 행동 방식 때문에 어려움을 겪는다. 이는 그들이 놀 때 종종 Henry를 놀이에 끼워주지 않기를 원하는 결과를 야기한다.
숙제에 대한 적대감; *일(작업)*	Henry의 부모님들의 어려운 일들 중 하나가 Henry가 숙제를 끝내는 것을 돕는 것이다. 그들은 Henry가 집중하기 어려워하고, 종종 산만해지며, 간단한 숙제조차 잠깐이라도 멈추는 것이 없이 끝내기 위해서는 조용한 환경이어야만 한다고 말한다. 집안일이 바쁜 중에, 이는 거의 불가능하다. Henry는 또한 그가 새로운 것을 빨리 생각해내지 못하면 종종 울음을 터뜨린다. 그리고 그는 그의 부모님의 조심스러운 수정에도 민감하다.
치료를 복잡하게 만드는 것, "나는 잘 수 없어요.": *휴식과 수면*	최근에 소아과 의사들은 그의 주목할만한 분노의 일부를 완화하는 것을 돕기 위해 Henry에게 치료를 받을 것을 권해왔다. Henry의 엄마는 불명확하게 느꼈지만 Henry의 아버지와 함께 치료 받는 것에 동의했다. 때때로, 치료는 도움이 되는 것 같았다. 그러나 밤에, Henry는 잠을 잘 수 없었다. 이 부작용은 그의 부모님들을 괴롭혔고, 그들은 이 불면증이 치료의 어떠한 이점도 없앨 수 있다고 느꼈다.

감정조절의 평가와 의견

Evaluation and Assessment of Emotion Regulation

일반적 건강과 행동에 대한 감정조절의 중요성에도 불구하고, 감정조절 기술들을 측정하는 효과적인 평가들이 거의 없으며, 작업치료에서 특별한 것도 없다. 사회 역사 인터뷰와 인터뷰 평가에 기반을 둔 작업 방법들은 감정조절 장애와 관련된 작업실행 문제에 유용하다. 그러나, 다양한 내용들 안에서 감정조절 기술들의 자연주의적 관찰은 가장 유익하다고 할 수 있다.

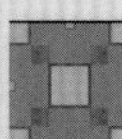

BOX 57.3 조절 장애의 움직임(역학): 감정조절 장애를 가진 성인

Rebecca: Rebecca는 감정조절로 고생하고 있는 36세의 성인이다. 그녀는 결혼해서 한 명의 자녀를 두고 있다. 그녀는 큰 법률 사무소의 법과 관련된 비서로써 일하고 있다. Rebecca는 그녀가 14살 때 가족을 떠난 학대하는 엄마에게서 자란 adult child(정신적으로 성숙되지 않은 성인)이다. 그녀는 그녀의 엄마가 떠난 뒤 그녀의 형제자매들을 키우는 역할을 전적으로 떠맡았다.

단지 아침인데, 이미 화가 나있다: *휴식과 수면:*	매일 오전 5시 30분이면 알람 시계가 울리고, Rebecca는 타이머버튼을 친다. 왜냐하면 그녀는 침대 밖으로 나오는 것을 두려워하기 때문이다. 오늘, 그녀는 타이머 버튼을 누를 기회가 없었다. 그녀가 어제 밤에 알람을 맞춰놓는 것을 잊었기 때문이다. 대신 그녀는 "Rebecca, 알람이 울리지 않았어, 서둘러 일어나요. 우린 늦잠 잤어요."라고 남편이 말하는 것에 잠을 깼다. 이런 경우는 빈번하다. 그녀의 잘못된 화는 반복적으로 그녀를 출근 전 남편과 그녀의 딸에게 화난 목소리로 쏘아붙이게 한다. 이러한 태도에 질린 남편은 그녀를 쳐다보며 말한다. "아침일 뿐인데, 당신은 이미 화가 나 있어요. 나는 당신이 이런 방법으로 일어났는지 궁금하기 시작해요."
분주한 아침식사: *일상생활활동(ADL)*	분주한 생활(일상생활활동(ADL)): Rebecca는 그녀 자신이 정리하는 사람이라고 생각할 지라도, 그녀가 너무 많은 책임을 가지고 있기 때문에 일들을 종종 서둘러 한다. 대부분 그녀의 생활에서, 그녀는 납득할 만한 양의 일들 이상을 완수하도록 기대되어 왔다. 그녀는 만약 그것을 다 해내지 못하면, 자신이 가치가 없을 것이라고 믿는다. 또한 그녀는 누군가의 부탁에 "no"라고 대답하는데 어려움이 있다. 그녀의 생활에서, 그녀의 ADL과 개인적 보살핌은 다른 사람들의 필요들에 밀려 뒷자리를 차지해 왔다. 오늘 아침도 다르지 않다. 늦잠 후에 그녀는 서둘렀다. Rebecca는 아침식사를 거르고, 서둘러 현관문을 나왔다. 그러는 와중에 남편이 그녀를 위해 준비해서 냉장고에 넣어둔 점심을 가지고 나오는 것을 잊어버렸다.
"상관없어, 나는 나를 위해서 그것을 할꺼야.": *직업세계*	일터에서, 회사는 확장으로 인해 추가로 법률 비서를 채용했다. Rebecca는 새로운 비서가 그녀보다 젊고, 더 많은 일들을 빨리 해내기 때문에 그녀에게서 위협감을 느꼈다. Rebecca는 새 비서에게 그녀의 일을 나눠하기를 부탁해야만 한다는 것을 안다; 그리고 오늘, Rebecca는 그녀가 지각했기 때문에 그녀에게 부탁하기로 결심했다. 새로운 직장 동료와 인사 후, 그녀는 Rebecca가 다른 일들을 처리하는 동안 그녀를 위해 새 비서가 아침 보고정리를 마무리할 수 있는지를 물었다. 아침 보고정리들은 새 비서가 아직 해보지 않은 부분이다. 그래서 그녀는 그 일을 하는 것에는 동의하지만, 몇 가지 질문을 해야 할 필요가 있을 것이라고 말했다. Rebecca의 새 직장동료가 첫 번째 질문을 하기도 전에, Rebecca는 그녀의 손에서 서류들을 낚아채며, "상관없어요. 제가 그냥 할께요."라고 말했다. Rebecca의 동료는 후에 그들의 상관에게 "Rebecca는 약간 나에게 간접적으로 공격적인 것 같아요."라고 말했다. 그녀는 그들의 더 이전의 상호 간에 있었던 자세한 일들을 덧붙였다.
스트레스를 멈춤: *건강 증진과 유지*	Rebecca의 일은 바쁘고, 스트레스가 많다. 그 달 이전에 그녀의 의사에게 다녀왔을 때, Rebecca는 고혈압과 다른 질병들의 위험이 있다고 진단받았다. 의사는 그녀가 고혈압 약을 복용해야 한다고 했다. 또한 그녀가 그녀의 스트레스와 분노를 줄일 다른 방법들을 찾아야만 한다고 말했다.
친구찾기, 여가를 위한 시간이 없음: *사회참여/놀이와 여가*	Rebecca는 다른 사람들을 믿기 어려워한다. 그래서 그녀는 친구 도움이 필요하다고 느꼈다. 그녀는 성인이 된 동안에도 그녀의 엄마가 떠난 후에 그녀가 경험해 왔던 우울증, 버림에 대한 두려움, 고독, 거절과 같은 것들에 대응하기 위해서 상담을 받아왔다. 왜냐하면 그녀는 그녀의 형제자매들을 돌보아야만 했고, 현재는 가정과 직장에 적절하게 책임을 나누어야 하기까지 했기 때문에 Rebecca는 그녀의 취미를 가질 기회가 거의 없다. 또한, 그녀는 사회적 참여의 기회 역시 거의 없다.
모든 것과 모든 이를 돌보기: *과부하의 일상생활의 중요한 활동*	Rebecca는 여전히 그녀의 형제자매들을 돌보며, 게다가 그녀의 배우자와 자녀에 대한 책임도 있다. 결과적으로, 그녀는 집안일들과 재정적으로 그녀의 형제자매들을 돕는 일을 한다. Rebecca가 그녀의 형제자매들에게 No라고 말할 수 없기 때문에 이것은 결혼생활에 스트레스가 된다. 결과적으로 남편과 아이가 고통을 겪게 된다. 그녀의 남편과 아이가 그들의 걱정이나 좋지 않은 것을 표현할 때, Rebecca는 혼자 있는 고독으로 물러서거나, 화를 내거나 언어적 학대를 그들에게 향할 것이기 때문이다.
"나는 쉴 수 없어요, 나는 휴식할 수 없어요, 그리고 나는 잘 수 없어요!" 감정적 조절장애 뇌 끄기: *휴식과 수면*	대부분 밤에, Rebecca는 그녀의 침대에 눕지만, 그날 그녀가 끝내지 못한 많은 일들에 대해서 생각하고, 다음날 어떻게 일들을 끝낼 지 생각하는 것을 멈출 수 없다. 그리고 그녀의 감정 또는 머리가 잠자코 있을 수 없다는 것을 느낀다. 가끔씩 Rebecca는 "그녀의 머리를 진정시키기"위해서 술을 마신다. 그녀의 남편은 이러한 모습들이 보다 자주 나타나기 때문에 걱정한다.

성인들을 위해 개발된 한가지 평가는, 감정조절 척도에서는 "높은 상호 지속성, 좋은 시험-책임감 재시험, 적절한 구성과 예상할 수 있는 유효성"을 보여왔다. DERS는 감정조절의 다음의 단계들을 측정하기 위해 만들어졌다.

- 감정들의 인식과 수용
- 부정적 감정들을 경험했을 때, 목표와 관련된 행동을 지속해나가는 능력
- 효과적인 것으로 인식되는 감정조절 방법들에 대한 접근

DERS는 다음의 감정조절 결핍을 가리키는 더 높은 점수들 6개 하부 기준들을 만드는 36개의 아이템들로 구성되어 있다.

1. 감정반응의 수용성
2. 목표와 관련된 행동의 참여
3. 충동 조절
4. 감정인식
5. 감정조절 방법들에 대한 접근
6. 감정적 명확성

최근 DERS는 청소년들의 공동체 예를 통해 이를 확증하였다.

다른 평가들은, 감정조절 측정이 직접적이 아닐 지라도, 이는 정서적 상태를 측정하는데 매우 유용할 수 있다. Profile of Mood States 2(POMS 2), Positive and Negative Affect Schedule(PANAS)와 같은 것들이 있다. 자아-보고 기구인, POMS 2는 감정 상태를 견디는 것과 일시적인 것을 평가한다. 전체적 심경 방해 점수는 6개 하부기준들로 이루어져 있다; 분노-적개심, 혼란-당혹스러움, 우울-의기소침함, 피로-타성, 긴장-걱정, 그리고 생생함-활동이다. 두 가지 형태들이 있다: 13세~17세의 청소년들을 위한 것과 성인들을 위한 것. 이 평가는 기준들을 가지고 쉽게 점수를 매길 수 있으며 이해할 수 있다. PANAS는 20개 평가 목록들이 있다. 이는 긍정적, 부정적 정서기질들을 평가한다. 높은 부정적 감정 점수들은 마음속에 내재하는 고통, 불쾌한 관여가 있다는 것을 가리킨다. 반면에, 낮은 부정적 감정 점수들은 이러한 느낌 상태들의 부재를 나타낸다. 높은 긍정적 감정 점수들은 감동, 환경 안에서 유쾌한 참여들을 가리키는 반면, 낮은 긍정적 감정점수들은 유쾌한 참여의 부족, 무기력함을 나타낸다. 보통 성인들의 많은 예들을 사용한 PANAS는 적절한 좋은 신뢰도와 유효성을 나타냈다.

감정조절에 관한 이해를 보여줄 수 있는 다른 평가는 Mayer-Salovey-Caruso Emotional Intelligence Test, Version 2.0이다. 이것은 감정정보를 사용하는 사고 능력의 실행중심의 평가로써 설계되었다. 그리고 이는 접근 용량, 이해 그리고 감정을 이해하는 능력; 감정인식 사용; 감정조절 능력을 포함한다. 그것은 개인적 또는 그룹들 안에서 운영되어질 수 있으며, 감정 문제 해결에 필요한 8가지 직무들을 클라이언트에게 제공한다. 이 테스트는 다양한 지방들에서 5,000명이 넘는 참가자들로부터 얻은 자료를 기반으로 한 기준들이 있으며, 받아들일 수 있는 신뢰성과 유효성을 보여주고 있다.

대처 기술들은 감정조절과 관련되어 있기 때문에, 초기 대처 목록(theEarlyCopingInventory)은 어떤 클라이언트들에게 유용한 평가가 될 수 있다. 초기 대처 목록(theEarly-CopingInventory)은 두 가지 형태에서 접근 가능하다: 3세 어린이들을 위한 관찰기반 평가와 청소년들과 성인들을 위한 자기-평가 형태이다. 목록은 적극적-소극적, 유연성-엄격성 그리고 생산적-비생산적 대처 방법들을 포함하는 세 가지 차원들에서(자신과 환경) 대처 행동의 두 범주들을 측정한다. 초기 대처 목록(theEarlyCopingInventory)은 4개월에서 36개월의 어린 아이들에서 사용되어지기 위해 만들어졌다. 이는 감각운동적 조직, 반응행동, 자기 주도적 행동을 포함한 관찰기반 방법이다. **표 57.1**에는 감정기능과 연관된 다른 평가들이 언급되어 있다.

감정조절 향상을 위한 중재들

Interventions to Enhance Emotion Regulation

문헌으로 편찬된 감정조절을 위해 특별히 만들어진 몇 가지 심리학적 중재들이 있다. 그리고 한 가지, 변증법적 행동이론(Dialectical Behavior Therapy(DBT))는 광범위한 증거 기반을 가진다. DBT는 간략하게 기술될 것이며, 작업치료에 적용가능성이 논의될 것이다. 사회적 감정적 학습(SEL)과 감각 중심의 중재들, 두 가지 접근법들 또한 기술될 것이다.

변증법적 행동 이론

DBT는 인지적 행동 원칙들에 기반을 둔다. 인지적 행동중재 접근들은 인지 과정들이 감정 상태들에 영향 미치는 것을 시사하는 근거들에 기반한다. 이 인지적 과정들은 사람들이 상황적 단서들, 판결, 그리고 그들의 생리학적 자극의 원천들을 밝히는 기억을 할 때 다른 사람들의 감정을 알아채기 위해서 그리고 감정적으로 가득한 상황들에 반응하고 이해하기 위해서 생겨난다.

표 57.1 감정과 관련된 다른 평가들

평가 명	저자 (발행 연도)	출처
Adult Manifest Anxiety Scale	Reynolds, Richmond, & Lowe(2003)	Western Psychological Services Los Angeles, CA
Beck Depression Inventory–II(BDI–II)	Beck, Steer, & Brown(1996)	Psychological Corporation San Antonio, TX
Carey Temperament Scales	Carey, McDevitt, & Medoff–Cooper, B.(2007)	Behavioral Development Initiatives Scottsdale, AZ
Children's Depression Rating Scale–Revised(CDRS–R)	Poznanski & Mokros(1996)	Western Psychological Services Los Angeles, CA
Depression and Anxiety in Youth Scale(DAYS)	Newcomer, Barenbaum, & Bryant(1994)	Pro–Ed Inc. Austin, TX
Functional Emotional Assessment Scale(FEAS)	Greenspan, DeGangi, & Weider(2001)	Interdisciplinary Council on Developmental and Learning Disorders Bethesda, MD
Geriatric Depression Scale(GDS)	Sheikh & Yesavage(1986)	Stanford University www.stanford.edu/~yesavage/GDS.html
Multidimensional Anxiety Scale for Children(MASC)	March(1997)	Pearson Education, Inc. San Antonio, TX

Linehan에 의해 개발된 DBT는 본래 경계 장애를 가진 사람들을 치료하는 외래환자 정신심리학적 치료계획서로써 만들어졌다. 그러나 이는 많은 사람들이 사용할 수 있도록 조정되어 왔다. DBT 철학은 접근의 효과성을 중요시하는 다음의 가정들과 원칙들을 기반으로 한다.

- 클라이언트는 변화를 원하며 노력하지만 항상 그렇지 않을 수 있다.
- 클라이언트들의 감정반응들과 행동은 현재 상황들과 개인사의 내용 안에서 가장 잘 이해된다.
- 클라이언트는 그들의 현재 상황을 비난하는 것이 아니라 그들 삶에서 변화를 만들 책임이 있다.
- 조정하거나, 기만하는 식으로 클라이언트를 비난하거나 표식을 붙이는 것은 치료상 중재를 향상시키지 않을 것이다.
- 클라이언트는 DBT에 부족하지 않다. 이는 작용하지 않으며, 수정이 필요한 중재이다.

DBT는 그룹을 기반으로 한 기술 훈련을 하는 개인 심리치료를 결합한다. 작업치료사들은 심리치료를 할 수 있는 자격을 가지고 있지 않지만, 우리는 기술 요소의 실행 측면에 충분히 준비되어야 한다.

학습 기술들은 명상, 대인관계 효과, 감정조절, 고통완화를 포함한다. 명상 훈련은 판단 없이 감정 상태 인식을 용이하게 하며, 그렇게 함으로써 부정적 감정 상태와 관련된 자극을 감소시킨다. 명상은 또한 누군가의 욕구를 만족시키는 생산적인 방법들 안에서 감정을 보고, 이해하고, 경험하는 것과 환경의 필요성과 마주하기 위해 순간의 삶에 용기를 북돋아 준다. 대인관계 효과 훈련은 효과적인 의사소통 기술들 개발과 대인관계 문제 해결의 개발을 용이하게 한다. 참가자들은 그들에게 중요한 다른 이들과의 관계 안에서 관계성의 손상 없이 어떻게 대인관계를 가질 수 있는 지를 배운다.

감정조절 훈련은 클라이언트들이 자신의 감정을 이해하고 감정적 고통을 줄이며, 감정적 활기를 증가시키는 것을 돕기 위해 만들어졌다. 학습 기술들은 감정을 규정하고, 적절하게 표현하며 다른 이에 대한 느낌에 반응하는 것을 포함한다. 고통 완화 훈련은 스트레스를 받는 사건에 대해 대응하는 능력, 자기를 달래는 것, 당황함에도 불구하고 직무들을 지속하는 능력을 용이하게 한다. 이것은 현재 사실을 받아들이는 능력, 판단 없이 부정적 감정들을 경험하는 것, 행동의 과정을 심사 숙고해서 결정하는 것을 요구한다.

Miller, Wyman, Huppert, Glassman 과 Rathus(2000)는 청소년들에 DBT 사용을 선도해왔다. 초기 연구는 자살생각을 가진 27명의 청소년들에 대한 DBT 사용을 평가했다. 보통 자살하려는 청소년들은 4가지 문제들을 가지고 있다: (1)감정적 불안정 (2)충동성 (3)자아에 대한 혼란 (4)대인관계의 어려움. 이 연구 중재는 명상, 고통 완화, 감정조절, 대인관계 효과의 기술 측정단위로 구성되었다. 삶의 문제 목록(the Life Problems Inventory)에 기초해서, 통계적으로 중요한 발전들은 이 4개 문제 영역들에서 언급되었다.

Miller와 Smith(2008)은 자살이 아닌 자해 행위들을 한 십대들에게 이뤄진 DBT의 실행을 말하고 있다. DBT 관점에서, NSSI 행동은 "감정조절 장애를 드러내는 것과 몹시 아프고, 부정적 감정들에 부적응한 해결이라고 간주된다." 그들은 DBT는 이들을 위한 중재 약속이지만, 더 많은 연구가 필요하다고 결론짓는다. DBT는 또한 섭식장애를 가진 청소년들, 약물중독의 문제를 가진 청소년들에게 효과적으로 사용되어 왔다.

분노조절 프로그램은 보통 인지적 행동 원칙들을 기반으로 한다. 작업치료사인 Tang(2001)은 정신질환을 가진 사람들을 위해 기술 훈련 부분을 포함한 분노조절 중재를 만들었다. 이 분노조절 중재는 90분간의 그룹 미팅으로 이뤄져 있고, 여기서 참가자들은 분노조절과 휴식방법들을 배우고 연습했다. 독서, 여행, 화를 일으키는 상황 기록과 같은 숙제들이 주어졌다. 2년 뒤에, 64명의 클라이언트들이 그룹당 7~10명의 집단이 참가했다. 유사하게 사전, 사후 테스트 연구에서 대체적으로 참가자들이 분노경험, 분노강도, 분노지속시간 감소를 보였다. 부적응 인지에서 많은 감소들과 부적응 행동이 또한 나타났다.

감정조절 향상을 위한 DBT 효과성은 다양한 사람들을 연구한 결과를 통해서 그 효과가 입증되어 왔다. DBT 원리들과 방법들을 작업의 실행에 주입하길 원하는 작업치료사들은 DBT 실행과 학문에 관한 기술들과 지식을 얻기 위해서 지속적으로 교육에 참여해야만 한다.

사회적인 학습과 감정적 학습

SEL은 자기조절과 건강한 상호관계성이 필요한 어린이, 청소년, 성인들에게 그 기술을 가르치는 방법이다. 이 기술들은(한계 짓는 것이 아니다) 감정을 밝히는 것, 조절하는 것, 대인관계에서 관계를 시작하고 유지하는 것, 효과적으로 도전과제들을 다루는 것, 책임 있는 결정하는 것을 포함한다. SEL의 전체적 목표는 위험요소들을 줄이는 것과 긍정적 적응을 위한 회복 요소들을 향상시키는 것이다. SEL의 5가지 핵심 요소들은 다음과 같다:

1. 자아 인식
2. 자기 조절
3. 사회적인 인식
4. 관계성 기술들
5. 책임감 있는 결정 만들기

큰 규모의 메타 분석은 SEL 프로그램들은 인종, 민족적으로 다양한 초중고 학생들에게 효과적이며, 학교 과정과 방과후 과정 모두 성공적으로 시행될 수 있다고 말한다. 이 연구에 의해 밝혀진 결과는 더 높은 성취도 평가 점수들, 향상된 사회적, 감정적 기술들, 친사회적 행동, SEL 에 참가한 학생들을 위한 학교, 다른 이들, 자기자신을 향한 태도들을 포함이 포함된다. 덧붙여, 감정적 고통과 문제점들의 감소들이 나타났다.

가장 효과적인 SEL 프로그램은 4가지 실행을 포함한다. 이 프로그램들은 연속적이며(S), 활동적이고(A), 집중하며(F), 명백하다(E). 이것은 SEL에서 SAFE 접근법으로 알려져 있다. 이 시행들의 상호작용은 한 개 요소가 있을 때보다 더 큰 결과를 만든다. 연속적(Sequenced)는 더 작은 단계에서 복잡한 기술들을 없애고, 발달한 관점 안에서 그것들을 지속적으로 다루는 것을 의미한다. 활동적 학습(Active Learning)은 다양한 상황 안에서 학습되어지는 기술 실행과 실험에 대한 기회들을 포함시키는 것을 말한다. 예를 들어, 역할극, 행동 예행연습과 같은 것들이다. 집중한다는 것은(Focused) 충분한 시간과 집중이 특정 기술들 발달에 할당된다는 것을 의미한다. 명백하다(explicit)는 일반적 학습 목표들이라기 보다는 특정한 것의 중요성을 말한다.

감각기반 접근법들

중재에서 감각기반 접근법은 감정조절의 생물학적 측면과 자연적인 자연신경조절물질에 기초한다. 이 개념의 중요성은, 비록 많은 연구가 진행되지 않았지만, 생리학적 반응 조절 그리고/또는 통제에 의한 감정 상태 조절이 가능하다는 것이다.

치료적 접근으로써 감각 통합은 어린이들이 자기조절 능력을 발달시키는 것을 돕기 위해 만들어졌다. 자기-조절은 다양한 과정들 중에서 감정조절 한가지만을 포함한다. 감각 통합 이론은 아이들의 몇몇 발달 문제들이 감각적 자극에 대한 과잉 반응이나 저하된 반응에 기인한다는 것을 받아들인다. 이 저 감각이나 과잉 감각은 감정적 과다 각성 또는 저 다각성을 야기한다. 저 다각성은 평탄한 정동(정서나 감정이 평탄한 것을 말함), 객관성, 포기, 우울, 수동적-공격적 행동을 나타낼 수 있다. 과다각성은 감정적 울화행동, 과다경계, 근심, 분노, 위협이라고 생각되는 과다 행동을 나타낼 수 있다. 감각기반 중재들은 치료적인 감각운동 그룹들, 감각활동, 감각 식단, 다양한 감각 공간들과 같은 환경적 향상요인들을 포함한다.

Champagne(2006)은 정신질환을 가진 성인들의 감정조절 필요성을 위한 중재로써 다양한 감각적 공간들의 사용을 말하고 있다. 다양한 감각 공간들은 클라이언트가 혼란과 감각적 과부하에 노출되는 것을 줄임으로써 편안한 반응을 표현하기 위해서 만들어졌다. 일반적으로 이것은 묵음, 부드러운 물감 색깔들, 다양하고 편한 자리들, 위안이 되는 음악, 시각적으로 매력적인 이미지들의 사용을 통해서 이뤄진다. 감각 통해 평가와 중재에 대한 더 많은 정보는 56장을 보라.

미래 방향들 Future Directions

감정조절에 대한 대부분의 연구는 부정적 감정들과 행동의 감소와 조절에 초점을 맞춘다. 대안적 접근은 긍정적 감정들, 힘, 회복력을 향상시키는데 초점을 맞추고 있다. 긍정적 감정의 건강상의 이점은 문헌으로 나와있다. 예로, 더 큰 긍정주의는 심장병 환자들 사이에서 더 나은 건강 결과를 예측한다. 긍정적 감정이 건강에 미치는 영향을 통한 방식들은 아직 분명하지 않지만 면역체계와 엔돌핀에 관련되어 있을 가능성이 있다. 두 개의 중재 형태들이, the Broaden and Build Model(Fredrickson, 2001)과 the Four-Branch Model of Emotional Intelli gence(Salovey, Mayer, & Caruso,2002) 간략하게 설명될 것이다.

Fredrickson의 Broaden and Build Model은 긍정적 감정과 회복력을 향상 시키기 위한 기본틀을 제공한다. 그녀는 부정적이고, 괴로운 감정들은 사람의 관심을 좁게 하고, 불만족한 문제나 원천에 집중하게 하지만, 긍정적 생각은 관심 분야를 넓게 확장한다고 주장한다. 확장된 관심의 분야는 개인적 회복력과 자산을 만들어서 창조적 문제해결을 용이하게 한다. 결과적으로, 사람의 관심 범위, 인지, 행동의 확장(broadening)과 사람의 신체적, 지적, 감정적, 사회적 자산의 개발(building)은 회복력을 향상 시키며, 신체적 정신적 건강을 높여준다. 긍정적 정서, 특히 호기심, 또한 탐구와 숙련을 촉진한다.

긍정적 감정에 접근하는 능력은 대응(coping)의 중요한 측면이다. 대응(coping)은 "감정, 인식, 행동, 생리학적 그리고 스트레스를 주는 사건이나 사정들에 대한 반응 안에서의 환경 안에서 조절하려는 의식적, 의지적 노력" 으로 설명한다. 이끌어낸 긍정적 감정들은 스트레스를 일으키는 반응을 줄이고, 신체를 보다 균형이 맞는 상태로 돌린다. 예를 들어, 스트레스를 받는 상황들에 대한 반응에서 감사와 기쁨과 같은 긍정적 감정의 증진은 심장 박동, 혈압과 혈관수축을 감소시키는 결과를 가져왔다.

먼저 Goleman에 의해서 대중매체에 먼저 소개된, 감정지능 개념은 지난 10년간 많은 관심을 받아왔다. The Four-Branch Model of Emotional Intelligence(Salovey et al., 2002)는 사람의 감정 지수(EQ)는 4가지 기술 세트로 되어 있다고 단정한다: 자신과 다른 이의 감정 이해, 감정정보 이해, 감정조절 또는 관리, 생각과정과 감정의 결합. 이 모델 안에서 감정관리와 조절은 다음과 같은 능력으로 구성되어 있다.

- 즐거운 경험과 불쾌한 경험 모두에 열려 있다.
- 감정 상태를 관찰하고, 반영한다.
- 정서적 반응에 접근, 감소 또는 연장한다.
- 감정반응을 사용, 감소, 지속한다.
- 다른 사람들의 감정에 반응한다.

Box 57.4에서 감정 지능의 다른 측면들을 볼 수 있다. 전반적으로 건강 그리고 행복, 학문적 그리고 작업적 성공, 삶의 질에 대한 감정 지능과 연결된 많은 연구들이 있다. 그리고, 회복력과 아주 적은 집중력이 EQ를 향상시키는 중재 개발에 사용되었다. 37명의 참가자로 이뤄진 한 실험 연구는 (19명은 중재그룹, 다른 18명은 조정그룹) 감정 지능의 4가지 모델(the four-branch model of emotional intelligence)에 기초한 심리교육적 접근 방법의 효과를 평가했다.

BOX 57.4 감정 지능 측면들

감정을 언제 어떻게 조절할 수 있는지에 관한 개인의 지식
감정조절 전략 및 전개시기에 대한 지식
감정조절 전략을 구현하는 능력
감정적인 경험을 식별하고 설명하는 능력
자신의 감정을 단어 또는 다른 상징적인 표현으로 표현하는 능력

그 중재는 4주간 각 2시간 반정도의 시간으로 구성되었다. 그 기간들은 짧은 강의, 역할극, 그룹대화, 독서, 숙제로 구성되었다. 결과는 감정지능, 감정인식, 감정조절 특성이 중재 그룹 안에서는 긍정적 변화를 가리켰지만, 조정그룹에서는 그렇지 않았다. 그리고 그 변화들은 6개월간 지속되었다.

직장에서의 다른 중재기반의 연구들은 운영자의 감정 지능 향상에 어느 정도 효과가 있음을 보여주었고, 그 결과 건강과 행복이 향상되었다. 감정 지능 기술들을 향상시키기 위해 만들어진 중재들이 가치가 있을 지라도, Salovey와 Grewal(2005)는 효과적인 것을 위해서 라는 것에 경고하고 있다. 그들은 중재들과 같은 것은 "이 기술들 사용에 영향을 주는 전체적인 상황(맥락)과 동기 요소들 있어야만 한다."고 말한다.

보다 많은 중재 연구들이 분명히 필요하다.

결론 Conclusion

효과적인 작업치료 중재들은 클라이언트들이 의미 있는 작업들에 참여하는 것을 돕는 것에 초점을 맞추고 있다. 어떤 사람들에게, 감정조절 장애는 작업실행에 손상을 주고 참여를 제한한다. 이것이 작업치료사들이 그들의 클라이언트들의 감정 지능과 감정조절을 향상시키려는 시도를 하고, 돌봐야만 하는 이유이다. 그러나 감정조절 기술들은 따로 떼어서는 생각되어질 수 없다. 그것들은 클라이언트가 희망하는 내용과 의미 있는 작업들; 사람들의 취미, 역할, 일상; 사람의 가치들과 신념과 같은 것이 수반되어야만 한다. 또한, 감정조절은 클라이언트에 대한 생리학적, 인지적, 정서적, 행동적, 동기적 측면들에 대한 주의가 요구되는 복잡한 현상이다. 작업치료 전문가로써 우리들의 특별한 역할은 클라이언트들이 작업실행 내용(맥락)안에서 감정을 조절하고, 감정조절 향상에 필요한 적절한 도움들을 인식하고, 그럼으로써 작업 참여가 용이하도록 돕는 것이다.

이 분야에 대한 연구가 한정적이지만, 감각기반 중재들, 변증법적 행동 치료, 사회감정 학습, 가정 지능 향상에 대한 힘(strength)기반 접근법을 포함하는 다양한 접근법들의 효과를 나타내는 지표들이 있다. 작업치료사들과 연구가들은 감정조절과 감정지능과 관련된 작업기반 평가도구와 중재를 평가하고 개발하는 특별한 위치에 있다.

사례 연구 57.1 Maria: 조울증과 관련된 감정조절 장애와 투병 중

내가 Maria를 처음 만났을 때는 그녀가 고등학교 졸업장이 없는 십대 엄마들을 위한 지역 고등학교 프로그램에 참가하기 시작했을 때였다. 그때, 나는 성인 기본교육, 고등학교 수료과정, 영문학 과정, 부모 교육들이 제공되는 프로그램을 가르치며, 진행하는 중이었다. Maria는 그 당시 15살이었고, Rosie라는 6개월 된 딸이 있었다. Maria는 영어 구사 능력에 한계가 있었고, 가족들의 도움은 거의 없었다.

Maria는 주당 3일 4시간씩 이뤄지는 수업에 참여할 수 있었고, 탁아소에서 그녀의 딸을 돌보았다. 내가 Maria에 대해 가장 기억나는 것은 그녀의 주변 환경에도 불구하고, 그녀는 항상 모든 사람들을 행복하게 만들려고 노력했었다는 것이다. 보통, 그녀는 재미있는 농담들로 그녀의 친구들을 즐겁게 하곤 했다. Maria는 사회적 감정적 학습의 긍정적 영향들을 보여줬고, 동료들과 잘 지냈다. 그러나 가끔씩, 그녀는 그녀의 우울하고, 내향적 모습과 아무 것도 하지 않으려는 모습들로 인해 친구들이나 선생님들이 그녀를 알아보지 못할 정도로 다른 사람이 되는 날들이 있었다.

나는 또한 Maria와 Rosie가 한 주 또는 심지어 몇 주 동안 나타나지 않은 경우도 있었던 것을 기억하고 있다. Maria는 수업이 이뤄지는 곳에서 가까이 살았기 때문에, 그녀는 유모차에 그녀의 딸을 태우고 걸어서 수업에 오기도 했었다. Maria가 수업에 참석하지 않았을 때, 나의 동료 교사들 중 한 명은 곧바로 Maria가 "게을러서, 무책임해서, 동기가 부족해서"라고 그녀가 결석하는 것이라고 가정하고 말했다. 나와 다른 교사는 그 당시에 그것을 깨닫지 못했지만, 우리는 Maria가 수업에 참석하고 잘 해나가는 것에 집중하기로 했다. 우리는 또한 Maria 가 결석하는 이유들 중에 더 높은 가능성이 있는 우리의 환경적, 사회-감정, 그리고 언어 장벽들을 우리의 고려대상으로 삼았다.

Maria가 학교과정을 이수했을 때, 그녀는 고졸 학력 인증 시험(the General Education Development(GED) test)에 응시했다. 나는 우리 모두가 그녀의 시험결과를 근심 어리게 기다렸다는 것을 기억한다. 안타깝게도, Maria는 그녀의 첫 번째 도전 시험에 통과 하지 못했다. 그 일 이후로, Maria의 출석수가 줄어 들기 시작했다. 그녀가 왔을 때, 그녀는 그녀가 해왔던 많은 일들에 대해 매우 후회하는 것을 표현하곤 했고, 가끔은 심하게 화를 내기도 했다. 특히 GED 시험에 떨어진 것에 대해 자기 비하적인 모습을 보이곤 했다. 직원이 자주 그녀의 집을 방문하고, Maria가 수업을 계속하도록 용기를 주는 전화를 했지만, 결국 그녀는 "귀찮게 하는 것"에 대해 화를 내고, 곧 수업에 참석하는 것을 완전히 그만두었다.

내 삶에서 변화들은 내 사회 생활 안에서 변화로 이끌었다. 그리고 오늘 나는 다양한 곳에서 일하는 작업치료사이다. 지금 거의 10년이 지난, 지난 주, 나는 내가 가끔 일하는 곳에서 병원 치료를 받는 정신질환 입원환자에게 그룹 중재를 하기 위해서

사례 연구 57.1 Maria: 조울증과 관련된 감정조절 장애와 투병 중 (계속)

앉았다. 나는 구석에 앉아 있는 어린 소녀를 주목하였다. 나는 그녀의 모습이 익숙해 보인다고 생각했다. 그리고 우리는 눈을 마주 치고, 모임에 함께 하자고 초대 했지만, 나는 그녀를 그 곳에 있게 할 수 없었다. 모임을 마치고 나는 떠났다. 하지만 나는 다시 돌아가서 그녀가 내게 익숙해 보였기 때문이라고 설명하고 그녀의 이름을 물었다. 그리고 그녀가 대답하기도 전에 나는 그녀가 누군지 알아차렸다. 나는 그녀가 Maria인 것을 알았다.

나는 앉아서 그녀와 이야기를 했다. 우리의 대화에서 그녀는 그녀가 자살을 시도했기 때문에 병원에 있다고 말했다. 그녀는 그녀가 우리의 프로그램을 그만 둔 뒤에 오래지 않아 조울증 진단을 받았다고 밝혔다. 그녀는 그녀의 딸은 잘 지낸다고 알려주었지만, 눈물을 쏟으면서 이런 말을 하였다. "삶은 나에게 그 어떤 것보다 더 쉽지 않게 보여요."

종합적 작업치료평가(the Comprehensive Occupational Therapy Evaluation(COTE)와 대처 목록(Coping Inventory)들이 이뤄졌다. COTE는 현실 방향, 협력, 사회성, 지시를 따른 것, 그리고 목표에 흥미를 갖는 것에 강화하는 것을 말한다. 인식된 결핍은 문제 해결, 결정하기, 조직하기를 포함한다. Maria는 쉽게 복잡한 일들에 휘말렸고, 낮은 욕구불만내성을 가지고 있다. 그녀의 COTE 점수는 일반적 행동과 직무 행동이 중간 정도의 손상을 가리켰다. 그러나 그녀는 대인상호 행동의 범주에서는 제대로 기능했다. 인식된 문제들의 많은 것은 직접적으로 그녀의 조울증과 관계가 있다. 대처 목록은 Maria가 융통성이 없는 대처 방식을 가지고 있으며, 문제 해결 또는 목표 도달을 위한 제한적인 방식들만을 가지고 있다는 것을 가리켰다. 그녀는 수동적인 경향을 가지고 있고, 스트레스 상황에 대한 반응에서 행동을 지속하거나 새로운 것을 시작하려는 노력을 하지 않거나 아주 적게 하는 경향이 있었다. 덧붙여, Maria는 실망 또는 좌절에 대한 반응에 대한 회복력이 거의 없는 것을 보여주었다. 그녀의 적응된 대처 행동은 개인적 부탁을 다른 사람에게 하거나, 친하거나 그녀를 받아주는 사람들에게 그녀가 바라는 것을 말하는 것, 그리고 다양한 상황들 안에서 사회적으로 적절하게 행동하는 것들 이었다.

치료중재는 Maria의 욕구불만 내성의 증진, 문제해결 능력 향상, 대처 기술들의 확장, 약물 의존도를 조절하는 능력 향상을 포함했다. Maria는 두 개의 개별적인 그리고 다섯 개의 작업치료 그룹들에 참여했다. 그러나, 약물 안정기는 단지 5일 밖에 되지 않았다. 결과적으로 그녀의 많은 작업치료들은 실현되지 못했다.

1. 이 사례에서 증명된 감정조절 요소들을 설명하시오.
2. 변증법적 치료 철학의 어떤 가정들과 요소들이 이 사례에 적용되었는가?
3. 감정조절 중재 또는 접근이 Maria에게 가장 성공적이었을 것인가를 논의하시오. 당신의 선택에 이유를 제시하시오.
4. 당신의 감정조절 중재에 가장 근접한 작업치료 이론적 접근법(들)을 설명하시오.
5. 당신은 이 클라이언트에게 어떤 방법을 추천할 것인가?

Source: Case Study courtesy of Courtney Sasse.

참고문헌 References

American Occupational Therapy Association.(2008). Occupational therapy practice framework: Domain and process, 2nd edition. American Journal of Occupational Therapy, 62, 625–683.

American Psychiatric Association.(2000). *Diagnostic and statistical manual of mental disorders*(4th ed., text rev.). Washington, DC: Author.

Beck, A. T., Steer, R. A., & Brown, G. K.(1996). *Beck Depression Inventory Manual*(2nd ed.). San Antonio, TX: Psychological Corporation.

Birditt, K. S., Fingerman, K. L., & Almeida, D. M.(2005). Age differences in exposure and reactions to interpersonal tensions: A daily diary study. *Psychology and Aging*, *20*, 330–340.

Calkins, S. D., & Hill, A.(2007). Caregiver influences on emerging emotion regulation: Biological and environmental transactions in early development. In J. J. Gross(Ed.), *Handbook of emotion regulation*. New York, NY: Guilford Press.

Carey, W. B., McDevitt, S. C. & Medoff-Cooper, B.(2007). *Carey Temperament Scales*. San Antonio, TX: Pearson.

Champagne, T.(2006, December). Creating sensory rooms: Environmental enhancements for acute inpatient mental health settings. *Mental Health Special Interest Section Quarterly*, *29*(4), 1–4.

Champagne, T.(2011). *Sensory modulation & environment: Essential elements of occupation*(3rd ed.). San Antonio, TX: Pearson.

Champagne, T., Koomar, J., & Olson, L.(2010). Sensory processing evaluation and intervention in mental health. *OT Practice*, *15*(5), CE1–CE7.

Cole, P. M., Martin, S. E., & Dennis, R. A.(2004). Emotion regulation as a scientific construct: Methodological challenges and directions for child development research. *Child Development*, *75*, 317–333.

Collaborative for Academic, Social and Emotional Learning.(2011). *What is social and emotional learning?* Retrieved from http://casel.org/why-it-matters/what-is-sel/

Compas, B. E., Connor, J. K., Saltzman, H., Thomsen, A. H., & Wadsworth, M. E.(2001). Coping with stress during childhood and adolescence: Problems, progress, and potential in theory and research. *Psychological Bulletin*, *127*, 87–127.

Cook, A., Spinazzola, J., Ford, J., Lanktree, C., Blaustein, M., Cloitre, M., . . . van der Kolk, B.(2005). Complex trauma in children and adolescents. *Psychiatric Annals*, *35*(5), 390–398.

Crawford, J. R., & Henry, J. D.(2004). The Positive and Negative Affect Schedule(PANAS): Construct validity, measurement properties, and normative data in a large non-clinical sample. *British Journal of Clinical Psychology*, *43*, 245–265.

Davidson, R. J., Fox, A., & Kalin, N. H.(2007). Neural bases of emotion regulation in nonhuman primates and humans. In J. J. Gross(Ed.), *Handbook of emotion regulation*. New York, NY: Guilford Press.

Dimeff, L., Rizvi, S. L., Brown, M., & Linehan, M. M.(2000). Dialectical behavior therapy for substance abuse: A pilot application to methamphetamine-dependent women with borderline personality disorder. *Cognitive and Behavioral Practice*, *7*, 457–468.

Drevets, W. C.(2000). Neuroimaging studies of mood disorders. *Biological Psychiatry*, *48*(8), 813–829.

Durlak, J. A., Weissberg, R. P., Dymnicki, A. B., Taylor, R. D., & Schellinger, K. B.(2011). The impact of enhancing students' social and emotional learning: A meta-analysis of school-based universal interventions. *Child Development*, *82*, 405–432.

Eisenberg, N., & Spinrad, T. L.(2004). Emotion-regulated regulation: Sharpening the definition. *Child Development*, *75*, 334–339.

Fox, N. A., & Calkins, S. D.(2003). The development of self-control of emotion: Intrinsic and extrinsic influences. *Motivation and Emotion*, *27*, 7–26.

Fredrickson, B. L.(2001). The role of positive emotions in positive psychology: The broaden-and-build theory of positive emotions. *American Psychologist*, *56*, 218–226.

Fredrickson, B. L., & Levenson, R. W.(1998). Positive emotions speed recovery from the cardiovascular sequelae of negative emotions. *Cognition and Emotion*, *12*, 191–220.

Goleman, D.(1995). *Emotional intelligence: Why it can matter more than IQ*. New York, NY: Bantam.

Gratz, K. L., & Roemer, L.(2004). Multidimensional assessment of emotion regulation and dysregulation: Development, factor structure, and initial validation of the Difficulties in Emotion Regulation Scale. *Journal of Psychopathology and Behavioral Assessment*, *26*, 41–54.

Greenspan, S. I., DeGangi, G. A., & Weider, S.(2001). *The Functional Emotional Scale(FEAS) for infancy and early childhood: Clinical and research applications*. Bethesda, MD: Interdisciplinary Council on Developmental and Learning Disorders.

Gross, J. J., & Thompson, R. A.(2007). Emotion regulation: Conceptual foundations. In J. J. Gross(Ed.), *Handbook of emotion regulation*. New York, NY: Guilford Press.

Heuchert, J. P., & McNair, D. M.(n.d.). *Profile of Mood States 2nd edition(POMS 2)*. Retrieved from http://downloads.mhs.com/poms/POMS2_US_InfoSheet.pdf

Hughes, D.(2004). An attachment-based treatment of maltreated children and young people. *Attachment & Human Development*, *6*, 263–278.

Izard, C. E.(2010). The many meaning/aspects of emotion: Functions, activation and regulation. *Emotion Review*, *2*, 363–370.

Karl, A., Schaefer, M., Malta, L. S., Dörfel, D., Roleder, N., & Werner, A.(2006). A meta-analysis of structural brain abnormalities in PTSD. *Neuroscience and Biobehavioral Reviews*, *30*, 1004–1031.

Kiecolt-Glaser, J. K., McGuire, L., Robles, T., & Glaser, R.(2002). Emotions, morbidity and mortality: New perspectives from psychoneuroimmunology. *Annual Review of Psychology*, *53*, 83–107.

Linehan, M. M.(1993a). *Cognitive behavioral treatment for borderline personality disorder*. New York, NY: Guilford Press.

Linehan, M. M.(1993b). *Skills training manual for treating borderline personality disorders*. New York, NY: Guilford Press.

Luxenberg, T., Spinazzola, J., & van der Kolk, B. A.(2001). *Complex trauma and disorders of extreme stress(DESNOS) diagnosis, part one: Assessment*. Retrieved from http://www.aisjca-mft.org/desnos.pdf

Mahoney, M. J.(2005). Constructivism and positive psychology. In C. R. Snyder & S. J. Lopez(Eds.), *Handbook of positive psychology*. New York, NY: Oxford University Press.

March, J. S.(1997). *Manual for the Multidimensional Anxiety Scale for Children*. Toronto, Ontario, Canada: Multi-Health Systems

Mayer, J., Salovey, P., Caruso, D., & Sitarenios, G.(2003). Measuring emotional intelligence with the MSCEIT V2.0. *Emotion*, *3*, 97–105.

Mennin, D. S., Heimberg, R. G., Turk, C. L., & Fresco, D. M.(2005). Preliminary evidence for an emotion dysregulation model of generalized anxiety disorder. *Behaviour Research and Therapy*, *43*, 1281–1310.

Miller, A. L., & Smith, H. L.(2008). Adolescent non-suicidal self-injurious behavior: The latest epidemic to assess and treat. *Applied and Preventative Psychology*, *12*, 178–188.

Miller, A. L., Wyman, S. E., Huppert, J. D., Glassman, S. L., & Rathus, J. H.(2000). Analysis of behavioral skills utilized by suicidal adolescents receiving dialectical behavior therapy. *Cognitive and Behavioral Practice*, *7*, 183–187.

Nelis, D., Quoidbach, J., Mikolajczak, M., & Hansenne, M.(2009). Increasing emotional intelligence:(How) is it possible? *Personality and Individual Differences*, *47*, 36–41.

Neumann, A., van Lier, P. A. C., Gratz, K. L., & Koot, H. M.(2010). Multidimensional assessment of emotion regulation difficulties in adolescents using the Difficulties in Emotion Regulation Scale. *Assessment*, *17*, 138–149.

Newcomer, P. L., Barenbaum, E. M., & Bryant, B. R.(1994). *Depression and anxiety in youth scale*. Austin, TX: Pro-Ed.

Nussbaum, M. C.(2001). *Upheavals of thought: The intelligence of emotions*. Cambridge, United Kingdom: Cambridge University Press.

Ochsner, K. N., & Gross, J. J.(2007). The neural architecture of emotion regulation. In J. J. Gross(Ed.), *Handbook of emotion regulation*. New York, NY: Guilford Press.

Peterson, C., & Seligman, M. E. P.(2004). *Character strengths and virtues: A handbook and classification*. New York, NY: Oxford University Press.

Poznanski, E. O., & Mokros, H. B.(1996). *Children Depression Rating Scale, Revised*(CDRS-R). Los Angeles, CA: Western Psychological Services.

Rathus, J. H., & Miller, A. L.(1995). *Life Problems Inventory*. Unpublished manuscript, Montefiore Medical Center, Albert Einstein College of Medicine, Bronx, NY.

Reynolds, C. R., Richmond, B. O., & Lowe, P. A.(2003). *The Adult Manifest Anxiety Scale: Professional manual*. Los Angeles, CA: Western Psychological Services.

Rothbart, M. K., & Bates, J. E.(1998). Temperament. In W. Damon & N. Eisenberg(Eds.), *Handbook of child psychology, Vol. 3. Social, emotional, personality development*(pp. 105–176). New York, NY: Wiley.

Safer, D. L., Lock, J., & Couturier, J. L.(2007). Dialectical behavior therapy modified for adolescent binge eating disorder: A case report. *Cognitive and Behavioral Practice*, *14*, 157–167.

Salbach-Andrae, H., Bohnekamp, I., Pfeiffer, E., Lehmkuhl, U., & Miller, A. L.(2008). Dialectical behavior therapy of anorexia and bulimia nervosa among adolescents: A case series. *Cognitive and Behavioral Practice*, *15*, 415–425.

Salovey, P., & Grewal, D.(2005). The science of emotional intelligence. *Current Directions in Psychological Science*, *14*, 281–285.

Salovey, P., Mayer, J. D., & Caruso, D.(2002). The positive psychology of emotional intelligence. In C. R. Snyder & S. J. Lopez(Eds.), *Oxford handbook of positive psychology*(2nd ed.). New York, NY: Oxford University Press.

Scheier, M. F., Matthews, K. A., Owens, J. F., Schulz, R., Bridges, M. W., Magovern, G. J., & Carver, C. S.(1999). Optimism and rehospitalization after coronary artery bypass graft surgery. *Archives of Internal Medicine*, *159*, 829–835.

Scheinholz, M.(2011). Emotion regulation. In C. Brown & V. C. Stoffel(Eds.), *Occupational therapy in mental health: A vision for participation*. Philadelphia, PA: F. A. Davis.

Schore, A.(2003). *Affect dysregulation and disorders of the self*. New York, NY: Norton.

Sheikh, J. I., & Yesavage, J. A.(1986). Geriatric Depression Scale(GDS): Recent evidence and development of a shorter version. *Clinical Gerontologist*, *5*, 165–173.

Slaski, M., & Cartwright, S.(2003). Emotional intelligence training and its implications for stress, health and performance. *Stress & Health*, *19*, 233–239.

Suveg, C., & Zeman, J.(2004). Emotion regulation in children with anxiety disorders. *Journal of Clinical Child and Adolescent Psychology*, *33*, 750–759.

Tang, M.(2001). Clinical outcome and client satisfaction of an anger management group program. *Canadian Journal of Occupational Therapy*, *68*, 228–236.

Van der Kolk, B. A.(2003). The neurobiology of childhood trauma and abuse. *Child and Adolescent Psychiatric Clinics of North America*, *12*, 293–317.

Wagner, E. E., Miller, A. L., Greene, L. I., & Winiarski, M. G.(2004). Dialectical behavior therapy for substance abusers adapted for persons living with HIV/AIDS with substance use diagnoses and borderline personality disorder. *Cognitive and Behavioral Practice*, *11*, 202–212.

Zeitlin, S.(1985). *Coping Inventory: A measure of adaptive behavior*. Bensenville, IL: Scholastic Testing Service.

Zeitlin, S., Williamson, G. G., & Szczepanski, M.(1988). *Early Coping Inventory: A measure of adaptive behavior*. Retrieved from http://ststesting.com/COPI.html

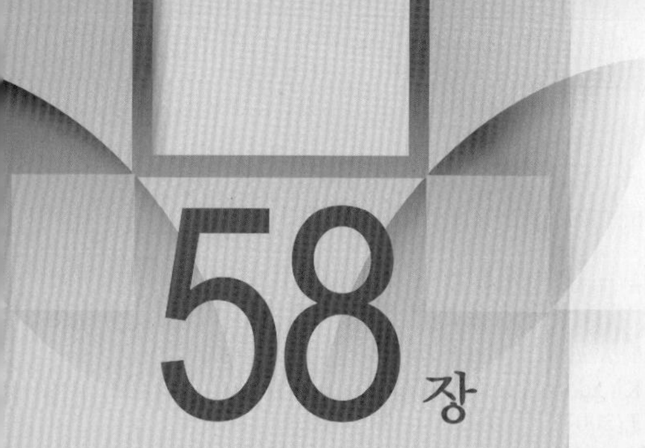

58장 사회적 상호작용과 작업실행

Social Interaction and Occupational Performance

박윤의 옮김

개요

학습목표

이 장을 학습한 후, 다음의 내용을 할 수 있을 것이다:

1. 모든 작업영역에 참여하는 것에 대한 비평으로써 사회적 상호 기술 규정의 중요성 이해
2. 사회적 상호작용을 평가하는 평가 접근법들 비교
3. 사회적 상호작용 기술들을 돕는 다른 중재 접근법들 고려
4. 사회적 상호작용의 질에 영향을 미끼는 요소들을 고려
5. 작업 참여 동안 사회적 상호작용을 어떻게 지원할 지를 고려

작업실행과 사회적 상호작용에 대한 서론

Introduction to Social Interaction and Occupational Performance

사람들은 사회적 존재이다. 그리고 사람들이 참여하는 많은 작업들은 다른 사람들과의 사회적 상호작용을 포함한다. 사회적 참여는 "작업치료 실습 기본틀(Occupational Theraphy Practice Framework(OTPF)" 안에서 작업의 다른 영역으로 고려되어야 하지만, 직업, 여가, 놀이, 교육과 일상생활의 중요한 활동은 종종 사회적이다. 어린이들은 그들이 함께 노는 것, 학교 과제들을 수행하는 것으로써 상호 간에 상호작용을 한다. 그리고 그들의 하루에 대해서 그들의 하루를 나눈다. 십대들은 그들이 음악 그룹들, 극장, 팀 경기, 그리고 다른 젊은이들의 활동에 참여하는 것으로써 학교의 안팎에서 그들의 또래 친구들과 상호작용을 하는 많은 시간을 보낸다. 성인들은 직장, 가정, 그리고 커뮤니티 안에서 서로 상호작용한다. 주위 환경, 일상의 개인활동, 휴식, 수면이 또한 다른 이들과의 사회적 상호작용에 포함될 수 있겠다. 그러므로, 사회적 참여는 작업의 많은 분야들 안에 사람들의 참여를 돕는다고 나타난다. 그리고 사회적 참여는 별개의 또는 따로 떨어진 작업 분야가 아니다.

연령에 상관없이, 다른 사람들과의 상호작용은 결정, 협력, 정보 나눔, 정보

수집 그리고 사회적 대화를(사회적 상호작용 목적을 의도한) 필요로 한다. 모든 사회적 교환들은 상호작용을 돕는 유사한 기술들이 필요하다(22장에서 논의된 사회적 상호작용 기술들을 보라). 사람들은 상호작용을 시작하거나 다른 사람의 인사에 상호작용을 시작하는 응답을 한다. 그들은 말이나 동작들을 사용해 의사 소통한다. 그들은 질문을 하고, 사회적 파트너에게 반응하며, 상호작용을 돕는 기회를 가진다. 개인 또한 사회적 파트너가 보낸 메시지에 응답하고, 공감하며, 명확히 하고, 격려하는 다른 사람과의 상호작용을 지속한다. 기술들에 대한 특정한 기대들과 욕구들은 사회적 교환의 맥락 안에서 다양화될 수 있으나, 이 기술들 모두는 사회적 상호작용에 필요하다.

대부분 작업들은 사회적 상호작용이 필요하기 때문에, 다른 사람들과의 상호작용의 어려움은 잠재적으로 모든 작업 분야에 영향을 미치고, 특별히 온전한 작업 참여를 제한한다. 사실, 사회적 상호작용 기술들이 가지는 어려움은 일, 여가, 또는 일상의 중요한 활동 안에 온전한 참여를 제한하는 요소일 수 있다. 더 나아가서, 사회적 상호작용 기술들의 부족은 특별히 어린이들에게 오래 지속되는 부정적 결과를 가질 수도 있다. Hartup(1992)는 "성인이 되는 어린시절의 한 가지 가장 훌륭한 전제 조건은 학교 성적들이나 교실에서의 태도 따위가 아니라 다른 어린이들과 함께 어울리는 적절함"이라고 사회적 기술들 주장의 중요성을 강조했다.

사회적 상호작용 평가

Assessment of Soc ial Interaction

사회적 상호작용의 평가들은 주로 심리학자들에 의해서 개발되었고, 자기 또는 다른 사람들에 의한 보고와 관찰이라는 두 가지 형태들을 취해왔다. Sheridan, Hungelman, Maughan(1999)에 의하면, 자기 자신 또는 다른 사람들에 의한 보고는 개인의 사회적 능력을 가리키며, 사람의 행동 판단을 반영한다. 일반적으로 보고에 기초해서 사용된 평가들은 사회적기술 평정 척도(the Social Skills Rating System (SSRS)), 영유아 행동평가 척도(the Behavior Assessment System for Children(BASC)), 심각한 지체장애를 가진 사람들을 위한 Matson의 사회적 기술 평가(the Matson Evaluation of Social Skills for Individuals with Severe Retardation(MESSIER))를 포함한다. Sheridan들은 다른 사람의 관점에 기초한 평가는 특정한 상황(맥락)안에서 사회적 상호작용에 대한 개인의 관점이 제한된다고 주장하였다. 예를 들어, 부모님이나 교사가 아이의 사회적 상호작용에 대한 질문을 마무리했을 때, 그들의 보고들은 집 또는 학교, 운동장에서 생기는 활동 동안의 상호작용 또는 주어진 환경 안에서 아이가 상호작용하는 사회적 파트너와 같은 특정한 설정들과 상황을 기초로 하게 된다. 덧붙여, 그 보고를 한 사람들은 평가 등급에서 사용된 용어를 분명히 이해하지 못했을 수도 있다. 그리고 정신병리학, 자존감, 학문적 실행(유아들 위한) 또는 업무 능력(성인을 위한)이 포함된 다른 구성들을 평가했을 수도 있다. 다른 사람들에 의해 이뤄진 사회적 능력 평가지수가 주어진 상황(맥락)에서 제한적일지라도, 그것들은 사회적 상호작용에서 개인의 질과 어떻게 직장, 학교, 여가, 그리고 놀이에서 개인의 사회적 상호작용 기술이 개입했는 지를 가리킨다. 그러한 정보는 작업적 프로파일에 도움이 될 수 있고 작업치료사가 더 나아간 평가를 위한 적절한 평가방법 선택을 이끌 수도 있다. 개인이나 다른 이들에 의한 보고를 기초로 한 평가들은 관리하기가 용이하며, 치료사들에게 편리하다. 그리고 평가를 실행하고 이해하기 위해서는 최소의 훈련만이 요구된다. Matson과 Watkins (2009)는 그 평가들이 계속 사용될 것이라고 주장했다. 그러나 작업치료사들에게 모든 평가에서 얻어진 정보의 형태와 내용은 중요하다. 개인 또는 다른 사람들에 의한 보고를 기반으로 한 사회 상호작용의 평가도구들이 누군가의 사회적 능력에 관한 정보를 제공할지라도, 그것들은 사회적 상호작용 기술 개발을 돕는 중재 계획을 이끄는 사회적 상호작용의 특정한 문제들을 인식하지는 않는다(Elliott 등 1989).

관찰은 사회적 상호행동 평가의 두 번째 형태이고, 중재를 이끌 수 있는 사회적 교환 동안 행동에 대한 정보를 제공한다. 작업치료사들은 자주 그들의 평가 과정에서 사람에 대한 관찰을 포함시킨다. 관찰에 기초한 평가들은 어떻게든 이뤄지거나 또는 분명한 행동을 이끌어 내기 위해 "준비(set up)" 되거나 자연적인 상황(맥락)에서 만들어질 수도 있다. 역할극에 기초한 평가들은 사람들에게 중요한 것이라고 믿어지는 사회적 상황들에 기초한 상황들을 어떻게든 반영한다. 왜냐하면 역할극 상황들은 미리 결정되어지기 때문에, 그것들은 기준화된 관찰을 고려한다. 역할극 사용 평가들은 특별히 정신건강 환경에서 사용된다. 그러한 평가의 예는 직업적 정신질환에 걸린 사람들을 준비시키는 사회적 기술들을 평가하기 위해 Tsang 과 Pearson(2000)에 의해 개발되었다. 그들의 평가는 직업과 관계된 역할 상황극이다: 직업 인터뷰와 일을 떠나서 쉬는 시간의 요구. Tsang과 Pearson의 평가 역시 자기보고(self-report)를 포함했다. Bellack, Brown, Thomas-Lohrman(2006)은 역할극 기반의 평가들은 "실제 삶의 수행력" 보다는 개인의 "행동 수용능력"에 대한 정보를 준다고 믿었다(p 350).

Doble와 Magill-Evans(1992)와 후의 많은 이들이 클라이언트와 관계된 상황(맥락)에서 참여를 돕는 중재를 이끌 정보 수집을 위한 자연적 상황(맥락)에서 평가적 사회 상호작용을 지지했다. Case-Smith(2005)는 자연적 상황(맥락)에서의 관찰기반의 평가를 "진정한" 평가들이라고 간주했다. 그녀는 자연적 상황(맥락)에서의 관찰이 작업치료사가 어떻게 상황(맥락)이 사람의 행동에 영향을 미치는지 이해하는 것을 가능케 한다고 주장했다. 더욱이, 작업 개입 동안 자연적 상황(맥락)에서 생기는 평가들은 논리적으로 작업 개입을 향상시키는 중재 도움을 이끈다.

사회적 상호작용의 작업치료 평가

작업치료사들이 사회적 상호작용 기술들을 평가하기 위해 두 가지 평가도구들이 개발되었다: 의사소통과 상호작용 기술들 평가(the Assessment of Communication and Interaction Skills(ACIS))와 사회 상호작용의 평가(the Evaluation of Social Interaction(ESI))이다. 이 평가들 모두, 치료사가 사람의 능력 수준을 가리키는 4가지 목표지향 수치를 사용하여 사회 상호작용 기술들을 평가한다.

ACIS가 운영될 때, 개인 평가는 한 가지 이상의 상황에서 관찰된다. 상황들에 대한 옵션들은 다음의 상황들이 이뤄지는 동안의 상호작용을 포함한다. (1)한 가지 주제를 토론하기 위해 다른 사람과 일대일로 대화하는 것. (2)사람들이 개별적으로 직무를 수행하는 중에 유사한 직무들을 수행하는 것. (3)게임이나 직무를 끝내기 위해서 몇몇의 사람들과 그룹 안에서 협력하는 것. (4)미리 준비한 의제 또는 사람들 수가 제한됨 없이 상호작용에 열려있는 것. ACIS를 사용함으로써, 그 사람은 자연적인 상황 또는 작업치료사가 사회적 동반자가 될 수도 있는 가상 상황 동안 관찰될 수 있다. ACIS는 (1)생리학 (2)정보 교환 (3)관계성의 범주들 안에서 20개의 기술들을 평가한다(Forsyth 등 1998).

ACIS의 심리측정적 속성들은 정신질환 판정을 받은 사람들에게서 주로 결정된다. ACIS를 사용한 계속된 연구들은 또한 똑같은 클라이언트 수를 포함하였다.

ESI를 사용한 작업치료사들은 단지 일반 사회적 동반자들과 함께 자연스러운 상황(맥락)안에서 사회적 상호작용 동안 사람을 관찰한다. 그 사람과 작업치료사는 무슨 사회 상호작용을 작업치료사가 그 사람의 일상과 관련되어 논의한 사회적 상호작용을 관찰할 것인지를 결정한다. ESI는 다음과 관련된 27개 기술들을 평가한다. (1)사회적 상호작용의 시작과 종결 (2)사회적 상호작용을 만들어 내는 것 (3)물리적 도움이 되는 사회적 상호작용 (4)사회적 상호작용 흐름의 지속 (5)구두적으로 도움이 되는 사회적 상호작용과 사회적 상호작용 적응(Fisher & Griswold, 2010)

ESI는 다양한 병적 진단을 받은 사람이건 그렇지 않건 전 연령의 사람들에게 사용되어 왔다. 다양한 병적 진단은 자폐증, 학습장애, 분노장애를 가진 어린이들, 정신적 외상 뇌손상을 입은 성인들, 정신질환 또는 신경질환이 있는 성인들을 포함한다(Søndergaard & Fisher, 2012).

사례 연구 58.1 Bethany

■ **사회적 상호작용의 질 평가**

배경: 작업치료 인터뷰와 소개 Bethany

Bethany는 31살의 두 차례 외상성 뇌손상에서 생존한 사람이다. 최근 그녀는 독립하여 생활할 준비로 아파트에 살고 있으며, 뇌손상을 얻는 성인들을 위한 공동체 중심의 프로그램에 참여하고 있다. Bethany는 작업치료 서비스들을 찾았던 것이 이 배경이다. 작업치료사, Steve는 Bethany를 만났다. 그 때 Steve는 사 Bethany에 대한 정보를 모았고, 그녀의 목표들에 대해 알았다.

Bethany는 그녀 자신과 두 가지 TBI를 야기한 두 차례 사고들에 대해서 Steve에게 말했다. Bethany는 어린 시절부터 예술가였다고 그녀 자신을 밝혔다. 그녀는 그림 그리는 것을 사랑했고, 그녀의 친구들과 함께 대도시 지역에서 지내며, 스튜디오 예술가가 되기 위한 계획을 가지고, 대도시 지역의 대학에서 미술을 전공하는 중이었다. 그녀가 수업에 가는 중에, 그녀는 복잡한 교차로를 건너는 중에 문자를 보내느라고 횡단보도에 사람이 건너고 있다는 것을 인식하지 못한 운전자의 차에 치었다. Bethany는 20피트나 길에 내팽겨쳐졌고, 정형외과적 외상뿐만 아니라 TBI도 지속되었다. 10주 뒤에 퇴원해서, Bethany는 그녀가 1년간 그녀의 부모님 집에서 지내가다 미술학위를 따기 위해서 부모님의 허락을 받아 다시 도시로 돌아왔다. Bethany는 어느 날 밤 클럽에서 집으로 혼자 돌아온 뒤에, 균형을 유지하는 데 작은 문제가 지속되었다고 말했다. 그녀의 아파트는 3층에 있었는데 계단을 오르다가 어지러움을 느꼈고, 계단의 중간에서 떨어져서 두 번째 뇌손상을 입게 되었다고 말했다. 퇴원 이후에 다시 그녀의 부모님 집에서 지냈다. 1년 반 정도의 시간을 부모님과 함께 지내가다가, 그녀는 그녀의 부모님이 살고 있는 도시에

사례 연구 58.1 Bethany (계속)

서 독립적으로 지내기 위해서 현재 그녀의 아파트로 옮겼다.

그녀의 재활 서비스가 끝났을 때, Bethany는 취업을 위한 준비가 되어 있지 않았으며, 그녀와 연락하는 친구도 거의 없었다. 그녀는 말하는데 어려움을 가지고 있었고, 평소에 사용하지 않는 말들을 하는데도 어려움을 가지고 있었다. 그녀는 외로움을 느꼈다. 그녀는 ABI를 가진 성인들을 위한 공동체 중심의 프로그램에 대해서 알게 되었다. 그녀는 사람들과의 만남을 간절히 원했고, 의미 있는 활동을 발견하길 원했다. 그 프로그램에서 Bethany는 새로운 예술 미디어에 관해 찾아보기 시작했고, 케이크 장식 그룹에 함께 했다. 그녀는 두 개의 활동 모두를 좋아했다. 그러나, 그녀가 그 활동을 즐기는 동안, 그녀가 실제로는 강한 사회적 관계성 갖는 것을 놓쳤다고 말했다. 그녀는 그녀의 뇌손상이 다른 사람들과의 상호작용을 어렵게 한다는 것을 인식했다.

Bethany의 희망들은 사회적 관계성을 만들고, 그녀의 경제적 수입을 위해서 그녀의 예술적 재능을 사용하는 것이었다. Steve와 Bethany는 향상된 사회적 상호작용 기술들이 Bethany의 목표들을 이루는데 필수적인 것이라고 얘기했다. Bethany는 그녀가 다른 프로그램 멤버들과 함께 활동에 참여할 때, 대개 그녀는 많은 상호작용을 하지 않았고, 그들은 서로 대개 함께 이야기나 활동하는 것 없이 그저 나란히 자기 일들을 했다. 그녀는 이런 형태의 경험들은 그녀에게 평소에 그녀가 사용하지 않는 말들을 사용하여 다른 이들과 의사 소통하는 기술을 사용하는 연습을 하는데 중요하다는 것을 알았지만, 어떻게 시작해야 하는지를 몰랐다.

Steve는 특정한 문제가 무엇인지 밝히고, 드러난 문제들에 대한 중재 계획을 세우기 위해 Bethany의 사회적 상호작용 기술들을 평가하는 사회적 상호작용 평가(the Evaluation of Social Interaction(ESI))를 사용하기를 권했다. Bethany는 동의했고, 그들은 두 가지 가능성 있는 사회적 변화들을 찾아냈다. 이는 Bethany가 말했던 공동체 프로그램에서 자연스럽게 생기는 것으로 관계 있는 것이며, 그녀에겐 하나의 도전이었다. Bethany는 그녀가 (1)다른 프로그램 멤버들과 함께 게시판을 만들 때와 (2)다른 프로그램 멤버와 함께 케이크를 장식할 때 Steve가 그녀를 관찰하는 것에 동의했다.

평가 결과들

Steve는 ESI를 사용한 기준화된 행동분석 실행의 단계를 따랐다. Steve는 Bethany가 사회적 상호작용을 포함하는 2가지 일들에 참여할 때 조용히 그녀를 관찰했다. 그는 Bethany의 사회적 상호작용의 질과 기준화된 ESI 점수 규정을 사용하여 그녀의 행동에 점수를 매겼다. 케이크 장식 과정에서의 Bethany의 점수는 **표 58.2**에서 볼 수 있다.

Steve는 사회적 상호작용의 질을 기본적 수치를 만드는 ESI의 점수 프로그램에 Bethany의 점수를 입력했다. Bethany의

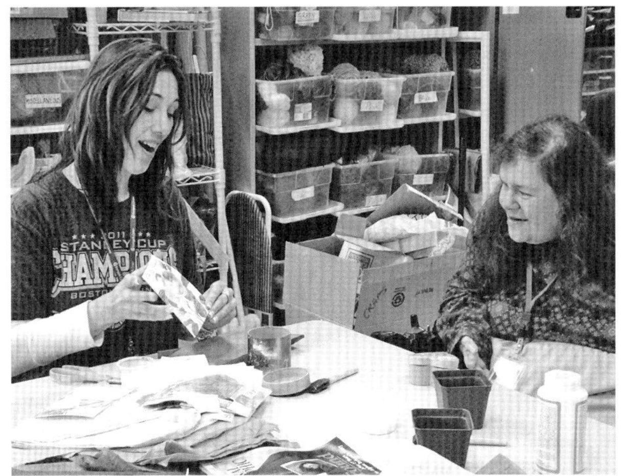

그림 58.1 Bethany는 작업치료 그룹에서 사회기술을 연습한다.

사회적 상호작용의 질 측정은 컴퓨터로 만들어진 ESI의 그래픽 보고서에서 볼 수 있다.

Bethany의 ESI 측정 정도들은 기준 위주의 이해와 표준 기준의 관점으로 이해될 수 있다. 표의 왼쪽 화살표는 표를 따라 Bethany의 ESI 정도 위치를 가리킨다– 0.52 로짓(logit). 이 수준에서, 좋음(well)이하는 능숙한 실행의 간주된 기준의 한계점이다. 일반적으로 사람들은 현저하게 효과가 없는 사회적 상호작용 기술들을 중간 정도로 가진다. 규정 기준의 이해를 만들 때, Steve는 22세에서 59세 사이의 일반적인 성인의 사회적 상호작용의 질의 범위를 가리키는 표의 왼쪽 막대 그래프와 Bethany의 ESI 정도를 비교했다. 막대 그래프의 중간의 검은 점은 일반 성인들에 대한 사회적 상호작용의 질을 의미하는 것을 가리킨다.

Steve는 Bethany의 전반적인 사회적 상호작용의 질을 반영하는 포괄적인 기준 서술로 그의 기록을 시작했다.

> Bethany가 두 개의 사회적 상호작용들(하나는 프로그램 멤버와 함께 현관복도에 게시판을 함께 만드는 것이고, 다른 것은 다른 멤버와 함께 케이크를 만드는 것)에 참가했을 때, 그녀의 사회적 상호작용의 질은 두 가지 직무들에 대해서 현저하게 비효과적인 것의 중간 정도였다. Bethany는 그녀가 평소 쓰는 말들 이외의 의사소통 수단들을 사용하는 것을 선택하지 않았고, 각각의 직무들을 수행하는 동안 그녀의 파트너들과 함께 일하지 않았다.

Steve는 상호 밀접한 관계의 사회적 상호작용의 무리들을 밝혀내고, Bethany의 사회적 상호작용 기록에 다음의 요약 서술들을 썼다. 왜냐하면, 관찰된 Bethany의 사회적 상호작용 기술들은 게시판 만들기와 케이크 꾸미기 둘 다 유사했기 때문에, Steve는 그것들을 함께 기술했다.

사례 연구 58.1 Bethany (계속)

EVALUATION OF SOCIAL INTERACTION SCORE FORM (Page 1)

Name: Bethany

Number of social partners: 1

Occupational therapist: Steve

Primary social partner: KL

Gender: ___Male X Female

Familiarity of primary the social partner:
- X Familiar
- ___ Somewhat familiar
- ___ Unk

Date of evaluation: ____

Date of birth: ____ Age: 31

Status of pri
- ___ Expe
- ___ Rec
- X Frie
- ___ Fam
- ___ Othe

Major diagnosis: Traumatic brain injury

Secondary diagnosis: ____

Observation number: ___1 X 2 ___3 ___4

Age of prima
- ___ Chil
- ___ Adol
- X Adul
- ___ Olde

Intended purpose of social interaction:
- ___ Gathering information (GI)
- ___ Sharing information (SI)
- ___ Problem solving/Decision making (PD)
- X Collaborating/Producing (CP)
- ___ Acquiring goods and services (AG)
- ___ Conversing socially/Small talk (CS)

Social partn
- ___ App
- ___ Que
- ___ Mini
- X Mod
- ___ Mar

Social interaction code: CP-1

Detailed task description: Decorating a cake

Time of day:
___ Morning X Afternoon ___ Evening

Overall com
- ___ Gen
- ___ Que
- ___ Unc
- X Very

Familiarity of the physical environment:
- X Familiar
- ___ Somewhat familiar
- ___ Unfamiliar

Person's ov
- ___ Appr
- ___ Que
- ___ Mini
- ___ Mod
- X Mark

Degree of expected structure:
- ___ High structure
- X Relaxed structure
- ___ "Free" structure

Noise level:
- ___ Quiet
- X Moderate noise
- ___ Extreme noise

EVALUATION OF SOCIAL INTERACTION SCORE FORM (Page 2)

ITEM RAW SCORES

Initiating and Terminating Social Interaction

1. Approaches/Starts 4 3 2 (1) — Did not respond to partner's greeting
2. Concludes/Disengages 4 3 (2) 1 — Ended somewhat abruptly

Producing Social Interaction

3. Produces Speech 4 3 2 (1) — Produced very little intelligible speech
4. Gesticulates 4 3 (2) 1 — Minimal gestures to support interaction
5. Speaks Fluently 4 3 2 (1) — Very little intelligible speech

Physically Supporting Social Interaction

6. Turns Toward 4 3 (2) 1 — Did not turn face toward partner
7. Looks 4 3 (2) 1 — Looked at partner out of corner of eye
8. Places Self 4 3 (2) 1 — Placed self far away from partner
9. Touches (4) 3 2 1
10. Regulates (4) 3 2 1

Shaping Content of Social Interaction

11. Questions 4 3 2 (1) — Did not ask partner questions
12. Replies 4 3 2 (1) — Did not reply to questions and comments
13. Discloses (4) 3 2 1
14. Expresses Emotion 4 3 2 (1) — Did not express emotion matching partner's messages
15. Disagrees 4 3 2 (1) — Did not respond to partner's suggestions
16. Thanks 4 3 (2) 1 — Did not thank partner for frosting tip

Maintaining Flow of Social Interaction

17. Transitions (4) 3 2 1
18. Times Response 4 3 2 (1) — Long delay to respond and no response
19. Times Duration 4 3 2 (1) — Spoke briefly -- partner needed clarification
20. Takes Turns 4 3 2 (1) — Did not take social turn

Verbally Supporting Social Interaction

21. Matches Language 4 3 2 (1) — Said very little and used simple language
22. Clarifies 4 3 2 (1) — Did not clarify when partner questioned
23. Acknowledges/Encourages 4 3 2 (1) — Did not encourage partner to engage
24. Empathizes 4 3 2 (1) — No support when partner was frustrated

Adapting Social Interaction

25. Heeds 4 3 2 (1) — Did not heed intended purpose: collaborate
26. Accommodates 4 3 2 (1) — Did not prevent problems from occurring
27. Benefits 4 3 2 (1) — Social interaction problems persisted

Additional comments:

그림 58.2 Bethany의 다른사람과 케익장식을 돕는 사회적 상호작용을 위한 ESI점수 양식(Fisher, A. G., & Griswold, L. A. [2010]. The Evaluation of Social Interaction. Fort Collins CO: Three Star Press. Reprinted with permission.)

사례 연구 58.1 Bethany (계속)

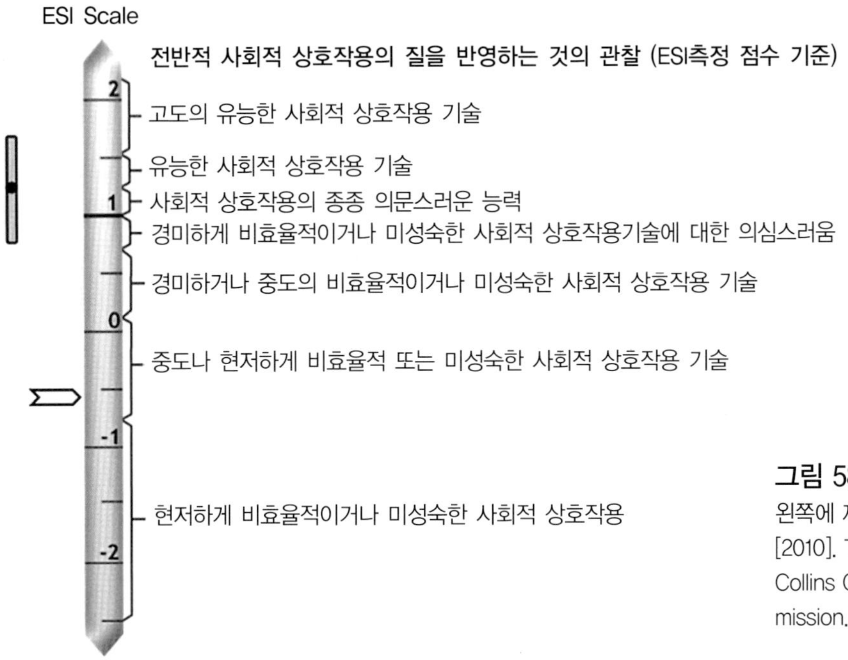

ESI Scale

전반적 사회적 상호작용의 질을 반영하는 것의 관찰 (ESI측정 점수 기준)

- 2
- 고도의 유능한 사회적 상호작용 기술
- 유능한 사회적 상호작용 기술
- 1
- 사회적 상호작용의 종종 의문스러운 능력
- 경미하게 비효율적이거나 미성숙한 사회적 상호작용기술에 대한 의심스러움
- 경미하거나 중도의 비효율적이거나 미성숙한 사회적 상호작용 기술
- 0
- 중도나 현저하게 비효율적 또는 미성숙한 사회적 상호작용 기술
- -1
- 현저하게 비효율적이거나 미성숙한 사회적 상호작용
- -2

그림 58.3 Bethany의 ESI 측정 점수를 그림척도. 왼쪽에 제시 하였다(Fisher, A. G., & Griswold, L. A. [2010]. The Evaluation of Social Interaction. Fort Collins CO: Three Star Press. Reprinted with permission.)

- **대화 만들기, 유창하게 말하기, 언어 연결하기:** Bethany는 거의 말을 하지 않았다(2~3마디의 말이 전부였다). 그녀가 말할 때, 그녀의 말들은 거의 언제나 지적이지 않았고, 자주 말들 사이에 멈췄다.
- **응답 횟수, 응답 지속 회수, 기회 갖기, 분명히 말하기:** Bethany는 그녀의 파트너의 질문들이나 말들에 대부분 대답하지 않았다. 그녀가 대답했을 때는 한 마디 정도였고, 그녀의 파트너가 분명하게 물었을 때는 답을 하지 않았다.
- **감정표현과 동감:** Bethany는 두 사회적 교환들을 통해 거의 감정을 드러내지 않았다. 그리고 Bethany가 말하는 것을 파트너들이 이해하지 못했을 때, 그들이 당황하거나, 아주 쾌활할 때 그들의 느낌들을 동감하지 않았다.
- **질문하기, 인식/용기주기, 주의 기울이기:** Bethany는 두 개의 직무들 중 어느 것을 할 때도 그녀의 파트너에게 질문하지 않았고, 그녀의 파트너가 사회적 상호작용을 지속하는데 용기를 주거나, 인식하지 않았다. 그 결과 그들이 게시판 만들거나 케이크를 장식하기 위해서 함께 일할 때, 그녀의 파트너들과 함께 일하지 않았다.

Steve의 기록은 Bethany의 사회적 상호작용의 전반적인 기본 질의 서술을 포함하며, 사회적 상호작용에 행동적으로 그녀가 가진 문제들을 서술하는 특정한 기준이 되는 설명들을 나타낸다. 전반적으로, 그녀의 사회적 상호작용의 질은 현저하게 비효과적이었다.

Steve는 Bethany의 다른 사람과의 상호작용을 증진시키기 위한 목표를 개선하기 위한 정보를 사용하기 위해서 그의 관찰 결과들을 Bethany와 나누었다. Steve의 기록은 대단히 중요한 Bethany의 목표를 이루기 위한 수단으로써 Bethany가 할 수 있는 기술들을 분명히 밝혀냈다.

Bethany는 심각하게 사회적 상호작용 기술들에 어려움을 갖고 있기 때문에, Steve와 Bethany는 먼저 이것들을 결정해야만 했다. Steve는 그들이 두 가지 접근을 가지고 있다는 것을 알았다. (1) Bethany의 전체적인 사회적 상호작용의 질을 대부분 방해하는 것처럼 보이는 기술들을 반영하는 것, (2) 더 쉽게 관련된 기술들을 시행하는 것. ESI 지침서는 ESI 기준 예에 대한 모든 평가들의 Rasch 분석에 기초한, 모든 ESI 기술들과 관련된 어려움을 계층적 구조로 포함한다. Steve와 Bethany는 이들 두 가지 접근법들의 조합을 사용했고, 명확히 말하기(Clarifies), 질문하기(Questions), 대답하기(Replies)에 먼저 초점을 맞추기로 결정했다. Steve는 대답하기(Replies)가 ESI 기술 계층적 구조에서 비교적 더 어려웠기에, 파트너에 대한 Bethany의 대답이 부족한 것은 전반적으로 그녀의 사회적 상호작용의 질에 매우 큰 영향을 가진다고 추론했다. Steve는 또한 Bethany가 그녀의 파트너에게 대답하는 능력이 약간이라도 향상된다면, 전반적으로 그녀의 사회적 상호작용은 향상된 것이라고 추론했다.

Bethany와 Steve는 다음과 같은 목표들을 정했다.

1. 협력 작업 중에(예, 요리, 미술작업), Bethany는 5개 또는 그 이상의 단어들을 사용하여 그녀의 파트너에게 지속적으로 대답하기.
2. 협력 작업 중에(예, 요리, 미술작업), Bethany는 그녀의 파트너가 말을 걸어올 때, 5개 또는 그 이상의 단어들을 사용

사례 연구 58.1 Bethany (계속)

하여 분명하게 대답하기.

3. 협력 작업 중에(예, 요리, 미술작업), Bethany는 어떻게 그 일을 할 것인지 또는 그 일에 대한 파트너의 생각을 알기 위해 적어도 두 개의 질문하기.

이 적당한 목표들은 Bethany가 무엇을 해야 하는지를 알도록 하고, 그녀에게 알맞은 과정에 대해 객관적 기준들을 제공했다. 가장 중요한 것은, Bethany가 그녀의 관찰된 행동에 대한 결과들을 사용하여 Steve와 함께 그녀 자신의 목적들을 세웠다는 것이다.

사회적 상호작용 기술들을 향상시키기 위한 중재

중재방법에 관한 연구

사회적 상호작용 기술들을 돕기 위한 중재방법들은 연령과 질환 조건에 기초를 두고 다르게 문헌들 안에서 발견되었다. 일반적으로 연구는 같은 시기에 한가지 연령 그룹과 한 가지 질환 그룹에 초점을 맞췄다. Odom(1999)은 4개의 방법들 안에서 장애를 가진 어린 어린이들의 사회 능력을 증진시키는 문헌들을 통해 나타난 중재방법들을 정리했다. (1) 환경 적응. 이는 사회 상호작용을 향상시키는 구조적인 놀이 활동, 물건들을 정리하고, 제한하는 것, 사회적 상호작용에 어려움을 가진 어린이들이 사회적으로 비슷한 또래들과 어울리는 것; (2)소수의 어린이들 그룹에게 사회적 기술들을 가르치는 것과 놀이 활동 안에서 그 기술들을 사용하도록 기회를 제공하는 것; (3)사회적 기술들을 가지는 것에 어려움을 가진 그들의 또래 친구들을 어떻게 돕는지에 대한 좋은 사회 기술을 또래 친구들에게 가르치는 것. (4)다른 세 가지 방법들을 조합하는 것. Odom(1999)이 장애를 가진 92명의 미취학 어린이들에 관한 4가지 접근법들을 비교했을 때, 그들은 또래의 사회적 상호작용 도움을 갖는 것이 대리 보고된 향상된 사회적 상호작용 능숙도에 대부분 효과적이었다. 그들은 더 나아가 향상된 사회적 능숙도가 1년 뒤에도 지속되는 것을 발견했다.

성인들 대상의 중재 연구들은 정신질환을 가진 사람들(주로 정신분열증)을 위한 사회적 상호작용 필요에 초점을 맞춰왔다. 이 연구들에 사용된 문헌들의 주된 틀은 본래 Bandura가 서술한 사회학습 이론이다. 특정 방법들은 목표 설정, 롤모델, 실행과 강화를 포함한다. Kurtz와 Mueser(2008)은 전체 1,599명의 정신분열증 환자들에 대해 23개의 임의적으로 조절된 연구들의 메타-분석을 시행했다. 그 연구들이 사회적 상호작용을 목표로 삼았지만, Kurtz와 Mueser는 단지 이 연구들의 8개만이 중재 동안에 사회적 상호작용 기술들에 초점을 맞췄다는 것을 발견했다. Kurtz와 Mueser는 사회적 상호작용 기술들에 집중하는 것이 부족했음에도 불구하고, 그 연구들의 분석이 사회적 상호작용에서의 자기 보고 발달에 큰 영향을 끼쳤다.

Simmons와 Griswold(2010)는 TBI의 10명의 생존자들 그룹에게 사회적 상호작용의 질을 평가하기 위해서 ESI를 사용했다. ESI는 사회적 상호작용의 질을 측정하는 사전 테스트를 제공했고, 8주간의 작업치료 중재 프로그램에 대한 가이드로써 사용되었고, 중재효과 측정을 위한 사후 테스트로써도 사용되었다. 사전, 사후 ESI 측정들 사이의 차이점은 연구 참가 그룹들에게 중요하다. 그들의 연구는 중재 안내와 변화 측정 안에서 ESI의 다양성을 보여주었다.

중재 계획

목표설정 이후에, 작업치료사와 개인이 함께 중재를 계획한다. 작업치료사는 그 사람의 병적 원인, 병력, 이론,그리고 논의한 조사에서 증거를 가져 오고, 그 사람은 활동, 방법들, 중재가 자연적으로 생기는 장소들과 관련된 제안들을 한다. 자연적 상황(맥락)안에서의 관찰을 기본으로 한 평가 결과들을 가지는 것은 그 작업치료사와 사람들에게 관련되고, 의미 있는 작업들 동안의 사회적 상호행동 증진을 위해 잘 목표화된 중재를 논리적으로 계획할 수 있도록 할 수 있다.

이론에 의해 설명되어지는 중재

작업치료사들은 중재 계획을 세우기 위한 병적 원인들 안에서 이론을 사용한다. 작업치료 중재과정 모델(the Occupational Therapy Intervention Process Model(OTIPM; Fisher, 1998, 2009))는 사람으로써 먼저 이해하고, 클라이언트의 행동 내용, 클라이언트들에게 의미 있는 작업들, 이어지는 클라이언트가 수행하는 의미 있는 일들과 수행된 행동 분석들로써 적용된 상의하달식 모델 안에서 평가와 중재과정들을 이끈다. 22장에서 자세히 논의된 것으로써, 행동 분석은 무슨 목표에 직접적인 특정한 행동이 효과적이고 비효과

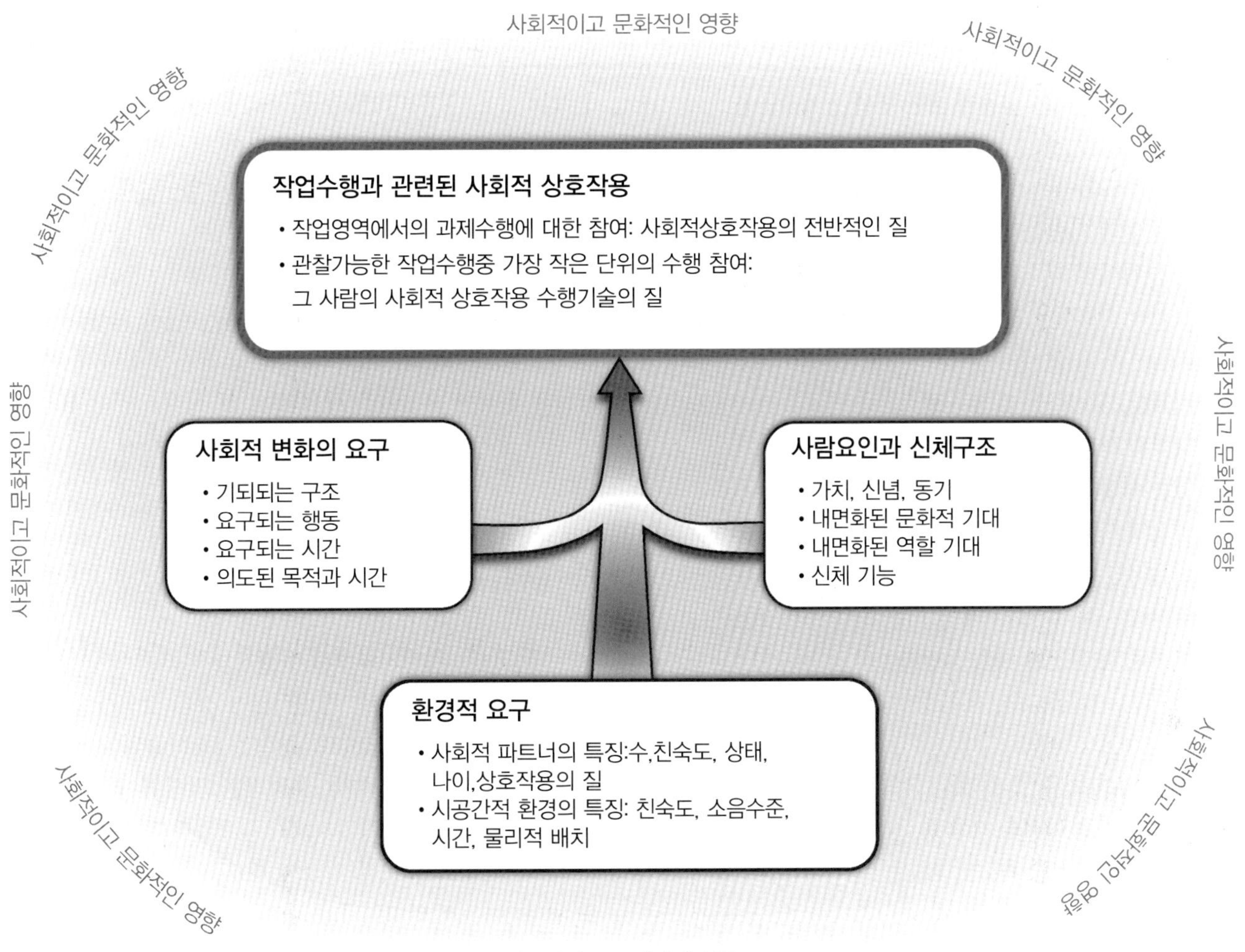

그림 58.4 사회적 사용작용은 사회적이고 문화적인 영향, 사회적 변화의 요구, 환경적 요구, 사람요인과 신체기능에 서로 영향을 받는다는 질적인 면의 도식적 표현(Adapted from Fisher, A. G., & Griswold, L. A. [2010]. The Evaluation of Social Interaction. Fort Collins CO: Three Star Press. Reprinted with permission.)

적인지 결정하는 것을 포함한다. 이 과정은 일찍이 Bethany에 의해 상술되었다. 행동 분석 안에서 밝혀진 문제들은 중재의 중심과 목표들의 기본을 제공한다.

OTIPM에 기초하여, 작업치료사가 결정한 행동 그 사람의 사회적 상호작용 대부분을 제한한 행동분석 실행 이후에, 작업치료사는 그 문제의 원인을 생각한다. 행동분석 실행에 고려된 원인은 적용된 상의하달식 추론의 전형적인 특징이다. 상의하달식 추론과정 사용은 또한 작업치료사가 작업기반의 실행과 클라이언트 중심의 반영과 클라이언트에게 중요한 작업에 초점을 맞추는 것을 지속한다.

사회적 상호작용의 질에 영향을 미치는 요소들과 사회적 상호작용의 개념적 모델. Fisher 와 Griswold(2010)은 사람의 사회적 상호작용의 질에 영향을 미친다고 믿어지는 요소들을 밝히고, 사회적 상호작용의 개념적 모델을 제시했다. 사람의 사회적 상호작용의 질을 돕거나 방해하는 요소들은 사회적, 문화적 영향들, 사회 교환의 요구들, 환경적 욕구들 그리고 사람의 요인과 신체기능의 영향을 포함한다. 각각 밝혀진 요소들이 개인의 사회적 상호작용의 질에 영향을 미치기 때문에, 그것들은 또한 사회적 상호작용에 문제에 대한 "원인"들에 기여할 수도 있다. 사회적 상호작용의 질에 영향을 미치는 많은 요인들은 작업치료사가 개인의 사회적 상호작용의 질을 돕거나 증진시키기 위한 중재를 계획할 때 생각할 수 있는 선택권을 제공할 수 있다. Fisher와 Griswold (2010)의 개념적 모델에 기초하여, 사회적 상호작용의 질에 관한 다음의 가정들이 중재를 안내하기 위해서 사용될 수 있었다.

전체적인 사회적 상호작용의 질은 다음 내용에 의해서 뒷받침될 수 있다.

1. 사회적 문화적 영향들은 그 사람에 의해 잘 이해되고 설명된다.
2. 사회적 교환들은 행동에 대한 명확한 예측들을 가진다.
3. 사회적 교환들은 의도된 목표들에 덜 도전적이다.
4. 공간 안에 사람들과 물건들을 물리적으로 정리하는 것.
5. 환경 안에서 최소한으로 소음 수준을 완화하는 것.
6. 사회적 상호작용으로 간주되는 만연한 사회적 문화적 가치들과 믿음들을 지속하는 상호작용적 역할 기대와 가치들, 신념들을 가진 사람.
7. 양질의 사회적 상호작용에 참여하기 위한 동기가 있는 사람.
8. 양질의 사회적 상호작용을 돕는 개인적 요소들과 기본적인 신체기능들을 가진 사람.
9. 양질의 사회적 상호작용을 하는 사회 동반자들.
10. 그 사람과 친근한 사회 동반자들과 그 사람과 더 많은 관계를 가진 사회 동반자들.

누군가 원하는 작업 안에서 참여를 돕는 향상된 사회적 상호작용과 관계된 목적을 가질 때, 작업치료사는 사회적 상호작용의 개발을 위한 중재를 안내하는 이 가정들을 사용할 수 있다.

중재를 위한 모델들. 작업치료사와 개인이 그 사람의 사회적 상호작용의 질을 제한하는 요인들을 생각해 볼 때, 그들은 그 사람의 목표를 향한 것들과 밝혀진 영향이 나타난 중재 접근법을 선택할 필요가 있다. OTIPM에 따르면, 중재에는 4가지 형태들이 있다: **적응적 작업**. 적응된 도구 또는 도움이 되는 기술 또는 실행을 도와 주는 직무 요구들 또는 환경의 수정과 같은 수정된 방법들을 사용하는 것; **습득적 작업**. 기술들을 재습득하거나 개발하기 위해 그 사람을 향상시키기 위한 작업들을 사용하는 것; **회복적 작업**. 신체 기능들 또는 개인의 요인들을 회복을 용이하게 하는 작업들을 사용하는 것; **작업 기반의 교육 프로그램들**. 문제를 나타내는 방법들과 일반적 문제들과 관련된 많은 사람들에게 교육을 제공하는 것. 작업치료사는 가장 적합한 모델을 결정하기 위해 문제들의 인식된 요인들을 사용한다. 그 사례 연구는 Bethany를 위한 중재 계획 안에서 Steve의 추론과정에서 분명히 보여준다.

중재의 효과 Effectiveness of Intervention

중재 이후, 작업치료사가 작업치료가 효과적이었는 지를 결정하기 위해 그 사람들 재평가하는 것은 필수적이다. 다시 자연스러운 상황에서 사용한 관찰은 그 사람의 일상 욕구들과 관련된 정보를 제공한다. 재평가는 그 사람이 확실한 변화를 가져왔고, 더 이상 작업치료가 필요없다는 것을 가리킬 수도 있다. 재평가는 또한 인식의 새로운 범위들을 드러낼 수도 있다. 이는 작업치료사와 개인이 작업실행에서 사회적 상호작용의 새롭게 밝혀진 문제들의 이유를 고려 하기 위해, 적절한 중재 모델들과 방법들을 밝히기 위해, 그리고 사회적 상호작용의 질을 향상시키기 위해 똑같은 상의하달식 추론 과정을 사용할 수도 있다.

사례 연구 58.2 Bethany

■ 사회적 상호작용을 돕기 위해 계획 중재

Steve는 어떻게 사회적 교환의 욕구들이 Bethany의 사회적 상호작용의 질에 기여했는지를 고려했다. 특별히, 그는 다른 이들과의 협력에 대한 의도된 목적의 도전은 Bethany를 위한 도전이었다. Steve는 다른 사람과의 협력은 많은 사회적 상호작용 기술들을 요구한다는 것을 인식했다. Steve는 또한 두 가지 사회적 교환은 많은 체계화를 제공하지 않았다는 것을 인식했다. Steve는 두 가지 사회적 교환들의 환경적 요구들을 고려했다. Bethany는 공동체 프로그램에서 두 명의 다른 파트너들을 만났다. 그 둘 모두는 또한 사회적 상호작용에 어려움을 가지고 있었다. Steve는 파트너의 사회적 기술 부족이 얼마나 많이 Bethany의 사회적 상호작용의 질에 영향을 끼쳤는가가 궁금했다. Steve는 두 가지 상호작용들이 현관 복도 또는 다른 멤버들이 지나다니거나 일을 하는 주방이라는 자연스런 환경들에서 생겨났다는 것을 알아차렸다. 그때 Steve는 Bethany의 사회적 상호작용의 특성에 다른 사람들로 부터의 소음이 영향을 끼쳤다는 것을 고려했다. 그때 Steve는 사람의 요소들과 신체기능들을 고려했다.

Bethany는 다른 사람들과 그 일들을 함께 하는 것이 동기부여가 되었다. 얼마나 그녀가 그녀의 파트너들과 상호작용을 했었는지에 대한 생각에 관해 Bethany와 함께 얘기한 것은 Steve가 Bethany가 그녀의 파트너들이 질문한 것들을 알았고, 그것에 대한 언급을 했었다는 것을 말했지만, 그녀가 대답을 하는 것이 "너무 어려웠기" 때문에 대답을 하지 않았다는 것으로써 기대한 상호작용을 했었다는 것으로 추론하도록 했다. Bethany가

사례 연구 58.2 Bethany (계속)

말을 할 때, 그녀의 말은 굼뜨고, 불분명하게 발음했고, 분명하게 표현을 하지 않았기에 그녀의 말을 이해할 수 없었다– 이는 신체 기능의 모든 요인들이 있다. Steve는 Bethany가 그녀가 일반적으로 필요한 말들이 포함되어 프로그램 돼있지 않았다고 생각했기 때문에, 그것이 도움이 되지 않았다고 생각되어서 그녀가 그녀의 다른 의사소통 수단을 사용하지 않았다고 말한 것을 상기했다. Steve는 Bethany의 사회적 상호작용의 비효과적 특징들을 만들어 낸 많은 요인들이 있다는 것을 깨달았다. 신체 기능에 제한이 있다는 것은 분명했지만, Steve는 Bethany가 그녀의 말을 보다 분명하게 적어도 매우 빠르지 않게 말하는 능력을 향상시키려고 하는 것 같지 않았다는 것을 알았다.

Steve와 Bethany는 Bethany의 사회적 상호작용의 어려움의 원인들을 논의했다. 그리고 그들은 많은 요소들을 밝히기 위해 생각한 방법들을 시작했다. Steve는 먼저 OTIPM에서 3개의 중재 모델들을 생각했다. 그들은 Bethany가 거의 발전이 없었던 많은 언어치료를 이미 받았었기 때문에, 구두 운동 제어에 관한 신체기능 회복이 효과적이지 않을 것이라고 함께 생각했다. 그들은 바른 표현들과 단어들이 그 방법들 안에 프로그램 되어 있는 것을 공급하여 보완적 의사소통 방법을 사용하는 것이 다른 사람들이 Bethany를 더 잘 이해하도록 할 것이라고 결정했다. Steve는 Bethany가 필요하다고 생각하는 표현들이 있는 Bethany의 보완의사소통 방법 프로그램에 동의했다. 예를 들어, "내가 무슨 말을 하는지 알겠지?"라는 질문은 그녀의 파트너가 그녀를 이해하고, 필요를 분명하게 말하도록 했다는 것을 Bethany가 확신하는 것을 도울 수 있었다. Steve는 Bethany와 그가 중재의 적응적 작업을 선택했다는 것을 알았다.

Bethany는 중재의 적응적 작업 모델인 그녀의 보완적 의사소통 방법들을 사용하여 사회적 상호작용에 대한 기술들을 다시 익히는 데 열심했다. 그러나, Bethany는 그녀가 상호작용에 보다 더 성공적으로 참여할 그녀의 보완적 방법을 사용할 수 있을 때를 찾는 도움이 필요하다고 했다. Steve와 Bethany는 Steve가 Bethany가 그녀의 파트너에게 질문하거나 대답하도록 하기 위해서 아주 미묘한 신호를 주는 시스템의 사용을 의논했다. 그들은 Bethany가 다른 프로그램 멤버와 점심식사를 하면서 일반적인 대화를 나눈 그날 이후에 그것을 시도했고, 신호 시스템을 간단하게 사용했다. Steve는 Bethany가 공동체 프로그램에 참여하는 동안 자연적인 기회들에서 실행하는 것을 통해 얻은 기술대로 그가 그녀를 도울 수 있다는 것을 설명했다.

Bethany와 Steve는 중재를 위한 두 가지 모델들의 혼합이 Bethany의 사회적 상호작용 기술들을 향상시키는 기본을 제공한다고 결론을 내렸다: 적응적 작업, 보완적 의사소통 도구 사용; 그리고 습득적 작업, 사회적 상호작용 기술들을 습득하는 것.

공동체 기반 프로그램의 자연적인 상황(내용)은 Bethany가 그녀가 습득하기 원했던 기술들을 연습하는 많은 기회들을 포함했다. Bethany는 Steve가 그날 내내 같이 하지 않았다는 것을 알아차렸고, 다른 몇몇의 스태프들도 그녀가 필요할 때 아주 작은 신호들만 보여줄 것을 부탁했다. Steve는 프로그램의 많은 구성원들이 그들이 원하는 작업적 참여를 돕기 위한 사회적 상호작용 하기를 원했다는 것을 알았다. 그래서, Steve는 중재의 다른 모델을 사용하는 모든 스태프들에게 진행 중인 훈련 세션을 제공하기로 결정했다–작업기반 교육 프로그램(Fisher, 2009). 그 훈련 세션 동안, Steve는 사회적 상호작용을 위한 개념적 모델을 나누었고, 적응한 환경에 의한 자연적 방법의 논의 안에서 스태프들을 이끌었다. 스태프와 Steve는 멤버들이 상호간에 사회적 상호작용의 더 많은 직접적 기회를 향상시키는 것과 자주 발생하는 사회적 상호작용의 범위들에서의 잡음을 관찰했으며, 멤버들이 서로의 사회적 상호작용을 돕기에 더 적합하도록 짝을 지웠다. Steve는 분명한 사회적 상호작용 욕구들과 활동에 더 많은 구성을 제공하는 방법들을 제안했다. 예를 들어, 요리를 함께 한다든가, 멤버들이 상호작용의 한정된 역할을 각각 가지는 3명으로 이뤄진 작은 그룹을 조직할 수도 있다. 여기서 한 명은 요리법을 읽어주고, 다른 두 명은 실제로 요리를 하는 것과 같이 말이다. 마지막으로, Steve는 많은 사람들이 얻기 원하는 기술들에 멤버들을 부추키기 위한 간단하고 보편적인 시스템을 소개했다. 이 진행 중인 훈련 세션은 모든 프로그램 멤버들이 하루 종일 사회적 상호작용을 연습하고 습득하는 자연스런 기회들을 돕는 결과를 야기했다.

■ 작업적 치료 중재의 효과성 측정

그 프로그램에서 개선된 그녀의 사회적 상호작용 기술들은 8주 이후에도 지속되었다. Bethany는 그녀의 목표를 이뤘다고 믿었다. 그녀는 Steve가 어떻게 그녀를 다시 관찰할 것인지 부탁했다. Bethany와 Steve는 Steve가 ESI를 사용하여 점수를 기록하고 관찰한 두 가지 사회 교환들을 다시 측정했다. 이 평가에서, Bethany는 그 프로그램에서 최근에 구입한 디지털 카메라를 어떻게 조작하는지 그리고 컴퓨터를 사용하여 어떻게 화질을 높이는 지를 가르쳤다. Steve는 두 개의 상호작용을 다시 관찰하고, 그것들에 점수를 기록하여, Bethany의 점수들을 ESI 컴퓨터 소프트웨어 프로그램에 넣었다. 결과들은 Bethany의 전반적 사회적 상호작용의 질이 현재 0.6 로짓이라고 나타냈다. 참고적 기준 해석은 그녀의 전반적인 사회적 상호작용의 질이 약간 보통으로 비효과적이라고 가리켰다. 첫 번째 평가에서 보면 두드러진 발전이었다. Steve는 두 개의 평가에 대한 Bethany의 ESI 결과들을 비교했을 때의 변화를 확실하게 확인했다. 또한, ESI 지침서에 의하면, 두 개의 방법들에서의 차이가 각각의 평가에 대한 방법들의 평균 기준 오류의 합보다 더 크다는 것을 발견했다. 컴퓨터 점수 소프트웨어를 포함한 ESI 진척 보고서는 각각의 평가에 대한 1과 2를 기록한 첫 번째와 두 번째 평가에 대한 Bethany의 ESI 수치를 가리키는 ESI 범위를 포함한다. (p 892) ESI와 같은 기준화된 평가의 사용은 Steve가 Bethany가

사례 연구 58.2 Bethany (계속)

사회적 상호작용 기술의 질에서 커다란 진척을 만들었다는 것을 확신하게 했다. ESI 진척 보고서에서 ESI 범위는 이해할 만한 시각적 도움을 제공한다. Bethany는 그녀의 사회적 상호작용 기술들을 더 발전시키기를 간절히 바랬고, 마지막 평가 결과들에 기초하여 새로운 목표들을 세웠다.

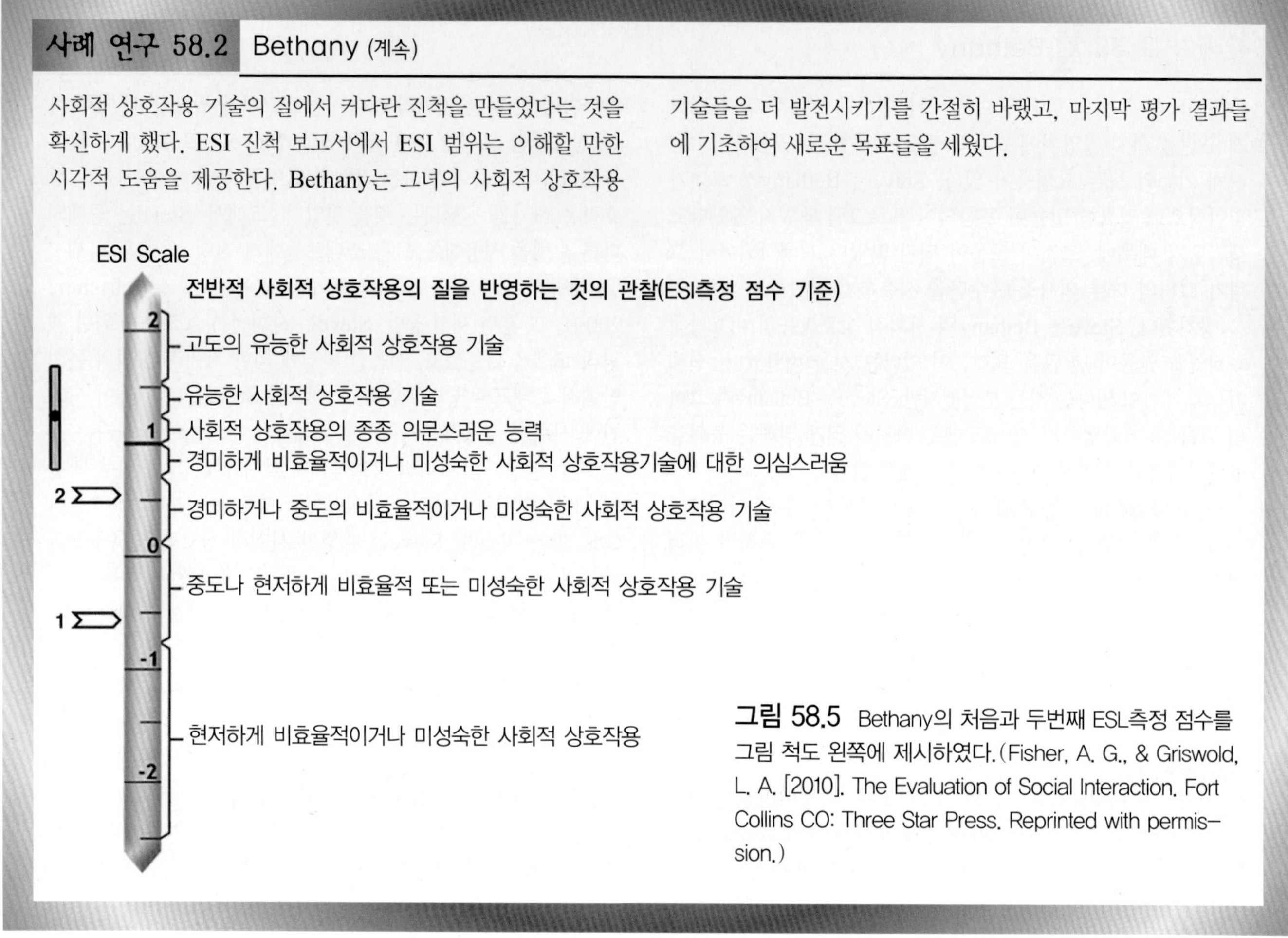

그림 58.5 Bethany의 처음과 두번째 ESL측정 점수를 그림 척도 왼쪽에 제시하였다.(Fisher, A. G., & Griswold, L. A. [2010]. The Evaluation of Social Interaction. Fort Collins CO: Three Star Press. Reprinted with permission.)

결론 Conclusion

사례 연구는 그녀가 다른 사람과의 상호작용에 대한 바람을 표현했을 때, 어떻게 작업치료사 그의 클라이언트에 귀를 기울여야 하는지를 분명히 보여준다. Doble, Bonnell, Magill-Evans가 보고한 것처럼, 실행의 모든 영역들에서 활동하는 작업치료사들은 그들의 클라이언트들이 그들의 사회적 상호작용을 향상시킬 욕구를 가지고 있다고 말한다. 사례 연구에서, Steve는 Bethany가 사회적 상호작용 기술들에 어려움을 가지고 있다고 결정했고, 기준화된 평가를 사용하여 그녀의 사회적 상호작용들 평가하였다. 그때 그는 중재를 이끄는 평가 결과들을 사용했다. 더 나아가, Steve는 다양한 중재 모델들과 개념적 모델을 기반으로 한 특정 방법들을 선택하여 Bethany와 함께 작업했다. 대단히 중요하게, Steve는 Bethany의 작업 참여를 돕기 위해 자연스런 상황에서 중재를 제공했다.

참고문헌 References

American Occupational Therapy Association.(2008). Occupational therapy practice framework: Domain and process, 2nd edition. *American Journal of Occupational Therapy*, *62*, 625–683.

Bellack, A. S., Brown, C. H., & Thomas-Lohrman, S.(2006). Psychometric characteristics of role-play assessments of social skill in schizophrenia. *Behavior Therapy*, *37*, 339–352.

Bonsaksen, T., Myraunet, I., Celo, C., Granå, K. E., & Ellingham, B.(2011). Experiences of occupational therapists and occupational therapy students in using the assessment of communication and interaction skills in mental health settings in Norway. *British Journal of Occupational Therapy*, *74*, 332–338.

Case-Smith, J.(2005). Contextual evaluation to support participation. In P. Kramer, J. Hinojosa, & P. Crist(Eds.), *Evaluation: Obtaining and interpreting data*(2nd ed., pp. 101–124). Bethesda, MD: American Occupational Therapy Association.

Coster, W. J.(2008). Embracing ambiguity: Facing the challenge of measurement [Eleanor Clarke Slagle Lecture]. *American Journal of Occupational Therapy*, *62*, 743–752.

Doble, S. E., Bonnell, J. E., & Magill-Evans, J.(1991). Evaluation of social skills: A survey of current practice. *Canadian Journal of Occupational Therapy*, *58*, 241–249.

Doble, S. E., & Magill-Evans, J.(1992). A model of social interaction to guide occupational therapy practice. *Canadian Journal of Occupational Therapy*, *59*, 141–150.

Elliott, S. N., Sheridan, S. M., & Gresham, F. M.(1989). Assessment and treating social skill deficits: A case study for the scientist-practitioner. *Journal of School Psychology*, *27*, 197–222.

Fisher, A. G.(1998). Uniting practice and theory in an occupational framework. 1998 Eleanor Clarke Slagle Lecture. *American Journal of Occupational Therapy*, *52*, 509–521.

Fisher, A. G.(2009). *Occupational therapy intervention process model: A model for planning and implementing top-down, client-centered, and occupation-based occupational therapy interventions*. Fort Collins, CO: Three Star Press.

Fisher, A. G., & Griswold, L. A.(2009). *The Evaluation of Social Interaction*. Fort Collins, CO: Three Star Press.

Fisher, A. G., & Griswold, L. A.(2010). *The Evaluation of Social Interaction*(2nd ed.). Fort Collins, CO: Three Star Press.

Forsyth, K., Lai, J., & Kielhofner, G.(1999). The Assessment of Communication and Interaction Skills(ACIS): Measurement properties. *British Journal of Occupational Therapy*, *62*, 69–79.

Forsyth, K., Salamy, M., Simon, S., & Kielhofner, G.(1998). *The Assessment of Communication and Interaction Skills(ACIS)*. Chicago, IL: Model of Human Occupation Clearinghouse, University of Illinois.

Gresham, F. M., & Elliott, S. N.(1990). *Social Skills Rating System*. Circle Pines, MN: American Guidance Service.

Griswold, L. A., & Townsend, S.(in press). Assessing the sensitivity of the evaluation of social interaction: Comparing social skills for children with and without disabilities. *American Journal of Occupational Therapy*.

Haglund, L., & Thorell, L.(2004). Clinical perspective on the Swedish version of The Assessment of Communication and Interaction Skills: Stability of assessments. *Scandinavian Journal of Caring Sciences*, *18*, 417–423.

Hartup, W. W.(1992). Having friends, making friends, and keeping friends: Relationships as educational contexts. ERIC Digest(ED345854), Champaign, IL: ERIC Clearinghouse on Elementary and Early Childhood Education.

Hsu, W., Pan, A., & Chen, T.(2008). A psychometric study of the Chinese version of the Assessment of Communication and Interaction Skills. *Occupational Therapy in Health Care*, *22*, 177–185.

Kurtz, M. M., & Mueser, K. T.(2008). A meta-analysis of controlled research on social skills training for schizophrenia. *Journal of Consulting and Clinical Psychology*, *76*, 491–504.

Law, M.(2002). Participation in the occupations of everyday life. *American Journal of Occupational Therapy*, *56*, 640–649.

Lord, C., Wagner, A., Rogers, S., Szatmari, P., Aman, M., Charman, T., . . . Yoder, P.(2005). Challenges in evaluating psychosocial interventions for autistic spectrum disorders. *Journal of Autism and Developmental Disorders*, *35*, 695–708.

Matson, J. L.(1995). *The Matson Evaluation of Social Skills for Individuals with Severe Retardation*(MESSIER). Baton Rouge, LA: Disability Consultants, LLC.

Matson, L., & Watkins, J.(2009). Psychometric testing methods for children's social skills. *Research in Developmental Disabilities*, *30*, 249–274.

McCabe, P. C., & Marshall, D. J.(2006). Measuring the social competence of preschool children with specific language impairment: Correspondence among informant ratings and behavioral observations. *Topics in Early Childhood Special Education*, *26*, 234–246.

McConnell, S. R.(2002). Interventions to facilitate social interaction for young children with autism: Review of available research and recommendations for educational intervention and future research. *Journal of Autism and Developmental Disorders*, *32*, 351–372.

McConnell, S. R., & Odom, S. L.(1999). A multimeasure performance-based assessment of social competence in young children with disabilities. *Topics in Early Childhood Special Education*, *19*, 67–74.

Odom, S., McConnell, S. R., McEvoy, M. A., Peterson, C., Ostrosky, M., Chandler, L. K., . . . Favazza, P. C.(1999). Relative effects of interventions supporting the social competence of young children with disabilities. *Topics in Early Childhood Education*, *19*, 75–91.

Reynolds, C. R. M., & Kamphaus, R. W.(1992). *Behavior assessment system for children*. Circle Pines, MN: American Guidance Service.

Sheridan, S. M., Hungelmann, A., & Maughan, D. P.(1999). A contextualized framework for social skills assessment, intervention, and generalization. *School Psychology Review*, *28*, 84–103.

Simmons, C. D., & Griswold, L. A.(2010). Using the evaluation of social interaction in a community-based program for persons with traumatic brain injury. *Scandinavian Journal of Occupational Therapy*, *17*, 49–56.

Simmons, C. D., Griswold, L. A., & Berg, B.(2010). Evaluation of social interaction during occupational engagement. *American Journal of Occupational Therapy*, *64*, 10–17.

Søndergaard, M. & Fisher, A. G.(2012). Sensitivity of the Evaluation of Social Interaction Measures Among People With and Without Neurologic or Psychiatric Disorders. *American Journal of Occupational Therapy*, *66*, 356–362.

Tsang, H., & Pearson, V.(2000). Reliability and validity of a simple measure for assessing the social skills of people with schizophrenia necessary for seeking and securing a job. *Canadian Journal of Occupational Therapy*, *67*, 250–259.

Wight, M., & Chapparo, C.(2008). Social competence and learning difficulties: Teacher perceptions. *Australian Occupational Therapy Journal*, *55*, 256–265.

실행 배경: 활동하는 치료사

The Practice Context: Therapists in Action

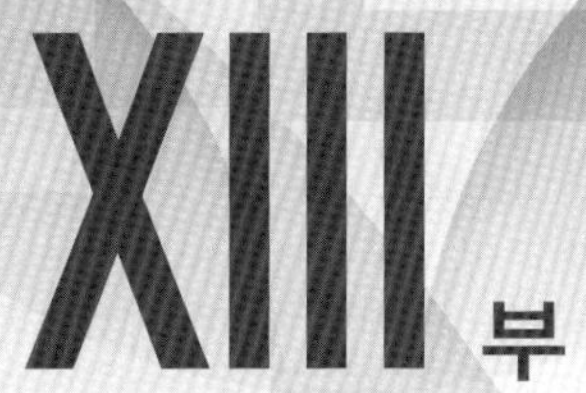

"진정한 전문가는 자신이 실행하는 것의 내막에 무엇이 있는지를 아는 사람이고, 이해하는 것뿐만 아니라 발전시키는 데 시간과 노력을 쏟고, 그것에 대해 공개적으로 이야기할 수 있는 사람이다."

— Della Fish & Colin Coles

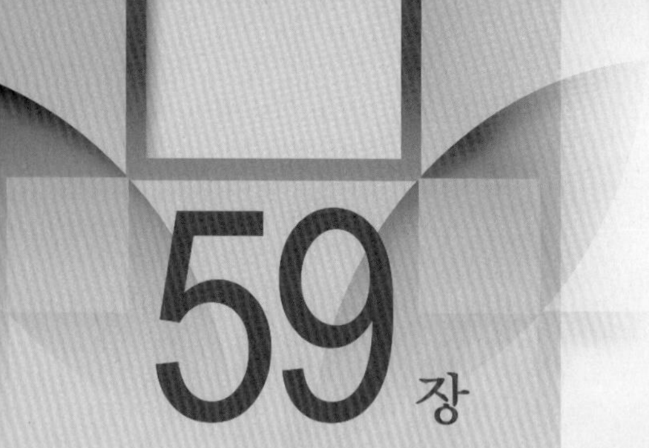

59장

치료의 연속

Continuum of Care

성윤정 옮김

개요

학습목표

이 장을 학습한 후, 다음의 내용을 할 수 있을 것이다:

1. 급성 치료, 입원환자, 외래환자, 그리고 지역사회 기반 환경에서의 작업치료사의 전형적인 역할을 기술한다.
2. 치료의 연속 전반에 걸친 전문적인 추론과정과 중재 계획이 미치는 영향을 안내하기 위한 공동목표 설정과정을 통해 클라이언트 중심 치료의 중요성을 평가한다.
3. 특정 치료에서 다루는 클라이언트 요소와 배경이 퇴원 권고와 처방에 어떻게 영향을 미치는지 파악한다.
4. 클라이언트의 서비스 자격 및 체류 기간에 영향을 미치는 미국 내의 중요 건강관리 시스템 규정을 안다.
5. 다양한 의료 서비스를 제공하는 사람들의 요구를 충족하기 위한 근래 실행 분야의 기회를 안다.

이 장에서는 미국 건강관리 시스템의 일부인 **치료의 연속**에 대한 개요를 설명한다. 특정 치료 사례는 관리 수준, 클라이언트의 개인적 요소, 그리고 작업수행에 따라 어떻게 각기 다른 서비스가 각 클라이언트의 요구와 목표를 충족시키는지 예로서 소개된다. 이 장의 마지막에 있는 표는 연속 치료의 각 수준을 한 눈에 이해하는데 도움이 되는 조직의 구조를 제공한다(**표 59.1** 참고). 이 단원은 최적의 기능과 참여를 지지하기 위한 작업치료사의 역할을 보다 포괄적으로 다루며, 이 장은 이 단원의 다음 장의 서문이다.

서론 Introduction

작업치료사는 인생 과정 전반에 걸쳐 아동 및 성인의 작업수행 요구와 관심을 다루는 다양한 서비스를 제공하는 시설에서 일한다(Roberts & Evenson,

2009). 개인이 작업치료 평가 및 중재를 찾는 이유는 보통 의학적, 외과적, 정신적, 또는 재활적 중재가 필요한 진단/상태 때문이다. 결과적으로 개인은 일상생활 습관과 활동수행 및 가정과 지역사회 내에서 사회적 역할 참여의 어려움을 경험한다(세계보건기구, World Health Organization [WHO], 2001).

작업치료과정의 일환으로 치료사는 중재 계획에 영향을 미칠 수 있는 목표를 확인하고 개인의 최적 기능, 회복, 및 원하는 결과를 지지하기 위한 추후 서비스 제공을 확인하기 위해 클라이언트와 그 보호자와 협력한다(23장, 24장, 그리고 33장 참고). 클라이언트의 목표뿐 아니라, 평가과정은 안정성, 클라이언트 요소, 작업수행, 사회적 지지, 그리고 환경적 배경을 다루는 이상적인 생물심리사회적 관점을 포함하고 있다. 그렇게 함으로써, 작업 영역, 일상생활활동(ADL), 수단적 일상생활활동(IADL), 교육, 일, 놀이 및 여가, 휴식 및 수면, 그리고 사회 참여에 대한 클라이언트 기능 분석은 치료 연속의 다양한 환경에서 평가된다(American Occupational Therapy Association [AOTA], 2008) (XI부 참고).

시설의 유형 Types of Facilities

병원은 작업치료사들이 가장 많이 고용되어 있는 시설로(AOTA, 2010), 미국 내에서 5,795개가 넘게 등록되어 있다(American Hospital Association [AHA], 2011a). 각 병원은 **급성치료, 장기 급성치료, 입원 재활**, 그리고 **외래 재활**을 포함하여 다양한 수준의 치료가 가능할 것이다. 학교와 **장기요양/노인전문 요양시설** 또한 상당한 취업 기회를 제공한다(AOTA, 2010). 행정상으로, 시설은 영리, 비영리, 또는 정부 운영이 될 수 있다. 병원기반 건강관리는 하루 24시간, 주 7일 내내 운영되는 노동 집약 산업으로 재정, 인력, 및 정보통신기술과 관련된 복잡한 문제에 직면한다(AH A, 2011b).

클라이언트의 상태가 의학적으로 안정되거나 입원 치료가 필요 없는 경우, 작업치료사는 외래환자/외래 진료 서비스, **지역사회 기관, 개인영업 기관**, 그리고 **조기 중재** 및 재택 건강관리 같은 재택 서비스에서도 독립적으로 일한다. 지역사회기반 환경은 보통 치료사가 가정이나 학교처럼 클라이언트의 자연스러운 환경에서 일할 수 있는 기회를 제공하고, 입원환자가 우선적으로 의료적 안정화에 초점을 맞추는 것에 비해 진정한 작업에 초점을 둔다.

클라이언트의 요구에 따라, 개인은 **응급**/급성 치료, 입원 및 외래 재활, 전문 요양 및 또는 연장 치료, **부분입원** 또는 **당일 프로그램**, 지역사회 기반 서비스, 재택 요양, 그리고 **호스피스**를 포괄하는 **치료의 연속**에서 각기 다른 유형의 작업치료 서비스를 받을 수 있다. 미래의 목표를 고려하여 클라이언트의 요구, 자원, 개인적 요소, 그리고 작업수행의 균형을 맞추는 데에는 최선으로 이용 가능한 근거를 사용하고 검토하는 것도 포함된다. 이 복잡한 의사 결정과정은 치료사가 전문적인 추론을 사용하여 치료의 연속에서 클라이언트의 진전을 촉진하고 지지하는 적절하고 의미 있는 권고를 하도록 요구한다(30장 참고). 개별적인 개인적 요소와 작업수행 수준은 배경 및 환경과 마찬가지로 치료 수준에서 궁극적으로 클라이언트가 주거 또는 가정환경에 갈 수 있는 최종 퇴원 처분 사이의 퇴원 선택에 크게 영향을 미친다. 각 클라이언트의 관리 범위는 작업치료 서비스를 받는 빈도 및 기간에 대한 클라이언트의 자격을 결정하기 위해 제정법과 자금/지불 한도가 결합된다(**표 59.1** 참고).

특정치료의 연속 Continuum of Care Vignettes

다음은 개인의 작업 프로파일, 수행, 요구, 그리고 목표와 관련하여 치료의 연속에 대한 전형적인 수준별 사례를 특정 질환 별로 보여준다.

신체 기능장애: 뇌졸중을 앓고 있는 성인

뇌졸중(중풍)에 대한 자세한 내용은 **부록 I, 일반적인 질환, 자료와 근거**를 참고하라.

Jack은 70세 중반의 남성으로 밤 10시에 실어증과 함께 오른쪽 편의 약화가 갑작스런 오른편의 약화가 나타났다. Jack의 아내는 인증 된 뇌졸중 센터가 있는 지역 병원으로 즉시 데려갔다. 증상이 나타난 지 한 시간 이내에 신경과 전문의에게 자문을 받은 응급실 의사와 초진 간호사에게 평가를 받았다. Jack은 전산화 단층 촬영(CT)을 찍었으며, 출혈과 왼쪽 중간 대뇌 동맥의 경색은 발견되지 않았다. 신경과 전문의는 조직플라스미노겐활성제(t-PA)를 결정했다. t-PA는 만약 적절한 시간 안에 제공한다면, 영구적인 장애 및 뇌졸중의 영향을 크게 줄일 수 있다. Jack과 그의 아내는 위험 요소와 이점에 대해 논의 후 동의했다. Jack은 신경 집중 치료실로 옮겨져 지속적으로 관찰 받았다.

신경 집중 치료실에 있는 동안 작업치료(OT)에 관해 상담을 받았다. 작업치료사는 작업 프로파일을 포함한 작업치료평가를 수행하고 병원 입원 전의 Jack의 활동적인 생활방식을 알아냈다. Jack은 아내와 함께 들어가는 입구에 계단 5개가 있는 단층집에서 거주하고 있다. Jack은 은퇴한 변호사이다. 그는 지역사회 내 동물 보호소에서 자원봉사를 하고 지역 내 법률 학교에서 객원 강의를 하는 활동적인 삶을 살고 있다. 아내와, 두 명의 자녀, 그리고 네 명의 손주에게 요리해 주는 것을 좋아한다. 거기다, 일주일에 적어도 두 번은 드라이브, 극장가기, 레스토랑에 가는 것을 즐긴다. Jack의 목표는 이전의 활동적인 생활 방식으로 다시 돌아갈 수 있는 것으로, 특히, 가족을 위해서 요리를 할 수 있는 것이다.

Jack의 과거력은 관상 동맥 질환, 골관절염, 경계성 신부전이다. 작업치료 평가 결과 오른쪽 편마비와 표현성 실어증으로 식사, 몸단장, 옷 입기, 목욕, 화장실, 그리고 이동에서 최대한의 도움이 필요한 일상활동에 제한이 있음이 나타났다. 거기다, 수단적 일상생활활동(IADL)을 수행하기 위해서는 다른 사람에게 의존해야 한다. 작업치료는 중환자실에서부터 시작해서 급성 뇌졸중 치료실까지 계속되었으며, Jack의 일상활동 참여와 기능적 이동에 중점을 두었다. 다음 관리 수준에서 지속적인 서비스를 평가를 위하여 입원환자 재활 코디네이터와 물리치료의학과 재활 의사의 판단 하에 Jack이 입원환자 재활을 위한 입원 기준을 충족시켰다고(**표 59.1** 참고). Jack의 뇌졸중 진단은 메디케어(Medicare)와 메디케이드(Medicaid) 서비스 센터에서 입원환자 재활을 위한 13가지 자격 진단에 포함된다. 또한, Jack은 물리치료(PT), OT, 언어 병리학(SLP)를 포함한 여러 치료 중재가 필요로 했다. 급성치료 입원기간 동안 Jack은 적극적으로 치료(PT, OT, 그리고 SLP)에 참여했고, 재활 의사의 감독 하에 집중 치료 프로그램 혜택을 보게 되었다. 급성기 병원에서 4일이 지난 후, Jack은 그의 아내와 함께 집에 돌아가기 위한 기능 회복에 초점을 맞추고 재활시설에 입원했다.

작업치료사는 기능적 독립 측정도구(Functional Independence Measure, FIM) (Hamilton, Granger, Sherwin, Zielezny, & Tashman, 1987)와 캐나다 작업수행평가(Canadian Occupational Performance Measure, COPM) (Law et al., 2005)를 포함한 시설 평가를 통해 Jack의 목표가 독립적으로 자기관리, 요리, 그리고 궁극적으로 지역사회 활동으로 돌아가는 것이라는 걸 알아냈다. 첫 주 이내에 학제간 팀은 Jack과 그의 와이프와 함께 팀 회의를 가졌다. 팀 회의에서 Jack의 기능적 상태, 장애, 그리고 목표에 대해 논의했다. 이 협력은 자기관리, 기능적 이동, 그리고 IADL에 대한 독립성을 높이는 Jack의 목표에 초점을 맞춘 학제간 치료 계획의 토대를 제공했다. Jack의 아내는 필요한 물리적인 돌봄을 제공할 수 없었다. 따라서 하루에 12시간 동안 개인 간병인을 고용했다. Jack은 입원기간 내내 상당한 개선을 보였고 최소한의 도움으로 일상활동을 수행하고 중간 정도의 도움을 받아 간단한 식사 준비를 할 수 있었다. 일반 식이를 할 수 있었다. 하지만 음식을 자르는 데 도움이 필요했다. 퇴원 계획에는 가정환경 평가, 내구성 있는 의료 장비 주문, 지역사회 자원과 지지 그룹 소개 제공이 포함된다. 퇴원 후, Jack은 집에 틀어박히지 않을 때까지 가정건강서비스를 이용하여 집에서 치료를 계속하려고 계획하고 있다. 최종적으로 운전을 다시 할 수 있는 것을 포함하여, 가정과 지역사회 복귀를 위한 독립성 향상이라는 그의 목표를 뒷받침하기 위해 외래환자 재활로 전환할 계획이다. **그림 59.1** 참고.

신체 기능장애: 엉덩관절 전치환술을 받은 성인

정형외과(관절 치환술)에 대한 자세한 내용은 **부록 I, 일반적인 질환, 자료와 근거**를 참고하라.

Marion은 90대 초반 동양인 노인 여성으로 심각한 골관절염이 있다. 입원하기 전, Marion은 오른쪽 엉덩이에 통증이 증가되어, 걷는 것을 포함하여 일상활동수행능력에 제한이 있었다. 그녀는 진통제와 물리치료를 포함한 보존적 치료에 실패했으며 인공고관절 전치환술을 받았다. 정형외과 의사는 수술 후 오른쪽 다리는 발가락 체중지지(Toe touch weight bearing)를 하라고 지시했다. Marion의 과거 병력은 고혈압 및 울혈성 심부전에 있어서 약물로 통제되었다. 입원하기 전에는 생활보조 지역사회에서 혼자 살았다. 그 지역사회 내에서 활동적이었고, 일상적인 사회 활동에 참여했다. Marion은 다 자라서 가정을 이루고 있는 아들 3명이 있고 근처에 살고 있지 않았다.

수술 하루 뒤, 급성기 치료 작업치료사와 상담을 했다. 작업 프로파일에 따르면 Marion의 목표는 최종적으로 생활보조 거주 지역사회로 돌아가는 것이다. 작업치료 평가 시, Marion은 워커를 이용한 기능적 이동과 일상생활 활동 시 하체 사용에 최대한의 도움을 필요로 했다. 수술 후 통증과 간헐적인 혼란 때문에 치료에 참여할 수 있는 능력에 제한적이었다. 매일 3시간의 집중 치료 프로그램이 아닌 전문적인 중재가 필요했기 때문에 지역의 전문요양시설에서 재활을 계속하기로 결정했다.

작업치료사는 Minimum Data Set(MDS, n.d.)와 캐나다 작업수행평가(COPM)(Law et al., 2005)를 포함한 시설의 초기 평가를 수행했다. COMP 결과 Marion의 바람은 독립적인 자기관리와 생활보조 지역사회로 돌아가는 것이었

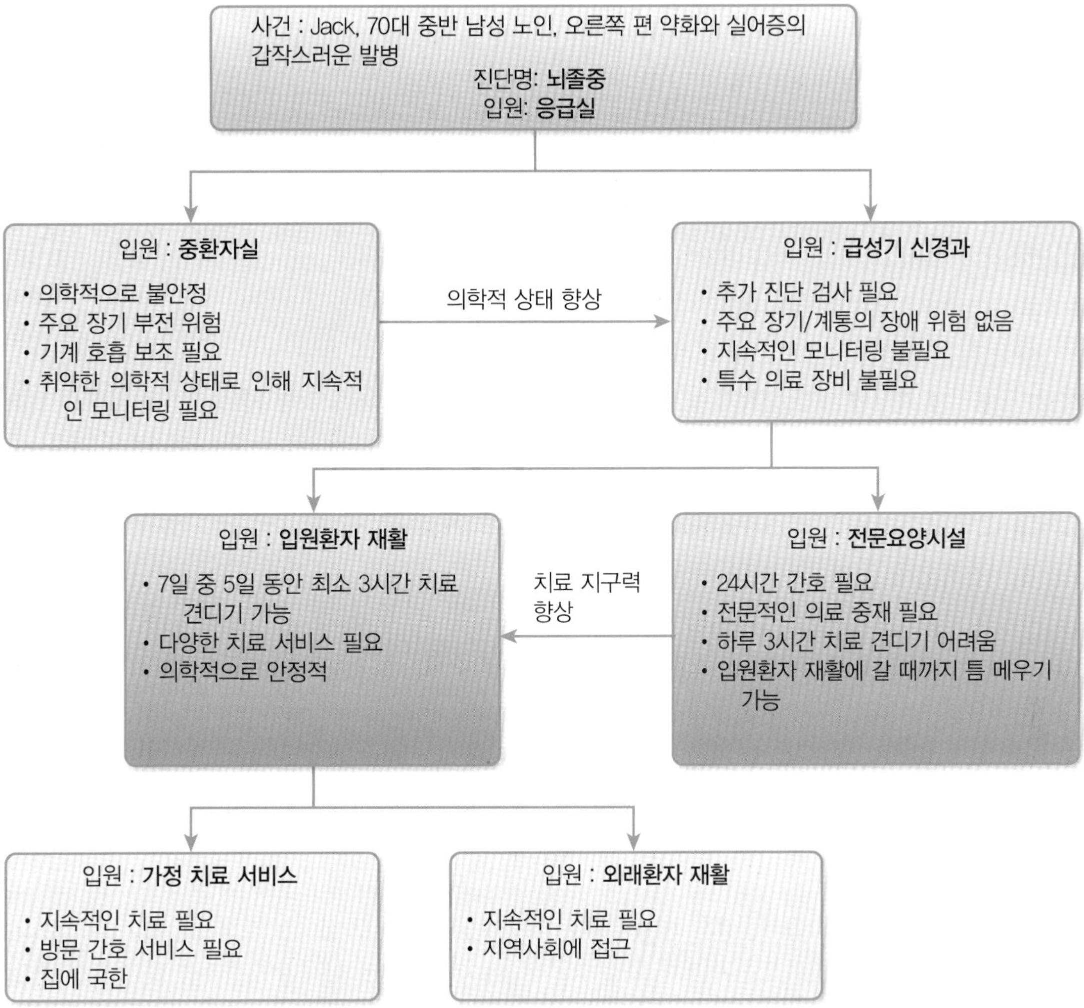

사건 : Jack, 70대 중반 남성 노인, 오른쪽 편 약화와 실어증의 갑작스러운 발병
진단명: **뇌졸중**
입원: **응급실**

→ 입원 : **중환자실**
- 의학적으로 불안정
- 주요 장기 부전 위험
- 기계 호흡 보조 필요
- 취약한 의학적 상태로 인해 지속적인 모니터링 필요

→ (의학적 상태 향상) 입원 : **급성기 신경과**
- 추가 진단 검사 필요
- 주요 장기/계통의 장애 위험 없음
- 지속적인 모니터링 불필요
- 특수 의료 장비 불필요

→ 입원 : **입원환자 재활**
- 7일 중 5일 동안 최소 3시간 치료 견디기 가능
- 다양한 치료 서비스 필요
- 의학적으로 안정적

→ 입원 : **전문요양시설**
- 24시간 간호 필요
- 전문적인 의료 중재 필요
- 하루 3시간 치료 견디기 어려움
- 입원환자 재활에 갈 때까지 틈 메우기 가능

(전문요양시설 → 입원환자 재활: 치료 지구력 향상)

→ 입원 : **가정 치료 서비스**
- 지속적인 치료 필요
- 방문 간호 서비스 필요
- 집에 국한

→ 입원 : **외래환자 재활**
- 지속적인 치료 필요
- 지역사회에 접근

그림 59.1 치료의 연속을 통한 전환 예시

다. 전문요양시설에서의 중재는 자기관리 및 기능적 이동의 재훈련에 중점을 맞췄다. Marion은 20일 이내에 앞바퀴가 달린 워커를 이용한 기능적 이동과 샤워실에 앉아서 입욕하는 것에 최소한의 도움을 제외한 독립적으로 자기관리를 하는 것이었다. 작업치료사는 고용된 개인 간병인에게 보호자 훈련을 제공하고, 목욕 시 사용할 적절한 장비를 주문하고, 회복을 돕기 위해 생활보조 지역사회에서 지속적인 치료를 받도록 준비했다.

정신 건강: 우울증과 불안을 가진 성인

기분장애(우울)에 대한 자세한 내용은 **부록 I, 일반적인 질환, 자료와 근거**를 참고하라.

Sarah는 30대 초반 백인 여성으로 대학 시절부터 경도우울과 불안의 병력을 경험했다. 초기에, 그녀의 증상은 학기말에 가장 두드러졌는데, 기말고사의 압박과 공부하느라 늦게까지 깨어있던 피로로 인해 불규칙한 수면 패턴이 나타났다. Sarah는 보통 사교상의 음주와 시험 후 학문적 책임을 해치운 것에 대한 축하를 위해 친구들과의 파티 그리고 폭음을 통해 증상을 관리했다. 몇 차례 시험에 앞서 계속적으로 집중하는데 어려움을 겪거나 공황 상태에 빠졌을 때, 대학에서 제공하는 행동 건강 상담 서비스를 찾아갔다. 아버지의 직업으로 인해 부모님은 유럽에 거주했고, 외동이었기 때문에, Sarah는 사회적 지지를 급우와 동료에게 많이 의존했다. 대학 졸업 후 얼마 지나지 않아 술을 마시고 춤을 추는 퇴근 후 사교모임에서 남편을 만났다.

Sarah는 남편을 만나고 1년 만에 결혼했고, 즉시 가족계획을 시작하려고 했다. 그러나 2년 간 임신을 하는데 어려움을 겪었고, 인생 환경의 통제력 부족에 대한 감정적 불안함과 좌절감에 씨름하면서 불임 치료를 찾았다. 불임 치료에 대한 스트레스와 산만함이 증가하면서, Sarah의 업무 수행에 영향을 미치기 시작했다. 결국, 회사가 인원 삭감할 때 정리해고 당했고, 사적으로도 공적으로도 갈수록 더 고통스러워하는 것을 알아냈고, 심한 좌절감을 느꼈다. 이후 그녀는 여러 차례 임신했으나 여러 번의 유산을 겪었다. 결과적으로 Sarah의 감정 상태는 악화되었고, 주요 우울증 치료를 위해 입원했다. 이 입원은 최소 2주 동안 거의 매일 다음의 증상을 경험하는 Sarah에 의해 촉발되었다: 종일 지속되는 슬픔 또는 공허(우울한 기분), 즐거웠던 활동에 대한 흥미나 즐거움의 상당한 감소, 상당한 체중 증가, 피로, 사고 감퇴 및 집중력 저하, 수면 항상, 죽음이나 자살에 대한 생각과 관련된 죄책감과 무가치한 느낌. 병원에서 며칠 있은 후, 항우울제를 처방받고 Sarah는 집으로 퇴원했다. 남편이 직장에 가 있는 동안 고립감을 느꼈고 낮 동안 술을 마시기 시작했으며, 남편이 집에 돌아왔을 때 여전히 잠옷을 입고 있거나 취해 있는 것을 발견했다. 그녀의 알코올 남용은 자신의 우울감과 불안감에 대처할 수 있는 능력을 손상시켰고, 기본적인 자기관리 및 가정관리 일상활동을 지속적으로 수행하는 능력에 영향을 주었다. Sarah의 심신 약화 증상에 실망했으며, 결혼 관계는 크게 어려워졌고, 그녀의 남편은 만약 Sarah가 상황을 바꾸려고 노력하지 않는다면 별거와 가능하다면 이혼을 요구하며 아파트에서 나갔다.

증상을 관리하는 데 어려움을 겪으며, 결혼 관계에 대한 이 변화가 만약 결혼 생활을 회복할 수 있는 어떠한 희망이라도 있다면 삶을 변화시킬 필요가 있다는 인식과 함께 자살에 대해 고민하는 계기가 되었다. 따라서 Sarah는 주요 우울증과 알코올 남용에 대한 **이중 진단**을 치료하기 위해 정신병원에 자발적으로 재입원했다. 이 입원은 고용주로부터 혜택을 얻은 남편의 개인 의료보험 적용을 받았고, 인지행동 치료 대체 전략에 초점을 맞춘 그룹 중재와 작업치료 평가 참여와 함께 투약의 적응에 대해 다뤘다(Ellis, 1992). (43장 그리고 45장 참고). Sarah의 목표는 효율적으로 증상 관리를 대처할 수 있는 것이다. 기본적인 자기관리, 가정 관리, 구직 기회 탐사에 생산적으로 참여하는 능력 재획득 그리고 결혼 관계를 위해 애쓰는 것이다. 일주일 뒤, Sarah는 병원에서 퇴원하여 목표 달성을 위한 지속적인 노력을 지지하는 구조화된 프로그램에 참여하기 위해 부분 입원 프로그램을 참고했다.

부분 입원 프로그램은 치료를 연장하고 병원 입원에서 전과될 수 있다. 이 수준의 관리는 의학적 안정에 초점을 맞춘 입원환자 관리에 비해 작업치료사가 수단적 일상생활활동, 일, 그리고 사회 참여를 위한 클라이언트의 목표를 지지할 수 있게 한다. Sarah는 결혼 관계의 회복과, 직장 복귀에 대한 전망을 탐색할 현실적인 기회를 갖기 위한 일과 재참여와 증상을 관리하는 대처 기술을 획득하고자 하는 동기 때문에, 이 유형의 프로그램에 참여자로 결정되었다. 처음에 Sarah는 주 5일 한 달 동안 프로그램에 참여했고, 지속적으로 치료하기 위해 주 3회로 변경됐다. 부분 입원 프로그램에 참여하지 않은 날은 지지 네트워크를 구축을 위한 지역사회 자원 탐색과 직장 환경으로의 전환, 고용되어 임금을 받는 자리를 얻겠다는 장기 목표를 위해 자원봉사를 시작할 수 있었다. 직업에 다시 들어가기 위해 필요한 직업 관련 기술 확인하는 것은 재활 프로그램과 자원 봉사의 중점이 되었다. 이 기술은 구직 활동을 시작하기 위해 업무 경험을 바탕으로 효율적인 동료 및 상사 관계를 육성하기 위한 의사소통 기술, 집중력을 유지, 문제 해결 능력 사용, 그리고 자신감과 자기 신뢰 재획득 연습을 포함한다.

소아: 외상성 뇌 손상, 정형외과적 골절, 그리고 절단된 아이

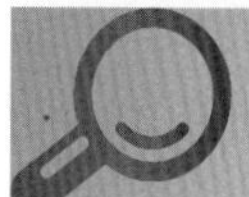

외상성 뇌 손상, 정형외과(골절), 그리고 절단에 대한 자세한 내용은 **부록 I, 일반적인 질환, 자료와 근거**를 참고하라.

Joshua는 6학년 아프리카계 미국인 남자로 축구 경기 후에 근처의 친구 집에서 자전거를 타고 집으로 오는 길에 트럭에 부딪히면서 심각한 으깸손상 및 다발성 골절과 함께 외상성 뇌 손상을 경험했다. Joshua는 축구 장비를 가져갈 때 자전거 헬멧을 함께 가져가는 것을 잊었기 때문에 자전거 헬멧을 쓰지 않았다. 사고 현장에서 의식을 잃었고, 응급 의료 관계자가 의료용 비행기를 통해 Joshua를 가까운 어린이 병원 응급 서비스로 이송했다. Joshua는 관혈적정복및내고정술(Open Reduction Internal Fixation, ORIF)로 왼쪽 위팔뼈 골절을 안정시키기 위해 광범위한 정형외과적 수술을 받았고, 으깸손상으로 발목과 발의 압박감이 심했기 때문에 오른쪽 하체를 무릎 밑으로 절단했다. 수술 후 혼수 상태였던 5일간 상태를 면밀히 모니터링하기 위해 병원의 소아과 집중치료실(PICU)에서 치료받았다. PICU에서 작업치료사는 초기 평가를 수행하여 Joshua가 혼수상태에서 벗어나기 전에 국부 자극에 반응하는 것을 발견했다. 의식의 첫 번째 신호에서, Joshua는 느릿느릿 움직였고, 피곤함을 호소했다. 지남력이 떨어져 있었고, 어디에 있는지 무슨 일이 있었는지 모르는 외상 후 기억상실의 일반적인 증상을 겪었다.

일주일 후, Joshua는 감정적으로 동요했고, 병원 침대에서 벗어나려고 시도하면서 반복적으로 소리쳤다. "아파... 집에 가고 싶어!" 며칠 후, Joshua의 혼란과 동요가 진정됐고,

모든 간호 및 치료 세션에 보다 협조적으로 참여하기 시작했다. 의학적으로 안정화는 PICU에서 병원의 소아과 병동으로, 그리고 최종적으로 입원환자 재활과로 전과할 수 있게 되었다. 재활과에서 작업치료사는 Joshua가 식사하기, 이빨 닦기, 상의 및 하의 입기 같은 기본적인 자기관리 참여를 위해 그의 어머니와 간호 직원과 협력하였다. 간호, 작업치료, 그리고 물리치료는 앉기 지구력 강화, 도움과 보조 도구를 사용하여 화장실 사용 및 목욕하기, 침대 들어가고 나가기 같은 기능적 이동을 도와주기 위해 공동 중재를 제공했다. Joshua는 한 장소에서 다른 장소로 이동하는 데 추가적인 시간과 노력, 단계별 구두 지시의 필요, 그리고 안전한 수행을 위해 중간 정도의 물리적인 도움에 충동적이고 초조해하는 경향이 있었다. Joshua는 휠체어 사용에 의존하며, 왼쪽 발로 체중을 지지하여 선 자세에서 축을 이용하여 회전하는 기능적인 이동(standing pivot functional transfer)을 연습했다. 치료의 일부는 Joshua와 그의 어머니에게 정형외과적 예방 조치 준수 및 낙상을 예방하기 위해 중요한 안전 예방책을 교육하는 것이 포함됐다. 입원환자 재활기간 동안 다루었던 또 다른 측면은 학교와의 조율이었다. 학제간 팀은 Joshua의 학교 기록을 구하여 재활 프로그램에서 학교로 최종 복귀를 위해 필요한 기술을 다룰 수 있었다. 이러한 기술에는 집중력 향상뿐 아니라 집행 기능 활동도 포함되었다. 2주간 입원환자 재활을 마친 후, 기본적인 자기관리와 기능적 이동(transfer) 시 어머니나 간호사로부터 최소한의 도움을 필요로 하는 진전을 보였으며, 집으로 퇴원했다. 왼쪽의 먼쪽 위팔뼈 ORIF는 여전히 회복 중이었고, 오른쪽 하지의 인공 보철 훈련을 할 때까지 기능적 이동을 위해 휠체어를 사용했다.

처음에 Joshua는 병원에서의 퇴원을 위해 재가 작업치료 및 물리치료를 받았다. 하지만 왼쪽 상지 ORIF가 완전히 치유되면서, Joshua는 그의 어머니가 그를 병원에 데려가서 주 3회 외래 작업치료 및 물리치료를 시작했다. Joshua의 목표는 "이전에 했던 것을 할 수 있는 것"에 초점을 맞추었고, 사고 후 무언가를 할 때 새로운 방법을 찾아야 할 필요가 있다는 것에 대한 수용을 돕기 위해 어머니와 건강관리팀의 지지가 필요했다. 왜냐하면 사고는 여름에 일어났고, Joshua는 엘리베이터가 없는 오래된 건물의 중학교, 환경적 장애와 더불어 개인의 수행을 시험하는 중학교로 돌아갈 것이다. Joshua의 어머니는 학교로 돌아가서 부상으로 인해 Joshua가 직면해야 하는 도전, 특히 책을 들고 교실로 이동할 때 새로운 의족과 목발(crutches)로 걸어야 하는 것에 좌절감을 느낄 것에 대해 굉장히 염려했다. 병원에서 받은 신경심리 검사 결과 Joshua의 성적이 나이에 비해 낮았음에도 불구하고, 외상성 뇌 손상으로 인한 인지력 결핍이 학교 복귀 후 학업 수행에 어느 정도 영향을 미칠지 알 수 없었다. 따라서 Joshua의 외래 재활 프로그램은 학교기반 작업치료로의 전환에 초점을 두었다(48장 참고). 학교기반 치료사(물리치료, 작업치료, 언어 병리, 그리고 신경심리)들은 가을에 학교로의 순조로운 전환을 위해 필요한 기술과 적응을 알아내기 위해 외래 재활 치료사들과 협력했다. 뇌 손상 이후 메모를 하고 시험을 치르기 위한 다른 전략과 조정된 체육 수업이 학교 시스템의 지속적인 치료 관점 중 하나일 것이다. 교육 환경에서 장애에 대처하고 적응하는 것은 개인 치료 및/또는 지원 그룹 참여를 통해 다루어야 할 또 다른 전환의 측면이다.

최신 실행 Emerging Practice

최신 실행은 일반적으로 전통적인 의료 및 보건 서비스를 뛰어 넘는 서비스 제공 모델과 배경의 확장으로 간주된다. 최신 실행에 대한 중요한 지침의 근거는 "서비스가 충분하지 못한 또는 받지 못한 클라이언트를 위한 작업치료 서비스 개발을 통해 개인, 그룹, 지역사회 간에 작업 참여의 성공적인 촉진"라고 밝혀졌다(Holmes & Scaffa, 2009, p. 196). 그러나 최신 실행의 공통적인 장벽은 만성 장애가 있는 성인과 아동, 노숙자, 그리고 노인이 포함되지만 이에 제한되지 않는 모든 연령대에 대한 제3자 환불제의 부족이다. 최신 작업치료 실행의 기회는 데이 프로그램, 과도기의 주택 및 고용 프로그램, 그리고 저시력 및 인체공학과 같은 전문 서비스를 통해 발전하고 있다.

실행의 최신 영역 작업치료의 기여에 대한 몇 가지 구체적인 예는 상담(73장 참고), 프로그램 개발, 건강 증진 교육, 그리고 보조금 지원 시범 프로젝트를 포함한다. 청소년이 21살 또는 22살이 되면 대부분은 더 이상 학교기반 특수 교육 서비스를 받을 수 없다. 이런 대상자의 경우, 부모나 보호자는 모든 시간을 보호자 역할을 해야 한다. **공동생활가정**(Group home)은 장애가 있는 청소년들에게 지역사회에서 부모/보호자와 함께 살도록 전환할 수 있는 거주 시설을 제공한다. **자립생활 센터**(Centers for independent living)는 독립적인 생활 능력을 향상하기 위한 소비자 서비스와 자원을 제공한다. 작업치료사는 공동생활가정 또는 자립생활 센터에 상담 서비스를 제공함으로써 이 대상자의 삶의 질에 영향을 줄 수 있다. 이러한 서비스는 활동 적응 및 환경 수정에 대한 권장 사항을 만들고 자기주장을 위한 클라이언트 훈련과 양질의 치료를 제공하기 위한 접근법으로 직원을 지원할 수 있다.

HIV/AIDS, 섬유근육통, 관절염, 만성피로증후군, 다발성 경화증 등과 같은 만성 질환이 있는 성인의 경우, 원하는 작업의 수행 시 종종 통증 및/또는 피로를 함께 느낀다. 이러한 대상자를 위해 작업치료사는 고객 서비스, 자원, 그리고 지원을 제공하는 전문적인 기관과 협력한다. 증상을 통제하고 대처하기 위한 전략의 개요인, 교육적 자기관리 프로그램의 개발과 일상생활의 단순화는 작업치료사의 특유의 관점에 의해 개선된다. 또한 작업치료사는 적극적인 생활습관과 운동을 위한 건강한 습관을 통한 건강 증진뿐 아니라 가정 안전 위험을 평가하고 주택 개조에 대한 지원을 제공하기 위해 위험요소가 있는 노인 인구를 대상으로 한 낙상 예방 프로그램 개발에 참여해 왔다. 다음은 저시력 영역에서의 작업치료-최신 실행 예를 설명한다.

고령자: 지역사회기반 저시력을 가진 성인

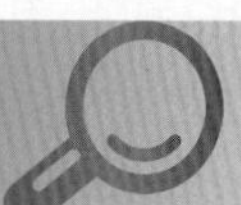

외상성 뇌 손상, 정형외과(골절), 그리고 절단에 대한 자세한 내용은 **부록 I, 일반적인 질환, 자료와 근거**를 참고하라.

Gonzales씨는 70대 후반의 스페인어를 사용하는 남성으로 40년 전에 아내와 형제와 함께 멕시코에서 미국으로 이민을 왔다. 그의 아내가 죽었을 때 지난 10년 동안 살아온 곳에서 노인을 위해 보조금으로 지은 주택으로 이주했다. Gonzales씨는 시각장애가 있는 당뇨병 병력이 있으며 그 결과로 녹내장을 앓고 있다. 아내가 죽은 뒤로 안과 검사를 받지 않았고, 정기적인 의료 관리를 찾지 않았다. 그는 이웃 사람들 중 일부가 교부금으로 지원되는 모바일 밴 서비스를 통해 무료 시력 검진을 이용하고 있음을 알고 있다. Gonzales씨는 이웃 사람들 중 일부에게 안경이 잘 작동하지 않는다고 말했고, 이웃 사람들은 시력 검사를 위한 모바일 밴을 권장했다.

Gonzales씨는 저시력 재활 전문 자격증을 받은 작업치료사에게 저시력 검사를 자발적으로 받았다. 치료사는 안과 전문의를 알아보고 추천하는 것 외에도 아파트를 방문하고 안전과 시각 개선을 위한 환경 적응에 도움을 준다. Gonzales씨가 동의하면 치료사는 위험요소를 확인하기 위해 가정 안전 평가를 실시하고, 부엌이나 화장실 천장에 조명을 설치하는 것 같은 환경 적응을 추천한다.

결론 Conclusion

오늘날의 건강관리는 끊임없이 변화하며 복잡하다. 작업치료사는 조직화된 치료 전환과 마찬가지로 치료의 연속 내에서 서비스를 받고 있는 곳을 기반으로 클라이언트에게 초점을 맞추어야 한다. 연속과 궁극적인 결과에서 클라이언트의 전환에 영향을 미치는 다른 요소는 클라이언트의 사회적 재정적 지원 시스템과 장애의 심각성이다. 연속 내에서 관리는 비공식 및/또는 공식적 팀워크가 필요하다. 작업치료사는 연속체 내의 다음 단계에서 필요한 전환 및 자원을 확인하기 위하여 클라이언트를 지지한다. 이 목표는 치료에서 클라이언트의 요구와 선호를 이해하고 제공되는 치료의 질을 향상시키기 위해 제공자와 협력하고 정보를 교환함으로써 성취할 수 있다. 작업치료사는 삶의 역할에 대한 참여와 만족과 관련하여 클라이언트의 우선순위를 염두에 두는 것이 중요하다. 급성기 치료에서 장기 치료로 전환하는 경우, 작업치료사의 역할은 클라이언트가 가정과 지역사회 환경에 성공적으로 재통합하도록 지지하는 것이다.

감사의 글 Acknowledgments

Mary Evenson은 이 장을 저술하는데 지지해 준 Boston 대학교 보건재활과학 대학의 Dean Gloria Waters 교수님과 작업치료학과과장 Wendy Coster 교수님께 감사 인사를 전한다.

표 59.1 실전 환경

환경	입원과 환경 요건	전형적인 환경	전형적인 서비스	작업치료 유형	작업치료 서비스 역할	제정법과 자금/납입
급성기/외과적 치료	• 내과적 또는 외과적 진단이나 중재 필요 • 입원실 입원, 직접 인원, 또는 다른 시설에서 이송	• 개인병원 • 지역병원 • 대학병원 • 재향군인병원 • 전문병원	• 외상 서비스 • 중환자실 • 모니터링실 • 의료 서비스 • 외과 서비스 • 연합 의료기관과 상담	• 직접 • 상담	• 외상 서비스와 중환자실을 위한 작업치료 역할은 직접치료나 자세, 범위, 스플린트, ADL을 포함한 상담 • 모니터링, 의료, 외과 서비스의 작업치료 역할은 직접치료 또는 안전 평가, 클라이언트 기능, 역할, 습관, 그리고 일상; 식사/연하장애, 몸단장, 옷 입기, 목욕하기, 화장실 사용 같은 기능적 생존기술 평가를 포함한 상담 • 연속성을 위한 치료 다음 단계에 대한 추천사항 • 퇴원 계획	• 선불제방식 • 개인보험 또는 자기부담 • 관리 의료(PPO 또는 HMO) • 보장금 • 산업재해보상 • 메디케어(노인 의료 보험 제도) • 메디케이드(저소득층 의료보장제도) • 자금 비공여
입원 환자 재활	• 병원, 요양원, 또는 가정에서 이송 • 클라이언트의 60%는 메디케어와 메디케이드 센터 13개 진단그룹의 진단 필요[a] • 7일 중 5일 최소 3시간의 집중 치료를 견딜 수 있어야 함 • 다양한 치료의 적극적이고 지속적인 중재 필수, 그 중 하나는 물리치료 또는 작업치료여야 함 • 집중치료 프로그램에 적극적인 참여 필수 • 입원 당시 안정적 • 재활 의사의 감독 필요, 일주일에 최소 3번 이상 대면 방문 • 치료는 입원 36시간 이내에 시작해야 함 • 1:1 치료 세션 제공, 그룹 치료는 보조로서 사용 • 재활 목표, 문제, 또는 퇴원에 대한 장벽에 관한 진전과 재활 목표 또는 치료 계획 변경사항 포함 • 재활의사가 감독하는 학제간의 주간 팀 회의	• 자치의 재활 센터 • 병원 내 병동 • 재향군인병원 재활 병동	• 재활 의사 • 재활 간호사 • 물리치료 • 작업치료 • 언어 병리 • 레크리에이션 치료 • 신경 심리 또는 심리 • 사회 복지 서비스 • 호흡 치료 • 식이 요법 • 약 • 상담에 의한 다른 서비스	• 직접	• 종합 평가 • 입원환자 재활 시설 – 환자 평가 도구(Inpatient Rehabilitation Facility–Patient Assessment Instrument, IRF–PAI)와 같은 기능적 결과에 대한 참여 • 자기관리기술 • 기능적 이동 • 기능적 의사소통 • 사회 인지 • IADL • 지역사회 재통합 • 퇴원 계획 • 연속성을 위한 치료 다음 단계에 대한 추천사항	• 선불제방식 • 개인보험 또는 자기부담 • 관리 의료(PPO 또는 HMO) • 보장금 • 산업재해보상 • 메디케어(노인의료 보험제도) • 메디케이드(저소득층 의료보장제도) • 자금 비공여

표 59.1 실전 환경 (계속)

환경	입원과 환경 요건	전형적인 환경	전형적인 서비스	작업치료 유형	작업치료 서비스 역할	제정법과 자금/납입
전문 요양/치료환경 이동	• 단기간 또는 장기간 24시간 간호 필요 • 다른 레벨의 관리와 격차 해소 • 급성기 병원에서 입원 • 정맥 주사, 상처 치료 같은 전문 중재 • 새로운 기능적 결손으로 인한 장애	• 병원 내 병동 • 자치의 요양원	• 의사 • 간호사 • 사회 복지 • 활동 치료 • 물리치료 • 작업치료 • 언어 병리 • 상담에 의한 다른 서비스	• 직접 • 상담	• 단기치료는 특정 빈도보다 집중적 • 상담에 의한 장기 치료 • 먹기/연하장애, 몸단장, 상의 및 하의 입기, 목욕하기, 그리고 화장실 사용하기와 같은 자기관리 기술 • 침대, 의자, 휠체어 이동; 화장실 그리고 욕조/샤워 이동; 운동 활동과 같은 ADL 시 이동 능력 • 자동차 이동, 가사활동, 외식, 애완동물 동보기 같은 IADL과 지역사회 능력	• 선불제방식 • 개인보험 또는 자기부담 • 관리 의료(PPO 또는 HMO) • 보장금 • 산업재해보상 • 메디케어(노인 의료 보험 제도) • 메디케이드(저소득층 의료 보장 • 자금비공여
외래환자 재활	• 활동과 역할 참여 능력을 방해하는 기능에 제한이 있는 내/외과적 진단 • 기관 또는 가정을 포함한 다양한 장소에서의 입원	• 자치의 재활 센터 일부 • 병원 내 • 재향군인병원 내 • 위성 진료소 (건강관리 기관과 제휴) • 개인, 개인 소유 진료소	• 의사 추천 • 자기부담 서비스에 대한 자기추천	• 직접	• 먹기/연하장애, 몸단장, 상의 및 하의 입기, 목욕하기, 그리고 화장실 사용하기와 같은 자기관리 기술 • 침대, 의자, 휠체어 이동; 화장실 그리고 욕조/샤워 이동; 운동 활동과 같은 ADL 시 이동 능력 • IADL 능력 • 학생, 근로자, 그리고 보호자 역할 같은 사회적 참여	• 선불제방식 • 개인보험 또는 자기부담 • 관리 의료(PPO 또는 HMO) • 보장금 • 산업재해보상 • 메디케어(노인 의료 보험 제도) • 메디케이드(저소득층 의료 보장 제도) • 자금 비공여
입원환자 정신과	• 단기간 또는 장기간 24시간 간호 필요 • 정신과적 진단 또는 중재 필요 • 응급실에서 입원 • 바로 입원 • 다른 시설에서 이송 • 안전을 위해 24시간 모니터링 필요 • 자신이나 다른 사람의 안전을 위해 (폐쇄) 병동을 필요로 하는 법의학적 사건의 경우와 같은 법정으로부터 명령	• 자치의 병원 • 개인 병원 • 병원 재 병동 • 주립 병원 • 재향군인병원	• 정신과학 • 심리학 • 간호 • 정신건강 사회사업가 • 사회 복지 • 작업치료 • 레크리에이션 치료 • 미술 치료 • 표현 또는 음악 치료 • 행동조절 • 상담에 의한 다른 서비스	• 직접 • 상담	• 클라이언트의 기능, 역할, 습관, 그리고 일상 평가 • 안전성 평가 • 연속성을 위한 치료 다음 단계에 대한 추천사항 • 퇴원 계획 • 개인 및/또는 그룹 치료 • 자기관리, 가정, 그리고 지역사회 기능과 같은 기능적 능력 • 행동 또는 치료계획 강화	• 개인보험 • 자기부담 • 메디케어(노인 의료 보험 제도) • 메디케이드(저소득층 의료 보장 제도) • SSI • 자금 비공여

부분 입원	• 일화 중심의 정신의학적 중재 필요 • 입원 환자에서 전과 또는 급성 정신 병원 입원의 대안 • 체계적인 프로그램	• 자치의 병원 • 개인 병원 • 병원 재 병동 • 주립 병원 • 재향군인병원	• 정신과학 • 심리학 • 간호 • 정신건강 사회사업가 • 사회 복지 • 작업치료 • 레크리에이션 치료	• 직접 • 상담	• 클라이언트의 기능, 역할, 습관, 그리고 일상 평가 • 가정, 지역사회, 그리고 직장의 생산적인 삶에 중점을 둔 자기관리 목표를 위한 치료의 연속 • 개인 및/또는 그룹 치료 • 연속성을 위한 치료 다음 단계에 대한 추천사항	• 개인보험 • 자기부담 • 메디케어(노인 의료 보험 제도) • 메디케이드(저소득층 의료 보장 제도) • SSI • 자금 비공여
장기 치료 (신체 및 정신 건강)	• 단기간 또는 장기간 24시간 간호 필요 • 기능적 회복이 불가능 할 때 • 가정에서 안전하게 있을 수 있는 자원 부족 • 병원, 요양원, 집에서 이송 • 입원과 집 사이의 간격 해소 대 영구적인 배치 필요성 결정	• 자치의 병원 • 개인 병원 • 주립 병원 • 재향군인병원 • 자치의 요양원 • 개인 요양원 • 먹기/연하장애, 몸단장, 그리고 목욕 같은 관찰 간호	• 의사/정신과 의사 • 간호 • 정신 건강 사회사업가 • ADL, 적응, 보호자 교육 시 안전, 평가, 자기관리 기술과 일상, 자세, 기능적 이동을 가리키는 치료 상담	• 직접 • 상담	• 개별 평가 및 중재 • ADL, 환경 적응, 그리고 행동 조절을 위한 프로그램 상담	• 메디케어(노인 의료 보험 제도) 파트 B • 메디케이드(저소득층 의료보장 제도) • 개인보험 또는 자기부담
호스피스	• 메디케어(노인 의료 보험 제도) 파트 A 자격 • 의사와 호스피스 의료 책임자가 말기 질환과 병이 일반적으로 진행됐을 때 삶이 6개월 미만인 것을 확인 • 말기 질환을 치료하는데 다른 메디케어 혜택 대신 호스피스를 선택한다는 서명서 • 메디케어에서 승인한 호스피스 프로그램 치료	• 단기 입원 치료 • 단기 위탁 간호 • 집	• 의사 • 간호 • 상담사 • 사회 복지 • 작업치료 • 물리치료 • 언어 병리 • 호스피스 보조사 • 주부 • 자원 봉사자 • 영양사 • 상실과 슬픔 상담	• 직접 • 상담	• 평가(생활 기술, 직업, 레저) • 가정 방문, 환경 변화 • 도움 및 적응 제공 • 도구사용 훈련 • 작업 단순화 • 에너지 보존, 시간 관리 • 그룹 활동 • 그룹 치료(접촉, 역할 놀이, 심리극) • 변화에 대한 교육(환자와 가족) • 휴식 및 스트레스 관리 • 치료적 활동(미술, 공예, 시, 음악) • 회상 치료	• 메디케어(노인 의료보험 제도)

표 59.1 실전 환경 (계속)

환경	입원과 환경 요건	전형적인 환경	전형적인 서비스	작업치료 유형	작업치료 서비스 역할	제정법과 자금/납입
학교	• IDEA의 유형 중 하나에 해당하는 장애 확인 • 모든 자격 및 서비스 결정은 학생의 개별 교육 프로그램에 의해 결정	• 공립학교 • 사립학교	• 작업치료 • 학교 교사	• 직접 • 상담 • 지지 서비스	• 휴식을 포함한 학교 활동에 완전히 참여할 수 있도록 학생의 교육 프로그램과 능력 지지 • 학생의 일간 일정과 자료 구성 • 학교 식당 이용 • 학교 시스템 전환을 계획할 때 독립적 생활과 지역 사회 참여를 포함하여 초점 확대	• IDEA • 개인 보험 • 메디케이드 • 낙제학생방지법
개인 영업	• 모든 연령대의 아동 • 일상 업무 수행 또는 원하는 활동 감소	• 개인 진료소	• 작업치료	• 직접 • 상담	• 학교에서 충족할 수 없는 아동의 요구를 해결 • 학교, ADL, 그리고 놀이에서 필요한 기초적인 능력을 제공하는 감각 처리, 운동 계획, 시지각과 같은 신체 기능에 초점	• 개인 보험 • 메디케이드 • 연방보조금 • 개인 부담
성인 주간 서비스 (사회, 의학, 치매)	• 참가자의 건강 상태와 삶의 질 향상을 위해 사회적/의학적 프로그램 제공 • 사회: 사회/레크리에이션 활동을 제공하는 주간 프로그램 • 의학: 요양원 입원을 예방하기 위해 충분한 지지를 제공하는 재활 및 의학 서비스 • 치매: 삶의 질을 향상시키는 인지 지원 프로그램에 중점을 두도록 고안된 프로그램	• 자치 • 다른 지역사회 프로그램과 노인 센터, 정신건강 센터, 재활 센터, 요양원, 또는 병원과 같이 보건 기관과 연합	• 성인 주간 서비스 직원 • 작업치료 • 물리치료 • 언어 병리	• 직접 • 상담	• 사회, 의학, 그리고 치매 프로그램을 위한 활동계획 수정 및 적용 지원 • ADL, IADL, 안전성, 인지 등 평가 • ADL, IADL, 안전성, 낙상 예방 등과 관련하여 직원 및 가족에게 교육 서비스	• 연방, 주, 자치, 도시, 소도시 예산 • 교회 또는 다른 자선 단체를 통한 기금 • 메디케이드 • 장기 요양 보험 정책 • 장학금 • 진료비 할인
생활 지원	• 독립적으로 살 수 없지만 요양원의 의료 서비스가 필요하지 않은 노인을 위한 거주 간호 • 자율성과 선택권을 향상시키는 지지적 치료 제공 • 치매, 신경학적 손상, 또는 다른 의학적 문제로 인해 ADL, IADL, 안전 등의 감독 및 지지 제공 • 사회적 업무와 참여를 도모하기 위한 활동 프로그램 제공	• 생활지원 시설	• 생활지원 직원 • 작업치료 • 물리치료 • 언어 병리	• 직접 • 상담	• 거주하는 사람들이 선택하는 작업에 참가하도록 하고 안전 및 독립성을 증진하기 위한 물리적/사회적 환경을 수정하도록 시설 직원을 지원하는 상담 • ADL 및 IADL 독립성 향상, 낙상 예방, 사회 활동 참여 증진을 위한 평가 및 중재를 포함한 직접 서비스 • 고령화, 작업, 건강 증진에 관련된 문제에 대한 교육 또는 직접 서비스	• 개인 부담 • 치매환자를 위한 메디케어 및 메디케이드 • 장기 요양 보험

지역사회 정신 건강 프로그램	• 일과 및 프로그램 소속감을 향상함으로써 정신건강 진단을 받은 사람이 지역사회에서 살 수 있도록 지속적인 지원과 체계 제공 • 참가자는 프로그램 관심사에 따라 오고 갈 수 있음	• 자치 • 지역사회 보건시설	• 지역사회 정신건강 프로그램 직원 • 작업치료 • 사회 복지 • 레크리에이션 치료 • 미술 치료 • 무용 동작 치료	• 직접 • 상담	• 대처 전략, 대인관계 기술, 시간관리 및 의사 결정을 포함한 직업, 자기관리, 여가 또는 수행기술 수립 또는 회복 • 참가자의 성공을 위한 과제적응과 사회적 환경에 대처하기 위한 참가자의 행동 및 능력을 지지하는 계획 수립	• 주 예산 • 메디케이드
장애인 공동생활 가정	• 24시간 거주 간호가 필요한 만성 정신병 또는 의학적 질병, 인지 장애, 또는 발달 장애가 있는 성인 • 사회 연결망 개발 촉진	• 집과 같은 환경에서 지원, 구조 및 안정성을 창출하도록 고안된 주거시설	• 장애인 공동생활 가정 직원 • 작업치료	• 직접 • 상담	• 행동관리 기법 • 가정에서 사회적 및 레크리에이션 프로그램 개발 • 수행 패턴을 수립하거나 환경 또는 활동 요구를 수정하여 ADL 및 IADL 독립성 촉진 • 능력 확인 평가 및 사회, 레크리에이션, 그리고 업무 관련 상해에 대한 행동 계획과 관여도 개발	• 주 예산 • 메디케이드
보호 작업장 및 직업 훈련	• 부품 조립, 포장, 분류 등과 같은 작업을 수행할 때 근로자 지원. 전형적인 업무 수행과 관련하여 수행에 따른 작업 결과물의 비율로 지급. • 근무시간과 근무시간 이후에 근로자에게 사회적 기회 제공 • 지역 사회에서 지지나 독립적인 취업으로 전환 지원 및 목표 설정	• 자치 시설	• 보호 작업장 및 직언 훈련 직원 • 작업치료	• 직접 • 상담	• 다양한 직업의 활동 요구 사항에 맞는 근로자 수행 기술 평가 • 보다 효율적인 수행을 위해 활동 요구 사항 또는 작업 환경 수정을 위한 상담 • 수행 패턴 및 새로운 수행 기술 확립 • 근로자가 습득한 수행 기술 유지	• 완료된 계약 회사로부터의 수익 • 주정부 자금 • 비영리 단체의 보조금

표 59.1 실전 환경 (계속)

환경	입원과 환경 요건	전형적인 환경	전형적인 서비스	작업치료 유형	작업치료 서비스 역할	제정법과 자금/납입
지원 고용	• 일을 원하지만 작업수행 시 지속적인 지원이 없는 전통적인 환경에서 충분한 수행이 불가능한 중증 만성 정신질환, 지적 장애, 학습 장애, 외상성 뇌 손상, 기타 중증 장애를 가진 사람에게 지원 고용 제공	• 지역사회의 작업 환경	• 지원 고양 직원 • 작업치료	• 직접 • 상담	• 근로자의 통합을 보장하고 작업장 환경 및 활동 요구에 대한 적응에 관한 교육을 제공하기 위해 사업장과 상담 • 근로자가 작업 현장에 적응하고 작업 기술을 습득하고 작업장의 다른 직원들과의 적절한 상호작용을 돕기 위한 직무 코치 역할 직접 서비스 • 예비 근로자를 잠재적 작업장에 매치시키기	• 주 정부 자금을 통한 직업 재활 • 민간 자금을 통한 직업 재활
• 직업 관련 프로그램	• 재활을 필요로 하는 장애를 가지고 있는 사람에게 새로운 직장 또는 직장에 복귀할 수 있도록 제공	• 자치 • 병원, 재활 센터, 또는 지역사회 프로그램과 같은 시설의 일부	• 고용 전문가 • 작업치료 • 물리치료 • 공인된 직업 평가	• 직접 • 상담	• 클라이언트가 직장으로 복귀할 수 있도록 재활 서비스 제공 • 업무 지구력 평가 • 주로 작업 시뮬레이션과 근로 환경, 업무 강도, 운동 프로그램과 같은 준비 방법과 목적 있는 활동을 사용함으로써 직업 관련 기술 개발 • 필요 시 현재의 기술에 더 잘 부합할 수 있는 작업 요구사항 수정	• 직업 재활 • 근로자 보상 • 소송으로 인한 소득 • 개인 보험

[a]은 (1)뇌졸중; (2)척수 손상; (3)선천적 기형; (4)절단; (5)주요 다발성 외상; (6)대퇴골 골절; (7)뇌 손상; (8)신경학적 질환; (9)화상; (10)활동성 다관절 류마티스 관절염, 건선성 관절염, 혈청 반응 음성의 관절염; (11) 관절염을 동반한 조직적인 혈관염; (12)중증 또는 후기 골관절염; 그리고 (13)다음 조건 중 하나가 충족된 무릎 또는 엉덩관절치환술: (a)환자는 IRF 입원 직전 양측 무릎 또는 양측 엉덩관절 치환술을 받은 경우 (b)IRF 입원했을 때 체질량 지수가 최소 50이상이 극도의 비만인 환자 (c)IRF 입원 당시 85세 이상인 경우

ADL, 일상생활동작; HMO, 종합건강관리기구; IADL, 수단적 일상생활동작; ICU, 중환자실; IRF, 입원환자 재활시설; PPO, 특약 의료기구; SSI, 생활보조금

Data from Medicare Benefit Policy Manual. (n.d.). Inpatient hospital stays for rehabilitation care, Chapter 1, Section 110.1 –110.5. Retrieved from http://www.cms.hhs/gov/manuals/downloads/bp102c13.pdf; Medicare Hospice Benefits. (n.d.). Retrieved from http://www.medicare.gov/Publications/Pubs/pdf/02154.pdf; Minimum Data Set. (n.d.). Retrieved from http://www.cms.gov/NursingHomeQualityInits/45_NHQIMDS30Training–Materials.asp#TopOfPage

참고문헌 References

American Hospital Association. (2011a). *AHA fast facts on US hospitals*. Retrieved from http://www.aha.org/aha/resource-center/Statistics-and-Studies/fast-facts.html

American Hospital Association. (2011b). *Reports and studies*. Retrieved from http://www.aha.org/research/rc/stat-studies/Studies.shtml

American Occupational Therapy Association. (2008). Occupational therapy practice framework: Domain and process, 2nd edition. *American Journal of Occupational Therapy*, *62*, 625–683.

American Occupational Therapy Association. (2010). *Occupational therapy compensation and workforce study*. Retrieved from http://www.nxtbook.com/nxtbooks/aota/2010salarysurvey/index.php#/0

Ellis, A. (1992). Group rational-emotive and cognitive-behavioral therapy. *International Journal of Group Psychotherapy*, *42*, 63–80.

Hamilton, B. B., Granger, C. V., Sherwin, F. S., Zielezny, M., & Tashman, J. S. (1987). A uniform national data system for medical rehabilitation. In M. J. Fuhrer (Ed.), *Rehabilitation outcomes: Analysis and measurement* (pp. 137–147). Baltimore, MD: Paul H. Brookes.

Holmes, W. M., & Scaffa, M. E. (2009). The nature of emerging practice in occupational therapy: A pilot study. *Occupational Therapy in Health Care*, *23*, 189–206.

Law, M., Baptiste, S., Carswell, A., McColl, M., Polatajko, H., & Pollock, N. (2005). *The Canadian Occupational Performance Measure,* (4th ed.). Ottawa, Canada: CAOT Publications ACE.

Medicare Benefit Policy Manual. (n.d.). Inpatient hospital stays for rehabilitation care, Chapter 1, Section 110.1–110.5. Retrieved from http://www.cms.hhs/gov/manuals/downloads/bp102c13.pdf

Medicare Hospice Benefits. (n.d.). Retrieved from http://www.medicare.gov/Publications/Pubs/pdf/02154.pdf

Minimum Data Set. (n.d.). Retrieved from http://www.cms.gov/NursingHomeQualityInits/45_NHQIMDS30TrainingMaterials.asp#TopOfPage

Roberts, P., & Evenson, M. E. (2009). Occupational therapy resource summaries: Practice settings. In E. B. Crepeau, E. S. Cohn, & B. A. B. Schell (Eds.), *Willard and Spackman's occupational therapy* (11th ed., pp. 1070–1083). Philadelphia, PA: Lippincott Williams & Wilkins.

World Health Organization. (2001). *International classification of functioning, disability, and health (ICF)*. Geneva, Switzerland: Author.

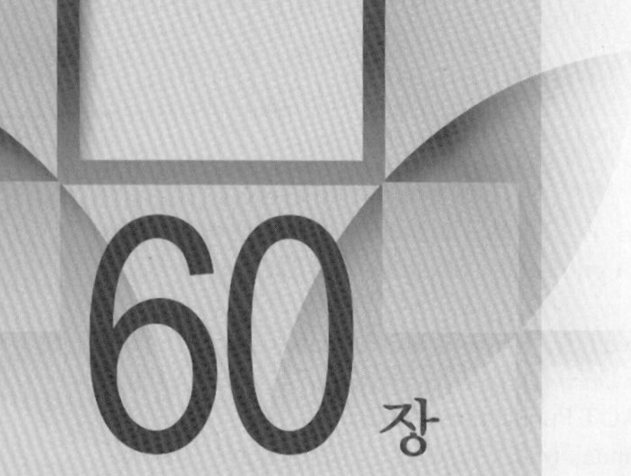

60 장

자폐스펙트럼 장애가 있는 사람을 위한 포괄적 중재프로그램 작업치료

Occupational Therapy in a Comprehensive Intervention Program for Individuals with Autism Spectrum Disorder

성윤정 옮김

개요

학습목표

이 장을 학습한 후, 다음의 내용을 할 수 있을 것이다:

1. 자폐스펙트럼 장애(Autism Spectrum Disorder, ASD) 가족과 같이 사는 사람들에 관련된 작업치료사 역할을 확인한다.
2. 평생 동안 ASD를 가지고 있는 사람을 위한 포괄적 중재프로그램 구성과 프로그램 안에서 작업치료의 공통적인 역할 이해한다.
3. 이 대상자에 위한 작업치료 평가 및 중재 구성에 대한 이해한다.

서론 Introduction

자폐는 제한적이고 반복적이며 행동, 흥미, 활동의 진부한 패턴과 함께 사회적 상호 작용 및 의사소통 기술의 질적인 결함이 특징적인 3세 이전에 발병하는 신경발달 장애이다. 정신장애 진단 및 통계 편람(Diagnostic and Statistical Manual of Mental Disorder 4판, DSM-IV-TR)에서 5가지 전반적 발달장애 중 하나로 확인되었다: 자폐증, 상세불명의 전반적 발달 장애(PDD-NOS), 아스퍼거 증후군, 소아기 붕괴성 장애, 레트 증후군(평생에 걸친 자폐증 증상 및 해당 작업치료 서비스 연속성에 대한 요약은 **표 60.1** 참고).

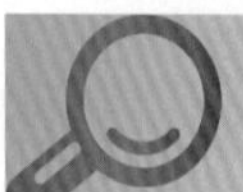

자폐증에 대한 자세한 내용은 **부록 I, 일반적인 질환, 자료와 근거**를 참고하라.

이 장에서는 사례 연구 접근법을 사용하여 자폐증을 가진 사람을 위한 포괄적 중재프로그램의 개요를 설명한다. 팀 접근이 강조되지만, 작업치료 중재는 포괄적 프로그램에서 주된 주안점이 될 것이다(저자의 묘사는 **Box 60.1** 참고).

표 60.1 자폐스펙트럼 장애 증상과 생애과정에서 서비스의 연속

연령	사회	의사소통	행동	서비스의 연속	역할과 목표	자금 지원
유아/유치원	• 눈 맞춤 사용 저하; 사람을 통해 보기 • 다른 사람에 대한 인지 감소 • 함께 주목하기 또는 즐거움 공유 부족 • 얼굴 표정 읽기 어려움 및 다른 사람의 감정에 둔감 • 다른 사람과 상호작용 및 시작에 제한 • 서툰 모방 • 상상 및 가상 놀이 부족	• 언어 지연 • 비언어적 의사소통 장애 (응시, 가리키기, 제스처) • 의사소통 시도는 항의와 요구할 때에만 국한 • 반향어 발화 • 언어의 퇴행 • 언어에 무반응	• 반복적인 관심사(장난감 줄 세우기, 영화의 특정 부분만 보기, 한 프로그램이나 한 캐릭터에만 관심) • 과제나 활동간 전환 시 어려움 • 운동의 정형화(손 또는 손가락 버릇, 발끝 걷기) • 감각 입력에 대한 비정상적 반응	진단 센터	• 여러 분야 또는 학제간 팀 기능 • ASD 또는 다른 발달 상태의 감별진단 돕기 • 적절한 중재 서비스에 대한 권고사항을 제공	• 개인보험 • 메디케이드(저소득층 의료 보장 제도) 프로그램 • IDEA 파트 C(EI)/B (학교)
				조기 중재 프로그램	• IFSP팀의 상담 또는 주요 서비스 제공자로서의 서비스 • IFSP 목표를 달성하기 위해 클라이언트의 자연 환경에 있는 가족 및 다른 사람과 협업	• IDEA 파트 C • 메디케이드 각축 자금
				유치원 프로그램	• 아동에게 직접 서비스 제공 또는 유지원 직원과 상담 • 관련 IEP 결과 촉진 • 학업 전과 ADL 작업에 기능적 제한을 초래하는 운동, 사회, 행동, 및/또는 감각처리 손상 해결	• IDEA 파트 B
				개인 진료소/영업	• 독립 또는 공동 치료 기능(예, 언어 치료사 또는 심리학자) • 놀이, 학업, 그리고 ADL 작업에 기능적 제한을 초래하는 운동, 사회, 행동, 및/또는 감각처리 손상 해결	• 메디케이드 프로그램 • 개인보험 • 자기부담/진료별 지불
학교	• 어른과 또래 모두와 관련해서 어려움 • 또래와 함께하는 협동놀이 참여 불능 • 교실의 규칙을 따르거나 이해하는 것 불가능 • 상호작용 시 사회적 규범에 대한 인식 감소(예, 접촉, 응시/눈 맞춤, 개인의 공간(personal space))	• 말하기의 비정상적 운율 • 지속적인 반향어 • 언어적 발달, 하지만 사회적 목적을 위한 사용에 제한 • 대명사 사용 오류	• 일상 기반 행동; 똑같은 것을 고집 • 인지적 유연성 및 환경 전반에 걸친 기술의 일반화에 대한 어려움 • 게슈탈트 보기 실패(예, 하나의 세부 사항에 과하게 집중)	학교 기반 관련 서비스	• 아동에게 직접적인 서비스 제공 및/또는 교육 직원과 상담 • IEP 결과 관련 촉진 • 학교와 ADL 작업에서 기능적 제한을 초래하는 운동, 사회, 행동 조절, 및/또는 감각처리 장애 대처	• 중재반응모델 (Response to Intervention)을 포함하는 IDEA 파트 B 프로그램 • 재활법 제504조
				개인 진료소/영업	• 동 치료(예, 언어치료사 또는 심리학자) 또는 중재 그룹의 독립적 기능 • 놀이, 학교, ADL, 또는 IADL 작업에서 기능적 제한을 초래하는 운동, 사회, 행동 및/또는 감각처리 장애 대처	• 메디케이드 프로그램 • 개인보험 • 자기부담/진료별 지불

표 60.1 자폐스펙트럼 장애 증상과 생애과정에서 서비스의 연속

연령	사회	의사소통	행동	서비스의 연속	역할과 목표	자금 지원
청소년에서 성년	• 서툰 사회적 판단 • 사회적 상황에서 불안감 • 상호작용 시 사회적 규범에 대한 인식의 지속적인 부족 • 그룹 규칙을 배우는 데 어려움 • 성인과는 비교적 쉽지만 또래와의 관계 유지 및 형성은 어려움	• 운율 이상이 지속 • 실용적(사회적 사용) 언어 결손 • 언어의 사실에 의거한 해석과 풍자 또는 비유에 대한 이해 부족 • 언어와 비언어 (예, 눈 맞춤, 신체 접근)의 조정이 어려움	• 동시 처리 감소로 이어지는 실행기능 결함 • 몇몇은 특별한 관심의 개선 및 별개의 특별한 관심을 개발 • 일상 기반 행동; 똑같은 것을 고집 • 동시 처리 감소로 이어지는 실행기능 결함 • 몇몇은 특별한 관심의 개선 및 별개의 특별한 관심을 개발 • 일상 기반 행동; 똑같은 것을 고집	학교 기반 관련 서비스	• 아동에게 직접적인 서비스 제공 및/또는 교육 직원과 상담 • IEP 결과 관련 촉진 • 학교와 ADL 작업에서 기능적 제한을 초래하는 운동, 사회, 행동 조절, 및/또는 감각처리 장애 대처	• 중재반응모델을 포함하는 IDEA 파트 B 프로그램 • 재활법 제504조
				운동 재활	• 운전 프로그램 내의 독립적 또는 팀으로서 기능 • 안전한 운전을 위해 필요한 신체, 시각, 및 행동/정신 능력 평가 • 안전한 운동을 위한 중재프로그램 개발 및 시행 • 안전한 운전을 용이하게 하기 위해 보조 도구 사용의 획득 및 훈련, 조언	• 개인보험 • 자기부담/진료별 지불
				전환 서비스	• 전환 계획 팀(Transitional Planning Team)에 참여하여 긍정적인 전환을 지원하고 기능적 독립 및 지역사회 통합(예, 취업, 독립적 생활, 연장 교육, 성인 서비스)을 촉진 • 계획된 전환을 위해 신체, 인지, 의사소통, 사회, 정서, 그리고 행동 능력 평가; 이 과정의 일부로 자원을 확인 • 자기주장을 촉진하는 중재프로그램 개발 및 시행, 계획된 전환 환경의 참여에 미치는 영향 고심	• 중재반응모델을 포함하는 IDEA 파트 B 프로그램 • 재활법 제504조 • 지역사회기반 업무 전환 프로그램 • 지역사회 생활 및 기타 포기 프로그램 지원 • 교육청 RSA 프로그램 • 국가 직업재활 프로그램
				(지원) 고용	• 클라이언트 또는 고용주와 독립적 기능, 직업 재활 프로그램의 일환으로 상담 • 직업 관련 참여를 위해 신체, 인지, 의사소통, 사회, 정서, 그리고 행동 능력 평가; 직업적 관심과 적성 재검토 포함할 수 있음	

(지원) 고용	• 고용을 지원하는 맥락적 요소가 포함된 직업 분석 • 생산적인 작업에 참여하고 관리하는 클라이언트의 능력 향상을 위한 중재 서비스를 제공하고 안전한 작업 실행 준수 및 업무 관련 상해를 예방	• 메디케이드 • 가정 및 지역시간 서비스 프로그램 • 지역사회 생활 및 기타 포기 프로그램 지원 • 교육청 RSA 프로그램
장애인 공동 생활가정	• ADL, IADL, 및/또는 직업적 작업의 기능 제한을 위해 거주 직원과 상담 또는 직접적 중재 제공	• 메디케이드 프로그램 • 개인보험 • 자기부담/진료별 지불
대학 교육	• 사회 및 지역사회 참여, 일상생활활동, 독립, 또는 업무 작업을 지원하기 위해 클라이언트와 상담 또는 직접적 중재 제공	• 지역사회 생활 및 기타 포기 프로그램 지원 • 교육청 RSA 프로그램 • 국가 직업 재활 프로그램
성인 보호소	• ADL, IADL, 직업 및/또는 여가 작업의 기능 제한을 위한 거주 직원과 상담 또는 직접적 중재 제공	• 메디케이드 프로그램 • 개인보험 • 자기부담/진료별 지불

ADL, 일상생활동작; EI, 조기 중재; IADL, 수단적 일상생활동작; IDEA, 장애인교육법(Individuals with Disabilities Education Act); IEP, 개별 교육 프로그램, IFSP, 개별화 가족 서비스 계획(Individual Family Service Plan); RSA, 재활 서비스 관리(Rehabilitation Service Administration)

BOX 60.1 치료사 묘사 - 저자의 지도 원칙

상수... 가족... 맥락... 참여... 단어에는 여러 의미가 있다. 이러한 의미 중 상당수는 자폐스펙트럼을 가진 사람의 중재를 지도하는데 매우 적절하고 핵심적이다. 이 장에서 요약하는 것처럼, 자폐스펙트럼 장애(ASD)를 가진 사람들을 위한 근거 기반 중재에 관한 공통된 주제가 있다. 이 주제는 개별화되고 구조화되었으며 일관된 중재 개발과 관련이 있다; 집중적인 일정을 통해 제공; 활동과 작업에서 사회적 참여를 촉진. 이 모든 것들의 상수는 "가족"이다. 중재자로서 나는 개별적인 일, 주, 월, 그리고 년의 단지 작은 조각이다. 작업 참여를 촉진하는 맥락과 클라이언트를 표한하기 위해 넓은 의미로 사용 된 가족은 ASD를 가지고 있는 사람에게서 나타나는 행동 증상과 사회적 의사소통과 관련된 일상의 투쟁을 일관된 기준 하에 표현한다. 따라서 가족은 ASD가 있는 사람에게 서비스 제공, 작업 프로필에서 평가, 중재 계획 및 실행, 결과 검토, 그리고 퇴원에 이르기까지 모든 측면에서 필수적인 적극적 참여자이다. 그들은 치료라는 열차를 운전하고 열차가 어느 선로에 머물지를 결정한다! 가족의 꿈, 목표, 우선순위, 그리고 우려는 중재 계획을 안내한다. 중재의 맥락(예, 가정, 학교, 직장)은 서비스의 연속성에서 제기되는 것이 종종 구체화되지만, 가족은 종종 참여를 증진시키기 위해 실행해야 할 집중적인 일정을 촉진하기 위해 이러한 맥락에서 중재를 수행하는 역할을 수행한다.

또한 모든 중재와 중재의 실행의 기본은 참여의 개념이다. 적극적인 참여 구조의 핵심 구성 요소는 활동이나 사람에 대한 주의력을 유지하는 능력이다(de Kruif & McWillam, 1999; McWilliam & Bailey, 1992). 참여는 아동의 숙달 동기 및 목표 지향적 행동 확대같이 학습 시 중요한 행동을 포착하기 위한 활동에서 아동이 소비하는 시간의 측정을 넘어서는 것이다(de Kruif & McWillam, 1999). 적극적인 참여는 내부 아동 요소(기질 또는 진단), 관찰 가능한 아동 행동(놀이 능력 수준), 그리고 환경적 요소(교실 활동의 유형)과 관련이 있는 것으로 나타나는 안정적인 구조이다(de Kruif & Mc-William, 1999; McWilliam & Bailey, 1992; McWilliam, Trivette, & Dunst, 1985). ASD의 핵심적인 사회성, 의사소통, 그리고 놀이 장애의 정도 및 참여에 미치는 영향을 고려할 때, 모든 중재는 개인의 참여를 촉진하기 위해 개발된다. 이것은 ASD를 가진 사람들과 함께 일하는 것을 매우 도전적으로 느끼게 함과 동시에 보람을 느끼게 한다. 사회적, 작업, 그리고 활동에서 참여를 촉진하는 이러한 동기를 찾는 것은 각 클라이언트를 아주 특별하게 만들고 나를 상쾌하게 해준다. 어떤 사람들은 반복적인 행동이라고 보지만, 나는 클라이언트가 주는 선물이라고 생각한다. 이러한 선물은 종종 작업 프로파일 및/또는 평가 중에 "풀리게"되며, 동기 부여와 참가를 향상시키기 위해 중재를 통해 어느 정도 포함된다.

맥락에서의 참여를 향상시키기 위해 보호자와 협력하는 나의 지도 원칙을 효과적으로 따른다면, 결과는 자연스럽게 증가된다. 클라이언트는 보다 사회적으로 상호 작용하며 작업에 참여하는 일상적 맥락에 대한 요구를 충족할 수 있다. 이러한 변화는 클라이언트, 보호자, 그리고 다른 사람들이 자신의 환경에서 하루 일과를 용이하게 한다. 그리고 한 때 참여에 장애가 있었지만, 이제는 또 다른 선물을 가지고 있다.

포괄적 중재프로그램 구성

Comprehensive Intervention Program Components

자폐 아동을 위한 중재에 관한 연구가 함께 검토될 때, 중재의 특정한 특징은 긍정적인 결과와 일관되게 연결된다. 자폐스펙트럼 장애(ASD)를 가진 사람들을 위한 중재프로그램에 대한 비판적 고찰은 자폐 아동을 위한 포괄적이고 효과적인 중재프로그램의 중심적인 측면과 공통 주제를 확인한다(Horner et al., 2002; Mastergeorge, Rogers, Corbett & Solomon, 2003; Myers, & Johnson, 2007; National Research Council, 2001; Reichow & Volkmar, 2010; Simpson, 2005; Tomchek & Case-Smith, 2009). 연구 증거에서 나타나는 중요한 원칙과 주제는 다음과 같다:

효과적인 중재프로그램은 행동에 대한 환경의 영향 및 행동의 생리학적 기반의 기능적 평가를 포함한 개별 분석을 통해 개발된다.

- 아동의 가족은 중재프로그램의 중심이며 서비스에는 가적 지원 및 교육이 포함되어야 한다.
- 중재 서비스는 모든 핵심 기능(예, 기능적 의사소통, 사회성 기술, 인지 발달 및 적응행동)을 다루며 집중적이고 구조적이고 포괄적이어야 한다.
- 아동의 활동적인 참여를 촉진하는 것은 모든 중재의 필수적인 우선 사항이다.

이러한 증거기반 주제는 ASD를 가진 클라이언트를 위한 개별화된 중재 계획 개발을 이끈다. 여기에 제시된 사례는 여러 가지 맥락에서 다양한 중재 방법을 포함하는 포괄적인 학제간 프로그램 내에서 이러한 원칙을 적용할 것이다.

협동 중재

의사소통과 감각 운동 발달에 둘 다 장애가 있는 경우, 언어 병리학자와 작업치료사의 중재가 종종 필요하다. 이 중재는 협동면에서 가장 유익할 수 있다(Geis & Tomchek, 2000). 협동 중재 세션에서, 작업치료 종사자는 양측의 운동

표 60.2 협동 중재 중 사회적 의사소통을 촉진하기 위한 원칙과 전략

원칙	전략
아동이 의사소통을 이해하도록 돕기	• 아동이 의사소통을 이해하기 위해서는 인과관계를 이해해야 한다. • 자폐아동은 계속 변하는 음향 신호보다 정적이거나 반복적인 시각 정보를 더 잘 처리할 수 있다. 따라서 시각적인 지지체를 사용하는 것은 상대적인 강점의 영역을 기반으로 한다. 시각적인 지지체는 아동에게 환경에 대한 정보를 제공하고, 아동이 다른 사람에게 정보를 제공하는데 사용할 수 있는 물체, 선 그림 또는 사진이 될 수 있다.
아동에게 이야기 할 무언가를 제공	그들에게 미치는 영향이나 관심사에 대해 더욱 주의를 기울이고 소통을 하는 것은 놀라운 일이 아니다. 우리가 다루는 아동들과 이와 다르지 않다. 그러므로, • 대화 주제를 만드는 활동에 동기 부여 소재와 테마를 포함시킨다. 예를 들어, 스쿠터보드 활동 중 경사로를 내려가는 것은 토마스와 친구들(Thomas the Tank Engine)을 타는 것으로 바뀐다. • 또한 활동에 대한 언어 개념과 어휘를 확립한다.
아동에게 의사소통의 의미를 제공	우리가 초기에 보는 많은 아동이 기능적인 의사소통적 발화와 제스처가 없거나 제한이 있었기 때문에, 다른 사람과 적절하고 효과적으로 의사소통하는 능력에 크게 손상이 있었다. 그러므로, • 아동에게 의사소통의 기전을 제공하기 위해 보완적 또는 대체적 의사소통 형식을 제공한다. • 널리 사용되는 그림 의사소통 시스템 중 하나는 그림교환 의사소통 체계(Picture Exchange Communicatio System, PECS)이다(Frost & Bondy, 1994). • 그림 의사소통 시스템뿐 아니라 수화와 서면 단어 사용도 효과적일 수 있다. • 기존의 의사소통적 제스처의 이해와 사용도 알려준다.
• 아동에게 의사소통의 이유 제공	아동의 의사소통 기능을 확대하여 물건과 행동을 요구하거나 이의를 제기한다. 이러한 기능은 사회적 상호작용(예, 인사 및 통화) 또는 공동 관심(예, 의견 말하기와 요구하기 또는 정보 제공하기)과는 대조적으로 다른 사람의 행동을 규제한다. 다음을 통해 장려한다: • 아동에게 선택권을 제공한다. 자폐아동의 감각 요구는 한 순간에서 다음 순간까지 상당히 다양할 수 있다. 따라서 활동의 선택은 다양한 감각 요구를 해결하기 위해 그림 선택 보드를 통해 아동에게 사용할 수 있다. 선택 보드는 아동이 감각 요구를 충족하기 위해 원하는 활동을 시작하는 구조를 제공한다. • 정해진 일과를 위반하여 아동이 의사소통하도록 유도한다. • 사회적 상호작용을 위한 기회를 제공한다. 이러한 사회적 상호작용과 의사소통의 공동관심 기능은 도전적인 과제다. 인사, 통화, 사회적 일과 요구, 의견 제시, 정보 요구, 그리고 정보 제공은 이러한 기능의 예시이다.

통합을 향상시키고, 기능적인 활동 시 소근육 운동의 적용을 촉진시키며, 적절한 감각처리 및 반응을 증진시키기 위해 체계적인 활동을 제공한다. 이러한 치료 활동을 할 때, 언어 병리학자는 의사소통 기술 및 놀이 상호작용의 개발을 용이하게 한다. 이러한 중재 활동과 세션은 플로어타임(Floor-time) (Greenspan & Wieder, 2006)과 사회적 의사소통, 감정규제, 전환적 지원(Social Communication/Emotional Regulation/Transactional Support, SCRETS)(Prizant, Wetherby, Rubin, Laurent & Rydell, 2006) 접근법의 원칙에 기초한다.

말하기 능력과 언어를 둘 다 사용하는 능력은 중추 신경계(CNS) 구성인 감각 입력에 달려있다고 예측되어왔다(Windeck & Laurel, 1989). 시각, 촉각, 그리고 전정자극 입력을 사용하면 아동이 의사 교환에 집중하고 참여할 수 있도록 도와준다. 또한 감각 통합의 운동 계획 측면은 유창한 말하기와 비언어적 의사소통 기능(예, 제스처, 시선 응시 조절)에 중요하다. 따라서 언어 병리학자와 협업하여 감각 통합 치료의 원칙을 사용하여 대근육 및 소근육 운동 능력을 최대한 활용하고 움직임에 목적과 의미를 부여한다(56장 참고). 협동 중재 중 사회적 의사소통을 촉진하기 위한 원칙과 전략은 **표 60.2**에 요약되어 있다(58장 참고).

행동 조절/가족 상담 중재

여러 중재는 종종 ASD가 있는 아동의 문제 행동을 대상으로 하는데 사용된다. 집중적인 행동, 긍정적인 행동 지원 및 행동 조절 상담 중재가 이곳에서 간단히 강조될 것이다.

집중적인 행동

비연속 시행 훈련으로 적용되는 행동 분석에 사용하는 행동 개입은 종종 ASD가 있는 아동을 위한 중재프로그램에 사용된다. 작업치료사는 집중적인 행동 개입과 행동 프로그램을 지도하는 행동치료사 및 심리학자에게 상담을 받는 아동에게 종종 중재를 제공한다. 집중적인 행동 개입은 주로 일주일에 30~40시간 동안 가정에서 제공된다. 비연속 시행 프로

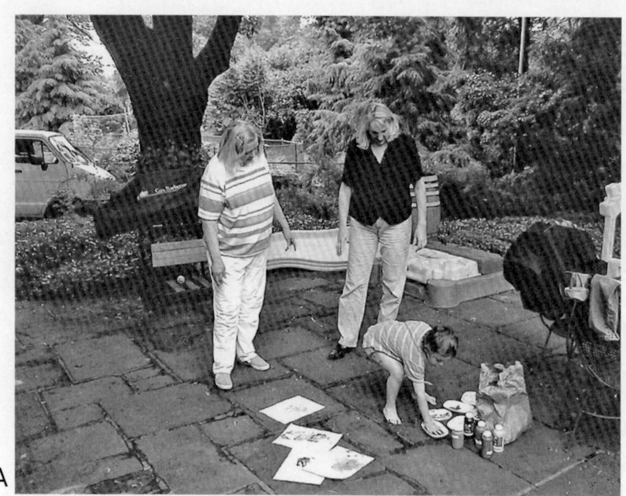

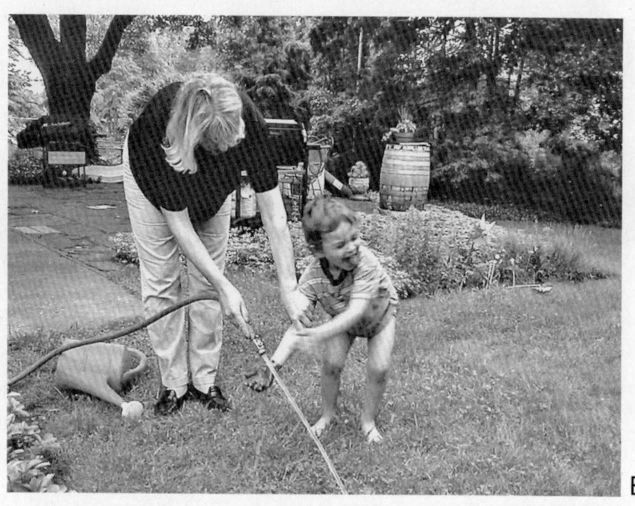

그림 60.1 A. 아스퍼거 증후군인 3세 남아 Will이 엄마와 할머니의 감독 하에 핑거페인팅(fingerpainting)을 한다. Will의 작업치료사는 Will의 감각 문제를 해결하고 손 기능 개선을 위한 활동으로 핑거페인팅을 추천하였다. B. Will은 여전히 정리에 도움이 필요하다!

그램은 일반적으로 훈련과 면밀히 감독받은 4~6명의 전문직 보조원(주로 학생)이 시행한다. 일부 프로그램에서는 보호자와 친척이 훈련에 참여한다. 이 프로그램의 주요 전략은 고도의 구조화, 1대 1, 비연속 시행 훈련이다. 발달적으로 적절한 목표를 수립하고 기술 구성요소가 단계별로 학습되도록 확인한다. 기술은 과제를 제시하고, 지시에 응답하거나 행동을 모방하고, 아동의 반응을 강화/형성함으로써 학습된다. 아동이 기술을 습득했는지 확인하기 위해 3~8회까지 과제와 보강을 반복한다. 비연속 시행에서 기술 습득은 중재 2일 동안 90% 정확도로 정의된다(Cohen, Amerine-Dickens, & Smith, 2006). 모든 영역의 발달 기술은 언어와 인지 능력을 강조하지만 자기관리 기술과 놀이 능숙도를 포함하여 학습된다(**그림 60.1**). 주 30~40시간 가정 중심 프로그램은 아동이 다른 환경에서 기술을 일반화 할 수 있도록 돕기 위해 고안되었다. 이 프로그램은 아동이 보다 자연스러운 환경(예, 학교, 지역사회, 교회)에서 기술을 연습할 수 있도록 1대 1 치료를 체계적으로 줄인다. 최근의 메타 분석에 따르면 장기적, 비연속 시행 중재가 지적 기능, 언어 발달, 일상생활 능력 습득 및 ASD 아동의 사회적 기능에 긍정적인 영향을 미친다(Virues-Ortega, 2010).

긍정적인 행동 지원

긍정적인 행동 지원 중재는 널리 시행되고 있으며 그 효과를 뒷받침하는 강력한 연구 기반이 있다(National Research Council, 2001). 이러한 유형의 중재는 행동의 근본적인 원인을 알아내기 위한 아동의 행동을 개별적인 분석에 근거를 두고 자연스러운 환경에서 시행되기 때문에 작업치료사는 종종 이 중재를 설계하고 사용한다. 긍정적인 행동 지원의 목표는 문제 행동을 예방하고, 중심 요소는 기능 평가이다. 기능 평가에서, 팀은 행동을 강화하는 것은 무엇인지 왜 발생하는지 알아내기 위하여 문제 행동의 근본적인 원인을 분석한다. 행동(예, 선행사건) 이전에 발생한 활동과 행동의 결과는 어떻게 이러한 행동이 발생 또는 비발생 하는지 알아내기 위해 평가된다. 팀이 문제 행동에 대한 선행사건을 알아내면, 환경, 아동의 스케줄, 교실 활동 수정과 같은 이를 통제하기 위해 전략을 설계한다. 작업치료 중재법과 마찬가지로 목표는 아동의 행동과 일치하는 환경을 설계하는 것이다. 아동에 대한 요구와 아동의 능력과 일치할 때, 아동은 더 이상 문제 행동을 사용할 필요가 없어진다.

긍정적인 행동 지원은 (1)원인이 되는 요소를 파악하기 위한 기능 평가를 사용, (2)하루 동안 여러 가지 행동 개입을 포함, (3)팀에서 개발한 절차를 지속적으로 적용하는 포괄적인 중재다(Horner et al., 2002). 표적 행동은 타인에 대한 공격성, 자해, 발작, 그리고 파괴적인 행동을 포함한다. 아동이 어떻게 반응하는지, 문제 및 환경에 가장 적절한 것이 무엇인지에 따라 다양한 행동 접근법이 사용된다. Horner와 동료들은 ASD 아동에게 적용되는 5가지 공통 절차를 나열했으며, 모두 행동 이론에 기반을 두고 있다: (1)자극 기반(선행사건 변경), (2)지시 기반 (적절한 행동에 관해 직접적인 지시), (3)소멸 기반 (강화인자의 전달 최소화 또는 보류), (4)강화 기반(행동 증가를 위한 보상), 그리고 (5)처벌 기반 (긍정적이거나 부정적일 수 있다. 예를 들어, 회피하는 자극의 우발적인 전달 대 긍정적인 자극의 우발적인 제거를 통해 문제 행동을 줄이기 위해 개발된 중재 절차). 팀은 이러한 절차 중 어느 것을 사용하고 어떤 환경과 활동을 실행해야 하는지 결정한다. 이러한 절차는 최적의 효과를 내기위

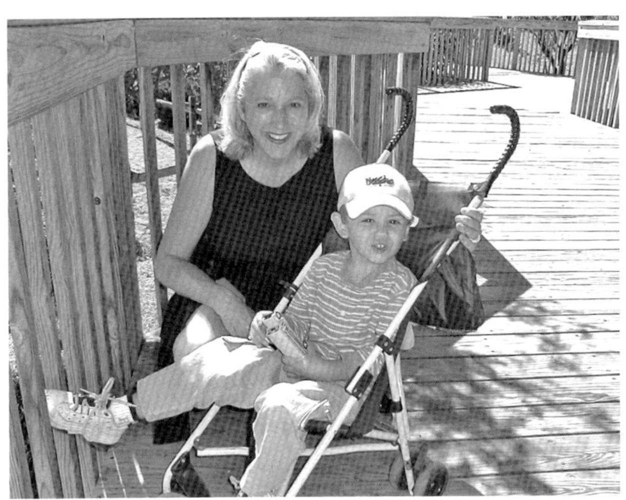

그림 60.2 Will은 4살 때 공원을 갈 때 가장 좋아하는 장난감 스쿨버스를 들고 갔다. 마음에 드는 장난감을 따라가는 것이 Will에게 동기부여가 되었다.

해 아동과 상호작용하는 모든 성인이 일관되게 실행할 필요가 있다.

행동 조절 상담

행동 조절 상담은 집이나 학교에서 문제가 될 수 있는 지속적인 행동 문제에 대해 가족을 돕는데 중점을 둔다. 이 세션은 특정 대상 행동 문제를 해결하기 위한 행동 계획을 요약하여 가족에게 지침과 지원을 제공한다. 이 중재는 또한 아동의 이해를 돕기 위한 기대, 강화인자, 그리고 프로그램의 보상에 대한 개요를 설명하기 위해 이전에 논의된 긍정적인 행동 지원의 일부를 포함할 것이다. 예를 들어, 집에서 다른 곳으로 이동할 때 아동이 짜증을 낸다. 가족은 짜증을 피하기 위해 집을 나서는 경우가 점점 적어지는 것을 발견했고, 이는 심각한 가정 스트레스와 형제 간의 문제를 일으킬 수 있기 때문에 이 행동을 목표로 삼길 원한다. 여기에서 행동 전문가(예, 심리학자)는 아동이 집을 나서서 자동차로 이동할 준비를 하기위한 시각적 일정을 개발했다. 또한 동기 부여를 위해 강화인자(예, 좋아하는 장난감)을 포함할 수 있다(**그림 60.2**).

교육/학술 프로그램

미국 교육부(U.S Department of Education), 특수교육청(Office of Special Education Programs), 그리고 미국 국립연구회의(National Research Council)는 자폐아동을 위한 교육 중재 위원회(Committee on Educational Interventions for Children with Autism)을 구성하고(National Research Council, 2001), 과학, 이론, 그리고 정책 문학을 통합하고 자폐아동을 위한 교육 프로그램의 특징 및 효과에 관한 과학적 증거를 평가하기 위한 프레임워크 작성을 위원회에게 전담하도록 했다. 주요 초점은 8세 미만의 자폐아동을 위한 효과적인 프로그램을 정의하는 것이었다(자세한 내용은 48장 참고).

약리학적 관리

대부분의 포괄적 중재프로그램의 또 다른 구성요소는 약리학적 관리를 포함한다. ASD의 이차적인 증상에 효과적인 것으로 판명된 잠재적 약물에 대한 최근 검토를 참고한다(Canitano & Scandurra, 2011; Huffman, Sutcliffe, Tanner, & Feldman, 2011; Nazeer, 2011).

사례 연구 60.1 Cody

■ 소개

Cody는 2년 3개월로 의사와 조기중재프로그램의 요청으로 포괄적인 평가를 받았다. 가정과 유치원에서 행동, 사회적 상호작용, 그리고 의사전달에 어려움이 있었다. 또한 발달은 그의 쌍둥이 남매의 경우와 비교했을 때 지연되는 것으로 나타났다.

■ 진단적 평가

자폐가 의심되어 평가를 받은 사람은 포괄적인 평가를 받으며, 미국신경학회(Americal Academy of Neurology)와 미국 소아청소년정신의학회(American Academy of Child and Adolescent Psychiatry)의 모범 사례 지침에 부합하는 과정이다. 각 분야의 임상 전문가는 자폐 스펙트럼을 가진 사람에게 적합한 평가 관리 절차, 방법, 그리고 측정을 사용한다. 평가 결과는 본 연구에 포함되었다. 이와 같이 Cody와 그의 부모는 발달 소아과 의사, 심리학자, 언어 병리학자 및 작업치료사가 수행한 포괄적인 신경발달 평가에 참여했다.

보호자의 우려

Cody 보호자의 주요 관심사는 행동과 발달 지연의 의심이었다. 보호자는 쌍둥이 남매의 발달과 비교했을 때 그의 발달이 꽤 늦되다고 했다. Cody는 주로 자신의 욕구와 필요를 전달하기 위해 근접성을 사용했다. 종종 원하는 것에 어머니를 데려간 뒤 기다리거나 어머니의 손을 도구처럼 사용하여 손을 원하는 물건에 갖다 댔습니다. 그는 약간의 제스처만 사용하였고, 약간의 단

사례 연구 60.1 Cody (계속)

어를 이해할 수 있었다. 사회적으로 그는 형이나 쌍둥이 남매와 상호작용하지 않았다. 보호자는 또한 그를 "자신만의 작은 세계에 빠져 있다"고 묘사했다. 배변 훈련이 시작되면서 어려움이 또 나타났다. 행동으로 주로 과잉 및 이상 행동과 연관이 있었다. 무리를 견디는데 심각한 어려움을 겪었다. 그는 반복적인 행동(예, 문 열고 닫기, 돌기, 모래 통에 머리 문지르기, 흙 먹기, 머리에 물건 떨어뜨리기)에 많은 시간을 보냈다. 그 결과 Cody는 상호 간, 가상, 또는 상상 놀이에 참여하지 않았고, 놀이 또한 우려되는 점이었다.

발달 소아과 평가

출생 내역을 검토한 결과, Cody는 당시 쌍둥이였으며, 6lb(2.7kg), 임신 36주, 어머니는 25살이었다. 신경발달 평가 시, Cody는 지시사항을 무시하고 상호작용을 피했다. 그는 대부분의 시간을 책상에 올라가고, 서랍을 열어 물건을 꺼내고, 블록 상자를 버리곤 했다. 보행을 할 때 발끝으로 걸었다.

심리학적 평가

Cody는 평가실에서 회합되기 어려웠고, 언어 지시를 듣지 않는 것으로 나타났다. 끊임없이 움직이며 활동을 집요하게 계속했다. 쉽게 그리고 자주 울었다. 발달이 전반적으로 지연되는 것으로 나타났지만, 공식적인 평가는 완료할 수 없었다. 발달 상태를 측정하기 위해 보호자 보고서를 사용했다.

언어 평가

의사소통 관점에서 수용성 언어와 표현성 언어 지연이 모두 나타났다. Cody는 주로 비언어적 의사소통의 원시적인 형태(예, 짜증, 다른 사람의 신체를 사용하여 가리키기, 제한적인 응시)로 요구하고 항의했다. 제한적인 언어음 레퍼토리와 약간의 이해 가능한 단어를 사용했다.

작업치료 평가

평가 당시 Cody는 활동적이고 산만한 것으로 나타났다. 그는 심각한 감각조절 장애를 보였다. 일반적으로 촉각 입력에 대한 역설적인 반응을 보였지만, 들어오는 감각 입력에 저하되는 반응을 보였다. 그는 자기 조절을 위해 빈번하게 추가적인 전정감각 입력을 추구하며 최대 10분 동안 반복적으로 회전했다. 또한 빈번하게 둥글게 도는 것(급선회)이 관찰됐다. 촉감 입력, 특히 머리에 깊은 고유수용성 감각 입력을 추구했다. 머리에 물건을 떨어뜨리는 것(머리에 장난감 통 쏟기, 물건 물기, 머리카락에 모래 문지르기, 카펫 위에 머리 문지르기 등)이 관찰되었다. 동시에 꾸미기 및 위생 과제와 끈적끈적한 물질이 특히 손에 닿을 때 과민반응을 보였다. 보호자의 보고에 따르면 Cody는 고유수용성 감각과 촉감 입력을 추구하는데 하루 중 많은 시간을 보냈고, 그러므로 사물과 목적 있는 상호작용이 드물었으며 장난감을 가지고 노는 것에 기능적인 제한이 있었다. 놀이에서 이러한 결함으로 인해 Cody의 소근육 운동 발달이 지연되었다.

이 포괄적인 평가에서, **표 60.3**에 나와 있는 기술 수준과 진단이 Cody의 가족과 논의되었다.

권장사항

진단 평가가 끝나면 다음의 권고 사항이 작성된다:

1. Cody의 지연의 잠재적인 원인을 찾기 위해 철저한 신경생리학적 연구가 권고된다.
2. Cody의 발달을 볼 때, 포괄적인 중재프로그램이 권장된다. 언어 병리에 의한 적극적인 치료적 중재는 언급된 놀이 및 사회적 의사소통 결손을 다루기 위해 권고된다. 작업치료는 감각운동 장애를 다루기 위해 권고된다. 또한 행동 조절/가족 상담은 가정에 영향을 미친다고 설명하는 많은 행동 문제를 돕기 위해 권장된다. 행동 조절 상담의 구성은 Cody의 형, 쌍둥이 남매를 위한 형제 그룹도 포함될 것이다. 이러한 중재를 통해 Cody의 활동 수준과 충동은 정신약리학적 중재의 필요를 평가하기 위해 발달 소아과 의사에 의해 지속적으로 모니터링될 것이다.

포괄적 중재프로그램

Comprehensive Intervention Program Implementation

실행기능 분석, 전략, 강화 인자 평가

포괄적인 프로그램은 Cody의 행동 규칙을 더 알아보면서 시작되었다. 행동의 기능 분석은 가정, 진료소, 그리고 유치원 환경 전반에 걸쳐 수행되었다. 가족과 중재자가 주로 우려하는 사항은 Cody의 활동 수준, 감각 입력 추구(예, 달리기, 물체의 비정상적인 육안 검사, 머리 흔들기, 머리에 물건 떨어뜨리기), 그리고 사람 및 작업에 지속적으로 참여할 때 이러한 능력들이 미치는 영향이다. 데이터는 2주 넘게 수집되어 문제 행동의 선행사건, 결과, 의사소통적 의도, 그리고 생태 분석을 하도록 한다. 데이터 보증의 역할은 환경에서 수집되고 가족에 의해 상정된다. 데이터를 분석한 결과, 활동 간 전환이 발생할 때 행동 규칙 문제가 나타났으며 의사소통 장애 및 일상의 이해 부족과 관련이 있음이 밝혀졌다. 또한 활동이 적은 기간 동안 Cody는 보완적인 감각 입력을 제공하는 활동에 참여하는 경향이 있음이 나타났다.

사례 연구 60.1 Cody (계속)

표 60.3 진단임상 초기 평가

Cody 나이: 2년 9개월 (33개월)

언어 병리 평가	**로세티 영유아 척도 (Rossetti Infant Toddler Scale)**	**등가 연령**		
	수용성 언어	8–10개월		
	표현성 언어	8–10개월		
작업치료 평가	**Peabody 발달 운동 척도 2판(Peabody Developmental Motor Scale, Second Edition)**	**변환 점수**	**순위**	**등가 연령**
	정지동작	7	16	24개월
	운동	8	25	28개월
	물체 조작	7	16	23개월
	대근육 부분	83	13	
	쥐기	3	1	11개월
	시각–운동 통합	2	〈 1	10개월
	소근육 부분	55	〈 1	
	감각조절 장애			
심리학적 평가	**발달 프로파일 3(Developmental Profile 3)**	**표준 점수**	**등가 연령**	
	신체	61	16개월	
	적응	50	12개월	
	사회 정서	〈 50	10개월	
	인지	〈 50	12개월	
	의사소통	〈 50	10개월	
발달 소아과 평가	근긴장 저하 및 떨림이 나타나는 중추 신경계 장애			
진단(ICD–9):	자폐 장애(299.00)			
	중추 신경계 장애(349.9)			
	의사소통 장애(315.32)			
	운동 부조화(781.3)			

Cody의 행동 기능을 더 잘 이해하며 개입을 위한 전략이 논의되었다. 실행의 일관성을 보증하기 위해 각 배경의 긍정적인 행동 지원(예, 시각적 일정, 과제 분석 시각 자료, 활동 진행 지표)을 토론하고 개발했다. 또한, Cody는 의사소통 방법이 필요했다; 강력한 시각 기술을 고려해서 그림교환 의사소통 체계(Picture Exchange Communication System, PECS)(Frost & Bondy, 1994)가 실행되었다.

진단 평가 중 놀이 관찰은 오직 놀이의 질적 양상에 대한 작은 부분만을 제공했다. 놀이의 적절한 구조화가 과정의 전반적인 성공에 중요한 영향을 미칠 수 있어 Cody의 동기에 대한 정보를 수집할 필요가 있었다. Cody가 음식, 장난감, 비디오, 그리고 텔레비전 설정과 함께 자주 관여하는 활동을 정의하기 위해 강화인자 평가가 사용되었다. 또한 선호도가 낮은 활동, 과제, 그리고 항목에 대한 부분도 수집되었다. 이 정보는 정식으로 체크리스트를 통해 수집되었으며 작업 프로파일 중 인터뷰를 통해 보완 및 통찰되었다. 결과에 따르면 Cody는 움직임이 포함되는 활동을 선호했다. 앉아서 하는 활동을 싫어했으면 장기간 앉아야 할 때(예, 식사시간, 교회, 소그룹 활동) 종종 발작을 했다. "술래잡기(chase)"나 활동 중 움직임이 허용되었을 때 참여도가 증가했다. 텔레비전을 볼 때 종종 일어서서 깡충 뛰거나 회전했다. 가장 좋아하는 프로그램은 토마스 기차(Thomas the Train)와 스피드 레이서(Speed Racer)였으며 종종 이러한 프로그램과 관련된 옷, 식사시간 재료, 그리고 장난감을 골랐다. 강화인자 평가에서 얻은 정보는 Cody의 참여를 촉진시키기 위한 활동을 구조화하고 적응시키는 데 사용되었다.

협동 중재

Cody의 사회적 상호작용과 행동 장애의 많은 부분이 의사소통 및 행동조절 장애에서 생겨났고, 작업치료사와 언어병리학자의 공동 치료로 혜택을 볼 것으로 생각되었다. 작업치료사의 주된 강조점은 양측 운동의 통합 촉진, 기능적인 과제를 위한 소근육 능력 적용 촉진, 감각처리 /반응을 촉진하는 구조화된 활동을 개발하는 것이다. 부가적인 전정 및 고유수용 입력을 추구하는 Cody의 인식을 고려하여, 이러한 감각 특성(예, 그네, 스쿠터 보드, 저항 활동)을 중심으로 활동이 이루어졌다. 이러한 일련의 활동 내에서 언어 병리학자는 기능적 의사소통 기술과 놀이 상호작용의 개발을 촉진했다.

초기에 Cody는 원하는 물건을 요구할 때 PECS(Frost & Bondy, 1994)를 사용하도록 배웠다. PECS 사용은 활동 전반에 걸쳐 일반화되었으며 적절한 상호작용과 요구를 촉진하기 위해 다양한 장난감과 함께 사용되었다. 원하는 물건을 교환하고 사진을 구별할 수 있는 지점까지 빠르게 진전을 보였다. 이런 인식과 문장 조각 과제 또는 물건의 포함은 Cody에게 동기를 부여하고, 의사소통 책을 사용함으로써 자신이 원하는 것과 필요한 것을 전할 수 있는 기회를 제공했다.

PECS 책뿐 아니라 Cody의 선택을 제공하고, 행동을 지시하고, 전환을 돕기 위해 전반적인 긍정적 행동 지원 프로그램(Horner et al., 2002) 내에서 다른 시각적 지원(Bryan & Gast, 2000; Dettmer, Simpson, Myles, & Ganz, 2000; Massey & Wheeler, 2000)이 사용되었다. 활동 선택 보드는 Cody에게 중재 세션 동안 활동의 선택을 제공하기 위해 사용되었다. 세션 전에, 치료사는 전반적인 중재프로그램의 구성요소, 목표 영역, 자연스러운 Cody의 강화인 특정 감각운동 기술(예, 시각 운동 과제, 등반, 매트에서 구르기, 그리고 장난감 타기)을 해결하기 위해 폴라로이드 사진 활동을 선택했다.

활동 조절 보드와 다른 시각적 지원은 선택된 활동 내에서 고르는 것을 허용하고 Cody를 안내하기 위해 사용됐다. 활동 조절 보드는 아동의 활동을 지시하거나 아동이 다른 사람의 행동을 지시하기 위해 보드를 사용할 수 있다. 예를 들어, Cody가 그네 활동에 참여할 때, 활동 조절 보드는 돌거나 앞뒤로 흔들거나 활동 종료를 선택할 수 있도록 했다. 이 방법을 사용하여 Cody는 활동을 지시하고 필수적인 자기조절 능력의 개발의 촉진도 할 수 있었다. 이 활동 내에서 Cody가 개별 퍼즐 조각(예, 여러 조각의 동물 퍼즐의 한 조각)을 선택하게 하기 위해 그네 시간 사이에 다른 활동 보드가 사용됐다. 이 퍼즐은 또한 활동을 수행하고 활동의 종료 신호(예, 퍼즐이 완성되면 활동의 종료)를 Cody에게 보여주기 위해 시각적 지원으로서 사용됐다.

작업치료사는 공동 치료 외에도 일상생활활동에 대한 내성 향상을 위해 가족과 상담을 했다. 여기서도 여러 가지 방법이 사용되었다. 과제의 기대효과를 설명하기 위해 과제 전에 사회상황 이야기(Social stories)(Gray, 2000)가 사용되었다. 시각 및 다른 긍정적인 행동 지원은 과제를 구조화하는데 사용되었다. 또한 감각 기반 진정 전략(예, 고유수용성 깊은 압박 또는 움직임)은 참여를 지원하기 위해 필요한 경우 활동 후, 활동 도중, 활동 전에 사용했다.

약리학

중재 첫 6개월 동안 의사소통과 감각운동 측면에서 좋은 진전을 보였음에도 불구하고 Cody는 지속적으로 심각한 충동과 높은 활동 수준을 보였다. 협동 및 행동 중재에 좋은 반응을 보였지만, 그의 활동 수준과 부주의는 더 많은 실질적인 이득을 얻는 것을 방해하는 것으로 느껴졌다. 따라서 리탈린(Ritalin, 각성제) 시험도 사용되었다. 한 달 동안 복용량을 조정한 후 Cody는 약물에 잘 반응했고 중재 후 나타나는 사회 및 놀이에 문제없이 오랜 시간 참여하는 모습을 보였다. 코디가 자신의 행동을 조절하기 위해 감각 입력을 덜 필요로 함으로써 행동 조절에 상당한 개선이 나타났다.

행동 중재

협동 중재뿐 아니라 Cody는 6개월 간 집중 비연속 시행훈련에 참여했다. 이 중재의 목표는 다른 모든 중재 및 개별 강의 기술에 순조롭게 적용될 수 있도록 기초적인 반응, 참석, 근로 보상 원칙에 대한 이해를 구축하는 것이다. Cody는 집에서 일주일에 18시간(일주일 6일, 하루 각 3시간) 이 중재프로그램에 참여했다. 시작 후, 지속적인 팀 회의는 중재프로그램의 개념 일반화를 촉진하기 위해 프로그램에 긍정적인 행동 지원 및 의사소통 전략을 포함하는 시행 훈련 중재자를 허용했다. 진단 후 시작 시 중재와 강도의 조합은 일과의 이해와 더불어 사회적 의사소통 인식과 반응에 빠른 향상을 가져왔다. 교정 기법(shaping techniques)은 과제수행 시 시각적 그리고 언어적 지시에 대한 적절한 반응을 구축하기 위해 계속 사용되었다.

가정과 지역사회에서 초기 행동 장애는 가족과의 지속적인 행동 관리 상담을 통해 다루었다. 그의 의사소통 장애를 고려했을 때, 그의 부모는 Cody의 행동에 대한 명확한 기대를 설정하고 구조화하는 데 어려움을 겪었다. 예를 들어, Cody는 규칙에 심각한 불안을 표현했다. 그의 어머니가 집을 청소하고 정리할 때, Cody는 즉시 장난감과 물건을 집 주위에 늘어놓았다. 이 경우의 행동 프로그램은 Cody에게 자신의 방은 원하는 데로 "정리"할 수 있지만 집의 다른 영역은 아니라는 것을 알려주기 위한 시각적 지원을 제공하는데 중점을 뒀다. 이 예상이 침해되면, 일관성을 계발하기 위해 부모에게 행동 프로그램은 반응을 설명했다.

재평가

집중 중재프로그램에 18개월 참여한 후, Cody의 기술은 정식으로 재평가되었다. 4세 3개월에 평가한 결과는 기술 수준이 발달 속도와 전체적으로 향상되었음을 보여주었다. 18개월 동안 발달의 모든 면이 개선되었고 사회적 의사소통 기술이 발달했으며 배경에서 이러한 기술을 사용했다. 표 60.4는 재평가 결과를 나타낸다.

프로그램 지속

재평가 후, 목표 달성을 위해 강점 영역을 사용하면서 장애 영역을 해결하기 위해 목표가 재설정되었다. 일반적으로 의사소통의 목표는 의사소통의 수단과 목적의 정교함을 향상시키는데 계속 중점을 뒀다. 감각운동 목표는 작업수행 시 소근육 및 시운동 능력의 기능적 적용을 지속적으로 개선하면서 행동조절 능력을 높이는 Cody의 자기 조절을 가르치는데 중점을 뒀다. 그는 리탈린(Ritalin)으로부터 계속 혜택을 보았다. 비연속 시행 훈련은 중단되었다. 그리고 사회적 의사소

표 60.4 집중 중재 18개월 후 포괄적인 재평가

Cody 나이: 4년 3개월 (51개월)

언어 병리 평가	**취학 전 아동의 언어발달 척도-3**	**등가 연령**		
	수용성 언어	33개월		
	표현성 언어	33개월		
작업치료 평가	**Peabody 발달 운동 척도 2판**	**변환 점수**	**순위**	**등가 연령**
	쥐기			
	시각-운동 통합	5	5	
	소근육 부분	6	9	37개월
	감각조절 장애	73	3	37개월
심리학적 평가	**발달 프로파일 3**	**표준 점수**		**등가 연령**
	신체	90		42개월
	적응	85		40개월
	사회 정서	76		35개월
	인지	79		39개월
	의사소통	78		37개월
	라이터 비언어성 지능검사	**변환 점수 (X = 10)**		
	전경배경	6		
	형태완성	15		
	일치	12		
	분류	10		
	시각-운동 통합 발달 검사	33개월 표준 점수 = 67 (X = 100)		
발달 소아과 평가	근긴장 저하가 나타나는 중추 신경계 장애			

진단(ICD-9): 자폐 장애(299.00)
중추 신경계 장애(349.9)
의사소통 장애(315.32)
운동 부조화(781.3)
비언어적 지능 평균 이상

통 및 감각운동 개선이 나타나고 행동에 대한 우려가 줄어들면서 행동조절 상담은 행동 문제를 직접적으로 다루기 위해서는 거의 필요하지 않았다.

30분 간의 협동 구성을 독립적인 30분으로 만들기 위해 수정되었음에도 불구하고 진료소 기반 협동 중재는 교육 프로그램을 보완하기 위해 계속되었다. 작업치료 관점에서, 중재는 자립, 놀이, 그리고 교육 작업에 참여를 제한하는 수행 패턴과 기술 향상에 중점을 둔다.

Cody는 지역 공립학교 교육구를 통해 유치원 서비스를 받는다. 진료소 기반 제공자와 학급 교사, 기관 보조사, 관련 서비스 제공자, 그리고 자폐 전문가 간의 상담을 통해 진료소와 집에서 일관되게 시행되어 온 전략을 일관되게 적용하여 학업 환경을 일반화 할 수 있다. 긍정적인 행동 지원 및 행동조절 전략은 하루 일정의 흐름과 활동 간의 관련 전환을 가능하게 하는데 중요했다. 활동 진행 지표와 체계화된 교육 원칙은 참여를 극대화하기 위한 활동에 포함되었다.

Cody는 이 기간 동안 각각의 중재에서 지속적으로 진전이 있었다. 마지막 평가 때 Cody는 표준화된 측정에서 연령 수준의 소근육과 시각운동 수행을 보여주었다. 당시 그는 일상생활과 관련된 활동을 독립적으로 수행한 것으로 나타났다. 결과적으로 그는 쓰기 표현의 발달을 더욱 촉진하기 위해 학교의 작업치료 상담은 지속했지만, 개인 진료소 기반 작업치료 중재는 끝냈다.

언어의 실용적인 측면은 개별 언어 병리 중재뿐만 아니라 일반적인 또래를 포함한 사회기술 그룹을 통해 다뤘다. 사회기술 그룹은 언어 병리학자와 작업치료사에 의해 진행되는 12주 그룹이며, 그룹(예, 보드게임, Wii, 카드게임) 내 개인이 상황에 따라 사회적 반응을 훈련할 수 있도록 어느 정도 자연스럽고, 연령에 적절한 사회적 경험을 만들어준다(이 사례에서 묘사한 서비스 이외의 Cody의 작업 치료에 대한 요약은 **Box 60.2** 참고).

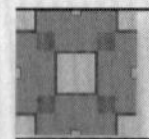

BOX 60.2 치료사 묘사 - 저자의 지도 원칙

표 60.1 에서 볼 수 있듯이 Cody의 사례는 학령기를 통해서만 추적되었지만, 작업치료사는 무수히 많은 환경에서 생애에 걸쳐 이 집단과 함께 한다. 작업치료 영역과 과정의 이러한 측면을 강조하기 위해, 다음 부분에서 발달 상태를 통해 Cody를 지원하는 작업치료에 대해 간단하게 설명한다. 이러한 서비스는 대학 교육으로의 전환 및 학위 취득 후 고용 지원을 위해 제공된다. 참여에 더 큰 제한이 있을 수 있는 자폐 스펙트럼 장애(ASD)를 가진 사람에 대한 서비스의 연속의 추가적인 측면에 대해서는 다시 **표 60.1**을 참조한다.

전환 및 운전

전환에 대한 계획은 고등학교 2학년인 15세에 공식적으로 시작된다. Cody가 훌륭한 학업 성취도를 가졌다는 사실을 고려할 때, 모든 계획은 대학 교육으로의 전환을 촉진시키고 거기서 성공적으로 수행할 능력을 중심으로 삼는다. Cody의 관심사는 고등학교 전반에 걸쳐 진로 계획을 알려주기 위해 분석되었다. 수학과 과학 수업은 가장 좋아하는 수업이었고, 학교 밖에서는 증기 기관 열차와 관련된 모든 것에 강한 흥미를 가지고 있었다. 그것을 고려했을 때, 가족은 공학과 관련된 직업을 찾는 것이 적합하다고 느꼈다.

전환 계획 과정에서 또 다른 작업 목표로 삼은 것은 운전이었다. 고등학교의 초기 운전자 교육 수업은 운전과 관련된 여러 요소를 처리하고 반응하는 데 몇몇 어려움이 있음이 밝혀졌다. 종종 운전을 하면서 보이는 것들로 인해 산만해졌고, 속도와 신호등 패턴 대신 이러한 측면에 집중 할 것이다. 또한 일부 운전 법규의 전반적인 측면을 이해하는 데 어려움을 겪었다. 이러한 어려움 때문에 작업치료사가 참여하는 운전 재활 프로그램에 참가했다. 참여를 제한하는 요소는 초기에는 역할 놀이 및 컴퓨터 기반 방법을 통해 진료소 환경에서 다루어졌고, 도로주행 운전 훈련을 통해 일반화되었다.

대학 교육

고등학생이 된 후 Cody는 보다 작은 규모의 수업 및 교수와 보다 접근이 용이한 지역 커뮤니티 칼리지에 등록하였다. 가족의 도움 없이, Cody는 조직 및 시간 관리로 고심했다. 또한 그는 친구를 사귀기를 원했기 때문에 다른 사람에 의해 쉽게 흔들렸고 그로 인하여 종종 학업에서 벗어나 어려운 상황에 처하는 경우가 있었다. 대학의 작업치료 프로그램은 상담 센터에 대한 지원을 제공했다. Cody는 상담센터를 방문하여 시간 관리와 조직에 대한 지원을 요청했다. 작업치료사는 코디를 만났고, 작업 프로파일의 일환으로 그의 일상 일정과 일과를 서술하고 학과목 시험 및 프로젝트를 검토했다. 학과목, 학습 시간, 그리고 사회 시간을 포함하는 구조화된 시각적 일정을 함께 개발했다. 또한 ASD가 있는 다른 성인들을 위한 그룹 중재 프로그램에서 사회적 기술 훈련이 실시되었다. 이 그룹은 사회적 상황에서 사회적 인식과 의사 결정을 목표로 삼았다.

지원고용

Cody의 대학 졸업이 다가옴에 따라 직업재활 프로그램의 일환으로 작업 치료 상담이 제공되어 엔지니어 인턴쉽 배치 준비를 위한 업무현장에서의 사회적 기술 개발을 지원했다. 또한 다가오는 채용 과정을 준비하기 위해 역할극을 통한 면접 기술을 목표로 삼았다.

결론 Conclusion

이 대상 집단에서 볼 수 있는 광범위한 범위의 장애를 감안할 때, 포괄적인 통합 중재프로그램이 종종 권장되지만 시행되기는 어렵다. 이 사례 검토는 협력 작업 및 언어 병리 치료, 행동 조절/가족 상담, 그리고 약리학적 관리와 관련된 프로그램 중 하나를 서술했다. 이 사례 연구는 포괄적인 진단 평가에 이어 중재프로그램의 시행을 설명하기 위해 사용되었다. 사례 연구에서 알 수 있듯이 성공적인 시행은 자폐를 앓고 있는 사람과 그 가족을 위해 최적의 결과와 삶의 질을 향상시키기 위해 장애 영역을 다룰 수 있다

참고문헌 References

American Psychiatric Association. (2001). *Diagnostic and statistical manual of mental disorders* (4th ed., text rev.). Washington, DC: Author.

Bryan, L., & Gast, D. (2000). Teaching on-task and on-schedule behaviors to high functioning children with autism via picture activity schedules. *Journal of Autism and Developmental Disorders*, *30*, 553–567.

Canitano, R., & Scandurra, V. (2011). Psychopharmacology in autism: An update. *Progress in Neuro-Psychopharmacology and Biological Psychiatry*, *35*, 18–28.

Cohen, H., Amerine-Dickens, M., & Smith, T. (2006). Early intensive behavioral treatment: Replication of the UCLA model in a community setting. *Development and Behavioral Pediatrics*, *27*, S145–S155.

de Kruif, R. E. L., & McWilliam, R. A. (1999). Multivariate relationships among developmental age, global engagement, and observed child engagement. *Early Childhood Research Quarterly*, *14*, 515–536.

Dettmer, S., Simpson, R., Myles, B., & Ganz, J. (2000). The use of visual supports to facilitate transitions of students with autism. *Focus on Autism and Other Developmental Disabilities*, *15*, 163–170.

Filipek, P. A., Accardo, P. J., Baranek, G. T., Cook, E. H., Jr., Dawson, G., & Gordon, B. (1999). The screening and diagnosis of autistic spectrum disorders. *Journal of Autism and Developmental Disorders*, *29*, 439–484.

Frost, L. A., & Bondy, A. S. (1994). *The picture exchange communication system*. Cherry Hill, NJ: Pyramid Educational Consultants.

Geis, R., & Tomchek, S. D. (2000). Integration of sensorimotor and speech-language therapy. In R. A. Huebner (Ed.), *Autism: A sensorimotor approach to management*. Gaithersberg, MD: Aspen.

Gray, C. (2000). *The new social story book*. Arlington, TX: Future Horizons.

Greenspan, S. I., & Wieder, S. (2006). *Engaging autism: Using the floortime approach to help children relate, communicate, and think*. New York, NY: Da Capo Press.

Horner, R., Carr, E., Strain, P., Todd, A., & Reed, H. (2002). Problem behavior interventions for young children. *Journal of Autism and Developmental Disorders*, *32*, 423–446.

Huffman, L. C., Sutcliffe, T. L., Tanner, I. S., & Feldman, H. M. (2011). Management of symptoms in children with autism spectrum disorders: A comprehensive review of pharmacologic and complementary-alternative medicine treatments. *Journal of Developmental and Behavioral Pediatrics*, *32*, 56–68.

Massey, G., & Wheeler, J. (2000). Acquisition and generalization of activity schedules and their effects on task engagement in a young child with autism in an inclusive preschool classroom. *Education and Training in Mental Retardation and Developmental Disabilities*, *35*, 326–335.

Mastergeorge, A. M., Rogers, S. J., Corbett, B. A., & Solomon, M. (2003). Nonmedical interventions for autism spectrum disorders. In S. Ozonoff, S. J. Rogers, & R. L. Hendren (Eds.), *Autism spectrum disorders: A research review for practioners* (pp. 133–160). Washington, DC: American Psychiatric Press.

McWilliam, R. A., & Bailey, D. B. (1992). Promoting engagement and mastery. In D. B. Bailey & M. Wolery (Eds.), *Teaching infants and preschoolers with disabilities* (pp. 229–255). Columbus, OH: Merrill.

McWilliam, R. A., Trivette, C. M., & Dunst, C. J. (1985). Behavior engagement as a measure of the efficacy of early intervention. *Analysis and Intervention in Developmental Disabilities*, *5*, 59–71.

Myers, S. M., & Johnson, C. P. (2007). Management of children with autism spectrum disorders. *Pediatrics*, *5*, 1162–1182.

National Research Council. (2001). *Educating children with autism*. Washington, DC: National Academy Press.

Nazeer, A. (2011). Psychopharmacology of autistic spectrum disorders in children and adolescents. *Pediatric Clinics of North America*, *58*, 85–97.

Prizant, B. M., Wetherby, A. M., Rubin, E., Laurent, A. C., & Rydell, P. (2006). *The SCERTS Model: A comprehensive educational approach for children with autism spectrum disorders*. Baltimore, MD: Paul H. Brookes.

Reichow, B., & Volkmar, F. (2010). Social skill interventions for individuals with autism: Evaluation for evidence-based practices within a best evidence synthesis framework. *Journal of Autism and Developmental Disorders*, *40*, 149–166.

Simpson, R. L. (2005). Evidence-based practices and students with autism spectrum disorders. *Focus on Autism and Other Developmental Disabilities*, *20*(3), 140–149.

Tomchek, S. D., & Case-Smith, J. (2009). *Occupational therapy practice guideline for individuals with an autism spectrum disorder*. Bethesda, MD: American Occupational Therapists Association.

Virues-Ortega, J. (2010). Applied behavior analytic intervention for autism in early childhood: Meta-analysis, meta-regression and dose-response meta-analysis of multiple outcomes. *Clinical Psychology Review*, *30*(4), 387–399.

Volkmar, F., Cook, E. H., Jr., Pomeroy, J., Realmuto, G., & Tanguay, P. (1999). American Academy of Child and Adolescent Psychiatry practice parameter for the assessment and treatment of children, adolescents, and adults with autism and other pervasive developmental disorders. *Journal of the American Academy of Child and Adolescent Psychiatry*, *38*(Suppl), 32S–54S.

Windeck, S. L., & Laurel, M. (1989). A theoretical framework combining speech-language therapy with sensory integration treatment. *Sensory Integration Special Interest Section Newsletter*, *12*(*1*), 1–4.

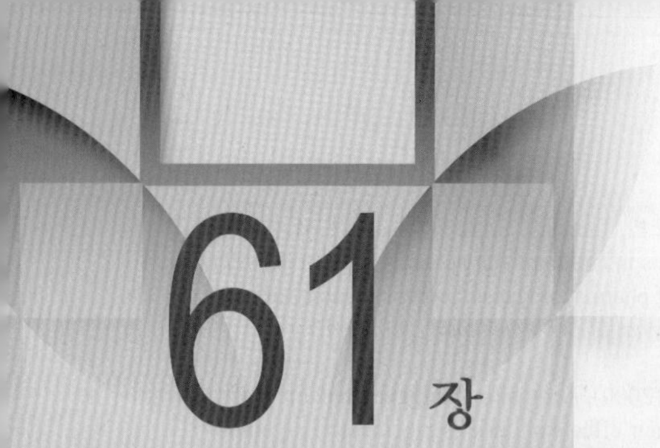

61장

외상성 뇌 손상 환자를 위한 작업치료 제공

Providing Occupational Therapy for Individuals with Traumatic Brain Injury

성윤정 옮김

개요

학습목표

이 장을 학습한 후, 다음의 내용을 할 수 있을 것이다:

1. 외상성 뇌 손상(traumatic brain injury, TBI) 회복의 전체 범위에 걸쳐 작업치료의 역할을 확인한다.
2. 장애, 활동 제한, 개인적 요소, 그리고 환경적 장벽이 TBI 이후 성공적이고 만족스러운 작업 수행에 영향을 주고받는 방식을 인식한다.
3. TBI 이후 최적의 지역사회 재진입 촉진을 위한 작업 기반 실행 및 치료적 관계 구축의 중요성을 이해한다.

서론 Introduction

외상성 뇌 손상(traumatic brain injury, TBI)과 같은 다양한 지식 기반과 작업치료(occupational therapy, OT) 종사자의 기술 역량에 도전해야 할 조건은 거의 없다. TBI는 인지, 신체, 심리, 행동, 그리고 정서 장애 정도에 따라 특징지어지는 복잡한 상태이다. 이러한 장애는 한 개인의 인생 과정의 급격한 변화, 가족의 심각한 혼란, 막대한 소득 혹은 예상 수입 손실, 그리고 일생 동안 큰 지출의 원인이 된다(McKinlay & Watkiss, 1999). TBI 이후 상태는 그 사람의 문화적 배경, 성격, 그리고 경험과 함께 뇌 손상 정도와 위치에 달려 있다. 결과적으로 OT 종사자에게 어느 누구도 정확히 동일한 상태가 아니므로 평가와 치료를 위해 진정한 클라이언트 중심의 접근법이 필요하다(**Box 61.1**과 33장 참조).

심각도가 낮은 손상(혼수 및 외상 후 기억상실 1일 이내)은 일반적으로 더 나은 업무 및 사회적 결과와 연관이 있다(Schutz & Schutz, 2010). 손상의 정도가 심해지면 인지, 심리, 행동, 또는 신체 장애에 후유증이 남을 가능성이 높아진다(Kersel, Marsh, Havill, & Sleigh, 2001). 비록 성공적인 "지역사회 재진입"이 TBI 회복 과정의 궁극적인 목표를 나타내지만, 대부분의 사람에게 집중 치료에서 지역사회 재진입까지의 길은 길고 고된 일이다. 손상의 심각도 외에도 의학적

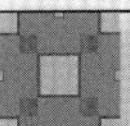

BOX 61.1 치료사 묘사 - TBI 재활에서 치료적 관계 구축의 중요성

"위험을 추구하는 행동"이라는 문구가 때때로 외상성 뇌 손상(TBI)에 기여하는 활동 및 행동과 관련되어 있지만, 위험을 추구하는 것은 성공적인 삶의 기능을 수행하는 데 필요하다. 여러 위대한 업적과 "자존감 형성자"는 실패나 거절의 가능성이 있는 과제-데이트 신청, 직업 면접, 또는 대학에 지원하고 작업 치료 공부를 계속하는 것-를 수행한 결과로부터 온다. 이러한 자존감이 높은 사람이 위험을 추구하는 것에 더 적합하다. 실패는 미래의 시도를 부채질 하는 실망이다. 만약 결정이 잘 안 풀리면, 높은 자존감은 인생의 목표를 달성하기 위해 다른 방안을 추구하는 데 필요한 힘과 자신감을 줄 수 있다.

TBI 후 "정상"으로 돌아가려는 시도가 실패하면 자존감과 나아가 기회와 실패를 각오하는 의지에 손상을 줄 수 있다. 이것은 의미 있는 목표를 달성하는 데 필요한 새로운 과제를 시도하도록 클라이언트를 격려할 책임이 있는 작업치료사에게 상당한 도전이 될 수 있다. 클라이언트의 자신 있는 영역 내에서 작업(예: 이미 능숙한 활동하기)하는 것은 세션을 관리하기 쉽게 할 수 있지만, 치료 초기 단계에서 클라이언트와 가족이 말한 의미 있는 작업을 지향하지 않을 수도 있다. 또한, 항상 "안전"하게 유지하는 것은 클라이언트가 자기인식 발달의 중요 요소인 자신의 결손에 대해 배우는 것을 막는다. 결손을 인식할 수 없다는 것은 행동을 바꾸거나 환경에 적응하려는 동기부여를 방해한다(Fleming, Strong, & Ashton, 1998). 자기인식이 손상되면 사회 참여와 생산적인 하루 일과를 수립하는 능력에 부정적인 영향을 미친다(Trudel, Tryon, & Purdum, 1998).

무조건적, 치료적 관계의 발전은 신뢰 분위기를 조성하는 데 핵심이다. 활동이 성공했는지 실패했는지 관계없이 치료사가 여전히 지지해준다고 믿는 클라이언트는 자존감 강화와 의미있는 성취를 경험하는 데 필요한 위험을 더 감수할 가능성이 높다. 불행히도 대부분 클라이언트와의 라포 형성은 시간이 걸리고 치료사가 행동화, 저항, 기타 행동 기간 동안 클라이언트에게 지지적으로 있음으로써 관계에 대한 약속을 "입증"해야 할 수도 있다. 비협조적인 행동이나 "비순응" 때문에 퇴원시키거나 다른 치료사에게 인계하는 치료사는 주된 삶의 성취를 달성하고 위험을 감수하도록 독려할 때 필요한 치료적 관계를 형성할 기회를 놓칠 수 있다.

및 비의학적 합병증, 손상 전 건강상태, 건강 보험 보장, 그리고 서비스 유용성은 받는 서비스의 유형과 기간에 영향을 미친다.

TBI 환자는 다양한 환경에서 의료 및/또는 재활을 받을 수 있다. Senelick and Dougherty(2001)는 다음을 포함한 TBI 이후 돌봄과 재활의 가능성을 요약하였다.

1. 중환자실(Intensive care unit, ICU)/급성 치료,
2. 급성 재활(입원),
3. 외래환자 재활,
4. 전문 장기 치료,
5. 전문 거주 간호, 그리고
6. 생활/직업 전환

TBI 이후 치료의 연속에 영향을 미치는 많은 요소가 있다. 이는 **그림 61.1**에 요약되어 있으며 **Box 61.2**에서 논의된다. 손상을 당한 경로에 관계없이 OT는 중요한 역할을 할 공산이 크다.

이 본문의 **부록 I, 일반적인 질환, 자료와 근거**는 TBI에 대한 추가 배경 정보를 제공하고 치료의 연속에서 사용되는 일반적인 작업치료 평가 및 중재를 요약한다.

활동하는 작업치료: ICU에서 대학 졸업까지 Miles의 여정

Miles의 사례는 TBI 재활의 복잡한 특징과 회복 범위 전반에 걸친 OT의 중요한 영향을 묘사한다. 심각한 TBI를 겪은 후 그의 경험은 개인과 사회의 관점에서 완전한 지역사회 참여를 가로막는 장벽을 보여준다.

배경 정보

Miles는 22세의 나이에 지역 주택 건설업자에서 노동자로써 일할 때 자동차 사고로 심각한 TBI를 겪었다. 손상 당시, Miles는 어머니, 여자친구, 그리고 영아인 딸과 함께 살고 있었다. 그는 고등학교 졸업자로 스포츠, 컴퓨터, 그리고 사교 모임을 즐겼다. Miles의 손상은 심각한 손상으로 분류되었다. 약 3개월간 혼수 상태였으며, 컴퓨터 단층촬영(computed tomography, CT) 검사에서 뇌의 다발성 타박상과 광범위한 뇌줄기 손상을 보였다. 이 단계에서의 OT는 손상으로 인한 장애 관리와 의식이 없는 기간 동안 발생할 수 있는 2차 장애 예방에 중점을 둔다. 감각 자극 프로그램이 이 단계에서 실행 될 수 있다. 환자의 행동 반응에 대한 면밀한 관찰과 함께 다양한 감각 자극의 간단한 적용의 팀 합동 접근으로 구성된다(American Occupational Therapy Association [AOTA], 2009). 이 접근법은 일반적으로 각성을 촉진하고 혼수 환자의 재활 가능성을 향상시키기 위해 시각, 청

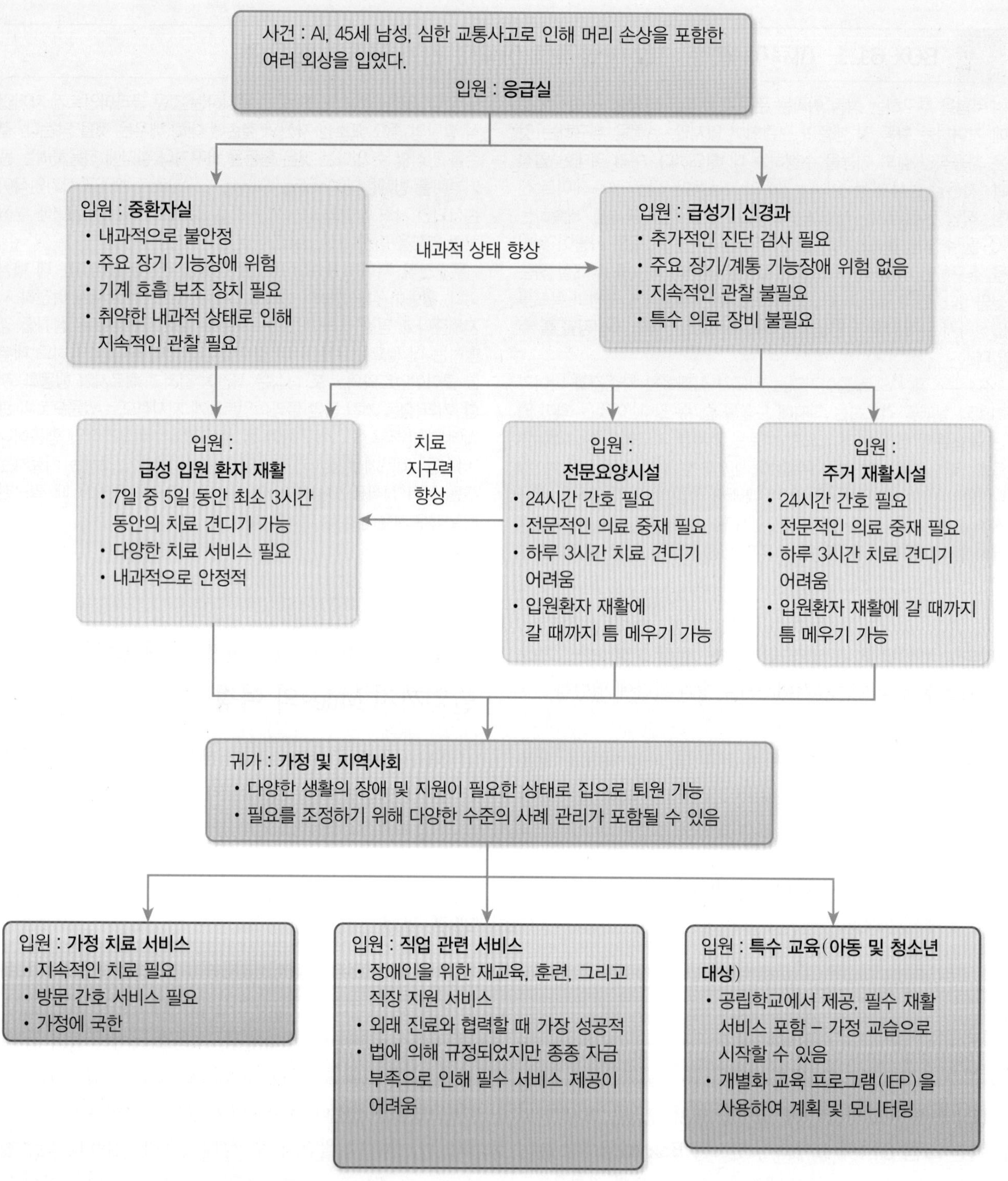

그림 61.1 외상성 뇌 손상 후 가능한 치료의 연속

각, 후각, 미각, 촉각, 및/또는 운동 감각계의 자극을 포함한다. OT 종사자를 비롯한 다양한 의료 종사자가 사용하지만, 감각 자극의 효과성을 지지하거나 제외할 믿을 만한 증거가 부족하다(Lombardi, Taricco, De Tanti, Telaro, & Liberati, 2002). 또한 수동 관절가동범위(Passive Range of Motion, PROM), 스플린트, 깁스, 그리고 자세(positioning)와 같은 중재는 운동 기능 회복이나 혼수상태일 때 관절 및 근육 구축과 같은 2차 합병증을 예방하는 데 사용되는 "대비"에 가까운 방법 중 하나이다(AOTA, 2009).

Miles는 급성기 병동에 입원했을 당시 하지의 심부정맥혈전증(Deep Vein Thrombosis, DVT), 폐렴, 무기폐, 서맥, 그리고 의심스러운 발작 활성을 포함한 수많은 합병증이

BOX 61.2 TBI 치료의 연속에 영향을 미치는 시장 현황

개인이 내과적으로 안정화되면 외상성 뇌 손상(TBI) 재활의 의학적 모델에서 보다 클라이언트 중심 철학으로 전환해야 할 필요에 대해 문헌에 일반적으로 인용되었다(Brain Injury Association of America [BIAA], 2009). 유감스럽게도 미국 시장의 현실은 어려움에 처한 사람들에게 치료를 제공하는 데 상당한 어려움을 겪는다(Katz, Zasler, & Zafonte, 2007). 운 좋게 건강 보험이 있는 사람들에게는 입원부터 외래, 주거 및 지역사회 서비스에 이르기까지 **그림 61.1**에 제시된 치료의 연속에 따라 재활에 대한 보상이 점점 더 어려워진다. 많은 사람이 장기 치료를 위해 재정 지원이 민간에서 메디케이드나 메디케어와 같은 공공 출처로 전환한다. 공공 기금의 적정성은 요양원과 같은 제도적 환경에서 다루어지는 장기 자택과 지역사회 서비스를 제공하기 위해 메디케이드 면제를 개발한 주에 따라 다양하다(Katz et al., 2007). 환급의 복잡성과 대체 기금의 출처를 이해하는 것은 임상가, 특히 지역사회 수준에서 서비스를 제공하는 사람들에게는 힘들지만 필수적인 요소이다.

TBI 회복 중에 서비스의 유효성에 영향을 미치는 수 많은 다른 요소가 존재한다. 여기에는 교통수단 부족, 적절하고 저렴한 주택 부족, 그리고 행동 문제에 대한 자원의 한계가 포함된다. 서비스가 가능할지라도 전문가와 프로그램이 이 대상자에게 서비스를 제공하는 데 필요한 지식과 전문성이 부족할 수 있다. Katz et al. (2007)에 따르면, 합리적인 범위 내에서 모든 연령대에게 적절하게 자금을 지원하는 서비스의 전체 범위를 제공할 수 있는 능력은 "결코 완전히 만족할 수 없는 엄청난 도전"이다(p. 5).

있었다. 상태가 내과적으로 안정되었을 때, 전문요양시설로 이동하여 앞서 설명한 혼수상태 회복 프로그램을 계속 진행했다. 그는 혼수상태에서 벗어나 점차적으로 명료해질 때까지 이 환경에 머물렀다. 그 때 그는 집중 학제간의 재활을 위해 재활 병원으로 이동했고, 손상을 입은 날로부터 약 6개월 만이었다. 이 단계에서 OT는 클라이언트의 신체, 인지, 정서, 영적, 의사소통, 그리고 기능적 요구를 다룬다(AOTA, 2009). 클라이언트의 불안 정도에 따라 구조화된 기본적인 자기관리 과제는 신체적 움직임 및/또는 인지 기능이 필요한 구조화된 간단한 활동과 함께 시작될 수 있다. 이 단계에서 새로운 학습은 외상 후 기억상실, 불안, 과잉자극, 그리고 혼란으로 인해 대체로 제한된다(AOTA, 2009). 5주간 입원하여 집중 학제간의 재활을 받은 후, 그의 경과는 안정기에 도달했다고 생각되어, 이후 다시 전문요양시설로 이동했다. 당시 그는 란초 로스 아미고스 인지기능 수준 척도(Rancho Los Amigos Levels of Cognitive Functioning Scale)에서 5단계(혼돈-부적절)를 평가 받았다(Hagen, 1998). 기본적 일상생활동작(ADL)에서 여전히 도움이 필요했고, 경피적내시경위조루술(percutaneous endoscopic gastrostomy, PEG) 관을 삽입했으며, 중간정도의 된 액체와 퓌레를 먹었고, 거동이 불가능해 휠체어 이동에 대해 다른 사람에게 의존적이었다. 언어 표현은 "극심한 손상"으로 묘사되었으며 의사소통 판을 통해 소통하였다.

의뢰

전문요양시설에 두 번째 입원한 지 약 2개월 후 Miles는 TBI 급성 후 주거 재활 프로그램에 의뢰되었다. 지역사회 재진입 팀의 일환으로 나는 Miles와 함께 포괄적인 평가를 한 후 집중 재활 프로그램을 시행하였다.

평가 Evaluation

첫인상

Miles의 손상의 심각성을 감안할 때, 나는 둘 모두의 앞에 놓여있는 과제를 잘 알고 있었다. Schutz와 Schutz (2010)는 혼수상태가 1일 이하인 손상의 경우, 대부분의 생존자가 독립성을 재획득하고 경쟁력 있는 직무를 충분히 수행할 수 있다고 말했다. 그러나 혼수상태가 Miles의 사례처럼 몇 달이 되면, 가장 강도 높은 치료조차도 보통 어떤 영역에서도 완전한 기능 회복이 힘들다(Schutz & Schutz, 2010). Miles의 의료 기록을 검토하면서 나는 집중 재활 참여에 대한 의식 수준, 시작, 욕구에서 최근의 긍정적인 변화에 대한 평가를 얻을 수 있었다.

지역사회 기반 작업치료 평가 - 고려 사항

치료 세팅이나 의학적 진단에 상관없이 OT의 핵심은 최소한의 제한된 환경에서 대상자가 생산적이고 만족할 수 있도록 돕는 것이다. McColl, Davies, Carlson, Johnston, 그리고 Minnes (2001)는 다음을 포함하여 지역사회 통합의 의미 있는 측면을 범주화했다:

1. 시간을 사용하는 활동
2. 생활 상황에서의 독립성
3. 타인과의 관계

또한 국제기능장애건강분류(International Classification of Functioning, Disability, and Health, ICF) (World

표 61.1 지역사회 기반 평가 자료 수집

평가 방법	근거	결과	해석
초기 면담	라포 형성, 클라이언트 목표 및 의미 있는 작업 수립, 인지장애 및 지남력 확인	치료에 대한 높은 동기 부여, 여자친구와 영아인 아이, 스포츠, 직장/학교에 돌아가기를 목표; 신체적 장애와 활동에 영향을 주는 것에 관심	전문요양시설에서 긍정적인 이동; 환자는 여자 친구와 딸이 이동하여 방문할 수 없는 것에 대해 우려함. 작업치료 종사자와 치료적 관계 시작.
기능적 독립 수행평가(Functional Independence Measure, FIM) (Keith, Granger, Hamilton, & Sherwin, 1987) 기능 평가 측정(Functional Assessment Measure, FAM) (Hall, 1997)	FIM – 기본적 일상생활동작 수행에서 기능 장애 평가; 신체적 장애 기반 FAM – FIM에서 덜 강조된 인지, 행동, 의사소통, 그리고 지역사회 기능을 포함한 주요 기능 영역 다룸	FIM – 식사, 2 상의 입기, 3 하의 입기, 2 몸단장, 2 목욕하기, 2 이동(휠체어에서 침대), 2 이동(휠체어에서 욕조), 1 FAM: 집 관리 및 모든 수단적 일상생활동작에서 의존(1)에서 최대한의 도움(2)	기본적 관리와 휠체어에서 의자 및 침대로 이동하는 모든 측면에서 중등도 (클라이언트가 50%–74%의 도움 제공)에서 최대 (클라이언트가 25%–49% 도움 제공)의 도움이 필요. 표준 욕조로 이동 시 완전한 도움이 필요.
지역사회 통합 설문지 (Community Integration Questionnaire, CIQ) (Willer,Ottenbacher, & Coad, 1994)	지역사회 통합 관련 부분의 실제 참여를 다루는 뇌 손상의 특정 측정 1. 가정적인 환경 통합 2. 사회 통합 3. 생산적인 활동 통합	총점, 2 가정 통합 점수, 0 사회 통합 점수, 2 생산성 점수, 0	CIQ 점수 범위는 0~29이며 점수가 높을수록 지역사회 통합이 더 잘 이루어짐. Miles의 점수는 사실상 집 안팎에서의 활동에 참여하지 않음을 나타냄.
삶의 만족 척도(Satisfaction with Life Scale, SWLS) (Diener, Emmons, Larsen, & Griffin, 1985)	전반적인 삶의 만족도 측정, 주관적 안녕감 요소; 신속한 평가, 잘 정립된 타당도 및 신뢰도	총점, 24	SWLS 점수 범위는 5점 (매우 불만족) 에서 35점 (매우 만족). Miles의 점수는 24 점으로 "약간 만족"을 나타냄.
신경행동 기능 목록 (Neurobehavioral Functioning Inventory) (Kreutzer, Seel, & Marwitz, 1999)	환자 양식과 보호자 양식을 함께 작성하면 장애에 대한 인식, 집행 인지 기능의 중요한 측면과 재활 프로그램 준수에 중요한 영역 평가 가능	Miles 보호자 우울 45 51 신체적 호소 45 74 기억 46 51 의사소통 58 54 공격성 39 44 운동 장애 51 60	환자와 보호자의 원 점수를 비교하면 의사소통을 제외한 모든 영역에서 증상의 심각성을 Miles가 더 적게 보고했기 때문에 자기 인식 결함의 가능성을 시사함.

Health Organization [WHO], 2001)의 구조가 평가와 치료에 대한 접근법을 조직화하는 데 특히 도움이 된다는 사실을 발견했다. 두 가지 관점 모두 사람과 환경 사이의 상호 작용 및 의미 있는 작업의 참여에 미치는 영향을 고려한다.

평가 우선사항 I – 치료적 관계 구축

뇌 손상이 심한 사람과 일할 때 긍정적인 결과를 얻는 필수적인 한 가지를 말하라고 하면, 강한 치료적 관계를 구축하는 것일 것이다. 이 과정은 클라이언트와의 첫 번째 상호작용으로 시작된다. 작업수행면담지 II(Occupational Performance History Interview II) (Kielhofner et al., 2004)와 캐나다 작업수행 평가(Canadian Occupational Performance Measure, COPM) (Law et al., 2005) 같은 표준화된 면담 도구는 중요한 정보를 수집하고 클라이언트 중심의 목표를 수립하기 위한 훌륭한 전략이다. 그러나 면담이 라포 형성을 방해할 정도로 구조화되지 않도록 주의해야 한다 (Box 61.1 참고). 또한 좌절감 역치가 낮은 사람, 중등도에서 중증의 인지장애 및/또는 환경 자극 관리가 어려운 사람들을 위해 의미 있는 데이터 수집을 하기 위해 면담 기간, 질문의 단어선택, 그리고 면담 설정에 대한 조정이 필요할 수 있다. 초기에 라포 형성이 되면 치료사는 클라이언트에게는 도전적이고 좌절스러운 가정 및 지역사회 평가 과제에 참여하도록 독려하는 더 나은 위치에 있을 수 있다.

평가 결과

ICF에 표시된 Miles의 장애, 활동 제한, 그리고 참여 제한을 결정하기 위해 선정된 평가 전략은 **표 61.1**에 요약되어 있다. Miles의 초기 평가는 많은 환경보다는 길지만 가정과 지역사회 환경에서의 수행을 관찰할 필요가 있는 지역사회 기반 재활에 필요한 시간인 약 1주에 걸쳐 완료되었다.

초기 면담에서 Miles는 동기 부여가 잘 되어 있었고 평가 과제에 참여하고 싶어 했다. 배경 정보를 수집한 후, Miles는 자신에게 가장 중요한 삶의 영역과 장기 목표를 파악했다. 그 것은 다음을 포함했다:

1. 1000 마일 이상 떨어진 집에서 부모님과 거주 중인 여자 친구와 영아인 딸과 재결합
2. 더 효과적으로 움직이고 걷기 – "휠체어에서 벗어나기"
3. 다른 사람의 도움 없이 아침 옷 입기, 몸단장, 스스로 식사, 그리고 화장실 과제 수행 가능 – "스스로 관리하고 약간의 사생활을 확보"
4. 더 효과적으로 의사소통 가능 – "침을 많이 흘리지 않고 말하기"
5. 학교에 다시 가기 – 손상 전 다녔던 대학교 다니고 싶음
6. 스포츠 가능 – 농구와 달리기에 특별히 흥미를 나타냄

Miles가 이 영역을 확인하는 것이 중요했다. 자신의 목표를 만들어 내는 클라이언트는 자신의 목표를 중요하게 느끼고 공을 들일 가능성이 더 많다(Doig, Fleming, Kuipers, & Cornwell, 2010). Miles의 현재와 원하는 기능 수준의 격차를 감안할 때, 프로그램에 대한 전념이 특히 필수적이다.

어떤 손상이 작업 수행을 제한하는지 결정하기 위해 더 많은 장애 검사가 수행되었다. 감각운동 검사는 사지 및 몸통 근육 전체의 움직임을 조절하는 능력에 영향을 미치는 심한 운동실조증을 나타냈다. 휠체어에서 침대와 화장실로의 기능적 이동을 통해 평가된 균형은 좋지 않았다. 전반적인 쇠약감과 감소된 지구력 또한 나타났다. 악력계(dynamometer)를 사용하여 평가한 악력은 우세손인 오른쪽은 20 파운드, 왼쪽은 34 파운드였다. 관절가동범위는 오른쪽 어깨 벌림과 굽힘이 능동적으로 약 30°, 수동적으로 약 90°로 이를 제외하면 정상적인 한도 내였다. 의료기록에 Miles는 사고로 인해 오른쪽 아래팔에 심한 골절을 입었고 그 결과 오른쪽 팔의 장기적으로 부동화되었다고 기록되었다. Miles는 오른쪽 상지의 움직임에 불편함을 느끼지 않았으며 운동에 제한은 없었다. 감각은 거의 손상되지 않았다.

표 61.1에 나열된 평가 외에도 Miles와 나는 가설에 따라 돈 관리 및 전화기 사용에 대해 경도의 손상을 제외한 모든 집과 지역사회 과제에 대해 중등도에서 중증의 어려움을 증명하는 지역사회 생활기술 평가(Angle & Buxton, 1991)를 완료했다. 비록 신체적 장애가 이러한 기능적 장애의 주된 원인이었지만, 충동성 및 결손에 대한 인식 감소와 같은 인지 문제 또한 관찰 중에 분명하게 나타났다. 이러한 "집행 인지 기능"은 보통 뇌의 이마엽 손상과 관련이 있다. 이 집행 기능은 의사 결정, 목표 설정, 자기 평가, 그리고 궁극적으로 대다수의 삶의 역할의 성공적인 수행과 같은 다른 고차원적 인지 기능에 상당한 영향을 준다. 단기 기억 장애도 확실히 나타났지만 기억해야 할 내용의 특성과 시간에 영향을 받았다. 시력은 입원 전에 검사받았고, 손상 전의 시력과 일치하는 것으로 나타났다. Miles의 시력은 읽기, 컴퓨터 키보드 접속, 그리고 다른 평가 활동 과정에서 기능적임을 보여주었다.

치료 계획: 평가 결과를 수행 성과로 바꾸는 전략 설계

평가 결과에 따르면 Miles의 현재 기능과 정해진 목표 간에 큰 수행 차이를 나타낸다. TBI로 인한 지역사회 참여 감소에 기여하는 요소를 극복하는 것은 일반적으로 OT 임상가가 그것을 확인하는 것 보다 훨씬 더 어렵다. Miles의 치료 계획은 다음에 크게 영향을 받았다:

1. 클라이언트 중심의 철학과 OT의 사람–환경 모델(33장 및 38장 참조)
2. ICF
3. "무슨 수를 써서라도(Whatever it Takes)" 접근법 (Willer & Corrigan, 1994)

"무슨 수를 써서라도(Whatever it Takes)"는 장기적인 지역사회 기능에 필요할 수 있는 환경적 장벽과 필요한 자연적 지원을 고려하는 TBI 후 지역사회 통합을 조성하는 실용적인 접근법이다. 이 접근법은 다음 원칙을 기반으로 한다:

표 61.2 학제간 치료 프로그램의 선정된 대상 영역

작업치료	언어치료	심리	물리치료
기본적 ADL 수행/기능적 이동	언어 명료성	장애 적응을 위한 상담	보행기(walker)를 이용한 기능적 보행
일일 계획표/기억 공책 작성을 위한 글쓰기 기술	삼킴/구강 운동 기술	기억력 훈련 및 보상	가정 운동 프로그램으로 강화 운동
식사 준비/가정 관리	기억력-문장 및 단락 회상	가족 상담	균형 훈련
여가 및 지역사회 외출	어의확장적 의사소통	집중력 훈련	이동 및 침대/매트 이동성
컴퓨터 사용을 포함한 사전 준비	호흡 운동	포괄적인 신경심리 평가	보행 및 운동과 관련된 가족/보호자 훈련

ADL, activities of daily living, 일상생활동작.

- 똑같은 뇌 손상은 없다.
- 기술은 사용될 수 있는 환경에서 가르칠 때 일반화될 가능성이 높다.
- 환경은 사람보다 변하기 쉽다.
- 지역사회 통합은 전체론이어야 한다.
- 삶은 현장실습(예: 자신이 선택한 환경에 개인을 배치하고 성공을 돕기 위해 필요한 지원과 코칭/훈련을 제공)이다.
- 자연적 지원은 전문가보다 오래 지속된다.
- 중재는 득보다 실이 많아서는 안 된다.
- 서비스 시스템은 지역사회 통합을 가로막는 많은 장벽을 예방한다.
- 개인의 욕구는 평생 지속된다. 따라서 지원도 그래야 한다.

나에게 이 모델은 OT의 클라이언트 중심, 작업 중심 초점을 뇌 손상 회복 과정에 대해 배운 것과 통합되기 때문에 지역사회 재진입 OT계획에 대한 "이상적인" 시나리오를 나타낸다. 불행히도 대부분의 건강관리 환경과 시스템에서 접근법을 완벽하게 구현하기 어렵지만 치료사는 자신이 일하는 환경 내에서 가능한 모든 작업을 해야 한다. Miles의 호의로 일하는 것은 그의 건강 보험 사례 관리자가 집중, 장기 재활에 지지적인 것처럼 보인다는 사실이었다. TBI 후 보다 집중적인 재활은 이전의 기능적 증가와 관련이 있다(Turner-Stokes, Disler, Nair, &Wade, 2005). 그러나 TBI의 만성적, 복합적, 그리고 점진적으로 진전되는 특성 때문에 특정 개인을 위한 최적의 그리고 효율적인 비용의 중재 양을 결정하기 매우 어렵다(AOTA, 2009).

Miles의 현재 기능 수준과 희망 목표의 차이를 감안할 때, 그의 진척과 관련하여 주기적인 의사소통이 필수적이었고, 작은 점진적 목표가 장기적은 목표와 어떻게 관련되어 있는지 확인할 수 있었다. 성공의 경험은 동기 부여만이 아니라 자존감과 자신감을 키우는 데 필수적이다. 치료 프로그램 외부에서의 격려와 지원은 그의 여자 친구와 아이가 사고 후 그녀의 부모와 함께 이동하여 1,000마일 이상 떨어져 있다는 사실로 인해 부정적인 영향을 미쳤다. 또한 그의 어머니는 Miles의 회복을 돕는데 큰 관심을 보였지만, Miles와 어머니는 아버지와의 연락이 거의 없는 혼란스럽고 불안정한 가족사를 인정했다. Miles의 지역사회 기반 재활 프로그램은 나를 포함하여 작업치료보조사(certified occupational therapy assistant, COTA), 심리학자, 언어병리학자, 물리치료사, 간호사 그리고 사회 복지사를 이외에 여러 분야의 치료팀이 포함되었다. 학제간 치료 프로그램의 주요 목표 영역은 **표 61.2**에 기술되어있다.

치료 계획 시행

Miles의 치료 프로그램은 발병 즉시 치료적 관계의 견고성을 테스트했다. 그의 심한 운동실조증은 치료동안 열악한 운동 조절과 빈번한 좌절감의 원인이 됐다. 나와 COTA와의 과제에 적극적으로 참여했음에도 불구하고, 기능의 획득은 느렸고 신체적 강화가 그의 심한 운동실조증을 해결하지 못할 것이라는 자기 인식도 증가했다. Miles는 손상을 입기 전보다 보상적 전략에 관심이 적었고, 그것은 보조 장비와 보상적 기법을 시도할 때 저항을 하도록 했다.

OT 치료 세션은 가정과 지역사회 두 환경에서 모두 사용되었다. 가정에서는 ADL 훈련 및 가정 관리 활동이 실제 침실, 욕실, 부엌, 거실, 그리고 사무실에서 이루어졌다. 가능할 때마다 우리는 Miles의 전형적인 일과-옷 입기, 몸단장,

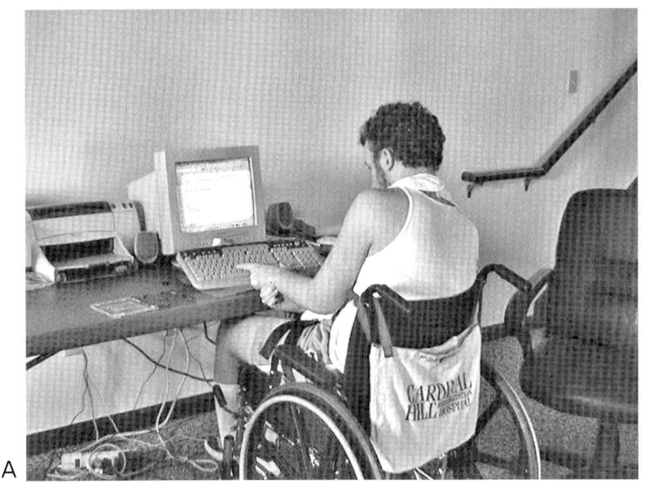

A

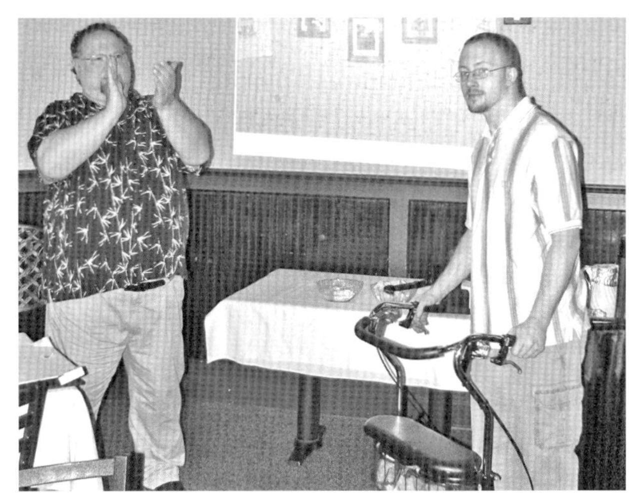
B

그림 61.2 Miles의 교육 프로그램은 (A) 기본 컴퓨터 키보드 사용에서 (B) 다른 뇌 손상 생존자에게 말하기로 진행되었다.

이동, 식사 준비, 컴퓨터 사용, 기억 공책에 필기, 지역사회 외출 계획 및 참여, 집안일, 여가 활동 등 실제 과제를 연습했다. 활동 중 반복은 매일 상지 강화 훈련과 함께 근력을 강화하고 수행능력 향상을 위해 사용되었다. 작업의 부속으로 여겨지는 경우가 많았지만, Miles의 상지 강화 프로그램 또한 손상 전 자신을 위한 의미 있는 작업이었기 때문에 중요했다.

반복적인 노력을 통해, Miles는 자신에게 특히 중요한 활동에서 독립성 향상을 위해 보조 장비를 점차적으로 수용하는 것처럼 보였다. 예를 들어, 손잡이가 있는 무게 있는 식기구, 테두리가 높은 접시, 뚜껑이 있는 컵은 과도한 흘림 없이 스스로 먹고 마실 수 있는 능력을 향상시키기 위한 운동 기술을 개선하는 데 효과적이었다. 손잡이가 있는 글쓰기 및 단장 도구는 보다 적은 수준으로도 수행의 질을 향상시켰다. 컴퓨터 키보드를 사용할 때 움직임의 효율성을 높이기 위해 무게가 있는 손목 주머니를 사용하려고 시도했다. 그러나 Miles는 반대쪽 손을 사용하여 손목을 안정화하는 한 손 타자 기법을 고집했다(**그림 61.2** 참조).

Miles는 프로그램 약 3주 후 처음으로 지역사회에서 첫 번째 세션-음악 CD를 사기위해 백화점 방문을 가졌다. 그 시점부터 지역사회 세션은 프로그램의 정기적인 부분이 되었고, 일주일에 2~3번 정도 시행되었다. 지역사회 외출에는 식당 방문, 어머니 집에 방문, 휠체어 농구 게임을 포함한 스포츠 경기에 참석하는 활동을 포함했다. 외출 중, OT는 각 과제의 독립 정도와 관련하여 돈 관리, 기능적 이동, 계획, 결단, 문제 해결, 그리고 의사결정과 같은 능력을 평가하는 데 중점을 두었다.

기능의 획득은 긍정적이었지만, 경과는 일관성이 없었다. 상지 떨림과 심각한 식도역류를 관리하려는 잦은 약물 변경 시도 등 의학적 요인에 의해 성공이 복잡해졌으며 이는 자가 섭식과 영양 섭취에 부정적인 영향을 미쳤다. 거주 프로그램 3개월 후 그리고 손상 후 8개월간의 상태는 **표 61.3**에 요약되어 있다. 기능의 획득에도 불구하고 Miles는 낮은 삶의 만족도, 현재 상황에 대한 좌절감, 더 잦은 불안 빈도, 우울감을 보였다. 또한 그는 자신의 장애의 심각성과 신경행동 기능 목록(Neurobehavioral Functioning Inventory)에서 직원의 비슷한 응답을 함에 근거하여 자기 인식의 향상을 보였다.

치료 계획 수정: 작업 확장

Miles가 평생 동안 신체적 장애, 특히 운동 실조증을 갖게 될 것이 점차 분명해지면서 Miles의 프로그램의 측면은 생산성과 여가 목표를 더욱 강조함으로써 그의 작업이 확장되도록 수정되었다. 치료 프로그램에서 이 시점까지, Miles의 전형적인 하루를 차지하는 작업은 거의 전적으로 자기관리에 집중되었다. 기본적 ADL 및 가정 관리에 필요한 노력은 다른 활동을 위한 시간과 기운을 거의 남기지 않았다. 그것은 장애에 대한 인식 수준이 높아짐에 따라 삶의 만족도에 부정적인 영향을 미치는 것으로 나타났다. 기본적인 자기관리와 가정 관리가 성공적인 지역사회 재진입에 필수 요소임에도 불구하고 Miles의 손상 전 일과의 핵심인 여가와 생산성 측면은 매우 제한적이었고 그의 심리적 안녕에 영향을 미쳤다. 자기관리 및 가정 관리와 보다 생산적인 활동 및 여가와 균형을 맞추면 Miles는 더 큰 성취감을 느끼고 잔존하는 장애에 직면하여 더 긍정적인 삶의 관점을 얻을 수 있기를 기대했다.

Miles의 생산적인 작업을 향상시키기 위한 계획에는

표 61.3 90일 평가에서 선정된 검사 점수

평가	기초선	90일 재평가	해석
지역사회 통합 설문지	가정 통합, 0 사회 통합, 2 생산적 활동, 0	가정 통합, 3 사회 통합, 5 생산적 활동, 0	가정 관리 및 사회활동 참여와 시작에 상당한 진전
FIM/FAM	식사, 2 상의 입기, 3 하의 입기, 2 몸단장, 2 목욕하기, 2 이동(휠체어에서 침대), 2 이동(휠체어에서 욕조), 1 가정 관리, 1	식사, 4 상의 입기, 5 하의 입기, 4 몸단장, 4 목욕하기, 4 이동, 4 가정 관리, 2–3	ADL 독립성에 주목할 만한 기능의 획득 지속적인 운동실조로 인해 균형 및 소근육 협응이 필요한 과제에 도움 필요 식사 계획 및 돈 관리 향상
SWLS	24	12	진전에도 불구하고 자가 보고된 삶의 만족도에서 현저한 감소

ADL, activities of daily living, 일상생활동작; FIM, Functional Independence Measure, 기능적 독립 수행평가; FAM, Functional Assessment Measure, 기능평가 측정; SWLS, Satisfaction with Life Scale, 삶의 만족 척도.

Miles가 중요하게 생각하는 두 가지 주요 목표를 포함하였다:

1. 대학 과정을 수강하고 궁극적으로 학위 취득
2. 자신의 법적 후견인이 될 수 있는 능력을 보여주기 위해 재정에 대한 보다 큰 책임을 가지는 것

또한 OT는 Miles와 임상 팀이 주거 치료 프로그램에서 퇴원한 후 가장 덜 제한적인 생활환경에 대한 결정을 내릴 수 있도록 돕기 위해 자기관리 능력, 가정 관리, 그리고 지역사회 참여에 대한 치료를 계속했다.

대학 공부를 시작하는 것 외에도 지역사회 생활을 위한 선택사항을 살펴보는 계획도 시작되었다. 가족 세션에서 Miles는 부모님과 함께 살지 않을 것이라는 점이 점차 분명해졌고, 그의 여자 친구는 그들의 관계를 끊을 의사를 표현했다. 많은 임상팀 구성원들과 함께 형성된 치료적 관계는 이 시기의 사회적 고립과 불확실한 미래를 지지하는데 결정적 원인이 되었다. 그의 분투동안 Miles를 지지하지만, OT 팀과 모든 직원들은 전문적 경계를 지키는 것은 항상 필수적이었다. Purtilo and Haddad(1996)는 일정 거리를 유지하면서 클라이언트를 위한 진실한 돌봄을 표현하는 전략을 설명한다. Miles의 정서적 취약성을 감안할 때 의료 제공자와의 관계(사회적 우정, 친밀감 등)를 잘못 해석하는 일은 이해할 수 있을 것이다. 치료 팀이 전문적 경계를 유지하기 위해 사용하는 전략은 다음을 포함한다.

- Miles에게 그의 경과에 대한 문제를 논의하는 팀 회의에 참여하게 한다.
- 팀원들 간에 외출 및 활동을 분담한다.
- 방문/상호작용을 근무 시간으로 제한한다.
- Miles와 협력하여 재활 환경을 넘어 그의 관계를 확장한다. 그리고
- 일상생활에서 발생한 Miles의 개인 사건들은 신중하게 공유한다.

Purtilo and Haddad(1996)에 의하면 이러한 공유는 작업치료사가 클라이언트와 전문가 모두에게 유익한 "현실 요인"을 유지하는 데 도움을 줄 수 있다.

Miles의 교육, 독립생활, 그리고 여가 목표에 대한 단계는 **그림 61.3**에 자세히 나와 있다. 각 단계는 중요한 임상적 진전과 의미 있는 작업이 그의 일과에 통합되는 것이 특징이다. 또한 치료사–클라이언트 관계에 대한 시험과 중요한 분투가 특징이다. 때때로 Miles는 계획을 세우기 위해 몇 주, 때로는 몇 달이 걸린 과제에 행동하거나 참여하는 것을 거부하면서 그의 진전을 방해하는 것처럼 보였다. OT의 역할은 주로 직접적으로 기술을 가르치는 것부터 임대주, 건설업자, 그리고 교수와 협력하여 Miles가 접근성과 편견 면에서 환경적 장벽에 직면할 수 있도록 돕는 지지까지 단계적으로 변화했다.

Miles가 심리학 학사 학위를 받기까지 8년이 걸렸다(**그림 61.4** 참조). 졸업할 때 그는 가정도우미의 도움을 받아 지역사회에 살면서 자신의 재정을 관리할 수 있는 법적 권한을 성공적으로 획득했다. 그의 성과는 심각한 TBI를 가진 사

1단계(90일)	2단계(약 180일)	3단계(약 180일)
대학 과정 선택 대학 지원 온라인 학습 선택사항 조사 컴퓨터 문서 작성/이메일 및 인터넷 사용 기능적 이동 - 물리치료와 협력 기능적 의사소통 기술 - 언어치료와 협력 기능적 인지 - 기억력 및 집행 기능 - 심리 및 언어치료와 협력 일상적인 일과의 일부로 기본적 ADL 및 가정 관리 세션 지속	원격 교육 형식을 통해 과정 하나 완료 - 3학기에 과정 2개 진행 학습 기술의 지속적 개발, 힘든 과정 부하를 위한 학습 시간의 우선순위 설정, 강사에게 문의 언어치료와 협력하여 효율성을 높이기 위한 음성 받아쓰기 가능성 조사(운동 실조증으로 인한 문제) - 음질 불량으로 실패 캠퍼스 행사 참여 - 접근성 문제를 결정할 뿐 아니라 여가 흥미를 경험하고 사회적 접촉을 확장 장애인 대중교통 이용 교육 캠퍼스 안팎의 생활 옵션 탐색/접근성 평가 주거 프로그램의 그룹 치료 참여	캠퍼스 밖의 접근 가능한 아파트로 이동 새로운 생활환경에서의 가정 관리 및 ADL 훈련 필기를 돕기 위해 교실에서 재활 직원과 캠퍼스 수업 활동 시작 학위 전공 최종 결정(심리학) 대학 장애 지원 활용도를 높여 치료 프로그램 직원 활용의 점진적 중단 주거 프로그램의 뇌 손상 및 인지에 대한 그룹 세션 OT 및 언어치료의 정기적인 후속 치료를 통해 주거 치료 프로그램의 재활 치료 종결. 외래 물리치료 지속.

그림 61.3 작업치료(OT) 중점 영역과 Miles의 학교/독립적인 생활 진행 단계

람이라고 믿기 힘들다. 그러나 이런 있을 수 없는 성취에도 불구하고 그는 불확실한 미래에 직면한다. 안정된 고용의 부재, 여가활동의 부재, 소수의 친구, 그리고 운동 장애의 잔존으로 Miles는 미래의 도전이 존재하기 때문에 다양한 재활 및 사회 서비스를 계속 필요로 할 가능성이 있다.

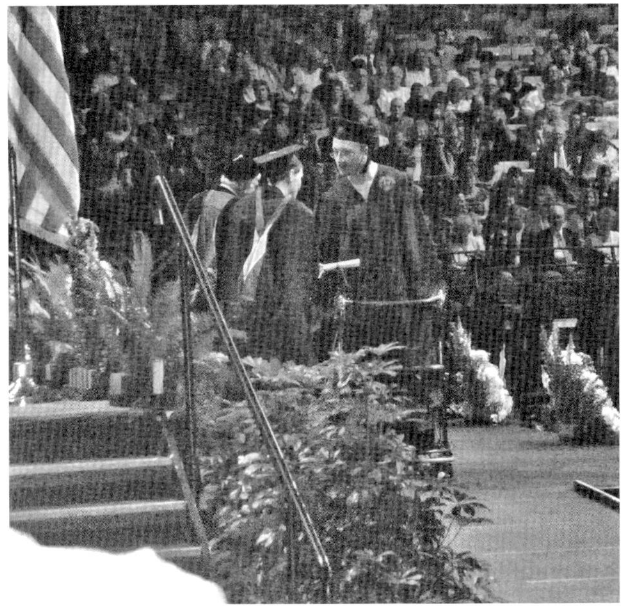

그림 61.4 집중적인 작업기반 재활 프로그램은 대학 졸업 이라는 Miles의 목표 달성에 도움을 주었다.

참고문헌 References

American Occupational Therapy Association. (2009). *Occupational therapy practice guidelines for adults with traumatic brain injury*. Bethesda, MD: AOTA Press.

Angle, D., & Buxton, J. (1991). *The community living skills workbook for the head injured adult*. New York, NY: Aspen.

Brain Injury Association of America. (2009). *The essential brain injury guide*. Vienna, VA: Author.

Diener, E., Emmons, R. A., Larsen, R. J., & Griffin, S. (1985). The Satisfaction with Life Scale. *Journal of Personality Assessment*, *49*, 71–75.

Doig, E., Fleming, J., Kuipers, P., & Cornwell, P. (2010). Clinical utility of the combined use of the Canadian Occupational Performance Measure and Goal Attainment Scaling. *American Journal of Occupational Therapy*, *64*, 904–914.

Fleming, J., Strong, J., & Ashton, R. (1998). Cluster analysis of self-awareness levels in adults with traumatic brain injury and relationship to outcome. *The Journal of Head Trauma Rehabilitation*, *13*, 39–51.

Hagen, C. (1998). Levels of cognitive functioning. In *Rehabilitation of the head injured adult: Comprehensive physical management* (3rd ed.). Dowey, CA: Professional Staff Association of the Rancho Los Amigos Hospital.

Hall, K. (1997). The Functional Assessment Measure (FAM). *Journal of Rehabilitation Outcomes Measures*, *1*, 63–65.

Katz, D., Zasler, N., & Zafonte, R. (2007). Clinical continuum of care and natural history. In N. Zasler, D. Katz, & R. Zafonte (Eds.), *Perspectives on rehabilitation care and research* (pp. 1–13). New York, NY: Demos.

Keith, R., Granger, C., Hamilton, B., & Sherwin, F. (1987). The Functional Independence Measure: A new tool for rehabilitation. *Advances in Clinical Rehabilitation*, *1*, 6–18.

Kersel, D., Marsh, N., Havill, J., & Sleigh, J. (2001). Neuropsychological functioning during the year following severe traumatic brain injury. *Brain Injury*, *15*, 283–296.

Kielhofner, G., Mallinson, T., Crawford, C., Nowak, M., Rigby, M., Henry, A., & Walens, D. (2004). *Occupational Performance History Interview—II* (version 2.1). Chicago, IL: MOHO Clearinghouse.

Kreutzer, J., Seel, R., & Marwitz, J. (1999). *Neurobehavioral Functioning Inventory*. San Antonio, TX: The Psychological Corporation.

Law, M., Baptiste, S., Carswell, A., McColl, M., Polatajko, H., & Pollock, N. (2005). *Canadian Occupational Performance Measure*. Ottawa, ON: CAOT.

Lombardi, F., Taricco, M., De Tanti, A., Telaro, E., & Liberati, A. (2002). Sensory stimulation for brain injured individuals in coma or vegetative state. *Cochrane Database of Systematic Reviews*, (2), CD001427.

McColl, M., Davies, D., Carlson, P., Johnston, J., & Minnes, P. (2001). The Community Integration Measure: Development and preliminary validation. *Archives of Physical Medicine and Rehabilitation*, *82*, 429–434.

McKinlay, W., & Watkiss, A. (1999). Cognitive and behavioral effects of brain injury. In M. Rosenthal, E. Griffith, J. Kreutzer, & B. Pentland (Eds.), *Rehabilitation of the adult and child with traumatic brain injury* (3rd ed., pp. 74–86). Philadelphia, PA: FA Davis.

Purtilo, R., & Haddad, A. (1996). *Health professional and patient interaction*. Philadelphia, PA: WB Saunders.

Schutz, L., & Schutz, M. (2010). *Head injury recovery in real life*. San Diego, CA: Plural.

Senelick, R., & Dougherty, K. (2001). *Living with brain injury*. Birmingham, AL: HealthSouth Press.

Trudel, T., Tryon, W., & Purdum, C. (1998). Awareness of disability and long-term outcome after traumatic brain injury. *Rehabilitation Psychology*, *43*, 267–281.

Turner-Stokes, L., Disler, P., Nair, A., & Wade, D. (2005). Multidisciplinary rehabilitation for acquired brain injury in adults of working age. *Cochrane Database of Systematic Reviews*, (3), CD004170. doi:1002/14651858.CD004170.pub2

Willer, B., & Corrigan, J. (1994). Whatever it takes: A model for community-based services. *Brain Injury*, *8*, 647–659.

Willer, B., Ottenbacher, K., & Coad, M. (1994). The Community Integration Questionnaire: A comparative examination. *American Journal of Physical Medicine and Rehabilitation*, *73*, 103–111.

World Health Organization. (2001). *International classification of functioning, disability, and health*. Geneva, Switzerland: Author.

62장

정신과적 장애가 있는 사람을 위한 작업 치료 서비스 제공

Providing Occupational Therapy Services for Persons with Psychiatric Disabilities

성윤정 옮김

학습목표

이 장을 학습한 후, 다음의 내용을 할 수 있을 것이다:

1. 작업치료사가 심각한 정신질환/정신장애가 있는 사람에게 서비스를 제공하는 다양한 환경에 대해 설명한다.
2. 심각한 정신질환/정신장애가 있는 사람을 위한 작업 중재의 선택과 적용에 대해 연구 기반 및 근거 기반을 이해한다.
3. 심각한 정신질환/정신장애가 있는 사람에게 적용되는 회복, 건강, 그리고 동료 지원에 대한 개념을 정의한다.
4. 심각한 정신질환이 있는 사람의 독립성을 촉진시키기 위한 지역사회 지원을 확인한다.

개요

치료사 이야기

나는 운 좋게도 똑똑하고 창의적인 22살의 Sean과 함께 일할 수 있는 기회를 갖게 되어 **회복** 과정 전반에 걸친 그의 경과를 관찰했다. 그의 열정은 음악과 예술이다. 그림 그리기를 좋아하고, 기타와 드럼 연주에 음악적 재능이 있다. 부모님과 동생들과 함께 살고 있으며, 그들은 Sean을 위해 차고를 원룸 아파트로 개조하여 가족으로부터 독립감을 느끼고 음악과 예술을 연습할 수 있는 공간을 만들었다. 대부분의 식사는 가족과 함께 하지만, 가끔 친구들과 외식을 하거나 그의 미니 부엌에서 샌드위치를 차린다.

Sean은 평범한 어린 시절을 보냈고, 학교에서 잘했다. 예술 고등학교에 다녔고, Santa Cruz 캘리포니아 주립대에 음악 전공으로 입학했다. 2학년 때, 집중력 문제, 목소리 듣기, 수면 문제를 포함한 어려움을 겪기 시작했다. 그는 좁은 교우관계에서 벗어나 위생을 소홀히 하기 시작했다. 성적은 떨어지기 시작했고, 술을 마시고 대마초 흡연을 많이 하기 시작했다. 또한 이상한 그림을 그리기 시작했으며 새벽 3시에 기숙사 현관에서 큰 소리로 노래를 부르는 모습이 여러 차례 발견됐다.

마침내 그의 친구 중 한 명이 내려와서 그의 부모님에게 전화를 했고, 의사에게 Sean을 보여주라고 말했다. 이때 Sean은 지치고 잠을 못 잤고, 그의 부모가 그에게 "스스로에게 위험"해서 입원시킬 의사가 있다고 전했을 때 분노했고 불안해했다. 경찰이 출동해서 Sean은 지역 병원의 정신과 응급실로 호송됐다. 그는 무의식적으로 일을 저질렀고 "72시간 보류"에 놓이게 되었다. 그 기간 동안 Sean은 약물 치료를 시작하고, 정상적인 수면 및 식사 패턴을 재정립하고, 팀과 함께 향후 치료 계획을 세웠다.

Sean은 병원에 있는 게 처음에는 화가 났지만 도움이 필요하고 가족과 직원이 돕고 싶어 한다는 것을 인지할 수 있었다. 자연스럽게 스스로 서명하기로 동의하고 10일 동안 머물기로 약속했으며, 그 때 치료 팀은 그의 경과를 평가하고 다음 단계를 결정한다. 의사는 구분되지 않는 **조현병(schizophrenia)**(Diagnostic and Statistical Manual of Mental Disorders,[4th ed., text rev.; DSM-IV-TR] Code 295.90; American Psychiatric Association, 2000)으로 진단했으며 이 일화를 "최초 발병"으로 묘사했다. Sean의 새로운 진단의 영향과 그의 회복을 어떻게 지지할 수 있는지에 대한 이해를 돕기 위해 가족에게 상담이 제공되었다. Sean의 정신과 의사는 직원과 Sean의 경과에 대해 상의하고 약물에 대한 반응을 평가하기 위해 매일 그를 만났다. Sean의 우려되는 문제점을 논의하기 위해 필요에 따라 다른 직원들에게 보였다. Sean은 약물 및 알코올 섭취를 다루는 데 도움이 되는 이중 진단 프로그램에 회부되었으며, 이중 진단 회의에서 익명의 알코올 중독자들 자조 모임(Alcoholics Anonymous)와 같은 자조 집단에 대한 개념을 소개받았다.

나는 제3자 지급인이 요구한 바와 같이 입원 48시간 이내에 초기 작업치료(OT) 평가를 위해 Sean을 만났다. 초기 평가는 병동에서 개발된 OT 자체보고 기능 평가와 클라이언트가 개인적으로 의미있는 치료 목표를 식별하도록 돕기 위해 고안된 캐나다 작업수행 평가(Canadian Occupational Performance Measure) 면담의 조합이었다(Law, Baum, & Dunn, 2001). 다른 평가도 고려되었지만 Sean의 예상 체류 기간이 짧았기 때문에 수행하지 않았다.

나는 매일 몸단장 일정을 세우기 위해 Sean을 만났고 아침 회의 전에 매일 검토하기로 동의했다. 또한 우리는 매주 두 번씩 개인적으로 만날 계획을 세웠으며, 그는 심호흡 및 상황 재구성 같은 분노 조절에 대한 인지행동 접근법을 배울 수 있었다. Sean은 몸이 나아지고 학교로 돌아가고자 하는 동기가 강했기 때문에 그는 병원에 입원한 10일 동안 그룹에 참석했고 치료사를 만났다. 그는 부작용이 적은 항정신병 약물에 잘 적응하였고 잠을 잘 자기 시작했다. 머릿속의 목소리는 줄어들었지만 완전히 사라진 것은 아니라 말해서 나는 그에게 마음을 가라앉히고, 집중하고, 목소리를 무시하는 법을 배우기 위한 마음 챙김 명상(Reid, 2009)을 가르쳐주었다. 우리는 부분 입원 프로그램(partial hospitalization program, PHP)에 참석하고 회복하는 동안 부모와 함께 사는 계획에 대해 논의했다. 치료 팀은 Sean이 좋은 계획을 가지고 있다고 느껴서 퇴원하여 어머니와 PHP 접수면담을 했다.

PHP 접수 진행자 Kevin은 자신 또한 작업치료사라고 말했다. Sean은 프로그램에 대해 일반적인 정보를 제공받았고 보험 회사(아버지의 보험에 따라 개인보험 적용 받음)에서 2주 동안 주 4일, 두 번째 주말에 목표에 대한 경과의 평가와 함께 프로그램에 참여하는 것을 승인했다고 말했다. 접수 면담 동안 Kevin은 자신이 연주자였고 락앤롤 밴드에서 연주했다는 것을 Sean에게 공유했다.

Sean은 Kevin에게 프로그램 일정을 받았다. 프로그램은 클라이언트를 위해 오전 10시부터 오후 3시까지 운영되지만 직원은 준비를 위해 오전 9시에 그 곳에 있어야 하고 클라이언트의 문서를 작성하고, 클라이언트를 개별적으로 만나고, 클라이언트에게 도움이 될 수 있는 지역사회 자원 탐색을 하고, 다음날 필요한 용품 및 재료 준비를 위해 남은 시간을 사용한다고 했다. 또한 Kevin은 Sean의 사례관리자 역할을 하며 경과를 평가하기 위해 개별적으로 만나고 필요에 따라 다른 직원들과 의사소통 했다.

Sean은 PHP 프로그램에 주 4일, 2주간 참여한 뒤, 일주일간 매주 3일, 2주 동안 2일, 2주 동안 1일씩 "단계적 감소" 과정 집중 외래환자 프로그램(intensive outpatient program, IOP)으로 전환했다. 이 기간 동안 그는 정신과 의사를 만나서 약물이 그의 증상을 조절하는데 도움이 되는지 확인하고, 그룹 치료에서 학교를 떠나고 가족과 함께 이사하는 어려움에 대해 이야기하고, Kevin과 함께 지역 미술용품 가게에 아르바이트를 구하고, 지역의 전문대학에서 하나의 강좌를 신청했다. Kevin은 아이들에게 음악을 가르치는 자원봉사에 관심이 있을지도 모른다고 제안했지만, Sean은 "아이들은 나를 불안하게 한다"며 제의를 거절했다.

Sean은 때때로 TAY 또는 Transition Age Youth 프로그램(Osgood, Foster, & Courtney, 2010)이라 하는 정신건강 문제를 경험하는 청년을 위한 예약이 필요 없는 프로그램에 대한 정보를 제공받았다. 이 프로그램에서 그는 또래의 젊은이들과 어울리고, 센터에서 컴퓨터를 사용하고, 외출에 참여하고, 컴퓨터 그래픽 및 태극권과 같은 주제에 대한 수업을 들을 수 있는 기회를 제공받았다. PHP/IOP 퇴원 회의에서, Kevin에게 자신의 삶의 목표를 묻고 그것을 달성하기 위한 실용적인 전략을 개발하는 데 도움을 준 것에 대해 감사를 표했다.

서론 Introduction

심각한 정신 질환은 매년 1100만 명 또는 미국인 다섯 명 중 한 명에게 영향을 미친다. 2009년에는 8명 중 1명 이상이 정신 질환 치료를 받았다. 조현병, **주요우울장애**(major depressive disorder), 또는 **양극성장애**(bipolar disorder)와 같이 심각한 정신 질환으로 진단 된 사람들의 40%는 전혀 치료를 받지 못했다(U.S. Department of Health and Human Services, Substance Abuse and Mental Health Administration, 2010). 정신 질환은 당사자, 가족, 그리고 사랑하는 사람에게 큰 피해를 준다. 심각한 정신 질환을 가진 사람들은 정상적인 삶의 역할을 계속하거나 재개하는 것을 매우 어렵게 만드는 다양한 인지, 정서, 그리고 행동 증상을 경험한다(**Box 62.1** 참조). 손실되는 임금, 결근일수, 장애 급여 등 사회적 비용도 매우 높다(Kessler et al., 2008).

정신건강 장애는 발달 장애, 외상성 뇌 손상, 류마티스 관절염, 그리고 만성통증과 같은 다른 질환과 상당한 비율로 함께 나타난다. 일부 치료사는 편집형 조현병과 분열정동성 장애를 가진 성인의 촉각 방어와 같은 감각처리 장애의 존재에 주목했다(Brown, Cromwell, Filion, Dunn, & Tollefson, 2002). 정신건강 장애를 가진 사람은 빈곤으로 인한 취약성

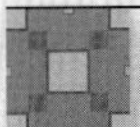

BOX 62.1 주요 정신 장애의 증상

- 이유 없이 오랫동안 슬프거나 울적함
- 기능을 방해하는 혼란된 생각
- 과도한 두려움이나 걱정(불안)
- 친구나 활동에서 탈퇴
- 지속적인 수면 문제
- 현실로부터 분리(망상) 또는 환각
- 일상 문제나 스트레스에 대처 불가능
- 알코올 또는 약물 남용
- 식습관의 현저한 변화
- 성욕 변화
- 과도한 분노, 적의, 또는 폭력
- 자살 생각

Data from Mayo Foundation for Medical Education and Research. (2011). Symptoms of mental illness. Retrieved from http://www.mayoclinic.com/health/mental-llness/DS01104/DSECTION=symptoms

증가, 건강관리에 대한 부적절한 접근, 그리고 전체 인구보다 흡연, 비만, 약물 남용 비율이 현저히 높기 때문에 비장애인보다 전반적으로 건강이 더 나쁘고 수명이 짧다(Center for Mental Health Services, 2010).

다행히 정신 질환을 가진 사람의 치료에는 진전이 있었다. 표적증상에 더 효과적이고 부작용은 적은 신약이 개발됐다(National Institute of Mental Health, 2010). 정신 질환과 정신건강에 대한 사회적 이해와 인식이 높아졌고, 사람들이 심각한 정신 질환으로부터 회복될 수 있다는 믿음을 바탕으로 심각한 정신 질환을 가진 사람을 돕기 위한 새로운 접근법이 사용되었다(Box 62.2 참조). 회복(recovery)은 다음과 같이 정의되었다.

> 개인이 건강 및 보건을 향상시키고, 자기주도적인 삶을 살며, 잠재력을 최대한 발휘하기 위해 노력하는 변화 과정(Substance Abuse and Mental Health Services Administration [SAMHSA], 2011, para. 3).

지역사회 정신건강 실천은 회복 외에도 건강에 중점을 둔다. 건강은 의식적이고 의도적인 과정으로 정의되며, 이를 통해 사람은 보다 만족스러운 생활방식을 위해 인식하고 선택을 해야 한다. 건강한 생활방식은 적절한 수면, 휴식, 그리고 좋은 영양, 생산성 및 운동, 의미 있는 활동 참여 및 지지적 관계 연결 등 건강 습관의 균형을 포함한다. 건강은 단순히 정신과 정서적 안녕 그 이상으로 사람을 전체론적으로 보며 신체, 지능, 사회, 환경, 작업, 재정, 그리고 영적 관점을 포함한다(Swarbrick, 1997; 2006).

작업치료사는 심각한 정신 질환(serious mental illness, SMI)을 가진 사람을 위해 서비스를 제공할 수 있는 강한 기술을 가지고 있다. 또한 정신장애(psychiatric disability)라는 용어는 병이 심각하고 지속적이어서 상당한 시간 동안 하나 혹은 그 이상의 삶의 역할을 수행할 수 없는 사람들을 지칭하기 위해 사용한다(Center for Psychiatric Disability, 2011). 작업치료사는 심리, 자기 치료적 사용, 작업 분석, 신경과학, 그리고 생활 기술 가르침에 교육적 기반을 가지고 있

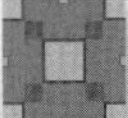

BOX 62.2 회복 원리

자기주도(self-direction): 자신의 선택을 통해 자신의 회복 경로를 결정한다.

개인화와 사람 중심(individualized and person centered): 회복에는 다양한 개인적 경로가 있다.

권한 부여(empowerment): 사람은 자신의 삶에 영향을 미치는 모든 결정에 참여할 권리가 있다.

전체론(holistic): 회복은 마음, 몸, 정신, 그리고 삶의 모든 측면을 포함한다: 주택, 고용, 사회적 상호작용, 그리고 지역사회 통합.

비선형(nonlinear): 회복은 선형 과정이 아니며 지체는 정상이지만 진척은 가능하다.

강점 기반(strengths based): 회복은 사람의 강점과 재능에 초점을 둔다.

동료 지원(peer support): 상호 지원은 사람이 회복에서 서로 배울 수 있도록 돕는다.

존중(respect): 자아수용과 정신 질환 낙인에 도전하는 회복의 중요한 부분이다.

책임(responsibility): 자신의 회복 과정에 대해 개인적인 책임을 져야한다.

희망(hope): 회복은 보다 나은 미래에 대한 필수적이고 동기부여적인 메시지를 제공한다.

Data from Substance Abuse and Mental Health Services Administration. (2006). National consensus statement on mental health recovery [Brochure]. Retrieved from http://download.ncadi.samhsa.gov/ken/pdf/SMA05-4129/trifold.pdf

표 62.1 정신건강 치료 환경과 작업치료사의 역할

환경	적용 대상	평균 체류 기간	중재의 초점	작업치료사 역할/과제
급성기 입원환자 또는 정신 전문 병원	급성 증상이 있는 사람 – 우울증, 정신병, 조증, 알코올 또는 약물 독성	3–7일	위기 안정화, 환자 안전, 약물 투여 시작 또는 적응, 포괄적인 평가	치료 환경 참여, 초기 기능 평가 및 기타 추가 평가; 종합 치료 계획에 기여; 치료 그룹 주도
장기치료 "폐쇄"시설 – 공공 또는 사립	심각한 증상을 계속 경험하거나 짧은 병원 입원 후 위험하다고 생각되는 사람	3개월에서 수년	안전한 배치, 재활, 가능하다면 지역사회 통합	평가, 그룹 및 개별 세션, 교육 지원 또는 고용 프로그램과 같은 지역사회 전환 프로그램
부분입원 및 집중 외래환자	더 이상 급성기는 아니지만 증상을 관리하고 회복 과정 시작을 위해 매일 지원이 필요한 사람	2–6주	기능 기술 향상, 최근 입원에 대한 경솔함 해결, 지역사회 지원 참조	개별 평가 및 중재, 치료적 그룹, 사례관리, 지역사회 재통합
지역사회 지원/동료 지원 프로그램	지역사회 생활을 유지하기 위해 지속적인 지원이 필요한 심각한 정신 질환을 가진 사람	고객의 필요에 따라 무기한	지역사회 생활을 유지하기 위한 지속적인 지원; 직업, 주택, 사회 기술, 여가 활동, 생활 관리 기술에 대한 지원	건강 및 회복 계획 도구; 기술 개발; 사례 관리; 치료 그룹 리더십; 직원 훈련; 사회, 교육, 또는 레크리에이션 그룹
고용 지원	지역사회 생활을 유지하기 위해 지속적인 지원이 필요한 심각한 정신 질환을 가진 사람	무기한	취업	클라이언트의 직무 기술 및 관심사 파악 지원, 일자리 확보 및 유지 지원, 직업 개발
교육 지원	지역사회 생활을 유지하기 위해 지속적인 지원이 필요한 심각한 정신 질환을 가진 사람	무기한	교육	클라이언트의 학업 기술 및 관심사 파악 지원, 교육 환경 진입 지원, 필요한 경우 재정적 원조 및 과외 같은 추가 자원 추천
주택 지원	지역사회 생활을 유지하기 위해 지속적인 지원이 필요한 심각한 정신 질환을 가진 사람	무기한	주거	클라이언트의 기술 개발을 통해 영구적인 주택 확보 및 유지 지원, 사례 관리, 기능적 강점 및 한계점 평가; 필요에 따라 환경 수정 실시

기 때문에, SMI를 가진 사람을 치료하는 팀의 효과적인 구성원이 될 수 있다. SMI를 가진 사람은 일반병원의 입원환자 병동, 부분 입원 프로그램 및 집중 외래환자 프로그램, 고용 지원 프로그램, 그리고 동료 지원 프로그램을 포함한 다양한 환경에서 작업치료사를 만날 수 있다(**표 62.1**).

작업치료사는 SMI을 가진 사람의 회복 과정을 촉진하고, 강점과 문제점을 파악하고, 치료/중재 목표를 수립하고, 그룹과 개별적인 형태로 기술 개발과 자원 개발 중재를 제공하는 데 도움을 줄 수 있다.

기관 기반 서비스 Institution-Based Services

급성 입원 환자

SMI를 가진 사람은 종종 여러 가지 이유로 성인 초기에 증상이 나타나기 시작한다. 이는 만약 그 사람이 급성 정신병, 우울, 자살, 조증, 또는 자기 자신이나 다른 사람에게 위협적일 수 있는 행동을 보이면 입원으로 이어질 수 있다. 일부는 안전한 환경에서 삶의 안정과 재기를 가능하게 하는 평가, 치료, 그리고 약물 투여를 받기 위해 자발적으로 입원을 모색한다. 병원에서 증상을 안정시키는 간단한 중재와 포괄적인 평가와 진단을 제공에 초점을 둔다. 가끔은 약물 투여를 시작하거나 변경하고 심각한 부작용을 모니터링하기 위해 입원이 필요하다. 의사, 간호사, 사회 복지사, 그리고 작업치료사를 포함한 종합적인 보건 의료 전문가 팀이 함께 협력하여 회복을 촉진한다.

입원 환자 정신건강 서비스에서 일하는 작업치료사는 종합 치료 팀에 가치 있는 기여를 한다. 포괄적인 기능 평가를 시작으로 클라이언트가 일상생활에서 건강한 습관을 확립하거나 재정립할 수 있도록 실용적이고 기능적인 중재를 제공하여 퇴원 후 지역사회 재통합을 계획한다(**표 62.2**). 중재는 그룹과 개별적인 형태로 제공될 수 있으며, 주제는 일상생활활동 기술, 불안 관리 기술, 사회적 상호작용 기술, 예술

표 62.2 정신건강 작업치료에서 사용되는 주요 기능 평가

제목	저자
청소년/성인 감각 프로파일(sensory profile)	Brown & Dunn, 2002
알렌 인지수준 판별검사(Allen Cognitive Level Screen, ACLS)	Allen, 1985
운동과 수행기술의 평가(Assessment of Motor and Process Skills, AMPS)	Pan & Fisher, 1994
캐나다 작업수행 평가(Canadian Occupational Performance Measure, COPM)	Law et al., 2001
콜만 생활기술 평가(Kohlman Evaluation of Daily Living Skills, KELS)	McGourty, 1999
작업수행면담지(Occupational Performance History and Interview, OPHI)	Kielhofner et al., 1997

및 공예, 신체 단련, 스포츠와 같은 여가 활동을 포함한다(Duffy & Nolan, 2005).

입원 환경에서 작업치료사는 정신 질환을 앓고 있는 사람을 위한 "감각실(sensor room)"의 설계, 개발, 그리고 치료 적용에도 관여한다. 이러한 감각운동 또는 다감각실은 SMI를 가진 많은 사람이 특히 위기의 시기에 감각적인 문제를 경험한다는 새로운 증거에 대해 환경적 향상으로 개발되었다. 개인이 그들의 감각기관을 자극하거나 진정시키고 격리와 제한을 피하기 위해 고안된 중재를 통해 도움을 얻을 수 있다(Champagne & Stromberg, 2004). 다감각실에는 깊은 압력을 위한 무게가 있는 담요, 흔들의자, 잔잔한 음악, 라벤더나 바닐라 같이 마음을 느긋하게 해주는 오일과 같은 진정 요소가 포함될 수 있다. 자극 요소에는 운동 기구, 페퍼민트나 감귤류 오일, 미술 재료, 활기찬 음악이 포함된다.

의료 환경의 변화는 보다 짧은 입원 기간과 보다 신속한 치료를 원하며, 이는 일부 작업치료사에게 어려움이 되고 있다(Lloyd & Williams, 2010). 작업치료사가 입원 정신치료 팀의 가치 있는 구성원으로 남기 위해서는 개별 기능 평가, 개별 작업-중심 치료, 치료적 그룹 조장, 퇴원 계획 참여와 같은 실행의 핵심 요소에 대해 명확히 할 필요가 있다(Lloyd & Williams, 2010).

부분 입원/집중 외래 프로그램

부분 입원 프로그램(partial hospitalization programs, PHPs)과 집중 외래 프로그램(intensive outpatient programs, IOPs)은 둘 다 통원 행동 건강관리 서비스 형태다. 이러한 프로그램은 일반적으로 서비스 제공에 대해 의료 모델 접근법을 사용하며 병원이나 설립된 건강관리센터와 관련있다(Association for Ambulatory Behavioral Healthcare, 2007). 통원 서비스는 24시간 관리는 필요하지 않지만 외래 방문하여 제공받는 것 보다 강도 높은 정신 치료가 필요한 모든 연령층을 위해 고안됐다. 서비스는 클라이언트 요구에 대한 포괄적인 평가와 일상적인 기능에 가장 지장을 주지 않는 방식으로 제공되는 능동적 치료 구성요소의 조정된 배열이 포함된다. 서비스는 제한이 적인 환경에서 제공되며 클라이언트의 강점에 의지하고 기존의 가족 및 지역사회 지원을 사용한다.

부분 입원 프로그램(partial hospitalization programs)은 사람을 입원으로부터 전환하거나 급성 입원 치료 과정 후 지역사회 생활에 대한 중간 단계 역할을 하기 위한 것이다. 급성 증상을 줄이고 위기 중재를 하는 것이 목표다. 이 수준의 사람은 급성 질환/삽화 또는 만성 질환의 악화로 인해 상당한 기능 장애를 일으키는 심각한 증상을 보인다. 서비스는 일반적으로 일주일에 최소 4일간 하루 종일 프로그램에 참여한다. 메디케어는 특히 작업치료를 PHP에서 보상 대상 서비스로 지정하고 있다(U.S. Department of Health and Human Services, Centers for Medicare and Medicaid Services, 2005).

이 환경에서 작업치료 종사자는 기능의 포괄적이고 정확한 평가; 지역사회 재통합을 위한 준비; 대처, 스트레스 관리, 지역사회 생활 기술 교육에 중점을 둔다. **집중 외래 프로그램**(Intensive outpatient programs)은 PHP에서 단계적

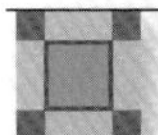

업무 딜레마

Sean과 그의 가족은 부분 입원 프로그램을 위한 초기 2주간의 허가기간을 초과하는 서비스가 필요하다는 것에 동의할 수 있기 때문에 작업치료사는 기능적인 측면에서 경과와 지속적인 치료 요구를 보험 사례관리자에게 전달할 필요가 있다. 강점 기반 회복 언어 사용을 시도하고 심각한 정신 질환을 앓고 있는 사람들을 위한 지속적인 기능적 도전에 대해 알고 있는 내용을 포함하는 메모를 작성한다.

윤리적 딜레마

부분 입원 프로그램의 2주째 말에 Sean은 몸이 좋아졌다며 참석의 빈도를 낮추고 싶다는 의사를 내비쳤다. Sean의 어머니는 당신에게 연락을 걸어 Sean이 프로그램에 참여하지 않을 때는 하루 종일 잠을 자고, 때로는 위생을 방치하고, 종종 혼잣말을 하고 노래를 토막으로 부르는 "내적으로 생각에 사로잡혀 있다"고 Sean에 대한 우려를 표했다. 당신은 내일 보험 사례관리자와 만날 예정이며 며칠 더 승인을 요청해야하는지 여부를 결정해야 한다. 당신은 무엇을 먼저 할 것인가?

으로 감소한 것으로 설계되었다. 이 수준의 사람은 하나 또는 그 이상의 작업적 역할에서 적절하게 기능하지만 전통적인 외래 치료보다 더 많은 지원이나 치료가 필요하다.

지역사회 기반 서비스

Community-Based Services

주거 지원

긍정적인 생활환경을 갖는 것은 치유와 안정을 위한 장소를 제공하며 정신건강 회복에 중요한 요소이다. 수년 간 임시 주택, 공동생활 또는 집단 주거, 주거 지원 등 SMI를 앓는 사람들을 위한 다양한 주거 모델 등장하고 있다. 주거 지원 모델은 사례 관리, 고용 지원, 그리고 다른 지역사회 자원과 연계 같은 영구 주택 및 서비스 지원에 대한 접근을 제공한다. 주택은 영구적이며, 임대 요건을 준수하는 한 계속 남아 있을 수 있다. 주택은 1인실, 공동 아파트, 또는 산재된 부지 단위를 포함할 수 있다. 일부 모델은 전문적인 서비스를 제공하는 아파트나 주택에 여러 명의 사람들이 살고 있다. "산재된 부지" 프로그램은 지역사회에 살고 있으며 지원 팀은 정기적으로 사회적 지지를 위해 방문하고 거주자의 임차 유지를 돕는다. 서비스에는 위기 중재, 약물 투여 모니터링 지원, 안녕감 촉진, 교통, 일상생활 활동 지원, 교옥 및 고용 기회 연계 등이 포함될 수 있다(Swarbrick, 2009).

주거 지원 모델은 규칙과 제한이 있는 감독되는 환경에서 관계가 없는 성인을 모으는 전통적인 주거 프로그램과 다르다. 일부 전통적인 주거 프로그램은 과도기적으로, 사람이 이곳 저곳으로 이동해야 하므로 불안정과 위기를 초래할 수 있다. 주거 지원은 소비자 지지와 회복 운동에서 진화하여 개인의 선택 및 위험 감수를 지원함으로써 성장을 촉진했다.

작업치료사는 지원 팀 리더, 사례관리자, 주거 관리, 자금 관리, 고용, 교육, 지역사회 참여를 위한 개인 기술 훈련을 포함하여 지원되는 주거 프로그램에서 중요한 역할을 맡을 수 있다(Swarbrick, 2009).

교육 지원

정신 질환을 앓고 있는 대다수가 학력이 떨어지는데, 이는 원하는 수준의 교육을 받지 못했다는 것을 의미한다. 질환의 발병은 종종 성인 초기에 일어나며, 고등 교육 목표의 완료를 방해받을 수 있다. 제한된 교육은 자존감과 고용 결과에 지대한 영향을 미치며 개인을 빈곤한 삶으로 이끌 수 있다. 교육 지원은 개인이 고등 교육에서 성공하도록 돕는 새로운 모범사례로 여겨지는 진화 모델이다. 교육 목표는 고등학교 졸업 학력 검정고시(general equivalency diploma, GED) 합격, 기술 훈련 자격증 취득, 지역 전문대학 성인 교육 과정 이수, 대학 학위 취득을 포함한다. 특히 성인의 교육을 대상으로 하는 중재가 개발된 것은 최근의 일로서, 지원 교육이 가장 널리 받아들여지고 있다. 교육 지원 모델은 교육 목표 추구를 성공적으로 하기 위해 필요한 정신과적 장애를 앓는 일부 학생들의 전문화된 지원 요구를 해결하기 위해 발달되었다(Anthony & Unger, 1991).

정신과적 장애를 앓는 학생은 종종 교직원과 시설을 협상; 시험 불안을 토론; 일반적인 불안, 개인적인 문제, 기억과 집중 문제를 포함한 증상과 관련된 어려움 관리; 그리고 학업 환경에 대처하는 방법을 배우는 것과 같은 것들에 대한 추가적인 지원이 필요하다. 대부분의 대학이 정신과적 장애를 앓는 학생이나 장애 서비스를 제공하지만, 학생은 그러한 서비스 접근을 위해 장애를 밝히는 것을 꺼리는 경우가 많다고 보고한다(Mowbray et. al., 2005).

교육 지원은 통합된 고등교육 환경에서 학업 목표를 추구하는 사람을 도와준다. 서비스는 학생 선택, 자기 결정, 그리고 진로 발달에 중점을 두어 개별화되고 융통성이 있다. 의미있는 직업을 얻기 위해 학업 목표를 달성할 수 있도록 고등교육 학생의 가치 있는 역할을 수행하고 유지하는 것을 배운다. 교육 지원 모델은 학생이 교정 내 가까운 수업에 다니는 **교실모델**(classroom model), 교육 기관이 후원하는 개별화된 지원을 제공하는 **현장모델**(onsite model), 지역사회에서 정신과적 장애를 앓는 학생을 대상으로 개별화된 교육 지원을 제공하는 **이동지원모델**(mobile support mode), 프로그램을 후원하는 기관에서 지원을 제공하는 **독립모델**(free-standing model)을 포함한다(Arbesman & Logsdon, 2011).

교육 지원 서비스는 경력/직업 상담 및 계획; 스트레스

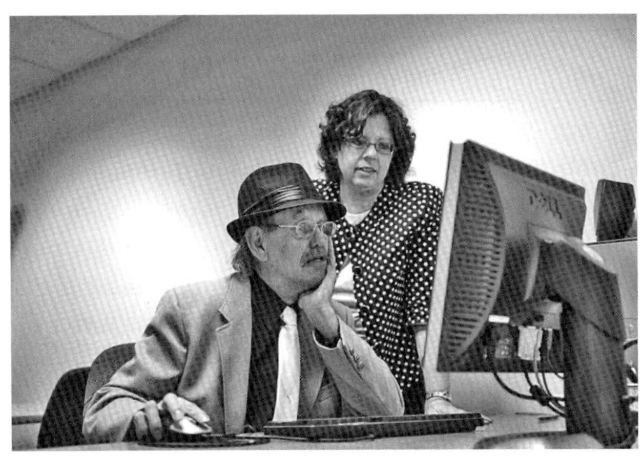

그림 62.1 교육 지원 프로그램에서 컴퓨터와 인터넷 사용법을 학습. (사진 제공: Christine Helfrich, PhD, OTR/L, FAOTA 및 Boston University Photography.)

요인과 증상 관리를 위한 대처 기술 교육; 재정 지원, 학업 지원, 대학 지원 등 자원 파악 및 접근에 도움 제공; 스트레스 및 시간 관리 기술 개발; 그리고 필요에 따라 교내 서비스 추천 및 조정에 중점을 둔다. 교육 지원 프로그램에서 일하는 작업치료사는 이러한 모든 영역에서 중재와 지원을 제공할 수 있다.

교육 지원 프로그램에서 일하는 작업치료사의 중요한 역할은 미국장애인법(Americans with Disabilities Act)에 따른 학생의 권리를 이해하고, 교실에서 타당한 시설을 확보하고, 그것을 취득하기 위해 장애 지원 서비스를 다루는 것을 돕는 것이다. 장애 사무실과의 제휴는 이러한 작업치료사에게 중요한 기능이다. 또한 정신과적 장애를 앓는 학생의 성공적인 학교생활을 막는 많은 사회적 변수, 특히 낙인과 자아개방을 다루는 것을 알아야 한다. 작업치료사는 학생이 학교 출석, 자존감 문제, 사회적 거북함, 그리고 개인 및 가족 문제 관리에 영향을 미치는 문제를 극복하도록 돕는데 효과적일 수 있다. 작업치료사는 약물치료가 기억, 파지, 집중, 문제해결에 미치는 영향과 같이 스트레스 및 증상 관리에 대한 도움을 제공할 수 있다. 학생이 그들의 요구를 평가하고, 타당한 시설을 신청하고, 학업 생활의 일상적인 스트레스를 관리하기 위한 대처 능력을 배우는 것을 도울 수 있다. 교육 지원 프로그램은 정신과적 장애를 앓는 사람이 대학 성공을 달성하고, 실직상태를 피하고, 경제적 자급자족성을 확보하고, 삶의 질을 향상시키는 데 도움을 줄 수 있다(**그림 62.1** 참조).

고용 지원

고용 지원은 정신과적 장애를 앓는 사람이 경쟁력 있는 직업을 얻고 성공할 수 있도록 돕는 직업 재활 접근법이다(Becker & Drake, 2003). 고용 지원("Dartmouth IPS Supported Employment Center," n.d.)의 개별 배치 및 지원(Individual Placement and Support, IPS) 모델은 정신과적 장애를 앓는 사람을 위한 직업 재활에 대한 근거 기반 접근법이다(**Box 62.3**).

IPS-고용 지원은 팀 기반 모델이다. 고용 전문가는 사례관리, 적극적 지역사회 치료(assertive community treatment, ACT), 집중적인 사례 관리, 주거 지원, 또는 기타 유형의 팀과 같은 하나 이상의 종합적인 팀에 합류한다. 팀 전체가 개인이 훌륭한 직업을 선택하는 것을 돕고 고용을 확보하는 데 관여한다. 작업치료사는 종종 고용 전문가, 직업 코치, 직업 개발자로서 IPS 팀에서 일하는데, 클라이언트의 성공적으로 성취를 돕기 위해 업무 분석, 업무 강도, 직장 환경을 수정하는 데 지식과 기술을 사용한다. 상당한 양의 연구를 토대로 IPS는 20년 넘게 발전되고 개선되어 왔다. 모델은 명확한 절차 설명서, 충실도 척도, 규정된 훈련 절차를 가지고 있다(Swanson & Becker, 2011). IPS에 대한 광범위한 연구는 16개의 무작위 비교연구와 수많은 다른 중요한 국제적 연구가 포함된다.

동료-운영 서비스

동료-운영 서비스(peer-operated services)는 정신과적 장애를 앓는 사람을 위한 지역사회에서 이용할 수 있는 치료의 연속의 한 부분으로 동료 지원이라는 개념에 근거하고

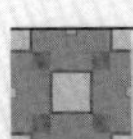

BOX 62.3 개별 배치 및 지원(Individual Placement and Support) 원칙

개별 배치 및 지원(Individual Placement and Support, IPS) 원칙은 다음을 포함한다:

1. 제로 배제 - 취업을 원하는 모든 클라이언트가 대상
2. 최적의 목표로서 경쟁력 있는 취업.
3. 직장 선택, 찾기, 유지의 모든 면에서 클라이언트가 선택
4. 전문적 접근법을 이용한 일자리 개발
5. 신속한 직장 찾기, 취업에 앞서 직무에 대한 훈련 제공
6. 서비스 통합 - 직업 + 주거, 정신건강, 중독, 신체 건강 서비스, 그리고 지원
7. 필요할 때까지 후속 지원

사례 연구 62.1 Joseph

Joseph은 51세의 미혼 남성으로 지난 30년간 공공 정신건강 시스템을 드나든 적이 없다. 이 기간 동안 여러 번 입원했으며 수많은 정신건강진단(조현병, 양극성 장애)을 받았다. 현재는 양극성 장애, 알코올 의존을 동시에 진단 받았다. 약 9개월 전 그는 14개월 동안 여러 차례 단기 입원을 했기 때문에 적극적인 지역사회 치료(assertive community treatment, ACT) 팀에 추천 받았다. 그의 강점, 요구, 목표를 검토하고 회복 계획을 개발하기 위해 작업치료사에게 의뢰되었다. Joseph은 일곱 형제 중 둘째이다. 9세 때 그는 매우 스트레스가 심한 정신적 외상 사건(친척에 의한 성적 학대)을 경험했다. 21살 때 처음으로 정신 질환을 진단받았으나, 기록에 의하면 가족들은 10살부터 이상 행동의 징후를 보였다고 한다.

■ 신체 상태

Joseph은 1차 건강관리 의사가 있고 정기적으로 신체검사가 잡혀있다. 최근에 독서용 안경을 처방받았고 때때로 시야가 흐릿해지는 것을 경험했다. 그는 이것이 약의 부작용이라고 생각했다. 최근에 섬유근육통을 진단 받았고, 심한 통증과 불면증을 호소했다. 규칙적인 수면 및 기상 일정을 따랐을 때, 신체적, 정서적, 사회적으로 기분이 나아진 것 같다고 보고했다. 하지만 명확화에 어려움을 겪는 많은 요소 때문에 정기적인 일상을 유지하는 데 상당한 어려움을 겪고 있다. Joseph은 현재 피로함을 느끼게 하는 처방받은 정신과 약(한 달에 2번 리스페달 주사와 매일 데파코트)을 복용하고 있으며, 최근 체중 증가에 기여한 것으로 생각하고 있다. 몸무게에 많이 신경을 쓰며 주기적으로 균형 잡힌 식사를 하고 일과에 운동을 포함시키는 의식적인 노력을 한다. 레드불 같은 에너지 드링크를 마시거나 저녁에 커피나 카페인 음료를 마시면 부정적으로 영향을 받는다고 보고한다. 30년 넘게 담배를 피웠으며 기력이 쇠하기 시작한다고 느끼면서 곧 담배를 끊을 계획을 하고 있다. Joseph은 술이 그의 인생에서 부정적인 사건과 상실에 기여했다는 것을 인정한다. 비록 부작용(단기 및 장기), 특히 약물 투여가 기력을 쇠하게 하고 체중 증가에 기여하는 것에 관해 큰 염려를 가지고 있지만, 정신적, 정서적 안정을 유지하기 위해 약을 복용해야 할 필요성이 있다는 것을 깨닫고 있다고 말했다. 이로 인해 의료 제공자와 가족 간에 약물 복용 여부를 놓고 분쟁으로 이어진다.

■ 심리사회

Joseph은 종종 외로움을 느끼고 자신의 인생 목표를 많이 달성하지 못한 것에 실망한다고 보고했다. 이런 괴로움이 때때로 음주로 이어진다. 그는 동료들에게 지지를 제공하는 것을 좋아하지만, 때때로 그의 친절을 이용하는 동료들에게, 특히 술에 취했을 때, 극도로 취약해졌다. 지난 몇 년 동안 그 같은 동료와 더 나은 경계를 만드는 일을 더 잘 해냈다고 생각한다. 명확한 경계를 주장하는 힘과 자신감을 키워왔지만, 계속해서 강한 외로움을 느끼고 있다고 말했다. 자신을 "건강염려증"이라고 칭하고 자신의 염려를 축소하는 경향이 있기 때문에 ACT 직원(특히 젊은 직원과 간호사)과 교류하는 것이 매우 불편하다고 한다. 때때로 자신을 아끼는 사람을 소원하게 만들고 때로는 잘못된 의혹을 품고 있다는 것을 깨달았다. 과거에 다녔던 프로그램에서 직원의 이직이 잦았기 때문에, 직원을 신뢰하기 어렵다고 한다.

■ 직업/부업/재정

Joseph은 많은 직업을 가졌었다: 나이 많은 이웃을 위한 조경/정원 일, 캐디 및 도장공, 계절 소매업, 정신건강 및 발달 장애 프로그램 지원, 정비공, 가스 교환원, 임금 노동자, 학교 버스 운전사. 그는 특히 발달 장애를 가지고 있는 성인들과 함께 일하는 것에 자부심을 느끼며 다른 사람을 돕기 위해 자신의 재능을 사용하는 것에 많은 만족과 기쁨을 얻는다. 8년 전 알츠하이머병, 발달 장애, 그리고 다른 인지 문제를 가진 성인을 대상으로 자원봉사를 했다. 그는 이런 종류의 일을 좋아했지만 그가 도와주는 사람의 상태에 대해 지나치게 걱정하고 괴로워한다는 것을 알게 되었다. 그는 자신의 재능과 기술을 사용하는 자원봉사나 유급 취업 기회를 찾아 자신의 의미와 목적의식을 향상시키기를 원한다. ACT 팀과 그의 가족은 종종 그것이 그에게 너무 스트레스를 준다고 생각하기 때문에 그가 일하는 것을 꺼린다. Joseph은 자신이 일할 능력이 있다고 믿는데 그들은 믿지 않기 때문에 그것이 그를 화나게 만든다고 작업치료사에게 털어놓았다.

Joseph은 신문을 읽고, 뉴스를 보고, 주기적으로 지역 도서관에 간다. 그는 고등학교를 졸업했다. 비록 대학을 마치지는 못했지만, 과거의 교육 및 학습 경험에서 얻은 지식을 되새기는 엄청난 능력이 있다. 그는 다양한 기술 훈련 프로그램과 대학을 1년 다녔다. 특히 환경 및 컴퓨터 같은 신기술 영역의 새로운 정보를 배우는 데 관심이 있었다. 그는 배운 것을 나누는 것을 좋아한다. 더 많은 지식과 경험을 가진 사람으로부터 지도와 인정을 받는 것을 환영한다.

Joseph은 현재 매우 제한된 예산(한 달에 820 달러)으로 살고 있으며 원룸 아파트에서 살 수 있도록 주택 보조금을 받는다. 가끔은 충동적이 되어 주에 할당된 돈을 너무 빨리 쓰기도 하지만, 돈을 효과적으로 관리할 수 있는 능력을 가지고 있다. 주말에 슈퍼마켓 전단지를 검토하기 시작했으므로 생활용품 및 중요한 식량을 구입하기 위해 매주 지출을 계획할 수 있다. Joseph은 자신의 외모와 아파트에 자부심을 가지고 있다. 빨래방에서 세탁을 하고 질 좋은 식량과 생활용품을 구입할 수 있도록 예산을 정했다. 가끔 외식을 하고, 새 옷을 사고, 궁극적으로 미래(여행이나 어쩌면 차)를 위해 저축 계획을 할 수 있도록 아르바이트를 하길 원한다.

ACT 팀은 Joseph에게 정신과적 장애 및 약물 사용 문제가 있는 사람들을 위한 동료 프로그램과 "이중 문제"프로그램에 대한 이중 진단을 권장했다. Joseph은 그런 곳을 시도해 본 적이

사례 연구 62.1 Joseph (계속)

있지만, 예약이 필요 없는 센터는 적극적으로 술을 마시거나 약을 사용하는 많은 동료를 불러일으키는 경향이 있다고 말했다. Joseph은 자신의 극심한 외로움 때문에 이런 프로그램에서 만나는 다른 사람을 다루는 것에 취약하다고 느낀다고 말한다.

■ **작업치료사의 역할**

ACT 팀에서 일하는 작업치료사는 Joseph의 목표 의식을 향상시키고, 보다 더 자급자족할 수 있으며, 경제적 독립을 향해 나아가는데 도움을 줄 것이다.

1. 매일 건강한 일과를 유지: 정해진 시간이 일어나고 잠자기, 매일 건강한 식사를 계획하고 섭취, 적당한 운동 습관 따르기.
2. 담배 줄이거나 끊기.
3. 매달 예산을 개발하고 유지하기.
4. 일상 활동 설정, 나열, 및 완료하기.
5. 일주일에 최소 3~4번(하루 3~5시간) 이상 아르바이트 및 봉사활동 찾기.
6. 요구를 직원에게 효과적으로 전달할 수 있는 개선된 능력 개발하기.

있으며, 역경을 직면하고, 인내하고, 극복하는 사람이 비슷한 상황의 다른 사람으로부터 유용한 지원, 희망, 그리고 격려를 제공받을 수 있다는 믿음이다. 동료-운영 서비스 모델은 세계적으로 발전해 왔고 미국에서는 많은 사람의 정신건강 회복에 필수적인 요소로 여겨지고 있다.

작업치료사는 사람을 동료 자원에 연결시키고 또한 동료 프로그램의 개발과 성장을 위한 상담과 조언을 제공한다(Swarbrick, 2009; Swarbrick & Pratt, 2006). "클럽하우스"프로그램은 보통 정신과적 장애를 앓는 사람이 만들고 운영하는 예약이 필요 없는 센터로, 다양한 사회, 교육, 그리고 여가 기회를 제공한다(International Center for Clubhouse Development, 2011). 클럽하우스 프로그램에 대한 기금은 다양하다. 어떤 주는 메디케이드 플랜이 이 서비스에 대한 비용을 지불하지만 대부분은 그렇지 않다. 클럽하우스는 공공 또는 개인의 정신건강 단체가 후원하거나 독립적인 프로그램일 수 있으며, 프로그램은 부분적으로 또는 전적으로 동료 운영이 될 수 있다. 클럽하우스 모델 프로그램에는 회원 교통편, 주택, 노숙자 봉사활동, 고용 지원, 교육 지원, 신체 건강 유지, 개선과 같은 추가적인 프로그램이 제공될 수 있다.

SMI를 앓는 사람들을 위한 폭넓은 제도와 지역사회 지원 프로그램이 있다. 작업치료사는 직접적인 서비스 제공자부터 사례 관리자, 상담가, 프로그램 진행자, 또는 책임자까지 다양한 지위로 이러한 프로그램에 고용될 수 있다.

결론 Conclusion

연구, 공공 정책, 소비자 지지의 발달은 SMI를 앓는 사람을 대하는 시스템에 변화를 가져왔다. 정신 장애로부터의 회복은 이제 가능하고 바람직한 것으로 여겨진다. 정신 장애를 앓고 있는 사람은 사회에서 낙인찍히거나 배제되는 것이 아니라 자신의 선택한 지역사회에서 잘 지낼 수 있는 기회가 제공되어야 한다. 단기 급성 치료에서부터 외래환자 치료 및 동료 프로그램, 주거 지원, 고용 지원과 같은 지역사회 기반 서비스까지 치료와 서비스가 점점 표준화되고 있다. 작업치료사는 이러한 모든 프로그램에서 정신건강 치료 및 서비스 팀의 핵심 구성원이 될 수 있으며, 작업, 건강, 지역사회 통합을 촉진할 수 있다.

지난 10년간 정신사회 작업치료 실행의 중심은 기관에서 지역사회로 옮겨왔다. 작업치료사는 의미 있는 작업에 대한 클라이언트의 참여를 촉진하고, 기능적인 기능 평가를 제공하고, 안녕에 중점을 둔 중재를 계획 및 시행하고, 동료 및 전문 직원을 훈련하고, 프로그램 개발 및 리더십에 참여하도록 도울 수 있다. 이 때 작업치료사는 특히 동반이환 상태를 관리하고 건강을 증진시키는 영역에서 SMI을 앓는 사람의 삶을 개선시키는 데 의미 있는 기여를 할 수 있다.

참고문헌 References

Allen, C. K. (1985). *Occupational therapy for psychiatric diseases: Measurement and management of cognitive disabilities*. Boston: Little, Brown & Company.

American Psychiatric Association. (2000). *Diagnostic and statistical manual of mental disorders* (4th ed., text rev.). Washington, DC: Author.

Anthony, W. A., & Unger, K. V. (1991). Supported education: An additional program resource for young adults with long-term mental illness. *Community Mental Health Journal*, *27*, 145–156.

Arbesman, M., & Logsdon, D. (2011). Occupational therapy interventions for employment and education for adults with serious mental illness: A systematic review. *American Journal of Occupational Therapy*, *65*, 238–246.

Association for Ambulatory Behavioral Healthcare. (2007). *Fast facts about partial hospitalization*. Retrieved from http://aabh.org/about-aabh-fast-facts/

Becker, D. R., & Drake, R. E. (2003). *A working life for people with severe mental illness*. New York, NY: Oxford Press.

Brown, C., Cromwell, R. L., Filion, D., Dunn, W., & Tollefson, N. (2002). Sensory processing in schizophrenia: Missing and avoiding information. *Schizophrenia Research*, *55*, 187–195.

Brown, C., & Dunn, W. (2002). *Adolescent/adult sensory profile*. San Antonio, TX: Psychological Corporation.

Center for Mental Health Services. (2010). *The 10 by 10 campaign: A national action plan to improve life expectancy by 10 years in 10 years for people with mental illnesses. A report of the 2007 National Wellness Summit* (HHS Publication No. [SMA] 10-4476). Rockville, MD: Center for Mental Health Services, Substance Abuse and Mental Health Administration.

Center for Psychiatric Disability. (2011). *What is psychiatric disability and mental illness?* Retrieved from http://www.bu.edu/cpr/reasaccom/whatis-psych.html.

Champagne, T. (2006). *Sensory modulation and environment: Essential elements for occupation. General handbook and references* (2nd ed.). Southampton, MA: Champagne Conferences and Consultation.

Champagne, T. & Stromberg, N. (2004). Sensory approaches in inpatient psychiatric settings: innovative alternatives to seclusion and restraint. *Journal of Psychosocial Nursing*, *42*(9), 35–44.

Dartmouth IPS Supported Employment Center. (n.d.). Retrieved from www.dartmouth.edu/~ips/

Duffy, R., & Nolan, P. (2005). A survey of the work of occupational therapists in inpatient mental health settings. *Mental Health Practice*, *8*(6), 36–41.

International Center for Clubhouse Development. (2011). *International standards for clubhouse development.* Retrieved from http://www.iccd.org/quality.html

Kessler, R. C., Heeringa, S., Lakoma, M. D., Petukhova, M., Rupp, A. E., Schoenbaum, M., . . . Zaslavsky, A. M. (2008). Individual and societal effects of mental disorders on earnings in the United States: Results from the national comorbidity survey replication. *American Journal of Psychiatry*, *165*, 663–665.

Kielhofner, G., Mallinson, T., Crawford, C., Novak, M., Rigby, M., Henry, A., & Walens, D. (1997). *A User's Guide to the Occupational Performance History II* (OPHI-II; Version 2.0). Chicago, IL: Model of Human Occupation Clearing House, Department of Occupational Therapy, College of Applied health Sciences, University of Illinois.

Law, M., Baum, C., & Dunn, W. (Eds). (2001). *Measuring occupational performance: supporting best practice in occupational therapy*. Thorofare, NJ: Slack.

Lloyd, C., & Williams, P. L. (2010). Occupational therapy in the modern acute mental health setting: A review of current practice. *International Journal of Therapy and Rehabilitation*, *17*, 483–493.

Mayo Foundation for Medical Education and Research. (2011). *Symptoms of mental illness*. Retrieved from http://www.mayoclinic.com/health/mental-illness/DS01104/DSECTION=symptoms

McGourty, L. K. (1999). Kohlman evaluation of living skills. In B. J. Hemphill-Pearson (Ed.), *Assessments in occupational therapy mental health: An integrative approach* (pp. 231–242). Thorofare, NJ: Slack.

Medicare Benefit Policy Manual. (2011). *Chapter 15, covered medical and other health services, §§220 and 230*.

Mowbray, C. T., Collins, M. E., Bellamy, C. D., Megivern, D. A., Bybee, D., & Szilvagyi, S. (2005). Supported education for adults with psychiatric disabilities: An innovation for social and psychological rehabilitation practice. *Social Work*, 50(1),7–20.

National Institute of Mental Health. (2010). *Mental Health Medications*. NIH Publication No. 12-3929.

Osgood, D. M., Foster, D., & Courtney, M. (2010). Vulnerable populations and the transition to adulthood. *The Future of Children*, *20*(1), 209–229. doi:10.1353/foc.0.0047

Pan, W. A. & Fisher, A. G. (1994). The Assessment of Motor and Process Skills of persons with psychiatric disabilities. *American Journal of Occupational Therapy*, *48*(9), 775–780.

Reid, D. (2009). Capturing presence moments: The art of mindful practice in occupational therapy. *Revue Canadienne D'ergotherapie*, 76, 50–56.

Substance Abuse and Mental Health Services Administration. (2006). *National consensus statement on mental health recovery* [Brochure]. Retrieved from http://download.ncadi.samhsa.gov/ken/pdf/SMA05-4129/trifold.pdf

Substance Abuse and Mental Health Services Administration. (2011). *SAMHSA News Release: SAMHSA announces a working definition of "recovery" from mental disorders and substance use disorders*. Retrieved from www.samhsa.gov/newsroom/advisories/1112223420.aspx

Swanson, S. J., & Becker, D. R. (2011). *Supported employment: Applying the individual placement and support (IPS) model to help clients compete in the workforce*. Center City, MN: Hazelden.

Swarbrick, M. (1997). A wellness model for clients. *Mental Health Special Interest Section Newsletter*, *20*, 1-4.

Swarbrick, M. (2006). A wellness approach. *Psychiatric Rehabilitation Journal*, *29*, 311-314

Swarbrick, M. (2009). Does supportive housing impact quality of life? *Occupational Therapy in Mental Health*, *25*, 352–366.

Swarbrick, M., & Pratt, C. (2006). Consumer-operated self-help services: Roles and opportunities for occupational therapy practitioners. *OT Practice*, *11*(5), CE1–CE8.

U.S. Department of Health and Human Services, Centers for Medicare and Medicaid Services. (2005). *Medicare intermediary manual, part 3—Claims process*. Retrieved from https://www.cms.gov/Regulations-and-Guidance/.../R28GI.pdf

U.S. Department of Health and Human Services, Substance Abuse and Mental Health Administration. (2010). *Mental health, United States*. Rockville, MD: Author.

63장

목공예인의 손 부상

A Woodworker's Hand Injury

성윤정 옮김

학습목표

이 장을 학습한 후, 다음의 내용을 할 수 있을 것이다:

1. 손 부상을 입은 사람의 평가에서 발견된 주요 요소를 묘사한다.
2. 복잡한 부상을 평가하는 데 사용될 수 있는 객관적인 측정을 확인한다.
3. 클라이언트 중심의 목표 설정을 서술한다.
4. 특정 해부학적 기능과 클라이언트가 원하는 기능을 회복하기 위한 기능적 활동 사용을 이해한다.
5. 기능의 회복과 치유를 강화하기 위해 물리 작용 요법 사용에 대해 묘사한다.

개요

치료사 이야기

수년간 임상에 있으면서 나는 물리 작용 요법, 도수치료 기법, 상처 관리 같은 방법을 수부 작업치료에 통합하는 것을 배웠다. 그러나 작업치료 방법과 철학은 언제나 나의 치료적 접근법의 기초가 되어왔다. 클라이언트가 작업적 목표를 달성하도록 돕는 것은 조직 치유와 관절가동 이상을 필요로 한다. 회복은 심리적, 영적, 신체적 고통으로 짜인 천이라는 것을 배워왔다. 수부(Hand) 작업치료는 조직의 기능을 회복하는 것 뿐 아니라 클라이언트의 삶에서 의미를 회복하는 것이다.

사례 묘사: Don

Case Description: Don

우리 건물에서 일하던 여자의 시아버지가 테이블톱에 손을 심하게 베였다는 소식을 듣고 충격을 받았다. 그가 실제로 클리닉에 들어왔을 때, 심장이 떨어진다는 것을 느낄 수 있는 순간 중 하나였다. Don은 58세의 우수한 목공예인으로 화려하고 복잡한 왕관 주형과 매우 고급 주택의 붙박이를 제작했다. 실제로 10일 전에 직장에서 왼손을 테이블톱에 넣었다. 나는 방금 위층의 손 외과 의사로부터

Don을 내려 보내니 즉시 스플린트와 치료를 시작하라는 연락을 받았다. 이 의사는 수술을 하지 않았다. Don은 약간 거리가 있는 일하는 곳에서 가까운 병원으로 급히 달려갔고, 그곳에서 성형외과의사에게 수술을 받았다. 수술 기록은 구할 수 없었지만 의사가 알아본 바로는 Don은 몸쪽 손바닥과 중지 및 약지의 굽힘 힘줄이 찢어졌고, 소지의 손허리손가락관절(MP)이 절단됐으며, 모든 손가락의 신경이 찢어졌다. 의사는 Don의 엄지와 검지에 관해서는 확신하지 못했다. Don은 붕대와 몸쪽손가락뼈사이관절(PIP)는 자유롭게 움직일 수 있게 손목 지지만 한 상태로 사무실에 도착했다. 이것은 좋지 않았다. 나는 즉시 Don을 데려왔고 아무것도 움직이지 말라고 말했다. 그는 의사가 방금 그 사실을 말했지만, 퇴원할 때 병원에서 들은 것은 1주일 후속조치뿐이었다. 그는 고정되지 않았기 때문에 손가락이 흔들리는 것이 좋은 줄 알았다고 생각했다.

최근 힘줄과 신경의 재건수술을 받은 환자를 다룰 때 고려해야할 중요한 요소가 있다. 가장 중요하고 우선적으로 해야 하는 것은 봉합한 곳을 보호하는 것이다. 나는 관련 외과의사와 간단히 논의하여 충분한 역사를 얻었고, 힘줄과 신경을 봉합한 곳의 긴장을 줄이고 능동적인 움직임을 멈추기 위해 가능한 빨리 Don에게 보호용의 스플린트를 줘야 했다(Duran & Houser, 1975; Taras, Martyak, & Steelman, 2011). 나는 또한 외피(피부) 상태를 알아내기 위해 상처를 평가할 필요가 있었고, 수술 기록을 구할 수 없었기 때문에 손상의 정확한 해부학적 수준을 평가하기 위해 시각적으로 평가하였다. 이 과정에서 나는 상황에 대한 그의 반응을 관찰했다. 극도로 감정적인 시간이 될 수 있고, 환자는 종종 자신의 상처를 보지도 않았다. 나는 암모니와 캡슐과 화장지를 손쉽게 이용할 수 있도록 보관했다. Don은 과정에 집중하고 질문을 하는 것으로 대처하고 있는 듯 했다. 그와 동시에 나는 Don이 손가락을 꼼지락거릴 수 있다고 장담했기 때문에, Don의 손가락을 움직이려는 열의가 봉합을 파열시키지 않았을 것이라고 안심시킬 필요가 있었다. 나는 환자를 기만하는 것이 아니라, Don에게 그 시점에서 일어날 수 있는 모든 결과를 알리는 것은 그를 괴롭혔고, 나는 그가 무엇을 해야 하는지 우리가 어디를 향하고 있는지에 집중시킬 필요가 있었다. 한번은 Don의 손을 건식 드레싱에 붕대로 감아 손목을 30도 굽힘, MP를 70도 굽힘, PIP 및 먼쪽손가락뼈사이관절(DIP)을 능동적으로 가능한 많이 폄(완전한 폄이 이상적이지만, 벌써 구축됐고, 어떠한 힘을 적용하여 봉합을 절충할 수 있었다)해서 안전하게 등 쪽 제한 스플린트(dorsal blocking splint)를 밀어 넣어 그의 평가를 안전하게 계속할 수 있었다.

참고: 손 및/또는 상지 손상에 대한 작업적 수행에 제한이 있으면, 작업치료사(OT) 및 인증 받은 작업치료 보조사(COTA)와 다양한 환경에서 상호작용할 수 있다(**Box 63.1** 참조).

Don의 평가와 목표 설정

Don's Evaluation and Goal Setting

평가는 다음과 같이 구성되었다.

주관적 검사 및 배경

- 나이, 우세 손
- 손상 날짜 및 구조
- 기능적 능력/직업 상태
- 일상생활활동(ADL) 상태/도움 상태
- 주요 불편 사항: 통증, 기능 상실, 감각 변화, 및/또는 수면 문제
- 재활 기대/목표
- 이용 가능한 방사선 촬영 요약을 포함한 의료/외과 기록의 관리 및 검토
- 병리학/예방책/금기/의사 명령에 대한 인식
- 과거의 관련 병력

Don은 사고 당시 58세였고, 오른손잡이였으며, 기혼이었다. 상근직 목공예인으로 자신의 일을 좋아했다. 가능한 빨리 자신의 직업으로 돌아가기를 원했고, 그래서 그는 목재를 들고 운반할 수 있어야 하고, 도구 및 장비를 잡고 조작할 수 있어야 했으며, 왼손으로 목재를 고정할 수 있어야 했다. 스플린트로 인해 고정되어 Don은 왼손을 어떠한 자기관리에도 사용할 수 없었다. 하지만 지난 주 동안, 그는 옷 입기, 목욕하기, 심지어 스스로 운전할 수 있을 정도로 오른손 사용이 충분히 능숙해졌다. 그의 아내는 식사와 집안일을 관리했다. 초기에 그의 주요 불편 사항은 기능 상실, 손사용의 불가능, 모든 손가락의 감각이 둔해진 것이었다. 테이블톱으로 나무를 자르고 있었는데 그것이 그의 손을 잡고 칼날 아래로 끌어당겼다는 것을 제외하면 Don은 정확히 어떻게 사건이 일어났는지 묘사할 수 없었다. 이것은 흔한 이야기다. 칼날은 믿을 수 없는 속도로 회전하고, 일이 잘 못 되면, 실제로 보거나 반응하기엔 너무 빠르다. 테이블톱의 칼날은 칼 같지 않고 너비가 8분의 1인치 이상의 모난 끌이 연속적으로 구성된 톱날이다. 나무를 자를 때 꽤 넓은 자리를 남긴다. Don의 손에도 같은 일이 발생했다. 칼날은 소지를 절단했고, 몸쪽 손바

BOX 63.1 작업치료 제공: 손과 상지 손상의 부차적인 수행 문제 클라이언트

많은 경우, 이러한 클라이언트는 이 임상 분야를 전문으로하고 "인증된 손 치료사"의 추가적인 자격증을 소지한 작업치료사에 의해 치료를 받는다. 이러한 손상의 대부분은 외래환자 병원 시설이나 개인 영업에서 치료된다. 그러나 환경 내에서 환경 및 진행은 손상의 심각도, 보험 적용 범위, 고객의 선호에 따라 결정된다(두 가지 예는 **그림 63.1** 참조).

이러한 서비스에는 다양한 자금/배상 자원이 이용 가능하다.

예는 다음과 같다.

- 메디케어 파트 A. 외래환자 서비스 보장. 클라이언트는 최대 3개월 동안 일주일에 두세 번 볼 수 있다.
- 메디케이드. 1년에 20번의 방문 보장. 이 후, 중재를 계속하기 위해 관련 의사에게 허가증 요청이 있을 수 있다.
- 개인보험. 계획에 따라 보장이 많이 다르다. 계획이 서비스를 보장한다면 클라이언트는 보통 필요에 따라 최대 3개월 동안 일주일에 두세 번 볼 수 있다.
- 개인 부담.
- 노동자 보상. 사례 파일은 열려있어야 하며, 서비스 허가는 보험에 따라 많이 다르다. 예를 들어, 클라이언트는 6~12번의 방문에 대해 허가를 받을 수 있다. 이 후, 추가 허가가 필요하다.

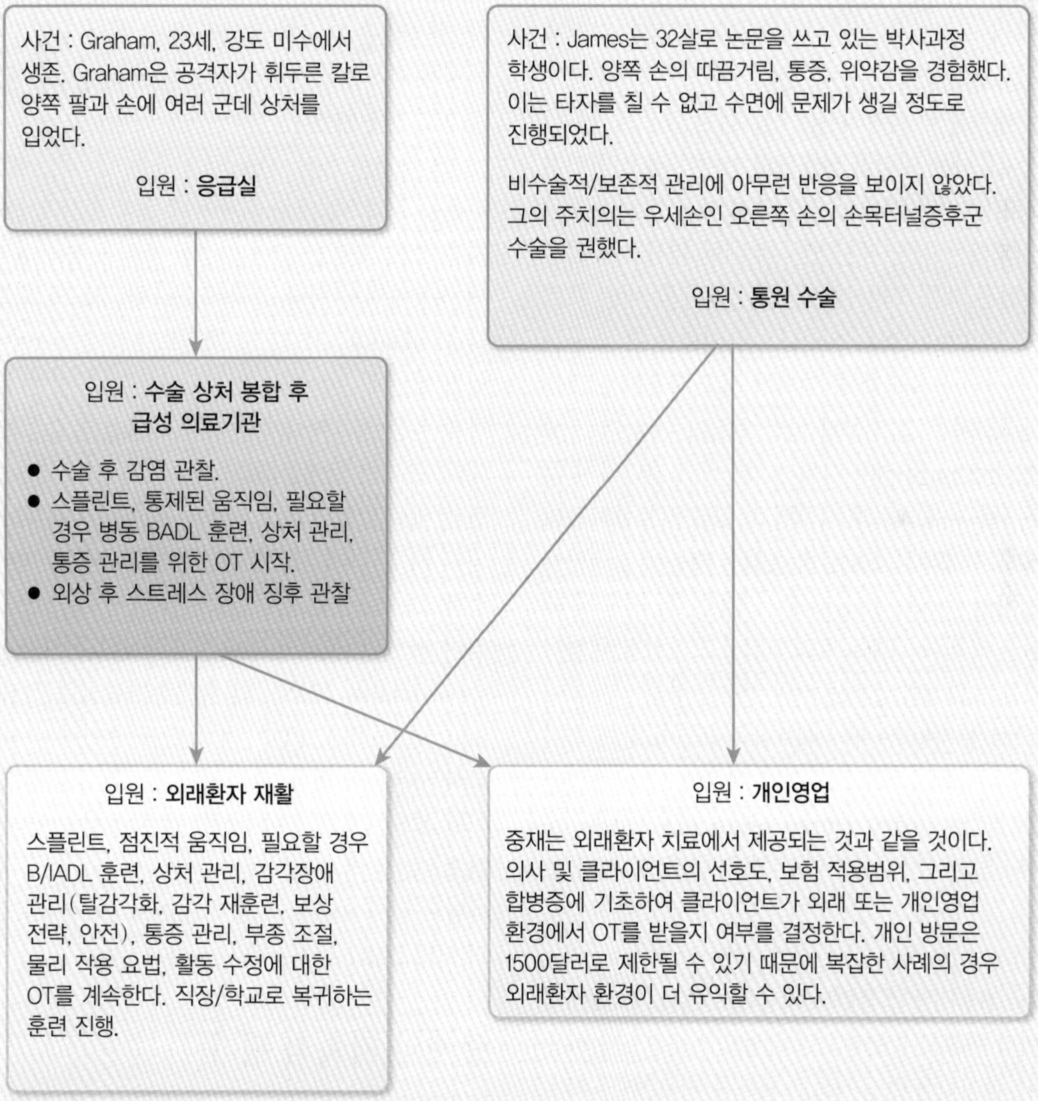

사건 : Graham, 23세, 강도 미수에서 생존. Graham은 공격자가 휘두른 칼로 양쪽 팔과 손에 여러 군데 상처를 입었다.

입원 : **응급실**

사건 : James는 32살로 논문을 쓰고 있는 박사과정 학생이다. 양쪽 손의 따끔거림, 통증, 위약감을 경험했다. 이는 타자를 칠 수 없고 수면에 문제가 생길 정도로 진행되었다.

비수술적/보존적 관리에 아무런 반응을 보이지 않았다. 그의 주치의는 우세손인 오른쪽 손의 손목터널증후군 수술을 권했다.

입원 : **통원 수술**

입원 : **수술 상처 봉합 후 급성 의료기관**

- 수술 후 감염 관찰.
- 스플린트, 통제된 움직임, 필요할 경우 병동 BADL 훈련, 상처 관리, 통증 관리를 위한 OT 시작.
- 외상 후 스트레스 장애 징후 관찰

입원 : **외래환자 재활**

스플린트, 점진적 움직임, 필요할 경우 B/IADL 훈련, 상처 관리, 감각장애 관리(탈감각화, 감각 재훈련, 보상 전략, 안전), 통증 관리, 부종 조절, 물리 작용 요법, 활동 수정에 대한 OT를 계속한다. 직장/학교로 복귀하는 훈련 진행.

입원 : **개인영업**

중재는 외래환자 치료에서 제공되는 것과 같을 것이다. 의사 및 클라이언트의 선호도, 보험 적용범위, 그리고 합병증에 기초하여 클라이언트가 외래 또는 개인영업 환경에서 OT를 받을지 여부를 결정한다. 개인 방문은 1500달러로 제한될 수 있기 때문에 복잡한 사례의 경우 외래환자 환경이 더 유익할 수 있다.

그림 63.1 치료 환경 내에서 진행된 두 가지 예시. BADL, 기본적 일상생활동작; IADL, 수단적 일상생활동작; OT, 작업치료.

닥의 3 구역을 가로질러 계속되었다. 힘줄과 신경이 잘렸을 때, 결과적으로 엄지두덩근, 새끼두덩근, 피부뿐 아니라 몇 밀리미터의 조직이 없어졌다. 힘줄과 신경의 끝이 함께 봉합될 때, 결과적으로 근육, 힘줄, 그리고 신경이 단축되어, 봉합에 추가적인 긴장을 유발했다.

객관적 검사

- 표피
- 관절가동범위(ROM)
- 감각
- 부종

Don의 손을 평가하기 위해 나는 그의 신체적 회복의 유도하는데 사용할 프로토콜을 명심해야했다. 장점과 단점을 뒷받침하는 광범위한 연구를 통해 선택할 수 있는 여러 프로토콜이 있다. 대부분의 외과의사는 선호하는 프로토콜이나 진로가 있고, 치료사는 이러한 선호도의 차이를 알고 있어야 한다. Pettengill(2005)은 가장 최근의 초기 능동적 움직임 프로토콜을 비교하는 힘줄 재활 연구에 대한 역사적 관점을 썼다. 나의 조언은 보통 고려사항이 된다. 하지만, 어떤 프로토콜을 따를지 결정하는 것은 의사다. 이 의뢰를 한 의사는 초기 능동적 움직임 프로토콜 중 어떠한 것도 사용하는 것을 좋아하지 않는데, 이는 그 연구가 파열 위험이 더 높다고 생각하기 때문이다. Don의 경우 상처가 깨끗하고 간단하지 않았고, 수술 후 3일 후에 치료를 시작했고, 힘줄을 봉합하는데 어떤 봉합기술이 사용되었는지 알지 못했기 때문에 선택사항이 아니었다. 사실 우리는 10일째에 시작했는데, 연구에 따르면 이 때 힘줄 조직이 실제로 부드러워지고 파열될 위험이 가장 높다. 의사는 외상의 양과 흉터의 상당한 양을 염려하며 유착(일반적으로 분리된 두 개의 해부학적 표면이 함께 묶인 흉터 조직의 띠)을 최소화하고자 했기 때문에 나는 수정된 Duran 프로토콜(modified Duran protocol)(Duran & Houser, 1975)을 사용하여 손가락의 제한된 능동적 폄과 조기 수동적 굽힘을 시작했지만, 6주째까지는 능동적 움직임을 유지했다. 손목과 MP 굽힘 및 손가락뼈사이관절(interphalangeal joints, IPs) 폄 스플린트 착용하고, 나는 Don에게 손가락을 손바닥 쪽으로 수동적으로 굽히고 스플린트가 허용하는 범위만큼 손가락을 능동적으로 펴도록 가르쳤다. 이는 봉합에 최소의 저항으로 몇 밀리미터의 힘줄 운동을 가능하게 했으며 힘줄 유착을 줄이기 위한 연구에 의해 입증되었다. 육안 검사에서 손이 중간 정도로 부어서 염증을 나타냈고, 손가락을 손바닥으로 완전히 굽힐 수 없었다. Don에게는 힘줄뿐만 아니라 신경, 근육, 손바닥근막, 피부 등 여러 가지 계통에 외상이 있었다. 나는 모든 손가락 신경 가지가 절단되었는지 확실하지 않았기 때문에 그의 감각을 Semmes-Weinstein 모노필라먼트 검사(Bell-Krotoski, 2002)로 검사했다. 이 검사에서 검지, 중지, 약지 손가락에 보호감각 상실이나 정중신경과 자신경에 완전한 무감각이 나타났다.

Don의 치료의 목표 설정은 궁극적으로 Don이 달성하고자 하는 것에 초점이 맞춰져 있다. 의사는 항상 완벽한 신체적 결과를 추구하며, 보통 환자는 동의하지만, 환자를 이전의 직업으로 복귀시키는 것은 자동적인 목표가 아니다. 나는 환자가 무엇을 원하고 능력, 시간, 기회 측면에서 어떤 잠재력이 있는지 결정하기에 너무 이를 수 있기 때문에 외상성 손상이 있을 때 초기 평가에서 업무 복귀를 목표로 설정하지 않는다. 목공일은 Don의 직업일 뿐만 아니라 열정이다. 각 손주들에게 뭔가를 만들어 주었고, 새로운 손주를 위해 흔들 목마를 만들기를 원했다.

그 후 5주 동안, Don의 목표는 병리학, 예방, 그리고 가정운동 프로그램의 이해하여 수동적 손가락 굽힘 증진; 상처 치유 촉진; 흉터를 고쳐 인접한 조직을 통해 움직임을 안전하게 허용하면서 힘줄 조직에 필요한 강도의 회복하는 것이었다(Pettengill, 2011). 스플린트는 수술 후 6주 뒤에 벗길 수 있기 때문에 손을 기능적으로 사용할 수 없었다. Don은 성실하게 운동했고 빠르게 손가락의 완전한 수동적 굽힘을 회복했다. 붓기를 줄이는데 도움을 주기 위해 가능한 한 손을 올린 상태로 있었다고 보고했다. 봉합선은 피부가 완전히 봉합되고 21일 만에 제거됐다. 수술 후 4주가 지나서야 마침내 손바닥동맥활, 엄지의 긴엄지굽힘근, 그리고 부분적으로 찢김이 있었던 검지의 얕은손가락굽힘근(flexor digitorum superficialis, FDS) 및 깊은손가락굽힘근(flexor digitorum profundus, FDP)의 봉합을 증명하는 원래의 수술 보고서 사본을 얻었다. 추가적인 정보는 스플린트를 벗었을 때 어떤 제한이 있을지 예상하는 데 도움이 되었다. 잠재적인 제한으로는 흉터 유착이나 수술 후 첫 주에 보호 부족으로 인한 파열로 엄지 IP관절과 검지 PIP 및 DIP 관절의 능동적 굽힘의 어려움이나 불가능함이 포함되었다.

중재와 지속적 평가

Interventions and Ongoing Evaluation

Don의 치료는 초기에 수동 ROM; 드레싱 교환; 봉합선 제거 시 습열, 저강도 초음파, 수동 흉터 마사지로 구성되어 연조직의 신장성을 향상하고 흉터를 고쳤다. 그의 치료는 Erin(병원의 다른 치료사), Don, 그리고 나와 함께 한 팀 작

표 63.1 수술 후 6주차 AROM(각도)

수술 후 6주차	MP(0–90)	PIP(0–100)	DIP(0–80)
검지	0/60	−30/60	−10/30
중지	0/55	−30/45	−10/10
약지	0/30	−35/45	−5/5
엄지	−10/35		0/25
손목: 25/60			

AROM, 능동적 관절가동범위; DIP, 먼쪽손가락뼈사이관절; MP, 손허리손가락관절; PIP, 몸쪽손가락뼈사이관절

표 63.2 수술 후 10주차 AROM(각도)

수술 후 10주차	MP(0–90)	PIP(0–100)	DIP(0–80)
검지	0/80	−20/100	−10/65
중지	0/80	−35/92	−15/45
약지	0/30	−35/70	0/25
엄지	−10/50		−20/75
손목: 55/70			

AROM, 능동적 관절가동범위; DIP, 먼쪽손가락뼈사이관절; MP, 손허리손가락관절; PIP, 몸쪽손가락뼈사이관절

업이었다. 이 동반자 관계는 Don, Erin, 그리고 나 자신 사이의 공통적인 이해의 일부가 되기 위해 Don의 감정, 요구, 욕구를 위해 상호간의 배려, 경청, 대화의 참여가 필요했다(Crepeau, 1991; Crepeau & Garren, 2011; Rosendahl & Ross, 1982; Tickle-Degnen, 2008).

수술 후 5주는 Don에게 다음 번 큰 장애물이 되었다. 스플린트를 벗고 손가락을 움직이기 시작할 수 있었다(**표 63.1** 참조). 손가락이 능동적으로 주먹이 쥐어지지 않을 때 느낄 실망감을 Don에게 준비시키기란 어려웠다. 그의 희망은 현실적 기대치를 넘어서는 것이었지만, Don은 그저 앞으로 나아가고 손을 다시 사용할 수 있게 무엇이든 하고 싶을 뿐이었다. 그의 손가락은 여전히 감각이 없었다.

그의 목표는 바지를 올리고, 바지 단추를 채우고, 씻으러 갈 때 수건을 들고, 궁극적으로 직장 복귀하여 도구를 쥐도록 손가락과 손목의 능동적 관절가동범위(active range of motion, AROM)를 향상시키는 것이다. 이에 필요한 열 요법은 저강도 3-MHz 초음파(Michlovitz, 2005); 치유를 촉진하고 연조직 이동성을 향상시키고 흉터를 고치는 수동 치료다. Don에게 상호간에 합의된 목표를 이루기 위해 필요한 전략과 기술을 가르치기 위해 작업 코칭(Clark, Ennevor, & Richardson, 1996)을 사용했다. 작업 코칭은 Don에게 작업 참여에 대한 긍정적인 견해를 심어주기 위한 몇 가지 기법을 포함한다. 기법의 예로는 격려, 긍정적인 발언, 회복에 있어 작업의 역할에 대한 가르침 등이 있다. 우리는 서로 앞에서 일하는 치료적 동맹을 만들었다. Erin과 나는 작업 기반 중재에서 Don을 지도하는 동안 지원기능을 했다(Tickle-Degnen, 2008). Semmes-Weinstein 모노필라멘트 검사에서 보호 감각 상실이 나타나서 우리는 Don에게 감각 손실 예방책을 가르쳐 실수로 화상을 입거나 스스로 베지 않도록 했다. 가정 프로그램은 파라핀(연조직 신장성 개선을 위해)과 미니 진동기(흉터 고침 및 탈감각을 위해)로 확대되었지만, 그는 그의 온수 욕조 수압이 완벽하게 작동된다는 것을 발견했다. 운동과 기능적 활동이 능동적인 움직임을 증가시키고 옷을 올리고, 식기를 들고, 스스로 씻을 때 잡기와 집기를 조장하기 시작했다. 손바닥의 흉터와 신경 과민증에 대해 입자 담금(쌀에 손을 넣고 움직이며 점진적으로 더욱 질감이 있는 입자 사용)과 진동으로 탈감각화를 시작했다(Pettengill, 2011).

그 후 6주 동안 Don은 덱스터시저(와셔를 철사를 따라 움직이기 위해 손목이나 손가락 움직임이 필요한 손바닥 크기의 철사 미로), 마사지볼(손바닥 안에서 서로 회전하는 지름 2~2 ¾ 의 부드러운 금속이나 에나멜 공), 페그보드, 종이 뭉치기, 종이 넘기기, 단추 조작, 그리고 퍼티 안에 있는 비즈 집기를 사용하여 손가락의 능동적 움직임을 재획득했다. 경험은 손바닥에 있는 매우 빽빽한 흉터 조직을 통해 힘줄 운동을 촉진하고 Don이 가벼운 저항이 있는 기능적 활동에서 손을 사용하도록 훈련하기 위해 이러한 활동의 선택을 유도했다. 얼마만큼의 집기 및 잡기 악력이 안전한지에 대한 경험을 바탕으로 Don은 집에서 안전하게 일상 업무를 할 수 있도록 손을 사용하기 시작했다. 10주 후 힘줄은 체커(고무줄로 고정된 두 개의 평행봉을 각각 잡고 충분히 넓게 벌렸을 때 체커를 끼우고 잡을 수 있고 용기에 놓을 수 있는 단계화된 고무줄 저항을 사용한 강화 장치)를 집기 위해 악력기를 사용하여 저항을 추가할 만큼 충분히 회복되었고, BTE(직무 모의실험 장치/운동 기계)로 힘줄 운동을 제한하는 흉터 유착에 대한 힘을 증가시켰다(**표 63.2**). 먼 쪽 손바닥에서 감각이 돌아오기 시작했지만, 손가락은 감각이 없었다.

엄지, 검지, 중지 손가락은 완전한 능동적 굽힘이 가능해졌지만 약지 손가락은 총 움직임이 90° 밖에 되지 않았다. 소지 손가락의 손실과 손바닥의 FDP 유착으로 인한 약지 손가

락의 능동적 굽힘의 심각한 제한은 Verdan(1960)이 묘사한 쿼드리가 증후군을 초래했고, 잡기 동안 중지와 약지 손가락의 불완전한 말단 굽힘을 일으켰다. 쿼드리가는 FDP 힘줄 하나가 몸 쪽에 유착되어 매일 때 나타나는 현상이다. 이는 결국 몸 쪽 움직임에서 남은 FDP 힘줄을 제한하고 주먹을 쥘 때 손가락을 완전히 굽힐 수 없게 된다. 또한 악력의 현저한 약화를 초래할 것이다.

Don은 직무 모의실험 장치에서 핸들을 기능적으로 잡거나 도구를 쥘 수 없었다. 옷을 입거나 씻을 수 있을 정도로 잡기와 집기가 가능하지만 단추 잠그기, 나사, 판, 또는 못 쥐기는 감각 장애로 인해 손상되었다.

Don의 두 번째 수술

Don's Second Surgery

12주차에 Don을 의뢰한 손 전문 외과의사는 Don의 손을 개봉했을 때 발견한 것에 따라 힘줄박리술(즉, 유착으로부터 힘줄을 떼어내는 것)이나 가능한 힘줄봉합술을 다시 하기로 결정했고, 그래서 우리는 수술을 끝내고 돌아올 때 까지 가정 프로그램을 종결했다.

수술 결과 Don의 약지 손가락의 자신경이 몸 쪽 및 먼 쪽 끝 사이에 2cm 파열된 것으로 나타났다. 이전에 절단된 소지 손가락 신경의 몸 쪽 말단이 바로 근처에 있었고, 그래서 외과의사는 그것을 약지 손가락 자신경의 먼 쪽 끝과 연결시켰다. 약지 손가락의 굽힘 힘줄을 평가에 따르면, 양쪽 다 극도로 흉터가 있을 뿐 아니라 가짜힘줄(봉합 부분의 힘줄 조직 재생에 실패했지만 힘줄 조직의 인장강도가 부족한 흉터 조직의 부분을 포함하는 봉합된 힘줄)에 의해서 부착되어 있는 것으로 밝혀졌다. 양쪽 힘줄의 힘줄박리술 후, FDS는 그대로 두고 FDP의 가짜힘줄을 절제하기로 결정했다. FDP에 대한 주된 봉합은 힘줄 운동의 손실을 최소화하면서 성공적으로 수행되었다.

Don을 다시 작업치료에 의뢰

Don's Referral Back to Occupational Therapy

Don은 수술 후 평가와 치료 시작을 위해 1주일 후 치료에 의뢰되었다. 기존의 스플린트를 검지와 엄지손가락 부분을 자유롭게 하기 위해 수정하고 드레싱을 교환하였다. Don은 Duran 프로토콜에 익숙했고 곧바로 중지와 약지 손가락의 범위를 수동적으로 넓히기 시작했다. 완전한 수동적 관절 가동범위(passive range of motion, PROM)를 달성하기 위해 평가 후 단 한 번의 후속 방문이 필요했고, 스플린트를 벗고 AROM을 시작할 때까지 가정 프로그램으로 종결했다. 이번 재활 과정에서 가장 큰 차이는 Don이 봉합선을 제거하자마자 감독자로 업무에 복귀했다는 점이다.

의사는 수술 후 6주까지 모든 능동적 움직임을 보류하기로 결정했다. 비록 Don이 이번에는 손가락을 곧바로 움직이지 않을 준비가 되어 있었지만 치료의 첫 주가 끝날 때 진전이 없어 극도로 좌절했고 실망했다. 치료 3주차(수술 후 9주)에 Don은 마침내 자기관리가 더 쉬워졌다는 것을 깨닫기 시작했다. 손가락 끝 감각 문제는 계속 되고 있었지만, Don

표 63.3 두 번째 수술 후 12주차 AROM(각도)

12주차 (두 번째 수술)	MP(0–90)	PIP(0–100)	DIP(0–80)
약지	WNL	–25/90	0/50

AROM, 능동적 관절가동범위; DIP, 먼쪽손가락뼈사이관절; MP, 손허리손가락관절; PIP, 몸쪽손가락뼈사이관절; WNL, 정상 범위 내

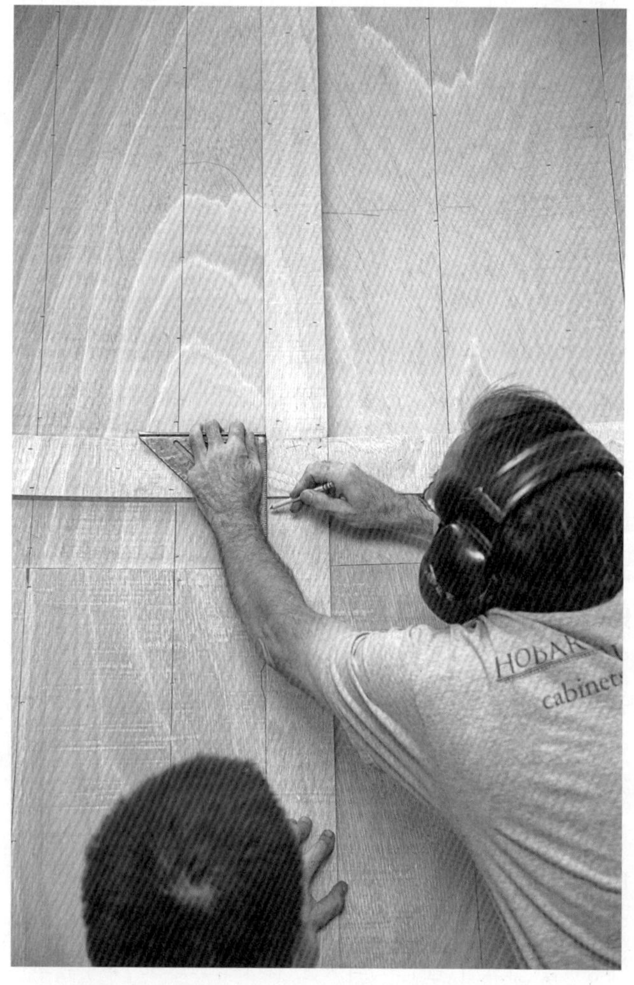

그림 63.2 Don이 삼각자를 사용한다.

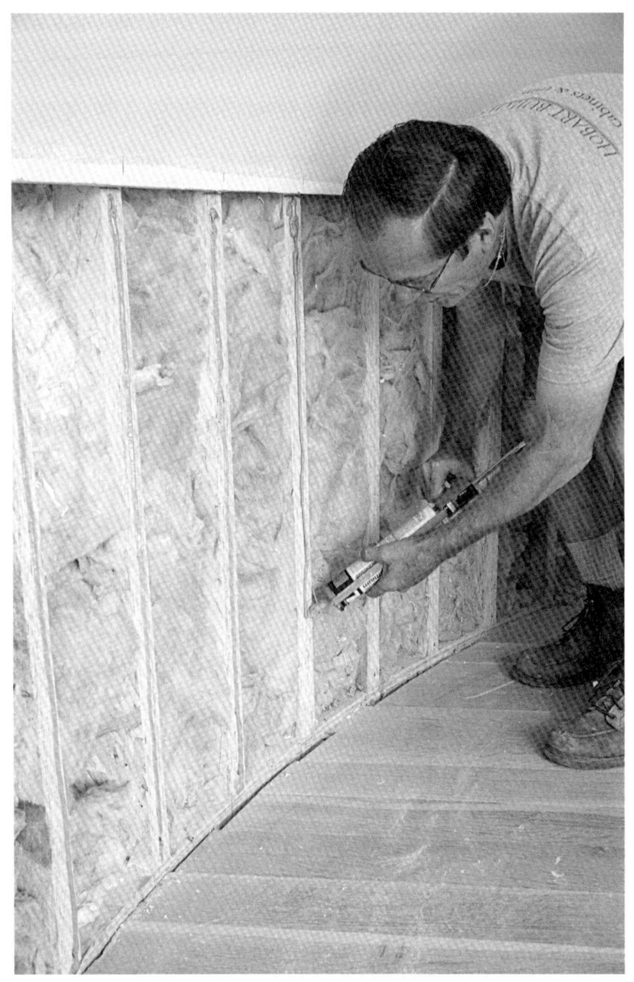

그림 63.3 Don이 실리콘 건을 사용한다.

이 보상을 사용하기 시작했다. 환자가 치유 과정과 치료를 거치면서 이전의 작업으로 돌아가거나 목표를 달성할 수 있는 자신의 신체 및 정서 능력을 더 잘 인식하게 된다. 이 시점에서 우리의 목표는 Don이 자신의 작업에 재진입하거나 수행하는데 방해가 되는 문제를 파악하고 그와 함께 가능한 해결책을 계획하는 것을 돕는 것이다. Clark와 동료(1996)는 이 과정이 작업 이야기 짓기에 있어 통찰력을 불러일으킨다고 밝혔다. 우리는 잡기 및 집기를 위해 같은 활동을 많이 선택했지만, 너트와 볼트 판을 사용하고, 못을 페그로 가장하고, 다양한 크기의 물체를 잡기 위해 가능한 많이 작업하도록 설계했다. Don은 이미 1차 수술 후 자기관리 과제에서 손을 안전하게 사용하는 방법을 배웠고 업무와 관련된 기능을 회복할 수 있는 과제에 특히 전념하고 싶다는 의사를 밝혔다.

10주째에는 동적 PIP 폄 스플린트가 추가하여 약지 손가락의 굽힘 구출을 줄이고 흉터 조직을 다루기 위해 저부하로 장기간 힘을 가하여 흉터 유착을 통해 힘줄 말단을 동원시켰다(Pettengill, 2005). Don은 두터운 흉터 사이의 힘줄에 힘을 가하기 위해 퍼티를 움켜쥐며 집 안에서 끈질기게 작업

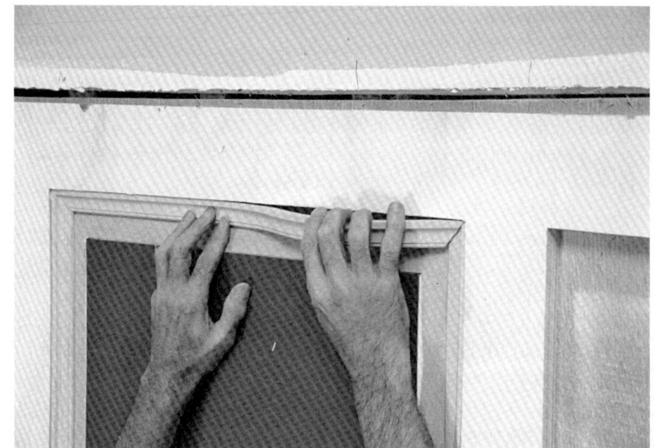

그림 63.4 Don이 몰딩을 벽에 붙여 지지한다.

했지만, 굽힘에는 여전히 차이가 없었고 Don은 비탄에 빠졌다. 12주에 봉합 부분은 파열 가능성을 거의 없애기 위해 문합을 통해 힘줄 조직 성장을 충분히 발달시켰다. 경험을 토대로 우리는 치유 힘줄 주변의 염증과 유착을 줄이기 위해 덱사메타손(dexamethasone)과 함께 이온도입법을 사용하기로 결정했다. 1주일 이내에 Don의 약지 손가락 굽힘이 증가했고 손바닥 중앙까지 굽힐 수 있었다(**표 63.3**).

Don의 치료 활동은 왼손잡이가 아니었음에도 불구하고 통제된 잡기를 위해 도구를 잡고 망치를 베개로 휘두르는 것으로 확장되었다. 손바닥 과민증이 현저하게 감소한 것을 알아차리기 시작했고 직장에서 작은 나무 조각을 주우면서 어느 정도 성공을 거뒀다고 보고했다. 15주째에는 전업으로 복귀했지만 필요할 때 손가락 대신 손목으로 시트락을 들어 올리는 등 활동 수정이 있었다. 18주째에 그는 잡기가 L42/R130 파운드, 외측집기 L19/R27 파운드, 연필잡기 모양 L12/R20 파운드로 종결했다. 그는 일을 할 수 있었고 집에서 손자의 흔들 목마를 작업할 수 있었다.

후기 Epilogue

Don이 치료를 끝내고 몇 년이 지났지만, 최근 그는 커브 계단통 위에 복잡한 징두리 판을 만드는 그의 사진이 실린 Fine Homebuilding 잡지를 주기 위해 들렀다. Don이 자랑스럽게 보여준 사진들 중 가장 주목할 만한 것은 왼손이 삼각자를 잡고, 실리콘 건을 들고, 몰딩을 벽에 붙여 안전하게 지지하는 것이었다(**그림 63.2**, **그림 63.3**, 그리고 **그림 63.4**).

참고문헌 References

Bell-Krotoski, J. A. (2002). Sensibility testing with the Semmes-Weinstein Monofilaments. In E. Mackin, A. Callahan, T. Skirven, L. Schneider, & A. Osterman (Eds.), *Rehabilitation of the hand and upper extremity* (5th ed., pp. 194–213). St. Louis, MO: Mosby.

Clark, F., Ennevor, B. L., & Richardson, P. L. (1996). A grounded theory of techniques for occupational storytelling and occupational storymaking. In R. Zemke & F. Clark (Eds.), *Occupational science: The evolving discipline* (pp. 373–392). Philadelphia, PA: F. A. Davis.

Crepeau, E. B. (1991). Achieving intersubjective understanding: Examples from an occupational therapy treatment session. *American Journal of Occupational Therapy*, *45*, 1016–1025.

Crepeau, E. B., & Garren, K. R. (2011). I looked to her as a guide: The therapeutic relationship in hand therapy. *Disability and Rehabilitation*, *33*, 872–881.

Duran, R., & Houser, R. (1975). Controlled passive motion following flexor tendon repair in zones 2 and 3. In *AAOS symposium on tendon surgery in the hand* (pp. 105–114). St. Louis, MO: Mosby.

Michlovitz, S. L. (2005). Is there a role for ultrasound and electrical stimulation following injury to tendon and nerve? *Journal of Hand Therapy*, *18*, 292–296.

Pettengill, K. (2005). The evolution of early mobilization of the repaired flexor tendon. *Journal of Hand Therapy*, *18*, 157–168.

Pettengill, K. (2011). Therapist's management of the complex injury. In L. Skirven, A. Osterman, J. Fedorczyk, & P. C. Amadio (Eds.), *Rehabilitation of the hand and upper extremity* (6th ed., pp. 1238–1251). St. Louis, MO: Mosby.

Rosendahl, P. P., & Ross, V. (1982). Does your behavior affect your patient's response? *Journal of Gerontological Nursing*, *8*, 572–575.

Taras, J. S., Martyak, G.G., & Steelman, P.J. (2011). Primary care of flexor tendon injuries. In L. Skirven, A. Osterman, J. Fedorczyk, & P. C. Amadio (Eds.), *Rehabilitation of the hand and upper extremity* (6th ed., pp. 445–456). St. Louis, MO: Mosby.

Tickle-Degnen, L. (2008). Therapeutic rapport. In M. V. Radomski & C. A. Trombly Latham (Eds.), *Occupational therapy for physical dysfunction* (6th ed., pp. 402–420). Philadelphia, PA: Lippincott Williams & Wilkins.

Verdan C. (1960). Syndrome of the quadriga. *Surgical Clinics of North America*, *40*, 425–426.

64장

변화하는 요구를 가진 노인을 위한 작업치료 제공

Providing Occupational Therapy for Older Adults with Changing Needs

성윤정 옮김

학습목표

이 장을 학습한 후, 다음의 내용을 할 수 있을 것이다:

1. 작업 수행에 영향을 미치는 정상적인 연령 관련 변화를 논의한다.
2. 작업 수행에 영향을 미치는 후기의 건강 상태와 궤도를 기술한다.
3. 나이가 들어가는 경험에 영향을 미치는 환경적 요소를 기술한다.
4. 성공적인 노화를 지원하고 후기의 기능장애를 최소화하기 위한 평가 및 중재의 고유한 고려사항에 대해 논의한다.
5. 노인에게 제공되는 의료제도의 특징을 설명한다.
6. 성공적인 노화를 지원하거나 방해하는 사회적 요인을 기술한다.
7. 후기 발달 전반에 걸쳐 노인에게 작업치료 서비스를 제공하는 데 있어 고유한 고려사항에 대해 논의한다.
8. 노인을 위한 작업치료 서비스 제공에 있어 일반적인 윤리적 문제를 분석한다.

개요

서론: 후기 생애과정의 이해

Introduction: Understanding the Life Course in Later Life

노인은 미국과 세계의 많은 지역에서 인구 중 가장 빠르게 성장하는 부분이다. 현재 65세 이상의 인구는 미국의 약 15%를 차지하고 있고, 2050년에는 20% 이상이 될 것으로 예상된다(U.S. Census Bureau, 2008). 노인의 급격한 증가는 노동력, 교육, 경제 발전, 그리고 물론 건강관리 등 삶의 모든 측면에 중요한 영향을 미친다.

노인 인구가 건강관리에 미치는 정확한 결과에 대한 의견은 다양하지만 건강 문제를 예방하는 것이 개인과 사회의 관점에서 가능하고 바람직하다는 데는 의문의 여지가 없다. 연구자는 노화와 관련된 정상적인 신체적, 인지적 변화가 일어나는 동안 긍정적인 삶의 질을 유지하며 성공적인 노화(successful aging)를 보장하기 위한 전략에 점점 더 초점을 맞추고 있다. Rowe와 Kahn(1998)은 성공적인 노화는 질병과 장애 방지, 정신 및 신체적 기능 유지, 그리고 삶에 대한 적극적인 참여 유지로 이 세 가지 요소에 근거한다고 이론을 제시했다. 예를 들어, 영성이 성공적인 노화의 필수 요소라는 점에 주목하면서(Crowther, Parker, Achenbaum, Larimore, & Koenig, 2002) 이 개념화에 몇 가지 개선과 추가가 있었지만 이 모델이 후기의 웰빙에 본질적인 요소를 포착한다는 데 일반적으로 의견이 일치했다.

모든 연령대의 사람이 질병과 장애를 방지하기 위해 취할 수 있는 행동들이 많이 있지만, 어느 정도는 개인의 통제 범위 내에 있지 않다. 마찬가지로 정신 및 신체적 기능을 유지하기 위해 몇 가지 긍정적인 조치를 취하는 것이 가능하지만, 이러한 것들이 기능이 감소하지 않다고 보장할 수는 없다. 사실 어느 정도의 기능 감소는 후기의 삶의 현실이다(National Institutes of Health [NIH], 2007). 세 번째 요소는 삶에 대한 적극적인 참여를 유지하는 것으로 개인의 통제 범위 내에 있으며 작업치료(OT)의 중심이다(American Occupational Therapy Association [AOTA], 2008).

치료사 이야기

노인과 함께 일했던 나의 초기 경험 중 하나는 내가 낙상의 원인에 초점을 맞춘 연구의 연구 보조원이었을 때다. 연구는 도심의 저소득 주거 시설에서 수행되었다. 참여자에게 제기된 질문 중 하나는 얼마나 행복한지 평가해 달라는 것이었다. 연구원들은 참여자가 경제적으로 빈곤했기 때문에 행복감의 수준이 낮을 것이라 예상했다. 이 사람들은 자신의 현재 삶이 매우 행복하다고 말했는데 그것이 놀라웠다. 이유는 대게 일반적으로 오랜 기간 동안 필요에 따라 생계를 꾸리기 위해 돈을 벌었지만 성취감을 얻지 못했는데 이제는 흥미 있는 것을 할 수 있는 자유를 가졌기 때문이다. 수년 간 노인과 소통하면서 일단 주거지와 음식에 대한 기본적인 요구가 충족되면 무엇을 가졌는지가 아닌 무엇을 하는지가 후기의 삶을 행복하게 만든다는 것이 점점 더 명백해졌다. 작업치료사가 이러한 사람들에게 자신에게 가장 중요한 일을 수행하는 능력을 촉진하는데 중심이 된다는 것에 의문의 여지가 없다.

활동하는 작업치료: Mrs. Ramirez의 후기 인생행로

Occupational Therapy in Action: Mrs. Ramirez's Path through Later Life

일반적으로 후기에 건강 상태에 장애가 생기는 경우가 감소되었다(Freedman, Schoeni, Martin, & Cornman, 2007). 노화의 일반적인 경험은 신체 기능과 수행 능력 양상의 점진적인 감소다. 시력은 거의 보편적으로 악화된다. 노안(presbyopia)이라고 알려진 상태는 독서용 안경을 사용하여 쉽게 수용된다. 청력이 악화될 수 있다. 근육량이 감소한다. 이러한 신체 기능의 변화는 운동 및 감각 지각 능력에 영향을 미칠 수 있다. 감소는 종종 장기간에 걸쳐 점진적으로 진행되며, 간간이 급성 건강 문제로 인해 기능적 손실이 가속화될 수 있다. 한 차례의 폐렴은 심혈관 지구력을 심각하게 감소시킬 수 있는데, 노인도 회복하는 데 더 오래 걸리고 발병 전 기준치로 돌아가지 못할 수 있다는 점 때문에 복합적인 상황이다.

이런 점진적인 감소와 간헐적 급성 삽화에 더해 관절염, 골다공증, 치매 같은 만성적인 건강 상태의 발달이 기능 및 삶의 질에 지대한 영향을 미친다. 후기에 특별한 주의를 요하는 문제는 다음과 같다.

- 건강 상태는 후기에 더 많이 양성(일부의 암), 또는 중증(폐렴, 인플루엔자)의 결과를 초래할 수 있다.
- 감각 기관, 심혈관 및 근골격계 기능, 인지의 감소는 정도는 다르지만 보편적이다.
- 여러 가지, 때로는 상충되는 건강 상태가 치료 선택을 복잡하게 할 수 있다(예, 골다공증과 관절염).
- 사회, 경제, 그리고 환경적 요소는 노화에 엄청난 영향을 미친다.

배경 정보

Mrs. Estelle Ramirez는 OT 서비스를 처음 받았을 때 78세의 미망인이었다. 뉴욕 브루클린에 엘리베이터가 없는 아파트 3층에 혼자 거주중이며, 지금은 56세, 53세 51세가 된 세 명의 딸을 키웠었다. 그 곳은 딸들이 대학에 가기 위해 집을 떠난 후 남편과 함께 살았던 곳이다. Mrs. Ramirez와 그녀의 남편은 남편이 공장에 취직을 했을 때 푸에르토리코에서 뉴욕으로 이사했다. 딸들이 고등학생이었을 때 Mrs. Ramirez는 회계사로서 일하기 시작했다. Mrs. Ramirez는 66세에 은퇴하였고 알츠하이머병(Alzheimer's disease, AD) 말기까지 남편을 돌보았다. 남편은 4년 후 사망했다.

Mrs. Ramirez는 자신이 건강하다고 믿는다. 그녀는 정상 체중으로, 관절 통증이 있어 관절염(arthritis)으로 생각되어지기도 하지만 기능에 큰 장애가 있지는 않다. 그녀는 현재 3초점 안경을 쓰고 있으며 꽤 잘 보는 편이다. 최근에 밤에 보는 것이 조금 어려워져서 해가 진 후에 운전을 하지 않기로 결정했다고 말했다. 운전을 많이 하지 않고 대다수의 뉴욕 시민처럼 대중교통을 이용하는 것을 선호하지만 어두워진 후에는 그렇게 하는 것이 안전하다고 느끼지 않는다. 이 두 가지 요인은 저녁 활동을 제한했는데, 그것은 그녀를 괴롭게 하는 원인이었다. 또한 자신의 기억력에 대해 딸들에게 불평하기 시작했다. 그녀가 딸들과 대화할 때 말을 반복하는 경향이 있고 때때로 약속을 잊어버린다고 말했다.

푸에르토리코 문화는 강한 가족 관계의 중요성에 대한 믿음인 familismo를 강조한다. Mrs. Ramirez의 경우, 이것이 Mrs. Ramirez가 혼자 살아야 하는지에 대해 딸들이 나누었던 대화에서 반영되고 있으며 가능한 대체 준비와 관련하여 긴장감이 고조되고 있다. 딸 한명은 Mrs. Ramirez가 세 명의 딸과 함께 살면서 집에서 부양을 받아야 한다고 단호히 주장한다. 한 명은 어머니가 그녀와 함께 살아야 한다고 믿고 있고, 한 명은 노인 원호 생활 시설로 옮기는 것을 강력히 지지하고 있다.

남편의 죽음 이후, Mrs. Ramirez는 지역 초등학교에서 아이들에게 책을 읽어주는 자원봉사를 했다. 딸 세 명이 모두 뉴욕 지역에 살고 있기 때문에 딸들을 자주 본다. 그녀는 9명의 손주와 작년에 태어난 첫 증손주와 함께 시간을 보내는 것을 매우 즐긴다. 전통적인 푸에르토리코 음식을 요리하고 그들의 유산에 대해 말하는 것을 좋아한다. 그녀는 지역의 히스패닉계 노인 복지관에서 시간을 보낸다. 남편을 그리워하고 좋아했던 일을 일찍 그만둬야 했던 것을 후회하지만, 꽤 현재의 생활에 만족하며 아파트 이웃과의 만남을 즐긴다.

첫 만남

Mrs. Ramirez는 노인 복지관의 상담 작업치료사가 가정 안전에 대한 프레젠테이션을 하고 참가자가 자신의 환경을 평가할 수 있는 체크리스트를 제공할 때 참석했었다. 치료사라면 알고 있듯이 노인 인구 사이에서 낙상은 일반적이며 심각한 장애나 죽음을 포함한 끔찍한 결과를 초래할 수 있다(Tideiksaar, 2009). Mrs. Ramirez는 이 프레젠테이션에 관심이 많았지만, 현재 장애가 없었기 때문에 치료사가 자신의 집에 와서 평가를 할 수 있는 명확한 자금의 출처가 없었다. 가정 안전 중재를 위한 자금은 장애를 가진 사람이 더 많이 이용할 수 있게 되었지만, 이러한 노력에 대한 재정적 지원에는 상당한 차이가 남아있다(Beattie & Peterson, 2007).

노인과 함께 일할 때 환급 문제와 윤리적 딜레마

Mrs. Ramirez가 겪었던 자금난은 노인에게 드문 문제가 아니다. 미국에서 65세 이상의 사람은 노인을 위한 거의 보편적인 형태의 건강 보험인 메디케어 수혜 자격은 얻지만, 메디케어는 많이 그리고 수시로 바뀌는 제한사항과 규정을 가지고 있다(Dal Bello-Haas & Tryssenaar, 2009). 예방 치료(백신, 유방조영술, 당뇨 관리)와 관련된 의료 서비스는 보장이 되지만, 예방을 위한 OT 서비스는 보장되지 않는다. 이것은 생활 문제에 초점을 맞춘 조기 중재가 건강을 유지하고 비용을 절감할 수 있다는 강력한 연구 증거가 있기 때문에 특히 유감스러운 일이다(Clark et al., 2011).

OT 서비스가 보장되는 경우에도 제한 규정과 환급 때문에 필요한 치료를 제공하는 데 상당한 어려움이 있을 수 있다. 이것은 노인과 일하는 작업치료사가 직면하는 많은 윤리적 딜레마 중 하나를 만든다. 보장되지 않는 서비스에 대해 요금을 부과하는 능력을 제한하는 동시에 보장 목표를 규제하는 환급 환경에서 필수 서비스를 제공하려면 어떻게 해야 할까? 다수의 목표를 다루는 활동과 목표를 선택하는 창의성은 효과적인 중재 계획의 필수적인 요소가 될 수 있다.

가족의 개입은 치료사에게 윤리적인 어려움을 야기할 수 있다. 가족 구성원이 노인의 최대 관심사에 대해 서로 다른 견해를 갖는 것은 드문 일이 아니다. 작업치료사는 가족 구성원에 의한 극심한 압력에 때때로 직면하더라도 노인이 자신의 클라이언트임을 인식하고 그 사람에게 가장 좋은 것에 초점을 맞추는 것이 중요하다. Mrs. Ramirez의 가족은 지지적이지만, 그녀에게 가장 좋은 것에 대해서는 다른 견해를 가지고 있다는 것은 이미 명백하다.

건강과 예방 Wellness and Prevention

평가

앞에서 설명한 바와 같이, 건강(wellness)과 예방(prevention)을 위한 자금 제공은 어려울 수 있다. 대부분 작업치료사는 각각의 클라이언트를 돌보기보다는 기관과 상의하여 그러한 서비스를 제공한다(Scaffa & Bonder, 2009). 이 과정은 개별적인 평가와 중재를 반영하지만, 어떤 종류의 문제가 가장 흔히 나타나는지 제시하는 역학 자료에 더하여 개별 그룹의 흥미와 요구에 중점을 두어야 한다(Centers for Disease Control and Prevention and the Merck Company Foundation, 2007). 건강 지표의 다른 출처도 프로그램 계획을 안내할 수 있다(Vladeck, Segel, Oberlink, Gursen, & Rudin, 2010). 이러한 자료는 예를 들어, 흡연, 나쁜 식습관, 신체적인 비활동 등이 미국에서 사망의 1/3의 근본 원인임을 보여준다. 그러한 정보는 노인 복지관 활동, 교육 프로그램, 및 건강 검진의 목표를 잡는데 유용할 것이다. 나아가 자료는 인지의 감소와 낙상이 가장 흔하고, 특히 낙상의 경우, 후기의 예방 가능한 건강 문제임을 입증한다.

성공적인 노화를 지원하기 위한 중재

노인을 위한 건강 및 예방 서비스에서 작업치료사의 가장 대표적인 역할은 클라이언트의 요구를 이해하고 활동 치료사, 보조사, 및 종종 자원 봉사자에 의해 전달될 프로그램 설계에 도움을 주는 것이다. 참가자로부터 얻은 정보와 일반적인 건강 문제에 대한 문헌 검토를 바탕으로 치료사는 프로그램 목표 목록을 만들고, 그러한 목표를 다루기 위해 효과적인 프로그램에 대한 최적의 실행을 탐구한다. Mrs. Ramirez가 다니는 히스패닉계 노인 복지관의 경우 참가자들이 가장 즐거워하는 활동 중 하나는 푸에르토리코의 대표 음식을 포함한 점심식사이다. 그들은 또한 히스패닉계 음악을 듣는 것과 텔레비전에서 매일 방송하는 스페인어 연속극을 보는 것을 좋아한다.

따라서 치료사는 노인 복지관 프로그램이 그들이 즐기는 음악에 맞춰 춤을 추고, 원예를 하고, 자연을 따라 걷는 것처럼 의미 있고 즐거운 활동을 통해 신체적 활동을 장려하고 문화적으로 관련 있는 활동에 초점을 맞추고, 즐겨보는 연속극에 대한 토론, 창작 글, 토론 수업, 독서 동호회 같은 사회적 상호작용과 이를 통한 인지적 건강을 유지할 것을 제안한다. 영양 및 요리 시연과 토론, 안전 인식 활동, 그룹 토론을 통해 긍정적인 건강 증진 행동을 장려하며, 지역 유치원을 방문하여 아이들에게 책을 읽어주고, 음식을 배달하고, 아픈 프로그램 참가자를 돌봐주는 등 이타적인 활동을 위한 기회를 제공한다.

작업치료사는 활동 치료사, 시간제 간호사, 영양사, 그리고 상담 의사가 복지관 참가자의 요구에 대해 논의하는 팀 회의에 참석한다. 작업기반 프로그램과 함께 일련의 건강 행사가 구상되고 시행된다. 여기에는 혈압 검사, 시력 및 청력 검사, 치과 의사의 분기별 방문, 참가자를 위한 적절한 운동 프로그램을 계획하기 위한 물리치료사의 초대가 포함된다. 이러한 활동은 Mrs. Ramirez의 상황에 의의가 있었는데, 그녀가 일반적인 건강 문제에 대한 정기적인 검진을 받지 못했고 주로 앉아서 지내는 일이 늘었기 때문이다.

자연스럽게 발생하는 은퇴 후 지역사회

Mrs. Ramirez의 삶에서 중요한 요소 중 하나는 아파트 건물이 현재 65세 이상의 사람들에 의해 거의 독점적으로 채워져 있다는 사실이다. 이는 서서히 시간이 지나면서 Mrs. Ramirez와 같은 세대 집단은 제자리에 남아있는 반면, 거주하는 어린이들은 성인이 되어 이사했기 때문에 발생했다. 건물은 현재 자연스럽게 발생한 은퇴 후 지역사회가 되었다(NORC; Naturally Occurring Retirement Communities Programs, 2012). NORC의 출현은 많은 노인이 나이가 들어도 평생 지내왔던 집에 머물러 있기를 바라는 소망을 반영한다. 그렇게 하는 것에는 주위의 친근함, 오랜 이웃으로부터의 사회적 지지, 그리고 자신의 역사와 요구를 아는 가족과 의료 전문가에 대한 접근 등의 장점이 있다.

성공적인 노화를 지원하기 위해 NORC가 제공하는 기회를 인식하면서, 정부와 사회복지기관은 시설에서 다양한 건강 및 건강증진 서비스를 제공하기 시작했다. 2008년 고령화관리청(Administration on Aging, AoA; 2011)은 다음과 같은 자금 제공 계획을 수립했다.

- 주거 지역사회에 거주하는 노인의 독립적인 생활을 계속할 수 있는 능력 향상
- 운동, 레크리에이션, 사회화, 교육, 그리고 문화적으로 적절한 활동을 통한 건강한 노화 행동 증가
- 위험한 환경에 있는 거주자의 요구를 파악하고, 지역사회/정부 재원에 대한 접근을 용이하게 하고, 격차를 해소하는 지원 서비스 구축

이 계획과 그 목표는 작업치료사가 지역사회에 거주하는 건강한 노인에게 봉사할 수 있는 중요한 기회를 제공한다. 특히 라이프스타일리디자인(Jackson, Carlson, Mandel, Zemke, & Clark, 1998)과 같은 증거 기반 서비스를 제공함으로써 AoA NORC 프로그램의 목표를 촉진할 수 있다. Mrs. Ramirez의 현재 상태에 근거해 보면, 야간의 교통 어려움으로 인한 상실감을 줄이기 위해 그녀의 아파트 건물에서 저녁 활동을 하는 것처럼 교통 서비스는 특별한 가치가 있다.

1차 의료

작업치료사가 노인을 위한 전통적인 1차 의료에 참여하는 것은 다소 제한적이다. 비록 건강, 건강증진, 삶의 질에 중요한 역할을 하지만, 1차 의료에서 가장 전형적인 개입은 앞서 설명한 바와 같이 안전에 초점을 맞춘다. 작업치료사는 관절염이 있는 사람을 위한 관절 보호, 다양한 종류의 쇠약성 질환이 있는 노인을 위한 에너지 보존에 대한 상담할 수 있지만, 이러한 중재는 다음 부분에서 설명될 환경에서 가장 보편적이다.

입원환자 관리 Inpatient Care

작업치료사와 처음 만나고 몇 달 후, Mrs. Ramirez 노인복지관에서 1주일을 빼먹었다. 걱정스러운 마음에 직원이 그녀의 집에 전화를 걸었고, 연락이 되지 않아 그녀의 큰 딸에게 연락을 했다. 그들은 그녀가 최근에 아파트로 가는 계단에서 넘어져서 넙다리뼈 골절을 입었다는 것에 당황했다.

평가

Mrs. Ramirez는 입원하여 골절을 안정화시키기 위한 수술을 받았다. 외과의사는 뼈의 골다공증성 상태를 고려하여 결과를 다소 염려했지만, 나사 여러 개가 달린 금속판을 끼워 넣었다. 작업치료사는 즉시 참여하여 수술 후 있을 재활에 대한 준비를 돕고 병원에서 유발하는 인지적 손실을 최소화 할 수 있도록 도와준다.

작업치료사는 Mrs. Ramirez의 흥미와 사고 전의 삶에 대해 알기 위해 그녀와 이야기를 나누는데 얼마간의 시간을 보낸다. 병실에 있는 동안 Mrs. Ramirez의 딸들 중 두 명이 방문해서 만나고 궁극적으로 집에 돌아갔을 때 받을 수 있는 지원의 종류에 대한 감각을 갖게 되어 기뻐했다. 치료사는 또한 인지 장애를 위한 즉각적인 선별 도구인 Mini-Cog (Borson, Scanlan, Brush, Vitaliano, & Dokmak, 2000)와 Mrs. Ramirez의 신체 능력을 평가하는 기능적 독립성 측정도구(Functional Independence Measure, FIM)(Heinemann, Linacre, Wright, Hamilton, & Granger, 1994)를 시행했다. Mrs. Ramirez가 어느 정도 기억력 손실은 있지만 치매의 기준을 충족시키지 않는다는 것을 알아냈다. 게다가 Mrs. Ramirez는 옷 입기, 스스로 침대에서 의자 또는 휠체어로 이동, 휠체어에서 변기까지 안전하게 이동 같은 자기관리에 고군분투하고 있다.

기능장애 최소화를 위한 중재

치료사는 Mrs. Ramirez가 재활 서비스를 받을 수 있는 전문요양시설로 곧 이송될 것이라는 것을 알고 있다. Mrs. Ramirez와 상담을 통해 중재의 초점을 재활 환경으로의 순조로운 퇴원 계획으로 결정했다. 함께 있는 짧은 시간 동안 그들은 침대에서 의자 그리고 휠체어에서 변기로 안전하게 이동하기 위해 애썼다. 또한 Mrs. Ramirez는 본인이 단정치 못하게 보이는 것에 불행감을 표현했기 때문에 옷 입기에 초점을 맞췄다.

치료사는 하루에 몇 번씩 꼭 Mrs. Ramirez의 병실에 들렀고 병원의 자원 봉사자에게도 똑같이 하도록 격려했다. 딸들은 Mrs. Ramirez가 평소보다 혼란스러워 보인다는 우려를 표했고, 치료사는 이미 기억력에 문제가 있는 노인의 경우 병원에 머물면 급격한 악화로 이어질 수 있다는 것을 알고 있었다(Boustani, Munger, Beck, Campbell, & Weiner, 2007). 따라서 치료 계획은 시간과 장소에 대한 자극 및 지남력을 제공하기 위해 다양한 전략을 포함했다. 예를 들어, 치료사는 Mrs. Ramirez가 매일 신문을 받고 보도된 현재의 사건에 대해 이야기를 하게 했다. 치료사와 자원 봉사자는 Mrs. Ramirez에게 자신의 하루 중에 일어난 사건에 대해 반드시 물어봤다: "아침으로 뭐 드셨어요?" 또는 "오늘 손님이 오셨나요? 그리고 Mrs. Ramirez가 즐겨보는 스페인어 연속극의 사건에 대해 매일 대화를 나눴다.

전문 요양 Skilled Nursing

수술 3일 후 Mrs. Ramirez는 전문요양시설로 옮겼다. 퇴원한 것에 안도감을 표했지만 집에 갈 수 있을지에 대해 큰 우려를 나타냈다. 이것이 그녀가 원하는 것이라고 확고히 했고, 딸들뿐만 아니라 그녀가 만나는 모든 직원들에게 이 소망을 표현했다.

평가

전문요양시설은 서비스의 특성, 개선에 대해 기대, 그리고 입원 기간에 대한 필요조건에 대한 정부 및 주의 지침이 모두 포함된 가장 통제된 의료기관 중 하나이다(Centers for Medicare and Medicaid Services, 2007). Mrs. Ramirez는 개선된 모습을 보이는 한 종합 팀으로부터 진료를 받을 것이다. 상태가 안전하게 집에 가기 전에 안정된다면, 다른 준비가 필요할 것이다. 이러한 지침 때문에 Mrs. Ramirez가 기능을 재획득하기 위해 높은 동기를 갖고 있다는 것을 알게 되어 직원들은 기뻐했다. 작업치료사는 집중적인 OT가 더 나은 기능적 결과와 더 짧은 입원 기관에 관련이 있다는 증거를 기반으로 조기에 개입한다(Jette, Warren, & Wirtalla, 2005).

메디케어 지침은 제공되는 서비스에 대해 상당히 구체적이다. 작업치료사는 자신의 평가와 중재가 Mrs. Ramirez의 일상생활활동(activities of daily living, ADL) 및 수단적 일상생활동작(instrumental activities of daily living, IADL)에 반드시 중점을 둬야한다는 것을 알고 있다. 입원시설의 작업치료사의 보고서를 검토하고 Minimum Data Set(MDS)를 작성하는 데 다른 사람과 함께 참여했다(Centers for Medicare and Medicaid Services, 2012).

게다가 FIM을 한 번 더 시행했고 Mrs. Ramirez와 목표에 대해 면담을 했다. 면담 과정에 Mrs. Ramirez의 가족이 참여하도록 그녀에게 허락을 구했고 그녀는 선뜻 동의했다.

중재

Mrs. Ramirez는 자기관리에 있어 독립성을 되찾고 평상시의 활동을 다시 시작하고 싶어 한다. 그녀와 치료사는 옷 입기, 목욕하기, 화장실가기, 그리고 몸단장 같은 기본적인 기술을 연습하기 시작했다. 세션의 한 가지 목표는 에너지 소비를 줄이기 위해 적절한 곳에서 수정된 옷(특히 하의), 보조도구(리처, 목욕 의자), 과제 수정을 사용하여 이러한 활동의 어려움을 최소화하는 방법을 찾는 것이다.

이 치료 과정 동안, 치료사는 Mrs. Ramirez의 일반적인 주택 패턴과 돌아가고 싶은 환경에 대해 알아봤다. 치료사는 물리치료사와 3층 아파트의 어려움에 대해 이야기를 나누며 Mrs. Ramirez에게 이것이 상당히 어려울 수 있다는 것에 둘 다 동의했다. 사회복지사에게 Mrs. Ramirez가 같은 건물의 1층 아파트로 옮길 수 있는지 알아볼 것을 제안하면서, Mrs. Ramirez가 수용하지 않거나 뉴욕의 꽉 막힌 주택 시장에서 실현 가능하지 않다는 것을 알아차렸다.

치료사는 Mrs. Ramirez의 인지장애가 그녀의 새로운 신체 상태에 의해 요구되는 전형적인 작업 패턴의 변화를 습득하는 능력을 방해하고 있음이 분명해졌다. Mrs. Ramirez가 기억상실의 경도인지장애(mild cognitive impairment, MCI)를 가지고 있다는 것을 나타내는 심리학자의 평가를 요청했다(Kramer et al., 2006). AD와 다른 명백한 치매와 달리 MCI는 건망증과 단기 기억력의 부족이 특징이다. 잘 학습된 기능은 MCI를 가진 사람이 익숙한 환경에서 일상 활동을 해낼 수 있도록 온전하게 유지되는 경향이 있다. 새로운 환경에 있거나 신체적 변화가 ADL 및 IADL에 새로운 패턴을 요구할 때 기능은 훨씬 어려워진다. Mrs. Ramirez의 고관절 골절과 그 후의 입원 치료와 현재 전문요양시설에 머무르는 것이 그녀의 혼란을 가중시켰다. 작업치료사는 세션마다 기억 상태가 좋지 않다는 것을 발견하여 그녀의 기능을 돕기위해 저차원 기술의 기억 보조(목록, 라벨링, 연상기호 전략)에 집중하기 시작했다.

가정치료로의 전환

메디케어의 환급 규칙은 전문요양시설에 머물 수 있는 시간을 제한한다. Mrs. Ramirez의 입원 초기, 사회복지사와 치료 팀은 그녀와, 그녀의 허락 하에 그녀의 딸들과 퇴원 계획에 관해 대화를 시작했다. 비록 딸 한명만 그녀의 바람을 지지했지만, Mrs. Ramirez는 집으로 돌아가겠다는 결심을 굳혔다. 결국 딸 한 명은 그녀가 아파트에서 다시 적응하는 것을 돕기 위해 몇 주 동안 함께 지내기로 했다. 하지만 치료팀과 세 명 모두 계단에 대한 그녀의 능력에 대해 걱정하고 있다.

떠나기로 예정 된 일주일을 앞두고 사회복지사는 가정건강단체에 연락했다. Mrs. Ramirez의 지속적인 신체적 제약과 입원 치료를 받은 사실을 고려해 볼 때, 메디케어가 지불하는 가정치료 서비스를 받을 자격이 있다. 이 서비스가 매우 도움이 될 것이라는 것에 모두 동의하며 사회복지사는 Mrs. Ramirez가 종일 집에 있는 첫 날 가정 건강 단체의 간호사를 예약하여 방문하도록 했다.

가정치료 Home Care

재활과 마찬가지로 메디케어가 보장하는 가정치료는 제공할 수 있는 서비스의 종류를 안내하는 매우 구체적인 규칙을 기반으로 한다(Centers for Medicare and Medicaid Services, 2010). OT는 가정 건강 보조원이 제공하는 지지적 치료와 마찬가지로 보장 서비스다(단, 지지적 치료는 반드시 재활과 협력해야 함). OT의 과제는 서비스가 삶의 질에 초점을 맞춘 다른 활동이 아니라 ADL 및 IADL에 초점을 맞춘 유지 계획을 수립하거나 개선하는데 중점을 두어야 한다는 지침을 명시하는 것이다. 이것은 클라이언트의 욕구를 충족하기 위해 포괄적인 서비스를 제공해야 할 의무가 있다고 믿는 치료사에게 윤리적인 딜레마를 자아낼 수 있다. 이 딜레마를 해결하기 위한 한 가지 전략은 다양한 활동에 일반화할 수 있는 중재를 제공하는 것이다. 그래서 예를 들어, Mrs. Ramirez의 균형을 개선하기 위한 노력은 직접적인 균형 운동보다는 몇 분간 살사 춤을 추는 것을 포함할 수 있고, 응급상황을 알리기 위해 전화기를 사용하는 연습은 노인 복지관으로 연락하는 것을 포함할 수 있다.

평가

가정 건강 환급 지침은 일반적으로 간호사가 기입하는 초기 접수 평가를 필요로 한다. 결과 및 평가 정보 세트(Outcomes and Assessment Information Set, OASIS)(Medicare 및 Medicaid 서비스 센터)를 관리해야 하며, 접수원은 어떤 다른 서비스를 제공해야 하는지를 결정한다. 여기에는 OT, 물리치료(PT), 언어치료, 가정 보조 서비스(단, 치료 서비스와 연계된 것 만), 그리고 간호 치료가 포함될 수 있다. Mrs. Ramirez의 경우, OT가 긍정적인 결과에 중요하다는 것이 명백하다.

클라이언트 자신의 환경에서 OT 평가는 보통 작업 수행 측면에서 가장 의미 있는 것이다. 환경에 대한 친숙함과 집에 있을 때의 심리적 편안함은 클라이언트의 능력을 향상시킬 수 있다. 인지 상태가 수행에 큰 영향을 미치는 Mrs. Ramirez에게는 특히 그렇다. 첫 번째 방문에서 작업치료사는 Mrs. Ramirez에게 침대에서 일어나기, 화장실가기, 몸 단장하기, 목욕하기, 그리고 옷 입기 등 하루 일과를 보여 달라고 부탁했다. Mrs. Ramirez는 재활 중 보여준 대로 의자에 앉아 독립적으로 옷을 입을 수 있다. 하지만 목욕하기에서 힘들어 하고 변기에 앉고 설 때 안전하지 않다. 치료사는 안전과 기능에 도움이 될 수 있는 적절한 내구성 있는 의료 장비(목욕 의자, 안전손잡이, 높은 변기 의자)를 주문한다. 또한 불안정한 바닥 융단, 부적절한 조명, 그리고 잡동사니를 찾기 위해 가정 안전 평가(Beattie & Peterson, 2007)를 한다.

ADL 외에도 Mrs. Ramirez는 스스로 일부 IADL을 해낼 수 있어야 할 것이다.

그녀의 딸들은 세탁, 식료품 쇼핑, 가벼운 집안 청소를 돕기 위해 기꺼이 들르지만, Mrs. Ramirez는 스스로 약간의 일부 식사를 준비하고, 청구서를 포함한 우편을 읽고 응답해야 할 것이다. 치료사는 그녀에게 이러한 활동을 보여줄 것을 부탁했다.

이 평가에 몰두할 때, 치료사는 Mrs. Ramirez의 활동과 흥미에 대해 더 많이 배울 수 있는 기회를 얻는다. 이러한 것들이 중재의 주요 초점이 될 수 없지만, 치료사는 Mrs. Ramirez가 필요한 지구력, 문제해결, 그리고 지역사회 이동 능력을 위한 계획을 수립할 때 이러한 점을 명심할 수 있다.

중재

만약 Mrs. Ramirez가 본인의 집을 관리할 수 있으려면 할 일이 많다. 치료사는 안전과 기능을 보조하기 위해 적절한 내구성 있는 의료 장비(목욕 의자, 안전손잡이, 높은 변기 의자)를 주문한다. Mrs. Ramirez와 함께 자주 사용하는 물건을 쉽게 잡을 수 있도록 주방을 정리한다(**그림 64.1**). Mrs. Ramirez의 승인 하에 딸들과 함께 집의 안전상 위험을 제거하기 위한 작업을 한다. Mrs. Ramirez에게 어려움을 주는 자기관리 기술, 특히 목욕에 계속해서 노력을 들인다.

여가 및 사회적 활동을 다루는 방법으로 자기관리에 노력을 들이는 동안 치료사는 대화를 구조화하여 Mrs. Ramirez가 무엇을 할 수 있기 바라는지와 이러한 활동을 가능하게 하는 방법에 대해 문제 해결을 할 수 있도록 한다. 가능한 빨리 히스패닉계 노인 복지관으로 돌아가기를 간절히 바라며 치료사는 교통수단을 준비하는 전화를 할 수 있도록 도와준다.

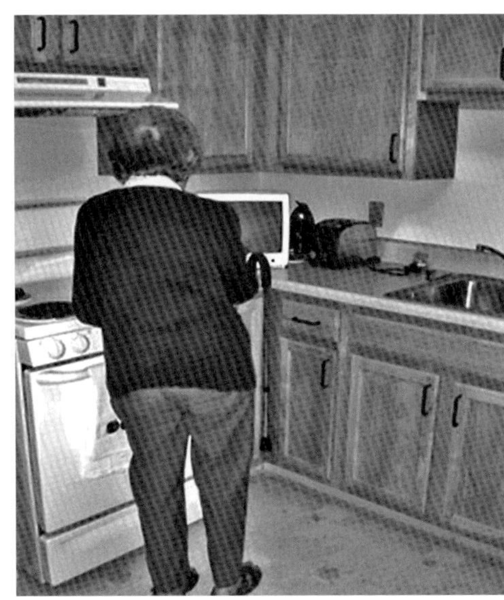

그림 64.1 작업치료사의 도움을 받아 Mrs. Ramirez가 쉽게 사용할 수 있도록 부엌을 정리한다.

함께 있는 동안 치료사는 Mrs. Ramirez의 증가된 인지 결손이 그녀의 독립적인 기능에 문제를 일으킨다고 언급했다. 자주 사용하는 물건을 찾도록 돕고, 욕실 안 손질 용품을 배치하고, 보관장 라벨링을 하고, 중요한 절차나 행상을 기억하도록 돕기 위해 목록을 사용하도록 그녀의 공간을 구성하는 작업을 하고 있다. 그러나 그 목록은 종종 잊히거나 제자리에 두지 않았고, 치료사는 Mrs. Ramirez의 안전에 대해 갈수록 더 걱정하고 있다. Mrs. Ramirez는 서 있는 것이 계속해서 불안정하고 치료사가 앉은 자세에서 조심스럽게 서는 것, 지팡이를 효과적으로 사용하여 아파트를 돌아다니는 것, 욕실에 설치된 안전손잡이를 사용하는 것에 관해 보여 준 주의사항을 기억하지 못하는 것처럼 보였다.

생활지원 Assisted Living

비록 Mrs. Ramirez는 스스로 살아가려는 동기가 매우 강하지만, 결과적으로 그녀의 환경적 어려움이 지나치게 많다. 두 가지 벅찬 어려움이 있다. 하나는 아파트로 가는 가파른 계단 세 개다. Mrs. Ramirez가 집에서 점점 더 기능적이긴 하지만 집을 나서고 돌아오는 것은 고통스럽고 진을 빼는 일이다. 계단을 이용하는 것은 가정 건강 서비스의 목표 안에 엄밀히 말해 속하지 않으며(이는 귀가 중인 사람을 위한 것이지 지역사회 활동으로 돌아가는 사람을 돕기 위한 것이 아니다), 치료사는 지구력과 근력을 회복하기 위한 방법으로 Mrs. Ramirez가 연습하는 것을 편하게 느낀다. 하지만 그녀

표 64.1 예방, 입원 치료, 전문요양, 가정 건강, 그리고 생활지원에 있어 강조되는 대표적인 영역

예방	입원 치료	전문요양	가정 건강	생활지원
의미 있는 활동을 지원하기 위한 프로그램 설계에 대한 상담	퇴원/전과 계획에 대비하여 ADL 평가	ADL/IADL 평가	ADL/IADL 평가	건강 프로그램 설계
신체 활동 설계에 대한 상담	인지의 감소를 예방하기 위한 자극 제공	실현 가능한 의미 있는 작업 탐색	실현 가능한 의미 있는 작업 탐색	기능 및 의미에 중점을 둔 여가 프로그램 설계
직원 훈련	필요에 따라 가족/다른 비공식 부양자와 함께 욕구에 대해 논의	ADL/IADL에서 기능적인 능력 향상, 신체적 능력 향상을 위한 중재 제공	ADL/IADL에서 기능적인 능력 향상을 위한 중재 제공	주간보호 프로그램의 개발 고려
시설의 물리적 설계에 대한 조언	저시력 서비스	적절한 보조 도구 제공 및 사용 훈련 제공	건강 증진을 위한 중재 제공	직원 훈련
			안전성 평가 작성	시설의 물리적 설계에 대한 조언
			안전 및 기능 강화를 위한 환경 수정 지원	
			적절한 보조 도구 제공 및 사용 훈련 제공	
			저시력 서비스	
			낙상 예방	

ADL, 일상생활동작; IADL, 수단적일상생활동작.

의 경과는 고통스러울 정도로 느리다. Mrs. Ramirez는 점점 더 고립감과 우울감을 느낀다.

두 번째 딜레마는 Mrs. Ramirez의 딸들과 치료사가 걱정을 하게 하는 그녀의 기억력 저하다. 치료사는 선택권을 논의하기 위해 사회복지사의 방문을 마련한다. 딸들은 동의하지 않고, 치료사는 Mrs. Ramirez의 허락을 받아 그녀의 기술과 능력을 검토하는 몇 번의 굉장히 집중적인 세션이 있다. 결국 그들은 생활지원시설이 최상의 해결책이라는 것에 동의한다.

평가

OT의 경우 Mrs. Ramirez가 생활지원으로 간다는 것은 서비스 측면에서 다시 원점으로 돌아오는 것을 의미한다. 작업치료사는 일반적으로 프로그램, 환경적 고려사항, 직원 훈련에 대해 조언하는 이러한 시설의 자문위원 역할을 한다. 생활지원시설의 거주자는 필요에 따라 외래 OT를 의뢰할 수 있지만, 생활지원은 시설 내에서 이러한 서비스를 제공하도록 설계되지 않았다. 그들의 목적은 식사, 집안일, 그리고 활동 제공 및 의료 서비스에 쉽게 접근할 수 있는 지지적 환경을 제공하는 것이다. 따라서 Mrs. Ramirez는 생활지원시설에서 작업치료사에게 공식적으로 평가를 받지 않을 것이다.

중재

기능 중심의 중재가 생활지원시설에 매우 도움이 된다는 증거가 있다(Resnick, Galik, Gruber-Baldini, & Zimmerman, 2011). 작업치료사는 건강(신체 활동, 적절한 영양을 권장하는 식사시간 사회화)과 삶의 질(문화적으로 적절, 창의적, 영적, 이타적이며 기타 의미 있고 즐거운 작업)을 지원하는 다수의 활동을 장려한다. 또한 작업치료사는 직원과 협력하여 Mrs. Ramirez의 웰빙을 관찰하고 가족과 상호작용 하고 지지하기 위한 전략을 수립하는 데 도움을 준다. 생활지원의 효과적인 중재 및 관찰은 거주자와 가족에게 의미 있고 높은 질의 삶을 연장하기 위한 지원을 제공할 수 있다.

요약 Summary

OT 임상가는 노인을 치료하는데 있어 명확하고 중요한 역할을 한다. 우리의 역할과 방법은 이러한 클라이언트의 진화하는 요구에 따라 바뀐다. 그러나 **표 64.1**에서 보여주듯 우리 OT 목표는 그대로 유지된다.

1. 기능 저하 예방.
2. 작업 영역에서 클라이언트의 수행 극대화.
3. 참여 제한을 줄이고 삶의 질 극대화.

참고문헌 References

Administration on Aging. (2011). *Naturally occurring retirement communities*. Retrieved from http://www.aoa.gov/AoARoot/AoA_Programs/HCLTC/NORC/index.aspx

American Occupational Therapy Association. (2008). Occupational therapy practice framework: Domain and process, 2nd edition. *American Journal of Occupational Therapy*, *62*, 625–688.

Beattie, B. L., & Peterson, E. W. (2007). *Exploring practice in home safety for fall prevention: The creative practices in home safety assessment and modification study*. Washington, DC: National Council on Aging.

Borson, S., Scanlan, J., Brush, M., Vitaliano, P., & Dokmak, A. (2000). The mini-cog: A cognitive "vital signs" measure for dementia screening in multi-lingual elderly. *International Journal of Geriatric Psychiatry*, *15*, 1021–1027.

Boustani, M., Munger, S., Beck, R., Campbell, N., & Weiner, M. (2007). A gero-informatics tool to enhance the care of hospitalized older adults with cognitive impairment. *Clinical Intervention in Aging*, *2*, 247–253.

Centers for Disease Control and Prevention and the Merck Company Foundation. (2007). *The state of aging and health in America*. Whitehouse Station, NJ: The Merck Company Foundation.

Centers for Medicare and Medicaid Services. (2007). *Medicare coverage of skilled nursing facility care*. Retrieved from http://www.medicare.gov/Publications/Pubs/pdf/10153.pdf

Centers for Medicare and Medicaid Services. (2010). *Medicare and home health care*. Retrieved from http://www.medicare.gov/Publications/Pubs/pdf/10969.pdf

Centers for Medicare and Medicaid Services (2012). *Nursing home quality initiative*. Retrieved from http://www.cms.gov/Medicare/Quality-Initiatives-Patient-AssessmentInstrumentsNursingHomeQualityInits/index.html?redirect=NursingHomeQualityInits/

Centers for Medicare and Medicaid Services. (n.d.). *OASIS overview*. Retrieved from https://www.cms.gov/OASIS/01_Overview.asp

Clark, F., Jackson, J., Carlson, M., Chou, C., Cherry, B. J., Jordan-Marsh, M., . . . Azen, S. (2011). Effectiveness of a lifestyle intervention in promoting the well-being of independently living older people: Results of the Well Elderly 2 Randomised Controlled Trial. *Journal of Epidemiology and Community Health*. doi:10.1136/jech.2009.099754

Crowther, M. R., Parker, M. W., Achenbaum, W. A., Larimore, W. L., & Koenig, H. G. (2002). Rowe and Kahn's model of successful aging revisited: Positive spirituality—The forgotten factor. *Gerontologist*, *42*, 613–620.

Dal Bello-Haas, V., & Tryssenaar, J. (2009). Rehabilitation. In B. R. Bonder & V. Dal Bello-Haas (Eds.), *Functional performance in older adults* (3rd ed., pp. 513–543). Philadelphia, PA: F. A. Davis.

Freedman, V. A., Schoeni, R. F., Martin, L. G., & Cornman, J. C. (2007). Chronic conditions and the decline in late-life disability. *Demography*, *44*, 459–477.

Heinemann, A. W., Linacre, J. M., Wright, B. D., Hamilton, B. B., & Granger, C. (1994). Prediction of rehabilitation outcomes with disability measures. *Archives of Physical Medicine and Rehabilitation*, *75*, 133–143.

Jackson, J., Carlson, M., Mandel, D., Zemke, R., & Clark, F. (1998). Occupation in lifestyle redesign: The well elderly study occupational therapy program. *American Journal of Occupational Therapy*, *52*, 326–336.

Jette, D. U., Warren, R. L., & Wirtalla, C. (2005). The relation between therapy intensity and outcomes of rehabilitation in skilled nursing facilities. *Archives of Physical Medicine and Rehabilitation*, *86*, 373–379.

Kramer, J. H., Nelson, A., Johnson, J. K., Yaffe, K., Glenn, S., Rosen, H. J., & Miller, B. L. (2006). Multiple cognitive deficits in amnestic mild cognitive impairment. *Dementia and Geriatric Cognitive Disorders*, *22*, 306–311.

National Institutes of Health. (2007). *8 areas of age-related change*. NIH MedLine Plus. Retrieved from http://www.nlm.nih.gov/medlineplus/magazine/issues/winter07/articles/winter07pg10-13.html

Naturally Occurring Retirement Communities Programs. (2012). *NORC blueprint: A guide to community action*. Retrieved from http://www.norcblueprint.org/

Resnick, B., Galik, E., Gruber-Baldini, A., & Zimmerman, S. (2011). Testing the effect of function-focused care in assisted living. *Journal of the American Geriatric Society*, *59*, 2233–2240.

Rowe, J. W., & Kahn, R. L. (1998). *Successful aging*. New York, NY: Dell.

Scaffa, M., & Bonder, B. R. (2009). Health promotion and wellness. In B. R. Bonder & V. Dal Bello-Haas (Eds.), *Functional performance in older adults* (3rd ed., pp. 449–467). Philadelphia, PA: F. A. Davis.

Tideiksaar, R. (2009). Falls. In B. R. Bonder& V. Dal Bello-Haas (Eds.), *Functional performance in older adults* (3rd ed., pp. 193–214). Philadelphia, PA: F. A. Davis.

U.S. Census Bureau. (2008). *U.S. population projections*. Retrieved from http://www.census.gov/population/www/projections/summarytables.html

Vladeck, F., Segel, R., Oberlink, M., Gursen, M. D., & Rudin, D. (2010). Health indicators: Aproactive and systematic approach to healthy aging. *Cityscape: A Journal of Policy Development and Research*, *12*(2), 67–84.

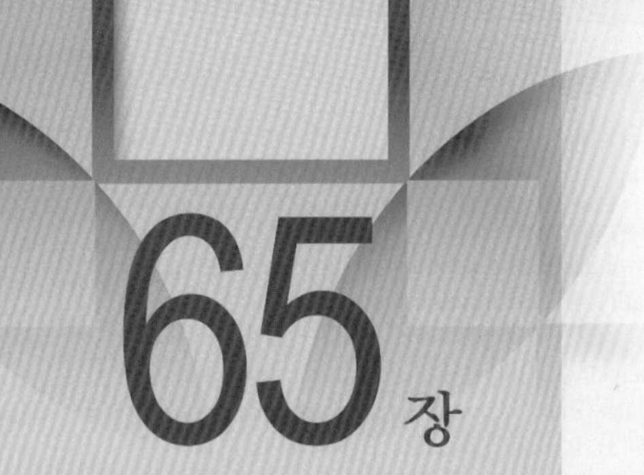

65장

재난 생존자를 위한 작업치료 제공

Providing Occupational Therapy for Disaster Survivors

성윤정 옮김

개요

서론
재난의 영향
개인 및 가족의 요구 다루기
지역사회의 요구 다루기
  지역사회 준비 단계
  지역사회 영향 단계와 영향력
특정 집단의 요구 해결
  대피소의 피난민
  재난구조대원
  아동
  장애가 있는 사람
작업치료 기관의 역할
  전문가적 책임
  재난 직무 교육

학습목표

이 장을 학습한 후, 다음의 내용을 할 수 있을 것이다:

1. 외상 후 스트레스 장애에 취약할 수 있는 요소를 포함하여 재난이 정신 건강에 미치는 영향을 설명한다.
2. 재난의 다양한 단계에서 개인, 가족, 그리고 지역사회의 요구를 다루는 데 있어 작업치료사의 역할을 논의한다.
3. 재난 시 작업치료사가 특정 집단의 요구를 어떻게 해결할 수 있는지 설명한다.
4. 재난 직무에 보다 효과적으로 참여하기 위해 작업치료 인력의 잠재적인 교육 요구를 파악한다.

서론 Introduction

나(Theresa Smith)는 2005년 8월 29일 허리케인 카트리나가 걸프 해안을 강타하기 전에 대피한 후 재난의 영향에 관심을 갖기 시작했다. 그 당시 나는 루이지애나 주립대학교(Louisiana State University, LSU) 보건과학센터(Health Science Center, LSUHSC)에서 교직원으로 일하고 있었다. 폭풍이 지나간 후, 뉴올리언스의 대부분의 지역은 주민들의 집을 포함해 10월까지 접근할 수 없었다. 나를 포함한 일부 거주자는 다시 집으로 갈 수 없었다(**그림 65.1**). LSUHSC 캠퍼스는 심하게 피해를 입었고 2006년 여름까지 닫혀있었다. 하지만 작업치료 프로그램에 등록한 학생은 일부의 일상이 회복될 수 있도록 수업을 다시 시작하기를 단호하게 원했다. LSU 행정부는 배턴루지의 연구소에 공간을 얻어냈고, 작업치료 프로그램은 그 곳에서 계속됐다.

재난의 영향에 대한 나의 관심은 뉴올리언스의 카트리나 관련 트라우마를 피해 2006년 8월에 텍사스 주 휴스턴으로 이사한 후 더 커졌다. 휴스턴에서 나는 뉴올리언스로 돌아온 다른 가족 구성원들과 떨어져 살고 있는 사람을 많이 봤다. 나는 휴스턴으로 대피하여 살고 있는 과거의 뉴올리언스 거주자들에 대해 처음으

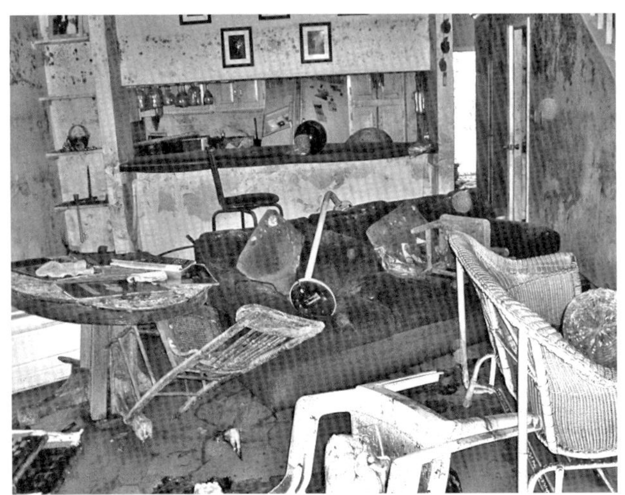

그림 65.1 허리케인 카트리나 이후 Theresa Smith의 집

로 연구를 했다(T. M. Smith & Hessler, 2009). 연구의 참가자들은 새로운 작업과 오래된 작업에 참여하는 것이 새로운 지지적 일상을 만들어냈고 오래된 일상에 대한 그들의 의지가 새로운 환경으로의 이동을 가능하게 했다고 보고했다. 2008년 9월 허리케인 아이크가 텍사스만 해안을 강타한 후 나는 다시 집을 떠나 허리케인 아이크의 영향을 받은 인근 대학의 현장실습 학생에 대한 연구를 했다(T. M. Smith, Dreyfus, & Hersch, 2011). 게다가 허리케인 아이크 1년 후, 학생 참가자들은 여전히 폭풍 전 보다 덜 가치 있는 3가지 역할을 수행했다.

이 장을 쓰면서 우리는 우리 자신의 개인적 경험, 즉 재난 준비, 대응, 복구에 관한 작업치료 및 기타 문헌, 그리고 재난 직무에 관련된 다른 작업치료사들과의 개인적인 의사소통을

사례 연구 65.1 Shannon Magnum

Shannon Magnum, MPS, LOTR은 지난 7년이 넘는 기간 동안 재난 직무에 관여해 왔다. 정신건강 실행을 전문으로 하는 작업치료사로 루이지애나 주의 뉴올리언스에 있는 루이지애나 주립대학교 보건과학센터(Louisiana State University Health Sciences Center, LSUHSC)의 작업치료과에서 정신건강, 건강, 지역사회 과정 내용을 가르치고 있다. 게다가 Shannon은 폰차트레인 호수의 북쪽 기슭에 개인 치료실을 소유하고 있다.

Shannon의 카트리나 이후 재난 직무는 복구 기간 동안 시작되었다. 그녀는 학생들을 준비했고, 그들은 집을 다시 지을 준비를 위해 사람들의 집을 청소했다. 복구를 촉진하기 위해 그녀와 학생들은 집주인과 다른 뉴올린스의 거주자들의 도자기 조각으로 그들을 위해 거울과 교차 콜라주를 만들었다(Kim, 2006). 이러한 작업의 창의적인 사용은 그녀와 학생들에게 재건 과정의 일부라는 것을 느낄 수 있게 해 주었다. 모자이크는 사람의 삶에서 장소의 의미를 상기시켜주는 실재하는 것이었다(**그림 65.2**).

Shannon과 LSUHSC의 작업치료 교직원은 카트리나로 인한 재난 직무에 계속 관여하고 있지만, 이 일은 현재 재건 단계에 있다. 교육과정은 교직원이 장소의 의미와 복구 시기에 삶이 많은 수준에서 지속되는 영향에 대한 "새로운" 이해를 처리함에 따라 변화가 이루어졌다. 그녀는 학생들에게 지역사회 인식과 지역사회 공헌을 조성하기 위해 그녀가 가르치는 모든 과정에 요구되는 리더십 프로젝트를 시작했다. Shannon과 작업치료 교직원, 그리고 재건 및 복원 단계에서 학생의 재난 직무는 정책과 거주자 수준 모두에서 교육하는 것이 포함된다. 그들은 거주자에게 노화를 염두에 두고 다시 지을 것을 권고했고 도시 평가와 장애가 있는 사람들이 재개발 인근 내에서 서비스를 이용할 수 있도록 대중교통 체계 문제를 바로잡도록 도왔다.

카트리나 이후 Shannon은 작업치료사에게 재난 직무에 필요

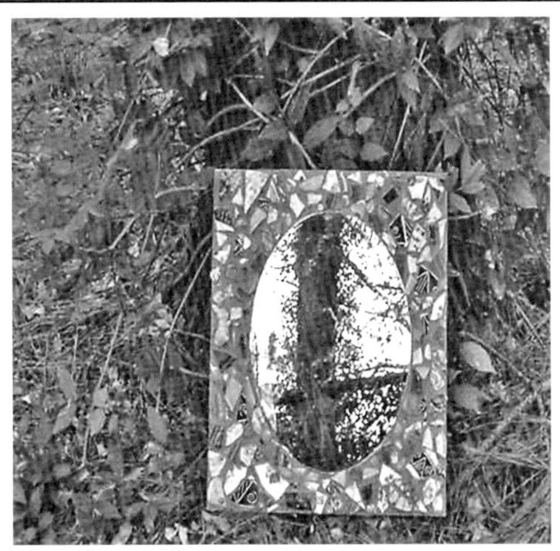

그림 65.2 Shannon Magnum과 학생들이 만든 거울 모자이크.

한 기술을 교육해야 할 엄청난 필요성을 느꼈고, 이 주제에 대해 지부, 지역, 그리고 전국적으로 발표했다. 재난이 증가하는 이 시기에 치료사는 트라우마 기반 치료에 대해 알아야 할 필요가 있다(S. Magnum, personal communication, March 8, 2012). 모든 작업치료사는 우울과 불안을 선별할 수 있는 기본적인 정신 건강의 배경에 대해 알고 있다. 그들은 상황의 혼란을 줄이고 앞으로 나아가는 데 필요한 회복력을 길러줌으로써 개인을 도울 수 있다(S. Magnum, personal communication, March 8, 2012). 치료사는 생존자의 개인적인 스트레스 관리 전략을 잊지 않고 그들의 이야기를 들어주고 이야기 추론을 사용함으로써 회복력을 발전시킬 수 있다. 대부분의 작업치료사는 구체적인 정신 건강 중재에 능숙하지 않지만, 비탄의 단계에 갇혀있거나 외상 후 스트레스 장애를 경험한 클라이언트의 증상을

사례 연구 65.1 Shannon Magnum (계속)

경계해야 하며 전문적인 도움을 의뢰해야 한다(S. Magnum, personal communication, March 8, 2012). 마지막으로 모든 작업치료사는 비탄작용에 대한 정규 교육에 의해 이익을 얻을 것이다. 왜냐하면 이것은 모든 상실에 대한 자연스러운 반응이고 작업치료사는 클라이언트의 기능, 건강, 역할, 그리고 꿈의 손실에 직접적으로 치료하고 있기 때문이다.

2010년 브리티시 페트롤륨의 석유 유출이 발생한 직후 Shannon과 학생 집단이 이에 대응했다. 석유 유출로 인해 가장 영향을 받은 교구의 한 초등학교에 활동을 집중했다. Shannon과 작업치료 학생들은 트라우마에 대처하기 위해 사회 정서적 학습을 사용하는 아동과 그 부모, 그리고 선생님들과 함께 일했다(S. Magnum, personal communication, March 9, 2012). 학생들은 지원을 요청하는 것의 중요성을 배웠고, 또한 석유 유출에 관한 극을 연출할 기회를 가지며 연령에 맞는 중재로 3학년생의 문제를 해결했다. 게다가 부모를 위해 새로운 환경을 찾아가고 적응하는 것을 도울 수 있는 자원을 모았다(Yamkovenko, n.d.). Shannon은 또한 이 시기에 조류 재활 활동을 함으로써 개인적인 작업에 참여했다.

Shannon은 최근 시스템 수준의 중재와 예방 단계에서의 재난 대처를 시도했다. 뉴올리언스와 인근 지역의 주택과 사업장의 재건축이 계속되고 있음에도 불구하고, 북쪽 기슭의 자살률은 30%까지 높아졌다("St. Tammany," 2011). 자살률 증가를 막기 위해 Shannon과 학생 집단은 증거 기반의 자살 예방 인식 프로젝트를 개발하여 세인트태머니 교육 위원회에 제시했다. 비록 그 프로젝트는 현재 시행되지 않았지만, Shannon은 그녀의 경험에 대한 사례 연구를 쓰면서 열정을 되찾았다고 보고하며, "우리[작업치료 종사자]는 재난 직무를 적십자와 FEMA에만 맡길 수 없다. 능력을 발휘해야 한다. 우리는 개인의 회복력을 지지하도록 잘 교육 받았고 준비가 되어 있으며 동시에 그들이 집이라고 부르는 환경에 영향을 미치기 때문에 지역사회 또한 변화를 만들 수 있다"는 말을 남겼다(S. Magnum, personal communication, March 9, 2012).

통해 그려왔다(몇 년 간 재난 복구에 관여해 온 작업치료사 Shannon Magnum에 대한 사례 연구 참조). 우리의 의도는 재난 이후 작업 기반 중재의 복잡성과 필요성을 조명하는 데 도움이 되는 것이다.

재난의 영향 Impact of Disasters

미국 인구의 13~30%가 살면서 하나 이상의 재난에 노출되는 것으로 추정된다(Briere & Elliott, 2000). **재난(disaster)**이라는 용어는 심각한 환경의 파괴, 인명손실, 사회구조 및 정상적인 일상생활의 혼란을 야기하는 위험한 돌발적 또는 통제할 수 없는 상황이나 사건을 말한다. 재난은 지역의 대응 능력을 압도하고 외부의 지원을 요청하게 한다(Centre for Research on the Epidemiology of Disasters, 2009; Fritz, 1961).

자연 및 기술재난이 늘고 테러리스트의 위협이 지속되면서 재난에 의해 피해를 보는 사람이 늘어날 것으로 예상할 수 있다. 이러한 증가는 취약 해안 및 지진 단층선, 범람원의 높은 인구 밀도, 지난 세기 동안 두 배로 증가한 대서양 허리케인의 평균 횟수에서 증명 된 기후 관련 재난의 증가(Holland & Webster, 2007), 멕시코 만 석유 유출과 그 후 정화하기 위한 분산제의 사용 같은 기술적 실패(Hollis, 2010), 그리고 수천 명의 사망자를 초래하는 국제적인 테러리스트의 공격이 원인이다(LaFranchi, 2010).

재난은 단 하나의 사건으로 기술되지 않고 오히려 일련의 단계를 통해 진행되면서 개념화된다(American Occupational Therapy Association [AOTA], 2011). 영향 전 기간, 영향 기간, 영향 직후 기간, 복구 기간, 재건 기간의 5단계는 각각 다른 대응을 요구한다.

재난은 큰 개인적 손실, 분열되는 사회적 지원, 그리고 지역사회 파괴를 초래할 수 있다(Lowe, Chan, & Rhodes, 2010). 개인의 손실은 자신에 대한 부상뿐만 아니라 사랑하는 사람의 부상이나 죽음, 재산 피해 및/또는 재정적 손실을 포함할 수 있다. 사회적 지원은 광범위한 피난으로 인해 영향을 받을 수 있고, 사회적 연계의 부족은 외상 후 스트레스 장애(posttraumatic stress disorder, PTSD)의 발병의 위험요소로 밝혀졌다(Hobfoll et al., 2007). 지역사회의 파괴는 "개인은 일상적으로, 그리고 습관적으로 매일의 사회적 상호작용을 통해 정체성을 확립하고 형성한다"는 사회적 구조와 지역사회 지원의 상실로 이어진다(Huot & Laliberte Rudman, 2010, p. 72).

재난 이후, 대부분의 생존자는 정서적, 신체적, 인지적, 그리고 대인관계에 관련된 급성 스트레스 반응을 경험한다(AOTA, 2011). 비탄, 공포, 죄책감, 무감각, 절망과 같은 정서적 반응(Rao, 2006)은 대개 신체적 영향보다 더 심각하고 더 오래 지속된다(Carroll, Morbey, Balogh, & Araoz, 2008). 또한 재난 생존자는 혼란과 집중력 결여 및 사회적 상호 작용을 회피하기 위한 대인관계에 관련된 문제와 같은 인지적 영향이 보고되었다(AOTA, 2011). 휴스턴 대피소에 있는 카트리나 피난민의 약 3분의 1에서 건강상의 문제나 부상이 나타났다(Brodie, Weltzien, Altman, Blendon, & Benson, 2006). 최근의 연구는 재난의 심리사회적, 건강적 영향이 때때로 몇 년 동안 지속될 수 있다는 것을 보여주었다(Te Brake et al., 2009).

재난 후 고통은 재난 생존자들 사이에서 다루기에 거의 보편적이며 중요하다(North, 2010). 그러나 재난, 영향을 받은 인구 및 환경에 따라 심리사회적 대응이 서로 달라서 어느 정신건강 모델도 모든 재난 후 시나리오를 적절히 다룰 수 없다(North, 2010). 외상 후 사람의 반응 범위는 자원의 공급 및 지원이 필요한 일시적인 스트레스 반응에서부터 심리평가와 집중적인 중재가 필요한 반응까지 다양 할 것이다(Hobfoll et al., 2007).

일부 생존자는 PTSD, 우울증, 장기적인 비탄, 약물 남용을 포함한 정신 질환을 일으킬 수 있다(Rao, 2006). Rao(2006)는 이러한 질환의 발병에 기여할 수 있는 다음과 같은 선행 및 외상 후 요인을 열거했다.

선행요인:

- 어린시절 성적 학대
- 이전의 해결되지 않은 상실 및 외상
- 약물 사용
- 이전의 정신과 병력
- 소수집단 또는 불리한 상태(경제, 사회)
- 다수의 생활 스트레스 요인

외상 후 요인:

- 사건 후 중증 및 급성 심리적 반응
- 사회 및 가족 지지의 부족
- 광범위한 개인의 손실
- 타인으로 부터의 부정적인 반응(비난 또는 거부)
- 살아남은 자의 죄책감(504쪽)

재난 후 정신 질환에 걸릴 수 있는 다른 요인으로는 지속적인 손상(Norris, Sherrieb, & Galea, 2010), 마음을 상하게 하는 사건의 대면, 가족 또는 친구의 죽음, 이동(Fullilove, 1996), 재산 소실, 그리고 사회적 지원의 감소를 감지하는 것 등이 있다(Hobfoll et al., 2007; Lowe et al., 2010). 재난 후 정신 질환이 있는 생존자는 신속한 정신 건강 중재와 장기간의 서비스 지속이 필요하다(North, 2010).

재난에서 오는 모든 영향이 해로운 것은 아니다. **외상 후 성장(Posttraumatic growth)**은 생존자가 비극에서 긍정적인 것을 발견하고 그것을 이해하려고 할 때 일어날 수 있다(Kessler, Galea, Jones, & Parker, 2006). 개인의 성장은 사랑하는 사람에 대한 정서적 친밀감의 증가, 삶의 의미나 목적, 영성, 삶을 재건할 수 있는 능력에 대한 믿음, 및/또는 정신력의 인식으로 나타날 수 있다(Kessler et al., 2006). 예를 들어, 연구에서 배우자는 더 가까워지고 있다고 보고했으며, 몇몇 참가자는 영성이 증가했다고 보고했다(T. M. Smith et al., 2011; T. M. Smith & Hessler, 2009). 한 참가자는 특히 삶 자체에 대해 더 큰 감사를 느낀다고 언급했다(T. M. Smith et al., 2011). 외상 후 성장은 저널을 통해 반영하거나 친구와 대화를 하고 지원 방식을 구축하거나 긍정적인 인생의 비전을 만들어냄으로써 촉진될 수 있다(Cancer.net, 2011).

개인 및 가족의 요구 다루기

Addressing the Needs of Individuals and Families

재난 직무를 하는 동안 작업치료사는 작업 업무를 통해 사람의 건강과 참여를 지원하는 데 초점을 맞출 수 있다(AOTA, 2008). 작업의 많은 영역이 재난으로 인해 일어나는 장애를 관리하는데 필수적이다. 재난 생존자는 흔히 붕괴된 습관, 일과, 그리고 역할에 직면하고 작업에 참여하는 것은 이러한 것을 회복하는 데 도움이 될 수 있다(AOTA, 2011).

작업치료사는 재난의 모든 단계와 개인, 가족, 또는 지역사회 수준에서 기여할 수 있다. 개인과 대피 계획을 논의하고 지역사회 기관에 상담을 제공함으로써 재난 전 단계에 도움이 될 수 있다. 자연 재난에 더 취약한 지역에서 작업치료사는 장애인을 포함한 모든 사람에게 동등하게 접근을 제공하는 문화적으로 세심한 피난 수용시설의 계획을 도울 수 있다. 재난 후 작업치료사는 급성 스트레스 반응을 완화시키고 변화된 환경에 적응할 수 있게 하는 정신 건강 서비스를 제공할 수 있다. 재난의 후기 단계에서 경험하는 고통의 일부는 준비 및 영향 단계에서 체계화 되어 예방되거나 완화될 수 있다. **Box 65.1**에는 개인과 가족을 다양한 재난 단계에 대비시키는 방법에 대한 정보가 수록되어 있다.

지역사회의 요구 다루기

Addressing the Needs of Communities

재난은 전체 지역사회에 영향을 미치며, 이로 인해 지역사회 전반의 경제적, 환경적, 정부적, 사회적, 문화적 붕괴가

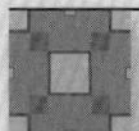

BOX 65.1 개별 배치 및 지원(Individual Placement and Support) 원칙

개인과 가족을 위한 준비 단계

필요한 개인 물품

- 법률서류를 넣을 플라스틱 용기(예, 출생증명서, 혼인증명서, 여권, 주민등록증).
- 전화번호가 있는 월 청구서(예, 공공요금, 담보대출).
- 보험 증권(예, 주택보유자, 세입자, 홍수).
- 자신의 건물 사진.
- 면허 정보(예, 면허증, 전문가 계속교육 자격증).
- 가능한 경우 약국에서 최근 다시 받은 의약품 병.
- 손 소독제 및 항균 수건.
- 현금 및 직불/신용 카드.
- 영향 지역 외부의 사람에게 연락처 정보 제공.
- 배터리가 충전된 노트북.

집에 필요한 물품

- 충전식 손전등.
- 양초와 성냥.
- 충전된 핸드폰.
- 기상 관측소와 연결된 배터리로 작동되는 라디오.
- 통조림 음식과 수동 캔 오프너.
- 종이 접시.
- 병에 든 생수.
- 얼음과 냉각기.
- 모든 테라스 가구, 식물, 호스들 치우기.
- 필요에 따라 폭풍용 덧문을 닫거나 합판 부착.

차량 준비

- 연료통 채우기.
- 차량용 핸드폰 충전기.
- 손전등.

개인과 가족을 위한 영향 단계: 피난과 대피소

	피난 시 필요	대피소 준비
개인	준비 단계의 모든 것. 일주일 동안 입을 옷. 가능하다면 월 청구서 미리 지불. 아이를 위한 장난감 및 게임.	준비 단계의 모든 것.
집	임시 주택 마련.	준비 단계의 모든 것. 욕조에 물 채우기. 벽장 또는 침구가 있는 욕조 준비. 통조림 음식과 병에 든 생수 섭취.
차량	준비 단계의 모든 것. 모든 차량을 영향 지역 밖으로 운행. 피난 노선/대피소에 대한 정보를 위한 자동차 라디오. 애완동물 이동 가방, 음식, 침구.	차고에 주차하거나 최소한 지붕이 덮인 2층에 주차. 피난 노선 파악.

개인과 가족을 위한 영향 직후 단계

개인	지나치게 과장된 뉴스 보도 멀리하기. 돌아갈 만큼 안전할 경우 혹시 보호 장비(안면 보호구, 고무장화, 그리고 장갑)가 필요한지 확인하기. 영향 지역 외부에서 물품 구매.
집	필요한 경우 임시 주택에 계속 있거나 보험 회사에 연락하기. 보험 담당자가 도착할 때까지 피해를 평가하고, 사진을 찍고, 손상된 물품을 치우지 말기. 수도꼭지를 사용하기 전에 물을 마셔도 안전한지 현지 뉴스를 통해 확인. 만약 전기가 몇 시간동안 끊겼다면 냉동식품을 요리하고 냉장식품은 버리기.
차량	피해를 평가하고 필요하면 보험사에 연락.

BOX 65.1 개별 배치 및 지원(Individual Placement and Support) 원칙 (계속)

개인과 가족을 위한 복구 및 재건 단계

개인	일과로 돌아가기(Te Brake et al., 2009). 스트레스 관리 기법 시작(예, 일상 운동, 명상, 기도, 점진적인 휴식). 환경 및 행동 변화를 통해 수면의 질 보장. 가치 있는 여가 활동에 참여(AOTA, 2011). 표현하기(예, 본인의 경험담 말하기)(Rao, 2006). 사회적 연결고리 복원(Lowe et al., 2010). 지역사회와 재연결.
집	해당 지역이 재난지역으로 공표된 경우 미국 연방 재난관리청(Federal Emergency Management Agency, FEMA)에 등록. 젖은 벽판이나 카펫 같이 손상된 물품은 추가 손상을 일으킬 수 있으니 치우기. 모든 교체 물품에 대한 영수증 보관. 보험 청구 정리. 현재의 생활방식에 맞게 재구축.

발생하여 그 자체로 심리적 고통의 원인이 될 수 있다(Norris et al., 2010). 작업치료사는 다양한 재난 단계에서 지역사회 수준에서 기여할 수 있다. 하지만 작업치료사가 이 수준에서 일하기를 기대한다면 재난 발생 전에 지역사회 재난대응 기관에 관여해야 한다(AOTA, 2011; Stone, 2006; Taylor, Jacobs, & Marsh, 2011).

지역사회 준비 단계

준비 단계에서 Taylor et al.(2011)은 작업치료사가 대피를 계획하고 취약한 사람을 위한 피난 수용시설에 대해 지역사회에 조언하는 것을 도울 것을 추천했다. 특히 작업치료사는 장애가 있는 사람의 참여를 지원하는 피난 수용시설을 계획하는 데 도움을 주는 것이 중요하다. "[장애인 피난민을 위해] 일과와 통제를 갖는 것이 중요하다. 설계자는 그들을 활동에 참여시킬 방법을 반드시 이해해야 한다"(E. Garza, personal communication, July 14, 2011).

의료 지원이 필요하지 않는 장애가 있는 대부분의 피난민은 그들의 지역사회에서 전문화된 대피소로 멀리 옮겨져서는 안 된다. 텍사스에 있는 한 작업치료사는 의료 지원을 받아 대피소로 보내지는 노인이나 잘 관리된 만성 질환자와 같은 많은 사람들이 그 곳에 있을 필요가 없다고 밝혔다(E. Garza, personal communication, July 14, 2011). 따라서 그녀는 재난 발생 시 그 사람들이 취약한 집에서 벗어날 수 있는 지역사회의 피난처를 개발했다. 이 피난처에서 피난민들은 익숙한 일과에 참여하고 조직적인 활동을 할 수 있다.

지역사회 영향 단계와 영향력

작업치료사는 일과의 붕괴를 관리하도록 사람을 돕는 전문가이며 대피소의 필수적인 인원 중 한 명이 될 수 있다(Stone, 2006). Taylor et al. (2011)은 재난 발생 후 작업치료사는 (1)취약한 개인이 임시 주택에서 나와 영구 주택으로 이동하도록 돕고, 아동에게 편안함과 부모에게 휴식을 제공; (2)자원 봉사단과 협력을 통해 접근 가능한 주택을 재건; (3)정신 건강 서비스를 제공할 수 있다고 제안했다. 그들은 문제 해결, 일상 업무의 정상화, 외상 후 성장과 같은 기능적 회복에 초점을 맞춘 정신 건강 서비스를 권유했다.

특정 집단의 요구 해결

Addressing the Needs of Special Populations

작업치료사는 재난 전, 중, 후에 특정 집단의 요구를 다룰 수 있는 기술을 가지고 있다. 이러한 집단은 대피소의 피난민, 재난구조대원(disaster relief workers, DRW), 아동, 그리고 장애가 있는 사람을 포함한다.

대피소의 피난민

한 작업치료 관리자는 텍사스주 휴스턴의 애스트로돔과 허리케인 카트리나 피난민이 있는 건물에서 해리스 카운티의 작업치료 직원이 수행한 업무에 대해 설명했다(P. Law, personal communication, July 10, 2011). 의료상의 이유로 다른 건물에서 격리된 채 있어야 했던 가족 구성원이 다른 가족 구성원과 재회할 수 있도록 하는 체제를 개발하는 데 가장 초점이 맞춰져 있다고 말했다. 작업치료 지원의 구성원은 또한 아동들의 불안을 줄이기 위해 놀이 공간을 만들었다. 유감스럽게도 정신의학과 환경에서 일하는 작업치료사들은 텍사스에서는 정신 건강 서비스 제공자로서 인증을 받지 않았기 때문에 애스트로돔에 있는 피난민의 정신 건강 문제를 다루는 것이 허용되지 않았다. 이것은 대부분의 주에서 작업치료사들의 완전한 참여를 가로막는 장애물이다. 향후 재난 시 더 나은 서비스를 위해 정신의학 분야에서 훈련받고 경험이 있는 작업치료사를 인증된 정신 건강 서비스 제공자로 간주되도록 교육과 지지가 필요하다.

재난구조대원

DRW는 열악한 조건에서 길고 힘든 시간을 보내며, 부상을 입거나 심지어 사망에 이를 수 있는 과제를 수행해야 하는 경우가 많다. 게다가 그들은 심각한 부상을 입은 사람의 끔찍한 모습, 비탄에 빠진 가족 구성원을 목격, 신체 부위나 시체를 볼 수 있다(Evans, Patt, Giosan, Spielman, & Difede, 2009). 재난 상황에서 일하는 작업치료사는 자신 및 다른 재난 대응자의 공감피로를 예방할 필요성을 염두에 두어야 한다.

공감피로(Compassion fatigue)는 때때로 이차적인 외상성 스트레스 반응이라고 하는데, 도우미(자원봉사자 또는 전문가)가 돌봄을 받는 사람이 겪은 고통과 괴로움에 사로잡힐 때 발생한다. 이것은 "급성 정서적 고통을 수반하는 깊은 신체적, 정서적, 영적 고갈"을 초래한다(Pfifferling & Gilley, 2000, p. 39). 공감피로의 예방은 좋은 영양, 적절한 수면, 즐거운 신체 활동, 가족 및 친구와 시간 보내기, 기도, 그리고 명상을 포함하는 개인적인 자기 관리가 필요하다.

일부 DRW는 더 심각한 심리적인 문제를 일으킬 위험에 처해 있다. 세계무역센터(World Trade Center) 재난에서 전력을 절단하고 복원하는 유틸리티 DRW의 약 12%가 상당한 PTSD 증상을 보였다(Evans et al., 2009). 이 백분율은 DRW에 대해 전 세계적으로 수집된 자료와 일치한다(Marmar et al., as cited by Evans et al., 2009). 각 재난 현장이 유일무이하기 때문에, 서로 다른 재난에서의 DRW의 심리적 요구는 다양할 것이다. 9.11 테러 이후 소방관들에게 상담을 제공한 Precin은 "이 정도 규모의 엄청난 재난이 발생했을 때, 어떻게 소방서 상담을 해야 하는지에 대한 매뉴얼이나 책이 없었다."고 말했다(2006, p. 47).

아동

재난 지역에 있는 아동은 어른과 같이 비극적인 주시와 무서운 매스컴의 보도를 받는다. 재난 직후 혼란 속에서 그들은 어쩌면 가족 구성원과 떨어질 수도 있고, 또는 궁극적으로 가족과 함께 있을 수도 있다. 그들은 수년 동안 안정적인 환경에서 이주할 수 있다(Nadkarni & Leonard, 2007). 허리케인 카트리나로 인해 이주한 160,000명의 아동 중 최소 20,000명이 심각한 정서적 또는 행동적 문제가 나타난 것으로 추정된다(Donnelly, 2010). 이러한 문제들은 성인이 가지고 있는 대처 방법을 아동이 가지고 있지 않은 것에서 기인한다(Donnelly, 2010).

연구원들은 아동이 재난에서 경험하는 공포와 불안과 싸우기 위한 방법을 제안했다. 치료적 놀이는 재난 영향 단계 또는 재난 영향 후 단계 동안 대피소에서 시작할 수 있다(Nadkarni & Leonard, 2007). 보급품을 운송하기 쉽고 아동이 자신의 감정을 표현할 수 있게 하는 놀이 활동은 그림이다(Nadkarni & Leonard, 2007). Goenjian et al.(Hobfoll et al., 2007 인용)은 아동에게 정서 조절 기술을 가르치고 문제해결 능력을 향상시키는 것은 재난이 발생했을 때 역경을 다루는 데 도움이 된다는 것을 발견했다. 아동은 또한 가능한 빨리 평범한 일상으로 돌아갈 필요가 있으며, 그것은 임시적인 환경에서라도 학교로 돌아가는 것을 의미한다(Rao, 2006).

쓰나미가 강타한 일본 남쪽의 학교 제도 분야에서 일하는 작업치료사는 그녀의 경험과 좌절감에 대해 말했다(C. Haines, personal communication, July 16, 2011). 그녀는 학생들이 가능한 한 그들의 삶이 정상화될 수 있도록 즉시 학교를 재개했다고 말했다. 그러나 모든 아동들은 "몹시 흥분해있는" 상태였으며 특히 자폐 스펙트럼 장애가 있는 아동을 진정시켜야 했다. 감각에 문제가 있는 아동은 체육관에 가서 고유수용성 혹은 전정감각 활동에 참여하고 싶어 했다. 소근육 운동 문제를 가진 아동 및 나이가 있는 아동은 술래잡기나 몸 전체를 사용하는 놀이를 하고 싶어 했다. 아동은 "그것"에 대해 이야기하지 않고 노는 것에 안도하는 것 같았다.

비록 이 작업치료사는 아동을 맡아서 수행하는 역할을 하고 있었지만, 그녀는 작업치료가 재난 직무에서 훨씬 더 큰 역할을 해야 한다고 느꼈다. 그녀는 작업치료사는 재난 현장에서 대피했지만 남아서 도움을 줄 수 있는 사회복지사에 관해 알고 있었다. 또한 쓰나미로 인한 난민 노인, 노숙자, 그리고 고아의 수가 증가하는 것을 봐왔는데, 이러한 집단을 작업치료사가 중재를 할 수 있다고 믿고 있다. 그녀는 "정신 건강이 우리의 역할이라고 말하는 것은 아니다. 나는 우리[작업치료사]가 재난에서 작업치료의 역할을 정의할 수 있다면 더 큰 역할을 할 수 있다고 생각한다."라고 말했다(C. Haines, personal communication, July 16, 2011). 그녀는 현재 재난 직무에 작업치료사로서 최상의 참여를 할 수 있는 방법을 알아내는 데 전념하고 있다.

장애가 있는 사람

장애인과 활동 제한이 있는 사람은 비상사태와 재난 상황에서 특히 위험하다. 재난은 "모든 사람, 특히 장애와 만성 질병이 있는 사람들에게 일상생활에 어려움과 도전"을 야기한다(Wisner, 2002, p. 2). 보고, 말하고, 듣고, 걷고, 이해하고, 배우고, 기억하고, 조작하는 능력의 감소는 재난 상황에서 개인의 대응 능력에 상당한 영향을 미친다. 잠재적인 활동 제한의 거의 한도 없이 다양하기 때문에 재난 전, 중, 후 장애가 있는 사람의 요구를 다루는 데 있어 "하나의 방법으로 두루 해결"할 수는 없다.

만성적인 건강 상태를 가진 노인과 장애가 있는 사람의 특정 특징은 재난에 적절하게 준비하는 능력을 저해할 수 있으며, 이로 인해 질병률과 사망률 증가에 취약해 질 수 있다. 게다가 활동 제한은 재난 동안 적응력을 감소하고 정서적 트라우마에 취약할 수 있다. 재난 후 음식과 물의 부족, 극한의 온도, 스트레스, 약물 요법의 중단, 의료 접근의 부족, 오염 물질에 대한 노출은 이전의 잘 관리되었던 만성 질병의 악화에 기여할 수 있다(Aldrich & Benson, 2008).

재난 중 그리고 재난 후 사회 기반 시설의 붕괴는 모두에게 영향을 미치지만, 장애가 있는 사람이 교통, 대피소, 의료, 통신 서비스에 접근할 수 있는 능력이 제한되어 불평등하게 불이익을 받는다(Priestley & Hemingway, 2007). "장애가 있고 활동 제한이 있는 사람을 비상사태 관리 서비스의 공동체와 구조 속"으로 통합하는 것이 중요하다(Kailes, 2005, p. 10). 장애가 있는 사람은 비상사태 대응 계획 과정에 기여자 및 협력자로서 참여해야 하며 한낱 구제되어야 할 희생자로서 간주되어서는 안 된다. 재난구호단체와의 참여를 통해 작업치료사는 장애인을 위한 대피소 설계, 대피소 관리자와 직원 훈련, 재난 후 접근 가능한 서비스 계획, 개인 및 가족의 대피소 준비를 위한 전략 교육에 참여할 수 있다.

작업치료 기관의 역할

The Role of Occupational Therapy Organizations

국제적, 국가적 차원에서 작업치료 종사자는 비상사태 대비와 재난 대응에 기여했다(AOTA, 2011; Hasselkus, 2001; McColl, 2002; World Federation of Occupational Therapists [WFOT], 2009). WFOT는 재난 대비 및 대응에 관한 자료집을 개발하고 갱신하고 있다(WFOT, 2006). 그 판매 수익은 WFOT가 여유가 없는 나라와 재난 직무를 수행하는 작업치료사에게 자료를 보낼 수 있게 한다. AOTA (2011)에는 비상사태 대비와 대응을 위한 자원 웹 페이지가 있다. 그것은 허리케인 카트리나와 같이 과거에 재난의 영향을 받은 회원들과 통신을 가능하게 했고, 현재 재난구호(Disaster Relief)라는 제목으로 OT Connection에서 공개 포럼을 하고 있다(AOTA, 2008).

작업치료사와 작업치료 학생(Persh, 2003; T. M. Smith et al., 2011;Taylor et al., 2011) 또한 재난의 피해자이자 생존자이다(AOTA, 2011). 재난 지역의 대학들은 위기를 겪으며, 교직원, 학생, 그리고 사회기반시설은 생존 방식으로 운영될 수밖에 없다(Morris, 2008). 재난 구역에 있는 모든 지역사회와 지원 기관은 그 기능을 수행할 수 없거나, 장기간 폐쇄하거나, 끝내 재개하지 못한다. 이 때, 영향 구역의 외부 단체는 대응할 준비를 해야 한다. 재난의 가능성 및 취약 지역의 작업치료사와 작업치료 프로그램의 수가 증가함에 따라, 어쩌면 작업치료 기관에서 보다 공식화된 대비와 대응 과정을 고려할 때가 온 것이다. AOTA는 재난 직무에 관한 자료 표를 게재할 수 있으며 재난에 대해 정상적인 급성 반응을 구성하는 내용에 관해 작업치료 교직원, 학생, 프로그램, 그리고 영향 구역의 치료사에게 교육을 제공하는 재난 자원 봉사 단체를 둘 수 있다. 뿐만 아니라 재난 단체는 이러한 사람들에게 진정 및 효능감을 향상하고, 희망을 심어주고, 종사자들과 유대감을 촉진하는 방법을 제안함으로써 도움을 줄 수 있다(Hobfoll et al., 2007). 또한 재난 단체의 구성원은 작업치료 프로그램이 황폐한 환경에서 작업치료 교육 인증 위원회(Accreditation Council for Occupational Therapy Education, ACOTE)의 규범을 유지할 수 있는 방법에 관해서 실질적인 조언을 제공할 수 있다.

작업치료사가 재난 상황에서 서비스를 제공하는 능력에 대한 믿음과 적십자가 정신 건강 서비스 제공자에게 기대하는 자격 사이에는 분명한 단절이 있다. 이 문제는 AOTA가 작업치료사의 능력에 대해 적십자에 교육하고 작업치료사가 적십자의 정신 건강 제공자에 대한 기준을 알맞게 충족하는 방법을 밝힘으로서 가장 잘 해결할 수 있다.

전문가적 책임

작업치료사는 각각 다른 방면에서 재난 직무에 참여할 전문가적 책임이 있다. 첫째, 재난의 영향을 받은 사람과 집단의 건강 및 삶의 질을 보장하기 위해 작업에 대한 접근을 촉진함으로써 작업 정의를 향상하기 위한 종사자의 책무를 유지할 수 있다(AOTA, 2011). 둘째, 작업치료사는 작업치료 실행이 증거 기반이며 과학에 의해 추진되어야 하는 AOTA 100년 비전(Centennial Vision) 달성을 촉진할 의무가 있다. 만약 작업치료사에 의한 재난 직무가 두 가지 기준을 모두 충족하려면, 재난 직무에서 작업치료 서비스의 효과성와 효율을 알아내는 연구에 참여해야 한다. 비록 작업치료 재난 실행과 연구에 대한 기회가 증가하고 있지만, 재난 직무에 종사하는 사람은 클라이언트가 경험한 비극과 그들이 겪을 수 있는 지속적인 재난 영향에 대해 염두에 두어야 한다.

재난 직무 교육

작업치료사를 위한 교육 및 훈련에서 증거 기반, 트라우마 기반 치료는 매우 중요하다. **트라우마 기반 치료(Trauma-informed care)**는 "트라우마가 서비스를 찾는 개인의 삶에 어떤 영향을 미치는지에 대한 기본적인 이해... 그래서 이러한 서비스와 프로그램이 더 많은 지지를 받을 수 있고 다시 트라우마가 초래되는 것을 막을 수 있다"는 것을 포함하는 평가와 중재를 말한다(Substance Abuse and Mental Health Services Administration [SAMHSA], n.d., para. 1). 그것은 개인의 반응이 비정상적인 상황에 대한 정상적인 대응일 수 있다는 것을 인식하여, 기능장애와 진단에 초점을 맞추는 것에서 사람에게 일어난 일에 초점을 맞추는 것으로 인식 체계의 전환을 나타내는 강점 기반 접근법이다.

트라우마 기반 치료는 정신 건강에서 치료의 표준이 되었으며 인간작업모델(Model of Human Occupation), 작업적응(Occupational Adaptation), 캐나다 작업수행 및 참여 모델(Canadian Model of Occupational Performance and Engagement)을 포함한 여러 작업치료 이론 및 모델과 호환된다. 인간작업모델은 "작업을 통해 자신의 능력, 신념, 기질, 삶의 이야기를 유지, 강화, 형성, 변화시킬 수 있는 지속적인 가능성을 강조하기 때문에"이스라엘에 트라우마 병력이 있는 노인을 위한 평가와 중재에 유용한 것으로 밝혀졌다(Ziv & Roitman, 2008, p. 91). 작업적응 이론은 성숙한 적응적 대응 행동을 이해하고 촉진하는데 도움이 되며, "환경의 요구를 충족하고, 일상생활 문제에 대처하며, 특정 연령층의 역할을 수행"할 수 있다(Johnson, 2006, p.75). 캐나다 모델은 영성을 포함한 클라이언트 중심의 접근법이기 때문에 가치가 있다(Law et al., 1997). 영성은 삶의 어려운 시기에 위안을 주고 희망을 장려함으로써 회복에 기여할 수 있기 때문에 종종 더 나은 정신 건강 결과와 관련된다(Corrigan, McCorkle, Schell, & Kidder, 2003; B. W. Smith, Pargament, Brant, & Oliver, 2000).

또한 작업치료사는 지역, 주, 또는 국가 수준에서 재난 대응 팀의 일원이 됨으로써 재난 직무 교육을 받을 수 있다(AOTA, 2011). 재난에 앞서 치료사는 미국 적십자, 지역사회 비상사태 대응팀, 정신 건강 위기 서비스, 중요사건 스트레스 관리팀, 직원 보조 프로그램과 같은 단체에 참여하여 재난 시 서비스를 요청받을 가능성을 높여야 한다(AOTA, 2011). "우리가 하는 일을 그들 [설계자] 이 알 수 없기 때문에 자원봉사를 할 비상사태가 올 때까지 기다릴 수 없다. 우리는 우리를 알아볼 수 있게 지역사회에 관여해야 한다."(E. Garza, personal communication, July 14, 2011). Garza는 추후 연방 정부의 과정을 통해 훈련과 증명을 받을 것을 권장한다(http://www.citizencorps.gov/cert/, http://training.fema.gov/is/nims.asp). 재난 직무에 대한 우리의 참여를 위해, 작업치료사가 작업치료 서비스의 가치와 범위에 관해 그들이 가입한 기관을 교육하는 것이 필요하다(Taylor et al., 2011).

참고문헌 References

Aldrich, N., & Benson, W. F. (2008). Disaster preparedness and the chronic disease needs of vulnerable older adults. *Preventing Chronic Disease: Public Health Research, Practice and Policy*, *5*(1), A27. Retrieved from http://www.cdc.gov/pcd/issues/2008/jan/07_0135.htm

American Occupational Therapy Association. (2011). *Emergency preparedness and response sources*. Retrieved from http://www.aota.org/Practitioners/Resources/Collections/Preparedness-Library/Emergency-Resources-.aspx

American Occupational Therapy Association. (2008). *Forums: Public forums*. Retrieved from http://otconnections.aota.org/forums/

American Occupational Therapy Association. (2011). *The role of occupational therapy in disaster preparedness, response, and recovery*. Retrieved from http://www.aota.org/Practitioners/Official/Concept/39464.aspx?FT=.pdf

Briere, J., & Elliott, D. (2000). Prevalence, characteristics, and long-term sequelae of natural disaster exposure in the general population. *Journal of Traumatic Stress*, *13*, 661–679.

Brodie, M., Weltzien, E., Altman, D., Blendon, R., & Benson, J. (2006). Experiences of Hurricane Katrina evacuees in Houston shelters: Implications for future planning. *American Journal of Public Health*, *96*, 1402–1408.

Cancer.net (2011). *Post-traumatic growth and cancer*. Retrieved from http://www.cancer.net/patient/All+About+Cancer/Cancer.Net+Feature+Articles/After+Treatment+and+Survivorship/Post-Traumatic+Growth+and+Cancer

Carroll, B., Morbey, H., Balogh, R., & Araoz, G. (2008). Flooded homes, broken bonds, the meaning of home, psychological processes and their impact on psychological health in disaster. *Health and Place*, *15*, 540–547. doi:10.1016/j.healthplace.2008.08.009

Centre for Research on the Epidemiology of Disasters. (2009). *What's new*. Retrieved from http://www.cred.be/

Corrigan, P., McCorkle, B., Schell, B., & Kidder, K. (2003). Religion and spirituality in the lives of people with serious mental illness. *Community Mental Health Journal*, *39*, 487–499.

Donnelly, B. (2010). *Katrina five years after: Hurricane left a legacy of health concerns*. Retrieved from http://www.foxnews.com/health/2010/08/27/katrina-years-hurricane-left-legacy-health-concerns/#ixzz1RLnhYn1G

Evans, S., Patt, I., Giosan, C., Spielman, L., & Difede, J. (2009). Disability and posttraumatic stress disorder in disaster relief workers responding to September 11, 2001 World Trade Center disaster. *Journal of Clinical Psychology*, *65*, 684–694. doi:10.1002/jclp.20575

Fritz, C. E. (1961). Disasters. In R. K. Merton & R. A. Nisbet (Eds.), *Contemporary social problems* (pp. 651–694). New York, NY: Harcourt.

Fullilove, M. T. (1996). Psychiatric implications of displacement: Contributions from the psychology of place. *American Journal of Psychiatry, 153*, 1516–1523.

Hasselkus, B. R. (2001). From the desk of the editor—unspeakable occupations. *American Journal of Occupational Therapy*, *5*, 606–607.

Hobfoll, S. E., Watson, P., Bell, C. C., Bryant, R. A., Brymer, M. J., Friedman, M. J., . . . Ursano, R. J. (2007). Five essential elements of immediate and mid-term mass trauma intervention: Empirical evidence. *Psychiatry*, *70*, 283–315.

Holland, G., & Webster, P. (2007). Heightened tropical cyclone activity in the North Atlantic: Natural variability or climate trend? *Philosophical Transactions of the Royal Society*, 365 (1860), 2695–2716.

Hollis, P. (2010). *Gulf oil spill disaster latest example in list of technological blunders*. Retrieved from http://southeastfarmpress.com/gulf-oil-spill-disaster-latest-example-list-technological-blunders

Huot, S., & Laliberte Rudman, D. (2010). The performances and places of identity: Conceptualizing intersections of occupation, identity and place in the process of migration. *Journal of Occupational Science*, *17*(2), 68–77.

Johnson, J. A. (2006). Describing the phenomenon of homelessness through the theory of occupational adaptation. *Occupational Therapy in Health Care*, *20*(3/4), 63–80.

Kailes, J. I. (2005). *Disaster services and "special needs": Term of art or meaningless term*? Retrieved from http://www.nobodyleftbehind2.org/findings/pdfs/SpecialsNeeds.pdf

Kessler, R. C., Galea, S., Jones, R. T., & Parker, H. A. (2006). Mental illness and suicidality after Hurricane Katrina. *Community Advisory Group Bulletin of the World Health Organization*, *84*, 930–939.

Kim, S. (2006). *"Shards ministry" transforms*. Retrieved from http://www.disasternews.net/news/article.php?articleid=2678&printthis=1

LaFranchi, H. (2010). *Last year, 10,999 terrorist attacks worldwide—a decline from 2008*. Retrieved from http://www.csmonitor.com/USA/Foreign-Policy/2010/0805/Last-year-10-999-terrorist-attacks-worldwide-a-decline-from-2008

Law, M. L., Cooper, B. A., Strong, S., Stewart, D., Rigby, P., & Letts, L. (1997). Theoretical contexts for practice of occupational therapy in C. Christiansen & C. Baum (Eds.), *Occupational therapy: Enabling function and well-being* (2nd ed.). Thorofare, NJ: SLACK.

Lowe, S. R., Chan, C. S., & Rhodes, J. E. (2010). Pre-hurricane perceived social support protects against psychological distress: A longitudinal analysis of low-income mothers. *Journal of Consulting and Clinical Psychology*, *78*, 551–560. doi:10.1037/a0018317

McColl, M. (2002). Occupation in stressful times. *American Journal of Occupational Therapy*, *56*, 350–353.

Morris, A. S. (2008). Making it through a traumatic life experience: Applications for teaching, research, and personal adjustment. *Training and Education in Professional Psychology*, *2*(2), 89–95. doi:10.1037/1931-3918.2.2.89

Nadkarni, M., & Leonard, R. B. (2007). Immediate psychological support for children after a disaster: A concept. *The Internet Journal of Rescue and Disaster Medicine*, *6*, 127–131.

Norris, F. H., Sherrieb, K., & Galea, S. (2010). Prevalence and consequences of disaster-related illness and injury from Hurricane Ike. *Rehabilitation Psychology*, *55*, 221–230.

North, C. S. (2010). A tale of two studies of two disasters: Comparing psychosocial responses to disaster among Oklahoma City bombing survivors and Hurricane Katrina evacuees. *Rehabilitation Psychology*, *55*, 241–246. doi:10.1037/a0020119

Persh, J. (2003). Coping with tragedy: A fieldwork student's experience with FEMA crisis counseling. In P. Precin (Ed.), *Surviving 9/11. Impact and experiences of occupational therapy practitioners* (pp. 129–151). New York, NY: Haworth Press.

Pfifferling, J. H., & Gilley, K. (2000). Overcoming compassion fatigue. *Family Practice Management*, *7*(4), 39–44.

Precin, P. (2006). *Healing 9/11: Creative programming by occupational therapists*. New York, NY: Haworth Press.

Priestley, M., & Hemingway, L. (2007). Disability and disaster recovery: A tale of two cities? *Journal of Social Work in Disability & Rehabilitation*, *5*(3–4), 23–42.

Rao, K. (2006). Psychosocial support in disaster-affected communities. *International Review of Psychiatry*, *18*, 501–505. doi:10.1080/09540260601038472

Smith, B. W., Pargament, K. I., Brant, C., & Oliver, J. M. (2000). Noah revisited: Religious coping by church members and the impact of the 1993 Midwest flood. *Journal of Community Psychology*, *28*, 169–186.

Smith, T. M., Dreyfus, A., & Hersch, G. (2011). Habits, routines and roles of graduate students: Effects of Hurricane Ike. *Occupational Therapy in Health Care*, *24*(4). doi:10.3109/07380577.2011.600426

Smith, T. M., & Hessler, C. (2009). *Effects of Hurricane Katrina on displacees' routines and roles*. Unpublished manuscript.

Stone, G. V. M. (2006). Occupational therapy in times of disaster. *American Journal of Occupational Therapy*, *60*, 7–8.

St. Tammany sees spike in suicide rate [Video file]. (2011). Retrieved from http://www.wwltv.com/news/northshore/St-Tammany-sees-spike-in-suicide-rate-124704709.html

Substance Abuse and Mental Health Services Administration. (n.d.). *Trauma-informed care and trauma services*. Retrieved from http://www.samhsa.gov/nctic/trauma.asp

Taylor, E., Jacobs, R., & Marsh, E. D. (2011). First year post-Katrina: Changes in occupational performance and emotional responses. *Occupational Therapy in Mental Health*, *27*, 3–25. doi:10.1080/0164212X.2011.543454

Te Brake, H., Dückers, M., De Vries, M., Van Duin, D., Rooze, M., & Spreeuwenberg, C. (2009). Early psychosocial interventions after disasters, terrorism, and other shocking events: Guideline development. *Nursing & Health Sciences*, *11*, 336–343. doi:10.1111/j.1442-2009.00491.x

Wisner, B. (2002). *Disability and disaster: Victimhood and agency in earthquake risk reduction*. Retrieved from http://onlinewomeninpolitics.org/sourcebook_files/Ref5/Disability%20and%20Disaster-%20Victimhood%20and%20Agency%20in%20Earthquake%20Risk%20Reduction.pdf

World Federation of Occupational Therapists. (2006). *Shop: CDROM: Disaster preparedness and response information package*. Retrieved from https://www.wfot.org/wfotshop/shopexd.asp?id=71

World Federation of Occupational Therapists. (2009). *News-WFOT disaster preparedness and response*. Retrieved from http://www.wfot.org/news.asp?state=&name=&id=&pagenum=3

Yamkovenko, S. (n.d.). *Gulf Coast way of life dramatically changed: OT can assist in recovery*. Retrieved from http://www.aota.org/news/consumer/oil.aspx

Ziv, N., & Roitman, D. M. (2008). Addressing the needs of elderly clients whose lives have been compounded by traumatic histories. *Occupational Therapy in Health Care*, *22*(2–3), 85–93.

XIV부

전문성 강화

Professional Development

"스스로가 열정적인 관심과 호기심을 가지지 않는다면 학습은 지속적으로 일어나지 않을 것이란 것은 명확하다."

– Peter Senge, Art Kleiner, Charlotte Roberts, Richard B. Ross, & Bryan J. Smith

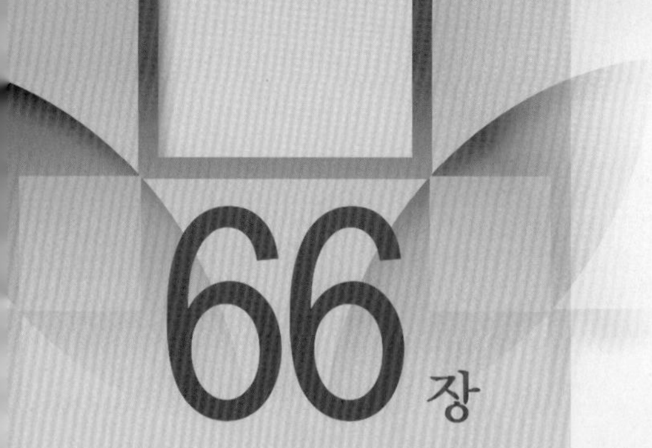

임상실습 및 전문가로서의 출발

Fieldwork and Professional Entry

박민수 옮김

개요

학습목표

이 장을 학습한 후, 다음의 내용을 할 수 있을 것이다:

1. 임상실습이 교육과정 내 커리큘럼과 개인의 전문성 발달과 어떻게 통합되는지 설명한다.
2. 미국과 세계의 작업치료 학교 교육과정 내에서 시행하는 임상실습 교육의 수준과 필요요건을 이해한다.
3. 임상실습 환경과 관리감독 모델의 종류의 전통적인 유형과 발전적인 유형에 대해 이해한다.
4. 임상실습 교육과정에 참여하는 여러 이해 당사자들의 역할과 책임에 대해 인식한다.
5. 임상실습 학생의 수행 시 평가하는 역량과 평가과정을 이해한다.
6. 작업치료전공 학생이 되는 것부터 전문가의 역할로 이행할 때의 역할 변화와 이에 내재되어 있는 개인적이고 전문적인 전환의 역동성을 파악한다.
7. 인증 및 면허/자격 취득을 위한 전문 자격요건 충족에 대해 인식한다.
8. 작업치료사와 보조 작업치료사를 위한 입문수준의 역량을 이해한다.

서론 Introduction

본 장에서는 다양한 모델에 따른 임상실습의 목적과 목표에 대해 다루게 된다. 또한 학생 및 교육자의 역할과 책임에 대해서 확인한다. 학생에서 전문가로 역할의 전이가 발생할 때 관련하는 학습 환경과 기대에 대해 논의할 것이며, 장애를 가진 학생에 대한 특별한 고려사항에 대해서도 이야기할 것이다. 마지막으로 작업치료사로서의 고용을 획득하기 위한 전문가로서의 출발 요건에 관련한 사항에 대해서 설명할 것이다.

임상실습 또는 **임상환경 학습**은 학교와 협약을 체결한 기관 내에서 숙련된 치료사의 감독 하에 임상환경에 대한 경험을 습득하는 공식적인 프로그램으로,

구조화된 학습경험을 제공하게 된다. 전통적인 임상환경에 대한 실습이 이루어지는 병원뿐만 아니라 숙련된 간호, 장기 요양시설, 지역사회 건강관련 시설, 학교, 개별 치료환경, 가정기반 치료 등의 새로운 형태의 이상 환경의 숫자가 증가하고 있다(Rodger et al., 2008). 임상실습은 학생에게 실제적인 임상환경 내에서 작업수행에 대한 환자 개인이나 환자 그룹의 요구나 필요에 대한 이론적이고 과학적인 지식을 적용해볼 수 있는 기회를 제공한다(American Occupational Therapy Association [AOTA], 2009). 임상실습 경험은 전문적 영역의 발전과 관련한 통합적인 역할을 수행할 수 있다. 보다 도전적인 임상실습 내의 요구들을 통해서 학생은 전 생애에 걸친 클라이언트의 다양성과 다양한 치료 환경에 대한 경험을 회득할 수 있도록 교육과정 내에서 디자인되어 있다(Accreditation Council for Occupational Therapy Education [ACOTE], 2007a, 2007b, 2007c).

임상실습은 학생에게 협력적인 감독자와의 관계 형성을 통해 자신의 역량이나 적성을 향상시키고 변화시키는 기회를 제공하게 된다. 학생 및 임상실습 감독자는 실제적인 삶에 기반한 역동적인 환경 내에서 교육-학습 관계를 효과적으로 달성하기 위한 효과적인 의사소통에 대한 경험을 습득하게 된다. 특히 임상실습 감독자는 학생이 클라이언트 서비스 과정에서 실제적인 역할을 수행하는 것을 지원하기 위해 등급화나 비계 설정 같은 교육 기법을 사용하게 된다. 또한 감독자는 학생이 새로운 학습이나 자신의 기술을 발달시키는 과정에서 본능적으로 가지게 되는 두려움이나 위험을 관리하기 위한 확신을 가질 수 있도록 유연한 태도를 견지하여야 한다. 이러한 임상실습 경험 형성은 차후에 기술할 전문가로서의 출발에 있어 학생 개개인의 미래의 직업 선택에 확연한 영향을 끼치게 된다.

임상실습과 자원봉사 및 **봉사학습**의 차이점을 구별하는 것은 매우 중요하다. 임상실습은 인가된 자격조건에 따라 특정한 전문가적 능력 및 역량 강화를 목표로 학습의 결과물 등을 도출한다는 측면에서 자원봉사나 봉사학습과 차이가 있다. 자원봉사 경험은 자원봉사자에 대한 공식적인 평가 등이 존재하지 않은 채 지역사회나 지원 기관의 이익을 위해 초점이 맞추어져 있다. 반면에 봉사학습은 학과 교육과정의 목표에 맞추는 경향이 있다(Hansen et al., 2007). 지역사회 내의 요구에 근간하여 이루어지는 다양한 봉사학습 활동은 주로 1회 이상의 방문이 포함되며 학기 중에 이루어지거나 학교의 커리큘럼 내의 다양한 프로그램 접근을 통해 이루어지게 된다. 임상실습 1단계나 지역사회 기반 작업치료 환경에서의 프로젝트 기반 수행은 봉사학습과 유사하게 구성될 수 있다(Hansen et al., 2007).

임상실습의 목적 및 목표

Purpose and Goals of Fieldwork

임상실습의 목적은 학생이 학교에서 배운 지식이나 기술 및 태도를 실제적 임상환경에서 적용하는 기회를 제공하기 위함에 있다(Costa, 2004). 임상실습 경험은 역할 모델을 수행하는 전문가의 감독 하에서 전문가적 역할과 책임을 수행하는 기회를 제공하기도 한다(ACOTE, 2007a, 2007b, 2007c). 실제적인 치료 환경에서의 경험은 학생이 다양한 기술을 확장시킬 수 있도록 한다. 기술의 확장에는 크게 두 가지의 범주가 있으며 이는 (1)주어진 환경 내에서 작업치료 전달 체계와 관련한 근본적인 기술과 기법을 학습하는 것과 (2)개인의 수준에 맞는 전문가적 경험을 확장시키고 변화시키는 개인적인 기술의 확장이다(Missiuna, Polatajko, & Ernest-Conibear, 1992). 예를 들어, 클라이언트나 타 분야의 의료 팀 구성원과의 임상실습 내 상호작용은 개인의 치료적 활동을 발전시킬 수 있는 학습 기회를 확실하게 제공하게 되며, 이는 서비스 제공의 측면에서 문화적인 차이에 대한 인식 획득에도 도움이 된다(Murden et al., 2008).

또한 임상실습은 학생이 자신 외의 타인이나 관련 전문가 및 기본적인 전문가적 자질의 구성과 더불어 전문가적 주체성의 발달을 지지할 수 있는 환경과 상호작용을 통해 문화 적응을 이룰 수 있는 공간을 제공하게 된다(Alsop & Donald, 1996). 이러한 교육적 요소들은 학생들이 임상실습 환경에서 실제 취업으로의 전환을 지지하게 되는 기본적인 전문가로서의 기술을 확립할 수 있게 하기 때문에 전문가로 나아가는 관문의 역할을 담당한다고 볼 수 있다. 임상실습의 궁극적인 목표는 학생들이 작업치료사로서의 수행을 할 수 있도록 필요한 기능과 역량을 지니도록 하는 것이다. 또한 임상실습은 서비스 제공을 위한 기본적인 기술의 확립과 더불어 학생들에게 비판적 사고와 의사소통, 협력 및 윤리적 사고 등에 필요한 자기 주장, 리더쉽, 관리자적 학습 요소 등에 참여할 수 있도록 한다.

임상실습의 수준: 미국

ACOTE(2007a, 2007b, 2007c)는 박사과정 수준 및 석사과정 수준의 작업치료 학생들을 위한 일반적인 임상실습 요구사항 및 보조 작업치료사 학생을 위한 요구사항을 제시하였다. 이는 크게 1단계(Level I)와 2단계(Level II)의 두 개의 범주로 나누어진다.

1단계 임상실습(Level Ⅰ)

1단계 임상실습은 학생에게 학교 교과과정과 통합된 임상 경험을 제공한다. ACOTE의 공식적 기술에 따르면 1단계 임상실습은 "작업치료과정 중에서 선택된 요소의 직접적인 관찰과 참여를 통한 다양한 교육적 과정으로 고안된 교육을 경험하는 것"이라 정의한다(ACOTE, 2007a, p. 650, 2007b, p. 661, 2007c, p.670). 작업치료사 학생 및 보조 작업치료사 학생에 있어 1단계 임상실습의 목표는 학생들에게 "지식을 치료활동에 적용시키고, 클라이언트의 요구에 대한 이해를 확장하는" 경험을 제공하는 것이다(ACOTE, 2007a, p. 650, 2007b, p. 661, 2007c, p.670).

1단계 임상실습 경험을 통해 학생은 작업치료 활동에 대한 가치와 관습을 알 수 있으며, 관련 전문가를 통해 환자나 서비스 전달 시스템, 치료활동과 관련한 개인적이고 잠재적인 역할 등에 대한 자신의 반응을 평가 받을 수 있는 기회를 가질 수 있다. 학교 과정 내에서의 1단계 수행에 따른 기대 사항과 1단계 임상실습의 구체적인 목표는 각각의 커리큘럼이나 시점, 기간, 요구사항 및 목표로 하는 경험 등에 따라 상이하기 때문에 이는 개인의 특성에 기반한 각 학교의 교육 프로그램에 따라 결정되게 된다(AOTA, Commission on Education, 1999). 일례로 학기 과정에 따라 임상실습 스케줄이 하루 종일 이루어질 수도 있고, 반일간 이루어질 수 있으며, 학기에 따라 단일 기관에 1주간 실습을 수행하거나, 또는 임상실습 기관과 미리 이루어진 협약에 따라 방문 횟수가 결정되기도 한다.

1단계 임상실습의 배경 및 인식과 관련한 최근 연구에 따르면, 근래에 새롭게 등장한 임상실습 기관이 증가하고 있고, 이에 대한 학생들의 평가는 대체로 긍정적인 것으로 나타났다(Johnson, Koening, Piersol, Santalucia, & Wchter-Schutz, 2006). 1단계 임상실습에 참여한 학생들에게 제공되는 학습 기회의 유형에 대한 연구에 따르면, 모든 임상실습 세팅에서 관찰 및 의사소통 기술이 가장 보편적으로 제공되는 유형으로 밝혀졌다(Johnson et al., 2006). 이 밖에 경험하게 되는 임상적 기술에는 아동의 소동작 및 대동작 운동 기술(94%), 신체적 장애에 대한 관절가동범위 훈련(82%), 신규 치료 환경에서의 인터뷰(77%), 정신건강의학 관련 임상 환경에서의 행동 치료(73%) 등이 있었다(Johnson et al., 2006, p.281). 전반적으로 1단계 임상실습에 참여하는 학생들은 기술을 수행하고 작업기반 수행의 경험을 획득하는 기회를 진취적으로 탐구할 때 자신의 학습경험을 최대화시킬 수 있다.

2단계 임상실습(Level Ⅱ)

작업치료 학생 및 보조 작업치료 학생에게 **2단계 임상실습**의 목표는 "자신의 역량을 발전시키고, 입문단계의 전문가"가 되는 것이다(ACOTE, 2007a, p. 650, 2007b, p. 661, 2007c, p.670). 공식적인 정의에 따르면 "2단계 임상실습은 반드시 학과 과정과의 통합이 이루어져야 하며, 목적적이고 의미 있는 작업에 초점을 맞춘 클라이언트에게 제공되는 작업치료 서비스와 관련한 깊이 있는 경험이 포함되어야 한다."라고 기술할 수 있다(ACOTE, 2007a, p. 650, 2007b, p. 661, 2007c, p.670). 작업치료 서비스 및 연구의 관리와 처리에 참여하는 학생들의 목표는 2단계 임상실습이 제공되는 기관에서 적용 가능한 형태에 따라 다양하다. 작업치료의 2단계 임상실습의 또다른 학습 목표는 "임상적 추론과 반영적 수행을 증진하고, 윤리적 치료활동 수행이 가능하도록 가치와 믿음을 전파하며, 전문가로서의 자세와 직업적 책임과 같은 능력을 발전시키는 것"으로 정의할 수 있다(ACOTE, 2007a, p. 650, 2007b, p.661). 보조 작업치료사 학생들을 위한 2단계 임상실습의 목표는 "임상적 추론 능력을 향상시

표 66.1 레벨 2 수준의 임상실습을 교육적 요구사항

	작업치료사	보조 작업치료사	세계 작업치료 연맹
기간	24주(전일제)	16주(전일제)	1,000 시간, 일부 기관의 경우 8주
실습 기관	최소 1개 기관(기관 내에서 2개 이상의 수행 환경을 확인할 수 있는 경우), 최대 4개 기관	최소 1개 기관(기관 내에서 2개 이상의 수행 환경을 확인할 수 있는 경우), 최대 4개 기관	다양한 수준의 보건관련기관, 급성기 기관, 재활 전문 기관, 장애인 전문 기관, 지역사회 및 노인 기관
관리감독 수준	1년 이상의 경력을 가진 작업치료사	1년 이상의 경력을 가진 작업치료사 또는 보조 작업치료사	1년 이상의 경력을 가진 작업치료사

ACOTE, Accreditation Council for Occupational Therapy Education; OT, occupational therapist; OTA, occupational therapy assistant; WFOT, World Federation of Occupational Therapists.

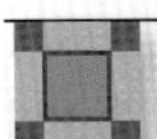

업무 딜레마

당신은 외래의료기관에 임상실습 배치되어 4주차 임상실습을 마무리하고 있다. 당신의 기술과 자신감은 향상되었고, 당신의 관리감독자는 당신과 함께 치료를 수행하는 환자 중 여러 환자를 당신에게 배정하였다. 당신은 낙상으로 인해 손목 골절을 입은 여성을 치료하고 있다(병인은 밝혀지지 않음). 지난 몇 주 동안 당신은 그 환자와 우호적이고 친숙한 관계를 형성하였다. 그러나 그 환자가 치료를 위해 클리닉에 도착했을 때 매우 괴로워하는 모습을 보였다. 그녀는 눈이 퉁퉁 붓고 빨개질 정도로 울었고, 당신과 눈을 마주치는 것을 거부하며 단답형의 대답만 제한적으로 하고 있었다. 이 때 당신은 그녀의 팔에 봉합이 필요한 상처가 있고 이를 붕대로 감아놓은 것을 발견하였다. 또한 클라이언트의 전화는 치료 시간 내내 계속 울렸다. 마침내 그녀는 자신이 병원에 오기 전 남자친구와 다투었으며, 이 때문에 계속 남자친구에게 전화가 오고 있지만 자신은 남자친구와 이야기하는 것이 두렵다는 사실을 알려주면서 울음을 터뜨렸다. 클리닉의 다른 클라이언트들도 문제가 발생했음을 알아차렸다. 당신은 어떻게 대응할 것인가?

키고, 보조 작업치료사의 역할에 적합하도록 하는 것"으로 설명할 수 있다(ACOTE, 2007c, p.670). 실습 기간, 환경 및 감독자의 자격 등과 같은 보다 많은 정보는 **표 66.1**을 참고하라.

직접적 감독을 받는 최초의 임상실습 때 학생은 학교에서 학습한 직접적인 이론과 지식에 대한 평가를 수행하며, 다양한 서비스 제공 환경 및 작업 과정에서 환자의 가족과 팀원과 함께 환자의 삶에 대한 상호작용을 통해 자신의 능력과 기술을 향상시킬 수 있는 기회를 가진다. 학생들의 능력이 향상됨에 따라 감독자는 환자의 상태와 중증도를 고려하여 직접적인 개입을 줄여갈 수 있다. 감독의 발달적 모델은 학생의 학습 및 참여에 대한 계획과 중재 및 평과의 과정에서 주요한 접근 방법으로 사용할 수 있다. 발달적 틀 안에서 학습자와 감독자는 4단계의 과정으로 관계를 증진시키게 된다. 이 과정은 지시의 단계, 코치 단계, 지지의 단계, 역할 위임의 단계이다(Barnes & Evenson, 2000). 현장 교육자는 임상실습 환경에서 서비스 제공에 대한 법적 의무 및 작업치료 실습을 위한 관련 정책, 법률 및 규정에 대한 지역, 주, 연방, 국가 안전 보건 요구사항을 준수하며 학생의 능력과 수준을 평가해야 할 책임을 가지고 있다.

임상실습: 국제적 전망

교육적 표준

국제적으로 WFOT는 다양한 임상환경에서 요구되는 능력에 대한 작업치료사 교육 기준을 요구하고 있다. 이러한 다양한 환경에서 임상실습은 반드시 학생에게 급성기와 만성기 질환을 가진 다양한 연령의 환자에 대한 접근 기회를 보장하여야 하며, 이러한 사람들을 대상으로 작업과 환경, 사람에 기준을 맞춘 중재 접근을 학습할 수 있어야 한다(Hocking & Ness, 2002). WFOT 인증 교육 프로그램의 교육 목표는 학생들이 사람–작업–환경의 관계와 치료적이고 전문적인 상호과정, 작업치료 서비스 과정, 전문적이고 임상적 추론 등의 영역에서 자신의 지식과 기술 및 태도를 증명할 수 있도록 하는 것이다(Hocking & Ness, 2002).

배치

국제적인 임상실습 경험에 대해 흥미가 있는 학생들을 위해 WFOT 웹사이트에서는 세계 각국의 작업치료사 협회와 연락할 수 있는 명단인 "Country Profile"을 제공하고 있다. 학생들과 각각의 교과과정은 WFOT 회원국의 요구사항을 이해하고 개별 학생의 자격을 평가하기 위해 최소 18개월의

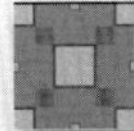

BOX 66.1 해외 임상실습을 위한 요구사항 및 자격

- 언어 유창성
- 지역의 방언과 관습
- 건강관리 규정 및 지식
- 개인 안전
- 보험
- 범죄기록/신원 조회
- 여행자 경고
- 분쟁 지역
- 주거
- 재정
- 학술 프로그램과 실습 시설 간의 계약
- 자격을 보유한 감독자의 존재 여부
- 배치 기간 (교과 과정/인정기준 충족 여부)

BOX 66.2 해설: 보건 의료 교육의 해외 동향

다양한 요인들이 학생의 임상실습에 영향을 미치고, 학생들과 교육자의 임상실습 배치와 기대에 영향을 주고 있다. 점차적으로 대학생의 숫자가 증가하여 학생들을 위한 충분한 임상실습 기관 배치에 어려움을 겪고 있다(Rodger et al., 2008). 보건의료 환경은 인력 충원의 문제와 재정 감소로 인한 업무량 증가로 인해 중대한 문제를 겪고 있다. 또한 더욱 많은 급성기 치료와 문서화를 포함한 업무 요구는 업무시간 활용에 제약으로 작용한다. 조직적 차원에서 이러한 문제는 학생들을 효과적으로 지원할 수 있는 자원의 감소로 이어지고 있다. 이러한 측면에서 새로운 교육 요구사항이나 기준이 발생함에 따라 창의적이고 독립적 학습에 대한 책임이 존재하는 분야에서 학생들의 기대치가 높아지고 있다(Vogel, Grice, Hill, & Moody, 2004). 점차 더 복잡해지고 문화적으로 다양해지는 글로벌 보건의료 환경에서 학생들이 유능한 치료사로 훈련되려면 근거기반 치료와 전문적 추론기술, 질병 예방 서비스, 전문가 직제간 협업 및 평생 학습에 대한 노력이 필요하다(Rodger et al., 2008).

심화 계획을 포함하는 것이 권고된다(AOTA, International Fieldwork Ad hoc Committee for the Commission on Education, 2009; WFOT, n.d)(**Box 66.1**). 이에 대한 대안으로 자원봉사단체, 선교여행, 글로벌 센터 등을 통해 조직된 스케쥴의 참여를 통해 비임상경험의 더 넓은 선택과 유연한 일정 조율이 가능하다. 기존에 어떠한 문화 간 학습경험이 존재하더라도, 신념 체계와 정치 체계 사회 구조적 건강 상태, 교육 수준 및 빈부 격차 등을 포함한 의료 서비스 제공자와 서비스 수혜자 간의 차이에 대해 명확하게 명시하는 것이 매우 중요하다(Whiteford & McAllister, 2007). 국제적으로, 건강 관련 교육자들은 임상 교육에 영향을 미칠 수 있는 요소들에 대해 확인하였다. 이는 **Box 66.1**을 참고하라.

임상실습모델: 배치 환경 및 감독

Model of Fieldwork: Placement Settings and Supervilsion

전통적으로 임상환경은 병원이나 1차 건강관리기관과 같은 환경적 배경에서 6주에서 3개월까지 1개 기관에서 1명의 감독자에 의해 학생을 훈련시키는 형태로 이루어져 있다. 하지만 작업치료서비스의 요구가 증가나, 인력의 부족, 학생들의 필요 요구조건 확대 등으로 인해 보다 발전적이고 다양한 임상실습 기회가 주어져야 할 필요성이 증대되었다(**Box 66.2**). 임상실습 환경은 현재 지역사회 기반 주간 치료프로그램, 노인센터, 지지 생활시설, 홈리스 보호소, 방과 후 프로그램, 가정기반 건강관리 센터, 농어촌 환경 및 국제적 환경 등으로 확대되고 있다(AOTA, Commission on Education and Fieldwork Issues Committee, 2000; AOTA, Education Department, 1999; Johnson et al., 2006; Thomas, Penman, & Williamson, 2005). 다양한 임상실습 모델과 각각의 모델의 장점과 단점에 대해서는 **표 66.2**를 참고하라.

학생과 교육자의 역할과 책임

Roles and Responsibilities of Students and Educators

학생들은 임상실습을 특정한 선행교육과정을 수료 후 수행하거나, 교과 내 커리큘럼과 함께 병행하여 수행할 수 있다. 학교 내 임상시험 담당자 및 교수는 커리큘럼 및 교육 인정 기준 확립뿐만 아니라 임상실습 환경 및 건강관리 시스템의 정책에 따라 임상실습 현장에서의 학생 지원을 위한 행정 지원을 담당하게 된다(**그림 66.1**). 명확하게 정의된 목표와 지침은 학생의 전문 역량 달성을 위한 노력을 조직하는데 도움이 된다. 높은 수준의 클라이언트 대응을 위한 완벽한 숙달을 위해 필요한 초급 기술의 습득은 교육기관 내 임상실습 담당자와 임상 전문가 및 학생의 상호 이해를 바탕으로 형성된다. 임상실습 및 실무 교육 담당자는 환경 내의 학습경험을 조정하는 프로세스에 대한 일차적인 책임을 임상실습 코디네이터와 적절하게 협의하여 결정한다. 각 전문가가 전반적인 임상실습 과정에 대해 어떻게 기여하고 참여하는지에 대해 파악하기 위해서 **표 66.3**을 참고하라.

임상실습 교육자 지침

학생에 대한 감독의 책임이 있는 이들의 역할은 공식적으로 **임상실습 교육자**이며, 이들에 대한 명칭은 임상 교육자, 임상실습 감독자, 학생 감독자(AOTA, Commission on Education and Fieldwork Issues Committee, 2000), 실습 교육자(Turpin, Fitzgerald, & Rodger, 2011) 등의 용어가 일반적이며 상호 교환적으로 사용된다. 이들에 대한 최소 요구사항은 1년의 경력이지만, 임상실습 교육자는 정부의 정책과 법 및 규정을 준수하고 미래의 작업치료사를 위한 훌륭한 역할 모델과 멘토 역할을 수행할 수 있는 유능한 실무자이어야 한다. 학생을 감독하는 역할은 작업기반 중재를 안내하기 위한 최신 연구에 따른 임상 근거 및 전문 이론을 유지

표 66.2 임상실습 모델

임상실습 모델 및 정의	장점 및 기회	난제 및 약점
동일 기관 임상실습(Evenson, Barnes, & Cohn, 2002) 레벨 1 수준과 레벨 2 수준의 임상실습을 동일한 기관에서 수행	• 기관의 환경에 친숙함 • 안정감 향상 및 불안함 감소 • 레벨 2 수준 임상실습의 준비 용이	• 임상환경에 대한 노출 부족 • 부정적인 레벨 1 수준의 임상실습 발생 시 불안감 증가 우려
시간제 임상실습(Adelstein, Cohn, Baker, & Barnes, 1990; Phillips & Legaspi, 1995) 통상적 관습 및 인사 정책에 따라 해당 기관 정규직 대비 최소 50% 이상의 시간(ACOTE)	• 특별한 학습적 도움이 필요하거나 사회적 지원이 필요한 학생을 지원할 수 있음 • 장기간의 실습은 기술 발전 및 클라이언트 라포 형성에 긍정적임 • 장기요양시설, 학교 및 지역사회 기관에 적합함	• 학교 졸업을 위한 시간이 많이 소요됨 • 치료적 관계의 단절로 인해 급성기 치료 기관에서는 적용이 어려움
프로젝트 중심/신규 역할 모델(Fisher & Savin Badin, 2002; Fortune, Farnworth, & Mckinstry, 2006) 작업치료사가 현재 근무하고 있지 않은 기관	• 기관 성격이나 구성에 따른 작업치료의 필요에 집중할 수 있음 • 작업치료사의 역할을 정립 • 학생이 작업치료의 홍보 역할을 담당할 수 있음 • 종종 지역사회 기관이나 산업체와 협업이 가능함	• 일반적으로 학교 프로그램의 부가적 지원 필요 • 의료기관 기반 임상실습의 숫자 변화
– 1차 진료(Hunt, 2006)	• 세 단계: 학문적 단계, 탐구 단계, 적용 및 평가 단계	• 이론에서 수행으로의 통합지지
– 코호트 평가(Thew, Hargreaves, & Cronin-Davis, 2008)	• 5주 간 주당 1회, 이후 주당 5시간의 공식 및 비공식 관리감독	• 학교와 기관 교육자 간의 기대치가 상이
협업 모델(Cohn, Dooley, & Simmons, 2001; Ladyshewsky, 1995) 다수의 학생들이 한 명 이상의 관리감독자의 지도를 받으며 "모든 참여자가 학습 과정에서 동등한 파트너로 간주"	• 증진: – 긍정적인 독립성 – 대면 상호소통 기술 – 협동 및 그룹 문제 해결 능력 • 협동적이고 자율적인 학습 지지	• 대인관계상 어려움, 무작위 배정(협업 과제시) • 모든 당사자가 최적의 결과를 지원할 수 있도록 사전의 방향설정과 확립된 구조가 필요
– 동료 지원 블로그(Ladyshewsky & Gardner, 2008)	• 고조된 학습 • 신뢰 형성	• 구체적인 가이드라인 필요 • 그룹의 크기를 고려
– 전문직 내 작업치료사–보조 작업치료사 연구(Jung, Salvatory, & Martin, 2008)	• 관계 발전 • 역할 이해 촉진 • 학습으로 인한 환경 영향 인식	• 작업치료사와 보조 작업치료사 간 스케쥴 조정 필요 • 주 1회 교육자료를 이용한 추가적 지도 필요
– 집단 연구(Precin, 2007)	• 학제간 훈련 및 중재 가능 • 같은 기관에서 인턴 지속	• 차후의 코호트에 인식하기 전까지 학생이 기술과 지식에 대해 과소평가할 우려
– 다중 멘토링(Nelson, Copley, & Salama, 2010)	• 다른 학생들과 함께 근무 • 다수의 관리감독자와 접촉 • 기술의 범위에 따른 발전과 독립성 증가	• 학생과 감독자를 지원하기 위해 사전계획된 구조와 조직이 필요

ACOTE, 작업치료 인증위원회; OT, 작업치료; OTA, 보조 작업치료사.

하는데 유익할 수 있다. 또한 임상실습 교육자로서의 역할을 수행하는 것은 미래의 동료 치료사의 전문성 개발을 위한 자신의 교수법이나 훈련법을 향상시킬 수도 있다.

학생들을 훈련시키는 것 이외에도 이러한 감독은 본질적으로 서비스 제공의 질과 노동력 개발의 기초가 되는 것으로 간주된다(College of Occupational Therapist [COT],

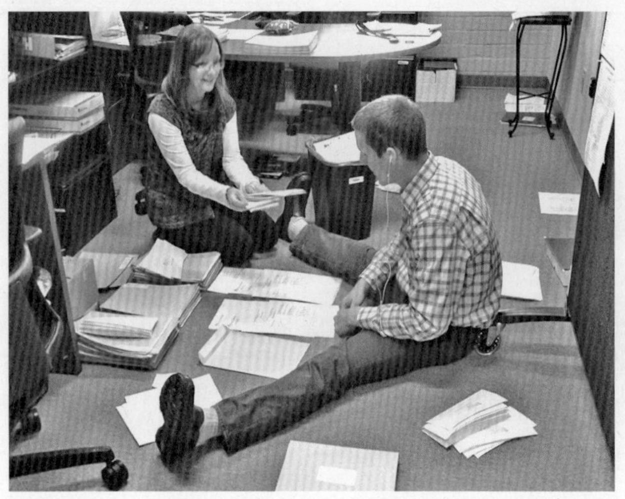

그림 66.1 임상실습 코디네이터와 그의 보조가 필요 서류를 분류하고 있다.

2006). 국가의 정책은 필요한 요구사항에 대응하여 임상실습 교육자의 전문성 개발을 지원하기 위한 교육을 제공하고 있다(Gaitskell & Morley, 2008). 이에 따라 미국작업치료협회(AOTA)에서는 전문적 실습, 교육, 평가, 감독, 관리 등 다섯 가지 영역을 다루는 임상실습 교육자 능력에 대한 자가평가도구를 중심으로 한 커리큘럼으로 임상실습 교육자 인증 프로그램을 시행하였다. 또한 지역별 워크샵은 임상실습팀과 교육기관 소속 교육자의 지도에 따라 열린다. 온라인 교육프로그램은 캐나다와 호주에서 개발되었다. 건강관리 전문가와 학생을 위한 지도 의료인력 교육 인증 프로그램은 학습방법에 대한 7개의 모듈로 구성되어 있다(Bossers et al., n.d.). 호주에서 개발된 온라인 훈련 프로그램은 적절한 도구의 사용, 다양한 평가 프로세스 및 피드백 제공 방법을 포함한 학생 배치평가(SPEF-R)의 사용을 지원하기 위해 자유롭게 이용할 수 있다(Turpin et al., 2011). 이러한 각각의 훈련 프로그램은 학문적 교육 프로그램의 일환으로 제공되는 이론적 개념의 구현을 위한 최선의 기회를 개발하고 제공하기 위해 노력하는 임상 교육자들을 지지하면서 이들의 환경적 학습, 자기방향 결정 및 스스로의 치료에 대한 반영을 조성하는 도구로 이용된다.

표 66.3 임상실습의 역할과 책임

역할	책임
교육기관 임상실습 디네이터 (AFWC)	• 커리큘럼 목표와 임상실습의 통합을 보장하기 위해 교수진 및 임상실습 교육자와의 연락 및 협력 역할 수행(ACOTE, 2007a, 2007b, 2007c) • 임상실습 장소 선정 및 학생 배정 • 계약사항 및 학생 건강기록 등의 행정 요구사항 감독 • 임상실습 교육자 및 학생 상담
임상실습/수행 교육자	• 적용 가능한 감독자 역할에 대한 적격성 충족(ACOTE, 2007a, 2007b, 2007c; CUFEACOTUP, 2011) • 과제를 결정하고 계획하기 위해 AFWC와 협력 • 일상적인 학생 관리감독 제공 • 정해진 기준에 따른 학생의 성과 평가 • 긍정적 학습환경 조성
학생	• 지정된 기간 동안 임상실습 교육자 및 교육기관 임상실습 코디네이터가 확인한 모든 임무 완수 • 임상실습시설, 교육 프로그램 및 작업치료 윤리강령(AOTA, 2010)에 의해 정의된 표준을 준수

ACOTE, Accreditation Council for Occupational Therapy Education.

학생 수행의 평가

피드백을 제공하기 위해 사용되는 공식 및 비공식적 매커니즘과 성과, 판단 및 태도는 현장 경험에 의해 반영된다. 이러한 평가에는 두 가지의 뚜렷한 목표가 있다. 이 두 가지 목적은 **과정** 프로세스와 **요약** 프로세스이다. 과정 프로세스는 임상 경험을 통해 이루어지므로, 학생들과 임상실습 교육자는 자신의 경험을 비교하고, 어떠한 교육 활동이 중요하고 덜 중요한지 평가하며, 목표를 검토하고 새로운 학습 기회를 계획하여 이에 필요한 수정을 할 수 있다. 요약 프로세스는 달성된 기술 수준을 문서화하는 역할을 수행하게 된다. 이러한 누적 결과는 임상환경에서의 배치와 완료가 발생하는 중간 시점에서 각각 형식에 따른 문서화를 필요로 한다.

미국의 작업치료사 교육 학생들을 위한 임상실습 수행평가(FWPE/OTS)(AOTA, 2002b) 및 보조 작업치료사 교육 학생들을 위한 임상실습 수행평가(FWPE/OTAS)(AOTA, 2002a)는 2002년 미국작업치료협회 교육위원회에 의해 적용되었다(Atler, 2003). 숫자 등급 시스템과는 별도로 평가 양식에서는 관리자가 서면 설명과 의견을 첨부하여 점수를 추가하거나 자격을 부여할 수 있는 형태를 제공한다(Atler, 2003). 임상 현장 평가의 목적은 학생들을 구별하는 것이 아닌, 특정 입문수준 역량의 성취도를 측정하는 것이다. 작업치료에서의 현장실습은 입문 기준에 있어서의 필수 요소이다. 레벨 2 수준의 임상실습을 성공적으로 완수하는 것은 작업치료사(OTR) 또는 보조 작업치료사(COTA)의 인증에 있어 주요한 요구사항이다(National Board for Certification in Occupational Therapy [NBCOT], n.d.). 장

표 66.4 미국, 호주, 캐나다, 영국의 임상실습 평가

	FWPE/OTS (미국)	FWPE/OTAS (미국)	SPEF-R; eSPEF-R (호주)	CBFE-OT (캐나다, 영국)
임상실습 평가 및 저자	(AOTA, 2002b)	(AOTA, 2002a)	(Turpin, Fitzgerald, & Rodger, 2011; University of Queensland, 1998)	(Bossers et al., 2001)
목적	작업치료 학생의 입문 능력 평가	보조 작업치료 학생의 입문 능력 평가	임상실습 학생의 평가	학생들의 수행과 학습을 평가
내용: 역량 영역	• 수행 기초 • 기본 방침 • 평가 및 선별 • 중재 • 작업치료 서비스 관리 • 의사소통 • 전문가적 행동	• 수행 기초 • 기본 방침 • 평가 및 선별 • 중재 • 의사소통 • 전문가적 행동	• 전문가적 행동 • 자기관리 기술 • 동료 의사소통 • 의사소통 기술 • 문서화 • 정보 수집 • 서비스 준비 • 서비스 평가	• 수행 지식 • 임상적 추론 • 수행 가정의 변화 촉진 • 전문가적 상호작용 • 의사소통 • 전문가적 발전 • 수행 관리
항목 수	42	25	다양함; 감독자가 선택할 수 있음; 항목의 종류는 • 케이스 관리를 포함한 직접적 클라이언트 접촉 • 과제 관리 및 컨설트	다양함; 교육 목표는 임상환경에 따라 해당 임상실습 기관에 맞추어 명시
점수 체계	4점	4점	5점	3점
평가	중간, 기말	중간, 기말	중간, 기말	중간, 기말

FWPE/OTS, Fieldwork Performance Evaluation for the Occupational Therapy Student; FWPE/OTAS, Fieldwork Performance Evaluation for the Occupational Therapy Assistant Student; SPEF-R, Student Placement Evaluation Form-Revised; CBFE-OT, Competency Based Fieldwork Evaluation for Occupational Therapists.

차 작업치료사를 채용할 미래의 고용주는 학생들이 초급 수준의 요구사항을 충족시킨다는 확신을 원하며, 이에 FWPE 자료는 취업 시 참고 기초자료로 이용될 수 있다.

국제적으로, 학생 임상실습 능력 평가를 위한 표준화된 평가를 이용하는 것이 최근의 추세이다. 작업치료사를 위한 역량기반 임상 수행평가(CBFE-OT)는 캐나다와 영국 전역에서 광범위하게 사용되고 있으며(Bossers, Miller, Polatajko, & Hartley, 2001), 임상실습의 모든 단계와 모든 배치 영역에서 이용할 수 있도록 설계하였다. 이 도구는 각 영역의 역량과 관련한 학습의 평가에 이용할 수 있다. 호주에서는 학생 배치 평가 개정판(eSPEF-R)이 재개정되었고, 온라인 패키지의 일부로 포함되었다(Allison & Turpin, 2004; Turpin et al., 2001; University of Queensland, Division of Occupational Therapy, 1998). SPEF-R의 독특한 측면은 직접적인 서비스 제공 또는 프로젝트의 관리 및 컨설팅의 흐름과 관련한 영역을 선택할 수 있는 옵션이다. 이러한 임상실습 평가도구들은 각각의 수행 환경과 세팅에서 사용될 수 있도록 의도한 것이다. 유사한 컨텐츠와 역량 관련 영역에 대한 각 도구의 근거에 대해서는 **표 66.4**를 참고하라.

임상실습에 대한 학생의 평가

학생들은 임상실습 교육자와 임상실습 시설에 피드백을 제공할 수 있는 기회를 가지게 된다. AOTA의 임상실습 경험 학습 효과의 학생 평가(2006)는 임상실습 경험 학생 평가(SEFWE) 양식을 이용할 것을 권고합니다. 이 양식을 통해 학생들은 오리엔테이션, 사건, 작업치료과정; 철학, 이론의 틀, 수행 모델; 임상실습 과제; 감독자와의 관계와 같은 환경 요소; 교육기관 내 커리큘럼과 자신의 전문성 강화와 관련된 전체의 학습경험에 대해 설명한다. 캐나다와 호주에서는 임상실습 장소에 대한 피드백을 제공하는 것과 유사한 양

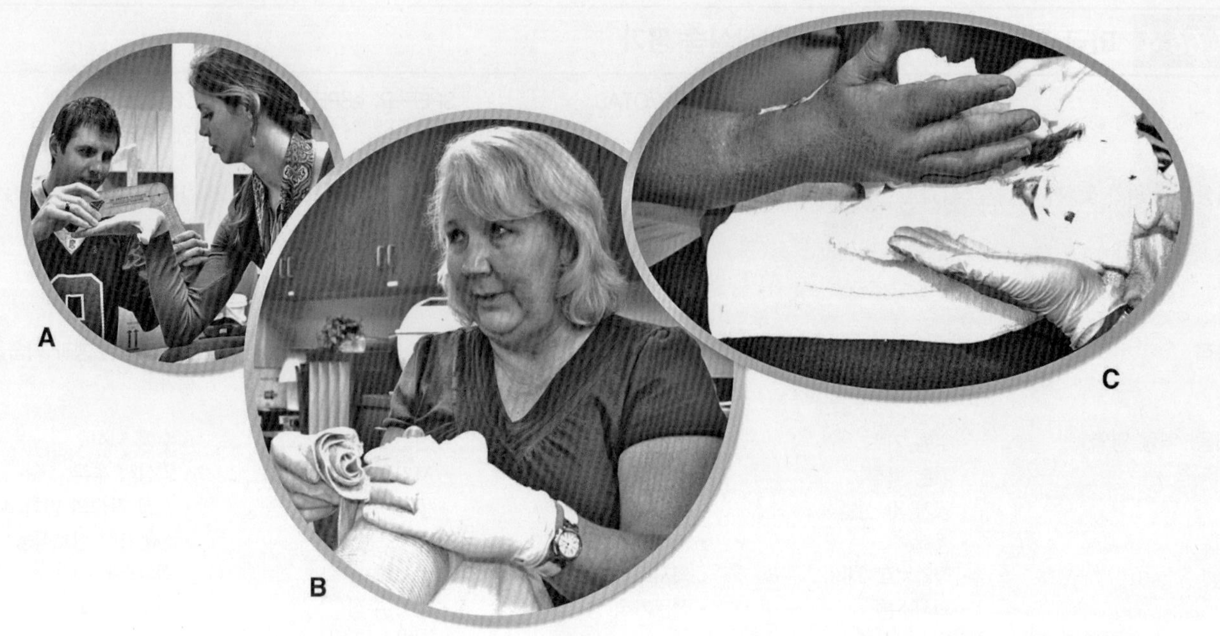

그림 66.2 강의실에서 임상실습으로의 전환: 생각을 깊게 해보라. 손목의 관절가동범위를 평가하는 것과 관련된 예시에서 볼 수 있듯이 강의실에서 기술을 연마하는 것은 클라이언트를 대상으로 수행하는 것과 매우 다를 수 있다. A 학생들은 손목 운동평가를 훈련하고 있다. B 작업치료사는 수술 직후 치료시간 동안 클라이언트의 붕대를 풀어준다. 작업치료사는 드레싱을 제거하고 상처로 인한 수술 후 출혈에 대해 관리하여야 한다. C 클라이언트가 손목을 얼마나 잘 움직일 수 있는지 작업치료사가 관찰하고 있다. 작업치료사는 학생들이 강의실에서 했던 것과 유사한 기술을 사용하여 손목의 관절가동범위를 측정한다. 이 때 실제로 치료사는 클라이언트의 기능적 운동범위를 평가하면서 일반적 주의사항을 포함한 환자의 반응과 수술 후 주의사항을 면밀히 검토해야 한다. 사진제공: Krisi Probert & Barbara Schell.

식을 사용한다. 전반적으로 임상실습 경험에 대한 학생들의 의견을 문서화 할 경우, 실습 현장과 학업 프로그램 모두에서 유용한 프로그램 평가 정보를 획득할 수 있다.

강의실에서 임상실습으로의 전환

Transition from Classroom to Fieldwork

학업 환경에서 임상 실무환경으로의 전환은 명백하지만 종종 과소 평가 될 수 있는 주요한 삶의 변화이다. 학생으로써, 이는 학생의 역할에서 작업치료수행자(**그림 66.2**)의 역할로 변화함과 동시에 교실에서 임상 수행 환경으로의 환경 변화를 동반한다. 모든 전환과 마찬가지로 학교를 떠나 임상 환경으로 나아가는 것은 구조, 역할, 자기 감각에서의 전환 과정을 촉발한다. 새로운 환경에 적응하고 새로운 역할을 개발하려는 노력은 학생들에게 불균형을 심어줄 수 있으며, 이에 따라 일부 학생들은 새로운 역할에 적응하는 데 어려움을 겪을 수 있다. 다른 여타 삶의 변화와 마찬가지로 이 불균형 상태는 성장의 기회를 촉발시킬 수 있으며, 특별히 이는 지지적인 감독적 관계의 배경에서 발생할 수 있다.

이러한 전환기는 자신과 세계에 대한 인식을 변화시켜 행동, 관계, 학습 형태 및 자기 인식에 상응하는 변화를 수반하게 된다. 임상환경에서 학생들은 작업치료와 학교에서 학습한 이론, 작업치료사와 학생, 그리고 한 개인으로써의 시각을 가질 수 있다. 각각의 개인은 변화에 대해 적응하는 능력이 상이하므로, 각각의 학생이 여러 임상실습 환경에 배치됨에 있어 각 학생마다 이러한 전환은 다른 결과를 발생시킨다.

임상환경의 본질은 학업 환경의 특성과 근본적으로 상이하다. 두 환경의 차이점을 알고 이해하는 것은 임상으로의 전환을 용이하게 하고 임상실습 과제를 수용하기 위한 지원과 통찰력을 가지는데 효과적이다(**표 66.5** 참고). 임상실습 환경에서의 학습 목표는 대인 관계와 관련한 환경에서 치료 기법의 적용 및 실천으로 전이된다. 가정된 환경에서 학습한 기술은 반드시 클라이언트의 감정적 필요에 주의를 기울여 적용하며 완수해야 한다.

학문적 환경에서의 적절한 추상적 질문은 사고의 오류 가능성을 감소하기 위해 보다 실용적인 질문으로 전이된다. 예를 들어, 추상적인 관점에서의 주방 활동 시 클라이언트의 기능을 생각하기 보다는 특정 소형 소형 아파트의 특정한 주방 환경에 기반하여 클라이언트의 기능에 대해 생각하고 클라이언트의 역할과 활동, 가족 및 가정 환경에 대한 관심에 집중

표 66.5 학교와 임상 실습기관의 차이

특징	학교	임상실습 기관
목적	지식의 전달, 창조적 사고의 형성, 학생의 역량 강화	클라이언트에게 높은 수준의 서비스 제공
교수/감독자의 책임	학생, 대학	클라이언트, 임상실습 기관 및 팀, 학생
학생의 책임	자신	클라이언트, 감독자 및 팀, 임상실습 기관
속도	학생과 교수의 필요에 따른 커리큘럼에 맞추어	클라이언트의 필요에 따라. 유연성이 적으며 시설의 일정에 의해
학생:교육자 비율	교수 1인당 다수의 학생	학생과 감독자의 일대일 배정, 감독자 1인당 적은 숫자로 구성된 학생 그룹 배정, 1명 또는 2명의 학생 당 2명의 감독자
피드백 자원	교수가 출제한 중간고사 및 기말고사의 성적	클라이언트 및 관계자, 감독자 및 타 스태프
교육적 경험을 위한 교수 및 감독자의 조절 수준	계획하고 조정이 용이	제한적 조정 가능; 진단, 클라이언트 체류 기간, 세팅의 속도, 담당 건수 등이 다양하여 기관에 따라 다름
주요 학습도구	책, 학술논문, 강의, 시청각 자료, 사례 연구, 실습, 기술 교보재, 인터넷	수행 상황; 클라이언트, 가족, 관계자, 스태프; 이는 대면으로 이루어지거나 웹캠, 이메일, 원격진료와 같은 방법으로 이루어짐
개념 학습	추상적, 이론적	실제적, 인간관계적 배경 내에서 적용
학습 과정	직접 지도	클라이언트, 자기 자신, 동료, 감독자의 직접 지도
불확실성에 대한 허용오차	높음	낮음
생활 형태	유연함, 강의 스케쥴에 따른 시간 계획이 가능함	경직됨, 저녁시간이나 주말 및 비번인 시간만 유연함
환경	대학교의 강의실, 온라인 강의	병원, 학교, 너싱홈, 데이케어 센터, 낮 병동, 지역사회 시설, 클라이언트 자택

하여야 한다. 이러한 행동이 클라이언트의 삶에 영향을 미치고 임상실습 동안 감독자의 모호함과 불확실성에 대한 오차를 줄일 수 있음을 인식하여야 한다.

학교 등의 환경에서는 학생은 일차적으로 스스로에게 책임이 있다. 학생의 성취는 시험, 과제 및 성적을 통해 요약된 기준으로 평가된다. 또한 학생은 가족과 동료에게 성적을 공개할지 여부를 선택할 수 있으며, 개인의 수행이나 성적은 다른 사람들에게 거의 영향을 미치지 않는다. 하지만 임상실습 환경에서의 학생의 수행능력은 형성학적으로 평가되며, 전체 보건의료팀, 특히 팀 회의에서 수행될 수 있다. 학생의 수행 결과는 더 이상 학교 내에서와 같이 개인의 사적인 문제가 아니며, 클라이언트에게 직접적이고 중대한 결과를 미칠 수 있어 공개적으로 관찰하게 된다. 이에 동료와 클라이언트 및 가족은 의미 있는 피드백을 제공할 수 있다. 이러한 모든 기회가 불균형이나 긴장을 유발시킬 수 있지만, 이는 또한 자기 자신과 직업에 대해 배우는 새로운 방법을 구성하게 된다. 임상실습 경험에서의 광범위하고 다양한 경험은 자아에 대한 관점과 전문적 정체성을 재정의하기 위한 기회를 제공한다.

임상실습은 임상실습 교육자들이 거의 통제할 수 없는 상황에서 발생할 수 있다. 보건의료 환경에서의 조직적 요소는 클라이언트의 문제의 본질과 복잡성, 입원 및 치료 기간, 클라이언트 숫자 등의 변동과 같은 클라이언트 요소와 함께 급성기 치료 환경에서 치료계획 수립을 어렵게 한다. 그러나 클라이언트에게 더 장시간 치료를 제공할 수 있는 환경에서는 클라이언트의 숫자가 비교적 일정하기 때문에 임상실습 교육자가 미리 계획을 수립할 수 있으며, 이에 따라 학생의 임상실습 배치 중에 어느 클라이언트를 경험할 수 있는지 미리 알 수 있다.

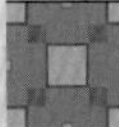

BOX 66.3 성공적인 임상실습을 수행하는 학생들의 긍정적 특징

- 수행 및 전문 분야에 관심
- 클라이언트의 요구와 문제에 관심
- 안전을 우선함
- 자기 태도와 행동에 대한 책임
- 시간 관리에 충실함
- 기한 준수
- 추가적인 정보 탐색
- 수행 기술
- 경청 습관
- 감독 시간의 효율적 사용
- 관리감독자와의 피드백 교환
- 비판에 수용적임
- 변명을 하지 않음
- 새로운 접근법이나 프로젝트 탐색
- 문제에 대한 창조적 해결 참여

Sladyk, K.(Ed.).(2002). The successful occupational therapy fieldwork student. Thorofare, NJ: Slack.

임상실습 / 전문실습 교육 담당자의 주요 책임은 클라이언트 관리이다. 이들은 클라이언트의 복지를 보장해야 할 윤리적 의무가 있다. 이러한 윤리로 인해 이는 교육적 관점에서 바람직한 활동을 일부 제한할 수 있다. 하지만 관리감독적 관계는 제한된 환경에 대해 임상실습 교육자가 적응할 수 있도록 한다. 임상실습 교육자는 학생의 요구를 충족시키기 위해 임상 경험을 적용할 수 있으므로, 이러한 독특한 관계는 임상실습 환경의 긍정적 측면이다.

성공적인 임상실습 학생들에 대한 감독자의 인식 조사에 따르면 융통성있고 팀워크에 적극적으로 참여하는 것과 함께 적응력과 수행능력을 포함한 학습 과정의 일부로써의 적극적인 참여가 중요함을 보여주었다(Herzberg, 1994). 구체적으로 우수한 학생들은 상사로부터 의견을 구하고, 피드백에 더 개방적이며, 독립적인 활동을 수행하는 경향을 보인다(James & Musselman, 2005). 성공적인 임상실습에 대한 문헌조사에 따르면 **Box 66.3**에 요약된 바와 같이 학생 참여를 증진시키는 긍정적 요소를 가지고 있다. 긍정적인 대처 전략 이외에도 이러한 특성 및 특성에 대한 인식은 학생들이 임상실습을 준비하고 참여하는데 도움이 될 수 있다.

학생들의 대처 전략에 대한 탐구와 임상실습에 대한 인식에 따르면 대다수의 학생들이 경험을 중요하게 생각하는 동시에 절반 이상이 이러한 경험으로 인해 스트레스를 받는다는 것으로 밝혀졌다(Mitchell & Kampfe, 1993). 레벨 2 단계의 임상실습생은 문제 중심적이며 계획을 수립하고 이를 따르는 것과 함께 조언이나 정서적 지원을 얻기 위한 긍정적 대처 전략에 보다 많은 노력을 기울이는 것으로 나타났다. 이러한 결과는 건강한 접근과 함께 "임상실습 전환과 이에 따르는 스트레스에 대한 대처기술"로 입증되었다(Mitchell & Kampfe, 1993, p.537). 학생들은 비난, 부질없는 기대, 회피 등과 같이 부정적으로 간주되는 전략을 사용하는 빈도가 적어지며, 임상실습활동 관련 전환에 대한 참여를 지지할 수 있는 건전한 대처능력을 가지게 된다.

2단계 임상실습 연구에 적용된 작업 개발의 적응 모델은 세 가지 단계 또는 적응형 반응 행동-원시단계, 과도기, 성

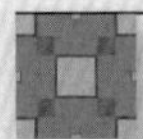

BOX 66.4 학생이 위험에 처하게 될 수 있는 행위

감정적 행위

- 변명을 하거나 타인을 비난함
- 방어적이며, 피드백을 수용하지 않음
- 두려움이나 불안 때문에 새로운 학습을 방해받거나 위험에 놓이게 됨
- 다른 사람을 고려하지 않거나 걸러지지 않는 대답을 함
- 전문가적 품행을 유지하기 어렵거나, 졸거나, 무관심하거나 산만함
- 회피하거나 수동적인 태도 및 너무 압도되거나 윽박지르는 태도

수행과 행동 판단

- 클라이언트 치료 세션이나 미팅에 늦게 도착함
- 준비가 되지 않거나 정리가 되지 않음(잘못된 시간표 설정 및 잘못된 문서화 등)
- 감독자로부터 반복된 피드백이나 명령을 받고서도 행동이나 수행을 변화하지 못함
- 수행 수준의 지속적인 유지가 어려워 회귀하는 모습을 보임
- 복장에 대한 규정이나 핸드폰 사용 등의 시설 정책 위반
- 유연하거나 재빠른 대응이 어려움
- 열악한 안전 의식과 불안한 예방조치
- 클라이언트나 시설의 기밀을 소셜네트워킹 사이트 등에 유출함

숙단계-을 설명한다(Garret & Schkade, 1995). 너무 어렵거나 익숙하지 않은 상황에 직면한 경우, 학생들은 낮은 수준의 행동으로 회귀하려는 경향을 보인다. 임상실습에서의 성장과 성공을 위태롭게 할 수도 있는 위험한 행동의 예를 보려면 **Box 66.4**를 참고하라.

작업적응 모델은 자신의 행동에 대한 자가 평가로써의 임상실습생과 임상실습 중 새로운 과제를 제공하기 위한 시사점과 시점을 이해하는 방법으로서의 임상실습 감독자에게 모두 유용한 자원이 될 수 있다. 또한 임상실습 과정에서 어려움을 겪는 학생은 임상실습 감독자와 직접 의견을 나누고 자원을 이용할 수 있는 학교 내 프로그램에 연결을 시도할 수 있다. 또한 식별된 문제를 해결하기 위한 구체적 전략으로의 실행 계획을 수립할 수 있다. 임상실습 경험 평가도구(FEAT)는 학생, 임상실습 교육자 및 학습 환경과 관련하여 임상실습 과제의 주요 요소가 가장 큰 도전을 야기할 수 있음을 명확하게 하는데 도움이 될 수 있다(AOTA Fieldwork Research Team, 2001).

장애 학생들을 위한 고려사항

작업치료사는 적응에 대해 숙련되어 있지만, 임상 수행을 위한 임상실습교육 환경은 특히 장애 학생의 지도에 영향을 주는 법적, 행정적, 정서적 문제를 보여준다(Verma & Patterson, 1998). 임상실습 교육의 요구사항은 교실에서 이루어지는 학업 프로그램의 그것과는 상이하며, 장애 학생이 효과적인 보상기술을 가지고 있음에도 불구하고 소외시킬 수도 있다(AOTA, 2008). 이러한 것은 임상실습 과정 중의 도전으로 인해 특정 학생으로 하여금 알 수 없거나 보이지 않는 장애를 부각시킬 수도 있다(Archer, 1999). 이 대신에 타인의 인식 여부와 상관없이 자신의 장애에 대해 알고 있는 학생은 자신의 특징을 밝히고 대학 또는 대학교 관리 부서와 협력하여 자신의 장애에 대한 편의 제공 자격을 요구하고 결정할 권리를 가지고 있다. 자기 식별을 원하지 않는 학생의 경우, 법에 의해 보호받지 못하고 감독자와의 관계에서 타격을 입거나 상호간 존중을 잃을 수 있다(Kornblau, 1995; Llorens, Burton, & Still, 1999). Kornblau는 1995년에 "장애를 밝히지 않은 학생들은 자신을 포함한 모든 관계자에게 불편한 상황을 조성하게 된다."라고 주장하였다(p.140). 연구자들의 연구를 통해 장애가 있는 학생들이 자신의 장애에 대해 이야기하였을 경우의 이점에 대한 증거가 밝혀지고 있다. 장애 학생에 대한 지도 경험이 있는 임상실습 교육자에 대한 파일럿 연구는 장애 학생들을 위한 환경 요구와 학생들의 필요에 대한 중요한 통찰력을 향상시키는 것으로 나타났다(Hirneth & Mackenzie, 2004). 또한 재활기관이나 지역사회기관에서 근무하는 작업치료사는 급성기 치료기관에서 일하는 이들보다 학생의 자율성을 촉진하기 위한 시간 및 환경 요구사항을 조정할 때 높은 수준의 통제력을 발휘하는 것으로 나타났다. 이 외에도 강점과 한계를 인식하는데 있어 주도권과 자신감이 부족한 학생들은 학생-감독자의 관계에서 "교육자"의 역할보다 덜 효과적이라 인식되는 접근 방법인 클라이언트-치료사 관계로 전환되는 모습을 보였다(Hirneth & Mackenzie, 2004). 또한 임상실습 교육자에게 있어 가장 어려운 대상은 심각한 신체장애를 보유하거나 경직된 사고, 또는 통찰력이 부족한 학생인 것으로 나타났다. Llorens 등의 1999년 연구에 따르면 학생들과 기관에 있어 장애 편의 시설을 결정할 때 가장 큰 어려움은 두부 외상, 학습 장애, 정신건강 상태 및 신체 장애로 인한 장애일 때인 것으로 보고되었다. 이러한 연구의 결과는 장애 학생이 임상실습 참여를 계획하고 준비하기 위한 의사소통에 보다 적극적이고 능동적으로 참여할 수 있는 동기를 부여하는데 도움이 될 수 있다.

자신의 장애에 대해 인식하고 있는 학생들은 스스로에 대한 주장을 할 수 있는 기회를 가지며, 자기 자신과 교육 프로그램 및 임상실습 코디네이터, 다른 보건전문가 및 장래 자신이 일할 임상현장과의 협력을 가능하게 하기 위해 임상실습에 앞서 자신의 상태와 특성을 밝힐 수 있다(Brown, James, & Mackenzie, 2006; Hirneth & Mackenzie, 2004). 이러한 공개 결정은 임상실습 전략과 어려움 및 대학교, 배치 장소, 가족 및 친구, 개인 건강관리자가 지원할 수 있는 사항 등에 대한 열린 대화를 이끌어낼 수 있다(Brown et al., 2006; Kornblau, 1995). 배치 결정을 앞둔 상황에서의 권장사항은 직무 내용을 파악하고 필수 요구사항을 명확하게 하는 것이다. 가능하다면 학생이 직접 임상실습기관을 방문하여 제공될 수 있는 편의를 미리 계획하고 필요한 수정사항을 알아보는 것이 유용할 수 있다. 이러한 준비 단계 이외에도 장애 학생 개인적 목표 설정, 기존 경험을 통한 학습, 대처 행동 방안 확인 및 긍정적 태도 유지 등의 핵심 전략을 확인할 수 있다(Brown et al., 2006).

장애가 있는 작업치료사에 대한 질적 연구에서는 클라이언트의 요구에 대한 독특한 치료적 관계 형성과 민감성과 관련된 사항에 대해 알리고 자신의 강점과 한계에 대해 공개적으로 인정하고 수용하는 것과 함께 효과적인 대처 매커니즘을 인식하는 것에 대해 밝히고 있다(Velde, 2000). 이러한 결과에 동조하며 수행된 장애가 있는 보건 전문 학생에 대한 파일럿 연구에서는 각 개인이 가진 "독특한 경험"을 통한 개별 전략의 사용이 개인이 가진 장벽을 극복하는데 효과적으로 사용된다는 사실을 밝혀내었다(Brown et al., 2006, p.36). 전반적으로 학생들은 긍정적인 교육 경험에 기여하는 주요한 구성 요소로써 배치 중 지원의 가치에 대해 이야기하였다(Brown et al., 2006; Hirneth & Mackenzie, 2004). 전략 수립과 전략 협상에 주도적으로 참여할 수 있도록 자신감을 쌓는 데 도움이 되는 지원을 찾는 학생들은 긍정적인 배치 경험을 계획할 수 있고 미래에 필요한 기술을 개발할 수 있다.

임상실습에서 치료사로의 전환

Transition from Fieldwork to Employment

모든 학생들에게 임상실습 경험의 가장 중요한 목적은 작업치료의 임상적 추론과 초급 단계의 역량 개발 기술을 습득하는 것이다. 작업치료사 또는 보조 작업치료사의 역할 및 의무와 관련된 효과적인 구두 및 서면 의사소통(클라이언트 및 동료와의 전문적 상호 작용 포함)은 모든 학생에게 요구되는 역량이다. 학생들은 클라이언트의 비밀을 존중하고 상호 존중적 치료관계를 수립하며 다른 사람들과의 협력관계를 유지하여야 한다. 또다른 기대 측면에서는 학생들의 긍정적 직업 정체성 개발에 힘쓰며 내재적인 자신의 능력을 유지하고 평가하며 향상시키는 책임을 지는 것을 포함한다. 이러한 과정에서 학생들은 이론적 정보에 대한 이해를 명확히 하고 평가나 개입 기술을 실제적으로 수행하는 능력을 확인해야 한다. 또한 자기 주도적 학습을 위한 자원으로써의 감독으로부터 이익을 얻을 수 있는 능력은 전문인으로의 발전에 매우 중요하며, 신규 작업치료사로서 자신의 성장을 지지하고 유지하는 가치 있는 습관을 수립하여야 한다.

임상실습은 수행의 요구사항, 선호도, 장래의 방향에 대해 주요한 통찰력을 얻을 수 있는 "취업 준비 과정"으로 설명된다(Simhoni & Andersen, 2002). Christie, Joyce, Moeller(1995)는 임상실습 경험이 특정 치료 영역에 대한 치료사의 선호도 개발에 가장 큰 영향을 미친다고 기술하였다. 설문조사에 참여한 131명의 치료사 중 55%는 임상실습 중 특정 영역 임상 선호도가 형성되거나 변경된 것으로 나타났으며, 다른 24%의 치료사는 임상실습을 통해 다른 영역의 치료 분야로 관심을 확장하였다고 보고하였다. 이와 유사한 결과로 Crowe와 Mackenzie가 2002년 발표한 작업치료 학생들의 미래 치료영역 선호에 임상실습이 미치는 영향을 살펴보면, "학생들은 임상실습 경험을 향후 자신들이 진출할 분야를 결정하기 위한 가이드로 사용한다"라는 결론을 내리고 있다(Crowe & Mackenzie, 2002, p.25). 그러므로 임상실습 경험은 경력 선택에 엄청난 영향을 미칠 수 있는 것처럼 매우 풍부하고 보람있는 경험이다.

취업 포지션으로써의 학생 모집은 임상실습 배치를 제공하는 기관에게 장점으로 나타난다(Rodger et al., 2007). 그러나 취업 자격을 얻기 위해서 학생들은 국가 인증 획득 및 주 면허 또는 자격요건을 신청하고 보건의료 종사자를 위한 규정을 선행하여 충족시켜야 한다. 초기 인증은 대학교에서 모든 학위 요건을 완료하고 졸업한 후에 국가고시에 성공적으로 통과하는 것이다. 이후 신규 졸업생은 전문 자격인증 요구사항 및 절차를 이해하고 준수할 책임을 가지게 된다. 일단 자격증 및 면허의 등록이 완료되면 새로운 졸업생은 자신의 직업을 탐색하고 일할 준비가 된 것으로 생각한다.

연구에 따르면 신규 졸업생은 업무 투입과 관련한 일련의 감정과 조정 단계를 경험한다고 보고되었다. Hodgetts 등은 실무자가 유능하다고 느끼기 위해서는 6개월에서 2년 간의 훈련이 필요한 것으로 확인하였다. Tryssenaar와 Perkins는 2001년 연구에서 첫 1년 간의 훈련에서 "전환, 행복과 불안, 치료에 대한 실감, 적응"의 네 단계에 대해 정의하였다. 예측 가능한 스트레스와 신속한 전문성 개발의 시기로 최초 취업 시기를 전망하는 것은 신규 졸업생들이 이러한 전환이 쉽게 일어날 수 있도록 지원과 감독을 제공하여 직장을 찾을 수 있게 도와 준다. 예를 들어, 영국의 경우 신규 NHS 종사자는 일상적인 역할 모델 및 자원 제공의 역할을 수행하는 기존의 고위직 종사자와 짝을 지어 1년 간의 훈련을 시행할 수 있다(Morley, Rugg, & Drew, 2007). 이 모델을 평가한 결과에 따르면, 신규 졸업생들은 임상적 추론을 확인하고 조직/관리적 측면을 해결하며 개인/전문 개발을 촉진할 수 있는 지도를 원하는 것으로 나타났다. 전반적으로 이 연구를 통해 새로운 실무자가 취업을 할 경우, 신규 실무자에서 발생하는 과도기가 정상적인 과정임을 인정하는 것이 매우 중요함을 시사한다.

이러한 인식은 기대치가 낮거나 또는 기대치를 수정한 신규 졸업생을 치료사로 고용할 때 고용주가 요구하는 특성에 대한 설문 조사에서 분명하게 드러난다(Mulholland & Derdall, 2004). 배경 경험 외에도 치료사를 고용하는 고용주는 팀워크, 의사소통, 대인관계 기술 및 특정 치료 역량을 갖춘 취업희망자를 찾으며, 이러한 결과를 바탕으로 신규 졸업생들은 초급 수준에 대한 역량에 대한 기대치를 현실적으로 이해하고 미래의 고용주에게 자신을 홍보하는 중요한 통찰력을 가질 수 있다.

입문수준 역량 : 작업치료사 및 보조 작업치료사

성공적인 학업 및 임상실습 준비의 결과는 입문수준의 역량 성취로 간주된다. 작업치료사와 보조 작업치료사는 각각 치료를 시작할 때의 입문수준 역량이 다르다. 미국에서 작업치료사는 석사학위를 취득하거나 초급 박사 학위를 취득하며, 보조 작업치료사는 일반적으로 준학사 학위를 취득한다. 교육의 깊이에는 차이가 있지만, 두 직종 모두 교양 교육을 이수하여야 한다. 또한 선행과정으로 생물학, 물리학, 사회학 및 행동 과학에 대해 이수한다. 이 외에도 작업치료의 기본 이론에 대해 학습한다(ACOTE, 2007a, 2007b, 2007c). 작업치료사는 작업치료에 대한 다양한 이론적 관점을 적용하는 방법에 대해 이해하고 인지하며, 작업수행의 필요성과 관심사에 영향을 미치는 요인은 물론 일상생활 참여에 장벽으로 작용하는 환경에 대한 지원을 포함한 근본적 측면에서의 평가 프로세스에 대한 해석을 강조한다. 보조 작업치료사는 기관의 규정 및 정책에 따라 데이터 수집을 통한 심사 및 평가 프로세스를 지원할 수 있다.

또한 작업치료사는 평가결과 해석을 통해 클라이언트 및 보조 작업치료사와 함께 일상생활 참여 및 작업수행의 향상을 위한 중재 계획을 수립한다. 작업치료사와 보조 작업치료사 모두 중재 계획을 수립할 수 있지만 궁극적으로는 작업치료사가 전체 작업치료과정에 대한 책임을 진다. 또한 작업치료사는 다양한 유형의 서비스 제공 모델 내에서의 서비스 관리에 대한 교육을 받는다. 반면 보조 작업치료사는 서비스 관리 측면에서 작업치료사를 지원하고 교육, 의료, 지역사회 서비스 제공 모델 등의 영향에 대해 이해하고 분석한다. 작업치료사와 보조 작업치료사 모두 전문 문헌을 학습하지만 특정 클라이언트 또는 집단에 대한 근거를 적용하는 방법을 결정하는 것은 작업치료사의 역할이다. 또한 이들은 평생학습, 직업윤리, 가치관과 책임에 대한 치료사 교육을 강조한다. 작업치료사와 보조 작업치료사의 역할에 대한 더욱 자세한 정보는 72장을 참고하라.

결론 Conclusion

임상실습에 참여하고 교육과정의 구성 요소를 성공적으로 이수하며 취업을 하는 것은 작업치료사가 되기 위한 통과의례이다. 역사적으로, 그리고 동 시대의 훈련에서 임상실습은 학계의 이론, 연구의 과학적 접근, 현재와 미래의 작업치료수행에 있어 중요한 연결고리의 역할을 맡고 있다(Cohn & Crist, 1995; Lewis, 2005). 양질의 임상실습은 성공적인 경험을 촉진하기 위해 모든 임상실습 관련 당사자의 노력을 필요로 한다(Kirke, Layton, & Sim, 2007). 경험의 깊이는 학생과 임상실습 담당 교육자가 가르치고 배우는 책임을 공유하는 정도에 따라 크게 달라질 수 있다. 급변하는 보건 및 인적 서비스 전달 시스템은 작업치료 실습 및 임상 교육 영역에서 새로운 기회를 제공하고 있다. 전 세계적으로 전문가들은 각국의 건강, 경제, 교육, 사회적 환경을 고려한 작업치료 임상실습의 질적 향상 방안을 발전시키기 위해 관심을 기울이고 있다. 이러한 역동적이고 복잡한 상황에 성공적으로 대응하기 위해 치료사는 반드시 사려깊은 평가와 분석에 근간하여 판단을 내려야 하며 클라이언트의 일상생활과 사회활동 및 전반적인 삶의 질 향상을 위한 지원을 바탕으로 훈련을 반영하여야 한다.

감사의 글 Acknowledgments

Ellen S. Cohn 박사의 오랜 멘토링에 진심으로 감사드립니다. 또한 보스턴 대학 보건 및 재활 과학 전공의 Gloria Waters 학장과 작업치료학과의 Wendy Coster 박사가 이 장을 쓰는 데 도움을 주신 것에 대해 감사를 표합니다. 이 외에도 임상실습의 가치에 기여하고 학습경험의 복잡성을 인식하는 많은 임상실습 학생들, 임상실습 교육자 및 동료들에게 감사드립니다.

참고문헌 References

Accreditation Council for Occupational Therapy Education.(2007a). Accreditation standards for a doctoral-degree level educational program for the occupational therapist. *American Journal of Occupational Therapy, 61*, 641–651.

Accreditation Council for Occupational Therapy Education.(2007b). Accreditation standards for a master's-degree level educational program for the occupational therapist. *American Journal of Occupational Therapy, 61*, 662–671.

Accreditation Council for Occupational Therapy Education.(2007c). Accreditation standards for an educational program for the occupational therapy assistant. *American Journal of Occupational Therapy, 61*, 652–661.

Adelstein, L. A., Cohn, E. S., Baker, R. C., & Barnes, M. A.(1990). A part-time level II fieldwork program. *American Journal of Occupational Therapy, 44*, 60–65.

Allison, H., & Turpin, M.(2004). Development of the student placement evaluation form: A tool for assessing student fieldwork performance. *Australian Occupational Therapy Journal, 51*, 125–132.

Alsop, A., & Donald, M.(1996). Taking stock and taking chances: Creating new opportunities for fieldwork education. *British Journal of Occupational Therapy, 59*(11), 498–502.

American Occupational Therapy Association.(2002a). *Fieldwork performance evaluation for the occupational therapy assistant student.* Bethesda, MD: Author.

American Occupational Therapy Association.(2002b). *Fieldwork performance evaluation for the occupational therapy student.* Bethesda, MD: Author.

American Occupational Therapy Association.(2008). *Ethical considerations for professional education of students with disabilities*. Retrieved from http://www.aota.org/Practitioners/Ethics/Advisory/Disabilities.aspx

American Occupational Therapy Association.(2009). Occupational therapy fieldwork education: Value and purpose. *American Journal of Occupational Therapy*, *63*, 821–822.

American Occupational Therapy Association.(2010). Occupational therapy code of ethics. *American Journal of Occupational Therapy*, *64*, 151–160.

American Occupational Therapy Association, Commission on Education. (1999). *Guidelines for an occupational therapy fieldwork experience: Level I*. Bethesda, MD: Author.

American Occupational Therapy Association, Commission on Education. (2009). *The AOTA Self-Assessment Tool for Fieldwork Educator Competency*. Bethesda, MD: Author. Retrieved from http://www.aota.org/Educate/EdRes/Fieldwork/Supervisor/Forms/38251.aspx?FT.pdf

American Occupational Therapy Association, Commission on Education and Fieldwork Issues Committee.(2000). *Guidelines for an occupational therapy fieldwork experience Level II*. Bethesda, MD: Author.

American Occupational Therapy Association, Education Department. (1999). *Innovative fieldwork annotated bibliography*. Bethesda, MD: Author. Retrieved from http://www.aota.org/Educate/EdRes/Fieldwork/38240.aspx

American Occupational Therapy Association, The Fieldwork Research Team.(2001). *Fieldwork Experience Assessment Tool(FEAT)*. Bethesda, MD: Author. Retrieved from http://www.aota.org/Students/Current/Fieldwork/FEAT.aspx?FT=.pdf

American Occupational Therapy Association, International Fieldwork Ad Hoc Committee for the Commission on Education.(2009). *Recommended international fieldwork timelines for academic OT/OTA programs and fieldwork sites*. Retrieved from http://www.aota.org/Educate/EdRes/International/International-Fieldwork-Timelines.aspx?FT=.pdf

American Occupational Therapy Association, Student Evaluation of Fieldwork Experience Task Force.(2006). *Student evaluation of fieldwork experience*. Bethesda, MD: Author.

Archer, J.(1999). Essential functions: The journey of an OT student with learning disabilities. *Occupational Therapy in Health Care*, *11*, 67–74.

Atler, K.(2003). *Using the fieldwork performance evaluation forms: The complete guide*. Bethesda, MD: American Occupational Therapy Association.

Barnes, M. A., & Evenson, M. E.(2000). Supervision and mentoring. In S. C. Merrill & P. A. Crist(Eds.), *Meeting the fieldwork challenge: A self-paced clinical course, Lesson 5*(pp. 9–12). Bethesda, MD: American Occupational Therapy Association.

Bonello, M.(2001). Fieldwork within the context of higher education: A literature review. *British Journal of Occupational Therapy*, *64*, 93–99.

Bossers, A., Bezzina, M. B., Hobson, S., Kinsella, A., MacPhail, A., Schurrs, S., . . . & Jenkins, K.(n.d.). *Preceptor education program(PEP) for health professionals and students*. Ontario, Canada: University of Western Ontario. Retrieved from http://www.preceptor.ca

Bossers, A., Miller, L. T., Polatajko, H. J., & Hartley, M.(2001). *Competency based fieldwork evaluation for occupational therapists CFE-OT*. Albany, NY: Delmar Thomson Learning.

Brown, K., James, C., & Mackenzie, L.(2006). The practice placement education experience: An Australian pilot study exploring the perspectives of health professional students with a disability. *British Journal of Occupational Therapy*, *69*, 31–37.

Christie, B. A., Joyce, P. C., & Moeller, P. L.(1985). Fieldwork experience 1: Impact on practice preference. *American Journal of Occupational Therapy*, *39*, 671–674.

Cohn, E. S., & Crist, P.(1995). Back to the future: New approaches to fieldwork education. *American Journal of Occupational Therapy*, *49*, 103–106.

Cohn, E. S., Dooley, N. R., & Simmons, L. A.(2001). Collaborative learning applied to fieldwork education. *Occupational Therapy in Health Care*, *15*, 69–83.

College of Occupational Therapists.(2006). *Management briefing: Supervision*. London, United Kingdom: Author.

Committee on University Fieldwork Education, Association of Canadian Occupational Therapy University Programs.(2011). *Canadian guidelines for fieldwork education in occupational therapy(CGFEOT)*. Retrieved from http://www.caot.ca/pdfs/Exam/June7.pdf

Costa, D.(Ed.).(2004). *The essential guide to occupational therapy fieldwork education: Resources for today's educators and practitioners*. Bethesda, MD: American Occupational Therapy Association.

Crowe, M. J., & Mackenzie, L.(2002). The influence of fieldwork on the preferred future practice areas of final year occupational therapy students. *Australian Occupational Therapy Journal*, *49*, 25–36.

Evenson, M., Barnes, M. A., & Cohn, E. S.(2002). Brief report: Perceptions of level I and level II fieldwork in the same site. *American Journal of Occupational Therapy*, *56*, 103–106.

Fisher, A., & Savin Badin, M.(2002). Modernizing fieldwork, part 2: Realizing the new agenda. *British Journal of Occupational Therapy*, *65*, 275–282.

Fortune, T., Farnworth, L., & McKinstry, C.(2006). Project-focused fieldwork: Core business or fieldwork fillers? *Australian Occupational Therapy Journal*, *53*, 233–236.

Gaitskell, S., & Morley, M.(2008). Supervision in occupational therapy: How are we doing? *British Journal of Occupational Therapy*, *71*, 119–121.

Garrett, S. A., & Schkade, J. K.(1995). Occupational adaptation model of professional development as applied to level II fieldwork. *American Journal of Occupational Therapy*, *49*, 119–126.

Hansen, A. W., Munoz, J., Crist, P. A., Gupta, J., Ideishi, R. I., Primeau, L. A., & Tupe, D.(2007). Service learning: Meaningful, community-centered professional skill development for occupational therapy students. *Occupational Therapy in Health Care*, *21*, 25–48. doi:10.1300/J003v21n01_03

Herzberg, G. L.(1994). The successful fieldwork student: Supervisor perceptions. *American Journal of Occupational Therapy*, *48*, 817–823.

Hirneth, M., & Mackenzie, L.(2004). The practice education of occupational therapy students with disabilities: Practice educators' perspectives. *British Journal of Occupational Therapy*, *67*, 396–403.

Hocking, C., & Ness, N. E.(2002). *Minimum standards for the education of occupational therapists*. Forrestfield, Australia: World Federation of Occupational Therapists.

Hodgetts, S., Hollis, V., Triska, O., Dennis, S., Madill, H., & Taylor, E.(2007). Occupational therapy students' and graduates' satisfaction with professional education and preparedness for practice. *Canadian Journal of Occupational Therapy*, *74*, 148–160.

Hunt, S. G.(2006). A practice placement education model based upon a primary health care perspective used in So. Australia. *British Journal of Occupational Therapy*, *69*, 81–85.

James, K. L., & Musselman, L.(2005). Commonalities in level II fieldwork failure. *Occupational Therapy in Health Care*, *19*, 67–81.

Johnson, C. R., Koenig, K. P., Piersol, C. V., Santalucia, S. E., & Wachter-Schutz, W.(2006). Level I fieldwork today: A study of contexts and perceptions. *American Journal of Occupational Therapy*, *60*, 275–287.

Jung, B., Salvatori, P., & Martin, A.(2008). Intraprofessional fieldwork education: Occupational therapy and occupational therapy assistant students learning together. *Canadian Journal of Occupational Therapy*, *75*, 42–50.

Kirke, P., Layton, N., & Sim, J.(2007). Informing fieldwork design: Key elements to quality fieldwork education for undergraduate occupational therapy students. *Australian Occupational Therapy Journal*, *54*, S13–S22.

Kornblau, B. L.(1995). Fieldwork education and students with disabilities: Enter the Americans with Disabilities Act. *American Journal of Occupational Therapy*, *49*, 139–145.

Ladyshewsky, R. K.(1995). Enhancing service productivity in acute care inpatient settings using a collaborative clinical education model. *Physical Therapy*, *75*, 53–58.

Ladyshewsky, R. K., & Gardner, P.(2008). Peer assisted learning and blogging: A strategy to promote reflective practice during clinical fieldwork. *Australian Journal of Educational Technology*, *24*, 241–257.

Lewis, L. M.(2005, September). Fieldwork requirements of the past, present, and future. *Education Special Interest Section Quarterly*, *15*, 1–4.

Llorens, L. A., Burton, G., & Still, J. R.(1999). Achieving occupational role: Accommodations for students with disability. *Occupational Therapy in Health Care*, *11*, 1–7.

Missiuna, C. A., Polatajko, H. I., & Ernest-Conibear, M.(1992). Skill acquisition during fieldwork placements in occupational therapy. *Canadian Journal of Occupational Therapy*, *59*(1), 28–39.

Mitchell, M. M., & Kampfe, C. M.(1993). Student coping strategies and perceptions of fieldwork. *American Journal of Occupational Therapy*, *47*, 535–540.

Morley, M., Rugg, S., & Drew, J.(2007). Before preceptorship: New occupational therapists' expectations of practice and experience of supervision. *British Journal of Occupational Therapy*, *70*, 243–253.

Mulholland, S., & Derdall, M.(2004). Exploring what employers seek when hiring occupational therapists. *Canadian Journal of Occupational Therapy*, *71*, 223–229.

Murden, R., Norman, A., Ross, J., Sturdivant, E., Kedia, M., & Shah, S.(2008). Occupational therapy students' perceptions of their cultural awareness and competency. *Occupational Therapy International*, *15*, 191–203. doi:10.1002/oti

National Board for Certification in Occupational Therapy.(n.d.). *Online certification examination handbook*. Gaithersburg, MD: Author. Retrieved from http://www.nbcot.org/pdf/eligibility_01.pdf

Nelson, A., Copley, J., & Salama, R.(2010). Occupational therapy students' perceptions of the multiple mentoring model of clinical supervision. *Focus on Health Professional Education: A Multi-disciplinary Journal*, *11*, 14–27.

Phillips, E. C., & Legaspi, W. S.(1995). A 12-month internship model of level II fieldwork. *American Journal of Occupational Therapy*, *49*, 146–149.

Precin, P.(2007). An aggregate fieldwork model: Interdisciplinary training/intervention component. *Occupational Therapy in Health Care*, *21*, 123–131.

Rodger, S., Thomas, Y., Dickson, D., McBryde, C., Broadbridge, J., Hawkins, R., & Edwards, A.(2007). Putting students to work: Valuing fieldwork placements as a mechanism for recruitment and shaping the future occupational therapy workforce. *Australian Occupational Therapy Journal*, *54*, S94–S97. doi:10.1111/j.1440-1630.2007.00691.x

Rodger, S., Webb, G., Devitt, L., Gilbert, J., Wrightson, P., & McMeeken, J.(2008). Clinical education and practice placements in the allied health professions: An international perspective. *Journal of Allied Health*, *37*, 53–62.

Simhoni, O., & Andersen, L. T.(2002). Fieldwork: A road to employment. *Occupational Therapy in Health Care*, *16*, 37–43.

Sladyk, K.(Ed.).(2002). *The successful occupational therapy fieldwork student*. Thorofare, NJ: Slack.

Taylor, R. R., Lee, S. W., Kielhofner, G., & Ketkar, M.(2009). Therapeutic use of self: A nationwide survey of practitioners' attitudes and experiences. *American Journal of Occupational Therapy*, *63*, 198–207.

Thew, M., Hargreaves, A., & Cronin-Davis, J.(2008). An evaluation of a role-emerging practice placement model for a full cohort of occupational therapy students. *British Journal of Occupational Therapy*, *71*, 348–353.

Thomas, Y., Penman, M., & Williamson, P.(2005). Australian and New Zealand fieldwork: Charting the territory for future practice. *Australian Occupational Therapy Journal*, *52*, 78–81.

Tryssenaar, J., & Perkins, J.(2001). From student to therapist: Exploring the first year of practice. *American Journal of Occupational Therapy*, *55*, 19–27.

Turpin, M., Fitzgerald, C., & Rodger, S.(2011). Development of the student practice evaluation form revised edition package. *Australian Occupational Therapy Journal*, *58*, 67–73.

University of Queensland, Division of Occupational Therapy.(1998). *Student placement evaluation and handbook*. Brisbane, Australia: Author.

Velde, B. P.(2000). The experience of being an occupational therapist with a disability. *American Journal of Occupational Therapy*, *54*, 183–188.

Verma, S., & Patterson, M.(1998). Evaluating the marginal student: A workshop for clinical faculty. *Journal of Allied Health*, *27*, 162–166.

Vogel, K. A., Grice, K. O., Hill, S., & Moody, J.(2004). Supervisor and student expectations of level II fieldwork. *Occupational Therapy in Health Care*, *18*, 5–19. doi:10.1300/J003v18n01_02

Whiteford, G. E., & McAllister, L.(2007). Politics and complexity in intercultural fieldwork: The Vietnam experience. *Australian Occupational Therapy Journal*, *54*, S74–S83.

World Federation of Occupational Therapists.(n.d.). *FAQ—International fieldwork*. Retrieved from http://www.wfot.org/faq.asp?name=Education

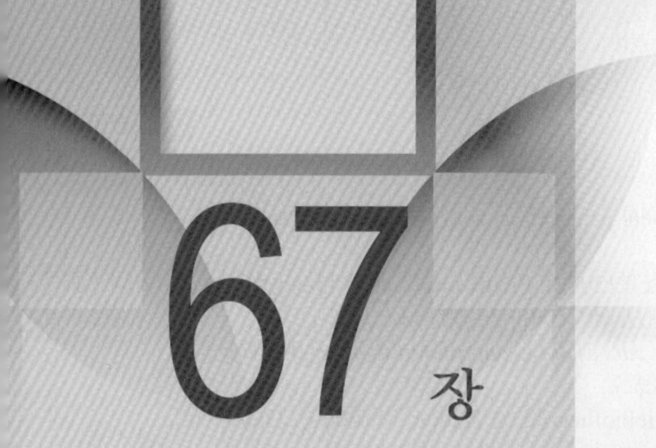

67장

수행능력과 전문성 개발

Competence and Professional Development

박민수 옮김

개요

학습목표

이 장을 학습한 후, 다음의 내용을 할 수 있을 것이다:

1. 지속적인 역량 및 전문성 개발에 대한 전문가의 기대와 개인의 책임에 대해 토론한다.
2. 역량과 지속적 역량의 용어의 차이를 구별하고, 각 개념에 영향을 미치는 여러 변수에 대해 설명한다.
3. 작업치료사 및 보조 작업치료사에 대한 기대 역량과 둘 간의 차이점을 설명한다.
4. 자기 평가와 개별화된 전문성 개발 및 포트폴리오 작성을 통해 지속적인 역량을 입증하는 방법을 이해한다.
5. 계획 실행을 위해 유익한 학습활동을 포함하여 관련 전문성 개발 학습계획을 수립하는 과정에서 사용 가능한 자원과 단계를 인식한다.
6. 인증과 면허 및 수행을 위한 상급 및 전문 자격증의 역할에 대해 고려한다.
7. 수행역량과 수행우수성의 장점을 비교하고 대조한다.

서론 Introduction

협회(Society)는 작업치료 서비스가 최소한 유능한 방향으로 전달되어야 한다고 단언한다. 현장에서 작업치료 서비스 수요자와 그의 가족, 작업치료 서비스 비용을 지불하는 주체와 공공영역 등에서는 작업치료사가 효과적인 전달체계를 이용하여 양질의 서비스를 제공할 것을 기대하며, 근거에 기반한 모범적인 수행을 반영할 것을 기대한다. **모범적 수행**을 적용한다는 것의 의미는 "풍부한 상상력을 기반으로 문제를 생각하고, 참여 문제를 해결하기 위해 창조적으로 지식을 적용하며, 향후 치료를 진행할 치료사에게 알려주는 혁신의 효과성을 평가하는 것에 대한 책임을 지는" 방법을 통해 일관되게 가장 유익한 결과를 도출하는 것을 의미한다(Dunn, 2011, p.2). 특히 작업치료 영역에서 클라이언트의 참여를 증진시키고 일상생활활동능력을 강화하는 것은 모범적 수행을 시행함에 있어 클라이언트에게 매우 중요하다. 이러한 수행은 주로 과제 조절, 환경 수정, 클라이언트의 수행 기능과 전반적 건강 증진을 위해 디자인된 맞춤형 치료적 중재를 통해 이루어진다(American Occupational Therapy Association [AOTA], 2010b). 실제적으로 우수한 수행에서는 개개인이 효과적이고 안전하며 윤리적이고 책임감 있는 서비스를 제공하기 위한 전문적인 성과와 지식 및 기술을 수립, 유지, 보수하는 활동이 요구된다(AOTA, 2010a, 2010c, 2010d).

역량의 토대는 작업치료적 전문성에 의해 수립된 다양한 형태의 수행 표준에 기초한다. 수행 표준은 지속적인 양질의 수행 요소에 따른 원칙과 규칙 및 윤리를 의미한다. 효과적인 치료사는 전문 지식과 표준을 반영하여 자신의 현재 역량을 지속적으로 향상시켜야 한다. 또한 양질의 서비스 제공을 위해 적극적이고 지속적인 전문성 개발 활동에 대한 헌신이 필요하다.

이 장에서는 전문적 책임으로써의 능력(competence)의 여러 측면에 대해 논의한다. 능력이란 특정 목표를 달성하거나 직무를 수행하기 위한 지식, 비판적 사고, 동기, 특성, 기술 등을 의미한다. 모든 작업치료사에게 있어, 능력은 장소와 종류를 불문하고 적용되는 일반적인 원칙이다. 따라서 이 장에서는 주로 미국의 관점에서 논의가 이루어지지만, 일반적인 능력의 개념은 다양한 역할이나 환경뿐만 아니라 국제적인 관점과 관련지을 수 있다. 먼저 입문수준의 능력에 대한 기대치는 작업치료사로서의 미래 역량을 구축하기 위한 기반이 되기 때문에 이를 요약할 것이며, 다음으로 전문 능력을 유지하는데 필요한 접근법과 자원이 기술되고 고급 인증 및 전문성 인증에 대한 논의를 진행할 것이다. 마지막으로 수행 경험을 쌓기 위한 이상적 측면이나 벤치마크 능력에 대해 이야기할 것이다. 수행의 우수성은 전문적 표준이나 근거기반 수행을 넘어서는 능력을 요구한다.

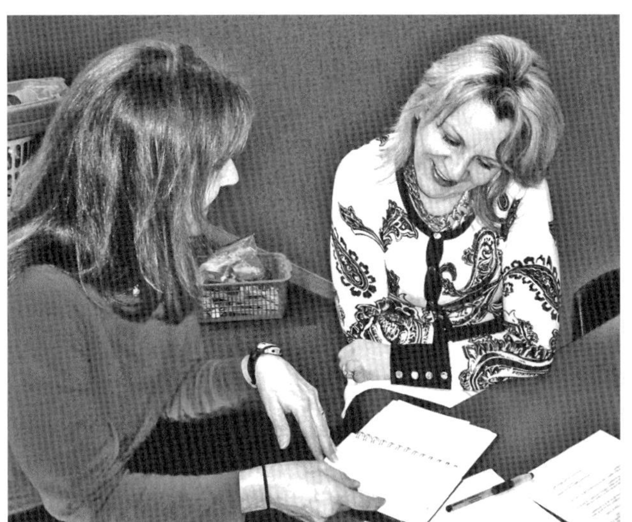

그림 67.1 유능한 실무자들은 그들의 현재 역량을 지속적으로 반영할 것으로 기대된다.

입문 등급 능력 Entry-level Competencies

작업치료사(OTs) 및 보조 작업치료사(OTAs)는 정해진 학위과정 및 실습교육(AOTA, 2011b)를 이수하여 입문수준의 능력에 필요한 필수지식과 기술 및 태도를 습득한다. **표 67.1**은 작업치료사가 미국의 작업치료사 또는 보조 작업치료사(AOTA, 2010c)와 같은 입문수준의 학업 프로그램을 이수한 후 시작할 것으로 예상되는 실무 기준에 대한 비교 요약을 제공한다. 보다 자세한 내용을 알아보기 위해서는 기타 공식 문서와 작업치료 서비스 전달체계 내 AOTA의 감독, 역할 및 책임에 관한 지침(AOTA's Guidelines for Supervision, Roles, and Responsibilities during the Delivery of Occupational Services)(AOTA, 2009a)을 참고하라. 미국 외 타 국가의 독자는 관련 자원에 대한 정보를 세계작업치료사연맹(World Federation of Occupational Therapy)의 홈페이지(http://www.wfot.org)에서 확인할 수 있다. 졸업을 한 이후 모든 작업치료사들은 이러한 교육과정을 통해 입문 등급의 능력을 보유하고 있는 것으로 여겨진다.

지속적인 학습과 향상된 수행
Continuous Learning and Improved Practice Performance

작업치료사로서의 업무 수행은 새로운 근거의 발견, 기술의 발전, 보건 정책 변화, 제도 변경 및 새로운 고용을 창출하는 작업치료 실행 영역의 확대에 따라 지속적으로 변화하고 있다. 또한 작업치료사는 새로운 역할에 대한 학습이나 수행 환경 등의 확대에 따라 새로운 취업기회를 모색할 수도 있다. 클라이언트와 고용주, 보험 지급인, 면허 관리 조직, 인정기관 및 전반적인 사회 흐름 등으로 인해 작업치료사와 보조작업치료사는 특정 서비스 제공 상황에 대해 능률적으로 서비스를 제공할 수 있는 능력을 유지함으로써 실제적인 변경에 대응해 적극적인 활동을 수행한다. 다만, 이러한 기대의 충족에는 몇 가지 난제가 발생할 수 있다(Moyer, 2009, p.241).

- 모든 작업치료사의 기술이나 능력이 훈련과 피드백 또는 행정 시스템 지원의 부족으로 인해 점차 감소된다.
- 지식 정보의 폭발적 증가로 인해 새로운 지식의 학습에

표 67.1 작업치료사와 보조 작업치료사의 수행기준 (미국)

작업치료 프로세스	작업치료사	보조 작업치료사
교육, 시험 및 자격 요구사항		
1. ACOTE가 인정한 OT 프로그램을 수료하였다.	X	X
2. 감독이 이루어지는 임상실습을 성공적으로 완수하였다.	석사: 24주 박사: 24주 + 16주	16주
3. 작업치료사 대상 국가 입문시험을 통과하였다.	X	X
4. 면허나 인증 또는 등록을 위한 주 정부의 요구사항을 충족하였다.	X	X
지위와 책임		
1. 작업치료의 철학적 기반을 근간으로 이론과 실천의 확립된 원칙 및 개념에 따른 작업치료 서비스를 제공한다.	X	X
2. AOTA 표준과 정책 및 지침, 주 및 연방정부의 규정, 보험 지급자의 요구사항 등에 따라 수행 및 서비스 제공에 대한 지식과 작업치료 서비스를 제공한다.	X	X
3. 법이나 규정에 따라 현재 합법적인 면허나 등록 및 인증을 유지하고 있다.	X	X
4. 작업치료에 대한 윤리 규정(Occupational Therapy Code of Ethics)을 준수한다 (AOTA, 2010a).	X	X
5. 전문적 수행능력과 지식 및 기술을 확립하고 유지 및 강화함으로써 역량 유지 표준(Standard for Continuing Competence)을 준수한다(AOTA, 2010c).	X	X
6. 작업치료 서비스의 모든 측면을 책임지며, 작업치료 서비스 제공 프로세스의 효과성과 안전성에 대한 책임을 진다.	X	
7. 법이나 규정 및 AOTA 규정에 근거하여 작업치료사와의 협력 하에 안전하고 효과적인 작업치료 서비스를 제공할 책임을 가진다.		X
8. 클라이언트 및 작업치료 실행에 영향을 미치는 입법, 정치, 사회, 문화, 보험정책 등의 이슈에 대한 최신의 지식을 유지한다.	X	X
9. 근거기반 연구에 대한 지식이 있으며, 윤리적이고 최적의 접근법에 부합하는 작업치료 서비스를 적용한다.	X	실제 서비스 적용
10. 클라이언트의 사회문화적 배경을 존중하고 클라이언트 중심 및 가족 중심의 작업치료 서비스를 제공한다.	X	X
선별, 평가 및 재평가		
1. 선별과 평가 및 재평가 과정의 모든 측면에 대해 책임을 가진다.	X	
2. 주 법률 또는 기타 규정에 따른 요구를 준수하여 의뢰를 수락하고 수행한다.	X	
3. 클라이언트와 협력하여 클라이언트의 능력과 활동 수준 및 환경을 고려한 일상생활활동 수행능력을 향상시킨다.	X	
4. 선별과 평가 및 재평가 과정을 계획하고 지시하며 결과를 분석한다.	X	일부 기여
5. 최신의 평가도구를 사용하며, 표준화된 평가를 수행할 때는 정해진 프로토콜을 지킨다.	X	X – 작업치료사의 위임을 받아 수행
6. 작업치료평가 결과를 문서화한다.	X	일부 기여
7. 클라이언트의 기밀 유지를 준수하면서 선별과 평가 및 재평가 결과를 적절한 개인이나 집단 및 조직에 알린다.	X	

표 67.1 작업치료사와 보조 작업치료사의 수행기준 (미국) (계속)

작업치료 프로세스	작업치료사	보조 작업치료사
8. 클라이언트의 요구가 다른 전문가 또는 다른 서비스의 전문지식에 의해 가장 잘 해결될 수 있는 경우, 추가 상담을 권장하거나 클라이언트에게 적절한 자원을 안내한다.	X	
9. 작업치료 서비스의 범위와 작업치료 서비스 프로세스를 시작함에 있어 현재 및 잠재적 추천 자원을 교육한다.	X	X
중재		
1. 평가와 클라이언트의 목표, 현재의 최적 근거, 임상적 추론에 근거한 작업치료 중재의 개발, 문서화 및 중재 시행에 대한 전반적인 책임을 진다.	X	
2. 중재 계획을 시간표와 형식 및 정해진 표준 양식을 이용하여 문서화하는 책임을 가진다.[a]	X	일부 기여
3. 클라이언트의 필요와 우선 순위, 안전 문제, 상대적인 편익과 위험 분석을 기반으로 클라이언트와 협력하여 중재 계획을 개발하고 실행한다.	X	X
4. 타 전문가의 조정에 따라 적절할 경우에 작업치료 중재의 계획과 수행을 조정한다.	X	X
5. 치료활동 및 중재를 선택하고 실행하며 수정한다.	X	X – 작업치료사의 위임을 받아 수행
6. 중재 프로세스 전반에 걸쳐 중재 계획을 수정하고 클라이언트의 요구와 목표 및 상태 변화를 문서화한다.	X	일부 기여
7. 시간표와 형식 및 정해진 표준 양식을 이용하여 문서화한다.	X	X
결과		
1. 클라이언트의 작업 능력과 이와 관련된 예후 및 달성 결과를 선택하고 측정하며 문서화하고 해석한다.	X	
2. 클라이언트가 목표를 달성하거나 최대한의 기능 회복을 이루었거나 서비스를 더 이상 제공받길 원하지 않을 때 클라이언트의 기능 및 역량의 변화를 기록하고 다른 유형이나 강도의 작업치료 서비스로 전환하거나 서비스를 중단한다.	X	일부 기여
3. 클라이언트의 요구나 목표, 성과 및 적절한 후속 조치를 토대로 이행 계획 또는 중단 계획을 준비하고 시행한다.	X	일부 기여
4. 적절한 경우 클라이언트, 가족 구성원, 기타 관련자, 치료 팀, 타 분야 전문가 및 지역사회 자원과 협력하여 전원하거나 치료를 종결한다.	X	X
5. 치료 환경 내 작업치료과정 및 중재의 안전성과 효과성을 측정한다.	X	일부 기여

[a] 이는 연방 및 주 법률에 따라 작성되거나, 기타 규제나 외부 인증 프로그램 및 비용 지급자의 요구에 따라 달라질 수 있으며, 미국작업치료협회의 공식 문서뿐만 아니라 작성된 시간 및 형식과 임상실습 기관의 표준에 따라 적용된다.

ACOTE, Accreditation Council for Occupational Therapy Education; AOTA, American Occupational Therapy Association; OT, occupational therapy.

Adapted from American Occupational Therapy Association.(2010d). Standards of practice for occupational therapy. American Journal of Occupational Therapy, 64, S106–S111; and American Occupational Therapy Association.(2009a). Guidelines for supervision, roles and responsibilities during the delivery of occupational therapy services. American Journal of Occupational Therapy, 63, 173–179.

집중하고 자신의 기술을 향상시키는 것이 어려워진다.

- 지식 정보를 각국의 언어로 정확하게 번역하기 위해서는 매우 높은 수준의 정교함이 필요하다.
- 복잡한 보건 및 건강관리 정책과 사회 시스템의 압박이 수행기술 향상에 장벽으로 작용한다.
- 수정된 중재 전달체계 및 결과에 대한 기대치를 위한 건강 정책 및 의료비 보험 지급 프로세스의 급격한 변화가 발생한다.

앞서 언급한 각각의 난제들로 인해 작업치료사는 자신의 지속적인 능력을 확보하기 위해 끊임없는 학습활동을 수행한다. 이러한 반영 과정은 습득한 지식과 수행기술 효과, 비판적 추론 간의 역동적 상호작용에 의해 능력으로써의 가치를 가지게 된다.

작업치료의 문헌연구와 전문적인 토론에서의 능력 및 역량은 평생학습과 관련된 전문적인 토론과 관련이 있다(Baum, 2000; Moyers & Hinojosa, 2003). 전생애적 학습은 작업치료사와 보조 작업치료사의 향후 능력 유지를 위해 학문과 임상 간의 가교뿐만 아니라 지식과 기술 및 기능의 발전을 도와주는 임상 학문의 증진을 돕는다(AOTA, 2007, 2010a, 2010c, 2010d).

유능하다는 것은 무엇을 의미하는가?

What Does It Mean to Be Competent?

능력(competence)이란 특정 목표를 달성하거나 직무를 수행하기 위한 지식, 비판적 사고, 동기, 특성 또는 기술을 의미한다. 작업치료 문헌에서 능력이란 효과적이고 전문적이며 임상적 추론을 사용하는 것과 관련이 있으며, 이에 대한 결과로 효과적인 치료가 가능하다(Moyer, 2009; Moyers & Hinojosa, 2003). **역량**(competency)이란 능력의 실제적인 수행을 의미한다. 역량은 다른 누군가의 수행과정과 비교한 결과이며, 근거기반 치료와 같은 구체적인 특정 기준과 비교한 결과이다. 역량의 강화는 특정 기술이나 행위를 수행함에 있어 효과성에 대해 외부 검증과 함께 내부의 자기 결정이 병행되어 나타나는 과정이다.

능력을 확보하고 유능하게 수행하는 것은 전생애적 학습을 필요로 하는 역동적이고 진화적인 과정이다. 자신의 능력에 대한 가치를 결정하려면 자기개발 도구의 완성, 주기적인 동료 평가, 지식에 대한 시험, 고용주가 제공하는 재교육과정 또는 표준화된 평가 관련 도구와의 비교, 면허와 인증을 위해 필요한 보수교육(CE) 등과 같은 기준에 따라 보유하고 있는 기존 능력에 대한 자체 평가가 필요하다. 또한 치료 중재 중에 최신의 치료접근법에 대한 학습이 가능한 전문성 개발 기회를 모색할 수도 있다. 일반적인 접근 방법으로는 자격 및 면허 취득 후 별도의 교육이나 워크샵에 참여하고, 학술지나 기타 근거기반의 연구 결과를 읽거나 별도의 전문 자격증을 확보하는 방법이 있다. 이 외에도 지역 내 자신의 관심사와 관련한 전문가 그룹에 참여하거나 학습과 관련한 회의 및 서비스 과정에 참석하는 것이 포함된다. 최소한 이러한 전문성 개발 활동에 대한 참여는 치료사에게 기대되는 수행 표준의 준수에 참여하고 있음을 입증하는 것이다.

역량의 저하에 따른 비용

역량은 빈약하거나 표준 이하의 서비스가 클라이언트에게 제공될 위험으로 인해 전문성에서 매우 핵심적인 가치를 가지고 있다. 또한 전문성에 대한 대중의 인식은 치료사의 수준 낮은 수행에 의해 나빠질 수 있으므로 효과적인 작업치료 서비스를 받고자 하는 클라이언트의 치료 효율성을 잠재적으로 감소시킬 수도 있다. 클라이언트, 가족, 고용주, 의료비 지불 기관, 복지기관 등을 포함한 모든 이해 관계자는 적어도 최소한 효과적인 수행 수준을 기대하며, 대부분의 경우 근거에 기반한 최상의 치료 적용이 희망적인 결과를 가져올 것이라 기대한다. 예를 들어, 뇌졸중 후 기능적 재교육을 위한 효과적인 접근 방법에 대한 새로운 연구나, 학교 생활에서 자폐증의 영향을 감소시킬 수 있는 방안의 제시나, 영구적인 정신장애를 가지고 있는 지역사회 거주 장애인을 위한 중재 방법 설명 등이 이러한 방법으로 포함될 수 있다. 직업적 윤리와 책임감은 치료사가 높은 수준의 역량을 지속적으로 유지하고, 이에 대한 혁신을 요구한다. 또한 최신의 연구근거에 대해 무지하거나 이에 대한 근거기반 치료 접근과 관련한 교육에 무관심한 경우, 이는 비윤리적이고 소홀한 치료를 초래하며, 이는 의료 과실로 이어질 수 있다. 이 때문에 윤리적이며 책임감있는 작업치료사는 최신의 업무 수행역량을 확보하기 위해 역량증진 활동을 적극적으로 수행하고 완수해야한다. 몇 몇 경우에는 직업적인 책임에 대한 존중과 함께 가장 효과적인 치료중재를 제공하지 못하는 태만을 막기 위해서 자기부담의 교육이 권고되기도 한다.

부적격이거나 표준수준 미만의 평가와 중재 계획, 중재과정 등은 클라이언트에게 해가 될 수 있으며 이는 영구적인 기능적 장애를 유발할 수 있다. 이와 더불어 치료와 관련한 대금 지급이 거부될 수도 있다. 작업치료사는 이러한 의료 과실에 대해 법적인 책임이 있다. 유해한 결과를 초래하는 불완전한 행위로 인해 AOTA나 국립 작업치료 인증위원회(Na-

표 67.2 작업치료의 지속적 전문성 개발을 위한 기관 및 주제

	미국작업치료협회(AOTA; 주 협회도 동일함)	국립 작업치료 인증위원회 (NBCOT)	주 정부 규제기관	기관 인증기관
	AOTA http://www.aota.org(주 협회는 별도임)	NBCOT http://www.nbcot.org	각 주의 정부 홈페이지 참고	예시: 재활시설 인증 위원회(CARF), 의료기관 인증위원회(JC)
목적	양질의 서비스를 보장하기 위해 표준을 설정하여 직능을 지원; 작업치료사와 학생 및 대중과 정책 그룹 대상의 교육 및 홍보; 건강관리 서비스에 대한 의료소비자 접근성 향상; 회원의 전문성 개발 촉진	작업치료사의 면허 관리 업무; 작업치료수행에 대한 신뢰성있는 지표 제공 및 현재의 유효한 표준을 기반으로 인증 프로세스를 개발, 관리 및 검토	입법자가 제정한 법령의 시행을 검토; 제정된 법의 의도에 따른 규제 수행	품질 관리; 서비스의 지속적 개선과 피드백 제공 및 지역사회 내 서비스 제공 주체에 대한 인증
관리감독 대상	작업치료 관련 전문가	최초 인증 대상 및 자발적 재인증 대상	주 정부의 다양한 부서와 공무원 및 주법을 제정하는 주 정부 규제 기관	인증을 받고자 하는 비영리 단체
책임이 있는 대상	협회 회원	수행 및 중재 서비스 수요자	주 시민	서비스 수요자
작업치료의 역할	작업치료사 및 보조 작업치료사가 대표를 투표로 결정함. 또한 임명되거나 선출된 자원봉사자가 의사 결정권자들에게 권고 수행	인증 작업치료사 및 인증 보조 작업치료사 공공 대표와 함께 대표자는 관리위원회에 의해 임명. 면허시험 개선 등의 업무단위에 작업치료사 및 보조 작업치료사가 참여	주 정부로부터 임명된 이사회 구성원은 규정의 제정 및 이행 여부를 감독하며, 작업치료사가 이사회에 임명될 수 있음	표준 및 인증과정에 전문가로 참여하며, 표준은 독자적으로 개발되지만 작업치료사와 같은 직종으로부터 의견 청취. 작업치료사는 평가자로 훈련받을 수 있음
전문성 강화	수행, 자가 평가도구, 전문성 중심의 평생 교육, 상급 수행 및 전문 자격 인증	인증 갱신을 위해 전문성 개발 유닛 및 자체 평가도구와 확인 문서를 취득해야 함	각 주에 의해 수립된 평생 교육 요건 제공	평생 교육원 등의 기관과 관련한 표준 마련
가치	전문성을 강화하고 대중 홍보 및 직능 발전을 통해 작업치료사와 보조 작업치료사 지원	대중과 규제기관 및 고용주에게 자격시험 정보와 자격인증, 정책적 활동 및 일반적인 전문 자격증 감독 관리	공공보건의 이익과 복지	보험지급기관을 포함한 공공보건 및 복지

[a]AOTA and NBCOT maintain current lists.
[b]The Joint Commission accredits nine types of health care settings, including hospitals, behavioral health care, home care, and long-term care(http://www.joint commission.org).
CARF, Commission on the Accreditation of Rehabilitation Facilities(http://www.carf.org); COTA, certified occupational therapy assistant; JC, The Joint Commission; OT, occupational therapist; OTA, occupational therapy assistant; OTR, occupational therapist, registered.

tional Board for Certification in Occupational Therapy; NBCOT)와 같은 전문가 집단 또는 주 규제 관이나 외부 인증기관, 제3자 보상기관과 같은 정부기관의 징계 조치나 비난을 받을 수 있다. 이러한 행동은 수행 옵션을 확연히 제한할 수 있으며, 자격을 갖춘 작업치료사의 불인정을 초래할 수도 있다.

미국의 전문성 개발 및 자원

지속적인 수행역량강화의 첫 걸음은 양질의 작업치료 서비스를 제공할 수 있는 조직에 의해 개발된 자원이나 외부 규정에 익숙해지는 것이다. 전문 조직, 인증기관, 기관 인증프로그램 및 주 규제 그룹은 각각 능력과 지속적인 수행역량과 관련한 표준을 정의하고 적용하기 위해 각각 독창적이며 중추적인 역할을 수행한다. 미국에서의 작업치료는 주로 AOTA, NBCOT, 정부 프로그램, 주립 규제기관 및 기관 인증기관이 이러한 일차적인 역할을 수행한다. 모든 기관 간에는 양질의 서비스를 제공하기 위한 조화로운 권리의 인증이 이루어져 있다. 각각의 기관의 사명과 목적은 각각 독립적이고 독특하며, 결과적으로 양질의 서비스 제공을 지원하고 직종을 홍보하며 모든 이해 관계자에 대한 존중 및 관심 분야에 대한 전문성을 보호하는 건강한 긴장감을 가지고 있다. **표 67.2**는 지속적인 수행역량 및 그 역할을 다루는 주요한 인력에 대해 기술하고 있다.

각각의 기관들이 수행하는 전문성 증진은 도전과 기회에 대한 응답으로 주요한 변화를 감독하고 추진할 수 있을 정도의 확고함을 가지고 있다. 앞서 설명한 바와 같이 지속적인 역량은 복잡하고 다원적인 개념이다. 그러므로 작업치료 전문성 강화를 위한 인도나 지지를 제공하는 많은 종류의 자원이 존재하는 것은 작업치료사에게 큰 이득이 된다.

미국 작업치료 협회(American Occupational Therapy Association)는 양질의 서비스 제공에 전력을 다하고 있으며, "지속적 역량 표준(AOTA Standards for Continuing Competence)"(AOTA 2010c)나 "수행 표준(AOTA Standard of Practice)"(AOTA, 2010d)와 같은 다양하고 유용한 자원을 보유하고 있다. 이와 더불어 위 자원들은 모든 수행을 포괄할 수 있는 핵심적인 성과에 대해 기술하고 있다. 또한 AOTA는 개별 작업치료사의 역할과 책임에 관련하여 아래와 같은 핵심 역량을 기술하고 있다(2010c).

- 여러 역할과 책임에 대한 지식
- 의사결정의 기초가 되는 비판적 추론 프로세스
- 전문적인 관계 형성과 의사 소통을 위한 대인관계 기술
- 적성과 숙련도 및 능력을 반영한 성과기술 역량
- 변화하는 환경에서의 문제와 딜레마에 책임감 있게 대응하는 윤리적 수행

또한 AOTA는 특정 집단이나 조건, 또는 상황에 따라 적용할 수 있는 수행에 대한 다양한 지침 및 관련 문서를 발간한다. AOTA 전문성 개발도구(AOTA Professional Development Tool)는 특정 전문 관심사와 필요사항을 스스로 평가할 수 있는 과정을 개발하여 제공하고, 계획 수립을 위한

사례 연구 67.1 입문수준 작업치료사의 전문성 개발계획 실행

Tramar는 경험이 풍부한 작업치료사로부터 아주 제한된 권한을 가지고 있는 작업치료사로 자신의 첫 번째 역할을 시작하였다. 자신의 직위에 대한 협상의 일환으로, 그는 멘토가 자신에게 컨설턴트의 역할을 수행하는 것에 동의하였고 그에게 수행영역에서 "자신이 속도를 높일 수 있도록" 도와주는 것에 대한 합의를 이루었다. 첫 3주 간의 직장생활 이후 그는 멘토와 매니저 모두와 함께 특정 수행역량과 환경적 요구와 관련한 자신의 전문성 개발 요구사항에 대해 논의한다. 그는 AOTA 전문성 개발 도구를 완수하기 위해 현재의 직업 수준과 수행에 대한 관찰 및 수행표준 및 AOTA에서 발간한 가이드라인을 이용한다. 이 과정에서 그는 기존의 유사한 임상실습 환경에서 수행하였던 경험을 반영할뿐만 아니라 그가 지금 맡고 있는 복합질환 클라이언트, 후천성 뇌손상과 손의 손상을 포함한 정형외과적 문제를 가지고 있는 환자와 관련한 수행 표준을 함께 적용하였다. 그는 이 클라이언트의 치료를 위해 자조활동 재훈련과 손 보조기와 같은 보호용 스플린트의 보상적 사용을 고려하였다.

Tramar는 자신의 지식과 기술 사이의 간극을 발견하고 최상의 치료제공과 안전한 치료적용을 위해 보다 많은 집중이 필요하였다. 여기에는 뇌손상을 가진 클라이언트의 작업기반 접근이라는 맥락을 고려한 인지이론과 운동조절 이론의 효과적인 통합도 포함되었다. 또한 그는 복합성 손 손상을 가진 환자의 관리에도 불안함을 느꼈다. 지식과 수행기술 간의 간극을 확인하기 위해 그는 자원을 이용하기로 하였고 이에 NBCOT와 AOTA의 지속적 역량강화 활동에 참여하는 다양한 방법을 고려하였다. 그는 자신의 멘토와 자신에게 맞는 전문성 강화 계획을 논의하였다. 그러는 동안 그는 의도적이고 윤리적인 자기판단을 통해 자신이 적당한 역량을 가지지 못했기 때문에 치료수행에 참여하지 않기로 결정하였다. 그는 복합성 손 손상을 가진 이 환자를 외부의 사설 치료사에게 문의하여 초기 평가 및 보조기 제작을 의뢰하였고, 이 동료 치료사가 제공하는 중재계획에 따르기로 하였다. 그의 멘토는 외상성 뇌손상을 가진 클라이언트의 중재 시 필요한 안전 요인에 대해 고려하도록 그를 도와주었다. 그의 멘토는 그의 자기 점검 결과에 대해 환영하였고, 그의 결정을 지지해주었다.

어느 정도 시간이 지나고 그는 뇌손상 환자의 작업치료 기반 운동조절 접근의 통합과 관련한 경험이 많은 작업치료사 멘토가 있는 타 기관의로의 이직을 논의하였다. 또한 그는 외상성 뇌손상 환자의 운동기능 향상을 위한 작업치료에 초점을 둔 많은 수의 연구와 특정 지속적 교육과정에 대해 알아보았다. 그는 손 치료에 있어 상급 기술을 보유하고 있는 누군가가 있다면 속한 기관에 도움이 될 수 있을 것이라 생각하였다. 그래서 현재의 장기적 계획을 손 치료 인증을 받은 치료사가 되는 것으로 결정하였다.

안내서를 제시한다. 이사회 및 특정 전문 자격증은 전문가의 핵심 기대치를 상회하는 고급/전문 분야에서의 지속적 역량 강화와 고급 서비스 제공을 위한 노력을 담고 있다. 이를 위해 기술된 역량 요인은 자신의 전문 수행역량에 관한 근거를 마련할 뿐만 아니라 자가 평가를 위한 가이드 역할을 수행한다(전문성 개발 프로세스의 시작에 대한 사례 연구를 참고). AOTA의 본질적 목표에 따라 CE 기회는 작업치료의 전문성을 강화하고 증진시킬 수 있는 "모범 수행"에 초점을 맞추고 있다.

주 정부 전문직 협회(State professional association)는 AOTA와 유사한 활동을 하지만 주 정부기관이나 프로그램에 초점을 맞추는 만큼 주 관심사에 중점을 둔다. 주 정부 전문직 협회의 목표는 주 차원의 치료활동 기회와 도전을 지지하고 대표하는 것이지만, 일부 지속 역량강화를 위한 활동을 수행하기도 한다. 주 전문가 협회는 또한 지속적으로 역량강화에 관한 주 규정에 대한 개선을 제안한다.

NBCO T(http://www.nbcot.org)는 작업치료사 및 보조 작업치료사에 대한 교육 인증에서 가장 큰 역할을 수행하고 있으며, 인증 작업치료사(OTR)와 인증 보조 작업치료사(COTA)의 자격증명에 관여하고 있다. "NBCOT는 작업치료수행의 최신 표준을 반영하여 지속적으로 인증 과정을 발전시키고 감독하며 개정함으로써 공공의 이익에 기여하고 있다"(NBCOT, 2011, para. 1.). NBCOT의 전문성 개발 요구에 대한 자격 갱신은 클라이언트와 고용주, 에이전시 등의 대중이 지속적으로 인증을 받은 자의 역량을 입증하고 신뢰할 수 있도록 하는 것이다. 인증 작업치료사 또는 인증 보조 작업치료사 전문 인증 지정을 유지하려면 인증 갱신을 신청하여야 한다. 인증 작업치료사 및 인증 보조 작업치료사의 전문 교육과정 인증을 유지하기 위해서는 반드시 매 3년 마다 지속적 역량강화 활동에 대한 근거 문서를 제시할 수 있어야 한다. 자격 갱신의 목표 중 하나는 현재 수준의 숙련도나 효과에 대한 자기보고 평가에서 모든 역량 요소에 대한 인증을 보유하고 지속적인 역량강화 활동에서 끊임없는 참여를 유도하기 위함이다. 이에 따라 인증 갱신을 위해서는 전문성 개발 단위(Professional development units; PDUs)라고 하는 지속적 역량강화 활동 관련 문서를 작성하여야 한다. 또한 NBCOT는 인증 작업치료사 및 인증 보조 작업치료사의 가장 빈번한 수행 분야에서 전문성 발달 요구사항을 스스로 판별할 수 있는 자가 평가도구를 제공한다.

특정 형태의 치료 관련 **정부 기반 주 규제**는 미국 내 전체 50개 주와 콜롬비아 특별구, 푸에르토 리코 및 괌에 적용되며 이는 작업치료사의 역량에 대해 규정한다. 이러한 규제의 목적은 자격이 없거나 일부 파렴치한 치료사로부터 작업치료 서비스 수요자를 보호하기 위함이다(AOTA, 2011b). 각 주마다 가장 강력한 규제 형태인 면허권으로부터 가장 약한 규제인 소유권 보호 또는 상표권 법에 이르기까지 다양한 유형의 규정이 있다. 주법 및 규정은 작업치료의 수행에 중대한 영향을 미친다. 미국의 80%의 주는 평생 교육 단위(Continuing Education Units; CEUs)를 취득해야 하는 지속적인 숙달 및 교육 요구와 관련한 정책을 가지고 있다. 하지만 전문성 개발 활동의 구체적 형태는 주에 따라 상이하다.

지속적인 역량에 대한 기대는 보편적이지만, 지식과 기술을 증명하는 프로세스는 다양하며, 때로는 이의 가치에 대한 의문이 제기된다. 예를 들어 PDU 또는 CEU[1]의 단순한 누적이 역량강화를 실제로 지지할 수 있는가? 교육 제공자나 프로그램의 품질이 어떻게 전문성 개발을 향상시키는데 기여하는가? 또한 접근 방법의 적용을 지원하기 위해 사용하는 지식에 대한 근거나 비판적 분석이 적절히 제공되는가? 워크샵에서 학습한 지식을 일상생활에서 얼마나 효과적으로 적용할 수 있는가? AOTA는 AOTA Approved Provider Program (APP) 라는 이름의 자발적이고 승인된 CE 제공자 선별 및 지정 프로세스를 운영한다. CEU 개념을 처음으로 도입한 국제 교육연수 협회(International Association for Continuing Education and Training; IACET)는 성인 학습 프로그램(http://www.iacet.com) 인증을 통해 교육 프로그램의 품질을 감독한다. 이와 함께 여전히 중요한 책임은 각 작업치료사가 자신의 수행 결과를 지속적으로 결과에 반영하도록 하는 것과, 지속적인 역량을 획득하기 위해 비판적 학습에 대한 요구를 결정하며, 서비스 전달 체계 및 관련 역할에 역량을 다하기 위해 양질의 의미 있는 학습활동에 참여하는 것이다. 이러한 것들은 새로이 학습한 것을 수행으로 통합하는 과정을 필요로 한다.

자기효능감 유발 요인

Moyer(2009)는 지속적 역량을 역동적이고 다차원적인 프로세스로 정의하였다. 그녀는 하나 이상의 맥락에서 다양한 과제를 수행할 때 다양하고 중첩된 역할이 발생할 수 있다고 설명한다. 이러한 진행중의 변화는 전문성 개발을 증진할 수 있다. 이와 관련한 전문성 개발이나 경력 목표에는 아래와 같은 사항이 포함될 수 있다.

- 특정 수행 영역에서 특정 수준의 성숙 단계로부터 더

1) 1시간의 전문 개발 활동 = 1개의 CEU 및 1개의 PDU

높은 단계로 이동할 수 있는 지식과 기술을 강화(예, 신생아 집중 치료실 환경에서 신생아 작업치료 전문가가 되는 것)

- 현재의 지식과 기술을 확장하여 새로운 업무 환경이나 역할 또는 프로세스를 수행함을 통해 더 다양한 접근 방법을 사용(예, 만성 질환이나 장애를 가진 노인의 가정복귀를 위해 기술을 증진시키고 가정 환경을 수정하는 것)
- 역할의 확대나 변경 또는 새로운 역할의 추가(예, 임상실습 교육자, 관리자, 컨설턴트, 기업가, 교육기관 교육자, 임상 연구자와 같은 새로운 역할 수행)
- 혁신적이고 새로운 치료법에 대한 근거 탐색 및 적용 고려(예, 치료 지원이나 문서화 장치로 스마트폰 어플리케이션을 적용)
- 작업치료 기술을 적용하기 위해 예상하지 않은 역할이나 환경으로의 이동(예, 작업치료 기술이 중요하지만 필수적이진 않은 수행영역이나 역할에 대한 역량. 예를 들어 재활의학 전문의의 치료 관리자나 지방 정부의 노인 건강 프로그램의 코디네이터, 지역 사회 조직이나 비영리기구의 최고경영자 등)

그럼에도 불구하고 역량있는 작업치료사가 되려 한다면 사려깊고 지속적인 전문성 개발 프로세스에 참여하는 것이 매우 중요하다. 작업치료사는 반드시 자기 기준 뿐만 아니라 외적인 수행 요구에 대해 윤리적이고 현명하게 목표지향적인 역량강화를 시행할 때 이러한 역량에 대해 누가 결정할 지에 대해 비판적으로 평가해야 한다.

역량을 보유하고 있음을 결정하는 사람은 누구인가?

작업치료 영역의 실행을 할 능력이 있다는 것은 각각의 작업치료사가 스스로 결정해야 하며, 가능한 한 이를 문서화 할 수 있어야 한다. 또한 전문가와 일반 대중은 작업치료사가 안전하고 양질의 수행능력에 대한 최소 기준을 충족시켰음을 나타내는 지표로 자격증명을 이용한다. 역량에 대한 증명으로 가장 많이 이용되는 방법은 입문 과정의 교육을 이수했으리라는 기대와 이에 대한 시험, 증명 등과 함께 직위 관련 CE를 요구하는 것이다(Moyers, 2009). 공인된 교육과정과 공인된 면허증 또는 자격증을 보유하고 있는 작업치료사는 공공의 보건을 무능하고 부적절한 치료사로부터 보호해야 한다.

주 규제 당국과 NBCOT는 자격을 갖춘 치료사에게 작업치료와 관련한 자격증명을 제공하여 공공의 안전을 보호한다. 단순히 누가 자격을 취득하였는가에 그치지 않고 자격 기준에 따라 직업을 수행 할 의사가 없거나 할 수 없는 경우 자격 증명을 박탈하기도 한다. 주 당국과 NBCOT 모두 자격 증명의 상태나 전문적인 부정행위에 대한 위반 및 인증 갱신 문제를 포함한 사항들을 적극적으로 공유한다. 이 정보는 특히 현재 작업치료사를 채용하고 있거나, 향후 채용할 고용주에게 매우 중요하다. 중대한 위법행위나 과실이 발생할 경우, 작업치료사의 자격 및 면허가 박탈되거나 징계할 수 있다. 현재 대부분의 주에서는 주 정부 자격증을 소지한 치료사를 손쉽게 식별할 수 있는 면허 포털이 존재하며, 특별한 요청이 있을 경우 NBCOT에서도 소정의 수수료를 받고 이에 대한 검증을 수행한다.

전문성 개발 계획 수립 및 참여

Planning and Engaging in Reflective Professional Development

전문성 개발은 개인의 역량을 지원하고 지속적 역량강화에 노력하는 전문성 성숙 과정으로 볼 수 있다. 작업치료사의 지속적 역량은 개인의 성장과 자기 개선에 대한 의지를 반영한다(Moyers, 2009). "자신의 전문성에 대한 역할과 책임을 인식하고 수행하는 도전 과제는 아래의 사항들을 반영하고 있다.

1. 역할과 책임 및 수행 결과를 반영하는 직업 분석
2. 유능한 업무 수행능력(간단한 업무에서 전문적 업무까지)
3. 품질 향상을 보장하기 위한 전문성 개발 요구 충족 "(Moyers, 2009, pp.242-243)

전문성의 개발은 일상 업무에 대한 현재의 역량 반영과 함께 미래의 목표를 위한 다양한 계획 및 상이한 환경이나 미래의 다른 업무 영역에서 이루어질 작업을 통해 이루어진다. 이러한 전문성 개발 계획은 개인을 관리자, 컨설턴트, 교육자 또는 기업가와 같은 새로운 역할과 업무 수행 환경으로 이끌 수 있다. 이와 마찬가지로 작업치료사는 전문적인 개발 프로세스를 적용하여 현재 수행중인 업무나 활동에서 전문가나 리더가 될 수 있다.

모든 전문성 개발 계획은 지속적인 자기 반영, 현재의 수행역량에 대한 냉철한 분석, 수행 표준과 기대치에 걸맞는 지속적인 환경 탐색과 결합된 자신의 직업적 열망에 근간을 두고 있다. 이러한 자기 반영 활동을 위한 표준 도구에 대한 설명은 **표 67.3**을 참고하라.

이러한 역량 평가에는 별도의 인증 표준인 의료기관 평가

표 67.3 전문성 개발 반영 도구

전문성 개발 도구	도구 설명
미국 작업치료 협회 개발 도구(AOTA Professional Development Tool)	개인의 전문성 개발 필요성과 관심사에 대한 자체 평가도구; 개별화된 전문성 개발 계획 수립 및 전문성 개발 활동의 문서화와 포트폴리오 사용 권장 Source: AOTA(2003).
미국 작업치료 협회 임상실습 교육자 역량 자가 평가도구(AOTA Self-Assessment Tool for Fieldwork Educator Competency)	효과적인 임상실습 교육자가 되기 위해 필요한 기술 개발 지원 Source: AOTA(2009b).
국립 작업치료 인증위원회 온라인 입문수준 자가 평가도구(NBCOT online, entry-level self-assessment tools)	전반적인 수행과 정신건강, 소아과 및 신체장애 영역 관련 개별 평가 Source: http://www.nbcot.org/index.php?option=com_content&view=article&id=6&Itemid=35
국립 작업치료 인증위원회 인증 작업치료사 자가 평가도구 및 인증 보조 작업치료사 자가 평가도구(NBCOT OTR Self-Assessment Tool and COTA Self-Assessment Tool)	작업치료수행 중 전반적인 수행과 신체장애, 소아치료, 노인치료, 정신건강, 정형외과적 치료 및 지역사회 이동(작업치료사만 해당) 영역에 대한 현재의 수준을 자가보고 형식으로 평가하는 온라인 평가도구로 별도의 자격증을 부여 Source: http://www.nbcot.org/index.php?option=com_content&view=article&id=218&Itemid=136
작업치료 재진입을 위한 가이드라인(Guidelines for Reentry into the Field of Occupational Therapy; AOTA, 2010d) 작업치료 서비스 전달을 위한 감독자의 역할 및 책임 가이드라인(Guidelines for Supervising Roles and Responsibilities during the Delivery of Occupational Therapy Services; AOTA, 2009a) 미국 작업치료 협회 윤리 강령(AOTA Code of Ethics; AOTA, 2010a) 미국 작업치료 협회 지속적 역량 표준(AOTA Standards for Continuing Competence, AOTA, 2010c) 국립 작업치료 인증위원회 영역, 과제, 지식 및 기술 수준 인증(NBCOT OTR & COTA Validated Domain, Task, Knowledge and Skill Statements)	전문 영역 또는 현재의 자신의 수행 수준과 관련된 가이드라인 및 표준. 예를 들어, 전문 간행물의 검토나 주 규정 및 규칙 등 Source: http://www.nbcot.org/pdf/OTR_Domain_Task_Knowledge_Skills_Roll-out.pdf?phpMyAdmin=3710605fd34365e380b9ab41a5078545

AOTA, American Occupational Therapy Association; COTA, certified occupational therapy assistant NBCOT, National Board for Certification in Occupational Therapy; OTA, occupational therapy assistant; OTR, occupational therapist, registered.

위원회(Joint Commission; JC)의 인증이 사용될 수도 있다. JC는 과거와 현재의 고용주로부터의 정보 취득, 동료 평가, 면허 및 자격의 검증, 구두 또는 문서 상의 시험 결과, 기술 관찰 등의 다양한 피드백 방법을 이용한 역량 평가를 수행한다. 개인의 역할에 대한 특정한 역량 평가에 중점을 두는 것이 이러한 평가의 특징이다(The Joint Commission, 2012).

외부의 이해관계자나 자격 심사 프로세스와 별도로 개별 작업치료사 및 보조 작업치료사는 자신이 현재의 표준 수행에 부합하는 치료를 제공할 능력이 있는지 스스로 확인해야 한다. 작업치료 윤리 강령의 표준에서는 작업치료사는 전문적인 개발 및 교육 활동에 참여하고 자신의 지식을 향상시키며, 이를 수행함에 있어 높은 수준의 수행과 지속적인 품질 유지 및 교육과 연구에 대한 책임을 가져야 한다고 명시하고 있다(AOTA, 2010c, S103- S105). 이러한 지속적 역량 강화 계획에 참여하는 단계는 **Box 67.1**에 요약되어 있다.

사례 연구 67.1은 신규 작업치료사가 자신의 최초 업무를 시작하고 이후 전문성 개발 프로세스를 시작하는데 필요한 통찰력을 제공해줄 수 있다.

또한 이러한 역량 평가는 역동적이고 지속적인 과정이며, 매년 자신의 목표를 수정할 수 있고, 이러한 과정에 대해 고용주나 인증 기관 등을 통해 검토받을 수 있다.

BOX 67.1 전문성 개발과 지속적 역량을 위한 계획

1. 새로운 수행 표준이나 정책, 연구를 통해 발견된 근거 및 전문성 개발 목표 설정과 같은 지속적으로 노력하거나 목표로 정할 지표를 확인한다.
2. 직업에 대한 설명, 규정, 연례 고용상황 검토, 수행 관련 개발을 위한 환경 탐색, 수행과 근거에 대한 표준과 같은 간행물, 서비스 전달 결과물 및 자기 평가 척도 등의 자가 평가도구를 사용한다.
3. 유능한 수행을 위해 지식과 기술의 부족이나 교육 필요성의 인식에 대해 고려한다.
4. 역량 향상 계획을 수립한다.
5. 역량 향상 계획을 이행한다.
6. 스스로의 포트폴리오에서 완수한 전문성 개발 활동을 문서화한다.
7. 새로운 학습을 통합하여 받아들이고 결과에 대해 비판적으로 반영한다.
8. 새로운 수행역량을 사용하였을 경우 발생하는 결과를 비판적으로 분석하고, 더 나은 결과를 도출하기 위한 조정을 수행한다.
9. 성과가 충분하지 않은 경우, 지속적 역량 평가 프로세스의 일부나 전체를 재고하기 위해 일상적인 수행 습관을 통해 스스로의 지속적 역량을 드러낸다.

효과적인 학습방법의 선택

생산적인 역량 향상 계획을 수립하기 위해서는 전문성 개발 기회의 질적 평가가 필수적이다. 이는 역량과 관련한 지식이나 기술을 습득하거나 강화하는 것 이상이 될 수 있다. 비판적이고 윤리적인 사고 프로세스를 강화하거나 높은 역량을 가지고 있는 타 치료사의 수행을 관찰하거나 벤치마킹하는 것과 같은 상호관계 기술도 질적 강화를 위해 사용할 수 있다. 클라이언트의 반응과 치료 결과를 을 면밀히 관찰하는 것도 필수적이다. 특히 최근에는 오디오나 비디오 매체를 이용하여 자기 주도 학습을 하는 것도 주요한 자원 중 하나이다. 또한 이러한 매체를 이용하여 혼자서 또는 자신에게 피드백을 줄 수 있는 다른 치료사와 함께 학습을 수행한다면 여러 이점이 존재할 수 있다. 위와 같이 자신이 원하는 수행역량에 대한 학습을 위해 다양한 접근법과 도구를 사용할 수 있다. 하지만 **우리는 "유능하다는 것"이 단순히 학습활동에 대한 내용이나 자신의 학습 내용을 기록한 포트폴리오에 기반을 두고 있지 않다는 것을 기억하여야 한다. 역량은 클라이언트에게 제공될 수 있는 수행 영역에서의 근거와 적용 지식을 바탕으로 한 높은 수준의 잠재력과 결과를 얻을 수 있는 "최상의 수행"을 위해 강화되어야 한다.**

역량 향상 프로세스의 결과는 학습활동의 품질을 높이거나 보다 나은 수행에서의 지식과 기술의 성공적인 통합하는 것과 같다. 일반적으로 역량은 최초의 수행만으로는 향상되지 않기 때문에 반복적인 시도와 실행 및 결과에 대한 지속적인 반영이 필요하다. 다음은 역량강화를 위한 학습의 결과를 반영하기 위한 질문이다.

- 예측한 결과와 비교하였을 때 나의 결과는 어떠한가?
- 나는 어떻게 효율적이고 효과적으로 역량을 강화하였는가?
- 접근 방법 중 가장 좋았던 것과 가장 나빴던 것은 무엇인가?
- 나의 역량을 강화하는데 가장 적절했던 단서나 조언은 무엇인가?
- 어느 시점이 가장 장점을 가졌는가?
- 단서나 도움을 얻기가 어렵거나 예상하지 못한 결과에 도달하지 못할 것 같은 시점이 있다면 언제 멈추어야 하는가?

효과적인 학습활동의 선택

워크샵이나 강의, 또는 전문서적 등을 읽는 것은 전문성 개발을 위해 사용하는 일반적인 접근법이다. 전문성 개발 워크샵이나 세미나에서 공유되는 정보는 매우 중요하다. 정규 교육이나 보수 교육(CE) 모두 질이나 교육 제공 목표가 다양하다. **Box 67.2**는 정규 교육 및 보수 교육의 질적 평가를 위한 몇 가지 고려사항을 제시하고 있다. 협회가 제공하는 워크샵은 우수한 전문가를 양성하는 것과 함께 협회의 사명을 증진하기 위해서 실시한다. 예를 든다면 AOTA는 작업치료사를 위한 보수교육의 질과 타당성을 높이기 위해 AOTA에서 설계한 앱이 보수교육의 목적에 부합하는지와 적절한 내용과 결과를 가져오는지 검토한다. 협회와 관련이 없이 독립적으로 시행되는 보수교육 프로그램은 교육의 질보다는 최신의 관심 주제에 대한 제시의 측면에서 장점을 가질 수 있기 때문에 더욱 다양하게 개최된다.

다만 수료한 교육 프로그램과 관계없이 학습은 학습한 기술을 테스트하고 개선하는 노력 없이 수행역량으로 전이되지는 않는다(O'Brien et al., 2007). 체계적 문헌고찰에 따르면, 단순히 내용의 전달을 위주로 하는 교육 프로그램보다 내

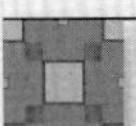

BOX 67.2 효과적인 교육 옵션을 선택하기 위한 전략

정규 교육

- 지역 내 인증을 찾아라 (고급 교육 인증 위원회).
- 잠재적인 미래의 고용주에게 조언을 구하라 (예, 장차 교수가 되고 싶다면 프로그램의 수준과 품질에 대해 교육과정 관리자와 상의하라).
- 교수들의 출판물을 읽어라.
- 졸업생으로부터 참고 자료를 획득하라.

보수 교육

- 교육 인증기관의 교육을 찾아라 (예, 미국 작업치료 협회 CE 유닛, NBCOT 전문성 개발 등록 부서 등).
- 유명 강연자의 기록이나 저서를 체크해라.
- 품질 증명의 통합을 검토하라
- 관심사와 관련한 관점이나 접근 방법을 포괄적으로 알아보라.
- 평가가 프로그램의 개선 용도로 사용되는지 확인하라.
- 비판적 사고를 촉진하고 기술 향상을 입증하기 위해 경험적 보수교육 이수 후 에세이나 포트폴리오가 포함되어 있는지 확인하라.
- 보수교육 결과에 대한 간행물이 있다면 이를 확인하라 (단순한 몇몇 기호가 아닌 학습을 증명할 수 있는 사전평가나 사후평가).
- 해당 영역의 전문성을 인정받은 치료사에게 조언을 구하라.
- 관심 분야의 온라인 커뮤니티에 조언을 구하라.

용 전달과 함께 여러 상호작용 요인이 포함된 교육 프로그램이 실제 중재 프로세스로의 통합이 더 잘 이루어지는 것으로 밝혀졌다. 스토리텔링이나 사례 연구분석 및 자가학습을 위한 녹화자료 이용 등과 같은 체험형 학습 프로그램이 효과적일 수 있다. 작업치료사들의 학습 모임 내에서의 문제기반 학습은 스터디 그룹이나 전화 회의 및 메일링리스트 등을 이용한 네트워킹 등을 이용하여 수행할 수 있다. 전문성을 가진 작업치료사의 멘토링이나 수행에 대한 구조적 관찰 등을 통해 새롭게 획득한 기술의 사용에 대한 도움을 받을 수 있다(O'Brien et al., 2007). 이 외에도 다른 동료와의 역할극도 학습에서 수행의로의 효과적 전이를 위한 주요한 방법이 될 수 있다. 자기 주도적 학습의 핵심은 지속적인 피드백과 수행결과에 대한 반영을 통해 지속적 역량 수행으로 통합시키는 것이다.

시행되는 보수교육에 대한 질적 평가를 위한 다요인 접근법은 기존에 개발되었거나 선택하였던 다른 보수교육의 프로그램과 옵션을 비교 검토하는 것이 포함된다.

전문 및 상급 자격

Specialty and Advanced Certification

전문화란 특정 수행 영역이나 평가 방법 및 도구, 중재 접근에 능숙해지는 것을 의미한다(Moyers, 2009). 종종 상급 기술 사용과 전문적 수행이 혼동되어 사용되고 한다. Madill과 Hollis(2003) 에 따르면, 폭넓은 지식을 갖춘 상급 건강관리 전문가는 지속적 학습과 비판적 사고뿐만 아니라 자신의 업무 영역에 기여할 수 있음을 의미한다. 최근 상급 수행(advanced practice)과 상급 작업치료사(advanced practitioner)라는 용어의 사용이 늘어나면서 상급(advanced)이라는 것이 무엇을 의미하는지에 대한 고민이 발생한다. 상급 작업치료사는 이론에 기반한 지식 및 근거기반 치료, 지속적인 자기 반영을 통한 전문성 향상 계획, 기술 향상 및 윤리적이고 전략적인 계획의 적용 등의 과정에 적극적으로 참여하여 높은 수준의 전문성을 획득하게 된다. 이러한 이슈는 작업치료 뿐만 아니라 간호와 같은 다양한 분야에서 전 세계적으로 논의가 활발히 이루어지고 있다(Finlayson & Craik, 2009). 간호사의 경우 임상 간호사(일부 의사의 업무를 수행할 수 있도록 훈련된)와 조산사 등과 같이 특정 수행 분야에서 전문성을 획득한 경우 상급 간호 종사자로 인정된다. 작업치료의 경우 상급 수행은 주요 수행범주나 주요한 치료 대상(정신건강, 소아과, 노인학 및 신체재활) 등에 대한 지식 및 기술의 수준에 의해 정의되는 반면, 전문 자격(증)은 보다 구체적이거나 명확한 중재기술 영역(손 치료나 감각통합 및 저시력 등)에 대해 적용되며, 이는 상위 수행영역의 하위 구성요소를 의미한다.

AOTA는 고급 수행(작업치료사) 및 전문 자격(작업치료사 및 보조 작업치료사)에 대한 위원회의 인증을 제공한다. 또한 특정 전문 작업치료사의 역량에 대해 증명하거나 문서화 할 수 있는 타 단체나 기관으로부터 사후 전문자격 인증을 제공할 수 있다. **표 67.4**에서 고급, 전문 및 기타 사후 전문자격 인증에 대해 기술하였다.

이 목록은 모든 것들을 포함하고 있지는 않다. 오늘날 공공의 안전과 역량에 대한 보증 및 책임에 대한 요구와 함께 다양한 유형과 숫자의 인증 프로세스가 증가하고 있다. 비록 반드시 요구되지는 않더라도 모든 인증 프로세스는 인증을 유지하기 위한 지속적인 전문성 개발에의 참여를 권장하고 있다.

전문성의 지속가능성: 매핑 및 문서화

Professional Sustainability: Mapping and Documenting

지속가능성이라 함은 무언가를 지속할 수 있는 역량을 의미한다. 작업치료사의 경우, 지속적인 전문성 개발에 참여하는 것이 지속가능성을 의미한다고 볼 수 있다. 책임감 있고 장기적인 지식과 기술의 유지 및 관리는 시간이 갈수록 생산적이고 효과적인 것이 될 수 있다. 전문성 개발의 지속 가능성은 개인적 역량을 위한 노력뿐만 아니라 사회적 약속과 의무를 준수하고 경제적 가치와 가능한 최선의 실천을 제공한다는 사회적 정의를 지키는 것에서 시작한다. 지속적인 전문 역량은 전문성 개발에의 끊임없는 참여와 역동성 유지를 반영한다.

작업치료 전문성 개발 프로세스를 유지하기 위해 유익한 도구와 자원은 아래와 같다.

미국 작업치료 협회(AOTA)

전문성 개발도구(Professional Development Tool, AOTA, 2003).

임상실습 교육자 역량 자가 평가도구(Self-Assessment Tool for Fieldwork Educator Competency, AOTA, 2009b).

이사회 및 전문 포트폴리오 인증(Board and Specialty Portfolio Process for Certification, AOTA, 2012).

국립 작업치료 인증위원회

(분야: 신체장애, 아과, 노인, 정신건강, 정형외과, 지역사회 이동[인증 작업치료사만 해당]).

보조 작업치료사 자가 평가도구(COTA Self-Assessment Tool, NBCOT, 2012b).

작업치료사 자가 평가도구(OTR Self-Assessment Tool, NBCOT, 2012b).

전문성 개발 자가 평가과정의 정보를 통합하면 다음과 같은 질문에 답할 수 있는 개별화되고 전문적인 개발 계획을 수립할 수 있다.

- 예상하거나 기대하는 역량과 현재 역량과의 차이는 얼마인가?
- 나의 현재 수행과 최상의 수행 사이의 간극을 줄일 수 있는 학습방법은 무엇인가?
- 획득한 역량을 증명하기 위해 제시 가능한 근거는 무엇인가?

처음의 두 질문은 전문성 개발을 위한 맞춤형 계획에 대한 것이다. 마지막 질문은 지속적인 활동과 역량의 증거를 보여줄 수 있는 포트폴리오 개발의 필요성에 대한 것이다.

역할 변화에 대한 포트폴리오는 전문적인 목표와 원하는 역할과 관련하여 자신의 경력을 통해 발생하고 축적된 사항에 대해 전문성 개발을 보여주며 문서화할 수 있는 역동적이고 유연한 기록이자 도구이다(Crist, Wilcox, & McCarron, 1998). 변화에 대한 포트폴리오에는 실무 수행 관련성과 지속적인 역량의 검증을 위해 작업치료사가 유지해야 하는 세 가지 주요한 섹션이 있다. **참고문헌 및 자원 섹션**(reference and resources section)에는 역량 향상을 위해 수행한 다양한 학습활동에서 취득한 인증 요구사항과 관련된 정보나 근거기반 간행물 또는 워크숍 노트와 같은 현재 수행 및 향후의 바람직한 학습 기회와 관련한 정보가 포함된다. 진행 중인 **과업 섹션**(work-in-progress section)에서는 개인의 학습이나 역량에 관하여 발생하는 새로운 근거에 대한 현재의 활동이 기술되다. 진행 중인 과업의 산출물에는 서비스 지원 문서나 새로운 임상활동을 위한 개요 및 전문 학술 연구 결과와 같은 상급 또는 전문 자격증을 신청하는데 필요한 문서가 포함된다. 세 번째 섹션은 **쇼케이스 섹션**(showcase section)으로, 탁월한 업적이나 표창, 수상, 연례 실적, 권고 및 인증서 등 특정 지식 및 모범 수행능력의 달성을 입증할 수 있는 근거가 포함된다. 개인이 지식과 기술 습득에 대해 누적한 근거 문서를 작성하고 진행 중인 업무에 대한 참고 섹션을 구성할 때에 변화에 대한 포트폴리오는 변경될 수 있다.

수행 분야의 변경과 신규 분야 진출 및 재취업

때로는 경력이 쌓이는 동안 수행 관심 분야의 변경이나, 새로운 분야의 탐색 또는 공백 이후 임상으로의 재취업 등과 같은 새로운 방향의 전문 업무를 수행할 수 있는 기회가 발생한다(수행 딜레마 예시를 참고하라). 작업치료사 및 보조 작업치료사의 재취업은 최소 1년 이상 임상 경력이 있는 이들 중 작업치료 관련 업무를 18개월 이상 수행하지 않은 사람이 클라이언트를 위한 작업치료 중재 서비스 업무로 다시 복귀하고자 하는 것을 의미한다(AOTA, 2010e). 이러한 경우 수행 분야의 변경이나 상황의 변경과 무관하게 작업치료사는 높은 수준의 수행역량 및 기술을 가져야 할 윤리적 책임을 가진다. AOTA의 “작업치료 분야로의 재취업을 위한 지침서”에는 장기간 임상활동을 수행하지 않던 경우의 재취업 기준에 대해 권고하고 있다. 이 전략들은 재취업뿐만 아니라 익숙

표 67.4 미국의 입문수준 및 입문이상 수준의 수행 인증 및 증명

인증 및 증명		인증 기관	
입문수준의 인증 및 증명 자격 인증은 ACOTE 공인 교육 프로그램 졸업 이후 시작			
OTR	인증 작업치료사(전문 수준)	NBCOT	http://www.nbcot.org/
COTA	인증 보조 작업치료사(기술 수준)	NBCOT	http://www.nbcot.org/
미국 작업치료 협회의 상급수준 인증 및 증명(작업치료사만 해당)			
BCG	노인학 위원회 인증	AOTA–BASC	http://www.aota.org/Practitioners/ProfDev/Certification.aspx#areas
BCMH	정긴건강 위원회 인증	AOTA–BASC	http://www.aota.org/Practitioners/ProfDev/Certification.aspx#areas
BCP	소아 위원회 인증	AOTA–BASC	http://www.aota.org/Practitioners/ProfDev/Certification.aspx#areas
BCPR	신체장애 위원회 인증	AOTA–BASC	http://www.aota.org/Practitioners/ProfDev/Certification.aspx#areas
미국 작업치료 협회의 전문 수행 인증 및 증명(작업치료사 및 보조 작업치료사)			
SCDCM	운전 및 지역사회 이동 전문가 증	AOTA–BASC	http://www.aota.org/Practitioners/ProfDev/Certification.aspx#areas
SCEM	환경 수정 전문가 인증	AOTA–BASC	http://www.aota.org/Practitioners/ProfDev/Certification.aspx#areas
SCFES	삼킴장애 전문가 인증	AOTA–BASC	http://www.aota.org/Practitioners/ProfDev/Certification.aspx#areas
SCLV	저시력 전문가 인증	AOTA–BASC	http://www.aota.org/Practitioners/ProfDev/Certification.aspx#areas
기타 전문 수행 인증 및 증명(전문 수준의 단계는 다양함)			
ATP	보조공학 전문가 인증	RESNA	http://resna.org/
CCM	사례관리자 인증	CCMC	http://www.ccmcertification.org/
CDRS	운전재활 전문가 인증	ADED	http://www.driver–ed.org/
CHT	손 치료사 인증	HTCC	http://www.htcc.org/
CLVT	저시력 치료 인증	ACVREP	http://www.acvrep.org/
CPE	전문 인간공학사 인증	BCPE	http://www.bcpe.org/
CVE	직업평가 전문가 인증	CRCC	http://www.crccertification.com/
PC or CC	전문 코치 인증	ICF / IAC	(PC) http://www.coachfederation.org/(CC) http://www.certifiedcoach.org/
SMS	앉기 및 이동 전문가 인증	RESNA	http://resna.org/certification/

ACOTE, 작업치료 교육 인증위원회(Accreditation Council for Occupational Therapy Education); AOTA–BASC, 미국작업치료협회: 인증 및 특수 자격 부문(American Occupational Therapy Association: Board and Specialty Certification); ACVREP, 시각 재활 및 특수 교육 면허 위원회(Academy for Certification of Vision Rehabilitation and Education Professionals); ADED, 운전재활전문가협회(Association for Driver Rehabilitation Specialists); BCPE, 인간공학 인증위원회(Board of Certification in Professional Ergonomics); CCMC, 사례관리자 인증 위원회(Commission for Case Manager Certification); CCWAVES, 직업재활전문가 인증 위원회(Commission on Certification of Work Adjustment and Vocational Evaluation Specialists); CRCC, 재활상담사 인증 위원회(Commission on Rehabilitation Counselor Certification); HTCC, 손 치료사 인증 위원회(Hand Therapy Certification Commission); IAC, 국제코칭협회(International Association of Coaching); ICF, 국제코치연맹(International Coach Federation); NBCOT, 국립 작업치료 인증위원회(National Board for Certification in Occupational Therapy); RESNA, 북미 재활공학 및 보조공학학회(Rehabilitation Engineering and Assistive Technology Society of North America).

업무 딜레마

새로운 프로그램 시작하기

Marina는 대규모 재활센터에서 일하고 있으며, 이 센터의 많은 클라이언트들이 독립적인 생활을 하고 가정으로 복귀하기 위해서는 우선적으로 운전 능력이 매우 중요하다고 보고하였다. 하지만 지금 당장에서는 이 클라이언트들이 운전과 관련된 서비스를 받기 위해서는 다른 도시로 가서 치료를 받아야만 하는 상황이다. 재활 매니저는 Marina에게 운전과 관련된 프로그램을 도입할 것을 격려하였다. 그녀는 4년 전 학교를 다닐 때 들었던 운전 적응에 대한 강의를 떠올렸고, 이는 스스로가 특별한 기술이 필요하다는 생각으로 그녀를 이끌었다. Marina는 단순히 관련 치료기술을 익히는 것뿐만 아니라 이 서비스를 제공하기 위한 역량강화와 이와 관련한 책임과 역할을 다할 수 있는 프로그램을 설계해보고 싶다.

1. 그녀는 자신이 필요한 기술에 대한 신뢰할 수 있는 자원을 얻기 위해서 어디를 찾아봐야 하는가?
2. 그녀가 현재 고려할 수 있는 주요 교육 전략은 무엇인가?
3. 그녀가 생각하는 과정을 위해서 당신이 해줄 수 있는 충고는 무엇인가?

하지 않은 수행 영역의로의 진출이나 새로운 영역의 개척에도 적용될 수 있다(Waite, 2011).

기존의 수행영역에서 이미 정립된 수행영역으로 전환하거나, 재취업하려 하는 경우의 계획은 손쉽게 이용할 수 있는 자원이 많기 때문에 계획 수립이 더욱 용이하다. 영역의 전환이나 재취업의 경우 기존의 작업치료사를 통해 멘토링을 받거나 관리감독을 받는 장점을 가질 수 있다. 아직 작업치료가 널리 적용되지 않는 새로운 분야로 작업치료사가 진출하려는 경우 새로운 영역에서 작업치료 전략을 개발하고 유지하기 위해서 새로운 시스템과 기술의 조합을 만들어야하기 때문에 이들은 선구자로써의 책임이 부가된다. 이러한 신흥 분야로 진출하는 것은 바람직한 훈련 방법과 지지 역량을 구별해내기 위하여 상대적으로 더 많은 위험을 감수해야 하며 창의적 사고가 필요하다(Holmes & Scaffa, 2009). 신규 분야와 관련된 지식이나 기술을 가지고 있는 작업치료 영역 내 동료나 외부 전문가들과 교류하는 것도 이러한 환경에서 도움이 될 수 있다.

수행 우수성

수행능력을 평가하는 것은 작업치료사라면 응당 가져야 할 책임감있고 윤리적인 전문가적 자세이자 태도이다. 숙달된 역량은 최상의 수행을 위한 기준이다. 전문성 개발의 이상적인 목표는 표준을 넘어서는 것이다. 어떤 이들은 전문성, 상급 능력이나 전문적인 수행을 우수성의 일종이라 여기지만, 과연 이 중에 무엇이 우수성을 의미하는 것인가?

업무 우수성은 근거기반 적용과 동시대의 윤리적 책임과 같은 사회성이 반영된 형태의 업무를 가능한 한 최상의 품질로 수행하는 것을 의미한다. 작업치료의 연구 및 문헌들은 우수성에 대해 시사하지만 기술이나 임상적 추론, 지속적인 자기 반영 수행 및 청취 동기 유발 등의 복잡한 융합이나 최소의 열망 등의 세부 사항이나 변수를 거의 명확하게 하지 않는다. Parham(1987)에 따르면 우수성은 작업치료 수행영역의 연구자와 이론가의 결합에 의한 연결을 이루는 것이라 주장했다. 이 관점은 우수성을 실현하는데 필요한 기초로써 임상 연구자의 역할을 중요시 할 것이다(Crist, Munoz, Hansen, Benson, & Provident, 2005). 아마도 작업치료사의 우수성은 자신이 스스로 수행할 수 있는 역량에 대한 근본적인 이해보다 더 상위의 기준에 스스로를 적용함으로써, "최상의 치료"를 적용할 수 있는 개별화된 접근법을 만들어 낼 수 있는 근거를 마련하는 것이다. 또한 개념정리는 물론 결과에 대한 보급, 학술적 출판 및 발표를 통해 다른 작업치료사를 위한 책임을 다하는 것으로 이 우수성은 달성된다(Crist, 2010). 그럼에도 불구하고 수행 작업치료 영역에서 우수성을 창출하기 위한 공통된 정의와 이해에 지속적으로 접근하고 높은 수준의 수행에 대한 숙달이나 역량에 도달하기 위해 전문성 개발을 수행하는 것은 작업치료 전체와 클라이언트에게 도움이 될 것이다. 최소한 우수성을 목표로 하는 전문성 개발은 예술과 과학 모두에 깊이 관여하는 양질의 수행 경험과 수행과정 및 결과에 대한 지속적인 반영, 자신의 지식과 능력의 한계에 대한 이해 및 지속적인 목표 지향적 전문성 개발에 대한 노력이 포함된다(Courtney, 2005).

결론 Conclusion

건강관리와 지식 및 기술의 급격한 변화는 모든 작업치료사들이 자신의 역할과 기능을 끊임없이 재평가하고 수정하도록 한다. 클라이언트와 그들의 가족, 고용주, 직군 및 작업치료사와 보조 작업치료사가 가능한 최고 품질의 작업치료 서비스를 제공할 것으로 기대한다. 모든 작업치료사는 지속적인 전문성 개발에 매진함으로써 스스로 지속적 능력과 역량을 가지는 것이 필수적이다. 전문성 개발은 클라이언트의 치료 결과와 직업적 책임감, 작업수행에 대한 미래의 흐름과 같은 환경 등을 지속적으로 반영할 수 있는 자기평가에서 비롯된다(Moyers, 2009). 전문성 개발은 개별적인 목표 지향적 학습뿐만 아니라 서비스 전달과 수행역량 유지를 위해 끊임없는 변화를 촉발시킨다.

수행우수성을 획득하기 위해 노력하여 최상의 치료를 가능하게 하는 것이 보편적인 기준이자 목표이다. 이러한 지속적인 전문성 개발에 있어 자기 책임감은 매우 중요하며 이러한 역량 개선 활동을 위해 행정 지원을 받을 수 있다. 이러한 변화와 노력을 기록한 포트폴리오는 지속적인 능력 및 역량 강화 활동에 대한 인정 근거를 수집하는데 유용하게 사용될 수 있다.

참고문헌 References

American Occupational Therapy Association.(2003). *Professional development tool*. Bethesda, MD: Author. Retrieved from http://www.aota.org/pdt

American Occupational Therapy Association.(2007). *Create better linkages between education, research and practice: Ad hoc final committee report to the AOTA board of directors*. Retrieved from http://www.aota.org/News/Centennial/Background/AdHoc/2007/40991.aspx?FT=.pdf

American Occupational Therapy Association.(2009a). Guidelines for supervision, roles and responsibilities during the delivery of occupational therapy services. *American Journal of Occupational Therapy*, *63*, 173–179.

American Occupational Therapy Association.(2009b). *Self-assessment tool for fieldwork educator competency*. Retrieved from http://www.aota.org/Educate/EdRes/Fieldwork/Supervisor/Forms/38251.aspx?FT=.pdf

American Occupational Therapy Association.(2010a). Occupational therapy code of ethics and ethics standards. *American Journal of Occupational Therapy, 64*, 517–526.

American Occupational Therapy Association.(2010b). Scope of practice. *American Journal of Occupational Therapy, 64*, S70–S77. doi:10.5014/ajot.2010.64S 7 0-64S77

American Occupational Therapy Association.(2010c). Standards for continuing competence. *American Journal of Occupational Therapy*, *64*, S103–S105.

American Occupational Therapy Association.(2010d). Standards of practice for occupational therapy. *American Journal of Occupational Therapy*, *64*, S106–S111.

American Occupational Therapy Association.(2010e). The guidelines for re-entry into the field of occupational therapy. *American Journal of Occupational Therapy*, *64*, S27–S29.

American Occupational Therapy Association.(2011a). *2011 Accreditation Council for Occupational Therapy Education(ACOTE) standards and interpretation guide*. Retrieved from http://www.aota.org/Educate/Accredit/Draft-Standards/50146.aspx?FT=.pdf

American Occupational Therapy Association(2011b). *Licensure.* Retrieved from http://www.aota.org/Practitioners/Licensure.aspx

American Occupational Therapy Association(2012). *AOTA certification: Board and Specialty Portfolio Process for Certification.* Retrieved from http://www.aota.org/Practitioners/ProfDev/Certification.aspx

Baum, C. M.(2000). Occupations-based practice: Reinventing ourselves for the new millennium. *OT Practice*, *5*(1), 12–15.

Courtney, M.(2005). The meaning of professional excellence for private practitioners in occupational therapy. *Australian Journal of Occupational Therapy*, *52*(3), 211–217.

Crist, P. A.(2010). Adapting research instruction to support the scholarship of practice: Practice-scholar partnerships. *Occupational Therapy in Health Care*, *24*(1), 39–55.

Crist, P., Muñoz, J. P., Hansen, A. M. W., Benson, J., & Provident, I.(2005). The practice-scholar program: An academic-practice partnership to promote the scholarship of "best practices." *Occupational Therapy in Health Care*, *19*(1/2), 71–93.

Crist, P., Wilcox, B., & McCarron, K.(1998). Transitional portfolios: Orchestrating our professional competence. *American Journal of Occupational Therapy*, *52*, 729–736.

Dunn, W.(Ed.).(2011). Best practice philosophy for community services for children and families. In *Best practice occupational therapy for children and families in community settings*(2nd ed., pp. 1–14). Thorofare, NJ: Slack.

Finlayson, M., & Craik, J.(2009, June). *Report and background discussion on advanced practice in occupational therapy*. Paper presented at the Advanced Practice Professional Issues Forum, Canadian Occupational Therapy Association Conference, Ottawa, Ontario, Canada.

Holmes, W. M., & Scaffa, M. E.(2009). An exploratory study of competencies for emerging practice in occupational therapy. *Journal of Allied Health*, *38*(2), 81–90.

Madill, M. H. M., & Hollis, V.(2003). Developing competencies for advanced practice: How do we get from there to here? In G. Brown, S. A. Esdaile, & S. E. Ryan(Eds.), *Becoming an advanced health care practitioner*. New York, NY: Butterworth Heinemann.

Moyers, P.(2009). Occupational therapy practitioners: Competence and professional development. In E. B. Crepeau, E. S. Cohn, & B. A. B. Schell(Eds.), *Willard and Spackman's occupational therapy*(pp. 240–251). Philadelphia, PA: Lippincott Williams & Wilkins.

Moyers, P. A., & Hinojosa, J.(2003). Continuing competency. In G. L. McCormick, E. G. Jaffe, & M. Goodman-Levey(Eds.), *The occupational therapy manager*(pp. 463–489). Bethesda, MD: American Occupational Therapy Association.

National Board for Certification in Occupational Therapy.(2011). *Welcome.* Retrieved from http://www.nbcot.org/

National Board for Certification in Occupational Therapy.(2012a) *COTA Self-Assessment Tool Manual*. Retrieved from http://www.nbcot.org/pdf/cota-Self-Assessment-Manual.pdf?phpMyAdmin=3710605fd34365e380b9ab41a5078545

National Board for Certification in Occupational Therapy.(2012b). *OTR Self-Assessment Tool Manual.* Retrieved from http://www.nbcot.org/pdf/OTR-Self-Assessment-Manual.pdf?phpMyAdmin=3710605fd34365e380b9ab41a5078545

O'Brien, M. A., Rogers, S., Jamtvedt, G., Oxman, A. D., Odgaard-Jensen, J., Kristofferson, D. T., . . . Harvey, E.(2007). Educational outreach visits: Effects on professional practice and health care outcomes. *Cochrane Database Systematic Reviews*,(4), CD000409. doi:10:1002/14651858.CD000409.pub2

Parham, D.(1987). Nationally speaking: The reflective practitioner. *American Journal of Occupational Therapy*, *41*(9), 555–561.

The Joint Commission.(2012). *Standards FAQs: Competency assessment.* Retrieved from http://www.jointcommission.org/standards_information/jcfaqdetails.aspx?StandardsFaqId=31&ProgramId=1

Waite, A.(2011, November). Switching areas of practice. *OT Practice Magazine*(pp. 10–13). Rockville, MD: American Occupational Therapy Association.

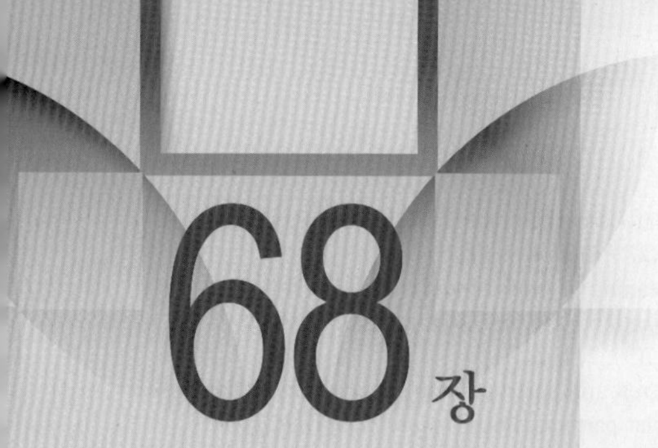

68장

작업치료의 전문기관 및 조직

Occupational Therapy Professional Organizations

박민수 옮김

개요

학습목표

이 장을 학습한 후, 다음의 내용을 할 수 있을 것이다:

1. 작업치료 직능 단체 참여 및 평생회원의 중요성을 설명한다.
2. 주와 국가 및 국제 작업치료 전문조직의 구조와 기능을 이해한다.
3. 국립 작업치료 인증위원회의 역할과 미국 작업치료사의 면허, 규제 및 자격증명에 관한 주 규제 위원회의 역할을 설명한다.
4. 표준 설정 및 교육을 통해 직능 기관과 감독기관이 작업치료 수요자에게 어떻게 봉사하는지 이해한다.
5. 전문 기구의 자원 봉사자와 유급 직원 모두가 작업치료 전문가와 회원의 서비스를 제공받는 클라이언트의 모든 측면을 개발하고 지원하는 역할을 이해한다.

서론 Introduction

서로 간의 목표와 기회에 관해 학생과 작업치료사가 머리를 맞대어 토론을 할 때, 협회나 전문인 단체가 태동을 시작한다(Mata, Latham, & Ransome, 2010). **전문기관** 또는 조직은 개별 학생이나 개별 치료사만으로는 달성할 수 없는 형태와 방법으로 직군을 집단적으로 발전시킬 수 있는 기회를 제공할 수 있다. 전문기관 및 조직은 비영리단체로써, 직군의 이익과 해당 직군에 속한 개인의 이익 및 공공의 이익에 부합하는 목표를 위해 학생과 작업치료사가 강력한 공동체를 구축하는 형태로 이루어진다. 전문기관 및 조직의 형태와 기능이 진화하고 있지만(Schneider & Somers, 2006), 전문조직의 주요한 역할에는 공통된 **사명**과 **비전**을 중심으로 직군 및 전문가를 통합하고, 이 비전을 달성하기 위한 전략적 이니셔티브를 개발하며, 수행을 향상시키고, 공공의 이익을 보호하며, 전문적 네트워킹을 제공하고, 입법 지원 및 직업 홍보를 통해 학생과 치료사의 이익을 대표하는 것이 있다. 이 장에서는 미국의 주요 주 및 국가 전문기관과 조직은 물론 국제적

BOX 68.1 작업치료관련 전문조직의 주요 약어

ACOTE. 작업치료 교육 인증위원회 (Accreditation Council for Occupational Therapy Education)
AOTF. 미국 작업치료 재단 (American Occupational Therapy Foundation)
AOTPAC. 미국 작업치료 정치활동 위원회 (American Occupational Therapy Political Action Committee)
ASAP. 주립 협회 회장단 (Affiliated State Association Presidents)
ASD. 학생 대표자회의 (Assembly of Student Delegates)
AOTA. 미국 작업치료 협회 (The American Occupational Therapy Association, Inc.)
CCCPD. 지속적 역량 및 전문성 개발 위원회 (Commission on Continuing Competence and Professional Development)
COE. 교육위원회 (Commission on Education)
COP. 실행위원회 (Commission on Practice)
NBCOT. 국립 작업치료 인증위원회 (National Board for Certification in Occupational Therapy)
OT. 작업치료사 (Occupational Therapist)
OTA. 보조 작업치료사 (Occupational Therapy Assistant)
RA. 대의원회 (Representative Assembly)
EC. 윤리위원회 (Ethics Commission)
SIS. 특별 관심 분야 (Special Interest Section)
WFOT. 세계 작업치료사 연맹 (World Federation of Occupational Therapists)

주요 작업치료 관련 기관인 세계 작업치료사 연맹(World Federation of Occupational Therapist; WFOT) 등을 소개한다. 주요 조직과 그 약어의 목록을 보려면 **Box 68.1**을 참고하라.

미국 이외의 국가의 독자는 이 장의 정보를 근거로 하여 자국이나 해당 지역과 비교 가능한 미국의 전문기관을 탐색할 수 있을 것이다.

직능 단체 평생 회원의 중요성

Importance of Lifelong Professional Association Membership

직능 사회는 정부와 학계의 컨설턴트로써 발전에 상당한 공헌을 해왔으며, 수행의 범위와 과학의 지식 체계를 확장하는데 중요한 역할을 담당해 왔다(Bickel, 2007). 다양한 전문기관의 회의는 아이디어 교류의 장인 동시에 교육과 임상활동 및 연구의 방향과 관련한 토론 기회를 제공한다. 결과적으로 **전문성 개발** 활동, 회의, 직업 관련 **핵심가치** 준수 및 직업 **윤리 강령**을 통해 전문성 향상을 위한 높은 표준이 지속적으로 발전하고 있다.

멘토나 전문가 동료들과의 상호작용을 통한 학생과 이상가의 사회화는 전문가로써의 정체성 형성의 핵심 요소로 작용한다(Greejnwood, suddaby, & Hinings, 2002). **직업적 정체성 형성**은 개인이 자신의 직업을 연결하는 태도, 성향, 자기 정체성의 내면화와 함께 전문적인 치료활동 수행에 필요한 구체적 지식과 기술을 습득하는 사회화 과정이다. 직능 단체의 회원은 본인이 가입할 네트워크의 유형을 선택할 수 있으며, 다른 분야의 전문적 관심사에 대해 교류하고 전문가로써의 계발 및 경험 확대를 위해 여러 네트워크를 오갈 수 있다. 이러한 네트워크는 학생이 치료사가 되어 입사하거나 새로운 관심 분야로 진출할 때 특히 중요하게 작용한다. 컨퍼런스나 네트워킹 회의, 온라인 작업치료 커뮤니티 및 전문 학술자료 읽기를 통해 동료와 상호작용하며 자신의 전문성을 개발하고 궁극적으로 직업적 발전에 기여하는 지침이나 전문적 지식을 습득할 수 있다.

직능 단체의 가입과 적극적인 참여를 통해 이루어지는 전문성 개발은 주 단위와 국가 및 국제 전문기구의 평생 회원이 되는 것이 특히 중요하다(Ritzhaupt, Umapathy, & Jamba, 2008). 적극적인 참여를 통해 직능 단체의 지도자와 직원에게 회원이 "보스"의 역할을 수행하게 된다. 또한 직능 단체에 적극적으로 참여함으로써 리더십 역량의 함양과 함께 강력하게 상호 연결된 대학 네트워크, 교육 및 임상환경으로의 리더십 전환 등의 이점을 획득할 수 있다. 전문가적 리더는 보다 외부의 환경과 긴밀히 연결되어 있으며, 내외부의 다양한 이해관계자와 상호작용하여 작업치료에 도움이 될 수 있는 새로운 흐름과 기회를 탐색할 수 있다. 직능 단체와 함께하는 전문가는 미래의 미미한 변화에 대한 탐색이나 현재에 기반한 규범적 확장에 그치지 않고 현재의 조직적 틀과는 전혀 다른 발전적 사고나 신선한 아이디어를 요구받을 수 있다.

각각의 직능 단체마다 고유한 이점이 있지만 대부분의 직업 관련 직능 단체는 비회원이 이용할 수 없는 다양한 출판물과 자원, 컨퍼런스, 온라인 커뮤니티 및 전문성 강화 기회에 "회원"으로서 접근할 수 있다(Osborn & Hunt, 2007). 회원의 회비는 해당 직업의 장래를 향해 전진하기 위해 필요한 자원을 제공할 수 있다. 직능 단체에 평생 회원으로 가입하는 것은 학생들과 작업치료사가 연회비의 작은 투자를 통해 직능 단체의 중요한 일을 지원하고 자신의 전문성을 향상시킬 수 있는 지식과 네트워크 및 자원에 접근할 수 있는 이점을 가질 수 있다. 고용주는 직능 단체의 가입을 통해 개인의 노력과 헌신 및 전문성을 확인할 수 있기 때문에 가치를 알 수 있다. 직능 단체 회원은 학생 및 작업치료사가 학업 장학금 및 연구 보조금을 신청할 수 있는 기회를 제공받을 수도 있다.

작업치료 학생과 보조 작업치료사 및 작업치료사는 교육, 면허 또는 인증을 통해 주 단위 및 전국 단위, 그리고 국제 작업치료 직능 단체의 회원이 될 수 있다(Mata et al., 2010). 직업적 정체성 형성은 개개인이 작업치료를 자신의 직업으로 선택하는 시점에서 시작되는 발달과정으로, 이 과정은 개인이 학교를 졸업하고 임상활동을 시작한 이후에도 계속 발전해나갈 때에는 중단되지 않는다. 또한 작업치료사는 윤리 강령을 인식하고 준수하며, 법적 범위 내에서 업무를 수행하고 자신의 전문성을 발전시키는데 필요한 지식과 기술의 발전에 기여할 수 있다. 이에 주별, 국가별 및 국제 직능 단체는 전문적 역량 개발, 대중 인식 개선 및 홍보, 표준 설정에 필요한 지원을 제공하여 평생 회원 가입 및 직능 단체 참여의 활동이 작업치료전공 학생으로 시작하여 성공적인 작업치료사의 경력을 쌓아가는데 주요한 구성 요소가 될 수 있도록 한다. 다음 사례 연구는 작업치료전공 학생이 작업치료사에 입문하여 자신의 전문성 개발을 지원하는 방법을 설명한다.

이 장을 읽으면서 이 사례를 다시 참고하라.

사례 연구 68.1 Jennifer의 작업치료 전문가로의 입문

Jennifer는 최근 공인된 작업치료 교육 프로그램을 졸업한 새로운 작업치료사이다. 그녀는 학업 및 임상실습 경험을 통해 특수 치료가 필요한 어린이들과 함께 일하는 작업치료사로서의 경력을 쌓기로 결정했다. 이 사례는 새로 입문한 작업치료사가 직능 단체 및 전문조직에 적극적으로 참여함으로써 얻을 수 있는 다양한 방법을 소개한다.

■ 학생으로서의 Jennifer

작업치료전공 학생인 Jennifer는 AOTA와 WFOT 및 그녀가 살고있는 주의 주립 협회의 학생 회원으로 가입하기로 결정하였으며, 작업치료사가 되어 업무를 수행할 때 회원 자격을 유지하였다. 그녀는 첫 AOTA 컨퍼런스에 참여하여 자폐 아동을 위한 혁신적인 작업치료수행 및 학생에서 작업치료사로의 성공적인 전환을 위한 워크샵에 참여하였다. 그녀는 또한 미국 작업치료 학회지(AJOT)와 OT Practice, Special Interest Section Quarterly 등의 흥미로운 간행물에 관련이 있었고, 다양하고 유익한 기사가 포함되어 있음을 알게 되었다. AOTA 웹 사이트에서 접속할 수 있는 소셜 미디어 사이트이 OT Connect를 이용하여 그녀의 임상실습 코디네이터는 플로리다에 있는 다른 임상실습 코디네이터를 찾아 적절한 임상실습 배치를 할 수 있었다. 그녀의 마지막 레벨 2 수준의 임상실습 과정에서 Jennifer는 NB COT에 연락하여 임상실습 종료 후 인증시험에 응시하였다. 그녀는 덕분에 집 근처에서 시험을 볼 수 있었다.

■ 취업 준비

Jennifer는 작업치료에 대한 구인 광고를 보고 이력서를 접수하였다. 그녀는 여러 임상활동 기관에서 인터뷰를 거쳐 마침내 South Carolina의 한 기관과 그녀의 집 근처에 위치한 Texas의 한 기관을 후보로 골랐다. 그녀는 어느 기관에 취업을 할지 확신이 없었기 때문에 두 개의 주에 면허를 신청하였다. 또한 그녀는 NBCOT에 연락하여 두 개의 주 모두에게 시험결과를 보내달라고 요청하였다. 그녀는 걱정스레 NBCOT의 인증 시험 결과를 기다렸고, 2주 후 시험에 합격한 그녀는 자신이 인증 작업치료사가 된 것을 매우 기뻐하였다. 그리고 그녀는 Texas의 소아과 전문 진료기관의 제안을 받아들여 자폐 아동과 함께 일하는 새로운 직업을 선택하였다.

그녀는 그녀의 학생회원 자격이 만료되었을 때 AOTA와 WFOT 및 주립 협회의 회원 권한을 갱신하고 발달장애 특별 관심영역에 합류하여 같은 영역에서 일하는 다른 작업치료사와 상호 간의 교류를 시작할 수 있었다. Jennifer는 이 영역의 다른 치료사와 그녀의 동료가 제공한 정보와 자료를 매우 소중하게 사용하였다.

■ 해외에서의 치료 활동

Jennifer는 국제 치료활동 기회에도 관심이 있었다. 그녀는 WFOT 멤버십을 통해 작업치료 국제 활동 네트워크(OTION)을 발견하고, 이를 통해서 아이티에서의 치료 활동을 시작할 수 있었다.

■ 네트워킹 및 가정 후원

Jennifer는 아이티에서 귀국한 후 자폐 아동을 위한 작업치료 서비스에 대한 연방정부 및 주정부의 자금 지원이 부족하다는 것을 알게 되었다. 그녀는 즉시 AOTA 웹 사이트를 방문하여 자폐 아동을 위한 작업치료 서비스 비용 삭감에 대한 입안을 알게 되었다. 이후 Jennifer는 OT Connection을 이용하여 자금 지원 감소에 대한 유려와 작업치료 서비스의 보상에 대해 다른 치료사와 연락을 취했다. 이후 그녀는 작업치료를 지원하는 선출직 후보자와 자폐 아동을 위한 작업치료 서비스의 적용 범위를 확대하고 지원하는 미국 작업치료 정치활동위원회(AOT-PAC)에 기부를 결정하였다. 또한 Jennifer는 협회에 연락하여

사례 연구 68.1 Jennifer의 작업치료 전문가로의 입문 (계속)

공정한 보상과 자폐아동을 위한 작업치료 서비스의 확대를 지지할 방안이 있는지 알아내었다.

■ **해결 방안을 찾기 위해**

Jennifer는 작업치료 및 자폐 아동을 위한 전략적 우선 순위 결정과 관련한 AOTA 이사회의 권고안을 개발하기 위해 작업치료사 특별위원회에 가입하였다. 또한 Jennifer는 선출된 대표자들과의 만남을 계획하여 그녀가 만났던 아이들에 대한 치료비 지원 감소 및 작업치료 범위 삭감에 대한 우려를 표하였다. 이 외에도 그녀는 선출된 대표자들과 입법 기관 관계자를 초대하여 자폐 아동을 위한 작업치료의 중요성을 설득하고 정책 입안자에 대한 교육을 수행하기 위해 병원을 견학하였다. 이후 그녀는 치료에 대한공정한 보상과 작업치료 서비스 적용 확대를 주장하는 서신을 각 입법 대표자들에게 발송했다. 그리고 자폐 아동을 위한 작업치료 서비스의 접근성을 높이고 자치활동을 조직하기 위해 주립 대학의 교수들 및 동료 치료사들과 협력하였다.

■ **요약**

Jennifer는 그녀의 주립, 국가, 국제 전문 직능 협회의 활동을 통해 그녀가 관심이 있고 현재 종사하고 있는 전문 직능 조직의 활동에 참여하였으며, 평생 회원으로써의 역할과 작업치료사로서 조직의 미래를 형성하는데 적극적으로 참여하였다.

미국 작업치료 협회

American Occupational Therapy Association

미국 작업치료 협회(AOTA)는 작업치료에 종사하는 작업치료사 및 작업치료 서비스를 제공받는 클라이언트를 대표하여 작업치료 표준, 전문성 개발을 지도 및 발전시키는 책임을 맡고 있는 전국 직능 단체이다(**그림 68.1**)(AOTA, 2011a). AOTA는 1917년 뉴욕 작업치료 증진 협회(National Society for the Promotion of Occupational Therapy in New York)로 최초 설립되었다. 이후 1927년 단체의 명칭을 미국 작업치료 협회(AOTA)로 변경하였다. AOTA의 회원은 작업치료사, 보조 작업치료사 및 전 세계의 작업치료전공 학생들로 구성된다. AOTA의 회원은 AOTA의 사명, 비전, 수행 표준, 전문성 개발 및 윤리 강령을 개발하고 세분화한다. 이러한 모든 활동이 작업치료사의 향후 성공을 좌우하게 되며, 이는 다양한 리더십 역량으로 협회에 봉사하는 자원봉사자로써 함께 일하는 회원들이 성취하게 된다. 회원 및 자원봉사 지도자는 AOTA 사무국의 직원이 지원하게 되며, 직원은 AOTA 이사회(AOTA board of director; BOD)의 감독을 받는 사무국장이 관리한다.

이사회

AOTA 이사회는 AOTA의 전략적 방향과 사업 운영에 대한 법적 및 재정적 책임을 가지고 있다. AOTA는 4명의 임원을 이사회에 두고 있으며, 이들 모두는 모든 구성원이 선출한다. 이 임원에는 회장, 부회장, 총무이사, 재무이사가 포함된다. 회장은 이사회 및 연례 비즈니스 미팅을 주재하는 작업치료사의 주요 대변인으로써의 역할을 수행한다. 반면 부회장의 주요한 책임은 협회의 **전략 계획** 수립 주도하는 것이다. 예를 들어, 지난 10년 간의 AOTA 부회장의 주된 역 할 중 하나는 2017년 미국에서의 작업치료 100주년을 맞이하여 AOTA 100주년 비전에 대한 협회의 진행 상황을 모니터링 하는 것이다. 총무이사는 협회의 공식 회의록과 문서를 작

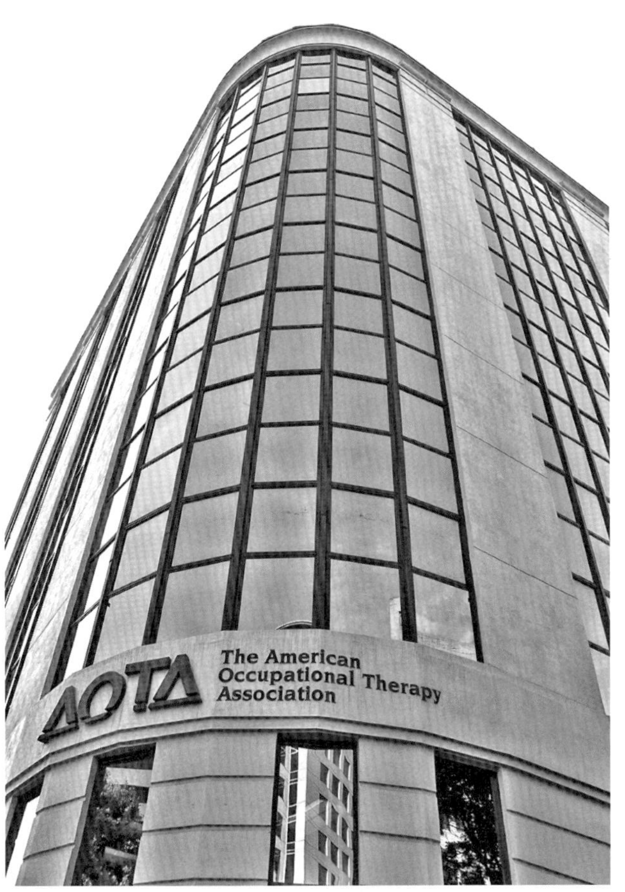

그림 68.1 미국 작업치료 협회 사무국(메릴랜드 주 베데스다)

성하고 관리하는 책임을 가지며, 재무이사는 재정 효율성을 보장하고 예산 편성과 집행 및 정산을 감독할 책임이 있다. 이사회는 선출된 이사들과 별도로 임명된 작업치료 서비스 수요자 및 외부 공공 감사로 구성된다. 모든 임원은 공식회의에서 발언권과 투표권을 가지지만, AOTA의 사무국장(협회의 전임 유급 직원)은 투표권이 없는 이사로 활동한다.

대의원회

AOTA의 가장 큰 기구인 대의원회(Representative Assembly; RA)는 협회의 정책결정 기관으로, 작업치료 전문가의 "총회"라고 여겨진다(AOTA, 2011a). 대의원은 전국 또는 특정 주나 관할 구역에 거주하는 AOTA 회원 중에서 선출되며, 대의원회가 개최되기 전 대의원들은 작업치료와 관련한 중요한 정책 결정에 대해 회원들에게 의견을 청취한다. 학사학위 취득 후 작업치료사가 되기 위한 대학원 학위 요건 등과 같은 전문 정책 및 실무 문제는 대의원회에서 심의되고 승인된다. 또한 운전 재활이나 신생아 중환자 치료와 같은 다양한 전문 영역에서의 작업치료 역할에 대한 수행 표준 및 입장은 최종적으로 대의원회에 의해 승인된다(복잡하고 다소 논쟁의 여지가 있는 정책 결정 과정에 대한 배경을 보려면 **Box 68.2**를 참고하라).

위원회

AOTA 위원회는 실무, 교육, 윤리 및 전문성 개발을 위한 구체적인 지침을 개발하는 역할을 수행한다(AOTA 2011a). AOTA 에는 실행위원회(Commission on Practice; COP), 교육위원회(Commission on Education; COE), 윤리위원회(Ethics Commission; EC), 지속적 역량 및 전문성 개발 위원회(Commission on Continuing Competency and Professional Development; CCCPD)가 포함된다. COP는 작업치료의 수행을 정의하는 것과 관련이 있으며, 수행 가이드라인을 발전시키는 역할을 수행한다. COE는 교육 관련 정책을 제안하여 RA에 정책 권고안을 제출하며, 교육 관련 이니셔티브를 식별하고 분석한다. EC는 협회의 윤리 강령을 개발하고 작업치료 직업 윤리 표준에 대한 권장 사항을 제공한다. 또한 EC는 AOTA 회원의 비윤리적 행위에 대한 사항을 감독하는 역할을 수행한다. CCCPD는 지속적 역량 개발과 관련한 표준을 권장하고, 회원들이 지속적 역량 증진 계획을 개발하고 이행하는데 도움이 될 수 있는 도구를 개발한다.

특별 관심 분야

4개의 위원회 외에도 특별 관심 분야(Special Interest

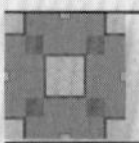

BOX 68.2 정책 결정 과정의 배경

당신은 이 장을 읽을 때, 모든 조직과 홍보 정책이 "그냥 일어난다"라고 생각할 수도 있다. 하지만 진실에서 멀어질 수는 없다. 이는 자원봉사자와 직원 모두가 많은 노력을 기울일 뿐만 아니라, 정책이나 표준을 작성할 때 많은 토론과 협상 및 때로는 전문적인 긴장감이 존재하기도 한다. 이를 알 수 있는 가장 좋은 방법 중 하나는 대의원회의 논의를 보는 것이다. 지난 수 년간 격렬한 논쟁을 벌였던 주제에는 다음이 포함되어 있다.

- *AOTA가 지역의 기반이 적기 때문에 구성원들이 지역 자치 네트워크를 통해 적극적으로 참여하도록 대의원회를 다시 구성해야 하는지의 여부이다.* AOTA를 가장 잘 조직하는 방법에 대한 논의는 지금 이 글이 씌여지고 있는 시점에도 아직 검토 중이다.
- *AOTA가 작업치료사의 주 면허 취득을 지지해야 하는지의 여부이다.* 많은 치료사들은 어떤 주에서 다른 어떤 주로 옮길 때 방해받지 않기 때문에 주 면허 보다는 국가 인증을 유지하는 것이 더 좋을 것이라 생각했다. 하지만 시간이 지남에 따라 치료사에게 치료사가 속한 주의 법령에서 정의된 범위의 수행을 규정하고 원하였기 때문에 이에 대한 논쟁이 이루어졌다. 치료사가 해당 주에서 작업치료사 면허를 취득하기 전까지 그 사람이 전문 자격증을 소지했는지 여부를 불문하고 그를 작업치료사라 말할 수 있다.
- *미국의 작업치료사를 위한 교육 기준이 학사에서 석사 수준으로 변경되어야 하는지에 관한 토론이다.* 이 토론은 작업치료사의 학력 기준이 대학원으로 옮겨올 때까지 약 20년 이상 지속되었다. 이 운동에 반대하는 사람들은 결과적으로 치료사의 숫자가 줄어들게 되어 절대적인 시간이 부족해지고, 이에 따라 서비스에 문제가 생길 수 있다고 주장하였다. 반면 석사 수준으로 변경하는 것을 지지하였던 사람들은 학위 없이 석사 수준의 교육 정도가 되기 위해서는 많은 신뢰의 시간이 필요하다는 주장을 내세웠다. 이제는 작업치료사는 반드시 석사 학위를 취득해야 하지만, 지금은 작업치료 박사 학위의 적절한 표준과 역할에 관한 논의가 이루어지고 있다.
- *작업치료의 범위에 대한 논의이다.* 아주 많이 반복되는 주제 중 하나는 어떤 방법의 평가 및 중재 분류가 진짜 "작업치료"와 작업치료를 넘어서는 것인지에 대한 가이드라인에 관한 것이다. 예를 든다면, 작업치료사가 물리치료적 수단이나 기구를 사용하거나 대안의학적 중재를 사용하는 것이 적절한지 여부이다. 이 중 일부는 최근 주 정부의 면허 변경과 국가 선언 및 교육 표준 수정을 통해 해결되었다.
- *보조 작업치료사(OTA)의 역할도 주요한 논의사항이다.* 보조 작업치료사가 작업치료사의 감독 하에 활동을 수행한다는 AOTA의 정책이 분명하지만, 환경이 변화하고 새로운 분야가 등장함에 따라 감독이라는 행위의 정확한 본질이 자주 재검토된다.

Sections; SISs)를 대표하는 AOTA 회원들의 자생적 네트워크가 있다(AOTA, 2011d). SIS는 작업치료수행의 각 전문 분야에 중점을 두어 새로운 수행 관련 요인에 대응하도록 고안되었다. 각각의 SIS는 회원들에게 뉴스레터 및 소셜미디어 네트워크를 통한 소통의 기회를 제공한다. 이들은 작업치료에 관심이 많고 목표의식이 높은 동료들과 의사소통하기를 원하는 작업치료 학생들과 작업치료사에들에게 귀중한 도구로 활동한다. SIS 회원은 종종 특정 수행 분야에서 작업치료사의 역할과 기능을 정의하고, 고급 역량 및 전문 기술과 이와 관련한 교육자료를 개발하거나 교육 표준을 제안하는 것 등의 프로젝트에 대해 다양한 위원회와 공동으로 작업을 수행한다.

학생 대표자회의

학생들은 AOTA의 소중한 일원이며, 학생 대표자회의(Assembly of Student Delegates; ASD)에 소속되어 있다(AOTA, 2011a). 각 교육 프로그램은 AOTA 연례 컨퍼런스 및 박람회에서 열리는 ASD 회의를 대표할 학생을 선발할 수 있다. ASD는 학생들이 작업치료사로서 일할 경우에 영향을 주는 학생 관련 문제에 대한 관점을 공유할 수 있는 플랫폼을 제공한다.

작업치료 교육 인증위원회

작업치료 교육 인증위원회(Accreditation Council for Occupational Therapy Education; ACOTE)은 AOTA 산하에 있는 단체이다. 인증위원회의 구성은 임상 및 학계의 이해관계를 대표할 수 있는 AOTA 회원인 작업치료사 및 보조 작업치료사이다. ACOTE의 역할은 모든 작업치료사 및 보조 작업치료사 교육 프로그램의 표준을 개발하고 실행하는 것이며, 이 기준은 교과 과정, 교수진 및 교직원의 자격, 교육과정의 내용, 물리적 시설 및 자원, 작업치료 프로그램과 관련된 학교의 행정 정책을 포함한 모든 교육 프로그램과 관련이 있다. 인증을 득하고 유지하기 위해 모든 작업치료사 및 보조 작업치료사 프로그램은 ACOTE의 정기적 평가를 받아야 한다. 즉 ACOTE에 의해 인증된 작업치료 교육 프로그램은 작업치료 면허를 취득하기 위해 자격시험을 치르고 이후 실습을 수행하기 적합한 자격요건이라는 의미를 가지고 있다.

AOTA 스태프

미국 메릴렌드 주 베데스다에 있는 전국 본부(AOTA, 2011a)의 유능하고 헌신적인 스태프들이 없다면 AOTA의 대규모 회원 네트워크의 운영은 불가능하다. AOTA 스태프는 작업치료사, 변호사, 회계사, 정책 전문가 및 행정 직원을 포함하고 있다. 전국 본부 직원은 본부의 모든 인력과 운영을 책임지는 사무국장이 이끈다. 전국 본부의 목적은 협회의 사명과 비전을 달성하는데 필요한 인력과 전문 지식을 제공함으로써 협회를 지원하는 것이다. 또한 AOTA의 핵심 업무는 자원 봉사 리더십 그룹의 지원, 지속적인 교육 설계 및 제공, 근거중심의 업무 수행 정보 수집, 공공 정책의 모니터링 및 제언, 건전한 재정안전성 유지 및 작업치료사들과 클라이언트에게 서비스를 제공하는 것이 포함된다.

지속적 교육 및 전문성 개발

AOTA 스태프는 생방송 및 온라인 워크샵, 세미나, 온라인 강좌, 자기주도적 임상 강좌 등 지속적인 교육 및 전문 개발 기회를 개발하고 조정한다. 이러한 교육 기회 중 상당수는 전 세계에 다양한 형태로 제공되며, 교육 수요자들의 요구를 충족시킬 수 있도록 설계되었다. 가장 널리 알려진 행사는 AOTA 연례 컨퍼런스 및 박람회로, 지속적인 교육과 관련한 발표와 인적 자원 네트워킹, 주요 업체 전시 및 취업 관련 내용이 포함된다. AOTA 회원은 저렴한 비용으로 연례 컨퍼런스에 참석할 수 있으며, 주요 활동가가 컨퍼런스에서 발표될 발표자료를 동료 평가를 통해 선정하고 이를 전국 본부 스태프가 지원하고 실시한다. 이 외에도 AOTA 활동가는 컨퍼런스 진행에 필요한 인적 자원을 제공하는데 도움을 준다.

실행을 위한 근거

AOTA 스태프의 또 다른 주요한 이니셔티브는 작업치료의 실행에 대한 근거 자료를 수집하기 위한 문헌 연구이다. 데이터가 수집되면 작업치료사와 학생들이 작업치료 중재에 사용할 수 있는 근거기반 실행 브리핑(Evidence-Based Practice Briefs)의 형태로 정리하여 발표한다. 근거기반 실행 브리핑 외에도 AOTA는 수행을 지원하는 정보를 제공할 수 있는 다양한 출판물 및 온라인 자원도 함께 유지하고 관리한다.

공공 정책과 지지

AOTA 스태프의 중요한 역할 중 하나는 공공 정책 분야에서 작업치료사와 클라이언트의 이익을 대표하고 옹호하는 것이다(AOTA, 2011a). 이 작업은 작업치료 관련 종사자 및 전문가의 중요한 이니셔티브에 대한 입법부 상대의 로비도 포함된다(**그림 68.2**). 연방정부 차원에서 특수교육 관련 부서의 정책 입안자나 재활서비스 관리자 또는 의료보험 지급과 관련한 국가 기관도 이 대상에 포함될 수 있다. 이 외에도 스태프는 입법의 해석과 이행과 관련하여 입법부 관계자

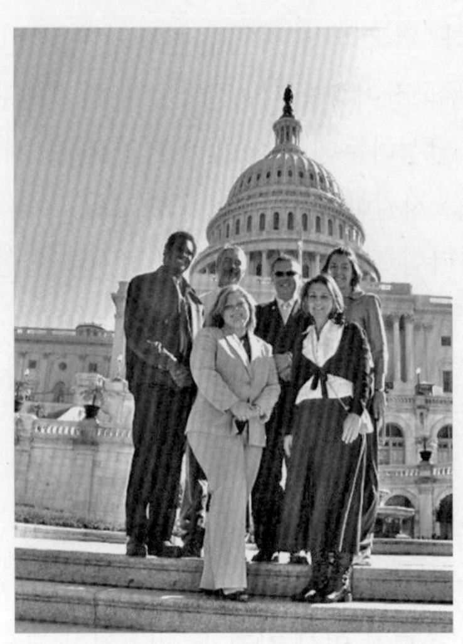

그림 68.2 국회의사당에서 실시한 학생과 작업치료사의 작업치료를 위한 지지활동

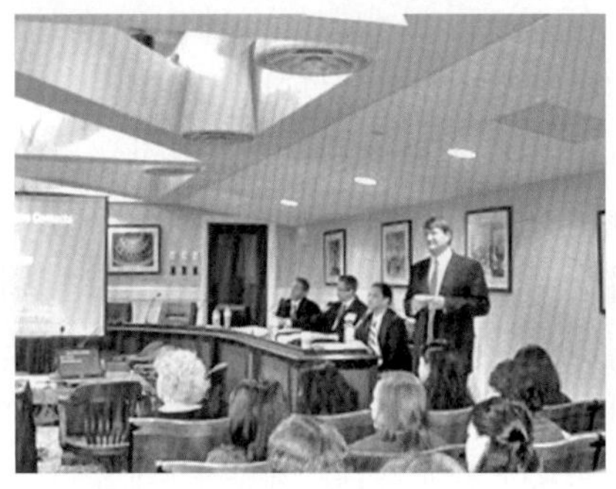

그림 68.3 발언자가 주립 작업치료 협회에서 회원들에게 입법과 관련한 갱신 사항과 지지 기회에 대해 토의하고 있다.

들에게 관련 정보와 근거를 제출하기 위해 기관에 출석하기도 한다.

국무부와 연방정부 역시 작업치료협회를 지원하며, 작업치료가 기타 부적절한 사유로 인해 제한되지 않도록 작업치료협회 및 면허위원회의 활동을 지원한다(AOTA, 2011a). dl 외에도 AOTA 스태프는 회원이나 주의 단위 협회에 교육자료 및 개별적 지원을 제공하여 작업치료 서비스를 효과적으로 지원하고, 작업치료를 통해 지역에서 봉사하는 사람들을 지지한다(**그림 68.3**).

미국 작업치료 정치활동위원회

정치활동위원회(Political Action Committee)는 회원의 개별 기부를 통해 직능을 지원하는 후보자와 기타 이니셔티브를 지원하는 위원회이다. AOTA 회원은 작업치료를 지원하는 선출직 후보자와 작업치료 클라이언트를 지원하기 위해 미국 작업치료 정치활동위원회(American Occupational Therapy Political Action Committee)에 자발적인 기부를 할 수 있다.

간행물

협회의 공식 간행물의 명칭은 미국 작업치료 학회지(American Journal of Occupational Therapy; AJOT)이다. 이 동료 평가 학술지는 모든 협회 회원이 이용할 수 있으며, 연간 회비에 이용료가 포함되어 있다. 이 외에도 협회는 작업치료 관련 유익한 기사를 담고 있는 격월간지인 OT Practice를 발행한다. 이 격월간지와 AJOT 외에도 AOTA는 분기별 특별 관심 분야 섹션, 주정부 정책 이니셔티브에 대한 뉴스레터, 입법 및 정책 문제에 대한 월별 업데이트 및 해당 회원이 관심을 가지는 최신 이벤트에 대한 격주 전자 메일 발송을 실시한다. 이러한 정기 간행물 외에도 AOTA Press는 작업치료 학생, 작업치료사 및 기타 클라이언트를 위한 책과 매뉴얼, 모노그래프 및 소비자 가이드를 발간한다. 이 밖에도 비디오 및 기타 문서뿐만 아니라 작업치료 마케팅 등과 관련한 시장 및 정보센터를 운영한다.

소속 주립 협회

Affiliated State Associations

미국의 각 주에는 작업치료사의 지역적 필요에 부응하는 전문 단체가 있다(AOTA, 2011a). 이러한 주립 협회는 AOTA와는 독립되어 있으며, 따라서 주립 협회에 가입하고자 하는 개인은 AOTA와 별도로 주립 협회에 가입한다. 주립 협회는 AOTA와 제휴하여 특정 주에서 직능의 이익을 취하며 작업치료를 받는 클라이언트를 지원한다. 예를 들어, AOTA는 주법 및 규정에 대한 표준안을 권고한다면, 주립 협회는 주법 및 규정에 대해 주의 정책당국과 직접적으로 협력한다. 각 주립 협회의 회장은 주립 협회 회장단(Affilitated State Association Presidents; ASAP)에 소속되어 주 및 연방 차원의 활동 간의 긴밀한 시너지를 창출한다. 모든 주립 협회는 AOTA 웹 사이트를 통해 연결할 수 있으며, 주 협회의 회원 자격은 지역 네트워크를 유지하고 면허에 대한 주 정부의 지원 프로그램 및 정책 지원을 위해 중요하다.

주 규제 위원회

State Regulatory Boards

각 주 또는 관할 구역은 면허위원회나 별도의 규제기관을 통해 작업치료에 대한 규제를 실시한다(AOTA, 2011a). 각 주의 정의와 지침은 해당 주의 특정 주 의회가 제정하게 되며, 이는 주의 시민들을 보호하기 위한 것이다. AOTA는 해당 주에서 직능에 관한 정보를 제공하고, 주 의회에서 작업치료에 대한 감독 및 지원을 돕는 주요한 자원입니다. 만약 학생들이 레벨 2 수준의 임상실습을 마치고 NBCOT의 인증시험에 합격하면 면허증이나 자격증을 신청할 수 있는데 이 때 주 정부 기관이 발급 주체가 된다.

미국 작업치료 재단

American Occupational Therapy Foundation

미국 작업치료 재단(American Occupational Therapy Foundation; AOTF)은 과학을 발전시키고 대중의 인식을 높이기 위해 1965년 설립된 비영리단체이다(AOTF, 2011). AOTF는 작업치료사, 기업 파트너 및 작업치료 교육 및 연구 후원자로 구성된다. AOTF는 별도의 개인적 기부와 작업치료를 중시하는 후원사의 지원을 통해 재정적으로 운영되며, 매년 재단은 AOTA 연례 컨퍼런스에서 작업치료 교육 및 연구를 지원할 수 있는 모금행사를 개최한다.

작업과학을 발전시키는 주요한 AOTF의 목적의 일환으로 AOTF는 Occupational Therapy Journal of Research: Occupation, Participation and Health(OTJR) 이라는 명칭의 학술지를 발간한다(AOTF, 2011). 또한 재단은 작업치료 정보 공유를 위해 국가 정보 센터인 Wilma West Library를 운영한다. 이 외에도 재단은 OT SEARCH 라고 하는 작업치료와 관련된 문헌을 검색하기 위한 포괄적인 전자 검색엔진을 유지 및 관리한다.

또한 AOTF는 학생과 학자를 지원하기 위해 별도의 교육 장학금 및 연구 보조금 제도를 운영하고 있다(AOTF, 2011). 대학원생의 연구를 지원하기 위해 보조금을 제공하며, 작업치료 기관에 기여하고 작업 과학에 대한 새로운 패러다임과 이해를 구축하는 혁신적인 연구에 연구비를 지원한다. 또한 이러한 업무를 위해 AOTF는 작업치료 관련 고등교육기관과 장학금 지원 및 연구센터 지원을 위한 파트너십을 체결하고 있다.

국립 작업치료 인증위원회

National Board for Certification in Occupational Therapy

작업치료 전문가는 국립 작업치료 인증위원회(National Board for Certification in Occupational Therapy; NBCOT)의 업무를 통해 지원받을 수 있다(NBCOT, 2011). NBCOT는 미국에서 시행되는 작업치료사 및 보조 작업치료사의 인증기관이다. NBCOT는 작업치료사 및 보조 작업치료사가 레벨 2 수준의 임상실습 이후 임상활동을 실시하기 위해 치르는 초기 인증시험을 개발하고 관리한다. 이 인증시험은 포괄적이며 작업치료사 및 보조 작업치료사가 임상치료을 수행하기 위해 필요한 지식과 기술을 평가할 수 있도록 설계되어 있다. 인증 시험에는 다양한 치료 환경에서 다양한 작업치료평가 및 중재를 반영하는 항목이 포함되어 있으며, 이 시험 결과는 각 주의 면허위원회와 공유된다. 거의 모든 주에서 치료 수행을 위해서는 이 인증 시험에서 합격 점수를 취득해야 하며, 다른 국가의 작업치료사나 보조 작업치료사 역시 미국에서 임상활동을 수행하기 위해서는 본 인증을 취득하여야 한다.

세계 작업치료사 연맹

World Federation of Occupational Therapists

작업치료사는 전세계적으로 활동하는 직업군으로, 점차 그 범위가 활발히 확대되고 있다(WFOT, 2011). 장애인 중 자신의 장애로 인해 일상생활에서 의미 있는 참여에 제한을 받을 것으로 추정되는 전 세계 인구는 약 6억 명에 달한다. 이에 1952년 작업치료 홍보 및 교류를 위한 공식 국제기구로 세계 작업치료사 연맹(World Federation of Occupational Therapists; WFOT)이 창설되었으며, 전세계 70여 개 회원국과 16만 명이 넘는 작업치료사를 대표하는 6천 명 이상의 개별 회원이 WFOT에 참여하고 있다. WFOT의 가입 및 참여는 전세계 각 국가의 협회를 통해 조정되고 신청된다.

WFOT는 세계보건기구(WFO)의 공식 파트너로 인정받고 있으며, 또한 유엔이 지정한 비영리 비정부기구(NGO)로 인정받고 있다(WFOT, 2011). WFOT는 작업치료 실무와 교육 70여 개국 이상의 개별 국가 작업치료 협회와 각 국가의 보건관련 조직의 교류와 국제 협력을 장려하며 지원한다. 주요 참여 단체에는 세계재활협회(Rehabilitation International; RI), 국제 장애위원회(International Council on Disabilities; ICOD), 아시아태평양 작업치료사 그룹(Asia Pacific Occupational therapist Regional Group; APOTRG), 라틴아메라카 작업치료사 연맹(La Confederacion Latino Americana de Terapeutas Ocupacionales ; CLATO), 유럽 작업치료사 협회(Council of Occupational Therapists for the European Countries; COTEC), 아프리카 작업치료사 그룹(Occupational Therapy Africa Regional Group; OTARG), 세계 물리치료 연맹(World Confederation for Physical Therapy; WCPT) 등이 있다.

BOX 68.3 주요 직능 단체의 웹사이트

보다 많은 작업치료의 전문 분야를 학습하기 위해서, 그리고 이를 지원하는 단체나 조직을 알아보기 위해서 아래의 웹 사이트를 참고하라.

미국 작업치료 협회(AOTA): http://www.aota.org (노트: AOTA의 홈페이지는 모든 주립 협회의 홈페이지에 방문할 수 있는 링크를 포함하고 있다)

미국 작업치료 재단(AOTF): http://www.aotf.org

국립 작업치료 인증위원회(NBCOT): http://www.nbcot.org

세계 작업치료사 연맹(WFOT): http://www.wfot.org(노트: WFOT의 홈페이지는 세계 각 국의 작업치료 협회의 홈페이지로 방문할 수 있는 링크를 포함하고 있다)

WFOT는 각 국의 문화적 독특함을 반영한 교육 프로그램의 수를 늘리고 클라이언트에게 작업치료 서비스를 제공할 수 있는 작업치료사의 수를 늘리는 국제 작업치료 커뮤니티를 지원한다(WFOT, 2011). 이와 더불어 작업치료수행, 교육, 연구에 대한 국제 표준을 장려한다. 또한 작업치료에 대한 정부의 지원을 확대하고자 노력하며, 매년 2회 동료 평가 학술지를 발간한다. 이 외에도 4년 마다 전 세계의 작업치료사들이 함께할 수 있는 국제회의인 WFOT Congress를 주최한다.

작업치료 국제 활동 네트워크(Occupational Therapy International Outreach Network; OTION) 는 작업치료전공 학생들과 국제 작업치료 교류에 관심 있는 작업치료사들에게 자원봉사 및 임상 경험 기회를 제공한다. OTION은 자원 빈국과 자원이 풍부한 국가의 작업치료사들 간의 파트너십 강화를 위한 포럼을 개최한다. 작업치료의 세계화가 진행됨에 따라 국제협력은 천재지변이나 인적 재해에 대응하고 전 세계의 시민에게 의미 있는 작업의 참여에 대한 중요성을 강조함으로써 전 세계의 개인과 공동체의 건강과 복지에 앞장서야 한다.

결론 Conclusion

작업치료 관련 단체는 개별 학생이나 작업치료사가 달성하기 어려운 문제에 대해 직능 전체가 발전할 수 있는 기회를 제공하기 위해 설립되었다(이러한 그룹에 대해 자세한 정보를 찾아보려면 **Box 68.3**을 참고하라). 직능 단체는 그 직업에 종사하는 개인의 이익 및 공동체와 사회의 이익을 추구하고자 하는 비영리 단체이다. 구성원이 함께 공유하는 사명과 비전을 바탕으로 학생과 작업치료사의 강력한 공동체를 구축함으로써 진전과 발전을 이룩하고 공익을 위해 봉사할 수 있는 전략을 개발할 수 있다. 또한 협회를 통해서 입법 과정에 참여하고 직능 홍보를 통해 학생과 작업치료사의 이익을 대변한다.

작업치료사, 보조 작업치료사 및 작업치료전공 학생들은 효과적인 임상활동 수행과 교육 및 연구를 위해 필요한 자원과 정보를 제공하는 주, 국가 및 국제 작업치료 공동체의 지원을 받는다. 전문가로써, 작업치료인은 직능 단체에 평생 회원으로 참여하고 적극적으로 활동함으로써 작업치료를 지속적으로 발전시키고 증진시킬 수 있도록 노력함과 동시에 직능 기관을 지원하고 참여할 수 있는 기회와 책임을 가진다.

참고문헌 References

American Occupational Therapy Association.(2011a). *Accreditation*. Retrieved from http://www.aota.org

American Occupational Therapy Association.(2011b). *Governance*. Retrieved from http://www.aota.org

American Occupational Therapy Association.(2011c). *Publications*. Retrieved from http://www.aota.org

American Occupational Therapy Association.(2011d). *Special interest sections*. Retrieved from http://www.aota.org

American Occupational Therapy Foundation.(2011). *Scholarships*. Retrieved from http://www.aotf.org

Bickel, J.(2007). The role of professional societies in career development in academic medicine. *Academic Psychiatry*, *31*, 91–94.

Greenwood, R., Suddaby, R., & Hinings, C. R.(2002). Theorizing change: The role of professional associations in the transformation of institutionalized fields. *Academy of Management Journal*, *45*, 58–80

Mata, H., Latham, T. P., & Ransome, Y.(2010). Benefits of professional organization membership and participation in national conferences: Considerations for students and new professionals. *Health Promotion Practice*, *11*, 450–453

National Board for Certification in Occupational Therapy.(2011). *NBCOT*. Retrieved from http://www.nbcot.org

Osborn, R. N., & Hunt, J. G.(2007). Leadership and the choice of order: Complexity and hierarchical perspectives near the edge of chaos. *Leadership Quarterly*, *18*, 319–340.

Ritzhaupt, A. D., Umapathy, K., & Jamba, L.(2008). Computing professional association membership: An exploration of membership needs and motivations. *Journal of Information Systems Applied Research*, *1*, 1–22.

Schneider, M., & Somers, M.(2006). Organizations as complex adaptive systems: Implications of complexity theory for leadership research. *Leadership Quarterly*, *17*, 351–365.

World Federation of Occupational Therapists.(2011). Retrieved from http://www.wfot.org

작업치료 관리

Occupational Therapy Management

XV 부

힘든 시기에, 기업은 갑작스러운 위기에 대처할 뿐만아니라

예상치 못한 기회를 이용할 수 있도록 관리돼야만 한다.

이는 힘든 시기에 기본적인 것들을 관리, 그것도 잘 관리해야 한다는 것을 의미한다."

– Peter F. Drucker

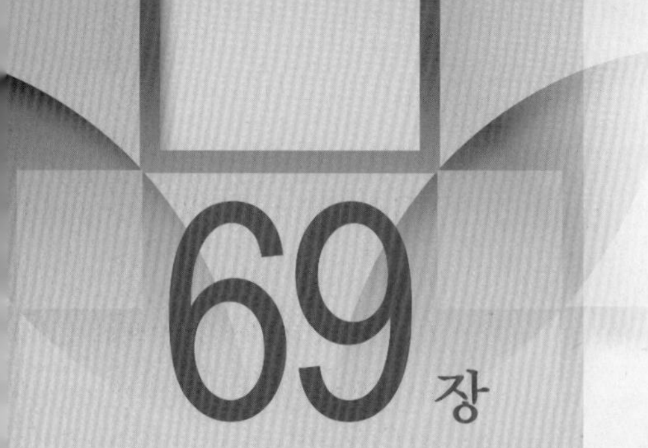

69장

작업치료 서비스 관리

Management of Occupational Therapy Services

이혜진 옮김

개요

학습목표

이 장을 학습한 후, 다음의 내용을 할 수 있을 것이다:

1. 조직 내 업무 활동 감시 하에서 행정가, 관리자, 감독관 및 리더 사이의 관계와 차이를 설명하고, 분석할 수 있다.
2. 관리자의 책임, 기능, 공통 역할의 예시를 찾아서, 제시할 수 있다.
3. 관리자가 능력을 증명하기 위해 필요한 기술과 정보의 분야를 밝히고, 설명한다.

관리가 지니는 여러 의미들

Management Can Mean Many Things

작업치료나 여러 분야를 아우르는 관리자가 되는 것은 작업치료 실습자가 자신의 작업 외로 지니는 여러 전문적인 역할 중 하나이다. "관리자"가 된다는 것은 실습을 행하는 상황, 작업 설명에 포함된 의무 범위, 상황 내에서 타인이 취하는 관련 역할 및 기능에 따라 다양한 의미를 뜻한다. 여기에는 이론, 연구, 기타 종류의 증거, 공식 교육, 지속 교육, 훈련, 출판물 및 기타 학술지를 포함한 관리실습을 지도하기에 풍부한 정보가 있다. 조직 개발, 관리 심리학, 관리 행정, 인사 관리 같은 다양한 분야에서 조사자들과 실습자들은 지난 수십 년에 걸쳐 이 지식 기반에 기여하고 있다. 따라서, 자신들의 직업에서 관리자들을 지도할 많은 재원들은 쉽게 인터넷, 서점, 대학 및 전문대학교에서 제공된 교육 진도, 전문 컨퍼런스와 같은 지속적인 교육 이벤트에서 쉽게 이용 가능하다. 또한, 자원들은 미국 작업치료 협회(AOTA)에서 이용 가능하다.

작업치료 내 의료실습과 비슷하게, 작업치료 관리자로서 효과적인 실습을 증명하는 일은 관련 이론 습득 정도와 최신 증거에 따라 이러한 이론을 적용하는 능력에 달려있다. 작업치료 실습자가 실습영역과 클라이언트 요구에 따라 도출해낸 다양한 의료실습 모델이 있는 것처럼, 관리자가 효과적인 관리실습을 지도하기 위해 도출한 다양한 이론과 기술들이 있다. 효과적인 작업치료 관리자가 된다는 것은 복잡한 시간 집약적인 과정이다. 따라서, 본 장은 독자들에게 작업치료 관리자가 무엇인지 그리고 어떤 일을 해야 하는 지에 대해서 소개하려 한다. 72장은 보충적인 설명을 통해 작업치료 감독자가 수행해야 할 기능과 역할, 감독에 초점을 맞춘다.

작업치료 관리자가 수행할 수 있는 다양한 기능과 역할을 제대로 이해하고, 평가 내리기 위해선, 대부분의 관리자들이 감독자와 리더로써 소개된 방식대로 행동한다는 점을 깨달을 필요가 있다. **표 69.1**에는 **행정, 관리, 감독, 리더십**의 정의가 제시됐다.

행정가는 조직 이사회 같은 통치기구 구성원, 조직 또는 조직의 지도 팀의 CEO나 대표 같은 간부진으로써 정의된다. 종합하자면, 행정가는 재정업무 감시를 포함한 조직의 전반적인 복지와 감시의 책임을 지고, 기업 운영을 지칭하는 주요 정책을 설립하고, 조직의 건강과 미래를 계획하는 핵심 기능을 수행한다. 행정가는 일반적으로 타인을 감시하지만, 대게 조직의 일상업무의 감시를 간접적으로 맡아서, 일상에서 조직 기능 조화를 위해 많은 부분에 대한 권한을 하위 관리자들에게 일임한다.

관리자들은 작업 단위에 대한 감시(예, 작업치료 부서 또는 머리 부상 생존자를 위한 프로그램)이나 조직 임무에 대한 기여도를 감시할 책임을 진다. 또한, 관리진들은 수량화할 수 있는 가시적 방식으로 행정 정책 및 지시를 실행에 옮긴다. 관리자의 구체적 책임은 전통적으로 아래의 4개 기능으로 분류됐다 (1)계획 (2)조직 (3)지시 (4)통제. 인사는 종종 조직(예, 조직 및 인사)과 함께 묶이는 관리기능이다.

표 69.1 행정, 관리, 감독, 리더십 정의

행정	타인에 대한 권위적 통제를 통해 조직을 이끌어가는 과정으로써, 조직의 통치 기구가 이행한다.
관리	미래 작업 의무사항을 계획, 직원을 기능 단위로 조직, 직원을 일일 업무를 완수하기 위해 작업하도록 지시하고, 작업 결과물 품질을 적정 수준이상으로 보장하기 위해 작업 공정 및 시스템을 통제한다.
감독	고품질 결과물과 개선된 성과를 촉진시킬 방식으로, 1명 이상의 직원이 수행하는 작업을 지시 또는 통제한다.
리더십	지속 가능한 변화를 달성하기 위한 수단으로써, 개인의 가치, 비전, 윤리를 커뮤니티 문화로 통합시키는 구조적 변화를 만드는 과정이다.

이 4개 기능은 **표 69.1**에 간략히 정의됐으며, 이 장 다음 부분에 상세히 묘사됐다.

감독관은 조직의 업무를 수행하는 직원들을 직접 감시할 책임이 있다. 비록 관리진이 고용권과 해고권을 통해 누가 업무 일부를 맡을지를 결정할 능력을 일반적으로 지닐지라도, 관리자의 본 기능 또는 다른 많은 기능들을 수행하지 못하는 조직 내 여러 감독 역할들이 있다. **필수 관리 권한**(requisite managerial authority)의 중요 개념을 이해하는 것을 통해 어떻게 작업치료 관리자가 조직 행정가나 작업치료 감독관과 다른지를 명확하게 알 수 있다. Elliot Jaques(1998, 69쪽)은 최소 필수 관리 권한을 아래와 같이 정의했다.

> 한 관리자가 작업 집단의 결과에 대한 책임을
> 공정히 질 수 있게 하기 위해 가져야 하는
> 통제와 자율 권한

예컨대, 필수 관리 권한에는 직원을 고용하거나 해고할 수 있는 권한과 보상을 배분하는 방법을 근거를 들어 결정할 수 있는 권한이 포함된다. 그러나, 작업치료에서, 치료사가 그/그녀가 감독 책임을 가졌지만, 필수 관리 권한을 가지지 않은 조직 내 공식 지위를 인정하는 것은 흔한 일이다. 이 직위의 예시가 바로 특수 또는 고급 기술을 지니거나 다른 치료사에 대한 의료 감시를 제공하지만 전반적인 관리 책임을 지지 않는 사람인 선임 치료사(senior therapist)이다.

일반적으로 조직 내 비 공식 리더들이 많이 있지만, 행정가, 관리자, 감독관은 조직 내 공식 지위 때문에 리더로서 간주된다. 관리와 리더십 사이의 관계 개념은 관리자의 역할이 조직 내 안전성을 유지하는 것인 반면에, 리더는 변화를 유도한다는 점이다. 예를 들어서, Levey, Hill, Green(2002)는 관리가 보수적이고 유지 지향적인 반면에, 리더십은 혁신적이며 변화 주도적으로, 비전에 따라 정보를 얻는다. 비슷하게도, Beech(2002)는 관리자가 주로 전략, 구조, 시스템에 의존하는 경향이 있는 반면에, 리더는 바람직한 결과를 낳기 위해 스타일, 인사, 기술, 공유 목적을 사용하는 경향이 있다고 주장했다. 효과적인 리더십은 많은 연구의 초점이 되는 주제이며, 여러 리더십 이론을 깊이 있게 조사되고 있다. 가장 자주 인용되는 리더십 이론 중 5개에 대한 간략한 설명은 **표 69.2**에서 제시되어있다.

표 69.2 리더쉽 공통 이론

리더쉽에 대한 감독 이론	중점 사항
경로 목표	리더들은 목적 성취에 따라 부하직원을 위한 개인 급료를 증가시키고, 이러한 급료에 따라 성과를 개선시킴으로써 따라가기 쉽게 만든다.
업무	리더들은 직업 목표를 달성함에 따라 부하직원에 대한 보상과 이익을 약속하며, 리더들과 부하직원들은 거래를 통해 처벌을 피하는 방법과 보상을 받을 사람에게 동의한다.
리더쉽에 대한 전략 이론	
카리스마적	리더들의 임무가 뛰어나다는 인상과 고무적 비전을 형성하는 리더들과 함께 부하직원들에 대한 개인적 정체성을 강조한다.
변형적	리더들은 결과와 관련된 가치를 표현함으로써 그리고 미래에 대한 비전을 명시함으로써 변화를 달성하고, 부하직원의 일부에 대한 헌신, 노력 개선된 성과를 낳는다.
장소적	리더들은 부하직원 능력과 헌신의 발전 수준에 가장 잘 맞는 리더쉽 스타일을 바꿔야 한다.

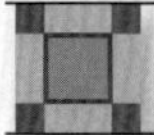

업무 딜레마

관리자가 됨에 따른 Brent의 보답

작업치료 시설 구성원으로써 대학교에서 10년간 일한 후에, Brent는 관리자로서 전일 근무로 복귀했다. 그는 대형 국제 인정 암 연구 및 치료 센터에서 재활 서비스 부장을 받아들였고, 90명 이상의 직원 인사 담당을 맡았다. 그가 직접 올린 보고서들에는 작업치료 및 물리치료를 위한 내원 환자와 외래 환자 감독관, 사업 관리자, 선임 행정 보조직원이 포함됐다. Brent는 종양(학)에 대한 경험이 적음에도 불구하고, 관리, 리더쉽, 전략 계획, 조직 상담 내에서 강한 배경 때문에 고용됐다.

그가 부임한 첫 6개월 동안은 Brent에게 굉장히 인상적이었다. 그는 일한 지 7개월 째 되던 때에 일하고 있다는 감정을 느끼게 됐다. 그는 자신의 리더쉽 팀과 함께 좋은 업무 관계를 맺었으며, 3개월 동안 전략 계획을 만들 과정에 투입했다. 그는 임무를 갱신하고, 향후 10년에 대한 비전을 미래에 투영시키는 과정을 통해 자신의 부서를 이끌었다. 일부 중요 지위가 채워졌지만, 일부 직원들은 사퇴하기도 했다. 따라서, 직원을 고용하고, 유지시키는 것은 일관되게 어려운 일임이 명백했다. 그가 그 이전에 의료 부서를 관리했고, 예산을 개발하고 관리했음에도 불구하고, 더 큰 비용과 수입에 책임을 지고 그가 그 이전에 했던 것보다 의사 결정에 있어서 더 많은 권한을 지녔다. 부서의 전자 의료 기록과 관련된 많은 결정을 만들 필요성처럼, 그가 처음에 마주하고, 판매자들과 새로운 계약을 맺고, 그가 관리하는 물리 치료 직원과 함께 신뢰를 쌓고, 조직 위성 센터에서의 서비스를 개발하는 여러 문제들이 있었다.

Brent는 11년간 매니저로 일하면서 26년간 작업치료사였으며 많은 지식과 경험을 쌓았다. 그럼에도 불구하고 그는 자신이 전문직으로 성장하고 새로운 위치에서 성공하는데 도움이 되는 많은 리소스를 활용할 필요성을 인식했다. 그는 비즈니스, 조직 심리학 및 보건 분야와 같은 다양한 분야에서 유효한 효과적인 관리에 대한 풍부한 관리 이론, 연구 및 기타 형태의 증거가 있음을 알고있다. 운이 좋게도, 조직은 새로운 경영진이 성장할 수 있도록 지원해야 할 필요성을 인식하고 Brent는 고용주가 사용할 수 있는 교육 및 교육 기회를 활용하기로 결정했다. Brent는 자신이 큰 도전을 겪었음에도 불구하고 전문가로서 계속 배우기를 원한다면 성공할 것이라고 생각했다.

질문들

이 장을 읽으면서 Brent의 상황을 고려하여 다음과 같은 질문을 던져보십시오.

1. 새로운 직업에 더 많은 시간을 할애할 때 Brent와 만날 가능성이 있다고 생각하는가?
2. Brent가 직면하고 있는 어려움을 돕기 위해 어떤 종류의 경영 지식과 기술을 개발해야 하는가?
3. Brent가 수행할 가능성이 있는 계획, 조직, 지시 및 통제에 있어 전통적으로 확인된 관리 기능의 사례는 무엇인가?
4. Brent가 그를 유용한 경영 이론으로 안내하고 경영자로서의 관행을 보다 효과적으로 만드는 데 필요한 증거는 무엇인가?

관리의 네 가지 기능

The Four Functions of Managemen

계획

계획은 관리자가 조직에서 수행하는 네 가지 중요한 기능 중 첫 번째 기능이다. 사회 변화의 속도와 글로벌 정보 공유 속도가 증가함에 따라 오늘날 계획이 그 어느 때보다 중요해지고 있다.

계획은 단기 및 장기 목표 수립, 측정 가능한 목표 수립 및 조직의 사명과 일치하고 현재의 조직 지도자가 수립 한 비전과 일치하는 실천 계획을 수립하는 과정이다. 조직의 사명은 창립자에 의해 일반적으로 수립되며 비교적 안정적이다. 종종 조직의 목적, 제품 및 서비스를 설명하는 **사명 선언문**의 형태로 표현된다. 사명 성명서는 간략하게 (1)조직이 존재하는 이유 또는 조직이 사회 또는 지역 사회에서 수행하는 기능, (2)조직이 누구인지 또는 클라이언트가 누구인지, (3)조직이 달성하는 방법에 대한 표시가 목적.

이와는 대조적으로 **비전 성명서**는 부서 또는 조직이 사명을 수행하기 위해 노력할 때 무엇을 원하는지에 대한 포부의 메시지를 표현한다. 비전 성명서는 본질적으로 미래 지향적이므로 장기 계획에서 유용한 관리 도구이다. 선교와 비전 모두가 성명서로 전달되는 경우가 많지만 사명 성명서나 비전 성명서를 개발하는 과정 자체는 조직에게 엄청난 가치가 있을 수 있다.

사명 성명서 및 비전 성명서의 한 예는 텍사스 휴스턴에 있는 텍사스 대학교 MD 앤더슨 암 센터(Texas Anderson Cancer Center)가 개발한 것이다. 텍사스 대학교 MD 앤더슨 암 센터의 사명은 “환자 치료, 연구 및 예방을 통합하고 교육을 통해 탁월한 프로그램을 통해 텍사스, 국가 및 세계의 암을 제거하는 것이다. 학부 및 대학원생, 연수생, 전문가,

표 69.3 관리의 네 가지 전통 기능

계획(Planning)	성과 목표를 설정하고 이런 목표를 달성하기 위해 수행해야 하는 구체적인 목표와 활동을 파악하여 수행할 작업을 결정하는 프로세스
조직(Organizing)	실행 가능한 단위 설계, 권한 및 의사소통 라인 결정, 조정 패턴 개발 및 관리
제어(Controlling)	수행되는 일이 목표와 일치하도록 리더십과 가이드를 제공
지휘(Directing)	수행 기준 확립, 측정, 평가 및 수정 수행

표 69.4 관리자, 관리자 및 감독자의 샘플 기능 비교

관리 기능	조직 행정	작업치료 관리자들(Managers)	작업치료 감독관들(Supervisors)
계획	• 조직의 사명과 비전 수립 • 조직 문화 창조 • 전략 기획 • 재무 예측 • 조직 정책 및 절차 수립	• 직원을 위한 조직의 사명과 비전 해석 • 부서의 사명과 비전을 조직의 사명과 비전에 맞춤 • 부서 목표 수립 • 부서 예산 작성 및 구현 • 부서별 정책 및 절차 수립	• 부서 및 직원의 일상 업무에 조직 및 부서의 사명과 비전 통합 • 부서 목표 달성과 관련된 업무의 감독 • 작업이 효과적이고 효율적으로 완료되도록 보장
조직 및 직원 배치	• 조직도 감독 및 주요 조직 구조 결정 • 인적 자원 및 마케팅과 같은 직원 기능을 위한 시스템 구축[a]	• 직원 모집, 채용, 오리엔테이션 및 교육 • 성과 감정, 보상 결정, 징계 조치 감독	• 인력 충원의 적절성과 관련된 피드백 제공 수준 • 일일 감독, 코칭 및 피드백을 직원에게 제공
제어	• 직원 교육, 교육 및 개발을 위한 매개 변수 개발 • 중간 관리자 멘토링 및 코칭	• 멘토링 및 지도 감독자 • 직원 교육, 교육 및 개발 프로그램 구현	
지휘	• 조직 성과 및 주요 조직 목표 달성을 측정하는 시스템 구축 • 성과에 대한 기대치 설정	• 부서별 지속적인 품질 개선 및 품질 관리 시스템의 감독 및 구현 • 부서 기능에 대한 성과 기대치 및 측정 설정 산출물	• 정책 및 절차 준수 보장 • 품질 지표 측정 및 기록 • 시스템 문제에 대한 관리 경고

[a] 직원 기능은 조직의 전반적인 관리 및 유지(예, 인적 자원, 관리 또는 마케팅과 관련)
라인 기능은 조직의 주요 업무 수행과 관련(예, 작업치료, 물리치료 또는 의학적 조직화된 조직에서의 사회 사업)

직원 및 일반인(MD Anderson Cancer Center, 2011, para. 1). MD 앤더슨(MD Anderson)의 비전 성명서에는 "우리는 우리 국민의 우수성, 연구 중심의 환자 치료 및 과학을 바탕으로 세계 최고의 암 센터가 될 것이다. 우리는 암의 역사를 만들고 있다"(MD Anderson Cancer Center, 2011, 2 항)고 적혀 있다.

전략 계획 또는 장거리 계획과 대부분의 관리자가 완료하는 단기간의 일일 계획을 구별하는 것이 일반적이다. **전략적 계획**은 "조직의 현재 목적, 목표, 활동 및 전략이 계획에 연결되고 그 사명을 지원하도록 하는 프로세스"이다(Strickland, 2011, 103 쪽). 조직(예, 행정부)의 최고 리더쉽은 훨씬 더 먼 미래를 생각하고 있기를 바라지만 전략 계획은 종종 3년에서 5년이라는 기간을 염두하고 개발된다. 전략 계획에 포함된 목표는 폭 넓은 범위의 조직 활동을 포괄하거나 조직의 중요한 부분에 보다 집중할 수 있도록 원하는 성과 범위를 반영한다. 목표는 각 목표에 도달하기 위해 취할 수 있는 측정 가능한 단계이다. 각 목표에 대한 신중한 목표는 일반적으로 조직의 재무 주기 또는 회계 연도에 해당하는 1년 기간을 기준으로 한다. 회계 연도는 달력 연도와 일치하거나 학사 일정과 같은 다른 시간주기를 반영할 수 있다. 조직은 7월 1일과 6월 30일 끝나는 회계 연도를 갖는 것이 일반적이다.

건강관리 분야와 같이 자주 변경되는 환경에서 운영하면 보다 안정적인 산업 또는 환경보다 장기 계획을 어려울 수 있다. 조직이 중대한 변화를 경험하게 되면 이전에 논의 된 선교 검토와 비전의 과정이 더욱 중요해진다((Braveman, 2006c). 변화 관리 장학금은 다음과 같은 네 가지 주요 측면에 중점을 두고 있다. (1)조직 구성원 및 조직 변화에 대한 연구원의 생각을 밝히고 안내하는 이론 모델 및 프레임 워크, (2)변화를 만들고 관리하는 접근 방법 및 도구, (3)요인 (4)변화 관리 프로세스의 결과(Branch, 2002). 새로운 관리자가 변화 이론과 성공적인 변화를 촉진하기 위한 전략에 익숙해지도록 강력히 권장한다. 예를 들어, Kurt Lewin (1997)은 오늘날에도 일반적으로 사용되고 있는 3 단계를 포함하는 변화를 이해하기 위한 탁월하고 비교적 간단한 접근법을 제안했가(**그림 69.1**). 이 세 단계는 (1)변화의 필요성을 녹여 내거나 인식하는 것, (2)변화시키는 것, (3)새로운 절차나 행동 방식을 재구성하거나 표준화하는 것이다. 관리자는 변경 프로세스를 용이하게 하기 위해 3단계의 각 단계에서 직원과 사용할 다양한 전략을 식별하여 이 이론을 적용할 수 있다. 변화를 이해하기 위해 자주 사용되는 두 가지 다른 이론은 다음과 같다.

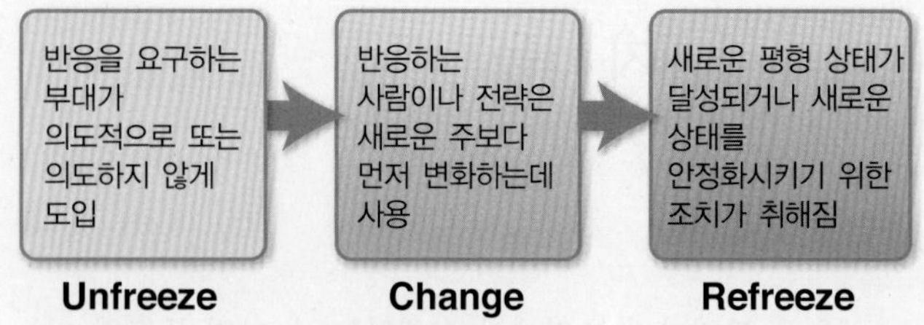

그림 69.1 Kewin의 3단계 변화 모델

- Prochaska와 DiClemente의 5 단계 변화를 개념화한 변화 모델의 전이 단계(transtheoretical stage) : (1)사전 계획, (2)숙고, (3)준비, (4)행동, (5)유지 보수(Franche, Corbière, Lee, Breslin, & Hepburn, 2007).
- 직접적인 경험, 인간의 대화와 상호 작용, 관찰을 통해 학습 할 수 있는 개인의 변화에 초점을 맞춘 사회인지 이론(Cervone & Pervin, 2008).

변화 모델과 사회인지 이론의 전이 단계는 건강 행동과 관련하여 변화에 적용되는 경우가 많지만, 인간이 직장에서의 변화를 어떻게 해석하고 대응하는지를 이해하는 데 유용할 수 있다.

목표와 목적을 수립하는 것 외에도 계획에는 목표와 목표를 달성하는데 필요한 인력, 자재, 소모품, 시설 및 장비에 대한 필요를 결정하는 것이 포함된다. 재무 계획 및 예산 책정, 자재, 소모품, 시설 및 장비의 사용을 안내하는 정책 및 절차의 작성은 일반적으로 계획의 구성 요소로 간주된다.

조직 및 인사 Organizing and Staffing

일반적으로 조직의 행정은 라인 권한이 조직되는 방법과 직원이 분과에 따라 그룹화되는 방법을 포함하여 전반적인 조직의 구조를 결정한다. 조직 구조는 복잡성에 따라 다양할 수 있다. 조직 별 차트는 조직의 구조에 대한 이해를 수월하게 하도록 돕는다. Liebler와 McConnell(2011)은 조직별 차트는 조직의 아래 요소들을 시각적으로 묘사하는 관리 도구이다.

- 부서 별 주요 기능
- 부서 또는 기능 관계
- 감독 채널
- 권한 및 커뮤니케이션 라인
- 부서 또는 공장 내 직함에 따른 지위.

누군가가 조직 별 차트를 조사할 때, 어떻게 조직이 한 지점에서 구조화됐는지에 대한 정적인 표를 염두에 둬야 한다. 이는 작성된 차트가 일반적으로 단지 명령의 공식적 나열만 제시하기 때문에 최근의 변화, 휴가 또는 비 공식 관계를 반영하지 못한다. 오히려, 조직 내에는 다양한 비공식적 리더들이 제시되지만, 이러한 지식, 권력, 영향력의 원천은 조직도에는 나타나 있지 않다. 다수의 대형 조직의 조직도는 시스템이 성장하고 시간에 따라 재구조화되는 방식에 있어서 꽤나 유기적이라는 개념을 지지한다.

비록 대형 조직들이 공식적인 조직 형태나 구조의 이론적 측면에 완전히 들어맞진 않지만, 보건 서비스 조직과 시스템 내에서 공통적으로 발견될 수 있는 약간의 기본 구조들이 있다. 따라서, 이 구조들은 새로운 관리자나 실습자가 이해하기에 유용하다. 이러한 구조들에는 조직에 있어서 이중 피라미드 형태, 상품 라인 또는 서비스 라인 조직, 이중 또는 매트릭스 조직이 포함되어 있다.

이중 피라미드(dual-pyramid)라는 용어는 급성 질병 병원 또는 일반 병원 같은 다수의 의료 모델 환경에서 발견되는 공통된 구조를 묘사하기 위해 사용되어 가고 있다. 또한, 이 피라미드 구조는 커뮤니티 기반 조직에서 공통적으로 발견된다. 물론, 의료 인력을 나타내는 2번 째 피라미드가 부재하기는 한다. 일반적으로, 피라미드는 상위 경영진을 상단에, 하위 직원들을 하단에 표시하여 개인들의 조직을 나타내기 위해 사용된다(**그림 69.2** 참고).

조직에 있어서 이중 피라미드 형태에선, 의료 인력과 행정 부서 사이의 전통적 관계는 **그림 69.2**에 제시된 구조를 낳는다. 이는 감독 피라미드가 양쪽 측면에 배치되는 것을 의미한다. 하나의 피라미드는 행정을 포함해 부서 별로 조직된 전문 인력 구조를 의미한다(CEO를 피라미드의 최상단으로 둔다). 여기에는 작업치료사, 물리 치료사, 사회복지사 같은 건강 전문가들 그리고 엔지니어링, 가정도우미, 인사 같은 모든 지원 서비스가 포함된다. 두 번째 피라미드는 이 구조와 비슷하지만, CMO를 피라미드의 최 상단에 놓고, 부서장들을 중간 관리층에, 의료 인력을 하위 직원에 배치하는 의료 인력 조직을 의미한다(Braveman, 2006c). 비록 의료 인력, 전문 인력, 보조 인력이 모두 궁극적으로 이사회나 신탁 이사회에 보고하지만, 2개의 명령 체계가 존재하여, 권한과 책임 시스템은 분리되게 된다. 따라서, 예컨대, 의사, 간호사, 작업치료사, 물리치료사는 상호 분야적 팀의 일부로써 같이 일하지만, 특정 서비스를 하는 의사들(예, 심장외과의)는 부서장(역시 의사)에게 보고하며, 부서장은 CMO에게 보고하고, 다시 CMO는 CEO에게 보고하는 방식이다. 팀의 다른

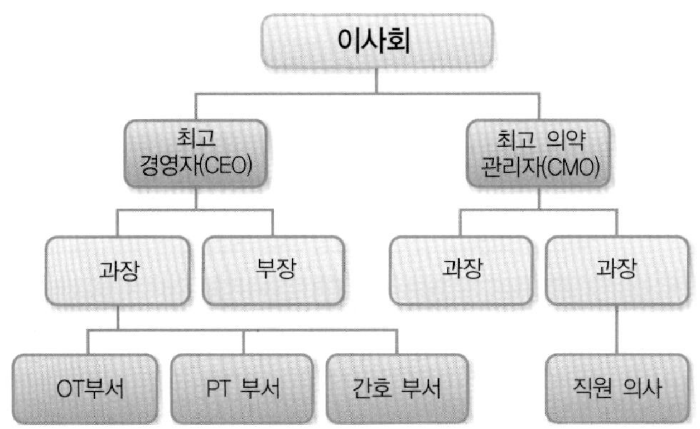

그림 69.2 조직에 있어서 이중 피라미드 형식 표본.(CEO-최고 경영자, CMO-최고 의약 관리자, OT-작업치료, PT-물리 치료)

구성원들은 감독자나 부서 감독관에게 보고하며, 이들은 다시 부 대표에게 보고하며, 부 대표는 다시 CMO와 같은 역할을 하는 CEO에게 보고한다.

조직 구조의 2번째 공통적 형태는 생산라인(즉, 서비스 라인)이다. 생산라인 구조에서, 사람들을 완수하는 특정 기능이나 부서에 따라서가 아니라 생산하는 서비스 또는 상품에 따라 분류한다. 이사회는 궁극적인 권한을 유지하며, CEO와 CMO 역시 여전히 수평관계를 유지하지만 다른 책임과 권한을 지게 된다. 상품 생산 형식을 위한 조직도의 예시는 **그림 69.3**에 제시됐다. 조직을 구조화하는 추가적인 방식은 이중 피라미드 요소와 상품 생산 구조를 합쳐서, 부서 사이의 상호 연결 점과 함께 매트릭스 방식, 일부 직원이 1명 이상의 관리자에게 보고하는 이중 보고 구조, 내부 상담인원을 잦은 사용하여 작동하게 될 것이다.

조직의 각각 방식들은 장단점이 있으므로, 구조가 조직의 기능에 영향을 미치는 방식을 이해하는 것은 시스템의 이익을 극대화할 수 있고, 단점을 보완할 수 있게 돕는다. 예를 들어, 이중 피라미드 구조의 건강 보건 조직들은 직원과 의료 성과에 면밀한 감독을 제공하기 위한 전문 교육, 부서, 훈련에 따라 구조화된 부서에 달려있다. 따라서, 전문 부서 사이의 커뮤니케이션이 활성화되고, 공장의 부서 특정 일일 업무를 효율적으로 달성할 수 있게 된다. 각 부서를 대표하는 부서 관리자나 감독자들이 인사, 일상 과정이나 개입과 관련된 자료, 성과 개선에 직접적으로 참여할 수 있고, 이러한 자료를 사용한 결과 측정도 이중 피라미드 구조에서 더 쉬울 것이다. 그럼에도 불구하고, 조직 방식에 있어서, 부서간 커뮤니케이션(예, 작업치료 부서와 간호부서)는 복잡하게 될 것이므로, 새로운 프로그램을 개발하고 관리하는 데 있어서 큰 위협 요소가 될 수 있다. 현존하는 프로그래밍 내 문제 해결과 과정 개선은 직원들이 명령 체계를 통해 의사소통하는 것이

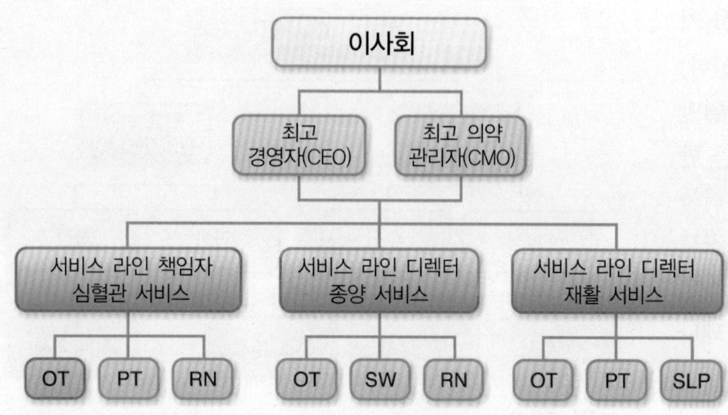

그림 69.3 조직 관리 형태에 있어서 생산 라인 표본. (CEO–최고 경영자, CMO–최고 의약 관리자, OT–작업치료, PT–물리 치료, RN–정식 등록 간호사, SLP–언어 병리학자, SW–사회 복지사)

필수라고 느낄 때 성가실 수 있다. 조직에 있어서 이중 피라미드와 상품 생산 라인의 장단점은 **표 69.5**에 제시됐다.

한 번 결정이 어떻게 조직 또는 부서가 구조화될지에 대해서 내려진다면, 행정가와 관리자는 인사와 인사 관리를 위해 계획 발전을 공동으로 작업하는 것이 이상적이다. 고용과 인사와 관련된 기능들(예, 공석 홍보)과 고용과 관련된 정책 및 과정 발전은 인사 담당 부서가 수행할 수 있다. 작업치료 관리자들은 종종 다수의 다른 인사 관련 활동에 참여하게 된다. 아래 제시된 요소들은 이러한 활동 중 일부 목록이다.

- 인사 계획: 조직 임무, 리더십 비전, 전략 계획에 따라, 조직의 장기적, 단기적 개별 요구를 예측하기 위해 모든 조직 구성 요소에서 행정가와 감독자가 협력한다.
- 리크루팅: 개인 또는 의학적 이유로 부재하거나 사임하는 경우 같은 긴급상항을 포함해, 점진적인 조직 요구를 충족시키기 위해, 적합한 수의 유능한 직원을 찾아서 끌어들인다.
- 고용: 공석인 자리와 상담과 감독 배경 및 참고 사항 점검과 같은 고용 과정과 관련된 활동을 위해 적합한

표 69.5 조직의 일반 형태의 장단점

	피라미드	상품라인
의사소통	• 분과 내 의사소통이 수월해진다.	• 분과 사이 의사 소통이 더 어려워진다.
계획	• 전문 발달과 의학적 감시 같은 활동을 계획하는 것이 수월해지지만, 프로그램 계획은 더 어려워진다.	• 프로그램 계획 및 프로그램평가와 같은 상호 분과적 활동 계획이 수월해지지만, 분과 내 계획 기능은 어려워진다.
예산	• 단일 분과 비용과 관련된 재정 지원을 추적하고, 계획하는 것이 수월해지지만, 상호 학문 활동을 추적하고 계획하는 것(예, 부서별 비용)은 더 힘들어진다.	• 프로그램 비용(예, 부서별 비용)과 관련된 재정 계획과 추적은 수월해지지만, 공석이나 휴가 보장이 더 어려워진다. 직원 모집은 더욱 어려워진다. 즉, 지원을 위해 다른 분과의 관리자에 의존할 필요가 있다.
인사	• 일부는 공석이나 휴가에 대한 범위를 제공하는 것과 같은 일부 요구가 더 쉽지만, 다른 관리진과 의사소통할 필요성은 커진다. 고용 활동도 수월해진다.	• 다른 분과에 의해 영향을 받는 인사 활동(일정 프로그램 요소)은 수월하게 되지만, 공석이나 휴가 보장이 더 어려워진다. 인사 모집은 어려워 질 수 있다. 즉, 지원을 위해 다른 분과의 관리자에 의존할 필요가 있다.
PI 프로그램, 평가, 결과	• 단일 분과 결과 및 프로그램 평가 인디케이터를 측정하는 것처럼, 분과 특정 과정을 개선시키는 것은 쉽다. 그러나, 상호 분과적 프로그램은 추가 노력이 필요하다.	• 프로그램 결과와 프로그램 평가 인디케이터를 조사하는 것처럼, 상호 학문적 또는 프로그램 과정을 개선시키는 것은 쉽다. 하지만 분과 특정 요소들은 추가 노력이 필요하다.
전문 발달	• 분과 전문가에 쉬운 접근을 제공함으로써, 평가와 개입과 관련된 분과 특정 기술의 발달을 수월하게 한다.	• 프로그램 발달 또는 실시 요구와 관련된 상호 분과별 기술의 발달을 수월하게 할 수 있다.

PI, 공정 개선

인사를 선출한다.

- 방향제시: 새로운 직원을 조직 정책, 이익, 과정, 가치, 인사, 환경에 도입한다.
- 훈련 및 개발: 모든 수준의 조직에서 직원의 장기적, 단기적 교육, 직업 개발 요구를 충족시킨다.
- 분리: 부적절한 직업 성과나 사임 내지는 조직 재원의 감소를 낳을 수 있는 사항 때문에 직원의 고용을 종료시킨다.

유능하고 자격이 갖춰진 직원을 보유함으로써, 합리적인 노동력을 유지하는 것은 조직을 위해 경영자가 하는 가장 중요한 역할 중 하나일 것이다. 직원을 보유하는 것은 노동자가 어리고 유동적이며, 직원 수요가 공급을 압도하는 작업치료와 물리치료 같은 직업 군에서 매우 어려울 수 있다. 직원 보유 및 만족도는 작업치료 관리자가 많은 연구와 증거들을 통해 이익을 볼 수 있는 영역이기도 하다(Fisher, 2011). 리더쉽과 변화라는 주제와 비슷하게, 직원 보유 및 만족도와 관련된 이론들에 대한 심도 깊은 토론은 이번 장의 범주에 들어가지 않는다. 따라서, 관리자들은 현재 논문에 대한 철저한 검토를 통해 이익을 얻으려 시도해야 할 것이다. 직원 만족도와 보유와 관련하여 전개된 이론들의 일부 예시는 아래와 같다.

- 자기 결정 이론: 직업 동기부여에 대한 내, 외부적 동기유발 요소의 관계를 설명한다(Gagne & Deci, 2005).
- Maslow의 욕구 단계와 이러한 욕구들을 충족시키면 직원 만족도가 올라갈 수 있다는 근거와 함께 직원의 심리적, 생리적 욕구를 밝히는 데 초점을 맞춘 McClelland의 욕구 이론과 같은 필요 이론(Ramlall, 2004).
- 기대 이론: 사람들이 기대되고, 바래지는 결과의 조합을 만드는 방식으로 행동하도록 동기부여 받는다고 주장함(Pinder, 2008).

지시 Directing

지시는 지침, 리더쉽, 교육을 부하직원에게 제공하여, 수행된 업무가 목적 지향성이고, 조직의 또는 부서의 의무사항을 이수하는데 기여하는 것과 관련된 관리 기능이다. 구체적으로 보자면, 관리자는 업무를 할당하고, 관리하고, 작업의 단일 완성 형태로 전달하기 위해 정책과 과정을 실시 및 개발하고, 개선된 추후 성과를 위한 코칭과 멘토링을 제공하고, 현재 성과에 대해 피드백을 직원에게 제공함으로써 성과를 평가할 수 있다.

작업을 관리하는 것은 이행할 작업의 양을 예측하고, 어느 재원이 완성에 필요한지 그리고 필요할 때 올바른 기술과 권리 장비 및 공간을 지닌 적임자가 있는지를 확신하기 위해 이러한 재원을 관리하는 것을 포함한 복잡하고 여러 단계에 걸친 과정이다. 작업량은 부서별 예산 계획의 일환으로써 일반적으로 년(yearly) 단위 별로 예측된다. 그러나 주별, 일별, 심지어 시간 별로도 할 수 있다. 효과적인 작업 관리에는 유연성, 창의성, 계획 헌신, 진보된 문제 해결 기술이 필요하다.

축적과 다른 표준에 일치되는 방식으로 소재, 시설, 공급품, 장비의 사용뿐만 아니라 표준화된 방식으로 일상 업무에서 직원에게 지침을 제공해주기 위해 정책과 과정을 쓰는 것은 일반적으로 부서 관리자의 책임인 지시의 구체적인 일환이다. 정책은 조직적 또는 부서별 임무와 일치하는 가치에 대한 설명으로, 제공된 서비스를 통치하는 경계선을 정당화한다. 이 관리자들은 일일 업무에 대한 결정을 만들 파라매터를 설정한다. 과정들은 완성돼야 하거나 정책을 실시해야 하는 방법에 대한 구체적인 지시를 제공하는 특정 업무를 요약한다. 관리자는 정책이나 과정을 인용할 수 있을 뿐만 아니라 정책의 존재에 대한 기본적 논리를 제공할 수 있다.

대부분의 조직들은 무엇이 부서 정책과 과정 매뉴얼에 포함돼야 하는 지를 결정하는 데 있어서 관리자에게 지침을 제공하는 규정된 표준 형식을 따른다. 정책과 과정 형식이 제공되지 않는 경우, 조직은 인터넷을 통해 현존하는 클라이언트 최적화 재원을 구입할 수 있다. 관리진이 타인과 지역적으로, 국가적으로 연결될 네트워크를 만드는 것이 일반적이다. 그래서 대부분의 관리자들은 자유롭게 정책과 과정 같은 비 독점 정보를 공유했다. 정책과 과정 규약에 대한 기본 요소들은 **Box 69.1**에 제시됐다.

통제

통제는 특정 작업 성과 표준과 성과의 측정, 평가, 수정을 설정하는 공정과 관련된 관리 기능이다. 관리자의 중요 책임은 품질 관리(QC) 메커니즘과 소위 지속 품질 개선(CQI)라 불리는 성과 개선(PI)를 통해 적절한 개입을 실시하도록 권장하는 것이다. QC와 PI는 관련 기능이지만, 각각은 각각은 다양한 철학, 전략, 도구, 기술에 의존하며 다양한 목적을 수행한다. QC의 목적은 작업 결과물의 수량이나 품질이 사전 조치(인디케이터) 이하로 떨어질 때 개입하는 것이고, PI의 목적은 중요 공정을 강화시키는 것을 통해 소비자 기대를 만족시키는 것을 끊임없이 노력함으로써 소비자 만족도를 개선시키는 것이다. 중요 공정은 조직 업무를 생성하기 위해 수행된 공정으로써 정의된다. 작업치료 중요 공정의 예시에는 서비스 참고, 행정 평가, 수정 장비 제조, 퇴원 후 소개에 대

BOX 69.1 정책 및 과정의 기본 요소

(이는 전체적인 매뉴얼이 아니라, 일반적으로 매뉴얼 내에 있는 한 개의 문서인 단일 정책 및 과정 구성요소에 불과하다.)

- 정책: 의사소통 할 지침 원칙에 대한 간략한 설명.
- 목적: 정책 또는 과정에 포함되는 이유를 요약하는 간략한 설명.
- 적용 가능성: 정책과 과정이 적용되는 직원 집단을 목록화함 (예, 모든 작업치료 부서의 직원들).
- 과정: 직원 집단에 의해서 실행되는 특정 활동을 요약하는 설명과 정책을 얼마나 잘 따르는 지를 결정하는 기준.
- 책임: 정책 및 과정 감독에 책임을 지는 사람들을 밝힘 (예, 모든 작업치료 팀 리더).
- 검토기간: 최후 검토와 정책 및 결정의 갱신 기간을 목록화함 (일반적으로, 정책 및 과정들은 1년 별로 검토된다).

응하는 것에 포함된다.

PI는 관리 철학이자, 관리 방식으로써 간주된다. PI 접근은 관리자가 업무와 사람을 평가하는 것과 관련된 광범위한 기술을 개발해야 한다고 요구한다. PI 프로젝트는 자료에 기반한 의사 결정에 달려 있기 때문에 복잡하고, 시간 집약적일 수 있고, 자료를 수집하고 분석하는 조직적, 구조적 접근 방식을 요구한다. PI를 심도 있게 설명하는 것은 이 장에서 다루는 범위를 뛰어넘지만, **그림 69.4**는 성과를 개선하는 단계를 실시하고, 중요 공정을 선택한 공통적인 단계의 간략한 개요를 제공한다. Plan, Do, Study, Act(PDSA) Cycle이 기타 이름이나 약어에 따라 사용될 수 있지만, PI 과정 중 단계는 유지된다(**그림 69.5**) 가장 기본적인 도구와 기술 및 그것들의 사용은 **표 69.6**에서 제시됐다.

재정 관리 Financial Management

대부분 관리자들의 중요 기능은 부서 예상의 계획과 통제이다. 예산을 일반적으로 재정 년도나 역년에 따라 계획화 했다(예, 대부분 조직들은 7월 1일 ~ 7월 30일인 재정 년도에 실시한다.). 예산 계획 및 관리 과정은 관리자가 시간에 따른 임무를 지원하는 기금의 우선권을 설정하기 위해 더 큰 조직의 목표와 목적을 포괄적으로 이해하는 것을 요구한다.

작업치료 부서의 관리인 또는 이사가 되길 원하거나 그 자신의 사업을 소유 또는 운영하길 원하는 작업치료 실습자는 재정계획 및 관리를 배우고, 스프레드시트 또는 기타 재정 관리 도구 같은 정보관리 기술을 사용하는 데 익숙해지도록 권장받았다. Braveman(2006b)는 효과적인 재정계획 및 관리가 아래 사항의 작업 정보를 요구한다고 지적했다.

- 도시, 국가, 주를 포함한 건강 보험 시스템 및 국가 시스템
- Medicare, Medicaid, 직원 보상, 사적 보험, 수여 또는 시설 지원과 같은 지불 및 환불 구조.
- 인사시스템, 봉급 및 이익(benefit) 행정을 포함한 비용, 훈련, 교육 비용 및 시스템, 고용 및 유지 구조.
- 분리, 지원, 수정 장비, 사무실 집기 및 기타 보조 장비와

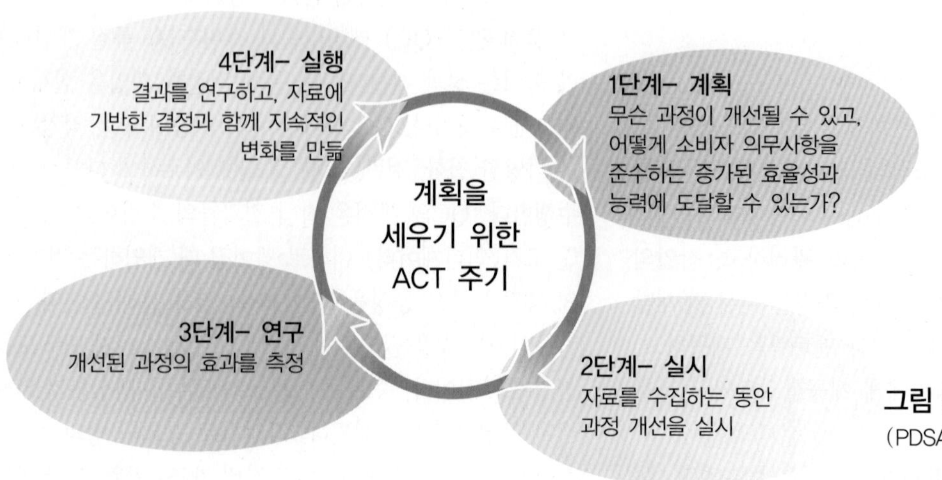

그림 69.4 계획, 수행, 학습, ACT (PDSA) 주기

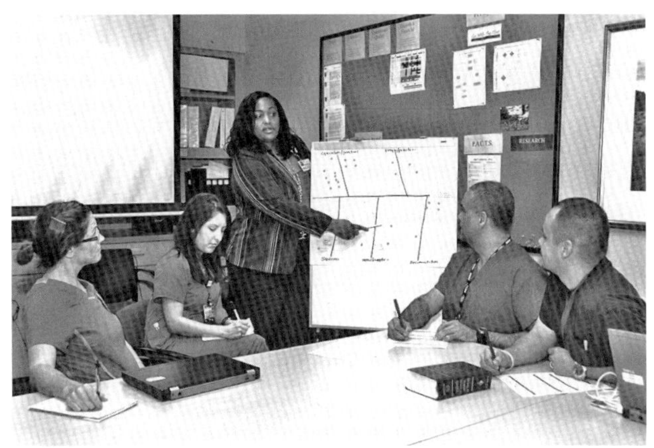

그림 69.5 직원은 공식 성과 개선 프로젝트의 일환으로써 문제의 근본 원인을 찾기 위해, 인과 관계 다이어그램을 완성시킨다.

같은 의료 장비를 포함한 장비 및 소재 구입 및 관리.

- 물리적 공장 구조의 청소 및 유지를 포함한 개선 규약, 유지, 관리를 수월하게 만든다.

또한, 예산은 커뮤니티 기반 조직 관리자가 수익의 직접적 원천에 대한 통제권이 없는 오직 비용에만 비용을 감시하는 것이 흔할지라도 수익과 비용을 포함한다. 일반적으로 한 조직의 각 부서와 관련된 수익과 비용은 어떻게 수익과 비용의 하부 단위가 이 부서와 연결될 수 있는 방법을 가리키는 조직 회계 시스템 내 규정이나 제조사 정보를 제공받는다. 수익과 비용의 하부 단위는 일반적으로 비용 센터(cost center)로 언급된다. 이는 단일 부서 또는 다수의 관련 서비스의 예산을 의미한다. 수익과 비용의 공통 예시는 **표 69.7**에 제시됐고, 다음 장에서 더 상세히 설명한다.

수익을 예측하는 것은 관리자가 부서가 다룰 수 있는 업무의 양과 작업 방법을 정확하게 예측할 수 있다고 요구했다. 일부 상황에서, 일대일 기반으로 소비자에게 거의 모든 작업치료 개입을 받았지만, 일부 사례에서 개입은 집단 내에 제공받고, 상황에 따라 조합될 수 있다.

집단 치료나 한번에 1명 이상의 환자를 치료를 고려한 규제들은 시간에 따라 변화해 왔고, 관리자들은 서비스의 세금과 법규를 고려하여 규제를 이해해야만 한다. 정확하게 1년간 노동량을 예측함으로써, 관리자들은 작업 단위의 수(예, 치료 당 15분)를 각 서비스 단위 요금에 곱함으로써 총 소득을 예측할 수 있다. 이 때, 현재 관리되는 환경에서, 납세자들이 세금을 낸 것과 똑 같은 비율로 환급을 받지 못한다는 점을 염두에 두는 것이 중요하다. 그래서, 보험업자에게 제할 것을 모두 제할뿐만 아니라 비 환급 요금을 계산한 뒤 수입의 총량인 순 수입은 일반적으로 총 수입보다 적다.

비용은 일반적으로 개인, 용품, 시설 관리, 장비와 관련된 비용을 포함하고 있다. 비용 예산을 예측하는 과정의 일환으로써, 관리자들은 예상 노동량을 다루기 위해 필요한 전일 근무 직원(FTE)의 수를 결정했다. 일반적으로, FTE는 1년에 2,080시간 동안 일해서 돈을 받는 직원을 의미한다(예, 40시간×52주). 노동 생산 표준(예, 실습자가 1일이나 1주같이 특정 기간 동안 수행하도록 예상되는 노동의 양)을 설정하는 것과 직원이 이 표준을 충족시키도록 돕는 것은 작업치료 관리자들이 직면하는 공통 문제이다. 개인 비용에는 기관이 근무 외 노동에 대한 수당을 지불하도록 요구하는 노동 법으로부터 면제되는 전문 인력을 위한 봉급과 비 면제 직원을 지원하기 위한 임금을 포함한다. 작업치료사들은 종종 면제로써 분류되고, 작업치료 보조인원과 작업치료 도우미들은 비 면제로써 분류된다. 공급품, 장비, 음식, 전화, 지속적인 교육

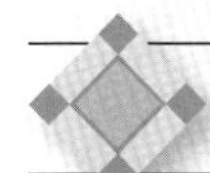

윤리적 딜레마

수익 및 서비스 증가 압박

Shammi는 작은 마을에 있는 커뮤니티 병원 내의 새로운 관리자다. 이 병원은 급성 환자 서비스 프로그램을 제공하고, 뇌졸증이 있는 환자들과 관절염 환자에 초점을 맞춘 작은 재활 부서를 보유하고 있다. 고용과 유지를 포함한 인사는 그녀의 커뮤니티 근처에 학문 프로그램이 없었기 때문에 점차 어려워졌다. 일부 치료사들은 그녀의 시설이 높은 봉급과 계약된 보너스를 지불할지라도 가장 큰 도시로부터 통근할 수 없다.

직원을 모집하는 데 있어서 그녀가 지닌 문제들 때문에, 납세자에 의한 의무인 숙련된 치료를 3시간 동안 재활 부서 환자들에게 제공하는 것은 어렵다. Shammi는 만약 환자들이 의무 치료를 받지 않는다면, 병원은 지불 거부의사를 받을 것이다. 그러나, 만약 그녀가 직원들을 재활 부서로 돌려 놓는다면, 급성 환자 서비스 부서 환자들은 적합한 관심을 받지 못할 것이다. 이전 관리자들은 직원들에게 치료 그룹을 운영하고, 모두 이 그룹에 적합한 것은 아닐지라도 모든 부서 내 환자들에게 이 그룹에 대한 정보를 제공하라고 지시했다. 그룹 초점이 직원에 대한 압력을 증가시킨다면, Shammi는 이 관행을 단절시키고, 직원들에게 본 그룹 내 환자들만 포함시켜야만 한다고 유도했다. 그래서, 현재 이 관행은 재활 부서 관리자와 상사에 의해 의문을 제기 당하고 있다. 한 순간에, Shammi는 자신의 결정을 철회할 것을 고려했지만, 적합하지 않은 치료를 환자들에게 요구하는 것이 그녀의 주에서의 실행 법안 하에서 제시된 윤리 관행과 "윤리에 대한 미국 작업치료 관행 법안"을 위반했다고 결정했다. 압력에도 불구하고, Shammi는 그녀의 상사에게 윤리적 관행에 대한 우려를 표현했고, 새 고용 전략을 브레인스토밍하기 위해 대표적인 사람들과 함께 회의를 주재했다.

과 출장비용과 같은 비 개인비용도 예상돼야 한다. 사기업에서, 시설 및 임대 비용도 고려돼야 한다. 이러한 비용은 고정 또는 변동 비용으로 간주한다. 고정 비용은 직접적으로 클라이언트 수 변동에 의해 영향을 받지 않는 비용이다. 여기에는 직원 지속 교육비, 난방비 및 장소 임대 시 월 임대료가 포함된다. 변동 가격은 클라이언트 수에 의해 직접적으로 영향을 받는 것이다. 예컨대, 사무실 비품의 종류, 식사 대접을 위한 식비, 부목 또는 의료 공급품에 할당되는 비용은 환자의 수가 늘어나면 늘어날 것이고, 줄어들면 줄어들 것이다(Ellexson, 2011). 비록, 시간에 따른 직접적인 연관성은 없지만 환자의

표 69.6 공통 과정 개선(PI) 개념, 도구, 기술

핵심 개념	사용 / 중요성 / 요약
• 계획, 실행, 연구, 행동 (PSDA) 주기	• PI 활동들을 가르치고, 명령하기 위한 광범위한 구조.
• 중요과정	• 조직의 또는 부서의 작업을 완성하기 위해 다시 반복되는 중요 공정.
• 실무 정의	• 일관되게 측정하기 위해 따라야 할 단계와 조사하는 것에 대한 수량화할 수 있는 설명.
• 소비자 및 소비자 의무사항	• 유효한 의무사항과 작업 산출량을 받는 내부적, 외부적 소비자 또는 개인들을 밝히는 것.
• 품질 인디케이터	• 유효한 소비자 의무사항에 대한 수용의 수량적 방식.
• 변형	• 시간에 따른 공정 확산. 공정에 내재된 자연 "공통 원인" 변형과 긍정적인 경우에 모방하거나 공정으로부터 제거하길 원하는 드문 "특수 원인" 변형 사이의 차이를 구별한다.
전략	
• 회의용 기본 규칙	• 팀 구성원으로써 어떻게 행동하고, 팀이 함께 어떻게 일해야 할지에 대한 명백한 합의.
• 효과적인 회의를 위한 규칙	• 리더, 필사, 기록자, 중재자 같은 역할을 할당하는 것은 효과적인 회의를 낳을 수 있다.
• 합의사항	• 홀로 행동하는 것처럼 행동하는 방법이 아닐지라도, 모든 구성원들이 결정을 전적으로 지원하는 합의에 도달하는 방법.
도구	
• 공정 흐름도	• 병목지역, 재 작업 또는 정리해고를 강조하기 위해 사용되는 과정에 대한 단계들의 시각적 묘사.
• 통제 차트	• 공정이 바뀔 수 있는지 아닌지를 결정하고, 변형을 강조하기 위해 사용됐던, 통계 선출 상 하단 통제 한계선을 포함한 차트.
• 인과관계 다이어그램	• 문제에 대한 근본 원인을 결정하도록 돕는 도구.
• 제시 옵션 매트릭스	• 사전 결정 기준에 따라 행동의 가능한 대안을 비교하는 도구.
기술	
• 자료 계층화	• 자료의 수집을 분류하기 위한 방식. 자료를 수집하기 전에 자료를 계층화하는 방법을 결정하는 것이 중요하다.
• 효과적인 자료 수집 도구 선정	• 가장 간략한 방법으로 정확한 자료 수집을 위해 허용될 효율성 또는 작업이 진행되는 방법에 대한 이야기를 수집하는 도구.
• 업무 및 직원 균형 맞추기	• 팀 동기부여를 유지하기 위해 완성될 작업과 팀 구성원들 요구사항에 주의를 기울인다.
• 중재	• 팀 구성원들이 서로에 대해서 배울 수 있도록 돕거나 서로 상호작용하는데 편안함을 느끼는 단기 활동.
• 브레인스토밍	• 문제, 해결책, 개선 과정의 가능한 원인들의 목록을 창의적으로 만드는 방식.
• 다중 투표	• 다수의 옵션을 합리적으로 개별적으로 토의될 수 있는 숫자로 줄이는 의사결정 방식.

표 69.7 수입과 비용 예시

수입	비용
개인 15분: ADL 치료	변동 비용 – 봉급
개인 15분: 인지 재활	변동 비용 – 임금
개인 15분: 커뮤니티 재활	변동 비용 – 사무실 비품
개인 15분: 신경근 치료	변동 비용 – 부목
집단 15분: 가정 관리	고정 비용 – 전화
집단 15분: 커뮤니케이션 스킬	고정 비용 – 임대
집단 15분: 커뮤니케이션 재활	고정 비용 – 시설

ADL, 일상생활활동

수가 늘거나 주는 것이 비용에 영향을 미치는 방법을 추정하는 것이 가능하다.

예산을 효과적으로 계획하고 통제하기 위해서, 관리자들은 많은 유용한 개념과 전략을 사용해야만 한다. 일부 조직들이 훈련과 OT를 신입 관리자들에게 제공하곤 있지만, 대부분의 경우, 새로운 관리자들이 예산을 감독, 발전하는 데 필요한 기초 정보를 가지고 있다고 가정되는 편이다. 선임 경영자 자지를 맡고 있는 사람들은 재무 관리 훈련 또는 추가 교육과 유능한 관리자와의 네트워크 설정으로부터 이득을 얻을 수 있다. AOTA는 전문 네트워크 사이트인 OT Connection과 행정 및 관리 전문 인터넷 페이지(AMSIS)을 통해 관리자들에게 유용한 재원을 제공한다. AMSIS, OT Connection 및 기타 재원에 대한 추가 정보는 http://www.aota.org에서 찾을 수 있다. 다른 국가에 있는 작업치료 협회들은 미국 외 시스템 내에서 작업치료 관리와 관련된 재원 때문에 상담 받아야 한다.

기술과 관리 Technology and Management

의료, 정보 관리, 커뮤니케이션, 지난 수십 년간 발생한 여러 영역들에서의 기술 발전은 놀라웠다. 관리자들은 자신들의 부서 속으로 폭 넓은 기술들을 통합하고, 평가한다. 여기에는 컴퓨터 소프트웨어 프로그램에서부터 환경 통제 장비나 드라이빙 시뮬레이션(driving simula tion)까지 의료 장비까지 다양하다. 선택하여, 성공적으로 신 기술을 통합하는 것은 관리자들이 초기 구입 비용, 유지비, 장소 비용, 의무 훈련 비용, 특정 기술이 진보하는 속도와 정보를 요약하는 것을 요구한다. 이는 현재 기술이 구식이 됐을 때를 추정할 수 있게 만든다.

관리자가 사용하는 기술의 한 중요 부분은 정보 관리에서 사용되는 것으로, 문서, 고지서, 재무 재표뿐만 아니라 결과 관리용 자료 수집 및 분석을 위해 컴퓨터를 사용하는 것을 포함한다. **표 69.8**은 수집되고 관리되어야 하는 정보와 자료의 일반적인 형태 및 그것들의 사용에 대해서 목록화했다. 대부분 관리자가 사용하는 대량의 자료를 조직화하고 분석하기 위해, 스프레드시트를 작성하는 등 공통 소프트웨어 프로그램을 사용이 익숙한 것은 대부분 관리자들의 공통 기대사항이 되고 있다.

마케팅 Marketing

작업치료 관리자들은 종종 자신의 부서 또는 조직이 담당하는 타겟 인구의 요청을 평가, 이 요청을 만족시키기 위한 문제 전략을 결정, 밝혀진 요청을 만족시키기 위한 개입을 실시 및 평가, 소비자, 지불자, 의사 등에 대한 개입을 촉진시킬 책임을 진다. 이러한 과정을 포괄적으로 이루는 말이 '마케팅'이다. 일반적으로, 아래에 제시된 것처럼 마케팅 과정에는 4가지 단계가 있다.

- *조직평가:* 신상품 또는 서비스의 발전과 홍보에 영향을 미칠 조직 내 요소들을 시험한다.
- *환경평가:* 신상품 또는 서비스의 발전과 홍보를 이끌 타겟 인구의 요청을 포함하여, 자료와 다양한 종류의 증거를 시험한다.
- *시장분석:* 신상품 또는 서비스에 대한 타겟 인구의 요구와 바람을 구체화하기 위해, 조직 또는 환경 평가 동안 습득된 정보를 사용한다.
- *시장커뮤니케이션:* 상품을 포장하고 홍보하여, 타겟 인구와 신상품 또는 서비스에 대한 주요 이해관계자들이 무엇이 상품 또는 서비스인지 그리고 어떻게 평가해야 하는지를 명확하게 이해한다.

대형 조직에서, 다수의 마케팅 부서와 같은 다른 직업들은 가능한 소비자에 대한 자료나 인구 자료를 수집하는 것과 같은 마케팅 과정의 일부를 자주 담당하거나 이러한 기능을 수행하기 위해 관리자와 협조하라고 요청받는다. 그러나, 작업치료 관리자는 또한 사업 소유주거나 커뮤니티 기반 비영

표 69.8 자료, 출처, 가능한 사용 종류

자료의 종류	출처	사용
인구 자료(나이, 성별, 교육 수준 등)	• 등록 기록 • 공식 자료	• 프로그램 계획 • 프로그램 평가
수입(수입원, 비율, 세제)	• 회계 • 예산 보고서	• 예산 짜기 • 프로그램 계획
비용(지불할 수 있는 금액)	• 재정 보고서 • 구매 보고서	• 예산 짜기 • 프로그램 계획 및 평가
임금(봉급, 혜택, 퇴직금)	• 회계 • 예산 보고서	• 인사 계획 • 고용 및 유지
생산성(방문, 직원 활동)	• 자동 납부 시스템 • 생산 추적 시트 또는 부서 고지서 기록	• 인사 계획 • 성과 평가 • 리크루팅
인사(라이선스, 능력, 전문 능력 개발 및 성과)	• 인사 • 부서 별 인사 기록 • 직업 관련 데이터시트	• 축적 방문 • 인사 계획 발달 • 전문 발달 계획
의료(진단, 개입치료, 결과)	• 의료 기록 • 결과 데이터베이스	• PI • 프로그램 평가
법(계약, 임대)	• 법적 의무 또는 승인 및 계약 부서	• 시설 계획

PI, 공정 개선

리 단체에서 일한 사람들이기 때문에 상세히 마케팅 과정을 배울 필요가 있다. 이러한 관리자들은 다른 관리자들과의 효과적인 네트워크를 구성하고, 국가 또는 주립 작업치료 협회나 지역 상업회를 포함한 사립기관 같은 전문기관에서 활동하여 도움을 얻을 수 있다.

관리자의 덕목 Who Should Be a Manager?

지난 20년 동안, 수 많은 전문가들이 급변하는 상황과 늘어나는 우려와 함께 경영 능력에 대해서 다루면서, 보건 전문가의 최초 능력을 결정하고, 전문가를 고용하고 일할 때 특수 직업 능력을 평가하고, 전문가의 지속적인 능력 개발을 지원

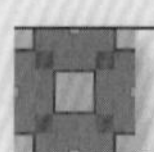

BOX 69.2 관리자를 위한 능력 평가 표본

- 계획
  - 목적 설정 사용
  - 재정 관리 기술
  - 변화하는 건강 보건 환경에 대한 이해
- 조직 및 인사
  - 팀 구조 및 유연한 작업 설계 이해
  - 효과적인 팀을 설계 및 주도함
  - 협력 기술 적용
- 지시
- 대인 관계 능력
  - 커뮤니케이션 기술
  - 상사와의 커뮤니케이션
  - 동료 및 기타 사람과의 커뮤니케이션
  - 직원과의 커뮤니케이션
  - 정치 능력
  - 갈등 관리
  - 다양성 관리
- 역할 모델 능력
  - 행동과 태도에 있어서 전문 의식 증명
  - 기술 능력 향상
- 통제
  - 직원 권한 부여
  - 지속적인 품질 개선 노력 적용

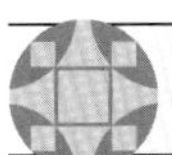

증거에 대한 해설

관리와 관련된 증거

관리 이론, 효과적인 관리 전략 및 실습에 대한 증거가 수십 년 동안 경영학, 조직 발달, 조직 심리학, 사회 복지 및 간호학과 같은 여러 분과와 영역에서 세시되고 있다. 이렇게 조사된 주제들은 꽤 다양하다. 효과적인 리더쉽 전략, 성과 평가 과정, 고용과 유지에 영향을 미치는 요소, 효과적인 인지 및 보상 구조, 변화 관리 및 성과 개선이 여기에 포함된다.

경험적 연구 결과, 프로그램 설명, 경영 개입 설명을 포함한, 다양한 종류의 증거를 전문 저널, 웹사이트, 도서 등 광범위하게 출판할 수 있다. 건강 보건 조직 내 관리에 구체적으로 연관된 증거가 매우 한정됐지만, 작업치료 관리자들은 점차 증거기반 접근을 소망해서 전술된 것과 같은 기타 분과들에 의해 연구되고, 과학자와 연구자들로부터 혜택을 얻고 있다.

특히, 지난 10년에 걸쳐 의사결정 증거의 역할이 건강보건 및 기타 산업에서 두드러졌기 때문에 증거기반 관리에 대한 논의 움직임이 있었다. 그러나, 증거 적용이 너무 기계적이고 당연한 것을 걱정하여 다루도록 주의를 기울여야 한다. 예컨대, Arndt와 Bigelow(2009)는 아래와 같이 언급했다.

관리자들은 결정을 계획하고 실행할 때, 모든 가능한 정보와 자료를 사용해야 한다. 연구로부터의 증거들은 이 역할을 할 것이다. 동시에 혼란스럽고 불확실한 환경에서 창의성과 위험 관리가 중요해질 것이며, 예상되지 않은 결과는 다른 요소들 중에서 인간 인지 능력, 알려지지 않은 조직 내 최초 조건 차이, 실행됐을 때 변화에 적응하는 정도로부터 비롯된다 (206쪽).

관리 연구에 있어서 최신 경향은 조직 현상을 이해하기 위한 근거 이론과 같은 보다 질적 방식을 사용하는 것이다(Binder & Edwards, 2010). 여기에는 변화하는 리더쉽을 위한 자기 효용이 증가하도록 설계된 개입 치료가 높은 변형 리더쉽 자기효용과 높은 수준의 변형 리더쉽을 낳는지 안 낳는지를 밝히기 위해 무작위로 통제된 실험과 같은 늘어나는 실험 관리 연구가 계속되고 있다(Fizgerald & Schutte, 2010).

작업치료 관리자가 다른 분과 내에서 생산된 증거를 일반화 시킴으로써 확실히 가치 있는 판단을 내릴 수 있지만, 작업치료에 특히 연관된 연구로부터 도움을 얻을 수 있다. 조사를 위한 질문들에는 아래와 같은 것들이 포함되어 있다.

- 어떻게 건강 보건이 개혁하고, 다른 사회적 요소들이 이 직업에 영향을 미칠 수 있는가?
- 작업치료 관리자가 세계적으로 연결된 현대 사회에서 어떻게 문화적으로 관련된 서비스의 이행에 영향을 미칠 수 있는가?
- 분과 별로 갈등을 예방할 수 있는 생애 과정을 거쳐서, 직업 영역 내에서 작업치료 실습자를 보유하기 위해, 무엇이 가장 효과적인 전략인가?

할 필요성을 강조했다(Braveman, 2006a). 최초 능력평가 및 직원 능력에 대한 지속적인 평가를 돕는 것은 작업치료 관리자의 역할이다.

작업치료 관리자로서의 역할을 맡기 전에, 그 역할과 관련된 업무를 수행할 준비가 됐는지 평가해야 한다. 비록 경영자의 능력에 대한 평가가 인정 협회(accrediting agency)처럼 정기적인 단체거나 승인을 제공함으로써 똑 같은 관심을 받진 못하지만, 능력 개발과 평가는 이뤄지고 있으며, 일부 경영 능력에 대한 조사가 여러 전문가들에 의해 실시되고 있다(Braveman, 2006a).

일부 능력은 관리자에게 "보편적"이라고 간주된다. 관리자의 능력을 밝히는 하나의 방법은 기존에 설명된 전통적 관리 기능(예, 계획, 조직, 인사, 지시, 통제)의 "척도"에 성과를 비교해보는 것이다. 경영 기능 각각은 각각에 대비한 능력 평가를 위한 표본에 순차적으로 목록화됐다(능력 개발에 대한 추가 사항은 **Box 69.2**를 참고하라).

다른 관리 능력들은 관리자의 역할 특성에 달려있다. 모든 관리자들이 같은 업무와 기능을 수행하지 않으므로, 관리자 직위를 수락하기 전에, 무엇이 예상되는 일이고, 도움이 필요한 영역과 자신의 장점을 파악하는 준비 평가를 통해 할 수 있는지 숙고하는 게 중요하다.

결론 Concluion

본 장은 작업치료 관리자가 수행할 수 많은 업무, 기능, 책임에 대한 간략한 개요를 제공했다. 이 글을 읽는 독자들에게 관리자의 책임이 얼마나 다양하고 복잡한지를 인식하고, 시작하는 관리자에게 적합한 훈련과 교육을 실시할 필요성을 깨닫도록 권장한다. 관리자들은 대형 조직에서 행정가와 감독자와 긴밀히 협력하여 일해야 한다. 그러나 중소규모 소유주와 기업가들 또한 관리자로서 독립적으로 활동할 수 있다. 다행히도, 작업치료 관리자에게 특화된 많은 재원들이 사용 가능하다. 더 많은 재원들을 경영학, 심리학, 조직 발달을 포함한 여러 분야에서 찾아서, 관리자의 역할을 수행하는 유용한 지침으로 사용할 수 있을 것이다.

참고문헌 References

Arndt, M., & Bigelow, B.(2009). Evidence-based management in health care organizations: A cautionary note. *Health Care Management Review, 34*(3), 206–213.

Beech, M.(2002). Leaders of managers: The drive for effective leadership. *Nursing Standard, 16*, 34–36.

Binder, M., & Edwards, J. S.(2010). Using grounded theory method for theory building in operations management research: A study on inter-firm relationship governance. *International Journal of Operations & Production Management, 30*, 232–259.

Branch, K. M.(2002). *Change management*. Washington, DC: U.S. Department of Energy. Retrieved from http://library.monts.cc/cm.htm

Braveman, B.(Ed.).(2006a). Competency and the occupational therapy manager. In *Leading and managing occupational therapy services: An evidence-based approach*(pp. 169–195). Philadelphia, PA: F. A. Davis.

Braveman, B.(Ed.).(2006b). Roles and functions of managers. In *Leading and managing occupational therapy services: An evidence-based approach*(pp. 109–139). Philadelphia, PA: F. A. Davis.

Braveman, B.(Ed.).(2006c). Understanding and working within organizations. In *Leading and managing occupational therapy services: An evidence-based approach*(pp. 53–80). Philadelphia, PA: F. A. Davis.

Cervone, D., & Pervin, L. A.(2008). *Personality theory and research*(10th ed.). Hoboken, NJ: Wiley.

Ellexson, M. T.(2011). Financial planning and budgeting. In K. Jacobs & G. L. McCormack(Eds.), *The occupational therapy manager*(5th ed., pp. 113–125). Bethesda, MD: AOTA Press.

Fisher, T. F.(2011). Personnel management. In K. Jacobs & G. L. McCormack(Eds.), *The occupational therapy manager*(5th ed., pp. 209–216). Bethesda, MD: AOTA Press.

Fitzgerald, S., & Schutte, N. S.(2010). Increasing transformational leadership through enhancing self-efficacy. *Journal of Management Development, 29*, 495–505.

Franche, R., Corbière, M., Lee, H., Breslin, F. C., & Hepburn, C. G.(2007). The readiness for return-to-work scale: Development and validation of a self-report staging scale in lose-time claimants with musculoskeletal disorders. *Journal of Occupational Rehabilitation, 17*, 450–472.

Gagne, M., & Deci, E. L.(2005). Self-determination theory and work motivation. *Journal of Organizational Behavior, 26*, 331–362.

Jaques, E.(1998). *Requisite organization*. Arlington, VA: Cason Hall.

Levey, S., Hill, J., & Green, B.(2002). Leadership in health care and the leadership literature. *Journal of Advanced Nursing, 25*, 68–74.

Lewin, K.(1997). *Resolving social conflict and field theory in social sciences*. Washington, DC: American Psychological Association.

Liebler, J. G., & McConnell, C. R.(2011). *Management principles for health professionals*(6th ed.). Boston, MA: Jones and Bartlett.

MD Anderson Cancer Center.(2011). Retrieved from http://www.mdanderson.org/about-us/index.html

Pinder, C.(2008). *Work motivation in organizational behavior*(2nd ed.). New York, NY: U.S. Psychology Press.

Ramlall, S.(2004). A review of employee motivation theories and their implications for employee retention within organizations. *Journal of American Academy of Business, 5*, 52–63.

Strickland, R.(2011). Strategic planning. In K. Jacobs & G. L. McCormack(Eds.), *The occupational therapy manager*(5th ed., pp. 103–112). Bethesda, MD: AOTA Press.

70장

장애권 및 지지

Disability Rights and Advocacy

이예진 옮김

학습목표

이 장을 학습한 후, 다음의 내용을 할 수 있을 것이다:

1. 장애, 각 모델별 핵심용어, 장애인 치료 담당자를 위한 각 모델 별 영향력을 구조화하는 여러 다양한 모델들을 비교 대조할 수 있다.
2. 미국 내 장애인 권리운동과 운동의 역사를 장애 경험을 구조화한 사회 운동의 예시를 들어 설명할 수 있다.
3. 권리를 실현하고 사회 내 참여 기회와 접근을 개선시키는 노력 도중에 소수집단으로써 장애인이 직면하는 사회정치적, 사회정의 지지 문제를 설명할 수 있다.
4. 작업치료사로서 실습, 장애를 "치료하는" 방법, 실습에 대한 사회정치적, 경제적, 문화적 관점을 통합하고 숙고화는 과정에 있어서 중점에 대해 비판적으로 숙고한다.
5. 장애 커뮤니티와 시스템 변화 지지와 커뮤니티 및 자율의식 개발에 협력하는 혁신 전략을 개발한다.

개요

서론 Introduction

장애에 대해서 생각하고 대비하는 방법은 삶 속에서 장애를 경험하는 방법과 장애와 장애인을 작업치료사와 사회 구성원으로써 "치료하고" 방법에 크게 영향을 미친다. 물음표 내에 '치료하다'(treat)라는 단어를 사용했음을 주의하자. 실습자가 치료사들이 사용하려고 한 것을 지정하거나 치료기간 동안 환자들과 협력하기로 한 것을 지정하기 위해 '치료'(treatment)라는 단어를 자주 사용했다. 그러나, '치료하다'라는 단어는 또한 사람들이 사회 내 사회 집단으로써 간주되고, 치료되는 방법을 가리킨다.

본 장은 중요 이론 견지를 사용하여 장애 경험과 장애를 구조화하고 다양한 모델을 제시함으로써 치료의 사회논리적 틀에 집중했다. 중요 이론은 장애가 사회 내에서 설립되는 방법과 그 사회 설립물 내 전문 치료자로서의 역할에 비판적

BOX 70.1 초기 학습 활동

종이 한 장을 꺼내서, 장애와 독립(independence)라는 단어를 들었을 때 생각나는 것을 써라. 이러한 단어들이 의미하는 바는 무엇인가? 어떻게 그것들이 사회 (예, 미디어 또는 대중) 내에서 설립되고 정의되는가? 작업치료의 직업은 어떻게 장애와 독립을 바라보는가?

으로 숙고하도록 되돌아가는 것을 포함한다. 또한, 본 장은 개인의 장애 경험과 소수집단으로써 장애인[1]의 힘에 영향을 미치는 정치적, 경제적, 사회적, 문화적 문제의 사회논리적 구조화를 실시했다. 구체적으로 말하자면, 중요 이론 구조는 장애를 그림 사람의 내부 경험, 요구, 우선 사항, 문제, 목적과 소수 집단으로써 가장 관련되고 의미 있는 게 무엇인지, 반영하는지 아닌지를 알아보기 위해 작업치료사로서 평가와 개입의 모든 측면을 숙고하게끔 만든다. 그리고, 본 장의 구조는 작업치료사를 위한 강한 기틀을 동반자에게 제공하고, 참여 불균등에 대처하고 대신에 사회 내에 그리고 커뮤니티 생활의 일상 영역, 커뮤니티 참여, 시민권, 사회참여, 학습/직업 참여, 목적, 손상 치료, 사회에 의해 영향을 받는 개인의 전체론적 요구와 필요를 전적으로 고려하지 않은 기능적 보수를 통해 참여 기회를 구현화하기 위해 장기적 시스템 변화를 옹호하기 위해 장애권리 커뮤니티와 협력한다.

장애 모델 비교 및 대비

Coomparing and Contrasting Models of Disability

개인은 기대, 규범, 문화적 신념 및 사회 정치적 경제적 현실과 함께 자신의 사회 시계, 지역사회 및 더 넓은 사회와 분리되거나 존재하지 않는다. 작업치료사도 자신의 신념이나 그들이 일하는 시스템과 그들이 살고 있는 더 넓은 사회의 가치와 경제적 이익과 분리되어 작동하지 않는다. 그러나 우리는 종종 치료 환경에서 이러한 격리를 시도한다. 즉, 우리는 사회의 영향을 받는 개인의 전체적인 필요와 욕구를 충분히 고려하지 않고 개별 재활 목표, 장애 복구 또는 기능 복귀에 집중하려고 한다.

사회적 영향력을 더 잘 이해하고, 작업치료사와 같은 재활 치료 전문가들이 장애와 장애인과 관련하여 스스로 어떻게 행동해야 하는지를 정밀히 조사하기 위해 다양한 모델들과 장애의 개념 구조를 확인할 수 있다.

역사적 관점에서 보자면, 장애에 대한 초기 문서화된 사회 구조 중 일부는 종교적, 문화적 산물에 놓여있다(세부 역사적 서술은 Longmore & Umansky, 2001; Oliver, 1990, 1996 참고). 비록 여러 종교 종파와 문화권들이 장애를 다양하게 다뤘을지라도, 장애를 정의하는데 있어서 가장 영향력 있는 것 중 하나는 서구 기독교와 장애의 도덕적 모델이었다. 도덕 모델 관점에서, 장애는 도덕적 표식(moral marking)으로 간주됐다. 대부분의 사례에서, 이 표식은 부정적인 것으로, 죄악 또는 악마, 나아가서는 인류 중 불결한 존재를 가리켰다. 역사적으로 보면, 이 표식은 악이 퍼질까봐 사회 나머지로부터 장애가 있는 사람을 분리시키는 것을 확인하기 위해 또는 악의 숨결로부터 장애인을 정화시킬 필요성, 즉 일종의 초기 치료를 정당화하기 위해 사용됐다. 그러나 동시에 이 표식은 불행한 이들에게 가련함을 표하고, 그들을 돌보도록 하는 종교 집단의 책임을 증명하여, 자선 모델로 확장됐다. 종합하여 보자면, 이러한 신념들이 장애를 가진 사람들을 돌보고 격리하기 위한 기관, 격리기관, 요양소 및 격리 커뮤니티 형성으로 이어졌다.

게다가, 본 자선 모델은 미국과 영국 같은 서구식 사회에 의해 강화돼서, 종교를 너머 복지 모델 내 사회적 관행으로 확장됐다. 이 모델에서, 사회는 스스로 지탱할 수 있는 능력이 없다고 가정되는 장애인의 복지에 대한 책임을 맡는다(Oliver, 1990, 1996). 복지 모델을 사용하여, 다양한 장래를 지닌 사람들과, 아프고, 약하고, 가난하고, 범죄를 저지르고, 하위 계층으로 낙인 찍힌 사람들을 포함한 집단의 사람들을 묶어, 집을 제공하고, 나머지 사회와 격리하여 함께 "치료한다".

자선 모델 내에서 구조화됐을지라도, 이러한 조직 내 조건들은 종종 자선과 거리가 멀었다. 즉, 장애인들이 유효한 생산력 있는 노동력으로써 간주되지 않았기 때문에, 재정적인 지원이 자주 한정적이었고, 심지어 경기 침체기에는 삭감까지 당했다. 정치 경제와 장애에 대한 유물론적 구조를 향한 본 경향은 장애를 정의하고 치료하기 위해 노동 경제와 노동시장 내 과잉 또는 결핍에 집중한다(Hahn, 1985; Oliver, 1990, 1996). 미국 내 자본주의 사회에서, 일을 하거나 하지

1) 장애인이라는 용어는 권장 사람들 – 장애인에 대한 저항 행동으로 긍정적 장애인 정체성을 장려하는 많은 활동가 및 학자들에 의해 선호되는 사람들 – 장애인 및 기타 "장애 중심"용어로 점점 더 선호되고 사용되는 것으로 나타났다 억압(예 : 개인의 적자에 초점을 맞추는 것이 아니라, 집단 소수 집단으로서 장애인에게 장애를 부과하는 사회에 초점을 맞추는 것).

못하는 능력과 자발적인 독립의 가치는 장애와 장애인의 치료를 사회적으로 구조화하고 정의하는 중심 요소였다.

역사적으로 보자면 과학과 기술이 중심에 나서서 산업화된 사회 내 진보를 이끌었기 때문에, 전문화된 의약 분야에서 장애에 대한 보다 과학적인 접근의 성립을 볼 수 있게 됐다(Foucault, 1973; Mechanic, 1974; Oliver, 1996). 이러한 과학적 초점은 증명되거나 밝혀질 수 있는 사실이나 보편적 진실이 있다는 실증주의적 틀에 기반을 뒀다. 이 사례에서, 누군가가 무엇이 잘못됐는지, 어떻게 잘못됐는지, 따라서 잘못된 그것을 어떻게 치료하는지에 대한 관점에서 이러한 사실들이 장애와 연관됐다. 일부 의료계에서, 이러한 관점은 물리적 병, 상태, 손상을 치료하는데 적용됐다. 심리학에서, 심리적 질병과 인지적 질병과 같은 정신의 질병을 진단하고 치료하는데 비슷한 관점이 적용됐다.

그러나, 사회적, 심리적 행동을 객관적으로 설명하길 시도하는 것과 관련된 어려움을 고려해볼 때, 다른 심리학자들은 어떻게 사람들이 특정 순간에 상호작용하는지 그리고 어떻게 행동이 일상생활에서 다른 사람들과의 사회적 상호작용을 통한 의미에 의해 그리고 의미를 고려하여 만들어지는지를 수량화하여 실험하기 시작했다(Blumer, 1969; Goffman, 1963). 낙인, 학습 부진, 자기 효용성, 사회적 학습과 같은 개념들이 나타났고, 생태학적 틀 내에서 즉각적 사회 환경과 개인을 묶으려고 시도했다(Bronfenbrenner, 1979). 그러나, 사회학자와 인류학자들은 개인에 초점을 맞춘다는 시각에 도전했고, 장애에 대한 문화적, 사회적 관점에 초점을 맞추기 시작했고, 사회 내 사람들의 집단과 개인들에게 사회의 정치적, 경제적, 문화적 영향력이 미치는 효과를 지적했다. 억압, 소외, 이질화와 같은 개념들은 소수 집단으로써 장애인들을 고려하는 데 사용됐다. 장애의 사회 모델(Oliver, 1990, 1996)은 장애인을 배제시키고, 장애인이 복지 시스템으로부터 생산력 있는 노동장소까지 이동하는 것을 막는 사회의 정치 경제 때문에 억압이 발생했고, 장애인을 시민으로 증명하지 못했다고 주장했다. 장애인의 소수 집단 모델(Hahn, 1985; Longmore, 1995)은 장애인에 대한 사회적 억압을 인정했지만, 다른 소수 집단 사회 운동(예, 인종, 민족, 성별 또는 성적 정체성)처럼 집단의 힘, 권력, 자긍심을 동등하게 강조했다. 따라서, 소수 집단 모델은 장애 정체성, 문화, 커뮤니티, 자긍심과 같은 개념을 "내부로부터" 장애를 재구조화하고, 소유하는 수단으로써 도입했다. 한발 더 나아가서, 페미니스트적 학자들은 "개인은 정치적이며, 정치적인 것은 개인적이다"라는 슬로건을 통해 개인과 사회를 연결시켰고, 장애와 성별의 개인적 경험이 가로질러서, 사회적 신념, 규범, 이데올로기에 의해 영향 받고, 조직됐다는 점을 인식할 필요가 있다고 지적했다(Morris, 1992; Thomas, 1999). 이러한 사회적, 문화적 틀 내에서, 소수 집단으로서 그리고 장애 경험에 대한 내부자로써 장애인은 중요 이론 견지에 따라 내부자 관점으로부터 장애를 재구조화할 수 있는 권한과 통제를 띨 수 있다.

의료, 재활, 장애, 사회의 역사를 포괄적으로 검토하는 것이 본 장의 영역을 너머에 있을 지라도, 역사가 워낙 짧아서 장애 모델에 대한 현대적 중요 분석을 할 수 밖에 없게 만들었다. 이 부분에 대해선 일상 실습에 정보를 줄 수 있는 **표 70.1**을 참고해 보아라. 본 표는 장애에 대한 3가지 핵심 모델(의료 모델, 재활 모델, 밀접히 관련된 사회적, 소수자 집단 모델)을 제시한다. 이들 각각은 장애 집단과 사회 활동을 원인으로 두고, 내부로부터 구조화한다.

이 때, 주목할만한 점은 장애의 위치와 구조다.

- 의료 모델 내 치료 또는 관심을 기울이는 개인의 결함 또는 장애다.
- 재활 모델 내 개인의 직접 환경 내 개인의 부정적 상호작용의 경우, 개인을 재활, 보상, 일반화시킬 필요성을 지적한다.
- 사회 모델 내에 있는 사회적, 사회화적 변화를 통해서만 해결할 수 있는 사회적으로 구성되고, 부과된 현상의 경우.
- 내부로부터, 즉 소수 집단 문화 모델(예, 장애 문화, 예술, 커뮤니티 건물, 정체성, 자긍심)로부터 자율 의식의 집단 사회 운동의 경우.

또한, 전문가에 의해 모델별 권력 변화를 주의하고, 전문적으로 의료 모델을 재활 모델의 전문가-클라이언트 관계까지, 즉 사회 소수 집단 모델 내 사회 변화 및 중요 의식의 장애 선거 운동까지 이끈다는 점(전문가 중심에서부터 클라이언트 중심까지 다양해질 수 있음)을 주의하라. 어떤 모델을 선택했는지에 따라, 독립, 참여, 자율과 같은 단어들은 또한 다양한 의미를 띨 수 있다. 예를 들어,(재활이 원인이라고 종종 언급할 때) 독립을 혼자서 활동을 안전하게 수행할 수 있는 개인의 능력으로써 또는 선택, 접근, 기회의 자유를 권리 기반하여 구조화한 것으로써 그리고(소수 집단 모델에서 구조화됐을 때) 누군가의 삶의 결정을 관리할 자율성으로써 정의할 수 있다.

작업치료사가 개인의 장애나 개별적 기능이 아니라 장애인 권리 운동의 개념화와 사회적 기회에 대한 개인의 권한과 개인이라기 보다는 시스템을 변화시키고, 그러한 권한을 지지하고, 환경을 만들 필요성에 대한 것으로써 독립적 생활의

표 70.1 장애 및 독립 구조 비교

	의료 모델	재활 모델	소수집단/사회 모델
무엇이 장애인가?	장애는 결함 또는 문제이다.	장애는(예, 시기 적절하게, 안전하게, 효율적으로) 사회적으로 예상되는 방법으로 또는 일상생활을 독립적으로 수행할 수 있는 무능력 또는 결핍이다.	장애는 차이이다(일부 학자들은 사회적으로 부과된 장애물이 사람들을 제한 지었을 때에만 장애가 발생했지만, 손상이 차이라고 주장했다.)
장애를 어떻게 구조화하는가?	장애를 가진다는 것은 부정적이다.	장애를 가진다는 것은 부정적이고, 극복하거나 누군가의 삶 속에 있는 부정적 결과를 수용/적응할 수 있는 것이다.	장애를 가진다는 것은 중립적이다. 사회가 장애를 부과하고, 참여를 억압했을 때, 부정적인 구조가 발생한다. 반대로, 개인적, 사회적 세계가 차이를 가지고, 사람들을 지원하고 증명했을 때, 긍정적인 구조가 발생했다.
장애가 어디에 놓여있는가?	장애는 개별적으로 있다.	병은 개인적이거나 개인 및 주변 환경 사이의 상호작용 하에 있다.	장애는 개인과 사회 사이의 상호작용으로부터 파생됐으며, 사회 구조와 억압하는 관습 내에 위치해 있다.
변화를 위한 메커니즘은 무엇인가?	장애 관련 문제의 치료는 약 또는 일반화이다.	장애 관련 문제의 변화 메커니즘은 일반적이게 되도록 재활하거나 수정하거나 신체적으로/인지적으로 가능한 일상생활에 독립적이게 되는 것이다.	변화 메커니즘은 개인과 사회 사이의 상호작용을 변화시킨다.
변화 전략 예시는 무엇인가?	예시로는 수술, 치료, 의료 기술, 개입이 있다.	예시로는 개별 재활, 개인/환경 보상 또는 적응이 있다.	예시로는 시스템과 사회 활동 변화, 집단 활동, 장애 정체성, 자긍심, 문화가 있다.
변화 요소는 누구/무엇인가?	치료 요소는 전문적이다.	변화 요소는 클라이언트의 주변 사회 세계 내에 있는 개별클라이언트와 사람들과 협력하여 전문적이다(예, 클라이언트 중심 접근)	변화 요소는 개인, 지지 또는 동맹, 상호작용을 변화시키는 사람들 집단 또는 개인, 커뮤니티, 미디어, 예술 및 문화, 사회의 사회 정치적 구조일 수 있다.
무엇이 독립인가?	독립은 행동할 수 있는 개인의 신체, 인지, 정신 능력과 의사를 결정하는 능력이다.	독립은 합리적인 시간의 양으로 안전하게 일상생활을 이행할 수 있는 개인의 신체, 인지 능력이다.	독립은 언제, 어디에서, 누구와 함께 하는지 그리고 하길 원하는 것을 하는 자유, 선택, 삶의 결정에 대한 권력, 일상생활에 대한 통제권, 그것을 지탱할 수 있는 재원이다.

Adapted by Joy Hammel and Access Living from Gill, C.(1999). Models of disability. Chicago, IL: Chicago Center for Disability Research; Linton, S.(1998). Claiming disability: Knowledge and identity. New York, NY: New York University Press; Longmore, P. K.(1995). The second phase: From disability rights to disability culture. The Disability Rag and ReSource, 16, 4–11; Oliver, M.(1996). Understanding disability from theory to practice. New York, NY: St. Martin's Press: Macmillan; Rioux, M.(1997). Disability: The place of judgment in a world of fact. Journal of Intellectual Disability Research, 41(2), 102–112.

기본 철학을 인지하고, 반응하는 것이 중요하다. 예를 들어, 작업치료사는 오직 클라이언트의 기능 독립성, 즉 독립적으로 활동을 수행할 수 있는 능력을 높이는 것에만 초점을 맞춰야 한다. 만약 사회적, 소수 집단 모델을 대신에 사용한다면, 장애인은 그 활동에 대한 독립성은 선택을 내릴 수 있고, 결정을 통제할 수 있는 자유가 혼자서 활동을 할 수 있는지 없는지와 관계 없이 있음을 의미한다고 주장했다. 그러므로, 작업치료사로서 보조 인원을 사용하길 원하는지 아닌지 그리고 어떻게 "독립성"을 유지하기 위해 이 보조적인 재원을 위한 기금에 접근하는지 그리고 자금을 얻는 방법에 대해 소비자와 협력하는 데 동등한 시간을 소비할 것을 고려해보자.

장애정책 초기 요약: 권리, 기관, 의식 연결

이러한 모델들을 더 잘 이해하고, 적용하기 위해, 국제적인 장애권리 운동의 역사에서 이 모델들을 생각해 보는 것이 중요하다. 뒤따르는 역사는 이 역사의 일부인 장애인과 장애인에 의해 문서화된 전반적 설명을 대표한다(세부 사항은 Charlton, 1998; Longmore, 1995; Longmore & Umansky, 2001을 참고하라).

자율 조직

일상의 다양한 그리고 어려운 현실 중에서, 장애를 가진 사람들의 조직이 사실상 세계 모든 국가속에서 등장했다. 이러한 조직 중 대부분이 자율, 인권, 독립, 통합, 자립 및 자기 결정의 원칙을 포용했으며, 이러한 조직들은 국제 장애권리 운동의 핵심을 차지했다. 일부 장소에서, 장애인들은 정치적으로 몇 세기 동안 활발했지만, 대부분의 장소에서 장애권리 운동은 최근의 일이었다. 오늘날, 대부분의 운동가들은 1970년대 초 현대 장애권리 운동을 구성하는 것의 시작을 맡았다.

특정 기간 내에 사회 운동을 고정시키려고 시도하는 것은 복잡하지만, 두 기간이 두드러지게 나타났다. 1970년대 초 동안에, 시민 운동, 전쟁, 학생 운동에 직접적으로 참여하고 영향을 받은 미국과 유럽 내에 장애인들은 장애 관련 문제에 따라 조직화하기 시작했다. 1972년은 Berkeley Center for Independent Living(CIL)의 기반 시설과 관련됐다. Boston Self-Help Center는 대체 조직으로써 독립적인 생활에 관심을 기울였다. 독립 생활 운동은 미국 내 장애권리 운동(DRM)의 핵심 축이 됐다. 이 운동의 리더들은 운동가들과 다른 운동 리더들에게 영향을 미쳤다. 예를 들어, 첫 번째 유럽 내 장애권리 운동집단은 Vic Finkelstein, Paul Hunt, 다른 사람들이 1975년에 신체적으로 손상된 사람들의 차별에 저항하는 동맹을 시작했을 때 영국에서 설립됐다. 미국과 유럽의 운동가들이 주요 장애 관련 문제를 실행했을 때, DRM은 발달시키고, 성장시키기 시작했다. 초기에, 이러한 문제들은 대중교통 수단에 대한 비 접근성, 접근성과 가능한 거주공급의 부족, 개별 지원의 비싼 요금 때문에 요양원 내 중증 장애를 지닌 가난한 사람들의 제도화, 정규 학급 내 장애를 가진 학생들을 포함시키려고 노력하는 것, 대중이 장애를 관련짓고, 인식하고, 이해하는 방식을 바꾸려는 노력을 포함했다.

첫 번째 센터인 Berkeley CIL이 1973[1]년에 처음 설립됐지만, 미국 내 CIL 대부분은 1980년 대 초에야 설립됐다. 미국 내에는 현재 350개가 넘는 CIL이 있다. 따라서, CIL은 2가지 이유로 미국 내 DRM 내 가장 중요한 기관이 됐다. 첫 번째, 초기 장애권리 운동 리더들의 대부분이 CIL에 소속돼서, 독립적 생활에 대한 철학이 더 큰 DRM의 기본 철학 기반의 대부분을 차지하고 있다. 두 번째, CIL은 유급 스태프의 숫자 때문에 과거에도 그렇고 현재에도 DRM의 기반이다. 이러한 센터들은 확장하는 재원을 지녔다. 초기 활동가들의 업적 중에서, "장애가 있는 사람"과 관련한 법적, 제도적 의무들이 존재했다. 이것은 북미와 북부 유럽에서 시작하여, 제 3세계로 느리게 확장됐다. 북미 내에서 이 분야의 가장 중요법은 1973년에 제정된 Rehabilitation Act(재활법)이다.

1980년 대 전반부는 또한 중요하다. 1981년은 UN에 의해 장애인을 위한 세계의 날(IYDP)로 지정됐다. 이 날의 중요성은 미국 내 대부분의 장애인 권리 운동가들에만 해당되지 않았다. 1981년은 국제적으로 DRM에게 매우 중요했다. 대부분의 사례에서, 장애 관련 프로젝트 및 프로그램 내 장애인을 포함시키기 위한 첫 번째 노력이었다. 실제로, IYDP보다 더 이전인 1980년 6월말에 중요 사건[가장 큰 장애 관련 국제 기구인 국제 재활(RI)이 나뉘어진 시기]이 있었다. RI는 재활 전문가로 주로 구성된 큰 회원 기관이었다. 스웨덴과 캐나다 사람들의 노력을 통해 RI는 처음으로 장애인들을 싱가포르 컨퍼런스에 초대하려고 시도했지만, 이 상징적 노력은 수포로 돌아갔다. 왜냐하면, 장애가 있는 수백 명의 참가자들이 RI가 파견되는 인원 절반이 장애인으로 구성되도록 주장하라고 요구했기 때문이다. 이 제안은 회의에 참석한 다른 3천명의 감정을 대변하여, 61대 37로 부결됐다. 장애를 가진 사람들과 소수의 지지자들 때문에 RI는 분열됐고, 그 결과 국제 장애인 협회(DPI[2])가 결성됐다. DPI는지난 25년간 급속히 성장했으며, 캐나다[3] 위니피그 내에 국제 본부와 여러 국가 내에서 제휴를 맺고 있다.

또한, 1980년대 초는 짐바브웨의 장애인 국가 협회, 니카라과의 장애인 혁신 단체, 사지마비자 자립 협회(SHAP)(Soweto에 위치함), 서 멕시코의 장애 청소년 조직 재활 프로그램(PROJIMO), DPI-태국, 장애인의 남 아프리카 연맹(SAFOD) 및 미국인 장애인을 위한 접근 가능한 대중 교

2) 미국 보건, 교육 및 복지부 샌프란시스코 사무소에서 Joseph Califano 장관에게 법 집행을 명령하도록 강요하기 위해 1개월 동안 앉아서 사무실을 인수했다. 이 작업에 대한 몇 가지 흥미로운 이야기가 있다. "150 명이 넘는 사람들이 연방 건물을 인수하여 28일 동안 머물렀다. 에드 로버츠(Ed Roberts)는 새로운 사무실을 캘리포니아 재활국(California Department of Rehabilitation)의 책임자로두고 시위에 동참했다. Judy Heumann은 Berkeley에서 Bay를 건져 인수의 리더 중 하나가 되었다. 일찍부터, 휴먼(Heumann)은 모든 연령층의 자유 전사를 연상케하는 성명서에서 "정부가 장애인을 억압하는 것을 더 이상 허용하지 않을 것"이라고 선언했다.…우리는 인종 차별에 대한 논의를 더 이상 받아들일 수 없습니다. '…Black Panthers와 Grey Panthers는 Safeway가 기증 한 음식을 가져 왔으며 개인 간호 필요를 도와주었다. 위 공격은 미국 역사상 어떤 집단에 의해서도 연방 건물을 가장 오래 인수하는 것'(S. E. Brown, 1992, pp. 57-58).

3) DianeDriedger의 저서 「마지막 시민권 운동: 장애인 국제(1989, 특히 pp. 28-57)」은 분할과 DPI의 후속 형성에 대한 좋은 역사이다.

4) RI는 DPI보다 훨씬 더 크고 영향력이 있다. 최근 몇 년 동안 RI는 장애인을 집행위원회에 추가 시켰지만, 여전히 재활 전문가(의사, 치료사, 사회복지사, 심리학자 등)에 의해 주도되고 있다. 분할 이후 여러 장애인 권리운동가들이 RI와 DPI와 함께 일해 왔다. RI 본부는 뉴욕에 있다.

통(ADAPT)(2006). 대부분 중요한 장애권리 단체들이 설립됐던 시기이다. 동시에, 지적 장애인을 대변하기 위한 국민 중심 및 자립 지지 단체(SABE)와 정신 장애를 겪는 사람들을 대변하는 MindFreedom과 MadNation과 같은 단체를 포함한 다양한 장애인 선거 집단이 점차 두각을 나타내고, 장애인의 목소리와 권리를 펼쳤다. 다양한 곳에서 시작을 했지만, 네트워크가 형성됐기 때문에, 장애인 운동은 대중화되기 시작했다.

많은 이러한 조직들은 생존을 위한 단순한 욕구에 반응하기 시작했다. 그러므로, 그들의 목표는 경제적 자립과 자기독립에 한정됐다. 반대로, 커뮤니티, 도시, 국가, 지역에서 장애인들의 이동성을 보장하기 위한 정치 운동을 시작하기도 했다. 이러한 운동을 주장하는 사람들의 목적은 점진적으로 달성해 나아갔다. 모든 사람들이 자기 결정권과 인권을 싸우기 위해 뜻을 합치길 원했다. 일부 예외는 있었지만, 이는 장애인 단체들의 공통분모였기 때문이다. DRM 내 모든 단체들은 공통적인 몇 가지를 지니고 있었다. 우선, 장애인 단체들은 장애인들이 통제하는 조직이었다. 각각의 환경에서, 개별적인 노선을 걸으면서 모든 단체들은 장애인이 일상에서 받는 억압에 정면으로 맞섰다. 또 다른 중요 공통점은 모든 단체들이 장애인이 자신만의 목소리를 낼 수 있고, 자기의 삶을 통제할 권리를 지녀야 한다는 대 원칙을 받아들인다는 점이다.

자율 의식

장애인 조직의 등장, 독립과 자율의 동시적 성장, 중심성과 스스로를 대변할 수 있는 것에 대한 인식은 장애를 고려하여 부모 중심적, 의료 모델 개념을 거부하는 등 전적으로 새로운 장애인 세대를 낳았다. 전 세계에 있는 수백 또는 수천만 명의 장애인들은 장애의 "문제"가 그들 자신이 아니라 어떻게 사회가 조작화됐는지에 관련됐다는 점을 이해하기 시작하게 되면서, 수 많은 장애인 정치활동가들이 전면에 등장하게 된다.

비슷한 여러 경험들 중에서, 장애인들은 자신과 그들을 둘러싼 세상에 대한 의식을 깨닫게 된다. 이러한 새로운 이해는 장애인들의 열망과 책임에 영향을 미쳤다. 장애인들은 장애를 가진 사람뿐만 아니라 억압받는 사람으로써 자기 자신에 대한 의식을 넓혀나가기 시작한 것이다. 더군다나, 장애인들은 그들의 늘어난 의식이 자율화됨에 따라 정치적 운동가가 되기도 했다(집단 운동 및 자율 의식에 대한 이미지는 **그림 70.1** 참고). 장애인들은 더 이상 장애를 치료가 필요한 상태로써만 본 것이 아니라, 인간 전체적으로 보기 시작했다. 또한, 장애인들은 더 이상 "장애인 복지"에만 관심을 기울인 게 아니라, 장애인의 인권에 관심을 가지게 됐다. 장애인들은 장애인들을 정치적, 경제적, 문화적 억압으로부터 해방시킬 사회 운동을 하기 위해 뭉쳤다(Charlton, 1998).

정치 활동가의 경우, 지배 이데올로기에 의한 자아의 억압에 저항하는 의식, 즉 계몽된 의식(raised consciousness)는 적극적 저항 의식, 다시 말해서 자율 의식(empowered consciousness)으로 변모됐다[4]. 자율 의식이란 전체 사회 집단을 자율화 하기 위해 집단적으로 행동하는 것을 의미했다. 즉, 사람들을 교육하는 것을, 혼란을 만드는 것을, 제도들과 직면하는 것을, 교회, 학교, 커뮤니티, 조직들 내에 집단 권력을 추구하는 것을 의미했다. 자율 의식은 생존에 필요한 것을 두고 벌이는 적극적, 집단 저항을 꾸준히 요구했다. 여기에는 거주지, 집, 개인적 및 가족 관계, 존중, 독립 등이 포함됐다. 자율 의식이 있는 인간은 더 큰 세계의 일부만 바라보지만, 그들은 그것에 영향을 끼칠 수 있고, 있어야 한다는 점을 이해한다. 이는 장애인들이 리더가 되기 위해 고집을 부린다고 의미하는 게 아니라, 타인을 자율화시키길 특히 장애를 겪는 다른 사람들을 원한다는 것이다. 이러한 사람들은 자신과 타인 사이의 연관성을 찾게 되고, 자신의 의식 속에서 불분명 했었던 보편성을 실현코자 시작했다. 장애인들은 '나' 또는 '그들' 대신에 '우리'에 대해서 말하게 됐다. 이러한 활동가들 중 일부는 개인 경험(가난, 괴롭힘, 제도화, 개인 피해, 강간, 굴욕 등)에 의해 동기부여 됐지만, 어떤 활동가들은 학교에서의 부당함과 억압에 직면하여 깨달은 것이나 사회 부당함에 대한 분노에 의해 동기부여 됐다. 대부분의 사람들은 이러한 이유나 다른 이유들을 따라서 정치적으로 활동적이게 됐다. 자율 의식은 장애를 지닌 사람들 사이에서 점차 자라나게 됐다(이 점에서부터 자라난 자율 의식의 상징은 **그림 70.2**를 참고하라).

Cheryl Marie Wade의 말을 빌어 말하자면, 자율 의식은 글귀를 따라 전해져 내려와서, 자아에 대한 자부심을 가지는 것과, 아래 감정을 퍼트리고, 펼치는 문화를 지니는 것과 많이 관련됐다.

장애 문화. 뭐부터 말해야 하는가? 장애인들을 자연이나 환경의 고립된 피해자가 아니었는가? 맞기도 하지만 틀리기도 하다. 진실로 말하자면, 우리는 종종 고립되는 것과 너무 멀다. 계몽된 사회의 함정, 벽장, 제도들 안에 갇히게 된다.

5) 이 변형이 일어날 때마다, 그것은 개인적 및 정치적 차원에서 자아의 인식을 일으킨다. 이러한 변화는 특히 페미니스트와 다문화 연구에 중요하다. Charles Taylor의 "The Politics of Recognition"(Goldberg, 1994, pp. 81–85)을 참고하라.

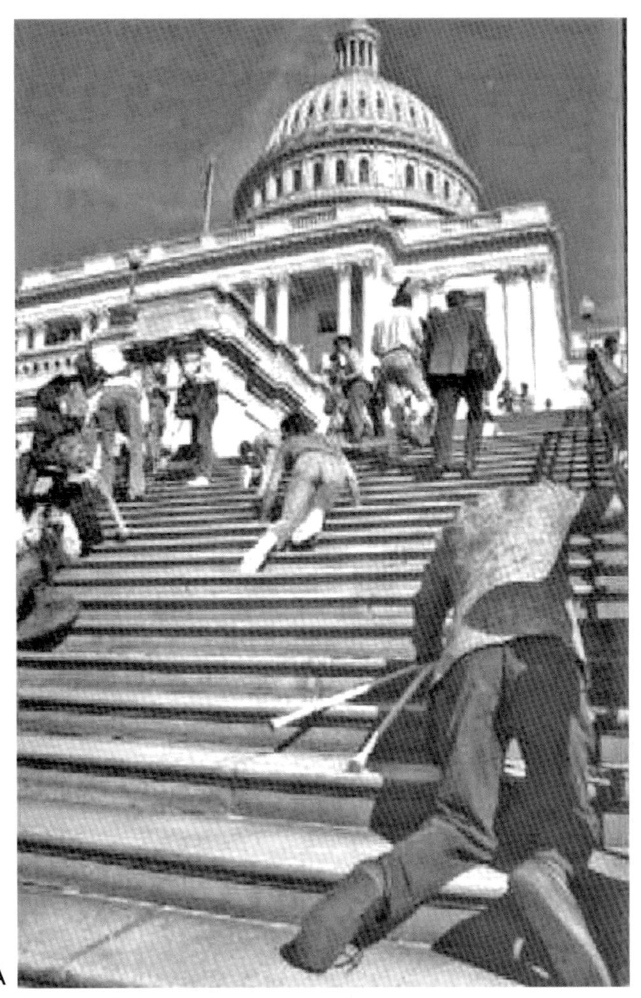

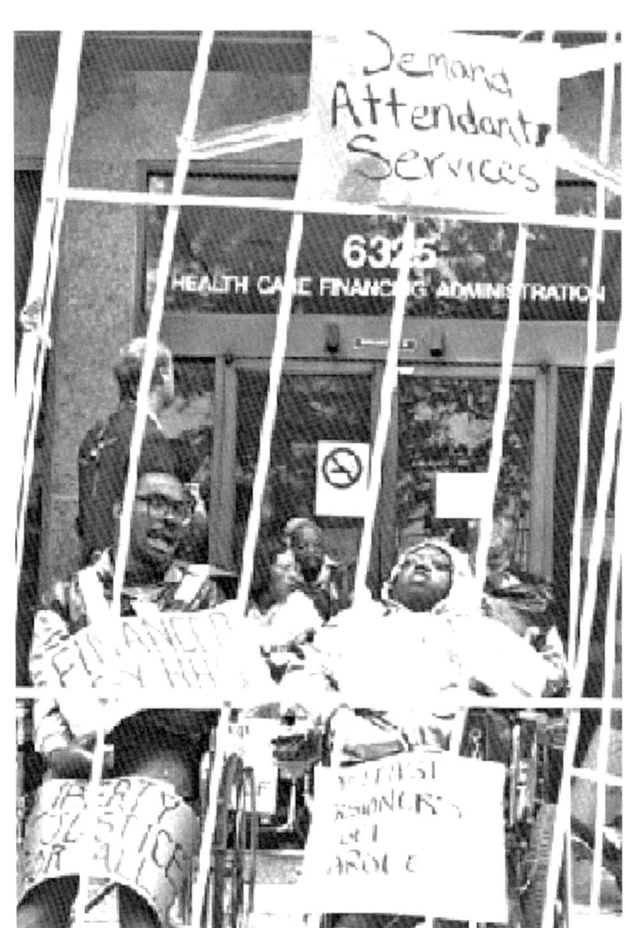

A B

그림 70.1 A 집단 장애 운동은 장애법을 지닌 미국인들이 싸우는 동안 장애를 공론화했다. 또한, 지지와 함께 커뮤니티 기반 인생 선택을 의무화하고, 기금을 제공하는 점진적인 운동 내에서 그렇게 계속했다 B.

그러나 우리들 중에서 의식이 자라나고 있다. 왜냐하면, 거기에는 언제나 지하가 있기 때문이다. 생존자들 사이에서 글이 내려져 오고 있다. 이 글은 오늘 우리가 전달하고 있는 글이다. "차이에는 권력이 있다. 권력. 말을 전해라." 문화. 문화는 말을 전달하는 것이다. 장애 문화는, 장애에 대한 새로운 정의가 있으며, 그 정의가 권력을 포함하고 있다는 말을 전달하는 것이다(119–120쪽.)

장애인들이 경험하는 사회 정책 및 법적 정책 제안

장애인 권리 운동 역사는 이 운동의 권리와 가치를 강화한 법제화의 일부 핵심 요소에서 정점을 찍었다. 작업치료사에게 이 법에 대해 정보를 얻고, 이 정보가 지지에 필수적이기 때문에 기간 연장 중에 변화를 겪지 않도록 함이 중요하다. **표 70.2**는 장애인의 권리, 선택, 통제에 영향을 미치는 미국 내 중요 사회 정책과 법 중 대다수를 요약했다. 장애인들은 사회 기회를 더욱 늘리기 위해 장애활동의 점진적인 부분을 상징하는 사회참여의 주요 분야(수송, 노동 등)에 반응했다.

아래 사항은 이러한 정책, 법, 시스템의 간략한 개요들이다.

- **1973년 재활법 504조:** 연방 당국에 의해 행해지는 프로그램, 연방 재정 보조를 받는 프로그램, 연방 고용, 연방 계약자의 고용 실행 안에서 장애에 기반을 둔 차별을 금지하는 연방법이다. 이 504조에 따르면, 연방 재정 보조를 받거나 미국 우편 서비스나 책임 집행기관이 실행하는 활동 또는 프로그램 하에서 "미국 내 장애를 가진 사람들은 능력이 있음에도 차별을 받거나, 이권을 부정당하거나 배제되어선 안 된다." 모든 연방 당국은 각자의 프로그램에 적용되는 504조 규례를 지녔다. 연방 재정 보조를

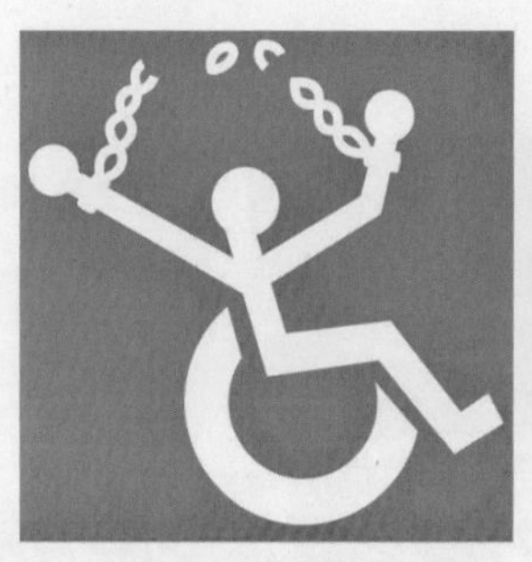

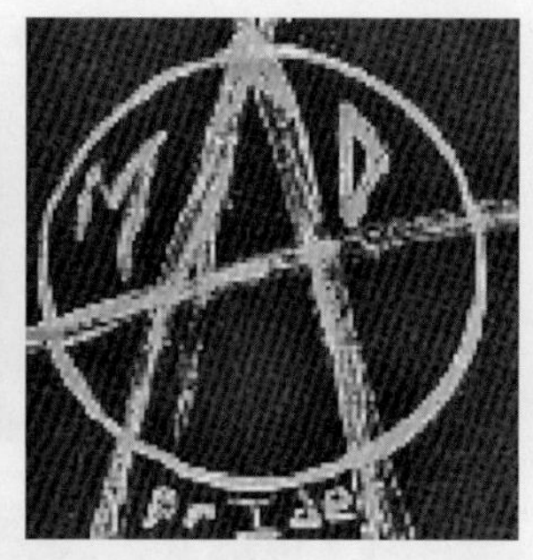

그림 70.2 장애 정체성, 권력, 자긍심의 상징.(좌측에서부터 우측 순서로) [American Disabled for Accessible Public Transportation [2006] / ADAPT Home Page [http://www.adapt.org/index1.html]. Triano, S. [2007] / Disabled and proud [http://www.disabledandproud.com]. MadPride. [2007] / MadPride homepage(http://www.ctono.freeserve.co.uk)

제공하는 당국들은 또한 연방 보조를 받는 단체를 포괄하는 504조 규례를 보유하고 있다. 이러한 규례에 공통적인 의무사항들은 새로 건설된 조직이건 아니건 간에 장애를 가진 직원들의 합리적인 대우, 프로그램 접근성, 청각 및 시각 장애를 겪는 사람들과의 효과적인 의사소통, 접근 가능한 시설을 보유이다.−1990년 장애인 교육법(IDEA): 3~21세의 어린 장애인들에게 교육을 지원하기 위해 주와 지역 교육기관(교육구)에 기금을 제공하고, 태어나면서부터 3살까지 아동들에게 초기 개입 서비스를 지원해주는 연방 프로그램이다. IEDA는 자유롭고, 적절한 공립 교육에 대한 권리를 보장해주기 위해 장애아동들을 위한 가이드라인과 보호책을 제공했다. 이 법의 원칙은 장애아동들은 만인에게 제공될 기회를 부정 당해선 안된다는 것이다. 즉, 모든 사람들은 대중 교육에 접근할 수 있어야 하며, 따라서 장애아동들은 같은 접근 권한을 얻어야 한다. 공립 교육구는 아동 별 특수 요구를 맞추기 위해 제작된 각 개별 장애아동들에 대한 개별 교육 프로그램(IEP)를 준비, 실시하는 게 의무이다. 이동 서비스는 장애아동들이 고용, 중등 교육, 독립 생활을 준비하도록 14세 아동들부터 제공되는 게 의무이다.

- **1990년 장애인보호법(ADA):** 인종, 피부색, 성별, 국적, 나이, 종교에 기반을 둬서 개인들에게 제공되는 것들과 비슷하게, 장애를 지닌 개인들에게 보호를 제공하는 포괄적 연방 시민법이다. 이 법은 "장애를 가진 사람"에 대한 정의를 협소화하기 위해 2008년에 수정됐다(ADA 개정 수정법 [ADAAA]).단, 법적 해석 때문에 시간을 두고 처리했다. 이 수정된 정의는 법 하에서 보호를 제공하기 위해 장애 정도를 증명하는 데 덜 관심을 지녔고, 조직 시스템에 대한 손상을 포함하거나 본질적으로 주기적 조건을 인지했다. 장애에 대한 3가지 정의는 아래와 같다 (1)1개 이상의 중요 삶의 활동 내 장애인에게 제한을 가하는 신체적 또는 심리적 손상을 지닌 사람. (2)손상을 지닌 기록이 있는 사람. (3)손상을 지닌 것으로 간주되는 사람. ADAAA를 실행하는 최종 규례는 평등 고용 기회 위원회(Equal Employment Opportunity Commission)에서 2011년에 발행했다. ADAAA는 504조 규례 내 장애에 대한 정의에 대한 수정을 요청했다. 그 결과, ADA의 장애에 대한 정의와 일치하게 됐다. 미국 사법부는 2010년 9월 25일에 ADA의 2장과 3장을 실시하는 본 규례에 대한 광범위한 변화를 실시했다. 수정된 규례의 목적은 ADA를 집행한 20년 간의 역사에 기반하여 당국 정책을 반영하고, 건축과 설계에 있어서 변화에 발맞춰 기술 표준을 최신화하고, 당면한 문제를 해결하는 것이었다. 최신 규정뿐만 아니라 장애에 대한 수정된 정의는 2장(주와 지역 정부 서비스에 있어서 장애에 따른 차별 철폐, 2011)의 접근성 가이드라인을 명시화 했고, 3장(상업 시설 및 공공 거주시설에 의한 장애에 따른 차별 철폐, 2011)은 이 법의 주요 변화를 반영했다. 이런 사항들은 이것이 동적 법안(dynamic law)라는 사실을 강화했다. ADA에는 총 5가지의 장이 있다.

1장: 고용. 모집, 고용, 유지 및 고용 임금을 포함한 모든 측면의 고용 과정에 있어서 차별을 금지한다. 15명 이상의 직원을 지닌 사립 고용주와 1명 이상의 공립 고용주가 여기에 해당된다. "장애를 가진 사람"의 정의는 2008년 ADAAA의 단서를 따라 확장됐다.

2장: 주 정부와 지역정부. 대중에게 제공된 모든 프로그램과 서비스 내 차별을 금지하고, 수송수단을 포함해, 모든 프로그램, 서비스, 시설이 장애를 지닌 사람에 의해 쉽게 이용가능하고, 사용될 수 없음을 의무화한다. 1973년 재활법의 단서조항은 가장 "통합된 환경" 내에

표 70.2 작업치료 실습 및 사회참여의 주요 영역에 따른 중요 정책 및 법

	504조	IDEA	ADA	HAVA	노인 의료 보험제도(Medicare)
운송수단	접근가능성을 위한 연방 재정 보조를 받은 기관이 운영 또는 소유한 수송 시스템을 의무화한다.	장애를 지닌 학생들에게 제공된 적합한 수송 서비스를 의무화한다.	장애를 지닌 사람들에 대한 접근권을 제공하기 위한 사립 교통 시스템 대부분과 모든 교통 시스템을 의무화한다.		의학 관련 서비스를 위한 수송 수단을 제공한다.
고용	고용의 모든 측면에서 장애를 지닌 사람들이 능력이 있음에도 차별 받는 것을 금지한다.	최소 제한 환경 내 장애를 지신 아동들을 위한 적합한 무료 공립 교육 제공을 의무화한다.	능력이 있는 장애를 지닌 사람들에 대해서 1명 이상의 직원을 지닌 공립 시설 고용주와 15명 이상의 고용인을 지닌 사립 고용주에 의한 차별을 금지한다.		
교육	중등 교육과 K–12의 합리적인 거주의 제공 및 시설 접근 가능성을 통한 공평한 접근을 보장하기 위해 연방 재정 보조를 받은 기관들에게 의무화한다.		시설 접근성, 합리적인 거주 제공, 효과적인 커뮤니케이션을 포함한 사립, 공립 교육 기관에 의한 차별을 금지한다.		
선거	시설 접근을 포함한 평등한 접근, 합리적인 거주 제공, 효과적인 커뮤니케이션을 보장하기 위해 연방 재정 보조를 받은 기관들에게 의무화한다.		주 또는 지역 정부 프로그램으로써 투표에 있어서 차별 철폐를 의무화한다.	투표 시설 및 투표 과정에 대한 평등한 접근을 의무화한다.	
거주	정책 및 과정의 합리적인 수정과 접근 가능한 거주지 구조물을 포함한 거주지 차별을 보장하기 위한 연방 재정 보조를 받은 기관들에게 의무화한다.		정책 및 과정의 합리적인 수정과 효과적인 커뮤니케이션을 포함해 ADA 접근 가이드라인에 따라 건설하기 위해, 임시 거주지(호텔/모텔, 기숙사, 사회 서비스 거주지역)를 의무화한다.		커뮤니티 기반정착을 재정 지원하기 위해, 제도적 관심 및 이용 가능한 의료 면제 프로그램을 합리적으로 사용하도록 제공하고, ADA 하에서 차별 철폐 의무를 준수하기 위해 주가 사용할 수 있다.
건강 보험	시설 접근성, 합리적인 거주 및 효과적인 커뮤니케이션을 포함하여 연방 재정 보조를 받은 기관들이 제공한 의료 서비스 제공 차별을 철폐한다.		시설 접근성, 합리적인 거주 및 효과적인 커뮤니케이션을 포함한 의료 서비스 제공에 있어서 차별을 철폐한다.		기본 의료 서비스의 재정적 서비스(치과, 서비스 및 숙련 간호 서비스 등)를 제공한다.
커뮤니티 참여	시설 접근성,정책과 과정 수정 및 효과적인 커뮤니케이션을 포함하여 연방 재정 보조를 받은 기관들이 제공한 의료 서비스 제공 차별을 철폐한다.		시설 접근성, 정책 및 과정의 수정과 효과적인 커뮤니케이션을 포함한 사립, 공립 기관이 제공한 재화 및 용역에 대한 접근성 차별을 철폐한다.		삶의 질을 강화하는 비 의료적 서비스(예, 환경적 수정)를 제공하기 위해 커뮤니티 기반 면제 프로그램을 사용할 수 있다.

ADA, American with Disabilities Act; HAVA, Help America Vote Act; IDEA, Individuals with Disabilities Education Act.

서 서비스 단서 조항을 의무화했다. 이는 올름스테이드 v.L.C와 같은 법원 판례에 의한 해석을 통해 강화됐다. 공공 접근이 변화가 부당한 재정 부담 하에서 제공된 서비스나 결과를 "궁극적으로 바꿀 수 있다면", 정책과 과정의 합리적인 수정과 장애가 있는 사람들이 공평한 접근권을 가지고, 통합된 환경에서 살 수 있는 걸 보장하기 위해 필요한 보조 지원 수단과 서비스의 제공 예외가 가능하다. 이는 연방 재정 보조를 받지 않을지라도, 주 또는 지방 정부의 모든 조직들에 대한 포괄로 확장한다. 제공됐을 시에 공립 수송 수단은 접근 가능해야만 한다. 여기에는 주요 도로 버스 서비스, 수송 철도 서비스 및 수요 대응 시스템이 포함된다. 모든 새로 구매한 차와 철도가 접근 가능해야 하고, 모든 철도가 2020년까지 접근 가능하도록 만들어져야만 한다는 의무와 함께, ADA 수송 제공을 단계적으로 30년에 걸쳐서 실시했다.

3장: 공공 숙박 장소. 시설 접근, 정책 및 과정 수정, 효과적인 커뮤니케이션을 포함한("공공 시설사용으로" 간주되는) 공공 숙박 장소에 의한 재화 및 용역 전달에 있어서 차별을 철폐한다. 식당, 소매 업체, 극장, 사립학교, 어린이 집, 호텔 및 모텔, 놀이 시설, 전문 서비스 제공 장소(법률, 회계, 미용 등), 의료 시설, 박물관 및 화랑, 공공에게 개방되어 상업 시설에 영향을 미치는 사설 소유 시설이 포함됐다. 사설 동호회, 연방 인증 지역 시설, 종교 관리 및 운영 기관들을 면제한다. Amtrak, Greyhound 및 동일 장거리 도로 시설 버스 시스템 및 셔틀버스 서비스를 포함한 사설 수송 수단 서비스(호텔, 임대 자동차 등)를 포함했다.

2010년 3월 15일에 발효되는 대다수 단서들과 함께, 2장과 3장 내 여러 단서를 실시하는 규례들을 2010년에 수정했다. 주요 단서 중 일부는 (1)감정적 지지 동물들을 포괄하지 않는다는 점을 명시하면서, 가정 강아지를 인정하고, 소형 말의 예외를 만드는 서비스 동물에 대한 새로운 정의, (2)"다른 동력수송 시설 장비"에 대한 정의 및 필요할 경우에 수송적 한계가 있는 사람들이 공립 학교 내 Segways, 골프 카트, 모든 지상 장비를 포함한 표준 휠체어를 제외한 장비를 사용할 수 있도록 하는 정책과 과정을 수정하기 위한 필요조건, (3)가족 또는 친지와 함께 앉길 원하는 장애인들이 극장, 콘서트 홀, 스타디움 같은 접근 가능한 자리, 근처 자리 4장까지 티켓을 구매하도록 티켓 정책 수정, (4) 청각 장애 또는 손실이 있는 사람들의 커뮤니케이션 요구를 만족시키도록 원거리 비디오 해석을 사용하는 가이드라인 설정을 포함한다. 2010년 접근 표준은 새롭게 건설되거나 후에 수정될 모든 건물의 경우 2012년 3월 15일부터 적용됐다. 2010년 표준은 건축물을 어떻게 건설하는지에 대한 더 나은 단일성과 순응을 증진시키기 위해 국제 건물 법규(IBC) 및 건축 장애물법(ABA)를 포함한 다른 건물 법규 및 표준과 ADA 단서를 조화시켰다. 이 2010년 표준은 놀이터, 아동용 시설, 놀이 시설(예, 골프 시설, 수영장 및 스파, 볼링장, 낚시터, 보트 장, 운동 장비), 거주 지역, 교정 시설 및 법정 시설을 위한 신기술 표준을 포함한다.

4장: 통신. TTY 중계기 서비스, 보이스 오버 서비스, 비디오 중계기 서비스, 제3 커뮤니케이션 보조인원 등에만 한정되지 않는 다양한 서비스 제공을 통해, 청력 또는 언어 장애인들이 사설 통신 회사가 제공한 통신 서비스에 접근할 수 있도록 의무화한다.

5장: 기타. 보험을 포함한 기타 영역 내 차별 철폐와 수용 가능한 변호사 비용 제공, 헌법 하에 있는 권리를 행사하는 데에 기반하여 보복을 철폐하는 단서 조항들.

- **2002년 미국선거 지원 법(HAVA):** 2002년에 선거 관리와 전국 투표 등록을 개혁하기 위해 제정된 연방법을 의미한다. 이 법 하에서 아래 사항이 포함된다.
  1. 선거 시스템 및 기술의 적합한 유지와 운영
  2. 유권자들이 임시 투표소에 투표할 수 있는 권리, 투표소의 적합한 운영과 계산과 임시 유권자가 투표가 이뤄질 수 있는지 없는지 그리고 그렇지 않은 경우 그 이유를 결정할 수 있는 방법.
  3. 우편으로 등록한 유권자들을 위한 HAVA 정체성 의무의 비 차별적 적용
  4. 그 같은 유권자들이 독립적으로, 사적으로 투표과정에 온전히 참여할 수 있도록, 심리적 장애를 포함한 장애를 지닌 유권자들을 찾고, 보조함.
  5. 소수 언어 유권자들이 투표 장소에서 언어 보조를 받을 권리.
- **노인 의료 보험제도(Medicare):** 65세 이상 사람들을 위한 연방 건강 보험 프로그램. 장애를 지닌사람들과 영구적 간 손상 또는 루게릭 병을 겪는 사람들을 포함한, 65세 이하 사람들도 Medicare에 적합하다. 본 프로그램은 건강 보험료를 보조하지만, 장기 보험의 비용(LTC)이나 모든 의료비용을 포괄하지 않는다. Medicare와 Medicaid 센터(CMS)(2011)는 Medicare 프로그램을 책임

진다. 아주 흥미롭게도, 만성 질환 및 장기 장애를 겪는 사람들이 늘어났기 때문에 커뮤니티 기반 지원과 프로그래밍을 포괄하고, 만들 필요성을 지적하는 적정가 보장 법안을 포함한 Medicare와 Medicaid를 재구조화할 점진적인 여러 변화와 제안들이 있다.

■ **저소득층 의료 보장 제도(Medicaid)**: 낮은 소득과 재원을 지닌 사람들과 가족들을 위한 의료 지원을 지불할 수 있도록 만들어진 사회 보장법 19조항 하에서 만들어진 주 또는 연방 복지 후생 계획. 이는 다시 말해서 혜택이 필요하고, 적합한 개인들에게 제공하여 주를 보조하기 위해, 주 정부와 연방 정부가 공동으로 자금 지원한 협력 벤처이다. Medicaid는 장애를 지닌 사람을 포함해, 미국의 최빈층을 위한 건강 및 의료 관련 서비스를 위한 자금 지원의 가장 큰 재원이다. 지불, 서비스, 적격을 위한 Medicaid 정책들은 심지어 비슷한 크기와 지리적으로 인접한 주들 사이에서도 복잡하고, 주에 따라 크게 다양하다. 따라서, 한 주에서 Medicaid에 해당하는 사람은 또 다른 주에서 해당하지 않을 수 있다. 또한, 한 주에서 제공한 서비스가 양, 기간, 범위에 있어서 비슷하거나 인접한 주에서 제공된 서비스와 크게 다를 수 있다. Medicaid는 Medicaid 프로그램을 운영하는 데 있어서 주의 탄력성을 허용하기 위해, 면제권과 조사 당국을 인정하려는 개혁 시도에서 중요하다. 장애가 있는 사람들에 의해 가장 공통적으로 사용되는 면제사항은 가정 및 커뮤니티 기반 서비스 면제권(HCBW)이다. 이 프로그램은 Medicaid 단서 조항 면제 사항이 LTC 서비스가 최소 제한 커뮤니티 상황에서 이행되도록 허용한다. 이 프로그램은 제도 환경 내에서 포괄적인 장기 서비스를 제공하는 데 있어서 Medicaid 대안 프로그램이다. 최근에, 이 제안에는 조직 또는 양육 시설에서 소비되는 돈들이 커뮤니티 내에서 연금보다 먼저 사용되도록 하는 선 연금제도(MFP)가 포함됐다. 많은 주들은 현재 보다 탄력이 있고, 소비자 지향적인 지원과 옵션을 포함한 MFP 프로그램을 보유하고 있다.

장애 및 시민 권리 법의 존재에도 불구하고, DRM은 주요한 다수의 사회 정책 문제에 직면하고 있으며, 장애인들의 평등을 진보시키는 데 있어서 어려움을 맞고 있다. 장애 커뮤니티의 일부에 큰 좌절을 주는 상황이 계속 해서 크다. 180만명이 넘는 장애인들은 요양소와 관련 기관에 고립된 채로 남아있다. 사회 보장에 의지해서 사는 사람들에게 제공되는 최소 수입 지원은 장애인들에게 끔찍한 가난을 선고한다. 정부가 보장해주는 직장들은 장애인들의 실업 문제에 있어서 낮은 최저 임금보다 훨씬 더 낮은 임금을 제공할 시스템적 문제로 남아있다. 리프트를 설치한 장거리 도로 버스가 국가 버스 차선을 다니는 경우가 적다는 점을 고려해본다면, 많은 장애인들에게 수송수단은 어려운 것이다. 대다수 도시에서, 준수송 시스템은 일관되게 늦는 경향이 있으며, 예약을 위한 사전 고지가 필요하고, 늘어나는 예산 한계에 직면하고, 잦은 사업 실패를 겪는다. 시골 지역에서는 그 시스템은 종종 불가하기도 했다.

장애 심의회(NCD)에 따르면, 장애인들 사이에서 높은 우선권을 지닌 기타 사회 정책 지역은 이용 가능한, 접근 가능한, 통합 거주지에 대한 접근권, 고품질 건강 의료, 교육, 작업, 통신, 보조 기술, 투표권, 양육권, 안락사 또는 안락사 지지, 성적 정체성 및 자유를 포함한다(NCD, 2006a; 2006b, 2010). 매일 매일, 장애가 있는 사람들은 완전 참여를 제한하거나 완전히 차단하는 사회 정책 문제에 직면한다(Kessler Foundation/National Organization on Disability, 2011). 점진적인 격리, 차별, 가난 문제를 해결하기 위해 DRM 하는 것을 설명하기 위해, 이 부분은 주요 사회 정책 예시(커뮤니티 기반 지원 제공, 서비스 접근권, 거주지, LTC 정책을 넘나드는 커뮤니티 일상 권리)에 초점을 맞출 것이다.

LTC는 개념, 정책, 실습에 있어서 빠르게 발전하는 변화 영역이다. 50년 전부터, 가정 지원은 가정이 반응할 수 없거나 그러할 의지가 없는 사례를 대비한 대부분의 주 운영 제도들을 포함한 가정 책임으로써 간주한다. 비록 "Homes for the Feeble Minded", "County Farms"와 "Institutions for Mental Disease"들이 처음엔 개혁으로써 간주됐을지라도, 기자들과 내부고발자들이 이러한 장소들에서 흔한 학대와 방임에 노출되는 것은 오래 걸리지 않았다. 이 노출에도 불구하고, 다양한 형태로 존재했거나 요양소와 간접 요양시설과 같은 기타 기관들에 의해 대체되고 있다.

1965년에, Medicare와 Medicaid가 만들어짐에 따라 LTC를 제공하는 사회 정책이 바뀌었다. 주가 운영하는 제도들이 기금을 계속 받고 있지만, Medicaid 비용이 세금을 지불하는 중상층 시민이 사용하는 시스템 내에 저소득층 시민들을 포함시키는 데 사용되기 때문에, 사립 요양 산업이 점차 확장되고 있다. 또한, 의료 체계는 장애 가족 구성원들이 요양소 같은 조직 내에 있었을 때 모든 당사자들이 유복하다는 것을 가족들에게 납득시키는 역할을 했고, 건강 보험 접근, 안전성, 사회화의 효과를 불러일으키고 있다. 요양소에 대한 현재 연구는 이러한 주장에 직면하는 학대, 방임, 범죄, 빠른 삶의 질 쇠퇴와 건강을 문서화했다(DePoy & Werrbach,

1996; Henderson, 1995; NCD, 2003, 2005a, 2006b; Wright, Gronfein & Owens, 2000).동시에, 커뮤니티 기반 대안에 대한 연구들은 커뮤니티 내 장소에서 노화가 지닌 의미와 감정적, 신체적 건강과 복지에 대한 커뮤니티 환경에서 살기 위한 지원을 제공하는 가정 또는 커뮤니티 기반 면제 프로그램의 실질적 결과를 점차 지적하고 있다(CMS, 2011; Minkler 외, 2008; NCD, 2003, 2005a, 2005b, 2006a, 2006b). 이런 연구 결과에도 불구하고, 수십억 달러를 투자한 요양소와 요양 산업 및 정치 로비의 장점 때문에 커뮤니티 기반 대안을 향해 LTC를 재조정하려는 노력이 계속되고 있다.

LTC 내 패러다임 변화에 영향을 미치는 첫 번째 단계 중 일부에 새로운 소비자 지시 모델들을 만들고, 비전문적 개별 보조인원 서비스의 사용하는 것을 지지하는 점이 포함됐다. 제도적 지원에 대한 다양한 형태의 대안들이 가정 또는 커뮤니티 기반 서비스로써 살려졌다. LTC 사회 정책 변화를 만드는 중요 단계는 아래와 같다.

1. 커뮤니티 기반 대안을 재생산하고, 넓은 지지 캠페인을 설립할 기반으로써 국가 네트워크 CIL의 1980년 자금 지원을 만든 개별 보조인원 서비스를 동반한 실험을 포함한 Berkeley CIL 설립.
2. 장애인들의 의무 제도화에 대한 법적 고소에 도움이 되는 지적 장애인에 의해 통제되고, 지적 장애인을 위한 국가 조직인 국민 중심당(people first)의 형성.
3. 책,(책에 기반한) 영화 "One Flew over the Cuckoo's Nest", 기타 문학, 예술, 장애인에 대한 대중의 태도 변화를 유도하는 대중 매체 내 LTC 조직 내 사람들의 해방을 증진하는 영상.
4. 장애인의 시민권 침해로써 원치 않는 제도화를 정의하는 ADA 통과.
5. 요양소와 조직에 기금을 제공할 의무만큼 강하게 가정 및 커뮤니티 기반 서비스의 의무 기금제공을 요청하는 여러 주들 내에서 커뮤니티 우선권(CFCO) 제안을 통과하기 위한 국가 장애권리 조직인 ADAPT(2006)에 의한 국가 캠페인. 만약 주에서 통과된다면, CFCO는 장애인들이 기관에서부터 가정과 커뮤니티 환경으로 이주하도록 돕기 위해 많은 양의 돈을 배정하고, 장애인들이 LTC를 받는 곳에서 사람들에게 실질 선택권 제공을 허용한다. 또한, 많은 주들은 Medicaid, 개별 보조인원 관리, 기술, 가정 수정 등과 같은 Medicaid로부터의 커뮤니티 기반 커뮤니티 생활 지원을 동반한 거주지 제공 및 도시개발(Medicaid and Housing and Urban Development; HUD)에 의해 거주지 보증 지원(통합 커뮤니티 환경 내에 거주하고, 그렇게 함으로써 임대 비용을 상쇄시키는 보증서 제공)에 협력하기 위한 혁신 증명 프로젝트를 실시하기 위한 공동 제안서에 포함된다.
6. 올름스테이드(Olmstead) 판결. ADA를 해석하며, 장애를 가진 사람이 그들의 요구에 적합한 가장 통합된 환경 내에서 살 권리를 지닌다고 주장하는 대법원 판결 사례. 이 판결은 장애인 권리 운동가들을 자극시켜서, 전국적인 시스템 변화, 특히 Medicaid 법규, 규례, 커뮤니티 기반 면제 프로그램 형성, LTC 재정 지원을 커뮤니티 기반 옵션에 따르고, 기관별 차별로부터 멀어져서 균형 맞추기 위한 최근 MFP 제안서를 낳았다.

올름스테이드 판결이 제시된 순간에서 대법원으로부터 거리로의 집회는 워싱턴 D.C에서 그 때까지 열린 가장 큰 DRM 집회 중 하나였다. 놀랍게도, 이 운동은 많은 주들이 올름스테이드의 최소 제한 거주 권리에 대한 DRM을 지닌 측면에 대한 의견을 바꿨다. 그러나, 많은 주들 내 정치 시스템은 여전히 제도적 편견으로 기울어졌다. 국가적으로 소비되는 LTC의 약 70%는 여전히 요양소, 국립 정신병원, 정신질환을 겪는 환자들에게 특화된 요양소와 지적장애를 지닌 사람들에게 특화된 개입 치료시설 같은 개별 제도 상황에 적용됐다(CMS, 20111; NCD, 2003, 2005a, 2005b, 2006a, 2006b). 이러한 조직적 편견에도 불구하고, 연방 정부 수준에서 우산 정책과 신 자유 제안(New Freedom Initiative)의 간부 지시에 따라 올름스테이드 판결을 실행하는 것을 지원하기 위해, 많은 중요 단계들이 취해지고 있다. 이러한 활동들에는 아래 사항들이 포함됐다.

1. CMS는 모든 주 내 Medicaid 관리자들에게 점진적인 정책 편지들을 발송하는 것을 계속하여, 주들이 올름스테이드 판결에 따라 해야 하는 것과 커뮤니티 기반 선택에 따라 LTC 재정지원을 재조정하기 위해 해야 하는 것을 설명해야 한다.
2. CMS 시스템 변화 인증(CMS System Change Grant)는 주들이 분리 환경에 대한 가정 또는 커뮤니티 대안을 만들고, 현존하는 가정 또는 커뮤니티 기반구조를 강화하고, 커뮤니티 생활을 지원하기 위한 소비자 지시 프로그램을 실험하기 위해 사용될 수 있는지원금에 적용하도록 허용한다. 일부 주들은 이 지원금을 잘 사용하고, 다른 주들이 본받을 수 있는 모델들을 개발했다(CMS, 2011 참고).

3. 2006년에, CMS는 17.5억 달러를 장애인을 커뮤니티로 이끌어가기 위해 그렇지 않은 경우 제도적 위치 조정에 소비될 재정 지원과 함께 소비자 지시 경영과 선택이 필요한 MFP 증명 프로젝트를 설립하기 위해 책정했다. MFP 개념은 연방정부가 커뮤니티 일상 선택과 모든 장애인들을 위한 재원 제공을 지원하기 위한 점진적 장애활동의 운영 원칙 중 하나이다. 여기에는 적정가 보장 법과 기타 건강보험 개혁 지지 법안이 포함됐다. MFP를 텍사스에서 실시하자, 1만명이 넘는 사람들이 지원과 함께 자신들의 커뮤니티에서 살기 위해 요양소를 떠났다. 이는 시스템 변화의 명백한 증거를 제시했다(CMS, 2011).
4. 2011년에, 커뮤니티 최우선(Community First Choice)가 커뮤니티 기반 선택과 지원에 따라 기금을 추가적으로 재조정하기 위한 2010년 환자 보호 및 적정가 보장 법안 하에서 설립 됐다(CMS, 2011).

현재, 가정 그리고 커뮤니티 기반 LTC에 대한 사투는 정책과 결과가 국가 별로 다양하게 나뉘어지는 주 수준에서 구체적으로 초점 맞춰져 있다. 여기에는 가정 또는 커뮤니티 기반 서비스 지출에 있어 최저 사분위수에 해당하는 사람들이 속한 미시시피, 켄터키, 알라바마, 테네시 주 등 여러 주들이 포함됐다. 이는 작업치료에 대한 접근권, 보조 기술, 환경 수정을 포함하여 가정 및 커뮤니티 기반 서비스에 LTC 달러의 50%이상을 소비하는 것으로 알려진 최상 사분위수에 해당하는 사람들이 속한 오레곤, 워싱턴, 미네소타 주 등 다른 주들과는 대조적이었다(Reinhard, Kassner, Houser & Mollica, 2011).

LTC는 DRM이 느릴지라도 승승장구하고 있다는 주장이다. 또한, DRM은 최소 제한된 커뮤니티 기반 생활의 동등한 철학과 노인에 대한 소비자 지시, 심리적 장애를 겪은 사람들, 발달 장애를 지닌 사람들에게 적용하기 위해 긴밀히 협력하고 있다. 장애 운동가들은 사적 시장에서 구매할 재원이 없는 사람들에게 LTC 기금을 제공하고, 주 예산 위기 시 최소 제한 커뮤니티 선택에 제한을 두기 위한 책임을 그만 두려고 시도하는 정부와 싸웠다. Medicaid 제한과 주 정부 예산 삭감은 더군다나 발전과정을 막으며, 제도적 편견과 요양소 같은 요양 시설에 대한 보상에 악영향을 끼치고 있다. 요양소, 기타 사립 부양기관, 단체들은 기금의 가장 큰 몫에 대한 영향을 강화했다. 변화는 집단으로써 장애인과 노인들에 의한 더 큰 정치적 자율성에게 이 권력에 도전할 필요가 있게 만든다. 작업치료사는 장애인을 위한 사회 내 참여, 선택, 통제를 권장하기 위해 이 자율성 내 강력한 연합을 맺을 수 있다.

점진적인 정책 문제에는 베이비 부머 세대가 나이가 들어감에 따라 강력한 가정 및 커뮤니티 기반 시설들을 만들 요구를 포함한다. 장소별 노인 인구를 지원하고, 제도 밖에서 행동하는 사람들의 수와 관련된 요구를 만족시킬 수 있는 충분한 적합한 가격의 접근 가능한 거주지를 제공할 필요성이 늘어나고 있다. 작업치료사들은 시간에 따른 장소별 노인 인구를 온전히 지원하는 접근 가능한, 적합한 가격의 완성된 커뮤니티 생활 옵션을 설계하고 만드는 것을 돕는 중요 역할을 수행할 수 있다. 또한, 소비자 통제를 지원하고, 인지 장애와 심리 장애를 지닌 사람들의 필요성을 만족하는 새로운 모델 서비스들은 창의적인 조사, 설명, 연구를 요구한다. 작업치료사들은 실행 활동 내 연합과 장애와 노화하는 커뮤니티와 동반한 프로그램 및 새로운 커뮤니티 생활 환경의 설계, 실행, 평가 내 기여로써 이러한 정책 제안에 있어서 중요 역할을 수행할 수 있다.

장애 모델, 역사, 정책이 개입에 영향을 미치는 방법

장애 모델, 장애 운동 권리 역사, 주요 법, 소수 집단으로써 장애인에 영향을 미치는 일부 주요 사회 정책 문제에서 배울 점이 있기 때문에, 다음 단계는 배울 점을 숙고하고, 일상생활에 적용시키는 방식 중 하나이다. 작업치료 평가 및 개입 과정을 통해, 사회 모델 접근 방식과 소수자 집단 모델 접근 방식을 통합시키려고 노력하려 고려하는 주요 문제와 전략은 아래와 같다.

- **환경적 경영과 상황 추론.** 평가와 개입 과정을 통해, 사회적, 정치적, 경제적, 문화적 환경이 개인의 선택, 통제, 동기, 자기 효용성에 영향을 미칠 수 있는 방법에 대해 비판적으로 숙고하라. 사람이 특정 환경에 참여하거나 심지어 자신의 집, 학교, 직장을 평가하기 위한 경제적 재원에 대한 접근이 가능한지 아닌지, 이러한 사회 활동에 온전히 참여할 수 있는 기회와 지원을 받는지 아닌지, 면제권, 보증서, 가정 서비스, 수정 수송 서비스, 지원 기술 및 가정별 수정과 같은 재원 및 지원을 의식하는지 아닌지를 묻는 것을 포함해, 평가 과정 내에 환경 방해물과 지원 평가 및 토론에 대한 참여(예, Hammel 외, 2008; Heinemann 외, 2011)를 포함시켜라. 개입 치료 동안 "의학적 추론"에만 집중하기 보다는, 환경적 경영과 상황 추론을 강조할 수 있는가? 즉, 어떻게 환경과 환경 내 시스템이 개인의 치료 선택과 통제에 영향을 미치는지 그리고 어떻게 커뮤니티 생활 경영 기술뿐만 아니라 지원 환경을 만드

는 데 있어서 협력하는지를 집단적으로 계획하고, 전략을 짜고, 협상할 수 있는가?

- **소비자 지시(consumer direction).** 재활 과정과 재활 과정 밖에서 중요 의사결정을 통한 소비자 지시를 어느 정도까지 지원할 수 있는가? 직업인으로서 소비자-중심 실습에 대한 관심을 끊임 없이 주장한다. 그러나 연구에 따르면 현실적으로, 이는 발생하지 않을 수도 있으며, 대신에 치료사는 치료과정을 이끌고 있다(Bowen, 1996; C. Brown & Bowen, 1998.). 대조적으로, 장애와 노인 활동 커뮤니티 내에서 정책 경향은 직업인 지시 서비스에서 벗어나서, 그렇게 하기 위해 소비자 지시 선택 및 통제를 장려하는 것이다. 사회에 대한 총 참여를 지원하는 데 있어서 리더쉽과 소비자 지시뿐만 아니라 클라이언트 중심을 권장하기 위해 작업치료사로서 어떤 행동을 하는가? 예컨대, 소비자가 고용주로써 장애인과 의사소통하고 지원하는 방식으로 개인 보조 인원을 지시하는 것과 같이 자기 자신의 관심을 지시를 실행하고, 고용을 요구하거나 커뮤니티 내에서 살기 위한 지원 요구를 정당화하기 위해 재활 상담가와 의사소통하는 방법을 실행하고, 다양한 시스템 내 커뮤니티 기반 지원 메뉴(예, 의료, 의약, 거주, 보조 지원, 가정 수정, 직장 및 학교 적응)를 경영하고 신청하기 위해 개입 치료 내에 시간을 통합할 수 있는가? 여기에는 장애인이 커뮤니티 생활 선택과 통제에 필수적인 것으로써 모든 참여활동들이 있다.
- **개별 안전성 대 존엄성 위험.** 작업치료의 대부분의 경우에는 매일 활동의 안전 성과처럼 안전성 결정을 포함한다. 예컨대, 너무 안전하지 않아서 집으로 귀환할 수 없고, 일시적일지라도 대신에 요양 시설에서 추천될 것이다. 대조적으로, 장애인은 존엄성 위험 개념을 제시하기 위해 나서고 있다. 즉, 나머지 사회가 하는 것처럼 위험을 관리할 수 있고, 대신에 위험을 최소화할 환경적 지원을 제공하는 데 초점을 맞추는 것은 최소한의 제한 생활 선택을 이미 제공한다. 사람이 스스로의 선택을 통해 커뮤니티나 최소 제한 환경 내에서 살 수 있는 환경적 지원을 전략화 하기 위해 작업치료사로서 무엇을 할 수 있는가? 예상 안전 위험을 예상하고, 요양소와 커뮤니티 환경 내에서 이러한 위험들을 해결하기 위해 일할 수 있는가? 예컨대, 치매가 걸린 노인과 배우자를 위한 가정 기반 환경 개입 프로그램에서, 작업치료사는 가정 예산을 맡고, 예상 안전 문제를 제공하기 위해 소비자/보건 서비스 제공자와 협력하고, 무엇을 작업해야 하고, 안해야 하는지를 알아보기 위해 그 장소를 재 방문하고, 작업치료 방문 사이에 연구에 다음 단계를 실시하고, 문제를 목록 하기 위한 문제 해결 워크시트를 사용한다(Corcoran & Gitlin, 1992; Gitlin, Corcoran, Winter, Boyce & Hauck, 2001의 예시 참고). 그 프로그램들은 가장 가능한 길게 가장 높은 의미를 지닌 자신의 집과 커뮤니티에 머무르도록 지지할 수 있다. 이를 위한 또 다른 방법은 개별 보조 지원, 커뮤니티 안전 체크, 환경 별 수정, 인터컴, 응급 전화 시스템, 전화기, GPS 시스템, 개별 디지털 보조인원과 같은 정보기술 접근권과 같은 보조 기술소비자를 위해 필요한 지원을 옹호하기 위해 함께 일하는 것이다.
- **장애 정체성.** 어떻게 장애인과의 모든 상호작용 내 장애를 구조화하는가? 진단 라벨(paras, quads, stroke, LD, TBI 등을 참고하시오) 또는 결점(예, 귀하의 아픈 팔 또는 영향을 받는 팔) 대 개인 성격과 존엄성을 존중하는 것으로써 사람에 대해 말하는가? 수정되고, 보상받고, 일반화될 필요가 있는 사람 내 장애를 부정적 결함으로써 간주하는가? 대신에 차이를 장애로써, 영향에 의해 크게 영향을 받는 것과 다양한 존재로써 구조화할 수 있는가? 소비자와 비슷한 장애 경험을 겪고, 어떻게 차이를 받아들이고 높은 삶의 질을 유지하는지에 대한 멘토와 긍정적 롤 모델로써 일할 수 있는 다른 장애인들과 교류할 수 있는가? 예컨대, 장애 지원자를 함께하여 장애에 새로운 사람과 지역 CIL에서 동료-멘토링 활동을 연결할 수 있거나, 기존 클라이언트를 새로운 클라이언트에게 멘토로써 일하기 위해 다시 초대함으로써 시설에서 또래 멘토 프로그램을 시작할 수 있는가? 또한, 일부 커뮤니티 프로그램은 장애를 지닌 성인이 장애를 지닌 청소년을 멘토링하거나 장애가 있는 청소년은 나중의 삶에 장애가 있는 더 많은 성인들에게 멘토링할 수 있는 세대간 그룹 시스템을 시작했다. 페이스북과 유튜브와 같은 온라인 소셜 네트워크 도구들의 폭발적 성장과 함께, 장애인은 장애권리 및 지지 커뮤니티 구성원들과 원거리에서 실제로 네트워크를 펼칠 수 있고, 시간에 따른 삶의 질과 감정적, 신체적 건강을 만들고, 지탱할 수 있는 강한 지원 네트워크를 만들 수 있다.
- **사회독립성.** 어떻게 재활 과정 내에서 "성공"을 구조화하는가? 기능적 독립성, 즉 혼자서 활동을 수행하는 인지능력과 신체능력에 초점을 기울이는가?(또는 독립적이지 않다면, 관심의 부담을 기울일 수 있는가?) 많은 장애인들과 페미니스트 학자들은 개인 독립에 강조하는 것에 도전했다. 대신에, 사회 상호 관계의 중요성을 지적했고, 즉 서로서로 의지하고 나서 상호 관계 내에 타인을 보상

하고 지원한다(Hammel 외, 2008; Magasi & Hammel, 2004; Morris, 1992). 상호 의존성 개념과 지원하는 방법은 대부분 장애인들에게 있어서 중요하다. 예를 들어, 가족, 개인 보조 인원, 가정부와 같은 사람들과 지원을 사용하기 위해, 치료 동안 에너지와 옵션을 우선시 하는데 있어서 소비자와 대화하는가? 희망이 없거나 의존적이라고 느끼는 일 없이 지원을 합리적으로 요청하는 방법에 대해 소비자와 전략을 짤 수 있는가? 유능한 개별 보조인원을 찾는 장소, 장애인들을 고용, 해고 훈련하는 방법, 가정 및 커뮤니티 기반 면제 프로그램과 CIL 보조인원 집단과 같은 가정 내에서 장애인에게 자금을 제공하는 시스템과 같은 소비자에게 커뮤니티 내에서 지원을 제공하기 위한 옵션에 대한 정보를 전해줄 수 있는가?

- **사회참여, 지지, 네트워크, 자본.** 사회 상호의존 개념이 사회참여의 여러 영역으로 확장된다. 기타 사회 커뮤니티 내 사회 관계와 구성원에 대한 활동 참여와 개입은 감정적, 신체적 건강과 복지에 긍정적으로 기여하는 것으로 밝혀지고 있다(Barlow & Harrison, 1996; Barlow & Williams, 1999; Fawcett 외, 1994; Hernandez, 2006; Magasi & Hammel, 2004). 하지만, 자주 치료 내에 이러한 사회 문제에 시간을 있다 할지라도 거의 소비하지 않고, 현재 자금 시스템을 고려하여 사람들이 치료 후에 장애인들과 일하거나 그렇게 하기 위한 역할이 아님을 가정한다. 그러나, 많은 장애인들이 사회적으로 고립됐다는 점을 알고, 사회의 나머지 인원들만큼 많이 사회적 기회에 참여하지 않았음을 보고하고 있다(Hammel 외, 2008; Kessler Foundation/National Organization on Disability, 2011). 또한, 이러한 사회적 차이에 대한 반응에서, 자금 제공과 건강 보험 축적 기관은 자금을 제공할 의무와 품질 관리 지표로써 현재 "접근권과 온전한 참여"를 우선시하고 있다(Commission on Accreditation of Rehabilitation Facilities & National Stroke Association, 2007). 사회적, 인접한 관계를 표현하고, 전략화하고, 감정적, 도구적, 번영적 요구와 같은 다양한 요구(Hammel 외, 2008; Magasi & Hammel, 2004)를 만족시키기 위한 사회적 네트워크를 발전시키는 방법의 일환으로 방법을 전략화하는 것은 이 사회적 참여의 효과를 지적하는 연구뿐만 아니라 의미 있는 참여에 대한 강조를 고려한 작업치료의 유효한 초점일 것이다. 작업치료사로서, 사람들이 네트워크가 무엇처럼 보이는지 대 네트워크 선택을 만들거나 다시 만들기 위해 사용하는 조직 및 커뮤니티 집단과 연결하기 위해 소비자들과 함께 일하고, 장애인이 원하는 것을 밝히기 위해 사회 네트워크 지도나 역할 창구로써 평가를 사용함으로써 사회 네트워크 발전을 수월하게 만드는 것을 도울 수 있는가? 예를 들어서, 소비자는 종교 커뮤니티 내에 참여하는 것의 중요성을 밝히고, 작업치료사로서 어떻게 이렇게 할 수 있는가와 장애인에게 지지하고, 어떻게 접근 가능한 환경을 만들어 주기 위해 커뮤니티 내 환경이 작동해야 하는지를 설명하는 데 있어서 소비자를 도울 수 있다. 또 다른 예시로써, 클라이언트들은 장애인들과 만나고, 생활 속에 사회 자본을 설정하는 또 다른 방식으로써 장애 커뮤니티 또는 지역 CIL과 사회 네트워크를 설정하기 위해 원하는지 아닌지를 결정하고 치료 기간 동안 또래 멘토들 사이에 초대된다.
- **직업인으로써 역할과 권한.** 작업치료사로서 권한을 인지했는가? 많은 치료사들은 무엇을 할 수 있는지를 지정하는 시스템 내에서 작업하고, 스스로 권력을 많이 가지지 않았다고 대답했다. 그러나 그 점에 대해서 숙고했을 때, 재활 전문가로서 많은 권력을 가진다. 치료 서비스와 사람이 받을 치료의 종류와 정도를 받을 정도로 유능한지 안한지, 어떤 목표가 치료에 초점 맞춰져 있는가, 어떻게 치료 시간을 소비, 방출, 변화 계획을 짜는지, 사람들이 후속 서비스, 정보 접근, 옵션 인식과 사람들이 가지는 선택을 인정할 수 있는지 없는지, 어떻게 필요한 지지자를 옹호할 수 있는지, 지원 기술이 권장되고, 기금을 제공하는지 안하는지 등을 결정할 권한을 지닌다. 또한, 수동적으로 권한을 버리거나, 재활 환경을 통해 또는 넘어서 창조적으로 장애인과 연합을 지지하기 위해 권한을 사용할 수 있다.
- **생활 역할로써 독립과 자율 네트워크 발달.** 작업치료사는 생활 역할로써 자율 중요성을 인정하고, 독립 기술(지지를 위해 정보와 시스템에 접근하는 방법 포함)을 발전시키기 위해 소비자와 함께 협력하여 일하는 것은 중요한 점이다. 중요한 직업 기술은 필요할 때 또는 자기 독립하기에 너무 지치거나 직면할 수 있는 큰 사회 방어막을 대처하기에 충분하지 않을 때 사람들이 의지할 수 있는지원의 독립 네트워크를 발전시키는 것이다. 예컨대, 일상생활과 일부 응급 보조 전략에서 소비자를 지원할 중요 개별 보조인원을 찾기 위해 소비자와 함께 일했다(예, 지역 CIL에 보조 인원 목록에 등록하거나 만약 개별 보조인원이 그날 등장하지 않은 경우, 보조인원 서비스의 전화번호를 가지고 있는 경우). 사람과 CIL, ADA 센터, (국가 전역에서 할 수 있는) 옴브즈만 프로그램, Protection

and Advocacy같은 커뮤니티 자율 집단과 연결시키는 것은 소비자에게 불안정한 환경에서 자아를 지지하려고 시도하거나 응급상황 또는 위기 동안 장애인을 찾으려고 시도하는 것보다는 필요할 때 요청할 수 있는 지원의 중요 재원을 사람에게 제공할 수 있다. 또한, 이러한 집단들은 필요한 경우 소비자들과 시민권과 법적 지원을 연결시킬 수 있으며, 이는 특히 혼자 살거나 조직 내에서 사는 사람에게 중요하다.

- **또래 멘토링, 지지, 자율.** 한계점과 작업치료사로서의 역할을 인정하는 것이 또한 중요하다. 경험과 전략을 공유할 수 있는 장애인들과 함께 또는 또래 상담과 멘토링을 제공하는 CIL과 같은 장애 관련 커뮤니티 집단과 함께 소비자들을 연결하는 데 있어서 단체로써 역할을 하는가? 점점 더, 연구가 감정적, 신체적 건강, 복지, 커뮤니티 생활 경영, 자율 기술을 지원하는 데 있어서 또래 멘토링과 사회 학습의 긍정적 효과를 보여주고 있다(Balcazar 외, 1991; Barlow & Harrison, 1996; Barlow & Williams, 1999; Garcia-Iriarte, Kramer, Kramer & Hammel, 2008; Hernandez, 2005; Lorig, Ritter & Plant, 2005).
- **집단 및 자율 의식.** 자기 독립을 발전시키는 가장 강력한 방법 중 하나는 집단 활동에 참여하는 것이다. 이는 장애인들과 직업인으로써 작업치료사에게 적용된다. 장애인 권리 커뮤니티는 소수자 집단으로써 장애인을 대표하여 사회 활동에 대한 많은 기회를 제공한다. 이러한 활동들을 참여하기 위해 자기 독립 기술을 가지기 위해 필요하다고 가정하지 마라. 대신에, 집단 활동 참여는 자기 독립성을 발전시킬 수 있다. 그러나, 장애 정체성, 문화, 커뮤니티, 자긍심을 만드는 공유된 커뮤니티의 일부일 때, 권리를 위해 싸우는 것을 너머에 자율 의식의 추가 효과는 있다. 자기 자신과 같이 치료받을 클라이언트를 포함해 사람들을 그것 안에서 생산되는 이 사회 환경과 문화 예술에 노출시키는 것은 변화하는 경험이므로, 내부로부터 커뮤니티와 권력을 만들 수 있다.

장애경험을 실습, 연구, 지지 속으로 통합하는 방법: 참여활동 연구 예시

본 최종 장에서, 참여활동 연구(PAR)을 통해 자율 의식을 권장할 기회에 초점을 맞춘다. 연구자와의 상호작용의 장애 커뮤니티 이력은 학대, 무능력 개념의 지속적 영구화, 연구 결과의 비 상관성과 일상생활의 결과 때문에 커뮤니티가 연구 과정을 불신하거나 걱정하게끔 만들었다(Kitchin, 2000; Zarb, 1992). 그 결과, 장애 커뮤니티는 장애인들이 행하고, 장애인들을 자율화 해주는 참여 및 방출 연구를 요청했다(Zarb, 1992).

연구자들과 실습자들이 자율권을 더 주는 연구에 참여할 수 있는 방법은 장애인들과 PAR 내 장애 기반 커뮤니티 그룹과 협력하는 것이다. PAR는 특정 디자인 또는 방법론 보다는 접근 방식이다(Tewey, 1997). 여기에는 커뮤니티 내에서 밝혀진 사회적 문제에 의한 의제사항을 사용하여, 연구자들, 커뮤니티 파트너, 장애인들, 중요 이해관계자들 사이의 적극적 협력을 포함한다. PAR은 사회 활동 변화를 야기하고, 내부로부터의 커뮤니티와 자율의식을 만들기 위해 커뮤니티를 증거로써 사용할 수 있는 공유된 정보를 낳는다(Reason & Bradbury, 2001). 이는 장애인이 대표자를 내세우는 게 아니라 스스로 또는 장애인과 함께 하는 연구다. 이 적용된 커뮤니티 기반 초점을 고려하여, PAR은 작업치료 협력 프로그래밍(Hammel 외, 2008; Minkler 외, 2008; Taylor, Braveman & Hammel, 2004)을 위한 유용한 기틀과 사회 내 참여 기회를 늘리기 위한 시스템 변화를 협력하는 기반이 될 수 있다. **사례 연구 70.1**은 장애 커뮤니티와 함께 장애권리, 사회 정의, 자율 의식 설정에 초점을 맞춘 집단 PAR 프로젝트 예시 중 하나를 제공한다.

요약 Summary

본 장은 장애를 재고할 수 있는 어려 방법에 집중하고, 특히 장애인과 장애인 독립 기관 및 커뮤니티의 관점, 시야, 경험에 초점을 맞춘다. 이러한 관점들 대부분은 작업치료사로서 권력과 영향력을 비판적으로 조사하기 위해 노력해야 한다. 장애권리 운동과 장애인이 집단으로써 경험하는 사회 정치적 사회 정의 문제에 대한 철학과 역사를 이해함으로써, 작업치료사로서 환경적 장애물에 집중하고 이러한 독립성 개념, 참여, 시민권, 장애 정체성, 문화, 커뮤니티, 건물을 통합하기 위해, 실습을 재구조화할 수 있다. 작업치료사들은 한 개인의 장애 경험을 공유하는데 있어서 중요한 역할을 수행할 수 있다. 장애 집단과 조직을 위한 조정자와 연결자로써 일함으로써, 장애인을 중요 사회 네트워크와 커뮤니티 기반 기회에 연결시킬 수 있다. 장애 집단과 조직을 연결하고, 그렇게 하기 위한 참여활동 전략을 사용함으로써, 사회 기회와 장기적 사회 집단으로써 장애인들을 위한 권리를 개선시키기 위한 정책과 시스템 내 변화를 야기하기 위해 일할 수 있다.

사례 연구 70.1 지적 장애인 자율권

본 이야기는 국민 중심의 시카고 챕터, 시카고의 El Valor 스태프(지적 장애를 지닌 사람들에게 서비스를 제공해 주는 지역 커뮤니티 단체), 발달 장애를 겪으면서 나이를 들고 있는 사람들을 위한 재활 연구 트레이닝 센터(주요 조사자로써 Joy Hammel 참여) 및 Edurne Garcia, John Kramer, Jessica Kramer과 시카고에 위치한 일리노이 대학교 장애 연구 프로그램 소속 박사학위 학생들의 협력을 통해 이뤄진 참여활동 연구 프로젝트에 일환이다. 장애인이 이끈 국민 중심당(people first)은 장애인의 자기 독립을 지원하기 위한 국제적 운동이다. 미국 내 자기 독립 운동에 대한 더 많은 정보는 http://www.sabeusa.org에서 찾아볼 수 있다.

■ 화두

커뮤니티 단체 스태프 구성원들은 장애가 없이 국민 중심당의 시카고 챕터에 지원을 제공하여, 이 집단 내 지적 장애인들이 자기 독립 활동을 설명하고 증명하지 못한다는 우려를 표했다. 이 지지자들은 구성원들이 회의에서 더 소리를 내길 원했을 뿐만 아니라, 그들의 필요와 요구를 더 큰 커뮤니티에서 주장하는데 참여할 수 있길 원했다. 또한, 구성원들도 지지와 커뮤니티 참여활동에 더 참여하길 원했다.

■ 커뮤니티 건설 과정

장애 연구와 작업치료 실습자 및 연구자들은 국민 중심당을 PAR 프로젝트를 함께할 그룹으로써 접근했다. 종합해 볼 때, 이 팀은 활동과 지지를 통해서 커뮤니티의 그룹 내 인식을 높이는 목적에 초점을 맞추기로 결정했다. 그러나 실습자와 연구자들은 이 그룹에게 자기 독립적이 되는 방식을 "가르치길" 원치 않았다. 대신에, 이 그룹이 의미 있다고 생각하는 활동에 대한 참여를 지지함으로써 집단 자체의 자율 의식을 발전시키고자 시도했다. 이 실험의 포커스는 사람들이 가치 있는 활동, 결과, 중요한 재원에 대한 통제권을 얻는 과정으로써 Fawcett와 동료들이 제시한 자율성의 개념(1994)과 일치했다.

■ 참여 전략

조직 내 권력의 위치에 구성원들을 배정할 뿐만 아니라 지적 장애와 함께 구성원들의 경험과 지혜를 이용하고 실현화하기 위해, 여러 참여 전략을 사용했다. 사전에 정해둔 치료 목적을 집행하기 보다는, 연구자들은 집단 역동성을 평가하고 기존 장점과 집단 내 걱정을 밝히기 위해 여러 국민 중심당 회의에 참여하여, 관찰했다. 국민 중심당 구성원들은 국민 중심당 구성원이 되는 것을 좋아하는 이유, 어떻게 이 집단 내에서 의사 결정을 하는지, 어떤 활동이 집단으로써 원하는 것인지를 더 잘 명시하는지 원하는 참여 집중 집단 토의에 참여한다. 구성원 참여를 독려하기 위해, 원형 방 배정 사용,(직원들이 원형 밖에서 위치한 채로) 원형으로 앉은 사람들이 자신의 의견을 제시하는데 돌아가면서 하는 순차 순환 대기 방식 질문, 누가 상석을 맡을지를 결정하기 위해 마이크를 넘겨주는 것, 타이머를 사용하는 것, 아이디어와 구체적 활동 계획을 지원하기 위한 많은 그림들을 포함하는 것 등 여러 전략을 사용한다.

■ 학습 활동과 교육

본 집단 토의는 2가지 중요 활동을 낳는다. 첫 번째, 구성원들은 많은 결정과 활동들이 구성원들보다 스태프 지원자들을 지원하고자 함을 안다. 두 번째, 구성원들은 국민 중심당에 대해 자신들의 커뮤니티가 고려하길 원함을 알고, 이 목적의 첫 단계로써 뉴스레터를 출판하길 원한다는 점을 안다. 여러 활동을 지원하기 위해, 많은 참여 전략들이 도입됐다. 예컨대, 본 집단은 그림 기반 논리 모델 또는 시각 과정 가이드를 만들고, 뉴스레터 제작을 유도하기 위해 그림과 질문(예, "우리가 원하는 것"과 "우리가 해야 할 필요가 있는 것"을 사용한다(**그림 70.3** 참고.)(논리 모델과 어떻게 작업치료에서 사용하는지에 대한 추가적 예시는 Letts와 동료들의 1999년 연구에서 발견될 수 있다.) 집단 구성원들은 뉴스레터를 위한 이름과 아이디어를 교대로 만들고, 가장 좋아하는 이름 옆에 스티커를 붙임으로써 투표했다. 또한, 구성원들은 자리를 선택하고 뉴스레터를 쓰는 것과 관련된 업무를 분류하기 위해 그 같은 전략을 사용했다(**그림 70.4** 참고.)

지원과 함께 구성원들은 모든 집단 회의에서 이러한 전략들을 적용하기 시작하고, 더 큰 기반에서의 통제를 느리게 가정한다. 집단의 생각과 늘어나는 자율성을 촉진시키기 위해 회의 업무 체크리스트를 개발했다. 각 모델들의 끝에, 구성원으로써 들려지는 전체 집단은 각 체크리스트 품목을 크게 읽고, 각 회의 동안 누가 각 업무를 실행할 수 있는지를 결정한다. 이 체크리스트를 완성시키는 것은 사람들이 지지자들이 대부분 회의 업무를 완성시키는 것을 깨닫게 만든다. 일부 구성원들은 집단을 대표하여 말하며, 의제사항을 만드는 것에서부터 참여하는 것까지 직원들이 이 회의의 모든 측면을 주관하길 요구하는 욕망을 표현한다. 실습자와 연구자들은 직원들과 함께 회의 업무를 완성시키도록 돕는 의제 템플릿과 빈 참석 기록지를 포함한 도구들을 개발하기 위해 일한다. 구성원들은 지지자들로부터의 약간의 인풋과 함께 회의를 운영하기 위해 함께 일하기 위해 개별적 장점을 사용할 수 있다(Garcia-Iriarte 외, 2008). 22개월의 프로젝트가 끝날 쯤, 각 구성원들은 회의 업무 체크리스트를 사용하여 집단으로써 모든 수집된 자료를 분석하기 위해 일한다(Kramer, Kramer, Garcia-Iriarte & Hammel, 2011).

이 집단은 가장 자주 행하는 회의 업무를 발견할 때 강한 성취감을 표현한다. 그러나, 이 집단은 업무 중 일부를 돕고, 목적을 이룰 수 있도록 도와준 지지자들에 대한 감사를 표현한다.

각 집단에 의해서 취해진 활동들은 3가지 종류의 지원(집단 내 또래 지원, 외부 집단으로부터의 조언자 및 시스템 지지, 기본

사례 연구 70.1 지적 장애인 자율권 (계속)

구성원 참여에 대한 이용 가능한 형식을 사용한 전략적 지원)의 중요성을 밝힌다. 이를 모두 고려하여, 이러한 지원은 집단 구성원들이 자기 독립을 개발시킬 수 있고, 집단 결정과 권력을 개발시키게끔 해준다. 자기 독립은 집단 참여에 대한 필수조건으로써 요구되거나 개인 기반에서 배울 필요가 있는 것이 아니라, 증가한 커뮤니티 활동과 집단 자율 의식의 추가적 효과와 함께 사회 집단 선택을 통해 학습되고 배워질 수 있는 것이다(본 프로젝트와 개발된 재원에 대한 추가 정보는 Garcia-Iriarte 외, 2008과 Kramer 외 2011 참고). 본 예시에서 등장한 참여 전략 대부분은 또한 커뮤니티 기반 작업치료 실행과 협동에 적용될 수 있다.

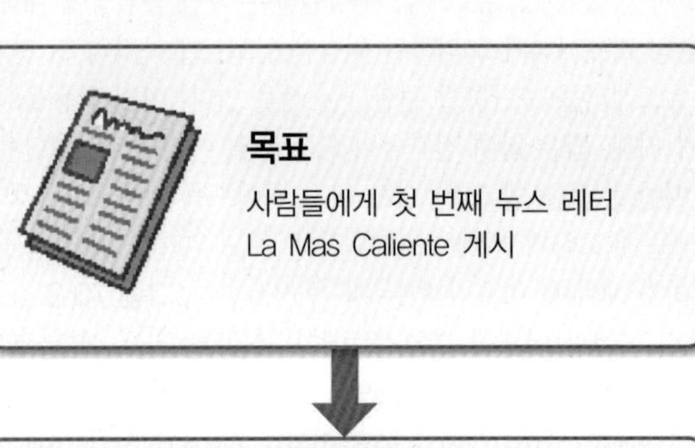

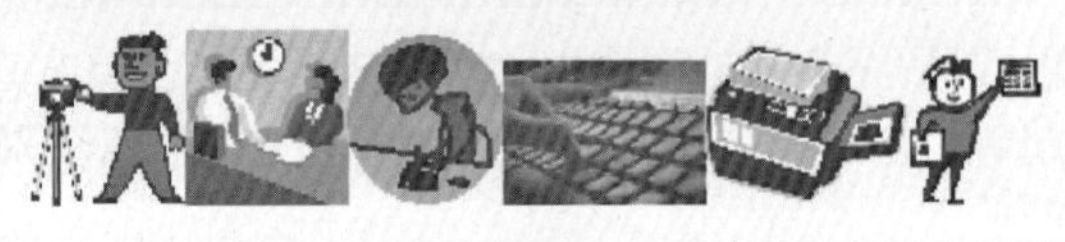

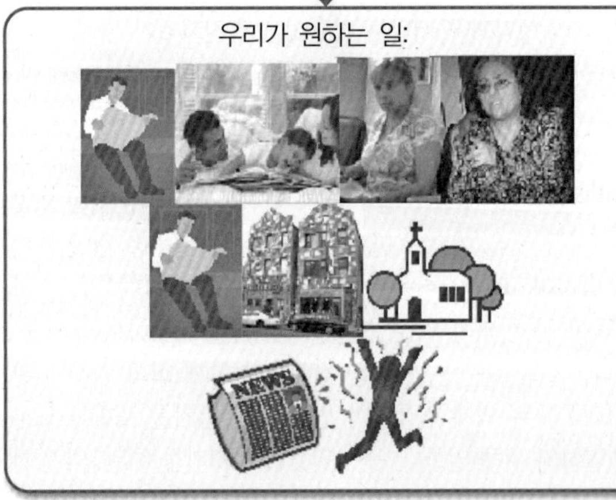

그림 70.3 People First 그룹 구성원이 개발한 그림 기반 논리 모델로 소셜 그룹, 멤버십 및 가장 원하는 작업을 정의한다.

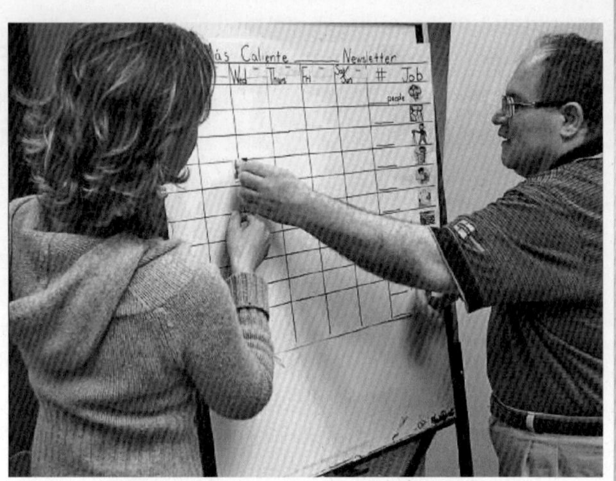

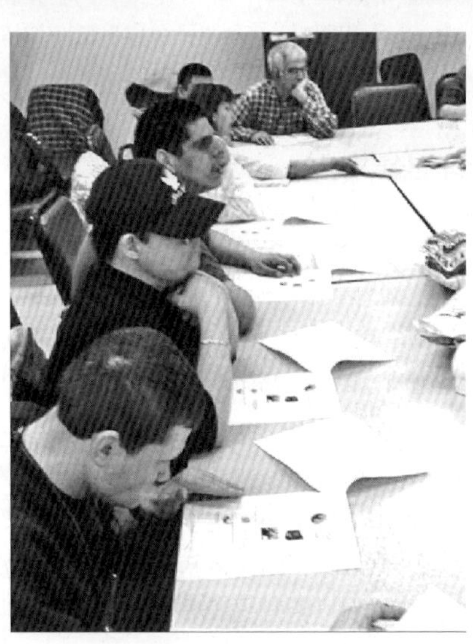

그림 70.4 국민 중심당 내 통제력, 자율 활동, 의사 결정, 정보에 대한 접근성을 권장하기 위한 활동 연구 전략 예시. 상단-누가 각 업무를 이끌어야 하는지에 대한 투표하는 그림을 동반한 뉴스레터를 위한 작업의 플립차트. 하단-회의를 운영하기 위해 참여자들이 사용할 그림 기반 회의 의제 사용.

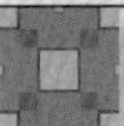

BOX 70.2 학습 활동 요약

종이 한 장을 꺼내서, 본 장의 시작에 제시된 질문들에 대한 답변을 다시 숙고해 보아라. 어떻게 당신의 반응을 바꿨는가? 어떻게 개인으로서, 사회 구성원으로서, 작업치료사로서 행동을 바꿨는가?

참고문헌 References

ADA Amendment Act of 2008 Regulations, 76 Fed Reg. 29 C.F.R. pt. 1630(2011).

ADA Amendments Act of 2008, Pub. L. NO. 110-325, 122 Stat. 3553.

American Disabled for Accessible Public Transportation.(2006). *ADAPT Home Page*. Retrieved from http://www.adapt.org/index1.html

Americans with Disabilities Act of 1990, 42 U.S.C.A. § 12101 *et seq*.

Balcazar, F., Majors, R., Blanchard, K., Paine, A., Suarez-Balcazar, Y., Fawcett, S., . . . Meyer J.(1991). Teaching minority high school students to recruit helpers to attain personal and educational goals. *Journal of Behavioral Education*, *1*, 445–454.

Barlow, J., & Harrison, K.(1996). Focusing on empowerment: Facilitating self-help in young people with arthritis through a disability organization. *Disability and Society*, *11*(4), 539–552.

Barlow, J., & Williams, B.(1999). "I now feel that I'm not just a bit of left luggage": The experiences of older women with arthritis attending a personal independence course. *Disability and Society*, *11*, 53–64.

Blumer, H.(1969). *Symbolic interaction: Perspective and method*. Englewood Cliffs, NJ: Prentice-Hall.

Bowen, R.(1996). Should occupational therapy adopt a consumer-based model of service delivery? *American Journal of Occupational Therapy*, *50*(10), 899–902.

Bronfenbrenner, U.(1979). *The ecology of human development*. Cambridge, MA: Harvard University Press.

Brown, C., & Bowen, R.(1998). Including the consumer and environment in occupational therapy treatment planning. *Occupational Therapy Journal of Research*, *18*, 44–62.

Brown, S. E.(1992). Creating a disability mythology. *International Journal of Rehabilitation Research*, *15*, 227–233.

Centers for Medicare & Medicaid Services.(2011). *Balancing long-term services and supports*. Baltimore, MD: Author. Retrieved from http://www.medicaid.gov/Medicaid-CHIP-Program-Information/By-Topics/Long-Term-Services-and-Support/Balancing/Balancing-Long-Term-Services-and-Supports.html

Charlton, J.(1998). *Nothing about us without us*. Berkeley, CA: University of California Press.

Commission on Accreditation of Rehabilitation Facilities & National Stroke Association.(2007). CARF stroke specialty program standards. *Stroke Clinical Updates, Summer 2007*, *7*(1).

Corcoran, M. A., & Gitlin, L. N.(1992). Dementia management: An occupational therapy home-based intervention for caregivers. *American Journal of Occupational Therapy*, *46*(9), 801–808.

DePoy, E., & Werrbach, G.(1996). Successful living placement for adults with disabilities: Considerations for social work practice. *Social Work in Health Care*, *23*(4), 21–34.

Driedger, D.(1989).*The last civil rights movement: Disabled Peoples' International*. New York, NY: St. Martin's Press.

Fawcett, S. B., White, G. W., Balcazar, F. E., Suarez-Balcazar, Y., Mathews, R. M., Paine-Andrews, A., . . . Smith, J. F.(1994). A contextual-behavioral model of empowerment: Case studies with people with physical disabilities. *American Journal of Community Psychology*, *22*, 475–496.

Foucault, M.(1973). *The birth of the clinic: An archaeology of medical perception*. New York, NY: Vintage Books.

Garcia-Iriarte, E., Kramer, J. C., Kramer, J. M. & Hammel, J.(2008). "Who did what?": A participatory action research project to increase group capacity for advocacy. *Journal of Applied Research in Intellectual Disabilities*, *22*(1), 10–22.

Gill, C.(1999). *Models of disability*. Chicago, IL: Chicago Center for Disability Research.

Gitlin, L. N., Corcoran, M., Winter, L., Boyce, A., & Hauck, W. W.(2001). A randomized, controlled trial of a home environmental intervention: Effect on efficacy and upset in caregivers and on daily function of persons with dementia. *Gerontologist*, *41*(1), 4–14.

Goffman, E.(1963). *Stigma: Notes on the management of spoiled identity*. New York, NY: Simon & Schuster.

Goldberg, D.(Ed).(1994). *Multiculturalism: A critical reader*. Cambridge, MA: Blackwell.

Hahn, H.(1985). Disability policy and the problem of discrimination. *American Behavioral Scientist*, *28*(3), 293–318.

Hammel, J., Magasi S., Heinemann, A., Whiteneck, G., Bogner, J., & Rodriguez, E.(2008). What does participation mean? An insider perspective from people with disabilities. *Disability and Rehabilitation*, *30*(19), 1445–1460.

Heinemann, A. W., Lai, J., Magasi, S., Hammel, J., Corrigan, J. D., & Bogner, J.(2011). Measuring participation enfranchisement. *Archives of Physical Medicine & Rehabilitation*, *92*(4), 564–571.

Help America Vote Act of 2002, Pub. L. No. 107-252, 116 Stat. 1666.

Henderson, J. N.(1995). The culture of care in a nursing home: Effects of a medicalized model of long-term care. In J. N. Henderson & M. D. Vesperi(Eds.), *The culture of long term care: Nursing home ethnography*. Westport, CT: Bergin & Garvey.

Hernandez, B.(2005). A voice in the chorus: Perspectives of young men of color on their disabilities, identities, and peer-mentors. *Disability & Society*, *20*(2), 117–133.

Individuals with Disabilities Education Act of 1990, 20 U.S.C. § 1400 *et seq*.

Kessler Foundation/National Organization on Disability.(2011). *2010 gap survey of Americans with disabilities*. Washington, DC: Author. Retrieved from http://www.2010disabilitysurveys.org/

Kitchin, R.(2000). The researched opinions on research: Disabled people and disability research. *Disability and Society*, *15*(1), 25–47.

Kramer, J. M., Kramer, J. C., Garcia-Iriarte, E., & Hammel, J.(2011). Following through to the end: The use of inclusive strategies to analyze and interpret data in participatory action research with individuals with intellectual disabilities. *Journal of Applied Research in Intellectual Disabilities*, *24*, 263–273.

Letts, L., Law, M., Pollock, N., Stewart, D., Westmorland, M., Philpot, A., & Bosch, J.(1999). Developing a programme logical model as a basis for programme evaluation. In *A Programme Evaluation Workbook for Occupational Therapists: An evidence-based practice tool*. Ottawa, Canada: CAOT Publications.

Linton, S.(1998). *Claiming disability: Knowledge and identity*. New York, NY: New York University Press.

Longmore, P. K.(1995). The second phase: From disability rights to disability culture. *The Disability Rag and ReSource*, *16*, 4–11.

Longmore, P., & Umansky, L(2001). *The new disability history: American perspectives*. New York, NY: New York University Press.

Lorig, K., Ritter, P. L., & Plant, K.(2005). A disease-specific self-help program compared with a generalized chronic disease self-help program for arthritis patients. *Arthritis & Rheumatism*, *53*, 950–957.

MadPride.(2007). *MadPride home page*. Retrieved from http://www.ctono.freeserve.co.uk/

Magasi, S., & Hammel, J.(2004). Social support and social network mobilization in older African American women who have experienced strokes. *Disability Studies Quarterly*, *24*, 4–19.

Mechanic, D.(1974). *Politics, medicine, and social science*. New York, NY: John Wiley & Sons.

Minkler, M., Hammel, J., Gill, C., Magasi, S., Breckwich Vásquez, V., Bristo, M., & Coleman, D.(2008). Community-based participatory research in disability and long-term care policy: A case study. *Journal of Disability Policy Studies*, *19*(2), 114–126.

Morris, J.(1992). Personal and political: A feminist perspective on researching physical disability. *Disability, Handicap, and Society*, *7*, 157–166.

National Council on Disability.(2003). *Olmstead: Reclaiming institutionalized lives*. Washington, DC: Author.

National Council on Disability.(2005a). *The civil rights of institutionalized persons act: Has it fulfilled its promise?* Washington, DC: Author.

National Council on Disability.(2005b). *Living independently and in the community: Implementation lessons from the United States: Quick reference guide*. Washington, DC: Author.

National Council on Disability.(2006a). *National disability policy: A progress report. December 2004–December 2005*. Washington, DC: Author.

National Council on Disability.(2006b). *The state of 21st century long-term services and supports: Financing and systems reform for Americans with disabilities*. Washington, DC: Author.

National Council on Disability.(2010). *The state of housing in America in the 21st century: A disability perspective*. Washington, DC: Author.

Nondiscrimination on the Basis of Disability by Public Accommodations and in Commercial Facilities, 76 Fed. Reg. 28 C.F.R. pt. 36(2011).

Nondiscrimination on the Basis of Disability in State and Local Government Services, 76 Fed. Reg. 28 C.F.R. pt. 35(2011).

Oliver, M.(1990). *The politics of disablement*. London, United Kingdom: Macmillan.

Oliver, M.(1996). *Understanding disability from theory to practice*. New York, NY: St. Martin's Press.

Olmstead v. L.C., 5279 U.S. 581(1998).

Patient Protection and Affordable Act of 2010, Pub. L. No. 111-148, 124 Stat. 119.

Reason, P., & Bradbury, H.(2001). Introduction: Inquiry and participation in search of a world worthy of human aspiration. In P. Reason & H. Bradbury(Eds.), *Handbook of action research*(pp. 1–14). Thousand Oaks, CA: Sage.

Rehabilitation Act of 1973, 29 U.S.C. § 701 *et seq*.

Reinhard, S., Kassner, E., Houser, A., & Mollica, R.(2011). *Raising expectations: A state scorecard on long-term services and supports for older adults, people with physical disabilities, and family caregivers*. Washington, DC: AARP Foundation, the Commonwealth Fund, and the SCAN Foundation. Retrieved from http://www.longtermscorecard.org/

Rioux, M.(1997). Disability: The place of judgment in a world of fact. *Journal of Intellectual Disability Research*, *41*(2), 102–112.

Taylor, R., Braveman, B., & Hammel, J.(2004). Developing and evaluating community-based services through participatory action research: Three case examples. *American Journal of Occupational Therapy*, *58*, 73–82.

Tewey, B. P.(1997). *Building participatory action research partnerships in disability and rehabilitation research*. Washington, DC: National Institute on Disability and Rehabilitation Research.

Thomas, C.(1999). *Female forms: Experiencing and understanding disability*. Philadelphia, PA: Open University Press.

Triano, S.(2007). *Disabled and proud*. Retrieved from http://www.disabledandproud.com/

Wade, C. M.(1994). *Disability culture rap. tools for change: Disability identity and culture*. Santa Cruz, CA: Diversity World.

Wright, E. R., Gronfein, W. P., & Owens, T. J.(2000). Deinstitutionalization, social rejection, and the self-esteem of former mental patients. *Journal of Health & Social Behavior*, *41*, 68–90.

Zarb, G.(1992). On the road to Damascus: First steps towards changing the relations of disability research production. *Disability, Handicap, and Society*, *7*, 125–138.

71 장

미국의 공공 서비스 지불

Payment for Services in the United States

이혜진 옮김

학습목표

이 장을 학습한 후, 다음의 내용을 할 수 있을 것이다:

1. 미국의 의료보험과 관련된 공공 정책이 작업치료 진료에 미치는 역사적 영향력을 묘사할 수 있다.
2. 작업치료 진료를 하는 클라이언트들에게 접근할 수 있는 방법들뿐만 아니라 공 · 사적인 보험 지급의 주된 유형들을 설명할 수 있다.
3. 작업치료사들이 보조금을 찾아내서 얻을 수 있는 방법을 설명할 수 있다.
4. 작업치료사들이 제 3자 커버리지에 대한 지지자들이 되었는지를 논의할 수 있다.

개요

서론: 지불의 개요

Introduction: Overview of Payment

지불에 관한 논쟁은 작업치료 진료에 영향을 미치는 주요한 동력에 관한 것이다. 지불 자원에 있어서 변화가 일어나면, 진료도 형태가 변한다. 지불을 통제하는 연방법과 주법은 이러한 진료 변화의 방향에 커다란 영향을 미친다. 예를 들어, 1954년에 제정된 18번째 사회보장법인 **노인 의료보험제도**는 고령층에 대한 작업치료 진료의 확장을 가능하게 했다. 또한 이후 통제 방법에 대한 법 개정을 통해 일부 분야에서 진료의 감소를 가져왔다. 다른 모든 새로운 법이나 규제와 마찬가지로, 환자보호 및 적정가 부장 법안 역시 미래의 진료 양상을 변화시킬 것이다.

일상 업무에서, 의사들이 지불에 대해 알고 있는 것은 종종 환자와 클라이언트를 포함하는 전형적인 자원에 기초하고 있다. 서비스에 대한 그들 자신의 청구를 다루는 몇몇 치료사들은 그들이 받게 되는 지불에 영향을 미치는 규제들에 대해 아주 잘 알고 있다. 하지만 Patrice(**사례 연구 71.1**에서)와 같은 다른 사람들은 지불 정책 및 절차에 대해 뒤떨어지지 않기 위해 그들의 청구서 발송부서와 매니저들에게 의존한다.

사례 연구 71.1 헤더(Herather)와 파트리스(Patrice)

헤더와 파트리스는 연습 2년차에 2명의 작업치료사다. 그들의 우정은 그들이 같은 작업치료 전문 프로그램에 참석했을 때로 돌아간다. 졸업 한 후 서로의 집에서 가끔 저녁 식사를 하기 위해 노력했다. 그들의 모임은 우정을 지속하고 실무 문제를 토론 할 시간으로 작용한다. 모임을 하는 동안 대화는 지불 문제를 중심으로 진행된다. 헤더는 학교 기반의 작업치료 실습에서 근무한다. 최근 헤더는 지불의 현실로 그녀를 부른 상황이 있었다.

헤더는 주내 **메디케이드**(Medicaid)로의 변경은 모든 클라이언트를 대상으로 의사 명령을 받아야한다는 것을 알게 되었다. 그 덕분에 헤더 박사는 아이들의 의사를 찾고 명령을 내리기 위해 광범위한 연구를 해야 하기 때문에 많은 양의 일자리를 창출했다. 이 클라이언트 중 일부는 수년간 추적을 받아 왔으며 필요한 정보를 얻는 것이 상당히 어려웠다.

파트리스는 외래 치료의 급성 치료 병원에서 그녀의 업무에서 지불 부서가 그것을 처리했다고 생각했기 때문에 지불에 대해별로 생각한 적이 없다고 말했다. 그러나 그녀의 클라이언트 중 한 명이 치료를 위해 나타나지 않았을 때, 그녀는 마지막 4회의 치료 세션이 거절되었고 클라이언트가 보험 상황이 파악될 때까지 치료를 계속하기를 원하지 않는다고 알았다. 파트리스는 주장 거부를 연구하기로 결정했다. 그 결과 그녀는 병원의 청구 부서에 익숙해졌다(**그림 71.1**). 청구 부서의 직원 중 한 사람과 이야기하면서 그녀는 클라이언트의 특정 보험 및 다음과 같은 클라이언트가 일반적으로 평가하는 기타 개인 및 공공 보험 옵션에 대해 알게 되었다. 파트리스는 지속적인 치료에 대한 클라이언트의 변호를 돕기로 결정했다.

파트리스는 또한 어머니에게 반복적인 엄지 움직임으로 인해

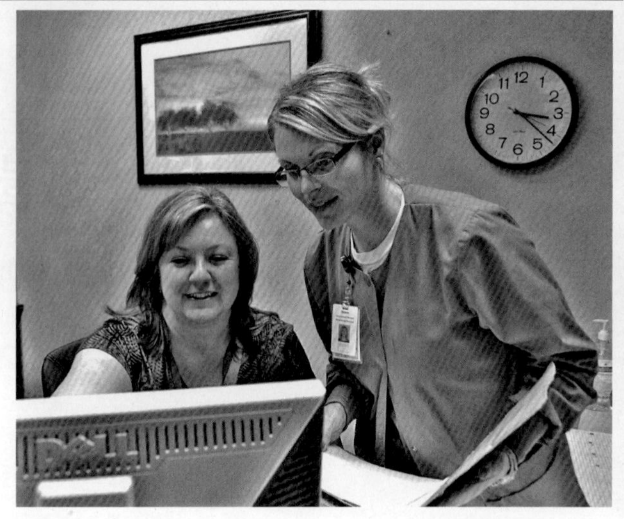

그림 71.1 치료사는 직원에게 청구 문제에 관해 알린다.

발생하는 건염인 건염(tenosynovitis)에 대해 어머니와 공유했다. 그녀의 어머니는 작업치료를 받도록 명령 받았고 특히 그녀가 그 이점을 인식했기 때문에 치료에 대한 동기 부여를 얻었다. 그녀의 어머니는 **건강 저축 예금**(HSA)과 높은 공제금액을 가진 **소비자 중심의 건강보험**(CDHP)을 가졌다. 그녀는 그녀의 높은 공제액을 받을 때까지 대부분의 치료법을 본인이 낼 것이다. 파트리스는 다른 사람들이 치료를 위해 돈을 쓸 돈을 쓰고 싶은지 궁금해 했다. 이러한 상황의 결과로 헤더와 파트리스는 클라이언트에 대한 지불 출처를 인식하고 지불 문제를 교육하고 옹호하도록 동기를 부여 받았다.

Heather와 Patrice는 개업 2주년을 맞은 두 명의 작업치료사들이다. 그들의 우정은 그들이 같은 작업치료 전문 프로그램에 참여했을 때부터 이어졌다. 졸업 이후로도 그들은 서로의 집에서 이따금씩 함께 저녁을 먹으려고 노력해왔다. 그 모임 덕분에 진료 이슈들에 대해서 토론할 수 있을 뿐만 아니라 그들의 우정을 지속할 수 있게 되었다. 한번 모일 때, 그들의 대화는 지불 문제에 집중된다. Heather는 학교 기반의 작업치료 진료를 한다. 최근에, Heather는 지불의 현실성에 대해서 그녀를 일깨워준 일화가 있었다.

Heather는 그녀가 사는 주에서 실시하는 저소득층 의료보장 제도의 변화가 모든 클라이언트들에 대한 외과 의사의 지시를 얻도록 요구했다. 그것은 Heather에게 엄청난 양의 일을 주었다. 왜냐하면 그녀는 소아과 의사를 찾아서 지시를 얻기 위한 광범위한 연구를 해야만 했기 때문이다. 이러한 클라이언트들 중 일부는 몇 년간 지속되었고 요구된 정보를 얻는 것은 꽤 어려운 도전이었다. 그때까지만 해도, 그녀는 그녀의 클라이언트에 대한 환급 정보통에 대해서 전혀 고려한 적이 없었다.

Patrice는 외래 환자를 치료하는 급성 보호 병원에서 일하는 그녀가 지불에 대해서 실제로 많이 생각해본 적이 없다고 말했다. 왜냐하면 그녀는 청구서 발송부서가 그것을 돌보고 있다고 생각했기 때문이다. 하지만, 그녀의 클라이언트들 중 한 명이 치료에 나타나지 않아서 그를 불렀을 때, 그녀는 그의 지난 4번의 연속 치료가 거부되었고 환자는 보험 상황이 확실해질 때까지 치료를 지속하길 원하지 않는다는 것을 알게 되었다. Practice는 요청 거부에 대해서 연구하기로 결심했다. 결과적으로, 그녀는 병원의 청구서 발송부서와 친해지게 되었다(**사례 연구 71.1**). 청구서 발송부서의 직원 중 한 사람과 이야기함으로써, 그녀는 환자의 특정 보험과 그녀가 관리하는 환자들이 공통적으로 선정하는 다른 공 · 사적인

보험 선택권들에 대해서 알게 되었다. 그녀는 얼마나 자주 거부가 발생하는지, 그리고 청구서 발송부서가 지불을 촉진시키기 위해 했던 은밀한 일들에 대해서 알게 되었다.

Patirce는 또한 그녀의 엄마가 최근에 드퀴베인 건초염이라고 진단받았다고 Heather에서 이야기했다. 드퀴베인 건초염은 반복적으로 엄지손가락을 움직임에 따라 발전된 증상이다. 그녀의 엄마는 작업치료를 받도록 요구받았고 그녀는 특별히 작업치료의 이점에 대해 알고 있었기 때문에 그 치료에 의욕을 가지고 있었다. 그녀의 엄마는 건강저축계좌와 높은 공제금액을 통해 비자 주도 보건의료서비스를 받았다. 그녀가 그녀의 엄마의 높은 공제금액을 알 때까지, 그녀는 손해를 보면서 치료의 대부분을 지불해왔던 것이다. Patrice는 다른 사람들도 치료하는 데에 손해를 보면서 돈을 쓰기를 원하는지 알고 싶어졌다. 이러한 상황을 겪고 난 후에, Heather와 Patrice는 그들의 클라이언트들에 대한 지급 수단에 대해 알고 교육받고 지급 문제에 대해 옹호하게 되었다.

나는 그들이 어디에서 일하든지 간에, 모든 치료사들이 치료에 영향을 미치는 변화들에 대해 인지하여, 치료에 영향을 미치는 지급 시스템을 이해하는 것, 나아가 상황을 앞서 주도하는 것이 중요하다고 주장한다. 그 이유는 무엇일까? 지급을 받는 것은 대부분 치료에서 생계의 수단이고, 치료사들은 반드시 최적의 지급에 연관되어야 하기 때문이다. 이러한 지식은 작업치료 서비스에 접근하는 능력을 가진 클라이언트들을 부양하도록 돕는다.

이번 장에는 일단 간단한 보험의 역사에 대해 대략적으로 설명하고, 작업치료사들이 진료하는데 있어서 마주하는 지급 수단에 대해 검토함으로써 미국의 지급 시스템에 대한 기초를 제공한다. 지급 시스템을 완전히 이해하기 위해서는, 변제와 관련 기관들에 영향을 미치는 법에 대한 지식이 요구된다. 지급과 관련된 공공 정책은 이번 장에서 논의되고, 이후 70장에서 이전에 언급된 몇몇 정보들로 보강된다. 제 3자 변제를 받는 것과 직접적으로 관련된 서류들은 36장에서 논의된다.

건강보험의 역사

History of Health Insurance

건강보험은 1700년대 연방 해양병원에 의해 미국에 도입되었다. 이 보험은 이례적인 것이었는데 왜냐하면 보험산업이 성장하기 시작한 20세기까지만 하더라도 대부분의 사람들이 자신에게 필요한 의료 서비스를 스스로 지불할 수 있었기 때문이다. 20세기를 거치면서, 보험의 몇몇 유형이 도입되었고, 이것은 21세기 보험 산업의 토대를 마련하였다. 의학에서 기술적인 비용이 개입되는 것에 대한 옹호자들, 보다 가치 있는 의료 서비스를 원하는 미국인들, 그리고 의료비용의 확대는 보험 산업의 발전을 이끄는 요소들이었다. 20세기 초에, 첫 근로자의 보상법이 제정되었다. 부상당한 노동자들의 복지에 대한 염려에 기초한 이러한 법들은 오늘날 부상당한 노동자들의 치료를 규제하는 오늘날 주의 법률의 시스템의 시초가 되었다.

제 3자 지급

1929년, 병원 기반의 보험의 모델이었던 블루 크로스(특히 피고용자 및 그 가족을 대상으로 한 건강보험 조합)와 궁극적으로 의사/의료 서비스 계획이었던 블루 실드(영리를 목적으로 하지 않는 의료보험 조합의 호칭)는 근대 건강보험의 기초를 제공하고 발전시켰다. 블루 크로스와 블루 실드는 의료보험 소비자들이 의료 서비스를 받는데 있어서 월별 보험료를 지불하는 미국 고용자들의 혜택으로 사용되었던 제 3자 지급 시스템을 설립했다. 지급자들은 소비자들이 접근하는 개입의 수와 유형을 최소로 제한하면서, **"합리적이고 필수적인 이유"**에 근거한 진료별 지불을 변제해주었다. **진료별 지급** 유형 이후에 지급자와 피보험자에게까지 소급하여 지급되는 배상 계획이 잇따랐다. 이러한 계획들 덕분에, 피보험자들은 무제한으로 의료 서비스 제공자와 편의시설을 선택하는 혜택을 누릴 수 있다. 트루먼 대통령이 하고자 했던 국제 의료보험의 실패한 시도 이후에 **배상** 계획은 사기업 고용에 기반한 시장에서 성장했다. 기업과 연합의 리더들은 사적인 보험시장이 정부 개입을 막는 수단이라고 믿었다.

20세기에는 회사들이 자가보험 계획이 더 효율적인 비용이라는 것을 발견함에 따라, 자가보험 계획에 기반한 고용자들이 성장했다. 자가보험을 가지고, 기업들은 그들 자신의 내부적인 자금 조달 계획을 세웠고, 어떤 서비스를 포함시킬지 결정했다. 예를 들어, 만약에 의료 서비스를 계약한 보험 회사가 치료 옵션의 메뉴를 제공한다면, 기업들은 작업치료를 의료 서비스에 포함시킬지 말지를 결정할 수 있었다. 1965년에, 노인 의료보험 제도, 또는 제 18번째 사회보장 법안, 저소득층 의료 보장 제도, 또는 제 19번째 사회보장 법안과 함께 건강 의료보험의 연방화가 이루어졌다. 이러한 계획의 조항은 당시에 보험금지급을 향한 각 진료별 요금 접근을 마비시켰다. 남은 20세기의 대부분 동안에는, 건강 의료보험은 주로 고용의 혜택으로 남았고 배상 계획과 함께 진료별 요금 시스템이 되었다.

진료별 요금에서 관리 의료로의 전환

법률 제정은 의료보험 산업을 성장시켰다. 노동자들을 위한 세금 인센티브를 포함하고, 주의법으로부터 자가보험 계획의 보호하는 공공 정책들 덕분에(1974년의 고용원 퇴직 소득 보장법), 보험 산업이 특히 자가보험의 분야에서 확대되었다. 1973년의 보건 유지 관리 조직법의 통과는 보험 회사들의 **관리 의료**의 발전과 성장을 위한 토대를 마련하였다. 그러나, 1980년대가 되어서야 관리 의료가 보험 시장을 점령하기 시작했다(Raffel & Barsukiewicz, 2002). (관리 의료는 이번 장 나중에 더 상세하게 논의될 것이다). 관리 의료의 도래와 함께, 의료보험 지급에 영향을 미치는 패러다임의 변화가 일어났다. 보험 산업은 더 이상 의료 서비스에 대해 제한도 한계도 없는 보험을 제공하는 데에 집중하지 않았다. 오히려, 보험 산업은 비용과 보험금을 통제하는 데에 초점을 맞추었다. 이러한 패러다임의 변화는 마치 먹을 음식의 양(진료별 요금/배상 계획)과 비용을 고려하지 않고 크루즈 배의 뷔페에서 무제한 음식을 먹는 것으로부터 식사 전에 미리 식비를 알고 미리 정해진 양(관리 의료 환경)의 한도 내에서 당신이 주문할 수 있는 것을 제한하는 것으로의 변화와 유사하다. 유사하게, 관리 의료는 의료 서비스에 대한 지급을 제한한다. 결과적으로 지급이 청구된 것에 기반하는, 개입에 대한 소급 지급에서 벗어나려는 움직임에서, 서비스에 지불되는 양이 개입 전에 설립되는, 유망한 지급으로 변화했다. 1980년대 중반, 중증 입원환자들 위한 진료 Part A에 대한 **진단관련집단**(diagnostic-related groups, DRGs)이 도입되어, 이러한 전망의 접근방법을 반영했으며, 전체 구도가 바뀌었다. 원래 DRGs는 메디케어 수혜자들을 위해 고안된 것인데, 다른 보장 체계들도 이 접근방법을 적용하게 되었다. 전반적으로, 이 측정방법들은 워낙 미국식 의료보험 수가로 인해 발생되는 엄청난 비용을 포함하려고 만들어졌다. 다시 말해서, 의료보험 비용을 무제한 적용함으로써 마치 크루즈에서 뷔페를 먹는 것만큼이나 엄청난 소비성 서비스를 만들어낸 비용을 포함할 생각으로 만든 방법이었다. 비록 소비자들의 요구가 건강관리 비용의 엄청난 증가를 부채질한 것이 틀림 없지만, 그 외에도 다른 요인들이 있다. 예를 들어, 과도한 기술 개발 비용과 약물 처방, 만성적 질병에 대한 관리 비용, 미국 인구의 전반적인 노화 그리고 보험회사 관리 비용 등이다 (Kimbuende, Ranji, Lundy, & Salganicoff, 2010).

소비자 주도형 건강관리 및 공동체 연대를 향한 운동

지난 수십 년간, 공공 정책의 경향은 지급 방식의 영향을 받아왔다. 한 가지 경향으로는 소비자 주도형 건강관리로써, 조지 부시 대통령 재임시에 소개되었던 방식이다. 2003년 제정된 메디케어 처방약 개선 및 현대화 법(108-173)과 함께 등장했다. 경제적인 목적에 충실했던 방식으로, 건강관리를 위한 비용을 줄이고, 동시에 소비자가 자신의 건강 계획을 스스로 추진하도록 하는데 주력했다. 그러므로 건강관리에 관한 의사 결정은 보험업자에서 소비자로 결정권이 옮겨졌다. 소비자 주도 건강관리의 한 예로, **높은 공제가 가능한 건강관리 계획**(HDHP)이 있는데, 종종 건강 저축 은행과 함께 소개되곤 한다. 소비자 지향 건강 계획(CDHPs)이라고도 하는 이 계획은, 사람들이 세전 달러를 저축하고 활용해서 건강 관련 지급을 준비할 수 있도록 도와준다. 세전 달러로는 공제회비, 공동 보험, 공동 지급, 건강보험 프리미엄 등을 지불할 수 있다. 예전엔 세후로 지급되던 항목들이다.

소비자는 특히 전통적인 보험 방식으로는 커버가 되지 않는 지역에 대한 건강관리 개입을 선택할 수 있다. 소비자 계획은 성장하고 있는 추세이며, 최근 조사 결과에 의하면 65세 이하 청년층 14%에서 20%가 HDHP에 해당하는 사적 건강보험을 사용하고 있으며, 5%에서 13%는 CDHP를 사용하고 있다(Cohen, Martinez, & Free, 2008; Fronstin, 2010; Kaiser Family Foundation [KFF], 2010a). 이들 계획이 건강관리를 위해 비용을 지불하지 않도록 하는 인센티브를 제공하고 있기 때문에, 치료사들은 치료 서비스에 관하여 환자들에게 강력히 권해줄 필요가 있다. 그래야 소비자들은 자기들이 지불한 비용의 효과를 볼 수 있기 때문이다.

또 다른 경향으로는 병원과 공동체 사이에 더욱 강력한 조화와 통합을 향한 운동이다. 메디케어와 메디케이드에서는 수 많은 발표 프로젝트를 진행했으며, 그 중 많은 것들은 PPACA에서 진행했다는 것이 이러한 경향을 나타낸다. 메디케어의 한 가지 사례로는 **책임 케어 기관**(accountable care organization, ACOs)을 들 수 있다. ACO는 병원, 의사, 전문가, 기타 가정 건강관리(HHC) 전문가 등 다양한 인원으로 구성되어 있다. ACO는 3년간 최소 5,000명의 메디케어 수혜자들을 관리하는 품질과 비용을 관리한다는 계약을 맺는다. 몇 가지 비용 절감 구조가 ACO의 일부이다. 예를 들어, 메디케어 제공자가 계속해서 비용을 낮추려는 가운데 특정 품질에 대하여 맞춰줄 수 있는 지점을 제공하는 것(Gold, 2011, p.1) 등이다. ACO가 메디케어를 더욱 잘 관

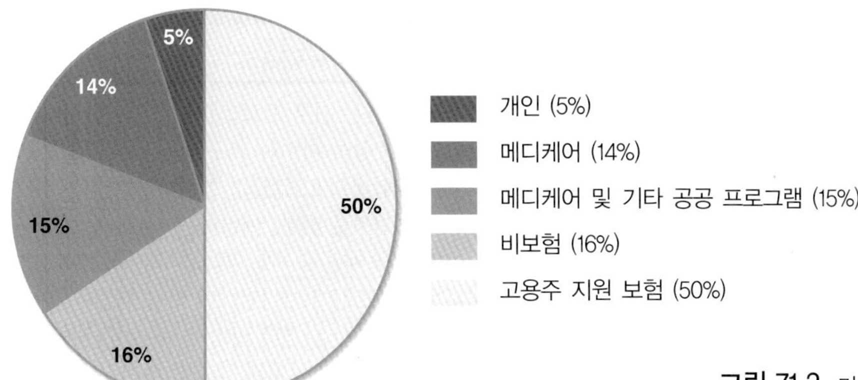

그림 71.2 미국 건강보험 적용 범위. 2010년 현재

리해서 비용을 비축할 수 있다면 그것이 소망이다. 장애를 가진 성인을 위한 메디케이드 면제 프로그램 또한 병원과 공동체의 협력과 통합을 보여주는 하나의 사례다. 선택적 프로그램인 메디케어 면제는 주정부가 기관을 대신해서 다양한 가정과 공동체 서비스를 제공하는 것이다(Maryland Medical Programs, n.d.). 의료 면제 프로그램은 공동체에서 작업치료를 위한 보상 프로그램으로써 가능성 있는 하나의 원천이 될 것 같다.

지불 방식 Types of Payment

이 장에서는 작업치료 서비스에 사용되는 다양한 지불 방식에 대해 간략히 소개하겠다. 이 장을 읽고 나면 미국의 보험이 현재 어떻게 진행되고 있는지 대략적인 그림을 그릴 수 있을 것이다(**그림 71.2**). 여기서는 몇 가지 지불 체계에 대한 사례 또한 소개하려 한다.

부여

미국 작업치료 연합(AOTA)의 백년 비전에 포함된 한 가지를 소개하면 다음과 같다. "개인, 조직, 공동체를 향한 우리 연합의 가치를 소개하고 법제화한다"(3쪽). **사례 연구** 71.2에서 설명하는 것처럼, 공동체를 보조하는 환자의 경우 종종 기금을 증여받곤 한다. 하지만, 기금을 부여하는 경우는 이 외에도 여러 가지가 있다. 예를 들어 의료 상황, 교육 상황, 학교 상황 등이다. 기금을 요청하는 문서 작성법은 배워야 하는 기술로써, 기금 부여를 진행하는 기관의 목적에 초점을 맞춰서 기부자가 이해할 수 있도록 문서화해야 한다. 대부분의 경우, 기부금 요청서는 까다로운 가이드라인을 준수해야 하며, 모든 경우에 있어서 진행하려는 프로그램, 기부 받는 당사자들, 기대되는 결과 등에 대하여 면밀한 문서로 만들어야 한다(Braveman, 2006). 기금 부여는 연방 정부, 주정부, 지역 정부 및 개인 기관 등에서 받을 수 있다. 이런 종류의 '부드러운' 지불은 예정된 기간에 기부를 받는 진행방식이다. 그렇기 때문에 정한 기한이 지난 후에는 기부 담당자들은 또 다른 기부를 요청할 수 있도록 방안을 모색해야 한다. 치료를 위한 기부 진행자들은 다양한 방법으로 기부금 요청 문서 작성법을 배울 수 있다. 예를 들어, 관련 강의를 듣는다든지, 계속 교육 강의를 수강하든지, 온라인 자료를 사용하거나, 대학 교수들에게 멘토링을 받는 방법 등이 있다. 기부금 요청 전문가들은 소상인 연합회 또는 미국 기부 전문가 연합회 등에 가입해서 네트워킹을 형성함으로써 기부금 요청 문서 작성에 대한 기술에 있어서 도움을 받을 수 있다.

공동체 안에서 행정부 기금을 위한 선택적 자료 정보

치료사들이 활용할 수 있는 또 다른 기금 마련 프로그램으로 주 정부에서 진행하는 복직 프로그램이 있다. 주정부 또는 연방 정부가 기금을 제공하는 이 프로그램은 장애가 있는 사람들이 '준비하고, 취직하거나, 재 훈련 받도록' 돕는 프로그램이다(복직 훈련 분야, n.d.). 이 프 로그램은 복직 관련 법령(Rehabilitation Act P.L. 93-112, 87)을 근거로 하고 있다. 치료사들은 또한 주정부나 연방 정부에서 기금을 받는 다른 대행사들과 협력할 수도 있다. 예를 들어, 해당 지역의 노인관련 사무처(Area Office on Aging, AOA)과 계약을 맺어서, 가정 개조라든지 하는 서비스를 제공할 수 있다. 또한 AOA에게 기금을 받아서 프로그램을 지원할 수도 있다.

미국에서 행정부의 지불 현황

미국은 다른 산업 국가들(예를 들어, 캐나다, 영국)처럼 보편적인 건강관리를 시행하지 않고 있다. 그러나 미국은 정부 기금으로 다양한 기관들, 예를 들어, 병원, 가정 건강관리 대행사, 숙련된 요양소 등을 운영하고 있다. **그림 71.3**을 참

사례 연구 71.2 에이미: 프로그램 아이디어를 위한 서비스에 지불한 사례

에이미는 아주 창의적인 아이디어를 가졌다. 그녀는 집도 없고 장애를 가진 싱글맘들이 직업 기술도 배우고 인생을 더 잘 살 수 있도록 돕는 프로그램을 개발하고 관리할 생각을 했다. 그녀의 전문 교육 경험에 의해, 작업치료 서비스는 공동체 수준에서 제공될 수 있다는 사실을 알고 있었다. 그녀의 언니는 다발성 신경 경화증을 앓고 있으며, 마땅한 직업 기술을 갖고 있지 못해서 일거리를 찾을 수 없었던 개인적인 스토리가 있어서, 이 일에 더욱 열정을 품게 되었다. 에이미는 먼저 자기가 살고 있는 주의 사람들과 네트워킹을 형성하는 것으로 일을 시작했다. 또한 지역 소재 대학의 교수님들과도 연계하기 시작했다. 이러한 네트워킹을 통해서, 그녀는 기부 프로그램에 연결하여 자기가 하고 싶은 프로그램의 기금을 마련할 출구를 찾았다. 에이미는 대학의 치료사들과 연합했으며, 그들과 함께 연간 일정액의 기금을 요청하는 목적성 편지를 썼다. 에이미는 대학들과 계속해서 연합하여 다양한 기금 마련 출처를 만들고자 한다. 후에 에이미는 대학 협력자들의 멘토십이 아니었다면 이렇게 아이디어를 개발하여 프로그램을 진행하는 것은 상상도 할 수 없었을 것이라고 회상한다. 또한 자신의 작업치료 지식을 가지고 궁극적으로는 여성의 삶과 직업을 개발하고자 했던 자신의 꿈이 이루어진 것이라고 말했다.

고하라. 다음 절에서는 정부에서 운영하는 주요 프로그램들을 소개한다. 여기서 주의할 것은, 연방에서 진행하는 프로그램 하나(메디케어), 다른 것들은 연방 또는 주정부에서 진행하는 프로그램(메디케이드, **아동 건강보험 프로그램(CHIP)**, **장애를 가진 개인의 교육 관련 법령(IDEA)**, 그리고 다른 하나는 주에서 진행하는 프로그램(노동자의 보상)이라는 사실이다.

메디케어 Medicare

메디케어의 역사를 살펴보는 것이 중요하다. 왜냐하면 메디케어가 미국에서 유일하게 남아 있는 건강관리의 주요 재정 자원이기 때문이다(Sandstrom et al., in press). 그리고 메디케어에 관한 법률의 변화가 전체 건강관리 법령 및 작업치료 실행에 가장 큰 영향을 미쳐왔기 때문이다. 이 절에서는 메디케어의 변천사를 개괄적으로 살펴보고, 관련 법령에 어떤 것들이 포함되었으며, 이러한 변화가 현재 작업치료 실행에 어떤 영향을 미쳤는지 살펴볼 것이다.

역사

메디케어 법령의 추진력의 일부는 모든 미국인들을 포괄하여 건강관리를 제공하려는 관심이 증가되고 있다는데 있다. 예전 해리 트루먼 재임시의 접근방법은 사회보장법령을 통해 모든 노동자에게 건강보험을 제공하는 것이며, 은퇴한

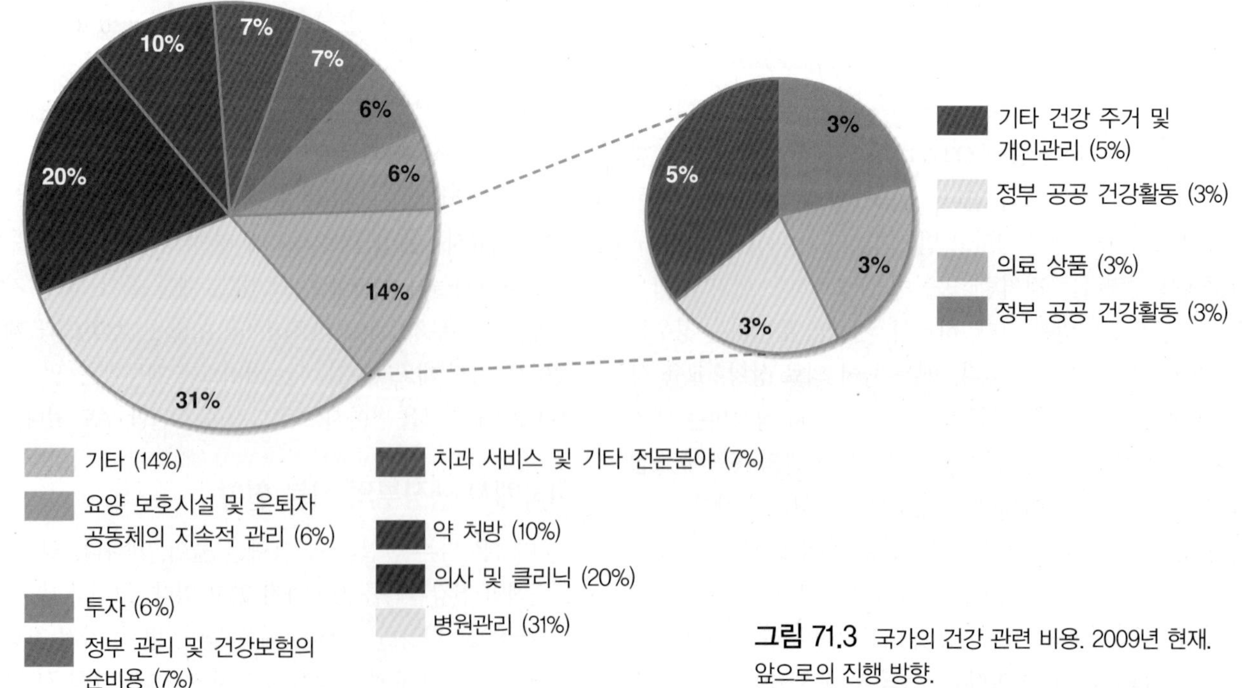

그림 71.3 국가의 건강 관련 비용. 2009년 현재. 앞으로의 진행 방향.

업무 딜레마

커트니: 치료사. 소아과 환자와 함께 수년간 다양한 환경에서 다양한 지불 문제를 다뤄 왔다.

커트니는 10살짜리 요셉을 따라가고 있다. 요셉은 대뇌 마비라는 질병을 앓고 있으며, 어린 시절의 대부분을 이 병의 치료에 보냈다. 커트니는 요셉의 치료를 돕는 과정에서 자신의 기술이 개발되는 것 뿐 아니라, 다양한 치료 지불에 대한 기술도 알게 되었다고 생각한다. 그녀가 요셉을 처음 만난 것은 중증 환자를 병원의 신생아 집중치료센터(neonatal intensive care unit, NICU)에 근무할 때였다. 간호사는 커트니에게 요셉이 작업치료 개입의 수혜자라고 귀띔해 주었고, 커트니 또한 담당 의사와 이 문제를 상의했다. 하지만 주치의는 NICU의 치료의 역할에 대해 친숙하지 않았기 때문에 주저했다. 그러므로 커트니는 요셉의 치료에 있어서 작업치료 지불로 인한 혜택이 있음을 분명히 이야기해야 했다. 또한 이러한 필요와 요구가 갈수록 많아질 것이라고 이야기했다. 요셉의 치료는 관리 치료기관에서 진행되는 것이기 때문에, 커트니는 해당 기관을 상대하는 일에 대해서도 친숙하게 되었다. 5년 후에 커트니는 요셉을 다시 만났다. 이번에는 학교 구역에서 파트 타임으로 근무하고 있을 때였다. 커트니는 학교 관련 업무를 처음 하기 때문에, 전통적인 의료 환경의 모델에서 교육 중심 모델로 관점을 바꾸는 중이었다. 요셉은 현재 메디케이드에서 보험을 진행하고 있다. 커트니는 메디케이드 프로그램에 익숙하지 않았으므로, 또한 요셉의 학교 안에서 치료에 대해 메디케이드가 어떻게 지불되는지 익숙하지 않았으므로, 메디케이드에 관해 배우기로 작정했다. 요셉이 7살 반 되었을 때, 넘어져서 손목이 부러졌다. 커트니는 그 때도 여전히 병원 관계의 계약 일을 담당하고 있었기 때문에 치료 외 적용에 대해서 요셉을 도와줄 수 있었다. 그리고 요셉의 치료비용 또한 메디케이드에서 보상하는 것으로 진행되었다. 관리 접근방법은 주 정부에서 진행하는 메디케이드 프로그램의 일환이었으며, 작업치료과정을 모니터하는 것도 포함되고 있었다. 요셉의 치료에 있어서 최종 목적은 그가 온전히 생활하는 데까지 이르는 것이었다. 메디케이드에서 요셉을 일정 횟수 방문하고 치료를 지켜보며, 지불하는 것으로 확정되었는데, 사실 이 부분은 커트니가 자신이 부족하다고 여겼던 관리 분야였다.

질문

1. 커트니가 처음 다룬 문제는 의사가 작업치료 서비스를 진행할 수 있도록 돕는 것이었다. 그런데 의사는 NICU와 익숙하지 않았기 때문에 주저했었다. 당신이라면 이러한 의사에게 어떻게 권면할지 논의해보라.
2. 커트니의 두 번째 실행은 주정부의 메디케이드 시스템과 요셉의 치료 관리를 위한 지불 방식에 대해 더 배우는 것이었다. 당신이 속한 주의 메디케이드 시스템을 배우려면 어떻게 할 것인지, 학교 세팅과 다른 세팅에서는 어떻게 적용할 것인지 논의해보라.
3. 커트니의 세 번째 문제는 메디케이드에서 요셉과 계약된 기간 외의 비용에 대하여 어떻게 접근할 것인지였다. 당신이라면 치료 대상 클라이언트의 이러한 요청에 대하여 어떻게 계산하고, 어떻게 적용할지 논의해보라.

사람들에게도 이를 포함시키는 것이었다. 아이젠하워 대통령 재임시에는, 커밀즈 법령이 통과되었다. 그간 도외시 되었던 노인층에 대한 주정부 차원의 기금을 할당한다는 내용이었다(Hoffman, 2009). 하지만 달랑 28개 주만 기부 프로그램을 실행하고 있었는지라, 커밀즈는 노인층의 필요에 부응하지 못했다. 그러므로 존 캐네디 대통령 때 메디케어가 도입되었다(Daschle et al., 2008). 미국에서 15% 정도의 노인층만 미국의 건강보험 혜택을 받고 있다는 문제 때문에 메디케어는 필요하다는 주장이 일어났다(Bodenheimer & Grumbach, 2005). 그리고 나이는 많고 재정은 없는 사람들에게 건강보험이 가장 절실하고 위급하다는 주장이 있었다(Daschle et al., 2008). 이 법령이 바람직했던 또 하나의 이유는, 1935년에 제정된 사회보장법의 해당자들이 이제 나이가 들었기 때문이다(Fein, 1986; Patel & Rushefsky, 1999).

하지만 메디케어는 케네디 재임시에 법령으로 인정되지 못했다. 왜냐하면 그가 국가 차원에서 건강보험 계획을 추진할만큼 정치적인 추진력이 있지 못했고, 그저 소수의 지지로 당선되었기 때문이다(Patel & Rushefsky, 1999). 또한, 미국 의료 연합(American Medical Association(AMA)은 사회화된 약품업계와 결탁해서 이를 반대하는 로비를 엄청나게 벌였다(Daschle et al., 2008).

이후 린든 존슨 대통령이 메디케어를 일부 수용해서 나라의 재정적 안정을 도모했다. 그 결과 국민은 대통령이 케네디 이후 국가 경제를 수립하려는 의도를 더욱 지지하게 되었고, 메디케어는 결국 통과된다(Dorris Kearns Goodwin as cited by Daschle et al., 2008). 의회는 더욱 급진적으로 메디케어를 통과시켰다(Lammers, 1997).

다른 공공 정책이 그랬던 것처럼, 메디케어 또한 다양한 경쟁 분야들의 경쟁과 논의와 합의의 소산이다. 그러므로 최종적인 메디케어 법령은 존슨 대통령의 민주적인 입장과 맞아떨어진 것이며, 세금 부과 형식의 기부를 통해 노년층의 건강관리를 도모한다는 그림으로 통과된 것이다. 공화당에서 메디케어를 인정한 이유는, 이 법령이 의사와 기타 서비스 분야를 위해 소위 메디케어 파트 B라는 자발적 보험 프로그램

표 71.1 메디케어 법령의 역사적 변천사와 작업치료 관행에 미친 영향

년도	법령 / 변경	작업치료에 미친 영향
1965	메디케어 또는 사회보장법 제 18조가 법령으로 인정	OT관행의 성장에 긍정적 영향
1972	메디케어가 65세이하 장애인과 신장염 말기 환자들까지 확대	장애인들에 대한 OT 실행이 가능해짐
1980	메디케어 part B에 통합 예산 조정 법령(Omnibus Budget Reconciliation Act)(OT 포함)이 추가되며, 가정 건강관리와 복직을 위한 건강관리 예산 조항이 함께 포함됨.	OT 서비스가 가정 건강관리에 포함될 가능성이 생김. 치료 대 Box가 가정에서 관리 받아야 할 경우 숙련된 치료사가 가정에서 환자를 돌봐야 할 경우를 포함함. 두 번째 법령의 변화로 인해 복직을 준비하고 있는 상황의 환자에 대해서도 part B 치료 수가를 인정받을 수 있게 되었으며, 이로 인해 OT 지불 간섭의 범위가 넓어짐.
1981	예산 조정 법령에서 OT를 가정 건강관리 서비스에서 제외.	이 변화로 인해 OT 이전에 진행되는 언어치료, 간호, 물리치료 등 환자의 치료가 필요하게 되었음.(현재까지 이 부분이 고정.)
1982	세금평등 및 재정 책임 법령(Tax Equality 그리고 Fiscal Responsibility Act)에서 일시적으로 호스피스 혜택이 포함	작업치료사들이 호스피스에서 일하기 시작.
1983	'합리적인 비용' 지급 체계에서 예상 지급 체계로 병원 지불 체계 변경(DRGs).	중증환자의 병원 입원 기간이 짧아짐에 따라, 환자는 다른 병원 또는 세팅으로 이동이 잦아지게 되었고, 예를 들어, 숙련된 요양 시설로의 이동이 생겨났다(SNFs). 이에 대해 부가적인 지급 개입이 필요하게 되었다. 작업치료사들은 더욱 다양한 환경, 예를 들어, SNF나 부수적인 요양 시설에 수용된 환자들을 위해 일하는 경우가 많아졌다.
1986	1985년 제정된 통합 예산 조정 법령에서, 호스피스 혜택이 영구화 됨.	작업치료사들이 호스피스에서 일하게 되었다.
1992	의사의 서비스 비용이 지급 일정에 따라 지불되게 되었다.	작업치료사들 또한 메디케어에서 지급 일정에 급료를 받게 되었다. 이는 part B 서비스의 의사들을 위한 현행 진행되는 법령 코드에 따른 것이다.
1997	1997년 예산 균형법(Balanced Budget Act BBA)에서 2000년도부터 가정 건강관리에 대한 예상 지급 체계를 시행하기로 결정. 이 법령은 또한 SNF에서 메디케어 part A에 대한 예상 지급 체계를 1998년부터 시행하기로 결정.	SNF에서 작업치료 관행이 변화됨.
	BBA는 또한 part B에 해당하는 직업 재활훈련에 있어서 OT에 1500불, 언어치료 및 물리치료에 있어서 1500불을 지급하기로 결정함.	몇 가지 치료 실행에 따른 지급 체계를 변경하고자 하는 시도들이 있었음.
	예산 균형 조정법(Balanced Budget Refinement Act)은 환자들의 재활 훈련소에서 PPS를 세울 것을 명령함.	작업치료사들이 환자들의 재활훈련소 산하 PPS 체계에서 일하게 됨.
1999	메디케어 B의 1,500불 지급이 1999년 1월에 효력 발생되어, 병원에 입원하지 못한 환자들(SNF 수용 환자와 메디케어 part B에 해당하는 직업 재활훈련소에 수용된 환자들)에게 혜택이 부여됨. 메디케어, 메디케이드, SCHIP 균형 예산 개정 법이 1999년에 통과. 당해년도 11월부터 2년간 작업치료비 지급 유예.(2000년도에 다시 유효화). **자원활용 그룹**(resource utilization group, RUGs)에 대한 지급을 증가함. 복합 의료 진료 환자들에 대한 제재가 강화됨.	지급 유예 기간이었지만 OT 실행과 part B는 동일하게 시행됨.

표 71.1 메디케어 법령의 역사적 변천사와 작업치료 관행에 미친 영향 (계속)

년도	법령 / 변경	작업치료에 미친 영향
2002	PPS는 환자의 재활훈련 병원에 유치됨.(환자 재활훈련 기구 - 환자 평가기구(Inpatient Rehabilitation Facility- Patient Assessment Instrument(IRF-PAI))).	작업치료사들은 IRF-PAI가 환자를 분류하여 지급 체계를 완수하는 데 지원함.
2000-2005	메디케어 part B 치료 자본에서 몇 가지 시행령이 지급 유예 판정(2000-2002). 몇 가지 시행령은 자본을 다시 지급하기로 도입(2001, 2002, 2003, 2005). 해당 자본은 다시 유효화됨(2003. 9.).	지급 유예 기간이었지만 OT 실행과 part B는 동일하게 시행됨. 자본이 다시 유효화된 후에, 치료 서비스와 환자의 치료 접근이 제한됨.
2006-2012	병원의 클리닉에 대한 치료 자본이 제도화됨. 2006년 제정된 결손 감소 법령이 병원 및 병원 외 환자들에 대하여 일시적으로 비용 소급을 허용함. 매년 해당 치료비용에 대한 신청과 소급 지급 등이 진행됨.	소급 적용에 있어서 작업치료사들은 해당 서비스가 '합리적이고 의료적으로 필요한' 사안인 경우 계속 간섭을 요청할 수 있게 됨. 만약 환자가 '적절한 품질의 조건에 있거나 복합성인 경우' 해당 과정에서 자동적으로 예외 됨(Medpac, 2010c, p.3).

DRG, 진단 관련 그룹. OT 작업치료, PPS 예상 지급 체계, SCHIP 주립 아동 건강보험 프로그램, 미국 의료 치료 협회에서 만듬(2007).
Compiled from American Physical Therapy Association.(2007). History of the therapy caps. Retrieved from http://www.apta.org/FederalIssues/TherapyCap/History/; Medicare: Past, present, and future.(1999). Caring, 18(9), 16-17; Chartlinks.(2005). Evolution of the inpatient rehabilitation facility prospective payment system. Retrieved from http://www.chartlinks.com; Mallon, F. J.(1981). Nationally speaking: History of occupational therapy Medicare amendments. American Journal of Occupational Therapy, 35(4), 231-235; Medpac.(2010c). Medicare payment basics: Outpatient therapy services payment system. Retrieved from http://www.medpac.gov/documents/MedPAC_Payment_Basics_10_OPT.pdf; National Association for the Support of Long Term Care.(2005). History of the Medicare Part B "therapy caps." Retrieved from http://www.nasl.org/Advocacy_pages/Cap_History.htm

을 포함하고 있기 때문이다(Starr, 2011). 예를 들어, 작업치료가 이에 해당되는데, 이 비용은 일반 회계 예산에서 지불된다.

대부분의 치료관행 비용이 메디케어 법령과 연관되어 있다. 그러므로 메디케어 법령의 변천사를 이해하는 것이 매우 유용하다. **표 71.1**은 작업치료 실천에 영향을 미친 지난 몇 년 간의 메디케어 법령의 역사적 변화를 보여준다. 1965년 메디케어가 도입된 이후 1983년까지, 메디케어 법령의 변화는 병원과 가정의 건강관리 및 호스피스에서 작업치료에 영향을 미쳤다. 1983년 예상 지급 체계 PPS가 도입되었는데, 이는 DRGs를 사용하여 중증치료 병원에서 서비스 당 비용을 지불하는 모델에서 메디케어의 보상 지급 형태에 영원한 변화를 가져다 주었으며, 이와 함께 작업치료 관행에도 큰 변화를 가져다 주었다.

DRG와 함께 병원은 특정한 조건에 대한 치료에 대하여 고정된 비용을 지급 받게 되었다. DRG를 적용한 결과 환자가 병원에 머무는 시간이 훨씬 줄어들었으며, 병원 외의 진료기관, 예를 들어, 재활 치료소, HHC, 숙련된 요양소(SNF) 등의 활용이 늘어났다. DRG를 활용한 결과, 작업치료사들은 병원 외의 기관, 예를 들어, 요양소 SNF 등에서 일하는 경우가 많아졌다(Swartz, 1998). 중증치료병원에서 PPS를 도입한 결과, 새로운 환경이 열리기도 했다. 1980년대에, 준중증치료 진료소가 생겨나면서 병원에서 퇴원했으나 치료를 받아야 했던 환자들에게 더 많은 혜택을 주게 되었으며, 이들에 대한 의료와 재활훈련까지 감당하게 되었다(Griffin, 1998).

이후 20년 간 비용 절감 방편으로 PPS를 사용한 결과, 메디케어 보상 체계가 이를 통해 정립되었다. 초기 1984년에도 SNF에서 PPS의 도입에 대한 논의가 진행되고 있었다(Scott, 1984). 하지만 대부분의 변화는 1990년대 후반에 이루어졌다(1997년 SNF의 PPS 도입). 일부는 2000년대 초기에 이루어지기도 했다(2000년도 HHC; 2002년도 환자의 재활훈련 병원에서 PPS 도입). PPS는 상이한 환경에 상이하게 적용된다. 하지만 모든 체계에 있어서 메디케어 보상 수혜자들은 후에 적용되는 것이 아니라 미리 적용된다.

또 다른 비용 절감 방법으로는 메디케어 대상 제외 치료에 대한 part B 자본의 적용이 있다. 베이비 부머 세대의 인구를 포함하는 메디케어 적용을 생각할 때, 이러한 논의가 매우 타당하다. 의회와 연방법원에서는 연방정부의 예산에서 건강관리 비용을 논의함에 있어서 PPACA의 비용 절감에 대해 수 많은 논의를 했었다.

표 71.2 메디케어 part A의 다양한 상황에서 지급방식 개관

기구 유형	지급 방식
입원환자의 예상 지급체계(IPPS 병원)의 중증 병원	진료 관련 그룹 DRGs
입원환자 재활치료 기구	환자의 평가기구를 통한 복합 집단
응급치료 접근 병원	재활 서비스는 유료
입원환자 심리치료 병원	DRG
Part A 숙련된 요양기구	최소 데이터(MDS)를 기반으로 한 자원활용 집단(RUGs)
가정 건강관리	지출과 평가 정보 세트(OAS)를 기반으로 한 복합 집단

메디케어 시스템이 작용하는 방식

메디케어 part A와 part B

메디케어는 메디케어와 메디케이드 서비스 센터가 감독하는 연방 건강관리 보험이다(CMS, 2011d). 메디케어는 "65세 이상 또는 65세 이하 특정 조건의 개인, 또는 모든 연령대의 신장암 말기(ESRD, 신장 기능의 영구 손상으로 평생 투석이 필요한 경우)"를 포괄한다(p.14). 모든 메디케어 수혜자들은 part A에 포함되고, 어떤 수혜자들은 자발적으로 part B에 포함된다. Part A는 입원 환자의 병원 진료 및 **응급치료 병원**, SNFs, HHC, 기타 호스피스를 포함한다. 메디케어 수혜자들은 이 범위에 있는 치료에 대하여 공제를 받는다(메디케어 part A의 다양한 상황에서 지급 방식 개관에 대해서는 **표 71.2** 참고.)

일반적으로, 메디케어 지급은 제공되는 서비스 유형에 따라 결정되는데, 서비스가 제공되는 지역에 따라 메디케어 지급 비율이 달라진다. Part B의 경우, 수혜자들은 연간 공제액 총액의 한도 내에서 20%의 비용을 감당한다. 이는 의사 진료비와 외래 진료의 경우, 예를 들어, 진단, 외래 외과 수술, 물리치료, 언어치료, 작업치료, HHC, 혈액 검사, 기타 검사 등이 포함된다. Part B는 또한 몇 가지 내성 의료장비 사용도 포함한다(CMS, 2011e). 메디케어 Part B의 수혜자들은 재활 서비스 치료 자본에 해당된다(작업치료, 물리치료, 그리고 언어치료. 단, 연간 총액 한에서). 2011년도의 작업치료 총액은 $1,870 였다(CMS, 2011g). 이 말은 작업치료비용이 연간 환자의 치료비용 총액을 초과할 수 없다는 것이다. 물리치료와 언어치료는 동일한 자본을 나눠 갖는다. 몇몇 "합리적이고 의료적으로 필요한" 경우 의료적인 조건의 격상 또는 복합적인 상황(CMS, 2010, p.3)에 대하여, 예외 과정이라는 이름으로 치료 서비스가 연장될 수 있다(CMS, 2011g). 메디케어가 Part A와 Part B의 모든 사항에 대하여

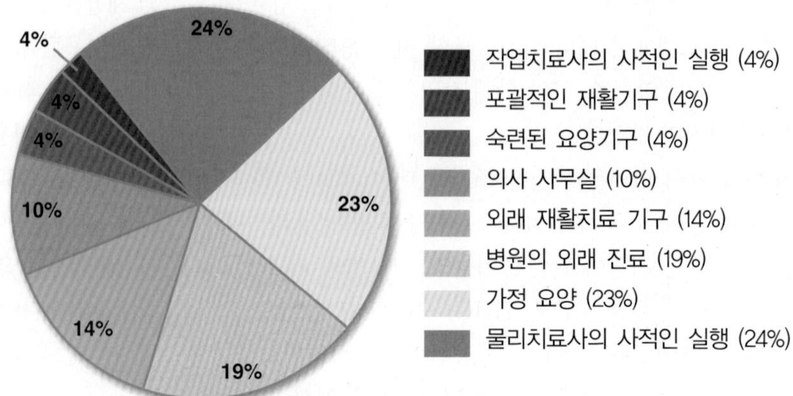

그림 71.4 상황별 메디케어 외래 진료.
(From Medpac. [2010c]. Medicare payment basics: Outpatient therapy services payment system. Retrieved from http://www.medpac.gov/documents/MedPAC_Payment_Basics_07_OPT.pdf)

표 71.3 메디케어 Part B의 지급관련 항목

유형	정의	적용
메디케어 의사지급 일정 (MPFS)	외래 환자의 경우 메디케어 지급 방식에 대한 고정적인 지급 일정. 개별 서비스당 지급. 서비스 유형은 HCPCS이 지정한 유형으로, CMSdp 보고한 것으로 한다(Medpac, 2010c, p.2).	치료사 및 기타 입증된 건강관리 제공자가 제공하는 서비스. 메디케어 Part B가 지급
건강관리 현행 치료과정 항목 (CPT 코드) 수준 1	"인식된 의료 서비스 및 과정"(CMS, 2011b, para. 12).	전형적으로, 치료사가 97000에서 97999까지 섹션의 코드 또는 다른 섹션의 적합한 코드를 사용 (Thomas, 2010). **8분 규칙**에 의한 코드 사용 가능 (CMS, 2006a) 또는 하루 한 번 비용 코드로 시간 기록하지 않을 수 있음(Robinson, 2007).
건강관리 공통 치료과정 코딩 체계(HCPCS) 수준 2	"상품, 제공품, 서비스 중에서 CPT-4 코드에 적용되지 않는 것. 영구 의료장비, 보철, 보조구 교정 등"(CMS, 2011b, para. 13).	장기적인 의료장비, **보철, 보조구 교정** 등에 대해 적용됨. 그리고 기타 제공품들(DMEPOS)(Medpac 2010a).
교정 코드 이니셔티브(CCI)	Part B 지급 건에 대하여 부적합한 경우 국가 규정 코드를 적용하여 적합하게 만드는 것(CMS, 2011f, para. 2).	CPT 코드의 적용에 대해 부적합한 경우를 밝혀내고 교정하는 것. 특히 코드 항목의 지급건에 적용 (Robinson, 2007).
질병 코드 또는 ICD 코드에 관한 국제 통계 분류	"모든 질병과 증세에 영숫자를 부여함"(Torrey, n.d., para. 1). 지급 요청서 형식에 포함됨.	치료사는 가장 적합한 코드를 찾아서 최우선적인 의료 상황에 대하여 설명하고, 그 다음 이차적인 치료 과정에 대하여 설명해야 함.

지급하는 것은 아니기 때문에, 어떤 메디케어 **Medigap 정책** 또는 직접 지급 등 가외의 보험 서비스를 활용해야 한다(Planprescriber, 2012).(치료 자본의 변천사에 관해서는 **표 71.1** 참고). **그림 71.4**는 상황에 따른 외래 환자(Part B)의 변화를 설명한다. 의료적으로 필요한 외래 작업치료(Part B)는 메디케어 의사비용 일정(MPFS)에서 계산된다. 메디케어가 제공하는 모든 의료 관련 지급 내역은 건강관리 통상 과정에 대한 코딩 체계(HCPCS)에서 분류 및 문서화되거나, 현행 치료 과정을 위한 법령집(CPT) 코드로 계산된다(Medpac, 2010c).

사례 연구 71.3 마크는 보조기구에 대한 메디케어 지급 방식과 관련된 공공 정책에 대해 배우고 있다.

이제 막 졸업한 마크는 공동체의 외래 환자 치료소에 고용되었다. 그가 나이 든 신사 헨리의 보조기구 사용을 돕는 일을 맡게 되었을 때, 아주 흥분했다. 마크는 보조 손을 얻게 하고(손을 고정해서 움직이지 않게 하는 것), 이 보조기구를 사용하는 방법에 대해 가르쳐줬다. 보조기구를 사용하는 법을 가르쳐 준 후에, 마크는 감독자에게 비용에 대해 가르쳐 주는 방법을 배웠다. 감독자가 동석한 가운데, 마크는 열심히 작업치료 서비스에 관련된 코딩과 비용 계산을 배우고 있었는데, 그 자리에는 비용에 대해서는 전혀 알지 못하는 메디케어 환자가 있었다. 감독은 마크에게 보조기구 사용에 관한 현행 치료 항목 코드 97760(즉 보조기구 관리 및 훈련)를 입력하고, 이에 관한 교육 비용까지 입력하도록 지시했다. 마크는 건강관리 통상 과정 코드 시스템(HCPCS)을 뒤져서 필요한 코드를 찾아내고, 장기 의료장비(DME)에 대한 비용을 정산했다. 그래서 마크는 보조기구에 대하여 적합한 HCPCS인 L 코드를 기입했으며, 제공물에 대하여 A 코드를 기입했다(AOTA, n.d.)

이후 조사를 더 해 보니까 마크는 미국 보조기구와 교정 연합에서 제공하는 코드가 있음을 알게 되었다. 이것은 처음에 더 까다로운 조건으로 제공되던 것이었다. 하지만, AOTA가 있었기 때문에 불필요한 사항은 제외하고, 보조기구와 교정에 관련된 코딩을 마칠 수 있었다. 마크는 후에 감독이 자신에게 탁월한 배움의 기회를 제공해 줬기 때문에 메디케어의 보조기구에 대해 정확히 알 수 있었고, AOTA가 있었기에 코딩의 실수를 범하지 않게 되었다고 회상한다.

사례 연구 71.4 미셸: 시력이 약한 환자에 집중해서 개발한 사례

미셸은 숙련된 요양 기구에서 노인들을 돌보고 있으며, 가정 건강관리사로도 파트로 일하고 있다. 미셸은 노인들과 함께 있는 것이 즐거웠는데, 특별히 노인들은 시력이 약한 문제를 안고 있음을 알게 되었다. 오랫동안 관찰한 후에, 미셸은 시력이 약한 노인들에 대해 전문적인 도움을 주고 싶어졌다. 미셸은 이러한 목적을 달성하기 위해 교육을 받게 되었고, 멘토들의 자문을 구했다. 그녀는 결국 미국 작업치료 연합회의 약시 전문 자격증을 따게 되었다. 또한 더 나은 도움을 위해서는 이에 대한 지불 방식에 대해 배워야 함을 알게 되었다. 그래서 미셸은 메디케어 part B 지급 방식의 약시에 대한 지급 방식을 찾아 보았고, MPFS에 대한 현행 치료 항목 코드와 진단을 위한 국제 통계 질병 분류 코드를 알게 었다(ICD). 미셸은 메디케어의 변천사를 즐겁게 연구했으며, 특별히 시력이 약한 메디케어 수혜자들의 재활훈련에 대해 읽었다(CMS, 2002b). 따라서 약시에 대해 정확하게 배우게 되었다. 그녀는 또한 자급 훈련에 대해 공부하기 위해 사비를 들였다. 그녀는 보험이나 메디케어로 완전히 커버되지 않는 부분에 대해 기꺼이 비용을 지불할 의사가 있음을 알게 되었다.

메디케어 Parts C와 D

메디케어 Part C는 메디케어 어드벤티지라고도 부른다. 메디케어 Part C는 Parts A 와 B, 그리고 몇 가지 혜택을 포함하는 사적인 부분이라 할 수 있다(메디케어.gov, n.d.). 메디케어 Part D는 자발적인 영역으로 약처방 계획을 포함하며, 수혜자들이 매달 추가 요금을 지불하고, 연간 공제와 부분적인 사적인 비용 지불 금액에 따른 공동 지불을 포함한다(CMS, 2011d). PPACA가 규정한 바에 의하면, '도넛 구멍'에 이르는 것처럼 점차 가까워진다고 보면 된다. 도넛 구멍이란 환급되지 않는 메디케어 Part D 부분을 의미한다. 공공정책으로써 원래 메디케어 법령은 매우 유연했다. 구체적인 규례를 정해 놓고, 건강관리 진행자들이 그것에 의해 지급을 받는 식으로 정해져 있었다. 그 동안 많은 변화가 있었지만, 예를 들어, 다양한 지급 체계의 PPS 변경 등이 있었지만, 치료에 관련된 일반적인 메디케어의 규정은 핵심 부분에 있어서 동일하다(**Box 71.1** 참고).

치료사는 치료에 관한 메디케어의 규정을 항상 숙지하고 있어야 한다. 전형적으로, 가장 최신 정보는 인터넷에서 찾을 수 있다. 또한 Willard and Spackman의 웹사이트도 참고하라.

숙련된 요양기구에서 사용하는 PPS

SNF에서 사용하는 PPS체계를 보면, 준수해야 하는 기본 평가 규칙이 들어 있다(장기 요양 환자에 대한 주거 평가도구 Resident Assessment Instrument [RAI]). 최소 데이터 세트 Minimum Data Set(MDS). 환자 스크리닝 폼이라고 부르는 이 규칙을 가지고 환자의 상태를 파악한다(Thomas, 2010). 그리고, 임상 치료와 응급 치료 및 지불 방식에 대해 결정한다. MDS는 "거주하는 환자에 대한 간호와 치료적 필요에 대한 정보, ADL 비교 수치, 인지적 상황, 행동 장애 문제, 의료 진단" 등을 포함한다(CMS, 2002a, p.2). 또한 환자가 좋아하는 것들과 그들이 원하는 생활 양식에 대해서도 기술한다(Thomas, 2010, p.386). 이 기구의 구절들을 보면, 환자 분류 기준과 범주, 그리고 환자가 볼 수 있도록 치료시간에 대해서도 보여주게 된다. 환자는 메디케어 Part A에 속한 경우 SNF에서 충분한 시간을 가질 수 있으며, 이에는 병원 입원 기간 3일도 포함된다. SNF 에 거주하는 기간은 30일 한정이며, 의사의 허락을 받아야 한다. 환자는 SNF에 허락을 받기 위해 **적절한** 규칙을 알고 있어야 한다(CMS, 2007, p.13). 여기서 '적절한' 이란 환자를 돌보는 서비스가 '합당하고 필요한' 것이어야 한다는 뜻이다(CMS, 2007, p. 14). MDS의 스크린 작업은 각 환자에게 적합하다

BOX 71.1 작업치료 범위 결정을 위한 지침

- 치료는 반드시 자격 있는 작업치료사 또는 그의 감독 하에 작업치료 보조가 진행한다.
- 작업치료를 위한 보상은 의사의 지시를 따른다.
- 치료는 합리적인 기간과 횟수를 따라야 하며, 환자의 조건에 적합하게 진행되어야 한다.
- 치료는 관리 계획(POC) 아래 수행되어야 하며, 의사 또는 비의료 전문가(NPP)의 인증을 받아야 한다 (CMS, 2010, p.1).
- 치료는 환자의 기능적 능력이 개선되는 결과를 가져와야 한다.
- 치료사는 메디케어의 정책을 따라야 한다 (CMS, 1987, 2010).

고 판정되었을 때 완수된다. 그 결과를 사용해서 여섯 개의 자원활용 집단(RUGs)을 분류한다. 등급은 매우 높음부터 낮음까지, 그리고 재활 기타 확장된 진료 서비스까지 포함한다. 각각의 RUG 그룹은 치료시간 분량을 분 단위로 하여 기록하고, 환자는 일주일 안에 이 표를 받아서(1-3까지 등급), 이에 따라 진료를 진행하게 된다. 또한 RUG는 장기간에 걸쳐서 구축된 집단이다. 예를 들어, 한 환자가 '매우 높은' RUG 범주에 속한다는 것은, 최소 500분 치료와 매주 5일간 훈련을 받는다는 판정이 나온 경우(CMS 2009a; Health Car Financing Administration, 1998)이다. 개인,집단, 분당 지급 방식 등 구체적인 규정이 존재한다. 치료사들은 PPS를 적합하게 활용하기 위해서 추가 교육을 받거나, 실행에 관련된 규칙을 이해하기 위해 학습한다. 또한 매우 시간 효율적이며 잘 소통하는 기술을 가지고 다른 과목에 대하여 이해할 수 있도록 했다(Brayford et al. 2002).

최근 SNF의 변화들

메디케어의 규칙들은 끊임 없이 변하기 때문에 치료사들 또한 끊임 없이 알고 있어야 한다. 예를 들어, MDS 3.0의 새로운 버전이 2010년에 개발되었고, RUG 4는 2011년에 나왔다. 이 글을 쓰는 시점에도, 몇 가지 중요한 변화가 이루어지고 있는데, 예를 들어, 치료사의 분당 지급 범위라든지, 개인, 집단 치료에 대한 문제 등이 변화되고 있다(AOTA 2009).

가정 건강관리 환경에서 PPS

메디케어의 다양한 부분들 사이에 유사성이 발견되곤 한다. 그렇기 때문에 SNF에서 사용하는 PPS의 유사성을 분별하는데는 MDS를 사용해야 하며, 가정 건강관리 체계에서는 Part A 환자들이 소위 지출과 평가 정보 세트(OASIS)라 부르는 것을 활용해야 한다. OASIS는 환자의 상태를 평가하고, 그에 맞는 관리가 되고 있는지 측정하는 도구이다. 작업치료사들은 일차적인 진단을 맞춘 것에 대하여 OASIS를 완성했는지 여부에 대해 간호사와 의논해야 하며, 이는 HHC를 통해 환자의 기능적 상태를 검증하는 것이기도 하다. 가정 건강관리 대행사들은 매 60일마다 예측적으로 경비를 지급해야 하며, 이는 미리 계산된 기본 비용을 기준으로 한다(Medpac 2010). 이러한 계산은 환자를 그룹으로 분류하고(HHRG), 이에 따라 계산했던 기존의 사례를 기준으로 하는 것이다. OASIS에서 가져온 데이터는 치료 정보와, 환자 분류 등을 사용하여 환자를 범주화할 수 있다(CMS 2011a; Medpac 2010b).

PPS 이전에 만들어졌던, 아직도 남아 있는 규정들은 메디케어 Part A에 속한 환자의 **가정**에서의 상태를 측정하며, 기타 건강관리 전문가들의 간호, 물리치료, 언어치료 등 작업치료 서비스를 제공하기 전에 제공해야 하는 서비스를 요청하게 되어 있다. 다시 말하면, "법에 의하면, 메디케어 가정 건강관리 수혜를 받기 위해서는 수혜자가 반드시(초기에) 간호, 물리치료, 언어치료를 받아야 한다는 것이다(Metzler, 2000, para. 1).

하지만, 환자가 가장 건강의 범주라고 평가를 받은 후에는 의료적으로 필요하다는 판단이 서기 때문에 작업치료를 시작할 수 있으며, 이런 경우 재활 서비스가 끝난 후에도 환자가 지속적인 관리를 받을 수 있게 된다(Thomas, 2010).

AOTA는 HHC에서 작업치료를 더 개선하기 위해 활동해 왔다. 지난 수 년간, AOTA(2009a)는 "작업치료사가 의사의 진단과 자격 있는 서비스를 진행할 수 있다고 명단에 오른 경우에, 그에게 초기 복합 검사와 더불어 메디케어 재활까지 진행할 수 있도록 허락해야 한다"는 요청을 해 놓은 상태다(para. 2).

입원 환자 재활기구에서 PPS

정확한 입원 환자 재활기구 운영을 위해서, PPS는 입원 환자 재활기구- 환자 평가도구 Inpatient Rehabilitation Facility-Patient Assessment Instrument(IRF-PAI)를 사용한다. IRF-PAI는 기능적 독립 측정도구를 기초로 한다. SNF의 요구조건과 마찬가지로, 환자가 분류된다. 하지만 이 체계에서 환자는 몇가지 방식으로 분류된다. 예를 들어, 비교 집단 코드에 의해, 재활 비교 집단 범주에 의해, 사례 혼합 그룹, 그리고 현재의 활동 상황에 따라 이 체계 안에서 작업치료사들은 환자 기능의 개선을 위해 중요한 역할을 감당할 수 있게 되는데, 이는 IRF-PAI의 점수에 따라 진행된다(Roberts, 2002). 입원 환자의 재활에 대해서는 몇 가지 중요한 안내 지침이 있다. 규칙에 따르면 60%의 환자가 13의 1가지 진단을 받아야 한다(Medpac, 2010d). 환자들은 3시간 치료를 받을 수 있어야 한다(Medpac, 2008). 그리고 2 가지 항목의 치료를 받아야 한다(물리치료, 작업치료, 언어치료 또는 교정치료). 그리고 한 가지는 반드시 물리 또는 작업치료를 받아야 한다(CMS, 2009b, p.33).

메디케이드 Medicaid

저소득층에 대한 치료 제공이 성과를 거두지 못하고 있기 때문에, 1965년 메디케이드 또는 사회보장법 제 19조항이 시작되었다. 메디케이드는 더 나이든 성인과 아동, 그리고 아이를 부양하는 성인과, 임신부, 장애인 등을 대상으로 한다. 메디케이드 수혜자의 대부분은 아동이며, 미국 전체 아동의 1/4이 혜택을 받고 있다. 하지만 메디케이드의 적은 수혜자에 해당하는 노인과 장애자들이 오히려 장기적인 요양 서비스를 활용하기 때문에 훨씬 많은 재정을 사용하게 된다(KFF, 2010b). 메디케이드는 미국 요양 가정의 2/3를 담당하고 있다(Kaiser Commission on Medicaid and the Uninsured, 2010). 노년층이 메디케이드 서비스를 더욱 필요로한다는 사실은 매우 당연하다. 특히 요양 서비스의 경우, 미국에서 요양 가정에 지불되는 비용은 매년 $80,000 에서 $83,585이다(Consumer Health Ratings, 2010).

메디케이드는 또한 특별히 필요가 있는 4/10 아동을 지원하고 있다. 초기의 정기적인 스크리닝과 진단과 치료(EPSDT) 혜택은 21세까지 대부분의 아동에게 시행되고 있다(Kaiser Commission on Medicaid and the Uninsured, 2011)(Thomas, 2010). 이것은 저소득층 자녀들에 대한 건강, 정신건강, 발달적 필요 등에 대한 검사와 진단(Thomas, 2010, p.385)을 의미한다(Health Resources and Services Administration [HRSA], n.d.).

메디케이드는 연방 정부와 주정부가 함께 자금을 대는 프로그램으로, 각 주에서 관할한다. 평균 소득보다 이하의 가정에는 이 프로그램이 적용될 수 있다(Shi & Singh, 2004). 각 주는 연방에서 제시한 최소한의 요건을 넘어서, 기본적인 메디케이드를 어디까지 적용할 것인지 선택할 수 있다. 메디케이드 프포그램은 다양한 서비스와 다양한 체계가 있으며, 주마다 매우 다양하다. 매우 종종, 관리 보호 접근방법으로 주마다 메디케이드가 진행된다(CMS, 2006b). 각 주는 프로그램이 어떻게 관리되며, 어떤 조건이 있어야 하고, 건강 서비스의 필수 및 선택 사항에 대하여 문서화해야 한다. 작업치료는 선택 서비스 중 하나이기 때문에, 어떤 주에서는 작업치료를 선택하지 않기도 한다. 2008년에 31개 주에서 작업치료를 선택했으며, 19개 주에서는 선택하지 않았다(KFF, 2008). 하지만 작업치료를 선택한 주에서도 치료 방문의 횟수를 제한하거나, 비용 지급율을 낮추는 등으로 제한하기도 한다(C. Willmarth, personal communication, June 13, 2011). 더 나아가, 현재의 경제적인 환경 때문에, 주마다 메디케이드 프로그램의 비용을 줄이는 추세다.

각 주는 의사의 요청 또는 의료적으로 필요한 경우에 EPSDT 혜택 대상이 되는 아동에게 작업치료를 공제해야 한다(M. Steiner, personal communication, June 8, 2007). 그렇기 때문에 작업치료사는 각 주의 수준과 차이를 알고 적용해야 한다.

PPACA는 전 미국인을 포함하는 보장을 목표로 메디케이드 수혜를 확장한다. 2012년 1월 28일 PPACA에 대한 대법원 결정에 따라, 메디케이드는 아이가 없는 65세 이하 성인 시민을 대상으로 가난 지수 133% 이하의 시민에게 혜택을 주는 것이(KFF, 2010b) 각 주의 선택적 수혜가 되었다. 각 주는 기존의 자금을 잃어버리지 않기 위해 새로운 메디케이드 혜택을 만들지 않으며, 새로운 혜택에 대해 연방의 지원을 받는다. 게다가, PPACA의 일환으로, 공동체 건강관리와 더 나은 통합적 관리를 지향하는 메디케이드에 대한 시험적 연구가 무수히 이루어지고 있다(Amerigroup, 2010). 예를 들어, PPACA는 메디케이드와 함께 하는 '건강한 가정'에 대하여 재정적 혜택을 준다(KFF, 2010b).

아동의 건강보험 프로그램

Children's Health Insurance Program

더욱 최근의 연방/주 정부의 건강보험 프로그램인 주정부의 아동 건강 보장 프로그램 State Children's Health Insurance Program(SCHIP), 또는 사회보장법 21항이 1997년 균형 예산법의 일부로 시행되었다(나중에 법령 이름이 아동 건강 보장 프로그램으로 변경 Children's Health Insurance Program or CHIP). 이 프로그램은 아동의 건강 보장 및 부모를 포함한 가족 중에 메디케이드에 해당하지 않거나, 건강 보장 대상에서 제외된 사람에게 해당된다. 메디케이드와 마찬가지로, CHIP는 연방 및 주정부에서 자금을 댄다. 그리고 주가 이 프로그램을 관리하도록 되어 있다(Kaiser Commission on Medicaid and the Uninsured, 2011). CHIP는 매우 광범위한 프로그램으로, 전 미국 아동의 1/3을 포함하며, 저소득층 아이들의 절반을 감당하고 있다(Kaiser Commission on Medicaid and the Uninsured, 2011). CHIP는 매우 성공적인 건강관리 프로그램으로 자리잡았고, 미국에서 보험 혜택을 받지 못하는 아동이 점점 줄어들게 되었다(Kaiser Commission on Medicaid and the Uninsured, 2011). PPACA와 함께, 일정대로 모든 것이 진행될 경우 CHIP에 대한 자금은 2015년까지 지속될 것이다. 연방 정부는 이 프로그램을 2019까지 지속하는 것으로 했으며, CHIP가 메디케이드에 흡수되거나 계획을 변경하는 것으로 했다(KFF, 2010b). 그러므로, PPACA가 그대로 지속될 경우, 미국의 많은 아이들이 보장을 받게 된다.

장애를 가진 개인을 위한 교육법령

Individuals with Disabilities Education Act

2010에 들어서 작업치료사 중 두번째로 높은 비율이 (26.4%) 학교에 채용되었으며, 초기 개입 관행을 진행했던 것으로 나타났다(AOTA, 2010). 학교 상황에서, 장애를 가진 개인을 위한 교육 법령(IDEA)은 작업치료를 포함하는 것으로써, 연방과 주정부 차원의 프로그램이다. 아동을 위한 IDEA 같은 경우, **자유롭고 적합한 공공 교육** Free and Appropriate Public Education(FAPE)의 정신에 따라 교육 환경을 제공하는 것으로 진행하고 있다. 이 법은 2004년에 제정된 것으로, 치료사가 환자를 최상으로 서비스할 수 있도록 아주 면밀한 내용까지 보장하도록 되어 있다. 학교 기반의 작업치료는 이 장에서 다룰 내용이 아니다. 그럼에도 불구하고 학교 기반에서 일하는 치료사들은 IDEA에 관련된 규칙을 숙지해야 하며, 학교 기반의 작업치료에 대해 알고 있어야 한다. 치료사가 특별한 필요가 있는 아동을 위해 IDEA 재정이 어떻게 진행되는지 아는 것이 매우 유리하다. IDEA는 연방/ 주 정부 프로그램이기 때문에, 일부는 연방에서 기금으로 들어오지만, 지역 학교 구역에 있는 주민들의 세금도 이 기금이 되기 때문이다(Baumgartner, Berry, Hojnacki, Kimball, & Leech, 2002). 그러므로, IDEA는 실로 연방, 주, 학교의 연합 작품이다. 그 결과, 학교 구역에 따라 상이할 수 있다. IDEA 이상으로, 메디케이드는 의료적으로 필요한 경우 학교 체계 안에서 학생들을 위한 교육 서비스를 제공한다(AOTA, 2007). 주 정부는 치료를 위한 비용율을 결정해야 하며, 그렇기 때문에 비용은 다양하다(S. Milliken, personal communication, June 6, 2007).

노동자 보상 Workers' Compensation

노동자 보상 프로그램은 노동자가 작업중 상해나 질병을 당한 경우 보상해 주는 주정부 차원의 프로그램이다. 각 주의 행정부에서 결정 및 관리한다. 다른 프로그램과 마찬가지로 (메디케이드, IDEA), 노동자 보상 프로그램 또한 주마다 다르다. 일반적으로 노동자의 의료 및 재활 프로그램이 적용되며, 손상 급료 중 일부를 지급하고, 단기 장기 장애에 대하여 보상한다. 또한 부분 또는 영구 장애에 대하여 보상을 지급한다. 영구 장애는 고용과 관련된 경우 장기 보상 차원에서 지급된다(Social Security Administration, 2003/2004).
이 프로그램은 직업 재활 훈련, 의료 재활 훈련, 영구 장애인 경우 업무 대체, 사회 봉사 등이 포함된다. 이 프로그램 중 많은 것들이 관리 보호 접근 방법을 적용한다. 노동자 보상 프로그램의 기금은 주마다 다르다. 일반적으로 고용 보험에서, 주 기금 또는 자기 보험을 든 기업에서 충당한다. 프로그램은 고용 처리 지침 등을 안내한다(Thomas, 2010).

관리 보호 Managed Care

지난 수 년간 사립 건강관리 프로그램은 관리 보호가 주도했다(KFF, 2010a). 관리 보호에 관한 정의는 많은데, 가장 중요한 부분은 건강관리 비용의 절감 내지 통제이다. 관리 보호는 재정 충당, 보장, 제공, 지급 등을 한 기관이 모두 관리한다고 보면 된다(Shi & Singh, 2004, p.326). 대부분의 관리 보호 조직(MCOs)은 일차적 방어 보호를 포함한다(Shi & Singh, 2004). 건강 유지 조직(HMOs), 선호 공급자 조직(PPOs), 그리고 서비스 시점(POS). 계획은 관리 보호의 여러 유형에 속한다. 최근, PPO plans 또는 제한된 수의 건강관리 제공자 중 참여자가 선택하는 계획이 가장 인기 있는 것으로 나타났다(KFF, 2010b).

지급을 받기 위해서, 작업치료사들은 각 환자의 계획이 진행되는 방식을 이해해야 한다. 다른 지급 방식과 마찬가지로 환자의 계획에 대한 정보는 시작 또는 간섭이 일어나기 전에 알아야 한다. 어떤 계획에 대하여는 간섭을 시작하기 전에 미리 인증을 받아야 한다. 지속적인 간섭을 위해서 계획에는 치료 횟수가 포함된다. 작업치료사는 사례 관리자와 함께 일하는데, 그는 관리가 제대로 이루어지는지 모니터하게 되며, 소통을 잘 하고 있어야 한다(Sandstrom et al., in press). 마지막으로, 관리 보호는 소비자나 건강관리 제공자들의 논란을 일으켰다(Lohman, 2003). 예를 들어, CDHP 같은 새로운 시스템이 소개될 때 개인 건강관리 시장에서 관리 보호의 역할은 줄어들 것이다.

1985년 통합 예산 조정 법령과 1996년 건강보험 이동성과 책임성 법령

직장을 옮기거나, 퇴직 상태에 있는 사람들은 보험 보장을 받지 못할 위험에 처하게 된다. 그 결과, **통합 예산 조정 법령(COBRA)**가 비준되었다. COBRA 피고용인이 퇴직한 후에도 몇 개월간 보험 보장을 지속적으로 받을 수 있도록 했다. 개인이 이 보장을 취득하기 위해서 내야 하는 추가 비용이 있기 때문에, COBRA는 매우 비싸다. 건강보험의 비용이 높으면, 당연히 혜택에서 제외되는 사람들이 발생한다(Dalrymple, 2003).

치료사는 **건강보험 이동성과 책임성 법령**(HIPAA, P.L. 104-191)을 알고 있어야 한다. 프라이버시 규정, 법령 실행 지침, 기타 법령의 다양한 내용을 숙지해야 할 필요가 있다. 2003년 이래로 HIPAA 프라이버시 규정은 "개인 건강 정보의 사용과 공개" 또는 "건강 정보 보호" 등에 대해 언급해 왔다(U.S. Department of Health and Human Services, 2003, p.2). HIPAA 프라이버시 규정은 안전 보장과 전자 건강 정보 및 환자 안전 규칙에 대한 국가 규정을 포함한다. 이는 환자의 안전 관련 사건에 대한 분석을 포함하여 정보 수집을 제한하는 규정이다(U.S. Department of Health and Human Services, n.d.). 전자 의료 기록에 대하여, 관련 정보 제공자, 건강 계획, 고용주 등에 대하여 규제하고 있다(CMS, 2011c, para. 1). 뿐만 아니라 작업치료사(AOTA, 2007)도 규제 대상이다. 법령 시행에 대한 국가 기준은 전자 데이터의 교환의 표준화를 가져왔다. 전자 건강 정보의 요구에 대한 안전과 일치성을 위한 기준은 지급 요청서나 기록물이 전자화되는 시점에서 매우 중요한 사안이다.

환자 보호 및 적합한 보호법

The Patient Protection and Affordable Care Act

이 장 전체에서 PPACA에 대한 관련 자료 및 이것이 어떻게 실행되는지에 대해 나누었다. PPACA는 공공 및 개인 건강관리 시장에서 건강관리 시스템에 병화를 줄 수 있는 현재까지 가장 강력한 시도이다. PPACA가 개발된 요인으로는 대량의 비보험 내지 낮은 보험을 받는 인구, 그리고 건강관리 비용이 전체 GNP에 미치는 영향 등이 있다. 뿐만 아니라 전체 건강관리 시장의 비효율성도 빼놓을 수 없겠다(Kohl, Nanof, & Metzler, 2011). 이 글을 쓰는 중에도 PPACA는 법원에 상정 또는 개정 중일 것이며, 대통령 내지 의회에서 계속해서 논의 중일 것이다. 이 안에 대하여 어떤 논의가 있든지 간에, 이 안에 관련된 수 많은 개념들, 예를 들어, 더 나은 관리를 위한 효율적인 조화 등에 대하여는 갈수록 많은 관심이 있을 것이라고 믿는다.

지급 주장 Advocacy for Payment

자, 이제 이 장의 처음에 소개했던 패트리스와 히써의 이야기로 돌아가 보자. 패트리스가 자기 환자의 작업치료 서비스가 보장 범위에 들지 못한 것 때문에 고민했던 이야기를 기억할 것이다. 결론적으로, 패트리스는 결과적으로 자신의 환자를 위해 지급 주장을 해야 한다는 사실을 깨닫게 되었다. 그녀는 주 정부 산하 작업치료 연합과 함께 주 차원에서 지급 주장을 하거나, 국가 차원에서 호소할 생각을 했다(Sandstrom et al., in press). 어떤 차원에서든 지급 주장은 효과적인 것으로 나타났다(anderson et al., 2005; Sandstrom et al., in press). 패트리스의 사례를 볼 때, 필요한 소구 내용을 정확하게 기술한 문서와, 기능을 정확하게 설명한 내용, 가능한 경우, 개입의 효율성에 대한 증거 자료 조사, 그리고 보험 대행사와의 소통 등이 지급을 앞당길 수 있는 좋은 요소가 된다. 필요하다면, 패트리스는 지급 요청을 포기한 후에, 보험회사 조직의 시스템 안에서 소구하거나, 주정부 차원의 보험 위원회와 연결하는 것을 생각해 볼 수도 있다.

이 논의가 보여주는 것처럼, 작업치료 전문가들은 매번 제공한 서비스에 대한 지급 문제로 고민하며, 어떻게 하는 것이 지급과 보상을 가장 적절하게 받을 수 있는지 고민한다. 때로 사례 관리자나 보험 체계 안에서 중요한 사람과의 소통이 열려서, 지급을 빨리 받을 수도 있다. 앞에서 논의한 것처럼, 간섭의 효율성에 대한 증거를 확보하는 것이 매우 유리하다. 때로는, 전통적인 시스템을 넘어서 후원 차원에서 기금을 얻어야 하거나, 공동체 기관에서 이를 선택사항이라고 생각하거나 하는 경우가 있다. 예를 들어, 치료사는 환자의 조건에 대해 적합한 기관과 연결하는 것을 생각해 볼 수 있다. 예를 들어, 다발성 경화증 연합 등이 그런 기관이다. 또는 환자의 친구, 가족, 또는 믿을 수 있는 집단에 연결해서 기부를 요청할 수도 있다.

히써가 맞닥뜨린 상황은 지급과 규정에 대해 더 잘 인식하고 있어야 함을 알려준다. 히써는 주 차원, 국가 차원의 전문가 기관(AOTA)에 소속되어 있어서 아주 좋은 자료를 얻을 수 있었다. 주 차원에는 언제나 법률 자문 위원회 내지 보상 담당자 등 구조화된 위원회 또는 담당자가 있으며, 이들과 접촉하면 의문에 대해 해결을 받을 수 있다. 국가 차원에서 보면, 히써는 AOTA의 회원이기 때문에 AOTA 웹사이트에서 보상에 대한 자료를 찾을 수 있었다. 지급 주장을 위해 제일 먼저 해야 할 일은 인식하는 것이다. 만일 히써가 지급 문제를 바꾸고자 하는 열정이 있었다면, 그녀는 주 차원, 국가 차원의 보상 자료 대해 더 많은 것을 얻었을 것이다.

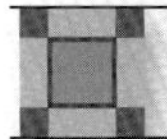

업무 딜레마

정책 규정에 대한 서비스비용 지급 주장하기

래리는 숙련된 요양 기구에 입사한지 얼마 안 되는 작업치료 전문가이다. 그는 치료 팀의 물리치료, 언어치료 전문가들과 함께 일했다. 래리는 처음으로 메디케어 Part A의 환자를 도왔다. 그 다음 메디케어 Part B의 환자에 대해 지급 개입하라는 명령을 받았을 때, 치료 자본에 대해 잘 알지 못한다는 것을 알게 되었다. 래리는 물리치료사 멜리사, 언어치료사 제니퍼와 대화하며 치료 자본에 대해 배우게 되었다. 래리는 당시 연간 환자당 치료 자본에 있어서 작업치료비용은 $1,880이며, 언어치료와 물리치료 자본 $1,800에서 나눠 가진다는 것을 알게 되었다. 그는 또한 역사적으로 몇 번의 소구가 있었음을 알게 되었다. 치료 자본에 대한 법률적 소구는 계속되었던 것이다. 그는 특정한 조건에 있어서 더 많은 비용을 지급 받기 위해 예외적인 절차가 있다는 것을 알게 되었다. 사실, 당해에 래리는 이 기간이 2개월 연장되는 것과, 새로운 법안이 청구되어 치료 자본에 대해 논의 중이라는 것을 알게 되었다. 래리는 메디케어 Part B의 범위를 더욱 넓히고자 하는 열정이 생겼다. 다만, 이를 위해 어떻게 시작해야 하는지가 고민이다.

질문

1. 래리가 지급 문제를 요청하고 주장하기 위해 사용할 수 있는 자료는 무엇인가?
2. 래리는 어떻게 시작해야 할까?
3. 래리는 지급 주장을 위해 멜리사와 제니퍼와 어떻게 협력하면 좋을까?
4. 래리는 자기가 가진 증거 자료를 어떻게 활용하여 지급 주장을 할 수 있을까?

결론 Conclusion

이 장에서 소개한 사례 연구와 업무 딜레마에서 논의한 것처럼, 작업치료를 실천할 때 지급 문제는 빠질 수 없다. 전문 치료사들은 다양한 지급 체계의 사람들과 일할 수 있다. 언뜻 보면 지급체계를 아는 것 자체가 너무 어렵다. 미국의 사회보장 서비스와 건강관리의 재정 체계가 너무나 복잡하기 때문이다. 하지만, 작업치료 전문가는 이 부분을 잘 알고 있어야 하며, 그래야 필요한 작업치료를 실행하고, 그에 해당하는 지급 주장을 도울 수 있다(AOTA, Ethics Commission, 2010). 지급 체계는 변화한다. 그리고 이 변화는 새로 입법되거나 개정된 법령에 의해 변화되곤 한다. 정책과 입법에 대해 최신의 정보를 알고 있는 것이 성공적인 작업치료를 실행할 수 있는 핵심적인 요소이다.

참고문헌 References

American Occupational Therapy Association.(2006). *AOTA's centennial vision*. Retrieved from http://www.aota.org/nonmembers/area16/docs/vision.pdf

American Occupational Therapy Association.(2007). *Coding and billing FAQs*. Retrieved from http://www.aota.org/Practitioners/Reimb/Coding/37785.aspx#3

American Occupational Therapy Association.(2009a). *Help make OT an initiating service: AOTA's home health leave behind 2009*. Retrieved from http://www.aota.org/Practitioners/Advocacy/Federal/Home-Health.aspx

American Occupational Therapy Association.(2009b). *Medicare rules for concurrent therapy*. Retrieved from http://www.aota.org/Archive/ReimbursementArchive/2009/37784.aspx

American Occupational Therapy Association.(2010). *2010 occupational therapy workforce and compensation study*. Retrieved from http://www.nxtbook.com/nxtbooks/aota/2010salarysurvey/index.php#/24

American Occupational Therapy Association.(n.d.). *Health care reform: An OT perspective*. Retrieved from http://www.aota.org/Practitioners/Advocacy/Federal/Highlights/Reform.aspx

American Occupational Therapy Association, Ethics Commission.(2010). *Occupational therapy code of ethics and ethics standards*. Retrieved from http://www.aota.org/Practitioners/Ethics/Docs/Standards/38527.aspx?FT=.pdf

American Physical Therapy Association.(2007). *History of Medicare therapy caps*. Retrieved from http://www.apta.org/FederalIssues/TherapyCap/History/

Amerigroup.(2010). *Medicaid grant and demonstration programs: Helping states test new payment, quality and wellness models*. Retrieved from http://hcr.amerigroupcorp.com/wp-content/uploads/2011/02/Special-Focus-Edition-Medicaid-Pilots-and-Demonstrations.pdf

Anderson, L. M., Brownson, R. C., Fullilove, M., Teutsch, S. M., Novick, L. F., Fielding, J., & Land, G.(2005). Evidence-based public health policy and practice: Promises and limitations. *American Journal of Preventive Medicine*, *28*(Suppl. 5), 226–230.

Baumgartner, F., Berry, J., Hojnacki, M., Kimball, D., & Leech, B.(2002). *Case overview: Individuals with Disabilities Education Act*. Retrieved from http://lobby.la.psu.edu/063_IDEA/summary_idea.htm

Bodenheimer, T. S., & Grumbach, K.(2005). *Understanding health policy: A clinical approach*(4th ed.). New York, NY: McGraw Hill.

Braveman, B.(Ed.).(2006). Communicating effectively in person and in writing. In *Leading and managing occupational therapy services: An evidence-based approach*(pp. 305–331). Philadelphia, PA: F. A. Davis.

Brayford, S., Muscatine, J., Dunbar, C., Frank, A., Nguyen, P., & Fisher, G. S.(2002). A pilot study of delivery of occupational therapy in long term care settings under the Medicare Prospective Payment System. *Occupational Therapy in Health Care*, *15*, 67–76.

Burke, J. P., & Cassidy, J. C.(1991). Disparity between reimbursement-driven practice and humanistic values of occupational therapy. *American Journal of Occupational Therapy*, *45*, 173–176.

Centers for Medicare and Medicaid Services.(1987). *Coverage of services, skilled nursing facility manual*. Retrieved from http://cms.hhs.gov.manuals/12/SNFs/SN00.asp

Centers for Medicare and Medicaid Services.(2002a). *Chapter 6: Medicare skilled nursing facility prospective payment system(SNF PPS)*. Retrieved from http://www.azdhs.gov/als/ltc/postmans/rai6a.pdf

Centers for Medicare and Medicaid Services.(2002b). *Program memorandum: Provider education article: Medicare coverage of rehabilitation services for beneficiaries with vision impairment*. Retrieved from http://www.cms.gov/Transmittals/Downloads/AB02078.pdf

Centers for Medicare and Medicaid Services.(2006a). *CMS manual system: Pub 100–04 Medicare claims processing(8 minute rule)*. Retrieved from https://www.cms.gov/transmittals/downloads/R1019CP.pdf

Centers for Medicare and Medicaid Services.(2006b). *Medicaid managed care overview*. Retrieved from http://www.cms.hhs.gov/MedicaidManagCare/

Centers for Medicare and Medicaid Services.(2007). *Medicare coverage of skilled nursing facility care*. Retrieved from http://www.medicare.gov/publications/pubs/pdf/10153.pdf

Centers for Medicare and Medicaid Services.(2009a). *Federal register*. Retrieved from http://edocket.access.gpo.gov/2009/pdf/E9-18662.pdf

Centers for Medicare and Medicaid Services.(2009b). *Medicare program: Inpatient rehabilitation facility prospective payment system for federal fiscal year 2010. Final rule*. Retrieved from http://edocket.access.gpo.gov/2009/pdf/E9-18616.pdf

Centers for Medicare and Medicaid Services.(2010). *Medicare learning network: Medicare outpatient therapy billing*. Retrieved from http://www.cms.gov/Outreach-and-Education/Medicare-Learning-Network-MLN/MLNProducts/Downloads/Medicare_Outpatient_Therapy_Billing_ICN903663.pdf

Centers for Medicare and Medicaid Services.(2011a). *CMS manual system Pub 100–20: One time notification*. Retrieved from http://www.cms.gov/transmittals/downloads/R824OTN.pdf

Centers for Medicare and Medicaid Services.(2011b). *HCPCS—General information*. Retrieved from http://www.cms.gov/medhcpcsgeninfo/

Centers for Medicare and Medicaid Services.(2011c). *HIPAA—General information*. Retrieved from http://www.cms.gov/hipaageninfo/

Centers for Medicare and Medicaid Services.(2011d). *Medicare & you 2011*. Retrieved from http://www.medicare.gov/publications/pubs/pdf/10050.pdf

Centers for Medicare and Medicaid Services.(2011e). *Medicare benefit policy manual. Chapter 15—Covered medical and other health services: Part B*. Retrieved from http://www.cms.gov/manuals/Downloads/bp102c15.pdf

Centers for Medicare and Medicaid Services.(2011f). *National corrective coding initiatives edits: Overview*. Retrieved from http://www.cms.gov/NationalCorrectCodInitEd/

Centers for Medicare and Medicaid Services.(2011g). *Therapy services, overview: Extension of therapy cap exceptions process*. Retrieved from http://www.cms.gov/therapyservices/

Chartlinks.(2005). *Evolution of the inpatient rehabilitation facility prospective payment system*. Retrieved from http://www.chartlinks.com

Cohen, R. A., Martinez, M. E., & Free, L. F.(2008). *Health insurance coverage: Early release of estimate from the national health interview survey, January–March 2008*. Retrieved from http://www.cdc.gov/nchs/data/nhis/earlyrelease/insur200809.htm

Consumer Health Ratings.(2010). *Nursing home, home health, assisted living—General average cost. Primary listings*. Retrieved from http://www.consumerhealthratings.com/index.php?action=showSubCats&cat_id=208

Dalrymple, M.(2003, October 9). Senators seek tax credit for unemployed. *Associated Press Online*.

Daschle, T., Greenberger, S. S., & Lambrew, J. M.(2008). *Critical: What we can do about the health-care crisis*(pp. 47–103). New York, NY: Thomas Dunne Books.

Division of Vocational Rehabilitation.(n.d.). *Vocational rehabilitation*. Retrieved from http://www.rehabworks.org/

Fein, R.(1986). *Medical care, medical costs: The search for a health insurance policy*. Cambridge, MA: Harvard University Press.

Fronstin, P.(2010). *Findings from the 2010 EBRI/MGA consumer engagement in health care survey*. Retrieved from http://www.ebri.org/pdf/briefspdf/EBRI_IB_12-2010_No352_CEHCS.pdf

Gold, J.(2011). *Accountable care organizations, explained*. Retrieved from http://www.npr.org/2011/04/01/132937232/accountable-care-organizations-explained

Griffin, K. M.(1998). Evolution of transitional care settings: Past, present, future. *AACN Clinical Issues*, 9398–408.

Health Care Financing Administration.(1998). *Federal register: Medicare program: Prospective payment system and consolidated billing for, final rule*. Retrieved from http://www.cms.hhs.gov/providers/SNFspps/fr12ma98.pdf

Health Resources and Services Administation.(n.d.). *EPSDT Program background*. Retrieved from http://mchb.hrsa.gov/epsdt/overview.html

Hoffman, C.(2009). *National health insurance—A brief history of reform efforts in the U.S*. Retrieved from http://www.kff.org/healthreform/upload/7871.pdf

Joseph, C.(n.d.). *Indemnity plans*. Retrieved from http://www.ehow.com/facts_7199028_health-insurance-indemnity-plans.html

Kaiser Commission on Medicaid and the Uninsured.(2010). *Medicaid: A primer*. Retrieved from http://www.kff.org/medicaid/7334.cfm

Kaiser Commission on Medicaid and the Uninsured.(2011). *Health coverage of children: The role of Medicaid and CHIP*. Retrieved from http://www.kff.org/uninsured/upload/7698-05.pdf

Kaiser Family Foundation.(2008). *Benefits by service: Occupational therapy services*. Retrieved from http://medicaidbenefits.kff.org/service.jsp?gr=off&nt=on&so=0&tg=0&yr=4&cat=4&sv=25

Kaiser Family Foundation.(2010a). *Employer health benefits: 2010 summary of findings*(pp. 1–8). Retrieved from http://www.keanecare.com/resources/files/RUG-IV.pdf

Kaiser Family Foundation.(2010b). *Medicaid and children's health insurance program provisions in the new health reform law*. Retrieved from http://www.kff.org/healthreform/upload/7952-03.pdf

Kimbuende, E., Ranji, U., Lundy, J., & Salganicoff, A.(2010). *U.S. health care costs*. Retrieved from http://www.kaiseredu.org/Issue-Modules/US-Health-Care-Costs/Background-Brief.aspx

Kohl, R., Nanof, T., & Metzler, C.(2011). *Health care reform: What's in, what's, out and what it means for occupational therapy* [PowerPoint Slides]. Retrieved from http://www.aota.org/Practitioners/Advocacy/Tools/Presentations/2011-PA.aspx

Lammers, W. W.(1997). Presidential leadership and health policy. In T. J. Litman & L. S. Robins(Eds.), *Health politics and policy*(3rd ed., pp. 11–35). Albany, NY: Delmar.

Lohman, H.(2003). Critical analysis of a public policy: An occupational therapist's experience with the patient bill of rights. *American Journal of Occupational Therapy*, *57*, 468–472.

Mallon, F. J.(1981). Nationally speaking: History of occupational therapy Medicare amendments. *American Journal of Occupational Therapy*, *35*, 231–235.

Maryland Medical Programs.(n.d.). *Waiver programs*. Retrieved from http://www.dhmh.state.md.us/mma/waiverprograms/

McCarthy, R. L., & Schafermeyer, K. W.(2001). *Introduction to health care delivery: A primer for pharmacists*(2nd ed.). Gaithersburg, MD: Aspen.

Medicare.gov.(n.d). *Medicare advantage: Part C*. Retrieved from http://www.medicare.gov/navigation/medicare-basics/medicare-benefits/part-c.aspx

Medicare: Past, present, and future.(1999). *Caring*, *18*(9), 16–17.

Medpac.(2008). *Payment basics: Rehabilitation facilities(inpatient) payment system*. Retrieved from http://www.medpac.gov/documents/MedPAC_Payment_Basics_08_IRF.pdf

Medpac.(2010a). *Medicare payment basics: Durable medical equipment payment system*. Retrieved from http://www.medpac.gov/documents/MedPAC_Payment_Basics_10_DME.pdf

Medpac.(2010b). *Medicare payment basics: Home health care services payment system*. Retrieved from http://www.medpac.gov/documents/MedPAC_Payment_Basics_10_HHA.pdf

Medpac.(2010c). *Medicare payment basics: Outpatient therapy services payment system*. Retrieved from http://www.medpac.gov/documents/MedPAC_Payment_Basics_10_OPT.pdf

Medpac.(2010d). *Medicare payment basics: Rehabilitation facilities(inpatient) payment system*. Retrieved from http://www.medpac.gov/documents/MedPAC_Payment_Basics_10_IRF.pdf

Metzler, C.(2000). *Advocate for OT in home health*. Retrieved from http://www.aota.org/Pubs/OTP/1997-2007/Columns/CapitalBriefing/2000/cb-060500.aspx

National Association for the Support of Long Term Care.(2005). *History of the Medicare Part B "therapy caps."* Retrieved from http://www.nasl.org/Advocacy_pages/Cap_History.htm

Patel, K., & Rushefsky, M. E.(1999). *Health care politics and policy in America*(2nd ed.). Armonk, NY: M. E. Sharpe.

Patel, K., & Rushefsky, M. E.(2006). *Health care politics and policy in America*(3rd ed.). Armonk, NY: M. E. Sharpe.

Planprescriber.(2012). *Cost of Medicare—Understanding your out-of-pocket expenses in 2012*. Retrieved from http://www.planprescriber.com/medicare-insurance-news/medicare-costs/

Raffel, M. W., & Barsukiewicz, C. K.(2002). *The U.S. health system: Origins and functions*(5th ed.). Albany, NY: Delmar Thomson Learning.

Roberts, P.(2002, July). Navigating the inpatient rehabilitation facility prospective payment system(PPS). *OT Practice*, CE1–CE8.

Robinson, M.(2007). Medicare 101: Understanding the basics. *OT Practice*, *12*(2), CE1–CE7.

Sandstrom, R. W., Lohman, H., & Bramble, J. D.(in press). *Health services: Policies and systems for therapists*(3rd ed.). Upper Saddle River, NJ: Prentice Hall.

Scott, S. J.(1984). The Medicare prospective payment system. *American Journal of Occupational Therapy*, *38*, 330–334.

Shi, L., & Singh, D. A.(2004). *Delivering health care in America: A systems approach*(3rd ed.). Boston, MA: Jones and Bartlett.

Social Security Administration.(2003/2004). *Workers' compensation, social security disability insurance, and the offset: A fact sheet*. Retrieved from http://www.ssa.gov/policy/docs/ssb/v65n4/v65n4p3.html

Starr, P.(2011). *Remedy and reaction : The peculiar American struggle over health care reform*. New Haven, CT: Yale University Press.

Swartz, K. B.(1998). The history of occupational therapy. In M. E. Neistadt & E. B. Crepeau(Eds.), *Willard & Spackman's occupational therapy*(9th ed., pp. 884–865). Philadelphia, PA: Lippincott.

Thomas, J. V.(2010). Reimbursement. In K. Jacobs & G. L. McCormack(Eds.), *The Occupational Therapy Manager*(5th ed., pp. 385–405). Bethesda, MD: The American Occupational Therapy Association.

Torrey, T.(n.d.). *What are the ICD-9 or ICD-10 codes?* Retrieved from http://patients.about.com/od/medicalcodes/a/icdcodes.htm

U.S. Department of Health and Human Services.(2003). *Summary of the HIPAA privacy rule*. Retrieved from http://www.hhs.gov/ocr/privacy/hipaa/understanding/summary/privacysummary.pdf

U.S. Department of Health and Human Services.(n.d.). *Health information privacy*. Retrieved from http://www.hhs.gov/ocr/privacy/

Zellis, S.(2001). Occupational therapy and PPS: Let's take another look. *Gerontology Special Interest Section Quarterly*, 24(4), 1–3.

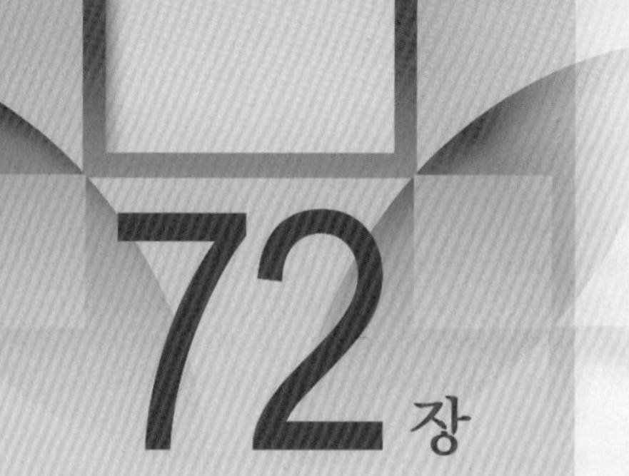

72장

감독

Supervision

유창민 옮김

개요

학습목표

이 장을 학습한 후, 다음의 내용을 할 수 있을 것이다:

1. 감독의 역할과 기능을 이해한다.
2. 감독의 유형을 구별한다.
3. 감독의 과정과 수행을 기술한다.
4. 업무를 관리하기 위한 접근법을 서술한다.
5. 적절한 작업치료 인사 감독을 위한 AOTA 지침을 적용한다.

감독은 작업치료 서비스 조항의 통합된 한 부분이다. 감독과정은 우리의 클라이언트가 안전하고 효과적인 작업치료 서비스를 받는 것을 보증하기 위하여 의식적으로 우리의 업무에 사용된다. 비록 자신의 실행업무를 통해 감독하는 능력이 능숙하게 발전된다 할지라도, 입문-단계의 실무자는 감독 과정에 대해 박식해야만 하고 작업의 가치 및 기대치와 일치하는 방법으로 어떻게 감독을 주고받는지를 이해하기 시작해야 한다. 이 장은 감독이란 무엇인가에 대한 개요와 긍정적이고 효과적인 감독관계를 발전시키기 위해 당신이 필요로 하는 기본 정보를 제공할 것이다. 감독의 기대와 작업치료 업무의 표준화된 특성이 서술될 것이다.

실무에서 감독 적용 Supervision Embedded in Practice

감독 과정은 각 실무자의 업무 경험으로 일상적인 주안점이다. 감독은 개인의 성장뿐만 아니라 효과적인 업무수행을 지지하는 과정이다. 감독을 포함한 그들의 직무 경험이 서술되어진 작업치료사(occupational therapist; OT) Marta와 보조 작업치료사(occupational therapy assistant; OTA)인 Kim에 대한 사례 연구를 읽어 보라.

사례 연구 72.1 Marta와 Kim : 감독의 실무 적용

Marta는 소아과 병원에서 작업치료사로서 일을 시작했다. 그녀는 두 명의 다른 작업치료사와 일을 했고, 치료실에서 상급 작업치료사인 Sarah에 의해 감독을 받았다. 비록 그녀는 정기적으로 Sarah와 대면했지만, Marta는 또한 특별히 뇌손상 아동과 일해 본 경험이 있는 다른 작업치료사로부터 피드백과 지도를 요구하고 받는다. 지식을 확장시키고 임상적 추론 기술을 발달시키기 위하여 작업치료사 둘 다로부터 정보를 얻는다. 일을 시작한지 6개월 후, 그녀는 입원한 아동을 위한 놀이 프로그램 시간에 서비스를 제공하는 봉사자들을 감독할 책임을 부여받았다. 그녀는 봉사자들을 지도하고 훈련할 책임이 있었다. 정기적으로, 그녀는 봉사자들이 아동과의 상호작용하는 것을 관찰해야 했고 항상 문제시 할 수 있었다. 그녀가 임상 1년차 동안, Marta는 규칙적으로 Level I의 작업치료학생과 보조 작업치료학생 둘 다 감독하는데 포함되었다. 그녀는 이러한 경험이 가치 있는 것임을 알아차렸다. 2년차 말에, 그녀는 매일 감독해야 하는 첫 번째 Level Ⅱ 현장실습 학생을 할당받았다. 부서의 담당검수가 확장됨에 따라, 보조 작업치료사인 Kim이 고용되었고, Marta는 의뢰된 환자에게 작업치료 서비스를 제공하기 위해 협력적으로 일함으로써 Kim을 감독했다. Marta는 Kim에게 병원과 부서의 정책 및 절차에 대해 소개했다. 처음으로, Marta는 밀접하게 Kim의 치료를 관찰했고 그녀와 협동치료를 했다. Kim은 아동을 치료한 경험이 3년이 있는 상태로 병원에 왔지만, 그녀는 이전에 학교 환경에서 일해 왔다. 그래서 그녀는 급성기 의학 상태를 포함한 작업치료 중재에 친숙하지 않았다. 부서에 Kim이 합류하고 몇 달 후, 그녀에게 놀이 프로그램에서 봉사자를 감독할 책임이 주어졌다. 그녀는 병원 안의 다른 부서에서 일하는 레크레이션 치료사인 Terry와 놀이 활동의 확장 전략과 봉사자의 참여 증진에 대해 상담했다.

사례의 시나리오에서, 감독은 Marta의 정규적인 주안점이고 Kim의 일상 업무 경험이었다. 감독은 책임을 효과적으로 성취하는 것을 배움으로써 Marta와 Kim에게 피드백, 방향과 지지를 제공했고, 부가적인 능력을 얻기 위한 개인의 전문적인 발전에서 그들을 지지했다. 각 실무자는 지정된 공식적인 감독관이 있지만, Marta와 Kim은 모두 다른 치료사들로부터 비공식적인 동료 감독을 받았다. 직원의 친밀성과 최상의 보호를 제공하는 것에 대한 모두의 관심은 자연스럽게 발생하는 이런 유형의 감독을 허락했다. 게다가 그들의 일에 대한 감독의 책임감은 Marta와 Kim 모두의 업무 역할을 확장시켰고 개인의 성장 기회를 제공했다.

사례 연구에서 보여주는 것처럼, 실무자들은 감독을 받는 것뿐만 아니라 주는 것에도 몰두한다. 감독 기술은 보조 작업치료사들을 감독할 책임이 있는 입문-단계의 작업치료사들에게 기대되는 능력이다(American Occupational Therapy Association, 2009). 입문-단계의 보조 작업치료사들은 작업치료사 보조원(OT aides)을 감독할 책임이 있을 것이고 나중에는 다른 보조 작업치료사들과 함께 감독 역할을 맡게 될 것이다. 작업치료사와 보조 작업치료사는 모두 효과적으로 감독을 제공하고 이를 통해 이득을 얻는 방법을 알아야만 한다. 감독을 제공하는 가장 좋은 방법을 탐색하기 전에, 우선 감독이 무엇인지와 직장의 경영 구조 전반에 걸쳐 어떻게 적용되는지를 살펴보자.

형식적 감독 Formal Supervision

정의와 초점

사전은 라틴어 super-, "~보다 위에(over)" + videre-, "보는 것(to see)"으로 감독하다(supervise)라는 용어의 어원을 추적한다(McKean, 2005). 감독은 다른 업무를 "내려다보기(overseeing)" 또는 "지켜보기(watching)"를 포함하는 과정이다. 고용주는 감독자에게 다른 사람들의 업무를 주시할 형식적인 권리를 주고 업무가 조직의 목적 및 목표에 부합하게 한다. 효과적으로 다른 사람의 업무를 감독하기 위해, 감독자는 그들이 감독하는 위치의 업무에 친숙해져야 할 필요가 있다. 만약 감독하는 위치에 인사 발령된 사람이 감독하는 업무 위치에서 진보된 지식이나 경험이 없다면, 그들은 스스로 업무 과제에 친숙해질 것과 책임감이 기대된다. 이런 배경은 그들에게 업무 문제를 해결하는 것, 그들의 일에서 배우고 성장하는 것, 그리고 조직의 목적에 더 잘 부합하는 것

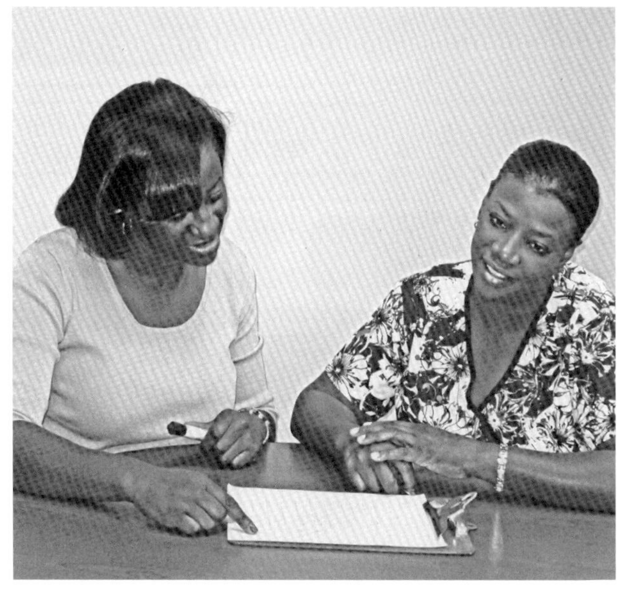

그림 72.1 주말 계획과 이행되어질 방법에 대한 논의는 병원 중심의 작업치료에서 일반적인 감독의 과제이다.

으로 격려와 방침을 제공하는 것을 허락한다(**그림 72.1**).

감독자는 어떻게 조직의 경영 구조에 맞추는가? Braveman은 감독을 "한 명 이상의 고용인의 업무를 조절하고 제시하는 것 어떤 의미로는 향상된 수행과 고품질의 결과를 촉진하는 것"으로 정의함으로써 둘의 관계에 대한 통찰력을 제공한다(Braveman, 2006, p.142). 비록 감독자는 경영의 모든 기능(기획, 조직, 지휘와 조정)에 참여할지라도, 감독자의 시간 거의 대부분은 전형적으로 지휘와 조정 기능에 초점을 둔다(경영 기능의 언급에 대한 69장 참고). 우리는 관리 계층 안에서 감독자의 배치를 고려하면 이해하기 쉬워진다(**그림 72.2** 참고). 감독자는 조직의 직원 단계에 가장 가까이 위치하고 전형적으로 관리 위치에 있는 다른 사람을 감독하지 않는다. 감독자는 일반적으로 경영의 첫 번째 라인으로 고려된다. 그들이 약간의 관리 책임을 가지고 있다할지라도, 그들은 경영자로 여겨지지는 않는다.

우선적으로 경영의 지휘와 조정 기능의 강조는 감독자의 역할의 중요성을 줄어들게 하지 않는다. 조직 안에서 그들의 위치 때문에 형식적인 감독자는 직원과 고위 관리직 사이에서 다리 역할을 제공한다. 이러한 위치에서, 감독자는 반드시 직원의 근심을 고위 관리자에게 전달할 뿐만 아니라 경영 결정사항을 지지하고 설명해야만 한다. 이러한 위치는 조직 내에서 가장 중대한 것 중 하나라고 할 수 있다. 얼마나 잘 경영진의 사안을 직원에게 전달하고 직원의 사안을 경영진에게 전달할 수 있는지는 조직의 효율성과 변화에 적응하는 능력을 이루거나 깨뜨릴 수 있다.

이점에 열중하여, 우리는 조직의 성공을 보장하는 업무를 돌보기 위하여 감독자의 조직에 대한 책임감을 강조해왔다. 감독은 전문(예, 작업치료, 간호, 심리학) 집단의 사람이 직장에서 다른 전문가들을 감독하기 위해 책임을 가질 때 부가적인 관점과 책임을 가져온다. 전문가들의 가치 및 기준과 일치하고 감독받는 전문가의 전문적인 성장과 발전을 지지하는 전문적인 감독의 준비는 조직의 요구에 대면하기 위한 감독자의 책임과 통합된다. 예를 들어, 감독자는 피감독자의 전문적인 실무 범위 밖의 업무와 책임을 할당해서는 안된다. 감독자는 훈련을 위한 감독의 빈도와 요건에 관한 전문가의 기준과 지침을 인식 해야만 한다. 전반적으로, 감독자는 반드시 전문 영역을 존중하고 고용인의 지속적인 적성 발달을 지지하는 방법으로 업무를 관리하고 감독해야 한다.

전문적인 감독을 제공하는 감독자는 지속적으로 관련은 있지만 다른 두 가지 질문을 해야만 하고, 이 질문들은 감독자의 관찰, 분석, 결정, 그리고 실행을 가이드할 수 있을 것이다:

1. 피감독인은 성공적으로 업무를 완성하는가?
2. 피감독인은 지속적인 전문적 성장과 발달을 나타내는가?

지속적인 적성을 유지하고 발달시키기 위해 피감독인의 노력을 지지하는 것은 성공적으로 업무를 완성하기 위해 피감독인을 지지하는 것과 대립되지 않는다. 개개인이 새로운 기술과 능력을 발달시킴에 따라, 환자는 더 좋은 케어를 받고

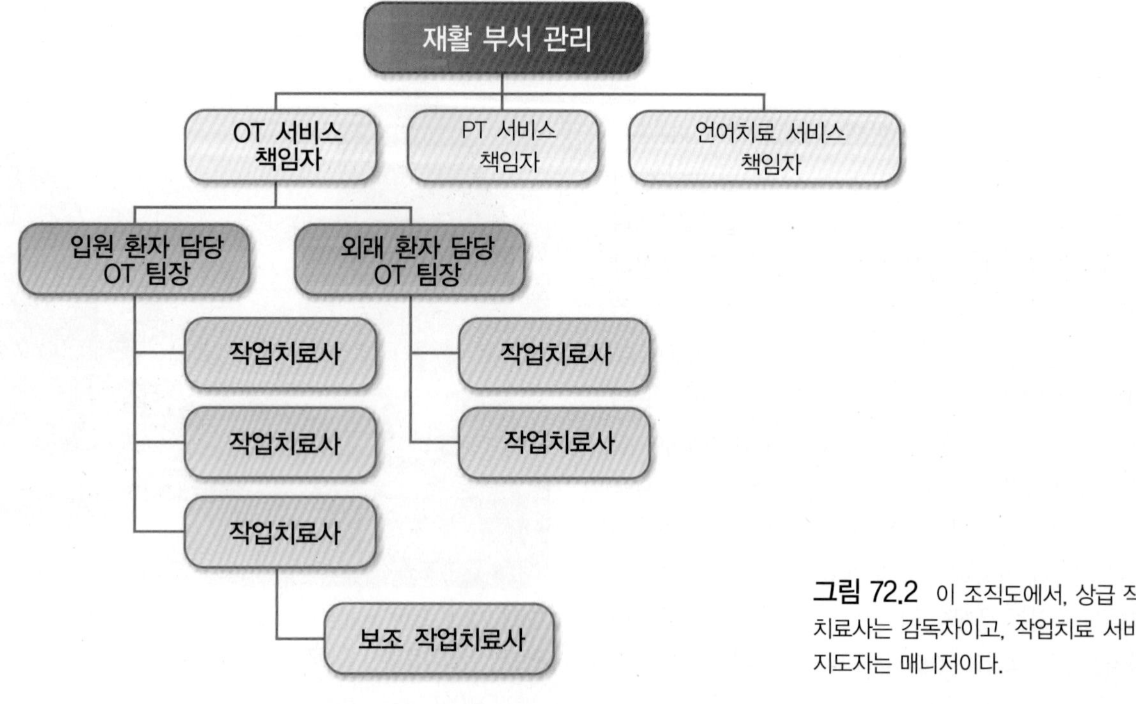

그림 72.2 이 조직도에서, 상급 작업치료사는 감독자이고, 작업치료 서비스 지도자는 매니저이다.

표 72.1 다른 감독의 기능 안에서 감독 과제의 예시

행정적인 기능	교육적인 기능	지지적인 기능
• 작업 부하의 계획과 할당 • 스케줄 짜기 • 부서의 업무 활동에 대한 우선사항 설정 • 업무 표준에 대항하는 수행 체크 • 정책과 절차의 설명 • 업무 위임 • 매니저에게 서면과 구두상의 보고 제공	• 신입직원 지도 강습하기 • 훈련의 필요성 식별하기 • 훈련 프로그램을 발달시키고 제공하기 • 교육적 자원을 식별하고 제공하기 • 수행을 평가하고 피드백 제공하기 • 훈계	• 용건의 표현을 허락하는 집단 면담 정하기 • 업무 목표를 향해 진행이 되는지 체크하기 위해 분기별로 피감독자와 개인적으로 면담하기 • 수행을 위한 비형식적, 형식적 지지를 제공하기

기관은 근로자의 향상된 전문기술로부터 이득을 얻는다. 감독자는 수행결과에 대한 피드백을 제공하고 피감독인의 학습과 전문적인 발달의 필요성을 사정해야만 한다.

전문적인 실무 환경에서 감독의 기능

전문적인 실무 환경에서 감독자의 역할은 지시와 통제의 광대한 관리 기능 하에 수행되어지는 3개의 광대한 기능을 포함한다. 이러한 기능은 행정적인, 교육적인, 그리고 지지적인 기능이다(Kadushin, 1992). **표 72.1**은 각 기능에 대한 감독의 과제 예시 목록이다.

행정적인 기능은 일상의 업무수행과 처리에 대한 것을 가리킨다. 모든 클라이언트에게 보여지는 표시와 특정한 피감독인을 위한 환자의 배정은 행정적인 과제의 예들이다. 행정적 기능을 수행하는 것은 조직의 하루 업무가 완성되는 것을 책임진다. 교육적 기능은 근로자에 초점을 두고 교육 및 훈련, 결과에 대한 피드백 제공, 그리고 필요하다면 징계와 관련된다. 교육적 기능은 업무 요건 미팅에서 효과적으로 피감독인을 보조하고 또한 피감독인의 전문적인 성장과 발전을 장려하는 것을 도울 수 있다. 지지적인 기능은 직장 내에서 개인과 단체 모두의 관계를 가리킨다. 이 기능은 사람들이 생산적이고 성공적일 수 있는 긍정적인 업무 환경을 유지할 조화로운 관계 발달에 초점을 둔다.

비공식적 감독: 동료 감독

Informal Supervision: Peer Supervision

감독은 일반적으로 공식적인 지정 감독인에 의해 사람의 업무가 감독되는 작업환경 속에서 발생하는 정형화된 과정으로 이해된다. 모든 직원들이 최고의 서비스를 제공하도록 위탁받은 건강관리의 전문적인 시행 환경 속에서, 비공식적인 동료 감독도 함께 발생할 것이다. 동료 감독이란 감독할 공식적인 권한이 없는 다른 전문가가 제공하는 감독을 말한다. 동료 감독자는 피드백을 제공하고 지식을 공유함으로써 동료 전문가에게 클라이언트 결과 향상을 위한 영향을 미친다.

동료 감독은 클라이언트들이 최선의 치료를 받도록 할 각 치료사 책임의 자연스런 연장이다. 감독받는 치료사는 이를 요청할 수도 요청하지 않을 수도 있다. 사례 연구에서, Marta는 전문가로서의 학습과 성장을 계속하기 위한 한 방법으로써 동료들에게 정보 얻기를 청하였으나, 모든 치료사들이 그랬던 것은 아니다. 동료 치료사가 동료 감독과 피드백을 요청받지 않고 제공하는 경우의 목적은 다른 치료사들에게 정보를 제공하여 서비스를 향상시키도록 도움으로써 클라이언트 결과를 향상시키고자 함에 있다.

전문적인 공동작업 환경에서 동료 감독은 종종 동시에 발생하며, 이는 다른 이들과 함께 일하는 장점으로 볼 수 있다. 임상문제의 해결책을 탐구하고 클라이언트들을 위한 최선의 솔루션을 구하기 위해, 동료 간의 의견 교환과 피드백은 자주 발생한다. 이러한 교류는 양 당사자에게 활력을 줄 수 있다. 동료감독에 참여하는 것은 클라이언트에게 가장 양질의 서비스를 제공할 직업적 의무를 위한 상호 책임과 헌신의 한 수단으로 이해할 수 있다.

멘토링 Mentoring

다른 전문가에게 멘토가 되는 것은 종종 감독과 혼돈된다. 멘토십과 감독은 관계의 다른 유형이다. 멘토 관계에서, 멘토의 첫 번째 관심은 개인적이고 전문적인 멘티의 성장이다(Braveman, 2006). 멘토는 멘티의 일을 감독하기 위한 어떠한 형식적 권한을 반드시 갖는 것은 아니다. 비록 멘토는 멘티가 하고 있는 일에 관심이 있더라도, 직접적인 일의 관찰은 멘토링 기능의 한 부분으로써 규칙적으로 나타나는 것은 아니고, 토론은 업무수행 본질에 초점을 두지 않는다. 대신에, 멘토와 멘티 사이의 토론은 직업적 선택과 결정, 개인적이고 전문적인 성장의 필요와 자원의 확인, 그리고 멘티의 행

표 72.2 Supervision, Mentorship, 그리고 Peer Supervision의 비교

	감독	멘토십	동료 감독
권한(Authority)	업무 조직에 의해 제공	공식적 권한이 아님	공식적 권한이 아님. 전문적인 책임에 의해 지지됨
관계의 본질과 확립된 방법	직장에서 설립된–공식적	개인의, 자발적인	비공식적, 자연적인
목적	조직에 이득이 될 성장과 발전을 지지하기 위해	멘티(mentee)에게 이득이 될 개인적이고 전문적인 성장과 발전을 기르기 위해	환자에 대한 최상의 결과를 보증할 성장과 발전을 지지하기 위해
확립된 방법	지명된	멘티에 의해 요구되고 상호적으로 동의	동료에 의해 제공되거나 실무자에 의해 간청됨
수행에 대한 책임	조직의	개인의	전문가의
누구의 요구가 예상된 결과를 충족하는가	조직의 요구 – 업무가 조직의 목표와 필요를 충족할 것	멘티의 요구 – 개인과 직업적 성장의 달성	멘티와 클라이언트의 요구 – 클라이언트들이 최선의 서비스를 받는 것

동과 선택에 대한 피드백에 중점을 둔다. 멘토는 전반에 걸친 전문적인 발달에서 멘티를 지지하고, 격려, 칭찬, 그리고 용기를 제공한다. 멘토는 오로지 멘티의 개인적인 성장에 초점을 둔다.

멘토 관계는 아마도 전문적인 성장과 발달에서 안내와 가르침의 필요를 느낀 멘티에 의해 추구된다. 때때로 멘토/멘티 관계는 업무 환경에서 또는 서로에게 매료된 두 전문가 사이에서 자연스럽게 발생한다. 멘티는 대개 멘토의 지식, 기술, 그리고 업적에 매료되고, 멘토는 다른 전문가의 발전에 공헌할 기회뿐만 아니라 멘티의 재능과 잠재력에 매료된다. 일반적으로, 멘토는 더 나이가 많고 더 경험이 많은 전문가이다.

진실한 멘토링 관계는 양 당사자로부터 시인되고 시간과 노력의 형식적인 위임을 요구한다. 양 당사자는 관계를 위한 필요와 목표를 배우는 것을 토의하고 동의한다. 멘토링 절차에 대한 구조는 주기적인 대면회의, 서면 의사소통, 또는 두 가지의 결합이든지 식별된다. 멘토의 가치가 인정되는 몇몇 업무 환경은, 멘토 역할에서 직분을 다하기 위해 고용인의 감독자가 아닌 더욱 경험이 많은 치료사를 형식적으로 배정할지도 모른다. 배정된 멘토는 새로운 고용인에게 새로운 업무 상황에 적응하고 학습하도록 지지하고 안내를 제공해야 할 것이다. 덜 구조화되거나 더욱 비형식적인 멘토링 관계는 또한 실무자의 전문적인 삶의 과정 동안에 발달할 수 있다. 이러한 관계는 강도가 약하고 대개 짧은 기간이다.

감독의 관계 내에서 어떻게 멘티/멘토 관계가 발전하는지 보는 것은 쉽다. 이것이 발생하면, 양 당사자는 관계의 두가지 유형의 다른 목적과 책임을 분명히 할 필요가 있다. 멘토가 할 조언은 감독자가 할 조언과 다를 수 있다. 예를 들어, 멘토의 역할로써 일하는 사람은 학습의 견고를 위해 허락될 몇 개월 동안 하나의 임상적 환경에 머무르므로 이익을 얻을 것임을 인식할 수 있다. 그러나, 감독자로써 일하는 같은 사람은 고용인이 반드시 새로운 임상 환경에 한 달씩 교대해야 한다고 직원 제약을 요구한다. 역할 갈등을 이끌 수 있는 양쪽 역할을 동시에 붙잡는 것은 각 역할의 다른 책임에 대해 매우 분명히 할 필요성을 강조한다. **표 72.2**는 감독, 멘토십, 그리고 동료 감독의 비교를 제공한다.

멘토링은 역할 모델과 혼돈되어서는 안된다. 역할 모델은 대개 실무자에 의해 보여지고 감탄되는 것이지만, 역할 모델은 그 사람의 발전에 관한 능동적인 관심이 왕래하지 않고, 심지어 그들이 역할 모델로써 대우하고 있다는 것을 알아차리지 못할 수도 있다.

감독의 과정 The Supervisory Process

일을 감독하는 것은 하나의 진행과정이다. 감독은 반복적으로 발생하고 매일의 작업 경험 속에서 중첩되어 나타난다. 공식적이면서도 비공식적인 감독자는 정기적으로 기본적인 측면에서 관찰할뿐만 아니라 일에 대하여 대화를 나누며 피감독인들의 일을 관찰하고 점검한다. 감독인이 피감독인들의 일을 단지 때때로 관찰하고, 일 년 간의 성과를 검토하기 위해 단지 매년 그들을 만나는 것만으로는 적절한 감독을 제공할 수 없다. 감독자들은 정기적으로 작업장에 출석하고 그들의 피감독자들과 접촉해야 한다.

감독은 하나의 순서 정연한 절차이다. 좋은 감독인은 정기적인 접촉과 만남 시 피감독자가 이해할 수 있는 절차를 수립한다. 그 감독인은 기대 성과에 관하여 명확하고 피드백을 지속적으로 제공한다. 피감독인은 그 감독절차를 개인의 성장을 촉진하고 업무 성공을 돕는 수단으로써 신뢰하고 가치를 이해하게 된다.

감독 절차는 정연하고 예측 가능함에도 또한 역동적이다. 이는 사람들이 성장하고 업무 수요가 변함에 따라 함께 변화한다. 최초 고용시부터 감독자는 피고용인을 매일 관찰하고 매주 만날 것이다. 그러나 몇 주 후에는 피고용인이 매일의 관찰 업이 더욱 독립적으로 일할 수 있을 것이다.

끝으로, 감독은 상호적인 절차이다. 이는 감독인과 피감독인 간의 교환이나 대화에 기초한다. 작업치료 감독자와 피감독자 사이에 발생하는 교환은 전문적인 능력 개발과 유지에 집중된다. AOTA(2009) 문서인 "작업치료 서비스 제공 중의 감독에 대한 가이드라인, 역할, 그리고 책임" 은 감독을 "둘 또는 그 이상의 사람들이 참여하여 능력과 성과 수준을 수립하고 유지 또는 향상시키기 위해 함께 노력하는 협력 과정" 이라고 묘사한다(p.797).

본 기술에서 관찰은 직업인들이 감독을 쌍방향 도로로 본다는 것이다. 감독자뿐만 아니라 피감독자도 이 과정에 적극적으로 참여한다. 이는 감독을 한 사람에게 실행된 또한 피감독인이 받거나 받아들이도록 하는 무엇인가로 보는 일반적인 이해와는 명확하게 대조되는 것이다. 우리 직업에서는 감독을 양 당사자가 직업적 책임을 가지는 하나의 협력 과정으로 본다. 이 감독에 대한 협력적인 접근은 클라이언트의 안전과 복지에 대한 관심을 나타내고(원리 1: Beneficence, AOTA 2010a) 높은 수준의 실력을 유지하기 위한 직업 윤리적 책임에서 비롯된다(AOTA, 2010b, 2010c).

AOTA(2009)에서 "작업치료 서비스 제공 중의 감독에 대한 가이드라인, 역할, 그리고 책임"은 감독 절차를 다음의 윤리적 원칙들과 관련된 두 가지 목적들을 가진다고 명시하였다. (1)안전하고 효과적인 작업치료 서비스의 제공을 보장하고, (2)전문 능력과 발전을 촉진하기 위해. 이러한 목적들은 업무수행 의무뿐 아니라 감독자의 조직적인 의무도 반영한다(p.797). 모든 작업치료사들과 보조 작업치료사들은 가능한 최선의 치료를 클라이언트들에게 제공하는데 공통의 관심을 가지고, 모든 실무자들이 자격 유지를 증명할 의무가 있다. 감독절차는 작업치료사와 보조 작업치료사들이 이러한 목표에 도달하기 위해 사용하는 도구이다.

감독관계의 발전

Developing a Supervisory Relationship

감독관계는 감독과정의 핵심이다. 효과적인 감독관계는 신뢰와 성실을 바탕으로 형성된다. 신뢰와 성실함을 발전시키기 위해, 감독자는 가까이하기 쉬워야 하고 피감독자의 질문과 관심에 터놓고 대해야 한다. 그리하여 피감독자가 자신의 입력이 존중받고 있다고 느끼도록 해야 하는 것이다. 감독자는 반응하고 뒤따르는 행동을 통해 피감독자의 관심이 주의받고 있음을 보여, 피감독자가 존중받고 있으며 자신의 개인능력에 자신감을 느끼게 하여 조직이 향상될 것임을 믿게끔 해야 한다. 감독자는 기대에 관해 명확해야 하고 성과에 대한 객관적인 피드백을 제공하여, 피감독자가 무엇이 기대되는지를 이해하고 일에 있어 더 편안함을 느끼도록 해야 한

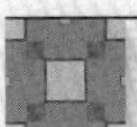

BOX 72.1 감독에서의 중요한 행위

긍정적인 감독원 행위의 해법

- 타인을 칭찬하라.
- 비평과 제안을 편견없이 받아들여라.
- 사실을 말하라.
- 피감독인을 변호하는 지지자가 되라.
- 업적에 대한 감사를 표하라.
- 타인이 지킬 것으로 기대하듯이 같은 규칙을 지켜라.
- 명확하고 빈번한 피드백을 제공하라.
- 신뢰성을 가져라.
- 조직에 충성심을 가지고 조직에 가장 이득이 되는 결정을 내려라.
- 의견 차이에 대해 존중하라.

긍정적인 수퍼바이저 행위의 해법

- 피드백을 받아들이기.
- 피드백을 찾기.
- 정보를 제공하기.
- 설명을 위한 요청.
- 실행을 증진시키기 위해 피드백을 통합하는 시도를 하기.
- 아이디어나 염려스러움을 공유.
- 느낌과 슈퍼바이저의 요구에 민감하게 대응하기.

다. 감독자는 보상과 처벌의 적용에 있어서 일관적이어야 하고, 편애를 해선 안 되는데, 자신이 어떻게 대우되는가에 따라 피감독자의 신뢰의 수준이 형성되기 때문이다. 대화와 행동이 명확하고 일관적이며 또한 공정할 때, 신뢰의 환경이 형성되고 성과에 대한 우려가 감소한다. 감독자가 가까이 하기 쉽고 감응하기 쉬울 때, 감독관계는 급진전 할 수 있는 것이다. **Box 72.1**은 신뢰와 성실함을 만드는 감독 행위의 몇 가지 추가적인 예를 보여준다.

관계를 형성하는데 있어서의 감독자의 역할

피감독자와 감독자는 모두 그들 사이에 자신의 감독에 대한 가치와 신념 및 태도를 가진다. 이는 각자가 과거에 다른 감독자나 권한 있는 인물과의 경험을 통해 가지는 것이며, 긍정적이거나 부정적일 수 있다. 감독자는 업무관계 설정에 있어서의 분위기를 정하고 긍정적인 관계 유지를 도울 수 있는 행동을 취할 책임이 있다. 다음 네 단계는 긍정적인 감독관계를 시작하고 발전시키는데 도움이 될 것이다.

1. **피감독자에 대해 배워라.** 신입직원이 배우는 것을 지도할 책임이 있다는 것을 기억하라. 이를 효과적으로 하기 위해선, 새로운 피감독인이 아는 것과 그가 어떻게 가장 잘 배우는지를 이해할 필요가 있다. 특히 그의 지식과 기술을 필요한 직무에 어떻게 맞출지 관심이 있을 것이다. 신규직원에게 과거의 경험에 대해 인터뷰하고, 현재의 강점에 대해 묻고 배우는 데는, 그 사람이 아는 것과 당신이 그 사람의 경험에 대해 평가하는 것을 토대로 일을 추진하고자 하는데 관심이 있다는 메시지를 전달하는 것이 필요하다. 당신은 고용인이 작성하여 인터뷰 과정을 보충할 수 있도록 기술 체크리스트를 개발하고자 할 수도 있다. 감독자가 피감독자의 능력에 대해 배우기를 멈추지 않더라도, 적응지도 기간에 당신이 훈련을 고안하기 시작하면서 정식으로 이런 정보를 모으는 것과 경험들에 대해 배우는 것은 매우 유용하다. 피감독자들이 아는 것을 이해하는 것 뿐 아니라 그들이 어떻게 배우는지를 아는 것 또한 중요하다. 피감독자가 읽기를 통해 가장 잘 배우는지 시범을 통해 잘 배우는지? 또는 둘 다 필요한가? 피감독자가 간헐적인 검토와 함께 더 독립적으로 일하길 선호하는지 매일 감독자와 접촉하길 원하는지? 어떤 종류의 피드백을 좋아하는지 또 얼마나 자주 피드백을 받길 선호하는지? 고용인의 배우는 스타일과 선호도를 식별하는 것은 새 직무에 대한 교육과정을 촉진하고 양쪽의 시간과 노력 낭비를 피할 수 있게 해준다.
2. **직무 기대치에 관하여 명확하라.** 첫 적응지도 및 교육중에 감독자는 직무 성과기대치에 대해 명확하게 윤곽을 잡는 것이 필요하다. 직무 요건과 기대치는 인터뷰와 구직과정에서 광범위하게 논의되어야 한다. 지금은 이 논의로 되돌아오고 더 세부적인 것을 제시하기에 좋은 시간이다. 직무기술서를 검토하는 것은 이 논의를 시작하는데 객관적인 방법이다. 직무기술서가 주요 기능과 권한에 대해 기술하고 있으나, 기대되는 양적 질적 성과에 대해 구체적인 내용을 종종 명시하지 않고 있다. 생산성과 작업량에 대한 기대치는 고용인에게 명확해야 한다. 다양한 행동에 대한 결과에 관해 보상과 처벌 모두 솔직하고 공개적이어야 한다. 추가로 타 분야와의, 동료간, 클라이언트 또는 가족관계에 대해 기대되는 조직 문화에 관해서도 다루어져야 한다. 이러한 기대는 자주 직무기술서에 포함되어 있지 않지만, 조건에 맞는 성과의 핵심이다. 피감독자의 배우고 성장할 책임에 관한 당신의 기대를 논하라. 당신 직업의 다른 멤버들을 전문적으로 감독하는데 있어서 당신의 책임중 하나는 피감독자들의 직업적인 성장과 경쟁력을 촉진하는 것이란 점을 기억하라. 목표에 대한 당신의 방침을 공유하고 피감독자들의 협력을 구하라. 피감독자들의 개인적인 직업적 목적과 목표가 무엇인지 알아내라.
3. **감독계획을 구상하고 실행하라.** 우리의 직업은 감독과정을 하나의 협력적인 과정으로 본다. 당신의 새로운 피감독인의 고용 초기에 당신이 감독과정을 어떻게 보는지를 논하고, 고용인과 함께 양쪽에 모두 효과 있는 감독계획을 개발하라. 지도 접촉 빈도(매일, 주 3회, 매주), 접촉 유형(비공식, 임의, 공식 스케쥴), 접촉 방법(대면, 이메일, 전화, 서면) 그리고 선호하는 감독 방법(관찰, 공동치료, 대화, 서면 논평)과 같은 주제들에 대해 의논하라. 감독자의 감독에 대한 의무뿐 아니라 피감독자의 의무에 대해서도 의논하라. 예를 들어, 더 자주 피드백이나 감독이 필요하면 접촉을 개시하고 그의 관심이나 아이디어를 당신과 솔직하게 공유하길 기대한다고 설명하라.
4. **가능하면 감독행위를 문서화하라.** 언제 당신의 피감독인과 만났고 무엇을 상의했는지 문서화하라. 감독일지나 폴더는 사건이나 관찰 및 면회의 기록을 유지할 수 있게 해 주는 유용한 도구이다. 정기적으로 사용한다면, 당신은 성과를 측정할 수 있고 어떻게 변화되었는지 볼 수 있을 것이다. 일지 기록은 구체적인 예를 제공하여 당신의 피드백과 또한 정기적인 성과 검토 회의에 사용될 수 있다. 몇몇 주들의 관리감독법은 현행 인가를 유지하는데

작업치료사와 그 보조인 사이에 일어난 감독과정에 대해 유지된 기록 일지를 요구한다.

관계 형성에서의 피감독자의 역할

직장에 관한 정보를 교류하거나 과제 수행에 대한 피드백을 위해 감독하는 과정이 생긴다. 피드백 과정에는 감독자와 피감독자의 중요한 역할이 있다. 피드백은 칭찬과 건설적인 비평을 포함하고 이것은 감독자에 의해 규정된 규칙에 의해서 제공되어야 한다. 그러나 피감독자 역시 작업수행을 인증하고 전문적인 영역을 찾기 위해서 정기적인 피드백을 받아야하는 의무가 있다. 이 과정은 상호적으로 이루어져야 효과적이다. 감독자는 피드백을 전달하는 기술이 필요하고 피감독자는 피드백을 찾고 그에대한 반응을 익히는 것이 필요하다.

어떻게 피감독자가 효과적으로 피드백에 대해 반응을 할까? 먼저 가장 중요한 것은 피감독자가 감독자와 좋은 관계를 형성하고 피드백을 받아들이는데 있어 마음을 열고 있어야 한다. 감독자에 의해 제공되는 피드백은 어떻게 일이 되어지고 작업수행이 받아들여지는 지에 대한 정직한 정보이다.

이정보는 새로운 기술, 현재 기술을 발전시키기 위해 사용 되어질 수 있고 개인의 성장과 발전을 모니터할 수 있다. 종종 당신이 피드백을 받아들이는 것을 어려워한다고 다른 사람에게 보여질 수 있다. 이것은 당신이 피드백을 방어적으로 받아들이거나 온전히 받아들이지 못할 때 일어난다. 감독관계가 잘 형성되지 않으면 전문적인 성장이 일어나지 않는다. 만약 정보가 명확하지 않다면 피드백은 충분하지 않다. 그렇게 되면 피감독자는 질문을 하거나 구체적인 예를 요청하여야 한다. 만약 피드백이 완전하지 않은 정보에 기초한다면 피감독자는 예의바르게 감독자에게 정보수정을 요청한다. 이것은 감독자뿐만 아니라 피감독자에게도 생길 수 있으면 이러한 상황은 상호 간 협력하는 계기가 되기도 한다. 피드백을 받아들이는 일반적인 가이드 라인은 BoX 72.2에 나와 있다.

피드백을 받은 후에 피감독자는 피드백에 반응하여 행동하는 것이 필요하다. 어떻게 새로운 정보를 이상 작업수행에 통합시켜야 할까?

아마도 당신의 감독자는 당신의 능력을 팀 미팅에서 지적했을지도 모른다. 만약 그렇다면 이 피드백에 부응하여 당신은 다른 사람이 참석하지 않더라도 더욱더 팀미팅에 자주 참석하여야 한다. 당신의 감독자가 당신의 휠체어 평가가 위치 선정에 약한 면을 발견하였다면, 당신은 그분야에 교육 기회를 찾아보는 것이 좋다. 피드백은 당신의 행동, 태도 기술을 민감하게 만들어주고 새로운 성장과 배움의 방향을 제시해 준다.

수행 평가: 감독의 책임

Performance Evaluation: A Supervisory Responsibility

모든 감독 행위들은 피감독자의 작업성과 관리를 지향하게 된다. 성과 관리의 목적은 피감독자가 업무성과 기준을 충족하거나 초과하도록 장려하고, 작업에 있어 안전하고 적절하게 행동하도록 하는데 있다(Newstrom, 2007, p.319). 감독자들은 성과 관리에 있어 다양한 방법을 사용하지만(e.g., incenrives, job structure), 공식 · 비공식적인 피드백을 제공함으로써 진행하는 성과 평가를 제공하는 것이 감독 책임 및 기술의 중심이다.

피드백의 제공

효과적인 피드백은 고용인의 직무 성과에 영향을 미치는 감독자의 주요 수단이다. 고용인들은 직무 성과 기준을 언제 달성하는지 또한 언제 그렇지 않은지를 알 필요가 있다. 바람직한 감독관계가 수립되었을 때, 피드백은 자연스럽고 격식

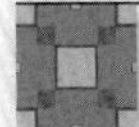

BOX 72.2 피드백을 받을 때의 가이드라인

- 마음을 열고 경청하고 긍정적인 태도로 피드백을 공유한다.
- 감독자가 뭐라고 말하는지 이해하고 정확성을 위해 들은 것을 되뇌인다.
- 피드백이 명확하지 않다면 구체적인 예를 요청하거나 다시 한번 확인한다.
- 피드백에 대한 반응 전에 멈추고 생각하고 피드백에 대한 생각을 할 시간이 필요하다면 요청한다.
- 실수를 인정하라.
- 감독자의 피드백에 대해 방해하거나 방어하는 것을 피하고, 감독자가 설명을 요구하면 타당한 이유를 댄다.
- 문제에 대한 해결책을 찾고 어떻게 수행하면 되는지에 대한 예를 요청한다.
- 피드백을 제공한 사람에게 감사의 표시를 한다.
- 적절히 변화화된 모습을 보인다.
- 피드백에 의해 기대되어진 변화에 대한 토론을 시작한다.

BOX 72.3 피드백 제공의 가이드라인

- 시기적절한 피드백의 제공–가급적 행동이 관찰된 시기와 가까운 때 피드백을 제공하라.
- 균형있는 피드백의 제공–변화되어야 되는 것뿐만 아니라 일에 대해서도 지적하라.
- 바뀔 수 있는 행동에 대한 피드백 제공.
- 긍정문의 사용.
- '항상', '절대', '모든'과 같은 일반화를 피할 것.
- 피감독자에게 당신이 말한 것을 이해하는 지 물어볼 것; 피감독자에게 자신의 말로 재진술하도록 요청.
- 당신의 피드백에 대해 피드백을 요구할 것–당신은 어떻게 했는지?

없이 일하는 동안 내내 일어나게 된다. 감독자는 자신이 관찰한 것을 언급하고 피드백을 통해 효과적인 작업을 확인하고 칭찬할 뿐 아니라 바뀔 필요가 있는 작업을 지적한다. 효과적인 피드백은 평가적인 것 보다도 설명적일 필요성이 있다.

평가적인: 당신의 첫 인터뷰는 불충분했다.
설명적인: 당신의 첫 인터뷰는 제한적인 예/아니오 응답형 질문들이 열린 질문들 보다 많이 사용되어, 당신이 얻을 수 있는 정보량이 제한적이었다.

효과적인 피드백은 또한 포괄적인 것보다 구체적인 것이 더 필요하다.

포괄적인: 당신의 생산 성과는 우리의 기준에 미달이다.
구체적인: 우리는 우리의 치료사들이 매일 아홉 명의 클라이언트를 보길 기대했는데, 당신은 단지 여섯 명만 보고 있다.

설명적이고 구체적인 피드백을 제공하는 것은 피감독인의 개인적 성격이나 개성이 아닌 작업 태도에 초점을 맞추는 데 도움이 된다. 이런 구별은 피감독자가 피드백을 듣고 반응할 수 있게 하는데 있어 중요하다. 피드백 제공에 대한 다른 제안들은 **Box 72.3** 에 열거되어 있다.

감독의 목적은 효과적인 업무 성과를 지원하기 위해 있다는 것을 기억하라. 감독자들이 고용인들을 평가할 때는, 고용인들이 무엇을 하고 어떻게 행동하며 얼마나 효과적으로 업무를 수행하는지를 본다. 공식적으로든 비공식적으로든 감독에 있어서의 피드백의 초점은 업무에 있지 사람에 있지 않다. 그 목적은 성과를 수행자에게 중계하여, 성과를 유지하고 향상시키는 조치가 취해지도록 하는데 있는 것이다.

수행 평가 및 사정

뉴스트롬(2007, p.276)은 고용인의 성과에 대해 칭찬할 네 가지 기본적인 이유를 지적했다:

1. 좋은 행위를 장려하거나, 기준에 미달하는 성과를 고치고 억제하기 위해
2. 고용인들의 자신들이 어떻게 하고 있는지에 관한 궁금증을 해소시켜주기 위해
3. 고용인에게 기술 개발을 위한 코치를 받을 기회를 제공하기 위해
4. 고용인의 승진이나 임금인상, 전임과 같은 경력에 관련된 나중의 판단을 위한 확고한 기준을 제시하기 위해

감독인은 정기적으로 피감독인의 성과를 평가하고 피드백을 제공해야 한다. 그러나 적어도 일 년에 한 두 번은 감독인이 고용인과 만나 어떻게 수행했는지 구조화된 성과 평가 서식을 이용하여 정식적이고 체계적인 평가를 제공해야 한다. 대부분의 조직들은 정식의 성과 평가 체계와 평가 서식을 가지고 있다. 평가 방법과 양식은 변화할 수 있고 서면의 이야기체, 행동적으로 정해진 등급 평가, 목표 관리, 또는 전 방위 피드백을 포함할 수 있다. 정규의 성과 평가에 있어서 고용인의 성과는 설정된 기준에 비교된다.

감독인으로서 당신은 작업치료 인원을 위한 업무 기준의 수립을 요청받을 수 있다. 작업치료사와 작업장 자원들은 당신이 기준을 식별하는 것을 도울 것이며, 직업 훈련 기준(AOTA, 2010c), "작업치료 서비스 전달 중의 감독, 역할 그리고 책임에 대한 가이드라인"(AOTA, 2009), 작업장 작업 기술서를 포함한다. The World Federation of Occupational Therapists(WFOT)(http://www.wfot.org)는 전세계의 작업치료 전문기관의 목록을 제공하고, 각각의 지역에 따른 관련 정보들을 제공한다. 68장에 따르면 작업치료에 대한 전문적인 기관 정보는 직무기술서 만큼 중요하다. 기준은 작업공간에 따라 다양할 것이나, 모든 기준들은 어떤 성과나 행동이 기대되는지, 어떻게 성과가 측정될 것인지, 언제 성과가 생기는지에 대한 것을 포함해야 한다. 이러한 모든 기준들을 포함하는 기준의 한 예로 "평가는 클라이언트와의 첫

만남 이후 24시간 이내에 완료되고 배포되어야 한다" 는 내용이 있다.

정규의 성과 평가에 있어, 감독인은 다음 세 단계를 완료할 필요성이 있다.

1. **고용인의 성과에 관한 정보 모으기.** 당신이 기록해 둔 주요 사건들을 주의하여, 감독 기록들을 검토하라. 간과되었을 수도 있는 추가 정보들을 기록하라. 출근 상황, 훈련 및 교육 기록, 자격 점검 완료서 같은 기타 고용인 기록을 검토하고, 전년도 성과 평가를 살펴 보라. 당신 부서 내 · 외부 모두의 다른 팀원들과 이야기하여 고용인의 성과를 다른 사람들이 어떻게 보고 있는지 알아보라. 고용인에게 자신의 일에 대해 스스로 평가하고, 업적과 강점 및 약점을 식별하도록 하라. 당신은 고용인에게 성과평가 이전에 이를 제출하게 할 수 있고, 또는 성과 측정 회의에 지참토록 요구할 수도 있다.
2. **현재의 성과를 성과 기준에 대조하기.** 강한 분야들과 개선이 필요한 분야들을 기록해 두어라.
3. **정보를 반영하고 종합하기.** 피감독인의 직업적 성장 요구뿐만 아니라 부서의 요구도 고려하라. 성과의 효과, 효율성, 안전성에 대한 피드백을 제공하라. 고용인이 어떻게 부서의 업적에 기여했는지 주의하라. 긍정적인 피드백과 건설적인 비판을 모두 포함한 당신의 의견을 문서화하라. 어떤 고용인의 한 분야에서의 긍정적이거나 부정적인 자질에 의해 다른 분야에서의 당신의 평가가 영향을 받지 않도록 주의하라. 과도하게 관대하거나 엄격하지 않도록 경계하라. 객관적이고 균형잡힌 그리고 업무 성과에 초점을 맞춘 피드백 이어야 한다. 다수의 웹사이트들은 효과적인 성과 평가를 어떻게 수행하는지에 관한 정보를 제공하고, 주의해야할 추가적인 요소들을 알려준다.

성과평가가 완료되면, 고용인과 만나야 할 때가 된 것이다. 만남의 목적은 감독인과 피감독인에게 고용인의 업무 성과에 대해 논의하고 이를 향상시킬 방법에 관해 협력할 기회를 제공하기 위함이다. 불행히도 성과 평가 미팅은 종종 고용인이 무엇을 잘못 했는지에 초점이 맞춰진 이벤트로 여겨진다. 감독인의 고용인에 대한 질책은 피감독인과 감독인이 시각을 공유하고 성과를 개선하는 장애물을 함께 식별하는 협력적 교육 과정을 손상시킨다고 보는 공통적인 강조사항이 있다. 감독자는 이러한 문제를 바로잡기 위해 몇가지 접근법을 사용할 수 있다.

4. **절차 알리기.** 고용인이 미리 평가 절차에 익숙해지도록 하라. 표준서식이 사용된다면, 고용인이 봤는지, 어느 용어나 등급 단위에 대해 이해하는지 확인하라. 고용인이 직무 기대치와 기준을 아는지 확인하라. 성과 기준을 수립하는 일에 직원들을 참여시키는 것은 기준을 고수하고 받아들이기를 촉진한다. 고용인을 자기평가를 통해 평가 과정에 참여시켜라.
5. **미리 계획 세우기.** 고용인에게 언제 미팅이 있을 것인지 미리 알려주고 준비할 시간을 부여하라.
6. **변화하기에 편안한 풍토 조성하기.** 개인적으로 만나 간섭을 피하라. 토론에 적절한 시간을 허용하라. 시작하면서 고용인을 편하게 해주고, 이 시간을 조직과 고용인의 이익을 위해 직무 성과를 어떻게 향상시킬지 상호 의견을 공유할 수 있는 중요한 기회로 봄을 설명하라.

수행평가 회견 중, 고용인과 협력하고 의견을 교환할 준비가 되어있도록 하라. 업적을 나누고 무엇이 완수되지 않았는지 검토하라. 성과 평정이 주어졌다면, 현행의 직무 수행에 근거하여 매겨진 당신의 평정 이유를 확실히 제시하라. 만약 고용인이 당신의 어떠한 평정이나 견해에 놀란다면, 한 해 동안 충분히 정기적인 피드백을 주지 않았던 것이리라. 주목하고 바로 잡도록 하라. 평가 인터뷰는 직무수행에 관한 기대치와 장래의 목표를 재정립하는 다른 기회를 제공한다.

업무수행 문제의 처리

직업 관행적 환경 하에서 많은 유형의 수행 문제들이 있지만, 규칙이 깨진 상태에서의 행동이나 행위, 기대치 이하로 떨어진 성과, 근로의욕과 효율성을 떨어뜨리는 개인간의 문제들이 가장 흔한 것들이다. 각 유형의 문제는 달리 다뤄져야 하지만, 모든 상황에서 취해진 조치들은 고용인이 성과를

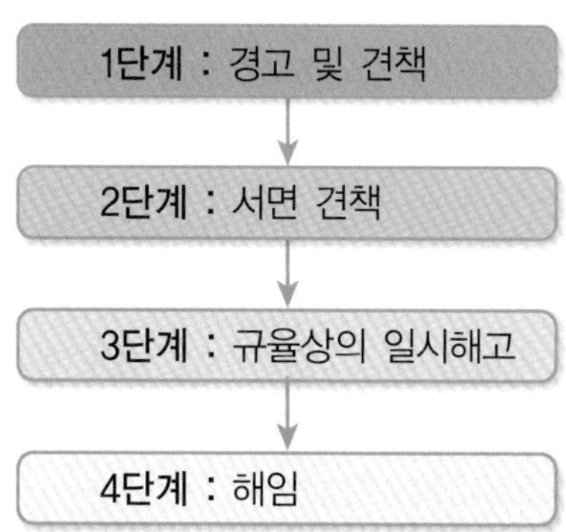

그림 72.3 수행 문제를 다루는데 표준 절차를 이용하는 것은 많은 공적 조직에 필요하고 대부분의 환경에서 좋은 수단으로 고려된다.

높이고 직무 기대치를 충족하는 것을 돕는 방향으로 한다.

행동 및 행위의 문제

행동이나 행위의 문제는 규율로 다루어진다. 행동 및 행위의 문제는 장기결근, 만성지각, 중독, 반항, 절차준수 태만, 그리고 허위기록 등을 포함할 수도 있다. 이러한 것들은 심각한 위반으로 지속하도록 허용해서는 안된다. 각 기관들이 다양한 위반행위들을 규율하기 위해 그들의 특정한 절차들을 채용한다 하더라도, 규율은 일반적으로 점진적인 방식으로 다뤄진다. 점진적 규율 접근 방식으로, 고용인은 수행의 향상이 없을 시 반복적으로 상담을 받고, 규정 위반에 대한 처벌은 점차 가중된다(**그림 72.3**).

점진적인 규율의 첫 단계는, 수행 문제를 고용인과 논의하고, 받아들일 수 있는 성과에 대한 명확한 기대치를 설정하며, 향상이 없는 결과에 대해 설명하는 것이다. 두 번째 단계에서는 그 과정을 반복하고, 또 이때는 교환된 내용의 기록이 문서화된다. 고용인은 서명하여 자신의 개인 파일에 첨부한다. 만일 그 행위가 반복되면, 세 번째 단계에서 고용인은한 동안 정직처분을 받고 언제 복직될지 통보를 받는데, 그 행위는 반드시 고쳐져야 되며, 그렇지 않으면 고용인은 해임될 것이다. 그 마지막 단계는 고용인이 복직 후 또 다른 위반이 발생할 경우, 그 때 고용인이 해임되는 것이다.

- **사전 경고.** 어떤 규율을 다루는데 유용한 비유로 "붉게 달아오른 난로"의 법칙이 있다. 이 비유는 규율을 다루는 과정을 달아오른 난로를 만지는 것에 비유하고 좋은 규율 방책과 실행의 네 가지 필수적인 특성을 보여준다. 규율은 다음 방식으로 다뤄져야 한다.
- **선제 경고.** 붉게 달아오른 난로를 만지면 화상을 입을 것임을 알게 된다. 고용인은 규칙이나 방침을 어기면 어떤 일이 일어날지 알게 된다.
- **즉각적으로.** 적열된 난로를 만지면 바로 화상을 입을 것이다. 규제 조치는 그 행위가 발생한 후 가능한 한 즉시 적용되어야 한다.
- **공평하게.** 누가 달아오른 난로를 만지더라도 그 사람은 화상을 입을 것이다. 감독인은 규제를 다루는데 있어 편파적이어서는 안된다. 모든 사람은 같은 위배 행위에 대해 같은 처벌을 받아야 한다. 일관되게. 달궈진 난로를 만질 때마다 화상을 입게 된다. 규제는 매번 같은 방식으로 적용되어야 한다.

수행 문제들

표준이하의 수행 문제는 직업적 관행 하에서 더욱 일반적이다. 이러한 문제들을 다룰 때, 감독인은 피감독인과 협조하고 문제해결에 그들의 도움을 확보하는 접근법을 채택할 필요성이 있다. 수행문제가 식별된 이후 이 유형의 문제를 다루는 전형적인 절차들은 다음을 포함한다.

1. 피감독인과 만나고 수행 문제를 지적한다. 기준을 검토하고 기대 수행치를 설명한다.
2. 피감독자와 문제에 대한 원인을 협력하여 찾는다.
3. 피감독인과 협력하여 문제의 원인을 결정한다. 성과를 향상시키기 위한 조치 계획을 함께 강구한다.
4. 성과를 모니터한다.
5. 필요시 이 절차를 반복한다.
6. 기준치를 달성 했을 경우와 그렇지 않은 경우의 결과를 고용인에게 알려준다.

개인간의 업무 사안

개인간의 업무상 문제들은 다양한 영역과 복잡성을 지니고 있으며 모든 업무 집단에 공통적으로 나타난다. 직업 관행적인 환경 하에서 팀웍은 부서의 효율성과 긍정적인 클라이언트 반응에 대해 중추적인 요소이며, 직원 간의 문제는 무시할 수 없다. 개인 간의 문제들은 작업치료 부서의 치료사들 또는 다른 분야의 팀 멤버들 간에 일어날 수 있다. 이러한 유형의 업무상 문제들은 종종 잘못되거나 다른 의사소통 방식 또는 성격에 기인한다. 직능이나 기대치에 대한 불명확성 또한 개인간의 문제에 이르게 할 수 있다.

단지 두 사람이 서로 다르거나 의견이 맞지 않다는 것이 그들이 같이 일하는데 비효율적이라는 것을 의미하지는 않는다. 이러한 유형의 수행 문제를 해결함에 있어 감독인의 역할은 성격이나 개개인 또는 차이점이 아니라 성취되어야 할 과업과 공동의 목표에 초점을 둬야 한다. 한 고용인이 다른 고용인에 대해서 당신에게 불평을 제기할 때 취해야 할 첫 번째 접근법은 그 불평을 주의 깊게 들어주고 그 사람에게 다른 개인에게 직접적으로 불만을 토로할 수 있게끔 하는 것이다. 당신은 그 사람에게 자신의 염려를 명확하게 하고, 다른 사람의 행동이 자신의 업무를 수행하는 능력에 어떻게 영향을 미치고 있는지 나타내게끔 도와야 한다. 이 접근법은 자주 효과를 발휘하고 소통 과정을 시작하게 한다.

이 접근법이 효과가 없을 시, 당신은 관련된 당사자 개개인들과 대화를 나눔으로써 그 이상의 조치를 취할 필요가 있을 것이다. 당신은 이를 먼저 개인별로 실시한 후 같이 실시하길 원할 수도 있고, 당사자들과 동시에 대화하여 이 문제에 접근하길 원할 수도 있다. 어느 경우이든, 당신은 양쪽과 면담하여 모든 사실들을 이해하고, 구체적인 행위와 영향을 받고 있는 업무수행 기대치에 관한 사안들이나 문제들에 관해 파악 하고자 할 것이다. 감독인 으로써 당신은 또한, 업무수행 행위와 태도에 대한 당신의 기대를 분명히 하고, 양측 모두에게 부서의 기대에 관해 상기시켜 주어야 한다. 토의 중에 각 당사자는 상대방의 행위 뿐만 아니라 자신의 행위에 대해서도 더욱 잘 알게 될 것이고, 자신의 선택에 의한 상호작용이 어떻게 자신들의 일에 영향을 미치고 있는지 알게 될 것이다. 이를 통한 당신의 목표는 양 당사자들을 위해 해결책을 수립하여 어느 쪽의 일에도 손상을 입히지 않으면서 부서의 업무가 더 효율적으로 유지되도록 하는 것이다.

작업치료 인력의 감독

Supervision of Occupational Therapy Personnel

전문가들은 작업치료 인력을 효과적으로 감독하는 데에는 안전하고 효과적인 서비스 전달을 보장하는 것이 필요하다고 믿는다. 본 장의 첫 부분에서 언급했듯이, 감독은 작업치료과정 속에 중첩되어 있다. 하지만, 작업치료 실무자들은 넓은 범위의 업무 환경 속에서 일한다(의학상의, 교육상의, 그리고 공동체 기반의 환경). 이러한 다른 환경들 속에서 효과적인 감독업무를 개발하도록 실무자들에게 안내하기 위해, 전문가들은 모든 환경 하에서 적용될 수 있는 감독 가이드라인을 채택하였다. 이러한 가이드라인들은 전문가들이 감독절차를 어떻게 보며, 누구에게 감독이 필요한지, 감독의 수단과 빈도, 그리고 다른 작업치료 인력의 감독 책임에 대해 묘사하고 있다.

작업치료사들

미국 작업치료 협회(AOTA)는 작업치료사를 "서비스를 독자적으로 제공할 수 있는 자율적 실무자"라 설명한다(AOTA, 2009, p.797). WFOT는 직업의 자유를 지지하고 작업치료의 최소자격을 서술하고 있다(WFOT Council, 2007). 입문단계의 작업치료사들은 감독 없이 업무를 수행할 자격이 있다(WFOT, 2008). 이 치료사들의 독자적인 서비스 제공을 위한 준비는 최소 6개월의 감독 하 업무경력과 성공적인 첫 인증시험 통과를 포함한 교육과 훈련을 기반으로 한다. 입문단계의 작업치료사들은 제너럴리스트로써 훈련을 받고 전반적인 업무 환경 속에 자율적인 치료사로서 개입할 자격을 갖춘다. 입문단계의 작업치료사들이 감독을 요구하지 않는다 함에도, 과거에는 중급 또는 상급 작업치료사들에 의한 근접 감독이 추천되었다(AOTA, 1999). 치료사들이 입문단계의 숙련 등급을 준비하게 되면서 사고가 바뀌어 모든 치료사들에게 책임이 부여되어, 모든 경력 등급의 치료사들이 자신에게 개인적으로 감독이 필요한지 평가하고 필요시 이를 요청하게 되었다. 이 현재의 지침은 "작업치료사들에게 최선의 실무 접근법을 개발하고 직업적 성장을 촉진하기 위해 감독과 지도를 요청하도록 장려해야 한다"(AOTA, 2009, p.797)고 기술한다. 이 진술은 각 치료사들의 안전하고 효과적인 서비스를 제공하는데 필요한 능력을 유지할 직업적 책임을 저평가한다. 전문적 감독이 제공되지 않는 업무환경에 들어가는 치료사들은 자신의 현재 능력들과 그 업무환경의 요구사항을 신중히 대조해 보아야 한다. 만약 비교해보고 현재의 지식과 기술이 추가 지원이나 개발이 필요할 수도 있다는 것이 드러나면, 그 치료사는 감독이나 지도를 요청하여 충분한 업무수행 능력과 직업적 성장을 확실히 해야 한다. 필수적인 것은 아니지만, 많은 입문단계의 치료사들이 감독이 가능한 첫 직장을 추구한다. 이런 자리는 그들에게 임상기술을 단련하고 자신감을 가지게 해준다. 입문단계 이상의 치료사들은 자신들의 업무 환경상 전문적 감독이 제공되지 않을 시 이에 대한 필요성이 있는지 스스로 계속 평가해야 한다. 업무 환경이 바뀌거나(학교에서 요양소로), 돌봐야 할 클라이언트의 유형이 바뀌는(자폐증이 있는 아이에서 척수손상이 있는 어른으로)등 경력의 변화는 치료사의 현 능력에 도전적일 수 있고 그 치료사에게 감독이나 지도를 요청하도록 경고할 수도 있다(AOTA, 2010b; Youngstrom, 1998).

많은 작업치료 업무 환경에서, 다른 작업치료사의 공식적인 감독을 받지 못할 수도 있다. 이는 특히 공공 학교의 환경에서 일반적이다. 이러한 상황에 있는 작업치료사들은 종종 비슷한 환경에 있는 작업치료사인 동료의 비공식적인 감독을 요청한다. 그들은 서로 피드백을 요구하고 사례 정보를 나누며, 종종 효과적인 중재를 계획하기 위해 함께 문제를 해결하기를 요청하기도 한다. 이는 긍정적이고 사전행동적인 접근법이며, 효과적인 전문 업무와 개인 능력을 확보하게 돕는다.

보조 작업치료사

OTA 들이 전 세계에 23개 정도가 있지만 supervisory 가이드라인은 미국에 가장 발달되어 있다. OTA 감독의 토론은 미국의 형식에 기초하고 있다(WFOT, 2010). 다른 나라에서 OTA들에 일하고 있는 작업치료사는 자기나라의 감독 요구와 다른지 다른 전문적인 협회와 접촉하고 싶어한다.

미국에서 작업치료 서비스를 제공하는 보조 작업치료사는 작업치료사의 감독을 받아야 한다(AOTA, 2009, 2010c). 보조 작업치료사는 기본적인 작업치료 접근법과 기

표 72.3 감독의 패턴: 누가 누구를 감독할 수 있는가?

	감독하기 위한 인력							
				OT 현장실습 학생		OTA 현장실습학생		
감독자의 유형	OTA	OT 보조인	자원 봉사자	Level I	Level II	Level I	Level II	OT
입문-단계 OT	×	×	×	×		×		
경력 1년 이상 OT	×	×	×	×	×	×	×	×
입문-단계 OTA		×	×					
경력 1년 이상 OTA	×	×	×	×		×	×	

OT, 작업치료사; OTA, 보조 작업치료사.

술들을 훈련 받고 교육 받으며, 그들의 역할은 서비스를 전달함으로써 작업치료사를 지원하는 것이다. 작업치료사는 적절한 서비스를 클라이언트에게 제공하기 위해 보조 작업치료사와의 서비스 전달과 공동의 작업들, 협력 등 모든 측면에서 책임을 진다. 입문단계의 작업치료사는 보조 작업치료사를 감독할 수 있고 협력적 감독관계에서 직업적 진가를 발휘한다는 것을 알 수 있을 것으로 기대된다(Accreditation Council for Occupational Therapy Education, 2008a). 입문단계의 보조 작업치료사는 협력적 감독관계에 대해 알고 적절하게 감독을 요청할 것으로 기대된다. 훈련과 교육에 의해 보조 작업치료사들은 종종 관련된 업무 역할을 맡는데 충분한 자격을 갖춘다(예로, 보조적 공학자, 활동 프로그램 관리자). 그들이 이러한 관련된 작업 직위를 맡을 때 그들은 작업치료 서비스를 제공하지 않고 결과적으로 작업치료사의 감독을 필요로 하지 않는다.

현장실습 학생

치료사와 보조자급 2단계의 현장실습 학생들은 양쪽 모두 작업치료 실무자들에게 감독을 받아야 한다. 작업치료 학생들은 국가 작업치료 인증협회의 최초로 인증을 받은 후 최소 일 년 이상의 경력이 있는 작업치료사의 감독을 받아야 한다(ACOTE, 2008a). 보조 작업치료학생들은 작업치료사나 보조 작업치료사의 감독을 받을 수 있는데 역시 최초 인증 후 최소 일 년 이상의 경력자에 한한다(ACOTE, 2008b). 만약 보조 작업치료사가 보조 작업치료학생에게 2단계 감독을 제공한다면, 감독하는 보조사는 작업치료사의 감독을 받는 것으로 이해된다. ACOTE에 따르면, 1단계의 작업치료 또는 보조 작업치료학생들을 감독할 자격이 있는 인원에는 작업치료사와 보조 작업치료사뿐만 아니라 심리학, 사회, 교육 같은 다른 분야의 개인들도 포함된다(ACOTE, 2008a, 2008b).

level II field work 감독의 장점은 작업치료학생이 주어진 피드백에 대한 발견과 반응이 필요하다는 것이다. 현장에서의 감독관계는 전문적인 감독관계와 유사하다. 66장에서 현장 세팅에서의 감독의 실태에 대해서 논의한다.

기타 인력

작업처리 서비스 제공을 보조하거나 서비스 제공을 관리하는 사무직원, 작업치료 aides나 자원자 등 다른 유형의 인원들은 작업치료사나 보조 작업치료사의 감독을 받을 수 있다. **표 72.3** 은 감독할 수 있는 다양한 인원의 전체상을 보여준다.

감독 유형들: 다양한 업무양상의 감독

Types of Supervision: Overseeing Various Aspects of Work

작업은 복잡한 활동이다. 다양한 양상의 작업을 감독하는 책임은 때때로 다른 사람들에게 할당된다. 작업치료 실무자가 자신의 업무수행의 다른 양상들에 대해 한명 이상의 사람들에게 감독을 받는 것은 보기 드문 일이 아니다. 작업수행의 세 가지 다른 양상들과 그 성과를 바라보는데 사용되는 감독의 유형에 대한 검토는 당신이 몇몇 환경에서의 감독이 어떻게 많은 면을 가진 접근법을 필요로 할 수 있는지 아는데 도움을 준다.

행정상의 감독

행정상의 감독은 성과를 모니터하고 피감독인들의 업무 성과와 직업적 발전이 목적과 고용 조직의 기준에 부합하도록 보장하는데 초점을 둔다. 경영상 감독자들은 출근, 스케줄, 수익 처우와 주어진 업무의 적절한 처리 등 업무수행 측면에 초점을 둔다. 이런 유형의 감독은 앞서 논의된 감독의 경영상 기능과 밀접하게 연관되어 있다.

경영상 감독은 작업치료사나 보조 작업치료사로부터 다른 작업치료사들이나 보조 작업치료사들 또는 다른 분야의 멤버들에게 제공될 수 있다. 또한 다른 분야의 멤버들도 작업치료사나 보조 작업치료사들을 경영상으로 감독할 수 있다. 이 유형의 감독은 공공 학교 환경에서 흔히 있으며, 그 학교의 교장이나 특수교육 관리자들이 작업치료사들을 위한 지정된 감독자들이다. 작업치료사의 감독자로서, 교장이나 특수교육 관리자는 작업치료사의 업무에 있어 경영상 측면들을 감독하게 되는 것이다.

임상 또는 전문적 실무 감독

피감독자의 전문 성과나 발전을 위한 지원, 교육과 평가를 목적으로 하는 감독을 **전문적인 실무 감독**(professional practice supervision) 또는 **임상 감독**(clinical supervision)이라 부른다. 임상 감독이란 용어는 과거에는 이런 유형의 감독을 지칭하는데 대부분 널리 쓰였다. 그러나, 더 많은 작업치료사와 작업치료사들이 임상 의학 모델에서 벗어나 업무 환경으로 옮겨감에 따라 임상 감독이란 용어는 더 넓은 의미의 전문 실무 감독이란 용어보다 적절하지 않은 것으로 여겨지게 되었다. 전문 실무 감독에 있어 감독자의 책임은 단순 직무성과의 관리적 측면 이상으로 늘어나며 추가적으로 피감독인의 인터뷰 기술, 적절한 치료 요법의 선택, 임상 논리와 같은 전문 분야 세부 기술을 돕고 지원하는데 방향을 두게 된다.

전문 실무 감독은 피감독인의 분야에 있는 사람에 한하여 적절히 제공될 수 있다. 결과적으로, 물리치료사가 전문 실무 감독이나 임상 감독을 작업치료사에게 제공하는 것은 적절하지 않다. 이와 유사하게, 작업치료사가 물리치료사를 위해 전문 실무 감독이나 임상감독을 제공할 것으로 기대할 수는 없다. 전문 실무 감독은 현장 교육자들이 작업치료사나 보조 작업치료사의 2단계 현장 경험 수준에서 제공하는 감독의 유형이다(현장 교육자들은 또한 학생들에게 경영상 감독을 제공한다). 작업치료사는 전문 실무 감독을 다른 작업치료사와 보조 작업치료사에게 제공할 수 있고, 보조 작업치료사는 전문 실무 감독을 다른 보조 작업치료사에게 제공할 수 있을

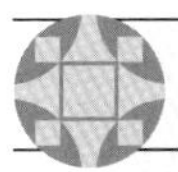

증거에 대한 해설

작업치료의 감독

감독에 대한 주요 연구는 경영 관리 연구가들에 의해 수행되어 왔다. 건강관리 전문가, 간호사, 사회사업가, 그리고 상담 심리학자들은 진료 감독에 대한 많이 기여해왔다. 작업치료에서는 직접 경험적인 증거가 효과적인 감독 실습이 부족한 것을 보완해 준다. 작업치료에 사용할 수 있는 이 연구는 종종 경영 문제들과 연관성이 있고, 설명적으로 초점이 맞춰져 있다. 예로, 직원 만족도와 인력 보존에 관심이 있는 작업치료 관리자들은 피드백과 성과에 대한 치하, 실질적인 업무량, 그리고 자치권과 전문적 성장과 기술 개발을 위한 기회 같은 요소들 모두 직무 만족도에 영향을 미친다고 보았다(Barnes, 1998; Smith, 2000). 이러한 연구들은 감독을 직접적으로 보지 않았음에도, 이 식별된 요소들은 감독자가 영향을 미칠 수 있는 모든 요소들이며, 따라서 효과적인 감독은 이러한 요소들을 수반해야 한다.

두 가지 최근 연구들은 현재의 감독 실무에 다소의 통찰을 제공한다. Johnson, Koenig, Piersol, Santalucia, Wachter-Schutz(2006) 는 과거에는 1단계의 현장 학생들을 감독하는 많은 현장 교육자들이 작업치료사가 아니었다고 보고하였다. 2006년 4월에 국가 작업치료 인증 이사회는 작업치료사와 보조 작업치료사 인증시험 수험자들을 대상으로 누가 실습자들의 주 감독이었는지, 매주 직접적으로 감독을 받은 시간이 얼마나 되는지에 관한 2005년 온라인 설문조사결과를 보고하였다(Bent & Conway, 2006). 작업치료사의 38%, 보조 작업치료사의 23%가 다른 분야의 일원들에게 감독을 받았다. 작업치료사의 31%, 보조 작업치료사의 18%가 주당 직접적인 감독을 전혀 받지 않았다. 이와 같은 설명적 통계들은 우리에게 다른 질문을 하게끔 만든다. 작업치료사가 아닌 사람에게 감독을 받는 것이 치료사들의 전문적 성장과 작업 기반 실습의 수행에 어떻게 영향을 미치는가? 직접적 감독의 빈도가 서비스 전달과 전문적 성장의 정도에 영향을 미치는가?

작업치료의 현장 감독 실습에 대한 연구는 많이 있다. 어떤 연구자는 감독을 확인하기 위해서 현장 교육자들의 실습생 감독 경험에 대해 조사하였다. 다른 연구자들은 level 1 현장 경험에서 작업치료사가 아닌 감독자와 종합적인 현장 모델의 사용 같은 감독의 다양한 모델의 효과를 연구하였다.

설명적이고 경험적인 작업치료 감독에 대한 두 연구들은 모두 필요하다. 환경에 따라 감독의 실무는 어떻게 변하는가? 보조 작업치료사와 함께 서비스 권한을 설정하는데 무엇이 가장 효율적이고 효과적인가? 어떤 감독 접근법들이 피감독자들의 전문적 성장과 발전을 지원하는데 가장 효과적인가? 이런 것들은 단지 감독자들이 효과적으로 감독하기 위해 필요한 증거들과 함께 대답될 필요성이 있는 수 많은 질문들 중 일부일 뿐이다.

BOX 72.4 학습 기법의 예

- 서면 계획안이나 지침을 제시하라.
- 학습자에게 읽기를 통해 무엇을 배웠는지 다시 보고하게 하라.
- 기사나 책을 읽거나 참고로 사용할 수 있게 제공하라.
- 설명하고 학습자에게 다시 설명하게 하라.
- 내용을 커버하는 구두 설명이나 강의를 제공하라.
- 질문과 함께 비디오테이프를 제공하여 끝에 내용에 대해 대답하게 하라.
- 학습자가 작은 토의 집단에 참여하여 임상 상황의 문제를 해결하게 하라.
- 일대일 또는 작은 그룹으로 제시된 사례나 문제들을 토의하게 하라.
- 역할 극 상황.
- 반복된 실습 기회를 제공하여 새로운 지식과 기술을 적용토록 하라.
- 학습자에게 다른 사람들의 업무수행을 관찰하고 무엇을 관찰하였는지 묘사하게 하라.
- 바람직한 실행이나 행동의 모델을 만들어라.

것이다. 이 유형의 감독은 교육과 지원적 감독 기능과 밀접한 연관이 있다.

기능적 감독

몇몇 작업치료 실무 환경에서 보이는 세 번째 유형의 감독은 **기능적 감독**이다(AOTA, 1993, p.1088).
이 감독 유형에서는 업무의 한 세부 양상이나 임상 실무의 한 "기능"이 지정된 개인을 대표하여 그 업무 양상에 있어 훈련과 관리를 제공하게 된다. 단지 기능적 감독을 제공하는 감독인은 그 분야에 있어서 전반적으로 진보된 지식, 기술과 자격을 가지고 있다. 예를 들어, 새로운 고용인의 작업치료 감독인은 휠체어 판단 및 배치 경험이 있는 다른 작업치료사에게 그 영역의 새 고용인에게 기능적 감독을 해주도록 요청할 수 있다. 기능적 감독을 제공할 때, 감독인은 전체 감독과정에는 책임이 없으나 그 사람에게 단지 작업이나 업무의 선택된 한 측면에 있어서의 구체적인 기술이나 능력과 성과를 향상시키는 것에 관련하여 감독한다.

감독의 방법들 Methods of Supervision

전문 실무 감독자는 어떤 감독 방법들이 성과를 향상시키고 모니터하는데 가장 효과적인지 고려할 필요가 있다. 피감독인들은 다른 학습 스타일들을 가지고 있다. 작업장들은 다양한 담당업무 수요, 감독을 위한 관리적 요구사항들, 그리고 감독을 제공할 시간을 가진다. 감독 기법들은 피감독인의 요구와 작업장의 수요를 충족하기 위해 선택될 필요성이 있다.

감독인에게는 피감독인을 적응시키고 훈련시킨 후 피감독인의 직업적 성장과 발전을 지원할 의무가 있다. 교육 방법의 유형을 면밀한 고려하여 새로운 정보를 습득하고 작업 기술을 향상시키는데 가장 효과적이도록 해야 한다. 정보는 구두로 전달할 것인지 아니면 서면이나 비디오를 통해서 전달될 것인가? 어떻게 대화식의 배움이 되게 할 것인가? 학습자가 자신의 기술을 시험해 보지 않고 단지 관찰만 할 것인가? 질문을 장려할 것인가? 기법을 다양화하고 학습자의 기술과 편안한 수준에 맞물리는 것을 선택하는 것은 좋은 방법이다. 어떤 학습방법을 선호하는지 묻는 과정에 피감독자를 참여시켜라. **Box 72.4**는 다양한 학습 기법들의 예가 리스트되어 있다.

성과를 모니터하고 평가하기 위해, 감독자는 직 · 간접적인 접근법들을 활용할 수 있다.

직접적 감독이나 관찰 감독

직접적 감독이나 관찰 감독 기법 하에서, 감독은 고용인이 직무를 수행하고 있을 때 나타나고 실제로 성과를 관찰한다. 감독 기법에 대해 생각할 때, 이 접근법은 대개 떠오르는 첫 번째의 것이다. 직접적 관찰은 감독자에게 직접적인 정보를 주지만, 이 방법은 시간을 많이 소모하고, 감독의 유일한 기법으로써 사용하기에 항상 실용적인 것은 아니다.

간접적 감독

간접적 기법들은 감독자에게 작업이 이루어진 후에 정보를 모아 어떻게 그 일이 수행되었는지 확인하게 해준다. 간접적 기법은 작업수행 후 피감독자와의 의사소통(전화, 이메일 또는 서신을 통해), 피감독자의 업무에 대한 수기 기록들(출근 기록, 문서) 또는 다른 사람들(클라이언트, 후견인, 다른 직원이나 팀원)의 보고를 포함한다. 다른 사람들의 말을 들어보면 고용인의 성과를 알 수 있고 그 성과에 대해 다른 사람들이 어떻게 인지하고 있는지 피드백을 얻을 수 있다. 임상 환경에서 피감독인의 문서를 통해 성과를 감독하는 것은 작업치료 실무에 있어서 흔히 쓰이는 간접 기법이다. 문서를 읽으면 감독인은 클라이언트가 어떻게 진료받았는지 알

표 72.4 감독의 연속체

감독 빈도	정의
• 연속적인	감독자는 일하고 있는 피감독인을 관찰하고 있음(AOTA, 1999,p.592).
• 근접 감독	작업현장에서 매일, 직접적인 감독이 요구됨(AOTA, 1999,p.592).
• 정기 감독	작업장에서 최소 2주 한 번의 직접 접촉이 필요하고, 전화나 서면 교신 같은 다른 수단을 이용한 잠정적 감독 (AOTA, 1999,p.592).
• 일반 감독	최소 월 1회의 직접 접촉과 필요시 다른 수단을 통한 감독 가능(AOTA, 1999,p.592).
• 최소 감독	필요할 때만 제공하고 월 1회 이하일 것임(AOTA, 1999,p.592).

수 있고, 피감독인의 임상 추론 및 문서화 능력을 통찰할 수 있다. 그러나 단지 간접 감독 기법만을 사용하고 또한 주기적인 관찰 없이는 감독자는 피감독자의 대인관계, 기술 응용력, 자연스런 임상환경 적응력, 문제 해결력과 같은 영역에서의 성과에 대한 균형 잡힌 시각을 갖지 못할 것이다. 고용인 성과에 대한 정확하고 완전한 파악을 위해 직 · 간접 양 기법 모두 사용될 필요성이 있겠다.

감독의 빈도 Frequency of Supervision

감독계획을 수립할 때 감독인이 최초로 내려야 할 결정사항들 중 하나는 피감독자를 지도하고, 훈련시키고, 관찰하며 성과를 평가하기 위해 얼마나 자주 피감독자를 접촉할 것인가 하는 것이다. 전문가들은 이 의문을 보조 작업치료사들을 감독하는데 어느 빈도의 감독활동이 결정되어야 하는가와 연관지어 고려해왔다(AOTA, 2009, p.798). 다음 요소들은 모든 감독 상황에서 고려될 수 있다. 감독활동의 빈도를 결정할 때, 감독자는 다음을 고려해야 한다.

1. **자신의 감독 숙련도.** 신임 감독이거나 막 기술을 익힌 감독인의 경우 피감독인과 더욱 잦은 접촉이 필요할 것인데, 이는 관찰하거나 성과를 분석하는데 덜 효율적이기 때문이다. 이들은 가능한 성과상의 문제들을 인지하고 감독조정활동을 하는데 더 많은 시간이 필요할 것이다. 경험이 많거나 과거에 같은 환경에서 감독활동을 수행한 감독인의 경우 성과 예상에 대해 좀 더 명확하고 문제들을 예상하고 지도나 방향 제공을 더 신속히 수행할 수 있을 것이다.
2. **피감독자의 숙련도.** 비슷한 업무 배경이나 경험이 있는 신규 고용인은 필요한 기술들을 가지고 있을 것이다. 일반적으로, 이런 고용인들은 초기 훈련이 덜 필요하고 때론 아주 빠르게 감독이 덜 필요한 수준에 도달한다. 그럼에도 감독인은 각 고용인을 개별적으로 평가해야 하는데, 경험이 항상 성과를 보장하는 것은 아니기 때문이다. 고용인의 학습 속도나 스타일 또한 필요한 감독의 빈도에 영향을 미친다.
3. **업무의 속성.** 더 다양하고 복잡한 업무는 더 잦은 감독활동이 요구되며, 이는 감독자가 다양한 환경과 복잡성의 수준에 따라 달리 성과를 관찰할 수 있도록 해준다. 재활병원에서 일하고 뇌졸증 환자들만을 다루는 신임 작업치료사는 정형외과, 신경과 환자를 보는 민감한 환경에서 일하는 신임 작업치료사보다 덜한 빈도의 감독이 요구될 것이다.
4. **업무 환경 기대치 및 요구사항.** 다양한 업무 환경에서, 기준과 기대값은 어떤 감독의 수준을 필요로 하는 그 환경에서의 경험에 기반하여 발전해 왔을 것이다. 숙련된 감독인이 주 단위의 접촉이면 충분하다고 생각할 수 있음에도, 작업장에서는 매일 접촉이 필요할 수도 있다.
5. **외부 관리 또는 법률 기관의 기대치 및 요구사항.** 연방 또는 주 법률 및 규정, 인증기관들은 작업치료사와 보조 작업치료사 사이에 있어야 할 특정 관리 감독 기법들을 명기할 수 있다.

감독의 빈도는 일반적으로 연속체가 발생하는 것처럼 보인다. 연속체의 높은 끝부분에서는, 감독인이 일하고 있는 피감독인을 지속적으로 관리한다. 연속체의 낮은 끝부분에서는, 감독인이 피감독인을 필요할 때만 접촉한다. **표 72.4**는 연속체의 다양한 수준에 대한 묘사를 제공한다. 과거에는, 전문가들이 치료사 및 보조 치료사들에 대한 특정 빈도의 감독수준을 추천했었다. 이 접근법은 더 유연한 방법으로 대체되었는데, 이는 감독 빈도 결정과 이 직업군에 존재하는 광범위

업무 딜레마

실습 패턴 바꾸기: 테일러의 작업치료사 감독

테일러는 최근 그녀가 사는 지역의 대형 장기 요양 시설에서 작업치료사로서 새 일을 시작하였다. 그녀는 다른 작업치료사 2명 및 보조 작업치료사 2명과 팀으로 일한다. 그녀는 보조 작업치료사 중 한 명이 다이앤의 감독을 맡았다. 다이앤은 이 시설에서 5년 째 일해왔고 스스로 주민들을 다루는데 경험이 풍부하다고 여기고 있다. 테일러가 이 일을 시작했을 때, 감독관계에 대해 논의하고 작업치료사 및 치료보조사의 협력을 어떻게 수행할지 결정하기 위해 다이앤과 만났다. 테일러는 다이앤과 함께 관찰하고 일하는데 시간을 보내고, 그 시설에 적응하고 환자와 사용되고 있던 전형적인 작업치료 업무에 친숙해지는데 다이앤이 매우 도움이 된다는 점을 알았다.

테일러는 이제 6개월 이상 그 시설에서 일하며 클라이언트들과 그들의 개인적인 요구에 더욱 익숙해 졌다. 그녀는 환자들이 자택으로 돌아가든 장기 요양 병동에 남게 되든 관계 없이, 더욱 개별화되고 각 환자들의 요구와 개인적 라이프스타일에 따른 선택과 관련된 조정 활동 계획을 수립하는데 관심이 있다. 과거의 조정은 주로 스스로 돌보는데 초점이 맞춰줘 있었고, 테일러는 이런 업무를 무시하지 않길 원하면서, 일상 생활이나 환자들이 집에 돌아왔을 때 하길 원하는 여가 생활 또는 환자들이 장기 치료에 남았을 때 자신의 능력과 제어 감각을 향상시키는데 더 유용한 활동들을 강조하길 원한다. 그녀는 이 목표에 대해 다이앤에게 말했고, 함께 조정 계획을 세울 때 이 영역에서 개별화된 목표들이 수립되었다. 그러나, 다이앤을 뒤따라서 조정 활동을 관찰하고 환자의 경과를 관찰하면서, 테일러는 다이앤이 이러한 목표들을 다루지 않고 전에 쓰던 틀에 박힌 업무와 활동의 유형을 계속 사용한다는 것을 알았다.

질문

1. 당신은 이 상황에서 감독자의 논쟁점과 문제를 어떻게 정의하겠는가?
2. 이 시나리오의 감독자로써, 테일러의 책임은 무엇인가?
3. 이 시나리오의 피감독자로써, 다이앤의 책임은 무엇인가?
4. 다이앤의 행동에 대한 몇 가지 이유가 무엇일 것이라고 생각하는가?
5. 테일러에게 어떻게 다이앤에게 접근하고 이 문제를 다루게 제안하겠는가?
6. 테일러가 이 상황을 개선하는데 도움이 되도록 취할 수 있는 몇가지 감독인의 조정들은 어떤 것이 있을 것이라 생각하는가?

한 실무 환경과 감독수요를 다루는데 필요한 다양한 요소들을 식별해준다.

그러나, 전문가들이 채택한 감독 수요에 관한 두 가지 확정적인 지시사항이 있다.

1. 입문단계의 작업치료사들은 감독을 필요로 하지 않는다. 그럼에도 그들은 감독 및 관찰을 요구하여 최선의 업무 접근법을 개발하고 전문적 성장을 도모하도록 장려된다.
2. 보조 작업치료사들은 작업치료 서비스를 제공할 때 항상 어느 수준의 정규 감독을 작업치료사에게 받아야만 한다.

작업치료사/보조 작업치료사의 감독관계

The OT/OTA Supervisory Relationship

미국에서는 OTA의 역할의 좀더 오랫 동안 발전해 왔고, OT와 OTA 의 감독관계를 파트너십 이라고 여겼다. 다음 단락부터 서술되는 OT와 OTA 감독관계는 파트너 십에 기초한다.

미국에서 전문가들은 작업치료사와 보조 작업치료사 사이의 감독관계를 하나의 협력관계로 인식한다.

미국에서 두 수준의 작업치료사와 보조 작업치료사 모두 작업치료 훈련 및 교육을 받지만 수준에 차이가 있다. 작업치료사는 전문지식과 숙련급으로 교육을 받고 입문단계 자격을 부여받는다. 보조 작업치료사는 기술적 수준의 교육을 받고 기술 협회 자격을 부여받는다. 각 등급의 자격사들은 보충적이지만 별개의 역할을 가지고 있다. 작업치료사는 전반적인 서비스 공급에 책임이 있고, 서비스 공급의 모든 국면을 수행할 수 있다(예로, 평가, 조정 계획, 조정 실행과 검토, 그리고 결과 평가). 보조 작업치료사의 주 역할은 서비스 제공의 단면을 실행하는데 있다. 보조 작업치료사는 작업치료사의 감독하의 평가와 조정 계획 수립 같은 서비스 공급의 다른 양상들에 기여할 것이다.

"작업치료 인력 감독 지침서"는 각 등급의 실무자의 서비스 공급 시 역할과 책임을 개설하고 있다(AOTA, 2009). 작업치료사와 보조 작업치료사는 성공적인 협력을 위해 상대방의 역할에 대해 명확히 이해하고 각 실무자의 기여에 대해 존중하고 감사해야 한다. 작업치료사와 치료보조사가 한 팀을 이뤄 일할 때는, 상대의 기술을 활용하고 의지할 수 있고 클라이언트에게 제공할 수 있는 서비스의 수와 종류를 확장할 수 있다. 작업치료사가 보조 작업치료사와 파트너가 되면 종종 더 많은 클라이언트를 돌볼 수 있고 보조 작업치료사의 특정 실무 영역에서의 전문기술이나 클라이언트 치료 향상을 위한 기술을 활용할 수 있다.

서비스 권한

감독 절차의 목적은 안전하고 효과적인 서비스를 제공하도록 하고 또 전문 능력을 육성하게 하는데 있다. 전반적인 서비스 전달 책임을 수행하는 작업치료사는 보조 작업치료사가 효과적으로 업무를 수행하도록 해야 한다. 양 등급의 실무자의 전달하는 서비스를 안전하고 효과적이게끔 보장하기 위해서, 작업치료사는 보조 작업치료사와 함께 서비스 권한을 설정해야 한다.

> 서비스 권한은 작업치료사가 결정하는 교육, 훈련, 평가의 과정이고 이로 인해 보조 작업치료사는 작업치료사가 수행하고 달성할 같은 결과, 같은 방식으로 과업을 수행할 것이다. (AOTA, 1999)

작업치료사와 보조 작업치료사가 처음으로 같이 일하기 시작할 때, 작업치료사는 전반적인 업무수행을 위한 서비스 권한을 설정할 것이다. 업무 관계의 초기 단계에 있어서 작업치료사는 보조 작업치료사가 어떤 지식과 기술을 가지고 있는지 알아볼 필요가 있다. 수립된 서비스 권한은 감독인이 신입 직원을 적응시키고 교육하는 일반 감독 절차에 통합되어 수립된 직업인 및 작업장 기준과 기대치에 직원의 성과를 대조하기 시작한다. 작업치료사는 보조 작업치료사의 업무에 필요한 주요 과업과 기술들을 파악해야 한다. 이러한 과업들은 장소와 서비스 환경에 따라 가지각색일 것이다. 작업치료사는 치료보조사를 관찰하고 훈련시키고 보조 작업치료사가 파악된 기술과 과업들을 수행할 수 있는지 그리고 작업치료사가 통상 달성하는 결과와 비슷한 조정 결과가 나오는지 주의해야 한다. 과업이나 기술들을 위해 서비스 권한이 수립되는 사례에는 의료 기록을 읽고, 적절하고 타당한 정보를 기록할 수 있으며 활동에 대해 적절히 등급을 매겨 어려움에 대한 인지를 향상하시는 것을 포함한다.

서비스 권한의 개념은 작업치료사를 감독하는 것이 권한이 수립되고 있는 기술에 있어서 충분하다는 가정에 기초한다.

양 수준의 실무자들은 상대방의 적당한 능력에 대해 인지하고 피드백을 제공하여 가능한 문제 영역에 대해 서로 알려줄 의무가 있다.

감독자가 받아들일 수 있는 성과 기준이나 동의 수준을 수립하여 기술이나 과업에 대한 서비스 권한이 수립되도록 하는 것은 중요한 일이다. 예를 들어, 클라이언트가 옷 입는 것을 관찰할 때 보조 작업치료사는 클라이언트의 자립 수준에 대해 작업치료사와 95%의 같은 수준으로 평가할 것이다. 실무자들 간의 결과 비교는 클라이언트들이 받는 서비스의 상대적인 질을 보장하는데 도움을 주는 방안이다. 이는 작업치료사에게 위임하는 것에 대한 타당성을 뒷받침하고 서비스의 일관성을 보장한다. 서비스 권한을 설정하는 동안 작업치료사가 사용할 수 있는 기법들에는 관찰, 공동치료, 테크닉이나 기술 시연 보고, 문서 검토, 지식 평가와 적용, 그리고 임상추론과 판단을 알아내기 위한 사례 토론이 포함될 수 있다.

서비스 권한이 처음 수립된 후, 작업치료 감독자는 주기적으로 서비스 권한을 재점검하여 지속될 수 있도록 할 필요가 있을 것이다. 그 작업치료사는 또한 새로운 과업과 기술을 선택하여 보조 작업치료사와 함께 서비스 권한을 수립할 수도 있을 것이다. 예를 들어, 작업치료사는 작업치료사에게 어떻게 특별히 고안된 평가 툴을 실행하고 사용하는지 훈련시킬지 결정할 수 있다. 서비스 권한이 수립된 후, 작업치료사는 이 평가의 집행을 작업치료사에게 위임할 수 있고 보조 작업치료사가 수행한 테스트의 결과를 작업치료사가 수행했을 경우에 견주어 확인할 수 있다. 서비스 권한은 보조 작업치료사가 그 과업을 정확히 작업치료사가 한 것과 똑같은 방식으로 수행할 것을 의미하지는 않는다. 단지 그 결과가 비슷할 것이라는 것을 의미할 뿐이다.

보조 작업치료사 감독의 빈도와 유형

보조 작업치료사의 감독의 빈도에 대한 결정은 실무 환경에 따라 다양할 것이고 앞서 논의한 다섯 가지 요소들에 기초하여 결정되어야 할 것이다. 감독인의 기술들, 피감독인의 기술들, 업무의 성질, 업무환경의 기대치와 요구사항들, 그리고 외부 규제나 법률 기관들이 그것이다. 작업치료사의 서비스 능력과 기술의 수준은 필요한 감독의 빈도에 영향을 미칠 것이다.

만약 서비스 권한이 이미 수립되었다면 감독활동이 덜 필요할 수도 있다. 감독 권한이 새로운 영역이나 기술에서 수립되고 있을 때는, 권한이 수립될 때까지 감독인이 감독 빈도를 변화시킬 필요가 있을 것이다.

보조 작업치료사가 필요로 하는 감독의 빈도에 영향을 미칠 수 있는 업무 요소들에는 더 복잡해진 클라이언트요구와 진단, 급속한 클라이언트 변화, 더욱 얽혀있고 복잡한 유형의 조정, 그리고 보조사들의 담당 업무에 있어 클라이언트의 수와 다양성이 늘어난 점이 포함된다. 클라이언트 집단이 복잡하거나 빠르게 변화될 때에는, 조정과 실행 계획 유형의 잦은 재평가와 조절이 필요하고, 이에는 작업치료사의 임상추론과

BOX 72.5 보조 작업치료사를 감독시 취하는 절차 요약

1. 작업치료사를 작업장에 적응시킨다.
2. 직무와 직업의 기대치를 공유한다.
3. 보조 작업치료사의 기술 수준을 식별한다.
4. 보조 작업치료사의 배움에 대한 요구와 배움의 수단을 식별한다.
5. 서비스 권한을 수립한다.
6. 보조 작업치료사와 협력하여 진행하는 감독 계획을 세운다.
   a. 수단을 선택한다.
   b. 빈도를 선택한다.
7. 진행중인 감독을 문서화 한다.

평가기술이 요구된다. 감독 요구 빈도는 작업장 수요, 클라이언트의 요구, 그리고 피감독인의 기술 변화에 따라 정기적으로 재평가되어야 한다.

보조 작업치료사와 함께 진행하는 감독 절차는 협력적이며 양쪽 모두 안전하고 효과적인 서비스를 제공할 의무가 있으므로, 작업치료사와 보조 작업치료사는 감독 빈도의 결정을 논의해야 한다. 감독 빈도와 수단은 공동으로 결정되어야 한다.

감독의 빈도는 다양할 수 있음에도, 작업치료 서비스를 제공하는 보조 작업치료사는 항상 어느 수준의 정기적인 감독을 필요로 할 것이다. 보조 작업치료사에 대한 비정기적, 자발적, 또는 필요시마다 감독한다는 개념은 적절치 못하다. 이는 작업치료사가 안전하고 효과적인 서비스를 보장하기 위해 요구되는 관리 활동을 제공하고 있다는 것을 증명하지도, 고급의 작업치료가 제공되고 있음을 확인하지도 못한다. 많은 외부 관리 및 법률 기관들은 이제 작업치료사와 치료보조사 사이에 반드시 취해져야 할 감독의 빈도와 유형을 명시하고 있다. 의료 보장 및 보조 서비스 센터는 내과에서 일하는 작업치료사 아래에서 의료보장 환자들에게 서비스를 제공하는 보조 작업치료사는 매일의 치료에 대해 직접적이거나 현장(가시선에 있지는 않으나 같은 건물 안에서)의 감독을 받아야만 한다고 정한다(U.S. Department of Health and Human Services & CMS, 2006). 2006년 2월, CMS는 또한 작업치료사에게는 매 10치료일 또는 30일 간격으로 경과보고를 한 번씩 할 것이 요구되고, 보조 작업치료사에게 치료가 위임되었다면 이 빈도 수준에서 치료를 수행하거나 적극적으로 참여할 것이 요구됨을 분명하게 하였다(Thomas, 2006). 이 요구사항은 작업치료사가 정기적으로 환자와 접촉하고 또한 서비스를 제공하고 있는 보조 작업치료사와 접촉하는 것을 필요로 한다. 많은 주의 관리 기관들은 보조 작업치료사의 감독에 대한 그들의 법에서 세부적인 감독 요구사항들을 개설하고 있다. 텍사스는 매달 최소 6시간이상의 작업치료사와 치료보조사 간의 실시간 상호작용을 구성하거나 또는 치료보조사가 작업치료사의 직접적인 관찰을 받는 매달 최소 두 시간의 감독을 요구한다(Occupational Therapy Practice Act, 2011). 펜실베니아주는 보조 작업치료사가 직접 환자를 돌보는 시간의 최소 10% 만큼 작업치료 감독인이 치료보조사와 감독 접촉을 해야 한다고 정한다. 현장에서의 대면 접촉은 최소 한달에 한번은 있어야 하고 작업치료를 수행하는 작업치료사의 직접 관찰을 포함해야 한다(Professional and Vocational Standard, 1992).

효과적인 보조 작업치료사 감독관계

작업치료사는 보조 작업치료사를 감독할 의무와 책임이 있고, 보조 작업치료사는 감독을 구할 책임과 의무가 있다. 각각은 서로를 면할 수 없다. 그들의 협력적 관계에 대해 쓴 바바라 핸핏과 바바라 뱅스(1999)는 협력적 감독관계의 발전을 지원하는 여섯 가지 자질들을 식별하였다.

- 상대방의 직업상의 또한 개인적 요구를 인식하고 반응하기 위한 민감성
- 책무를 지키고 예기치 못한 상황에 대응하기 위한 신뢰성
- 적극적으로 상대를 경청하는 세심함
- 상대방의 다른 지식, 경험 그리고 판단에 감사하는 정중함
- 공동의 목표를 위해 협력하고 함께, 한 팀으로 작업치료 서비스를 제공하는 협력성
- 다른 시각에서 객관적으로 상황을 검토하는 자기 관찰을 이용할 수 있는 능력인 반영성(p.31)

협력적 관계에서, 양 당사자는 자신들의 독특한 역할과 책임과 그들의 차이점과 유사점에 대한 존중을 이해한다. 보조 작업치료사를 감독하는 절차는 의사결정 과정에 있는 보조 작업치료사를 포함하고 치료보조사와 작업현장의 필요를 충족시키도록 개별적으로 맞춰질 것이다. **Box 72.5**는 보조 작업치료사를 감독할 때 취해져야 할 주요 절차들을 요약하여 제시한다.

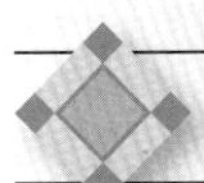

윤리적 딜레마

조엘이 우울증이 있는 고용인을 감독하다

조엘은 대도시의 중환자를 다루는 병원에서 감독하는 작업치료사이다. 그는 세 명의 작업치료사와 한 명의 보조 치료사를 감독한다. 최근, 그의 피감독인들 중 한 명인 나오미가 그와 만나 그녀가 우울증 증세로 진단 받았음을 이야기했다. 조엘은 놀라지 않았다. 그는 나오미의 업무 성과의 변화에 주목했고 심지어는 나오미의 환자 돌보는 결정 능력과 정상적으로 빠른 페이스의 업무량을 다룰 능력에 대해 걱정하기에 이르렀다. 나오미는 그녀의 업무량을 줄여 그녀가 계속 일을 유효한 방식으로 할 수 있도록 조엘의 도움과 지원을 요청했다.

질문

1. 이 시나리오상 조엘이 책임과 의무를 지게 되는 서로 다른 당사자들은 누구인가?
2. 감독인으로서, 각 당사자를 위한 조엘의 책임들은 무엇인가?
3. 당사자들의 서로 다른 요구들은 어떻게 충돌하는가?

작업치료 보조인 감독하기

Supervising Occupational Therapy Aides

작업치료보 조인들은 작업치료 서비스 분야의 정규 교육을 받지 않고 작업치료 실무자들을 돕기 위해 고용된 사람들이다. 보조인들은 개별 부서들의 세부적인 필요에 맞춰 직무 훈련을 받는다. 보조인들은 숙련된 작업치료 서비스를 제공하지 않고, 그들이 클라이언트들에게 수행할 수 있는 활동의 유형에 관해서는 "작업치료 서비스 제공 중의 감독, 역할과 책임에 대한 가이드라인"(AOTA, 2009) 에 명기되어 있다. 보조인들은 부서에서 두 가지 유형의 직무를 수행할 수 있는데, 첫 번째로는 클라이언트와 관련되지 않은 사무일, 임상 유지 업무, 그리고 작업 장소와 장비의 준비 같은 업무가 있고, 두 번째로는 작업치료사나 치료보조사에 의해 감독되는 일상적인 선택된 클라이언트 관련 업무들이 있다(AOTA, 2009). 일상적인 업무로 고려되기 위해서는 네 가지 기준들을 충족해야 한다.

1. 위임된 업무에 대한 결과는 예측 가능해야 한다.
2. 클라이언트와 환경 상황은 안정적이고 보조인의 판단, 조정 또는 적응이 요구되지 않아야 한다.
3. 클라이언트가 이전에 그 일을 실행하는 능력을 다소 보였어야 한다.
4. 그 업무 과정과 절차는 명확하게 수립되어야 한다 (AOTA, 2009).

이러한 기준들은 보조인들이 조정활동을 평가하거나 변화를 줄 능력과 기술이 없지만 변화나 판단이 예상되지 않을 때는 관찰이나 선택된 활동들을 제공하는데 도움이 될 수 있다는 이해에 기초하고 있다.

선택된 업무가 보조인에게 위임될 수 있기 전까지, 작업치료사와 보조사는 그 보조인이 그 일을 안전하고 효과적으로 수행할 수 있을 것임을 확인해야만 한다. 그들은 보조인을 교육하고 위임된 업무를 수행할 능력을 평가해야 한다. 또한 보조인은 모든 예방책과 특정한 클라이언트가 보일 수 있는 신호나 징후와, 이는 곧 지원을 요청할 필요성이 있음을 나타내는 것임을 알아야 한다. 이들 요구사항은 각각이 보조인들의 클라이언트와의 상호작용이 안전하고 효과적이도록 하는데 목적이 있다. 실무자들은 적절히 보조인들을 활용하여 어떤 절차가 수립된 후 그 기술들을 연습하는 클라이언트를 관찰할 수 있다(예로, 한 손으로 신발 끈 묶기와 연습하기). 보조인들은 또한 환자에게 도움을 주는 때와 같이 활동 중인 클라이언트에게 투입하기 위해추가적인 도움이 필요할 때 물리적 활동 중 다른 쪽 일손을 제공할 수 있다.

보조인들은 작업치료사나 치료보조사의 감독을 받을 수 있다. 그러나, 보조 작업치료사가 보조인을 감독할 때 작업치료사는 절차에 대한 전반적인 책임을 유지하는데 이는 보조 작업치료사에 대한 감독 책임이 있기 때문이다.

감독의 빈도는 주어진 업무에 따라 그리고 보조인의 기술에 따라 달라진다. 클라이언트 관련 업무들은 환자의 안전과 조정 효과의 중요성 때문에 긴밀한 감독이 요구될 것이다. 감독 계획과 절차는 책임을 증명하도록 문서화할 필요가 있다.

비작업치료사 인력 감독

Supervising Non-OT Personne

작업치료 인력이 아닌 인원을 감독하는 데에도 효과적인 감독을 위한 같은 기본 지침들과 과정을 따라야 한다. 감독이나 관리의 역할을 맡은 작업치료사는 그 부서를 위해 서비스의 지원을 제공하는 인원(예, 비서, 상환 전문가, IT 전문가) 뿐만 아니라 클라이언트들에게 직접적인 서비스를 제공하는 다른 분야의 인원들(예, 물리 치료사, 심리학자, 레크리에이션 요법사)도 감독해야 할 것이다. 작업치료사들은 전문적 실무나 임상 요법상의 감독을 제공하지 못하는데 이는 작업치료사가 다른 사람들의 전문분야를 교육받지 않았기 때문이다. 빈틈없는 감독인들은 그들의 다른 분야에서 온 피감독인들이 전문적인 실무 감독을 요구하고 접할 수 있도록 하고 그 피감독인들의 분야 멤버들의 의견을 참고하여 피감독인들의 전문적 실무 성과를 평가하도록 할 것이다.

결론 Conclusion

감독은 사람 중심의 가정이며 특히 작업치료가 그러하다. 작업치료 감독인은 지속적으로 조직의 요구와 피감독인의 요구 사이의 균형을 잡아 안전하고 효과적인 서비스를 클라이언트들에게 제공해야 한다. 감독의 기본적인 기능들에 대한 인지와 감독 절차의 이해는 감독 역할을 위한 실무자들을 준비하는 첫 단계를 이룬다.

참고문헌 References

Accreditation Council for Occupational Therapy Education.(2008a). Accreditation standards for a master's-degree-level educational program for the occupational therapist. *American Journal of Occupational Therapy*, *61*, 67–83.

Accreditation Council for Occupational Therapy Education.(2008b). Accreditation standards for an educational program for the occupational therapy assistant. *American Journal of Occupational Therapy*, *61*, 662–671.

American Occupational Therapy Association.(1993). Occupational therapy roles. *American Journal of Occupational Therapy*, *47*, 1087–1099.

American Occupational Therapy Association.(1999). Guide for the supervision of occupational therapy personnel in the delivery of occupational therapy services. *American Journal of Occupational Therapy*, *53*, 592–594.

American Occupational Therapy Association.(2009). Guidelines for supervision, roles, and responsibilities during the delivery of occupational therapy services. *American Journal of Occupational Therapy*, *63*, 797–803.

American Occupational Therapy Association.(2010a). Occupational therapy code of ethics and ethics standards(2010). *American Journal of Occupational Therapy*, *64*, 151–160.

American Occupational Therapy Association.(2010b). Standards for continuing competence. *American Journal of Occupational Therapy*, *64*, 411–413.

American Occupational Therapy Association.(2010c). Standards of practice for occupational therapy. *American Journal of Occupational Therapy*, *64*, 415–420.

Barnes, D. S.(1998). Job satisfaction and the rehabilitation professional. *Administration and Management Special Interest Section Quarterly*, *14*(4), 1–2.

Bent, M. A., & Conway, S.(2006). *Results of a national study profiling the 2005 certification candidate population*. Retrieved from http://www.nbcot.org

Braveman, B.(2006). *Leading and managing occupational therapy services: An evidence based approach*. Philadelphia, PA: F. A. Davis.

Hanft, B., & Banks, B.(1999, June). Competent supervision: a collaborative process. *OT Practice*, *4*(5), 32–34.

Heine, D., & Bennett, N.(2003). Student perceptions of level I fieldwork supervision. *Occupational Therapy in Health Care*, *17* 89–97.

Johnson, C. R., Koenig, K. P., Piersol, C. V., Santalucia, S. E., & Wachter-Schutz, W.(2006). Level I fieldwork today: A study of contexts and perceptions. *American Journal of Occupational Therapy*, *60* 275–287.

Kadushin, A.(1992). *Supervision in social work*(3rd ed.). New York, NY: Columbia University Press.

McKean, E.(Ed.).(2005). *The New Oxford American Dictionary*(2nd ed.). New York, NY: Oxford University Press.

Newstrom, J. W.(2007). *Supervision: Managing for results*(9th ed.). Boston, MA: McGraw Hill Irwin.

Occupational Therapy Practice Act, 40 TAC § 454–373.3(1999 & Supp.2011).

Precin, P.(2009). An aggregate fieldwork model: Cooperative learning, research, and clinical project publication components. *Occupational Therapy in Mental Health*, *25*(1), 62–82.

Professional and Vocational Standard, 49 PA Code § 42.22(1992).

Richard, L. F.(2008). Exploring connections between theory and practice: Stories from fieldwork supervisors. *Occupational Therapy in Mental Health*, *24*(2), 154–175.

Sands, M.(1998). Practitioner's perspective of the occupational therapist and occupational therapy assistant partnership. In M. E. Neistadt & E. B. Crepeau(Eds.), *Willard and Spackman's occupational therapy*(9th ed., pp. 83–89). Philadelphia, PA: Lippincott.

Smith, V.(2000). Survey of occupational therapy job satisfaction in today's health care environment. *Administration and Management Special Interest Section Quarterly*, *16*(4), 1–2.

Thomas, J.(2006, April). Interpreting Medicare's documentation requirements. *OT Practice*, *11*(7), 8.

Urish, C.(2004, February). Ongoing competence through mentoring. *OT Practice*, *9*(3), 10.

U.S. Department of Health and Human Services, & Centers for Medicare and Medicaid Services.(2006). *11 part B billing scenarios for PTs and OTs*. Retrieved from www.cms.gov/.../Billing/.../11_Part_B_Billing_Scenarios_for_PTs_and_OTs. pdf

World Federation of Occupational Therapists.(2008). *Occupational therapy entry-level qualifications CM2008*. Retrieved from http://www.wfot.org/ResourceCentre/positionstatements.aspx

World Federation of Occupational Therapists.(2010). *OT human resources project 2010-alphabetical*. Retrieved from http://www.wfot.org/ResourceCentre/humanresourceproject.aspx

World Federation of Occupational Therapists Council.(2007). Professional OT autonomy-revised 2007. Retrieved from http://www.wfot/Resource Centre/positionstatements.aspx

Youngstrom, M. J.(1998). Evolving competence in the practitioner role. *American Journal of Occupational Therapy*, *52*, 716–720.

73장

상담

Consultation

유창민 옮김

개요

학습목표

이 장을 학습한 후, 다음의 내용을 할 수 있을 것이다:

1. 작업치료(OT) 상담서비스의 역할, 범위, 과정을 설명할 수 있다.
2. 직업에서 상담을 위해 다양한 기회를 인식할 수 있다.
3. OT 상담에 필요한 능력을 논의할 수 있다.
4. 상담 서비스의 비즈니스적인 측면을 명확하게 할 수 있다.
5. 상담의 역할에 따른 과제, 보상 및 윤리적인 부분을 분석할 수 있다.

아만다는 작은 지역 병원에서 재활 부분의 최고의 작업치료사의 위치를 유지하고 있다. 이것은 2년 전에 작업치료(OT)의 교육 프로그램을 완료한 이후 그녀의 첫 번째 위치이다. 재활 부서는 한 명의 파트 타임 작업치료사, 풀타임 작업치료보조사(OTA), 재활 간호사에 의해 관리된다. 지역생활 지원시설(ALF)에서 간호의 감독은 아만다에게 낙상 방지 및 직원 교육 프로그램의 개발을 요청하기 위해 연락하였다. 회의 중 아만다의 상사는 ALF의 상담 등의 서비스를 제공하는 것을 장려하고, 필요한 경우 병원과 계약을 맺으라고 이야기하였다. 아만다는 어떻게 반응해야 될지 확신이 서지 않았다. 그녀는 병원에서의 OT 역할에서 그녀의 스킬과 능력에 대해서는 자신이 있었지만 항상 상담 분야에서는 OT에서 경험과 스킬이 더 쌓였을 때 향후의 일이라고 생각했다. 그러나 그녀는 이번 기회에 강한 호기심이 생겼고 결정을 내릴 필요가 있었다. 그녀의 결정에 대해 그녀는 다음과 같은 핵심 질문을 확인했다.

- 나는 이 상황에서 상담자가 될 만한 지식이나, 기술, 경험을 가지고 있는가?
- 내가 제공 해줄수 있는 범위와 어떻게 병원에서 지금 위치에 적절한 상담을 해줄 수 있는가?
- 상담 서비스를 위한 계약을 맺기 위해 어떤 정보들이 필요한가?

OT 실무자는 서비스 및 설정의 연속에서 상담서비스를 제공한다. 상담의 기회는 항상 예기치 못할 때 나오지만 시간이 제한되게 제공된다. 상담서비스는 다양하고 시간이 많은 개인적인 연습에서 작업치료사의 주요 역할을 할 수 있다. 이 장의 목적은 OT 실무자를 위한 상담 옵션의 역할과 범위에 대해서 논의해 보고자 한다. 이 글은 경영적인 상담에 반대되는 주로 OT 서비스와 연관된 상담의 범위에 대해 초점을 맞추고자 한다.

상담의 개요 An Overview of Consultation

무엇이 상담인가?

상담은 실무자, 클라이언트, 가족, 다른 전문가, 조직, 또는 사회 사이에 일어나는 협력적인 관계이다. 상담의 목적은 직업에 참여하고 미래의 문제를 예방하고, 목적을 달성하기 위해 확인하고 문제를 해결하기 위함이다(**그림 73.1**)(American Occupational Therapy Association [AOTA]. 2008;Doll, 2010;Jaffe & Epstein, 2011;Sabatino, 2009). 상담자로서 OT 실무자는 프로그램을 개발하기 위해 전문 지식을 사용하고, 연습과 교육을 제공하고, 자원을 식별하고, 서비스를 받는 사람을 대신하여 관계를 촉진한다. 클라이언트 관계에 대한 상담자는 상담자가 클라이언트의 작업적 요구를 해결하는 방법을 설명하는 상호 합의에 계획에 의한 기반으로 한다. 상담자와 클라이언트와의 관계는 상호 동의된 계획에 근거한다. 이것은 상담자가 클라이언트의 직업적요구를 고심하는 것이다. 게다가 OT상담자는 어떠한 분야에서의 전문가인지 아니면 클라이언트의 시스템이나 구조적인 존재 서비스를 표출하는지를 고려해야 한다(Jaffe & Epstein, 2011).

상담은 완벽히 상황을 해석하는 능력이나 객관적으로 발전 전략을 따르는지, 요구에 맞는 서비스를 제공하는 걸 포함한다(Fazio, 2008; Jaffe & Epstein, 2011). 상담과정은 AOTA S(Domain and Process)에 확인된 OT중재 중 하나이다(AOTA, 2008). 또한 상담 서비스는 새로운 OT사들을 위한 입문과정 스킬로 여겨진다.

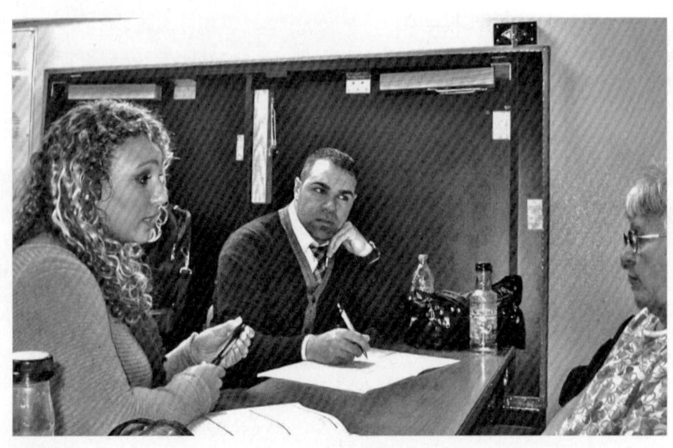

그림 73.1 상담은 작업 관련 문제를 확인하고 해결하거나, 미래의 문제를 예방하거나, 목표를 달성하기 위해 클라이언트, 가족, 다른 전문가, 기관, 또는 지역 사회와 협력하는 과정이다.

이러한 역할을 위한 준비는 ACOTE가 설립한 교육표준이 필요하고 WFOT의 이것들은 상담서비스의 각기 다른 레벨이다(WFOT, 2002).(사건중심, 교육/평등, 프로그램/관리)(Jaffe & Epstein, 2011,p.524). 이 레벨들은 OT서비스를 잠재적으로 받는 사람과 일치한다(직업의 영역과 과정을 포함한 사람, 조직, 인구)(Framework II;AOTA, 2008). 상담을 제공하는 것은 교육과 변호의 구성요소를 포함한다. 그렇지만 OT는 중재의 결과가 즉각적으로 나와야 되는 것이 아니기 때문에 상담과정은 OT서비스를 지도하는 점에서 다르다(Framework II; AOTA, 2008). 서비스 관련 상담은 직접적인 OT를 시행하는 것과는 다르다. 이는 상담이 서비스를 직접적으로 주는 것보다 서비스 제공자에게 참여하여 문제를 해결하기 위해 도와주는 것이기 때문이다. 상담은 상담의 동의 안에 있는 특수한 경우를 제외하고 전형적으로 직접적인 책임이나, 관리에 대한 권한이나, 개인을 평가하는 것을 가지지 않는다(Sabatino, 2009).

상담역할

상담역할은 OT서비스와 실무 설정의 필요에 따라 달라진다. 학교기반의 실무와 업무관련 프로그래밍 범위 안에서 일반적인 역할이다(48~49장 참고). 상담과정 중 변화의 요구나 목표성취에 영향을 미칠수 있는 능력은 무수한 요소들에 따라 달라진다. 예로, OT서비스를 제공하는 클라이언트가나 다른 이들에게 상담자의 관계는 고려되는 사항이다. OT상담자는 학교기반의 상담에서 서비스를 받는 기관이나 프로그램에 의해 고용된다. 또는 상담자는 지역 비지니스에서 일과 관련된 상해 방지를 위해 제공되는 훈련에 고용되는 것 같이 독립적인 계약을 할 수도 있다. 예로, 특별한 실무설정을 포함한 상담서비스의 예는 이 장에서 더 논의될 것이다.

상담과정 The consultation process

상담과정은 서비스의 시작과 종료때까지의 진행 단계에서 일어난 일을 생각해야 되며, 잠재적으로 필요에 의한 지속적인 서비스를 재협상할 기회로 생각해야 한다(Golembiewski, 2000; Jaffe & Epstein 2011). 그러나 상담과정의 기본적인 방법은 OT과정과 공통점을 공유한다(AOTA, 2008; Scaffa, 2001). 처음에는 OT실무자들은 서비스를 위한 욕구를 인식해야 한다. 이것은 서비스를 위한 요청이 일어날수도 있으며(Amanda와 같이), 추구할 수 있는 기회의 인식을 통해 일어날 수 있으며(지역사회기관이 정신질환을 가진 개인을 위한 새로운 스킬 프로그램을 개발할 경우), 또는 잠재적인 새로운 클라이언트으로부터 전략적인 연결을 위해 일어날 수 있다(장애를 가지고 있는 개인을 위한 건강 프로모션을 겨냥한 피트니스 센터의 직원을 위한 프리젠테이션). 다음은, 주로 수의 계약 형식으로 되어 있는 서비스에 대한 동의다. 과정의 평가 단계는 개인, 그룹, 또는 조직의 요구를 완벽하게 평가하기 위해서 OT 상담이 필요하다. 클라이언트나 환경에 따라, 상담가는 공식적인 OT 평가의 완료를 제안하거나 종합적인 요구 평가를 완료할 수 있다. 흔히, 가족 구성원, 직원, 자원 봉사자, 또는 기타 다른 사람과의 인터뷰는 현존하는 문제와 관련 요소를 충분히 이해하는데 필요하다. 쟁점 또는 현존하는 문제가 발견되면, 상담가는 클라이언트와 협력하여 원하는 결과나 목표를 알아본다. 그리고 그것은 클라이언트가 생각하고 결정할 수 있도록 클라이언트에게 제출된 일정이 포함된 제안 서비스의 문서화된 계획의 계획 및 설계는 OT 상담가에 달렸다.

계획이 승인되고 서비스가 제공된 후, 상담가는 반드시 지정된 결과 또는 목표를 향한 진행 상황을 지속적으로 측정하고, 피드백을 유도하고, 허가를 받아 필요에 따라 서비스를 수정해야 한다. 확인된 문제가 해결되면, 상담가는 서비스의 종료를 준비하기 위해 클라이언트와 이야기 한다. 상담 서비스 유형에 따라, 초기 계약이나 동의서에 지정된 시간을 초과하여 서비스를 지속하기 위한 계약을 재협상 할 수 있는 기회가 있을 수도 있다. 과정 전반에 걸쳐, 상담가는 과정의 각 단계에서 작성된 보고서를 제공한다: 평가 및 제시된 계획, 서비스 제공 기간 동안 진행 보고서, 달성 결과 및 추가 권장 사항을 설명하는 최종 보고서. **그림 73.2**은 상담과정의 일반적인 단계를 보여준다.

변화 가능성 평가

상담가는 다양한 복합성에 따라 클라이언트의 요구에 대해 주기적, 단기 또는 장기적으로 서비스를 제공 할 수 있다. 뿐만 아니라, 상담가들은 개별 클라이언트 또는 다른 개인의 유의한 행동 변화를 포함할 수 있는 문제의 상담과정 결과에 제한된 영향을 미친다. 그 이유는, 상담가가 변화에 대한 클라이언트 또는 조직의 준비성을 평가하는 것이 필요하기 때문이다. 건강 행동 이론에서 차용하여, 초이론적 또는 변화단계 모델은(DiClemente et al., 1991,. 국립 암 연구소, 2005; Prochaska & DiClemente, 1992) 상담가에게 유용한 변화 과정을 평가하고 이해하기 위한 여러 이론 틀(framework) 중 하나이다. 초이론적 모델은 변화과정을 여섯 단계로 구성한다: 전숙고, 숙고, 준비, 실행, 유지, 그리고 종료(Prochaska, Norcross, & DiClemente, 1994). 이론에 따르면, 개인은 변화의 단계 내에서 이동하고, 원하는 변화를 만들기 위해 반복적인 시도를 보일 수 있다. 상담가의 과제는 서비스가 제공되는 대로 면담 중 질문하고, 과거와 현재에 우려되는 문제에 대한 종합적인 정보를 모으고, 그리고 "다음 단계에 대한 이동 또는 준비"를 가능하게 하는 계획을 확인한다(Reitz, Scaffa, Campbell, & Rhynders, 2010, p.64).

시스템 분석

상담가는 다양하고 복잡한 시스템에서 제시하는 문제의 범위를 분석하고 해결하기 위해 지식과 능력을 가지고 있어

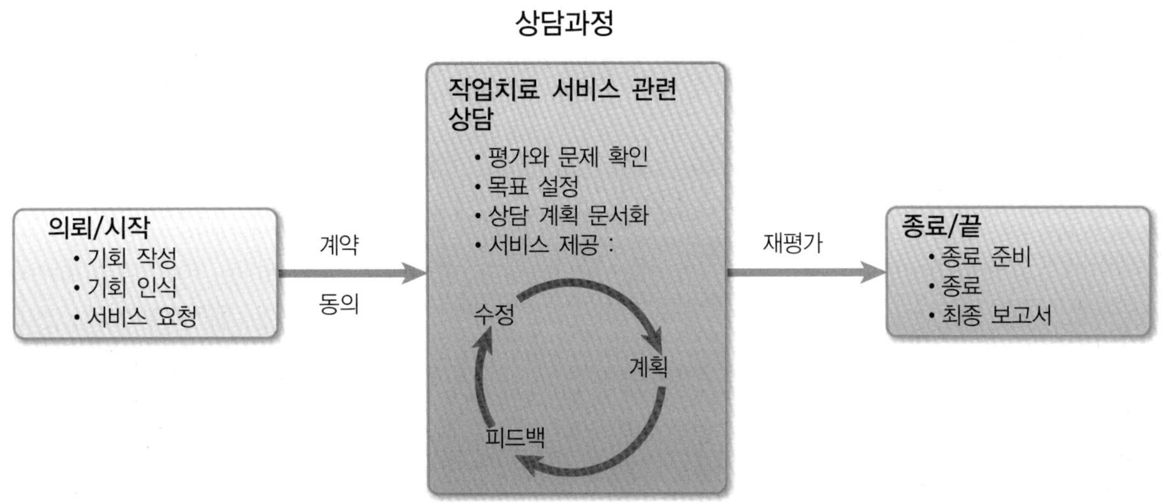

그림 73.2 상담과정

야 한다. 따라서, 이해, 통합, 그리고 OT 관행 모델(practice model)과 추가 이론적 모형(theoretical framework)을 적용하는 것은 역할에 필수적이다. 일반 그리고 개방체계 조직 이론은(Braveman, 2006; Frankel & Gelman, 2004; Mc-Cormack, Jaffe, & Frey, 2003; von Bertalanffy, 1968) 가족, 조직, 국방부 직할부대 및 기관 및 다른 시스템에 유용한 관점을 제공한다. 이 이론은 응집력, 상관성, 그리고 환경으로부터 지속적으로 처리하고 응답하는 자기조절 요소를 볼 수 있다. 전문적인 추론을 통해, 상담가는 과정의 평가 기간과 가능성 있는 해결책을 찾는 동안 환경과 배경의 내적 및 외적 요소를 체계적으로 평가하기 위해 이 이론 틀을 사용한다. 배경은 문화적, 개인적, 시간적, 가상적 요소 같이 작업수행에 영향을 미치는 클라이언트 주위와 상관성이 "작업치료의 실행 구조 : 영역과 과정"에 묘사되어 있다. 클라이언트의 환경은 작업의 수행에 영향을 미치는 신체적, 사회적 요소를 포함한다(AOTA, 2008, p.670).

클라이언트와 요구 분석을 위해 체계이론을 적용하는 경우, 서비스 제공에 대한 내적 요소와 환경 영향을 모두 고려하기 위해 여러 수준에서 주어진 상황을 고려하는 것이 도움이 된다(Frankel & Gelman, 2004; Reitz et al., 2010).

사례 연구 73.1 상담 기회 고려

피터는 재활 병원에서 파트타임으로 일하고 있는 작업치료사다. 그는 또한 보조공학 평가, 해결, 훈련의 상담 서비스에 주로 초점을 맞춘 개업 치료사다. 그는 보조공학 전문가(ATP) 면허증을 위한 필수조건을 완료하고 여러 학교 구역과 지역 자립생활 센터에서 상담 서비스를 제공한다. 최근에는, 클라이언트의 보조공학 요구에 대한 상담을 하도록 그가 속해 있는 주의 직업재활 부서(DVR)로부터 요청을 받았다. 재활병원에서, 여러 클라이언트가 퇴원 후 서비스를 위해 DVR에 문의했지만, 그는 기관, 서비스, 또는 어떻게 상담가의 역할을 잘 수행하고 상담 제안을 개발하는지에 대해 잘 몰랐다.

1. 시스템 이론이 피터가 기관과 서비스에 대해 자세히 알 수 있도록 어떻게 도움이 되나?
2. DRV의 미시적(micro), 중시적(mezzo), 기시적 수준(macro level)은 피터가 제공하는 OT 상담 서비스에 어떤 영향을 미치나?
3. 조직 문화에 대해 어떤 질문이 피터가 묻기 적절한가?
4. 변화를 위한 기관의 준비성 평가는 이 시나리오에서 중요한가? 왜 또는 왜 아닌가?

- **미시적 수준**(micro level)은 시나리오에서 인간과 대인관계 요소를 고려한다. 사회적 환경 내 다른 사람과 마찬가지로 OT 서비스를 받는 개인의 문화적, 인간적 배경은 조사 되어야 한다(AOTA, 2008).
- **중시적 수준**(mezzo level)은 문화적, 신체적, 시간적, 가상적 요소를 포함하는 클라이언트의 외부 환경의 요소를 고려한다.
- **거시적 수준**(macro level)은 서비스의 확인된 요구에 관련될 수 있는 정책, 재정, 서비스 및 사회 정치적 영향력에 영향을 미치는 외부 환경에서 광범위한 요소를 포함한다.

변화에 영향을 미치고 결과 및 목표를 달성할 수 있는 능력에 영향을 미치기 때문에, 상담가 역할의 성공은 개인과 조직 문화, 권위 및 힘의 근원의 기민한 이해와 분석 필요하다. 모든 클라이언트 중심 OT 서비스의 신조는 OT 종사자는 클라이언트와 사회적 배경의 개인적 그리고 문화적 신념을 이해해야만 한다(AOTA, 2008; Crabtree, Royeen, & Benton, 2006). 상담가로서, 효과적인 상담 계획의 개발은 클라이언트의 "결과의 문화적 가치, 동기, 기대"의 탐색에 따라 달라진다(Crabtree et al., p.4). 상담과정의 평가 단계 탐색에서, OT 종사자와 클라이언트는 제공되는 서비스의 유형과 범위에 대해 더 쉽게 접하고 정확하고 현실적으로 이해할 수 있다.

개인과 가족 구성원이 가치, 신념, 그리고 행동과 의사 결정에 영향을 미치는 태도를 가지고 있는 것처럼, 상담 서비스를 제공하는 조직이나 기관의 직원 또는 자원봉사자도 그러하다. 조직의 문화는 태도, 경험, 신념, 그리고 그 조직의 가치를 포함한다(Johnson, 2009). 사람들이 어떻게 행동해야 하는지, 어떻게 결정되는지, 그리고 누가 결정을 지을 권한을 가지고 있는지에 대한 발상과 예상이 조직의 문화에 관련된다. 흔히, 서비스에 대한 상담 계획은 가족 시스템 또는 조직 내의 다양한 변화에 대해 권장 사항을 포함할 수 있다. 상담가는 권장된 변화를 달성하기 위해 권위와 힘은 가족 시스템 또는 조직 내 가족 구성원이나 서비스 제공자의 공식적 또는 비공식적 위치로부터 파생된다는 것과 개인이 타인의 신념, 가치 및 행동에 영향을 미치는 정도를 인식하는 것이 중요하다(Ledlow & Coppola, 2011). 힘은 "생산적인 활동 촉진" 능력과 개인 특성 및 조직 구조 둘 다로부터 나타난다고 생각할 수 있다(Johnson, 2009, p.138). 이러한 요소 인식은 상담가가 보다 효율적으로 계획하고 OT 서비스를 제공할 수 있도록 한다.

상담 실무 세팅
Consultation Practice Settings

상담 서비스는 실무 및 역할을 통해 나타나기 때문에, 상담 서비스를 제공하는 OT 종사자 수에 대한 정확한 정보를 알 수 없다. **표 73.1**은 미국과 국제적으로 일어나는 OT상담 서비스의 실무 세팅을 보여준다.

센테니얼 비전은(Centennial Vision)(AOTA, 2006b) 상담이 구체적으로 식별되는 네 영역을 포함한다. 또, 문헌은 건강과 복지, 보조공학, 접근성 디자인 및 주거 수정, 인간공학, 시력 및 운전 재활 서비스 분야에서 일하는 OT 종사자를 설명한다(Dudgeon & Greenberg, 1998; Epstein, 1992; Gourley 2002; Jaffe, 1986, 1989; Siemsen, Bergstrom, & Hathaway, 2005:). 학술 세팅에서 OT 종사자를 위한 상담 및 무료 서비스는 레벨 1 현장에서 학생들의 감독을 용이하게 하고 레벨 2 현장에서 서비스 학습 기회나 새로운 경험을 개발하는 문화의 일부가 될 수 있다. **사례 연구 73.2**는 학교 시스템 내 상담의 일반적인 시나리오를 설명한다.

표 73.1 상담 세팅 및 서비스: 기록 요약

인구	상담 서비스 유형	지급처
어린이	• 조기 중재 • 학교기반 서비스	• 정부(지역 또는 국가)
	• 레크리에이션 프로그램	• 기반
성인	• 접근성 • ADA 규정 준수 • 보조공학 • 시[지역] 건강 관리	• 회사 • 정부 기관 • 개인 급여
노동자	• 직업 분석 • 손상 예방 • 인간 공학	• 회사 • 정부 노동부 • 노동자 조합
노인	• 노화 • 주거 수정 • 활동 프로그램 • 장기 요양 시설	• 개인 급여 • 보험 회사 • 정부 기관

ADA, 미국 장애인법(Americans with Disabilities Act), 1991.
출처: AOTA, 2010b; Banks, 2001; Cook & Hussey, 1995; Dunn, 1990, 2000; Furaker & Nilsson, 2011; Hanebrink & Parent, 2000; Mackersy, Robertson, & Mckay, 2003; Palisano, 1989; Pergrossi, 1999; Polichino & Scheer, 2006.

지식, 기술 그리고 상담 능력
Knowledge, Skills, and Competencies for Consultation

상담은 전문성의 추가적인 중요 분야와 함께 OT 기반의 폭넓은 기술과 지식이 필요하다. 작업치료사와 OTA 모두 서비스 관련 상담 서비스를 제공할 수 있다. 상담가가 OT 실습의 특정 영역에서 전문성을 가지고 있다고 간주되기 때문에, 자신의 지식, 기술, 그리고 상담 역할 능력과 요청 된 서비스를 신중히 고려하는 것이 OT 종사자의 의무이다. 능력 지속은 전문가, 그 지도자, 그리고 개별 실무자에게 중요한 초점이다(AOTA, 2006a; AOTA, 2010cc; Moyers Cleveland & Hinojosa, 2011). 67장은 전문가의 지속적인 전문성 개발을 위한 자원과 과정에 대한 정보를 제공한다. 실습 세팅과 상관없이, OT 종사자가 상담 역할을 고려할 때, 받는 사람의 요구를 충족할 수 있는 자신의 준비성과 능력이 객관적이고 신중한 평가가 필수적이다.

상담가 역할을 수행할지 여부를 결정하기 전에, OT 종사자는 전문가의 공식 문서 검토가 필요할 것이다. 미국 종사자를 위한 중요한 자원은 작업치료 실습의 기준(Standards of Practice for Occupational Therapy)(AOTA, 2010d)과 작업치료 서비스를 제공하는 동안 감독, 역할, 및 책임에 대한 지침이(Guidelines for Supervision, Roles, and Responsibilities during the Delivery of Occupational Therapy Services)(AOTA, 2009) 포함된다. OT 실습 규정과 면허 교부법 같은 법적 요소를 반드시 확인해야 한다. 또한, 종사자들은 최신 연구 증거와 실습을 윤리적으로 통합해야 한다. 지식과 상담기술 수준의 깊이가 실습 세팅 내 수행기반 상담 능력을 제일 잘 밝혀낸다. 예를 들어, 숙련된 간호 시설에서 일하고 있는 신입 졸업생은 장애인법(1991) 및 치매가 걸린 사람을 위한 일반적인 환경 적응의 규정 준수 교육에 대해 상담 서비스를 제공하는 능력 수준을 가지고 있을 것이다. 그러나, 같은 임상의는 이 지역에서 제한된 경험, 지식, 실습으로 인해 장애를 가진 아이들을 위한 놀이터를 짓는 것에 대한 상담 능력 수준을 가지고 있지 않을 것이다.

OTA에 대해, 추가 고려사항은 그들이 작업치료사의 감독 밑에서 일하는지 또는 OT 역할 실습 하는지에 대한 여부이다. 예를 들어, OTA는 내구성 있는 의료 기구에 대해 소비자 그룹에게 교육 프로그램을 제공하는 작업치료사의 감독 밑에 일 할 것이다. 그 대신에, 실습 내에서의 교육 덕분에, OTA는 독립적으로 숙련 된 간호 시설 내 활동치료사에게 상담을 제공할 수 있고, 발달장애 작업 전환 프로그램의 직업 감독으로 일할 수 있다. OTA가 OTA 역할을 하지 않을 때,

사례 연구 73.2 다니엘라: 학교 시스템의 작업치료 상담

다니엘라는 미국 서부 지역의 작업치료사다. 그녀는 넓은 지리적 영역을 포함하는 구역에 서비스를 제공하고, 그녀의 학생은 대부분 미국 원주민이다. 거리로 인해, 그녀는 한 초등학교를 일주일에 한 번만 방문할 수 있다. 그녀는 기록을 연구하고 교실의 교사에게 작업치료 상담 가치를 평가한다. 한 교실에서 담당 아이들이 여러 명 있기 때문에 이 접근은 특히 적합한 것 같다.

다니엘라는 1학년 2학년 통합 수업 선생님이 이야기 시간에 아동이 바닥 위에 깔린 전통 현지 양탄자에 책상다리를 하고 앉는 것을 좋아하는 것을 알고 있다. 다니엘라와 함께 작업하는 몇몇 아이들은 이 자세에 어려움을 가지고 있다. 한 소년은 주의력 결핍 과잉행동장애(ADHD)를 앓고 있고, 이야기가 진행되는 동안 앉아 있지 못해 다른 사람을 방해하고 선생님을 당황하게 한다. 다른 학생은 뇌성마비(CP)를 앓고 있고 그녀의 하지 경직은 치료용 공(therapy ball)이나 T스툴에(T-stool)에 앉아 있을 때 감소한다. 다니엘라는 이야기 시간 동안 자세 개선을 위한 옵션을 상의하기 위해 선생님과의 회의를 요청했다. 그녀는 선생님이 전통 양탄자 사용을 포기하는 것은 꺼려하지만 다른 자세는 흔쾌히 고려하는 것은 알아냈다.

1. 다니엘라가 그녀의 상담 역할에서 고려해야 하는 관련 문제는 무엇인가?
2. 이야기 시간의 교실 내 학생들의 참여와 희망하는 앉은 자세를 지지하기 위해 어떤 옵션을 사용하여 원하는 결과를 얻을까?
3. 어떤 상담기술과 도구가 다니엘라가 선생님에게 효과적인 답변을 주는데 도움이 되는가?

감독 수준은 OT기준이나 주법에 의해 규정되지 않는다(OT/OTA 감독에 대한 추가적인 정보는 72장 참고).

OT 또는 OTA 종사자, 감독이나 지위 라인의 식별, 상담 서비스를 받는 소비자, 그리고 서비스가 상황되는 방법이 모든 추정되는 역할에 영향을 미칠 것이다. 상담 범위는 보고서 결과에 있는 만남의 하나의 사건이나 짧은 시리즈로 제한될 것이다. 오랜 기간 동안 지속된 상담은 상담과 세팅의 요구를 충족하기 위해 OT 종사자에 의한 역할 변화가 필요할 수 있다.

많은 저자는 상담 역할은 다양한 고용 경험에 근거하여 추가적인 전문 능력 입증의 필요를 제안한다(Fazio, 2008, Holmes & Scaffa, 2009; Jaffe & Epstein, 2011; McCormack, 2011; Scaffa, 2001; Scott, 2009). 또한, 저자는 효과적인 상담은 직접 서비스 역할의 효과를 위해 필요 이상의 개성 발달의 필요를 제안한다. 이것은 **표 73.2**에 나타나 있다.

상담을 위한 도구 Tools for Consultation

계약

상담 서비스를 제공하는 것에 동의를 하기 전에, OT 종사자는 이 역할의 기본적인 비즈니스 측면의 이해가 필요하다. 비즈니스 통찰력 정도는 상담이 독립적인 계약을 통해 이루어졌는지 선생님과 학교 치료사 상담 같이 현재의 작업 계약 내에서 이루어졌는지 여부에 따라 달라진다. 계약의 일반적인 이해, 청구 절차, 문서 및 마케팅은 독립적인 상담을 시작하는 사람에게 도움이 될 것이다.

계약은 참가자가 누구인지, 상담 조건이 무엇을 수반하는지, 상담기간 동안 어떤 행동을 누가 책임을 지는지 설명할 만큼 구체적이어야 한다. 상담기간의 결론 및 필요하다고 예상되는 모든 중간 지점에 예상 기록 문서 유형의 세부 사항 포함은 완벽한 실습이다. **비밀 유지 조항**이 계약에 포함해야 하는지에 대한 여부는 계약 서비스와 OT 종사자의 실습의 다른 영역 사이의 잠재적인 중복에 따라 달라진다. 비밀 유지는 일반적으로 사진이나 정보가 상담계약에서 합의된 용도가 아닌 다른 용도로 사용되면 문서화된 계약 협정에 서명이 요구될 수 있다고 예상된다. **책임과 불법행위법 제한**이 주와 주끼리 서로 다를 수 있어 OT 종사자가 명확하게 세부 사항과 계약의 책임을 이해하지 않는 한, 계약에 조기 서명하지 않는 것이 최선이다. 변호사 상담, 또는 표준 상담계약 서식 파일을 찾는 것만으로도, 좋은 출발점이 될 수 있다. 만약 OT 종사자가 상담 서비스를 받는 조직이나 기관에서 개발하고 제공하는 계약을 사용하는 경우, 계약이 계약 책임에 대해 종사자를 포함하지 않는 것을 고려하는 것이 중요하고, 자산 보호는 일반적으로 그들의 우선순위가 될 것이다.

청구 및 환급

새로운 상담가는, 청구 과정을 이해하는 것과 얼마나 청구하는지 아는 것은 회사의 구조뿐만 아니라 지역 내 OT 서비스 수요와 공급 인식에 대한 이해가 필요하다. 어떤 상담가는 시간 단위로 청구한다. 시간당 요금은 작업의 척도로 소비한 시간을 추적하는 이점이 있지만, 새로운 상담가는, 시간은 시스템 하나를 이해하는 데 예상보다 더 오래 걸릴 수 있다는 것을 염두에 두는 것이 좋을 것이다. 결제비용은 시간 제한에

표 73.2 상담에 필요한 추가적인 능력과 특성

능력과 특성	
지식:	기업 윤리와 행동 시스템 이론 및 분석 사업 원칙 지역 사회 시스템과 자원
대인관계 기술 및 능력:	개인 지략 이문화간 능력 강한 적극적 경청 강력한 구두 및 서면 의사소통 능력 다양한 청중과 효과적인 의사소통 다양한 이해관계자와의 협력 갈등 해결 능력 문화 능력
수행 기술:	OT 서비스 및 역할 구상 시간 효율적으로 우선 배치 및 관리 클라이언트와 필요 서비스에 대한 지지 효율적인 교육 및 훈련 OT 상담 서비스를 위해 기회를 확인하기 위한 동향 모니터링
윤리적 진료:	판단 중지 - 클라이언트가 누구인지 안다 다양한 관점 허용 서비스 받는 사람과 경계 설정 및 유지 가능 스스로 실습 - 지속적인 전문성 개발을 위한 요구 사항을 확인하는 평가
개인 특성, 자질, 및 특징 입증:	기회 생성 및 추구 독립성 상담 역할에 대한 기술과 전문성의 자신감 복잡하고 예측 불가능한 상황에 대한 애매성 허용

OT, 작업치료

최대한의 동의를 반영하여 비용이 과하게 청구되지 않도록 한다. 적정한 요금의 균형은 지리적 고려사항을 기반으로 하기 때문에 전문성에 대한 인식 가치가 큰 요소가 된다(Lahi & Beyerlein, 2000). 또 다른 옵션은 인체 공학적 작업장 상담같이 한정된 작업에 잘 수행할 수 있도록, 수행 서비스의 끝에 청구하는 것이다. 의료 서비스 전문가보다 더 많은 기술자와 변호사에 의한 실습 결제에 대한 또 다른 대안은, 의뢰 비용에 위치할 수 있으며 월별 또는 주별 단위로 서비스에 포함 되어 있는지 확인한다. OT 종사자가 현장에서 상담처럼 그들의 유용성과 가치를 입증하면, 의뢰비용은 계약되는 원본과 더욱 예측 불가능하게 된다.

마케팅

비즈니스 관점에서, 상담의 평판은 종사자가 비즈니스를 거듭할 수 있도록 할 것이고, 그래서 자신을 잘 표현하는 것이 매우 중요하다. 다른 윤리적 고려사항은 이 장에 덧붙인다. 고유한 서비스가 제공되고 상담가의 지식과 능력을 시장에 내놓기 위한 상담가의 능력을 이해하는 것이 한 상담과 다른 상담을 구분한다(Lahti & Beyerlein, 2000). 지역 중소기업 개발 센터, 미국 중소기업청, 그리고 AOTA 및 미국 마케팅 협회 같은 전문기관을 포함해 마케팅 전략에서 OT 종사자를 돕기 위해 많은 자원을 이용할 수 있다. 직업 내에서, 자원은 OT 관련 마케팅 전략에 대한 정보를 사용할 수 있다(Braveman, 2006; Doll, 2010; Fazio, 2008; Richmond & Powers, 2004).

윤리 및 상담 Ethics and Consultation

상담은 세계 전문직에 대한 기준을 충족할 서비스를 제공할 의무가 있다(AOTA, 2010d; WFOT, 2005). 전문가 조언자와 종사자 역할은 서비스를 제공하기 위한 압력이 윤리적 문제나 딜레마를 초래하는 상황을 만들 수 있다(Purtillo, 2005). 상담이 일반적으로 직면하는 윤리적 문제의 유형의 예는 적절한 지식, 기술, 경험, 또는 클라이언트가 필요하거나 이해 상충될 수 있는 상황에서 서비스를 제공하는 위해 요구하는 서비스 제공 시간의 부족이 포함되어 있다. 종사자의 전문적인 논리는 윤리적인 상담과정 동안 의사결정에 필수적이다. 체니스는(2006) 서비스의 윤리적 측면을 고려할 때 추론 과정을 강화할 수 있는 모든 상담가를 위해 3가지 핵심 공감적인 질문을 제공했다:(p.183)

1. 이 상황에서 상담을 해야 하는가?
2. 만약 상담을 하면, 누구의 관심을 수행하는가?
3. 주 초점은 무엇이 될 것인가?

발생 가능한 윤리적 딜레마를 해결할 준비가 될 수 있도록 종사자는 윤리 원칙과 관련 기준을 이해하는 것이 중요하다(챕터 32 참고).상담은 본질이 복잡한 과정이기 때문에, 종사자의 분석 능력은 근본적인 가치와 갈등 요인을 확인하고 사회적 또는 개인적 관심사에서 윤리적 문제를 분리할 필요가 있다(Arnold & Wilson Silver, 2003).OT 종사자에게 흔한 윤리적 딜레마는 다음의 박스에서 볼 수 있다.

윤리적 딜레마

직원이자 상담자가 되는 것

제나는 작은 도시의 재활센터의 성인 외래 환자 부서에서 파트타임 작업치료사로 일하고 있다. 그녀의 담당은 노인, 정형외과, 신경 및 만성 질환을 가진 성인을 포함한다. 고령화 인구 내 저시력의 유행 때문에, 제나는 미국 작업치료 협회가 제공하는 저시력 전문 자격증을 완료했다. 한 달 뒤, 그녀는 실명 및 저시력을 포함한 시각 장애 성인에게 기여하는 지역사회 기반 단체와 작업치료(OT) 서비스를 위한 상담계약을 개발했다. 단체의 직원은 책임자, 보행 전문가(O & M), 저시력 치료사(CVRT), 재활교사를 포함한다(Warren, 2011).

그녀는 지역사회 단체에서 류마티스 관절염, 치매 초기 증상을 보이고, 황반 변성으로 인한 저시력을 가지고 홀로 살고 있는 82세 여성을 위한 상담을 처음으로 추천받았다. 상담 평가가 끝나고, 제나는 인지적 한계가 있는 사람에게 서비스를 제공하기 위한 직원 교육과 OT 횟수를 제한하여 상담 계획을 만들었다.

재활센터에서 상사와 함께 정기적인 회의를 하는 동안, 제나는 저시력에 대한 그녀의 상담 사례를 논의했다. 상사는 클라이언트가 재활 시설의 외래 환자 부서를 통해 필요한 모든 서비스를 받을 수 있다는 재활센터에서의 그녀의 직업 위치와 이해 상충되는 제나의 상담 실습에 대해 우려를 보였다.

1. 이 상황에서 윤리적 고려사항은 무엇인가?
2. 작업치료의 윤리 규범과 윤리 기준의 어떤 원칙에 관련하고 있는가?
3. 치료의 두 가지 시스템에서 어떤 전문가가 클라이언트의 요구를 충족하는 최적의 서비스를 제공하는가? 그리고 제나는 클라이언트가 이러한 서비스를 받도록 어떻게 보장할 수 있는가?
4. 제나는 상사의 우려에 대한 잠재적인 문제를 어떻게 해결해야 하는가?

결론 Conclusion

상담가로서 OT 서비스 제공은 다양한 상황과 세팅에서 작업 참여를 다루는 기회를 제공한다. OT 서비스를 확장하고 새로운 기술을 개발하는 가능성이 존재한다. 상담 역할은 힘들지만 보람 있고, OT 종사자가 필요한 실습 경험, 지식, 윤리적 및 효과적 형태 서비스 제공 능력을 가지는데 필요하다. 상담가가 되기 위한 체크리스트 준비는 **Box 73.1** 참고.

이 역할의 성공 열쇠는 협력 관계를 구축하고, 지속적으로 전문성 개발을 추구하고, 역할의 비즈니스 및 법적 요소의 자원을 추구하는 능력이다. 전문가는 미래에 대한 계획을 충족하기 위한 확장으로, 상담 서비스는 중요성과 범위가 지속적으로 성장할 것이다.

참고문헌 References

Accreditation Council for Occupational Therapy Education.(2007). Accreditation standards for the masters-degree-level educational program for the occupational therapist. *American Journal of Occupational Therapy*, *61*, 652–661.

American Occupational Therapy Association.(2006a). *AOTA fact sheet: Continuing competence in the OT profession*. Bethesda, MD: Author.

American Occupational Therapy Association.(2006b). *Centennial vision*. Bethesda, MD: Author.

American Occupational Therapy Association.(2008). Occupational therapy practice framework: Domain and Process, 2nd edition. *American Journal of Occupational Therapy*, *62*, 652–683.

American Occupational Therapy Association.(2009). *Guidelines for supervision, roles, and responsibilities during the delivery of occupational therapy services*. Bethesda, MD: Author.

American Occupational Therapy Association.(2010a). *Occupational therapy code of ethics and ethics standards*. Bethesda, MD: Author.

American Occupational Therapy Association.(2010b). *Occupational therapy compensation and workforce study*. Bethesda, MD: Author. Retrieved from http://www.aota.org/Practitioners.aspx

American Occupational Therapy Association.(2010c). *Standards for continuing competence*. Bethesda, MD: Author.

American Occupational Therapy Association.(2010d). *Standards of practice for occupational therapy*. Bethesda, MD: Author.

Americans with Disabilities Act of 1990. Pub. L. No. 101-336, § 2, 104 Stat 328(1991).

Arnold, R. M., & Wilson Silver, M. H.(2003). Techniques for training ethics consultants: Why traditional classroom methods are not enough. In M.

BOX 73.1 상담가가 될 준비가 되어 있나요?

- 클라이언트의 요구를 충족하기 위해 충분한 지식, 기술 및 경험을 가지고 있나?
- 당신은 이 실습 영역에서 고급 또는 전문 자격증이 필요한가?
- 실습 범위에 대한 정보를 위해 주립 면허법을 확인했나?
- 기타 학문의 실습과 이론적 틀(framework)의 작업치료 모델을 이해하고 있나?
- 상담가 역할을 돕기 위한 멘토링이나 감독이 필요한가?
- 상담의 비즈니스 측면을 이해하고 필요할 때 도움이 될 자원을 가지고 있나?
- 작업치료의 윤리 규범과 윤리 기준에(AOTA, 2010a) 익숙하고 상담가로서 윤리적인 실습 방법을 이해하고 있는가?
- 근거를 가지고 실습하기 위한 최근 연구에 익숙한가?
- 상담가 역할의 모든 측면을 수행하기 위해 효과적으로 의사소통이 가능한가?

P. Aulisio, R. M. Arnold, & S. J. Youngner(Eds.), *Ethics consultation: From theory to practice*(pp. 70–87). Baltimore, MD: Johns Hopkins University Press.

Banks, F. M.(2001). Accessibility issues. In M. E. Scaffa(Ed.), *Occupational therapy in community-based practice settings*(pp. 119–136). Philadelphia, PA: F. A. Davis.

Braveman, B.(2006). *Leading and managing occupational therapy services: An evidence-based approach*. Philadelphia, PA: F. A. Davis.

Cherniss, C.(2000). Preentry issues revisited. In R. T. Golembiewski(Ed.), *Handbook of organizational consultation*(2nd ed., pp. 183–189). New York, NY: Marcel Dekker. Retrieved from http://web.ebscohost.com.ezproxy.brenau.edu:2048/ehost/ebookviewer/ebook/nlebk_44858_AN?sid=4577aa35-f19c-4dc7-b93a-f8e910a57085@sessionmgr104&vid=1&lpid=lp_COVER-0

Cook, A. M., & Hussey, S. M.(1995). *Assistive technologies: Principles and practice*. St. Louis, MO: Mosby.

Crabtree, J. L, Royeen, M., & Benton, J.(2006). Cultural proficiency in rehabilitation: An introduction. In M. Royeen & J. L. Crabtree(Eds.), *Culture in rehabilitation: From competency to proficiency*(pp. 1–16). Upper Saddle River, NJ: Pearson Prentice Hall.

DiClemente, C. C., Prochaska, J. O., Fairhurst, S. K., Velcier, W. F., Velasquez, M. M., & Rossi, J. A.(1991). The process of smoking cessation: An analysis of precontemplation, contemplation, and preparation stages of change. *Journal of Consulting and Clinical Psychology*, *59*, 295–304.

Doll, J.(2010). *Program development and grant writing in occupational therapy: Making the connection*. Sudbury, MA: Jones and Bartlett.

Dudgeon, B. J., & Greenberg, S .L.(1998). Preparing students for consultation roles and systems. *American Journal of Occupational Therapy*, *52*, 801–809.

Dunn, W.(1990). A comparison of service provision models in school-based occupational therapy services: A pilot study. *Occupational Therapy Journal of Research*, *10*, 300–320.

Dunn, W.(2000). *Best practice occupational therapy: In community service with children and families*. Thorofare, NJ: Slack.

Epstein, C. F.(1992). Developing a consultation practice. In E. G. Jaffe & C. F. Epstein(Eds.), *Occupational therapy consultation: Theory, principles, and practice*(pp. 634–649). St. Louis, MO: Mosby Year Book.

Fazio, L. S.(2008). *Developing occupation-centered programs for the community*(2nd ed.). Upper Saddle River, NJ: Pearson Prentice Hall.

Frankel, A. R., & Gelman, S. R.(2004). *Case management: An introduction to concept and skills*. Chicago, IL: Lyceum Books.

Furåker, C., & Nilsson, K.(2011). The consultative work of occupational therapists working in municipal healthcare. *Scandinavian Journal of Occupational Therapy*, *18*(2), 101–108.

Golembiewski, R. T.(2000). Six orientations for the reader: An interpretive introduction. In R. T. Golembiewski(Ed.), *Handbook of organizational consultation*(2nd ed., pp. 1–26). New York, NY: Marcel Dekker. Retrieved from: http://web.ebscohost.com.ezproxy.brenau.edu:2048/ehost/ebookviewer/ebook/nlebk_44858_AN?sid=4577aa35-f19c-4dc7-b93a-f8e910a57085@sessionmgr104&vid=1&lpid=lp_COVER-0

Gourley, M.(2002). *Driver rehabilitation-a growing practice area for OTs. OT Practice online 3-25-02*. Retrieved from http://www.aota.org/Pubs/OTP/1997-2007/Features/2002/f-032502.aspx

Hanebrink, S., & Parent, B. B.(2000). ADA consulting opportunities. *OT Practice*, *5*(17), 12–15.

Holmes, W., & Scaffa, M.(2009). An exploratory study of competencies for emerging practice in occupational therapy. *Journal of Allied Health*, *38*(2), 81–90.

Jaffe, E. G.(1986). Prevention: "An idea whose time has come": The role of occupational therapy in disease prevention and health promotion. *American Journal of Occupational Therapy*, *39*, 499–503.

Jaffe, E. G.(1989). Medical consumer education: Health promotion in the workplace. In J. A. Johnson & E. G. Jaffe(Eds.), *Occupational therapy: Program development for health promotion and preventive series*(pp. 5–24). Binghamton, NY: Haworth.

Jaffe, E. G., & Epstein, C. F.(2011). Consultation: Collaborative interventions for change. In K. Jacobs & G. L. McCormack(Eds.), *The occupational therapy manager*(5th ed., pp. 521–545). Bethesda, MD: AOTA Press.

Johnson, J. A.(2009). *Health organizations: Theory, behavior, and development*. Sudbury, MA: Jones and Bartlett.

Lahti, R., & Beyerlein, M.(2000). Knowledge transfer and management consulting: A look at "the firm." *Business Horizons*, *43*(1), 65–74.

Ledlow, G. R., & Coppola, M. N.(2011). *Leadership for health professionals: Theory, skills, and application*. Sudbury, MA: Jones and Bartlett.

Mackersy, A., Robertson, L., & McKay, W.(2003). Implications of the health reforms for occupational therapy fieldwork education. *New Zealand Journal of Occupational Therapy 50*(2), 28.

McCormack, G. L.(2011). Common skill sets for occupational therapy managers and practitioners. In K. Jacobs & G. L. McCormack(Eds.), *The occupational therapy manager*(5th ed., pp. 17–35). Bethesda, MD: AOTA Press.

McCormack, G. L., Jaffe, E. G., & Frey, W.(2003). New organizational perspectives. In G. L. McCormack, E. G. Jaffe, & M. Goodman-Lavey(Eds.), *The occupational therapy manager*(4th ed., pp. 85–126). Bethesda, MD: AOTA Press.

Moyers Cleveland, P. A., & Hinojosa, J.(2011). Continuing competence and competency. In K. Jacobs and G. L. McCormack(Eds.), *The occupational therapy manager*(5th ed., pp. 485–501). Bethesda, MD: AOTA Press.

National Cancer Institute.(2005). *Theory at a glance: A guide for health promotion practice*(2nd ed.). Bethesda, MD: National Institutes of Health. Retrieved from https://cissecure.nci.nih.gov/ncipubs/home.aspx?js=1

Palisano, R. J.(1989). Comparison of two methods of service delivery for students with learning disabilities. *Physical and Occupational Therapy in Pediatrics*, *9*, 79–100.

Pergrossi, J. C.(1999). Using activities for consulting in community mental health. *WFOT Bulletin*, *11*, 44–49.

Polichino, J. E., & Scheer. J.(2006). Using AOTA ebp resources to enter pediatric practice in the context of public schools. *OT Practice Online*. Retrieved from http://aota.org/Pubs/OTP/1997-2007/Features/2006/f-082806.aspx

Prochaska, J. O., & DiClemente, C. C.(1992). Stages of change in the modification of behavior problems. In M. Hersen, R. M. Eisler, & P. M. Millers(Eds.), *Progress in behavior modification*(pp. 184–214). Sycamore, IL: Sycamore Press.

Prochaska, J. O., Norcross, J. C., & DiClemente, C. C.(1994). *Changing for good: A revolutionary six-stage program for overcoming bad habits and moving your life positively forward*. New York, NY: Harper Collins.

Purtillo, R.(2005). *Ethical dimensions in the health professions*(4th ed.). Philadelphia, PA: Elsevier Saunders.

Reitz, S. M., Scaffa, M. E., Campbell, R. M., & Rhynders, P. A.(2010). Health behavior frameworks for health promotion practice. In M. E. Scaffa, S. M. Reitz, & M. A. Pizzi(Eds.), *Occupational therapy in the promotion of health and wellness*. Philadelphia, PA: F. A. Davis.

Richmond, T., & Powers, D.(2004). *Business fundamentals for the rehabilitation professional*. Thorofare, NJ: Slack.

Sabatino, C.(2009). School social work consultation models and response to intervention: A perfect match. *Children & Schools*, *31*(4), 197–206.

Scaffa, M. E.(2001). *Occupational therapy in community-based practice settings*. Philadelphia, PA: F. A. Davis.

Scott, J. B.(2009). Consultation. In E. B. Crepeau, E. S. Cohn, & B. A. B. Schell(Eds.), *Willard and Spackman's occupational therapy*(11th ed., pp. 964–972). Philadelphia, PA: Lippincott Williams & Wilkins.

Siemsen, D. W., Bergstrom, A. R., & Hathaway, J. C.(2005). Efficacy of a low vision patient consultation. *Journal of Visual Impairment & Blindness*, *99*(7), 1–10.

von Bertalanffy, L.(1968). *General systems theory: Foundations, development, and application*. New York, NY: Braziller.

Warren, M.(2011). An overview of low vision rehabilitation and the role of occupational therapy. In M. Warren & E. A. Barstow(Eds.), *Occupational therapy interventions for adults with low vision* (pp. 1–26). Bethesda, MD: AOTA Press.

World Federation of Occupational Therapists.(2002). *Minimum standards for the education of occupational therapists*. Retrieved from http://www.wfot.org/Store/tabid/61/CategoryID/1/Default.aspx

World Federation of Occupational Therapists.(2005). *World Federation of Occupational Therapists code of ethics*. Retrieved from http://www.wfot.org/ResourceCentre/tabid/132/did/34/Default.aspx

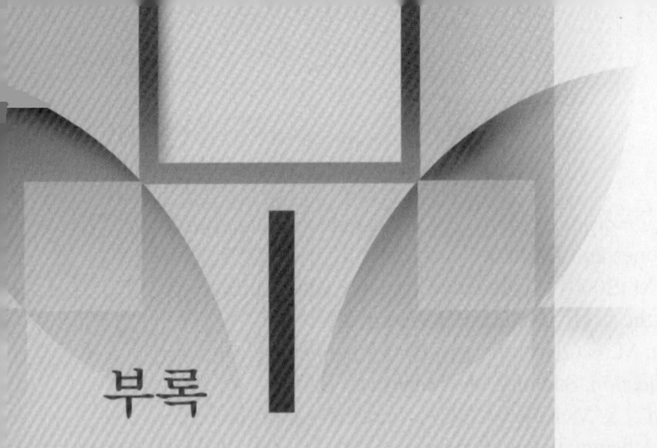

부록

일반적인 질환, 자료와 근거

Common Conditions, Resources, and Evidence

김영아 옮김

알츠하이머병(*Alzheimer's Disease*)

Emily Meibeyer

설명

치매의 가장 일반적인 형태인 알츠하이머병(AD)은 점진적으로 퇴행성이고 비가역적인 질병이고, 인지 기능에 영향을 미치며 노인 인구에서 가장 빈번히 발생한다. 치매는 실어증, 실행증, 실인증과 함께 기억력이 감소되고, 집행 기능의 소실이 특징적으로 나타난다(American Psychiatric Association [APA], 2000). AD는 개인, 가족, 일상 작업 활동 및 사회적 기능에 걸쳐 광범위한 영향을 미친다.

발생률과 유병률

AD는 발병 연령에 따라 분류한다; 초기 발병은 65세 이전에 증상이 발생되고, 후기 발병은 65세 이후에 나타난다(Schaber & Lieberman, 2010). 2010년에 미국인 중 알츠하이머병 환자는 530만 명으로 추정되었다. 이 수치는 510만 명의 65세 이상 인구와 대략 20만 명의 65세 미만 인구를 포함한다. 이것은 대략 65세 이상 인구의 13%에 해당하고, AD의 유병률은 남성보다 여성에게 더 높다. 현재 추세로 보면, 65세 이상의 AD환자 수는 2030년에 770만 명, 2050년에는 1100만에서 1600만 명 사이에 도달할 것으로 추정된다(Alzheimer's Association, 2010).

원인과 병인

AD의 병인은 알려져 있지 않지만, 유전학적으로 주요 요인이 작용하는 것으로 보인다. 수많은 이론은 뇌에서 플라크(plaques)와 탱글(tangles)이라 불리는 비정상적 구조의 발달을 포함하여 검토되어왔다(Alzheimer's Association, 2010; Schaber & Lieberman, 2010). AD의 위험요인은 노화, 가족력, 유전이 포함된다. 두부외상 및 혈관 질환 또한 관련된 위험이 높은 것으로 이론화되었다. AD에 관한 광범위한 연구는 원인, 치료, 예방을 더 조사하기 위해 실시되고 있다.

전형적인 진행과정, 증상, 관련질환

증상의 경험과 증상이 발생되는 시기는 개인마다 크게 다를 수 있으나, 알츠하이머병 증상의 진행과정은 세 단계로 구분할 수 있다: 초기, 중간 및 중등도, 후기 및 중증 단계.

초기 단계

- 인지: 경도의 기억력 손상, 특히 단기기억력(예, 약속, 최근 대화, 날짜 잊어버림); 집중력 및 새로운 것을 학습하는 능력 손상; 경도의 언어 손상; 새롭고 복잡한 과제수행의 어려움
- 행동/심리: 성격변화; 사회적 위축; 우울, 냉담, 불안, 과민성의 증가
- 일상생활활동(ADL): 두드러지는 변화는 없음; 수단적 일상생활(IADL) 및 더욱 복잡한 과제수행에 대한 지원을 받아 독립적으로 여전히 생활함

중간 및 중등도 단계

- 인지: 중증의 최근기억력 손상과 객관적 기억력(예, 맞춤법이나 계산능력의 상실), 더 명백한 언어 손상(예, 실어증, 단어 찾기의 어려움), 실행증, 실인증, 지남력장애, 판단력 손상, 집행 기능 손상
- 행동/심리: 목적 없는 활동 증가(예, 배회), 수면장애, 망상, 환각, 공격성/흥분, 감독 필요
- 일상생활활동: 옷 입기, 목욕하기, 화장실 사용, 식사하기를 포함한 일상생활에서 광범위한 보조를 위해 감독 필요

후기 및 중증 단계

- 인지: 지남력과 기억력의 심각한 장애, 보호자/가족의 인식 불능, 심각한 지적 감퇴, 심각한 의사소통 제한, 주변 환경 인식불능
- 행동/심리: 반복적인 허밍이나 신음소리내기 그리고 얼굴 찌푸림 이외에는 냉담적이고 무반응
- 운동: 중증의 운동 기능 손상; 병적 반사를 동반한 와병단계로 진행, 운동 조절 상실, 사지 경직
- 일상생활활동: 기본적 일상생활활동 능력의 완전한 상실, 요실금 및 실변, 보호자에게 완전 의존(APA, 2000; Hart et al., 2003; Schaber & Lieberman, 2010).

주의사항

질병이 진행됨에 따라 AD 환자의 전반적 기능이 변하고 감퇴되기 때문에, 안전 보장과 최적의 기능 유지를 위해 감시하고 감독할 필요성이 증가되고 있다.

- AD 환자를 혼자 남겨두지 말아라. 왜냐하면 배회, 지남력 장애, 판단력 손상, 낙상 위험이 증가할 수 있기 때문이다.
- AD 환자에게 과한 자극은 피하라. 행동적 또는 심리적 문제를 악화시킬 수 있기 때문이다.
- AD 환자가 현실을 혼동할 때 논쟁하지 마라. 이 또한 흥분하는 것과 같은 행동적 문제를 야기할 수 있다.
- 위험한 환경을 최소화시켜라. 안전한 환경은 AD가 있는 사람들의 안전과 활동성을 증가시킨다.

분야별 중재

약물치료

비록 현대 약물치료는 AD를 치유하거나 질병의 진행을 막을 수는 없지만, 증상을 치료하고 완화하기위해 현재 승인된 처방약은 두 가지 종류가 있다: 콜린에스테라아제 억제제(ChEIs)와 메만틴(memantine). ChEIs는 기억력, 사고, 언어 및 기타 사고 과정과 관련된 증상 완화에 처방된다; 이 약물들은 일상생활활동 수행능력 향상, 행동적 문제 감소, 인지장애 안정화, 보호자 스트레스 감소와 관련된 치료적 효과를 가지고 있다고 밝혀져 왔다(Alzheimer's Association, 2007; Hodgson, Gitlin, Winter & Dennis, 2008). 일반적인 부작용은 메스꺼움, 구토, 식욕 감퇴, 배변 빈도증가이다. 메만틴은 기억력, 집중력, 추론, 언어능력 향상, 그리고 중등도에서 중증 단계의 알츠하이머병 환자가 간단한 과제를 수행하는 능력을 향상시키는데 사용된다(Alzheimer's Association, 2007). 질병의 진행에 따라, 향정신성 약물의 사용은 종종 심리적 증상 관리를 위해 필요하다(예, 불안, 흥분)(Hodgson et al., 2008).

작업치료 평가

작업치료(OT) 평가는 클라이언트, 보호자 및 가족 구성원을 대상으로 실시되어야만 하고, 정확한 정보가 교환되었는지 확인하기 위해 건강관리 대리인과 시행해야 한다. 평가와 면담 과정에서 AD 환자는 필요에 따라 다른 추가 정보를 제공하며, 적극적인 역할을 하도록 해야 한다. 클라이언트의 작업 프로파일과 기능적 과제수행 관찰은 작업치료사들이 환자의 요구사항과 작업수행 장애에 대해 판단을 위한 정보를 획득하도록 허용한다(Schaber & Lieberman, 2010).

일상생활활동 및 수단적 일상생활활동 사정

- Assessment of Motor and Process Skills (AMPS): 친숙한 기능적 과제수행 상황에서 운동과 처리기술을 사정
- Disability Assessment for Dementia (DAD): 지역사회에 거주하는 치매 성인의 ADL/IADL 측정을 위한 척도
- Functional Independence Measure (FIM): 기능적 상태 및 도움의 필요를 사정
- Kohlman Evaluation of Living Skills (KELS): 독립적인 생활능력 평가
- Performance Assessment of Self-Care Skills (PASS): 기능적 상태 평가
- Routine Task Inventory-Expanded (RTI-E): 기능적 행동의 자가-보고 및 관찰과 일반적 과제수행 중에 자가-인식.

인지 사정

- Allen Cognitive Level Screen-5 (ACLS-5)/Large Allen Cognitive Level Screen-5 (LACLS-5): 전반적 인지 처리, 수용능력, 수행능력을 판별
- Allen Diagnostic Module-2 (ADM-2): 인지 처리 및 중재 필요성을 사정
- Cognitive Performance Test (CPT): 역할수행에서 인지처리의 영향력 평가
- Kitchen Task Assessment (KTA): 치매 환자에게 필요한 인지적 지원 수준을 측정
- Mini-Mental State Examination (MMSE): 지남력, 집중력, 기억력, 기타 인지기술 평가

작업에 초점을 둔 사정

- Activity Card Sort (ACS): 클라이언트는 수단적, 사회적 및 여가 활동을 설명함
- Adult Sensory Profile: 기능에서 감각 입력과 결과를 처리하는 능력을 사정
- Canadian Occupational Performance Measure (COPM): 수행에 대한 자가-보고 및 작업 만족도

작업치료 중재

AD 클라이언트를 위한 작업치료 중재의 주요 목적은 삶의 질을 최대화시키고 작업참여 및 안전성 증진이다. 치료중재는 질병의 진행성 특성상 시간이 지남에 따라 간격을 두고 실행해야 한다; 목표는 질병의 각 단계에서 변화하는 클라이언트의 요구에 따라 변경된다(Schaber & lieberman, 2010). AD 초기 단계에 있는 클라이언트를 위해, 작업치료 중재는 인지능력 소실에 대비해 보상적 전략에 더욱 초점을 맞

추어야 할 것이다. 그리고 후기 단계에 있는 클라이언트를 위해, 치료 중재는 환경 수정, 안전, 보호자 훈련에 더욱 초점을 맞출 것이다(American Occupational Therapy Association, 2007, 2010).

- 과제 단순화: 일과 수립 및 시각적, 언어적, 촉각적 단서의 증대와 보호자의 지원을 통해 ADL 및 기타 과제의 요구사항을 감소시킨다; 보조공학 및 보조도구의 사용(예, 환약 상자)
- 환경 수정: 혼란을 줄이기 위해 일관된 환경 유지; 조명장치 늘리기; 적응 장비(예, 안전바, 문열림 경보 장치); 낮은 자극의 환경 제공; 찬장이나 문에 친숙한 그림이나 이름붙이기 또는 시각적 단서를 주는 상징 기호 붙이기
- 보호자 훈련/교육: 위탁 간호, 방문 서비스, 보호자 지원 그룹과 같은 지역사회 지원에 대한 자료 제공; AD에 관한 지식을 쌓기 위한 교육 및 대처기술에 대한 교육; 보호자가 일과, 주택 개조, 적응 장비를 사용할 수 있도록 함; 효과적인 행동문제 관리 교육(예, 진정 전략), 그리고 효과적인 의사소통기술 교육(예, 유효성 검증)

작업치료와 근거

작업치료 중재는 보상전략, 환경 수정, 낙상 예방, 안전 교육에 초점을 두고 있고, 균형 및 근육 운동은 노인의 기능저하 및 사망률 감소에 장기적으로 긍정적인 영향을 미칠 것으로 보였다(Gitlin et al., 2009). AD가 있는 사람을 위한 시각적 단서 및 이름표붙이기와 같은 환경적 중재는 가정에서 안전하게 이동하는 능력 및 참여를 증진시킨다는 강력한 근거가 있다(Dooley & Hinojosa, 2004; Nolan, Matthews, & Harrison, 2001). 단계별 지도, 보상 전략, 단서 및 표시를 제공해주는 과제 변경을 활용한 치료중재는 초기에서 중간 단계의 환자에게 ADL 수행, 특히 식사시간에 효과적인 것으로 밝혀졌다(Dooley & Hinojosa, 2004; Graff et al., 2006; Watson & Green, 2006). Gitlin과 연구자들은(2008) 클라이언트의 기술 수준에 맞게 수정된 활동을 지지했는데, 이는 정신과적 행동 감소로 보호자의 부담을 줄이는데 도움이 되기 때문이다. Hasselkus와 Murray(2007)는 일상 작업에 참여하는 것은 보호자와 보호를 받는 사람 모두에게 적합한 웰빙을 돕는다는 것을 알아냈다. 보호자 훈련은 공격적인 행동 문제를 감소시키고 AD 환자의 독립적인 자기관리를 증진시킨다고 증명되어왔고, 보호자의 지식, 대처 기술, 자기 유효성을 증가시킨다(Corcoran & Gitlin, 2001; Dooley & Hinojosa, 2004; Graff, Vernooij-Dassen, Hoefnagels, Dekker, & de Witte, 2003; Huang, Lotus Shyu, Chen, Chen, & Lin, 2003).

정보제공

기관

- Alzheimer's Association
  225 N. Michigan Ave., Fl. 17
  Chicago, IL 6061
  Telephone: 800-272-3900
- Alzheimer's Disease Education and Referral Center
  National Institute on Aging
  Building 31, Room 5C27
  31 Center Drive, MSC 2292
  Bethesda, MD 20892
  Telephone: 800-438-4380
- Alzheimer's Foundation of America
  322 8th Ave., 7th fl.
  New York, NY 10001
  Telephone: 1-866-232-8484

책

- Cooney, E.(2003). Death in slow motion: My mother's descent into Alzheimer's. Pittsburgh, PA: HarperCollins.
  Cooney는 AD로 진단받은 어머니의 보호자로서 그녀가 매일 느끼는 신체적, 감정적 스트레스를 생생하게 묘사하였다.
- DeBaggio, T.(2003). Losing my mind: An intimate look at life with Alzheimer's. New York, NY: Free Press.
  전임 저널리스트이며 원예 전문가인 DeBaggio는 57세에 초기 AD로 진단받은 후 그의 삶을 서술하였다.
- Genova, L.(2007). Still Alice. Bloomington, IN: iUniverse.
  비록 허구이지만, 하버드를 졸업한 신경학자인 Genova는 AD 발병 초기로 삶의 현실적인 초상을 그려나간다.

저널

- Alzheimer's Disease & Associated Disorders
- American Journal of Alzheimer's Disease & Other Dementias
- American Journal of Geriatric psychiatry
- Topics in Geriatric Rehabilitation

웹사이트

- Alzheimer's Assocation
  http://www.alz.org
  알츠하이머병 협회는 뉴스, 진상 기록지, 교육, 간행물, 지원 단체에 관한 정보와 알츠하이머병 및 치매의 영향을 받는 사람들을 위한 온라인 게시판을 제공한다.
- Alzheimer's Disease Education and Referral (ADEAR) Center
  http://www.nia.nih.gov/alzheimers/
  노화 국립 연구소를 통한 연방 정부의 자원인 ADEAR 센터는 무료 간행물, 진상 기록지, 연구 데이터베이스, 임상 시험 정보, 지역 서비스에 대한 참조, 훈련 자료, 보건의료 전문가를 위한 지침서를 제공한다.
- Alzheimer's Foundation of America (AFA)
  http://www.alzfdn.org
  AFA 웹사이트는 AD에 대한 정보와 관련된 질병, 간병 전략, 행동적 문제에 관한 정보를 제공한다. 뿐만 아니라 포괄적인 교육적 자료, 컨퍼런스 워크숍, 정부 프로그램, 최신 임상 실험에 관한 정보를 포함한다.
- Family Caregiver Alliance (FCA)
  http://www.caregiver.org
  FCA는 진상기록지, 간행물을 제공하고 보호자 문제, 조언, 정책, 연구와 관련된 신문을 제공한다. 또한 보호자들이 경험을 공유하고 서로 연계할 수 있도록 국가, 주, 지역에서 시행되는 프로그램 및 온라인 포럼에 대한 정보를 제공한다.

참고문헌

Alzheimer's Association. (2007). *FDA-approved treatments for Alzheimer's*. Retrieved from http://www.alz.org/national/documents/topicsheet _treatments.pdf

Alzheimer's Association. (2010). Alzheimer's disease facts and figures. *Alzheimer's & Dementia*, *6*, 1–70.

American Occupational Therapy Association. (2007). AOTA's societal statement on family caregivers. *American Journal of Occupational Therapy*, *61*, 710.

American Occupational Therapy Association. (2010). *Alzheimer's disease FAQ*. Retrieved from http://www.aota.org/Practitioners/PracticeAreas/Aging/FAQ/37281.aspx

American Psychiatric Association. (2000). *Diagnostic and statistical manual of mental disorders* (4th ed., text rev.). Washington, DC: Author.
Corcoran, M. A., & Gitlin, L. N. (2001). Family caregiver acceptance and use of environmental strategies provided in an occupational therapy intervention. *Physical and Occupational Therapy in Geriatrics*, *19*, 1–20.
Dooley, N. R., & Hinojosa, J. (2004). Improving quality of life for persons with Alzheimer's disease and their family caregivers: A brief occupational therapy intervention. *American Journal of Occupational Therapy*, *58*, 561–569.
Gitlin, L. N., Hauck, W. W., Dennis, M. P., Winter, L., Hodgson, N., & Schinfeld, S. (2009). Long-term effect on mortality of a home intervention that reduces functional difficulties in older adults: Results from a randomized trial. *Journal of the American Geriatric Society*, *57*, 476–481.
Gitlin, L., Winter, L., Burke, J., Chernett, N., Dennis, M., & Hauck, W. (2008). Tailored activities to manage neuropsychiatric behaviors in persons with dementia and reduce caregiver burden: A randomized pilot study. *American Journal of Geriatric Psychiatry*, *16*, 229–239.
Graff, M. J. L., Vernooij-Dassen, M. J. M., Hoefnagels, W. H., Dekker, J., & de Witte, L. P. (2003). Occupational therapy at home for older individuals with mild to moderate cognitive impairments and their primary caregivers: A pilot study. *Occupational Therapy Journal of Research*, *23*, 155–163.
Graff, M. J. L., Vernooij-Dassen, M. J. M., Thijssen, M., Dekker, J., Hoefnagels, W. H. L., & Rikkert, M. G. M. (2006). Community-based occupational therapy for patients with dementia and their caregivers: Randomized controlled trial. *British Medical Journal*, *333*, 1196–1201.
Hart, D. J., Craig, D., Compton, S. A., Critchlow, S., Kerrigan, B. M., McIlroy, S. P., & Passmore, A. P. (2003). A retrospective study of the behavioral and psychological symptoms of mild and late phase Alzheimer's disease. *International Journal of Geriatric Psychiatry*, *18*, 1037–1042.
Hasselkus, B. R., & Murray, B. (2007). Everyday occupation, well-being, and identity: The experience of caregivers in families with dementia. *American Journal of Occupational Therapy*, *61*, 9–20.
Hodgson, N. A., Gitlin, L. N., Winter, L., & Dennis, M. (2008). Psychotherapeutic medications and dementia. *Consultant Pharmacist*, *23*, 357–358.
Huang, H. L., Lotus Shyu, Y. I., Chen, M. C., Chen, S. T., & Lin, L. C. (2003). A pilot study on a home-based caregiver training program for improving caregiver self-efficacy and decreasing the behavioral problems of elders with dementia in Taiwan. *International Journal of Geriatric Psychiatry*, *18*, 337–345.
Nolan, B., Matthews, R., & Harrison, M. (2001). Using external memory aids to increase room finding by older adults with dementia. *American Journal of Alzheimer's Disease and Other Dementias*, *16*, 251–254.
Schaber, P., & Lieberman, D. (2010). *Occupational therapy guidelines for adults with Alzheimer's disease and related disorders*. Bethesda, MD: AOTA Press.
Watson, R., & Green, S. (2006). Feeding and dementia: A systematic literature review. *Journal of Advanced Nursing*, *54*, 86–93.

절단(Amputations)

Pamela Vaughn

설명과 진단

절단은 신체의 일부분, 사지 및 사지의 일부분을 수술을 통해 제거하는 것이다. 절단 수술의 종류는 다음과 같다:

- 일차–외상 후, 감염이 시작되기 전
- 이차–외상 후, 감염이 시작된 후
- 폐쇄–조직의 피판이 유지되고 뼈 끝부분 위에 커버를 만드는데 사용됨
- 개방–절단은 감염부위를 제거하는 동안 일시적으로 개방되고 나중에 수술적 폐쇄가 완성됨
- 트랜스 절단(예, 위팔뼈절단)–긴 뼈의 종방향 축을 가로질러 절단
- 이단 절단(예, 발목 이단)–뼈의 절단 없이, 관절을 분리하여 절단

부분적으로 발달된 사지 및 뼈가 누락된 채로 태어난 사람은 외과적 절단을 받은 사람들과 같거나 비슷한 작업적 장해를 경험했을지라도, 이러한 클라이언트들은 후천적 절단 환자보다 선천적 발달 질환이 있을 것으로 고려되고 다른 요구–특히 심리적 요구–가 존재할 것으로 간주된다(Mosby's Medical, Nursing, & Allied Health Dictionary, 2002; Stubblefield & Armstrong, 2008).

원인과 병인

절단의 가장 흔한 원인은 혈관장애 질환, 당뇨병, 그리고 외상(예, 업무 관련 사고, 자동차 사고, 전쟁 외상)이다(Ziegler–Graham, MacKenzie, Ephraim, Travison, & Brookmeyer, 2008). 암과 종양은 절단의 부가적 원인이지만, 사지 제거는 종종 이러한 경우에 최후의 수단으로 사용된다.

발생률과 유병률

160만명 이상의 미국인들은 현재 사지 손실과 함께 생활하고 있으며, 이 수치는 인구 예측을 기반으로 2020년에 220만명 이상, 2050년에 360만명이 넘을 것으로 추정된다(Ziegler–Graham et al., 2008). 남성은 여성보다 더 크게 영향을 받는다. 하지 절단(LEA; 편측골반절개, 엉덩관절 이단, 넓적다리뼈 절단, 무릎 이단, 정강이뼈 절단, 발목 이단, 일부 발/발가락 절단을 포함)은 상지 절단(UEA; 견갑흉부, 위팔뼈절단, 팔꿈치 이단, 노뼈 절단, 손목 이단, 부분적 손/손가락 절단)보다 더 흔하다; UEA의 주요 원인은 외상이다(Kobayashi et al., 2011; Ziegler–Graham et al., 2008). 당뇨병 환자 중 비외상성 LEA의 비율은 최근 수십년간 감소하였지만 당뇨환자 1000명당 3.5명이 여전히 존재한다(DeFrances, Lucas, Buie, & Golosinskiy, 2008). 베트남 전쟁에서 부상당한 미군 장병의 약 3.4%(5,283명)가 외상성 사지 손실을 입었다. 이라크 자유 작전/항구적 자유 작전 충돌의 경우, 약 2.6%, 1,000명의 장병들은 2010년 1월을 기준으로 외상성 사지 손실을 감내했다(Reiber et al., 2010).

전형적인 진행과정, 증상, 관련질환

외상의 경우, 사지 또는 사지의 일부분이 사고 후 외과적으로 회복할 수 없을 때 절단을 실행한다. 당뇨병 및 혈관 질환과 같은 질환의 경우, 허혈, 궤양, 신경병 등 때문에 절단이 필요할 수 있다(Ziegler–Graham et al., 2008). 사망률은 외상성 절단인 사람에 비해 비외상성 절단 환자에서 더 높게 나타난다(Kratz et al., 2010).

회복을 통해, 절단 환자는 쇼크, 슬픔, 분노, 무력감, 우울증 등 다양한 심리적 반응이 발생할 수 있다(Stubblefield & Armstrong, 2008). 뿐만 아니라 외상후 스트레스 장애(PTSD)로 많이 진단된다(Epstein, Heinemann, & McFarland, 2010; Kratz et al., 2010). 환상 감각 및 절단되고 없는 사지에 나타나는 통증, 따끔거림 및 기타 감각은 절단 후 환자들에게 자주 보고되고 있다(Chapman, 2010). 특히 하지절단의 경우, 신체 활동의 감소는 좌식 생활양식을 더 유발하고 건강 합병증을 초래할 수 있다(Robbins, Vreeman, Sothmann, Wilson, & Oldridge, 2009). 또한, 클라이언트는 적절한 위생이 유지되지 않는다면 잔여사지에 피부 문제가 생길 수 있고, 특히 의지를 사용하는 경우 더욱 그러하다(Stubblefield & Armstrong, 2008).

분야별 중재

정형외과 및 의학

다른 의료 전문가들이 관여할 수도 있지만, 특히 외상성 사지 손실의 경우에는 정형외과 의사가 통상적으로 절단 수술을 수행하는 의사이다. 절차에 따라, 감염을 방지하기 위한 주의사항이 있는데, 그것은 간호사의 의한 항생제 투여 및 적절한 세정을 하는 것이다. 뿐만 아니라 진통제도 종종 사용된다.(Chapman, 2010).

의지보조기

의지보조기사 및 학제 팀(작업치료사 포함)은 클라이언트가 의지보조기를 원한다면, 클라이언트가 가진 의지보조기의 옵션을 설명하고, 의지보조기를 사용할 수 있도록 준비하는데 도움을 준다. 이것은 적절한 의지보조기 착용을 위한 잔여사지 관리, 잔여 사지 탈감각, 사지 및 의지보조기 위생에 관한 교육, 환자가 의지보조기를 사용하지 않을 때에 대한 일상생활활동(ADL)의 독립성 발달 보조, 그리고 전환 및 학습 기간을 통해 심리적 지원을 하는 것을 포함한다(Stubblefield & Armstrong, 2008). 의지보조기를 사용을 시작하고 피팅하기 위한 여러가지 일정표가 있지만, 일반적으로 더 빨리 의지보조기를 사용할 수 있고, 더 나은 클라이언트의 기능적 심리적 결과를 나타내는 것을 적용한다(Robinson, Sansam, Hirst, & Neumann, 2010).

물리치료

물리치료사는 잔여사지 및 몸통의 근력과 관절가동범위(ROM)을 유지 및 증가 시키기 위해 클라이언트와 함께 일한다. 의지보조기를 사용하고 착용하기 위한 준비뿐만 아니라 부종 감소를 위한 운동을 설계한다. 열치료 및 한냉치료와 같은 통증 조절 모달리티가 사용될 수 있다. 하지절단의 경우, 물리치료는 목발과 같은 보행보조도구를 사용하여 걷는 훈련을 하거나 의족을 착용하고 걷기 위한 준비 과정에서 환자와 함께 일할 것이다(Robinson et al., 2010).

심리학

절단의 의미를 고려할 때, 심리학자 또는 카운슬러는 건강하고 기능적인 방식으로 감정을 파악하고 일함으로써 클라이언트를 보조하기 위해 종종 고용된다(Robinson et al., 2010).

직업치료

절단의 특성과 클라이언트의 요구에 따라 이전 직장으로 돌아가는 것은 선택사항이 될 수 없다. 구체적으로 이 문제를 해결하기 위해, 작업치료사는 급성 재활 이후 직업의 잠재적인 대안 모드를 식별하기 위해 클라이언트와 만날 수 있다.

작업치료 평가

평가과정은 클라이언트의 요구, 원하는 것, 예상되는 행위에 초점을 두고 있고 원하는 작업수행에 영향을 미칠 수 있는 요인을 분석한다. 평가는 작업수행에 있어 절단의 잠재적 영향에 대한 구체적 평가 다음에 작업 중심의 사정으로 시작한다.

작업 중심의 사정

- Unilateral Upper Extremity Amputation: Activities of Daily Living Assessment (Atkins, 1989)
- Role Checklist (Oakley, Kielhofner, Barris, & Reichler, 1986)
- Occupational Performance History Interview II (OPHI-II) (Kielhofner et al., 2004)
- Assessment of Motor and Process Skills (AMPS) (Fisher & Jones, 2010)
- Activity Measure for Post-Acute Care (AM-PAC) (Jette, Hayley, Coster, & Ni, 2007)
- Performance Assessment of Self-Care Skills (PASS) (Holm & Rogers, 2008)
- Canadian Occupational Therapy Measure (COPM) (Law et al., 2005)
- Short Form-36 (SF-36) (Hays, Sherbourne, & Mazel, 1995)
- Activity Card Sort (ACS) (Baum & Edwards, 2008)

클라이언트 요소 사정

- Disabilities of the Arm, Shoulder, and Hand (DASH) Outcome Measure (Hudak, Amadio, Bombardier, & the Upper Extremity Collaborative Group, 1996)
- ROM
- Measures of pain (e.g., Visual Analog Scale [VAS])
- Measures of muscle strength
- Measures of edema

작업치료 중재

절단 환자를 위한 작업치료 중재의 주요 목표는 작업적 기능 회복을 촉진하는 것이다. 절단 유형, 이전 직업, 환자의 개인적 목표에 따라 클라이언트 간에 목표는 다르다.

급성기

급성기 재활 단계 동안 중재는 잔여사지 위생, 상처 관리, 부종 감소 전략, 잔여사지의 관절가동 범위 유지 및 증가, 그리고 일상생활활동의 독립적인 수행 전략에 관한 교육이 포함된다(Smurr, Gulick, Yancosek, & Ganz, 2008; Stubblefield & Armstrong, 2008). 상지 절단의 클라이언트는 또한 자신의 우세손을 바꿔야 할 수도 있으므로, 작업치료사는 정상 사지의 미세 운동 기술 재교육을 보조할 수 있다. 환상통에 대처하기 위한 전략을 포함하는 통증관리는 또한 급성 재활 단계 동안 다루어져야 한다.

의지보조기

작업치료사는 의지보조기의 사용 및 착용을 위해 클라이언트를 준비시키는 의지보조기 팀의 일원이다-이것은 의지보조기 선택과 관련된 상담; 근력 및 균형 운동을 통한 클라이언트의 신체 준비; 탈감각화 및 쉐이핑을 통한 잔여사지 준비; 착탈 훈련 및 의지보조기 관리; 의지보조기의 기능적 사용 및 조절에 대한 클라이언트 훈련을 포함한다. 절단의 유형 및 의지보조기의 디자인에 따라, 보조도구는 독립적으로 작업을 수행할 수 있도록 환자에게 권장될 수 있다.(Robinson et al., 2010; Smurr et al., 2008; Stubblefield & Armstrong, 2008).

과제 및 환경적 적응

환자의 요구에 따라, 작업치료사는 환경내에서 이동성 및 참여를 촉진하기 위해 가정, 학교, 직장 변형에 대한 전략과 방법을 제안할 수 있다.

상담

작업치료사는 만족도, 삶의질(QOL), 의미 있는 작업참여를 유지하기 위해 절단 후 참여를 위한 새로운 작업 및 적응적 작업으로 클라이언트를 지원할 수 있다. 클라이언트에게 아주 감정적인 프로세스가 될 수 있는 절단의 실행에 따라, 재활 후 현실적인 목표와 지역사회 지원에 관한 정보제공은 그들의 적응을 쉽게 도울 수 있다(Smurr et al., 2008; Stubblefield & Armstrong, 2008).

작업치료와 근거

의지보조기의 만족도와 절단 환자 중 높은 삶의 질 사이에 상관 관계가 있고, 일상생활활동 보조에 대한 요구의 증가는 삶의 질 감소와 관계가 있었다(Epstein, Heinemann, & McFarland, 2010). 보조도구의 사용뿐만 아니라 과제와 환경 적응은 독립적으로 대부분의 일상생활활동 수행, 신체 활동 재개, 풀 타임 직업 복귀를 위한 양쪽 손가락 절단 환자를 도왔다(Stapanian, Stapanian, & Staley, 2010). 문제 해결력, 기술 습득, 활동 및 참여 증가에 초점을 둔 절단 환자를 위한 지역사회 자기-관리 프로그램은 이 프로그램에 참여하지 않은 사람에 비해서 우울증 및 기능적 제한 수준을 감소시켰고 삶의 질을 증진시켰다(Wegener, Mackenzie, Ephraim, Ehde, & Williams, 2009).
관절가동범위 운동을 통한 초기 상지 관절의 움직임은 통증 및 부종 감소에 효과를 보였고 이전 직업으로 더 빠른 복귀를 촉진시키는 것으로 나타났다(Amini, 2011).

보호자 고려사항

절단 환자의 가족 구성원, 특히 부모님은 의료비 관련 지출의 증가를 경험하고 절단 후 가족을 케어하기 위해 직업을 중단하거나 작업 시간을 줄이는 것으로 보고되고 있다(Weir, Ephraim, & Mackenzie, 2010).

정보제공

기관

- Amputee Coalition—an educational, support, and advocacy organization for individuals with limb loss; includes the National Limb Loss Information Center.
  900 East Hill Avenue, Suite 205
  Knoxville, Tennessee 37915-2566
  Telephone: (888) 267-5669
  Website: http://www.amputee-coalition.org/
- National Amputation Foundation—support program for veterans and civilians with amputations.
  40 Church Street
  Malverne, NY 11565
  Telephone: (516) 887-3600
  Fax: (516) 887-3667
  E-mail: amps76@aol.com
  http://www.nationalamputation.org/

책

- Garrison, K. S. (2005). It's just a matter of balance. South Euclid, OH: Print Vantage.
- Sundquist, J. (2010). Just don't fall: A hilariously true story of childhood, cancer, amputation, romantic yearning, truth, and Olympic greatness. New York, NY: Viking.

참고문헌

Amini, D. (2011). Occupational therapy interventions for work-related injuries and conditions of the forearm, wrist, and hand: A systematic review. *American Journal of Occupational Therapy*, *65*, 29–36. doi:10.5014/ajot.2011.09186

Atkins, D. J. (1989). Unilateral upper extremity amputation: Activities of daily living assessment. In D. J. Atkins & R. H. Meier (Eds.), *Comprehensive management of the upper-limb amputee* (p. 49). New York, NY: Springer-Verlag.

Baum, C. M., & Edwards, D. E. (2008). *Activity Card Sort* (2nd ed.). Bethesda, MD: AOTA Press.

Chapman, S. (2010). Pain management in patients following limb amputation. *Nursing Standard*, *25*(19), 35–40.

DeFrances, C. J., Lucas, C. A., Buie, V. C., & Golosinskiy, A. (2008). *2006 National Hospital Discharge Survey* (National Health Statistics Reports No. 5). Hyattsville, MD: National Center for Health Statistics.

Epstein, R. A., Heinemann, A. W., & McFarland, L. V. (2010). Quality of life for veterans and servicemembers with major traumatic limb loss from Vietnam and OIF/OEF conflicts. *Journal of Rehabilitation Research & Development*, *47*, 373–386. doi:10.1682/JRRD.2009.03.0023

Fisher, A. G., & Jones, K. B. (2010). *Assessment of Motor and Process Skills. Vol. 1: Development, standardization, and administration manual* (7th ed.). Fort Collins, CO: Three Star Press.

Hays, R. D., Sherbourne, C. D., & Mazel, R. M. (1995). *User's manual for Medical Outcomes Study (MOS) core measures of health-related quality of life*. Santa Monica, CA: RAND Corporation.

Holm, M. B., & Rogers, J. C. (2008). The Performance Assessment of Self-Care Skills (PASS). In B. Hemphill-Pearson (Ed.), *Assessments in occupational therapy mental health* (2nd ed., pp. 101–110). Thorofare, NJ: Slack.

Hudak, P. L., Amadio, P. C., Bombardier, C., & the Upper Extremity Collaborative Group. (1996). Development of an upper extremity outcome measure: The DASH (disabilities of the arm, shoulder and hand) [corrected]. *American Journal of Industrial Medicine*, *29*, 602–608. Erratum in: *American Journal of Industrial Medicine*, *30*, 372.

Kielhofner, G., Mallinson, T., Crawford, C., Nowak, M., Rigby, M., Henry, A., & Walens, D. (2004). *Occupational Performance History Interview II (OPHI-II)*. Chicago, IL: MOHO Clearinghouse.

Kobayashi, L., Inaba, K., Barmparas, G., Criscuoli, M., Lustenberger, T., Talving, P., . . . Demetriades, D. (2011). Traumatic limb amputations at a level I trauma center. *European Journal of Trauma and Emergency Surgery*, *37*, 67–72. doi:10.1007/s00068-010-0011-3

Kratz, A. L., Williams, R. M., Turner, A. P., Raichle, K. A., Smith, D. G., & Ehde, D. (2010). To lump or to split? Comparing individuals with traumatic and nontraumatic limb loss in the first year after amputation. *Rehabilitation Psychology*, *55*, 126–138. doi:10.1037/a0019492

Jette, A., Hayley, S. M., Coster, W., & Ni P. (2007). *Boston University Activity Measure for Post Acute Care: Instruction manual*. Retrieved from http://www.crecare.com/order/order.html

Law, M., Baptiste, S., Carswell, A., McColl, M., Polatajko, H., & Pollock, N. (2005). *Canadian Occupational Performance Measure* (4th ed.). Ottawa, Canada: CAOT Publications.

Mosby's medical, nursing, & allied health dictionary (6th ed.). (2002). St. Louis, MO: Harcourt Health Sciences.

Oakley, F., Kielhofner, G., Barris, R., & Reichler, R. (1986). The Role Checklist: Development and empirical assessment of reliability. *Occupational Therapy Journal of Research*, *6*, 157–170.

Reiber, G., McFarland, L., Hubbard, S., Maynard, C., Blough, D., Gambel, J., & Smith, D. (2010). Servicemembers and veterans with major traumatic limb loss from Vietnam war and OIF/OEF conflicts: Survey methods, participants, and summary findings. *Journal of Rehabilitation Research & Development*, *47*, 275–298. doi:10.1682/JRRD.2010.01.0009

Robbins, C. B., Vreeman, D. J., Sothmann, M. S., Wilson, S. J., & Oldridge, N. R. (2009). A review of the long-term health outcomes associated with war-related amputation. *Military Medicine*, *174*, 588–592.

Robinson, V., Sansam, K., Hirst, L., & Neumann, V. (2010). Major lower limb amputation—What, why, and how to achieve the best results. *Orthopedics and Trauma*, *24*, 276–285.

Smurr, L. M., Gulick, K., Yancosek, K., & Ganz, O. (2008). Managing the upper extremity amputee: A protocol for success. *Journal of Hand Therapy*, *21*, 160–175. doi:10.1197/j.jht.2007.09.006

Stapanian, M. A., Stapanian, A. M. P., & Staley, K. E. (2010). Case report—Rehabilitation for bilateral amputation of fingers. *American Journal of Occupational Therapy*, *64*, 923–928. doi:10.5014/ajot.2010.09153

Stubblefield, K., & Armstrong, A. (2008). Amputations and prosthetics. In M. V. Radomski & C. A. T. Latham (Eds.), *Occupational therapy for physical dysfunction* (6th ed., pp. 1265–1294). Philadelphia, PA: Lippincott Williams & Wilkins.

Wegener, S. T., Mackenzie, E. J., Ephraim, P., Ehde, D., & Williams, R. (2009). Self-management improves outcomes in persons with limb loss. *Archives of Physical Medicine & Rehabilitation*, *90*, 373–380. doi:10.1016/ j.apmr.2008.08.222

Weir, S., Ephraim, P., & Mackenzie, E. (2010). Effects of paediatric limb loss on healthcare utilisation, schooling and parental labour supply. *Disability & Rehabilitation*, *32*(24), 2046–2055. doi:10.3109/09638288.2010.481028

Ziegler-Graham, K., MacKenzie, E. J., Ephraim, P. L., Travison, T. G., & Brookmeyer, R. (2008). Estimating the prevalence of limb loss in the United States: 2005 to 2050. *Archives of Physical Medicine and Rehabilitation*, *89*, 422–429. doi:10.1016/j.apmr.2007.11.005

근위축성 가쪽 경화증
(Amyotrophic Lateral Sclerosis)

Christine M. Carifio

설명

루게릭병이라고도 불리는 근위축성 가쪽 경화증(ALS)은 겉질척수로의 운동신경세포, 뇌줄기의 운동핵, 척수의 앞뿔세포에 영향을 미치는 희귀성, 진행성, 퇴행성 질환이다. ALS는 몸 전체의 근육 약화 및 근위축, 심지어 마비를 일으키는 뇌, 뇌줄기, 척수에서 신경세포의 기능 감소를 야기한다. ALS는 성격 및 인지기능을 수행한다. ALS는 현재 치료 알려진 치료방법이 없다(Maddox, 2003).

발생률과 유병률

- ALS는 전 세계에서 10만명 중 약 5명에게 영향을 미친다(Amyotrophic Lateral Sclerosis, 2010).
- 미국에서 약 5,600명의 사람들이 매년 ALS로 진단을 받고있다.
- 미국에서 현재 약 3만명의 ALS가 있다.
- 대부분 사람들은 40~70세 사이에 ALS가 발생한다.
- ALS는 남성에게 여성보다 20% 더 흔하게 나타난다.
- ALS는 모든 인종의 사람들에 영향을 미친다.
- 5~10%는 유전적 기반인 반면에, 90~95%는 원인을 알 수 없다(Amyotrophic Lateral Sclerosis Fact Sheet, 2011).

원인과 전형적인 진행과정

ALS의 원인은 아직 알려져 있지 않다. 발병은 다양하고 비대칭적이며 일반적으로 하지에서 시작된다. ALS는 세 가지 범주의 특징이 있다: 위 운동, 아래 운동 및 구근을 포함한다. ALS의 주요 징후는 근육 약화이다. 질병의 진행에 따라 보행, 중증 약화, 언어 및 삼킴장애가 나타날 수 있고, 결국 일상생활활동의 완전한 감소로 이어질 수 있다. 오직 운동 경로에 영향을 주는 이 질병으로 인해 고위 피질 프로세스의 기억력, 통착력, 인식력, 안구 운동, 방광 기능, 인지, 성격, 피부감각 등은 온전히 남아있다. 진단 후 평균수명은 23~52개월 범위이지만, 많은 사람이 진단이후 5년 이상 살고 있다. 인공호흡기가 없으면 호흡기 위축으로 인해 대개 사망한다(Who gets ALS?, 2008).

증상

운동신경 손상

- 아래운동신경세포(척수) 손상은 이완성 마비, 근긴장도 감소 및 근력 약화, 반사 소실을 발생시킬 수 있다.
- 위운동신경세포(뇌) 및 피질척수로의 손상은 경직 및 반사항진을 유발할 수 있다.
- 숨뇌 영역의 손상은 조음장애 및 삼킴장애를 포함한다(Amyotrophic Lateral Sclerosis Fact Sheet, 2011).

일반적 증상

- 원위부에서 근위부까지 근위축
- 근육 약화
- 근육의 연축 및 경련
- 과도한 침흘림
- 체중 감소
- 지구력, 민첩성, 일상생활활동 기능 소실
- 피로
- 하지 약화로 인한 비틀거림 및 낙상 (Who gets ALS?, 2008)

분야별 중재

ALS를 진단하는 특별한 평가는 없다. 자기 공명 영상(MRI), 근전도, 혈액검사, 신경 전도 속도 검사, 신경학적 검사는 다른 진단을 배제하기 위해 실시되고 있다(Amyotrophic Lateral Sclerosis Fact Sheet, 2011). ALS에게 적용할 수 있는 효과적인 약물치료가 알려져있지 않지만, 미국 식약처에서 항글루타민제로 승인한 릴루졸(Rilutek)은 몇 달 동안 생명을 연장할 수 있다(Riluzole, 2008). 다른 약물은 연축, 경직, 불안, 불면증 및 과도한 타액과 같은 ALS의 일부 증상을 관리할 수 있다. ALS는 다양하고 광범위한 증상을 가진 진행성 질병이므로, 호흡치료사, 언어치료사, 물리치료사, 작업치료사, 심리학자, 사회복지사를 포함하는 다 학제 팀이 환자의 삶의 질을 유지하고 가족을 지원하기 위해 필요하다 (Mitsumoto, 2009).

주의사항

- 폐렴 및 폐색전
- 호흡기 주의사항(해당하는 경우)
- 기도에서 가래를 제거하는 기침 불능 및 질식 위험이 있는 삼킴관련 증상
- 운동성 감소로 인한 욕창
- 낙성의 위험을 일으킬 수 있는 자세 및 균형 불안정성
- 체중 지지 어려움
- 어깨 아탈구
- 관절 구축 (Amyotrophic Lateral Sclerosis, 2010)

작업치료 평가

작업치료(OT) 평가는 개인적 일상생활기능, 물리적 환경, 사회적 네트워크, 환자 및 보호자의 삶의 질에 초점을 두고 있다.

종합 평가

- ALS Functional Rating Scale: ALS 환자의 신체적 기능 변화 평가
- Canadian Occupational Performance Measure (COPM): 작업의 수행도 및 만족도에 대한 자가-보고
- Activity Card Sort (ACS): 수단적 및 사회적 활동의 설명을 도움
- Health Status Questionnaire (SF-36): 환자의 건강 및 신체적 제한에 대한 지각을 평가
- Multidimensional Fatigue Inventory: 피로 측정에 대한 자가-보고

일상생활활동 및 수단적 일상생활활동과 여가활동 평가

- Function Independence Measure (FIM): 기능 및 보조수준 측정
- Barthel Index: 일상생활활동 수행력 측정
- Performance Assessment of Self-Care Skills (PASS): 기능적 상태 평가

상지기능/근력/균형 평가

- Purdue Pegboard: 손 및 손가락 민첩성 측정
- Manual muscle testing: 근력 측정
- Range of motion testing: 관절 가동 범위 측정
- Berg Balance Scale: 기능적 과제수행을 통해 균형 측정

작업치료 중재

교육

- 클라이언트의 선호하는 활동에 에너지 보존
- 중력제거장치의 사용과 같은 보상적 전략
- 통증, 아탈구, 피로를 감소시키기 위한 스플린트 및 보장구
- 적응 보조도구
- 안전성, 자세 취하기, 안전한 이동, 피부관리
- 보완적 의사소통 보조도구
- 의미 있는 작업 및 변화된 삶의 역할에 지속적인 참여(Foley, 2004; Lyons, Orozovic, Davis, & Newman, 2002)

적응

- 기능 증진을 위한 환경적 변형
- 적응적 보조도구 및 장치(휠체어, 자기-관리 장치, 안전손잡이)(Trail, Nelson, Van, Appel, & Lai, 2001)

예방

- 근육 완화
- 능동적 및 수동적 관절가동 운동을 통한 구축예방
- 적절한 자세 취하기를 통한 욕창 예방 (Cazzolli, 1999)

작업치료와 근거

ALS의 결과 희망이 없는 것처럼 보일지라도, 작업치료는 환자와 그 가족에게 의미 있는 작업을 찾을 수 있는 기회 및 최대한 생활에 의미 있게 참여할 수 있는 기회를 제공해야할 것이다. 작업치료의 철학은 ALS환자에게 사용될 수 있는 삶의 질 구성과 일치한다. 이러한 개인의 삶의 질 및 웰빙을 증가시키기 위해, 작업치료사는 개인적이고 의미 있는 작업을 식별하도록 도울 수 있다(Foley, 2004).

작업치료사는 작업수행, 교육, 적응, 대처 전략, 여가, 사회 참여 치료 완화를 포함 치료와 함께 ALS를 갖고 있는 개인 관리를 제공한다. (Matuz, Birbaumer, Hautzinger, & Kubler, 2010). 의학 모델은 ALS를 갖고 있는 개인의 요구를 채우기에는 충분하지 않다(Matuz, Birbaumer, Hautzinger및 Kubler, 2010). ALS를 앓고 있는 사람에게 정신적 건강, 사회적 지원, 정신 등 의 요소가 신체 기능 보다 중요하며 작업치료는 환자와 가족의 새로운 삶에 의미를 주기 위해 노력한다. (Roach, Averill, Segerstrom, & Kasarskis, 2009; Robbins, Simmons, Bremer, Walsh, & Fischer, 2001). 따라서 작업치료사는 ALS 환자에게 개인적으로 의미 있는 작업에 참여할 수 있는 기회를 제공해야 한다.(Roach, Averill, Segerstrom, & Kasarskis, 2009, Robbins, Simmons, Bremer, Walsh & Fischer, 2001).

보호자 고려사항

ALS의 급속한 진행 때문에, 사랑하는 사람을 돌보는 것은 매우 어렵고 시간에 압도될 수 있다. 환자와 가족의 삶의 역할은 종종 크게 변화한다. ALS 환자는 직업의 중단, 재정적 문제, 정체성의 상실로 이어질 수 있다. 일상생활활동 및 수단적일상생활활동 기능 감소는 물리적으로 보호자에 대한 요구뿐만 아니라 심리적으로 위축될 수 있는 ALS 환자의 독립성 감소를 의미한다. 정보는 모든 당사자에게 강한 조절감을 줄 수 있기 때문에 이 질환에 대한 학습은 보호자에게 매우 중요하다. 환자와 가족이 질병에 대한 대응 전략을 배우고 의미 있는 작업에 여전히 위안을 삼는 것은 매우 중요하다. 보호자 지원 그룹은 비슷한 경험을 가진 다른 사람들의 답변, 정보 및 지원 제공에 도움이 될 수 있다(ALS 링크 참조).

정보제공

기관

- ALS Association (ALSA)
  27001 Agoura Road
  Suite 150
  Calabassas Hills, CA 91301-5104
  Telephone: 818-880-9007 or 800-782-4747
  Fax: 818-880-9006
  Website: http://www.alsa.org
- ALS Hope Foundation
  219 North Broad Street
  7th floor, PO Box 40777
  Philadelphia, PA 19107
  Telephone: 215-551-0967
  Fax: 215-762-8634
  Website: http://www.alshopefoundation.org
- ALS Therapy Development Institute (ALSTDI)
  215 First Street
  Cambridge, MA 02142
  Telephone: 617-441-7200
  Fax: 617-441-7299
  Website: http://www.als.net
- Les Turner ALS Foundation
  8142 North Lawndale Avenue
  Skokie, IL 60076-3322
  Telephone: 888-ALS-1107
  Fax: 847-679-9109
  Website: http://www.lesturnerals.org

책

- Hanlan, A. J. (1979). *Autobiography about dying*. Garden City, NY: Doubleday.
  Through his diary entries, Allen Hanlan reveals his journey from being diagnosed with ALS to facing his impending death. His wife also writes a postscript that describes living with a husband with ALS.
- Rice, E. (2005). *If they could only hear me: A collection of personal stories about ALS and the families that have been affected*. Wakefield, MA: The Angel Fund.
  This collection of personal stories offers an inside perspective on ALS from individuals and families affected and depicts a fighting spirit and keeps hope alive.

- Simmons, P. (2000). *Learning to fall: The blessings of an imperfect life*. New York, NY: Bantam Dell.
  Depicts Philip Simmons spiritual journey with ALS. A thoughtful book that is humorous, poetic, and ironic.
- Wakefield, D. (2005). I *remember running: The year I got everything I ever wanted–And ALS*. New York, NY: Marlowe and Company.
  A meditative diary of a 33-year-old woman battling ALS where Wakefield shares her fears, triumphs, and frustrations. Despite her diagnosis, she is determined to still be a professor, a homeowner, and a mother.

저널

- *Amyotrop*hic Lateral *Sclerosis and Other Motor Neuron Disorders*
- *Journ*al of Neurology
- The World Federation of Neurology Research Group on Motor Neuron D*iseases*

웹사이트

- ALS Links
  http://www.ALS-link.org
  This Website is an internet portal for the ALS community, including patients, doctors, and caregivers. It offers other informative resources and is very user friendly.
- National Institute of Neurological Disorders and Stroke
  http://www.ninds.nih.gov/disorders/amyotrophiclateralsclerosis
  This Website provides a comprehensive overview of ALS and gives useful information in a thorough yet simple format.

참고문헌

Amyotrophic Lateral Sclerosis. (2010). Retrieved from the U.S. National Library of Medicine website: http://www.ncbi.nlm.nih.gov/pubmedhealth/PMH0001708

Amyotrophic Lateral Sclerosis Fact Sheet. (2011). Retrieved from the National Institute of Neurological Disorders and Stroke website: http://www.ninds.nih.gov/disorders/amyotrophiclateralsclerosis/detail_ALS.htm

Cazzolli, P. (1999). *Preventing and treating complications of immobility in people with ALS*. Retrieved from the ALS Care Project website: http://www.alscareproject.org/phycare/immobility.pdf

Foley, G. (2004). Quality of life for people with motor neuron disorder: A consideration for occupational therapists. *British Journal of Occupational Therapy*, *67*, 551–553.

Lyons, M., Orozovic, N., Davis, J., & Newman, J. (2002). Doing-being-becoming: Occupational experiences of persons with life-threatening illnesses. *American Journal of Occupational Therapy*, *56*, 285–295.

Maddox, S. (Ed.). (2003). Amyotrophic lateral sclerosis. In *Paralysis resource guide* (pp. 3–6). Short Hills, NJ: Paralysis Resource Center.

Matuz, T., Birbaumer, N., Hautzinger, M., & Kubler, A. (2010). Coping with amyotrophic lateral sclerosis. *Journal of Neurology, Neurosurgery, and Psychiatry*, *81*(8), 893–898.

Mitsumoto, H. (2009). *Amyotrophic lateral sclerosis: A guide for patients and families* (3rd ed.). New York, NY: Demos Medical.

Riluzole. (2008). Retrieved from the U.S. National Library of Medicine website: http://www.ncbi.nlm.nih.gov/pubmedhealth/PMH0000978/

Roach, A., Averill, A., Segerstrom, S., & Kasarskis, E. (2009). The dynamic of quality of life in ALS patients and caregivers. *Annals of Behavioral Medicine*, *37*, 197–206.

Robbins, R., Simmons, Z., Bremer, B. A., Walsh, S. M., & Fischer, S. (2001). Quality of life in ALS is maintained as physical function declines. *Neurology*, *56*, 442–444.

Trail, M., Nelson, N., Van, J. N., Appel, S. A., & Lai, E. C. (2001). Wheelchair use by patients with amyotrophic lateral sclerosis: A survey of user characteristics and selection preferences . *Archives of Physical Medicines and Rehabilitation*, *82*, 98–102.

Who gets ALS? (2008). Retrieved from the ALS Association website: http://www.alsa.org/als/who.cfm?CFID=8034765&CFTOKEN=5274a1cfb538d089-45945068-188B-2E62-80631ADE35A68F5C

불안장애(Anxiety Disorders)

Pamela Vaughn

설명과 진단

불안장애는 가장 보편적인 정신과적 장애이고 범불안장애(GAD), 강박장애(OCD), 외상후 스트레스장애(PTSD)를 포함하지만 여기에 한정되지 않은 광범위한 장애를 포함한다. 불안 자체는 스트레스 상황에 대한 정상적 반응이지만, 지속적이고, 부적절하며, 기능을 방해하는 점에서 압도적이면 그것은 병적인 장애이다(Davis, 2011).

미국 정신의학 협회(APA; 2000) 정신장애의 진단과 통계 편람(4th ed., text rev.; DSM-IV-TR)은 각 GAD, OCD, PTSD에 대한 다음과 같은 기준을 제시한다:

진단 및 설명	진단 기준 (APA, 2000)
범불안장애(GAD): 최소 6개월 동안 지속적이고 과도한 불안과 걱정을 가지는 것으로 정의.	A. 과도한 불안과 걱정이 최소 6개월 동안 발생하지 않은 것보다 많은 일이나 사건(직장이나 학교, 작업과 같은). B. 범불안장애 사람은 걱정 조절을 못한다. C. 불안과 걱정은 다음 6가지 증상 중 3가지 또는 그 이상 관련된다. (지난 6개월보다 더 많거나 적을 때). 참고: 아동은 위 증상 중 한 가지 포함되어야 한다. 1. 안절부절 하며 긴장한 기분 2. 피로를 쉽게 느낌 3. 집중하기 힘들거나 정신이 나간 상태 4. 흥분성 5. 근육긴장 6. 수면장애(수면에 들기와 수면 유지가 어려울 때) D. 불안과 걱정은 축I 장애의 특징에 포함되지 않는다. E. 불안, 걱정 또는 신체적 증상은 사회적, 작업적 또는 기타 중요한 기능 영역에서 임상적으로 심각한 어려움이나 장애를 일으킨다. F. 범불안장애는 물질(예: 남용, 약물 복용)이나 일반적인 의학적 상태 (예: 갑상선 기능 저하증)에 기인하지 않으며 발생하지 않는다.

진단 및 설명	진단 기준 (APA, 2000)
강박장애(OCD): 강박관념은 눈에 띄는 불안이나 괴로움을 유발하는 및 또는 강박이나 불안을 중화하는데 도움이 되는 것으로 정의.	A. 강박 관념 또는 강박: 다음과 같이 정의 된 강박 관념 : 1. 어떤 시점에서 불안이나 괴로움을 유발하는 장애가 발생하여 지속적인 생각이나 충동을 방해. 2. 생각이나 충동은 실제 지나치게 걱정할 것이 아니라 단순하다. 3. 강박장애 사람은 불안 걱정을 무시하거나 억누르기 위해 다른 생각이나 행동으로 불안이나 걱정을 중화하려고 한다. 4. 강박장애 사람은 강박 관념, 충동 또는 이미지가 자신의 마음의 산물이라는 것으로 인식한다.
	다음과 같이 정의된 강박행위 1. 강박관념에 대한 반응으로 규칙에 따라 반복적으로 나타나는 행동(예, 손 씻기, 주문확인)또는 정신적 행동(기도, 계산, 반복적인 단어) 2. 반복행동과 정신적 행동은 괴로움을 예방하거나 줄이는 것이 목적이지만 현실적으로 연결되지 않으며 과도한 행동이다. B. 강박장애사람은 강박관념이나 강박행동이 과도하다는 것을 인식했다. 참고 : 이것은 어린이에게는 적용되지 않는다. C. 강박관념이나 강박장애는 하루에 1시간 이상 눈에 띄는 고통을 유발하고 일과, 직업, 학업 또는 사회 활동에 영향을 끼친다. D. 다른 1 축 장애가 있는 경우, 강박 관념이나 강박의 내용은 이에 국한되지 않는다. E. 강박장애는 생리학적 영향과 일반적인 의학적 상태가 아니다. 만약 현재 강박관념과 충동이 과하다고 생각할 경우 통찰력이 낮다고 생각한다.
외상후 스트레스 장애(PTSD): 자극을 증가시키는 증상과 그 충격과 관련된 자극을 회피함으로써 극도로 충격적인 사건을 다시 경험하는 것이 특징이다.	A. 외상후 스트레스 장애가 있는 사람은 다음 두 가지 모두 존재하는 충격적인 사건에 노출되어 있다. 1. 본인이 경험하거나 목격하거나 직면한 사건, 또는 실제로 목숨과 관련된 위협 받은 일. 2. 외상후 스트레스 장애가 있는 사람의 반응은 극심한 두려움, 무력감, 공포가 포함. 참고: 아동의 경우, 위 반응이 혼란스러워 하거나 흥분한 반응으로 대신 표현될 수 있다. B. 트라우마는 다음 중 하나 이상으로 다시 계속 발생한다. 1. 이미지, 생각 또는 인식을 포함하여 사건의 반복적이고 괴로운 기억. 참고: 아동에게는 반복적인 놀이가 트라우마를 발생시킬 수 있다. 2. 괴로운 사건이 꿈에서 반복. 참고: 아동에게는 알 수 없는 무서운 꿈이 있다. 3. 외상성 사건은 각성 시 또는 중독 시에 일어나는 경험, 환상, 환각 및 해리처럼 행동하거나 느끼는 것을 말한다. 참고: 아동의 경우, 특정한 재연이 일어날 수 있다. 4. 외상성 스트레스는 심리적 고통이나 외상과 비슷한 외부에 노출되었을 때 일어난다. 5. 외상성 스트레스를 나타내는 유사한 내부 또는 외부의 단서 노출에 대한 생리적인 반응. C. 다음의 세 가지 이상으로 나타낼 때, 외상성 스트레스에 관한 자극을 피하고 정신적 충격이 없던 반응에 무감각해진다. 1. 외상성 스트레스와 관련된 사고, 감정 또는 대화를 피하기 2. 외상성 스트레스에 대한 기억을 불러일으키는 활동, 장소 또는 사람들 피하기 3. 외상성 스트레스의 중요한 부분을 회상할 수 없음. 4. 중요한 활동에 대한 관심 또는 참여가 현저하게 감소. 5. 타인으로부터 소외감이나 고립감을 느낌. 6. 제한된 범위의 영향(예: 애정을 느낄 수 없음) 7. 미래에 대한 생각 감소(예를 들어, 경력, 결혼 자녀 또는 삶에 대해 기대를 하지 않음) D. 다음 중 외상 이전에 발생하지 않으며 다음 두 가지 이상의 증상에 의해 표시되는 지속적인 증상: 1. 잠이 들거나 잠자는 상태를 유지하기 힘듬 2. 과민하거나 분노 표출 3. 집중이 어려움 4. 과다각성 5. 과장되고 놀랄만한 반응 E. B, C, D증상의 지속 기간이 1개월 이상. F. 외상성 후 스트레스는 임상적, 사회적, 작업적, 또는 다른 중요한 기능 영역에서, 고통 또는 장애를 일으킨다. 증상의 지속 기간이 3개월 미만일 경우 급성이며 증상의 지속 기간이 3개월 이상이면 만성이다. 증상 발병이 스트레스 요인 이후 최소 6개월 이상이면 발병이 지연된다.

유병률

가장 최근의 유병률 추정치에 의하면, 미국 성인의 약 4000만(18%) 명이 불안장애의 영향을 받는 것으로 보고된다. 특정 진단에 의한 대략적인 증세는 다음과 같다:

- 미국 성인의 3%는 범불안장애가 있다.
- 미국 성인의 1%는 강박장애가 있다.
- 미국 성인의 3.5%는 외상후 스트레스 장애가 있다(Kessler, Chiu, Demler, Merikangas, & Walters, 2005).

여성은 남성보다 불안장애 발병 위험이 더 높고, 불안장애는 모든 문화권에서 볼 수 있다(Asnaani, Richey, Dimaite, Hinton, & Hofmann, 2010).

원인과 병인

불안장애는 다양하기 때문에, 단 하나의 병인은 식별할 수 없다. 각 장애는 장애가 발생한 개인마다 독특하다. 원인 요인은 다음을 포함한다:

- 극도의 또는 장기간의 스트레스
- 유전적 요인
- 신경해부학적 요인(예, 해마의 크기 감소)
- 신경전달물질의 커뮤니케이션 결함
- 인지 및 심리적 요인(예, 스트레스적 사건을 압도적 상황으로 오해, 비기능적 인지 도식)
- 환경적 요인(예, 외상)(Davis, 2011)

전형적인 진행과정, 증상과 관련질환

많은 불안장애는 아동기 및 청소년기에 시작하지만, 성인기에 시작할 수도 있다(예, 외상 후). 질환의 진행과정은 개인에 따라 매우 다양하므로, 일부는 즉시 해결되는 반면에, 다른 경우는 모든 작업 활동에 영향을 주는 장애 및 만성 질환으로 발전한다. 범불안장애, 강박장애, 외상후 스트레스장애의 특정한 증상에 대한 진단 기준을 보라. 일반적인 증상은 다음을 포함한다:

- 신체적 증상(예, 빠른 심장박동, 근약화, 구토, 두통) 및 손상(예, 전반적 건강 저하, 피로)
- 과도하고 불합리한 공포 및 두려움에 기반을 둔 인지 손상, 예를 들어, 지시 따르기의 어려움, 기억력 저하, 프로세싱의 어려움
- 심리적 손상, 예를들어, 대인관계의 횟수 및 질적 감소, 학교 및 직장 생활 방해, 무력감(Davis, 2011; National Institute of Mental Health [NIMH], 2009).

일반적인 동반 질환은 우울증, 섭식 장애, 양극성 장애, 수면 장애, 약물 남용을 포함한다; 특히 외상후 스트레스 장애를 동반한 신체적 손상 및 질환(예, 절단)이 존재할 수 있다(APA, 2000).

분야별 중재

불안장애의 가장 일반적인 치료적 접근방법은 약물 사용, 심리치료 및 두 가지의 병합치료이다.

약물치료

약물치료는 불안장애 증상을 완화시키고 조절하기 위해 사용되지만, 불안 장애 환자를 '치료'할 수는 없다. 다른 약물은 다른 불안장애 처방에 사용되고, 개인의 필요와 부작용 경험을 바탕으로 복용한다. 불안장애 클라이언트와 함께 일하는 모든 보건 전문가들은 발생할 수 있는 모든 금단증상을 포함한, 자신의 클라이언트가 복용중인 약물과 부작용을 알고 있어야 한다. 가장 일반적인 약물의 유형은 다음과 같다:

- 항우울제(선택적 세로토닌 재흡수 억제제[SSRIs], 삼환계(tricyclics), 모노아민 옥시다아제 억제제[MAOIs])
- 항불안 약물(benzodiazepines, azapirones)
- 베타-차단제(Beta-blockers) - 불안의 신체적 증상을 치료하기 위해 사용(NIMH, 2009).

심리치료

심리치료 중재는 "불안장애의 원인 및 증상 대처방법을 알아내기 위해 정신과의사, 심리학자, 사회복지사, 상담사와 같은 숙달된 정신건강 전문가와 이야기하는 것을 포함한다"(NIMH, 2009, p. 17). 가장 일반적으로 사용되는 기술은 인지 행동 치료(CBT)이다. 이것은 불안을 둘러싼 자신의 사고 과정을 변화시키는데 도움을 주고, 클라이언트가 불안이 유발되는 상황에 반응하는 방식을 변경하기 위한 개별 기술 및 전략을 개발하는데 도움이 된다. 작업치료사는 CBT로 훈련할 수 있다. 클라이언트가 불안 유발 상황 전과 후에 깊은 호흡, 명상, 근육 이완, 시각화 등의 전략을 사용하도록 교육하는 이완요법은 또 다른 심리치료 접근방법이다(Davis, 2011).

작업치료 평가

평가과정은 원하는 작업수행에 영향을 미칠 수 있는 요인을 분석하기 위해 환자의 요구가 무엇인지, 원하는 것이 무엇인지, 예상되는 행동에 초점을 둔다. 평가는 작업수행에 대한 불안장애의 잠재적인 영향에 대한 특정 평가 다음에 작업 중심의 평가로 시작된다.

작업-중심의 사정

- Role Checklist (Oakley, Kielhofner, Barris, & Reichler, 1986)
- Occupational Performance History Interview II (OPHI-II) (Kielhofner et al., 2004)
- Assessment of Motor and Process Skills (AMPS) (Fisher & Jones, 2010)
- Occupational Self-Assessment (OSA) Version 2.2 (Baron, Kielhofner, Iyenger, Goldhammer, & Wolenski, 2006)
- Performance Assessment of Self-Care Skills (PASS) (Holm & Rogers, 2008)
- Canadian Occupational Performance Measure (COPM) (Law et al., 2005)
- Short Form-36 (SF-36) (Hays, Sherbourne, & Mazel, 1995)
- Activity Card Sort (ACS) (Baum & Edwards, 2008)
- Occupational Profile
- Stress diary

클라이언트 요소 사정

- Beck Anxiety Inventory (BAI) (Beck, 1993)
- Revised Children's Manifest Anxiety Scale: Second Edition (RCMAS-2) (Reynolds & Richmond, 2008)
- Allen Cognitive Level Screen-Fifth Version (ACLS-5) (Allen et al., 2007)
- Adolescent/Adult Sensory Profile (Brown & Dunn, 2002)

작업치료 중재

특히 앞에서 설명한 인지행동치료(CBT) 심리치료 중재 기술에 더하여, 불안장애에 대한 작업치료 중재는 다음을 포함할 수 있다:

- 일상생활활동, 수단적일상생활활동, 학교 및 직업 업무의 변형과

불안을 유발하는 상황을 감소시킬 수 있는 환경 조성
- 대응 전략 발달
- 의미 있는 작업참여 증진을 위한 시간관리 및 일상생활 일과 발달
- 수면 조절(Pierce & Summers, 2011)
- 감각 통합, 특히 강박장애 아동 및 중력 발안 장애 아동(Rieke & Anderson, 2009)
- 안전한 운전 중재

작업치료와 근거

Rieke와 Anderson(2009)은 강박장애가 있는 성인 및 청소년들은 감각통합 기술에 숙련된 작업치료사에게 중재를 제공할 기회를 만드는 감각자극에 대한 민감성이 증가되어 있다는 것을 발견했다. 최근 몇 년 동안, 많은 퇴역 군인들이 외상후 스트레스 장애로 진단받았고, 이것은 운전 영역을 포함하는 작업적 시사점이 있다(Classen et al., 2011). 인지행동치료는 불안 증상 감소에 효과적인 것으로 나타났고, 심지어 때때로는 아동/청소년 및 성인 불안장애 모두에서 불안장애 진단 완화의 결과를 이끈다(Hunot, Churchill, Teixeira, & Silva de Lima, 2007; James, Soler, & Weatherall, 2005).

보호자 고려사항

불안장애 환자의 친척은 자신의 가족을 돌보는 결과로 신체적, 정신적 건강이 감소되는(예, 우울증, 불안) 경험을 보고해왔다. 가족 및 보호자에 대한 지원 그룹과 치료는 이러한 부정적인 영향력을 감소시키는 데 도움이 될 수 있다(Senaratne, Van Ameringen, Mancini, & Patterson, 2010).

정보제공

기관

- Anxiety Disorders Association of America
  8730 Georgia Ave., Silver Spring, MD 20910
  Website: http://www.adaa.org/
- American Academy of Children and Adolescent Psychiatry
  3615 Wisconsin Avenue, N.W., Washington, DC 20016-3007
  Website: http://www.aacap.org

책

- Ford, E., Liebowitz, M., & Andrews, L. W. (2007). *What you must think of me: A firsthand account of one teenager's experience with social anxiety disorder*. New York, NY: Oxford University Press.
- Yazzolino, K. (2010). *If seen . . . My journey living with anxiety*. Castroville, TN: Black Rose Writing.

웹사이트

- Freedom From Fear: http://www.freedomfromfear.org
- National Institute of Mental Health: http://www.nimh.nih.gov/health/publications/anxiety-disorders
- American Psychiatric Association: http://www.healthyminds.org/Main-Topic/Anxiety-Disorders.aspx
- American Psychological Association: http://www.apa.org/help
  center/anxiety-treatment.aspx
- Mayo Clinic: http://www.mayoclinic.com/health/anxiety/DS01187
- Medline: http://www.nlm.nih.gov/medlineplus/anxiety.html#cat22

참고문헌

Allen, C. K., Austin, S. L., David, S. K., Earhart, C. A., McCraith, D. B., & Riska-Williams, L. (2007). *Manual for the Allen cognitive level screen-5 (ACLS-5) and large Allen cognitive level screen-5 (LACLS-5)*. Camarillo, CA: ACLS and LACLS Committee.

American Psychiatric Association. (2000). *Diagnostic and statistical manual of mental disorders* (4th ed., text rev.). Washington, DC: Author.

Asnaani, A., Richey, J. A., Dimaite, R., Hinton, D. E., & Hofmann, S. G. (2010). A cross-ethnic comparison of lifetime prevalence rates of anxiety disorders. *The Journal of Nervous & Mental Disease*, *198*, 551–555. doi:10.1097/NMD.0b013e3181ea169f

Baron, K., Kielhofner, G., Iyenger, A., Goldhammer, V., & Wolenski, J. (2006). *Occupational Self-Assessment* (OSA; Version 2.2). Chicago, IL: MOHO Clearinghouse.

Baum, C. M., & Edwards, D. E. (2008). *Activity Card Sort* (2nd ed.). Bethesda, MD: AOTA Press.

Beck, A. T. (1993). *Beck Anxiety Inventory (BAI) manual*. San Antonio, TX: Psychological Corporation.

Brown, C. E., & Dunn, W. (2002). *Adolescent/adult sensory profile: User's manual*. San Antonio, TX: Psychological Corporation.

Classen, S., Levy, C., Meyer, D. L., Bewernitz, M., Lanford, D. N., & Mann, W. C. (2011). Simulated driving performance of combat veterans with mild traumatic brain injury and posttraumatic stress disorder: A pilot study. *American Journal of Occupational Therapy*, *65*, 419–427. doi:10.5014/ajot.2011.000893

Davis, J. (2011). Anxiety disorders. In C. Brown & V. C. Stoffel (Eds.), *Occupational therapy in mental health: A vision for participation* (pp. 167–178). Philadelphia, PA: F. A. Davis.

Fisher, A. G., & Jones, K. B. (2010). *Assessment of Motor and Process Skills. Vol. 1: Development, standardization, and administration manual* (7th ed.). Fort Collins, CO: Three Star Press.

Hays, R. D., Sherbourne, C. D., & Mazel, R. M. (1995). *User's manual for Medical Outcomes Study (MOS) core measures of health-related quality of life*. Santa Monica, CA: RAND.

Holm, M. B., & Rogers, J. C. (2008). The Performance Assessment of Self-Care Skills (PASS). In B. Hemphill-Pearson (Ed.), *Assessments in occupational therapy mental health* (2nd ed., pp. 101–110). Thorofare, NJ: Slack.

Hunot, V., Churchill, R., Teixeira, V., & Silva de Lima, M. (2007). Psychological therapies for generalised anxiety disorder. *Cochrane Database of Systematic Reviews*, (1), CD001848. doi:10.1002/14651858.CD001848.pub4

James, A., Soler, A., & Weatherall, R. (2005). Cognitive behavioural therapy for anxiety disorders in children and adolescents. *Cochrane Database of Systematic Reviews*, (4), CD004690. doi:10.1002/14651858.CD004690.pub2

Kessler, R. C., Chiu, W. T., Demler, O., Merikangas, K. R., & Walters, E. E. (2005). Prevalence, severity, and comorbidity of 12-month DSM-IV disorders in the national comorbidity survey replication. *Archives of General Psychiatry*, *62*, 617–627.

Kielhofner, G., Mallinson, T., Crawford, C., Nowak, M., Rigby, M., Henry, A., & Walens, D. (2004). *Occupational Performance History Interview II (OPHI-II)*. Chicago, IL: MOHO Clearinghouse.

Law, M., Baptiste, S., Carswell, A., McColl, M., Polatajko, H., & Pollock, N. (2005). *Canadian Occupational Performance Measure* (4th ed.). Ottawa, Canada: CAOT Publications.

National Institute of Mental Health. (2009). *Anxiety disorders* (NIH Publication No. 09 3879). Retrieved from http://www.nimh.nih.gov/health/publications/anxiety-disorders

Oakley, F., Kielhofner, G., Barris, R., & Reichler, R. (1986). The Role Checklist: Development and empirical assessment of reliability. *Occupational Therapy Journal of Research*, *6*, 157–170.

Pierce, D., & Summers, K. (2011). Rest and sleep. In C. Brown & V. C. Stoffel (Eds.), *Occupational therapy in mental health: A vision for*

participation (pp. 736–754). Philadelphia, PA: F. A. Davis.
Reynolds, C. R., & Richmond, B. O. (2008). *Revised children's manifest anxiety scale: Second edition (RCMAS-2)*. Torrance, CA: Western Psychological Services.
Rieke, E. F., & Anderson, D. (2009). Adolescent/adult sensory profile and obsessive-compulsive disorder. *American Journal of Occupational Therapy*, *63*, 138–145.
Senaratne, R., Van Ameringen, M., Mancini, C., & Patterson, B. (2010). The burden of anxiety disorders on the family. *Journal of Nervous & Mental Disease*, *198*, 876–880. doi:10.1097/NMD.0b013e3181fe7450

관절염(Arthritis)

Pamela Vaughn

설명과 진단

관절염은 관절과 그 주위 조직의 염증이다. 그것은 관절에 영향을 미치는 100개 이상의 질병 및 질환을 포함한다. 일반적 형태는 다음을 포함한다:

- 골관절염(OA; 퇴행성관절염[DJD]라고도 불림)
- 류마티스 관절염(RA)
- 소아 류마티스 관절염(JRA)
- 낭창
- 섬유근육통
- 통풍(Centers for Disease Control and Prevention [CDC], 2009)

의사는 진찰을 수행하고, 관절염을 진단하기에는 엑스레이, 자기공명검사, 혈액검사, 그리고/또는 관절낭 활액 분석을 사용하고 관절의 염증을 유발시킬 수 있는 다른 질환을 배제할 수 있다(CDC, 2009).

발생률과 유병률

관절염은 다음과 같은 통계에 따라 미국에서 장애의 주요 원인이다:

- 2009년 5,210만 명 이상의 미국 성인이 의사–진단되는 관절염을 가지고 있다고 보고했다.
- 여성은 남성보다 관절염으로 진단 될 가능성 더 높다.
- 관절염 진단은 나이에 따라 증가한다 – 18~44세 미국 성인의 8%에 비교하여 75세 이상의 미국인 54%가 2009년에 관절염으로 진단되었다.
- 아시아인과 라틴 아메리카인은 비–라틴아메리카 백인 및 흑인 보다 관절염이 덜 나타난다.
- 더 낮은 사회경제적 지위는 더 높은 관절염의 진단과 서로 관련되어 있다.
- 민간의료보험에 비해 메디케이드 및 메디케어 보험은 더 높은 관절염 진단과 관련이 있다.
- 관절염의 발생률이 향후 몇 년 동안 증가할 것으로 예상되어, 2030년까지 6700만 미국성인이 추정 유병률에 도달할 것으로 예상된다.
- 미국 성인 인구의 9% 이상이 관절염으로 인한 활동 제한을 보고한다(Cheng et al., 2010; Hootman & Helmick, 2006; Pleis, Ward, Lucas, & National Center for Health Statistics, Centers for Disease Control and Prevention, 2010).

국제 관절염 데이터 작업그룹(Helmick et al., 2008; Lawrence et al., 2008)에 의하면, 미국의 특정형태의 관절염 유병률은 다음과 같이 추정된다.

- OA–2,700만 성인
- RA–130만 성인
- JRA를 포함한 소아 관절염–294,000 어린이

원인과 병인

관절염의 정확한 원인은 명확하지 않으나, 그것은 일반적으로 유전과 환경 요인에 의해 발생한다. OA, 또는 DJD는 관절 캡슐 내의 연골의 점진적인 퇴화에 의해 발생한다(Yasuda, 2008).

전형적인 진행과정, 증상과 관련질환

관절염 진행과정은 유형에 따라 달라지며, 개인 차이가 다양하다. 관절염 진단 환자는 장애가 증가하고 삶의 질이 저하된다(Poole, Chiappisi, Cordova, & Sibbitt, 2007). 우울증은 종종 관절염의 2차적 질환이다.

골관절염

반복 사용, 부상, 또는 유전 요인으로 인해 관절내 연골의 파괴에 의해 종종 발생되는 OA는 뼈가 서로 마찰되고 관절의 통증 및 뻣뻣함을 발생시킨다. 뼈가 서로 마찰될 때, "spurs"라 불리는 뼈 성장이 발달할 수 있고, 작은 뼈조각은 떨어져나가서 관절의 윤활액에 떠 있을 수 있다. 이러한 후유증은 모두 관절염의 특징적인 증상인 관절의 부종으로 이어질 수 있다. 일반적으로 영향을 받는 관절은 엉덩이, 무릎, 손가락의 지절 관절, 첫 번째 손목손허리 관절(엄지손가락의 바닥), 그리고 척추(특히 목과 허리)이다. 증상은 특히 아침이나 장기간의 휴식 후에 활동뿐만 아니라 관절 움직임 제한 및 뻣뻣함이 더욱 악화되는 관절 압통 및 통증을 포함한다. 비만뿐만 아니라 관절의 반복적인 사용은 OA 발생 가능성을 증가시킨다(Yasuda, 2008).

류마티스 관절염

류마티스 관절염은 관절 활막의 내부에 염증이 있고 관절파괴 및 관절 변형의 결과로 뼈와 연골이 떨어져 마모되는 원인 불명의 자가 면역 질환이다. 많은 관절이 동시에 침범될 수 있고, RA는 통상적으로 대칭적으로 나타난다. 발병은 점진적으로 또는 갑자기 발생할 수 있고, 일반적으로 관절의 통증, 압통, 염증, 열감 뒤에 아픔 및 동통(때때로 독감과 유사함)과 함께 시작한다. 전체적 뻣뻣함, 움직임 및 근력 감소, 피로가 일반적으로 나타난다. 근력, 기능, 식욕 감퇴뿐만아니라 움직이는 동안 피로 및 통증의 증가와 같은 증상은 영향을 받는 더 많은 관절에 지속적으로 나타나고 악화된다. 반면에 염증은 종종 급성기 이후에 감소된다. 결국, 변형(특히 말단 사지, 예를 들어, 백조–목 변형 및 단추구멍 변형) 및 류마티스 결절(피부 아래 융기)이 종종 나타난다. RA의 전신성 특성은 여러 다른 생리적 시스템에 영향을 미칠 수 있음을 나타낸다(예, 심폐 조직의 부종). 류마티스 관절염은 그들의 일상생활에 영향을 미치기 때문에 우울증은 RA 환자의 일반적인 문제이다. 가끔씩 일부 환자는 완화될지라도 대부분의 클라이언트는 증상이 지속되는 만성 류마티스 관절염이다. JRA는 16세 이전에 진단되는 경우로 분류된다; 대부분의 JRA 아동은 1~6세 사이에 증상 및 급성기를 경험한다. 많은 아동들은 장애가 지속되지 않고 회복할 수 있다(Orchanian, 2007).

분야별 중재

관절염은 만성 질환이므로, 중재는 증상 조절 및 기능 향상에 초점을 두고 있다.

의학적 관리

- 약물치료: 진통제(예, 아세트 아미노펜 및 국소 크림), 비 스테로이드성 항염증 약물(비 스테로이드성 소염

진통제[NSAIDs]; 예, ibuprofen), 부신피질호르몬 주사, 생물의약품, 질병-변경 항류바티스 약물(DMARDS), 면역 억제제
- 수술: 부분 또는 전체 관절 치환술

물리치료

관절염에 대한 물리치료는 근력 유지와 통증 조절에 초점을 두고 있다. 중재 방법은 훈련근력 훈련, 열 또는 냉 치료, 초음파, 그리고 경피성 전기신경자극기계(TENS)를 포함 할 수 있다(Paskins, Kamath, & Hassell, 2010).

운동과 체중조절

운동은 연골 퇴화 예방 및 근력, 유연성, 관절가동범위(ROM) 유지를 통해 관절 건강을 유지하도록 돕는다. 또한 신체의 회복 프로세스를 증가시키고 통증수준 조절을 돕는다(Fitzcharles, Lussier, & Shir, 2010). 과체중이나 비만 환자는 OA 발달의 더 높은 가능성이 있기 때문에 운동으로 체중을 감량하는 방법 또한 OA 증상을 완화할 수 있다. 관절염 환자를 위해 여러가지 패키지 운동프로그램을 사용할 수 있다(Brady, Jernick, Hootman, & Sniezek, 2009).

보완 및 대체치료

많은 클라이언트는 관절염과 관련된 증상을 완화시키기 위해 보완 및 대체의학(CAM)을 사용한다. 일반적으로 사용되는 기술은 온천, 경구 한방치료, 열 및 냉치료, 외부적으로 인가된 요법 및 마사지를 포함한다. 이들 중 많은 기술은 특히 열치료와 마사지는 관절염 증상을 줄이데 효과적으로 클라이언트에게 인식되고 있다(Unsal & Gozum, 2010).

작업치료 평가

평가과정은 클라이언트의 요구, 원하는 것이 무엇인지 또는 어떤 요인이 원하는 작업수행에 영향을 미칠 수 있는지 분석하는데 초점을 맞추고 있다. 평가는 작업수행에 관절염이 미치는 잠재적 영향에 대한 특정 평가 다음에 작업-중심의 사정으로 시작한다.

작업-중심의 평가

- Role Checklist (Oakley, Kielhofner, Barris, & Reichler, 1986)
- Occupational Performance History Interview II (OPHI-II) (Kielhofner et al., 2004)
- Assessment of Motor and Process Skills (AMPS) (Fisher & Jones, 2010)
- Activity Measure for Post-Acute Care (AM-PAC) (Jette, Hayley, Coster, & Ni, 2007)
- Performance Assessment of Self-Care Skills (PASS) (Holm & Rogers, 2008)
- Health Assessment Questionnaire (HAQ) (Ramey, Raynauld, & Fries, 1992)
- Canadian Occupational Performance Measure (COPM) (Law et al., 2005)
- Short Form-36 (SF-36) (Hays, Sherbourne, & Mazel, 1995)

클라이언트 요소 평가

- Arthritis Hand Function Test (Backman & Mackie, 1997)
- Disability of Arm, Shoulder, and Hand (DASH) (Hudak, Amadio, Bombardier, & the Upper Extremity Collaborative Group, 1996)
- ROM
- Measures of pain (e.g., Visual Analog Scale [VAS])
- Manual muscle testing
- Measures of grasp and pinch strength

작업치료 중재

관절염에 대한 작업치료 중재의 기본 목표는 클라이언트의 작업 기능을 회복시키는 것이다. 중재는 클라이언트의 개인적 요구 및 진단에 따라 다양한 형태가 사용된다. 다음의 중재는 관절염 클라이언트에게 흔히 사용되는 것이다.

- 클라이언트 교육: 작업치료사는 관절염, 그것의 증상, 작업에 미치는 영향 등에 대한 관절염 환자 및 보호자 교육에서 다른 의학 전문가와 협조할 수 있다.
- 관절 유지 및 보호: 현재의 관절을 보존하거나 개선시키기 위한 기술을 식별하고 적용한다; 근력강화, 관절가동범위 운동, 통증 및 뻣뻣함 감소를 위한 열/냉 치료, 인간공학 교육, 과제 수정 등을 포함할 수 있다.
- 스플린트: 특히 손에서, 스플린트는 염증 및 통증 감소, 최대 작업수행 기술 유지를 위한 적절한 자세로 관절 유지하기, 부적절한 움직임 및 기형 방지를 위해 관절을 안정화 할 수 있다.
- 피로관리 및 에너지 보존: 피로하게 만드는 활동을 파악하고 에너지 보존과 기능 및 참여를 증가시키는 대체 활동을 결정하기위해 클라이언트와 협조한다.
- 환경 수정: 증상 악화의 가능성을 줄이면서 작업수행을 촉진할 수 있도록 직장, 학교, 집에서의 변경사항을 적용하고 식별한다.
- 과제 수정: 클라이언트의 수행 능력 향상 및 만족도 향상을 위해 보조 도구의 사용을 통한 과제를 대체한다(피로, 통증 등이 없이).
- 생활 습관의 변화에 대한 상담: 참여능력 및 만족도를 증가시킬 수 있는 대체 작업을 식별하기 위해 클라이언트와 협업한다.
- 성관계에 관한 상담: 관절염이 성생활에 미칠 수 있는 잠재적인 장해에 대해 클라이언트를 교육한다. 파트너와의 의사소통 및 더욱 편안한 성활동 전략을 식별할 수 있게 한다.

작업치료와 근거

OT 중재(예, 클라이언트 교육, 관절 보호 훈련, 스플린트 사용 및 기타 적응 보조도구의 사용)는 류마티스 관절염 환자의 통증감소로 일상생활활동에서의 기능 및 참여를 증가시키는데 효과적이다(Steultjens et al., 2008). Hand, Law와 McColl(2011)은 관절염 환자에게 유익한 다양한 작업치료 중재를 다음과 같이 확인했다:

- 관절 보호 그룹은 통제군에 비해 RA 성인의 일상생활활동 개선을 나타냈다; 시간의 흐름에 따른 일상생활활동 기능의 감소는 통제군 보다 실험군에서 덜 나타났다.
- 가정 및 전화상의 중재는 통제군에 비교하면 관절염 및 만성 환자의 자기-효능감과 ADL 및 IADL 참여를 향상시켰다.
- 고용에 관한 종합적 중재(작업치료 포함)는 RA 클라이언트의 심리적 건강을 향상시킬 수 있다.

Mallinson, Fischer, Rogers, Ehrlich-Jones 및 Chang (2009)은 관절염 환자의 구강 치료의 미래가 치료 개입에서 벗어나 공중 보건 수준의 건강 증진에 초점을 맞추기 시작할 것이라고 제안한다.

보호자 고려사항

Martire 등(2006)은 OA 환자의 배우자는 그들의 배우자가 가진 기능 및 통증 수준에 대해 부정확하게 추정할 때, 스트레스, 부담, 예민함을 경험한다는 것을 발견했다. 정확하게 인식하는 사람들은 배우자의 질환에 대한 반응으로 덜 부담스러워하고, 스트레스 및 부정적 감정을 덜 느끼는 것으로 보고했다.

정보제공

기관

- Arthritis Foundation: a nonprofit research and educational association for professionals and clients.
  PO Box 7669
  Atlanta, GA 30357-0669
  Telephone: (800) 283-7800
  http://www.arthritis.org
- American College of Rheumatology: a resource for health professionals regarding education, research, practice, and advocacy of rheumatology.
  2200 Lake Boulevard NE
  Atlanta, GA 30319
  Telephone: (404) 633-3777
  Fax: (404) 633-1870
  http://www.rheumatology.org

책

- Elton, K. (2010). *A resilient life: Learning to thrive, not just survive with rheumatoid arthritis*. Author.
- Guilbeaux, S. B. (2011). *In a good spot: My lifelong battle with rheumatoid arthritis*. Bloomington, IN: AuthorHouse.

웹사이트

- http://www.cdc.gov/arthritis/
- http://www.ra.com/
- Arthritis—PubMed Health: http://www.ncbi.nlm.nih.gov/pubmed
  health/PMH0002223/
- Mayo Clinic—Arthritis: http://www.mayoclinic.com/health/arthritis/DS01122

참고문헌

Backman, C., & Mackie, H. (1997). *Arthritis Hand Function Test: A standardized test for adults with arthritis*. Vancouver, BC: University of British Columbia.

Brady, T. J., Jernick, S. L., Hootman, J. M., & Sniezek, J. E. (2009). Public health interventions for arthritis: Expanding the toolbox of evidence-based interventions. *Journal of Women's Health, 18*, 1905–1917. doi:10.1089/jwh.2009.1571

Centers for Disease Control and Prevention. (2009). *Arthritis*. Retrieved from http://www.cdc.gov/arthritis/

Cheng, Y. J., Hootman, J. M., Murphy, L. B., Langmaid, G. A., Helmick, C. G., & Division of Adult and Community Health, National Center for Chronic Disease Prevention and Health Promotion, Centers for Disease Control and Prevention. (2010). Prevalence of doctor-diagnosed arthritis and arthritis-attributable activity limitation—United States, 2007–2009. *Morbidity and Mortality Weekly Report, 59*(39), 1261–1265.

Fisher, A. G., & Jones, K. B. (2010). *Assessment of Motor and Process Skills. Vol. 1: Development, standardization, and administration manual* (7th ed.). Fort Collins, CO: Three Star Press.

Fitzcharles, M., Lussier, D., & Shir, Y. (2010). Management of chronic arthritis pain in the elderly. *Drugs and Aging, 27*, 471–490.

Hand, C., Law, M., & McColl, M. A. (2011). Occupational therapy interventions for chronic diseases: A scoping review. *American Journal of Occupational Therapy, 65*, 428–436. doi:10.5014/ajot.2011.002071

Hays, R. D., Sherbourne, C. D., & Mazel, R. M. (1995). *User's manual for Medical Outcomes Study (MOS) core measures of health-related quality of life*. Santa Monica, CA: RAND.

Helmick, C. G., Felson, D. T., Lawrence, R. C., Gabriel, S., Hirsch, R., Kwoh, C. K., . . . National Arthritis Data Workgroup. (2008). Estimates of the prevalence of arthritis and other rheumatic conditions in the United States: Part I. *Arthritis & Rheumatism, 58*, 15–25. doi:10.1002/art.23177

Holm, M. B., & Rogers, J. C. (2008). The Performance Assessment of Self-Care Skills (PASS). In B. Hemphill-Pearson (Ed.), *Assessments in occupational therapy mental health* (2nd ed., pp. 101–110). Thorofare, NJ: Slack.

Hootman, J. M., & Helmick, C. G. (2006). Projections of U.S. prevalence of arthritis and associated activity limitations. *Arthritis and Rheumatism, 54*, 226–229.

Hudak, P. L., Amadio, P. C., Bombardier, C., & the Upper Extremity Collaborative Group. (1996). Development of an upper extremity outcome measure: The DASH (disabilities of the arm, shoulder, and hand) [corrected]. *American Journal of Industrial Medicine, 29*, 602–608. Erratum in: *American Journal of Industrial Medicine, 30*, 372.

Jette, A., Hayley, S. M., Coster, W., & Ni, P. (2007). *Boston University Activity Measure for Post Acute Care: Instruction manual*. Retrieved from http://www.crecare.com/order/order.html

Kielhofner, G., Mallinson, T., Crawford, C., Nowak, M., Rigby, M., Henry, A., & Walens, D. (2004). *Occupational Performance History Interview II (OPHI-II)*. Chicago, IL: MOHO Clearinghouse.

Law, M., Baptiste, S., Carswell, A., McColl, M., Polatajko, H., & Pollock, N. (2005). *Canadian Occupational Performance Measure* (4th ed.). Ottawa, Canada: CAOT Publications.

Lawrence, R. C., Felson, D. T., Helmick, C. G., Arnold, L. M., Choi, H., Deyo, R. A., . . . National Arthritis Data Workgroup. (2008). Estimates of the prevalence of arthritis and other rheumatic conditions in the United States: Part II. *Arthritis & Rheumatism, 58*, 26–35. doi:10.1002/art.23176

Mallinson, T., Fischer, H., Rogers, J. C., Ehrlich-Jones, L., & Chang, R. (2009). The issue is—Human occupation for public health promotion: New directions for occupational therapy practice with persons with arthritis. *American Journal of Occupational Therapy, 63*, 220–226.

Martire, L. M., Keefe, F. J., Schulz, R., Ready, R., Beach, S. R., Rudy, T. E., & Starz, T. W. (2006). Older spouses' perceptions of partners' chronic arthritis pain: Implications for spousal responses, support provision, and caregiving experiences. *Psychology and Aging, 21*, 222–230. doi:10.1037/0882-7974.21.2.222

Oakley, F., Kielhofner, G., Barris, R., & Reichler, R. (1986). The Role Checklist: Development and empirical assessment of reliability. *Occupational Therapy Journal of Research, 6*, 157–170.

Orchanian, D. P. (2007). Rheumatoid arthritis. In B. J. Atchison & D. K. Dirette (Eds.), *Conditions in occupational therapy: Effect on occupational performance* (3rd ed., pp. 275–310). Philadelphia, PA: Lippincott Williams & Wilkins.

Paskins, Z., Kamath, S. N., & Hassell, A. B. (2010). Management of inflammatory arthritis in older people. *Reviews in Clinical Gerontology, 20*, 42–55. doi:10.1017/S095925980999044X

Pleis, J. R., Ward, B. W., Lucas, J. W., & National Center for Health Statistics, Centers for Disease Control and Prevention. (2010). *Summary health statistics for U.S. adults: National Health Interview Survey, 2009* (Department of Health & Human Services Publication No. [PHS] 2011–1577). Retrieved from http://www.cdc.gov/nchs/fastats/arthritis.htm

Poole, J. L., Chiappisi, H., Cordova, J. S., & Sibbitt, W., Jr. (2007). Quality of life in American Indian and White women with and without rheumatoid arthritis. *American Journal of Occupational Therapy, 61*, 280–289.

Ramey, D. R., Raynauld, J. P., & Fries, J. F. (1992). The Health Assessment Questionnaire 1992: Status and review. *Arthritis Care and Research, 5*, 119–129. doi:10.1002/art.1790050303

Steultjens, E. E. M. J., Dekker, J. J., Bouter, L. M., Schaardenburg, D. D., Kuyk, M. A. M. A. H., & Van den Ende, E. C. H. M. (2008). Occupational therapy for rheumatoid arthritis. *Cochrane Database of Systematic Reviews*, (1), CD003114. doi:10.1002/14651858.CD003114.pub2

Unsal, A., & Gozum, S. (2010). Use of complementary and alternative medicine by patients with arthritis. *Journal of Clinical Nursing, 19*, 1129–1138. doi:10.1111/j.13652702.2009.03111.x

Yasuda, Y. L. (2008). Rheumatoid arthritis, osteoarthritis, and fibromyalgia. In M. V. Radomski & C. A. T. Latham (Eds.), *Occupational therapy for physical dysfunction* (6th ed., pp. 1214–1243). Philadelphia, PA: Lippincott Williams & Wilkins.

주의력결핍/과잉행동장애

(Attention Deficit/Hyperactivity Disorder)

Alaina Krumbach

설명과 진단

주의력결핍/과잉행동장애(ADHD)는 가장 흔한 어린이 행동 장애 중 하나이고 청소년기 및 성인기까지 지속될 수 있다. ADHD는 지속적인 부주의, 과잉행동 및 충동성이 특징이다(National Institute of Mental Health [NIMH], 2008). ADHD는 학교 및 가정을 포함한 다양한 환경에서 기능 장애 및 사회적 관계 유지에 어려움을 나타낸다. ADHD는 여자보다 남자가 2~3배 더 자주 나타난다(Centers for Disease Control and Prevention [CDC], 2007). ADHD가 있는 몇몇 아이들은 구조화된 과제 및 활동에 참여할 때 감각처리 또는 감각반응의 어려움을 경험한다. 운동 과제를 순서화하고 계획하거나 감정을 조절하는데 제한점이 있다(Dunn & Bennett, 2002; Schaaf & Miller, 2005).

발생률과 유병률

정신장애의 진단 및 통계 편람(4th ed., text rev.; DSM-IV-TR; American Psychiatric Association [APA], 2000)에 따르면, 학령기 아동의 약 3~7%가 ADHD를 가지고 있다고 추정했다. 대략 4~17세 사이의 학령기 아동 9.5% 또는 540만 명이 ADHD로 진단되었다(CDC, 2007).

원인과 병인

ADHD의 원인 및 병인은 알려져 있지 않다; 그러나, 연구에서는 특히 환경적 요인과 결합하여 유전자 요인이 중요한 역할을 하는 것으로 보고한다. 추가 연구는 영양, 사회 환경, 뇌손상의 영향을 찾고 있다(NIMH, 2008). 다른 가능한 요인들은 조산, 저체중아 출산, 산모의 체질량 지수(BMI), 출산 전 산모의 흡연 및 알코올 섭취 등이 있다(NIMH, 2008; Rodriguez et al., 2007).

전형적인 진행과정, 관련질환과 증상

ADHD의 증상은 생후 뇌손상과 관련되지 않는 한, 3~6세 사이의 아동에게 발생한다. ADHD 환자는 일생 동안 증상이 계속 발생할 수 있다. 관련질환은 수면부족, 우울증, 불안, 학습장애, 반항 장애, 그리고 양극성 장애가 있다(NIMH, 2008). ADHD 아동은 ADHD가 없는 아동에 비해 불안이 상당히 높은 수준이다. ADHD 아동의 약 25%는 불안장애를 동반한다(Reynolds & Lane, 2009). ADHD의 많은 아동들은 또한 발달적 협응 장애를 보인다 (Watemberg, Wasierberg, Zuk, & Lerman-Sagie, 2007).

ADHD는 DSM-IV-TR의 세 가지 하위유형으로 분류된다.

1. 부주의 우세형 ADHD(ADHD-I): 몽상, 경청하지 못함, 하나의 과제에 집중하기 어려움, 쉽게 주변 환경에 의해 혼란스러워 함, 작업을 조직화하는데 어려움을 경험한다.
2. 과잉행동-충동성 우세형 ADHD(ADHD-HI): 과제수행 동안 의자에 앉아 있기 어렵고, 참을성이 부족하고, 다른 사람을 방해하거나 과도하게 말이 많을 수 있다.
3. 결합형 ADHD (ADHD-C): 부주의 및 과잉행동-충동성 기준을 모두 충족시킨다; 이 유형은 ADHD 하위 유형 중 가장 유병률이 높다(APA, 2000).

주의사항

ADHD 환자는 학교 및 직장에서 조직 능력, 과제수행 완성, 시간 관리에서 어려움을 겪을 수 있다. ADHD는 규칙을 깨고, 부상을 경험하며 위험률이 더 높고, 청소년기 및 성인기에 약물 남용의 문제가 생길 수 있다(CDC, 2007; NIMH, 2008).

분야별 중재

약물치료

메틸페니데이트 및 암페타민을 포함한 각성제는 ADHD 환자의 진정효과가 있기 때문에 폭넓게 연구되었고 가장 흔히 처방되는 약물이다(NIMH, 2008). 연구결과는 각성제가 과잉행동 및 충동성 감소와 집중능력 개선을 통해 환자의 행동 및 학업 성적을 향상시키는 것을 증명했다(Biederman, Monuteaux, Spencer, Wilens, & Faraone, 2009).

교육적 관리

ADHD가 있는 학생에 대한 중재는 주의력 및 집중력을 최대화시키고, 충동적 행동에 대응, 자아 존중감 및 사회성 향상, 학습 어려움을 극복하는데 도움, 가정 및 학교 사이에서 일관적인 관리를 촉진하기 위한 특별 교육을 포함한다(DuPaul, 2007; Reif, 2003). 일반적인 전략은 부모님과 교사의 의사소통, 명확한 과제 설명지침 제공, 중재팀 내에 학교 심리학자 및 상담사를 포함시키는 것이 해당된다. (CDC, 2007; DuPaul, 2007).

주의력결핍 / 과잉행동장애의 복합치료연구

주의력결핍-과잉행동장애의 복합치료(MTA) 연구는, NIMH에 의해 실시됐고, 미국이 공동 주관하였다. 교육부 약물치료, 행동치료, 병용치료(약물 및 행동치료), ADHD 환자를 를 위한 일상적인 지역사회 케어에 대한 중재 효과를 조사하였다. 결과는 병용치료가 유의하게 불안 증상을 감소시키고 학업 성적, 가족 관계, 사회적 기술을 향상시키는 것으로 나타났다(MTA Cooperative Group, 1999). 3년 후에 실시된 후속 연구는 MTA연구의 중재 집단에서 유의한 차이가 보이지 않았다. 결과에 영향을 주는 가능한 변수는 약물 처방의 대체, 나이-관련 변화, 가족력, 동반 질환, 초기 증상의 심각도를 포함한다(Jenson et al., 2007).

작업치료 평가

사회 참여

- Children's Assessment of Participation and Enjoyment (CAPE)와 P참고문헌 for Activities of Children (PAC): 사회 참여와 즐거움 평가
- Children Helping Out: Responsibilities, Expectations, and Supports (CHORES): 가정 활동에서 학령기 아동의 참여에 대한 평가
- Home Situations Questionnaire (HSQ): 가정에서 일상생활활동에 대한 ADHD의 영향을 평가
- Perceived Efficacy and Goal Setting System (PEGS): 가정, 학교 그리고 지역사회 활동
- Social Skills Rating System (SSRS): 교사-학생 및 또래 관계, 학업 성취도

학교 기능

- Academic Performance Rating Scale: 학업 성취도, 생산성, 충동 조절
- School Function Assessment (SFA): 학생의 과제 및 활동에 대한 수행능력
- School Situations Questionnaire (SSQ): 학교에서 ADHD의 영향을 평가

행동

- Child Behavior Checklist: 아동의 행동에 대한 교사 보고서
- Adolescent Behavior Checklist: 위험한 행동을 식별하기 위한 청소년 보고서
- ADHD Behavior Checklist for Adults: ADHD를 진단하는 자가-보고식 질문지

자기 인식

- Child and Adolescent Social Perception Measure: 비언어적 의사소통의 측면
- Self-Perception Profile for Children: 아동의 자존감 및 자신감 인식
- Self-Perception Profile for Adolescents: 청소년의 자존감 및 자신감 인식

운동 협응

- Bruininks-Oseretsky Test of Motor Proficiency (BOT-2): 대운동 및 소운동 기능
- Peabody Motor Scales-2 (PDMS-2): 운동 발달

시각 운동 통합

- Beery-Buktenica Developmental Test of Visual-Motor Integration(Beery VMI)
- Test of Visual-Perceptual Skills-3: 운동 반응 없는 시지각 능력

감각과 감각 운동처리

- Sensory Integration and Praxis Tests (SIPT): 실행력, 감각 처리, 통합
- Sensory Profile: 감각 정보를 처리할 수 있는 능력과 기능에 미치는 영향
- Sensory Processing Measure (SPM): 가정 및 학교에서 감각 처리 능력

결혼 생활 및 가족의 기능

- Dyadic Adjustment Scale (DAS): 관계 조정에 대한 파트너의 인식
- Locke-Wallace Marital Adjustment Scale: 결혼 조정

작업치료 중재

행동 수정

행동 수정은 일과 형성, 긍정적 행동에 대한 보상, 명확한 기대에 대한 의사소통을 포함한다. 일과에서 행동 전략을 사용하는 것은 사회기능 및 학업 기능 향상의 결과를 나타낼 수 있다. 토큰 시스템은 특정한 긍정적 행동을 독려하고 보상하는 긍정적 강화프로그램의 한 예시이다(DuPaul, 2007).

인지 전략 훈련

인지 전략 훈련은 인지적 자극에 대한 노출을 반복하여 작업 기억 및 집중력에 초점을 맞추고 있다. 인지 전략 훈련을 받고 약물을 복용한 ADHD는 일상 과제수행에서 충동성이 감소하였다(Toplak, Connors, Shuster, Knezevic, & Parks, 2008).

인지 행동 치료

인지 행동 치료(CBT)는 인지전략 훈련과 행동수정을 결합한 것이다; 이것은 일상생활에 조직과 계획 전략을 통합하는 행동 지향적 접근 방식이다. CBT는 행동관리 및 자가 조절 향상을 위한 문제 해결, 자기-강화, 자기-리디렉션, 모델링, 역할 놀이, 자기-교수를 포함한다(Toplak et al., 2008). CBT는 클라이언트의 목표를 통합하는 구조화된 일과를 제공하기 때문에 ADHD 환자에게 유익한 도움이 된다(Knouse, Cooper-Vince, Sprich, Safren, 2008).

감각 통합

특히 학급에서 주의력에 대한 문제를 보이는 감각 처리의 어려움은 종종 ADHD 아동의 감각통합 치료의 근원이 된다(Dunn & Bennett, 2002; Schilling, Washington, Billingsley, & Deitz, 2003). 감각통합치료는 특히 어린이에게 자기조절 전략 향상 및 학업 성취도 증진에 효과적인 것으로 나타났다(Yochman, Parush, & Ornoy, 2004). 앉는 행동, 집중력 기술, 학업 과제 완료, 공격적 행동 조절에 대한 개선은 감각통합치료의 결과로서 관찰되었다(Schaaf & Miller, 2005; Schilling et al., 2003). 감각처리장애 아동에 대한 작업치료는 유해자극에 대한 방해 민감도를 감소시켜 높은 수준의 감각 정보에 집중하는 능력을 강화시킨다(Schaaf & Miller, 2005).

사회 기술 훈련

작업치료사는 대인 관계에 대한 효과적인 대처 전략을 촉진하기 위해 사회 기술 훈련을 사용할 수 있다. 현재 중재 접근방식은 모델링을 통한 교육 및 상담, 구체적인 지침 제공, 연습 등을 포함한다. 이러한 접근방법을 통해 사회적 상황에서 성공을 달성함으로써, ADHD는 대인관계를 향상시키기 위한 문제 해결 전략을 학습한다(Spence, 2003).

작업치료와 근거

구조, 조직 및 일과는 부주의, 과잉행동, 충동성의 증상을 감소시킴으로써 의미 있는 작업에 대한 기능적 수행력을 강화시키기 위해 실행된다. 작업치료사는 가정, 학교, 사회의 자연스러운 환경에서 사회적, 운동적, 행동적, 그리고 감각처리 요구에 초점을 두고 있다. 작업치료사는 대인관계 및 사회 기술 향상을 위해 환자와 일할 수 있다. 개인적인 목표를 설정하기 위해 환자와 작업하는 것은 수행력에 있어서 유의한 향상을 보여준다(Schaaf & Miller, 2005; Schilling et al., 2003; Spence, 2003; Toplak et al., 2008).

보호자 고려사항

보호자 교육은 일상 일과의 성공적인 수행을 돕기 위해 구조 및 조직 제공, 환경 요인 관리, 긍정적 또는 부정적 강화를 둘러싼 시스템 실행에 초점을 맞추어야 한다(NIMH, 2008).

아침과 오후는 특히 숙제를 한다면 가족에게 가장 취약한 시간이 될 수 있다(Firmin & Phillips, 2009; Segal & Hinojosa, 2006). 아동의 수행력에 미치는 영향에 대한 고려사항은 각 가족의 가치관 및 우선순위와 아동의 능력에 대한 기대 및 인식을 개별화해야 한다(Segal & Hinojosa, 2006). 가족의 재정 및 사용가능 여부는 아동의 과제수행력을 향상시키기 위한 전략을 구현하기 전에 고려되어야 할 필요가 있다. 효과적인 전략은 작업 전개(한번에 한 개 이상의 작업을 완성), 시간적 작업 전개(한번에 하나의 작업을 완료) 또는 포함하여 작업 전개(다른사람과 작업 완료)를 포함할 수 있다(Segal, 2000).

정보제공

기관

- Children and Adults with Attention Deficit/Hyperactivity Disorder (CHADD)
  8181 Professional Place
  Suite 150
  Landover, MD 20785
  Telephone: 301-306-7070
  Website: http://www.chadd.org
- Attention Deficit Disorder Association
  PO Box 543
  Pottstown, PA 19464
  Telephone: 484-945-2101
  Website: http://www.add.org

책

- Taylor, B. E. S. (2007). *ADHD & me: What I learned from lighting fires at the dinner table*. Oakland, CA: New Harrbinger Publications.
  This book shares the authors experiences of ADHD, including his perspectives about growing up and dealing with social, familial, and academic challenges.
- Taylor, J. F. (2006). *The survival guide for kids with ADD or ADHD*. Minneapolis, MN: Free Spirit.
  An advice guide written at a third to fifth grade reading level for students and families to discuss common experiences associated with ADHD.
- Monastra, V. J. (2004). *Parenting children with ADHD: 10 lessons that medicine cannot teach*. Washington, DC: American Psychological Association.
  The author explores various interventions individually and in combination with each other.

웹사이트

- ADHD Online Community
  http://www.adhd.com
  This website provides resources for family, adults with ADHD, and health care professionals.
- Focus on ADHD
  http://www.focus adhd.com
  This website provides information and guidelines about living with individuals with ADHD.

저널

- *Journal of Attention Disorders*
- *Journal of Clinical Child and Adolescent Psychology*
- *Journal of Developmental & Behavioral Pediatrics*

참고문헌

American Psychiatric Association. (2000). *Diagnostic and statistical manual of mental disorders* (4th ed., text rev.). Washington, DC: Author.

Biederman, J., Monuteaux, M. C., Spencer, T., Wilens, T. E., & Faraone, S. V. (2009). Do stimulants protect against psychiatric disorders in youth with ADHD? A 10-year follow-up study. *Journal of Pediatrics*, *124*, 71–78. doi:10.1542/peds.2008-3347

Centers for Disease Control and Prevention. (2007). *Attention-deficit/hyperactivity disorder (ADHD)*. Retrieved from http://www.cdc.gov/ncbddd/adhd/

Dunn, W., & Bennett, D. (2002). Patterns of sensory processing in children with attention deficit hyperactivity disorder. *Occupational Therapy Journal of Research*, *22*, 4–15.

DuPaul, G. J. (2007). School-based interventions for students with attention deficit hyperactivity disorder: Current status and future directions. *School Psychology Review*, *36*, 183–194.

Firmin, M. W., & Phillips, A. (2009). A qualitative study of families and children possessing diagnoses of ADHD. *Journal of Family Issues*, *30*, 1155–1174. doi:10.1177/0192513X09333709

Jenson, P. S., Arnold, L. E., Swanson, J. M., Vitiello, B., Abikoff, H. B., Greenhill, L. L., . . . Hur, K. (2007). 3-year follow up of the NIMH MTA study. *Journal of the American Academy of Child and Adolescent Psychiatry*, *46*, 989–1002. doi:10.1097/CHI.0b013e3180686d48

Knouse, L. E., Cooper-Vince, C., Sprich, S., & Safren, S. (2008). Recent developments in the psychosocial treatment of adult ADHD. *Expert Review of Neurotherapies*, *8*, 1537–1548.

Multimodal Treatment of ADHD Cooperative Group. (1999). A 14-month randomized clinical trial of treatment strategies for attention-deficit/hyperactivity disorder. *Archives of General Psychiatry*, *56*, 1073–1086.

National Institute of Mental Health. (2008). *Attention deficit hyperactivity disorder (ADHD)*. Retrieved from http://www.nimh.nih.gov/health/publications/attention-deficit-hyperactivity-disorder/complete-index.shtml

Reif, S. F. (2003). *The ADHD book of lists: A practical guide for helping children and teens with attention deficit disorders*. San Francisco, CA: Jossey-Bass.

Reynolds, S., & Lane, S. J. (2009). Sensory overresponsivity and anxiety in children with ADHD. *American Journal of Occupational Therapy*, *63*, 433–440. doi:10.5014/ajot.63.4.433

Rodriguez, A., Miettunen, J., Henriksen, T. B., Olsen, J., Obel C., Taanila, A., . . . Järvelin, M. R. (2007). Maternal adiposity prior to pregnancy is associated with ADHD symptoms in offspring: Evidence from three prospective pregnancy cohorts. *International Journal of Obesity*, *32*, 550–557. doi:10.1038/sj.ijo.0803741

Schaaf, R. C., & Miller, L. J. (2005). Occupational therapy using a sensory integrative approach for children with developmental disabilities. *Mental Retardation and Developmental Disabilities Research Reviews*, *11*, 143–148. doi:10.1002/mrdd.20067

Schilling, D. L., Washington, K., Billingsley, F. F., & Deitz, J. (2003). Classroom seating for children with attention deficit hyperactivity disorder: Therapy balls versus chairs. *American Journal of Occupational Therapy*, *57*, 534–541. doi:10.5014/ajot.57.5.534

Segal, R. (2000). Adaptive strategies of mothers with children with attention deficit hyperactivity disorder: Enfolding and unfolding occupations. *American Journal of Occupational Therapy*, *54*, 300–306. doi:10.5014/ajot.54.3.300

Segal, R., & Hinojosa, J. (2006). The activity of homework: An analysis of three cases and implications for occupational therapy. *American Journal of Occupational Therapy*, *60*, 50–59. doi:10.5014/ajot.60.1.50

Spence, S. H. (2003). Social skills training with children and young people: Theory, evidence and practice. *Child and Adolescent Mental Health*, *8*, 84–96. doi:10.1111/1475-3588.00051

Toplak, M. E., Connors, L., Shuster, J., Knezevic, B., & Parks, S. (2008). Review of cognitive, cognitive-behavioral, and neural-based interventions for attention-deficit/hyperactivity disorder (ADHD). *Clinical Psychology Review*, *5*, 801–803. doi:10.1016/j.cpr.2007.10.008

Watemberg, N., Waiserberg, N., Zuk, L., & Lerman-Sagie, T. (2007). Developmental coordination disorder in children with attention-deficit-hyperactivity disorder and physical therapy intervention. *Developmental Medicine & Child Neurology*, *49*, 920–925.

Yochman, A., Parush, S., & Ornoy, A. (2004). Responses of preschool children with and without ADHD to sensory events in daily life. *American Journal of Occupational Therapy*, *58*, 294–302. doi:10.5014/ajot.58.3.294

자폐증 스펙트럼 장애
(Autism Spectrum Disorder)

Sarah Stultz

설명과 진단

자폐증 스펙트럼 장애(ASD)는 사회적 행동 의사소통 기술의 손상 및 행동의 동기 및 활동의 제한된 반복적인 패턴으로 복잡한 장애의 그룹을 설명하는 용어이다(American Psychiatric Association [APA], 2000). 자폐증 스펙트럼 장애는 일생 동안 지속되는 질환이며, 세 가지 주요 진단을 포함한다: 자폐 장애, 아스퍼거 증후군, 달리 분류되지 않은 전반적 발달장애(PDD-NOS)를 포함한다. 자폐성 장애 또는 고전적인 "자폐증"은 언어적, 비언어적 의사소통의 손상이 있고, 사회적 상호작용, 반복적이고 비정상적인 행동의 발현이 있어야 한다. 전형적으로, 아동은 언어발달 지연이 나타나고, 일부는 지적장애가 동반된다. 아스퍼거 증후군은 사회영역 및 의사소통영역에서 장애를 가지고 반복적인 행동을 보여준다. 하지만 아스퍼거 증후군은 언어발달의 지연 및 지적장애에 대한 병력은 없다. PDD-NOS는 자폐증 스펙트럼 장애의 일부 증상을 나타내는 자폐증 스펙트럼 장애와는 다른 환자를 설명하는데 사용된다. ASD 진단 의학 검사는 없으며, 진단은 교육 및 심리 테스트와 의사소통 및 행동의 관찰을 기반으로 한다.

발생률과 유병률

- 110명 당 1명의 아동이 ASD로 진단된다.
- 전세계적으로 수천만 명이 진단되고, 미국에서 150만 명의 환자가 진단되었다.
- 유병률은 매년 10~17% 증가하고 있다.
- 여아보다 남아가 3~4배 더 많이 ASD로 진단된다(Centers for Disease Control and Prevention [CDC], 2009).

원인과 병인

ASD의 원인은 완벽하게 이해되지 않고 있다(Autism Speaks, 2011). 병인에 대한 이론은 유전학, 산전 및 주산기 사건, 환경과 관련된 요인을 포함한다. 유전적 요인은 하나의 특정 유전 원인에 기인하는 것이 아니라 다수의 유전자 사이의 상호작용 또는 유전적, 환경적 요인 사이의 상호작용으로 인한 것이다. 산전 또는 주산기 사건은 산모의 병력, 비정상적인 노동, 저체중아 출생, 낮은 아프가 점수 등이 포함될 수 있다.

전형적인 진행과정, 증상과 관련질환

모든 ASD 환자는 의사소통의 어려움, 사회적 증상, 반복 행동의 범위가 경도에서 중증까지 다양한 증상을 보인다.

이러한 증상 중 일부는 파괴적인 행동이나 물리적 공격으로 이어질 수 있다. 아동이 자신의 사회적 문제를 인식하는 경우, 청소년기 및 성인기의 불안이나 우울증의 위험으로 이어질 수 있다(Whitehouse, Durkin, Jaquet, & Ziatas, 2009).

자폐증의 증상은 특히 행동영역에서 성인기가 되면 심각도가 감소할 수도 있다(Shattuck et al., 2007). 사회화의 손상은 성인기에 특히 문제로 남는다(Orsmond, Krauss, & Seltzer, 2004). 상당한 연구는 대부분의 ASD 성인은 독립적인 고용, 생활, 대인관계의 문제를 경험한다고 기록하고 있다(Billstedt, Gillberg, & Gillberg, 2007; Eaves & Ho 2008; Howlin, Goode, Hutton, & Rutter, 2004). 그러나, 증상의 심각도 및 인지 장애의 이질성을 보면, 일부 성인은 독립적인 성인기를 달성하고, 고등교육 및 취업, 개인적 관계 형성을 이루게 된다.

징제적 증상

의사소통	사회성	반복 행동
• 언어 부족 또는 지연 • 문장 형성 불능 또는 단일 단어만 말하기 • 의사 소통의 초기 징후의 손실 • 조숙한 언어 또는 큰 어휘 • 지속되는 대화의 어려움 • 비언어적인 언어 어려움 • 고음 또는 평면 톤으로 말하기 • 그들이 무엇이 필요한지 알기 어려움 • 추상 또는 은유적 언어를 이해하는데 어려움(유머, 풍자)	• 눈 맞춤이 어렵거나 안됨 • 또래와 어울리는 것이 부족, 혼자 놀이 선호함 • 즉흥적인 상상놀이 또는 적절한 행동이 어려움 • 우정의 어려움 • 예상되는 행동 규범을 따르는 것이 어려움 • 해석을 하거나 어떤 것을 느끼고 생각하는데 어려움 • 흔치않은 부모 애착 • 감정조절의 어려움 • 깨물기와 같은 특이한 행동의 사용 • 전환의 어려움 • 독백의 사용	• 언어의 반복적 사용 및 운동 매너리즘 • 물체의 일부분에 지속적인 고정 • 반향어(어구 반복) • 반복적인 운동 행동 (팔을 펄럭이거나 까치발로 걷기)

관련질환

- 발작 장애: 자폐증의 39%정도가 흔히 인지장애와 공동으로 발생하는 발장장애를 가지고 있다.
- 유전 질환: 취약 X 증후군, 엔젤만 증후군, 결정성 경화증, 또는 기타 염색체 이상을 포함한다. 이러한 질환은 종종 지적장애와 관련이 있다.
- 위장 질환: 위염, 만성 변비, 대장염, 복강 질환, 식도염 등이 포함된다. 이러한 장애로 인한 불편은 행동변화를 일으킬 수 있다.
- 수면 장애: 동반되는 의학적 상태와 관련될 수 있고 수행능력에 영향을 미칠 수 있다.
- 피카: 음식을 먹지 못하는 섭식 장애
- 감각통합(SI) 장애: 감각정보 처리 및 통합의 어려움(Asher et al., 2010; Audet, 2010; Seltzer et al, 2003).

분야별 중재

응용 행동 분석

응용 행동 분석(ABA)은 환경내에서 행동과 기술을 촉진하기 위해 행동 관찰 및 긍정적인 강화를 사용한다. ABA는 클라이언트에 맞게 개별화되고 기술숙달을 강화하기 위한 추적 훈련, 부수적인 교육, 중요한 대응 훈련, 또는 유창성 구축을 포함할 수 있다.

말하기-언어치료

언어치료사는 일반적으로 클라이언트가 언어적으로든 비언어적으로든 기능적으로 의사소통할 수 있도록 언어의 사회적 측면과 말하기 매커니즘을 해결한다.

물리치료

물리치료사는 근 긴장도 저하, 균형 및 협응력 감소와 같은 기능적 제한을 야기하는 움직임 문제에 초점을 둔다.

보완 및 대체 중재

일부 보완 및 대체 중재 요법은 예술음악 및 댄스치료 요가 글루텐과 카제인-프리 식이요법 또는 면역치료가 포함될 수 있다(Autism Speaks, 2011).

작업치료 평가

자폐증 스펙트럼 장애를 평가할 때 원하는 활동과 작업에 대한 클라이언트의 작업수행력을 이해하는 것은 중요하다(Tomchek & Case-Smith, 2009). 클라이언트가 의사소통에 어려움이 있다면, 평가 정보는 부모님 또는 보호자에 의해 보고될 수 있다. 자폐증의 증상은 다른 환경에서 다양하게 나타난다; 그리하여 다양한 환경에서 평가하는 것이 필수적이다. 평가에 사용되는 사정의 예시는 다음을 포함한다;

작업의 영역

- Adaptive Behavior Assessment System-Second Edition: 개념, 사회적, 실용적 기술 측정
- Pediatric Evaluation of Disability Inventory-Computer Adapted Testing (PEDI-CAT): 자조활동, 이동성, 사회적 그리고 인지적 영역, 생활과업 관리에 대한 측정
- Scales of Independent Behavior-Revised: 적응 및 부적응 행동 평가
- School Function Assessment: 학교에서의 기능적 과제수행 능력 평가
- Vineland Adaptive Behavior Scales-Second Edition: 의사소통, 일상생활기술, 사회화, 운동기술, 적응행동에 대한 측정
- Canadian Occupational Performance Measure: 작업수행에 대한 자기인식 측정
- Functional Independence Measure for Children (Wee-FIM II): 자조활동, 이동성, 인지 수행력 측정

수행 기술

- Bruininks-Oseretsky Test of Motor Proficiency-Second Edition
- Peabody Developmental Motor Scales-Second Edition: 대근육 및 소근육 운동기술 측정
- Sensory Integration and Praxis Tests: 감각통합 및 실행기능 측정
- Sensory Processing Measure: 가정, 학교, 지역사회에서의 감각기능 측정
- Beery-Buktenica Developmental Test of Visual-Motor Integration
- Bayley Scales of Infant Development: 대근육 및 소근육 운동기술, 인지, 행동, 언어, 사회적-감정에 대한 측정(Tomchek & Case-Smith, 2009; Watling, 2010).

작업치료 중재

작업치료사는 모든 작업영역의 수행력 강화를 통해 ASD 클라이언트가 가정, 학교, 직장 및 지역사회 활동에 참여하는 능력을 최대화시키는데 초점을 둔다(Scott, 2011). 중재는 작업-기반의 중재, 목적있는 활동, 예비활동 방법을 포함하고 클라이언트, 가족, 보호자, 교사와의 협력을 포함할 수 있다. 일부 작업치료 중재는 감각통합 및 감각-기반의 중재, 관계-중심의 상호작용 중재, 발달적 기술-중심의 중재, 또는 사회 기술 중재를 포함한다(Case-Smith & Arbesman, 2008).

감각통합 또는 감각-기반의 중재

감각통합 및 감각-기반의 중재 목표는 클라이언트의 감각정보 처리 능력 향상과 기능 증진이다(Tomchek & Case-Smith, 2009). Jean Ayres 박사의 작업을 바탕으로, 감각통합은 학습 기술에 대한 기초로 감각 정보가 신경학적으로 처리되는 방법에 초점을 맞추고 있다. 감각통합 중재는 클라이언트의 특정기술을 강화하는 참여 및 활동에 초점을 두는 준비 방법으로 사용할 수 있다. 감각-기반의 중재의 한 예시는 치료적 듣기이다. 이 프로그램은 클라이언트가 학습을 위해 더 수용가능한 자신의 신경계를 조직화할 수 있도록 헤드폰을 통해 변조된 음악을 듣는 것을 포함한다(Rimland & Edelson, 1994).

관계-기반의 상호작용 중재

관계-기반의 상호작용 중재 목표는 사회 정서적 성장과 학습을 위해 중요한 행동을 촉진하는 클라이언트와의 관계를 설정하는 것이다(Tomchek & Case-Smith, 2009). 이런 팀 접근 방식은 가족, 교사, 치료 스태프를 포함하고 도전과 격려의 상호 작용을 통해 발달적으로 적절한 놀이 활동에 클라이언트가 참여할 수 있게 한다.

발달적 기술-기반의 중재

발달적 기술-기반의 중재는 ASD의 어린 아동에게 특정한 사회화, 의사소통, 그리고 놀이기술을 가르치기 위해 놀이 중심의 활동을 사용한다. 치료사는 놀이 활동에서 아동의 리드를 따라한다. 그 후 직접적인 지시를 사용하여 새로운 행동을 시도하도록 도전하고 새로운 기술을 실행하도록 격려한다. 목표는 아동에게 동기를 부여하고, 자존감을 발달시키며, 새로운 기술을 일반화하는 것이다 (Tomchek & Case-Smith, 2009).

사회적 기술 중재

사회적 기술 중재는 다른 사람과 상호 작용하는 사회적 규칙을 준수하는데 필요한 사회적 기술을 가르칠 수 있는 활동 기반의 그룹이다. 사회적 기술 그룹은 상호 작용과 학습을 촉진하는 사회적 기술을 연습 할 수 있는 환경을 제공한다.

사회력

사회력은 발병 이전 사회적 행동을 가이드하기 위해 특정 클라이언트에 대해 구체적으로 기록된다. 예상되는 사회적 행동을 촉진하기 위해, 사회력은 상황을 설명하고 앞으로의 상황에 원하는 행동을 설명한다(Reynhout & Carter, 2006).

삶의 과정을 통한 ASD에 대한 중재는 또한 다음을 해결할 수 있다:

- 감정 및 행동 반응의 조절
- 일상 생활 기술(옷입기, 식사하기, 위생관리, 수면)
- 의사소통, 학교, 또는 작업 기능을 위한 보조 기술
- 클라이언트의 요구와 능력을 맞추기 위해 과제 및 조건 조정(적응 환경, 의사소통을 위한 컴퓨터 소프트웨어)
- 직업 코칭, 가족, 교육자, 고용주, 또는 팀 구성원과 상담
- 설정 환경의 전환으로 보조
- 스트레스와 불안 관리, ASD 환자 케어 전략, 생활 책임 분산에 대한 보호자 교육 전략
- 지역사회 이동의 안전한 방법(Asher et al., 2010; Scott, 2011)

작업치료사는 초기 중재, 보육 센터, 학교, 의료센터, 병원, 개인 병원, 가정건강 기관, 사업장, 가정, 지역사회 기반 프로그램, 성인 데이케어, 또는 주거 환경 설정 등을 포함하는 다양한 환경에서 중재를 제공할 수 있다.

작업치료와 근거

Smith & Arbesman(2008)의 중재 연구 근거 검토는 다음과 같은 결론을 내렸다:

- 감각통합 또는 감각-기반의 중재는 아동의 행동 조절력을 강화하고 사회적 상호작용 및 목적 있는 놀이활동에서 긍정적인 변화를 이끌었다. 감각통합 중재 이후, 집중력이 증가하였고, 민감성, 비적응적 행동, 과잉행동, 자해 및 상동 행동의 감소가 보고되었다. 그러나, Baranek(2002)에 의하면, 이러한 중재의 효과는 더 많은 연구가 필요로 하다.
- 관계-기반의 상호작용 중재는 환경 변화 및 의사소통 시도 강화를 통해 사회적 상호작용 기술의 개선을 보여주었다. 이러한 상호작용 기술은 집중력, 시작, 유지, 흥미, 협조, 긍정적 효과를 촉진할 수 있다.
- 발달적 기술-기반의 프로그램은 시각적 단서 및 시각적 학습을 통해 의사소통 및 학습능력 개선에 성공적인 것으로 나타났다. 시각적 정보를 제공함으로 학생의 행동을 가이드하는 학교-기반의 프로그램인 자폐 및 의사소통 장애 아동의 치료 및 교육(TEACCH)은 운동 및 인지 기능, 모방, 지각, 대운동 기술, 눈-손 협응, 적응 행동 증진에 효과적이다.
- 사회성 기술 훈련은 사회 정서적 능력을 설명, 모델링, 실행할 때 효과적인 것으로 나타났다. 사회력의 사용은 긍정적인 행동을 증가시키는데 효과를 보이고 있다.
- 자폐증과 행동관리에 대한 부모 교육은 아동의 행동 개선 이후에 부모의 자신감 및 자존감 향상을 보여준다.
- 긍정적 행동 촉진을 위한 환경 수정 및 행동에 대한 일관된 가르침 및 결과를 포함하는 집중적인 행동 중재는 매우 효과적인 것으로 밝혀졌다.

보호자 고려사항

보호자는 적절한 진단을 받기 어려움, 중재 결정, 재정 부담, 슬픔, 행동 변화, 변형된 결혼 관계 등을 포함하는 많은 스트레스에 직면할 수 있다(Barker et al., 2010; Orsmond, Lin, & Seltzer, 2007). 연구에서 ASD 아동의 부모는 다른 장애 아동의 부모보다 간병 및 행동관리에서 더욱 어려움을 느끼고 좌절감을 경험하는 것으로 나타났다. 어머니는 특히 아동이 어릴수록 높은 수준의 스트레스, 우울, 불안을 보고하였고, 결혼생활 만족도가 떨지는 것으로 나타났다. 아동이 나이가 들어감에 따라, 어머니의 정서적 웰빙은 향상될 수 있고, 이것은 부모 역할에 대한 경험이 증가하고, 증상의 심각도 및 행동문제가 변화하고, 아동의 거주 상태가 변화했기 때문일 것이다. 그러나, 성인이 된 ASD 아동의 부모는 여전히 높은 수준의 스트레스를 가지고 있고, 여가활동에 참여하는 시간은 적고, 양육 및 집안일에 보내는 시간이 더 많은 것으로 나타났다(Barker et al., 2010). ASD 장애 아동의 형제자매는 높은 위험율이 있기 때문에, 일부 부모들은 여러 장애아동을 돌봐야할 수도 있다. 여러명의 장애 아동 어머니는 더욱 우울한 증상이 있고, 더 불안하고, 가족 응집력 및 적응력이 떨어지는 것으로 보고되었다(Orsmond et al., 2007).

정보제공

웹사이트

- Autism Speaks: http://www.austismspeaks.org
- Autism Society: http://www.autism-society.org
- Autism Today: http://www.autismtoday.com

저널

- *Journal of Autism and Developmental Disorders*
- *Autism Research* (in association with International Society for Autism Research)

책

- Maurice, C. (1994). *Let me hear your voice: A family's triumph over autism*. New York, NY: Random House.
- Lewis, C. (2008). *Rex: A mother, her autistic child, and the music that transformed their lives*. Nashville, TN: Thomas Nelson.
- Robinson, J. E. (2008). *Look me in the eye: My life with Asperger's*. New York, NY: Three Rivers Press.

참고문헌

American Psychiatric Association. (2000). *Diagnostic and statistical manual of mental disorders* (4th ed., text rev.). Washington, DC: Author.

Asher, A., Collins, A. L., Crabtree, L. A., Demchick, B. B., George, B. M., Harrington-Kane, E., . . . Watling, R. (2010). *What is occupational therapy's role in supporting persons with autism spectrum disorder?* Bethesda, MD: American Occupational Therapy Association.

Audet, L. R. (2010). Core features of autism spectrum disorders: Impairment in communication and socialization, and restrictive repetitive acts. In H. M. Kuhaneck & R. Watling (Eds.), *Autism: A comprehensive occupational therapy approach* (pp. 87–113). Bethesda, MD: American Occupational Therapy Association.

Autism Speaks. (2011). *Be informed*. Retrieved from http://www.autismspeaks.org/be_informed.php

Baranek, G. T. (2002). Efficacy of sensory and motor interventions for children with autism. *Journal of Autism and Developmental Disorders, 35*(5), 397–422.

Barker, E. T., Hartley, S. L., Seltzer, M. M., Floyd, F. J., Greenberg, J. S., & Orsmond, G. I. (2010). Trajectories of emotional well-being in mothers of adolescents and adults with autism. *Developmental Psychology*. doi:10.1037/a0021268

Billstedt, E., Gillberg, I. C., & Gillberg, C. (2007). Autism in adults: Symptom patterns and early childhood predictors. Use of the DISCO in a community sample followed from childhood. *Journal of Child Psychology and Psychiatry, 48*, 1102–1110.

Case-Smith, J., & Arbesman, M. (2008). Evidence-based review of interventions for autism used in or of relevance to occupational therapy. *American Journal of Occupational Therapy, 62*, 416–429.

Centers for Disease Control and Prevention. (2009). Prevalence of autism spectrum disorders—Autism and Developmental Disabilities Monitoring Network, United States, 2006. *Surveillance Summaries. Morbidity and Mortality Weekly Report*, 58 (No. SS-10). Retrieved from http://www.cdc.gov/mmwr/preview/mmwrhtml/ss5810a1.htm

Eaves, L. C., & Ho, H. H. (2008). Young adult outcome of autism spectrum disorders. *Journal of Autism and Developmental Disorders, 38*, 739–747.

Howlin, P., Goode, S., Hutton, J., & Rutter, M. (2004). Adult outcome for children with autism. *Journal of Child Psychology and Psychiatry, 45*, 212–229.

Orsmond, G. I., Krauss, M. W., & Seltzer, M. M. (2004). Peer relationships and social and recreational activities among adolescents and adults with autism. *Journal of Autism and Developmental Disorders, 34*, 245–256.

Orsmond, G. I., Lin, L. Y., & Seltzer, M. M. (2007). Mothers of adolescents and adults with autism: Parenting multiple children with disabilities. *Intellectual and Developmental Disabilities, 45*, 257–270.

Reynhout, G., & Carter, M. (2006). Social stories for children with disabilities. *Journal of Autism and Developmental Disorders, 36*, 445–469.

Rimland, B., & Edelson, S. M. (1994). The effects of auditory integration training on autism. *American Journal of Speech-Language Pathology, 3*, 16–24.

Seltzer, M. M., Krauss, M. W., Shattuck, P. T., Orsmond, G., Swe, A., & Lord, C. (2003). The symptoms of autism spectrum disorders in adolescence and adulthood. *Journal of Autism and Developmental Disorders*, *33*(6), 565–581.

Scott, J. B. (2011). *Occupational therapy's role with autism*. Bethesda, MD: American Occupational Therapy Association.

Shattuck, P. T., Seltzer, M. M., Greenberg, J. S., Orsmond, G. I., Bolt, D., Kring, S., . . . Lord, C. (2007). Change in autism symptoms and maladaptive behaviors in adolescents and adults with an autism spectrum disorder. *Journal of Autism and Developmental Disorders*, *37*, 1735–1747.

Tomchek, S. D., & Case-Smith, J. (2009). *Occupational therapy practice guidelines for children and adolescents with autism*. Bethesda, MD: American Occupational Therapy Association.

Watling, R. (2010). Occupational therapy evaluation for individuals with an autism spectrum disorder. In H. M. Kuhaneck & R. Watling (Eds.), *Autism: A comprehensive occupational therapy approach* (3rd ed., pp. 285–303). Bethesda, MD: American Occupational Therapy Association.

Whitehouse, A. J. O., Durkin, K., Jaquet, E., & Ziatas, K. (2009). Friendship, loneliness and depression in adolescents with Asperger's syndrome. *Journal of Adolescence*, *32*, 309–322.

화상(Burns)

Anne LeBorgne

설명과 병인

화상은 열, 화학, 전기, 햇빛, 방사선에 의한 조직 손상을 포함한다([NIGMS], 2008). 열, 화염, 또는 끓는 액체와 접촉하여 발생하는 열화상은 가장 흔하다. 중증 화상의 66%는 가정에서 발생하고, 10%는 직장에서 발생한다. 4세 이하 아동과 65세 이상 성인은 화재-관련 상해 및 죽음에 대한 위험이 가장 높다. 중증 화상은 크게 기능에 영향을 줄 수 있는 화상 후 관절 유착으로 합병증이 발생할 수 있다. 심각한 화상 후 재건수술을 통해 몇 년 몇 개월 재활을 통해 최적의 기능으로 돌아올 수 있다(American Burn Association [ABA], 2010; Centers for Disease Control and Prevention [CDC], 2010; Sheridan, 2002).

발생률과 유병률

- 매년 캐나다와 미국에서 240만 건의 화상 상해가 있다.
- 미국의 화상센터에 입원한 사람들의 약 70%는 남성이다.
- 약 1만 명이 매년 화상 상해로 인해 상당하거나 영구적인 장애를 가지게 된다.
- 2000년과 2009년 사이에, 화상센터에 입원한 사람의 생존율은 94.8%이다(ABA, 2010).

증상과 관련질환

분류

- 1도 화상, 또는 표면 화상: 표피(피부의 가장 바깥층)만 손상된다. 1도 화상의 징후는 통증, 발적을 포함하고, 어떤 경우는 약간의 물집이 생길 수 있다. 1도 화상은 보통 3~6일 이내에 치유되고 흉터형성을 초래하지 않는다.
- 2도 화상, 또는 부분적 깊은 화상: 표피와 진피가 손상된다. 징후는 습하거나 붉은 물집이 생기거나 통증이 나타난다. 만약 제대로 관리한다면, 2도 화상은 7~20일 만에 치유되고 흉터가 떨어져 나갈 것이다.
- 3도 화상, 또는 전체 깊은 화상: 가장 심각한 화상 유형으로 피부의 전체 층이 모두 손상된다; 뼈, 힘줄, 신경, 그리고 근육 조직은 잘 손상될 수 있다. 피부는 건조해지고, 작고 얇은 물집이 생길 수 있다; 외관은 흰색에서부터 체리 같은 붉은 색, 까맣게 탄 검정색까지 다양하다. 피부 신경 종말의 파괴로 인해 통증은 제한될 수 있다. 치유 속도가 매우 느리고 일반적으로 피부 이식이 필요하다. 광범위한 흉터가 생길 가능성이 높다(ABA, 2010; NIGMS, 2008; Phillips, 2012).

화상크기

화상은 전형적으로 영향을 받은 전체 신체 면적의 크기로 설명된다(TBSA). "9의 법칙"은 백분율로 몸 표면적을 분할한다; 예를 들어, 한 다리의 앞면은 9%이고, 한 팔의 뒤쪽은 4.5 %이다. 9의 법칙은 건강 전문가가 신체가 얼마나 화상을 입었는지 설명하기 위해 사용되는 빠른 근거기준이다. 9의 법칙은 성인에게만 적용가능하다; 어린이와 영유아의 신체 비율은 다르기 때문이다. 아동 및 영유아의 경우, 신체 화상 표면적의 비율을 설명하는데 수정된 9의 법칙인 Lund-Browder의 챠트법이 사용된다(Phillips, 2012; Sheridan, 2002).

기타 합병증

클라이언트는 화상 후 폐 합병증이 발생할 수 있다. 많은 제품의 연소시 생성되는 유해 가스의 흡입에 의해 기도가 자극되어 이러한 합병증이 생길 수 있다. 또한, 만약 클라이언트의 복부 및 가슴에 화상을 입었다면, 호흡에 문제가 생길 수 있다. 화상 후 초기 24시간 내에, 중증 화상을 입은 클라이언트는 "화상 쇼크"를 경험할 수도 있다. 혈관 밖으로 액체가 이동하여 화상 부위가 팽창하는 위험한 수준으로 혈관내의 혈장 농도가 감소할 때 쇼크가 나타난다. 화상 후, 치유 및 감염치료 과정에 순응하기 위해 몸의 신진 대사 상태는 크게 증가하고, 영양 섭취의 필요성이 증가하게 된다. 세균 감염은 치료과정 전반에 걸쳐 위험요인이다. 마지막으로, 장기간의 움직임 감소 및 화상흉터로 인한 피부가 단축되기 때문에 치유과정 동안 구축이 생길 수 있다(Phillips, 2012).

분야별 중재

외과적 중재

모든 병원이 심각한 화상 상해를 치료하기 위한 장비를 갖추고 있지는 않다; 이러한 경우, 클라이언트는 화상 센터 및 화상 치료가 가능한 병원에서 치료를 받는다.

- 가피절개술(Escharotomy): 압박감을 감소시키기 위해 팔, 다리, 또는 몸통의 전체 깊은 가피(괴사 조직)를 따라 수술로 절개를 한다. 이것은 순환을 차단할 수 있거나 호흡하는 동안 폐가 확장하는 것을 방지할 수 있다. 압박감은 가피의 탄력성 감소와 부종으로 인한 내부 압력 증가로 발생한다.
- 괴사 조직 제거(Debridement): 잠재적인 화상 상처 패혈증의 잠재성 감소, 치유 촉진, 피부이식을 위한 상처 예비관리를 위해 상처부위의 가피 제거 및 세척을 한다. 괴사 조직 제거술은 외과적, 화학적, 또는 자가분해 될 수 있다. 과정이 매우 고통스럽기 때문에, 클라이언트에게 진통제 및 진정제 약물을 치료 전 투약한다.
- 피부이식(Skin grafting): 일반적으로 급성 단계에서 발생하고, 괴사조직을 제고하고 건강한 피부를 배치하거나 상처부위에 피부 대체물을 배치하는 것을 포함한다. 이식은 화상 부위의 재성장이 기대되지 않거나 14일 이내에 나타나지 않는 경우, 일반적으로 큰 부분적 깊은 화상 및 전체 깊은 화상에게 실시된다. 클라이언트가 화상을 입지 않은 피부가 충분히 있으면, 손상되지 않은 피부로 환자 자신의 화상부위에 이식하는 영구적 자가이식을 사용한다. 클라이언트가 가능한 도너 부위가 없을 경우는, 인조 드레싱(예, Biobrane) 또는 동종이식(10~14일정도 자연적으로 신체 거부반응이 나타날 수 있는 도너 피부)을 사용하여 임시적으로

화상부위를 덮을 수 있다. 한편, 신체의 비교적 덜 심각한 화상 부위는 도너피부를 충분히 생산하여 치료할 수 있거나 배양 상피(화상을 입지 않은 피부 생검 실험에서 새로운 피부 성장)를 생산할 수 있다(Phillips, 2012; Shakespeare, 2001; Sheridan, 2002).

약물치료

심각한 화상을 입은 사람들을 위해 사용되는 약물은 감염의 위험을 감소시키고 박테리아 성장을 제어하는 항균 연고, 감염 치료를 위한 항생제, 처방 진통제를 포함할 수 있다. 기관이나 호흡기 손상과 같은 다른 손상에 따라 추가 약물이 있을 수 있다. 작업치료사는 진통제를 투여된 후 클라이언트가 치료에 참여할 준비가 되었는지 그리고 치료 스케줄을 확인해야 한다(Sheridan, 2002). 약물에 더하여, 클라이언트는 화상 쇼크를 예방 및 치료하기 위해 정맥 주사가 투여될 수 있다. 영양 지원은 신체의 증가된 신진대사를 보충하기 위해 비위관 영양 공급을 통해 제공될 수 있다(Phillips, 2012).

물리치료

물리치료 및 작업치료의 범위는 특히 관절가동범위를 증가시키기 위한 생체역학 중재와 관련하여 화상 회복 초기 단계에서 겹칠 수 있다.

흉터관리

비대흉터는 깊은 피부 화상에서 발생하는 기본적인 상처 유형이다. 이러한 붉고, 자라나는 흉터는 가렵고 뻣뻣한 느낌이 든다. 스트레칭 및 느린 마사지, 압박 마사지를 포함하는 마사지는 흉터 형성을 조절하는데 효과적인 것으로 밝혀졌다. 마사지 기술은 치료사가 클라이언트와 보호자에게 쉽게 가르칠 수 있다(Sheridan, 2002). 압박 의류, 스테로이드 주사, 국소 실리콘의 사용 및 수술은 처음 사용되는 더 보수적인 방법과 다른 방법으로 사용된다(Phillips, 2012).

주의사항

- 괴사 조직 제거술은 치료 도중 실시될 수 있고, 이것은 죽은 조직의 제거에 대한 신체 반응으로 통증에 대한 두려움 및 통증을 일으킬 수 있다.
- 수술 후 주의사항(예, 클라이언트는 특정 관절을 움직이지 못하거나 진정제를 맞아야 할 수 있다)
- 국소적인 깊은 화상과 같은 비정상적 화상 패턴은 학대의 징후를 나타낼 수 있다.
- 반흔조직 발달(Dalal, Saha, & Agarwal, 2010; Sheridan, 2002)

합병증

- 파상풍의 위험 증가
- 기관 및 호흡기 손상 동시 발생
- 화상 조직의 감염 위험 증가
- 움직임 감소 및 흉터 발달에 의한 구축

작업치료 평가

평가 프로세스는 클라이언트의 목표, 원하는 것, 또는 예상되는 행동에 초점을 맞추고, 원하는 작업수행에 영향을 미치는 요소가 무엇인지 분석하는데 초점을 둔다. 평가는 작업수행력에 미치는 화상의 잠재적인 영향에 대한 특정 평가 다음에 작업-중심의 사정으로 시작한다.

작업-기반의 사정

- Activity Card Sort (ACS) (Baum & Edwards, 2008)
- Activity Measure for Post-Acute Care (AM-PAC) (Jette, Hayley, Coster, & Ni, 2007)
- Assessment of Motor and Process Skills (AMPS) (Fisher & Jones, 2010)
- Burn Specific Health Scale (Yoder, Nayback, & Gaylord, 2010)
- Canadian Occupational Performance Measure (COPM) (Law et al., 2005)
- Functional Independence Measure (FIM) (Uniform Data System for Medical Rehabilitation, 1997)
- WeeFIM (Serghiou et al., 2008)
- Functional Assessment Measure (FAM) (Wright, 2000)
- Kohlman Evaluation of Living Skills (KELS) (McGourty, 1999)
- Occupational Performance History Interview II (OPHI-II) (Kielhofner et al., 2004)
- Performance Assessment of Self-Care Skills (PASS) (Holm & Rogers, 2008)
- Role Checklist (Oakley, Kielhofner, Barris, & Reichler, 1986)
- Short Form-36 (SF-36) (Hays, Sherbourne, & Mazel, 1995)

클라이언트 요인 사정

- Burn Scar Index (Vancouver Scar Scale) (Sullivan, Smith, Kermode, McIver, & Courtemanche, 1990)
- Disabilities of the Arm, Shoulder, and Hand (DASH) Outcome Measure (Hudak, Amadio, Bombardier, & the Upper Extremity Collaborative Group, 1996)
- 관절가동 범위(ROM)
- 통증 측정 (e.g., Visual Analog Scale [VAS])
- 근력 측정
- 부종 측정

작업치료 중재

응급상황

화상 후 24~48시간 안에, 작업치료사는 관절 움직임 유지 및 기형방지 스플린트 및 자세취하기를 사용하여 초기 구축형성을 방지하는데 도움을 준다. 치료사는 클라이언트와 함께 작업할 때 비위관 영양튜브, 중심 정맥 카테터, 기관내 튜브를 포함하여 장치 모니터링을 염두해야한다(Sheridan, 2002).

급성기

- 생체역학
- 스플린트/자세 취하기, 운동(능동 보조 관절가동범위[AAROM], 능동 관절가동범위(AROM), 수동 관절가동범위[PROM])
- 통증관리
- 심장 박동, 혈압, 그리고 치료 중 호흡률 모니터
- 퇴원계획

재활

- 생체역학(ROM, 근력/협응 운동)
- 일상생활활동(ADL) 그리고 수단적 일상생활활동(IADL) 훈련
- 심리사회적인 지원
- 흉터 관리(마사지 및 압박 의복)
- 환자 및 가족 교육
- 직장, 학교, 그리고 지역 사회 복귀에 대한 계획
- 여가 및 사회참여

작업치료와 근거

Whitehead와 Sergiou의 2009년 화상 환자의 치료 기술에 대한 조사 연구에 따르면, 중재 동안 자세취하기, AROM 및 PROM, 보행을 사용하는 화상센터의 수는 1994년부터 크게 증가하였다. 또한, 치료는 급성기부터 조기에 실시되고 있으며, 따라서 외래 재활 서비스로 조기 전환시키게 된다. 일반 외래환자 재활은 클라이언트의 직업 복귀를 돕는 것에 초점을 두고 있다. Hwang, Chen-sea와 Chen(2009)은 화상 관련 요인이 직장 복귀에 필요하나 시간을 증가시키고 모든 작업 복귀의 가능성을 감소시킬 수 있다는 것을 발견함으로써, 작업치료 서비스는 직업 복귀 프로그램을 포함해야 한다고 언급하였다. Hill, O'Brien과 Yurt(2007)은 화상을 입은 사람들을 위한 요리그룹 작업치료의 효과를 연구하였고, 사회 참여 기회 제공 및 기능적 움직임(예, 손 사용, 장시간 서있기) 증진뿐만 아니라 부엌활동 시 화상 관련 불안이 감소하는 것을 발견하였다. Melchert-McKearnan, Deltz, Engel와 White(2000)는 아동의 화상 재활에서 기계적 활동을 사용하는 것보다 의미 있는 활동 및 놀이가 더 효과적인 것으로 결론을 내렸다.

보호자 고려사항

Dorn, Yzermans, Spreeuwenberg와 van der Zee(2007년)는 화상 아동의 부모는 우울증 및 불안과 같은 정신건강 문제가 상당히 증가하는 것으로 발견했고, 자녀가 화상을 입은 몇 년 후 심혈관 문제가 발생하는 것을 발견했다. 화상에 대한 부모들의 적응은 중증 화상을 입은 아이의 정신학적 적응에 중요한 예측 변수가 된다고 밝혀졌다(Noronha & Faust, 2006). 화상 아동을 돌보는 사람들은 흉터 마사지라던가 스트레칭 운동과 같은 아이의 재활에 대한 책임 또한 지게될 수 있다(Sheridan, 2002).

정보제공

기관

- American Burn Association
  ABA Central Office-Chicago
  625 N. Michigan Ave., Ste 2550
  Chicago, Illinois 60611
  Telephone: 312-642-9260
  Fax: 312-642-9130
  E-mail: info@ameriburn.org
  The organization provides information about burn awareness and prevention as well as advocates for those affected by burns.
- Phoenix Society for Burn Survivors
  1835 R W Berends Dr. SW
  Grand Rapids, MI 49519-4955
  Telephone: 1-800-888-2876 or (616) 458-2773
  Fax: (616) 458-2831
  E-mail: info@phoenix-society.org
  An organization devoted to supporting the needs of burns survivors and their families through connecting individuals in person and online.

책

- Fisher, R. (2008). *After the fire: A true story of friendship and survival*. New York, NY: Little, Brown, & Company.
  An account of a fire at a college in New Jersey describing two friends' journey through recovery and rehabilitation including the involvement of occupational and physical therapists.
- Manning, G. (2002). *Love Greg and Lauren: A powerful true story of courage, hope, and survival*. New York, NY: Bantam 책.
  The story of one woman's rehabilitation and fight to recover from burns covering more than 80% of her body sustained in the September 11 attacks in New York City.

웹사이트

- Shriner's Hospital for Chidren
  http://www.shrinershospitalsforchildren.org/Education/BurnAwareness.aspx
- Children's Burn Trust
  http://www.cbtrust.org.uk/

저널

- *Journal of Burn Care and Rehabilitation*
- *Journal of Burn Care & Research*

참고문헌

American Burn Association. (2010). *Burn incidence and treatment in the United States: 2011 fact sheet*. Retrieved from http://www.ameriburn.org/resources_factsheet.php

Baum, C. M., & Edwards, D. E. (2008). *Activity Card Sort* (2nd ed.). Bethesda, MD: AOTA Press.

Centers for Disease Control and Prevention. (2010). *Fire deaths and injuries: Fact sheet*. Retrieved from http://www.cdc.gov/HomeandRecreationalSafety/Fire-Prevention/fires-factsheet.html

Dalal, P. K., Saha, R., & Agarwal, M. (2010). Psychiatric aspects of burn. *Indian Journal of Plastic Surgery*, *43*, 136–142. doi: 10.4103/0970-0358.70731

Dorn, T., Yzermans, J., Spreeuwenberg, P., & van der Zee, J. (2007). Physical and mental health problems in parents of adolescents with burns: A controlled, longitudinal study. *Journal of Psychosomatic Research*, *63*, 381–389.

Fisher, A. G., & Jones, K. B. (2010). *Assessment of Motor and Process Skills. Vol. 1: Development, standardization, and administration manual* (7th ed.). Fort Collins, CO: Three Star Press.

Hays, R. D., Sherbourne, C. D., & Mazel, R. M. (1995). *User's manual for Medical Outcomes Study (MOS) core measures of health-related quality of life*. Santa Monica, CA: RAND.

Hill, K., O'Brien, K., & Yurt, R. (2007). Therapeutic efficacy of a therapeutic cooking group from the patients' perspective. *Journal of Burn Care & Research*,*28*, 324–327.

Holm, M. B., & Rogers, J. C. (2008). The Performance Assessment of Self-Care Skills (PASS). In B. Hemphill-Pearson (Ed.), *Assessments in occupational therapy mental health* (2nd ed., pp. 101–110). Thorofare, NJ: Slack.

Hudak, P. L., Amadio, P. C., Bombardier, C., & the Upper Extremity Collaborative Group. (1996). Development of an upper extremity outcome measure: The DASH (disabilities of the arm, shoulder, and hand) [corrected]. *American Journal of Industrial Medicine*, *29*, 602–608. Erratum in: *American Journal of Industrial Medicine*, *30*, 372.

Hwang, Y., Chen-Sea, M., & Chen, C. (2009). Factors related to return to work and job modification after a hand burn. *Journal of Burn Care & Research*, *30*, 661–667.

Jette, A., Hayley, S. M., Coster, W., & Ni, P. (2007). *Boston University Activity Measure for Post Acute Care: Instruction manual*. Retrieved from http://www.crecare.com/order/order.html

Kielhofner, G., Mallinson, T., Crawford, C., Nowak, M., Rigby, M., Henry, A., & Walens, D. (2004). *Occupational Performance History Interview II (OPHI-II)*. Chicago, IL: MOHO Clearinghouse.

Law, M., Baptiste, S., Carswell, A., McColl, M., Polatajko, H., & Pollock, N. (2005). *Canadian Occupational Performance Measure* (4th ed.).

Ottawa, Canada: CAOT Publications.
McGourty, L. K. (1999). *Kohlman Evaluation of Living Skills*. Bethesda, MD: AOTA Products.
Melchert-McKearnan, K., Deltz, J., Engel, J., & White, O. (2000). Children with burn injuries: Purposeful activity versus rote exercises. *American Journal of Occupational Therapy*, *54*, 381–390.
National Institute of General Medical Science. (2008). *Burns fact sheet*. Retrieved from http://www.nigms.nih.gov/Education/Factsheet_Burns.htm
Noronha, D., & Faust, J. (2006). Identifying the variables impacting post-burn psychological adjustment: A meta-analysis. *Journal of Pediatric Psychology*, *32*, 380–391.
Oakley, F., Kielhofner, G., Barris, R., & Reichler, R. (1986). The Role Checklist: Development and empirical assessment of reliability. *Occupational Therapy Journal of Research*, *6*, 157–170.
Phillips, E. L. (2012). Burns. In B. J. Atchison & D. K. Dirette (Eds.), *Conditions in occupational therapy: Effect on occupational performance* (4th ed., pp. 199–208). Philadelphia, PA: Lippincott Williams & Wilkins.
Serghiou, M., Rose, M., Pidock, F., Esselman, P., Engrav, L., Kowalske, K., & Lezotte, D. (2008). The WeeFIM instrument: A paediatric measure of functional independence to predict longitudinal recovery of paediatric burn patients. *Developmental Neurorehabilitation*, *11*, 39–50.
Shakespeare, P. (2001). Burn wound healing and skin substitutes. *Burns*, *27*, 517–522.
Sheridan, R. (2002). Burns. *Critical Care Medicine*, *30*, S500–S514.
Sullivan, T., Smith, J., Kermode, J., McIver, E., & Courtemanche, D. J. (1990). Rating the burn scar. *Journal of Burn Care and Rehabilitation*, *3*, 256–260.
Uniform Data System for Medical Rehabilitation. (1997). *Guide for the uniform data set for medical rehabilitation* (Version 5.1). Buffalo, NY: State University of New York.
Whitehead, C., & Sergiou, M. (2009). A 12-year comparison of common therapeutic interventions in the burn unit. *Journal of Burn Care & Research*, *30*, 281–287.
Wright, J. (2000). The Functional Assessment Measure. *The Center for Outcome Measurement in Brain Injury*. Retrieved from http://www.tbims.org/combi/FAM
Yoder, L., Nayback, A., & Gaylord, K. (2010). The evolution and utility of the burn specific health scale: A systematic review. *Burns*, *36*, 1143–1156.

암(*Cancer*)

Pamela Vaughn

설명과 진단

미국 암 협회(ACS; 2011a)에 따르면, "암은 비정상적인 세포의 통제되지 않는 성장 및 확산을 특징으로 하는 질환 그룹이다"(p. 1). 성장이 억제되지 않는 경우, 암은 치명적일 수 있다. 미국에서 암은 1,500명 이상의 사람들이 매일 죽거나 4명 중 1명이 사망하는 심장질환에 이어 사망의 두 번째 주요 원인이다. 네 가지 범주 중 하나에 해당하는 100개 이상의 암 형태가 있다:

- 악성종양: 신체의 기관에서 시작 (피부 포함)
- 백혈병: 혈액 형성 조직에서 시작 (예를 들면, 골수)
- 육종: 결합 조직에서 시작 (예를 들어, 뼈, 지방, 근육, 연골)
- 림프종: 림프 시스템에 시작 (National Cancer Institute [NCI], 2011)

가장 일반적인 암 유형은 유방암, 전립선암, 폐 및 기관지암, 대장암이다(Howlader et al., 2011; International Agency for Research on Cancer [IARC], 2010).

암의 대부분의 경우(백혈병 예외), 암 세포는 종양을 형성한다. 정기적으로 자주 자체 시험을 수행하거나 의사가 물리적 선별 검사를 수행함으로써, 종양은 식별될 수 있으며, 의사는 거기에서 종양 이 암(악성)인지 그것이 퍼졌는지(전이)에 대한 여부를 결정할 수 있다. 암을 진단하기 위해, 의사는 영상 (예를 들어, 컴퓨터 단층 촬영 [CT] 검사, X-선 검사, 유방 X 선) 및 / 또는 실험실 검사 (예를 들면, 혈액 검사, 조직 검사)를 사용할 수 있다.

발생률과 유병률

- 2004~2008년 사이에 미국에서, 100,000명 당 464.4명이 평균적으로 발생했고 대략 140만 명의 새로운 환자가 매년 발생했다.
- 2008년 1월, 약 1,170만 명 미국인들은 암 병력을 가지고 있었다(암을 가지고 살고 있거나 이전에 암 진단을 받은 후 완화된 경우).
- 미국에서, 대략 남성 2명 중 1명과 여성 3명중 1명이 암이 악화되거나 사망할 것이다.
- 모든 암의 78%는 55세 이상의 사람에게 진단된다.
- 유방암은 여성에게 진단되는 가장 흔한 암 유형이고, 전립선암은 남성에게 가장 흔한 암이며, 모두 각 성별에서 진단의 약 30%를 차지한다.
- 폐 및 기관지 암은 미국에서 남녀 모두에게 두 번째로 가장 흔한 암 유형이다(Howlader et al., 2011).
- 전세계적으로, 암은 사망의 주요원인으로 8명 중 1명이 사망하는 것으로 추정된다.
- 2008년에, 전세계적으로 1,270만 명으로 추정되는 사람들은 암으로 진단받았고, 760만명은 암으로 사망하였다; 이 수치는 2030년에 각각 2,040만 명과 1,320만 명으로 증가할 것으로 예상된다.
- 모든 앎의 상대적 생존률은 5년씩 증가하고 있다. 1975년에서 1977년 사이에 진단된 암환자의 50%에서 1999년에서 2006년 사이에 진단된 암환자의 68%까지 증가하였다.
- 모든 암 사망자의 60% 이상은 저소득 및 중산층 국가에서 나타난다(ACS, 2011a; IARC, 2010).

원인과 병인

일반적으로, "돌연변이"세포(DNA가 손상되는 세포)가 생성될 때, 세포는 회복되거나 사망한다. 암은 "돌연변이"세포의 억제되지 않는 성장과 확산의 결과이다. 이 비정상적인 성장은 여러 내부 및 외부 요인에 의해 발생할 수 있다. 내부적으로, 암은 유전적 면역 질환(예를 들면, 세포의 돌연변이를 상속), 신진 대사를 통해 생성된 돌연변이 세포, 그리고 호르몬에 의해 발생할 수 있다. 이러한 요인은 조절할 수 없다. 그러나, 외부적 또는 환경 요인은 거의 항상 수정가능하다; 이것은 흡연, 방사선 노출(태양에 노출 포함), 영양 부족 및 신체활동 부족, 특정 감염성 물질, 특정 의료 치료 및 오염을 통한 발암 물질에 노출, 고용 등을 포함한다. 미국에 있는 암 중 75~80%가 외부 요인에 의해 발생하므로 많은 유형의 암 예방은(예, 금연, 과도한 태양 노출 방지, 비만 예방을 통해) 가능하다 (ACS, 2011a). 암은 비전염성이다.

전형적인 진행과정, 증상과 관련질환

여러 종류의 암은 현재의 종양 상태 및 전이 상태를 설명하기 위해 단계별로 나눈다. 가장 일반적인 단계화 방법은 종양, 노드, 전이(TNM) 시스템이다. 신경계 암과 많은 림프종 및 백혈병은 확산되는 특성으로 인해 이러한 시스템을 사용하지 않는다.

종양, 노드, 전이 시스템의 암 단계(NCI, 2010)	
T-일차 종양의 범위	• TX- 일차 종양은 평가될 수 없다 • T0- 일차 종양의 근거 없다 • Tis- carcinoma in situ(CIS; 비정상적인 세포가 존재하지만, 주변 조직으로 확산되지는 않았다; 암은 아닐지라도, CIS는 암이 될 수 있으며 때때로 사전침투 암이라고 부른다) • T1, T2, T3, T4- 일차 종양의 크기 및 범위
N-림프절 확산의 정도	• NX- 국소적 림프절은 평가할 수 없다 • N0- 국소적 림프절 참여는 없다 • N1, N2, N3- 국소적 림프절의 참여(림프절의 수 및 확산의 범위)
M-먼 전이의 존재	• MX- 먼 전이는 평가될 수 없다 • M0- 먼 전이는 없다 • M1- 먼 전이가 존재한다

TNM 시스템은 암 자체가 단계화될 수 있도록 할 수 있다; 이러한 더 일반적인 단계는 암의 형태에 따라 다르다.

단계	정의(NCI, 2010)
0단계	Cancer in situ(비정상적인 세포가 오직 원래 검출된 층에만 있다)
1단계, 2단계, 3단계	숫자가 높을수록 더 광범위한 질병을 나타낸다: 더 큰 종양 크기 및 암의 확산은 초기 종양의 위치와 인접한 기관 또는 처음 발생된 기관/위치와 가까운 림프절로 넘어간다.
4단계	암이 다른 기관으로 전이된다

일반적으로, 초기에 암을 감지하면, 더 나은 생존의 기회를 갖는다. 징후와 증상은 암 유형에 따라, 개인에 따라, 질환의 단계에 따라 다양하게 나타난다. 일부 암은 초기 증상이 없기 때문에 정기적인 검진이 권장된다.

암의 일반적 증상	특정 암 유형을 나타낼 수 있는 징후 및 증상
• 10 lb 이상의 설명되지 않는 체중감소 • 발열 • 피로 • 통증 • 피부 변화 • (색상변화, 가려움 과도한 머리카락 성장)	• 배변 습관이나 방광 기능의 변화 • 치유되지 않는 욕창 • 입안의 흰색 패치 또는 혀에 흰 반점 • 비정상적인 출혈이나 방출 • 유방 또는 신체의 다른 부분이 두꺼워지거나 덩어리짐 • 소화불량이나 삼킴의 문제 • 최근에 사마귀 또는 새로운 피부의 변화 • 잔 기침이나 쉰 목소리(ACS, 2010)

암의 치료는 인지장애(예, 혼돈, 기억력 문제, 집행 기능의 감소), 면역력 감소, 위장장애(예, 식욕 변화, 메스꺼움 및 구토, 설사 및 변비), 부종/림프 부종, 수면장애, 호르몬 불균형(폐경 유발, 성적 문제 등), 호흡 장애, 신경계 및 근골격계 장애(예, 통증, 떨림, 근약화, 관절가동범위 감소, 청력 소실)와 같은 부가적인 증상 및 암 증상의 악화를 야기할 수 있다(ACS, 2011a; Brearley et al., 2011; Gilbertson-White, Aouizerat, Jahan, & Miaskowski, 2011). 암 증상은 대부분 종종 기능적 역량 및 능력을 감소로 나타나고, 개인의 작업참여를 제한한다(Silver & Gilchrist, 2011). 기능 감소 및 부작용의 결과/ 치료의 결과에 대한 진단의 반응에 따라, 암은 또한 심리사회적으로 환자에게 영향을 미친다(예, 대처기술 감소, 불안, 우울증)(Shelton, Lipoma, & Oertli, 2008). 암은 치명적일 수 있지만, 많은 치료 방법은 암 진단과 관련된 사망률을 감소시켰다.

분야별 중재

암의 형태와 단계에 따라 치료를 선택 및 치료 팀 구성원은 달라질 수 있다. 예를 들어, 폐암 환자는 자신의 치료팀 중에 호흡치료사가 있을 수 있다. 종양전문의는 암 자체를 다루는 초기 치료를 담당하는 의사이고, 반면에 다른 전문가들은 치료 및 증상 완화를 위해 클라이언트와 작업한다(완화의료).

작업치료 평가

평가과정은 클라이언트의 목표, 원하는 것, 또는 예상되는 행동에 초점을 맞추고, 원하는 작업수행에 영향을 미치는 요소가 무엇인지 분석하는데 초점을 둔다. 평가는 작업수행력에 미치는 암의 잠재적인 영향에 대한 특정 평가 다음에 작업-중심의 사정으로 시작한다.

작업-기반의 사정

- Functional Assessment of Cancer Therapy, General Scale (FACT-G) (Cella et al., 1993)
- Role Checklist (Oakley, Kielhofner, Barris, & Reichler, 1986)
- Occupational Performance History Interview II (OPHI—II) (Kielhofner et al., 2004)
- Assessment of Motor and Process Skills (AMPS) (Fisher & Jones, 2010)
- Occupational Self-Assessment, Version 2.2 (Baron, Kielhofner, Iyenger, Goldhammer, & Wolenski, 2006)
- Performance Assessment of Self-Care Skills (PASS) (Holm & Rogers, 2008)
- Canadian Occupational Performance Measure (COPM) (Law et al., 2005)
- Short Form-36 (SF-36) (Hays, Sherbourne, & Mazel, 1995)
- Activity Card Sort (ACS) (Baum & Edwards, 2008)

클라이언트 요인 사정

- M. D. Anderson Symptom Inventory (MDASI) (Cleeland et al., 2000)
- Brief Fatigue Inventory (Mendoza et al., 1999)
- Beck Depression Inventory-II (BDI-II) (Beck, Steer, & Brown, 1996)
- Allen Cognitive Level Screen-Fifth Version (ACLS-5) (Allen et al., 2007)
- ROM
- 통증 측정 (e.g., Visual Analog Scale [VAS])
- 부종 측정
- 근력 측정

작업치료 중재

암환자에 대한 중재는 개인의 필요와 욕구, 암의 형태와 단계, 조기 치료 여부에 따라 다양하다. 중재는 다음을 포함할 수 있다:

- 일상생활활동 재훈련-환경 또는 과제 수정, 보조기술; 호르몬 불균형에도 불구하고 성적 활동의 만족을 유지하기 위한 제안사항을 포함
- 낙상 위험을 파악하기 위한 환경 평가
- 치료에 영향을 미치는 기억력, 집중력 등을 해결하기 위한 인지 재훈련
- 심리사회적, 신체적 증상을 해결하기 위한 아래의 대처 전략 개발
- 통증과 부종 관리
- 수면 조절 기술
- 활동 수행시 피로를 최소화하기 위한 에너지 보존 기술(특히 손상이전 작업으로 복귀); 이완 기술, 의미 있는 운동에 참여, 시간관리 기술, 그리고 여가, 놀이, 사회참여 등과 함께 한 기타 필수적인 활동(ADL, IADL, 고용 등)을 포함한다.
- 생활 습관 수정-예를 들어, 클라이언트가 만족스럽게 참여할 수 있도록 새로운 작업 및 대체 작업을 파악한다; 고용을 포함할 수도 있다.
- 지역사회 내의 지원 단체 및 자원에 대한 권장
- 생산성을 유지하는 전략 및 삶을 마감하는 전략, 인간관계 등 삶의 마지막과 관련된 전략에 대한 상담(Lemoignan, Chasen, & Bhargava, 2010; Shelton et al., 2008; Silver & Gilchrist, 2011).

작업치료와 근거

가장 일반적으로 사용되는 암환자를 위한 중재는 여가 및 생산적 작업 영역(IADL, 일 등)을 해결하는 것이고 에너지 보존 기술 교육 및 목표 설정 교육을 포함한다(Lemoignan et al., 2010). 이러한 지식에도 불구하고, 암에 대한 작업치료의 효과에 관한 근거는 소수만 있다. 그러나, 유방암 회복 프로그램이라고 불리는 유방암 환자를 위한 특정한 작업치료 주도 운동 및 이완 중재는 통제군과 비교했을 때 삶의질 및 무드를 향상시키면서 안전하게 림프부종을 감소시키는 것으로 나타났다(McClure, McClure, Day, & Brufsky, 2010).

작업치료 서비스를 받는 클라이언트는 암과 관련된 피로 및 심리적 스트레스가 그들의 삶과 역할을 유지하는 능력에 영향을 주는 것으로 나타났다. 그들은 홈 작업치료 중재에 대한 만족감을 보고했다(Kealey & McIntyre, 2005). Lattanzi 등(2010)의 유방암 여성에 대한 연구는 참가자들의 개별화된 중재에 대한 만족도 및 작업치료 세션 동안 제공받은 정서적 지원에 대한 만족도를 문서화하였다.

보호자 고려사항

Ryn 등(2011)에 따르면, 현재 치료를 받고 있는 암환자, 암의 단계가 진행된 암환자 및 심각한 동반 질환을 가진 암환자의 보호자는 이러한 특징에 맞지 않는 암환자의 보호자보다 훨씬 더 가족 구성원에 대한 지원을 제공하는 것으로 보고된다. 그들은 주로 IADL 및 자조 관련 활동을 보조한다(예, 약물 관리, 구토와 같은 증상 관리). 이러한 보호자의 소수만이 이러한 과제수행을 위한 훈련을 받는 것으로 보고되었고, 이에도 불고하고 대부분은 훈련이 필요하다고 생각했다. 제공되는 치료의 종류 및 각각의 상황에 대한 세부사항에 따라, 보호자는 여러 형태의 개인적 부담을 보고했다-예를 들어, 물리적(통증, 수면문제, 피로, 등), 사회적(재정 문제, 고용 상태 변화, 역할 변화, 고립, 등), 그리고 정서적(불안, 우울증, 공포, 등)형태가 있다(Stenberg, Ruland, & Miaskowski, 2010). 또한, 보호자는 사랑하는 사람이 암으로 사망하는 것에 대한 불안과 비슷한 정도의 불안을 보고했다(Sherman, Norman, & McSherry, 2010).

정보제공

기관

- American Cancer Society
  1-800-227-2345
  http://www.cancer.org/
- National Comprehensive Cancer Network
  275 Commerce Dr., Suite 300
  Fort Washington, PA 19034
  Telephone: 215-690-0300
  http://www.nccn.org/

책

- Hallerman, V. (2010). *How we survived prostate cancer: What we did and what we should have done*. New York, NY: Newmarket Press.
- Jarvis, D. (2008). *It's not about the hair: And other certainties of life and cancer*. Seattle, WA: Sasquatch 책.
- Siegfried, C. Z. (2010). *Cancer journey: A caregiver's view from the passenger seat*. Enumclaw, WA: Pleasant Word/WinePress.
- Silver, J. K. (Ed.). (2009). *What helped me get through: Cancer survivors share wisdom and hope*. Atlanta, GA: American Cancer Society.

웹사이트

- National Cancer Institute (at the National Institutes of Health)
  http://www.cancer.gov/
- Cancer.Net—patient information site from the American Society of Clinical Oncology
  http://www.cancer.net/
- Cancer Support Community—a support site for clients and caregivers
  http://cancersupportcommunity.org
- CancerCare—resource for clients to find professional and personal support and education regarding cancer
  http://www.cancercare.org/

참고문헌

Allen, C. K., Austin, S. L., David, S. K., Earhart, C. A., McCraith, D. B., & Riska-Williams, L. (2007). *Manual for the Allen cognitive level screen-5 (ACLS-5) and large Allen cognitive level screen-5 (LACLS-5)*. Camarillo, CA: ACLS and LACLS Committee.

American Cancer Society. (2010). *Signs and symptoms of cancer*. Retrieved from http://www.cancer.org/Cancer/CancerBasics/signs-and-symptoms-of-cancer

American Cancer Society. (2011a). *Cancer facts and figures, 2011*. Retrieved from http://www.cancer.org/Research/CancerFactsFigures/CancerFactsFigures/index

American Cancer Society. (2011b). *Treatment types*. Retrieved from http://www.cancer.org/Treatment/TreatmentsandSideEffects/TreatmentTypes/index

Baron, K., Kielhofner, G., Iyenger, A., Goldhammer, V., & Wolenski, J. (2006). *Occupational Self-Assessment* (OSA; Version 2.2.). Chicago, IL: MOHO Clearinghouse.

Baum, C. M., & Edwards, D. E. (2008). *Activity Card Sort* (2nd ed.). Bethesda, MD: AOTA Press.

Beck, A. T., Steer, R. A., & Brown, G. K. (1996). *Beck Depression Inventory-Second edition manual*. San Antonio, TX: PsychCorp.

Brearley, S. G., Stamataki, Z., Addington-Hall, J., Foster, C., Hodges, L., Jarrett, N., . . . Amir, Z. (2011). The physical and practical problems experienced by cancer survivors: A rapid review and synthesis of the literature. *European Journal of Oncology Nursing*, *15*, 204–212. doi:10.1016/j.ejon.2011.02.005

Cella, D. F., Tulsky, D. S., Gray, G., Sarafian, B., Linn, E., Bonomi, A., . . . Brannon, J. (1993). The Functional Assessment of Cancer Therapy scale: Development and validation of the general measure. *Journal of Clinical Oncology*, *11*, 570–579.

Cleeland, C. S., Mendoza, T. R., Wang, X. S., Chou, C., Harle, M. T., Morrissey, M., & Engstrom, M. C. (2000). Assessing symptom distress in cancer patients. *Cancer*, *89*, 1634–1646.

Fisher, A. G., & Jones, K. B. (2010). *Assessment of Motor and Process Skills. Vol. 1: Development, standardization, and administration manual* (7th ed.). Fort Collins, CO: Three Star Press.

Gilbertson-White, S., Aouizerat, B. E., Jahan, T., & Miaskowski, C. (2011). A review of the literature on multiple symptoms, their predictors, and associated outcomes in patients with advanced cancer. *Palliative & Supportive Care*, *9*, 81–102. doi:10.1017/S147895151000057X

Hays, R. D., Sherbourne, C. D., & Mazel, R. M. (1995). *User's manual for Medical Outcomes Study (MOS) core measures of health-related quality of life*. Santa Monica, CA: RAND.

Holm, M. B., & Rogers, J. C. (2008). The Performance Assessment of Self-Care Skills (PASS). In B. Hemphill-Pearson (Ed.), *Assessments in occupational therapy mental health* (2nd ed., pp. 101–110). Thorofare, NJ: Slack.

Howlader, N., Noone, A. M., Krapcho, M., Neyman, N., Aminou, R., Waldron, W., . . . Edwards, B. K. (Eds). (2011). *SEER Cancer Statistics Review, 1975–2008*.
Bethesda, MD: National Cancer Institute. Retrieved from http://seer.cancer.gov/csr/1975_2008/

International Agency for Research on Cancer. (2010). *GloboCan 2008*. Retrieved from http://globocan.iarc.fr/

Kealey, P., & McIntyre, I. (2005). An evaluation of the domiciliary occupational therapy service in palliative cancer care in a community trust: A patient and carers perspective. *European Journal of Cancer Care*, *14*, 232–243. doi:10.1111/j.13652354.2005.00559.x

Kielhofner, G., Mallinson, T., Crawford, C., Nowak, M., Rigby, M., Henry, A., & Walens, D. (2004). *Occupational Performance History Interview II (OPHI-II)*. Chicago, IL: MOHO Clearinghouse.

Lattanzi, J. B., Giuliano, S., Meehan, C., Sander, B., Wootten, R., & Zimmerman, A. (2010). Recommendations for physical and occupational therapy practice from the perspective of clients undergoing therapy for breast cancer-related impairments. *Journal of Allied Health*, *39*, 257–264.

Law, M., Baptiste, S., Carswell, A., McColl, M., Polatajko, H., & Pollock, N. (2005).
Canadian Occupational Performance Measure (4th ed.). Ottawa, Canada: CAOT Publications.

Lemoignan, J., Chasen, M., & Bhargava, R. (2010). A retrospective study of the role of an occupational therapist in the cancer nutrition rehabilitation program. *Supportive Care in Cancer*, *18*, 1589–1596. doi:10.1007/s00520-009-0782-4

McClure, M. K., McClure, R. J., Day, R., & Brufsky, A. M. (2010). Randomized controlled trial of the breast cancer recovery program for women with breast cancer-related lymphedema. *American Journal of Occupational Therapy*, *64*, 59–72.

Mendoza, T. R., Wang, X. S., Cleeland, C. S., Morrissey, M., Johnson, B. A., Wendt, J. K., & Huber, S. L. (1999). The rapid assessment of fatigue severity in cancer patients. *Cancer*, *85*, 1186–1196.

National Cancer Institute. (2010). *Fact sheet: Cancer staging*. Retrieved from http://www.cancer.gov/cancertopics/factsheet/detection/staging

National Cancer Institute. (2011). *What is cancer?* Retrieved from http://www
.cancer.gov/cancertopics/cancerlibrary/what-is-cancer

Oakley, F., Kielhofner, G., Barris, R., & Reichler, R. (1986). The Role Checklist: Development and empirical assessment of reliability. *Occupational Therapy Journal of Research*, *6*, 157–170.

Shelton, M. L., Lipoma, J. B., & Oertli, E. S. (2008). Oncology. In M. V. Radomski & C. A. T. Latham (Eds.), *Occupational therapy for physical dysfunction* (6th ed., pp. 1358–1375). Philadelphia, PA: Lippincott Williams & Wilkins.

Sherman, D. W., Norman, R., & McSherry, C. B. (2010). A comparison of death anxiety and quality of life of patients with advanced cancer or AIDS and their family caregivers. *Journal of the Association of Nurses in AIDS Care*, *21*, 99–112. doi:10.1016/j.jana.2009.07.007

Silver, J. K., & Gilchrist, L. S. (2011). Cancer rehabilitation with a focus on evidence-based outpatient physical and occupational therapy interventions. *American Journal of Physical Medicine & Rehabilitation*, *90*(Supp. 1), S5–S15. doi:10.1097/PHM.0b013e31820be4ae

Stenberg, U., Ruland, C. M., & Miaskowski, C. (2010). Review of the literature on the effects of caring for a patient with cancer. *Psycho-Oncology*, *19*, 1013–1025. doi:10.1002/pon.1670

van Ryn, M., Sanders, S., Kahn, K., van Houtven, C., Griffin, J., Martin, M., . . . Rowland, J. (2011). Objective burden, resources, and other stressors among informal cancer caregivers: A hidden quality issue? *Psycho-Oncology*, *20*, 44–52. doi:10.1002/pon.1703

심장 질환(Cardiac Conditions)

Pamela Vaughn

설명과 진단

심장 질환은 심장에서 유래되거나 심장에 영향을 주는 어떠한 질환도 포함한다. 아래의 내용을 포함하지만 아래에 제한된 것은 아니다:

- 관상동맥 심장 질환(CHD; 또한 관상동맥질환이라고도 함): 심장 질환(HD)의 가장 일반적인 유형으로, 결국 심근경색증(MI), 협심증(가슴 통증, 불편함, 압박감), 기타 합병증을 일으킬 수 있는 플라크의 축적으로 인한 심장에 공급되는 혈관의 협착이다.
- 심근경색증(또한 심장 박작이라고도 함): 혈류의 불충분한 산소 공급의 결과로 심장 근육의 일부가 손상되거나 괴사한다; MI 동안, 환자는 심장 마비를 시작할 수도 있다.
- 심부전(또한 울혈성 심부전[CHF]로 알려짐; 유형은 왼쪽 수축기 심부전, 왼쪽 이완기 심부전, 오른쪽 심부전이 있다): 심장이 신체가 필요로 하는 산소공급을 충족시키기에 충분한 펌핑을 할 수 없는 만성 질환 및 진행성 질환이다; 심장 마비와 혼돈하면 안된다.
- 선천성 심장 결함: 태아 발달의 구조적 이상 및 심장 혈관 문제 등으로 인한 출생 당시부터 존재하는 결함이다; 결함의 종류는 다양하며 심장의 벽에 비정상적인 심장 밸브 또는 구멍이 있을 수도 있다.
- 부정맥: 심박동을 만드는 정상적이고 예상되는 전기자극 신호에서 어떠한 변화가 생긴다; 대부분은 무해하지만 심장마비의 원인이 될 수도 있다.
- 심장 마비: 갑작스러운 심장 기능 손실, 몇 분 이내에 사망을 초래한다; 심장마비는 되돌릴 수 있으며, 심폐소생술(CPR) 및 제세동기를 사용하여 전기 충격을 즉시 투입하는 경우 사람의 생명을 살릴 수 있다(American Heart Association [AHA], 2011a; Centers for Disease Control and Prevention [CDC], 2011).

심장관련 사고를 경험한 사람은 종종 심장질환으로 진단된다. 그러나, 그 이전에 심장질환이 확인된다면, 진단의 첫단계는 종종 혈압, 콜레스테롤, 혈당검사, 가족력 검사를 포함한 일반적인 검진을 수행하는 신체 검사 시에 이루어진다. 거기에서, 심장 전문의는 진단부터 치료계획을 세우기 위한 클라이언트의 심장 질환을 더 자세히 평가하기 위해 심전도, 초음파, 흉부 X-선 스트레스 테스트, 혈관조영술, 심장 효소 혈액 검사, 또는 심장 도관 등과 같은 하나 이상의 많은 검사를 사용할 수 있다(CDC, 2011). 선천성 심장 결함의 경우, 진단은 종종 출생시 또는 증상이 나타난 이후 영아기와 비슷한 테크닉을 사용하여 이루어진다; 때때로, 진단은 임신 중에 이루어지기도 한다(AHA, 2011a).

발생률과 유병률

- 약 8,260만 명(3명 중 1명 보다 더 큰)의 미국 성인들은 적어도 하나 이상의 심혈관질환이 있다(심장질환뿐만 아니라 뇌졸중 및 고혈압을 포함하여); 이들의 절반 이하는(4,040만 명) 60세 이상의 노인이다.
- 1,630만 명(7%)의 미국 성인은 관상동맥 심장 질환이 있다; 남성이 여성보다 약간 더 많은 영향을 받는다.
- 570만 명의 미국 성인은 심부전이 있다(울혈성심부전 포함).
- 65만 ~ 130만 명의 미국성인은 선천성 심장 결함을 가지고 살아간다.
- 심근경색(MI) 예상 연간 발생률은 610,000명의 새로운 발병 및 325,000명의 재발이다; 처음 MI가 발생하는 평균 연령은 남성은 64.5세, 여성은 70.3세이다.
- 백인 가운데서만, 11.9%가 심장질환(HD)이 있고, 6.4%가 관상동맥 심장질환(CHD)이 있다.
- 흑인 및 아프리카계 미국인 중에는, 11.2%가 HD이고 6.7%가 CHD이다.
- 스페인 및 라틴계 사람 중에는, 8.5%가 HD이고 5.8%가 CHD이다.
- 아시아인 중에는, 6.3%가 HD이고 3.9%가 CHD이다.
- 초기 심혈관 장애의 연간 평균 비율은 35~44세 남성 1,000명당 3명부터 85~94세 남성 1,000명당 74명까지 증가한다; 여성의 경우, 상대적 비율은 10년 더 늦게 발생한다. 그 차이는 나이가 들면서 더 좁아진다.
- HD는 미국에서 양쪽 성별 모두에게 죽음의 원인이 될 수 있다(Roger et al., 2011).

원인, 병인, 위험요인

- 관상동맥질환(CHD)은 혈관의 협착의 결과로, 심장에 공급되는 동맥의 벽을 따라 플라크의 축적(콜레스테롤)되는 동맥경화에 의해 발생한다. CHD의 주요 위험요인는 높은 콜레스테롤, 고혈압, 당뇨, 흡연, 과체중 및 비만, 나쁜 다이어트, 운동 부족, 알코올 섭취 등이 있다. 유전자는 개인의 CHD 발달의 위험요인로 작용할 가능성이 있지만, 아직은 불명확하다.
- 심근경색(MI)은 관상동맥의 혈액 흐름이 정지되거나 방해될 때 그 원인이 된다; CHD의 경우에, 일부 동맥경화 반 파괴 후 동맥혈전이 형성되는 결과로써 가장 자주 발생한다.
- 울혈성 심부전(CHF)은 고혈압, 관상동맥질환, 심근경색 병력, 선천성 심장 결함, 당뇨병 등을 포함하는 여러 가지 다른 합병증에 의해 발생할 수 있다.
- 선천성 심장 결함은 유전적, 환경적 요인의 결과 및 어머니의 생활습관 및 행동의 결과로 나타날 수 있다. 어머니가 임신기간 동안 마약, 담배, 알코올을 하였다면 출생 결함의 위험이 증가된다.
- 부정맥은 HD, MI, 또는 심장 전기 전도를 담당하는 세포가 영향을 받는 기타 다른 질환으로 인해 발생할 수 있다. 또한 부정맥은 선천적 장애의 결과, 약물 부작용, 중독성 물질의 사용에 결과로 나타날 수 있다. 반대로, 부정맥은 MI, 심장마비, 뇌졸중의 원인이기도 하다(AHA, 2011a; CDC, 2011; Eckert, 2007).

전형적인 진행과정, 증상과 관련질환

각 심장 질환의 진행과정 및 증상은 다양할 것이다. 그러나, 이러한 질환의 상호관련성에 주목해야 한다. 예를 들어, 관상동맥질환은 심근경색과 울혈성심부전의 원인이 될 수 있고; 심근경색, 울혈성 심부전, 관상동맥 질환은 부정맥의 원인이 될 수 있으며; 부정맥은 심근경색의 원인이 될 수 있다. 심장질환 환자의 일반적인 징후 및 증상은 아래와 같다:

- 협심증이나 호흡곤란의 패턴 변화
- 심장이 두근두근 거리거나 "펄럭이는"느낌
- 어지러움, 현기증, 혼돈; 실신
- 예상보다 더 피로함이 발생
- 운동 후 근육 및 관절에 비정상적인 통증 및 불편감
- 땀
- 혈압이 20mmHg 이상 떨어지거나 휴식 심박동에 걸쳐 심박수가 분당 20비트 이상이다(Eckert, 2007).

이에 더하여, 개별 질환의 구체적인 징후 및 증상은 다음을 포함한다:

- CHD: MI는 종종 첫 징후이다(CDC, 2011)
- CHF: 호흡 곤란, 지속적인 기침 및 천명, 부종, 피로, 식욕부진, 메스꺼움, 혼돈, 손상된 사고력, 심박동 증가(AHA, 2011a)
- 선천적 심장 결함: 청색 피부, 저혈압, 호흡곤란, 식사문제, 저체중. 경미한 심장 결함은 종종 눈에 띄는 증상이 나타나지 않는다(AHA, 2011a).

클라이언트뿐만 아니라 가족 및 실무자들이 심근경색 및 심장마비 징후와 증상을 인식하는 것은 중요하고, 즉각적인 응급처치는 클라이언트의 생존기회를 증가시킬 수 있다. MI의 주요 증상은 다음과 같다:

- 턱, 목, 등의 통증 및 불편감
- 허약함, 가벼운 두통, 희미함
- 가슴통증 및 불편감
- 팔과 어깨의 통증 및 불편감
- 짧은 호흡(CDC, 2011)

심폐소생술 및 제세동이 잘 훈련된 사람에 의해 실행되어야 하는 심장마비의 징후는 급격한 반응 소실(예, 어깨를 두드렸을 대 반응이 없음, 괜찮냐는 질문에 반응이 없음) 및 정상적인 호흡이 없는 것이다(AHA, 2011a).

심장질환으로 진단되는 것은 정서적인 부담 및 작업적 부담을 가져온다. 클라이언트가 우울증과 불안 증상을 경험하는 것은 드문 일이 아니며, 그 질환 및 질환에 대한 반응은 인지기능 저하 및 작업참여를 감소시킬 수 있다(Foster et al., 2011; Huntley, 2008).

분야별 중재

외과적 수술

종종 응급상황 이후에만 내려지는 심장질환 진단은, 심장의 응급상황이 발생하는 것을 예방하기 위해 치료하거나 완화하는 수술적 절차에 따라 긴밀하게 진단될 수 있다.

심장 질환에 대한 외과적 수술(AHA, 2011c)

- 혈관 성형술(또한 경피적 관상동맥 중재술이라고도 함[PCI]): 수축된 벌룬은 관상동맥 내에 나사 결합되고 그 후 혈관의 막힌 부분을 넓히고 심장에 혈액의 흐름을 증가시키기 위해 팽창된다; 종종 스텐트와 함께 사용된다.
- 스텐트: 관상 동맥이 개방되도록 지탱하는 와이어 메쉬 튜브를 삽입한다.
- 죽상반 절제술: 회전식 면도기와 카테터는 동맥 벽에서 플라크를 떨어뜨린다.
- 관상 동맥 우회술(CABG, 또는 "cabbage"; 또한 개방-심장 수술이라고도 함): 혈류를 재건하기 위해 신체의 다른 부위에서 차단된 관상 동맥으로 혈관을 이식한다.
- 최소 침습 바이패스 수술: 바이패스를 수행하기 위해 가슴에 작은 절개("ports")를 통해 스코프를 삽입하고 비디오 모니터를 사용한다.
- 경심근 혈관재생술(TMR): 바이패스가 허용되지 않는 경우에는 심각한 협심증을 완화하기 위해 직접 심장 벽으로 1mm 직경의 구멍을 뚫는 레이저를 사용한다.
- 판막 치환술: 비정상적이거나 손상된 판막을 인공판막으로 대체한다.
- 고주파 열치료, 또는 전극도자절제술: 비정상적인 심장박동을 일으키는 심장 세포의 소량을 파괴함으로써 부정맥을 보정하는 방법이다.
- 좌심실 보조 장치의 삽입(LVAD): 심장의 펌핑 챔버를 보조한다.
- 제세동기 또는 심장박동기의 이식: 정상적인 심장 박동을 유지하기 위해서이다.
- 심근성형술: 뼈대근육은 심장 주변을 감싸고 심장 펌프를 보조하기 위해 심장박동기와 같은 장치를 사용하여 수축을 자극한다.
- 심장 이식: 심장이 비가역적으로 손상되었을 때 장기 기증이 사용될 수 있다.

약물 치료

심장 응급상황을 예방하거나 다른 비슷한 증상의 발생 가능성을 줄이기 위해 처방되는 약물은 많이 있다. 각 약물은 다른 증상을 치료하거나 다른 기능이 있기 때문에, 클라이언트는 일반적으로 여러 가지 약물이 처방된다. 미국에서 다양한 심혈관 질환에 대한 약물 준수 비율은 여전히 좋지 않은 것을 주목해야 한다(Brown & Bussell, 2011).

심장 질환에 대한 약물의 분류 (AHA, 2011b)

- 항응고제- 혈액의 응고 능력을 감소
- 항혈소판제(예, 아스피린)- 혈전을 방지
- 안지오텐신-전환 효소(ACE) 억제제- 혈액이 더 쉽게 흐르도록 혈관을 확장하고, 심장의 부하를 감소
- 안지오텐신 II 수용체 차단제- 혈관 협착예방 및 혈압 저하
- 베타 차단제- 혈압 및 협심증을 감소시키기 위해 심박수와 심박출량을 감소
- 칼슘 채널 차단제- 혈압과 협심증을 감소시키고 일부 부정맥을 치료
- 이뇨제- 혈압 저하 및 부종 감소
- 혈관 확장제- 협심증을 감소시키기 위해 혈관을 확장
- 강심제- 증상 및 일부 부정맥을 감소시키기 위해 심장의 수축력을 증가
- 스타틴- 콜레스테롤 수치를 감소

심장 재활

심장관련 사건(응급상황, 수술 등)이 있었던 사람은, 일반적으로 심장 재활 프로그램에 참여하도록 권장된다. 이러한 프로그램은 체력 증진, 심장 증상 감소, 지원체계를 찾음으로써 질환을 관리하기 위해 교육과 상담을 병용하여 사용한다. 테크닉으로는 개별화된 신체활동 프로그램, 금연 상담, 식이 및 영양상담, 질환의 심리 및 정서적 영향(예, 스트레스, 불안, 우울증)에 대한 상담 등을 포함한다(AHA, 2011d; Huntley, 2008).

작업치료 평가

평가과정은 클라이언트의 목표, 원하는 것, 또는 예상되는 행동에 초점을 맞추고, 원하는 작업수행에 영향을 미치는 요소가 무엇인지 분석하는데 초점을 둔다. 평가는 작업수행력에 미치는 심장 질환의 잠재적인 영향에 대한 특정 평가 다음에 작업-중심의 사정으로 시작한다.

작업-기반의 사정

- Role Checklist (Oakley, Kielhofner, Barris, & Reichler, 1986)
- Occupational Performance History Interview II (OPHI-II) (Kielhofner et al., 2004)
- Occupational Self-Assessment, Version 2.2 (Baron, Kielhofner, Iyenger, Goldhammer, & Wolenski, 2006)
- Performance Assessment of Self-Care Skills (PASS) (Holm & Rogers, 2008)
- Canadian Occupational Performance Measure (COPM) (Law et al., 2005)
- Short Form-36 (SF-36) (Hays, Sherbourne, & Mazel, 1995)
- Activity Card Sort (ACS) (Baum & Edwards, 2008)
- Reintegration to Normal Living (RNL) Scale (Wood-Dauphinee, Opzoomer, Williams, Marchand, & Spitzer, 1988)

클라이언트 요소 사정

- Beck Depression Inventory-II (BDI-II) (Beck, Steer, & Brown, 1996)
- Borg Rating of Perceived Exertion (RPE) scale (Borg, 1998)
- 통증 측정(e.g., Visual Analog Scale [VAS])
- 근력 측정
- 생체 신호 모니터링(예, 심박수, 혈압)

작업치료 중재

작업치료사는 빈번하게 심장재활 팀원으로 일한다. 중재는 질환 상태, 요구, 클라이언트가 원하는 것에 따라 다르게 제공한다. 클라이언트의 과로를 방지하기 위한 주의사항은 반드시 지켜야 하고, 작업치료사는 심박동수 및 혈압을 주기적으로 모니터해야 하며 해당되는 재활 팀원에게 어떠한 변화이든 알려야 한다. 일반적인 중재는 다음을 포함한다:

- 심장에 스트레스를 최소화시키기 위한 에너지 보존 기술을 가르친다.
- 일상생활활동 재훈련-예를 들어, 과도한 긴장을 유발하지 않고 참여를 최적화하는 단계화된 활동, 필요하다면 보조도구를 사용; 지나치게 심장에 무리를 주지 않고 성활동에 대한 만족을 유지하기 위한 제안사항도 포함한다.
- 환경적 적응
- 건강 및 기능을 유지하기 위해 취해야할 조치와 심장질환의

위험요인에 대해 클라이언트 및 가족에게 교육한다.

- 생활습관 수정–예를 들어, 클라이언트가 심장 스트레스를 유발하지 않고 만족스럽게 참여할 수 있도록 하는 새로운 작업 및 대체 작업을 식별한다.
- 약물 관리
- 지역사회 내의 지원 단체 및 자원을 권장한다(Huntley, 2008).

작업치료와 근거

심장질환을 가지고 살아가는 사람 및 심장 응급상황에서 생존한 사람의 수는 증가하였고, 장기 재활치료 및 생활양식 작업치료에 대한 필요성이 더 커졌다. 분야별 심장재활은 지속적으로 심혈관관련 사망 원인을 감소시키고 나이 성별 불문하고 모든 클라이언트의 삶의 질 향상, 직업 복귀 향상, ADL 및 IADL과 같은 작업 기능 증진, 병원 입원 기간 단축, 퇴원 후 독립성을 향상시키는 것으로 나타났다(Vincent, Stephenson, Omli, & Vincent, 2008). ADL 및 IADL에서 작업수행력 감소는 특히 CHF 및 CHD 환자에게 흔히 나타나고, 종종 보조도구를 사용하게 되며 그들을 돕는 가정 및 지역사회 서비스를 사용하게된다(Foster et al., 2011; Norberg, Boman, & Löfgren, 2010). HD를 포함한 만성질환 작업치료에 대한 검토는, 다양한 중재가 클라이언트의 기능과 삶의 질을 향상시킬 수 있다는 것을 보여준다(Hand, Law, & McColl, 2011). 대부분의 심장 재활 프로그램은 병원내에서 실시되거나 다른 지역사회 환경에서 실행될지라도, 조사연구는 가정 내 심장 재활은 신체 건강 증진 및 노인의 센터–기반의 프로그램으로써 증상을 감소시키는데에만 효과적인 것으로 보인다(Oerkild et al., 2011). 지역사회–기반의 그룹 중재 세션은, 급성기 심장재활 이후 가정 및 지역사회 거주로 전환하는 것을 돕는 상호 지원 시스템을 클라이언트에게 제공해왔다(Arndt, Murchie, Schembri, & Davidson, 2009). 선천적 심장 결함 아동과 관련된 작업치료 수행의 어려움은 잘 알려졌음에도 불구하고(Imms, 2004), 학교나 다른 환경에서 작업치료 서비스의 사용 및 활용에 관한 근거는 소수만 있다(Majnemer et al., 2008).

보호자 고려사항

심장질환 환자의 친지들은 종종 사랑하는 사람의 질환에 대한 결과로 스트레스, 불안, 삶의 질 저하를 경험한다. 친지의 진단 이후에 사망의 위험은 또한 증가한다. 이러한 친지들은 그들이 가진 지원시스템을 사용하고 스스로의 건강을 유지하는 것에 대한 중요성과 자신의 가족을 지원하는 가장 좋은 방법에 관한 교육을 통해 효과를 볼 수 있다(Nissen, Madsen, & Zwisler, 2008).

정보제공

기관

- American Heart Association

7272 Greenville Ave.
Dallas, TX 75231
Website: http://www.heart.org

책

- Jaworski, A. M., & Daigneault, B. (Eds.). (2009). *The heart of a father: Essays by men affected by congenital heart defects*. Temple, TX: Baby Hearts Press.
- Whitehead, J. (2008). *A heart too good to die: A shocking story of sudden cardiac arrest*. Bangor, ME: BookLocker.com.

웹사이트

- American College of Cardiology Foundation http://www.cardiosource.org/acc
- American Association of Cardiovascular and Pulmonary Rehabilitationhttp://www.aacvpr.org

참고문헌

American Heart Association. (2011a). *Conditions*. Retrieved from http://www.heart.org/HEARTORG/Conditions/Conditions_UCM_001087_SubHomePage.jsp

American Heart Association. (2011b). *Cardiac medications at-a-glance*. Retrieved from http://www.heart.org/HEARTORG/Conditions/HeartFailure/PreventionTreatmentofHeartFailure/Heart-Failure-Medications_UCM_306342_Article.jsp

American Heart Association. (2011c). *Cardiac procedures and surgeries*. Retrieved from http://www.heart.org/HEARTORG/Conditions/HeartAttack/PreventionTreatmentofHeartAttack/Cardiac-Procedures-and-Surgeries_UCM_303939_Article.jsp

American Heart Association. (2011d). *What is cardiac rehabilitation?* Retrieved from http://www.heart.org/HEARTORG/Conditions/More/CardiacRehab/What-is-Cardiac-Rehabilitation_UCM_307049_Article.jsp

Arndt, M., Murchie, F., Schembri, A. M., & Davidson, P. M. (2009). "Others had similar problems and you were not alone": Evaluation of an open-group mutual aid model in cardiac rehabilitation. *The Journal of Cardiovascular Nursing*, *24*, 328–335. doi:10.1097/JCN.0b013e3181a1c236

Baron, K., Kielhofner, G., Iyenger, A., Goldhammer, V., & Wolenski, J. (2006). *Occupational Self-Assessment* (OSA; Version 2.2.). Chicago, IL: MOHO Clearinghouse.

Baum, C. M., & Edwards, D. E. (2008). *Activity Card Sort* (2nd ed.). Bethesda, MD: AOTA Press.

Beck, A. T., Steer, R. A., & Brown, G. K. (1996). *Beck Depression Inventory-Second edition manual*. San Antonio, TX: PsychCorp.

Borg, G. (1998). *Borg's Perceived Exertion and Pain Scale*. Champaign, IL: Human Kinetics.

Brown, M., & Bussell, J. (2011). Medication adherence: WHO cares? *Mayo Clinic Proceedings*, *86*, 304–314. doi:10.4065/mcp.2010.0575

Centers for Disease Control and Prevention. (2011). *Division for heart disease and stroke prevention fact sheets*. Retrieved from http://www.cdc.gov/dhdsp/data_statistics/fact_sheets/hds_index.htm

Eckert, J. (2007). Cardiopulmonary disorders. In B. J. Atchison & D. K. Dirette (Eds.), *Conditions in occupational therapy: Effect on occupational performance* (3rd ed., pp. 195–218). Philadelphia, PA: Lippincott Williams & Wilkins.

Foster, E. R., Cunnane, K. B., Edwards, D. F., Morrison, M. T., Ewald, G. A., Geltman, E. M., & Zazulia, A. R. (2011). Executive dysfunction and depressive symptoms associated with reduced participation of people with severe congestive heart failure. *American Journal of Occupational Therapy*, *65*, 306–313. doi:10.5014/ajot.2011.000588

Hand, C., Law, M., & McColl, M. A. (2011). Occupational therapy interventions for chronic diseases: A scoping review. *American Journal of Occupational Therapy*, *65*, 428–436. doi:10.5014/ajot.2011.002071

Hays, R. D., Sherbourne, C. D., & Mazel, R. M. (1995). *User's manual for Medical Outcomes Study (MOS) core measures of health-related quality of life*. Santa Monica, CA: RAND.

Holm, M. B., & Rogers, J. C. (2008). The Performance Assessment of Self-Care Skills (PASS). In B. Hemphill-Pearson (Ed.), *Assessments in occupational therapy mental health* (2nd ed., pp. 101–110). Thorofare, NJ: Slack.

Huntley, N. (2008). Cardiac and pulmonary diseases. In M. V. Radomski & C. A. T. Latham (Eds.), *Occupational therapy for physical dysfunction* (6th ed., pp. 1295–1320). Philadelphia, PA: Lippincott Williams & Wilkins.

Imms, C. (2004). Occupational performance challenges for children with congenital heart disease: A literature review. *Canadian Journal of Occupational Therapy*, *71*, 161–172.

Kielhofner, G., Mallinson, T., Crawford, C., Nowak, M., Rigby, M., Henry, A., & Walens, D. (2004). *Occupational Performance History Interview II (OPHI-II)*. Chicago, IL: MOHO Clearinghouse.

Law, M., Baptiste, S., Carswell, A., McColl, M., Polatajko, H., & Pollock, N. (2005). *Canadian Occupational Performance Measure* (4th ed.). Ottawa, Canada: CAOT Publications.

Majnemer, A., Mazer, B., Lecker, E., Carter, A. L., Limperopoulos, C., Shevell, M., . . . Tchervenkov, C. (2008). Patterns of use of educational and rehabilitation services at school age for children with congenitally malformed hearts. *Cardiology in the Young*, *18*, 288–296. doi:10.1017/S104795110800211

Nissen, N., Madsen, M., & Zwisler, A. (2008). Health service interventions targeting relatives of heart patients: A review of the literature. *Scandinavian Journal of Public Health*, *36*, 818–826. doi:10.1177/1403494808092249

Norberg, E., Boman, K., & Löfgren, B. (2010). Impact of fatigue on everyday life among older people with chronic heart failure. *Australian Occupational Therapy Journal*, *57*, 34–41. doi:10.1111/j.1440-1630.2009.00847.x

Oakley, F., Kielhofner, G., Barris, R., & Reichler, R. (1986). The Role Checklist: Development and empirical assessment of reliability. *Occupational Therapy Journal of Research*, *6*, 157–170.

Oerkild, B., Frederiksen, M., Hansen, J., Simonsen, L., Skovgaard, L., & Prescott, E. (2011). Home-based cardiac rehabilitation is as effective as centre-based cardiac rehabilitation among elderly with coronary heart disease: Results from a randomised clinical trial. *Age & Ageing*, *40*, 78–85. doi:10.1093/ageing/afq122

Roger, V. L., Go, A. S., Lloyd-Jones, D. M., Adams, R. J., Berry, J. D., Brown,
T. M., . . . Wylie-Rosett, J. (2011). Heart disease and stroke statistics—2011 update: A report from the American Heart Association. *Circulation*, *123*, e18–e209. doi:10.1161/CIR.0b013e3182009701

Vincent, H. K., Stephenson, M. L., Omli, M. R., & Vincent, K. R. (2008). Clinical outcomes following postacute comprehensive rehabilitative care in patients with cardiopulmonary disease. *Clinical Reviews in Physical and Rehabilitation Medicine*, *20*, 127–158. doi:10.1615/CritRevPhysRehabilMed.v20.i2.30

Wood-Dauphinee, S. L., Opzoomer, M. A., Williams, J. I., Marchand, B., & Spitzer, W. O. (1988). Assessment of global function: The reintegration to normal living index. *Archives of Physical Medicine and Rehabilitation*, *69*, 583–590.

뇌성마비(Cerebral Palsy)

Samantha Slocum

설명과 진단

뇌성마비(CP)는 자발적인 움직임 및 근육 조절의 손상의 특징이 있는 운동장애를 설명하는데 사용되는 용어이다. 뇌성마비는 출생 전 태아기로부터, 출생 후 5세전에 나타나는 뇌손상으로부터 발생한다(Merck, 2006). 뇌성마비는 4가지 형태의 운동장애로 나타나는데, 경직형(근육이 뻣뻣해지고, 약화됨; 가장 흔한 형태임), 무정위운동형(느리고, 불수의적인 움직임), 운동실조형(근육 약화, 협응운동 저하, 떨림), 혼합형(경직성과 무정위운동형의 혼합형)으로 구분된다(Merck, 2006; United Cerebral Palsy Association [UCP], 2001a).

발생률과 유병률

매년 약 8,000명의 영유아와 1,200~1,500명 정도의 취학전아동이 뇌성마비로 진단되고 있다. 미국에서는 764,000명의 어린이와 성인이 뇌성마비의 징후가 있는 것으로 추정되고 있다(UCP, 2001a).

원인과 위험요인

뇌성마비를 일으키는 단일 원인은 없고, 한 가지 이상의 뇌손상이 뇌성마비 질환을 야기할 수 있다. 뇌성마비는 선천적으로 나타날 수 있고, 임신중 또는 출산과정 도중에 발생하는 뇌손상이 원인이 될 수 있다. 생의 초기 몇 년 몇 개월 이내에 발생하는 후천적 뇌성마비는 뇌감염, 산소결핍, 교통사고로 인한 뇌손상, 낙상, 아동학대 등으로 인해 발병될 수 있다(Merck, 2006; UCP, 2001a). 뇌성마비의 위험인자는 조산, 임신 중 불충분한 영양섭취, 산모와 영아 사이의 혈액형 부적합, 세균 감염, 산소 결핍, 심각한 황달 등이 있다(UCP, 2001a).

전형적인 진행과정, 증상과 관련질환

뇌성마비는 더 이상 치유될 수가 없으며 더 악화되지는 않지만, 뇌손상의 결과로 일어나는 증상은 성장하며 변화될 수가 있다. 뇌성마비의 증상은 약물과 치료적 중재를 통해 관리될 수가 있고, 이런 조치는 뇌성마비의 기능적 능력을 향상시키고, 증상을 완화시켜주는 역할을 한다(Merck, 2006; UCP, 2001a).

뇌성미비의 증상은 어둔한 증상부터 이동 보조도구가 필요하고 신체 변형(예, 근육 구축)을 일으키는 심각한 경직까지 범위가 다양하다(Merck, 2006). 뇌성마비와 관련된 일반적인 문제점은 인지발달 지연, 언어 장애, 발작 장애, 섭식 장애, 시각 및 청각 손상, 비정상적인 감각 및 지각, 배뇨조절의 어려움, 불안정한 자세로 인한 이차적 호흡 문제, 욕창과 같은 피부 질환이 포함된다(UCP, 2001a).

성인 뇌성마비 환자에게 보여지는 이차적인 질환은 근골격계의 변화(경직 증가 및 근력 감소, 지구력 및 유연성 감소), 통증, 피로, 관절염, 골절, 골다공증이 있고, 뇌성마비 환자는 전형적으로 성인기까지 잘 살아간다(Haak, Lenski Hidecker, Li, & Paneth, 2009).

주의사항

- 발작장애
- 삼킴장애
- 시각/청각 손상
- 비정상적 감각/지각
  (UCP, 2001a)

분야별 중재

의학적 치료 및 약물치료

- 경련진정제(Anticonvulsant drugs): 발작 치료(Merck, 2006; National Institute of Health [NIH], 2011)
- Baclofen pumps: 근육이완, 떨림과 경직 조절(Merck, 2006; NIH, 2011)
- Benzodiazepinse: 경직 관리 (Merck, 2006)
- Botulinum toxin(Botox): 근육경직 감소 및 작업치료와 병행하여 기능 증진 및 더 조절된 움직임 향상 (Hoare et al., 2010; NIH, 2011)
- 선택적 척수 신경근 절단술(Selective dorsal rhizotomy surgery): 근긴장도 감소 (Goldstein, 2004; Merck, 2006)

분야별 중재

뇌성마비 아동은 물리치료사 및 언어치료사를 정기적으로 볼 수도 있다(Merck, 2006).

보완적인 대체 의학

이것은 주요 실무에서 허용되지 않고 근거가 충분치 않은 치료 접근법

이다.[1]

- 고압산소치료 (Collet te al., 2001; Hardy et al., 2002; Rosenvaum, Fehlings, & Iliffe, 2001)
- 전기자극치료 (Dali et al., 2002; Sommerfelt, Markestad, Breg & Saetesdal, 2001)
- 승마치료
- 마사지 치료
- 수치료
- 척추교정 지압요법
- 전도성 교육 (Carlson & Krahn, 2006; Hurvitz, Leonard, Ayyangar, & Nelson, 2003)

작업치료 평가

CP 환자에 대한 작업치료 평가의 기본은 사회참여 능력 및 의미 있는 작업참여에 대한 클라이언트의 능력을 판단하는 것이다. 보조 기술의 필요성에 대한 평가는 나이에 따라 필요성이 변화할 수 있기 때문에 생애 전반의 과정에 걸쳐 클라이언트에게 중요한 평가이다.

소아기 평가

뇌성마비를 위한 소아기 평가는 다음을 포함한다:

일상생활활동

- Pediatric Evaluation of Disability Inventory
- WeeFim: Functional Independence Measure for Children
- CHORES: Children Helping Out: Responsibility, Expectation, and Support
- AMPS: Assessment of Motor and Process Skills

특별 학교

- School Function Assessment
- School Setting Interview
- School AMPS: School Assessment of Motor and Process Skills

기능적 움직임

- Gross Motor Function Classification System(GMFCS)

놀이/여가

- Knox Preschool Play Scale
- Transdisciplinary Play-Based Assessment
- COSA: Children's Occupational Self Assessment
- Play History
- Children Assessment of Participation and Enjoyment (CAPE)
- P참고문헌 for Activities of Children (PAC)

청소년기/성인기 평가

뇌성마비를 위한 청소년기 및 성인기 평가는 다음을 포함한다:

일반적인 작업수행력

- Canadian Occupational Performance Measure(COPM)
- Occupational Performance History Interview
- Occupational Circumstance Assessment Interview and Rating Scale
- Occupational Questionnaire

일상생활활동

- Functional Independence Measure (FIM)

일

- Work Environment Impact Scale

여가

- Adolescent Role Assessment
- Leisure Assessment Inventory

평가될 수 있는 추가적인 환자의 요인은 인지, 근긴장도, 경직, 감각, 피로, 관절가동범위를 포함한다(Goldstein, 2004; Steultjens te al., 2004).

작업치료 중재

뇌성마비를 가진 사람들과 일할 때, 작업치료사는 직무 적응과 삶의 질 향상 및 사회 참여 강화에 중점을 둔다. 작업치료사는 장애를 감소시키고, 기능을 향상시키며, 수행능력을 유지하는데 목표를 둔다. 작업치료사는 기능을 증진시키는 보조 장구를 선택하고 접근하도록 CP 환자에게 도움을 주는데 핵심 역할을 한다. 실무자는 환자의 요구에 따라 전 생에에 걸쳐 중요한 역할을 수행할 수 있고 초기 중재, 학교, 재활서비스의 일부분일 수도 있다(Goldstein, 2004; Steultjens et al., 2004).

중재는 다음을 포함할 수 있다:

- 일상생활 과제 및 일과를 관리하는 방법 탐색뿐만아니라 구축 예방을 위한 관절가동범위 운동에 대한 클라이언트 및 보호자 교육 (Steultjens et al., 2004; UCP, 2001b)
- 의수족 및 스플린트 제작 (Goldstein, 2004; Steultjens et al.,2004)
- 적응적 좌석의 제공은 의미 있는 작업에 참여 가능하게 하고, 학업 수행력을 개선시킬 수 있다(Rigby, Ryan, & Campbell, 2009).
- 강제-유도 운동치료 (Lam-Damji & Fehlings, 2006; Taub, Ramey, DeLuca, & Echols, 2004)

작업치료와 근거

작업치료사와 다른 재활전문가에 의해 사용되는 작업치료학적 접근에 대한 연구는 클라이언트의 동기, 손상의 정도, 치료사와 클라이언트의 유대관계, 치료의 강도 및 기간, 치료가 시행되는 환경 등은 특정한 중재 접근법 그 자체보다 치료의 성공에 더 영향을 미칠 수 있는 것으로 나타났다(Goldstein, 2004).

오직 신체적 능력에 중점을 두거나 신경발달치료와 같은 운동의 질적 변화에 중점을 두는 중재는 오직 제한된 전달자의 역할만 제공하는 것으로 나타났다 (Butler & Darrah, 2001; Law et al., 1998; Law et al., 1997). 따라서, 가족 중심의 기능 수행 증진을 위한 기능적 접근법, 과제의 기본적 제한점을 식별하고 변화시키는 것, 그리고 모든 작업영역에서 기능을 개선하기 위한 연습을 촉진하는 것이 가장 바람직하다. 자연스러운 환경내에서 제공되는 치료는 CP 환자에게 지속적인 효과를 제공하는 것으로 나타났다(Law et al., 1998; Law et al., 1997; Steultjens et al., 2004).

보호자 고려사항

- CP 환자 대부분은 전 생애에 걸쳐서 보호자로부터 어떤 형태의 보조이든 최소한 필요할 것이다. 부모가 나이들어감에 따라, 그들은 신체적으로 성인이된 자녀를 돌보지 못하게 될 수도 있고 그룹홈과 같은 대안을 찾을 필요가 있다.

---

1 일부 연구는 유익한 결과를 가져왔다 (Sterba 2007).

- 보호자는 사랑하는 사람이 최대한 독립성을 유지할 수 있도록 하는 것이 중요하다. 가능한 한 선호하는 것을 전달하고 선택할 수 있는 기회를 제공해야한다.
- 보호자들은 환자가 스스로를 케어할 수 있도록 만들어주는 것과 필요한 경우, 다른 사람의 도움을 요청할 수 있게 만들어 주는 것이 중요하다(UCP, 2001b).

정보제공

기관

- United Cerebral Palsy Association
  1660 L Street, NW, Suite 700
  Washington, DC 20036
  Telephone: (800)-872-5827 or (202)-776-0406
  Fax: (202)-776-0414
  E-mail: info@ucp.org
  Website: http://www.ucp.org
- American Academy for Cerebral Palsy and Developmental Medicine
  555 East Wells, Suite 1100
  Milwaukee, WI 53202
  Telephone: (414)-918-3014
  Fax: (414)-276-2146
  E-mail: info@aacpdm.org
  Website: http://www.aacpdm.org

책

- Brady, S. (2002). *Ten things I learned from Bill Porter*. Novato, CA: New World Library.
  Written by a close friend and assistant of Bill Porter, a man who worked as a door-to-door salesman despite the challenges presented to him by CP. The story shares the author's experiences with Bill Porter and the valuable lessons he learned from him.
- Brown, C. (1955). *My left foot*. New York, NY: Simon & Schuster.
  The author shares his story about growing up with CP and how he taught himself to use his foot to paint and write as a result of being unable to use his hands.
- Miller, F., & Bachrach, S. J. (2006). *Cerebral palsy: A complete guide for caregiving* (2nd ed.). Baltimore, MD: Johns Hopkins Press.
  This book, written by a team of experts, provides information about the diagnosis of CP, its course, treatment options, and implications. It provides parents information and advice on caregiving and advocacy.
- Sienkiewicz-Mercer, R., & Kaplan, S. (1996). *I raise my eyes to say yes*. Boston, MA: Houghton Mifflin.
  This is the true story of a woman who became paralyzed and unable to speak after contracting a disease in infancy. After she spent years in an institution, people around her finally realized that she was able to communicate via eye movements and facial expressions.

저널

- *Developmental Medicine and Child Neurology*
- *Disability and Rehabilitation*

웹사이트

- 4MyChild (http://www.cerebralpalsy.org)—This is an easy-to-use Website that provides information about CP and provides resources for families. The site includes general information about the condition, discussion boards, and inspirational stories.
- American Academy for Cerebral Palsy and Developmental Medicine (http://www.aacpdm.org)—This Website provides information about news, events, and resources for professionals as well as parents of children with CP.
- United Cerebral Palsy Association (http://www.ucp.org)—This Website provides extensive information about various issues and services relevant to people with CP that is geared towards professionals as well as clients and their families.

참고문헌

Butler, C., & Darrah, J. (2001). Effects of neurodevelopmental treatment (NDT) for cerebral palsy: An AACPDM evidence report. *Developmental Medicine and Child Neurology, 43*, 778–790.

Carlson, M. J., & Krahn, G. (2006). Use of complementary and alternative medicine practitioners by people with physical disabilities: Estimates from a national US survey. *Disability and Rehabilitation, 28*, 505–513.

Collet, J. P., Vanasse, M., Marois, P., Amar, M., Goldberg, J., Lambert, J., . . . Majnemer, A. (2001). Hyperbaric oxygen for children with cerebral palsy: A randomized multicentre trial. *The Lancet, 357*, 582–586.

Dali, C., Haansen, F. J., Pedersen, S. A., Skov, L., Hilden, J., Bjornskov, I., . . . Lyskjaer, U. (2002). Threshold electrical stimulation (TES) in ambulant children with CP: A randomized double-blind placebo-controlled clinical trial. *Developmental Medicine and Child Neurology, 44*, 364–369.

Goldstein, M. (2004). The treatment of cerebral palsy: What we know, what we don't know. *Journal of Pediatrics, 145*(2, Suppl.), S42–S46. doi:10.1016/j.jpeds.2004.05.022

Hardy, P., Collet, J. P., Goldber, J., Ducruet, T., Vanasse, M., Lambert, J., . . . Lassonde, M. (2002). Neuropsychological effects of hyperbaric oxygen therapy in cerebral palsy. *Developmental Medicine and Child Neurology, 44*, 436–446.

Haak, P., Lenski, M., Hidecker, M. J. C., Li, M., & Paneth, N. (2009). Cerebral palsy and aging [Review]. *Developmental Medicine and Child Neurology, 51*(4, Suppl.), 16–23. doi:10.1111/j.1469-8749.2009.03428.x

Hoare, B. J., Wallen, M. A., Imms, C., Villanueva, E., Rawicki, H. B., & Carey, L., (2010). Botulinum toxin A as an adjunct to treatment in the management of the upper limb in children with spastic cerebral palsy (UPDATE) [Review]. *The Cochrane Database of Systematic Reviews*, (1), 1–160. doi:10.1002/14651858.CD003469.pub4

Hurvitz, E. A., Leonard, C., Ayyangar, R., & Nelson, V. S. (2003). Complementary and alternative medicine use in families of children with cerebral palsy. *Developmental Medicine and Child Neurology, 45*, 354–370.

Lam-Damji, S., & Fehlings, D. L. (2006). *An update on constraint therapy in children with hemiplegia*. Retrieved from http://www.canchild.ca/en/canchildresources/constrainttherapy.asp

Law, M., Darrah, J., Pollock, N., Gillian, K., Rosenbaum, P., Russell, D., . . . Watt, J. (1998). Family-centered functional therapy for children with cerebral palsy: An emerging practice model. *Physical and Occupational Therapy in Pediatrics, 18*, 83–102.

Law, M., Russell, D., Pollock, N., Rosenbaum, P., Walter, S., & King, G. (1997). A comparison of intensive neurodevelopmental therapy plus casting and a regular occupational therapy program for children with cerebral palsy. *Developmental Medicine and Child Neurology, 39*, 664–670.

Merck. (2006). *Cerebral palsy*. Retrieved from http://www.merckmanuals.com/home/sec23/ch284/ch284a.html

National Institute of Health. (2011). *Cerebral palsy*. Retrieved from http://www.nlm.nih.gov/medlineplus/ency/article/000716.htm

Rigby, P. J., Ryan, S. E., & Campbell, K. A. (2009). Effect of adaptive seating devices on the activity performance of children with cerebral palsy. *Archives of Physical Medicine and Rehabilitation*, *90*, 1389–1395.

Rosenbaum, P., Fehlings, D., & Iliffe, C. (2001). *Hyperbaric oxygen therapy: Hot or not?* Retrieved from http://www.canchild.ca/en/canchildresources/hyperbaricoxygen.asp

Sommerfelt, K., Markestad, T., Berg, K., & Saetesdal, I. (2001). Therapeutic electrical stimulation in cerebral palsy: A randomized, controlled crossover trial. *Developmental Medicine and Child Neurology*, *43*, 609–613.

Sterba, J. A. (2007). Does horseback riding therapy or therapist-directed hippotherapy rehabilitate children with cerebral palsy? [Review]. *Developmental Medicine and Child Neurology*, *49*, 68–73.

Steultjens, E. M. J., Dekker, J., Bouter, L. M., van de Nes, J. C. M., Lambregts, B. L. M., & van den Ende, C. H. M. (2004). Occupational therapy for children with cerebral palsy: A systematic review. *Clinical Rehabilitation*, *18*, 1–14. doi:10.1191/0269215504cr697oa

Taub, E., Ramey, S. L., DeLuca, S., & Echols, K. (2004). Efficacy of constraint-induced movement therapy for children with cerebral palsy with asymmetric motor impairment. *Pediatrics*, *113*, 305–312.

United Cerebral Palsy Association. (2001a). *Cerebral palsy—Facts & figures*. Retrieved from http://ucp.org/ucp_generaldoc.cfm/1/9/37/37-37/447

United Cerebral Palsy Association. (2001b). *Caregiving basics*. Retrieved from http://www.ucp.org/ucp_channeldoc.cfm/1/11/54/54-54/2934

뇌혈관장애(Cerebrovascular Accident)

Larissa Sachs

설명

뇌졸중(stroke)으로도 알려진 뇌혈관장애(CVA)는 산소결핍과 뇌 조직의 손상 및 괴사를 초래한다(Centers for Disease Control and Prevention [CDC], 2010). 뇌졸중은 두 가지 유형이 있다. 약 80%를 차지하는 허혈성 뇌졸중은 뇌에 공급되는 혈관의 막힘에 의해 발생한다. 출혈성 뇌졸중은 뇌 안에서 혈액 누출을 일으키는 동맥 파열로 나타난다. 뇌졸중 환자의 약 25%는 5년 이내에 다른 뇌졸중이 발생할 것이다(National Institute of Neurological Disorders and Stroke [NINDS], 2011).

발생률과 유병률

2008년에, 뇌졸중 사망환자는 133,750명으로 추정되고, CVA는 국가의 4번째 사망원인이다. 미국에서 매년 약 795,000명이 뇌졸중이 된다; 약 610,000명은 처음 발생하고, 185,000명은 재발이다. 뇌졸중 발병률은 비-코카서스인 사이에서 더 높다(CDC, 2010).

전형적 진행과정

어떤 사람은 전체 기능을 회복하고 다른 사람은 거의 회복하지 못하기 때문에, 뇌졸중 후 회복 과정은 예측할 수 없다(CDC, 2010). 뇌병변의 위치, 크기, 유형이 회복 예후에 영향을 미치지만, 대부분의 사람들은 뇌졸중 후 활동 수준 감소, 사회적 상호작용 저하, 전반적 삶의 만족도의 감소를 보고한다(Lai, Studenski, Duncan, & Perera, 2002). 연구 결과는 허혈성 뇌졸중 후 시간이 지남에 따라 기능적 상태의 감소를 보고하였고(Dhammoon et al., 2009), 다른 근거는 대뇌피질의 재구성 및 기능의 회복은 발병 후 몇 년간 남아 있음을 나타낸다(Liepert, Bauder, Miltner, Taub, & Weiller, 2000).

증상

뇌졸중의 경고 징후

- 갑작스런 얼굴, 팔, 다리의 약화 및 마비, 특히 신체 한쪽 측면에 나타남
- 갑작스런 혼돈 및 말하기와 이해하기의 어려움
- 갑작스런 한쪽 또는 양쪽 눈으로 보는 것의 어려움
- 갑작스런 어지러움, 보행 문제, 균형 및 협응 능력 상실
- 갑작스런 원인을 알수 없는 심각한 두통(CDC, 2010; NINDS, 2011)

뇌졸중의 영향

- 편측마비/편측부전마비: 신체의 한쪽 측면에 기능 감소
- 행위상실증: 운동 계획 문제
- 삼킴장애: 삼킴의 어려움
- 조음장애: 발음의 부정확함을 특징으로 하는 구강 운동 어려움
- 언어상실증: 수용언어 및 표현언어와 의사소통 능력 부족
- 인지 장애(예, 충동성, 통찰력 및 판단력 감소, 기억력 감소)
- 시-지각 장애(예, 동측 반맹증, 편측무시)
- 체감각 손상: 감각의 손상
- 심리적 장애(예, 우울증, 부정, 분노, 정서적 불안정성) (NINDS, 2011)

주의사항

- 의학적 상태/안정성: 급성기의 중재 이전에 매일 평가하고 진행성 또는 재발성 뇌졸중의 증상에 집중한다.
- 심장 및 호흡 주의사항: 현기증, 호흡곤란, 가슴 통증, 과도한 피로, 변형된 심박동수 및 리듬에 대해 모니터한다.
- 낙상 예방: 모든 전환 움직임을 하는 동안 감독 및 보조를 제공한다.
- 어깨 부상 및 통증: 손상된 상지로 절대 환자를 이동하지 않는다.
- 피부 무결성: 특히 클라이언트가 감각 감소, 시야 결손, 편측무시가 있을 때 자주 모니터한다.
- 삼킴 상태: 삼킴 능력 파악 및 식사 시 안전하게 삼키는 기술을 수행하기 위해 필요하다면 음성-언어 병리학자에게 의뢰한다.
- 안전 의식 부족 및 충동적인 행동: 적절한 수준의 감독을 제공한다.
- 구축: 해당되는 경우, 적절한 자세취하기, 연부 조직 및 관절 운동, 관절가동범위 운동에 대한 개별화된 예방 프로그램을 수행한다.
- 일반적 안전 문제: 환자, 가족, 다른 건강 관리 서비스 제공자에게 안전을 극대화하기 위한 모든 주의사항에 관하여 교육한다(Woodson, 2008).

위험요인과 예방

뇌졸중 위험요인은 알코올, 흡연, 운동 부족, 고혈압, 콜레스테롤, 심장질환, 당뇨병, 겸상 절혈구 빈혈, 비만, 이전 뇌졸중 경험, 뇌졸중에 대한 가족력, 나이 등을 포함한다. 예방 방법은 건강한 식단 먹기, 적정 체중 유지, 신체 활동 유지, 금연, 알코올 제한, 기타 의학적 질환 관리 및 치료를 포함한다(CDC, 2010).

분야별 중재

약물치료

- 혈전 용해제: 뇌에 혈액의 흐름을 차단하는 혈전을 용해하여 급성 허혈성 뇌줄중으로 진행하는 것을 치료한다; 전형적으로 시간이 지남에 P따라 효과가 감소하므로, 뇌졸중 증상 발현 3시간 이내에

투여한다.

- 항혈전제(항응고제 및 항혈소판제): 대뇌 동맥 폐색을 만드는 혈전 형성을 방지하고, 의사에 의해 적절히 처방될 때 허혈성 뇌졸중의 발생 및 재발의 위험을 감소시킨다. 아스피린 및 클로피도그렐과 같은 항혈소판 약은, 혈액 혈소판의 활성을 감소시킴으로써 응고를 막는다. 와파린 및 헤파린과 같은 항응고제는 혈액의 응고 특성을 감소시켜 뇌졸중의 위험을 감소시킨다(NINDS, 2011).

외과적 수술

- 경동맥 내막절제술: 플라크는 뇌에 혈액을 일차적으로 공급하는 경동맥 중 하나의 벽으로부터 제거된다. 이것은 혈관이 좁아지거나 수축된 환자의 뇌졸중 예방에 효과적인 방법이다.
- 혈관 성형술: 막힌 동맥을 넓히기 위해 작은 벌룬을 팽창시키고 동맥이 좁아지는 것을 방지하기위해 작은 스텐트를 삽입하는 비교적 덜 침습적인 방법이다.
- 두개 외/두개 내 우회술: 두피의 건강한 동맥을 차단된 동맥에 의해 혈액이 흐르지 않는 뇌조직영역으로 경로를 변경하고, 예방 및 치료 방법으로써 혈류를 복원하는 절차이다(NINDS, 2011).

재활치료

- 물리치료: 움직임, 균형, 협응력을 회복시키기 위해 훈련, 운동, 도수치료를 사용한다.
- 음성-언어 병리학: 언어 및 말하기 능력, 의사소통, 삼킴의 재학습을 다룬다.
- 심리/정신과적 치료: 우울증, 불안, 기타 뇌졸중으로 인한 정신 및 정서 문제를 해결하기 위한 상담치료 및 약물치료를 사용한다(NINDS, 2011).

작업치료 평가

종합평가

- American Heart Association Stroke Outcome Classification (AHA. SOC): 기능적 독립성의 수준과 장애의 정도 및 수준을 평가한다.
- Functional Independence Measure (FIM): 안전하고 효과적인 활동 수행을 위해 필요한 보조의 유형 및 도움의 양을 측정한다.
- National Institutes of Health Stroke Scale (NIHSS): 손상의 수준을 사정한다.
- Chedoke-McMaster Stroke Assessment: 신체적 손상 및 기능적 능력을 평가한다.

일상생활활동 및 수단적 일상생활활동/여가 평가

- Assessment of Motor and Process Skills (AMPS): ADL 및 IADL 수행력에 대한 관찰적인 평가
- Barthel Index (BI): 필요한 보조의 수준과 자조관리 능력을 평가
- Activity Card Sort (ACS): 클라이언트의 수단적, 사회적, 여가활동에 대한 설명
- Frenchay Activities Index (FAI): ADL 및 IADL 참여에 대한 측정

상지 기능 평가

- Fugl-Meyer Assessment of Motor Function (FMA)
- Functional Test for the Hemiplegic/Paretic Upper Extremity
- Modified Ashworth Scale (MAS): 근육 경직의 측정
- Goniometry: ROM 측정
- Manual muscle testing, dynamometer, and pinch meter: 근력 평가
- Volumeter: 부종 측정

균형 평가

- Berg Balance Scale (BBS)
- Postural Assessment Scale for Stroke Patients (PASS)
- Motor Assessment Scale (MAS)

인지/지각 평가

- Behavioral Inattention Test (BIT)
- Rivermead Behavioral Memory Test (RBMT)
- Executive Function Performance Test (EFPT)
- Loewenstein Occupational Therapy Cognitive Assessment (LOTCA): 지남력, 시지각 및 공간지각, 시각운동 조직, 사고 조직력을 평가
- Catherine Bergego Scale: 편측무시에 대한 행동학적 사정

삶의 질 평가

- Canadian Occupational Performance Measure (COPM): 작업의 수행도 및 만족도에 대한 자가-보고
- Short-Form 36 Health Survey (SF-36): 건강 관련 삶의 질을 평가
- Stroke Impact Scale (SIS): 자가-보고식 건강 상태 측정
- Stroke-Specific Quality of Life Scale (SS-QOL): 자가-보고식 질문지

작업치료 중재

아래의 모든 중재는 의미 있는 작업에 참여를 촉진하기 위하여 서로 함께 사용될 수 있다.

- 신경근육: 균형 훈련, 자세 인식, 운동 학습, 강제-유도 운동 치료
- 근골격계: 근력강화, 움직임/ 도수치료, 스트레칭/수동적 관절가동범위 운동, 부종 관리, 유산소 운동
- 인지/지각/감각: 인지 치료, 지각 훈련, 시각 훈련, 감각 재교육, 정신적 이미지
- 물리치료 도구 / 보조기 / 스플린트: 공기 압축, 압박 스타킹, 전기 자극, 바이오피드백, 로봇 치료
- 기술 습득/과제별 훈련: 작업의 모든 영역
- 적응/보상: 한 손 기술, 에너지 보존, 환경 적응, 적응장비/보조기술
- 교육: 클라이언트, 보호자/가족, 직원 교육 및 훈련
- 심리사회: 이완, 스트레스 관리, 대처 기술(Hoffmann et al., 2008; Latham et al., 2006; Sabari & Lieberman, 2008).

작업치료와 근거

연구 근거는 뇌졸중 재활에서 다양한 작업치료 중재의 효과를 지지한다. 작업치료는 효과적으로 뇌졸중 환자의 역할 참여와 기본적 일상생활활동 및 수단적 일상생활활동의 수행도를 향상시킨다(Trombly & Ma, 2002). 뇌졸중 환자는 작업치료 중재 후에 일상생활활동 수행의 독립성이 증가하고 이러한 능력을 유지하는 것을 증명했다(Legg, Drummond, & Langhorne, 2006). 연구 결과에서는 교육과 피드백 제공, 자연스러운 환경에서 환자가 원하는 의미 있는 활동을 수행하는 기회 제공, 필요한 적응의 제공은 뇌졸중 후 작업수행을 강화시킬 수 있는 것으로 나타났다(Trombly & Ma, 2002). 특히 의미 있는 작업 과제 및 기능적인 목표-지향적 활동을 포함하는 손상의 개선에 초점을 둔 작업치료는 일반적으로 유익한 결과를 증명하고 있다(Ma & Trombly, 2002). 연구 결과는 또한 뇌졸중 후 상지운동 기능 회복을 증진시키기 위한 효과적인 운동은 정신 및 신체적 훈련의 조합과

(Nilsen, Gillen, & Gordon, 2010) 운동 학습을 강화하기 위한 외적 피드백 사용을 포함하는 것으로 나타났다 (Subramanian, Massie, Malcolm, & Levin, 2010). 현재의 근거는 과제-특징별, 과제-지향적, 그리고 반복적인 과제 연습의 사용을 지지한다. 이러한 중재는 신경발달치료(NDT), 고유수용성 신경근 촉진기법(PNF), Bruunstrom 및 Rood의 접근법과 같은 이전에 실무에서 사용된 촉진 모델로부터 멀리 전환되는 것을 나타낸다.

보호자 고려사항

보호자들은 정보의 부족과 스트레스, 미래에 대한 불확실성, 지원의 부족, 사회적 고립, 자유의 부족 등을 포함하는 다양한 공통적인 문제를 경험한 것으로 보고되었다. 더 많은 연구가 종종 보호자의 부담에 초점을 맞추고 있지만, 실무자는 자부심 및 친밀감을 포함한 간병의 경험과 관련된 만족도를 고려해야 한다(Greenwood, Mackenzie, Cloud, & Wilson, 2009). 성공적으로 문제점들을 관리하려면, 보호자는 자신의 신체적, 정서적, 정신적, 영적, 대인관계의 건강을 돌보는 것에 대한 교육을 받아야만 한다. 자기자신의 건강과 웰빙을 지원하기 위해, 보호자들은 그들이 할 수 있는 것과 할 수 없는 것에 대한 현실을 직시하고, 긍정적인 사고, 스스로를 위한 시간 할애, 건강한 식사 및 운동 습관을 실천하여 건강한 생활습관 유지, 외부 지원 찾기, 다른 사람과 의사소통을 해야만 한다(American Heart Association, 2011).

정보제공

기관

- American Stroke Association
  7272 Greenville Avenue
  Dallas, TX 75231
  Telephone: 1-888-478-7653
  Website: http://www.strokeassociation.org/
  Offers comprehensive stroke information in a user-friendly format.
- National Stroke Association
  9707 E. Easter Lane, Suite B
  Centennial, CO 80112
  Telephone: 1-800-787-6537
  Website: http://www.stroke.org
  Educates and advocates for all people impacted by stroke.
- American Stroke Foundation
  5960 Dearborn Street, Suite 100
  Mission, KS 66202
  Telephone: 1-866-549-1776
  Website: http://www.americanstroke.org/
  Source of empowerment for individuals who have had a stroke and their families

책

- Shapiro, A. B. (2009). *Healing into possibility*. Tiburon, CA: H. J. Kramer.
  This book recounts the recovery process of a businesswoman who had two major strokes. She shares the lessons she learned and how she found hope in the face of illness.
- Simon, S. (2002). *A stroke of genius: Messages of hope and healing from a thriving stroke survivor*. Delray Beach, FL: The Cedars Group.
  Written by a man who had a cerebral hemorrhage, this book shares personal anecdotes and offers advice on how to handle physical and psychosocial implications of stroke.
- Taylor, J. B. (2008). *My stroke of insight: A brain scientist's personal journey*. New York, NY: Viking.
  An account of a brain scientist's recovery from a debilitating stroke, this book offers a guide to understanding the experience of having a stroke and the rehabilitation process.

저널

- *Archives of Physical Medicine and Rehabilitation*
- *Neurology*
- *Stroke*

웹사이트

- MedlinePlus
  http://www.nlm.nih.gov/medlineplus/stroke.html
  This Website provides comprehensive stroke-related information and links to helpful resources.
- National Institute of Neurological Disorders and Stroke
  http://www.ninds.nih.gov/
  This Website offers current stroke-related information, publications, research literature, and links.

참고문헌

American Heart Association. (2011). *Caregiver*. Retrieved from http://www.heart.org/HEARTORG/Caregiver/Caregiver_UCM_001103_SubHomePage.jsp

Centers for Disease Control and Prevention. (2010). *Stroke*. Retrieved from http://www.cdc.gov/stroke/

Dhamoon, M. S., Moon, Y. P., Paik, M. C., Boden-Albala, B., Rundek, T., Sacco, R. L., & Elkind, M. (2009). Long-term functional recovery after first ischemic stroke: The northern Manhattan study. *Stroke*, *40*, 2805–2811. doi:10.1161/STROKEAHA.109.549576

Greenwood, N., Mackenzie, A., Cloud, G. C., & Wilson, N. (2009). Informal primary carers of stroke survivors living at home—Challenges, satisfactions and coping: A systematic review of qualitative studies. *Disability and Rehabilitation*, *31*, 337–351.

Hoffmann, T., Bennett, S., McKenna, K., Green-Hill, J., McCluskey, A., & Tooth, L. (2008). Interventions for stroke rehabilitation: Analysis of the research contained in the OTseeker evidence database. *Topics in Stroke Rehabilitation*, *15*, 341–350.

Lai, S.-M., Studenski, S., Duncan, P. W., & Perera, S. (2002). Persisting consequences of stroke measured by the Stoke Impact Scale. *Stroke*, *33*, 1840–1844.

Latham, N. K., Jette, D. U., Coster, W., Richards, L., Smout, R. J., James, R. A., . . . Horn, S. D. (2006). Occupational therapy activities and intervention techniques for clients with stroke in six rehabilitation hospitals. *American Journal of Occupational Therapy*, *60*, 369–378.

Legg, L., Drummond, A., & Langhorne, P. (2006). Occupational therapy for patients with problems in activities of daily living after stroke. *Cochrane Database of Systematic Reviews*, (4), CD003585. doi:10.1002/14651858.CD003585.pub2

Liepert, J., Bauder, H., Miltner, W., Taub, E., & Weiller, C. (2000). Treatment-induced cortical reorganization after stroke in humans. *Stroke*, *31*, 1210–1216.

Ma, H.-I., & Trombly, C. A. (2002). Synthesis of the effects of occupational therapy for persons with stroke, part II: Remediation of impairments. *American Journal of Occupational Therapy*, *56*, 260–274.

National Institute of Neurological Disorders and Stroke. (2011). *Stroke: Hope through research*. Retrieved from http://www.ninds.nih.gov/disorders/stroke/detail_stroke.htm#170781105

Nilsen, D. M., Gillen, G., & Gordon, A. M. (2010). Use of mental practice to improve upper-limb recovery after stroke: A systematic review.

American Journal of Occupational Therapy, 64, 695–708. doi:10.5014/ajot.2010.09034

Sabari, J. S., & Lieberman, D. (2008). *Occupational therapy practice guidelines for adults with stroke*. Bethesda, MD: The American Occupational Therapy Association.

Subramanian, S. K., Massie, C. L., Malcolm, M. P., & Levin, M. F. (2010). Does provision of extrinsic feedback result in improved motor learning in the upper limb poststroke? A systematic review of the evidence. *Neurorehabilitation and Neural Repair*, *24*, 113–124. doi:10.1177/1545968309349941

Trombly, C. A., & Ma, H.-I. (2002). A synthesis of the effects of occupational therapy for persons with stroke, part I: Restoration of roles, tasks, and activities. *American Journal of Occupational Therapy*, *56*, 250–259.

Woodson, A. M. (2008). *Stroke*. In M. V. Radomski & C. A. Trombly Latham (Eds.), *Occupational therapy for physical dysfunction* (6th ed., pp. 1001–1041). Baltimore, MD: Lippincott Williams & Wilkins.

만성 피로 증후군
(Chronic Fatigue Syndrome)

Pamela Vaughn

설명과 진단

만성 피로 및 면역 부전 증후군(CFIDS)이나 근육통성 뇌척수염(ME)로도 알려진 만성 피로 증후군(CFS)는 극도의 지속적인 피로감 및 피곤으로 특징이다. 이러한 피로감은 휴식이나 수면으로 완화되지 않고 다른 의학적 질환이 원인은 아니다. 현재 CFS에 대한 테스트가 없기 때문에, 진단은 증상에 대한 다른 가능한 원인을 배제시키고, 최소 6개월 동안 4가지 이상의 CFS 증상이 나타나는지를 알아본다(Centers for Disease Control and Prevention [CDC], 2010).

발생률과 유병률

유병률은 일반 성인의 1% 이하에서 약 4%까지 다양하게 보고된다(Bhui et al., 2011; Fiest, Currie, Williams, & Wang, 2011; van't Leven, Zielhuis, van der Meer, Verbeek, & Bleijenberg, 2010). CFS는 성인과 노인에게 영향을 주는 경향이 있지만, 또한 일부 청소년에서도 증상이 나타난다. 한 네덜란드의 연구에서는 연간 발생률 100,000명당 12명 중에서 청소년 CFS는 0.11%의 유병률을 보이는 것으로 보고했다(Nijhof et al., 2011). CFS는 남성보다 여성에서 더 자주 발생한다(CDC, 2010).

원인과 병인

CFS의 원인은 알려져 있지 않다. 일부 연구에서(예, Lombardi et al., 2009) 특정 바이러스의 존재(즉, xenotropic murine leukemia virus-related virus [XMRV], Epstein-Barr virus, and human herpesvirus 6 [HHV-6])와 CFS의 진단 사이의 연관성을 보고했지만, 아직 명확한 병인 연결이 설립되지 않았다(예, Satterfield et al., 2011).

전형적인 진행과정, 증상과 관련질환

CFS의 증상은 유의하게 클라이언트의 활동 수준이 감소하고 손상되는 것이며 다음을 포함할 수 있다:

- 손상된 기억력 및 집중력
- 운동후 권태감(신체적 또는 정신적 활동 후에 따르는 극도의 장시간 지속되는 피로 및 아픔)
- 불쾌한 수면
- 근육통
- 부종 및 발진이 없는 다관절 통증
- 새로운 유형 및 강도의 두통
- 자주 반복되는 인후염
- 부드러운 경추 및 액와부 림프절 (CDC, 2010)

증상으로써 만성 피로를 가질 수 있는 질환은 많이 있다-예를 들면, 섬유근육통, 단핵구증, 갑상선 기능 항진증, 수면 무호흡증, 에이즈, 주요 우울장애, 등- 그러나, CFS는 그러한 질환이 없어야 진단내릴 수 있다. 그러나, CFS의 정서적, 심리적 영향은 많은 클라이언트가 우울증으로 진단되는 결과를 이끈다(Fiest et al., 2011).

분야별 중재

약물치료

CFS의 증상을 완화시키거나 치료하기 위한 약물은(예를 들면, 진통제, 수면제 등) 종종 처방된다. 많은 클라이언트들은 항우울제를 섭취할 수도 있다(CDC, 2010).

보완 및 대체 의학

보완 및 대체 의학(CAM) 기술은 CFS의 증상을 완화시킬뿐만 아니라 정서 및 심리적 영향(예, 불안)과도 관련이 있다. CFS에 대한 대체의학 중재의 한 리뷰논문에서는 많은 접근법(즉, 침술, 마사지, 명상)은 클라이언트의 증상 감소의 결과를 나타내는 것으로 보고하였다(Porter, Jason, Boulton, Bothne, & Coleman, 2010).

운동 치료

점진적으로 유도된 신체활동은 종종 장기간에 걸쳐 건강 유지 및 CFS 증상의 중증도를 감소하기 위해 사용된다. 이 운동은 신중하게 피로를 증가하지 않도록 감시하는 것이 중요하다. 대조군과 비교하였을 때, 운동 치료 중재를 받은 환자들은 12주 후 피로가 감소되는 것으로 나타났고; 다른 형태의 중재(예, 교육, 약물치료)와 결합될 때, 운동치료는 어떤 중재 하나만 하는 것보다 더 큰 효과를 나타냈다(Edmonds, McGuire, & Price, 2010).

작업치료 평가

평가과정은 클라이언트의 목표, 원하는 것, 또는 예상되는 행동에 초점을 맞추고, 원하는 작업수행에 영향을 미치는 요소가 무엇인지 분석하는데 초점을 둔다. 평가는 작업수행력에 미치는 CFS의 잠재적인 영향에 대한 특정 평가 다음에 작업-기반의 사정으로 시작한다. CFS 클라이언트의 경우, 장기간에 걸친 지구력에 대한 자신의 능력에 관한 통찰력을 얻을 수 있도록 평가 기간을 확대시키는 것은 특히 중요하다.

작업-기반의 사정

- National Institutes of Health (NIH) Activity Record (ACTRE) (Gerber & Furst, 1992)
- Role Checklist (Oakley, Kielhofner, Barris, & Reichler, 1986)
- Occupational Performance History Interview II (OPHI-II) (Kielhofner et al., 2004)
- Assessment of Motor and Process Skills (AMPS) (Fisher & Jones, 2010)
- Occupational Self-Assessment, Version 2.2 (Baron, Kielhofner, Iyenger, Goldhammer, & Wolenski, 2006)
- Performance Assessment of Self-Care Skills (PASS) (Holm

& Rogers, 2008)
- Canadian Occupational Performance Measure (COPM) (Law et al., 2005)
- Short Form-36 (SF-36) (Hays, Sherbourne, & Mazel, 1995)
- Activity Card Sort (ACS) (Baum & Edwards, 2008)

클라이언트 요소 사정
- Chronic Fatigue Syndrome Screening Questionnaire (Jason et al., 1997)
- Functional Capacity Evaluations (FCEs) (see Barrows, 1995)
- 지구력 측정
- 관절가동범위 측정
- 통증 측정 (예를 들면, Visual Analog Scale [VAS])
- 근력 측정

작업치료 중재

인지 행동 치료
인지 행동 치료(CBT)는 활동 수준, 스트레스, 증상 관리를 통해 더 기능적으로 부정적인 신념, 행동, 감정을 식별하고 변화시키기 위해 클라이언트가 자신의 사고 과정을 인식하도록 돕는 것에 초점을 맞추고 있다. CBT를 수행할 수 있고 훈련시킬 수 있는 전문가는 심리학자 및 작업치료사가 포함된다.

에너지 보존
CFS는 모든 작업영역에 부정적인 영향을 미치므로, 에너지 보존 기술 향상은 클라이언트의 참여를 유지하거나 증진시킬 수 있다. 기술은 개별화에 초점을 두거나(예, 이완 기법) 과제 및 환경 적응에 기초를 둔다. 이것은 보조도구 및 적응장치의 사용을 포함할 수 있다. 시간 관리 개발 및 페이스 조절 기술 발달과 작업 우선순위 결정은 CFS가 작업에 미치는 영향을 감소시킬 수 있도록 클라이언트를 보조한다(Taylor & Kielhofner, 2003).

상담
작업능력 감소를 방지하기 위해 클라이언트와 일할뿐만 아니라, 작업치료사는 클라이언트와 상담할 수 있고 그들의 역할 수행을 돕고 참여를 높일 수 있도록 잠재적인 새로운 작업 및 대체 작업을 찾기 위해 클라이언트와 함께 일한다. 지역사회 지원 그룹에 클라이언트를 의뢰하는 것은 CFS에 관한 다른 자원에 접근할 수 있도록 한다. 작업치료 상담은 또한 CFS와 그것이 작업에 미치는 영향, 그리고 자기-옹호 및 주장에 대한 전략에 대해 더 학습하도록 클라이언트와 가족구성원을 위한 교육적 요소를 포함할 수 있다(Taylor & Kielhofner, 2003).

작업치료와 근거

Hughes(2009)는 CFS 환자를 대상으로 작업치료의 효과에 대한 소수의 근거 기반 연구를 보고했지만, 많은 연구들이 CFS에 의해 발생하는 작업 중단을 보고하고 있다는 것을 지적했다. CFS 환자를 위한 작업치료의 필요성을 강조하여, 작업 및 사회적 참여의 의미로써 미술 수업에 참여한 CFS 여성 환자에 대한 질적연구에서는 작업치료에 초기에 접근하기를 참가자들이 원한다고 밝혔다(Reynolds, Vivat, & Prior, 2008).

CFS 클라이언트에게 역량강화 및 참여 행동 기술 발달에 초점을 둔 8주 작업치료 그룹은 중재 전보다 유의하게 CFS 증상이 감소하였고 삶의 질이 증가하는 것으로 나타났다(Taylor, 2004). CFS 클라이언트 중에서 작업참여의 증가는 그들이 기분좋은 것처럼 활동을 유지하는 대응 전략과 관련이 있다; 작업참여는 질병 순응과 부적 상관관계에 있다(CFS 증상에 대처하기위해 생활을 재정렬) (Roche & Taylor, 2005). 에너지 보존, 시간 관리, 교육 중재 전략을 사용한 하나의 사례연구는 CFS 환자의 작업 기능이 급격하게 변화하는 것을 보고했다(Burley, Cox, & Findley, 2007).

일반적인 치료(즉, 약물치료) 또는 다른 심리학적 중재와 비교했을 때, 인지행동치료는 중재 후 CFS증상을 감소시키는 것으로 보고되었다; 그러나 인지행동치료의 장기적인 효과는 일관되지 않게 보고되고 있다(Price, Mitchell, Tidy, & Hunot, 2008).

보호자 고려사항

CFS 환자의 가족들은 사랑하는 사람의 질환에 맞는 진단을 알아내기 위한 노력과 함께 좌절을 경험한다. 그들은 종종 그들의 가족구성원이 "피곤함"을 특징으로 하는 질환을 가지기 때문에 반대로 비난받는 느낌을 갖는다고 보고된다. 잠재적인 소득의 손실 때문에, 일부 가족들은 경제적 부담을 느낀다. 대부분은 증상 악화 없이 집안일 및 역할을 수행하기 위해 가족구성원의 무능력을 수용하여 가족업무를 재할당하는 것으로 보고된다(Donalek, 2009).

정보제공

기관
- International Association for Chronic Fatigue Syndrome/ Myalgic Encephalomyelitis (IACFS/ME)
  27 N. Wacker Drive Suite 416
  Chicago, IL 60606
  Telephone: 847-258-7248
  Fax: 847-579-0975
  E-mail: Admin@iacfsme.org
  Website: http://www.iacfsme.org
- The Chronic Fatigue and Immune Dysfunction Syndrome (CFIDS) Association of America
  PO Box 220398
  Charlotte, NC 28222-0398
  Telephone: 704-365-2343
  E-mail: cfids@cfids.org
  Website: http://www.cfids.org/
- National Chronic Fatigue Syndrome and Fibromyalgia Association (NCFSFA)
  PO Box 18426
  Kansas City, MO 64133
  Telephone: 816-737-1343
  Website: http://www.ncfsfa.org/

책
- Barton, A. (2008). *Recovery from CFS: 50 personal stories*. Bloomington, IN: AuthorHouse.
- Skloot, F. (1996). *The night-side: Chronic fatigue syndrome & the illness experience*. Ashland, OR: Story Line Press.
- Wall, D. (2005). *Encounters with the invisible: Unseen illness, controversy, and chronic fatigue syndrome*. Dallas, TX: Southern Methodist University Press.

웹사이트
- Mayo Clinic: http://www.mayoclinic.com/health/chronic-fatigue-syndrome/DS00395
- PubMed: http://www.ncbinlm.nih.gov/pubmedhealth/

PMH0002224/

- EndFatigue: http://www.endfatigue.com/

참고문헌

Baron, K., Kielhofner, G., Iyenger, A., Goldhammer, V., & Wolenski, J. (2006). *Occupational Self-Assessment* (OSA; Version 2.2.). Chicago, IL: MOHO Clearinghouse.

Barrows, D. (1995). Functional capacity evaluations of persons with chronic fatigue immune dysfunction syndrome. *American Journal of Occupational Therapy*, *49*, 327–337.

Baum, C. M., & Edwards, D. E. (2008). *Activity Card Sort* (2nd ed.). Bethesda, MD: AOTA Press.

Bhui, K. S., Dinos, S., Ashby, D., Nazroo, J., Wessely, S., & White, P. D. (2011). Chronic fatigue syndrome in an ethnically diverse population: The influence of psychosocial adversity and physical inactivity. *BMC Medicine*, *9*(26), 1–12.

Burley, L., Cox, D. L., & Findley, L. J. (2007). Severe chronic fatigue syndrome (CFS/ME): Recovery is possible. *British Journal of Occupational Therapy*, *70*, 339–344.

Centers for Disease Control and Prevention. (2010). *Chronic fatigue syndrome: General information*. Retrieved from http://www.cdc.gov/cfs/general/

Donalek, J. G. (2009). When a parent is chronically ill: Chronic fatigue syndrome. *Nursing Research*, *58*, 332–339. doi:10.1097/NNR.0b013e3181ac156f

Edmonds, M., McGuire, H., & Price, J. R. (2010). Exercise therapy for chronic fatigue syndrome. *Cochrane Database of Systematic Reviews*, (3), CD003200. doi:10.1002/14651858.CD003200.pub2

Fiest, K. M., Currie, S. R., Williams, J. V. A., & Wang, J. (2011). Chronic conditions and major depression in community-dwelling older adults. *Journal of Affective Disorders*, *131*, 172–178. doi:10.1016/j.jad.2010.11.028

Fisher, A. G., & Jones, K. B. (2010). *Assessment of Motor and Process Skills. Vol. 1: Development, standardization, and administration manual* (7th ed.). Fort Collins, CO: Three Star Press.

Gerber, L., & Furst, G. (1992). Scoring methods and application of the Activity Record (ACTRE) for patients with musculoskeletal disorders. *Arthritis Care and Research*, *5*, 151–156.

Hays, R. D., Sherbourne, C. D., & Mazel, R. M. (1995). *User's manual for Medical Outcomes Study (MOS) core measures of health-related quality of life*. Santa Monica, CA: RAND.

Holm, M. B., & Rogers, J. C. (2008). The Performance Assessment of Self-Care Skills (PASS). In B. Hemphill-Pearson (Ed.), *Assessments in occupational therapy mental health* (2nd ed., pp. 101–110). Thorofare, NJ: Slack.

Hughes, J. L. (2009). Chronic fatigue syndrome and occupational disruption in primary care: Is there a role for occupational therapy? *British Journal of Occupational Therapy*, *72*, 2–10.

Jason, L. A., Ropacki, M. T., Santoro, N. B., Richman, J. A., Heatherly, W., Taylor, R., . . . Plioplys, S. (1997). A screening scale for chronic fatigue syndrome: Reliability and validity. *Journal of Chronic Fatigue Syndrome*, *3*, 39–59.

Kielhofner, G., Mallinson, T., Crawford, C., Nowak, M., Rigby, M., Henry, A., & Walens, D. (2004). *Occupational Performance History Interview II (OPHI-II)*. Chicago, IL: MOHO Clearinghouse.

Law, M., Baptiste, S., Carswell, A., McColl, M., Polatajko, H., & Pollock, N. (2005). *Canadian Occupational Performance Measure* (4th ed.). Ottawa, Canada: CAOT Publications.

Lombardi, V. C., Ruscetti, F. W., Das Gupta, J., Pfost, M. A., Hagen, K. S., Peterson, D. L., . . . Mikovits, J. A. (2009). Detection of an infectious retrovirus, XMRV, in blood cells of patients with chronic fatigue syndrome. *Science*, *326*, 585–589.

Nijhof, S. L., Maijer, K., Bleijenberg, G., Uiterwaal, C. S. P. M., Kimpen, J. L. L., & van de Putte, E. M. (2011). Adolescent chronic fatigue syndrome: Prevalence, incidence, and morbidity. *Pediatrics*, *127*, e1169–e1175. doi:10.1542/peds.2010-1147

Oakley, F., Kielhofner, G., Barris, R., & Reichler, R. (1986). The Role Checklist: Development and empirical assessment of reliability. *Occupational Therapy Journal of Research*, *6*, 157–170.

Porter, N. S., Jason, L. A., Boulton, A., Bothne, N., & Coleman, B. (2010). Alternative medical interventions used in the treatment and management of myalgic encephalomyelitis/chronic fatigue syndrome and fibromyalgia. *The Journal of Alternative and Complementary Medicine*, *16*, 235–249. doi:10.1089/acm.2008.0376

Price, J. R., Mitchell, E., Tidy, E., & Hunot, V. (2008). Cognitive behaviour therapy for chronic fatigue syndrome in adults. *Cochrane Database of Systematic Reviews*, (3), CD001027. doi:10.1002/14651858.CD001027.pub2

Reynolds, F., Vivat, B., & Prior, S. (2008). Women's experiences of increasing subjective well-being in CFS/ME through leisure-based arts and crafts activities: A qualitative study. *Disability and Rehabilitation*, *30*, 1279–1288. doi:10.1080/09638280701654518

Roche, R., & Taylor, R. R. (2005). Coping and occupational participation in chronic fatigue syndrome. *OTJR: Occupation, Participation, and Health*, *25*, 75–83.

Satterfield, B. C., Garcia, R. A., Hongwei, J., Tang, S., Zheng, H., & Switzer, W. M. (2011). Serologic and PCR testing of persons with chronic fatigue syndrome in the United States shows no association with xenotropic or polytropic murine leukemia virus-related viruses. *Retrovirology*, *8*(12), 1–7.

Taylor, R. R. (2004). Quality of life and symptom severity for individuals with chronic fatigue syndrome: Findings from a randomized clinical trial. *American Journal of Occupational Therapy*, *58*, 35–43.

Taylor, R. R., & Kielhofner, G. W. (2003). An occupational therapy approach to persons with chronic fatigue syndrome: part two, assessment and intervention. *Occupational Therapy in Health Care*, *17*, 63–87.

van't Leven, M., Zielhuis, G. A., van der Meer, J. W., Verbeek, A. L., & Bleijenberg, G. (2010). Fatigue and chronic fatigue syndrome-like complaints in the general population. *European Journal of Public Health*, *20*, 251–257. doi:10.1093/eurpub/ckp113

만성 통증(Chronic Pain)

Pamela Vaughn

설명과 진단

통증은 "실제 또는 잠재적인 조직 손상과 관련된 불쾌한 감각 및 정서적 경험, 또는 그러한 손상을 설명하는 용어"이다(International Association for the Study of Pain [IASP] Task Force on Taxonomy, 1994/2011, p. 212). 종종 발생하는 특정한 부상으로 인한 급성기 통증과 차별화되는 만성통증은 몇 주에서 몇 년까지 지속되는 통증을 말하며, 이 통증은 과거의 부상 및 질환과 관련될 수도 있고 관련되지 않을 수도 있다. 이 통증은 종종 치료에 내성이 생겨, 클라이언트의 삶에 스며들어 퍼지는 질환이 된다. 만성 통증의 일반적인 유형은 허리통증, 두통 및 편두통, 관절염 통증, 암 통증을 포함한다(National Institute of Neurological Disorders and Stroke [NINDS], 2001).

발생률과 유병률

미 국립 보건 통계 센터(2011)의 2009년 보고에 따르면, 최근 3개월 동안 18세 이상 미국 성인의 16.1%는 심각한 두통 및 편두통을 경험했고, 28.5%는 허리통증을 경험했으며, 15.1%는 목 통증을 경험했다. 한 연구에서는(Tsang et al., 2008) 최근 12개월에 걸친 만성통증 질환의 유병률은 선진국에서 37.3%이고 개발도상국에서 41.1%로 보고했다. 만성 통증의 유병률은 나이에 따라 증가하는 경향을 보인다.

원인과 위험요인

통증은 주관적이고 여러가지 상황에 대한 신체 반응이므로, 의사가 각 만성통증의 정확한 원인을 결정하는 것은 어려울 수 있다. 환자들은 종종 위치, 유형(예, 찌릿함, 아픔), 통증 기간을 설명하도록 요청받고, 신경학적 검사, 자기 공명 영상(MRI), X-선, 심전도(EMG), 등을 통해 추가적인 검사로 확진될 수 있다(NINDS, 2001). 통증의 많은 경우는 다른 만성 질환의 증상(예, 암 통증 및 관절염 통증)이거나 부상 및 질병으로 인한 증상이다. 최근의 연구에서는

> 만성비 암성 통증은 급성 손상 및 질병(예, 골관절염), 말초 및 중추신경계의 손상, 또는 둘 다(예, 통증성 당뇨병성 신경병증, 뇌졸중 후 통증, 척수손상)의 손상으로 인한 국소적인 조직 손상 때문에 나타나는 지속적인 자극의 결과 또는 수용체에서 통각수용기 변화의 결과로써 증가될 수 있고, 이는 현재 사용할 수 있는 진단 기술로는 쉽게 감지되지 않을 수 있다(Cheng, 2010, as cited in Turk, Wilson, & Cahana, 2011, p. 2226)

클라이언트의 편안함과 통증 수준은 통증 악화 방지를 위해 중재 계획을 세울 때 고려되어야 한다.

진행과정과 예후

특히 허리통증에 대한 만성통증은 때때로 손상 발생 후에 증가되거나 동반 질환의 결과로써 증가하지만, 예상되는 회복 시간을 지나도 지속된다(NINDS, 2001). 이것은 종종 치료에 내성이 생겨서, 클라이언트는 ADL 및 IADL, 일, 여가, 사회참여를 포함하는 삶의 여러 영역에서 통증이 발생하기 때문에 장해를 경험한다. 이러한 장해는 클라이언트가 좌절하고, 낙심하고, 통증을 악화시킬 수 있는 활동에 참여하는 것을 두려워하게 만들 수 있다(Rochman & Kennedy-Spaien, 2007). 만성통증 환자는 “심리 상태, 작업수행, 대인관계, 삶의 만족도”를 포함하는 삶의 여러 측면에 영향을 미친다는 점에서 “삶의 변형”이라고 보고했다(Fisher et al., 2007, p. 294).

분야별 중재

약물치료 및 기타 의학적 중재

처방전이 있든 없든 모든 약물의 사용은 통증 완화 및 조절을 위한 가능 흔한 방법 중 하나이다(Turk et al., 2011). 약물은 다음을 포함한다:

- 오피오이드(Opioids)
- 비 스테로이드성 소염 진통제(NSAIDs)와 acetaminophencontaining drugs
- 항 우울제(Antidepressants)
- 항 경련제(Anticonvulsants)
- 골격 근육 이완제(Skeletal muscle relaxants)
- 국소별 약물(Topical medications[살리실레이트 및 캡사이신의 하나를 포함하는])

일반적으로 사용되는 기타 의학적 중재는 다음을 포함한다:

- 마취제 주사(예를 들어, 경막외 스테로이드 주사)
- 수술(예, 요추 융합 및 척추사이원반 교체)
- 통증 완화 장치 삽입(약물 또는 전극)

물리치료

만성 통증에 대한 물리치료의 전반적인 목표는 통증 감소이다. 목표를 향해 작용되는 기술은 근긴장도 감소와 통증을 증가시키지 않는 신체 운동 활동을 찾는 것이 포함된다(NINDS, 2001).

심리치료

이러한 중재 접근법의 초점은 클라이언트가 자신의 통증에 대한 반응(예, 대처, 적응, 자기-관리를 위해 절망감에서 벗어나기)에 두고 있고, 반드시 신체적 통증의 감소에 맞추어 진 것은 아니다(Turk et al., 2011). 예시는 다음과 같다:

- 조작적 조건화
- 인지 행동 치료(CBT)-예를 들면, mindfulness
- 이완훈련

보완 및 대체 치료

만성 통증 조절 및 완화를 위한 보완 및 대체 치료의 사용을 지지하는 근거가 혼합되어 있지만, 여러 가지 기술은 사용되어왔고, 특히 전통적인 접근법이 신뢰를 제공하지 못한 경우 더욱 사용된다. 일부 일반적인 치료는 침술, 마사지, 바이오피드백, 척추 도수치료를 포함한다(National Center for Complementary and Alternative Medicine, 2011).

작업치료 평가

작업치료 평가는 환자의 일상 기능뿐만 아니라 물리적 환경, 사회 네트워크, 삶의 질에 초점을 두고 있다.

참여 및 활동

- Canadian Occupational Performance Measure (COPM) (Law et al., 2005): 작업수행도 및 만족도에 대한 자기-보고
- Health Status Questionnaire (SF-36): 건강 및 신체적 한계에 대한 클라이언트의 인식 평가
- Activity Card Sort (ACS): 클라이언트가 수단적 및 사회적 활동을 설명하는데 도움

클라이언트 요소

- Brief Pain Inventory (Cleeland & Ryan, 1994)
- Functional Capacity Evaluations
- Numerical Pain Rating Scale
- Wong-Baker FACES Pain Rating Scale (Wong & Baker, 1988)
- Face, Legs, Activity, Cry, Consolability (FLACC) Scale (Merkel, Voepel-Lewis, Shayevitz, & Malviya, 1997)

작업치료 중재

만성통증 환자에 대한 작업치료 중재의 초점은 일상생활활동의 참여 및 만족을 향상시키는 것이다. 중재는 다양한 기술을 포함하고, 다음과 같다:

- 통증의 자가-관리 증가(예를 들면, 독립적이고 능동적으로 통증 관리 도구를 사용하도록 클라이언트에게 가르침)
- 과제 수정, 예를 들면, 활동을 대체하기 위해 속도조절 및 적응 보조도구를 사용하고, 이를 통해 통증의 증가 없이 수행할 수 있도록 한다.
- 환경 수정
- 대처 기술 및 자존감 증진을 위한 자기주장 훈련 및 인지행동치료
- 신체 역학 및 자세에 대한 교육(Robinson, Kennedy, & Harmon, 2011a; Rochman & Kennedy-Spaien, 2007)

작업치료와 근거

만성통증 환자에게 사용하기 위한 작업치료사에 의해 고용된 일반적인 몇몇 중재 기술은 효과적인 것으로 나타났지만 -예를 들어, 통증의 자기-관리를 증진시키는 인지행동치료 (Turk, Swanson, & Tunks, 2008)- 이 분야의 연구 대부분은 작업-기반의 중재에 초점을 두고

있지 않다(Robinson et al., 2011a, Robinson, Kennedy, & Harmon, 2011b). 작업치료사는 만성통증 환자의 작업 요구를 알고 있지만(Skjutar, Schult, Christensson, & Müllersdorf, 2010), 이런 지식과 이러한 작업적 요구를 대상으로한 근거-기반의 중재의 임상적 적용 사이에는 불일치가 나타난다. 그러므로, Robinson et al.(2011a)은 근거 기반의 작업-중심 중재 사용의 발달 및 지속을 요구한다.

작업치료를 포함하여 분야별 팀 및 치료 방법의 활용을 지지하는 근거는 종종 보고되고 있지만, 근거는 개별적 접근의 효과를 지정하는 것처럼, 작업치료 중재가 만성통증의 완화, 적응, 관리에 대한 효과를 결론짓기는 어렵다(Oslund et al., 2009).

Fisher et al. (2007)에 의해 수행된 만성통증 환자가 살아가는 경험에 대한 연구에서, 클라이언트는 통증과 작업간의 상호관계를 보고했다– 즉, 통증이 증가하면 종종 작업참여를 감소시킬뿐만 아니라 새로운 작업이나 다른 작업에 참여를 증진시키면 종종 통증을 감소 및 분산시킨다.

보호자 고려사항

보호자의 하나의 주요 관심사는 만성통증 환자가 어떤 처방된 약물(즉, 아편)을 과다복용하여 중독이 생길 수 있다는 점이다(Morgan & Weaver, 2010). 이것을 예방하기 위한 제안은 엄격한 처방 기준을 적용, 위험과 오용 징후에 대해 사용자 및 보호자 교육, 통증 완화를 위한 대안적 치료 방법 선택을 포함한다.

정보제공

기관

- International Association for the Study of Pain (IASP)
  111 Queen Anne Ave N, Suite 501
  Seattle, WA 98109-4955
  Telephone: 206-283-0311
  E-mail: IASPdesk@iasp-pain.org
  http://www.iasp-pain.org
  IASP is the leading professional association for clinicians, researchers, and educators in the field of pain and aims to reduce the incidence of pain internationally through research and education.
- American Pain Society (APS)
  4700 W. Lake Ave.
  Glenview, IL 60025
  Telephone: 847-375-4715
  E-mail: info@ampainsoc.org
  http://www.ampainsoc.org/
  This is the United States' national chapter of IASP.
- The American Chronic Pain Association
  PO Box 850
  Rocklin, CA 95677
  Telephone: 1-800-533-3231
  E-mail: ACPA@pacbell.net
  http://www.theacpa.org
  A support and education resource for individuals with chronic pain and their caregivers.

책

- Caudill, M. A. (2008). *Managing pain before it manages you* (3rd ed.). New York, NY: Guilford Press.
- Cochran, R. T., Jr. (2007). *Understanding chronic pain: A doctor talks to his patients*. Nashville, TN: Turner.
- Cochran, R. T., Jr. (2009). *Curing chronic pain: Stories of hope and healing*. Nashville, TN: Turner.
- Turk, D. C., & Winter, F. (2005). *The pain survival guide: How to reclaim your life*. Washington, DC: American Psychological Association.

저널

- *PAIN* (the official journal of the IASP)
- *The Journal of Pain* (from APS)
- *Pain Physician*
- *Pain Practice*
- *Pain Research & Management*

웹사이트

- World Institute of Pain
  http://www.worldinstituteofpain.org
- American Pain Foundation
  http://www.painfoundation.org/
- National Pain Foundation
  http://www.nationalpainfoundation.org/

참고문헌

Cheng, H. T. (2010). Spinal cord mechanisms of chronic pain and clinical implications. *Current Pain and Headache Reports*, *14*, 213–220. doi:10.1007/s11916-010-0111-0

Cleeland C. S., & Ryan, K. M. (1994). Pain assessment: Global use of the Brief Pain Inventory. *Annals of the Academy of Medicine, Singapore*, *23*, 129–138.

Fisher, G. S., Emerson, L., Firpo, C., Ptak, J., Wonn, J., & Bartolacci, G. (2007). Chronic pain and occupation: An exploration of the lived experience. *American Journal of Occupational Therapy*, *61*, 290–302.

International Association for the Study of Pain Task Force on Taxonomy (1994; updated 2011). Part III: Pain terms, a current list with definitions and notes on usage. In H. Merskey & N. Bogduk (Eds.), *Classification of chronic pain* (2nd ed., pp. 209–214). Seattle, WA: IASP Press.

Law, M., Baptiste, S., Carswell, A., McColl, M., Polatajko, H., & Pollock, N. (2005). *Canadian Occupational Performance Measure* (4th ed.). Ottawa, Canada: CAOT Publications.

Merkel, S. I., Voepel-Lewis, T., Shayevitz, J. R., & Malviya, S. (1997). The FLACC: A behavioral scale for scoring postoperative pain in young children. *Pediatric Nursing*, *23*, 293–297.

Morgan, L. A., & Weaver, M. F. (2010). Preventing prescription opioid overdose. *Journal of Clinical Outcomes Management*, *17*, 511–518.

National Center for Complementary and Alternative Medicines. (2011). *Chronic pain and CAM: At a glance* (NCCAM Publication No. D456). Retrieved from http://nccam.nih.gov/health/pain/chronic.htm#use

National Center for Health Statistics. (2011). *Health, United States, 2010: With special feature on death and dying* (Department of Health and Human Services Publication No. 2011-1232). Retrieved from http://www.cdc.gov/nchs/hus/diseases.htm#chronic

National Institute of Neurological Disorders and Stroke (2001). *Pain: Hope through research* (National Institutes of Health Publication No. 01-2406). Retrieved from http://www.ninds.nih.gov/disorders/chronic_pain/detail
_chronic_pain.htm#175053084

Oslund, S., Robinson, R. C., Clark, T. C., Garofalo, J. P., Behnk, P., Walker, B., . . . Noe, C. E. (2009). Long-term effectiveness of a comprehensive pain management program: Strengthening the case for interdisciplinary care. *Baylor University Medical Center Proceedings*, *22*, 211–214.

Robinson, K., Kennedy, N., & Harmon, D. (2011a). The issue is—Is occupational therapy adequately meeting the needs of people with chronic pain? *American Journal of Occupational Therapy*, *65*, 106–113. doi:10.5014/ajot.2011.09160

Robinson, K., Kennedy, N., & Harmon, D. (2011b). Review of occupational therapy for people with chronic pain. *Australian Occupational Therapy Journal, 58*, 74–81. doi:10.1111/j.1440-1630.2010.00889.x

Rochman, D. L., & Kennedy-Spaien, E. (2007). Chronic pain management: Approaches and tools for occupational therapy. *OT Practice, 12*(13), 9–15.

Skjutar, A., Schult, M., Christensson, K., & Müllersdorf, M. (2010). Indicators of need for occupational therapy in patients with chronic pain: Occupational therapists' focus groups. *Occupational Therapy International, 17*, 93–103. doi:10.1002/oti.282

Tsang, A., Von Korff, M., Lee, S., Alonso, J., Karam, E., Angermeyer, M. C., . . . Watanabe, M. (2008). Common chronic pain conditions in developed and developing countries: Gender and age differences and comorbidity with depression-anxiety disorders. *The Journal of Pain, 9*, 883–891. doi:10.1016/j.jpain.2008.05.005

Turk, D. C., Swanson, K. S., & Tunks, E. R. (2008). Psychological approaches in the treatment of chronic pain patients—When pills, scalpels, and needles are not enough. *Canadian Journal of Psychiatry, 53*, 213–223.

Turk, D. C., Wilson, H. D., & Cahana, A. (2011). Treatment of chronic non-cancer pain. *The Lancet, 377*, 2226–2235. doi:10.1016/S0140-6736(11)60402-9

Wong, D., & Baker, C. (1988). *The Wong-Baker FACES Pain Rating Scale*. Retrieved from http://www.wongbakerfaces.org/

발달적 협응 장애
(Developmental Coordination Disorder)

Pamela Vaughn

설명과 진단

정신 장애의 진단 및 통계 편람(4th ed., text rev.; DSM-IV-TR; American Psychiatric Association [APA], 2000)에 따르면, 발달적 협응 장애(DCD)는 "운동 협응 발달에서의 현저한 손상"(p.56)이고, 진단 기준은 다음과 같다:

- 운동 협응을 필요로 하는 일상생활활동 수행은 실질적으로 개인의 연대기적 나이와 측정된 지능에 따라 기대되는 것 이하이다.
- 장애는 학업 서취나 일상생활활동을 크게 방해한다.
- 장아는 일반적인 의학적 질환(예를 들어, 뇌성마비, 편마비, 근이영양증)으로 인한 것이 아니고 전반적 발달장애의 기준을 충족시키지도 않는다.
- 지적장애가 있다면, 운동의 어려움은 일반적으로 그것과 관련된 것보다 더 심하게 나타난다(APA, 2000).

DCD는 이런 질환을 대부분의 서적에서 참고하는데 사용되는 용어이지만, 사용되어왔거나 여전히 사용되고 있는 다른 명칭은 서투른 아이, 발달적 실행불능증, 눈-손 협응 문제, 운동 발달 지연/손상을 포함한다(Cermak & Larkin, 2002; Magalhaes, Missiuna, & Wong, 2006).

발생률과 유병률

유병률에 대한 보고는 다양하지만, 일반적으로 달리 발달하는 학령기 아동의 약 6%는 DCD인 것으로 추정된다(APA, 2000; Missiuna et al., 2011). 최근의 연구에서는 발생률이 남아와 여아 사이에서 동일한 것으로 나타났지만, 다른 연구에서는 남아에서 유병률이 더 높은 것으로 나타났다(Chen, Tseng, Hu, & Cermak, 2009; Missiuna et al., 2011).

원인과 병인

DCD의 원인은 알려져 있지 않다. 운동의 어려움은 중추신경계 처리 결손과 관련되어 있지만(O'Brien, Williams, Bundy, Lyons, & Mittal, 2008), 몇몇 기능적 자기공명영상(fMRI) 연구에서는 DCD 아동에게서 정보가 처리되는 방식의 차이점을 발견했다(Kashiwagi, Iwaki, Narumi, Tamai, & Suzuki, 2009; Querne et al., 2008; Zwicker, Missiuna, & Boyd, 2009; Zwicker, Missiuna, Harris, & Boyd, 2011). 뿐만 아니라 유전적 소인이 잠재적인 인과 요인으로 인용되었다(Lichtenstein, Carlstrom, Rastam, Gillberg, & Anckarsater, 2010). 발병률은 매우 빨리 태어난 조산아 또는 극도의 저체중아에게서 더 높다(Roberts et al., 2011).

전형적인 진행과정, 증상과 관련질환

DCD는 종종 어린 나이에 진단되기 때문에 소아질환으로 흔히 고려되지만, 성인기까지 지속된다(Kirby, Sugden, Beveridge, & Edwards, 2008). 그러나, 중재 여부, 성격 및 활동 선호도, 대처 메커니즘, 적응 보조도구 사용 유무 등에 따라 성인환자 사이에서 증상의 발현과 기능 및 참여의 제한 정도는 다양하다(Sugden & Chambers, 2007). DCD의 DSM-IV-TR 진단 기준을 유지하면, DCD 증상이 다음을 포함할 수 있다:

- 운동 발달이정표 달성에 있어서 현저한 지연(예, 기기, 앉기, 걷기)
- 새로운 운동 기술 습득에 어려움
- 떨어뜨림; "어둔함"
- 스포츠/활동적인 여가 활동에서 수행력 저하
- 학업(예, 글씨쓰기의 어려움) 문제
- 식사하기와 옷입기와 같은 여러 ADL 수행 어려움(APA, 2000; Missiuna et al., 2008)

DCD는 종종 주의력 결핍/과잉행동 장애(ADHD)와 같은 진단과 동반되어 나타나고 읽기 장애와 약 50% 중복된다(Crawford & Dewey, 2008; Missiuna et al., 2011). 연구에서는 "DCD 아동은 정서적, 사회적, 행동적 문제를 경험"하는 것으로 나타났고, 이는 잠재적으로 "현재 및 장기적인 정신 건강 문제의 위험에 놓인 것을 나타낸다(Green, Baird, & Sugden, 2006, p. 748). DCD 아동의 사회 참여는 가정, 지역사회, 학교 환경 내에서 제한적이고, 낮은 자존감이 활동에 참여하고자 하는 동기를 감소시키는 것으로 생각된다(Chen & Cohn, 2003).

분야별 중재

약물치료

이중 맹검, 위약-대조 연구에서는 ADHD 및 DCD 증상을 유의하게 감소시키고 ADHD 및 DCD 아동의 건강 관련 삶의 질을 증가시키는 흥분성 methylphenidate(MPH)를 보고했다 (Flapper & Schoemaker, 2008).

물리치료

물리치료사는 다른 운동성 문제와 DCD를 구별하는 진단 과정에서 도움이 될 수 있다. DCD에 대한 물리치료 중재는 전형적으로 저긴장, 대근육 운동, 신체적 지구력을 해결한다(Missiuna, Rivard, & Bartlett, 2006).

기타 분야

일부 DCD 환자는 다른 전문가의 서비스를 찾는다. 예를 들어, 개인적 욕구 및 다른 진단에 따라, 음성 및 언어치료사, 심리학자, 신경과 전문의를 찾는다.

작업치료 평가

참여 및 작업수행의 사정

- Children's Assessment of Participation and Enjoyment (CAPE) (King et al., 2004)
- School Function Assessment (SFA) (Coster, Deeney, Haltiwanger, & Haley, 1998)
- Children Activity Scale Parent & Teacher (ChAS-P/T) (Rosenblum, 2006)
- Canadian Occupational Performance Measure (COPM) (Law et al., 2005)
- Perceived Efficacy and Goal Setting System (PEGS) (Missiuna, Pollock, & Law, 2004)
- Child Occupational Self-Assessment (COSA) (Keller, Kafkes, Basu, Federico, & Kielhofner, 2005)
- Children Helping Out: Responsibilities, Expectations, and Supports (CHORES) (Dunn, 2004)
- Do-Eat (Goffer, Josman, & Rosenblum, 2009)

운동 기술의 사정

- Peabody Developmental Motor Scales (PDMS) (Folio & Fewell, 2000)
- Movement Assessment Battery for Children-Second Edition (Movement ABC-2) (Henderson, Sugden, & Barnett, 2007)
- The Developmental Coordination Disorder Questionnaire (DCDQ'07) (Wilson et al., 2009)
- Bruininks-Oseretsky Test of Motor Proficiency (BOT-2) (Bruininks & Bruininks, 2006)
- Sensory Integration and Praxis Tests (Ayres, 1989)

작업치료 중재

작업치료사는 특히 학교 시스템 내에서, 가장 자주 DCD아동과 함께 일하는 분야이다. 작업치료사는 진단과정에 기여하고 숙련된 운동 행동을 촉진하기 위한 중재를 제공한다.

과제-지향적 접근법

직접적인 훈련 또는 운동과제 교육은 DCD아동의 운동 기술을 향상시키는 것으로 나타났다(Peens, Pienaar, & Nienaber, 2008). 신경운동 과제 훈련(NTT)은 이러한 중재 접근법의 예시이며, 운동 수행에 대한 긍정적인 결과를 갖는 것으로 나타났다(Niemeijer, Smits-Engelsman, & Schoemaker, 2007).

인지 및 수행-기반의 접근법

일상 작업수행을 위한 인지적 오리엔테이션(CO-OP)과 같은 이러한 접근법은 과제수행 및 학습을 위한 탐색을 통해 클라이언트가 인지전략을 식별하고 사용하는 것에 초점을 둔다 (Polatajko & Mandich, 2004).

손상-지향적 접근법

감각통합(SI)는 DCD와 관련된 것으로 여겨지는 감각 운동 기능 및 감각 처리 손상을 해결하기 위해 사용되어 왔다(Cermak & Larkin, 2002).

상담

작업치료사는 종종 클라이언트와 보호자가 적절한 활동을 결정할수 있도록 상담을 제공하고- 특히 여가 및 놀이 활동- 그것은 DCD 환자의 참여, 성취, 만족도를 증진시킬 것이다(Missiuna et al., 2006).

작업치료와 근거

Bart, Jarus, Erez, and Rosenberg (2011)에 의하면, DCD아동은 저하된 운동 수행 및 감소된 참여를 나타낼뿐만 아니라 "참여에 대한 즐거움 감소, 그리고 부모님은 자녀의 참여에 덜 만족하는 것으로 나타났다"(p.1322). DCD에 대한 "치료"는 없지만, CO-OP와 같은 작업치료 중재를 통한 작업수행력 향상의 기회는 있다(Banks, Rodger, & Polatajko, 2008). CO-OP는 DCD 아동의 과제 완수를 위한 전략 사용을 촉진하는 것으로 나타났다(Rodger & Liu, 2008). 이것은 또한 나이가 많거나 어린 아동 모두에게 작업수행 및 만족을 향상시키는 효과적인 중재 전략으로 보고되고 있다(Taylor, Fayed, & Mandich, 2007). 전반적으로, 그들의 DCD의 인식을 증가시키는 것이 실무자들에게 요청되고, 클라이언트는 적절히 진단되고 가능한 빨리 서비스 받기를 시작할 수 있다(Missiuna et al., 2008).

만약 DCD 아동이 감각 처리 및 실행 기능에 문제가 있다면, SI 접근법의 사용은 운동 기술 증진에 도움을 줄 수 있다. 체계적 고찰 연구에서는 SI가 감각 운동 기술 및 운동 계획에서 긍정적인 결과를 초래할 수 있음을 나타내고 있다(May-Benson & Koomar, 2010).

보호자 고려사항

DCD 아동의 보호자는 DCD 증상 및 징후의 의료기관에 대한 지식 부족으로 진단 받는 것에 어려움이 보고되었고, 이는 서비스를 받는 것이 늦어지는 결과를 초래한다(Maciver et al., 2011). Missiuna, Moll, King, King, and Law (2007)는 DCD 아동에 대한 부모의 우려는 아동의 성장에 따라 변화하는 경향을 발견했다. 매우 어린 나이에 놀이방법에서 차이점을 보이는 운동 발달이정표에 도달하지 않는 것을 걱정하는 것부터, 자조-관리, 학업, 신체 활동의 어려움으로 걱정하고 좌절하는 것, 그리고 자존감 및 정서적 건강에 대해 우려하는 것까지 아동의 성장에 따라 변화하는 경향을 나타낸다.

정보제공

기관

- CanChild Centre for Child Disability Research—CanChild is a research and educational center located at McMaster University in Ontario, Canada that focuses on childhood disabilities including DCD.
  Institute for Applied Health Sciences, McMaster University,
  1400 Main Street West, Room 408
  Hamilton, Ontario
  Canada L8S 1C7
  Telephone: (905) 525-9140 ext. 27850
  E-mail: canchild@mcmaster.ca
  Website: http://dcd.canchild.ca/en/
- The Dyspraxia Foundation—The Dyspraxia Foundation is a resource in the United Kingdom for individuals with DCD as well as their caregivers and health professionals.
  8 West Alley
  Hitchin
  Herts, SG5 1EG
  United Kingdom
  Telephone: 144 01462 454 986 (help line)
  E-mail: dyspraxia@dyspraxiafoundation.org.uk
  Website: http://www.dyspraxiafoundation.org.uk/index.php

책

- Ball, M. F. (2002). *Developmental coordination disorder: Hints and tips for the activities of daily living*. London, United Kingdom: Jessica Kingsley.
- Kirby, A. (2003). *The adolescent with developmental co-ordination disorder (DCD)*. London, United Kingdom: Jessica Kingsley.
- Kurtz, L. A. (2003). *How to help a clumsy child: Strategies for young children with developmental motor concerns*. London, United Kingdom: Jessica Kingsley.
- Platt, G. (2011). *Beating dyspraxia with a hop, skip, and a jump: A simple exercise program for home and school*. London, United Kingdom: Jessica Kingsley.

참고문헌

American Psychiatric Association. (2000). *Diagnostic and statistical manual of mental disorders* (4th ed., text rev.). Washington, DC: Author.

Ayres, A. J. (1989). *Sensory Integration and Praxis Tests*. Los Angeles, CA: Western Psychological Services.

Banks, R., Rodger, S., & Polatajko, H. (2008). Mastering handwriting: How children with developmental coordination disorder succeed with CO-OP. *OTJR: Occupation, Participation & Health*, *28*, 100–109.

Bart, O., Jarus, T., Erez, Y., & Rosenberg, L. (2011). How do young children with DCD participate and enjoy daily activities? *Research in Developmental Disabilities*, *32*, 1317–1322. doi:10.1016/j.ridd.2011.01.039

Bruininks, R. H., & Bruininks, B. D. (2006). *Bruininks-Oseretsky Test of Motor Proficiency-second edition (BOT-2)*. Bloomington, MN: Pearson.

Cermak, S. A., & Larkin, D. (Eds.). (2002). *Developmental coordination disorder*. Albany, NY: Delmar.

Chen, H., & Cohn, E. S. (2003). Social participation for children with developmental coordination disorder: Conceptual, evaluation, and intervention considerations. *Physical & Occupational Therapy in Pediatrics*, *23*(4), 61–78.

Chen, Y., Tseng, M., Hu, F., & Cermak, S. A. (2009). Psychosocial adjustment and attention in children with developmental coordination disorder using different motor tests. *Research in Developmental Disabilities*, *30*, 1367–1377. doi:10.1016/j.ridd.2009.06.004

Coster, W., Deeney, T., Haltiwanger, J., & Haley, S. (1998). *School Function Assessment*. San Antonio, TX, Psychological Corporation.

Crawford, S. G., & Dewey, D. (2008). Co-occurring disorders: A possible key to visual perceptual deficits in children with developmental coordination disorder? *Human Movement Science*, *27*, 154–169. doi:10.1016/j.humov.2007.09.002

Dunn, L. (2004). Validation of the CHORES: A measure of school-aged children's participation in household tasks. *Scandinavian Journal of Occupational Therapy*, *11*, 179–190. doi:10.1080/11038120410003673

Flapper, B., & Schoemaker, M. (2008). Effects of methylphenidate on quality of life in children with both developmental coordination disorder and ADHD. *Developmental Medicine & Child Neurology*, *50*, 294–299. doi:10.1111/j.1469-8749.2008.02039.x

Folio, M. R., & Fewell, R. R. (2000). *Peabody Developmental Motor Scales* (2nd ed.). Austin, TX: Pro-Ed.

Goffer, A., Josman, N., & Rosenblum, S. (2009). *Do-Eat: Performance-based assessment tool for children*. Haifa, Israel: University of Haifa.

Green, D., Baird, G., & Sugden, D. (2006). A pilot study of psychopathology in developmental coordination disorder. *Child: Care, Health & Development*, *32*, 741–750. doi:10.1111/j.1365-2214.2006.00684.x

Henderson, S. E., Sugden, D. A., & Barnett, A. L. (2007). *Movement Assessment Battery for Children-second edition (Movement ABC-2)*. London, United Kingdom: Psychological Corporation.

Kashiwagi, M., Iwaki, S., Narumi, Y., Tamai, H., & Suzuki, S. (2009). Parietal dysfunction in developmental coordination disorder: A functional MRI study. *NeuroReport*, *20*, 1319–1324. doi:10.1097/WNR.0b013e32832f4d87

Keller, J., Kafkes, A., Basu, S., Federico, J., & Kielhofner, G. (2005). *The Child Occupational Self Assessment* (Version 2.1). Chicago, IL: MOHO Clearinghouse.

King, G., Law, M., King, S., Hurley, P., Rosenbaum, P., Hanna, S., . . . Young, N. (2004). *Children's Assessment of Participation and Enjoyment (CAPE) and Preference for Activities of Children (PAC)*. San Antonio, TX: PsychCorp.

Kirby, A., Sugden, D., Beveridge, S., & Edwards, L. (2008). Developmental co-ordination disorder (DCD) in adolescents and adults in further and higher education. *Journal of Research in Special Educational Needs*, *8*, 120–131. doi:10.1111/j.1471-3802.2008.00111.x

Law, M., Baptiste, S., Carswell, A., McColl, M., Polatajko, H., & Pollock, N. (2005). *Canadian Occupational Performance Measure* (4th ed.). Ottawa, Canada: CAOT Publications.

Lichtenstein, P., Carlstrom, E., Rastam, M., Gillberg, C., & Anckarsater, H. (2010). The genetics of autism spectrum disorders and related neuropsychiatric disorders in childhood. *American Journal of Psychiatry*, *167*, 1357–1363. doi:10.1176/appi.ajp.2010.10020223

Maciver, D. D., Owen, C. C., Flannery, K. K., Forsyth, K. K., Howden, S. S., Shepherd, C. C., & Rush, R. R. (2011). Services for children with developmental co-ordination disorder: The experiences of parents. *Child: Care, Health and Development*, *37*, 422–429. doi:10.1111/j.1365-2214.2010.01197.x

Magalhaes, L. C., Missiuna, C., & Wong, S. (2006). Terminology used in research reports of developmental coordination disorder. *Developmental Medicine & Child Neurology*, *48*, 937–941. doi:10.1017/S0012162206002040

May-Benson, T. A., & Koomar, J. A. (2010). Systematic review of the research evidence examining the effectiveness of interventions using a sensory integrative approach for children. *American Journal of Occupational Therapy*, *64*, 403–414. doi:10.5014/ajot.2010.09071

Missiuna, C., Cairney, J., Pollock, N., Russell, D., Macdonald, K., Cousins, M., . . . Schmidt, L. (2011). A staged approach for identifying children with developmental coordination disorder from the population. *Research in Developmental Disabilities*, *32*, 549–559. doi:10.1016/j.ridd.2010.12.025

Missiuna, C., Gaines, R., Mclean, J., DeLaat, D., Egan, M., & Soucie, H. (2008). Description of children identified by physicians as having developmental coordination disorder. *Developmental Medicine & Child Neurology*, *50*, 839–844. doi:10.1111/j.1469-8749.2008.03140.x

Missiuna, C., Moll, S., King, S., King, G., & Law, M. (2007). A trajectory of troubles: Parents' impressions of the impact of developmental coordination disorder. *Physical & Occupational Therapy in Pediatrics*, *27*(1), 81–101.

Missiuna, C., Pollock, N., & Law, M. (2004). *Perceived efficacy and goal setting system* (PEGS). San Antonio, TX: Psychological Corporation

Missiuna, C., Rivard, L., & Bartlett, D. (2006). Exploring assessment tools and the target of intervention for children with developmental coordination disorder. *Physical & Occupational Therapy in Pediatrics*, *26*, 71–89. doi:10.1080/J006v26n01_06

Niemeijer, A., Smits-Engelsman, B., & Schoemaker, M. (2007). Neuromotor task training for children with developmental coordination disorder: A controlled trial. *Developmental Medicine & Child Neurology*, *49*, 406–411.

O'Brien, J., Williams, H. G., Bundy, A., Lyons, J., & Mittal, A. (2008). Mechanisms that underlie coordination in children with developmental coordination disorder. *Journal of Motor Behavior*, *40*, 43–61.

Peens, A., Pienaar, A., & Nienaber, A. (2008). The effect of different intervention programmes on the self-concept and motor proficiency of 7- to 9-year-old children with DCD. *Child: Care, Health & Development*, *34*, 316–328. doi:10.1111/j.1365-2214.2007.00803.x

Polatajko, H., & Mandich, A. (2004). *Enabling occupation in children: The cognitive orientation to daily occupational performance (CO-OP) approach*. Ottawa, Canada: CAOT Publications.

Querne, L., Berquin, P., Vernier-Hauvette, M., Fall, S., Deltour, L., Meyer, M., & de Marco, G. (2008). Dysfunction of the attentional brain network in children with developmental coordination disorder: A fMRI study. *Brain Research*, *1244*, 89–102. doi:10.1016/j.brainres.2008.07.066

Roberts, G., Anderson, P. J., Davis, N., De Luca, C., Cheong, J., Doyle,

L. W., & the Victorian Infant Collaborative Study Group. (2011). Developmental coordination disorder in geographic cohorts of 8-year-old children born extremely preterm or extremely low birthweight in the 1990s. *Developmental Medicine & Child Neurology*, *53*, 55–60. doi:10.1111/j.1469-8749.2010.03779.x

Rodger, S., & Liu, S. (2008). Cognitive orientation to (daily) occupational performance: Changes in strategy and session time use over the course of intervention. *OTJR: Occupation, Participation & Health*, *28*, 168–179.

Rosenblum, S. (2006). The development and standardization of the Children Activity Scales (ChAS-P/T) for the early identification of children with developmental coordination disorder. *Child: Care, Health, and Development*, *32*, 619–632.

Sugden, D. A., & Chambers, M. E. (2007). Stability and change in children with developmental coordination disorder. *Child: Care, Health & Development*, *33*, 520–528. doi:10.1111/j.1365-2214.2006.00707.x

Taylor, S., Fayed, N., & Mandich, A. (2007). CO-OP intervention for young children with developmental coordination disorder. *OTJR: Occupation, Participation & Health*, *27*, 124–130.

Wilson, B. N., Crawford, S. G., Green, D., Roberts, G., Aylott, A., & Kaplan, B. J. (2009). Psychometric properties of the revised Developmental Coordination Disorder Questionnaire. *Physical and Occupational Therapy in Pediatrics*, *29*(2), 182–202. doi:10.1080/01942630902784761

Zwicker, J. G., Missiuna, C., & Boyd, L. A. (2009). Neural correlates of developmental coordination disorder: A review of hypotheses. *Journal of Child Neurology*, *24*, 1273–1281. doi:10.1177/0883073809333537

Zwicker, J. G., Missiuna, C., Harris, S. R., & Boyd, L. A. (2011). Brain activation associated with motor skill practice in children with developmental coordination disorder: An fMRI study. *International Journal of Developmental Neuroscience*, *29*, 145–152. doi:10.1016/j.ijdevneu.2010.12.002

발달지연(Developmental Delay)

Alaina Krumbach

설명과 진단

발달지연은 하나 이상의 발달 영역(신체적, 인지적, 의사소통, 사회적, 정서적 영역)에서 천천히 성숙하는 아동을 설명할 때 사용되는 포괄적인 용어이다. 일반적인 지연은 소근육 및 대근육 운동 기술, 지적 능력 또는 인지 기술, 말하기 및 언어, 사회 기술, 감정 조절, 자조 관리 기술에서 나타날 수 있다(Boyse, 2010; National Dissemination Center for Children with Disabilities [NICHCY], 2009). 발달장애는 일반적으로 유아기에 지연 증상이 발생할 수 있지만, 22세까지도 진단될 수 있다. 지적발달 지연은 유아기에 진단되고, 나중에 지적장애에 대한 평가를 한다. 지적장애는 18세 이전에 진단된다(American Association of Intellectual and Developmental Disabilities [AAIDD], 2011).

발생률과 유병률

- 발달장애 또는 행동장애: 미국에서 아동의 17%가 매년 진단된다.
- 지적장애: 가장 흔한 발달 지연; 미국에서 6세~64세 사이의 사람 중 약 150만명이 진단된다(Centers for Disease Control and Prevention [CDC], 2005).

원인과 병인

발달지연은 특발성이거나 명확한 원인이 있을 수 있다. 발달 지연을 유발할 수 있는 일부 요인은 다음을 포함한다:

- 염색체 또는 유전자 질환: 다운증후군, 취약 X 증후군, 프라더-윌리 증후군, 윌리엄 증후군, 페닐케톤뇨증(PKU)
- 태아 발달: 산모의 알코올 섭취 및 감염(예, 풍진)
- 주산기: 감염, 조산, 산소결핍
- 출생 후: 영양실조, 납 또는 수은 중독, 감염(예, 백일해, 홍역, 수막염), 뇌 손상, 산소 결핍, 간질(AAIDD, 2011; Boyse, 2010; Children, Youth, and Women's Health Service [CYMHS], 2010; NICHCY, 2009)

전형적인 진행과정, 증상과 관련질환

발달지연은 보건 의료 전문가 및 보호자로부터 조기 중재 및 추가 지원을 통해 학습하고 발달시킬 수 있다. 발달지연 및 지적발달 지연은 전형적으로 삶의 과정 전체에 걸쳐서 증상이 나타난다. 적응, 수정, 학습 전략은 인지적, 사회적, 물리적, 의사소통 기술을 증진시킬 수 있다(CYMHS, 2010). 가능한 증상 및 경고 징후는 적절한 발달 이정표 동안 다음을 포함하는 다양한 발달 영역에서 나타날 수 있다:

- 행동: 과제에 집중 불능, 간단한 과제에도 좌절, 공격적이고 폭력적인 행동을 나타냄, 다른 사람과 눈 맞춤을 피함
- 대근육 운동: 비전형적 근긴장도(근긴장도 항진 또는 저긴장증), 적절한 자세 유지에 어려움 경험, 다른 아동에 비해 더 어둔함
- 시각: 추적 어려움, 자주 눈을 문지름, 물체를 보기 위해 머리와 목을 조정함, 눈이 교차되거나 회전될 수 있음, 작은 물체를 찾거나 집기 어려움
- 청각: 대화할 때 비전형적인 볼륨, 소리가 들리는 방향으로 몸을 회전, 지시 따르기의 어려움, 큰 소리에 놀라지 않을 수 있음, 소리나 단어 발달이 되지 않을 수 있음(Leslie et al., 2008)

발달지연과 관련된 질환은 다운증후군 태아 알코올 증후군, 자폐증, 전반적 발달 장애, 뇌성마비, 간질을 포함할 수 있다(AAIDD, 2011; CYMHS, 2010). 발달지연과 밀접하게 관련된 다른 용어는 다음을 포함한다:

- 전체적인 발달 지연: 모든 발달 영역에서의 제한을 설명하는데 사용
- 지적 지연: 주로 5세 이하 아동에서, 지연이 영구적인지 불확실한 경우, 지적 기능 및 인지 기술(추론, 학습, 문제해결력)의 제한을 설명하는데 사용
- 지적 장애: 인생 전반에 걸쳐 인지적, 사회적, 실질적인 기술에 영향을 주는 지연이 있는 사람에게 사용되는 용어이다: IQ 검사 결과 75이하는 경도, 중등도, 중증, 또는 심각한 단계로 분류되는 지적 장애를 나타낼 수 있다(AAIDD, 2011).

분야별 중재

특수 교육

특수 교육을 통해, 개별화 교육 계획(IEP)은 각 학생에게 특정적인 교육 프로그램과 자원을 촉진시키기 위해 개발되었다. 각각의 IEP는 개인을 위해 특별히 설계되었고, 학생의 요구 및 학업적 요구사항에 대한 자세한 정보를 포함한다(Boyse, 2010; NICHCY, 2009).

청각 및 듣기 서비스

발달 지연 아동을 위한 중재는 청력 소실 및 청각 장애에 대한 검사를 포함할 수 있다. 청각전문가는 인공 와우를 제안하거나 비언어적 의사소통의 대체 방법을 소개할 수 있다(NICHCY, 2009).

음성 및 언어 서비스

중재는 언어적 개선 및 비언어적 의사소통 방법을 소개하는 것에 초점을 둔다. 비언어적 의사소통은 수화, Mayer-Johnson 심볼, 또는 의사소통 보드를 포함할 수 있다. 또한, 중재는 삼킴의 어려움 또는 삼

킴 수 없는 결과를 초래하는 질환인 삼킴장애를 돕기 위해 근력 강화에 초점을 둘 수 있다(NICHCY, 2009).

의료 서비스

의료 서비스는 염색체 이상 검사, 건강 모니터, 유아의 감염 예방을 위한 항생제 처방 등을 포함한다(NICHCY, 2009).

영양 서비스

중재는 증상 모니터를 돕기 위해 산모 및 개별화된 영양에 초점을 둔다. 특히 PKU 환자의 경우, 임신 중 및 삶의 과정 전반에 걸쳐 신체적, 정신적 건강을 증진시키기 위해 페닐알라닌이 낮은 식이가 처방된다(NICHCY, 2009; Van Voorhees, 2009).

물리치료

물리치료사는 보행, 관절가동범위, 근력 등을 포함하는 대근육 운동 기술 증진을 위해 환자와 일할 수 있다(NICHCY, 2009).

심리 서비스

상담 및 훈련은 보호자를 교육하고 정서적 스트레스, 공격적 행동, 우울 증상을 조절하기 위해 환자 및 가족에게 제공될 수 있다(NICHCY, 2009).

작업치료 평가

기능적 선별 및 사정

- Pediatric Evaluation of Disability Inventory (PEDI): 기능적 기술 평가
- Functional Independence Measure for Children (WeeFIM)
- Screening Test for Evaluating Preschoolers (FirstSTEp): 지연에 대한 위험 요소 식별
- Hawaii Early Learning Profile (HELP): 발달 기술 및 행동
- Bayley Scale of Infant Development-III (BSID-III): 발달적 기능
- Miller Assessment for Preschoolers (MAP): 감각, 운동 및 인지기술 평가
- School Function Assessment (SFA): 학생의 과제 및 활동 수행력

운동 협응

- Bruininks-Oseretsky Test of Motor Proficiency (BOT-2): 대근육 및 소근육 운동 기능
- Test of Infant Motor Performance (TIMP): 자세 및 조절기능
- Peabody Developmental Motor Scales-2 (PDMS): 운동 발달
- Beery Test of Visual Motor Integration (Beery VMI): 시각 및 운동 통합

감각 및 감각운동처리

- Sensory Integration and Praxis Test (SIPT): 실행, 감각 처리, 통합
- Sensory Processing Measure (SPM): 가정 또는 학교에서의 감각 처리 능력
- Sensory Profile: 감각 정보 처리 능력 및 기능에 미치는 영향

사회 참여 및 기능

- Children's Assessment of Participation and Enjoyment (CAPE) and Performance for Activities of Children (PAC): 학교 외 활동에서의 참여 및 선호도
- Canadian Occupational Performance Measure (COPM): 활동 및 수행

청소년기와 성인기의 일상생활활동 및 수단적 일상생활활동

- Functional Independence Measure (FIM): 기능상태에 장애가 미치는 영향
- Transition Planning Inventory (TPI): 포괄적인 전환 필요성 식별
- Assessment of Motor and Process Skills (AMPS): 개인적 일상생활활동 및 수단적 일상생활활동
- Kohlman Evaluation of Living Skills (KELS): 지역사회에 거주하는 능력 평가
- Test of Grocery Shopping Skills (TOG-SS): 식료품 쇼핑을 완료할 수 있는 능력

작업치료 중재

초기 중재

개별적 가족 서비스 계획(IFSP)을 바탕으로, 치료는 아동이 3세 이하의 경우 자연스러운 환경에서 가족을 위해 제공된다. 중재는 놀이를 통해 영아와 보호자의 관계에 초점을 두고, 일상 일과 실행을 위한 전략을 식별하며, 일상 활동 수정을 제안하고, 적응 장비의 사용을 소개한다(Frolek Clark, Jackson, & Polichino, 2011).

특수 기술 훈련

소근육 및 대근육 운동 중재는 아동 성숙 및 IFSP에서 IEP로 전환으로써 계속 지속한다. 중재는 환경에 대한 인식과 탐색 증진에 초점을 둔다; 자조관리, 글씨쓰기, 화장실 사용과 같은 기능적 활동을 증진시킨다; 그리고 안전 및 효과적인 자세에 대한 교육을 한다(Frolek Clark et al., 2011).

보조 공학

작업치료사는 ADL을 보조하기 위한 특수 적응 장비 및 보조 기술을 결정하기 위해 환자 및 가족과 함께 일할 수 있다(Boyse, 2010). 특별한 고려사항은 장비가 가장 제한이 적은 도구임을 확인하기 위해 각 환자 및 보호자에게 이루어져야 한다. 고려해야 할 요소는 사용하는 장비의 사회적 영향, 개별 기술 장비를 사용하고 문제를 해결하는 능력, 지역사회에서 환자의 참여에 장기적으로 미치는 영향을 포함한다(Hammel, 2003).

감각통합

감각통합은 감각 조절 문제가 있는 발달 지연 환자에게 자신의 환경에서 감각 자극에 관련된 감정 조절을 돕기 위해 사용될 수 있다(Roberts, King-Thomas, & Boccia, 2007; Shaaf & Miller, 2005).

전환 계획

전환 계획은 환자가 14가되면 시작하고, 지역사회를 위한 IEP 및 학교 환경을 떠나는 것에 초점을 맞춘다. 전환 계획의 목표는 지역사회에서 가능한 독립적일 수 있도록 하는 것이다(Kardos & White, 2006).

취업 지원

전문적인 환경에서 특정 과제 훈련에 집중하는 것은 개인의 자신감을 증가시킬 수 있고, 자율성을 촉진하며, 지역사회 내에서 생산성과 참여를 강화시킬 수 있다(Siporin & Lysack, 2004).

작업치료와 근거

작업치료사는 분야별 팀의 일부이고, 팀은 보호자, 교사, 물리치료사, 언어치료사, 영양사, 전문의를 포함한다(Frolek Clark et al., 2011). 연구에서 3세 이전의 조기 중재 치료는 개인의 발달에 가장 유의한 효과를 보인다고 보고하였기 때문에, 작업치료사는 조기 중재 서비스에 대한 환자의 IFSP에 포함될 수 있다. 적절하게, 초기 발달 지연을 인식하고 서비스를 확인하는 것은 인생 전반에 걸쳐 환자와 가족의 삶을 효과적으로 강화시키는 것으로 밝혀졌다(Edwards & Sarwark, 2005). 나이가 들어감에 따라, 그들이 자신의 필요와 욕구를 가장 잘 표현할 수 있기 때문에 목표 설정 및 중재 계획에 그들을 포함시키는 것은 중요하다(Frolek Clark et al., 2011). 학업 환경 및 IEP 서비스를 종료한 후에는, 자존감 강화를 위한 지원 고용 기회를 통해 지역사회 안으로 그들을 통합시키는 것은 중요하다(Siporin & Lysack, 2004).

인생 초기에 소근육 및 대근육 운동 발달을 증진시키기 위한 중재는 신체적, 사회적, 학업적, 심리적 기술에서 긍정적인 효과가 지속되는 것으로 나타났다(Riethmuller, Jones, & Okely, 2009). 조기 중재 치료 동안 동력 이동 장치를 사용하는 것은 전동휠체어로 기술 전환하는 이후 삶에 증진을 보여준다(Deitz, Swinth, & White, 2002). 자기-조절 및 감정 조절에 대한 인식을 증가시키는 중재는 개인의 사회적, 학업적 수행에 유의한 긍정적인 효과를 보인다. 감각 통합은 감정 조절을 도울 수 있고, 학급 과제 및 동료와의 상호작용에 초점을 두고 있다(Roberts et al., 2007; Schaaf & Miller, 2005). 감각 통합 기술과 결합하여, 소리 치료는 감정 조절에 긍정적인 효과를 보인다(Hall & Case-Smith, 2007).

보호자 고려사항

종종, 발달지연 및 지적지연 환자의 보호자가 되는 것은 평생 역할이 될 수 있고, 특정한 고려사항은 효과적인 중재 및 치료에 대한 교육을 찾는 것, 다른 발달지연 환자 가족으로부터의 지지, 발달지연 환자 및 가족을 위한 지원 교육을 포함한다(Hanson, 2003; O'Sullivan, 2007).

정보제공

기관

- American Association of Intellectual and Developmental Disab ilities
  501 3rd Street, NW Suite 200
  Washington, DC 20001
  Telephone: 1-202-387-1968
  Website: http://www.aaidd.org
  A national resource for publications and supports for individuals, caregivers, and researchers.
- National Down Syndrome Society
  666 Broadway
  New York, NY 10012
  Telephone: 1-800-221-4602
  Website: http://www.ndss.org
  A research and education on intellectual disabilities for individuals, caregivers, and professionals.

책

- Fivozinsky LeComer, L. (2006). *A parent's guide to developmental delays: Recognizing and coping with missed milestones in speech, movement, learning, and other areas*. New York, NY: Penguin Group.
  A resource to help parents and educators spot "red flags" in development and learn to navigate treatment and education of a child with a developmental delay to lead a fulfilling life.
- Graf Groneberg, J. (2008). *Road map to Holland: How I found my way through my son's first two years with Down syndrome*. New York, NY: New American Library.
  A book written from a mother's perspective of raising a child with Down syndrome.

저널

- *Journal of Intellectual Disability Research*
- *Research in Developmental Disabilities*

웹사이트

- How Kids Develop
  Website: http://www.howkidsdevelop.com/index.html
  A Website that offers parents an easy-to-read guide about developmental milestones and possible steps to take if a child seems to have a delay in achieving one or more developmental milestones.
- Parent to Parent USA (P2P USA)
  Website: http://www.p2pusa.org
  An online resource for parents of children with a developmental delay, to seek emotional and informational support.

참고문헌

American Association of Intellectual and Developmental Disabilities. (2011). *FAQs on intellectual disability.* Retrieved from http://www.aaidd.org

Boyse, K. (2010). *Developmental delay*. Retrieved from http://www.med.umich.edu/yourchild/topics/devdel.htm

Centers for Disease Control and Prevention. (20 05). *Child development*. Retrieved from http://ghr.nlm.nih.gov/condition/down-syndrome

Children, Youth, and Women's Health Service. (2010). *Developmental delay*. Retrieved from http://www.cyh.com/HealthTopics/HealthTopicDetails.aspx?p5114&np5122&id51633

Deitz, J., Swinth, Y., & White, O. (2002). Powered mobility and pre-schoolers with complex developmental delays. *American Journal of Occupational Therapy*, *56*, 86–96.

Edwards, S. L., & Sarwark, J. F. (2005). Infant and child motor development. *Clinical Orthopaedics and Related Research*, *434*, 33–39.

Frolek Clark, G., Jackson, L., & Polichino, J. (2011). Occupational therapy services in early childhood and school-based settings. *American Journal of Occupational Therapy*, *65*(6, Suppl.), S46–S54. Retrieved from http://www.aota.org/Practitioners/PracticeAreas/Pediatrics.aspx

Hall, L., & Case-Smith, J. (2007). The effect of sound-based intervention on children with sensory processing disorders and visual-motor delays. *American Journal of Occupational Therapy*, *61*, 209–215.

Hammel, J. (2003). Technology and the environment: Supportive resource or barrier for people with developmental disabilities? *The Nursing Clinics of North America*, *38*, 331–349.

Hanson, M. J. (2003). Twenty-five years after early intervention: A follow up of children with Down syndrome, other developmental disabilities, and typically developing children. *American Journal of Occupational Therapy*, *59*, 621–628.

Kardos, M. R., & White, B. P. (2006). Evaluation options for secondary transition planning. *American Journal of Occupational Therapy*, *60*, 333–339.

Leslie, L., Bargallo, A., Gordon, J., Hayden-Wade, H., McDaniel, A., Hui Lui, Y., . . . Gist, K. (2008). *What is developmental delay and what services are available if I think my child might be delayed?* Retrieved from http://www.howkidsdevelop.com/index.html

National Dissemination Center for Children with Disabilities. (2009). *Developmental delay*. Retrieved from http://www.nichcy.org/Disabilities/Specific/Pages/DD.aspx

O'Sullivan, A. (2007). AOTA's statement on family caregivers. *American Journal of Occupational Therapy, 61*, 710. doi:10.5014/ajot.61.6.710

Riethmuller, A. M., Jones, R. A., & Okely, A. D. (2009). Efficacy of interventions to improve motor development in young children: A systematic review. *Pediatrics, 124*, 782–792. doi:10.1543/peds.2009-0333

Roberts, J. E., King-Thomas, L., & Boccia, M. L. (2007). Behavioral indexes of the efficacy of sensory integration therapy. *American Journal of Occupational Therapy, 61*, 555–562.

Schaaf, R. C., & Miller, L. J. (2005). Occupational therapy using a sensory integrative approach for children with developmental disabilities. *Mental Retardation and Developmental Disabilities Research Reviews, 11*, 143–148. doi:10.1002/mrdd.20067

Siporin, S., & Lysack, C. (2004). Quality of life and supported employment: A case study of three women with developmental disabilities. *American Journal of Occupational Therapy, 58*, 455–465. doi:10.5014/ajot.58.4.455

Van Voorhees, B. W. (2009). *Phenylketonuria*. Retrieved from http://www.ncbi.nlm.nih.gov/pubmedhealth/PMH0002150/

섭식장애(*Eating Disorders*)

Theresa Griffin

설명

먹는 행동의 심각한 변화와 체형 및 체중에 대한 과도한 우려는 섭식장애의 특징이다(Franco, 2011). 2,400만 미국인과 세계적으로 7,000만 명이 섭식장애가 있다(The Renfrew Center Foundation, 2003). 12~25세 사이의 여성들은 섭식장애 미국인의 90%를 차지한다(Substance Abuse and Mental Health Services Administration [SAMHSA], 2010). 10년 간의 연구에 따르면, 섭식장애의 86%는 20세 즈음 발병하는데, 10%는 10세 이하, 33%는 11~15세, 43%는 16~20세 사이에 발병한다(National Association of Anorexia Nervosa and Associated Disorders [ANAD], 2011b). 또한, 이러한 환자의 77%는 1~15년 동안 지속되는 것으로 보고되었다(ANAD, 2011b). 섭식장애는 어떠한 정신질환 보다 가장 높은 사망률을 보인다(Sullivan, 1995). 약 480,000명이 섭식장애 합병증으로 매년 사망한다(The Renfrew Center Foundation, 2003).

분류

미국 정신 의학 협회(APA; 2000)의 정신건강 장애의 진단 및 통계 편람(4th ed., text rev.; DSM-IV-TR)에 따르면, 섭식장애는 3종류로 분류될 수 있다: 신경성 거식증, 신경성 폭식증, 달리 분류되지 않는 섭식장애(EDNOS).

신경성 거식증은 적어도 정상 체중 보다 15% 아래로 체중이 감소하는 심각한 식이요법 및 제거를 특징으로 나타낸다(ANAD, 2011a). 이 질환은 두 가지 하위유형이 있다: 제한적인 유형과 폭식 및 제거 유형이다. 제한적인 유형은 음식 섭취를 제한하고 건강에 해로운 체중을 유지하기 위해 과도하게 운동을 한다. 폭식 또는 제거 유형은 음식 섭취를 제한하고, 동시에 폭식 또는 자기 유도 구토 또는 설사 및 이뇨제의 남용과 같은 제거 행동을 실행한다(Franco, 2011). 평균적으로 17~19세 사이에 발생한다. 신경성 거식증은 청소년들 하이에서 세 번째로 가장 흔한 질병이다(ANAD, 2011a). 이것은 15~24세 여성의 다른 사망원인보다 더 높은 사망률을 보인다(ANAD, 2011b).

신경성 폭식증은 폭식과 제거의 재발을 특징으로 한다. 두 개의 하위유형은 제거형과 비 제거형을 포함한다. 제거 유형은 섭취된 칼로리를 제거하기 위해 자기-유도 구토 또는 설사약, 이뇨제 및 관장약의 남용을 포함한다. 비제거 유형은 체중 증가 방지를 위해 금식하거나 과도한 운동을 하는 부적절한 보상 행동을 포함한다(Franco, 2011). 미국 여성의 무려 7% 정도는 자신의 삶에 어떤 시점에서 신경성 폭식증을 경험했었다. 어떤 주어진 시간에, 미국 인구의 약 5%가 신경성 폭식증으로 진단되지 않았다(National Eating Disorders Association [NEDA], 2008).

달리 분류되지 않는 섭식장애는, 임상에서 가장 흔한 섭식장애 진단이고, 다른 두 종류의 증상을 나타내지만 엄격하게 하나의 분류에 속하지 않는 모든 다른 섭식장애를 포함한다. 이것은 폭식 섭식장애를 포함한다. 현재 추정치는 폭식 섭식장애는 미국 인구의 4%까지 영향을 미치는 것으로 나타났다(NEDA, 2008).

병인

정확한 원인이 확립되어있지 않지만, 유전이 50~80%까지 섭식장애 발병 위험을 증가시킬 수 있다고 생각된다(The Alliance for Eating Disorder Awareness [The Alliance], 2011). 미디어와 같은 사회적 요소; 우울증과 같은 심리적 요소; 약물 중독 및 외상성 사건과 같은 개인적 요인은 모두 섭식장애 발병에 기여할 수 있다(The Alliance, 2011).

증상

신경성 거식증의 증상은 다음을 포함한다:
- 음식의 회피, 작은 양의 음식 섭취, 음식 계량, 또는 칼로리 계산
- 월경 기간의 불규칙 또는 무월경
- 탈모
- 피로 및 실신

신경성 폭식증의 증상은 다음을 포함한다:
- 폭식과 제거의 반복화
- 눈이 충혈
- 설사약, 이뇨제 또는 다이어트 약의 남용
- 빈번한 다이어트

달리 분류되지 않는 섭식장애의 증상은 다음을 포함한다:
- 포만감을 넘어 조절되지 않는 충동적인, 또는 지속적인 먹기
- 산발적 단식 또는 반복적인 다이어트
- 불안, 우울증 및 외로움뿐만 아니라 폭식 후 수치심(ANAD, 2011a; NEDA, 2004; SAMHSA, 2010).

진행과정과 예후

섭식 장애의 발생은 실질적으로 모든 개인에 따라 다양하다. DSM-IV-TR은 섭식장애의 구체적인 진단을 허용하지만, 많은 사람들은 모든 범주에서 증상이 복합적으로 나타날 수 있다. 예를 들어, 신경성 거식증으로 진단된 환자의 약 50%는 폭식증 증상으로 발전될 수 있고, 신경성 폭식증으로 진단된 환자의 약 40%는 거식증 증세가 발현될 수 있다(PsychCentral, 2010). 의학적 치료를 하지 않으면, 최대 20%의 섭식장애 환자는 사망한다. 치료를 하면, 약 60%가 전체 회복이 되고 20%는 부분적 회복이 될 것이다(Healthy Place, 2008).

위험요인

섭식 장애를 발생을 증가시키는 위험요인은 다음을 포함한다:

- 성별: 여성이 위험요소가 더 높다.
- 나이: 10대와 20대 후반의 사람이 더 큰 위험요인이다.
- 가족력: 부모 및 형제 중 섭식장애가 있으면 위험을 증가시킨다.
- 가족의 영향: 부모나 형제 자매가 지나치게 비판적이거나 자신의 외모에 대한 놀림을 받을 경우 섭식장애가 더 잘 발생한다.
- 정서 장애: 우울증, 불안장애, 강박장애는 섭식장애 발생 가능성이 더 높다(Mayo Clinic, 2010).

합병증

섭식 장애의 합병증은 다음을 포함한다: 성장 저해, 심장 질환, 우울증, 자살충동 또는 자살행동, 뼈 손실, 발작, 심각한 충치, 신장 손상이 있다(Mayo Clinic, 2010; NEDA, 2005; The Renfrew Center Foundation, 2003).

분야별 중재

섭식장애의 치료는 개인이 가지고 있는 특정 유형에 따라 달라진다. 다양한 분야의 전문가는 이 질환의 의학적, 치과적, 영양적 요소를 해결하기 위해 협동 작업을 해야 할 것이다. 치료는 일반적으로 심리 치료, 영양 교육, 약물치료를 포함한다(Mayo Clinic, 2010). 또한, 우울증, 약물남용, 불안장애는 종종 섭식장애와 동반되어 발생하기 때문에, 필요한 경우 이런 질환에 대한 의학적 치료를 받는 것도 중요하다(Healthy Place, 2008).

심리치료

개별 치료의 중점은 건강하지 못한 생각, 행동, 습관을 대체하는 것이다. 인지행동 치료라고 불리는 심리치료의 한 특정 유형은 질환의 행동적 요소뿐만 아니라 신체 이미지, 체중, 음식에 대한 비합리적 신념과 비논리적인 생각 패턴을 해결하기 때문에 종종 사용된다.(ANAD, 2011c).

영양 교육

의료 서비스 제공자는 건강한 체중에 도달하고 유지하기 위해 식사 계획을 수립하는데 도움이 될 것이다(ANAD, 2011c; SAMHSA, 2010). 중점은 건강한 식단과 정상적인 식사 습관의 발달에 두고 있다.

약물

약물은 섭식장애를 치료할 수는 없지만, 폭식 및 제거 행동을 조절하거나 체중 감소를 관리할 수 있다. 또한, 항우울제와 항불안제 약물은 우울증 및 불안 증상에 도움이 될 수 있다 (Mayo Clinic, 2010).

작업치료 평가

작업수행 및 참여 수준

- Canadian Occupational Performance Measure (COPM): 작업수행도 및 만족도에 대한 자가-보고
- Model of Human Occupational Screening Tool (MOHOST): 작업 기능의 개요
- Occupational Self Assessment (OSA): 자기-보고식 변화에 대한 우선순위 설정

클라이언트 요소 수준

- Depression, Anxiety, Stress Scale (DASS-42): 지난 한 주에 걸쳐 부정적인 감정 상태를 경험하고 있는 정도를 측정하는 자가-보고
- Domestic and Community Skills Assessment (DACSA): 지역사회 생활에 필수적인 과제수행력 평가
- Eating Disorder Inventory: 불규칙한 섭식 증상을 측정하는 자가-보고 척도

작업치료 중재

작업수행

- 메뉴 계획과 식사 준비
- 독립적인 생활기술 발달 및 생활습관 재설계
- 여가 흥미 발달 및 학습
- 돈 관리 및 시간관리 기술 학습(Chipman, 2009)

감각

- 촉각, 냄새, 웃음, 보기, 말하기, 듣기를 포함하는 다감각적인 정보를 왜곡된 신념에서 정확하게 변화시킴(Chipman, 2009)
- 감각 선호도 교육(Chipman, 2009)

심리사회

- 신체 이미지 개선
- 스트레스 관리
- 받아쓰기(Haerti, 2007)

교육 및 지지

- 재발 방지
- 의사소통 및 주장 훈련

보호자 고려사항

Treasure et al. (2008)은 섭식장애에 기여하는 불안, 충동성, 비정상적 섭식 행동의 특성을 공유할 수 있기 때문에 보호자 및 가족들이 종종 섭식장애의 의미에 대해 혼동하는 것을 발견했다. 또한, 가족들은 비판적, 적대적이 되거나 과잉보호할 수 있고, 그들은 사랑하는 사람의 섭식장애로 죄책감과 수치심을 느낄 수 있다. Treasure et al. (2008)은 이러한 반응은 가족 구성원이 사랑하는 사람의 장애에 대한 증상에 순응 또는 활성화하게 할 수 있음을 제안했다. 따라서, 보호자 및 가족은 가족원의 섭식장애에 대처하고 보조하기 위한 전략을 통해 효과를 볼 수 있다. Johansson & Johansson (2009)은 충분한 정보를 제공함으로써 보호자에게 지원을 제공하는 것의 중요성을 강조하였고, 저녁 식사 준비와 음식 준비의 공동 책임과 같은 전략은 보호자가 상황을 잘 처리하는데 도움을 주는 것을 발견했다. 일, 여가, 휴식 사이의 균형은 보호자 및 섭식장애 환자 모두에게 강조된다.

작업치료와 근거

작업치료는 섭식장애로부터 회복하고 대처하도록 돕는 역할을 한다. 섭식 장애는 이전의 역할과 작업을 방해할 수 있다(Chipman, 2009). 또한 일러스트로, Singlehurst, Corr, Griffiths, and Beaulieu (2007)는 일상 작업에 미치는 장애의 영향을 검토하기 위해 폭식을 하는 환자들의 시간 사용 패턴을 연구했다. 결과는 폭식장애 환자의 시간 사용 패턴은 먹기와 사교를 제외하고, 이외의 장애가 없는 개인과 유사하게 나타났다. 그 결과는 장애가 자조 관리, 여가, 생산적 작업에 영향을 미친다는 것을 제안하고, 모든 것은 작업치료사가 치료로 해결할 수 있는 모든 영역이다. 섭식장애 환자의 작업참여의 의미와 목적을 이해하려고 할 때, 작업치료사는 이점을 명심하는 것이 중요하다(Singlehurst et al., 2007).

또한, 작업치료사는 섭식 장애와 동반될 수 있는 낮은 자존감, 불안, 변형된 신체이미지를 해결할 수 있다. 변형된 신체이미지를 가진

환자와 일하는 작업치료사의 역할을 구체적으로 살펴보면, Shear-smith-Farthing(2001)는 작업치료사는 활동이 작업수행 변화의 촉진자 역할을 할 수 있다고 인식하고, 이러한 작업치료사의 활동에 대한 관점은 변형된 신체 이미지와 관련된 문제를 적절하게 해결할 수 있음을 발견했다. 그러나, 작업치료는 이런 실무 분야로 확장되는 경우에 작업치료사에 대한 교육 및 훈련이 필수적인 것으로 인식하고 있다.

Orchard(2003)은 치료사와 섭식장애 환자가 서로 다른 관점이 있을 때 갈등이 어떻게 치료적 관계와 충돌할 수 있는지에 대해 설명한다. 이러한 차이는 변화과정에서 클라이언트의 참여를 제한할 수 있다. 동기부여 인터뷰가 치료 목표 달성을 향해 치료사와 클라이언트가 함께 작업하는 것을 가능하게 할 것이라고 제안하였다(Orchard, 2003). 궁극적으로, 작업치료사는 새로운 관심사를 탐구하고 실용적인 건강 목표를 설정하는 동안 새로운 행동을 개발하는 것으로 섭식장애 환자를 도울 수 있다(Chipman, 2009).

정보제공

기관

- National Association of Anorexia Nervosa and Associated Disorders
  PO Box 7 Highland Park, IL 60035
  1-847-831-3438
  http://www.anad.org/
  A nonprofit organization dedicated to the prevention and alleviation of eating disorders.
- National Eating Disorders Association
  603 Stewart Street, Suite 803 Seattle, WA 98101
  1-800-931-2237
  http://www.nationaleatingdisorders.org
  An organization that promotes prevention and awareness of eating disorders.

책

- Costin, C. (2007). *100 questions and answers about ED*. Sudbury, MA: Jones and Bartlett.
  A straightforward reference guide by a writer and therapist with more than 20 years of experience in treating eating disorders.
- de Rossi, P. (2010). *Unbearable lightness*. New York, NY: Atria.
  The memoir of an actress who writes candidly about having anorexia.\

저널

- *American Journal of Psychiatry*
- *Eating Disorders: The Journal of Treatment and Prevention*
- *International Journal of Eating Disorders*

웹사이트

- The Renfrew Center Foundation
  http://www.renfrew.org
  A nonprofit organization also connected to treatment facilities, which works on professional and consumer education, prevention, research, and access to treatment.
- The Elisa Project: Overcoming Eating Disorders Through Knowledge
  http://www.theelisaproject.org/
  An organization dedicated to the prevention and effective treatment of eating disorders through support, awareness, education, and advocacy.

참고문헌

The Alliance for Eating Disorder Awareness. (2011). *What causes eating disorders?* Retrieved from http://www.allianceforeatingdisorders.com/what-causes-eating-disorders

American Psychiatric Association. (2000). *Diagnostic and statistical manual of mental disorders* (4th ed., text rev.). Washington, DC: Author.

Chipman, J. (2009). *Occupational therapy for patients with eating disorders*. Retrieved from http://eatingdisorder.org/blog/2009/09/occupational-therapy-for-patients-with-eating-disorders/

Franco, K. (2011). *Eating disorders*. Retrieved from http://www.clevelandclinic meded.com/medicalpubs/diseasemanagement/psychiatry-psychology/eating-disorders/#b0020

Haerti, K. (2007). Journaling as an assessment tool in mental health. In B. J. Hemphill-Pearson (Ed.), *Assessments in occupational therapy mental health: An integrative approach* (61–80). Thorofare, NJ: Slack.

Healthy Place. (2008). *For parents: Eating disorders are a serious mental health issue*. Retrieved from http://www.healthyplace.com/eating-disorders/main/for-parents-eating-disorders-are-a-serious-mental-health-issue/menu-id-58/

Johansson, A., & Johansson, U. (2009). Relatives' experiences of family members' eating difficulties. *Scandinavian Journal of Occupational Therapy, 16*(1), 25–32.

Mayo Clinic. (2010). *Eating disorders*. Retrieved from http://www.mayoclinic.com/print/eating-disorders/DS00294/DSECTION5all&METHOD5print

National Association of Anorexia Nervosa and Associated Disorders. (2011a). *Anorexia nervosa*. Retrieved from http://www.anad.org/get-information/about-eating-disorders/anorexia-nervosa/

National Association of Anorexia Nervosa and Associated Disorders. (2011b). *Eating disorders statistics*. Retrieved from http://www.anad.org/get-information/about-eating-disorders/eating-disorders-statistics/

National Association of Anorexia Nervosa and Associated Disorders. (2011c). *Therapeutic treatments*. Retrieved from http://www.anad.org/get-information/information-about-treatment/

National Eating Disorders Association. (2004). *What causes eating disorders?* Retrieved from http://www.nationaleatingdisorders.org/nedaDir/files/documents/handouts/WhatCaus.pdf

National Eating Disorders Association. (2005). *Health consequences of eating disorders*. Retrieved from http://www.nationaleatingdisorders.org/nedaDir/files/documents/handouts/HlthCons.pdf

National Eating Disorders Association. (2008). *Eating disorder information index*. Retrieved from http://www.nationaleatingdisorders.org/information-resources/index.php

Orchard, R. (2003). With you, not against you: Applying motivational interviewing to occupational therapy in anorexia nervosa. *British Journal of Occupational Therapy, 66*(7), 325–327.

PsychCentral. (2010). *Bulimia nervosa: Symptoms*. Retrieved from http://psychcentral.com/disorders/sx3.htm

The Renfrew Center Foundation. (2003). *Eating disorders 101 guide: A summary of issues, statistics and resources*. Retrieved from http://www.renfew.org

Shearsmith-Farthing, K. (2001). The management of altered body image: A role for occupational therapy. *British Journal of Occupational Therapy, 64*(8), 387–392.

Singlehurst, H., Corr, S., Griffiths, S., & Beaulieu, K. (2007). The impact of binge eating disorder on occupation: A pilot study. *British Journal of Occupational Therapy, 70*(11), 493–501.

Substance Abuse and Mental Health Services Administration. (2010). *Handout: Eating disorders*. Retrieved from http://www.ncsacw.samhsa.gov/files/TrainingPackage/MOD3/EatingDisorders.pdf

Sullivan, P. (1995). Mortality in anorexia nervosa. *American Journal of Psychiatry, 152*, 1073–1074.

Treasure, J., Sepulveda, A. R., MacDonald, P., Whitaker, W., Lopez, C., Zabala, M., . . . Todd, G. (2008). The assessment of the family of people with eating disorders. *European Eating Disorders Review, 16*, 247–255. doi:10.1002/erv.859

손 및 손목 질환
(Hand and Wrist Conditions)

Alissa Bonjuklian

설명

미국작업치료협회(AOTA)는 손 치료를 "손과 팔의 기능적 사용을 최적화하기 위해 상지 질환에 기반한 정형외과적 치료와 관련된" 전문적인 실무영역으로 간주한다(Amini, 2011b). 이 영역을 전문으로 하는 작업치료사에게 주기적으로 치료되는 진단 질환은 상지에 존재하는 모든 종류의 조직에 영향을 미친다. 특히 손목 골절은 일반적으로 손 클리닉에서 치료된다. 신경 관련질환은 손목 터널 증후군과 같은 신경 포착, 신경 열상 및 회복을 포함한다. 힘줄 및 인대 관련질환은 건염, 방아쇠 수지, 외측 및 내측상과염, 드퀘르뱅 병(De Quervain syndrome). 및 염좌가 있다. 수술 후 상처뿐만 아니라 화상과 동반된 합병증의 관리는 작업치료사에 의해 치료되는 일반적인 피부 관련질환을 나타낸다. Dupuytren's 병, 감염, 종양과 같은 기타 연부조직 질환은 상지의 치료를 전문으로 하는 작업치료사의 전문 지식을 필요로 하는 문제를 나타낼 수 있다(Cooper, 2007).

유병률

일반적인 손과 손목 질환과 관련된 역학적 유병률 데이터는 전형적으로 노동자 인구에 관한 것이다. 손 손상은 지속적으로 두 번째로 가장 흔한 산업재해로 순위가 매겨진다; 매년, 1,080,000건의 응급실 방문은 손 손상 근로자에 의해 발생한다(Centers for Disease Control and Prevention, 2001). 모든 산업재해의 23% 이상은 상지 손상이고, 특히, 손목터널증후군은 평균 28일의 작업 손실을 차지한다(U.S. Bureau of Labor Statistics, 2008). 기타 손 및 손목 질환의 유병률은 다음과 같다:

- 백만명 이상의 50세 이상 성인은 2001 ~ 2007년 사이에 미국 병원 응급실에서 낙상 관련 팔 및 손목 골절 치료를 받았다(Orces & Martinez, 2010). 노인들 중 모든 골절의 27%는 위팔뼈, 아래팔, 손목 골절로 추정된다(Stevens, Corso, Finkelstein, & Miller, 2006).
- Dupuytren's 병은 세계 인구의 2~42%에서 나타난다. 이 넓은 범위는 북유럽 국가의 큰 유병률과 다른 지역에서는 거의 존재하지 않기 때문이다(Kakar, Giuffre, Skeete, & Elhassan, 2010).
- 흔한 힘줄 질환인 방아쇠 손가락은 일반 dslrn의 약 2%에서 발병한다(McAuliffe, 2010).
- 손목터널증후군은 흔한 신경질환이고, 미국 성인 400만 ~ 1000만명으로 추정된다(Lawrence et al., 2008).
- 경도, 중등도, 중증의 손 뼈관절염은 26세 이상의 미국 성인의 약 27%에게 나타난다. 결과적으로 통증을 경험하는 사람은 소수에 불과할지라도, 이 숫자는 노인 중에서 80%에 도달한다(Lawrence et al., 2008).

병인과 위험요인

손 및 손목 질환의 다양한 특성 때문에, 원인 및 위험요인의 범위는 매우 넓다. 이러한 질환은 심한 외상이나 더 미묘한 근원에 의해 발생할 수 있다. 손 및 손목 질환은 때때로 특발성이다; 클라이언트는 경미한 국소적 외상 후 또는 익숙하지 않은 수동 활동을 수행하는 것과 같은 일상의 작은 변화 후에, 자연스럽게 증상의 시작을 보고할 수 있다(McAuliffe, 2010). 손 및 손목 질환에 대한 기타 가능한 원인 및 위험요인은 다음을 포함한다:

- 외상(Trauma): 낙상 또는 직무 관련 사고와 같은 급성기 외상성 사고는 직접적으로 상지의 뼈에 으스러지는 손상, 신경 열상, 또는 골절 및 파손시킬 수 있다. 낙상은 실제로 " 노인 골절에 대한 강력한 단일 위험요인"으로 언급된다(Thompson, Evitt, & Whaley, 2010, p. 213). 과거 외상의 경험은 두 가지 방법으로 반복되거나 반복되는 사고의 위험 인자로 작용할 수 있다: 국소 조직의 무결성은 위태로워질 수 있고, 향후 손상에 더 취약하게 만든다. 또는, 특히 낙상 관련 골절의 경우, 초기 낙상은 "감소된 이동성의 연쇄"에 앞선 "전초 사건"으로써 작용할 수 있고, 이것은 향후 낙상 및 추가적인 부상으로 이어질 수 있다(Thompson et al., 2010, p. 213).
- 직무 관련 요인: 작업 활동의 다양한 측면은 널리 근로자의 상지 손상의 원인과 위험요인으로 모두 언급되고 있다. 상지 문제의 위험 증가와 관련이 있는 작업 요인은 직무 수행 중 신체 변형의 경험, 높게 감지되는 직무관련 스트레스, 그리고 단조롭거나 반복적인 강제 작업을 포함한다(Aluoch & Wao, 2009), (Bongers, Kremer, & ter Laak, 2002).
- 개인적 요인: 나이는 특정 손 및 손목 질환을 얻을 위험이 더 높은 개인적 위험요인이다. 고령의 나이는 낙상 관련 골절(Thompson et al., 2010) 및 뼈관절염(Lawrence et al., 2008) 위험 증가와 연관되어있고, 반면에 중년의 나이는 손목터널증후군 및 건염과 같은 힘줄 관련질환의 위험요인으로 간주되고 있다(Kakar et al., 2010; McAuliffe, 2010). 이미 존재하는 질환은 환자가 다른 질병에 걸리기 쉽게 할 수 있다; 당뇨병은 Dupuytren's 병(Kakar et al., 2010), 그리고 힘줄 질환(McAuliffe, 2010) 모두의 위험 인자로 간주되고, 골감소증 및 골다공증과 같은 낮은 골밀도는 골절의 위험요인으로 간주되고 있다(Thompson et al., 2010). 환자의 성별은 또한 상지 질환 발생의 위험요인이 될 수 있다: 남성은 Dupuytren's 병의 수술적 중재를 필요로하는 징후 및 증상이 9배 더 높게 나타났고(Kakar et al., 2010), 반면에 낙상 관련 팔 및 손목 골절로 2001년에서 2007년 사이에 치료받은 성인의 80%가 여성이 차지하였다 (Orces & Martinez, 2010).
- 생활양식 요인: 특정 생활양식의 선택은 손 및 손목 질환의 발생 가능성을 변경할 수 있다. 흡연과 과음은 Dupuytren's 병의 발생 가능성을 증가시키고 (Kakar et al., 2010), 저 칼슘식이 섭취는 상지 골절의 위험요인이다 (Thompson et al., 2010).

증상

증상의 임상 양상은 클라이언트에 따라 그리고 특정 진단에 따라 달라질 수 있지만, 일반적인 손과 손목 질환 증상은 통증, 부종, 따끔거림, 마비, 약화, 뻣뻣함 등을 포함한다(Cooper, 2007). 신체적인 증상뿐만 아니라, 일상 작업을 관리하는 클라이언트의 능력의 방해는 손 및 손목 질환의 두번째 주요 불만이다.

주의사항

- 피부 무결성-클라이언트가 스플린트 및 부목을 하는 경우, 발적, 자극, 임의의 불규칙성에 대한 기본적인 피부를 정기적으로 확인하는 것이 중요하다.
- 통증-치료 도중 경험한 통증은 손상이 발생하고 있다는 신호이다. 클라이언트, 보호자, 또는 치료사가 스트레칭과 같은 활동 수행 중 고통스러운 힘을 적용하여 조직을 손상하는 경우 돌이킬 수 없는 손상이 발생할 수 있다(Cooper, 2007).
- 모달리티-모든 물리적 에이전트 모달리티는 주의를 요한다. 예를 들어, 냉동치료는 신경 손상, 감각 장애, 말초 혈관 지환, 레이노 현상, 루푸스, 백혈병, 다발성 골수종, 신경병증, 또는 저온

불내증의 클라이언트에게는 사용해서는 안된다(Cooper, 2007).

분야별 중재

재활

수술 후 기간에 클라이언트의 기능 수준을 극대화하기 위해 재활이 권장될 수 있다. 재활은 상지 치료를 전문으로 하는 작업치료사 또는 물리치료사에 의해 제공된다. 이 치료사는 공인된 손 치료사(CHT)일 것이다. 이 전문 영역에서 일하는 치료사들의 책임은 다음과 같다:

- 중요한 클라이언트 요소, 작업 및 환경에 대한 평가
- 클라이언트의 예후와 치료 계획에 대한 권장사항 설정
- 각 클라이언트에게 맞게 개별적으로 조정된 근거 중심의 치료적 중재를 준비하고 실행

수술

치료를 위한 보수적인 접근이 유효하지 않은 경우 손 전문 의사 및 정형외과 의사가 상담을 할 수 있다. 일반적인 수술방법은 관절 고정술, 인공관절, 뼈 이식, 활액막 절제술, 힘줄집절제, 힘줄 이완, 힘줄 봉합을 포함한다. 방법의 선택은 연령 및 개인의 선호도와 같은 클라이언트 요소뿐만 아니라 진단의 치료 프로토콜의 기능이다(Amadio, 2007).

약물치료

경구 또는 주사 및 이온삼투요법을 통해 투여되는 약물치료는 문제 증상을 완화시키거나 특정 질병의 치료에 도움이 될 수 있도록 처방된다. 일반적으로 처방되는 약물은 다음을 포함한다:

- 진통제
- 항염증제, 즉, 비스테로이드성 항염증제(NSAIDs) 또는 코르티코스테로이드
- 질병 변경 항류마티스 약물(DMARDs)
- 보툴리눔 독소 A(Amadio, 2007)

작업치료 평가

작업-중심 및 삶의 질

- Canadian Occupational Performance Measure (COPM): 시간의 흐름에 따라 다양한 작업 영역에서 클라이언트의 수행도 및 만족도에 대한 자기 평가를 이끌어내는 반구조화 인터뷰
- Disabilities of the Arm, Shoulder, and Hand (DASH): 상지 근골격계 질환과 관련된 장애 및 증상을 평가하는 표준화된 설문지
- Modified Hand Injury Severity Scale (MHISS): 손 손상의 패턴 및 심각성을 설명하고 직업 복귀를 하는데 필요한 시간을 예측하기 위한 표준화된 척도
- Short Form-36 (SF-36): 삶의 질과 관련된 건강을 측정하는 표준화된 척도

생체역학

- 관절가동범위, 즉, 고니오미터
- 근력, 쥐기, 잡기
- 감각 검사
- 부종
- 피부 무결성
- 협응력 검사

작업치료 중재

상지 손상 및 수술 환자를 위한 작업치료 중재는 손상측 신체 일부의 기능적 사용을 회복하는데 초점을 두고 있고, 필수적이고 원하는 작업활동에 참여할 수 있도록 한다. 생체역학 및 작업-중심의ㅡ 접근방법은 모두 직접적으로 클라이언트의 관련된 기능적 목표를 해결해야 한다. 부가적인 치료는 기능-기반 활동을 위해 클라이언트를 준비시키는데 사용될 수 있고, 작업수행을 강화시키는 과제 및 환경 수정은 클라이언트 요소 중재를 보완할 수 있다(Case-Smith, 2003; Jack & Estes, 2010; Skirven, Osterman, Fedorczyk, & Amadio, 2011).

- 물리적 에이전트 모달리티. 열 또는 얼음과 같은 모달리티는 전형적으로 작업치료 중재에 부가적으로 적용된다. 핫팩, 파라핀 욕조, 유속치료, 또는 월풀을 통한 열의 적용은 통증과 뻣뻣함을 감소시킬 수 있고 혈액순환을 향상시킨다. 냉 치료 모달리티는 통증, 염증 및 대사활동을 감소시킬 수 있다. 급성기 연부 조직 손상 환자의 경우, 냉 치료와 운동의 조합이 긴장 후 통증 및 수술 후 통증을 감소시킬 수 있다(Amini, 2011a).
- 흉터 관리. 직접적인 손상으로 인한 흉터이든 교정 수술로 인한 흉터이든 손 및 손목 손상 환자에게 흉터는 공통의 관심사이다. 흉터 관리 기술은 마사지와 실리콘 젤 시팅을 포함한다. 실리콘 젤 시팅은 비후성 흉터를 줄이고 형성된 흉터의 탄력성을 증가시킨다. 흉터 마사지는 화상과 관련된 상처의 통증과 가려움증을 감소시킬 수 있고, 불안 감소 및 기분을 향상시킬 수 있다(Amini, 2011a).
- 스플린트. 스플린트는 통상적으로 손 손상 환자에게 제공하기 위해 제작된다. 각 스플린트의 목적은 클라이언트의 질환에 따라 작용할지라도, 일반적인 목적은 특정 관절을 지지, 고정하고 또는 특정 동작을 차단하는 것이다. 스플린트는 뼈관절염과 손목터널증후군의 증상을 감소시키기 위한 "유익한 준비 기술"로 밝혀졌다(Amini, 2011a, p. 30).
- 치료적 운동. 치료적 운동은 일반적으로 관절가동범위 운동, 근력강화, 지구력 증진, 운동 조절 훈련을 포함한다. 클라이언트의 요구, 선호도, 능력에 따라, 운동은 신체 일부에만 초점을 맞추거나 신체 전체에 초점을 둘 수 있다. 류마티스 관절염 환자의 경우, "적절한 운동"은 근력에서 장기적인 변화가 발생할 수 있고 손의 뻣뻣함에서 단기적인 변화가 발생할 수 있다. 뼈관절염 환자의 경우, 유산소 운동은 통증 보고와 원하는 활동에 참여하는 능력에 의해 결정되는 기능 상태를 증진시킬 수 있다. 그립퍼 운동을 포함하여 2년의 전신 강화 프로그램은 뼈관절염 성인 중에 정적 및 동적 장악력의 향상과 관련되어 있다(Amini, 2011a).
- 기능 기반의 활동. 기능 기반의 활동은 인위적인 치료적 운동에 클라이언트를 참여시키는 것과는 대조적으로 일상생활활동(ADL) 과제를 시뮬레이션하는 중재 활동이다(Amini, 2011a). 하나의 무작위 통제 실험에서, ADL 시뮬레이션을 받은 급성 및 만성 손 손상 환자는 전통적인 운동 기반의 치료를 받은 사람들 보다 평가영역에서 통계적으로 유의한 더 높은 수준의 향상을 나타냈다(Guzelkucuk, Duman, Taskaynatan, & Dincer, 2007).

작업치료와 근거

작업치료 중재는 손 및 손목 재활 영역에서 긍정적인 기능적 결과를 일반적으로 나타낸다. Case-Smith(2003)는 다양한 상지 질환의 33명 성인 그룹을 대상으로, 스플린트, 치료적 운동, ADL, 물리적 에이전트 모달리티를 포함한 작업치료 중재의 효과를 검증했다. 각 클라이언트는 평균 13시간의 치료를 받았다. 게다가, 치료는 클라이언트의 목표와 우선순위에 부합하도록 Case-Smith는 중재 설계를 위해 COPM을 사용했다. 4개의 결과 측정의 3가지에 대한 사전 및 사후 검사 점수의 비교는 통계적으로 유의한 차이가 나타났다. 이 데이터에 대한 임상적 해석은 자신이 선택한 목표 영역의 수행도 및 만족도에 대한 클라이언트의 자가 평가에서 향상을 의미하고, ADL 수행력의 향상, 인식되는 통증 수준의 감소, 사회참여 및 여가활동에서의 향상

을 나타낸다. 기준선에서 고용되거나 풀 타임 학생이었던 25명의 참가자중, 20명이 이전 작업으로 복귀했다. 팔, 손목, 손의 질환에 대한 작업치료 중재에 관한 최근의 체계적 고찰 문헌은 Case-Smith 연구에서 사용된 중재 기술의 일반적인 사용을 지지한다(Amini, 2011a).

정보제공

기관 과 웹사이트

- American Society of Hand Therapists: http://www.asht.org
- American Society for Surgery of the Hand: http://www.assh.org
- Hand Therapy Certification Commission: http://www.htcc.org
- National Institute for Occupational Safety and Health: http://www.cdc.gov/niosh/

책

- Felstiner, M. (2007). *Out of joint: A private and public story of arthritis*. Lincoln, NE: University of Nebraska Press. A prize-winning history professor describes her experience with arthritis in a way that is as much poetry as powerful analysis.

참고문헌

Aluoch, M. A., & Wao, H. O. (2009). Risk factors for occupational osteoarthritis: A literature review. *American Association of Occupational Health Nurses*, *57*, 283–290.

Amadio, P. C. (2007). Specialty update: What's new in hand surgery. *The Journal of Bone and Joint Surgery*, *89A*, 460–465. doi:10.2106/JBJS.H.01697

Amini, D. (2011a). Occupational therapy interventions for work-related injuries and conditions of the forearm, wrist, and hand: A systematic review. *American Journal of Occupational Therapy*, *65*, 29–36. doi:10.5014/ajot.2011.09186

Amini, D. (2011b). The unique role of occupational therapy in rehabilitation of the hand. Retrieved from http://www.aota.org/Practitioners/PracticeAreas/Rehab/Tools/Hand-Rehab.aspx?FT5.pdf

Bongers, P. M., Kremer, A. M., & ter Laak, J. (2002). Are psychosocial factors, risk factors for symptoms and signs of the shoulder, elbow, or hand/wrist?: A review of the epidemiological literature. *American Journal of Industrial Medicine*, *41*, 315–342.

Case-Smith, J. (2003). Outcomes in hand rehabilitation using occupational therapy services. *American Journal of Occupational Therapy*, *57*, 499–506.

Centers for Disease Control and Prevention. (2001). Nonfatal occupational injuries and illnesses treated in hospital emergency departments—United States, 1998. *Morbidity and Mortality Weekly Report*, *50*, 313–317.

Cooper, C. (2007). Fundamentals of clinical reasoning: Hand therapy concepts and treatment techniques. In C. Cooper (Ed.), *Fundamentals of hand therapy: Clinical reasoning and treatment guidelines for common diagnoses of the upper extremity*. St. Louis, MO: Mosby Elsevier.

Guzelkucuk, U., Duman, I., Taskaynatan, M. A., & Dincer, K. (2007). Comparison of therapeutic activities with therapeutic exercises in the rehabilitation of young adult patients with hand injuries. *Journal of Hand Surgery*, 32, 1429–1435.

Jack, J., & Estes, R. I. (2010). Documenting progress: Hand therapy treatment shift from biomechanical to occupational adaptation. *American Journal of Occupational Therapy*, *64*, 82–87.

Kakar, S., Giuffre, J., Skeete, K., & Elhassan, B. (2010). Dupuytren's disease. *Orthopaedics and Trauma*, 24, 197–206.

Lawrence, R. C., Felson, D. T., Helmick, C. G., Arnold, L. M., Choi, H., Deyo, R. A., . . . Wolfe, F. (2008). Estimates of the prevalence of arthritis and other rheumatic conditions in the United States. *Arthritis & Rheumatism*, *58*, 26–35. doi:10.1002/art.23176

McAuliffe, J. (2010). Tendon disorders of the hand and wrist. *Journal of Hand Surgery*, *35*, 846–853. doi:10.1016/j.jhsa.2010.03.001

Orces, A. O., & Martinez, F. J. (2010). Epidemiology of fall related forearm and wrist fractures among adults treated in US hospital emergency departments. *Injury Prevention*, *17*(1), 33–36. doi:10.1136/ip.2010.026799

Skirven, T. M., Osterman, L., Fedorczyk, J., & Amadio, P. C. (2011). *Rehabilitation of the hand and upper extremity, 2-volume set* (6th ed.). Philadelphia, PA: Elsevier Mosby.

Stevens, J. A., Corso, P. S., Finkelstein, E. A., & Miller, T. R. (2006). The costs of fatal and non-fatal falls among older adults. *Injury Prevention*, *12*, 290–295. doi:10.1136/ip.2005.011015

Thompson, M., Evitt, C. P., & Whaley, M. M. (2010). Screening for falls and osteoporosis: Prevention practice for the hand therapist. *Journal of Hand Therapy*, *23*, 212–229. doi:10.1016/j.jht.2009.11.001

U.S. Bureau of Labor Statistics. (2008). *Nonfatal occupational injuries and illnesses requiring days away from work, 2007 (USDL 08–1716)* [News release]. Retrieved from www.bls.gov/news.release/archives/osh2_11202008.pdf

면역 결핍 바이러스/ 후천성 면역 결핍 증후군(HIV/AIDS)

Pamela Vaughn

설명과 진단

인간 면역 결핍 바이러스(HIV)는 백혈구를 파괴하여(특히, CD4로 알려진 특정 단백질을 발현하는 T-세포, 또한 "CD4+ T세포"라고 알려짐), 질병 및 감염과 싸우는 중심부인 면역 체계에 영향을 미친다. 후천성 면역 결핍 증후군(AIDS)은 HIV 감염의 3단계인 마지막 단계이고, 이 단계의 환자는 혈액 1㎕당 남아 있는 CD4+ T세포가 200 미만이거나 AIDS의 정의 조건을 가지고 있다(Schneider et al., 2008). HIV는 가장 일반적으로 HIV 항체의 존재를 검출하는 혈액 검사를 사용하여 진단된다(바이러스의 존재에 대한 반응으로 생성됨): 항체가 발생하는데 평균 25일이 걸리기 때문에, 이러한 유형의 검사는 즉시 정확하게 나타나지 않는다. 최근에는, HIV 항원(실제 바이러스)의 존재를 검출하는 혈액 검사가 더 즉각적인 진단을 제공하기 위해 사용되어왔다. 두 번째 혈액검사는 진단을 확정하는데 사용된다(Centers for Disease Control and Prevention [CDC], 2011a).

발생률과 유병률

- 매년, 미국에서 약 50,000명이 HIV에 감염된다.
- 1999년과 2008년 사이에, 1년 당 평균 38,279명이 AIDS 진단이 이루어졌다.
- 2008년 말, 약 1,178,350명의 미국 청소년과 성인(13세 이상)이 HIV로 살고 있었다.
- 2009년 말, 전 세계적으로 33,300,000명 이상이 HIV로 살고 있었다.
- 2008년 말, 약 479,161명의 미국 청소년과 성인(13세 이상)이 AIDS로 살고 있었다.
- 1999년에서 2008년 사이에, 미국에서 1년 당 17,489명이 AIDS로 사망했다.
- 남성이 약 3:1의 비율로 여성보다 더 HIV 감염율이 높다.
- 유병률은 아프리카계 미국인 또는 흑인(1.8%)에서 가장 높게 나타나고, 다음으로 히스패닉계 및 라틴 아메리카인(0.6%), 비 히스패닉계 백인(0.2%)로 나타난다(CDC, 2011b).

원인과 병인

HIV 감염의 주요 모드는 HIV에 감염된 사람과 무방비 성적 접촉을 통해서이다. 감염은 남자와 성관계를 한 남성들 사이에서 가장 높게 나타난다. 위험을 줄이는 순서대로, 이성애 항문 성교, 질 성교, 구강 성교를 통해 감염될 수 있다(동성과 이성 모두). 성교 중에 라텍스 콘돔의 정확하고 일관된 사용은 크게 HIV 감염의 가능성을 감소시킨다. 감염의 비 성교 모드는 다음을 포함하지만, 이에만 한정되지 않는다:

- 불법 마약의 주입에 사용되는 바늘/주사기의 공유(동성애 항문 성교에 이어 두 번째로 가장 일반적인 모드)
- 임신, 출산, 모유 수유 중 엄마가 아이에게 감염
- 바늘 스틱 노출 사고(예, 의료 시설에서)
- 안전하지 않거나 비위생적인 수혈 또는 주사(미국에서는 흔치 않음)

HIV는 공기 또는 물, 곤충, 침, 땀, 눈물, 가벼운 접촉에 의해 전염되지 않고, 혈액, 정액, 질 액체, 모유를 포함하지 않는 무엇인가에 의해서는 전염되지 않는다(CDC, 2011a).

전형적인 진행과정, 증상, 관련질환

HIV 감염이 발생한 후, 사람은 일반적으로 2-8주 안에 항체를 개발하기 시작한다; 드물게는, 6개월까지 걸리기도 한다. 이 시점에 HIV에 대한 검사는 바이러스를 검출할 수 없을지라도, 여전히 활성하고 매우 전염성이 있다. 증상의 표출은 개인마다 다양하다. HIV 감염의 초기 단계에서 발생할 수 있는 증상은 독감과 유사하고 발열, 두통, 피로, 림프절의 확대를 포함한다(National Institute of Allergy and Infectious Diseases [NIAID], 2009a). 바이러스는 지속적으로 면역 시스템을 파괴시킴으로써, 증상이 진행되고 종종 다음을 포함한다:

- 신속하고 극단적인 체중 감소
- 반복되는 발열
- 극도의 피로
- 장기간의 임파선 부종
- 빈번한 설사
- 입, 항문, 성기의 염증
- 폐렴 또는 기타 중증의 질병
- 기침과 호흡 곤란
- 피부아래 또는 입, 코, 눈꺼풀 안쪽의 얼룩
- 특히 사지의 마비 또는 감각 손실
- 흐리고 왜곡된 시각
- 근력, 관절가동범위 감소
- 기억력 저하, 우울증, 기타 신경 장애(NIAID, 2009a)

HIV/AIDS에 대한 치료는 없지만, 바이러스는 제어될 수 있고 증상의 진행은 항 HIV 약물의 사용으로 천천히 늦출 수 있다. 건강한 사람에게 주요 관심사가 되지 않을 감염과 질병은 특히 HIV/AIDS 환자(PLWHA)에게는 위험하고 종종 치명적이다. 미국에서 PLWHA의 수명은 약물치료의 발전으로 상당 부분에서 지난 몇 년 동안 증가되었다; 진단 후에, 미국의 PLWHA는 예상 수명이 20~25년으로 추정된다(Harrison, Song, & Zhang, 2010).

HIV 감염의 공통 모드를 고려하면, 많은 PLWHA는 동반 약물남용 중독이 있거나 다른 성병 취득으로 이어질 수 있는 안전하지 않은 성적 활동에 참여할 수 있다. 이러한 행동 또는 HIV/AIDS의 진단 결과 때문에 클라이언트들이 낙인되고 소외받는 일은 드문 일이 아니다(Braveman & Suarez-Balcazar, 2009; Opacich, 2008).

분야별 중재

약물 치료

HIV로 진단된 사람은 추적되는 HIV의 수준을 감소시키기 위해 항레트로 바이러스(ARV) 약물 요법을 시작할 것이고, 그에 따라 증상의 정도와 진행을 감소시킨다. ARVs는 자신의 신체 내에서 HIV 복제를 방지하여 최대한 HIV를 제어하고 면역 시스템을 보호하기 위해 작용한다; HIV에 대한 치료는 없으며, 약물에 의해 제어되는 경우에도 여전히 감염성이 있다(NIAID, 2009b). 일반적으로, 한 사람은 조합하여 복용하는 ARVs의 상이한 부류의 2-3가지 약물을 처방받는다(HAART).

사회복지 및 상담

HIV 진단은 개인의 정서적, 심리적, 사회복지에 미칠 수 있는 영향력 때문에, PLWHA는 의료, 교통수단 및 주거, 보육 금융 및 법률 자문, 기타 서비스와 자원을 얻을 수 있도록 자주 상담 및 사회복지사에게 의뢰된다.

작업치료 평가

평가과정은 클라이언트의 요구, 원하는 것, 또는 하고자 하는 것에 초점을 두고, 어떤 요인이 원하는 작업수행에 영향을 미치는지 분석하는 것에 초점을 둔다. 평가는 작업수행에 대한 HIV/AIDS의 잠재적인 영향력에 대한 특정 평가 다음에 작업-기반의 사정으로 시작한다.

작업-기반의 사정

- Pizzi Assessment of Productive Living for Adults with HIV Infection and AIDS (Pizzi, 1993)
- Role Checklist (Oakley, Kielhofner, Barris, & Reichler, 1986)
- Worker Role Interview (WRI) (Braveman et al., 2005)
- School Function Assessment (SFA) (Coster, Deeney, Haltiwanger, & Haley, 1998)
- Occupational Performance History Interview II (OPHI-II) (Kielhofner et al., 2004)
- Assessment of Motor and Process Skills (AMPS) (Fisher & Jones, 2010)
- Occupational Self-Assessment, Version 2.2 (Baron, Kielhofner, Iyenger, Goldhammer, & Wolenski, 2006)
- Performance Assessment of Self-Care Skills (PASS) (Holm & Rogers, 2008)
- Canadian Occupational Performance Measure (COPM) (Law et al., 2005)
- Short Form-36 (SF-36) (Hays, Sherbourne, & Mazel, 1995)
- Activity Card Sort (ACS) (Baum & Edwards, 2008)

클라이언트 요소 사정

- Whalen Symptom Index (Whalen, Antani, Carey, & Landefeld, 1994)
- The Revised Sign and Symptom Check-List for HIV (SSC-HIVrev) (Holzemer, Hudson, Kirksey, Hamilton, & Bakken, 2001)
- Pediatric Evaluation of Disability Inventory (PEDI) (Haley, Coster, Ludlow, Haltiwanger, & Andrellos, 1992)
- ROM
- 통증 측정(예를 들어, Visual Analog Scale [VAS])
- 근력 측정

작업치료 중재

PLWHA에 대한 중재는 일반적으로 체액에 노출되지 않지만, 작업치료사는 어느 감염 질환과 같이, HIV의 감염으로부터 자신을 보호하기 위해 보편적인 주의사항을 준수해야한다. PLWHA에 대한 중재는 항상 클라이언트 중심으로 하고 작업참여도 및 만족도 증진에 대한 목표를 가져야 하며 그 목표는 그들에게 필요하고 의미 있는 것이어야 한다. HIV/AIDS는 만성 질환이기 때문에, 중재는 클라이언트가 완전히 참여할 수 있는 가능성을 증가시키기 위해 생활양식 관리에 집중하는 경향이 있다. 개인의 수준에서, 일반적인 작업치료 중재는 다음을 포함한다:

- 잠재적으로 보조도구 및 적응장치를 포함하는 환경수정 및 과제수정은 일상생활활동, 수단적 일상생활활동 등의 독립성을 회복시키거나 지속적으로 촉진시킨다.
- 에너지 보존 기술 및 시간관리 교육
- 이완 기법을 포함한 통증 관리
- 약물치료 관리를 포함한 건강 보존 기술
- 보행 장비에 대한 권장 사항
- 시간 관리 및 일상생활 일과 조정을 포함한 역할변화를 통한 지도, 역할 중단에 대한 대처 전략, 보조를 찾고 사용하는 훈련, 등
- 신체적 증상(예, 저시력, 근력 및 협응력 감소)과 관련된 어려움을 보상하는 전략, 특히 HIV/AIDS 아동을 위한 운동 조절, 근력 및 균형 운동, 감각 통합 기술
- HIV 확산 방지를 위한 교육
- 대처 및 작업참여 촉진을 위한 지역사회 자원(예, 지원 그룹, 교통, 완화치료)에 대한 권장사항
- 클라이언트가 자기-옹호 방법을 배우도록 도움(Kielhofner, Braveman, Fogg, & Levin, 2008; Opacich, 2008)

또한, 작업치료사는 PLWHA의 동등한 접근과 동등한 기회와 같은 장애인의 권리 및 사회 정의 문제에 대해 옹호하여 조직 및 집단 수준의 중재를 제공할 수 있다. 이것은 종종 HIV/AIDS에서 기인되는 낙인을 줄일 수 있고, PLWHA가 직업적으로 참여하는데 필요한 자원을 이용할 수 있도록 한다(Braveman & Suarez-Balcazar, 2009).

작업치료와 근거

표준 치료를 받은 대조군과 비교했을 때, 생산적 참여(예를 들어, 건강관리, 독립적인 생활기술, 역할 개발, 독립적인 생활기술, 자기 옹호)와 관련된 요구에 초점을 둔 PLWHA에 대한 작업치료 중재 그룹은 유위하게 중재 후 생산적 참여의 높은 수준의 결과를 보였다-즉, 취업, 통학 및 훈련, 자원봉사(Kielhofner et al., 2008).

보호자 고려사항

HIV-양성 부모들은 자녀에게 자신의 진단명을 공개할지 여부를 선택해야만 한다; 자녀를 걱정시키고 놀라게하길 원치 않고 "근심없는 유년기"를 보내길 원하는 것은 일부 부모가 자녀에게 공개를 지연시키는 가장 큰 이유이다. 그러나, 대부분의 부모들은 자녀에게 그들의 진단에 대해 이야기하는데, 왜냐하면 그들의 자녀들은 알 권리가 있고 직접 듣기를 원한다고 느끼기 때문이다; 부모의 대다수는 자녀에게 진단을 공개한 것을 후회하지 않는다(Ostrom Delaney, Serovich, & Lim, 2008).

PLWHA의 보호자가 되는 것과 관련된 낙인이 있고, 더 높은 수준의 낙인은 우울 증상이 증가되는 것과 상관관계가 있다. 그러나, 많은 수의 이 같은 보호자는 보고된 우울 증상 이하로 보호자의 상태를 공개했다(Mitchell & Knowlton, 2009). 일부 보호자는 긴장 두통, 에너지 저하를 포함한 PLWHA의 간병의 결과로 인한 건강 문제를 보고했다. 심리적 우려는 사랑하는 사람을 간병하는 결과로써 느끼는 압박감, 우울 및 외로움을 포함한다. 전반적으로, 그들 자신의 복지보다 그들이 간병하는 PLWHA에 대한 더 큰 우려가 있다(Darling, Olmstead, & Tiggleman, 2010). 죽음에 관한 불안은 PLWHA 보다 간병인이 더 적을지라도, 보호자의 삶의 질에는 여전히 영향을 미친다(Sherman, Norman, McSherry, 2010). 지원 그룹은 보호자에게 도움이 될 수 있다.

한 사람만 보균자인 커플(한명은 HIV/AIDS 양성 진단, 다른 한명은 음성)의 경우에, 공통 관심사는 잠재적인 HIV의 성적 감염이다. 성 활동을 참여하고 즐기기 위해, 이런 커플은 진단되지 않은 파트너에게 HIV의 확산을 방지하기 위해 가능한 모든 주의사항을 지켜야 한다. 아이를 가지길 원하는 이성 커플의 경우, 임신 기술(인공 수정 이전에 남성의 정자로부터 HIV를 제거하기 위한 "정자 세척"과 같은)과 HIV 양성 어머니에 의해 ARVs의 신중한 사용은 아이가 HIV로 태어날 가능성을 제거하거나 줄일 수 있다(Gosselin & Sauer, 2011).

정보제공

기관

- International AIDS Society—association for health professionals
  Ave. Louis Casaï 71
  PO Box 28
  CH-1216 Cointrin
  Geneva, Switzerland
  Telephone: 141-(0)22-7 100 800
  Fax: 141-(0)22-7 100 899
  E-mail: info@iasociety.org
  Website: http://www.iasociety.org
- Joint United Nations Programme on HIV/AIDS (UNAIDS)—international program to increase access to HIV prevention, treatment, care, and support
  20, Avenue Appia
  CH-1211 Geneva 27
  Switzerland
  Telephone: 141 22 791 36 66
  Fax: 141 22 791 4187
  Website: http://www.unaids.org

책

- Brown, M., & Martin, C. (2008). *The naked truth: Young, beautiful, and (HIV) positive*. New York, NY: Amistad.
- Cameron, E. (2005). *Witness to AIDS*. New York, NY: I.B. Tauris.

웹사이트

- http://www.cdc.gov/hiv
- http://AIDS.gov
- http://www.aidsinfo.nih.gov/
- http://www.niaid.nih.gov/topics/hivaids
- http://www.avert.org/

참고문헌

Baron, K., Kielhofner, G., Iyenger, A., Goldhammer, V., & Wolenski, J. (2006). *Occupational Self-Assessment* (OSA; Version 2.2.). Chicago, IL: MOHO Clearinghouse.

Baum, C. M., & Edwards, D. E. (2008). *Activity Card Sort* (2nd ed.). Bethesda, MD: AOTA Press.

Braveman, B., Robson, M., Velozo, C., Kielhofner, G., Fisher, G. S., Forsyth, K., & Kerschbaum, J. (2005). *The Worker Role Interview (Version 10)*. Chicago, IL: MOHO Clearinghouse.

Braveman, B., & Suarez-Balcazar, Y. (2009). Social justice and resource utilization in a community-based organization: A case illustration of the role of the occupational therapist. *American Journal of Occupational Therapy*, *63*, 13–23.

Centers for Disease Control and Prevention. (2011a). *Basic information about HIV and AIDS*. Retrieved from http://www.cdc.gov/hiv/topics/basic/

Centers for Disease Control and Prevention. (2011b). HIV surveillance—United States, 1981–2008. *Morbidity and Mortality Weekly Report*, *60*, 690–693.

Coster, W., Deeney, T., Haltiwanger, J., & Haley, S. (1998). *School Function Assessment*. San Antonio, TX: PsychCorp.

Darling, C. A., Olmstead, S. B., & Tiggleman, C. (2010). Persons with AIDS and their support persons: Stress and life satisfaction. *Stress and Health*, *26*, 33–44. doi:10.1002/smi.1254

Fisher, A. G., & Jones, K. B. (2010). *Assessment of Motor and Process Skills. Vol. 1: Development, standardization, and administration manual* (7th ed.). Fort Collins, CO: Three Star Press.

Gosselin, J. T., & Sauer, M. V. (2011). Life after HIV: Examination of HIV serodiscordant couples' desire to conceive through assisted reproduction. *AIDS and Behavior*, *15*, 469–478. doi:10.1007/s10461-010-9830-9

Haley, S. M., Coster, W. J., Ludlow, L. H., Haltiwanger, J. T., & Andrellos, P. J. (1992). *Pediatric Evaluation of Disability Inventory*. San Antonio, TX: PsycCorp.

Harrison, K. M., Song, R., & Zhang, X. (2010). Life expectancy after HIV diagnosis based on national HIV surveillance data from 25 states, United States. *Journal of Acquired Immune Deficiency Syndrome*, *53*, 124–130.

Hays, R. D., Sherbourne, C. D., & Mazel, R. M. (1995). *User's manual for Medical Outcomes Study (MOS) core measures of health-related quality of life*. Santa Monica, CA: RAND.

Holm, M. B., & Rogers, J. C. (2008). The Performance Assessment of Self-Care Skills (PASS). In B. Hemphill-Pearson (Ed.), *Assessments in occupational therapy mental health* (2nd ed., pp. 101–110). Thorofare, NJ: Slack.

Holzemer, W. L., Hudson, A., Kirksey, K. M., Hamilton, M. J., & Bakken, S. (2001). The revised sign and symptom check-list for HIV (SSC-HIVrev). *Journal of the Association of Nurses in AIDS Care*, *12*, 60–70. doi:10.1016/S1055-3290(06)60263-X

Kielhofner, G., Braveman, B., Fogg, L., & Levin, M. (2008). A controlled study of services to enhance productive participation among people with HIV/AIDS. *American Journal of Occupational Therapy*, *61*, 36–45.

Kielhofner, G., Mallinson, T., Crawford, C., Nowak, M., Rigby, M., Henry, A., & Walens, D. (2004). *Occupational Performance History Interview II (OPHI-II)*. Chicago, IL: MOHO Clearinghouse.

Law, M., Baptiste, S., Carswell, A., McColl, M., Polatajko, H., & Pollock, N. (2005). *Canadian Occupational Performance Measure* (4th ed.). Ottawa, Canada: CAOT Publications.

Mitchell, M. M., & Knowlton, A. (2009). Stigma, disclosure, and depressive symptoms among informal caregivers of people living with HIV/AIDS. *AIDS Patient Care & STDs*, *23*, 611–617. doi:10.1089/apc.2008.0279

National Institute of Allergy and Infectious Diseases. (2009a). *HIV/AIDS: Symptoms*. Retrieved from http://www.niaid.nih.gov/topics/HIVAIDS/Understanding/Pages/symptoms.aspx

National Institute of Allergy and Infectious Diseases. (2009b). *HIV/AIDS: Treatment of HIV infection*. Retrieved from http://www.niaid.nih.gov/topics/HIVAIDS/Understanding/Pages/symptoms.aspx

Oakley, F., Kielhofner, G., Barris, R., & Reichler, R. (1986). The Role Checklist: Development and empirical assessment of reliability. *Occupational Therapy Journal of Research*, *6*, 157–170.

Opacich, K. J. (2008). Human immunodeficiency virus. In M. V. Radomski & C. A. T. Latham (Eds.), *Occupational therapy for physical dysfunction* (6th ed., pp. 1345–1357). Philadelphia, PA: Lippincott Williams & Wilkins.

Ostrom Delaney, R. R., Serovich, J. M., & Lim, J. Y. (2008). Reasons for and against maternal HIV disclosure to children and perceived child reaction. *AIDS Care*, *20*, 876–880. doi:10.1080/09540120701767158

Pizzi, M. (1993). HIV infection and AIDS. In H. L. Hopkins & H. D. Smith (Eds.), *Willard and Spackman's occupational therapy* (8th ed., pp. 716–729). Philadelphia, PA: Lippincott Williams & Wilkins.

Schneider, E., Whitmore, S., Glynn, M. K., Dominguez, K., Mitsch, A., McKenna, M. T., & Centers for Disease Control and Prevention. (2008). Revised surveillance case definitions for HIV infection among adults, adolescents, and children aged ,18 months and for HIV infection and AIDS among children aged 18 months to ,13 Years—United States, 2008. *Morbidity and Mortality Weekly Report*, *57*(RR-10), 1–8. Retrieved from http://www.cdc.gov/mmwr/preview/mmwrhtml/rr5710a1.htm

Sherman, D. W., Norman, R., & McSherry, C. B. (2010). A comparison of death anxiety and quality of life of patients with advanced cancer or AIDS and their family caregivers. *Journal of the Association of Nurses in AIDS Care*, *21*, 99–112. doi:10.1016/j.jana.2009.07.007

Whalen, C., Antani, M., Carey, J., & Landefeld, C. (1994). An index of symptoms for infection with human immunodeficiency virus: Reliability and validity. *Journal of Clinical Epidemiology*, *47*, 537–546.

무주택자(*Homelessness*)

Pamela Vaughn

설명

1987년 U.S Mckinney-Vento 무주택자 지원 법률에 따르면, 무주택자는 (1)야간에 고정적/ 주기적 혹은 적당한 주거지가 없는 사람 (2)야간에 주로 (a)임시 거주지(임시 숙박업소, 공동 임시 대피소와 정신병을 앓고 있는 사람을 위한 임시 주택을 포함한)를 제공하기 위해 공개 또는 비밀리에 설계된 보호소 (b)보호 시설에 입원한 사람들을 위한 임시 주거지를 제공하는 기관 (c)일반적인 정기 숙박 시설 사용 또는 설계되지 않은 공공 또는 사립 시설과 같은 주거지에 살고 있는 사람으로 정의할 수 있다.

무주택자는 우발성(어느 시점에서 하루 또는 며칠간 노숙하는 사람) 또는 만성(어느 시점에서 동행자가 없거나(혼자 사는 성인), 장애를 가지고 있어 과거 3년간 4회 이상의 무주택 경험을 가지고 있거나 1년 동안 지속적으로 무주택자로 남아 있는 사람)으로 분류할 수 있다(Mckinney-Vento 무주택자 지원 법률, 1987). 본 자료에서 제공되는 정보는 일반적으로 미국의 무주택자들에 대해서 언급하고 안내 자료로써 "무주택자"의 정의를 사전 언급하기 위해 사용되므로 본 자료에서 설명하는 무주택자는 개도국의 무주택자와 동일한 특성을 가지고 있을 것으로 보이지만 무주택자의 정의와 특성은 나라와 문화별로 다르다.

발생률과 유병률

미국내 무주택자의 정확한 수 심지어 근사치 정도의 확인도 상당히 어려운 실정이다. 왜냐하면 무주택자의 높은 변동율에 의한 것이지만, 집계를 어렵게 만드는 다른 요소들은 일부 무주택자들이 집계 되지 않을 가능성이 있는(예를 들어, 친척이 있거나 호텔 또는 모텔에 살고 있음) 거주 상황 또는 지역 공무원들이 무주택자를 찾기 어려운 장소(예를 들어, 차안, 야영지)에 거주하는 것이다(국립 무주택자 연합, 2009). 최근 미국 주택도시 개발부에서 주최한 의회의 연간 무주택자 평가 보고에 따르면(HUD; 2011),

- 2010년 하룻밤 사이에 집계된 미국 무주택자는 649,917명이었다(홀로 사는 노숙인 407,966명 + 79,446명의 가족이 설명한 가족내 노숙인 241,951명).

- 이 중 62%는 보호소(긴급 보호소 또는 임시 주택)에 살고 있고 38%는 보호 시설에 살고 있지 않았다(예를 들어, 길가, 차량, 버려진 건물). 가족들은 개인에 비해 보호 시설에 더 많이 거주할 것으로 예측되었다.
- 이 수치는 2009년 하룻밤 사이 집계한 결과보다 약 1.1% 증가 추세다.
- 그러나 2007년에 비해 3.3% 감소한 추세이다.
- 집계된 무주택자 중 109,812명(16.9%)는 만성 무주택자 기준에 만족하였다.
- 하룻밤 사이 집계된 미국 무주택자 중(한 명이 중복 포함될 수 있다)
  - 성인의 26.2%는 심각한 정신질환을 앓고 있었다.
  - 성인의 34.7%는 약물남용 증세가 있었다.
  - 성인의 3.9%는 HIV/AIDS 질환을 앓고 있었다.
  - 12.5%는 가정 폭력 경험을 가지고 있었고 1.1%는 양육자가 없는 유년기를 보냈다.
- 2010년 미국인의 159만명 이상은 적어도 하룻밤 이상은 응급 보호소 또는 임시 주택에서 보낸적이 있었다.
  - 이 중 65%는 혼자 살고 있었고 35%는 가족내 일원이었다.
  - 비록, 집계된 총 인원수가 2007 이후로 비교적 안정권에 접어들고 있었지만, 이는 2007년 이후로, 가족내 94,000명 증가(20% 증가)와 72,000명의 혼자 살고 있는 인원 감소(6% 감소)로 인하여 나타난 것이다.
- 무주택자의 특성을 확인하기 위해 연간 추정치를 분석한 결과
  - 78%는 성인이었다(그 중 62%는 남성이었다)
  - 42%는 스페인계 사람이 아닌 백인이었고 37%는 흑인 또는 아프리카계 미국인이었다. 그리고 나머지 21%는 다른 소수 민족 사람들이었다.
  - 21.8%는 18세 이하의 연령대였고, 23.5%는 18 ~ 30세, 37%는 31 ~ 50세, 14.9%는 51 ~ 61세이고 2.8%는 62세 이상이었다.
  - 성인의 36.8%는 장애를 가지고 있었다.

원인과 위험요인

노숙자는 1가지 이상의 개인/사회/의학 또는 경제적 요소들로 인하여 발생될 수 있다. 무주택자들은 "인구학적 하위집단과 노숙 형태에 차이가 있는" 이종 집단을 구성하고(Helfrich, 2011, p.611), 무주택자의 위험 요소와 발생 원인의 범위에는 다음과 같은 사항을 포함한다.

- 주택 압류와 적당한 주택 부족
- 가난
- 가정 폭력
- 실직
- 정신질환
- 약물 중독과 남용(Helfrich, 2011; Herzberg & Petenchik, 2010; Schultz-Krohn, 2009).

관련질환

사람들이 주택을 가지지 못하게 되었을 때, 물리적 환경의 급격한 변화는 일반 사람들이 전혀 겪어보지 못한 것이고, 무주택자들의 지역사회와 사회 환경은 이전 직장에 참여하기 위한 행동이 변하듯 상당히 바뀌게 된다. 이렇듯 무수한 무주택의 영향과 원인들로 인하여, 각 개인과 가족 단위를 개별적으로 검토해야 할 것이다(Munoz, Garcia, Lisak & Reichenbach, 2006).

사람들은 무주택 발생으로 인한 결과로써 발생하거나 기인하는 의학적 또는 심리학적 질환들을 가질 것이다. 예를 들어, 무주택 발생 후 우울, 긴장 또는 약물남용 증상이 발생할 뿐만 아니라 정신장애도 무주택으로 인해 발생할 수 있다. 그러나 개인의 무주택 발생으로 기인하는 요소들은 가정 폭력에서의 생존 또는 능숙함이 생기는 등 다른 의미로의 영향(신체, 정신, 심리적 등)이 나타나기도 한다.

보호소 / 임시 주택 또는 외부에 노출된 상태로 살게됨으로써, 많은 사람들이 질환에 걸릴 위험성이 증가하게 되고(예를 들어, 일반적인 신체 기능 및 영양 저하, 피부 질환, HIV/AIDS, 신체 손상, 결핵, 호흡기 문제, 고혈압, 당뇨병, 암) 지속적이고 적절한 건강관리 부족은 위와 같은 질환을 영구화시킬 것이다(Herzberg & Petenchik, 2010).

한편, 무주택으로 인한 고정관념과 낙인으로 인해, 무주택자는 의료서비스 및 필수적이고 유용한 작업참여를 가로막는 장벽에 자주 마주하곤한다(Helfrich, 20111). 그래서 제공할 수 있는 최적의 간호 서비스를 위해, 개인의 배경과 상황에 대한 세심한 파악이 반드시 필요하다.

분야별 중재

기초 요구사항을 충족시키기 위한 중재

처음 무주택자가 되었다면, 지역의 응급 지원 서비스를 받을 수 있을 것이다. 이 서비스에는 무주택자를 위한 보호소와 임시 주택이 있는데, 1~30일 동안 머무를 수 있는 임시 주택이 보호소에 비해 기간이 길다. 물론 각 보호소는 다른 규정과 요구사항들을 가지고 있다(예를 들어, 사람들이 출입 및 퇴원 시간, 음주 요구사항, 사건에 연루 등). 임시 주택 프로그램은 최대 2년 까지 임시 처소를 제공하나 일부 임시 주택프로그램들은 중점 사항(예를 들어, 가정 폭력 경험이 있는 여자와 아동)과 임시 주택 주민이 되기 위한 필요 요건들을 가지고 있다(예를 들어, 직업 또는 교육 참여). 또한 일부 보호소는 음식 제공, 목욕 시설과 피복 기증과 같은 프로그램도 가지고 있다. 한편, 의학 치료 또는 정신 상담은 다른 지역사회 서비스 또는 주택 프로그램을 통해서 직접 제공 받고, 음식 저장실 또는 무료 급식소와 같은 기관들은 위와 같은 방법으로 혜택을 받지 못하는 사람들을 위해 따뜻한 음식을 제공할 수 있다.

의학적 중재

무주택자의 의료 요구사항들은 개개인마다 다르고, 무주택으로 인한 질병 발생 가능성이 높기 때문에, 다음과 같은 처방을 제공한다.

- 처방전
- 예진 및 상처 치료
- 예방 접종
- HIV 검사
- 결핵과 같은 질병 검사
- 피부병 치료
- 가족 계획과 검사
- 일반 건강 교육

정신 보건 중재

정신건강 요구사항 또한 개개인마다 다른데, 정신과 의사와 심리학자들은 다음과 같은 처방을 제공할 것이다.

- 정신건강 평가 진행
- 정신과 치료와 다른 처방 제공
- 일반 의사와 마찬가지로 정신과 의사와 임상 간호 전문가에 의한 투약 처방

사회활동, 상담, 지지, 치료 협조자, 또는 사례 관리자

위와 같은 사람들은 적절한 시기에 특히 재정 지원 혜택들을 발견하고 요구사항들을 평가함으로써 무주택자들을 도와주어야 한다. 그리고 종종 다른 전문가와 보호소 담당자, 무주택자 사이의 연락 담당자로써의 역할을 수행한다.

기타 중재

무주택 가족과 사람들의 요구사항에 따라, 약물 중독 상담, 고용과 교육 서비스, 법정 대리인과 같은 처방도 포함될 것이다.

작업치료 평가

평가과정은 무주택 가족 또는 사람의 요구사항에 초점을 맞추거나 효과적인 작업수행에 영향을 미치는 요소를 분석하고 예측한다. 평가는 작업수행에 대한 무주택자의 구체적인 잠재 영향의 평가에 따라 작업에 초점을 맞춘 평가로 시작한다.

작업-중심의 사정

- Role Checklist (Oakley, Kielhofner, Barris, & Reichler, 1986)
- Occupational Performance History Interview II (OPHI-II) (Kielhofner et al., 2004)
- Occupational Self-Assessment, Version 2.2 (Baron, Kielhofner, Iyenger, Goldhammer, & Wolenski, 2006)
- Canadian Occupational Performance Measure (COPM) (Law et al., 2005)
- Model of Human Occupation Screening Tool, Version 2.0 (MOHOST) (Parkinson, Forsyth, & Kielhofner, 2006)
- Activity Card Sort (ACS) (Baum & Edwards, 2008)
- Kohlman Evaluation of Living Skills (KELS) (McGourty, 1999)

클라이언트 요소 사정

- Allen Cognitive Level Screen (ACLS) (Allen et al., 2007)
- Beck Anxiety Inventory (BAI) (Beck, 1993)
- Beck Depression Inventory-II (BDI-II) (Beck, Steer, & Brown, 1996)
- Impact of Events Scale-Revised (IES-R) (Weiss & Marmar, 1996)

작업치료 중재

무주택자를 위한 작업치료(OT) 처방은 개개인마다 다른데, 여기에는 직업 OT 서비스 또는 상담을 포함되고, 그 예는 다음과 같다(Helfrich, 2011; Herzberg & Peterenchik, 2010; Schultz-Krohn, 2009).

직접적인 작업치료 중재

- 자조관리 기술 교육(예를 들어, 목욕, 몸단장, 약물 관리)
- 음식과 영양 관리 교육
- 수단적 일상생활활동(IADL) 기술 교육 (예를 들어, 예산 계획, 쇼핑, 집안 관리, 청소)
- 대처 기술 개발(예를 들어, 스트레스 관리, 분노 관리)
- 부모의 경우, 건강한 부모-자녀 관계 유지를 위한 전략 개발
- 자녀의 경우, 확실한 사회화를 촉진하기 위한 처방 수행
- 특정 직업기술 개발 또는 직업 관련 기술 평가(직업 검색기술과 직업에 따라 요구되는 기술 포함)
- 자기 주장 기술 개발

상담

- 다른 서비스 소개
- 환경 평가와 작업참여의 잠재적 장벽 확인, 프로그램 개발, 효과적인 문서화 개발 등 보호소와의 협력

작업치료와 근거

현재 알려진 무주택자 OT 처방에 관한 체계적인 검토에서, 무주택자들을 위한 대부분의 OT 처방은 고용과 교육, 재정 관리, 대체 기술과 여가 기술에 국한되어 있다고 전했다. 비록, 무주택자에 관한 처방 연구 사례가 비교적 적지만(이유는 무주택이라는 문제가 비교적 새로운 영역이고 많은 무주택자들이 다수의 이유로 조사 연구에 참여할 수 없다는 사실을 포함한 다수의 요소 때문이다) 연구를 통해 OT 처방이 효과적이라는 근거를 보여준다(Thomas, Gray, & McGinty, 2011).

한편, 반복된 무주택으로 인해 정신질환에 걸릴 위험성을 가지고 있는 사람들을 위해 생활기술에 초점을 맞춘 OT 처방은 실행기술 검사(예를 들어, 재정 관리, 안전한 지역사회 참여)시, 상당한 생활기술 지식 증가함을 보여 주고, 높은 ACLS 점수를 가진 사람들의 경우, 처방 후 자기 치료기술이 상당히 향상됨을 보여 주었다(Helfrich, Chan, & Sabol, 2011). 또한 개별 맞춤 생활기술에 초점을 맞춘 다른 연구에선, 참여자들이 범이론적 모델을 기초로 하여 변화에 대한 준비 정도에 따라 집단을 분류하였다. 그러나 "참여"(높은 변화에 대한 준비 점수)와 "참여 준비가 되지 않은"(낮은 변화에 대한 준비 점수). 연구 집단으로 나눈 참여자의 배치는 다양한 변화 준비 분류로 OT 처방의 혜택을 받을 수 있다는 처방 효과를(두 집단 사이에서 일부 실행기술 검사점수 증가 포함) 예측할 수 없었다(Helfrich, Chan, Simpson, & Sabol, 2011). 특히 직업을 찾고 유지하고자 하는 참여자들에게 도움이 되는 전문기술 개발에 초점을 둔 처방에선, 80%의 참여자기 직업을 가져 프로그램이 종료되었고, 40%는 직업뿐만 아니라 직업/교육에 관련된 훈련도 지속적으로 받았음을 보여 주었다(Munoz, Dix, & Reichenbach, 2006).

정보제공

기관

- National Coalition for the Homeless—a nonprofit organization for the advocacy of people who are homeless.
  2201 P St NW
  Washington, DC 20037
  Telephone: 202-462-4822
  info@nationalhomeless.org
  http://www.nationalhomeless.org
- United States Interagency Council on Homelessness—a government agency to coordinate policies and services regarding homelessness.
  Federal Center SW
  409 3rd Street SW, Suite 310
  Washington, DC 20024
  Telephone: 202-708-4663
  http://www.usich.gov

책

- Liebow, E. (1995). *Tell them who I am: The lives of homeless women*. New York, NY: Penguin.
  The stories of several women living in homeless shelters in the Washington, DC, area, as told by an anthropologist and including social commentary.
- Hannah, R., & Soper, B. (2010). *A bum deal: An unlikely journey from hopeless to humanitarian*. Naperville, IL: Source books.
  The story of Rufus Hannah, an individual who was previously homeless and suffered from alcoholism, who is now an advocate for rights of homeless people.

- Skalitzky, K. M. (2007). *A recipe for hope: Stories of transformation by people struggling with homelessness*. Chicago, IL: ACTA.
  A collection of first–person accounts from men and women who are or were homeless in the Chicago area.

웹사이트

- U.S. Department of Housing and Urban Development (HUD) http://portal.hud.gov/hudportal/HUD?src5/topics/homelessness http://www.hudhre.info/index.cfm
- National Low Income Housing Coalition http://www.nlihc.org

참고문헌

Allen, C. K., Austin, S. L., David, S. K., Earhart, C. A., McCraith, D. B., & Riska-Williams, L. (2007). *Manual for the Allen cognitive level screen-5 (ACLS-5) and large Allen cognitive level screen-5 (LACLS-5)*. Camarillo, CA: ACLS and LACLS Committee.

Baron, K., Kielhofner, G., Iyenger, A., Goldhammer, V., & Wolenski, J. (2006). *Occupational Self-Assessment* (OSA; Version 2.2.). Chicago, IL: MOHO Clearinghouse.

Baum, C. M., & Edwards, D. E. (2008). *Activity Card Sort* (2nd ed.). Bethesda, MD: AOTA Press.

Beck, A. T. (1993). *Beck Anxiety Inventory (BAI) manual*. San Antonio, TX: PsycCorp.

Beck, A. T., Steer, R. A., & Brown, G. K. (1996). *Beck Depression Inventory-Second edition manual*. San Antonio, TX: PsychCorp.

Helfrich, C. (2011). Homeless and women's shelters. In C. Brown & V. C. Stoffel (Eds.), *Occupational therapy in mental health: A vision for participation* (pp. 610–624). Philadelphia, PA: F. A. Davis.

Helfrich, C. A., Chan, D. V., & Sabol, P. (2011). Cognitive predictors of life skill intervention outcomes for adults with mental illness at risk for homelessness. *American Journal of Occupational Therapy*, *65*, 277–286. doi:10.5014/ajot.2011.001321

Helfrich, C. A., Chan, D. V., Simpson, E. K., & Sabol, P. (2011). Readiness-to-change cluster profiles among adults with mental illness who were homeless participating in a life skills intervention. *Community Mental Health Journal*. Advance online publication. doi:10.1007/s10597-011-9383-z

Herzberg, G., & Petrenchik, T. M. (2010). Health promotion for individuals and families who are homeless. In M. E. Scaffa, S. M. Reitz, & M. A. Pizzi (Eds.), *Occupational therapy in the promotion of health and wellness* (pp. 434–452). Philadelphia, PA: F. A. Davis.

Kielhofner, G., Mallinson, T., Crawford, C., Nowak, M., Rigby, M., Henry, A., & Walens, D. (2004). *Occupational Performance History Interview II (OPHI-II)*. Chicago, IL: MOHO Clearinghouse.

Law, M., Baptiste, S., Carswell, A., McColl, M., Polatajko, H., & Pollock, N. (2005). *Canadian Occupational Performance Measure* (4th ed.). Ottawa, Canada: CAOT Publications.

McGourty, L. K. (1999). *Kohlman Evaluation of Living Skills*. Bethesda, MD: AOTA Products.

McKinney-Vento Homeless Assistance Act of 1987, 101 Stat. 482, Pub. L. 100-77, 42 U.S.C. § 11301 (1987).

Muñoz, J. P., Dix, S., & Reichenbach, D. (2006). Building productive roles: Occupational therapy in a homeless shelter. *Occupational Therapy in Health Care*, *20*(3–4), 167–187. doi:10.1080/J003v20n03_11

Muñoz, J. P., Garcia, T., Lisak, J., & Reichenbach, D. (2006). Assessing the occupational performance priorities of people who are homeless. *Occupational Therapy in Health Care*, *20*(3–4), 135–148. doi:10.1080/J003v20n03_09

National Coalition for the Homeless. (2009). *How many people experience homelessness?* Retrieved from http://www.nationalhomeless.org/factsheets/index.html

Oakley, F., Kielhofner, G., Barris, R., & Reichler, R. (1986). The Role Checklist: Development and empirical assessment of reliability. *Occupational Therapy Journal of Research*, *6*, 157–170.

Parkinson, S., Forsyth, K., & Kielhofner, G. (2006). *Model of Human Occupation Screening Tool (MOHOST), version 2.0*. Chicago, IL: Model of Human Occupation Clearinghouse.

Schultz-Krohn, W. (2009). There's no place like home: Occupational therapy services for people who are homeless. In E. B. Crepeau, E. S. Cohn, & B. A. B. Schell (Eds.), *Willard & Spackman's occupational therapy* (11th ed., pp. 610–624). Philadelphia, PA: Lippincott Williams & Wilkins.

Thomas, Y., Gray, M., & McGinty, S. (2011). A systematic review of occupational therapy interventions with homeless people. *Occupational Therapy in Health Care*, *25*(1), 38–53. doi:10.3109/07380577.2010.528554

U.S. Department of Housing and Urban Development. (2011). *The 2010 annual homeless assessment report to congress*. Retrieved from http://www.hudhre.info/documents/2010HomelessAssessmentReport.pdf

Weiss, D. S., & Marmar, C. R. (1996). The Impact of Event Scale—Revised. In J. Wilson & T. M. Keane (Eds.), *Assessing psychological trauma and PTSD* (pp. 399–411). New York, NY: Guilford Press.

기분 장애: 우울증 및 양극성 장애

(Mood Disorders: Depression and Bipolar Disorder)

Danielle Sotelo

설명

기분 장애는 투약, 약물 중독 또는 다른 정신 의학 질환이 아닌 전반적인 기분 장애로 일컫어지는 정신장애를 포괄적으로 언급할 때 사용되는 용어이다. 그 중 가장 두드러진 기분 장애 유형은 우울증과 양극성 장애이다. 우울증은 사람의 신체, 행동, 느낌, 기분, 생각에 영향을 미치는 기분 장애이다. 우울증 중에서 가장 일반적인 두 가지 형태는 주요 우울증(일상생활활동 방해)과 기분 저하증(그리 심각하지 않은 증상을 가진채 2년 이상 지속)이고, 다소 특수한 우울증 형태는 계절에 영향을 받는 장애, 정신병 환자의 우울증과 산후 우울증이 포함된다(국립 정신건강 협회(MIMH), 2010a).

한편, 조울병으로 알려진 양극성장애 또한 기능을 지연시키는 수준의 활동과, 에너지, 기분이 비정상적으로 변화하는 뇌장애인데, 한마디로 우울증가 조증 단계 또는 극적인 기분 변화로 일컫어진다. 상황별 지배하는 기분에 따라, 조울증은 보통 조울증 I (환전 조증 또는 복합 증상 발생과 결부된 조울증 증상) 또는 조울증 II (경조증과 함께 우울 증상의 재발과 결부된 주우울증 증상)(NIMH, 2010b).

발생률과 유병률

우울증은 가장 일반적인 정신장애이고 미국 성인(2천 9십만명중) 약 9.5%가 영향을 받는다(미국 심리협회[APA], 2011; NIMH, 2010a). 우울증은 일반적으로 15~30세 사이에서 발생하고 남성 보다는 여성에게 걸릴 가능성이 높다. 그리고 조울 장애는 성인의 약 2.6%, 약 5백 7십만명의 미국 성인에게 영향을 미치고, 발생 연령의 중간 나이는 25세이며, 남수행 여성 비율을 동일하다(NIMH, 2010b).

원인과 병인

우울증의 명확한 원인은 현재 발견되지 않았지만, 유전, 생화학, 환경과 심리학적 요소들의 조합으로 발생할 가능성이 높다. 그리고 트라우마 또는 스트레스가 많은 상황도 우울증을 야기할 것이다(NIMH, 2010a). 한 조사에서는 가족들 내에서 유발되는 경향이 있는 유전 질환임을 나타냈고, 환경과 생화학 요소들이 유전자 구현에 영향을 미칠 수 있음을 보여줬다(NIMH, 2010b).

진행과정과 징후, 증상

우울증의 발생은 일반적으로 15 ~ 30세 사이의 연령대에서 발생하지만, 전연령대에서 나타날 수 있다. 우울증 증상 관련 기준은 장기적인 슬픔, 불면증 또는 졸음 과다, 체중 감소 또는 증가, 식욕 변화, 죄를 짓는 느낌과 무가치함, 피로감 또는 에너지 감소, 집중하지 못함, 이전 관심사의 즐거움을 느끼지 못함, 사회적 소외감과 자살성 사고가 포함된다(NIMH, 2010a).

한편, 조울 장애는 흔히 10대 후반 또는 20대 초반에서 발생한다. 비록 모든 질환의 절반은 25세 이전에 발생하지만, 증상은 전 연령대에서 나타날 수 있다. 조울 장애는 우울증과 조증이 번갈아 발생한 채 일생 동안 지속된다. 우울증에 관련된 증상은 위에서 설명한 우울 증상과 동일하고 조증 기준에 관련된 증상은 과장된 자신감과 낙관주의, 신체와 정신 활동과 에너지 증가, 졸음 감소, 과장된 생각, 충동적인 행동, 판단 부족과 망상 또는 환각 증상이 포함된다(NIMH, 2010b).

관련질환

우울증은 흔히 심장 질환, 뇌졸중, 당뇨병, 암과 함께 발생하고 파킨슨병과 다른 중증 질환의 결과로도 우울증이 발생한다. 그리고 약물 중독과 불안 장애(정신적 외상 이후 스트레스 장애와 강박 장애와 같은) 증상도 조울 장애와 우울증에 걸린 사람들에게 존재한다. 조울 장애에 걸린 사람들 또한 심장 질환, 당뇨병, 비만과 다른 신체 질환에 걸릴 위험성이 상당히 높다(NIMH, 2010a, 2010b)

주의사항

기분 장애에 걸린 사람들은 자해, 자살적 사고와 약물 중독 증상이 나타날 위험성이 더 높고, 자살의 주된 위험 요소는 약물 중독에 따른 기분 장애이다. 또한 약물 중독도 우울증으로 발전할 위험성을 증가시킨다(Ramsey, Engler, & Stein, 2005).

분야별 중재

약물치료

흔히 우울증은 선택적 세로토닌 재흡수 억제제(SSRIs), 3환계 항우울제와 4환계 항 우울제, 모노아민 산화 효소 억제제(MAOIs)와 세로토닌과 노르에피네프린 재흡수 엑제제(SNRIs)로 치료한다. 그리고 조울 장애는 항우울제, 기분 조절제와 리튬, 리스페달과 세로켈과 같은 항정신성 치료제로 치료한다(NIMH, 2010, 2010b).

인지행동 치료

약물 치료와 조합한 심리 교육과 생각 변화에 직접적으로 초점을 맞춘 인지행동 치료(CBT)는 기분 장애를 치료하는데 유용할 것이다(Beynon, Soares-Weiser, Woolacott, Duffy & Geddes, 2008). 그래서 CBT는 기분 장애에 걸린 사람들이 더 많은 만족감을 얻고 자신의 행동을 통해 보정 받는 방법을 배우고, 우울증 또는 우울 증상에 관련된 부정적 행동과 생각을 변화시키는데 도움을 줄 수 있다(Beevers & Miller, 2005). 또한 최근 발견된 증거를 통해 우울증이 있는 아동, 성인과 청소년을 위한 컴퓨화된 CBT 처방이 효과적이라는 것을 보여준다(Andrews, Cuijpers, Craske, McEvoy, & Titov, 2010; Richardson, Stallard, & Velleman, 2010).

한편, 다중 성분 접근법의 한 부분으로써 심리 교육은 질환과 증상의 인식 증가와 입원과 질환 재발을 예방하는데 효과적일 수 있는데, 치료는 질환에 대한 내용과 질환 발생의 원인을 확인하고 증상을 인식하는 방법뿐만 아니라 질환을 치료하는 방법을 조울증과 우울증에 걸린 사람에게 교육하는 것도 포함된다(가족 구성원 또는 간병인과 함께 진행)(Hollon & Ponniah, 2010; Rouger & Aubry; 2007).

전기충격 치료

전기충격 치료(ECT)는 전기 전류를 뇌 발작 유발을 통해 전송하는 정신 의학적 치료법인데, 보통 즉각적인 증상 완화를 보여준다(Lisanby, 2007). 이 치료법은 급성 조증 또는 심한 우울증에 걸린 사람들을 치료하는데 사용되고 비록 ECT의 사용이 많은 논란을 낳기는 하지만, 일부 연구들은 재발하는 경우도 있지만 심한 우울증에 걸린 사람들의 80%가 증상이 완화되었다는 점을 인용했다(미국 정신건강[MHA], 2011).

작업치료 평가

관찰, 인터뷰와 이력 접수와 함께 다음과 같은 평가는 기분 장애에 걸린 사람들의 작업수행을 평가하는 데 사용될 수 있다.

기본적 및 수단적 일상생활활동 기술

- Kohlman Evaluation of Living Skills (KELS)
- Milwaukee Evaluation of Daily Living Skills (MEDLS)
- Routine Task Inventory-2 (RTI-2)
- Assessment of Living Skills and Resources (ALSAR)
- Cooking Assessment of Motor and Process Skills
- Test of Grocery Shopping Skills

심리사회적 기술

- Role Activity Performance Scale (RAPS)
- Assessment of Occupational Functioning (AOF)
- Occupational Performance History Interview II (OPHI-II)

인지 및 정서

- Allen Cognitive Level Test-90 (ACLS-90)
- Loewenstein Occupational Therapy Cognitive Assessment (LOTCA)
- Mini-Mental State Exam (MMSE)
- Beck Depression Inventory

자기-인식 및 삶의 질

- Canadian Occupational Performance Measure (COPM)
- Occupational Questionnaire (OQ)
- Occupational Self-Assessment (OSA)
- Role Checklist

작업치료 중재

보통 작업치료사들은 기분 장애를 가진 환자의 작업수행 유지와 교정을 도와주는데, 개별 또는 집단 치료는 정신건강 환경에서 사용되고 다음과 같은 영역에 초점을 맞춘다.

일상생활활동 및 수단적 일상생활활동

- 몸단장, 옷입기와 위생을 포함한 일상생활활동(ADL) 훈련을 위한 과정 또는 기술 수립
- 치료제 투입 주기 관리
- 재정 관리
- 공공시설 사용과 도움 요청시기 인지와 같은 지역사회 이동과 안정성
- 정상 주기의 수립 또는 재수립
- 우려 증상과 원인에 관한 심리 교육

사회 참여 및 여가

- 새로운 여가 관심사를 찾는데 도움

- 자기 탐구와 자기 표현 독려
- 지역사회 또는 사회 집단내 통합 또는 재통합

작업과 교육

- 도움이 되는 직업 프로그램과 같은 작업 프로그램 소개
- 기술, 제약과 관심사를 기반으로한 직업 탐구
- 스트레스와 시간 관리 기술
- 신뢰할 수 있는 목표 환경 구축

작업치료와 근거

작업치료사는 정신건강 치료 진행 중 CBT를 사용하기 위해 자격을 갖춘 많은 전문가들 중 하나이다. 그리고 CBT만 사용하든 약물 치료와 조합하여 사용하든 CBT의 사용은 우울증 치료에 가장 효과적인 치료 방법 중 하나이다. 즉, CBT는 우울증에 관련된 부정적인 생각과 증상을 완화시켜주고 재발의 가능성을 줄여 주고(Beevers & Miller, 2005; Powell, Abreu, de Oliveira, & Sudak, 2008) 조울 장애를 가진 사람들의 증상 발생간 시간 간격과 자기 통제를 증가시켜주는 유용한 도구이다. 그리고 CBT가 기분 조절제와 함께 사용될 때, 조울 증상 발생, 입원비를 줄여주고, 조증 증세에 더욱 대처할 수 있고 신체 기능을 더욱 높여준다(Ball, Mitchell, & Corry, 2006; Lam 등., 2003). 그리고 치료제와 함께 집단 심리교육이 조울 장애에 걸린 사람들의 신체 기능 측면에서 인지된 삶의 질을 향상시켜준다는 추가적인 근거도 존재한다(De Andres 등., 2006; Huxley, Parikh, & Baldessarini, 2000)

한편, 최근 증거 또한 유용한 여가활동, 신체 운동과 치료제를 CBT와 함께 포함시키는 것이 우울 증상을 즉각적으로 감소시킬 수 있는 유용한 도구들이라는 것을 보여줬다(Arias, Steinberg, Banga,& Trestman, 2006; Tsang, Chan, & Cheung, 2008). 그리고 작업치료사들은 취업에 도움을 줄 수 있는 기술들을 가지고 있어야 한다. 즉, 기분 장애를 가진 사람들은 업무에 적합하더라도 대부분 취업이 되지 않기 때문에, 취업을 지원하는 것이야말로 정신질환을 가진 사람들의 경쟁적인 취업에 도움을 주는 데 효과적이다(Crowther, Marshall, Bond & Huxley, 2001). 그러므로 작업치료사들은 조울 장애를 가진 사람의 취업 지원, 직업 배치, 직업 훈련에 도움을 주는 기술들을 가지고 있어야 한다.

보호자 고려사항

기분 장애에 걸린 사람들의 간호는 보통 작업와 여가활동 수행과 건강에 영향을 주기 때문에 간병인과 가족들의 희생이 필요하다. 그러나 스트레스로 인한 작업시간 손실과 낮은 생산성은 간병인의 재정적 부담을 가중시키므로 정신과 신체 건강을 최우선으로 하는 것이 간병인에게 매우 중요하다(MAMI, 2011). 또한 질환의 과정, 기분 장애의 증상과 징후, 자살의 위험성이 항상 존재한다는 사실을 유념하고 있어야 한다.

정보제공

기관 and 웹사이트

- American Psychiatric Association
  1000 Wilson Boulevard
  Suite 1825
  Arlington, VA 22209
  Telephone: 703-907-7300
  Website: http://www.psych.org
- Depression and Bipolar Support Alliance
  730 N. Franklin St.
  Suite 501
  Chicago, Illinois 60610
  Telephone: 800-826-3632
  Website: http://www.dbsalliance.org
- National Institute of Mental Health
  National Institutes of Health
  6001 Executive Blvd.
  Room 8184, MSC 9663
  Bethesda, MD 20892
  Telephone: 301-443-4513 or 866-615-6464
  Website: http://www.nimh.nih.gov
- National Foundation for Depressive Illness
  PO Box 2257
  New York, NY 10116
  Telephone: 800-248-4344
  Website: http://www.depression.org

책

- Brampton, S. (2008). *Shoot the damn dog: A memoir of depression*. New York, NY: W. W. Norton.
  A memoir detailing the author's personal struggle with depression. It explores issues including stigma, hospitalizations, triggers, and suicide.
- Irwin, C. (1999). *Conquering the beast within: How I fought depression and won . . . and how you can, too*. New York, NY: Times Books.
  The author shares her personal experience of depression at age 14, including her experience with hospitalization, therapy, and medication.
- Jamison, K. R. (1995). *An unquiet mind: A memoir of moods and madness*. New York, NY: Vintage Books.
  A memoir that looks at bipolar disorder from the perspectives of both the client and the health care provider. The author details her personal experiences with this illness.
- Smith, H. (2010). *Welcome to the jungle: Everything you ever wanted to know about bipolar but were too freaked out to ask*. San Francisco, CA: Red Wheel/Weiser.
  This book targets young people diagnosed with bipolar disorder. It offers honest insight into living with bipolar and answers common questions.

참고문헌

American Psychological Association. (2011). *Depression and how psychotherapy and other treatments can help people recover*. Retrieved from http://www.apa.org/topics/depress/recover.aspx#

Andrews, G., Cuijpers, P., Craske, M. G., McEvoy, P., & Titov, N. (2010). Computer therapy for the anxiety and depressive disorders is effective, acceptable and practical health care: A meta-analysis. *PLoS ONE*, *5*, 1–6.

Arias, A. J., Steinberg, K., Banga, A., & Trestman, R. L. (2006). Systematic review of the efficacy of meditation techniques as treatments for medical illness. *The Journal of Alternative and Complementary Medicine*, *12*, 817–832.

Ball, J., Mitchel, P., & Corry, J. (2006). A randomized controlled trial of cognitive therapy for bipolar disorder: Focus on long-term change. *Journal of Clinical Psychiatry*, *67*, 277–286.

Beevers, C., & Miller, I. (2005). Unlinking negative cognition and symptoms of depression: Evidence of a specific treatment effect for cognitive therapy. *Journal of Consulting and Clinical Psychology*, *75*, 68–77.

Beynon, S., Soares-Weiser, K., Woolacott, N., Duffy, S., & Geddes, J. R.

(2008). Psychosocial interventions for the prevention of relapse in bipolar disorder: Systematic review of controlled trials. *British Journal of Psychiatry*, *192*, 5–11.

Crowther, R., Marshall, M., Bond, G., & Huxley, P. (2001). Vocational rehabilitation for people with severe mental illness. *Cochrane Database of Systematic Reviews*, (2).

De Andres, R., Aillon, N., Baridot, M., Bourgeois, P., Mertel, S., Nerfin, F., . . . Aubry, J. M. (2006). Impact of the life goals group therapy program for bipolar patients: An open study. *Journal of Affective Disorders*, *93*, 253–257.

Hollon, S. D., & Ponniah, K. (2010). A review of empirically supported psychological therapies for mood disorders in adults. *Depression and Anxiety*, 27, 891–932.

Huxley, N., Parikh, S., & Baldessarini, R. (2000). Effectiveness of psychosocial treatments in bipolar disorder: State of the evidence. *Harvard Review of Psychiatry*, *8*, 126–140.

Lam, D., Watkins, E., Hayward, P., Bright, J., Wright, K., Kerr, N., . . . Sham, P. (2003). A randomized controlled study of cognitive therapy for relapse prevention for bipolar affective disorder: Outcome of the first year. *Archives of General Psychiatry*, *60*, 145–152.

Lisanby, S. H. (2007). Electroconvulsive therapy for depression. *The New England Journal of Medicine*, *357*, 1939–1945.

Mental Health America. (2011). *Electroconvulsive therapy (ECT)*. Retrieved from http://www.nmha.org/go/information/get-info/treatment/electro convulsive-therapy-ect

National Alliance on Mental Illness. (2011). *Impact and cost of mental illness: The case of bipolar disorder*. Retrieved from http://www.nami.org/Template.cfm?Section5bipolar_disorder&template5/ContentManagement/ContentDisplay.cfm&ContentID542734

National Institute of Mental Health. (2010a). *Depression*. Retrieved from http://www.nimh.nih.gov/health/publications/depression/index.shtml

National Institute of Mental Health. (2010b). *Bipolar disorder*. Retrieved from http://www.nimh.nih.gov/health/publications/bipolar-disorder/index.shtml

Powell, V., Abreu, N., de Oliveira, I., & Sudak, D. (2008). Cognitive-behavioral therapy for depression. *Revista Brasileira de Psiquiatria*, *30*, 73–80.

Ramsey, S., Engler, P., & Stein, M. (2005). Alcohol use among depressed patients: The need for assessment and intervention. *Professional Psychology: Research and Practice*, *36*, 203–207.

Richardson, T., Stallard, P., & Velleman, S. (2010). Computerised cognitive behavioural therapy for the prevention and treatment of depression and anxiety in children and adolescents: A systematic review. *Clinical Child and Family Psychology Review*, *13*, 275–290.

Rouget, B., & Aubry, J. (2007). Efficacy of psychoeducational approaches on bipolar disorders: A review of the literature. *Journal of Affective Disorders*, *98*, 11–27.

Tsang, H. H., Chan, E. P., & Cheung, W. M. (2008). Effects of mindful and non-mindful exercises on people with depression: A systematic review. *British Journal of Clinical Psychology*, *47*, 303–322.

다발성 경화증(Multiple Sclerosis)

Sarah Stultz

다발성 경화증(MS)는 뇌의 앞뒤로 신경자극 전송 방해 또는 왜곡되어 발생하는 척수와 뇌 영역에서 신경 수초 탈락부로 일컫어지는 만성적이고 점진적으로 발생하는 신경 질환이고(Beers & Berkow, 1999) 중추신경계(CNS)의 신경 섬유 보호를 위해 둘러싼 자가면역 질환으로 고려된다. 수초 탈락 영역은 CNS에서 경화된(흉터가 있는) 영역으로 나타나 다양한 신체/신경 증상들이 발생한다(Reed, 2001).

유병률/발생률

약 4십만명의 미국인과 전 세계적으로 2백 5십만명이 MS 증상을 가지고 있고 매주 약 200명 이상의 사람들이 MS 진단을 받는다. 대부분 MS에 걸린 사람들은 20~50세이고 남성보다 여성이 2~3배 정도 많다. MS의 원인은 완전히 밝혀지지는 않았지만, 유전자와 환경에 의해 발생될 것으로 추정한다. 비록 MS가 주로 성인들에게 발생하지만, 대략 8천 ~ 1만명의 아동들(18세 이하)도 MS 진단을 받고, 최소 1가지 이상의 질환 증세를 경험한 아동들은 1만 ~ 1만 5천명에 달한다(국립 다발성 경화 협회[NMSS]). 이러한 소아 MS의 독특한 특성으로 인해, NMSS는 소아 MS 아동의 치료와 연구를 위해 지역별 6개의 소아 MS 최고 기관을 설립하였다.

원인

MS는 가벼운, 보통 또는 심각함과 같은 4가지 다른 질병 진행과정으로 특징 지을 수 있다.

재발-완화

예측할 수 없는 재발 또는 악화와 급성 신경기능 악화 발생으로 명화하게 정의되는 것으로 이 현상이 진행되는 동안, 현재 증상은 악화되고 새로운 증상이 나타나 수일 또는 몇 달 동안 지속될 수 있다. 또한 완전히 쾌차하는데 부분 또는 완전한 회복 기간(차도)이 든다. 이는 초기 진단 시점에서 MS의 가장 일반적인 형태이다(~85%).

1차-진행

느리지만 질환의 시작으로부터 재발 또는 차도 구분 없이 거의 연속적으로 악화되지만, 시간 흐름에 따라 진행 속도 변화, 간헐적인 정체기, 일시적 호전세가 나타나기도 한다. 그러나 이러한 과정은 비교적 드물다(~10%)

2차-진행

질환의 재발-안화 초기에는 지속적인 증세 악화와 예측할 수 없는 질환 진행으로 이어지는데, 재발-완화 MS에 걸린 사람들의 약 50%는 초기 MS 진단 후 10년 이내에 이러한 형태로 발전하였다.

점진적 재발

질환 발병시 지속적인 악화뿐만 아니라 회복 증세가 있거나 없는 급성 재발이 명확해진다. 이는 MS 재발-완화단계와는 달리, 재발 사이의 기간들은 지속적 질환 진행으로 규정할 수 있다. 이 과정은 비교적 드물다(~5%).

예후

MS는 치명적인 진단은 아니고, 보통 일상 과정에서 예측될 수 있다. 그리고 대부분의 사람들 동일한 원인으로 인하여 사망 하지만(Simon, 2009) 드문 경우, 심한 장애를 가진 일부 사람들은 전염성 합병증으로 사망하였다(NMSS). 그리고 사람별로 증세가 상당히 다르고 예측할 수 있는 질환 증세로 인하여, 삶의 질(QOL)에 부정적인 영향을 초래한다. 그리고 대부분의 사람들은 심각한 장애 수준까지 발전하지 않고 대략 인구의 2/3는 진단 후 20년간 지속한다(Simon, 2009).

증상

- 피로감과 나약함
- 시력 이상, 시신경염, 몽롱함, 복시 또는 무의식적으로 빠른 안구 이동을 포함한 시력 문제
- 균형 감각 상실, 떨림, 운동 불능, 현기증 또는 서투름과 같은 균형과 조정 능력 문제
- 경련
- 따끔 거림, 마비, 화끈거림 또는 열에 민감함을 포함한 통증과 감각 변화
- 방광과 창자 문제

- 무기력함, 각성 반응 감소와 감각 상실과 같은 성 기능 측면에서의 문제
- 단기 기억, 집중력, 판단 또는 문제 해결 기능 상실과 같은 주로 실행 기능 측면에서의 인지 문제
- 우울증, 기분 두드러진 변화, 다혈질 또는 가구성 영향(웃음과 울음을 통제할 수 없음)과 같은 감정 변화
- 느리거나 명료하지 않은 언어 능력 또는 연하 장애
- 다른 증상들로는 두통, 발작, 청각 및 호흡 문제와 가려움증이 포함될 수 있다.

분야별 중재

처방은 질환 악화 치료, 증상 관리, 질병 진행 완화, 기능과 안전성 향상에 중점을 둔다.

약물치료

- 특히 2차 MS 진행과 MS 재발에 사용된 미국 식품 의약품국의 승인을 받은 질병 완화 치료제는 9가지이다. 이중 8가지는 체내 주입을 통해 관리 되고, 1가지(길레니아)는 경구용 치료제이다. 이 치료제들은 재발 정도와 빈도를 줄여주고 질병 진행의 범위와 비율을 변화시킴으로써 자연 MS 진행과정을 완화시키는데 효과적이라는 것을 보여 주었다. 그리고 "질환 완화제"로써 치료제 관리는 가능한 재발 단계와 같은 초기 단계에서 시행할 것을 권장한다(NMSS, n.d.).
- 코르티코스테로이드는 급성 발작과 염증을 줄여주고, 악화 증상에 용이하다. 그리고 빠르게 악화 되거나 점진적으로 질환이 진행하는 MS를 천천히 줄여 주는데 효과적인 더 강한 치료제들도 개발되었다(Beers & Berkow, 1999).
- 특정 증상을 관리하는데 도움을 줄 수 있는 치료제의 종류는 다양하다.
- 보완제와 대체제(CAMs)로는 운동, 식이요법, 음식, 보충제, 스트레스 관리와 생활방식 변화가 포함될 것이다. 그리고 CAMs는 FDA에 의해 검사가 완전히 이루어지지 않기 때문에, 방법의 안전성은 여전히 미결로 남아 있다(NMSS, n.d.).

재활

물리치료

물리치료는 주로 보행과 보행 보조기의 사용, 근력과 근긴장, 신체 단련에 초점을 맞춘다. 그래서 사람들이 질병 악화 이후 근육 조절과 근력 기능 회복 하기 위해선 개별 맞춤 운동 프로그램이 도움이 될 것이다. 여기에는 QOL, 보행, 인내력 향상과 피로감을 감소시키는 에어로빅 운동에 관련된 상당한 근거들이 존재한다.

언어치료

근육 약화 및 조절 능력 부족으로 인해 발생하는 언어 또는 구개부의 문제들은 점진적으로 진행되는 MS 형태에서 언급되어야 할 것이다.

심리사회적 지지 또는 상담

질환 진행의 불예측성과 우울, 긴장을 다루기 위해선 개별 또는 집단 치료가 MS에 걸린 사람과 가족들에게 도움이 될 수 있는데, 여기에서 나타난 근거는 개별 심리 사회적 재활 프로그램이 능동적 참여, 자율성 증가와 QOL 향상을 독려한다는 것을 보여준다(Ferriani 등., 2002).

작업치료 평가

작업치료과정은 환자기 원하는 것에 초점을 맞추고 올바른 작업수행에 영향을 미치는 요소를 분석하고 예측하는 것이다. 평가는 작업수행에 관한 MS의 잠재적 영향에 관한 구체적 평가에 이어 작업에 초점을 맞춘 평가를 시작한다.

작업-중심의 사정

- Functional Independence Measure (FIM): 신체 기능 상태와 지원 필요성 측정(주로 재활 병원에서 사용된다)
- MS Impact Scale (MSIS-29): MS의 신체와 심리적 영향 측정
- Barthel Index (BI): 일상생활활동(ADL) 기능 평가
- Fatigue Impact Scale and the Modified Fatigue Impact Scale (MFIS): 일상생활 과정에서 피로의 영향 측정
- Canadian Occupational Performance Measure (COPM): 작업의 만족감과 수행에 관한 자기 보고
- Health Status Questionnaire (SF-36): 환자의 건강과 신체 한계인지 정도 확인
- Multiple Sclerosis Quality of Life Inventory (MSQLI): 다양한 측면에서 QOL 측정
- Occupational Performance History Interview (OPHI): 과거력과 장애의 영향
- Occupational Self Assessment (OSA): 환자의 수행, 습관, 역할, 자유 의지와 관심사 조사

클라이언트 요소 사정

- Berg Balance Scale: 고령인의 균형 감각 측정
- The Dallas Pain Questionnaire: 통증이 일상 기능에 어떤 영향을 미치는지 평가
- Minimal Assessment of Cognitive Function in MS (MACFIMS): MS에 의해 영향을 받는 인지영역 평가
- Behavioral Rating Inventory or Executive Function for Adults (BRIEF-A): 환자와 간병인의 실행기능 자기 보고
- Range of Motion (ROM), Manual Muscle Test (MMT) and Grasp Dynamometry
- Tinetti Assessment Tool: 보행과 균형 감각 측정

작업치료 중재

작업치료사의 역할은 ADL에서 기능 수행과 수단적 일상생활활동(IADL) 향상, 피로와 인지 증상 관리, 원하는 역할을 효과적으로 수행할 수 있도록 환자를 지원하기 위해 평가와 처방을 제공하는 것이다(Finlayson, Shevil & Cho, 2009).

중재

- ADL과 인지능력 유지
- 에너지 보존
- 보조 장비
- 환경 / 취업과 주거 개선
- 통증과 스트레스 관리
- ROM / 인내 / 원하는 수준의 활동 강화
- 안전 인식
- 부목 고정

환자 및 보호자 교육 사항

- 질환 진행과정
- 에너지 보존 전략
- 즐겁고 긍정적인 활동

- 보행 보조기와 보조 장비의 사용
- 안전 인식
- 작업 또는 주거 환경 개선

작업치료 근거

메타 분석을 통해 작업치료가(OT) 수행 수준의 업무와 활동, 특히 MS에 관련된 부족한 능력들을 치료하는데 효과적이라는 것을 보여줬다. 또한 통증의 경피 전기 신경자극과 냉각 적용, 운동, 피로 관리와 같은 특정 처방법이 조사된 연구들도 신체 능력에 효과적이라는 것을 보여 주었다(Baker & Tickle-Degnen, 2001).

한편, MS에 걸린 사람들이 직업 활동에 참여하는 방법을 이해하기 위해 진행된 연구에서, 참여자들은 자신들이 전과는 다른 생활을 하고 있고, 정상적인 사람과는 다르다는 생각으로 인해 주요 직업에 참여할 기회가 줄어 들었다고 말하였다(Lexell, Lund & Iwarsson, 2009). 이러한 생활 변화의 원인 중 하나는 바로 직업 활동에 가장 방해가 되는 장애 증상이자 MS에 걸린 사람의 75~90%가 응답한 피로감이다(Matuska, Mathiowetz & Finlayson, 2007).

위와 같은 경우, 에너지 보존 교육을 위한 과정이 MS 증상을 가진 사람들에게 유용 하지만, 일부 연구들에선 정작 참여자들이 이와 같은 전략을 사용하지 않아도 됨을 주장했다(Holberg & Finlayson, 2007). 즉, 신체 / 사회 환경, 자원의 부족, 자아감 상실, 사회적 지원 정도, 일상생활의 피로감의 영향 모두 전략 사용에 영향을 미치므로 휴식을 포함한 전략과 동료화의 상호작용이 매우 유용하였다(Holberg & Finlayson, 2007; Matuska 등., 2007; Vanage, Gilbertson, & Mathiowetz, 2003). 또한 가사 업무와 보행, 자기관리 측면에서 OT가 유용함을 조사를 통해 입증되었고, 특히 입원환자에게 시행하는 OT는 화장실 이동, 소변/대변, 목욕과 옷입과 같은 ADL에서의 독립성이 증가하는데 도움을 줄 수 있다(Maitra 등., 2010). 그러나 OT 처방에 관련된 확실한 효과들을 산출한 개별 연구와는 달리, 메타 분석은 더욱 미궁속으로 빠져 갔다. 즉, 지속적인 질병 특성 변화로 인하여, MS 환자의 무작위 통제 시험을 시행 하기 더욱 어려워졌다(Steultjens 등., 2004). 그러나 Finlayson과 동료들은(2009). 인지 증상을 논의하기 위한 OT 서비스들이 MS에 걸린 고령인 환자들의 행복과 정신건강에 유용하다는 사실을 발견하였고, 이 조사를 통해 더욱 확실한 처방 효과를 확인할 수 있었다.

보호자 고려사항

MS는 학업, 직업 또는 사회적 목표를 위해 집을 떠나려 준비하는 청년들, 자신의 가족을 가지고 직업 활동을 시작하려는 남성과 여성, 자신들이 맺은 결실을 즐기고 퇴직을 준비하는 중년과 같이 가장 많은 활동을 해야하는 연령대의 사람들에게 영향을 미친다. 그래서 간병인은 MS에 걸린 사람들이 직업 참여시 다른 사람들에게 의존하는 경향이 있다고 말하기 때문에 그들을 지역사회에서 지속적으로 생활할 수 있도록 도와주는 것이 매우 중요하다(Finlayson 등., 2009; Khan, Pallant, & Brand, 2007). 그러므로 작업치료사들은 환자와 간병인의 인지 증상 확인을 포함한 질환 진행과정에 대하여 환자의 가족들에게 교육할 것이다. 인지 증상을 보이는 환자의 간병인들은 간병시 더 많은 시간이 걸리고, 서로 모순되는 인지 증상으로 인하여 간병인의 고통이 가중되었다고 말하였다(Finlayson 등., 2009). 그래서 간병인들의 처방은 부담을 줄여 주는데 초점을 맞춰 진행하는 것이 환자의 행복에도 매우 중요 하므로 환자 - 간병인이 조합된 처방 접근법이 권장되어진다.

정보제공

기관

- National Multiple Sclerosis Society
  733 Third Avenue
  New York, NY 10017
  Telephone: 800-344-4867
  Website: http://www.nmss.org
- Multiple Sclerosis Association of America
  706 Haddonfield Road
  Cherry Hill, NJ 08002
  Telephone: 856-488-4500
  Website: http://www.msassociation.org
- Multiple Sclerosis Foundation
  6520 North Andrews Avenue
  Fort Lauderdale, Florida 33309-2130
  Telephone: 888-MSFOCUS
  http://www.msfocus.org
- Consortium of Multiple Sclerosis Centers
  359 Main Street, Suite A
  Hackensack, NJ 07601
  Telephone: 201-487-1050
  http://www.mscare.org/
- Through the Looking Glass
  3075 Adeline Street, Suite 120
  Berkeley, CA 94703
  Telephone: (510) 848-1112
  Website: http://www.lookingglass.org

1인칭 계

- Davis, A. (2004). *My story: A photographic essay on life with multiple sclerosis*. New York, NY: Demos Medical.
- Williams, M. (2004). *Climbing higher*. New York, NY: NAL Trade.
- Mackie, C. (1999). *Me and my shadow*. London, United Kingdom: Aurum Press.
- Garr, T. (2005). *Speedbumps: Flooring it through Hollywood*. New York, NY: Hudson Street Press.

웹사이트

- Multiple Sclerosis International Federation: http://www.msif.org
- MS Neighborhood: http://www.msneighborhood.com
- MS Active Source: http://www.msactivesource.com

참고문헌

Baker, N., & Tickle-Degnen, L. (2001). The effectiveness of physical, psychological, and functional interventions in treating clients with multiple sclerosis: A meta-analysis. *The American Journal of Occupational Therapy*, *55*, 324–331.

Beers, M., & Berkow, R. (1999). *The Merck manual of diagnosis and therapy* (17th ed.). Whitehouse Station, NJ: Merck Research Laboratories.

Ferriani, E., Ravaioli, C., Trombetti, M., Balugani, R., Battaglia, S., & Stecchi, S. (2002). Psychological rehabilitation: An integrated approach to provide the best quality of life in multiple sclerosis patients. *Multiple Sclerosis*, *8*, S129–S129.

Finlayson, M., Shevil, E., & Cho, C. C. (2009). Perceptions of cognitive symptoms among people aging with multiple sclerosis and their caregivers. *American Journal of Occupational Therapy*, *63*, 151–159.

Holberg, C., & Finlayson, M. (2007). Factors influencing the use of energy conservation strategies by persons with multiple sclerosis. *American Journal of Occupational Therapy*, *61*, 96–107.

Khan, F., Pallant, J., & Brand, C. (2007). Caregiver strain and factors associated with caregiver self-efficacy and quality of life in a community cohort with multiple sclerosis. *Disability and Rehabilitation*, *29*(16), 1241–1250. doi:10.1080/01443610600964141

Lexell, E. M., Lund, M. L., & Iwarsson, S. (2009). Constantly changing lives: Experiences of people with multiple sclerosis. *American Journal of Occupational Therapy*, *63*, 772–781.

Maitra, K., Hall, C., Kalish, T., Anderson, M., Dugan, E., Rehak, J., . . . Zeitlin, D. (2010). Research scholars initiative—Five-year retrospective study of inpatient occupational therapy outcomes for patients with multiple sclerosis. *American Journal of Occupational Therapy*, *64*, 689–694. doi:10.5014/ajot.2010.090204

Matuska, K., Mathiowetz, V., & Finlayson, M. (2007). Use and perceived effectiveness of energy conservation strategies for managing multiple sclerosis fatigue. *American Journal of Occupational Therapy*, *61*, 62–69.

Mostert, S., & Kesselring, J. (2002). Effects of a short-term exercise training program on aerobic fitness, fatigue, health perception and activity level of subjects with multiple sclerosis. *Multiple Sclerosis*, *8*, 161–168.

National Multiple Sclerosis Society. (n.d.). *National Multiple Sclerosis Society*. Retrieved from http://www.nationalmssociety.org/index.aspx

Reed, K. (2001). *Quick reference to occupational therapy* (2nd ed). Gaithersburg, MD: Aspen.

Simon, H. (2009). *Multiple sclerosis-prognosis*. Retrieved from http://www.umm.edu/patiented/articles/what_causes_multiple_sclerosis_000017_4.htm

Steultjens, E. M. J., Dekker, J., Bouter, L. M., Cardol, M., Van de Nes, J. C. M., & Van den Ende, C. H. M. (2004). Occupational therapy for multiple sclerosis (Cochrane review). *The Cochrane Library*, (1).

Vanage, S. M., Gilbertson, K. K., & Mathiowetz, V. (2003). Effects of an energy conservation course on fatigue impact for persons with progressive multiple sclerosis. *American Journal of Occupational Therapy*, *57*, 315–323.

비만, 당뇨, 고혈압

(Obesity, Diabetes, and Hypertension)

Danielle Sotelo

설명

과체중(체질량지수[BMI] 25 ~ 29.9)과 비만(BMI 30 이상)은 해당 신장 기준으로 건강에 좋지 않다고 고려되는 체중의 범위를 설명하는 데 사용되는 용어이다. 또한 이 범위들은 당뇨병과 고혈압과 같은 질병과 건강 문제가 발생할 위험성 증가와 관련이 있다(질병 관리 및 예방본부[CDC], 2010b).

진성 당뇨병(또는 "당뇨병")은 혈당량이 위험수준으로 증가하여 발생하는 질환이다(혈당량이 126mg/dL 이상으로 빠르게 증가한다). 이미 연소자형 당뇨병으로 알려진 당뇨병 I은 아동과 청년층에서 진단되고, 신체내 당, 탄수화물과 에너지를 내는 음식들을 다른 물질로 바꾸기 위해 필요한 호르몬인 인슐린이 없을 때 발생한다. 비만과 게으름과 밀접한 연관이 있는 당뇨병 II은 췌장이 인슐린을 충분히 만들어 내지 못하거나, 신체가 인슐린의 생성을 방해하는 경우 발생한다(즉, 신체가 인슐린을 효율적으로 사용할 수 없는 경우 발생). (미국 당뇨병 협회[ADA], 2011a; 미국 심장 협회[AHA], 2011a).

고혈압 또는 높은 혈압은 동맥벽 반대쪽의 혈액 세기가 높을 경우 발생하여(140/90mmHg 초과) 시간의 흐름에 따라 동맥벽에 손상을 줌으로써 야기하는 질환이다. 고혈압의 종류로는 1차와 2차 고혈압이 있다(AHA, 2011b).

발생률과 유병률

2008년, 20세 이상 성인들 중 10억 5천만명이 과체중으로 분류되고, 이 중, 거의 2억명은 남성과 3억명의 여성은 비만인으로 나타났다(세계 보건기구(WHO), 2011). 미국에선, 성인의 65%와 아동의 17%가 과체중이었다(CDC, 2010a).

미국내 1천 5백 8십만명의 아동과 성인들은(인구의 8.3%) 당뇨병을 앓고 있고 이 중 7백만명은 아직 당뇨병 진단을 받지 못하였다. 그리고 7천 9백만명은 당뇨병 전증 증세를 나타내고 있다. 당뇨병을 앓고 있는 사람들 중 대부분은 65세 이상이고(26.9%) 히스패닉계와 아프리카계 미국인들이 당뇨병 진단을 받을 가능성이 더 높았다(ADA, 2011b).

한편, 미국내 20세 이상 7천 4백 5십만명은 고혈당 증세를 가지고 있다(성인 3명 중 1명꼴). 그리고 공통적으로 연령대는 중년 이상이고, 과체중 또는 비만 증세가 있었으며, 게으른 성향을 가지거나 당뇨병을 앓고 있었다(AHA, 2011b).

원인과 병인

비만의 원인은 복잡하지만, 유전자, 신진대사, 행동, 환경, 문화와 사회 경제적 상황을 포함한 다양한 요소의 결과로 나타난다는 것이 지배적이다. 그 중 행동과 환경은 비만에 상당한 영향을 끼치고 가장 큰 초점과 치료 부분을 차지한다(CDC, 2010b). 또한 가족 이력, 윤리적 배경, 연령, 과체중 또는 비만, 게으름, 고혈압, 흡연과 과도한 알코올 섭취를 포함한 당뇨병 II을 발병시키는 요소도 다양하다(AHA, 2011a). 고혈압 발병의 위험 요소들은 가족 이력, 고령, 성별에 관련된 위험성(45세 까지는 여성에 비해 남성이 더 많이 걸린다. 그러나 64세 이후엔 남성보다는 여성이 더 많이 걸린다), 신체활동 부족, 나쁜 식습관(특히 소금을 많이 섭취하는 것), 과체중과 비만과 과도한 알코올 섭취가 포함된다. 그리고 위와 같은 요소들을 유발시키는 원인은 스트레스, 흡연과 간접 흡연과 수면 중 무호흡이 포함된다(AHA, 2011b).

진행과정과 징후, 증상

완전한 당뇨병을 일으키는 원인은 인슐린 저항과 당뇨병 전증이다. 즉, 인슐 저항에 대응하여, 췌장은 정상 수준의 혈당을 유지하기 위해 과도한 양의 인슐린을 분비하고 시간에 흐름에 따라, 췌장 내 세포들은 결함이 발생하여 당뇨병 전증을 야기할만큼 혈당 수준을 조절할 수 없게 되어 결국 완전한 당뇨병을 발전하는 것이다(AHA, 2011a).

당뇨병 II의 증세는 다음과 같다.

- 잦은 배뇨
- 비정상적인 갈증
- 극도의 허기
- 비정상적인 체중 감소
- 극도의 피로감과 짜증
- 잦은 감염
- 흐릿한 시야
- 찰과상 타박상 회복속도가 느림
- 말초 신경증: 따끔거림, 마비 또는 손이나 발의 무감각
- 피부, 잇몸 또는 방광 감염(AHA, 2011a)

그러나 대부분의 사람들은 증상이 거의 없거나 나타나지 않기 때문에 자신이 고혈압인지 깨닫지 못하지만, 이미 고혈압 증세가 있는 사람들을 통해 다음과 같은 증세가 있음을 알게 된다.

- 심한 두통
- 혼란
- 메스꺼움

- 시야 방해
- 발작(AHA, 2011b)

관련질환

비만, 당뇨병과 고혈압은 심장병, 뇌졸중, 근골격 장애(골관절염)과 암(자궁 내막, 유방과 결장)과 같이 건강에 매우 좋지 않은 질병을 야기시킬 수 있다(WHO, 2011). 특히 성인 비만은 삶의 질 저하, 비난, 사회적 고립과 차별과 같은 심리 사회적 / 사회적 문제와 연관이 있고(CDC, 2010a, 2010b) 비만인들은 특히 당뇨병 또는 심장병과 같은 합병증을 가질 경우, 일상생활을 수행 하는데 상당한 한계에 부딪힐 것이다(미국 작업치료 협회[ATOA], 2010). 시간이 지남에 따라, 당뇨병은 신체를 손상시켜, 맹목, 녹내장, 백내장, 신장병, 신경증과 절단과 같은 질환을 발생시키는 반면, 만성 고혈압은 혈관 약화와 손상으로 인해 동맥벽을 팽창시킨다(ADA, 2011a, AHA, 2010a). 또한 혈전, 플라그 축척, 조직 또는 기관 손상의 위험성과 혈액 순환 시스템에의 부하가 증가한다. 그리고 만성 고혈압은 심근 비대, 신장 손상과 뇌 손상을, 망막내 혈관 변화를 일으킬 수 있다(AHA, 2011b)

주의사항

비만에 걸린 사람들은 다른 사람에 비해 우울증에 걸릴 위험이 더 크다(AHD, 2011b). 그래서 과체중 또는 비만에 걸린 사람들은 심장 질환과 당뇨병 또는 고혈압에 관련된 질환에 걸릴 가능성이 더 높기 때문에 생활방식 선택과 영양에 주의를 기울여야 한다(AHA, 2011a). 다른 예방법들에는 식습관에 상당한 주의를 기울이거나, 신체 활동 참여, 투약 일정 준수가 포함된다. 고혈압에 걸린 사람들은 뇌졸중에 걸릴 위험이 높기 때문에 항상 자신의 혈압을 확인하는 것이 중요하다(AHA, 2011b)

분야별 중재

많은 의료 환경들은 과체중, 비만, 당뇨병과 고혈압과 같은 만성 질환에 걸린 사람들에게 치료하기 위해 학제간 팀 접근법을 사용한다. 팀 구성원들은 의료진(비만 전문의, 심장병 전문의, 내분비 전문의), 간호사, 영양사, 사회 복지사, 사례 관리자, 약사, 물리 치 료사와 작업치료사가 포함된다(AOTA, 2010). 비만의 치료는 보통 비만에 걸린 사람들이 더욱 건간한 생활방식을 선택할 수 있도록 행동 선택 형성에 초점을 맞춘다(WHO, 2011). 체중 감소에 사용되는 가장 일반적인 치료제는 식욕 억제제, 리파아제 억제제와 우울증 치료가 포함되고, 수술적 처방으로는 위장 접합술과 LAP-BAND 수술(위밴드 수술)이 포함된다(CDC, 2010b). 당뇨병은 혈당 수준, 건강한 생활방식 선택과 인슐린, 술포닐 요소, 메글리티니드와 비구아니드와 같은 치료제 사용을 면밀히 관찰함으로써 치료할 수 있다(ADA, 2011a). 고혈의 치료와 관리는 건강한 생활방식 적용(영양과 운동)과 이뇨제, 안지오텐신전환효소(ACE) 억제제, 베타 차단제 또는 앤지오텐신 II 수용체 차단제와 같은 치료제를 사용이 포함된다(AHA, 2011b).

작업치료 평가

관착, 인터뷰와 적용 사례와 함께 관련 작업을 수행하기 위해 만성 질환을 앓고 있는 사람의 능력을 평가하기 위해 다음과 같은 평가가 사용된다.

참여와 활동

- 캐나다 작업수행 측정(COPM) (Law 등., 2005); 작업 만족과 수행의 자기 보고
- 건강 상태 설문지(SF-36): 환자의 건강과 신체 한계 인지평가
- 평가 개발(ACS): 사회 및 주요 활동을 환자에게 설명하는데 도움을 준다.
- 작업 기능 평가-공동 작업 버전(AOF-CV): 개인의 인과론, 가치, 역할, 습관과 기술을 확인함으로써 기능에 영향을 미칠 수 있는 요소 확인
- 작업수행 이력 인터뷰 II(OPHI II): 주요 생활 사건, 작업 역할, 일상 업무를 확인함으로써 시간 흐름에 따른 환자의 작업 적응에 대한 정보 수집
- 작업 설문지(OQ): 시간 사용 방식 평가
- 작업 수면 윤곽(Pierce & Summers, 2011)
- 스트레스 일지

기본적 및 수단적 일상생활활동 기술

- Kohlman 생활기술 평가(KELS): 자기 간호, 안전성, 작업과 여가를 확인함으로써 지역사회에 독립적으로 그리고 안전하게 살아갈 수 있는 능력 평가
- 운동과 과정기술 평가(AMPS): 친숙한 기능 업무 수행 문맥에서 운동과 과정기술 평가

클라이언트 요소

- Beck 우울증 검사-II (BDI-II): 우울증 정도 평가

작업치료 중재

작업치료사(OT)는 만성 질환을 앓고 있는 사람들의 자기관리와 기능을 강화시키기 위한 서비스를 제공할 수 있고, 치료는 다음과 같은 사항에 초점을 맞춘다.

- 특히 범위와 유연함이 필요한 목욕, 옷입기와 소변/대변과 같은 일상생활활동(ADL)
- 청소, 음식 준비와 아이 돌보기와 같은 수단적 일상생활활동(IADL)
- 적절하고 안전한, 효과가 오래가는 의료장비 사용
- 스태미너와 건강 향상을 위해 근력을 증가시키는 치료 운동
- 신체 내구성을 점진적으로 향상시키는 기능 업무 분류
- 목욕 중 이동과 침대 밖으로 이동과 같은 기능적 보행
- 가정과 지역사회 특히 차 이동과 작은 공간으로의 이동할 때의 안전성
- 환경 향상에 용이하도록 주거 개선
- 체중 감소/관리를 강화시키기 위한 에너지 소비를 안전하게 증가시키는 업무 개선
- 음식 쇼핑과 음식 준비 과정에서 건강한 일상 수립
- 에너지 보존
- 생활방식 변화를 통해 건강 촉진을 지원하기 위해 환자와 그의 가족들 간의 건강 집단 형성

한편, 특히 당뇨병 환자의 OT 처방은 다음과 같다.

- 혈당 수준, 혈압, 체중과 피부/발 건강(자기 검사 포함) 조사에 관한 환자와 가족 교육
- 치료제 관리를 위한 기법
- 더움, 추움, 날카로움 등의 노출을 포함한 활동 중 감각 손실을 예방하거나 보정하기 위한 기법
- 시야 손상, 감각 손실과 절단과 같은 2차 합병증에 대한 치료
- 우울증 예방과 시간 구축을 위한 기법 교육(Sokol-McKay, 2011)

작업치료와 근거

작업치료사들은 비만과 과체중, 당뇨병과 고혈압과 같은 만성 질환에 걸린 사람들의 작업수행과 건강 촉진, 질병 예방을 지원한다. 그러기 위해선, 작업수행에 방해가 되는 장벽을 확인하고 유용한 활동과 작업에 참여할 수 있는 수행 기술을 언급하기 위해 개별 맞춤 처방을 개발한다(Cozzolino, Henshaw, KLeumper, & Hermann, 2010; Sokol-McKay, 2011). 그리고 건강 촉진, 예방, 교정, 완화와 유지에 초점을 맞춘 처방들을 통해 비만에 걸린 사람들의 생활방식 변화를 지원하고 도와줄 수 있다(Clark, Reingold, & Salles-Jordan, 2007). 건강한 생활방식 유지와 체중 관리에 초점을 맞추는 것 또한 당뇨병과 고혈압과 같은 다른 만성 질환의 관리에 적용될 수 있다.

특히, 작업치료사들은 위와 같은 질환을 가진 사람들에게 생활방식, 체중관리와 유용한 활동참여와 같은 개선을 통해 도움을 줄 수 있고(Clark 등 2007) 개별 맞춤 협력 처방 계획과 함께 환자 교육을 통해 건강한 일상 업무와 습관을 촉진시키는데 효과적이다(Clark 등., 2007; Cohn 등 인쇄 중). 또한 유용한 일상생활활동 참여할 수 있는 환경 적응 및 개선이 가능할 것이다(Bondoc & Sliebert, 2011; Forhan, Law, Vrkljan, & Taylor, 2010).

보호자 고려사항

당뇨병 환자의 가족들의 간호는 상당히 어려울 수 있다. 왜냐하면 피부와 발 관리, 영양을 고려한 식단, 치료제 관리와 혈당 확인을 수행해야 하기 때문이다(Caswell, 2009). 고혈압 환자의 간병인들은 환자의 신체, 정신과 건강 측면에서 필요한 것들을 잘 알고 있어야 한다(폐고혈압 협회[PHA], 2011).

정보제공

기관 and 웹사이트

- American Diabetes Association
  1701 North Beauregard Street
  Alexandria, VA 22311
  Website: http://www.diabetes.org
- American Heart Association
  7272 Greenville Ave.
  Dallas, TX 75231
  Website: http://www.heart.org
- The Obesity Society
  8757 Georgia Avenue, Suite 1320
  Silver Spring, MD 20910
  Website: http://www.obesity.org
- Pulmonary Hypertension Association
  801 Roeder Road, Ste. 1000
  Silver Spring, MD
  Website: http://www.phassociation.org

저널

- *International Journal of Obesity*
- *International Journal of Pediatric Obesity*
- *Obesity*
- *Diabetes*
- *Diabetes Care*
- *Hypertension*

책

- Becker, G. (2006). *The first year: Type 2 diabetes: An essential guide for the newly diagnosed*. Cambridge, MA: Da Capo Press.
  A clear, concise, step-by-step guide for living through your first year with diabetes.
- Lipsky, M., Mendelson, M., Havas, S., & Miller, M. (2008). *American Medical Association guide to preventing and treating heart disease: Essential information you and your family need to know about having a healthy heart*. Hoboken, NJ: Wiley.
  A comprehensive guide for learning about your heart and the importance of a healthy lifestyle, as well as critical warning signs.
- Chilnick, L. D. (2008). *The first year: Heart disease: An essential guide for the newly diagnosed*. Cambridge, MA: Da Capo Press.
  This book contains information about risk factors, circulatory system anatomy, and medications as well as a living section that addresses healthy lifestyle habits.
- Hurley, D. (2010). *Diabetes rising: How a rare disease became a modern pandemic, and what to do about it*. New York, NY: Kaplan.
  The author examines why both types of diabetes are rising, and what can be done to reverse the trend.

참고문헌

American Diabetes Association. (2011a). *Diabetes basics*. Retrieved from http://www.diabetes.org/diabetes-basics/

American Diabetes Association. (2011b). *Diabetes statistics*. Retrieved from http://www.diabetes.org/diabetes-basics/diabetes-statistics/

American Heart Association. (2011a). *Diabetes*. Retrieved from http://www.heart.org/HEARTORG/Conditions/Diabetes/Diabetes_UCM_001091_SubHomePage.jsp

American Heart Association. (2011b). *High blood pressure*. Retrieved from http://www.heart.org/HEARTORG/Conditions/HighBloodPressure/High-Blood-Pressure_UCM_002020_SubHomePage.jsp

American Occupational Therapy Association. (2010). *AOTA's Societal Statement on Obesity*. Retrieved from http://www.aota.org

Bondoc, S., & Siebert, C. (2011). *The role of occupational therapy in chronic disease management. AOTA fact sheet*. Retrieved from http://www.aota.org/Practitioners/PracticeAreas/Aging/Tools/Chronic-Disease-Management.aspx

Caswell, J. (2009). Caregivers and diabetes. *Stroke Connection*. Retrieved from http://www.nxtbook.com/nxtbooks/aha/strokeconnection_20091112/index.php#/10

Centers for Disease Control and Prevention. (2010a). *Morbidity and mortality weekly report: Vital signs: State-specific obesity prevalence among adults—United States, 2009*. Retrieved from http://www.cdc.gov/mmwr/preview/mmwrhtml/mm59e0803a1.htm

Centers for Disease Control and Prevention. (2010b). *Overweight and obesity*. Retrieved from http://www.cdc.gov/obesity/index.html

Clark, F., Reingold, F., & Salles-Jordan, K. (2007). Obesity and occupational therapy position paper. *American Journal of Occupational Therapy*, 61, 701–703.

Cohn, E., Cortés, D., Fix, G., Mueller, N., Soloman, J., & Bokhour, B. (in press). Habits and routines in the daily management of hypertension. *Journal of Health Psychology*.

Cozzolino, M., Henshaw, E., Kleumper, S., & Hermann, V. (2010). *Occupational therapy's role in bariatric care*. Retrieved from http://www.aota.org/Practitioners/PracticeAreas/Wellness/Tools/Bariatric.aspx

Forhan, M., Law, M., Vrkljan, B., & Taylor, V. (2010). The experience of participation in everyday occupations for adults with obesity. *Canadian Journal of Occupational Therapy*, *77*, 210–218.

Law, M., Baptiste, S., Carswell, A., McColl, M., Polatajko, H., & Pollock, N. (2005). *Canadian Occupational Performance Measure* (4th ed.).

Ottawa, Canada: CAOT Publications.
Pierce, D., & Summers, K. (2011). Rest and Sleep. In C. Brown & V. C. Stoffel (Eds.), Occupational Therapy in Mental Health (pp. 736–754). Philadelphia: F. A. Davis Company.
Pulmonary Hypertension Association (2011). *Caregivers*. Retrieved from http://www.phassociation.org/page.aspx?pid5870
Sokol-McKay, D. (2011). *Occupational therapy's role in diabetes self-management*. Retrieved from http://www.aota.org/Practitioners/PracticeAreas/Wellness/Tools/Diabetes.aspx?FT5.pdf
World Health Organization. (2011). *Obesity*. Retrieved from http://www.who.int/topics/obesity/en

정형외과 질환(Orthopedic Conditions)

Pamela Vaughn

설명과 진단

기형 교정 질환은 근골격계와 관련이 있고 모든 손상, 질환 또는 뼈, 관절과 관련 조직(근육, 힘줄, 인대, 신경)의 기형이 포함된다. 일반적으로 작업치료사들이 직면하는 질환들은 특히 상지와 고관절 골절과 관절 치환이므로 (Javaherian, 2007) 기형 교정 전문의들과 의료진들은 질환 진단 또는 초기 안정화 및 수술 후 작업치료(OT)를 진행한다.

발생률과 유병률

- 아동들의 연간 골절 수는 과거 10년 보다 증가하였고 현재 연간 아동이 2%가 골절을 당하는데, 특히 팔뚝과 팔목이 골절을 가장 많이 당하는 부위이다(Hedstrom, Svensson, Bergstrom, & Michno, 2010).
- 고령자의 고관절 골절은 최근 들어 감소하였지만, 미국 고령인들 중 1.5 ~ 3% 수준으로 여전히 발생하고 있고, 연령대가 높을수록 발생률은 증가한다(Stenvens & Rudd, 2010).
- 미국에서, 총 슬관절 치환(TKR)과 고관절 치환(THR)술 횟수는 2006 ~ 2007년 45 ~ 64세 성인 1만명당 25.9 TKRs와 11.7 THRs로 20년 전보다 더 증가하였고, 이 수치는 65세 이상의 고령인일 경우 각각 82.1과 33.3으로 더 증가하였다.

원인과 병인

낙상은 미국내에서 치명적이지 않은 손상의 원인이지만(통계와 프로그래밍 사무소, 국립 손상예방 관리센터, 질병예방 관리센터, 2009) 아동과 청소년의 경우 낙상이야 말로 가장 일반적인 골절 메카니즘이다(Hedstrom 등., 2010). 또한 기형 교정 질환을 야기하는 다른 정신적 외상을 초래하는 원인들로는 자동차 사고, 운동 중 손상이 있고, 작업 관련 사고로 인해 누적된 정신적 외상 또한(예를 들어, 스트레스성 골절) 위와 같은 질환을 야기시킬 수 있다. 특히 아동의 경우, 학대로 인하여 기형 교정이 될 수 있으므로, 학대가 예측되는 경우 법으로 정해진 보도 규약을 따를 필요가 있다(Javaherian, 2007).

한편, 기형 교정 질환은 골관절염과 골다공증 또는 선천적 기형으로 인한 2차 질환으로 분류될 수 있다(Javaherian, 2007; Mather & Bear-Lehman, 2008).

전형적인 진행과정, 증상과 관련질환

기형 교정 질환은 근골격계에 포함되기 때문에, 신체 부분 사용을 포함한 작업에 영향을 미치는 경향이 있다.

골절

대부분 고관절 골절인 일부 골절들은 뼈를 잇기 위해 골절 초기에 수술적 치료가 필요하고, 신체 치유 시간은 부상의 크기와 부위에 따라 다르고 몇 주에서 최고 몇 달까지 지속될 수 있다(Maher & Bear-Lehman, 2008). 일반적으로 골절 증상은 손상부 통증, 부기, 멍, 기형과 무게를 지탱하는 힘이 없음이 포함 되거나 뼈/관절에 압박을 느끼게 된다(Javaherian, 2007). 특히 골다공증을 앓고 있는 사람들은 골절을 당할 위험성을 가지고 있다(Oyen 등., 2011).

관절 치환술

잠재적으로 골관절염을 발생시키는 관절 기능성의 지속적이고 상당한 감소 또는 심한 골절에는 흔히 관절 치환술이 필요하다(Javaherian, 2007). 그리고 정상 관절과 같이 작동시키기 위해 설계되고 플라스틱 또는 금속으로 만들어진 인공 관절은 10년 이상 지속할 수 있다(미국 골관절 전문의 학회, 2007).

분야별 중재

약물치료

통증 관리 치료제, 항생제와 항응고제 사용과 수술 후 절차들은 흔히 관절 치환술 후에 사용된다.

물리치료

인접하고 골절로 영향을 미치는 신체 구조를 회복하기 위해 움직임 범위(ROM)와 일반 강화 운동들은 물리치료 처방의 핵심이고, 물리치료사들 또한 심각도가 낮은 질환에 필요한 모든 보행 장비를(목발, 보행기와 지팡이) 적절하게 환자에 적용하도록 훈련을 받을 것이다.

작업치료 평가

평가과정은 환자기 필요한 것에 초점을 맞추고 바람직한 작업수행에 영향을 미치는 요소가 무엇인지 분석하고 예측하는 것이다. 평가는 작업수행에 대한 기형 교정 질환의 구체적인 잠재 영향의 평가에 따라 작업에 초점을 맞춘 평가로 시작한다.

작업 기반 평가

- 역할 확인 리스트(Oakely, Kielhofiner, Barris, & Reichler, 19986): 작업 역할에 놓여진 가치와 환자 참여 평가
- 작업수행 이력 인터뷰-II(OPHI-II)(Kielhofienr 등., 2004): 작업수행과 시간 흐름에 따른 참여 정도를 수집하기 위해 사용되는 비정형 인터뷰
- 운동과 과정 기술 평가(AMPS)(Fisher & Jones, 2010): 기능적 업무 수행 문맥에서 기술 평가
- 치료 후 간호의 행동 측정(AM-PAC)(Jette, Hayley, Coster, & Ni, 2007): 보행, 일상생활, 인지를 평가하기 위해 재활 환경에서 사용
- 자기 간호 기술의 수행 평가(PASS)(Holm & Rogers, 2008): 환자의 기능 보행, 개인 간호와 주거관리를 평가하기 위해 관찰 도구
- 캐나다 작업수행 측정(COPM)(Law 등., 2005): 환자의 시간 흐름에 따른 자기 수행 평가와 다양한 영역의 작업 만족을 이끌어 내는 비정형 인터뷰
- 단기 형태-36(SF-36)(Hays, Sherbourne, & Mazel, 1995): 건강 관련 삶의 질을 측정하는 표준화된 등급

클라이언트 요소 평가

- 팔, 어깨와 손의 장애(DASH)(Hudak, Amadio, Bombardier, & 상지 협력 집단, 1996): 상지 근골격 장애에 관련된 증상과

불능을 평가하는 표준화된 설문지
- ROM
- 통증 측정(예를 들어, 시각 상사 등급[VAS])
- 손 근육 검사
- 쥐기와 쥐는 강도 측정
- 부종 측정

작업치료 중재

기형 교정 OT 처방의 주요 목표는 환자의 작업 기능을 회복하는 것이므로, 질환과 회복 단계에 따라 다른 처방 형태를 취해야 한다. 예를 들어, 적절한 예방과 수술 후 무게 지탱과 이동 제한은 모든 시점에서 고려되고 환자와 정기적으로 의사소통을 해야 한다(Maher & Bear-L ehman, 2008)

빠른 회복 단계

수술 또는 치료 안정화에 이어, 작업치료사들은 손상/수술 부위를 온전하게 유지하기 위한 안전하고 적절한 방법들을 환자에게 교육시킬 수 있다. 그리고 의학적으로 문제가 없을 경우, 작업치료사들은 환자 요소와 치료 목표를 평가하고(예를 들어, 이전 역할과 작업 수준의 현재 ROM과 강도) 이동과 강도 높은 운동을 통제함으로써 수술/손상 부위 주변의 근육과 관절을 치료하는데 도움을 준다. 이와 같은 보정 전략들에는 교정 장비(예를 들어, 손잡이가 긴 장비, 펌프병), 업무 개선 또는 환경 개선이 포함 되고, 질환의 정도에따라 이 전략들은 일시적 또는 영구적으로 실행될 것이다(Maher & Bear-Lehmen, 2008).

환경 평가와 낙상 예방

단순히 수술 후 퇴원 전 또는 직후, 작업치료사들은 환경 평가를 수행하기 위해 환자의 작업장 또는 집으로 방문하여, 필요시, 손상 후 직업 참여와 보행을 증가시키기 위한 개선을 권장할 것이다. 특히, 정도가 심하지 않은 경우, 정상 활동이 가능하다는 진단을 받을 수 있다(Maher & Bear-Lehman, 2008). 그리고 낙상 예방 교육은 특히 고령인의 현재 질환 재발 또는 악화를 예방하는데 유용할 것이다.

작업치료와 근거

응급실에서 고관절 골절을 당한 고령인 환자의 OT는 보행 능력 회복 증가, 기능 회복 향상, 병원 입원 기간 감소, 하지 강도 증가와 낙상 관련 자기 효능감 증가에 효과적이라는 것을 보여 주었다(Chudyk, Jutai, Petrella, & Speechley, 2009). 그리고 COPM의 사용한 연구는 대부분의 환자기 손상 당하기 전 수준과 같지는 않지만 측정 결과가 향상되었음을 보고하였다(Edwards, Baptiste, Stratford, & Law, 2007).

한편, ROM 운동을 통해 상지 관찰의 기형 교정 손상 후 빠른 가동술은 통증과 부기 감소와 이전 작업 회복 속도 촉진에 어느 정도가 효과가 있음을 보여 주었다(Amini, 2011; von der Heyde, 2011).

보호자 문제

Nahm, Resnick, Orwig, Magaziner 및 DeGrezia (2010)는 고관절 골절 환자 개인의 보호자는 다음과 같이 보고했다.
- 사랑하는 사람들에 대한 염려가 이제는 허약함에 처해 있다.
- 피곤하고 간병인으로서의 요구에 압도된다.
- 보건 의료 시스템에 대한 좌절 - 의료 서비스 제공자와의 의사소통 부족, 회복 단계 (예 : 급성 치료에서 재활 시설)
- 더 많은 정보와 자료를 원한다.

정보제공

기관

- American Association of Orthopaedic Surgeons: a research and advocacy organization for patients and health care practitioners in the field of orthopedics.
  6300 North River Road
  Rosemont, IL 60018
  Telephone: (847) 823-7186
  Fax: (847) 823-8125
  E-mail: orthoinfo@aaos.org
  Website: http://www.aaos.org

책

- Cobb, V. (2008). *Your body battles a broken bone*. Minneapolis, MN: Millbrook Press.
  A children's book about broken bones and the healing process.
- McQuaig, J. (2010). *How strong is your titanium? The real life misadventures of a knee and hip replacement survivor*. Bloomington, IL: AuthorHouse.

웹사이트

- http://orthoinfo.aaos.org/

참고문헌

American Academy of Orthopaedic Surgeons. (2007). *Total joint replacements*. Retrieved from http://orthoinfo.aaos.org/topic.cfm?topic5A00233

Amini, D. (2011). Occupational therapy interventions for work-related injuries and conditions of the forearm, wrist, and hand: A systematic review. *American Journal of Occupational Therapy*, *65*, 29–36. doi:10.5014/ajot.2011.09186

Chudyk, A. M., Jutai, J. W., Petrella, R. J., & Speechley, M. (2009). Systematic review of hip fracture rehabilitation practices in the elderly. *Archives of Physical Medicine and Rehabilitation*, *90*, 246–262. doi:10.1016/j .apmr.2008.06.036

Edwards, M., Baptiste, S., Stratford, P. W., & Law, M. (2007). Recovery after hip fracture: What can we learn from the Canadian Occupational Performance Measure? *American Journal of Occupational Therapy*, *61*, 335–344.

Fisher, A. G., & Jones, K. B. (2010). *Assessment of Motor and Process Skills. Vol. 1: Development, standardization, and administration manual* (7th ed.). Fort Collins, CO: Three Star Press.

Hays, R. D., Sherbourne, C. D., & Mazel, R. M. (1995). *User's manual for Medical Outcomes Study (MOS) core measures of health-related quality of life*. Santa Monica, CA: RAND.

Hedström, E. M., Svensson, O., Bergström, U., & Michno, P. (2010). Epidemiology of fractures in children and adolescents: Increased incidence over the past decade: A population-based study from northern Sweden. *Acta Orthopaedica*, *81*, 148–153. doi:10.3109/17453671003628780

Holm, M. B., & Rogers, J. C. (2008). The Performance Assessment of Self-Care Skills (PASS). In B. Hemphill-Pearson (Ed.), *Assessments in occupational therapy mental health* (2nd ed., pp. 101–110). Thorofare, NJ: Slack.

Hudak, P. L., Amadio, P. C., Bombardier, C., & the Upper Extremity Collaborative Group. (1996). Development of an upper extremity outcome measure: The DASH (disabilities of the arm, shoulder, and hand) [corrected]. *American Journal of Industrial Medicine*, *29*, 602–608. Erratum in: *American Journal of Industrial Medicine*, *30*, 372.

Javaherian, H. G. (2007). Orthopaedics. In B. J. Atchison & D. K. Dirette (Eds.), *Conditions in occupational therapy: Effect on occupational performance* (3rd ed., pp. 341–355). Philadelphia, PA: Lippincott Williams & Wilkins.

Jette, A., Hayley, S. M., Coster, W., & Ni, P. (2007). *Boston University Activity Measure for Post Acute Care: Instruction manual*. Retrieved from http://www.crecare.com/order/order.html

Kielhofner, G., Mallinson, T., Crawford, C., Nowak, M., Rigby, M., Henry, A., & Walens, D. (2004). *Occupational Performance History Interview II (OPHI-II)*. Chicago, IL: MOHO Clearinghouse.

Law, M., Baptiste, S., Carswell, A., McColl, M., Polatajko, H., & Pollock, N. (2005). *Canadian Occupational Performance Measure* (4th ed.). Ottawa, Canada: CAOT Publications.

Maher, C., & Bear-Lehman, J. (2008). Orthopaedic conditions. In M. V. Radomski & C. A. T. Latham (Eds.), *Occupational therapy for physical dysfunction* (6th ed., pp. 1107–1130). Philadelphia, PA: Lippincott Williams & Wilkins.

Nahm, E., Resnick, B., Orwig, D., Magaziner, J., & DeGrezia, M. (2010). Exploration of informal caregiving following hip fracture. *Geriatric Nursing*, *31*, 254–262. doi:10.1016/j.gerinurse.2010.01.003

National Center for Health Statistics. (2011). *Health, United Stated, 2010: With special feature on death and dying* (Department of Health and Human Services Publication No. 2011-1232). Retrieved from http://www.cdc.gov/nchs/hus/diseases.htm#chronic

Oakley, F., Kielhofner, G., Barris, R., & Reichler, R. (1986). The Role Checklist: Development and empirical assessment of reliability. *Occupational Therapy Journal of Research*, *6*, 157–170.

Office of Statistics and Programming, National Center for Injury Prevention and Control, Centers for Disease Control and Prevention. (2009). *10 leading causes of nonfatal injury, United States*. Retrieved from http://www.cdc.gov/injury/wisqars/nonfatal.html

Oyen, J., Brudvik, C., Gjesdal, C., Tell, G., Lie, S., & Hove, L. (2011). Osteoporosis as a risk factor for distal radial fractures: A case-control study. *Journal of Bone & Joint Surgery, American Volume*, *93*, 348–356. doi:10.2106/JBJS.J.00303

Stevens, J. A., & Rudd, R. A. (2010). Declining hip fracture rates in the United States. *Age and Ageing*, *39*, 500–503. doi:10.1093/ageing/afq044

von der Heyde, R. L. (2011). Occupational therapy interventions for shoulder conditions: A systematic review. *American Journal of Occupational Therapy*, 65, 16–23. doi:10.5014/ajot.2011.09184

파킨슨씨 병 (Parkinson's Disease)

Theresa Griffin

설명

파킨슨병은(PD) 도파민 생산 뇌세포 손상으로 인해 발생하는 만성적이고 특발성이며, 점진적인 중추 신경계의 신경병성 장애이다. 파킨슨병의 주요 증상들은 휴식시 떨림, 운동완만, 팔, 다리 또는 코의 뻣뻣함 또는 경직과 자세 불안정이 포함된다(국립 파킨슨 재단, 2011). PD의 평균 발병 연령대는 60세이지만, 40세보다 어린 사람들의 발생률이 10% 정도 증가하였다고 추정했다. 현재 1백 5십만명의 미국들이 PD를 앓고 있고 연간 PD 진단을 받은 환자들이 5만~6만명으로 증가하는 추세이다(국립 신경 장애와 뇌졸중 협회[NINDS], 2011).

Hoehn과 Yahr의 파킨슨병 단계

의사들은 혼과 야의 단계 시스템(단계 1이 초기 단계, 단계 5는 말기 단계를 뜻한다)을 기반으로 질환의 심각도를 분류하였다.

- 단계 1: 신체 한쪽 부분의 움직임에 관련된 가벼운 증상이 나타나지만 특별한 장애 없이 기능을 수행할 수 있다.
- 단계 2: 신체 양쪽 부분 모두 움직임에 관련된 증상의 영향을 받지만, 균형 감각은 정상 수준으로 남아 있다. 일반적으로 단계 2는 치료를 통해 증상이 완화될 것이다.
- 단계 3: 걷거나 설 때 가벼운 불균형 증세가 나타나고, 단계 3에 접하는 사람들은 보통 수준의 전반적인 기능 장애를 가지고 있지만, 일반적으로 신체는 혼자 움직일 수 있다.
- 단계 4: 운동에 관련된 증상들이 더욱 발전하고 악화된다. 걷거나 설 때 불안정하거나 불가능하고, 단계 4에 접어든 사람은 더 이상 혼자 지낼 수 없고, 언어와 삼키는 능력 또한 분명하게 변한다.
- 단계 5: 질환이 악화 되고 완전히 발달된다. 단계 5에 접한 사람은 서거나 걸을 수 없고 지속적인 치료가 필요하다(Hohn & Yahr, 1967).

분야별 중재

약물치료

PD 치료제는 3가지 종류로 나타낼 수 있다. 첫 번째 종류는 뇌의 도파민 분비 수준을 증가시키는 것을 목표로 한다. 예를 들어, 레보도파는 뇌에서 도파민으로 바뀌지만, PD가 진행됨에 따라 분비 정도는 안정성이 떨어지게 된다(국립 의학 도서관, 2011). 두 번째 종류는 PD 증상을 완화시키는 신경 전달 물질에 영향을 미친다. 예를 들어, 콜린 억제성 약물은 아세틸 콜린의 섭취를 억제하여 떨림을 줄여준다. 첫 번째 / 두 번째 종류의 치료제 부작용은 기립성 고혈압, 심장 부정과 근긴장이상 움직임이 포함될 수 있다. 세 번째 종류의 치료제는 우울증과 같은 비운동 증상들을 조절한다(NINDS, 2011).

수술

수술적 요법은 치료제의 효능이 닿지 않는 부위에서 진행되는 PD 환자들에게 사용된다. 담창구 절리술은 뇌의 담창구를 파괴하여 떨림, 운동 완만과 경직 증상을 완화시키고 걸음걸이와 균형 감각을 향상시켜주고 시상절개술은 시상부를 제거하여 떨림 증상을 완화시켜 준다. 수술적 요법 중 자주 사용되는 심한 뇌자극은 뇌조직 제거를 포함하지 않기 때문에 뇌에 심은 전극을 통해 자극시킴으로써 PD 증상을 중지시킨다.

치료요법

물리치료는 일상생활활동(ADL), 걸음 길이와 속도 향상에 초점을 맞춘다(Ellis 등., 2005). 언어치료의 경우 음성과 언어 기능 향상에 초점을 맞춘다(de Swart, Willemse, Maassen, & Horstink, 2003).

작업치료 평가

PD에 관한 구체적이고 어느 정도 일반적인 작업치료(OT) 평가는 감소된 근육 움직임, 강도, 내구도, 언어와 심리 사회적 기능의 조절 정도를 평가하는데 적절할 것이다.

활동과 참여 수준

- 캐나다 작업수행 측정(COPM): 작업 만족도와 수행의 자기 보고
- 파킨슨병에 관한 삶의 질 설문지-39개 항목 버전(PDG-39): 다음 같은 사항을 포함한 자기 보고
  - 지난 1달 동안 행복과 건강문제 평가
  - 이동, ALD, 감정적 행복, 오명, 사회적 지원, 인지, 의사소통과 신체 불편함을 포함한 8개의 하위 등급
- 통일된 파킨슨병 평가 등급(UPDRS): PD의 종적 과정을 따르고 질환 진행에 대한 시야를 제공하는 평가도구
  - 종료는 정신 작용, 행동과 기분 평가, ADI의 자기 평가와 임상의가 측정한 운동 평가를 포함한다.
- 기능 독립성 측정(FIM): 자기 간호, 이동, 운동, 의사소통과 사회적 인지 부분에서 기능 수행평가

클라이언트 요소 수준

- Hoehn과 Yahr의 PD 단계
- 통일된 파킨슨병 평가 등급 균형 검사
- 운동 범위(ROM) RJATK
- 손 근육 검사
- 경직도 검사
- 간이 정신 상태 조사(MMSE): 인지 평가
- 고령인 우울증 등급(GDS): 고령인의 우울증 기초 검사 측정
- 피로 심각도 등급(FSS): 피로의 영향을 평가하는 자기 보고 설문지

작업치료 중재

OT 처방은 PD 환자로 하여금 일상에서 최적으로 신체 기능을 수행하고 유용한 작업에 참여할 수 있도록 도와준다(미국 작업치료 협회, 2007)

일상생활활동 또는 수단적 일상생활활동

- 떨림의 영향을 완화시키기 위한 도구와 조정장비 사용 교육
- 치료제 복용 순서에 도움을 주는 전략 제공

감각 운동

- ROM 유지, 관절 움직임 용이하게 하고 신체를 늘임으로써 발생하는 경축 발생을 예방한다.
- 박자가 있는 음악과 같이 신호를 추가함으로써 속도를 증가시키고 운동 계획 향상

심리 사회

- 집단 처방은 자부심과 능력 인지와 환자 기능을 증가시키실 수 있다(Kimchi, Tamir, & Pessach, 2010).
- 자기 효능감을 향상시키는 방법과 도움이 되는 치료법을 찾을 때 현재 나타나는 증상 변화에 대응하는 방법과 같이 자기관리 기술 교육(Lyons, 2003; Tickle-Degmen, Ellis, Saint-Ililaire, Thomas, & Wagenaar, 2010).
- 생산 활동과 적당히 어려운 여가활동 참여 촉진(Sunvisson & Ekman, 2001).
- 가족과 생활 영역 내에서 역할 논의 독려
- 안면 차폐와 구강 경직과 같은 사회적 상호작용에 영향을 미치는 어려운 상황에 관한 가족 교육(Lyons & Tickle-Degmen, 2003).

환경

- 안전성 증가를 위한 주거 개선 제안
- 지원 단체가 참여하여 환자와 가족 독려
- 지역사회 자원 관리부의 환자와 가족에게 도움을 줄 수 있는 방법

보호자 고려사항

간병인들은 PD 간호로 인한 재정 부담, 실직의 두려움, 우울증과 사회적 고립을 겪게될 것이다. 게다가, 치매와 우울증과 같은 신경 정신 질환들이 PD와 같이 동시에 발생하는 경우, 보호자 부담은 더욱 늘어나게 된다(Stella, Banzato, Barasnevicius Quagliato, Aparecida Viana & Christofoletti, 2009). 그래서 보호자들은 위와 같은 새로운 역할들을 효과적으로 관리하기 위한 도움이 필요 하고(Bhatia & Gupta, 2003) 잦은 휴식과 사회적 지원은 보호자 삶의 질을 향상시키고 보호자 부담의 영향을 줄일 수 있다(Goldsworthy & Knowles, 2008).

작업치료와 근거

장애는 심지어 최적 약학 치료를 받아도 질환 진행 속도보다 먼저 발생할 수 있으므로 OT는 연속적인 치료에 따라 재활 장소가 어디든지 역할을 수행할 수 있다. 이러한 점을 인식할 때, 어떤 치료 기법과 OT 처방이 PD 환자들에게 도움을 주는데 효과적인지 고려하는 것이 매우 중요하다.

연구 결과에 의하면, 환자의 치료 목표에 도달하는데 도움을 주기 위해 사용하는 효과적인 기법이라고 알려진 걷기(Rochester 등., 2004)와 뻗치기(Ma, Trombly, Tickle-Degmen, & Wagenaar, 2004), 앉았다 서기(Mak & Hui-Chan, 2004)와 같은 기능 업무 수행하는 동안 외부 자원 이용을 권장한다. 그리고 Meek 등(2010)은 독립성을 최적하기 위해 개발된 OT 처방의 상당 부분은환경 조정, 보행, 이동과 ADL 훈련과 검토, 논의, 새로운 기법 교육과 장비 제공에 관련된 목표들을 포함한다는 것을 확인하였다. 게다가, 이 목표들은 Clarke 등(2009)이 PD 환자의 독립성을 최적화시키는데 가장 연관성이 있다고 발견한 OT로 인한 기능적 독립성과 보행 효과와 일치한다.

한편, 다양한 운동과 비운동 효과를 언급하기 위해 전반적인 PD가 진행된 환자들에게 종합 처방을 사용하지만, 운동 결과에 미치는 영향에 관하여 입증한 조사는 현재 없다. 그 중, 이용 가능한 논문 검토를 통해 Johnson과 Chu(2010)는 운동 효과들이 종합 처방을 사용함에도 불구하고 시간이 흐름에 따라 지속적으로 감소할 것이라고 나타냈지만, Tickle-Degnen 등은(2010) 학제 간 자기관리 재활 프로그램이 건강 관련 삶의 질을 향상시킨다는 것을 발견하였고, 자기관리 전략들과 기술은 PD 진행으로 인해 변화된 삶을 관리 하는데 지속적인 도움을 준다고 가정하였다. 그러므로 운동 문제들은 처방을 통해 지속적으로 감소하지만, 운동의 어려움에도 불구하고, 환자의 건강가 행복은 시간이 흐름에 따라 향상될 수 있다. 이 결과들은 자기관리 프로그램이 건강 관련된 삶의 질을 유지/향상시키기 위해 초기에서 중기 단계의 PD 환자들에게 고려되어야 함을 의미하는 것이다. 궁극적으로, Tickle-Degnen 등(2010)은 환자 중심의 이론과 근거 기반을 가진 자기관리 프로그램과 목표 지향적 접근법은 성공적인 재활 효과를 낳을 수 있음을 인지하였다. 그리고 PD가 동기 부여의 안면, 제스처와 목소리 표현에 영향을 미칠 수 있음을 유념하고 있어야 하므로, 고객 중심의 처방이 되기 위해선, OT 전문의들은 PD 환자에게 질문 하거나 동기 부여를 평가할 때 감정적 어조로 바꿔 진행해야 한다.

정보제공

기관

- American Parkinson Disease Association, Inc.
  135 Parkinson Ave
  Staten Island, NY 10305
  Telephone: 800-223-2732
  Website: http://www.apdaparkinson.org
  An association dedicated to funding PD research. They offer medical information, as well as public or professional education and support services.
- Michael J. Fox Foundation for Parkinson's Research
  Church Street Station
  PO Box 780
  New York, NY 10163
  Telephone: 800-708-7644
  Website: http://www.michaeljfox.org/
  A foundation dedicated to finding a cure for PD by funding current research. This foundation is also interested in the development of improved therapies.

- National Parkinson Foundation
  1501 N.W. 9th Avenue
  Bob Hope Road
  Miami, Florida 33136-1494
  Telephone: 800-327-4545
  Website: http://www.parkinson.org
  A nationwide network of chapters and support groups that offer patient services, clinical studies and research, and public and professional education.

책

- Fox, M. J. (2002). *Lucky man*. New York, NY: Hyperion.
  An autobiography chronicling Fox's life; he shares his first symptoms of PD and what life is like living with PD.
- Havemann, J. (2002). *A life shaken: My encounter with Parkinson's disease*. Baltimore, MD: Johns Hopkins University Press.
  A true story with scientific and medical information interwoven with the personal story of a man with PD.
- Newsom, H. (2002). *Hope: Four keys to a better quality of life for Parkinson's people*. Mercer Island, WA: The Northwest Parkinson's Foundation.
  Personal guidelines and tips on how to live with PD by a man who has PD.

저널

- *Archives of Neurology*
- *Journal of Gerontology*
- *Journal of Neurology, Neurosurgery, and Psychiatry*
- *Movement Disorders*
- *Neurology*
- *Parkinsonism and Rehabilitation*

웹사이트

- Parkinson's Disease Foundation (PDF)
  http://www.pdf.org
  This is a national foundation that focuses on research, education, and advocacy for PD. One of the primary goals of the foundation's Website is to disseminate accurate, accessible information about PD to individuals with the disease and their families.
- Parkinson's Resource Organization
  http://www.parkinsonsresource.org
  This organization helps families affected by PD by offering emotional and educational support programs, providing information and referral services, promoting public awareness, and publishing a monthly newsletter about family issues.

참고문헌

American Occupational Therapy Association. (2007). *Living with Parkinson's disease*. Retrieved from http://www.aota.org/Consumers/consumers/Health-and-Wellness/Parkinsons/35188.aspx

Bhatia, S., & Gupta, A. (2003). Impairments in activities of daily living in Parkinson's disease: Implications for management. *NeuroRehabilitation*, *18*, 209–214.

Clarke, C., Furmston, A., Morgan, E., Patel, S., Sackley, C., Walker, M., . . . Wheatley, K. (2009). Pilot randomised controlled trial of occupational therapy to optimise independence in Parkinson's disease: The PD OT trial. *Journal of Neurology, Neurosurgery & Psychiatry*, *80*(9), 976–978.

de Swart, B. J. M., Willemse, S. C., Maassen, B. A. M., & Horstink, M. W. I. M. (2003). Improvement of voicing in patients with Parkinson's disease by speech therapy. *Neurology*, *60*, 498–500.

Ellis, T., de Goede, C. J., Feldman, R. G., Wolters, E. C., Kwakkel, G., & Wagenaar, R. C. (2005). Efficacy of a physical therapy program in patients with Parkinson's disease: A randomized controlled trial. *Archives of Physical Medicine and Rehabilitation*, *86*, 626–632.

Goldsworthy, B., & Knowles, S. (2008). Caregiving for Parkinson's disease patients: An exploration of a stress-appraisal model for quality of life and burden. *The Journals of Gerontology Series B Psychological Sciences and Social Sciences*, *63*, P372–P376.

Hoehn, M. M., & Yahr, M. D. (1967). Parkinsonism: Onset, progression and mortality. *Neurology*, *17*, 427–442.

Johnston, M., & Chu, E. (2010). Does attendance at a multidisciplinary outpatient rehabilitation program for people with Parkinson's disease produce quantitative short term or long term improvements? A systematic review. *NeuroRehabilitation*, *26*(4), 375–383. doi:10.3233/NRE-2010-0575

Kimchi, O., Tamir, R., & Pessach, L. (2010). "Think big" and "feel big" with Parkinson's disease. *Israel Journal of Occupational Therapy*, *19*(3–4), E79–E80.

Lyons, K. D. (2003). Self-management of Parkinson's disease: Guidelines for program development and evaluation. *Physical & Occupational Therapy in Geriatrics*, *21*, 17–31.

Lyons, K. D., & Tickle-Degnen, L. (2003). Dramaturgical challenge of Parkinson's disease. *Occupational Therapy Journal of Research*, *23*, 27–34.

Ma, H., Trombly, C., Tickle-Degnen, L., & Wagenaar, R. (2004). Effect of one single auditory cue on movement kinematics in patients with Parkinson's disease. *American Journal of Physical Medicine & Rehabilitation*, *83*, 530–536.

Mak, M., & Hui-Chan C. (2004). Audiovisual cues can enhance sit-to-stand in patients with Parkinson's disease. *Movement Disorders*, *19*, 1012–1019.

Marchese, R., Diverio, M., Zucchi, F., Lentino, C., & Abbruzzese, G. (2000). The role of sensory cues in the rehabilitation of Parkinson patients: A comparison of two physical therapy protocols. *Movement Disorders*, *15*, 879–883.

Meek, C., Morgan, E., Walker, M., Furmston, A., Aragon, A., Birleson, A., . . .
Sackley, C. (2010). Occupational therapy to optimize independence in Parkinson's disease: The designing and recording of a randomized controlled trial intervention. *British Journal of Occupational Therapy*, *73*, 178–185.

National Institute of Neurological Disorders and Stroke. (2011). *Parkinson's disease: Hope through research*. Retrieved from http://www.ninds.nih.gov/disorders/parkinsons_disease/detail_parkinsons_disease.htm#171663159

National Library of Medicine. (2011). *Levodopa and carbidopa*. Retrieved from http://www.nlm.nih.gov/medlineplus/druginfo/meds/a601068.html#why

National Parkinson Foundation. (2011). *What is Parkinson's disease?* Retrieved from http://www.parkinson.org/Parkinson-s-Disease/PD-101/What-is-Parkinson-s-disease

Rochester, L., Hetherington, V., Jones, D., Nieuwboer, A., Willems, A., Kwakkel, G., & Van Wegen, E. (2004). Attending to the task: Interference effects of functional tasks on walking in Parkinson's disease and the roles of cognition, depression, fatigue, and balance. *Archives of Physical Medicine & Rehabilitation*, *85*, 1578–1585.

Stella, F., Banzato, C., Barasnevicius Quagliato, E., Aparecida Viana, M., & Christofoletti, G. (2009). Psychopathological features in patients with Parkinson's disease and related caregivers' burden. *International Journal of Geriatric Psychiatry*, *24*(10), 1158–1165.

Sunvisson, H., & Ekman, S. (2001). Environmental influences on the experiences of people with Parkinson's disease. *Nursing Inquiry*, *8*, 41–50.

Takahashi, K., Tickle-Degnen, L., Coster, W., & Latham, N. (2010). Expressive behavior in Parkinson's disease as a function of interview context. *American Journal of Occupational Therapy*, *64*, 484–495.

Tickle-Degnen, L., Ellis, T., Saint-Hilaire, M., Thomas, C., & Wagenaar, R. (2010). Self-management rehabilitation and health-related quality of life in Parkinson's disease: A randomized controlled trial. *Movement Disorders*, *25*, 194–204. doi:10.1002/mds.22940

말초신경손상(Peripheral Nerve Injury)

Pamela Vaughn

설명과 진단

말초 신경 손상(PNI)는 신경근, 신경절, 신경망, 자율 신경과 감각/운동 신경을 포함한 척수와 뇌의 외부 신경에 영향을 미치는 모든 손상을 말한다. 한 가지 신경이 영향을 받을 경우 단발신경병증이고, 다발신경병증은 다수의 신경을 포함한다. PNIs 사례들은 수근관과 외상성 완신경총 마비가 포함된다(예를 들어, Erb의 중풍). PNIs는 손상 유형, 크기, 원인, 부위를 확인하기 위해 자기공명 영상장치(MRI), 근전도(EMG), 컴퓨터 단층촬영(CT), 신경전도 검사(NCV)를 포함한 신경검사를 통해 진단된다(국립 신경장애와 뇌졸중 협회[NINDS], 2004).

발생률과 유병률

연당 상지 PNIs에 걸린 미국은 약 6만명에 달하고(Lad, Nathan, Schubert, & Boakye, 2010) 상지 신경 손상(즉,척골, 팔, 완신경총, 중앙과 요골)은 하지 신경(~20%)과 안면 신경 손상에 뒤이어 PNIs의 70~80%를 나타낸다(Ciaramitaro 등., 2010; Kouyoumdjian, 2006; Lad 등., 2010; Scholz 등., 2009). 그리고 팔다리에 정신적 외상을 경험한 사람들의 1.68%는 90일 이내에 PNIs로 발전한다(Taylor, Braza, Rice, & Dillingham, 2008). PNI 환자의 70%는 남성이고(Ciaramitaro 등., 2010; Kouyoumdjian, 2006; Lad 등., 2010) 최근 발생률은 청년과 중년층에서 가장 높다(Ciaramitaro 등., 2010; Kouyoumdjian, 2006; Lad 등., 2010; Taylor 등., 2008)

원인과 병인

Seddon(1943)은 다음과 같은 3가지로 신경 손상을 분류하였다(앞서 Campbell, 2008, p 1952에 서술):

- 신경 무동작 – "신경은 정상이나 자극을 전송할 수 없다"
- 축삭 절단 – "축색 돌기가 손상 또는 파괴되었지만, 대부분의 연결 조직들은 유지되었다"
- 신경 단열 – "신경간이 분열되고 해부학상 연속체 내 없고 대부분의 연결 조직들도 없어지거나 나쁘게 뒤틀렸다.

PIN의 다양한 원인에는 정신적 외상(자동차와 오토바이 사고, 관통[예를 들어, 깊게 베인 상처], 낙상, 탈구, 화상 등), 반복적 스트레스(예를 들어, 직장 또는 운동 중)와 마취가 있고 그 중 자동차 사고가 가장 많은 비율을 차지한다(Ciaramitaro 등., 2010; Kouyoumdjian, 2006). 그리고 손상의 일반적인 메카니즘은 뻗기, 압축, 절단과 국소 빈혈이 포함된다(Campbell, 2008).

전형적인 진행과정, 증상과 관련질환

증상이 시작될 때까지의 시간과 강도, 특성은 손상의 특성에 따라 달라지지만, 증상들은 (흔히 해부학상 손상 말단부) 다음과 같은 사항 중 한 가지 이상을 포함할 것이다.

- 마비
- 따끔거림
- 작열감
- 근육 약화
- 만지는 것에 민감함
- 통증(NINDS, 2004)

손상 정도가 심하면 심할수록, 처방에 의해 좋은 효과를 위해선 더 많은 시간이 필요할 것이다(Scholz 등., 2009). 즉, 신경 세포가 죽지 않는 한, 완전한 회복은 불가능 하지만, 재생, 보수와 어느 정도 증상 완화가 어느 정도 가능해진다는 것이다(Martinez de Albornoz, Delgado, Forriol, & Maffulli, 2011; NINDS, 2004). 그래서 많은 PNI 환자들이 작업 한계로 인한 손상 후 높은 수준의 장애가 보고되었다(Novak, Anastakis, Beaton, Mackinnon, & Katz, 2011).

그리고 손상으로 분류되지는 않지만, 질환(예를 들어, 당뇨병), 전염병(예를 들어, 대상 포진) 등과 같은 질환으로 인해 야기되는 신경병도 PNI와 유사하거나 동일한 증상이 나타난다.

분야별 중재

약물치료 및 기타 의학적 중재

Scholz 등(2009)은 외과의들이 PNI 환자의 거의 80%는 직접 수술이 가능하고 환자의 18%는 다른 수술 요법(예를 들어, 신경 이식술, 신경 이행술) 수행할 수 있지만 나머지 2.5%는 수술적 요법으로 치료가 불가능하다. 그리고 PNI에 의해 통증을 경험한 환자의 경우, 일반 의약품인 진통제와 같은 치료제 사용과 국소 마취제가 주입될 수 있다(NINDS, 2004).

물리치료

비록 근거들이 효과 측면과 함께 나타나 있지만, PNI 후 물리치료는 광선요법과 전기 자극과 같은 요법으로 신경 재생을 용이하게 할 뿐만 아니라 손상된 신경에 영향을 미치는 운동 범위(ROM)를 정상 수준으로 유지하고 근육 강화에 초점을 맞춘다.

작업치료 평가

평가과정은 환자기 필요한 것에 초점을 맞추고 바람직한 작업수행에 영향을 미치는 요소가 무엇인지 분석하고 예측하는 것이다. 평가는 작업수행에 대한 기형 교정 질환의 구체적인 잠재 영향의 평가에 따라 작업에 초점을 맞춘 평가로 시작한다.

작업 중심의 평가

- 역할 확인 리스트(Oakley, Kielhofiner, Barris & Reichler, 1986): 작업 역할의 가치와 환자참여 평가
- 작업수행 이력 인터뷰 II (OPHI–II)(Kielhofiner 등., 2004): 시간에 따른 작업수행과 참여를 수행하기 위해 사용된 비정형 인터뷰
- 운동과 과정 기술 평가(AMPS)(Fisher & Jones, 2010): 기능 업무 수행 문맥에서 기술 평가
- 치료 후 간호의 행동 측정(AM–PAC)(Jette, Hayley, Coster, & Ni, 2007): 보행, 일상생활, 인지를 평가하기 위해 재활 환경에서 사용
- 자기 간호 기술의 수행 평가(PASS)(Holm & Rogers, 2008): 환자의 보행, 개인 간호와 주거 관리를 평가하기 위해 관찰 도구
- 캐나다 작업수행 측정(COPM)(Law 등., 2005): 환자의 시간 흐름에 따른 자기 수행 평가와 다양한 영역의 작업 만족을 이끌어 내는 비정형 인터뷰
- 단기 형태–36(SF–36)(Hays, Sherbourne, & Mazel, 1995): 건강 관련 삶의 질을 측정하는 표준화된 등급

- 평가 개발(ACS)(Baum & Edwards, 2008): 수단적 일상생활활동(IADL), 여가와 사회 활동을 환자에게 설명하는데 도움을 주는 도구

클라이언트 요소 평가

- 팔, 어깨와 손(DASH) 장애 효과 측정(Hudak, Amadio, Bombardier, & 상지 협력 단체, 1996): 상지 근골격 장애에 관련된 증상과 장애를 평가하는 표준화된 설문지
- 다양한 감각 검사(예를 들어, 2점 식별 검사, Moberg 적출 시험[Ng, Ho, & Chow, 1999])
- ROM
- 통증 측정(예를 들어, 시각 상사 등급[VAS])
- 근력, 쥐기와 죄는 힘 측정

작업치료 중재

감각 재교육

감각 재교육은 특히 수지 치료의 경우, 치료사들이 손의 감각만으로 동전을 정확하게 인지할 수 없는 상지 PNI 환자들로 이루어진 Dellon(1988)의 임상 사례와 같이 손상의 결과로 더 이상 느낄 수 없는 촉각을 재학습을 통해 도와주는 가장 일반적인 기법이다. 그리고 위와 같은 재학습을 통해 가능한 신경 메카니즘은 손상부 촉각과 연관이 있는 임계 지도를 유지하는 것이다(Oud, Beelen, Eijffinger, & Nollet, 2007).

손 치료

상지 말단에서 PNI가 발생할 때, 작업치료사들은 초기 회복 단계 동안 해부학상 정상적 위치를 유지하기 위해 부목을 사용한 수지 치료 훈련을 받는다. 그 후, 손 기능 사용 근육과 힘줄을 강화시키기 위해 작업 기반 전략(예를 들어, 손글씨, 요리시, 주방 도구 사용/들고 사용하기)을 사용할 수 있다.

예방

작업치료사들은 오용 또는 반복적 스트레스로 인한 PNI 발생 가능성을 줄이는 신체 메카니즘과 작업장 조정, 적절한 인체 공학과 같은 예방 측정을 환자에게 교육시킬 수 있다.

상담

PNI 환자들은 여가활동 참여의 장기적 감소뿐만 아니라 IADL, 일상생활활동(ADL), 직업에의 참여 부분이 일시적으로 감소했기 때문에(Novak 등., 2011) 작업치료사들은 손상 후 참여 강화 및 증가시키기 위해 다른 작업 또는 새로운 작업을 찾는 과정을 도와줄 수 있다.

작업치료와 근거

비록 한계점은 가지고 있지만, PNI 후 감각 재교육 관한 근거는 작업치료요법이 상지 감각 기능을 향상시킴을 보여줬다(Oud 등., 2007). 그리고 Amini(2011)는 PNI를 포함한 상지 손상과 질환에 걸린 환자들의 작업치료에 일반적으로 사용되는 다수의 처방 접근법들에서 처방에 영향을 받는 작업 영역을 향상시키고 감각 재교육 포함시, 통증 감소, 기능 증가와 같은 분명한 결과를 낳는다고 보고했다.

정보제공

기관

- Foundation for Peripheral Neuropathy (FPN)
  485 Half Day Road
  Suite 200
  Buffalo Grove, IL 60089
  Telephone: 877-883-9942
  E-mail: info@tffpn.org
  http://www.foundationforpn.org/
  FPN is an educational resource for clients and professionals and raises funds to further research of neuropathy.

책

- Berman, S. I. (2007). *Coping with peripheral neuropathy: How to handle stress, disability, anxiety, fatigue, depression, pain, and relationships*. New York, NY: iUniverse.
- Cushing, M., & Latov, N. (2009). *You can cope with peripheral neuropathy: 365 tips for living a full life*. New York, NY: Demos Medical.

웹사이트

- http://www.neuropathy.org

참고문헌

Amini, D. (2011). Occupational therapy interventions for work-related injuries and conditions of the forearm, wrist, and hand: A systematic review. *American Journal of Occupational Therapy*, *65*, 29–36. doi:10.5014/ajot.2011.09186

Baum, C. M., & Edwards, D. E. (2008). *Activity Card Sort* (2nd ed.). Bethesda, MD: AOTA Press.

Campbell, W. W. (2008). Evaluation and management of peripheral nerve injury. *Clinical Neurophysiology*, *119*, 1951–1965. doi:10.1016/j.clinph.2008.03.018

Ciaramitaro, P., Mondelli, M., Logullo, F., Grimaldi, S., Battiston, B., Sard, A., . . . Cocito, D. (2010). Traumatic peripheral nerve injuries: Epidemiological findings, neuropathic pain and quality of life in 158 patients. *Journal of the Peripheral Nervous System*, *15*, 120–127.

Dellon, A. L. (1988). *Evaluation of sensibility and re-education of sensation in the hand*. Baltimore, MD: Lucas.

Deumens, R., Bozkurt, A., Meek, M. F., Marcus, M. A. E., Joosten, E. A. J., Weis, J., & Brook, G. A. (2010). Repairing injured peripheral nerves: Bridging the gap. *Progress in Neurobiology*, *92*, 245–276. doi:10.1016/j.pneurobio.2010.10.002

Fisher, A. G., & Jones, K. B. (2010). *Assessment of Motor and Process Skills. Vol. 1: Development, standardization, and administration manual* (7th ed.). Fort Collins, CO: Three Star Press.

Guzelkucuk, U., Duman, I., Taskaynatan, M. A., & Dincer, K. (2007). Comparison of therapeutic activities with therapeutic exercises in the rehabilitation of young adult patients with hand injuries. *Journal of Hand Surgery*, *32*, 1429–1435.

Hays, R. D., Sherbourne, C. D., & Mazel, R. M. (1995). *User's manual for Medical Outcomes Study (MOS) core measures of health-related quality of life*. Santa Monica, CA: RAND.

Holm, M. B., & Rogers, J. C. (2008). The Performance Assessment of Self-Care Skills (PASS). In B. Hemphill-Pearson (Ed.), *Assessments in occupational therapy mental health* (2nd ed., pp. 101–110). Thorofare, NJ: Slack.

Hudak, P. L., Amadio, P. C., Bombardier, C., & the Upper Extremity Collaborative Group (1996). Development of an upper extremity outcome measure: The DASH (disabilities of the arm, shoulder, and hand) [corrected]. *American Journal of Industrial Medicine*, *29*, 602–608. Erratum in: *American Journal of Industrial Medicine*, *30*, 372.

Jette, A., Hayley, S. M., Coster, W., & Ni, P. (2007). *Boston University Activity Measure for Post Acute Care: Instruction manual*. Retrieved from http://www.crecare.com/order/order.html

Kielhofner, G., Mallinson, T., Crawford, C., Nowak, M., Rigby, M., Henry, A., & Walens, D. (2004). *Occupational Performance History Interview II (OPHI-II)*. Chicago, IL: MOHO Clearinghouse.

Kouyoumdjian, J. A. (2006). Peripheral nerve injuries: A retrospective survey of 456 cases. *Muscle & Nerve*, *34*, 785–788. doi:10.1002/mus.20624

Lad, S. P., Nathan, J. K., Schubert, R. D., & Boakye, M. (2010). Trends in median, ulnar, radial, and brachioplexus nerve injuries in the United States. *Neurosurgery*, *66*, 953–960. doi: 10.1227/01.NEU.0000368545.83463.91

Law, M., Baptiste, S., Carswell, A., McColl, M., Polatajko, H., & Pollock, N. (2005). *Canadian Occupational Performance Measure* (4th ed.). Ottawa, Canada: CAOT Publications.

Martinez de Albornoz, P., Delgado, P. J., Forriol, F., & Maffulli, N. (2011). Non-surgical therapies for peripheral nerve injury. *British Medical Bulletin*. Advance online publication. doi:10.1093/bmb/ldr005

Meiners, P. M., Coert, J. H., Robinson, P. H., & Meek, M. F. (2005). Impairment and employment issues after nerve repair in the hand and forearm. *Disability and Rehabilitation*, *27*, 617–623.

National Institute of Neurological Disorders and Stroke. (2004). *Peripheral neuropathy fact sheet* (National Institutes of Health Publication No. 04-4853). Retrieved from http://www.ninds.nih.gov/disorders/peripheralneuropathy/detail_peripheralneuropathy.htm

Ng, C. L., Ho, D. D., & Chow, S. P. (1999). The Moberg pickup test: Results of testing with a standard protocol. *Journal of Hand Therapy*, *12*, 309–312.

Novak, C. B., Anastakis, D. J., Beaton, D. E., Mackinnon, S. E., & Katz, J. (2011). Biomedical and psychosocial factors associated with disability after peripheral nerve injury. *The Journal of Bone and Joint Surgery*, *93*, 929–936. doi:10.2106/JBJS.J.00110

Oakley, F., Kielhofner, G., Barris, R., & Reichler, R. (1986). The Role Checklist: Development and empirical assessment of reliability. *Occupational Therapy Journal of Research*, *6*, 157–170.

Oud, T., Beelen, A., Eijffinger, E., & Nollet, F. (2007). Sensory re-education after nerve injury of the upper limb: A systematic review. *Clinical Rehabilitation*, *21*, 483–494.

Scholz, T., Krichevsky, A., Sumarto, A., Jaffurs, D., Wirth, G. A., Paydar, K., & Evans, G. R. D. (2009). Peripheral nerve injuries: An international survey of current treatments and future perspectives. *Journal of Reconstructive Microsurgery*, *25*, 339–344. doi:10.1055/s-0029-1215529

Seddon, H. (1943). Three types of nerve injury. *Brain*, *66*, 237–288.

Shiri, R., Martimo, K. P., Miranda, H., Ketola, R., Kaila-Kangas, L., Liira, H., . . . Viikari-Juntura, E. (2011). The effect of workplace intervention on pain and sickness absence caused by upper-extremity musculoskeletal disorders. *Scandinavian Journal of Work Environment & Health*, *37*, 120–128. doi:10.5271/sjweh.3141

Taylor, C., Braza, D., Rice, J., & Dillingham, T. (2008). The incidence of peripheral nerve injury in extremity trauma. *American Journal of Physical Medicine & Rehabilitation*, *87*, 381–385.

조산(Prematurity)

Samantha Slocum

설명과 진단

임신 37주 전에 태어난 신생아들은 흔히 "미숙아" 또는 조산아로 일컬어지고 정상 출산 기간보다 이른 시기에 태어난 것으로 간주하였다(Lee, 2010). 이렇게 이른 시기에 태어난 아기들은 낮은 출산 체중과 미처 발달되지 못한 기관들로 인하여 다양한 합병증과 심각한 건강 문제를 발생할 위험을 가지고 있으므로(소아마비 구제연구, 2010) 미숙아들은 충분히 퇴원할 수 있을 정도의 건강하고 안정적인 수준에 도달할 때까지 신생아집중치료실(NICU)에서 치료를 받는다.

발생률과 유병률

연간 미국에서 태어난 신생아의 약 12%(5십만명)는 미숙아로 태어나고(소아마비 구제연구, 2010) 산모 자궁 또는 경부 이상과 신생아의 선척적 결손증, 조산을 포함한 예정 시기보다 이른 분만으로 인한 위험 요소들이 다소 증가할 것이다(Lee, 2010; 소아 비만 구제연구, 2010; Nemours 재단, 2011). 그리고 조산은 35세 이상 또는 17세보다 젊고 사회 경제적 상황이 좋지 않은 여성에게 발생할 가능성이 더 높다(Lee, 2010; 소아마비 구제연구, 2010).

원인과 병인

미숙아의 원인은 명확히 알려진 것이 없고, 다양한 요소들로 인하여 미숙아 태어날 수 있다. 조산은 건강 문제 또는 임신 합병증의 결과로 유도되지만, 가장 두드러진 조산의 원인은 자연 조산이다(소아마비 구제 연구, 2010). 그리고 다둥이 임신(쌍둥이, 세쌍둥이 등)도 미숙아의 주요 원인이고 총 미숙아의 15%를 차지한다. 또한 조산의 가능성을 증가시키는 다른 질환과 임신 관련 문제들로는 당뇨병, 심장 질환, 전염병(특히 양막 또는 요로), 약물 또는 알코올 섭취, 산전 건강관리 부족, 임신 전 영양 부족, 스트레스, 자간전증, 비만, 장시간 작업과 체중 미달이 포함된다(Lee, 2010; 소아마비 구제연구, 2010; Nemours 재단, 2011).

전형적인 진행과정, 증상과 관련질환

현재 의료 기술의 발전으로 인해, 미숙의 생존율은 28주 이후에 태어난 미숙아의 90%가 살아날 정도로 상당히 증가했다. 일부 미숙아의 경우, 조산으로 인해 야기되는 장기 합병증은 발생 하는 경우도 있기도 하고 없기도 하다. 그러나 대부분의 미숙아들은 정상 기간에 태어난 아기가 난소에 있는 임신기에 독특한 자궁외 환경에 노출되어 있기 때문에, 일시적 신체 발달 차이가 나타날 가능성이 있다. 그리고 이러한 차이는 경우에 따라 다를 수 있지만, 투명한 얇고 주름진 피부, 얼굴과 신체를 덮는 태모라고 불리는 부드러운 체모, 발달되지 않은 폐로 인한 호흡 곤란, 정상 기간 태어난 아기에 비해 낮은 근긴장과 활동, 수유의 어려움과 체지방 감소가 포함된다(Lee, 2010; 소아마비 구제연구, 2010). 그러나 미숙아가 2살에 이르게 되면, 일반 아기의 성장 형태와 유사한 발달 단계에 도달할 것이다.

미숙아에 관련된 질환들은 다음과 같다.

- 체온 유지 곤란(Lee, 2010; Torpy, 2003)
- 서맥: 낮은 심박동수(Torpy, 2003)
- 호흡곤란 증후군(RDS): 공기 주머니 붕괴를 예방하는 세제와 같은 단백질, 폐계면 활성제 부족으로 인해 발생하는 호흡 곤란
- 무호흡: 호흡 중지
- 심실내 출혈(IVH): 뇌출혈
- 동맥관 개존증(PDA): 출생 후 적절하게 닫혀지지 않은 동맥관으로 인해 발생하는 심장 질환
- 신생아괴사성장염(NEC): 수유 문제와 복부 팽창을 일으키는 창자 문제
- 미숙아 망막증(ROP): 시각 장애를 일으키느 망막 손상
- 황달
- 빈혈증
- 전염병(Lee, 2010; 소아마비 구제연구, 2010)

미숙아의 장기 합병증으로는 성장과 발달 지연, 정신 또는 신체 장애 또는 지체(예를 들어, 정신 지체, 뇌성마비, 학습 장애, 행동 문제), 만성 폐 질환, 지속적인 건강/의료 합병증과 청각 또는 시각 장애(Lee, 2010; 소아마비 구제연구, 2010; Torpy, 2003)

주의사항

예측 가능한 이상 기후를 인식하고 미숙아의 생명 징후를 유심히 관찰하는 것이 중요하고, 일부 이상 징후들은 호흡 기관, 심혈관, 시각과

청각 기능에 영향을 미칠 것이다. 그리고 조산으로 인한 삼키기와 빨아먹기 기능 곤란의 효과로 발생하는 수유 문제와 저혈당증 또한 미숙아의 공통 증상이다(Lee, 2010)

분야별 중재

의학적 중재

- 체온: 신체 발달에 중요한 정상 범위내 체온을 유지하기 위해 인큐베이터와 따뜻한 패드가 사용된다(Lee, 2010; Nemours 재단, 2011).
- 영양과 성장: 대부분 미숙아들은 젖 또는 병으로 직접 먹을 수 없으므로, 공급관을 위에서 입 또는 코를 통해 연결하고, 조산 정도가 크거나 아픈 아기의 영양 공급 또한 정맥 주사로 공급한다(Lee, 2010; Nemous 재단, 2011).
- 호흡과 폐: 기계적 환기, 지속적 기도내압양압호흡(CPAP) 또는 산소 덮개 또는 코갈래를 통한 산소 전달이 사용된다.
- 지속적 생명 징후 확인(Lee, 2010).
- 인공 합성제는 호흡 곤란을 겪는 미숙아에게 기흉과 사망률을 줄여줄 뿐만 아니라 호흡 곤란 증후군(RDS)를 예방하는데 효과적라는 것을 보여줬다(Soll, 2009).
- 흔히 주사 또는 뒤꿈치에 찌르는 것과 같은 통증을 유발하는 치료를 진행하는 동안 젖꼭지에 주입된 자당(설탕)은 얼굴을 찡그리는 것과 같은 행동과 우는 시간, 통증을 줄여 주는데 효과적이라는 것을 보여 주었다(Stevens, Yamada, & Ohlsson, 2001). 또한 국소 진통제도 통증 예방에 유용하다.

분야별 중재

NICU 치료는 미숙아뿐만 아니라 간병인과 가족에 초점을 맞춘다. NICU에서 제공되는 대부분의 간호와 치료는 학제간 처방이므로 분야별 교차 역할 수행이 매우 일반적이다. 미숙아의 학제 간 치료팀은 물리치료사(폐기능 향성을 도와주고 유동 요구사항에 대해 언급), 언어치료사(삼키기와 수유 요구사항 언급), 호흡기 치료사(호흡에 도움을 주는 관찰 장치와 장비 제공), 간호사(지속적인 간호와 관찰)가 포함되고 캥거루식 미숙아 돌보기로 알려진 근접 간호는 다른 장점들 중에서도 발달 촉진과 스트레스 감소, 신생아 체온과 함유량 유지에 상당한 도움이 되는 것으로 발견되었다(Vergara & Bigsby, 2004; Zieve, 2009).

작업치료 평가

- 미숙아 신경 행동 평가(NAPI): 32 ~ 42주에서 안정기 미숙아 기능을 위한 신경행동 성숙도 평가(스탠포드 의과대학, 2011)
- 신생아의 자연 관찰(NONB): 치료가 상당히 까다로운 아기에게 사용(Vergara & Bigsby, 2004)
- 미숙아 행동 평가(APIB): 안정기 미숙아의 경우 사용(30 ~ 32주) (Als, Butler, Kosta, & McAnulty, 2005)
- NICU 네트워크 신경 행동 등급(NNNS): 안정기 미숙아의 신경과 행동 기능 평가(Lester & Tronick, 2004)
- 미숙아와 정상 신생아의 신경 평가(NAPFI): 치료를 견딜 수 있는 신생아의 신경 시스템 기능 평가(Dubowitz, Dubowitz, & Mercuri, 1999).

작업치료 중재

NICU에서 작업치료사는 예상되는 신생아 작업을 적용시킬 수 있고 촉진 하는데 초점을 맞춘다. 그리고 미숙아의 편안함과 안정성이 가장 우선적으로 고려되어야 하기 때문에, 처방은 가장 적절한 시간에 이용할 수 있는 학제간 처방팀의 구성원들에 의해 실행될 것이다(소아마비 구제연구, 2010; Vergara & Bigsby, 2004).

다음의 처방 주 일부는 신호기반 치료, 위치 잡기, 환경 조정 등과 같은 미숙아에 대한 NICU 환경에서 스트레스 요인의 영향 최소화를 목표로 한 발달 치료의 종류들로 분류된다. 또한 신생아 맞춤 발달 치료와 평가 프로그램(NIDCAP)과 같은 프로그램들은 각 미숙아의 요구사항들에 맞춘 발달 치료 전략과 함께 사용하기 위해 설계되었다.

- 가족과 간병인 지원과 교육: 작업치료사들은 스트레스를 감소시키는 환경에서 미숙아의 신호와 반응을 이해하고 읽을 뿐만 아니라 아이와의 상호작용과 자리 잡는 방법, 적절한 치료 요법을 다루고 유지하는 것을 부모에게 교육할 것이다(Vergara & Bigsby, 2004; Zieve, 2009).
- 감각 환경 관찰: NICU의 혐오스런 감각 자극으로부터 신생아를 보호하고 가능한 자궁내 환경과 유사한 NICU 환경을 수립하는 것이 신경 행동, 운동과 미숙아의 감각 발달을 촉진시키고 스트레스를 최소화하는데 가장 효과적이다. 그리고 가능하면 더 오랜 휴식 기간 제공과 집단 간호 활동, 조작 최소화 시 과도한 자극을 제거하는 것이 신생아의 스트레스를 줄이는데 주요하다. 여기서 고려되어야 하는 환경 측면들은 조명, 음성, 온도, 습기와 신체 움직임이고, 환경과 감각 자극은 준비 상태와 의료 상태와 안전성, 신생의 연령대를 고려한 발전적이고 개별 맞춤 간호를 제공하기 위해 끊임 없이 평가되고 개선되어야 한다(Symington & Pinelli, 2009; Vergara & Bigsby, 2004).
- 치료 방향 결정: 신생아의 성장과 발달을 발전시키기 위해 가장 중요한 사항은 후천적 신체 기형을 줄이고 신경 행동 조성을 감안해야 하는 것이다. 그런 점에서 치료 방향 결정은 음식 섭취 행위를 촉진시키기 위해 사지를 구부리고 정중선을 향하는 것이 용이해지고, 신생아가 차분하고, 안락해지며, 신체가 잘 조직되도록 도움을 줄 것이다. 그리고 부드럽게 말려진 담요는 안전한 "둥지" 역할을 수행하는데, 이는 자궁 내 환경과 매우 유사하다. 그러나 치료 방향 결정은 신생아의 신호에 맞춰 이루어져야 한다(Hellman, 2009).
- 신생아의 흡철 반사(반사적으로 빨아먹는 행위) 촉진: 구강 운동 기술과 젖꼭지를 빨아먹기의 경우, 작업치료사들은 다른 수유 전략, 장비, 방법, 기술, 수유 위치 또는 액체 유동율 또는 유형을 변화 제공할 수 있다(Lee, 2010; Vergara & Bigsby, 2004).
- 조기 처방: 신생아가 집으로 퇴원할 때 미숙아의 결과로 발생하는 장기적 위험 또는 장애들에는 조기 처방 서비스가 필요할 것이다(Vergara & Bigsby, 2004).

작업치료와 근거

신생아별로 발전적으로 설계된 치료는 NICU에 있는 미숙아의 다양한 결과를 향상시키는데 효과적이라는 것을 보여 주었다. 특히, 미숙아의 임신 기간에서 자궁 내 환경과 동일할 경우, 외부 자극 개선을 통해 단기 성장 효과를 향상시키고 NICU 입원 기간을 줄여주며 조직화와 자기관리와 같은 신경 발달적 결과들을 강화시킬 것이다. 일부 조사에서는 NICDAP 치료를 받은 미숙아들이 인공 호흡기 사용 정도가 낮았음을 보여 주었다(McAnulty 등., 2009, Symington & Pinelli, 2009). McAnult 등(2009). 또한 NIDCAP은 자세, 이동성, 삶의 질, 미숙아의 반응을 향상시킬 뿐만 아니라 질병에 걸릴 가능성을 줄여줌을 발견하였고, NIDCAP 처방이 장기적 효과를 제공함을 보여주는 근거들도 일부 존재한다. NIDCAP 처방을 받은 미숙아동들은 8세 시점에서 운동 반응과 행동 기능(조직화와 자기관리), 치료 효과가 더 좋았음을 보여 주었다(McAnulty 등., 2010). 전반적으로, NICU에서 미숙아를 위한 개별 맞춤 발달 치료는 미숙아의 유용한 장, 단기 효과를 제공한다는 것을 보여 주었다(McAnulty 등., 2009; Symington & Pinelli, 2009).

보호자 고려사항

미숙아들은 NICU에서 상당한 시간을 보낼 것이고, 이는 간병인에게 신체/감정적으로 스트레스를 줄 수 있다. 그래서 간병인들은 미숙아의 미묘한 신호, 징후와 증상을 인식하고 구체적인 신생아 요구사항에 친숙해야 하고 아기의 질환, 치료와 간호 일정에 관하여 알 수 있도록 공부를 하는 것도 유용하다. NICU에서 미숙아를 치료하는 것은 퇴원 시 지식과 준비 증가를 촉진시킬 것이다. 그러므로 간병인들은 미숙아가 다루기 어렵다는 것을 인식할 필요가 있고, 미숙아 요구사항과 지체는 끊임 없이 변화하고 아기의 연령대에 맞게끔 성장해야 할 것이다. 그리고 NICU에 있는 다른 가족들과 연락하고 지원 단체에 가입하는 것도 매우 유용할 것이다(소아 마비 구제 연구, 2010; Vergara & Bigsby, 2004).

정보제공

기관

- March of Dimes (National Office)
  1275 Mamaroneck Avenue
  White Plains, NY 10605
  Telephone: (914)-997-4488
  Website: http://www.marchofdimes.com
  Local chapter contact information may be obtained from the Website.
- The American Academy of Pediatrics
  141 Northwest Point Boulevard
  Elk Grove Village, IL 60007
  Telephone: (847)-434-4000
  Fax: (847)-434-4000
  Website: http://www.aap.org

책

- Davis, D. L., & Stein, M. T. (2004). *Parenting your premature baby and child: The emotional journey*. Golden, CO: Fulcrum.
  This book provides information and suggestions on all aspects of raising a premature infant from birth to long-term parenting. It focuses on experiences, feelings, and relationships.
- Davis, H., & Davis, P. (2011). *The story of Katie Rose: A preemie's journey*. Berkeley, CA: Never Surrender Productions.
  This book is a first-hand account of one preemie's journey, targeted for siblings of preterm infants. The book details the complexities of preterm birth, life in the NICU, and bringing home a preemie in clear and simple language for children to understand.
- Vergara, E. R., & Bigsby, R. (2004). *Developmental and therapeutic interventions in the NICU*. Baltimore, MD: Brookes.
  This book is a great resource for practitioners. It uses easy-to-understand terminology and provides various information and techniques to use when working with preterm infants in the NICU.

저널

- *Pediatrics*
- *Physical and Occupational Therapy in Pediatrics*
- *nfants and Young Children*

웹사이트

- March of Dimes (http://www.marchofdimes.org)—This Website provides news, events, and resources to support caregivers of preterm infants as well as professionals. It provides an online community for families of preemies to connect and support each other. This Website has a wide range of information on prematurity facts and what to expect when caring for a preterm infant.
- Premature Baby, Premature Child (http://www.prematurity.org)—This Website provides resources for parents and caregivers of preterm infants and children. It offers information on raising preemies as well as connections with other families of premature children and resources such as 책, research, and personal stories.

작업 치료 정보

- AOTA's NICU Knowledge and Skills Paper: A thorough outline of the advanced skills and knowledge necessary to provide quality care to preemies and their families in the NICU. Available from the AOTA Website.

참고문헌

Als, H., Butler, S., Kosta, S., & McAnulty, G. (2005). The Assessment of Preterm Infants' Behavior (APIB): Furthering the understanding and measurement of neurodevelopmental competence in preterm and full-term infants. *Mental Retardation and Developmental Disabilities Research Reviews*, *11*, 94–102. doi:10.1002/mrdd.20053

Dubowitz, L. M., Dubowitz, V., & Mercuri, E. (1999). The neurological assessment of the pre-term & full-term newborn infant. *Clinics in Developmental Medicine*, *148*, 1–172.

Hellman, J. (2009). *Premature babies: Overview of treatment*. Retrieved from http://www.aboutkidshealth.ca/En/ResourceCentres/PrematureBabies/OverviewofTreatment/Pages/default.aspx

Lee, K. (2010). *Premature infant*. Retrieved from http://www.nlm.nih.gov/medlineplus/ency/article/001562.htm

Lester, B. M., & Tronick, E. (2004). The neonatal intensive care unit network neurobehavioral scale procedures. *Pediatrics*, *113*, 641–667.

March of Dimes. (2010). *Your premature baby*. Retrieved from http://www.marchofdimes.com/baby/premature_indepth.html

McAnulty, G. B., Duffy F. H., Butler, S. C., Bernstein, J. H., Zurakowski, D. & Als, H. (2010). Effects of the newborn individualized developmental care and assessment program (NIDCAP) at age 8 years: Preliminary data. *Clinical Pediatrics*, *49*, 258–270. doi:10.1177/0009922809335668

McAnulty, G. B., Duffy, F. H., Butler, S., Parad, R., Ringer, S., Zurakowski, D., & Als, H. (2010). Individualized developmental care for a large sample of very preterm infants: health, neurobehavior and neurophysiology. *Acta Paediatrica*, *98*, 1920–1926. doi:10.1111/j.1651-2227.2009.01492.x

Nemours Foundation. (2011). *Primer on preemies*. Retrieved from http://kidshealth.org/parent/growth/growing/preemies.html#

Soll, R. (2009). Synthetic surfactant for respiratory distress syndrome in preterm infants [Review]. *The Cochrane Database of Systematic Reviews*, (1), 1–27. doi:10.1002/14651858.CD001149

Stanford School of Medicine. (2011). *Neurobehavioral Assessment of the Preterm Infant (NAPI)*. Retrieved from http://med.stanford.edu/NAPI/

Stevens, B., Yamada, J., & Ohlsson, A. (2010). Sucrose for analgesia in newborn infants undergoing painful procedures (review). *The Cochrane Database of Systematic Reviews*, (1), 1–112. doi:10.1002/14651858.CD001069.pub3

Symington, A. J., & Pinelli, J. (2009). Developmental care for promoting development and preventing morbidity in preterm infants

[Review]. *The Cochrane Database of Systematic Reviews*, (1), 1–72. doi:10.1002/14651858.CD001814.pub2

Torpy, J. M. (2003). Care of premature infants. *The Journal of the American Medical Association, 289*, 796.

Vergara, E. R., & Bigsby, R. (2004). *Developmental and therapeutic interventions in the NICU*. Baltimore, MD: Brookes.

Zieve, D. (2009). *NICU consultants and support staff* (National Institutes of Health). Retrieved from http://www.nlm.nih.gov/medlineplus/ency/article/007249.htm

폐 질환(Pulmonary Conditions)

Pamela Vaughn

설명과 진단

폐에 있거나 영향을 미치는 모든 질환은 폐질환으로 간주되고, 그 예로는 폐기종과 만성 기관지염, 천식, 낭포성 섬유증, 폐렴, 폐결핵을 포함한 만성 폐쇄성 폐 질환(COPD)이 포함된다. 이 질환 중, 작업치료사는 COPD 환자를 가장 많이 만날 것이다.

- COPD: 폐기종과 만성 기관지염을 포함한 호흡기 관련 문제들을 발생시켜 공기 흐름을 방해하는 질환
- 폐기종: 숨가쁨과 날숨 곤란을 야기하는 폐의 폐포(이산화 탄소와 산소를 교환시키는 기낭)에 영구적 손상을 입히는 COPD의 한 종류
- 만성 기관지염: 두꺼운 점액을 생산하고 공기 흐름을 방해하는 기관지 내벽에 염증이(마지막에 흉터가 남는) 발생시키는 COPD의 한 종류이고, 기침과 연관된 다른 근본적인 질환 없이 2년 연속 1년 중 3달, 1달 중 대부분을 점액을 발생시키는 기침을 하는 경우 진단 받는다(미국 폐 협회[ALA], 2011; 질환 관리 본부[CDC], 2011; 국립 심장 폐/혈액 협회[NHLBI], 2010).

위와 같은 증상이 나타날 때, 의료진은 증상이 CDPD 또는 다른 질환에(예를 들어, 심부전 또는 천식) 의해 야기되는지 확인하기 위한 검사를 수행하는데, 검사에는 폐 기능 검사(예를 들어, 날숨 공기의 속도와 용령 측정을 위한 폐활량 측정), 컴퓨터 단층 촬영(CT), 흉부 X-레이와 동맥혈 가스 수준 검사가 포함된다(NHLBI, 2010).

유병률

- 2009년, 18세 이상의 미국 성인 2% 이상이(n = 4백 9십만명) 폐기종 진단을 받았다.
- 2009년, 18세 이상의 미국 성인 4% 이상이(n = 9백 9십만명) 만성 기관지염 진단을 받았다(Pleis, Ward, & Lucas, 2010)
- 만성 하기도 질환은 미국에서 4번째로 많은 사망원인이고, 사망률은 인구가 증가함에 따라 지난 10년간 연간 전체 사망 인원의 5%로 꾸준히 유지하고 있는데, 이는 COPD로 인해 사망한 사람의 수는 꾸준히 증가하고 있다(국립 보건 통계 센터, 2011).

원인과 병인

거의 모든 COPD는 폐 자극제의 흡입과 장기적 노출로 인해 발생한다. 미국 내 가장 일반적인 COPD 발생 자극제는 현재 다른 담배 연기 형태가(예를 들어, 여송연, 파이프) 질환을 발생시킬 수 있지만 궐련용 담배 연기이다. COPD 발달 위험은 간접 노출보다 직접 흡입이 더 크지만, 2개 형태 모두 COPD를 발생 시킨다. 그리고 장기 흡입에 의해 COPD를 발생시킬 수 있는 다른 물질은 공기 오염, 먼지, 화학가스이다. 특히 폐를 보호하는 단백질 분비 수준을 낮추는 신체 질환인 알파-1 항트립신(AAT) 결핍과 같은 유전 질환을 가진 사람들이 흡연을 하는 경우 COPD를 발생시킬 위험성이 높아진다(NHLBI, 2010).

전형적인 진행과정, 증상과 관련질환

COPD 진행 단계는 공기 흐름이 폐활량을 제한하는 범위에 따라 4단계(가벼운, 보통, 심각과 매우 심각한 COPD)로 나뉘어진다. 각 단계의 증상들은 사람별로 다르다. 즉, 가벼운 단계에서 환자는 자신의 폐 기능이 이상한지 인지하지 못하고, 대부분의 증상들은 서서히 발달하고 초기엔 일상생활에 지장을 주지 않는다. 일부 환자들은 증상들이 춥고, 늙고, 몸이 좋지 않아서 발생한 것으로 여기고 있다(Eckert, 2007).

만성 폐쇄성 폐 질환 증상(NHLBI, 2010)	
초기 증상	• 지속적인 기침 또는 다량의 점액을 동반한 기침 • 숨가쁨 ["호흡 곤란"] 특히, 신체 활동 진행 및 직후 • 쌕쌕거림 • 흉부 긴장
질환 진행에 따른 증상	• 발목, 발 또는 다리 부종 • 체중 감소와 근육 위축 • 참을성, 피로도 감소 • 청록색 입술과 손톱 • 말하는 것 조차 방해하는 심하고 지속적인 호흡 곤란 • 빠른 심장 박동 • 민첩함 감소

COPD의 결과로, 많은 환자들은 감기, 독감 또는 다른 질병들에 자주 걸린다. 게다가, 환자들은 흔히 지속적인 활동을 위한 호흡율 증가 불능, 에너지 결핍 등으로 인해 자기 효능감과 삶의 질 저하를 야기시키는 작업수행과 참여 감소를 경험할 것이다. 심지어 먹는 것조차 힘들어진다(Huntley, 208). 또한 다수 환자들은 우울증과 다른 질환이 공존하고, 다른 일반적인 공존 이환 질환들은 고혈압, 높은 콜레스테롤과 골다공증(Barr 등., 2009).

분야별 중재

폐의 재활은 환자들에게 폐질환을 교육하고 질환을 가지고도 직무를 수행하기 위한 신체와 심리 사회적 전략과 방법들을 가르치는 종합적이고 환자별로 맞춘 학제간 치료와 교육 프로그램이고, 금연 프로그램도 폐 재활의 한 측면으로써 자주 사용한다. 학제간 치료팀에서 작업치료사는 매우 중요한 역할을 수행하고 다른 팀 구성원들은 호흡기 치료사, 흉부 전문의, 의료진, 간호사, 물리치료사, 심리학자, 사회 복지사, 영양사 등이 포함된다(Ries 등., 2007).

약물치료

일반적으로 COPD에 처방하는 치료제는 기관지 확장제와 항염증제를 포함한 흡입기이고, 증상이 갑작스럽게 악화될 때, 요구 기준 또는 증상을 통제할 수 있을 만큼의 수준으로 사용된다.
잠재적 발병을 방지하기 위해선, 항생제도 처방될 수 있다(Eckert, 2007; Garvey, 2011).

산소 치료

폐 기능이 신체와 활동에 필요한 충분한 산소를 지속적으로 흡입하지 못하는 수준에 이를 정도로 저하되면, 산소 보충 처방을 하는데, 의료진 또는 호흡기 치료사는 환자의 생활에 필요한 최적의 산소 보충량을 확인하기 위한 과정을 진행할 것이다. 산소 보충기의 형태는 압축 산소 저장용기, 액화 산소 저장 용기와 산소 발생기가 포함된다. 산소 보충기의 크기는 다양하고 병원 설치 또는 휴대가 가능하다(Garvey, 2011).

수술

일부 환자들은 폐 수술에 적합한데, 이 때 사용되는 폐 수술요법은 폐 이식, 폐 용량 감소(통기 능력을 증가시키기 위해 손상 부분 제거)와 손상 되거나 감소된 폐포 제거가 포함된다(Garvey, 2011).

작업치료 평가

작업치료과정은 환자가 원하는 것에 초점을 맞추고 올바른 작업수행에 영향을 미치는 요소를 분석하고 예측하는 것이다. 평가는 작업수행에 관한 MS의 잠재적 영향에 관한 구체적 평가에 이어 작업에 초점을 맞춘 평가를 시작한다.

- 역할 확인 리스트(Oakely, Kielhofiner, Barris, & Reichler, 19986)
- 작업수행 이력 인터뷰-II(OPHI-II)(Kielhofienr 등., 2004)
- 작업 자기 평가(OSA) 버전 2.2(Baron, Kielhofner, Iyenger, Goldhammer, & Wolenski, 2006)
- 자기 간호 기술의 수행평가(PASS)(Holm & Rogers, 2008)
- 캐나다 작업수행 측정(COPM)(Law 등., 2005)
- 단기 형태-36(SF-36)(Hays, Sherbourne, & Mazel, 1995)
- 평가 개발(ACS) (Baum & Edwards, 2008)

클라이언트 요소 평가

- 만성 자기관리 및 표준화된 호흡기 질환 설문지(CRQ-SAS) (Schunemann 등., 2003)
- Beck 우울증 검사-II (BDI-II) (Beck, Steer, & Brown, 1996)
- Borg 인지 운동(RPE) 등급 평가(Borg, 1998)
- 운동 범위(ROM)
- 통증 측정(예를 들어, 시각 상사 등급[VAS])
- 근력 측정
- 생명 징후 관찰(특히, 호흡량과 혈액산소 포화도)

작업치료 중재

개별 또는 폐 재활팀의 구성으로써, 작업치료사는 폐 질환을 가지고 살아가는 동안 환자의 작업수행과 참여를 증가 및 유지시키기 위해 도와주고, 처방은 환자의 요구사항에 따라 다음과 같은 사항을 포함한다.

- 호흡기 운동을 최소화시키기 위한 에너지 보존 기법 교육, 환경 조정, 목욕 방법 등이 포함된다.
- 일상생활활동(ADL) 유지: 예를 들어, 필요시, 과도한 부담 발생 없이 작업참여를 최적화 하기 위한 등급 설정
- 상지 근력과 ROM 훈련: 일부 폐 질환 치료요법은 흔히 폐 질환을 가진 환자들의 흡입에 도움을 주기 위해 어깨 테두리 근육을 사용하여 근육을 약화시키므로, 근력을 유지하는 것이 필수적이다.
- 호흡 질환의 위험 요소들에 대하여 환자와 가족에게 교육하고 건강하고 기능적으로 유지하는지 확인(즉, 금연)
- 생활방식 개선: 예를 들어, 폐 질환의 악화 없이 환자가 흔쾌히 참여할 수 있는 새롭거나 다른 작업 확인
- 특히, 산소 보충 처방을 받은 경우, 환경 평가
- 치료제 관리
- 지원 단체의 권장사항과 지역사회내 자원(Eckert, 2007; Huntley, 2008)

작업치료와 근거

COPD 환자의 생활에 관한 양적 연구에서, 참여자들은 자신들의 증상을 수용하고 작업 변화(즉, ADL, 수단적 일상생활활동 [IADL] 과 여가활동)할 필요성이 있고 이러한 변화는 신체 기능 상실로 인한 것임을 보여 주었다. 그러나 학습된 많은 방법들과 치료 과정에서 얻어진 제안들은 작업 만족감을 회복하거나 유지 하는데 도움을 주었다(Kerr & Balinger, 2010).

작업치료(OT) 처방(또는 OT를 포함한 학제간 폐 재활)은 COPD 환자의 호흡 곤란 증세를 줄여주고 IADL, ADL 효능과 독립성, 삶의 질, 신체 기능을 증가시켜줌을 보여 주었다(Chan, 2004; Puhan 등., 2009; Vincent, Stephenson, Omli, & Vincent, 2008). 또한 COPD에 관한 OT는 사회적 기능, 전반적인 신체 건강과 심리적 건강을 향상시킬 수 있다(Hand, Law & McColl, 2001). 그리고 폐 재활은 환자에게 확실한 지원 시스템과 처방에 관련된 사회적 수단을 제공한다(Halding, Wahl, & Heggdal, 2010).

보호자 고려사항

COPD가 점점 심해질때, 친구와 가족에 대한 환자의 의존도 또한 증가한다. 이로 인하여 간병인들은 삶의 질 감소, 우울증, 작업을 완료시키기 위해 환자를 도와주고 환자의 감정/사회적 수단 중 하나가 되는 업무에 관한 부담을 자주 경험하게 된다. 그래서 간병인들은 환자의 신체/감정을 건강하게 유지하는 동안 환자를 도와줄 수 있는 최적의 방법에 대하여 교육 및 지원을 받아야 한다(Cres, Luker, Chalmers, & Salmon, 2009).

정보제공

기관

- American Association of Cardiovascular and Pulmonary Rehabilitation
  401 North Michigan Avenue, Suite 2200
  Chicago, IL 60611
  Telephone: 312-321-5146
  E-mail: aacvpr@aacvpr.org
  Website: http://www.aacvpr.org
- American Lung Association
  1301 Pennsylvania Ave. NW, Suite 800
  Washington, DC 20004
  Telephone: 202-785-3355
  E-mail: info@lungusa.org
  Website: http://www.lungusa.org
- American Thoracic Society
  25 Broadway, 18th Floor
  New York, NY 10004
  Telephone: 212-315-8600
  E-mail: atsinfo@thoracic.org
  Website: http://www.thoracic.org
- COPD Foundation
  20 F Street NW, Suite 200-A
  Washington, DC 20001

Telephone: 866-731-COPD (2673) (general office); 866-316-COPD (COPD information line)
E-mail: info@copdfoundation.org
Website: http://www.copdfoundation.org

책

- Martin, R. D. (2010). *The complete guide to understanding and living with COPD: From a COPDer's perspective*. Rye Brook, NY: EveryBreath, LLC.
- Vogel, L. G. (2004). *Huffin'n'puffin': Living with COPD*. West Conshohocken, PA: Infinity.

웹사이트

- Global Initiative for Chronic Obstructive Lung Disease (GOLD)
  http://www.goldcopd.org/
- National Heart Lung and Blood Institute (NHLBI; part of National Institutes of Health [NIH])
  http://www.nhlbi.nih.gov/

참고문헌

American Lung Association. (2011). *Chronic obstructive pulmonary disease (COPD) fact sheet*. Retrieved from http://www.lungusa.org/lung-disease/copd/resources/facts-figures/COPD-Fact-Sheet.html

Baron, K., Kielhofner, G., Iyenger, A., Goldhammer, V., & Wolenski, J. (2006). *Occupational Self-Assessment* (OSA; Version 2.2.). Chicago, IL: MOHO Clearinghouse.

Barr, R. G., Celli, B. R., Mannino, D. M., Petty, T., Rennard, S. I., Sciurba, F. C., . . . Turino, G. M. (2009). Comorbidities, patient knowledge, and disease management in a national sample of patients with COPD. *The American Journal of Medicine*, *122*, 348–355. doi:10.1016/j.amjmed.2008.09.042

Baum, C. M., & Edwards, D. E. (2008). *Activity Card Sort* (2nd ed.). Bethesda, MD: AOTA Press.

Beck, A. T., Steer, R. A., & Brown, G. K. (1996). *Beck Depression Inventory-Second edition manual*. San Antonio, TX: PsychCorp.

Borg, G. (1998). *Borg's Perceived Exertion and Pain Scale*. Champaign, IL: Human Kinetics.

Caress, A., Luker, K., Chalmers, K., & Salmon, M. (2009). A review of the information and support needs of family carers of patients with chronic obstructive pulmonary disease. *Journal of Clinical Nursing*, *18*, 479–491. doi:10.1111/j.1365-2702.2008.02556.x

Centers for Disease Control and Prevention. (2011). *Chronic obstructive pulmonary disease*. Retrieved from http://www.cdc.gov/copd/

Chan, S. C. C. (2004). Chronic obstructive pulmonary disease and engagement in occupation. *American Journal of Occupational Therapy*, *58*, 408–415.

Eckert, J. (2007). Cardiopulmonary disorders. In B. J. Atchison & D. K. Dirette (Eds.), *Conditions in occupational therapy: Effect on occupational performance* (3rd ed., pp. 195–218). Philadelphia, PA: Lippincott Williams & Wilkins.

Garvey, C. (2011). Best practices in chronic obstructive pulmonary disease. *The Nurse Practitioner*, *36*, 16–22. doi:10.1097/01.NPR.0000396473.61188.11

Halding, A., Wahl, A., & Heggdal, K. (2010). 'Belonging'. 'Patients' experiences of social relationships during pulmonary rehabilitation. *Disability & Rehabilitation*, *32*, 1272–1280. doi:10.3109/09638280903464471

Hand, C., Law, M., & McColl, M. A. (2011). Occupational therapy interventions for chronic diseases: A scoping review. *American Journal of Occupational Therapy*, *65*, 428–436. doi:10.5014/ajot.2011.002071

Hays, R. D., Sherbourne, C. D., & Mazel, R. M. (1995). *User's manual for Medical Outcomes Study (MOS) core measures of health-related quality of life*. Santa Monica, CA: RAND.

Holm, M. B., & Rogers, J. C. (2008). The Performance Assessment of Self-Care Skills (PASS). In B. Hemphill-Pearson (Ed.), *Assessments in occupational therapy mental health* (2nd ed., pp. 101–110). Thorofare, NJ: Slack.

Huntl ey, N. (2008). Cardiac and pulmonary diseases. In M. V. Radomski & C. A. T. Latham (Eds.), *Occupational therapy for physical dysfunction* (6th ed., pp. 1295–1320). Philadelphia, PA: Lippincott Williams & Wilkins.

Kerr, A., & Ballinger, C. (2010). Living with chronic lung disease: An occupational perspective. *Journal of Occupational Science*, *17*, 34–39.

Kielhofner, G., Mallinson, T., Crawford, C., Nowak, M., Rigby, M., Henry, A., & Walens, D. (2004). *Occupational Performance History Interview II (OPHI-II)*. Chicago, IL: MOHO Clearinghouse.

Law, M., Baptiste, S., Carswell, A., McColl, M., Polatajko, H., & Pollock, N. (2005). *Canadian Occupational Performance Measure* (4th ed.). Ottawa, Canada: CAOT Publications.

National Center for Health Statistics. (2011). *Health, United Stated, 2010: With special feature on death and dying*. (Department of Health and Human Services Publication No. 2011-1232). Retrieved from http://www.cdc.gov/nchs/hus/diseases.htm#chronic

National Heart Lung and Blood Institute. (2010). *COPD*. Retrieved from http://www.nhlbi.nih.gov/health/dci/Diseases/Copd/Copd_WhatIs.html

Oakley, F., Kielhofner, G., Barris, R., & Reichler, R. (1986). The Role Checklist: Development and empirical assessment of reliability. *Occupational Therapy Journal of Research*, *6*, 157–170.

Pleis J. R., Ward B. W., & Lucas J. W. (2010). Summary health statistics for U.S. adults: National Health Interview Survey, 2009. National Center for Health Statistics. *Vital and Health Statistics*, *10*(249), 1–217.

Puhan, M. A., Gimeno-Santos, E., Scharplatz, M., Troosters, T., Walters, E. H., & Steurer J. (2009). Pulmonary rehabilitation following exacerbations of chronic obstructive pulmonary disease. *Cochrane Database of Systematic Reviews*, (1). doi:10.1002/14651858.CD005305.pub2

Ries, A. L., Bauldoff, G. S., Carlin, B. W., Casaburi, R., Emery, C. F., Mahler, D. A., . . . Herrerias, C. (2007). Pulmonary rehabilitation: Joint ACCP/AACVPR evidence-based clinical practice guidelines. *CHEST*, *131*, 4S–42S. doi:10.1378/chest.06-2418

Schünemann, H. J., Griffith, L., Jaeschke, R., Goldstein, R., Stubbing, D., Austin, P., & Guyatt, G. H. (2003). A comparison of the original Chronic Respiratory Questionnaire with a standardized version. *CHEST*, *124*, 1421–1429.

Vincent, H. K., Stephenson, M. L., Omli, M. R., & Vincent, K. R. (2008). Clinical outcomes following postacute comprehensive rehabilitative care in patients with cardiopulmonary disease. *Clinical Reviews in Physical and Rehabilitation Medicine*, *20*, 127–158. doi:10.1615/CritRevPhysRehabilMed.v20.i2.30

정신분열증 및 정신분열 정동장애

(Schizophrenia and Schizoaffective Disorder)

Alissa Bonjuklian

설명

정신 분열증은 일반적으로 청소년 후기와 성년기에 발생하는 정신질환이고 생활 전반에 걸친 개인의 인지와 행동에 영향을 미친다. 그리고 사회 또는 작업 기능에서 심각한 장애를 초래하는 정신장애가 발병하는 형태 또는 정신병적 증상들이 최소 진단 후 6개월 동안 나타날 수 있다.

분열정동형장애는 최소 2주 동안 정신 분열증과 같은 증상들이 나타나는 정신질환으로 감정의 두드러진 변화 또는 장기적인 우울증 또는 조증과 같은 비정상적 감정 양상을 동반한다[APA], 2000).

유병률

- 일생 동안 지속하는 정신 분열증의 유병율은 0.87%이다.
- 일생 동안 지속하는 분열정동형장애의 유병율은 0.32%이다(Perala 등.,2007)

병인과 위험요인

정신분열증의 원인은 아직도 뜨거운 논쟁이 되지만, 일반적으로 뇌가 발달하는 과정에서 다양한 유전, 생물학적 그리고 환경적 위험 요소로 인한 것으로 보인다. 그러나 정신 분열증을 일으키는 구체적인 유전자는 현재 확인된 것이 없고, 초기 위험요소와 함께 정신적 외상 노출 또는 대마초 사용, 도시 환경과 같은 환경적 스트레스 요인들이 환각/마상과 같은 정신병적 증상 발생과 더 많은 연관성을 있다(Dominguez, Saka, Lieb, Wittchen, & van Os, 2010).

증상

정신분열증의 두드러진 증상들은 망상, 환각, 횡설 수설(예를 들어, 잦은 탈선 또는 논리가 맞지 않음), 극도로 정리되지 않거나 긴장증적 행동과 감정상 의심, 무언어증 또는 무욕증과 같은 부정적 증상이 포함된다. 그리고 분열정동형장애의 두드러진 증상들은 다음과 같은 모든 증상과 함께 정신 분열증이 포함된다.

- 주우울성장애는 대부분의 날을 우울한 기분으로 지내고 활동에 관한 기쁨 또는 관심 약화, 체중 감소 또는 증가, 수면 방식 변화 또는 무기력감 또는 죄책감을 발생시킨다.
- 조증 장애는 과도한 자부심 또는 과장 증가, 수면의 필요성 감소, 다변 증가, 주의산만 증가 또는 높은 통증 결과 잠재성을 가진 과도한 기쁜 행동 개입
- 복합 장애는 적어도 거의 1주 내내 주우울증과 조증 증세가 나타난다.

주의사항

- 자살
- 흡연
- 대마초 사용
- 체중 증가

분야별 중재

정신 분열증의 치료는 다양한 접근법, 정신과 의사, 심리학자, 간호사, 사례 관리자, 사회 복지사, 작업치료사의 역할이 필요하고 다른 의료 전문가들도 훈련과 전문성을 기반으로 독특한 회복 과정에 도움을 준다. 그리고 심리 사회적/약학 처방의 조합은 환자 전반의 기능과 삶의 질 향상에 있어 가장 효과적인 결과들을 산출한다(Dixon, Perkins, & Calmes, 2009).

약물치료

다른 처방으로부터 유용하고 안정적인 기준을 수립하는데 도움을 주고 증상을 관리하기 위해 정신과 의사는 항정신성 치료제를 처방한다. 1세대 치료제, 즉, 종래의 신경 이완제는 1950년에 도입하였고, 이 치료제는 "일반" 항정신병 치료제로 언급되었다. 2세대 신경이완 안정 치료제는 1990년대애 개발되었고, 이 치료제는 "특수" 항정신병 치료제로 언급되었다. 위의 두 세대의 행동에 영향을 미치는 대뇌 변연계 시스템과 머리 앞부분의 맥락에서 도파민의 반대 작용제의 역할을 수행하는데, 특히 특수 치료제는 문제가 많은 추체 외로의 운동 조절 부작용 발생을 억제시킬 것이다. 두 종류의 장/단점은 비록 특수 치료제가 선호되더라도, 일부 환자들에게는 일반 치료제가 더 적절하므로 아직도 논쟁의 요소로 남아 있다. 그러므로 "치료제 선택은 현재 증상, 동시에 나타나는 질환, 환자의 치료 이력과 동시에 진행하는 치료와 선호도에 따라 달라진다"(Dixon, Perkins 등., 2009 p.2).

일반적으로 1세대 치료제는 다음과 같다.

- 클로르프로마진
- 몰린돈
- 페르페나진
- 할로페리돌

2세대 치료제는 다음과 같다

- 아미설프라이드
- 다형홍반
- 클로자핀
- 올란자핀
- 쿠에티아핀
- 몰란자핀
- 지프라시돈

두 세대 치료제 사이의 일반적인 부작용은 다음과 같다.

- 신진대사 변화(체중 증가)
- 추체 외로 증상(지발성 안면 마비, 운동 불능 또는 다른 이동 장애)
- 진정 적용 또는 졸림
- 심장에의 영향(고혈압 또는 저혈압)
- 콜린 억제성 증상(흐려진 시야, 마른 입술, 변비, 요폐)(Dixon, Perkins, 등., 2009)

분열정동형 장애는 정신병 증상뿐만 아니라 비정상적인 감정 방식이 나타나기 때문에, 흔히 질환에 걸린 환자들은 추가적인 기분 안정제 처방을 받는다. 특히 새로운 특수 항정신병성 치료제인 팔리페리돈은 정신병과 감정 관련 분열정동형 장애를 관리하는데 유용하다(Canuso, Turkoz, Fu, & Bossie, 2010).

작업치료 평가

일상생활활동 또는 수단적 일상생활활동

- 독립 생활 등급(ILS)
- 독립 생활기술 조사(ILSS)
- Kohlman 생활기술 평가(KELS)
- 치료제 관리 능력 평가(MMAA)
- Milwaukee 일상생활기술 평가(MEDLS)
- 식료품 구입 기술 검사(TOG-SS)
- UCSD 수행기반 기술 평가(UPSA)

환자, 간병인과 직원의 작업수행에 대한 영향 평가

- 캐나다 작업수행 측정(COPM)
- 강점, 관심사, 목표/직원 관찰과 환자 정보 평가(CASHIG/SOCI)
- 정신분열증의 질환 인지 설문지 – 비교 버전(IPQ5–비교)
- 정신 분열증의 작업참여 개요(POES)

인지

- Allen의 인지 수준(ACL)
- 운동과 과정 기술 평가(AMPS)
- 인지평가 인터뷰(CAI)

- 정신 분열증 인지평가 등급(SCoRS)

작업치료 중재

작업치료사는 정신 분열증 또는 분열정동형 장애 환자가 유용한 작업에 참여할 수 있도록 다음과 같은 처방을 사용할 것이다.

적극적인 지역사회 치료

적극적인 지역사회 치료(ACT)는 정신질환 및 사회 기능과 삶의 질을 향상시키기 위해 지역사회에 살고 있는 환자를 위한 학제간 팀 기반의 접근법이다. ACT의 주요소는 의학 처방자, 팀 구성원간 담당 건수 공유, 팀 구성원의 직접 서비스 제공, 잦은 환자 방문 및 연락, 환자: 직원의 낮은 비율과 지역사회 일원의 봉사 활동이 포함되고, 환자의 입원율과 무주택 비율이 줄어들고 주거 및 고용 부분의 향상과 환자가 정신치료 서비스를 받을 가능성이 증가하였음을 보여 주었다(Dixon, Dickerson 등., 2009; Dixon, Perkins, 등., 2009; Jung & Newton, 2009).

공동 지원

공동 지원에는 정신치료 서비스의 계획, 제공, 평가하는 소비자가 포함되고(Dixon, Dickerson 등., 2009) 인터넷 지원 단체, 동호회와 공동 동업자가 포함된 개인간 서비스 제공자 또는 정기 임상팀의 구성원의 역할을 수행하는 개인 소유의 독립 대행사를 운영하고 있다(Di-oxon 등., 2009; Dixon, Perkins, 등., 2009). 비록 공동 지원 효과의 조사는 한계점을 가지고 있지만, 일상 경험을 공유할 수 있는 소비자들의 경우, 정신질환 환자들이 마주하는 "부적절한 고용 장벽"을 제거하고, 역할 모델의 기능을 수행함으로써 다른 소비자들에게 도움을 준다고 추정하였다(Dixon, Dickerson 등., 2009 p. 61).

인지행동 치료

인지행동 치료(CBT)의 목적은 합리적이거나 조정 가능한 대처 반응을 개발하고 부정적 생각 방식과 같은 목표로 하는 문제 또는 증상들의 공동 확인을 통해 행동을 변화시키는 것이다. 치료 기간은 개인 또는 집단 형태로 분류하고 시행되고 보통 약 4 ~ 9개월 지속된다(Dixon, Dikerson 등., 2009; Jung & Newton, 2009). 그러나 인지행동 치료가 처방 기간 중 급성 정신병 증상을 겪는 한자들에게 효과적이라는 근거는 많지 않지만(Dixon, Perkins 등., 2009), 최근 근거는 CBT가 사회적 기능 향상(Dixon, Dickerson, 등., 2009), 확실하고 부정적인 증상 감소 환자의 단기 정신 상태 향상(Jung & Newton, 2009) 측면의 역할을 수행 한다는 것을 보여준다.

가족기반 서비스

가족기반 서비스로는 갑작스런 증상이 발생하는 동안 가족과 환자의 처방 참여와 협력, 질환 교육, 감정 지원과 질환 증상에 대처하는 방법과 위기 상황에서 서비스 제공 단체를 이용하는 방법이 포함된다(Dixon, Dikerson 등., 2009; Dixon, Perkins 등., 2009). 가족 기반 서비스의 효과는 재발 및 입원 비율 감소, 치료에의 의지 증가와 환자의 사회 및 직업 관련 효과 향상이 포함되고, 가족의 경우엔, 인지된 스트레스 수준과 가족 부담 감소, 정신 분열증에 대한 지식 증가, 가족 관계와 전문 지원 향상이 포함된다(Dixon, Dickerson 등., 2009; Dixon, Perkins 등., 2008 Jung & Newton, 2009)

사회기술 훈련

사회기술 훈련은 참여자들이 의사소통, 사회 적응과 사람간 관계에 필요한 기술들을 개발하는데 도움을 주기 위해 행동 입증, 롤플레이 활동, 피드백, 설득, 지도, 모델링, 행동 형성과 훈련 기간 외 과제들과 같은 기법들을 사용한다. 처방은 참여자들의 요구사항에 초점을 맞추고 일상에서 습득한 기술들을 적용하기 위한 전략들로 보완한다(Dixon, Dikerson 등., 2009). 사회기술 훈련의 효과는 작업장과 치료 전문가와의 의사소통에 관한 기능의 대폭 향상뿐만 아니라 임상간 사회기술 수행, 참여, 사회적 상호작용에 대한 지식이 향상으로 볼 수 있다(Dixon, Perkins 등., 2009).

취업 지원

취원 지원은 취업전에 준비 기간을 늘리기 보다 빠른 직업 찾기와 배치, 개별 맞춤 직업을 설정함으로써 경쟁적인 취업 수준을 유지 및 직업을 얻는데 도움을 준다. 그리고 환자의 선호도 강조, 진행중인 지원의 유효성과 정신치료 서비스와 처방의 통합도 다른 주 요소로 포함된다. 또한 취업 지원 프로그램은 근로 시간, 임금 증가와 경쟁적 취업 가능성과 같은 정신 분열증 환자에게 긍정적인 취업 효과를 산출하여 지속적으로 지원하고 있다.

건강한 생활

보통 정신질환 환자는 비만과 심혈관 질환과 같은 의학적 문제를 야기하는 흡연과 나쁜 영양 섭취와 운동 부족과 같은 잘못된 건강 습관을 가지고 있음을 보여주는 근거는 지속적으로 나타나고 있다. 그러므로 건강한 생활 처방은 보통 금연과 체중/영양 관리에 초점을 맞춰 진행하고 있고(Bradshw, Lovell, & Harris, 2005) 구체적인 처방 내용에는 보통 부르로피온 투약 처방이 금연 치료에 포함되고, 보통 개별 또는 단체 교육으로 구성한다. 비록 건강한 생활 처방에 관한 내용은 많지 않지만, Bradshw 등(2005)은 니코틴 대체물을 제공하는 금연 처방과 단체 치료가 흡연을 줄여준다는 것을 발견하였다.

작업치료와 근거

작업치료(OT) 처방이 정신 분열증과 분열정동형 장애 환자에게 긍정적인 기능 효과를 초래한다고 입증한 연구는 상당 수 존재하는데, 체계적인 논문 검토 과정에서, Arbesman과 Logsdon(2001)은 OT 처방이 특히 취업을 원하는 환자들에게 매우 유용하다는 점이 발견되었고, 직업 배치와 지원 모델 측면에서 신뢰도가 높은 경우, 취업 지원 프로그램을 통해 취업률, 근로 시간, 수입 증가와 같은 효과가 나타났음이 입증되었다. 그리고 이 결과들은 인지 또는 사회기술 훈련과 병행시 더 큰 효과가 나타난다. 교육 프로그램 지원의 효과성을 뒷받침하는 근거 또한 격주로 12주간 진행한 교육 지원 기반의 OT 처방을 통해 환자들의 전문적 행동과 사회기술 향상에 도움을 준다는 것을 보여 주었고, 이 처방에는 개인, 교실-실험실 집단의 시간 관리, 공개 연설, 컴퓨터 사용과 다른 직업에 관련된 노력을 뒷받침하는 주제들로 구성된다(Gutman, Kerner, Zombeck, Dulek & Ramsey, 2009). 한편, 이용 가능한 근거에 관한 체계적 검토에서, Gibson, D'Amico, Jaffe와 Arbesman(2011)은 중증 정신 질환 환자들을 위한 규범적 생명 역할과 지역사회 통합 영역에서의 회복을 뒷받침하는 효과적인 OT 처방을 보고하였고, 일부 어느 정도 확실한 근거들은 사회기술 훈련과 자기 주장 훈련과 같은 사회 참여를 다루는 처방들을 보고하였다. 비록 Arbesman과 Logsdon(2011)이 생활기술 처방들이 안내서에 따라 움직이고 사회적 기술 훈련과 조합되어 상당히 잘 구축되어 있는 경우에 더 긍정적인 효과를 낳을 수 있다고 언급했지만, 적당한 수준의 근거에서도 생활기술과 수단적 생활 활동(IADL) 훈련의 효과성이 보고되었다. 또한 무주택자 정신질환 환자를 위한 기술 훈련을 기반으로 매뉴얼화된 생활기술 처방의 효과성을 조사한 종단 연구에서 Helfrich, Chan과 Sabol(2011)은 시간 흐름에 따라 생활기술 지식이 증가하고 또한 유지된다고 보고하였다.

정보제공

기관과 웹사이트

- National Alliance on Mental Illness (NAMI)

http://www.nami.org/
- National Alliance for Research on Schizophrenia and Depression (NARSAD)
- http://www.narsad.org/
- National Institute of Mental Health (NIMH)
- http://www.nimh.nih.gov/
- Schizophrenia International Research Society (SIRS)
- http://www.schizophreniaresearchsociety
- Schizophrenia and Related Disorders Alliance of America (SARDAA)
  http://www.sardaa.org/

책

- Earley, P. (2006). *Crazy: A father's search through America's mental health madness*. New York, NY: Penguin.
  A journalist of more than 30 years, Pete Earley writes of his experiences with his son, who was diagnosed with schizophrenia, and of the mental health care system and its ties to the criminal justice system.
- Torrey, E. F. (2006). *Surviving schizophrenia: A manual for families, patients, and providers*. New York, NY: Harper Paperbacks.
  A useful reference book written in clear language, this book describes the nature, causes, symptoms, treatment, and course of schizophrenia and also explores living with it from both the client and the family's point of view.

저널

- *American Journal of Psychiatry*
- *Journal of Abnormal Psychology*
- *Journal of Mental Health*
- *Schizophrenia Bulletin*
- *Schizophrenia Research*

참고문헌

American Psychiatric Association. (2000). *Diagnostic and statistical manual of mental disorders* (4th ed., text rev.). Washington, DC: Author.

Arbesman, M., & Logsdon, D. W. (2011). Occupational therapy interventions for employment and education for adults with serious mental illness: A systematic review. *American Journal of Occupational Therapy, 65*, 238–246. doi:10.5014/ajot.2011.001289

Bradshaw, T., Lovell, K., & Harris, N. (2005). Healthy living interventions and schizophrenia: A systematic review. *Journal of Advanced Nursing, 49*, 634–654. doi:10.1111/j.1365-2648.2004.03338.x

Canuso, C. M., Turkoz, I., Fu, D. J., & Bossie, C. A. (2010). Role of paliperidone extended-release in treatment of schizoaffective disorder. *Neuropsychiatric Disease and Treatment, 6*, 667–679. doi:10.2147/NDT.S12612

Dixon, L. B., Dickerson, F., Bellack, A. S., Bennett, M., Dickinson, D., Goldberg, R. W., . . . Kreyenbuhl, J. (2009). The 2009 schizophrenia PORT psychosocial treatment recommendations and summary statements. *Schizophrenia Bulletin, 36*, 48–70. doi:10.1093/schbul/sbp115

Dixon, L., Perkins, D., & Calmes, C. (2009). *Guideline watch (September 2009): Practice guideline for the treatment of patients with schizophrenia.* Retrieved from http://www.psychiatryonline.com/pracGuide/PracticePDFs/Schizophrenia_Guideline%20Watch.pdf

Dominguez, M. D., Saka, M. C., Lieb, R., Wittchen, H. U., & van Os, J. (2010). Early expression of negative/disorganized symptoms predicting psychotic experiences and subsequent clinical psychosis: A 10-year study. *American Journal of Psychiatry, 167*, 1075–1082. doi:10.1176/appi.ajp.2010.09060883

Gibson, W. R., D'Amico, M., Jaffe, L., & Arbesman, M. (2011). Occupational therapy interventions for recovery in the areas of community integration and normative life roles for adults with serious mental illness: A systematic review. *American Journal of Occupational Therapy, 65*, 247–256. doi:10.5014/ajot.2011.001297

Gutman, S. A., Kerner, R., Zombek, I., Dulek, J., & Ramsey, C. A. (2009). Supported education for adults with psychiatric disabilities: Effectiveness of an occupational therapy program. *American Journal of Occupational Therapy, 63*, 245–254.

Helfrich, C. A., Chan, D. V., & Sabol, P. (2011). Cognitive predictors of life skill intervention outcomes for adults with mental illness at risk for homelessness. *American Journal of Occupational Therapy, 65*, 277–286. doi:10.5014/ajot.2011.001321

Jung, X. T., & Newton, R. (2009). Cochrane Reviews of non-medication-based psychotherapeutic and other interventions for schizophrenia, psychosis, and bipolar disorder: A systematic literature review. *International Journal of Mental Health Nursing, 18*, 239–249. doi:10.1111/j.1447-0349.2009.00613.x

Perala, J., Suvisaari, J., Saarni, S. I., Kuoppasalmi, K., Isometsa, E. Pirkola, S., . . . Lonnqvist, J. (2007). Lifetime prevalence of psychotic and bipolar I disorders in a general population. *Archives of General Psychiatry, 64*, 19–28.

감각 처리 장애
(Sensory Processing Disorder)

Pamela Vaughn

설명과 진단

감각 처리 장애(SPD)는 사용하는 감각 정보를 통합하고 정리하기 어려운 사람이 걸리는 질환으로, 결국 SDP에 걸린 사람들은 일상의 많은 업무들을 즐기고 참여하기 어렵고, 감각 정보를 적응하고 수용된 정보에 따라 행동하기 어려워진다(Miller, Nielsen, Schoen, & Brett-Green, 2009). 그래서 SPD는 시각, 청각, 미각(맛보기), 후각(냄새), 촉각(만지기), 고유 수용성 감각(관절부 감각)과 전정 감각(균형과 움직임)과 같은 1개 이상의 감각에 영향을 미칠 수 있고, SPD의 종류는 다음과 같이 3가지로 나뉠 수 있다.

- 감각 무응답, 감각 과응답과 감각 탐색 반응을 포함한 감각 통합 기능 장애(SMD)
- 감각 구별 장애(SDD)
- 자세 장애 또는 통합 운동 장애를 포함한 감각기반 운동 장애(SBMD)(Miller, Anzalone, Lane, Cermak, & Osten, 2007)

첫 번째, A.Jean Ayres(1972)가 설명한 "감각 통합 장애"인 SPD는 미국 정신의학 협회의 진단과 통계 설명서와 같이 의료 진단 설명서 최종판에 따른 독립형 진단으로 속하지 않는다. 일부 작업치료사들은 향후 간행물에서 독립적이고 유효한 장애로써 SPD가 포함되어 있다고 지지하고는 있지만, 다른 사람들은 감각 처리가 신경 기능과 같이 모든 인간의 행동에 영향을 미칠 수 있는 환자 요소이나, 구체적인 진단에 의해 알 수 있는 질환이 아니라는 관점을 고수하고 있다. 즉, SPD는 단독으로 발생하지만 자폐 범주 장애, 주의력 결핍 장애, 학습 장애와 긴장과 통증 장애와 같은 다른 질환들의 원인으로 작용하거나 때때로 다른 질환과 같이 존재한다(미국 작업치료 협회[AOTA], 2011; Gouze, Hopkins, LeBailly, & Lavigne, 2009).

발생률과 유병률

2000년에서 유치원생들 중 추정된 최소 유병율은 5.3%로 20명 중 1명꼴로 발생한다(Ahn, Miller, Milberger, & McIntosh, 2004). 그리고 취학 연령대의 감각 과반응은 약 16.5%로 6명의 아이 중 1명 꼴로 발생한다(Ben-Sasson, Carter, & Briggs-Gowan, 2009). 또한 감각 처리 장애의 발생은 자폐 범주 장애와 주의력 결핍 / 활동 과잉 장애와 같은 다른 장애들을 가지고 있는 사람과 남성에게서 더 높게 발병한다(Cheung & Siu, 2009; Gouze 등.,2009)

원인과 병인

SPD의 원인은 비록 유전자, 환경 요소, 잠재적으로 영향을 미치는 요소들인 스트레스 또는 알코올 노출과 같은 태아기 요소들로 인용된 다양한 연구들이 존재하지만 여전히 확인된 것은 없다(Goldsmith, Van Hulle, Arneson, Schreiber, & Gernsbacher, 2006; Schneider 등., 2008). 그러나 Ayres(1972)와 다른 많은 사람들이 SPD가 비정상적 뇌 처리와 미숙한 뇌 형성으로 인해 발생되었고 가정하였기 때문에, 최근의 연구는 SPD가 신경학상으로 존재하는지에 초점을 맞추고 있다. 한 연구에서, 일반적으로 성장기 아동의 뇌전도(EEG) 측정을 진행하였고 SPD 작업치료(OT) 진단을 받은 아동들은 청각 자극 처방을 받았다(Davies & Gavin, 2007). 그 결과, SPD에 걸린 아동들이 나이에 맞게 정상적으로 발달한 또래에 비해 "반복되거나 관련이 없는 감각 입력을 억제하기 위한(즉, 걸러내기) 능력이 부족하고 추가 수용된 감각 자극에서 피질 반응의 민감도를 선택적으로 통제하지 못함"과 같이 EEG 측정 결과를 기반으로 2개 집단간 차이를 보여 주었다(Davies & Gavin 2007, p.186).

전형적인 진행과정, 증상과 관련질환

비록 SPD가 일상 기능에 관한 영향으로 인하여 모든 연령대의 사람들에 영향을 미칠 수 있는 평생 질환으로 간주되었지만, SPD는 보통 아동기에 확인되었다(AOTA, 2011). 그리고 유아기의 감각 민감도와 초기 민감도 변화는 동일한 취학 연령 아동들의 감각 과반응(SMD 종류 중 하나)의 존재와 관련 있음이 발견되었다(Ben-Sasson, Carter & Briggs-Gowan, 2010). 또한 청소년기에서 대처 기술을 배우지 않거나 확진을 받지 못한 성인들은 삶의 질과 참여 감소뿐만 아니라 우울증과 긴장과 같은 정신건강 질환에 걸릴 수 있다(Kinnealey, Koenig & Smith, 2011). 각 증상들은 사람마다 다르지만 작업참여와 기능이 억제 또는 방해를 받는 경우에는 SPD로 간주한다(Koeing & Rudney, 2010). 증상의 예는 다음과 같이 포함되어 있지만 여기에 국한되지는 않는다.

- 업무시 잦은 주의 산만: 차분하지 못함
- 좋지 않은 운동 기술과 활용: 좋지 않은 자세
- 일상 활동에서 나타나는 감각 자극의 혐오감 또는 괴로움
- 감각 경험시, 짜증, 통증 또는 좋지 않은 느낌
- 예상되는 감각 자극 반응의 부족(예를 들어, 핀을 집어들 때 손가락을 뒤로 당기지 않음)
- 과도하거나 극도의 감각 자극 기회 탐색
- 감각 자극의 구별이 어려움
- 자기 통제 감정, 행동 등의 어려움(AOTA, 2009, 2011)

분야별 중재

물리치료와 언어치료

본래 작업사 치료사들은 SPD 처방을 가장 많이 제공 하지만, 물리치료사와 언어 병리학자들 또한 환자의 요구에 따라 처방팀에 포함되기도 한다.

작업치료 평가

작업치료과정은 환자기 원하는 것에 초점을 맞추고 올바른 작업수행에 영향을 미치는 요소를 분석하고 예측하는 것이다. 평가는 작업수행에 관한 감각 처리의 잠재적 영향에 관한 구체적 평가에 이어 작업에 초점을 맞춘 평가를 시작한다.

감각처리 평가

- 감각 통합과 활용 검사(SIPT) (Ayres, 1989)
- 감각 프로필 평가: 유아 감각 프로필 평가(Dunn, 2002)
- 감각 프로필 평가(Dunn, 1999) 청소년/성인 감각 프로필 평가(Brown & Ecker, 2007)
- 감각 처리 측정(Miller-Kuuhaneck, Henry, Glenmon, Parbam & Ecker, 2007)
- 직접 및 임상 관찰
- 부모/간병인/교사 인터뷰

작업치료 중재

Ayres 감각통합

Ayres(1972)에 의해 처음 진행된 이론과 조사를 기반으로 한 Ayres 감각 통합(ASI)은 감각 통합(SI) 이론을 사용한 가장 집약적인 OT 형태이다. ASI의 목표는 환자들이 원하는 직장에 완전히 참여할 수 있도록 작업 환경에서 감각 자극을 순응하는 반응을 창출하는 것이다. 그래서 다양한 감각 자극의 조사를 위한 기회 제공과 특수 부유 장비를 사용하여, 치료사들이 감각 정보를 이용하고 해석하기 위한 환자 신경계의 효율을 향상시키기 위해 치료활동을 조정하고 환자의 요구에 맞춰 설계되었다. 일부 ASI의 주요소들은 다음과 같다.

- 촉각, 자기 수용 감각과 전정 감각의 기회가 많은 환경에서 발생하므로 아동이 신체 및 감정이 안정감을 느낀다.
- 치료사는 아동이 어려움에 대처할 수 있도록 활동을 보여 주거나 바꾼다.
- 모든 치료 활동들은 아동이 직접 하도록 하고 치료사는 도와주기만 한다.
- 치료 활동들은 아동이 무슨 생각을 하는지 알기 어려우므로, 치료사들은 이 생각들에 관한 상세한 계획을 세운 다음 성공적으로 계획을 수행할 수 있도록 독려한다.
- 치료 활동은 환경을 개선시킴으로써 환자의 최적 각성 수준을 유지 또는 습득을 목적으로 수행한다(Parham 등., 2007)

최적 실행 지침에서는 의사들이 ASI 처방을 진행하기 전에 추가 ASI 훈련을 받을 것을 권장하고 있다.

감각기반 및 감각운동 접근법

감각기반 및 감각운동 접근법 또한 작업수행과 바람직한 행동 참여를 증가시키기 위해 손상된 감각 처리를 교정하는데 초점을 맞춘다.

감각기반 접근법 사례	근거
무거운 조끼 – 무거운 조끼를 입는 것은 촉각과 자기수용 감각 요구사항을 충족시키기 위해 상당한 압력을 주어 진정 효과를 제공한다.	학생들은 무거운 조끼를 입은 후 긴 시간을 요하는 업무에 집중 할 수 있었다(VandenBerg, 2001).
감각 식이 – 감각 요구사항을 충족하기 위해 환자가 하루 종일 사용할 수 있는 감각 입력을 제공하는 세심하게 설계되고, 환자에 맞춰진 활동 계획.	신경 질환을 가진 성인들의 삶의 질을 향상시키기 위해 감각 식이 체계를 사용한다(Fenech & Baker, 2008).

치유적 경청 - 더욱 효과적으로 조절한 소리로 청각 시스템을 "훈련"하기 위해 다른 주파수를 포함하여 변경된 청각 자극과 음악의 사용.	아동들은 8주간 치유적 경청을 받은 후 감각 처리에 관련된 행동들이 향상되었다(Hall & Case-Smith, 2007).
히포테라피 - 자세, 균형, 근긴장과 작업참여와 사회화를 증가시켜 주는 치유말.	재활 승마 캠프에 참여한 아동의 부모들이 캠프 참여 후 감각 처리에 관련된 자녀의 행동이 긍정적으로 변하였다고 말했다(Candler, 2003).

또한 감각 처방 접근법들은 "차분하고 경계하는 감각 경험을 제공하고 안전하고 조절이 가능하여 자기 체계화에 도움을 주는 유용한 방법이 되는 행동들"과 같이 개인의 감각 처리(신경 기능으로 간주되는)가 손상될 때, 정신 분열증 또는 외상 후 스트레스 장애와 같이 이유가 있는 정신건강 환경에서 사용되었다(Champagne, 2005, p.2).

수행 지향적 접근법

다음의 접근법들은 작업수행과 참여의 직접적 향상에 초점을 맞춘다.

- 직접 기술 교육(예를 들어, 환자가 자전거를 타도록 교육)
- 인지 기반 접근법(예를 들어, 일상 작업수행에서의 인지 방향 [CO-OP], 업무 수행과 학습을 위해 환자의 인지 전략 사용과 확인하는데 도움을 주는 프로그램)(Poltatjko & Cantin, 2010).

생활방식 보정 접근법

보정 접근법은 환자의 감각 요구사항을 조정하기 위해 환경과 업무 적응을 사용한 특정 기술 또는 대처 기술을 발달시키는데 도움을 준다. 그 중 감각 식이와 "당신의 엔진을 움직이는 방법"과 같은 경고 프로그램은 아동들에게 내부 각성 상태를 인지하도록 교육을 함으로써 자기 통제 기술들을 증가시키고 전략들을 사용하도록 도움을 준다(Shellenberger & Williams, 2007).

상담

작업치료사들은 가족, 선생님 또는 다른 사람들이 감각 처리의 특성과 작업수행에 어떤 영향을 미치는지 이해할 수 있도록 도움을 주기 위해 간접적인 처방 형태를 제공할 수 있다.

작업치료와 근거

27개의 연구를 기반으로 SI 처방의 효과성에 관한 체계적인 검토는 "특히 치료를 하지 않는 것에 비해 SI의 처방으로 긍정적인 효과들이 도출되는 경향이 있다"와 "작업치료사들이 특히 개별적으로 확인된 환자 중심의 목표와 감각과 운동 효과와 같이 당연한 효과들을 가진 전문적인 실행 영역 내에서 SI 접근법 사용 지원을 시작하기 위해 이 정보를 사용할 수 있다" 라고 결론 지었다(May-Benson & Koomar, 2010). 그리고 Polatajko와 Cantain(2010)은 처방에서 비 SI 접근법을 사용한 연구들을 검토하였고 운동 기술과 조정이 증가한 것으로 측정된 긍정적 효과를 산출하기 위해 수행 지향적 접근법들을 발견하였다.

보호자 고려사항

많은 SPD 아동의 부모들은 아동의 사회적 참여에 관하여 걱정이 된다고 말했고, 아동의 성장 지원과 행동을 이해하기 위한 도움을 찾고 있다. 그러므로 작업수행이 미치는 영향과 감각 처리에 대한 공감을 증가시키는 것은 부모에게 아동의 현실적 예측을 발달시키는데 도움을 준다(Cohn, 2001).

정보제공

기관

- The Spiral Foundation at OTA-Watertown: a nonprofit organization to further the understanding of SPD through research and community education.
  124 Watertown Street
  Watertown, MA 02472
  (617) 923-4410
  http://www.thespiralfoundation.org/index.html
- Sensory Processing Disorder Foundation: conducts research about, provides education to professionals and caregivers regarding, and advocates for the recognition of SPD.
  5420 S. Quebec Street, Suite 135
  Greenwood Village, CO 80111
  (303) 794-1182
  http://www.spdfoundation.net
- Pediatric Therapy Network: a therapy and research center with resources for professionals and parents of children with special needs.
  1815 W 213th St. Suite 100
  Torrance, CA 90501
  Telephone: 310.328.0276
  http://www.pediatrictherapynetwork.org/

책

- Dunn, W. (2008). *Living sensationally: Understanding your senses*. Philadelphia, PA: Jessica Kingsley.
- Heller, S. (2003). *Too loud, too bright, too fast, too tight: What to do if you are sensory defensive in an overstimulating world*. New York, NY: Harper Collins.
- Kranowitz, C. (2006). *The out-of-sync child: Recognizing and coping with sensory processing disorder*. New York, NY: Perigee.
- Laird, C. T. (2009). *Not just spirited: A mom's sensational journey with sensory processing disorder (SPD)*. Ann Arbor, MI: Loving Healing Press.
- Miller, L. J. (2006). *Sensational kids: Hope and help for children with sensory processing disorder*. New York, NY: Perigee.
- Renna, D. M. (2007). *Meghan's world: The story of one girl's triumph over sensory processing disorder*. Speonk, NY: Indigo Impressions.

웹사이트

- Sensory Integration Global Network (SIGN)
  http://www.siglobalnetwork.org

참고문헌

Ahn, R., Miller, L., Milberger, S., & McIntosh, D. (2004). Prevalence of parents' perceptions of sensory processing disorders among kindergarten children. *American Journal of Occupational Therapy*, *58*, 287–302.

American Occupational Therapy Association. (2009). Providing occupational therapy using sensory integration theory and methods in school-based practice. *American Journal of Occupational Therapy*, *63*, 823–842. doi:10.5014/ajot.63.6.823

American Occupational Therapy Association. (2011). *Occupational therapy using a sensory-integration approach with adult populations: Fact sheet*. Retrieved from http://www.aota.org/Consumers/Professionals/WhatIsOT/
HW.aspx

Ayres, A. J. (1972). *Sensory integration and learning disorders*. Los Angeles, CA: Western Psychological Services.

Ayres, A. J. (1989). *Sensory Integration and Praxis Tests*. Los Angeles, CA: Western Psychological Services.

Ben-Sasson, A., Carter, A. S., & Briggs-Gowan, M. J. (2009). Sensory over-responsivity in elementary school: Prevalence and social-emotional correlates. *Journal of Abnormal Child Psychology*, *37*, 705–716. doi:10.1007/s10802-008-9295-8

Ben-Sasson, A., Carter, A. S., & Briggs-Gowan, M. J. (2010). The development of sensory over-responsivity from infancy to elementary school. *Journal of Abnormal Child Psychology*, *38*, 1193–1202. doi:10.1007/s10802-010-9435-9

Brown, C., & Dunn, W. (2002). *The adolescent/adult sensory profile*. San Antonio, TX: Psychological Corporation.

Candler, C. (2003). Sensory integration and therapeutic riding at summer camp: Occupational performance outcomes. *Physical and Occupational Therapy in Pediatrics*, *23*(3), 51–64. doi:10.1300/J006v23n03_04

Champagne, T. (2005, March). Expanding the role of sensory approaches in acute psychiatric settings. *Mental Health Special Interest Section Quarterly*, *28*, 1–4.

Cheung, P. P. P., & Siu, A. M. H. (2009). A comparison of patterns of sensory processing in children with and without developmental disabilities. *Research in Developmental Disabilities*, *30*, 1468–1480. doi:10.1016/j.ridd.2009.07.009

Cohn, E. S. (2001). Parent perspectives of occupational therapy using a sensory integration approach. *American Journal of Occupational Therapy*, *55*, 285–294.

Davies, P. L., & Gavin, W. J. (2007). Validating the diagnosis of sensory processing disorder using EEG technology. *American Journal of Occupational Therapy*, *61*, 176–189.

Dunn, W. (1999). *The sensory profile*. San Antonio, TX: Psychological Corporation.

Dunn, W. (2002). *The infant/toddler sensory profile*. San Antonio, TX: Psychological Corporation.

Fenech, A., & Baker, M. (2008). Casual leisure and the sensory diet: A concept for improving quality of life in neuropalliative conditions. *NeuroRehabilitation*, *23*, 369–376.

Goldsmith, H. H., Van Hulle, C. A., Arneson, C. L., Schreiber, J. E., & Gernsbacher, M. A. (2006). A population-based twin study of parentally reported tactile and auditory defensiveness in young children. *Journal of Abnormal Child Psychology*, *34*, 393–407. doi:10.1007/s10802-006-9024-0

Gouze, K. R., Hopkins, J., LeBailly, S. A., & Lavigne, J. V. (2009). Re-examining the epidemiology of sensory regulation dysfunction and comorbid psychopathology. *Journal of Abnormal Child Psychology*, *37*, 1077–1087. doi:10.1007/s10802-009-9333-1

Hall, L., & Case-Smith, J. (2007). The effect of sound-based intervention on children with sensory processing disorders and visual-motor delays. *American Journal of Occupational Therapy*, *61*, 209–215. doi:10.5014/ajot.61.2.209

Kinnealey, M., Koenig, K. P., & Smith, S. (2011). Relationships between sensory modulation and social supports and health-related quality of life. *American Journal of Occupational Therapy*, *65*, 320–327. doi:10.5014/ajot.2011.001370

Koenig, K. P., & Rudney, S. G. (2010). Performance challenges for children and adolescents with difficulty processing and integrating sensory information: A systematic review. *American Journal of Occupational Therapy*, *64*, 430–442. doi:10.5014/ajot.2010.09073

May-Benson, T. A., & Koomar, J. A. (2010). Systematic review of the research evidence examining the effectiveness of interventions using a sensory integrative approach for children. *American Journal of Occupational Therapy*, *64*, 403–414. doi:10.5014/ajot.2010.09071

Miller, L. J., Anzalone, M. E., Lane, S. J., Cermak, S. A., & Osten, E. T. (2007). Concept evolution in sensory integration: A proposed nosology for diagnosis. *American Journal of Occupational Therapy*, *61*, 135–140. doi:10.5014/ajot.61.2.135

Miller, L. J., Nielsen, D. M., Schoen, S. A., & Brett-Green, B. A. (2009). Perspectives on sensory processing disorder: A call for translational research. *Frontiers in Integrative Neuroscience*, *3*(22), 1–12. doi:10.3389/neuro.07.022.2009

Miller-Kuhaneck, H., Henry, D., Glennon, T., Parham, D., & Ecker, C. (2007). *Sensory processing measure: Home form, main classroom form, and school environments form*. Los Angeles, CA: Western Psychological Services.

Parham, L. D., Cohn, E. S., Spitzer, S., Koomar, J. A., Miller, L. J., Burke, J. P., . . . Summers, C. A. (2007). Fidelity in sensory integration intervention research. *American Journal of Occupational Therapy*, *61*, 216–227. doi:10.5014/ajot.61.2.216

Polatajko, H. J., & Cantin, N. (2010). Exploring the effectiveness of occupational therapy interventions, other than the sensory integration approach, with children and adolescents experiencing difficulty processing and integrating sensory information. *American Journal of Occupational Therapy*, *64*, 415–429. doi:10.5014/ajot.2010.09072

Rogers, S. J., & Ozonoff, S. (2005). Annotation: What do we know about sensory dysfunction in autism? A critical review of the empirical evidence. *Journal of Child Psychology and Psychiatry*, *46*, 1255–1268. doi:10.1111/j.1469-7610.2005.01431.x

Schneider, M. L., Moore, C. F., Gajewski, L. L., Larson, J. A., Roberts, A. D., Converse, A. K., & DeJesus, O. T. (2008). Sensory processing disorder in a primate model: Evidence from a longitudinal study of prenatal alcohol and prenatal stress effects. *Child Development*, *79*, 100–113. doi:10.1111/j.1467-8624.2007.01113.x

Shellenberger, S., & Williams, M. S. (2007). How does your engine run? Albuquerque, NM: Therapy Works.

VandenBerg, N. L. (2001). The use of a weighted vest to increase on-task behavior in children with attention difficulties. *American Journal of Occupational Therapy*, *55*, 621–628.

척수 손상(*Spinal Cord Injury*)

Larissa Sachs

설명과 종류

척수 손상(SCI)는 압축, 타박상, 찢어짐 또는 척수 조직의 절단에 의해 척추 신경 세포의 축색 돌기가 손상되는 것이 포함되고, 이 손상으로 인하여 손상이 발생하는 시점에서의 수준과 비슷한 감각과 운동 기능 손상 또는 상실로 이어진다. SCIs는 완전 또는 불완전으로 나뉘어지고 이로 발생하는 마비는 사지 마비 또는 양측 하지 마비로 나뉘어진다. 완전 손상은 모든 감각과 운동 기능이 손상 수준 이하로 부족해지는 것을 말하고 불완전 손상은 영향부 이하로 어느 정도 감각 또는 운동 기능이 남아 있음을 나타낸다. 사지 마비는 손상 수준에 따라, 상하지, 몸통과 골반 기능 손상을 포함하고, 양측 하지 마비는 몸통, 다리와 골반 기관의 기능 손상이 포함되지만, 상지 부위는 남아 있다(Mayo Clinic, 2009; 국립 신경장애와 뇌졸중 협회[NINDS], 2011).

병인

SCI는 정신적 외상 또는 비정신적 외상으로 나뉘어지는데, 미국에서 발생하는 SCIs의 대부분은 정신적 외상에 의한 것이다. 그 중 SCIs의 40%은 오토바이 사고로 인한 것이고, 65세 이후 연령대에서 가장 많이 발생하는 SCIs의 원인은 낙상이고 전체 SCIs의 27.3%를 차지한다. 흔히 총상과 칼에 의한 상처가 포함된 폭력 행위는 SCIs의 15%를 차지하고 여가 스포츠 활동이 SCIs의 7.9%를 차지한다. 또한 알코올 섭취도 모든 사고의 1/4를 차지한다. 비정신적 외상 SCI의 원인은 척추 디스크 악화와 척수 감염 또는 염증, 암, 관절염이 포함된다(Mayo Clinic, 2009; 국립 척수 손상 통계 센터[NSCISC], 2010).

발생률과 유병률

미국내 SCI를 가진 사람들의 262,000명이고, 연간 12,000명의 SCI 환자가 발생한다. 그 중 남자는 전체 SCIs의 80.8%를 차지한다. SCI는 주로 젊은 성인층에서 많이 발생하고 SCI 환자 중, 66%는 백인이고 27%는 아프리카계 미국인이다(NSCISC, 2010).

전형적인 진행과정

손상 직후 응급실에 머무는 기간의 중간값은 12일로 재활 병동에서 머무는 기간의 중간값인 38일 다음으로 길다. 그리고 응급실과 재활 병동에 입원하는 기간은 SCI의 심각도와 관련 손상에 따라 달라진다. 즉, 흔히 완전 손상 또는 손상 정도 높은 환자들은 그렇지 않은 환자에 비해 더 길고 많은 집중 치료를 받는다(NSCISC, 2010). 더 나아가, 불완전 손상 환자들은 완전 손상 환자들에 비해 더 좋은 예후를 가진다(Kirshblum, Millis, McKinley, & Tulsky, 2004). 사망률은 손상 1년 후에 상당히 줄어들지만, SCI 환자의 기대 수명은 정상 환자에 비해 떨어지는 편이다(NSCISC, 2010). 비록 신경 회복이 SCI 후 공통적으로 발생하지만, 대부분의 운동과 감각 회복은 손상후 6개월 내에 일어나고, 회복율은 시간이 지남에 따라 감소한다(Kirshblum 등., 2004). 그러므로 SCI 환자들은 손상 수준과 유형에 따라 신체 기능의 한계를 가진채 살아가게 될 것이다. 또한 다른 2차 합병증과 방광과 창자 장애, 만성 통증을 지속적으로 경험하게 되므로, 성공적 회복을 촉진시키기 위해 하루하루 세심한 관리가 되어야 한다. 그리고 처방, 재활과 기술 발전도 SCI의 신체 능력 향상을 지속적으로 촉진시킨다(NINDS, 2011).

증상과 합병증

주요 징후

- 마비: 운동 기능 상실
- 부전 마비: 운동 기능 손상
- 감각 결손: 감각 기능 손상 또는 손실
- 경련: 신장 반사의 과민성 증가
- 호흡기 장애: 횡격막과 호흡근의 마비로 야기되는 호흡 곤란(높은 수준의 손상을 당한 환자들에게 공통적으로 발생하는 증상)
- 기립성 저혈압: 서 있을 때 갑작스런 혈압 저하
- 방광과 창자 장애
- 통증
- 생식과 성적 기능 장애(Mayo Clinic, 2009; NINDS, 2011)

합병증

- 자율신경반사부전: 손상 수준 이하의 유독 자극에의 반응에서 갑작스런 혈압 상승 위험
- 이소성골화: 비정상적 관절부 뼈 성장
- 심부 정맥 혈전증: 혈전 생성
- 피부 손상과 욕창
- 통증
- 요로 감염
- 폐렴
- 심혈관 질환(Akins, 2008; NINDS, 2011)

주의사항

- 환자의 피부 홍조 또는 압박궤양 관찰: SCI 환자들은 정기적으로 피부 손상 위험을 줄이기 위해 압박 방출을 수행해야 한다.
- 혈압 관찰: 기립성 저혈압을 예방하기 위해 환자가 자세를 바꿀 때 천천히 움직이도록 하고 어지러움증이 있는지 확인한다.
- 체온 관찰: 보통 SCI 환자들은 체온 조절 문제를 가지고 있다
- 두통, 고혈압, 발한, 출혈, 시야 흐림, 호흡 곤란과 흉부 긴장을 포함한 자율신경반사부전 징후 관찰: 징후가 나타날 경우, 바로 환자를 세우고 제약이 되는 모든 물건 또는 명백한 유해 자극을 제거한다.
- 특히 산소 호흡기를 낀 높은 수준의 손상 환자들 호흡 관찰
- 치료 기간 중 더 많은 손상을 예방하기 위한 염좌와 운동 범위 감소, 긴장 항진, 경련, 통증에 관한 환자 평가(Atkins, 2008).

분야별 중재

- 부동화: 척추와 목은 더 많은 손상을 예방하기 위해 손상 직후 고정시킨다.
- 치료제: 메틸프레드니솔론과 같은 코르티코스테로이드는 신경 세포 손상과 손상부 주변 염증 발생을 줄여준다. 손상 발생 8시간 이내에 투약관리될 경우, 환자들은 경미한 회복력 향상을 겪게 되고, 방광과 창자 통제 향상, 근육 경련 통제, 통증 관리에 도움을 주어 SCI 증상을 다루기 위해 사용되었다.
- 수술: 수술 요법은 보통 경추 골절 또는 추간판 헤르니아 디스크, 이물질, 뼈 조각을 제거함으로써 척추 압박을 줄이기 위해 사용되었다.
- 재활: 후급성회복 단계 진행 동안 지속적인 치료뿐만 아니라, SCI 환자의 재활팀에는 보통 물리치료사, 작업치료사, 사회 복지사와 레크리에이션 치료사, 재활 심리학자, 재활 전문 간호사와 영양사가 포함된다, 재활의 초점은 가능한 환자의 독립성을 정상 수준으로 촉진시키기 위한 보정 전략 개발과 환자와 간병인에게 교육 제공하며 심리 사회적 우려사항을 다루고 장비와 기술을 사용하여 미세 운동 기술 재발달, 근력과 기능 회복 및 건강을 유지하는 것이다(Mayo Clinic, 2009; NINDS, 2011)

작업치료 평가

운동과 감각 기능 평가

- 미국 척추 손상 협회(ASIA) 손상 등급
- 손 근육 검사
- 각도계를 사용하여 운동 범위 검사
- 악력계를 사용하여 쥐는 힘과 악력 측정

일상생활활동과 수단적 일상생활활동 평가

- 기능 독립성 측정(FIM): 안전하고 효과적인 행동 수행을 위해 요구되는 지원의 양과 유형 측정
- 자기 보고된 기능 측정(SRFM): 일상생활활동(IDL)과 수단적 일상생활활동(IADL) 측정
- Barthel 지수(BI): 자기 간호 능력과 지원 요구 수준 평가
- Klein-Bell ADL 등급: ADL 독립성 측정
- Frenchy 행동 지수(FAI): ADL과 IADL 참여 측정
- 사지 마비 기능 지수(QIF): 인터뷰 형태에서 기능 행동 수행의 평가
- 사지마비에 관한 손 행동 설문지(THAQ): 팔과 손의 ADL과 IADL 기능 측정
- 척수 독립성 측정(SCIM): ADL 수행평가

삶의 질 평가

- 캐나다 작업수행 측정(COPM): 작업 만족과 수행의 자기 보고
- 신체 장애를 가진 성인들의 삶의 질 평가(QOLP-PD): 존재, 소속과 되고 싶은 영역에서 삶의 질 측정
- 단기 형태 건강 조사(SF-36): 건강 관련 삶의 질 평가

작업치료 중재

작업치료사는 유용한 작업참여와 희망하는 맥락에서 용이한 처방 접근법의 조합을 사용한다.

- 생체역학: 근력, 운동 범위, 지구력, 균형과 이동성 향상
- 기술 습득: ADL, IADL, 작업, 교육, 여가 참여와 사회 참여에 필수적인 기술 촉진
- 적응/보상: 작업참여를 뒷받침 하는 에너지 보존, 환경 조정과 조정 장비/보조 기술
- 교육: 환자, 간병인, 가족과 직원 교육 및 훈련
- 심리 사회: 자기 효능감, 자부심과 자기관리 기술 강화

보호자 고려사항

SCI 환자의 40 ~ 45%는 일상생활에 도움이 필요하고, 보통 가족은 주로 사랑하는 사람의 간병인처럼 수많은 어려움에 직면하는데, 일반적으로 생활방식 조정과 적절한 간호 제공, 재정, 작업, 주거이용 가능성에 대한 우려로 인한 스트레스를 경험한다. 그러므로 건강한 관계 촉진과 삶의 질을 강화시키기 위해, 간병인들은 자신의 건강을 챙길 시간을 가져야 한다. 그리고 간병인 행복 유지를 위해 중요한 접근법들은 건강한 생활방식 적응, 스트레스 관리기법 실행, 휴식 시간 검색, 다른 사람들의 도움 확인과 효과적으로 문제를 해결하기 위한 학습이 포함된다(Lindsey, 2008).

작업치료와 근거

조사 근거는 SCI 환자들의 작업/사회 참여가 용이하도록 재활과정에 전반에 다양한 작업치료 처방의 중요성과 효율성을 뒷받침 한다(Guidetti, Asaba, & Tham, 2009; Pillastrini 등., 2008; Ward, Mitchell, & Price, 2007). 작업치료사들은 자기 간호 활동의 독립성을 촉진하고(Guidetti 등., 2009) 이동과 휠체어 사용과 같은 기능 업무 수행에서 독립성을 향상시키기 위해(Pillastrini 등., 2008) 전반적인 작업참여를 지원하는 다양한 접근법들을 사용하고(Ward 등., 2007) 효과적인 접근들로는 작업기반, 환자중심 실행(Ward 등., 2007)과 긍정적인 치료 관계 발달(Guidetti 등., 2007)이 포함된다. 조사 근거 또한 SCI 환자 처방에 관한 더욱 구체적인 효과성을 기술하고 있는데, 유용한 움직임을 회복하는데 사용되는 신체 기능의 전기자극은 SCI 환자들의 건강에 긍정적 효과를 촉진시킴을 보여주었다(Hamzaid & Davis, 2009).

또한 SCI 환자의 팔과 손 기능을 향상시키는데 효과적인 전략들에는 운동 훈련(Spooren, Janssen-Potten, Kerckhofs, & Seelen, 2009)과 중추 신경계의 강도와 반복 입력을 조합한 활동 기반 처방(Backus, 2008)이 포함된다. Harvey, Lin, Glinsky와 De Wolf(2009)는 신체 단련 훈련, 근력 훈련과 보행 훈련이 SCI 환자의 신체 처방 중에서 가장 효과적이라는 것을 입증하였고, 더 나아가 SCI에 따른 인지행동 치료 접근법은 우울증, 삶의 질, 대처, 자기 효능감, 자기 주장을 포함한 환자의 단기 심리적 결과에 긍정적인 영향을 미친다는 것을 보여준다(Dorstyn, Mathias, & Denson, 2011)

정보제공

기관

- National Spinal Cord Injury Association
  1 Church Street #600
  Rockville, MD 20850
  Helpline: (800) 962-9629
  Fax: (866) 387-2196
  Website: http://www.spinalcord.org/
- United Spinal Association
  75-20 Astoria Boulevard, Suite 120
  Jackson Heights, NY 11370
  Telephone: (800) 404-2898
  Fax: (718) 803-0414
  Website: http://www.unitedspinal.org
- Christopher Reeve Spinal Cord Injury and Paralysis Foundation
  636 Morris Turnpike, Suite 3A
  Short Hills, NJ 07078
  Telephone: (800) 225-0292
  Website: http://www.christopherreeve.org

책

- Ahrens, G. S. (2009). *Shattered, shaken and stirred*. Los Altos, CA: Positano Press.
  This book chronicles the effects of a car accident on an entire family, discussing the wife's process of recovery from an SCI and the struggles they encounter while trying to put their lives back together.
- Ellison, J., & Ellison, B. (2004). *The Brooke Ellison story: One mother, one daughter, one journey*. New York, NY: Hyperion Books.
  This is the story of Brooke Ellison's life, from the automobile accident that left her paralyzed as a young girl to her graduation from Harvard University. Brooke and her mother cowrote this book, detailing their individual experiences with the situation and their journey together.
- Reeve, C. (1999). *Still me*. New York, NY: Ballantine 책.
  Christopher Reeve's autobiography chronicles his life with tetraplegia after a horseback riding accident, offers insights into his recovery, and details his journey to reclaim his life.
- Reeve, C. (2005). *Nothing is impossible: Reflections on a new life*. New York, NY: Ballantine Books.
  In this sequel, Christopher Reeve shares aspects of how to successfully live with an SCI and deal with major life issues. Snippets from speeches, personal anecdotes, and remarks from talk shows are interspersed throughout Reeve's book.

저널

- *Spinal Cord*
- *American Journal of Physical Medicine & Rehabilitation*
- *Journal of Rehabilitation Research & Development*
- *Journal of Neurotrauma*

웹사이트

- Spinal Cord Injury Information Network
  http://www.spinalcord.uab.edu

This Website provides educational and research information about various issues along the spectrum of SCI care and contains helpful links to other 기관, publications, and resources.

- Foundation for Spinal Cord Injury Prevention, Care, and Cure
  http://www.fscip.org/index.html
  Promoting SCI public awareness, education, and research, this is a helpful resource for individuals living with SCI and their family members to locate information and support.
- National Institute of Neurological Disorders and Stroke
  http://www.ninds.nih.gov/disorders/sci/sci.htm
  This Website is a useful resource for locating current SCI-related information, publications, 기관, news, and research.
- MedlinePlus
  http://www.nlm.nih.gov/medlineplus/spinalcordinjuries.html
  This Website provides comprehensive SCI information and links to several other helpful resources, including Association, journal articles, tutorials, and client handouts.

참고문헌

Atkins, M. S. (2008). Spinal cord injury. In M. V. Radomski & C. A. Trombly Latham (Eds.), *Occupational therapy for physical dysfunction* (6th ed., pp. 1171–1213). Baltimore, MD: Lippincott Williams & Wilkins.

Backus, D. (2008). Activity-based interventions for the upper extremity in spinal cord injury. *Topics in Spinal Cord Injury Rehabilitation, 13*, 1–9. doi:10.1310/sci1304-1

Dorstyn, D., Mathias, J., & Denson, L. (2011). Efficacy of cognitive behavior therapy for the management of psychological outcomes following spinal cord injury: A meta-analysis. *Journal of Health Psychology, 16*, 374–391. doi:10.1177/1359105310379063

Guidetti, S., Asaba, E., & Tham, K. (2009). Meaning of context in recapturing self-care after stroke or spinal cord injury. *American Journal of Occupational Therapy, 63*, 323–332.

Hamzaid, N. A., & Davis, G. M. (2009). Health and fitness benefits of functional electrical stimulation-evoked leg exercise for spinal cord-injured individuals: A position review. *Topics in Spinal Cord Injury Rehabilitation, 14*, 88–121. doi:10.1310/sci1404-88

Harvey, L. A., Lin, C.-W. C., Glinsky, J. V., & De Wolf, A. (2009). The effectiveness of physical interventions for people with spinal cord injuries: A systematic review. *Spinal Cord, 47*, 184–195. doi:10.1038/sc.2008.100

Kirshblum, S., Millis, S., McKinley, W., & Tulsky, D. (2004). Late neurologic recovery after traumatic spinal cord injury. *Archives of Physical Medicine and Rehabilitation, 79*, 20–23.

Lindsey, L. (2008). *Caring for caregivers—SCI infosheet #17*. Retrieved from http://www.spinalcord.uab.edu/show.asp?durki=22479

Mayo Clinic. (2009). *Spinal cord injury*. Retrieved from http://www.mayoclinic.com/health/spinal-cord-injury/DS00460

National Institute of Neurological Disorders and Stroke. (2011). *Spinal cord injury: Hope through research*. Retrieved from http://www.ninds.nih.gov/disorders/sci/detail_sci.htm

National Spinal Cord Injury Statistical Center. (2010). *Spinal cord injury facts and figures at a glance*. Retrieved from https://www.nscisc.uab.edu/

Pillastrini, P., Mugnai, R., Bonfiglioli, R., Curti, S., Mattioli, S., Maioli, M. G., . . .
Violante, F. S. (2008). Evaluation of an occupational therapy program for patients with spinal cord injury. *Spinal Cord, 46*, 78–81. doi:10.1038/sj.sc.3102072

Spooren, A. I. F., Janssen-Potten, Y. J. M., Kerckhofs, E., & Seelen, H. A. M. (2009). Outcome of motor training programmes on arm and hand functioning in patients with cervical spinal cord injury according to different levels of the ICF: A systematic review. *Journal of Rehabilitation Medicine, 41*, 497–505. doi:10.2340/16501977-0387

Ward, K., Mitchell, J., & Price, P. (2007). Occupation-based practice and its relationship to social and occupational participation in adults with spinal cord injury. *Occupational Therapy Journal of Research: Occupation, Participation and Health, 27*, 149–156.

약물사용 장애(Substance Use Disorders)

Christine M. Carifio

설명과 진단

약물사용 장애는 정신 요법, 불법 약물, 알코올을 포함한 향정신성 물질을 유해하고 위험한 방법으로 사용하는 것을 말한다(국립 약물남용 협회[NIDA], 2010). 불법 약물에는 마리화나, 코카인, 헤로인, 환각제와 흡입제가 포함되고 정신요법 사용은 통증 완화제, 마취제, 자극제와 진정제의 비의료적 사용을 뜻한다(물질 남용과 정신치료 서비스 행정청[SAMHSA], 2007). 정신장애 진단과 통계 매뉴얼에 따른 약물사용 장애는(4번째 편집본, DSM-IV-TR, 미국 정신의학 협회[APA], 2000) 남용 또는 중독으로 나뉘어질 수 있다. 그 중 약물 중독은 더 심각한 질환으로, 부작용에 관계 없이 지속적으로 약물을 사용하려는 강한 욕구, 약물사용 조절 곤란, 내성 증가, 약물 선호, 물질로부터 신체 금단 증세가 있는 사람이 포함된다. 이와 반대로 물질 남용은 내성 증가 또는 금단 증상까지는 가지 않지만, 지속적으로 사용하고 부정적 효과를 경험하게 된다(APA, 2000).

발생률과 유병률

2006년 약물사용 장애에 대한 약물사용과 건강(NSDUH) 국립 조사에 따른 통계에 의하면

- 12세 이상 미국인의 52%(1억 2천 5백만명)는 현재 애주가였다(지난 1년 동안 최소 12번 음주 경험이 있음).
- 12세 이상 미국의 23.7%는 지난 30일내 최소 1일 동안 동일한 상황 주류를 5번 이상 마신 것으로 정의된 폭음 경험을 가지고 있다.
- 유해한 알코올 사용으로 인해 연간 2백 5십만명이 죽었다.
- 12세 이상 미국인 2천 4십만명(총 인구의 8.7%)은 현재 불법 약물을 사용하고 있었다.
- 과거 한달 내 마리화나를 사용하는 사람은 1천 6백 7십만명이고, 7백만명은 정신요법을 사용하고 있다. 그리고 1백 6십만명은 코카인을 사용하였고 1백 3십만명은 환각제를 사용하며, 5십만 2천명은 메탐페타민을 사용하고 있다(SAMHSA, 2007).

진행과정과 예후

약물사용 장애는 모든 연령대에서 발병하여 수년에 걸쳐 발전하는 만성적인 중독성 질환이다. 명확한 원인은 현재 알려진 것이 없지만, 유전자, 약물 선호, 기질, 사회 문화적 영향, 정신적 고통, 긴장, 우울과 환경 요소들이 모두 약물사용 장애의 원인이 될 수 있다. 흔히, 약물 사용은 다른 정신질환과 동시에 나타나지만(APA, 2000; SAMHSA, 2007) 발병 징후는 존재하지 않고 약물사용 장애 환자는 간헐적인 정상 및 회복, 재발을 반복하게 된다. 재발율은 50~90%이고, 약물남용, 심한 중독, 치료 기간, 성별, 변화에 대한 준비, 환경/사회적 요소와 다른 많은 요소들과 같이 끝없이 많은 변수들에 따라 달라진다(SAMHSA, 2007). 그리고 약물 의존과 남용으로 인하여 치사량 수준의 약물을 복용하게 될 것이다(미국 국립의학 도서관, 2010).

약물사용 단계

약물사용은 다음과 같은 4종류로 나뉠 수 있다.

- 일반적으로 약물의 실험적 사용은 또래와 함께 재미 삼아 진행된다.
- 규칙적인 약물사용은 복용자가 점점 다른 물질 이상으로 약물을 선호할 때, 약물을 복용하지 않는 가족 또는 친구들과 멀어지거나 약물에 대한 내성이 증가함을 보여준다.
- 복용자가 약물에 비해 다른 물질들에 대한 동기 부여를 잃을 경우 일상 집착으로 이어져 결국 행동 또는 관계 변화를 경험하게 되고 더욱 위험한 약물을 복용하기 시작할 것이다.
- 의존은 복용자가 약물 없이 생활을 할 수가 없고 복용량의 조절이 되지 않는다(미국 국립의학 도서관, 2010).

약물남용의 증상

약물사용 장애는 약물과 사용 심각도에 따라 무수한 방법들로 영향을 미친다. 증상들은 다음과 같이 나타나지만, 이에 국한되지 않는다.

- 인지: 혼란, 왜곡된 인지 또는 감정 조절 감소가 포함된다.
- 성격: 약물사용시, 폭력적이거나 적대적으로 변한다.
- 행동: 부정적 결과에도 불구하고 약물의 지속적인 사용
- 수행 방식: 결근 및 결석, 식습관 또는 수면습관 변화, 정리되지 않은 자기 간호, 활동참여 부족(미국 작업치료 협회[AOTA], 2008; 국립 약물남용 협회, 2010).

금단 증상

금단 증상에는 자율 신경계의 과잉 반응이 나타나는데, 여기에는 두통, 메스꺼움, 긴장, 동요, 불면증, 빠른 심장박동, 열병, 경련과 환각이 포함된다(국립 건강 협회, 2010).

약물사용으로 인한 신체 영향

과도한 약물남용은 거의 모든 신체 구조와 시스템에 부정적인 영향을 미칠 수 있고, 심장병, 암, HIV/AIDS와 정신질환과 같은 중증 질환과 연관이 있다. 약물남용으로 인해 야기될 수 있는 합병증은 다음과 같다.

- 특히, 간과 췌장과 같은 내부 기관 손상, 구강암, 폐암, 위암, 흉부암, 간암과 췌장암
- 심장 손상, 높은 심박동수, 심근경색과 뇌졸중을 포함한 폐와 심장 질환
- 면역 체계 감소
- 정신질환, 환각, 기억 상실, 편집증과 공격성을 포함한 인지기능 손상
- 불안과 우울을 포함한 심리 사회적 기능 손상
- 호흡 곤란이 진행되는 동안 호흡 억제
- 세균성심내막염, 혈전, 폐색전과 그밖에 다른 질환들(미국 국립 의학 도서관, 2010)

치료

약물사용 장애 환자 치료는 병원, 응급실, 약물 또는 알코올 재활 병동, 정신 보건시설, 사립 의료시설 또는 정신 병원, 감옥과 자기 지원 단체와 같은 다양한 환경에서 진행될 수 있다(SAMHSA, 2007). 그 중, 약물에 관련된 장애를 가장 효과적으로 치료할 수 있는 방법은 약학과 심리 사회적 처방의 동시 접근이다. 즉, 치료제는 불법 약물로 인한 영향과 약물에 대한 갈망을 감소시켜 주는 반면, 심리 사회적 인지 치료 요소는 변화의 준비, 정신질환과 중독 측면을 다룬다(Carey, Carey, Maisto, & Purnine, 2002; Gutman, 2006). 그래서 학제간 처방도 일반적인 치료법이고 처방팀에는 의사, 심리학자, 사회 복지사, 작업치료사와 약물사용 장애 환자를 위해 적절한 다른 의료 전문가들이 포함된다(Gutman, 2006). 치료 후, 재발을 예방 하는데 가장 중요한 요소는 외래 환자를 위한 시설과 지원 단체이다(미국 국립 의학 도서관, 2010).

작업치료 평가

실제 사용되는 평가 방법과 유형은 환자의 치료 선호도, 인지 손상 유무와 두 가지 질환이 동시에 존재하는지에 따라 확인될 것이다(Stoffel & Moyers, 2004).

- 알코올 사용 장애 확인 검사: 알코올에 의존하고 알코올 남용의 위험이 있는 사람들의 확인을 위한 검사

(Babor, Higgins-Biddle, Saunders, & Monteiro, 2010)

- 중독 심각도 지수(ASI): 환자의 생명에 대한 비정형 인터뷰
- Beck 우울 검사 II (BDI-II): 우울 정도에 대한 자기 보고 측정
- CAGE-AID 검사: 더 많은 알코올 검사를 확인하기 위한 검사
- 대처 행동 검사(CBI): 환자의 행동과 생각 평가
- 캐나다 작업수행 측정(COPM): 작업 만족과 수행의 자기 보고
- 작업 설문지: 약물사용이 격주별 그리고 일상생활에 어떤 영향을 미치는지 평가
- 역할 확인 리스트: 작업 역할 평가
- 일상 업무 검사 2(RTI-2): 자기 보고 또는 관찰과 함께 일상 업무를 통한 기능 평가
- 로드 아일랜드주 대학 변화 평가 등급(URICA): 변화에의 동기부여 평가

작업치료 중재

작업치료(OT)는 환자의 회복 단계를 존중 및 해야 하고 환자의 구체적 요구사항에 민감하게 움직여야 한다(SAMHSA, 2007). 약물사용 장애를 가진 환자들의 OT 처방 목표는 건강 습관과 일상생활, 자기 간호 향상, 자기 통제와 충동 관리 발달, 단체 참여 경험, 의사소통 전략 학습, 대처, 사회기술, 삶의 역할, 정체성과 지역사회 자원 준비이다(Stoffel & Moyers, 2004).

작업치료 중재 유형

- 간단한 처방: 환자 검사, 대처 전략과 약물남용의 위험성에 관한 교육, 단체 치료 과정, 목표 설정, 다른 방법 소개, 변화에의 독려와 유용하고 건강한 활동을 일정 기간 동안 제공한다(Stoffel & Moyers, 2004).
- 인지행동 치료(CBT): 약물남용에 관한 행동과 생각을 변화시키기 위해 대처 행동과 자기 효능감 발달을 강조하고, 이러한 접근법은 재발 예방과 연관이 있다(Stoffel & Moyers, 2004).
- 동기 유발 기법: 환자의 변화에 관한 동기 부여를 가능하게 해준다(Stoffel & Moyers, 2004).
- 12 단계 촉진: 사회적 / 정신적 지원 단체들은 절제 유지를 독려하고 작업치료사들은 환자 영역의 지원 단체를 찾고 환자의 일정에 처방을 포함시키도록 도움을 준다(Soffel, Moyers, 2004).
- 피해 감소 모델: 이 처방은 논란이 많은 접근법이나, 환자가 약물사용의 부정적 결과를 줄이는데 도움을 주는 실용적 전략들을 배울 수 있게 해준다. 비록 환자들은 약물을 완전히 자제하지는 못하지만, 이 처방의 목표는 환자의 행동을 변화시킬 준비를 증가시키는데 있다(피해 감소 연합).

작업치료와 근거

약물 의존과 남용은 거의 모든 작업 영역에서 개인의 업무 수행에 영향을 미치므로 OT 작업을 통해, 환자들이 약물사용으로 인해 업무 수행 방식에 어떤 영향을 미치는지 확인할 수 있다. 그래서 작업치료사들은 약물사용 없이 다양한 맥락 내에서 유용하고 건강한 작업에 참여하도록 도와준다는 것을 강조해야 한다. 그리고 간단한 처방, CBT, 동기 부여 전략과 12단계 프로그램과 같은 작업 관점을 포함시키기 위해 개선된 처방들은 작업치료사들이 사용하는 효과적인 치료법이다. 게다가, 상호 지원, 자기 확인과 사회화의 기회를 가진 작업치료사에 의해 운영되는 지역사회 동료 지원 프로그램은 재발을 상당히 감소시킬 것이다. 비록, 작업수행 시 긍정적 변화가 환자를 지원하는 환경에서 발생하지만, 환자가 장애 요소에 직면할 경우 건강한 생활방식을 유지하는 것은 어려우므로, 건강한 작업참여를 위해 환자에게 권한을 부여하는데 OT가 중요한 역할을 수행함을 강조하고 건강한 생활 행동을 유지하기 위한 전략을 사용해야 한다(AOTA, 2008; Boisvert, Martin, Grosek, & Clarie, 2008; Huhman, 2008; Stoffel & Moyers, 2004).

보호자 고려사항

가족과 친구들은 약물을 남용하는 환자의 회복과 치료에 중추적인 역할을 수행하므로, 알코올 또는 약물 치료의 핵심 요소이다. 그래서 처방 전문가들은 환자가 치료를 받기 위해 재활 프로그램에 들어가도록 하는 것에 목표를 두기 때문에 가족들이 환자의 약물남용으로 인해 어떤 영향을 미치고 있는지와 환자에 대하여 솔직하게 말하도록 안내해야 한다. 또한 가족과 친구들은 우려 사항들이 논의될 수 있고 가족 구성원들이 생활에 관한 조언과 지원을 받을 수 있는 단체 상담에 참석하고 약물남용으로 인해 어려운 삶을 살고 있는 사람의 건강한 생활방식을 촉진시킴으로써 약물남용 환자에게 도움을 줄 수 있다. 마지막으로 12 단계 프로그램과 후속 조치 상담과 같은 치료 후 재활은 가족과 다른 사랑하는 사람들을 도와줄 수 있는 중요한 자원들이다(Croft, 2009, NINDA, 2010).

정보제공

기관

다음은 약물남용을 경험하는 개인과 그 가족 및 친구들에게 12단계 초점을 맞춘 영적인 후원 단체 모임이다.

- Al-Anon/Alateen
  Al-Anon World Service Office
  1600 Corporate Landing Parkway
  Virginia Beach, VA 23454-5617
  Telephone: 1-800-4AL-ANON
  Website: http://www.al-anon.alateen.org/
- Narcotic Anonymous
  NA World Services, Inc.
  PO Box 9999
  Van Nuys, CA 91409-9099
  Telephone: 1-818-773-9999
  Website: http://www.na.org

책

- Franklin, K., & King, L. (2009). *Addicted like me: A mother–daughter story of substance abuse and recovery*. New York, NY: Seal Press.
  This book details how addiction can affect an entire family through the generations.
- McCully, C. B. (2004). *Goodbye, Mr. Wonderful: Alcoholism, addiction, and early recovery*. New York, NY: Jessica Kingsley.
  This book is about a young man's struggle with the physical and mental addictions of alcoholism.

저널

- *Addiction*
- *Drug & Alcohol Dependence*
- *Journal of Substance Abuse Treatment*

웹사이트

- Drugfree America
  http://www.drugfree.org/about
  This Website offers science-based resources and creates public awareness campaigns to help parents prevent, intervene, and find treatment for children.
- SAMHSA: Substance Abuse and Mental Health Services Administration
  http://www.samhsa.gov
  A resource for those with substance abuse and mental health concerns.

참고문헌

American Occupational Therapy Association. (2008). Occupational therapy practice framework: Domain and process, second edition. *American Journal of Occupational Therapy*, *62*, 625–683.

American Psychiatric Association. (2000). *Diagnostic and Statistical Manual of Mental Disorders* (4th ed., text rev.). Washington, DC: Author.

Babor, T., Higgins-Bindle, J. C., Saunders, J., & Monteiro, M. (2001). The Alcohol Use Disorders Identification Test. *World Health Organization*, *2*, 1–41

Boisvert, R. A., Martin, L. M., Grosek, M., & Clarie, A. J. (2008). Effectiveness of a peer-support community in addiction recovery: Participation as intervention. *Occupational Therapy International*, *15*(4), 205–220.

Carey, K. B., Carey, M. P., Maisto, S. A., & Purnine, D. M. (2002). The feasibility of enhancing psychiatric outpatients' readiness to change their substance abuse. *Psychiatric Services*, *53*, 602–608.

Croft, H. (2009). *Effects of substance abuse on family members*. Retrieved from http://www.healthyplace.com/about-hptv/croft-blog/effects-of-substance-abuse-on-family-members/menu-id-1824/

Gutman, S. A. (2006). Why addiction has a chronic, relapsing course. The neurobiology of addiction: Implications for occupational therapy practice. *Occupational Therapy in Mental Health*, *22*(2), 1–29.

Harm Reduction Coalition. (n.d.). *Principles of harm reduction*. Retrieved from http://harmreduction.org/article.Php?list5type&type562

Huhman, H. (2008). *Study: Occupational therapy reduces substance abuse, homelessness relapses*. Retrieved from http://www.aota.org/Archive/PrArchive/2008Releases/SubstanceAbuse.aspx

National Institute on Drug Abuse. (2010). *Substance use* (NIH Publication). Retrieved from http://www.nida.nih.gov/DrugPages/DrugsofAbuse.html

Stoffel, V. C., & Moyers, P. A. (2004). An evidence-based and occupational perspective of interventions for persons with substance-use disorders. *American Journal of Occupational Therapy*, *58*(5), 570–586.

Substance Abuse and Mental Health Services Administration. (2007). *Results from the 2006 National Survey on Drug Use and Health: National findings* (Office of Applied Studies, NSDUH Series H-32, DHHS Publication No. SMA 07-4293). Rockville, MD: Author.

United States National Library of Medicine. (2010). *Drug dependence*. Retrieved from http://www.nlm.nih.gov/medlineplus/ency/article/001522.htm

외상성 뇌손상(Traumatic Brain Injury)

Anne LeBorgne

설명

외상성 뇌 손상(TBI)은 뇌 기능의 변화이다. 또는 외부의 힘에 의해 야기된 뇌 병리학의 다른 증거이다. TBI는 인지 기능 또는 신체 기능의 손상뿐만 아니라 행동, 감각 및 감정적 기능의 장애를 초래하는 의식의 감소 또는 변화된 상태를 생성할 수 있다. 이러한 장애는 일시적이거나 영구적일 수 있으며 부분적 또는 전체 기능장애를 야기할 수 있다(미국 직업치료협회[AOTA, 2011; 미국 뇌손상협회], [BIAA]).

외상의 종류

- 침투 또는 총상 상해 : 두개골 침투의 결과, 외상으로 인한 다양한 종류의 두개골 골절이 있다. 총기류는 TBI로 인한 사망 원인 중 가장 큰 단일 원인이다. TBI에 의한 사망.
- 비 침투성, 폐쇄 두부 손상 : 두개골 내의 뇌가 급속하게 가속되거나 감속되어 충돌 지점 (쿠데타 부상) 또는 반대 극 (장애인 상해)에서 손상을 초래한다. 폐쇄 머리 손상은 확산 축삭 손상, 뇌진탕, 타박상, 두 번째 충격 증후군 또는 증후군에 고정된 재발성 TBI를 포함한다. 전반적으로 폐쇄된 머리 부상은 많은 양의 팽창과 두개 내압의 증가를 수반한다. 뇌 조직도 압박될 수 있으며 이로 인해 추가 상해가 발생한다. (BIAA, 2011).

발병률과 유병률

- 매년 약 140 만 명의 미국인이 TBI를 지지한다.
- 현재 5 백만이 넘는 미국인이 TBI와 함께 살고 있어 일상생활활동을 저해하는 데 도움이 영구적으로 필요하다.
- 매년 발생하는 TBI의 75 %는 뇌진탕과 같은 경미한 뇌 손상이다.
- 대부분의 TBI는 주로 18 세에서 25 세 사이의 남성에게서 나타난다(BIAA, 2011, 질병 통제 및 예방 센터 [CDC], 2010, 국립 신경 학회지 및 뇌졸중 연구소 [NINDS], 2011).
- 대부분의 TBI는 청년기에 발생하므로 역할 개발, 특히 교육, 사회, 고용, 결혼 관계 및 성인 독립 분야에 큰 영향을 미친다(Golisz, 2009).

주요 원인

TBI로 이어지는 주요 원인은 추락, 자동차 교통 사고, 사건 (움직이거나 움직이는 물체와의 충돌) 또는 공격 (충돌) 및 폭행(CDC, 2010)이다.

전형적인 예후

두 가지 뇌 손상은 정확히 동일하지 않는다. TBI의 과정은 복잡하며 개인마다 크게 다를 수 있다. 원인과 위치, 그리고 중증도와 같은 다양한 요인들의 복잡한 상호 작용으로 인해 결과와 예후에 대한 조기 예측은 어렵다. 나이; 외상 후 기억 상실의 길이; 증가된 두 개 내압; 및 / 또는 의식의 변경. 정확한 예후는 회복 수준과 필요한 재활량을 예측하기 위해 수 주 또는 수개월에 걸쳐 반복적으로 관찰해야 한다. (BIAA, 2011).

가능한 증상 / 결손

부상의 위치 및 심각도에 따라,인지, 행동/감정적, 신체적 및/또는 감각 기능의 영역에 적자가 있을 수 있다. 증상과 적자는 광범위하게 포함되며 실어증, 구음 장애, 시각 흐림, 발작, 사지 마비, 균형/조정 감소, 시각 및 청각 기능의 변화가 포함될 수 있다 (AOTA, 2011; NINDS, 2011).

Ranchos Los Amigos 인지 수준

기능 척도 Rancho Los Amigos Scale은 법규가 정해지지 않은 방법이다. TBI를 가진 사람의 개인의 인지 능력에 대한 임상 관찰을 조직하고 설명하여 가족과의 회복 및 의사소통을 평가할 수 있다.

- 레벨 1: 응답 없음, 전체 지원
- 레벨 2: 일반화된 대응, 총 지원
- 레벨 3: 현지화된 대응, 전체 지원
- 레벨 4: 혼동, 동요, 최대 지원
- 레벨 5: 혼동되고 부적절하며 최대 지원
- 레벨 6: 혼동, 적절하고 중간 정도의 지원
- 수준 7: 일상생활에 필요한 기술에 대한 자동화, 적절함, 최소의 지원
- 레벨 8: 의도적이고 적절하며, 대기 중인 지원을 제공
- 레벨 9: 고의적이고 적절하며 요청 시 대기 중인 지원
- 레벨 10: 의도적이고, 적절하고, 수정된 독립성(Hagan, 1998)

작업치료 평가

- 란초 로스 아미고스(Rancho Los Amigos) 인지기능 척도의 수준

급성회복 단계

- Glasgow Coma Scale (GCS) : 작업치료사가 관리하지는 않지만 의식 수준을 정량화하고 조기에 회복을 예측하는데 중요하다.

치료 및 예후 지표

- Western Neuro 감각 자극 프로필 (WNSSP) : 각성과주의, 표현적인 의사 소통 및 자극에 대한 반응에 대한 객관적 평가.
- Coma Recovery Scale–Revised (CRS–R) : 응답 수준을 모니터링 한다.

입원환자 재활

- 기능적 독립성 측정(Functional Independence Measure (FIM)) : 일상생활의 기본 활동을 측정하는 장애에 대한 성과 기반 척도 (BADL).
- 기능 평가 측정 (Functional Assessment Measure, FAM) : FIM에 추가되어 인지, 행동, 의사소통 및 지역사회 기능 측정 평가.
- 모터 및 프로세스 기술 평가(AMPS) : 기능적 업무의 수행에 대한 관측 측정, 일상생활(ADL) 수행 활동의 품질 평가. 인증이 필요함.
- Loewenstein Occupational Therapy Cognitive Assessment (LOTCA) : 인지 – 지각 능력과 장애에 대한 표준화된 평가, 개입 목표 개발에 도움.
- Kohlman 생활기술 평가 (KELS) : 인터뷰와 과제수행을 통해 기본적인 생활기술을 평가함.
- 가족 요구 설문지 (Family Needs Questionnaire, FNQ) : 급성재활 기간 동안 가족 구성원의 니즈와 정도에 대한 인식을 포함하여 가족 구성원의 필요를 탐구함.
- Kitchen Task Assessment (KTA) : 성공적으로 요리하기 위해 치매를 가진 사람이 필요로 하는 인지 지원 수준의 기능적 척도.
- Rivermead Behavioral Memory 테스트 – 확장 버전

(RBMT-E) : 시각적 및 언어 적 메모리를 평가하여 어려운 일상 작업을 예측함.

급성재활 치료 후

- Canadian Occupational Performance Measure (COPM) : 직업에 대한 성과 및 만족도에 대한 자체보고.
- Safety Assessment of Function and the Environment for Rehabilitation (SAFER) : 환경에서 기능한 인지 능력을 평가하고 과제를 수행함.
- Community Integration Questionnaire (CIQ) : 가정과 사회 통합, 고용, 자원 봉사, 직장 또는 학교의 생산성을 평가함.
- Brain Injury Community Reintegration Outcome (BICRO-39) : 개인 의료, 이동성 조직, 파트너 / 자녀 및 부모 / 형제 접촉, 사회화, 생산적인 고용 및 심리적 웰빙을 측정함.

작업치료 중재

급성회복 단계

- 포지셔닝을 포함한 생체 역학 접근법; 능동 운동 범위 (AROM), 능동 보조 운동 범위 (AAROM) 및 수동 운동 범위 (PROM) 운동; 스플린트; 캐스트
- 감각 자극
- 환자 및 가족 교육 및 지원

입원환자 재활

- 의미 있는 작업과 활동을 통해 전반적인 운동 기능과 능력을 최적화해야 한다.
- 환경 적응, 보상 기술 및 저시력 보조 장치와 같은 보조 장치를 통해 시각 지각 기능 및 능력을 최적화한다.
- 방향, 주의력 및 기억의 영역을 최적화하는 보상 또는 치료 전략으로인지 기능 및 능력을 극대화해야 한다.
- ADL 및 일상생활의 도구 활동 (IADL)의 독립성을 향상시킨다.

급성재활 치료 후

- 효과적인 일상 및 일정 개발, 사회적 기술 재 학습 및 기억 보상 기술을 포함한 지역사회 재 통합.
- 주의력과 시각을 개선하기 위해 조명을 사용하거나인지 장애를 돕기 위해 서랍에 라벨을 붙이고 적응 장비를 사용하는 등의 환경 개조.
- 교육 및 적응을 통한 ADL 및 IADL의 역량 회복.
- 이전 또는 새로운 레저 및 / 또는 직업 활동, 사회기술 훈련에 참여.
- 고용주 또는 교육 시스템과의 상담을 포함한 환자 및 가족 교육 및 지원 (AOTA, 2011).

작업치료와 증거

작업치료 (OT)는 입원환자, 외래 환자 및 공동체 환경을 포함하여 여러 환경에서 TBI를 가진 개인을 위한 학제 간 재활 팀의 일부로서 필수적인 역할을 한다. 증거는 OT가 TBI를 가진 개인을 위한 기능적 업무와 활동에 참여함으로써 작업 성과를 향상시키는 데 효과적이라는 것을 보여주었다. Trombly, Radomski, Trexel, Burnett-Smith (2002)는 보상 전략을 가르치는 것에 중점을 둔 목표 특정 외래 환자 구강 교육 (OT)에 참여하는 것이 경증에서 중등도의 뇌 손상을 가진 성인의 장애를 감소시키고 스스로 식별한 목표의 성취와 밀접하게 관련되어 있다고 결론지었다. Dirette(2002)는 뇌 손상이 있는 환자가 뇌 손상에 앞서 현재의 성능을 비교할 수 있는 상황에 있을 때 서서히 그들의 결손에 대한 인식을 발전시켰다는 것을 발견했다. Giles (2010)는 업무 분석, 큐 실험, 기술 습득을 위한 오류 없는 학습 프로그램과 같은 신경 기능 기술의 사용이 표준 치료 이외에 시행될 때 TBI 환자들을 위한 독립적인 생활기술 개발에 효과적일 수 있다고 결론지었다. 이러한 기술은 단기 목표가 직장이나 학교로 돌아가는 것이 아니라 독립적인 삶과 관련이 있는 고객에게 특히 적합하다. 클라이언트, 치료사 및 중요한 다른 사람들 간의 협력으로 구성된 목표 설정 프로세스는 공동체 환경에서 목표 지향적인 재활을 향상시킬 수 있다 (Doig, Fleming, Cornwell, & Kuipers, 2009).

보호자 고려사항

가족과 간병인은 TBI에 따라 개인에게 발생할 수 있는 많은 행동, 정서 및 성격 변화에 대한 교육과 지원이 필요하다. Verhaeghe, Defloor 및 Grypdonk (2005)의 연구에 따르면 가족 구성원이 TBI를 따르는 상황에 잘 대처하면 환자의 회복이 더 잘 이루어질 수 있다고 결론지었다. 이것은 임상적 의미를 가지고 있다. 치료사가 TBI를 가진 개인뿐만 아니라 온 가족과 함께 일하기 때문에, 간병인은 TBI 에 따라 사랑하는 사람을 회복하는 동안 수많은 우려를 가질 수 있다. 가능성에는 흔들림의 관리와 낮은 좌절감 허용치가 포함된다. 부상 후 인격 및 행동 변화; 의사 전달의 어려움; 재 통합과 적응에 대한 우려; 결점 / 부인에 대한 인식 부족; 방향, 주의력, 기억력을 포함한 상위 수준의 실행적 인지기능 장애; 부적절한 행동의 억제; 우울증; 장기간의 지원 / 돌봄; 가족과 사회의 역할 변화; 또는 안전 문제 / 인식 (BIAA, 2011).

정보제공

기관

- Brain Injury Association of America
  105 North Alfred Street
  Alexandria, VA 22314
  Telephone: 800-444-6443
  Family Helpline: 703-236-6000
  Fax: 703-236-6001
  Website: http://www.biusa.org
- Family Caregiver Alliance
  690 Market Street
  Suite 600
  San Francisco, CA 94104
  Telephone: 415-434-3388 or 800-445-8106
  Website: http://www.caregiver.org

책

- Woodruff, L., & Woodruff, B. (2007). *In an instant: A family's journey in love and healing*. New York, NY: Random House.
  Woodruff and her husband describe his accident as a news anchor after he hit an explosive device in Iraq and sustained a TBI. The book is focused on Bob's rehabilitation and the family's experience of TBI from both private and public perspectives.
- Crimmins, C. (2001). *Where is the mango princess?* New York, NY: Random House.
  Crimmins tells her personal story of the victories and losses that she endured as the caregiver of an individual recovering from a severe brain injury. She describes issues ranging from the frustrations of dealing with doctors and insurance plans to the pain of caregiver issues.

- Meili, T. (2003). *I am the Central Park jogger: A story of hope and possibility*. Waterville, ME: Thorndike Press. Meili tells her personal experience of recovery from a violence-related TBI following an attack in Central Park. She focuses her book on the rehabilitation process, how brain injury affected her personal and professional life, and her outlook on living with a brain injury.

저널

- *Brain*
- *Journal of Head Trauma Rehabilitation*

웹사이트

- Brain Injury Association of America
  http://www.biusa.org
  This is a thorough and accessible Website that provides information and resources relating to TBI for families, professionals, and individuals with brain injuries including a guide for patients or caregivers to guide long-term therapy and care.
- Traumatic Brain Injury Resource Guide
  http://www.neuroskills.com
  This Website provides a review of information, services, and products relating to TBI, brain injury recovery, and postacute rehabilitation.

참고문헌

American Occupational Therapy Association. (2011). *Fact sheet: Occupational therapy and community reintegration of persons with brain injury*. Retrieved from http://www.aota.org/Practitioners/PracticeAreas/Rehab/Tools/Reintegration.aspx?FT.pdf

Brain Injury Association of America. (2011). *About brain injury*. Retrieved from http://www.biausa.org/Default.aspx?PageID=3597010&A=SearchResult&SearchID=1981228&ObjectID=3597010&ObjectType=1

Centers for Disease Control and Prevention. (2010). *Traumatic brain injury*. Retrieved from http://www.cdc.gov/TraumaticBrainInjury/index.html

Dirette, D. (2002). The development of awareness and the use of compensatory strategies for cognitive deficits. *Brain Injury*, *16*, 861–871.

Doig, E., Fleming, J., Cornwell, P. L., & Kuipers, P. (2009). Qualitative exploration of a client-centered, goal-directed approach to community-based occupational therapy for adults with traumatic brain injury. *American Journal of Occupational Therapy*, *63*, 559–568.

Giles, G. M. (2010). Cognitive versus functional approaches to rehabilitation after traumatic brain injury: Commentary on a randomized controlled trial. *American Journal of Occupational Therapy*, *64*, 182–185.

Golisz, K. (2009). *Occupational therapy practice guidelines for adults with traumatic brain injury*. Bethesda, MD: AOTA Press.

National Institute of Neurological Disorders and Stroke. (2011). *Traumatic brain injury: Hope through research*. Retrieved from http://www.ninds.nih
.gov/disorders/tbi/detail_tbi.htm

Trombly, C. A., Radomski, M. V., Trexel, C., & Burnett-Smith, S. E. (2002). Occupational therapy and achievement of self-identified goals by adults with acquired brain injury: Phase II. *American Journal of Occupational Therapy*, *56*, 489–498.

Verhaeghe, S., Defloor, T., & Grypdonck, M. (2005). Stress and coping among families of patients with traumatic brain injury: A review of the literature. *Clinical Nursing*, *14*, 1004–1012.

평가를 위한 참고문헌

Hagan, C. (1998). *The Ranchos Levels of Cognitive Functioning: The revised levels* (3rd ed.). Retrieved from http://www.rancho.org/research/cognitive_levels.pdf

Jang, Y., Chern, J., & Lin, K. (2009). Validity of the Loewenstein Occupational Therapy Cognitive Assessment in people with intellectual disabilities. *American Journal of Occupational Therapy*, *63*, 414–422.

Kim, H., & Colantonio, A. (2010). Effectiveness of rehabilitation in enhancing community integration after acute traumatic brain injury: A systematic review. *American Journal of Occupational Therapy*, *64*, 709–719.

Klyczek, J. P., Bauer-Yox, N., & Fiedler, R. C. (1997). The Interest Checklist: A factor analysis. *American Journal of Occupational Therapy*, *51*, 815–823.

Linden, A., Boschian, K., Eker, C., Schalen, W., & Nordstrom, C. H. (2005). Assessment of Motor and Process Skills reflects brain injured patients' ability to resume independent living better than neuropsychological tests. *Acta Neurologica Scandinavica*, *111*, 364–369.

McNett, M. (2007). A review of the predictive ability of the Glasgow Coma Scales in head-injured patients. *Journal of Neuroscience Nursing*, *39*, 68–75.

Oliver, R., Blathwayt, J., Brackley, C., & Tamaki, T. (1993). Development of the Safety Assessment of Function and the Environment for Rehabilitation (SAFER) tool. *Canadian Journal of Occupational Therapy*, *60*, 78–82.

Patrick, P., Wamstad, J. B., Mabry, J. L., Smith-Janik, S., Gurka, M., Buck, M. L., & Blackman J. A. (2009). Assessing the relationship between the WNSSP and therapeutic participation in adolescents in low response states following severe traumatic brain injury. *Brain Injury*, *23*, 528–534.

Phipps, S., & Richardson, P. (2007). Occupational therapy outcomes for clients with traumatic brain injury and stroke using the Canadian Occupational Performance Measure. *American Journal of Occupational Therapy*, *61*, 328–334.

van Baalen, B., Odding, E., van Hoensel, M. P., van Kessel, M. A., Roebroeck, M. E., & Stam, H. J. (2006). Reliability and sensitivity to change of measurement instruments used in a traumatic brain injury population. *Clinical Rehabilitation*, *20*, 686–700.

시각장애(Visual Impairments)

Emily Meibeyer

설명과 진단

저 시력은 의료 또는 외과적 개입으로 교정할 수 없고 일상 기능을 방해할 정도로 심각하지만 일부 사용 가능한 시력을 허용하는 시각 장애로 특징 지어진다. 저 시력은 예리함과 시야의 감소를 포함한다. 법적인 맹인은 적어도 20/200시력이나 20도 이하의 시야를 가진 것으로 정의된다. 실명은 사람이 어떤 물체나 빛을 인식하지 못하고 일상 작업을 완성하는데 시력을 사용할 수 없는 시각 장애이다. 시력이 낮은 것은 다양한 안과 및 신경학적 질환에서 기인할 수 있다. 미국에서 시력이 나쁜 가장 일반적인 원인은 다음과 같다.

- 나이 관련 황반 퇴화(AMD): 흑연막에 영향을 미치고 점차적으로 날카롭고 중심적인 시야를 파괴하고 미세한 세부 정보를 볼 수 있는 능력을 손상시키는 질병이다(AmericanOpmetricAssociation, 2011d).
- glaucoma: 눈 내부에 유체 압력이 증가하여 눈의 시신경이 손상되게 만드는 질병 군으로, 점차적으로 주변 시야에 장애를 일으키게 한다(AOA, 2011c).
- 당뇨 망막: 망막 혈관 손상에 의해 유형 1및 2당뇨병과 관련된 질환으로, 시각 장애 또는 시각 장애를 유발하여, 시각 장애 부위가 흐릿하게 보이게 한다(AOA, 2011b).

- 백내장: 눈에 수정체가 혼탁해 지고, 시야를 흐리게 하며, 일반적으로 노화와 관련이 있고, 시야 전체에 걸쳐 색을 진하게 하고, 시각적 디테일을 흐릿하게 한다(AOA, 2011a).

발생률과 유병률

미국에서 40세 이상의 240만명 이상의 사람들이 시력이 낮고, 약 90만 7천명의 40세 이상의 사람들이 맹인이다. AMD는 60세 이상 미국인들의 시력 상실의 주요 원인이며 AMD를 사용하는 미국인 수는 180만명으로 추정된다. 현재 녹내장을 앓고 있는 2백만명의 미국인에게는 약 40%가 당뇨 망막증이 있다.

원인과 병인

노화는 낮은 시력과 실명에 대한 가장 좋은 예측 인자이다. 녹내장과 관련된 다른 위험 인자에는 인종, 가족력 녹내장 역사, 의학적 상태(예: 당뇨병, 고혈압, 심장 질환), 눈에 대한 신체적 상해, 그리고 코티 코스테로이드 사용이 있다. 심한 과포종, 흡연, 영양, 밝은 눈동자색, 그리고 가족력은 AMD의 위험 인자이다. 백인은 다른 인종보다 AMD에 더 큰 위험에 처해 있다; 하지만 녹내장은 미국 흑인과 히스패닉계의 낮은 시력의 주요 원인이다. 햇빛 노출, 흡연, 알코올 섭취 및 부족한 영양분은 백내장의 추가적인 위험 인자이다(AOA, 2011a). 당뇨 망막증의 경우, 당뇨병은 가장 일반적인 위험 인자이며, 특히 당뇨병 질환의 중증도, 발병 연령, 그리고 잘 조절되지 않는 혈당과 관련이 있다. 다른 위험 인자로는 비만과 고혈압이 있다.

전형적인 진행과정과 증상

- AMD: 개체를 명확하게 볼 수 없는 성능 점진적 손실, 모양이 왜곡된 물체, 물결 모양 또는 구부러져 보이는 직선, 선명한 색 시야의 상실, 읽기 어려움(AOA, 2011a).
- glaucoma: 말초 시력을 먼저 잃고, 중앙 시력을 잃고, 치료하지 않고 방치하면 전체 시력을 잃을 수 있다;이동성에 어려움 동반(AOA, 2011c).
- 당뇨 망막: 시야의 사각 지대, 흐릿한 시야, 시야의 중앙에 어둡거나 빈 지점이 있어 밤에 잘 보지 못하는 경우(AOA, 20A).
- 백내장: 흐릿하거나 흐릿한 시력, 색상의 강도 감소, 밝은 빛에 대한 민감도 증가, 야간에 시력을 잃는 것이 증가, 눈 굴절 오류 변화(AOA, 2011a).

주의사항

시력 상실이 있는 개인을 위한 다음과 같은 많은 안전 예방 조치가 있다.

- 추락 및 이동성에 의한 안전
- 주방 기기 사용 시 안전(예:레인지)
- 의약품 관리
- 주행: 시력이 낮은 성인은 계속 주행할 수 있도록 하기 전에 평가를 받아야 한다.

분야별 중재

의료 기관/외과 수술

안과 의사는 시각 장애 치료에 가장 크게 관여하는 의료 전문가들이다. AMD의 의학 치료에는 레이저 수술, 시력 반투명 수술, 그리고 염증을 줄이고 혈관 성장을 멈추게 하는 주사를 포함한다(NEI, 2010). 하지만 AMD에 대한 치료약은 존재하지 않는다. 신경에 심각한 손상을 가하기 전에, 조기에 진단된다면, 질병의 느린 진행을 위해 안약으로 처리될 수 있다. 레이저 수술과 다른 수술 기법들도 녹내장을 치료하는데 사용된다. 당뇨 망막의 혈관 누출을 막기 위해 레이저 광전자 또는 안압 성형술로 치료할 수 있지만, 일반적으로 약간의 이득만 보아도 알 수 있다. 백내장 수술 치료는 기존 렌즈를 제거하고 인공 안내선 렌즈로 대체하는 것으로 구성된다. 이것은 일반적으로 시력 회복에 성공적이다(AOA, 2011a; NEI, 2010). 낮은 시력을 가진 클라이언트는 작업치료(OT)에서 서비스를 받기 전에 안과 의사 또는 안과 의사의 굴절을 통해 최상의 정확한 시력을 제공받는 것이 중요하다.

작업치료 평가

시력이 낮은 고객의 경우, 작업치료사가 협력해야 한다.
고객의 삶에 의미와 목적을 제공하는 활동과 직업을 확인하기 위해 고객들과 함께. 또한 작업치료사는 최적의 치료법에 따라 시각적 평가를 수행해야 한다. ADL(일상생활)활동 및/또는 일상생활의 주요 활동에서의 업무 성과뿐만 아니라 고객의 생활 환경 및 환경에 대한 평가 또한 고객의 능력과 한계를 평가하기 위해 필요하다.

시각적 기술 평가

- 전류계 격자 테스트: 중앙 시야 및 시야를 평가하고, 확대 또는 왜곡 영역을 결정한다.
- 구매/추적: 헤드가 정지된 상태에서 움직이는 물체를 추적할 수 있는 능력을 평가한다.
- Saccades: 순차적이고 빠른 눈의 능력을 평가한다.
- 수렴: 표적을 따라가며 눈이 함께 작동하는 능력을 평가한다.
- 평판 정렬: 펜 라이트를 사용하여 각막의 반사 각도를 측정한다.
- 혼돈 시야 검사: 주변의 시야 기능을 평가한다.
- Mars Letter Contrast Sensitivity Test: 대비 민감도 평가(Scheiman, Scheiman&Whittaker, 2007).

작업기반 평가

- 캐나다 산업 성과 측정(COPM): 업무 성과와 직업에 대한 만족도에 대한 자가 보고
- 환경 평가: 조명(광도계를 사용하여), 대비 및 조직을 포함하여 가정 환경에서의 지지 및 장벽을 평가한다(Gilbert&Sikes 베이커, 2011).
- 지리적 우울증 척도(GDS): 우울증 위험을 평가하는 자기 신고서 척도
- 시각 장애 질문(IVI)의 영향: ADL, IADL, 레저에 대한 시각 장애의 영향 측정(Weih, Hassell&Keeffe, 2002).
- 국립 연구소 시각 기능 설문지: ADL, 레저, 정신 사회학적 문제와 관련된 일상 기능에 대한 시각 장애의 영향을 측정하는 자기 노출 측정(Mangione 등., 1998).
- 읽기 테스트를 위한 페퍼 시각 기술: 읽기 속도 및 성능 평가(Scheiman 등, 2007).
- 시각적 성능의 자가 보고 평가: ADL/IADL을 위한 관측 요소가 포함된 자가 보고서 설문(Gilbert&Sikes베이커, 2011).

작업치료 중재

OTE는 일상 업무와 안전을 위해 남아 있는 비전을 최적화하도록 클라이언트를 훈련하는 데 초점을 맞추고 있다. 개입은 환경 적응, 보상 전략의 사용, 그리고 클라이언트와 가족 교육을 포함할 수 있다.
저 시야에 대한 특정 OT개입에는 다음이 포함된다.

- 시각 전략: 이상한 보기(머리를 좌우로 돌려 줌); 시야를 줄이기 위한 스캐닝 기법
- 대비 향상: 전경과 배경 사이에 높은 대비를 제공하여 물체의 가시성을 높이고, 계단, 어두운 색의 공간에 흰 접시를 놓아 먹고,

화장실에서 사용하기에 유용하다.
- 조명: 일반 조명을 최소 300럭스까지 높이고, 작업 조명을 최소 750~1,000럭스까지 증가시켜, 눈부심을 최소화한다(Figueiro, 2001).
- 확대: 대형 인쇄물 사용; 돋보기(예: 스탠드, 핸드 헬드)및 망원경과 같은 광학 장치의 사용법 교육
- 감각 대체: 알약 병, 오븐 다이얼, 수도꼭지 등에 있는 촉감 표시의 사용; 쓰기 또는 수화물 사용; 청각 전략 사용(예: 말하는 시계, 말하는 포도당 측정기)
- 낙상 예방: 클러터 제거, 핸드 레일 및 그립바 설치, 환경적 위험 제거
- ADL/ADL/ADIADL시연: 옷 매칭, 불량 식품 식별, 비상 번호 전화 걸기, 식품 절단을 위한 칼 사용 등과 같은 문제 영역에 대한 전략 사용법을 가르친다.
- 관리자 교육: 시각 장애인을 위한 시각적 가이드 교육(안전하게 누군가를 지도하는 기술); 독립성과 참여를 촉진하는 방법에 대한 교육 및 훈련(Bartman, Bettenhausen, Kekes-Bakes).

작업치료와 근거

시각 장애가 있는 성인은 중요한 직업에서의 성과에 대한 불만족, 일상 활동에서의 제한된 참여, 그리고 사회적 상호작용 감소로 인해 사회적 고립과 우울증에 걸릴 위험이 있다. OT외 연구진은 우울증에 걸릴 위험이 있는 사람들을 파악해 의미 있는 활동을 수행하도록 하고 인지 및 적응 전략(Girdler, Packy및 2007)을 통해 시력 상실에 대한 긍정적인 적응을 장려하여 격리를 해결할 수 있다. 인지적 행동, 문제 해결, 보건 교육 및/또는 자기 효능 강조를 포함하는 자가 관리 프로그램은 AMD를 사용하는 고령자의 우울증을 줄이는데 효과적일 수 있다(Brody et al., 2006; Girdler, Boldy, Dhaliwal, Crowley, & Packer, 2010).

Eccentric 보기 교육은 AMD(Bukicevic & Fitzmaurice, 2009)를 사용하는 고령자를 대상으로 ADL성능을 개선하는 데 유용한 것으로 밝혀졌다. 전반적으로 개선되고 작업 조명이 부엌 작업(예: 음료 주입), 여가 및 사회 참여(Brunnstrom, Sorensen, Alsterstand & Sjostrand, 2004) 등에 효과적으로 참여하는 것으로 나타났다.

보호자 고려사항

낮은 시력 또는 시력 상실에 조정되는 사람은 흔히 독립성과 삶의 역할 및 책임의 상실에 대한 위협에 직면한다(Girdler등, 2008). 가족들은 종종 그들이 사랑하는 사람의 역할과 능력 변화에 적응하고 적응하는데 어려움을 겪는다(Bambaraetal, 2009). 추가로, 시력 상실은 개인의 배우자에게 심각한 영향을 미쳐, 우울증에 대한 위험을 증가시키고, 신체적이고 정서적인 행복과 결혼 생활의 질을 최소화시키는 것으로 밝혀졌다. 작업치료사는 시각 장애가 있는 개인과 보호자 가족에게 가족의 기능과 역할의 변화에 생산적인 조정을 가능하게 하기 위해 교육, 훈련 및 본질을 제공할 수 있다.

정보제공

기관

- American Foundation for the Blind
  2 Penn Plaza, Suite 1102
  New York, NY 10121
  Telephone: 888-545-8331
- American Optometric Association
  243 N. Lindbergh Blvd.
  St. Louis, MO 63141
  Telephone: 800-365-2219

책

- Alexander, S. H. (1994). *Taking hold: My journey into blindness*. New York, NY: Macmillian.
  Alexander, a third-grade teacher and author, details her adjustment to blindness and what it is like to live in a sighted world.
- Neer, F. L. (1998). *Perceiving the elephant: Living creatively with loss of vision*. Berkeley, CA: Creative Arts Book.
  This collection of essays, letters, and vignettes provides inspiration on how to cope with vision loss and how to live creatively with it.

저널

- *Archives of Ophthalmology*
- *Journal of Visual Impairment and Blindness*
- *Journal of the American Optometric Association*
- *Ophthalmic and Physiological Optics*

웹사이트

- American Foundation for the Blind (AFB)
  http://www.afb.org/
  AFB is a nonprofit organization that works to deliver services and access to technology to persons living with vision loss, as well as makes relevant eye health resources available to health professionals and families.
- National Eye Institute (NEI)
  http://www.nei.nih.gov/
  NEI, as part of the federally funded National Institutes of Health, seeks to disseminate eye health information, support research, and provide programs and training related to vision loss and blindness.
- Prevent Blindness America (PBA)
  http://www.preventblindness.org/
  PBA, the nation's leading eye health and safety organization, provides education, advocacy, vision screenings, training, and research with the goal of preventing blindness and preserving sight.

참고문헌

Alma, M. A., Van Der Mei, S. F., Melis-Dankers, B. J. M., Van Tilburg, T. G., Groothoff, J. W., & Suurmeijer, T. P. B. M. (2011). Participation of the elderly after vision loss. *Disability and Rehabilitation*, *33*, 63–72.

American Optometric Association. (2011a). *Cataract*. Retrieved from http://www.aoa.org/glaucomafxml

American Optometric Association. (2011b). *Diabetic retinopathy*. Retrieved from http://www.aoa.org/glaucoma.xml

American Optometric Association. (2011c). *Glaucoma*. Retrieved from http://www.aoa.org/glaucoma.xml

American Optometric Association. (2011d). *Macular degeneration*. Retrieved from http://www.aoa.org/glaucoma.xml

Bambara, J. K., Wadley, V., Owsley, C., Martin, R. C., Porter, C., & Dreer, L. E. (2009). Family functioning and low vision: A systematic review. *Journal of Visual Impairment & Blindness*, *103*, 137–149.

Bartmann, L., Bettenhausen, D., Sikes-Baker, S., Kern, T., & Storm-Weiss, D. (2008). Evaluation and intervention for basic and instrumental activities of daily living. In M. Warren (Ed.), *Low vision: Occupational therapy evaluation and intervention with older adults* (pp. 163–204). Bethesda, MD: AOTA Press.

Brody, B. L., Roch-Levecq, A. C., Kaplan, R. M., Moutier, C. Y.

& Brown, S. I. (2006). Age related macular degeneration: Self-management and reduction of depressive symptoms in a randomized, controlled study. *Journal of the American Geriatrics Society*, *54*, 1557–1562.

Brunnstrom, G., Sorensen, S., Alsterstad, K., & Sjostrand, J. (2004). Quality of light and quality of life-the effect of lighting adaptation among people with low vision. *Ophthalmic and Physiological Optics*, *24*, 274–280.

Congdon, N., O'Colmain, B., Klaver, C. C., Klein, R., Munoz, B., Friedman, D. S., . . . Mitchell, P. (2004). Causes and prevalence of visual impairment among adults in the United States. *Archives of Ophthalmology*, *122*, 477–485.

Figueiro, M. G. (2001). *Lighting the way: A key to independence*. Retrieved from http://www.lrc.rpi.edu/programs/lightHealth/AARP/pdf/AARPbook3.pdf

Gilbert, M. P., & Sikes Baker, S. (2011). Evaluation and intervention for basic and instrumental activities of daily living. In M. Warren & E. A. Barstow (Eds.), *Occupational therapy interventions for adults with low vision* (pp. 227–267). Bethesda, MD: AOTA Press.

Girdler, S. J., Boldy, D. P., Dhaliwal, S. S., Crowley, M., & Packer, T. L. (2010). Vision self-management for older adults: A randomized controlled trial. *British Journal of Ophthalmology*, *94*, 223–228.

Girdler, S., Packer, T. L., & Boldy, D. (2008). The impact of age-related vision loss. *OTJR: Occupation, Participation and Health*, *28*, 110–120.

Mangione, C., Lee, P., Pitts, J., Gutierrez, P., Berry, S., & Hays, R. (1998). Psychometric properties of the National Eye Institute Visual Functioning Questionnaire (NEI-VFQ). *Archives of Ophthalmology*, *116*, 1496–1504.

National Eye Institute. (2008). *Statistics and data: Prevalence of blindness data*. Retrieved from http://www.nei.nih.gov/eyedata/pbd.asp

National Eye Institute. (2010). *Facts about age-related macular degeneration*. Retrieved from http://www.nei.nih.gov/health/maculardegen/armd_facts.asp

Riddering, A. (2008). Evaluation and intervention for deficits in home and community mobility. In M. Warren (Ed.), *Low vision: Occupational therapy evaluation and intervention with older adults* (pp. 131–162). Bethesda, MD: AOTA Press.

Rovner, B. W., Casten, R. J., Hegel, M. T., Hauck, W. W., & Tasman, W. S. (2007). Dissatisfaction with performance of valued activities predicts depression in age-related macular degeneration. *International Journal of Geriatric Psychiatry*, *22*, 789–793.

Scheiman, M., Scheiman, M., & Whittaker, S. G. (Eds.). (2007). Occupational therapy low vision rehabilitation evaluation. In *Low vision rehabilitation: A practical guide for occupational therapists* (pp. 103–131). Thorofare, NJ: Slack.

Strawbridge, W., Wallhagen, M., & Shema, S. (2007). Impact of spouse vision impairment on partner health and well-being: A longitudinal analysis of couples. *Journals of Gerontology, Series B: Psychological Sciences and Social Sciences*, *62*, S315–S322.

Vukicevic, M., & Fitzmaurice, K. (2009). Eccentric viewing training in the home environment: Can it improve the performance of activities of daily living? *Journal of Visual Impairment and Blindness*, *103*, 277–290.

Warren, M. (Ed.). (2008). An overview of low vision rehabilitation and the role of occupational therapy. In *Low vision: Occupational therapy evaluation and intervention with older adults* (pp. 1–23). Bethesda, MD: AOTA Press.

Weih, L. M., Hassell, J. B., & Keeffe, J. (2002). Assessment of the impact of vision impairment. *Investigative Ophthalmology & Visual Science*, *43*, 927–935

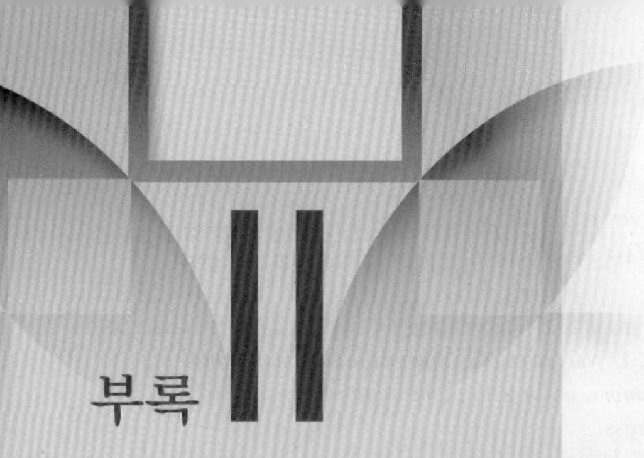

평가도구: 제목을 알파벳 순서로 나열

Table of Assessments: Listed Alphabetically by Title

Cheryl Lynne Trautmann Boop

박보라 옮김

평가 제목 그리고 저자	출판 그리고/또는 연락처 정보	연령	명시된 목적	평가 영역
활동설문지 *Penta, M., Thonnard, J. L., and Tesio, L.*	http://www.rehab-scales.org/abilhand.html	성인/6-15 세 아동	전략이 필요한 상지의 사용이 있는 일상생활활동을 수행하는 능력을 측정	일상생활활동
학습수행척도 *DuPaul, G. J., Rapport, M. D., and Perriello, L. M.*	DuPaul, G. J., Rapport, M. D., & Perriello, L. M. (1991). Teacher Ratings of Academic Skills: The Development of the Academic Performance Rating Scale. *School Psychology Review, 20*, 284-300.	학령기	3가지 영역에 대한 학습수행능력을 측정	학업성취도, 충동조절, 학습성과
뻗기활동검사 *Lyle, R.*	Lyle, R. (1981). A performance test for assessment of upper limb function in physical rehabilitation treatment and research. *International Journal of Rehabilitation Research, 4*, 483-492.		"대뇌 피질의 손상으로 편마비가 된 사람들의 사지 기능의 특징적인 변화"를 평가	상지기능
활동분류카드 (ACS) *Baum, C. M., and Edwards, D.*	Baum, C. M., & Edwards, D. (2008). *Activity Card Sort* (2nd ed.). Bethesda, MD: AOTA Press.	성인	인터뷰를 통해서 여가, 사회성, 수단적 일상생활활동의 참여를 평가	사회성, 여가, 일상생활활동
활동지수 & 활동척도의 의미 *Gregory, M. D.* *Nystrom, E. P.*	Gregory, M. D. (1983). Occupational behavior and life satisfaction among retirees. *American Journal of Occupational Therapy, 37*, 548-553. Nystrom, E. P. (1974). Activity patterns and leisure concepts among the elderly. *American Journal of Occupational Therapy, 28*, 337-345.	노인	노인들의 활동 패턴과 활동의 중요성, 의미를 검사	활동/여가

평가 제목 그리고 저자	출판 그리고/또는 연락처 정보	연령	명시된 목적	평가 영역
급성기 활동 평가 (AM–PAC) *Jette, A., Haley, S. M., Coster, W. J., and Ni, P.*	Jette, A., Haley, S. M., Coster, W. J., & Ni, P. (2008). *Instruction Manual. Activity Measures for Post–Acute Care (AM–PAC): Basic mobility, daily activity, applied cognitive functional domains.* Boston, MA: Boston University Health and Disability Research Institute. Jette, A., Haley, S. M., Coster, W. J., & Ni, P. (2007). *Instruction Manual. AM–PAC computerized adaptive testing (AM–PAC CAT™) personal computer version: Basic mobility, daily activity, applied cognitive functional domains.* Boston, MA: Boston University Health and Disability Research Institute. http://www.crecare.com/am–pac/ampac.html For information, e–mail: information@crecare.com or call 617–780–8815		3가지 영역에서 기능을 측정한 측정결과 ; 질 향상, 모니터링을 통한 개선, 연구 활동에 사용	기초 이동, 일상생활활동, 응용 인지기능
행동 평가 시스템–2판 (ABAS–II) *Harrison, P., and Oakland, T.*	Pearson Assessments Attention: Inbound Sales and Customer Support 19500 Bulverde Road San Antonio, TX 78259–3701 ClinicalCustomerSupport@Pearson.com 800–627–7271	영유아/학령기 아동 성인	적응 행동의 세 가지 영역에서 적응 능력을 평가 (개념, 사회적, 그리고 실제)	행동
중독 심각도 지수 (ASI) *Fureman, I., and McLellan, A. T.*	Fureman, I., & McLellan, A. T. (1999). *Addiction Severity Index Checker's Manual: A guide to checking data collected with the addiction severity index.* Philadelphia, PA: University of Pennsylvania/Philadelphia VAMC Center for Studies of Addiction.	성인	약물 남용의 치료와 중재에 대한 어시스트	약물 남용
성인용 ADHD 행동 체크리스트 *Barkley, R. A., and Murphy, K. R.*	Barkley, R. A., & Murphy, K. R. (1998). *Attention deficit hyperactivity disorder: A clinical workbook* (2nd ed.). New York, NY: Guilford.	성인	성인 ADHD를 진단하는데 도움이 되는 자기보고식 증상 체크리스트로 사용	주의력
청소년 행동 체크리스트 *Demb, H. B., Brier, N., Huron, R., and Tomor, E.*	Demb, H. B., Brier, N., Huron, R., & Tomor, E. (1994). The adolescent behavior checklist: Normative data and sensitivity and specificity of a screening tool for diagnosable psychiatric disorders in adolescents with mental retardation and other developmental disabilities. *Research in Developmental Disabilities, 15,* 151–165.	12–21세 "중도 정신지체 또는 경계성 인지장애"	정신 장애 진단의 위험요소를 가진 청소년을 확인	행동
청소년 역할 평가 (ARA) *Black, M. M.*	Black, M. M. (1976). Adolescent Role Assessment. *American Journal of Occupational Therapy, 30,* 73–79.	청소년	청소년의 작업 역할의 참여에 대한 정보를 수집	어린 시절 놀이, 가족과 사회화, 동료들과 사회화, 학교의 기능, 직업 선택, 예상 성인 작업

평가 제목 그리고 저자	출판 그리고/또는 연락처 정보	연령	명시된 목적	평가 영역
청소년/ 성인 감각 프로파일 *Brown, C., and Dunn, W.*	Pearson Assessments Attention: Inbound Sales and Customer Support 19500 Bulverde Road San Antonio, TX 78259–3701 ClinicalCustomerSupport@ Pearson.com 800–627–7271	11세 이상	사람들이 일상생활에서 감각정보를 처리하는 방법의 결정, 기능에 대한 감각 시스템의 효과를 프로파일로 평가	감각 처리, 조절, 행동 및 정서적 반응
성인 놀이 척도 *Glynn, M. A., and Webster, J.*	Glynn, M. A., & Webster, J. (1992). The Adult Playfulness Scale: An initial assessment. Psychological Reports, 71, 83.103.	성인	직장에서의 성인 놀이 행동을 측정	놀이/여가
알콜 관련 질환 식별 검사–2판 *Babor, T. F., Higgins–Biddle, J. C., Saunders, J. B., and Monteiro, M.*	Babor, T. F., Higgins–Biddle, J. C., Saunders, J. B., & Monteiro, M. (2001). AUDIT: The Alcohol Use Disorders Identification Test. Guidelines for use in primary care. Geneva, Switzerland: World Health Organization.	성인	알코올의 남용의 위험 및 의존의 위험이 있는 사람들을 식별	알코올 섭취
알렌 인지 수준 선별 검사–5 *Allen, C. K., et al.*	Allen, C. K., Austin, S. L., David, S. K., Earhart, C. A., McCraith, D. B., & Riska–Williams, L. (2007). *Manual for the Allen cognitive level screen–5 (ACLS–5) and large Allen cognitive level screen–5 (LACLS–5).* Camarillo, CA: ACLS and LACLS Committee. ACLS and LACLS Committee PO Box 3144 Camarillo, CA 93011 http://www.allencognitivelevelscreen.org/products.htm	모든 연령	학습가능성, 전반적 인지 처리 용량 및 수행능력의 빠른 측정을 제공	문제해결, 해결방향
알렌 진단 기준 모듈–2판 *Earhart, C. A.*	Earhart, C. A. (2006). Allen Diagnostic Module (2nd ed.). Colchester, CT: S&S Worldwide	모든 연령	인지장애 평가 및 치료방법을 제안	문제해결, 해결방향
ACL 기능 척도 (ALSFRS–R) *Cedarbaum, J., et al.*	Cedarbaum, J., Stambler, N., Malta, E., Fuller, C., Hilt, D., Thurmond, B., Nakanishi, A., & BDNF ALS Study Group (Phase III). (1999). The ALSFRS–R: A revised ALS functional rating scale that incorporates assessments of respiratory function. *Journal of the Neurological Sciences, 169,* 13 – 21.	성인	루게릭 병으로 진단된 개인의 기능 상태 평가	일상생활활동, 수단적 일상생활활동
미국 심장협회 노졸중 예후 기준 (AHA:SOC) *Kelly–Hayes, M., et al.*	Kelly–Hayes, M., Robertson, J. T., Broderick, J. P., Duncan, P. W., Hersehy, L. A., Roth, E. J., . . . Trombly, C. A. (1998). The American Heart Association Stroke Outcome Classification. Stroke, 29, 1274.1280.	성인	뇌졸중 후 생존한 경우 신경학적 장애의 정도와 방법을 분류, 독립적인 기본적 일상생활활동 그리고 수단적 일상생활활동을 평가	운동장애, 감각결손, 시각 문제, 언어, 인지, 기본적 일상생활활동, 수단적 일상생활활동
미국 척수손상 협회 손상척도 *American Spinal Injury Association*	http://www.asia–spinalinjury.org/publications/59544_sc_Exam_Sheet_r4.pdf	모든 연령	척수손상 환자를 대상으로 신경학적 장애를 분류	운동손상, 감각 손상

평가 제목 그리고 저자	출판 그리고/또는 연락처 정보	연령	명시된 목적	평가 영역
상지운동능력검사 (AMAT) *Kopp, B., et al.*	Kopp, B., Kunkel, A., Flor, H., Platz, T., Rose, U., Mauritz, K. H., . . . Taub, E. (1997). The Arm Motor Ability Test: Reliability, validity, and sensitivity to change of an instrument for assessing disabilities in activities of daily living. *Archives of Physical Medicine and Rehabilitation, 78,* 615 – 620.	성인	일상생활활동 요소에서의 상지의 움직임을 측정	일상생활활동, 수단적 일상생활활동
Arnodotric 작업치료–일상생활활동 신경학적 인지기능검사 *Arnadottir, G.*	Arnadottir, G. (1990). The brain and behavior: Assessing cortical dysfunction through activities of daily living. St. Louis, MO: Mosby.	성인	일상생활활동 수행요소 및 신경생리학적 영역의 임상관찰의 가이드라인 틀을 제공	일상생활활동, 신경행동학적 요소
관절염 손기능 검사 *Backman, C., Mackie, H., and Harris, J.*	Backman, C., Mackie, H., & Harris, J. (1991). Arthritis Hand Function Test: Development of a standardized assessment tool. *The Occupational Therapy Journal of Research, 11,* 245 – 256. The School of Rehabilitation Sciences University of British Columbia T325–2211 Wesbrook Mall Vancouver, BC Canada V6T 2B5	성인	성인의 류마티스 관절염과 골 관절염의 근력과 양손의 기민성을 평가	손 근력, 기민성, 일상생활활동
관절염장애 측정도구 (AIMS) *Meenan, R. F.*	Meenan, R. F., Gertman, P. M., & Mason, J. H. (1980). Measuring health status in arthritis: The Arthritis Impact Measurement Scales. *Arthritis Rheumatism, 23,* 146 – 152. Robert F. Meenan, Dean, Boston University School of Public Health, 715 Albany St., T–C–306, Boston, MA 02118. E–mail: rmwwnan@bu.edu	모든 연령	괄절염을 진단받은 사람의 신체적, 사회적, 감정적 웰빙을 결과를 평가	신체적 활동, 기민성, 가사활동, 사회적 활동, 일상생활활동, 통증, 우울, 불안
경직척도 *Ashworth, B.*	Ashworth, B. (1964). Preliminary trial of carisprodal in multiple sclerosis. *Practitioner, 192,* 540 – 542.	성인	사지의 수동적 범위에서의 이완을 통해 저항을 측정	경직
의사소통과 상호작용기술평가 (ACIS) *Forsyth, K., Salamy, M., Simon, S., and Kielhofner, G.*	http://www.uic.edu/depts/moho/assess/acis.html	성인	신체적 또는 정신적 질환으로 인한 성인의 의사소통/상호작용 능력을 평가	의사소통, 사회적 작용 기술
생활습관 평가 (LIFE–H) *Fougeyrollas, P., and Noreau, L.*	Fougeyrollas, P., & Noreau, L. (2003). *Assessment of Life Habits (LIFE–H, 3.0): General long form.* Quebec, Canada: INDCP.	성인	다양한 상황에서 생활습관의 수준을 평가	영양, 피트니스, 개인관리, 의사소통, 주택, 이동성, 책임, 대인관계, 커뮤니티, 사회, 교육, 고용, 레크레이션

평가 제목 그리고 저자	출판 그리고/또는 연락처 정보	연령	명시된 목적	평가 영역
아동생활습관평가 (LIFE–H Child) *Noreau, L., Fougeyrollas, P. and Lepage, C.*	Noreau, L., Fougeyrollas, P., & Lepage, C. (2003). *Assessment of Life Habits (LIFE–H for children 5–13, 1.0): Adapted for children 5 to 13 years, short form.* Quebec, Canada: INDCP. Noreau, L., Fougeyrollas, P., & Lepage, C. (2004). *Assessment of Life Habits (LIFE–H for children 5–13, 1.0): Adapted for children 5 to 13 years, long form.* Quebec, Canada: INDCP. Fougeyrollas, P., Noreau, L., & Lepage, C. (2007). *Assessment of Life Habits (LIFE–H for children 0–4, 1.0): Adapted for children birth to 4 years.* Quebec, Canada: INDCP.	5–13세 출생부터 4세	다양한 영역에서의 삶의 습관 수행 수준을 평가	생활 활동
생활기술과 자원평가 *Williams, J. H., et al.*	Madison Geriatric Research, Education, and Clinical Center VA Medical Center 2500 Overlook Terrace Madison, WI 53705	성인	사람의 독립성을 인터뷰 기법을 통해서 평가	수단적 일상생활활동
생활기술과 자원평가 – 개정 2판 *Clemson, L., Bundy, A., Unsworth, C., and Fiatarone Singh, M.*	http://sydney.edu.au/health _sciences/ageing_work_ health/ docs/Clemson_ALSAR.pdf	성인	사람의 독립성을 인터뷰 기법을 통해서 평가	수단적 일상생활활동
루딕 행동평가 *Ferland, F.*	Ferland, F. (1997). *Play, children with physical disabilities and occupational therapy: The Ludic model.* Ottawa, ON: University of Ottawa Press	아동	장애가 있는 아동의 놀이 행동을 평가	놀이/여가
운동 및 처리기술 평가 (AMPS) *Fisher, A. G., and Bray Jones, K.*	Fisher, A. G., & Bray Jones, K. (2012). *Assessment of Motor and Process Skills: Development, standardization, and administration manual* (Vol. 1, 7th ed., Rev. ed.). Fort Collins, CO: Three Star Press. Fisher, A. G., & Bray Jones, K. (2012). *Assessment of Motor and Process Skills: User manual* (Vol. 2, 7th ed., Rev. ed.). Fort Collins, CO: Three Star Press. http://www.ampsintl.com/	3세 이상	평가대상자가 선택한 여러 가지 익숙한 기능적 작업을 수행하는 상황에서 운동성 및 수행 기술을 객관적으로 평가	운동성 및 수행기술, 활동의 시작, 문의, 통지 및 응답속도, 순서, 구성 및 종료
작업 기능의 평가 – 통합 버전 (AOF–CV) *Watts, J. H.*	http://www.sahp.vcu.edu/occu/ot/aofinstrument2.pdf Janet H. Watts, PhD, OTR/L Virginia Commonwealth University/Department of OT VCU Box 980008 Richmond, VA 23298–0008 jhwatts@hsc.vcu.edu	성인	사람의 능력에 영향을 줄 수 있는 가능성이 있는 요소의 영향력을 평가	개인 인과 관계, 가치, 역할, 습관, 기술
작업기능평가 – 개정 2판 *Watts, J. H., Brollier, C., Bauer, D., and Schmidt, W.*	Watts, J. H., Brollier, C., Bauer, D., & Schmidt, W. (1989). The Assessment of Occupational Functioning: The second revision. In J. H. Watts & C. Brollier (Eds.), *Instrument development in occupational therapy* (pp. 61–88). New York, NY: Haworth.	성인	장기요양 시설에서 거주인의 전체적인 작업 기능을 검토	의지, 습관화, 성능, 가치, 개인의 인과관계, 이해관계, 역할, 습관, 능력, 학교 및 작업 과거력

평가 제목 그리고 저자	출판 그리고/또는 연락처 정보	연령	명시된 목적	평가 영역
학령 전 아동 참여 평가 *Law, M., King, G., Petrenchik, T., and Kertoy, M.*	Law, M., King, G., Petrenchik, T., Kertoy, M., & Anaby, D. (2012). The Assessment of Preschool Children's Participation: Internal consistency and validity. *Physical & Occupational Therapy in Pediatrics, 32,* 272 – 287.	2–6세	활동의 참여도를 측정	놀이 기술, 기술의 발달, 활동적인 신체적 레크레이션, 사회적 활동
미숙아 행동 평가 (APIB) *Als, H., Butler, S., Kosta, S., and McAnulty, G.*	Als, H., Butler, S., Kosta, S., & McAnulty, G. (2005). The Assessment of Preterm Infants' Behavior (APIB): Furthering the understanding and measurement of neurodevelopmental competence in preterm and full–term infants. *Mental Retardation and Developmental Disabilities Research Reviews, 11,* 94 – 102.	미숙아, 위험 대상자, 출산 예정일 1개월 후 출생한 만삭아	"환경과 상호작용하는 다양한 관계 행동 시스템"을 평가	자발적, 운동성, 조직의 단계, 집중, 자기 규제
자산 기반 요소 모형 (ABCM) *Wilson, L. L., and Mott, D. W.*	Wilson, L. L., Mott, D. W., & Batman, D. (2004). The Asset–Based Context Matrix: A tool for assessing children's learning opportunities and participation in natural environments. *Topics in Early Childhood Special Education, 24,* 110 – 120. Linda L. Wilson, Family, Infant and Preschool Program J. Iverson Riddle Developmental Center 300 Enola Rd., Morganton, NC 28655 E–mail: Linda.L.Wilson@ncmail.net	유아 및 어린이	가족 생활, 지역사회 및 유아 프로그램에 참여하는 아동의 참여도를 평가	활동 세팅, 흥미, 이익, 기능적이고 의미 있는 활동, 기회, 참여, 가능성
바델 지수 *Mahoney, F. I., and Barthel, D. W.*	Mahoney, F. I., & Barthel, D. W. (1965). Functional evaluation: The Barthel index. *Maryland State Medical Journal, 14,* 56 – 61.	성인	입원 환자의 일상생활활동 기능 상태를 반영하고 변화를 평가	일상생활활동
베이 지역 기능적 수행평가 – 2판 *Williams, S. L., and Bloomer, J.*	Williams, S. L., & Bloomer, J. (1987). *Bay area functional performance evaluation* (2nd ed.). Palo Alto, CA: Consulting Psychologists Press.	청소년부터 성인	일상 생활 업무와 사회적 상호작용 기술에서 인지, 정서 및 성과 기술을 평가한다. OT 개입의 효과 평가	인지적, 정서적, 일상생활 요소 수행 기술, 사회적 관계 기술을 평가; 작업치료 중재의 효과를 평가
베일리 영유아 발달 척도 (BSID) – 3판 *Bayley, N.*	Pearson Assessments Attention: Inbound Sales and Customer Support 19500 Bulverde Road San Antonio, TX 78259–3701 ClinicalCustomerSupport@ Pearson.com 800–627–7271	출생부터 42개월	유아와 아동의 현재 발달 기능을 평가하기 위함	정신, 인지, 운동 및 적응행동
우울증 자가 진단 테스트 (BAI) *Beck, A. T.*	Pearson Assessments Attention: Inbound Sales and Customer Support 19500 Bulverde Road San Antonio, TX 78259–3701 ClinicalCustomerSupport@ Pearson.com 800–627–7271	17–80세	불안에 대한 스크리닝	불안

평가 제목 그리고 저자	출판 그리고/또는 연락처 정보	연령	명시된 목적	평가 영역
우울증 가가진단테스트-II (BDI-II) *Beck, A. T., Steer, R. A., and Brown, G. K.*	Pearson Assessments Attention: Inbound Sales and Customer Support 19500 Bulverde Road San Antonio, TX 78259-3701 ClinicalCustomerSupport@ Pearson.com 800-627-7271	13-80세	우울증의 강도를 평가	우울증
시운동통합발달검사 6판 (BEERY VMI) *Beery, K. E., Buktenica, N. A., and Beery, N. A.*	Pearson Assessments Attention: Inbound Sales and Customer Support 19500 Bulverde Road San Antonio, TX 78259-3701 ClinicalCustomerSupport@ Pearson.com 800-627-7271	2-100세	시운동 결합에 대한 스크리닝	시각-운동 통합능력, 시각적 지각 능력, 운동조절 기술
행동평가 척도-2판 (BASC-2) *Reynolds, C. R., and Kamphaus, R.*	Reynolds, C. R., & Kamphaus, R. (2004). *BASC-2: Behavior assessment system for children, second edition manual.* Circle Pines, MN: American Guidance Service.	2세부터 21세 11개월	어린이와 청소년의 행동과 감정을 평가	학교와 가정 환경에서 행동
실행기능 행동척도 검사-성인판 (BRIEF-A) *Roth, R., Isquith, P., and Gioia, G.*	Psychological Assessment Resources, Inc. 16204 N. Florida Avenue Lutz, FL 33549 800-331-8378	성인과 노인	개인의 연령이 18-90 세인 성인의 자기조절 기능/집행 기능을 평가	집행기능
행동집중평가 (BIT) *Wilson, B., Cockburn, J., and Halligan, P.*	Pearson Assessments Attention: Inbound Sales and Customer Support 19500 Bulverde Road San Antonio, TX 78259-3701 ClinicalCustomerSupport@ Pearson.com 800-627-7271	성인	시각의 편측무시를 파악하고 일상생활에 미치는 영향을 평가	일상생활 활동을 반영한 9개의 하위검사, 6개의 종이와 연필 작업
베넷 손 도구 민첩성 검사 *Bennett, G. K.*	Access Health Unit 1 Rear 194-196 Whitehorse Rd BLACKBURN VIC 3130 Australia http://www.accesshealth.com.au/	성인	일상적인 도구를 이용하여 능력의 척도를 제공	지적 능력의 조작기술 독립성
보그 운동 자각도 *Borg, G.*	Borg, G. (1998). *Borg's Perceived Exertion and Pain Scale.* Champaign, IL: Human Kinetics.	성인	활동하는 동안의 노력을 자체 평가로 활용	주관적인 노력
박스 앤 블록 테스트 *Mathiowetz, V., Volland, G., Kashman, N., and Weber, K.*	Mathiowetz, V., Volland, G., Kashman, N., & Weber, K. (1985). Adult norms for the Box and Block Test of Manual Dexterity. *American Journal of Occupational Therapy, 39,* 386-391.	7세 이상	상지의 손 기민성과 대 운동 협응에 대한 기준을 제공	손 기민성
Mathoiwetz, V., Federman, S., and Wiemer, D.	Mathoiwetz, V., Federman, S., & Wiemer, D. (1985). Box and Block Test of Manual Dexterity: Norms for 6-19 year olds. *Canadian Journal of Occupational Therapy, 52,* 241-245.			

평가 제목 그리고 저자	출판 그리고/또는 연락처 정보	연령	명시된 목적	평가 영역
뇌손상 협회 회복 결과 (BICRO–39) *Beckers, K., Greenwood, R. J., and Powell, J. H.*	Beckers, K., Greenwood, R. J., & Powell, J. H. (1998). Measuring progress and outcome in community rehabilitation after brain injury with a new assessment instrument— the BICRO–39 Scales. *Archives of Physical Medicine and Rehabilitation, 79,* 1213 – 1215.	성인	뇌손상을 가진 사람들이 지역사회에서 경험한 문제를 평가	개인과 사회적 기능
간이 피로 목록 *Mendoza, T., et al.*	Mendoza, T., Wang, X. S., Cleeland, C. S., Morrissey, M., Johnson, B. A., Wendt, J. K., & Huber, S. L. (1999). The rapid assessment of fatigue severity in cancer patients: Use of the Brief Fatigue Inventory. *Cancer, 85,* 1186 – 1196. For permission to use the assessment, contact The Department of Symptom Research Attn: Assessment Tools The University of Texas MD Anderson Cancer Center 1515 Holcombe Boulevard, Unit 1450 Houston, Texas 77030 713–745–3805	성인	피로의 정도와 일상 기능에 미치는 영향을 평가	피로
간이 통증 척도 *Cleeland, C. S.*	Cleeland, C. S. (1991). Research in cancer pain: What we know and what we need to know. *Cancer, 67,* 823 – 827. For permission to use the assessment, contact The Department of Symptom Research Attn: Assessment Tools The University of Texas MD Anderson Cancer Center 1515 Holcombe Boulevard, Unit 1450 Houston, Texas 77030 713–745–3805	성인	작업 수행과 분위기에 통증이 미치는 요소에 대한 평가	통증과 작업 수행의 관계
브휘닝스–오세레츠키 운동 능숙도 평가–2판 (BOT–2) *Bruininks, R. H., and Bruininks, B. D.*	Pearson Assessments Attention: Inbound Sales and Customer Support 19500 Bulverde Road San Antonio, TX 78259–3701 ClinicalCustomerSupport@ Pearson.com 800–627–7271	4–21세	학령기 클라이언트의 대근육과 소근육 기능을 평가	소근육 운동, 손 기민성, 신체 협응, 근력과 민첩성
BTE 일 시뮬레이션 *BTE Technologies, Inc.*	BTE Technologies, Inc. 7455–L New Ridge Road Hanover, MD 21076–3105 800–331–8845	성인	클라이언트가 직장에 복귀할 수 있는지 가능성을 확인하기 위해 작업능력 평가에 사용	신체적 근력과 지구력이 필요한 다양한 도구 사용법을 시뮬레이션
캐나다 작업수행 측정 – 4판 *Law, M., et al.*	Canadian Association of Occupational Therapists CTTC Bldg. 3400–1125 Colonel By Drive Ottawa, ON K1S 5R1 613–523–2268 http://www.caot.ca/copm	7세 이상	시간의 흐름에 따른 클라이언트의 직업수행 인식도를 측정	자기관리, 생산성, 여가

평가 제목 그리고 저자	출판 그리고/또는 연락처 정보	연령	명시된 목적	평가 영역
캐서린 버게고 척도 (CBS) *Azouvi, P.*	Azouvi, P. (1996). Functional consequences and awareness of unilateral neglect: Study of an evaluation scale. *Neuropsychological Rehabilitation, 6*, 133 – 150.	성인	일상생활에서의 편측 무시의 존재 및 정도를 평가	일상생활활동, 편측 무시
chedoke 팔 손 활동 목록 *Barreca, S.*	Barreca, S., Gowland, C., Stratford, P., Huijbregts, M., Griffiths, J., Torresin, W., . . . Masters, L. (2004). Development of the Chedoke Arm and Hand Activity Inventory: Theoretical constructs, item generation, and selection. *Topics in Stroke Rehabilitation, 11*, 31 – 42. http://www.cahai.ca/	성인	편마비 상지의 기능적 사용을 평가	일상생활활동, IADL
chedoke 맥마스터 뇌졸중 평가 *Miller, P., et al.*	Miller, P., Huijbregts, M., Gowland, C., Berreca, S., Torresin, W., Moreland, J., . . . Barclay–Goddard, R. (2008). *Chedoke–McMaster Stroke Assessment—development, validation, and administration manual.* Ontario, Canada: McMaster University and Hamilton Health Sciences. School of Rehabilitation Sciences, McMaster University, Building T–16, 1280 Main Street West, Hamilton, ON http://www.chedokeassessment.ca/	성인	뇌졸중 또는 다른 신경학적 손상이 있는 사람들의 신체적 손상과 장애 평가	신체적 손상, 일상생활활동
아동 청소년 환경 평가 (CASE) *Bedell, G.*	Bedell, G. (2009). Further validation of the Child and Adolescent Scale of Participation (CASP). *Developmental Neurorehabilitation, 12*, 342 – 351.	3–22세	가정, 학교, 지역사회 에서의 참여에 영향을 미칠 수 있는 환경적 요소를 평가	물리적 환경, 사회적 환경, 태도 환경
아동 천소년 참여 척도 (CASP) *Bedell, G.*	Bedell, G. (2009). Further validation of the Child and Adolescent Scale of Participation (CASP). *Developmental Neurorehabilitation, 12* (5), 342 – 351.	3–22세	뇌 손상과 다른 유형의 장애를 가진 아동 및 청소년의 참여를 측정	가정, 학교, 지역사회 활동의 참여
아동 청소년 사회 인식 측정 (CASP) *A., and Manyk, K.*	Magill–Evans, J., Koning, C., Cameron–Sadava, A., & Manyk, K. (1995). The Child and Adolescent Social Perception Measure. *Journal of Nonverbal Behavior, 19*, 151 – 169.	6–15세	비언어적 의사소통에서의 아동의 민감도를 측정	비언어적 의사소통의 해석 능력
아동 행동 체크리스트– 학령전연령 *Achenbach, T. M.*	ASEBA Research Center for Children, Youth, and Families 1 South Prospect Street Burlington, VT 05401–3456 802–656–5130 www.ASEBA.org	학령전기: 1.5–5세 학령기: 6–18세 다문화: 1.5–5세	부모 또는 보호자, 교사, 본인이 능력과 문제를 기록	아동과 청소년을 위한 내면과 외면의 심리적 증상
아동의 놀이행동 중재 (CBI) *Rogers, C. S., et al.*	Rogers, C. S., Impara, J. C., Frary, R. B., Harris, T., Meeks, A., Semanic–Lauth, S., & Reynolds, M. R. (1998). Measuring playfulness: Development of the Child Behaviors Inventory of Playfulness. In M. C. Duncan, G. Chick, & A. Aycock (Eds.), *Play & culture studies: Diversions and divergences in fields of play* (Vol. 1). Greenwich, CT: Ablex.	아동	아동의 놀이 활동을 검사	놀이/여가

평가 제목 그리고 저자	출판 그리고/또는 연락처 정보	연령	명시된 목적	평가 영역
아동 작업 자가 평가 (COSA) *Keller, J., Kafkes, A., Basu, S., Federico, J., and Kielhofner, G.*	http://www.uic.edu/depts/moho/assess/cosa.html	아동과 청소년	어린이/청소년이 자신의 일상생활 활동에서 작업능력의 의미뿐만 아니라 그 활동의 중요성을 인식하는 방법을 평가	일상생활활동
아동 활동 척도–부모 그리고 교사 (ChAS–P/T) *Rosenblum, S.*	Rosenblum, S. (2006). The development and standardization of the Children Activity Scales (ChAS–P/T) for the early identification of children with developmental coordination disorders. *Child Care Health and Development, 32*, 619 – 632.	4–8세	발달 협응 장애 아동을 확인	대근육, 소근육 운동기술; 장소, 이동성, 공 기술, 놀이, 학교 활동의 일상생활활동 하는 동안의 시간과 조직화 능력
아동의 참여와 흥미 평가 그리고 아동 활동 선택 (PAC) *King, G., et al.*	Pearson Assessments Attention: Inbound Sales and Customer Support 19500 Bulverde Road San Antonio, TX 78259–3701 ClinicalCustomerSupport@ Pearson.com 800–627–7271	6–21세	학교활동 이외의 일상적인 활동에서의 아동의 참여 및 참여에 대한 정보를 수집	학교이외의 활동에서의 사회 참여
아동에게 도움주기;의무, 바램, 의지 (CHORES) *Dunn, L.*	Dunn, L. (2004). Validation of the CHORES: A measure of school–aged children's participation in household tasks. *Scandinavian Journal of Occupational Therapy, 11*, 179 – 190.	학령기 아동과 청소년기	아동의 집안활동에서의 참여 및 참여에 필요한 도움의 양과 변화를 평가	일상생활활동, 수단적 일상생활활동
아동 부엌과제 평가 (CKTA) *Rocke, K., Hays, P., Edwards, D., and Berg, C.*	Rocke, K., Hays, P., Edwards, D., & Berg, C. (2008). Development of a performance assessment of executive function: The Children's Kitchen Task Assessment. *American Journal of Occupational Therapy, 62*, 528 – 537.	아동	부엌활동을 사용하여 수행기능 능력을 평가	수행기능
아동 참여 설문지(CPQ) *Rosenberg, L., Jarus, T., and Bart, O.*	Rosenberg, L., Jarus, T., & Bart, O. (2010). Development and initial validation of the Children's Participation Questionnaire (CPQ). *Disability and Rehabilitation, 32*, 1633 – 1644.	4–6세	취학전 아동의 참여를 측정	일상생활활동
만성 피로 신드롬 스크리닝 설문지 *Jason, L. A., Ropacki, M. T., and Santoro, N. B.*	Jason, L. A., Ropacki, M. T., & Santoro, N. B. (1997). A screening scale for chronic fatigue syndrome: Reliability and validity. *Journal of Chronic Fatigue Syndrome, 3*, 39 – 59.	성인	피로가 일상생활에 미치는 영향을 평가	피로
만성 호흡기 질환자 자가 설문지 (CRQ–SAS) *Schünemann, H. J., Puhan, M., Goldstein, R., Jaeschke, R., and Guyatt, G. H.*	Schünemann, H. J., Puhan, M., Goldstein, R., Jaeschke, R., & Guyatt, G. H. (2005). Measurement properties and interpretability of the Chronic Respiratory Disease Questionnaire (CRQ). *COPD, 2*, 81 – 89.	성인	만성호흡기 질환자의 일상생활 그리고 기능을 평가	호흡곤란, 피로, 정서적 기능, 지배

평가 제목 그리고 저자	출판 그리고/또는 연락처 정보	연령	명시된 목적	평가 영역
클라이언트의 근력, 흥미 목표 평가 (CASIG) – 자가 보고 *Wallace, C. J., Lecomte, T., Wilde, J., and Liberman, R. P.*	Psychiatric Rehabilitation Consultants 9259 Louise Avenue Northridge, CA 91325–2426 Psych_rehab@yahoo.com 818–671–5792	성인	정신질환을 가진 개인의 치료계획 및 결과 평가	커뮤니티 기능, 사회성 그리고 독립적 생활 기술, 약물 사용 및 부작용, 삶의 질, 치료, 증상의 질, 지역사회에서 허용되지 않는 행동
임상 치매 점수 척도 *Morris, J. C.*	Morris, J. C. (1993). The Clinical Dementia Rating (CDR): Current version and scoring rules. *Neurology, 43*, 2412 – 2414.	노인	치매 진행 파악에 도움	기억, 지남력, 판단 그리고 문제 해결, 사회 문제, 가정 및 취미, 개인 관리
운동 그리고 자세 기술 임상 관찰 (COMPS) – 2판 *Wilson, B., Kaplan, B., Pollack, N., and Law, M.*	Wilson, B., Kaplan, B., Pollack, N., & Law, M. (2000). *Clinical observation of motor and postural skills—administration and scoring manual* (2nd ed.). Framingham, MA: Therapro.	6–12.5세	어린이의 운동 협응을 평가	운동 기술, 자세 기술
인지 평가 인터뷰 (CAI) *Ventura, J., et al.*	Ventura, J., Reise, S. P., Keefe, R. S., Baade, L. E., Gold, J. M., Green, M. F., . . . Bilder R. M. (2010). The Cognitive Assessment Interview (CAI): Development and validation of an empirically derived, brief interview–based measure of cognition. *Schizophrenia Research, 121*, 24 – 31.	성인	속도 인지기능	인지
미네소타 인지 평가 (CAM) *Rustad, R. A., et al.*	Pearson Assessments Attention: Inbound Sales and Customer Support 19500 Bulverde Road San Antonio, TX 78259–3701 ClinicalCustomerSupport@ Pearson.com 800–627–7271	성인	일반적인 문제 영역을 식별하기 위해 인지 능력 다양한 영역을 스크리닝	주의, 집중, 시각 무시, 수학, 지시사항을 따르는 능력, 판단
인지수행 평가 (CPT) *Burns, T.*	North Coast Medical, Inc. 8100 Camino Arroyo Gilroy, CA 95020 U.S.A. 800–821–9319	성인	일반적인 활동의 수행에 영향을 미치는 인지 처리과정을 평가	인지 처리
혼수 회복 척도–수정판 (CRS–R) *Giacino, J., and Kalmar, K.*	Giacino, J., & Kalmar, K. (2004). *CRS–R: Coma Recovery Scale–Revised: Administration and Scoring Guidelines*. Edison, NJ: Center for Head Injuries.	모든 연령	감별 진단, 예후의 평가, 치료 계획을 지원	청각, 시각, 운동, 경구 운동, 의사소통, 각성
지역사회 통합 설문지 *M., Kreutzer, J., Gordon, W., and Rempel, R.*	Centre for Research on Community Integration at the Ontario Brain Injury Association 3550 Schmon Parkway Thorold, Ontario L2V 4Y6, Canada	성인	클라이언트의 지역사회 참여 범위 검토	가정 활동, 쇼핑, 심부름, 여가 활동, 친구 방문, 사회적 행사, 생산적 활동
미네소타 기민성 검사 *Lafayette Instrument Company*	Lafayette Instrument Company, USA PO Box 5729 Lafayette, IN 47903 USA U.S. Toll Free: 800–428–7545 sales@lafayetteinstrument.com	성인	직업 평가, 고용 사전 심사, 편측 및 양측 사용 평가	간단한 눈–손 협응 및 대 운동 기술

평가 제목 그리고 저자	출판 그리고/또는 연락처 정보	연령	명시된 목적	평가 영역
포괄적 작업치료 평가 (COTE) *Brayman, S., Kirby, T., Misenheimer, A., and Short, M.*	Brayman, S., Kirby, T., Misenheimer, A., & Short, M. (1976). Comprehensive Occupational Therapy Evaluation Scale. *American Journal of Occupational Therapy, 30,* 95 - 100.	성인	초기 평가 및 진전의 척도로 사용할 수 있음	일상생활활동, 수단적일상생활활도, 일, 놀이, 여가, 사회참여
포괄적 선 잇기 검사 (CTMT) *Reynolds, C. R.*	PRO-ED, Inc. 8700 Shoal Creek Blvd. Austin, TX 78757 800-897-3202	11-74세	뇌손상 그리고 다른 이유로 인한 중추 신경계 손상에 따른 형태를 진단하는 평가	시각 검색, 순서, 주의, 집중, 주의 산만에 대한 강도, 그리고 인지적 유연성(또는 이동성)
대처 행동 목록 (CBI) *Litman, G. K., Stapleton, J., Oppenheim, A. N., and Peleg, M.*	Litman, G. K., Stapleton, J., Oppenheim, A. N., & Peleg, M. (1983). An instrument for measuring coping behaviours in hospitalized alcoholics: Implications for relapse prevention treatment. *British Journal of Addiction, 78,* 269 - 276.	청소년부터 노인	알코올 중독자의 생각과 행동을 평가	알코올 사용
대처 행동 *Zeitlin, S.*	Scholastic Testing Service 480 Meyer Road Bensonville, IL 60106-1617 800-642-6787	관찰 평가는 3-16세 자가평가는 15세부터 성인	적응과 부적응 대처 습관, 기술, 행동을 평가	자기 극복, 환경, 개인 자원의 사용, 활동의 시작
크레이크 핸디캡 평가 및 보고 기술 (CHART) *Whiteneck, G., Charlifue, S., Gerhart, K., Overholser, J., and Richardson, G.*	Craig Hospital Research Department 3425 S. Clarkson Street Englewood, Colorado 80113 (303) 789-8202 Dave Mellick, MA	성인	참여와 관련된 행동을 평가	지남력, 신체적 독립성, 이동성, 작업, 사회적 통합, 경제적 독립성
크레이크 작은 부분 기민성 검사 (CSPDT) *Crawford, J.*	This test is no longer available through Pearson Assessments. They have indicated that it has been discontinued.	성인	작은 공구 또는 부분을 사용시 소 근육 기술 및 기민성을 평가. 민첩성과 강력한 기민성을 필요로 하는 상황에서 필수적인 기술을 가지고 있는지 확인	눈-손 협응, 소 근육 기술
달라스 통증 설문지 *Lawlis, G. F., Cuencas, R., Selby, D., and McCoy, C. E*	Lawlis, G. F., Cuencas, R., Selby, D., & McCoy, C. E. (1989). The development of the Dallas Pain Questionnaire: An assessment of the impact of spinal pain on behavior. *Spine, 14,* 511 - 516.	성인	일상생활에서 영향을 미치는 만성 척주 통증의 양을 평가	매일 그리고 여가 작업 활동, 불안 우울증, 사회적 관심
드간지 버크 감각통합 검사 (TSI) *DeGangi, G. A., and Berk, R. A.*	Western Psychological Services 625 Alaska Avenue Torrance, CA 90503-5124 800-648-8857	3-5세	어린이의 감각통합 기능장애 식별	감각통합, 자세통제, 양측 운동 통합 및 반사 통합
우울증, 불안, 스트레스 척도 *Psychology Foundation of Australia*	Psychology Foundation of Australia http://www2.psy.unsw.edu.au/groups/dass/	12세 이상	우울증, 불안, 스트레스의 핵심 증상의 중증도를 평가	우울증, 불안, 스트레스

평가 제목 그리고 저자	출판 그리고/또는 연락처 정보	연령	명시된 목적	평가 영역
발달협응장애 설문지 (DCDQ 2007) *Wilson, B. N., Kaplan, B. J., Crawford, S. G., and Roberts, G.*	Wilson, B. N., Kaplan, B. J., Crawford, S. G., & Roberts, G. (2007). *The Developmental Coordination Disorder Questionnaire 2007© (DCDQ'07).* Calgary, AB: Author. Alberta Children's Hospital Decision Support Research Team 2888 Shaganappi Trail NW Calgary, Alberta, Canada T3B 6A8 http://www.dcdq.ca	5–15세	발달 협응 장애를 식별하기 위해 부모의 보고서를 활용	운동 협응 기술
시지각 발달 검사-2판 *Hammill, D. D., Pearson, N. A., and Voress, J. K.*	Pearson Assessments Attention: Inbound Sales and Customer Support 19500 Bulverde Road San Antonio, TX 78259-3701 ClinicalCustomerSupport@ Pearson.com 800-627-7271	4–9세	아이의 시지각 그리고 시각-운동 통합 능력을 검사	눈-손 협응, 따라하기, 공간 관계, 위치, 전경배경, 시각적 폐쇄, 시각-운동 속도, 형태 항상성
시지각 발달 검사 – 성인 *Reynolds, C. R., Pearson, N. A., and Voress, J. K.*	PRO-ED, Inc. 8700 Shoal Creek Boulevard Austin, Texas 78757-6897 800-897-3202	11–74세	서로 다른 시지각 그리고 시각운동 능력의 상호작용을 측정	따라하기, 전경-배경, 시각-운동 검색, 시각적 폐쇄, 형태 항상성
감정 조절의 어려움 척도 (DASH) *Gratz, K.L., and Roemer, L.*	Gratz, K. L., & Roemer, L. (2004). Multidimensional assessment of emotion regulation and dysregulation: Development, factor structure, and initial validation of the difficulties in emotion regulation scale. *Journal of Psychopathology & Behavioral Assessment, 26,* 41-54.	18–60세	감정 조절이 곤란한 여러 측면을 평가	감정 조절
팔, 어깨, 손의 장애 *Hudak, P., Amadio, P. C., Bombardier, C., and the Upper Extremity Collaborative Group*	Hudak, P., Amadio, P. C., Bombardier, C., & the Upper Extremity Collaborative Group. (1996). The development of an upper extremity outcome measure: The DASH (Disabilities of the Arm, Shoulder, and Hand). *American Journal of Industrial Medicine, 29,* 602-608. Copyright owned by the Institute for Work & Health (IWH) DASH Outcome Measure Institute of Work & Health 481 University Avenue, Suite 800 Toronto, Ontario Canada M5G 2E9 http://www.dash.iwh.on.ca/home	성인	다양한 상지의 근골격계 질환을 가진 사람의 물리적 기능과 증상을 측정	일상생활활동, 수단적 일상생활활동, 통증
치매에 대한 장애 평가 (DAD) *Gelinas, I., Gauthier, L., and McIntyre, M.*	Gelinas, I., Gauthier, L., & McIntyre, M. (1999). Development of a functional measure for persons with Alzheimer's disease: The Disability Assessment for Dementia. *American Journal of Occupational Therapy, 53,* 471-481. http://www.dementia-assessment .com.au/function/DAD_manual.pdf	성인	알츠하이머 병으로 진단받은 사람들의 기본적 일상생활활동과 수단적 일상생활활동	일상생활활동, 수단적 일상생활활동

평가 제목 그리고 저자	출판 그리고/또는 연락처 정보	연령	명시된 목적	평가 영역
먹기 *Josman, N., Goffer, A., and Rosenblum, S.*	Josman, N., Goffer, A., & Rosenblum, S. (2010). Development and standardization of a "Do-Eat" activity of daily living performance test for children. *American Journal of Occupational Therapy, 64*, 47–58.	아동	발달 협응 장애 위험이 있는 아이들을 확인	일상생활활동
가정 및 지역사회 기술 평가 (DACSA) *Collister, L., Wood, S., and Alexander, K.*	Collister, L., Wood, S., & Alexander, K. (1987). *The Domestic and Community Skills Assessment (DACSA)*. Macleod, Victoria: Mond Park Hospital.	성인	사회에서 생활하는데 있어 필수적인 일들의 수행능력을 평가	행동 단계 척도, 수행영역 질
역동적 조절 척도 (DAS) *WALMYR Publishing Company*	WALMYR Publishing Company PO Box 12217 Tallahassee, FL 32317-2217 walmyr@walmyr.com	성인	파트너들끼리의 관계조절에 관한 인식을 평가	관계 만족도
초기 대처 행동 *Zeitlin, S., Williamson, G. G., and Szczepanski, M.*	Scholastic Testing Service, Inc. www.ststesting.com 1-800-642-6787	4-36개월	실제적 발달적 나이가 4개월 부터 36개월 사이에 있는 아이들의 대처 행동에 대한 평가	감각운동 지남력, 반응 행동, 그리고 자기 개시 행동
섭식 장애 중재-3 (EDI-3) *Garner, D. M.*	Psychological Assessment Resources, Inc. (PAR) 16204 N. Florida Avenue Lutz, FL 33549 800-331-8378	15-53세	식이장애와 연관된 종합적증상의 표준화된 임상평가를 제공	먹는 습관
의미있는 참여 활동 척도 (EMAS) *Goldberg, B., Brintnell, E. S., and Goldberg, J.*	Goldberg, B., Brintnell, E. S., & Goldberg, J. (2002). The relationship between engagement in meaningful activities and quality of life in persons disabled by mental illness. *Occupational Therapy in Mental Health, 18*, 17–44.	성인	일상생활에서 하는 의미있는 활동들을 평가	의미있는 활동
환경 제한 설문조사 (ERQ) *Rosenberg, L., Ratzon, N. Z., Jarus, T., and Bart, O.*	Rosenberg, L., Ratzon, N. Z., Jarus, T., & Bart, O. (2010). Developmental and initial validation of the Environmental Restriction Questionnaire (ERQ). *Research in Developmental Disabilities, 31*, 1323–1331.	4-6세	어린 아이들의 참여에 있어서 예측된 환경적 제한을 측정	환경적 제한
Epworth 수면 척도 *Johns, M. W.*	Johns, M. W. (1991). A new method for measuring daytime sleepiness: The Epworth Sleepiness Scale. *Sleep, 14*, 540–545. http://epworthsleepinessscale.com/	성인	낮 시간 동안의 졸음을 측정	수면
Erhardt 발달 이해 평가 (EDPA) *Erhardt, R. P.*	Erhardt Developmental Products 2379 Snowshoe Court E Maplewood, MN 55119 http://www.erhardtproducts.com/index.html	아동	장애아의 손 기능 발달의 요소와 기술을 측정	팔 그리고 손 발달
사회적 상호작용 평가 (ESI) – 2판 *Fisher, A. G., and Griswold, L. A.*	Fisher, A. G., & Griswold, L. A. (2010). *Evaluation of social interaction* (2nd ed.). Fort Collins, CO: Three Star Press. http://www.ampsintl.com/ESI/	2세부터 성인	사회활동 중 일반적으로 만나는 사람과 함께 사회적 활동을 하는 동안 사회적 활동의 질을 평가	사회적 상호작용

평가 제목 그리고 저자	출판 그리고/또는 연락처 정보	연령	명시된 목적	평가 영역
실행 기능 검사 (EFPT) *Baum, C., Edwards, D., Morrison, T., and Hahn, M.*	Baum, C., Edwards, D., Morrison, T., & Hahn, M. (2003). *Executive Function Performance Test.* St. Louis, MO: Washington University School of Medicine. Baum, C., Connor, L. T., Morrison, T., Hahn, M., Dromerick, A. W., & Edwards, D. F. (2008). Reliability, validity, and clinical utility of the Executive Function Performance Test: A measure of executive function in a sample of people with stroke. *American Journal of Occupational Therapy, 62,* 446-455.	성인	일상생활활동 수행능력을 통한 집행기능을 평가	일상생활활동, 수단적 일상생활활동
FICA 영적 기록 도구 *Puchalski, C. M.*	The George Washington Institute for Spirituality & Health 2300 K Street NW, Warwick Building Suite 313 Washington, DC 20037 http://www.gwumc.edu/gwish/clinical/fica.cfm	–	내과 의사나 건강관리 전문가들이 환자의 정신적인 문제에 대응할 때 도움	영성
가족 환경 평가 *Moos, B. S., and Moos, R. H.*	Mind Garden, Inc. 855 Oak Grove Ave., Suite 215 Menlo Park, CA 94025 USA Telephone: (650) 322-6300	아동–성인	상담전문가와 연구자들에게 가족 구성원 개개인의 인식을 평가	가족 역학과 상호작용
가족 도움 설문지 (FNQ) *Kreutzer, J., and Marwitz, J.*	Kreutzer, J., & Marwitz, J. (1989). *The Family Needs Questionnaire.* Richmond, VA: The National Resource Center for Traumatic Brain Injury.	성인	정신적 외상의 뇌손상 이후에 그 가족이 필요한 것에 관련한 정보를 제공	건강 정보, 정서적 지원, 도구적 지원, 전문적인 지원, 지역사회 지원 네트워크, 의료와 참여
가족 도움 척도 *Dunst, C. J., Cooper, C. S., Weeldreyer, J. C., Synder, K. D., and Chase, J. H.*	Brookline Books 617-558-8010, 800-666-BOOK www.brooklinebooks.com/	성인	가족이 필요한 것을 측정	금융, 음식과 쉼터, 직업, 보육, 교통, 의사소통
가족 일상 목록 *Jensen, E. W., James, S. A., Boyce, W. T., and Hartnett, S. A.*	Jensen, E. W., James, S. A., Boyce, W. T., & Hartnett, S. A. (1983). The Family Routines Inventory: Development and validation. *Social Science and Medicine, 17,* 201-211.	모든 연령	가족의 일상생활을 평가	긍정적인 가족의 일상
피로도 척도 [MFIS]) *Fisk, J.*	Fatigue Impact Scale (FIS©), Dr. John Fisk, 1994. MAPI Research Trust 27 rue de la Villette F-69003 Lyon PROinformation@mapi-trust.org	성인	환자의 삶의 질에서 피로증상 때문에 발생하는 문제점을 판별	삶의 질
초기 발달 선별 검사 *Miller, L. J.*	Pearson Assessments Attention: Inbound Sales and Customer Support 19500 Bulverde Road San Antonio, TX 78259-3701 ClinicalCustomerSupport@ Pearson.com 800-627-7271	2세 9개월 부터 6세 2개월	발달지연의 위험이 있는 미취학아동을 판별	인지, 의사소통, 운동 기술

평가 제목 그리고 저자	출판 그리고/또는 연락처 정보	연령	명시된 목적	평가 영역
얼굴, 다리, 활동, 울음, 진정 척도 (FLACC) *Merkel, S., Voepel–Lewis, T., Shayevitz, J. R., and Malviya, S.*	Merkel, S., Voepel–Lewis, T., Shayevitz, J. R., & Malviya, S. (1997). The FLACC: A behavioral scale for scoring postoperative pain in young children. *Pediatric Nurse, 23,* 293–297.	2개월부터 7세	아이들과, 말을 할 수 없는 사람의 통증을 평가	통증
Frenchay 활동 지수 *Holbrook, M., and Skilbeck, C. E.*	Holbrook, M., & Skilbeck, C. E. (1983). An activities index for use with stroke patients. *Age and Ageing, 12,* 166–170.	성인	뇌졸중 후 기능적 상태를 평가	일상생활활동, 수단적 일상생활활동
Frenchay 손 검사 *De Souza, L. H., Langton Hewer, R., and Miller, S.*	De Souza, L. H., Langton Hewer, R., & Miller, S. (1980). Assessment of recovery of arm control in hemiplegic stroke patients: Arm Function Test. *International Rehabilitation Medicine, 2,* 3–9.	성인	편마비의 상지의 기능적 사용 평가	상지를 사용하는 5가지 이상의 활동
푸글 마이어 신체 수행 평가 *Fugl–Meyer, A. R., Jaasko, L., Leyman, I., Olsson, S., and Steglind, S.*	Fugl–Meyer, A. R., Jaasko, L., Leyman, I., Olsson, S., & Steglind, S. (1975). The post–stroke hemiplegic patient. I. A method for evaluation of physical performance. *Scandinavian Journal of Rehabilitation Medicine, 7,* 13–31. Fugl–Meyer, A. R., Jaasko, L., Leyman, I., Olsson, S., & Steglind, S. (1975). Post–stroke hemiplegic patient: Assessment of physical properties. *Scandinavian Journal of Rehabilitation Medicine, 7,* 83–93.	성인	Brunnstrom 과 Twitchell 척도에 기반한 운동신경 회복단계를 측정	운동 회복, 균형, 감각, 관절가동범위, 통증
푸글 마이어 감각 운동 평가 *Fugl–Meyer, A. R.*	Fugl–Meyer, A. R., Jaasko, L., Leyman, I., Olsson, S., & Steglind, S. (1975). The post–stroke hemiplegic patient: A method for evaluation of physical performance. *Scandinavian Journal of Rehabilitation Medicine, 7,* 13–31.	–	뇌졸중후 신체기능 장애를 평가	운동, 감각, 균형, 관절가동범위, 관절 통증
기능적 평가 척도 (FAM) *Rehabilitation Research Center for TBI & SCI at Santa Clara Valley Medical Center*	Wright, J. (2000). The Functional Assessment Measure. *The Center for Outcome Measurement in Brain Injury.* Retrieved from http://www.tbims.org/combi/FAM http://www.birf.info/home/bi–tools/tests/fam.html	성인	FIM의 부속물로 제공 – FAM에서 언급된 영역은 FIM의 점수에 가산함. FAM은 단독으로 사용되지 않음	인지, 행동, 의사소통, 기능적인 커뮤니티
암 치료 기능 평가 (FACT–G) *Cella, D. F.*	Cella, D. F., Tulsky, D. S., Gray, G., Sarafian, B., Linn, E., Bonomi, A., . . . Brannon, J. (1993). The Functional Assessment of Cancer Therapy Scale: Development and validation of the general measure. *Journal of Clinical Oncology, 11,* 570–579.	성인	암 치료 중인 환자의 삶의 질을 평가	삶의 질
정서기능 평가 척도 *Greenspan, S., DeGangi, G., and Wieder, S.*	Interdisciplinary Council on Developmental and Learning Disorders http://www.icdl.com	7개월부터 4세	아이의 감정적 사회적 기능 활동을 평가	사회적 그리고 감정적 발달

평가 제목 그리고 저자	출판 그리고/또는 연락처 정보	연령	명시된 목적	평가 영역
기능적 독립 척도(FIM) *뉴욕 주립대학의 기능평가 연구센터 (SUNY), Buffalo*	Uniform Data System for Medical Rehabilitation 270 Northpointe Parkway Suite 300 Amherst, NY 14228 (716) 817–7800	다양한 신체적 제한을 가진 성인	기능 상태를 특정, 개인에 대한 지역사회의 인적, 경제적 자원에 대한 장애의 영향을 반영	18개 활동(13개의 운동 활동, 5개의 인지에 중점을 둔 의사소통 활동)
기능적 뻗기 검사 *Duncan, P. W., Weiner, D. K., Chandler, J., and Studenski, S.*	Pamela W. Duncan Graduate Program in Physical Therapy PO Box 3965, Duke University Medical Center Durham, NC 27710 http://www.ohcponline.com/tools/functionalreach.html	성인	균형 장애를 평가하는 시간이 지남에 따라 균형 기능을 평가하고 장애인에 대한 수정된 환경 설계를 도움	균형 및 최대한 앞으로 잡기
편마비/마비된 상지의 기능 검사 *Wilson, D. J., Baker, L. L., and Craddock, J. A.*	Wilson, D. J., Baker, L. L., & Craddock, J. A. (1984). Functional test for the hemiparetic upper extremity. *American Journal of Occupational Therapy, 38*, 159 – 164. Wilson, D. J., Baker, L. L., & Craddock, J. A. (1984). *Protocol–Functional Test for the Hemiplegic/Paretic Upper Extremity*. Downey, CA: Rancho Los Amigos Occupational Therapy Department and Rehabilitation Engineering Center.	성인	기능을 위한 운동 능력을 평가	운동 협응, 일상생활활동
노인 우울 척도 *Yesavage, J. A., et al.*	Yesavage, J. A., Brink, T. L., Rose, T. L., Lum, O., Huang, V., Adey, M. B., & Leirer, V. O. (1983). Development and validation of a Geriatric Depression Screening Scale: A preliminary report. *Journal of Psychiatric Research, 17*, 37 – 49.	노인	노인들의 우울증을 판단	우울
글로스 코마 스케일 *Teasdale, G., and Jennett, B.*	Teasdale, G., & Jennett, B. (1994). Assessment of coma and impaired consciousness: Practical scale. *Lancet, 2*, 81 – 84.	성인	정신적 외상의 뇌손상 있는 사람의 의식 레벨을 확인	운동, 언어, 그리고 눈 뜨기 반응
그루브드 페그 검사 *Trites, R.*	Lafayette Instrument Co. 3700 Sagamore Parkway North PO Box 5729 Lafayette, IN 47903–5729 Phone No.: 765–423–1505 Fax No.: 765–423–4111 Toll Free: 800–428–7545	5세부터 성인	능숙하게 다루는 기민성을 검사하기 위해: 이 검사는 페그보드 테스트들보다 더 복잡한 시각 운동신경 필요함	눈 – 손 협응, 소근육 기민성
대근육 기능 분류 시스템– 확장판 (GMFCS–E & R) *Palisano, R., Rosenbaum, P., Bartlett, D., and Livingston, M.*	Palisano, R., Rosenbaum, P., Bartlett, D., & Livingston, M. (2007). *GFMCS–E & R*. Hamilton, Canada: CanChild Centre for Childhood Disability Research, McMaster University. Palisano, R., Rosenbaum, P., Walter, S., Russell, D., Wood, E., & Galuppi, B. (1997). Development and reliability of a system to classify gross motor function in children with cerebral palsy. *Developmental Medicine and Child Neurology, 39*, 214 – 223.	2–18세	뇌성마비 아이들의 스스로 시작한 움직임을 구분화하기 위한 표준화된 체계를 제공	대 근육 기능

평가 제목 그리고 저자	출판 그리고/또는 연락처 정보	연령	명시된 목적	평가 영역
대운동 기능 분류체계 (GMFM-66 and GMFM-88) *Russell, D., Rosenbaum, P., Avery, L., and Lane, M.*	Russell, D., Rosenbaum, P., Avery, L., & Lane, M. (2002). *Gross Motor Function Measure (GMFM-66 and GMFM-88) User's Manual.* London, United Kingdom: Mac Keith Press. Blackwell Publishing AIDC PO Box 20 Williston, VT 05495-9957 800-216-2522 www.blackwellpublishing.com	5개월 부터 16세	뇌성마비 아이들의 운동 기능변화를 평가 (다운증후군 아이들에게도 사용됨)	눕기와 구르기, 앉기, 그리고 배밀기 그리고 무릎서기, 서기, 걷기, 달리기, 그리고 뛰기
글쓰기 파일 *Alston, J., and Taylor, J.*	Alston, J., & Taylor, J. (1988). *The handwriting file* (2nd ed.). Wisbech, United Kingdom: LDA.	학령기	표준화된 수기 평가방법으로 사용	손으로 쓰기
하와이 조기학습 프로파일 (HELP) *Furuno, S., et al.*	VORT Corporation PO Box 60132-W Palo Alto, CA 94306 650-322-8282	출생부터 3세	발달상의 기술과 행동에 대해 평가	인지, 언어, 대근육 운동, 소근육 운동, 사회적 그리고 자조 기술
가정 환경 관찰 체계 *Caldwell, B. M., and Bradley, R. H.*	University of Arkansas http://ualr.edu/case/index.php/home/home-inventory/ (501) 565-7627	출생부터 3세	집에서 아이에게 가능한 자극의 질과 정도를 측정	가정환경에서 아이가 사용할 수 있는 양질의 자극과 지원의 양
가정 환경 설문지 (HSQ) *Barkley, R. A.*	Barkley, R. A., & Murphy, K. R. (1998). *Attention deficit hyperactivity disorder: A clinical workbook* (2nd ed.). New York, NY: Guilford.	학령기	ADD/ADHD 증상으로 인하여 가정에서 일상생활활동을 하는데 얼마나 아이의 능력을 방해하는지 확인	일상생활활동
정신분열질환자의 지각 설문지 (IPQS) *Lobban, F., Barrowclough, C., and Jones, S.*	Lobban, F., Barrowclough, C., & Jones, S. (2005). Assessing cognitive representations of mental health problems. I. The illness perception questionnaire for schizophrenia. *British Journal of Clinical Psychology, 44*, 147-162.	성인	정신분열증 진단을 받은 개인이 어떻게 자기스스로를 인지 하는지 그리고 자기의 건강과 수행능력에 관한 지각에 미치는 영향을 평가	자기인식
통증 지각 설문지 (IPQS-Relatives) *Lobban, F., Barrowclough, C., and Jones, S.*	Lobban, F., Barrowclough, C., & Jones, S. (2005). Assessing cognitive representations of mental health problems. II. The illness perception questionnaire for schizophrenia: Relatives' version. *British Journal of Clinical Psychology, 44*, 163-179.	성인	개인의 건강과 기능에 영향을 미치는 정신분열증 진단을 받은 개인과 상대적인(친척) 인식을 알아봄	질병 인식
사건 영향 척도 (IES-R) *Weiss, D. S., and Marmar, C. R.*	Weiss, D. S., & Marmar, C. R. (1996). The Impact of Event Scale — revised. In J. Wilson & T. M. Keane (Eds.), *Assessing psychological trauma and PTSD* (pp. 399-411). New York, NY: Guilford.	—	정신적 외상의 사건이 일으키는 내재적인 스트레스를 측정	스트레스
시간 손상 영향 설문지 *Weih, L. M., Hassell, J. B., and Keeffe, J. E.*	Weih, L. M., Hassell, J. B., & Keeffe, J. E. (2002). Assessment of the Impact of Vision Impairment. *Investigative Ophthalmology and Visual Science, 43*, 927-935.	성인	일상생활활동의 참여제한에서 시각장애의 영향을 측정	일상생활활동

평가 제목 그리고 저자	출판 그리고/또는 연락처 정보	연령	명시된 목적	평가 영역
독립적 생활 척도 (ILS) *Loeb, P. A.*	Pearson Assessments Attention: Inbound Sales and Customer Support 19500 Bulverde Road San Antonio, TX 78259-3701 ClinicalCustomerSupport@ Pearson.com 800-627-7271	성인 65세 이상	어느 등급의 성인이 자신들과 재산을 케어 할 수 있는지 판단	인지 그리고 지남력, 자산 관리, 가정 관리, 교통, 건강 그리고 안전, 사회적 적응
독립적 활동 기술 설문지(ILSS) *Wallace, C. J., Liberman, R. P., Tauber, R., and Wallace, J.*	Psychiatric Rehabilitation Consultants 9259 Louise Avenue Northridge, CA 91325-2426 Psych_rehab@yahoo.com 818-671-5792	성인	사회적 독립적 생활 기술을 평가	개인 위생, 외관 및 의류의 관리, 개인 재산 및 생활공간, 음식 준비, 자신의 건강과 안전관리, 자금관리, 교통, 및 여가활동의 관리, 구직, 직업 유지 보수
영양 신경학적 중재 도구(INFANIB) *Ellison, P. H.*	Pearson Assessments Attention: Inbound Sales and Customer Support 19500 Bulverde Road San Antonio, TX 78259-3701 ClinicalCustomerSupport@ Pearson.com 800-627-7271	4-18개월 아이	아이들의 신경운동 평가를 위한 신뢰도 있는 방법	영아의 근육 긴장도 그리고 자세
영아/유아 증상 체크리스트 *DeGangi, G., Poisson, S., Sickel, R., and Wiener, A.*	Pearson Assessments Attention: Inbound Sales and Customer Support 19500 Bulverde Road San Antonio, TX 78259-3701 ClinicalCustomerSupport@ Pearson.com 800-627-7271	7-30개월 아이	영유아의 감각장애와 조절장애 검진	자기-조절, 집중력, 수면, 먹기 또는 삼키기, 옷 입기, 목욕, 접촉, 운동, 듣기와 언어, 시각, 애착 그리고 정서적 기능
수단적 일상생활활동 척도(IADL) *Lawton, M. P., and Brody, E. M.*	Lawton, M. P., & Brody, E. M. (1969). Assessment of older people: Self-maintaining and instrumental activities of daily living. *Gerontologist, 9*, 179-186.	노인	수단적 일상생활활동에서의 독립성을 평가	수단적 일상생활활동
흥미도 체크리스트 *Matsutsuyu, J.* Revised by *Rogers, J., Weinstein J., and Figone, J.*	Matsutsuyu J. S. (1969). The interest check list. *American Journal of Occupational Therapy, 23*, 323-328. Rogers, J. C., Weinstein, J. M., & Figone, J. J. (1978). The Interest Checklist: An empirical assessment. *American Journal of Occupational Therapy, 32*, 628-630.	청소년부터 성인	사람이 흥미를 보이는 패턴과 특징에 대한 자료 수집	일상생활활동, 문화와 교육, 운동 기술, 활동, 신체 운동, 사회 및 여가활동

평가 제목 그리고 저자	출판 그리고/또는 연락처 정보	연령	명시된 목적	평가 영역
젭슨 테일러 손 기능 검사 *Jebsen, R. H., Taylor, N., Trieschmann, R. B., Trotter, M. J., and Howard, L. A.*	Jebsen, R. H., Taylor, N., Trieschmann, R. B., Trotter, M. J., & Howard, L. A. (1969). An objective and standardized test of hand function. *Archives of Physical Medicine & Rehabilitation, 50*, 311–319. Bovend Eerdt, T. J. H., Dawes, H., Johansen-Berg, H., & Wade, D. T. (2004). Evaluation of the Modified Jebsen Test of Hand Function and the University of Maryland Arm Questionnaire for Stroke. *Clinical Rehabilitation, 18*, 195–202.	5세 이상	기능적인 손 활동에 대표적인 과제수행을 통해서 일상생활활동에서의 효과적인 손사용을 평가	글쓰기, 카드 뒤집기, 작은 물체 잡기, 먹기 흉내내기, 장기 쌓기, 가벼운 그리고 무거운 물건 옮기기
Katz 일상생활활동 독립성 지수 *Katz, S., Down, T. D., Cash, H. R., and Grotz, R. C.*	Katz, S., Down, T. D., Cash, H. R., & Grotz, R. C. (1970). Progress in the development of the index of ADL. *The Gerontologist, 10*(1), 20–30.	노인	노인들의 기능적 수행 상태를 평가	일상생활활동
부엌과제 평가 (KTA) *Baum, C., and Edwards, D. F.*	Baum, C., & Edwards, D. F. (1993). Cognitive performance in senile dementia of the Alzheimer's type: The Kitchen Task Assessment. *American Journal of Occupational Therapy, 47*, 431–436.	성인	치매진단을 받은 사람에게 필요한 인지적 도움의 수준을 측정	일상생활활동
클라인벨 일상생활 척도 *Klein, R. M., and Bell, B.*	Klein, R. M., & Bell, B. J. (1979). *Klein-Bell Activity of Daily Living Scale: Manual*. Seattle, WA: Division of Occupational Therapy, University of Washington. Marie Gary HSCER Distribution HSBT 281 SB 56 University of Washington Seattle, Washington 98195	아동 그리고 성인	현재 상태를 결정하기 위해서 일상생활활동의 독립성을 측정, 상태의 변화, 서브활동은 재활에 초점을 둠	옷 입기, 운동성, 배설, 목욕, 위생, 식사, 응급 의사소통
콜맨 생활기술 평가 (KELS) *McGourty, L. K. (1979, 1999)*	AOTA Products PO Box 0151 Annapolis Junction, MD 20701-0151 877-404-AOTA http://www.aota.org	인지 장애를 가진 성인	공동체에서 독립적으로 안전하게 살아가는 능력을 평가	자기 관리, 안전 및 건강, 돈관리, 교통, 전화, 일과 여가; 지식을 구성하는 요소를 강조하는 경향
알렌 인지수준 선별 검사 (ACLS-5) Screen *Allen, C. K., et al.*	Allen, C. K., Austin, S. L., David, S. K., Earhart, C. A., McCraith, D. B., & Riska-Williams, L. (2007). *Manual for the Allen cognitive level screen-5 (ACLS-5) and large Allen cognitive level screen-5 (LACLS-5)*. Camarillo, CA: ACLS and LACLS Committee. ACLS and LACLS Committee PO Box 3144 Camarillo, CA 93011 http://www.allencognitivelevelscreen.org/products.htm	모든 연령	내재된 전체 인식처리 능력과 수행능력 처리를 빠르게 평가척도로 제공	문제 해결, 목표 지향

평가 제목 그리고 저자	출판 그리고/또는 연락처 정보	연령	명시된 목적	평가 영역
여가평가 목록 (LAI) *Hawkins, B. A., Ardovino, P., Brattain Rogers, N., Foose, A., and Ohlsen, N.*	Idyll Arbor 39129 264th Ave SE Enumclaw, WA 98022 Voice: 360–825–7797 Fax: 360–825–5670 sales@idyllarbor.com	성인	네 가지 요소를 통해 성인의 여가 행동을 평가 (1) 여가활동의 참여 지수(LAP), (2) 여가 선호 지수 (L–PREF), (3) 여가 관심 지수(L–INT), (4)여가 제한 지수 (L–CON)	여가기술, 사회적 기술
여가제한 척도 (LBS) *Iso–Ahola, S. E., and Weissinger, E.*	Iso–Ahola, S. E., & Weissinger, E. (1990). Perceptions of boredom in leisure: Conceptualization, reliability and validity of the leisure boredom scale. *Journal of Leisure Research, 22,* 17 – 25.	모든 연령	여가활동에서 즐거움을 얻는데 제약들을 측정	놀이/여가
여가수행 척도 *Kloseck, M., and Crilly, R.*	Kloseck, M., & Crilly, R. (1997). *Leisure Competence Measure (LCM): Professional Manual and User Guide.* London, United Kingdom: Leisure Competence Measure Data System. Kloseck, M., Crilly, R., Ellis, G. D., & Lammers, E. (1996). Leisure Competence Measure: Development and reliability testing of a scale to measure functional outcomes in therapeutic recreation. *Therapeutic Recreation Journal, 30,* 13 – 26.	모든 연령	여가놀이 활동에서 얻는 결과를 측정	여가인식, 여가태도, 여가기술, 문화/사회 행동, 대인관계 기술, 사회 통합 능력, 사회적 접촉, 지역사회 참여
여가 진단도구 *Witt, P., Widmer, M., and Ellis, G.*	Venture Publishing, Inc. 1999 Cato Avenue State College, PA 16801 814–234–4561	청소년 그리고 성인	개인의 여가 기능 활동을 평가	여가역량 감지 척도, 여가통제 감지 척도, 여가필요도 척도, 여가 참여 깊이 척도, 놀이 척도, 자유 여가활동 – 총 점수, 여가참여의 장벽, 여가기회 시험의 기술, 여가 환경설정 목록
여가활동 만족 척도 *Beard, J. G., and Ragheb, M. G.*	Beard, J. G., & Ragheb, M. G. (1980). The leisure satisfaction measure. *Journal of Leisure Research, 12,* 20 – 33.	모든 연령	여가 활동에 있어서 환자의 만족도를 측정	놀이/여가
삶의 균형 목록 *Matuska, K.*	Matuska, K. (2012). Description and development of the Life Balance Inventory. *OTJR: Occupation, Participation, and Health, 32,* 220 – 228.	성인	한 사람의 인생에서 균형적인 것과 불균형적인 것을 평가	건강 균형 지각, 관계, 도전 그리고 정체성
결혼생활 적응도 (MAT) *Locke, H. J., and Wallace, K. M. (1959)*	Corcoran, K., & Fischer, J. (2000). *Measures for clinical practice: A sourcebook* (Vol. 1, 3rd ed., pp. 133 – 135.). New York, NY: Free Press.	성인	부부 적응을 평가	관계
루베스타인 작업치료 인지평가 – 2판 *Itzkovich, M., Elazar, B., Averbuch, S., and Katz, N.*	Maddak, Inc. 661 Route 23 South Wayne, NJ 07470 800–443–4926 http://www.maddak.com	6세 이상	인지과정 부분에서 능력들과 제한들에 대해서 확인	지남력, 지각, 시운동 지남력, 연산

평가 제목 그리고 저자	출판 그리고/또는 연락처 정보	연령	명시된 목적	평가 영역
루베스타인 작업치료 인지 평가 – 노인 (LOTCA–G) *Elazar, B., Itzkovich, M., and Katz, N.*	Maddak, Inc. 661 Route 23 South Wayne, NJ 07470 800–443–4926 http://www.maddak.com	노인	인지 과정 부분에서 능력들과 제한들에 대해서 확인	지남력, 지각, 시운동 지남력, 연산
중증도 발달지연에 대한 사회기술 평가 (MAM) *Chen, C., and Bode, R. K.*	Chen, C., & Bode, R. K. (2010). Psychometric validation of the Manual Ability Measure (MAM–36) in patients with neurological and musculoskeletal disorders. *Archives of Physical Medicine and Rehabilitation, 91*, 414 – 420.	성인	의미 있는 작업관련 활동을 수행하기 위한 기능적 능력	일상생활활동, 수단적 일상생활활동
심한 지체의 사회기술 독립성 평가(MESSIER) *Matson, J. L., and LeBlanc, L. A.*	Matson, J. L. (1995). *Matson Evaluation of social skills for individuals with severe retardation.* Baton Rouge, LA: Scientific.	모든 연령	심각한 발달지연이 있는 사람의 사회적 기술을 측정	사회적 기술
카루소 감정 지능 평가 *Mayer, J. D., Caruso, D. R., and Salovey, P.*	Multi–Health Systems Inc. P.O. Box 950 North Tonawanda, NY 14120–0950 1–800–456–3003	17세 이상	연속된 객관적이고 비개인적인 질문들을 통해 감성적 지능을 측정	감정 조절
MacGil 통증 설문지 *Melzack, R.*	Melzack, R. (Ed.). (1983). The McGill Pain Questionnaire. In *Pain measurement and assessment* (pp. 41 – 48). New York, NY: Raven Press.	성인	통증의 자가 측정	통증
엔더슨 통증 목록 (MDASI) *Cleeland, C. S., et al.*	Cleeland, C. S., Mendoza, T. R., Wang, X. S., Chou, C., Harle, M., Morrissey, M., & Engstrom, M. C. (2000). Assessing Symptom Distress in Cancer: The M. D. Anderson Symptom Inventory. *Cancer, 89*, 1634 – 1646. http://www.mdanderson.org	성인	일상적 기능에 영향을 미치는 증상 그리고 여러 증상의 심각도 평가	증상
의미 있는 활동 참여 평가 (MAPA) *Eakman, A., Carlson, M., and Clark, F.*	Eakman, A., Carlson, M., & Clark, F. (2010). The Meaningful Activity Participation Assessment: A measure of engagement in personally valued activities. *International Journal of Aging and Human Development, 70*, 299 – 317.	노인	의미 있는 활동을 평가	수단적 일상생활활동
의료관리능력 평가 (MMAA) *Patterson, T. L., Lacro, J., McKibben, C. L., Moscona, S., Hughes, T., and Jeste, D. V.*	Patterson, T. L., Lacro, J., McKibben, C. L., Moscona, S., Hughes, T., & Jeste, D. V. (2002). Medication Management Ability Assessment: Results from a performance–based measure in older outpatients with schizophrenia. *Journal of Clinical Psychopharmacology, 22*, 11 – 19.	노인	정신분열증 환자 자신의 약물 관리 능력을 평가	약물 관리

평가 제목 그리고 저자	출판 그리고/또는 연락처 정보	연령	명시된 목적	평가 영역
Melvile–Nelson 자조 활동 평가 (SCA) *Nelson, D. L., and Melville, L. L.*	Nelson, D. L., Melville, L. L., Wilkerson, J. D., Magness, R. A., Grech, J. L., & Rosenberg, J. A. (2002). Interrater reliability, concurrent validity, responsiveness, and predictive validity of the Melville–Nelson Self–Care Assessment. *American Journal of Occupational Therapy, 56,* 51 – 59. http://www.utoledo.edu/eduhshs/depts/rehab_sciences/ot/melville.html	요양원과 아급성 재활기 성인	자기 스스로 돌보는 기술을 객관적으로 평가	침상 이동, 이동, 옷 입기, 식사, 욕실사용, 개인위생 그리고 목욕
밀러 학령전기 평가 (MAP) *Miller, L. J.*	Pearson Assessments Attention: Inbound Sales and Customer Support 19500 Bulverde Road San Antonio, TX 78259–3701 ClinicalCustomerSupport@ Pearson.com 800–627–7271	2–6세	학업에서 중간정도의 문제를 보이는 아이들을 확인	감각, 운동, 언어적 그리고 비언어적 인지 기술
기능 & 참여 척도 *Miller, L. J.*	Pearson Assessments Attention: Inbound Sales and Customer Support 19500 Bulverde Road San Antonio, TX 78259–3701 ClinicalCustomerSupport@ Pearson.com 800–627–7271	2세 6개월 부터 7세 11개월	소근육, 대근육, 시각운동 기술에서의 발달을 평가	소근육, 대근육, 시각 운동, 놀이
밀워키 일상활동기술 평가 (MEDLS) *Leonardelli, C.*	Leonardelli, C. (1988). *The Milwaukee evaluation of daily living skills: Evaluation in long–term psychiatric care.* Thorofare, NJ: Slack. Slack, Inc. 6900 Grove Road Thorofare, NJ 08086 800–257–8290	만성 정신 건강 문제를 가진 성인	일상생활 기술과 관련된 치료 목적 개발을 위한 기본이 되는 행동 수립	의사소통, 개인위생, 의복관리, 가정 지역사회 안정, 금전 관리, 개인 건강 관리, 약물 관리, 전화 사용, 교통 이용, 시간 인식; 하위 검사는 단독 또는 조합으로 사용할 수 있음
간이 신경정신 검사 (MMSE) *Folstein, M. F., Folstein, S. E., and McHugh, P. R.*	Folstein, M. F., Folstein, S. E., & McHugh, P. R. (1975). "Mini–mental state": A practical method for grading the cognitive–state of patients for the clinician. *Journal of Psychiatric Research, 12,* 89 – 198.	청소년 그리고 성인	인지능력을 수량적으로 측정	지남력, 기억, 집중력, 계산능력, 회상, 언어
최소 정보 세트 – G 파트 신체적 기능, 구조적 문제 등급	U.S. Government Printing Office Washington, DC http://www.cms.hhs.gov/NursingHomeQualityInits/downloads/MDS20MDSAllForms.pdf	홈 케어를 받는 장기 요양 환자	기준치의 일상생활활동을 묘사하고, 일상생활활동 변화들을 추적	침상이동, 이동, 방으로 걸어가기, 복도, 기기의 운동, 운동 제거 장치, 옷 입기, 식사, 화장실 사용, 개인위생 및 목욕
미네소타 조작 검사 (MRMT) *American Guidance Services*	American Guidance Services. (1969). *Minnesota Rate of Manipulation Tests.* Circle Pines, MN: Author.	13세 이상	손의 기민성 측정 (눈과 손의 빠른 협응 과제를 하는 동안의 팔과 손의 움직임의 속도)	배치 검사, 넘기기 검사, 옮기기 검사, 한손으로 넘기기와 배치, 두 손으로 넘기기와 배치

평가 제목 그리고 저자	출판 그리고/또는 연락처 정보	연령	명시된 목적	평가 영역
인산 작업 판별 도구 모델–2판 (MOHOST), Version 2.0 *Parkinson, S., Forsyth, K., and Kielhofner, G.*	http://www.uic.edu/depts/moho/assess/mohost.html	성인	개인의 직업관련 기능 활동 능력을 평가	의지, 습관화, 운동 기술, 환경
근육 경직 척도 (MAS) *Bohannon, R., and Smith, M.*	Bohannon, R., & Smith, M. (1987). Interrater reliability of a Modified Ashworth Scale of muscle spasticity. *Physical Therapy, 67,* 206.	성인	근 긴장을 평가	근육 경직
수정된 피로도 척도 (MFIS) *Ritvo, P. G., Fischer, J. S., Miller, D. M., Andrews, H., Paty, D. W., and LaRocca, N. G.*	Ritvo, P. G., Fischer, J. S., Miller, D. M., Andrews, H., Paty, D. W., & LaRocca, N. G. (1997). *MSQLI: Multiple Sclerosis Quality of Life Inventory: A user's manual.* New York, NY: National Multiple Sclerosis Society.	성인	육체적, 인지적, 심리사회적인 기능에 있어 피로가 미치는 영향을 평가	피로도
수전된 수부 손상 평가 시스템 (MHISS) *Urso–Baiarda, F., Lyons, R. A., Laing, J. H., Brophy, S., Wareham, K., and Camp, D.*	Urso–Baiarda, F., Lyons, R. A., Laing, J. H., Brophy, S., Wareham, K., & Camp, D. (2008). A prospective evaluation of the Modified Hand Injury Severity Score in predicting return to work. *International Journal of Surgery, 6,* 45 – 50.	성인	손, 손목, 팔뚝 부상 정도를 수량화 함; 작업능력의 회복을 예상하는데 사용되어질 수 있음	손상의 심각도
운동 활동 일지 *Uswatte, G., Taub, E., Morris, D., Light, K., and Thompson, P. A.*	Uswatte, G., Taub, E., Morris, D., Light, K., & Thompson, P. A. (2006). The Motor Activity Log–28: Assessing daily use of the hemiparetic arm after stroke. *Neurology, 67,* 1189 – 1194.	성인	일상생활 상황에서의 실제 팔 사용에 대한 정보를 제공	일상생활활동, 수단적 일상생활활동
운동 평가 척도 (MAS) *Carr, J., and Shepherd, R.*	Carr, J. H., Shepherd, R. B., Nordholm, L., & Lynne, D. (1985). Investigation of a new motor assessment scale for stroke patients. *Physical Therapy, 65,* 175 – 180.	성인	뇌졸중이 있는 사람들의 운동신경 기능을 평가	일상생활활동
운동 기능에 영향을 받지 않는 시지각 검사 – 3판 (MVPT–3) *Colarusso, R. P., and Hammill, D. D.*	Academic Therapy Publications 20 Commercial Blvd. Novato, CA 94949 800–422–7249	4–11세	운동 신경과 관계 없는 시지각을 평가	공간관계, 시각적 구별, 시각적 전경배경, 시각적 폐쇄, 시각적 기억
아동 운동기능 평가 도구 2판 *Henderson, S. E., Sugden, D. A., and Barnett, A.*	Pearson Assessments Attention: Inbound Sales and Customer Support 19500 Bulverde Road San Antonio, TX 78259–3701 ClinicalCustomerSupport@ Pearson.com 800–627–7271	3–16세 11개월	운동신경 장애가 있는 아이들의 운동신경을 평가	정적 균형, 동적 균형, 손 기민성, 운동의 속도, 눈과 손의 협응, 문제 해결 기술
조기 교육 뮬렌 척도 *Mullen, E. M.*	Pearson Assessments Attention: Inbound Sales and Customer Support 19500 Bulverde Road San Antonio, TX 78259–3701 ClinicalCustomerSupport@ Pearson.com 800–627–7271	출생부터 68개월	어린 아이들의 인지능력, 운동신경, 언어기능을 평가	대근육, 표현성 언어, 시각적 수용, 수용 언어, 소근육

평가 제목 그리고 저자	출판 그리고/또는 연락처 정보	연령	명시된 목적	평가 영역
피로도 배열 목록 *Smets, E. M., Garssen, B., Bonke, B., and DeHaes, J. C.*	Smets, E. M., Garssen, B., Bonke, B., & DeHaes, J. C. (1995). The Multidimensional Fatigue Inventory (MFI) psychometric qualities of an instrument to assess fatigue. *Journal of Psychomatic Research, 39*, 315 – 325.	성인	여러 가지 종류의 피로를 측정	일반적 피로도, 신체적 피로도, 정신적 피로도, 감소된 의지, 감소된 활동
다방향 잡기 검사 (MDRT) *Newton, R.*	Newton, R. A. (1997). Validity of the multi–directional reach test: A practical measure of limits of stability in older adults. *Journal of Gerontology Series: Biological Sciences, Medical Sciences, 56A*, 248 – 252.	성인	뻗는 행동을 하는 동안의 신체 안정도를 측정	다양한 방향의 움직임에서 안정성
다발성 경화증 영향 척도 (MSIS–29) *Hobart, J., Lamping, D., Fitzpatrick, R., Riazi, A., and Thompson, A.*	Hobart, J., Lamping, D., Fitzpatrick, R., Riazi, A., & Thompson, A. (2001). The Multiple Sclerosis Impact Scale (MSIS–29): A new patient–based outcome measure. *Brain, 124*, 962 – 973.	성인	환자 관점에서의 다발성 경화증의 육체적 심리적 영향을 측정	장애/신체적 기능, 삶의 질
다발성 경화증 삶의 질 목록 (MSQLI) *National Multiple Sclerosis Society Consortium of Multiple Sclerosis Centers*	Director of Health Care Delivery and Policy Research National Multiple Sclerosis Society Nicholas LaRocca, PhD 733 Third Avenue 3rd floor New York, NY 10017 212–476–0414 nicholas.larocca@nmss.org http://www.nationalmssociety.org/ docs/HOM/MSQLI_ Manual_and _Forms.pdf	성인	다발성 경화증을 앓고 있는 성인의 삶의 질을 측정	삶의 질
국제 시각 협회 – 시각 기능 설문지 (NEI–VFQ–25) *Mangione, C. M., Lee, P. P., Gutierrez, P. R., Spritzer, K., Berry S., and Hays, R. D.*	Mangione, C. M., Lee, P. P., Gutierrez, P. R., Spritzer, K., Berry S., & Hays, R. D. (2001). Development of the 25–item National Eye Institute Visual Function Questionnaire. *Archives of Ophthalmology, 119*, 1050 – 1058.	성인	일상생활 기능에서 시각적인 장애의 영향을 평가	일상생활활동, 여가, 정신사회성
국제 건강 협회의 활동 기록 (ACTRE) *Furst, G.*	National Institutes of Health Building 10, Room 6s235 10 Center Drive MSC 1604 Bethesda, MD 20892–1604 hodsdonb@cc.nih.gov	청소년부터 성인	역할 활동의 변화를 확인	일상생활활동
국제 건강 협회의 통증 척도	http://painconsortium.nih.gov/pain_scales/index.html	3세 이상 아동 그리고 성인	통증을 수치화	통증 강도
국제 건강 협회의 뇌졸중 척도 (NIHSS)	http://www.nihstrokescale.org/ http://www.ninds.nih.gov/doctors/NIH_Stroke_Scale.pdf	성인	뇌졸중 관련한 신경의 결함에 대한 양적인 측정을 제공	의식, 언어, 편측 무시, 시야 결손, 안구 운동, 운동 강도, 운동 실조, 구음장애, 감각 손실
신생아 행동 자연 관찰 (NONB) *Als, H.*	Als, H. (1984). *Manual for the naturalistic observations of newborn behavior: Preterm and fullterm infants*. Boston, MA: The Children's Hospital.	조산부터 만삭의 영아	정규적인 관찰을 통한 유아의 행동을 평가: 다루기 너무 허약한 아이들을 관찰할 때 사용	행동, 접근 및 회피 등

평가 제목 그리고 저자	출판 그리고/또는 연락처 정보	연령	명시된 목적	평가 영역
미숙아 신경행동 평가 (NAPI) *Korner, A. F., Brown, J. V., Thom, V. A., and Constantinou, J. C.*	Korner, A. F., Brown, J. V., Thom, V. A., & Constantinou, J. C. (2000). *Neurobehavioral Assessment of the Preterm Infant Revised* (2nd ed.). Van Nuys, CA: Child Development Media. http://med.stanford.edu/NAPI/	32주 수태 후 연령	미숙아의 발달 과정을 모니터하고 지속적으로 차이를 구별; 중재와 측정에 사용	발달 이정표
신경행동 평가 목록 *Kreutzer, J. S., Seel, R. T., and Marwitz, J. H.*	Pearson Assessments Attention: Inbound Sales and Customer Support 19500 Bulverde Road San Antonio, TX 78259-3701 ClinicalCustomerSupport@Pearson.com 800-627-7271	17-80세	신경 결손이 있는 사람의 치료계획 및 방법 변환을 위해 개발	우울증, 신체적, 기억력/집중력, 의사소통, 공격성, 운동성
조산아부터 만삭아의 신경행동 평가 *Dubowitz, L. M. S., Dubowitz, V., and Mercuri, E.*	Dubowitz, L. M. S., Dubowitz, V., & Mercuri, E. (2000). *Neurological Assessment of the Preterm and Full-Term Infant*. London, United Kingdom: Mac Keith Press.	조산부터 만삭의 영아	임상에서 신경의 평가를 하는데 사용	신경학적 시스템
신생아 중환자실 네트워크 신경행동 척도 (NNNS) *Lester, B. M., and Tronick, E. Z.*	Lester, B. M., & Tronick, E. Z. (2004). *NICU Network Neurobehavioral Scale (NNNS)*. Baltimore, MD: Brookes.	조산부터 만삭의 영아	신경 행동적 기능을 평가	신경학적 항목, 행동 상태, 스트레스/절제 항목
나인 홀 페그 검사	Mathiowetz, V., Weber, K., Kashman, N., & Volland, G. (1985). Adult norms for the Nine Hole Peg Test of finger dexterity. *Occupational Therapy Journal of Research, 5*, 24-38.	성인	손가락 기민성을 평가	소 근육 기민성
Nottingham 확장형 일상생활 활동 척도 (NEADL) *Nouri, F. M., and Lincoln, N. B.*	Nouri, F. M., & Lincoln, N. B. (1987). An extended activities of daily living scale for stroke patients. *Clinical Rehabilitation, 1*(4), 301-305. http://www.nottingham.ac.uk/iwho/research/publishedassessments.aspx	노인	집으로 퇴원하는 뇌졸중 환자 개인에게 중요한 활동을 평가	수단적 일상생활활동
작업상황 평가 면담 척도 (OCAIRS), Version 4.0 *Forsyth, K., et al.*	http://www.uic.edu/depts/moho/assess/ocairs.html	청소년부터 성인	환자의 직업적 상황 자료를 모음	개인의 인과관계, 가치와 목표, 관심, 역할, 습관, 기술, 이전의 경험, 물리적 사회적 환경, 전체 작업 참여와 적응
작업 수행 과거력 인터뷰 - 2판(OPHI-II) *Kielhofner, G., et al.*	http://www.uic.edu/depts/moho/assess/ophi%202.1.html	청소년부터 성인	환자의 이전 직업활동에 필요한 자료를 모음	활동/작업 선택, 삶의 중요한 사건, 일상생활, 작업 역할, 작업 행동
수면 작업 프로파일 *Pierce, D., and Summers, K.*	Pierce, D., & Summers, K. (2011). Rest and sleep. In C. Brown & V. C. Stoffel (Eds.), *Occupational therapy in mental health: A vision for participation* (pp. 736-754). Philadelphia, PA: F. A. Davis.	성인	수면 프로파일을 개발	수면

평가 제목 그리고 저자	출판 그리고/또는 연락처 정보	연령	명시된 목적	평가 영역
작업질문지 (OQ) *Smith, N. R., Kielhofner, G., and Watts, J. H.*	http://www.uic.edu/depts/moho/mohorelatedrsrcs.html	청소년 부터 성인	시간 사용 패턴과 시간 사용에 대한 느낌에 관한 자료를 모음	시간 사용
작업 자가평가, 2.2판 *Baron, K., Kielhofner, G., Iyenger, A., Goldhammer, V., and Wolenski, J.*	http://www.uic.edu/depts/moho/assess/osa.html	14세 이상	직업 숙련도 또는 직업활동에 대한 환자의 자기 보고용으로 사용	의지, 습관화, 수행요소, 가치, 개인 인간관계, 이해관계, 역할, 습관, 기술 설정
학습에 관한 작업치료 정신사회 평가 *Townsend, S., et al.*	http://www.uic.edu/depts/moho/assess/otpal.html	6–12세	학생 그리고 학생들이 어떻게 물리적 사회적 환경과 소통하는지에 대한 정보를 모음	의지, 습관화, 환경적 요소
오코너 손가락 기민성 평가 *O'Connor, J.*	Lafayette Instrument Company, USA PO Box 5729 Lafayette, IN 47903 USA U.S. Toll Free: 800–428–7545 sales@lafayetteinstrument.com	성인	작은 물체를 빠르게 조작, 유리병 채우기, 작은 선반 작업의 가능성을 예측하기 위해 사용	조작 기술, 기민성, 눈 – 손 협응
정보세트, 결과 및 평가 (OASIS) *Centers for Medicare & Medicaid Services*	http://www.cms.gov/Medicare/Quality–Initiatives–Patient –Assessment–Instruments/OASIS/index.html	성인	홈 케어를 받는 사람의 일상생활활동과 수단적 일상생활활동을 수행할 수 있는 능력을 평가	옷 입기, 화장실 사용, 이동, 보행/이동, 먹기/삼키기, 꾸미기, 식사 준비, 교통, 세탁, 가정관리, 전화 사용, 약물 관리
육아 스트레스 지수 *Abidin, R. A.*	PAR, Inc. 16204 North Florida Avenue Lutz, FL 33549 1–800–331–8378	18–60세	장애 자녀 양육에 대한 위험이 있는 소아에게 정상적인 기능을 촉진하기 위해 실패의 특성 파악, 행동 및 정서적 문제가 있는 아동 및 부모를 식별	부모의 고통, 부모 – 자식 간의 상호작용 기능장애, 장애 아동
파킨슨 질환자의 삶의 질 설문지 (PDQ – 39) *옥스포드 대학 보건건 서비스 연구*	Jenkinson, C., Fitzpatrick, R., & Peto, V. (1998). *The Parkinson's Disease Questionnaire: User Manual for the PDQ–39, PDQ–8, and the PDQ Summary Index.* Oxford, United Kingdom: Health Services Research Unit. http://www.publichealth.ox.ac.uk/units/hsru/PDQ/Intro%20pdq	파킨슨 질환을 가진 성인	파키슨병 진단을 받은 환자들의 건강 관련 삶의 질을 평가	일상생활활동, 감정, 낙인, 사회적 지원, 인지, 통신, 신체적 불편
아동과 청소년의 참여 및 환경 검사 *Coster, W., Law, M., and Bedell, G.*	Coster, W., Law, M., Bedell, G., Khetani, M. A., Cousins, M., & Teplicky, R. (2012). Development of the Participation and Environment Measure for Children and Youth: Conceptual basis. *Disability and Rehabilitation, 34,* 238 – 246. http://www.canchild.ca/en/ourresearch/pep.asp	5–17세	참여와 환경에 대해 평가	가정, 학교, 커뮤니티에서의 활동

평가 제목 그리고 저자	출판 그리고/또는 연락처 정보	연령	명시된 목적	평가 영역
객관적 참여와 주관적 참여 (POPS) *Brown, M., Dijkers, M. P. J. M., Gordon, W. A., Ashman, T., Charatz, H., and Cheng, Z.*	Brown, M., Dijkers, M. P. J. M., Gordon, W. A., Ashman, T., Charatz, H., & Cheng, Z. (2004). Participation Objective, Participation Subjective: A measure of participation combining insider and outsider perspectives. *Journal of Head Trauma Rehabilitation, 19,* 459–481.	성인	일상생활활동과 수단적 일상생활활동 참여를 측정하기 위해 두 가지 관점을 사용 (장애가 있는 사람과 규범적인 "아웃사이더")	일상생활활동, 수단적 일상생활활동, 지역사회 통합
피바디 운동발달 척도 – 2판 (PDMS – 2) *Folio, M. R., and Fewell, R. R.*	Academic Therapy Publications 20 Commercial Blvd. Novato, CA 94949–6191 800–422–7249 Fax: 415–883–3720 http://www.academictherapy.com	출생부터 7세	아이들의 운동 신경 발달을 양적으로 평가	대근육, 소근육 기술
소아 장애 평가 목록 (PEDI) *Haley, S. M., Coster, W. J., Ludlow, L. H., Haltiwanger, J. T., and Andrellos, P. J.*	http://crecare.com/home.html	6개월 부터 7.5세	어린 아이들의 기능적 기술을 평가, 발전을 관찰하거나 치료 프로그램의 결과를 평가	자조활동, 이동, 사회적 기능
소아 장애 평가 목록–CAT	http://crecare.com/home.html	6개월 부터 14세	중요한 기능적 역량과 수행능력 평가: 7살 이하의 기능적 능력을 가진, 나이가 있는 어린이들에게 사용	자조활동, 이동, 사회적 기능
아동 흥미도 프로파일 : 아동 놀이 프로파일 사춘기전 놀이 프로파일 청소년기 여가 흥미도 프로파일 *Henry, A. D.*	http://www.uic.edu/depts/moho/images/assessments/PIPs%20Manual.pdf	아이놀이 : 6–9세 사춘기 직전놀이 : 9–12세 청소년 여가흥미 : 12–21세	놀이와 여가활동에서 아이의 흥미와 참여를 평가함으로써 아이의 관심을 끌 수 있는 특정 놀이와 여가활동을 선택	놀이 그리고 여가활동의 흥미와 참여
아동 의지력 설문지 *Basu, S., Kafkes, A., Schatz, R., Kiraly, A., and Kielhofner, G.*	http://www.uic.edu/depts/moho/assess/pvq.html	2–7세	어린 아이의 자유의지를 평가	동기, 가치, 흥미, 환경적 영향
페퍼 시각적 읽기 기술 검사 (VSRT) *Baldasare, J., and Watson, G. R.*	Baldasare, J., & Watson, G. R. (1986). The development and evaluation of a reading test for low vision individuals with macular loss. *Journal of Visual Impairment and Blindness, 80,* 785–789.	성인	시력에 기반한 읽기 속도와 능력을 평가	시각운동, 시력
회상, 계획, 과제 시스템 활동 분석 *Aubin, G., Chapparo, C., Gelinas, I., Stip, E., and Rainville, C.*	Aubin, G., Chapparo, C., Gelinas, I., Stip, E., & Rainville, C. (2009). Use of the Perceive, Recall, Plan, and Perform System of Task Analysis for persons with schizophrenia: A preliminary study. *Australian Occupational Therapy Journal, 56,* 189–199.	성인	일상생활에서 작업 행동들과 기능들을 평가	일상생활활동, 수단적 일상생활활동
인지된 효과 및 목적 지향적 시스템 *Missiuna, C., Pollock, N., and Law, M.*	Pearson Assessments Attention: Inbound Sales and Customer Support 19500 Bulverde Road San Antonio, TX 78259–3701 ClinicalCustomerSupport@Pearson.com 800–627–7271	5–10세	집과 학교와 지역사회 환경에서 아이의 일상생활을 평가	일상생활활동, 수단적 일상생활활동

평가 제목 그리고 저자	출판 그리고/또는 연락처 정보	연령	명시된 목적	평가 영역
자기관리 기술 평가 3.1판 (PASS) *Holm, M. B., and Rogers, J. C.*	University of Pittsburgh School of Health and Rehabilitation Sciences Pittsburgh, PA 15260	다양한 손상을 받은 성인	환자의 집과 병원에서 독립적인 생활 기술을 평가하고 변화를 측정	기능적이동, 개인 위생, 가정 관리
놀이 형태 *Sturgess, J., and Ziviani, J.*	Sturgess, J., & Ziviani, J. (1995). Development of self-report play questionnaire for children aged 5 to 7 years: A preliminary report. *Australian Occupational Therapy Journal, 42*, 107–117.	5–7세	자기보고식 놀이기술 평가	놀이
놀이력 *Takata, N.*	Behnke, C., & Fetkovich, M. (1984). Examining the reliability and validity of the Play History. *American Journal of Occupational Therapy, 38*, 94–100.	아동–청소년	아이의 놀이경험과 놀이 기회에 대해 확인	이전의 놀이 경험, 실제 놀이, 놀이 기회
긍정 그리고 부정 스케쥴 *Watson, D., and Clark, L. A.*	Watson, D., & Clark, L. A. (1994). *Manual for the positive and negative affect schedule—expanded form.* Retrieved from University of Iowa website: http://www.psychology.uiowa.edu/faculty/clark/panas-x.pdf	성인	특별한 감정적 상황에 대해 평가	감정조절
뇌졸중 환자의 자세 평가 척도 (PASS) *Benaim, C., Perennou, D. A., Villy, J., Rousseaux, M., and Pelissier, J. Y.*	Benaim, C., Perennou, D. A., Villy, J., Rousseaux, M., & Pelissier, J. Y. (1999). Validation of a standardized assessment of postural control for stroke patients: The Postural Assessment Scale for Stroke Patients (PASS). *Stroke, 30*, 1862–1868.	성인	편마비인의 자세를 잡는 능력을 평가	다양한 자세의 자세 유지능력
아동의 활동 선호도 (PAC)	See information for Children's Assessment of Participation and Enjoyment (CAPE).	–	–	–
유치원 활동 카드 종류 (PACS) *Berg, C., and LaVesser, P.*	Berg, C., & LaVesser, P. (2006). The Preschool Activity Card Sort. *Occupational Therapy Journal of Research, 26*, 143–151.	3–6세	활동 참여도를 평가하는 위해 사진을 사용	일상생활활동, 지역사회, 이동, 여가, 사회적 관계, 집안일, 교육
감정 상태 프로파일–수정 2판 *Heuchert, J. P., and McNair, D. M.*	Multi-Health Systems Inc. P.O. Box 950 North Tonawanda, NY 14120-0950 1-800-456-3003	13세 이상	자가보고를 통해 기분의 상태를 평가	감정 조절
정신분열질환자의 작업참여 프로파일 (POES) *Bejerholm, U., Hansson, L., and Eklund, M.*	Bejerholm, U., Hansson, L., & Eklund, M. (2006). Profiles of Occupational Engagement in people with Schizophrenia, POES: Development of a new instrument based on time-use diaries. *British Journal of Occupational Therapy, 69*, 1–11.	성인	일상적 활동을 통해 어떻게 사람들이 직업에 관여하는지 확인	일상생활활동, 활동과 휴식, 다양한 범위의 작업, 장소, 사회적 환경, 사회적 상호작용, 해석, 확장된 의미의 작업, 일상, 수행요소의 흥미도
퍼듀 페그보드 *Tiffin, J.*	Lafayette Instrument Company 3700 Sagamore Parkway North PO Box 5729 Lafayette, IN 47903 800-428-7545	5세 이상	손끝, 손가락, 손, 팔을 이용하는 기민성 평가	손가락 기민성, 소근육 협응, 속도

평가 제목 그리고 저자	출판 그리고/또는 연락처 정보	연령	명시된 목적	평가 영역
사지마비자의 기능 목록 *Gresham, G. E., Labi, M. L., Dittmar, S. S., Hicks, J. T., Joyce, S. Z., and Stehlik, M. A.*	Gresham, G. E., Labi, M. L., Dittmar, S. S., Hicks, J. T., Joyce, S. Z., & Stehlik, M. A. (1986). The Quadriplegia Index of Function (QIF): Sensitivity and reliability demonstrated in a study of thirty quadriplegic patients. *Paraplegia, 24*(1), 38 – 44.	18세 이상	척수손상이 있는 사람의 작지만 중요한 개선을 기술	일상생활활동
삶의 질 목록 (QOLI) *Frisch, M. B.*	Pearson Assessments Attention: Inbound Sales and Customer Support 19500 Bulverde Road San Antonio, TX 78259–3701 ClinicalCustomerSupport@ Pearson.com 800–627–7271	17세 이상	긍정적인 건강, 웰빙, 삶의 질을 평가	16개 영역의 삶의 질
성인 신체장애 삶의 질 프로파일 (QOLP–PD) *Renwick, R., Nourhaghighi, N., Manns, P. J., and Rudman, D. L.*	Renwick, R., Nourhaghighi, N., Manns, P. J., & Rudman, D. L. (2003). Quality of life for people with physical disabilities: A new instrument. *International Journal of Rehabilitation Research, 26*(4), 279 – 287.	성인	육체적인 장애가 있는 사람의 삶의 질을 평가	삶의 질, 실재, 적절성
빠른 신체학적 스크리닝 테스트–3판 *Mutti, M., Martin, N. A., Sterling, H. M., and Spalding, N. V.*	Academic Therapy Publications 20 Commercial Blvd. Novato, CA 94949–6191 800–422–7249 Fax: 415–883–3720 http://www.academictherapy.com	4–80세	약한 신경 증상이나 관련 운동신경 장애, 학습의 어려움, 일상 기능에서의 문제점들을 확인	대소근육 조절, 운동계획, 순서화, 감각비율과 리듬, 시공간 조직화, 시각청각지각 기술, 균형, 소뇌 균형기능, 집중력 장애
란초로스 아미고스 인지수준 평가 *Hagen, C.*	Hagen, C. (1998). *The Rancho Levels of Cognitive Functioning: The revised levels* (3rd ed.). Downey, CA: Rancho Los Amigos Medical Center.	모든 연령	의식과 인지기능의 수준을 평가	인지기능
정상활동 재통합 목록 (RNL) *Wood–Dauphinee, S., Opzoomer, M. A., Williams, J. I., Marchand, J., and Spitzer, W. O.*	Wood–Dauphinee, S., Opzoomer, M. A., Williams, J. I., Marchand, B., & Spitzer, W. O. (1988). Assessment of global function: The Reintegration to Normal Living Index. *Archives of Physical Medicine and Rehabilitation, 69*, 583 – 590.	성인	정상적인 생활을 할 수 없는 질병이나 피해 후, 얼마나 잘 개인들이 일상생활패턴으로 돌아오는가를 평가	일상생활활동
환경영향 척도 (REIS) *Fisher, G., Arriaga, P., Less, C., Lee, J., and Ashpole, E.*	http://www.uic.edu/depts/moho/REISinformation.html	지역사회 복지시설에 거주하는 성인	집의 환경이 얼마나 잘 거주자 전체의 필요에 맞는지를 평가	접근성, 인지적 신체적지지, 신체적 환경, 자연적 환경, 가구, 감각적 환경, 가정의 질, 물체의 존재, 개인적 선호도
수정된 아동의 확실한 우울중 척도 – 수정 2판 (RCMAS–2) *Reynolds, C. R., and Richmond, B. O.*	Western Psychological Services 625 Alaska Ave. Torrance, CA 90503–5124 424–201–8800	6–19세	아이들이 경험한 불안의 정도와 원인을 평가	불안감

평가 제목 그리고 저자	출판 그리고/또는 연락처 정보	연령	명시된 목적	평가 영역
수정된 녹스 유치원 놀이 척도 (RKPPS) *Knox, S.*	Knox, S. (1997). Development and current use of the Knox Preschool Play Scale. In L. Parham & L. Fazio (Eds.), *Play in occupational therapy for children* (pp. 35-51). St. Louis, MO: Mosby.	출생–6세	놀이기술의 관찰 평가로 사용	공간관계, 물체관리, 가면 또는 상징놀이, 놀이 참여
리버미드 행동 기억검사 – 확장판 (RBMT–E) *Wilson, B., Clare, L., Baddeley, A., Watson, P., and Tate, R.*	Pearson Assessments Attention: Inbound Sales and Customer Support 19500 Bulverde Road San Antonio, TX 78259–3701 ClinicalCustomerSupport@Pearson.com 800–627–7271	16–65세	모든 활동에서 발생하는 기억력 손상을 확인하려면 폭넓은 문화 경험이 필요	기억
아동용 리버미드 행동 기억 검사 (RBMT–C) *Wilson, B., Ivani–Chalian, R., and Aldrich, F.*	Pearson Assessments Attention: Inbound Sales and Customer Support 19500 Bulverde Road San Antonio, TX 78259–3701 ClinicalCustomerSupport@ Pearson.com 800–627–7271	아동, 5–11세	각각의 활동에서 일어나는 기억장애를 발견하고 확인	언어회상, 검사 후 다시 기억, 개인적 사진 기억, 이야기 되풀이하여 기억, 방에서의 활동 기억, 기억
리버미드 행동 기억 검사-3판 (RBMT–3) *Wilson, B., et al.*	Pearson Assessments Attention: Inbound Sales and Customer Support 19500 Bulverde Road San Antonio, TX 78259–3701 ClinicalCustomerSupport@Pearson.com 800–627–7271	16–96세	기억장애를 발견하고 확인	기억
리버미드 운동 평가 (RMA) *Institute of Work, Health, & Organisations*	Institute of Work, Health, & Organisations International House Jubilee Campus, Wollaton Road Nottingham, NG8 1BB http://www.nottingham .ac.uk/iwho/research/publishedassessments.aspx	성인	뇌졸중 후 기능을 평가	대운동, 소운동
역할 활동 수행 척도 (RAPS) *Good–Ellis, M. A.*	Good–Ellis, M. A. (1999). The Role Activity Performance Scale. In B. J. Hemphill–Pearson (Ed.), *Assessments in occupational therapy mental health: An integrative approach* (pp. 205-230). Thorofare, NJ: Slack.	성인	시간에 따른 역할 활동 능력 이력을 평가 (최장 18개월까지)	일상생활활동, 수단적 일상생활활동
역할 변경 평가 *Jackoway, I. S., Rogers, J. C., and Snow, T. L.*	Jackoway, I. S., Rogers, J. C., & Snow T. L. (1987). The Role Change Assessment: An interview tool for evaluating older adults. *Occupational Therapy in Mental Health, 7,* 17-37.	노인	나이든 성인들의 역할 능력을 평가	가족 그리고 사회적 직업적, 자조 활동 조직화, 여가, 건강 관리
역할 체크 리스트 (RC) *Oakley, F.*	http://www.uic.edu/depts/moho/mohorelatedrsrcs.html E–mail Fran Oakley to request the Role Checklist at foakley@nih.gov. Please include the following information in your e–mail request: first and last name; type of facility in which you work; type of clients served; and city, state, and country of residence.	성인	성인 생활에서 있어서 생산적인 역할을 평가	환자의 역할 확인, 역할에는 참여자의 동기가 필요, 역할 이동에 대한 인식

평가 제목 그리고 저자	출판 그리고/또는 연락처 정보	연령	명시된 목적	평가 영역
일상 과제 목록–2 (RTI–2) *Allen, C. K., Kehrberg, K., and Burns, T.*	Allen, C. K., Kehrberg, K., & Burns, T. (1992). Evaluation instruments. In C. K. Allen, C. A. Earhart, & T. Blue (Eds.), *Occupational therapy treatment goals for the physically and cognitively disabled* (pp. 30 – 84). Bethesda, MD: American Occupational Therapy Association.	성인	자가보고 또는 관찰을 이용한 일반적인 일들을 하는 동안의 기능적 행동을 평가	자기인식 (예, 꾸미기, 옷입기, 화장실 위생), 상황인식 (예, 가정 관리, 재정 관리, 쇼핑), 작업 역학 (예, 계획/주요 역할 활동, 활동 수행), 사회적 역할 (예, 의사소통, 의미, 지침)
일상에 기반을 둔 인터뷰 (RBI) *McWilliam, R., Casey, A., and Sims, J.*	McWilliam, R., Casey, A., & Sims, J. (2009). The Routines–Based Interview: A method for gathering information and assessing needs. *Infants and Young Children, 22*, 224 – 233. Siskin Children's Institute http://www.siskin.org/www/docs/112.190/	아동	개선된 IFSP 와 IEP 목표 정보를 획득	일상과제, 가족 관심도와 요구도, 사회적 약속
재활에 대한 환경안전 평가 (SAFER) *Oliver, R., Blathwayt, J., Brackley, C., and Tamaki, T.*	Oliver, R., Blathwayt, J., Brackley, C., & Tamaki, T. (1993). Development of the Safety Assessment of Function and the Environment for Rehabilitation (SAFER) tool. *Canadian Journal of Occupational Therapy 60*, 78 – 82.	노인	노인의 집 안전도를 평가	가정의 다양한 위험뿐만 아니라 화재 위험등의 일반적인 위험도; 개인이 다양한 자기 관리 및 가정용 작업을 수행하는 방법에 대한 안전문제를 검사; 기억 보조사용을 위한 전위 검사; 도움을 줄 수 있는 방법을 식별
삶의 만족도 척도 (SWLS) *Diener, E., Emmons, R. A., Larsen, R. J., and Griffin, S.*	Diener, E., Emmons, R. A., Larsen, R. J., & Griffin, S. (1985). The Satisfaction with Life Scale. *Journal of Personality Assessment, 49*, 71 – 75.	성인	포괄적인 삶의 만족도를 평가	삶의 질
독립적인 생동 척도 – 수정판 (SIB–R) *Bruininks, R. H., Woodcock, R. W., Weatherman, R. F., and Hill, B. K.*	Riverside Publishing Company 3800 Golf Road, Suite 200 Rolling Meadows, IL 60008 800–323–9540	모든 연령	적응행동의 포괄적인 평가를 제공하고 문제 행동 분야 확인	적응 행동
노인의 일상 활동 (SOAR) *Zisberg, A., Young, H. M., and Schepp, K.*	Zisberg, A., Young, H. M., & Schepp, K. (2009). Development and psychometric testing of the Scale of Older Adults' Routine. *Journal of Advanced Nursing, 65*, 672 – 683.	노인	시간에 따른 일상 안정성을 평가	기본적 일상생활활동, 수단적 일상생활활동, 사회적 활동, 여가활동, 휴식 활동
정신분열증 인지 평가 척도 (SCoRS) *Keefe, R. S. E., Poe, M., Walker, T. M., Kang, J. W., and Harvey, P. D.*	Keefe, R. S. E., Poe, M., Walker, T. M., Kang, J. W., & Harvey, P. D. (2006). The Schizophrenia Cognition Rating Scale: An interview–based assessment and its relationship to cognition, real–world functioning, and functional capacity. *The American Journal of Psychiatry, 163*, 426 – 432.	성인	인지결손이 얼마나 일상 기능에 영향을 미치는지 평가	집중력, 기억력, 문제 해결력, 활동 기억, 언어 구성, 운동기술

평가 제목 그리고 저자	출판 그리고/또는 연락처 정보	연령	명시된 목적	평가 영역
학교 기능 평가 (SFA) *Coster, W., Deeney, T., Haltiwanger, J., and Haley, S.*	Pearson Assessments Attention: Inbound Sales and Customer Support 19500 Bulverde Road San Antonio, TX 78259-3701 ClinicalCustomerSupport@ Pearson.com 800-627-7271	유치원-6학년	초등학교에서 학생의 참여를 돕는 기능적 업무 와 활동의 실적을 평가하고 관찰	유치원 활동 참여, 요소 지지, 활동 수행
학교 환경 관찰 *Hanft, B., and Place, P.*	Pearson Assessments Attention: Inbound Sales and Customer Support 19500 Bulverde Road San Antonio, TX 78259-3701 ClinicalCustomerSupport@ Pearson.com 800-627-7271	환경 평가	교육에 도움을 주거나 방해가 되는 환경적 요인들을 확인	학생 환경; 교식, 체육관, 식당, 화장실, 놀이터, 강당
학교 셋팅 면담 (SSI) -3판 *Hemmingsson, H., Egilson, S., Hoffman, O. R., and Kielhofner, G.*	http://www.uic.edu/depts/moho/assess/ssi.html	9세-고등학생	장애가 있는 어린이들과 청소년에게 다양한 학교 환경에서 그들의 기능적인 행동에 미치는 영향에 대해 기술	장애를 가진 아동과 청소년의 학교 환경에 영향을 미치는 기능적 수행
학교 생활 설문지 (SSQ) *Barkley, R.*	Barkley, R. A., & Murphy, K. R. (1998). *Attention deficit hyperactivity disorder: A clinical workbook* (2nd ed.). New York, NY: Guilford.	학령기	ADD/ADHD의 증상이 어떻게 학교환경과 아이의 일상생활 활동에서의 참여능력을 방해하는지 확인	일상생활활동
학교에서의 운동과 과정 기술 평가 (School AMPS) *Fisher, A. G., Bryze, K., Hume, V., and Griswold, L. A.*	Fisher, A. G., Bryze, K., Hume, V., & Griswold, L. A. (2005). *School AMPS: School version of the Assessment of Motor and Process Skills* (2nd ed.). Fort Collins, CO: Three Star Press.	3-12세	학생들의 학업 능력을 평가	운동기술, 과정 기술
자각 조사 *Holland, J. L.*	Psychological Assessment Resources, Inc. 16204 N. Florida Avenue Lutz, FL 33549 813-968-3003 http://www.self-directed-search.com/	14세 이상	직업 관심도를 평가	호흡활동, 능력, 작업
자기 주도적 검색 *Meltzer, P.*	Meltzer, P. (2003). *Self-Discovery Tapestry: A Colorful, Interactive, Life-Review Instrument.* Baltimore, MD: Health Professions Press.	성인	관심 있는 것에 대한 자가 평가로 사용; 적응에 대해 인식	흥미도, 자가인식
청소년용 자가인지 프로파일 *Harter, S.*	Harter, S. (1988). *Manual for the Adolescent Self-Perception Profile.* Denver, CO: Author.	청소년	청소년의 자부심과 인지된 능숙도를 평가	수학능력, 사회적 수용, 운동 능력, 외모, 행동 행위, 자신의 가치
아동용 자가 인지 프로파일 *Harter, S.*	Harter, S. (1985). *The Self-Perception Profile for Children: Revision of the Perceived Competence Scale for Children.* Denver, CO: University of Denver.	8세 이상 아동	아이들의 자부심과 인지된 능숙도를 평가	수학능력, 사회적 수용, 운동 능력, 외모, 행동 행위, 자신의 가치

평가 제목 그리고 저자	출판 그리고/또는 연락처 정보	연령	명시된 목적	평가 영역
시각 영역의 자가 보고식 평가 *C. A., and Hicks, E.*	Warren, M., Velozo, C. A., & Hicks, E. (2008, April). *Self-Report Evaluation to Identify and Predict Occupational Performance in Aadults with Low Vision.* Paper presented at the American Occupational Therapy Annual Conference, Long Beach, CA.	성인	기능적인 시력과 관련한 관찰의 요소를 포함한 자가 보고에 사용	일상생활활동, 수단적 일상생활활동
자가 보고식 측정 (SRFM) *Hoenig, H.*	Hoenig, H., McIntyre, L., Sloane, R., Branch, L. G, Truncali, A., & Horner, R. D. (1998). The reliability of a Self-reported measure of disease, impairment, and function in persons with spinal cord dysfunction. *Archives in Physical Medicine and Rehabilitation, 79,* 378-387.	–	기능을 자가 평가하는데 사용; 치료의 효험, 지역사회 복귀를 위한 준비상태를 평가하기 위해 사용	기본적 일상생활활동, 수단적 일상생활활동, 도움이 필요한 양
Semmes-Weinstein 모노필라멘트 테스트 *Weinstein, S.*	Weinstein, S. (1993). Fifty years of somatosensory research: From the Semmes-Weinstein monofilaments to the Weinstein enhanced sensory test. *Journal of Hand Therapy, 6,* 11-22.	모든 연령	보통, 보호하는 감각의 정도를 결정하기 위해 유용한 피부 압력 기준치를 확인	피부 감각도
감각통합과 실행검사 (SIPT) *Ayres, A. J.*	Western Psychological Services 625 Alaska Ave Torrance, CA 90503-5124 800-648-8857	4-8세 11개월	실행과 감각처리 및 통합을 위한 전정, 고유수용성, 촉각, 운동감각, 시각 시스템을 평가	감각 처리, 시공간 지각, 협응, 운동계획
감각통합 관찰 가이드 *Schaaf, R., Burke, J., and Anzalone, M.*	Sensory Processing Disorder Foundation http://www.sinetwork.org/	0-2개월	유아의 감각 응답에 관한 부모의 보고를 측정	촉각 반응, 전정-고유수용성, 운동 적응, 조직화
감각 조직 검사 (SOT) *Nashner, L. M.*	NeuroCom 9570 SE Lawnfield Road Clackamas, OR 97015 800-767-6744	성인	환자가 자세조절을 하기 위해서 중요한 체성감각, 시각, 전정기관의 비정상을 객관적으로 확인	다양한 감각의 상태/환경에서의 자세 안정성
감각처리 측정 (SPM) -가정용 *Parham, L. D., and Ecker, C.*	Western Psychological Services 625 Alaska Ave. Torrance, CA 90503-5124 800-648-8857	5-12세	집에서 아이의 감각 처리 과정에서의 어려움에 대한 묘사를 제공	시각, 청각, 촉각, 고유수용성, 전정
감각처리 측정 (SPM) -학교용 *Miller-Kuhaneck, H., Henry, D., and Glennon, T.*	Western Psychological Services 625 Alaska Ave Torrance, CA 90503-5124 800-648-8857	5-12세	학교에서 아이의 감각 처리 과정에서의 어려움에 대한 묘사를 제공	시각, 청각, 촉각, 고유수용성, 전정
감각프로파일 청소년/성인 감각 프로파일 영유아/유아 감각 프로파일 *Dunn, W.*	Pearson Assessments Attention: Inbound Sales and Customer Support 19500 Bulverde Road San Antonio, TX 78259-3701 ClinicalCustomerSupport@Pearson.com 800-627-7271	감각 프로파일 : 3-10세 청소년/성인 : 10세 이상 영아/유아 : 0-36개월	일상생활에서 감각 정보를 처리하는 방법을 결정하고, 기능에 대한 감각기능 성능에 대한 감각 시스템의 효과를 프로파일	감각 처리 조절 행동과 감각반응

평가 제목 그리고 저자	출판 그리고/또는 연락처 정보	연령	명시된 목적	평가 영역
아동작업 프로파일 요약본 *Bowyer, P., et al.*	http://www.uic.edu/depts/moho/assess/scope.html	출생부터 21세	참여하기 위한 아이의 능력을 평가	자유의지, 습관화, 기술, 환경
약식-36 *Ware, J. E.*	http://www.qualitymetric.com/WhatWeDo/GenericHealthSurveys/tabid/184/Default.aspx?gclid=CNHFq4fPuK8CFSzptgodyiN5iw	14세 이상	일반적인 건강을 평가	신체적 활동, 사회적 활동, 역할 활동, 신체 통증, 정신건강, 심리건강, 활력, 일반건강
Sign and Symptom Checklist for HIV, Revised (SSC-HIVrev) Holzemer, W. L., Hudson, A., Kirksey, K. M., Hamilton, M. J., and Bakken, S.	Holzemer, W. L., Hudson, A., Kirksey, K. M., Hamilton, M. J., & Bakken, S. (2001). The Revised Sign and Symptom Checklist for HIV (SSC-HIVrev). Journal of the Association of Nurses in AIDS Care, 12, 60-70.		HIV와 관련된 징후 및 증상을 식별하기 위해	HIV의 물리적 징후와 증상
시뮬레이터 질병 설문지 (SSQ) *Kennedy, R. S., Lane, N. E., Berbaum, K. S., and Lilienthal, M. G.*	Kennedy, R. S., Lane, N. E., Berbaum, K. S., & Lilienthal, M. G. (1993). Simulator Sickness Questionnaire: An enhanced method for quantifying simulator sickness. *The International Journal of Aviation Psychology, 3,* 203-220.	성인	시뮬레이션 어지러움에 대해 평가; 운전 시뮬레이션을 하는 동안 사용	안구 움직임에서의 증후, 방향감각 상실, 메스꺼움 영역
사회적 리듬 메트릭스 (SRM-5) *Monk, T. H., Frank, E., Potts, J. M., and Kupfer, D. J.*	Monk, T. H., Frank, E., Potts, J. M., & Kupfer, D. J. (2002). A simple way to measure daily lifestyle regularity. *Journal of Sleep Research, 11,* 183-190.	19-92세	생활방식의 일정함을 수량화	아침 점심 저녁의 일과
사회기술 비율 체계 (SSRS) *Gresham, F. M., and Elliot, S. N.*	Pearson Assessments Attention: Inbound Sales and Customer Support 19500 Bulverde Road San Antonio, TX 78259-3701 ClinicalCustomerSupport@Pearson.com 800-627-7271	3-18세	교사 학생 관계, 또래 수용, 학업 능력과 같은 부분에 영향을 주는 사회 활동에 등급화	사회적 기술(협력 행사, 책임, 공감, 자기 조절), 문제 행동, 학문적 요소 (교사의 읽는 속도, 수리영역, 일반적 인지기능, 의지, 부조의 지지)
척수손상 독립 척도 (SCIM). *Catz, A., Itzkovich, M., Agranov, E., Ring, H., and Tamir, A.*	Catz, A., Itzkovich, M., Agranov, E., Ring, H., & Tamir, A. (1997). SCIM—Spinal Cord Independence Measure: A new disability scale for patients with spinal cord lesions. *Spinal Cord, 35*(12), 850-856.	성인	일상생활활동에서의 독립성을 평가함: 목표 결정과 결과 평가를 위해 사용	일상생활활동
뇌졸중 영양 척도 (SIS) *Duncan, P. W.*	Ms. Elaine Spildbusch University of Kansas Medical Center Research Institute, Inc. 3901 Rainbow Blvd, Kansas City, Kansas 66160-7702 espielbu@kumc.edu	성인	8가지 영역에서 뇌졸중 회복에 관하여 측정; 힘, 손 기능, 기동성, 일상 생활활동, 감정, 기억, 의사소통, 사회적 참여	근력, 손 기능, 이동, 일상생활활동, 감정, 기억, 의사소통, 사회적 참여
뇌졸중 삶의 질 척도 (SS-QOL) . *Williams, L. S., Weinberger, M., Harris, L. E., Clark, D. O., and Biller, J.*	Williams, L. S., Weinberger, M., Harris, L. E., Clark, D. O., & Biller, J. (1999). Development of a Stroke-Specific Quality of Life Scale. *Stroke, 30*(7), 1362-1369. http://www.strokecenter.org/trials/scales/ssqol.html	성인	뇌졸중 후 개인의 삶의 질에 대한 평가	이동, 에너지, 상지 기능, 일/목적성, 감정, 자기 돌봄, 사회적 역할, 가족적 역할, 시각, 언어, 사고, 인격

평가 제목 그리고 저자	출판 그리고/또는 연락처 정보	연령	명시된 목적	평가 영역
삼키기 능력과 기능적 평가 (SAFE) *Kipping, P., Ross-Swain, D., and Yee, P.*	PRO-ED, Inc. 8700 Shoal Creek Blvd. Austin, TX 78757 800-897-3202	청소년 - 성인	삼키는 것에 대한 평가	삼킴
타르디외 척도 수정버전 *Tardieu, G.*	Haugh, A. B., Pandyan, A. D., & Johnson, G. R. (2006). A systematic review of the Tardieu Scale for the measurement of spasticity. *Disability and Rehabilitation, 28,* 899-907.	아동 - 성인	뇌성마비 수준에 대해 수량화	경직
테네시 자아개념 척도 (TSCS-2) *Fitts, W. H., and Warren, W. L.*	Western Psychological Services 625 Alaska Ave Torrance, CA 90503-5124 800-648-8857	7-90세	일생을 통한 자기개념을 평가	운동기술, 가치, 사회기술, 학문
구성원의 연령에 대한 검사 평가 (TEMPA) *Desrosiers, J., Hébert, J., Dutil, E., and Bravo, G.*	Desrosiers, J., Hébert, J., Dutil, É., Bravo, G., & Mercier, L. (1994). Validity of a measurement instrument for upper extremity performance: The TEMPA. *Occupational Therapy Journal of Research 14,* 267-281.	성인	일상생활활동을 이용한 상지 능력을 측정	상지 수행영역
환경지지 검사 (TOES) *Bundy, A.*	Bundy, A. C., Waugh, K., & Brentnall, J. (2009). Developing assessments that account for the role of the environment: An example using the Test of Playfulness and Test of Environmental Supportiveness. *Occupational Therapy Journal of Research, 29,* 135-143.	아동	환경적인 도움이 개인의 놀이에 미치는 영향을 평가	간병인 활동, 규칙 및 경계, 또래, 청년, 그리고 노인, 상호작용의 이전놀이 사용; 자연적 인위적 물체, 금액과 공간의 구성; 감각 환경; 안전과 공간의 접근성
식료품 쇼핑 기술 검사 (TOGSS) *Brown, C., Rempfer, M., and Hamera, E.*	Brown, C., Rempfer, M., & Hamera, E. (2009). *The Test of Grocery Shopping Skills.* Bethesda, MD: AOTA Press.	성인	소비자의 식료품 쇼핑 활동을 마무리하는 능력을 평가	수단적 일상생활활동
관념적 실행 검사 *May-Benson, T. A.*	TMB Educational Enterprises http://www.tmbeducational enterprises.com/	5-8세	아이들의 관념적인 능력에 대해 측정	다양한 활동과 특정한 물체 인식은 개별 개체를 자율적으로 제공하는 것으로 인식
영유아 운동 수행 검사 *Campbell, S. K., Girolami, G., Kolobe, T., Osten, E., and Lenke, M.*	Infant Motor Performance Scales, LLC 1301 W. Madison St. #526 Chicago, IL 60607-1953 http://thetimp.com	수태 후 34주부터 4개월까지의 과숙아	움직임의 자세, 선택적인 조정에 대해 평가	자제 조절, 운동 조절
놀이 흥미 평가 (ToP) *Bundy, A.*	Bundy, A. C. (2000). *The Test of Playfulness (revised version 3.5) manual.* Fort Collins, CO: Colorado State University.	15개월부터 10세	운동신경, 인지능력, 언어 기술이 보다 명랑함을 기준으로 삼아 아이들의 행동을 평가	놀이
영유아 감각 기능검사 *DeGangi, G., and Greenspan, S. I.*	Western Psychological Services 625 Alaska Avenue Torrance, CA 90503-5124 800-648-8857	4-18개월	유아가 감각 처리과정에 결함이 있는지, 얼마나 있는지 결정	감각적 깊은 자극, 시촉각 통합, 시운동 조절, 전정기관의 활동

평가 제목 그리고 저자	출판 그리고/또는 연락처 정보	연령	명시된 목적	평가 영역
시각 운동 기술검사-3판 (TVMS-3) *Martin, N.*	Academic Therapy Publications 20 Commercial Blvd. Novato, CA 94949-6191 800-422-7249 Fax: 415-883-3720 http://www.academictherapy.com	3-90세	어떻게 사람이 시각적으로 비언어적 형태를 인지하는지 평가하고, 손 기능을 통해 무엇이 인지되는지를 해석	시-운동 기술
시지각 기술검사 – 3판 (TVPS-3) *Martin, N.*	Academic Therapy Publications 20 Commercial Blvd. Novato, CA 94949-6191 800-422-7249 Fax: 415-883-3720 http://www.academictherapy.com	4세-18세 11개월	운동신경 반응의 사용 없이 시지각적 강점과 약점에 대해 결정	시각 구별, 시각 기억, 시공간 관계, 시각 형태 항상성, 시각 순서 기억, 전경 배경 : 시각 폐쇄
삼지마비 손 활동 설문지 (THAQ). *Land, N. E., Odding, E., Duivenvoorden, H. J., Bergen, M. P., and Stam, H. J.*	Land, N. E., Odding, E., Duivenvoorden, H. J., Bergen, M. P., & Stam, H. J. (2004). Tetraplegia Hand Activity Questionnaire (THAQ): The development, assessment of arm-hand function-related activities in tetraplegic patients with a spinal cord injury. *Spinal Cord*, 42, 294-301.	성인	사지마비의 개인의 팔과 손 기능에 대해 평가	일상생활활동
여가 경험 척도 (TELS) *Bundy, A., Gliner, J., and Meakins, C. R. H.*	Bundy, A., Gliner, J., & Meakins, C. R. H. (2005). Validity and reliability of The Experience of Leisure Scale (TELS). In F. McMahon, D. E. Lytle, & B. Sutton-Smith (Eds.), *Play: An interdisciplinary synthesis—play & culture studies* (Vol. 6, pp. 255-278). Lanham, MD: University Press of America.	청소년과 성인	성인과 청소년들의 놀이와 여가 경험을 검사	놀이/여가
시간제한 이동 검사 *Posiadlo, D., and Richardson, S.*	Podsiadlo, D., & Richardson, S. (1991). The timed "up & go": A test of basic functional mobility for frail elderly persons. *Journal of the American Geriatrics Society, 39*, 142-148.	노인	나이든 환자들의 낙상 위험에 대해 예측	낙상 위험
티베리 평가 도구 *Tinetti, M.*	Tinetti, M. E. (1986). Performance-oriented assessment of mobility problems in elderly patients. *Journal of the American Geriatrics Society, 34*, 119-126.	성인	성인과 허약한 노인 인구에 대한 낙상 위험을 측정하기 위해	보행 균형
토글리아 카테고리 평가 (TCA) *Toglia, J. P.*	Maddak, Inc. 661 Route 23 South Wayne, NJ 07470 800-443-4926 http://www.maddak.com	모든 연령	범주의 유연성을 평가	구분, 전략, 문제 해결
초학문적 놀이기반 평가 -2판 (TPBA-2), 초학문적 놀이 기반 중재 -2판 (TPBI-2) *Linder, T. W.*	Customer Service Department Brookes Publishing Co. PO Box 10624 Baltimore, MD 21285-0624 800-638-3775	0-6세	아이 발달을 평가하는데 놀이를 사용	인지, 의사소통, 언어, 운동기술, 사회적 감정적 발달

평가 제목 그리고 저자	출판 그리고/또는 연락처 정보	연령	명시된 목적	평가 영역
전환 계획 조사 (TPI) – 상위버전 *Clark, G. M., and Patton, J. R.*	PRO–ED, Inc. 8700 Shoal Creek Blvd. Austin, TX 78757 800–897–3202	14–22세	학생들의 포괄적인 과도기의 도움을 확인하고 계획하기 위해; 학교 교직원에게 체계적인 방법으로 IDEA의 지시들을 다루는 것을 제공하기 위해 설계	학교 기술, 흥미도, 환경적 요건
체간 조절 검사 *Collin, C., and Wade, D.*	Collin, C., & Wade, D. (1990). Assessing motor impairment after stroke: A pilot reliability study. *Journal of Neurology, Neurosurgery, and Psychiatry, 5*, 576 – 579.	성인	극적으로 보행 능력과 관련있는 침대의 이동성에 대해 평가	침대 이동
USDS 영역 기반 기술 평가 (UPSA) *Patterson, T. L., Goldman, S., McKibbin, C. L., Hughs, T., and Jeste, D. V.*	Patterson, T. L., Goldman, S., McKibbin, C. L., Hughs, T., & Jeste, D. V. (2001). UCSD Performance–Based Skills Assessment: Development of a new measure of everyday functioning for severely mentally ill adults. *Schizophrenia Bulletin, 27*, 235 – 245.	성인	공동체에서의 개별 기능에 대해 평가	가정 무도증, 의사소통, 재정, 교통수단, 레크레이션 활동 계획
단일화된 파킨슨 질병 비율 척도 (UPDRS) *Fahn, S., Elton, R., and the Members of the UPDRS Development Committee*	http://www.mdvu.org/library/ratingscales/pd/ Fahn, S., Marsden, C. D., Calne, D. B., & Goldstein, M. (Eds.). (1987). *Recent developments in Parkinson's disease* (Vol. 2., pp. 153 – 163, 293 – 304). Florham Park, NJ: Macmillan Health Care Information.	성인	파키슨 병의 종적인 추이를 따름	정신작용, 감정: 일상생활활동; 운동 기술
로드 아일랜드 대학의 변화 평가 (URICA) *Levesque, D. A., Gelles, R. J., and Velicer, W. F.*	Levesque, D. A., Gelles, R. J., & Velicer, W. F. (2000). Development and validation of a stages of change measure for men in batterer treatment. *Cognitive Therapy and Research, 24*, 175 – 199.	성인	변화에 대한 동기를 평가	의지
유용한 시각 범위 (UFOV) *Ball, K., and Roenker, D.*	Visual Awareness Research Group, Inc. 2580 Tarpon Cove Suite 922 Punta Gorda, FL 33950 859–523–8007	노인	시각적 집중을 평가	시각 과정 능력, 시각 집중력
바이랜드 적응행동 척도 – 2판 (VABS–II) *Sparrow, S. S., Cicchetti, D. V., and Balla, D. A.*	Sparrow, S., Cicchetti, D., & Balla, D. (2005). *Vineland Adaptive Behavior Scales* (2nd ed.). Minneapolis, MN: Pearson Assessments. Pearson Assessments Attention: Inbound Sales and Customer Support 19500 Bulverde Road San Antonio, TX 78259–3701 ClinicalCustomerSupport@ Pearson.com 800–627–7271	출생 – 90세	출생부터 성년까지 개인적, 사회적 충분함을 평가	의사소통, 일상생활활동, 사회성, 운동기술, 적응행동, 부적응행동

평가 제목 그리고 저자	출판 그리고/또는 연락처 정보	연령	명시된 목적	평가 영역
의지력 설문지 (VQ) 4.1판. *de la Heras, C. G., Geist, R., Kielhofner, G., and Li, Y.*	http://www.uic.edu/depts/moho/assess/vq.html	성인	사람이 본인의 환경 안에서 어떻게 반응하고 행동하는지를 측정	의지, 환경
Wee FIM (재활을 받는 아동용 데이터) 6.0판 *The Center for Functional Assessment Research*	Uniform Data System for Medical Rehabilitation. (2005). *The WeeFIM II System Clinical Guide* (Version 6.0). Buffalo, NY: Author. Information Resource Center Uniform Data System for Medical Rehabilitation 270 Northpointe Parkway, Suite 300 Amherst, NY 14228 716–817–7800 info@udsmr.org	6개월 부터 7세 아동	육체적 장애, 건강, 발달, 교육, 지역사회 여건과 관련한 장애 손상도를 평가	18개 활동(13개는 운동성이 강조된 자조활동, 5개는 인지성이 강조된 의사소통)
웨스턴 신경감각 자극 프로파일 (WNSSP) *Ansell, B. J., and Keenan, J. E.*	Ansell, B. J., & Keenan, J. E. (1989). The Western Neuro Sensory Stimulation Profile: A tool for assessing slow–to–recover head–injured patients. *Archives of Physical Medical Rehabilitation, 70*(2), 104 – 108.	성인	뇌에는 이상이 없는 심한장애가 있는 성인의 인지 기능을 평가하고 회복하는 환자의 변화를 확인 및 예측	각성/집중력; 표현성 언어; 청각적 응답, 시각, 촉각, 후각 자극
Whalen HIV 증상 지수 *Whalen, C. C., Antani, M., Carey, J., and Landefeld, C. S.*	Whalen, C. C., Antani, M., Carey, J., & Landefeld, C. S. (1994). An index of symptoms for infection with human immunodeficiency virus: Reliability and validity. *Journal of Clinical Epidemiology, 47*(5), 537 – 546.	성인	HIV에 감염된 개인의 증상을 측정	증후
wolf 운동 기능 평가 (수정판) *Wolf, S.*	Wolf, S., Lecraw, D. E., Barton, L. A., & Jann, B. B. (1989). Forced use of hemiplegic upper extremities to reverse the effect of learned nonuse among chronic stroke and head–injured patients. *Exploring Neurology, 104*, 125 – 132. Taub, E., Morris, D.M., & Crago, J. (2011). *Wolf Motor Function Test (WMFT) Manual: UAB CI Therapy Research Group*. Retrieved from http://www.uab.edu/citherapy/images/pdf_files/CIT_Training_WMFT_Manual.pdf	성인	보통에서 심각한 정도의 상지 운동신경 결함이 있는 환자들의 운동신경 기능을 평가	자세 운동, 움직임 물체 조작
wong–baker 얼굴 통증 척도 *Wong, D., and Baker C.*	http://www.wongbakerfaces.org/	아동부터 성인	통증평가 기준에서 비언어를 사용	통증
작업 환경 영향 척도 (WEIS). *Moore–Corner, R. A., Kielfhofner, G., and Olson, L.*	http://www.uic.edu/depts/moho/assess/weis.html	성인	성공적인 고용경험을 용이하게 하는 환경적 특징들을 확인	사회적 신체적 환경, 지지, 시간적 부담, 물건 사용, 일반적 직업 기능
작업 역할 인터뷰 (WRI) *Braveman, B., et al.*	http://www.uic.edu/depts/moho/assess/wri.html	성인	작업과 관련된 심리사회적 환경적 요인들의 자료를 수집	개인적 이야기, 가치, 흥미도 일과 관련된 역할과 취지, 환경의 영향

ADD, attention deficit disorder; ADHD, attention deficit/hyperactivity disorder; ADL, activities of daily living; ALS, amyotrophic lateral sclerosis; BADL, basic activities of daily living; CAT, computer–assisted test; FICA, faith and belief, importance, community, and address in care; IADL, instrumental activities of daily living; IEP, Individualized Education Program; IFSP, Individual Family Service Plan; NICU, neonatal intensive care unit; OT, occupational therapy.

용어풀이 Glossary

박수정 옮김

다음의 정의들은 이 책의 각 장에 나온 내용들이며, 이해를 돕기 위해 기술하였다. 각 용어 설명 끝에 괄호로 몇 장에서 나온 단어인지 표시하였다. 그래서 이 책을 읽는 독자들이 여기에 있는 개념과 정의가 언급된 장을 찾을 수 있다. 또한 용어풀이는 미국작업치료협회(AOTA)에서 발표한 OTPF-Ⅱ에 기초한 정의들을 포함한다. 이러한 정의들은 OTPF-Ⅱ로 표시하였다. 또한 이 정의들은 WHO의 ICF를 따른다. 독자들이 이런 개념들을 언급할 경우 각 장의 저자 또는 원래의 인용문을 언급해야 한다.

기능적 평가(Functional assessment) 자연스러운 환경에서 관찰 가능한 행동이나 자연스러운 환경에 가깝게 구성되어 특별한 행동이나 수행에 영향을 미치는 환경적 요소를 이해하기 위한 것(45).

기술적 연구(Descriptive research) 질병의 원인이나 특성을 밝히는 것과 같은 인구집단에 대한 정보를 제공하는 목적의 연구(31).

가정(Assumption) 진실 또는 옳다고 생각되는 생각, 아이디어, 믿음, 신념, 습관들; 관점이나 행동의 기반; 이러한 생각들이 진실인지 거짓인지 무조건 입증할 수 없음(3, 37).

가정건강관리(Home health care) 의료시설보다는 가정환경에서 환자와 관련한 대부분의 서비스 제공(59).

가정자동화(Domotics) 거주자들의 편안함과 의사소통, 안전을 위해 제공되는 전자기기화와 첨단시스템; 스마트하우스(18).

가정적(At-homeness) 완전하게 편안하다고 느낄 수 있는 상황이며, 매일의 삶에서 세상에서 가장 익숙하다고 느껴지는 것(18).

가족습관(Family routines) 두 명 이상의 가족 구성원들의 관찰 가능하고 반복적인 패턴으로 가족들의 생활에서 규칙적인 예상이 가능(15).

가족중심돌봄(Family-center care) 가족 구성원들이 연계하여 서비스를 제공(14).

가치(Values) 본질적으로 바람직하고 선한 것으로 인식되는 것; 이상적 관심; 고객이 가치있게 생각하는 원칙, 표준 또는 자질(OTPF-Ⅱ, 3,20,39).

가치론(Axiology) 가치에 대한 이론(3).

각성(Arousal) 자극에 대한 반응과 변화수준(56).

간접평가(Indirect assessment) 인터뷰, 설문지, 역할놀이, 다른 전문가들의 상담, 고객의 자기 관찰을 포함(45).

간헐적 강화(Intermittent reinforcement) 행동의 특정수행 이후에만 보상이 제공됨(45).

감각관련 유도성(Sensory-related affordances) 환경과 환경자체의 감각적 가능성 또는 자질(56).

감각등록(Sensory registration) 충추신경계에 의한 감각정보의 확인(56).

감각조절(Sensory modulation) 감각 입력에 대한 반응에 등급을 설정하고 적응하는 방식으로 감각을 조절하고 구성하는 능력; 흥분성 및 억제성 감각 입력의 균형과 환경 변화에 적응(56).

감독(Supervision) 조직의 지휘체계가 승인한, 권위 있는 통제를 실시하는 개인이나 조직을 관리하는 과정(69, 72).

감정(Emotion) 현재의 신경생물학적 각성상태와, 인지지각과정, 경험, 감정표현을 일으키는 정신상태의 측정(57).

강력한 작업(Compelling occupations) 참여와 의미가 강한 작업적 추구(7).

강제유도 운동치료(Constraint-induced movement therapy/CI 또는 CI치료) 환측 상지의 기능개선을 위한 치료법으로 건측 상지의 운동을 제한하고 환측의 사용을 강제적으로 유도함(54).

강화계획(Reinforcement schedule) 어떤 행동이 나타나기 위해 제공되는 강화물의 일정(45).

강화물(Reinforcement) 어떤 행동이 강화되고 다시 행동하게 하는 원인(45).

개별화된 가족서비스계획(Individualized Family Service Plans, IFSPs) 출생부터 2세까지의 장애를 가진 아이들에게 제공되는 서비스로 3세부터 교육시스템에 들어가기 위한 준비를 함(36).

개별화된 교육프로그램(Individualized Education Programs, IEPs) 3~21세의 장애를 가진 아이들의 교육을 위해 제공되는 서비스로 IDEA의 위임을 받는다(36).

개선(Remediation) 클라이언트가 가능성을 변경하여 아직 개발되지 않은 기술이나 능력을 수립하거나 장애가 발생한 기술이나 능력을 복원하도록 계획된 중재 접근법(26).

개시코호트연구(Inception cohort study) 모든 피험자가 연구에 참여할 때 장애의 초기단계에 있는 코호트 연구(31).

개인적 수준(Intrapersonal level) 행동에 영향을 미치는 직업 성과, 참여 및 건강에 영향을 미치는 조직 또는 인구 내의 개인 특성(27).

개인적 요인(Personal factors) 신체구조 및 신체기능과 같은 인간 상태에 대한 측면(19).

개인적 원인(Personal causation) 감각의 수용력과 효과성(39).

개인적 의미(Personal meaning) 의식적 또는 무의식적 요구의 충족 및 활동으로 인한 이익적 속성(50).

개인조절(Individual controls) 작업자의 신체적, 인지적, 사회적 기술과 수행, 안전하고 효율적 직업 설계는 시스템의 모든 면에서의 조화에 따른다(49).

개인주의적인사회(Individualistic society) 자기표현, 개인적 선택, 자율성, 개인적 책임, 독립의 가치를 가진 사회(16).

객관(Objective) 개인의 감정, 해석, 판단에 영향을 받지 않는다; 사실에 근거하며 선입관이 없다(19).

거시적 수준(Macro level) 재정, 서비스, 사회 정책적 측면에 영향을 미치는 외부환경으로부터 가장 광범위한 요인들(73).

건강(Health) 질병과 허약한 상태가 아닌 복합적인 신체, 정신, 사회적 웰빙이 가능한 상태(WHO,44).

건강 불균형(Health disparity) 인종집단, 민족집단 간에 발생하는 건강과 건강관리에 대한 질적 차이; 특정 인구집단에서 나타나는 질병, 건강 결과, 또는 건강관리를 위한 접근성(17).

건강저축계좌(Health savings account) 소득세를 내지 않는 의료비 청구에 사용되는 저축예금(동의어: 건강상환계좌)(71).

건강증진(Health promotion) 최적의 건강상태와 높은 수준의 건강을 위한 움직임; 건강과 관련된 목적을 달성하기 위한 특정 기술을 활용하거나 전문가의 도움을 받는 것(44,49).

건강지식(Health literacy) 개인의 건강과 관련된 정보의 수집, 처리과정, 이해에 대한 능력 정도와 건강상태에 따라 필요한 서비스를 요구할 수 있는 능력(28).

결과(Outcome(S)) 중재 또는 다른 요인들을 측정 가능한 결과 또는 과정(23, 31).

경계위반(Boundary crossing) 서로 다른 삶의 세계에서 서로 다른 삶의 경험을 가진 사람들이 공통점과 상호 관심분야, 차이점을 발견하고 다양한 관점을 협상하며, 이해를 발전시키고 다양한 관점을 존중하는 방식(14).

경과노트(Progress notes) 클라이언트가 작업치료에서 한 일을 설명하는 기록(36).

경영(Management) 미래의 의무를 계획하고, 직원을 기능 단위로 조직하고, 일상적 업무를 완료하는 과정에서 직원에게 지시하고, 업무과정 및 시스템을 적절하게 제어하는 작업 단위를 관리하는 과정에 대한 안내(69).

경영 사명(비전선언문)(Vision(Vision statement) in management) 부서 또는 조직이 무엇을 원하는지에 대한 사명을 완수하고자 할 때 사용하는 성명서(68, 69).

경쟁금지조항(Noncompete clause) 종료가 명시된 사업이나 사직, 특별한 기간, 특정한 지질학적 지역이나 다른 명시된 방법의 경우에 개인이나 기업에 제한을 거는 성명서(73).

경험에 대한 만족(Satisfaction with experience) 경험에 관한 전반적인 감정과 지각(50).

고감도 반응사회(High-touch societies) 의사소통의 수단으로 접촉을 추구하며 이들은 그러한 일상적 접촉에 편안함을 느낌(16).

고액공제 건강보험(High-deductible health plan) 일반적인 건강보험보다 낮은 보험료와 더 높은 공제액을 지급하는 건강보험. 고액공제 건강보험은 건강저축계좌의 적용을 받음(71).

고전검사이론(Classical test theory/CTT) 고전신뢰도이론이라고도 불림; 실제로 관찰된 점수는 오차를 포함하므로 오차를 포함하지 않은 진점수간의 상관보다 낮으며 관찰점수는 진점수와 오차점수의 합으로 이루어졌다는 모형(25).

고정관념(Stereotyping) 선입견을 가진 생각과 태도는 특정 그룹에 대해 부정적이며, 사실에 대해 완벽하게 조사하지 않음(16).

고혈압(Hypertension) 혈류에 압력이 높음(51).

공간무시(Spatial neglect) 뇌의 편측 손상(일반적으로 오른쪽)이후, 반대쪽(대개 왼쪽)에 대한 주의력 및 인식의 부족이 관찰되는 상태(55).

공간적가중(Spatial summation) 여러 수용체를 활성화시키고 각 수용체로부서 자극을 합하여 반응을 일으킴(56).

공감(Empathy) 다른 사람들과 느낌, 감정, 행동을 의미 있고 분명하게 공유하는 것; 꼭 같지 않으며, 추상적이고 비임계적임(32, 33).

공공정책수준(Public policy level) 원하는 직무수행 및 참여와 건강에 영향을 미치는 영향을 규제하고 지원 거나 제한하는 지역과 연방정부의 정책, 법률 및 프로그램(27).

공변량(Covariate) 결과도출을 위해 통제하고자 하는 변수(31).

공식적 전문가협회(State professional associations) 전문가들의 미래를 위한 미국 비영리 단체, 특정 직업에 종사하는 개인의 이익, 권력을 집단적으로 공헌하는 학생과 실무자의 공동체 구축을 통한 공익 추구(68).

공학적 제어수단(Engineering controls) 작업장이나 도구 제작 시 필요한 인간의 노력이 줄어들도록 변화하는 것(49).

과거통제그룹(Historically controlled study) 실험 시행의 통제그룹은 과거에 언젠가 관찰된 환자그룹이거나 기록을 통해서만 데이터를 이용할 수 있는 그룹(31).

과실(Negligence) 고객에게 해가 발생하는 것을 방지하는 것을 실패한 것(36).

과제분석(Task analysis) 환경 과제관련성, 사람 관련(개인적 요소와 신체기능), 그리고 사회문화적 요소 등 작업능력의 질적 저하의 원인 가능성을 확인하기 위한 분석; 대부분 작업치료사가 과제참여자의 수행결과를 관찰한 후에 전문적인 추론과 추측에 근거함(22).

과제지향적 훈련(Task-oriented training) 균형 증진을 위해 러닝머신 훈련, 운동장 달리기, 자전거 훈련, 지구력 훈련 및 앉았다 일어서기 운동 등 광범위한 중재가 포함됨. 게다가 기능적 과제중심 훈련은 물건 쥐기, CI치료 및 이미지 훈련 등이 사용되며, 치료사 중심이 아닌 환자 중심적 접근임(54).

관계적 지남력(Orientation toward relating) 치료적 관계 내에서 전문가와의 거리와 대인관계 근접성을 설명하는 개인적 특성(33).

관련성(Relevance) 연구가, 임상적 질문에 대한 답이 그 정도와 방법이 실무 환경에 제약과 자원에 얼마나 잘 맞는지 연구하는 정도(31).

관리계획(Plan of care) 클라이언트의 작업치료 목표와 그 목표달성 방법을 설명하는 문서, 치료계획, 중재 계획이라고 말하기도 함(36).

관리의료(Managed care) 비용을 조절하여 다양한 보건서비스 및 시설을 제공하는 종합건강관리 시스템(71).

관절가동범위(Range of motion) (ROM) 관절의 움직임에 대한 호의 각도(54).

관찰연구(Observational study) 연관연구 또는 기술연구로도 쓰임; 관찰연구로 불리는 이유는 주제에 실험적 중재를 넣지 않고 간단한 관찰만하기 때문임(19).

교대근무(Shift work) 월요일에서 금요일까지 늦은 오전부터 오후까지 표준근무시간 이외에는 다른사람이 일하는 직업을 나타내는 일반적인 용어. 예를 들어 교대근무는 자정부터 오전 7시까지 일함(51).

구성타당도(Construct validity) 평가과정에서 평가구성의 이론적 타당성을 입증. 구성은 직접적으로 관찰되지 않는 요점임(25).

구조주의(Structuralism) 철학적 탐구 현상이나 체계를 구성하는 요소를 이해하는데 초점을 맞춤(3).

구체화된 활동(Embodied action) 생각, 사회성 및 감정이 사고 행동을 수행하는 신체 및 행동을 수행하는 정신이 이원론적인 견해와는 대조적으로 살아있는 신체의 일부로 간주되는 행동에 대한 견해(5).

국제수면장애 분류(International Code of Sleep Disorders) (ICSD-2) 미국수면의학회 발행, 수면장애를 8가지 범주로 분류(51).

규범적기대(Normative expectations) 같은 상황에 있는 다른 사람들에게 기대되는 표준적 행동으로 보여지는 활동과 작업; 사회공동체 구성원에 의해 장려됨(5).

규준참조 검사(Norm referenced test) 평가나 검사의 한 종류로 사전에 정의된 인구 집단에서 평가된 개인의 위치에 대한 특성과 관련한 결과치 측정을 산출하는 것. 이러한 측정은 평가점수와 인구 집단 샘플에서 나온 다른 관련성 있는 데이터 분석을 통해 유도됨 (47).

그룹(Group) 협력을 통해 공동의 작업 목표를 공유하고 달성하기 위한 사람들의 모임(34).

그룹과정/집단과정(Group process) 집단내에 구성원과 리더 그리고 모두가 상호관계 및 상호작용하는 과정(34).

그룹 규범(Group norms) 그룹의 가치체계; 그룹의 구성원들이 믿는 생각, 느낌, 행동 등(34).

그룹 목표(Group goal) 그룹 구성원 대부분이 지지하는 미래의 그룹 상태(34).

그룹-응집력(Group cohesiveness) 그룹 내에서 참여자들 간의 가치와 위치, 그리고 이해, 수용, 친밀감에 대한 정도(34).

그룹-중심 행동(Group-centered action) 상호의존적 구성원 중심의 행동(34).

그룹 프로토콜(Group protocol (In therapy) 특정 클라이언트들을 위한 중재 계획(34).

그룹홈/공동생활가정(Group home) 만성 장애가 있는 어린이 EH는 성인을 위해 설계된 지역사회 내에 위치한 소규모 주거시설. 이곳에는 6명 이하의 주거인과 24시간동안 돌봄을 제공하는 관리자가 있음 (59).

근거기반 실행(Evidence-based practice) 임상적 의사결정 과정에 과학적 연구결과를 통합한 전문적인 실행(31, 35).

근긴장(Muscle tone) 근육의 지속적이고 수동적인 부분 수축 또는 편안한 상태에서 수동적 신장에 대한 근육의 저항(56).

근로 빈곤층(Working poor) 정규직을 가지고 있지만 정부가 정한 빈곤 기준에 따라 상대적 빈곤상태에 있는 사람들.: 마이너스 자산을 가질 수 있으며 자신의 상황을 피할 수 있는 능력이 부족(17).

근로자 보상(Workers' compensation) 직업과 관련된 원인으로 인해 상해 또는 질병을 앓고 있는 근로자를 지원하는 프로그램(71).

근전도(Electromyogram) 피부표면에 전극을 부착하여 운동 활동을 전기적으로 측정(51).

근접학(Proxemics) 사람들이 상호작용할 때 측정 가능한 거리(16).

금기사항(Contraindications) 치료과정에서 클라이언트의 상황과 의학적 상태에 해를 입힐만한 이유로 피해야할 사항(36).

급성기 관리(Acute care) 주로 병원에서 이루어지는 의료적 단기 관리, 개인의 질병과 질환, 수술 후 회복을 위한 급성기 단계에 이루어지는 관리로 의학적 안정화를 위한 단계(59).

급속 안구운동수면(Rapid eye movement sleep) (REM) 강력한 뇌 활동으로 특징지어지는 수면단계는 꿈과 관련이 있음. 이 시간 동안 발생하는 빠른 안구운동의 이름을 따서 명칭. 역설적으로 꿈꾸는 수면이라고 함(51).

기능(Function, **작업과 관련하여**) 작업적 성취란 무엇인가에 관한 것으로 지역사회에 통합되어 자생력이 있는 지역 서비스(7).

기능적 감독(Functional supervision) 업무나 직업기능에 있어 특별한 면의 전반을 감독(72).

기능적 그룹(Functional group) 그룹의 활동이나 작업참여를 통해 건강과 적응능력을 향상시키도록 디자인된 그룹(34).

기능적 능력평가(Functional capacity evaluation) 개인적인 기능 능력, 배경이나 환경에서 제한이 되는 요소, 생산적인 과제(49).

기능적인 문맹(Functionally illiterate) 오학년 아래의 읽기(28).

기만(Fraud, **치료 청구와 관련하여**) 서비스 제공에 있어 의도적으로 속이는 행위로 실제 서비스를 받지 않는데 문서를 위조하는 것, 실제 서비스를 받은 것보다 많이 청구하는 것, 의뢰를 위해 뇌물/금품수수를 하는 것을 말한다(36).

기면증(Narcolepsy) 희귀한 수면장애로 과도하게 자거나 잠자기 잠에 빠지는 특징(51).

기분장애(Mood disorder) 주요 증상이 부적절하거나 과장됨, 제한된 감정이나 기분이 있는 경우를 포함하는 장애범주; 우울증과 양극성 장애를 포함(59).

기억(Memory) 과거의 경험, 지식 및 감각을 등록, 유지 및 재연하는 능력(55).

기준(Reference standard) 질병을 가장 정확하게 식별할 수 있는 기존의 진단검사. 평가결과는 기준에 비교됨(31).

기준타당도(Criterion validity) 하나의 측정지표를 사용하여 측정한 결과를 다른 기준지표를 사용한 결과와 비교하여 나타난 관련성. 측정결과인 점수간의 관계를 비교하여 타당도를 파악하는 방법(47).

내용다탕도(Content validity) 콘텐츠의 특정 영역을 반영한 실증적 측정방법의 타당도(25).

내적동기(Inner drive) 감각통합을 이루어지게 하는 아동의 동기와 자아(56).

내적타당도(Internal validity) 평가가 측정해야 하는 것, 즉 특성, 행동 구성 또는 성능을 얼마나 잘 평가하는지 여부를 나타냄(25).

내측신뢰도(Intrarater reliability) 동일한 속성에서 동일한 클라이언트를 측정할 때 동일한 비율로 얻은 점수의 차이를 확인하는데 사용되는 통계적 접근법(25).

냉동요법(Cryotherapy) 아이스팩을 통증부위에 사용하는 것과 같이 낮은 온도를 이용한 치료법(54).

놀이와 여가경험(Play and leisure experience) 주관적 경험, 개인적 의미, 놀이 및 여가와 관련된 경험에 대한 만족도(50).

놀이와 여가활동(Play and leisure activity) 연극 및 여가활동과 관련된 관심 있는 활동/좋아하는 활동 선택(50).

뇌-컴퓨터 인터페이스(Brain-computer interface/BCI) 뇌파나 눈동자 또는 얼굴의 움직임을 감각적 도구를 경유하여 전자 전기 기계와 연결하도록 개발된 도구(14).

뇌파(Electroencephalogram/EEG) 메탈 디스크를 부착하여 전기자극을 통해 뇌의 움직임을 기록(51).

능동 관절가동범위(Active range of motion/AROM) 외부 저항이 관절에 전해졌을 때 근육활동에 의해 관절이 움직일 때 관절이 지나는 동작의 각도(54).

능동보조 관절가동범위(Active assistive range of motion/AROM) 외부의 도움을 받아 근육활동의 결과로 관절이 움직일 때 관절이 지나는 동작의 각도(54).

능력(Capacities) 한 개인이 가지는 신체적(두발로 걷기, 엄지손가락 들기, 시력) 측면, 인지적 기능(의식, 집중력), 성장 과정에서 나타나는 성숙(근력, 협응력, 언어, 문제해결능력)의 작업적 가능성. 능력은 발달적 측면뿐만 아니라 연령과 성별에 영향을 받으며 인종, 유전적 성격, 태도, 환경, 작업력과 관련성을 가짐(6).

능력(Competence) 개인이 맡은 일을 수행할 수 있는 능력; 일반적으로 직업이나 전문가적 수행을 수행하는데 사용(67, 73).

다문화 수용관리(Culturally responsive care) 클라이언트와 상호성을 구축하는 과정에서 수용 형태를 전달하고 그룹에 관한 전문지식이 현재 치료중에 클라이언트에게 적용되지 않을 수도 있다는 것을 받아들이는 접근법(16).

다문화주의(Multiculturalism) 평화적으로 동시에 존재하는 다양한 사회적 그룹에서 그들의 문화적 독자성을 가지고 있는 것(16).

다양성(Diversity) 뚜렷한 형태와 질을 가진것(16).

다전문분야 팀(Multidisciplinary team) 고객들에게 다른 전문적 훈련을 제공할 수 있는 개인들의 그룹으로 평가, 치료 계획, 치료 수행과 서로간의 의사소통에 있어 독자적 전문성을 가지 상황을 인식하고 수행(35).

다중모드(Multimodal) 대인관계 스타일로 치료사들이 여섯 개의 모드 모두를 사용하는 능력을 가지고 있는 것을 말하며 고객과 상황에 적합한 모드를 활용(33).

다학문적 팀(Interdisciplinary team) 다양한 전문 분야의 개개인들이 협력하여 목표를 확인하고 중재를 계획하기 위해 함께 일하는 모임(35).

단계이론(Stage theory) 예측 가능한 방법으로 한 단계에서 다음단계로 발전하는 불연속적이고 질적인 변화가 있다는 가정. 초기 영아기 및 성인기까지 조직과 구조적 변화에 초점을 둠. 에릭슨, 콜덴버그, 피아제와 같은 고전적 이론가들이 있으며 정신사회적 문제, 도덕적 추론 및 인지에 대한 설명이 가능함(5).

단일대상연구(Single subject(n of 1)Studies) 단일 대상자가 연구에 전체 참여자로 이루어지는 중재 연구(31).

단일차원(Unidimensionality)평가가 단일 특성을 측정하는지 결정(25).

대립가설에 대한 타당한 해석(Alternative plausible explanation) 연구자의 연구 결과에 대한 과학적 해석(31).

대인관계 수준(Interpersonal level) 참여를 촉진시키거나 제한하며 건강에 영향에 영향을 미치는 가족, 친구, 동료 및 그룹간의 관계(27).

대인관계 유형(Interpersonal style) 치료사의 기본 태도 또는 치료에 사용되는 전반적인 태도를 정의(33).

대조군(Control group, control arm) 실험연구에서 플라시보 또는 다른 비교를 위해 치료나 조작, 중재를 실시하는 그룹과 반대되는 그룹(31).

대증요법(Allopathic medicine) 생물의학 모델 참조

대화전환(Change talk) 클라이언트의 흥미를 이끌어 내기 위해 동기에 대한 고려하여 주제에 대한 변경(45).

데이프로그램(Day program) 외래환자 재활시설의 일부분으로 환자는 하루의 많은 시간을 외래환자 재활센터에서 보냄(59).

도덕적 근심(Moral distress) 전문가가 옳은 일을 알고 있지만 결과에 대한 외부적 문제 또는 불확실성으로 인해 달성할 수 없는 문제(32).

도덕적 추론(Moral reasoning) 윤리적 측면을 반영하는 과정; 규범과 가치에 대한 추론, 옳고 그른 생각, 전문가가 임상에서 결정을 내릴 때 사용하는 방법(32).

도덕적 치료(Moral treatment) 계몽주의시대에 유래한 생각들로 정신과 환자를 위한 인본주의적 보살핌을 제공하는 것을 특징으로 하는 움직임(2).

독립모델(Freestanding model) 스폰서 프로그램과 관련하여 만들어진 교육모델(62).

독립생활센터(Centers for independent living) 독립적인 생활서비스를 제공하는 비주거, 개인, 비영리기관으로 소비자가 조절하고, 지역사회에 기초한, 질병, 질환에 관계없이 제공됨. 중점적인 서비스는 의뢰, 독립적 일상생활 훈련, 지지체계, 또래 상담임(59).

동료-운영 서비스(Peer-operated services) 정신장애가 있는 사람들을 위해 지역사회에서 이용할 수 있는 서비스의 연속체로, 역경에 직면하거나 견디기 어려운 사람들이 유사한 상황에서 다른 사람들의 유용한 지원, 희망 및 격려를 제공하는 서비스(62).

동료평가(Peer review) 작업의 특정 기준에 대한 평가를 실시하고 피드백을 제공하여 작업이 효용가치가 있는지 현장전문가를 통한 검토(35).

동일모형 현장실습(Same-site model of fieldwork) 동일한 교육현장에서 레벨1과 레벨2 현장실습을 완료한 학생(66).

동정불감증(Compassion fatigue) 봉사자나 전문가가 누군가를 도울 때 발생하는 깊은 신체적 고통과 감정적 결과를 경험하고 반복되며 발생하는 고통스러운 감정적 반응이 이차적으로 스트레스로 작용(65).

등급(Class) 보통등급, 높은등급, 낮은등급과 같이 문화와 상호 의존적인 경제와 관계 있는 사람들의 계층적 순위(17).

등급화(Grading) 기능향상을 위해 활동이나 작업을 체계적으로 증가시키거나, 클라이언트의 수행의 어려움을 반영하여 필요한 요구를 줄이는 것(26).

렘수면행동장애(REM sleep behavior disorder)(RBD) 렘수면 중 비정상적인 성대의 소리와 움직임이 있는 생생하고 불쾌한 꿈, 물리적 행동 등을 보이는 수면장애(51).

매디갭 정책(Medigap policy) 기존 미국의료보험정책을 보완하게 위해 고안된 개인의 건강보험; 기존 의료보험에서 지원하지 않는 의료비용(차액)을 지불하는데 도움을 줌(예, 본인부담금, 공동보험과 공제액)(71).

맥락간섭(Contextual interference) 수행과정에 개입되는 학습현상으로 기술을 학습의 이점으로 작용 가능함(54).

맥락주의(Contextualism) 사람과 상황은 각각 분리해서 생각할 수 없다는 견해(5).

맹검(Blinding) 연구대상자 또는 연구자가 연구의 목적에 대해 알아차리지 못하도록 설계하는 연구(31).

메디케어(Medicare) 65세 이상 장애가 있는 미국인 및 말기 심부전 환자를 위한 건강보험 가입을 보장하는 미국의 국가사회보험 프로그램(71).

메디케이드/의료보호(Medicaid) 미국에서 성인, 아동 및 부양자녀, 임산부 및 장애인을 위해 자격요건을 충족시키는 정보의 보험 프로그램(71).

메카니즘 기반 추론(Mechanism-based reasoning) 기초과학의 결과를 기반으로 추론하여 증거를 얻음(31).

멜라토닌(Melatonin) 뇌 솔방울샘에서 분비되는 호르몬. 다른 호르몬을 조절하고 신체의 24시간 리듬을 유지하는데 도움을 줌(51).

명제(Propositions) 원인과 결과에 관한 공식적 진술 또는 세계적 특징 관계의 본질(37).

모바일 지원 모델(Mobile support model) 지역사회에서 정신장애가 있는 학생들을 위해 개별화된 교육지원을 제공하는 지원교육 모델(62).

목적있는 행동(Purposeful action) 개인 또는 그룹 전체에게 의미가 있는 활동(34).

목적있는 활동(Purposeful activities) 클라이언트가 작업적 참여와 향상시키는 기술을 개발할 수 있도록 특별히 선택된 활동(21).

몸적주체(Body subject) 신체의 전반사적이지만, 지적인 인식이 습관적인 행동을 통해 나타나며, 일반적으로 행동이 펼쳐지는 환경과 일치; 삶의 전반적인 측면에서 습관적이고 일상적인 측면에서 중요한 역할; 신체 일과와 시공간 일상을 함께 참조(18).

무긴장증(Atonia) 근육마비(51).

무능(Incompetence) 적절한 지식, 기술, 능력이 없이 이루어지는 행동(36).

무료공교육(Free appropriate public education, FAPE) 특별한 교육과 공공지출과 관련한 서비스를 충족하기 위한 표준화된 교육기관(48, 71).

무작위배정방법(Concealed random allocation) 무작위추출 통제 실험(RCTs), 연구 실시를 위해 연구자가 연구를 위한 그룹을 나눌 때 무작위적 실험연구를 실시하는 것(31).

무작위 임상실험(Randomized clinical trials) (RCTs) 피험자가 실험군 또는 대조군에 임의로 배정된 중재연구(31).

무호흡(Apnea) 호흡이 멈춤(51).

문제해결방법(Problem solving mode) 실용주의적 사고를 촉진하고 선택을 요약하고, 전략적 질문을 함으로써 비교 분석적 사고를 위한 기회를 제공하여 실용주의적 사고를 촉진하여 딜레마를 해결하려는 치료사의 노력으로 정의되는 대인관계 방법(33).

문화(Culture) 일반적으로 개인과 단체의 행동에 영향을 미치는 생활, 믿음, 생각, 가치, 경험, 생각의 패턴과 의사소통 스타일과 같은 전체적인 것들(16).

문화적역량(Cultural competence) 나와 다른 누군가와 상호적으로 나타나는 효과에 대한 능력(16).

문화적합성(Cultural congruence) 개인이나 그룹이 가진 가치관과 문화적 스타일의 적합성에 대해 건강전문가가 생각하는 정도(16).

문화창조(Cultural emergent) 문화의 상징적인 측면과 문화적 정체감 창조에 대한 제시 모델로 말하고 생각하는 것과 상호작용을 하고 표현됨(16).

물리적 적용방법(Physical agent modalities)(PAM) 에너지를 빛, 소리, 냉기, 전기를 에너지로 사용하는 치료(54).

물리적 환경(Physical environment) 자연스럽고 인간이 아닌 환경과 물건에 대한 지칭(즉, 공간과 대상). 무엇을 하는지, 어떤 것에 영향을 미치는지, 그리고 그것이 어떻게 행해지는지에 대한 구체적인 환경의 물리적 특징(OTPF-Ⅱ, 39).

미국장애인법(Americans with disabilities act) 일반인과 장애인의 차별을 예방하기 위한 연방정부에서 재정한 법(2).

미시적 수준(Micro level) 작업치료 서비스를 받는 개인의 개인, 대인관계요소, 문화 및 개인적 차원의 배경(73).

민간요법(Folk practices) 어떠한 집안, 민족, 문화권에서 복지를 돕고 질병에 대응하는 전통적으로 가정에서 행해지는 치료들(16).

민간치유자(Folk healer) 특정문화권에서 주술 종교적으로 어떠한 의식으로 병을 치료하는데 도움을 주는 사람이라고 인식되어 있는 사람(16).

민감도(Sensitivity) 실제로 상황이 존재할 때 그것에 대한 긍정적 결과를 얻는 검사의 예측능력(25).

민족(Ethnicity) 문화와 국가 유사성을 함께 공유하는 사회적 그룹의 인간 집단. 친척, 가족행사, 음식준비, 특별한 옷, 그리고 개인의 기념일 과 같은 것을 공유하는 민족적 그룹(16).

믿음(Beliefs) 한 개인이 진실로 생각하는 어떤 인식의 내용(3, 20).

바이오피드백(Biofeedback) 자신의 신체가 어떻게 작동하는지 인식하는 것을 돕고 생리학적 기능을 어떻게 조절하는지 알 수 있도록 하는 시스템(51).

반영(Reflection) 수행을 향상시키는데 사용할 수 있는 자체평가 양식. 반영 능력을 개발하는 것은 전문성 개발과 역량에 주요 요소임(32).

반응(Response) 자극에 대한 반응(45).

방법(방법론)(Methods/(Methodology) 수행을 위한 일반적 접근법; 연구에서 데이터를 수집하는데 사용되는 탈부호 및 접근법(3,31).

배경(Setting) 사람이 참석하는 상황이나 환경적 측면을 설명함(21).

배상계획(Indemnity plans) 의학적 상태나 손상과 관련한 비용을 지불하기 위한 보험계획; 비용지급 방법을 위한 비용(71).

변화와 도전에 대한 반응(Response to change and challenge) 새롭거나 도전적인것에 적응하는 능력(33).

보속증(Perseveration) 불필요하고 지속적인 단어, 단계 또는 움직임의 반복(55).

보완(Complementarity) 전체에 대한 부족한 부분에 대한 상호적 상쇄, 상호적인 요구를 제공(14).

보조기술(Assistive technology/ies) 장애가 있는 사람들이 가정, 학교, 작업장, 지역사회와 같은 그들의 삶속에서 작업을 수행하기 위해 디자인된 보조도구, 적응도구, 물건(29).

보조기(스플린트)(Orthosis) (Splint) 신체기능을 향상시키는데 사용되는 정형외과적 기구 또는 기기로 변형을 예방하고, 정렬을 지지하며, 교정하는데 사용(54).

보편적 디자인(Universal design) (UD) '포괄적 디자인' '평생디자인'이라고 불림. 특별한 준비나 개조가 없어도 모든 사람들이 가능한 많이 사용할 수 있는 환경과 제품 디자인; 물건, 통신 및 환경을 가능한 많은 사람들이 추가비용 없이 사용할 수 있도록 단순화한 것(18, 29).

보편적주택(Universal housing) 연령이나 능력에 관계없이 모든 사용자의 요구에 충족되는 주거, 주택 및 이웃(18).

보호작업장(Sheltered workshops) 비경쟁적인 고용형태로 장애인을 위한 작업환경에서 많은 긍정적인 혜택을 제공(49).

부교감(Parasympathetic) 심장박동을 늦추고, 폐 기관지를 좁히고, 소화관의 평활근을 자극하여 교감신경에 반대되는 자율신경계의 분류(56).

부분입원(Partial hospitalization programs) (PHPs) 입원치료과정의 급성기 단계를 거친 후 입원을 돌리거나 지역사회 생활을 연계하는 역할을 하는 프로그램. 기능개선을 위해 합리적인 기대가 있거나 환자의 기능수준을 유지하고 재발 또는 입원을 예방할 필요가 있을 때, 심각한 정신장애 진단 또는 적극적인 치료를 위해 특별하게 만들어진 외래환자 프로그램(59, 62).

분류체계(Taxonomies) 광범위한 분류; 물건을 하나의 그룹으로 묶는 방법(4).

불면증(Insomnia) 잠들기, 수면 유지 또는 너무 일찍 일어나는 문제(51).

불법행위법 한도(Tort law limits) 법원이 부당한 행위나 부상에 대해 보상할 수 있는 매개 변수. 보통은 주법과 부상이나 행위의 유형이 따라 변동됨(73).

불용현상/학습된 무사용(Learned nonuse) 운동이 부작용과 영향을 받는 신체사지의 운동 실패로 인해 억제되는 학습 현상. 그 결과 행동의 억제가 발생함(54).

비급속 안구운동(Nonrapid eye movement) 수면단계에서 급격한 안구 움직임을 보이지 않는 단계를 말하며, 수면 단계 분류의 가이드라인을 따르면 NREM은 N1, N2, N3 단계로 구성된다(51).

비상사태(Emergency) 건강, 생활, 재산, 환경에 발생할 수 있는 위험상황들(59).

비언어적 지시(Non verbal cues) 표준화된 언어를 사용하지 않는 의사소통방식을 말하며 얼굴표정, 움직임 패턴, 신체 몸짓, 눈 맞춤 등(33).

비연속코호트연구(Nonconsecutive cohort study) 연구대상자 모집기간에 등록된 적격의 환자들 중 몇 명만 포함된 샘플에서의 코호트 연구(31).

비표준화평가(Nonstandardized assessments) 표준화된 접근법이나 프로토콜을 따르지 않으며 질문이나, 지시사항, 평가환경, 평가, 점수기록을 포함하지 않을 수 있음(25).

사건수면(Parasomnias) 몽유병이나 수면중 섭식과 같이 수면중 나타나는 비수면적 행동(51).

사람들간의불가피한사건(Inevitable interpersonal events) 의사소통, 반응, 처리과정, 과제, 정서적 균형을 위한 일반적인 치료환경이 발생하는 자연적 환경(33).

사례관리(Case management) 의사소통을 통해 개인의 건강에 필요한 것을 결정학 위한 평가, 계획, 적용, 조정, 모니터링 그리고 평가 옵션과 서비스를 협력하는 과정, 그리고 높은 비용효과 결과를 촉진하기 유용한 자원들의 협력하는 과정(49).

사례단계(Case series) 다양한 환자들의 질병의 원인에 대한 연구. 그 결과는 환자개인의 진단, 치료, 결과에 집계되지 않음(31).

사례대조연구(Case control study) 클라이언트의 관심 있는 중재 결과를 확인하는 후향적 연구는 그 결과를 비교할 대조 참여자를 선택한다. 관심이 있는 최종적 결과를 확인하기 위해 사용되는 재검토 차트 등은 위험요인과 요소를 포함(31).

사명(Mission) 조직의 중심 목표, 조직이 달성하고자 하는 목적에 대한 이유를 포함(68).

사명선언문(Mission statement) 어떤 조직의 존재 이유, 조직의 구성원, 조직의 목적을 달성하는 방법 등을 포함하는 조직의 핵심 목적에 대한 서면 요약(69).

사전적 지불제도(Prospective payment system) (PPS) 일반적으로 미국에서 메디케어와 관련된 상환방법. 지불은 미리 결정되어 있고 고정 금액을 기준으로; 해당서비스 분류체계(예: 진단명 관련 그룹으로 입원환자 서비스 제공) (71).

사정(Assessment) 평가과정의 일부로 특정 방법, 도구 또는 전략이 사용되는 것(24, 47, 48).

사회경제적 지위(Socioeconomic status) (SES) 사회계급에서의 지위 또는 명성에 기반한 측정; SES의 측정은 직업성취, 교육 및 소득이 포함(17).

사회적건강(Social health) 고용의 자유와 선택에 동등한 권리가 있으며, 건강과 안녕을 위해 적절한 생활수준을 유지하는 것; 휴식, 여가 및 휴일; 공동체 문화생활에 참여; 예술과 과학의 발전; 국가 정부의 참여와 인간의 완전한 발달을 목표로 한 교육(41).

사회적 불평등(Social inequality) 개인 및 그룹에서 발생하는 불평등한 보상 및 기회, 특히 불공정하고 부당하며 불필요하다고 판단되는 보상 및 기회의 분배, 자산과 권력의 불평등한 분배와 관련(17).

사회적 상호작용기술(Social interaction skills) 사회적 교환을 이루어내는 관찰되는 작업수행기술(22).

사회적 유동성(Social mobility) 개인이 살고 있는 사회에서 사회적 지위가 인생과정 또는 후손과 후세대에 계급 체계가 상하로 수직이동 하는 정도(17).

사회적 정의(Social justice) 시민으로 인정되는 사람들 사이의 윤리적 분배와 자원, 권리 및 책임의 동등한 가치 및 공유(OTPF-Ⅱ, 41).

사회적 지지(Social supports) 육체적 또는 정신적 장애가 있는 사람에게 도움과 격려를 제공하는 시스템을 지원. 비공식적인 사회적 지원은 일반적으로 친구, 친척 또는 동료에 의해 제공되는 반면, 공식적 지원은 교회, 단체 등에 의해 제공됨(29).

사회적 참여(Social participation) 타인과 사회적 상호작용을 하며, 사회적 상호의존을 지원하는 일련의 활동 개입; 개인의 주어진 위치에서 특징적으로 기대되는 행동의 패턴으로 개인, 가족, 동료 및 친구들, 지역사회 구성원들과의 관계를 포함(52).

사회적 환경(Social environment) 특정 사회적 특징 및 환경(즉, 사회적 그룹 및 작업적 과제). 무엇을 어떻게 수행될 것인지에 영향을 미치는 특정 환경(39).

산소포화도(Oxygen saturation) 혈액이 얼마나 많은 산소를 운반하는지 측정(51).

살아있는 몸(Lived body) 인간 생애의 세계에 기여하는 육체로서의 존재와 인간 체험을 설명하는 현상학적 개념; 현상학자는 살아 있는 몸의 세계를 중요하게 생각하고 경험 하는 중요한 수단이라고 주장함(18).

삶의 질(Quality of life) 복지의 척도로서 개인의 목표, 기대, 표준 및 관심과 관련하여 살고 있는 문화 및 가치제계의 맥락에서 삶에 대한 개인의 인식(52).

상대적숙달(Relative mastery) 작업적 반응에 대한 인간의 현상학적 질적 평가. 이 평가는 효율성(시간, 에너지, 자원사용), 효과성(목표달성 정도), 만족도, 사회적 만족도 등 4가지 측면을 포함(40).

상호적추론(Interpersonal reasoning) 치료사가 클라이언트의 대인관계특성 및 행동에 대한 반응으로 무엇을 말하거나 행동을 취할 것인지 결정할 수 있는 단계적 과정(33).

상황(Context) 개인과 개인의 수행에 밀접한 연관을 가지는 상황(문화, 물리적, 사회적, 영적, 시대적, 가상적); 외적인 물리적, 사회적, 경제적, 법률적, 문화적 환경과 인간의 기능을 포함; 때때로 문화는 환경적 특성이나 영향력을 반영함(21, 29, 50, 55).

생리학(Physiological) 신체상태와 화학적상태 사이의 상호작용에 의해 움직이는 기관의 기능(49).

생명윤리위원회(Institutional review board) (IRB) 연구 참여자에 대한 적절한 보호가 이루어지도록 모든 연구의 제안 및 보조금을 검토할 책임이 있는 다양한 개인, 조직원 및 최소한 1명 이상의 지역사회 구성원으로 구성된 패널(32).

생물학적 요구(Biological need) 공기, 물, 음식과 같이 생존을 위해 필요한 것(6).

생체역학(Biomechanic, biomechanical) 인간의 신체와 보행 시스템에 대해 역학적 방법으로 접근하여 연구(49).

생체역학적 모델(Biomechanical model) 이론의 기초가 건강과 질병에 대해 신체의 변화를 과학적인 지식을 바탕으로 신체적 생물학적으로 설명(16).

생체역학적 접근(Biomechanical approach) 신체의 움직임과 근력 증진을 중점으로 하는 치료적 접근법; 근력, 관절가동범위, 지구력의 재활 또는 향상을 위한 전형적인 방법(49, 54).

생활균형(Life balance) 현재 생활 상황에서 개인에게 건강하고, 의미있고, 지속 가능한 일상활동의 만족스러운 패턴(15).

생활불균형(Life imbalance) 자신의 활동구성이 가치 있는 관계에 참여를 제한하거나 타협하는 상태. 생리학적 건강과 만족할만한 정체성을 수립하여 유지하기에 부적합한 상태; 평범하거나 흥미롭지 않은 것 또는 도전하지 않는 것(15).

생활세계(Lifeworld) 일반적으로 사람들이 반사주의를 기울이지 않는 암묵적, 인정받아야 하는 상황, 일상생활의 속도, 현상학적 조사의 주요 초점(18).

서비스러닝(Service learning) 지역사회에서 필요로 하는 것을 기반으로 하는 학습경험으로 학업과정의 목표에 부합. 교육활동은 2회 이상 방문을 포함할 수 있으며 한학기 동안 프로그래밍 방식으로 교과과정의 여러 부분을 발달시킬 수 있음(66).

서비스에 대한 비용(Fee for service) '합리적이고 필요한'이란 기준에 근거한 의료 서비스를 위한 소급보상(71).

서비스역량(Service competency) 업무 또는 서비스 영역의 요구사항과 일치하는 예상수준에서 수행할 구체적인 지식, 기술 및 태도(73).

서비스 코디네이터(Service coordinators) 교육환경에서 학생의 IFSP 또는 IEP 관리 담당자(36).

서파수면(Slow wave sleep) (SWS) 깊은수면 이라고도 하고 NREM 수면의 3단계와 4단계로 구성(51).

선호접촉(Preference for touch) 치료에 필요한 부분이나 배려의 표현으로 사용되는 유형의 신체접촉에 대한 관찰 또는 표현된 위안이나 불편함을 나타내는 대인관계 특성(33).

섬유직경(Fiber diameter) 섬유직경은 신경학적 신호가 얼마나 빠르게 전송되는지를 결정하고 큰 섬유는 정보를 보다 빠르게 전송하는데, 이온의 흐름에 대한 저항이 적기 때문이다(56).

성공적노후(Successful aging) 가치 있는 활동에 참여하고 삶의 만족을 유지하며 늙어감(64).

소거격발(Extinction burst) 행동이론에서, 강화가 없어져 행위가 좋아지기 전 행위가 나빠지는 단계(45).

소멸(Extinction, **행동이론**) 강화물을 주지 않음으로 행동의 빈도를 줄이는 방법(45).

소모(Attrition) 연구조사에서 데이터 수집을 위해 대상자 샘플이 점차 줄어드는 것(31).

소비자주도 건강계획(Consumer-directed health plan) 건강관리의 가장 중요한 가치가 소비자의 선택인 건강관리 자금조달에 대한 형태. 소비자주도 건강계획의 간단한 예시로 건강관리를 위한 공제 조항이 있는 건강저축계좌(HSA)를 들 수 있음(71).

소셜미디어(Social media) 빠르고 광범위하게 대중과 의사소통할 수 있는 인터넷 기반 도구(35).

손상(Impairment) 정상으로부터 많이 편향되거나 손실된 사람의 해부학적 생리학적 정신적인 기능에 대한 문제(ICF, 6).

솝노트(SOAP note) 주관적, 객관적 평가 및 중재 계획의 표준형식으로 특정정보를 쉽게 찾을 수 있음(36).

수단적일상생활활동(Instrumental activities of daily living) (IADL) 일상생활활동(ADL)에서 사용되는 능력보다 더 복잡한 상호작용을 필요로 하는 가정과 지역사회내의 일상생활활동. IADL은 12가지 범주로 타인돌보기, 애완동물관리, 육아, 의사소통관리, 지역사회 이동, 재정관리, 건강관리 및 유지, 가정관리, 식사준비 및 정리, 종교의식, 안전 및 응급상황 관리, 쇼핑(47).

수동적 관절가동범위(Passive range of motion) (PROM) 외부 힘에 의해 관절이 움직이며 만들어 내는 관절의 운동범위(54).

수렴(Convergence) 하나로 모임, 합쳐짐; 신경관 돌기에 적용해 보면 여러 시냅스가 모여 하나의 분지를 이룰 때 수렴이 발생(56).

수면곡선(Hypnogram) 밤중에 수면단계의 유형을 요약해서 보여주는 그래프로 수면실험실에 저장(51).

수면관성(Sleep inertia) 잠에서 완전히 깨어나기 전 시간(51).

수면다원검사(Polysomnography)(PSG) 뇌파, 안구운동, 근육활동(근전도), 호흡, 혈류의 산소량, 속도 등을 포함한 생리학적 신호를 사용하여 사람의 수면을 기록. 잠재적 수면장애를 검사하기 위해 수면검사실에서 실시(51).

수면무호흡 지수(Apnea-hypopnea index) 수면 중에 발생하는 무호흡을 측정한 지수(51).

수면빚(Sleep debt) 원인에 상관없이 불충분한 수면으로 인해 개인에서 나타나는 손상(51).

수면위생(Sleep hygiene) 개인 수면의 시간과 질적인 부분에 영향을 미치는 습관, 환경적 요소 및 수행(51).

수면일기(Sleep diary) 수면시간 및 수면에 대한 경험을 추적하기 위한 자기 보고식 시스템(51).

수면잠복기(Sleep latency) 잠들기 전 깨어있는 상태(51).

수면주기 지연 증후군(Delayed sleep phase syndrome) 하루에 잠들고/깨는 리듬이 필요한 것보다 늦어지는 것으로 생체시간이 뒤로 후퇴하여 발생(51).

수면항상성(Sleep-wake homeostasis) 수면과 깨어남 사이의 균형

조절(51).
수면호흡장애(Sleep disordered breating) (SDB) 수면 중 호흡 패턴의 비정상(호흡 중 일시중지)을 특징으로 하는 장애 그룹(51).
수업모형(Classroom model) 학생들을 학급이나 학교에서 학생들의 교육을 지지하는 모델(62).
수용영역(Receptive fields) 자극의 존재가 신경발화를 변화시키는 공간적 영역(56).
수행기술(Performance skills) 관찰 가능한 작업단위 중 가장 작은 단위. 자연스럽고 관련 있는 일상적 업무를 수행할 때 사람이 하나씩 수행하는 목표 지향적 행동(22).
수행능력(Performance capacity) 근본적으로 객관적, 신체적, 정신적 구성요소의 상태와 그에 따른 주관적 경험에 의해 제공되는 능력(39).
수행 분석(Performance analysis) 자신이 원하는 일상생활 수행에 참여하는 사람을 관찰하여 운동, 처리과정 및 사회적 상호작용 기술의 질적 또는 효과에 대한 평가, 사람의 작업 수행의 질(22).
숙련된(Skills) (Skilled) 사람의 목표지향적인 행동을 수행하는 동안 관찰(39, 71).
스마트하우스/자동전사화집(Smart house) (Smart house technology) 컴퓨터 기술을 사용하여 거주자와 가정 및 기타 디지털 장치를 연결하는
습관(Habits) 익숙한 환경이나 상황에서 일정하고 일관된 방식으로 대응하고 수행하려는 습득된 경향; 특별하고, 자동적인 반응이며, 비교적 자동적이며 편차가 적음(15,39).
습관화(Habituation) 일상적인 시간적, 신체적, 사회적 환경 내에서 특성 및 습관과 역할에 따라 일관되게 나타나는 내면화되고 준비된 행동 패턴. 지속적이고 반복된 자극에 대한 행동반응의 감소가 있는 개인의 반응에 대한 신경반응의 감소 또한 포함(39, 56).
시공간 일상(Time-space routines) 거의 신체적으로 습관화되어 있는 일들로 예를 들어 아침에 잠에서 깨어나는 일, 체육관에 가는 일, 교회에서 점심을 먹는 것 등; 신체-주관과 신체적 일상을 참조(18).
시교차상핵(Suprachiasmatic nucleus) (SCN) 체내시계, 체내 맥박 조정 또는 생물학적 시계라고 하기도 함. 시상하부에 위치한 신경세토의 맥박 조정기는 24시간 주기로 생리적 조절 및 행동 리듬에 영향을 주며 수면과 기상주기를 포함(51).
시냅스 기능(Synaptic function) 하나의 세포에서 다른 신경세포로 시냅스 틈새로 정보를 전달; 일반적으로 시냅스 전달이라고 함(56).
시냅스활성(Synaptic activity) 시냅스를 통해 신경세포에서 다른 신경세포로 정보를 전달; 시냅스 전 세로의 발화가 시냅스 후 세포의 발화 가능성을 감소시키면(억제성 시냅스) 활동전위를 발휘하고 (흥분성 시냅스) 시냅스 후 세포가 임계에 도달할 가능성을 높이거나 억제함(56).
시대적(Temporal) 시간적 표시(7).
시스템접근법(Systems approach) 전체 또는 시스템의 속성을 각 부분들의 상호작용 및 관계에서 발생하는 것으로 봄(49).
시지각(Visual perceptual) 환경으로부터 시각정보를 얻고 해석하는 인지과정(55).
신경가소성(Neuroplasticity) 새로운 연결망 형성으로 뇌 스스로 재조직화하는 능력; 일생동안 발생할 수 있으며 손상이나 모욕에 대한 반응. 신경가소성은 정보를 신경세포에서 다른 곳으로 전달하는 시냅스 연결 형성의 활동의존성을 수반한다. 이러한 것은 정보의 입력, 행위의 산출, 실행에 깊게 영향을 미친다(56).
신경계시냅스(Symathetic nervous system) 자율 신경계의 일부, 교감신경계는 투쟁-도피반응을 사용하여 활성화시킴. 신경계의 다른부분과 마찬가지로 교감신경계는 뉴런들의 연결을 통해 작용함(56).
신경쇠약(Neurasthenia) 1880년에서 1910년까지는 피로와 노곤한 상태로 인한 신경상태로 광범위하게 진단되었다. 초기에, 신경쇠약은 "안정요법"으로 치료하였지만 치유적 작업 움직임이 일어나고 치료에 이러한 접근을 하는 적법성을 확보하였고 작업치료를 만드는데 기여(2).
신경학적역치(Neurologic threshold) 활동전위 생성을 위한 세포막에 요구되는 잠재적인 최소한의 변화(56).
신뢰구간(Confidence interval) 샘플점수 또는 결과에 근거, 이 구간 내에 실제모수가 존재할 것으로 예측되는 구간(31).
신뢰도(Reliability) 시간에 따른 실험관리 결과, 실험의 평행 형태, 평가자의 일관성과 반복성. 연구 내 구조적 일관성(25, 31).
신입수준능력(Entry-level competence) 성공적인 졸업을 위해 필요한 학업과정에서 학년별, 과제, 능력으로 고용을 위해 필요한 과정을 완수하는 것(66).
신체구조(Body structure) 뼈와 장기 같은 시체의 해부학적 부분들(ICF, 19).
신체기능(Body function) 신체의 생리학적 과정(ICF, 19).
신체적 일과(Body routines) 특별한 과제나 목표를 하기 위한 습관적인 움직임이나 조화로운 움직임을 말함. 예를 들어, 요리, 운전, 잔디 깍기 등(몸적주체와 시공간 일과 참조)(18).
실용주의(Pragmatism) 지식을 기본으로 경험, 과학 및 논리에 초점을 맞추는 철학적 관점으로 점진적 운동과 관련됨(3).
실인증(Agnosia) 감각이 정상임에도 불구하고 익숙한 물건을 인지하지 못하는 것(55).
실조증(Ataxia) 근약화의 문제가 아닌 중추신경계의 손상이나 질병으로 인해 협응의 문제와 불수의적 근육 움직임이 발생하는 증상(47).
실존주의(Existentialism) 인간의 본질에 초점을 맞추어 민족 자결권을 실현하는 철학(3).
실천과학(Translational science) 이론 중심의 연구가 사람들의 실질적 요구를 해결하는 실용적 응용프로그램의 개발에 중점을 둠(7).
실행(Praxis) 숙련된 작업을 개념화하고, 계획하고, 실행할 수 있는 능력. 이것은 감각처리를 통해 지지되며 목표지향적인 운동임(56).
실행장애(Dyspraxia) 운동과제를 계획하는 능력의 손상으로 과제수행에 손상을 입는 발달적 상황(56).
실행증(Apraxia) 감각운동 기능이 정상이고, 과제 수행에 필요한 사항을 이해하지만 운동활동을 수행할 수 없는 것(55).
실험적연구(Experimental research) 둘 이상의 상황의 원인 결과 간의 관계를 결정하기 위해 비교(31).
심각한 정신질환(Serious mental illness) (Psychiatric disability) (SMI) 18세 이상 오래 지속되고 심각한 상태로 진단받을 수 있는 정신질환으로 주요 일상생활에 참여할 수 있는 능력에 심각한 결함(62).
심리사회적(Psychosocial) 의식적 또는 비의식적으로 사회환경에 적응시키고 관련시키는 마음의 능력(49).
아데노텐실라 비대증(Adenotonsillar hypertrophy) 기도 폐색에 의한 아데노이드와 텐실라가 확장된 상태(51).
아토피 피부염(Atopic dermatitis) 염증성, 만성재발, 비 전염성 피부 발진(51).
안구전도(Electrooculogram) 눈 주변 근육의 수축이나 이완 변화 상태를 전위차로 기록한 장치(51).
안면타당성(Face validity) 측정된 내용이 검사가 측정하고자 하는 것을 충실히 판단하는지 가리킴(25).
암묵적(Tacit) 암묵적 또는 언어적으로 표현할 수 없는 정보나 경험에 기초함(37).
액티그라프(Actigraph) 밤낮 연속으로 변화하는 신체의 활동량의 패턴을 기록(51).
야간공포(Night terrors) 잠이 든 상태에서 공포, 두려움의 몸짓, 비명에 대한 에피소드; 야경증으로도 알려져 있음, 때때로 몽유병과 같이 발생(51).

야뇨증(Nocturia) 밤에 소변을 보기 위해 일어나 수면을 방해함(51).

양극성장애(Bipolar disorder) 정신질환의 일종으로 우울한 상태와 조증 상태가 다양하게 기복을 가지는 증상(62).

양성예측도(Positive predictive value) 검사 결과 양성을 판정받은 사람이 실제로 양성일 가능성을 나타내는 수치(25).

양식(Form, **작업치료에서**) 관찰 가능한 형태의 작업으로 어떠한 것을 할 때 연속적인 움직임 같은 것(7).

억제(Inhibition) 시냅스 후 뉴런에서 활동전위가 발생하는 필요한 신호레벨에 도달 가능성을 줄이는 신경과정(56).

언론(Press) 환경적 요구(38).

에이징 인 플레이스(Aging in place) 개인이 원할 때 질병이나 질환 없이 어린 시절부터 늙어서까지 살 수 있도록 주택을 설계하는 것

엘리노어 클락 슬래그 교수(Eleanor Clarke Slagle Lectureship) 미국작업치료협회에서 작업치료 선구자인 엘리노어 클락 슬래그를 기념하기 위해 만든 교육적 명예(2).

엠마뉴엘리즘(Emmanuelism) 지역사회 기반 건강관리접근으로 19세기 초 주식회사를 통해 만성질환과 알콜중독과 같은 질병치료를 위해 봉사자 제공, 교육, 예술과 수공예를 제공받음(2).

역학(Epidemiology, epidemiological) 질병, 질환, 손상, 장애를 가진 인구집단의 빈도와 분포(49).

역할(Role(S)) 그룹 또는 사회에서 특정 직책이나 지위에 대해 사회적으로 합의된 일녀의 행동 기대치, 권리 및 책임. 미래에 역할을 개인이 개념화하고 정의할 수 있음(21, 34, 39).

역할-성장 감독(Role-emerging supervision) 작업치료사가 없는 곳에 배치가 되는 임상실습 형식. 일반적으로 학생들이 자율적이며 독립적으로 성장할 수 있는 기회를 제공하여 전문적인 성장을 촉진(66).

연령주의, 노인차별(Ageism) 나이 많은 노인에 대한 전형적이고 부정적인 편견; 나이에 근거해서 차별하는 행위(17).

연쇄(Chaining) 복잡한 과제를 가르치기 위한 단계적 절차(45).

영성(Spirituality) 삶의 의미에 대한 궁극적 질문과 그 대답을 이해하고 신상하거나 또는 초월적인 관계와 관련한 질문에 답을 얻기 위한 개인적 탐구. 종교의식이 발전과 공동체의 형성으로 이어질 수도 있고 발생하지 않을 수도 있음(20).

예민화(Sensitization) 반복적 노출로 자극에 대한 반응이 점차적으로 증가(56).

예방(Precautions) 개인에 대한 해를 방지하기 위한 조치(36).

예방(Prevention) 질병을 예방하기 위한 조치뿐만 아니라 질병의 진행사항을 파악하고, 일단 발병하면 그 결과를 줄이기 위한 조취를 취함. 또는 상해 예방 및 2차적 장애 예방(26, 64).

예방전략(Preventative strategies) 사람들의 건강에 대한 부정적 결과를 대비하기 위해 취하는 행동(7).

예술과 수공예 운동(Art and craft movement) 영국에서 시작된 움직임으로 기계화와 산업화의 비인격적인 생산 문화에 저항하는 운동으로 수공예와 디자인을 옹호하는 것(2, 41).

예측(Prognosis) 쟁애/상태에 대한 예상 경과 및 결과에 대한 추정(31).

예측변수(Predictor variables) 결과에 영향을 줄 것으로 예상되는 변수(31).

옹호(Advocacy/advocating, advocating model) 국민의 삶에 직접적으로 영향을 주는 정치, 경제, 사회, 경제 시스템과 제도 내에서의 국가 정책과 자원 할당 결정을 적극적으로 지지하거나 추구하는 것. 작업치료에서는 치료적 과정을 진행하고 클라이언트의 권한과 능력을 향상시키는 것(29,33, 68).

완화제(**일시적 완화**)(Palliative) (Palliation) 클라이언트와 그 가족 모두의 삶의 질 향상이라는 목표와 진단에 관계없이 심각한 질병의 증상, 통증 및 스트레스로부터 구제하기 위한 조치(26).

외래재활환자(Outpatient rehabilitation) 급성기 치료 병원, 재활병원 또는 독립형 시설에서 실시되는 외래 재활 환자(59).

외부타당도(External validity) 일반 대중에 의해 일반화될 수 있는 것(25).

외상근거관리(Trauma-informed care) 외상을 최소화하고 복막염을 예방하도록 제작된 고객의 삶에 대한 집중을 포함하는 평가 및 중재 서비스(65).

외상후성장(Posttraumatic growth) 생존자가 비극적인상황에서 긍정적인 측면을 발견하고 그것을 이해하려고 시도할 때 발생. 개인의 성장은 사랑하는 사람들에게 감정적인 친밀감이 증가하고 삶을 재구성 하는 능력에 대한 신념, 영성, 삶의 의미와 목적 그리고 내적 강함을 가지고 옴(65).

우발적(Emergent performance) 인간의 내재적인 역량과 기능이 특정 상황에서 같은 방식으로 수행하도록 하는 행동 과정(5).

운동계획(Motor planning) 숙련되지 않고, 비일상적인 활동을 수행하는 능력; 적응 반응을 가능하게 만들어주는 관념과 운동실행과정(55).

운동기술(Motor skills) 작업수행기술은 과제수행 환경에서 자신을 움직이거나 물체를 옮기는 상호작용에서 관찰된다(22).

운동조절(Motor control) 의식적 또는 무의식적 운동 및 감각을 통한 신체 움직임(정적 또는 동적)을 지시하는 능력(54).

운동학습(Motor learning) 숙련된 활동을 위해 경험과 수행을 통한 영구적인 능력 변화(54).

웰빙(Well-being) 기본적인 생존 욕구가 충족되고 건강, 행복 및 번영과 같은 생각들을 포함(6).

유사실험연구(Quasi-experimental studies) 실험적 치료군이나 대조군에 대상을 비 지정적으로 할당한 중재 연구(31).

유인책(Lures) 치료활동에 참여하기 위한 동기 부여 또는 참여를 위한 보상으로 놀이, 여가 등의 포상(50).

유효성(Effectiveness) 실제상황(예, 임상환경) 비이상적 상황을 넘어선 중재의 효과(31).

유효성증거(Effectiveness evidence) 연구의 유용성을 검증하는 증거(31).

음성예측치(Negative predictive value) 결과가 음성으로 나온 경우 실제로 그렇지 않다는 것을 나타내는 통계학적 지표(25).

의도된 자기사용(Intentional use of self) 치료사는 환자의 특별한 대인관계 및 치료과정에서 나타나는 피할 수 없는 대인관계와 의도적으로 사용되는 예상, 형식, 추론 및 반영 능력(33).

의도적통제(Effortful control) 교대적으로 집중하는 의지, 요구되는 억제적 조절과 반복적인 반응(45).

의료과실(Malpractice) 클라이언트에게 해를 입히는 전문가측의 위법행위(36).

의료서비스의 연속성(Continuum of care) 건강, 교육, 주거, 고용, 사교적 환경의 범주에서 시간이 지남에 따라 클라이언트의 요구에 필요하다고 인정되는 것들(59).

의미/작업의 의미(Meaning(Of an occupation)) 작업의 중요성과 수행을 통해 표현되는 것. 개인적, 사회적, 문화적 역사적 측면을 포함(7).

의사소통 스타일(Communication style) 의사소통을 위한 개인의 특별한 성향. 치료에서 치료사나 클라이언트의 의사소통 스타일을 반영하기도 함(33).

의지(Volition) 자기 세계에 대한 자신의 생각과 감정 패턴으로 예상하고 선택하고 경험하고 해석하는 것에서 발생한다(39).

이갈이(Bruxism) 잠을 자는 동안 이를 가는 것으로 전형적으로 턱을 떠는 형태가 동반됨(51).

이중진단(Dual diagnosis) 정서장애, 불안 또는 그 외 다른 정신질환과 같이 진단받은 질병이 복합적으로 존재하는 상태(59).

이차성불면증(Secondary insomnia) 다른 건강상태, 약물의 부작용 또는 다른 유사한 원인과 결과로 인해 발생하는 경우 2차 불면증이라

불림(51).

이행포트폴리오(Transitional portfolio) 전문적 목표와 원하는 역할과 관련하여 자신의 경력이 생성되고 축적된 결과물과 전문성 개발을 위해 사용하는 문서화 도구(67).

인간공학(Ergonomic) 인간과 다른 시스템 요소들의 상호작용을 이해하고 전문적으로 적용하여 인간에게 가장 적합한 디자인을 만들어내는 과학적 분야(49).

인간다양성에 대한 반응(Response to human diversity) 관찰가능한 사회인구학적 특성(인종, 민족, 성별, 연령) 또는 지각된 세계관의 외적 요소에 대한 다른 해석적 측면에서 발생하는 동일하거나 다른 반응(33).

인간상호적 사건(Interpersonal event) 치료 중 자연스럽게 발생하는 의사소통, 반응, 과정, 작업 또는 일반적인 상황으로 치료방법에 따라 치료관계를 강화하거나 약화시킬 수 있는 가능성이 있는 것(33).

인구(Populations) 노숙자, 재향군인, 난민, 만성정신장애 및 신체장애인과 같은 공통적인 특징을 공유하는 공동체 집단(51).

인본주의(Humanism) 인간에 내재한 가치와 잠재력을 유지하는 위엄과 인간본성, 인간의 흥미, 복지에 관한 철학(3).

인생과정(Life course) 삶의 환경에서 사람들의 삶의 패턴을 설명하는데 사용되는 용어와 연구 분야. 사회적 관계, 역사적 사건, 사람들의 삶에 대한 정부정책 결정과 결과를 고려(5).

인생상담코치(Life coaches) 대화 및 질문에 기반한 과정을 사용하여 고객의 생활 변화를 촉진하는 전문가로 고객의 자각 능력을 높이고 자기 주도적 변화를 이끌어내어 가치와 강점을 평가함(15).

인식론(Epistemology) 아는 것에 대한 이론(3).

인종(Race) 사람의 신체적 특징, 특히 피부색에 따라 집단으로 구분하는 사회적 구성(16).

인종차별/민족적우월감(Racism) 실제 피부색에 따라 나누어진 그룹에 근거하여 개인의 가치를 평가함(16).

인지(Cognition) 집중력, 기억력, 동기, 감정조절, 운동조절, 감각처리, 생각, 문제해결능력과 같은 정신적 처리과정(55).

인지행동이론(Cognitive behavioral therapy/CBT) 인지와 행동치료 테크닉을 복합적으로 사용하는 정신치료적 접근법으로 감정, 행동 인지장애의 치료에 주로 사용됨(59).

일(Work) 무언가를 생산하거나 성취하기 위한 노력 또는 분투(49).

일몰증후군(Sundowning) 하루가 끝날 때 혼란이나 불안이 증가. 알츠하이머와 그 외 기타 치매를 가진 사람들에게 흔히 나타남(55).

일반화(Generalize) 새로운 상황과 환경에서 치료를 통해 배운 것을 적용할 수 있는 능력(55).

일반화가능도 이론(Generalizability theory) 측정 오류로부터 다양한 서로 다른 자료의 오류와 원인을 계량하려는 시도를 위해 만들어진 측정이론(25).

일반화가능성(Generalizability) 연구결과로 대중에게 적용 가능한 것(31).

일상(Routines) 일상생활을 위한 구조를 제공하는 고차원적인 습관 유형으로 일상의 절차, 단계 또는 과정의 연계 및 결합(15).

일상생활활동(Activity of daily living/ADL) 자신의 신체를 관리하는 것과 관련된 활동들, 목욕 및 샤워하기, 대소변 관리, 옷입기, 먹기, 기능적 이동, 개인적 도구관리, 위생관리, 자조활동, 성적 활동, 화장실 위생(47).

일시적가중(Temporal summation) 일정한 강도의 자극이 빠르게 연속적으로 반복될 때 임계값이 도달하고 신호가 전달될 때까지 두 번째 자극의 강도가 첫 번째 자극 강도에 추가되어 일어나는 현상(56).

일주기생체시계(Circadian biological clock) 시신경교차상핵 참조.

읽기 수준(Reading level) 읽기에 대한 학년 수준; 학업수준과 독서 수준은 동일하지 않음(28).

임상감독(Clinical supervision) 전문가적 수행과 발전을 위한 지지, 훈련, 평가를 목표로 하는 감독(72).

임상적으로 최소한의 차이(Minimal clinically important difference) (MCID) 클라이언트의 중요한 변화를 나타내는 결과에 대한 최소한의 변화(31).

임상적 추론(Clinical reasoning) 클라이언트 케어를 위해 실행하는 계획, 수행의 반영과정. 넓은 의미에서 전문가적 추론으로 볼 수 있음(30).

입원환자재활(Inpatient rehabilitation) 병원내 또는 병원에서 허가받은 별도의 독립적인 단위로 이루어지는 집중적인 재활 서비스(하루 최소 2시간 적어도 두 가지 유형의 치료법을 일주일에 5–7일 실시)를 제공. 개인이 입원환자 재활을 받을 자격을 얻으려면 특정 입원기준을 충족해야 함(59).

자격증(Credentials) 개인의 교육 단계나 전문자격에 대해 요약하여 이름이 쓰여진 것(36).

자극(Stimulus) 행동을 유발시키는 것(45).

자극변별학습(Stimulus discrimination learning) 개인이 다른 사람 대신 특정 조건하에서 행동을 하는 방법을 배우는 과정(45).

자극일반화(Stimulus generalization) 비슷한 또 다른 자극이 있는 상황에서 강화된 결과를 더 많은 행동이 발생하는 것(45).

자기조절(Self–regulation) 환경 요구에 맞춰 행동을 바꾸는 개인의 능력; 감각통합 및 처리와 관련하여 감각의 입력, 통합 및 처리와 적절한 환경적 상호작용을 위한 기반으로 사용됨(56).

자기주도적행동(Self–initiated action) 개인은 언어적 또는 비언어적 주도권을 가짐(34).

자기효능감(Self–efficacy) 행동을 수행하는 자신의 능력에 대한 자신감(44).

자민족중심주의(Ethnocentrism) 자신이 속한 집단을 중심으로 생각하는 경향; 그들 자신의 문화의 좁은 수정체를 통하여 그들의 문화를 판단하고, 그 문화의 기준을 다른 사람들의 판단을 위해 사용(16).

자발적행동(Spontaneous action) 현재 여기에서 일어나는 행동(34).

자산(Assets) 중재 결과로 얻기 바라는 것을 위한 자원 및 특성(27).

자세장애(Postural disorder) 근위부 안정성의 어려움. 폄근의 조절이 어렵고, 가늘어지는 경향이 있어 중력에 대해 목의 굽힘이 불안하며 때로는 평형조절이 부족한 특징(56).

자세제어(Postural control) 안전성과 방향을 유지하기 위해 공간에서 신체의 위치나 방향을 제어 또는 조절(54).

작업(Occupation) 사람들이 시간을 소비하여 하는 것들을 말하며, 의미 있고, 목적있는 활동; 개인들이 선택하거나 관심이 있는 활동이며 각각의 개인들이 그것들을 실제적으로 경험(6, 21, 49).

작업과학(Occupational science) 사람들이 하는 일에 대한 연구. 인간 작업 형태, 기능 및 의미에 대한 연구로 사회 및 행동과학 분야의 학제적이며 학문적인 규율(OTPF–Ⅱ, 7).

작업기술 습득(Occupational skill acquisition) 의미있는 작업과 관련된 성과와 기술에 대한 숙련도 향상(26).

작업능력(Work conditioning) 신체조건을 강조하고 힘, 지구력, 유연성, 운동조절 및 심폐기능문제를 다루는 중재(49).

작업분배(Distribute occupation) 특수한 시스템에서에서 복잡한 개인의 작업을 분배하는 요소(42).

작업영역(Area of occupation) 사람이 살아가며 연계되는 활동들의 다양한 종류로 다음과 같이 분류; 일상생활활동, 도구적 일상생활활동, 휴식과 수면, 일, 놀이, 레저, 사회적 참여(46).

작업의 기질(Substrates of occupation) 작업참여에 필요한 인간의 역량(7).

작업의 거래적 관점(Transactional perspective of occupations) 한 개인이 인생 상황과 분리되어 있다고 가정하는 개인주의의 대안의 제공됨; 거래적 사고방식은 작업이 사람과 삶의 상황에 상호 연관된 요소임. 이 관점은 상황에 적합하게 호환 가능함(5).

작업의의미(Occupation as mean) 손상된 능력이나 가능성을 회복하기 위한 치료적 변화 매개물로서 작업(26).

작업적 권리(Occupational rights) 다양하고 의미 있는 작업에 종사하는 개인 및 집단에 대한 형평성 및 공정성과 같은 윤리, 도덕적, 시민적 측면(41).

작업적박탈(Occupational deprivation) 개인, 가족, 사회공동체에서 개인이 선택한 작업들에 참여하기 위한 접근이 결핍(44).

작업적분석(Occupational analysis) 작업의 분석은 실제적 수행환경과 관련하여 개인이나 집단에서 수행을 할 때 실제적으로 무엇을 어떻게 하는지 체계적으로 분석(21, 22, 36).

작업적선택(Occupational choice) 개인의 가치에 따른 의미 있는 작업을 결정; 흥미와 신념; 사회적 상황; 성별과 성정체성; 나이; 신체적, 인지적, 감정적 능력에 따름(16).

작업적 수행(Occupational performance) 중요한 삶의 영역에 참여하는 것과 관련된 수행, 클라이언트 환경 그리고 활동 간의 동적 타협으로 선택된 작업수행(16, 38, 39).

작업적역량(Occupational competence) 작업적 참여를 지속하는데 영향을 주는 개인의 작업적 정체성의 정도(39).

작업적 역할(Occupational role) 개인적 경험으로 한 개인의 상황(21).

작업적 적용(Occupational adaptation) 도전을 위한 접근과 적용을 할 때 규범적인 내적 과정으로 이루어져야 하며 긍정적인 작업적 정체성과 작업적 숙련도를 높이기 위해 개인의 환경적 배경에서 오랜시간 이루어지는 것(39, 40).

작업적 정체성(Occupational identity) 작업에 참여하는 역사적 과정에서 생겨나는 작업이 누구이며 누가 되려 하는 복합적 감각(39).

작업적 준비(Occupational readiness) 개인의 장애에 영향을 주는 감각운동, 인지 및 정신사회적 재정적 중재를 특징짓는 용어(40).

작업적차별정책(Occupational apartheid) 일상에서 의미 있고 유용한 작업과 궁핍하고 고립되거나 구속받는 작업을 분리하는 것(17).

작업참여(Occupational engagement) 치료 도중이거나 치료의 종결 시 환경적 상황에서의 느낌과 생각, 행위(39).

작업적 참여(Occupational participation) 개인의 사회문화적 환경의 일부이며 일상생활의 일, 놀이 또는 활동에 참여하여 자신의 웰빙에 필요하거나 필요로 하는 것(39).

작업적 통합(Occupational orchestration) 개인의 요구를 충족시키기 위해 일상적으로 작업을 조정할 수 있는 능력과 기능을 수행해야 하는 환경에 대한 기대. 이것은 습관과 일상에서 주의를 기울이고 다른 사람들의 요구와 기대에 대한 접점을 찾음(21).

작업적 패턴(Occupational patterns) 작업이나 활동에 참여하는 과정에 사용되는 습관, 일과 역할 및 의식(OTPF-Ⅱ, 15).

작업적 프로파일(Occupational profile) 클라이언트의 직업 경력 및 경험, 일상생활 패턴, 관심사, 가치 및 필요사항을 설명하는 정보들에 대한 요약(OTPF-Ⅱ, 26).

작업적환경(Occupational environment) 작업적 적응 이론에서 세 가지 주요한 요소 중 하나인 환경. 작업환경은 일, 놀이/여가 또는 자기 유지의 맥락에서 개인의 작업적 반응을 요구함. 환경은 물리적, 사회적, 문화적 영향에 의해 형성됨(40).

작업적활동(Occupational activities) 개인이 선호하는 작업적 역할과 직접적으로 관련한 과제로 개인적 의미와 작업적 선호도와 관련하며 개인이 활동에서 주체가 되어야 함(40).

작업치료 인증을 위한 국가 위원회(National Board for Certification in Occupational Therapy, NBCOT) 미국의 작업치료사와 작업치료 보조자들을 위한 신임 있는 단체; 작업치료사와 작업치료 보조자들의 초기인증 시험을 시행하고 발전시키기 위한 단체(32, 67, 68).

작업치료 진흥을 위한 국가협회(National Society for the Promotion of Occupational Therapy) 근로자들의 작업을 회복하기 위해 1917년 전문협회로 만들어졌고 현재 미국 작업치료협회로 이어진다(2).

작업획득(Acquisitional occupation) 개인에게 필요한 기술이나 발달될 필요가 있는 기술을 위해 작업을 사용하는 것(58).

잠든후 깨기(Wake after sleep onset) (WASO) 수면 시작 후 깨어나서 마지막 각성까지 걸리는 시간(51).

장기 급성치료(Long-term acute care) (LTAC) 장기입원이 필요하거나 복합적 시스템을 요구하는 의학적으로 복합한 환자를 전문적으로 급성 치료하여 병원 또는 개원의를 통해 제공됨(59).

장기요양보호(Long-term care) (LTC) 장기간 자기자신을 돌볼 수 없는 치매를 포함한 장애, 만성질환 등 치료를 필요로 하는 사람들을 돕기 위해 만들어진 의료, 간호, 보호시설, 사회 및 지역사회 봉사. 서비스는 재가, 지역사회, 생활시설 양로원 등에서 이루어짐(59).

장소(Place) 의미, 의도 및 행동을 공간적으로 설명하는 개인적 또는 집단적 환경범주. 인간과 자연의 융합과 사람이나 집단의 의미 있는 경험의 중심(18).

장애인 교육법(Individuals with Disabilities Education Act, IDEA) 출생부터 21세까지 장애를 가진 아이들은 연방법에 따라 교육서비스를 제공받는다(2, 71).

재건보조자(Reconstruction aides) 세계 제1차대전에서 부상당한 병사를 돌보기 위해 자원봉사자들을 모집하였고, 치료에 대한 전통은 물리치료, 작업치료 그리고 재활의학의 발전을 가져온 봉사자들(2).

재난(Disaster) 환경재해로 인해 발생한 위험한 사고나, 조절할 수 없는 상황이나 사건으로 삶을 잃거나, 사회적 구조와 정상적 삶을 잃게 되는 것(65).

재평가(Reevaluation) 초기평가에서 변화를 측정하기 위한 단계적 평가; 일반적으로 중재과정의 변화에 대한 필요성을 결정하기 위해 수행함(23).

재활접근법(Rehabilitation approach) 어떤 잔존 손상에도 불구하고 사람들을 가능한 독립적으로 살 수 있도록 하기 위한 치료접근방법(54).

저감도 사회(Low-touch societies) 인사하는 동안 악수와 같이 미리 정해진 접촉 상황들을 제외하고, 특히 공개적으로 접촉하는 것을 피하는 경향이 있는 사람들. 대부분 이성간의 우연한 만남은 성행위로 해석될 수 있음으로 피함(16).

저항운동(Strengthening) 근육이 만들어 낼 수 있는 힘의 양을 증가시키는데 목적이 있는 다양한 기술(54).

적응(Adaptation) 개인의 능력수준에 맞게 과제의 요건들을 변화시키는 것. 이것은 개인의 능력수준을 변화시키거나 유지하기 위해 치료적 중재에 사용; 요구사항의 감소, 보조도구 사용, 물리적/사회적 환경 수정 포함(26, 40).

적응능력(Adaptive capacity) 환경을 극복한 경험적 능숙함을 가능하게 하는 적응반응을 유발하고 변호를 위해 필요한 조건을 충족시킬 수 있는 개인이 능력(40).

적응률(Adaptation rate) 구심성 축삭에서 감각 수용기가 작용하는 비율(56).

적응반응(Adaptive response/adaptiveness) 개인이 환경적 요구에 성공적으로 반응하는 고유한 행동; 감각통합에서 필요한 단계(40, 56).

적응형태(Adaptation gestalt) 개인이 적응반응을 수행하기 위해 내적으로 만들어내는 감각운동, 인지 그리고 정신사회적 기능의 상대적 균형(40).

적합한 도전(Just-right challenge) 과제를 수행하기에 까다롭지도 쉽지도 않은 작업; 중추신경계통합촉진(56).

전경질문(Foreground questions) 질병이나 컨디션 회복을 위한 현재 최고의 지식을 획득하기 위한 유형의 질문(31).

전략적 기회(Strategic planning) 조직의 현재 목적, 목표, 활동 및 계획을 이룰 수 있도록 하는 일련의 과정(68).

전립선비대증(Benign prostatic hypertrophy) 전립선이 비대하게 확대된 상태(51).

전문가적 수행 감독(Professional practice supervision) 전문적 수행에 대한 지원, 훈련 및 평가를 목적으로 직업의 가치, 표준 및 윤리에 대한 이해를 바탕으로 수행되는 동일한 직업의 다른 사람을 통한 감독(73).

전문가적 정체감 형성(Professional identity formation) 직업훈련에 필요한 특정지식과 기술을 습득하는 것뿐만 아니라 개인을 더 큰 직업에 연결시키는 태도와 자기정체성의 내면화를 포함하는 사회화 과정(68).

전문가적 추론(Professional reasoning) 전문가가 클라이언트 관리를 계획, 지시, 수행 및 반영하기 위해 사용되는 과정의 감독자, 수행자, 교육자 및 작업치료 관리자가 작업치료 수행을 개념화하는 과정을 포함함(30).

전문기관(Professional organizations) 직업을 위해 추구하는 비영리단체, 그 직업에 종사하는 개인의 이익, 집단적으로 권력을 만들어 학생과 실무자의 강력한 공동체를 구축하여 공익을 추구함(68).

전문성(Professionalism) 전문직과 그 구성원을 대표하는 특성의 구체화 및 실체(35).

전문성개발(Professional development) 자신의 전문가적 자질에 대한 지식과 기술을 습득하는 지속적인 과정(68).

전문요양시설(Skilled nursing facility) (SNF) 숙련된 간호, 치료 및 재활서비스를 제공하는 병원시설로 양로원 또는 요양원 (59).

전생애적발달(Life span development) 발달 심리학 및 발달과학의 광범위한 범위로, 행동변화에 의해 인간의 출생에서부터 끝까지 옮겨가는 개념적 변화를 의미함. 변화는 사회 및 물리적 세계와 상호작용을 통해 발생하지만 초점은 사람의 변화하는 기능에 맞춤(5).

전자건강기록(Electronic health record) 제공받은 관리에 대한 조직화된 정보를 컴퓨터를 기반으로 하는 의무기록(36).

전자보조장치를 통한 독립생활(Electronic aid to independent living/EADL) 사용자가 조절하고 환경에서 전기적 도구를 제공한; 전기스위치와 같은 인터페이스를 통한 독립적 생활이 가능하도록 하는 것(47).

전정감각에 기초한 양측통합 및 순서화 장애(Vestibular-based bilateral integration and sequencing disorder) 짧은 안구진탕, 신체 및 뇌 양측의 통합 부족, 읽기 또는 계산에 어려움을 보이는 감각통합 기능장애(56).

전향연구(Cohort study) 특정 인구를 대표하는 참여자들을 바탕으로 관심사의 결과를, 위험 요인/예측과 같이 연구결과를 발생/자연적 역사와 예측 사이의 관계를 결정하기 위해, 시간적 흐름을 통해 확인(31).

전환계획(Transition planning) 학생이 학교에서 졸업하고 고용 및 지역사회 생활에 참여할 수 있도록 준비하는 교육 및 재활팀의 중재 계획(49).

절대평가(Criterion-referenced test) 활동의 숙달을 측정하고 활동의 능숙함을 평가. 테스트에 구조는 일반적인 표준화된 평가도구보다 유연하며, 평가자가 평가를 적절하게 조절할 수 있음(47).

절차(Procedures) 정책 시행 방법을 기술한 서술문(36).

접근 가능한 디자인(Accessible design) 베리어프리 디자인, 접근하기 쉬운과 함께 사용, 반대어로는 장애인의 독립적 기능을 방해하는 접근가능하지 못한 건물, 제품, 서비스(29).

정보통신기술(Information and communication technologies)(ICT) 인터넷, 블로킹, 소셜네트워킹, 게임 및 전자메일 같은 광대역 무선 및 모바일 컴퓨터를 가리키는 포괄적 용어(18).

정서(Affect) 일반적으로 관찰될 수 있는 감정 표현 묘사(33).

정서조절곤란(Emotion dysregulation) 정서적 표현과 관련된 행동이나 활동이 목적지향적 추구, 사회적 상호작용, 건강적 적응과 충돌하는 것(57).

정서조절능력(Emotional regulation skills) 다른 사람들과 함께 활동하고 상호작용하기 위해 필요한 감정적 확인, 조절, 표현을 위한 행동과 활동 수행(57).

정신과적 오버레이(Psychiatric overlay) 일차적인 질병이나 장애를 치료받는 클라이언트의 다른 진단이나 다른 정신사회적 문제를 동시에 가질 수 있는 상황(33).

정신병(Psychosis) 현실검증능력이 심하게 손상된 사고장애, 증상은 환시, 환취, 환청을 포함할 수 있음; 편집증; 망상(62).

정신상태검사(Mental status examinations) 사람에 대한 일반적인 설명, 감정표현의 표기, 언어의 문법, 사고과정 및 사고내용에 대한 탐구를 포함하여 정신기능을 검사하고 조정하는 형식적 과정(55).

정책(Policies) 방향과 책임에 대한 서면진술(36).

정치활동위원회(Political Action Committee) 정치 후보자에게 재정적 지원을 제공하는 미국위원회. 미국에서 작업치료와 관련된 정치활동위원회(OTPAC)는 작업치료 및 클라이언트에게 중요한 의견을 가진 후보자를 지지(69).

제3지불자(Third-party payer) 의료비용을 지불하는 사기업 또는 정부기관(47).

조기중재(Early intervention/intervening service) 발달장애와 특정 치료를 필요로 하는 아이들에게 태어나서 3세 또는 5세가 될 때까지 지속적으로 지지서비스와 학업과 관련된 복합적인 서비스를 법적으로 제공하는 것. 주법에 따라 아동의 집에서 치료서비스를 받거나 조기중재를 위한 기관에 방문하기도 함(48, 59).

조작적 조건형성(Operant conditioning) 스키너의 기본원칙으로 특정행동이 그 행동의 결과에 의해 강화되는 것(45).

조직수준(생태학적 기반 중재의)(Organizational level)(Of ecologically based interventions) 작업수행 및 참여에 영향을 미치고 건강에 영향을 주는 기관 및 조직 내의 규칙, 규정, 정책, 절차, 프로그램 및 자원(27).

조현병(Schizophrenia) 성격 성실(일상적 측면), 동요, 유분, 혼란, 정신병, 비정상적 행동 및 금단 증상을 포함하는 여러 정신질환 중 하나. 질병은 대개 성인 초기에 시작됨(62).

존재론(Ontology) 현실의 본성과 관련된 철학의 요소(3).

주간졸음 자가평가척도(Epworth Sleepiness Scale) 낮 동안의 졸음을 자기 스스로 기록해서 측정(51).

주관적경험(Subjective experience (Subjectively experienced)) 활동을 수행하는 마음상태와 그것들에 참여하는 정서적인 경험(19, 50).

주기성 사지운동장애(Periodic limb movement disorder) (PLMD) 일반적으로 수면 중 20-40초 마다 수면장애를 유발하고 과도한 주간 졸림을 유발하는 수면장애(51).

주요 우울증장애(Major depressive disorder) 우울한 기분, 즐거운 활동에 대한 관심 감소, 수면장애, 에너지 손실, 집중력저하, 대화단절, 주의집중, 비교적 쉽게 나타나는 자살 생각이나 의도가 있는 정신질환(62).

준비중재(Preparatory interventions) 작업수행을 위해 클라이언트를 준비시키는 방법 및 기법(OTPF-Ⅱ, 26).

중간수준(Mezzo level) 문화적, 물리적, 시간적, 사상적 요소를 포함한 클라이언트의 외부 환경적 요소들(73).

중재(Intervention) 건강 및 기대와 관련된 직업에 종사할 수 있도록 고객과 협력하여 작업치료사가 실시하는 과정 및 숙련된 조치. 중재과정에는 중재 계획, 중재 적용, 중재 검토가 포함(OTPE-Ⅱ, 23).

지각(Perception)(S) 정신적 표현을 만들어내는 감각의 식별, 조직화 및 해석(56).

지남력(Orientation) 시간, 장소 및 타인에 대한 자아인식(55).

지도력(Leadership) 개인의 가치관, 비전 및 윤리가 지속 가능한 변화를 달성하는 수단으로 공동체 문화를 통합하는 구조적 변화를 만드는 과정(69).

지속성 기도양압(Continuos positive airway pressure/CPAP) 폐쇄성 수면 무호흡증 치료방법으로 자발적 호흡을 하고 있는 대상자를 위해 호흡주기 동안 양압을 적용하는 방법으로 코 또는 코와 입에 마스크를 착용하여 기도를 확보(51).

지속적 강화(Continuous reinforcement) 수행이 나타날 때마다 지속적으로 강화물을 제공하는 방법(45).

지시방안(Instructing mode) 구조화된 치료활동과 치료계획, 순서 및 사건에 대해 클라이언트에게 정확하게 설명하려는 치료사의 노력(33).

지역독립성(Local independence) 평가항목이 특정 측정에 독립적으로 기여하는지를 내타내는 정도. 일부항목은 중복되거나 특정 영역에 새로운 기능을 추가하지 않음(25).

지역사회(Community, communities) 정체성의 향유와 같이 공간이나 흥미 및 상호작용 등을 공유하는 사람들의 모임(27, 29).

지역사회개발(Community development) 개인의 발전과 건강 및 복지에 대한 개인과 가족 및 지역사회의 책임을 강화하기 위한 공동체 내 상담과 논의 및 제도(29).

지역사회기관(Community agencies) 모든 연령의 사람들을 위한 서비스가 제공되는 곳으로 지역사회의 자금으로 운영되거나 개인이 돈을 지불함. 아이들을 위한 조기중재, 학교관련, 의료비 개인부담 서비스 제공. 성인을 위한 가정생활, 사회화 지원, 의료, 치매지원 서비스 제공. 이러한 서비스는 독립된 구조이나 다른 지역사회 프로그램이나 건강관련기구인 노인센터, 요양보호센터, 정신건강센터, 재활센터, 너싱홈, 병원과 관련(59).

지역사회참여(Community participation) 지역사회 참여를 위한 수행, 아이디어, 지식이나 기술에 기여하고 개인과 지역사회의 이득을 위한 참여. 지역사회참여는 다른 것들과 밀접한 관계를 가짐(29).

지역사회체계(Community level) 건강을 위한 작업적 수행과 참여를 촉진 또는 제한하는 사회적 네트워크, 기준, 트렌드나 기준(27).

지원고용(Supported employment) 힘, 자원, 우선순위, 관심사, 능력, 역량 및 개인의 정형화된 선택과 일치하는 통합된 작업 환경에서의 경쟁적 작업(49).

직무기술서(Job description) 직업의 본질적 기능과 직장이 다른 직업과 직장과의 관계를 설명하는 서류(49).

직무분석(Job analysis) 작업자와 시스템장비 간의 상호작용 내용을 상세히 설명하는 공식적인 문서(49).

직업강화(Work hardening) 개인의 직장 복귀 능력을 극대화하도록 계획된 구조화되고 목표 지향적이며 개별화된 치료프로그램(49).

직업설비(Job accommodations) 시설에는 사무실, 산업, 서비스 및 의료시설이 포함될 수 있으며 개인적 필요에 따라 구성될 수 있음(29).

직업재활(Vocational rehabilitation) 건강관련 장애, 제한 또는 기능장애가 있는 근로자에게 다양한 설정과 서비스 및 활동을 제공하는 다분야 증거기반 접근법. 일차적 목적은 일과 관련된 기능을 최적화하는 것이고, 일차적 목표는 일에 참여하는 능력을 최적화하는 것(49).

직업통합프로그램(Work integration programs) 부상을 입은 근로자의 임상적 특징을 인간공학적 측면으로 조절하기 위해 계획된 프로그램(49).

진단(Diagnosis) 클라이언트의 현재 상태에 대한 질병의 존재와 정도를 평가하는 과정(31).

진료비 지불보상(Retrospective payment) 청구된 것에 근거한 지불; 지급이 이루어지기 앞서 설정되는 지불방식과 대조(71).

진보시대(Progressive era) 20세기 초 동안 미국에서 나타난 대단한 아이디어, 야심찬 프로젝트, 삶을 변화시킨 발명 그리고 사회적 낙관이 특징(2).

질문의 배경(Background question) 질병 또는 질환사태에 대한 일반적인 지식에 기인한 질문의 종류(31).

질적연구(Qualitative studies) 여러 가지 현실이 존재한다는 가정이 기초한 연구 패러다임. 연구의 목적은 현상에 대한 이해를 돕기 위해 현실을 기술하고 분석하는 것(31).

집산주의 사회(Collectivist societies) 개인보다 가족구조의 가치를 더 중요하게 여김. 그룹이나 가족에 의해 만들어진 가치와 결정이 중요하며 개인보다는 그룹이 중심이 됨(16).

집중(Attention) 과제, 주제, 수행에 집중하는 인지능력(55).

집중외래프로그램(Intensive outpatient programs) (IOPs) 입원프로그램에서 단계적으로 내려감. 이 수준의 사람들은 작업적 역할 중 하나 이상에서 적합하게 기능할 수 있지만 일반적인 외래치료보다 더 많은 지원이나 치료가 필요함(62).

차별(Discrimination) 같은 그룹 내에서 개인적, 상황적, 조직적, 구조적 단계의 발생을 확인하기 위해 같은 중재를 거부하는 것(16).

차별강화(Differential reinforcement) 행동을 증가시키거나 감소시키기 위해 원하는 행동과 원치 않는 행동이 체계적으로 강화를 받는 강화형태(45).

참여(Participation) 삶의 상황(예, 자기관리, 가정생활, 교육, 직업, 사회, 시민역할). 수동적 참여를 포함한 참여(예, 다른 사람을 관찰하거나 듣기). 작업치료사는 일반적으로 참여라는 의미로 사용(ICF, 6, 46, 52).

책임(Liability) 개인의 책임에 관한 법률 용어(73).

책임진료기구(Accountable care organizations) 비용 할당 및 배정이 이루어진 전통적인 유료서비스 프로그램에 등록된 메디케어 수혜자의 보살핌에 대해 책임을 지는 것에 동의하는 의료 서비스(71).

처리(Coping) 지각, 감정조절을 위한 노력, 인지, 행동, 생물학, 스트레스상황과 일상에 대한 반응(57).

처리기술(Process skills) 사람들에게 관찰되는 작업수행기술 (A)도구와 재료를 선택하고 상호작용하고 사용하며;(B)각 수행의 단계를 수행하며;(C)문제가 발생하면 수정함(22).

처벌(Punishment) 원하지 않는 행동에 대한 부정적인 반응(45).

철학(Philosophy) 존재와 관련된 다른 기본원칙 중 인간, 실재, 지식 및 행동의 본질과 한계를 연구하는 학문분야(3).

체계적문헌고찰(Systematic review) 특정 질문에 관한 문헌 검토를 바탕으로 해당 질문과 관련된 모든 연구 증거를 확인하고 평가 및 결합하는 것을 목표로 함(31).

체성실행장애(Somatodyspraxia) 상대적으로 심한형태의 감각통합 기반의 실행장애로 피드백과 피드포워드에 의존한 운동과제를 어려워함; 촉각 및 전정감각의 부족한 처리과정으로 발생하는 것으로 생각됨(56).

초영역적 팀접근(Transdisciplinary team) 역할과 관련 기능이 서로 교환 가능한 다양한 전문 분야를 대표하는 개체(35).

초인지(Metacognitive) 사람이 자신의 생각에 대해 생각하는 인지과정(30).

촉각방어(Tactile defensiveness) 촉각이 과도한 감정 반응, 과잉행동 또는 다른 행동문제를 일으키는 감각통합 장애(56).

촉진(Facilitation) 충격이나 반응의 전도를 증가시키는 신경학적 과정. 촉진은 억제의 반대(56).

최근에 빈궁해진 사람들(New poor) 대부분의 기본적 요구를 충족하지 못하는 기대하지 않은 빈곤; 이러한 사람들이 늘어나는 주요한 원인은 강제해고, 가족붕괴, 갑작스런 질병(17).

최면환각(Hypnagogic hallucination) 수면중에 생생하고 때로는 무서운 이미지로 전환되는 이미지(51).

최소 제한적 환경(Least restrictive environment) (LRE) 비장애 아동과 최대한의 상호작용을 제공하며 아동/학생의 요구에 일치하는 환경(48).

최종작업(Occupation as end) 작업은 치료의 최종 산출물이며 작업은 학습되고 또 학습되어야 한다(26).

추리통계(Inferential statistics) 표본으로부터 연구 결과가 전체적인 인구에 적용될 수 있는 정도를 추론하는데 사용되는 통계(31).

측정(Measurement) 사물의 특성, 또는 특징을 양으로 나타내거나 개체를 분류하기 위해 수치로 측정하는 과정(25).

치료적 관계(Therapeutic relationship) 클라이언트와 치료사의 상호작용(33).

치료적 그룹(중재그룹)(Treatment group (Intervention group)) 실험연구에서 치료를 받는 또는 중재를 받는 집단(31).

치료적 방법(Therapeutic mode) 클라이언트를 위한 구체적 측면(33).

치료적으로 자기 자신을 사용(Therapeutic use of self) 치료사의 성격, 통찰력 인식 및 판단능력을 치료과정에 일부로 사용(26, 33).

클라이언트 중심의 관리(Client centered care, client centered practice) 서비스를 받는 사람을 존중하고 서비스 수혜자와의 협력상에서 제공되는 치료과정. 이 접근 방법은 환자의 지식수준, 경험, 장점, 선택을 중요하게 생각함(16, 33, 54).

클라이언트 특성(Client characteristics) 치료과정에서 관찰되고 이해되어지는 중요한 클라이언트의 개인적 특성(33).

타당도(Validity) 측정도구가 측정할 대상을 측정하는 정확함 정도(31).

타당화연구(Validation study) 데이터의 하위 요소들을 사용하거나 이전 자료결과를 확인하여 새로운 연구 결과와 비교하는 두 번째 연구. 이 단어는 대부분 예후 연구에 주로 사용됨(31).

탈력발작(Cataplexy) 웃음이나 화를 동반하는 강한 감정반응으로 인한 갑작스러운 근골격계의 마비(51).

탈수용화(Deinstitutionalization) 주립병원과 같이 보호시설에 수용하는 것에서 탈피하여 지역사회에 거주하게 하는 서비스(2).

탐구적연구(Exploratory research) 특별한 현상과 다른 요인과의 관계를 시험하는 연구(31).

태도(Mode) 클라이언트와 관련된 특정치료 접근방법을 방해하는 치료사의 치료적 특성의 한 측면(33).

태도전환(Mode shift) 치료사가 의사소통 방식을 한 접근방식에서 다른 접근방식으로 변경할 때 클라이언트와 관련한 의식적 변화(33).

통각과민(Hyperalgesia) 통증에 대한 민감성이 증가한 상태(51).

통제를 위한 필요(Need for control) 상호관계에서 형성된 역할을 설명하는 상호관계 특징; 능동 대 수동의 범위(33).

퇴원요약지(Discontinuation/discharge summary) 클라이언트의 중재과정을 요약해 놓은 퇴원 기록(36).

특수교육(Special education) 장애아동을 돕기 위해 만들어진 교육서비스로 아동의 특수한 요건에 맞춰 교육을 실시함(36).

특이도(Specificity) 부정적인 상황이 없을 때 평가결과가 음성으로 나올 예측능력(진짜 음성)(25).

팀워크(Teamwork) 클라이언트의 관리를 위해 둘 이상의 서비스 제공을 위한 협력(35).

판별(Screening) 추가 평가 및 중재의 필요성을 결정하기 위해 클라이언트와 관련된 데이터를 확인하고 검토(24, 36).

패러다임(Paradigm) 현장을 통합하고 그 목적과 본질을 정의하는 폭넓은 가정과 시각의 집합. 이러한 가정과 시각은 학문의 과학적 접근과 수행의 기초가 되어짐(1,2).

페이딩(Fading) 고객에 대한 지원을 체계적으로 감소시켜 과제에 대한 요구를 증진시키는 것으로 고객의 기술을 증진시킬 때 사용(45).

편견(Prejudice) 선입견과 태도-보통 특정그룹의 사람들에 대해 충분히 검토하지 않은 부정적측면(16).

편파성(Bias) 양적 연구 디자인에서 시스템적으로 나타나는 결과적 왜곡(31).

평가(Evaluation) 고객의 수요와 요구, 현재 기능, 향후 기능, 치료계획이나 작업치료 중재결과 측정을 이해하기 위해 양적 질적 정보를 해석하고 수집하는 과정(23, 24, 36, 47, 48). 중재를 위해 정보를 해석하고 획득하는 과정. 평가과정과 결과의 문서화 작업을 위한 계획 수립도 포함(OTPF-Ⅱ).

평안(Wellness) 심리적, 육체적 건강에 대한 개인의 인식과 책임으로 자신의 삶에 대한 전반적인 만족도를 높이는데 기여함. 또한 이는 건강증진의 결과물임(44, 49, 64).

평정자간 신뢰도(Interrater reliability) 통계적 접근방식을 사용하여 동일한 특성을 가진 통일 클라이언트를 측정하는 2명 이상의 평가자 간의 채점 차이를 측정(25).

폐쇄성 수면무호흡(Obstructive sleep apnea, OSA) 무호흡은 수면중에 기도가 부분적이거나 또는 완전하게 폐쇄되는 것(51).

포괄수가 제도(Diagnosis related group/DRG) 진료내용이 유사한 입원환자군에 대해 정해진 보험진료비를 정액 지불하는 제도(71).

폭넓은 이론(Broad theory) 어떠한 발견이나 결과를 설명하기 위해 만들어진 광범위한 이론(37).

표준설정(Standard setting) 성취수준을 정의하기 위한 전문가적 역할과 방법론(68).

표준화된 평가도구(Standardized assessments) 규정에 따라 구성 및 대상에 대해 엄격하고 과학적으로 개발된 측정도구, 규정화된 관리 및 채점 과정과 정신학적 측정에 대한 특징을 가짐(25, 47).

프로그램(Programs) 기능 및 건강을 유지 또는 향상시키기 위한 지식, 태도, 기술 및 행동의 변화와 같은 계획된 목표를 달성하기 위한 체계적인 노력(27).

프로젝트중심 임상실습(Project-focused fieldwork) 새로운 프로그램이나 자원 개발, 기존 프로그램의 평가, 요구도 조사/분석, 제안 준비, 구조 및 타임라인 개발의 기술 습득과 같은 학습자가 프로젝트를 관리하는 현장실습(66).

피드백(Feedback) 정보는 자가 반응에 의해 발생되거나(생산 피드백) 반응의 결과로 환경의 변화가 일어남(결과 피드백)(56).

피드백전제(Predisposition to giving feedback) 자신의 반응과 경험에 대해 적절한 부정 또는 긍정적인 의견을 다른 사람에게 제공할 수 있는 능력을 설명하는 대인관계의 특성(33).

피드포워드(Feedforward) 신경정보를 운동피질에서 소뇌로 보내면서 운동명령이 알파 운동 신경원으로 보내어져서 운동의 예상을 한다. 이것은 소뇌가 실제행동과 예상된 움직임의 비교를 하는 역할을 하게 한다(56).

필수과업(Essential tasks) 적절한 편의가 있던 없던 모든 직원이 수행할 수 있어야 하는 기본적인 직무(49).

필수관리권한(Requisite managerial authority) 관리자가 작업그룹의 결과에 대해 책임져야 하는 관리와 판단 수준(69).

하지불안증후군(Restless leg syndrome)(RLS) 불쾌한 감각을 멈추게 하기 위해 다리를 움직이는 충동이 있는 장애(51).

학교관련 서비스(Related services(In schools)) 학교 환경에서 작업치료사 또는 물리치료사, 보건교사, 심리학자 또는 사회복지사, 특수 운송서비스가 제공하는 장애아동이 특수교육의 혜택을 위한 서비스(36, 48).

한계기능(Marginal functions) 특정 작업에 꼭 필요하지 않은 작업, 필요하다면 다른 수행자가 완료할 수 있는 작업(49).

합리적 필수(Reasonable and necessary) 서비스 제공 여부를 결정하기 위해 지불자가 사용하는 조건; 클라이언트의 변화가능성과 그 변화의 중요성에 대한 기준에 기초하여 결정됨(71).

항상성 수면욕구(Homeostatic sleep drive) 수면 유도는 오랜 각성시간 동안 늘어나고 수면 중에는 줄어든다. 수면 항상성은 인간의 주요한 수면 조절장치 중 하나이다(51).

핵심가치(Core values, organizational) 조직의 결정과 앞으로의 방향을 가이드하는 목적을 제공하는 가치(68).

핵심윤리(Core of ethics) 전문가적 수행을 위한 가치에 따른 기존의 원칙과 기대의 모음; 직업 내 높은 수준의 행동을 촉진시키고 유지하기 위해 사용되는 원칙에 대한 공개적 서류(68).

행동 메카니즘(Mechanisms of action) 특정 중재전략이 참여자의 변화를 이끌어내는데 어떻게 진행되고 결과를 성취하는지에 대한 이해(37).

행동유도성(Affordance) 행동을 이끌어내는 사물이나 환경의 성질 또는 성향(56).

행정(Administration) 공인된 정부조직이 공적 체계를 통해 타인에 대한 관리감독을 조직화시키는 과정(69).

행정감독(Administrative supervision) 일정관리, 수행에 대한 모니터링, 권한 위임 등 매일이 업무수행 및 과정과 직접적인 관련이 있는 감독의 형태(72).

행정관리(Administrative controls) 일정표, 근무자 교대 업무량과 업무내용을 변화시키는 것(49).

현상론(현상학적)(Phenomenology) (Phenomenological) 인간의 경험을 기술하고 해석하는데 중점을 둔 철학적 측면, 작업경험을 나태내기 위해 사용(7, 18).

현장교육(Field work) 구조화된 학습경험은 파트너쉽을 맺은 교육프로그램에 의해 정규적으로 실행되며 전문가의 감독 하에 훈련경험을 쌓음(66).

현장교육 전문가(Field work educator) 학생들의 감독을 위해 책임을 지고 있는 사람으로 임상 교육가, 현장교육 감독자, 학생 감독관, 실습교육자로 용어를 대체 가능(66).

현장 모델(Onsite model) 교육기관이 후원하는 개별화된 지원을 제공하는 교육지원 모델(62).

협력(Collaboration) 치료적 관계에서 동등한 의견교환과 상호간의 참여. 치료를 위한 선택에 클라이언트의 결정을 존중하고 목표를 이루기 위해 공동으로 일하는 과정(33).

협력작업(Co-occupation) 두 명 이상의 개인이 함께 해야 하는 작업(21).

협력적 감독(Collaborative supervision) 1명 이상의 감독자가 다수의 학생과 함께 일하며, 모든 참여자가 학습과정 내에서 동등한 파트너 이상의 협력자 역할을 수행하는 것(66).

협의(Consultation) 클라이언트, 보호자, 가족, 다른 전문가들, 단체, 지역사회와 협력하여 클라이언트의 작업참여와 문제를 해결하는 과정(73).

형성(Shaping) 행동을 더 적합하고 적절하게 만들어내는 전략(45, 54).

형질도입(Transduction) 신경활동과 관련하여 자극에너지를 중치신경계에 의해 전달하고 해석할 수 있는 활동전위로 변환시키는 과정(56).

호스피스(Hospice) 고통완화 처치로 설계되어 질병의 최종 단계에 도달한 사람들에게 의료, 감정, 사회, 정신적 지원을 하며 치료적 중재보다는 삶의 질과 안락함에 초점. 통증 조절에는 적극적인 방법이 사용. 보통 가정치료로 제공되나 독립시설, 요양원, 병원환경에서 제공(59).

확산(Divergence) 따로 떨어지거나 분리됨; 신경관 돌기에서 분리된; 하나의 분지에서 분리되어 나온 신경다발들이 다른 분지와 접합을 이룸(56).

환경(Environment) 사람의 동기, 조직화, 수행에 영향을 미치는 물리적, 사회적, 문화적, 경제적 측면의 요소들(29, 38, 39).

환경수정(Environmental modifications) 개인의 최대한의 독립과 건강 유지 및 안전을 위해 환경을 내적외적 물리적인 적응을 만들어내는 것(26).

환경적기반(Environmental embodiment) 감각적인 측면과 운동적인 측면에서 다양한 방법으로 세계와 환경이 협응하는 환경적 측면(18).

환경중심치료(Context-focused therapy) 작업치료에서 작업이 환경과 환경적 상황에서 조작되는 중재방법(7).

환원주의(Reductionism) 전체가 부분으로 이해되는 현상의 단순화 및 협소화. 작업치료에서 환원주의는 사람의 전체적인 측면이나 관련 상황보다는 사람의 부분(신체적, 정서적, 인지적) 또는 작업의 일부에 중점을 두는 것을 의미함(1,3).

활동(Activity) 과제 수행 또는 동작의 연속적 수행(ICF,21,46).

활동무대(Arena) 도서관, 학교, 병원과 같이 활동이 발생하는 장소(21).

활동분석(Activity analysis) 특정활동이 관련 문화권 내에서 어떻게 수행되는지 알고 수행에 필요한 일반적 요구 및 수행기술을 분석하는 것; 과제수행을 완벽하게 수행하기 위해 필요로 하는 신체기능 개인적 요구, 환경적 특징. 이것은 작업치료에서 치료적 작업사용과 수행 증진을 위한 작업수정에 활용됨(21, 22).

활동상황(Situated activities) 이 개념은 실생활에서 활동을 연구하고 활동이 자연스럽게 발생하는 사회제도의 실행. 상황에 맞는 활동을 이해하기 위해 참여자는 특정상황에서 활동이 전개될 때 나타나는 혁신적 해결책에 중점을 둠(5).

활동선택(Activity choices) 놀이와 여가 동안에 참여하는 활동(50).

활동에 대한 흥미(Activity interests/preferences) 놀이와 여가활동에 대한 감정적인 반응, 놀이와 여가활동들과 연관된 자신 그리고 환경에 대한 지각과 자가 인식을 의미, 일을 선택하기 위한 감정적이고 지적인 반응(50).

활동제한(Activity limitations) 작업수행을 하는데 있어 개인이 가지는 어려움들(ICF, 46).

회복 작업(Restorative occupation) 인간요소 또는 신체기능의 회복을 촉진시키기 위해 작업을 사용

회복(정신건강상태)(Recovery(In mental health)) 정신장애 및 물질남용 장애를 가진 사람들이 건강과 복지를 개선하고 스스로 주도적인 삶을 살며 자신의 모든 잠재력에 도달하기 위해 노력하는 변화과정(62).

횡단적연구(Cross-sectional study) 인구집단을 대표하는 대상자들에게 동일한 시점에 특성을 비교하는 연구방법으로 동일한 시점에서 예측과 결과 사이의 관계를 확인(31).

효과크기(Effect size) 결과와 다른 상황의 차이 정도 또는 척도 사이의 강한 연관성(31).

효능(Efficacy) 이상화조건 아래에서 중재 효과(31).

효능기대치(Efficacy expectation) 기술이나 작업수행을 위해 성공 또는 실패할 것에 대한 사람의 믿음(45).

후견(Guardianship) 위기에 처한 사람을 위한 법적권한으로 한 명 이상의 사람 또는 기업으로부터 관리보호 받음. 후견인은 금치산자의 경우 법적으로 재무 및 제산관리와 같은 부분에서는 제한이 발생함(47).

후견인(Conservatorship) 법적인 후견인과 비슷한 의미, 그러나 개인의 재정과 부동산과 같은 경영에 제한됨(47).

훈련(Conditioning) 행동이나 수행을 증가 또는 감소시키기 위해 상황을 디자인하는 것(45).

휴식(Rest) 격렬한 스트레스 활동에 종사하는 기간의 휴식 또는 중단(51).

흥미(Interests) 즐겁고 만족스러운 것을 확인(39).

1단계 임상실습(Level I fieldwork) 작업치료과정에 참여자의 선택된 수행을 직접적인 관찰을 통해 교훈적인 측면을 풍부하게 하기 위한 경험(66).

2단계 임상실습(Level II fieldwork) 목적에 적합하고 의미 있는 작업 적용에 초점을 둔 작업치료 서비스를 제공하는 심층적 경험으로 학교 교육과정에 필수적임(66).

P값(P value) 실제로 효과가 없거나 그 효과가 우연에 의한 것이라면 연구효과 또는 더 큰 효과가 발견될 확률(31).

찾아보기 Index

ㅈ

ㅊ

ㅋ

ㅌ

ㅍ

ㅎ

기타